HAGERS HANDBUCH DER PHARMAZEUTISCHEN PRAXIS

FÜR APOTHEKER · ARZNEIMITTELHERSTELLER ÄRZTE UND MEDIZINALBEAMTE

—— VOLLSTÄNDIGE (VIERTE) NEUAUSGABE ——

BEGONNEN VON
WALTHER KERN †

HERAUSGEGEBEN IN GEMEINSCHAFT MIT
H. J. ROTH UND W. SCHMID

VON
P. H. LIST UND **L. HÖRHAMMER**

ERSTER BAND

ALLGEMEINER TEIL

WIRKSTOFFGRUPPEN I

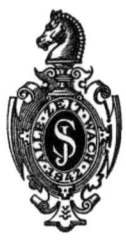

SPRINGER-VERLAG BERLIN HEIDELBERG GMBH
1967

Abgeschlossen im Oktober 1966

Alle Rechte, insbesondere das der Übersetzung in fremde Sprachen, vorbehalten
Ohne ausdrückliche Genehmigung des Verlages ist es auch nicht gestattet,
dieses Buch oder Teile daraus auf photomechanischem Wege
(Photokopie, Mikrokopie) oder auf andere Art zu vervielfältigen
© by Springer-Verlag Berlin Heidelberg 1925, 1927, 1944, 1958 and 1967
Ursprünglich erschienen bei Springer-Verlag, Berlin/Heidelberg 1967
Softcover reprint of the hardcover 4th edition 1967
Library of Congress Catalog Card Number: 67-23458

ISBN 978-3-642-47986-1   ISBN 978-3-642-47985-4 (eBook)
DOI 10.1007/978-3-642-47985-4

Mitarbeiter dieses Bandes

Ahrens, Friedrich, Dr. rer. nat., Ober-Reg.Pharm.-Rat beim Innenminister des Landes Nordrhein-Westfalen

Dengler, Bernd, Dr. rer. nat., Universität München, Institut für Pharmazeutische Arzneimittellehre, z. Zt. Visiting-Expert for Pharmacognosy on the National Health Science Institute, Department of Medical Sciences, Bangkok/Thailand

Hörhammer, Ludwig, Dr. phil., Dr. phil. habil., Prof. h. c., Dr. med. h. c., o. ö. Universitätsprofessor für Pharmakognosie, Universität München, Direktor des Instituts für Pharmazeutische Arzneimittellehre

Hoffmann, Heinz, Dr. rer. nat., Zentrallaboratorium der Krankenanstalten Sarepta, Bethel bei Bielefeld

Klostermeyer, Heinz, Apotheker, ASTA-Werke Aktiengesellschaft, Chemische Fabrik, Brackwede (Westf.)

Kuhnert-Brandstätter, Maria, Dr., a. o. Professor für Pharmakognosie, Universität Innsbruck, Institut für Pharmakognosie

Linde, Hermann, Dr. rer. nat., Priv.-Doz., Universität Frankfurt/Main, Pharmazeutisches Institut

List, Paul Heinz, Dr. rer. nat., o. Professor für Pharmazeutische Chemie insbesondere Pharmazeutische Technologie, Universität Marburg/Lahn, Direktor des Instituts für Pharmazeutische Technologie

Mleinek, Ingeborg, Dr., Reg.-Rätin, Bundesamt f. gewerbl. Wirtschaft, Frankfurt/Main

Roth, Hermann Josef, Dr. rer. nat., o. Professor für Pharmazie, Universität Bonn, Direktor des Pharmazeutischen Instituts

Schmid, Walter, Dr. med., o. Professor für Pharmakologie und Toxikologie, Universität Marburg/Lahn, Direktor des Pharmakologischen Instituts

Wagner, Hildebert, Dr. rer. nat., o. Professor für Spezielle Pharmakognosie, Universität München, Co-Direktor des Instituts für Pharmazeutische Arzneimittellehre

Bisher erschienene Ausgaben des Werkes

Handbuch der Pharmaceutischen Praxis. Für Apotheker, Ärzte, Droguisten und Medicinalbeamte.
Bearbeitet von HERMANN HAGER. In 2 Teilen.
Erste Ausgabe (1876/1878).
Bis 1883 erschienen drei Neudrucke.

Ergänzungsband (1883).
Bearbeitet von HERMANN HAGER.
Bis 1891 erschienen weitere vier Neudrucke des Hauptwerkes mit Ergänzungsband.

Neubearbeitung (1900/1901).
Unter Mitwirkung von M. Arnold, G. Christ, K. Dieterich, Ed. Gildemeister, P. Janzen, C. Scriba.
Vollständig neu bearbeitet und herausgegeben von B. Fischer, Breslau, und C. Hartwich, Zürich. In 2 Bänden.
Bis 1920 erschienen acht Neudrucke.

Ergänzungsband (1908).
Unter Mitwirkung von E. Duntze, M. Piorkowski, A. Schmidt, G. Weigel, O. Wiegand, C. Wulff, F. Zernik
bearbeitet und herausgegeben von W. Lenz, Berlin, und G. Arends, Chemnitz.
Bis 1920 erschienen drei Neudrucke.

Neubearbeitung (1925/1927).
Unter Mitwirkung von E. Rimbach, E. Mannheim, L. Hartwig, C. Bachem, W. Hilgers.
Vollständig neu bearbeitet und herausgegeben von G. Frerichs, Bonn, G. Arends, Chemnitz, H. Zörnig, Basel. In 2 Bänden.
Bis 1938 erschienen zwei Neudrucke.

(Erster) Ergänzungsband (1944).
Unter Mitwirkung von G. Baumgarten, K. Handke, W. Hoffmann, F. Hurdelbrink, U. Kling, K. Lang, W. Peyer, H. Posemann, Rauchbaar †, H. Richter, G. Siewert, W. Stollenwerk.
Herausgegeben von B. Reichert, Berlin, G. Frerichs, Bonn, G. Arends, Chemnitz, H. Zörnig, Basel.
1949 erschien ein Nachdruck des zweiten Neudruckes (1938) des Hauptwerkes und des (ersten) Ergänzungsbandes.

Zweiter Ergänzungsband (1958).
Unter Mitwirkung von H. Auterhoff, B. Braun, Th. Cordes, A. Fenselau, D. Gericke, W. Kern, H. E. Klie, K. G. Krebs, A. Lattewitz, P. H. List, F. Neuwald, E. Riedel G. Schenk. W. Schmid, G. Senniger.
Herausgegeben in Gemeinschaft mit H. Auterhoff, F. Neuwald, W. Schmid von Walther Kern. In zwei Teilen.

Vorwort

Hagers Handbuch der pharmazeutischen Praxis erschien erstmals im Jahre 1876 mit einem ersten und 1878 mit einem zweiten Band und erhielt bereits 1883 einen Ergänzungsband. Seitdem hat sich das Werk als umfassendes und zuverlässiges Nachschlagewerk in nahezu allen Apotheken und pharmazeutischen Laboratorien bewährt. Auch im Ausland wird es hoch geschätzt. Die bisher erschienenen Ausgaben des Werkes sind auf der gegenüberliegenden Seite zusammengefaßt.

Seit dem Erscheinen der letzten Ausgabe sind einerseits unzählige neue Arzneimittel entstanden, andererseits wurden in den zahlreichen mehr oder weniger regelmäßig erscheinenden Arzneibüchern neuartige Untersuchungs- und Bestimmungsmethoden beschrieben, so daß das Handbuch einer weiteren Ergänzung bedurfte. Allein schon die Tatsache, daß in Deutschland nunmehr zwei Deutsche Arzneibücher existieren, erforderte eine solche. Darüberhinaus sind durch die Ausweitung des internationalen Verkehrs in vielen Apotheken und Institutionen Unterlagen über den Arzneischatz anderer Nationen vonnöten.

Mit der Schaffung eines weiteren, mehrteiligen Ergänzungsbandes wäre das Handbuch zu schwerfällig geworden. Andererseits mußte gerade die Galenik auf Grund ihrer wissenschaftlichen Entwicklung in den letzten Jahren ausführlich bearbeitet werden. So bat der Verlag Herrn Prof. Dr. W. KERN, das Handbuch völlig neu herauszugeben. Es sollte ein Werk entstehen, in dem Arzneimittel, die in den derzeit gültigen modernen Pharmakopöen berücksichtigt werden, aber auch die wichtigen nicht offizinellen Arznei- und Hilfsstoffe, ihre Prüf- und Bestimmungsmethoden und ihre Wirkungsweise sowie alle nennenswerten Arzneiformen und Drogen zu finden sind. Dabei sollten obsolete Arzneimittel nicht einfach weggelassen werden, um dem Benutzer die Möglichkeit zu geben, sich gegebenenfalls wenigstens kurz darüber zu orientieren. Der Umfang eines solchen Werkes muß naturgemäß den der letzten Ausgabe und ihrer Ergänzungsbände übersteigen. Es wurde deshalb beschlossen, das Handbuch in 7 Bände zu gliedern. Der erste Band enthält im „Allgemeinen Teil" physikalische, chemische, physikalisch-chemische und physiologisch-chemische Untersuchungsverfahren, ein umfangreiches Kapitel „Radioaktive Isotope" sowie ein Verzeichnis der zur Prüfung der Wirkstoffe, Arzneiformen und Drogen nötigen Reagentien der herangezogenen Pharmakopöen. Entgegen dem übrigen Aufbau des Handbuches finden sich in dem geschlossenen Kapitel „Radioaktive Isotope" neben der allgemeinen Einführung und den Meßmethoden auch die zur diagnostischen und therapeutischen Anwendung bestimmten offizinellen radioaktiven Verbindungen. Dies erschien zweckmäßig, da sie für den Pharmazeuten in erster Linie theoretisches Interesse besitzen und im Falle der praktischen Anwendung stets zusammen mit den entsprechenden Meßmethoden gebraucht werden. Weiterhin beginnt im I. Band die Abhandlung von Wirkstoffgruppen, die im II. Band fortgesetzt wird. Hierbei sind nach Gesichtspunkten der Anwendung Stoffe zusammengefaßt, die einem mehr oder weniger einheitlichen Zweck dienen wie z. B. Analgetica, Anticoagulantien, Desinfektionsmittel, Sulfonamide, aber auch Naturstoffgruppen wie Antibiotica, Hormone und Vitamine oder Stoffe verschiedenster Anwendung aber einheitlicher Merkmale wie Farbstoffe.

Da Hagers Handbuch der pharmazeutischen Praxis seit je mehr chemisch als pharmakologisch orientiert ist, wurde die Gliederung nach Wirkstoffgruppen nicht zu weit getrieben. So beginnen am Ende des II. Bandes in alphabetischer Reihenfolge Monographien der chemischen Verbindungen und Drogen, die gegebenenfalls unter Gesichtspunkten gemeinsamen

Ursprungs, gleicher natürlicher oder chemischer Abstammung oder sonstiger gleicher Merkmale in Einzelfällen wiederum zu Gruppen zusammengefaßt erscheinen.

Der VI. Band enthält die Arzneiformen, ihre theoretischen Grundlagen, soweit sie erforscht sind, ihre Herstellung und Prüfung. Der VII. Band schließlich stellt das Gesamtregister dar.

Es ist selbstverständlich, daß ein so umfangreiches Werk allein zur endgültigen Drucklegung so viel Zeit in Anspruch nimmt, daß währenddessen eine Reihe von periodisch neu herausgegebenen Arzneibüchern das Gedruckte zum Teil überholen würde. Aus diesem Grund erscheinen die einzelnen Bände in zeitlichem Abstand voneinander, wobei in jedem Band vermerkt ist, bis zu welchem Zeitpunkt Neuentwicklungen aufgenommen wurden.

Von den zahlreichen nationalen Pharmakopöen wurden in der Regel die der folgenden Länder herangezogen: Dänemark, Deutschland, England, Frankreich, Holland, Japan, Österreich, Schweiz, Skandinavien, Tschechoslowakei, UdSSR und USA sowie die Internationale Pharmakopöe. In besonderen Fällen wurden auch andere nationale Arzneibücher berücksichtigt.

Da bei dem gegebenen Umfang nicht jeder Artikel jedes der genannten Arzneibücher im Wortlaut aufgenommen werden konnte, wodurch eine Universalpharmakopöe in deutscher Sprache entstanden wäre, wurde bei den Prüfungsvorschriften für die Monographien eine Auswahl getroffen. Dies geschah so, daß stets die strengere Prüfung den Vorzug erhielt. In Zweifelsfällen sind die Angaben mehrerer Arzneibücher aufgeführt. Alle Vorschriften tragen den Vermerk ihres Ursprungs. Ein nach den im vorliegenden Handbuch aufgeführten Vorschriften geprüfter Stoff wird demnach die Bedingungen aller Arzneibücher erfüllen. Für die Prüfungen sind jeweils die Reagenslösungen oder -zubereitungen zu verwenden, die die entsprechende Pharmakopöe vorschreibt. Sie finden sich im Reagentienverzeichnis im I. Band oder bei der betreffenden Prüfungsvorschrift selbst. Die einzelnen Monographien wurden im allgemeinen mit lateinischen Bezeichnungen und den Namen aus den herangezogenen Pharmakopöen sowie deutschen, englischen, französischen u. a. Trivialnamen versehen. Soweit wie möglich wurde die internationale Kurzbezeichnung aus der jeweils verfügbaren letzten Liste der „International Non-proprietory Names (INN)" der Weltgesundheits-Organisation hinzugefügt.

Unter der Überschrift „Handelsformen" sind bei den Stoffen jeweils eine oder mehrere Spezialitäten und ihre Hersteller angegeben. Die Auswahl stellt kein Werturteil dar, sondern verfolgt lediglich den Zweck, dem Benutzer des Handbuches in dringenden Fällen ein Präparat der gesuchten Verbindung zu nennen, bis er Gelegenheit hat, sich über weitere Präparate des gleichen Wirkstoffes zu informieren. Kombinationspräparate wurden nur in Ausnahmefällen genannt.

Als Warenzeichen geschützte Bezeichnungen sind nicht gekennzeichnet, so daß Arzneimittelnamen nicht als frei verwendbar betrachtet werden können; siehe auch Anmerkung auf der Titelrückseite. Es wird angestrebt, in einem Registerband, der als Abschluß des Gesamtwerkes erscheint, alle geschützten Gebrauchsnamen, Handelsnamen, Warenbezeichnungen usw. nach sorgfältiger Prüfung durch ® zu kennzeichnen.

Maß- und Gewichtseinheiten werden möglichst einheitlich gebraucht. Bei gelegentlichen Abweichungen werden die Originalbezeichnungen der herangezogenen Arzneibücher verwendet. Die Schreibweise entspricht im allgemeinen der von JANSEN-MACKENSEN, „Rechtschreibung der technischen und chemischen Fremdwörter". Neben den Zitaten der Arzneibücher wurden solche Literaturstellen angegeben, die allgemein zugänglich sind, nach Möglichkeit Übersichten des betreffenden Kapitels enthalten und von denen aus ein eingehenderes Literaturstudium zu betreiben ist. Hinweise auf andere Stellen im Handbuch werden durch Nennung der betreffenden Seitenzahlen gegeben. Eine römische Ziffer vor der Seitenangabe verweist auf den heranzuziehenden Band. Steht die Seitenzahl allein, so findet sich die Stelle in dem jeweils benutzten Band.

Die vorliegende (vierte) Neuausgabe wurde von Herrn Prof. Dr. W. KERN, Sprockhövel, als Herausgeber begonnen. Als Mitherausgeber fungierten für den pharmazeutisch-chemischen Teil Herr Prof. Dr. LIST, Marburg, für den pharmakognostischen Teil Herr Prof. Dr. HÖRHAMMER, München, und für die Pharmakologie Herr Prof. Dr. SCHMID, Marburg, wobei der galenische Teil Prof. Dr. KERN selbst oblag. Nachdem im Februar 1965 Herr Prof. KERN unerwartet starb, übernahmen die Herren Prof. LIST und Prof. HÖRHAMMER die Herausgabe; als Mitherausgeber für den pharmazeutisch-chemischen Teil trat Herr Prof. Dr. ROTH, Bonn, ein; Prof. Dr. LIST übernahm die Galenik. Neben den Herausgebern und Mitherausgebern beteiligten sich zahlreiche Wissenschaftler an der Abfassung der einzelnen Kapitel. Am Anfang eines jeden Bandes findet sich eine Aufstellung der Autoren des betreffenden Bandes. Die von ihnen bearbeiteten Kapitel sind aus dem jeweiligen Inhaltsverzeichnis zu ersehen.

Dem Verlag gebührt besonderer Dank für die Genehmigung der während der langwierigen Drucklegung notwendig gewordenen Änderungen und Ergänzungen sowie für die gute Ausstattung des Werkes. Allen Autoren ist zu danken, daß sie während der langen Bearbeitungszeit den Mut nicht verloren und stets vorbildlich mit den Herausgebern zusammen gearbeitet haben.

Im Sommer 1967

Die Herausgeber

Inhaltsübersicht

ALLGEMEINER TEIL

A. Allgemeines zur Prüfung der Arzneistoffe und Zubereitungen 1
B. Allgemeine physikalische Prüfverfahren 15
C. Optische Bestimmungsmethoden 105
D. Gegenstromverteilung (counter current distribution) 174
E. Chromatographie 177
F. Allgemeine chemische Nachweise 210
G. Maßanalyse 269
H. Bestimmung der Wasserstoffionenkonzentration 352
I. Redoxometrie 364
J. Polarographie 370
K. Untersuchung von Fetten und Wachsen 377
L. Untersuchung von ätherischen Ölen 415
M. Allgemeine Wertbestimmungen für Drogen und Drogenzubereitungen .. 431
N. Das Mikroskop und seine Anwendung zur Untersuchung von Drogen .. 460
O. Radioaktive Isotope (Radio-Nuclide) 483
P. Physiologisch-chemische Untersuchungen 551
Q. Reagentienverzeichnis 676

WIRKSTOFFGRUPPEN I

Analgetica 773
Anthelmintica 899
Antibiotica 979
Anticoagulantien 1158
Antiepileptica 1168
Antihistaminica 1177
Antimykotica 1205
Antioxydantien 1211
Desinfektionsmittel 1216

Ausführliches Inhaltsverzeichnis s. nächste Seite

Inhaltsverzeichnis

ALLGEMEINER TEIL

A. Allgemeines zur Prüfung der Arzneistoffe und Zubereitungen (List) ... 1
  I. Standardsubstanzen 1
    a. Internationale biologische Standards und Vergleichspräparate 2
    b. U.S.P. Reference Standards 6
    c. Standard Preparations BP 63 8
    d. Standardsubstanzen DAB 7 – DDR 10
  II. Aufbewahrung, Lagerung und Verpackung von Arzneimitteln, Beschriftung der Behälter 12

B. Allgemeine physikalische Prüfverfahren (List) 15
  I. Atomgewichte 1961 15
  II. Gewichte und Maße 16
    Periodensystem der Elemente 17
    Übersicht über die englischen und amerikanischen Einheitsmaße im Vergleich mit den metrischen Größen 18
    Einheiten des Druckes 20
  III. Temperaturmessungen und Temperaturangaben 20
    1. Temperaturskalen 20
    2. Meßbereiche 21
    3. Thermometer 21
      α. Flüssigkeitsthermometer 21
      β. Metallthermometer . 24
      γ. Strahlungspyrometer 25
    4. Sonstige Meßverfahren 26
      α. Änderung des Aggregatzustandes 26
      β. Glühfarben 26
      γ. Wärmeempfindliche Farbstoffe 26
      δ. Kalorimetrische Verfahren 27
    5. Angaben der Pharmakopöen 28
    6. Temperaturangaben der Arzneibücher 31
  IV. Molekulargewichtsbestimmung 31

    1. Bestimmung des Molekulargewichts nach der kryoskopischen Methode 31
    2. Mikromolekulargewichtsbestimmung nach K. Rast 33
  V. Dichte 34
    a. Bestimmung der Dichte von Flüssigkeiten 35
      1. Pyknometer 35
      2. Hydrostatische Waage 36
      Dichte und spezifisches Volumen des Wassers . 37
      3. Aräometer 38
      4. Volumeter von Gay-Lussac 39
      5. Umrechnung von Baumé-Graden in Dichteverhältnis 39
      6. Umrechnung des Dichteverhältnisses d_t^t in die Dichtezahl d_4^t 40
      Umrechnungsfaktoren für Dichteeinheiten ... 40
      7. Bestimmung der Dichte mittels kommunizierender Röhren 43
      8. Angaben der Pharmakopöen 45
      9. Bestimmung des Dichteverhältnisses von Balsamen und Teeren . 47
      10. „Dichte"-Bestimmung von Wachsen nach DGF-Einheitsmethoden 47
      11. Die zweiarmige Torsionswaage nach Dr. Tausz 49
    b. Einstellen von Flüssigkeiten auf bestimmte Dichten und Konzentrationen 49
    c. Dichte fester Körper 51
    d. Dichtebestimmung von Gasen 54
  VI. Bestimmung des Wassergehaltes 54
    a. Wasserbestimmung durch Trocknung 55

Planwägegläschenbestimmung 55
b. Wasserbestimmung durch Destillation 56
c. Bestimmung des Wassergehaltes nach der Karl-Fischer-Methode 58
VII. Löslichkeitsangaben 61
VIII. Bestimmung des Schmelzpunktes 61
   a. Allgemeine Methoden 61
     1. Standard-Apparatur nach DAB 6 – 3. Nachtr. BRD 62
     2. Gerät nach M. TOTTOLI 63
     3. Lindström-Block 63
     4. Angaben der Pharmakopöen 64
     5. Bestimmung des Schmelzintervalls auf dem Metallblock nach DAB 7 – BRD 65
     6. Korrigierter Schmelzpunkt 66
   b. Identifizierung organischer Substanzen nach L. KOFLER – (KUHNERT-BRANDSTÄTTER) 66
     1. Thermomikroskopische Methode 66
     2. Kofler-Heizbank 75
     3. Ergänzungen zu Abschn. 1 und 2 77
   c. Bestimmung des Schmelzverhaltens bei Fetten 79
     1. Bestimmung des Schmelzpunktes 79
     2. Bestimmung des Tropfpunktes 80
     3. Bestimmung des Erstarrungspunktes 81
     4. Bestimmung des Erstarrungspunktes am rotierenden Thermometer 82
IX. Bestimmung des Siedepunktes 83
     1. Angaben der Pharmakopöen 84
     2. Methode nach H. BÖHME und R.-H. BÖHM .. 86
     3. Korrektur der ermittelten Siedepunkte 86
     4. Angaben anderer Pharmakopöen 86
X. Bestimmung des Alkoholgehaltes in weingeistigen Flüssigkeiten unter Beachtung der Bestimmung des Extraktgehaltes 88
     1. Bestimmung des Alkoholgehaltes 88
     2. Bestimmung des Extraktgehaltes 91
     3. Angaben der Pharmakopöen 92
     4. Alkoholzahl DAB 6 ... 93
     5. Refraktometrische Bestimmung des Alkoholgehaltes 94
     6. Photometrische Bemung des Alkoholgehaltes 95
XI. Bestimmung des Chloroformgehaltes 95
XII. Bestimmung des Verbrennungsrückstandes 96
XIII. Viskosimetrie 96
     1. Viskosimetrische Messungen 96
     2. Angaben der Pharmakopöen 102
     3. Spezielle Konsistenzprüfungen. Rheologie, Penetrometrie 103

C. Optische Bestimmungsmethoden (ROTH) 105
   I. Emissions-Spektralanalyse .. 106
   Spektroskopie 106
     1. Grundlagen 106
     2. Anwendung 106
     3. Handspektroskop 107
     4. Flammenphotometer . 108
     5. Flammen-Spektralphotometer 108
   II. Absorptionsspektralanalyse . 108
   Grundlagen 108
   a. Spektrophotometrie 109
     1. Grundlagen 109
     2. Prinzip der Extinktionsmessung 114
     3. Apparaturen 114
     4. Küvetten und Lösungsmittel 114
   b. Photometrie 116
     1. Prinzip der Extinktionsmessung 117
     2. Pulfrich-Photometer .. 117
     3. Kompensationsphotometer 120
     4. Elektrophotometer „Leifo-E" 123
     5. Elektrophotometer „Elko II" 123
     6. Elektrisches Filterphotometer „Elko III" 124
     7. Lange-Kolorimeter ... 125
   c. Kolorimetrie 127
     1. Reihenkolorimetrie ... 128
     2. Blockkomparator ... 128
     3. Hellige-Komparator .. 129
     4. Hehner-Zylinder 129
     5. Keilkolorimeter 129
     6. Dubosq-Kolorimeter .. 129
   d. Ausführungen der Pharmakopöen über die Bestimmung der Lichtabsorption, Spektrophotometrie, Photometrie und Kolorimetrie 130
   Literatur 134

e. Infrarot-Spektroskopie ... 134
  1. Grundlagen 134
  2. Meßgeräte 141
  3. IR-Spektrophotometer 144
  4. Küvetten und Probevorbereitung 146
  5. Anwendungsmöglichkeiten 146
  6. Angaben der Pharmakopöen 147
  Literatur 148
f. Nephelometrie 149
  1. Definition und Grundlagen 149
  2. Anwendung 149
  3. Meßmethoden 149
  4. Apparaturen 149
  5. Angaben der Pharmakopöen 150
g. Refraktometrie 150
  1. Grundlagen 150
  2. Abbe-Refraktometer C. Zeiss, Oberkochen .. 151
  3. Abbe-Refraktometer Jenoptik, Jena 152
  4. Eintauchrefraktometer 153
  5. Mikrorefraktometer nach Dr. E. Jelley (E. Leitz, Wetzlar) 154
  6. Pulfrich-Refraktometer 155
  7. Refraktograph 155
  8. Anwendung der Refraktometrie 155
  9. Angaben der Pharmakopöen 156
h. Polarimetrie 158
  1. Grundlagen, Begriffe und Definitionen 158
  2. Polarimeter 162
  3. Kreispolarimeter „0,05°" (C. Zeiss, Oberkochen) 164
  4. Kreispolarimeter (Jenoptik, Jena) 165
  5. Kreispolarimeter „0,01°" (C. Zeiss, Oberkochen) 165
  6. Lichtelektrische Präzisionspolarimeter 166
  7. Saccharimeter 166
  8. Handhabung der Polarisationsröhren 167
  9. Angaben der Pharmakopöen 167
i. Lumineszenzanalyse 168
  1. Grundlagen 168
  2. Anwendung 169
  3. Anwendungsbeispiele . 171
  4. Angaben der Pharmakopöen 173
  Literatur 173

D. **Gegenstromverteilung (counter current distribution)** (Wagner) 174
  Literatur für Anwendungsbeispiele . 177

Allgemeine Literatur zur Gegenstromverteilung 177

E. **Chromatographie** (Wagner) 177
  Säulenchromatographie 177
  a. Adsorptions-Chromatographie 177
    1. Grundlagen 177
    2. Chromatographierohr und Präparation der Säulen 178
    3. Adsorptionsmittel 180
    4. Lösungsmittel 181
    5. Anwendungsbeispiele . 181
  b. Verteilungschromatographie 182
  c. Ionenaustausch-Chromatographie 183
    1. Kationenaustauscher . 183
    2. Anionenaustauscher .. 184
    3. Anwendungsbeispiele . 185
    4. Spezielle Anwendungsgebiete 187
    Allgemeine Literatur 187
  d. Gelfiltration (List) 188
    1. Grundlagen 188
    2. Anwendung 188
    Literatur 189
  e. Papierchromatographie... 189
    1. Grundlagen 189
    2. Anwendungsbeispiele . 192
      α. Aminosäuren 192
      β. Zucker 192
      γ. Mehrwertige Alkohole 193
      δ. Phenole und Phenolcarbonsäuren 193
      ε. Aliphatische organische Säuren 193
      ζ. Alkaloide 193
      η. Sulfonamide...... 193
      ϑ. Barbitursäuren ... 193
      ι. Steroidglykoside ... 193
      ϰ. Sterine 194
      λ. Höhere Fettsäuren . 194
      μ. Anorganische Stoffe 194
    3. Angaben der Pharmakopöen 195
    Allgemeine Literatur 195
  f. Dünnschichtchromatographie 195
    1. Adsorbentien 196
    2. Herstellung der Trennschichten, Streichgeräte 196
    3. Trennkammersysteme und Sättigungsgrad .. 197
    4. Auswahl von Lösungsmittelsystemen 198
    Eluotrope Reihe von Laufmitteln 198
    Eluotrope Reihe aus Ein- und Zweikomponentenlaufmitteln 198
    5. Nachweismethoden und Dokumentation .. 198

6. Anwendungsgebiete .. 199
Literatur 199
g. Gaschromatographie 200
  1. Trennvorgang 200
  2. Aufbau eines Gaschromatographen 201
  3. Trägergase und Trägermaterial 202
  4. Anwendung der Gaschromatographie 203
Literatur 203
h. Kapillaranalyse 203
i. Papierelektrophorese (LIST) 205
  1. Grundlagen 205
  2. Apparatur 206
  3. Auftragen der Substanzlösung 206
  4. Quantitative Auswertung der entwickelten Papierstreifen (Pherogramme) 207
  5. Präparative Papierelektrophorese 207
  6. Anwendung der Papierelektrophorese 207
    α. Papierelektrophorese von Serumproteinen 208
    β. Papierelektrophorese von Alkaloiden und basischen Arzneistoffen 209
    γ. Papierelektrophorese von sauren Arzneistoffen 209
    δ. Papierelektrophorese von Zuckern 209

F. **Allgemeine chemische Nachweise** (LIST) 210
  I. Identifizierungsreaktionen .. 210
    1. Acetate 210
    2. Aluminium 210
    3. Primäre aromatische Amine 210
    4. Ammoniumsalze 211
    5. Antimon 211
    6. Arsen 211
    7. Barium 212
    8. Benzoate 212
    9. Blei 212
    10. Borate 212
    11. Bromate 212
    12. Bromide 212
    13. Cadmium 213
    14. Calcium 213
    15. Carbonate und Bicarbonate 213
    16. Cer 213
    17. Chlorate 214
    18. Chloride 214
    19. Chromate 214
    20. Citrate 214
    21. Cyanide 215
    22. Eisen 215
    23. Kaliumferrocyanid ... 216
    24. Kaliumferricyanid ... 216
    25. Formiate 216
    26. Gold 216
    27. Hypophosphite 216
    28. Jodide 216
    29. Kalium 217
    30. Kobalt 217
    31. Kupfer 217
    32. Lactate 217
    33. Lignin 218
    34. Lithium 218
    35. Magnesium 218
    36. Mangan 218
    37. Molybdate 218
    38. Natrium 218
    39. Nitrate 218
    40. Nitrite 219
    41. Nitroprusside 219
    42. Oxalate 219
    43. Palladium 219
    44. Permanganate 219
    45. Peroxide 219
    46. Phosphate 219
    47. Proteine 219
    48. Quecksilber 220
    49. Rhodanide 220
    50. Salicylate 220
    51. Selenate 220
    52. Selenite 221
    53. Silicate 221
    54. Silber 221
    55. Strontium 221
    56. Sulfate 221
    57. Sulfide 221
    58. Sulfite 221
    59. Tartrate 221
    60. Thallium 222
    61. Thiosulfate 222
    62. Titan 222
    63. Vanadate 222
    64. Wismut 222
    65. Wolframate 222
    66. Zink 223
    67. Zinn 223
  II. Methode zur quantitativen Bestimmung von organisch gebundenem Schwefel und Halogen nach W. SCHÖNIGER 223
  III. Organische Reagentien vorwiegend für die anorganische Analyse 224
  IV. Quantitative Bestimmungen 237
    a. Farbvergleichsprüfungen . 238
    b. Prüfung auf leicht verkohlende Substanzen 238
    c. Bestimmung der Alkalisalze organischer Säuren . 240
    d. Grenzwertbestimmung für Aluminium 240
    e. Grenzwertbestimmung für Ammonium 240
    f. Grenzwertbestimmung für Arsen 242
    g. Grenzwertbestimmung für Barium 244
    h. Grenzwertbestimmung für Blei und Schwermetalle .. 244

1. Grenzwertbestimmung für Blei 245
2. Grenzwertbestimmung für Schwermetalle 252
i. Grenzwertbestimmung für Bromide 254
j. Grenzwertbestimmung für Calcium 254
k. Grenzwertbestimmung für Calcium und Magnesium . 255
l. Grenzwertbestimmung für Carbonate bzw. Kohlendioxid 256
m. Grenzwertbestimmung für Chloride 256
n. Grenzwertbestimmung für Cyanide 257
o. Grenzwertbestimmung für Eisen 258
p. Grenzwertbestimmung für Jodide 259
q. Grenzwertbestimmung für Kalium 259
r. Grenzwertbestimmung für Kupfer 260
s. Grenzwertbestimmung für Magnesium 260
t. Grenzwertbestimmung für Nitrate 260
u. Grenzwertbestimmung für Nitrite 261
v. Grenzwertbestimmung für Oxalate 261
w. Grenzwertbestimmung für Phosphate und Silicate .. 261
x. Grenzwertbestimmung für Sulfate 262
V. Absorptionsanalyse medizinischer Gase 263
VI. Methoxylbestimmung 266

G. Maßanalyse (ROTH) 269

I. Meßgeräte 269
1. Meßkolben 270
2. Vollpipetten 272
3. Meßpipetten 273
4. Büretten 273
II. Volumetrische Lösungen .. 276
Urtitersubstanzen (Zur Titerherstellung bereiteter Maßlösungen) 293
Urtitersubstanzen (Zur direkten Bereitung genauer Maßlösungen) 293
III. Maßanalytische Methoden .. 293
a. Oxydations- und Reduktionsanalysen 294
1. Manganometrie 297
2. Titration mit Kaliumdichromat 297
3. Titration mit Kaliumbromat 297
4. Titration mit Kaliumjodat 298
5. Jodometrie 299

6. Bromometrie 300
7. Cerimetrie 301
8. Oxydations-Reduktions-Indikatoren 302
b. Neutralisationsanalysen .. 306
1. Grundlagen 306
2. Farbindikatoren der Neutralisationsanalyse 308
Farbindikatoren der Neutralisationsanalyse in alphabetischer Reihenfolge 311
Umschlagsbereiche acidobasischer Indikatoren in graphischer Darstellung 312
Mischindikatoren 313
3. Fluoreszenzindikatoren bei Neutralisationsanalysen 317
4. Titrationen im wasserfreien Medium 319
α. Titrationen schwacher Basen in wasserfreien Lösungsmitteln 319
β. Titrationen schwacher Säuren in wasserfreien Lösungsmitteln 322
Lösungsmittel für Titrationen in nichtwäßrigen Flüssigkeiten 323
Literatur über die Titration von Arzneistoffen in wasserfreien Lösungsmitteln 324
c. Komplexometrie (Chelatometrie) 324
α. Direkte Titration .. 326
β. Rücktitration 326
γ. Substitutionstitration 326
δ. Indirekte Titration . 327
Literatur zur Komplexometrie 328
d. Fällungsanalysen 329
Adsorptionsindikatoren zur Titration von Silber- und Halogenidionen 333
e. Spezielle Titrationsverfahren 334
1. Diazotitration 334
2. Chelatometrische Titration der Borsäure .. 335
3. Titrationen mit glykolspaltenden Reagentien 335
4. Formoltitration 336
IV. Elektrochemische Methoden der Maßanalyse 337
1. Konduktometrie 338
2. Potentiometrie 343
Allgemeine Literaturangaben zur Maßanalyse 352

H. Bestimmung der Wasserstoffionenkonzentration (ROTH) 352
    Grundlagen 352
    Bestimmung des pH-Wertes 354
      1. Potentiometrische Bestimmung des pH-Wertes 354
      2. pH-Bestimmungen mit Hilfe von Indikatoren . 355
    Indikatoren zur pH-Bestimmung 361
      3. Universalindikatoren und -papiere 362
      4. Fehlerquellen 362
      5. Bedeutung der pH-Messung für die Untersuchung von Arzneimitteln 363
      6. Angaben der Pharmakopöen 363
    Literatur 364

I. Redoxometrie (ROTH) 364
    Literatur 370

J. Polarographie (WAGNER) 370
    Halbstufenpotentiale anorganischer Stoffe 373
    Halbstufenpotentiale organischer Stoffe 375
    Literatur 376

K. Untersuchung von Fetten und Wachsen (WAGNER) 377
    I. Qualitative Prüfungen und Vorproben bei Fetten und fetten Ölen 377
      1. Beschaffenheit 377
      2. Verseifungsprobe 377
      3. Prüfung auf Seifen ... 377
      4. Allgemeine Prüfung auf Verunreinigungen . 378
      5. Asche 379
    II. Kennzahlen 379
      a. Bestimmung der Säurezahl und des Säuregrades 379
        1. Säurezahl 380
        2. Säuregrad 380
      b. Bestimmung der Verseifungszahl (VZ) 380
      c. Bestimmung der Esterzahl (EZ) 381
      Bestimmung von Estern BP 63 382
      d. Auswertung der Säurezahl, Verseifungszahl und Esterzahl 382
      e. Bestimmung der Buchner-Zahl (Bu-Z) 383
      f. Bestimmung der Reichert-Meißl-Zahl (R-M-Z) und der Polenske-Zahl (Po-Z) . 384
      g. Bestimmung der Jodzahl (JZ) 385
      h. Bestimmung der Rhodanzahl (RhZ) 387
      i. Bestimmung der Hydroxylzahl (OHZ) 388
      j. Bestimmung der Acetylzahl (AZ) 391
      k. Bestimmung der Peroxidzahl 392
    III. Physikalische Prüfungsmethoden von Fetten und Fettsäuren und Bestimmung von Einzelbestandteilen in Fetten 394
      a. Bestimmung der Dichte .. 394
      b. Bestimmung des Brechungsindexes 395
      c. Bestimmung des Erstarrungspunktes von Fetten und Fettsäuren 396
        1. Methode nach SHUKOFF 397
        2. Methode nach DALICAN 397
        3. Methode nach BÖHME 397
        4. Methode nach USP XVII 398
      d. Bestimmung des Unverseifbaren 399
      e. Bestimmung des Wassergehalts in Fetten 401
      f. Bestimmung der Monoglyceride 402
      g. Bestimmung des Glyceringehalts 404
      Glycerinbestimmung nach BLIX 406
      h. Bestimmung der Isolen-Fettsäuren 407
    IV. Prüfung auf An- oder Abwesenheit bestimmter Öle .. 408
      a. Prüfung auf Abwesenheit von Mineralölen und Harzen 408
      b. Prüfung auf trocknende Öle 409
      c. Prüfung auf verdorbenes und gebleichtes Öl 409
      d. Prüfung auf Sesamöl 409
      e. Prüfung auf Baumwoll- und Kapoköl 410
      f. Prüfung auf Abwesenheit von Oleum Arachidis 410
    V. Chromatographische Laboratoriums-Methoden zur Identitäts- und Reinheitsprüfung von Fetten und fetten Ölen . 411
      1. Papierchromatographie 411
      2. Dünnschichtchromatographie 412
      3. Gaschromatographie der Fettsäuremethylester 413

L. Untersuchung von ätherischen Ölen (WAGNER) 415
    I. Allgemeine Untersuchungen der ätherischen Öle 415

II. Physikalische Prüfverfahren für ätherische Öle 417
   1. Dichte (spezifisches Gewicht) 417
   2. Optisches Drehvermögen 418
   3. Bestimmung des Brechungsindexes 418
   4. Ultraviolett-Absorption von Citrusölen ... 418
   5. Bestimmung des Erstarrungspunktes 419
   6. Bestimmung des Siedeintervalles 419
   7. Löslichkeit in Alkohol 420
   8. Bestimmung des Verdampfungsrückstandes 420
III. Spezielle chemische Untersuchungen der ätherischen Öle 421
   1. Bestimmung der Säurezahl 421
   2. Bestimmung des Estergehalts 421
   3. Bestimmung von freien Alkoholen 422
   4. Bestimmung von Aldehyden und Ketonen .. 423
   5. Bestimmung von Phenolen 424
   6. Bestimmung von Senfölen 425
IV. Chromatographische Untersuchungsmethoden für ätherische Öle 426
   1. Papierchromatographie 426
   2. Dünnschichtchromatographie 427
   3. Gaschromatographie . 428

M. Allgemeine Wertbestimmungen für Drogen und Drogenzubereitungen (HÖRHAMMER) 431
   I. Bestimmung des Trocknungsverlustes und Wassergehaltes in Drogen 432
  II. Bestimmung der Asche in Drogen 432
    α. Bestimmung der Gesamtasche von Drogen und Extrakten . 433
    β. Bestimmung der in Salzsäure unlöslichen Asche 433
    γ. Bestimmung der wasserlöslichen Asche 433
    δ. Bestimmung der Sulfatasche 435
  III. Bestimmung des Extraktgehalts in Drogen 436
  IV. Bestimmung des ätherischen Öles in Drogen 439
  V. Bestimmung der Rohfaser in Drogen 442

VI. Bestimmung des Bitterwertes von Bitterstoffdrogen ... 443
  Bitterwerte von Drogen und Chemikalien 445
VII. Bestimmung des Gerbstoffgehalts in Drogen 445
VIII. Bestimmung der Saponine in Drogen 447
IX. Wertbestimmung von Schleimdrogen 454
   1. Viskositätsbestimmungen 454
   2. Bestimmung des Quellungsfaktors 455
X. Bestimmung der Chloraminzahl 458
XI. Bestimmung der Verdünnungszahl 459
XII. Bestimmung der Citratzahl . 459

N. Das Mikroskop und seine Anwendung zur Untersuchung von Drogen (HÖRHAMMER) 460
  I. Lichtmikroskopie 460
    a. Das einfache Mikroskop .. 460
    b. Das zusammengesetzte Mikroskop 461
    c. Die Leistungsfähigkeit des Mikroskops 465
      1. Die Vergrößerung 465
      2. Deckglasdicke und Tubuslänge 468
    d. Beschaffenheit, Behandlung und optische Prüfung des Mikroskops 468
      1. Beschaffenheit und Behandlung des Mikroskops 468
      2. Die optische Prüfung des Mikroskops 470
    e. Vorbereitung von Drogen zur mikroskopischen Untersuchung 473
      1. Aufweichungsmittel .. 473
      2. Einbettungsmittel 474
      3. Beobachtungsflüssigkeiten 474
      4. Aufhellungsmittel 474
    f. Das Messen mikroskopischer Objekte 474
    g. Untersuchung der Zellwände 475
    h. Untersuchung der Zellinhaltsstoffe 475
      1. Protoplasma 475
      2. Pflanzenschleim 476
      3. Stärke 476
      4. Inulin 476
      5. Zucker 476
      6. Aleuronkörner 476
      7. Gerbstoffe 477
      8. Fette Öle 477
      9. Ätherische Öle 477
     10. Harze 477
     11. Wachs 477

12. Kalksalze 477
13. Nitrate 477
14. Alkaloide 478
i. Mikrosublimation 478
k. Untersuchung von Drogenpulvern 478
l. Isolierung der einzelnen Gewebselemente 479
m. Einschließen der Präparate 479
II. Fluoreszenzmikroskopie 480
III. Elektronenmikroskopie 480

O. Radioaktive Isotope (Radio-Nuclide) (MLEINEK) 483

I. Kernphysikalische Grundlagen für das Arbeiten mit radioaktiven Isotopen 483
  a. Der Aufbau der Atome und die Atombausteine ... 483
    1. Kernladung und Kernmasse 483
    2. Symbolische Darstellung und Schreibweise von Atomen 484
  b. Der Begriff der Isotopie .. 484
    Stabile Isotope und Isotopenhäufigkeit 484
  c. Radioaktive Isotope 486
    1. Alpha-Zerfall 486
    2. Beta-Zerfall 487
      α. β^--Elektronen- oder Negatronen-Strahlung 487
      β. β^+- oder Positronen-Strahlung 487
      γ. K-Einfang (bzw. Elektronen-Einfang) 487
    3. Gamma-Strahlung ... 487
    4. Zerfallsgesetz und Halbwertszeit 488
    5. Natürliche Radioaktivität, radioaktive Zerfallsreihen (Familien) . 491
  d. Künstliche radioaktive Isotope 492
    1. Kernumwandlungen mit geladenen Teilchen 494
    2. Kernumwandlungen mit Gamma-Strahlen (Photonen) 495
    3. Kernumwandlungen mit Neutronen 495
  e. Kernspaltungen 496
    1. Kernreaktoren (Uranmeiler, Piles) 497
    2. Erzeugung von radioaktiven Isotopen im Kernreaktor 497
    3. Militärische Anwendung der Kernspaltung 498
  Literatur zu Abschnitt I . 499
II. Nachweis und Messung radioaktiver Strahlung 499
  a. Nachweis- und Meßmethoden (Nachweisgeräte oder Detektoren) 499
    1. Die optische Methode . 499
    2. Die Autoradiographie . 499
    3. Die Wilsonsche Nebelkammer 500
    4. Die Ionisationskammer 500
    5. Das Elektroskop 500
    6. Zählrohre 500
      α. Proportionalzählrohre 500
      β. Geiger-Müller-Zählrohre 500
    7. Scintillationszähler ... 502
    8. Meß- und Zählgeräte (Registriergeräte) 503
  b. Radioaktive Maßeinheiten 504
    1. Einheiten der Aktivität 504
    2. Einheiten der Dosis und Dosisleistung ... 504
  Literatur zu Abschnitt II ... 505
III. Der Umgang mit radioaktiven Isotopen (Strahlenschutz) 506
  a. Biologische Strahlenwirkung 506
  b. Strahlenbelastung des Menschen 507
  c. Strahlenschäden 507
  d. Gesetzliche Bestimmungen zum Strahlenschutz 508
  e. Praktische Verhaltensmaßregeln für das Arbeiten mit radioaktiven Isotopen ... 509
  f. Dekontaminierung 511
  g. Die Behandlung radioaktiver Abfälle 511
  h. Bauliche Besonderheiten der Isotopenarbeitsräume . 512
  Literatur zu Abschnitt III .. 514
IV. Radioaktive Isotope in Medizin und Pharmazie 514
  a. Medizinische Anwendung der Radio-Isotope 514
    Eigenschaften medizinisch verwendbarer Radio-Nuclide S. 516
  b. Therapeutisch und diagnostisch wichtige Isotope und Arzneibuchpräparate . 515
    1. Pharmakopöe-Angaben zur Prüfung radioaktiver Substanzen ... 515
    2. Radioaktive Elemente, Verbindungen und Präparate 526
      Brom-82 526
      Cäsium-137 526
      Calcium-45 527
      Chrom-51 527
      Natriumchromat-Cr-51-Injektionslösung USP XVII 528
      Injectio Natrii chromici (^{51}Cr) DAB 7 – DDR 529
      Eisen-55 und Eisen-59 .. 529

Gold-198 530
  Radiogoldlösung USP
  XVI, CF 65 530
  Injectio Auri (^{198}Au)
  colloidalis DAB 7–
  DDR 531
Iridium-192 531
Jod-131 532
  Natriumjodid-J-131-
  Lösung USP XVII ... 533
  Solutio Natrii jodati
  (^{131}J) DAB 7 – DDR . 534
  Natriumradiojodid-Lö-
  sung CF 65 534
  Injectio Bengalrosae
  (^{131}J) DAB 7 – DDR . 535
  Radiojodiertes Serum-
  albumin USP XVII .. 535
  Injectio Humanserum-
  albumini (^{131}J) DAB 7
  – DDR 535
  Injectio Natrii jod
  (^{131}J)-hippurici DAB
  7 – DDR 536
Kalium-42 537
Kobalt-57 537
  Cyanocobalamin-Co-
  57-Kapseln USP XVII 538
  Cyanocobalamin-Co-
  57-Lösung USP XVII . 538
Kobalt-60 539
  Cyanocobalamin-Co-
  60-Kapseln USP XVII 540
  Cyanocobalamin-Co-
  60-Lösung USP XVII . 541
Kohlenstoff-14 542
Natrium-22 und Natrium
  24 543
Phosphor-32 544
  Natriumphosphat–P-
  32-Lösung USP XVII . 545
  Injectio Natrii phos-
  phorici (^{32}P) DAB 7 –
  DDR 545
  Natriumphosphat-P-
  32-Injektionslösung
  CF 65 546
Quecksilber-203 546
  Injectio Mersalyli
  (^{203}Hg) DAB 7 – DDR 546
Strontium-89 547
Strontium-90 547
Tantal-182 547
Thallium-204 548
c. Anwendung der Radio-
  Isotope in der pharma-
  zeutischen Forschung ... 548
Literatur zu Abschnitt IV .. 549

**P. Physiologisch-chemische Unter-
suchungen** (HOFFMANN) 551
  I. Untersuchung des Harns ... 551
    1. Harnbildung 551
    2. Harnentnahme zur
       Untersuchung 551

a. Zusammensetzung des
   Harns 552
  1. Äußere Beschaffenheit 552
     Tabelle der diagnostisch
     wichtigen normalen
     und pathologischen
     Harnbestandteile 553
b. Methoden zum Nachweis
   von Harn 554
c. Allgemeine Unter-
   suchungsmethoden 554
  1. Reaktion 554
  2. Titrationsacidität 555
  3. Dichte 555
  4. Gefrierpunktsbestim-
     mung 555
  5. Optische Aktivität ... 556
  6. Bestimmung des Trok-
     kenrückstandes und
     der Asche 556
d. Spezielle Untersuchungsmethoden – Anorganische
   Bestandteile 556
  1. Natrium 556
  2. Kalium 556
  3. Calcium 557
  4. Magnesium 557
  5. Eisen und Kupfer 557
  6. Blei 558
  7. Chlorid 558
  8. Phosphat 559
  9. Schwefelverbindungen 559
e. Stickstoffhaltige Bestandteile des Harns 560
  1. Gesamtstickstoff 560
  2. Nitrit 560
  3. Ammoniak-Stickstoff . 560
  4. Amino-Stickstoff und
     Aminosäuren 561
  5. Nachweis einzelner
     Aminosäuren 563
  6. Harnstoff 563
  7. Kreatinin und Kreatin 563
  8. Harnsäure 564
  9. Purinbasen 564
  10. Hippursäure 565
  11. Indican 565
  12. Proteine 565
f. Kohlenhydrate 568
  1. Glucose 569
     α. Reduktionsproben . 569
     β. Gärprobe 570
     γ. Phenylhydrazin-
        probe 570
     δ. Enzymatischer
        Nachweis 570
     ε. Quantitative Glu-
        cosebestimmung ... 570
  2. Fructose oder Laevu-
     lose 572
  3. Galaktose 572
  4. Lactose 573
  5. Maltose 573
  6. Saccharose 573
  7. Pentosen 573
  8. Glucuronsäure 574

9. Papierchromatographischer Nachweis der Zucker 574
10. Dünnschichtchromatographische Trennung von Zuckern 575
g. Farbstoffe 576
   1. Blut und Blutfarbstoff 576
   2. Porphyrine 577
   3. Gallenfarbstoffe 578
      α. Bilirubin 578
      β. Urobilin und Stercobilin 579
      γ. Urobilinogen und Stercobilinogen 579
   4. Gallensäuren 580
   5. Melanin und Melanogene 580
   6. Diazoreaktion 580
   7. Urochromogen 580
h. Organische Säuren und Stoffwechselprodukte 581
   1. Milchsäure 581
   2. Citronensäure 581
   3. Oxalsäure 581
   4. Homogentisinsaure ... 581
   5. Phenylbrenztraubensäure 581
   6. Acetonkörper 582
      α. Aceton + Acetessigsäure 582
      β. Aceton allein 582
      γ. Acetessigsäure allein 583
      δ. Hydroxybuttersäure 583
      ε. Quantitative Bestimmung der Acetonkörper 583
   7. Alkohol 584
   8. Fett 584
i. Enzyme 584
   1. α-Amylase........... 584
   2. Trypsin 584
k. Vitamine 585
   1. Vitamin B_1 585
   2. Vitamin C 586
l. Hormone 586
   1. Catecholamine 586
   2. Vanillylmandelsäure .. 588
   3. 17-Ketosteroide 588
   4. 17-Hydroxy-Steroide . 589
   5. Östrogene 590
   6. Pregnandiol 591
   7. Hydroxy-indolessigsäure 591
m. Mikroskopische Untersuchung der Harnsedimente 592
   Organisierte Sedimente... 593
   1. Erythrozyten 593
   2. Leukozyten 593
   3. Epithelien 593
   4. Zylinder 593
      α. Hyaline Zylinder ... 593
      β. Granulierte Zylinder 593
      γ. Wachszylinder 593
      δ. Komazylinder 593
      ε. Erythrozytenzylinder, Leukozytenzylinder, Epithelzylinder und Fettkörperchenzylinder . 594
   5. Pseudozylinder 594
   6. Bakterien 594
   7. Weitere organische Sedimentbestandteile . 595
   Nichtorganisierte Sedimente 595
   8. Harnsäure und Urate . 595
   9. Calciumoxalat 595
   10. Tripelphosphat 595
   11. Calciumsulfat 595
   12. Calciumphosphat 595
   13. Calciumcarbonat 595
   14. Cystin 595
   15. Leucin und Tyrosin .. 595
   16. Weitere nichtorganisierte Bestandteile.... 596
n. Untersuchung von Harnkonkrementen und Harnsteinen 596
   1. Calciumoxalatsteine .. 596
   2. Uratsteine........... 596
   3. Phosphatsteine 596
   4. Calciumcarbonatsteine 596
   5. Cystinsteine 596
   6. Xanthinsteine 596
   7. Cholesterinsteine 596
   8. Fettsteine 596
   9. Indigosteine 596
   Analysengang zur chemischen Untersuchung .. 596
o. Nachweis von Arzneimitteln und Giften im Harn 597
   1. Schlafmittelnachweis . 598
   2. Nachweis basischer Suchtmittel und anderer Alkaloide 600
II. Untersuchung des Blutes ... 601
   Blutentnahme 601
a. Zusammensetzung des Blutes 602
b. Allgemeine und physikalische Blutuntersuchungen . 603
   1. Reaktion 603
   2. Alkalireserve 604
   3. Dichte 604
   4. Gefrierpunktserniedrigung 604
   5. Blutkörperchensenkung (BKS) 604
c. Chemische Blutuntersuchungen – Anorganische Bestandteile 605
   1. Wasser 605
   2. Ionogramm.......... 605
   3. Natrium und Kalium . 605
   4. Calcium 606
   5. Magnesium 607
   6. Eisen 608
   7. Kupfer 609
   8. Chlorid 610

9. Phosphor 610
10. Jod 611
d. Stickstoffhaltige Bestandteile des Blutes 612
   1. Gesamteiweiß 612
   2. Bestimmung der Eiweißfraktionen 613
   3. Fibrinogen 615
   4. Eiweißlabilitätsreaktionen im Serum 615
   5. Bestimmung des Reststickstoffs 616
   6. Harnstoff 617
   7. Harnsäure 618
   8. Kreatin und Kreatinin 619
   9. Ammoniak 620
  10. Indican 620
  11. Aminosäuren 621
  12. Bilirubin 621
  13. Gallensäuren 622
  14. Hämoglobin 622
  15. Methämoglobin 623
e. Kohlenhydrate 623
   Glucose 623
f. Lipide 626
   1. Gesamtlipide 626
   2. Fettsäuren 627
   3. Cholesterin 627
   4. Phosphatide 629
   5. Neutralfette 629
   6. Lipoproteide 630
g. Stoffwechselprodukte 630
   1. Acetonkörper 630
   2. Alkohol 631
   3. Brenztraubensäure und Milchsäure 631
   4. Citronensäure 631
h. Enzyme 632
   1. α-Amylase oder Diastase 634
   2. Lipase 634
   3. Aldolase (ALD) 635
   4. Glutamat-Dehydrogenase (GLDH) 636
   5. Glutamat-Pyruvat-Transaminase (GPT) . 636
   6. Glutamat-Oxalacetat-Transaminase (GOT) . 637
   7. Lactatdehydrogenase (LDH) 637
   8. Phosphatasen 638
   9. Kreatin-Phosphokinase (CPK) 639
  10. Cholinesterase 639
i. Vitamine und Hormone .. 640
k. Hämatologische Untersuchungen 640
   1. Hämatokritwert 640
   2. Berechnung des Erythrozytenvolumens ... 640
   3. Bestimmung des Blut- und Plasmavolumens . 640
   4. Erythrozytenresistenz. 641
   5. Senkungsgeschwindigkeit der Erythrozyten 642
   6. Erythrozytendurchmesser 642
   7. Hämoglobinbestimmung 642
   8. Zählung der Blutkörperchen 643
   9. Anfertigung, Färbung und Untersuchung von Blutausstrichen 645
  10. Blutgerinnungsuntersuchungen 645
l. Forensische Blutuntersuchungen 646
   1. Nachweis von Blut ... 646
   2. Nachweis des Hämoglobins (Methämoglobins) 648
   3. Nachweis des Kohlenoxidhämoglobins 649
m. Bestimmung von Alkohol im Blut 650
   1. Verfahren nach WIDMARK (modifiziert) 650
   2. Enzymatische Bestimmung mit ADH 652
   3. Sonstige Bestimmungsmethoden 654
n. Anhang I. Bestimmung von Alkohol im Atem 654
o. Anhang II. Bestimmung von Alkohol im Urin 654
p. Bestimmung einiger Arzneimittel im Blut 654
   1. Sulfonamidbestimmung 654
   2. Bestimmung der p-Aminosalicylsäure (PAS) 655
III. Untersuchung des Duodenalsaftes 656
a. Enzymbestimmungen 656
   1. α-Amylase 656
   2. Lipase 656
   3. Trypsin 656
b. Chemische Untersuchungen 657
   1. Hydrogencarbonat ... 657
   2. Bilirubin 657
   3. Urobilinogen 658
   4. Gallensäuren 658
c. Mikroskopische Untersuchungen 658
   Beurteilung des Sedimentes 658
IV. Untersuchung der Faeces ... 658
a. Entstehung und Zusammensetzung 658
   1. Beschaffenheit 658
   2. Reaktion 659
b. Makroskopische und mikroskopische Untersuchung .. 659
   1. Probekost 659
   2. Makroskopische Untersuchung 659
   3. Mikroskopische Untersuchung 659

c. Chemische Untersuchung . 660
  1. Nachweis von Blut ... 660
  2. Nachweis von Gallenfarbstoffen 662
  3. Nachweis der Gallensäuren 663
  4. Bestimmung des Gesamt-Stickstoffs 663
  5. Nachweis gelöster Eiweißstoffe 663
  6. Bestimmung des Fettes 663
  7. Nachweis der Kohlenhydrate 663
d. Untersuchung der Darmkonkremente 664
  Qualitative Analyse der Gallensteine 664
V. Untersuchung des Liquor cerebrospinalis 665
  Beschaffenheit 665
  a. Zellzählung 665
    Zählung der Leukozyten . 665
  b. Eiweißuntersuchungen ... 665
    1. Qualitative Eiweißreaktion 665
    2. Quantitative Eiweißbestimmungen 665
    3. Elektrophorese des Liquors 667
    4. Kolloidreaktionen 668

c. Sonstige chemische Untersuchungen 670
  1. Zuckerbestimmung ... 670
  2. Chloridbestimmung .. 670
  3. Lipoide 670
  4. Enzymbestimmungen . 670
VI. Untersuchung des Magensaftes 671
  1. Gewinnung des Magensaftes 671
  2. Vorprüfung 671
  3. Prüfung der Aciditätsverhältnisse 671
  4. Qualitativer Nachweis der freien Salzsäure .. 671
  5. Quantitative Bestimmung der Säurewerte . 671
  6. Nachweis der Milchsäure 672
  7. Nachweis von Essigsäure und Buttersäure 672
  8. Blutnachweis 672
  9. Nachweis von Gallenfarbstoff 673
  10. Bestimmung von Eiweiß 673
  11. Enzymbestimmungen . 673
Literatur zu „Physiologisch-chemische Untersuchungen". 674
Q. Reagentienverzeichnis (LIST) 676

WIRKSTOFFGRUPPEN I

Analgetica (AHRENS) 773
Allgemeine Literatur 774
Verordnung über das Verschreiben Betäubungsmittel enthaltender Arzneien und ihre Abgabe in den Apotheken 775
Pethidin-Gruppe 1 (Tabelle) S. 783/784
Pethidin-Gruppe 1 785
  Methyl-phenyl-piperidinocarbonoyl-aethanolum hydrochloricum (Pethidin hydrochlorid) .. 785
  Hydroxypethidin 788
  Etoxeridin 789
  Anileridin 789
  Benzethidin 790
  Furethidin 790
  Morpheridin 790
  Pheneridin 791
  Oxypheneridin 791
  Piminodin 792
  Phenoperidin 792
  Diphenoxylat 793
Pethidin-Gruppe 2 (Tabelle) S. 794
Pethidin-Gruppe 2 793
  Alphaprodin 793
  Betaprodin 795
  Alphameprodin 795
  Betameprodin 796

Allylprodin 796
Trimeperidin 796
Pethidin-Gruppe 3 (Tabelle) S. 798
Pethidin-Gruppe 3 798
  Ketobemidon 798
Morphinan-Gruppe (Tabelle) S. 800
Morphinan-Gruppe 799
  Morphinan 799
  N-Methylmorphinan 799
  Norlevorphanol 801
  Racemorphan 801
  Dextrorphan 803
  Levorphanol 803
  Levorphanol Tartrate 803
  Racemethorphan 804
  Dextromorphan 804
  Dextromorphanhydrobromid .. 805
  Levomethorphan 806
  Levallorphan 806
  Levallorphantartrat 806
  Levophenacylmorphan 807
  Phenomorphan 807
Morphin-Gruppe 1 (Tabelle) S. 808
Morphin-Gruppe 1 808
  Acetyldemethyldihydrothebain 808
  Methyldesorphin 809
Morphin-Gruppe 2 (Tabelle) S. 810
Morphin-Gruppe 2 809
  Desomorphin 809

Dihydrocodein 811
Dihydrocodeinbitartrat 812
Dihydromorphinhydrochlorid . 813
Methyldihydromorphin 813
Morphin-Gruppe 3 (Tabelle) S. 815
Morphin-Gruppe 3 814
  Hydrocodon 814
  Dihydrocodeinonbitartrat 814
  Dihydrocodeinonhydrochlorid . 817
  Hydromorphon 818
  Dihydromorphinonhydrochlorid 818
  Oxydihydrocodeinon 820
  Oxydihydrocodeinonhydrochlorid 821
  Oxymorphon 823
  Metoponhydrochlorid 823
Morphin-Gruppe 4 (Tabelle) S. 824
Morphin-Gruppe 4 825
  Morphin 825
  Morphinhydrochlorid 830
  Morphinacetat 834
  Morphinhydrobromid 834
  Morphinlactat 834
  Morphinmeconat 834
  Morphinsulfat 834
  Morphintartrat 834
  Morphin-aminoxid 836
  Apomorphinhydrochlorid 836
  Codein 839
  Codeinhydrobromid 842
  Codeinhydrochlorid 842
  Codeinphosphat 843
  Codeinsulfat 845
  Codein-aminoxid 846
  Apocodeinhydrochlorid 846
  Neopin 847
  Aethylmorphinhydrochlorid ... 847
  Benzylmorphin 850
  Pholcodin 850
  Pholcodintartrat 851
  Diamorphin 851
  Nicocodin 853
  Nicomorphin 853
  Myrophin 853
  Nalorphin 854
  Nalorphinhydrochlorid 854
  Nalorphinhydrobromid 855
Übrige Opiumalkaloide 856
  Noscapin (Narcotin) 856
  Noscapinhydrochlorid 857
  Cotarnin 858
  Cotarniniumchlorid 859
  Cotarniniumphthalat 860
  Narcein..................... 861
  Narceinhydrochlorid 862
  Aethylnarceinhydrochlorid 863
  Narcotolin 863
  Papaverin 864
  Papaverinhydrochlorid 866
  Äthylpapaverin 869
  Dimoxylin 870
  1-(3′,4′-Methylendioxybenzyl)-3-methyl-6,7-methylendioxy-isochinolin 870
  Eupaverin 871

1-Benzyl-3-äthyl-6,7-dimethoxyisochinolinhydrochlorid 872
Papaveraldin 872
Kryptopin 873
Thebain 874
Thebainhydrochlorid 874
Thiambuten-Gruppe (Tabelle) S. 875
Thiambuten-Gruppe 876
  Äthylmethylthiambuten 876
  Diäthylthiambuten........... 876
  Dimethylthiambuten 876
  Anwendung der Thiambutene . 877
  Diampromid 877
  Phenampromid 878
  Äthoheptazin 878
  Proheptazin 880
  Metazocin.................. 880
  Phenazocin 881
  Phenazocinhydrobromid 882
  Clonitazen 882
  Etonitazen 883
Methadon-Gruppe 1 (Tabelle) S. 884
Methadon-Gruppe 1 883
  Normethadon 883
  Methadon 885
  Methadonhydrochlorid........ 888
  1-Isomethadon 890
  Dipipanon 890
  Dipipanonhydrochlorid 891
  Phenadoxon 891
  Phenadoxonhydrochlorid 892
Methadon-Gruppe 2 (Tabelle) S. 892
Methadon-Gruppe 2 892
  Dimepheptanol 892
  Alphamethadol 893
  Betamethadol 895
  Alphacetylmethadol 895
Methadon-Gruppe 3 (Tabelle) S. 896
Methadon-Gruppe 3 897
  Betacetylmethadol 897
  Racemoramid 897
  D-Moramid 898
  Dimenoxadol 898

Anthelmintica (KLOSTERMEYER) 899
Die wichtigsten parasitischen Wurmgattungen des Menschen ... 900
Einteilung
Ashelmintin   1. Nematoden ... 900
Plathelminten 2. Cestoden 900
               3. Trematoden .. 901
Zur Biologie
               1. Nematoden ... 901
               1. Cestoden 906
               3. Trematoden .. 907
Therapie 909
Literatur 910
Filixderivate 911
  Kosine 911
  Rottlerin, Isorottlerin 912
  Embelin 912
  Extractum Filicis 913
  Extractum Filicis concentratum 919
  Extractum Aspidii spinulosi ... 921
  Filmaron 921

Literatur 922
Oleum Chenopodii 923
Ascaridol 925
Literatur 927
Santoninum 927
Calcium santoninicum 932
Natrium santoninicum 932
Santoninoxim 932
Helminal 932
Literatur 932
Emetin 933
Harmin 933
Isopelletierin 933
Pelletierinum tannicum 933
Areca-Alkaloide 934
Arecolinum hydrobromicum ... 934
Arecolinderivate 937
Homo-Arecolinum hydrobromicum 937
Arecaidin 937
Guvacin 937
Literatur 937

Sonstige pflanzliche Extraktstoffe
und Zubereitungen, Tees u. dgl. ... 938
Rotenonum 938
Daucus carota 939
Semen Cucurbitae 939
Flores Tanaceti 939
Alliumarten 940
Rotalgen 940
Fermente 940
Ficin. Papain 940
Literatur 941

Halogenkohlenwasserstoffe 942
Literatur 942

Chloroformium 942
Carboneum tetrachloratum ... 943
Aethylenum tetrachloratum ... 943
Trichloräthylen 944
Hexachloräthylen 944
Hexachlorcyclohexan 944
Butylchlorid 944
Hexylresorcinum 945
Resorcin-monobutyläther-
diäthylcarbamat 947
Literatur 947

Thymol 947
Naphthalin 948
β-Naphthol 948
1-Brom-β-naphthol 948
3-Oxy-1-methyl-4-isopropyl-
6-brombenzol 949
Benzylderivate 949
Diphenanum 949
Dichlorophenum 950
Rosanilin- und Cyanin-Farbstoffe 951
Dithiazanine Iodide 951
Alazanin 952
Alazanintrichlorphenol 952
Pyrvinium pamoate 952
Stilbazium iodide 953

1-Methyl-4-(2,6-dichlorstyryl)-
pyridiniumjodid 953
Acridinderivate 953
Mepacrine Hydrochloride 953
Acranil 954
Xanthonderivate 954
1-Diäthylaminoäthylamino-
4-methylthiaxanthon-hydrochlorid 954
Phenothiazin 956
Piperacinum 956
Piperazinum chinicum 958
Piperazinhexahydrat 958
Piperazinum adipicum 960
Piperazinum citricum 962
Piperazinum trichlorphenolum . 963
Piperazinum Calcium aethylen-
diaminotetraaceticum 963
Piperazinum tartaricum 963
Piperazinum phosphoricum ... 963
Anwendung von Piperazin und
seinen Salzen 964
Literatur 967

Diaethylcarbamazinum
dihydrogencitricum 967
Niclosamide 968
Bephenium 969
Thenium 969
Thiabendazol 970
Nitrodan 970
Dymanthine 970
Acidum Kainicum 970
Spiromethazine 970
Isoamylium amygdalicum 971
Literatur 972

Metallorganische Verbindungen
1. Anthelmintisch wirksame Antimonverbindungen 972
Stibophenum 973
Neo-Stibosan 975
Solustibosan 976
Literatur 977

2. Anthelmintisch wirksame arsenhaltige metallorganische Verbindungen 977
Oxyaethylaminophenylarsin-
säure-N-methyltetrahydro-
pyridin-β-carbonsäure-methyl-
ester 977
Spirocid 977
Diphetarson 977
Literatur 977

Anorganische Verbindungen
Aluminiumsalze 977
Kupfersalze 978
Zinnsalze 978
Literatur 979

Antibiotica (LINDE) 979
Antibiotica aus niederen Pilzen
Penicilline 983
Biosynthetische Penicilline 990
Partialsynthetische Penicilline . 991

Eigenschaften und Pharmakopöevorschriften der Penicilline 993
Benzylpenicillinsalze 994
    Benzylpenicillinum Natricum . 994
    Benzylpenicillinum Kalicum . . 1011
    Procaini Benzylpenicillinum . . 1012
    Benzathine Penicillin 1016
Biosynthetische Penicilline 1019
    Phenoxymethylpenicillinum .. 1019
    Phenoxymethylpenicillinum Kalicum 1023
    Phenoxymethylpenicillin-Dibenzyläthylendiamin 1024
    Phenoxymethylpenicillinum Calcium 1025
    Sodium Methicillin 1025
    Sodium Oxacillin 1026
Wirkung und Anwendung der Penicilline 1026
Griseofulvin 1035
    Wirkung und Anwendung des Griseofulvin 1037
Antibiotica aus Actinomyceten
Carbomycin 1038
Actinomycin C 1040
Ristocetin 1041
Chloramphenicol 1042
    Chloramphenicolum 1044
    Chloramphenicolpalmitat 1049
    Chloramphenicolcinnamat ... 1051
    Chloramphenicolsuccinatnatrium 1051
    Wirkung und Anwendung des Chloramphenicols und seiner Derivate 1052
Erythromycin 1054
    Erythromycinum 1057
    Erythromycinäthylcarbonat.. 1058
    Erythromycinglucoheptonat . 1059
    Erythromycinlactobionat 1060
    Erythromycinstearat 1060
    Erythromycin Estolate 1061
    Erythromycinpropionat...... 1062
    Wirkung und Anwendung ... 1063
Neomycin..................... 1064
Streptomycine................. 1068
    Streptomycinderivate 1070
    Streptomycini Hydrochloridum 1079
    Streptomycini Phosphas 1079
    Streptomycini et Calcii Chloridum 1079
    Streptomycylidenisonicotinsäurehydrazidsulfat 1080
Dihydrostreptomycinsalze....... 1081
    Dihydrostreptomycini Sulfas . 1081
    Dihydrostreptomycini Hydrochloridum 1086
    Wirkung und Anwendung der Streptomycine 1086
Tetracycline S. 1090
Chlortetracyclin 1093
    Chlortetracyclini Hydrochloridum 1095

Chlortetracycline calcium 1098
    Wirkung und Anwendung von Chlortetracyclin 1098
Hydroxytetracyclin 1100
    Oxytetracycline 1102
    Oxytetracyclini Hydrochloridum 1104
    Wirkung und Anwendung von Hydroxytetracyclin 1108
Tetracyclin 1109
    Tetracycline 1110
    Tetracyclini Hydrochloridum . 1112
    Wirkung und Anwendung des Tetracyclins 1114
    Desmethylchlortetracycline Hydrochloride 1116
    Wirkung und Anwendung des Desmethylchlortetracycline .. 1116
Spiramycin 1117
    Spiramycinum.............. 1118
    Wirkung und Anwendung des Spiramycins 1118
Amphotericin B 1119
    Wirkung und Anwendung von Amphotericin B 1120
Viomycin 1121
    Viomycin Sulfas 1122
    Wirkung und Anwendung von Viomycinsulfat 1122
Vancomycin................... 1123
    Vancomycini Hydrochloridum 1124
    Wirkung und Anwendung des Vancomycins 1124
Nystatin 1125
    Wirkung und Anwendung des Nystatins 1127
Novobiocin 1128
    Novobiocinum Calcicum 1129
    Novobiocinum Natricum 1131
    Wirkung und Anwendung des Novobiocins 1132
Cycloserin 1134
    Wirkung und Anwendung des Cycloserins 1135
Kanamycin 1136
    Kanamycin Sulfate 1137
    Wirkung und Anwendung des Kanamycins 1138
Antibiotica aus Bakterien
Bacitracin 1140
    Zinc Bacitracin 1144
    Wirkung und Anwendung des Bacitracins 1144
Polymyxine 1145
    Polymyxini B Sulfas 1147
    Wirkung und Anwendung von Polymyxin B-sulfat 1148
Colistin 1150
    Sodium Colistimethate 1151
    Wirkung und Anwendung des Colistins 1151
Tyrothricin 1152
    Wirkung und Anwendung des Tyrothricins............... 1157

Inhaltsverzeichnis

Anticoagulantien (LIST) 1158
   Dicumarolum 1158
   Cyclocoumarol 1159
   Ethyl Biscoumacetate 1160
   Phenylpropylhydroxycumarinum 1161
   Sintrom 1162
   Phenindione 1162
   Anisindione 1162
   Dipaxin 1163
   Heparinum 1163
   Neodympräparate u. a. 1167
   Stoffe mit antihepariner Wirkung 1167

Antiepileptica (ROTH) 1168
   Metharbital 1170
   Primidone 1170
   Amino-Glutethimide 1171
   Diphenylhydantoinum 1171
   Diphenylhydantoin Sodium .. 1173
   Phenyl-äthyl-hydantoin 1173
   Phethenylat 1173
   Phethenylat Sodium 1173
   Bagrosin 1174
   Anirrit 1174
   Neo-Citrullamon 1174
   Methyl-phenyläthylhydantoinum 1174
   Ethotoin.................. 1175
   Propazone 1175
   Trimethadione............. 1175
   Paramethadione 1176
   Alloxidone 1176
   Methsuximide 1176
   Phensuximide 1176
   Phenacemid............... 1177
   Hibicon 1177
   Ospolot 1177

Antihistaminica (LIST) 1177
   Literaturhinweise zur Analytik der Antihistamine............. 1180
   Zusammenfassende allgemeine Antihistaminliteratur 1180
   Äthylendiaminderivate 1180
   Tripelennamini Hydrochloridum 1184
   Tripelennamine Citrate 1185
   Hetramin 1185
   Bromopyramin 1185
   Chloropyramin 1185
   Chlorothen Citrate 1186
   Mepyraminum maleinicum ... 1186
   Thonzylamine Hydrochloride . 1187
   Methapyrilene Hydrochloride 1187
   Thenyldiamine Hydrochloride 1188
   Antergan 1188
   Methaphenilen............. 1189
   Zolamine 1189
   Diaethazinum hydrochloricum 1189
   Promethazinum hydrochloricum 1190
   Pyrathiazin 1191
   Thiazinamium Methylsulfat .. 1191
   Chlorphenaethazinum bi-malonicum 1192

   Chlorphenaethazinum hydrochloricum 1192
   Fenethazinum hydrochloricum 1193
   Trimeprazine 1193
   Methdilazinum hydrochloricum 1193
   Chlorcyclizini Hydrochloridum 1194
   Allercur 1194
   Luvistin 1194
   Antazolini Hydrochloridum .. 1195
   Myostimin 1195
   Meclozine Hydrochloride 1196
   Buclizin 1196
   Chlorpheniramine Maleate ... 1196
   Omeril 1197
   Soventol 1197
   Pheniramine Maleate 1197
   Sandosten 1198
   Bromprophenpyridamin 1198
   Diphenhydraminum hydrochloricum 1198
   Dimenhydrinate 1200
   Linadryl 1201
   Doxylamine Succinate 1201
   Ambodryl................. 1202
   Systral 1202
   Medrylamin 1202
   N-Methyl-piperidyl-4-benzhydryläther 1202
   Orphenadrin 1202
   Carbinoxamine Maleate 1203
   Phenindamine Tartrate 1203
   Anthallan 1203
   Triprolidine Hydrochloride ... 1204
   Pyrrobutamine 1204
   Benzylphthalazonum hydrochloricum 1204

Antimykotica (LIST) 1205
   Myxal 1205
   5,5'-Dibromsalicil 1206
   5,5'-Dichlor-2,2'-dioxyphenylmethan 1206
   Bithionolum 1206
   Hexetidine 1207
   Hydroxystilbamidine Isethionate..................... 1207
   Glycerintriacetat 1208
   Coparaffinate 1208
   Diamthazol 1208
   Dequalinium Chloride 1209
   p-Bromphenoxypropylrhodanid................. 1209
   Hexachlorophene 1209
   5,5'-Dichlor-2,2'-dioxydiphenylsulfid 1210
   p-Chlorphenyl-α-glycerinäther 1210
   Jadit 1211

Antioxydantien (LIST) 1211
   Allgemeines 1211
   Analytik 1212
   Avenol und Avenex 1213
   Conidendrin 1213
   Nordihydroguajaretic Acid ... 1213

Tocopherole 1214
Ascorbinsäureester 1214
3-Butyl-4-hydroxyanisol 1214
Citraconsäure 1214
Gallussäureester
Äthylgallat................. 1214
Propylum gallicum 1214
Jonol 1215
2,2′,3,3′-Tetraoxy-5,5′-
dimethylbiphenyl 1216

Desinfektionsmittel (ROTH) 1216

A. Phenole und chlorierte Phenole 1217
   Phenolum.................. 1217
   Phenolum liquefactum....... 1217
   Cresolum 1218
   Kreosotum 1219
   Thymolum 1220
   Xylenol 1221
   2-Hydroxy-diphenyl......... 1222
   4-Chlorphenol 1222
   Chlorocresolum 1222
   o-Chlor-m-cresol 1223
   Chloroxylenol 1223
   6-Chlorthymol 1224
   Trichlorphenol............. 1224
   Hexachlorophene 1224
   Bithionol 1225
   Einige neuere Spezialmittel
   dieser Desinfektionsmittel ... 1226

B. Oxydationsmittel, Halogene
und halogenabspaltende Mittel .. 1227
   Wasserstoffperoxid......... 1227
   Peroxide 1228
   Disuccinylperoxid 1228
   Kaliumpermanganat 1228
   Kaliumchlorat 1228
   Jod 1228
   Chlor 1228
   Chlorkalk und Calcium-
   hypochlorit 1228
   Natriumhypochlorit 1228
   Halogenabspaltende Mittel ... 1228
   Chloramin B 1229
   Dichloramin B 1229
   Chloramin T 1230
   Dichloramina T............ 1231
   Pantocidum 1231
   Chloroazodinum 1232
   Succinchlorimidum 1233
   1,3-Dichlor-5,5-dimethyl-
   hydantoin 1233

C. Oberflächenaktive Substanzen 1233
   Benzalkonium Chloride 1234
   Benzododecinium 1235
   Dimethyl-benzyl-cetyl-
   ammoniumchlorid........... 1235
   Dimethyl-benzyl-octadecyl-
   ammoniumchlorid 1235
   Benzethonium-Chloride 1235
   Methylbenzethonium Chloride. 1236
   Dimethyl-benzyl-dodecyl-
   carbamylmethyl-ammonium-
   chlorid 1237

Methyl-benzyl-alkoxyäthyl-
oxyäthyl-ammonium-chlorid . 1237
Dimethyl-3,4-dichlorbenzyl-
dodecyl-ammonium-chlorid ... 1237
Cetrimide 1238
Trimethyl-(α-carbäthoxy-
pentadecyl)-ammonium-
bromid 1238
Trimethyl-p-stearylamino-
phenyl-ammonium-sulfo-
methylat 1239
Trimethyl-(1-p-toluyl-1-alkyl-
methyl)-ammonium-sulfo-
methylat 1239
Dimethyl-äthyl-cetyl-
ammonium-bromid-chlorid ... 1239
Dimethyl-äthyl-octadecyl-
ammonium-sulfoäthylat 1239
Domiphen Bromide 1239
Dimethyl-cetyl-1-cyclo-
hexanol-(2)-ammonium-bromid 1240
Cetylpyridinium Chloride 1240
Dequalinium Acetate 1241
Dequalinium Chloride 1241
Triclobisonium Chloride 1242
Undecolylium Chloride-Iodine 1242
Triphenyl-dodecyl-phospho-
nium-bromid 1242

D. Alkohole und Aldehyde 1242

E. Schwermetallsalze und -ver-
   bindungen 1244
   Silber 1244
   Quecksilber 1244
   Phenylquecksilberborat 1244
   Phenylmercuric Nitrate 1244
   Phenylhydrargyri Chloridum . 1245
   Phenylhydrargyri Acetas 1246
   Hydroxymercuri-o-nitrophenol 1246
   3-Nitro-2-hydroxymercuri-1-
   hydroxy-methylbenzol 1246
   Mercurobutolum 1247
   Nitromersol 1247
   Acetomeroctol 1248
   Thiomersal 1248
   Merbromin 1249

F. Chinolin- und Acridinderivate. 1250
   8-Hydroxychinolin 1250
   Hydroxychinolinum Kalium
   sulfuricum 1250
   Iodochlorhydroquin 1251
   5-Chlor-8-hydroxy-chinolin-7-
   sulfonsaures Natrium 1252
   N,N′-Bis-[2-methyl-4-amino-
   chinolyl(6)]-carbamid-hydro-
   chlorid 1252
   Aminacridine Hydrochloride . 1252
   Proflavine Hemisulphate 1253
   Aethacridinlactat 1254
   Acriflavinium chloratum 1255

G. Furanderivate 1256
   Nitrofurazone 1256

H. Verschiedene Stoffe 1257
   Jodoformium............... 1257

2-Chlor-1-methyl-4-isopropyl-
benzol 1257
Amphotere Substanzen 1258
Gebrauchslösungen von Desinfektionsmitteln bei bakteriellen Infektionskrankheiten (außer Tuberkulose) 1258
Gebrauchslösungen von Desinfektionsmitteln bei Tuberkulose 1260
Gebrauchslösungen von Desinfektionsmitteln bei Virus-Infektionskrankheiten 1261

Tabellarische Zusammenstellung der nach den „Richtlinien für die Prüfung chemischer Desinfektionsmittel" geprüften und von der Deutschen Gesellschaft für Hygiene und Mikrobiologie als wirksam befundenen Desinfektionsmittel 1262
Tabelle der gemäß § 41 B Seuch G vom Bundesgesundheitsamt der BRD geprüften Desinfektionsmittel und -verfahren 1269

Abkürzungen

a) Arzneibücher[1], Ergänzungsbücher[1], Nachschlagewerke u.a., die bei der Erarbeitung des Textes herangezogen wurden

Belg. III = Ph. Belg. = Pharmacopoea Belgica ed. III. 1906
Belg. IV = Pharmacopée Belge 4e Edition 1930
BP 14 = The British Pharmacopoeia 1914
BP 32 = The British Pharmacopoeia 1932
BP 53 = British Pharmacopoeia 1953
BP 58 = British Pharmacopoeia 1958
BP 58 - Add. 60 = British Pharmacopoeia 1958 - Addendum 1960
BP 63 = British Pharmacopoeia 1963
BP 63 - Add. 64 = British Pharmacopoeia 1963 - Addendum 1964
BP 63 - Add. 66 = British Pharmacopoeia - Addendum 1966
BPC 34 = British Pharmaceutical Codex 1934
BPC 49 = British Pharmaceutical Codex 1949
BPC 54 = British Pharmaceutical Codex 1954
BPC 59 = British Pharmaceutical Codex 1959
BPC 63 = British Pharmaceutical Codex 1963
Brasil. 1 = Pharmacopeia dos Estados Unidos do Brasil 1926
Brasil. 2 = Farmacopea dos Estados Unidos do Brasil 1959
B. Vet. C. 53 = British Veterinary Codex 1953
CF 1908 = Ph. Gall. 08 = Code française = Pharmacopée française 1908
CF Vet. 1908 = Médicaments vétérinaires de la Pharmacopée française
CF 37 = Ph. Gall. 37 = Code française = Pharmacopée française 6e Edition 1937
CF 49 = Ph. Gall. 49 = Code Française = Pharmacopoea Gallica 1949
CF 65 = Ph. Gall. 65 = Code Française = Pharmacopoea Gallica 1965

Chil. III = Farmacopea Chilena, Tercera Edición 1941
CsL 2 = Pharmacopoea Bohemoslovenica, Editio secunda
CsL 2 - Add. = Pharmacopoea Bohemoslovenica, Editio secunda Addendum
Croat. II = Pharmacopoea Croatico-Slavonica, ed. II. 1901
DAB 5 = Deutsches Arzneibuch, 5. Ausgabe 1910
DAB 6 = Deutsches Arzneibuch, 6. Ausgabe 1926
DAB 6 - Nachtr. 54 (DDR) = Nachtrag zum DAB 6 aus dem Jahre 1954, DDR
DAB 6 - Nachtr. 59 (DDR) = Nachtrag zum DAB 6 aus dem Jahre 1959, DDR
DAB 6 - 3. Nachtr. (BRD) = 3. Nachtrag zum DAB 6 aus dem Jahre 1957, BRD
DAB 7 - BRD = Deutsches Arzneibuch, 7. Ausgabe, BRD[2]
DAB 7 - DDR = Deutsches Arzneibuch, 7. Ausgabe, DDR
Dan. 1907 = Pharmacopoea Danica 1907
Dan. VIII = Ph. Dan. 33 = Pharmacopoea Danica (Editio VIII) 1933
Disp. Dan. VIII = Dispensatorium Danicum 1938
Dan. IX = Ph. Dan. 48 = Pharmacopoea Danica 1948, Editio IX
Dan. IX - Add. = Ph. Dan. 48 - Add. = Pharmacopoea Danica 1948 Addendum
Disp. Dan. 63 = Dispensatorium Danicum 1963
DGF - Einheitsmethoden = Deutsche Einheitsmethoden zur Untersuchung von Fetten, Fettprodukten und verwandten Stoffen, Deutsche Gesellschaft für Fettwissenschaft, Münster
Egypt. P. 53 = Egyptian Pharmacopoeia 1953

---

[1] Da im internationalen Schrifttum häufig mehrere Abkürzungen für Arzneibuch- und Ergänzungsbuchnamen gebräuchlich sind, tauchen diese auch im vorliegenden Werk auf. Sie sind hier aufgeführt.

[2] Das DAB 7 - BRD lag bis zum Abschluß des ersten Bandes nur im Entwurf vor. Da jedoch mit seinem Inkrafttreten bald zu rechnen ist, wurde die Bezeichnung DAB 7 - BRD benutzt.

Erg.B. IV = Ergänzungsbuch zum Deutschen Arzneibuch 4. Ausgabe 1916
Erg.B. 6 = Ergänzungsbuch zur 6. Ausgabe des Deutschen Arzneibuches
Extra P. 58 = The Extra Pharmacopoeia 1958 (Martindale)
Extra P. 67 = The Extra Pharmacopoeia 1967 (Martindale, 25. Ausg.)
FDA = Food and Drug Administration, Department of Health, Education and Welfare, Washington 25, D. C., USA
Fenn. 37 = Suomen Pharmacopoea Editio sexta 1937
HAB 34 = Deutsches Homöopathisches Arzneibuch 1934
Helv. IV = Ph. Helv. IV = Pharmacopoea Helvetica, ed. IV. 1907
Helv. V = Ph. Helv. V = Pharmacopoea Helvetica 1933, Editio Quinta
Helv. V – Suppl. II = Pharmacopoea Helvetica 1933, Editio Quinta Supplementum secundum
Helv. V – Suppl. III = Pharmacopoea Helvetica 1933, Editio Quinta Supplementum tertium
Hisp. VII = Farmacopea Oficial Española VII, 1905
Hisp. VIII = Farmacopea Oficial Española, octava Edición 1936
Hisp. IX = Farmacopea Oficial Española, novena Edición 1954
HPUS 54 = The Homoeopathic Pharmacopoeia of the United States, 6. Edition Revised 1954
Hung. III = Ph. Hung. 09 = Pharmacopoea Hungarica ed. III. 1909
Hung. IV = Ph. Hung. 34 = Pharmacopoea Hungarica ed. IV. 1934
Hung. V. = Ph. Hung. 54 = Pharmacopoea Hungarica Editio V. 1954
Ind. P. 55 = The Indian Pharmacopoeia 1955
Ind. P. C. 53 = The Indian Pharmaceutical Codex 1953
Ital. III = Farmacopea Ufficiale del Regno D'Italia ed. III. 1909
Ital. VI = Farmacopea Ufficiale del Regno D'Italia ed. VI 1940
Ital. VII = Farmacopea Ufficiale della Republica Italiana settima Editione 1965
Jap. III = Pharmacopoea of Japan, ed. III. 1907
Jap. 51 = Pharmacopoea Japonica, Editio sexta 1951
Jap. 61 = Pharmacopoea Japonica, Editio septa 1961
Jap. 62 = Pharmacopoea Japonica, Editio septa 1962
Jug. I = Pharmacopoea Jugoslavica 1933
Jug. II = Pharmacopoea Jugoslavica, Editio secunda
Merck Ind. 60 = The Merck Index 1960
Mex. P. 52 = Farmacopea Nacional de los Estados Unidos Mexicanos II.

Ned. IV = Ph. Ned. 05 = Pharmacopoea Nederlandica, ed. IV. 1905
Ned. 5 = Ph. Ned. 26 = Nederlandsche Pharmacopee Vijfde Uitgave 1926
Ned. 6 = Ph. Ned. 58 = Nederlandse Pharmacopee Zesde Uitgave 1958
NF I = The National Formulary First Edition 1888
NF VI = The National Formulary Sixth Edition 1936
NF IX = The National Formulary Ninth Edition 1950
NF X = The National Formulary Tenth Edition 1955
NF XI = The National Formulary Eleventh Edition 1960
NF XII = The National Formulary Twelfth Edition 1965
NND 64 (65; 66) = New and Nonofficial Drugs 1964 (65; 66) vor 1958 als NNR = New and Nonofficial Remedies bezeichnet
Nord. 63 = Pharmacopoea Nordica 1963
Norv. IV = Pharmacopoea Norvegica, ed. IV. 1913
Norv. V = Pharmacopoea Norvegica, ed. V. 1939
ÖAB 8 = Pharmacopoea Austriaca ed. VIII 1906
ÖAB 9 = Österreichisches Arzneibuch, 9. Ausgabe
PI.Ed. I/1 oder I/2 = Internationale Pharmakopöe, I. Ausgabe, 1. oder 2. Teil
PI.Ed. I – Suppl. = Internationale Pharmakopöe I. Ausgabe, Supplement
PI.Ed. II = Entwurf der II. Ausgabe der Internationalen Pharmakopöe
Pol. III = Farmacopea Polska III. 1954
Portug. 1876 = Pharmacopea Portugueza 1876
Portug. 35 = Pharmacopeia Portuguesa 1935
Ross. III = Pharmacopoea Rossica III. 1910
Ross. 34 = Pharmacopoea Rossica 1934
Ross. 8 = Pharmacopoea Rossica 1948, Editio octa
Ross. 8 – Add. 52 = Pharmacopoea Rossica 1948, Addendum 1952
Ross. 9 = Pharmacopoea Rossica 1961, Editio nona
Svec. IX = Pharmacopoea Svecica Ed. IX. 1908
Svec. 25 = Svenska Farmakopen Ed. X. 1925
Svec. 46 = Svenska Farmakopen Ed. XI. 1946
USD 55 = United States Dispensatory 1955
USD 60 = United States Dispensatory 1960
USP IX = The Pharmacopoeia of the USA IX. 1916
USP XI = The Pharmacopoeia of the USA XI. 1936
USP XVII (XVI, XV, XIV) = The Pharmacopoeia of the USA, XVII. (XVI, XV, XIV.) Revision.

b) Abkürzungen im Text

A. = Äthylalkohol
Abb. = Abbildunge(n)
abs. = absolut(e)
Ae. = Diäthyläther
akt. = aktiv(e)
allg. = allgemein(e)
anorg. = anorganisch(e)
Anw. = Anwendung(en)
AZ = Acetylzahl
BAN = British Approved Name
 (anerkannte, britische Kurzbezeichnung)
bes. = besonders, besondere, insbesondere
Beschr. = Beschreibung(en)
bidest. = doppelt destilliert
Bldg. = Bildung(en)
Brit. = Britisch
Bu-Z = Buchner-Zahl
bzgl. = bezüglich
Bzl. = Benzol
Bzn. = Benzin
Chlf. = Chloroform
d = Dichte
d_4^{20} = Dichte bei 20° gemessen und bezogen auf W. von 4°
Darst. = Darstellung(en)
DBP = Deutsches Bundespatent
DCF = Dénomination Commune Française
D.Chr. = Dünnschichtchromatographie
d.chr. = dünnschichtchromatographisch
DCI = Dénomination Commune Internationale proposée
DCI rec. = Dénomination Commune Internationale recommandée
dest. = destillieren, destilliert(e)
DL = dosis letalis
DRP = Deutsches Reichspatent
Durchf. = Durchführung(en)
Eig. = Eigenschaften
Einw. = Einwirkung(en)
entspr. = entspricht
Entw. = Entwicklung(en)
Ep. = Erstarrungspunkt
Erk. = Erkennung
EZ = Esterzahl
Fbg. = Färbung
Fl. = Flüssigkeit(en)
fl. = flüssig(e)
Fllg. = Fällung
Fp. = Schmelzpunkt
Geh. = Gehalt(e)
gesätt. = gesättigt(e)
Gew. = Gewicht(e)
ggf. = gegebenenfalls
Ggw. = Gegenwart
Gl. = Gleichung
Gln. = Gleichungen
Hb. = Hämoglobin
Herst. = Herstellung
i.c. = intracardial
I.E. = Internationale Einheit
i.m. = intramusculär
inakt. = inaktiv

INN = International Nonproprietory Name
 (internationaler Freiname)
i.p. = intraperitoneal
IR = Infrarot (Ultrarot)
i.v. = intravenös
JZ = Jodzahl
Komm. = Kommentar
Konst. = Konstante(n)
konst. = konstant(e)
konz. = konzentriert(e)
Kp. = Siedepunkt
$Kp._{0,2}$ = Siedepunkt bei 0,2 Torr
krist. = kristallisiert(e)
l. c. = loco citato
Lit. = Literatur
lösl. = löslich
Lsg. = Lösung(en)
Lsgm. = Lösungsmittel
m = molar (Konzentrationsangabe)
M. = Methanol
M.G. = Molekulargewicht
Min. = Minute(n)
Mitt. = Mitteilung(en)
mU = Millieinheit = milliunit
n = normal (Konzentrationsangabe)
n- = normal (Isomerieangabe)
Nachw. = Nachweis
Nd. = Niederschlag
NFN = Nordisk Farmakopénaevn
OHZ = Hydroxylzahl
opt. akt. = optisch aktiv(e)
org. = organisch(e)
p. a. = pro analysi
PAe. = Petrolaether
Pat. = Patent
P.Chr. = Papierchromatographie
p.chr. = papierchromatographisch
Po-Z = Polenske-Zahl
Prüf. = Prüfung(en)
prim. = primär(e)
Prod. = Produkt(e)
qual. = qualitativ(e)
quant. = quantitativ(e)
quart. = quartär(e)
rac. = racemisch(e)
Rg. = Reagens
RhZ = Rhodanzahl
Rk. = Reaktion(en)
R-M-Z = Reichert-Meißl-Zahl
s. = siehe
s.c. = subcutan
sd. = siedend(e)
Sek. = Sekunde(n)
sek. = sekundär
Spez. Gew. = spezifisches Gewicht
s. S. = siehe Seite
Std. = Stunde(n)
std. = stündig(e)
symm. = symmetrisch(e)
Syn. = Synonym(e)
Synth. = Synthese(n)
synth. = synthetisch(e)

SZ = Säurezahl	UV = Ultraviolett
T. = Teil(e)	verd. = verdünnt(e)
Temp. = Temperatur(en)	vgl. = vergleiche
tern. = ternär(e)	Vol. = Volumen, volumina
tert. = tertiär(e)	Vol.T. = Volumteil(e)
Tr. = Tropfen	Vork. = Vorkommen
Trbg. = Trübung(en)	VZ = Verseifungszahl
U = Umdrehung (z.B. U/min), aber auch Unit (Einheit) (z.B. S. 633)	W. = Wasser
	Wrkg. = Wirkung(en)
ungesätt. = ungesättigt(e)	wss. = wässerig(e)
unlösl. = unlöslich(e)	Zerf. = Zerfall, Zerfälle
Unters. = Untersuchung(en)	Zers. = Zersetzung(en)
USAN = United States Adopted Name	

Inhalt der weiteren Bände

II. Band	Wirkstoffgruppen II
	Chemikalien und Drogen I (Buchstabe A)
III.-V. Band	Chemikalien und Drogen II (Buchstaben B–Z)
VI. Band	Arzneiformen, ihre theoretischen Grundlagen, ihre Herstellung und Prüfung
VII. Band	Gesamtregister

V. Untersuchung des Liquor cerebrospinalis

Der *Liquor cerebrospinalis*, auch kurz Liquor genannt, befindet sich in den Hirnkammern und den Subarachnoidalräumen des Gehirns und des Rückenmarks. Die Menge beträgt beim Erwachsenen 100 bis 180 ml. Zur Untersuchung wird er durch Lumbalpunktion oder Suboccipitalpunktion gewonnen. Für die Zellzählung muß der Liquor sofort verwendet werden; für die anderen Untersuchungen wird er zentrifugiert.

Beschaffenheit. Normalerweise ist der Liquor eine wasserklare, farblose Flüssigkeit mit einer mittleren Dichte von 1,007. Trübungen findet man bei erheblicher Zellvermehrung. Eine gebliche Verfärbung, die man als Xanthochromie bezeichnet, ist durch Blut- oder Gallenfarbstoff bedingt. Frische Blutbeimengungen, die durch das Anstechen eines Gefäßes bei der Punktion verursacht wurden, lassen sich durch Zentrifugieren beseitigen; in einem solchen Fall erhält man eine klare Flüssigkeit ohne Verfärbung über dem Bodensatz.

a. Zellzählung

Zählung der Leukozyten. Die Zählung soll möglichst rasch nach der Entnahme erfolgen noch bevor ein Zerfall eintreten kann. Die erforderliche Verdünnungsflüssigkeit besteht aus Eisessig 2,0, Gentianaviolett oder Methylviolett 0,1, Aqu. dest. ad 50,0. In eine Leukozytenpipette, wie sie auch zur Zählung der Leukozyten im Blut verwendet wird, zieht man bis zur Marke 1 die obengenannte Farblösung und bis zur Marke 10 den zu untersuchenden Liquor auf (also umgekehrt wie beim Blut). Nach gutem Durchmischen beschickt man mit dieser Mischung die eigens für diesen Zweck angegebene Zählkammer nach FUCHS/ROSENTHAL. Bei mittlerer Vergrößerung zählt man alle Leukozyten aus, die im Bereich des ganzen Netzes der Zählkammer liegen. Eigentlich müßte man die erhaltene Zahl durch 3 teilen. Man führt aber diese Rechnung gewöhnlich nicht durch, sondern gibt „Drittelzellen" an. Der normale Liquor enthält bis zu 10/3 Zellen pro mm^3. Diagnostisch wichtig ist auch das Verhältnis der neutrophilen Leukozyten zu den Lymphozyten.

b. Eiweißuntersuchungen

1. Qualitative Eiweißreaktionen. Neben einer Erhöhung des Eiweißgehaltes im Liquor ergeben sich weitgehende Verschiebungen des Albumin-Globulin-Verhältnisses bei entzündlichen Prozessen des Zentralnervensystems. Genaue Auskunft darüber gibt die Liquor-Elektrophorese. Mit nachstehenden Fällungsreaktionen erfaßt man eine Globulinvermehrung. Liquor, der Blutfarbstoff oder Blutkörperchen enthält, kann nicht verwertet werden.

Reaktion nach Nonne und Apelt. Man benötigt eine gesättigte Ammonsulfatlösung. Sie darf nicht sauer reagieren und muß erforderlichenfalls durch Zusatz von konz. Ammoniaklösung neutralisiert werden. Zur Ausführung gibt man in ein kleines Reagensglas 1 ml Ammonsulfatlösung und überschichtet dann sorgfältig mit 1 ml Liquor. Nach 3 Min. wird abgelesen. Ist die Reaktion positiv, so sieht man an der Berührungsstelle eine ringförmige Trübung oder deutliche Opaleszenz. Normaler Liquor weist entweder gar keine Trübung oder nur ganz leichte Opaleszenz auf.

Reaktion nach K. Pandy. Das Reagens wird so hergestellt, daß man 8 bis 10 g Phenol. liquef. mit 100 ml dest. Wasser kräftig schüttelt, mehrere Tage stehenläßt und vom Bodensatz klar abgießt. Zur Ausführung gibt man auf ein Uhrglas 1 ml Reagens, läßt dann mit einer Pipette vom Rande her 1 Tr. Liquor zufließen und beobachtet gegen einen dunklen Untergrund. Bei einem normalen Liquor erhält man eine gerade eben noch sichtbare Trübung. Jede stärkere Trübung ist pathologisch, sie wird je nach Intensität der Reaktion als Ergebnis mit $+$, $++$, $+++$ angegeben.

Reaktion nach R. Weichbrodt. 0,7 ml Liquor werden mit 0,3 ml 1%iger Sublimatlösung [aus Quecksilber(II)-chlorid zur Analyse] gemischt. Schon eine leichte Trübung ist pathologisch. Ein hoher Albumingehalt wirkt hemmend auf die Reaktion.

2. Quantitative Eiweißbestimmungen. Die einzelnen Verfahren sind teilweise sehr unterschiedlich zu bewerten, was man besonders daran erkennt, daß fast jede Methode ihre eigenen „Normalwerte" aufweist. Die richtigen Normalwerte sind 20 bis 40 mg/100 ml, jedoch sind erst Werte über 45 mg/100 ml als sicher pathologisch anzusehen. Viele Methoden sind praktisch deshalb nicht brauchbar, weil sie zuviel Liquor benötigen, der nur beschränkt zur Verfügung steht, zumal meist noch verschiedene andere Untersuchungen gemacht werden müssen. Aus diesem Grund scheidet auch die sonst recht genaue Kjeldahl-Methode aus. Es bleibt die Biuretmethode und die Folin-Kupfer-Methode, die besonders wenig Liquor benötigt. Die auch heute noch vielfach angewandte Kafka-Methode liefert 30 bis 40% niedrigere Werte.

Biuretmethode. 1 ml Liquor wird mit 1 ml Biuretreagens (S. 612) vermischt und 30 Min. in ein Wasserbad von 37° gestellt. Sofort danach wird photometriert gegen einen Leerwert von 1 ml dest. Wasser und 1 ml Biuretreagens, die entsprechend behandelt wurden. Bei der Messung im Eppendorf-Photometer mit Filter Hg 546 in 1 cm Schichtdicke berechnet man das Gesamteiweiß in mg/100 ml gleich E × 640. Erwartet man Werte über 150 mg %, dann muß der Liquor verdünnt werden. Durch Anwendung von Mikroküvetten läßt sich nötigenfalls die Liquormenge noch reduzieren. Auch hier empfiehlt sich das Mitlaufenlassen von Standardlösungen wie bei der nachstehenden Folin-Kupfer-Methode.

Folin-Kupfer-Methode nach O. H. Lowry. Für diese photometrische Methode genügen bereits 0,1 ml Liquor, der aber keine Salicylsäure oder deren Derivate, z. B. PAS, auf Grund arzneilicher Anwendung enthalten darf, weil dadurch erhöhte Eiweißwerte vorgetäuscht werden.

Reagentien. Lösung I, hergestellt aus 10 g wasserfreiem Natriumcarbonat in 500 ml 0,1 n Natronlauge. Lösung II, hergestellt aus 0,5 g $CuSO_4 \cdot 5H_2O$ und 1 g Natriumcitrat $\cdot 5,5 H_2O$ in 100 ml dest. Wasser. Lösung III (Kupferreagens) wird vor Gebrauch frisch angesetzt aus 1 ml Lösung I und Lösung II ad 50 ml. Lösung IV ist das Phenolreagens nach FOLIN-CIOCAL-TEU, das jedoch durch Verdünnen mit Wasser auf einen Säuregehalt von 1 n eingestellt werden muß. [Man verdünnt 1 ml des käuflichen oder selbst hergestellten(S. 711)Folin-Ciocalteu-Rg. mit etwa 50 ml dest. Wasser, fügt 2 Tr. Phenolphthaleinlösung als Indikator hinzu und titriert mit 0,1 n NaOH.] Lösung V ist eine Eiweiß-Standardlösung, die man sich durch Verdünnen 1:100 eines Serums mit bekanntem Eiweißgehalt mit physiologischer Kochsalzlösung herstellt. [Mit Vorteil kann man auch ein fertiges Kontrollserum wie Labtrol verwenden (s. S. 567).]

Ausführung: Man setzt in je einem Reagensglas folgende Lösungen an:

	Analyse	Standard	Leer
Kupferreagens (III)	5,0 ml	5,0 ml	5,0 ml
Liquor	0,1 ml	—	—
Standardlösung (V)	—	0,1 ml	—
Wasser	—	—	0,1 ml
10 Min. stehenlassen			
Phenolreagens (IV)	0,5 ml	0,5 ml	0,5 ml

Mischen und 2 Std. stehenlassen.

Man mißt in 1 cm Schichtdicke bei 750 nm (im Elko: Filter S 75), die Analysenlösung und die Standardlösung gegen den Leerversuch.

Berechnung.

$$\text{Gesamteiweiß in mg/100 ml} = \frac{E_{\text{Analyse}}}{E_{\text{Standard}}} \cdot \text{Standardwert}.$$

Literatur: EGGSTEIN, M., u. P. H. KREUTZ: Klin. Wschr. 33, 879 (1955).

Eiweißbestimmung nach J. Führ und O. S. Hinz [Klin. Wschr. 31, 153 (1953); 33, 87 (1955)]. Bei dieser photometrischen Methode wird das Eiweiß mit Amidoschwarz angefärbt, gleichzeitig ausgefällt und nach dem Auswaschen in Natronlauge gelöst. Salicylate stören hier nicht.

Reagentien. Gesättigte und filtrierte Lösung von Amidoschwarz 10 B in einer Mischung von 1 T. Eisessig und 9 T. Methanol.

Ausführung. Der Liquor wird zur Entfernung korpuskulärer Bestandteile zentrifugiert. Man gibt in ein Zentrifugengläschen 1 ml Aqua dest. und 0,2 ml des klaren Liquors. Dann setzt man zunächst 1 ml filtrierte Färbelösung zu und mischt durch vorsichtiges Schütteln. Weitere 4 ml Färbelösung werden mit etwas Druck zupipettiert, um eine ausreichende Durchmischung zu erzielen. Man läßt die Lösung an der Wand des Glases herablaufen und achtet darauf, daß der Rand möglichst nicht mit der Färbelösung benetzt wird. Nach 20 Min. Stehenlassen, wobei man zwischendurch nochmals umschüttelt, wird der gefärbte Eiweißniederschlag abzentrifugiert und die überstehende Farblösung vorsichtig dekantiert. Der Niederschlag wird 2- bis 3mal mit je 6 bis 7 ml Waschflüssigkeit (1 T. Eisessig + 9 T. Methanol) gewaschen, bis diese nicht mehr gefärbt ist. Danach wird der Niederschlag in 5 ml 0,1 n NaOH aufgelöst und die Farbintensität in 1 cm Schichtdicke gemesssen, bei Verwendung eines Rotfilters, z. B. I 62..

Durch Mitlaufenlassen einer Standardlösung wie bei der Folin-Kupfer-Methode läßt sich der Eiweißgehalt des Liquors nach obiger Formel leicht berechnen.

Bestimmung der Eiweißrelation nach V. Kafka. Sie erfolgt sedimetrisch in graduierten Spezialzentrifugengläsern (Abb. 252). Es ist wesentlich, daß alle Einzelheiten, insbesondere die angegebenen Zeiten genau eingehalten werden.

Erforderliche Reagentien: 1. Esbachs-Rg. 10 g Pikrinsäure und 20 g Citronensäure werden in 1 Liter Wasser gelöst. — 2. Gesättigte, neutrale Ammoniumsulfatlösung (s. Reaktion von NONNE/APPELT).

1. Bestimmung des Gesamteiweißes: Ein Spezialzentrifugenglas wird mit 0,6 ml klar zentrifugiertem Liquor und 0,3 ml Esbachs-Rg. beschickt. Man mischt mit einem fein ausgezogenen Glasstab, der bis auf den Boden des kapillaren Teils des Röhrchens reicht. Vor allem ist durch Auf- und Abziehen des Glasstabes dafür zu sorgen, daß der ganze kapillare Teil mit Flüssigkeit gefüllt ist. Man läßt sodann 1/2 Std. stehen und zentrifugiert hierauf mit einer Ecco Superior Zentrifuge 40 Min. bei 3000 bis 3500 U/Min. Muß eine andere Zentrifuge benutzt werden, so ist die richtige Dauer des Zentrifugierens vorher zu ermitteln (s. unten). Hierauf liest man die Niederschlagshöhe mit Hilfe einer Lupe ab. Im normalen Liquor findet man für das Gesamteiweiß 0,6 bis 1,3 Teilstriche. 1 Teilstrich entspricht etwa 25 mg Eiweiß/100 ml Liquor.

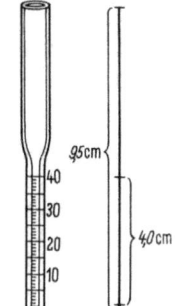

Abb. 252. Zentrifugenglas nach KAFKA.

2. Bestimmung des Globulins: Man beschickt ein Spezialzentrifugenglas mit 0,6 ml Liquor und 0,6 ml der Ammoniumsulfatlösung. Nach gutem Mischen (s. bei Gesamteiweiß) läßt man mindestens 2 Std. stehen. Dann wird, wie oben beschrieben, 20 Min. zentrifugiert und die Niederschlagshöhe mit einer Lupe abgelesen. Diese Zahl stellt das Volumen des Ammoniumsulfatniederschlags dar und wird von KAFKA als die „zweite Zahl" bezeichnet. Um nun die Teilstrichzahl des Globulins mit der des Gesamteiweißes vergleichbar zu ermitteln, wird mittels einer an die Wasserstrahlpumpe angeschlossenen Kapillare die überstehende Flüssigkeit bis möglichst dicht an den Niederschlag heran abgehoben. Dem Ammoniumsulfatniederschlag setzt man 0,6 ml Wasser zu und löst ihn mittels eines Glasstabes auf. Dann versetzt man mit 0,3 ml Esbachs-Rg., läßt 1/2 Std. stehen und zentrifugiert 40 Min. Man erhält so die Teilstrichzahl der Globuline. Im normalen Liquor findet man 0,1 bis 0,3 Teilstriche für die Globuline. Die „zweite Zahl" liegt zwischen 0,1 und 0,4 Teilstrichen.

3. Bestimmung des Albumins: Die Teilstrichzahl der Albumine wird errechnet, indem man von der Zahl für das Gesamteiweiß die Teilstrichzahl der Globuline abzieht. Normalerweise findet man für die Albumine 0,5 bis 1,1 Teilstriche.

4. Berechnung des Globulin-Albumin-(G/A)-Koeffizienten: Man erhält ihn, wenn man die Teilstrichzahl des Ammoniumsulfatniederschlags (also die „zweite" Zahl) durch die Teilzahl der Globuline dividiert. Normaler Liquor hat einen G/A-Koeffizienten von 0,1 bis 0,45.

Ermittlung der Zentrifugierdauer: Steht für die Untersuchungen nicht die von KAFKA benützte Ecco-Superior-Zentrifuge zur Verfügung, so muß zunächst die richtige Zentrifugierdauer bestimmt werden, und zwar getrennt für den Esbach- und Ammoniumsulfatniederschlag. Man geht so vor, daß man ein Zentrifugenröhrchen mit 0,6 ml einer Serumverdünnung 1:100, ein zweites mit 0,6 ml einer Serumverdünnung 1:200, ein drittes mit einer Serumverdünnung 1:300 beschickt. Dann setzt man jedem Glas 0,3 ml Esbachs-Rg. (bzw. 0,6 ml Ammoniumsulfatlösung) zu, mischt, läßt die vorgeschriebene Zeit stehen und zentrifugiert dann. Alle 10 Min. werden die Teilstrichzahlen abgelesen. Die richtige Zentrifugierzeit hat man dann, wenn die Serumverdünnung 1:100 genau die doppelte Teilstrichzahl der Serumverdünnung 1:200 und die dreifache Teilstrichzahl der Verdünnung 1:300 ergibt.

3. Elektrophorese des Liquors. Sie ist erst nach Einengung des Liquors möglich, was heute meistens durch Ultrafiltration mit Über- oder Unterdruck und Spezialfiltern oder Hülsen erreicht werden kann, z. B. verwendet man eiweißdichte Spezialfilter UF Lsg 60 der Membranfiltergesellschaft Göttingen mit einem Überdruck von 12 Atü Stickstoff. Nachstehend wird das Unterdruckverfahren nach H. J. MIES [Klin. Wschr. **31**, 159 (1953)] beschrieben. Eine Kollodiumhülse (Membranfiltergesellschaft Göttingen) wird an einer Spezialfiltereinrichtung befestigt, so daß die Hülse ganz von einer Ringerlösung umspült wird. Der zu untersuchende Liquor (etwa 5 ml) wird in die Membran eingefüllt, wobei 0,5 ml zurückbehalten werden, um damit nach dem Einengen des ersten Teiles die Innenwand der Membran abzuspülen. An das Ansatzrohr des äußeren, luftdicht abgeschlossenen Gefäßes wird eine Wasserstrahlpumpe über eine große Saugflasche mit einem Manometer angeschlossen. Der Unterdruck soll nicht mehr als 300 Torr betragen. Mehrere Filtereinrichtungen können gleichzeitig angeschlossen werden. Nach 1 bis 2 Std. hat sich am Boden der Membranhülse ein feiner, gelblich getönter Eiweißsatz gebildet, der vorsichtig in 0,05 ml Pufferlösung aufgenommen wird. Die so gewonnene konzentrierte Eiweißlösung wird unmittelbar zur Papierelektrophorese verwendet und aufgetragen. Wie beim Serum (S. 613) wird dann weitergearbeitet und ausgewertet.

Im Liquor finden sich die gleichen Eiweißfraktionen wie im Serum, nur in etwas anderem Mengenverhältnis. Hinzu kommt noch eine schneller als das Albumin laufende Vorfraktion, sowie zwischen den β- und γ-Globulinen die τ-Fraktion. Als normal gelten für Lumballiquor folgende Mittelwerte: V-Fraktion 4,2 rel. %, Albumine 53,8 rel. %, α_1-Globuline 6,9 rel. %, α_2-Globuline 7,6 rel. %, β-Globuline 13,9 rel. %, τ-Fraktion 5,1 rel. %, γ-Globuline 8,5 rel. %. Die Normalwerte können aber schon je nach der Entnahmestelle schwanken.

4. Kolloidreaktionen. Die Ausfällung kolloider Lösungen wird bekanntlich durch Zusatz bestimmter Eiweißmengen verhindert, die als Schutzkolloide wirken. Darüber hinaus kann ein pathologischer Liquor auch fällend auf die zugesetzten Kolloide wirken. Die Proben sind so eingestellt, daß sie bei normaler Eiweißzusammensetzung des Liquors negativ ausfallen.

Goldsolreaktion nach C. Lange. Sie beruht auf der Koagulation des Goldsols durch Globuline. Der besondere Wert der Reaktion liegt darin, daß für bestimmte pathologische Zustände Veränderungen des Goldsols in bestimmten Verdünnungsgrenzen charakteristisch sind. Zur einwandfreien Durchführung der Reaktion ist peinlichste Einhaltung aller Einzelheiten der Vorschrift auch hinsichtlich der Vorbehandlung der Glasgefäße unbedingt erforderlich.

Reinigung der Glasgeräte: Die Glasgefäße sollen aus Jenaer Glas bestehen. Sie werden zuerst unter dem Abzug mit warmem Königswasser (3 T. konzentrierte Salzsäure und 1 T. konzentrierte Salpetersäure) behandelt. Dann werden sie mit heißem bidestilliertem Wasser bis zur Säurefreiheit gewaschen. Zuletzt werden sie noch ausgedämpft, indem man den in einem größeren Kolben entwickelten Wasserdampf durch ein doppelt rechtwinklig gebogenes Glasrohr in die Gefäße einströmen läßt. Zum Trocknen werden sie in Tücher oder Papier gewickelt in den Trockenschrank gestellt.

Erforderliche Reagentien: 1. Frisches doppelt destilliertes Wasser. Das Kühlerrohr des Destillationsapparates soll aus Jenaer Glas bestehen. Es ist besonders darauf zu achten, daß das Wasser keine Verunreinigungen aus der Laboratoriumsluft (Säuren, Ammoniak, Schwefelwasserstoff usw.) aufnimmt.

2. Goldsol. Man stellt sich zuerst eine 1%ige Lösung von Goldchlorid (Aurum chloratum crist. flavum) in bidestilliertem Wasser her. In eine etwa 800-ml-Becherglas gibt man nun 200 ml bidestilliertes Wasser und ohne damit die Glaswand zu berühren, 2 ml der 1%igen Goldchloridlösung. Nach vorsichtigem Umschwenken versetzt man mit etwa 2 ml einer frisch hergestellten, 2%igen Lösung von Kaliumcarbonat p. a. in bidestilliertem Wasser. Die genaue Menge Kaliumcarbonat wird auf folgende Art ermittelt: man versetzt 100 ml bidestilliertes Wasser mit 1 ml der 1%igen Goldchloridlösung und 2 Tr. Phenolphthaleinlösung. Nun titriert man mit der Kaliumcarbonatlösung durch tropfenweisen Zusatz bis zum Farbumschlag. Für die Herstellung des Goldsols braucht man dann die doppelte Tropfenzahl der Kaliumcarbonatlösung. Nach Zusatz der erforderlichen Menge Kaliumcarbonat wird nochmals umgeschwenkt und das Gemisch schnell zum Sieden erhitzt. Sobald große Blasen aufsteigen, läßt man in kleinen Anteilen, aber schnell, 2 ml einer frisch mit bidestilliertem Wasser hergestellten 1%igen Formalinlösung aus einer Vollpipette zufließen, entfernt das Becherglas sofort von der Flamme und mischt die Flüssigkeit durch andauerndes, ruhiges, gleichmäßiges, rotierendes Schwenken. Nach einigen Minuten zeigt sich eine leichte Rotfärbung, die ständig an Intensität zunimmt. Wenn nach etwa 6 bis 10 Min. ein tiefes Burgunderrot, das sich nicht mehr vertieft, erreicht ist, ist die Goldsolherstellung beendet. Das fertige Goldsol ist im Dunkeln in Gefäßen aus Jenaer Glas aufbewahrt 4 bis 6 Wochen haltbar. Zur Reaktion brauchbar ist nur ein Goldsol von tief burgunderroter Färbung. Goldsole mit einem leichten Stich ins gelbliche („unterempfindliches Goldsol") oder einem leicht bläulichen Schimmer („überempfindliches Goldsol") können zur Not unter Vorbehalt noch verwendet werden. Gelbrot oder blau gefärbte Goldsole sind unbrauchbar.

3. 0,4%ige Kochsalzlösung.

Ausführung der Reaktion. Der zu untersuchende Liquor wird klar zentrifugiert. 12 Reagensgläser werden mit je 1 ml einer fortschreitenden Liquorverdünnung beschickt. Man stellt diese so her, daß man in das erste Glas 0,2 ml Liquor und 1,8 ml der 0,4%igen Kochsalzlösung gibt. Von dieser Mischung pipettiert man 1 ml in das nächste Glas, versetzt mit 1 ml Kochsalzlösung, mischt und pipettiert davon wieder 1 ml in das nächste Glas, versetzt mit 1 ml Kochsalzlösung, mischt und pipettiert davon wieder 1 ml in das nächste Glas usw. Man erhält so Liquorverdünnungen 1:10, 1:20, 1:40, 1:80 usw. Jedes Röhrchen wird dann in schnellem Schuß mit 5 ml Goldsol versetzt. Man entnimmt das Goldsol nicht direkt der Vorratsflasche, sondern füllt sich aus dieser etwa 60 ml in ein besonderes, auch wie oben beschrieben gereinigtes Kölbchen ab. Nach Zusatz des Goldsols werden die Gläser gut durchgeschüttelt und vor direktem Sonnenlicht geschützt 24 Std. stehengelassen.

Ablesung und Auswertung der Reaktion: Sie erfolgt nach 24 Std. Zumeist wird das Ergebnis der Reaktion graphisch aufgezeichnet. Durch Vergröberung des Dispersitätsgrades bzw. Ausflockung des Goldsols entstehen in den Röhrchen Farbänderungen. Je gröber der Dispersitätsgrad wird, um so stärker verändert sich die Farbe nach Blau. Bei völliger Ausflockung erscheint die Flüssigkeit farblos, weil sich das Goldgel als Sediment am Boden des Glases abgesetzt hat. Bei der graphischen Aufzeichnung der Reaktion (Beispiel s. Abb. 253) werden auf der Abszisse die Liquorverdünnungen und auf der Ordinate der Grad der Ausflockung des Goldsols aufgetragen. Die sich ergebenden Kurven sind für bestimmte Krankheitsbilder charakteristisch. Die in der Abb. 253 wiedergegebene Kurve entspricht einer Meningitis purulenta. Normaler Liquor ergibt meistens keine Veränderungen der Farbe oder höchstens in den ersten 2 bis 3 Röhrchen leichte Verfärbungen ins Rotviolette.

Man kann das Ergebnis der Reaktion auch in Zahlenreihen ausdrücken. Dabei setzt man rot = 0, rotviolett = 1, violett = 2, blau = 3, hellblau = 4, farblos = 5. Die Kurve der Abb. 253 wäre also durch die Zahlenreihe 0 0 0 0 0 1 4$\frac{1}{2}$ 4$\frac{1}{2}$ 2 1 0 0 wiederzugeben.

Die Mastixreaktion (Normomastixreaktion nach KAFKA). Das dieser Reaktion zugrunde liegende Prinzip ist ähnlich dem der Goldsolreaktion. Kolloide Mastixlösungen werden durch pathologisch veränderten Liquor innerhalb bestimmter Verdünnungsgrenzen ausgeflockt. Auch hier ergeben sich wie bei der Goldsolreaktion für bestimmte Erkrankungen charakteristische Kurvenbilder. Der Vorteil dieser Reaktion besteht darin, daß die Herstellung des Mastixsols einfacher ist als die des Goldsols.

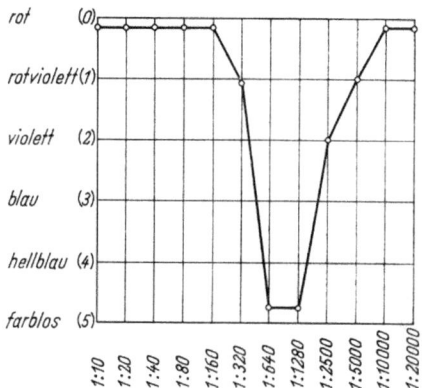

Abb. 253. Goldsolkurve einer Meningitis purulenta.

Glasgefäße und Reinigung derselben siehe bei der Goldsolreaktion. Das Ausdämpfen der Gläser ist für die Mastixreaktion nicht erforderlich.

Erforderliche Reagentien: 1. Frisches bidestilliertes Wasser (s. Goldsolreaktion nach C. LANGE). – 2. Mastixlösung. 10 g Mastix (Mastix levant. electa DAB 6) werden unter Schütteln in der Wärme in 100 ml absolutem Alkohol möglichst weitgehend gelöst. Man stellt die Lösung dann 28 Std. in den Eisschrank und filtriert sie. Diese „Stammlösung" ist in einer dunklen Flasche aufbewahrt haltbar. Zum Gebrauch verdünnt man die Stammlösung 1:10 mit absolutem Alkohol. 10 ml dieser Verdünnung läßt man innerhalb 60 Sek. in 40 ml frisches bidestilliertes Wasser eintropfen. Man schüttelt leicht um und läßt das Mastixsol zur „Reifung" 1/2 Std. im Dunkeln bei Zimmertemperatur stehen. – 3. Normosallösung. – 4. 10%-ige Kochsalzlösung.

Durchführung der Reaktion: Zunächst muß in einem Vorversuch die Empfindlichkeit des Mastixsols festgestellt werden. Zu diesem Zweck stellt man sich aus der 10%igen Kochsalzlösung eine Reihe von Verdünnungen her, und zwar von 0,1%, 0,2%, 0,3% usw. bis zu 1% Natriumchlorid. In 10 Reagensgläser gibt man je 1 ml dieser Kochsalzverdünnungen und dann je 1 ml des Matixsols. Nach gutem Umschütteln läßt man 1/2 Std. stehen. Eine Ausflockung des Mastixsols soll erst durch die 0,8%ige Kochsalzlösung hervorgerufen werden.

Für die eigentliche Reaktion benötigt man 12 Reagensgläser. Die ersten beiden Gläser werden mit je 0,5 ml klar zentrifugiertem Liquor beschickt. In das zweite Glas kommen außerdem noch 0,5 ml Normosallösung. Nach gutem Mischen werden aus dem zweiten Glas 0,5 ml in das dritte Glas pipettiert, mit 0,5 ml Normosal gemischt und davon wieder 0,5 ml in das vierte Glas gegeben usw. Man erhält so eine Verdünnungsreihe 1:2, 1:4, 1:8 usw. Das letzte Glas wird zur Kontrolle nur mit 0,5 ml Normosallösung beschickt. Dann pipettiert man in alle Gläser je 0,5 ml des Mastixsols und schüttelt sie viermal durch.

Ablesung und Auswertung der Reaktion: Die Gläser bleiben 24 Std. stehen, wobei sie vor direktem Sonnenlicht geschützt werden müssen. Bei der Ablesung der entstandenen Flokkungen unterscheidet man (ähnlich wie bei der Goldsolreaktion) fünf verschiedene Grade:

0: Keine Veränderung.
1: Leichte Trübung.
2: Milchige, diffuse Trübung.
3: Trübung mit Bodensatz.
4: Starker Bodensatz, überstehende Flüssigkeit leicht getrübt.
5: Vollständige Ausflockung, überstehende Flüssigkeit klar.

Das Ergebnis wird entweder graphisch aufgezeichnet oder durch eine Zahlenreihe wiedergegeben. Die graphische Aufzeichnung erfolgt genau so wie bei der Goldsolreaktion beschrieben, indem die Liquorverdünnung als Abszisse und der Trübungsgrad als Ordinate aufgetragen werden.

Normaler Liquor ergibt höchstens in den beiden ersten Röhrchen eine geringe, nicht milchige Trübung (Ablesungsgrad 1), alle anderen bleiben völlig klar.

Salzsäure-Collargol-Reaktion nach C. Riebeling. Bei dieser Reaktion wird die Schutzwirkung des Liquors gegenüber der fällenden Wirkung verdünnter Salzsäure auf eine Collargollösung ermittelt. Sie ersetzt nicht die Goldsol- oder Mastixreaktion, kann sie aber sinnvoll ergänzen und besitzt den Vorteil, daß sie sehr leicht durchzuführen ist.

Reagentien. Collargollösung: 0,5 g Substanz werden in 500 ml Aqua dest. langsam gelöst und dunkel und verschlossen aufbewahrt. Aus dieser 0,1%igen Stammlösung, die etwa 6 bis 8 Wochen haltbar ist, wird eine Verdünnung 1:10 zum Gebrauch hergestellt und 1/2 Std. stehengelassen. Analytisch reine 0,1 n HCl, aus der am Versuchstage eine 0,002 n Lösung hergestellt wird.

Ausführung: Man beschickt 12 Röhrchen in folgender Weise mit 0,002 n HCl: Ins erste kommen 0,5 ml, ins zweite 0,8, ins dritte 0,9, ins vierte 1,4, ins fünfte 1,9 und in die weiteren je 1 ml. Dann gibt man Liquor zu, und zwar in Röhrchen 1 0,5 ml, in 2 0,2 ml, in Gläschen 3 bis 5 je 0,1 ml. Aus Röhrchen 4 werden 0,5 ml wegpipettiert, aus Röhrchen 5 wird 1 ml ins 6. pipettiert, von da 1 ml ins 7. usw., aus dem letzten dann 1 ml verworfen. Auf diese Weise erhält man die erforderlichen Liquorverdünnungen mit Salzsäure: 1:2, 1:5, 1:15, 1:20, 1:40, 1:80, 1:160, 1:320, 1:640, 1:1280, 1:2500. Zu jedem Gläschen wird dann 1 ml 0,01%ige Collargollösung zugegeben und gut durchgeschüttelt. Die Ablesung erfolgt nach 6 bis 12 Std.

Takata-Ara-Reaktion in Liquor. Zu 1 ml Liquor, der sich in einem Reagensglas befindet, bringt man 1 Tr. einer 10%igen Natriumcarbonatlösung und 0,3 ml einer frisch hergestellten Mischung aus gleichen Teilen 0,5%iger Sublimat- und 0,02%iger Fuchsinlösung und schüttelt gut durch.

Bei einer luischen Meningitis zeigt sich ein blauvioletter Niederschlag mit darüberstehender wasserklarer Flüssigkeit; bei nichtspezifischer Meningitis erscheint sofort Rosafärbung ohne Ausflockung. Normal ist eine blauviolette Färbung und keine Flockung.

c. Sonstige chemische Untersuchungen

1. Zuckerbestimmung. Werden zur Bestimmung die reduzierenden Eigenschaften des Liquors verwendet, so erhält man um etwa 10% höhere Werte, als bei den enzymatischen Bestimmungen der „wahren" Glucose. Die Durchführung geschieht nach den bekannten Blutzuckerbestimmungsmethoden aus 0,1 ml Liquor; es kommen in Frage die Bestimmung nach H. C. HAGEDORN und B. N. JENSEN (S. 623), nach E. HULTMAN (S. 624) und die enzymatischen Methoden (S. 625). Die Normalwerte liegen zwischen 45 und 85 mg/100 ml bzw. 40 und 80 mg/100 ml, das Verhältnis der Zuckerspiegel im Liquor und im Serum ist etwa 1:2.

2. Chloridbestimmung. Für den Liquor wird das gleiche mercurometrische Verfahren wie beim Serum (S. 610) angewendet, eine Enteiweißung ist meist nicht nötig. Die Normalwerte betragen 720 bis 750 mg/100 ml, berechnet als NaCl, bzw. etwa 400 mg/100 ml als Cl.

3. Lipoide. Die normalerweise sehr geringen Fettsubstanzen im Liquor werden durch die „Lipoidzahl nach RIEBELING" bestimmt. Es handelt sich um eine Erfassung der ätherlöslichen oxydierbaren Substanzen. Normalerweise beträgt die Lipoidzahl 1.

Ausführung. 2 bzw. 4 ml frischen Liquors werden mit 3 bzw. 6 ml Äther pro narcosi 1 Min. in einem kleinen Schütteltrichter mit nichtgefettetem Stopfen geschüttelt. Nach völliger Trennung von Äther und Liquor nach 2 bis 3 Min. wird der Liquor abgelassen, soweit er völlig klar ist. Die trübe Grenzschicht bleibt im Schütteltrichter. Nachdem der Äther abgegossen ist, wird das Ausschütteln noch zweimal wiederholt. Die drei Ätherportionen werden in einem Reagensglas zusammen möglichst schnell abgedampft. In das völlig trockene Glas wird genau 1 ml Kaliumdichromat-Schwefelsäure (0,5%) gegeben. Tritt nach dem Umschütteln jetzt schon eine Grünfärbung auf, so wird noch ein weiterer ml zugefügt. Dann wird das Reagensglas 2 Std. in den Brutschrank gestellt, und darauf der Inhalt mit 20 ml Aq. dest. in einen Erlenmeyerkolben gespült. Nach Zusatz von 1 ml Kaliumjodidlösung (10%) und einigen Tr. Stärkelösung wird mit 0,01 n Natriumthiosulfatlösung aus einer Feinbürette titriert. In gleicher Weise wird der Reduktionswert aus der gleichen Menge des angewandten Narkoseäthers bestimmt. Die Differenz zwischen Leerwert und Versuchswert, dividiert durch die Menge des untersuchten Liquors, ergibt die Lipoidzahl.

4. Enzymbestimmungen können im Liquor genau wie im Serum vorgenommen werden. Besonders wichtig ist die Bestimmung der LDH und der Transaminasen (S. 636–637).

VI. Untersuchung des Magensaftes

Der Magensaft ist ein Sekret der Magenschleimhaut. Er ist eine klare, schwach opalisierende Flüssigkeit, die durch ihren Gehalt an freier Salzsäure stark sauer ist und eiweißhaltigen Schleim sowie Fermente enthält. Daneben sind noch saure Phosphate und geringe Mengen organischer Säuren, wie Milchsäure, Essigsäure, Buttersäure usw. vorhanden. Im nüchternen Zustand enthält der Magen nur 5 bis 30 ml sog. Nüchternsekret. Die Absonderung innerhalb von 24 Std. beträgt etwa 1,5 Liter. Sie wird teils nervlich-reflektorisch, vor allem zu Beginn einer Verdauungsperiode (1. Phase), teils chemisch durch „Gastrin" (2. Phase) ausgelöst.

1. Gewinnung des Magensaftes. Diese erfolgt mit Hilfe einer Sonde durch Ausheberung, entweder nüchtern oder nach einem Probefrühstück oder Probetrunk. Die einmalige Aushebung nach einem Probefrühstück wird heute jedoch kaum mehr durchgeführt, sondern statt dessen die fraktionierte Aushebung mit einer dünnen Verweilsonde. Man erhält auf diese Weise einen Überblick über den zeitlichen Verlauf der Sekretionsvorgänge. Nachdem die Sonde eingeführt ist, gewinnt man durch Ansetzen einer Rekordspritze das Nüchternsekret und dann in Abständen von 10 Min. das Leersekret. Man gibt es in bereitstehende Reagensgläser. Jetzt erfolgt die Eingießung des lauwarmen Probetrunks (0,2 g Coffein pur. in 300 ml Aqu. dest. mit 2 Tr. einer 2%igen Methylenblaulösung gefärbt). Weiter werden in Abständen von 10 Min. je etwa 10 ml Magensaft gewonnen und wieder in bereitstehenden Reagensgläsern gesammelt, die ein kleines Stückchen Kongopapier enthalten. Die entnommenen Proben werden allmählich heller, nach etwa 60 Min. ist die Blaufärbung verschwunden. Diese Zeit bezeichnet man als Entleerungszeit. Die fraktionierte Magenaushebung wird aber noch eine Stunde fortgesetzt zur Prüfung der Nachsekretion. Normalerweise werden dabei nicht mehr als 80 ml Magensaft gewonnen. Nach Bestimmung der Aciditätswerte werden diese, sowie die Sekretmengen in ein Diagramm eingetragen.

Falls nach Anwendung der Coffeinlösung keine Säurebildung einsetzt (Kongopapier in den Reagensgläsern färbt sich nicht richtig blau), werden 0,5 mg Histamin (Imido) subcutan in den Arm injiziert und der Mageninhalt weiter in 10-Min.-Abständen gewonnen. Tritt jetzt Säurebildung ein, so spricht man von histaminpositiven, anderenfalls von histaminrefraktären Fällen.

2. Vorprüfung. Ein stechender Geruch weist auf das Vorhandensein von flüchtigen Fettsäuren hin. Durch Beimengung von Galle wird der Magensaft grün und durch Beimengung von Blut schwarzbraun gefärbt. Speisereste deuten auf eine Stauung hin.

3. Prüfung der Aciditätsverhältnisse. Diese Untersuchungen im Zusammenhang mit der fraktionierten Magenaushebung sind die weitaus wichtigsten. Der gewonnene Mageninhalt ist dabei vorher zu filtrieren. Je nach den Ergebnissen der Prüfung unterscheidet man zwischen Superacidität, Normacidität, Subacidität und Anacidität.

4. Qualitativer Nachweis der freien Salzsäure. Kongorotprobe. Feuchtet man Kongopapier mit Magensaft an, so färbt es sich bei Anwesenheit von freier Salzsäure deutlich blau. Eine ganz schwache Blaufärbung kann auch durch Milchsäure bedingt sein.

Probe nach A. Günzburg. Das Reagens besteht aus zwei Lösungen, die vor Gebrauch miteinander zu gleichen Teilen gemischt werden und vor Licht geschützt aufzubewahren sind (Lösung I: Phloroglucin 2 g, Alkohol. absol. 20 ml; Lösung II: Vanillin 2 g, Alkohol. absol. 20 ml). Durch Einwirkung von HCl entsteht daraus ein roter Triphenylmethanfarbstoff.

Ausführung. Etwa 4 Tr. Reagens werden mit der gleichen Tropfenzahl Magensaft in einem Porzellanschälchen gemischt und, am besten auf dem Wasserbad, zur Trockne eingedampft. Bei Gegenwart von Salzsäure entstehen leuchtendrote Streifen am Rande der Flüssigkeit. Die Lösung darf nicht ins Sieden kommen. Die Empfindlichkeit beträgt 0,1$^0/_{00}$.

5. Quantitative Bestimmung der Säurewerte. Man unterscheidet grundsätzlich zwischen *aktueller* und *potentieller* Acidität. Die erstere wird durch pH-Messung, die letztere durch Titration erfaßt.

α. *pH-Messung.* Die Bestimmung wird, wie beim Harn (S. 554) beschrieben, mit Universal- und Spezialindikatorpapier Merck oder durch Messung mit der Glaselektrode vorgenommen. Der pH-Wert des Magensaftes beträgt normalerweise 1 bis 2, bei Kindern und Greisen um 4. Auch eine intragastrale Aciditätsmessung ist möglich durch Elektroden, die am Ende von dünnen Kunststoffsonden befestigt sind.

β. *Bestimmung der freien und gebundenen Salzsäure und der Gesamtacidität.* Die Bestimmung erfolgt durch Titration mit 0,1 n Natronlauge gegen p-Dimethylaminoazobenzol und

Phenolphthalein als Indikator. Bei der Gesamtacidität werden auch andere saure Stoffe, wie z.B. Milchsäure, mit erfaßt. Die Säurewerte werden in ml 0,1 n NaOH, bezogen auf 100 ml Magensaft, angegeben.

Bestimmung der freien Salzsäure: 5 ml, besser 10 ml, des Magensaftes werden mit 2 Tr. Töpfers-Rg. (0,5%ige alkoholische Lösung von p-Dimethylaminoazobenzol) versetzt. Bei Anwesenheit von Salzsäure färbt sich die Lösung rot. Man titriert mit 0,1 n Natronlauge bis zu einem lachsfarbenen Ton. Dieser Umschlag ist zwar nicht sehr scharf, immerhin aber auf 2 bis 3 Tr. genau anzugeben. Die bis zu diesem Punkt verbrauchte Lauge entspricht der freien Salzsäure.

Bestimmung der gesamten Salzsäure und der Gesamtacidität: Zu der gleichen Lösung fügt man nun noch 2 Tr. Phenolphthalein (1%ige alkoholische Lösung) und titriert weiter bis zum rein gelben Farbton. Die bis dahin verbrauchte Laugenmenge wird notiert. Darauf wird wieder weiter bis zur beginnenden Rötung des Phenolphthaleins titriert und die verbrauchte Anzahl ml abgelesen. Die Mitte zwischen den beiden Notierungen, also zwischen rein Gelb und der Phenolphthaleinrötung entspricht der gesamten Salzsäure und die letzte Notierung, die Phenolphthaleinrötung, der Gesamtacidität des Magensaftes. Man gibt die Zahlen auf 100 ml Magensaft berechnet an.

γ. Bestimmung des Salzsäuredefizites. Diese Bestimmung ist nur dann auszuführen, wenn der Magensaft keine freie Salzsäure enthält. Man versteht darunter die Anzahl Milliliter 0,1 n HCl, die man 100 ml Magensaft zusetzen muß, um die Reaktion der freien Salzsäure zu erhalten. Man versetzt 5 oder 10 ml filtrierten Magensaftes mit 2 Tr. der 0,5%igen alkoholischen Lösung von Dimethylaminoazobenzol und titriert mit 0,1 n Salzsäure auf lachsfarben. Die verbrauchte Säuremenge wird auf 100 ml Magensaft berechnet angegeben.

δ. Sondenlose Bestimmung der Magensäure. Ist eine Aushebung des Magens in besonderen Fällen nicht möglich oder unerwünscht, so kann man die Desmoid- oder die Gastracid-Probe anwenden. Eine Desmoidkapsel (Pohl-Boskamp) enthält Methylenblau Gastracid (Cilag) enthält den roten Farbstoff Pyridium. Bei normalen Aciditätsverhältnissen im Magen lösen sich die Kapseln auf und der Farbstoff erscheint im Harn, wo er an der Verfärbung leicht erkannt werden kann. Zur genauen Durchführung siehe die Gebrauchsanweisung bei den beiden Präparaten. Die Proben haben sich als ziemlich zuverlässig erwiesen.

6. Nachweis der Milchsäure. Bei Salzsäuremangel ist das Auftreten von Milchsäure im Magensaft oft ein Zeichen für ein Magencarzinom, sie findet sich aber auch bei schwerer akuter Gastritis.

Eisenchloridprobe. Eine verdünnte, fast farblose Lösung von Eisenchlorid (2 Tr. Liq. Ferri sesquichlor. auf 50 ml Wasser) wird auf tropfenweisen Zusatz von milchsäurehaltigem Magensaft zeisiggelb.

Uffelmannsche Probe. Das Reagens wird aus 30 ml einer 1%igen Phenollösung und Zusatz von 1 Tr. Eisenchloridlösung frisch bereitet. 5 ml Magensaft werden mit 10 ml Äther im Scheidetrichter oder Reagensglas ausgeschüttelt, der Ätherextrakt abgetrennt und mit dem Reagens versetzt geschüttelt. Bei Anwesenheit von Milchsäure schlägt die ursprüngliche amethystblaue Farbe in Gelb um.

Enzymatische Bestimmung. Auch im Magensaft kann die Milchsäure nach dem für Blut (S. 631) angegebenen Verfahren spezifisch und quantitativ bestimmt werden.

7. Nachweis von Essigsäure und Buttersäure. Man schüttelt den nicht filtrierten Magensaft wiederholt mit Äther aus und läßt ihn abdunsten. Die Gegenwart von Buttersäure ist schon durch den Geruch zu erkennen. Zum Nachweis der Essigsäure nimmt man den Rückstand mit etwas Wasser auf und neutralisiert mit verdünnter Sodalösung. Dann wird mit etwas Schwefelsäure und Äthanol erwärmt, wobei im positiven Fall der charakteristische Geruch nach Essigester auftritt.

8. Blutnachweis. Bei größeren Blutbeimengungen sieht der Magensaft schwarzbraun gefärbt aus, da der Blutfarbstoff durch die stark saure Reaktion in salzsaures Hämatin umgewandelt wird. Makroskopisch nicht sichtbare Blutspuren werden durch die *Benzidinprobe* nachgewiesen, die außerordentlich empfindlich ist, eigentlich zu empfindlich ist, so daß nur ein negativer Ausfall wirklich beweisend ist.

Der unfiltrierte, gut umgerührte Magensaft wird mit 10%iger Sodalösung gegen Lackmus neutralisiert und dann mit Äther ausgeschüttelt. Inzwischen löst man einige Körnchen Benzidin Merck zum Blutnachweis in etwa 2 ml Eisessig und versetzt mit dem gleichen Volumen 3%igem Wasserstoffperoxid, wobei noch keine Blau- oder Grünfärbung auftreten darf. Erst beim tropfenweisen Zusatz des Ätherextraktes tritt bei Gegenwart von Blut die charakteristische Färbung ein.

In Zweifelsfällen kann man nach R. EDER und C. v. LIPPERT [Schweiz. med. Wschr. 72, 1245 (1942)] Blut im Magensaft mit einem empfindlichen und spezifischen, *spektroskopischen Verfahren* nachweisen. *Ausführung:* Magensaft wird mit n NaOH neutralisiert, mit 1/5 des Volumens an Eisessig versetzt und mit 2 bis 3 ml Trichloräthylen geschüttelt. Es bildet sich eine Emulsion, die durch Zentrifugieren getrennt wird. Hierbei scheidet sich zwischen den Schichten ein fester Schleimkuchen ab. Der überstehende Magensaft wird abgegossen. Anschließend wird noch einmal extrahiert. Der Schleimkuchen wird vorsichtig herausgehoben und die völlig klare Trichloräthylenlösung zur Trockne eingedampft. Der Rückstand wird in Pyridin-Hydrazin-Rg. (1 bis 2 Tr. Hydrazinhydrat in 5 ml Pyridin) aufgenommen und spektroskopisch untersucht. Die Absorptionsbanden liegen bei 525 und 557 nm.

9. Nachweis von Gallenfarbstoff. Durch Gallerückfluß aus dem Duodenum kann Gallenfarbstoff in den Magensaft gelangen, der dann oft gelb gefärbt ist. Zum Nachweis werden 5 bis 10 ml filtrierter Magensaft mit Ammoniumsulfat im Überschuß versetzt und etwa 2 Min. geschüttelt. Dann gibt man einige ml Aceton hinzu und mischt nochmals gut durch. Man weist den Gallenfarbstoff durch Zugabe von 1 Tr. rauchender Salpetersäure nach, den man zu der Acetonschicht langsam zufließen läßt. Grünfärbung des Acetons ist eine positive Reaktion.

10. Bestimmung von Eiweiß. Auch im reinsten Magensaft sind Eiweißkörper in geringer Konzentration enthalten. Die Bestimmung erfolgt am sichersten nach KJELDAHL (siehe Blut, S. 616), wobei bei Gesunden der Eiweiß-N zwischen 26 und 44 mg/100 ml und der Rest-N zwischen 39 und 41 mg/100 ml liegt; bei Magengeschwüren und Carcinom findet man erhöhte Eiweißwerte. Über die Zusammensetzung der Eiweißfraktionen gibt die *Elektrophorese* Aufschluß. Im Nüchternsekret des Magens findet man normalerweise kein Albumin, sondern nur Globulinfraktionen. Ausführung der Elektrophorese nach N. HENNING und Mitarbeitern: Das Leersekret wird sofort auf pH 6,5 eingestellt und durch eine Nutsche gesaugt. Die Einengung des Filtrates im Verhältnis 5:1 erfolgt in Kollodiumhülsen, wie beim Liquor (S. 667) beschrieben, ebenso die weitere Arbeit.

11. Enzymbestimmungen. Der Magensaft enthält die Proteasen Pepsin und Kathepsin, das Labferment sowie Urease, Lipase und den Intrinsicfactor. Da die Verdauungsleistung des Magensaftes vom Pepsin- und Kathepsingehalt abhängig ist, ist deren Bestimmung sowie die des Labferments besonders wichtig.

α. *Pepsin und Kathepsin.* Die Pepsinwirkung ist am besten beim pH 1,8 bis 2 und ist an die Gegenwart von Salzsäure gebunden, die aus der inaktiven Vorstufe Pepsinogen das Pepsin aktiviert. Magenkathepsin hat sein Wirkungsoptimum bei pH 3,5.

1. Qualitative Probe: Man gibt in zwei Reagensgläser je 5 ml filtrierten Magensaft und ein kleines Stückchen koaguliertes Hühnereiweiß und fügt außerdem dem einen Glas noch 2 bis 3 Tr. einer 3%igen Salzsäure zu. Dann kommen die Gläser mehrere Std. in einen Brutschrank (37°). Das Ergebnis wird folgendermaßen abgelesen: Eiweiß in beiden Röhrchen ungelöst, zeigt das Fehlen von Pepsin und Pepsinogen an. Eiweiß nur in dem mit Salzsäure versetzten Röhrchen gelöst, zeigt, daß Pepsinogen vorhanden ist, aber Salzsäure fehlt. Im Normalfall wird das Eiweiß in beiden Röhrchen innerhalb von 2 bis 3 Std. verdaut.

Statt Hühnereiweiß kann man auch Carmin-Fibrin nach P. GRÜTZNER nehmen. Beim Abbau von Fibrin wird der rote Farbstoff frei.

Zur Prüfung auf Kathepsin stellt man auf pH 3,5 ein und auf eine Temperatur von 60°, bei der Pepsin nicht mehr wirksam ist.

2. Quantitative Bestimmung: Diese beruht nach M. L. ANSON auf der Spaltung von Hämoglobin. Die Bruchstücke sind in Trichloressigsäure löslich und werden auf Grund ihres Tyrosingehaltes mit dem Reagens nach FOLIN/CIOCALTEU photometrisch bestimmt. Erforderlich sind folgende *Reagentien:*

1. Substratlösung (2 g Hämoglobin vom Rind Behringwerke werden in 0,06 n Salzsäure auf 100 ml gelöst und gegebenenfalls hochtourig zentrifugiert. — 2. Phenolreagens. [Das käufliche Reagens nach FOLIN und CIOCALTEU (Merck) wird vor Gebrauch mit der doppelten Menge dest. Wasser verdünnt.] — 3. Tyrosin-Standard-Lösung 0,001 m (181,19 mg Tyrosin werden in 0,2 n Salzsäure auf 1000 ml gelöst.] — 4. Trichloressigsäure 5%. Substrat- und Standardlösung sind im Kühlschrank aufzubewahren. Zur Ausführung der Bestimmung wird ein Probewert und ein Leerwert angesetzt:

	Probe	Leerwert der Probe
Substratlösung	5 ml	5 ml
	auf 25° im Thermostaten temperieren	
Magensaft	0,01—0,04 ml	—
0,01 n HCl	0,99—0,96 ml	0,99—0,96 ml
	mischen und weiter 10 Min. auf 25° halten	
Trichloressigsäure	10 ml	10 ml
Magensaft	—	0,01—0,04 ml
	schütteln und filtrieren	

Die Farbreaktion wird mit der Probe und dem Leerwert der Probe und gleichzeitig mit dem Standard und als Reagentienleerwert angesetzt:

	Probe und Leerwert	Standard	Reagentienleerwert
Filtrat	5 ml	—	—
Tyrosin-Standard	—	1 ml	—
0,2 n HCl	—	4 ml	5 ml
0,5 n NaOH	10 ml	10 ml	10 ml
mischen und unter Schütteln zusetzen			
Phenolreagens	3 ml	3 ml	3 ml

5 bis 10 Min. nach Zugabe in 1-cm-Küvette messen bei 750 nm, und zwar Probe gegen Leerwert der Probe und Standard gegen Reagentienleerwert.

Berechnung: Eine Internationale Millieinheit (1 mU.) entspricht in diesem Falle 1 μMol Tyrosin, gebildet bei 25° in der Minute durch 1 ml Magensaft. Da die Eichkurve bis 1 μMol Tyrosin/18 ml Ansatz linear verläuft und dafür bei 750 nm eine Extinktion von 0,665 gefunden wurde, ergibt sich für die Berechnung ein Faktor von 1,50. Außerdem muß noch berücksichtigt werden: die Inkubationsdauer von 10 Min., die Verdünnung zum Farbtest 18/5 und die Verdünnung des Magensaftes von 0,01 bis 0,04 ml auf 1 ml.

β. *Labferment.* Das Labferment oder Chymosin bringt das Casein der Milch zur Gerinnung. Man bringt zu 10 ml ungekochter frischer Milch 5 Tr. filtrierten Magensaft und stellt die Mischung in den Brutschrank (37°). Erfolgt nach 10 bis 15 Min. Gerinnung, so ist die Anwesenheit von Labferment erwiesen. Ist aber keine Gerinnung eingetreten, so versetzt man 10 ml Milch mit 3 ml einer 3%igen Calciumchloridlösung und einigen Tropfen Magensaft. Ergibt sich jetzt eine Koagulation, so war das Zymogen, die Vorstufe des Labferments, vorhanden.

Literatur zu „Physiologisch-chemische Untersuchungen"[1]

1. Handbücher: HOPPE-SEYLER/THIERFELDER: Handbuch der physiologisch-chemischen und pathologisch-chemischen Analyse, 6 Bde., Berlin/Heidelberg/New York: Springer-Verlag. – HINSBERG, K., u. K. LANG: Medizinische Chemie, München: Verlag Urban & Schwarzenberg. – FLASCHENTRÄGER, B., u. E. LEHNARTZ: Physiologische Chemie, 2 Bde., Berlin/Heidelberg/New York: Springer-Verlag.

2. Laboratoriumsbücher, allgemein: BÜCHNER, M.: Moderne chemische Methoden in der Klinik, Leipzig: VEB Verlag Thieme. – DAMM, H. C.: Handbook of Clinical Laboratory Data, Cleveland (USA): Chemical Rubber. – FRANKE, H.: Klinische Laboratoriumsmethoden, Berlin: Verlag de Gruyter. – GITTER, A., u. L. HEILMEYER: Taschenbuch klinischer Funktionsprüfungen, Stuttgart: Gustav Fischer Verlag. – HALLMANN, L.: Klinische Chemie und Mikroskopie, Stuttgart: Georg Thieme Verlag. – HENNING, N.: Klinische Laboratoriumsdiagnostik, München: Verlag Urban & Schwarzenberg. – HENRY, R. J.: Clinical Chemistry, Principles and Technics, New York: Hoeber Medical Division Harper and Row Publisher. – KAKÁČ, B., u. J. VEDJÉLEK: Handbuch der Kolorimetrie, Bd. III (Kolorimetrie in Biologie, Biochemie und Medizin), Jena: VEB Verlag Gustav Fischer. – MERCK, E.: Medizinisch-chemische Untersuchungsmethoden, Weinheim/Bergstr.: Verlag Chemie. – MÜLLER, F., u. O. SEIFERT: Taschenbuch der medizinisch-klinischen Diagnostik, München: Verlag Bergmann. – RICHTERICH, R.: Klinische Chemie, Frankfurt a. M.: Akad. Verlagsgesellschaft. – SPEIER, F.: Laboratoriumsdiagnostik, Melsungen: Bernecker-Verlag. – ZEISS, C.: Arbeitsvorschriften für das Pulfrich-Photometer, Jena: VEB Verlag Gustav Fischer. – ZEISS, C.: Photometrische Analysen Medizin, Oberkochen: Carl Zeiss.

3. Spezielle Untersuchungsmethoden: BERGMEYER, H. U.: Methoden der enzymatischen Analyse, Weinheim/Bergstr.: Verlag Chemie. – ABELIN, I.: Spezielle klinisch-chemische Methoden, Bern und Stuttgart: Verlag Hans Huber. – DITTMER, A.: Papierelektrophorese, Jena: VEB Verlag Gustav Fischer. – FISCHLER, F., u. F. SCHLEMMER: Anleitung zur Harnuntersuchung, München: Verlag Bergmann. – HOLASEK, A., u. H. FLASCHKA: Komplexometrische und andere titrimetrische Methoden des klinischen Laboratoriums, Wien: Springer-Verlag. – MATTENHEIMER, H.: Mikromethoden für das klinisch-chemische und das biochemische Laboratorium, Berlin: Verlag de Gruyter. – OERTEL, G. W.: Chemische Be-

---

[1] Bei den aufgeführten Hand- und Laboratoriumsbüchern sind mit Absicht keine Jahreszahlen angegeben, um den Benutzer zu veranlassen, stets die neueste Auflage zu verwenden.

stimmung von Steroiden im menschlichen Harn, Berlin/Heidelberg/New York: Springer-Verlag. – OERTEL, G. W.: Chemische Bestimmung von Steroiden im menschlichen Plasma, Berlin/Heidelberg/New York: Springer-Verlag. – RINK, M.: Die Harnanalyse, Stuttgart: Wissenschaftliche Verlaggesellschaft. – SPAETH, E., u. H. KAISER: Chemische und mikroskopische Untersuchung des Harns, Leipzig: Verlag Joh. Ambrosius Barth. – WIEME, R. I.: Agar Gel Electrophoresis, Amsterdam: Elsevier Publishing Company.

4. Periodica: Clinica Chimica Acta, Amsterdam. – Clinical Chemistry, New York. – Das ärztliche Laboratorium, Berlin. – Das medizinische Laboratorium, Stuttgart. – Hoppe-Seylers Zeitschrift für physiologische Chemie, Berlin. – Zeitschrift für klinische Chemie, Berlin. – Advances in Clinical Chemistry, Academic Press New York and London. Jährlich erscheint 1 Band. – Standard-Methods of Clinical Chemistry. Im gleichen Verlag.

Q. Reagentienverzeichnis

Das Verzeichnis der Reagentien enthält die Reagenslösungen und -zubereitungen aus den Arzneibüchern, die im vorliegenden Handbuch bearbeitet wurden. Zu ihrer Herstellung sind analysenreine Substanzen zu verwenden. Reagenslösungen, die nur für spezielle Untersuchungen einzelner Wirkstoffe verwendet werden, sind in der betreffenden Monographie beschrieben.

Die Bezeichnungen, in Deutsch, Englisch oder Französisch, entsprechen den bei den Monographien gebrauchten Arzneibuchbezeichnungen oder ihren sinngemäßen Übersetzungen. Wo mehrere Bezeichnungen möglich sind, ist durch Fußnoten darauf hingewiesen. Von der Schreibweise der Pharmakopöen wurde zugunsten der im vorliegenden Handbuch verwendeten Schreibweise nach JANSEN/MACKENSEN abgewichen.

Acetanhydrid-Lösung in Pyridin – [CF 65].
Man mischt in einem Schliffgefäß 1 Gew.-T. Acetanhydrid mit 2 Gew.-T. Pyridin.

Acetanhydrid-Pyridin-Lösung. Acetic Anhydride-Pyridine Test Solution – [**Jap. 61**].
25 g Acetanhydrid werden mit Pyridin zu genau 100 ml aufgefüllt. Vor Licht und Luft geschützt aufzubewahren.

Acetanhydrid-Schwefelsäure. Anhydride acétique sulfurique – [CF 65].
Bei Bedarf werden 1 Vol. Acetanhydrid und 2 Vol. konz. Schwefelsäure gemischt.

Acetat-Pufferlösung I – [DAB 6 – 3. Nachtr. BRD, DAB 7 – BRD].
5,440 g Natriumacetat und 2,400 g Essigsäure werden zu 100,0 ml gelöst (pH etwa 4,6).

Acetat-Pufferlösung II – [DAB 7 – BRD].
50,0 ml Acetat-Pufferlösung I werden mit 20,00 ml 0,1 n Natronlauge versetzt und zu 100,0 ml verdünnt (pH etwa 4,7).

Acetat-Pufferlösung III – [DAB 7 – BRD].
25,0 g Ammoniumacetat und 45,0 ml 6 n Salzsäure werden zu 100,0 ml aufgefüllt (pH etwa 3,5).

Acetat-Pufferlösung, pH 4,3. Acetate Buffer Solution, pH 4,3 – [**Jap. 61**].
14 g Kaliumacetat werden in 20,5 ml Eisessig gelöst. Die Lsg. wird mit W. auf 1000 ml verdünnt.

Aceton – [DAB 7 – DDR, DAB 7 – BRD, Ross. 9, Pl.Ed. I/1, Helv. V, Ned. 6].

Aceton, entwässertes – [ÖAB 9]. Acetone, dry – [BP 63].
Aceton wird über Calciumoxid auf dem Wasserbad abdestilliert (ÖAB 9).

Aceton 95%ig. Acetone (95%) – [BP 63].
1 T. W. wird mit 19 T. Aceton versetzt.

Acetonlösung, Standard. Acetone-Solution, Standard – [BP 63].
Eine 0,05%ige (v/v) Lsg. von Aceton in W.

Aceton-Lösung, gepufferte [ÖAB 9].
1,63 g Natriumacetat und 8,4 g Natriumchlorid werden in W. gelöst, dann fügt man 13,6 ml 0,1 n Salzsäure und 30 ml Aceton hinzu und verdünnt mit W. auf 100 ml.

Aceton-Lösung, gepufferte. Acetone Solution, Buffered – [**BP 63**]. Acetone, Buffered – [USP XVII, Pl.Ed. I – Suppl.]. Acetate-Acetone Buffer Solution – [**Jap. 61**].
8,15 g Natriumacetat und 42 g Natriumchlorid werden in W. gelöst, 68 ml 0,1 n Salzsäure und 150 ml Aceton hinzugefügt und mit W. auf 500 ml aufgefüllt.

Acetophenon-4-diazoniumchlorid-Lösung – [DAB 7 – BRD].
Die Lösung von 25 mg Natriumnitrit zu 5,0 ml wird mit 10,0 ml 4-Aminoacetophenon-Lösung vermischt und nach 10 Min. mit Wasser zu 100 ml verdünnt. Bei Bedarf frisch herzustellen.

Acetylierungsgemisch I – [DAB 6 – 3. Nachtr. BRD, DAB 7 – BRD].
Acetanhydrid 25,0 ml/100,0 ml Pyridin. Dicht verschlossen, vor Licht geschützt aufzubewahren (DAB 7 – BRD).

Acetylierungsgemisch II – [DAB 7 – BRD].
Acetylierungsgemisch I 10,0 ml/100,0 ml Pyridin. Dicht verschlossen, vor Licht geschützt aufzubewahren.

Acetylierungsgemisch – [DAB 7 – DDR, ÖAB 9].
25,0 ml frisch dest. Essigsäureanhydrid werden mit wasserfreiem Pyridin zu 100,0 ml aufgefüllt. – Sehr gut verschlossen, vor Licht geschützt aufzubewahren. 6 Tage haltbar. Vor Gebrauch zu schütteln (DAB 7 – DDR).

Acetanhydrid-Lösung in Pyridin. Acetic Anhydride Solution in Anhydrous Pyridine – [Ross. 9].
12 ml Acetanhydrid werden mit 88 ml wasserfreiem Pyridin gemischt.

Acetylierlösung – [Helv. V – Suppl. III].
27,0 g reinstes Acetylchlorid werden in 200 ml wasserfreiem Toluol gelöst. Vor Licht geschützt, in Schliffgefäßen aufzubewahren.

N-Acetyl-L-tyrosin-aethylester-Lösung. Solution d'ester éthylique de la N-acétyl-L-tyrosine – [CF 65].
Man löst unmittelbar vor Gebrauch 23,7 mg der Substanz in 1 ml M. und füllt mit 0,066 m Phosphatpuffer, pH 7,2, zu 100 ml auf.

Aethanol[1], **aldehydfreies** – [DAB 7 – DDR]. Alkohol, aldehydfreier – [ÖAB 9]. Alcohol (95%), Aldehyde-free – [BP 63, USP XVII, Pl.Ed. I/1, Jap. 61].
100,0 ml Aethanol werden in einem 250-ml-Rundkolben mit Schliff mit 5,0 g zerstoßenem KOH versetzt, im Wasserbad unter Rückflußkühlung 60 Min. im Sieden gehalten und anschließend destilliert (DAB 7 – DDR). – 2,5 g Bleiacetat werden in 5 ml W. gelöst, die Lsg. zu 1000 ml A. in einer Glasstopfenflasche hinzugefügt und gemischt. 5 g Kaliumhydroxid werden in 25 ml warmem A. gelöst, die Lsg. abgekühlt und langsam der alkoholischen Bleiacetat-Lsg. zugefügt. Nach 1 Std. wird die Mischung kräftig geschüttelt, über Nacht stehengelassen, die klare Lsg. abgegossen und der Alkohol durch Destillation zurückgewonnen (USP XVII).

Alkohol, wasser- und aldehydfrei. Alcohol, Dehydrated, Aldehyde-free – [BP 63].

Aethanol 96% (ml/ml), fuselfreies – [DAB 7 – BRD].

Aethanol-Schwefelsäure – [Nord. 63].
Zu 20 ml eisgekühltem A. gibt man bei Bedarf unter Eiskühlung 80 ml eiskalte Schwefelsäure.

Aether, absoluter – [ÖAB 9]. Ether, Absolute – [USP XVII].
Äther wird in einem Rundkolben mit blankem Natrium, das man in dünne Scheiben geschnitten oder zu einem Draht gepreßt hat, am Rückflußkühler mit aufgesetztem Natronkalkrohr gekocht, bis an den Natriumstücken keine Gasentwicklung mehr zu beobachten ist. Hierauf destilliert man unter Ausschluß von Feuchtigkeit ab und bewahrt das Destillat über blankem Natrium vor Licht geschützt auf (ÖAB 9).

Aether, peroxidfreier – [DAB 7 – BRD, ÖAB 9] = Narkoseäther.

Aether-Alkohol-Mischung. Ethéro-alcoolique (mélange) – [CF 65].
50 ml abs. A. werden mit 100 ml Ae. gemischt.

Aethylenglykol-Lösung – [DAB 7 – BRD].
50 ml/100 ml.

l-Aethylpiperidin-Lösung – [DAB 7 – DDR, DAB 7 – BRD]. l-Ethylpiperidine Solution – [BP 63].
1,00 ml wasserfreies N-Aethylpiperidin wird mit 4,00 ml Amylacetat versetzt. Die Mischung wird mit 0,020 g N-Aethylpiperidinsalz des Benzylpenicillins unter Schütteln gesättigt. Die Reagenslösung ist bei 0 bis 8° aufzubewahren. Sie ist 3 Tage haltbar, und vor Gebrauch zu filtrieren (DAB 7 – DDR). – 1,00 ml l-Aethylpiperidin wird mit 4,0 ml Iso-

---

[1] Siehe auch Alkohol.

amylacetat verdünnt und mit 15 mg l-Aethylpiperidinsalz des Penicillin-G durch Schütteln gesättigt. Die überstehende, klare Lösung wird verwendet. – Bei Bedarf frisch herzustellen (DAB 7 – BRD). – 2 ml l-Aethylpiperidin werden mit 8 ml Amylacetat verdünnt, mit l-Aethylpiperidinsalz des Benzylpenicillins bei Zimmertemperatur gesättigt, dann in Eis gekühlt und filtriert (BP 63).

l-Aethylpiperidin-Lösung. l-Ethylpiperidine Solution – **[BP 63, Pl.Ed. I/2, DAB 6 – 3. Nachtrag BRD].**

2 ml l-Aethylpiperidin werden mit 8 ml Amylacetat verdünnt und die Mischung mit dem l-Aethylpiperidinsalz des Benzylpenicillins dei Zimmertemperatur gesättigt. Dann kühlt man in Eis und filtriert (BP 63).

Aethylpiperidin-Penicillin-Amylacetat-Lösung – **[DAB 6 – 3. Nachtr. BRD, DAB 7 – DDR].**

5,0 ml Amylacetat werden mit 0,020 g N-Aethylpiperidinsalz des Benzylpenicillins unter Schütteln gesättigt. – Die Reagenslösung ist bei 0 bis 8° aufzubewahren. Sie ist 3 Tage haltbar und vor Gebrauch zu filtrieren (DAB 7 – DDR).

Aethylpiperidin-Penicillin-Aceton-Lösung – **[DAB 7 – DDR].**

5,0 ml Aceton werden mit 0,020 g N-Aethylpiperidinsalz des Benzylpenicillins unter Schütteln gesättigt. – Die Reagenslösung ist bei 0 bis 8° aufzubewahren. Sie ist 3 Tage haltbar und vor Gebrauch zu filtrieren.

l-Aethylpiperidin-Penicillin-Lösung I – **[DAB 7 – BRD].** l-Aethylpiperidin-Penicillin-Aceton-Lösung – **[DAB 6 – 3. Nachtr. BRD].**

3,0 ml mit geglühtem Natriumsulfat getrocknetes Aceton werden mit 10 mg l-Aethylpiperidinsalz des Penicillins-G durch Schütteln gesättigt. Die überstehende, klare Lösung wird verwendet. Bei Bedarf frisch herzustellen (DAB 7 – BRD).

l-Aethylpiperidin-Penicillin-Lösung II – **[DAB 7 – BRD].**

3,0 ml Isoamylacetat werden mit 10 mg l-Aethylpiperidinsalz des Penicillin-G durch Schütteln gesättigt. Die überstehende, klare Lösung wird verwendet. Bei Bedarf frisch herzustellen.

N-Aethylpiperidinsalz des Benzylpenicillins – **[DAB 7 – DDR].** l-Aethylpiperidinsalz des Penicillins-G – **[DAB 7 – BRD].** l-Ethylpiperidinium Salt of Benzylpenicillin – **[BP 63].**

Die Herstellungsvorschrift ist sinngemäß aus der Gehaltsbestimmung von Benzylpenicillin-Kalium bzw. Benzylpenicillin-Natrium zu entnehmen. Zweckmäßig ist das bei den Gehaltsbestimmungen von Benzylpenicillin-Kalium und Benzylpenicillin-Natrium erhaltene N-Aethylpiperidinsalz des Benzylpenicillins für die Herstellung von Aethylpiperidin-Penicillin-Amylacetat-Lsg., Aethylpiperidin-Penicillin-Aceton-Lsg. und Aethylpiperidin-Lsg. aufzubewahren (DAB 7 – DDR).

Alaun-Lösung. Alum Solution – **[BP 63, Pl.Ed. I/1].**

5,0%ige (w/v) Lsg. von Alaun in W.

Alaun-Lösung. Solution d'alun de potassium – **[CF 65].**

5 g Alaun in 100 g Lösung.

Albumin-Testlösung. Albumine Test Solution – **[Jap. 61].**

Man trennt sorgfältig das Eiklar eines frischen Hühnereis ab, mischt es sorgfältig mit 100 ml W. und filtriert. Die Lösung ist stets frisch zu bereiten.

Aldehyd-Testlösung – **[DAB 7 – DDR].**

4 mg/l. (Zu beziehen vom Staatlichen Institut für Gärungs- und Getränkeindustrie 1017 Berlin, Altstralau 62.) Die Testlösung ist vor Licht geschützt aufzubewahren. Sie ist höchstens 2 Monate haltbar.

Alizarin Fluorine Blue Solution – **[BP 63].**

0,38 g Alizarin fluorine blue werden in einer Lösung von 0,3 g Natriumhydroxid in 25 ml W. gelöst. Mit W. wird auf ungefähr 1500 ml aufgefüllt, 0,5 g Natriumacetat hinzugefügt und so viel verdünnte Salzsäure zugesetzt, bis sich eine dünne Schicht der Lösung blaßrosa gefärbt hat. Mit W. auf 2000 ml auffüllen.

Alizarin S-Lösung. Alizarin S Test Solution – **[Jap. 61].**

0,1 g Alizarin S wird in W. zu 100 ml gelöst und, wenn nötig, filtriert.

Alizarinsulfonat-Lösung – **[Nord 63].**

0,4 g Alizarinsulfonat werden 15 Min. lang mit 40 ml A. verrührt und filtriert. Das Filtrat wird mit A. zu 100 ml verdünnt.

Alizarinsulfonat-Mischung. Alizarine sulfo-conjuguée – **[CF 65].**

Mischung von α- und β-Sulfonaten des 1,2-Dihydroxyanthrachinons.

Alizarinsulfonat-Lösung. Solution d'alizarine sulfo conjuguée – [**CF 65**].
Man stellt eine 1%ige, wss. Lsg. her und versetzt tropfenweise mit so viel 1 n Schwefelsäure, daß 3 Tr. der Mischung 100 ml dest. W. gelb und nicht mehr rosa färben.

Alkalische Kupferjodid-Lösung. Alkaline Cupric Iodide T.S. – [**USP XVII**]. Cupric iodide, alkaline TS – [**Pl.Ed. I/2**].

7,5 g Kupfersulfat ($CuSO_4 \cdot 5H_2O$) werden in etwa 100 ml W. gelöst. In einem zweiten Gefäß löst man 25 g wasserfreies Natriumcarbonat, 20 g Natriumbicarbonat und 25 g Kaliumnatriumtartrat in etwa 600 ml W. Unter ständigem Rühren läßt man nun mit Hilfe eines langstieligen Trichters die Kupfersulfat-Lsg. langsam auf den Boden der alkalischen Tartrat-Lsg. fließen. Dann gibt man 1,5 g Kaliumjodid, 200 g wasserfreies Natriumsulfat und 50 bis 150 ml 0,02 m Kaliumjodat-Lsg. zu und füllt mit W. auf 1000 ml auf. (Die Menge an Kaliumjodat-Lsg. ist abhängig von der Blutzuckerkonzentration und dem verwendeten Volumen an Blutfiltrat.)

Alkalische Kupfer-Lösung. Alkaline Copper Test Solution – [**Jap. 61**].

Man löst 70,6 g Natriumhydrogenphosphat, 40,0 g Kaliumnatriumtartrat und 180,0 g wasserfreies Natriumsulfat in 600 ml W. und gibt 20 ml Natronlauge (1 in 5) zu. Zu dieser Lsg. fügt man 100 ml Kupfersulfat-Lsg. (2 in 25) und 33,3 ml 0,05 m Kaliumjodid-Lsg., rührt gut um und füllt mit W. zu 100 ml auf.

Alkohol[1]. Aethanol. Alcohol. Alcool.

Pharmakopöe	Bezeichnung	% (v/v)	Dichte
DAB 6	Alkohol, absoluter	99,66–99,46	0,791–0,792
	Alkohol, 96 Vol.-%	95,0–96,9	0,808
	Alkohol, 90 Vol.-%	90	0,829
	Alkohol, 70 Vol.-%	70	0,886
DAB 7 – DDR	Aethanol	95,0–96,9	0,812–0,804
	Aethanol (90 Vol.-%)	89,0–91,0	0,832–0,826
	Aethanol (70 Vol.-%)	69,0–71,0	0,888–0,883
	Aethanol (50 Vol.-%)	49,0–51,0	0,932–0,927
DAB 7 – BRD	Aethanol abs.	$\geq 99,8$	0,7903–0,7894
	Aethanol 96%	$\geq 96,0$	0,803–0,808
	Aethanol 90%	89,5–90,7	0,827–0,831
	Aethanol 70%	69,4–70,2	0,885–0,887
	Aethanol 38,8%[a]		0,9500
Helv. V	Alkohol, absoluter	$\geq 99,46$	0,7943–0,7970
	Weingeist von 90 Vol.-%	90	
	Weingeist von 80 Vol.-%	80	
	Weingeist, verdünnter	69,8–70,3	0,8896–0,8908
Helv. V – Suppl. III	Weingeist von 60 Vol.-%	60	
ÖAB 9	Alkohol, absoluter	$\geq 99,4$	0,792–0,7895
	Alkohol	94,9–96,8	0,812–0,804
	Alkohol, 90 vol.%iger	91 g A. werden mit 9 g W. gemischt	
	Alkohol, 80 vol.%iger	78 g A. werden mit 22 g W. gemischt	
	Alkohol, 60 vol.%iger	56 g A. werden mit 44 g W. gemischt	
	Alkohol, verdünnter	69,0–71,0	0,888–0,883

[a] Ein Gemisch von 80,0 ml A. (96%) und 120,0 ml W. wird in einem Rundkolben unterhalb 20 Torr 2 bis 3 Min. lang entlüftet. Nach Bestimmung der Dichte, bis zur 3. Dezimale genau, ist die entsprechende Menge W. zuzusetzen, um ein Aethanolgemisch von $\varrho^{20°} = 0,9500$ zu erhalten (DAB 7 – BRD).

$\varrho^{20°}$	Wasserzusatz in ml	$\varrho^{20°}$	Wasserzusatz in ml
0,950	0,000	0,945	8,50
0,949	1,75	0,944	10,20
0,948	3,50	0,943	11,80
0,947	5,10	0,942	13,50
0,946	6,80	0,941	15,10

[1] Siehe auch Aethanol

Alkohol. Aethanol. Alcohol. Alcool.

Pharmakopöe	Bezeichnung	% (v/v)	Dichte
USP XVII	Alcohol	≧ 94,9	≧ 0,816 (bei 15,56°)
	Alcohol, 90 % v/v		0,827 (bei 25°)
	Alcohol, 80% v/v		0,857 (bei 25°)
	Alcohol, 70% v/v		0,884 (bei 25°)
	Alcohol, Dehydrated	≧ 99,5	0,7900 (bei 25°)
	Alcohol, diluted	48,4–49,5	0,935–0,937 (bei 15,56°)
BP 63, Pl.Ed. I	Alcohol (95%)	94,7–95,2	0,8119–0,8139
	Alcohol (90%)		0,8302–0,8308
	Alcohol (80%)		0,8603–0,8609
	Alcohol (70%)		0,8866–0,8871
	Alcohol (60%)		0,9103–0,9114
	Alcohol (50%)		0,9314–0,9326
	Alcohol (45%)		0,9407–0,9417
	Alcohol (25%)		0,9694–0,9703
	Alcohol (20%)		0,9748–0,9759
Nord. 63	Aethanol-A	≧ 98,9	0,825–0,830
	Sprit	ca. 86,5	
	Sprit, fortyndet	ca. 62	
Ned. 6	Alcohol, absoluter	≧ 98,0	0,791–0,796
	Spiritus	88,7	0,827–0,835
	Spiritus fortior	95,1–96,8	0,805–0,812
	Spiritus dilutus	69,1–71,0	0,885–0,889
Ross. 9	Alcohol, Dehydrated	≧ 99,8	
	Alcohol, 95%	95–96	0,813–0,809
	Alcohol, 90%	90–91	0,831–0,827
	Alcohol, 70%	70–71	0,887–0,885
	Alcohol, 40%	39–40	0,951–0,949
Jap. 61	Ethanol	≧ 94,9	
	Ethanol, Dehydrated	≧ 99,5	
	Ethanol, Diluted	47,45–50,0	

Alkohol, absolut, salzsauer. Alcool absolu chlorhydrique – [**CF 65**].
Man erzeugt Chlorwasserstoffgas durch Auftropfen konz. Schwefelsäure auf Natriumchlorid, leitet das Gas zum Trocknen durch Waschflaschen mit konz. Schwefelsäure und schließlich durch einen Kolben mit abs. A., der mit einem Chlorcalciumrohr verschlossen ist. Es wird so lange eingeleitet, bis 1000 ml genau 36,50 g HCl enthalten.

Alkohol, aldehydfreier – [**Ned. 6**].
1200 ml konz. A. werden mit einer Lsg. von 2 g Silbernitrat in 5 ml W. versetzt. Zu der gekühlten Mischung gibt man die Lsg. von 5 g Kaliumhydroxid in 10 ml W., schüttelt um, läßt absetzen, filtriert und destilliert.

Alkohol, neutralisierter. Aethanol, neutralisiertes. Ethanol, neutralized – [**Pl.Ed. I – Suppl., Ned. 6, Jap. 61**].
Zu einer geeigneten Menge A. (95%) gibt man 0,5 ml Phenolphthalein-Lsg. und so viel 0,02 n oder 0,1 n Natronlauge, daß eine schwachrosa Färbung entsteht. Bei Bedarf frisch zu bereiten.

Alkohol, neutralisierter. Alcohol, Neutralized – [**USP XVII**].
Zu einer geeigneten Menge A. fügt man 2 bis 3 Tr. Phenolphthalein-Lsg. und so viel 0,02 n oder 0,1 n Natronlauge, daß eine schwachrosa Färbung entsteht. Vor Gebrauch frisch zu bereiten.

Alkohol (95%), sulfatfrei. Alcohol (95%), Sulphate-free – [**BP 63**].

Aethanol-Schwefelsäure – [**DAB 7 – BRD**].
88,0 ml abs. A. werden mit 12,0 ml konz. Schwefelsäure unter Kühlen gemischt. Bei Bedarf frisch zu bereiten.

Alkyldimethylbenzylammoniumchlorid-Lösung I – [DAB 7 – BRD]. Benzalkoniumchlorid-Lösung.
47,0 bis 53,0%, berechnet als $C_{22}H_4OClN$.

Alkyldimethylbenzylammoniumchlorid-Lösung II – [DAB 7 – BRD].
Alkyldimethylbenzylammoniumchlorid-Lösung I 2,00 ml/100 ml. Bei Bedarf frisch herzustellen.

Aluminiumchlorid-Lösung. Aluminium Chloride Solution – [BP 63 – Add.].
35,9 g wasserfreies Aluminiumchlorid werden in W. zu 100 ml gelöst, 0,5 g Aktivkohle hinzugefügt, 10 Min. lang umgerührt, filtriert und zu dem Filtrat unter ständigem Rühren von einer 10%igen Natriumhydroxid-Lsg. so viel hinzugefügt, daß die Lsg. pH 1,5 hat. Das wasserfreie Aluminiumchlorid muß vorsichtig im W. gelöst werden.

Aluminiumhydroxid-Suspension – [Ned. 6].
5 g Alaun werden in 95 ml W. gelöst und die Lsg. in ein Gemisch von 6 ml Ammoniak-Lsg. und 94 ml W. gegossen. Der Nd. wird mit W. durch wiederholtes Zentrifugieren sulfatfrei gewaschen. Die verbleibende Masse wird mit dem gleichen Vol. W. gemischt.

Aluminiumoxid. Alumina – [BP 63].
Zu geeignetem, neutralem Aluminiumoxid werden 1,5 bis 2% W. hinzugefügt, gut gemischt und über Nacht in einer verschlossenen Flasche stehengelassen.

Aluminiumoxid (7% Wasser). Alumina (7% water) – [BP 63].
Aluminiumoxidtrihydrat wird durch Sieb No. 150 gesiebt und dann durch No. 300. 9 Teile der Menge, die von Sieb No. 300 zurückgehalten wurde, werden gemischt mit einem Teil der Menge, die nicht zurückgehalten wurde. Das Gemisch wird 7 Std. lang auf 780 bis 820° erhitzt und unter Ausschluß von Feuchtigkeit abgekühlt. Dem wasserfreien Aluminiumoxid werden in einem gut verschließbaren Behälter 7% Wasser hinzugefügt und durch Umschütteln gemischt. Man läßt die Mischung mindestens 12 Std. unter gelegentlichem Mischen stehen.

Aluminiumoxid (4% Wasser). Alumina (4% water) – [BP 63].
Herzustellen, wie unter Aluminiumoxid (7% Wasser) angegeben; es werden jedoch nur 4% Wasser zu dem wasserfreien Aluminiumoxid hinzugefügt.

Aluminonlösung – [DAB 7 – DDR].
0,0100 g/100,0 ml.

Aluminiumsulfat-Lösung. Solution de sulfate d'aluminium – [CF 65].
50 g Aluminiumsulfat in 100 g Lösung.

Ameisensäure. Formic Acid. Acide Formique.

Pharmakopöe	Bezeichnung	Gew.-%	Dichte
DAB 6	Acidum formicicum	24–25	1.057–1.060
DAB 7 – DDR	Ameisensäure DAB 7		
	5 n Ameisensäure[a]	84–86,5	1,193–1,199
DAB 7 – BRD	Ameisensäure, wasserfrei	$\geq$ 98,0	1,215–1,221
	Ameisensäure, verdünnte	24,0–25,0	1.057–1,061
Helv. V	Ameisensäure	24–25	1.060–1,064
ÖAB 9	Ameisensäure, konz.	98,0–100,0	1,215–1,220
	Ameisensäure (etwa 6 molar)	25,5–26,5	1.062–1,066
USP XVII	Formic Acid	$\geq$ 88	~ 1,2
BP 63	Formic Acid	$\geq$ 90,0	~ 1,2
	Formic Acid, Anhydrous	$\geq$ 98,0	1,218–1,221
PI.Ed. I/1	Formic Acid (85%)	~ 85	
PI.Ed. I/2	Formic Acid	$\geq$ 90,0	
CF 65	Acide Formique		1,22
Ned. 6	Ameisensäure	$\geq$ 90	
Nord. 63	Ameisensäure 2 m		

[a] 22,5 ml Ameisensäure werden mit W. zu 100,0 ml aufgefüllt.

Amidoschwarz-Lösung – [DAB 7 – DDR].
3,7650 g Citronensäure, 0,2865 g Dinatriumhydrogenphosphat und 0,60 g Amidoschwarz 10 B werden in W. zu 100,0 ml gelöst.

Aminoacetat-Pufferlösung. Aminoacetate Buffer Solution – [BP 63].
42 g Natriumhydrogencarbonat und 50 g Kaliumhydrogencarbonat werden mit 180 ml W. gemischt und eine Lösung von 37,5 g Aminoessigsäure in 15 ml konzentrierter Ammoniaklösung und 180 ml Wasser hinzugefügt. Mit W. wird auf 500 ml aufgefüllt und bis zur vollständigen Lösung gerührt.

4-Aminoacetophenon-Lösung – [DAB 7 – BRD].
1,00 g 4-Aminoacetophenon wird in 12,50 ml konz. Salzsäure gelöst und mit W. zu 100 ml verdünnt.

4-Aminoantipyrin-Lösung – [DAB 7 – DDR].
2,00 g/100,0 ml.

4-Aminoantipyrinhydrochlorid-Lösung. 4-Aminoantipyrine Hydrochloride Test Solution – [Jap. 61].
1g/50 ml.

Aminonaphtholsulfonsäure-Lösung. Aminonaphtholsulfonic Acid T.S. – [USP XVII]. 1-Amino-2-naphthol-4-sulfonic Acid Test Solution – [Jap. 61].
Genau 5 g Natriumsulfit, 94,3 g Natriumbisulfit und 700 mg 1,2,4-Aminonaphtholsulfonsäure werden gemischt. Die Lsg. wird am Tage des Bedarfs durch Auflösen von 1,5 g der trockenen Mischung in 10 ml W. bereitet.

4-Amino-NN-diäthylanilinsulfat-Lösung. 4-Amino-NN-diethylaniline Sulphate Solution – [BP 63].
0,2 g/100 ml. Bei Bedarf frisch zu bereiten und vor Licht geschützt aufzubewahren.

3-Aminophenol-Lösung. 3-Aminophenol Solution – [BP 63].
7,5 mg 3-Aminophenol werden in 20 ml Alkohol (95%) gelöst und mit W. zu 500 ml aufgefüllt.

Ammoniak-Ammoniumacetat-Pufferlösung. Ammonia-Ammonium Acetate Buffer T.S. – [USP XVII].
77,1 g Ammoniumacetat werden in W. gelöst, mit 57 ml Eisessig versetzt und mit W. zu 1000 ml verdünnt

Ammoniak-Ammoniumchlorid-Lösung. Ammonia-Ammonium Chloride Solution – [BP 63].
5,4 g Ammoniumchlorid werden in 70 ml verd. Ammoniak-Lsg. gelöst und mit W. auf 100 ml aufgefüllt.

Ammoniak-Ammoniumchlorid-Lösung, konzentrierte. Ammonia-Ammonium Chloride Solution, Strong – [BP 63].
67,6 g Ammoniumchlorid werden in 650 ml konz. Ammoniak-Lsg. gelöst und mit W. auf 1000 ml aufgefüllt.

Ammoniak-Ammoniumchlorid-Pufferlösung. Ammonia-Ammonium Chloride Buffer T.S. – [USP XVII]. Ammonia buffer T.S. – [Pl.Ed. I – Suppl.].
67,5 g Ammoniumchlorid werden in W. gelöst, mit 570 ml konz. Ammoniak-Lsg. versetzt und mit W. auf 1000 ml verdünnt.

Ammoniak-Pufferlösung. Ammonia Buffer Solution – [Ross. 9].
54 g Ammoniumchlorid werden in W. gelöst, mit 350 ml Ammoniak-Lsg. (25%) versetzt und mit W. auf 1000 ml verdünnt (pH 9,5 bis 10).

Ammoniak-Ammoniumchlorid-Lösung – [Ned. 6].
Gesättigte Lsg. von Ammoniumchlorid in einem Gemisch aus gleichen Vol.-T. konz. Ammoniak-Lsg. und W.

Ammoniak-Ammoniumchlorid-Pufferlösung, verdünnte – [Jap. 61].
13,5 g Ammoniumchlorid werden in W. gelöst, mit 88 ml konz. Ammoniak-Lsg. versetzt und mit W. zu 1000 ml verdünnt.

Ammoniak-Ammoniumchlorid-Pufferlösung, pH 10,0 – [Jap. 61].
67,5 g Ammoniumchlorid werden in W. gelöst, mit 570 ml konz. Ammoniak-Lsg. und mit W. zu 1000 ml verdünnt.

Ammoniak-Cyanid-Lösung. Ammonia-Cyanide T.S. – [USP XVII].
2 g Kaliumcyanid werden in 15 ml konz. Ammoniak-Lsg. gelöst und mit W. zu 100 ml verdünnt.

5 n Ammoniak-Lösung, alkoholische. Ammonia, Alcoholic, 5 n − [**BP 63**].
Konzentrierte Ammoniak-Lsg. wird mit A. (95%) so verdünnt, daß 1000 ml 85,16 g NH_3 enthalten.

Ammoniak-Lösung, alkoholische. Ammonia T.S., Alcoholic − [**USP XVII**].
Alkoholische Lsg. von gasförmigem Ammoniak mit 9 bis 11% NH_3. In alkalifesten Gefäßen kühl aufzubewahren.

Ammoniak-Lösung, aethanolische − [**Nord. 63**].
45 ml A. (konz.) und 25 ml W. werden mit konz. Ammoniak-Lsg. auf 100 ml aufgefüllt.

Ammoniak-Lösung. Ammoniak. Ammonia. Ammoniaque.

Pharmakopöe	Bezeichnung	%	Dichte
DAB 6	Ammoniakflüssigkeit	9,94−10	0,957−0,958
DAB 7 − DDR	Ammoniak-Lösung, konz.	24,0−26,0	
	9 n Ammoniak-Lösung[a]		
	6 n Ammoniak-Lösung[b]		
	3 n Ammoniak-Lösung[c]		
DAB 7 − BRD	Ammoniak-Lösung, konz.	25,0−28,5	0,897−0,907
	Ammoniak-Lösung, 25,0%	24,7−25,3	
	Ammoniak-Lösung, 6 n	10,0−10,4	
Helv. V	Ammoniak, konzentriertes	20−25	0,925−0,910
	Ammoniak, verd. (ca. 2n)	3,4	
ÖAB 9	Ammoniak, konzentriertes	∼ 25	0,91
	Ammoniak (ca. 6 m)[d]		
	Ammoniak, verdünntes (ca. 2 m)[e]		
Pl.Ed. I	Ammonia, Dilute, T.S. (ca. 6 n)	∼ 10	
	Ammonia, strong, T.S. (ca. 15 n)	∼ 25	
USP XVII	Ammonia Water, Stronger	28−30	
	Ammonia, T.S.	9,5−10,5	
BP 63	Ammonia Solution, Dilute	∼ 10	∼ 0,957
	Ammonia Solution, Strong	27,0−30,0	0,892−0,901
Ross. 9	Ammonia Water, Concentrated	25−27	
	Ammonia, Solution of[f]		
	Ammonia, 5% Solution[g]		
Ned. 6	Ammonia	10	0,955−0,960
	Ammonia, Sterke	25	
Nord. 63	Ammoniak (5 m)	5 n	
	Ammoniak (2 m)	2 n	
Jap. 61	Ammonia Water, Strong	28−30	
	Ammonia Test Solution	10	

[a] 67,5 ml konz. Ammoniak-Lösung werden mit W. zu 100,0 ml aufgefüllt.
[b] 45,0 ml konz. Ammoniak-Lösung werden mit W. zu 100,0 ml aufgefüllt.
[c] 22,5 ml konz. Ammoniak-Lösung werden mit W. zu 100,0 ml aufgefüllt.
[d] 41 g konz. Ammoniak werden mit kohlensäurefreiem W. auf 100 ml verdünnt.
[e] 14 g konz. Ammoniak werden mit kohlensäurefreiem W. auf 100 ml verdünnt.
[f] 440 ml konz. Ammoniak-Lösung werden zu 1000 ml verdünnt.
[g] 500 ml der Ammoniak-Lösungg werden zu 1000 ml verdünnt.

Ammoniak-Pufferlösung − [**DAB 6 − 3. Nachtr. BRD**].
13,50 g Ammoniumchlorid werden in 220 ml Ammoniakflüssigkeit gelöst und mit W. auf 250,0 ml aufgefüllt.

Ammoniumacetat-Lösung.

Pharmakopöe	Bezeichnung	% (w/v)
BP 63	Ammonium Acetate Solution	61,5
Pl.Ed. I/1	Ammonium Acetate T.S.	7,7
Jap. 61	Ammonium Acetate Test Solution	10
USP XVII	Ammonium Acetate T.S.	10
Ross. 9	Ammonium Acetate, Saturated Solution	61,5

Ammoniumbenzoat-Lösung. Solution de benzoate d'ammonium au vingtième − [CF 65].
5 g/100 g.

Ammoniumcarbonat-Lösung − [DAB 6].
1 T. Ammoniumcarbonat ist in einer Mischung von 4 T. W. und 1 T. Ammoniakflüssigkeit zu lösen.

Ammoniumcarbonat-Lösung (etwa 1 m) − [ÖAB] 9.
7,9 g Ammoniumcarbonat werden in 18 ml Ammoniak-Lsg. und mit W. auf 100 ml verdünnt.

Ammoniumcarbonat (ca. 2 n) − [Helv. V].
7,8 g Ammoniumcarbonat und 25 ml verd. Ammoniak-Lsg. werden mit W. zu 100 ml gelöst.

Ammonuimcarbonat-Lösung. Solution de carbonate diammonique − [CF 65].
50 g Diammoniumcarbonat werden in 200 ml W. gelöst, mit 50 g konz. Ammoniak-Lsg. versetzt und gemischt.

Ammoniumcarbonat-Lösung. Ammonium Carbonate Solution − [BP 63]. Ammonium carbonate T.S. − [Pl.Ed. I/1].
5 g Ammoniumcarbonat werden in einem Gemisch aus 7,5 ml verd. Ammoniak-Lsg. und 50 ml W. gelöst, mit W. auf 100 ml verdünnt und wenn nötig filtriert.

Ammoniumcarbonat-Lösung − [Nord. 63].
7,9 g Ammoniumcarbonat werden in 10 ml 5 m Ammoniak-Lsg. gelöst und mit W. auf 100 ml verdünnt. Begrenzt haltbar.

Ammoniumcarbonat-Lösung. Ammonium Carbonate T.S. − [USP XVII, Jap. 61].
20 g Ammoniumcarbonat und 20 ml Ammoniak-Lsg. werden in W. zu 100 ml gelöst.

Ammoniumcarbonat-Lösung. Ammonium Carbonate Solution − [Ross. 9].
100 g Ammoniumcarbonat werden in 300 ml W. gelöst, mit 100 ml Ammoniak-Lsg. versetzt und mit W. auf 1000 ml verdünnt.

Ammoniumcarbonat-Lösung − [Ned. 6].
15,8%ige Lsg. (2 n).

Ammoniumchlorid-Ammoniak-Pufferlösung − [ÖAB 9].
7 g Ammoniumchlorid werden mit 57 ml konz. Ammoniak-Lsg. übergossen. Die Mischung wird mit W. auf 100 ml verdünnt.

Ammoniumchlorid-Ammoniak-Lösung − [Nord. 63].
6,8 g Ammoniumchlorid werden in konz. Ammoniak-Lsg. gelöst und mit W. auf 100 ml verdünnt.

Ammoniumchlorid-Ammoniak-Lösung, gesättigt − [Nord. 63].
40 g gepulvertes Ammoniumchlorid wird 1 Tag lang häufig mit 60 ml konz. Ammoniak-Lsg. und 40 ml W. geschüttelt. Die nötige Menge wird vor Gebrauch abdekantiert.

Ammoniumchlorid-Ammoniak-Puffer − [DAB 7 − DDR].
5,40 g Ammoniumchlorid werden in 20 ml W. gelöst. Nach Zusatz von 35,0 ml konz. Ammoniak-Lsg. wird mit W. zu 100,0 ml aufgefüllt.

Ammoniumchlorid-Ammoniumhydroxid-Lösung. Ammonium Chloride-Ammonium Hydroxide T.S. − [USP XVII, Jap. 61].
Eine Mischung gleicher Vol.-T. W. und konz. Ammoniak-Lsg. wird mit Ammoniumchlorid gesättigt.

Ammoniumchlorid-Lösung.

Pharmakopöe	Bezeichnung	Gehalt
DAB 6	Ammoniumchlorid-Lösung	1 T. in 9 T. W.
DAB 7 – DDR	Ammoniumchlorid-Lösung	10,0 g/100,0 ml
	Ammoniumchlorid-RL[a]	
	Ammoniumchlorid-Test-Lösung	1,7 mg/l
DAB 7 – BRD	Ammoniumchlorid-Lösung I	10,0 g/100,0 ml
	Ammoniumchlorid-Lösung II	0,300 g/100,0 ml
	Ammoniumchlorid-Lösung III[b]	10 µg NH_4^+/1 ml
DAB 6 – 3. Nachtr. BRD	Ammoniumchlorid-Lösung	0,300 g/100,0 ml
	Ammoniumchlorid-Lösung verdünnt	0,02 mg NH_4^+/1 ml[c]
ÖAB 9	Ammoniumchlorid-Löung (2 m)	10,7 g/100 ml
	Ammoniumchlorid-Standardlösung	0,0535 g/1000 ml
Helv. V	Ammoniumchlorid (ca. 2 n)	10,7 g/100 ml
Pl.Ed. I/1	Ammoniumchlorid T.S.	10,7 g/100 ml
Pl.Ed. I/2	Ammoniumchlorid T.S. (NESSLER's)	3,15 g/1000 ml
	Ammoniumchloride, dilute, T.S. (NESSLER's)[d]	31,5 mg/1000 ml
BP 63	Ammonium Chloride Solution	10,0% (w/v)
	Ammonium Chloride Solution (NESSLER's)	3,15/1000 ml
	Ammonium Chloride Solution (NESSLER's), Dilute[d]	31,5 mg/1000 ml
USP XVII	Ammonium Chloride T.S.	10,5 g/100 ml
Ross. 9	Ammonium Chloride Solution	100 g/1000 ml
Nord. 63	Ammoniumchlorid-Lösung	10,7 g/100 ml
CF 65	Solution de chlorure d'ammonium	20 g/100 g
Ned. 6	Ammoniumchlorid-Lösung	10,7 g/100 ml
Jap. 61	Ammonium Chloride Test Solution	10,5 g/100 ml

[a] 35,0 g Ammoniumchlorid werden in 100,0 ml W. gelöst. Die Lsg. wird mit 5,0 g Ammoniumchlorid versetzt und zur Sättigung unter häufigem Schütteln mindestens 60 Min. stehengelassen. Anschließend werden 66,0 ml der überstehenden, klaren Lsg. mit 6 n Ammoniak-Lsg. zu 100,0 ml aufgefüllt.
[b] 2,00 ml Ammonchlorid-Lsg. II/100,0 ml.
[c] 2,00 ml Ammoniumchlorid-Lsg./100,0 ml.
[d] 10 ml Ammoniumchlorid-Lsg. (NESSLER's) werden mit ammoniakfreiem W. auf 1000 ml verdünnt.

Ammoniumcitrat-Lösung – [DAB 7 – DDR].
20,0 g Citronensäure werden in 30,0 ml W. gelöst. Die Lsg. wird durch Zusatz von konzentrierter Ammoniak-Lsg. neutralisiert und mit W. zu 100,0 ml aufgefüllt.

Ammoniumcitrat-Lösung. Solution de citrate d'ammonium – [CF 65].
Man gibt 500 ml konz. Ammoniak-Lsg. langsam zu 400 g Citronensäure in einem 1-l-Kolben aus Jenaer Glas. Nach dem Abkühlen überführt man in einen 100-ml-Meßkolben und füllt mit konz. Ammoniak-Lsg. bis zur Marke auf.

Ammoniumcitrat-Lösung. Ammonium Citrate Test Solution – [Jap. 61].
10 g Ammoniumcitrat wird in W. zu 100 ml gelöst.

Ammoniumcitrat-Lösung – [Nord. 63].
21,0 g Citronensäure werden in 75 ml 5 m Ammoniak-Lsg. gelöst und mit W. zu 100 ml verdünnt.

Ammoniumcitrat-Lösung, bleifrei – [Nord. 63].
100 ml Ammoniumcitrat-Lsg. werden im Scheidetrichter mehrmals mit je einer Mischung aus 1 ml Dithizon-Lsg. und 5 ml Chlf. ausgeschüttelt, bis sich die Farbe der Chlf.-Phase nicht mehr ändert. Dann wird die wss. Schicht so lange mit je 10 ml Chlf. ausgeschüttelt, bis das Chlf. farblos bleibt.

Ammoniumcitrat-Lösung, kupferfrei – [Nord. 63].
100 ml Ammoniumcitrat-Lsg. werden nach Zusatz von 1 ml Natriumdiäthyldithiocarbamat-Lsg. (0,1%ig) im Scheidetrichter so oft mit je 5 ml CCl_4 ausgeschüttelt, bis die CCl_4-Schicht farblos bleibt.

Ammoniumcitrat-Lösung, alkalische. Ammonium Citrate Solution, Alkaline – [BP 63].
9 g Citronensäure werden in etwa 150 ml W. gelöst und allmählich 50 ml verd. Ammoniak-Lsg. hinzugefügt. Dann gibt man 10 ml Chlf. und Diphenylthiocarbazon-Lsg. in Einzelmengen von 0,2 ml zu, bis die Chlf.-Schicht, die sich nach kräftigem Umschütteln abscheidet, blau oder purpurrot wird. Die Chlf.-Schicht wird verworfen, dann werden wiederum 10 ml Chlf. und 0,2 ml Diphenylthiocarbazon-Lsg. ZnT zugefügt, umgeschüttelt und absitzen lassen. Die Chlf.-Schicht bleibt grün. Die Chlf.-Schicht wird verworfen und die wss. Schicht mehrmals mit je 15 ml Chlf. ausgewaschen, bis die Waschflüssigkeit farblos ist. Die wss. Schicht wird mit W. auf 300 ml aufgefüllt.

Ammoniumeisen(II)-sulfat-Lösung I – [DAB 7 – BRD].
0,702 g Ammoniumeisen(II)-sulfat und 1,20 ml 6 n Salzsäure werden mit W. zu 100,0 ml gelöst.

Ammoniumeisen(II)-sulfat-Lösung II – [DAB 7 – BRD].
Ammoniumeisen(II)-sulfat-Lsg. I 1,00 ml/100 ml. 1 ml entspricht 10 µg Fe^{2+}. Bei Bedarf frisch herzustellen.

Ammoniumeisen(III)-sulfat-Lösung – [DAB 7 – BRD].
Ammoniumeisen(III)-sulfat 5,00 g/100,0 ml 3 n Schwefelsäure. Bei Bedarf frisch herzustellen.

Ammonium-Kobaltrhodanid-Lösung. Ammonium cobaltothiocyanate Solution – [BP 63 – Add.].
37,5 g Kobaltnitrat und 150 g Ammoniumrhodanid werden zu 1000 ml in W. gelöst. Die Lsg. ist jeweils frisch zu bereiten.

Ammoniummetavanadat-Lösung – [DAB 7 – DDR].
0,375 g Ammoniummetavanadat werden in konz. Schwefelsäure zu 100,0 ml gelöst. Die Reagenslsg. ist frisch zu bereiten.

Ammoniummolybdat-Chininsulfat-Lösung. Solution de molybdate d'ammonium et de sulfate de quinine – [CF 65].
4 g Ammoniummolybdat und 0,1 g Chininsulfat werden in 20 ml W. gelöst und mit Salpetersäure zu 100 ml verdünnt.

Ammoniummolybdat-Lösung – [DAB 6].
15 g Ammoniummolybdat werden unter Erwärmen in 65 ml W. gelöst. Sodann fügt man 40 g Ammoniumnitrat hinzu, löst unter Umschwenken und gießt die Lsg. sofort in 135 ml Salpetersäure. Die Mischung wird nach 24 Std. filtriert.

Ammoniummolybdat-Lösung – [DAB 7 – DDR].
10,0 g/100,0 ml.

Ammoniummolybdat-Lösung – [DAB 7 – BRD].
15,0 g Ammoniummolybdat werden unter Zusatz von 1,0 ml 6 n Ammoniak-Lsg. mit W. zu 100 ml gelöst. Bei Bedarf wird 1 Vol.-T. dieser Lsg. in 1 Vol.-T. 6 n Salpetersäure unter Umschwenken eingegossen.

Ammoniummolybdat-Lösung – [ÖAB 9].
7,5 g Ammoniummolybdat und 20 g Ammoniumnitrat werden unter Erwärmen in 30 ml W. gelöst; die Lsg. wird nach dem Erkalten in 54 ml Salpetersäure eingegossen. Nach dem Verdünnen auf 100 ml läßt man 2 Tage stehen und filtriert dann.

Ammoniummolybdat-Lösung. Ammoniummolybdat – [Helv. V].
15 g festes Ammoniummolybdat werden in 100 ml W. gelöst. Die Lsg. wird in ein Gemisch von konz. Salpetersäure und 15 ml W. gegossen. Nach 24 Std. wird dekantiert.

Ammoniummolybdat-Lösung. Ammonium Molybdate Solution – [BP 63]. Ammoniummolybdate T.S. – [Pl.Ed. I/1].
10,0% (w/v) Lsg. in W.

Ammoniummolybdat-Lösung. Ammonium Molybdate T.S. – [USP XVII].
6,5 g fein gepulverte Molybdänsäure werden in einer Mischung aus 14 ml W. und 14,5 ml konz. Ammoniak-Lsg. gelöst. Die gekühlte Lsg. gibt man langsam unter Umrühren in eine gut gekühlte Mischung von 32 ml Salpetersäure und 40 ml W. Nach 48 Std. filtriert man durch Asbest. – Die Lsg. zersetzt sich mit der Zeit und ist unbrauchbar, wenn auf Zusatz

von 2 ml Natriumphosphat-Lsg. zu 5 ml der Lsg. nicht sofort nach leichtem Erwärmen ein reichlicher gelber Nd. entsteht. Im Dunkeln aufzubewahren.

Ammoniummolybdat-Lösung – [Ned. 6, Jap. 61].
10 g/100 ml.

Ammoniummolybdat-Lösung – [Nord. 63].
7,5 g Ammoniummolybdat und 20 g Ammoniumnitrat werden unter Erwärmen in 54 ml 5 m Salpetersäure gelöst und mit W. zu 100 ml verdünnt. Nach 2 Tagen wird filtriert.

Ammoniummolybdat-Lösung. Ammonium Molybdate Solution – [Ross. 9].
15 g Ammoniummolybdat werden in 40 ml W. gelöst; die Lsg. wird langsam unter Umrühren in 130 ml Salpetersäure gegossen. Nach 24 Std. wird dekantiert.

Ammoniummolybdat-Lösung. Ammoniummolybdate with nitric acid TS – [Pl.Ed. I/2].
50 g Ammoniumsulfat werden in 500 ml Salpetersäure (60%ig) gelöst. In einem zweiten Gefäß löst man 150 g Ammoniummolybdat in 400 ml sied. W. Nach dem Abkühlen gießt man diese Lsg. langsam unter Umrühren in die saure Lsg., verdünnt mit W. auf 1000 ml und filtriert nach 3 Tagen.

Ammoniummolybdat-Lösung. Nitromolybdat-Reagens. Réactif nitro-molybdique – [CF 65].
280 g Salpetersäure werden mit 250 g W. gemischt. Die Mischung versetzt man nach und nach unter Umschütteln mit einer Lsg. von 60 g Ammoniummolybdat in 500 g W. und filtriert. Das Rg. darf beim Kochen keinen Nd. bilden.

Ammoniummolybdat-Salpetersäure-Lösung – [Nord. 63].
5,0 g Ammoniummolybdat werden in 50 ml W. gelöst und mit 50 ml 2 m Salpetersäure versetzt.

Ammoniummolybdat-Schwefelsäure. Réactif sulfo-molybdic – [CF 65].
0,01 g Ammoniummolybdat/10 ml konz. Schwefelsäure.

Ammoniummolybdat-Schwefelsäure. Ammonium Molybdate Solution in Concentrated Sulfuric Acid (Frede's Rg.) – [Ross. 9].
0,1 g Ammoniummolybdat wird in 10 ml konz. Schwefelsäure gelöst. Die Lsg. ist frisch zu bereiten.

Ammoniummolybdat-Schwefelsäure-Lösung. Ammonium molybdate with sulfuric acid – [Pl.Ed. I/1, BP 63].
10 g Ammoniummolybdat werden in W. zu 100 ml gelöst und langsam in eine gekühlte Mischung von 150 ml Schwefelsäure (96%) und 100 ml W. gegeben.

Ammoniummolybdat-Schwefelsäure-Lösung. Ammonium Molybdate-Sulfuric Acid Test Solution – [Jap. 61].
1 g Ammoniummolybdat wird in verd. Schwefelsäure (15 in 100) zu 40 ml jeweils frisch gelöst.

Ammoniumnitrat-Lösung – [DAB 7 – DDR].
50,0 g/100,0 ml.

Ammoniumnitrat-Lösung – [DAB 7 – DDR].
10,0 g/100,0 ml.

Ammoniumnitrat-Lösung – [Helv. V].
34 g Ammoniumnitrat werden in W. zu 100 ml gelöst.

Ammonium-Nitromolybdat-Lösung. Ammonium Nitromolybdate Solution – [BP 63].
Zu einer Lösung von 125 g Molybdänsäure in einer Mischung aus 80 ml konz. Ammoniak-Lsg. und 320 ml W. gibt man eine wss. Lsg. von 400 g Ammoniumnitrat und füllt mit W. zu 100 ml auf. Dann fügt man eine Mischung von 380 ml Salpetersäure und 620 ml W. zu, läßt 24 Std. bei etwa 35° stehen und filtriert.

Ammonium-nitrosophenylhydroxylamin-Lösung. Kupferron-Lösung. Ammonium Nitrosophenylhydroxylamine Solution – [BP 63, Pl.Ed. I/1].
2 g Kupferron werden in 100 ml W. gelöst und 5 g Ammoniumcarbonat zugefügt.

Ammoniumoxalat-Lösung – [DAB 6].
1 T. Diammoniumoxalat wird in 24 T. W. gelöst.

Ammoniumoxalat-Lösung – [DAB 7 – DDR, DAB 7 – BRD, Ross. 9]. Solution d'oxalate d'ammonium – [CF 65].
4,00 g/100,0 ml.

Ammoniumoxalat-Lösung – [DAB 7 – DDR].
1,00 g/100,0 ml.

Ammoniumoxalat-Lösung – [ÖAB 9, Nord. 63, Ned. 6].
  3,55 g Ammoniumoxalat werden in W. zu 100 ml gelöst.
Ammoniumoxalat-Lösung. Ammoniumoxalat (etwa 0,5 n) – [Helv. V, USP XVII, Jap. 61].
  3,5 g Ammoniumoxalat werden in W. zu 100 ml gelöst.
Ammoniumoxalat-Lösung. Ammoniumoxalate TS – [Pl.Ed. I/1].
  3,0% (w/v) wss. Lsg. (etwa 0,5 n).
Ammoniumoxalat-Lösung. Ammonium Oxalate Solution – [BP 63].
  2,5% (w/v) wss. Lsg.
Ammoniumpersulfat-Lösung. Ammonium Persulfate Solution – [Ross. 9].
  20 g Ammoniumpersulfat werden in W. zu 100 ml gelöst.
Ammoniumphosphat-Lösung. Ammonium phosphate TS – [Pl.Ed. I/1, BP 63].
  10% (w/v) wss. Lsg.
Ammoniumphosphat-Lösung. Ammonium Phosphate, Dibasic, T.S. – [USP XVII].
  13 g Diammoniumphosphat werden zu 100 ml W. gelöst.
Ammoniumphosphat-Lösung. Solution de phosphate diammonique – [CF 65].
  4%ige (g/g) wss. Lsg.
Ammoniumpolysulfid-Lösung – [DAB 7 – BRD].
  50 ml 6 n Ammoniak-Lsg. werden mit H_2S gesättigt und anschließend mit 50 ml 6 n Ammoniak-Lsg. versetzt. In der Mischung werden 0,80 g Schwefel durch Schütteln gelöst. Vor Gebrauch wird die Ammoniumpolysulfid-Lsg. in einer Druckflasche sterilisiert und mit sterilem W. unter Verwendung steriler Geräte im Verhältnis 1 : 100 verdünnt.
Ammoniumpolysulfid-Lösung. Ammonium Polysulphide Solution – [BP 63]. Ammonium polysulfide TS – [Pl.Ed. I/1, Jap. 61].
  Man löst so viel praecipitierten Schwefel in einer Ammoniumsulfid-Lsg., daß eine tiefe Orangefärbung entsteht (BP 63).
Ammonium-Pufferlösung I – [DAB 7 – BRD].
  5,40 g Ammoniumchlorid werden in 88,0 ml 6 n Ammoniak-Lsg. gelöst und mit W. zu 100,0 ml aufgefüllt (pH etwa 10,6). In Polyäthylengefäßen aufzubewahren.
Ammonium-Pufferlösung II – [DAB 7 – BRD].
  16,0 g Ammoniumchlorid und 15,0 ml konz. Ammoniak-Lsg. werden mit W. zu 100,0 ml gelöst (pH etwa 9,6). In Polyäthylengefäßen aufzubewahren.
Ammonium-Pufferlösung vom pH etwa 10 – [Helv. V – Suppl. III].
  5,4 g Ammoniumchlorid werden in 35,0 ml konz. Ammoniak-Lsg. gelöst und mit W. zu 100 ml ergänzt. pH 9,4 bis 10,6.
Ammonium-Quecksilberrhodanid-Lösung. Ammonium Mercuric Thiocyanate Test Solution – [Jap. 61].
  30 g Ammoniumrhodanid und 27 g Quecksilber(II)-chlorid werden in W. zu 1000 ml gelöst.
Ammoniumreineckat-Lösung. Ammonium Reineckate T.S. – [USP XVII, Pl.Ed. I/2].
  Etwa 0,5 g Ammoniumreineckat werden mit 20 ml W. 1 Std. lang geschüttelt und die Lsg. filtriert. Höchstens 48 Std. brauchbar.
Ammoniumreineckat-Lösung. Ammonium Reineckate Solution – [BP 63].
  1% (w/v) wss. Lsg. Stets frisch zu bereiten.
Ammoniumreineckat-Lösung. Ammonium Reineckate Solution – [Ross. 9].
  8 g/100 ml. Stets frisch zu bereiten.
Ammoniumrhodanid-Lösung – [DAB 6 – 3. Nachtr. BRD].
  2,50 g/10,0 ml.
Ammoniumrhodanid-Lösung[1] – [ÖAB 9, Helv. V].
  0,1 n Ammoniumrhodanid-Lsg.
Ammoniumrhodanid-Lösung. Ammonium Rhodanide Solution – [Ross. 9].
  50 g/1000 ml.
Ammoniumsulfamat-Lösung – [DAB 6 – 3. Nachtr. BRD].
  0,500 g/100,0 ml.

---
[1] Siehe auch Ammoniumthiocyanat-Lösung.

Ammoniumsulfat-Lösung – [**DAB 7 – BRD**].
Ammoniumsulfat wird mit der gleichen Menge W. 5 Min. lang kräftig geschüttelt, das Gemisch wird filtriert.

Ammoniumsulfat-Lösung. Solution de sulfate diammonique – [**CF 65**].
20% (g/g) wss. Lsg.

Ammoniumsulfat-Lösung, gesättigte. Solution saturée de sulfate diammonique – [**CF 65**].
Etwa 43% bei 20°, $d_{20} = 1,1149$.

Ammoniumsulfid-Lösung. Ammonium Sulfide T.S. – [**USP XVII**].
Ammoniak-Lsg. wird mit H_2S gesättigt und dann mit 2 Drittel des Vol. mit Ammoniak-Lsg. versetzt. Die Lsg. ist unbrauchbar, wenn ein reichlicher Bodensatz von Schwefel entstanden ist. In kleinen, ganz gefüllten, dunklen Gefäßen, vor Licht geschützt, kühl aufzubewahren.

Ammoniumsulfid-Lösung. Ammonium Sulphide Solution – [**BP 63**]. Ammonium sulfide TS [**Pl.Ed. I/1, Jap. 61**].
120 ml verd. Ammoniak-Lsg. werden mit gewaschenem H_2S gesättigt, dann fügt man 80 ml verd. Ammoniak-Lsg. zu. Die Lsg. ist nur begrenzt haltbar (BP 63).

Ammoniumsulfid-Lösung. Solution de sulfure neutre d'ammonium – [**CF 65**].
100 g konz. Ammoniak-Lsg. werden mit gewaschenem H_2S gesättigt. Dann mischt man mit 100 g konz. Ammoniak-Lsg.

Ammoniumsulfid-Lösung, gelb – [**DAB 6 – 3. Nachtr. BRD**].
50 ml Ammoniakflüssigkeit werden mit Schwefelwasserstoff gesättigt und anschließend mit einem gleichen Vol. Ammoniakflüssigkeit versetzt. In der Mischung werden 0,8 g gereinigter Schwefel durch Schütteln gelöst. – Vor Gebrauch wird die gelbe Ammoniumsulfid-Lsg. in einer Druckflasche sterilisiert. Diese Lsg. wird mit sterilem W. unter Verwendung steriler Geräte im Verhältnis 1 : 100 verdünnt.

Ammoniumtetrathiocyanatomercurat(II)-Lösung – [**DAB 7 – DDR**].
27,0 g Ammoniumthiocyanat und 24,0 g Quecksilber(II)-chlorid werden in W. zu 100,0 ml gelöst. Die Reagenslsg. ist vor Licht geschützt aufzubewahren.

Ammoniumthiocyanat-Aceton-Lösung – [**DAB 7 – DDR**].
30,0 g Ammoniumthiocyanat werden in 100,0 ml Aceton gelöst. Die Lsg. wird mit 3,50 g Ammoniumthiocyanat versetzt und zur Sättigung unter häufigem Schütteln mindestens 60 Min. stehengelassen. Die überstehende, klare Lsg. wird als Reagenslsg. verwendet. Die Reagenslsg. ist frisch zu bereiten.

Ammoniumthiocyanat-Lösung[1].

Pharmakopöe	Bezeichnung	Gehalt
DAB 7 – DDR	Ammoniumthiocyanat-Lösung	25,0 g/100,0 ml
DAB 7 – BRD	Ammoniumthiocyanat-Lösung	2,50 g/100,0 ml
USP XVII	Ammonium Thiocyanate T.S.	8 g/100 ml
BP 63	Ammonium Thiocyanate Solution	10,0% (w/v)
Pl.Ed. I/1	Ammonium thiocyanate TS	7,6% (w/v)
Jap. 61	Ammonium Thiocyanate Test Solution	8 g/100 ml
Nord. 63	Ammoniumthiocyanat-Lösung (2 m)	15,2 g/100 ml
Ned. 6	Ammoniumthiocyanat-Lösung	76 g/1000 ml

Ammoniumvanadat-Schwefelsäure. Réactif sulfo-vanadique – [**CF 65**].
1 g Ammoniummetavanadat/100 g konz. Schwefelsäure.

Ammonium-Vergleichslösung (etwa 0,0001 n) – [**Helv. V**].
0,50 ml Ammoniumchlorid-Lsg. (etwa 2 n) werden mit W. auf 100 ml verdünnt. Dann wird 1 ml der erhaltenen Lsg. auf 100 ml ergänzt. 1000 ml enthalten 0,0053 g NH_4Cl.

Anilinacetat-Lösung. Anilinacetat – [**Helv. V**].
Mischung von 10 ml Anilin, 10 ml konz. Essigsäure und 80 ml W. (Sollte die Lsg. gefärbt sein, so wird sie mit etwas Tierkohle am Rückflußkühler aufgekocht und dann filtriert.)

---
[1] Siehe auch Ammoniumrhodanid-Lsg.

Anilinacetat-Lösung, gesättigte. Solution saturée d'acétate d'aniline – [**CF 65**].
Man mischt gleiche Vol. gesättigter Anilin-Lsg. und Eisessig. Die Lsg. ist nur zu gebrauchen, wenn sie vollkommen farblos ist.

Anilinhydrochlorid-Lösung. Aniline Hydrochloride Solution – [**BP 63**].
2 g Anilinhydrochlorid werden in einer Mischung von 65 ml A. (90%) und 35 ml W. gelöst und 2 ml Salzsäure hinzugefügt. Bei Bedarf frisch zu bereiten.

Anilin-Lösung – [**DAB 7 – DDR**].
2,00 ml Anilin werden in Aethanol zu 100,0 ml gelöst. Stark verfärbtes Anilin ist frisch zu destillieren.

Anilin-Lösung, gesättigte. Solution saturée d'aniline [**CF 65**].
Gesättigte wss. Anilin-Lsg.

0,1 n Anilin-Lösung in Benzol. Solution 0,1 N d'aniline dans le benzène – [**CF 65**].
9,3 g Anilin werden in Bzl. zu 1000 ml gelöst.

Anilinsulfat-Lösung – [**DAB 7 – BRD**].
0,70 ml Anilin werden in 5,0 ml 3 n Schwefelsäure und W. zu 100 ml gelöst.

Anthron-Lösung. Solution d'anthrone à 0,1 p. 100 – [**CF 65**].
0,1 g Anthron wird in einer gekühlten Mischung von 75 ml konz. Schwefelsäure und 25 ml W. gelöst.

Anthron-Lösung. Anthrone Test Solution – [**Jap. 61**].
35 mg Anthron werden in einer heißen Mischung von 35 ml W. und 65 ml Schwefelsäure gelöst. Dann kühlt man rasch in Eiswasser bis auf Zimmertemperatur und filtriert durch eine Glasfritte. Die Lsg. ist frühestens 30 Min. und längstens 12 Std. nach Bereitung zu verwenden.

Antimon(III)-chlorid-Lösung – [**DAB 7 – DDR**].
27,0 g Antimon(III)chlorid werden unter Erwärmen auf 40 bis 50° in äthanolfreiem Chlf. zu 100,0 ml gelöst. Nach Zusatz von 5 bis 10 g wasserfreiem Natriumsulfat wird die Lsg. unter wiederholtem Schütteln 20 Min. stehengelassen. Die überstehende, klare Lsg. wird als Reagenslsg. verwendet. Die Reagenslsg. ist frisch zu bereiten.

Antimon(III)-chlorid-Lösung – [**DAB 6 – 3. Nachtr. BRD, DAB 7 – BRD, ÖAB 9, Nord. 63**].
30,0 g Antimon(III)chlorid werden rasch 2mal mit je 15,0 ml äthanol- und wasserfreiem Chlf. durch schnelles Umschwenken abgespült. Die Spülflüssigkeit wird möglichst schnell dekantiert. 100 ml äthanol- und wasserfreies Chlf. werden sofort mit dem abgespülten Antimon(III)-chlorid unter schwachem Erwärmen gesättigt und mit geglühtem Natriumsulfat versetzt. Dicht verschlossen aufzubewahren (DAB 7 – BRD).

Antimon(III)-chlorid-Lösung. Antimony Trichloride Solution – [**BP 63**].
100 ml einer 22%igen (w/v) Lsg. von Antimontrichlorid in alkoholfreiem Chlf. werden mit 2,5 ml Acetylchlorid versetzt und eine halbe Stunde stehengelassen.

Antimon(III)-chlorid-Lösung. Antimony Trichloride T.S. – [**USP XVII**].
20 g Antimontrichlorid werden in Chlf. zu 100 ml gelöst. Die Lsg. wird nötigenfalls filtriert.

Antimon(III)-chlorid-Lösung. Antimonium Chloride Solution – [**Ross. 9, Jap. 61**].
Man wäscht Chlf. zweimal mit je dem gleichen Vol. W. und trocknet es dann über geglühtem Kaliumcarbonat. Dann dekantiert man und destilliert das Chlf., wobei die ersten 10 ml verworfen werden. Die Operationen sind unter Lichtschutz auszuführen. Dann wäscht man Antimontrichlorid mit dem dest. Chlf. bis das Chlf. klar bleibt. Schließlich sättigt man dest. Chlf. mit dem gewaschenen Antimonchlorid bei 20°. Vor Gebrauch frisch zu bereiten (Jap. 61).

Antimon(III)-chlorid-Lösung – [**Ned. 6**].
Gesättigte Lsg. von $SbCl_3$ in Chlf.

Antimon(III)-chlorid-Lösung. Antimontrichlorid-Lösung – [**Helv. V**].
22 g wasserfreies Antimontrichlorid werden in mit gleichen T. W. zweimal gewaschenem und nachher über Kaliumcarbonat getrocknetem Chlf. zu 100 ml gelöst. Die Lsg. wird nötigenfalls filtriert.

Arsanilsäure-Lösung. Arsanilic acid TS – [**Pl.Ed. I/1**].
0,005 g Arsanilsäure werden in 20 ml W. unter Zusatz einiger Tr. Natronlauge gelöst und auf 100 ml mit W. verdünnt.

Arsenigsäure-Lösung I – [**DAB 7 – BRD**].
0,1 n Arsenigsäure-Lsg. 26,70 ml/100,0 ml.

Arsenigsäure-Lösung II – [DAB 7 – BRD].
Arsenigsäure-Lsg. I 1,00 ml/100,0 ml. 1 ml entspr. 10 µg As^{3+}. Bei Bedarf frisch herzustellen.

Arsenigsäure-Lösung III – [DAB 7 – BRD].
Arsenigsäure-Lsg. II 20,0 ml/100 ml. 1 ml entspr. 2 µg As^{3+}. Bei Bedarf frisch herzustellen.

Arsen-Standardlösung, konzentrierte – [ÖAB 9].
0,132 g Arsentrioxid werden in 10 ml verdünnter Natriumhydroxid-Lsg. gelöst. Die Lsg. wird mit frisch ausgekochtem und wieder erkaltetem W. auf 1000 ml verdünnt.

Arsen-Standardlösung – [ÖAB 9].
10,00 ml konz. Arsen-Standardlsg. werden mit W. auf 100,0 ml verdünnt. Bei Bedarf frisch zu bereiten. 1 ml enthält 0,01 mg As.

Arsenit-Lösung (0,05 m) 0,1 n – [Nord. 63].
0,50 g As_2O_3 werden in 5 ml 2 n Natronlauge gelöst, mit 2,0 g Natriumbicarbonat versetzt und mit W. zu 100 ml verdünnt.

Atropinmethoreineckat-Lösung. Atropine methoreineckate TS – **[Pl.Ed. I – Suppl.].**
Gleiche Vol. einer 1%igen (w/v) Lsg. von Atropinmethonitrat und Ammoniumreineckat-Lsg. werden gemischt und mit verd. Schwefelsäure angesäuert. Der Nd. wird sulfatfrei gewaschen, mit W. geschüttelt und die gesättigte Lsg. filtriert.

Bariumchlorid-Lösung.

Pharmakopoe	Bezeichnung	Gehalt
DAB 7 – DDR	Bariumchlorid-Lösung	5,0 g/100,0 ml
DAB 6 – 3. Nachtr. BRD	Bariumchlorid-Lösung	5,0 g/100 ml
DAB 7 – BRD	Bariumchlorid-Lösung I Bariumchlorid-Lösung II Bariumchlorid-Lösung III	25,0 g/100,0 ml 10,0 g/100,0 ml 5,0 g/100,0 ml
ÖAB 9	Bariumchlorid-Lösung (0,25 molar)	6,11 g/100 ml
Helv. V – Suppl. III	Bariumchlorid-Lösung (ca. 0,5 n)	6,1 g/100 ml
BP 63	Barium Chloride Solution	10,0% (w/v)
USP XVII	Barium Chloride T.S.	12 g/100 ml
Pl.Ed. I – Suppl.	Barium Chloride TS	6,1% (w/v)
CF 65	Solution de chlorure de baryum	10 g/100 g
Ross. 9	Barium Chloride Solution	50 g/1000 ml
Ned. 6	Bariumchlorid-Lösung	61 g/1000 ml
Nord. 63	Bariumchlorid-Lösung (1 m) 2 n	24,4 g/100 ml
Jap. 61	Barium Chloride Test Solution (1 n) 0,01 m Barium Chloride Solution	12 g/100 ml 2,443 g/1000 ml

Bariumchlorid, wasserfreies. Barium Chloride, Anhydrous – **[USP XVII].**
Bariumchlorid kann durch Trocknen in dünnen Schichten bei 125° entwässert werden. Man muß so lange trocknen, bis der Gewichtsverlust bei 2 aufeinanderfolgenden, jeweils 3stdg. Trocknungen 1% nicht übersteigt.

Bariumhydroxid-Lösung – [DAB 7 – DDR].
8,0 g Bariumhydroxid werden mit 100,0 ml kohlendioxidfreiem W. versetzt. Die Mischung wird unter wiederholtem Schütteln mindestens 2 Std. stehengelassen. Bei Bedarf wird eine entspr. Menge der Mischung filtriert und das klare Filtrat als Rg.-Lsg. verwendet.

Bariumhydroxid-Lösung – [DAB 7 – BRD].
7,0 g Bariumhydroxid werden mit 100 ml W. 2 Min. lang kräftig geschüttelt. Bei Bedarf zu filtrieren.

Bariumhydroxid-Lösung (0,1 m) – [ÖAB 9].
3,16 g Bariumhydroxid werden in kohlensäurefreiem W. zu 100 ml gelöst. In Gefäßen aus alkaliresistentem Glas oder aus Polyäthylen aufzubewahren.

Bariumhydroxid-Lösung. Barium Hydroxide TS – [**Pl.Ed. I. – Suppl.**]
3,2%ige (w/v) Lsg. von Bariumhydroxid in frisch ausgekochtem W. (0,2 n). Die Lsg. muß häufig frisch bereitet werden.

Bariumhydroxid-Lösung. Barium Hydroxide Solution – [**BP 63**].
3,0% (w/v) wss. Lsg.

Bariumhydroxid-Lösung. Barium Hydroxide T.S. – [**USP XVII**].
Gesättigte Lsg. von Bariumhydroxid in frisch ausgekochtem W. Stets frisch zu bereiten.

Bariumhydroxid-Lösung. Solution d'hydroxyde de baryum – [**CF 65**].
1 g/100 g.

Bariumhydroxid-Lösung. Barium Hydroxide Solution, Baryta Water – [**Ross. 9**].
5 g Bariumhydroxid werden mit 100 ml frisch ausgekochtem W. geschüttelt. Stets frisch zu bereiten.

Bariumhydroxid-Lösung (0,1 m) 0,2 n – [**Nord. 63**].
3,5 g Bariumhydroxid werden mit 100 ml W. etliche Zeit kräftig geschüttelt. Die filtrierte Lsg. wird mit so viel W. verdünnt, daß 10,00 ml der Verdünnung 19,00 bis 20,50 ml 0,1 n Salzsäure (geg. Phenolphthalein) verbrauchen. Begrenzt haltbar.

Bariumhydroxid-Lösung – [**Ned. 6**].
47,5 g Ba(OH)$_2$ · 8H$_2$O/1 l (0,3 n).

Bariumhydroxid-Lösung. Barium Hydroxide Test Solution (0,5 n) – [**Jap. 61**].
Gesättigte Lsg. in frisch ausgekochtem W. Frisch zu bereiten.

Bariumnitrat-Lösung – [**DAB 6**].
1 T. Bariumnitrat ist in 19 T. W. zu lösen.

Bariumnitrat-Lösung – [**ÖAB 9, Ned. 6**]. Bariumnitrat – [**Helv. V**]. Barium Nitrate TS – [**Pl.Ed. I – Suppl., USP XVII, Jap. 61**].
6,5 g Ba(NO$_3$)$_2$ werden in W. zu 100 ml gelöst (ca. 0,5 n).

Bariumnitrat-Lösung. Barium Nitrate Solution – [**Ross. 9**]. Solution de nitrate de baryum [**CF 65**].
50 g/1000 ml.

Bariumperchlorat-Lösung. Solution de perchlorate de baryum environ 0,025 m – [**CF 65**].
7,5 g Baryt werden in einer Mischung aus 7,5 ml Perchlorsäure und 80 ml W. gelöst. Dann fügt man 700 ml abs. A. und 100 ml W. zu und füllt mit W. zu 1000 ml (20°) auf. Man bestimmt den Korrekturfaktor der Lsg., indem man 5 ml 0,1 n Schwefelsäure mit 15 ml W., 50 ml abs. A. und 1 ml Naphtarson-Lsg. versetzt und mit der Bariumperchlorat-Lsg. bis zum Umschlag nach Beigerosa titriert (x ml)

$$M = \frac{10}{x} \cdot 0,025.$$

Barytwasser – [**DAB 6**].
1 T. krist. Bariumhydroxid ist in 19 T. W. zu lösen.

Barytwasser (gesättigte Lösung) – [**Helv. V**].
5,9 g Bariumhydroxid werden in frisch ausgekochtem W. zu 100 ml gelöst.

Benzaldehyd-Lösung – [**DAB 7 – DDR**].
0,25 ml Benzaldehyd werden in 100,0 ml W. gelöst. Die Lsg. wird mit 0,15 ml Benzaldehyd versetzt und zur Sättigung unter häufigem Schütteln mindestens 120 Min. stehengelassen. Bei Bedarf wird eine entsprechende Menge der überstehenden, klaren Lsg. entnommen und als Rg.-Lsg. verwendet.

Benzaldehyd-Lösung, gesättigte. Benzaldehyde, Saturated Solution of – [**Ross. 9**].
2 ml Benzaldehyd werden in einer Flasche mit 500 ml W. geschüttelt und über Nacht stehengelassen. Dann dekantiert man die klare Lsg. ab.

Benzaldehyd-Lösung, alkoholische. Solution alcoolique d'aldéhyde benzoïque – [**CF 65**].
20 g Benzaldehyd werden mit abs. A. zu 100 g gelöst.

Benzalkoniumchlorid-Lösung. Benzalkonium Chloride Solution – [**BP 63**].
Wss. Lsg. von Alkylbenzyldimethylammoniumchloriden mit einem Gehalt von 48,5 bis 51,5 g/100 ml.

Benzidin-Essigsäure (0,1 n) – [**Helv. V – Suppl. III**].
In einem 100-ml-Meßkolben werden genau 0,9205 g Benzidin eingewogen und in etwa 80 ml wasserfreiem Eisessig, unter leichtem Erwärmen gelöst. Nach dem Erkalten wird mit wasserfreiem Eisessig zu 100 ml aufgefüllt. Bei Bedarf frisch zu bereiten.

Benzidin-Kupfer(II)-acetat-Lösung – [**DAB 7 – DDR**].
Gleiche Vol. Benzidin-Lsg. und Kupfer(II)-acetat-Lsg. (3,00 g/100,0 ml) werden gemischt. Die Rg.-Lsg. ist frisch zu bereiten.

Benzidin-Kupfer(II)-acetat-Lösung – [**Nord. 63**].
0,2 g pulverisiertes Benzidin werden 2 Min. lang mit 100 ml W. geschüttelt. In 50 m des Filtrates löst man 0,10 g Kupfer(II)-acetat. Stets frisch zu bereiten.

Benzidin-Lösung – [**DAB 7 – BRD, ÖAB 9**].
1,00 g/100 ml Aethanol 96%. Stets frisch zu bereiten.

Benzidin-Lösung – [**DAB 7 – DDR**].
1,00 g gepulvertes Benzidin wird unter Erwärmen auf 30 bis 40° in 1 n Essigsäure zu 100,0 ml gelöst.

Benzidin-Lösung – [**Nord. 63**].
1,0 g Benzidin wird in 10 ml konz. Essigsäure gelöst und mit Wasserstoffperoxid-Lsg. (3%) zu 100 ml verdünnt. 3 Min. nach Herst. zu verwenden.

Benzol, wasserfreies – [**DAB 7 – DDR**].
Benzol ist 24 Std. über Natrium aufzubewahren.

Benzol-Chloroform. Benzene-chloroform – [**Pl.Ed. I/2**].
150 ml Chlf. werden 4mal mit je 250 ml W. alkoholfrei gewaschen und durch ein trokkenes Filter filtriert. 100 ml des Filtrates mischt man mit 300 ml Bzl. und schüttelt die Mischung 5 Min. lang mit 20 ml Formamid und 10 ml W. Die Formamid-W.-Phase wird verworfen, die andere filtriert.

Benzolsulfonsäure-4-diazoniumchlorid-Lösung – [**DAB 7 – BRD**].
Natriumnitrit-Lsg. II 4,0 ml/100 ml Sulfanilsäure-Lsg. Bei Bedarf frisch herzustellen.

N-Benzoyl-L-arginin-aethylester-Lösung. Solution d'ester éthylique de N-benzoyl-L-arginine – [**CF 65**].
Man löst unmittelbar vor Gebrauch 7,7 mg der Substanz (oder 8,6 mg ihres Hydrochlorids) mit 0,05 m Phosphatpuffer, pH 8, zu 100 ml.

Blau BZL, essigsaure Lösung. Blue BZL, acetous, TS – [**Pl.Ed. I/2**].
0,5% (w/v) Lsg. in wasserfreier Essigsäure.

Blausäure-Lösung. Cyanwasserstoff-Lösung. Hydrocyanic Acid Solution – [**BP 63**].
0,3%ige (w/v) wss. Lsg., die unmittelbar vor Gebrauch einzustellen ist. – Gehaltsbestimmung. 50 ml werden in einem 5 ml verd. Ammoniak-Lsg. und 0,25 ml Kaliumjodid-Lsg. enthaltenden Kolben gegeben und mit 0,1 n Silbernitrat-Lsg. bis zur bleibenden Opaleszens titriert. – 1 ml 0,1 n Silbernitrat-Lsg. entspr. 0,005405 g HCN.

Bleiacetat-Lösung – [**DAB 6**].
1 T. Bleiacetat ist in 9 T. W. zu lösen.

Bleiacetat-Lösung, basische – [**DAB 7 – DDR, ÖAB 9, Helv. V**].
30,0 g Bleiacetat und 10,0 Bleioxid werden zusammen verrieben. Nach Zusatz von 50,0 g kohlendioxidfreiem W. wird die Mischung im Wasserbad unter wiederholtem Schwenken 60 Min. erhitzt, wobei das verdampfende W. zu ersetzen ist. Danach wird kohlendioxidfreies W. zu 100 ml zugegeben und so lange weiter erhitzt, bis nur noch wenig Bodensatz vorhanden ist. Dann wird die Mischung verschlossen 15 Std. stehengelassen und anschließend filtriert (DAB 7 – DDR).

Blei(II)-acetat-Lösung – [**DAB 7 – DDR**]. **Blei(II)-acetat-Lösung I** – [**DAB 7 – BRD**].
10,0 g Blei(II)-acetat werden in kohlendioxidfreiem W. zu 100,0 ml gelöst.

Blei(II)-acetat-Lösung* – [**DAB 7 – DDR**].
2,00 g Blei(II)-acetat werden in A. (90%) zu 100,0 ml gelöst.

Blei(II)-acetat-Lösung II – [**DAB 7 – BRD**].
2,00 g Blei(II)-acetat/100 ml.

Blei(II)-acetat-Lösung III – [**DAB 7 – BRD**].
3,35 g Blei(II)-acetat werden in A. (90%) bei 30 bis 40° zu 100 ml gelöst.

Bleiacetat-Lösung, alkoholische (0,1 m) – [**ÖAB 9**].
3,79 g Bleiacetat werden in A. (90%) unter Erwärmen zu 100 ml gelöst.

Bleiacetat-Lösung zur Gerbstoffbestimmung – [**ÖAB 9**].
2,0 g Bleiacetat werden in kohlensäurefreiem W. zu 100 ml gelöst.

Bleiacetat-Lösung. Bleiacetat (etwa 0,5 n) – [**Helv. V**]. Lead Acetate T.S. – [**USP XVII, Pl.Ed. – Suppl., Nord 63, Ned. 6, Jap. 61**].
  9,5 g Bleiacetat werden in W. zu 100 ml gelöst.

Bleiacetat-Lösung. Lead Acetate Solution – [**BP 63**].
  10,0% (w/v) Lsg. in kohlendioxidfreiem W.

Bleiacetat-Lösung, basische. Lead Subacetate Test Solution – [**Jap. 61**].
  Zu 3 g Bleiacetat und 1 g Bleioxid gibt man 0,5 ml W. und mischt. In einem mit Uhrglas bedeckten Becherglas erhitzt man die Mischung auf dem Wasserbad, bis sie gleichmäßig weiß oder rötlichweiß geworden ist. Dann gibt man tropfenweise 9,5 ml heißes W. zu und läßt bedeckt stehen. Schließlich dekantiert man vom Bodensatz und stellt die klare Fl. mit W. auf $d_{15} = 1,23$ bis $1,24$ ein.

Bleiacetat-Lösung, basische, verdünnte. Lead Subacetate Test Solution, Diluted – [**Jap. 61**].
  2 ml der basischen Bleiacetat-Lsg. werden mit frisch aufgekochtem W. zu 100 ml verdünnt. Vor Gebrauch frisch zu bereiten.

Bleiacetat-Lösung. Solution d'acétate neutre de plomb – [**CF 65**].
  10 g/100 g.

Bleiacetat-Lösung, ammoniakalische. Solution d'acétate de plomb ammoniacal – [**CF 65**].
  10 g Bleiacetat-Lsg. werden mit 1 g konz. Ammoniak-Lsg. versetzt und gemischt. Frisch zu bereiten.

Bleiacetat-Lösung, alkalische. Solution d'acétate de plomb sodique – [**CF 65**].
  Bleiacetat 1 g, W. 20 ml, Natronlauge zu 100 ml.

Bleiacetat-Lösung, basische. Lead Subacetate T.S. – [**USP XVII**].
  14 g Bleioxid werden mit 10 ml W. zu einer dünnen Paste verrieben und die Mischung mit weiteren 10 ml W. in eine Flasche gespült. Dann löst man 22 g Bleiacetat in 70 ml W. und gibt die Lsg. zu obiger Mischung. Das ganze wird 5 Min. lang kräftig und während 7 Tagen häufig geschüttelt. Schließlich filtriert man und füllt das Filtrat mit frisch ausgekochtem W. zu 100 ml auf.

Bleiacetat-Lösung, basische, verdünnte. Lead Subacetate T.S., Diluted – [**USP XVII**].
  3,25 ml der basischen Bleiacetat-Lsg. werden mit frisch ausgekochtem W. zu 100 ml verdünnt.

Bleiacetat-Lösung, basische. Lead subacetate TS – [**Pl.Ed. I – Suppl.**].
  25 g Bleiacetat werden in 75 ml W. gelöst. Man fügt 17,5 g Bleioxid zu und stellt 48 Std. beiseite, schüttelt dabei gelegentlich um und filtriert dann. Durch das Filter ergänzt man mit W. zu 100 ml.

Bleiacetat-Lösung. Lead acetate Solution – [**Ross. 9**].
  Man löst 10 g Bleiacetat in W., gibt so viel Essigsäure zu, bis eine klare Lsg. entstanden ist, und füllt mit W. auf 100 ml auf.

Bleiacetat-Lösung, basische – [**Nord. 63**].
  17,0 g Bleiacetat und 5,0 g Bleioxid werden in einer Porzellanschale vorsichtig zusammengeschmolzen. Die erkaltete Schmelze wird so vollständig wie möglich in 78 ml W. unter Erwärmen gelöst. Nach Abkühlen wird filtriert.

Bleiacetat-Lösung, weingeistige – [**Helv. V**].
  1 T. Bleiacetat wird in 29 T. A. (90%) bei 30 bis 40° gelöst. Bei Bedarf frisch zu bereiten.

Blei(II)-acetat-Papier – [**DAB 7 – BRD**[1]].
  Filtrierpapierstreifen werden mit Blei(II)-acetat-Lsg. I getränkt und bei 105° getrocknet.

Bleiacetat-Watte – [**DAB 7 – DDR**[1]].
  3,0 g Watte werden zum Entfetten in 50 ml Ae. getaucht und ausgedrückt. Nach Verdunsten des anhaftenden Ae. wird die Watte 30 Min. in 75 ml Blei(II)-acetat-Lsg. gelegt, anschließend ausgedrückt und bei 105 bis 110° getrocknet.

Bleinitrat-Lösung (etwa 0,1 m). Solution (environ 0,1 m) de nitrate de plomb – [**CF 65**].
  33,12 g Blei(II)-nitrat werden in W. zu 1000 ml gelöst.

Bleinitrat-Lösung (etwa 0,01 m), eingestellte. Solution titrée (environ 0,01 m) die nitrate de plomb – [**CF 65**].
  Vorstehende Lsg. wird mit W. 1:10 verdünnt. Zur genauen Ermittlung der Molarität titriert man eine Mischung von 5 ml 0,02 n Schwefelsäure, 50 ml Aceton, das 5% Essig-

---

[1] Die hier angegebene Vorschrift entspricht praktisch den Vorschriften anderer Arzneibücher.

säure enthält, und 0,2 ml einer frisch bereiteten Lsg. von 0,05 g Dithizon in 100 ml Aceton mit der einzustellenden Lsg. nach Rotviolett. Verbrauch x ml. Die Molarität errechnet sich nach $M = 0{,}05/x$.

Blei(II)-nitrat-Lösung – [DAB 6 – 3. Nachtr. BRD]. Blei(II)-nitrat-Lösung I – [DAB 7 – BRD].
0,160 g Blei(II)-nitrat werden in frisch ausgekochtem W. zu 100,0 ml gelöst. Bei Bedarf frisch herzustellen.

Blei(II)-nitrat-Lösung, verdünnt – [DAB 6 – 3. Nachtr. BRD]. Blei(II)-nitrat-Lösung II – [DAB 7 – BRD].
1,00 ml Blei(II)nitrat-Lsg. I wird mit frisch ausgekochtem W. zu 100,0 ml verdünnt. 1 ml entspricht 10 μg Pb^{2+}. Bei Bedarf frisch herzustellen.

Blei(II)-salz-Lösung, alkalische – [DAB 7 – BRD].
1,70 g Blei(II)-acetat werden mit 50 ml W. versetzt. In dieser Lsg. werden 3,10 g Natriumcitrat und 50,0 g Kaliumhydroxid gelost. Nach dem Abkühlen wird auf 100 ml verdünnt.

Blei-Standardlösung, konzentrierte – [ÖAB 9].
0,183 g Bleiacetat werden in einer Mischung von 5 ml verd. Essigsäure und W. gelöst. Die Lsg. wird mit W. auf 1000 ml verdünnt.

Blei-Standardlösung – [ÖAB 9].
10,00 ml konz. Blei-Standardlsg. werden mit kohlensäurefreiem W. auf 100,0 ml verdünnt. In Gefäßen aus alkaliarmem Glas aufzubewahren. 1 ml enthält 0,01 mg Pb.

Bleisulfat-Lösung, gesättigte – [Ned. 6].
25 ml Bleiacetat-Lsg. werden mit 10 ml verd. Schwefelsäure versetzt. Der Nd. wird so lange mit heißem W. gewaschen, bis die Fl. neutral reagiert. Dann wird der Nd. mit 1 l W. einige Min. gekocht und die Lsg. nach Abkühlen filtriert.

Borat-Puffer – [DAB 7 – DDR].
1,135 g Natriumtetraborat werden in 50 ml W. gelöst. Nach Zusatz von 40,5 ml 0,1 n Natronlauge wird die Lsg. mit W. zu 100,0 ml aufgefüllt.

Borat-Pufferlösung – [DAB 6 – 3. Nachtr. BRD, DAB 7 – BRD].
Die Lösung von 0,620 g Borsäure und 0,750 g Kaliumchlorid in 100 ml frisch ausgekochtem und wieder erkaltetem W. wird mit 87,80 ml 0,1 n Natronlauge versetzt (pH etwa 10,5).

Borat-Pufferlösung vom pH etwa 9,2 – [Helv. V].
1,240 g Borsäure werden in 10,0 ml 1 n Natronlauge gelöst. Die Lsg. wird mit frisch ausgekochtem und wieder erkaltetem W. auf 100,0 ml verdünnt.

Borat-Pufferlösung vom pH etwa 9,7 – [Helv. V].
7,0 ml Borat-Pufferlsg. pH etwa 9,2 werden bei Bedarf mit 3,0 ml 0,1 n Natronlauge gemischt.

Borsäure-Kaliumchlorid-Natriumhydroxid-Lösung, pH 9,6. Boric Acid-Potassium Chloride-Sodium Hydroxide Test Solution, pH 9,6 – **[Jap. 61].**
50 ml 0,2-m-Borsäure-0,2-m-Kaliumchlorid-Lsg. und 36,85 ml 0,2 n Natronlauge werden mit W. zu 200 ml verdünnt.

Borsäure-Lösung – [DAB 7 – DDR].
Entspricht Solutio acidi borici DAB 7 – DDR.

Borsäure-Lösung – DAB 7 – BRD].
5,0/100 ml.

Borsäure-Lösung. Boric Acid Solution – **[Ross. 9].**
20 g/500 ml.

Borsäure-Lösung, alkoholische. Boric Acid Solution, Alcoholic – **[BP 63].**
5,0 g Borsäure werden in 20 ml abs. A. gelöst, mit 20 ml W. versetzt und die Lsg. mit abs. A. zu 250 ml aufgefüllt.

Borsäure-Kaliumchlorid-Natriumhydroxid-Lösung, pH 9,2. Boric Acid-Potassium Chloride-Sodium Hydroxide Test Solution, pH 9,2 – **[Jap. 61].**
50 ml 0,2-m-Borsäure-0,2-m-Kaliumchlorid-Lsg. und 26,70 ml 0,2 n Natronlauge werden mit W. zu 200 ml verdünnt.

Borsäure-Kaliumchlorid-Natriumhydroxid-Lösung, pH 9,8. Boric Acid-Potassium Chloride-Sodium Hydroxide Test Solution, pH 9,8 – **[Jap. 61].**
50 ml 0,2-m-Borsäure-0,2-m-Kaliumchlorid-Lsg. und 40,80 ml 0,2 n Natronlauge werden mit W. zu 200 ml verdünnt.

0,2-m-Borsäure-0,2-m-Kaliumchlorid-Lösung, zur Herstellung von Pufferlösungen. 0,2 m Boric Acid 0,2 m Potassium Chloride Test Solution, for Buffer Solution – [**Jap. 61**].
12,376 g Borsäure und 14,9114 g Kaliumchlorid werden in W. zu 1000 ml gelöst.

Bouinsche Lösung. Bouin Test Solution – [**Jap. 61**].
75 ml Pikrinsäure-Lsg. werden mit 25 ml Formalin und 5 ml Eisessig gemischt.

Brenzcatechin-Lösung – [**Helv. V**].
0,1 g/100 ml in A. Bei Bedarf frisch zu bereiten.

Bromcyan-Lösung. Cyanogen bromide TS – [**Pl.Ed. I/2**]. Cyanogen Bromide Solution – [**BP 63**].
Zu einer Brom-Lsg. gibt man tropfenweise eine 10%ige (w/v) Lsg. von KCN in W., bis die Bromfarbe verschwindet. Die Lsg. ist jeweils frisch zu bereiten (BP 63).

Bromcyan-Lösung. Cyanogen Bromide Test Solution – [**Jap. 61**].
5 g Bromcyan werden bei Bedarf in W. zu 50 ml gelöst.

Bromid-Bromat-Lösung, etwa 0,05 m – [**Nord. 63**].
1 Vol.-T. konz. Bromid-Bromat-Lsg. wird mit 1 Vol.-T. 2 m Salzsäure 1 bis 2 Min. vor Anwendung gemischt.

Bromid-Bromat-Lösung, konzentrierte – [**Nord. 63**].
0,56 g Kaliumbromat und 2,5 g Kaliumbromid werden mit W. zu 100 ml gelöst.

Brom-Lösung. Bromwasser – [**DAB 6, Helv. V, ÖAB 9**] (etwa 3,3%ig). Bromine Solution – [**Pl.Ed. I – Suppl.**]. Bromine Water [**Ross. 9**]. Bromine T.S. – [**USP XVII**]. Bromine Solution – [**BP 63**]. Bromine Test Solution – [**Jap. 61**]. Eau de Brome – [**CF 65**].
Die gesättigte Lsg. von Brom in W., die noch ungelöstes Brom enthält. Im Dunkeln aufzubewahren (ÖAB 9).

Brom-Lösung – [**DAB 7 – DDR**].
3,0 ml Brom werden mit 100 ml W. versetzt. Die Mischung wird zur Sättigung der wss. Schicht 5 Min. geschüttelt. Die Mischung ist vor Licht geschützt aufzubewahren. Bei Bedarf wird eine entsprechende Menge der überstehenden, klaren Lsg. entnommen und als Reagens-Lsg. verwendet.

Brom-Lösung* – [**DAB 7 – DDR**].
15,0 g getrocknetes Natriumbromid werden in einem Schliff-Erlenmeyerkolben mit 100,0 ml wasserfreiem M. versetzt. Die Mischung wird unter wiederholtem Schütteln mindestens 2 Std. stehengelassen. Die überstehende, klare Lsg. wird abgegossen und unter Schwenken mit 0,50 ml Brom versetzt. Sehr gut verschlossen und vor Licht geschützt aufzubewahren.

Brom-Lösung I – [**DAB 7 – BRD**].
30,0 g Brom und 30,0 g Kaliumbromid werden zu 100,0 ml gelöst. Vor Licht geschützt aufzubewahren.

Brom-Lösung II – [**DAB 7 – BRD**].
2,0 ml Brom werden mit 100 ml W. bis zur Sättigung geschüttelt. Ein Teil des Broms muß ungelöst bleiben. Vor Licht geschützt aufzubewahren.

Brom-Lösung. Bromwasser, etwa 0,2 m – [**Nord. 63**].
5 g Brom werden mit 100 ml W. innerhalb 1 Std. häufig geschüttelt.

Brom-Lösung. Bromwasser – [**Ned. 6**].
Lsg. von 3 Vol.-% Brom in Natriumbromid-Lsg. (25 = 100).

Bromwasserstoffsäure. Hydrobromic Acid – [**BP 63**].
46,0 bis 48,0% HBr.

Bromwasserstoffsäure. Solution d'acide bromhydrique – [**CF 65**].
Wss. Lsg. von HBr; $d_{20} = 1,077$; Gehalt: 10 g HBr/100 g Lsg.

Cadmiumchlorid-Isopropanol-Lösung – [**Nord. 63**].
13,5 g Cadmiumchlorid werden in 40 ml W. unter Erwärmen gelöst. Nach Filtration und Abkühlen versetzt man mit Isopropanol zu 100 ml. Jeweils frisch zu bereiten.

Cadmiumjodid-Lösung. Cadmium Iodide Solution – [**BP 63**]. Cadmium iodide TS – [**Pl.Ed. I/1**].
5,0% (w/v) wss. Lsg.

Cadmiumjodid-Lösung. Solution d'iodure de cadmium – [**CF 65**].
2 g Cadmiumjodid in 100 g Lsg.

Cadmiumjodid-Lösung. Cadmium Jodide Test Solution (0,2 m) – [**Jap. 61**].
73,2 g CdI_2 werden in W. zu 1000 ml gelöst.

Cadmiumsulfat-Lösung. Solution de sulfate de cadmium – [**CF 65**].
2 g Cadmiumsulfat in 100 g Lsg.

Calciumacetat-Lösung – [**DAB 6 – 3. Nachtr. BRD**].
2,500 g gefälltes Calciumcarbonat werden vorsichtig mit 25 ml verd. Essigsäure und 50 ml W. bis zur Lösung erhitzt. Nach dem Erkalten wird auf 100,0 ml aufgefüllt.

Calciumacetat-Lösung, verdünnt – [**DAB 6 – 3. Nachtr. BRD**].
Calciumacetat-Lsg. 1,00 ml/100,0 ml. 1 ml entspr. 0,1 mg Ca^{++}. Bei Bedarf frisch zu bereiten.

Calciumchlorid-Lösung.

Pharmakopöe	Bezeichnung	Gehalt
DAB 6	Calciumchlorid-Lösung Liquor Calcii chlorati Calciumchlorid-Lösung, verdünnte[a]	25% $CaCl_2$ 5% $CaCl_2$
DAB 7 – DDR	Calciumchlorid-Lösung Calciumchlorid-Lösung	10,0 g/100,0 ml 0,400 g/100,0 ml
DAB 7 – BRD	Calciumchlorid-Lösung I Calciumchlorid-Lösung II Calciumchlorid-Lösung III Calciumchlorid-Lösung IV	7,0 g/100 ml 0,3670 g/100 ml Calciumchlorid-Lsg. II 10,0 ml/100,0 ml[b] Calciumchlorid-Lsg. II 10,0 ml/100 ml A. (96%)[c]
Helv. V	Calciumchlorid (ca. 0,5 n)	5,5 g $CaCl_2 \cdot 6H_2O$/100 ml
ÖAB 9	Calciumchlorid-Lösung 0,25 m Calciumchlorid-Lösung, konzentrierte	5,48 g $CaCl_2 \cdot 6H_2O$/100 ml 80 g $CaCl_2 \cdot 6H_2O$/100 ml
Pl.Ed. I/1	Calcium chloride TS	10,9% (w/v) Lsg. von $CaCl_2 \cdot 6H_2O$
BP 63	Calcium Chloride Solution	10,0% (w/v) Lsg. von $CaCl_2 \cdot 6H_2O$.
USP XVII	Calcium Chloride T.S.	7,5 g $CaCl_2 \cdot 2H_2O$/100 ml
CF 65	Solution de chlorure de calcium	20 g $CaCl_2 \cdot 6H_2O$/100 g
Nord. 63	Calciumchlorid-Lösung (0,25 m)	5,5 g $CaCl_2 \cdot 6H_2O$/100 ml
Ned. 6	Calciumchlorid-Lösung (2 n)	219 g $CaCl_2 \cdot 6H_2O$/1000 ml
Ross. 9	Calcium Chloride Solution	200 g $CaCl_2 \cdot 6H_2O$/1000 ml
Jap. 61	Calcium Chloride Test Solution (1 n)	7,5 g $CaCl_2 \cdot 2H_2O$/100 ml

[a] 1 T. Calciumchlorid-Lsg. ist mit 4 T. W. zu verdünnen.
[b] 1 ml entspr. 0,1 mg Ca^{2+}.
[c] Bei Bedarf frisch zu bereiten.

Calciumhydroxid-Lösung[1] – [**DAB 7 – DDR, ÖAB 9**].
Entspricht Aqua Calcariae.

Calciumhydroxid-Lösung. Calcium Hydroxide TS – [**Pl.Ed. I/1, Jap. 61, CF 65**].
Gesättigte wss. Lsg. (0,04 n). Frisch zu bereiten.

Calciumhydroxid-Lösung. Calcium Hydroxide Solution – [**BP 63, USP XVII, Nord. 63, Ned. 6**].
Etwa 0,15% (w/v) $Ca(OH)_2$ (BP 63).

Calciumhypochlorit-Lösung. Solution d'hypochlorite de calcium – [**CF 65**].
Bei Bedarf übergießt man 10 g techn. Calciumhypochlorit mit 100 g kaltem W. und filtriert.

---

[1] Siehe auch Kalkwasser.

Calciumsulfat-Lösung[1] [**DAB 6**]. Solution saturée de sulfate de calcium [**CF 65**]. Calcium Sulfate T.S. – [**USP XVII**].
    Gesättigte wss. Lsg. von $CaSO_4 \cdot 2\,H_2O$.

Calciumsulfat-Lösung – [**DAB 7 – DDR**].
    10,0 ml Calciumchlorid-Lsg. (10,0 g/100,0 ml) werden mit 5,0 ml 3 n Schwefelsäure und 15,0 ml A. versetzt. Der entstandene Nd. wird auf einem Filter gesammelt und mit der Mischung aus 1 Vol.-T. A. und 9 Vol.-T. W. gewaschen, bis die Waschflüssigkeit neutral reagiert. Anschließend wird der Nd. mit 10 ml W. gewaschen und mit 100,0 ml W. vom Filter gespült. Die Mischung wird unter wiederholtem Schütteln mindestens 24 Std. stehengelassen. Bei Bedarf wird eine entspr. Menge der überstehenden Lsg. filtriert und das Filtrat als Rg.-Lsg. verwendet.

Calciumsulfat-Lösung – [**DAB 7 – BRD**].
    5,0 g Calciumsulfat werden mit 100 ml W. 2 Min. lang geschüttelt und filtriert.

Calciumsulfat-Lösung (gesättigte) – [**ÖAB 9**]. Calcium Sulfate Solution – [**Ross. 9**].
    0,5 g [0,4 g (Ross. 9)] Calciumsulfat werden unter häufigem Umschütteln mit 100 ml W. mindestens 1 Tag stehengelassen. Die Lsg. ist vor Gebrauch zu filtrieren (ÖAB 9).

Carbonat-Sulfit-Lösung – [**DAB 7 – DDR**).
    14,40 g Natriumcarbonat und 2,00 g Natriumsulfit werden in W. zu 100,0 ml gelöst.

Casein-Lösung I – [**DAB 6 – 3. Nachtr. BRD, DAB 7 – BRD**].
    5,0 g Casein werden mit 25,0 ml W. angerieben. Nach dem Umrühren wird dieses Gemisch in dünnem Strahl in eine siedende Mischung von 3,0 ml n Natronlauge und 75 ml W. eingetragen. Nach dem Erkalten wird 1,0 ml Formaldehyd-Lsg. zugesetzt. Bei Bedarf frisch zu bereiten (DAB 7 – BRD).

Casein-Lösung II – [**DAB 7 – BRD**].
    0,200 g Casein werden in 20 ml W. suspendiert und unter Zusatz von 2,00 ml 0,1 n Natronlauge bei 40° unter Umschwenken ohne starkes Schütteln gelöst. Nach Zusatz von 60 ml W. fügt man ohne Umschwenken 2,70 ml n Salzsäure hinzu, bringt das abgeschiedene Casein durch rasches Umschwenken wieder in Lösung, kühlt auf Raumtemperatur ab und verdünnt auf 100,0 ml. Bei Bedarf frisch zu bereiten.

Casein-Lösung III – [**DAB 7 – BRD**].
    25,00 ml Casein-Lsg. II werden mit 0,025 n Salzsäure zu 100,0 ml verdünnt. Bei Bedarf frisch zu bereiten.

Cer(IV)-Ammoniumnitrat-Lösung. Ceric Ammonium Nitrate T.S. – [**USP XVII**].
    6,25 g Cer(IV)-Ammoniumnitrat werden in 10 ml 0,25 n Salpetersäure gelöst. Die Lsg. ist nur 2 Tage haltbar.

Cernitrat-Lösung. Cerous Nitrate Solution – [**BP 63**].
    0,22 g Cernitrat und 2,5 mg Hydroxylaminhydrochlorid werden in W. zu 1000 ml gelöst.

Cernitrat-Lösung. Cerous Nitrate Solution – [**BP 63 – Add.**].
    0,22 g Cernitrat werden in 50 ml W. gelöst, mit 0,1 ml Salpetersäure und 50 mg Hydroxylaminhydrochlorid versetzt, und die Mischung mit W. zu 1000 ml verdünnt.

Chinaldinrot-Lösung. Quinaldine red TS – [**Pl.Ed. I – Suppl.**].
    0,1 %ige (w/v) Lsg. in M.

Chinaldinrot-Lösung. Quinaldine Red T.S. – [**USP XVII**].
    100 mg werden in 100 ml Eisessig gelöst.

Chininhydrochlorid-Lösung – [**DAB 7 – BRD**].
    0,100 g/100 ml.

Chininsulfat-Lösung – [**DAB 7 – BRD**].
    Die Lsg. von 4,0 mg Chininsulfat in 10 ml 3 n Schwefelsäure wird mit W. zu 1000 ml verdünnt.

Chinolin-Lösung. Quinoline Solution – [**BP 63 – Add.**].
    50 ml Chinolin werden gelöst in einer Mischung aus 60 ml Salzsäure und 300 ml W., die vorher auf 70° erhitzt, wieder abgekühlt und filtriert wurde.

---

[1] Siehe auch Gipswasser.

Chloralhydrat-Lösung.

Pharmakopöe	Bezeichnung	Gehalt
DAB 6	Chloralhydrat-Lösung	7 T. + 3 T. W.
DAB 7 – DDR	Chloralhydrat-Lösung	100,0 g/100,0 ml
DAB 7 – BRD	Chloralhydrat-Lösung	100 g/100,0 ml
Helv. V	Chloralhydrat	80 g + 20 g W.
ÖAB 9	Chloralhydrat-Lösung (60%ig)	60 g/100 ml
Pl.Ed. I/1	Chloral Hydrate TS	50 g + 20 ml W.
USP XVII	Chloral Hydrate T.S.	50 g + 15 ml W. + 15 ml Glycerin
BP 63	Chloral Hydrate Solution	50 g + 20 ml W.
Ned. 6	Chloralhydrat-Lösung	70 g/100 ml
CF 65	Solution concentrée d'hydrate de chloral	50 g + 20 ml W.
Nord. 63	Chloralhydrat-Lösung	100 g/40 ml W.

Chloramin-Lösung – [DAB 6].
Bei Bedarf ist 1 T. Chloramin in 19 T. W. zu lösen.

Chloramin-T-Lösung I – [DAB 7 – BRD]. Chloramine Solution – [Ross. 9].
Chloramin-T 5,00 g/100,0 ml. Bei Bedarf frisch zu bereiten.

Chloramin-T-Lösung II – [DAB 7 – BRD]. Chloramine Test Solution – [Jap. 61].
Chloramin-T 1,00 g/100 ml. Bei Bedarf frisch zu bereiten.

Chloramin-Lösung – [Nord. 63].
2,82 g Chloramin/100 ml in W.

1-Chlor-2,4-dinitrobenzol-Lösung – [DAB 7 – BRD].
1,00 g/100 ml (in A. 96%). Bei Bedarf frisch zu bereiten.

Chlorid-Standardlösung – [ÖAB 9].
1,00 ml 0,1 n Salzsäure wird mit W. auf 1000 ml verdünnt. 1 ml enthält 0,0035 mg Cl.

Chlorid-Vergleichslösung (etwa 0,002 n) – [Helv. V].
0,1 g NaCl wird in W. zu 1000 ml gelöst.

Chlorkalk-Lösung – [DAB 6]. Chloride of Lime Solution – [Ross. 9]. Chlorinated Lime Test Solution – [Jap. 61].
Bei Bedarf ist 1 T. Chlorkalk mit 9 T. W. anzureiben und das Gemisch zu filtrieren.

Chlor-Lösung. Chlorine TS – [Pl.Ed. I/1]. Chlorine T.S. – [USP XVII, Jap. 61]. Chlorine Solution – [BP 63]. Chlorine Water – [Ross. 9]. Eau de Chlore – [CF 65].
Gesättigte Lsg. von Chlor in W. Die Lsg. ist frisch zu bereiten (Pl.Ed. I/1).

Chloroform, äthanolfreies – [DAB 7 – DDR]. Chloroform, äthanol- und wasserfreies – [DAB 6 – 3. Nachtr. BRD, DAB 7 – BRD]. Chloroform, Alcohol-free – [BP 63]. Chloroform, Ethanol-free – [Jap. 61].
100 ml Chlf. werden 4mal mit je 50 ml W. ausgeschüttelt, mit 10,0 g wasserfreiem Natriumsulfat versetzt und unter wiederholtem Schütteln mindestens 20 Min. stehengelassen. Die Mischung wird filtriert und das Chlf. destilliert. Die ersten trüb übergehenden Anteile werden verworfen. Frisch zu bereiten (DAB 7 – DDR).

Chloroform, alkohol- und wasserfreies – [ÖAB 9].
Chlf. wird zweimal durch Schütteln mit dem gleichen Vol. W. gewaschen und hierauf mit Kaliumcarbonat getrocknet. Die klare Fl. wird abgegossen. Bei Bedarf frisch zu bereiten.

Chloroform, gewaschenes. Chloroform lavé – [CF 65].
Chlf. wird bei Bedarf mit einer gesättigten Natriumbicarbonat-Lsg. gewaschen und mit wasserfreiem Natriumsulfat getrocknet.

Chloroform, trockenes. Chloroform Anhydrous – [Ross. 9].
Zu 1 l Chlf. gibt man 100 g wasserfreies Calciumchlorid, schüttelt kräftig und läßt 24 Std. stehen. Dann gießt man die klare Fl. in eine trockene Schliffflasche ab.

Chloroform-Ammoniak-Lösung – [**Nord. 63**].
2 Vol.-T. Chlf. und 1 Vol.-T. konz. Ammoniak-Lsg. werden im Scheidetrichter 2 Min. geschüttelt. Die Chlf.-Schicht wird filtriert.

Chloroform-Isopropanol – [**Nord. 63**].
75 ml Chlf. + 25 ml Isopropanol.

Chloroform-Wasser. Chloroform Water – [**BP 63**].
2,5 ml Chlf. werden in 1000 ml gelöst.

Chloroform Zn T – [**BP 63**].
Chlf., frisch über Dithizon destilliert.

Chlorzinkjod-Lösung – [**DAB 6**].
Eine Lsg. von 66 T. Zinkchlorid in 34 T. W. ist mit 6 T. Kaliumjodid und so viel T. Jod zu versetzen, als die Lsg. aufnimmt.

Chlorzinkjod-Lösung – [**DAB 7 – DDR**].
60,0 g Zinkchlorid werden in 30,0 ml W. gelöst. 6,0 g Kaliumjodid und 2,00 g Jod werden in 10,0 ml W. gelöst und mit der Zinkchloridlsg. gemischt. Die Mischung ist vor Licht geschützt aufzubewahren. Bei Bedarf wird eine entsprechende Menge filtriert und mit dem gleichen Vol. W. versetzt. Diese Mischung wird als Reagens-Lsg. verwendet.

Chlorzinkjod-Lösung – [**ÖAB 9**].
60 g Zinkchlorid werden in 30 ml W. gelöst. Hierauf fügt man eine Lsg. von 0,1 g Kaliumjodid und 0,3 g Jod in 15 ml W. zu.

Cholesterin-Lösung – [**DAB 7 – DDR**].
0,50 g Cholesterin werden in A. zu 100,0 ml gelöst.

Chromat-Salpetersäure. Nitro-Chromat-Reagens. Réactif nitro-chromique – [**CF 65**].
0,49 g Kaliumdichromat werden in Salpetersäure zu 100 g gelöst.

Chromotropsäure-Lösung – [**DAB 7 – DDR**].
1,00 g Dinatriumsalz der Chromotropsäure wird in kohlendioxidfreiem W. zu 100,0 ml gelöst. Die Lsg. ist frisch zu bereiten.

Chromotropsäure-Lösung – [**DAB 7 – BRD**].
1,50 g/100 ml.

Chromotropsäure-Lösung. Chromotropic Acid T.S. – [**USP XVII, Jap. 61**]. Solution à 0,05 p. 100 d'acide chromotropique – [**CF 65**].
50 mg Chromotropsäure oder ihr Na-Salz werden in 75%iger Schwefelsäure (75 ml Schwefelsäure werden vorsichtig in 33,3 ml W. gegeben) gelöst (USP XVII).

Chromotropsäure-Lösung. Chromotropic Acid Solution – [**BP 63**].
5 mg chromotropsaures Natrium werden in 10 ml einer Mischung aus 9 ml Schwefelsäure und 4 ml W. gelöst.

Chromotropsäure-Schwefelsäure-Lösung – [**Nord. 63**].
0,050 g chromotropsaures Natrium werden in einer Mischung von 35 ml W. und 65 ml konz. Schwefelsäure gelöst.

Chromsäure-Lösung – [**DAB 6**].
Bei Bedarf sind 3 T. Chromsäure in 97 T. W. zu lösen.

Chromsäure-Lösung. Chromic Acid Solution – [**BP 63**].
84 g Chromtrioxid werden in 700 ml W. gelöst und langsam unter Rühren mit 400 ml Schwefelsäure versetzt.

Chromsäure-Lösung. Chromium Trioxide Test Solution – [**Jap. 61**].
3 g Chromtrioxid werden in W. zu 100 ml gelöst.

Chromschwefelsäure – [**ÖAB 9**].
10 g gepulvertes technisches Kaliumdichromat werden in 20 ml W. suspendiert. In diese Suspension gießt man langsam unter Umrühren 100 ml technische, konz. Schwefelsäure.

Chromschwefelsäure. Chromic- Sulphuric Acid Mixture – [**BP 63**]. Chromic-sulfuric acid TS – [**Pl.Ed. I/1**]. Chromic Acid-Sulfuric Acid Test Solution – [**Jap. 61**].
Gesättigte Lsg. von Chromtrioxid in Schwefelsäure.

Chromschwefelsäure – [**Nord. 63**].
5 g gepulvertes Kaliumdichromat werden in einer Mischung von 10 g W. und 85 g konz. Schwefelsäure gelöst.

Citronensäure-Lösung – [**DAB 6 – 3. Nachtr. BRD, DAB 7 – DDR, DAB 7 – BRD**].
20,0 g/100,0 ml.

Citronensäure-Lösung. Solution d'acide citrique – [**CF 65**].
0,50 g/40 ml.

Citronensäure-Molybdänsäure-Lösung. Citric-molybdic Acid Solution – [**BP 63 – Add.**].
Man mischt 54 g Molybdäntrioxid mit 200 ml W., fügt 11 g Natriumhydroxid hinzu und erhitzt unter Rühren bis fast alles gelöst ist. 60 g Citronensäure werden in 250 ml W. gelöst und 140 ml Salzsäure hinzugefügt. Die erste Lsg. wird unter ständigem Rühren zur zweiten gegeben, abgekühlt, wenn nötig filtriert, mit W. auf 1000 ml verdünnt und tropfenweise so viel von einer 1%igen (w/v) Lsg. von Kaliumbromat hinzugefügt, daß die grüne Farbe verschwindet. Die Lsg. muß gut verschlossen und vor Licht geschützt aufbewahrt werden.

Cyanid-Ammoniak-Lösung – [**Nord. 63**].
0,50 g Kaliumcyanid werden in 10 ml 5 m Ammoniak-Lsg. gelöst und mit W. zu 100 ml verdünnt.

Cyclohexanol-Lösung – [**Nord. 63**].
98 g Cyclohexanol werden bei 25 bis 30° geschmolzen, mit 2,0 g Methanol vermischt und abgekühlt.

Darmsaft, künstlicher. Intestinal Fluid, Simulated, T.S. – [**USP XVII**].
6,8 g Kaliumdihydrogenphosphat wird in 250 ml W. gelöst und mit 190 ml 0,2 n Natronlauge und 400 ml W. versetzt. Dann fügt man 10,0 g Pankreatin zu, mischt, stellt die Lsg. mit 0,2 n Natronlauge auf pH 7,5 ± 0,1 ein und verdünnt mit W. zu 1000 ml.

DDT-Lösung. Solution alcoolique saturée de pp'-DDT – [**CF 65**].
Etwa 20 g DDT werden in 2 l A. (75%) am Rückflußkühler zum Sieden erhitzt. Nach Abkühlen läßt man über Nacht im Kühlschrank stehen und filtriert dann bei 0° durch eine Glasfritte G3. Die Lsg. wird bei Zimmertemperatur aufbewahrt.

Delafields Haematoxylin-Lösung. Delafield's Hematoxylin T.S. – [**USP XVII**].
400 ml gesättigte Alaun-Lsg. (I). – 4 g Haematoxylin werden in 25 ml A. gelöst, mit Lsg. I gemischt und in einer mit einem Wattebausch verschlossenen Flasche 4 Tage an Licht und Luft stehengelassen (II). Dann wird Lsg. II filtriert und zu Lsg. III gegeben, die aus 100 ml Glycerin und 100 ml M. besteht. Die Mischung läßt man warm und am Licht 6 Wochen stehen und bewahrt dann dicht verschlossen auf. Zum Anfärben endokrinen Gewebes wird die Lsg. mit dem gleichen Vol. W. verdünnt.

Denige's Reagens – [**Ross. 9**].
0,5 g Quecksilberoxid werden in einer gekühlten Mischung von 2 ml Schwefelsäure und 10 ml W. gelöst.

Dextrose-Lösung. Dextrose Test Solution – [**Jap. 61**].
50 g/100 ml.

Diaethylamin-Lösung, alkoholische. Solution alcoolique de diéthylamine – [**CF 65**].
2 g/100 g in A.

3,3'-Diaminobenzidintetrahydrochlorid-Lösung – [**DAB 7 – DDR**].
1,25 g/100,0 ml. Die Lsg. ist unmittelbar vor der Verwendung zu bereiten.

Diazobenzolsulfonsäure-Lösung. Diazobenzene-sulfonic Acid TS – [**Pl.Ed. I/1**].
0,9 g Sulfanilsäure und 10 ml Salzsäure werden in W. zu 100 ml gelöst. Zu 3 ml dieser Lsg. gibt man 3 ml einer 5,0%igen (w/v) wss. Lsg. von Natriumnitrit und kühlt die Mischung 5 Min. in Eis. Dann versetzt man erneut mit 12 ml der Natriumnitrit-Lsg. und kühlt wieder. Schließlich verdünnt man mit W. zu 100 ml und läßt im Eisbad stehen. Die Lsg. muß stets frisch bereitet und innerhalb 15 Min. verwendet werden.

Diazobenzolsulfonsäure-Lösung. Diazo-Reagens. Diazo-Reagent – [**Ross. 9**].
5 ml Sulfanilsäure-Lsg. (4,5 g Sulfanilsäure und 45 ml konz. Salzsäure werden in 500 ml W. gelöst) werden in einem 100-ml-Meßkolben in Eis gekühlt und mit 2,5 ml Natriumnitrit-Lsg. versetzt. Man läßt 5 Min. im Eisbad stehen, versetzt mit weiteren 10 ml Natriumnitrit-Lsg., kühlt nochmals 5 Min. und füllt schließlich mit W. bis zur Marke auf.

Diazobenzolsulfonsäure-Lösung. Diazobenzenesulfonic Acid T. S. – [**USP XVII, Jap. 61**].
In einem Becherglas werden 1,57 g Sulfanilsäure, die vorher 3 Std. bei 105° getrocknet worden waren, mit 80 ml W. und 10 ml verd. Salzsäure übergossen und unter Erwärmen gelöst. Man kühlt auf 15° ab, gibt unter ständigem Rühren langsam 6,5 ml Natriumnitrit-Lsg. (1 in 10) zu und verdünnt mit W. zu 100 ml.

2,6-Dibromchinonchlorimid-Lösung. Solution de dibromo-2,6-quinone-chlorimide – [**CF 65**].
0,025 g/100 g in A.

2,6-Dibromchinonchlorimid-Lösung, butanolische. Solution de dibromo-2,6 quinone-chlorimide dans l'alcool butylique – [**CF 65**].
0,0125 g/200 ml Butanol.

2,6-Dichlorchinonchlorimid-Lösung – [**DAB 7 – BRD**].
40 mg/100 ml in Isopropanol. Bei Bedarf frisch zu bereiten.

2,6-Dichlorchinonchlorimid-Lösung, butanolische. Solution de dichlorquinone-chlorimide dans l'alcool butylique – [**CF 65**].
0,0125 g/200 ml Butanol.

2,6-Dichlorchinonchlorimid-Lösung. 2,6-Dichlorquinone-chlorimide Solution – [**Ross. 9**].
0,02 g aus Aceton umkristalisiertes 2,6-Dichlorchinonchlorimid werden in 50 ml frisch destilliertem Butyl- oder Isopropylalkohol gelöst. In brauner Flasche aufzubewahren. Sobald Rosafärbung auftritt, ist die Lsg. unbrauchbar.

Dichlorchinonchlorimin-Lösung – [**DAB 7 – DDR**].
0,250 g aus Aceton umkristallisiertes 2,6-Dichlorchinon-4-chlorimin werden in A. zu 100,0 ml gelöst. Bei Bedarf frisch zu bereiten.

2,6-Dichlorphenolindophenol-Lösung. 2,6-Dichlorphenol-indophenol Solution – [**BP 63**].
0,1 g 2,6-Dichlorphenolindophenolnatrium wird mit 100 ml W. erwärmt und die Lsg. filtriert. Höchstens 3 Tage haltbar.

2,6-Dichlorphenolindophenolnatrium-Lösung – [**DAB 6 – 3. Nachtr. BRD, DAB 7 – BRD**].
50 mg/100 ml. Bei Bedarf frisch zu bereiten.

2,6-Dichlorphenolindophenol-Lösung. Solution de dichloro-2,6 phenol-indophénol – [**CF 65**].
0,50 g 2,6-Dichlorphenolindophenolnatrium werden mit 200 ml W. auf 90° erhitzt. Nach dem Abkühlen verdünnt man auf 1000 ml und filtriert.

2,6-Dichlorphenolindophenol-Lösung. 2,6-Dichlorophenol-Indophenol Solution – [**Ross. 9**].
0,0150 g des Farbstoffes, genau gewogen, werden in einem kleinen Becherglas mit kleinen Anteilen heißem W. übergossen und die Lsg. jeweils durch dasselbe Filter in einen 100-ml-Meßkolben filtriert. Nachdem alles gelöst ist, wird das Filter bis zur Farblosigkeit des Filtrates gewaschen. Die Lsg. wird abgekühlt und mit W. zu 100 ml ergänzt. 5 Tage haltbar. Vor Licht geschützt aufzubewahren.

Dichlorphenolindophenol-Standardlösung. Standard Dichlorphenol-Indophenol Solution – [**USP XVII**].
Zu 50 mg 2,6-Dichlorphenolindophenolnatrium, das über Natronkalk aufbewahrt war, gibt man 50 ml W., das 42 mg Natriumbicarbonat enthält, schüttelt bis zur vollständigen Lösung und füllt mit W. zu 200 ml auf. Man filtriert in eine braune Schliffflasche und bestimmt den Faktor der Lsg. durch Titration einer genau bekannten Menge an Ascorbinsäure (∼ 2 mg). Den Wirkungswert der Lsg. gibt man in mg-Äquivalenten Ascorbinsäure an.

Digitonin-Lösung – [**DAB 7 – DDR, ÖAB 9**].
1,00 g Digitonin wird unter Erwärmen auf dem Wasserbad in A. zu 100,0 ml gelöst. Die Lsg. ist gegebenenfalls zu filtrieren (DAB 7 – BRD). Bei Bedarf frisch zu bereiten (ÖAB 9).

4-Dimethylaminoazobenzol-Lösung – [**DAB 6 – 3. Nachtr. BRD**].
0,010 g/10,0 ml in Bzl.

Dimethylaminoazobenzol-Lösung – [**DAB 7 – DDR**].
0,100 g 4-Dimethylaminoazobenzol wird in abs. A. zu 100,0 ml gelöst.

Dimethylaminoazobenzol-Lösung. Dimethylgelb-Lösung – [**Ned. 6**].
1 g/500 ml in A.

4-Dimethylaminobenzaldehyd-Lösung – [**DAB 6 – 3. Nachtr. BRD**].
0,20 g werden in einer Mischung von 7,50 ml Salzsäure und 2,50 ml W. gelöst. Bei Bedarf frisch zu bereiten.

Dimethylaminobenzaldehyd-Lösung – [**DAB 7 – DDR**].
2,00 g/100,0 ml in M.

Dimethylaminobenzaldehyd-Lösung* – [**DAB 7 – DDR**].
2,00 g/100,0 ml in 3 n Salzsäure.

4-Dimethylaminobenzaldehyd-Lösung I – [**DAB 7 – BRD**].
2,00 g 4-Dimethylaminobenzaldehyd werden in einer Mischung von 90,0 ml 6 n Salzsäure und 10,0 ml W. gelöst. Bei Bedarf frisch zu bereiten.

4-Dimethylaminobenzaldehyd-Lösung II – [**DAB 7 – BRD**].
50 mg/100 ml in CCl_4. Bei Bedarf frisch zu bereiten.

Dimethylaminobenzaldehyd-Salzsäure-Lösung – [**Helv. V – Suppl. III**].
0,4 g Dimethylaminobenzaldehyd werden in 20 ml abs. A. gelöst und mit 2 ml konz. Salzsäure versetzt. Die Lsg. darf nicht stärker gelb gefärbt sein als eine 0,002 n Kaliumdichromat-Lsg.; gegebenenfalls ist sie durch Schütteln mit etwas Tierkohle zu entfärben. Bei Bedarf frisch zu bereiten.

p-Dimethylaminobenzaldehyd-Lösung, essigsaure – [**ÖAB 9**].
0,25 g p-Dimethylaminobenzaldehyd werden in 50 ml konz. Essigsäure gelöst. Man fügt 3 ml konz. Phosphorsäure hinzu und verdünnt mit W. auf 100 ml.

p-Dimethylaminobenzaldehyd-Lösung, schwefelsaure – [**ÖAB 9, Helv. V**].
0,20 g p-Dimethylaminobenzaldehyd werden in einer abgekühlten Mischung von 35 ml W. und 65 ml konz. Schwefelsäure gelöst. Die Lsg. wird mit 0,15 ml Eisen(III)-chlorid-Lsg. versetzt und vor Gebrauch 12 Std. lang stehengelassen. Höchstens 1 Monat vor Licht geschützt und kühl aufzubewahren (ÖAB 9).

Dimethylaminobenzaldehyd-Lösung. Dimethylaminobenzaldehyde TS – [**Pl.Ed. I/1**]. p-Dimethylaminobenzaldehyde T.S. – [**USP XVII, Jap. 61**]. Réactif au diméthylaminobenzaldéhyde ferrique – [**CF 65**]. Dimethylaminobenzaldehyde Solution – [**BP 63**], **Ross. 9, Ned. 6**]. (ALLPORT's Reagens).
0,125 g Dimethylaminobenzaldehyd werden in einer gekühlten Mischung von 65 ml Schwefelsäure und 35 ml W. gelöst und mit 0,1 ml Eisen(III)-chlorid-Lsg. (0,05 ml USP XVII, Jap. 61) versetzt. Die Lsg. soll frühestens 24 Std. und längstens 7 Tage nach Herstellung benutzt werden (BP 63).

Dimethylaminobenzaldehyd-Lösung. Réactif au diméthyl-aminobenzaldéhyde – [**CF 65**].
0,20 g Dimethylaminobenzaldehyd werden in 20 ml abs. A. gelöst und mit 0,5 ml konz. Salzsäure versetzt. Man entfärbt mit Aktivkohle und filtriert. Die Farbe der Lsg. darf nicht stärker sein als die einer 0,002 n Jod-Lsg.

Dimethylglyoxim-Lösung – [**DAB 7 – DDR, ÖAB 9, Helv. V, Ross. 9**].
1,00 g/100,0 ml in A.

Dinatriumhydrogenphosphat-Lösung – [**DAB 7 – DDR**].
2,50 g $Na_2HPO_4 \cdot 2H_2O$/100,0 ml.

Dinatriummonomolybdat-Lösung – [**DAB 7 – DDR**].
7,50 g $Na_2MoO_4 \cdot 2H_2O$/100,0 ml.

Dinatriumpentacyanonitrosylferrat-Lösung[1] – [**DAB 7 – DDR**].
1,00 g/100,0 ml.

Dinitrobenzoesäure-Lösung – [**DAB 7 – DDR**].
1,00 g 3,5-Dinitrobenzoesäure wird in A. zu 100,0 ml gelöst. Die Lsg. ist jeweils frisch zu bereiten.

Dinitrobenzoesäure-Lösung – [**Ned. 6**].
2 g/100 ml in A.

1,3-Dinitrobenzol-Lösung – [**DAB 6 – 3. Nachtr. BRD**]. Dinitrobenzol-Lösung – [**DAB 7 – DDR, DAB 7 – BRD**]. Dinitrobenzene – [**Pl.Ed. I/2**].
1,00 g 1,3-Dinitrobenzol wird in A. zu 100,0 ml gelöst. Bei Bedarf frisch zu bereiten.

Dinitrobenzol-Lösung, alkalische. Dinitrobenzene Test Solution, Alkaline – [**Jap. 61**].
1 ml Tetramethylammoniumhydroxid wird mit 140 ml abs. A. gemischt. Man titriert einen aliquoten Teil mit 0,01 n Salzsäure und stellt die Hauptmenge mit abs. A. auf 0,008 n ein. Vor Gebrauch mischt man 40 ml dieser Lsg. mit 60 ml benzolischer m-Dinitrobenzol-Lsg. (1 in 20).

2,4-Dinitro-1-chlorbenzol-Lösung – [**DAB 6 – 3. Nachtr. BRD**]. Dinitrochlorbenzol-Lösung – [**DAB 7 – DDR**].
0,100 g 2,4-Dinitrochlorbenzol wird in A. zu 100,0 ml gelöst. Bei Bedarf frisch zu bereiten.

Dinitrophenylhydrazin-Lösung – [**DAB 6 – 3. Nachtr. BRD, DAB 7 – DDR**].
3,00 g 2,4-Dinitrophenylhydrazin werden in der erkalteten Mischung aus 20,0 ml W. und 20,0 ml konz. Schwefelsäure gelöst. Die Lsg. wird mit W. zu 100,0 ml aufgefüllt und filtriert. Bei Bedarf frisch zu bereiten (DAB 7 – BRD).

2,4-Dinitrophenylhydrazin-Lösung – [**DAB 7 – BRD**].
1,00 g 2,4-Dinitrophenylhydrazin und 3,30 ml konz. Salzsäure werden mit Methanol unter schwachem Erwärmen zu 100 ml gelöst. Die abgekühlte Lsg. wird gegebenenfalls filtriert. Bei Bedarf frisch zu bereiten.

---
[1] Siehe auch Nitroprussidnatrium-Lösung.

Dinitrophenylhydrazin-Lösung – [ÖAB 9, Pl.Ed. I/1, Jap. 61, BP 63, Ned. 6].
1,5 g 2,4-Dinitrophenylhydrazin werden in einer Mischung von 10 ml W. und 10 ml konz. Schwefelsäure gelöst. Die Lsg. wird portionsweise mit W. auf 100 ml verdünnt und sofort durch einen Filtertiegel filtriert. Bei Bedarf frisch zu bereiten (ÖAB 9).

Dinitrophenylhydrazin-Lösung. Réactif à la dinitro-2,4 phénylhydrazine [CF 65].
In einem 100-ml-Meßkolben löst man 1,25 g 2,4-Dinitrophenylhydrazin in einer Mischung von 10 ml W. und 10 ml konz. Schwefelsäure, füllt langsam mit W. auf 100 ml auf und filtriert. Bei Bedarf frisch zu bereiten.

Dinitrophenylhydrazin-Lösung in Salzsäure. 2,4-Dinitrophenylhydrazine Solution on Hydrochloric Acid – [Ross. 9].
Zu 0,1 g 2,4-Dinitrophenylhydrazin gibt man 4 ml konz. Salzsäure[1] und 20 ml heißes W. Bei Bedarf frisch zu bereiten.

Dinitrophenylhydrazin-Lösung (ca. 0,02 m) – [Nord. 63].
0,8 g gepulvertes 2,4-Dinitrophenylhydrazin wird 1 Tag lang mit 100 ml 2 m Salzsäure häufig geschüttelt. Unmittelbar vor Anw. filtrieren. Begrenzt haltbar. Vor Licht geschützt aufzubewahren.

Dinitrophenylhydrazin-Lösung, äthanolische (ca. 0,025 m) – [Nord. 63].
0,50 g Dinitrophenylhydrazin werden mit 5 ml konz. Salzsäure verrieben und durch Erwärmen in 100 ml A. gelöst. Nach dem Erkalten filtrieren. Vor Licht geschützt aufzubewahren.

Diphenylamin-Lösung. Diphenylamine Solution – [Ross. 9].
0,5 g Diphenylamin werden in einer Mischung von 100 ml konz. Schwefelsäure und 20 ml W. gelöst.

Diphenylamin-Lösung. Réactif à la diphénylamine – [CF 65].
1 g Diphenylamin wird in 100 ml Eisessig gelöst und mit 2,75 ml konz. Schwefelsäure versetzt. Bei Bedarf frisch zu bereiten.

Diphenylamin-Schwefelsäure – [DAB 6].
Bei Bedarf ist 1 T. Diphenylamin in 200 T. Schwefelsäure und 40 T. W. zu lösen. Die Lsg. muß farblos sein.

Diphenylamin-Lösung – [DAB 7 – DDR].
2,00 g/100,0 ml in A.

Diphenylamin-Schwefelsäure-Lösung – [DAB 7 – DDR].
0,80 g Diphenylamin werden in einer Mischung aus 1 Vol.-T. W. und 5 Vol.-T. konz. Schwefelsäure zu 100,0 ml gelöst. Bei Bedarf frisch zu bereiten.

Diphenylamin-Schwefelsäure – [DAB 7 – BRD]. Diphenylamine T.S. – [USP XVII, Jap. 61].
1,00 g Diphenylamin in 100 ml konz. Schwefelsäure. Die Lsg. muß farblos sein (USP XVII).

Diphenylamin – [Helv. V].
0,5 g Diphenylamin werden in einem Gemisch von 20 g W. und 100 g konz. Schwefelsäure gelöst.

Diphenylamin-Schwefelsäure – [ÖAB 9].
0,50 g Diphenylamin werden in einer abgekühlten Mischung von 10 ml W. und 50 ml konz. Schwefelsäure gelöst. Vor Licht geschützt aufzubewahren.

Diphenylamin-Schwefelsäure – [Nord. 63].
Diphenylamin-Lösung. Diphenylamine TS – [Pl.Ed. I/1]. 0,5 g Diphenylamin werden in einer gekühlten Mischung von 90 g Schwefelsäure und 10 g W. gelöst.

Diphenylamin-Lösung – [Ned. 6].
1 g/1000 g in konz. Schwefelsäure.

Diphenylcarbazid-Lösung – [DAB 7 – DDR, Helv. V – Suppl. III, BP 63, Nord. 63].
0,200 g Diphenylcarbazid werden in 10,0 ml Essigsäure gelöst. Die Lsg. wird mit W. zu 100,0 ml aufgefüllt. Bei Bedarf frisch zu bereiten.

Diphenylcarbazid-Lösung* – [DAB 7 – DDR].
1,00 g/100,0 ml in A. Bei Bedarf frisch zu bereiten.

Diphenylcarbazon-Lösung. Diphenylcarbazone T.S. – [USP XVII].
1 g/100 ml in A.

---

[1] In der engl. Ausgabe von Ross. 9 steht hier „concentrated sulfuric acid".

Diphenylhydrazin-Lösung – [**Helv. V** – **Suppl. III**].
0,2 g N,N-Diphenylhydrazinhydrochlorid werden in 20 ml A. gelöst. Dann fügt man 0,2 ml 0,1 n Salzsäure und 1 ml 2%ige stabilisierte Wasserstoffperoxid-Lsg. zu und stellt 30 Min. in ein Wasserbad von 50°. Unmittelbar vor Gebrauch frisch zu bereiten.

Diphenylthiocarbazon-Lösung[1] – [**DAB 7** – **DDR**].
0,0250 g 1,5-Diphenylthiocarbazon werden in CCl_4 zu 100,0 ml gelöst. – Vor Licht geschützt aufzubewahren. – Bei Bedarf wird 1 Vol.-T. der Lsg. mit 19 Vol.-T. CCl_4 vermischt und die Mischung als Rg.-Lsg. verwendet.

Diphenylthiocarbazon-Lösung ZnT. Diphenylthiocarbazone Solution ZnT – [**BP 63**].
0,05% (w/v) in Chlf. ZnT. Bei Bedarf frisch zu bereiten.

Diphenylthiocarbazon-Lösung, acetonige. Solution acétonique de diphényl-thiocarbazone – [**CF 65**].
25 mg/100 ml Aceton.

Diphenylthiocarbazon-Lösung in CCl_4. Solution de diphényl-thiocarbazone dans le tétrachlorure de carbone – [**CF 65**].
6 mg Diphenylthiocarbazon werden in 100 ml CCl_4 gelöst. In einem Scheidetrichter wird die Lsg. fünfmal mit insgesamt 200 ml einer Mischung aus 100 ml W. und 10 ml verd. Ammoniak-Lsg. ausgeschüttelt. Man trennt die Schichten und verwirft die mehr oder weniger gefärbte CCl_4-Schicht. Die ammoniakalischen Lsg. werden in einem Scheidetrichter vereinigt, mit 100 ml CCl_4 versetzt und mit konz. Salzsäure genau neutralisiert. Die nun grün gefärbte CCl_4-Schicht wird mehrmals mit W. gewaschen und abgelassen. Man bewahrt die Lsg. unter einer Schicht von gesättigter Natriumthiosulfat-Lsg. auf.

Dipikrylaminnatrium-Lösung (ca. 0,002 m) – [**Nord. 63**].
0,10 g Dipikrylamin wird in 10 ml 0,1 n Natronlauge gelöst und mit W. zu 100 ml verdünnt. Bei Bedarf frisch zu bereiten.

Dipikrylamin-Lösung (ca. 0,0002 m) – [**Nord. 63**].
0,010 g/100 ml in Methylenchlorid.

2,2′-Dipyridyl-Lösung – [**DAB 6 – 3. Nachtr. BRD**].
0,050 g/10,0 ml in A. (96%). Vor Licht geschützt aufzubewahren. Eine verfärbte Lsg. ist zu verwerfen.

Dithiol[2]**-Lösung.** Réactif au dithiol – [**CF 65**].
0,5 g/100 ml abs. A. Bei Bedarf frisch zu bereiten.

Dithizon-Lösung[3] **I** – [**DAB 6 – 3. Nachtr. BRD, DAB 7 – BRD**].
6,0 mg/100 ml in CCl_4. Bei Bedarf frisch zu bereiten (DAB 7 – BRD).

Dithizon-Lösung II – [**DAB 7 – BRD**].
2,5 mg/100 ml in M. Bei Bedarf frisch zu bereiten.

Dithizon-Lösung. Dithizone T.S. – [**USP XVII**].
25,6 mg/100 ml A. Kühl aufbewahren; innerhalb von 2 Monaten zu gebrauchen.

Dithizon-Lösung (ca. 0,0004 m) – [**Nord. 63**].
0,010 g/100 ml in Chlf. Unter einer Schicht von 10 ml W. mit einigen Tr. Hydroxylamin-Lsg. vor Licht geschützt begrenzt haltbar.

Dithizon-Lösung zur Ausschüttelung. Dithizone Solution, for Extraction – [**Jap. 61**].
0,03 g Dithizon werden in 1000 ml Chlf. gelöst und mit 5 ml A. versetzt. Kühl aufbewahren. Vor Gebrauch wird die nötige Menge mit etwa ihrem halben Vol. verd. Salpetersäure (1 in 100) ausgeschüttelt. Die wss. Phase wird verworfen.

Dithizon-Lösung zur Farbentwicklung. Dithizone Solution, for Color Developement – [**Jap. 61**].
0,01 g Dithizon wird in 1000 ml Chlf. gelöst. In bleifreien Schliffgefäßen, vor Licht geschützt und kühl aufzubewahren.

Dragendorffs Reagens. Dragendorffs Reagent. – [**Ross. 9**]. Dragendorffs Test Solution – [**Jap. 61**].
Lösung I: 0,85 g basisches Wismutnitrat werden in 40 ml W. und 10 ml Eisessig gelöst. – Lösung II: 8 g Kaliumjodid werden in 20 ml W. gelöst. – Man mischt gleiche Vol. I und II. Zu 10 ml der Mischung gibt man 100 ml W. und 20 ml Essigsäure.

---

[1] Siehe auch Dithizon-Lösung.
[2] Dithiol = 1,2-Dimercapto-4-methyl-benzol.
[3] Siehe auch Diphenylthiocarbazon-Lösung.

Eisen(II)-ammoniumsulfat-Lösung – [**DAB 6 – 3. Nachtr. BRD**].
0,702 g Eisen(II)-ammoniumsulfat und 1,0 ml Salzsäure werden mit W. zu 100,0 ml gelöst.

Eisen(II)-ammoniumsulfat-Lösung, verdünnt – [**DAB 6 – 3. Nachtr. BRD**].
Eisen(II)-ammoniumsulfat-Lsg. 1,00 ml/100,0 ml. 1 ml entspr. 0,01 mg Fe^{++}. Bei Bedarf frisch zu bereiten.

Eisenammoniumalaun-Lösung. Eisenammoniumalaun – [**Helv. V**].
30 g Eisenammoniumalaun [$FeNH_4(SO_4)_2 \cdot 12 H_2O$] werden in 100 ml W. gelöst. Der Lsg. wird so viel verd. Salpetersäure zugesetzt, bis die braune Farbe in Grünlichgelb übergegangen ist. Vor Licht geschützt aufzubewahren.

Eisen(III)-ammoniumsulfat-Lösung – [**DAB 7 – DDR**].
10,0 g $Fe(NH_4)(SO_4)_2 \cdot 12 H_2O$/100,0 ml.

Eisen(III)-ammoniumsulfat-Reagenslösung – [**DAB 7 – DDR**]. Eisen(III)-ammoniumsulfat-Schwefelsäure – [**ÖAB**].
10,0 g Eisen(III)-ammoniumsulfat werden in 50 ml W. gelöst. Die Lsg. wird nach Zusatz von 14,0 ml konz. Schwefelsäure mit W. zu 100,0 ml aufgefüllt. Vor Gebrauch ist die Lsg. tropfenweise mit Kaliumpermanganat-Lsg. bis zur Rosafärbung zu versetzen.

Eisen(III)-ammoniumsulfat-Lösung. Ferric ammonium sulfate TS – [**Pl.Ed. I/1**]. Ferric Ammonium Sulfate T.S. – [**USP XVII, Jap. 61**].
8,0 g/100 ml (~ 0,5 n).

Eisen(III)-ammoniumsulfat-Lösung, saure. Ferric ammonium sulfate, acid TS – [**Pl.Ed. I/1**]. Ferric Ammonium Sulphate Solution, Acid – [**BP 63**]. Ferriammonium Alum Solution, Acid, 0,2 per cent – [**Ross. 9**].
0,2 g Eisen(III)-ammoniumsulfat werden in 50 ml W. gelöst, die Lsg. mit 6 ml Salpetersäure versetzt und mit W. zu 100 ml verdünnt (0,0125 n) (Pl.Ed. I/1).

Eisen(III)-ammoniumsulfat-Lösung. Ferriammonium Alum Solution, 1 per cent – [**Ross. 9**].
1 g/100 ml. Bei Bedarf frisch zu bereiten.

Eisen(III)-ammoniumsulfat-Lösung. Solution de sulfate ferrique et d'ammonium – [**CF 65**].
10 g/100 ml.

Eisen(III)-ammoniumsulfat-Lösung – [**Nord. 63**].
12,1 g Eisen(III)-ammoniumsulfat werden in 20 ml 2 m Salpetersäure gelöst und mit W. zu 100 ml verdünnt.

Eisen(III)-ammoniumsulfat-Lösung – [**Ned. 6**].
161 g/1000 ml (1 n).

Eisen(III)-ammoniumsulfat-Lösung, verdünnte. Ferric Ammonium Sulfate Test Solution, Diluted – [**Jap. 61**].
2 ml Eisen(III)-ammoniumsulfat-Lsg. werden mit 1 ml 1 n Salzsäure versetzt und mit W. zu 100 ml verdünnt.

Eisen(III)-chlorid[1]-Lösung.

Pharmakopöe	Bezeichnung	Gehalt
DAB 6	Eisenchlorid-Lösung	a
DAB 6 – 3. Nachtr. BRD	Eisen(II)-chlorid-Lösung, verdünnt	1,00 ml Eisenchlorid-Lsg. DAB 6/20,0 ml
DAB 7 – DDR	Eisen(III)-chlorid-Lösung	25,0 g/100,0 ml
	Eisen(III)-chlorid-Lösung	10,0 g/100,0 ml
	Eisen(III)-chlorid-Lösung	5,0 g/100,0 ml
	Eisen(III)-chlorid-Lösung	0,50 g/100,0 ml [b]
	Eisen(III)-chlorid-Reagenslösung	0,200 g/100,0 ml in abs. A.[b]
DAB 7 – BRD	Eisen(III)-chlorid-Lösung I	16,70 g/100,0 ml
	Eisen(III)-chlorid-Lösung II	6,70 g/100 ml
	Eisen(III)-chlorid-Lösung III	4,51 g + 3,20 ml 6 n HCl + W. zu 100,0 ml
	Eisen(III)-chlorid-Lösung IV	Eisen(III)-chlorid-Lsg. I 15,0 ml/100 ml
	Eisen(III)-chlorid-Lösung V	0,250 g/100 ml in A. (90%)

[1] Eisen(III)-chlorid = $FeCl_3 \cdot 6 H_2O$.

Eisen(III)-chlorid-Lösung.

Pharmakopöe	Bezeichnung	Gehalt
Helv. V	Ferrichlorid-Lösung	9,0 g/100 ml
ÖAB 9	Eisen(III)-chlorid-Lösung (0,33 m)	9,01 g/100 ml
Pl.Ed.I/1	Ferric chloride TS	4,5 g/100 ml (0,5 n)
BP 63	Ferric Chloride Solution Ferric Chloride Test-solution	14,25 bis 15,85% (w/v) 5,0 g/100 ml
USP XVII	Ferric Chloride T.S.	9 g/100 ml
Ross. 9	Ferric Chloride Solution Ferric Chloride, Alcoholic Solution of	30 g/1000 ml 1 g/100 ml A. (95%)
CF 65	Solution de chlorure ferrique Solution de chlorure ferrique à 2,6 p. 100 Solution de chlorure ferrique à 4,5 p. 100 (0,5 n) Solution de chlorure ferrique à 5,2 p. 100 Solution de chlorure ferrique à 15 p. 100	26 g/100 g 2,6 g/100 g 4,5 g/100 ml [c] 5,20 g/100 g 15 g/100 g
Nord. 63	Eisen(III)-chlorid-Lösung (0,1 m)	2,70 g + 1 ml 2 m HCl + W. zu 100 ml
Ned. 6	Eisen(III)-chlorid-Lösung	90 g/1000 ml
Jap. 61	Ferric Chloride Test Solution (1 n) Ferric Chloride Test Solution, Diluted	9 g/100 ml 2 ml Eisen(III)-chlorid-Lsg. + W. zu 100 ml [c]

[a] Liquor ferri sesquichlorati ist bei Bedarf nach Vorschrift zu verdünnen.
[b] Bei Bedarf frisch zu bereiten.
[c] 110 ml Eisen(III)-chlorid-Lsg. werden mit einer Mischung von 25 ml Salzsäure und 975 ml zu 1000 ml verdünnt und jodometrisch eingestellt. 1 ml entspr. 0,045 g $FeCl_3 \cdot 6 H_2O$.

Eisen(III)-chlorid-Lösung, aethanolisch – [**DAB 6 – 3. Nachtr. BRD**]. Eisenchlorid-Lsg. 0,10 ml/20,0 ml in A. (90%).

Eisen(III)-chlorid-Lösung, saure. Ferric Chloride Test Solution, Acide – [**USP XVII, Jap. 61**].
60 ml Eisessig werden mit 5 ml Schwefelsäure und mit 1 ml Eisen(III)-chlorid-Lsg. gemischt.

Eisen(III)-chlorid-Schwefelsäure-Reagenslösung – [**DAB 7 – DDR**].
2,70 g Eisen(III)-chlorid werden in 7,0 ml konz. Salzsäure gelöst. Die Lsg. wird mit der Mischung gleicher Vol. W. und konz. Schwefelsäure zu 100,0 ml aufgefüllt.

Eisen(III)-chlorid-Lösung, Farbstammlösung – [**DAB 6 – 3. Nachtr. BRD**].
93,00 g Eisenchlorid-Lsg. werden mit 25,0 ml Salzsäure versetzt und mit W. zu 1000 ml aufgefüllt.

Eisen-Farblösung (Eisen-FL) – [**DAB 7 – DDR**].
50,00 g Eisen(III)-chlorid werden in 0,5 n Salzsäure zu 1000,0 ml gelöst.

Eisen-Farbvergleichslösung. Eisenfarbstandard – [**ÖAB 9**].
50,0 g Eisen(III)-chlorid werden in 1%iger Salzsäure zu 1000 ml gelöst.

Eisen-Farbvergleichslösung. Ferric Chloride Solution CT – [**BP 63**].
Eisen(III)-chlorid-Lsg. wird mit einer Mischung von 1 Vol. Salzsäure und 39 Vol. W. so verdünnt, daß die Lsg. 2,70% (w/v) $FeCl_3$ enthält.

Eisen(III)-nitrat-Lösung. Ferric Nitrate Solution – [**Ross. 9**].
5 g $Fe(NO_3)_3 \cdot 9 H_2O$/100 ml.

Eisen-Phenol-Lösung. Eisen-Kober-Reagens. Iron-Phenol TS – [**Pl.Ed. I/2, Jap. 61**]. Iron-phenol Solution – [**BP 63**]. Eisen-Phenol-Schwefelsäure – [**Nord. 63**].
Man löst 1,054 g Eisenammoniumsulfat in 20 ml W. und gibt 1 ml Schwefelsäure und 1 ml Wasserstoffperoxid-Lsg. (30%) zu. Das Gemisch wird erhitzt, bis die Gasentwicklung nachläßt, und dann auf 50 ml verdünnt. 3 Vol.-T. dieser Lsg. werden unter Kühlung mit

Schwefelsäure zu 100 Vol.-T. aufgefüllt. – Man destilliert Phenol und verwirft die ersten 10% und die letzten 5% des Ansatzes. Das Destillat wird unter Feuchtigkeitsausschluß in einer trockenen, tarierten Schliffflasche aufgefangen, die etwa den doppelten Rauminhalt des Phenols hat. Die verschlossene Flasche bringt man in ein Eisbad, bis alles Phenol erstarrt ist, trocknet ab und wiegt. Zu dem Phenol gibt man das 1,13fache seines Gewichtes an Eisen-Schwefelsäure-Lsg., verschließt und läßt kühl und unter wiederholtem Schütteln stehen, bis das Phenol sich verflüssigt hat. Dann schüttelt man kräftig durch und läßt 16 bis 24 Std. im Dunkeln stehen. Zu der Mischung gibt man 23,5% ihres Gewichtes einer Lsg. von 100 Vol. Schwefelsäure in 110 Vol. W., mischt sorgfältig, verteilt auf trockene Schliffflaschen und bewahrt diese im Dunkeln vor Feuchtigkeit geschützt auf. – Die Rg.-Lsg. ist 3 Monate haltbar (Pl.Ed. I/2).

Eisen-Phosphorsäure-Reagenslösung – [DAB 7 – DDR].
1,00 g Eisen(III)-chlorid wird in einem 100-ml-Weithalskolben in 5,0 ml W. gelöst. Nach Zusatz von 25,0 ml konz. Phosphorsäure wird die Mischung im Sieden gehalten, bis sich die anfangs gelbe, dann entfärbte Lsg. schwach violett färbt. Die erkaltete Lsg. wird mit 2,50 ml W. versetzt und als Reagenslsg. verwendet.

Eisen-Phosphorsäure – [ÖAB 9].
4 g Eisen(III)-chlorid werden in einem 250-ml-Weithalskolben in 10 ml W. gelöst. Nach Zusatz von 100 ml konz. Phosphorsäure erhitzt man die Mischung zum Sieden, bis der Chlorwasserstoff und das Wasser entfernt sind, wobei die anfangs gelbe Lsg. farblos und dann violettstichig wird. Nach dem Erkalten fügt man 5 ml W. zu.

Eisen-Standardlösung – [ÖAB 9].
0,0863 g Eisen(III)-ammoniumsulfat werden unter Zusatz von 2 ml Schwefelsäure in W. zu 1000 ml gelöst. – 1 ml enthält 0,01 mg Fe.

Eisen(II)-sulfat-Citrat-Lösung. Ferrous Sulphate-citrate Solution – [BP 63].
1 g Natriummetabisulfit wird in 200 ml W. gelöst. Die Lsg. versetzt man mit 1 ml 1 n Salzsäure, 1,5 g Eisen(II)-sulfat und 10 g Natriumcitrat. Bei Bedarf frisch zu bereiten.

Eisen(II)-sulfat-Lösung. Ferrosulfat-Lösung – [DAB 6].
Bei Bedarf ist 1 T. Eisen(II)-sulfat in einer Mischung von 1 T. W. und 1 T. verd. Schwefelsäure zu lösen.

Eisen(II)-sulfat-Lösung – [DAB 7 – DDR].
5,0 g/100,0 ml. Bei Bedarf frisch zu bereiten.

Eisen(II)-sulfat-Lösung – [DAB 7 – BRD].
50,0 g Eisen(II)-sulfat werden in einer Mischung von 50,0 ml W. und 50,0 ml 3 n Schwefelsäure bei Bedarf frisch gelöst.

Eisen(II)-sulfat-Lösung. Ferrosulfat (ca. 2 n) – [Helv. V].
27,8 g Eisen(II)-sulfat werden in 50 ml W. gelöst und mit verd. Schwefelsäure auf 100 ml verdünnt.

Eisen(II)-sulfat-Lösung. Ferrous sulfate TS – [Pl.Ed. I/1].
2,8%ige (w/v) Lsg. von Eisen(II)-sulfat in frisch ausgekochtem und wieder abgekühltem W. ($\sim$ 0,2 n). Bei Bedarf frisch zu bereiten.

Eisen(II)-sulfat-Lösung. Ferrous Sulphate Solution – [BP 63].
2,0%ige (w/v) Lsg. von Eisen(II)-sulfat in frisch ausgekochtem und wieder abgekühltem W. Bei Bedarf frisch zu bereiten.

Eisen(II)-sulfat-Lösung. Ferrous Sulfate T.S. – [USP XVII, Jap. 61].
8 g nicht verwitterte Kristalle von Eisen(II)-sulfat sind in 100 ml frisch ausgekochtem und wieder erkaltetem W. zu lösen. Bei Bedarf frisch zu bereiten.

Eisen(II)-sulfat-Lösung, saure. Ferrous Sulfate, Acid, T.S. – [USP XVII, Jap. 61].
7 g Eisen(II)-sulfat werden in 90 ml frisch ausgekochtem und wieder abgekühltem W. gelöst. Die Lsg. wird mit Schwefelsäure auf 100 ml aufgefüllt. Die Lsg. ist häufig permanganometrisch einzustellen.

Eisen(II)-sulfat-Lösung. Ferrous Sulfate Solution – [Ross. 9].
3 g Eisen(II)-sulfat sind bei Bedarf in einer Mischung von 3 ml frisch ausgekochtem und wieder abgekühltem W. und 3 ml verd. Schwefelsäure zu lösen.

Eisen(II)-sulfat-Lösung, 5%ig. Ferrous Sulfate Solution, 5 per cent – [Ross. 9].
50 g Eisen(II)-sulfat werden in 900 ml frisch ausgekochtem und wieder erkaltetem W. gelöst und die Lsg. mit 100 ml konz. Schwefelsäure versetzt. Bei Bedarf frisch zu bereiten.

Eisen(II)-sulfat-Lösung. Solution de sulfate ferreux – [CF 65, Nord. 63].
10 g/100 g in ausgekochtem W. Bei Bedarf frisch zu bereiten.

Eisen(II)-sulfat-Lösung, 5%ig. Solution de sulfate ferreux à 5 p. 100 – [CF 65].
5 g/100 g in ausgekochtem W. Bei Bedarf frisch zu bereiten.

Eisen(II)-sulfat-Lösung, schwefelsaure. Solution sulfurique de sulfate ferreux – [CF 65].
72 g Eisen(II)-sulfat werden in 500 ml 60%iger Schwefelsäure gelöst und mit W. zu 1000 ml verdünnt.

Eisessig s. auch **Essigsäure.**

Eisessig, stabilisierter – [Helv. V – Suppl. III].
Konz. Essigsäure wird mit 2% Chromsäure 10 Min. am Rückflußkühler gekocht und dann destilliert.

Eisessig, wasserfreier – [Helv. V – Suppl. III].
Konz. Essigsäure, deren Wassergehalt bestimmt wurde, wird mit der zur Umsetzung des enthaltenen Wassers benötigten Menge Essigsäureanhydrid bekannten Gehaltes versetzt und 1 Std. lang am Rückflußkühler mit aufgesetztem Calciumchlorid-Rohr gekocht (Schliffapparatur).

Eiweiß-Lösung – [Helv. V].
1 T. frisches Hühnereiweiß wird in 9 T. W. gelöst. Bei Bedarf frisch zu bereiten und zu filtrieren.

Ergometrinmaleat-Lösung. Ergometrine Maleate Solution – [BP 63].
0,004%ige (w/v) wss. Lsg.

Ergometrinmaleat-Lösung. Solution de maléate acide d'ergométrine – [CF 65].
Man löst 10 mg vorher 4 Std. über Silicagel getrocknetes Ergometrinmaleat, genau gewogen, in 50 ml 1%iger Weinsäure-Lsg. und stellt mit W. auf genau 50 µg/ml ein.

Ergotamintartrat-Lösung. Ergotamine tartrate TS – [Pl.Ed. I/1].
Eine frisch bereitete Lsg. von Ergotamintartrat in 1%iger Weinsäure-Lsg., deren Gehalt 0,0100% (w/v) Ergotaminbase ($C_{33}H_{35}O_5N_5$) entspr. – Anstelle dieser Lsg. kann eine frisch bereitete Lsg. von Ergometrinmaleat in 1%iger Weinsäure-Lsg. dienen, deren Gehalt 0,00559% Ergometrinbase ($C_{19}H_{23}O_2N_3$) entspr.

Ergotamintartrat-Lösung, eingestellte. Solution titrée de tartrate d'ergotamine – [CF 65].
Die Lsg. in 1%iger Weinsäure-Lsg. entspr. 0,01 g Ergotaminbase/100 ml.

Essigsäure.

Pharmakopöe	Bezeichnung	Gehalt
DAB 6	Essigsäure	$\geq$ 96%
	Essigsäure, verdünnte	29,7–30,6%
DAB 7 – DDR	Essigsäure	96,0–100,0%
	Essigsäure*	99,0–100,0%
	5 n Essigsäure	29,0 ml Essigsäure/100,0 ml
	2 n Essigsäure	11,50 ml Essigsäure/100,0 ml
	n Essigsäure	20,00 ml 5 n Essigsäure/100,0 ml
DAB 7 – BRD	Essigsäure	$\geq$ 99%
	Essigsäure, 6 n	34,4–36,6 g/100 ml
	Essigsäure, 3 n	17,7–18,3 g/100 ml
	Essigsäure, 0,2%	0,200 g/100 ml
Helv. V	Essigsäure, konzentrierte	98–100%
	Essigsäure, verdünnte (ca. 2 n)	12,0 g/100 ml
ÖAB 9	Essigsäure, konzentrierte	$\geq$ 96%
	Essigsäure (etwa 6 m)	37 g/100 ml
	Essigsäure, verdünnte (etwa 2 m)	12,5 g/100 ml
	Essigsäure, 1%ige	10 ml/1000 ml
Pl.Ed. I/1	Acetic acid	30% ($\sim$ 5 n)
	Acetic acid, dilute	6% ($\sim$ 1 n)
Pl.Ed. I – Suppl.	Acetic acid, anhydrous	$\geq$ 99,85%
BP 63	Acetic Acid	$\sim$ 33% (w/v)
	Acetic Acid (75%)	75,0% (w/v)
	Acetic Acid, Dilute	$\sim$ 6% (w/v)
	Acetic Acid, Glacial	$\geq$ 99,0%

Essigsäure.

Pharmakopöe	Bezeichnung	Gehalt
USP XVII	Acetic Acid (6 n) Acetic Acid, Diluted (1 n) Acetic Acid, Glacial Acetic Acid, Glacial, T.S.	36–37% 60 ml/1000 ml $\geq$ 99,7% 99,95–99,98%
Ross. 9	Acetic Acid Acetic Acid, Diluted Acetic Acid, 3 per cent Acetic Acid, 0,6 per cent Acetic Acid, Glacial Acetic Acid, anhydrous	$\geq$ 98,0% 29,5–30,5% 3% 0,6% $\geq$ 99,8% 100%
CF 65	Acétique (acide) anhydre Acétique (acide) cristallisable Acétique (acide) dilué Acétique (acide) dilué à 50 p. 100	$\geq$ 99,9% (E. P. 16,4°)[a] 10 g/100 g 50 g/100 g
Nord. 63	Essigsäure (5 m) Essigsäure (2 m)	30 g/100 ml 40,0 ml Essigsäure 5 m/100,0 ml
Ned. 6	Essigsäure Essigsäure, konzentrierte Essigsäure, verdünnte	30,0% $\geq$ 97,0% Essigsäure (1 + 4)
Jap. 61	Acetic Acid, 6 n Acetic Acid, 5 n Acetic Acid, Diluted Acetic Acid, Glacial	36 g/100 ml 30 g/100 ml 6 g/100 ml 99–100%

[a] Gehalt ist nicht angegeben.

Essigsäure-Acetat-Lösung – [Nord. 63].
80 ml konz. Essigsäure und 20 ml 2 n Kalilauge werden gemischt.

Essigsäure-Aethanol-Lösung. Acetic Acid-Ethanol Test Solution – [Jap. 61].
1,20 g Eisessig/1000 ml in A.

Essigsäure, alkoholische. Acéto-alcoolique – [CF 65]. 8 ml Eisessig/100 ml in A. (95%).

Essigsäure-Natriumacetat-Lösung. Acetic Acid-Sodium Acetate Test Solution – [Jap. 61].
17 ml 1 n Natronlauge werden mit 40 ml verd. Essigsäure gemischt und mit W. zu 100 ml verdünnt.

Essigsäure-Phosphorsäure – [DAB 7 – BRD].
Die Mischung von 50,0 g Essigsäure mit 5,0 g konz. Phosphorsäure wird mit W. zu 100,0 g aufgefüllt.

Essigsäure, wasserfreie – [DAB 7 – DDR].
1000 ml Essigsäure werden mit 250 ml Essigsäureanhydrid versetzt. Die Mischung wird mindestens 48 Std. stehengelassen. – Wenn zum Lösen einer Substanz in wasserfreier Essigsäure Erwärmen vorgeschrieben ist, so ist eine Temp. von 60° nicht zu überschreiten.

Essigsäure, wasserfreie – [ÖAB 9].
100 g konz. Essigsäure werden mit 24 g Essigsäureanhydrid versetzt und 24 Std. stehengelassen. Dicht verschlossen aufzubewahren.

Fehling-Lösung[1] – [DAB 7 – DDR]. Fehlingsche Lösung – [DAB 7 – BRD, Helv. V, ÖAB 9, Nord. 63]. Fehling's Solution – [USP XVII, Ross. 9]. Fehling Test Solution – [Jap. 61]. Potassium Cupri-tartrate Solution – [BP 63].
Lösung I: Kupfer(II)-sulfat-Lsg. (7,0 g/100 ml). – Lösung II: 35,0 g Kaliumnatriumtartrat und 10,0 g Natriumhydroxid werden in W. zu 100,0 ml gelöst. Bei Bedarf werden gleiche Vol. der Lsg. I und II gemischt (DAB 7 – DDR).

Fixierbad – [ÖAB 9].
200 g Natriumthiosulfat und 15 g Kaliumpyrosulfit werden in 1000 ml W. gelöst.

1-Fluor-2,4-dinitrobenzol-Lösung. 1-Fluoro-2,4-dinitrobenzene Solution – [BP 63].
1,0 g/125 ml Aceton.

---

[1] Siehe auch Kupfertartrat-Lsg., alkalische.

Flußsäure. Fluorwasserstoffsäure.

Pharmakopöe	Bezeichnung	Gehalt
DAB 7 – BRD	Flußsäure, konzentrierte	38,0–40,0%
	Flußsäure, 0,4%	0,4%
BP 63	Hydrofluoric Acid	39,0–43,0%
USP XVII	Hydrofluoric Acid	48,0–51,0%
Jap. 61	Hydrofluoric Acid	$\geq$ 46,0%

Folin-Ciocalteu-Phenol-Reagens. Folin-Ciocalteu-Phenol T.S. – [USP XVII].
Identisch mit Molybdatophosphowolframsäure-Reagens.

Folins Reagens. FOLIN's Test Solution – [Jap. 61].
20 g Natriumwolframat, 5 g Natriummolybdat und etwa 140 ml W. werden in einem 300-ml-Meßkolben[1] gebracht. Man fügt 10 ml verd. Phosphorsäure (85 in 100) und 20 ml Salzsäure zu und erhitzt 10 Std. gelinde am Rückflußkühler zum Sieden. Danach gibt man 30 g Lithiumsulfat und 10 ml W. zu und versetzt mit einer sehr kleinen Menge Brom, um die tiefgrüne Farbe nach Gelb zu verändern. Man verkocht 15 Min. lang den Bromüberschuß und kühlt dann ab, füllt mit W. zu 200 ml auf und filtriert durch eine Glasfritte. – Gut verschlossen aufzubewahren. – Diese Lsg. wird bei Bedarf mit W. zur angegebenen Konz. verdünnt.

Formaldehyd-Lösung.

Pharmakopöe	Bezeichnung	Gehalt
DAB 6	Formaldehyd-Lösung	$\geq$ 35%
DAB 7 – DDR	Formaldehyd-Lösung	$\geq$ 35,0%
	Formaldehyd-Reagenslösung[a]	
DAB 7 – BRD	Formaldehyd-Lösung[b]	35,0–37,0%
Helv. V	Formaldehyd	35,0–36,5%
ÖAB 9	Formaldehyd-Lösung[b]	$\geq$ 35,0%
Pl.Ed. I/1	Formaldehyde TS	~ 39% (w/v)
BP 63	Formaldehyde Solution	34,0–38,0% (w/w)
USP XVII	Formaldehyde T.S.[b]	$\geq$ 37%
Ross. 9	Formalin	36,0–40,0%
CF 65	Formol neutralisé[a]	
Ned. 6	Formaldehyd-Lösung	34,0–37,0%
	Formaldehyd-Lösung, neutrale[a]	
Jap. 61	Formalin	35,0–37,5%

[a] 10,0 ml Formaldehyd-Lsg. werden nach Zusatz von 2 Tr. Phenolphthalein-Lsg. tropfenweise mit 0,1 n Kalilauge bis zur Rosafärbung versetzt. Bei Bedarf frisch zu bereiten.
[b] Die Lsg. enthält noch 10 bis 13% M.

Formaldehyd-Pikrinsäure-Lösung. Formaldehyde and trinitrophenol TS – [Pl.Ed. I/2].
Siehe BOUINsche Lösung (Jap. 61).

Formaldehyd-Schwefelsäure – [DAB 6].
Bei Bedarf sind 2 Tr. Formaldehyd-Lsg. und 3 ml Schwefelsäure zu mischen.

Formaldehyd-Schwefelsäure – [DAB 7 – BRD].
3,0 ml Formaldehyd-Lsg. werden mit konz. Schwefelsäure zu 100 ml verdünnt.

Formaldehyd-Schwefelsäure. Formaldehyde Solution in Sulfuric Acid – [Ross. 9].
0,2 ml Formalin werden in 10 ml konz. Schwefelsäure gelöst.

Formaldehyd-Schwefelsäure. Formalin-Sulfuric Acid Test Solution – [Jap. 61].
Zu 1 ml konz. Schwefelsäure gibt man bei Bedarf 1 Tr. Formalin.

---
[1] Diese Angabe der Jap. 61 muß offensichtlich 200-ml-Meßkolben heißen.

Formaldehyd-Schwefelsäure. Réactif sulfoformolé – [**CF 65**].
Zu 100 ml konz. Schwefelsäure gibt man 2 ml Formaldehyd-Lsg.

Fuchsin-Essigsäure-Lösung. Magenta and Acetic Acid Solution – [**BP 63**].
Ein Gemisch aus 40 ml Schwefelsäure und 60 ml W., das auf Raumtemp. abgekühlt wird, versetzt man mit einer Lsg. von 0,1 g Fuchsin in 100 ml W. Man füllt mit W. auf 200 ml auf und läßt die Lsg. stehen bis sie orangegoldene Farbe angenommen hat. Unmittelbar vor Gebrauch wird sie mit dem gleichen Vol. Eisessig versetzt.

Fuchsin-Formaldehyd – [**Helv. V – Suppl. III**].
3 ml W. werden mit 8 Tr. konz. Schwefelsäure und 2 Tr. 3%iger alkoholischer Fuchsin-Lsg. versetzt. Der gelbbraun gewordenen Lsg. fügt man 5 Tr. Spiritus formaldehydatus zu, worauf die Fl. einen Stich ins Violette erhält.

Fuchsin-Lösung – [**DAB 7 – DDR**].
2,40 g/100,0 ml in A.

Fuchsin-Lösung. Solution de fuchsine – [**CF 65**].
1 g/1000 ml in W.

Fuchsin-Phenol-Lösung – [**DAB 7 – DDR**].
0,85 g Fuchsin werden in 15,0 ml M. gelöst. Die Lsg. wird nach Zusatz von 30 ml W. und 5,0 ml verflüssigtem Phenol mit W. zu 100,0 ml aufgefüllt. Vor Licht geschützt aufzubewahren.

Fuchsin-Pyrogallol-Lösung. Fuchsin-Pyrogallol T.S. – [**USP XVII**].
100 mg Fuchsin werden in 50 ml W., das vorher 15 Min. lang kochen und dann leicht abkühlen gelassen wurde, gelöst. Nach dem Erkalten gibt man 2 ml gesättigte Natriumbisulfit-Lsg. zu, mischt und läßt wenigstens 3 Std. stehen. Hernach versetzt man mit 0,9 ml Salzsäure und läßt über Nacht stehen. Nun fügt man 100 mg Pyrogallol zu, schüttelt bis zum vollständigen Lösen und verdünnt mit W. zu 100 ml. In braunem Gefäß im Kühlschrank aufzubewahren.

Fuchsin-Schwefelsäure-Lösung – [**DAB 7 – DDR**].
4,40 ml konz. Schwefelsäure werden zu 80 ml W. gegeben. Die Mischung wird mit 1,60 ml Fuchsin-Lsg. sowie 0,40 ml Formaldehyd-Lsg. versetzt und mit W. zu 100,0 ml aufgefüllt.

Fuchsin-Schweflige-Säure-Lösung – [**DAB 7 – DDR**]. Fuchsinschweflige Säure – [**Helv. V**].
0,100 g Fuchsin wird in 75,0 ml W. von 80 bis 90° gelöst. Nach dem Erkalten wird die Lsg. mit 2,50 g Natriumsulfit sowie 1,50 ml konz. Salzsäure versetzt und mit W. zu 100,0 ml aufgefüllt. Die Lsg. darf höchstens eine gelbliche Färbung zeigen. Sie ist nicht länger als einen Monat haltbar (DAB 7 – DDR).

Fuchsin-Schweflige-Säure-Lösung. Magenta Solution, Decolorised – [**BP 63, Pl.Ed. I/1**].
1 g Furchsin wird in 600 ml W. gelöst und die Lsg. in Eis gekühlt. Dann fügt man 20 g Natriumsulfit in 100 ml W. zu, kühlt erneut in Eis und versetzt unter ständigem Rühren mit 10 ml Salzsäure. Schließlich verdünnt man zu 1000 ml.

Fuchsin-Schweflige-Säure-Lösung. Fuchsin-Sulfurous Acid T.S. – [**USP XVII, Jap. 61**].
200 mg Fuchsin werden in 120 ml heißem W. gelöst. Nach Abkühlen gibt man 2 g wasserfreies Natriumsulfit in 20 ml W. und 2 ml Salzsäure zu und verdünnt auf 200 ml. Dann läßt man wenigstens 1 Std. stehen. Bei Bedarf frisch zu bereiten.

Fuchsin-Schweflige-Säure-Lösung. Fuchsinsulfuric Acid Solution[1] – [**Ross. 9**].
Man löst 1 g Fuchsin in 600 ml heißem W., filtriert in einem 1000-ml-Meßkolben und kühlt im Eisbad. Dann gibt man langsam 100 ml 20%iger Natriumsulfit-Lsg. unter wiederholtem Umschütteln zu. Man kühlt erneut im Eisbad und gibt unter Schütteln nach und nach so viel Salzsäure ($d = 1,12$) zu, daß die rosa Färbung eben verschwindet (ca. 10 bis 13 ml). Man füllt mit W. auf und läßt wenigstens bis zum nächsten Tag im Dunkeln stehen. Die Lsg. ist erst zu verwenden, wenn sie völlig farblos ist. Sollte eine Färbung bei Zusatz von Salzsäure bestehen bleiben, so schüttelt man mit 0,2 bis 0,3 g Aktivkohle und filtriert. Vor Licht geschützt aufzubewahren.

Fuchsin-Schweflige-Säure-Lösung. Solution de fuchsine décolorée par l'acide sulfureux – [**CF 65**].
In einen 200-ml-Meßkolben gibt man 25 ml frisch bereitete wss. Fuchsin-Lsg., versetzt mit 15 ml Natriumbisulfit-Lsg. und 50 ml verd. Schwefelsäure und füllt mit W. zu 200 ml auf.

Fuchsin-Schweflige-Säure-Lösung – [**Nord. 63**].
0,10 g Fuchsin wird unter Erwärmen in 50 ml W. gelöst. Nach dem Erkalten versetzt man mit 1,0 g Natriumpyrosulfit in 20 ml W., 7,5 ml Salzsäure und W. zu 100 ml. Man

---

[1] Es müßte Fuchsinsulfurous Acid Solution heißen.

läßt 2 Std. vor der Verwendung stehen. Vor Licht geschützt aufzubewahren. Begrenzt haltbar.

Fuchsin-Schweflige-Säure-Lösung. Fuchsin-Lösung, entfärbte – [**Ned. 6**].
120 ml W. werden zum Sieden erhitzt und in der heißen Fl. 200 mg Fuchsin und 4,0 g Natriumsulfit gelöst. Nach dem Erkalten gibt man eine Mischung aus 6 ml verd. Salzsäure, 75 ml W. und 100 mg Aktivkohle zu. Man läßt unter häufigem Umschütteln 1 Tag stehen und filtriert.

Furfurol-Essigsäure-Lösung – [**DAB 7 – DDR**].
2,00 ml frisch destilliertes Furfurol werden mit Essigsäure zu 100,0 ml aufgefüllt.

Furfurol-Lösung, weingeistige – [**DAB 6**].
2 T. frisch destilliertes Furfurol sind in 98 T. A. zu lösen.

Furfurol-Lösung – [**DAB 7 – DDR, Helv. V, ÖAB 9**].
2,00 ml frisch destilliertes Furfurol werden mit A. zu 100,0 ml aufgefüllt. – Die Lsg. ist vor Licht geschützt höchstens 1 Monat aufzubewahren (DAB 7 – DDR).

Furfurol-Lösung – [**Ned. 6**].
1%ig in A.

Furfurol-Lösung, benzolige. Solution benzénique de furfural à 2 p. 100 – [**CF 65**].
2 g/100 g in Bzl.

Fuselöl-Testlösung – [**DAB 7 – DDR**].
5 mg/l. Zu beziehen vom Staatlichen Institut f. Gärungs- und Getränkeindustrie, Berlin O 17, Altstralau 62. – Die Testlösung ist vor Licht geschützt aufzubewahren. Sie ist höchstens 2 Monate haltbar.

Gelatine-Lösung – [**DAB 7 – DDR**].
1,00 g Gelatine wird in 75 ml W. unter Erwärmen auf dem Wasserbad gelöst. Die Lsg. wird mit W. zu 100,0 ml aufgefüllt. Bei Bedarf frisch zu bereiten.

Gelatine-Lösung – [**DAB 7 – BRD**]. Gelatine – [**Helv. V**].
1,00 g/100 ml. Bei Bedarf frisch zu bereiten.

Gelatine, Lösung von säureabgebauter – [**ÖAB 9**]. Gelatin T.S. – [**USP XVII**].
340 g aus säurebehandeltem Material gewonnene Gelatine, deren isoelektrischer Punkt bei pH 7 bis 9 liegt, werden in W. zu 1000 ml gelöst. Die Lsg. wird 30 Min. lang im gesättigten Wasserdampf bei 115° erhitzt. Nach dem Erkalten fügt man 10 g Phenol und 1000 ml W. zu. In dicht schließenden Gefäßen, bei Kühlschranktemperatur aufzubewahren (ÖAB 9).

Gelatine-Lösung. Soluté de gélatine à 0,05 p. 100 – [**CF 65**].
0,05 g/100 g in W.

Gelatine-Lösung. Gelatin Test Solution – [**Jap. 61**].
1 g Gelatine wird bei Bedarf in 50 ml W. unter Erwärmen gelöst und die Lsg., falls nötig, filtriert.

Gentianaviolett-Phenol-Lösung – [**DAB 7 – DDR**].
0,200 g Gentianaviolett werden in 15,0 ml M. gelöst. Die Lsg. wird nach Zusatz von 30 ml W., 7,0 ml Glycerin und 0,50 ml verflüssigtem Phenol mit W. zu 100,0 ml aufgefüllt. Vor Licht geschützt aufzubewahren.

Gentianaviolett-Phenol-Ammoniumoxalat-Lösung – [**DAB 7 – DDR**].
50,0 ml Gentianaviolett-Phenol-Lsg. werden mit Ammoniumoxalat-Lsg. (1,00 g/100,0 ml) zu 100,0 ml aufgefüllt. Vor Licht geschützt aufzubewahren.

Gerbsäure-Lösung – [**DAB 6**].
Bei Bedarf ist 1 T. Gerbsäure in 19 T. W. zu lösen.

Gerbsäure-Lösung – [**DAB 7 – DDR, Helv. V**]. Tannin Solution – [**Ross. 9**].
5,0 g/100,0 ml. Bei Bedarf frisch zu bereiten.

Gerbsäure-Lösung – [**Ned. 6**]. Tannic acid TS – [**Pl.Ed. I/1**]. Tannic Acid Solution – [**BP 63**].
10,0 g/100 ml. Bei Bedarf frisch zu bereiten (Ned. 6).

Gerbsäure-Lösung. Tannic Acid T.S. – [**USP XVII, Jap. 61**].
1 g Gerbsäure wird in 1 ml A. gelöst und mit W. zu 10 ml verdünnt. Bei Bedarf frisch zu bereiten (Jap. 61).

Gerbsäure-Lösung. Solution de tanin – [**CF 65**].
2 g/100 g. Bei Bedarf frisch zu bereiten.

Gipswasser[1] (gesättigte Lösung) – [Helv. V].
Etwa 0,2 g Calciumsulfat werden in 100 ml W. gelöst.

Glucose-Lösung – [DAB 7 – BRD].
10,0 g/100 ml. Bei Bedarf frisch zu bereiten.

Glycerin-Jod-Lösung – [DAB 6].
Bei Bedarf sind 6 T. Glycerin, 4 T. Wasser und so viel Jod-Lsg. zu mischen, daß die Mischung eine weingelbe Farbe hat.

Glykokoll-Pufferlösung. Natriumaminoacetat-Pufferlösung. Sodium aminoacetate buffer TS – [Pl.Ed. I/2].
3,75 g Glykokoll werden in etwa 500 ml W. gelöst, mit 2,1 g Natriumhydroxid versetzt und mit W. zu 100 ml verdünnt. 9 ml dieser Lsg. werden mit 1 ml einer Mischung aus 0,3 ml Eisessig und 100 ml W. versetzt. Das pH dieser Lsg. liegt zwischen 10,4 und 10,5 (bei 25°). – 1 ml löst 0,005 g Oxytetracyclinhydrochlorid. Das pH einer solchen Lsg. liegt zwischen 9,0 und 9,2 (bei 25°).

Glyoxylsäure-Lösung. Solution d'acide glyoxylique – [CF 65].
Man löst 5 g Chloralhydrat in 100 ml W., versetzt mit 5 g Calciumcarbonat und erhitzt 5 Min. lang zum lebhaften Sieden und filtriert sofort.

Goldchloridchlorwasserstoff-Lösung. Chlorauric Acid Test Solution (0,2 n) – [Jap. 61].
1 g $HAuCl_4 \cdot 4 H_2O$ wird in 35 ml W. gelöst.

Goldchlorid-Lösung. Gold chloride TS – [Pl.Ed. I/1]. Gold Chloride Solution – [BP 63].
2,0 g/100 ml in W.

Goldchlorid-Lösung. Gold Chloride T.S. – [USP XVII].
1 g/35 ml W.

Goldchlorid-Lösung. Solution de chlorure d'or – [CF 65].
3 g/100 g.

Griess-Romijns Reagens auf Salpetersäure. GRIESS-ROMIJN's Nitric Acid Reagent – [Jap. 61].
1 g α-Naphthylamin, 10 g Sulfanilsäure und 15 g Zinkstaub werden in einem Mörser verrieben. Dicht verschlossen, vor Licht geschützt aufzubewahren.

Griess-Romijns Reagens auf salpetrige Säure. GRIESS-RCMIJIN's Nitrous Acid Reagent – [Jap. 61].
1 g α-Naphthylamin, 10 g Sulfanilsäure und 89 g Weinsäure werden in einem Mörser verrieben. Dicht verschlossen, vor Licht geschützt aufzubewahren.

Guajacol-Lösung – [DAB 7 – DDR, Helv. V].
5,0 g/100,0 ml in A. Bei Bedarf frisch zu bereiten.

Hämalaun – [Helv. V].
Man löst 0,5 g Hämatoxylin in etwas siedendem W. und gießt die Lsg. in so viel W., daß die Lsg. 500 ml ausmacht. In dieser Lsg. werden 0,1 g Kaliumjodat und 25 g Alaun unter Umschütteln gelöst. Die Lsg. wird filtriert.

Hämatoxylin-Lösung – [DAB 7 – DDR]. Hematoxyline Test Solution – [Jap. 61].
Lösung I: 1,00 g Hämatoxylin wird in abs. A. zu 10,0 ml gelöst. – Lösung II: 20,0 g Kaliumaluminiumsulfat werden unter Erwärmen in W. zu 200,0 ml gelöst. – Nach 15 bis 20 Std. wird Lsg. I mit der zuvor filtrierten Lsg. II versetzt und die Mischung in einem mit Filterpapier bedeckten 400-ml-Becherglas 8 Tage stehengelassen. Diese Mischung wird als Rg.-Lsg. verwendet (DAB 7 – DDR).

Halphens Reagens – [Helv. V, ÖAB 9].
Gleiche T. von iso-Amylalkohol und einer 1%igen Lsg. von gefälltem Schwefel in CS_2 werden gemischt. Bei Bedarf frisch zu bereiten (ÖAB 9).

Harnstoff-Lösung – [DAB 7 – DDR].
75,0 g Harnstoff werden unter Erwärmen in W. zu 100,0 ml gelöst. Die Lsg. wird in einem Scheidetrichter nach Zusatz von 30 ml CCl_4 60 Sek. geschüttelt. Nach dem Entmischen wird die wss. Schicht abgetrennt und filtriert. Das Filtrat dient als Rg.-Lsg.

Heptan, alkoholgesättigt – [Nord. 63].
Gleiche Vol. Heptan und A. werden in einem Scheidetrichter 5 Min. lang geschüttelt. Die obere Phase besteht nach der Trennung aus alkoholgesättigtem Heptan, die untere aus heptangesättigtem A. Bei Bedarf frisch zu bereiten.

---

[1] Siehe auch Calciumsulfat-Lösung.

Hexamethoniumreineckat-Lösung. Hexamethonium reineckate TS – [Pl.Ed. I – Suppl., BP 63].
Gleiche Vol. einer 1%igen (w/v) wss. Lsg. von Hexamethoniumtartrat und einer 1%igen (w/v) wss. Lsg. von Ammoniumreineckat werden gemischt und mit verd. Schwefelsäure angesäuert. Der Nd. wird mit W. sulfatfrei gewaschen und dann daraus eine gesättigte wss. Lsg. bereitet, die filtriert wird.

Hydrazinphosphat-Reagens. Réactif phosphohydrazinique – [CF 65].
In einem eisgekühlten Kolben mischt man vorsichtig 5 ml Hydrazinhydrat mit 95 ml Phosphorsäure ($d = 1,61$).

Hydrochinon-Lösung – [DAB 7 – DDR].
2,00 g Hydrochinon werden in einer Mischung gleicher Vol. 0,1 n Schwefelsäure und W. zu 100,0 ml gelöst.

Hydroxyäthylcellulose-Lösung – [DAB 7 – DDR].
2,00 g Hydroxyäthylcellulose werden in einem 100-ml-Becherglas auf der Oberfläche von 50,0 ml W. verteilt. Nach 15 Std. wird die Mischung mit einem Glasstab 60 Sek. gerührt und anschließend bei 1000 bis 1500 g 15 Min. zentrifugiert. 20,0 ml der überstehenden Fl. werden mit einer Pipette entnommen und als Rg.-Lsg. verwendet. Bei Bedarf frisch zu bereiten.

Hydroxychinolin-Lösung – [DAB 7 – DDR].
2,00 g 8-Hydroxychinolin werden in der Mischung aus 1 Vol.-T. 1 n Schwefelsäure und 4 Vol.-T. W. zu 100,0 ml gelöst.

Hydroxylaminhydrochlorid-Lösung – [DAB 7 – DDR, ÖAB 9].
3,50 g Hydroxylaminhydrochlorid (ÖAB 9: 5,0 g) werden in 3,50 ml W. (ÖAB 9: 5 ml) gelöst. Die Lsg. wird nach Zusatz von 70,0 ml aldehydfreiem A. und 10,0 ml Bromphenolblau-Lsg. gegebenenfalls tropfenweise mit alkoholischer 0,5 n Kalilauge bis zur gelbgrünen Färbung versetzt und mit aldehydfreiem A. zu 100,0 ml aufgefüllt (DAB 7 – DDR).

Hydroxylaminhydrochlorid-Lösung* – [DAB 7 – DDR].
55,0 g Hydroxylaminhydrochlorid werden in W. zu 100,0 ml gelöst. Die Lsg. wird in einem Scheidetrichter 2mal mit je 10,0 ml Diphenylthiocarbazon-Lsg. ausgeschüttelt, anschließend so oft mit je 10,0 ml CCl$_4$ gewaschen, bis die Waschflüssigkeit keine Färbung mehr zeigt, und filtriert. Das Filtrat dient als Rg.-Lsg.

Hydroxylaminhydrochlorid-Lösung I – [DAB 6 – 3. Nachtr. BRD, DAB 7 – BRD].
0,75 g/100 ml.

Hydroxylaminhydrochlorid-Lösung II – [DAB 7 – BRD].
5,0 g Hydroxylaminhydrochlorid werden in 5,0 ml heißem W. gelöst. Die Lsg. wird mit A. (96%) zu 100 ml verdünnt.

Hydroxylaminhydrochlorid-Lösung. Hydroxyammonium Chloride Solution – [BP 63].
1 g Hydroxylaminhydrochlorid wird in 50 ml W. gelöst und mit 50 ml A. (96%) versetzt. Man gibt 1 ml Bromphenolblau-Lsg. und so viel 0,1 n Natronlauge zu, daß die Lsg. grün wird.

Hydroxylaminhydrochlorid-Lösung in A. (90%). Hydroxyammonium Chloride Reagent in Alcohol (90%) – [BP 63].
70 g Hydroxylaminhydrochlorid werden in 900 ml A. (90%) gelöst. Man gibt 4 ml Dimethylgelb-Lsg. und so viel alkoholische 1 n Kalilauge zu, daß die rein gelbe Farbe des Indikators erscheint. Dann füllt man mit A. zu 1000 ml auf.

Hydroxylaminhydrochlorid-Lösung in A. (60%). Hydroxyammonium Chloride Reagent in Alcohol (60%) – [BP 63].
34,75 g Hydroxylaminhydrochlorid werden in 950 ml A. (60%) gelöst. Man gibt 5 ml einer 0,2%igen Lsg. von Methylorange in A. (60%) und so viel 0,5 n Kaliumhydroxid-Lsg. in A. (60%) zu, daß die Lsg. rein gelb erscheint. Dann füllt man mit A. (60%) zu 1000 ml auf.

Hydroxylaminhydrochlorid-Lösung. Hydroxylamine Hydrochloride T.S. – [USP XVII].
3,5 g Hydroxylaminhydrochlorid werden in 95 ml A. (60%) gelöst. Man gibt 0,5 ml Bromphenolblau-Lsg. (1 in 1000) und so viel 0,5 n alkoholische Kalilauge zu, bis die Lsg. grünlich erscheint. Dann füllt man mit A. (60%) zu 100 ml auf.

Hydroxylaminhydrochlorid-Lösung, 0,5 n. Hydroxylamine Hydrochloride, 0,5 n Solution of – [Ross. 9].
3,475 g Hydroxylaminhydrochlorid werden in einem 100-ml-Meßkolben in 90 ml A. (60%) gelöst. Man gibt 10 Tr. Methylorange-Lsg. zu, neutralisiert mit 0,5 n Kalilauge und füllt mit A. (60%) zu 100 ml auf.

Hydroxylaminhydrochlorid-Lösung. Solution d'hydroxylamine – [**CF 65**].
50 g Hydroxylaminhydrochlorid werden in 950 ml A. (95%) gelöst. Man gibt 50 ml Bromphenolblau-Lsg. und so viel alkoholische 0,1 n Kalilauge zu, daß die Lsg. grünlich erscheint. Die Lsg. ist etwa 1 Monat haltbar.

Hydroxylaminhydrochlorid-Lösung – [**Nord. 63**].
Zu einer Lsg. von 10 g Hydroxylaminhydrochlorid in 30 ml W. gibt man 1 Tr. Phenolrot-Lsg. und bis zum Farbumschlag 5 m Ammoniak-Lsg. Dann schüttelt man die Mischung mehrmals im Scheidetrichter mit einer Mischung von je 1 ml Dithizon-Lsg. und 5 ml Chlf. aus, bis die Farbe der Ausschüttelungen sich nicht mehr ändert. Die wss. Schicht wird dann so lange mit je 10 ml Chlf. ausgeschüttelt, bis dieses sich nicht mehr färbt. Dann gibt man 1 Tr. Methylrot-Lsg. zu, versetzt mit 5 m Salzsäure bis zum Farbumschlag und schüttelt wieder mit Chlf. aus, bis dieses farblos bleibt. Die wss. Lsg. wird schließlich zu 100 ml verdünnt.

Hydroxylaminhydrochlorid-Lösung – [**Ned. 6**].
5 g Hydroxylaminhydrochlorid werden in 9 ml heißem W. gelöst und mit 30 ml A. versetzt. Nach Zufügen von 2 ml Bromphenolblau-Lsg. gibt man 0,5 n Kalilauge bis zur Rotviolettfärbung zu und füllt mit A. zu 100 ml auf.

Hypophosphit-Lösung[1] – [**DAB 7 – BRD, ÖAB 9, Nord. 63**].
In eine Lsg. von 10,0 g Natriumhypophosphit in 20,0 ml W. (ÖAB 9, Nord. 63: 10 ml) läßt man 90,0 ml konz. Salzsäure einfließen. Von den ausgeschiedenen Kristallen wird abgegossen. Die Lsg. muß klar und farblos sein (DAB 7 – BRD).

Hypophosphit-Lösung. Hypophosphoreux (réactif). Solution chlorhydrique d'hypophosphite de sodium – [**CF 65**].
In einem 200-ml-Meßkolben löst man bei gelinder Wärme 10 g Natriumhypophosphit in 10 g W. und füllt mit konz. Salzsäure zu 200 ml auf. Man läßt absitzen und dekantiert oder filtriert durch einen Wattebausch.

Hypophosphit-Lösung – [**Ned. 6**].
Lsg. von Calciumhypophosphit (1 = 10) in Salzsäure.

Indigocarmin-Lösung. Indigocarmine Test Solution – [**Jap. 61, USP XVII**].
0,18 g/100 ml. Innerhalb von 60 Tagen zu gebrauchen.

Indigocarmin-Lösung. Indigo Carmine Solution – [**BP 63**].
Zu einer Mischung aus 10 ml Salzsäure und 990 ml 20%iger, stickstofffreier Schwefelsäure gibt man so viel Indigocarmin, daß die Lsg. folgender Probe entspr.: 10 ml der Lsg. gibt man zu einer Lsg. von 1,0 mg Kaliumnitrat in 10 ml W., fügt rasch 20 ml stickstofffreie Schwefelsäure zu und erhitzt zum Sieden. Die Blaufärbung muß nach 1 Min. eben verschwunden sein.

Indigo-Lösung. Solution de sulfate d'indigo – [**CF 65**].
1 T. Indigo wird in 20 T. konz. Schwefelsäure gelöst und mit 8 T. rauchender Schwefelsäure versetzt.

Indophenol-Acetat-Lösung. Indophenol-Acetate T.S. – [**USP XVII**].
60 ml der Dichlorphenolindophenol-Standardlsg. werden zu 250 ml mit W. verdünnt und mit 250 ml frisch bereiteter Natriumacetat-Lsg. (13,66 g Natriumacetat und W. zu 500 ml werden mit 0,5 n Essigsäure auf pH 7 eingestellt) versetzt. Im Kühlschrank höchstens 2 Wochen aufzubewahren.

Isatin-Lösung. Solution sulfurique d'isatine – [**CF 65**].
0,10 g/100 g in konz. Schwefelsäure.

Isatin-Schwefelsäure – [**Helv. V**].
1 g Isatin wird in 100 ml konz. Schwefelsäure gelöst und mit 5 Tr. Eisen(III)-chlorid-Lsg. versetzt.

Isoniazid-Lösung. Solution d'isoniazide pur à 1 p. 1000 – [**CF 65**].
1 g/1000 ml in W. Bei Bedarf frisch zu bereiten.

Isoniazid-Lösung – [**Nord. 63**].
0,050 g Isoniazid werden in 50 ml A. gelöst, mit 0,15 ml 5 m Salzsäure versetzt und mit A. zu 100 ml verdünnt. Vor Licht geschützt aufzubewahren.

Isopropanol-Pyridin-Methanol. Isopropanol-pyridine-alcool méthylique – [**CF 65**].
Man mischt 6 Vol. Isopropanol, 3 Vol. Pyridin, 3 Vol. M. und 4 Vol. W.

---

[1] Siehe auch Natriumhypophosphit-Lösung.

Isopropanol-Salzsäure-Lösung. Solution d'isopropanol chlorhydrique – [CF 65].
Bei Bedarf werden 10 ml 0,1 n Salzsäure mit 100 ml frisch destilliertem Isopropanol gemischt.

Isopropanol-Salzsäure 0,1 n. Solution d'isopropanol chlorhydrique 0,1 n – [CF 65].
In einem 100-ml-Meßkolben versetzt man bei Bedarf 10 ml 1 n Salzsäure mit Isopropanol zu 100 ml.

Isopropanol-Toluol. Isopropanol-toluène – [CF 65].
495 ml Isopropanol, 500 ml Toluol und 5 ml W. werden gemischt.

Isopropylamin-Lösung – [Nord. 63].
25,0 ml 100,0 ml in abs. M. Begrenzt haltbar. Die Lsg. muß farblos sein.

Jodbenzin – [DAB 6].
0,1 g Jod ist in 100 ml Petroleumbenzin zu lösen.

Jod-Chlor-Lösung – [Nord. 63].
0,80 g Jodtrichlorid werden in 20 ml Eisessig gelöst. 0,90 g Jod werden in 30 ml CCl_4 gelöst. Die beiden Lsg. werden gemischt und mit Eisessig zu 100 ml aufgefüllt. Vor Licht geschützt aufzubewahren.

Jod-Glycerin – [DAB 7 – BRD].
Die Mischung von 3,00 g Jod, 10,0 g Kaliumjodid und 43 g Glycerin wird mit W. zu 100 ml verdünnt.

Jod-Glycerin – [Nord. 63].
50 g Jod-Lsg. (0,1 n) werden mit 50 g Glycerin gemischt. Vor Licht geschützt aufzubewahren.

Jodid-Jodat-Lösung – [Helv. V].
0,36 g Kaliumjodat und 1,5 g Kaliumjodid werden in W. zu 100 ml gelöst.

Jod-Kaliumjodid-Lösung[1] – [DAB 7 – DDR].
0,330 g Jod und 0,670 g Kaliumjodid werden in 5,0 ml W. gelöst. Die Lsg. wird mit W. zu 100,0 ml aufgefüllt. Vor Licht geschützt aufzubewahren.

Jod-Kaliumjodid-Lösung* – [DAB 7 – DDR].
10,0 g Jod und 5,0 g Kaliumjodid werden in 5,0 ml W. gelöst. Die Lsg. wird mit A. zu 100,0 ml aufgefüllt. Vor Licht geschützt aufzubewahren.

Jod-Kaliumjodid-Lösung** – [DAB 7 – DDR].
3,00 g Jod und 10,0 g Kaliumjodid werden in 50,0 ml W. gelöst. Die Lsg. wird mit Glycerin zu 100,0 ml aufgefüllt. Vor Licht geschützt aufzubewahren.

Jod-Kaliumjodid-Lösung. Iodine and Potassium Iodide T.S. – [USP XVII].
500 mg Jod und 1,5 g Kaliumjodid werden in 25 ml W. gelöst.

Jod-Kaliumjodid-Lösung. Solution d'iodure de potassium iodé – [CF 65].
In einem tarierten Schliffgefäß löst man 2 g Jod und 4 g Kaliumjodid in etwa 10 g W. Dann verdünnt man mit W. zu 100 g.

Jod-Kaliumjodid-Lösung, 4%ige. Solution d'iodure de potassium iodé à 4 p. 100 – [CF 65].
4 g Jod und 8 g Kaliumjodid werden in 20 ml W. gelöst und die Lsg. mit W. zu 100 ml verdünnt.

Jod-Lösung – [DAB 6, Helv. V]. Iodine T.S. – [USP XVII, Nord. 63].
0,1 n Jod-Lsg.

Jod-Lösung I – [DAB 7 – BRD].
Die Lsg. von 1,00 g Jod und 2,00 g Kaliumjodid in 3 bis 4 ml W. wird zu 100 ml verdünnt.

Jod-Lösung II – [DAB 7 – BRD].
Entspr. der alkoholischen Jod-Lsg. (Tinctura Jodi).

Jod-Lösung (etwa 0,5 m) – [ÖAB 9].
25 g Kaliumjodid und 14 g Jod werden mit 25 ml W. angerührt. Nach 5 Min. setzt man noch 10 ml W. zu und rührt bis zur Vollständigkeit der Lösung. Dann verdünnt man mit W. zu 100 ml und filtriert nach 24 Std. durch Glaswolle. Vor Licht geschützt aufzubewahren.

Jod-Lösung. Iodine TS – [Pl.Ed. I/1].
2,6 g Jod und 3 g Kaliumjodid werden in W. zu 100 ml gelöst (etwa 0,2 n).

---
[1] Siehe auch Jod-Lösung.

Jod-Lösung. Iodine Solution – [**BP 63**].
2 g Jod und 3 g Kaliumjodid werden in W. zu 100 ml gelöst.

Jod-Lösung 0,01 n – [**Nord. 63**].
0,01 n Jod-Lsg.

Jod-Lösung (1 n). Iodine Solution (1 n) – [**Jap. 61**].
12,7 g Jod und 25 g Kaliumjodid werden in 10 ml W. gelost und die Lsg. mit W. zu 100 ml verdünnt.

Jod-Lösung (0,1 n). Iodine Test Solution (0,1 n) – [**Jap. 61**].
14 g Jod werden in 100 ml Kaliumjodid-Lsg. (4 in 10) gelöst und mit 1 ml verd. Salzsäure versetzt. Die Lsg. wird mit W. zu 1000 ml verdünnt. Vor Licht geschützt aufzubewahren.

Jod-Lösung, verdünnte. Iodine Test Solution, Diluted – [**Jap. 61**].
Zu 1 Vol. Jod-Lsg. (0,1 n) gibt man 4 Vol. W.

Jod-Lösung, alkoholische. Solution alcoolique d'iode à 5 p. 100 – [**CF 65**].
5 g/100 g in A. (90%).

Jod-Lösung, konzentrierte. Solution concentrée d'iode – [**CF 65**].
12,70 g Jod und 20 g Kaliumjodid werden in etwa 50 ml W. gelöst. Die klare Lsg. wird mit W. zu 100 ml verdünnt.

Jod-Methanol-Lösung – [**Nord. 63**].
3,5 g Jod werden in abs. M. zu 100 ml gelöst.

Jodmonobromid-Lösung. Iodobromide T.S. – [**USP XVII**].
13,2 g Jod werden, falls nötig unter gelindem Erwärmen, in 1000 ml Eisessig gelost. Man kühlt auf 25° und bestimmt den Jodgehalt in 20 ml der Lsg. mit 0,1 n Natriumthiosulfat. Dem Rest der Lsg. fügt man eine der Jodmenge äquivalente Menge Brom zu. Vor Licht geschützt aufzubewahren.

Jodmonobromid-Lösung. Solution de bromure d'iode – [**CF 65**].
12,70 g Jod und 8 g Brom (2,6 ml) werden in Eisessig zu 1000 ml gelöst.

Jodmonochlorid-Lösung, starke. Iodine Monochloride Solution, Strong – [**BP 63**]. Iodine Monochloride T.S. – [**USP XVII**]. Jodmonochlorid-Lösung – [**Ned. 6**].
6,44 g Kaliumjodat und 10 g Kaliumjodid werden in 75 ml W. gelöst. Dann gibt man 75 ml Salzsäure zu und schüttelt, bis eine klare Lsg. entstanden ist. Man versetzt nunmehr mit 5 ml Chlf. und tropfenweise mit 0,05 m Kaliumjodat-Lsg., bis nach kräftigem Schütteln das Chlf. farblos geworden ist. Dicht verschlossen, vor Licht geschützt, kühl aufzubewahren (BP 63).

Jodtrichlorid-Lösung. Iodine Trichloride Test Solution – [**Jap. 61**].
7,9 g Jodtrichlorid und 8,7 g Jod werden getrennt in Eisessig gelöst. Dann werden die Lsg. gemischt und mit Eisessig zu 1000 ml verdünnt.

Jod-Wasser. Eau iodée – [**CF 65**].
Gesättigte wss. Lsg. von Jod.

Jodwasserstoffsäure.

Pharmakopöe	Bezeichnung	Gehalt	Dichte
DAB 7 – DDR	Jodwasserstoffsäure	~ 57%	$d = 1,70$
ÖAB 9	Jodwasserstoffsäure	~ 57%	$d = 1,7$
Pl.Ed. I/2	Hydriodic acid	~ 55%	
BP 63	Hydriodic Acid	54,0–56,0%	$d \sim 1,7$
USP XVII	Hydriodic Acid	$\geq 47,0\%$	
CF 65	Acide iodhydrique		$d = 1,7$
Ned. 6	Jodwasserstoffsäure	54,0–56,0%	$d = 1,69–1,70$
Jap. 61	Hydroiodic Acid	$\geq 52\%$	

Jodweingeist – [**Helv. V**].
Mischung von 1 Vol. 0,1 n Jod-Lsg. mit 5 Vol. verd. A. (Spiritus dilutus).

Jodzinkstärke-Lösung − [DAB 6, Helv. V].
4 g lösl. Stärke und 20 g Zinkchlorid werden in 100 g siedendem W. gelöst. Der erkalteten Fl. wird die farblose, durch Erwärmen frisch bereitete Lsg. von 1 g Zinkfeile und 2 g Jod in 10 ml W. zugefügt, hierauf die Fl. zu 100 ml verdünnt und filtriert (DAB 6).

Jorissens Reagens − [Helv. V].
0,4 g Vanadinsäureanhydrid werden in 4 ml konz. Schwefelsäure gelöst und mit W. auf 100 ml verdünnt. Das Rg. ist von grünlicher Farbe.

Kalilauge, äthanolische. Potassium Hydroxide-Ethanol Test Solution − [**Jap. 61**].
10 g/100 ml in A. Bei Bedarf frisch zu bereiten.

Kalilauge, äthanolische, verdünnte. Potassium Hydroxide-Ethanol Test Solution, Diluted (0,5 n) − [**Jap. 61**].
35 g Kaliumhydroxid werden in 20 ml W. gelöst und mit A. zu 1000 ml aufgefüllt.

Kalilauge, alkoholische. Kalilauge, weingeistige − [DAB 6].
Bei Bedarf ist 1 T. Kaliumhydroxid in 9 T. A. zu lösen.

2 n Kalilauge, äthanolische − [**DAB 7 − DDR**].
13,0 g Kaliumhydroxid werden mit 13,0 ml W. versetzt. Die erkaltete Mischung wird mit aldehydfreiem A. zu 100,0 aufgefüllt. Nach 24 Std. wird die überstehende, klare Lsg. abgegossen.

Kalilauge, äthanolische − [DAB 7 − BRD].
10,0 g/100 ml in A. (90%). Die Lsg. wird filtriert. Bei Bedarf frisch zu bereiten.

Kalilauge, weingeistige − [Helv. V, ÖAB 9]. Potassium Hydroxide T.S., Alcoholic − [**USP XVII**].
0,5 n alkoholische Kalilauge.

Kalilauge, äthanolische. Potassium hydroxide, ethanolic, TS − [PI.Ed. I/1].
11,2 g/100 ml in A. (90%) (2 n).

Kalilauge, alkoholische. Potassium Hydroxide Solution, Alcoholic − [BP 63].
10,0 g/100 ml in A. (95%). Öfter frisch zu bereiten.

Kalilauge, alkoholische, 5%ig. Solution alcoolique d'hydroxyde de potassium à 5 p. 100 − [CF 65].
5 g/100 g in A. (90%).

Kalilauge, alkoholische, 10%ig. Solution alcoolique d'hydroxyde de potassium à 10 p. 100 − [CF 65].
10 g/100 g in A. (90%).

Kalilauge. Kaliumhydroxid-Lösung.

Pharmakopöe	Bezeichnung	Gehalt
DAB 6	Kalilauge	14,8−15%
DAB 7 − DDR	9 n Kalilauge	55,5 g/100,0 ml [a]
	3 n Kalilauge	18,5 g/100,0 ml [a]
DAB 7 − BRD	Kalilauge, 6 n	33,1 bis 34,2 g/100 ml
	Kalilauge, 3 n	16,6 bis 17,1 g/100 ml
Helv. V	Kalilauge, konzentrierte ca. 10 n	40 g/100 g
	Kalilauge, verdünnte ca. 2 n	12,0 g/100 ml
ÖAB 9	Kaliumhydroxid-Lösung, konzentrierte (ca. 10 ml)	67,5 g/100 ml
	Kaliumhydroxid-Lösung, verdünnte (ca. 2 m)	13,5 g/100 ml
PI.Ed. I/1	Potassium hydroxide TS	11,2 g/100 ml
BP 63	Potassium Hydroxide Solution	∼5 g/100 ml
USP XVII	Potassium Hydroxide T.S.	6,5 g/100 ml
Ross. 9	Potassium Hydroxide Solution	100 g/1000 ml
CF 65	Solution d'hydroxyde de potassium à 5 p. 100	5 g/100 g

Kalilauge. Kaliumhydroxid-Lösung.

Pharmakopöe	Bezeichnung	Gehalt
CF 65	Solution d'hydroxyde de potassium à 10 p. 100	10 g/100 g
	Solution d'hydroxyde de potassium à 17 p. 100	17 g/100 g
Nord. 63	Kaliumhydroxid-Lösung (13,5 n)	60 g in 40 ml W.
	Kaliumhydroxid-Lösung (10 n)	10 n
	Kaliumhydroxid-Lösung (5 n)	35 g/100 ml [a, b]
	Kaliumhydroxid-Lösung (2 n)	40,0 ml 5 n KOH/ 100,0 ml [a, b]
	Kaliumhydroxid-Lösung (0,5 n)	25 ml 2 n KOH/100 ml [a]
	Kaliumhydroxy-Lösung (0,05 n)	2,5 ml 2 n KOH/100 ml [a]
Ned. 6	Kaliumhydroxid-Lösung	50 g/100 g
Jap. 61	Potassium Hydroxide Test Solution (1 n)	6,5 g/100 ml
	Potassium Hydroxide Test Solution (8 n)	52 g/100 ml

[a] Es ist kohlendioxidfreies W. zu verwenden.
[b] Die Lsg. wird titremetrisch eingestellt.

Kalilauge, äthanolische (1 n) – [Nord. 63].
7,0 g/100 ml in A. Nach einiger Zeit wird die Lsg. dekantiert. Die Lsg. ist titrimetrisch einzustellen.

0,1 n Kalilauge, isopropanolische. Solution 0,1 n d'hydroxyde de potassium dans l'alcool isopropylique – [CF 65].
Zu 1 l Isopropanol gibt man 6 g Kaliumhydroxid und kocht unter kräftigem Rühren 10 bis 15 Min. am Rückflußkühler. Dann gibt man mindestens 2 g Baryt hinzu und kocht weiter 5 bis 10 Min. Man läßt dann abkühlen und einige Std. stehen. Die Lsg. wird durch eine feinporige Glasfritte filtriert, wobei CO_2-Zutritt zum Filtrat zu verhindern ist. Die Lsg. ist in alkaliresistenten Gefäßen mit Natronkalkrohr im Dunkeln aufzubewahren. Der Faktor wird häufig durch Titration einer bekannten Kaliumbiphthalat-Menge gegen Phenolphthalein bestimmt. Die Veränderung soll nicht mehr als 0,0005 n betragen.

Kalilauge, methanolische. Potassium hydroxide, methanolic, TS – [Pl.Ed. I/2].
3 g/100 ml in M.

Kalilauge, methanolische. Solution d'hydroxyde de potassium dans l'alcool méthylique – [CF 65].
5 g/100 g in M. Bei Bedarf frisch zu bereiten.

Kaliumacetat-Lösung.

Pharmakopöe	Bezeichnung	Gehalt	Dichte
DAB 6	Kaliumacetat-Lösung	33,3%	1,172–1,176
DAB 7 – DDR	Kaliumacetat-Lösung	33,0 g/100,0 ml	
Helv. V	Kaliumacetat	33–35%	1,171–1,182
ÖAB 9	Kaliumacetat-Lösung	33–35%	1,171–1,178
USP XVII	Potassium Acetate T.S.	10 g/100 ml	
Ned. 6	Kaliumacetat-Lösung	1 T. in 2 T. W.	
Jap. 61	Potassium Acetate Test Solution	10 g/100 ml	

Kaliumantimonat-Lösung – [ÖAB 9].
2,5 g Kaliumantimonat werden unter Erhitzen in einer Mischung von 70 ml W., 5 ml verd. Wasserstoffperoxid-Lsg. und 25 ml verd. Kaliumhydroxid-Lsg. gelöst. Die Lsg. ist nach dem Abkühlen zu filtrieren. In alkaliresistenten Gefäßen aufzubewahren.

Kaliumantimonat-Lösung. Potassium antimonate TS – [**Pl.Ed. I** – **Suppl., BP 63**].
2 g Kaliumantimonat werden in 95 ml W. unter Erhitzen gelöst. Dann kühlt man rasch ab und gibt 50 ml 5%iger Kalilauge und 5 ml 0,1 n Natronlauge zu, läßt 24 Std. stehen, filtriert und füllt mit W. zu 150 ml auf. Bei Bedarf frisch zu bereiten (Pl.Ed. I – Suppl.).

Kaliumantimonat-Lösung (ca. 0,025 m) – [**Nord. 63**].
1,25 g Kaliumantimonat werden unter Erwärmen in 2 ml 1 m Kaliumcarbonat-Lsg. gelöst und mit W. zu 100 ml aufgefüllt. Nach Abkühlen filtrieren. Begrenzt haltbar.

Kaliumbicarbonat-Lösung. Solution de carbonate monopotassique – [**CF 65**].
5 g/100 g.

Kaliumbicarbonat-Lösung 20%ig. Solution de carbonate monopotassique à 20 p. 100 – [**CF 65**].
20 g/100 g.

Kaliumbisulfat-Lösung – [**Helv. V**].
13,6 g/100 ml (ca. 1 n).

Kaliumbisulfat-Lösung. Potassium Bisulfate Solution – [**Ross. 9**].
100 g/1000 ml.

Kaliumbromat-Lösung – [**ÖAB 9**].
0,1 n.

Kaliumbromat-Lösung. Solution de bromate de potassium – [**CF 65**].
5 g/100 ml.

Kaliumbromid-Lösung – [**DAB 7 – DDR**].
20,0 g/100,0 ml.

Kaliumbromid-Lösung. Potassium Bromide Solution – [**Ross. 9**].
10 g/100 ml. Vor Licht geschützt aufzubewahren.

Kaliumbromid-Lösung. Solution de bromure de potassium – [**CF 65**].
10 g/100 g.

Kaliumcarbonat-Lösung.

Pharmakopöe	Bezeichnung	Gehalt
Helv. V	Kaliumcarbonat (ca. 2 n)	13,8 g/100 ml
ÖAB 9	Kaliumcarbonat-Lösung (1 m)	13,8 g/100 ml
CF 65	Solution de carbonate dipotassique	10 g/100 g
Nord. 63	Kaliumcarbonat-Lösung (1 m)	13,8 g/100 ml

Kaliumchlorat-Lösung, gesättigte – [**Helv. V**].
5,8 g/100 ml.

Kaliumchlorat-Lösung. Potassium Chlorate Solution – [**Ross. 9**].
50 g/1000 ml.

Kaliumchlorid-Lösung – [**DAB 7 – DDR, DAB 7 – BRD**].
10,0 g/100,0 ml.

Kaliumchlorid-Lösung – [**Nord. 63**].
26,1 g/100 ml.

Kaliumchlorid-Lösung, gesättigte – [**Nord. 63**].
40 g gepulvertes Kaliumchlorid wird 1 Tag lang mit 100 ml häufig geschüttelt. Zur Anw. dekantiert man die klare Lsg. ab.

Kaliumchlorid-Lösung. Potassium Chloride Test Solution – [**Jap. 61**].
250 g/1000 ml.

Kaliumchlorid-Lösung, saure. Potassium Chloride Test Solution, Acidic – [**Jap. 61**].
Zu 1 l der Kaliumchlorid-Lsg. gibt man 8,5 ml Salzsäure.

Kaliumchlorid-Natriumchlorid-Lösung – [**DAB 7 – BRD**].
25,0 g Kaliumchlorid und 25,0 g Natriumchlorid werden mit 100 ml W. bis zur Sättigung geschüttelt. Das Gemisch wird filtriert.

Kaliumchromat-Lösung.

Pharmakopöe	Bezeichnung	Gehalt
Helv. V	Kaliumchromat (ca. 0,5 n)	4,8 g/100 ml
ÖAB 9	Kaliumchromat-Lösung (0,25 m)	4,86 g/100 ml
Pl.Ed. I/1	Potassium chromate TS (1 n)	9,7 g/100 ml
BP 63	Potassium Chromate Solution	5,0 g/100 ml
USP XVII	Potassium Chromate T.S.	10 g/100 ml
CF 65	Solution de chromate de potassium	10 g/100 g
	Solution de chromate de potassium à 5 p. 100	5 g/100 g
Nord. 63	Kaliumchromat-Lösung	4,9 g/100 ml
Ned. 6	Kaliumchromat-Lösung	97 g/1000 ml
Jap. 61	Potassium Chromate Test Solution	10 g/100 ml

Kaliumchromat-Lösung, mit Silberchromat gesättigt. Potassium Chromate Test Solution, Saturated Silver Chromate – [**Jap. 61**].
5 g Kaliumchromat werden in 50 ml W. gelöst und mit Silbernitrat-Lsg. versetzt, bis ein schwach roter Nd. entstanden ist. Man filtriert und füllt das Filtrat zu 100 ml mit W. auf.

Kaliumcyanid-Lösung.

Pharmakopöe	Bezeichnung	Gehalt
DAB 7 – BRD	Kaliumcyanid-Lösung	10,0/g 100 ml[a]
Helv. V	Kaliumcyanid-Lösung	0,65 g/10 ml[a]
Pl.Ed. I/1	Potassium cyanide TS	6,5 g/100 ml
BP 63	Potassium Cyanide Solution	10,0 g/100 ml
CF 65	Solution de cyanure de potassium	10 g/100 g
Jap. 61	Potassium Cyanide Test Solution	10 g/100 g[a]

[a] Bei Bedarf frisch zu bereiten.

Kaliumdichromat-Lösung.

Pharmakopöe	Bezeichnung	Gehalt
DAB 6	Kaliumdichromat-Lösung	1 T. in 19 T. W.
DAB 7 – DDR	Kaliumdichromat-Lösung	5,0 g/100,0 ml
	Kaliumdichromat-Lösung	0,50 g/100,0 ml
DAB 7 – BRD	Kaliumdichromat-Lösung	5,00 g/100 ml
Helv. V	Kaliumbichromat	4,9 g/100 ml
ÖAB 9	Kaliumdichromat-Lösung (0,25 m)	7,36 g/100 ml
Pl.Ed. I/1	Potassium dichromate TS	9,8 g/100 ml
BP 63	Potassium Dichromate Solution	7,0 g/100 ml
USP XVII	Potassium Dichromate T.S.	7,5 g/100 ml
Ross. 9	Potassium Bichromate Solution	50 g/1000 ml
CF 65	Solution de dichromate de potassium à 2 p. 100	2 g/100 g
	Solution de dichromate de potassium à 5 p. 100	5 g/100 g
	Solution de dichromate de potassium à 10 p. 100	10 g/100 g
	Réactif au dichromate de potassium[a]	
Nord. 63	Kaliumdichromat-Lösung	1,47 g/100 ml
Ned. 6	Kaliumdichromat-Lösung	4,9 g/100 ml
	0,1 n Kaliumdichromat-Lösung	4,902 g/1000 ml
Jap. 61	Potassium Bichromate Test Solution	7,5 g/100 ml

[a] 100 ml 0,1 n Kaliumdichromat-Lsg. und 300 ml W. werden mit 400 ml konz. Schwefelsäure versetzt. Die erkaltete Mischung wird mit W. zu 1000 ml aufgefüllt.

Kaliumdichromat-Schwefelsäure-Lösung – [Nord. 63].
13,0 g Kaliumdichromat werden mit 15 ml konz. Schwefelsäure versetzt und mit W. zu 100 ml verdünnt.

Kaliumdihydrogenphosphat-Lösung.

Pharmakopöe	Bezeichnung	Gehalt
DAB 7 – BRD	Kaliumdihydrogenphosphat-Lösung 0,5 m	6,81 g/100 ml
Jap. 61	0,2 m Potassium Dihydrogen Phosphate, for Buffer Solution	27,218 g/1000 ml

Kaliumdijododibromomercurat(II)-Lösung – [DAB 7 – DDR].
1,00 g Quecksilber(II)-jodid und 5,00 g Kaliumbromid werden in 10,0 ml W. gelöst. Die Lsg. wird nach Zusatz der Lsg. von 2,50 g Natriumhydroxid in 20,0 ml W. mit W. zu 100,0 ml aufgefüllt und mindestens 24 Std. stehengelassen. Die überstehende, klare Lsg. wird als Rg.-Lsg. verwendet. Vor Licht geschützt aufzubewahren.

Kaliumhexacyanoferrat(II)-Lösung. Kalium-Eisen(II)-cyanid-Lösung. Kaliumferrocyanid-Lösung.

Pharmakopöe	Bezeichnung	Gehalt[a]
DAB 6	Kaliumferrocyanid-Lösung	5 g/100 ml
DAB 7 – DDR	Kaliumhexacyanoferrat(II)-Lösung	5,0 g/100,0 ml
DAB 7 – BRD	Kaliumhexacyanoferrat(II)-Lösung	5,0 g/100 ml
Helv. V	Ferrocyankalium (ca. 0,5 n)	5,3 g/100 ml
ÖAB 9	Kalium-Eisen(II)-cyanid-Lösung (0,125 m)	5,28 g/100 ml
Pl.Ed. I/1	Potassium ferrocyanide TS	5,3 g/100 ml
BP 63	Potassium Ferrocyanide Solution	5,0 g/100 ml
USP XVII	Potassium Ferrocyanide T.S.	1 g/10 ml
Ross. 9	Potassium Ferrocyanide Solution	5 g/100 ml
CF 65	Solution de ferrocyanure de potassium	5 g/100 g
Nord. 63	Kaliumferrocyanid-Lösung (0,1 m)	4,2 g/100 ml
Ned. 6	Kaliumferrocyanid-Lösung	106 g/1000 ml
Jap. 61	Potassium Ferrocyanide Test Solution	1 g/10 ml

[a] Die Angaben beziehen sich auf $K_4[Fe(CN)_6] \cdot 3 H_2O$.

Kaliumhexacyanoferrat(III)-Lösung. Kalium-Eisen(III)-cyanid-Lösung. Kaliumferricyanid-Lösung.

Pharmakopöe	Bezeichnung	Gehalt[a]
DAB 6	Kaliumferricyanid-Lösung	5 g/100 ml[b, c]
DAB 7 – DDR	Kaliumhexacyanoferrat(III)-Lösung	5,0 g/100,0 ml[c]
	Kaliumhexacyanoferrat(III)-Lösung	2,0 g/100,0 ml[c]
	Kaliumhexacyanoferrat(III)-Lösung	1,0 g/100,0 ml[c]
	Kaliumhexacyanoferrat(III)-Lösung	0,100 g/100,0 ml[c]
DAB 7 – BRD	Kaliumhexacyanoferrat(III)-Lösung	5,0 g/100 ml[c]
Helv. V	Ferricyankalium (ca. 0,5 n)	0,5 g/10 ml[b, c]
ÖAB 9	Kalium-Eisen(III)-cyanid-Lösung (ca. 0,17 n)	5,5 g/100 ml
Pl.Ed. I/1	Potassium ferricyanide TS	1 g/100 ml[b, c]
BP 63	Potassium ferricyanide Solution	1 g/100 ml[b, c]
USP XVII	Potassiumferricyanide T.S.	1 g/10 ml[c]
Ross. 9	Potassiumferricyanide Solution	5 g/100 ml
CF 65	Solution de ferricyanure de potassium	5 g/100 g

Kaliumhexacyanoferrat-(Lsg). Kalium-Eisen(III)-cyanid-Lsg. Kaliumferricyanid-Lsg.

Pharmakopöe	Bezeichnung	Gehalt[a]
Nord. 63	Kaliumferricyanid-Lösung (ca. 0,15 m)	5 g/100 ml[c]
Ned. 6	Kaliumferricyanid-Lösung	1 g/100 ml[b, c]
Jap. 61	Potassiumferricyanide Test Solution (1 n)	1 g/10 ml[c]

[a] Die Angaben beziehen sich auf $K_3[Fe(CN)_6]$.
[b] Die Kristalle sind vor dem Lösen mit W. abzuwaschen.
[c] Die Lsg. ist frisch zu bereiten.

Kaliumhexacyanoferrat(III)-Reagenslösung – [DAB 7 – DDR].

1,00 ml frisch bereitete Kaliumhexacyanoferrat(III)-Lsg. (0,100 g/100,0 ml) wird mit 5,0 ml Natriumcarbonat-Lsg. (20,0 g/100,0 ml) sowie 1,00 ml n Salzsäure versetzt und die Mischung mit W. zu 100,0 ml aufgefüllt. Bei Bedarf frisch zu bereiten.

Kaliumhexacyanoferrat(III)-Lösung, alkalische. Potassium Ferricyanide Test Solution, Alkaline – [Jap. 61].

1,65 g Kaliumhexacyanoferrat(III) und 10,6 g wasserfreies Natriumcarbonat werden in W. zu 1000 ml gelöst. Vor Licht geschützt aufzubewahren.

Kaliumhexahydroxoantimonat-Lösung – [DAB 6 – 3. Nachtr. BRD].

0,50 g Kaliumhexahydroxoantimonat werden mit 10,0 ml 1 n Kalilauge und 2,0 ml Wasserstoffperoxid-Lsg. unter Umschütteln zum Sieden erhitzt. Nach dem Erkalten wird filtriert.

Kaliumhexahydroxoantimonat(V)-Lösung – [DAB 7 – DDR].

2,00 g Kaliumhexahydroxoantimonat(V) werden in einem 250-ml-Rundkolben mit Schliff mit 95,0 ml W. versetzt. Die Mischung wird unter Rückflußkühlung im Sieden gehalten, bis eine klare Lsg. entstanden ist. Die Lsg. wird schnell auf 20° abgekühlt, danach mit der Lsg. von 2,50 g Kaliumhydroxid in 50,0 ml W. sowie 5,00 ml 1 n Natronlauge versetzt und 24 Std. stehengelassen. Anschließend wird die Mischung filtriert und das Filtrat unter Waschen des Filters mit W. zu 150,0 ml aufgefüllt. Bei Bedarf frisch zu bereiten.

Kaliumhexahydroxoantimonat(V)-Lösung – [DAB 7 – BRD].

4,0 g Kaliumhexahydroxoantimonat(V) werden in einer Mischung von 28,0 ml 3 n Kalilauge, 56,0 ml W. und 16,0 ml verd. Wasserstoffperoxid-Lsg. zum Sieden erhitzt. Nach dem Erkalten wird filtriert.

Kaliumhydrogenphthalat-Lösung.

Pharmakopöe	Bezeichnung	Gehalt
DAB 7 – DDR	0,05 m Kaliumhydrogenphthalat-Lösung	0,05 m
DAB 7 – BRD	Kaliumhydrogenphthalat-Lösung 0,2 m	4,0836 g/100,0 ml
Helv. V – Suppl. III	Kaliumbiphthalat-Lösung	2 g/100 ml
ÖAB 9	Kaliumhydrogenphthalat-Lösung (0,05 m)	1,02 g/100 ml[a]
Jap. 61	0,2 m Potassium Hydrogen Phthalate Test Solution, for Buffer Solution	40,843 g/1000 ml

[a] Es ist kohlendioxidfreies W. zu verwenden.

Kaliumhydrogenphthalat-Pufferlösung – [DAB 7 – DDR].

1,020 g Kaliumhydrogenphthalat werden in 50 ml W. gelöst. Nach Zusatz von 7,90 ml 0,1 n Salzsäure wird die Lsg. mit W. zu 100,0 ml aufgefüllt.

Kaliumhydrogenphthalat-Pufferlösung, pH 3,5. Potassium Hydrogen Phthalate Buffer Solution, pH 3,5 – [Jap. 61].

50 ml 0,2 m Kaliumhydrogenphthalat-Lsg. und 7,97 ml 0,2 n Salzsäure werden mit W. zu 200 ml verdünnt.

Kaliumjodat-Lösung.

Pharmakopöe	Bezeichnung	Gehalt
DAB 6 – 3. Nachtr. BRD	Kaliumjodat-Lösung	1,00 g/15,0 ml
DAB 7 – DDR	Kaliumjodat-Lösung	6,0 g/100,0 ml
DAB 7 – BRD	Kaliumjodat-Lösung	7,0 g/100 ml

Kaliumjodat-Lösung.

Pharmakopöe	Bezeichnung	Gehalt
ÖAB 9	Kaliumjodat-Lösung	0,1 n
PI.Ed. I/1	Potassium iodate TS	1,0 g/100 ml
BP 63	Potassium Iodate Solution	1,0 g/100 ml
Ross. 9	Potassium Iodate Solution	10 g/1000 ml
CF 65	Solution d'iodate de potassium	5 g/100 g

Kaliumjodatstärkepapier – [DAB 6, DAB 7 – BRD, ÖAB 9, Ned. 6].
Filtrierpapier wird mit einer Lsg. von 0,1 T. Kaliumjodat und 1 T. lösl. Stärke in 100 T. W. getränkt und dann getrocknet (DAB 6).

Kaliumjodid-Aluminiumsulfat-Lösung – [Nord. 63].
0,085 g Kaliumjodid und 1,0 g Aluminiumsulfat werden in W. zu 100 ml gelöst. Vor Licht geschützt aufzubewahren.

Kaliumjodid-Lösung.

Pharmakopöe	Bezeichnung	Gehalt
DAB 6	Kaliumjodid-Lösung	1 T. in 9 T. W.[a]
DAB 7 – DDR	Kaliumjodid-Lösung	20,0 g/100,0 ml[a]
	Kaliumjodid-Lösung	10,0 g/100,0 ml[a]
DAB 7 – BRD	Kaliumjodid-Lösung	10,0 g/100 ml[a]
Helv. V	Kaliumjodid (ca. 0,5 n)	8,3 g/100 ml
PI.Ed. I/1	Potassium iodide TS	8,3 g/100 ml
BP 63	Potassium Iodide Solution	10,0 g/100 ml
USP XVII	Potassium Iodide T.S.	16,5 g/100 ml
Ross. 9	Potassium Iodide Solution	10 g/100 ml[b]
CF 65	Solution d'iodure de potassium	5 g/100 g
	Solution d'iodure de potassium à 10 p. 100	10 g/100 g
	Solution d'iodure de potassium à 15 p. 100	15 g/100 g
	Solution d'iodure de potassium à 20 p. 100	20 g/100 g
Nord. 63	Kaliumjodid-Lösung	10 g/100 ml[a]
Ned. 6	Kaliumjodid-Lösung	166 g/1000 ml
Jap. 61	Potassium Iodide Test Solution	16,5 g/100 ml

[a] Bei Bedarf frisch zu bereiten.
[b] Es ist kohlendioxidfreies W. zu verwenden.

Kaliumjodid-Stärke-Lösung[1]. Potassium iodide and starch TS – [PI.Ed. I/1]. Potassium Iodide and Starch-Solution – [BP 63].
10 g Kaliumjodid werden in W. zu 95 ml gelöst und mit 5 ml Stärke-Lsg. versetzt. Bei Bedarf frisch zu bereiten (BP 63).

Kaliumjodid-Stärke-Lösung. Solution d'iodure de potassium amidonné – [CF 65].
Man löst 0,75 g Kaliumjodid in 100 ml W. und erhitzt zum Sieden. Der sied. Lsg. fügt man unter Rühren eine Suspension von 0,5 g Kartoffelstärke in 35 ml W. zu, läßt 2 Min. kochen und kühlt dann ab.

Kaliumjodid-Stärke-Papier – [ÖAB 9, Ned. 6].
Filtrierpapier wird mit einer Lsg. von 0,5 g Kaliumjodid in 100 Stärke-Lsg. getränkt und im Dunkeln getrocknet (ÖAB 9).

Kaliumjodid-Zinkchlorid-Stärke-Lösung. Solution d'iodure de potassium au chlorure de zinc amidonné – [CF 65].
0,75 g Kaliumjodid werden in 5 ml W. und 2 g Zinkchlorid in 10 ml W. gelöst. Beide Lsg. werden gemischt und mit W. zu 100 ml verdünnt. Die Lsg. wird zum Sieden erhitzt

---

[1] Siehe auch Stärke-Kaliumjodid-Lösung.

und unter Rühren mit einer Suspension von 5 g Kartoffelstärke in 35 ml W. versetzt, 2 Min. im Sieden gehalten und dann abgekühlt. Dicht verschlossen und kühl aufzubewahren.

Kalium-jodid-Zinksulfat-Lösung. Potassium Iodide-Zinc Sulfate Test Solution – [**Jap. 61**].
5 g Kaliumjodid, 10 g Zinksulfat und 50 g Natriumchlorid werden in W. zu 200 ml gelöst.

Kaliumjodid-Zinksulfat-Natriumchlorid-Lösung – [**DAB 7 – DDR**].
Lösung I: 5,0 g Zinksulfat und 25,0 g Natriumchlorid werden in W. zu 100,0 ml gelöst. – Lösung II: Kaliumjodid-Lsg. (12,50 g/100,0 ml). Die Lsg. ist frisch zu bereiten. – Bei Bedarf werden 4 Vol.-T. der Lsg. I mit 1 Vol.-T. der Lsg. II gemischt.

Kaliumjodoplatinat-Lösung. Réactif à l'iodoplatinate de potassium – [**CF 65**].
Stammlösung: 10 g Platinchlorid werden in einer braunen Flasche zu 100 g gelöst. – Reagenslösung: 1 ml Stammlsg. und 25 ml 10%ige Kaliumjodid-Lsg. werden bei Bedarf mit W. zu 50 ml verdünnt.

Kaliumjodowismutat-Lösung[1]. Iodobismuthous acid TS – [**Pl.Ed. I – Suppl., BP 63**].
0,04 g basisches Wismutcarbonat werden mit 0,5 ml n Schwefelsäure gemischt. Dann versetzt man mit 5 ml Kaliumjodid-Lsg., 1 ml n Schwefelsäure und 25 ml W. Nur begrenzt haltbar (Pl.Ed. I – Suppl.).

Kalium-Kupfertartrat-Lösung s. **Kupfertartrat-Lösung.**

Kaliumnatriumtartrat-Lösung – [**DAB 6 – 3. Nachtr. BRD, DAB 7 – BRD**].
20,0 g/100 ml.

Kalium-Natrium-tartrat-Lösung. Solution de tartrate droit de potassium et de sodium – [**CF 65**].
40 g/100 g.

Kaliumnitrat-Lösung, gesättigte – [**Helv. V – Suppl. III**].
Etwa 23%ige wss. Lsg.

Kaliumnitrat-Lösung. Solution de nitrate de potassium – [**CF 65**].
10 g/100 g.

Kaliumoxalat-Lösung, alkalische – [**Ned. 6**].
20 g Kaliumoxalat und 10 ml n Kalilauge werden mit W. zu 100 ml versetzt.

Kaliumpermanganat-Lösung.

Pharmakopöe	Bezeichnung	Gehalt
DAB 6	Kaliumpermanganat-Lösung	1 g/1000 ml[a]
DAB 6 – 3. Nachtr. BRD	Kaliumpermanganat-Lösung	6,0 g/100 ml
DAB 7 – DDR	Kaliumpermanganat-Lösung Kaliumpermanganat-Lösung Kaliumpermanganat-Lösung	5,0 g/100,0 ml 1,00 g/100,0 ml 0,100 g/100,0 ml
DAB 7 – BRD	Kaliumpermanganat-Lösung Kaliumpermanganat-Lösung, 0,1 n Kaliumpermanganat-Lösung 0,01 n	6,0 g/100 ml 0,3160 g/100,0 ml 10,0 ml 0,1 n $KMnO_4$-Lsg/ 100,0 ml[b]
Helv. V	Kaliumpermanganat, (0,1 n)	0,1 n
ÖAB 9	Kaliumpermanganat-Lösung, konz. Kaliumpermanganat-Lösung	5,0 g/100 ml 0,1 n
Pl.Ed. I/1	Potassium permanganate TS	1,0 g/100 ml
BP 63	Potassium Permanganate Solution	1,0 g/100 ml
USP XVII	Potassium Permanganate T.S.	0,1 n
Ross. 9	Potassium Permanganate Solution	50 g/1000 ml
CF 65	Solution der permanganate de potassium à 0,20 p. 1000 Solution de permanganate de potassium à 1 p. 1000	0,20 g/1000 g 1 g/1000 g

---
[1] Siehe auch DRAGENDORFFS Reagens.

Kaliumpermanganat-Lösung.

Pharmakopöe	Bezeichnung	Gehalt
CF 65	Solution de permanganate de potassium à 3,16 p. 1000	3,16 g/1000 g
	Solution de permanganate de potassium à 1 p. 100	1 g/100 g
	Solution de permanganate de potassium à 2 p. 100	2 g/100 g
	Solution de permanganate de potassium à 3 p. 100	3 g/100 g
	Solution saturée de permanganate de potassium	~ 6 g/100 g
Nord. 63	Kaliumpermanganat-Lösung (0,25 m)	4,0 g/100 ml
	Kaliumpermanganat-Lösung (0,025 m)	0,40/100 ml
Ned. 6	Kaliumpermanganat-Lösung a	31,6 g/1000 ml
	Kaliumpermanganat-Lösung b	1 g/1000 ml
Jap. 61	Potassium Permanganate Test Solution (0,1 n)	3,3 g/1000 ml

[a] Diese Lsg. ist zu verwenden, wenn keine Konzentrationsangaben gemacht werden.
[b] Bei Bedarf frisch zu bereiten.

Kaliumpermanganat-Lösung, alkalische. Potassium permanganate, alkaline, TS – [Pl.Ed. I – Suppl., BP 63].
8 g Kaliumpermanganat und 200 g Natriumhydroxid werden in 1000 ml ammoniakfreiem W. gelöst. Vor Gebrauch mischt man mit dem gleichen Vol. ammoniakfreiem W. und dampft auf das ursprüngliche Vol. ein (BP 63).

Kaliumpermanganat-Phosphorsäure – [DAB 7 – BRD].
1,00 g fein gepulvertes Kaliumpermanganat und 10,0 ml konz. Phosphorsäure werden in 50 ml W. gelöst. Die Lsg. wird zu 100 ml verdünnt.

Kaliumpermanganat-Phosphorsäure-Lösung. Potassium permanganate in phosphoric acid TS – [Pl.Ed. I/1, BP 63].
3 g Kaliumpermanganat werden in einer Mischung von 15 ml Phosphorsäure und 70 ml W. gelöst. Die Lsg. wird mit W. zu 100 ml verdünnt.

Kaliumpermanganat-Phosphorsäure-Lösung. Potassium Permanganate Solution in Phosphoric Acid – [Ross. 9].
3 g/100 ml Phosphorsäure ($d = 1,076$).

Kaliumplumbit-Lösung. Potassium plumbite TS – [Pl.Ed. I/1]. Potassium Plumbite Solution – [BP 63].
1,7 g Bleiacetat, 3,4 g Kaliumcitrat und 50 g Kaliumhydroxid werden in W. zu 100 ml gelöst.

Kaliumpyroantimoniat-Lösung – [Ned. 6].
2 g Kaliumpyroantimoniat werden durch Kochen in 95 ml W. gelöst. Man kühlt schnell ab und gibt eine Lsg. von 2,5 g Kaliumhydroxid in 50 ml W. und 1 ml Natronlauge zu. Die Mischung läßt man 24 Std. stehen, filtriert und füllt das Filtrat zu 150 ml mit W. auf.

Kaliumpyroantimoniat-Lösung. Potassium Pyroantimonate Test Solution – [Jap. 61].
Zu 2 g Kaliumpyroantimoniat gibt man 100 ml W. und erhitzt 5 Min. zum Sieden. Dann kühlt man rasch ab, gibt 100 ml Kalilauge (3 in 20) zu, läßt 1 Tag stehen und filtriert.

Kaliumquecksilberjodid – [Nord. 63].
1,35 g Quecksilber(II)-chlorid und 5,0 g Kaliumjodid werden in W. zu 100 ml gelöst.

Kaliumquecksilberjodid-Lösung[1] (MAYERS Reagens). Potassium Mercuri-iodide Solution – [BP 63].
Zu einer Lsg. von 5 g Kaliumjodid in 20 ml W. gibt man eine Lsg. von 1,36 g Quecksilber(II)-chlorid in 60 ml W., mischt und füllt mit W. zu 100 ml auf.

Kaliumquecksilberjodid-Lösung. Mercuric-Potassium Iodide T.S. – [USP XVII]. Potassiomercuric iodide TS – [Pl.Ed. I/1]. MAYER's Test Solution – [Jap. 61].
1,358 g Quecksilber(II)-chlorid werden in 60 ml W. gelöst. 5 g Kaliumjodid werden in 10 ml W. gelöst. Die beiden Lsg. werden gemischt und mit W. zu 100 ml verdünnt (USP XVII).

---
[1] Siehe auch Kaliumtetrajodomercurat(II)-Lösung und MAYERS Reagens.

Kaliumquecksilberjodid-Lösung. Potassium (mercuri-iodure) en solution neutre – [**CF 65**].
    In einem 500-ml-Meßkolben löst man 25 g Kaliumjodid und 6,77 g Quecksilber(II)-chlorid in etwa 250 g W. und füllt mit W. zu 500 ml auf.

Kaliumquecksilberjodid-Lösung – [**Ned. 6**].
    Lsg. mit 1% Quecksilber(II)-chlorid und 4% Kaliumjodid.

Kaliumquecksilberjodid-Lösung, alkalische[1] – [**Helv. V – Suppl. III**]. (NESSLERS Reagens.)
    4,25 g Kaliumjodid werden in 5 ml ausgekochtem W. gelöst und unter Umschütteln mit 6,0 g Quecksilber(II)-jodid versetzt. Nach völliger Auflösung wird mit der erkalteten Lsg. von 15,0 g Natriumhydroxid in 75 ml ausgekochtem W. versetzt und mit ausgekochtem W. zu 100 ml ergänzt. Nach 4tägigem Stehenlassen wird durch eine Glasfritte G 4 filtriert. Vor Licht geschützt aufzubewahren.

Kaliumquecksilberjodid-Lösung, alkalische[1]. Potassium Mercuri-iodide Solution, Alkaline – [**BP 63**]. Potassio-mercuric iodide, alkaline, TS – [**Pl.Ed. I/1**].
    Zu einer Lsg. von 3,5 g Kaliumjodid und 1,25 g Quecksilber(II)-chlorid in 80 ml W. gibt man unter ständigem Rühren eine kalt gesättigte Quecksilber(II)-chlorid-Lsg. bis ein geringer roter Nd. bestehen bleibt. Dann löst man in der Mischung 12 g Natriumhydroxid, gibt noch etwas von der gesättigten Quecksilber(II)-chlorid-Lsg. zu und füllt mit W. zu 100 ml auf. Nach einiger Zeit dekantiert man die klare Lsg. ab.

Kaliumquecksilberjodid-Lösung, alkalische[1]. Mercuric-Potassium Iodide T.S., Alkaline – [**USP XVII**].
    10 g Kaliumjodid löst man in 10 ml W. und gibt langsam unter Rühren eine gesättigte wss. Lsg. von Quecksilber(II)-chlorid zu, bis ein geringer roter Nd. ungelöst bleibt. Zu dieser Mischung gibt man eine eiskalte Lsg. von 30 g Kaliumhydroxid in 60 ml W. und noch 1 ml der gesättigten Quecksilber(II)-chlorid-Lsg. Dann verdünnt man zu 200 ml, läßt absitzen und dekantiert die klare Lsg.

Kaliumquecksilberjodid-Lösung, alkalische[1]. Potassium mercuri-iodure en solution alcaline – [**CF 65**].
    Lösung A. In einem 300-ml-Kolben werden 20 g Kaliumjodid, 30 g Quecksilber(II)-jodid und 50 g W. unter Umschütteln auf dem Wasserbad bis zur vollständigen Lösung erhitzt. Nach dem Abkühlen fügt man 150 g W. zu, läßt den Nd. absitzen, filtriert in einem 250-ml-Meßkolben und füllt mit W. bis zur Marke auf. – Lösung B. 50 g Kaliumhydroxid/250 ml in W. Bereitung des Rg. Man mischt gleiche Vol. der Lsg. A und B, läßt 48 Std. stehen, dekantiert in kleine Gefäße und bewahrt dicht verschlossen und vor Licht geschützt nicht länger als 1 Monat auf.

Kaliumrhodanid-Lösung. Kaliumthiocyanat-Lösung. Solution de thiocyanate de potassium à 5 p. 100 – [**CF 65**].
    5 g/100 g.

Kaliumrhodanid-Lösung. Solution de thiocyanate de potassium à 20 p. 100 – [**CF 65**].
    20 g/100 g.

Kaliumrhodanid-Lösung – [**Ned. 6**].
    97,13 g/1000 ml (1 n).

Kaliumrhodanid-Lösung. Potassium Thiocyanate Test Solution – [**Jap. 61**].
    1 g/10 ml.

Kaliumsulfat-Lösung I – [**DAB 6 – 3. Nachtr. BRD, DAB 7 – BRD**].
    1,810 g/100,0 ml.

Kaliumsulfat-Lösung II – [**DAB 7 – BRD**].
    0,1810 g/100,0 ml. Bei Bedarf frisch zu bereiten.

Kaliumsulfat-Lösung III – [**DAB 7 – BRD**]. **Kaliumsulfat-Lösung, verdünnt** – [**DAB 6 – 3. Nachtr. BRD**].
    Kaliumsulfat-Lsg. II 10,00 ml/100,0 ml. 1 ml entspr. 0,1 mg SO_4^{2-}. Bei Bedarf frisch zu bereiten.

Kaliumsulfat-Lösung IV – [**DAB 7 – BRD**].
    10,0 ml Kaliumsulfat-Lsg. II werden mit 60,0 ml W. und 30,0 ml A. (96%) versetzt. Bei Bedarf frisch zu bereiten.

Kaliumsulfat-Lösung. Potassium Sulfate T.S. – [**USP XVII, Jap. 61**].
    1 g/100 ml.

Kaliumsulfat-Lösung. Solution de sulfate dipotassique à 2,50 p. 1000 – [**CF 65**].
    2,50 g/1000 g.

---

[1] Siehe auch Nesslers Reagens.

Kaliumtetrajodomercurat(II)-Lösung[1] [DAB 7 – DDR].
1,350 g Quecksilber(II)-chlorid und 5,0 g Kaliumjodid werden in 30,0 ml W. gelöst. Die Lsg. wird mit W. zu 100,0 ml aufgefüllt.

Kaliumtetrajodowismutat(III)-Lösung[2] – [DAB 7 – DDR].
7,0 g basisches Wismutnitrat werden in 45,0 ml 5 n Salpetersäure unter Erwärmen gelöst. Nach dem Erkalten wird die Lsg. mit W. zu 100,0 ml aufgefüllt und filtriert. – Bei Bedarf werden 2,00 ml dieser Lsg. mit 1,00 g Kaliumjodid versetzt und mit W. zu 10,0 ml aufgefüllt.

Kaliumtetrajodowismutat(III)-Lösung* – [DAB 7 – DDR].
Die Mischung aus 1,70 g basischem Wismutnitrat, 20,0 g Weinsäure und 80,0 ml W. wird unter wiederholtem Schütteln 24 Std. stehengelassen und dann mit der Lsg. von 16,0 g Kaliumjodid in 40,0 ml W. versetzt. Nach 48 Std. wird die Mischung filtriert. – Vor Licht geschützt höchstens 3 Monate aufzubewahren. – Bei Bedarf werden 5,0 ml dieser Lsg. mit der Lsg. von 10,0 g Weinsäure in 50,0 ml W. versetzt.

Kaliumwismutjodid-Lösung[3] – [ÖAB 9].
8 g basisches Wismutnitrat werden in 20 ml Salpetersäure unter Erwärmen gelöst. Die abgekühlte Lsg. gießt man allmählich zu einer Lsg. von 25 g Kaliumjodid in 25 ml W. Dann verdünnt man mit W. zu 100 ml, läßt 1 Tag stehen und filtriert. Vor Licht geschützt aufzubewahren.

Kaliumwismutjodid-Lösung. Potassium Iodobismuthate Solution – [BP 63].
Man löst 100 g Weinsäure in 400 ml W., versetzt mit 8,5 g basischem Wismutnitrat und schüttelt die Mischung 1 Std. Dann gibt man 200 ml einer 40%igen (w/v) Lsg. von Kaliumjodid hinzu und schüttelt gut durch. Nach 24 Std. Stehenlassen filtriert man.

Kaliumwismutjodid-Lösung, verdünnte. Potassium Iodobismuthate Solution, Dilute – [BP 63].
100 g Weinsäure werden in 500 ml W. gelöst und mit 50 ml der Kaliumwismutjodid-Lsg. versetzt.

Kaliumwismutjodid-Lösung. Solution d'iodobismuthite de potassium – [CF 65].
In einen 1000-ml-Meßkolben gibt man 20,80 g fein gepulvertes Wismut, 38,10 g Jod, 200 g Kaliumjodid und 600 ml W. und schüttelt die Mischung 30 Min. lang. Wenn alles gelöst ist, füllt man mit W. zu 1000 ml auf, mischt und filtriert.

Kaliumwismutjodid-Lösung – [Ned. 6].
7 g Kaliumjodid und 5 ml verd. Salzsäure werden in 18 ml W. zum Sieden erhitzt. In die siedende Lsg. gibt man nach und nach 1,5 g basisches Wismutnitrat. Man läßt abkühlen und gibt unter Umschütteln 1,5 g Jod zu der Lsg., verdünnt mit dem gleichen Vol. W. und filtriert.

Kalkwasser[4] – [DAB 6, Helv. V].
Entspricht Aqua Calcariae (DAB 6) oder Calcium hydricum solutum (Helv. V.).

Kalkwasser. Lime Water – [Ross. 9].
Man übergießt 1 T. Calciumoxid mit 5 T. W. Die breiige Masse bringt man in eine Flasche, versetzt mit 15 T. W., schüttelt kräftig und läßt 4 bis 5 Std. stehen. Dann dekantiert man die Fl. und verwirft sie. Auf den Rückstand gibt man 50 T. kalten W., schüttelt um, verschließt die Flasche und läßt an kühlem Ort mehrere Tage stehen; wobei gelegentlich umzuschütteln ist. – Zum Gebrauch gießt man die nötige Menge Fl. ab und filtriert. Das Vol. im Ansatzgefäß wird durch W. ergänzt.

Karbolwasser – [Helv. V].
Karbolwasser ist Aqua phenolata der Helv. V.

Kieselwolframsäure-Lösung – [Nord. 63].
10,0 g/100 ml.

Kobaltacetat-Lösung ca. 0,007 m – [Nord. 63].
0,125 g Kobaltacetat, vorher 2 Std. bei 105° getrocknet, wird in abs. M. zu 100,0 ml gelöst. Begrenzt haltbar.

Kobaltacetat-Lösung, alkoholische. Solution alcoolique d'acétat de cobalt – [CF 65].
1 g Kobaltacetat wird in abs. A. zu 100 ml gelöst.

---

[1] Siehe auch Kaliumquecksilberjodid-Lösung.
[2] Siehe auch Kaliumwismutjodid-Lösung und DRAGENDORFFS Reagens.
[3] Siehe auch DRAGENDORFFS Reagens.
[4] Siehe auch Calciumhydroxid-Lösung.

Kobaltchlorid-Lösung. Cobaltous chloride TS – [**Pl.Ed. I/2**].
6,5 g Kobaltchlorid werden in einer Mischung von 2,5 ml Salzsäure und 97,5 ml W. zu 100 ml gelöst.

Kobaltchlorid-Lösung. Cobaltous Chloride T.S. – [**USP XVII**].
2 g Kobaltchlorid werden in 1 ml Salzsäure und W. zu 100 ml gelöst.

Kobaltchlorid-Lösung. Cobaltous Chloride Solution – [**Ross. 9**].
50 g Kobaltchlorid werden in W. gelöst mit 2 ml Salzsäure versetzt und mit W. zu 1000 ml verdünnt.

Kobaltchlorid-Lösung (0,25 m). Solution de chlorure de cobalt à 5,95 g p. 100 ml (0,25 m) – [**CF 65**].
65 g Kobaltchlorid und 25 ml Salzsäure werden mit W. zu 1000 ml gelöst. Der Faktor der Lsg. wird jodometrisch bestimmt. 1 ml 0,1 n Natriumthiosulfat-Lsg. entspr. 0,0595 g $CoCl_2 \cdot 6H_2O$.

Kobaltchlorid-Lösung – [**DAB 7 – DDR**].
1,00 g/100,0 ml.

Kobalt(II)-chlorid-Lösung – [**DAB 7 – BRD**].
6,50 g Kobalt(II)-chlorid werden mit 3,00 ml 6 n Salzsäure versetzt und mit W. zu 100,0 ml aufgefüllt.

Kobaltchlorid-Lösung. Cobaltous Chloride Test Solution – [**Jap. 61**].
2 g Kobaltchlorid und 1 ml Salzsäure werden mit W. zu 100 ml gelöst.

Kobaltchlorid-Farbvergleichslösung. Cobalt Chloride Solution CT – [**BP 63**].
5,95%ige (w/v) Lsg. von $CoCl_2 \cdot 6H_2O$ in einer Mischung von 1 Vol. Salzsäure und 39 Vol. W.

Kobalt(II)-chlorid-Lösung, Farbstammlösung – [**DAB 6 – 3. Nachtr. BRD**].
Etwa 65,0 g Kobalt(II)-chlorid werden mit 25,0 ml Salzsäure versetzt und mit W. zu 1000 ml aufgefüllt. Zur Einstellung werden 5,00 ml dieser Lsg. in einem Jodzahlkolben mit 5,0 ml Wasserstoffperoxid-Lsg. und 20,0 ml Natronlauge 10 Min. lang gekocht. Nach dem Abkühlen wird mit 2,0 g Kaliumjodid und 25 ml verd. Schwefelsäure versetzt und mit 0,1 n Natriumthiosulfat-Lsg. gegen Stärke titriert. – 1 ml 0,1 n Natriumthiosulfat-Lsg. entspr. 0,005894 g Co^{++}. Die Lsg. ist auf 0,01473 g Co^{++}/ml einzustellen.

Kobaltchlorid-Lösung, methylalkoholische – [**ÖAB 9**].
0,1 g im Vakuumexsikkator verwittertes Kobaltchlorid wird in M. zu 100 ml gelöst.

Kobaltfarblösung (Kobalt-FL) – [**DAB 7 – DDR**].
65,00 g Kobalt(II)-chlorid werden in 0,5 n Salzsäure zu 1000,0 ml gelöst.

Kobaltnitrat-Lösung. Cobaltous Nitrate. Solution – [**Ross. 9**].
50 g/1000 ml.

Kobalt(II)-nitrat-Lösung – [**DAB 6 – 3. Nachtr. BRD, DAB 7 – BRD**].
1,00 g/100 ml in M.

Kobalt(II)-nitrat-Lösung – [**DAB 7 – DDR**].
0,100 g/100,0 ml in M.

Kobaltnitrat-Lösung – [**Helv. V**].
7,25 g $Co(NO_3)_2 \cdot 6H_2O$/100 ml (ca. 0,5 n).

Kobaltnitrat-Lösung – [**Ned. 6**].
2 g/100 ml in A.

Kobaltrhodanid-Lösung. Cobalt Thiocyanate Solution – [**BP 63**].
6,8 g Kobaltchlorid und 4,3 g Ammoniumrhodanid werden in W. zu 100 ml gelöst.

Kobalt-Uranylacetat-Lösung. Cobalt-Uranyl Acetate T.S. – [**USP XVII**].
40 g Uranylacetat werden unter Erwärmen in einer Mischung aus 30 g Eisessig und W. zu 500 ml gelöst. Desgleichen werden 200 g Kobaltacetat in einer Mischung aus 30 g Eisessig und W. zu 500 ml gelöst. Die beiden Lsg. werden noch warm gemischt und auf 20° gekühlt. Nach 2 Std. Stehenlassen bei 20° wird vom Ungelösten dekantiert und durch ein trockenes Filter filtriert.

Königswasser – [**DAB 6, Helv. V**].
Bei Bedarf sind 1 T. Salpetersäure und 3 T. Salzsäure zu mischen (DAB 6).

Kupferacetat-Lösung – [**DAB 6**].
1 T. $Cu(CH_3 \cdot COO)_2 \cdot H_2O$ ist in 999 T. W. zu lösen.

Kupfer(II)-acetat-Lösung – [**DAB 7 – DDR**].
3,00 g/100,0 ml.

Kupfer(II)-acetat-Reagenslösung – [DAB 7 – DDR].
1,00 g Kupfer(II)-acetat wird in der Mischung aus 7 Vol.-T. W. und 3 Vol.-T. 6 n Ammoniak-Lsg. zu 100,0 ml gelöst. Stets frisch zu bereiten.

Kupfer(II)-acetat-Lösung – [DAB 7 – BRD].
0,100 g/100 ml.

Kupferacetat-Lösung (0,3 m) – [ÖAB 9].
6,00 g Kupferacetat werden in einer Mischung von 5 ml verd. Essigsäure und 50 ml W. gelöst. Die Lsg. wird mit W. zu 100 ml verdünnt.

Kupferacetat-Lösung, verdünnte (0,005 m) [ÖAB 9].
0,10 g Kupferacetat wird in 5 ml W. und einigen Tr. verd. Essigsäure gelöst. Die Lsg. wird mit W. auf 100 ml verdünnt.

Kupferacetat-Lösung zur Gerbstoffbestimmung – [ÖAB 9].
0,4 g Kupferacetat werden in 5 ml W. und einigen Tr. verd. Essigsäure gelöst. Die Lsg. wird mit W. zu 100 ml verdünnt.

Kupferacetat-Lösung. Kupferacetat – [Helv. V].
0,1 g/100 ml.

Kupferacetat-Lösung, starke. Cupric Acetate T.S., Stronger (BARFOED's Rg.) – [USP XVII]. Cupric Acetate Test Solution, Strong – [Jap. 61].
13,3 g Kupferacetat werden in einer Mischung von 195 ml W. und 5 ml Eisessig gelöst.

Kupferacetat-Lösung, verdünnte. Copper Acetate Solution, Dilute – [BP 63].
0,5 % (w/v) wss. Lsg.

Kupferacetat-Lösung. Copper Acetate Solution – [Ross. 9].
50 g Kupferacetat werden in mit Essigsäure angesäuertem W. zu 1000 ml gelöst.

Kupferacetat-Lösung (0,5 n) – [Ned. 6].
41 g/1000 ml.

Kupfer(I)-chlorid-Lösung – [DAB 7 – DDR].
1,50 Kupfer(I)-chlorid und 1,00 g Kaliumdisulfit werden in Ammoniumchlorid-Lsg. (10,0 g/100,0 ml) zu 100,0 ml gelöst. Stets frisch zu bereiten.

Kupfer(I)-chlorid-Lösung – [ÖAB 9].
1,25 g Kupfer(I)-chlorid werden in einer Lsg. von 1 g Natriumpyrosulfit in 100 ml Ammoniumchlorid-Lsg. gelöst. Bei Bedarf frisch zu bereiten.

Kupfer(II)-chlorid-Lösung, ammoniakalische. Cupric chloride, ammoniacal, TS – [PI.-Ed. I/1, BP 63].
22,5 g Kupfer(II)-chlorid werden in 200 ml W. gelöst und mit konz. Ammoniak-Lsg. gemischt.

Kupfer(I)-chlorid-Lösung. Solution chlorhydrique de chlorure cuivreux – [CF 65].
50 g Kupfer(II)-chlorid werden in 1000 ml konz. Salzsäure gelöst. Dann setzt man einen Überschuß an Kupferspänen zu und läßt bis zur vollständigen Reduktion stehen. Evtl. sich ausscheidende Kristalle werden durch Zugabe von Salzsäure gelöst.

Kupfer(I)-chlorid-Lösung. Cuprous Chloride Solution – [Ross. 9].
1,25 g Kupfer(I)-chlorid und 1 g Natriummetabisulfit werden in Ammoniumchlorid-Lsg. zu 100 ml gelöst. Bei Bedarf frisch zu bereiten.

Kupferfarblösung (Kupfer-FL) – [DAB 7 – DDR].
65,00 g Kupfer(II)-sulfat werden in 0,5 n Salzsäure zu 1000,0 ml gelöst.

Kupfer-Farbstandard – [ÖAB 9].
65,0 g Kupfersulfat werden in 1 %iger Salzsäure zu 1000 ml gelöst.

Kupfer(II)-nitrat-Lösung – [DAB 7 – BRD]. Copper Nitrate Solution – [Ross. 9].
5,0 g/100 ml.

Kupfernitrat-Lösung, ammoniakalische. Copper Nitrate Solution, Ammoniacal. – [BP 63].
1 g Kupfernitrat wird in W. gelöst, mit 10 ml konz. Ammoniak-Lsg. versetzt und mit W. zu 100 ml verdünnt.

Kupferreagens, alkalisches. Copper Reagent, Alkaline – [BP 63].
70,6 g Natriumphosphat, 40,0 g Natrium-Kaliumtartrat und 180,0 g wasserfreies Natriumsulfat werden in 600 ml W. gelöst und 20 ml Natronlauge zugefügt. Unter ständigem Rühren werden 100 ml einer Lsg. von 8,0 g Kupfersulfat in W., 33,3 ml 0,05 m Kaliumjodat zugefügt und mit W. auf 1000 ml aufgefüllt.

Kupfersulfat-Farbvergleichslösung. Copper Sulphate Solution CT – [BP 63].
6,24%ige (w/v) Lsg. von Kupfersulfat in einer Mischung von 1 Vol. Salzsäure und 39 Vol. M.

Kupfer(II)-sulfat-Lösung, Farbstammlösung – [DAB 6 – 3. Nachtr. BRD].
62,42 g/1000 ml.
Kupfersulfat-Lösung.

Pharmakopöe	Bezeichnung	Gehalt [a]
DAB 6	Kupfersulfat-Lösung	1 T. in 49 T. W.
DAB 6 – 3. Nachtr. BRD	Kupfer(II)-sulfat-Lösung	12,0 g/100 ml
DAB 7 – DDR	Kupfer(II)-sulfat-Lösung	30,0 g/100,0 ml
	Kupfer(II)-sulfat-Lösung	10,0 g/100,0 ml
	Kupfer(II)-sulfat-Lösung	1,00 g/100,0 ml
DAB 7 – BRD	Kupfer(II)-sulfat-Lösung I	12,0 g/100 ml
	Kupfer(II)-sulfat-Lösung II	6,242 g/100,0 ml
	Kupfer(II)-sulfat-Lösung III	2,00 g/100 ml
Helv. V	Kupfersulfat (ca. n)	12,5 g/100 ml
ÖAB 9	Kupfersulfat-Lösung (0,25 m)	6,24 g/100 ml [b]
	Kupfersulfat-Lösung, verd. (0,1 m)	2,50 g/100 ml [b]
Pl.Ed. I/1	Copper sulfate TS	12,5% (w/v)
BP 63	Copper Sulphate Solution	10,0% (w/v)
	Copper Sulphate Solution, Diluted	0,00393% (w/v)
USP XVII	Cupric Sulfate T.S.	12,5 g/100 ml
CF 65	Solution de sulfate de cuivre à 1 p. 100	1 g/100 g
	Solution de sulfate de cuivre à 4 p. 100	4 g/100 g
	Solution de sulfate de cuivre à 6,24 g p. 100 ml (0,25 m)	65 g/1000 ml [c]
	Solution de sulfate de cuivre à 10 p. 100	10 g/100 g
	Solution saturée de sulfate de cuivre	~ 25 g/100 g
Ross. 9	Copper Sulfate Solution	100 g/1000 ml
Ned. 6	Kupfersulfat-Lösung (2 n)	250 g/1000 ml
Nord. 63	Kupfersulfat-Lösung (2 n)	25,0 g/100 ml
Jap. 61	Cupric Sulfate Test Solution (1 n)	12,5 g/100 ml.

[a] Die Gehaltsangaben beziehen sich auf $CuSO_4 \cdot 5H_2O$.
[b] Es ist kohlendioxidfreies W. zu verwenden.
[c] Die Lsg. ist unter Zusatz von 25 ml konz. Salzsäure herzustellen. Sie ist nach jodometrischer Bestimmung so einzustellen, daß 1 ml 0,0624 g $CuSO_4 \cdot 5H_2O$ entspr. 1 ml 0,1 n Natriumthiosulfat-Lsg. entspr. 0,02497 g $CuSO_4 \cdot 5H_2O$.

Kupfersulfat-Lösung mit Pyridin. Copper Sulphate with Pyridine Solution – [**BP 63**]. Cupric Sulfate-Pyridine Test Solution – [**Jap. 61**].
4 g Kupfersulfat werden in 90 ml W. gelöst und 30 ml Pyridin zugefügt. Die Mischung ist jeweils frisch zu bereiten.

Kupfertartrat-Lösung, alkalische[1] – [**DAB 6**].
a) 3,5 g Kupfersulfat sind in W. zu 50 ml zu lösen. – b) 17,5 g Kaliumnatriumtartrat und 5 g Natriumhydroxid sind in W. zu 50 ml zu lösen. – Bei Bedarf sind gleiche Vol.-T. der beiden Lsg. zu mischen.

Kupfertartrat-Lösung – [**DAB 7 – DDR**].
Lösung I: Kupfersulfat-Lsg. (6,0 g/100,0 ml). – Lösung II: 20,0 g Kaliumnatriumtartrat und 10,0 g Natriumhydroxid werden in W. zu 100,0 ml gelöst. – Bei Bedarf werden gleiche Vol. der Lsg. I und II gemischt.

Kupfertartrat-Lösung. Potassio-cupric tartrate TS – [**Pl.Ed. I/1**].
1. 34,64 g Kupfersulfat und 0,50 ml Schwefelsäure löst man in W. zu 500 ml. – 2. 176 g Kaliumnatriumtartrat und 77 g Natriumhydroxid werden in W. zu 500 ml gelöst. – Bei Bedarf werden gleiche Vol. der Lsg. 1 und 2 gemischt.

[1] Siehe auch FEHLINGsche Lösung.

Kupfertetramminhydroxid-Lösung. Kupferoxid-Ammoniak – [ÖAB 9]. – Ammoniated Cupric Oxide Test Solution – [Jap. 61]. – Cupric Oxide, Ammoniated T.S. – [USP XVII] (SCHWEITZERS Rg.)

10 g Kupfersulfat werden in 100 ml W. gelöst; dann fügt man unter Umrühren verdünnte Natronlauge bis zur lackmus-alkalischen Rk. zu. Sobald sich der entstandene Nd. abgesetzt hat, dekantiert man, sammelt den Nd. auf einem Filter und wäscht mit W., bis im Filtrat Sulfat nicht mehr nachweisbar ist. Dann wird der Nd. in einer Porzellanschale unter Umrühren mit Ammoniak-Lsg. bis zur gerade vollständigen Lösung versetzt. Höchstens 8 Tage haltbar (ÖAB 9).

Kupfertetramminhydroxid-Lösung. Solution ammoniacale d'oxyde de cuivre – [CF 65].

17 g Kupfertetramminsulfat werden in 60 ml W. gelöst und mit einem Überschuß an Kalilauge (30%ig) versetzt. Man filtriert durch Glaswolle, wäscht den Nd. zweimal mit W., löst ihn in 100 ml konz. Ammoniak-Lsg. und filtriert durch Glaswolle.

Kupfertetramminsulfat-Lösung. Solution de sulfate de cuivre ammoniacal – [CF 65].

100 ml einer 10%igen Kupfersulfat-Lsg. werden tropfenweise mit konz. Ammoniak-Lsg. versetzt, bis sich der entstehende Nd. soeben wieder völlig löst. Nur kurze Zeit haltbar.

Lactochloral – [Helv. V].

1 T. Chloralhydrat wird unter gelindem Erwärmen in 1 T. Milchsäure gelöst.

Lactophenol – [Helv. V].

Gleiche T. Milchsäure, Phenol und W. werden gemischt.

Lactophenol – [BP 63].

20 g Phenol werden in einer Mischung aus 20 g Milchsäure, 40 g Glycerin und 20 ml W. gelöst.

Lantannitrat-Lösung 0,1 m – [Nord. 63].

4,3 g Lantannitrat werden in 1 ml 2 m Salpetersäure gelöst und mit W. zu 100 ml verdünnt.

Leim, weißer – [DAB 6].

Bei Bedarf ist 1 T. Gelatine in 99 T. W. von 30 bis 40° zu lösen und die Lsg. warm zu verwenden.

Lithium-Natrium-molybdophosphowolframat-Lösung. Lithium and Sodium Molybdophosphotungstate Solution – [BP 63].

100 g Natriumwolframat und 25 g Natriummolybdat werden in einem 1500-ml-Kolben in 800 ml W. gelöst. Man versetzt mit 50 ml Phosphorsäure und 100 ml Salzsäure und erhitzt 10 Std. am Rückflußkühler. Nach Abkühlen versetzt man mit 150 g Lithiumsulfat, 50 ml W. und 4 bis 6 Tr. Brom und läßt 2 Std. stehen. Der Überschuß an Brom wird durch 15 Min. langes Auskochen entfernt. Man kühlt ab, filtriert und verdünnt mit W. zu 1000 ml. – Bei Temp. unter 4° höchstens 4 Monate aufzubewahren. Die Lsg. hat eine goldgelbe Farbe und kann nicht mehr verwendet werden, wenn sie grünstichig ist.

Lithiumpikrat-Lösung. Réactif picro-alcalin – [CF 65].

2,5 g Lithiumcarbonat und 5,0 g Pikrinsäure werden in W. zu 1000 ml gelöst.

Magensaft, künstlicher. Gastric Fluid, Simulated, T.S. – [USP XVII].

2,0 g Natriumchlorid und 3,2 g Pepsin werden in 7,0 ml Salzsäure und W. zu 1000 ml gelöst. pH $\sim$ 1,2.

Magnesiamixtur – [DAB 6].

1 T. Magnesiumchlorid und 1,4 T. Ammoniumchlorid sind in einer Mischung von 7 T. Ammoniak-Lsg. und 15 T. W. zu lösen. Die Lsg. ist nach einigen Tagen zu filtrieren.

Magnesiamixtur – [ÖAB 9].

4,0 g Magnesiumchlorid und 5,6 g Ammoniumchlorid werden in 50 ml W. gelöst; dann fügt man 30 ml Ammoniak-Lsg. zu und verdünnt mit W. auf 100 ml. Nach einigen Tagen wird filtriert.

Magnesiamixtur. Mixture magnésienne – [CF 65].

82 g Magnesiumchlorid und 100 g Ammoniumchlorid werden in 800 ml W. gelöst und mit 400 ml konz. Ammoniak-Lsg. versetzt.

Magnesiamixtur. Magnesia Mixture T.S. – [USP XVII]. Magnesium Mixture – [Ross. 9]. Magnesia Test Solution – [Jap. 61].

5,5 g Magnesiumchlorid und 7 g Ammoniumchlorid werden in 65 ml W. gelöst, mit 35 ml Ammoniak-Lsg. versetzt und nach einigen Tagen filtriert (USP XVII).

Magnesiamixtur – [Ned. 6].

10 T. Magnesiumchlorid und 14 T. Ammoniumchlorid werden in einer Mischung von 70 T. Ammoniak-Lsg. und 150 T. W. gelöst.

Magnesiumammoniumsulfat-Lösung – [**DAB 7 – DDR**]. Magnesium ammonio-sulfate TS – [**Pl.Ed. I/1**]. Magnesium Ammonio-sulphate Solution – [**BP 63**].
10,0 g Magnesiumsulfat und 20,0 g Ammoniumchlorid werden in 80,0 ml W. unter Erwärmen gelöst. Nach dem Erkalten wird die Lsg. mit 42,0 ml 6 n Ammoniak-Lsg. versetzt. Vor Gebrauch zu filtrieren.

Magnesiumchlorid-Lösung. Magnesium Chloride Solution – [**Ross. 9**].
100 g/1000 ml.

0,01 m Magnesiumchlorid-Lösung. 0,01 m Magnesium Chloride Solution – [**Jap. 61**].
2,034 g $MgCl_2 \cdot 6 H_2O$/1000 ml in kohlendioxidfreiem W.

Magnesiumsulfat-Lösung.

Pharmakopöe	Bezeichnung	Gehalt
DAB 6	Magnesiumsulfat-Lösung	1 T. in 9 T. W.
DAB 7 – BRD	Magnesiumsulfat-Lösung I	10,0 g/100 ml
	Magnesiumsulfat-Lösung II	1,014 g/100,0 ml
	Magnesiumsulfat-Lösung III	1,00 ml Lsg. II/100,0 ml[a, b]
Helv. V	Magnesiumsulfat (ca. n)	12,3 g/100 ml
Pl.Ed. I/1	Magnesium sulfate TS	12,3 g/100 ml
BP 63	Magnesium Sulphate Solution	10,0 g/100 ml
USP XVII	Magnesium Sulfate T.S.	12 g/100 ml
Ross. 9	Magnesium Sulfate, Saturated Solution	gesättigte Lsg.
CF 65	Solution de sulfate de magnésium	10 g/100 g
Jap. 61	Magnesium Sulfate Test Solution	12 g/100 ml

[a] 1 ml entspr. 10 μg Mg^{2+}.
[b] Bei Bedarf frisch zu bereiten.

Magnesium-Uranylacetat-Lösung. Solution d'acétate de magnésium et d'acétate d'uranium – [**CF 65**].
32 g Uranylacetat, 100 g Magnesiumacetat, 20 ml Eisessig und 300 ml W. werden auf dem Wasserbad bis zur vollständigen Lösung erhitzt. Nach dem Abkühlen versetzt man mit 500 ml A. (95%) und füllt mit W. zu 1000 ml auf. Nach 24 Std. wird filtriert.

Maleinsäure-Pufferlösung, pH 7,0. Maleic Acid Buffer Solution, pH 7,0 – [**Jap. 61**].
1,218 g Maleinsäure werden in wenig W. gelöst und mit 20 ml 0,1 n Natronlauge versetzt. Die Lsg. wird mit W. zu 100 ml verdünnt.

Mallorys Färbelösung. MALLORY's Stain – [**USP XVII**]. 500 mg wasserlösl. Anilinblau, 2 g Orange G und 2 g Oxalsäure werden in 100 ml W. gelöst.

Manganchlorid-Lösung – [**Ned. 6**].
50 g/1000 ml.

Mangansulfat-Lösung. Solution de sulfate de manganèse – [**CF 65**].
10 g/100 g.

Mayers Reagens[1] – [**DAB 6, DAB 7 – BRD, Helv. V, ÖAB 9**]. MEYER's Reagent – [**Ross. 9**].
1,355 g Quecksilberchlorid und 5 g Kaliumjodid sind in etwa 30 ml W. zu lösen; die Lsg. wird mit W. zu 100 ml verdünnt (DAB 6).

Metaaminophenol-Lösung. Solution de métaaminophénol – [**CF 65**].
0,005 g/1000 ml in M.

Metadinitrobenzol-Lösung, 1%. Solution de Métadinitrobenzène à 1 p. 100 dans l'alcool absolu – [**CF 65**].
1 g/100 g in abs. A.

Metaphenylendiaminhydrochlorid-Lösung – [**Helv. V**].
1 g/10 ml. Bei Bedarf frisch zu bereiten.

Metaphenylendiaminhydrochlorid-Lösung. Metaphenylenediamine Hydrochloride T.S. – [**USP XVII**].

---
[1] Siehe auch Kaliumquecksilberjodid-Lösung.

1 g/200 ml. – Die Lsg. muß bei Gebrauch farblos sein. Sie kann evtl. durch Erhitzen mit Aktivkohle entfärbt werden.

Metaphenylendiaminsulfat-Lösung. Solution de sulfate de métaphénylène-diamine – [**CF 65**].
0,20 g in 40 g 2%iger Schwefelsäure.

Metaphosphorsäure-Essigsäure-Lösung. Metaphosphoric-Acetic Acids T.S. – [**USP XVII, Jap. 61**].
15 g Metaphosphorsäure werden in 40 ml Eisessig gelöst und mit W. zu 500 ml verdünnt. Kühl aufzubewahren. 2 Tage haltbar (USP XVII).

Metaphosphorsäure-Lösung. Metaphosphoric acid TS – [**Pl.Ed. I 2, BP 63**].
20,0 g/100 ml. Bei Bedarf frisch zu bereiten.

Metaphosphorsäure-Lösung, 2,5%. Solution à 2,5 p. 100 d'acide métaphosphorique – [**CF 65**].
2,5 g/100 ml. Bei Bedarf frisch zu bereiten und zu filtrieren.

Methanol-Testlösung – [**DAB 7 – DDR**].
3 g/l. – Zu beziehen vom Staatlichen Institut für Gärungs- und Getränkeindustrie, 1017 Berlin, Altstralau 62. Vor Licht geschützt höchstens 2 Monate aufzubewahren.

Methanol, 0,2% (ml/ml) – [**DAB 7 – BRD**].
1,00 ml/500 ml.

Methanol (70%). Methanol (70 per cent) – [**Pl.Ed. I 1**].
700 ml M./1000 ml.

Methanol, wasserfreies – [**DAB 7 – DDR, Helv. V – Suppl. III**].
10 bis 15 g Magnesiumspäne und 0,10 g Quecksilber(II)-chlorid werden in einen 2-l-Zweihalsrundkolben gegeben und unter Rückflußkühlung mit so viel der insgesamt zu verwendenden 1000 ml M. versetzt, daß die Magnesiumspäne gerade bedeckt sind. Sobald die heftige Gasentwicklung nachläßt wird in dünnem Strahl das restliche M. zugegeben, die Mischung im Wasserbad erhitzt und 60 Min. im Sieden gehalten. Danach wird das M. abdestilliert. Dabei ist ein Vorlauf von 100 ml zu verwerfen und die Destillation zu beenden, wenn nur noch 100 ml Fl. im Kolben enthalten sind. – Sehr gut verschlossen aufzubewahren. Darf höchstens 0,04% W. enthalten (DAB 7 – DDR).

Methansulfonsäure-Lösung. Solution d'acide méthane-sulfonique – [**CF 65**].
30 g/100 g.

Methylaminophenol-Natriumsulfit-Lösung. Methylaminophenol with sulfite TS – [**Pl.Ed. I/1**]. Methylaminophenol with Sulphite Solution – [**BP 63**].
0,1 g Methylaminophenol, 20 g Natriummetabisulfit und 1 g Natriumsulfit werden in W. zu 100 ml gelöst.

Methyldiphenylamin-Lösung – [**Nord. 63**].
0,18 g Methyldiphenylamin werden in 50 ml konz. Schwefelsäure gelöst und mit 2,5 m Schwefelsäure zu 100 ml versetzt. (Vorsicht!) Vor Licht geschützt aufzubewahren.

Methylenblau-Lösung I – [**DAB 7 – BRD, DAB 6, Helv. V, ÖAB 9**]. Methylene blue TS – [**Pl.Ed. I/2**]. Methylen Blue Solution – [**Ross. 9**].
0,150 g/100 ml.

Methylenblau-Lösung II – [**DAB 7 – BRD**].
20 mg/100 ml.

Methylenblau-Lösung III – [**DAB 7 – BRD**].
0,300 g Methylenblau werden in 20,0 ml A. (96%) gelöst. Die Lsg. wird mit W. zu 100,0 ml verdünnt.

Methylenblau-Lösung. Methylene Blue T.S. – [**USP XVII**].
125 mg/250 ml in A.

Methylenblau-Lösung – [**Nord. 63**].
0,10 g/100 ml.

Methylthioninchlorid-Lösung – [**DAB 7 – DDR**].
0,150 g/100,0 ml.

Methylthioninperchlorat-Lösung. Methylthionine Perchlorate T.S. – [**USP XVII**]. Methylene Blue-Potassium Perchlorate Test Solution – [**Jap. 61**].
Zu 500 ml Kaliumperchlorat-Lsg. (1 in 1000) gibt man tropfenweise unter Schütteln so lange Methylenblau-Lsg. (1 in 100), bis eine leichte, bleibende Trübung entsteht. Man läßt absitzen und dekantiert durch ein Filter.

Metol-Lösung – [DAB 7 – DDR].
0,200 g Metol und 20,0 g Natriumdisulfit werden in W. zu 100,0 ml gelöst. Bei Bedarf frisch zu bereiten.

Metol-Hydrochinon-Entwickler – [ÖAB 9].
2,2 g Metol, 150 g Natriumsulfit, 17 g Hydrochinon, 175 g Natriumcarbonat und 2,8 g Kaliumbromid werden in 1000 ml frisch ausgekochtem und auf 50° abgekühltem W. in der angegebenen Reihenfolge gelöst, wobei man mit der Zugabe der nächsten Substanz wartet, bis vollständige Lösung eingetreten ist. Vor Gebrauch mit der doppelten Menge W. zu verdünnen. – Vor Licht geschützt, in möglichst vollständig gefüllten Gefäßen aufzubewahren.

Milchsäure-Reagenslösung – [DAB 7 – DDR].
3,00 g Calciumlactat werden in 30 ml W. unter Erwärmen auf 40 bis 50° gelöst. Nach Zusatz von 1,00 ml Milchsäure wird die Lsg. mit W. zu 100,0 ml aufgefüllt.

Millons Reagens – [DAB 7 – BRD, Helv. V].
40,0 g Quecksilber werden vorsichtig in 40,0 ml rauchender Salpetersäure gelöst. Die Lsg. wird mit W. zu 100 ml verdünnt (DAB 7 – BRD).

Millons Reagens – [ÖAB 9].
10 g Quecksilber werden zuerst in der Kälte, dann unter mäßigem Erwärmen in 7 ml rauchender Salpetersäure gelöst. Die Lsg. wird nach dem Erkalten mit 15 ml W. verdünnt.

Millons Reagens. MILLON's Reagent – [USP XVII].
Zu 2 ml Quecksilber gibt man 20 ml Salpetersäure und schüttelt unter dem Abzug kräftig um. Nach etwa 10 Min. gibt man 35 ml W. zu. Wenn dabei eine Fllg. entsteht, so ist diese durch Zugabe verd. Salpetersäure (1 in 5) wieder zu lösen. Dann versetzt man tropfenweise unter ständigem Mischen mit Natronlauge (1 in 10), bis sich der entstehende Nd. nicht mehr löst und eine homogene Suspension bildet. Nun gibt man nochmals 5 ml verd. Salpetersäure zu und mischt. Bei Bedarf frisch zu bereiten.

Millons Reagens. MILLON's Reagent – [Ross. 9].
10 g Quecksilbernitrat werden in 8,5 ml Salpetersäure gelöst und mit dem doppelten Vol. W. verdünnt. Die klare Lsg. wird dekantiert.

Molybdänsäure-Lösung – [DAB 7 – DDR].
5,0 g Ammoniummolybdat werden in 1 n Schwefelsäure zu 100,0 ml gelöst.

Molybdän-Schwefelsäure – [DAB 7 – DDR].
0,50 g Ammoniummolybdat/100,0 ml in konz. Schwefelsäure.

Molybdän-Schwefelsäure – [Helv. V].
5 mg Ammoniummolybdat/1 ml in konz. Schwefelsäure. Bei Bedarf frisch zu bereiten.

Molybdän-Schwefelsäure – [Ned. 6].
1 g Ammoniummolybdat/100 ml in Schwefelsäure.

Molybdatophosphorwolframsäure-Reagens[1].Réactif phospho-molybdo-tungstique – [CF 65].
700 ml W., 100 g Natriumwolframat und 25 g Natriummolybdat werden in einem 1-l-Kolben mit 50 ml konz. Phosphorsäure und 100 ml konz. Salzsäure versetzt. Die Mischung wird 10 Std. lang unter Rückfluß im gelinden Sieden gehalten. Dann versetzt man mit 150 g Lithiumsulfat, 50 ml W. und einigen Tr. Brom und verkocht 15 Min. lang ohne Kühlung das überschüssige Brom. Nach dem Abkühlen wird mit W. zu 1000 ml verdünnt und filtriert.

Molybdatophosphowolframat-Lösung. Molybdophosphotungstate TS – [Pl.Ed. I/2]. Molybdophosphotungstate T.S. – [USP XVII]. Folin-Denis-Reagens.
50 g Natriumwolframat, 12 g Phosphormolybdänsäure, 25 ml Phosphorsäure und 350 ml W. werden am Rückflußkühler 2 Std. gekocht, dann abgekühlt, mit W. zu 500 ml verd. und gemischt. Dicht verschlossen, vor Licht geschützt, kühl aufzubewahren (USP XVII).

Molybdatophosphowolframsäure-Lösung. Phospohmolybdic Acid-Tungstic Acid Test Solution – [Jap. 61].
50 g Natriumwolframat, 12 g Molybdänsäure, 25 ml Phosphorsäure und 350 ml W. werden 2 Std. am Rückflußkühler gekocht. Nach dem Erkalten wird mit W. zu 500 ml verdünnt. Gut verschlossen, vor Licht geschützt, kühl aufzubewahren.

Morphin-Lösung – [Ned. 6].
100 mg Morphinhydrochlorid werden in 100 ml W. gelöst. 10 ml der Lsg. werden mit 5 ml verd. Salzsäure und mit W. zu 500 ml versetzt.

---

[1] Identisch mit Folin-Ciocalteu-Phenol-Reagens der USP XVII.

Morphin-Natriumnitrit-Lösung. Morphin and nitrite TS – [**Pl.Ed. I/1**]. Morphin and Nitrite Solution – [**BP 63**].
0,01 g wasserfreies Morphin wird in 0,2 n Salzsäure zu 100 ml gelöst. Zu 10 ml der Lsg. gibt man 10 ml W. und 8 ml einer 1,0%igen (w/v) Natriumnitrit-Lsg. und nach 15 Min. 12 ml verd. Ammoniak-Lsg. Dann füllt man mit W. zu 50 ml auf. Bei Bedarf frisch zu bereiten.

Morphinwasser. Morphinated Water – [**BP 63**].
Morphin wird mit Chloroformwasser geschüttelt und mindestens 7 Tage unter gelegentlichem Umschütteln stehengelassen. Vor Gebrauch zu filtrieren.

Naphtharson-Lösung. Solution de naphtarson – [**CF 65**].
0,058 g/100 ml. Vor Licht geschützt höchstens 8 Tage aufzubewahren.

Naphthochinon-kaliumsulfonat-Lösung. Naphthoquinone Potassium Sulfonate Test Solution – [**Jap. 61**].
0,5 g/100 ml.

1,2-Naphthochinon-4-natriumsulfonat-Lösung – [**DAB 7 – BRD**].
0,50 g/100 ml. Bei Bedarf frisch zu bereiten.

1-Naphthol-Lösung – [**DAB 7 – BRD**].
20,0 g/100 ml in A. (96%). Bei Bedarf frisch zu bereiten.

α-Naphthol-Lösung – [**ÖAB 9**].
50 mg/100 ml in verd. A. Bei Bedarf frisch zu bereiten.

1-Naphthol-Lösung. 1-Naphthol Solution – [**BP 63**].
1 g 1-Naphthol wird in einer Lsg. von 6 g Natriumhydroxid und 16 g wasserfreiem Natriumcarbonat in 100 ml W. bei Bedarf frisch gelöst.

α-Naphthol-Lösung. α-Naphthol Solution – [**Ross. 9**].
0,05 g/100 ml in A. (40%).

α-Naphthol-Lösung. Solution alcaline d'α-naphtol – [**CF 65**].
100 mg α-Naphthol werden bei Bedarf in 3 ml Natronlauge (15%) gelöst und mit W. zu 100 ml verdünnt.

β-Naphthol-Lösung – [**DAB 7 – DDR**].
0,200 g/100,0 ml in 1 n Natronlauge. Bei Bedarf frisch zu bereiten.

β-Naphthol-Lösung* – [**DAB 7 – DDR**].
2,00 g/100,0 ml in 1 n Natronlauge. Bei Bedarf frisch zu bereiten.

2-Naphthol-Lösung – [**DAB 7 – BRD**].
0,250 g/100 ml in 1 n Natronlauge. Bei Bedarf frisch zu bereiten.

β-Naphthol-Lösung – [**Pl.Ed. I/1**].
5 g frisch umkristallisiertes β-Naphthol werden in 40 ml Natronlauge gelöst und mit W. zu 100 ml verdünnt. Bei Bedarf frisch zu bereiten.

2-Naphthol-Lösung. 2-Naphthol Solution – [**BP 63**].
5 g frisch umkristallisiertes 2-Naphthol wird in einer Mischung von 8 ml Natronlauge und 20 ml W. gelöst und mit W. zu 100 ml verdünnt. Bei Bedarf frisch zu bereiten.

β-Naphthol-Lösung. β-Naphthol Alkaline Solution – [**Ross. 9**].
0,2 g β-Naphthol werden in 2 ml Natronlauge gelöst und mit W. zu 10 ml verdünnt. Bei Bedarf frisch zu bereiten.

β-Naphthol-Lösung. β-Naphthol Test Solution – [**Jap. 61**].
1 g/100 ml in Natronlauge (1 in 100). Bei Bedarf frisch zu bereiten.

β-Naphthol-Lösung. Solution alcaline de β-naphtol – [**CF 65**].
5 g β-Naphthol werden bei Bedarf in 40 ml Natronlauge (15%) gelöst und mit W. zu 100 ml verdünnt.

N-(1-Naphthyl)-äthylendiaminhydrochlorid-Lösung – [**DAB 6 – 3. Nachtr. – BRD, ÖAB 9**].
0,1 g/100 ml. Bei Bedarf frisch zu bereiten.

Naphthylaminacetat-Lösung. Naphthylamine acetate TS – [**Pl.Ed. I/2**].
1 g/100 ml.

β-Naphthylaminacetat-Lösung. Solution d'acétate de β-naphtylamine – [**CF 65**].
0,05 g β-Naphthylaminacetat werden in 10 ml W. gelöst und mit 90 ml verd. Essigsäure versetzt.

Naphthylamin-Sulfanilsäure-Lösung – [DAB 7 – BRD].
0,25 g Sulfanilsäure und 0,25 g 1-Naphthylamin werden in 60 ml 3 n Essigsäure und W. zu 100 ml gelöst. Bei Bedarf frisch zu bereiten.

β-Naphthylamin-Thymol-Phosphorsäure-Lösung. β-Naphtylamine-thymol phosphorique – [CF 65].
β-Naphthylamin 0,1 g, Thymol 1 g, Phosphorsäure 2 ml, A. (95%) 150 ml.

Natriumacetat-Brom-Lösung – [DAB 7 – DDR].
10,0 g wasserfreies Natriumacetat werden unter Erwärmen in Essigsäure* zu 100,0 ml gelöst. Die Lsg. wird mit 1,00 ml Brom versetzt. Vor Licht geschützt höchstens 30 Tage aufzubewahren.

Natriumacetat-Eisessig-Lösung – [ÖAB 9].
10 g/100 ml in konz. Essigsäure.

Natriumacetat-Lösung.

Pharmakopöe	Bezeichnung	Gehalt [a]
DAB 6	Natriumacetat-Lösung	1 T. in 4 T. W.
DAB 7 – DDR	Natriumacetat-Lösung	27,0 g/100,0 ml
	Natriumacetat-Lösung	20,0 g/100,0 ml
	Natriumacetat-Lösung	1,36 g/100,0 ml
DAB 7 – BRD	Natriumacetat-Lösung I	27,2 g/100 ml
	Natriumacetat-Lösung II	16,6 g/100 ml
	Natriumacetat-Lösung 0,1 m	1,361 g/100,0 ml
Helv. V	Natriumacetat (ca. 2 n)	27,2 g/100 ml
ÖAB 9	Natriumacetat-Lösung	27,2 g/100 ml
	Natriumacetat-Lösung zur Gerbstoffbestimmung	16,6 g/100 ml
Pl.Ed. I/1	Sodium acetate TS	13,6 g/100 ml
USP XVII	Sodium Acetate T.S.	13,6 g/100 ml
Ross. 9	Sodium Acetate Solution	100 g/1000 ml
CF 65	Solution d'acétate de sodium à 10 p. 100	10 g/100 g
	Solution d'acétate de sodium à 20 p. 100	20 g/100 g
	Solution d'acétate de sodium à 40 p. 100	40 g/100 g
Nord. 63	Natriumacetat-Lösung	27,2 g/100 ml
Ned. 6	Natriumacetat-Lösung	272 g/1000 ml
Jap. 61	Sodium Acetate Test Solution	13,6 g/100 ml

[a] Die Angaben beziehen sich auf $C_2H_3NaO_2 \cdot 3H_2O$.

Natriumacetat-Puffer – [DAB 7 – DDR].
4,20 g Natriumhydroxid werden in 60 ml W. gelöst. Nach Zusatz von 9,20 ml Essigsäure wird die Lsg. mit W. zu 100,0 ml aufgefüllt.

Natriumacetat-Puffer* – [DAB 7 – DDR].
5,440 g Natriumacetat werden in 50 ml W. gelöst. Nach Zusatz von 2,30 ml Essigsäure* wird die Lsg. mit W. zu 100,0 ml aufgefüllt.

Natriumacetat-Puffer** – [DAB 7 – DDR].
1,0620 g Natriumacetat werden in 50 ml W. gelöst. Nach Zusatz von 1,10 ml Essigsäure* wird die Lsg. mit W. zu 100,0 ml aufgefüllt.

Natriumaethylat-Lösung. Solution d'éthylate de sodium – [CF 65].
2 g Natrium werden in 100 ml A. gelöst.

Natriumalizarinsulfonat-Lösung. Solution d'alizarine sulfonate de sodium – [CF 65].
0,1 g/100 ml.

Natriumantimoniat-Lösung – [Nord. 63].
2,5 g Kaliumantimoniat werden in einer Mischung von 2 ml 1 m Kaliumcarbonat-Lsg. und 100 ml W. durch Kochen gelöst. In die noch heiße Lsg. gibt man 4 ml 1 m Natriumcarbonat-Lsg. Nach dem Abkühlen dekantiert man die klare Lsg. vom Nd. Dieser wird mit

20 ml W. gewaschen und dann mit 2,0 ml 1 m Kaliumcarbonat-Lsg. und 98 ml W. versetzt, 5 Min. geschüttelt und mindestens 1 Tag stehengelassen. Vor Gebrauch dekantieren und die Lsg. filtrieren.

Natriumarsenit-Lösung. Solution d'arsénite de sodium – [**CF 65**].
In einem 1000-ml-Meßkolben löst man 4,948 g Arsentrioxid in 25 ml Natronlauge (15%). Dann gibt man 2 Tr. Phenolphthalein-Lsg. und verd. Schwefelsäure bis zur Entfärbung zu. Man versetzt mit 500 ml gesättigter Natriumbicarbonat-Lsg., neutralisiert erneut mit verd. Schwefelsäure und füllt mit W. zu 1000 ml auf. Man konserviert mit 1 Tr. Quecksilber.

Natriumbicarbonat-Lösung[1] – [**DAB 6**].
1 T. in 19 T. W. Bei Bedarf frisch zu bereiten.

Natriumbicarbonat-Lösung. Sodium bicarbonate TS – [**Pl.Ed. I/1**].
4,2 g/100 ml.

Natriumbicarbonat-Lösung. Sodium Bicarbonate Solution – [**BP 63**].
5,0 g/100 ml.

Natriumbicarbonat-Lösung, gesättigte. Solution saturée de carbonate monosodique – [**CF 65**].
~ 8 g/100 g.

Natriumbisulfit-Lösung – [**DAB 6**].
Enthält etwa 30% $NaHSO_3$.

Natriumbisulfit-Lösung. Sodium Bisulfite T.S. – [**USP XVII**].
10 g/30 ml. Bei Bedarf frisch zu bereiten.

Natriumbitartrat-Lösung. Sodium Bitartrate T.S. – [**USP XVII**].
1 g/10 ml. Bei Bedarf frisch zu bereiten.

Natriumbitartrat-Lösung. Solution de tartrate acide de sodium – [**CF 65**].
10 g/100 g. Bei Bedarf frisch zu bereiten.

Natriumborat-Lösung. Solution borosodique – [**CF 65**].
150 g/1000 ml in 0,1 n Natronlauge.

Natriumborat-Lösung. Solution de borate de sodium – [**CF 65**].
4 g/100 g.

Natriumcarbonat-Lösung.

Pharmakopöe	Bezeichnung	Gehalt
DAB 6	Natriumcarbonat-Lösung	1 T. in 2 T. W.[a]
DAB 7 – DDR	Natriumcarbonat-Lösung	50,0 g/100,0 ml[a]
	Natriumcarbonat-Lösung	20,0 g/100,0 ml[a]
	Natriumcarbonat-Lösung	1,00 g/100,0 ml[a]
DAB 7 – BRD	Natriumcarbonat-Lösung I	50,0 g/100 ml[a]
	Natriumcarbonat-Lösung II	10,0 g/100 ml[a]
	Natriumcarbonat-Lösung III	2,70 g/100 ml[a, b, c]
Helv. V	Natriumcarbonat (ca. 2 n) oder	28,6 g/100 ml[a]
		12,4 g/100 ml[d]
ÖAB 9	Natriumcarbonat-Lösung	28,6 g/100 ml[a]
DAB 6 – 3. Nachtr. BRD	Natriumcarbonat-Lösung I	1,0 g/10,0 ml[a]
	Natriumcarbonat-Lösung II	2,7 g/100 ml[a, b, c]
Pl.Ed. I/1	Sodium carbonate TS	14,3 g/100 ml[d]
BP 63	Sodium Carbonate Solution	10,0 g/100 ml[d]
USP XVII	Sodium Carbonate T.S.	10,6 g/100 ml[d]
Ross. 9	Sodium Carbonate Solution	100 g/1000 ml[d]
CF 65	Solution de carbonate disodique à 5 p. 100	5 g/100 g[a]
	Solution de carbonate disodique à 10 p. 100	10 g/100 g[a]
	Solution de carbonate disodique à 20 p. 100	20 g/100 g[a]

[1] Siehe auch Natriumhydrogencarbonat-Lösung.

Natriumcarbonat-Lösung.

Pharmakopöe	Bezeichnung	Gehalt
CF 65	Solution de carbonate disodique à 25 p. 100	25 g/100 g[a]
	Solution saturée de carbonate disodique	40 g/100 g[a]
Nord. 63	Natriumcarbonat-Lösung 2 n (1 m)	28,6 g/100,0 ml[a]
	Natriumcarbonat-Lösung 0,2 n (0,1 m)	10,0 ml 2 n Na_2CO_3 /100,0 ml
Ned. 6	Natriumcarbonat-Lösung	28,6 g/100,0 ml[a]
Jap. 61	Sodium Carbonate Test Solution	10,5 g/100 ml[d]

[a] Die Angaben beziehen sich auf $Na_2CO_3 \cdot 10\,H_2O$.
[b] Im Autoklaven bei 120° zu sterilisieren.
[c] Bei Bedarf frisch zu bereiten.
[d] Die Angaben beziehen sich auf wasserfreies Natriumcarbonat.

Natriumchlorid-Lösung[1].

Pharmakopöe	Bezeichnung	Gehalt
DAB 6	Natriumchlorid-Lösung	1 T. in 9 T. W.
	Natriumchlorid-Lösung	gesättigt
DAB 6 – 3. Nachtr. BRD	Natriumchlorid-Lösung	28,20 ml 0,1 n NaCl/100,0 ml
	Natriumchlorid-Lösung, verdünnt	ident. Lsg. III DAB 7 – BRD
	Natriumchlorid-Lösung, pyrogenfrei, steril	0,900 g/100,0 ml[d, e]
DAB 7 – DDR	Natriumchlorid-Lösung	10,0 g/100,0 ml
	Natriumchlorid-Lösung	0,90 g/100,0 ml
DAB 7 – BRD	Natriumchlorid-Lösung I	gesättigt
	Natriumchlorid-Lösung II	10,0 g/100 ml
	Natriumchlorid-Lösung III	28,20 ml 0,1 n NaCl/100,0 ml
	Natriumchlorid-Lösung IV	4,00 ml Lsg. III/100,0 ml[a, b]
	Natriumchlorid-Lösung V	10,00 ml Lsg. IV/100,0 ml[b, c]
	Natriumchlorid-Lösung, physiologische	0,900 g/100,0 ml[d]
	Natriumchlorid-Lösung, physiologische, pyrogenfreie, sterile	0,900 g/100,0 ml[b, c]
Helv. V	Natriumchlorid-Lösung, gesättigte	ca. 26%
ÖAB 9	Natriumchlorid-Lösung, gesättigte	35 g/100 ml
Pl.Ed. I/1	Sodium-chloride, isotonic TS	0,9 g/100 ml
	Saline TS	0,9 g/100 ml[d]
BP 63	Saline Solution	0,9 g/100 ml[d]
USP XVII	Saline T.S.	9,0 g/1000 ml[e]
Ross. 9	Sodium Chloride Saturated Solution	gesättigt
	Sodium Chloride Solution, 2%	20 g/1000 ml
CF 65	Solution de chlorure de sodium	10 g/100 g
Ned. 6	Natriumchlorid-Lösung	gesättigt
Jap. 61	Sodium Chloride Test Solution	10 g/100 ml

[a] 1 ml entspr. 40 µg Cl^-.
[b] Bei Bedarf frisch zu bereiten.
[c] 1 ml entspr. 4 µg Cl^-.
[d] Die Lsg. ist zu filtrieren und zu sterilisieren.
[e] Es ist frisch geglühtes NaCl und steriles, pyrogenfreies W. zu verwenden.

---

[1] Siehe auch Natriumchlorid-Reagenslösung.

Natriumchlorid-Natriumhypochlorit-Lösung. Chlorinated soda TS – [Pl.Ed. I/1]. Chlorinated Soda Solution – [**BP 63**].
120 g Natriumcarbonat (BP 63: 150 g) werden in 250 ml W. gelöst; 100 g Chlorkalk werden mit 750 ml W. gründlich verrieben. Man mischt die beiden Fl., schüttelt während 3 bis 4 Std. gelegentlich um und filtriert. Die Lsg. ist nur begrenzt haltbar (Pl.Ed. I/1).

Natriumchlorid-Reagenslösung – [**DAB 7 – DDR**].
32,0 g Natriumchlorid werden in 100,0 ml W. gelöst. Die Lsg. wird mit 8,0 g Natriumchlorid versetzt und zur Sättigung unter wiederholtem Schütteln mindestens 2 Std. stehengelassen. Die klare, überstehende Lsg. dient als Rg.-Lsg.

Natriumcitrat-Lösung – [**DAB 7 – DDR**].
10,0 g/100,0 ml.

Natriumcitrat-Reagenslösung – [**DAB 7 – DDR**].
2,1008 g Citronensäure werden in 50 ml W. gelöst. Die Lsg. wird nach Zusatz von 20,00 ml 1 n Natronlauge mit W. zu 100,0 ml aufgefüllt.

Natriumcitrat-Natronlauge-Puffer – [**DAB 7 – DDR**].
47,00 ml 0,1 n Natronlauge werden zu 100,0 ml mit Natriumcitrat-Reagenslsg. aufgefüllt.

Natriumdiaethyldithiocarbamat-Lösung – [**Nord. 63**]. Sodium diethyldithiocarbamate Solution – [**BP 63**].
0,1 g/100 ml.

Natriumdiheptylsulfosuccinat-Lösung, 0,01 m. Solution 0,01 m de diheptylsulfosuccinate de sodium – [**CF 65**].
4,165 g/1000 ml.

Natriumfluorid-Lösung. Sodium Fluoride T.S. – [**USP XVII**].
Etwa 500 mg Natriumfluorid werden 4 Std. bei 200° getrocknet. Man wiegt genau 222 mg der trockenen Substanz und löst zu 100,0 ml in W. 10 ml dieser Lsg. werden zu 100,0 ml verdünnt. 1 ml entspr. 0,01 mg F.

Natriumfluorid-Lösung. Solution de fluorure de sodium – [**CF 65**].
0,50 g/100 g.

Natriumfluorid-Lösung, entspr. 0,4 mg F/ml. Solution de fluorure de sodium (correspondant à 0,4 mg/ml de fluor) – [**CF 65**].
0,442 g Natriumfluorid/500 ml in 1 n Natronlauge. In Polyaethylenflaschen aufzubewahren. Jeden dritten Tag frisch zu bereiten.

Natriumhexanitrokobaltat-Lösung. Natriumkobaltnitrit-Lösung.

Pharmakopöe	Bezeichnung	Gehalt
DAB 6	Natriumkobaltnitrit-Lösung	1 T. in 9 T. W.[a]
DAB 7 – DDR	Natriumhexanitrokobaltat(III)-Lösung	10,0 g/100,0 ml[a]
DAB 7 – BRD	Natriumhexanitrokobaltat(III)-Lösung	10,0 g/100 ml[a]
Helv. V	Natriumkobaltnitrit (ca. 0,5 n)	1,0 g/10 ml[a]
ÖAB 9	Natriumkobaltnitrit-Lösung	1,0 g/10 ml[a]
Pl.Ed. I/1	Sodium cobaltinitrite TS	10,0 g/100 ml
BP 63	Sodium Cobaltinitrite Solution	30,0 g/100 ml[a]
USP XVII	Sodium Cobaltinitrite T.S.	10 g/50 ml
Nord. 63	Natriumkobaltnitrit-Lösung	10 g/100 ml[a]
Ned. 6	Natriumkobaltnitrit-Lösung	5 g/200 ml[b]
Jap. 61	Sodium Cobaltinitrite Test Solution	10 g/50 ml[a]

[a] Bei Bedarf frisch zu bereiten.
[b] 5 g Kobaltnitrat und 1,5 ml Salpetersäure werden mit W. zu 100 ml gelöst. Diese Lsg. gibt man zu einer Lsg. von 30 g Natriumnitrit in W. zu 100 ml, läßt absitzen und gebraucht die klare Fl.

Natriumhydrogencarbonat-Lösung[1].

Pharmakopöe	Bezeichnung	Gehalt
DAB 7 – DDR	Natriumhydrogencarbonat-Lösung	5,0 g/100,0 ml[a]
	Natriumhydrogencarbonat-Reagenslösung	0,100 g/100,0 ml[a, b]
DAB 7 – BRD	Natriumhydrogencarbonat-Lösung I	10,0 g/100 ml[a]
	Natriumhydrogencarbonat-Lösung II	5,0 g/100 ml[a]
Jap. 61	Sodium Hydrogen Carbonate Test Solution	5,0 g/100 ml

[a] Bei Bedarf frisch zu bereiten.
[b] Es ist kohlendioxidfreies W. zu verwenden.

Natriumhydrogensulfit-Lösung[2] – [DAB 7 – DDR].
4,00 g/100,0 ml. Bei Bedarf frisch zu bereiten.

Natriumhydrogensulfit-Lösung – [ÖAB 9].
9,51 g Natriumpyrosulfit werden bei Bedarf in W. zu 100 ml gelöst.

Natriumhydrogensulfit-Lösung. Solution d'hydrosulfite de sodium – [CF 65].
22%ige wss. Lsg.

Natriumhydrogensulfit-Lösung – [Ned. 6].
Die frisch bereitete Lsg. von 1 T. Natriumhydrogensulfit in 2 T. W.

Natriumhydrogensulfit-Lösung. Sodium Hydrogen Sulfite Test Solution – [Jap. 61].
10 g/30 ml. Bei Bedarf frisch zu bereiten.

Natriumhydrogensulfit-Lösung, alkalische. Sodium hydrosulfite, alkaline, TS – [Pl.Ed. I/1].
25 g Kaliumhydroxid werden in 35 ml W. gelöst. Vor Gebrauch mischt man 40 ml dieser Lsg. mit einer frisch bereiteten Lsg. von 50 g Natriumhydrogensulfit in 250 ml W.

Natriumhydrogentartrat-Lösung. Sodium Hydrogen Tartrate Test Solution – [Jap. 61].
1 g/10 ml. Bei Bedarf frisch zu bereiten.

Natriumhydrosulfit-Lösung, alkalische. Sodium Hydrosulfite T.S. Alkaline – [USP XVII].
25 g Kaliumhydroxid werden in 35 ml W. gelöst. 50 g Natriumhydrosulfit ($Na_2S_2O_4$) werden in 250 ml W. gelöst. Bei Bedarf werden 40 ml der Kalilauge mit 250 ml der Natriumhydrosulfit-Lsg. gemischt.

2 m Natriumhydroxid-Lösung, zinkfrei – [Nord. 63].
100 ml 2 m Natronlauge werden im Scheidetrichter mehrmals mit je 10 ml einer Mischung aus 1 ml Dithizon-Lsg. und 39 ml Chlf. ausgeschüttelt, bis die Chlf.-Schicht sich nicht mehr rot färbt.

Natriumhypobromit-Lösung – [ÖAB 9].
9,5 ml konz. Natriumhydroxid-Lsg. werden bei Bedarf mit 0,5 ml Brom versetzt.

Natriumhypobromit-Lösung. Sodium Hypobromite T.S. – [USP XVII].
In einer Lsg. von 20 g Natriumhydroxid in 75 ml W. löst man 5 ml Brom und füllt mit W. zu 100 ml auf. Bei Bedarf frisch zu bereiten.

Natriumhypobromit-Lösung. Solution d'hypobromite de sodium – [CF 65].
Lösung A. Man mischt 55 ml Natronlauge (30%), 0,25 g Kaliumjodid und W. zu 100 ml. – Lösung B. Man mischt 8,5 ml Brom, 50 g Kaliumbromid und W. zu 100 ml. – Bei Bedarf mischt man gleiche Vol. der Lsg. A und B.

Natriumhypochlorit-Lösung – [Helv. V].
Lsg. entspr. einem Gehalt von ca. 2,5% aktivem Chlor.

Natriumhypochlorit-Lösung. Sodium hypochlorite TS – [Pl.Ed. I/2, USP XVII].
4,0% NaClO in W.

Natriumhypochlorit-Lösung. Soluté concentré d'hypochlorite de sodium – [CF 65].
Entspr. Eau de Javel des CF 65.

Natriumhypochlorit-Lösung – [Ned. 6].
Ein Gemisch von 1 T. Chlorkalk und 20 T. W. wird mit der zur Fällung des Calciums nötigen Menge Natriumcarbonat versetzt. Nach Absetzenlassen verwendet man die überstehende Fl.

---

[1] Siehe auch Natriumbicarbonat-Lösung.
[2] Siehe auch Natriumbisulfit-Lösung.

Natriumhypochlorit-Lösung. Sodium Hypochlorite Test Solution – [**Jap. 61**].
5% NaClO in W. Bei Bedarf durch Einleiten von Chlor in Natronlauge frisch zu bereiten.

Natriumhypophosphit-Lösung – [**DAB 6**]. Sodium Hypophosphite Solution – [**Ross. 9**].
20 g Natriumhypophosphit sind in 40 ml W. zu lösen. Die Lsg. läßt man in 180 ml rauchende Salzsäure einfließen und gießt nach dem Absetzen der ausgeschiedenen Kristalle klar ab.

Natriumhypophosphit – [**Helv. V**].
5 g Natriumhypophosphit werden in 5 ml W. gelöst und mit konz. Salzsäure zu 100 ml ergänzt. Den entstandenen Nd. läßt man absetzen und filtriert die Lsg. durch Glaswolle.

Natriumindigosulfonat-Lösung. Solution d'indigosulfonate de sodium – [**CF 65**].
5 g/100 g in A. (20%).

Natriumjodhydroxychinolinsulfonat-Lösung. Sodium Jodohydroxyquinoline Sulfonate T.S. – [**USP XVII**].
8,8 g Jodhydroxychinolinsulfonsäure werden in 200 ml W. gelöst, mit 6,5 ml 4 n Natronlauge versetzt, mit W. zu 250 ml verdünnt und filtriert.

Natriumlaurylsulfat-Lösung. Sodium Lauryl Sulphate Solution – [**BP 63**].
0,5 g Natriumlaurylsulfat werden in 400 ml W. gelöst, mit einer Mischung von 400 ml W. und 19 ml Schwefelsäure versetzt und mit W. zu 1000 ml verdünnt. Bei Bedarf frisch zu bereiten.

Natriummetabisulfit-Lösung – [**Helv. V**].
0,5 g/10 ml. Bei Bedarf frisch zu bereiten.

Natriummetaperjodat-Lösung – [**DAB 7 – BRD**].
5,0 g/100 ml.

Natriummolybdatophosphat-Lösung – [**DAB 7 – DDR**].
10,0 g/100,0 ml.

Natriummolybdatophosphowolframat-Lösung. Sodium Molybdophosphotungstate Solution – [**BP 63**].
Ist identisch mit Molybdatophosphowolframat-Lösung.

Natriummonohydrogenphosphat-Lösung[1] – [**DAB 7 – BRD**].
10,0 g/100 ml.

Natriummonohydrogenphosphat-Lösung – [**DAB 7 – BRD**].
8,90 g $Na_2HPO_4 \cdot 2 H_2O$/100,0 ml.

Natriummonohydrogenphosphat-Lösung. Sodium Monohydrogen Phosphate Test Solution – [**Jap. 61**].
2 g/100 ml.

0,5 m Natriummonohydrogenphosphat-Lösung. 0,5 m Sodium Monohydrogen Phosphate Test Solution – [**Jap. 61**].
70,982 g/1000 ml.

0,05 m Natriummonohydrogenphosphat-Lösung. 0,05 m Sodium Monohydrogen Phosphate Test Solution – [**Jap. 61**].
7,0982 g/1000 ml.

Natriumnaphthochinonsulfat-Lösung – [**DAB 7 – DDR**].
0,250 g/100,0 ml in M.

Natriumnitrit-Lösung.

Pharmakopöe	Bezeichnung	Gehalt
DAB 6	Natriumnitrit-Lösung	1 T. in 9 T. A.[a]
	Natriumnitrit-Lösung, gesättigte	gesättigt[a]
DAB 6 – 3. Nachtr. BRD	Natriumnitrit-Lösung R 100	0,100 g/10,0 ml[a]
	Natriumnitrit-Lösung R 101	0,050 g/50,0 ml[a]
DAB 7 – DDR	Natriumnitrit-Lösung	10,0 g/100,0 ml[a]
	Natriumnitrit-Lösung	1,00 g/100,0 ml[a]

[1] Siehe auch Dinatriumhydrogenphosphat-Lösung und Natriumphosphat-Lösung.

Natriumnitrit-Lösung.

Pharmakopöe	Bezeichnung	Gehalt
DAB 7 – BRD	Natriumnitrit-Lösung I	10,0 g/100 ml
	Natriumnitrit-Lösung II	1,00 g/100 ml[a]
	Natriumnitrit-Lösung III	0,100 g/100 ml[a]
	Natriumnitrit-Lösung IV	10,0 mg/100 ml[a]
Helv. V	Natriumnitrit (ca. n)	6,9 g/100 ml
ÖAB 9	Natriumnitrit-Lösung	0,1 m
Pl.Ed. I/1	Sodium nitrite TS	1,0 g/100 ml
BP 63	Sodium Nitrite Solution	10,0 g/100 ml[a]
Ross. 9	Sodium Nitrite Solution	100 g/1000 ml
CF 65	Solution de nitrite de sodium à 1 p. 100	1 g/100 g
	Solution de nitrite de sodium à 10 p. 100	10 g/100 g
	Solution 0,1 m de nitrite de sodium	6,90 g/1000 ml[a]
Nord. 63	Natriumnitrit-Lösung, 0,1 m	0,69 g/100 ml
Jap. 61	Sodium Nitrite Test Solution	10 g/1000 ml[a]

[a] Bei Bedarf frisch zu bereiten.

Natriumpentacyanonitrosylferrat(III)-Lösung. Natriumnitroprussiat-Lösung. Nitroprussidnatrium-Lösung.

Pharmakopöe	Bezeichnung	Gehalt
DAB 6	Nitroprussidnatrium-Lösung	1 T. in 39 T. W.[a]
DAB 7 – BRD	Natriumpentacyanonitrosylferrat(III)-Lösung I	10,0 g/100 ml
	Natriumpentacyanonitrosylferrat(III)-Lösung II	2,50 g/100 ml
Helv. V	Nitroprussidnatrium-Lösung	1 g/10 ml[a]
ÖAB 9	Natriumnitroprussiat-Lösung	5 g/100 ml[a]
Pl.Ed. I – Suppl.	Sodium nitroprusside TS	1 g/20 ml[a]
BP 63	Sodium Nitroprusside Solution	1,0 g/100 ml[a]
	Sodium Nitroprusside Solution, Alkaline	1 g + 1 g $Na_2CO_3 \cdot 10 H_2O$/100 ml
USP XVII	Sodium Nitroferricyanide T.S.	1 g/20 ml[a]
Ross. 9	Sodium Nitroprusside Solution	10 g/1000 ml
CF 65	Solution de nitroprussiate de sodium	5 g/100 g[a]
Nord. 63	Natriumnitroprussiat-Lösung	5 g/100 ml[a]
Jap. 61	Sodium Nitroprusside Test Solution	1 g/20 ml[a]

[a] Bei Bedarf frisch zu bereiten.

Natriumperjodat-Lösung – [ÖAB 9].
1,07 g/100 ml. Vor Licht geschützt, in Schliffgefäßen aufzubewahren.

Natriumphosphat-Lösung[1].

Pharmakopöe	Bezeichnung	Gehalt
DAB 6	Natriumphosphat-Lösung	1 T. in 9 T. W.
Helv. V	Natriumphosphat (ca. 0,5 n)	6,0 g/100 ml
ÖAB 9	Natriumphosphat-Lösung (0,3 m)	5,34 g/100 ml
Pl.Ed. I/1	Sodium Phosphate TS	10,0 g/100 ml

[1] Siehe auch Dinatriumhydrogenphosphat-Lösung und Natriummonohydrogenphosphat-Lösung.

Natriumphosphat-Lösung.

Pharmakopöe	Bezeichnung	Gehalt
BP 63	Sodium Phosphate Solution	10,0 g/100 ml
USP XVII	Sodium Phosphate T.S.	12 g/100 ml
Ross. 9	Sodium Phosphate Solution	50 g/1000 ml
CF 65	Solution de phosphate disodique	10 g/100 g
Nord. 63	Natriumphosphat-Lösung (0,2 m)	3,56g/100 ml
Ned. 6	Natriumphosphat-Lösung (0,5 n)	45 g/1000 ml

Natriumphosphowolframat-Lösung. Solution de phosphotungstate de sodium – [CF 65].
4 g Natriumwolframat werden in 20 g W. gelöst. Dann gibt man 1 g 50%ige Phosphorsäure zu.

Natriumpikrat-Lösung – [DAB 7 – DDR].
1,8000 g Pikrinsäure werden in 50,0 ml A. gelöst. Die Lsg. wird mit 30,0 ml W. sowie 12,5 ml n Natronlauge versetzt und mit W. zu 100,0 ml aufgefüllt. Bei Bedarf frisch zu bereiten.

Natriumpikrat-Lösung, alkalische – [ÖAB 9].
7 ml verd. Natronlauge werden mit Pikrinsäure-Lsg. auf 100 ml aufgefüllt. Bei Bedarf frisch zu bereiten.

Natriumpikrat-Lösung. Sodium Picrate Solution – [Ross. 9].
1,8 ml Pikrinsäure werden in 180 ml W. gelöst und mit 20 ml Natronlauge versetzt. Bei Bedarf frisch zu bereiten.

Natriumpikrat-Lösung – [Nord. 63].
0,90 g Pikrinsäure werden unter Erwärmen in 95 ml W. gelöst, nach Abkühlen mit 2,5 ml 5 m Natronlauge versetzt und mit W. zu 100 ml verdünnt. Bei Bedarf frisch zu bereiten.

Natriumpyrophosphat-Lösung – [Nord. 63].
0,13 g/100 ml (0,003 m).

Natriumpyrosulfit-Lösung – [Nord. 63].
10 g/100 ml. Bei Bedarf frisch zu bereiten.

Natriumsalicylat-Lösung. Sodium Salicylate Solution – [Ross. 9].
100 g/1000 ml.

Natriumsilicowolframat-Lösung. Sodium Silicotungstate Solution – [BP 63].
Man kocht 10 Min. lang 0,60b g Silicowolframsäure und 10 g Natriumchlorid mit 0,24ab ml 0,1 n Natronlauge, kühlt ab und verdünnt mit W. zu 100 ml. – Die Werte für a und b werden wie folgt bestimmt: 3 g Silicowolframsäure werden in 30 ml W. gelöst und mit 0,1 n Natronlauge gegen Thymolblau bis zur bleibenden Gelbfärbung titriert (a ml). – Dann löst man 0,463 g Procainhydrochlorid und 0,606 g Benzylpenicillinnatrium in W. zu 500 ml. 2,5 g Silicowolframsäure werden in 1,15a ml 0,1 n Natronlauge und W. zu 50 ml gelöst. Zu 50 ml der Procainpenicillin-Lsg. gibt man 1 g Natriumchlorid und titriert mit der Natriumsilicowolframat-Lsg. unter ständigem Rühren, bis zur Koagulation des Nd. Dann setzt man die Titration so fort, daß nach Zugabe von jeweils 0,1 ml der Nd. absetzen gelassen wird und 0,5 ml der klaren, überstehenden Fl. in einem Reagensglas mit 0,5 ml 0,1 n Jod-Lsg. versetzt werden. Wenn keine Trübung mit 0,1 n Jod-Lsg. mehr entsteht, ist die Titration beendet. – Die Titration wird mit weiteren 50 ml Procainpenicillin-Lsg. unter Zusatz von 1 g Natriumchlorid wiederholt, wobei man vor der Prüfung mit Jod die Menge Natriumsilicowolframat-Lsg. zugibt, die bei der ersten Titration verbraucht wurde. Die bei der zweiten Titration verbrauchte Anzahl ml ist b.

Natriumsulfat-Lösung.

Pharmakopöe	Bezeichnung	Gehalt [a]
DAB 7 – DDR	Natriumsulfat-Lösung	10,0 g/100,0 ml
DAB 7 – BRD	Natriumsulfat-Lösung	10,0 g/100 ml
Ross. 9	Sodium Sulfate Solution	200 g/1000 ml
CF 65	Solution de sulfate disodique	20 g/100 g
Nord. 63	Natriumsulfat-Lösung (0,25 m)	8,0 g/100 ml

[a] Die Angaben beziehen sich auf $Na_2SO_4 \cdot 10 H_2O$.

Natriumsulfid-Lösung, wäßrig – [DAB 6 – 3. Nachtr. BRD].
0,20 g/500 ml. Bei Bedarf frisch zu bereiten.

Natriumsulfid-Lösung – [DAB 6]. Sodium Sulfide Test Solution – [Jap. 61].
5 g krist. Natriumsulfid werden in einer Mischung von 10 ml W. und 30 ml Glycerin gelöst. – Die Lsg. wird nach einigen Tagen wiederholt durch einen feuchten Wattebausch filtriert. In 5-ml-Tropffläschchen aufzubewahren (DAB 6).

Natriumsulfid-Lösung – [DAB 7 – DDR, Helv. V, Pl.Ed. I/1, Ned. 6].
12,5 g Natriumsulfid werden in einer Mischung aus 1 Vol.-T. W. und 3 Vol.-T. Glycerin zu 100,0 ml gelöst. Nach 3 Tagen wird 3mal durch angefeuchtete Watte filtriert. In 5- bis 10-ml-Tropfflaschen vor Licht geschützt aufzubewahren (DAB 7 – DDR).

Natriumsulfid-Lösung – [DAB 7 – BRD].
40 mg/100 ml. Bei Bedarf frisch zu bereiten.

Natriumsulfid-Lösung – [ÖAB 9].
6,0 g Natriumsulfid werden in 35 ml Glycerin gelöst. Die Lsg. wird mit W. zu 100 ml verdünnt.

Natriumsulfid-Lösung. Sodium Sulphide Solution – [BP 63].
10,0 g/100 ml.

Natriumsulfid-Lösung. Sodium Sulfide T.S. – [USP XVII].
1 g/10 ml. Bei Bedarf frisch zu bereiten.

Natriumsulfid-Lösung. Sodium Sulfide Solution – [Ross. 9].
2 g Natriumsulfid und 2 bis 3 Tr. Glycerin werden in W. zu 100 ml gelöst. Gut verschlossen, in kleinen Gefäßen, vor Licht geschützt aufzubewahren.

Natriumsulfid-Lösung (0,25 m) – [Nord. 63].
6,0 g Natriumsulfid werden in 40 g Glycerin gelöst und mit W. zu 100 ml verdünnt. Durch Watte zu filtrieren.

Natriumsulfid-Lösung. Solution de monosulfure de sodium – [CF 65].
20 g/100 g.

Natriumsulfit-Lösung.

Pharmakopöe	Bezeichnung	Gehalt[a]
DAB 7 – DDR	Natriumsulfit-Lösung	24,0 g/100,0 ml[b]
DAB 7 – BRD	Natriumsulfit-Lösung	10,0 g/100 ml
Ross. 9	Sodium Sulfite Solution	300 g/1000 ml[b]
CF 65	Solution de sulfite disodique	2 g/100 g

[a] Die Angaben beziehen sich auf $Na_2SO_3 \cdot 7H_2O$.
[b] Bei Bedarf frisch zu bereiten.

Natriumtetraborat-Lösung – [DAB 7 – DDR].
0,05 m.

Natriumtetraborat-Lösung – [DAB 7 – BRD].
5,0 g/100 ml.

Natriumtetraborat-Lösung (0,05 m) – [ÖAB 9].
1,91 g/100 ml.

Natriumtetraborat-Lösung, gesättigte. Sodium Tetraborate (Borax) Saturated Solution – [Ross. 9].
50 g fein gepulvertes Natriumtetraborat werden mit 1 l W. übergossen und 1 Tag lang unter häufigem Umschütteln stehengelassen. Die Lsg. wird filtriert.

Natriumtetraphenylborat-Lösung – [ÖAB 9].
0,6 g/100 ml. Falls die Lsg. trüb ist, schüttelt man sie 5 Min. lang mit etwa 0,3 g Aluminiumoxid und filtriert, wobei man die ersten 20 ml des Filtrats nochmals durch dasselbe Filter gießt. Bei Bedarf frisch zu bereiten.

Natriumtetraphenylborat-Lösung – [Nord. 63].
1,71 g/100 ml. Die Lsg. wird 5 Min. mit 0,5 g Aluminiumhydroxid geschüttelt und durch eine Glasfritte (3 G 4) filtriert, wobei die ersten 20 ml nochmals auf das Filter gegeben werden. Begrenzt haltbar.

Natriumthiosulfat-Lösung.

Pharmakopöe	Bezeichnung	Gehalt[a]
DAB 6 – 3. Nachtr. BRD	Natriumthiosulfat-Lösung	1,0 g/100 ml[b,c]
DAB 7 – DDR	Natriumthiosulfat-Lösung	50,0 g/100,0 ml[b]
DAB 7 – BRD	Natriumthiosulfat-Lösung	1,00 g/100 ml[b,c]
Helv. V	Natriumthiosulfat (0,1 n)	0,1 n
CF 65	Solution de thiosulfate de sodium	10 g/100 g
Ned. 6	Natriumthiosulfat-Lösung	0,1 n
Jap. 61	Sodium Thiosulfate Test Solution	26 g + 0,2 g Na_2CO_3 1000 ml

[a] Die Angaben beziehen sich auf $Na_2S_2O_3 \cdot 5 H_2O$.
[b] Bei Bedarf frisch zu bereiten.
[c] Im Autoklaven bei 120° zu sterilisieren.

Natriumwolframat-Lösung – [ÖAB 9].
9,90 g/100 ml (0,3 m).

Natronlauge, alkoholische. Sodium Hydroxide Solution, Alcoholic – [BP 63].
11 g Natriumhydroxid werden am Rückflußkühler mit 250 ml A. (95%) bis zum Lösen erhitzt. Man kühlt ab, läßt über Nacht stehen und dekantiert vom Bodensatz. Die Aufnahme von CO_2 ist möglichst auszuschließen.

Natronlauge-Ammoniak-Lösung – [DAB 7 – DDR].
5,0 g Natriumhydroxid werden in 50 ml W. gelöst. Die Lsg. wird mit 8,0 ml konz. Ammoniak-Lsg. versetzt und mit W. zu 100,0 ml aufgefüllt.

Natronlauge, ammoniakalische – [DAB 7 – BRD].
5,0 g Natriumhydroxid werden in 50 ml W. gelöst. Nach dem Erkalten wird die Lsg. mit 20,0 ml 6 n Ammoniak-Lsg. versetzt und mit W. zu 100 ml verdünnt.

Natronlauge. Natriumhydroxid-Lösung.

Pharmakopöe	Bezeichnung	Gehalt
DAB 6	Natronlauge	14,8–15%
DAB 7 – DDR	15 n Natronlauge 6 n Natronlauge 3 n Natronlauge	60,0 g/100,0 ml[a] 24,5 g/100,0 ml[a] 12,5 g/100,0 ml[a]
DAB 7 – BRD	Natronlauge, 6 n Natronlauge, 3 n Natronlauge, 2 n	24,5 g/100,0 ml 12,3 g/100,0 ml 30,0 ml 6 n NaOH/ 90,0 ml
Helv. V	Natronlauge, konzentrierte (ca. 10 n) Natronlauge, verdünnte (ca. 2 n)	30% (g/g) 8,5 g/100 ml
ÖAB 9	Natriumhydroxid-Lösung, konz. (ca. 10 m) Natriumhydroxid-Lösung, verd. (ca. 2 m)	42 g/100 ml 8 g/100 ml
Pl.Ed. I/1	Sodium hydroxide TS	8,0 g/100 ml
BP 63	Sodium Hydroxide Solution	20,0 g/100 ml
USP XVII	Sodium Hydroxide T.S.	4,0 g/100 ml
Ross. 9	Sodium Hydroxide Solution Sodium Hydroxide Solution, 30 per cent	100 g/1000 ml 300 g/1000 ml
CF 65	Solution d'hydroxide de sodium à 5 p. 100 Solution d'hydroxyde de sodium à 10 p. 100 Lessive de soude Lessive de soude diluée à 15 p. 100	5 g/100 g 10 g/100 g ~ 30 g/100 g ~ 15 g/100 g
Nord. 63	Natriumhydroxid-Lösung 1 + 1 Natriumhydroxid-Lösung, 1 m Natriumhydroxid-Lösung, 10 m	500 g + 450 ml 1 m 10 m

Natronlauge. Natriumhydroxyd-Lösung.

Pharmakopöe	Bezeichnung	Gehalt
Nord. 63	Natriumhydroxid-Lösung, 5 m	5 m
	Natriumhydroxid-Lösung, 2 m	2 m
Ned. 6	Natronlauge	160 g/1000 ml[a]
Jap. 61	Sodium Hydroxide Test Solution (1 n)	4,3 g/100 ml

[a] Es ist kohlendioxidfreies W. zu verwenden.

Nesslers Reagens[1] – [DAB 6, Ross. 9, Jap. 61].
5 g Kaliumjodid werden in 5 g sied. W. gelöst und mit einer konz. Lsg. von Quecksilberchlorid in sied. W. versetzt, bis der dabei entstehende Nd. sich nicht mehr löst (etwa 2 bis 2,5 g $HgCl_2$). Nach dem Abkühlen wird filtriert, das Filtrat mit einer Lsg. von 15 g KOH in 30 ml W. versetzt und die Mischung mit W. auf 100 ml verdünnt. Hierauf gibt man etwa 0,5 ml der konz. Quecksilberchlorid-Lsg. zu, läßt den Nd. absetzen und gießt die überstehende Fl. klar ab. Gut verschlossen aufzubewahren (DAB 6).

Nesslers Reagens – [DAB 7 – BRD].
11,0 g Kaliumjodid und 15,0 g Quecksilber(II)-jodid werden in W. zu 100 ml gelöst. Bei Bedarf wird 1 Vol.-T. dieser Lsg. mit 1 Vol.-T. 6 n Natronlauge gemischt.

Nesslers Reagens – [Helv. V, ÖAB 9, Nord. 63, Ned. 6].
2,5 g Kaliumjodid und 3,5 g Quecksilber(II)-jodid werden in 5 ml W. gelöst. Die Lsg. versetzt man mit W. auf 100 ml. Nach mehreren Tagen wird die klare Fl. abgegossen. Vor Licht geschützt in alkaliresistenten Glasgefäßen aufzubewahren (ÖAB 9).

Ninhydrin-Lösung – [Helv. V – Suppl. III].
0,035 g Ninhydrin werden in 10 ml n Butanol und 0,4 ml Eisessig gelöst. Bei Bedarf frisch zu bereiten.

Ninhydrin-Lösung, 0,25%. Ninhydrin Solution, 0,25 per cent – [Ross. 9].
0,25 g/100 ml.

Ninhydrin-Lösung, 1%. Solution de ninhydrine à 1 p. 100 – [CF 65].
1 g/100 g.

Ninhydrin-Lösung. Ninhydrin Test Solution – [Jap. 61].
0,2 g/10 ml. Bei Bedarf frisch zu bereiten.

p-Nitranilin-Lösung. Réactif à la paranitraniline – [CF 65].
In einem 500-ml-Meßkolben löst man 0,075 g p-Nitranilin in 100 ml 1 n Salzsäure, füllt mit M. zu 500 ml auf und filtriert. Innerhalb 24 Std. zu verwenden.

Nitranilsäure-Lösung. Nitranilic Acid Solution – [BP 63].
3,5 g/100 ml in A. (95%).

Nitrat-Schwefelsäure – [Nord. 63].
5 g gepulvertes Kaliumnitrat wird in einer Mischung aus 10 g W. und 85 g konz. Schwefelsäure gelöst.

p-Nitroanilin-Lösung – [Nord. 63].
0,50 g p-Nitranilin werden unter Erwärmen in 10 ml 2 m Salzsäure und 90 ml W. gelöst. Nach Abkühlen wird filtriert. Vor Licht geschützt aufzubewahren. Begrenzt haltbar.

2-Nitrobenzaldehyd-Lösung. Nitrobenzaldehyde Solution – [BP 63].
1 g/100 ml in A. (50%).

o-Nitrobenzaldehyd-Lösung (ca. 0,05 m) – [Nord. 63].
1,2 g gepulverter o-Nitrobenzaldehyd werden 10 Min. lang mit 100 ml 2 m Natronlauge geschüttelt und die Lsg. filtriert. Bei Bedarf frisch zu bereiten.

3-Nitrobenzaldehyd-Schwefelsäure – [DAB 7 – BRD]. m-Nitrobenzaldehyd-Schwefelsäure – **[ÖAB 9].**
1,00 g/100 ml in konz. Schwefelsäure. Bei Bedarf frisch zu bereiten.

p-Nitrobenzoldiazoniumchlorid-Lösung. p-Nitrobenzenediazonium chloride TS – [Pl.Ed. I – Suppl.]. p-Nitroaniline T.S. – [USP XVII].
0,35 g p-Nitranilin mischt man mit 1,5 ml Salzsäure, füllt mit W. zu 50 ml auf, mischt und läßt absetzen. 5 ml der klaren Lsg. werden in einem 100-ml-Meßkolben eisgekühlt, mit

---

[1] Siehe auch alkalische Kaliumquecksilberjodid-Lösung.

1 ml Salzsäure und 2 ml Natriumnitrit-Lsg. in kleinen Anteilen versetzt und mit W. zu 100 ml aufgefüllt (Pl.Ed. I – Suppl.).

Nitranilin-Lösung, diazotierte. Nitroaniline Solution, Diazotised – [**BP 63**].

0,4 g 4-Nitranilin werden in 60 ml 1 n Salzsäure gelöst und bei 15° mit einer 10%igen Natriumnitrit-Lsg. versetzt, bis 1 Tr. der Lsg. Kaliumjodid-Stärke-Papier bläut. Bei Bedarf frisch zu bereiten.

p-Nitrobenzoldiazoniumchlorid-Lösung. p-Nitrobenzenediazonium Chloride Test Solution – [**Jap. 61**].

1,1 g p-Nitranilin werden in 15 ml Salzsäure gelöst, mit 1,5 ml W.[1] versetzt, eisgekühlt und eine Lsg. von 0,5 g Natriumnitrit in 5 ml W. zugegeben. Bei Bedarf frisch zu bereiten.

4-Nitrosodimethylanilin-Lösung – [**DAB 7 – BRD**].

0,100 g/100 ml in Pyridin. Bei Bedarf frisch zu bereiten.

α-Nitroso-β-naphthol-Lösung – [**DAB 7 – DDR**].

0,200 g/100,0 ml. Bei Bedarf frisch zu bereiten.

Nitroso-R-Salz-Lösung – [**DAB 6 – 3. Nachtr. BRD, DAB 7 – BRD**].

0,20 g/100 ml. Bei Bedarf frisch zu bereiten.

Nitro-vanado-molybdat-Reagens. Réactif nitro-vanado-molybdique – [**CF 65**].

Lösung I. Ammoniummolybdat-Lsg.: Ammoniummolybdat 100 g, konz. Ammoniak-Lsg. 10 ml, W. zu 1000 ml. – Lösung II. Ammoniumvanadat-Lsg.: Ammoniummetavanadat 2,35 g, W. 500 ml. – Man erhitzt gelinde bis zur vollständigen Lösung, läßt abkühlen, versetzt allmählich, unter Umschütteln mit der Mischung aus 7 ml Salpetersäure und 13 ml W. und füllt schließlich mit W. zu 1000 ml auf. – Zur Bereitung des Rg. mischt man in einem 500-ml-Meßkolben 67 ml Salpetersäure, 100 ml Lsg. I, 100 ml Lsg. II und füllt mit W. zu 500 ml auf.

Orcin-Eisenammoniumsulfat-Lösung, konzentrierte. Solution d'orcinol ferrique ammoniacal concentrée – [**CF 65**].

1,55 g Eisenammoniumsulfat und 2 g Orcin werden in 50 ml W. gelöst. Kühl aufzubewahren.

Orcin-Eisenammoniumsulfat-Lösung, verdünnte. Solution d'orcinol ferrique ammoniacal diluée – [**CF 65**].

2,5 ml der konz. Lsg. werden zu 40,5 ml konz. Salzsäure gegeben und mit W. auf 50 ml gebracht.

Orcin-Salzsäure-Lösung. Solution chlorhydrique d'orcinol – [**CF 65**].

Lsg. von 1 g/100 ml konz. Salzsäure, die je 100 ml 10 Tr. Eisen(II)-chlorid-Lsg. enthält.

Osmium(VIII)-oxid-Lösung – [**DAB 7 – BRD**].

0,01 m Osmium(VIII)-oxid in 0,1 n Schwefelsäure.

Osmiumtetroxid-Lösung – [**Nord. 63**].

0,25 g Osmiumtetroxid werden in 5 ml 1 m Schwefelsäure gelöst und mit W. zu 100 ml verdünnt. Vor Licht geschützt aufzubewahren.

Oxalsäure-Lösung.

Pharmakopöe	Bezeichnung	Gehalt
DAB 6	Oxalsäure-Lösung	1 T. in 9 T. W.
	Oxalsäure-Lösung, gesättigte	gesättigt
DAB 7 – DDR	Oxalsäure-Lösung	10,0 g/100,0 ml
	Oxalsäure-Lösung	0,100 g/100,0 ml
DAB 7 – BRD	Oxalsäure-Lösung	5,00 g/100,0 ml[a, b]
Helv. V	Oxalsäure (ca. n)	6,3 g/100 ml
Pl.Ed. I 1	Oxalic acid TS	6,3 g/100 ml
	Oxalic and sulfuric acids TS	6,3 g/100 ml[a]
BP 63	Oxalic Acid and Sulphuric Acid Solution	5 g/100 ml[a]
USP XVII	Oxalic Acid T.S.	6,3 g/100 ml

---

[1] Die Zahlen dürften verwechselt sein. Es müßte heißen „1,5 ml Salzsäure" und „15 m W.".

Oxalsäure-Lösung.

Pharmakopöe	Bezeichnung	Gehalt
Ross. 9	Oxalic Acid Solution Oxalic Acid Solution in Sulfuric Acid	50 g/1000 ml 5 g/100 ml[a]
CF 65	Solution d'acide oxalique Solution éthérée d'acide oxalique à 1 p. 100	5 g/100 g 1 g/100 ml[c]
Ned. 6	Oxalsäure-Lösung	63 g/1000 ml
Jap. 61	Oxalic Acid Test Solution	6,3 g/100 ml

[a] Oxalsäure wird in 50,0 ml W. gelöst und mit 50,0 ml konz. Schwefelsäure versetzt.
[b] Bei Bedarf frisch zu bereiten.
[c] Es ist Äther zu verwenden.

8-Oxychinolin-Lösung. 8-Oxiquinoline Solution – [Ross. 9].
5 g in 100 ml 2 n Essigsäure.

Palladium(II)-chlorid-Lösung – [DAB 7 – DDR].
1,00 g Palladium(II)-chlorid wird mit 20,0 ml W. versetzt, die Mischung zum Sieden erhitzt und nach dem Erkalten filtriert. Das Filtrat wird mit W. zu 20,0 ml aufgefüllt und mit 20,0 ml Aceton versetzt. Bei Bedarf frisch zu bereiten.

Palladiumchlorid-Lösung (0,001 m) – [Nord. 63].
0,018 g Palladiumchlorid werden in 0,5 ml 2 m Salzsäure gelöst und mit W. zu 100 ml verdünnt. Vor Licht geschützt aufzubewahren.

Pankreatin-Natriumhydrogencarbonat-Lösung – [DAB 7 – DDR].
0,280 g Pankreatin und 1,50 g Natriumhydrogencarbonat werden in W. zu 100,0 ml gelöst.

Pankreatin-Lösung – [DAB 7 – BRD].
0,200 g Pankreatin und 1,00 g Natriumhydrogencarbonat werden zu 100 ml gelöst. Bei Bedarf frisch zu bereiten.

Paraform-Schwefelsäure – [ÖAB 9].
Etwa 10 mg Paraform werden in 1 ml konz. Schwefelsäure gelöst. Bei Bedarf frisch zu bereiten.

Penicillinase-Lösung – [Helv. V – Suppl. III].
Penicillinase wird in so viel 0,5%iger Gelatine-Lsg. gelöst, daß entspr. der Deklaration 1 ml der Lsg. 5000 Lery-Einheiten Penicillinase enthält. – Bei Bedarf frisch zu bereiten. – Prüfung s. bei Phenoxymethylpenicillin.

Pentoliniumreineckat-Lösung. Pentolinium Reineckate Solution – [BP 63].
Gleiche Vol. 1%iger (w/v) Pentoliniumtartrat-Lsg. und 1%iger (w/v) Ammoniumreineckat-Lsg. werden gemischt und mit verd. Schwefelsäure angesäuert. Der Nd. wird mit W. sulfatfrei gewaschen und dann daraus durch Schütteln mit W. eine gesättigte Lsg. bereitet, die filtriert wird.

Pepsin-Salzsäure-Lösung – [DAB 7 – DDR].
0,100 g Pepsin wird in der Mischung aus 0,60 ml 6 n Salzsäure und 99,4 ml W. gelöst. Bei Bedarf frisch zu bereiten.

Pepsin-Lösung – [DAB 7 – BRD].
0,320 g Pepsin werden unter Zusatz von 0,200 g Natriumchlorid und 2,80 ml 3 n Salzsäure zu 100 ml gelöst. Bei Bedarf frisch zu bereiten.

Perchlorsäure.

Pharmakopöe	Bezeichnung	Gehalt
DAB 7 – DDR	Perchlorsäure, konzentrierte 6 n Perchlorsäure	69,0–71,0% 52,0 ml/100 ml[a]
DAB 7 – BRD	Perchlorsäure	70,0–72,0%
Helv. V – Suppl. III	Perchlorsäure, konzentrierte	67,0–73,0%
ÖAB 9	Perchlorsäure	~70%
Pl.Ed. I/1	Perchloric acid (2 n)	20 g/100 ml[b]
Pl.Ed. I – Suppl.	Perchloric acid (70% w/v)	70%

Perchlorsäure.

Pharmakopöe	Bezeichnung	Gehalt
BP 63	Perchloric Acid (72% w/w)	$\geq 70{,}0\%$
	Perchloric Acid (60% w/w)	$\geq 59{,}0\%$
USP XVII	Perchloric Acid	70–72%
CF 65	Acide Perchlorique	72%
Jap. 61	Perchloric Acid	70–72%

[a] Konz. Perchlorsäure ist im angegebenen Verhältnis zu verdünnen.
[b] Die Angabe bezieht sich auf g $HClO_4$.

Perjodat-Lösung – [Nord. 63].
1,07 g Natriumperjodat werden in 2,5 ml 1 m Schwefelsäure gelöst und mit W. zu 100 ml verdünnt.

Perjodsäure-Lösung 0,1 m. Solution 0,1 m d'acide periodique – [CF 65].
In einem 100-ml-Meßkolben löst man 29,4 g Natriumperjodat in 300 ml 1 n Schwefelsäure und füllt mit W. zu 1000 ml auf.

Phenanthrolinhydrochlorid-Lösung – [DAB 7 – BRD].
1,00 g/100 ml in A.

o-Phenanthrolin-Lösung. o-Phenanthroline TS – [PI.Ed. I/1]. Phenanthrolin-Eisen(II)-Komplex-Lösung. Phenanthroline-ferrous Complex Solution – [BP 63].
0,7 g Eisen(II)-sulfat und 1,5 g o-Phenanthrolin werden in W. zu 100 ml gelöst.

o-Phenanthrolin-Lösung. o-Phenanthroline Test Solution – [Jap. 61].
0,15 g o-Phenanthrolin werden in 10 ml einer frischen Lsg. von Eisen(II)-sulfat (1,48 in 100) und 1 ml verd. Schwefelsäure gelöst. Gut verschlossen aufzubewahren.

Phenazon-Lösung – [DAB 7 – DDR].
1,00 g/100,0 ml.

Phenoldisulfonsäure-Lösung. Phenoldisulfonic Acid T.S. – [USP XVII].
2,5 g Phenol werden in 15 ml Schwefelsäure gelöst, mit 7,5 ml rauchender Schwefelsäure versetzt und die Mischung 2 Std. auf 100° erhitzt. Man füllt noch warm in Schliffflaschen und erwärmt diese bei Gebrauch bis zur Verflüssigung des Inhalts.

Phenoldisulfonsäure-Lösung – [Nord. 63].
15 g Phenol werden mit 100 ml konz. Schwefelsäure 6 Std. im Wasserbad erhitzt.

Phenol-Schwefelsäure-Lösung – [Nord. 63].
2,5 g Phenol werden in 25 ml 1 m Schwefelsäure gelöst und mit W. zu 100 ml verdünnt.

Phenol-Lösung.

Pharmakopöe	Bezeichnung	Gehalt
DAB 6	Phenol-Lösung	1 T. in 19 T. W.[a]
DAB 7 – DDR	Phenol-Lösung	10,0 g/100,0 ml[a]
ÖAB 9	Phenol-Lösung	1 g/100 ml[b]
BP 63	Phenol-Lösung	gesättigt
Ross. 9	Phenol Solution, 1 per cent	10 g/1000 ml
	Phenol Solution, 5 per cent	50 g/1000 ml

[a] Bei Bedarf frisch zu bereiten.
[b] Vor Licht geschützt aufzubewahren.

1,3-Phenylendiaminhydrochlorid-Lösung – [DAB 7 – DDR].
10,0 g/100,0 ml. Bei Bedarf frisch zu bereiten.

Phenylhydrazinacetat-Lösung. Phenylhydrazine acetate TS – [PI.Ed. I/1, USP XVII].
10 ml Phenylhydrazin und 5 ml Eisessig werden mit W. zu 100 ml verdünnt.

Phenylhydrazinacetat-Lösung. Solution acétique de phénylhydrazine – [CF 65].
1 g Phenylhydrazin, 0,5 ml Eisessig und 20 Tr. Natriumbisulfit-Lsg. werden mit W. zu 100 g gelöst.

Phenylhydrazinhydrochlorid-Lösung – [**DAB 7 – DDR**].
1,00 g Phenylhydrazinhydrochlorid und 1,50 g Natriumacetat werden in einer Mischung aus 3,0 ml Essigsäure und 8,0 ml W. gelöst. Die Lsg. wird filtriert. Sie darf höchstens schwach gelb gefärbt sein.

Phenylhydrazinhydrochlorid-Lösung – [**ÖAB 9**].
3 g/100 ml. Bei Bedarf frisch zu bereiten.

Phenylhydrazin-Lösung. Phenylhydrazine Solution – [**BP 63 – Add.**].
65 mg Phenylhydrazinhydrochlorid, das zuvor aus wss. A. umkristallisiert wurde, wird in einer Mischung aus 80 ml W. und 170 ml Schwefelsäure zu 100 ml gelöst.

Phenylhydrazin-Schwefelsäure-Lösung. Phenylhydrazine-Sulfuric Acid T.S. – [**USP XVII**]. Phenylhydrazine Sulfate Solution – [**Ross. 9**].
65 mg Phenylhydrazinhydrochlorid werden in 100 ml einer erkalteten Mischung gleicher Vol. Schwefelsäure und W. gelöst. Bei Bedarf frisch zu bereiten (Ross. 9).

Phloroglucin-Lösung.

Pharmakopöe	Bezeichnung	Gehalt
DAB 6	Phloroglucin-Lösung	2 T. in 100 T.[d]
DAB 7 – DDR	Phloroglucin-Lösung	2,00 g/100,0 ml[a]
DAB 7 – BRD	Phloroglucin-Lösung	2,00 g/100,0 ml[a]
Helv. V	Phloroglucin	1 g/100 ml[a]
ÖAB 9	Phloroglucin-Lösung, alkoholische	2,0 g/100 ml[a]
BP 63	Phloroglucin-Solution	1,0 g/100 ml[a]
Ross. 9	Phloroglucine Solution in Ether	0,1 g/100 ml[b]
Nord. 63	Phloroglucin-Lösung	1,0 g/100 ml[c]
Ned. 6	Phloroglucin-Lösung	1 g/100 ml[a]

[a] Als Lösungsmittel ist A. (90%) zu verwenden.
[b] Als Lösungsmittel ist Ae. zu verwenden.
[c] Als Lösungsmittel ist A. (62%) zu verwenden.

Phloroglucin-Lösung. Phloroglucine Solution – [**Ross. 9**].
0,1 g Phloroglucin wird in einer Mischung von 8 ml A. und 8 ml Salzsäure gelöst. Bei Bedarf frisch zu bereiten.

Phloroglucin-Lösung, alkalische. Phloroglucinol, alkaline, TS – [**Pl.Ed. I/1**].
0,02 g Phloroglucin werden in 4 ml Natronlauge (10%ig) gelöst und mit W. zu 50 ml verdünnt.

Phosphat-Puffer – [**DAB 7 – DDR**].
Lösung I: 11,8760 g Dinatriumhydrogenphosphat werden in W. zu 1000,0 ml gelöst. – Lösung II: 9,0780 g Kaliumdihydrogenphosphat werden in W. zu 1000,0 ml gelöst. – 6,4 ml Lsg. II werden mit Lsg. I zu 100,00 ml aufgefüllt und als Phosphat-Puffer verwendet.

Phosphat-Pufferlösung I – [**DAB 7 – BRD**].
80,0 ml 0,5 m Natriummonohydrogenphosphat-Lsg. und 20,0 ml 0,5 m Kaliumdihydrogenphosphat-Lsg. werden gemischt (pH etwa 7,4).

Phosphat-Pufferlösung II – [**DAB 7 – BRD**].
8,00 ml 0,5 m Natriummonohydrogenphosphat-Lsg. und 2,00 ml 0,5 m Kaliumdihydrogenphosphat-Lsg. werden gemischt und mit W. zu 100,0 ml verdünnt (pH etwa 7,4).

Phosphat-Pufferlösung, pH 6,3. Phosphate Buffer Solution, pH 6,3 – [**Jap. 61**].
50 ml 0,2 m Kaliumdihydrogenphosphat-Lsg. und 10,57 ml 0,2 n Natronlauge werden mit W. zu 200 ml versetzt.

Phosphat-Pufferlösung, pH 6,5. Phosphate Buffer Solution, pH 6,5 – [**Jap. 61**].
50 ml 0,2 m Kaliumdihydrogenphosphat-Lsg. und 15,20 ml 0,2 n Natronlauge werden mit W. zu 200 ml versetzt.

Phosphat-Pufferlösung, pH 6,9. Phosphate Buffer Solution, pH 6,9 – [**Jap. 61**].
50 ml 0,2 m Kaliumdihydrogenphosphat-Lsg. und 26,57 ml 0,2 n Natronlauge werden mit W. zu 200 ml versetzt.

Phosphat-Pufferlösung, pH 7,0. Phosphate Buffer Solution, pH 7,0 – [**Jap. 61**].
50 ml 0,2 m Kaliumdihydrogenphosphat-Lsg. und 29,54 ml 0,2 n Natronlauge werden mit W. zu 200 ml versetzt.

Phosphomolybdänsäure-Lösung. Phosphomolybdic Acid Solution – [**BP 63 – Add.**].
5,0 g/100 ml in abs. A.

Phosphomolybdänsäure-Reagens. Réactif phosphomolybdique – [**CF 65**].
300 ml W., 40 g Ammoniummolybdat und 10 g Natriumhydroxid werden in einem 1-l-Kolben so lange sieden erhitzt, bis aller Ammoniak entwichen ist. Nach dem Abkühlen versetzt man mit 300 ml W. und 200 ml 50%iger Phosphorsäure. Man kocht 15 Min. lang und versetzt die sied. Lsg. mit 15 g Mangansulfat und tropfenweise mit so viel gesättigter Kaliumpermanganat-Lsg., bis eine bleibende Rosafärbung entsteht. Nach dem Abkühlen versetzt man mit Eisen(II)-sulfat-Lsg. bis zur Entfärbung. Dann bringt man mit W. auf 1000 ml.

Phosphomolybdän-Schwefelsäure-Lösung – [**Ned. 6**].
4,0 g Natriumphosphomolybdat werden in 40 ml W. unter Erwärmen gelöst und nach Abkühlen vorsichtig mit 60 ml Schwefelsäure versetzt.

Phosphormolybdänschwefelsäure – [**Helv. V**].
4,0 g Natriumphosphomolybdat werden in 40 ml W. unter Erwärmen gelöst. Nach dem Erkalten werden 60 ml konz. Schwefelsäure zugefügt. Vor Licht geschützt aufzubewahren.

Phosphorsäure.

Pharmakopöe	Bezeichnung	Gehalt	Dichte
DAB 6	Phosphorsäure	24,8–25,2%	1,150–1,153
	Phosphorsäure, konzentrierte	~84%	~1,70
DAB 6 – 3. Nachtr. BRD	Phosphorsäure, verdünnte	32%[a]	
DAB 7 – DDR	Phosphorsäure, konzentrierte	85,0–88,2%	
	3 m Phosphorsäure	3 m[b]	
DAB 7 – BRD	Phosphorsäure, konzentrierte	85,0–90,0%	1,689–1,760
	Phosphorsäure 32%	32%[b]	
	Phosphorsäure 25% (= verd. Phosphorsäure)	24,7–25,3%	1,148–1,153
Helv. V	Phosphorsäure, konzentrierte	~84%	~1,70
	Phosphorsäure, verdünnte	9,9–10,1%	1,0561–1,0573
ÖAB 9	Phosphorsäure, konzentrierte	~85%	1,70
	Phosphorsäure, verdünnte	~1 m[c]	
Pl.Ed. I/1	Phosphoric acid	~89%	~1,74
BP 63	Phosphoric Acid	~89%	~1,74
BP 63 – Add.	Phosphoric Acid, Dilute	9,5–10,5%	1,051–1,057
USP XVII	Phosphoric Acid	≧ 85%	
Ross. 9	Phosphoric Acid	24,8–25,2%	1,147–1,150
	Phosphoric Acid, Concentrated	≧ 85%	≧ 1,70
	Phosphoric Acid, Dilute	12,4–12,6%	1,069–1,070
CF 65	Acide phosphorique concentré	≧ 84%	1,68–1,71
	Acide phosphorique dilué à 50 p. 100	50%	1,349
Nord. 63	Phosphorsäure (1 m) 3 n	3 n[c]	
Ned. 6	Phosphorsäure	25,0%	1,153
	Phosphorsäure, konzentrierte	85–88%	
Jap. 61	Phosphoric Acid	≧ 85%	

[a] 2,0 ml konz. Phosphorsäure/7,0 ml.
[b] 20,00 ml konz. Phosphorsäure/100,0 ml.
[c] 11,5 g konz. Phosphorsäure/100 ml.

Phosphorsäure-Kaliumpermanganat-Lösung – [DAB 7 – DDR].
Lösung I: 24,0 g konz. Phosphorsäure werden mit W. zu 100,00 ml aufgefüllt. – Lösung II: Kaliumpermanganat-Lsg. (3,20 g/100,0 ml). Die Lösung ist frisch zu bereiten. Bei Bedarf werden gleiche Vol. Lsg. I und II gemischt.

Phosphorwolframsäure-Lösung – [DAB 6 – 3. Nachtr. BRD].
1,00 g/10,0 ml.

Phosphorwolframsäure-Lösung – [DAB 7 – DDR].
10,0 g Natriumwolframat werden in einem 250-ml-Rundkolben mit Normschliff mit 8,0 ml konz. Phosphorsäure und 75,0 ml W. versetzt. Die Mischung wird unter Rückflußkühlung 3 Std. gekocht. Nach dem Erkalten wird mit W. zu 100,0 ml aufgefüllt.

Phosphorwolframsäure-Lösung. Phosphotungstic acid TS – [Pl.Ed. I/1, USP XVII].
1,0 g/100 ml.

Phosphorwolframsäure-Lösung. Phosphotungstic Acid Solution – [Ross. 9].
0,3 g Phosphorwolframsäure werden in 0,8 ml verd. Salzsäure gelöst und mit W. zu 10 ml verdünnt.

Phosphorwolframsäure-Lösung, 10%ig. Solution d'acide phosphotungstique à 10 p. 100 – [CF 65].
10 g/100 g.

Phthalat-Pufferlösung – [DAB 7 – BRD].
59,90 ml 0,1 n Natronlauge, 70,05 ml 0,2 m Kaliumhydrogenphthalat-Lsg.. W. zu 200,00 ml (pH ~ 5,2).

Pikrat-Lösung, alkalische – [DAB 6 – 3. Nachtr. BRD].
0,900 g Pikrinsäure werden in 25,0 ml A. (90%) gelöst. Die Lsg. wird mit einer Mischung von 5,00 g Natronlauge und 70,0 ml W. zu 50,0 ml aufgefüllt. Bei Bedarf frisch zu bereiten.

Pikrat-Lösung, alkalische. Alkaline Picrate T.S. – [USP XVII].
20 ml Trinitrophenol-Lsg. werden mit 10 ml Natronlauge (1 in 20) gemischt und mit W. zu 100 ml verdünnt. Innerhalb von 2 Tagen zu verwenden.

Pikrinsäure-Formaldehyd-Lösung – [DAB 7 – DDR].
15,0 ml Pikrinsäure-Lsg. werden mit 5,0 ml Formaldehyd-Lsg. und 1,00 ml Essigsäure versetzt.

Pikrinsäure-Lösung[1] – [DAB 6, DAB 7 – DDR, DAB 7 – BRD[2], Helv. V – Suppl. III]. Picric Acid Saturated Solution [Ross. 9].
Kalt gesättigte, wss. Lsg. (1,2%ig).

Pikrinsäure-Lösung – [ÖAB 9]. Trinitrophenol T.S. – [USP XVII]. Picric Acid Test Solution – [Jap. 61].
1,0 g/100 ml.

Pikrinsäure-Lösung. Solution d'acide picrique – [CF 65].
1 g/100 g.

Pikrinsäure-Lösung (0,04 m) – [Nord. 63].
0,92 g/100 ml.

Pikrinsäure-Lösung II – [DAB 7 – BRD].
1,800 g Pikrinsäure werden in einem 100-ml-Meßkolben in einer Mischung von 50,0 ml A. (90%) und 30 ml W. gelöst; die Lsg. wird mit W. aufgefüllt. Bei Bedarf frisch zu bereiten.

Pikrinsäure-Lösung, alkoholische, gesättigte. Picric Acid Saturated Solution in Anhydrous Alcohol – [Ross. 9].
6,25 g Pikrinsäure werden mit 100 ml abs. A. 24 Std. unter häufigem Umschütteln stehengelassen. Vor Licht geschützt aufzubewahren.

Pikrinsäure-Papier. Picric Acid Paper – [Jap. 61].
Filterpapier wird in gesättigte wss. Pikrinsäure-Lsg. getaucht und trocknen gelassen. Vor Gebrauch wird das Papier mit 1 Tr. Natriumcarbonat-Lsg. befeuchtet.

Pikrofuchsin – [Helv. V].
Mischung von 2 ml gesättigter, wss. Lsg. von Säurefuchsin mit 100 ml gesättigter, wss. Pikrinsäure-Lsg.

---

[1] Siehe auch Trinitrophenol-Lösung.
[2] Als Pikrinsäure-Lösung I bezeichnet.

Piperazindipikrat-Lösung. Piperazine Dipicrate Solution – [BP 63].
0,2 g Piperazinadipat, -citrat oder -phosphat werden in 3,5 ml 1 n Schwefelsäure und 10 ml W. gelöst. Dann gibt man 100 ml Trinitrophenol-Lsg. zu, erhitzt 15 Min. auf dem Wasserbad, kühlt ab und filtriert. Der Nd. wird mit W. sulfatfrei gewaschen. Dann wird aus dem Nd. eine gesättigte wss. Lsg. bereitet.

Piperazin-Lösung – [DAB 7 – DDR].
40,0 g/100,0 ml.

Piperazin-Lösung – [Helv. V].
1 g in 9 ml W. Bei Bedarf frisch zu bereiten.

Piperidin-Lösung – [DAB 6 – 3. Nachtr. BRD, DAB 7 – BRD].
10,0 ml/100 ml in M. Bei Bedarf frisch zu bereiten.

Piperonal-Schwefelsäure-Lösung – [DAB 7 – DDR].
0,0100 g/100,0 ml in konz. Schwefelsäure.

Platinchloridchlorwasserstoffsäure-Lösung (0,5 n). Chloroplatinic Acid Test Solution – [Jap. 61].
2,6 g $H_2PtCl_6 \cdot 6 H_2O$ werden mit W. zu 20 ml gelöst.

Platinchlorid-Lösung – [Ned. 6]. Platinic Chloride Solution – [BP 63].
5,0 g/100 ml.

Platinchlorid-Lösung. Solution de chloride de platine – [CF 65].
10 g/100 g.

Platinchlorid-Lösung. Platinic chloride TS – [Pl.Ed. I/1].
5,0 g $H_2PtCl_6 \cdot 6 H_2O$/100 ml.

Propylenglykol-Lösung – [ÖAB 9].
50 ml/100 ml.

Pyridin-Resorcin-Amidopyrin-Reagens. Réactif pyridine-resorcinol-amidopyrine – [CF 65].
9 ml Pyridin, 1 g Resorcin und 5 g Amidopyrin werden mit A. (95%) zu 100 ml gelöst.

Pyridinsulfatdibromid-Lösung. Pyridine sulfate dibromide TS – [Pl.Ed. I/1].
In zwei getrennte 125-ml-Kolben mit je 20 ml Eisessig werden 8,25 ml Pyridin und in den anderen 5,45 ml Schwefelsäure gegeben und in Eis gekühlt. Die Lsg. werden gemischt und mit einer Lsg. von 2,5 ml Brom in 20 ml Eisessig versetzt und mit Eisessig zu 1000 ml verdünnt. Die Lsg. ist etwa 0,1 n berechnet auf Brom. Bei Bedarf wird die Normalität jodometrisch bestimmt und mit Eisessig auf 0,05 n gebracht. 2 Tage haltbar.

Pyridin, wasserfreies[1] – [DAB 7 – DDR].
100 ml Pyridin werden in einem 250-ml-Rundkolben mit Normschliff nach Zusatz von 3,0 g zerstoßenem Kaliumhydroxid 24 Stunden verschlossen stehengelassen und anschließend fraktioniert destilliert. Das im Bereich von 114 bis 116° übergehende Destillat wird verwendet. Bei Bedarf frisch zu bereiten.

Pyrogallol-Lösung – [Ned. 6].
1 Vol.-T. Pyrogallol-Lsg. (25 = 100) wird mit 5 Vol.-T. Kalilauge (60 = 100) gemischt.

Pyrogallol-Lösung, alkalische. Pyrogallol, alkaline, TS – [Pl.Ed. I/1, BP 63].
0,5 g Pyrogallol werden in 2 ml W. gelöst. 12 g Kaliumhydroxid werden in 8 ml W. gelöst. Beide Lsg. werden bei Bedarf gemischt.

Quecksilber(II)-acetat-Lösung.

Pharmakopöe	Bezeichnung	Gehalt
DAB 7 – DDR	Quecksilber(II)-acetat-Lösung	3,00 g/100,0 ml[a]
DAB 7 – BRD	Quecksilber(II)-acetat-Lösung	3,00 g/100 ml[a]
Helv. V – Suppl. III	Quecksilberacetat-Lösung, gesättigte	6 g/100 ml[a]
Pl.Ed. I – Suppl.	Mercuric acetate, acetous, TS	30 g/1000 ml[a]
USP XVII	Mercuric Acetate T.S.	6,0 g/100 ml[a]
Ross. 9	Mercuric Acetate Solution	5 g/100 ml[a]
CF 65	Solution d'acétate mercurique à 5 p. 100	5 g/100 g in W.
	Solution d'acétate mercurique à 20 p. 100	20 g/100 g in W.

[1] Die Vorschrift steht für alle anderen Pharmakopöen.

Quecksilber(II)-acetat-Lösung.

Pharmakopöe	Bezeichnung	Gehalt
CF 65	Solution acétique d'acétate mercurique	5 g/100 ml[a]
Nord. 63	Mercuriacetat-Lösung (0,3 n)	4,8 g/100 ml[a]
Jap. 61	Mercuric Acetate Test Solution	6 g/100 ml[a]

[a] Als Lösungsmittel dient wasserfreier Eisessig.

Quecksilberammoniumrhodanid-Lösung. Mercuric ammonium thiocyanate TS – [**Pl.Ed. I** – **Suppl.**]. Mercuric Ammonium Thiocyanate Solution – [**BP 63**].
30 g Ammoniumrhodanid und 27 g Quecksilber(II)-chlorid werden in W. zu 1000 ml gelöst.

Quecksilber(II)-bromid-Lösung.

Pharmakopöe	Bezeichnung	Gehalt
DAB 7 – DDR	Quecksilber(II)-bromid-Lösung	5,0 g/100,0 ml in M.
USP XVII	Mercuric Bromide T.S., Alcoholic	5 g/100 ml in A.

Quecksilberbromidpapier – [**DAB 7 – DDR, Helv. V – Suppl.**]. Mercuric Bromide Paper – [**Jap. 61**].
Filtrierpapierstreifen passender Größe werden 1 Std. in eine Lsg. von 5 g Quecksilberbromid in 100 ml A. gelegt und anschließend vor Licht geschützt an der Luft getrocknet. Die Ränder der Papierstreifen werden abgeschnitten. Vor Licht geschützt aufzubewahren.

Quecksilber(II)-chlorid-Lösung.

Pharmakopöe	Bezeichnung	Gehalt
DAB 6	Quecksilberchlorid-Lösung	1 T. in 19 T. W.
DAB 6 – 3. Nachtr. BRD	Quecksilber(II)-chlorid-Lösung	0,10 g/100 ml
DAB 7 – DDR	Quecksilber(II)-chlorid-Lösung Quecksilber(II)-chlorid-Lösung	5,0 g/100,0 ml 0,300 g/100,0 ml
DAB 7 – BRD	Quecksilber(II)-chlorid-Lösung I Quecksilber(II)-chlorid-Lösung II	5,0 g/100 ml 0,100 g/100 ml
Helv. V	Quecksilberchlorid (ca. 0,5 n)	6,8 g $HgCl_2$ + 5,8 g NaCl in W. zu 100 ml
ÖAB 9	Quecksilber(II)-chlorid-Lösung (0,1 m)	2,72 g/100 ml
Pl.Ed. I/1	Mercuric chloride TS	6,5 g/100 ml
BP 63	Mercuric Chloride Test-solution	5,0 g/100 ml
USP XVII	Mercuric Chloride T.S.	6,5 g/100 ml
Ross. 9	Mercuric Dichloride Solution	50 g/1000 ml
CF 65	Solution de chlorure mercurique Solution de chlorure mercurique à 1 p. 1000 Solution saturée de chlorure mercurique Solution alcoolique de chlorure mercurique à 6 p. 100	5 g/100 g 0,1 g/100 g 7 g/100 g 6 g/100 g in A. (90%)
Nord. 63	Mercurichlorid-Lösung	2,72 g/100 ml
Ned. 6	Mercurichlorid-Lösung	54 g/1000 ml
Jap. 61	Mercuric Chloride Test Solution	6,5 g/100 ml

Quecksilberjodid-Lösung. Mercuric Iodide T.S. (VALERS Reagens) – [**USP XVII**].
Zu rotem Quecksilberjodid gibt man langsam eine Kaliumjodid-Lsg. (1 in 10), bis fast alles gelöst ist. Die Mischung wird filtriert. 100 ml wss. Lsg. von 10 g KJ lösen bei 20° etwa 14 g HgJ_2.

Quecksilber(I)-nitrat-Lösung. Mercurous nitrate TS – [Pl.Ed. I/1].
200 g Quecksilber sind in der eben ausreichenden Menge Salpetersäure zu lösen und mit W. zu 100 ml zu verdünnen. In Flaschen über etwas metallischem Quecksilber aufzubewahren.

Quecksilber(I)-nitrat-Lösung. Mercurous Nitrate T.S. – [USP XVII].
15 g Quecksilber(I)-nitrat werden in einer Mischung von 90 ml W. und 10 ml verd. Salpetersäure gelöst. Vor Licht geschützt über wenig metallischem Quecksilber aufzubewahren.

Quecksilber(I)-nitrat-Lösung. Solution de nitrate mercureux – [CF 65].
10 g Quecksilber(I)-nitrat werden in einem Schliffkolben in 10 g Salpetersäure und 80 g W. gelöst. Der filtrierten Lsg. setzt man etwa 10 g Quecksilber zu.

Quecksilber(II)-nitrat-Lösung – [DAB 7 – DDR].
30,0 g Quecksilber werden in 30,0 ml konz. Salpetersäure gelöst. Die Lsg. wird mit W. zu 100,0 ml aufgefüllt.

Quecksilbernitrat-Lösung. Mercuric nitrate TS – [Pl.Ed. I/1, USP XVII, Jap. 61].
40 g gelbes Quecksilberoxid werden in einer Mischung von 32 ml Salpetersäure und 15 ml W. gelöst. Vor Licht geschützt aufzubewahren.

Quecksilbernitrat-Lösung. Solution de nitrate mercurique – [CF 65].
220 g rotes Quecksilberoxid gibt man zu 160 ml Salpetersäure, läßt 5 bis 6 Min. reagieren, versetzt mit 160 ml W. und erhitzt zum Sieden. Nach vollständigem Lösen läßt man abkühlen, versetzt in dünnem Strahl mit 40 ml Natronlauge (25%), füllt mit W. zu 1000 ml auf und filtriert.

Quecksilbernitrat-Lösung. Mercury Nitrate Solution – [BP 63]. MILLONS Reagens.
3 ml Quecksilber werden in 27 ml rauchender Salpetersäure gelöst und mit dem gleichen Vol. W. verdünnt. Öfters frisch zu bereiten.

Quecksilber(I)-nitrat-nitrit-Reagens. Réactif nitrose-mercureux – [CF 65].
Man versetzt Quecksilber mit dem gleichen Gewicht an Salpetersäure. Nach Abklingen der Rk. erhitzt man sehr vorsichtig, bis alles Metall verschwunden ist. Dann versetzt man mit dem doppelten Vol. W. Es entsteht ein kristalliner Nd. aus einem Gemisch von Quecksilber(I)-nitrat und Quecksilber(I)-nitrit. Nach einigen Std. wird die überstehende Fl. abgegossen. Das Rg. besteht aus dem Gemisch der beiden Salze.

Quecksilbersulfat-Lösung – [DAB 6].
1 g Quecksilberoxid ist in 4 ml Schwefelsäure und 20 ml W. zu lösen.

Quecksilber(II)-sulfat-Lösung – [DAB 7 – DDR].
4,00 g rotes Quecksilber(II)-oxid werden in der Mischung aus 1 Vol.-T. konz. Schwefelsäure und 5 Vol.-T. W. zu 100,0 ml gelöst.

Quecksilber(II)-sulfat-Lösung – [DAB 7 – BRD].
4,00 g Quecksilber(II)-oxid werden in einer Mischung von 16,0 ml konz. Schwefelsäure und 80,0 ml W. gelöst.

Quecksilbersulfat-Lösung – [ÖAB 9]. Mercuric sulfate TS – [Pl.Ed. I/1, BP 63, USP XVII, Ned. 6, Jap. 61].
5,0 g gelbes Quecksilberoxid werden in 40 ml W. suspendiert und unter Rühren mit 20 ml konz. Schwefelsäure versetzt. Hierauf fügt man nochmals 40 ml W. zu und rührt, bis sich alles gelöst hat (ÖAB 9).

Quecksilbersulfat-Lösung. Solution de sulfate mercurique – [CF 65].
7,060 g rotes Quecksilberoxid werden in einer Mischung aus 51,73 g konz. Schwefelsäure und 141,2 g W. heiß gelöst und falls nötig filtriert.

Reineckesalz-Lösung[1]. Solution saturée de sel de Reinecke – [CF 65].
Gesättigte, wss. Lsg. von Ammoniumreineckat.

Reineckesalz-Lösung. Reinecke Salt Test Solution – [Jap. 61]. 0,5 g Reineckesalz werden mit 20 ml W. 1 Std. lang geschüttelt und dann filtriert. Innerhalb 48 Std. zu verwenden.

Resorcin-Lösung – [DAB 7 – DDR].
1,20 g Resorcin werden in 100,0 ml Bzl. gelöst. Die Lsg. wird mit 0,50 g Resorcin versetzt und zur Sättigung unter wiederholtem Schütteln mindestens 2 Std. stehengelassen.

Resorcin-Benzollösung – [DAB 6 – 3. Nachtr. BRD]. Resorcin-Lösung – [DAB 7 – BRD].
0,20 g Resorcin werden mit 100 ml Bzl. bis zur Sättigung geschüttelt. Die überstehende Lsg. wird verwendet.

---
[1] Siehe auch Ammoniumreineckat-Lösung.

Resorcin-Benzol – [Helv. V, ÖAB 9].
　Kalt gesättigte, ca. 1,5%ige Lsg. in Bzl.

Resorcin-Lösung in Benzol. Resorcin Solution in Benzene – [Ross. 9].
　1 l Bzl. wird mit 1,5 g Resorcin versetzt und unter häufigem Umschütteln 1 Tag stehengelassen. Die klare Lsg. wird dekantiert. Vor Licht geschützt aufzubewahren.

Resorcin-Lösung. Resorcin Solution – [Ross. 9].
　50 g Resorcin werden mit 50 ml W. übergossen und 1 Tag unter häufigem Umschütteln stehengelassen. Die Lsg. wird filtriert. Vor Licht geschützt aufzubewahren.

Resorcin-Salzsäure – [DAB 6].
　1 T. Resorcin ist in 99 T. rauchender Salzsäure zu lösen.

Resorcin-Schwefelsäure-Lösung. Réactif sulfo-résorcinique – [CF 65].
　2 g Resorcin werden in 100 ml W. gelöst und mit 0,5 ml konz. Schwefelsäure versetzt.

Rutheniumrot-Lösung. Ruthenium Red Solution – [BP 63].
　8 mg Rutheniumrot werden in 10 ml Bleiacetat-Lsg. gelöst. Bei Bedarf frisch zu bereiten.

Rutheniumrot-Lösung – [Ned. 6].
　1 g/1250 g. Bei Bedarf frisch zu bereiten.

Salicylaldehyd-Lösung – [DAB 7 – DDR, DAB 7 – BRD, Helv. V, Nord. 63].
　1,00 g/100,0 ml in A. Bei Bedarf frisch zu bereiten.

Salicylaldehyd-Lösung – [ÖAB 9].
　1,0 g/100 ml in M. Vor Licht geschützt aufzubewahren.

Salicylsäure-Lösung – [DAB 7 – BRD].
　10,0 mg/100 ml in A. (90%).

Salicylsäure-Lösung. Salicylic Acid Solution, 0,01 per cent – [Ross. 9].
　0,1 g/1000 ml. Bei Bedarf frisch zu bereiten.

Salicylsäure-Lösung in Schwefelsäure. Solution sulfurique d'acide salicylique – [CF 65].
　1 g/100 g in konz. Schwefelsäure.

Salpetersäure.

Pharmakopöe	Bezeichnung	Gehalt	Dichte
DAB 6	Salpetersäure	24,8–25,2%	1,145–1,148
	Salpetersäure, rauchende	≧ 86%	≧ 1,476
	Salpetersäure, rohe	61–65%	1,372–1,392
	Salpetersäure, verdünnte	12,4–12,6%[a]	
DAB 7 – DDR	Salpetersäure, konzentrierte	64,5–66,5%	1,388–1,398
	Salpetersäure, rauchende		~ 1,52
	5 n Salpetersäure[b]	5 n	
	2 n Salpetersäure[c]	2 n	
DAB 7 – BRD	Salpetersäure, rauchende	≧ 96,0%	~ 1,5
	Salpetersäure, konzentrierte	65,0–68,0%	1,392–1,408
	Salpetersäure, 6 n	37,2–38,4[d]	
	Salpetersäure, 3 n	18,6–19,2[d]	
Helv. V	Salpetersäure, konzentrierte	64–66%	1,395–1,405
	Salpetersäure, rauchende		≧ 1,520
	Salpetersäure, verdünnte (ca. 2 n)	12,6[d]	
ÖAB 9	Salpetersäure, rauchende		≧ 1,52
	Salpetersäure, konzentrierte	~ 65%	1,4
	Salpetersäure, 6 m	6 m	
	Salpetersäure, verdünnte	2 m	
Pl.Ed. I/1	Nitric acid	~ 50%	
	Nitric acid, dilute	~ 2 n	
	Nitric acid, fuming	~ 86%	
Pl.Ed. I/2	Nitric acid, red fuming		1,59–1,60
BP 63	Nitric Acid	69,0–71,0%	1,41–1,42
	Nitric Acid, Dilute	~ 10%	
	Nitric Acid, Fuming	≧ 95,0%	~ 1,5

Salpetersäure.

Pharmakopöe	Bezeichnung	Gehalt	Dichte
USP XVII	Nitric Acid	69–71%	~ 1,4
	Nitric Acid, Diluted	~ 10%	
	Nitric Acid, Fuming	$\geq$ 90%	~ 1,5
Ross. 9	Nitric Acid	32–33%	1,193–1,200
	Nitric Acid, Concentrated	61–68%	1,372–1,405
	Nitric Acid, Diluted	16–16,5%	1,090–1,093
	Nitric Acid, Fuming	$\geq$ 98%	$\geq$ 1,50
CF 65	Acide nitrique	~ 63%	1,38
	Acide nitrique dilué	~ 10%	1,0543
	Acide nitrique étendu	~ 32,36%	1,19
	Acide nitrique fumant	90–94%	1,49–1,50
Nord. 63	Salpetersäure, 5 m	5 n	
	Salpetersäure, 2 m	2 n	
Ned. 6	Salpetersäure	~ 50%	1,32
	Salpetersäure, konzentrierte	~ 65%	1,40
	Salpetersäure, verdüunte	22,0–22,5%	1,13
Jap. 61	Nitric Acid	69–71%	1,40
	Nitric Acid, Diluted	10%	
	Nitric Acid, Fuming	$\geq$ 90%	1,50

[a] Bei Bedarf frisch zu bereiten.
[b] 34,5 ml konz. Salpetersäure/100,0 ml.
[c] 14,00 ml konz. Salpetersäure/100,0 ml.
[d] g/100 ml.
[e] Enthält 10 bis 15% Stickstoffoxide.

Salpetersäure-Perchlorsäure-Mischung. Mélange nitro-perchlorique – [CF 65].
100 ml Salpetersäure und 40 ml Perchlorsäure werden gemischt.

Salpeter-Schwefelsäure – [ÖAB 9].
0,5 ml konz. Salpetersäure werden mit konz. Schwefelsäure zu 100 ml gemischt.

Salpeter-Schwefelsäure-Lösung. Nitric-sulfuric acid TS – [Pl.Ed. I/2].
420 ml Salpetersäure (70% w/v) werden mit 580 ml W. verdünnt (32 bis 35% w/v) und mit 30 ml Schwefelsäure versetzt.

Salzsäure.

Pharmakopöe	Bezeichnung	Gehalt	Dichte
DAB 6	Salzsäure	24,8–25,2%	1,122–1,123
	Salzsäure, rauchende	38%	1,19
	Salzsäure, verdünnte	12,4–12,6%	1,059–1,061
DAB 7 – DDR	Salzsäure, konzentrierte	35,0–38,0%	1,174–1,189
	Salzsäure*, konzentrierte[a]	$\geq$ 37%	
	Salzsäure, 6 n[b]	6 n	
	Salzsäure, 3 n[c]	3 n	
DAB 7 – BRD	Salzsäure, konzentrierte	35,0–38,0%	1,174–1,189
	Salzsäure, 32,0%	31,9–32,1%	
	Salzsäure, 6 n	21,5–22,2[d]	
	Salzsäure, 3 n	10,8–11,1[d]	
	Salzsäure, 1%	1%[e]	
Helv. V	Salzsäure, konzentrierte oder rauchende	35,4–37,2%	1,18–1,19
	Salzsäure R., verdünnte	7,3[d]	
ÖAB 9	Salzsäure, konzentrierte	~ 36%	1,19
	Salzsäure	~ 6 m	
	Salzsäure, verdünnte	~ 2 m	
	Salzsäure, 1%ige	1%	
Pl.Ed. I/1	Hydrochloric acid	25[d]	
	Hydrochloric acid, dilute	~ 2 n	

Salzsäure.

Pharmakopöe	Bezeichnung	Gehalt	Dichte
BP 63	Hydrochloric Acid	~ 32%	
	Hydrochloric Acid, Dilute	~ 10%	
USP XVII	Hydrochloric Acid	36,5–38%	~ 1,18
	Hydrochloric Acid Dilute	10%	
Ross. 9	Hydrochloric Acid	24,8–25,2%	1,125–1,127
	Hydrochloric Acid, Concentrated	35,0–38,0%	1,174–1,188
	Hydrochloric Acid, Diluted	8,2–8,4%	1,040–1,041
CF 65	Acide chlorhydrique concentré	35,5–37,25%	1,176–1,186
	Acide chlorhydrique dilué	~ 10%	1,0474
	Acide chlorhydrique dilué à 20 p. 100	20%	1,098
	Acide chlorhydrique dilué à 25 p. 100	25%	1,1239
Nord. 63	Salzsäure 5 m	5 n	
	Salzsäure 2 m	2 n	
	Salzsäure 0,1 m	0,1 n	
Ned. 6	Salzsäure	25,0%	1,126
	Salzsäure, konzentrierte	36–38%	
	Salzsäure, verdünnte	4 n	1,068–1,069
Jap. 61	Hydrochloric Acid	35,0%	
	Hydrochloric Acid, Diluted	10%	

[a] p. a.
[b] 51,0 ml konz. Salzsäure/100,0 ml.
[c] 25,5 ml konz. Salzsäure/100,0 ml.
[d] g/100 ml.
[e] 6 n Salzsäure 4,60 ml/100,0 ml.

0,1 n Salzsäure, alkoholische. Solution 0,1 n d'acide chlorhydrique alcoolique – [CF 65].
S. Isopropanol-Salzsäure, 0,1 n.

0,5 n Salzsäure in Alkohol (95%). Solution 0,5 n d'acide chlorhydrique dans l'alcool à 95° – [CF 65].
10 ml 1 n Salzsäure/20 ml in A. (95%).

Salzsäure, bromhaltige – [DAB 7 – BRD].
1,00 ml Bromlösung I wird mit 100 ml konz. Salzsäure gemischt. Bei Bedarf frisch zu bereiten.

Salzsäure, bromhaltige. Acide chlorhydrique bromé – [CF 65].
100 ml Salzsäure (20%) werden mit 1 ml einer Lsg. aus 50 g Brom, 30 g Kaliumbromid und W. zu 100 ml versetzt.

Salzsäure, zinnhaltige – [Ned. 6].
5 Vol.-T. Zinn(II)-chlorid-Lsg. werden mit 95 Vol.-T. Salzsäure gemischt.

Schiffs Reagens – [DAB 6, DAB 7 – BRD].
0,10 g Rosanilinhydrochlorid werden unter Erwärmen in 50 ml W. gelöst. Nach Zugabe von 1,25 g Natriumsulfit und 2,00 ml 6 n Salzsäure wird zu 100,0 ml verdünnt. Ist die Lsg. nach 12 Std. noch nicht vollständig farblos, so wird sie durch Schütteln mit 0,5 bis 0,6 g medizinischer Kohle entfärbt (DAB 7 – BRD).

Schwefeldioxid-Pyridin-Lösung – [Nord. 63].
24,0 g wasserfreies Pyridin, 75,0 g abs. M. und 6,0 g Schwefeldioxid werden gemischt. Vor Feuchtigkeit geschützt herzustellen und aufzubewahren.

Schwefel-Lösung – [DAB 7 – DDR]. Réactif sulfo-carbonique – [CF 65].
1,00 g gefällter Schwefel wird in Schwefelkohlenstoff zu 100,0 ml gelöst und die Lösung mit 100,0 ml iso-Pentanol versetzt. Bei Bedarf frisch zu bereiten.

Schwefel-Lösung – [DAB 6 – 3. Nachtr. BRD, DAB 7 – BRD].
1,00 g/100 ml in Schwefelkohlenstoff.

Schwefel-Lösung. Sulfur Solution in Carbon Bisulfide-Pyridin − [**Ross. 9**].
Gleiche Vol. Schwefelkohlenstoff und Pyridin werden gemischt. 99 ml der Mischung werden mit 1 g Schwefel, bis zu dessen Lösung geschüttelt. Vor Licht geschützt aufzubewahren.

Schwefelsäure.

Pharmakopöe	Bezeichnung	Gehalt	Dichte
DAB 6	Schwefelsäure	94−98%	1,829−1,834
	Schwefelsäure, 80%	80%	
	Schwefelsäure, 70%	70%	
	Schwefelsäure, verdünnte	15,6−16,3%	1,106−1,111
DAB 6−3. Nachtr. BRD	Schwefelsäure, mind. 95,5% (g/g)	$\geq$ 95,5%	
	Schwefelsäure, 95,5% ± 0,5 (g/g)	95,5 ± 0,5%	
	Schwefelsäure, 90,0% ± 0,5 (g/g)	90,0 ± 0,5%	
	Schwefelsäure, 80,0% ± 0,5 (g/g)	80,0 ± 0,5%	
DAB 7 − DDR	Schwefelsäure, konzentrierte	94,0−98,0%	
	Schwefelsäure*, konzentrierte	p. a.	
	Schwefelsäure (95,5%)	95,5%[a]	
	Schwefelsäure (90,0%)	90,0%[a]	
	Schwefelsäure (80,0%)	80,0%[a]	
	10 n Schwefelsäure	10 n	
	6 n Schwefelsäure	6 n	
	3 n Schwefelsäure	3 n	
DAB 7 − BRD	Schwefelsäure, konzentrierte	95,0−97,0%	1,835−1,839
	Schwefelsäure, 90%	89,5−90,5%[b]	
	Schwefelsäure, 80%	79,5−80,5%[b]	
	Schwefelsäure, 70%	67,0−73,0%	
	Schwefelsäure, 6 n	28,9−29,9%	
	Schwefelsäure, 3 n	14,5−15,0%	
	Schwefelsäure, n	5%	
Helv. V	Schwefelsäure, konzentrierte	95−100%	1,8383−1,8414
	Schwefelsäure R., verdünnte	9,8[c]	
ÖAB 9	Schwefelsäure, konzentrierte	95−97%	1,84
	Schwefelsäure, konzentrierte, technische		
	Schwefelsäure, 90%ige	90%[a]	
	Schwefelsäure, 80%ige	80%	
	Schwefelsäure, verdünnte	∼ 1 m	
Pl.Ed. I/1	Sulfuric acid	∼ 96%	
	Sulfuric acid (50% v/v)	50% v/v	
	Sulfuric acid (30% v/v)	30% v/v	
	Sulfuric acid, dilute	∼ 2 n	
	Sulfuric acid, nitrogen-free	p. a.	
	Sulfuric acid, nitrogen-free (50% v/v)	50% v/v p. a.	
Pl.Ed. I/2	Sulfuric acid (72% v/v)	72% v/v p.a.	1,634
	Sulfuric acid (5,4% v/v)	5,4% v/v	
BP 63	Sulphuric Acid	$\geq$ 97%	∼ 1,84
	Sulphuric Acid (80% v/v)	80% v/v	
	Sulphuric Acid (50% v/v)	50% v/v	
	Sulphuric Acid (50% w/w)	50% w/w	

Schwefelsäure.

Pharmakopöe	Bezeichnung	Gehalt	Dichte
BP 63	Sulphuric Acid (14% v/v)	14% v/v	
	Sulphuric Acid, Dilute	~ 10%	
	Sulphuric Acid, Nitrogen-free	$\geqq$ 98% p. a.	
	Sulphuric Acid, Nitrogen-free (95,5–96,0%)	95,5–96,0% p. a.	
	Sulphuric Acid, Nitrogen-free (50% v/v)	50% v/v p. a.	
	Sulphuric Acid, Chloride-free	$\geqq$ 97% p. a.	
USP XVII	Sulfuric Acid	95,0–98,0%	
	Sulfuric Acid, Diluted	10%	
	Sulfuric Acid, Fuming		
	Sulfuric Acid T.S.	94,5–95,5%	
Ross. 9	Sulfuric Acid, Concentrated	93,56–95,60%	1,8300–1,8350
	Sulfuric Acid, Diluted	15,5–16,5%	
	Sulfuric Acid Solution, 50 per cent	50%	1,398–1,388
CF 65	Acide sulfurique concentrée	94,5–95,5%	~ 1,832
	Acide sulfurique à 97 p. 100	96–98%	
	Acide sulfurique dilué	~ 10%	~ 1,066
	Acide sulfurique dilué à 2 p. 100	~ 2%	~ 1,0118
	Acide sulfurique dilué à 5 p. 100	~ 5%	~ 1,0317
	Acide sulfurique dilué à 20 p. 100	~ 20%	~ 1,1394
	Acide sulfurique dilué à 25 p. 100	~ 25%	~ 1,783 [d]
	Acide sulfurique dilué à 35 p. 100	~ 35%	~ 1,2599
	Acide sulfurique dilué à 60 p. 100	~ 60%	~ 1,4983
	Acide sulfurique fumant		
Nord. 63	Schwefelsäure (2,5 m)	5 n	
	Schwefelsäure (1 m)	2 n	
	Schwefelsäure (0,1 m)	0,2 n	
Ned. 6	Schwefelsäure	94,0–96,0%	1,836–1,840
	Schwefelsäure, verdünnte	4 n	1,122–1,124
Jap. 61	Sulfuric Acid	$\geqq$ 95,0%	
	Sulfuric Acid (94,5–95,5%)	94,5–95,5% [a]	
	Sulfuric Acid, Diluted	10%	

[a] Aus konz. Schwefelsäure herzustellen, deren Gehalt vorher zu bestimmen ist.
[b] 100,0 g konz. Schwefelsäure werden mit der berechneten Menge 6 n Schwefelsäure vorsichtig vermischt.
[c] g/100 ml.
[d] Diese Angabe des CF 65 ist offensichtlich ein Druckfehler und muß 1,1783 heißen.

Schwefelsäure, aethanolisch – [**DAB 6 – 3. Nachtr. BRD**].
44,0 ml abs. A. werden mit 6,0 ml Schwefelsäure unter Kühlen gemischt. Bei Bedarf frisch zu bereiten.

Schwefelsäure, alkoholische. Sulphuric Acid, Alcoholic – [**BP 63**].
20 ml A. (95%) und 80 ml Schwefelsäure werden gesondert auf etwa −5° abgekühlt. Dann fügt man die Säure vorsichtig zu A., wobei so kühl wie möglich gehalten wird und mischt. Kühl aufzubewahren.

Schwefelsäure-Oxalsäure-Lösung – [**DAB 7** – **DDR**].
6,30 g Oxalsäure werden in 80 ml W. unter Erhitzen gelöst. Nach dem Erkalten wird die Lsg. unter Kühlen mit 10,0 ml konz. Schwefelsäure* versetzt und mit W. zu 100,0 ml aufgefüllt.

Schwefelsäure-Phenylhydrazin-Lösung[1]. Sulfuric acid-phenylhydrazine TS – [**Pl.Ed. I/2**].
0,065 g Phenylhydrazinhydrochlorid werden in 100 ml einer erkalteten Mischung gleicher Vol. Schwefelsäure und W. gelöst.

Schwefelwasserstoff-Lösung – [**DAB 7** – **DDR**].
2 bis 3 g Schwefelwasserstoff-Entwicklermasse[2] werden in ein Reagensglas gegeben. Der obere Teil des Glases wird lose mit Watte gefüllt. Nachdem das Reagensglas mit einem mit Überleitungsrohr versehenen Gummistopfen verschlossen wurde, wird vorsichtig erhitzt. Bei etwa 170° beginnt die Gasentwicklung. Das Gas wird mindestens 3 Min. in 20,0 ml W. eingeleitet. Bei Bedarf frisch zu bereiten.

Schwefelwasserstoff-Lösung. Hydrogen sulfide TS – [**Pl.Ed. I/1, USP XVII, Ross. 9, Jap. 61**]. Hydrogen Sulphide Solution – [**BP 63**]. Soluté d'acide sulfhydrique – [**CF 65**].
Gesättigte, wss. Lsg. Öfter frisch zu bereiten.

Schweflige Säure – [**DAB 6**].
Bei Bedarf durch Ansäuern einer frisch bereiteten Lsg. von Natriumsulfit (1 + 9) mit verd. Schwefelsäure zu bereiten.

Schweflige Säure. Sulfurous acid – [**Pl.Ed. I/1**]. Sulphurous Acid – [**BP 63**].
Wss. Lsg. mit mindestens 5,0% SO_2.

Schweflige Säure. Sulfurous Acid – [**USP XVII, Jap. 61**].
Wss. Lsg. mit mindestens 6% SO_2.

Schweflige Säure. Solution d'acide sulfureux – [**CF 65**].
Wss. Lsg. mit 5 bis 6% SO_2.

Schweitzers Reagens – [**DAB 7** – **BRD, Ross. 9**].
Der Lsg. von 10 g Kupfer(II)-sulfat in 100 ml W. wird 6 n Natronlauge bis zur alkalischen Rk. zugesetzt. Der Nd. wird abfiltriert und mit kaltem W. sulfatfrei gewaschen. Das noch feuchte Kupfer(II)-hydroxid wird unter Rühren mit 6 n Ammoniak-Lsg. bis zur vollständigen Lösung versetzt. Bei Bedarf frisch zu bereiten.

Seignettesalz-Lösung, 20%. Seignette's Salt Solution, 20 per cent – [**Ross. 9**].
20 g/100 ml.

Selendioxid-Lösung – [**Helv. V** – **Suppl. III**].
0,1405 g Selendioxid werden in einem Meßkolben mit W. zu 200 ml gelöst, entspr. 0,5 mg Selen pro ml. Bei Bedarf werden 2,00 ml dieser Lsg. in einem Meßkolben mit W. zu 100 ml verdünnt, entspr. 0,01 mg Selen pro ml.

Selenige Säure-Schwefelsäure-Lösung. Selenious Acid-Sulfuric Acid Test Solution – [**Jap. 61**].
0,05 g Selenige Säure werden in 10 ml Schwefelsäure gelöst.

Semicarbazidacetat-Lösung. Semicarbazide Acetate Solution – [**BP 63**].
2,5 g Semicarbazidhydrochlorid werden mit 3,3 g Natriumacetat verrieben, mit 10 ml M. gemischt und mit weiteren 20 ml M. in einen Kolben gespült. Man läßt 1/2 Std. bei etwa 4° stehen, filtriert dann und füllt das Filtrat mit M. zu 100 ml auf.

Silberdiäthyldithiocarbamat-Lösung – [**DAB 7** – **BRD**].
0,500 g/100 ml in Pyridin. Bei Bedarf frisch zu bereiten.

Silberdiamminnitrat-Lösung. Silver-Ammonium Nitrate T.S. – [**USP XVII**]. Silver Nitrate-Ammonia Test Solution – [**Jap. 61**].
1 g Silbernitrat wird in 20 ml W. gelöst und tropfenweise unter Rühren mit Ammoniak-Lsg. versetzt, bis der entstandene Nd. fast gelöst ist. Man filtriert und bewahrt dicht verschlossen, vor Licht geschützt auf.

Silberdiamminnitrat-Lösung. Silver Nitrate Ammonia Solution – [**Ross. 9**].
5 g Silbernitrat werden in 100 ml W. gelöst und tropfenweise unter Rühren mit Ammoniak-Lsg. versetzt, bis sich der entstandene Nd. fast gelöst hat. Man filtriert und bewahrt dicht verschlossen, vor Licht geschützt auf.

---

[1] Siehe auch Phenylhydrazin-Lösung.
[2] Schwefelwasserstoff-Entwicklermasse nach SEEL, Feinchemie K.-H. Kallies KG Sebnitz.

Silbernitrat-Lösung, ammoniakalische. Solution de nitrate d'argent ammoniacal – [**CF 65**].
    5 g Silbernitrat werden in 30 g W. gelöst und tropfenweise mit verd. Ammoniak-Lsg. versetzt, bis sich der entstandene Nd. eben wieder gelöst hat. Man füllt zu 50 ml mit W. auf, filtriert und bewahrt dicht verschlossen, vor Licht geschützt auf.

Silberperjodat-Reagens. Réactif periodo-argentique – [**CF 65**].
    Kaliumperjodat 4,5 g, Salpetersäure 50 ml, 0,1 n Silbernitrat-Lsg. 250 ml, W. zu 1000 ml.

Silber-Lösung, ammoniakalische – [**DAB 6**].
    Bei Bedarf ist Silbernitrat-Lsg. tropfenweise mit Ammoniakflüssigkeit zu versetzen, bis sich der entstandene Nd. eben wieder gelöst hat.

Silberdiamminchlorid-Lösung – [**DAB 7 – DDR**].
    6,80 g Silbernitrat werden in 120 ml W. gelöst. Die Lsg. wird unter Rühren tropfenweise mit 4,00 ml konz. Salzsäure versetzt. Der Nd. wird abfiltriert und mit W. neutral gewaschen, dann wird er in 72,0 ml konz. Ammoniak-Lsg. gelöst und die Lsg. mit W. zu 100,0 ml aufgefüllt. Bei Bedarf frisch zu bereiten.

Silberdiamminnitrat-Lösung – [**DAB 7 – BRD**]. Silbernitrat, ammoniakalisches – [**Helv. V**].
    Silbernitrat-Lsg. wird tropfenweise mit 6 n Ammoniak-Lsg. versetzt, bis der Nd. sich gerade wieder löst.

Silbernitrat-Lösung, ammoniakalische – [**ÖAB 9**].
    0,1 n Silbernitrat-Lsg. wird tropfenweise mit verd. Ammoniak versetzt, bis sich der entstehende Nd. gerade wieder löst. Bei Bedarf frisch zu bereiten.

Silberdiamminnitrat-Lösung. Silver ammonio-nitrate TS – [**Pl.Ed. I/1, BP 63, Ned. 6**].
    2,5 g Silbernitrat werden in 80 ml W. gelöst. und vorsichtig mit verd. Ammoniak-Lsg. versetzt, bis der entstandene Nd. fast ganz gelöst ist. Man läßt absetzen, dekantiert und füllt die Lsg. mit W. zu 100 ml auf.

Silbernitrat-Lösung.

Pharmakopöe	Bezeichnung	Gehalt
DAB 6	Silbernitrat-Lösung	1 T. in 19 T. W.
DAB 7 – DDR	Silbernitrat-Lösung	5,0 g/100,0 ml[a]
DAB 7 – BRD	Silbernitrat-Lösung	5,0 g/100 ml
Helv. V	Silbernitrat (0,1 n)	0,1 n
ÖAB 9	Silbernitrat-Lösung	0,1 n
Pl.Ed. I/1	Silver nitrate TS (0,25 n)	4,25 g/100 ml
BP 63	Silver Nitrate Solution	5,0 g/100 ml[b]
USP XVII	Silver Nitrate T.S.	0,1 n
Ross. 9	Silver Nitrate Solution	20 g/1000 ml[a]
CF 65	Solution de nitrate d'argent	20 g/100 g
	Solution de nitrate d'argent à 5 p. 100	5 g/100 g
Nord. 63	Silbernitrat-Lösung (0,1 n)	1,70 g/100 ml
Ned. 6	Silbernitrat-Lösung (0,1 n)	17 g/1000 ml
Jap. 61	Silver Nitrate Test Solution (0,1 n)	17,5 g/1000 ml[a]

[a] Vor Licht geschützt aufzubewahren.
[b] Bei Bedarf frisch zu bereiten.

Silbernitrat-Reagenslösung – [**DAB 7 – DDR**].
    10,0 ml Silbernitrat-Lsg. werden mit 1,50 ml 3 n Natronlauge versetzt. Der entstandene Nd. wird durch Zusatz von 10,0 ml 6 n Ammoniak-Lsg. gelöst. Bei Bedarf frisch zu bereiten.

Silbernitrat-Reagenslösung* – [**DAB 7 – DDR**]. Silver Nitrate Alcoholic Solution – [**Ross. 9**].
    2,00 g Silbernitrat werden in A. zu 100,0 ml gelöst. Vor Licht geschützt aufzubewahren.

Silbernitrat-Lösung, alkoholische. Silver Nitrate Solution, Alcoholic – [**BP 63**].
    4 g Silbernitrat werden in 10 ml W. gelöst und mit A (95%) zu 100 ml aufgefüllt.

Silbernitrat-Lösung, alkoholische, 5%ig. Solution alcoolique de nitrate d'argent à 5 p. 100 – [CF 65].
5 g/100 g in A. (95%).

Silicowolframsäure-Lösung. Silicotungstic Acid Solution – [BP 63].
10,0 g/100 ml.

Silicowolframsäure-Lösung. Silicotungstine Acid Solution – [Ross. 9].
1 g/100 ml.

Silicowolframsäure-Lösung. Solution d'acide silicotungstique – [CF 65].
5 g/100 g.

Sorbit-Lösung – [DAB 7 – DDR].
70 g/100 g.

Stärke-Jodid-Paste. Starch Iodide Paste T.S. – [USP XVII].
In einem 250-ml-Becherglas bringt man 100 ml W. zum Sieden, gibt eine Lsg. von 0,75 g Kaliumjodid in 5 ml W., ebenso eine von 2 g Zinkchlorid in 10 ml W. zu und versetzt die sied. Mischung mit einer Suspension von 5 g Kartoffelstärke in 30 ml kaltem W. Man läßt noch 2 Min. kochen, kühlt dann ab und bewahrt dicht verschlossen und kühl auf.

Stärke-Kaliumjodid-Lösung. Starch-Potassium Iodide T.S. – [USP XVII, Jap. 61].
500 mg Kaliumjodid werden in 100 ml frisch bereiteter Stärke-Lsg. gelöst. Bei Bedarf frisch zu bereiten.

Stärke-Lösung[1]**.** Starch T.S. – [USP XVII, Jap. 61].
1 g Stärke wird mit 10 ml kaltem W. angerieben und langsam, unter ständigem Rühren in 200 ml siedendes W. eingetragen. Die Mischung wird so lange erhitzt, bis eine dünne, durchscheinende Fl. entstanden ist. (Längeres Kochen verringert die Empfindlichkeit gegen Jod.) Dann läßt man absetzen und verwendet nur die klare, überstehende Fl.

Stärke-Natriumchlorid-Lösung. Starch-Sodium Chloride Test Solution – [Jap. 61].
Stärke-Lsg. wird mit Natriumchlorid gesättigt. – Innerhalb von 5 bis 6 Tagen zu verwenden.

Strontiumchromat-Lösung. Solution de chromate de strontium – [CF 65].
Gesättigte, wss. Lsg. von gefälltem Strontiumchromat.

Sublimat-Pikrinsäure – [Helv. V].
Mischung von 1 T. gesättigter, wss. Quecksilber(II)-chlorid-Lsg. und 1 T. gesättigter, wss. Pikrinsäure-Lsg.

Sudan-III-Lösung – [DAB 7 – DDR].
0,100 g Sudan III wird mit 50,0 ml A. versetzt. Die Mischung wird im Wasserbad zum Sieden erhitzt, anschließend mit 50,0 ml Glycerin versetzt und nach dem Erkalten filtriert.

Sudan-III-Glycerin – [DAB 7 – BRD].
0,50 g Sudan-III werden mit 50 ml A. (96%) zum Sieden erhitzt. Nach dem Abkühlen wird filtriert. Das Filtrat wird mit Glycerin zu 100 ml aufgefüllt.

Sudan-III-Lösung – [Ned. 6].
100 mg Sudan III werden in einem Gemisch aus 10 ml A. und 10 ml Glycerin gelöst.

Sulfanilsäure, diazotierte. Sulphanilic Acid, Diazotised – [BP 63].
0,2 g Sulfanilsäure werden mit 20 ml 1 n Salzsäure bis zur Lösung erhitzt. Die auf 4° abgekühlte Lsg. wird tropfenweise unter Umschwenken mit 2,2 ml 4%iger (w/v) Natriumnitrit-Lsg. versetzt. Man läßt 10 Min. in Eis stehen und gibt dann 1 ml 5%ige (w/v) Sulfaminsäure-Lsg. zu.

Sulfanilsäure-Lösung – [DAB 6 – 3. Nachtr. BRD, DAB 7 – DDR, DAB 7 – BRD].
0,50 g gepulverte Sulfanilsäure werden in 70 ml W. ohne Erwärmen gelöst. Nach Zusatz von 6,0 ml 6 n Salzsäure wird die Lsg. mit W. zu 100,0 ml aufgefüllt.

Sulfanilsäure-Lösung – [ÖAB 9].
0,5 g fein gepulverte Sulfanilsäure werden ohne Erwärmen in 95 ml W. gelöst und mit 5 ml konz. Salzsäure versetzt.

Sulfanilsäure-Lösung. Sulfanilic acid TS – [Pl.Ed. I/2]. Solution d'acide p-sulfanilique – [CF 65].
0,5 g Sulfanilsäure werden in 150 ml verd. Essigsäure gelöst.

---

[1] Als Vorschrift ist die der USP XVII angegeben. Zahlreiche Arzneibücher verwenden lösliche Stärke.

Sulfanilsäure-Lösung, 0,1%. Sulfanilic Acid Solution, 0,1 per cent – [**Ross. 9**].
   0,1 g/100 ml.

Sulfanilsäure-Naphthylamin-Lösung – [**DAB 7 – DDR**].
   0,50 g Sulfanilsäure, 0,100 g α-Naphthylamin und 6,0 g Weinsäure werden sorgfältig miteinander verrieben. Die Verreibung ist vor Licht geschützt aufzubewahren. Bei Bedarf wird 0,100 g der Verreibung in 5,0 ml W. gelöst. Die Lsg. darf keine Rosafärbung zeigen.

Sulfanilsäure-α-Naphthylamin-Lösung. Sulfanilic acid α-naphthylamine TS – [**Pl.Ed. I/2, USP XVII, Jap. 61**].
   0,5 g Sulfanilsäure werden in 150 ml Essigsäure gelöst. 0,1 g α-Naphthylamin werden in 150 ml Essigsäure gelöst. Beide Lsg. werden gemischt. Eine beim Stehenlassen auftretende Rosafärbung kann durch Zinkstaub beseitigt werden.

Sulfanilsäure-Naphthylamin-Lösung – [**Ned. 6**].
   500 mg Sulfanilsäure werden in 150 ml Essigsäure gelöst (a). 200 mg Naphthylamin werden mit 20 ml W. gekocht. Man läßt absetzen und gießt die überstehende Lsg. zu 150 ml Essigsäure (b). Dann mischt man a und b. Vor Licht geschützt aufzubewahren. Eine auftretende Rosafärbung kann durch Zinkstaub beseitigt werden.

Sulfat-Standardlösung – [**ÖAB 9**].
   0,1810 g Kaliumsulfat/1000 ml. – 1 ml entspr. 0,1 mg SO_4^{-2}.

Sulfosalicylsäure-Lösung. Sulfosalicylic Acid Solution – [**Ross. 9**].
   100 g/1000 ml.

Suxamethoniumreineckat-Lösung. Suxamethonium reineckate TS – [**Pl.Ed. I – Suppl., BP 63**].
   Gleiche Vol. 1%iger Suxamethoniumchlorid-Lsg. und 1%iger Ammoniumreineckat-Lsg. werden gemischt und mit verd. Schwefelsäure angesäuert. Der Nd. wird chlorid- und sulfatfrei gewaschen. Aus dem Nd. wird dann eine gesättigte, wss. Lsg. bereitet, die filtriert wird

Tannin-Lösung – [**ÖAB 9**].
   5 g/100 ml. Bei Bedarf frisch zu bereiten.

Tarnlösung für den Zinknachweis (mit Dithizon) – [**DAB 7 – BRD**].
   2,00 ml 6 n Ammoniak-Lsg. werden nacheinander mit 1,50 ml Ammoniumoxalat-Lsg. (5,0 g/100 ml), 15,0 ml Kaliumcyanid-Lsg. (5,0 g/100 ml), 45,0 ml Natriumacetat-Lsg. (10,0 g/100 ml), 120,0 ml Natriumthiosulfat-Lsg. (50 g/100 ml) und 75,0 ml Natriumacetat-Lsg. (10,0 g/100 ml) gemischt. Die Lsg. wird mit 35,0 ml 1 n Salzsäure versetzt. Bei Bedarf frisch zu bereiten.

Tetraaethylammoniumhydroxid-Lösung. Tetraethylammonium Hydroxide Test Solution – [**Jap. 61**].
   10 g/100 g.

Tetrachlorogold(III)-säure-Lösung – [**DAB 7 – DDR**].
   2,00 g/100,0 ml.

Tetramethylammoniumhydroxid-Lösung – [**DAB 7 – DDR**].
   10 g/100 g.

Tetramethylammoniumhydroxid-Reagenslösung – [**DAB 7 – DDR**].
   10,0 ml Tetramethylammoniumhydroxid-Lsg. werden mit A. zu 100,0 ml aufgefüllt. Bei Bedarf frisch zu bereiten.

Tetramethylammoniumhydroxid-Lösung. Tetramethylammonium hydroxide TS – [**Pl.Ed. I/2, USP XVII, Jap. 61**].
   ~ 10 g/100 g.

Tetramethylammoniumhydroxid-Lösung. Tetramethylammonium Hydroxide Solution – [**BP 63**].
   Mindestens 25,0 g/100 g.

Tetramethylammoniumhydroxid-Lösung, verdünnte. Tetramethylammonium Hydroxide Solution, Dilute – [**BP 63**].
   4 ml Tetramethylammoniumhydroxid-Lsg. werden mit aldehydfreiem abs. A. zu 100 ml verdünnt.

Thioacetamid-Lösung – [**DAB 7 – BRD**].
   4,0 g/100 ml.

Thioacetamid-Reagens – [**DAB 7 – BRD**].
   0,20 ml Thioacetamid-Lsg. und 1,00 ml einer Mischung von 15,0 ml 1 n Natronlauge, 5,0 ml W. und 20,0 ml Glycerin werden im Wasserbad 20 Sek. lang erhitzt. Bei Bedarf frisch zu bereiten.

Thioharnstoff-Lösung. Thiourea Test Solution − [**Jap. 61**].
10 g/100 ml.

Thioninchlorid-Lösung − [**DAB 7 − DDR**].
5,0 g/100,0 ml in A. (50%).

Thiosemicarbazid-Lösung − [**Helv. V − Suppl. III**].
0,9114 g Thiosemicarbazid werden in 50 ml 0,2 n Salzsäure gelöst und mit W. auf 100 ml ergänzt.

Thoriumnitrat-Lösung, 0,1 m. Solution 0,1 m de thorium − [**CF 65**].
55,221 g Thoriumnitrat, $Th(NO_3)_4 \cdot 4H_2O$, werden in 800 ml W. und 2 ml Salpetersäure gelöst. Die Lsg. wird im Meßkolben zu 1000 ml mit W. verdünnt.

Thymol-Lösung, alkoholische. Solution alcoolique de thymol − [**CF 65**].
5 g/100 g in A. (95%).

Thymol-Vergleichslösung − [**DAB 6 − 3. Nachtr. BRD**].
0,0100 g/100 ml in M.

Titanchlorid-Lösung. Titanous Chloride Solution − [**BP 63**]. Solution de chlorure de titane − [**CF 65**].
15 g/100 g in verd. Salzsäure. Vor Licht geschützt aufzubewahren.

Titandioxid-Lösung. Titanium Dioxide Solution − [**BP 63**].
0,1 g Titandioxid werden mit 100 ml Schwefelsäure versetzt, unter Rühren vorsichtig erhitzt, bis weiße Nebel auftreten, abkühlen gelassen und in Schliffflaschen aufbewahrt.

Titangelb-Lösung.

Pharmakopöe	Bezeichnung	Gehalt
DAB 7 − DDR	Titangelb-Lösung	0,050 g/100,0 ml[a]
DAB 7 − BRD	Titangelb-Lösung	0,100 g/100 ml
ÖAB 9	Titangelb-Lösung	0,01 g/100 ml[b]
Nord. 63	Titangelb-Lösung	0,070 g/100 ml

[a] Vor Licht geschützt aufzubewahren.
[b] In verdünnter Natronlauge.

o-Toluidin-Anilin-Reagens. Réactif a l'orthotoluidine et aniline − [**CF 65**].
120 ml gesättigte o-Toluidin-Lsg., 600 ml gesättigte Anilin-Lsg. und 180 ml Eisessig werden gemischt.

p-Toluidinhydrochlorid-Lösung − [**Helv. V − Suppl. III**].
68 g reines p-Toluidinhydrochlorid (Fp. 243 bis 245°) werden in W. zu 500 ml gelöst. Das pH der Lsg. darf nicht über 2 liegen. Andernfalls ist es durch Zusatz von Salzsäure herabzusetzen. Vor Licht geschützt aufzubewahren.

o-Toluidin-Lösung. Solution d'orthotoluidine − [**CF 65**].
Gesättigte wss. Lsg.

Tosylchloramid-Natrium-Lösung − [**DAB 7 − DDR**].
5,0 g/100,0 ml. Bei Bedarf frisch zu bereiten.

Tosylchloramid-Natrium-Lösung − [**DAB 7 − DDR**].
0,50 g/100,0 ml. Bei Bedarf frisch zu bereiten.

Tosylchloramid-Natrium-Reagenslösung − [**DAB 7 − DDR**].
2,00 g/100,0 ml in A. Bei Bedarf frisch zu bereiten.

1,1,1-Trichlor-2,2-di-(4-chlorphenol)-äthan-Lösung[1]. 1,1,1-Trichloro-2,2-di-(4-chlorophenyl)-ethane Solution − [**BP 63**].
Eine bei 17,5 bis 18,5° gesättigte Lsg. in abs. A.

Trichloressigsäure-Lösung − [**DAB 7 − DDR, ÖAB 9**].
20,0 g/100,0 ml.

Trichloressigsäure-Reagenslösung − [**DAB 7 − DDR**].
38,0 g getrocknete Trichloressigsäure[2] werden in Chlf. zu 100,0 ml gelöst.

---
[1] Siehe auch DDT-Lösung.
[2] Bei Bedarf wird Trichloressigsäure 24 Std. im Exsikkator über P_2O_5 getrocknet.

Trichloressigsäure-Lösung. Solution d'acide trichloracétique – [**CF 65**].
20 g/100 g.

Trichloressigsäure-Lösung, benzolige, 85%. Solution benzénique d'acide trichloracétique à 85 p. 100 ml – [**CF 65**].
85 g/100 ml in Bzl.

Trichloressigsäure-Lösung. Trichloroacetic Acid Solution – [**BP 63 – Add.**].
6 g Trichloressigsäure werden in 25 ml Chlf. gelöst und mit 0,5 ml konz. Wasserstoffperoxid-Lsg. gemischt. Unmittelbar vor Verwendung zu bereiten.

Triketohydrindenhydrat-Lösung[1] – [**DAB 7 – DDR**].
0,100 g/100,0 ml. Bei Bedarf frisch zu bereiten.

Triketohydrindenhydrat-Reagenslösung – [**DAB 7 – DDR**].
1,00 g/100,0 ml in M. Bei Bedarf frisch zu bereiten.

Triketohydrindenhydrat-Reagenslösung* – [**DAB 7 – DDR**].
1,00 g/100,0 ml in wassergesättigtem Butanol.

Triketohydrindenhydrat-Lösung. Triketohydrinden Hydrate T.S. – [**USP XVII**].
200 mg/10 ml. Bei Bedarf frisch zu bereiten.

Trikresol-Lösung. Solution de tricrésol à 0,30 p. 100 – [**CF 65**].
0,30 g/100 g.

Trinitrophenol-Lösung[2]. Trinitrophenol TS – [**Pl.Ed. I/1**].
0,66 g/100 ml.

Trinitrophenol-Lösung, alkalische. Trinitrophenol, alkaline, TS – [**Pl.Ed. I – Suppl.**].
20 ml einer 1%igen (w/v) Pikrinsäure-Lsg. werden mit 10 ml 5%iger (w/v) Natronlauge gemischt. Innerhalb 48 Std. zu verwenden.

Trinitrophenol-Lösung. Trinitrophenol Solution – [**BP 63**].
Zu 100 ml gesättigter Pikrinsäure-Lsg. gibt man 0,5 ml Natronlauge.

2,3,5-Triphenyltetrazoliumchlorid-Lösung – [**DAB 7 – DDR**].
0,100 g/100,0 ml. Unmittelbar vor Verwendung frisch zu bereiten.

Triphenyltetrazoliumchlorid-Reagenslösung – [**DAB 7 – DDR**].
0,500 g/100,0 ml in A. Unmittelbar vor Verwendung frisch zu bereiten.

Triphenyltetrazoliumchlorid-Reagenslösung* – [**DAB 7 – DDR**].
0,500 g/100,0 ml in aldehydfreiem A. Unmittelbar vor Verwendung frisch zu bereiten.

Triphenyltetrazoliumchlorid-Lösung – [**DAB 6 – 3. Nachtr. BRD, DAB 7 – BRD**].
5,0 g/100 ml.

Triphenyltetrazoliumchlorid-Lösung. Triphenyltetrazolium chloride TS – [**Pl.Ed. I/2**].
0,5 g/100 ml in abs. A.

Triphenyltetrazoliumchlorid-Lösung. Triphenyltetrazolium Chloride Solution – [**BP 63**].
0,5 g/100 ml in aldehydfreiem, abs. A. Bei Bedarf frisch zu bereiten.

Tusche-Aufschwemmung – [**DAB 7 – BRD**].
20 ml Tusche werden mit 80 ml W. aufgeschwemmt. Vor Gebrauch umzuschütteln.

Tuscheverreibung – [**ÖAB 9**].
Schwarze Tusche wird mit W. verrieben.

Uranylacetat-Lösung. Uranyl Acetate Test Solution – [**Jap. 61**].
1 g/20 ml.

Uranylzinkacetat-Lösung – [**Nord. 63**]. Uranyl Acetate-Zinc Acetate Test Solution – [**Pl.Ed. I/1, Jap. 61**].
10,0 g Uranylacetat löst man unter Erwärmen in 5 ml 5 m Essigsäure und 50 ml W. 30,0 g Zinkacetat und 0,005 g Natriumchlorid löst man unter Erwärmen in 3 ml 5 m Essigsäure und 30 ml W. Man mischt beide Lsg., läßt 1 Tag unter wiederholtem Umschütteln stehen und filtriert unmittelbar vor Anwendung.

Vanadin-Schwefelsäure-Lösung – [**DAB 6, DAB 7 – DDR, DAB 7 – BRD**].
0,200 Vanadin(V)-oxid werden in 4,0 ml konz. Schwefelsäure gelöst. Die Lsg. wird mit Wasser zu 100,0 ml aufgefüllt (DAB 7 – DDR).

---

[1] Siehe auch Ninhydrin-Lösung.
[2] Siehe auch Pikrinsäure-Lösung.

Reagentienverzeichnis

Vanadin-Schwefelsäure – [ÖAB 9].
0,5 g Ammoniumvanadat werden in konz. Schwefelsäure zu 100 ml gelöst.

Vanillin-Lösung – [DAB 7 – BRD].
1,00 g/100 ml in A. (90%).

Vanillin-Lösung, alkoholische – [ÖAB 9].
1,0 g/100 ml in A. Bei Bedarf frisch zu bereiten.

Vanillin-Lösung. Solution de vanilline à 1 p. 100 – [CF 65].
1 g/100 g in W.

Vanillin-Salzsäure – [DAB 6, ÖAB 9].
Bei Bedarf ist 1 T. Vanillin in 99 T. Salzsäure zu lösen.

Vanillin-Salzsäure – [Helv. V].
0,05 g Vanillin werden in einem Gemisch von 5 ml A. und 35 konz. Salzsäure gelöst.

Vanillin-Salzsäure. Vanillin Solution in Hydrochlorid Acid – [Ross. 9].
0,2 g/10 ml in konz. Salzsäure. Bei Bedarf frisch zu bereiten.

Vanillin-Salzsäure-Lösung. Vanillin-Hydrochlorid Acid Test Solution – [Jap. 61].
5 mg Vanillin werden in 0,5 ml A. gelöst. und mit 0,5 ml W. und 3 ml Salzsäure versetzt. Bei Bedarf frisch zu bereiten.

Vanillin-Schwefelsäure-Lösung – [DAB 7 – DDR].
0,50 g/100,0 ml in konz. Schwefelsäure. Bei Bedarf frisch zu bereiten.

Vanillin-Schwefelsäure – [Helv. V].
1 g in 54 ml konz. Schwefelsäure.

Vanillin-Schwefelsäure-Lösung. Vanillin in Sulphuric Acid Solution – [BP 63].
1,0 g/100 ml in Schwefelsäure.

Vanillin-Schwefelsäure-Lösung. Vanillin Solution in Sulfuric Acid – [Ross. 9].
0,1 g/10 ml in konz. Schwefelsäure. Bei Bedarf frisch zu bereiten.

Wasserstoffperoxid-Lösung.

Pharmakopöe	Bezeichnung	Gehalt
DAB 6	Wasserstoffsuperoxid-Lösung	3–3,2%
	Wasserstoffsuperoxid-Lösung, konzentrierte	$\geq$ 30%
DAB 6 – 3. Nachtr. BRD	Wasserstoffperoxid-Lösung	30%[a]
DAB 7 – DDR	Wasserstoffperoxid-Lösung, konzentrierte	$\geq$ 30,0%
	Wasserstoffperoxid-Lösung, verdünnte	2,9–3,2%
DAB 7 – BRD	Wasserstoffperoxid-Lösung, konzentrierte	30,0–32,0%
	Wasserstoffperoxid-Lösung, verdünnte	2,8–3,2%
	Wasserstoffperoxid-Lösung, 0,3%	0,3%[b]
Helv. V	Wasserstoffsuperoxid	2,9–3,1%
ÖAB 9	Wasserstoffperoxid-Lösung, konzentrierte	30%
	Wasserstoffperoxid-Lösung, verdünnte	3%
Pl.Ed. I/1	Hydrogen peroxide (30%)	~ 30%
	Hydrogen peroxide TS	~ 6%
BP 63	Hydrogen Peroxide Solution	~ 6%
	Hydrogen Peroxide Solution, Strong	~ 27%
USP XVII	Hydrogen Peroxide, 30 per cent	29–32%
	Hydrogen Peroxide T.S.	2,5–3,5 g/100 ml
Ross. 9	Hydrogen Peroxide	27,5–31,0%
CF 65	Soluté concentré d'eau oxygénée	30%
	Solution d'eau oxygénée	3%
Nord. 63	Wasserstoffperoxid-Lösung, 3%	3%

Wasserstoffperoxid-Lösung.

Pharmakopöe	Bezeichnung	Gehalt
Ned. 6	Wasserstoffperoxid-Lösung, konzentrierte	29,0–31,0%
	Wasserstoffperoxid-Lösung, verdünnte	2,9–3,1%
Jap. 61	Hydrogen Peroxide, Strong	$\geq 30\%$
	Hydrogen Peroxide Test Solution	3%

[a] Bei Bedarf frisch zu bereiten.
[b] Höchstens 0,001% SO_4^{--}.

Wasserstoffsuperoxid-Lösung, 2%ige, stabilisierte – [Helv. V – Suppl. III].
0,5 g Magnesiumsulfat werden in 100 ml 2%iger Wasserstoffperoxid-Lsg. gelöst. Die Lsg. ist ca. 3 Monate in Kunststoffflaschen haltbar.

Weinsäure-Lösung.

Pharmakopöe	Bezeichnung	Gehalt
DAB 6	Weinsäure-Lösung	1 T. in 4 T. W.[a]
DAB 7 – DDR	Weinsäure-Lösung	20,0 g/100,0 ml
Helv. V	Weinsäure (ca. 2 n)	15 g/100 ml
ÖAB 9	Weinsäure-Lösung	1,0 g/100 ml[a]
Pl.Ed. I/1	Tartaric acid TS	15,0 g/100 ml[b]
Ross. 9	Tartaric Acid Solution	2 g/10 ml[a]
CF 65	Solution d'acide tartarique à 10 p. 100	10 g/100 g[a]
	Solution d'acide tartarique à 20 p. 100	20 g/100 g[a]
Nord. 63	Weinsäure-Lösung (1 m)	15,0 g/100 ml
	(–)-Weinsäure-Lösung (0,1 m)	1,50 g/100 ml

[a] Bei Bedarf frisch zu bereiten.
[b] Weinsäure in 60 ml W. lösen, mit 25 ml A. (90%) versetzen und mit W. zu 100 ml auffüllen.

Wismutjodid-Lösung – [Nord. 63].
0,30 g Wismutsubnitrat und 0,50 g Weinsäure werden unter Erwärmen in 3 ml 2 m Natronlauge und 8 ml W. gelöst. Man versetzt mit 30 ml W., kühlt ab und filtriert. Das Filtrat versetzt man mit 40 ml 5 m Essigsäure und einer Lsg. von 1,0 g Kaliumjodid in 20 ml W. und verdünnt mit W. zu 100 ml.

Wismutnitrat-Lösung. Bismuth Nitrate Solution – [BP 63].
5 g Wismutnitrat werden in 7,5 ml Salpetersäure und 250 ml W. durch Kochen am Rückflußkühler gelöst. Die Lsg. wird abgekühlt und filtriert.

Wismutthiosulfat-Lösung. Solution de thiosulfate de bismuth – [CF 65].
I.[1] 10 g basisches Wismutnitrat werden in 30 ml konz. Salzsäure gelöst und mit A. (90%) zu 100 ml aufgefüllt. – Nach einigen Std. wird filtriert. – II.[1] 20 g Natriumthiosulfat werden in 100 ml W. gelöst. – Bei Bedarf werden genau 2 Vol. der Lsg. I und 1 Vol. der Lsg. II gemischt und 10 bis 15 Vol. A. zugegeben. Entsteht ein Nd., so sind einige Tr. der Lsg. I zuzufügen, bis der Nd. sich gerade wieder löst.

Wolframatophosphorsäure-Lösung[2] – [DAB 7 – BRD].
10,0 g/100 ml.

Xanthydrol-Lösung, methanolische – [DAB 7 – DDR].
10,0 g/100,0 ml.

Xanthydrol-Reagenslösung – [DAB 7 – DDR].
10,0 ml methanolische Xanthydrol-Lsg. werden mit M. zu 100,0 ml aufgefüllt.

Xanthydrol-Salzsäure-Lösung – [DAB 7 – DDR]. Réactif au xanthydrol – [CF 65].
0,100 ml methanolische Xanthydrol-Lsg. wird mit Essigsäure* zu 100,0 ml aufgefüllt

---

[1] In CF 65 sind die Lsg. mit A. und B. bezeichnet. Wegen der Verwechslungsmöglichkeit mit A. (= Alkohol) wurden hier I und II gewählt.
[2] Siehe auch Phosphorwolframsäure-Lösung.

und die Mischung mit 1,00 ml konz. Salzsäure versetzt. Bei Bedarf frisch zu bereiten (DAB 7 – DDR).

Xanthydrol-Lösung – [Helv. V – Suppl. III].
0,125 g Xanthydrol werden in 1,5 ml M. gelöst. Die Lsg. wird mit stabilisiertem Eisessig zu 100 ml ergänzt. Bei Bedarf frisch zu bereiten.

m-Xylol-Lösung. m-Xylenol TS – [Pl.Ed. I/2].
2,0 g/100 ml in Aceton.

Zinkacetat-Lösung, weingeistige, gesättigte – [DAB 6].
Bei Bedarf ist verriebenes Zinkacetat mit A. bis zur Sättigung zu schütteln und das Gemisch zu filtrieren.

Zinkchlorid-Ameisensäure – [DAB 7 – BRD].
27,0 g Zinkchlorid werden in einer Mischung von 25,0 ml wasserfreier Ameisensäure und 15,0 ml W. gelöst und mit W. zu 100 ml aufgefüllt.

Zinkchlorid-Lösung – [Helv. V]. Solution de chlorure de zinc – [CF 65].
50 g/100 g.

Zinkchlorid-Lösung, neutrale. Solution neutre de chlorure de zinc – [CF 65].
52 g Zinkchlorid werden in 36 g W. gelöst. Dann versetzt man mit 1 g Zinkoxid, erhitzt 2 Min. zum Sieden, läßt abkühlen und filtriert.

Zinkjodidstärke-Lösung – [DAB 7 – BRD].
4,00 g lösl. Stärke und 20,0 g Zinkchlorid werden in 100 ml sied. W. gelöst. Zu der erkalteten Lsg. wird eine farblose, durch Erwärmen frisch bereitete Lsg. von 1,00 g Zinkfeile und 2,00 g Jod in 10,0 ml W. gegeben. Mit W. wird zu 1000 ml aufgefüllt und filtriert.

Zinkstaub-Reduktionsgemisch – [DAB 7 – BRD].
100 g Bariumsulfat, 1,00 g Zinkstaub und 10,0 g Mangan(II)-sulfat werden gemischt.

Zinksulfat-Lösung.

Pharmakopöe	Bezeichnung	Gehalt
DAB 7 – DDR	Zinksulfat-Lösung	10,0 g/100,0 ml
	Zinksulfat-Lösung	0,450 g/100,0 ml[a]
DAB 7 – BRD	Zinksulfat-Lösung	10,0 g/100 ml
BP 63	Zinc Sulphate Solution, Dilute	0,011 g/100 ml[b]
	Zinc Sulphate Solution Zn T	0,044 g/100 ml[c, d]
CF 65	Solution de sulfate de zinc	10 g/100 g
Jap. 61	Zinc Sulfate Test Solution	10 g/100 g

[a] Bei Bedarf frisch zu bereiten.
[b] 1 ml entspr. 0,025 mg Zn.
[c] In frisch ausgekochtem W.
[d] 1 ml entspr. 0,1 mg Zn.

Zinkuranylacetat-Lösung. Zinc-Uranyl Acetate Solution – [Ross. 9].
Identisch mit Uranylzinkacetat-Lsg. (Nord. 63).

Zinn(II)-chlorid-Salzsäure-Lösung – [DAB 7 – DDR].
0,400 g Zinn(II)-chlorid werden in 68,0 ml konz. Salzsäure* gelöst. Die Lsg. wird mit W. zu 100,0 ml aufgefüllt.

Zinn(II)-chlorid-Lösung I – [DAB 7 – BRD].
10,0 g/100 ml in konz. Salzsäure. Bei Bedarf frisch zu bereiten.

Zinn(II)-chlorid-Lösung II – [DAB 7 – BRD].
0,33 g/100 ml in konz. Salzsäure. Bei Bedarf frisch zu bereiten.

Zinnchlorür-Salzsäure – [Helv. V – Suppl. III].
2 g Zinn(II)-chlorid werden in 125 ml konz. Salzsäure gelöst. Bei Bedarf frisch zu bereiten.

Zinn(II)-chlorid-Lösung – [ÖAB 9].
20 g Zinn(II)-chlorid werden in 20 ml konz. Salzsäure gelöst.

Zinn(II)-chlorid-Lösung. Stannous chloride TS – [Pl.Ed. I/1].
60 ml Salzsäure werden mit 20 ml W. gemischt. Dazu gibt man 20 g Zinn und erhitzt, bis die Gasentwicklung aufhört. Dann verdünnt man mit W. zu 100 ml und beläßt das ungelöste Zinn in der Lsg.

Zinn(II)-chlorid-Lösung. Stannous Chloride Solution – [**BP 63**].
330 g Zinn(II)-chlorid löst man in 100 ml Salzsäure und W. zu 1000 ml.

Zinn(II)-chlorid-Lösung. Stannous Chloride T.S. – [**USP XVII, Jap. 61**].
1,5 g Zinn(II)-chlorid werden in 10 ml schwach salzsaurem W. gelöst. Über metallischem Zinn, nicht lange aufzubewahren.

Zinn(II)-chlorid-Lösung, saure. Stannous Chloride, Acid, T.S. – [**USP XVII, Jap. 61**].
8 g Zinn(II)-chlorid werden in 500 ml Salzsäure gelöst. 3 Monate haltbar.

Zinn(II)-chlorid-Lösung. Stannous Chloride Solution – [**Ross. 9**].
1 g Zinn(II)-chlorid wird in 5 ml W. gelöst und eine evtl. Trübung durch Zusatz von 1 ml konz. Salzsäure beseitigt. Dann wird mit W. zu 10 ml verdünnt. Bei Bedarf frisch zu bereiten.

Zinn(II)-chlorid-Lösung. Solution de chlorure stanneux – [**CF 65**].
50 g Zinngranalien werden mit 80 g Salzsäure so lange gelinde erhitzt, bis die Gasentwicklung aufhört und noch etwas Zinn ungelöst bleibt. Nach dem Abkühlen wird mit dem vierfachen Vol. an verd. Salzsäure versetzt und filtriert. Im Aufbewahrungsgefäß soll sich metallisches Zinn befinden.

Zinn(II)-chlorid-Lösung – [Nord. 63].
40 g Zinn(II)-chlorid werden in 100 ml konz. Salzsäure gelöst. Über metallischem Zinn aufzubewahren.

Zinn(II)-chlorid-Lösung – [Ned. 6].
20 g Zinn werden mit 85 ml Salzsäure erwärmt, bis die Gasentwicklung aufhört. Dann wird mit W. zu 100 ml verdünnt.

Zirkonnitrat-Alizarinsulfonat-Lösung – [Nord. 63].
3 Vol.-T. Zirkonnitrat-Lsg. werden mit 2 Vol.-T. Alizarinsulfonat-Lsg. gemischt. Bei Bedarf frisch zu bereiten.

Zirkonnitrat-Lösung. Zirconyl Nitrate Solution – [**BP 63**].
0,1 g Zirkonnitrat wird in einer Mischung von 60 ml Salzsäure und 40 ml W. gelöst.

Zirkonnitrat-Lösung – [Nord. 63].
0,40 g/100 ml.

Wirkstoffgruppen I

Analgetica

Die Entdeckung des Morphins als Hauptstoff der schmerzstillenden Wirkung des Opiums durch F. W. SERTÜRNER, 1804, stellt den Beginn der Alkaloidchemie dar und war gleichzeitig der Anfang der Suche nach neuen schmerzstillenden Mitteln.

Die analgetische Wirkung des Morphins hat ihren Hauptangriffspunkt in der Schmerzerlebnissphäre des Stirnhirns. Darüber hinaus beeinflußt es das gesamte Zentralnervensystem, teils hemmend, teils erregend. Besonders wichtig ist die lähmende Wirkung am Atemzentrum und am Hustenzentrum, die sich schon im therapeutischen Bereich bemerkbar macht. Ferner wird die Temperaturregulation gehemmt, so daß es zum Sinken der Körpertemperatur kommt. Erregt werden, ebenfalls schon durch therapeutische Dosen, der zum Vaguskern gehörende Nervus oculomotorius mit der Folge der Pupillenverengerung (Miosis) und in manchen Fällen das Brechzentrum. In höheren Dosen führt Morphin Bewußtlosigkeit und Abschwächung der Reflexe herbei. Der Tod erfolgt durch Atemlähmung.

Morphin besitzt außerdem periphere Wirkungen: Es hemmt die Darmperistaltik und erhöht den Tonus von Schließmuskeln, insbesondere der Harnblase. Es reduziert die Harnmenge und greift dadurch in den Mineralstoffwechsel ein.

Infolge seines Eingriffs in die Erlebnissphäre kann es bei bestimmten Individuen einen Zustand der Euphorie erzeugen, welche der Ausgangspunkt für die gefährlichste Nebenwirkung des Morphins, die Sucht, ist. Der Süchtige bietet nach mehr oder weniger langer Zeit die Symptome einer chronischen Morphinvergiftung: psychische und charakterliche Veränderungen, Appetitlosigkeit, Obstipation, Abmagerung. Beim Entzug können sog. „Abstinenzerscheinungen" auftreten, wie Erregungszustände, Durchfälle, Kreislaufschwäche. Sie können einen schweren, lebensbedrohenden Verlauf nehmen. „Sucht" wird vom Sachverständigenausschuß der Weltgesundheitsorganisation wie folgt definiert:

„Sucht ist ein Zustand einer periodischen oder chronischen Intoxikation, hervorgerufen durch die wiederholte Anwendung eines (natürlichen oder synthetischen) Arzneimittels. Seine Charakteristika sind:

1. ein übermächtiger Wunsch oder die Notwendigkeit, das Mittel wiederholt zu verwenden und es sich auf jede erdenkliche Weise zu beschaffen;
2. eine Tendenz die Dosis zu steigern;
3. eine psychische und im allgemeinen auch physische Abhängigkeit von der Wirkung;
4. ein für den betreffenden Menschen und für die Allgemeinheit schädlicher Einfluß."

Da auch die akute Toxizität des Morphins relativ groß ist, hat man versucht Morphinderivate oder völlig andere Verbindungen mit den analgetischen Eigenschaften des Morphins, aber möglichst ohne seine unangenehmen Nebenwirkungen, zu synthetisieren.

Aus der Fülle der Ergebnisse kann heute gesagt werden, daß für die zentrale analgetische Wirkung folgende Konstitutionsmerkmale erforderlich sind:

1. ein quartäres C-Atom,
2. ein tertiäres N-Atom,
3. eine 1 und 2 verknüpfende Aethylenbrücke,
4. Phenyl- oder andere planare Gruppen am quartären C-Atom.

Weiterhin hat die räumliche Anordnung der einzelnen funktionellen Gruppen, wie A. H. BECKETT gezeigt hat, erheblichen Einfluß auf die pharmakologische Wirkung.

Durch mehr oder weniger große Veränderung des Morphinmoleküls wird dessen Wirkung entweder aufgehoben, gemindert oder verändert. So bewirken

- a) die Öffnung der Äthersauerstoffbrücke eine Herabsetzung der analgetischen und toxischen Wirkung;
- b) eine Verätherung der phenolischen Hydroxylgruppe Erniedrigung des analgetischen und sedierenden, aber Erhöhung des hustenreizlindernden Effektes (Codein, Dionin, Paracodin);
- c) Veränderungen an der alicyclischen Hydroxylgruppe Verstärkung der analgetischen Eigenschaften (Heroin, Eukodal, Dilaudid, Dicodid), aber auch die suchterregenden werden zum Teil erhöht;
- d) Substitutionen am aromatischen Ring Verminderung der analgetischen und toxischen Wirkung;
- e) Quaternisierung des N-Atoms Aufhebung der analgetischen und Auftreten curareartiger Effekte;
- f) Öffnung des Piperidinrings Verlust der analgetischen Wirkung;
- g) Ersatz des $N-CH_3$ durch $N-Allyl$ Aufhebung einiger der Morphinwirkungen, besonders der Atemlähmung.

Von allen Morphinabkömmlingen sind nur die optisch linksdrehenden analgetisch wirksam.

Eine vollständige Trennung der analgetischen von der suchterregenden Wirkung ist bislang noch nicht gelungen.

Beim Versuch, Morphin zu synthetisieren und bei der systematischen Suche nach neuen zentral angreifenden Schmerzmitteln wurden folgende Gruppen erhalten:

1. Morphinderivate,
2. Morphinane,
3. Pethidine,
4. Methadone,
5. die den Pethidinen homologen Heptazine
6. Thiambutene,
7. übrige.

Die meisten morphinähnlichen Verbindungen besitzen qualitativ Wirkungen an den gleichen Funktionen wie sie beim Morphin beschrieben wurden: Schmerz, Atmung, Husten, Kreislauf, Magen-Darm-Kanal und Körpertemperatur [Protektives System nach O. SCHAUMANN: Naturwissenschaften 41, 96 (1954)].

Unter all diesen Gruppen kommen Verbindungen vor, bei denen eine spasmolytische oder eine hustenreizstillende Wirkung die analgetische überwiegt. Sie seien aus Gründen der Übersichtlichkeit dennoch unter den Analgetica mit abgehandelt.

Allgemeine Literatur

HAAS, H.: Vergleich v. Analgetica. Naunyn-Schmiedeberg's Arch. exp. Path. Pharmak. 225, 442 (1955). — HAAS, H.: Zentrale Analgetica. Dtsch. Apoth.-Ztg 95, 1143, 1171 (1955). — KOLL, W.: Analgetica und Analgesie. Dtsch. Apoth.-Ztg 99, 1153 (1959). — GEWEHR, F.: Zur Unterstellung neuer Stoffe unter die Vorschriften des Opiumgesetzes. Pharm. Ztg (Frankfurt) 105, 1151 (1960). — HÜGEL, H., u. E. VEVERA: Deutsches Betäubungsmittelrecht, Stuttgart: Dtsch. Apotheker Verlag 1962. — REICHERT, H.: Vom Morphin abgeleitete zentral angreifende Analgetica. Dtsch. Apoth.-Ztg 98, 655 (1958). — FRIEBEL, H.: Arzneimittelsucht aus pharmakologischer Sicht. Dtsch. Apoth.-Ztg 102, 665 (1962). — ZYMALKOWSKI, E.: Probleme der Arzneimittelsucht. Pharm. Ztg (Frankfurt) 107, 1228 (1962). — BECKETT, A. H.: Angew. Chem. 72, 695 (1960).

Verordnung über das Verschreiben Betäubungsmittel enthaltender Arzneien und ihre Abgabe in den Apotheken

in der Fassung vom 24. April 1963

I. Geltungsbereich der Verordnung

§ 1

(1) Verschreibungen, die zum Bezug Betäubungsmittel enthaltender Arzneien aus öffentlichen Apotheken erforderlich sind, dürfen nur nach den Bestimmungen des Abschnittes II dieser Verordnung ausgestellt werden.

(2) Betäubungsmittel enthaltende Arzneien dürfen in den öffentlichen Apotheken, den behördlich genehmigten ärztlichen und tierärztlichen Hausapotheken sowie durch Tierärzte, die eine Erlaubnis nach § 3 des Opiumgesetzes erhalten haben, nur nach den Bestimmungen des Abschnittes III dieser Verordnung abgegeben werden.

(3) Über die Abgabe Betäubungsmittel enthaltender Arzneien ist nach den Bestimmungen des Abschnittes IV dieser Verordnung Buch zu führen.

§ 2

Die Bestimmungen dieser Verordnung gelten auch für Arzneien, die nicht mehr als 0,2 vom Hundert Morphin oder 0,1 vom Hundert Kokain enthalten.

§ 3

Die Bestimmungen dieser Verordnung gelten auch für die Salze der Betäubungsmittel, die in der Verordnung als Basen aufgeführt sind. Die für eine Base angegebene Menge gilt auch für ihre Salze.

§ 4

Die Bestimmungen dieser Verordnung gelten auch dann, wenn ein Betäubungsmittel unter einem anderen Namen in dem Verkehr ist als in dieser Verordnung angegeben.

§ 5

Die Bestimmungen dieser Verordnung gelten nicht für das Verschreiben und die Abgabe von Arzneien, die Indischen Hanf, Indisch-Hanfextrakt, Indisch-Hanftinktur oder reife oder unreife Mohnkapseln enthalten.

II. Das Verschreiben Betäubungsmittel enthaltender Arzneien

A. Allgemeine Bestimmungen

§ 6

Die Arzneien dürfen nur von Ärzten, Zahnärzten oder Tierärzten und nur dann verschrieben werden, wenn die Anwendung des Betäubungsmittels ärztlich, zahnärztlich oder tierärztlich begründet ist.

§ 7

(1) Arzneien, die mehr als ein Betäubungsmittel enthalten, dürfen nicht verschrieben werden. Das gilt nicht für Arzneien, die Stoffe nach § 10a Abs. 1 allein oder in Verbindung mit einem Stoff oder einer Zubereitung nach § 9 Abs. 1 oder § 10 Abs. 1 enthalten.

(2) Arzneien, die folgende Stoffe oder Zubereitungen enthalten, dürfen nicht verschrieben werden:

1. Allylprodin
2. Benzethidin
3. Clonitazen
4. Diampromid
5. Ekgonin
6. Ester des Morphins, ausgenommen Diacetylmorphin und Nicomorphin (Dinikotinsäuremorphinester)
7. Etonitazen
8. Furethidin
9. Hydromorphinol
10. Kokablätter oder Zubereitungen von Kokablättern
11. Levophenacylmorphan
12. Metazocin
13. Methadon – Zwischenprodukt
14. Moramid – Zwischenprodukt
15. Myrophin
16. Noracymethadol
17. Norlevorphanol
18. Pethidin – Zwischenprodukt A
19. Pethidin – Zwischenprodukt B
20. Pethidin – Zwischenprodukt C
21. Phenampromid
22. Phenazocin
23. Piminodin.

(3) Arzneien, die Phenoperidin enthalten, dürfen nur für Zwecke der Anaesthesie und nur für den allgemeinen Bedarf der in § 9 Abs. 4 genannten Krankenhäuser, Universitätskliniken und der den letztgenannten gleichgestellten Anstalten verschrieben werden. Der Bestimmungszweck ist auf der Verschreibung anzugeben.

B. *Das Verschreiben von Arzneien, die Betäubungsmittel mit Ausnahme von Kokain enthalten*

§ 8

(1) Die in § 1 Abs. 1 Nr. 1 Buchstabe a bis c des Opiumgesetzes genannten und die diesen gleichgestellten Stoffe sowie Narcophin, Laudanon, Pantopon oder die dem Laudanon oder Pantopon ähnlichen Zubereitungen dürfen in Substanz nicht verschrieben werden. § 7 Abs. 2 bleibt unberührt.

(2) Arzneien, die mehr als 15 vom Hundert Morphin oder Diacetylmorphin (Heroin) enthalten, dürfen nicht verschrieben werden. Das gleiche gilt für Arzneien, die in Tablettenform mehr als 30 vom Hundert, in den übrigen Arzneiformen mehr als 15 vom Hundert Dihydrokodeinon (Dicodid) oder Dihydromorphinon (Dilaudid) oder Dihydrooxykodeinon (Eukodal) oder Dihydromorphin (Paramorfan) oder Acetyldemethylodihydrothebain (Acedicon) oder Morphin-Aminoxid (Morphin-N-oxid, Genomorphin) oder Narcophin oder Laudanon oder Pantopon oder einer dem Laudanon oder Pantopon ähnlichen Zubereitung enthalten.

§ 9

(1) Der Arzt oder Zahnarzt darf für einen Kranken an einem Tage Arzneien verschreiben, die insgesamt nur einen der folgenden Stoffe oder eine der folgenden Zubereitungen bis zu der angegebenen Höchstmenge enthalten dürfen:

1.	Acetylmethadol	0,2 g	33.	Levomethorphan	0,03 g
2.	Aethylmethylthiambuten	0,2 g	34.	Levomoramid	0,2 g
3.	Alphacetylmethadol	0,2 g	35.	Levorphanol	0,03 g
4.	Alphameprodin	0,2 g	36.	Methadon	0,2 g
5.	Alphamethadol	0,2 g	37.	Methylamphetamin	0,1 g
6.	Alphaprodin	0,2 g	38.	Methyldesorphin	0,2 g
7.	Amphetamin	0,2 g	39.	Methyldihydromorphin	0,2 g
8.	Amphetamin zur Anwendung am Auge	0,5 g	40.	Methyl-phenyl-piperidin-carbonsäureester, außer Pethidin	0,2 g
9.	Anileridin	0,2 g	41.	Metopon	0,03 g
10.	Betacetylmethadol	0,2 g	42.	Morpheridin	0,2 g
11.	Betameprodin	0,2 g	43.	Morphin	0,2 g
12.	Betamethadol	0,2 g	44.	Morphin-Aminoxid (Morphin-N-oxid, Genomorphin)	0,2 g
13.	Betaprodin	0,2 g			
14.	Desomorphin	0,03 g	45.	Narcophin	0,4 g
15.	Diacetylmorphin	0,03 g	46.	Nicomorphin	0,2 g
16.	Diaethylthiambuten	0,2 g	47.	Normethadon	0,2 g
17.	Dihydromorphin	0,2 g	48.	Normorphin	0,2 g
18.	Dimenoxadol	0,2 g	49.	Opium oder die entsprechende Menge einer Opiumzubereitung	2,0 g
19.	Dimepheptanol	0,2 g			
20.	Dimethylthiambuten	0,2 g	50.	Oxycodon	0,2 g
21.	Dioxaphetylbutyrat	0,2 g	51.	Oxymorphon	0,03 g
22.	Diphenoxylat	0,05 g	52.	Pantopon oder eine dem Pantopon ähnliche Zubereitung	0,4 g
23.	Dipipanon	0,2 g			
24.	D-Moramid	0,1 g	53.	Pethidin	1,0 g
25.	Etoxeridin	0,2 g	54.	Phenadoxon	0,2 g
26.	Hydrocodon	0,2 g	55.	Phenomorphan	0,2 g
27.	Hydromorphon	0,03 g	56.	Proheptazin	0,2 g
28.	Hydroxypethidin	0,2 g	57.	Properidin	0,2 g
29.	Isomethadon	0,2 g	58.	Racemethorphan	0,03 g
30.	Ketobemidon	0,2 g	59.	Racemoramid	0,2 g
31.	Laudanon oder eine dem Laudanon ähnliche Zubereitung	0,4 g	60.	Racemorphan	0,03 g
			61.	Thebacon	0,2 g
32.	Levomethadon	0,1 g	62.	Trimeperidin	0,2 g

(2) In besonderen Fällen darf der Arzt an einem Tage für einen Kranken Arzneien verschreiben, die

mehr als 2 g Opium oder die entsprechende Menge einer Opiumzubereitung oder
mehr als 0,2 g Morphin

enthalten; in solchen Fällen hat er in einem besonderen, mit fortlaufenden Seitenzahlen versehenen Buch (Morphinbuch) Aufzeichnungen über den Krankheitsfall zu machen, aus denen der Name, die Wohnung und das Alter des Kranken sowie die vom Arzt festgestellte Erkrankung, die das Überschreiten der in Absatz 1 für Morphin oder Opium angegebenen Menge notwendig macht, zu ersehen sein müssen. Anschließend an diese Angabe hat der Arzt jeweils den Tag des Verschreibens, die in der Arznei enthaltene Menge des Morphins, des Opiums oder der Opiumzubereitung sowie den Zeitraum, für den die Arznei verschrieben wird, anzugeben. Ist die Arznei für einen Betäubungsmittelsüchtigen bestimmt, so hat der Arzt in dem Morphinbuch außerdem die folgenden Fragen zu beantworten:

Welche Betäubungsmittelsucht liegt vor?
Seit wann?
Haben Entziehungskuren stattgefunden?
Bejahendenfalls: wann, in welcher Anstalt oder bei welchem Arzt?
Mit welchem Erfolg?
Welche Menge des Betäubungsmittels wird angeblich täglich gebraucht?
Welche Menge des Betäubungsmittels wird zu diesem Zeitpunkt, an dem diese Aufzeichnungen gemacht werden, für ärztlich begründet gehalten?
Warum wird zur Zeit keine Entziehungskur eingeleitet?
Wann soll sie eingeleitet werden?

Auf der Verschreibung (§ 19) hat der Arzt in den Fällen dieses Absatzes vor der Namensunterschrift den eigenhändigen Vermerk „Eingetragene Verschreibung" anzubringen.

(3) Für den Bedarf in seiner Praxis darf der Arzt an einem Tage Arzneien verschreiben, die insgesamt nur einen der in Absatz 1 genannten Stoffe oder einer der in Absatz 1 genannten Zubereitungen bis zu der dort angegebenen Höchstmenge enthalten dürfen.

(4) Außer für einen Kranken (Absatz 1 und 2) und für den Bedarf in der Praxis (Absatz 3) dürfen Arzneien, die die in § 8 Abs. 1 genannten Betäubungsmittel enthalten, für den allgemeinen Bedarf der öffentlichen und der gemeinnützigen Krankenhäuser, der Universitätskliniken und der den letztgenannten gleichgestellten Anstalten sowie für den Bedarf der behördlich genehmigten ärztlichen Hausapotheken und für die Ausrüstung der Kauffahrteischiffe verschrieben werden. Auf diese Verschreibungen finden die Absätze 1 bis 3 keine Anwendung.

§ 10

(1) Der Tierarzt darf für ein Tier an einem Tage Arzneien verschreiben, die insgesamt nur einen der in § 9 Abs. 1 genannten Stoffe oder eine der in § 9 Abs. 1 genannten Zubereitungen bis zu der dort angegebenen Höchstmenge enthalten dürfen. Für folgende Stoffe oder Zubereitungen gelten jedoch folgende Höchstmengen:

1. Amphetamin	1,0 g
2. Levomethadon	0,25 g
3. Methadon	0,5 g
4. Morphin	0,5 g
5. Opium oder die entsprechende Menge einer Opiumzubereitung	15,0 g
6. Oxycodon	0,3 g
7. Pethidin	2,0 g

(2) In besonderen Fällen darf der Tierarzt für ein Tier an einem Tage Arzneien verschreiben, die

mehr als 15 g Opium oder die entsprechende Menge einer Opiumzubereitung oder
mehr als 0,5 g Morphin

enthalten; in solchen Fällen hat er in einem besonderen, mit fortlaufenden Seitenzahlen versehenen Buch (Morphinbuch) Aufzeichnungen über den Krankheitsfall zu machen, aus denen die Art des Tieres, der Name und die Wohnung des Tierhalters, die Erkrankung des Tieres, die das Überschreiten der in Absatz 1 für Morphin oder Opium angegebenen Menge erforderlich macht, der Tag des Verschreibens sowie die in der Arznei enthaltene Menge des Morphins, des Opiums oder der Opiumzubereitung zu ersehen sein müssen. Auf der Verschreibung (§ 19) hat der Tierarzt in diesen Fällen vor der Namensunterschrift den eigenhändigen Vermerk „Eingetragene Verschreibung" anzubringen.

(3) Für den Bedarf in seiner Praxis darf der Tierarzt an einem Tage Arzneien verschreiben, die insgesamt nur einen der in Absatz 1 genannten Stoffe oder eine der in Absatz 1 genannten Zubereitungen bis zu der dort angegebenen Höchstmenge enthalten dürfen.

(4) Außer für ein Tier (Absatz 1 und 2) und für den Bedarf in seiner Praxis (Absatz 3) darf der Tierarzt, die die in § 8 Abs. 1 genannten Betäubungsmittel enthalten, für den allgemeinen Bedarf der tierärztlichen Universitätskliniken und der diesen gleichgestellten Anstalten sowie für den Bedarf der behördlich genehmigten tierärztlichen Hausapotheken verschreiben. Auf diese Verschreibungen finden Absätze 1 bis 3 keine Anwendung.

§ 10a

(1) Beim Verschreiben von Arzneien, die

1. Acetyldihydrokodein
2. Aethylmorphin,
3. Benzylmorphin,
4. Dihydrokodein,
5. Kodein,
6. Nicocodin oder
7. Pholcodin

oder deren Salze enthalten und auf eine Verschreibung wiederholt abgegeben werden sollen, muß der Arzt, Zahnarzt oder Tierarzt angeben, wie oft und bis zu welchem Zeitpunkt sie abgegeben werden dürfen.

(2) Arzneien, die Äthylmorphin oder Kodein neben anderen Wirkstoffen enthalten, dürfen auch ohne Angabe nach Absatz 1 wiederholt abgegeben werden, wenn die aus der Gebrauchsanweisung ersichtliche Einzelgabe nicht mehr als 0,1 g Aethylmorphin oder Kodein enthält.

(3) Arzneien, die Dihydrokodein enthalten, dürfen auch ohne die Angabe nach Absatz 1 wiederholt abgegeben werden, wenn die aus der Gebrauchsanweisung ersichtliche Einzelgabe nicht mehr als 0,05 g Dihydrokodein enthält.

(4) Absatz 1 gilt auch für das Verschreiben von Arzneien, die Normethadon enthalten, wenn diese

1. in gelöster Form nicht mehr als eins vom Hundert Normethadon und zusätzlich mindestens zwei vom Hundert Oxyphenylmethylaminopropanol sowie mindestens eins vom Hundert oxyaethylierten Kokosfettalkohol 18 ÄO (Äthlenoxid) oder
2. in Tablettenform je Tablette nicht mehr als 7,5 mg Normethadon und zusätzlich mindestens 10 mg Oxyphenylmethylaminopropanol sowie mindestens 6 mg oxyaethylierten Kokosfettalkohol 18 ÄO (Äthylenoxid)

enthalten; die abgabefertige Arznei darf nicht mehr als 15 ccm Lösung oder nicht mehr als 20 Tabletten enthalten.

(5) Absatz 1 gilt auch für das Verschreiben von Arzneien, die Diphenoxylat enthalten, wenn diese in Tabletten je Tablette nicht mehr als 2,5 mg Diphenoxylat und zusätzlich mindestens 0,025 mg Atropinsulfat enthalten; die abgabefertige Arznei darf nicht mehr als 20 Tabletten enthalten.

§ 11

Das Morphinbuch (§ 9 Abs. 2, § 10 Abs. 2) ist mindestens 5 Jahre, vom Zeitpunkt der letzten Eintragung gerechnet, aufzubewahren und dem zuständigen beamteten Arzt oder Tierarzt auf Verlangen vorzulegen.

C. Das Verschreiben Kokain enthaltender Arzneien

§ 12

Kokain in Substanz darf nicht verschrieben werden.

§ 13

(1) Kokain enthaltende Arzneien für einen Kranken zu dessen eigenem Gebrauch darf der Arzt nur in Form der Lösung oder der Salbe und nur dann verschreiben, wenn der beabsichtigte Zweck auf andere Weise nicht erreicht werden kann. Unter dieser Voraussetzung darf er zur Anwendung am Auge eine Lösung oder Salbe verschreiben, die nicht mehr als 2 vom Hundert Kokain enthält; zu anderen Zwecken darf er eine Lösung verschreiben, die nicht mehr als 1 vom Hundert Kokain und zugleich nicht weniger als 0,1 vom Hundert Atropinsulfat enthält.

(2) Die Menge des von dem Arzt an einem Tage für einen Kranken zu dessen eigenem Gebrauch verschriebenen Kokains darf nicht mehr als 0,1 g betragen.

(3) Auf jeder Verschreibung (§ 19) einer Kokain enthaltenden Arznei für einen Kranken zu dessen eigenem Gebrauch hat der Arzt vor der Namensunterschrift den eigenhändigen Vermerk „Eingetragene Verschreibung" anzubringen. Ist die Arznei zur Anwendung am Auge bestimmt, so ist in der Gebrauchsanweisung dieser Verwendungszweck anzugeben.

§ 14

(1) Kokain enthaltende Arzneien für den Bedarf in seiner Praxis darf der Arzt nur zu Eingriffen am Auge, am Kehlkopf, an der Nase und am Ohr, der Arzt oder Zahnarzt nur zu chirurgischen Eingriffen am Rachen und Kiefer verschreiben, und zwar nur dann, wenn die beabsichtigte Schmerzbetäubung auf andere Weise nicht möglich ist und die Arznei zum Aufbringen auf das Auge oder auf die Schleimhäute der genannten Körperteile bestimmt ist. Kokain darf für diese Zwecke vom Arzt nur in Form der Lösung mit einem Gehalt bis 20 vom Hundert Kokain oder in Form der zur Anwendung am Auge bestimmten Tablette oder in Form der Salbe mit einem Gehalt bis zu 2 vom Hundert Kokain, vom Zahnarzt nur in Form der Lösung mit einem Gehalt bis zu 20 vom Hundert Kokain verschrieben werden. Auf jeder Verschreibung (§ 19) einer Kokain enthaltenden Arznei für den Bedarf in seiner Praxis hat der Arzt oder Zahnarzt vor der Namensunterschrift den eigenhändigen Vermerk „Eingetragene Verschreibung" anzubringen.

(2) Die Menge des vom Arzt oder Zahnarzt an einem Tage für den Bedarf in seiner Praxis verschriebenen Kokains darf nicht mehr als 1 g betragen.

§ 15

Über die Verschreibung einer Kokain enthaltenden Arznei hat der Arzt oder Zahnarzt in einem besonderen, mit fortlaufenden Seitenzahlen versehenen Buch (Kokainbuch) Aufzeichnungen zu machen. Bei Verschreibungen für einen Kranken zu dessen eigenem Gebrauch (§ 13) hat der Arzt in dem Buch den Namen des Kranken, die vom Arzt festgestellte Erkrankung, die das Verschreiben einer Kokain enthaltenden Arznei notwendig macht, den Tag des Verschreibens und die Menge des in der Arznei enthaltenen Kokains einzutragen. Bei Verschreibungen für den Bedarf in seiner Praxis (§ 14) hat der Arzt oder Zahnarzt den Tag des Verschreibens und die Menge des in der Arznei enthaltenen Kokains einzutragen.

§ 16

Außer für einen Kranken (§ 13) und für den Bedarf in der Praxis (§ 14) dürfen Kokain enthaltende Arzneien für den allgemeinen Bedarf der öffentlichen und der gemeinnützigen Krankenhäuser, der Universitätskliniken und der den letztgenannten gleichgestellten Anstalten sowie für die Ausrüstung der Kauffahrteischiffe verschrieben werden. Auf diese Verschreibungen finden die §§ 13 bis 15 keine Anwendung. Jedoch darf auch in diesen Fällen Kokain nur in Form der Lösung mit einem Gehalt bis 20 vom Hundert Kokain oder in Form der zur Anwendung am Auge bestimmten Tablette oder in Form der Salbe mit einem Gehalt bis 2 vom Hundert Kokain verschrieben werden.

§ 17

(1) Kokain enthaltende Arzneien für den Bedarf in seiner Praxis darf der Tierarzt nur zu Eingriffen am Huf, an den Klauen und am Auge verschreiben. Kokain darf für diese Zwecke nur in Form der Lösung mit einem Gehalt bis 20 vom Hundert Kokain oder in Form der zur Anwendung am Auge bestimmten Tablette oder in Form der Salbe mit einem Gehalt bis zu 2 vom Hundert Kokain verschrieben werden. Auf jeder Verschreibung (§ 19) einer Kokain enthaltenden Arznei für den Bedarf in seiner Praxis hat der Tierarzt vor der Namensunterschrift den eigenhändigen Vermerk „Eingetragene Verschreibung" anzubringen.

(2) Über jede Verschreibung einer Kokain enthaltenden Arznei hat der Tierarzt in einem besonderen, mit fortlaufenden Seitenzahlen versehenen Buch (Kokainbuch) Aufzeichnungen zu machen, aus denen der Tag des Verschreibens und die Menge des in der Arznei enthaltenen Kokains zu ersehen sein müssen.

(3) Die Menge des vom Tierarzt an einem Tage für den Bedarf in seiner Praxis verschriebenen Kokains darf nicht mehr als 1 g betragen.

(4) Außer für den Bedarf in seiner Praxis (Absatz 1) darf der Tierarzt Kokain enthaltende Arzneien für den allgemeinen Bedarf der tierärztlichen Universitätskliniken und der diesen gleichgestellten Anstalten verschreiben. Auf diese Verschreibungen finden die Absätze 1 bis 3 keine Anwendung. Jedoch darf auch in diesen Fällen Kokain nur in Form der Lösung mit einem Gehalt bis 20 vom Hundert Kokain oder in Form der zur Anwendung am Auge bestimmten Tablette oder in Form der Salbe mit einem Gehalt bis 2 vom Hundert verschrieben werden.

§ 18

Das Kokainbuch (§ 15, § 17 Abs. 2) ist mindestens fünf Jahre, vom Zeitpunkt der letzten Eintragung gerechnet, aufzubewahren und dem zuständigen beamteten Arzt oder Tierarzt auf Verlangen vorzulegen.

D. Form und Inhalt der Verschreibung

§ 19

(1) Die Verschreibungen müssen außer der Angabe der Bestandteile der Arznei und ihrer Mengen folgende Angaben enthalten:

   a) Name des Arztes, Zahnarztes oder Tierarztes, seine Berufsbezeichnung und seine Anschrift,
   b) Tag des Ausstellens,
   c) eine Gebrauchsanweisung, aus der die Einzelgabe und die Häufigkeit ihrer Anwendung ersichtlich sein muß – bei Verschreibungen Kokain oder Phenylaminopropan (Aktedron, Benzedrin, Elastonon) enthaltender Arzneien für einen Kranken zur Anwendung am Auge außerdem die Angabe dieses Verwendungszwecks –,
   d) Name und Wohnung des Kranken, für den die Arznei bestimmt ist, bei tierärztlichen Verschreibungen Art des Tieres sowie Name und Wohnung des Tierhalters,
   e) eigenhändige, ungekürzte Namensunterschrift des Arztes, Zahnarztes oder Tierarztes.
   f) in Fällen, wo dies in § 9 Abs. 2, § 10 Abs. 2, § 13 Abs. 3, § 14 Abs. 1 und § 17 Abs. 1 vorgeschrieben ist, vor der Namensunterschrift den eigenhändigen Vermerk „Eingetragene Verschreibung".

(2) Die in Absatz 1 vorgeschriebenen Angaben sind mit Tinte oder Tintenstift zu machen, die unter Buchstabe a vorgeschriebenen jedoch nur, wenn sie nicht aufgedruckt oder aufgestempelt sind.

(3) Bei Verschreibungen für den allgemeinen Bedarf der öffentlichen und der gemeinnützigen Krankenhäuser, der Universitätskliniken und der den letztgenannten gleichgestellten Anstalten, für den Bedarf in der Praxis des Arztes, Zahnarztes und Tierarztes, für den Bedarf der behördlich genehmigten ärztlichen und tierärztlichen Hausapotheken sowie für die Ausrüstung der Kauffahrteischiffe tritt an Stelle der Vermerke in Absatz 1 Buchstabe c und d ein Hinweis auf den allgemeinen Verwendungszweck.

(4) Auf Verschreibungen von Arzneien, die in § 10a Abs. 1 bis 3 genannte Stoffe oder Normethadon oder Diphenoxylat in den in § 10a Abs. 4 und 5 genannten Zubereitungsformen, Zusammensetzungen und Höchstmengen enthalten, finden die Absätze 1 bis 3 keine Anwendung. Auf diesen Verschreibungen müssen angegeben sein

1. der Name und die Anschrift des Arztes, Zahnarztes oder Tierarztes,
2. der Tag der Ausfertigung,
3. eine Gebrauchsanweisung, aus der die Einzelgabe und die Häufigkeit ihrer Anwendung ersichtlich sein müssen; bei Arzneien nach § 10a Abs. 1, 2, 3 und 5 darf diese Gebrauchsanweisung entfallen, wenn auf der äußeren Umhüllung, auf dem Behältnis oder auf der Packungsbeilage eine solche Gebrauchsanweisung angegeben ist,
4. die Unterschrift des Arztes, Zahnarztes oder Tierarztes.

Beabsichtigt der Arzt, Zahnarzt oder Tierarzt, die Arzneien selbst anzuwenden, so hat er auf der Verschreibung an Stelle der Gebrauchsanweisung „Praxisbedarf" oder „Krankenhausbedarf" anzugeben.

§ 20

Die Verschreibungen dürfen weder vor- noch zurückdatiert werden.

III. Die Abgabe Betäubungsmittel enthaltender Arzneien

A. In den öffentlichen Apotheken

§ 21

(1) Die Arzneien dürfen in den Apotheken nur gegen Vorlage einer Verschreibung eines Arztes, Zahnarztes oder Tierarztes abgegeben werden.

(2) Arzneien, die die in § 8 Abs. 1 genannten Betäubungsmittel enthalten, dürfen
auf Verschreibung eines Arztes nur für einen Kranken, für den Bedarf in der Praxis des verschreibenden Arztes, für den allgemeinen Bedarf der öffentlichen und gemeinnützigen Krankenhäuser, der Universitätskliniken und der den letztgenannten gleichgestellten Anstalten sowie für den Bedarf der behördlich genehmigten ärztlichen Hausapotheken und für die Ausrüstung der Kauffahrteischiffe,

auf Verschreibung eines Zahnarztes nur für einen Kranken sowie für den allgemeinen Bedarf der zahnärztlichen Universitätskliniken und der diesen gleichgestellten Anstalten,

auf Verschreibung eines Tierarztes nur für ein Tier, für den Bedarf in der Praxis des verschreibenden Tierarztes, für den allgemeinen Bedarf der tierärztlichen Universitätskliniken und der diesen gleichgestellten Anstalten sowie für den Bedarf einer behördlich genehmigten tierärztlichen Hausapotheke
abgegeben werden.

(3) Arzneien, die Kokain enthalten, dürfen
auf Verschreibung eines Arztes nur für einen Kranken, für den Bedarf in der Praxis des verschreibenden Arztes, für den allgemeinen Bedarf der öffentlichen und der gemeinnützigen Krankenhäuser, der Universitätskliniken und der den letztgenannten gleichgestellten Anstalten sowie für die Ausrüstung der Kauffahrteischiffe,

auf Verschreibung eines Zahnarztes nur für den Bedarf in der Praxis des verschreibenden Zahnarztes sowie für den allgemeinen Bedarf der zahnärztlichen Universitätskliniken und der diesen gleichgestellten Anstalten,

auf Verschreibung eines Tierarztes nur für den Bedarf in der Praxis des verschreibenden Tierarztes und für den allgemeinen Bedarf der tierärztlichen Universitätskliniken und der diesen gleichgestellten Anstalten
abgegeben werden.

(4) Verschreibungen, die entgegen den Bestimmungen der §§ 7, 8 und 10a ausgestellt sind oder in den Fällen des § 9 Abs. 1 und 3 und § 10 Abs. 1 und 3 über größere Mengen des Betäubungsmittels lauten, als dort angegeben, dürfen nicht beliefert werden. Verschrei-

bungen über Kokain enthaltende Arzneien dürfen nur dann beliefert werden, wenn die Verschreibung

hinsichtlich des Prozentgehaltes der Arznei an Kokain,
hinsichtlich der Arzneiform,
hinsichtlich der in der einzelnen Arznei enthaltenen Menge des Kokains,
hinsichtlich des Zusatzes an Atropinsulfat

im Falle des § 13 Abs. 1 vom Arzt, Zahnarzt oder Tierarzt nach den Bestimmungen der §§ 12, 13, 14, 16 und 17 ausgestellt ist.

(5) Die Verschreibungen dürfen nur beliefert werden, wenn sie den Bestimmungen des § 19 entsprechen. Fehlt jedoch bei Verschreibungen in den Fällen des § 9 Abs. 1 oder § 10 Abs. 1 die Angabe der Wohnung des Kranken oder des Tierhalters, so soll der Apotheker nicht verpflichtet sein, die Belieferung der Verschreibung abzulehnen.

(6) Eine Verschreibung eines Arztes uoer eine Arznei, die eines der in § 8 Abs. 1 genannten Betäubungsmittel enthält, darf, auch wenn sie den Bestimmungen der Absätze 1 bis 5 nicht entspricht, beliefert werden, wenn der Überbringer der Verschreibung glaubhaft versichert, daß ein dringender Notfall vorliege, der die unverzügliche Anwendung der Arznei erforderlich macht. In diesem Falle darf jedoch nicht mehr als die Menge abgegeben werden, die in § 9 Abs. 1 für das Betäubungsmittel zugelassen ist, auf das die Verschreibung lautet. Auf der Verschreibung ist ein Vermerk über die Angaben des Überbringers der Verschreibung zu machen. Weiter ist die Menge des Betäubungsmittels, die abgegeben worden ist, anzugeben.

(7) Der Apotheker hat bei der Abgabe von Arzneien, die in § 10a Abs. 1 genannte Stoffe oder Normethadon oder Diphenoxylat in den § 10a Abs. 4 und 5 genannten Zubereitungsformen, Zusammensetzungen und Höchstmengen enthalten, auf der Verschreibung die Abgabe und den Tag der Abgabe zu vermerken.

§ 22

(1) Die auf einer Verschreibung angegebene Menge muß auf einmal abgegeben werden.
(2) Vordatierte Verschreibungen dürfen nicht beliefert werden.
(3) Verschreibungen für einen Kranken im Falle des § 9 Abs. 2 dürfen nach Ablauf des fünften Tages nach dem Tage des Ausstellens nicht mehr beliefert werden.

§ 23

Die Arzneien über den Niederlassungsort der Apotheke hinaus zu versenden, ist einer Apotheke nur dann gestattet, wenn sie zu den dem Bestimmungsort nächstgelegenen zehn Apotheken gehört.

§ 24

Auf die Verschreibung eines Arztes, Zahnarztes oder Tierarztes, die nach den vorstehenden Bestimmungen nicht beliefert werden darf, hat die Apotheke mit Tinte oder Tintenstift folgenden Vermerk zu setzen: „Die Verschreibung darf nach gesetzlicher Vorschrift nicht beliefert werden." Die Verschreibung ist sodann, mit der Firma der Apotheke versehen, dem Kranken oder dem Überbringer in einem geschlossenen Briefumschlag mit der Anschrift des Arztes, Zahnarztes oder Tierarztes zwecks Übermittlung an diesen zurückzugeben oder auf andere geeignete Weise unmittelbar dem Arzt, Zahnarzt oder Tierarzt zuzustellen.

B. In den behördlich genehmigten ärztlichen und den tierärztlichen Hausapotheken

§ 25

In den behördlich genehmigten ärztlichen und tierärztlichen Hausapotheken und durch Tierärzte, die eine Erlaubnis nach § 3 des Opiumgesetzes erhalten haben, dürfen die Arzneien nur dann abgegeben werden, wenn der Arzt oder Tierarzt nach Abschnitt II dieser Verordnung berechtigt ist, die Arznei zu verschreiben. An Stelle der Verschreibung (§ 19) tritt die Eintragung in das Betäubungsmittelbuch (§ 29). Die Bestimmungen über das Morphinbuch (§ 9 Abs. 2, § 10 Abs. 2) und das Kokainbuch (§ 15, § 17 Abs. 2) gelten entsprechend.

IV. Nachweis des Verbleibs der Betäubungsmittel

A. In den öffentlichen Apotheken

§ 26

Auf Verschreibungen solcher Arzneien, die in der Apotheke angefertigt worden sind, ist der Tag des Anfertigens und der Name des Anfertigers zu vermerken. Auf Verschreibungen solcher Arzneien, die in einer zur Abgabe an das Publikum bestimmten fertigen Packung aus dem Handel bezogen und in dieser Packung abgegeben worden sind, ist der Tag der Abgabe und der Name des Abgebers zu vermerken. Auf allen Verschreibungen ist außerdem die Firma der Apotheke anzugeben. Die Verschreibungen sind in den Apotheken zurückzubehalten, ausgenommen die Verschreibungen, die die Apotheke den Trägern der Sozialversicherung einschließlich der Ersatzkassen zurückzugeben hat, sowie die Verschreibungen zu Lasten des Kostenträgers der Leistungen nach dem Bundesversorgungsgesetz und den Gesetzen, die das Bundesversorgungsgesetz für anwendbar erklären, der Bundeswehr, des zivilen Ersatzdienstes, der staatlichen Polizeiverwaltungen und der Verbände der öffentlichen Fürsorge und der kommunalen Wohlfahrtspflege. Die zurückbehaltenen Verschreibungen sind für jedes Kalenderjahr mit fortlaufenden, dem Zeitpunkt der Abgabe der Arzneien entsprechenden Nummern zu versehen.

§ 27

(1) Über die Abgabe der Arzneien ist Buch zu führen. Hierzu dienen die mit fortlaufenden Seitenzahlen versehenen Betäubungsmittelbücher für Apotheken (Anlage I und II). In ihnen hat der Apothekenleiter oder der von ihm Beauftragte die Abgabe der Arzneien unter entsprechender Ausfüllung der Spalten täglich zu vermerken. In dem Betäubungsmittelbuch I ist die Abgabe der Arzneien zu vermerken, die in der Apotheke angefertigt worden sind. In dem Betäubungsmittelbuch II ist die Abgabe der Arzneien zu vermerken, die in einer zur Abgabe an das Publikum bestimmten fertigen Packung aus dem Handel bezogen und in dieser Packung abgegeben worden sind.

(2) In die Betäubungsmittelbücher sind nach den Bestimmungen des Absatzes 1 auch diejenigen Betäubungsmittel und Arzneien einzutragen, die die Stammapotheken an die Zweigapotheken abgeben.

(3) Am Schluß eines jeden Kalendermonats sind in dem Betäubungsmittelbuch I die in dem Monat eingetragenen Mengen der Betäubungsmittel spaltenweise zusammenzuzählen.

(4) Der Apothekenleiter hat am Schluß eines jeden Kalendermonats in dem Betäubungsmittelbuch einen Sichtvermerk anzubringen, und zwar in dem Betäubungsmittelbuch I unter den in Absatz 3 geforderten Angaben, in dem Betäubungsmittelbuch II hinter der letzten Eintragung.

§ 28

(1) Die Verschreibungen sind nach laufenden Nummern geordnet, nach Kalendermonaten getrennt, mindestens fünf Jahre, die Betäubungsmittelbücher ebenfalls mindestens fünf Jahre, vom Zeitpunkt der letzten Eintragung gerechnet, aufzubewahren. Die Verschreibungen, die Betäubungsmittelbücher oder Auszüge aus letzteren sind auf Verlangen an die zuständige Aufsichtsbehörde oder an das Bundesgesundheitsamt (Bundesopiumstelle) einzusenden oder an Ort und Stelle den Beauftragten dieser Behörden vorzulegen.

(2) Während der Zeit, in der die Betäubungsmittelbücher an die in Absatz 1 genannten Stellen abgegeben sind, sind vorläufige Aufzeichnungen zu machen, die nach Wiedereingang der Bücher nachzutragen sind.

B. In den behördlich genehmigten ärztlichen und den tierärztlichen Hausapotheken

§ 29

(1) In den behördlich genehmigten ärztlichen Hausapotheken ist das mit fortlaufenden Seitenzahlen versehene Betäubungsmittelbuch für ärztliche Hausapotheken (Anlage III) zu führen. In ihm ist die Abgabe der Arzneien unter entsprechender Ausfüllung der Spalten zu vermerken.

(2) In den behördlich genehmigten tierärztlichen Hausapotheken und von Tierärzten, die eine Erlaubnis nach § 3 des Opiumgesetzes erhalten haben, ist das mit fortlaufenden Seitenzahlen versehene Betäubungsmittelbuch für Tierärzte (Anlage IV) zu führen. In ihm ist die Verwendung oder Abgabe der Arzneien unter entsprechender Ausfüllung der Spalten zu vermerken, und zwar auch dann, wenn die Arzneien oder die Betäubungsmittel die in den Arzneien enthalten sind, gegen tierärztliche Verschreibung aus einer Apotheke bezogen worden sind.

(3) Die Betäubungsmittelbücher sind mindestens fünf Jahre, vom Zeitpunkt der letzten Eintragung gerechnet, aufzubewahren. Die Betäubungsmittelbücher oder Auszüge aus ihnen sind auf Verlangen an die zuständige Aufsichtsbehörde oder an das Bundesgesundheitsamt (Bundesopiumstelle) einzusenden oder an Ort und Stelle den Beauftragten dieser Behörden vorzulegen.

(4) Während der Zeit, in der die Betäubungsmittelbücher an die in Absatz 3 genannten Stellen abgegeben sind, sind vorläufige Aufzeichnungen zu machen, die nach Wiedereingang der Bücher nachzutragen sind.

IV a. Ausnahmen

§ 29a

Die Vorschriften der §§ 6, 22 und 29 gelten nicht für Arzneien, die in § 10a Abs. 1 genannte Stoffe oder Normethadon oder Diphenoxylat in den in § 10a Abs. 4 und 5 genannten Zubereitungsformen, Zusammensetzungen und Höchstmengen enthalten.

(Die Anlagen I–IV betr. Betäubungsmittelbücher sind aus Raumgründen nicht abgedruckt.)

Pethidin-Gruppe 1

Derivate des 4-Phenyl-piperidin-4-carbonsäure-äthylesters

Lfd. Nr.	Wissenschaftliche Bezeichnung	Internationale Kurzbezeichnung INN	R_1	R_2	Synonyma	BTM-VO[1]
1	1-Methyl-4-phenylpiperidin-4-carbonsäureäthylester	Pethidin	—CH_3	—H	Dolantin u. a.	§ 9 Abs. 1
2	1-Methyl-4-(3′-hydroxyphenyl)-piperidincarbonsäureäthylester	Hydroxypethidin	—CH_3	—OH	Bemidon	§ 9 Abs. 1
3	1-[2′-(2″-Hydroxyäthoxy)-äthyl]-4-phenylpiperidin-4-carbonsäure-äthylester	Etoxeridin	—CH_2—CH_2—O—CH_2—CH_2—OH	—H	Carboditine	§ 9 Abs. 1
4	1-2-(4′-Aminophenyl)-äthyl-4-phenyl-piperidin-4-carbonsäureäthylester	Anileridin	—CH_2—CH_2—C$_6$H$_4$—NH$_2$	—H	Leritine	§ 9 Abs. 1
5	1-(2-Benzyloxyäthyl)-4-phenyl-piperidin-4-carbonsäureäthylester	Bonzothidin	—CH_2—CH_2—O—CH_2—C$_6$H$_5$	—H		§ 7 Abs. 2
6	1-(2′-Tetrahydrofurfuryl-oxyäthyl)-4-phenylpiperidin-4-carbonsäure-äthylester	Furethidin	—CH_2—CH_2—O—CH_2—(tetrahydrofuryl)	—H		§ 7 Abs. 2
7	1-(2′-Morpholinoäthyl)-4-phenyl-piperidin-4-carbonsäureäthylester	Morpheridin	—CH_2—CH_2—N(morpholino)	—H		§ 9 Abs. 1
8	1-(2′-Phenyläthyl)-4-phenyl-piperidin-4-carbonsäureäthylester	Pheneridin	—CH_2—CH_2—C$_6$H$_5$	—H		n. a.

Pethidin-Gruppe 1 *(Fortsetzung)*

Lfd. Nr.	Wissenschaftliche Bezeichnung	Internationale Kurzbezeichnung INN	R_1	R_2	Synonyma	BTM-VO[1]
9	1-(2'-Phenyl-2'-hydroxyäthyl)-4-phenylpiperidin-4-carbonsäureäthylester	Oxypheneridin	$-CH_2-\overset{OH}{\underset{\|}{CH}}-C_6H_5$	$-H$		n. a.
10	1-(3'-Phenylaminopropyl)-4-phenylpiperidin-4-carbonsäureäthylester	Piminodin	$-CH_2-CH_2-CH_2-NH-C_6H_5$	$-H$	Alvodine	§ 7 Abs. 2
11	1-(3'-Phenyl-3'-hydroxyphenyl)-4-phenylpiperidin-4-carbonsäureäthylester	Phenoperidin	$-CH_2-CH_2-\overset{OH}{\underset{\|}{CH}}-C_6H_5$	$-H$		§ 7 Abs. 3
12	1-(3'-Cyano-3',3'-diphenylpropyl)-4-phenylpiperidin-4-carbonsäureäthylester	Diphenoxylat	$-CH_2-CH_2-\underset{\underset{C_6H_5}{\|}}{\overset{\overset{C_6H_5}{\|}}{C}}-C{\equiv}N$	$-H$		§ 9 Abs. 1
13	1-(2'-Carbamoyläthyl)-4-phenylpiperidin-4-carbonsäureäthylester	Carperidine	$-CH_2-CH_2-\overset{O}{\underset{\|}{C}}-NH_2$	$-H$		n. a.

[1] VO über das Verschreiben Betäubungsmittel enthaltender Arzneien und ihre Abgabe in den Apotheken (Betäubungsmittelverschreibungs-VO) v. 19. Dez. 1930 (Reichsgesetzblatt I S. 635) in der Fassung vom 24. April 1963 (Bundesgesetzblatt I S. 210).

n. a.: In der Betäubungsmittelverschreibungs-VO nicht angegeben: Alle Ester der 1-Methyl-4-phenylpiperidin-4-carbonsäure fallen aber unter den § 1 Abs. 1 Nr. 1 Buchstabe b und Nr. 2 des Opiumgesetzes i. d. F. des Zweiten Gesetzes zur Änderung des Opiumgesetzes vom 9. Januar 1934 (Reichsgesetzblatt I S. 22) und sind in der Neufassung der Liste zum o. a. § des Opiumgesetzes aufgenommen (BGBl. I S. 213 v. 24. April 1963) [vgl. Dtsch. Apoth.-Ztg *103*, 600 (1963)].

Pethidin-Gruppe 1

Methyl-phenyl-piperidinocarbonoyl-aethanolum hydrochloricum DAB 6 – 3. Nachtr. BRD. Pethidin(e) Hydrochlorid(e) (INN), BP 63. Pethidinae(i) Hydrochloridum Ph.Ned. 6, Jap. 61, Dan. IX. Pethidine chloridum Nord. 63 Pethidinum hydrochloricum Helv. V – Suppl. II, CsL 2, ÖAB 9, DAB 7 – DDR. Meperidine Hydrochloride USP XVI (!). Péthidine (Chlorhydrate de) CF 65. Pethidinhydrochlorid DAB 7 – BRD. Lydolum Ross. 8 – Add. 52, Syn.: Isonipecain Helv. V – Suppl. II, Meperidinium Chloride USP XVI, Pethidinchlorhydrat ÖAB 9, NF XII, ist das Hydrochlorid folgender Verbindung: Äthylester der 1-Methyl-4-phenyl-piperidin-4-carbonsäure oder 1-Methyl-4-phenyl-piperidin-4-carbonsäure-äthylester, Methyl-phenyl-piperidinocarbonoyläthanol, Acide méthyl-1-phényl-4-pipéridyl carboxylique-4, ester éthylique, Ethyl 1-Methyl-4-phenyl-4-piperidine-carboxylate.

Formel Nr. 1, S. 783 $C_{15}H_{21}NO_2 \cdot HCl$ M.G. 283,80

Herstellung. Ursprünglich synthetisierte O. EISLEB [Ber. dtsch. chem. Ges. *74*, 1433 (1941)] Meperidin auf dem Wege der Kondensation von Benzylcyanid mit β,β-Dichlordiäthyläther und Ersatz des Pyran-Sauerstoffs in einer Reihe von Operationen durch die Methylaminogruppe. Später wurde der Syntheseweg verkürzt, indem Benzylcyanid mit Di-(2-chloräthyl)-methylamin umgesetzt wurde; anschließend wurde das Nitril hydrolysiert und die Carboxylgruppe äthyliert:

Unangenehm ist die Verw. des giftigen Senfgases Di-(2-chloräthyl)-methylamin. Aus diesem Grunde wurde die Synth. folgendermaßen abgeändert [EHRHARDT, G.: Bull. Narcot. *VIII/1*, 28 (1956)]:

Eine weitere Synth. geben F. BERGEL, A. L. MORRISON und H. RINDERKNECHT an (J. chem. Soc. *1944*, S. 265):

EISLEB, O.: D. P. 679281 v. 3. Aug. 1939; US-Pat. 2167351 v. 25. Juli 1939, US-Pat. 2403903 v. 16. Juli 1946 und US-Pat. 2418289 v. 1. April 1947 [ref. in CA (N. Y.) *41*, 4514b (1947)] für F. BERGEL, N C. HINDLEY, A. L. MORRISON und H. RINDERKNECHT.

Eigenschaften. Die freie Base besteht aus einer strahlig krist. Masse, die bei 30° schmilzt, stark alkalisch reagiert, sich wenig in W., dagegen leicht in Salzsäure unter Bildg. des Chlorhydrates löst. Das Hydrochlorid ist ein feines, weißes, geruchloses, krist. Pulver von salzig-bitterem Geschmack. Die Substanz löst sich leicht in A. u. sehr leicht in W. 1 Teil löst sich in etwa 1 T. W., in etwa 2 T. A. 90%, in etwa 3 T. Chlf., schwer lösl. in Ae. Ferner ist 1 T. in etwa 5 T. Glycerin lösl. (DAB 6 – 3. Nachtr. BRD).

Fp. 187 bis 191° (DAB 7 – BRD), 186 bis 189° (USP XVI), 186 bis 190° (Dan. IX, Nord. 63), 183 bis 187° (Helv. V – Suppl. II), 185 bis 188° (CsL 2), 185 bis 188,5° (Ross. 8 Add. 1952), 187 bis 189° (DAB 6 – 3. Nachtr. BRD, BP 63, Ph.Ned. 6), 185 bis 189° (ÖAB 9, CF 65, DAB 7 – DDR). Identifizierung nach KOFLER (ÖAB 9): Fp. (unter dem Mikroskop) 184 bis 189°. Eutektische Temperatur der Mischung mit Salophen 144°, mit Dicyandiamid 102°. – pKa = 8,7 (Nord. 63). Die wss. Lsg. (1 : 20) reagiert leicht sauer gegenüber Lackmus (pH ca. 6,0); 5%ige (g/ml) Lsg. pH 4,0 bis 6,0 (BP 63).

Unverträglichkeiten. Die Substanz ist unverträglich mit Alkali (auch Alkalicarbonat), Jod, Jodiden und Na-5-äthyl-5-(1-methylbutyl)-2-thiobarbitursäure.

Erkennung. 1. 2,0 ml Prüflsg. (2%ig g/ml) werden mit 4,0 ml Pikrinsäurelsg. im Wasserbad erwärmt, bis die amorphe Fällung kristallin geworden ist. Nach Erkalten Sammeln der Kristalle auf einem Filter u. mit W. waschen. Fp. nach dem Trocknen bei 100 bis 105°, 187 bis 190° (Pikrat) (DAB 6 – 3. Nachtr. BRD, Ph.Ned. 6, Nord. 63, ähnlich DAB 7 – BRD, DAB 7 – DDR). (USP XVI läßt 2 Std. bei 100 bis 105° trocknen). – 2. Nach Zugabe von 10 ml Trinitrophenollsg., die 1 Tr. Natronlauge enthält, zu einer 1%igen (g/ml) Lsg. der Substanz bildet sich ein gelber Nd., der nach Waschen mit W. bei 190° schmilzt (BP 63). – 3. In 1,0 ml d. Lsg. (2%ig g/ml) entsteht auf Zusatz von 4,0 ml Formaldehyd-Schwefelsäure eine Rotfbg. (DAB 6 – 3. Nachtr. BRD, DAB 7 – BRD, ähnlich ÖAB 9). – 4. 5 ml Lsg. (1%ig g/ml), versetzt mit 2 ml Natriumcarbonatlsg., fällt die Base in öliger Form, wird aber beim Trocknen auf einer porösen Platte fest und bildet eine farblose oder schwach gelbliche Masse (USP XVI); die gleiche Probe wird gemäß Ph.Ned. 6 mit Natronlauge durchgeführt. – 5. 5 ml einer Lsg. (1%ig g/ml) geben mit einigen Tr. Kaliumtetrajodomercurat(II)-Lsg. einen cremefarbenen Nd. (BP. 63, Ph.Ned. 6). – 6. Aus einer Lsg. von 2 mg Substanz in 1 ml W. scheiden 5 Tr. Jodlsg. ein Perjodid in Form dunkelbrauner öliger Tröpfchen aus (ÖAB 9). – 7. 20 mg Substanz mit 5 Tr. W., 2 Tr. verd. Essigsäure und 10 Tr. konz. Schwefelsäure zum Sieden erhitzt, geben nach kurzer Zeit neben dem Geruch nach Chlorwasserstoff den Geruch nach Essigsäureäthylester (ÖAB 9). – 8. 2,0 ml Lsg. (2%ig g/ml) geben nach dem Ansäuern mit Salpetersäure mit einigen Tr. Silbernitratlsg. einen weißen käsigen Nd. (Chlorid) (DAB 6 – 3. Nachtr. BRD, DAB 7 – BDR); ÖAB 9 charakterisiert anschließend den Nd. durch seine Unlöslichkeit in verd. Salpetersäure und Löslichkeit in verd. Ammoniak.

Prüfung. 5,0 ml (2%ig g/ml) Lsg. müssen klar und farblos sein (DAB 6 – 3. Nachtr. BRD, DAB 7 – BRD, ÖAB 9). Reaktion der Lsg.: 2 ml (2%ig g/ml) Lsg. dürfen durch 1 Tr. Methylrotlsg. weder gelb noch rot gefärbt sein (DAB 6 – 3. Nachtr. BRD, ähnlich ÖAB 9, DAB 7 – BRD).

Methadon, Morphin: 1,00 ml Prüflsg. (0,1000 g Substanz in 10,00 ml kohlendioxidfreiem W. gelöst) gibt nach Zusatz von 2 Tr. 2 n Salpetersäure und 3 Tr. Natriummolybdatophosphatlsg., (10,0 g/100,0 ml) einen weißen bis gelblichweißen Nd., der sich nach Zusatz von 2,00 ml 6 n Ammonik-Lsg. lösen muß. Die Lsg. darf keine Fbg. zeigen (DAB 7 – DDR).

Trocknungsverlust: 500 mg Substanz werden 4 Std. über konz. Schwefelsäure getrocknet und dürfen nicht mehr als 1% ihres Gewichtes verlieren (USP XVI); gemäß DAB 6 – 3. Nachtr. BRD, ÖAB 9 höchstens 0,5% bei 100 bis 105° getrocknet, ebenso BP 63, Nord. 63. DAB 7 – BRD. – Verbrennungsrückstand: Nicht über 0,1% (Sulfatasche, DAB 6 – 3. Nachtr. BRD, BP 63), nicht über 0,2% gemäß Ross. 8 – Add. 52; 0,2% (ÖAB 9). Schwermetalle dürfen in einer Lsg. von 0,5 g in 9,5 ml W. nicht nachweisbar sein (Helv. V – Suppl. II, ähnlich ÖAB 9). Nach DAB 6 – 3. Nachtr. BRD, höchstens 0,005%; nach Ross. 8 – Add. 52 nicht über 0,002%. Sulfate dürfen in der Lsg. von 0,5 g Substanz in 9,5 ml W. nicht nachweisbar sein (ÖAB 9). DAB 6 – 3. Nachtr. BRD fordert höchstens 0,05% Sulfat, Ross. 8 – Add. 52 nicht über 0,05%. – Fremde organische Stoffe: Eine Lsg. von 0,200 g Substanz in 5 ml Schwefelsäure muß klar sein und darf nach 5 Min. nicht stärker gefärbt sein als 5,0 ml einer Mischung von 2,5 ml Eisen(III)-chlorid-Lsg., 1,25 ml Kobalt(II)-chlorid-Lsg., 0,25 ml Kupfer(II)-sulfat-Lsg. und 96,0 ml 1%ige Salzsäure (DAB 6 – 3. Nachtr. BRD, ähnlich ÖAB 9). 0,1 g muß sich in 1 ml konz. Schwefelsäure unter Aufbrausen allmählich klar und völlig farblos lösen (Helv. V – Suppl. II).

Mikrochemische Erkennung. Nach E. G. C. CLARKE und M. J. WILLIAMS [J. Pharm. (Lond.) 7, 255 (1955); Bull. Narcot. *VII/3-4*, 33 (1955)] mit der Methode des hängenden

Tropfens: Ein sehr kleiner Tr. der Untersuchungslsg. (ca. 0,1 mm³) wird mit einem Glasstab, der zu einer Spitze von 1 mm Durchmesser ausgezogen ist, auf ein Deckgläschen gebracht. Hierzu wird 1 Tr. des Rg. hinzugefügt und beide Tr. gemischt. Ein Objektträger mit einer Vertiefung von ca. 13 mm Durchmesser wird mit 25%iger Gummi-arabicum-Lsg. umgeben, umgedreht, auf das Deckgläschen gepreßt und erneut gedreht. Der am Deckgläschen hängende und durch den Objektträger vor Verdunstung geschützte Tr. wird während 48 Std. mehrmals mit geringer Vergrößerung unter dem Mikroskop betrachtet. Pethidin gibt Niederschläge mit Goldbromid (5 g Goldchlorid + 5 g NaBr/100 ml W.), Bleijodid (30,0 g Kaliumacetat in 100 ml W. lösen, mit Essigsäure auf pH 6 eingestellt und mit Bleijodid sättigen), Pikrinsäure (gesättigte Lsg.), Platinchlorid (5 g/100 ml W.), Kaliumjodid (5 g/100 ml W.), Pikrolonsäure (gesättigte Lsg.), Styphninsäure (5 g/100 ml W.) [CLARKE, E. G. C., u. M. J. WILLIAMS: Bull. Narcot. *XI/1*, 27 (1959); s. auch R. OPFERSCHAUM: Öst. Apoth.-Ztg *6*, 543 (1952)].

Gehaltsbestimmung. DAB 6 – 3. Nachtr. BRD: Etwa 0,35 g Substanz, genau gewogen, werden nach Zusatz von 2,0 ml Natriumcarbonatlsg. und 50 ml Methylenchlorid in einem verschlossenen Erlenmeyerkolben von etwa 100 ml Inhalt 5 Min. lang geschüttelt. Nach Zugabe von 1,0 g Traganthpulver und 3 Min. langem Schütteln filtriert man nach 10 Min. durch Watte in einen Kolben von etwa 250 ml Inhalt und wäscht Kolben und Trichter 3mal mit je 10 ml Methylenchlorid. Das Gesamtfiltrat wird mit 20,0 ml 0,1 n Salzsäure versetzt und das Methylenchlorid auf dem Wasserbad abdestilliert. Nach Erkalten und Zugabe von 2 Tr. Methylrotlsg. und 1 Tr. Methylenblaulsg. wird der Säureüberschuß mit 0,1 n Kalilauge bis zum Farbumschlag nach Blau zurücktitriert (Feinbürette). 1 ml 0,1 n Salzsäure entspricht 0,02838 g $C_{15}H_{21}NO_2 \cdot HCl$. Geh. mindestens 99,0, höchstens 101,0% $C_{15}H_{21}NO_2 \cdot HCl$, bezogen auf die bei 100 bis 105° getrocknete Subst. – BP 63: 0,5 g, genau gewogen, in 40 ml W. gelöst, 2 ml NaOH-Lsg. hinzugegeben und sofort mit 25, 10 und 10 ml Chlf. extrahiert. Jeder Chlf.-Extrakt wird mit denselben 15 ml W. gewaschen und in einen trockenen Kolben filtriert. Die vereinigten Extrakte, die klar und ohne Wassertropfen sein sollen, werden mit 0,05 n Perchlorsäure titriert, unter Verwendung von 0,15 ml „Oracet Blau B"-Lsg. als Indikator. 1 ml 0,05 n Perchlorsäure entspr. 0,01419 g $C_{15}H_{21}NO_2 \cdot HCl$. Geh. nicht weniger als 99%, bezogen auf die getrocknete Subst.

USP XVI (ähnlich DAB 7 – BRD): 500 mg, genau gewogen, werden in einer Mischung von 10 ml Eisessig und 10 ml Quecksilberacetat gelöst, wenn nötig unter leichtem Erwärmen. Nach Zugabe von Methylrosanilinchlorid als Indikator, wird mit 0,1 n Perchlorsäure titriert. Eine Blindbestimmung wird als Vergleich durchgeführt. 1 ml 0,1 n Perchlorsäure sind 28,38 mg $C_{15}H_{21}NO_2 \cdot HCl$ äquivalent. Geh. 98 bis 101%, bezogen auf die getrocknete Subst.

ÖAB 9 läßt den Chloridanteil bestimmen (ähnlich DAB 7 – BRD). 0,2838 g Substanz werden in 20 ml W. gelöst, nach Zusatz von etwa 0,02 g Natriumhydrogencarbonat und einigen Tr. Kaliumdichromatlsg. mit 0,1 n Silbernitratlsg. auf rötlichgelb titriert. Für die angegebene Einwaage müssen 9,90 bis 10,05 ml 0,1 n Silbernitratlsg. verbraucht werden, entsprechend 99,0 bis 100,5% des theoretischen Wertes. 1 ml 0,1 n Silbernitratlsg. entspricht 28,38 mg $C_{15}H_{21}NO_2 \cdot HCl$. 1 g Pethidinchlorid entspricht 25,23 ml 0,1 n Silbernitratlsg.

Dan. IX: 0,1500 g werden chromatographiert; zur Titration der Base sollen 5,24 bis 5,31 ml 0,1 n Salzsäure verbraucht werden, was 99,1 bis 100,5% $C_{15}H_{21}NO_2 \cdot HCl$ entspricht.

Helv. V – Suppl. II: Wie Methadonum hydrochloricum, s. S. 888. 1 ml 0,1 n HCl entspr. 0,02836 g $C_{15}H_{21}NO_2 \cdot HCl$. Forderung: 98,5 bis 100,5%, bezogen auf die getrocknete Subst.

Ross. 8 – Add. 1952: 0,25 g werden in 25 ml W. gelöst und die Lsg. mit 5 Tr. verd. Salpetersäure und 25 ml 0,1 n Silbernitratlsg. versetzt. Man titriert mit 0,1 n Ammoniumrhodanidlsg., Eisenammoniumsulfat als Indikator. Forderung: Mindestens 99% $C_{15}H_{21}NO_2 \cdot HCl$.

Bestimmung mit Ionenaustauschern s. F. O. GUNDERSEN und Mitarbeiter [J. Pharm. (Lond.) *5*, 608 (1953)].

Über die Titration im wasserfreien Medium s. L. LEVI, P. M. OESTREICHER und CH. G. FARMILO [Bull. Narcot. *V/1*, 15 (1953)] (s. bei Hydroxypethidin).

Papierchromatographie. Whatman-Papier Nr. 3 MM, getränkt mit 2% Ammonsulfatlsg. (pH 5,3), Laufmittel iso-Butanol/Eisessig/Wasser (10 : 1 : 2,4 v/v/v); Pethidin R_f 0,77; gleiches Papier getränkt mit 0,5 Mol Kaliumdihydrogenphosphatlsg. (pH 4,2), gleiches Laufmittel, Pethidin R_f 0,91, sichtbar gemacht mit Kalium-hexajodoplatinat [GENEST, K., u. CH. P. FARMILO: Bull. Narcot. *XII/1*, 15 (1960)].

Dünnschichtchromatographie [BÄUMLER, J., u. S. RIPPSTEIN: Pharm. Acta Helv. *36*, 382 (1961)]. Neutrale Kieselgel-G-Platten. Laufmittel Methanol/Aceton/Triäthanolamin (1 : 1 : 0,3; v/v/v); R_f 0,55 bis 0,57, sichtbar gemacht mit modifiziertem Dragendorff-Rg.

nach R. Munier [Bull. Soc. Chim. biol. (Paris) *35*, 1225 (1953)]. Neutrale Kieselgel-G-Platten, Laufmittel Methanol, R_f 0,35 (Machata, G.: Mikrochim. Acta *1960*, S. 79).

Gaschromatographie s. K. D. Parker, C. R. Fontan und P. C. Kirk [Analyt. Chem. *35*, 356 (1963)].

Über den Nachweis von Dolantin und Polamidon in Urin und ihre Trennung von Morphin s. E. Vidic [Arch. exp. Path. Pharm. *212*, 339 (1951)].

IR-Spektrum s. L. Levi, Ch. E. Hubley und R. A. Hinge [Bull. Narcot. *VII/1*, 42 (1955)].

UV-Spektrum s. P. M. Oestreicher, Ch. G. Farmilo und L. Levi [Bull. Narcot. *VI/3* bis *4*, 41 (1954)].

Pethidin $\quad \lambda_{max}$ 252; 258; 264 mµ ($c = 0{,}5080$ g/l A.)
$\quad\quad\quad\quad\quad \varepsilon_{max}$ 176; 210; 157

Pethidin HCl $\quad \lambda_{max}$ 251 bis 252; 257; 263 mµ ($c = 0{,}5080$ g/l W.)
$\quad\quad\quad\quad\quad\quad\quad \varepsilon_{max}$ 176; 217; 174

Aufbewahrung. Gut verschlossen und vor Licht geschützt, vorsichtig aufzubewahren.

Anwendung. Pethidin ist ein Analgeticum, das in seiner Wirksamkeit dem Morphin nahekommt. Dabei hat es schwache spasmolytische Eigenschaften sowohl von atropinartigem wie papaverinartigem Charakter. Seine Anwendung, auch als Spasmolyticum, ist dann gerechtfertigt, wenn auch die Anwendung der Opiate, insbesondere von Morphin, ärztlich begründet ist.

Dosierung. DAB 6 – 3. Nachtr. BRD: Größte Einzelgabe 0,15 g; größte Tagesgabe 0,5 g. BP 63: s.c. oder i.m., oral 25 bis 100 mg; i.v. 25 bis 50 mg. ÖAB 9 ähnlich ergänzend Einzelmaximaldosis oral, i.m., s.c. 0,15 g; Tagesmaximaldosis oral, i.m., s.c. 0,5 g. Nord 63: Einzelmaximaldosis 0,2 g; Tagesmaximaldosis 0,6 g. DAB 7 – DDR: Einzelmaximaldosis (oral, i.m., s.c.) 0,15 g; (i.v.) 0,1 g ; Tagesmaximaldosis (oral, i.m., s.c.) 0,5 g; (i.v.) 0,3 g. DAB 7 – BRD: Einzelmaximaldosis 0,15 g; Tagesmaximaldosis 0,5 g.

Handelsformen: Adolan, Alodan (Lab. Gerot-Chem. Pharm., Österreich), Adolens (Salci, Italien), Algil (Maggioni, Italien), Antidol (Lab. Farbio, Italien), Bi-phen-al (Allied Drug Inc., USA), Centralgin (Amino AG, Schweiz), Demerol (Frederik Stearns & Co., USA), Demerol HCl (G. Breon & Co., USA), Dodonal (Riedel de Haen AG, Bundesrepublik), Dolantal (Bayer Products Ltfd., Großbritannien), Dolantin (Farbwerke Höchst, Bundesrepublik), Dolarenil (Paramed, Bundesrepublik), Dolenal (Zent S. p. A., Italien), Dolestin (Teva Middle East, Israel), Dolisina (C. Erba, Italien), Doloneurin (OPG-Utrecht, Niederlande), Dolosal (Spécia, Frankreich), Dolosil (De Angeli, Italien), Méfédina (Farmitalia, Italien), Mendelgina (Mendelejeff, Italien), Pantalgine (Union Chimique Belge, Belgien), Sauteralgyl (Lab. Sauter S. A., Schweiz), Simesalgina (Simes S. A., Italien), Spasmedal (Medinova, Schweiz) Suppolosal (Spécia, Frankreich).

Gesetzliche Bestimmungen s. S. 775ff.

Literatur: Index Merck 1961. – The Merck Index 1962. – Schaumann, O.: Die neuen synthetischen Analgetika. Sci. pharm. (Wien) *19*, 33 (1951). – Beckett, H. A.: Recent advances in pethidine-type analgesis. Bull. Narcot. *IX/4*, 37 (1957).

Hydroxypethidin(e) (INN). 1-Methyl-4-(3'-oxyphenyl)-piperidin-4-carbonsäureäthylester. Ethyl-4-(m-hydroxyphenyl)-1-methyl-isonipecotic acid ethyl ester. 1-Methyl-4-(m-hydroxyphenyl)-4-piperidinecarboxylic acid ethyl ester. Hoechst 10 440. Win 771.

Formel Nr. 2, S. 783 $\quad\quad\quad\quad C_{15}H_{21}NO_3 \cdot HCl \quad\quad\quad\quad$ M.G. 299,80

Herstellung. Die Herst. erfolgt nach O. Eisleb [DRP 752755 v. 19. Mai 1942, ausgegeben am 10. Nov. 1952 (f. IG-Farbenindustrie)] (s. auch Report Nr. PB 981 of the USA Office of the Publikations Board, Department of Commerce oder A. L. Morrison u. H. Rinderknecht: J. chem. Soc. *1950*, S. 1467).

Eigenschaften. Die Base stellt eine farblose, feste Substanz dar, Fp. 110°. Das farblose Hydrochlorid schmilzt bei 173 bis 174°. Das Hydrochlorid ist lösl. in A. u. W. Wss. Lsg. können durch kurzes Erhitzen sterilisiert werden.

Erkennung [Clarke, E. G. C.: Bull. Narcot. *XI/1*, 27 (1959)]. Mit Styphninsäure bilden sich Kristalle in Form von Blättchen, manchmal in Rosetten; mit Pikrinsäure entstehen rosettenförmige Kristalle, wobei die Empfindlichkeit 0,5 bzw. 1,0 γ beträgt. Ausführung s. Pethidin, Mikrochem. Erk., S. 786. Mit Formaldehyd-Schwefelsäure (Marquis-Rg.) tritt eine matt orange, mit Ammoniumvanadat (Mandelin-Rg.) eine matt grüne und mit Ammoniummolybdat eine leuchtend blaue, aber verblassende Farbe auf.

Gehaltsbestimmung. Titration in Eisessig mit 0,05 n Perchlorsäure in Ggw. von Hg-Acetat. Durchführung. 0,5 mval werden in 80 ml Eisessig gelöst und direkt mit 0,05 n Perchlorsäure bis zum blaugrünen Endpunkt unter Verw. einer Mikrobürette mit einer Einteilung in 0,01 ml titriert. Die Hydrochloride werden in 80 ml Eisessig gelöst, 5 ml der 6%igen Hg-Acetatlsg. hinzugesetzt und mit Perchlorsäure titriert [LEVI, L., P. M. OESTREICHER u. CH. G. FARMILO: Bull. Narcot. V/1, 15 (1953)].

Papierchromatographie [GENEST, K., u. CH. G. FARMILO: Bull. Narcot. XII/1, 15 (1960)] s. Pethidin, S. 787. Papier mit 2% Ammoniumsulfatlsg. getränkt, R_f 0,5; mit Kaliumhydrogenphosphatlsg. getränkt, R_f 0,79.

UV-Spektrum. Base in A. ($c = 0,0527$ g/l): λ_{max} 272 mµ; ε_{max} 2260.
Hydrochlorid in W. ($c = 0,1010$ g/l): λ_{max} 275 mµ; ε_{max} 1960.

IR-Spektrum s. L. LEVI, CH. E. HUBLEY und R. A. HINGE [Bull. Narcot. VII/1, 44 (1955)].

Aufbewahrung. Gut verschlossen und vor Licht geschützt, vorsichtig aufzubewahren.

Anwendung. Analgeticum, keine wesentlichen Vorteile gegenüber Pethidin (s. o.).

Gesetzliche Bestimmungen s. S. 775ff.

Etoxeridin(e) (INN). Etoxeridinum. 1-[2-(2'-Hydroxyäthoxy)-äthyl]-4-phenylpiperidin-4-carbonsäureäthylester Acide [(hydroxy-2 éthoxy)-2-éthyl]-1 phényl-4 piperidine carboxylique-4. Ester éthylique de l'Ethyl-4-phényl-1-[2-(2'-hydroxyéthoxy)-éthyl]-isonipecotate. 4-Phenyl-1-[2-(2'-hydroxyethoxy)-ethyl]-isonipecotic acid ethyl ester.

Formel Nr. 3, S. 783 $C_{17}H_{27}NO_4$ M.G. 289,41

Herstellung [MORREN, H., u. H. STRUBBE: Ind. chim. belg. 22, 795 (1957); ref. in CA (N. Y.) 52, 381d (1958). MORREN, H.: Belg. Pat. 552626 v. 16. Mai 1957]. Durch Einwirkung von 2-(2'-Chloräthoxy)-äthanol auf 4-Phenylpiperidin-4-carbonsäureäthylester in Ggw. basischer Kondensationsmittel.

Eigenschaften. Die Base stellt eine ölige Flüssigkeit dar, Kp.$_{0,02\ Torr}$ 170°C. Das Hydrochlorid ist eine kristalline farblose Substanz. Fp. 115°.

Erkennung [CLARKE, E. G. C.: Bull. Narcot. XI/1, 27 (1959)]. Mit Bleijodid bilden sich Büschel feiner Kristallnadeln und Plättchen mit Platinjodid. Empfindlichkeit 0,1 γ. Ausführung s. Pethidin, Mikrochem. Erk., S. 786. Farbreaktion nur mit Formaldehyd-Schwefelsäure (Marquis-Rg.) matt orange.

Aufbewahrung. Gut verschlossen und vor Licht geschützt, vorsichtig aufzubewahren.

Anwendung. Analgeticum.

Handelsform: Carbeditine (Union Chimique Belge).

Gesetzliche Bestimmungen s. S. 775ff.

Anileridin(e) (INN). Anileridinum ist das Dichlorid bzw. Phosphat von 1-[2-(4'-Aminophenyl)äthyl]-4-phenyl-piperidin-4-carbonsäure-äthylester. Ester éthylique de l'Acide[2-(4'amino-phényl)-éthyl]-1-phényl-4 piperidine-carboxylique-4. Ethyl-4-phenyl-1-[2-(4,aminophenyl)ethyl]-isonipecotate. 4-Phenyl-1-[2-(4'-aminophenyl)-ethyl]-isonipecotic acid ethyl ester. [β-(p-Aminophényl)-éthyl]-1 phényl-4 carbethoxy-4 piperidine. Anileridine Hydrochloride bzw. Phosphate NND 1962.

Formel Nr. 4, S. 783 $C_{22}H_{28}N_2O_2 \cdot 2$ HCl   M.G. 425,40

Herstellung [WEIJLARD, J., P. D. ORAHOVATS, A. P. SULLIVAN, G. PURDUE, F. D. HEATH u. K. PFISTER: J. Amer. chem. Soc. 78, 2342 (1956)]. Aus 4-Aminophenyläthylchlorid-hydrochlorid und 4-Phenylisonipecotat (= 4-Phenylpiperidin-4-carbonsäureäthylester) in A. unter Zusatz von NaHCO$_3$.

Eigenschaften. Die farblose, kristallisierende Base schmilzt bei 83°. Das Dihydrochlorid schmilzt nach Umkristallisieren aus Methanol/Ae. und Methanol bei 280 bis 287°. pK-Werte in wäßrigem A. 3,7 und 7,5.

Erkennung [CLARKE, E. G. C.: Bull. Narcot. XI/1, 27 (1959)]. Mit Bleijodid bilden sich verästelte stäbchenförmige Kristalle und große Plättchen sowie kleine Nadeln mit Kaliumjodid. Empfindlichkeit 0,25 γ. Ausführung s. Pethidin, Mikrochem. Erk., S. 786. Farbreaktion mit Formaldehyd-Schwefelsäure (Marquis-Rg.). Keine Färbungen entstehen mit Ammoniumvanadat (Mandelin-Rg.) und mit Ammoniummolybdat (Fröhde-Rg.).

UV-Spektrum [WEIJLARD, J., P. D. ORAHOVATS, A. P. SULLIVAN, G. PURDUE, F. F. HEATH u. K. PFISTER: J. Amer. chem. Soc. *78*, 2342 (1956)]. Bei pH 7 in Methanol λ_{max} 235 mµ $E_{1\,cm}^{1\%}$ 293 und λ_{max} 289 mµ $E_{1\,cm}^{1\%}$ 34,5.

Aufbewahrung. Gut verschlossen und vor Licht geschützt, vorsichtig aufzubewahren.

Anwendung. Anileridinphosphat und Anileridindihydrochlorid besitzen gleiche Wirkungen. Als synthetische zentrale Analgetica liegt ihre Wirkung zwischen der des Pethidins (z. B. Dolantin) und der des Morphins. Ähnlich dem Pethidin weist Anileridin einen mäßigen spasmolytischen Effekt auf. Anileridinhydrochlorid wird schnell vom Gastrointestinaltrakt resorbiert. Die Analgesie dauert etwa 2 bis 4 Std. Wie durch fast alle zentralen Analgetica wird die sedative Wirkung der Ultrakurz-Barbiturate und anderer Narcotica des Zentralnervensystems durch Anileridin potenziert. Anileridinhydrochlorid wird im Gegensatz zu Anileridinphosphat nur oral verwendet. Neben einer hustenreizhemmenden Wirkung besitzt es einen geringen atmungshemmenden Effekt. Das für Morphin typische Erbrechen sowie Obstipation fehlen bei Anileridin.

Dosierung. Die gebräuchliche orale Dosis des Anileridinhydrochlorids beträgt 25 mg und wird, wenn erforderlich, wiederholt. Anileridinphosphat wird s.c., i.m. oder i.v. appliziert. Die Dosierung richtet sich nach der Schwere des Falles.

Handelsformen: Leritine phosphate (Merck, Sharp & Dohme), Leritine dihydrochloride (Merck, Sharp & Dohme).

Gesetzliche Bestimmungen s. S. 775 ff.

Literatur: NND 1962. – ORAHOVATS, P. D.: J. Pharm. (Lond.) *119*, 26 (1957). – ELPERN, B.: J. Amer. chem. Soc. *79*, 1951 (1957). – THERIEN, R.: J. Amer. med. Ass. *168*, 2098 (1958).

Benzethidin(e) (INN). 1-(2'-Benzoxyäthyl)-4-phenyl-piperidin-4-carbonsäureäthylester. (Benzoxy-2' éthyl)-1 phényl-4 pipéridine-(4)-carboxylate d'éthyle. Ethyl 1-(2'-Benzoxyéthyl)-4-phénylisonicopecotate. 1-(2'-Benzoxyethyl)-4-phenylisonipecotic acid ethyl ester.

Formel Nr. 5, S. 783 $C_{23}H_{28}NO_3$ M.G. 367,49

Erkennung [CLARKE, E. G. C.: Bull. Narcot. *XIII/4*, 17 (1961)]. Mit Goldchlorid bilden sich kleine plattenförmige Kristalle und mit Kaliumpermanganat federförmige Rosetten. Beide Kristallisationen müssen über Nacht stehen; Empfindlichkeit 0,1 γ. Ausführung s. Pethidin, Mikrochem. Erk., S. 786. Farbreaktionen mit Formaldehyd-Schwefelsäure (Marquis-Rg.) orange, Ammoniumvanadat (Mandelin-Rg.) und Ammoniummolybdat (Fröhde-Rg.) orangebraun. Vitali-Test keine Färbung.

Aufbewahrung. Gut verschlossen und vor Licht geschützt, vorsichtig aufzubewahren.

Anwendung. Analgeticum.

Gesetzliche Bestimmungen s. S. 775 ff.

Furethidin(e) (INN). 1-(2'-Tetrahydrofurfuryl-oxy-äthyl)-4-phenyl-piperidin-4-carbonsäureäthylester. Furfuryloxy-äthylnorpethidin. Ethyl 1-(2'-tetrahydrofurfuryloxy-ethyl)-4-phenylisonipecotate. 1-(2'-Tetrahydrofurfuryloxy-ethyl)-4-phenylisonipecotic acid ethyl ester. Ethyl-1 phényl-4 pipéridine (4)-carboxylate d'éthyle.

Formel Nr. 6, S. 783 $C_{20}H_{29}NO_4$ M.G. 347,46

Erkennung. Furethidin ist durch Mikroreaktionen nicht leicht zu identifizieren. Die Substanz gibt mit den üblichen Fällungsreagentien entweder keine Niederschläge oder nur ölige Verbindungen, die nicht kristallisieren. Eine wenig charakteristische Orangefärbung tritt nur mit Formaldehyd-Schwefelsäure (Marquis-Rg.) auf [CLARKE, E. G. C.: Bull. Narcot. *XIII/4*, 17 (1961)].

Aufbewahrung. Gut verschlossen und vor Licht geschützt, vorsichtig aufzubewahren.

Anwendung. Zentral wirkendes Analgeticum, ähnlich dem Pethidin (z. B. Dolantin).

Gesetzliche Bestimmungen s. S. 775 ff.

Morpheridin(e) (INN). Morpheridinum NFN 1959. Morpholino-äthylnorpethidin. 1-(2'-Morpholinoäthyl)-4-phenyl-piperidin-4-carbonsäureäthylester.   Ethyl-1-(2'-morpholinoethyl)-4-phenyl-isonipecotate. 1-(2'-Morpholinoethyl)-4-phenylpiperidine-4-carboxylic acid ethyl ester. Acide (morpholino-2′ éthyl)-1 phényl-4 pipéridinecarboxylique-(4), éthylate de l′.

Formel Nr. 7, S. 783 $C_{20}H_{30}N_2O_3 \cdot 2\,HCl$ M.G. 419,39

Herstellung [ANDERSON, R. J., P. M. FREARSON u. E. S. STERN: J. chem. Soc. *1956*, S. 4088]. Umsetzung von 4-Phenylpiperidin-4-carbonsäureäthylester mit 2-Morpholinoäthylchlorid in A. bei Ggw. von wasserfreiem Natriumcarbonat als basisches Kondensationsmittel.

Eigenschaften. Die freie Base stellt ein Öl dar: Kp.$_{0,5\,Torr}$ 188 bis 192°, n_D^{18} 1,5276. Das Morpheridindihydrochlorid bildet farblose Kristalle, Fp. 264 bis 266° nach Umkristallisieren aus wss. A., Pikrat Fp. 247 bis 248°.

Erkennung [CLARKE, E. G. C.: Bull. Narcot. XI/1, 27 (1959)]. Mit Kaliumtetrajodowismutat bilden sich kleine Rosetten und Fächer aus Nadeln, mit Kaliumtetrajodocadmat Plättchen, oftmals in Büscheln. Ausführung s. Pethidin, Mikrochem. Erk., S. 786. Die Kristallisation muß über Nacht stehenbleiben. Empfindlichkeit 0,1 γ. Eine matte Orangefbg. tritt nur mit Formaldehyd-Schwefelsäure (Marquis-Rg.) auf. Keine Farbreaktion mit Ammoniumvanadat (Mandelin-Rg.) und Ammoniummolybdat (Fröhde-Rg.).

Aufbewahrung. Gut verschlossen und vor Licht geschützt, vorsichtig aufzubewahren.

Anwendung. Im Tierversuch ist Morpheridin drei- bis siebenmal so wirksam wie Pethidin.

Gesetzliche Bestimmungen s. S. 775 ff.

Pheneridin(e) (INN). Phenäthylnorpethidin. Pheneridinum (NFN 1958). 1-Phenäthyl-4-phenyl-piperidin-4-carbonsäureäthylester.   4-Carbethoxy-4-phenyl-1-(2′-phenylethyl)-piperidine. (Phényl-2 éthyl)-1 carbethoxy-4 phényl-4 pipéridine. Ethyl 1-(2′-phenylethyl)-4-phenylisonipecotate. 1-(2′-Phenylethyl)-4-phenylisonipecotic acid ethyl ester.

Formel Nr. 8, S. 783 $C_{22}H_{27}NO_2$ M.G. 337,46

Herstellung [PERRINE, TH. D., u. N. B. EDDY: J. org. Chem. *21*, 125 (1956)]. Ausgehend vom 4-Carbäthoxy-4-phenyl-1-(2-phenyläthyl)-piperidin durch Kondensation mit Styroloxid und anschließende Hydrierung mit Pd-Katalysator. Oder nach B. ELPERN, L. N. GARDINER und L. GRUMBACH [J. Amer. chem. Soc. *79*, 1951 (1957)] durch katalytische Reduktion eines Gemisches von Phenylacetaldehyd und 4-Phenylpiperidin-4-carbonsäureäthylester.

Eigenschaften. Die freie Base ist hygroskopisch. Fp. 55 bis 56°. Fp. des Hydrochlorids 186 bis 190° nach Umkristallisieren aus A./Ae. (Das Salz konnte nicht analytisch rein erhalten werden.) Das Perchlorat schmilzt zwischen 219 und 221° (aus A.).

Aufbewahrung. Gut verschlossen und vor Licht geschützt.

Anwendung. Die analgetische Wirkung im Tierversuch (Maus) nach s.c. Applikation beträgt 4,3 mg/kg, im Vergleich dazu Morphin 1,6 mg/kg, Pethidin 8,6 mg/kg.

Gesetzliche Bestimmungen s. S. 775 ff.

Oxypheneridin(e) (INN). Oxypheneridinum (NFN 1958). 1-(2′-Phenyl-2′-hydroxy-äthyl)-4-phenyl-piperidin-4-carbonsäure-äthylester. 4-Carbethoxy-4-phenyl-1-(2′-phenyl-2′-hydroxyethyl)-piperidin. Ethyl 1-(2′-phenyl-2′-hydroxyethyl)-4-phenylisonipecotate. 1-(2′-Phenyl-2′-hydroxyethyl)-4-phenylisonipecotic acid ethyl ester. (Phényl-2′ hydroxy-2′ éthyl)-1 carbéthoxy-4 phényl-4 pipéridine.

Formel Nr. 9, S. 784 $C_{22}H_{27}NO_3$ M.G. 353,46

Herstellung [PERRIN, TH. D., u. N. B. EDDY: J. org. Chem. *21*, 125 (1956)] s. auch Pheneridin.

Eigenschaften. Der Fp. der farblosen Base beträgt nach Reinigung mittels Vakuum-Sublimation bei 125° u. 10^{-4} Torr 126 bis 127°. Das Hydrochlorid schmilzt bei 180 bis 193°.

Aufbewahrung. Gut verschlossen und vor Licht geschützt.

Anwendung. Analgeticum mit zentraler Wirkung. Der analgetische Effekt betrug bei der pharmakologischen Prüfung (Maus) 3,0 mg/kg, im Vergleich hierzu Morphin 1,6 mg/kg und Pethidin 8,6 mg/kg.

Piminodin(e) (INN, NFN 1960 BAN). 1-(3'-Phenylaminopropyl)-4-phenyl-piperidin-4-carbonsäureäthylester. 4-Carboethoxy-4-phenyl-1-(3'-anilinopropyl)-piperidin. Ethyl 1-(3'-anilinopropyl)-4-phenylisonipecotate. 1-(3'-Anilinopropyl)-4-phenylisonipecotic acid ethylester. 1-(γ-Anilinopropyl)-4-phenyl-4-carbäthoxy-piperidin. Anoperidine. Win 13797-3.

Formel Nr. 10, S. 784 $C_{23}H_{30}N_2O_2$ M.G. 366,50

Herstellung. Nach B. ELPERN, PH. CARABATEAS, A. E. SORIA, L. N. GARDNER und L. GRUMBACH [J. Amer. chem. Soc. *81*, 3784 (1959)] aus 1-(3-Chlorpropyl)-4-phenyl-piperidin-4-carbonsäureäthylester (I) und Anilin in wss. Suspension bei Ggw. von Natriumcarbonat gibt 1-(3'-Anilinopropyl)-4-phenylpiperidin-4-carbonsäureäthylester. Das (I) wird aus 4-Phenylpiperidin-4-carbonsäureäthylester und Trimethylenchlorhydrin und anschließender Umsetzung des gebildeten 1-(3-Hydroxypropyl)-4-phenylpiperidin-4-carbonsäureäthylester mit Thionylchlorid erhalten.

Erkennung [CLARKE, E. G. C.: Bull. Narcot. *XIII/4*, 17 (1961)]. Kleine Rosetten-Blättchen mit Kaliumjodid und Bündel einzelner Blättchen mit Kaliumchromat. Empfindlichkeit 0,25 γ. Ausführung der Rk. s. Pethidin, Mikrochem. Erk., S. 786. Keine Farbreaktion mit Formaldehyd-Schwefelsäure (Marquis-Rg.), Ammoniumvanadat (Mandelin-Rg.) und Ammoniummolybdat (Fröhde-Rg.). Der Vitali-Test zeigt einen Farbübergang von Orange über Gelb nach Orange. Empfindlichkeit 0,5 γ.

Aufbewahrung. Gut verschlossen und vor Licht geschützt, vorsichtig aufzubewahren.

Anwendung. Zentral wirkendes Analgeticum bedeutend stärker als Pethidin (z. B. Dolantin) und Morphin [BERRY, CH., A. BURKHALTER, L. W. DAVIS, E. G. GROSS u. H. H. KEASLING: J. Amer. pharm. Ass., sci. Ed. *48*, 365 (1959)].

Handelsform: Alvodine (Winthrop), Cimadon.

Gesetzliche Bestimmungen s. S. 775 ff.

Phenoperidin(e) (INN). 1-Phenyl-3-[(4'-phenyl-4'-carbäthoxy)-piperidino]-1-propanol. 1-(3'-Hydroxy-3'-phenylpropyl)-4-phenyl-piperidin. 1-(3'-Phenyl-3'-hydroxypropyl)-4-phenyl-piperidin-4-carbonsäureäthylester. 4-Carbethoxy-4-phenyl-1-(3'-phenyl-3'-hydroxypropyl)-piperidin. Ethyl 1-(3'-phenyl-3'-hydroxypropyl)-4-phenylisonipecotate. 1-(3'-Phenyl-3'-hydroxy-propyl)-4-phenyl-isonipecotic acid ethyl ester. (Hydroxy-3' phényl-3' propyl)-1 phényl-4 pipéridine carboxylate-4 d'éthyle. 1-Phenyl-3-(4-äthoxycarbonyl-4-phenyl-1-piperidyl)-propanol-(1).

Formel Nr. 11, S. 784 $C_{23}H_{29}NO_3 \cdot HCl$ M.G. 403,95

Herstellung (JANSSEN, P. A. J.: Belg. Pat. 576331 v. 31. März 1959). 4-Carbäthoxy-4-phenylpiperidinhydrochlorid werden mit Paraformaldehyd und Acetophenon am Rückfluß gekocht. Aus dem entstehenden β-[(4-Carbäthoxy-4-phenyl)-piperidino]-propiophenon wird durch Reduktion der Ketogruppe mittels Natriumborhydrid das Phenoperidin gebildet.

Eigenschaften. Phenoperidinhydrochlorid bildet farblose Kristalle, die bei 197 bis 198,5° schmelzen.

Mikrochemische Erkennung [CLARKE, E. G. C.: Bull. Narcot. *XIII/4*, 17 (1961)]. Phenoperidin bildet mit Kaliumpermanganat plättchenförmige Kristalle (Empfindlichkeit 0,1 γ). Kaliumjodid liefert Rosetten stäbchenförmiger Kristalle (Empfindlichkeit 0,1 γ). Zur Ausführung der Reaktionen s. Morphinhydrochlorid. Phenoperidin gibt keine Farbreaktionen mit Formaldehyd-Schwefelsäure (Marquis-Rg.), Ammoniumvanadat (Mandelin-Rg.) und Natriumwolframat (Reinhard-Rg.). Eine schwache Braunfbg. tritt mit seleniger Säure (Mecke-Rg.) auf. Der Vitali-Test liefert nur eine schwache Orangefbg.

Papierchromatographie [CLARKE, E. G. C.: Bull. Narcot. *XIII/4*, 17 (1961)] s. Dimenoxadol.

Aufbewahrung. Gut verschlossen und vor Licht geschützt, vorsichtig aufzubewahren.

Anwendung. Als Analgeticum, chemisch dem Pethidin (s. d.) verwandt. Phenoperidin besitzt etwa die 70fache Wirkung des Pethidins.

Handelsform: R 1406 (Dr. C. Janssen).

Gesetzliche Bestimmungen s. S. 775 ff.

Diphenoxylat(e) (INN). 1-(3'-Cyan-3',3'-diphenylpropyl)-4-phenylpiperidin-4-carbonsäureäthylester. 4-Carbethoxy-4-phenyl-1-(3'-cyano-3',3'-diphenylpropyl)-piperidin. Ethyl 1-(3'-cyano-3',3'-diphenylpropyl)-4-phenylisonipecotate. 1-3'(-Cyano-3',3'-diphenylpropyl)-4-phenylisonipecotic acid ethyl ester. (Cyano-3' diphenyl-3',3' propyl)-1 phényl-4 pipéridine carboxylate-4 d'éthyle.

Formel Nr. 12, S. 784 $C_{30}H_{32}NO_2 \cdot HCl$ M.G. 475,05

Herstellung [JANSSEN, P. A. J.: US-Pat. 2898340 v. 4. Aug. 1956; ref. in CA (N. Y.) *54*, 2367a (1960)]. Aus 4-Phenylpiperidin-4-carbonsäureäthylester und 2,2-Diphenyl-4-brombutyronitril in Xylol durch 24stündiges Erhitzen auf 120°. Nach Reinigen wird aus ätherischer Lsg. mit gasförmigem Chlorwasserstoff der 1-(3',3'-Diphenyl-3'-nitrilo)-propyl-4-phenylpiperidin-4-carbonsäureäthylester als Hydrochlorid gefällt.

Eigenschaften. Das Hydrochlorid bildet farblose Kristalle. Fp. 220,5 bis 222,5°.

Aufbewahrung. Gut verschlossen und vor Licht geschützt, vorsichtig aufzubewahren.

Anwendung. In kleinen Dosen (z.B. 2,5 mg) als symptomatisches Antidiarrhoicum. In Dosen von 40 bis 60 mg erzeugt Diphenoxylat morphinähnliche Euphorie, außerdem kann die Verbindung Abstinenzsymptome nach Morphinabusus vollständig unterdrücken.

Handelsformen: Lomotil (Searle), R 1132 (Eupharma), Reasec (Eupharma Dr. Janssen), Retardin (Leo).

Gesetzliche Bestimmungen s. S. 775 ff.

Pethidin-Gruppe 2

Alphaprodin(e) (INN). ($\pm$)-α-(cis)-1,3-Dimethyl-4-phenyl-4-propionoxypiperidin.

Formel Nr. 1, S. 794 $C_{16}H_{23}NO_2 \cdot HCl$ M.G. 297,83

Herstellung. ZIERING, A., u. J. LEE: J. org. Chem. *12*, 911 (1947). — ZIERING, A., A. MOTCHANE u. J. LEE: J. org. Chem. *22*, 1521 (1957). — ZIERING, A., u. J. LEE (f. Hoffmann La Roche Inc., USA): US-Pat. 2498431—33 v. 13. Juni 1945 u. 8. Juli 1946; ref. in Chem. Zbl. II, 2587 (1950).

Eigenschaften. Fp. 220 bis 221° (Hydrochlorid) [ZIERING, A. u. Mitarb.: J. org. Chem. *22*, 1521 (1957)]. Alphaprodinhydrochlorid stellt ein weißes, kristallines bitteres Pulver dar mit fischähnlichem Geruch. Es ist lösl. in W., weniger lösl. in A. und unlösl. in Ae. pH einer 1%igen Lsg. 4,5 bis 5,2. Die Substanz ist an der Luft, am Licht und in der Wärme stabil.

Erkennung [CLARKE, E. G. C.: Bull. Narcot. *XI/1*, 27 (1959)]. Mit Pikrinsäure entstehen plattenförmige Kristalle, deren Ränder sägezahnartig gekerbt sind, oftmals in Büscheln. Mit Styphninsäure bilden sich sehr kleine Kristalle, die am besten im polarisierten Licht zu betrachten sind. Die Empfindlichkeit beträgt im ersten Fall 0,025 γ, im letzteren 0,1γ. Ausführung s. Pethidin, Mikrochem. Erk., S. 786. Mit Formaldehyd-Schwefelsäure (Marquis-Rg.) tritt eine bräunlich-rote, mit Ammoniumvanadat (Mandelin-Rg.) eine blaugraue, mit Ammoniummolybdat (Fröhde-Rg.) eine blaugraue Farbe auf, die im letzten Fall über bläulich in grün übergeht.

Gehaltsbestimmung. Titration in Eisessig mit 0,05 n Perchlorsäure in Ggw. von Quecksilberacetat; s. Hydroxypethidin, S. 789. [LEVI, L., P. M. OESTREICHER u. CH. G. FARMILO: Bull. Narcot. *V/1*, 15 (1953)].

UV-Spektrum [OESTREICHER, P. M., CH. H. FARMILO u. L. LEVI: Bull. Narcot. *VI/3 bis 4*, 42 (1954)].

d,l-α-Prodin λ_{max} 252; 258; 264 mµ ($c = 0{,}5400$ g/l A.)
                ε_{max} 171; 207; 154

d,l-α-Prodinhydrochlorid λ_{max} 251; 257; 263 mµ ($c = 0{,}4960$ g/l W.)
                           ε_{max} 168; 203; 151.

Aufbewahrung. Gut verschlossen, vorsichtig aufzubewahren.

Anwendung. Alphaprodinhydrochlorid, eine Substanz aus der Gruppe der „umgekehrten Pethidinester", zeigt analgetische Wirksamkeit, die die des Morphins übertrifft und von einem sedativen Effekt begleitet ist. Als Nebenwirkungen können Schwindel, Juckreiz und Schweißabsonderung auftreten, aber gegenüber Morphin seltener Brechreiz sowie schwächere respiratorische Depression. Die analgetischen und depressiven Wirkungen sind etwas geringer, aber rascher und von kürzerer Dauer als beim Morphin.

Pethidin-Gruppe 2

Derivate des 4-Phenyl-4-propionoxy-piperidins

Lfd. Nr.	Wissenschaftliche Bezeichnung	Internationale Kurzbezeichnung INN	R_1	R_2	R_3	R_4	Synonyma	BTM-VO[1]
1	(±)α(cis)-1,3-Dimethyl-4-phenyl-4-propionoxypiperidin	Alphaprodin	—CH_3	—CH_3	—H	—H	Nisentil	§ 9 Abs. 1
2	(±)β(cis)-1,3-Dimethyl-4-phenyl-4-propionoxypiperidin	Betaprodin	—CH_3	—CH_3	—H	—H	Nu-1779	§ 9 Abs. 1
3	(±)α(trans)-1-Methyl-3-äthyl-4-phenyl-4-propionoxypiperidin	Alphameprodin	—CH_3	—CH_2—CH_3	—H	—H	Nu-1932	§ 9 Abs. 1
4	(±)β(cis)-1-Methyl-3-äthyl-4-phenyl-4-propionoxypiperidin	Betameprodin	—CH_3	—CH_2—CH_3	—H	—H	Nu-1932	§ 9 Abs. 1
5	1-Methyl-3-allyl-4-phenyl-4-propionoxypiperidin	Allylprodin	—CH_3	—CH_2—CH=CH_2	—H	—H	RO-2-7113	§ 7 Abs. 2
6	1,2,5-Trimethyl-4-phenyl-4-propionoxypiperidin	Trimeperidin	—CH_3	—H	—CH_3	—CH_3	Promedol	§ 9 Abs. 1

[1] Siehe Fußnote S. 784.

Applikation allgemein s.c. Die i.v. Injektion wird empfohlen, wenn eine sehr rasche und kurze Analgesie gewünscht wird.

Handelsformen: Nisentil (Hoffmann-La Roche, USA), Prisildine.

Gesetzliche Bestimmungen s. S. 775 ff.

Betaprodin(e) (INN). ($\pm$)-β-1.3-Dimethyl-4-phenyl-4-propionoxy-piperidin.

Formel Nr. 2, S. 794 $C_{16}H_{23}NO_2 \cdot HCl$ M.G. 297,83

Herstellung s. Alphaprodin.

Eigenschaften. Fp. 190 bis 192° (Hydrochlorid) [ZIERING, A. u. Mitarb.: J. org. Chem. *12,* 911 (1947)], sonst wie Alphaprodin.

Erkennung [CLARKE, E. G. C.: Bull. Narcot. XI/1, 27 (1959)]. Mit Bleijodid bilden sich Rosetten oder Büschel unregelmäßiger Kristalle. Styphninsäure bildet Platten, oftmals in Rosetten. Empfindlichkeit jeweils 0,1 γ. Mit Formaldehyd-Schwefelsäure (Marquis-Rg.) tritt eine purpurrote, mit Ammoniumvanadat (Mandelin-Rg.) eine blaugraue und mit Ammoniummolybdat (Fröhde-Rg.) eine blaugraue, dann bläulichgrüne Farbe auf.

UV-Spektrum.
d,l-β-Prodinhydrochlorid λ_{max} 252; 257; 263 mμ ($c = 0{,}5200$ g/l W.)
                                   ε_{max} 175; 212; 172.

IR-Spektrum. In Chlf. 4,29%ige Lsg. s. A. ZIERING u. Mitarbeiter [J. org. Chem. *22,* 1521 (1957)].

Aufbewahrung s. unter Alphaprodin, S. 793.

Anwendung. Die analgetische Wirksamkeit beträgt etwa das siebenfache des Morphins [ZIERING, A. u. Mitarb.: J. org. Chem. *22,* 1525 (1957)].

Gesetzliche Bestimmungen s. S. 775 ff.

Alphameprodin(e) (INN).   ($\pm$)-α-1-Methyl-3-äthyl-4-phenyl-4-propionoxy-piperidin. Alphameprodinum NFN 1953.

Formel Nr. 3, S. 794 $C_{17}H_{25}NO_2 \cdot HCl$ M.G. 311,85

Herstellung [ZIERING, A., A. MOTCHANE u. J. LEE: J. org. Chem. *22,* 1521 (1957) und A. ZIERING u. J. LEE: J. org. Chem. *12,* 911 (1947)]. Allgem. Darstellungsschema der Prodine nach A. ZIERING u. Mitarbeiter [J. org. Chem. *22,* 1521 (1957)]:

$$H_2C=C(R)-COOC_2H_5 \xrightarrow{CH_3NH_2} H_3C-N(H)-CH_2-C(H)(R)-COOC_2H_5 \xrightarrow{H_2C=CH-COOC_2H_5}$$

$$H_3C-N(CH_2-CH_2-COOC_2H_5)(CH_2-CH_2-COOC_2H_5) \xrightarrow[\text{(2) 20\% HCl}]{\text{1) Na}} \text{[3-R-4-oxo-1-methylpiperidin]} \xrightarrow[\text{(2) H}_2\text{O}]{\text{(1) C}_6\text{H}_5\text{Li}} \text{[4-phenyl-4-OH-3-R-1-methylpiperidin]}$$

$$\xrightarrow{(CH_3-CH_2-O-)_2O} \text{[4-phenyl-4-(O-CO-C}_2\text{H}_5\text{)-3-R-1-methylpiperidin]}$$

1-Methyl-3-Alkyl-4-phenyl-4-propionoxypiperidin

R = —CH$_3$:   Alpha- und Betaprodin
R = —C$_2$H$_5$:   Alpha- und Betameprodin
R = —CH$_2$—CH=CH$_2$:   Allylprodin.

Eigenschaften. Farblose Kristalle; Fp. 229 bis 230° (Hydrochlorid) (aus Aceton/Methanol).

Aufbewahrung. Gut verschlossen und vor Licht geschützt, vorsichtig aufzubewahren.

Anwendung. Zentrales Analgeticum, dessen Wirkungsstärke etwa der des Morphins gleichkommt.

Gesetzliche Bestimmungen s. S. 775 ff.

Betameprodin(e) (INN). ($\pm$)-β-1-Methyl-3-äthyl-4-phenyl-4-propionoxy-piperidin.

Formel Nr. 4, S. 794 $\qquad$ $C_{17}H_{25}NO_2 \cdot HCl$ $\qquad$ M.G. 311,85

Herstellung s. Alphameprodin.

Eigenschaften. Das Hydrochlorid bildet farblose Kristalle; lösl. in W., unlösl. in Ae. Fp. 201 bis 203° (aus Aceton/Methanol).

Erkennung. Nach E. G. C. CLARKE [Bull. Narcot. *XI/1*, 27 (1959)] bilden sich mit Bleijodid kleine lanzettförmige Kristalle, die manchmal rosettenartig zusammengelagert sind. Bündel derber Stäbchen entstehen mit Pikrinsäure.
Empfindlichkeit je 0,1 γ. Ausführung s. Pethidin, Mikrochem. Erk., S. 786. Die Farbreaktion mit Formaldehyd-Schwefelsäure (Marquis-Rg.) unterscheidet sich durch ihre purpurrote Färbung vom Alphameprodin, das braunrot gefärbt wird. Empfindlichkeit 0,5 γ.

Aufbewahrung s. Alphameprodin.

Anwendung s. Alphameprodin. Nach A. ZIERING [J. org. Chem. *22*, 1525 (1957)] liegt die analgetische Wirksamkeit in der Größenordnung von Morphin und Alphameprodin.

Gesetzliche Bestimmungen s. S. 775 ff.

Allylprodin(e) (INN). 1-Methyl-3-allyl-4-phenyl-4-propionoxy-piperidin.

Formel Nr. 5, S. 794 $\qquad$ $C_{18}H_{25}NO_2 \cdot HCl$ $\qquad$ M.G. 323,86

Herstellung [ZIERING, A., A. MOTCHANE u. J. LEE: J. org. Chem. *22*, 1521 (1957)]; allgem. Darst. Schema s. bei Alphameprodin.

Eigenschaften. Farblose Kristalle. Fp. der α-Form des Hydrochlorids nach Umkristallisieren aus Aceton 185 bis 186°. Fp. der β-Form des Hydrochlorids nach Umkristallisieren aus Aceton 205 bis 206°.

IR-Spektrum s. A. ZIERING u. Mitarbeiter [J. org. Chem. *22*, 22 (1957)].

Erkennung [CLARKE, E. G. C.: Bull. Narcot. *XIII/4*, 19 (1961)]. Kleine plättchenförmige Kristalle mit Pikrinsäure und kleine unregelmäßige Plättchen mit Styphninsäure. Die Empfindlichkeit beträgt jeweils 0,25 γ. Ausführung s. Pethidin, Mikrochem. Erk., S. 786. Mit Formaldehyd-Schwefelsäure (Marquis-Rg.) tritt eine blauschwarze, mit Ammoniumvanadat (Mandelin-Rg.) eine graugrüne und mit Ammoniummolybdat (Fröhde-Rg.) eine graue nach Grün wechselnde Farbe auf.

Aufbewahrung s. unter Alphaprodin.

Anwendung. Die analgetische Wirksamkeit dieses „umgekehrten Pethidinesters" beträgt nach A. ZIERING u. Mitarbeiter [J. org. Chem. *22*, 1525 (1957)] bei der α-Form etwa das elffache und bei der β-Form das dreifache des Morphins.

Gesetzliche Bestimmungen s. S. 775 ff.

Trimeperidin(e) (INN). 1,2.5-Trimethyl-4-phenyl-4-propionoxy-piperidin. Promedol Ross. 8.

Formel Nr. 6, S. 794 $\qquad$ $C_{17}H_{25}NO_2 \cdot HCl$ $\qquad$ M.G. 311,85

Herstellung (NAZAROV u. RUDENKO: Bull. Acad. Sci. USSR Div. Chem. Sci. *1948*, S. 610 und NAZAROV, RUDENKO u. RAIGORODSKAYA: ibd. *1949*, S. 504). Nach folgendem Umsetzungsmechanismus:

$$\text{H}_3\text{C}-\underset{\underset{\text{HO}}{|}}{\overset{\overset{\text{C}\equiv\text{C}}{|}}{\text{C}}}\underset{\text{CH}_3}{\overset{\text{H}}{\diagdown}}\text{CH}_2 \xrightarrow[50\%]{\text{H}_2\text{SO}_4} \text{H}_3\text{C}-\overset{\overset{\text{C}\equiv\text{C}}{|}}{\underset{\text{CH}_2}{\text{C}}}\quad \text{CH}=\text{CH}_2 \xrightarrow[\text{H}_2\text{O}]{\text{HgSO}_4} \text{H}_3\text{C}-\overset{\overset{\text{O}}{\underset{|}{\text{C}}}}{\underset{\text{CH}_2}{\text{C}}}\quad \overset{\text{CH}}{\underset{\text{CH}-\text{CH}_3}{|}} \xrightarrow{\text{H}_2\text{N}-\text{CH}_3}$$

[Piperidone intermediate] $\xrightarrow[\text{(2) Acylierung}]{\text{(1) C}_6\text{H}_5\text{Li}}$ Trimeperidin

Eigenschaften. Weißes, kristallines Pulver mit bitterem Geschmack, lösl. in W., und Chlf., unlösl. in Ae. und Bzl. Die Lösungen reagieren neutral, sind bei Lagerung haltbar und können 30 Min. bei 100° oder 15 Min. bei 120° sterilisiert werden.

Erkennung (Ross. 8). Bei Zugabe von 0,5 ml verd. Salpetersäure und wenigen Tr. Silbernitratlsg. zu 3 ml einer 2%igen wss. Lsg. der Substanz entsteht ein weißer, flockiger Nd. 5 Tr. einer gesättigten Pikrinsäurelsg. zu 3 ml einer 2%igen wss. Lsg. der Substanz geben einen gelben Nd.

Prüfung (Ross. 8). 0,4 g Substanz werden in 20 ml W. gelöst. 10 ml der Lsg. dürfen nicht mehr Sulfat als 10 ml einer Standardlsg. enthalten, entsprechend 0,05% Sulfat. – 1 Tr. einer Methylorange-Lsg. in 5 ml Pufferlsg. (2%) erzeugt eine gelbe Farbe, die nach Rot wechselt, wenn 2 Tr. einer 0,1 n HCl hinzugefügt werden (Prüfung auf unzulässige Mengen Alkali). – Sulfatasche: 0,5 g Substanz, in einem Tiegel genau gewogen, werden mit 0,5 ml konz. Schwefelsäure befeuchtet und anschließend bis zur Gewichtskonstanz verascht. Der Rückstand darf nicht mehr als 0,1% betragen und darf nicht mehr Schwermetalle enthalten als eine Vergleichslsg. mit 0,001% Schwermetallen.

Gehaltsbestimmung (Ross. 8). 0,25 bis 0,30 g Substanz, genau gewogen, werden in einen 50-ml-Kjeldahl-Kolben gebracht und 20 ml einer 10%igen Schwefelsäure werden hinzugegeben. Der Inhalt des Kolbens wird einer Wasserdampfdestillation unterworfen und die Propionsäure in ein Gefäß destilliert, in dem sich 50 ml W. befinden. Wenn 250 bis 300 ml überdestilliert sind, wird das Auffanggefäß gewechselt und erneut destilliert. Um die Kohlensäure der Luft zu entfernen, saugt man durch jedes Destillat 30 Min. mit 10%iger Lauge gewaschene Luft. Jedes Destillat wird mit 0,1 n NaOH gegen Phenolphthalein titriert. Die Destillation wird unterbrochen, wenn für zwei aufeinanderfolgende Destillate die gleiche Menge 0,1 n NaOH (nicht mehr als 0,1 bis 0,15 ml) verbraucht wird. Dieser letzte Verbrauch an 0,1 n NaOH entspricht dem Blindwert und wird mit der Gesamtzahl der aufgefangenen Destillate multipliziert und von der Gesamtsumme der überhaupt verbrauchten ml 0,1 n NaOH abgezogen. 1 ml 0,1 n NaOH entspricht 0,03218 g Trimeperidin. Der Gehalt muß mindestens 98,0% Trimeperidinhydrochlorid entsprechen.

Mikrochemische Erkennung [CLARKE, E. G. C.: Bull. Narcot. XI/1, 27 (1959)]. Mit Bleijodid bilden sich Nadelrosetten, mit Styphninsäure spießförmige Kristalle, oftmals mit sägezahnartigen Kanten, in Büscheln. Ausführung s. Pethidin, Mikrochem. Erk., S. 786. Mit Formaldehyd-Schwefelsäure (Marquis-Rg.) tritt eine purpurrote Farbe auf. Ammoniumvanadat (Mandelin-Rg.) und Ammoniummolybdat (Fröhde-Rg.) erzeugen dagegen keine Färbungen.

Aufbewahrung. Gut verschlossen und vor Licht geschützt, vorsichtig aufzubewahren.

Anwendung. Trimeperidin ist ein zentral wirkendes starkes Analgeticum, das chemisch dem Alphaprodin (s. S. 793) sehr nahe steht. Neben ihrem analgetischen Effekt besitzt die Substanz spasmolytische Eigenschaften. Sie weist keine brechenerregenden oder stopfenden Nebenwirkungen auf.

Handelsform: Promodol (USSR).

Gesetzliche Bestimmungen s. S. 775ff.

Literatur: Bull. Narcot. IX/3, 27 (1957).

Pethidin-Gruppe 3
Derivate des 4-Phenyl-piperidins

Lfd. Nr.	Wissenschaftliche Bezeichnung	Internationale Kurzbezeichnung INN	R_1	R_2	R_3	Synonyma	BTM-VO[1]
1	1-Methyl-4-(3'-hydroxyphenyl)-4-propionylpiperidin	Ketobemidon	—CH_3	—OH	—C(=O)—CH_2—CH_3	Cliradon	§ 9 Abs. 1
2	1-Methyl-4-phenyl piperidin-4-carbonsäureisopropylester	Properidin	—CH_3	—H	—C(=O)—O—CH(CH$_3$)$_2$	Spasmodolisina	§ 9 Abs. 1

[1] Siehe Fußnote S. 784.

Pethidin-Gruppe 3

Ketobemidon (INN). Cetobemidonum. 4-(m-Hydroxyphenyl)-1-methyl-4-piperidyl-äthylketon. 1-Methyl-4-(3'-hydroxyphenyl)-4-propionyl-Piperidin. Syn. Hoechst 10 720 als Hydrochlorid.

Formel Nr. 1.
$C_{15}H_{21}NO_2 \cdot HCl$ M.G. 283,80

Herstellung. EISLEB, O. (f. Winthrop Chemical Co.): US-Pat. 2 167 351 v. 25. Juli 1939 [CA (N. Y.) *33*, 8923[2] (1939)], ibd. US-Pat. 2 242 575 v. 20. Mai 1941 [CA (N. Y.) *35*, 5647[4] (1941)], ibd. US-Pat. 2 248 018 v. 1. Juli 1941 [CA (N. Y.) *35*, 6394[1] (1941)]. EISLEB, O. (f. IG Farbenindustrie AG): DRP 752 755 v. 19. Mai 1942, ausgeg. 10. Nov. 1952 [Chem. Zbl. *124*, 5384 (1953)]; Franz. Pat. 897 453 (f. IG Farbenindustrie) v. 22. März 1945; Ciba Brit. Pat. 591 992 v. 4. Sept. 1947 [CA (N. Y.) *42*, 1322c (1948)] und 609 763 v. 6. Okt. 1948 [CA (N.Y.) *43*, 2240e (1949)]; Schweiz. Pat. 262 428 v. 25. Juni 1943, 259 442 v. 28. Aug. 1944, 259 121 v. 13. Juli 1945.
Nach A. W. D. AVISON und AL. MORRISON (J. chem. Soc. *1950*, S. 1469) wird Ketobemidon durch Kondensation von m-Methoxybenzylcyanid mit Methyldi-(2-chloräthyl)amin in Ggw. von Na-amid hergestellt, in dem das gebildete 1-Methyl-4-(m-methoxyphenyl)-4-cyano-piperidin nach GRIGNARD mit Äthylmagnesiumjodid umgesetzt und das resultierende Keton mit Bromwasserstoffsäure entmethyliert wird. Einen anderen Syntheseweg beschritten H. KÄGI und K. MIESCHER [Helv. chim. Acta *32*, 2489 (1949)].

Eigenschaften. Die Base und das Hydrochlorid bilden praktisch farblose Kristalle. Das Hydrochlorid ist gut in W. lösl., weniger lösl. in A. Fp. (Base) 150 bis 151° (AVISON), 155 bis 156° (KÄGI), 156 bis 157° (Franz. Pat. 897 453). — Fp. (Hydrochlorid) 196 bis 197° (AVISON), 197, 5 bis 199° (KÄGI), 201 bis 202° (Franz. Pat. 897 453).

UV-Spektrum [OESTREICHER, P. M., CH. G. FARMILO u. L. LEVI: Bull. Narcot. *VI/3-4*, 41 (1954)].

Ketobemidon-Base
   λ_{max} 281 mµ ($c = 0,0500$ g/l W.)
   ε_{max} 2370,

Ketobemidonhydrochlorid
   λ_{max} 280 mµ ($c = 0,1016$ g/l W.)
   ε_{max} 2270.

IR-Spektrum s. L. LEVI, CH. E. HUBLEY u. R. A. HINGE [Bull. Narcot. *VII/1*, 44 (1955)].

Erkennung. Die Base ist ihres phenolischen Charakters wegen in überschüssiger Natronlauge lösl. Fällt man mit Ammoniak (bei niedriger Konzentration bleibt die Base in Lsg.) und schüttelt mit Ae. aus, so erhält man die Base, die bei etwa 157° schmilzt.

Nach E. G. C. CLARKE [Bull. Narcot. *XI/1*, 27 (1959)], gibt Formaldehyd-Schwefelsäure (Marquis-Rg.) eine schwach orange, Ammoniumvanadat (Mandelin-Rg.) eine blaugrüne und Ammoniummolybdat (Fröhde-Rg.) eine kräftig blaue, aber verblassende Färbung. Nachweis und Best. in biologischem Material: VIDIC, E.: Arzneimittel-Forsch. *3*, 33 u. 490 (1953) sowie J. BREINLICH: Arzneimittel-Forsch. *3*, 93 u. 212 (1953).

Gehaltsbestimmung. Titration in wasserfreiem Medium s. unter Hydroxypethidin. S. 789.

Aufbewahrung. Gut verschlossen und vor Licht geschützt, vorsichtig aufzubewahren.

Anwendung. Ketobemidon hat gleiche schmerzstillende Eigenschaften wie Morphin und das ihm chemisch verwandte Pethidin. Es setzt auch die Erregbarkeit des Atemzentrums herab und ist etwa doppelt so wirksam wie Morphin. Im Gegensatz zu diesem wird die Darmperistaltik in therapeutischen Dosen nicht gehemmt. Bei prädisponierten Personen kann Sucht auftreten.

Handelsform: Cliradon (Ciba).

Gesetzliche Bestimmungen s. S. 775ff.

Morphinan-Gruppe

Morphinan

Formel Nr. 1, S. 800 $C_{16}H_{21}N$ M.G. 227,35

Grundkörper der Analgetica und Hustenreiz stillenden Mittel der Morphinanreihe.

Herstellung nach R. GREWE, A. MONDON und E. NOLTE [Justus Liebigs Ann. Chem. *564*, 161 (1949)], ausgehend vom 1-Benzyl- bz. -tetrahydroisochinolin (= 1-Benzyl-5,6,7,8-tetrahydroisochinolin) (I); s. auch N-Methyl-morphinan.

Bei dem ursprünglichen Verfahren von R. GREWE u. Mitarbeitern [Ber. dtsch. chem. Ges. *81*, 279 (1948)] wird N-Methylmorphinan mit Bromcyan zum N-Cyanmorphinan umgesetzt und aus dieser Verbindung mit 6 n Salzsäure das Morphinan durch Erhitzen hergestellt.

Eigenschaften. Farbloses Öl vom Kp.$_{0,05\text{ Torr}}$ 115°. Hydrochlorid Fp. 229° (aus Aceton + Ae.); Sulfat Fp. 195° (aus A. + Ae.); Pikrat Fp. 207° (aus A.) bzw. 186°. Beim Erhitzen des hochschmelzenden Morphinanpikrates beobachtet man zwischen 150 und 160° eine Verwandlung der Kristallform; ein zweiter, weniger deutlich ausgeprägter Umwandlungspunkt liegt in der Nähe von 186°; schließlich findet bei 207° Zusammenschmelzen zu einer klaren Flüssigkeit statt. Das bei 186° schmelzende Pikrat zeigt ebenfalls einen Umwandlungspunkt bei 150 bis 160°. Der Misch-Fp. mit der bei 207° schmelzenden Form liegt im Intervall zwischen den Fp. der reinen Komponenten [GREWE, R. u. Mitarb.: Justus Liebigs Ann. Chem. *564*, 185 (1949)].

N-Methyl-morphinan

Formel Nr. 2, S. 800 $C_{17}H_{23}N$ M.G. 241,38

Herstellung. Die Substanz wurde erstmalig von R. GREWE und A. MONDON [Naturwissenschaften *33*, 333 (1946); Chem.Ber. *81*, 279 (1948)] vollsynthetisch dargestellt. 5,6,7,8-Tetrahydroisochinolin (I) wird als Methobromid mit Benzyl-magnesium-chlorid umgesetzt. Die Ausgangsverbindung, das 5,6,7,8-Tetrahydrosiochinolin (I), wurde aus Cyclohexanon-

Morphinan-Gruppe

Lfd. Nr.	Wissenschaftliche Bezeichnung	Internationale Kurzbezeichnung INN	R_1	R_2	Synonyma	BTM-VO[1]
1	Morphinan	—	—H	—H		n. a.
2	($\pm$)N-Methylmorphinan	—	—H	—CH_3		n. a.
3	(—)3-Hydroxymorphinan	Norlevorphanol	—OH	—H		§ 7 Abs. 2
4	($\pm$)3-Hydroxy-N-methylmorphinan	Racemorphan	—OH	—CH_3	Ro-i-5431	§ 9 Abs. 1
5	(+)3-Hydroxy-N-methylmorphinan	Dextrorphan	—OH	—CH_3	Ro-i-6794	n. a.
6	(—)3-Hydroxy-N-methylmorphinan	Levorphanol	—OH	—CH_3	Dromoran	§ 9 Abs. 1
7	($\pm$)3-Methoxy-N-methylmorphinan	Racemethorphan	—OCH_3	—CH_3	Ro-i-5470	§ 9 Abs. 1
8	(+)3-Methoxy-N-methylmorphinan	Dextromethorphan	—OCH_3	—CH_3	Ro-i-5479, Romilar	n. a.
9	(—)3-Methoxy-N-methylmorphinan	Levomethorphan	—OCH_3	—CH_3	Ro-i-5470/6	§ 9 Abs. 1
10	(+)3-Allyl-N-methylmorphinan	Levallorphan	—OH	—CH_2—CH=CH_2	Lorfan, Dolantin „Spezial"	n. a.
11	(—)3-Hydroxy-N-phenacylmorphinan	Levophenacyl-morphan	—OH	—CH_2—C(=O)—C$_6$H$_5$	Ro-4-0288	§ 7 Abs. 2
12	(—)3-Hydroxy-N-phenaethylmorphinan	Phenomorphan	—OH	—CH_2—CH_2—C$_6$H$_5$	Ro-i-8439	§ 9 Abs. 2

n. a. In der BTM-VO nicht aufgeführt.

[1] Siehe Fußnote S. 784.

carbonsäureäthylester (II) durch Kondensation mit Cyanessigester (III) über mehrere bekannte Zwischenstufen erhalten:

$$\text{(II)} \quad + \quad \text{CH}_2(\text{CN})(\text{COOC}_2\text{H}_5) \xrightarrow{75\%} \quad \xrightarrow{\text{konz. HCl}, 85\%} \quad \xrightarrow{\text{NH}_3, 85\%} \quad \xrightarrow{\text{POCl}_3, 95\%} \quad \xrightarrow{\text{Raney Ni/H}_2, 95\%} \text{(I)} \xrightarrow{\text{CH}_3\text{Br, C}_6\text{H}_5-\text{CH}_2-\text{MgCl}, 75\%} \xrightarrow{\text{Pt/H}_2, 90\%} \text{oder} \xrightarrow{\text{H}_3\text{PO}_4, 65\%} \text{N-Methylmorphinan}$$

Verbesserte Methoden zur Darstellung der Morphinane: SCHNIDER, O., u. J. HELLERBACH: Helv. chim. Acta *33*, 1437 (1950). – GREWE, R., H. POHLMANN u. M. SCHNOOR: Ber. dtsch. chem. Ges. *84*, 527 (1951). – Schw. Pat. 279776 vom 1. Mai 1952 (Hoffmann La Roche AG).

Eigenschaften. l-N-Methylmorphinan-Base: $[\alpha]_D^{20}$: $-56°$ (in A.).
dl-N-Methyl-morphinan-HCl: Fp. 231 bis 233° (aus Aceton + Ae.)
dl-N-Methyl-morphinan-Pikrat: Fp. 173 bis 175°
dl-N-Methyl-morphinan-Sulfat: Fp. 205° (aus A. + Ae.)
dl-N-Methyl-morphinan-Jodmethylat: Fp. 253° (aus W.)
dl-N-Methyl-morphinan-Base: Fp. 60 bis 62°; Kp.$_{2,5\,\text{Torr}}$ 157°.

Die analgetische Wrkg. dieser synthetischen Substanz ist annähernd so groß wie beim Morphin [GREWE, R.: Naturwissenschaften *33*, 333 (1946)].

Norlevorphanol (INN). l-3-Hydroxymorphinan. (−)-3-Hydroxymorphinan.

Formel Nr. 3, S. 800 $C_{19}H_{25}NO$ M.G. 283,42

Herstellung. Nach O. SCHNIDER und A. GRÜSSNER [Helv. chim. Acta *34*, 2211 (1951)] durch Kochen von (−)-3-Hydroxy-N-cyan-morphinan mit Salzsäure.

Eigenschaften. Farbl. krist. Substanz Fp. 272° (aus M.), Hydrochlorid Fp. 320° (aus W.). Hydrobromid Fp. 222 bis 224° (aus W.).

Mikrochemische Erkennung [CLARKE, E. G. C.: Bull. Narcot. *XIII/4*, 17 (1961)]. Mit Goldchlorid bilden sich Rosetten stäbchenförmiger Kristalle (Empfindlichkeit 1,0 γ); Farbreaktion mit Formaldehyd-Schwefelsäure(Marquis-Rg.) oliv; Ammoniummolybdat (Fröhde-Rg.) liefert eine blaue Fbg., die in Gelbgrün übergeht. Zur Ausführung der Reaktionen s. unter Morphinhydrochlorid.

Papierchromatographie (E. G. C. CLARKE) s. mikroanalytische Methode nach A. S. CURRY und H. POWELL [Nature (Lond.) *173*, 1143 (1954)]. R_f 0,58.

Anwendung. Als zentrales Analgeticum. Darf in der BRD nicht verschrieben werden.

Racemorphan (INN). Racemorphanum (NFN 1958). Methorphinan (BAN). Rac. N-Methyl-3-hydroxy-morphinan. (±)-N-Methyl-3-oxymorphinan. 3-Oxy-N-methylmorphinan. Nu-2206. Ro-1-5431.

Formel Nr. 4, S. 800 $C_{17}H_{23}NO$ M.G. 257,37

Herstellung. Die Substanz wurde erstmalig von O. SCHNIDER und A. A. GRÜSSNER [Helv. chim. Acta *32*, 821 (1949); Schw. Pat. 254106] hergestellt, wobei als Vorbild die N-Methyl-morphinan-Synthese von R. GREWE (s. N-Methyl-morphinan) diente.

(±)3-Hydroxy-N-methylmorphinan

5,6,7,8-Tetrahydroisochinolin (I) wird als Methobromid mit Benzyl-magnesium-chlorid umgesetzt. Das entstehende 1-Methyl-2-benzyl-1,2,5,6,7,8-hexahydroisochinolin (II) wird zur Einführung der 3-Hydroxygruppe nitriert, reduziert und diazotiert. Der Ringschluß zum Morphinan-Derivat (III) erfolgt durch Einw. von H_3PO_4. – Einen anderen Syntheseweg, ausgehend von 2-(1-Cyclohexen-1-yl)-äthylamin und 4-Methoxyphenylacetylchlorid s. Schw. Pat. 280674 v. 3. Juni 1952 (f. Hoffmann-La Roche AG). Eine weitere Darstellungsmethode beschreiben R. GREWE, A. MONDON und E. NOLTE [Justus Liebigs Ann. Chem. *564*, 161 (1949)]. Die Synthese von H. HENNECKA [Justus Liebigs Ann. Chem. *583*, 110 (1953); DBP 904176, Chem. Zbl. *1954*, S. 8404] verläuft nach folgendem Schema:

(±)-3-Hydroxy-N-methylmorphinan

Eigenschaften. Die rac. Base schmilzt bei 251 bis 253°, das Hydrobromid mit 1/2 Mol H_2O bei 193 bis 195°, das Hydrochlorid bei 176 bis 178°, das Sulfat bei 212 bis 214°. Das farblose, kristalline Hydrobromid ist leicht lösl. in W., wenig lösl. in A., praktisch unlösl. in Ae.

Erkennung [CLARKE, E. G. C.: Mikrochem. Erk. einiger moderner Analgetica. Bull. Narcot. *XI/1*, 27 (1959)]. Mit Natriumcarbonat entstehen büschelartig angeordnete Plättchen oder Stäbchen (Empfindlichkeit 0,25 γ). Zur Ausführung s. unter Morphinhydrochlorid, S. 832. Farbreaktion mit seleniger Säure gelbbraun.

IR-Spektrum s. S. LEVI, CH. E. HUBLEY und R. A. HINGE [Bull. Narcot. *VII/1*, 42 (1955)].

Papierchromatographie s. A. BROSSI, O. HÄFLIGER und O. SCHNIDER [Die papierchromatographische Best. von Morphinan-Deriv. und die Verfolgung ihrer Ausscheidung beim Hund. Arzneimittel-Forsch. *5*, 62 (1955)]. Die dort angegebene Methode für die P.Chr. von (+)-3-Hydroxy-N-methylmorphinan (Dromoran) ist auch für das Racemat geeignet; sie erlaubt nicht die Trennung der optischen Antipoden.

Anwendung. Zur Bekämpfung schwerer akuter und chronischer Schmerzzustände, bei denen ein Opiat indiziert ist. Die Nebenwirkungen sind denen des Morphins sehr ähnlich. Die analgetische Wirkung kommt nur dem (—)-3-Hydroxy-N-methylmorphinan zu, sie ist stärker als beim Morphin [FROMHERZ, K.: Arch. int. Pharmacodyn. *85*, 387 (1951)]. Dagegen ruft das (+)-Enantiomere keine Analgesie und auch keine Sucht hervor. Das (+)-3-Hydroxy-N-methylmorphinan soll aber nach A. BÖNI [Z. Rheumaforsch. *12*, 23 (1953)] antirheumatische Eig. besitzen.

Dosierung. Peroral 2 bis 4 mg, s.c. oder i.m. 2,5 bis 5 mg.

Handelsformen: Citarin (Bayer) (z. Z. nicht mehr im Handel), Antalgin (als Tartrat).

Gesetzliche Bestimmungen s. S. 775 ff.

Dextrorphan (INN). Dextrorphanum (NFN 1953). Dextrorphanolum. (+)-3-Hydroxy-N-methylmorphinan. (+)-3-Oxy-N-methyl-morphinan. (d)-3-Hydroxy-N-methylmorphinan. Ro 1-6794.

Formel Nr. 5, S. 800 $\qquad$ $C_{17}H_{23}NO$ $\qquad$ M.G. 257,37

Herstellung s. Levorphanol (Schw. Pat. 297196 v. 17. Mai 1954, f. Hoffmann-La Roche).

Eigenschaften. Farblose, weiße geruchlose Kristalle. Lösl. in W. Das rechtsdrehende Dextrorphantartrat krist. als Monohydrat: Fp. 183 bis 185°, $[\alpha]_D^{20}$ +34,6° (c = 3,0 i. W.). Die freie Base schmilzt bei 198 bis 199°, $[\alpha]_D^{20}$ +56,3° (c = 3,0 i. A.).

Erkennung. Zur mikroskopischen Unterscheidung zwischen den optischen Isomeren des 3-Hydroxy-N-methylmorphinans s. E. G. C. CLARKE [J. Pharm. (Lond.) *10*, 642 (1958)].

Anwendung s. Racemorphan.

Levorphanol (INN). Laevorphanol. Lephorphanol. Lephorphanum. Levorphanum (NFN 1953). (−)-N-Methyl-3-oxymorphinan. (−)-3-Oxy-N-methyl-morphinan. (−)-3-Hydroxy-N-methylmorphinan. l-3-Hydroxy-N-methylmorphinan. Levorphan.

Formel Nr. 6, S. 800 $\qquad$ $C_{17}H_{23}NO$ $\qquad$ M.G. 257,37

Herstellung [SCHNIDER, O., u. A. GRÜSSNER: Helv. chim. Acta *34*, 2211 (1951)]. Aus d,l-3-Hydroxy-N-methylmorphinan (s. Racemorphanum) durch fraktionierte Kristallisation der optisch aktiven Tartrate (VOGLER: US-Pat. 2744122 f. Hoffmann La Roche Inc.).

Eigenschaften. Levorphanol ist ein farbloses kristallines Pulver; Fp. 198 bis 200°. $[\alpha]_D^{20}$ −56° (c = 3,0 in A.).

Erkennung [CLARKE, E. G. C.: Mikrochemische Erkennung einiger moderner Analgetica. Bull. Narcot. *XI/1*, 27 (1959)]: Mit Platinbromid entstehen Büschel kleiner unregelmäßiger Kristallplättchen (Empfindlichkeit 0,25 γ). Zur Reaktion von Levorphanol mit Platinchlorwasserstoffsäure s. L. LEVI [Bull. Narcot. *VII/1*, 43 (1955)]. P. FISCHER und A. BÜRGIN [Pharm. Acta Helv. *31*, 518 (1956)] bestimmen Levorphanol durch Mikroreaktionen und P.Chr. nach Auftrennung im Stas-Otto-Gang, wo die Base ausschließlich im natronalkalischen Ätherauszug erscheint. Nachweis und Best. im biologischen Material durch P.Chr.: VIDIC, E.: Arzneimittel-Forsch. *3*, 34, 428, 490 (1953); BREINLICH, E.: Arzneimittel-Forsch. *3*, 93, 490 (1953); BROSSI, A., O. HÄFLIGER u. O. SCHNIDER: Arzneimittel-Forsch. *5*, 62 (1955); KAISER, H., u. H. JORI: Arch. Pharm. (Weinheim) *287/59*, 224 (1954).

IR-Spektrum s. L. LEVI, CH. E. HUBLEY, u. R. A. HINGE [Bull. Narcot. *VII/1*, 44 (1955)].

UV-Spektrum s. Racemorphanum.

Dünnschichtchromatographie. Aus biologischem Material [BÄUMLER, J., u. S. RIPPSTEIN: Pharm. Acta Helv. *36*, 382 (1961)]; Kieselgel-G-Merck, Laufmittel: Methanol/Aceton/Triäthanolamin (1 : 1 : 0,03 v/v/v). Sichtbarmachung: Modifiziertes Dragendorff-Rg. s. Morphin.

Anwendung. Levorphanol wirkt stärker analgetisch als Morphin. Die Nebenwrkg., vor allem die Suchterregung, entsprechen dem Morphin, wobei Obstipation weniger häufig auftritt. Levorphanol wird vorwiegend als Tartrat verwendet (s. auch Racemorphan, S. 801).

Dosierung und *Handelsform* s. Levorphanol Tartrat.

Levorphanol Tartrate BP 63, BPC 63. Levorphanolis Tartras.

$$C_{17}H_{23}NO \cdot C_4H_6O_6 \cdot 2 H_2O$$

Eigenschaften. Weißes, kristallines Pulver, geruchlos von bitterem Geschmack, Fp. ca. 116°. Löslichkeit: 1 T. löst sich bei 20° in 45 T. W., 110 T. A. (95%ig) und 50 T. Ae. Eine 0,2%ige Lsg. (g/ml) hat ein pH von 3,4 bis 4,0. $[\alpha]_D^{20}$ −73 bis −77° bestimmt mit einer Chlf.-

Lsg. wie unter Gehalt beschrieben. $[\alpha]_D^{20}$ der kristallwasserhaltigen Verbindung $-13,8°$ ($c = 3,0$ in W.) nach O. SCHNIDER und A. GRÜSSNER [Helv. chim. Acta *34*, 2211 (1951)]. Fp. der wasserfreien Form 206 bis 208° nach O. SCHNIDER und A. GRÜSSNER, l. c.

Erkennung. Die bei Dextromethorphanhydrobromid beschriebene Reaktion 1. A muß sofort eine Rotfbg. beim Erhitzen liefern; bei der Umsetzung nach 1. B wird eine blaugrüne oder grüne Fbg. erhalten. – Gewichtsverlust beim Trocknen: Bei 105° bis zur Gewichtskonstanz getrocknet darf der Verlust nicht weniger als 7% und nicht mehr als 9% betragen. – Verbrennungsrückstand: Sulfatasche nicht mehr als 0,1%.

Gehaltsbestimmung. Wie bei Dextromethorphan, S. 805, beschrieben unter Verwendung von 1,4 g, genau gewogen, und 10 ml Natriumcarbonatlsg. anstelle von 10 ml Natriumhydroxidlsg. 1 ml 0,05 n Perchlorsäure entspr. 0,02037 g $C_{17}H_{23}NO \cdot C_4H_6O$.

UV-Spektrum. In wss. Lsg. liegt die UV-Absorption im Bereich von 230 bis 350 mµ und zeigt ein Maximum bei 279 mµ; die Extinktion einer 0,01%igen Lsg. (g/ml) bei 279 mµ beträgt 0,46, gemessen in einer Küvette mit 1 cm Schichtdicke. – In 0,1 n Natronlauge finden sich im Bereich von 230 bis 350 mµ je ein Maximum bei 240 und 299 mµ. Die Extinktionen einer 0,005%igen Lsg. (g/ml) beträgt bei 240 mµ 0,99 und bei 299 mµ 0,35, gemessen in einer Küvette mit 1 cm Schichtdicke.

Aufbewahrung. Levorphanoltartrat soll vorsichtig, gut verschlossen und vor Licht geschützt aufbewahrt werden.

Dosierung. 1,5 bis 4,5 mg; s.c. oder i.m. 2 bis 4 mg; i.v. 1 bis 1,5 mg.

Handelsform: Dromoran (Hoffmann-La Roche AG).

Gesetzliche Bestimmungen s. S. 775 ff.

Racemethorphan (INN). Racemethorphanum (NFN 1953). ($\pm$)-3-Methoxy-N-methylmorphinan. Ro 1-5470.

Formel Nr. 7, S. 800 $C_{18}H_{25}NO$ M.G. 271,40

Herstellung. Schw. Pat. 289417 (Hoffmann-La Roche v. 4. Januar 1954) aus ($\pm$)-3-Hydroxy-N-methylmorphinan und Phenyl-trimethyl-ammoniumhydroxid, s. auch O. SCHNIDER und A. GRÜSSNER [Helv. chim. Acta *32*, 826 (1949)], O. SCHNIDER und J. HELLERBACH [Helv. chim. Acta *33*, 1446 (1950)], R. GREWE, A. MONDON und E. NOLTE [Justus Liebigs Ann. Chem. *564*, 161 (1949)] und H. HENNECKA [Justus Liebigs Ann. Chem. *583*, 110 (1953)].

Eigenschaften. Farblose, weiße Krist. Fp. 81 bis 83°; Hydrobromid Fp. 91 bis 93°, Pikrat Fp. 168°.

Anwendung. Die Verbindung zeigt analgetische und antitussive Eigenschaften. Verw. finden aber nicht das Racemat, sondern die optischen Antipoden.

Gesetzliche Bestimmungen s. S. 775 ff.

Dextromethorphan (INN). d-3-Methoxy-M-Methylmorphinan. (+)-3-Methoxy-N-methylmorphinan. Ro 1-5479.

Formel Nr. 8, S. 800 $C_{18}H_{25}NO$ M.G. 271,40

Herstellung [Schw. Pat. 297994 v. 16. Juni 1955 (f. Hoffmann-La Roche AG)]. Aus (+)-3-Hydroxy-N-methylmorphinan und Phenyl-trimethyl-ammonium-hydroxid, s. auch O. SCHNIDER und A. GRÜSSNER [Helv. chim. Acta *34*, 2211 (1951)]; über die Darstellung des (+)-3-Hydroxy-N-methylmorphinan s. Levorphanol.

Eigenschaften. Farblose Kristalle

	Fp.	$[\alpha]_D^{20}$	c
Base	109–111° (aus A./W.)	+49,6°	1,5 (in A.)
d-Tartrat	195–196° (aus W.)	+30,6°	1,5 (in W.)
Phosphat	199–200° (aus W.)		

Erkennung [CLARKE, E. G. C.: Bull. Narcot. *XI/1*, 27 (1959)]. Mit Bleijodid bilden sich Bündel plattenförmiger Kristalle. Empfindlichkeit 0,25 γ. Zur Ausführung der Reaktion s. bei Morphinhydrochlorid, S. 832.

Papierchromatographie. Zur P.Chr. des Dextromethorphans und seiner Ausscheidungsprodukte beim Hund s. A. BROSSI, O. HÄFLIGER und O. SCHNIDER [Arzneimittel-Forsch. *5*, 62 (1955)], sowie die papierchromatographischen Unters. von Levorphanol (s. d.) und

Dextromethorphan [SCHMALL, M., E. G. WOLLISH u. E. G. SHAFER: Analyt. Chem. *28*, 1373 (1956)].

Dünnschichtchromatographie s. J. BÄUMLER und S. RIPPSTEIN [Pharm. Acta Helv. *36*, 381 (1961)]. Zur Ausführung s. unter Levorphanol.

IR-Spektrum s. O. HÄFLIGER u. Mitarbeiter [Helv. chim. Acta *39*, 2053 (1956)].

Anwendung. Dextromethorphan besitzt antitussive Eig. bei nur geringer zentraler analgetischer Wrkg. Die euphorisierenden und suchterregenden Nebenwirkungen sind schwach. Die Toxizität ist gering und Nebeneffekte wie Nausea fehlen fast ganz [ISBELL, W., u. H. F. FRAZER: J. Pharmacol. exp. Ther. *106*, 397 (1952); ibd. *107*, 524 (1955); CASS, L. J., u. W. S. FREDERIK: New Engl. J. Med. *249*, 132 (1953)]. Verwendet wird vorwiegend das Dextromethorphanhydrobromid.

Dextromethorphane Hydrobromide BP 63, BPC 63. d-3-Methoxy-N-methylmorphinanhydrobromid.

$$C_{18}H_{25}NO \cdot HBr \cdot H_2O \qquad \text{M.G. } 370{,}74$$

Herstellung s. Dextromethorphan.

Eigenschaften. Weißes, kristallines Pulver, geruchlos, mit bitterem Geschmack. 1 T. löst sich in 60 T. W. und in 10 T. A., kaum lösl. in Chlf. unter Abscheidung des Kristallwassers; unlösl. in Ae. pH einer 2,0%igen Lsg. (g/ml) 5,2 bis 6,5.

Erkennung. 1. Werden 50 mg in 2 ml verd. Schwefelsäure gelöst und hierzu eine frisch bereitete Lsg. von 0,7 g Quecksilber(II)-nitrat und 0,1 g Natriumnitrit in 4 ml W. gegeben, gemischt und filtriert, so darf nicht sofort Rotfbg. auftreten. Nach 15 Min. Erwärmen muß sich eine gelbe bis rote Fbg. entwickeln. – 2. 5 mg werden in 1 ml W. unter Zusatz von 1 Tr. verd. Salzsäure gelöst und eine Mischung von 1 ml Kaliumhexacyanoferrat(III)-Lsg., 0,05 ml Eisen(III)-chloridlsg. und 4 ml W. zugegeben; es darf innerhalb 15 Min. keine grüne oder blaugrüne Farbe auftreten. – 3. Dextromethorphanhydrobromid gibt die Reaktion auf Bromid.

Prüfung. Dimethylanilin: 0,5 g Substanz werden in 20 ml W. gelöst (eventuell durch leichtes Erwärmen), 2 ml verd. Essigsäure und 1 ml 1%ige Natriumnitritlsg. (g/ml) hinzugefügt und anschließend auf 25,00 ml aufgefüllt. Die entstehende Fbg. darf nicht stärker sein als eine Lsg. von 5 g Dimethylanilin in 20,00 ml W. – Gewichtsverlust beim Trocknen: Bei 80°/5 Torr bis zur Gewichtskonstanz getrocknet, darf der Verlust nicht weniger als 4% und nicht mehr als 5,5% betragen. Verbrennungsrückstand: Sulfatasche nicht mehr als 0,1%.

Gehaltsbestimmung. 2,0 g, genau gewogen, werden in 50 ml W. gelöst, 10 ml Natriumhydroxidlsg. hinzugefügt, geschüttelt und mit 25, 10 und nochmals 10 ml Chlf. extrahiert. Die einzelnen Chlf.-Lsg. werden 2mal mit je 10 ml W. gewaschen. Die vereinigten Chlf.-Extrakte werden in einen 50,00-ml-Meßkolben filtriert und müssen klar und frei von Wassertröpfchen sein. Anschließend wird auf 50,00 ml mit Chlf. aufgefüllt. Für die Titrationen werden 10 ml des Chloroformauszuges mit 10 ml Eisessig versetzt und mit 0,05 n Perchlorsäure titriert; 0,15 ml Oracet Blau B als Indikator.

1 ml 0,05 n Perchlorsäure entspr. 0,01762 g $C_{18}H_{25}NO \cdot HBr$. Dextromethorphanhydrobromid enthält nicht weniger als 99% $C_{18}H_{25}NO \cdot HBr$, bezogen auf die bei 80°/5 Torr getrocknete Substanz.

UV-Spektrum. In wss. Lsg. liegt die UV-Absorption im Bereich von 230 bis 350 mµ und zeigt ein Maximum bei 278 mµ; die Extinktion einer 0,01%igen Lsg. (g/ml) bei 278 mµ beträgt 0,54, gemessen in 1 cm Schichtdicke. – Zu 20 ml einer 0,05%igen Lsg. (g/ml) werden in einen 100-ml-Meßkolben 65 ml W., 10 ml 0,1 n Natronlauge zugegeben und auf 100,00 ml aufgefüllt. Die UV-Absorption dieser Lsg. zeigt bei 279 mµ ein Maximum; die Extinktion beträgt 0,57, gemessen in 1 cm Schichtdicke.

IR-Spektrum, Papierchromatographie, Dünnschichtchromatographie und Anwendung s. Dextromethorphan.

Dosierung. 15 bis 30 mg als Einzeldosis.

Aufbewahrung. Eine Dextromethorphanhydrobromidlsg. ist gegenüber Luftsauerstoff empfindlich. Sie kann durch Begasung mit reinem N_2 oder reinem CO_2 vor der Autoxydation geschützt werden. Bei dem Sauerstoffangriff bildet sich das 3-Methoxy-10-oxo-N-methylmorphinan [HÄFLIGER, O., A. BROSSI, L. H. JEAN-CHOPARD, M. WALTER u. O. SCHNIDER: Helv. chim. Acta *39*, 2053 (1956)].

Handelsform: Romilar (Hoffmann-La Roche AG). In den BRD nicht mehr im Handel.

Gesetzliche Bestimmungen s. S. 775 ff.

Levomethorphanum (INN). 1-N-Methyl-3-methoxymorphinan. (−)-3-Methoxy-N-methylmorphinan. Levomethorphanum (NFN 1958). Ro 1-5470/6.

Formel Nr. 9, S. 800 $C_{18}H_{25}NO$ M.G. 271,40

Herstellung. Schw. Pat. 293812 (Hoffmann-La Roche v. 4. Jan.1954) aus (−)-3-Hydroxy-N-methylmorphinan und Phenyl-trimethyl-ammonium-hydroxid s. bei Dextromethorphanum.

Eigenschaften. Farbl. Kristalle.

	Fp.	$[\alpha]_D^{20}$	c
Base	108−111° (aus A./W.)	−49,3°	1,5 (in A.)
d-Tartrat	156−157° (aus W.)	+11,6°	1,5 (in W.)
Hydrobromid	124−126° (aus A./Ae.)	−26,3°	1,5 (in W.)

Anwendung. Levomethorphan besitzt starke analgetische Eig., die dem Morphin entsprechen.

IR-Spektrum s. Levorphanol.

Papierchromatographie. Whatman-Papier Nr. 3 MM, getränkt mit 2%iger Ammonsulfatlsg. (pH 5,3), Laufmittel: iso-Butanol/Eisessig/Wasser (10:1:2,4, v/v/v) Levomethorphan R_f 0,99; gleiches Papier getränkt mit 0,5 m Kaliumdihydrogenphosphatlsg. (pH 4,2), gleiches Laufmittel Levomethorphan R_f 0,92. Levomethorphan kann mit Kalium-hexajodoplatinat sichtbar gemacht werden. Sprühreagens: 1 g $PtCl_4 \cdot 2 HCl \cdot 6 H_2O$ in 10 ml W. gelöst, mit 10 g KJ in 250 ml W. vermischt u. anschließend auf 500 ml aufgefüllt [GENEST, K., u. CH. G. FARMILO: Bull. Narcot. XII/1, 15 (1960)].

Gesetzliche Bestimmungen s. S. 775 ff.

Levallorphan (INN). Naloxiphanum (NFN 1953). 1-N-Allyl-3-hydroxymorphinan. N-Allyl-3-hydroxymorphinan. 1-N-Allyl-3-oxymorphinan. (−)-3-Hydroxy-N-allylmorphinan.

Formel Nr. 10, S. 800 $C_{19}H_{25}NO$ M.G. 283,42

Herstellung [HELLERBACH, J., A. GRÜSSNER u. O. SCHNIDER: Helv. chim. Acta *39*, 429 (1956)]. (−)-1-(p-Hydroxybenzyl)-octahydroisochinolin wird mit Allylbromid zu (−)-1-(p-Hydroxybenzyl)-2-allyl-octahydro-isochinolinhydrobromid umgesetzt und anschließend mit Phosphorsäure zu (−)-3-Hydroxy-N-allyl-morphinan cyclisiert.

Eigenschaften. Levallorphan ist ein praktisch farbloses Kristallpulver; Fp. 177 bis 179,5°, $[\alpha]_D^{20}$ −87,8° (c = 1,0 in A.) − Mikroanalytische Erkennung [CLARKE, E. G. C.: Mikrochemische Erkennung einiger moderner Analgetica. Bull. Narcot. XI/1, 27 (1959)]. Mit Goldbromid bilden sich unregelmäßige Kristallnadeln (Empfindlichkeit 0,25 γ), Kaliumjodid liefert Nadeln und Plättchen (Empfindlichkeit 0,5 γ, nach 24 Std.), Ammoniumthiocyanat Kristallbüschel (Empfindlichkeit 1,0 γ). Zur Ausführung der Reaktion s. Morphinhydrochlorid, S. 832.

Papierchromatographie s. L. R. GOLDBAUM und L. KAZYAK [Analyt. Chem. *28*, 1289 1956)].

Anwendung. Spezifischer Antagonist bei Überdosierung von Morphin und zentralen Analgetica der Pethidin- und Methadon-Reihe. Vorwiegend als Levallorphantartrat (s. d.).

Dosierung, Handelsform und Aufbewahrung s. Levallorphantartrat.

Levallorphan Tartrate USP XVI, BP 63, BPC 63. Levallorphanium Bitartrate.

$$C_{19}H_{25}NO \cdot C_4H_6O_6 \qquad M.G. 433,50$$

Herstellung s. Levallorphan.

Eigenschaften. Levallorphantartrat ist ein weißes oder praktisch weißes, geruchloses, kristallines Pulver. 1 g löst sich in ungefähr 20 ml W. und ungefähr 60 ml A.; praktisch unlösl. in Ae. und Chlf. (USP XVI). Fp. 176°; $[\alpha]_D^{20}$ des getrockneten Tartrats nicht weniger als −37° und nicht mehr als −39,2° (c = 2 in W.) (USP XVI).

Erkennung. USP XVI. Wenige Kristalle Levallorphantartrat werden in 1 Tr. verd. Salzsäure gelöst, 1 ml W. hinzugefügt und anschließend 2 Tr. Eisen(III)-chloridlsg. zugefügt und zum Sieden erhitzt. Nach Zugabe von 1 Tr. Kaliumhexacyanoferrat(III)-lsg. entwickelt sich eine blaue Farbe. − Zu einer Mischung von einigen mg Levallorphantartrat und derselben Menge Resorcin gibt man 0,5 ml konz. Schwefelsäure und erwärmt; hierbei tritt eine intensiv rote Farbe auf.

Prüfung. Trocknungsverlust USP XVI. Bei 80° 4 Std. unter vermindertem Druck mit P_2O_5 getrocknet, darf Levallorphantartrat nicht mehr als 0,5% seines Gewichtes verlieren. Gemäß BP 63 darf der Gewichtsverlust nach dem Trocknen bei 80° und vermindertem Druck (5 Torr) ebenfalls 0,5% nicht überschreiten. Verbrennungsrückstand: Sulfatasche nicht mehr als 0,1% seines Gewichtes (USP XVI, BP 63).

Gehaltsbestimmung. USP XVI: 250 mg, genau gewogen, werden in 100 ml Eisessig gelöst und mit 0,02 n Perchlorsäure in Dioxan titriert. Endpunktsbest.: Potentiometrisch mit Glas- und Kalomelelektrode. 1 ml 0,02 n Perchlorsäure entspr. 8,670 mg $C_{19}H_{25}NO \cdot C_4H_6O_6$. Levallorphantartrat enthält nicht weniger als 98,5% $C_{19}H_{25}NO \cdot C_4H_6O_6$, bezogen auf die getrocknete Substanz. – BP 63: 0,5 g, genau gewogen, werden in 30 ml heißem W. gelöst, 10 ml Natriumcarbonatlsg. zugegeben und abgekühlt. Anschließend wird mit 35, 25, 25 ml Ae. extrahiert. Jeder Ae.-Extrakt wird mit 2mal je 5 ml W. gewaschen; die vereinigten Ae.-Lösungen werden über Na_2SO_4 sicc. getrocknet. Die Ae.-Lösungen filtriert man ab, wäscht den Rückstand 2mal mit je 5 ml Ae. Von den vereinigten Ae.-Lösungen wird der Ae. verdampft, der Rückstand in 20 ml Eisessig aufgenommen und mit 0,02 n Perchlorsäure titriert; Oracet Blau B als Indikator.

1 ml 0,02 n Perchlorsäure entspr. 0,02168 g $C_{19}H_{25}NO \cdot C_4H_6O_6$. Levallorphantartrat enthält nicht weniger als 98% $C_{19}H_{25}NO \cdot C_4H_6O_6$, bezogen auf die bei 80°/5 Torr getrocknete Substanz.

UV-Spektrum. In wss. Lsg. liegt die UV-Absorption im Bereich von 230 bis 350 mµ und zeigt ein Maximum bei 279 mµ; die Extinktion einer 0,01%igen Lsg. (g/ml) bei 279 mµ beträgt 0,47, gemessen in 1 cm Schichtdicke. – In 0,1 n NaOH finden sich 2 Maxima: bei 240 mµ und bei 299 mµ; die Extinktionen einer 0,050%igen Lsg. (g/ml) beträgt bei 240 mµ ungefähr 1,02 und bei 299 mµ 0,35, gemessen in 1 cm Schichtdicke.

Papierchromatographie s. Levallorphan.

Anwendung s. Levallorphan.

Aufbewahrung. Vorsichtig und vor Licht geschützt.

Dosierung. Gebräuchliche Dosis: Parenteral (gewöhnlich i.v.) 1 mg. Dosisbereich: 1 mg, wenn erforderlich weitere Mengen von 0,5 mg, aber nicht mehr als insgesamt 5,0 mg.

Handelsformen: Lorfan (Hoffmann-La Roche AG), Dolantin „Spezial" (Farbwerke Hoechst AG).

Levophenacylmorphan (INN). (−)-3-Hydroxy-N-phenacylmorphinan. (−)-3-Oxy-N-phenacylmorphinan. Benzorphanol.

Formel Nr. 11, S. 800 $C_{24}H_{27}NO_2$ M.G. 361,48

Herstellung [GRÜSSNER, A., J. NELLERBACH u. O. SCHNIDER: Helv. chim. Acta *40*, 1232 (1957)]. Aus (−)-3-Hydroxy-morphinan und Bromacetophenon.

Eigenschaften. Farblose Kristalle Fp. 173 bis 175° (Base), Hydrochlorid Fp. 278 bis 279° (aus A./Ae.), $[\alpha]_D^{20}$ −71,91° ($c = 1,022$ in M.).

Mikroanalytik [CLARKE, E. G. C.: Bull. Narcot. *XIII/4*, 17 (1961)]. Mit Pikrolonsäure kleine Nadeln (Empfindlichkeit 0,25 γ); Ausführung der Mikroreaktion s. Morphinhydrochlorid, S. 832. Farbreaktionen mit Marquis-Rg., Ammoniumvanadat und Ammoniummolybdat sowie P. Chr. s. ebenda.

Anwendung. Die Verbindung wirkt stark analgetisch und führt zur Sucht [EDDY, N. B.: Bull. Narcot. *X/4*, 23 (1958)]. Über pharmakologische Wrkg. beim Menschen und Suchterregung s. H. F. FRASER und H. ISBELL [Bull. Narcot. *XII/2*, 15 (1960)].

Gesetzliche Bestimmungen. Levophenacylmorphan darf in der BRD nicht verordnet werden.

Phenomorphan (INN). 3-Hydroxy-N-phenäthyl-morphinan. (−)-3-Hydroxy-N-phenäthylmorphinan. Phenomorphanum (NFN 1958). (−)-3-Hydroxy-N-phenyläthyl-morphinan.

Formel Nr. 12, S. 800 $C_{24}H_{29}NO$ M.G. 347,50

Herstellung s. A. GRÜSSNER, J. HELLERBACH und O. SCHNIDER [Helv. chim. Acta *40*, 1232 (1957)].

Eigenschaften. Das Hydrobromid bildet farblose Kristalle. Fp. 203 bis 205° (aus A./Ae.); $[\alpha]_D^{21}$ −47,3° ($c = 1$ in M.).

Morphin-Gruppe 1
4,5-epoxy-morphinon(6)-Derivate

Lfd. Nr.	Wissenschaftliche Bezeichnung	Internationale Kurzbezeichnung INN	R_1	R_2	R_3	Synonyma	BTM-VO[1]
1	3-Methoxy-6-acetoxy-N-methyl-4,5-epoxy-morphinon(6)	Thebacon	—O—CH$_3$	—OOC—CH$_3$	—CH$_3$	Acedicon	§ 9 Abs. 1
2	3-Hydroxy-6-methyl-N-methyl-4,5-epoxy-morphinon(6)	Methyldesorphin	—OH	—CH$_3$	—CH$_3$	MK 57	§ 9 Abs. 1

[1] Siehe Fußnote S. 784.

Anwendung. Als Analgeticum, entspricht in seiner Wrkg. dem Morphin, auch hinsichtlich seiner suchterregenden Eig.

Mikroanalytik [CLARKE, E. G. C.: Bull. Narcot. *XI/1*, 27 (1959)]. Mit Natriumcarbonat kleine unregelmäßige plattenförmige Kristalle (Empfindlichkeit 0,1 γ), mit Kaliumjodid Rosetten (Empfindlichkeit 0,25 γ). Zur Ausführung der Reaktion s. unter Morphinhydrochlorid, S. 832. Farbreaktionen mit Mecke-Rg. (selenige Säure) und Vitali-Test, s. ebenda.

Gesetzliche Bestimmungen s. S. 755 ff.

Morphin-Gruppe 1

Acetyldemethylodihydrothebain. Thebacon (INN). Thébacone. Thebacetyl. Acetylodihydrocodeinon. Dihydrocodeinon-enolacetat.

Formel Nr. 1, S. 808

$C_{20}H_{23}NO_4$ M.G. 341,41

Herstellung. Durch Erhitzen von Dihydrocodeinon mit Essigsäureanhydrid und wasserfreiem Natriumacetat [US-Pat. 1 731 152 v. 8. Okt. 1929; SMALL, L., H. M. FITCH u. S. G. TURNBULL: J. org. Chem. *3*, 204 (1938)]. Ferner durch katalytische Hydrierung des Thebains zum Dihydrothebain. Dieses wird durch verd. Salzsäure entmethyliert und schließlich acetyliert.

Eigenschaften. Farbl. Prismen aus A. Fp. 154 bis 155°. Unlösl. in W., lösl. in den meisten organischen Lsgm. Das Hydrochlorid ist ein weißes, körniges, geruchloses Pulver, leicht lösl. in W., A. und Chlf. Fp. 132 bis 135° (Zers., wasserhaltig), 258 bis 259° (wasserfrei). Das Pikrat schmilzt bei 218 bis 219°, das Styphnat bei 199 bis 200°. Beim Erhitzen mit konz. Schwefelsäure und A. tritt der Geruch nach Essigester auf.

IR-Spektrum s. L. LEVI, C. E. HUBLEY und R. A. HINGE: Infrared spectra of narcotics and related alkaloids, Part IV B. Bull. Narcot. *VII/1*, 42 (1955).

Erkennung. Mit Diazobenzolsulfonsäure neben ähnlichen Verbindungen s. E. WEGNER [Dtsch. Apoth.-Ztg *91*, 109 (1959)].

Dünnschichtchromatographie s. I. BÄUMLER und S. RIPPSTEIN [Pharm. Acta Helv. *36*, 382 (1961)] und E. MUTSCHLER, E. ROCHELMEYER und K. TEICHERT [Dtsch. Apoth.-Ztg *100*, 477 (1960)].

Aufbewahrung. Vorsichtig und vor Licht geschützt.

Anwendung. Thebacon wirkt analgetisch und dämpfend auch bei starkem Husten.

Dosierung. Durchschnittliche Einzeldosis 0,0025 g. Max.-Dos. 0,025! 0,01!

Methyldesorphin (INN). 6-Methyl-Δ^6-deoxymorphin. 6-Desoxy-6-methyl-Δ^6-7,8-dihydromorphin. 3-Hydroxy-6-methyl-N-methyl-4,5-epoxy-morphinen(6).

Formel Nr. 2, S. 808 $\qquad$ $C_{18}H_{21}NO_2$ $\qquad$ M.G. 283,47

Herstellung. Nach H. D. BROWN [US-Pat. 2718519 v. 20. Sept. 1955, vgl. CA (N. Y.) *50*, 8751c (1956) u. H. D. BROWN, I. M. RASMUSSEN, G. B. PAYNE und K. PFISTER: J. Amer. chem. Soc. *75*, 6238 (1953)] aus 6-Methyldeoxycodein durch Abspaltung der Methylgruppe am C_3 mittels Na-Alkoholat. 6-Methyl-Δ^6-deoxycodein wird nach L. SMALL und H. RAPOPORT [J. org. Chemistry *12*, 284 (1947)] durch Einwirkung von Methyllithium auf Dihydrocodeinon und anschließende Behandlung mit Thionylchlorid nach folgendem Schema hergestellt:

Die Abspaltung eines Moleküls W. aus 6-Methyl-dihydromorphin mit Thionylchlorid direkt zum 6-Methyl-Δ^6-deoxymorphin führt zu sehr geringen Ausbeuten, so daß der Umweg über die im 6-Methyl-dihydrocodein geschützte phenolische Hydroxylgruppe gewählt werden muß. Auch andere Alkyl-, Acyl- oder Carboalkoxygruppen können die OH-Gruppe am C_3 schützen [Brit. Pat. 786156 v. 13. Nov. 1957, vgl. CA (N. Y.) *52*, 10224 (1958)]. Hierbei ist besonders die Verb. 3-Carbomethoxy-6-methyl-dihydromorphin geeignet, die aus 6-Methyldihydromorphin und Methylchlorcarbonat erhalten werden kann [BROWN, H. D. u. Mitarb.: J. Amer. chem. Soc. *75*, 6238 (1953)].

Eigenschaften. Die Base bildet farblose Kristalle. Fp. 239 bis 240° (aus Aceton umkrist.). $[\alpha]_D^{25} = -215°$ ($c = 1$ in A.). pKa = 9,3. Das Hydrochlorid schmilzt zwischen 288 und 289°. $[\alpha]_D^{25} = -185°$ ($c = 1$ in A.).

Erkennung. Mit Formaldehyd-Schwefelsäure (Marquis-Rg.) entsteht eine Purpurfbg. (Empfindlichkeit 0,1 γ). Ammoniumvanadat (Mandelin-Rg.) liefert eine Braunfbg. Mit Ammoniummolybdat (Fröhde-Rg.) bildet sich eine schwarzviolette Farbe, die in Grünbraun übergeht. Kaliumtetrajodowismutat liefert kleine schmale Kristallblättchen (Empfindlichkeit 0,1 γ) [CLARKE, E. G. C.: Microchemical identification of some modern analgesics. Bull. Narcot. *XI/1*, 27 (1959)]. Zur Durchführung der Reaktionen s. Morphinhydrochlorid, S. 832.

Aufbewahrung. Vorsichtig und vor Licht geschützt.

Anwendung. Als zentrales Analgeticum.

Handelsform: MK 57 (Merck, Sharp & Dohme, USA).

Gesetzliche Bestimmungen s. S. 775ff.

Morphin-Gruppe 2

Desomorphin (INN). 3-Hydroxy-N-methyl-4,5-epoxy-morphinan. Dihydrodesoxymorphin. 6-Desoxy-dihydromorphin.

Formel Nr. 1, S. 810 $\qquad$ $C_{17}H_{21}NO_2$ $\qquad$ M.G. 271,36

Herstellung. Es sind verschiedene Methoden zur Darstellung des Desomorphins bekannt geworden, u. a. die katalytische Hydrierung des Dichlor-dihydro-desoxymorphins (DRP

Morphin-Gruppe 2
N-Methyl-4,5-epoxy-morphinan-Derivate

Lfd. Nr.	Wissenschaftliche Bezeichnung	Internationale Kurzbezeichnung INN	R_1	R_2	R_3	R_4	Synonyma	BTM-VO[1]
1	3-Hydroxy-N-methyl-4,5-epoxy-morphinan	Desomorphin	—OH	—H	—H	—H	Permonid	§ 9 Abs. 1
2	3-Methoxy-6-hydroxy-N-methyl-4,5-epoxymorphinan	Dihydrocodein	—O·CH$_3$	—OH	—H	—H	Paracodin	§ 10a Abs. 1
3	3,6-Dihydroxy-N-methyl-4,5-epoxy-morphinan	Dihydromorphin	—OH	—OH	—H	—H	Paramorfan	§ 9 Abs. 1
4	3,6,14-Trihydroxy-N-methyl-4,5-epoxymorphinan	Hydromorphinol	—OH	—OH	—H	—OH		§ 7 Abs. 2
5	3,6-Dihydroxy-6, N-dimethyl-4,5-epoxymorphinan	Methyldihydro-morphin	—OH	—OH	—CH$_3$	—H		§ 9 Abs. 1

[1] Siehe Fußnote S. 784.

630680 und 631098 f. Hoffmann La Roche AG v. 21. Jan. bzw. 7. Mai 1935), des Desoxymorphins [SMALL, L. F., K. YNEN u. L. EILERS: J. Amer. chem. Soc. *55*, 3863 (1953); US-Pat. 1980972] oder der Halogenmorphide (SMALL, L. F. u. Mitarb., l. c.).

Nach den Angaben von R. BOGNAR und S. MAKLEIT [Arzneimittel-Forsch. *8*, 323 (1958)] soll folgendes Verfahren geeignet sein: Dihydromorphin wird mit Essigsäureanhydrid bei Gegenwart von Natriumhydrogencarbonatlsg. acetyliert, das mit p-Toluolsulfonsäurechlorid tosyliert wird. Aus dem erhaltenen 3-Acetyl-6-tosyldihydromorphin spaltet LiAlH$_4$ nach P. KARRER und H. SCHMID [Helv. chim. Acta *32*, 1371 (1949)] die Tosyloxygruppe ab und aus dem Reaktionsgemisch wird reines Dihydro-6-desoxymorphin erhalten.

Eigenschaften. Farblose Kristalle aus Aceton-W. Fp. 184 bis 185°. Sublimiert im Hochvakuum zwischen 140 und 170°. Lösl. in Aceton und Äthylacetat.

$[\alpha]_D^{20} = -75{,}3°$ ($c = 1{,}46$, in Äthylacetat). Das Hydrochlorid ($C_{17}H_{21}NO_2 \cdot HCl$) ist sehr gut lösl. in W. $[\alpha]_D^{27} = -67°$ ($c = 0{,}90$ in W.). Das Sulfat ($C_{17}H_{21}NO_2 \cdot H_2SO_4 \cdot 2H_2O$) löst sich in 40 T. W. $[\alpha]_D^{29} = -60°$ ($c = 1{,}43$ in W.).

Erkennung [CLARKE, E. G. C.: Bull. Narcot. *XI/1*, 27 (1959)]. Mit Quecksilberchlorid bilden sich Plättchen (Empfindlichkeit 0,1 γ). Zur Ausführung der Reaktion s. Morphinhydrochlorid, S. 832. Mit Formaldehyd-Schwefelsäure (Marquis-Rg.) tritt eine purpurrote Fbg. auf (Empfindlichkeit 0,1 γ); Ammoniummolybdat (Fröhde-Rg.) erzeugt zuerst eine tiefviolette Fbg., die über Grün und Blau in Gelb übergeht (Empfindlichkeit 0,1 γ). Ammoniumvanadat (Mandelin-Rg.) liefert eine grauviolette Fbg.

Aufbewahrung. Vorsichtig und vor Licht geschützt.

Anwendung. Als zentrales Analgeticum. Im pharmakologischen Versuch ist Desomorphin 10mal wirksamer als Morphin, wobei geringere gastrointestinale Nebenwirkungen auftreten. Der analgetische Effekt klingt schneller als beim Morphin wieder ab (BURGER, A.: Medicinal chemistry, 2 nd Ed., New York/London: Intersc. Publishers 1960).

Handelsform: Permonid (Deutsche Hoffmann-La Roche AG).

Gesetzliche Bestimmungen s. S. 775 ff.

Dihydrocodein (INN). Dihydrocodeinum. 7,8-Dihydrocodein. 6-Hydroxy-3-methoxy-N-methyl-4,5-epoxymorphinan.

Formel Nr. 2, S. 810 $C_{18}H_{23}NO_3$ M.G. 301,49

Herstellung. Nach dem Verfahren von H. und B. OLDENBERG (DRP 260233 v. 22. Juni 1911) wird das Dihydrocodein aus Codein durch Reduktion mit molekularem Wasserstoff bei Gegenwart von geringen Mengen kolloider Edelmetalle (z. B. Pd) als Katalysator hergestellt. Von A. STEIN [Pharmazie *10*, 180 (1955)] wird Raney-Nickel als Katalysator verwendet. Ausbeute 82%. Andere Verfahren wie DRP 278111 (v. 29. April 1913, Knoll AG) durch Methylierung von Dihydromorphin.

Eigenschaften. Aus W. oder sehr verdünntem M. rhombische Oktaeder. Nach mehrmaligem Umkristallisieren Fp. 62 bis 63° (?) ($C_{18}H_{23}NO_3 \cdot H_2O$, DRP 260233); Fp. 112 bis 113° ($C_{18}H_{23}NO_3$). Nach Angaben von A. STEIN (Pharmazie, l. c.) existiert nur die wasserfreie Form des Dihydrocodeins. Auch die von C. MANNICH und H. LÖWENHEIM [Arch. Pharm. (Weinheim) *285*, 295 (1920)] angegebenen beiden Modifikationen des Dihydrocodeins mit 2 Mol Kristallw., Fp. 55° und 82 bis 87°, ließen sich von H. WIELAND und E. KORALEK [Justus Liebigs Ann. Chem. *433*, 269 (1923)] und A. STEIN (Pharmazie, l. c.) nicht reproduzieren. Kp.$_{25\ Torr}$ 248°.

Gebräuchlich ist das Bitartrat.

Literatur s. Morphin und H. BÖHME und H. WOJAHN: DAB 6 – 3. Nachtr. BRD, Kommentar, Stuttgart: Wissenschaftl. Verlags-Ges. u. Frankfurt a. M.: Govi-Verlag 1959.

Dihydrocodeinum bitartaricum DAB 6 – 3. Nachtr. BRD, DAB 7 – DDR. Dihydrocodeinbitartrat. Dihydrocodeinhydrogentartrat DAB 7 – BRD.

$$C_{18}H_{23}NO_3 \cdot C_4H_6O_6 \qquad \text{M.G. } 451{,}45$$

Herstellung. Aus dem Dihydrocodein wird durch Einwirkung von Weinsäure in berechneter Menge das Dihydrocodeinbitartrat hergestellt.

Eigenschaften. Weißes, kristallines Pulver von bitterem Geschmack. Fp. 189 bis 190°; in W. ist es lösl.; schwer lösl. in A.; unlösl. in Ae. und Chlf. Das Präparat des DAB 6 – 3. Nachtr. BRD, enthält Kristallw. Nach N. B. EDDY und L. SMALL [J. Pharmacol. (Kyoto) *51*, 35 (1934)] existiert eine Verb. der Bruttoformel $C_{18}H_{23}NO_3 \cdot C_4H_6O_6 \cdot H_2O$, Fp. 192° (Zers.), $[\alpha]_D^{25} = -66°$; $[\alpha]_D^{20} = -70{,}0$ bis $-73°$ ($c = 5{,}0$ in W.) (DAB 6 – 3. Nachtr. BRD, DAB 7 – BRD).

Erkennung. DAB 6 – 3. Nachtr. BRD, DAB 7 – BRD: Prüflsg. 5,0% (g/ml). Farbrk. mit Formaldehyd-Schwefelsäure wie bei Dihydromorphinonum hydrochlor. (s. S. 818). 2,0 ml Prüflsg. werden mit 5,0 ml Pikrinsäurelsg. versetzt und im Wasserbad bis zu einer fast klaren Lsg. erhitzt. Die nach dem Erkalten wieder ausgeschiedenen Kristalle werden abfiltriert und mit 5,0 ml W. gewaschen. Das Pikrat schmilzt nach dem Trocknen bei 100 bis 105°, bei etwa 212° unter Zers. (zwischen 220 und 223°, DAB 7 – DDR). Im Filtrat die gleiche Farbrk. mit Resorcin, wie bei Dihydrocodeinonbitartrat (s. S. 815) beschrieben (Tartrat). – 0,0050 g Substanz werden in 2,0 ml der Mischung aus 2 Tr. Formaldehydlsg. und 3,0 ml konz. Schwefelsäure gelöst. Die Lsg. wird sofort rotviolett und geht in Blauviolett über (DAB 7 – DDR).

Prüfung. Prüflsg. s. o. Prüfung auf Reaktion der Lsg., Morphin und Morphinabkömmlinge mit freier phenolischer Hydroxylgruppe, fremde organische Stoffe und Morphin und nichthydrierte Morphinabkömmlinge und Sulfatasche: wie bei Dihydrocodeinonbitartrat, s. S. 816. – Morphinabkömmlinge mit Ketogruppe (Dihydrocodeinon, Dihydromorphinon, Dihydrooxycodeinon): 0,40 ml Prüflsg. dürfen nach Zusatz von 3,0 ml 1,3-Dinitrobenzollsg. und 0,30 ml 3 n Natronlauge innerhalb 3 Min. nicht rosa gefärbt werden (DAB 7 – BRD). – Trocknungsverlust: Höchstens 1,0%, bei 100 bis 105° bis zum konst. Gewicht getrocknet (DAB 7 – BRD).

Gehaltsbestimmung. Im Prinzip wie bei Dihydrocodeinonbitartrat, s. S. 816.

DAB 7 – DDR: 0,4000 g bei 105° getrocknete Substanz werden in einem 100-ml-Erlenmeyerkolben mit aufgesetztem Silicagelrohr in der Mischung aus 10,0 ml wasserfreier Essigsäure und 10,0 ml Essigsäureanhydrid unter mäßigem Erwärmen gelöst. Nach Zusatz von 3 Tr. Kristallviolett-Lsg. wird die Lsg. mit 0,1 n Perchlorsäure bis zum Farbumschlag nach Blau titriert (Feinbürette). 1 ml 0,1 n Perchlorsäure entspricht 45,15 mg Dihydrocodeinbitartrat. – DAB 7 – BRD: 0,100 g Substanz, genau gewogen, werden nach Zusatz von 1,0 ml Natriumcarbonat-Lsg. und 50 ml Methylenchlorid in einem verschlossenen 100-ml-Erlenmeyerkolben 3 Min. lang geschüttelt. Nach Zugabe von 0,50 g gepulvertem Tragant und erneutem Schütteln wird nach 10 Min. durch Watte in einen 250-ml-Kolben filtriert. Kolben und Trichter werden 3mal mit je 10 ml Methylenchlorid gewaschen. Das Gesamtfiltrat wird mit 15,00 ml 0,02 n Salzsäure versetzt und das Methylenchlorid auf dem Wasserbad abdestilliert. Nach dem Erkalten und Zugabe von 10 ml W., 0,15 ml Methylrot-Mischindikator Lsg., wird mit 0,02 n Natronlauge zurücktitriert (Feinbürette). 1 ml 0,02 n Salzsäure entspricht 6,048 mg $C_{18}H_{24}NO_3^+$, daraus berechnet 9,030 mg $C_{22}H_{29}NO_9$. Der gefundene Gehalt muß zwischen 98,5 und 101,0% liegen.

Mikrochemische Erkennung [CLARKE, E. G. C.: Bull. Narcot. *VII/3–4*, 33 (1955)]. Mit Kaliumtetrajodowismutat Büschel von hexagonalen Plättchen (Empfindlichkeit 0,5 γ). Zur Ausführung der Reaktion s. Morphinhydrochlorid, S. 832.

Dünnschichtchromatographie [WALDI, D., K. SCHNACKERZ u. F. MUNTER: J. Chromatograph. *6*, 61 (1961)]. Kieselgel-G-Merck-Schichten; Laufmittel 1. Chlf.-Aceton-Diäthylamin (5 : 4 : 1 v/v/v); R_f 0,38; Laufmittel 2. Chlf.-Diäthylamin (9 : 1 v/v), R_f 0,54; s. auch D. WALDI in E. STAHL: Dünnschichtchromatographie, Berlin/Göttingen/Heidelberg: Springer 1962. Nach D. WALDI eignen sich für die dünnschichtchromatographische Trennung der Opiumalkaloide Kieselgel-G-Schichten am besten.

UV-Spektrum. Nach P. M. OESTREICHER, CH. G. FARMILO und L. LEVI [Bull. Narcot. *VI/3–4*, 42 (1954)] besitzt Dihydrocodein bei 284 bis 285 mμ ($c = 0,1016$ g/l); $\varepsilon = 1720$, ein Maximum in wss. Lsg.

IR-Spektrum s. Morphin.

Unverträglichkeiten. Alkalisch reagierende Stoffe und Kaliumsalze.

Anwendung. Vorwiegend zur Hustenstillung in Dosen von 0,01. Max.-Dos. DAB 6, DAB 7 – DDR, DAB 7 – BRD 0,05; 0,15.

Aufbewahrung. Vorsichtig, vor Licht geschützt.

Handelsformen: Paracodin (Knoll AG); Codhydrine (Produits Bios, Brüssel, Belgien); DF 118 (Duncan, Flockhardt & Co., Großbritannien).

Gesetzliche Bestimmungen s. S. 775ff.

Dihydromorphinhydrochlorid. 3.6-Dihydroxy-N-methyl-4,5-epoxymorphinan-hydrochlorid.

Formel Nr. 3, S. 810 $C_{17}H_{21}NO_3 \cdot HCl$ M.G. 323,82

Herstellung. Nach H. OLDENBERG und B. OLDENBERG (DRP 160233 v. 22. Juni 1911) durch Reduktion des Morphins mit molekularem Wasserstoff bei Gegenwart geringer Mengen eines Edelmetallkatalysators [s. auch L. OLDENBERG: Ber. dtsch. chem. Ges. *44*, 1829 (1911)]. Nach DRP 278107 gelingt die Herst. des Dihydromorphins auch aus neutral wss. oder alkoholisch-wss. Opiumauszügen durch analoge Reduktion.

Eigenschaften und *Erkennung*. Weißes, kristallines Pulver, sehr leicht lösl. in W.; schwer lösl. in A. Aus der wss. Lsg. (0,3 g/3 ml) scheidet sich nach Zusatz von 1 bis 2 Tr. Ammoniakfl. erst beim Rühren mit einem Glasstab oder beim Schütteln das freie Dihydromorphin $C_{17}H_{21}NO_3 \cdot H_2O$ aus, das bei 158 bis 159° schmilzt. Die wss. Lsg. (0,1 g/10 ml) wird durch verd. Eisen(III)-chloridlsg. (1 + 9) blau gefärbt. Die ss. Lsg. (0,1 g/10 ml) gibt nach Zusatz von Salpetersäure mit Silbernitratlsg. einen Nd. von Silberchlorid.

Prüfung. Die Prüfung auf Reinheit kann wie beim Morphinhydrochlorid ausgeführt werden.

Mikrochemische Reaktionen [CLARKE, E. G. C., u. M. WILLIAMS: Bull. Narcot. *VII/3–4*, 33 (1955)]. Mit Kaliumtetrajodomercurat bilden sich Büschel feiner Nadeln (Empfindlichkeit 0,1 γ). Zur Ausführung der Reaktionen s. Morphinhydrochlorid, S. 832. Farbreaktionen: Mit Ammoniummolybdat (Fröhde-Rg.) entsteht eine blauviolette Fbg. (Empfindlichkeit 0,025 γ). Formaldehyd-Schwefelsäure (Marquis-Rg.) ergibt eine purpurrote Fbg. (Empfindlichkeit 0,025 γ).

IR-Spektrum s. L. LEVI, CH. E. HUBLEY und R. A. HINGE [Bull. Narcot. *VII/1*, 44 (1955)].

Anwendung. Nur subcutan wie Morphinhydrochlorid in Gaben von 0,01 g bis 0,02 g. Innerlich wird es nicht angewendet, weil es häufig vom Magen nicht vertragen wird.

Aufbewahrung. Vorsichtig und vor Licht geschützt.

Handelsformen: Paramorfan (Knoll AG; z.Z. nicht im Handel); Hymorphin (Endo Products, N. Y., USA).

Gesetzliche Bestimmungen s. S. 775ff.

Methyldihydromorphin (INN). Methyldihydromorphinum. 6-Methyldihydromorphin. 3,6-Dihydroxy-N,6-dimethyl-4,5-epoxymorphinan.

Formel Nr. 5, S. 810 $C_{18}H_{23}NO_3$ M.G. 301,49

Herstellung. Nach L. SMALL und H. RAPOPORT [J. org. Chemistry 72, 284 (1947)] aus Dihydromorphinon und Methyllithium.

Eigenschaften. Farblose Kristalle, Fp. 209 bis 211°, $[\alpha]_D^{20} = -147°$ ($c = 1{,}02$ in A.). Die Verbindung sublimiert bei 150°/0,1 Torr. Fp. (Hydrochlorid) 308 bis 309°. $[\alpha]_D^{20} = -121°$ ($c = 1{,}04$ in A.).

Erkennung [CLARKE, E. G. C.: Microchemical identification of some modern drugs. Bull. Narcot. XI/1, 27 (1959)]. Kaliumtetrajodocadmat bildet mit Methyldihydromorphin plättchenförmige Kristalle (Empfindlichkeit 0,25 γ), Kaliumtetrajodomercurat liefert federartige Rosettenkristalle (Empfindlichkeit 0,1 γ). Zur Ausführung der Reaktion s. Morphinhydrochlorid, S. 832. Farbreaktionen: Formaldehyd-Schwefelsäure (Marquis-Rg.) gibt eine Purpurfbg., Ammoniumvanadat (Mandelin-Rg.) erzeugt eine Graupurpurfbg., die in Gelb übergeht, und Ammoniummolybdat (Fröhde-Rg.) bildet eine violettblaue Farbe, die nach Grün umschlägt.

Aufbewahrung. Vorsichtig und vor Licht geschützt.

Anwendung. Als zentrales Analgeticum.

Gesetzliche Bestimmungen s. S. 775ff.

Morphin-Gruppe 3

Hydrocodon (INN). Dihydrocodeinonum. 3-Methoxy-N-methyl-6-oxomorphinan.

Formel Nr. 1, S. 815 $C_{18}H_{21}NO_3$ M.G. 299,47

Dihydrocodeinon ist ein Oxydationsprodukt des Codeins, in dem die alkoholische Hydroxylgruppe zur Carbonylgruppe oxydiert und die Doppelbindung zwischen C 7 und C 8 hydriert ist.

Herstellung. Nach DRP 365 683 (v. 22. März 1921, Knoll AG) und 380 919 (v. 8. Juli 1922, Knoll AG) wird Codein in saurer Lsg. mit feinverteiltem Palladium und Wasserstoff behandelt. Auf Grund dieses Darstellungsverfahrens war man der Ansicht, daß die sekundäre Alkoholgruppe zur Ketogruppe oxydiert wird und gleichzeitig an ein doppelt gebundenes C-Atompaar zwei H-Atome angelagert werden. Dihydrocodeinon wird auch erhalten, indem man Morphin durch die gleiche Behandlung in Dihydromorphinon überführt und dieses methyliert entsprechend der Darstellung von Codein aus Morphin. Nach DRP 623 821 [v. 6. Jan. 1936, Knoll AG; ref. in CA (N. Y.) *30*, 4998⁵ (1936)] wird eine alkoholische Lsg. von Codein mit Katalysatoren der Platin-Reihe ohne Säurezusatz und ohne Wasserstoff am Rückfluß 4 Std. erhitzt. Diese Methode zeigt, daß die Gegenwart von Wasserstoff überflüssig ist und die Bildung des Dihydrocodeinons damit erklärt werden kann, daß sich unter dem Einfluß des Katalysators das Wasserstoffatom der sekundären alkoholischen Hydroxylgruppe ablöst und an die benachbarte Doppelbindung anlagert. Weitere Darstellungsmethoden, z.B. aus Thebain, s. K. W. BENTLEY: The chemistry of the morphin alkaloids, Oxford: Clarendon Press 1954 und Kommentar zum DAB 6 – 3. Nachtr. BRD.

In den Handel kommen das saure weinsaure und das salzsaure Salz.

Dihydrocodeinonum bitartaricum DAB 6 – 3. Nachtr. BRD, Helv. V – Suppl. I, ÖAB 9. Hydrocodoni bitartras Ph.Ned. 6, Dan. IX. Hydroconi bitartras Nord 63. Dihydrocodone Bitartrate NND 62. Hydrocodone Bitartrate NF XII. Hydrocodonum bitartaricum DAB 7 – DDR. Hydrocodonbitartrat. Hydrocodonhydrogentartrat DAB 7 – BRD. Dihydrocodeinonbitartrat. (—)-7,8-Dihydrocodeinon-D-bitartrat.

$$C_{18}H_{21}NO_3 \cdot C_4H_6O_6 \cdot 2{,}5\,H_2O \qquad M.G. \; 494{,}59$$

Herstellung. Aus *Hydrocodon* (s. d.) und der berechneten Menge Weinsäure.

Eigenschaften. Weißes, kristallines Pulver von bitterem Geschmack. 1 T. löst sich in 0 T. W.; schwer lösl. in A. (90%); unlösl. in Ae. und Bzl. pH einer 0,1 molaren Lsg. 3

bis 4. pKa = 8,3 (Hydrocodein-ion, Nord 63). Dihydrocodeinon-bitartrat ist lichtempfindlich. $[\alpha]_D^{20} = -87,5$ bis $-90,5°$ (c = 5,0 in W.) (DAB 6 - 3. Nachtr. BRD); $\alpha_D -3,15$ bis $-3,35$, bestimmt mit einer Lsg. von 0,500 g in 25,00 ml im 200-mm-Rohr (Dan. IX); $[\alpha]_D^{20} = -79°$ bis $-83,5°$ (c = 2 in W.) (ÖAB 9). $[\alpha]_D = -76,5°$ bis $-83,5°$ (c = 2 in W.), $\alpha_D = -3,06°$ bis $-3,34°$ im 200-mm-Rohr (Nord. 63). $[\alpha]_D^{20} = -86,0°$ bis $-91,0°$ (c = 2 in kohlendioxidfreiem W.) (DAB 7 - DDR).

Erkennung. Versetzt man eine Lsg. von etwa 2 mg Dihydrocodeinonbitartrat in 1 ml W. mit 5 Tr. Jodlsg., so scheidet sich ein Perjodid in Form dunkelbrauner, harziger Flocken aus (ÖAB 9). Versetzt man etwa 1 mg Dihydrocodeinonbitartrat mit 2 ml Paraform-Schwefel-säure, so entsteht eine rotviolette Lsg. Fügt man nach 5 Min. 5 Tr. Eisen-Phosphorsäure hinzu, so geht die Fbg. in Blau über (ÖAB 9). — Für die nachfolgenden Reaktionen des DAB 6 - 3. Nachtr. BRD wird eine 5%ige (g/ml) Lsg. benötigt. Auftretende Fbg. mit Formaldehyd-Schwefelsäure und mit 1,3-Di-nitrobenzollsg. und Natronlauge s. Dihydromorphinonhydrochlo-rid, S. 818. Auf Zusatz von 1,0 ml Ammoniakfl. zu 3,0 ml Prüf-lsg. fällt nach einiger Zeit und mehrmaligem Reiben mit einem Glasstab die Base als ein weißes, kristallines Pulver aus. Die mit W. gewaschenen und bei 100 bis 105° getrockneten Kristalle schmelzen zwischen 194 und 198° [über Schwefelsäure getrocknet (Helv. V - Suppl. I, Dan. IX) besitzt die freie Base einen Schmelzbereich von 191,5 und 194° (Helv. V - Suppl. I), 197° und 200° (Dan. IX)], 195 und 200° (DAB 7 - BRD).

Im Filtrat der Ammoniak-fällung werden nach Zusatz von 2,0 ml verd. Schwefelsäure 0,20 g Resorcin gelöst. Nach dem Unterschichten mit 5,0 ml Schwefelsäure entsteht beim schwachen Erwärmen der Schwefel-säureschicht etwas unterhalb der Berührungsfläche eine violettrote Fbg., die beim weiteren Erhitzen auf die gesamte Schwefelsäure übergeht (Tartrat). —

Morphin-Gruppe 3
6-Oxo-4,5-epoxy-morphinan-Derivate

Lfd. Nr.	Wissenschaftliche Bezeichnung	Internationale Kurzbezeichnung INN	R_1	R_2	R_3	Synonyma	BTM-VO[1]
1	3-Methoxy-N-methyl-6-oxo-4,5-epoxy-morphinan	Hydrocodon	—O—CH$_3$	—H	—H	Dicodid	§ 9 Abs. 1
2	3-Hydroxy-N-methyl-6-oxo-4,5-epoxy-morphinan	Hydromorphon	—OH	—H	—H	Dilaudid	§ 9 Abs. 1
3	14-Hydroxy-3-methoxy-N-methyl-6-oxo-4,5-epoxymorphinan	Oxycodon	—OH	—H	—OH	Eukodal	§ 9 Abs. 1
4	3,14-Dihydroxy-N-methyl-6-oxo-4,5-epoxymorphinan	Oxymorphon	—OH	—H	—OH		§ 9 Abs. 1
5	7,N-Dimethyl-3-hydroxy-6-oxo-4,5-epoxy-morphinan	Metopon	—OH	—CH$_3$	—H		§ 9 Abs. 1

[1] Siehe Fußnote S. 784.

Weitere Identitätsreaktionen führen Helv. V – Suppl. I und Dan. IX an: 5 ml 1,5%ige Lsg. werden mit 0,1 g Hydroxylaminhydrochlorid zum Sieden erhitzt. Nach dem Abkühlen setzt man tropfenweise verd. Ammoniaklsg. hinzu, bis keine weitere Fällung mehr eintritt, und läßt einige Stunden kühl stehen. Das Oxim wird filtriert, mit wenig W. gewaschen und über Schwefelsäure getrocknet. Fp. 247 bis 252° (Zers.) (Helv. V – Suppl. I). 1 ml 2%ige Lsg. versetzt man mit 1 ml Dinitrophenylhydrazin-Rg.; es entsteht ein Nd. (Dan. IX). Wird 1 ml einer 1,5%igen Lsg. mit 1 ml ammoniakalischer Silbernitratlsg. im Wasserbade erhitzt, so entsteht ein Silberspiegel (Helv. V – Suppl. I). 3 mg Dihydrocodeinonbitartrat, gelöst in 0,1 ml W. werden mit 5 ml Selen-Schwefelsäure (5 mg Selenige Säure in 1 ml Schwefelsäure gelöst) versetzt. Es bildet sich eine grüne Färbung, die in Blau übergeht und anschließend langsam voilett wird (NF XII).

Reaktionen auf Anwesenheit des Tartratanions: Prüf. des DAB 6 – 3. Nachtr. s. o. – Eine Lsg. von etwa 2 mg Dihydrocodeinonbitartrat färbt sich auf Zusatz von 1 Tr. Eisen-(III)-chloridlsg. zitronengelb (ÖAB 9). Eine Lsg. von etwa 50 mg Dihydrocodeinonbitartrat in 1 ml W. gibt mit einer Lsg. von 0,1 g Kaliumchlorid in 1 ml W. allmählich einen weißen kristallinen Nd. (ÖAB 9).

Prüfung. DAB 6 – 3. Nachtr. BRD: Gleiche Prüflsg. wie bei Erk. beschrieben. – Alkalisch oder sauer reagierende Verunreinigungen. 2,0 ml Prüflsg. dürfen durch 2 Tr. Bromphenolblaulsg. weder gelb noch blauviolett gefärbt werden. Nach Helv. V – Suppl. I soll 1 ml 1,5%ige Lsg. durch 1 Tr. Bromphenolblau grün, blau oder violett, nicht gelb, durch 1 Tr. Methylrot mindestens so stark rot gefärbt werden wie 1 ml einer Mischung von 3 ml Natriumacetat + 3 ml verd. Essigsäure und W. zu 20 ml. – Auf Morphin, Dihydromorphin, Dihydromorphinon (Morphinabkömmlinge mit freier phenolischer Hydroxylgruppe) wird nach dem DAB 6 – 3. Nachtr. BRD, folgendermaßen geprüft: Die Lsg. eines kleinen Kristalls Kaliumhexacyanoferrat(III) in 10 ml W. darf nach Zusatz von 1 Tr. Eisen(III)-chloridlsg. durch 0,20 ml Prüflsg. (s. o.) innerhalb 1 Min. nicht grün oder blau gefärbt werden (nach Helv. V – Suppl. I darf, abgesehen von einem krist. Nd., wohl eine gelbgrüne, nicht aber eine blaugrüne oder blaue Fbg. auftreten). Gemäß ÖAB 9 (ähnlich DAB 7 – DDR, DAB 7 – BRD) darf sich eine Mischung von 2 ml der Dihydrocodeinonbitartratlsg. (1 + 19), 3 ml W. und 5 ml 0,1 n Kaliumjodatlsg. auf Zusatz von 5 Tr. verd. Salzsäure innerhalb von 5 Min. nicht gelb färben. – Fremde organische Stoffe, Morphin und nichthydrierte Morphinabkömmlinge (Äthylmorphin, Codein, Diacetylmorphin) werden nach dem DAB 6 – 3. Nachtr. BRD geprüft, wie bei Dihydromorphinonhydrochlorid, S. 819, beschrieben. – Organische Verunreinigungen, Thebain (Helv. V – Suppl. I): 0,1 g (nach ÖAB 9 0,01 g) muß sich in 2 ml konz. Schwefelsäure klar und farblos lösen; die Lsg. darf sich auf Zusatz von 1 Tr. Eisen(III)-chloridlsg. beim vorsichtigen Erwärmen nicht grün oder blau färben (Morphin, Codein, Äthylmorphin) (das ÖAB 9 verwendet für diese Reaktionen 5 Tr. Eisen-Phosphorsäure). – Gewichtsverlust beim Trocknen: Mindestens 8,0 und höchstens 9,5%, 2 Std. bei 100 bis 105° getrocknet (DAB 6 – 3. Nachtr. BRD); 7,5 bis 10,5% (Dan. IX); bei 103 bis 105° getrocknet 8,0 bis 10,0% (ÖAB 9). Verbrennungsrückstand: Höchstens 0,2% (ÖAB 9); Sulfatasche höchstens 0,1% (DAB 6 – 3. Nachtr. BRD).

Gehaltsbestimmung. DAB 6 – 3. Nachtr. BRD, DAB 7 – BRD. Im Prinzip wie bei Dihydromorphinonhydrochlorid, s. S. 819. Einsatz 0,150 g Substanz. 1 ml 0,02 n Salzsäure entspr. 0,00899 g $C_{18}H_{21}NO_3 \cdot C_4H_6O_6$. Gehalt mindestens 98,5 und höchstens 101,0% berechnet auf die 2 Std. bei 100 bis 105° getrocknete Substanz. – ÖAB 9: 0,2247 g getrocknetes Dihydrocodeinonbitartrat werden in 10 ml wasserfreier Essigsäure und nach Zusatz von 10 ml Dioxan und 5 Tr. Gentianaviolettlsg. mit 0,1 n Perchlorsäure-Eisessiglsg. auf rein Blau titriert (Mikrobürette). Für die angegebene Einwaage müssen 4,95 bis 5,02 ml 0,1 n Perchlorsäure-Eisessiglsg. verbraucht werden; entspr. 99,0 bis 100,4% des theoret. Wertes. 1 ml 0,1 n Perchlorsäure Eisessiglsg. entspr. 44,95 mg $C_{18}H_{21}NO_3 \cdot C_4H_6O_6$. 1 g wasserfreies Dihydrocodeinonbitartrat entspr. 22,25 ml 0,1 n Perchlorsäure-Eisessiglsg. – Helv. V – Suppl. I: 0,15 g wasserfreies Dihydrocodeinonbitartrat werden in 20 ml A. unter Erwärmen gelöst, mit 3 Tr. Poirriers Blau versetzt und mit 0,1 n Natronlauge bis Hellrot titriert (Mikrobürette). 1 ml 0,1 n Natronlauge entspr. 0,022461 g $C_{18}H_{21}NO_3 \cdot C_4H_6O_6$. Es wird ein Mindestgehalt von 99,4% wasserfreiem Dihydrocodeinonbitartrat gefordert. – Dan. IX: 0,2500 g Dihydrocodeinonbitartrat werden in 5 ml W. gelöst, mit 5 ml Natronlauge versetzt und dreimal mit je 15 ml Chlf. und 5 ml Isopropylalkohol extrahiert. Man dampft die vereinigten, filtrierten Auszüge zur Trockne ein, löst in 5 ml A. und 20 ml W., gibt 5 Tr. Methylrotlsg. hinzu und titriert mit 0,1 n Salzsäure. 1 ml 0,1 n Salzsäure entspr. 0,04945 g $C_{18}H_{21}NO_3 \cdot C_4H_4O_4 \cdot 2,5\ H_2O$. Verlangt wird ein Mindestgehalt von 59,4 bis 60,7% $C_{18}H_{21}NO_3$ entspr. 98,1 bis 100,3% Bitartrat mit 2,5 Mol W. – DAB 7 – DDR: 0,400 bei 105 °C getrocknete Substanz werden in einem 100-ml-Erlenmeyerkolben mit aufgesetztem Silicagelrohr in der Mischung aus 10,0 ml wasserfreier Essigsäure und 10,00 ml Essigsäureanhydrid gelöst. Nach Zusatz von 3 Tr. Kristallviolett-I. wird die Lsg. mit 0,1 n Perchlorsäure bis zum Farbumschlag nach Blau titriert (Feinbürette). 1 ml 0,1 n Perchlorsäure entspricht 44,95 mg wasserfreiem Hydrocodonbitartrat.

UV-Spektrum s. Morphin, S. 828.

Kolorimetrische Bestimmung s. Morphin, S. 828.

Papierchromatographie [VIDIC, E.: Die Anwendung papierchromatographischer Methoden beim forensischen Suchtmittelnachweis. Arzneimittel-Forsch. 5, 291 (1955)]. Papier Schleicher & Schüll Nr. 2045b, aufsteigend chromatographiert. Laufmittel: 1. Organische Phase des Gemisches Butanol-Ameisensäure-W. (12 : 1 : 7, v/v/v), wss. Phase für die Sättigung des Papiers (über Nacht!); R_f 0,33 bis 0,39; 2. Organische Phase des Gemisches Dichloräthan-Eisessig-W. (20 : 8 : 2, v/v/v), wss. Phase für die Sättigung des Papiers (über Nacht!). R_f 0,58 bis 0,63. Sichtbarmachung mit modifiziertem Dragendorffschem Rg.

Dünnschichtchromatographie s. Morphin, S. 830. Sichtbarmachung mit Dragendorff-Rg.; R_f 0,39 bis 0,40.

Aufbewahrung. Vorsichtig, vor Licht geschützt.

Unverträglichkeiten. Basisch reagierende Stoffe (Ausfällung) und Oxydationsmittel (Nord. 63).

Anwendung. Innerlich und subcutan zur Husten- und Schmerzstillung und zur Beruhigung von Erregungszuständen. Innerliche Anwendung ist bei leerem Magen möglichst zu vermeiden.

Dosierung

	DAB 6 - 3. Nachtr. BRD DAB 7 - BRD	Nord. 63	DAB 7 - DDR	Helv. V - Suppl. I	ÖAB 9	Ph.Ned. 6	Dan. IX
	mg	mg	mg	mg	mg	mg	mg
Größte Einzelgabe	15	15	15	15	20	20	20
Größte Tagesgabe	50	45	50	50	60	60	60
Gebräuchliche Einzeldosis	—	—	—	5–10	5–10	—
Gebräuchliche Tagesdosis	—	—	—	—	60	—

Für Säuglinge innerlich 2,5 mg (0,0025 g), für Kinder von 5 bis 13 Jahren 5 mg (0,005 g).

Handelsformen: Assicodid (Assia Chemical Lab., Ltd., Israel), Biocodone (Produits Bios, Belgien), Broncodid (Laboratoires Wolfs, Belgien), Codinon (Orion, Finnland), Codinovobitartrat (Verenigde Pharmaceutische Fabrieken, Niederlande), Cofacodide bitartras (Nederlandsche Cocainefabriek, Niederlande), Dicodid (Knoll AG), Dicodinon (Laboratoires L. Vandenbussche, Belgien); Diconone (Savory & Moore, Großbritannien), Dosicodid (J. Conne, Belgien), Hycodan bitartrate (Endo Products, N. Y., USA), Mercodinone (Merrell, USA), Multacodin (Spojené farmaceutické Závody, Tschechoslowakei), Synkonin (Astra, Schweden), Tucodil (Pharmacia, Schweden).

Dihydrocodeinonum hydrochloricum. Hydrocodoni hydrochloridum Ph.Ned. 6. Hydrocodonhydrochlorid.

$$C_{18}H_{21}NO_3 \cdot HCl \cdot 2{,}5 H_2O \qquad \text{M.G. } 380{,}97$$

Herstellung. Aus Hydrocodon (s. S. 814) und der berechneten Menge Salzsäure.

Eigenschaften. Weißes, kristallines Pulver. Leicht lösl. in W. Fp. 185 bis 186° (Zers.) $[\alpha]_D^{27} = -130°$ ($c = 2{,}877$ in W.).

Erkennung s. Dihydrocodeinonum bitartaricum, S. 815. Die Reaktionen auf Tartrat müssen bei Dihydrocodeinonum hydrochloricum negativ verlaufen. – Zusätzlich 10 mg Dihydrocodeinonum hydrochloricum in 1 ml konz. Schwefelsäure ergeben nach Zugabe von 1 Tr. Salpetersäure eine gelbe Fbg. (Ph.Ned. 6). Die wss. Lsg. (1 g/100 ml) gibt mit Kaliumhexacyanoferrat(III) einen gelben kristallinen Nd. (Ph.Ned. 6). Die wss. Lsg. gibt nach Ansäuern mit Salpetersäure mit Silbernitrat einen weißen Nd. (Chlorid) (Ph.Ned. 6).

Prüfung s. Dihydrocodeinonum bitartaricum, S. 816. Gewichtsverlust nach dem Trocknen bei 100 bis 105° nicht weniger als 9,7% und nicht mehr als 11,8%. – Verbrennungsrückstand: Nach dem Verbrennen darf kein Rückstand hinterbleiben.

Gehaltsbestimmung. 500 mg, genau gewogen, gelöst in einem Gemisch von 25 ml A. und 10 ml W. werden nach Zugabe von 2 Tr. Phenolphthalein mit 0,1 n Lauge [NaOH, KOH oder Ba(OH)$_2$] titriert. 1 ml 0,1 n Lauge entspr. 29,91 mg $C_{18}H_{21}NO_3$. Dihydrocodeinonhydrochlorid enthält nicht weniger als 77,6% und nicht mehr als 80,6% Dihydrocodeinon (Ph.Ned. 6).

UV-Spektrum s. Morphin, S. 828.

Kolorimetrische Bestimmung s. Morphin, S. 828.

Papierchromatographie s. Dihydrocodeinonum bitartaricum, S. 817.

Dünnschichtchromatographie s. Morphin, S. 830.

Aufbewahrung. Vorsichtig, vor Licht geschützt.

Anwendung s. Dihydrocodeinonum bitartaricum, S. 817.

Dosierung. In gleicher Weise wie Dihydrocodeinonum bitartaricum (s. o.).

Gesetzliche Bestimmungen s. S. 775.

Hydromorphon (INN). Dihydromorphinonum. 3-Hydroxy-N-methyl-6-oxo-morphinan.

Formel Nr. 2, S. 815 $\qquad$ $C_{17}H_{18}NO_3$ $\qquad$ M.G. 284,33

Herstellung. Durch Hydrierung von Morphin in warmer, stark saurer Lsg. in Gegenwart eines großen Überschusses von Pt- oder Pd-Katalysatoren (DRP 365683 v. 22. März 1921, Knoll AG und DRP 380919 v. 8. Juli 1922, Knoll AG). Die Darstellung des Dihydromorphinons erfolgt analog der Gewinnung von Dihydrocodeinon (s. S. 814). Ebenso kann die Herstellung auch ohne Gegenwart von Säure und Wasserstoff (DRP 623821, Knoll AG; s. Dihydrocodeinonum, S. 814) erfolgen. Andere Verfahren wie die Hydrolyse des Dihydrothebains oder die katalytische Reduktion von 14-Bromcodein sind technisch von geringerem Interesse. Darstellung durch Oppenauer-Oxydation; s. H. RAPOPORT, R. NAUMANN, E. R. BISSEL und R. BONNER: J. org. Chemistry 15, 1103 (1950).

Eigenschaften. Farblose Kristalle, Fp. 266 bis 267° (Zers.). $[\alpha]_D^{25} = -194°$ ($c = 0,98$ in Dioxan) (RAPOPORT, H. u. Mitarb., s. o.).

Erkennung, Prüfung, Papierchromatographie, Dünnschichtchromatographie, UV-, IR-Spektrum, Anwendung und *Dosierung* s. unter Dihydromorphinonum hydrochloricum.

Dihydromorphinonum hydrochloricum Helv. V – Suppl. I, DAB 6 – 3. Nachtr. BRD, ÖAB 9. Dihydromorphinone Hydrochloride USP XVI, Ph.Jug. II. Hydromorphoni Hydrochloridum PI.Ed. I, Ph.Ned. 6. Hydromorphone Hydrochloride NF XII. Hydromorphonhydrochlorid (INN). DAB 7 – BRD. Hydromorphoni chloridum Dan. IX – Add., Nord. 63, Hydromorphonum hydrochloricum DAB 7 – DDR.

$$C_{17}H_{19}O_3N \cdot HCl \qquad M.G. 321,81$$

Herstellung. Aus Hydromorphon (s. d.) und der berechneten Menge Salzsäure.

Eigenschaften. Feines weißes, geruchloses Pulver; lichtempfindlich. 1 T. löst sich in 2,5 bis 3 T. W.; in 90 T. A.; 120 T. A. (ÖAB 9); wenig lösl. in Chlf.; praktisch unlösl. in Ae. $[\alpha]_D^{25} = -136$ bis $-139°$ (USP XVI), $[\alpha]_D^{20} = -136,5$ bis $-138,5°$ ($c = 5,0$ in W.) (DAB 6 – 3. Nachtr. BRD, DAB 7 – BRD), $[\alpha]_D^{20} = -133$ bis $-138°$ ($c = 2$ in W.) (ÖAB 9); $[\alpha]_D = -5,00$ bis $-5,60°$ ($c = 0,5$ g/25 ml in W., 200-mm-Rohr) (Dan. IX – Add.); $[\alpha]_D^{20} = -131$ bis $-129°$ ($c = 1$ in W.) (PI.Ed. I), $[\alpha]_D = -131°$ bis $-139°$ ($c = 2$ in W.), $\alpha_D = -5,24°$ bis $-5,56°$ im 200-mm-Rohr (Nord. 63). $[\alpha]_D^{20} = -132°$ bis $-139°$ ($c = 2$ in kohlendioxidfreiem W.) (DAB 7 – DDR).

Erkennung. Fp. der mit Ammoniak ausgefällten, gewaschenen und getrockneten Base 247 bis 252° (Helv. V – Suppl. I), etwa 260° (Zers.) (USP XVI), 263 bis 268° (Dan. IX – Add.), 260 bis 262° (Zers.) (PI.Ed. I). – 250 mg werden in 2 ml W. gelöst und die Lsg. mit 1 g Hydroxylaminhydrochlorid, in 5 ml W. gelöst, versetzt. Man erwärmt auf 80°, gibt überschüssige Ammoniaklsg. hinzu und läßt über Nacht stehen. Der Oximniederschlag wird abfiltriert, mit 50 ml einer Mischung aus 1 Vol. Ammoniaklsg. und 99 Vol. W. gewaschen und 2 Std. bei 105° getrocknet; Fp. 230 bis 235° (Zers.) (USP XVI, NF XII). Gemäß Helv. V – Suppl. I wird die gleiche Reaktion mit anderen Mengen durchgeführt; Fp. 224 bis 228°. – 3–5 mg Substanz geben nach dem Mischen mit 3,0 ml eisgekühlter Formaldehyd-Schwefelsäure eine Gelbfbg., die allmählich in Violett übergeht (DAB 6 – 3. Nachtr. BRD, DAB 7 – BRD). – Werden 10 mg in 1 ml W. gelöst und mit 5 ml Kaliumhexacyanoferrat(III)-lsg. sowie 15 Tr. Eisen(III)-chloridlsg. versetzt, so entsteht sofort Blaufbg. (USP XVI, Helv. V – Suppl. I, PI.Ed. I). – 5 Tr. einer 2%igen Lsg. versetzt man mit 0,02 g m-Dinitrobenzol und 5 ml A. Nach Zugabe von 5 Tr. 2 n Natronlauge tritt Violettfbg. auf (Dan. IX – Add.). – Gemäß DAB 6 – 3. Nachtr. BRD (ähnlich DAB 7 – BRD), wird neben der Reaktion der USP XVI mit Kaliumhexacyanoferrat(III)/Eisen(III)-chloridlsg.

und der Reaktion des Dan. IX – Add. mit Dinitrobenzollsg. die Bildung einer blauen Farbe allein durch Zusatz von 1 Tr. Eisen(III)-chloridlsg. zu 5 ml einer 4%igen Lsg. angegeben. – Der Chloridnachweis ist positiv.

Prüfung. Alkalisch oder sauer reagierende Verunreinigungen: Je 2,0 ml einer 5%igen (g/ml) Lsg. dürfen weder durch 1 Tr. Methylrotlsg. noch durch 1 Tr. Bromkresolgrünlsg. gelb gefärbt werden (DAB 6 – 3. Nachtr. BRD). – Alkaloide ohne phenolische Hydroxylgruppe: 1,0 ml einer 5%igen (g/ml) Lsg. darf nach dem Verdünnen mit 1,50 ml W. auf tropfenweisen Zusatz von 0,50 ml Natronlauge nicht getrübt werden (DAB 6 – 3. Nachtr. BRD). – Fremde organische Stoffe: Die Lsg. von 0,020 g Substanz in 5,0 ml Schwefelsäure darf nach 5 Min. nicht stärker gefärbt sein als 5,0 ml einer Mischung von 0,40 ml Eisen(III)-chloridlsg., 0,10 ml Kobalt(II)-chloridlsg., 0,10 ml Kupfer(II)-sulfatlsg. und 49,4 ml 1%ige Salzsäure (DAB 6 – 3. Nachtr. BRD). – Morphin und nichthydrierte Morphinabkömmlinge (Äthylmorphin, Codein, Diacetylmorphin): Auf Zusatz von 2 Tr. Eisen(III)-chloridlsg. darf die Lsg. von 0,020 g Substanz, in 5,0 ml Schwefelsäure 1 Min. lang im Wasserbad erhitzt, keine grünliche oder bläuliche Fbg. zeigen (DAB 6 – 3. Nachtr. BRD, USP XVI). Gemäß Helv. V – Suppl. I wird auf Codein, Dihydrocodein, Dihydrocodeinon, Äthylmorphin geprüft, indem 0,5 ml einer 1,5%igen Lsg. auf Zusatz von 1 ml verd. Natronlauge nicht getrübt werden dürfen. – Sulfat: 5 ml einer 2%igen Lsg. versetzt man mit 0,5 ml verd. Salzsäure und 1 ml Bariumchloridlsg.; es darf keine Trbg. entstehen (USP XVI). – Ammoniumsalze: 100 mg erhitzt man mit 5 ml Natronlauge; Ammoniakgeruch darf nicht auftreten (USP XVI). – Trocknungsverlust: Höchstens 0,5% bei 100 bis 105° bis zum konstanten Gew. getrocknet (DAB 6 – 3. Nachtr. BRD; ÖAB 9); 2 Std. bei 105° getrocknet, nicht über 1,5% (USP XVI), nicht über 0,5% (Helv. V – Suppl. I). – Verbrennungsrückstand: Gemäß DAB 6 – 3. Nachtr. BRD darf die Sulfatasche höchstens 0,1% betragen. Nach USP XVI dürfen 200 mg (Helv. V – Suppl. I 100 mg) keinen wägbaren Rückstand hinterlassen. ÖAB 9 erlaubt höchstens 0,2% Verbrennungsrückstand.

Gehaltsbestimmung. DAB 6 – 3. Nachtr. BRD, ähnlich DAB 7 – BRD: Etwa 0,100 g Substanz, genau gewogen, wird nach Zusatz von 1,0 ml Natriumcarbonatlsg. und 50 ml Methylenchlorid in einem verschlossenen Erlenmeyerkolben von etwa 100 ml Inhalt 3 Min. lang geschüttelt. Nach Zugabe von 0,50 g Tragantpulver und erneutem Schütteln filtriert man nach 10 Min. durch Watte in einen Kolben von etwa 250 ml Inhalt und wäscht Kolben und Trichter dreimal mit je 10 ml Methylenchlorid. Das Gesamtfiltrat wird mit 20,00 ml 0,02 n HCl versetzt und das Methylenchlorid auf dem Wasserbad abdestilliert. Nach Erkalten und Zugabe von 10 ml W., 2 Tr. Methylrotlsg. und 1 Tr. Methylenblaulsg. wird der Säureüberschuß mit 0,02 n Kalilauge zurücktitriert (Feinbürette). – 1 ml 0,02 n Salzsäure entspr. 0,00644 g $C_{17}H_{19}NO_3 \cdot HCl$ oder 5,728 mg $C_{17}H_{20}NO_3^+$ (DAB 7 – BRD). Gehalt mindestens 99,0 und höchstens 101,0% $C_{17}H_{19}NO_3 \cdot HCl$, berechnet auf die bei 100 bis 105° getrocknete Substanz. – Helv. V – Suppl. I: Argentometrisch-rhodanometrisch. – Dan. IX – Add.: 0,1500 g werden in 10 ml W. gelöst, die Lsg. mit 0,5 g Natriumhydrogencarbonat versetzt und dreimal mit je 25 ml Chlf. extrahiert. Das Chlf. wird abgedunstet, der Rückstand mit 10,00 ml 0,1 n Salzsäure versetzt und mit 0,1 n Natronlauge titriert. 1 ml 0,1 n Salzsäure entspr. 0,03218 g $C_{17}H_{19}NO_3 \cdot HCl$. Das getrocknete Präparat muß etwa 88,5% Dihydromorphinon, entspr. etwa 100% Dihydromorphinonhydrochlorid (Dan. IX – Add.), enthalten. – ÖAB 9: 0,3218 g Dihydromorphinonhydrochlorid werden in einer Mischung von 5 ml W., 30 ml A. und 10 ml Chlf. gelöst und nach Zusatz von 10 Tr. Bromthymolblaulsg. mit 0,1 n Natronlauge unter kräftigem Umschütteln auf Grün titriert. Für die angegebene Einwaage müssen 9,90 bis 10,05 ml 0,1 n Natronlauge verbraucht werden, entspr. 99,0 bis 100,5% des theoretischen Wertes. 1 ml 0,1 n Natronlauge entspr. 32,18 mg $C_{17}H_{19}NO_3 \cdot HCl$. 1 g Dihydromorphinonhydrochlorid entspr. 31,07 ml 0,1 n Natronlauge. – Pl.Ed. I: Ungefähr 0,4 g, genau gewogen, werden mit 10 ml W. in einen Scheidetrichter gebracht, 10 ml einer ges. wss. Lsg. von Natriumhydrogencarbonat zugegeben und anschließend mit 30 ml und anschließend mindestens viermal oder bis zur völligen Extraktion der Alkaloide mit jeweils 20 ml Chlf. extrahiert. Die vereinigten Chlf.-Auszüge werden mit 10 ml W. gewaschen und durch ein mit Chlf. angefeuchtetes Filter filtriert. Die Chlf.-Lsg. wird auf einem Wasserbad mittels eines Luftstromes bis fast zur Trockne verdampft, zum Rückstand 25 ml 0,1 n Schwefelsäure und 5 ml W. gegeben und vorsichtig erwärmt, um die Reste des Chlf. zu entfernen. Nach dem Abkühlen wird der Säureüberschuß mit 0,1 n Natronlauge unter Verwendung von Methylrot als Indikator titriert. 1 ml 0,1 n Schwefelsäure entspr. 0,02853 g $C_{17}H_{19}NO_3$. Hydromorphonhydrochlorid muß mindestens 87,5% und darf höchstens 89,5% $C_{17}H_{19}NO_3$ enthalten. – DAB 7 – DDR: 0,3000 g bei 105 °C getrocknete Substanz werden in einem 100-ml-Erlenmeyerkolben mit aufgesetztem Silicagelrohr in 10,0 ml Quecksilber(II)-acetat-Lsg. gelöst. Nach Zusatz von 10,0 ml Essigsäureanhydrid, 25,0 ml wasserfreiem Bzl. und 3 Tr. Kristallviolett-Lsg. wird die Lsg. mit 0,1 n Perchlorsäure bis zum Farbumschlag nach Blau titriert (Feinbürette). 1 ml 0,1 n Perchlorsäure entspricht 32,18 mg Hydromorphonhydrochlorid.

UV-Spektrum. Nach P. M. OESTREICHER, CH. G. FARMILO und L. LEVI [Bull. Narcot. *VI/3–4*, 42 (1954)] besitzt Hydromorphonhydrochlorid in wss. Lsg. ein Maximum bei 280 mµ ($c = 0{,}1002$ g/l); $\varepsilon = 1220$.

IR-Spektrum s. L. LEVI, CH. E. HUBLEY und R. A. HINGE [Bull. Narcot. *VII/1*, 44 (1955)].

Papierchromatographie [VIDIC, E.: Die Anwendung der papierchromatographischen Methoden beim forensischen Suchtmittelnachweis. Arzneimittel-Forsch. *5*, 291 (1955)] (s. Dihydrocodeinonum bitartaricum, S. 817). Laufmittel 1. R_f 0,25 bis 0,28; Laufmittel 2. R_f 0,18 bis 0,20.

Dünnschichtchromatographie s. Dihydrocodeinum bitartaricum, S. 813; Laufmittel 1. R_f 0,24; Laufmittel 2. R_f 0,23.

Gaschromatographie s. Cotarninum, S. 859.

Aufbewahrung. Vorsichtig und vor Licht geschützt.

Unverträglichkeiten. Basisch reagierende Stoffe, Jodide, Jod (Fällung), Oxydationsmittel.

Anwendung. Wie Morphin; es wirkt mindestens dreimal so stark wie dieses.

Dosierung

	Helv. V- Suppl.I	ÖAB 9	DAB 6- 3. Nachtr. BRD	USP XVI	Ph.Ned. 6	Pl.Ed. I	Nord. C3
	mg	mg	mg	mg	mg	mg	mg
Einzelmaximaldosis	5	5	4	–	5	–	5
s.c.	3	3	–	–	4	5	–
Tagesmaximaldosis	15	15	12	–	20	–	15
s.c.	10	10	–	–	12	15	–
Gebräuchl. Einzeldosis	–	1–3	–	2*	2	2	–
s.c.	–	2	–	–	1–2	1–2	.
Gebräuchl. Tagesdosis	–	–	–	–	–	6–8	–

* Angabe für orale oder s.c. Applikation; die angewendeten Mengen können im Bereich von 1 bis 4 mg schwanken.

Handelsformen: Assilaudid (Assia Chemical Laboratories, Israel); Biomorphyl (Produits Bios, Belgien); Cofalaudide (Nederlandsche Cocainefabriek, Niederlande); Dilaudid (Knoll AG, Bundesrepublik Deutschland); Dimorphid (Savory & Moore, Großbritannien); Dimorphinon (Laboratoires L. Vandenbussche, Belgien); Hymorphan hydrochloride (Endo Products, N. Y., USA); Morphodid (Laboratoires Wolfs, Belgien).

Gesetzliche Bestimmungen s. S. 775.

Oxydihydrocodeinonum. Oxycodon (INN). N-Methyl-3-methoxy-14-hydroxy-6-oxo-4,5-epoxy-morphinan. Dihydrooxycodeinonum. Dihydrohydroxycodeinon.

Formel Nr. 3, S. 815 $C_{18}H_{21}NO_4$ M.G. 315,47

Herstellung. Es sind verschiedene Methoden zur Herst. von Oxydihydrocodeinon bekannt geworden. Nach M. FREUND und E. SPEYER (DRP 296916 v. 20. April 1916) wird Codein durch Oxydation in 14-Hydroxycodeinon $C_{18}H_{19}NO_4$ und dieses durch Reduktion in 14-Hydroxydihydrocodeinon $C_{18}H_{21}NO_4$ übergeführt. Auch die Herst., ausgehend vom Thebain durch Erhitzen mit 30%igem H_2O_2 in Eisessig ist möglich [FREUND, M., u. E. SPEYER: Z. angew. Chem. *27*, 250 (1914), DRP 286431]. Hierbei bildet sich 14-Hydroxycodeinon, das durch katalytische Reduktion mit molekularem Wasserstoff (FREUND, M., u. E. SPEYER: Schw. Pat. 75110 v. 1. Juni 1917) oder mit Natriumhydrogensulfit in 14-Hydroxydihydrocodeinon umgewandelt werden kann (FREUND, M., u. E. SPEYER: US-Pat. 1479293 v. 1. Jan. 1929). – Variationen der Herst.Reak. s. H. P. KAUFMANN: Arzneimittelsynthese, Berlin/Göttingen/Heidelberg: Springer 1953.

Eigenschaften. Farblose Kristalle, Fp. 218° (aus A.), $[\alpha]_D^{25} = -97°$ ($c = 0{,}76$ in 10%iger Essigsäure). Die freie Base ist in Ae. schwer, in Chlf. leicht lösl.

Literatur: FREUND, M., u. E. SPEYER: J. prakt. Chem. *94*, 135 (1916). – SMALL, L., u. R. E. LUTZ: J. org. Chemistry *4*, 270 (1939).

Anwendung. Zur Herstellung des Hydrochlorids.

Oxydihydrocodeinonum hydrochloricum Helv. V – Suppl. I. Oxycodeinonum hydrochloricum CsL 2, Oxycodonum hydrochloricum DAB 7 – DDR. Hydroxydihydrocodeinonum hydrochloricum ÖAB 9. Oxycodoni hydrochloricum PI.Ed. I. Oxycodoni hydrochloridum Jap. 61. Oxyconi chloridum Dan. IX. Nord. 63. Oxycodonhydrochlorid (INN), DAB 7 – BRD. Oxycodone (Chlorhydrate d′) CF 65. (−)-14-Hydroxy-N-methyl-3-methoxy-6-oxo-4,5-epoxymorphinan, (−)-14-Hydroxy-7,8-dihydrocodeinonhydrochlorid.

$$C_{18}H_{21}NO_4 \cdot HCl \cdot xH_2O \qquad \text{M.G. ohne Kristallwasser 351,93}$$

x = 2 bis 3 (Helv. V – Suppl. I)
x = 3 (DAB 7 – BRD, ÖAB 9, Dan. IX, Nord. 63, CF 65, DAB 7 – DDR)
x = 0 (PI.Ed. I)

Herstellung. Aus Oxycodon (s. o.) und der berechneten Menge Salzsäure.

Eigenschaften. Farbloses, kristallines, geruchloses Pulver von bitterem Geschmack; Fp. 274 bis 287° bei schnellem Erhitzen und Einbringen der Substanz in einen auf 210 bis 215° vorgewärmten Apparat (Dan. IX). Nach dem Trocknen bei 100° 274 bis 278° bei schnellem Erhitzen (PI.Ed. I). 1 T. löst sich in 6 T. W.; in 60 T. A.; in 600 T. Chlf.; unlösl. in Ae. $[\alpha]_D^{20} = -142$ bis $-145°$ ($c = 0,02$ g/ml in W.; DAB 7); $[\alpha]_D^{20} = -125$ bis $130°$ ($c = 2$ in W.; CsL 2, ÖAB 9); $[\alpha]_D^{20} =$ ca. $-125°$ ($c = 5$ in W., PI.Ed. I, Jap. 61); $[\alpha]_D = -120°$ bis $-131°$ ($c = 2,0$ in W.), $\alpha_D = -4,80°$ bis $-5,24°$ im 200-mm-Rohr (Nord. 63); $[\alpha]_D^{20} = -142° \pm 1°$ ($c = 5,0$ g/100 ml in W.) (CF 65); $[\alpha]_D^{20} = -140°$ bis $-145°$ ($c = 5,0$ in kohlendioxidfreiem W.) (DAB 7 – DDR).

Erkennung. 2 bis 3 mg Substanz geben nach dem Lösen in 3,0 ml eisgekühlter Formaldehyd-Schwefelsäure eine Gelbfbg., die allmählich in Violett übergeht (DAB 6 – 3. Nachtr. BRD, DAB 7 – BRD).
Die Mischung von 0,25 ml Prüflsg. mit 1,0 ml W., 3,0 ml 1,3-Dinitrobenzollsg. und 0,20 ml 3 n Natronlauge färbt sich allmählich Rotviolett (DAB 6 – 3. Nachtr. BRD, DAB 7 – BRD, DAB 7 – DDR).
Eine Lsg. von etwa 1 mg Hydroxydihydrocodeinonhydrochlorid in 1 ml konz. Schwefelsäure verändert sich auf Zusatz von 3 Tr. Eisen-Phosphorsäure nicht. Beim Erhitzen färbt sich die Lsg. allmählich graugrün. Versetzt man die abgekühlte Lsg. mit 10 Tr. Salpeter-Schwefelsäure, so geht die Fbg. in Rotbraun über (ÖAB 9). – Werden einige mg Substanz mit einigen mg Resorcin gemischt und mit 1 ml konz. Schwefelsäure übergossen, so tritt schwache Gelbfbg. ein. Bei sehr vorsichtigem Erwärmen färbt sich die Flüssigkeit violettbraun, später tritt Verkohlung ein (Helv. V – Suppl. I). – Versetzt man eine Lsg. von etwa 2 mg Hydroxydihydrocodeinonhydrochlorid in 1 ml W. mit 5 Tr. Jodlsg., so scheidet sich ein Perjodid als feiner brauner Nd. aus (ÖAB 9). – 1 ml 2%ige Lsg. gibt mit 1 ml Dinitrophenylhydrazinlsg. in etwa 2 Min. einen Nd. (Dan. IX). – Werden 5 ml Prüflsg. (20 mg/ml) mit 0,50 ml 6 n Ammoniak versetzt, so fällt beim Reiben mit einem Glasstab nach einiger Zeit die Base kristallin aus. Die mit W. gewaschenen und bei 105° getrockneten Kristalle schmelzen zwischen 217 und 222° (Metallblock 220 bis 222°) (DAB 7 – BRD, ähnlich Nord. 63). – In 2,0 ml Prüflsg. (20 mg/ml) entsteht nach Ansäuern mit 0,50 ml 3 n Salpetersäure auf Zusatz von 0,10 ml Silbernitratlsg. ein weißer, sich zusammenballender Nd. (DAB. 7 – BRD).
Schmelzintervall (unter dem Mikroskop): 245 bis 260° (Zers.) (ÖAB 9). – Eutektische Temp. der Mischung mit Salophen: 163°, mit Dicyandiamid 150° (ÖAB 9).

Prüfung. 5,0 ml Prüflsg. (2 g/100 ml) müssen klar und farblos sein (DAB 7 – BRD). – Alkalisch oder sauer reagierende Verunreinigungen: 10,0 ml Prüflsg. müssen auf Zusatz von 0,10 ml Methylrotlsg. rot gefärbt sein und dürfen bis zum Umschlag nach Gelb höchstens 0,20 ml 0,02 n Natronlauge verbrauchen (DAB 7 – BRD). – Morphin (Dihydromorphin, Dihydromorphinon): 1 ml einer 1%igen (g/ml) wss. Lsg. wird zu einer Lsg. aus ungefähr 0,05 g Kaliumhexacyanoferrat(III) in 10 ml W., die mit 1 Tr. Eisen(III)-chloridlsg. versetzt worden ist, gegeben; innerhalb 1 Min. darf sich hier keine blaue Fbg. bilden (PI.Ed. I, ähnlich CF 65). – Morphin, Codein, Dihydrocodein, Äthylmorphin: Werden einige mg mit 3 ml einer Mischung von 10 ml konz. Schwefelsäure und 1 Tr. Formaldehydlsg. übergossen, so entsteht zuerst Gelbfbg.; erst nach einigen Minuten darf Violettfbg. auftreten (Helv. V – Suppl. I). Organische Verunreinigungen: 20 mg Substanz werden in 5 ml Schwefelsäure unter Umschütteln gelöst. Nach 15 Min. darf die Lsg. nicht stärker gefärbt sein als eine Mischung von 0,20 ml Eisen-(III)-chloridlsg., 0,10 ml Kobalt(II)-chloridlsg. und 4,70 ml 1%ige Salzsäure (DAB 7 – BRD). – Sulfat. In einer Mischung von 4 ml der Lsg. (1 + 19) und 6 ml W. darf Sulfat nicht nachweisbar sein (ÖAB 9). – Trocknungsverlust: 11,0 bis

14,0%, bei 105° getrocknet (DAB 7 – BRD, Dan. IX); 9,5 bis 13,5%, bei 110° getrocknet (ÖAB 9, Helv, V – Suppl. I); nicht über 14% (theoretisch 13,3%; CsL 2). Nach dem Trocknen bei 100° bis zur Gewichtskonstanz muß der Gewichtsverlust mindestens 11% und darf höchstens 14% betragen (PI.Ed. I). – Verbrennungsrückstand: Sulfatasche höchstens 0,1% (Einwaage 50 mg; DAB 7 – BRD). Verbrennungsrückstand höchstens 0,2% (PI.Ed. 1, ÖAB 9), höchstens 0,1% (Nord. 63).

Gehaltsbestimmung. DAB 7 – BRD, ÖAB 9: 0,25 g (0,3518 g ÖAB 9) Substanz, genau gewogen, werden in einer Mischung von 25,0 ml A. (96%) und 10,0 ml Chlf. unter Erwärmen gelöst. Nach dem Abkühlen fügt man 0,30 ml Phenolphthaleinlsg. (10 Tr. ÖAB 9) hinzu und titriert mit 0,1 n Natronlauge unter kräftigem Schütteln bis zur Rosafbg. (Feinbürette). 1 ml 0,1 n Natronlauge entspr. 31,64 mg $(C_{18}H_{22}NO_4)^+$. Bezogen auf die getrocknete Substanz 88,6 bis 90,4% $(C_{18}H_{22}NO_4)^+$, daraus berechnet mindestens 98,5% $C_{18}H_{22}ClNO_4$ (DAB 7 – BRD). – Helv. V – Suppl. I: 0,15 g werden in 10 ml A. und 5 ml Chlf. gelöst und mit 0,1 n Natronlauge titriert, Phenolphthalein als Indikator (Feinbürette). 1 ml 0,1 n Natronlauge entspr. 0,035164 $C_{18}H_{21}NO_4 \cdot HCl$. Der Geh. muß mindestens 99,3% $C_{18}H_{21}NO_4 \cdot HCl$ im wasserfreien Präparat betragen. – Dan. IX: 0,2000 g werden in 5 ml W. gelöst, mit 5 ml 2 n Natronlauge versetzt und dreimal mit 15 ml Chlf. und 5 ml Isopropanol extrahiert. Die Auszüge werden filtriert und zur Trockne eingedampft, der Rückstand in 10 ml A. gelöst, mit 5 Tr. Methylrotlsg. versetzt und mit 0,1 n Salzsäure titriert. Gegen Ende der Titration gibt man 20 ml W. hinzu und titriert zu Ende. 1 ml 0,1 n Salzsäure entspr. 0,04059 g $C_{18}H_{21}NO_4 \cdot HCl \cdot 3H_2O$. Der Gehalt beträgt 76,2 bis 77,9% $C_{18}H_{21}NO_4$, entspr. 98,0 bis 100,3% $C_{18}H_{21}NO_4 \cdot HCl \cdot 3H_2O$. – PI.Ed. I: Ungefähr 0,5 g, genau gewogen, werden in einen Scheidetrichter gebracht, 15 ml W. und 5 ml verd. Ammoniak zugegeben und nacheinander 15, 10, 10 und 5 ml Chlf. oder mit einer zur vollständigen Extraktion ausreichenden Menge extrahiert. Die vereinigten Chlflsg. werden mit 5 ml W. geschüttelt und die Chlflsg. quantitativ abgetrennt. Die Chlflsg. wird auf einem Wasserbad bis fast zur Trockne verdampft, der Rückstand durch Erwärmen mit 25,0 ml 0,1 n Schwefelsäure gelöst, die Lsg. auf dem Wasserbad bis zum Verschwinden des Chlf.geruches erwärmt, abgekühlt mit ungefähr 10 ml W. verdünnt und der Säureüberschuß mit 0,1 n Natronlauge unter Verwendung von Methylrot als Indikator titriert. 1 ml 0,1 n Schwefelsäure entspr. 0,03154 g $C_{18}H_{21}NO_4$. – DAB 7 – DDR: 0,3000 g der bei 120° getrockneten Substanz werden in einem 100-ml-Erlenmeyerkolben mit aufgesetztem Silicagelrohr in 10,0 ml wasserfreier Essigsäure gelöst. Nach Zusatz von 10,0 ml Quecksilber(II)-acetat-Lsg. und 3 Tr. Kristallviolett-Lsg. wird die Lsg. mit 0,1 n Perchlorsäure bis zum Farbumschlag nach Blau titriert (Feinbürette). 1 ml 0,1 n Perchlorsäure entspricht 35,18 mg wasserfreiem Oxycodonhydrochlorid.

UV-Spektrum. Nach P. M. OESTREICHER, CH. G. FARMILO und L. LEVI [Bull. Narcot. VI/3–4, 42 (1954)] besitzt Dihydrohydroxycodeinonhydrochlorid in wss. Lsg. bei 283 mμ ein Maximum ($c = 0,100$ g/l); $\varepsilon = 1250$.

Papierchromatographie [MACEK, K., J. HACAPERKOVÁ u. B. KAKÁČ: Systematische Analyse von Alkaloiden mittels P.Chr. Pharmazie 11, 533 (1956)] s. Cotarninium chloratum, S. 860. 2. Laufmittel R_f 0,35; Sichtbarmachung mit $KMnO_4$-Lsg. s. Cotarninium chloratum. – [VIDIC, E.: Die Anwendung papierchromatographischer Methoden beim forensischen Suchtmittelnachweis. Arzneimittel-Forsch. 5, 291 (1955)] s. Dihydrocodeinonum bitartaricum; Laufmittel 1. R_f 0,28 bis 0,32; Laufmittel 2. R_f 0,38 bis 0,41.

Dünnschichtchromatographie [TEICHERT, K., E. MUTSCHLER u. H. ROCHELMEYER: Dtsch. Apoth.-Ztg 100, 477 (1960)]. Sorptionsmittel: Kieselgel-G-Merck (Kieselgel mit 0,5 n KOH statt mit W. angeteigt). Laufmittel Chlf.-A. (8 : 2 v/v), R_f 0,70. Sorptionsmittel: Kieselgel-G-Merck, Laufmittel Chlf.-A. (9 : 1 v/v) R_f 0,47.

Gaschromatographie s. Cotarninum, S. 859.

Mikrochemische Erkennung [CLARKE, E. G. C., u. M. WILLIAMS: Bull. Narcot. VII/3–4. 33 (1955)]. Mit Kaliumtrijodid (1) entstehen kleine schwarze Plättchen (Empfindlichkeit 0,025 γ), mit Natriumcarbonat bilden sich lange, dünne Nadeln (Empfindlichkeit 0,025 γ). Zur Ausführung der Reaktion s. Morphinum hydrochloricum, S. 832.

Unverträglichkeiten. Alkalisch reagierende Verbindungen, Jodide, Jod (Fällung).

Aufbewahrung. Vorsichtig und vor Licht geschützt.

Anwendung. Wie Morphin als schmerzstillendes und Reizhusten linderndes Mittel innerlich und subcutan. Zur Erzeugung eines Dämmerschlafs bei Operationen wird es häufig in Kombination mit Scopolamin und Ephetonin (z.B. Scophedal) verwendet. Nebenwirkungen wie bei Morphin; bei wiederholtem Gebrauch besteht Suchtgefahr.

Dosierung

	Pl.Ed. I mg	DAB 7 BRD mg	DAB 7 DDR mg	ÖAB 9 mg	Dan. IX mg	Helv. V - Suppl. I mg	Nord. 63 mg
Einzelmaximaldosis	20	30	30	30	20	30	20
s.c.	–	–	–	–	–	20	–
Tagesmaximaldosis	60	100	10	100	60	100	60
s.c.	–	–	–	–	–	60	–
Gebräuchliche Einzeldosis	5	–	–	5–10	–	–	–
s.c.	5	–	–		–	–	–
Gebräuchliche Tagesdosis	10–20	–	–	–	–	–	–

Handelsformen: Cofacodal (Nederlandssche Cocainefabrik, Niederlande), Dolordorm (Hässle, Schweden), Eubine (Laboratoires Lepice-Koehly, Belgien), Eukodal (E. Merck AG, Bundesrepublik Deutschland), Eumorphal (Laboratoires L. Vandenbussche, Belgien), Narcobasina (Carlo Erba, Italien), Oxykodal (Leopold & Co., Österreich), Pancodine (G. Dubaeuf, Frankreich), Stupenal (J. Conne, Belgien),

Gesetzliche Bestimmungen s. S. 775.

Oxymorphon(e) (INN). Dihydro-3,14-dihydroxymorphinon. Oxymorphonum (NFN 1958). Oxydimorphone. 1,14-Hydroxy-dihydromorphinon. (−)-3,14-Dihydroxy-6-oxo-4,5-epoxymorphinan. 14-Hydroxy-dihydromorphinon.

Formel Nr. 4, S. 815 $C_{17}H_{19}NO_4$ M.G. 301,34

Herstellung. Nach M. J. LEWENSTEIN und U. WEISS, US-Pat. 2806033 v. 10. Sept. 1957 [vgl. CA (N. Y.) 52, 7365c (1958)] wird aus 14-Hydroxydihydrocodeinon mittels HBr die Methylgruppe am C_3 abgespalten. Das 14-Hydroxydihydrocodeinon kann aus 14-Hydroxycodeinon durch Hydrierung mit H_2 bei Ggw. eines Edelmetallkatalysators erhalten werden. Ebenso kann durch Hydrierung von 14-Hydroxymorphinon in salpetersaurer Lsg. bei Ggw. eines Pd-Katalysators das 14-Hydroxydihydromorphinon erhalten werden [WEISS, U.: J. org. Chemistry 22, 1505 (1957)].

Eigenschaften. Die Base bildet farblose Kristalle. Fp. 247 bis 250° (Zers.). Das Hydrochlorid ist gut in W. lösl.

Erkennung [CLARKE, E. G. C.: Bull. Narcot. XI/1, 27 (1959)]. Oxymorphon gibt mit Formaldehyd-Schwefelsäure (Marquis-Rg.) eine Purpurfbg. (Empfindlichkeit 0,5 γ). Ammoniummolybdat (Fröhde-Rg.) liefert eine blaue, allmählich grün werdende Fbg. (Empfindlichkeit 0,25 γ). Mit Natriumwolframat (Reinhard-Rg.) entsteht eine tief violette Fbg. (Empfindlichkeit 1,0 γ). Ein Nd. rosettenförmiger Kristalle entsteht mit Goldbromid (Empfindlichkeit 0,1 γ). Zur Ausführung der Rk. s. Morphinum hydrochloricum, S. 832

Anwendung. Als zentrales Analgeticum vermindert oder beseitigt Oxymorphon postoperative Schmerzen. Wie bei anderen Morphinderivaten wird der analgetische Effekt häufig von sedativen und euphorischen Wirkungen begleitet. Als unerwünschte Begleiterscheinungen finden sich u. a. Storung des Allgemeinbefindens, Nausea, Miosis und Kopfschmerzen [NND 1962 u. N. B. EDDY und L. E. LEE: J. Pharmacol. exp. Ther. 125, 116 (1959), vgl. CA (N. Y.) 53, 9462d (1959)]. Nach den Angaben von N. B. EDDY und Mitarbeitern besitzen 1,02 mg Oxymorphonhydrochlorid die gleiche lindernde Wirkung bei krebskranken Patienten wie 10 mg Morphinhydrochlorid.

Handelsform: Numorphan (Endo).

Gesetzliche Bestimmungen s. S. 775.

Metoponhydrochlorid (INN). Metopone Hydrochloride. Metoponi Hydrochloridum Pl.Ed. I. NNR 1957. 7-Methyldihydromorphinonhydrochlorid. Methyldihydromorphinonum hydrochloricum. (−)-3-Hydroxy-7-oxo-7,N-dimethyl-4,5-epoxymorphinan.

Formel Nr. 5, S. 815 $C_{18}H_{21}NO_3 \cdot HCl$ M.G. 335,93

Herstellung. Aus Thebain nach L. SMALL, H. FITCH und A. SMITH [J. Amer. chem. Soc. 58, 1457 (1936)] oder besser aus Dihydrocodeinon-enolacetat nach L. SMALL, S. TURNBULL und H. FITCH [J. org. Chemistry 3, 204 (1939)].

Eigenschaften. Das Hydrochlorid zersetzt sich bei 315 bis 318°; $[\alpha]_D^{24} = -105°$ ($c = 1,0$ in W.); $[\alpha]_D^{25} = -92$ bis $-102°$ ($c = 1,0$ in W.) (Pl.Ed. I). Sehr gut lösl. in W.; wenig lösl.

Morphin-Gruppe 4
Derivate des 4,5-epoxy-morphinen(7)

Lfd. Nr.	Wissenschaftliche Bezeichnung	Internationale Kurzbezeichnung INN	R_1	R_2	R_3	Synonyma	BTM-VO[1]
1	3,6-Dihydroxy-N-methyl-4,5-epoxy-morphinen(7)	Morphin	—OH	—OH	—CH$_3$		§ 9 Abs. 1
2	3-Methoxy-6-hydroxy-N-methyl-4,5-epoxy-morphinen(7)	Codein	—O—CH$_3$	—OH	—CH$_3$		§ 10a Abs. 1
3	3-Äthoxy-6-hydroxy-N-methyl-4,5-epoxy-morphinen(7)	Codethylin	—O—C$_2$H$_5$	—OH	—CH$_3$	Dionin	§ 10a Abs. 1
4	3-Benzyloxy-6-hydroxy-N-methyl-4,5-epoxy-morphinen(7)	Benzylmorphin	—O—CH$_2$—C$_6$H$_5$	—OH	—CH$_3$	Peronin	§ 10a Abs. 1
5	3-(2-Morpholinoäthoxy)-6-hydroxy-N-methyl-4,5-epoxy-morphinen(7)	Pholcodin	—CH$_2$—CH$_2$—N(morpholino)	—OH	—CH$_3$	Weifacodin	§ 10a Abs. 1
6	3,6-Diacetoxy-N-methyl-4,5-epoxy-morphinen(7)	Diamorphin	—OOC—CH$_3$	—OOC—CH$_3$	—CH$_3$	Heroin	§ 9 Abs. 1
7	3-Methoxy-6-nicotinoyl-N-methyl-4,5-epoxy-morphinen(7)	Nicocodin	—O—CH$_3$	—OOC—(pyridyl)	—CH$_3$	Lyopect	§ 10a Abs. 1
8	3,6-Dinicotinoyloxy-N-methyl-4,5-epoxy-morphinen(7)	Nicomorphin	—OOC—(pyridyl)	—OOC—(pyridyl)	—CH$_3$	Vilan	§ 9 Abs. 1
9	3-Benzyloxy-6-myristoyloxy-N-methyl-4,5-epoxy-morphinen(7)	Myrophin	—O—CH$_2$—C$_6$H$_5$	—OOC—(CH$_2$)$_{12}$—CH$_3$	—CH$_3$	Leucodinine	§ 7 Abs. 2
10	3,6-Dihydroxy-N-allyl-4,5-epoxy-morphinen(7)	Nalorphin	—OH	—OH	—CH—CH=CH$_2$	Lethidrone	n. a.
11	3,6-Dihydroxy-4,5-epoxy-morphinen(7)	Normorphin	—OH	—OH	—H		§ 9 Abs. 1

[1] Siehe Fußnote S. 784.

in A.; Chlf.; praktisch unlösl. in Ae. Eine 1%ige wss. Lsg. hat ein pH von 5. Die freie Base sintert bei 235° und schmilzt bei 243 bis 245°; $[\alpha]_D^{24} = -141°$ ($c = 1,0$ in A.). Die Verbindung ist lichtempfindlich (The Merck Index 1960).

Erkennung (PI.Ed. I). Zu einigen Kristallen Metoponhydrochlorid wird in einen Porzellantiegel 1 Tr. einer 10%igen (g/ml) Lsg. Dinitrobenzol in A. (95%ig) gegeben, mit einem Glasstab umgerührt und 1 Tr. einer 10%igen (g/ml) wss. Lsg. von Natriumhydroxid zugegeben; unmittelbar hierauf bildet sich eine schwache Pfirsichfbg. – Zu einigen Kristallen wird in einen weißen Porzellantiegel 1 Tr. einer frisch bereiteten 5%igen (g/ml) wss. Lsg. von Dinatriumpentacyanonitrosylferrat gegeben, gut gemischt und weiter 1 Tr. einer 6%igen (g/ml) wss. Lsg. von Natriumhydroxid zugegeben; es bildet sich eine rote Fbg., die nach wenigen Min. nach Gelborange umschlägt.

Zu 2 ml einer 1%igen (g/ml) wss. Lsg. wird tropfenweise eine 1%ige (g/ml) wss. Natriumhydroxidlsg. gegeben; es bildet sich ein weißer, in überschüssigem Rg. lösl. Nd. Nach Zusatz von Ammoniumchlorid wird mit einem Glasstab umgerührt; es bildet sich ein weißer, kristalliner Nd. Nach dem Abfiltrieren, Auswaschen mit W. und einstündigem Trocknen bei 105° beträgt der Schmelzbereich des Nd. 240 bis 245°. – Reaktion auf Chlorid ist positiv.

Prüfung. Gewichtsverlust beim Trocknen: Nach dreistündigem Trocknen bei 105° darf der Gewichtsverlust höchstens 0,25% betragen. – Verbrennungsrückstand: Höchstens 0,1%.

Gehaltsbestimmung (PI.Ed. I). Ungefähr 0,1 g, genau gewogen, wird in einem Scheidetrichter in 20 ml W. gelöst. 1 ml einer 10%igen (g/ml) wss. Natriumcarbonatlsg. wird zugegeben und vollständig durch vier- oder mehrmaliges Ausschütteln mit je 20 ml einer Mischung aus 3 Vol.T. Chlf. und 1 Vol.T. Isopropylalkohol extrahiert. Die vereinigten Auszüge werden auf einem Wasserbad zur Trockne verdampft und der Rückstand in 5 ml M. gelöst. 5 Tr. Methylrot werden zugegeben und mit 0,01 n Salzsäure bis zum beginnenden Farbwechsel von Gelb nach Orange titriert. Dann werden 20 ml W. zugegeben und die Titration bis zur Rotfbg. fortgesetzt. 1 ml 0,01 n Salzsäure entspr. 0,003358 g $C_{18}H_{21}NO_3 \cdot HCl$. Es enthält mindestens 99,0% $C_{18}H_{21}NO_3 \cdot HCl$, bezogen auf die bei 105° 3 Std. lang getrocknete Substanz.

Mikrochemische Erkennung [CLARKE, E. G. C.: Bull. Narcot. XI/1, 27 (1959)]. Mit Pikrolonsäure bilden sich nadelförmige Kristalle (Empfindlichkeit 0,5 γ), mit Kaliumtetrajodowismutat entstehen kleine stäbchenförmige Kristalle (Empfindlichkeit 0,1 γ). Zur Ausführung der Reaktion s. Morphinum hydrochloricum, S. 832. Farbreaktionen: Formaldehyd-Schwefelsäure (Marquis-Rg.) gibt eine Purpurfbg., mit Ammoniumvanadat (Mandelin-Rg.) entsteht eine violette Fbg., Ammoniummolybdat (Fröhde-Rg.) liefert eine schwarzviolette Fbg., die über Blau in Grün übergeht. Mit seleniger Säure (Mecke-Rg.) tritt eine gelbbraune Fbg. auf.

Aufbewahrung. Vorsichtig, vor Luft und Licht geschützt.

Anwendung. Metopon ist ein Morphinderivat, das oral gut wirksam ist. 3 mg Metopon entsprechen der Wirkung von etwa 10 mg Morphin.

Handelsform: Metopone Hydrochloride (Parke & Davis, Sharp und Dohme. Division of Merck Co., USA).

Gesetzliche Bestimmungen s. S. 775.

Morphin-Gruppe 4

Morphinum. Morphin. Morphine. Morphina. 3,6-Dihydroxy-4,5-oxacido-7,8-didehydro-N-methylmorphinan. N-Methyl-3,6-dihydroxy-4,5-epoxy-morphinen-(7). N-Methyl-2,12-dioxy-1,11-epoxymorphinen-(13).

Formel Nr. 1, S. 824 $C_{17}H_{19}NO_3$ M.G. 285,34

Vorkommen. Morphin gehört zu den Hauptalkaloiden des Opiums und ist darin in wechselnden Mengen (zwischen 5 und 20%) vorhanden, je nach der Herkunft der Droge.

Herstellung. Die Herst. des Morphins und der Nebenalkaloide Narcotin, Papaverin, Thebain, Codein und Narcein kann in kleinem Maßstab nach dem Verfahren von F. CHEMNITIUS [Pharm. Zentralh. 68, 307 (1927); s. auch Ullmanns Enzyklopädie der techn. Chemie. Bd. 3. München/Berlin: Urban & Schwarzenberg 1953] erfolgen.

1 kg in walnußgroße Stücke zerkleinertes Opium wird bei 55° 3 Std. mit 3 l W. unter ständigem Rühren extrahiert (Temp. genau einhalten), anschließend wird abgepreßt und der Rückstand mit W. gewaschen (s. Übersicht auf S. 826). Im Rückstand (a) befinden sich die Hauptmengen Noscapin(=Narcotin) und Papaverinbasen, die hieraus mit 1%iger Salzsäure unter nochmaligem Umrühren ausgezogen werden. Aus der salzsauren Lsg. werden die Basen mit Na_2CO_3 gefällt. Das Filtrat (b) des Opiums enthält Morphin, Codein, Thebain, Narcein sowie geringe Mengen Papaverin und Noscapin als Mekonate. Hieraus fällt man

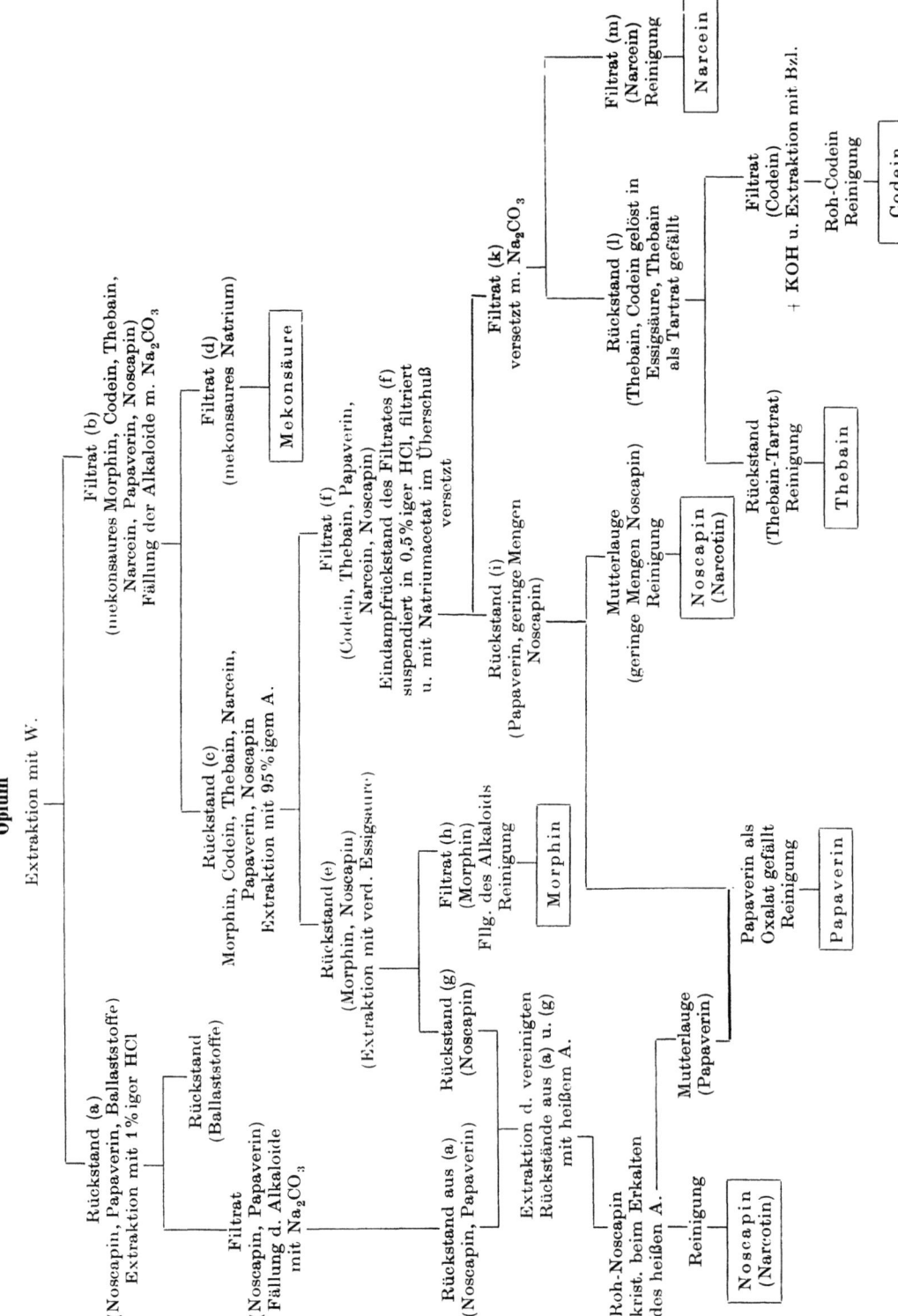

mit überschüssiger Na_2CO_3-Lsg. die Alkaloidbasen (c), die abgenutscht werden, während in der Lsg. (d) Natriummekonat verbleibt, das auf Mekonsäure verarbeitet wird. Der Alkaloid-Nd. (c) wird so lange gewaschen, bis das Waschw. farblos abläuft. Man schüttelt den Nd. mit A. (95%) 2 Std., saugt ab, wäscht mit A., bis das Filtrat (f) nur noch schwach gefärbt ist (auf 1 kg Opium wird ca. 1 l A. gebraucht). Von den vereinigten A.-Lsg. wird der A. abdestilliert; der Rückstand enthält die Alkaloide Codein, Thebain, Narcein und Reste an Noscapin und Papaverin. Der Rückstand (e) der Alkoholextraktion enthält die Alkaloide Morphin und Noscapin. Das Morphin wird mit Essigsäure (auf 1 kg Opium 250 ml W. und 50 ml Essigsäure) ausgezogen, wobei ein Überschuß an Essigsäure zu vermeiden ist. Aus der essigsauren Lsg. fällt Ammoniak das Morphin, das mit Salzsäure (500 ml W. und 90 ml 17%ige HCl, bezogen auf 1 kg Opium), gelöst und hieraus umkristallisiert wird. Die Nebenalkaloide Noscapin, Papaverin, Codein, Thebain, Narcein werden aus den Rückständen über schwer lösl. Salze weiter aufgearbeitet (s. Tabelle S. 826). Großtechnische Verfahren s. Ullmanns Enzyklopädie der techn. Chemie, Bd. 3, München/Berlin: Urban & Schwarzenberg 1953. Diese beruhen auf Methoden, die zuerst von Robertson angegeben und später von E. Gregory [Justus Liebigs Ann. Chem. 7, 261 (1833)], Th. Anderson [Justus Liebigs Ann. Chem. 86, 180 (1853)], P. C. Plugge [Arch. Pharm. (Weinheim) 225, 343 (1887)], E. Kauder [Arch. Pharm. (Weinheim) 228, 419 (1890)] und O. Hesse [Justus Liebigs Ann. Chem. 153, 47 (1870)] verbessert wurden. Die Isolierung von Morphin aus einzelnen Mohnpflanzen mittels organischer Lsgm. und Ionenaustauschern s. E. Leete [J. Amer. chem. Soc. 81, 3950 (1959)] sowie die Isolierung der Alkaloide aus Mohnköpfen unter Anwendung von Ionenaustauschern s. J. Böswart und A. Jindra [Čsl. Farm. VI, 77, 82, 145 (1957)]. – Totalsynthese des rac. Morphins s. M. Gates und G. Tschudi [J. Amer. chem. Soc. 72, 4839 (1950); 74, 1109 (1952); 78, 1380 (1956)].

Die verschiedenen Schreibweisen des Morphin-Moleküls veranschaulichen die folgenden Formelbilder [s. auch H. Baggesgaard-Rasmussen und J. Berger: Graphische Morphinformel und rationelle Nomenklatur der Morphin-Derivate. Bull. Narcot. VII/3–4, 30 (1955)].

(Cahn u. Robinson)   (Schaumann)   (Awe)

Absolute sterische Konfiguration s. Y. R. C. Bick [Nature (Lond.) 169, 755 (1952), ref. in Chem. Zbl. 1953, S. 60; Pharm. Zentralh. 93, 147 (1954); vgl. Helv. chim. Acta 38, 1847 (1955)]. – Biosynthese des Morphins s. K. Mothes und N. R. Schütte [Angew. Chem. 75, 357 (1953)]. Danach kann die Bildung des Morphins in der Pflanze aus 2 Molekülen Tyrosin als gesichert angenommen werden.

Eigenschaften. Farblose, glänzende Nadeln oder rhombische Prismen, krist. mit 1 Mol W., das erst bei 115 bis 120° vollständig abgegeben wird. Fp. Morphin (w.frei) 254 bis 256° (Zers.). Die Löslichkeit des Morphins wird sehr unterschiedlich angegeben und kann daher nur der Orientierung dienen. Über ausführliche Unters. der Löslichkeit von Morphin in verschiedenen Lsgm. s. H. Baggesgaard-Rasmussen und F. Reimers [Arch. Pharm. (Weinheim) 273/45, 129 (1953)] (B. R.). – Lösl.: in W.: B. R. 20°: 1 : 6700; Ph.Brasil. 1926 25°: 1 : 3340; Ph.Gall. 1937 18°: 1 : 3353, 80°: 1 : 3333; The Merck Ind. 1960: ca. 1 : 5000, 100°: 1 : 1000; Ind. Merck 1961 20°: ca. 1 : 6400. – In A.: B. R. 20°: 2,5 g : 100 g (absol. A.), 20°: 0,4 g : 100 g (95% A.), 20°: 0,3 g : 100 g (70% A.); Ph.Brasil 1926 25°: 1,0 g : 210 ml (A.); Ph.Gall. 1937 25°: 1,0 g : 40 g (absol. A.); The Merck Ind. 1960: 1,0 g : 210 ml (A.); Ind. Merck 1961 11°: 1,0 g : 88 g (absol. A.). – In Ae.: Ph.Brasil. 1926 25°: 1 g : 6250 ml; Ph.Gall. 1937 18 bis 22°: 1 g : 7625 ml; The Merck Ind. 1960: 1 g : 6250 ml; Index Merck 1961 10°: 1 g : 4000 g. – In Chlf.: B. R. 20°: 0,011 g : 100 g; Ph.Brasil. 1926 25°: 1,0 g : 1200 ml; Ph.Gall. 1937 25° 1,0 g : 2500 g; The Merck Ind. 1960: 1,0 g : 1220 ml. – Praktisch unlösl. in PAe. und Bzl. – Die wss. Lsg. reagiert alkalisch, pH einer gesättigten wss. Lsg. 8,5; pK_b (20°) 6,13; K_b $7,5 \cdot 10^{-7}$; pK_a (20°) 9,85; K_a $1,4 \cdot 10^{-10}$.

Morphin reagiert infolge einer phenolischen OH-Gruppe und eines tertiären N-Atoms amphoter und bildet daher als einsäurige Base mit Säuren gut krist. Salze. Infolge seiner alkoholischen und phenolischen OH-Gruppe bildet es Äther, Ester und mit starken Basen

Phenolate. Aus den Morphinsalzen mit Säuren wird das Morphin durch Alkalilauge zunächst in Freiheit gesetzt, dann aber durch weiteres Alkali in das wasserlösl. Phenolat übergeführt. Diese Verb. werden durch CO_2 unter Abscheidung von freiem Morphin wieder zerlegt, ebenso durch Ammoniumchlorid. In letzterem Falle bleibt ein kleiner Teil des Morphins gelöst, weil Ammoniak frei wird, das die Löslichkeit des Morphins in W. etwas erhöht. Morphinsalz-Lsg. zersetzen sich leicht durch Autoxydation. Auch beim Sterilisieren können Zersetzungserscheinungen auftreten. Spektrophotometrische Unters. von C. G. v. ARKEL und J. H. v. WAERT [Pharm. Weekbl. 85, 319 (1950)] ergaben, daß bei einstündigem Sterilisieren von 1% Morphinhydrochlorid-Lsg. 1% Pseudomorphin gebildet wird. Die Zersetzungen sind bei 0,01%igen Lsg. größer. Zusatz von 0,05% $NaHSO_3$ verhindert die Bildung von Pseudomorphin [s. auch N. THÖRN und A. AGREN: Svensk. farm. 55, 61 (1951); E. GUNDERSEN und J. MORCH: Dansk. Farm. 29, 181 (1955); M. A. ROBLES und R. WIENTJES: Pharm. Weekbl. 96, 379 (1961)]. Die Zers. sind pH-abhängig und laufen bei höherem pH schneller ab.

Aus Morphinsalz-Lsg. (bes. Morphinhydrochloridlsg.), die für den Gebrauch vorrätig gehalten werden, scheidet sich nicht selten freies Morphin krist. aus. Dies tritt ein, wenn das Glas an W. leicht Alkali (lösl. Alkalisilicat) abgibt, das aus dem Salz die Base freimacht. Die Standgefäße für die Lsg. von Morphinsalzen sowie Ampullen sind vor der Benutzung auf lösl. Alkali zu prüfen. Auch in guten Standgefäßen sollten die Lsg. nicht zu lange vorrätig gehalten werden.

Unverträglichkeit. Morphinsalz-Lsg. sind unverträglich mit Alkalien, Tannin, Jodsäure, Kaliumpermanganat, Borax, Chloraten, Eisen(III)-chlorid, Jodiden, Bleiacetat, Magnesiumoxid, Spiritus aetheris nitrosi, Quecksilbersalzen und Goldsalzen.

Die Salze des Morphins mit Säuren sind ebenso wie das freie Morphin linksdrehend, $[\alpha]_D^{25} - 132°$ ($c = 1$ in M.); d_4^{20} 1,32. Durch Erhitzen mit Salzsäure bildet sich Apomorphin (s. S. 836). Über einige chemische Umwandlungen des Morphinmoleküls zu bekannten arzneilich verwendeten Derivaten s. Schema auf S. 829.

Erkennung. Fröhdes-Rg. (molybdänsäurehaltige, konz. Schwefelsäure) löst Morphin mit violetter Farbe, die über Blau in Grün, Gelb und Rosa übergeht. Formaldehyd-Schwefelsäure (1 Tr. Formaldehydlsg. auf 1 bis 2 ml konz. Schwefelsäure) löst Morphin mit rotvioletter Farbe. Konz. Salpetersäure löst Morphin mit blutroter Farbe, die allmählich in Gelb übergeht. Neutrale Morphinsalzlsg. geben mit Eisen(III)-chloridlsg. eine vorübergehende Blaufbg. Eine mit verd. Schwefelsäure angesäuerte Morphinsalzlsg. macht aus Jodsäurelsg. Jod frei, das beim Schütteln mit Chlf. dieses violett färbt.

In der toxikologischen Analyse scheidet man das Morphin ab, indem man zunächst die saure Lsg. mit Ae., Essigsäureäthylester oder Chlf. ausschüttelt (um sie zu reinigen), dann mit Ammoniak (nicht Kali- oder Natronlauge) alkalisch macht und diese Fl., bevor das Morphin in den krist. Zustand übergeht, mit Chlf. oder heißem Amylalkohol ausschüttelt. Bei Benutzung eines Perforators kann man auch Essigsäureäthylester als Lsgm. für das freie Morphin verwenden. Man löst den beim Verdampfen des Lsgm. hinterbleibenden Rückstand in verd. Salzsäure, schüttelt die saure Lsg. einmal zur Reinigung mit Chlf. aus, macht sie dann mit Ammoniakfl. alkalisch und entzieht ihr nunmehr das Morphin durch wiederholtes Ausschütteln mit Chlf.

Weitere Reaktionen und Abtrennung des Morphins nach dem Stas-Otto-Gang s. E. BAMANN und E. ULLMANN: Chem. Unters. v. Arzneigemischen, Arzneispezialitäten und Giftstoffen, Stuttgart: Wissenschaftl. Verlags-Ges. 1960.

UV-Spektrum [CSOKÁN, E.: Z. anal. Chem. 124, 344 (1942); WELSH, L. H.: J. org. Chem. 19, 1409 (1954); THIES, H., u. C. H. SORGENFREY: Arch. Pharm. (Weinheim) 291/63, 68 (1958)]. Nach P. M. OESTREICHER, CH. G. FARMILO und L. LEVI [Bull. Narcot. VI/3—4, 42 (1954)] besitzt Morphin folgende Maxima im Bereich oberhalb 250 mµ:

	λ_{max} mµ	ϵ_{max}	Konz. g/L
Morphin (Base)	287	1510	0,1046
Morphin (Hydrochlorid)	285	1540	0,1030
Morphin (Sulfat)	285	3000	0,1068

The Merck Index 1960 macht folgende Angaben (λ_{max}): Morphin in saurer Lsg. 285 mµ, Morphin in alkalischer Lsg. 298 mµ.

Kolorimetrische Bestimmung s. B. KAKÁČ, Z. J. VEJDELEK: Handbuch der Kolorimetrie, Bd. I, Kolorimetrie in der Pharmazie, Jena: VEB G. Fischer Verlag 1962. Hier finden sich ausführliche Vorschriften mit Diskussion der einzelnen Verfahren sowie 140 Literaturangaben.

Papierchromatographie. Morphin wurde außerordentlich häufig papierchromatographisch unter den verschiedensten Gesichtspunkten bearbeitet (s. J. M. HAIS und K. MACEK:

Umwandlung des Morphins zu einigen bekannten Arzneistoffen

Handbuch d. Papierchromatographie, Bd. II, Bibliographie und Anwendungen, Jena: VEB G. Fischer Verlag 1960, mit 60 Literaturzitaten). – J. Büchi und H. Schumacher [Pharm. Acta Helv. *32*, 273 (1957)]: Chromatographieverfahren A. Papier: Whatman Nr. 1, getränkt mit Pufferlsg. pH 3,5 (9,2 ml 0,05 m Boraxlsg. und 0,80 ml 0,05 m Bernsteinsäurelsg. Laufmittel Isobutanol-Toluol (1 : 1, v/v) ges. m. W. Sättigungszeit 14 Std., Laufzeit 30 cm in 3,5 Std. Sichtbarmachung: Dragendorff-Rg., modifiziert nach R. Munier und M. Macheboeuf [Bull. Soc. Chim. biol. (Paris) *31*, 1146 (1949)]: 1. 0,85 g Wismutsubnitrat werden in 10 ml Eisessig und 40 ml W. gelöst; 2. 8,0 g KJ werden in 20 ml W. gelöst. Je 5 ml Lsg. 1. und 2. werden bei Bedarf gemischt, 20 ml Eisessig hinzugefügt und die Lsg. mit W. auf 100 ml aufgefüllt (Chromatographieverfahren B nicht aufgeführt).

Dünnschichtchromatographie [Bäumler, J., u. S. Rippstein: Pharm. Acta Helv. *36*, 382 (1961)]. Kieselgel-G-Merck-Schichten; Laufmittel Methanol-Aceton-Triäthanolamin (5 : 5 : 0,15 v/v/v). Sichtbarmachung: Rg. nach Dragendorff s. o. [s. auch D. Waldi, K. Schnackerz u. F. Munter: J. Chromatogr. *6*, 61 (1961) und E. Stahl: Dünnschichtchromatographie, Berlin/Göttingen/Heidelberg: Springer 1962].

Aufbewahrung. Vorsichtig und vor Luft und Licht geschützt.

Anwendung. Zur Darstellung der Morphinsalze und Morphinabkömmlinge. Medizinische Anw. findet das Morphin in Form der Salze, besonders als Hydrochlorid (s. Morphinum hydrochloricum, s. u.) und als Sulfat (s. Morphinum sulfuricum, S. 834).

Gesetzliche Bestimmungen s. S. 775.

Morphinum hydrochloricum DAB 6, DAB 7 – DDR, ÖAB 9. Ross. 8. CsL 2. Morphine Hydrochloride BP 63, USP XV (!). Morphini Hydrochloridum Pl.Ed. I, Dan. IX, Ph.Jug. II, Ph.Ned. 6, Jap. 61. Morphinhydrochlorid DAB 7, DAB 7 – BRD. Morphini chloridum Nord 63. Salzsaures Morphin. Morphinum muriaticum. Morphinchlorhydrat. Morphinae chlorhydras Hisp. 9. Morphine (Chlorhydrate de) CF 65. N-Methyl-3,6-dihydroxy-4.5-epoxymorphinen-(7)-hydrochlorid. N-Methyl-2,12-dioxy-1.11-epoxymorphinen-(13)-hydrochlorid.

$$C_{17}H_{19}NO_3 \cdot HCl \cdot 3H_2O \qquad \text{M.G. } 375{,}85$$

Herstellung. 10 T. zerriebenes oder gefälltes Morphin werden in einer Mischung von 5 T. Salzsäure und 30 T. W. durch Erhitzen gelöst. Die Lsg. wird durch Zusatz von Morphin oder verd. Salzsäure genau neutralisiert (gegen Lackmus), heiß filtriert und erkalten gelassen. Das ausgeschiedene Morphinhydrochlorid wird aus W. oder verd. A. umkrist., nötigenfalls unter Zusatz von Tierkohle zur Entfärbung, auf der Nutsche abgesogen und bei gelinder Wärme getrocknet. Die bekannten lockeren Würfel werden erhalten, wenn man eine heiße Morphinlsg. durch rasches Abkühlen so zur Krist. bringt, daß sie einen gleichmäßigen, sehr fein krist. Brei bildet, der dann auf der Nutsche abgesogen wird. Der Kristallkuchen wird bei mäßiger Wärme getrocknet und in Würfel zerschnitten. Je nach der Konz. der Lsg. fallen die Würfel lockerer oder dichter aus.

Eigenschaften. Weiße, seidenglänzende Nadeln oder weiße, lockere, würfelförmige, aus kleinen Nadeln bestehende Stücke oder leichtes, feinkrist. Pulver (das aus dem Abfall beim Schneiden der Würfel hergestellt wird). Geschmack sehr bitter. Morphinhydrochlorid färbt sich am Licht allmählich gelblich. – 1 T. löst sich in etwa 25 T. W., 50 T. A. (90%ig), 100 T. A. (95%ig); unlösl. in Ae., Chlf., PAe. und Bzl. pH einer 1%igen wss. Lsg.: etwa 5. Durch Zusatz von Salzsäure wird aus der gesätt. wss. Lsg. ein Teil des Morphinhydrochlorids in Kristallen wieder abgeschieden. Beim Trocknen bei 100° verliert es sein Kristallw. (rund 14,5%).
$[\alpha]_D^{20} = -112$ bis $-115°$ ($c = 0{,}02$ g/ml, bezogen auf die getrocknete Substanz) (DAB 7 – BRD, USP XV); $[\alpha]_D^{20} -95$ bis $-99°$ ($c = 2$ in W.) (Ph.Ned. 6, ÖAB 9, Pl.Ed. I); $[\alpha]_D^{20} = -98°$ ($c = 2$ in W.) (BP 63, Pl.Ed. I, Jap. 61); $\alpha_D = -3{,}80$ bis $-3{,}95°$ (best. mit einer Lsg. von 0,500 g in 25 ml W. im 200-mm-Rohr) (Dan. IX); $[\alpha]_D^{20} = -110°$ bis $-115°$ ($c = 2{,}0$ in kohlendioxidfreiem W.) (DAB 7 – DDR).

Erkennung. 5,0 ml Prüflsg. (0,02 g/ml) werden durch 0,50 ml Eisen(III)-chlorid-Lsg. blau gefärbt (DAB 7 – BRD, ähnlich DAB 7 – DDR). Beim Übergießen von 2 bis 3 mg Substanz mit 1,0 ml Formaldehyd-Schwefelsäure entsteht eine tiefrote Lsg., deren Fbg. allmählich in Violett übergeht (DAB 7 – BRD, DAB 6, ÖAB 9, Jap. 61). 2 mg Morphinhydrochlorid, versetzt mit 1 ml konz. Salpetersäure, ergeben eine intensiv orangerote Lsg. (ÖAB 9). 0,05 g werden in 5 ml W. gelöst und mit 3 bis 4 Tr. Kaliumhexacyanoferrat(III)-Lsg., die je mit 1 Tr. Eisen(III)-chlorid-Lsg. enthält, versetzt: Es entsteht sofort Blaugrünfbg. (Pl. Ed. I/1, BP 63, Dan. IX, USP XV, Jap. 61). 0,02 g werden in 5 ml einer Mischung von 1 Vol. verd. Schwefelsäure und 19 Vol. W. gelöst und mit 0,5 ml einer gesattigten wss. Kaliumjodatlsg. versetzt: Es entsteht eine Gelbbraunfbg. Schüttelt man mit Chlf., so färbt sich die Chlf.-Schicht violett (Pl.Ed. I/1, ähnlich DAB 7 – DDR). Gemäß BP 63 soll das

Maximum an Gelbbraunfbg. in etwa 5 Min. erreicht sein; gibt man 0,5 ml konz. Ammoniaklsg. hinzu, so dunkelt die Fbg. fast bis Schwarz nach (Unterscheidung von Codein und Diamorphin). – In 2,0 ml Prüflsg. (0,02 g/ml W.) entsteht nach Ansäuern mit 0,10 ml 3 n Salpetersäure auf Zusatz von 0,10 ml Silbernitratlsg. ein weißer, nicht zusammenballender Nd. (DAB 7 – BRD, ähnlich DAB 7 – DDR). – Weitere Erk.-Reaktionen s. unter Morphin, S. 828.

Prüfung. 5,0 ml Prüflsg. (0,02 g/ml W.) müssen klar und farblos sein (DAB 7 – BRD, DAB 6, ÖAB 9, Ph.Ned. 6). – Alkalisch oder sauer reagierende Verunreinigungen: 10,0 ml Prüflsg. (0,02 g/ml) müssen auf Zusatz von 0,10 ml Methylrotlsg. rot gefärbt sein und dürfen bis zum Farbumschlag nach Gelb höchstens 0,20 ml 0,02 n Natronlauge verbrauchen (DAB 7 – BRD, ähnlich DAB 7 – DDR). – 0,35 g Morphinhydrochlorid müssen sich in 10 ml frisch ausgekochtem und wieder erkaltetem W. klar und farblos oder beinahe farblos völlig lösen. Diese Lsg. ist als Stammlsg. zu nachstehenden Prüf. zu verwenden: 1 ml Stammlsg. muß durch 1 Tr. Methylrot orange oder rot, aber nicht stärker rot gefärbt werden als 1 ml einer Mischung von 3 ml Natriumacetat und 3 ml verd. Essigsäure und W. zu 20 ml. In der Stammlsg. darf Sulfat nicht nachweisbar sein. – Nichtphenolische Alkaloide: 5,0 ml Prüflsg. müssen auf Zusatz von 0,50 ml 3 n Natronlauge klar bleiben (DAB 7 – BRD, ähnlich Helv. V). – Fremde Alkaloide: 2 bis 5 ml Prüflsg. (1 g/30 ml W.) werden mit 1 ml Natronlauge versetzt, mit 10 ml Ae. geschüttelt und 5 ml der ätherischen Lsg. eingedampft, der eventuelle Rückstand, in 1 Tr. 0,1 n Säure und 2 ml W. gelöst, darf nach Zugabe von 1 Tr. Kaliumtetrajodomercurat(II)-Lsg. nicht innerhalb 1 Min. verändert werden (Ph.Ned. 6). 5,0 ml Stammlsg. (0,35 g/10 ml W.) werden mit 2 ml verd. Natronlauge versetzt. Man schüttelt die Mischung in einem kleinen Scheidetrichter mit 10 ml Bzl. aus. Das abgetrennte Bzl. wird mit 0,5 g Tragantpulver kräftig geschüttelt und etwa 5 Min. lang unter zeitweiligem Schütteln stehengelassen. 5 ml der filtrierten Bzl.-Lsg. werden auf dem Wasserbad verdampft. Der Rückstand wird mit 1 Tr. verd. Salzsäure verrieben und mit 1 ml W. aufgenommen. Die Lsg. darf mit 1 Tr. Mayers-Rg. innerhalb 1 Min. nicht getrübt werden [Codein, Noscapin (Narcotin), Papaverin] (Helv. V). – 0,5 g werden in 15 ml W. gelöst, mit 5 ml 0,4%iger (g/ml) NaOH-Lsg. versetzt und mit 10 ml Chlf. ausgeschüttelt. Man extrahiert noch 2mal mit je 10 ml Chlf. Die vereinigten Chlf.-Lsg. werden mit 10 ml 0,4%iger (g/ml) NaOH-Lsg. und anschließend 2mal mit je 5 ml W. gewaschen. Die Chlf.-Lsg. dunstet man zur Trockne ein, versetzt den Rückstand mit 10 ml 0,02 n Schwefelsäure, erhitzt bis zur Lsg., kühlt, gibt 1 Tr. Methylrotlsg. hinzu und titriert mit 0,02 n Natronlauge. Es sollen mindestens 8,75 ml 0,02 n Natronlauge verbraucht werden (Pl.Ed. I, CsL 2). – Gemäß USP XV löst man 1,00 g in 10 ml Natronlauge und schüttelt die Lsg. mit 15 ml, 10 ml und 10 ml Chlf. aus. Die Chlf.-Lsg. werden durch ein kleines mit Chlf. befeuchtetes Filter filtriert und mit 5 ml W. gewaschen. Man dunstet die Chlf.-Lsg. zur Trockne ein und löst den Rückstand unter Erwärmen in 10 ml 0,02 n Schwefelsäure. Nach dem Erkalten werden 2 Tr. Methylrotlsg. hinzugegeben und der Säureüberschuß mit 0,02 n Natronlauge titriert. Es müssen mindestens 7,5 ml 0,02 n Natronlauge verbraucht werden. – Gemäß Dan. IX wird die Prüf. durch Ausschütteln mit einem Ae.-Chlf.-Gemisch durchgeführt und der Verdampfungsrückstand nach Zugabe einer bestimmten Menge 0,01 n Salzsäure mit Bromphenolblaulsg. geprüft (Grenzbestimmung). – Gemäß BP 63 wird der Chlf.-Auszug, der in der gleichen Weise wie bei Pl.Ed. I hergestellt wird, zur Trockne eingedampft und gewogen: der Rückstand darf 1,5% nicht übersteigen. – Prüf. gemäß Ross. 8: 1 g wird in 15 ml Natronlauge gelöst und die Lsg. 3mal mit je 15 ml Chlf. extrahiert. Die vereinigten Chlf.-Auszüge dampft man auf dem Wasserbad auf 1 bis 2 ml ein und versetzt mit 15 bis 20 ml Ae. Die ätherische Lsg. wird mit 5 ml 30%iger Natronlauge 2 Min. geschüttelt, die wss. Phase entfernt und die Ae.-Schicht durch ein trockenes Filter in einen Kolben mit 1 g wasserfreiem Natriumsulfat filtriert. Nach 10 Min. wird erneut filtriert, mit 5 ml Ae. nachgewaschen, der Ae. abgedunstet, der Rückstand bei 100 bis 105° getrocknet und gewogen: nicht über 0,6%. – DAB 7 – DDR: 10,0 ml Prüflsg. (1,0000 g getrocknete Substanz wird in kohlendioxidfreiem W. zu 50,00 ml gelöst) werden in einem Scheidetrichter nach Zusatz von 5,0 ml 3 n NaOH mit 15,0 ml und anschließend 3mal mit je 10,0 ml Chlf. ausgeschüttelt. Die vereinigten Chlf.Auszüge werden anschließend mit 10,0 ml W. gewaschen und durch ein mit Chlf. getränktes Filter filtriert. Nach dem Verdampfen des Chlf. wird der Rückstand in 2,0 ml A. gelöst. Nach Zusatz von 2,0 ml W. 2 Tr. Bromphenolblau-Lsg., und 0,50 ml 0,01 n Salzsäure muß die Lsg. eine gelbe Fbg. zeigen. – Apomorphin: Werden 2 ml Stammlsg. (0,35 g/10 ml W.) mit 0,1 g Natriumhydrogencarbonat und hierauf mit 1 Tr. Kaliumhexacyanoferrat(III)-Lsg. versetzt, während einigen Sek. umgeschüttelt und nachher mit 1 ml Bzl. extrahiert, so darf das Bzl. keine Rosafbg. annehmen (Helv. V). – Gemäß Pl.Ed. I werden 0,05 g in 4 ml W. gelöst und mit 0,1 g Natriumhydrogencarbonat und 1 Tr. 0,1 n Jodlsg. versetzt. Man schüttelt mit Ae. Die Ae.-Phase darf nicht rot und die wss. Phase nicht grün werden (USP XV und DAB 7 – DDR mit anderen Substanz- und Reagensmengen). – Anorganische Salze: 0,1 g Morphinhydrochlorid muß sich in einer Mischung von 5 ml A. und 2,5 ml Chlf. beim Erwärmen auf dem Wasserbad zu einer klaren, farblosen oder beinahe farblosen Fl. völig lösen. Die Mischung muß auch nach dem Erkalten klar bleiben (Helv. V). — Mekonat: 0,2 g werden in 5 ml W. gelöst und mit 5 ml verd. Salzsäure sowie einigen Tr. Eisen(III)-chloridlsg. versetzt. Es darf keine Rotfärbung auftreten (Pl.Ed. I, CsL 2). — Ammonium-Ionen: 5,0 ml Prüflsg. (0,02 g/ml) werden nach Zusatz von 0,50 ml 3 n NaOH in dem S. 241 angegebenen Gerät geprüft (DAB 7 — BRD). Erhitzt man 5 ml (1 + 49) mit 1 ml konz. NaOH zum Sieden, dürfen die entweichenden Dämpfe rotes Lackmuspapier nicht bläuen (ÖAB 9). — Gewichtsverlust beim Trocknen: 12,0 bis 15,0% nach Ziff. 42a bei 105° getrocknet (DAB 7 — BRD, ähnlich DAB 7 – DDR). Bei 100° bis zum konst. Gew. nicht über 15,0% (Pl.Ed. I), bei 105° 13,0 bis 14,5% (Dan. IX), bei 130° nicht über 14,5% (CsL 2; theoret. Wert 14,38%). Nicht weniger als 11,5% und nicht mehr als 14,5% bei 105° getrocknet (BP 63), bei 100 bis 105° nicht über 14,5% (Ross. 8), 12,5 bis 14,5% (Ph.Jug. II), bei 100° getrocknet höchstens 14,5% (DAB 6). Nicht über 15% bei 4stündigem Trocknen bei 105° (USP XV). — Verbrennungsrückstand, Sulfatasche: höchstens 0,1% (Einwaage 50 mg, Mikrowaage!) (DAB 7 — BRD); Asche: höchstens 0,5% (Dan. IX). Beim Verbrennen darf kein wägbarer Rückstand hinterbleiben (DAB 6).

Papierchromatographie s. Morphin, S. 828.

Dünnschichtchromatographie s. Morphin, S. 830.

UV-Spektrum. Die Extinktion einer 0,01%igen Lsg. (g/ml), gemessen bei einer Schichtdicke von 1 cm und einer Wellenlänge von 285 mµ, beträgt 0,41 (BP 63). Weitere Angaben s. Morphin, S. 828.

Mikrochemische Prüfung. Nach E. G. C. CLARKE und M. J. WILLIAMS [J. Pharm. (Lond.) 7, 255 (1955) und Bull. Narcot. VII/3-4, 33 (1955)] mit der Methode des hängenden Tr. Ein sehr kleiner Tr. der Untersuchungslsg. (ca. 0,1 mm^3) wird mit einem Glasstab, der in einer Spitze von 1 mm Durchmesser ausgezogen ist, auf ein Deckgläschen gebracht. Hierzu wird 1 Tr. des Reagenses hinzugefügt und beide Tr. gemischt. Ein Objektträger mit einer Vertiefung von ca. 13 mm Durchmesser wird mit 25%iger Gummiarabicum-Lsg. umgeben, umgedreht, auf das Deckgläschen gepreßt und erneut gedreht. Der am Deckgläschen hängende und durch den Objektträger vor Verdunstung geschützte Tr. wird während 48 Std. mehrmals mit geringer Vergrößerung unter dem Mikroskop betrachtet. Kristalliner Nd. mit Kaliumtetracadmat (Kaliumcadmiumjodid) federartige feine Nadeln (Empfindlichkeit 0,01 γ), $HgCl_2$ Nadelbüschel (Empfindlichkeit 0,1 γ).

Es wurden noch folgende Verbindungen untersucht:
Apomorphin, Benzylmorphin, Codein, Cotarnin, Dihydrocodein, Dihydrocodeinon, Dihydroxycodeinon, Dihydromorphin, Dihydromorphinon, Äthylmorphin, Äthylnarcein, Heroin, Narcein, Noscapin (= Narcotin), Neopin, Papaverin, Pseudomorphin und Thebain. 79 Literaturangaben.

Verwendet wurden folgende Reagentien (gelöst in 100 ml W., soweit nicht anders vermerkt):

1. Goldbromid: 5 g Goldchlorid + 5 g Natriumbromid
2. Bleijodid: 30 g Bleiacetat in 100 ml W. gelöst, mit Essigsäure auf pH 6 eingestellt und mit Bleijodid gesättigt
3. Quecksilberchlorid: 5 g
4. Platinchlorid: 5 g
5. Platinjodid: 5 g Platinchlorid + 25 g Natriumjodid
6. Kalium-tetrajodowismutat: 5 g Wismutsubnitrat + 25 g Kaliumjodid, gelöst in 100 ml 2%iger Schwefelsäure
7. Kalium-tetrajodocadmat: 1 g Cadmiumjodid + 2 g Kaliumjodid
8. Kaliumchromat: 5 g
9. Kaliumjodid: 5 g
10. Kalium-tetrajodomercurat(II): 1,5 g HgJ_2 + 5 g Kaliumjodid
11. Kalium-trijodid: 2 g Jod + 4 g Kaliumjodid (a)
12. Kalium-trijodid: 0,1 g Jod + 0,2 g Kaliumjodid (b)
13. Kalium-trijodid: 1,0 g Jod + 50 g Kaliumjodid
14. Natriumcarbonat: 5 g
15. Nitroprussid-Natrium: 1 g

Gehaltsbestimmung. 0,20 g Substanz, genau gewogen, werden unter Erwärmen in 25,0 ml Essigsäure gelöst. Nach Zusatz von 5,0 ml Quecksilber(II)-acetat-Lsg. und 0,10 ml α-Naphtholbenzeinlsg. wird mit 0,1 n Perchlorsäure bis zum Farbumschlag nach Grün titriert (Feinbürette). 1 ml 0,1 n Perchlorsäure entspr. 3,546 mg Cl^-. Die getrocknete Substanz enthält 10,9 bis 11,1% Cl^-, daraus berechnete sich mindestens 99,0% $C_{17}H_{20}ClNO_3$ (DAB 7 — BRD).

0,1500 g müssen mindestens 3,99 und höchstens 4,06 ml 0,1 n Silbernitratlsg. verbrauchen, entspr. einem Geh. von 85,8 bis 87,0% $C_{17}H_{19}O_3N \cdot HCl$ bzw. 75,8 bis 77% wasserfreies Morphin (Helv. V).

0,5 g werden – wie bei der Prüf. auf fremde Alkaloide – gelöst und mit Chlf. extrahiert. Zu den vereinigten alkalischen wss. Lsg. gibt man 40 ml einer Mischung aus 3 Vol. Chlf. und 1 Vol. 90%igem A. und 1 g Ammoniumsulfat, schüttelt und trennt die organische Phase ab. Die Extraktion wird mit 30, 20, 20 und 20 ml Chlf.-A.-Mischung wiederholt und jeder Chlf.-Auszug 2mal mit je 5 ml W. ohne kräftiges Schütteln gewaschen. Die Chlf.-Lsg. werden durch einen mit Chlf. getränkten Wattebausch filtriert. Man dunstet das Chlf. ab, gibt 20 ml 0,1 n Schwefelsäure hinzu, kocht auf, kühlt und titriert mit 0,1 n Natronlauge, Methylrot als Indikator. 1 ml 0,1 n Schwefelsäure entspr. 0,02852 g $C_{17}H_{19}NO_3$ (BP 63, Pl.Ed. I, CsL 2). – DAB 7 – DDR: 0,3000 g bei 105° getrocknete Substanz werden in einem Erlenmeyerkolben in der Mischung aus 20,0 ml wasserfreier Essigsäure und 10,0 ml Essigsäureanhydrid unter Erhitzen und wiederholtem Schwenken gelöst. Dann wird der Erlenmeyerkolben mit einem Silicagelrohr verschlossen. Nach dem Erkalten und Zusatz von 10,0 ml Quecksilber(II)-acetat-Lsg., 25,0 ml wasserfreiem Bzl. und 3 Tr. Kristallviolett-Lsg. wird die Lsg. mit 0,1 n Perchlorsäure bis zum Farbumschlag nach Blau titriert (Fein-bürette). 1 ml 0,1 n Perchlorsäure entspricht 32,18 mg wasserfreiem Morphinhydrochlorid. – 0,200 g werden in 20 ml W. gelöst, mit 1,00 ml 2 n Natriumcarbonatlsg. versetzt und 4mal mit je 15 ml Chlf. und 5 ml Isopropanol extrahiert. Die vereinigten Chlf.-Isopropanol-Auszuge dampft man nach Filtration zur Trockne ein, lost den Rückstand in 5 ml M., gibt 5 Tr. Methylrotlsg. hinzu und titriert mit 0,1 n Salzsaure bis zum Farbumschlag. Nach Zugabe von 20 ml W. wird die Titration beendet. 1 ml 0,1 n Salzsäure entspr. 0,03758 g $C_{17}H_{19}NO_3 \cdot HCl \cdot 3H_2O$ (Dan. IX). – 0,5 g werden in 30 ml W. gelöst und die Lsg. argentometrisch-rhodanometrisch titriert (Ross. 8).

Bezogen auf die getrocknete Substanz, ergeben 10,9 bis 11,1% Cl mindestens 99,0% $C_{17}H_{20}ClNO_3$ (DAB 7 – BRD); 75,8 bis 77,1% wasserfreies Morphin (Helv. V), 75,2 bis 67,1% $C_{17}H_{19}NO_3$ (Pl.Ed. I. CsL 2); 74,2 bis 75,9% $C_{17}H_{19}NO_3$ bzw. 97,7 bis 100,0% $C_{17}H_{19}NO_3 \cdot HCl \cdot 3H_2O$ (Dan. IX); 86,6 bis 89,0% $C_{17}H_{19}NO_3$ in der bei 130° bis zur Gew.konstanz getrockneten Substanz (BP 63), mindestens 98,5% $C_{17}H_{19}NO_3 \cdot HCl \cdot 3H_2O$ (Ross. 8).

Haltbarkeit und unverträgliche Substanzen s. Morphin, S. 828.

UV-Spektrum s. Morphin, S. 828.

Aufbewahrung: Vorsichtig und vor Luft und Licht geschützt.

Anwendung. Morphinhydrochlorid (und die übrigen Morphinsalze) werden bei allen stark schmerzhaften Zuständen, z.B. Wund- und Operationsschmerzen, schmerzhaften Koliken des Magen-Darm-Kanals, des Harnleiters und des Gallenganges, bei starken Erregungszuständen in der Psychiatrie, ferner bei starkem Reizhusten, bei Herzinfarkt, angewendet.

Die Hauptwirkungen des Morphins sind folgende (s. auch S. 773): Es vermindert deutlich die Schmerzempfindlichkeit, ohne daß es zu allgemeiner Betäubung wie bei der Narkose kommt, es setzt die Erregbarkeit des Atmungszentrums herab, verengt die Pupillen und wirkt verlangsamend auf die Darmbewegungen, d.h. stopfend. Die am meisten beobachteten Nebenwirkungen sind Erbrechen, Appetitmangel, Verstopfung, Schweiß, Hautjucken; insbesondere Neugeborene und Kleinstkinder sind bereits nach kleinen Gaben den toxischen Wrkg. des Morphins ausgesetzt. Für den Erwachsenen gilt eine Gabe von 0,3 bis 0,5 g als tödlich. Bei chronischem Gebrauch, vor allem subcutanen Einspritzungen tritt Gewöhnung (Dosiserhöhung) ein. – Bei subcutaner Anw. werden kleine Mengen Morphin in den Magen ausgeschieden. Bei oraler Applikation werden nur ca. 30% des Morphins im Harn ausgeschieden und hiervon 95% in gebundener Form, die restlichen 5% als freies Morphin (s. F. HAUSCHILD: Pharmakologie und Grundlagen der Toxikologie, Leipzig: VEB G. Thieme 1958). Gegen akute Vergiftungen mit Morphin und seinen Salzen wird Levallorphan (s. S. 806) bzw. Nalorphin (s. S. 854) gegeben.

Dosierung

	Ph.Ned. 6 mg	Dan. 9. DAB 6, DAB 7 – BRD mg	USP XV mg	Helv. V DAB 7 – DDR mg	BP 63 mg	ÖAB 9 mg
Größte Einzelgabe						
oral	30	30	–	30	–	30
s.c.	20	30	–	20	–	30
Größte Tagesgabe						
oral	100	100	–	100	–	100
s.c.	100	–	–	60	–	60
Gebräuchl. Einzeldosis						
oral	5–15	–	15	–	10–20	5–20
s.c.	5–15	–	–	–	10–20	10–20

Morphinum hydrochloricum (HAB). Wie DAB 6 – Arzneiformen, Verreibungen (§ 7). Lsg. mit 45%igem A. Arzneigehalt der Tinktur = 1/100. – Aufb.: Ursubstanz, 1, 2, und 3. D.-Pot. vorsichtig.

Gesetzliche Bestimmungen s. S. 775.

Morphinum aceticum. Morphinacetat. Essigsaures Morphin.

$$C_{17}H_{19}NO_3 \cdot C_2H_4O_2 \cdot 3H_2O \qquad M.G. \ 399{,}44$$

Eigenschaften. Weißliches oder gelblichweißes bis gelbliches, lockeres, krist. Pulver, schwach nach Essigsäure riechend, von bitterem Geschmack, lösl. in etwa 12 T. W. von 15° oder in 3 T. siedendem W., auch in etwa 30 T. A. (90 Vol.-%). Bei der Aufbewahrung gibt das Salz schon bei gewöhnlicher Temp. Essigsäure ab; es löst sich dann nicht mehr klar in W. Durch Zusatz einer sehr geringen Menge verd. Essigsäure wird die Lsg. wieder klar. Wss. Lsg. des Acetats unterliegen rascher als diejenigen anderer Morphinsalze der Zers., wobei ise sich gelblich bis bräunlich verfärben.

Aufbewahrung. In gut schließenden Glasstopfengläsern, vorsichtig vor Licht und Luft geschützt.

Anwendung. Wie Morphinhydrochlorid, aber auf keinen Fall zu s.c. Injektion. Der Gebrauch des Acetates ist wegen seiner Zersetzlichkeit völlig aufgegeben worden.

Literatur: The Merck Index 1960.

Gesetzliche Bestimmungen s. S. 775.

Morphinum hydrobromicum. Morphine Hydrobromide. Bromwasserstoffsaures Morphin.

$$C_{17}H_{19}NO_3 \cdot HBr \cdot 2H_2O \qquad M.G. \ 386{,}29$$

Herstellung. Eine genau neutralisierte, nötigenfalls filtrierte Lsg. von 10 T. Morphin in einem erwärmten Gemisch von 60 T. W. und 10 bis 11 T. Bromwasserstoffsäure (25% HBr) wird über Schwefelsäure oder Calciumchlorid der Kristallisation überlassen. Die Kristalle werden an der Luft getrocknet.

Eigenschaften. Farblose, lange Nadeln; lösl. in 25 T. kaltem oder 1 T. siedendem W., in 50 T. kaltem oder 10 T. siedendem A.; die Lsg. verändern Lackmuspapier nicht. Das Kristallw. wird bei 100° vollständig abgegeben. $[\alpha]_D^{15} - 100{,}4°$ ($c = 2{,}5$ in W.).

Gesetzliche Bestimmungen s. S. 775.

Morphinum lacticum. Morphinlactat. Morphine Lactate. Milchsaures Morphin.

$$C_{17}H_{19}NO_3 \cdot C_3H_6O_3 \qquad M.G. \ 375{,}42$$

Herstellung. Durch Auflösen von Morphin in einer weingeistigen Lsg. von Milchsäure. Gelblichweißes Pulver oder feine Nadeln, lösl. in 10 T. W., lösl. in A.

Aufbewahrung. Vorsichtig, vor Luft und Licht geschützt.

Anwendung. Wie Morphinhydrochlorid.

Gesetzliche Bestimmungen s. S. 775.

Morphinum meconicum. Morphinmekonat. Morphine Meconate. Mekonsaures Morphin.

$$(C_{17}H_{19}NO_3)_2 \cdot C_7H_4O_7 \cdot 5H_2O \qquad M.G. \ 860{,}66$$

Herstellung. 10 T. Mekonsäure werden in 60 T. warmem W. gelöst und die Lsg. nach und nach mit 24 T. oder soviel Morphin versetzt, wie zur Erlangung einer gegen Lackmus neutralen Lsg. erforderlich ist. Die Lsg. wird an einem warmen Ort eingetrocknet und der amorphe Rückstand zu Pulver verrieben. Erwärmen über 80° ist zu vermeiden.

Eigenschaften. Weißes bis gelblichweißes Pulver. Fp. 110° (Zers.). Lösl. in W. und A.

Gesetzliche Bestimmungen s. S. 775.

Morphinum sulfuricum Erg. B. 6. Morphinsulfat. Morphine Sulfate USP XVII, BP 63. Schwefelsaures Morphin.

$$(C_{17}H_{19}NO_3)_2 \cdot H_2SO_4 \cdot 5H_2O \qquad M.G. \ 758{,}84$$

Herstellung. 10 T. zerriebenes Morphin werden mit 60 T. W. übergossen und durch Zusatz von 10 T. verd. Schwefelsäure ($d = 1{,}110$ bis $1{,}114$) und schwaches Erwärmen in Lsg., gebracht. Die mit Morphin oder verd. Schwefelsäure gegen Lackmus genau neutralisierte Lsg. wird, wenn nötig, noch warm filtriert und dann kaltgestellt. Die Kristalle werden abgepreßt, bei 20 bis 23° getrocknet, die Mutterlauge wird nochmals durch mäßige Wärme konzentriert. Aus der letzten Mutterlauge fällt man das Morphin durch Ammoniak als freie Base.

Eigenschaften. Farblose Nadeln, lösl. in 20 T.W. bei 25°, in 1 T. W. bei 80°, in 565 ml A., 240 ml A. bei 60°; unlösl. in Chlf., Ae. Schon beim Liegen an der Luft, rascher bei 30 bis 40° gibt es das Kristallw. teilweise ab; bei 100° gibt es etwa 3 Mol H_2O (ca. 7%) ab, den Rest H_2O bei 130°. $[\alpha]_D^{25}$ — 108,7° ($c = 4$ in W., berechnet auf wasserfreies Salz). $[\alpha]_D^{20}$ — 107 bis 109,5° ($c = 0,2$ g/10 ml, berechnet auf wasserfreies Salz) (USP XVII). pH einer 1%igen Lsg. etwa 5.

Erkennung. Wie Morphinum hydrochloricum, S. 830. Die wss. Lsg. gibt mit Bariumchloridlsg. einen weißen Nd.

Prüfung. Gewichtsverlust beim Trocknen: 4 Std. bei 130°, nicht über 12,0% (PI.Ed. I); 6 Std. bei 130°, nicht über 12% (USP XVI); 1 Std. bei 145°, nicht über 12,0% (BP 63). Asche: 500 mg dürfen keinen wägbaren Rückstand hinterlassen (USP XVI); nicht über 0,1% (BP 63).

Gehaltsbestimmung. Wie Morphinum hydrochloricum (BP. 63). Gemäß USP XVI: 1,00 g wird in 10 ml Natronlauge gelöst und die Lsg. mit 15, 10 und 10 ml Chlf. extrahiert. Die Chlf.-Auszüge filtriert man durch einen mit Chlf. angefeuchteten Wattebausch und wäscht die vereinigten Chlf.-Lsg. mit 5 ml W. Die Chlf.-Lsg. wird darauf zur Trockne eingedunstet, der Rückstand mit 10 ml 0,02 n Schwefelsäure bis zur Lsg. erhitzt und nach dem Erkalten mit 0,02 n Natronlauge titriert. Methylrot als Indikator. Verbrauch mindestens 7,5 ml 0,02 n Natronlauge.

75,0 bis 77,0% $C_{17}H_{19}NO_3$ (PI.Ed. I), 83,3 bis 85,7% $C_{17}H_{19}NO_3$ in der 1 Std. bei 145° getrockneten Substanz (BP 63).

Aufbewahrung. Vorsichtig und vor Licht sowie Luft geschützt.

Anwendung. Wie Morphinum hydrochloricum, s. S. 833.

Unverträglichkeiten s. Morphin, S. 828.

Dosierung. Mittlere Einzelgabe als Einnahme: 0,01 g; als Einspritzung (s.c.) 0,01 g (Ergb. 6).

Gesetzliche Bestimmungen s. S. 775.

Morphinum tartaricum. Morphintartrat. Morphinae Tartras BPC 54(!). Weinsaures Morphin.

$$(C_{17}H_{19}NO_3)_2 \cdot C_4H_6O_6 \cdot 3H_2O \qquad M.G. 774,62$$

Herstellung. 10 T. zerriebenes Morphin werden durch Erwärmen in einer Lsg. von 2,5 T. Weinsäure in 50 T. W. gelöst. Die mit Weinsäure oder Morphin gegen Lackmus neutralisierte Lsg. wird nötigenfalls warm filtriert und erkalten gelassen. Die ausgeschiedenen Kristalle werden abgesaugt und bei gewöhnlicher Temperatur getrocknet.

Eigenschaften. Kleine farblose Nadeln, oft zu Büscheln oder zu Warzen vereinigt, an der Luft leicht verwitternd (schon bei 20°). Es löst sich in 11 T. W.; die Lsg. verändert Lackmuspapier nicht. In A. fast unlösl. (1 : 1000); unlösl. in Chlf., Ae.

Erkennung. Es gibt die unter Morphin (S. 828) beschriebenen Reaktionen; außerdem gibt die wss. Lsg. (0,5 g + 6 ml) nach Zusatz von Essigsäure mit Kaliumacetatlsg. allmählich eine kristalline Ausscheidung von Kaliumbitartrat.

Prüfung. Acidität oder Alkalität: 0,5 g werden in 15 ml CO_2-freiem W. gelöst. Zur Neutralisation dürfen höchstens 0,2 ml 0,02 n Salzsäure oder 0,5 ml 0,02 n Natronlauge, Methylrot als Indikator, verbraucht werden. Gewichtsverlust beim Trocknen: Bis zum konst. Gew. bei 105° getrocknet — 5,0 bis 7,0% (BPC 54).

Gehaltsbestimmung. Wie Morphinum hydrochloricum, s. S. 832; die Methoden des DAB 7 und Ross. 8 können hier nicht verwendet werden, da beide Verfahren auf der Ermittlung des Cl^--Gehaltes basieren.

Aufbewahrung. Vorsichtig und vor Licht geschützt.

Anwendung. Wie Morphinum hydrochloricum; Durchschnittsgabe 0,008 bis 0,02 g.

Unverträglichkeiten s. Morphin, S. 828.

Gesetzliche Bestimmungen s. S. 775.

Folgende Morphinsalze s. The Merck Index 1960: Morphine Citrate; Morphine Hydroiodide; Morphine Mucate; Morphine Nitrate; Morphine Oleate; Morphine Phosphate, Monobasic; Morphine Phosphate, Polybasic; Morphine Phthalate; Morphine Valerate.

Die Anw. dieser Verbindungen entsprechen denen des Morphinhydrochlorids. Nach EASTLAND [Nature (Lond.) *154*, 829 (1944)] und HERON [Canad. med. Ass. J. *72*, 302 (1955)] soll das Morphine Mucate (schleimsaures Morphin) eine verzögerte Wirkung besitzen, die noch 3 bis 7 Std. nach der parenteralen Applikation andauert.

Morphin-aminoxid. Morphin-N-oxid. Genomorfin. Genomorfin. Genomorfina. 3,6-Dihydroxy-N-methyl-4,5-epoxy-morphinen-7-N-oxid.

$C_{17}H_{19}NO_4$ $\qquad$ M.G. 301,34

Herstellung [FREUND, M., u. E. SPEYER: Ber. dtsch. chem. Ges. *43*, 3310 (1910); HERMINGSHAUS, G.: ibd. *48*, 497 (1915); SPEYER, E., u. H. WIETERS: ibd. *54*, 2976 (1921); KELENTEY, B.: Arzneimittel-Forsch. *7*, 594 (1957)]. Genomorfin wird durch Oxydation mit H_2O_2 aus Morphin dargestellt; auch Peressigsäure und Benzopersäure können als Oxydationsmittel verwendet werden.

Eigenschaften. Farblose Kristalle, Fp. 272 bis 273°, wenig lösl. in W.; unlösl. in Aceton. Bzl., Chlf. (The Merck Index 1960).

Mikrochemische Erkennung [CLARKE, E. G. C.: Bull. Narcot. *XI/1*, 27 (1959)]. Platinchlorid liefert kleine ölige Rosetten, die zur Ausbildung von Kristallen mindestens über Nacht stehen müssen. Kaliumtrijodid (3) liefert dichte Kristallrosetten (Empfindlichkeit 0,5 γ). Zur Ausführung der Reaktion s. Morphinhydrochlorid, S. 832. Morphin-aminoxid gibt verschiedene Farbreaktionen. Mit Formaldehyd-Schwefelsäure (Marquis-Rg.) entsteht eine Purpurfbg., Ammoniumvanadat (Mandelin-Rg.) liefert eine mattpurpurne Fbg., die in Braun übergeht; Ammoniummolybdat (Fröhde-Rg.) gibt eine tiefviolette über Blau in Grün übergehende Farbe.

Papierchromatographie [GENEST, K., u. CH. G. FARMILO: Bull. Narcot. *XII/1*, 15 (1960)]. Methode s. Levomethorphan, S. 806. — R_f Morphin-aminoxid bei Verwendung von Papier, getränkt mit 0,5 m KH_2PO_4: 0,33. — R_f Morphin-aminoxid bei Verwendung von Papier, getränkt mit 2%iger $(NH_4)_2SO_4$-Lsg.: 0,18.

IR-Spektrum s. L. LEVI, CH. E. HUBLEY und R. A. HINGE [Bull. Narcot. *VII/1*, 44 (1955)].

Anwendung. Morphin-aminoxid kann als Analgeticum verwendet werden. Nach Angaben von B. KELENTEY (s. o.) besitzt Morphin-aminoxid in erster Linie eine hustenhemmende Wirkung. Im Tierversuch (Maus, Katze) ist diese Verbindung aber dem Dihydromorphinon-N-oxid bzw. dem Dihydrocodeinon-N-oxid unterlegen.

Aufbewahrung. Vorsichtig und vor Licht geschützt.

Gesetzliche Bestimmungen s. S. 775.

Apomorphinum hydrochloricum DAB 6. Ross. 9, ÖAB 9, CsL 2. Apomorphinhydrochlorid DAB 7 – BRD. Apomorphine Hydrochloride USP XVI(!). BP 63. Apomorphini Hydrochloridum PI.Ed. I, Dan. IX. Ph.Jug. I. Apomorphini chloridum Nord. 63. Apomorphine (Chlorhydrate D′) CF 65.

$Cl^- \cdot xH_2O$ $\qquad$ $C_{17}H_{17}O_2N \cdot HCl \cdot xH_2O$ $\qquad$ M.G. 303,79 wasserfrei

Zusammensetzung: $C_{17}H_{17}O_2N \cdot HCl$ mit verschiedenem Kristallwassergeh. 3/4 H_2O (Ross. 9, DAB 6), 0-1 H_2O (CsL 2), 1/2 H_2O (USP XVI, BP 63, PI.Ed. I, Dan. IX, ÖAB 9, Ph.Ned. 6, NF XII), 1/2 bis 3/4 H_2O (Hisp.Ph. 9), 0 H_2O (DAB 7 – BRD). — Das Apomorphinhydrochlorid bildet kein haltbares Hydrat. Ein Wassergehalt von 2,88% entspricht einem Kristallwassergehalt von 1/2 Mol H_2O, 4,25% einem solchen von 3/4 Mol H_2O und 5,60% einem solchen von 1 Mol H_2O.

Herstellung. Das Apomorphin entsteht aus Morphin durch Abspaltung von W. Nach L. SMALL, B. F. FARIS und J. E. MALLONEE [J. org. Chemistry 5, 334 (1940)] erfolgt zuerst Wasserabspaltung unter Bldg. von β-Cloromorphid (kann daher gelegentlich als Ver-

β-Chloromorphid

unreinigung vorkommen), gefolgt von einer Sprengung der Sauerstoffbrücke. Hieran schließt sich die Aromatisierung und Umlagerung der Äthylaminbrücke zum Apomorphin. Die Bldg. von Apomorphin erfolgt beim Erhitzen von Morphin mit Salzsäure auf 140 bis 150° oder mit konz. Schwefelsäure oder konz. Zinkchlorid-Lsg. Auch beim Erhitzen von Codein mit Salzsäure auf 140 bis 150° entsteht Apomorphin, indem auch die Methylgruppe des Codeins als Methylchlorid abgespalten und durch ein H-Atom ersetzt wird (Bldg. von Apocodein s. S. 846). 1 T. Morphin wird mit 10 bis 20 T. Salzsäure (25%) in zugeschmolzenen Glasröhren, die zu etwa 1/5 angefüllt werden, im Ölbad 3 Std. auf 140 bis 150° erhitzt. Nach dem Erkalten wird der Inhalt der Röhren mit luftfreiem W. verdünnt, mit Natriumhydrogencarbonat übersättigt und mit Ae. oder Chlf. ausgeschüttelt. Dabei geht das Apomorphin in Lsg., während unverändertes Morphin ungelöst bleibt. In die Lsg. des Apomorphins in Ae. oder Chlf. wird sofort Chlorwasserstoff eingeleitet, wodurch das Apomorphin als Hydrochlorid kristallin ausgeschieden wird. Durch Umkristallisieren aus heißem W. wird das Salz gereinigt.

Eigenschaften. Weiße oder grünlichweiße Kriställchen (kurze Nadeln), lösl. in etwa 50 T. W. und in etwa 40 T. A., sehr schwer lösl. in Ae. und Chlf. Die Lsg. verändert Lackmuspapier nicht. Beim Stehen an der Luft und am Licht färben sie sich allmählich grün, besonders in Gläsern, die an W. leicht Alkali abgeben, wodurch ein Teil des Apomorphins als freie Base abgeschieden wird, die sich dann oxydiert. Über zwei Autoxydationsprodukte des Apomorphins s. H. GRIES [Mh. Chemie 93, 941 (1962)] sowie Unters. über die kolorimetrische und spektrophotometrische Verfolgung der Apomorphinzersetzung von V. PARRAK, O. MOHELSKÁ und F. MACHOVICOVÁ [Pharmazie 14, 658 (1959)]. Nach P. N. KAUL [Austr. J. Pharm. 41, 784 (1960); ref. in CA (N. Y.) 55, 2022c (1961)] bleiben Apomorphin-Hydrochlorid-Lsg. bei einem pH 1 bis 3 für 6 Monate haltbar. Bei höherem pH treten Zers. auf, die um so schneller erfolgen je alkalischer das pH ist. Ascorbinsäure und Äthylendiamintetraessigsäure sollen die Zers. nicht verzögern. Wss. Lsg., die 10% A. enthalten oder methanolische Lsg. zersetzen sich langsamer. Vollständiger Ausschluß von Licht und Sauerstoff verhindern in wss. Lsg. eine Zers. des Apomorphins bei einem pH von 5,5. Die Zers. ist eine Funktion des pH-Wertes und des gelösten Sauerstoffs. [s. auch V. PARRAK, O. MOHELSKÁ und F. MACHOVICOVÁ: Pharmazie 14, 685 (1959)], sowie die Prüfung der Stabilität von Apomorphin in Ggw. von Mannit und Ascorbinsäure [F. MACHOVICOVÁ, O. MOHELSKÁ und V. PARRAK: Čsl. Farm. 9, 243 (1960); ref. in CA (N. Y.) 55, 9791e (1961)]. Durch einen größeren Zusatz von Salzsäure wird aus der wss. Lsg. Apomorphinhydrochlorid in weißen Kristallen abgeschieden, da es in stärker salzsäurehaltigem W. weniger lösl. ist als in reinem W. Das Salz ist in trockenem Zustand ziemlich unveränderlich, an feuchter Luft, besonders am Licht, färbt es sich bald grün. Bei der Aufbewahrung über Schwefelsäure verliert es das Kristallwasser, das es an der Luft allmählich wieder aufnimmt. pKa = 7,2 (Nord. 63).

Drehungsvermögen: $[\alpha]_D^{20} = -46$ bis $-56°$ (0,3 g in 20 ml W. + 1 Tr. verd. Salzsäure (Ross. 9)]; $-46,4$ bis $-50,0°$ (Jug. II); -49 bis $-50°$ [150 mg in 10 ml 0,02 n HCl (USP XVI, NF XII); berechnet auf das wasserfreie Präparat]; -50 bis $-55°$ [1,5 g/100 ml W. (Ph.Ned. 6)]: $\alpha_D = -1,40$ bis $-1,50$ (0,375 g in 25,00 ml, 200-mm-Rohr) (Dan. IX). $[\alpha]_D^{20} = -49$ bis $-52°$ in 0,02 n Salzsäure (c = 0,015) (DAB 7 – BRD), $[\alpha]_D = -45,0$ bis $-50,0°$ bestimmt in einer Lsg. von 1 Raumteil Salzsäure-Reagens (2 m) und 99 Volumenteile W. (c = 1,50 g/100 ml), $\alpha_D = -1,35$ bis $-1,50°$, 200-mm-Rohr (Nord. 63); $[\alpha]_D = -50 \pm 2°$ bestimmt in einer Lsg. von 0,02 n Salzsäure (c = 1,5 g/100 ml) (CF 65).

Erkennung. 5,0 ml Prüflsg. (0,20 g/20,0 ml W.) färben sich auf Zusatz von 0,10 g Natriumhydrogencarbonat und 0,25 ml 0,1 n Jodlsg. beim Schütteln grün. Wird das Gemisch mit 5,0 ml Ae. kräftig geschüttelt, so zeigt die ätherische Schicht eine violettrote Farbe, während die wss. Schicht blaugrün bleibt (Probe nach PELLAGRI) (DAB 7 – BRD). 10 mg Substanz lösen sich in 2,0 ml 6 n Salpetersäure mit roter Farbe (DAB 7 – BRD). 2,0 ml Prüflsg., werden mit 0,10 ml 3 n Salpetersäure angesäuert, vom Nd. wird abfiltriert. Im Filtrat entsteht auf Zusatz von 0,10 ml Silbernitratlsg. ein weißer, sich zusammenballender Nd. (DAB 7 – BRD). Eine Lsg. von etwa 1 mg Apomorphinhydrochlorid in 1 ml konz. Schwefelsäure färbt sich auf Zusatz von 3 Tr. Eisen-Phosphorsäure rasch tiefblau. Versetzt man die abgekühlte Lsg. mit 10 Tr. Salpeter-Schwefelsäure, so geht die Fbg. in Dunkelrot über (ÖAB 9). – 2 mg Substanz in 1 ml W. färben sich auf Zusatz von 2 Tr. verd. Salzsäure mit 1 Tr. Eisen-(III)-chlorid-Lsg. bläulichrot (ÖAB 9). – Die wss. Apomorphinhydrochlorid-Lsg. gibt mit Silbernitrat einen weißen, käsigen Nd. von Silberchlorid, unlösl. in Salpetersäure; wird das Gemisch mit Ammoniakflüssigkeit versetzt, so färbt es sich sofort schwarz durch Ausscheidung von feinverteiltem Silber (USP XVI, NF XII).

Prüfung. Aussehen der Lsg.: 10,0 ml Prüflsg. (0,20 g/20,0 ml W.) müssen klar und dürfen nicht stärker gefärbt sein als folgende Vergleichslsg.: 5,0 mg Substanz werden in 100 ml W. gelöst. 1,0 ml dieser Lsg. wird mit 6,0 ml W., 1,0 ml Natriumhydrogencarbonatlsg. und 0,50 ml 0,1 n Jodlsg. versetzt. 30 Sek. lang stehengelassen, 0,60 ml 0,1 n Natriumthiosulfatlsg. zugefügt und mit W. auf 10,0 ml verdünnt (DAB 7 – BRD). Die frisch bereitete wss. Lsg. (1 + 99) darf höchstens schwach gefärbt sein (DAB 6, Ph.Ned. 6, Hisp. 9). Die Lsg. (1 + 99) darf unmittelbar nach ihrer Herst. nicht stärker gefärbt sein als eine Mischung von 0,10 ml Eisen-Farbstandard, 0,15 ml Kobalt-Farbstandard, 0,40 ml Kupfer-Farbstandard und 9,35 ml 1%iger Salzsäure (ÖAB 9). – Alkalisch oder sauer reagierende Verunreinigungen: Je 5,0 ml Prüflsg. müssen auf Zusatz von 0,05 ml Methylrotlsg. rot und auf Zusatz von 0,05 ml Bromphenolblaulsg. blau gefärbt werden (DAB 7 – BRD, ähnlich Ph.Ned. 6, ÖAB 9). – Morphin: 50 mg Apomorphin auf ein kleines trockenes Filter gebracht, 3 ml auf 10° abgekühlte verd. Salzsäure zugegeben, dürfen im Filtrat mit Kaliumtetrajodomercurat(II) (Kaliumquecksilberjodidlsg.) nicht mehr als eine leichte Opaleszenz hervorrufen (DAB 6, ÖAB 9, BP 63, Ph.Ned. 6 und Helv. V auf fremde Alkaloide, besonders Morphin und β-Chloromorphid). Die Salzsäure muß unbedingt auf 10° gekühlt sein, da von wärmerer (15 bis 20°) Lsg. schon viel Apomorphinhydrochlorid herausgelöst wird, so daß stärkere Trbg. auftreten können (Kommentar zu Helv. V). – Apomorphinhydrochlorid darf bei etwa 100facher Vergrößerung nur nadelförmige Kristalle und deren Bruchstücke erkennen lassen (DAB 6, Hisp. 9). Chloromorphidhydrochlorid bildet amorphe körnige Massen, die unter dem Mikroskop etwa wie gefällter Schwefel bei gleicher Vergrößerung aussehen und besonders im auffallenden Licht leicht zu erkennen sind. Das Chloromorphidhydrochlorid hat sehr unangenehme Nebenwirkungen. – Zers.Prod.: 5,0 ml peroxidfreier Ae. dürfen nach dem Schütteln mit 0,10 g Substanz nicht stärker gefärbt sein als eine Mischung von 0,20 ml Lsg. Kobalt(II)-chloridlsg. und 4,80 ml Lsg. etwa 1%ige Salzsäure (DAB 7 – BRD). – Gewichtsverlust beim Trocknen: nicht über 4,5% (100 bis 105°) (Ross. 9) (über Schwefelsäure CsL 2); 2,5 bis 4,5% (im Vakuum über Schwefelsäure Dan. IX, Ph.Ned. 6); nicht über 5,0% (im Vakuum über Schwefelsäure oder Phosphorpentoxid, PI.Ed. I; bei 105° BP 63); 2,8 bis 3,5% (ÖAB 9); nicht mehr als 3,5% (105°, 2 Std.; USP XVI, NF XII, DAB 7 – BRD); 2,8 bis 4,3% (über Schwefelsäure Helv.V). – Verbrennungsrückstand: 0,1% (Sulfatasche DAB 7 – BRD, BP 63), 0,2% ÖAB 9), 0,1% (PI.Ed. I); 0,2 g Apomorphinhydrochlorid dürfen nach dem Verbrennen keinen Rückstand hinterlassen, (Hisp. 9, USP XVI, NF XII).

Gehaltsbestimmung. BP 63: Titration in nichtwss. Lsgm. 0,6 g, genau gewogen, werden in Eisessig gelöst. Oracet Blau B als Indikator. 1 ml 0,1 n Perchlorsäure entspr. 0,03038 g $C_{17}H_{17}NO_2 \cdot HCl$. – Dan. IX: Kjeldahl-Bestimmung mit 0,6000 g Einwaage. Forderung: 96,7 bis 100,4% $C_{17}H_{17}O_2N \cdot HCl \cdot 1/2 H_2O$.

Einfacher ist die Best. nach dem DAB 7 – BRD (ähnlich ÖAB 9, Nord. 63): 0,25 g Substanz, genau gewogen, werden in 25 ml Essigsäure suspendiert und nach Zusatz von 5,0 ml Quecksilber(II)-acetatlsg. und 0,25 ml Naphtholbenzeinlsg. mit 0,1 n Perchlorsäure bis zum Farbumschlag nach Grün titriert (Feinbürette). 1 ml 0,1 n Perchlorsäure entspr. 3,545 mg Cl^-. Bezogen auf die getrocknete Substanz 11,55 bis 11,80% Cl^-, daraus berechnet mindestens 99,0% $C_{17}H_{18}ClNO_2$.

Kolorimetrische Bestimmungsmethode. Nach E. R. COLE [Proc. roy. Soc. Wales *81*, 80 (1947)], durch Kondensation mit 2,6-Dibromchinonchlorid. Empfindlichste Best. von Apomorphinhydrochlorid. Jedoch müssen die Reaktionsbedingungen exakt eingehalten werden. Es stören u.a. alle Phenole, wie z.B. Morphin (s. B. KAKÁČ und Z. J. VEJDELEK: Handbuch der Kolorimetrie, Bd. I, Jena: VEB G. Fischer Verlag 1962).

IR-Spektrum s. S. LEVI, CH. E. HUBLEY und R. A. HINGE [Bull. Narcot. *VII/1*, 42 (1955)].

UV-Spektrum [THIES, H., u. CL. H. SORGENFREY: Arch. Pharm. (Weinheim) *291/63*, 68 (1958)]. Apomorphinhydrochlorid λ_{max} 275 mµ, Schultern bei 285 und 310 mµ, gemessen in 0,02 n HCl. Nach P. M. OESTREICHER, CH. G. FARMILO und L. LEVI [Bull. Narcot. *VI/3–4*, 42 (1959)] besitzt Apomorphinhydrochlorid ein Maximum bei 272 mµ; $\varepsilon = 16300$ in wss. Lsg. bei einer Konzentration von 0,0105 g/L.

Papierchromatographie [SCHULTZ, O. E., u. D. STRAUSS: Der papierchromatographische Nachweis der Alkaloide. Arzneimittel-Forsch. *5*, 342 (1955)]. Papier Schleicher & Schüll 2043 b Mgl, aufgetragene Substanzmenge 40 bis 100 γ. Laufmittel u.a. n-Butanol: Eisessig: W. (10:1:4, v/v/v), aufsteigend chromatographiert. Angefärbt mit modifiziertem Dragendorff-Rg. nach R. MUNIER und M. MACHEBOEUF [Bull. Soc. Chim. biol. (Paris) *33*, 846 (1951)] (s. Morphin, S. 830).

Aufbewahrung. Vorsichtig und vor Luft und Licht geschützt.

Anwendung. Apomorphinhydrochlorid ruft durch Erregung des Brechzentrums im verlangerten Mark Erbrechen hervor. In höheren Dosen wirkt es erregend auf das ZNS, gelegentlich auf die quergestreifte Muskulatur lähmend. Subcutan führt es in Gaben von 0,005 bis 0,02 g in 5 bis 10 Min. sicher Erbrechen herbei. Nebenwirkungen sind Herzschwäche und Kollaps. Wiederholung der Dosis innerhalb kurzer Zeit, auch bei Ausbleiben der Wirkung, ist zu vermeiden. Cave i.v. Injektion.

Dosierung (DAB 7 – BRD). Bei subcutaner Verabreichung größte Einzelgabe 0,02 g, größte Tagesgabe 0,06 g. Nord. 63 Einzelmaximaldosis oral 20 mg, parenteral 10 mg; Tagesmaximaldosis oral 40 mg, parenteral 20 mg.

Apomorphin wird wahrscheinlich im Darm leicht zerstört, denn bei oraler Applikation sind größere Mengen bis zur Brechwirkung erforderlich als bei subcutaner Injektion.

Abgabe. Wird Apomorphinhydrochlorid in Lsg. für den inneren Gebrauch verordnet, so ist zur Haltbarmachung einer der angewandten Menge Apomorphinhydrochlorid gleiche Menge Salzsäure zuzusetzen. Es dürfen nur farblose oder doch nur sehr wenig gefärbte Lsg. abgegeben werden (DAB 6). – Nach den Angaben des DAB 7 – BRD müssen bei Lsg. für den oralen Gebrauch auf 1 T. Apomorphinhydrochlorid 2 T. verd. Salzsäure zugesetzt werden. Nach Nord. 63 werden 0,1% Natriumpyrosulfit und 0,3% 0,1 n Salzsäure zugesetzt.

Gesetzliche Bestimmungen s. S. 775.

Apomorphinum hydrochloricum (HAB). Wie DAB 6.

Arzneiformen. Verreibungen, Verdünnungen. 2. D.-Pot. durch Lösen von 0,1 T. Apomorphinhydrochlorid in 1 T. verd. Salzsäure, 5 T. 90%igem A. und 3,9 T. W. Höhere Verdünnungen mit 45%igem A.

Aufbewahrung. Ursubstanz, 1., 2. und 3. D.-Pot., vorsichtig.

Abgabe. D 2 und D 3 Verdünnungen in Glasstopfenflaschen.

Codeinum Dan. IX, Pl.Ed. I, Ross. 9, Helv. V, Ph.Ned. 6, Erg.B. 6. Codeina Hisp. 9, BPC 54(!). Codein. Codéine CF 65. Methylmorphin. 3-Methoxy-6-hydroxy-4,5-oxacido-7,8-didehydro-N-methylmorphinan. N-Methyl-3-methoxy-6-hydroxy-4,5-epoxymorphinen-(7). N-Methyl-2-methoxy-11-hydroxy-epoxymorphinen-(13).

Formel Nr. 2, S. 824 $C_{18}H_{21}NO_3 \cdot H_2O$ M.G. 317,48

Herstellung. Aus dem Opium werden bei der Gewinnung von Morphin etwa 0,5 bis 0,8% Codein als Nebenprodukt erhalten (s. S. 825); die größten Mengen werden aber künstlich durch Methylierung des Morphins hergestellt. Die Methylierung erfolgt mittels verschiedener Methoden, wobei besonders darauf geachtet werden muß, daß nicht gleichzeitig eine Quaternierung am N erfolgt. Zum Beispiel werden folgende Verfahren angewendet:

Methylierung von Morphin mit Dimethylsulfat oder Dimethylsulfit bei Gegenwart von Alkalien [KNOLL, A.: Arch. Pharm. (Weinheim) *227*, 229 (1889); GERBER, A.: DRP 214783 v. 1. Aug. 1908]; Trimethylphosphat (MERCK, E.: DRP 102634 v. 11. Juni 1898) und Sulfonsäuremethylester (MERCK, E.: DRP 131980 v. 19. April 1901) bei Gegenwart von Natriumalkoholat; mit Diazomethan (Farbenfabriken Bayer, DRP 92789 v. 9. Juli 1896, DRP 92789 v. 9. Juli 1896) bzw. Nitrosomethylharnstoff (Farbenfabriken Bayer, DRP 89843 v. 5. April 1906) oder mit Phenyltrimethylammoniumhydroxid (BOEHRINGER, C. H.: DRP 247180 v. 4. Sept. 1909). Bei dem letztgenannten Verfahren treten keine nennenswerten Mengen an quaterniertem Codein auf, außerdem kann das bei der Reaktion gebildete tertiäre Amin durch Wasserdampfdestillation leicht entfernt werden.

Eigenschaften. Das Codein krist. aus wasserfreiem Ae. wasserfrei, aus W. und wasserhaltigen Lsgm. mit 1 Mol Kristallw. Das kristallwasserhaltige Codein bildet farblose oder weiße Kristalle.

Fp. 154 bis 157° (nach vorherigem Trocknen bei 100°; Pl.Ed. I, Ross. 9); 155 bis 157° (BPC 54); 155 bis 158,5° (Dan. IX); 153 bis 156° (Helv. V).

Löslichkeit:

in W. von 20°:	1 Teil löst sich in 120 Teilen (Pl.Ed. I, Dan. IX, Hisp. 9)
	1 Teil löst sich in 80 Teilen (Erg.B. 6)
in W. von 100°:	1 Teil löst sich in 20 Teilen (Hisp. 9)
	1 Teil löst sich in 17 Teilen (Erg.B. 6)
	1 Teil löst sich in 14 Teilen (CF 65)
in Ae.:	1 Teil löst sich in 25 Teilen (Dan. IX)
	in 20 Teilen (Hisp.Ph. 9, CF 65)
in A. (90%):	1 Teil löst sich in 2 Teilen (Pl.Ed. I, Hisp.Ph. 9)
in Chlf.:	1 Teil löst sich in 1 Teil (Hisp.Ph. 9, CF 65)
in Bzl.:	1 Teil löst sich in 14 Teilen (Hisp.Ph. 9, CF 65)
in PAe:	praktisch unlöslich.

Die gesätt. wss. Lsg. hat ein pH von ca. 9,8; pK 15° = 6,05, $K = 9 \cdot 10^{-7}$. Beim Erhitzen mit der gleichen Menge W. schmilzt es zu einer öligen Fl., die beim Erkalten wieder kristallin erstarrt. Die wss. Lsg. reagieren alkalisch und schmecken bitter. Mit Säuren bildet es Salze. Durch Trocknen bei 100° wird es wasserfrei. Der Gehalt an Kristallwasser beträgt 5,67%. Durch Erhitzen mit konz. Salzsäure wird es in Apomorphin (s. d.), durch Erhitzen mit Zinkchlorid in Apocodein (s. d.) übergeführt.

$[\alpha]_D = -135,8°$ ($c = 2$ in A.) (Hisp. 9), $[\alpha]_D^{20} = -137$ bis $-140°$ ($c = 2$ in A.) (Ph.Ned. 6), $[\alpha]_D^{20} = -137°$ ($c = 2$ in A.) (CF 65).

Erkennung. Die gesätt. wss. Lsg. reagiert alkalisch (Ph.Ned. 6, Pl.Ed. I) s. o.
Wird die Lsg. von einigen mg Codein in 1 ml konz. Schwefelsäure mit 1 Tr. Eisen(III)-chlorid-Reagens versetzt und auf dem Wasserbad erwärmt, so muß zunächst eine grünliche, dann eine blaue bis violettblaue Fbg. auftreten, die auf Zusatz von 3 Tr. verd. Salpetersäure nach Rot umschlägt (Helv. V, Pl.Ed. I, Ph.Ned. 6, Dan. IX, Hisp. 9, Erg.B. 6). Die schwefelsaure Lsg. von Codein gibt mit Jod einen alkohollösl. Nd. (Ph.Ned. 6).

Prüfung. Die Lsg. von 0,1 g Codein in 1 ml konz. Schwefelsäure muß farblos oder darf nur sehr schwach gefärbt sein (Noscapin, Thebain, Narcein, org. Verunreinigungen) (Helv. V, Hisp. 9).
Wird die Lsg. eines vorher mit W. abgespülten Kriställchens Kaliumhexacyanoferrat-(III) in 10 ml W. mit 2 Tr. Eisen(III)-chlorid und mit einer Lsg. von 1 mg Codein in 1 ml W. und 2 Tr. verd. Salzsäure vermischt, so darf in der Mischung binnen 1 Min. weder eine Grün- oder Blaufbg. noch ein Nd. auftreten (Morphin) (Helv. V, Hisp. 9, Erg.B. 6). Zu 5 ml einer 2,0%igen Codein-Lsg. (g/v), in einer 1%igen wss. Lsg. (v/v) von HCl werden 2 ml einer 1,0%igen wss. Lsg. (g/v) von Natriumnitrit zugegeben und nach 15 Min. 3 ml verd. Ammoniak zugegeben; die gebildete gelbe Fbg. ist nicht intensiver als die, die man erhält, wenn 5 ml einer 0,002%igen Lsg. (g/v) von w.freiem Morphin in einer 1,0%igen wss. Lsg. von HCl (v/v) genauso behandelt werden (Pl.Ed. I, ähnlich CF 65). Die getrocknete wasserfreie Base muß sich in 6 ml Bzl. klar und farblos oder mit höchstens schwach gelblicher Farbe völlig lösen (Morphin, Alkaloidsalze, anorg. Salze) (Helv. V). Die benzolische Lsg. darf nach dem Verdampfen und Glühen keinen wägbaren Verbrennungsrückstand hinterlassen. – Trocknungsverlust: Nach dem Trocknen bei 100° muß der Gewichtsverlust mindestens 5,0% und darf höchstens 6,0% betragen. Der Rückstand muß weiß oder darf höchstens schwach gelblich sein (Pl.Ed. I, Ph.Ned. 6, Hisp. 9); bei 105° getrocknet liegt der Gewichtsverlust zwischen 5,5 und 6,5% (Dan. IX). – Glührückstand: 0,2 g Codein dürfen nach dem Verbrennen keinen wägbaren Rückstand hinterlassen (Erg.B. 6, Hisp. 9, Ph.Ned. 6), höchstens 0,1% (Pl.Ed. I).

Mikrochemische Erkennung [CLARKE, E. G. C., u. M. J. WILLIAMS: Bull. Narcot. VII/3–4. 33 (1955)]. Mit Kaliumtetrajodomercurat(II) bilden sich unregelmäßige Plättchen (Empfindlichkeit 0,025 γ), Quecksilberchlorid gibt unregelmäßige Nadeln in Büscheln (Empfindlichkeit 0,25 γ). Zur Ausführung der Reaktion s. Morphinhydrochlorid, S. 832.

Gehaltsbestimmung. 0,3 g Codein werden, genau gewogen, in 10 ml A. gelöst, mit 10 ml frisch ausgekochtem und wieder erkaltetem W. verdünnt und unter Verwendung von 2 Tr. Methylrot als Indikator mit 0,1 n Salzsäure bis zur Rotfbg. titriert (Mikrobürette) (Helv. V, Pl.Ed. I, Ph.Ned. 6, Dan. IX). 1 ml 0,1 n Salzsäure entspr. 0,029918 g $C_{18}H_{21}NO_3$ (Ph.Ned. 6, Helv. V). 1 ml 0,1 n Salzsäure entspr. 0,03174 g $C_{18}H_{21}NO_3 \cdot H_2O$ (Dan. IX). Codein muß mindestens 94,0% und höchstens 95,0% $C_{18}H_{21}NO_3$ (Helv. V) oder 99,0 bis 100,3% $C_{18}H_{21}NO_3 \cdot H_2O$ (Dan. IX, Pl.Ed. I), nicht weniger als 99,5% Codein ($C_{18}H_{21}NO_3$) (Ph.Ned. 6) der getrockneten Substanz enthalten.

Papierchromatographie s. Morphin, S. 828.

Dünnschichtchromatographie s. Morphin, S. 830.

Kolorimetrische Bestimmung. Bei den kolorimetrischen Verfahren können unter bestimmten Voraussetzungen Methoden herangezogen werden, die auch für die Bestimmung des Morphins verwendet werden (s. B. KAKÁČ u. Z. J. VEJDELEK: Handbuch der Kolorimetrie, Bd. I, Kolorimetrie in der Pharmazie, Jena: VEB Gustav Fischer Verlag 1962). Von den verschiedenen Methoden stellt nach B. KAKÁČ und Z. J. VEJDELEK die Oxydation des Codeins mit Brom nach O. SOBOLEVA [Farmac. i farmakol. *1*, 34 (1937)] und Z. M. VAISBERG, J. FIALKOV und E. G. CHRIZMAN [Farmacija (Mosk.) *1*, 26 (1947)] die beste dar. — Lösungen und Chemikalien: Bromwasser ges. wss. Lsg.; 2,5%ige Natriumsulfitlsg.; 10%ige Ammoniaklsg.; 0,1 n Salzsäure. Standardlsg.: Man löst 141,75 mg kristallines saures Codeinphosphat (· 1,5 H_2O) in 100,00 ml W.; 1 ml Lsg. entspr. 1,0 mg Codeinbase (wasserfrei). — Bestimmung: Man versetzt 3,0 ml der zu prüfenden Lsg. (ungefähr 1 mg Codein je ml enthaltend) in einem Meßkolben von 25 ml Inhalt mit 1 ml 0,1 n Salzsäure und verdünnt mit W. auf etwa 15 ml. Dann gibt man 1 ml Bromwasser hinzu, läßt 2 Min. stehen und fügt hierauf tropfenweise Sulfitlsg. bis zur Entfärbung und noch 1 ml mehr zu. Nun taucht man den Meßkolben 5 Min. lang in ein siedendes Wasserbad ein, kühlt 10 Min. unter fließendem W., versetzt mit 0,5 ml Ammoniaklsg., füllt mit W. zur Marke auf und mischt gut durch. Die Extinktion der entstandenen Fbg. wird bei 485 mμ gegen W. als Blindwert gemessen. Die Auswertung erfolgt mit Hilfe einer Vergleichslsg. Man pipettiert zu diesem Zweck 3,0 ml Standardlsg. ab und behandelt sie analog der eigentlichen Probe. — Bemerkungen: Die Fbg. behält ihre maximale Intensität etwa 1 Std. lang. Eine gleiche oder ähnliche Reaktion geben: Morphin, Diacetylmorphin, Äthylmorphin, Papaverin, Narcein, Narcotolin, Mekonsäure. Anwesenheit von Lactose und Acetylsalicylsäure stört die Bestimmung nicht. Bei der Kolorimetrie wird die Verw. eines Blaufilters empfohlen. Das in mg wasserfreien Codeins ausgedrückte Ergebnis wird in die Codeinsalze mit Hilfe folgender Faktoren umgerechnet:

1,0601 (Codein · H_2O), 1,2422 (Codeinhydrochlorid · 2 H_2O),
1,1637 (wasserfreies Codeinsulfat), 1,3141 (Codeinsulfat · 5 H_2O),
1,3274 (wasserfreies Phosphat) und 1,4175 (Codeinphosphat · 1,5 H_2O).

Codein in Tabletten. Man erwärmt 1 Tablette mit 10 ml W. in einem Erlenmeyerkolben von 25 ml Inhalt im Wasserbad bis zum völligen Zerfall, macht nach dem Auskühlen mit 2 ml 2 n Natriumcarbonatlsg. alkalisch, bringt quantitativ in einen Scheidetrichter und schüttelt dreimal mit je 7 ml und einmal mit 4 ml Bzl. aus, wobei man zur besseren Trennung der Schichten 2 g Tragant zusetzt. Vom Bzl.-Anteil wird nach dem Filtrieren eine 0,5 bis 1,0 mg Codeinphosphat entspr. Menge in einen Erlenmeyerkolben abpipettiert und das Lsgm. im Wasserbad bis zur Trockne verdampft. Der Rückstand wird in 1 ml 0,1 n Salzsäure aufgenommen, quantitativ mit W. (bis zu 10 ml) in einen 25,00-ml-Meßkolben gespült, mit W. auf ein Gesamtvolumen von etwa 15 ml verdünnt und weiter so behandelt, wie unter „Codein in Lösungen und Präparaten" beschrieben ist (s. auch Bd. VI Arzneiformen). — Codein in Hustensäften und -sirupen: Man verfährt in gleicher Weise wie bei Codein in Tabletten. Säfte enthalten gewöhnlich rund 0,2% Codeinphosphat. Zwecks besserer Vergleichsmöglichkeit wird empfohlen, als Standardlsg. einen Saft oder Sirup bekannter Codeinkonzentration zu benützen.

UV-Spektrum. E. CSOKAN, s. Morphin und H. BÖHME und H. HOLKE [Arch. Pharm. (Weinheim) *293/65*, 342 (1950)].

Unverträglichkeiten. Tannin, Bromide, Jodide, Jod, gerbstoffhaltige Zubereitungen.

Aufbewahrung. Codein muß in einem dicht verschlossenen Behälter vor Licht geschützt aufbewahrt werden. Vorsichtig.

Anwendung. Das Codein findet meistens in Form seiner Salze Anw., besonders als Phosphat (s. S. 843) und als Hydrochlorid (s. S. 842).

Dosierung

	Ph.Ned. 6 mg	Hisp. 9 mg	Erg.B. 6 mg	Dan. IX mg
Einzelmaximaldosis oral	90	100	100	50
Tagesmaximaldosis oral	270	300	300	150
Gebräuchliche Einzeldosis	10–20	–	30[1]	–
Gebräuchliche Tagesdosis	50–100	–	–	–

[1] Auch als Zäpfchen.

Gesetzliche Bestimmungen s. S. 775.

Codeinum hydrobromicum. Codeinhydrobromid. Bromwasserstoffsaures Codein.

$$C_{18}H_{21}NO_3 \cdot HBr \cdot H_2O \qquad M.G.\ 398{,}40$$

Herstellung. Man neutralisiert ein erwärmtes Gemisch von 10 T. Bromwasserstoffsäure (25%) und 40 T. W. mit 9,8 T. Codein ($C_{18}H_{21}NO_3 \cdot H_2O$). Beim Erkalten scheidet sich das Salz in weißen Nadeln aus. Aus A. von 70% kann es umkristallisiert werden.

Eigenschaften. Farblose, glänzende Nadeln, ziemlich leicht lösl. in W. (1 g löst sich in 60 ml W.) und 1 g löst sich in 110 ml A. $[\alpha]_D^{22} = -96{,}6°$. pH einer 1%igen (g/v) Lsg. in W. = 5.

Erkennung und *Prüfung* s. Codein, S. 850.

Papierchromatographie s. Morphin, S. 828.

Dünnschichtchromatographie s. Morphin, S. 830.

Kolorimetrische Bestimmung s. Codein, S. 841.

UV-Spektrum s. Morphin, S. 828.

Mikrochemische Erkennung s. Codein, S. 840.

Aufbewahrung. Codeinhydrobromid muß in einem dicht verschlossenen Behälter vor Licht geschützt aufbewahrt werden. Vorsichtig.

Unverträglichkeiten s. Codein, S. 841.

Anwendung. Wie Codeinum phosphoricum, S. 845.

Codeinum hydrochloricum Erg.B. 6, Helv. V. Codeinum hydrochloridum Dan. IX, Ph. Jug. II. Codeini hydrochloridum Ph.Ned. 6.

$$C_{18}H_{21}NO_3 \cdot HCl \cdot H_2O \qquad M.G.\ 353{,}95$$

Herstellung. Man neutralisiert heiße verd. Salzsäure mit Codein, wozu für 10 T. Salzsäure (12,5% HCl) etwa 10,9 T. Codein ($C_{88}H_{21}NO_3 \cdot H_2O$) erforderlich sind. Das aus der erkalteten Lsg. ausgeschiedene Salz wird abgesaugt und bei gewöhnlicher Temp. getrocknet.

Eigenschaften. Weiße, kleine, bitter schmeckende Nadeln, lösl. in 26 T. kaltem und in weniger als 1 T. siedendem W., in 90 T. A., in 1100 T. Chlf., unlösl. in Ae. Die Lsg. reagiert neutral. Das Salz gibt sein Kristallwasser bei 100° nur langsam ab. Der Gehalt an Kristallwasser beträgt 9,7% $\alpha_D = -4{,}25$ bis $-4{,}35°$ ($c = 0{,}500$ g) 25,00 ml W., 200-mm-Rohr (Dan. IX). Fp. 153 bis 155°.

Erkennung s. Codein, S. 840. Zusätzliche Erk.: Die Lsg. von 0,1 g Codeinhydrochlorid in 2 ml W. gibt mit Silbernitratlsg. einen weißen, in Salpetersäure unlösl. Nd. (AgCl). 100 mg Codeinhydrochlorid in 2,5 ml W. gelöst, geben auf Zusatz von 3 Tr. Ammoniak einen öligen Nd., der allmählich kristallin erstarrt; Fp. 155 bis 157° (Ph.Ned. 6).

Prüfung s. Codein, S. 840. Weitere Prüf. (Helv. V): 0,6 g Codeinhydrochlorid müssen sich in 15 ml frisch ausgekochtem und wieder erkaltetem W. klar und farblos oder beinahe farblos, völlig lösen. Die Lsg. ist als Stammlsg. zu nachfolgenden Prüf. zu verwenden. 1 ml der Stammlsg. muß durch 1 Tr. Methylrot orange oder rot, aber nicht stärker rot gefärbt werden als 1 ml einer Mischung von 3 ml Natriumacetat, 3 ml verd. Essigsäure und W. zu 20 ml (saure oder basische Verunreinigungen). Wird die Lsg. eines vorher mit W. abgespülten Kriställchens Kaliumhexacyanoferrat(III) in 10 ml W. mit 2 Tr. Eisen(III)-chloridlsg. und mit 1 ml Stammlsg. versetzt, so darf die Mischung binnen 1 Min. wohl eine grüne, nicht aber blaugrüne oder blaue Farbe annehmen (Morphin). In der Stammlsg. dürfen Arsen, Schwermetalle, Calcium, Sulfat und Phosphat (Magnesiamixtur) nicht nachweisbar sein. In 3 ml der Stammlsg. darf Ammonium nicht nachweisbar sein (Lackmusreaktion). 2 ml Stammlsg. werden mit 5 Tr. verd. Natronlauge versetzt. Die Mischung wird mit 2 ml Bzl. kräftig geschüttelt und die abgehobene klare Benzollsg. auf dem Wasserbad verdunstet. Der Rückstand muß nach dem Trocknen bei 103 bis 105° zwischen 153 und 156° schmelzen. 0,5 g dürfen keinen wägbaren Rückstand hinterlassen.

Gehaltsbestimmung. 0,2000 g werden in 5 ml W. gelöst, mit 5 ml 2 n Natronlauge versetzt und 4mal mit je 20 ml Chlf. extrahiert. Die Chlf.-Auszüge werden filtriert und zur Trockne eingedampft. Man löst den Rückstand in 5 ml A., versetzt mit 20 ml W. und 5 Tr. Methylrotlsg. und titriert mit 0,1 n Salzsäure. 1 ml 0,1 n Salzsäure entspr. 0,03719 g $C_{18}H_{21}NO_3 \cdot 2H_2O$ (Dan. IX). Etwa 0,3 g Codeinhydrochlorid, genau gewogen, werden mit 7 ml A. und 3 ml Chlf. gemischt und nach kurzem Erwärmen auf dem Wasserbad mit 0,1 n Natronlauge bis zur Rosafbg. titriert (Phenolphthalein als Indikator) (Helv. V). 79,3 bis 80,8% w.freies Codein entspr. 84,1 bis 85,7% Codein mit 1 H_2O, entspr. 98,6 bis 100,4% Codein mit $2 H_2O$.

Papierchromatographie s. Morphin, S. 828.

Dünnschichtchromatographie s. Morphin, S. 830.

Kolorimetrische Bestimmung s. Codein, S. 841.

UV-Spektrum s. Morphin, S. 828.

Mikrochemische Erkennung s. Codein, S. 840.

Aufbewahrung. Wie Codeinum hydrobromicum, S. 842.

Unverträglichkeiten s. Codein, S. 841.

Anwendung. Wie Codeinum phosphoricum, S. 845.

Codeinum phosphoricum DAB 6, DAB 7 – BRD, DAB 7 – DDR, Helv. V, ÖAB 9, Ross. 9, CsL 2. Codeini phosphas PI.Ed. I. Ph.Ned. 6. Nord. 63, Jap. 61. Codeine Phosphate USP XVII, BP 63, Dan. IX.

$$C_{18}H_{21}NO_3 \cdot H_3PO_4 \cdot x H_2O \qquad \text{M.G. ohne Kristallwasser 397,41}$$

$$x = 0 \text{ bis } 2 H_2O$$

Herstellung. In einer Mischung von 10 T. Phosphorsäure (25% H_3PO_4) und 10 T. W. löst man 8,1 T. zerriebenes Codein ($C_{18}H_{21}NO_3 \cdot H_2O$) durch Erwärmen auf. Durch Verdunsten der Lsg. bei gewöhnlicher Temp. oder durch Fällen mit Weingeist erhält man das Codeinphosphat der Zusammensetzung $C_{18}H_{21}NO_3 \cdot H_3PO_4 \cdot 2 H_2O$. Durch Umkristallisieren aus A. erhält man ein wasserärmeres Salz ($C_{18}H_{21}NO_3 \cdot H_3PO_4 \cdot H_2O$).

Eigenschaften. Feines weißes, kristallines Pulver (Nädelchen) oder ansehnliche Kristalle. Die wss. Lsg. schmeckt bitter und rötet Lackmuspapier; pH = 4,6 (2%ige Lsg. in W.). An der Luft verliert es ziemlich leicht einen Teil seines Kristallwassers, daher schwanken die Angaben der Arzneibücher in den Grenzen von 0 bis 1,5 Mol Kristallwasser pro Mol Codeinphosphat.

DAB 7 – BRD	$C_{18}H_{21}NO_3 \cdot H_3PO_4$
BP 63, USP XVII, Jap. 61	$C_{18}H_{21}NO_3 \cdot H_3PO_4 \cdot 0{,}5 H_2O$
ÖAB 9, Nord. 63, DAB 7 – DDR, DAB 6, Ph.Ned. 6, PI.Ed. I, CF 65	$C_{18}H_{21}NO_3 \cdot H_3PO_4 \cdot 1{,}5 H_2O$
Hisp. 9	$C_{18}H_{21}NO_3 \cdot H_3PO_4 \cdot 1 \text{ oder } 0{,}5 H_2O$

Bei 100° wird es wasserfrei. In wss. Lsg. gibt die Verbindung mit Bromiden, Kaliumbromid, Natriumbromid und Ammoniumbromid eine Ausscheidung von saurem Codeinhydrobromid.

Löslichkeit. 1 Teil löst sich in

	W.	A. (95%)	Chlf.	Ae.
DAB 7 – BRD	leicht lösl.	schwer lösl.	–	–
DAB 6, Ph.Ned. 6	3,2 T.	schwer lösl.	–	–
PI.Ed. I	4 T.	schwer lösl.	unlösl.	unlösl.
ÖAB 9	4 T.	schwer lösl.	s. schw. lösl.	s. schw. lösl.
BP 63	4 T.	450 T.	s. schw. lösl.	s. schw. lösl.
USP XVII	2,5 T.	325 ml	s. schw. lösl.	s. schw. lösl.
Hisp. 9	3,2 T.	300 T.	s. schw. lösl.	s. schw. lösl.
Nord. 63	4 T.	600 T.	s. schw. lösl.	s. schw. lösl.

Nach USP XVII löst sich 1 g Codeinphosphat in 0,5 ml W. von 80° und 125 ml kochendem A.

$[\alpha]_D^{20} = -92{,}5$ bis $-100°$ ($c = 2$ in W.; Ph.Ned. 6), $[\alpha]_D^{20} = -91{,}5$ bis $-96°$ ($c = 2$ in W.; ÖAB 9), $[\alpha]_D^{20} = -99{,}5$ bis $-101{,}5°$ ($c = 0{,}02$ in W.; DAB 7 – BRD), $\alpha_D =$ etwa $-100°$ ($c = 2$ in W.; Dan. IX), $[\alpha]_D = -91{,}0$ bis $-98{,}0°$ ($c = 2{,}0$ in W.), $[\alpha]_D -3{,}64$ bis $-3{,}92°$, 200-mm-Rohr (Nord. 63); $[\alpha]_D = -96 \pm 3°$ ($c = 2{,}0$ in W.) (CF 65); $[\alpha]_D^{20} = -94{,}5$ bis $-100{,}5°$ ($c = 2{,}0$ in kohlendioxidfreiem W.) (DAB 7 – DDR).

Schmelzintervall (unter dem Mikroskop): 225 bis 240° (Zers.) (ÖAB 9). Eutektische Temp. (unter dem Mikroskop) der Mischung mit Salophen: 187°, mit Dicyandiamid: 143°.

Erkennung s. Codein, S. 840. Zusätzlich: Aus 5,0 ml Prüflsg. (2 g/100 ml) scheidet sich auf Zusatz von 0,25 ml 3 n Kalilauge und 0,50 ml Ae. beim Reiben mit einem Glasstab nach einiger Zeit die Base kristallin ab. Die mit wenig kaltem W. gewaschenen und über Blaugel unterhalb 20 Torr getrockneten Kristalle schmelzen zwischen 154 und 157° (Metallblock: 155 bis 156°) (DAB 7 – BRD). – Eine Lsg. von etwa 5 mg Codeinphosphat in 1 ml Salpetersäure gibt auf Zusatz von 10 Tr. Ammoniummolybdatlsg. eine gelbliche Trbg. Beim Erwärmen entsteht ein gelber feinkristalliner Nd. (ÖAB 9). – Eine Lsg. von etwa 5 mg Codeinphosphat in 1 ml W. gibt mit einigen Tr. Silbernitratlsg. einen gelben Nd., der sich auf Zusatz von 1 Tr. verd. Salpetersäure löst. Versetzt man die erhaltene Lsg. tropfenweise mit Ammoniak, so erscheint der gelbe Nd. wieder und löst sich bei weiterem Zufügen von Ammoniak wieder auf (ÖAB 9). Bei Zusatz von Selen-Schwefelsäure zu 1 mg Codeinphosphat entsteht eine grüne Farbe, die augenblicklich nach Blau umschlägt, um dann langsam dunkelgelbgrün zu werden (Jap. 61).

Gibt man zu einer 2,5%igen (w/v) wss. Lsg. verd. Ammoniaklsg., so darf keine Fllg. entstehen. (PI.Ed. I, BP 63). – Zu 5 ml 2,5%iger (g/ml) wss. Lsg. wird Natronlauge gegeben. Hierbei entsteht eine ölige Fllg., die allmählich kristallin erstarrt und nach dem Waschen und Trocknen bei 100° einen Fp. von 153 bis 157° besitzt (PI.Ed. I) bzw. etwa 156° (BP 63), 155 bis 158,5° (Dan. IX), 154 bis 157° (Ross. 8).

Prüfung s. Codein, S. 840, und Codeinhydrochlorid, S. 842. Zusätzlich: Chlorid: 0,5 g müssen dem Chloridgrenztest entsprechen (PI.Ed. I, BP 63); nicht über 0,01% (Ross. 9); 10 ml 1%ige Lsg. werden mit Salpetersäure angesäuert und mit einigen Tr. Silbernitratlsg. versetzt. Es darf nicht sofort eine Opaleszenz entstehen (USP XVII). – Sulfat: 0,5 g müssen dem Sulfatgrenztest entsprechen (PI.Ed. I, BP 63); nicht über 0,05% (Ross. 9); 10 ml 1%ige Lsg. werden mit einigen Tr. Bariumchloridlsg. versetzt. Es darf nicht sofort eine Trbg. auftreten (USP XVII). – Morphin: Die Mischung von 5,0 ml Prüflsg. (2 g/100 ml) mit 5,0 ml W. und 0,25 ml Kaliumjodatlsg. darf nach Zusatz von 0,25 ml 3 n Salzsäure nicht stärker gefärbt sein als 10,0 ml einer Mischung von 0,10 ml 0,1 n Jod zu 100 ml W. (DAB 7 - BRD, ähnlich DAB 7 – DDR). 10 mg Codeinphosphat in 1 ml W. gelöst dürfen nach Zusatz von 1 Tr. Kaliumhexacyanoferrat(III) und 1 Tr. Eisen(III)-chlorid nicht sofort blau werden (Jap. 61). – Noscapin (Narcotin): 0,050 g Substanz werden mit 1,0 ml der Mischung aus 5,0 ml konz. Schwefelsäure und 1 Tr. Eisen(III)-chloridlsg. (10,0 g/100,0 ml) versetzt und mäßig erwärmt. Die Lsg. darf nur eine blaue, aber keine violette Fbg. zeigen (DAB 7 – DDR).

Über die säulenchromatographische Reinheitsprüfung von Codeinphosphat mittels Aluminiumoxid „Woelm" neutral, s. H. BÖHME und H. HOCKE [Arch. Pharm. (Weinheim) *293/65*, 342 (1960)]. Gewichtsverlust beim Trocknen: Bis zum konst. Gew. bei 100° getrocknet: 4,0 bis 7,0% (PI.Ed. I), bei 105° getrocknet nicht über 3,0% (BP 63), 6,0 bis 7,5% (Dan. IX, CsL 2), bei 100 bis 105° nicht über 6,4% (Ross. 9).

Gehaltsbestimmung. DAB 7 – BRD: 0,15 g Substanz, genau gewogen, werden in 10,0 ml frisch ausgekochtem und wieder abgekühltem W. gelöst und nach Zusatz von 10,0 ml Chlf. und 1,0 ml Phenolphthaleinlsg. mit 0,1 n Natronlauge unter kräftigem Schütteln bis zur Rosafbg. titriert (Feinbürette). 1 ml 0,1 n Natronlauge entspr. 15,02 mg $(C_{18}H_{22}NO_3)^+$. Bezogen auf die getrocknete Substanz muß sich ein Gehalt von 74,8 bis 76,3% $(C_{18}H_{21}NO_3)^+$ ergeben, daraus errechnen sich mindestens 99,0% $C_{18}H_{21}NO_3 \cdot H_3PO_4$.

USP XVII: 1 g Codeinphosphat, genau gewogen, werden in 20 ml Eisessig, wenn erforderlich, unter Erwärmen gelöst. Titriert wird mit 0,1 n Perchlorsäure in Dioxan; der Endpunkt wird potentiometrisch erkannt. Eine Blindprobe (ohne Codeinphosphat) wird unter gleichen Bedingungen titriert. 1 ml 0,1 n Perchlorsäure entspr. 39,74 mg $C_{18}H_{21}NO_3 \cdot H_3PO_4$.

Ross. 9: 0,3 g werden in einer neutralisierten Mischung von 10 ml A. und 10 ml W. gelöst, mit 20 ml neutralisiertem Chlf. versetzt und unter kräftigem Schütteln mit 0,1 n Natronlauge titriert, Phenolphthalein als Indikator. Mindestens 99,5% wasserfreies Codeinphosphat im getrockneten Präparat.

DAB 7 – DDR: 0,2500 g bei 105° getrocknete Substanz werden in einem Erlenmeyerkolben mit aufgesetztem Silicagelrohr in 30,0 ml Essigsäureanhydrid unter mäßigem Erwärmen gelöst. Nach dem Erkalten und Zusatz von 3 Tr. Malachitgrün-Lsg. wird die Lsg. mit 0,1 n Perchlorsäure bis zum Farbumschlag nach Gelb titriert (Feinbürette). 1 ml 0,1 n Perchlorsäure entspricht 39,74 mg wasserfreiem Codeinphosphat.

CsL 2: Chromatographische Methode.

Helv. V: Etwa 0,2 g wasserfreies Codeinphosphat, genau gewogen, werden mit 5 ml Weingeist und 2,5 ml Chlf. gemischt und nach kurzem Erwärmen auf dem Wasserbade mit 0,1 n Natronlauge titriert (Phenolphthalein als Indikator). Für 0,2000 g müssen mindestens 10,00 ml und höchstens 10,07 ml 0,1 n Natronlauge verbraucht werden, entsprechend einem

Mindestgehalt des wasserfreien Codeinphosphats von 99,3% $C_{18}H_{21}NO_3 \cdot H_3PO_4$. 1 ml 0,1 n Natronlauge entspr. 0,019861 g $C_{18}H_{21}NO_3 \cdot H_3PO_4$.
Nach der Pl.Ed. I wird ein Mindestgehalt von 70,0% $C_{18}H_{21}NO_3$, nach BP 63 73,3 bis 75,7% $C_{18}H_{21}NO_3$, nach Dan. IX 67,4 bis 70,8% $C_{18}H_{21}NO_3$ bzw. 71,4 bis 75,1% $C_{18}H_{21}NO_3 \cdot H_2O$ bzw. 95,5 bis 100,4% $C_{18}H_{21}NO_3 \cdot H_3PO_4 \cdot 1,5 H_2O$, nach CsL 2 98,0% wasserfreies Codeinphosphat im getrockneten Präparat gefunden.

Papierchromatographie s. Morphin, S. 828.

Dünnschichtchromatographie s. Morphin, S. 830.

Kolorimetrische Bestimmung s. Codein, S. 841.

UV-Spektrum s. Morphin u. H. BÖHME und H. HOCKE [Arch. Pharm. (Weinheim) *293 65*, 342 (1960)].

Mikrochemische Erkennung s. Codein, S. 840.

Aufbewahrung. Gut verschlossen und vor Licht geschützt; vorsichtig.

Unverträglichkeiten s. Codein, S. 841.

Anwendung. Beim Codein steht die zentrale, hustendämpfende Wirkung im Vordergrund. Es besitzt jedoch auch schmerzstillende Eigenschaften, die allerdings etwa 10mal schwächer sind als die des Morphins. Auch seine obstipierende Eigenschaft ist wesentlich schwächer. Eine direkte suchterzeugende Wirkung scheint ihm zu fehlen, jedoch wird es gelegentlich von süchtigen als Ausweichmittel benutzt. Außer bei Husten wird es anstelle des Morphins namentlich bei Kindern, schwächlichen und älteren Personen bei Schmerzen verwendet. Auch subcutan anwendbar.

Dosierung

	DAB 7 - BRD DAB 6 DAB 7 - DDR	ÖAB 9	BP 63	Ph.Ned. 6	Dan. IX Nord. 63	Hisp. 9	Jap. 61
	mg	mg	mg	mg	mg	mg	mg
Einzelmaximaldosis oral	100	100	–	120	50	150	100
Tagesmaximaldosis oral	300	300	–	360	150	400	300
Gebräuchl. Einzeldosis	–	10–50	30	10–20	–	–	20
Gebräuchl. Tagesdosis	–	–	–	50–100	–	–	60

Nach USP XVII beträgt die mittlere Dosis oral oder s.c. 15 mg alle 4 Std.

Codeinum sulfuricum. Codeinsulfat. Codeinae Sulfas USP XIV(!). Schwefelsaures Codein.

$$(C_{18}H_{21}NO_3)_2 \cdot H_2SO_4 \cdot 5 H_2O \qquad \text{M.G. } 787,09$$

Herstellung. Man löst in 10 T. erwärmter verd. Schwefelsäure ($d = 1,112$) 10,3 T. zerriebenes Codein, $C_{18}H_{21}NO_3 \cdot H_2O$ auf. Beim Erkalten scheidet sich das Sulfat in langen, büschelförmig gruppierten Nadeln aus, die durch Umkristallisieren aus heißem, mit 1 Tr. verd. Schwefelsäure angesäuertem W. zu reinigen sind.

Eigenschaften. Weiße Nadeln. Es enthält 11,45% Kristallwasser, das es teilweise bereits bei gewöhnlicher Temp. abgibt. pH einer 2%igen Lsg. in W. = 5,0. – 1 g löst sich in 30 ml W. bei 25°, 6,3 ml W. bei 80°, 1280 ml A. bei 25°, 440 ml A. bei 60°, ungefähr 230 ml M.; unlösl. in Chlf. und Ae.

$[\alpha]_D^{20} = -112,5$ bis $-115°$ [$c = 2$ in W., berechnet auf das wasserfreie Salz (USP XIV)].

Erkennung s. Codein, S. 840. – Zusätzlich: Die Lsg. von 0,1 g Codeinsulfat in 2 ml W. gibt mit Bariumchloridlsg. einen weißen, in Salzsäure unlösl. Nd. ($BaSO_4$) (USP XIV).

Prüfung. Wie bei Codein, s. S. 840, und Codeinhydrochlorid, s. S. 842.

Papierchromatographie s. Morphin, S. 828.

Dünnschichtchromatographie s. Morphin, S. 830.

Kolorimetrische Bestimmung s. Codein, S. 841.

UV-Spektrum s. Morphin, S. 828.

Mikrochemische Erkennung s. Codein, S. 840.

Aufbewahrung. Wie Codeinphosphat, S. 845.

Unverträglichkeiten s. Codein, S. 841.

Anwendung. Wie Codeinum phosphoricum, S. 845.
Folgende Codeinsalze s. The Merck Index 1960:
Codeine Acetate, Codeine Citrate, Codeine Nitrate, Codeine Salicylate.

Codein-aminoxid. Codein-N-oxid.

$C_{18}H_{21}NO_4 \cdot H_2O$ \hspace{2cm} M.G. 333,48

Herstellung. Nach M. FREUND und E. SPEYER [Ber. dtsch. chem. Ges. *43*, 3310 (1910)] durch Oxydation von Codein mit 30%igem Wasserstoffperoxid. Gleiche T. feingepulvertes Codein und 30%ige Wasserstoffperoxidlsg. werden auf dem Wasserbad erwärmt, wobei die Substanz sich unter starkem Aufschäumen löst. Beim Erkalten entsteht ein dicker Kristallbrei, der — abgesaugt und aus wenig W. umkristallisiert — rechtwinklige Tafeln ergibt. Dieses Rohprodukt enthält etwas H_2O_2, das durch öfteres Umkristallisieren oder Trocknen bei 110° entfernt werden kann. Die Ausbeute an Codeinaminoxid ist nahezu quantitativ [s. auch G. MOSSLER und E. TSCHEBULL: Ber. dtsch. chem. Ges. *44*, 105 (1911)].

Eigenschaften. Freie Base Fp. 230 bis 231°. $[\alpha]_D^{18} = -97,1°$ ($c = 2,08$ in W.). Das Codein-N-oxidhydrochlorid ($C_{18}H_{21}NO_4 \cdot HCl \cdot H_2O$) ist leicht in W. lösl. Das Kristallwasser wird bei 110° abgegeben. Bromid, Jodid und Nitrat lassen sich leicht kristallisiert erhalten.
Fp. 219 bis 220° (Zers.) (getrocknetes Codein-N-oxidhydrochlorid), $[\alpha]_D^{20} = -105,8°$ ($c = 2$ in W., nicht getrocknetes Salz) (MOSSLER, G., u. E. TSCHEBULL, l. c.).

Aufbewahrung. Vorsichtig und vor Licht geschützt.

Anwendung. Als zentrales Analgeticum und zur Hustendämpfung.

Handelsform: Codéigène (Delacre, Belgien).

Gesetzliche Bestimmungen s. S. 775.

Apocodeinum hydrochloricum. Apocodeinhydrochlorid. Salzsaures Apocodein. Apomorphin-3-methyläther.

$C_{18}H_{19}NO_2 \cdot HCl$ \hspace{2cm} M.G. 317,82

Herstellung (DRP 489185 v. 14. 1. 1930). Durch Erhitzen von Codeinhydrochlorid mit Zinkchlorid oder besser — zur Vermeidung der Hydrolyse des Zinkchlorids — mit Zinkchlorid und Natriumchlorid auf 170 bis 180°. Anschließend wird zur Trennung des Apocodeins von anhaftendem Apomorphin über schwer lösl. Salze (z. B. Chromat, Perchlorat, Phosphat) gereinigt. Nach L. SMALL, B. F. FARIS und J. E. MALLONEE [J. org. Chemistry *5*, 334 (1940)] aus Codein und reiner Phosphorsäure. — Das Apocodein leitet sich in gleicher Weise vom Codein durch Wasserabspaltung ab wie das Apomorphin vom Morphin.

Eigenschaften. Gelblichgraues, hygroskopisches, amorphes Pulver; in A. und W. leicht lösl. Die freie Base krist. aus M. in kleinen Prismen, die bei 96° M. abgeben und bei 121 bis 125° schmelzen. Das Hydrochlorid erweicht bei 140° und zersetzt sich bei 260°. $[\alpha]_D^{24} - 97°$ ($c = 0,449$ in abs. A.) (freie Base); $[\alpha]_D^{20} - 43°$ ($c = 0,5$ in W.) (Hydrochlorid).

UV-Spektrum s. L. SMALL, L. J. SARGENT und J. A. BALLEY [J. org. Chemistry *12*, 847 (1947)].

Anwendung. Wie Apomorphin. Es wirkt jedoch nach STARKENSTEIN nicht brechenerregend. Hat sich in der Praxis nicht eingebürgert.

Neopin (β-Codein). 3-Methoxy-6-hydroxy-4,5-epoxy-N-methyl-morphinen (8, 14).

$C_{18}H_2 \cdot NO_3$ M.G. 299,47

Vorkommen. Neopin, ein Nebenalkaloid des Opiums, wurde erstmalig von E. DOBBIE und C. LAUDER [J. chem. Soc. *99*, 34 (1911)] isoliert.

Herstellung [HOMEYER, A. H., u. W. L. SHILLING: J. org. Chemistry *12*, 356 (1947)]. Ausgangsmaterial für die Isolierung des Neopins ist die Mutterlauge, die bei der Gewinnung des Codeinsulfates oder -bromides aus türkischem Opium anfällt.

Eigenschaften. Lange Nadeln aus Hexan (Skellysolve B, Kp. 60 bis 70°) unter Zusatz von 2,5% (v/v) A. Fp. 127,5 bis 127,8° (korr.). $[\alpha]_D^{26} = 28,13°$ ($c = 7,767$ in Chlf.). Löslichkeit, Farbreaktionen und UV-Spektr. sind praktisch mit dem Codein identisch (DOBBIE, E., u. C. LAUDER, l. c.).

Neopinsulfat bildet kleine, weiße Kristalle (aus Aceton). Fp. 166 bis 167°. 1 T. lost sich in 65 bis 70 T. A. (99%), 4 bis 5 T. A. (95%), 2,5 bis 3 T. A. (80%). Leicht losl. in W., die wss. Lsg. reagiert gegenüber Methylrot neutral. Bei der Lagerung verändert sich die Lsg. aber unter Braunfbg.

Mikrochemische Erkennung [CLARKE, E. G. C.: Bull. Narcot. *VII* 3–4, 33 (1955)]. Mit Kaliumtrijodid (Rg. 1) bilden sich federförmige Nadeln (Empfindlichkeit 0,05 γ), mit Quecksilberchlorid entstehen Büschel von Plättchen, Stäbchen und Nadeln (Empfindlichkeit 0,25 γ). Zur Ausführung der Reaktion s. Morphinhydrochlorid, S. 832.

Farbreaktionen. Mit Ammoniummolybdat entsteht eine blaue Fbg., die in Grün übergeht; mit Formaldehyd-Schwefelsäure (Marquis-Rg.) entsteht eine blauviolette Fbg. (Empfindlichkeit 0,1 γ), mit p-Dimethylaminobenzaldehyd (10% p-Dimethylaminobenzaldehyd in Eisessig) (Wasicky-Rg.) entsteht eine orange Fbg. (Empfindlichkeit 0,1 γ).

Anwendung. Pharmakologische Untersuchung: JACKSON, A.: J. Pharmacol. exp. Ther. *6*, 66 (1914).

Literatur s. The Merck Index 1960.

Aethylmorphinum hydrochloricum DAB 6, Ph.Helv. V, CsL 2, ÖAB 9, DAB 7 – DDR, Ross. 9. Ethylmorphine hydrochloride USP XV(!). Aethylmorphinae Hydrochloridum BPC 54. Aethylmorphini hydrochloridum Dan. IX, Ph.Jug. II, Jap. 61. Aethylmorphini Hydrochloridum Ph.Ned. 6. Aethylmorphini chloridum Nord 63. Äthylmorphinhydrochlorid DAB 7 – BRD. Codéthyline (Chlorhydrate de) CF 65. Salzsaures Äthylmorphin. Morphinum aethylatum hydrochloridum. (−)-Morphin-äthyläther-hydrochlorid. Codethylin (INN). Morphin-3-äthyläther. 3-Äthoxy-6-hydroxy-N-methyl-4,5-epoxymorphinen-(7). Äthylmorphiniumchlorid.

$C_{19}H_{23}NO_3 \cdot HCl \cdot 2H_2O$ M.G. 385,89

Das Äthylmorphin entspricht in seiner Zusammensetzung dem Codein (Methylmorphin), es enthält anstelle des H-Atoms der phenolischen OH-Gruppe des Morphins eine Äthylgruppe.

Herstellung. Das Äthylmorphin wird in ähnlicher Weise wie das Codein durch Einw. von Äthyljodid und alkoholischer Natronlauge [GRIMAUX, R.: C. r. *92*, 1142 (1881)] oder Diäthylsulfat und Natriumäthylatlsg. (DRP 102634 v. 12. Mai 1889, Fa. E. Merck) oder nach M. M. BAIZER und K. S. ELLNER [J. Amer. pharm. Ass. *39*, 581 (1950)] aus Morphin, Äthylbromid, alkoholischer Kalilauge, Natriumhydrogensulfit und Zink hergestellt.

Eigenschaften. Weißes, kristallines, geruchloses, bitter schmeckendes Pulver (feine Nädelchen).

Fp. 178 bis 182°, bestimmt auf dem Metallblock mit der getrockneten Substanz (DAB 7 – BRD). Das vorher durch Trocknen vom Kristallw. befreite Salz schmilzt erst über 170°. Fp. (ohne Trocknen): 121 bis 123° (CsL 2), etwa 123° (Zers.) (USP XV, Jap. 61), etwa 120° (Zers.) (BPC 54). Schmelzintervall im Kapillarröhrchen ohne vorheriges Trocknen: 120 bis 127° (Zers.) (ÖAB 9); sintert bei 119°, ist bei 122 bis 123° völlig geschmolzen (DAB 6), 121 bis 125° (Ph.Ned. 6) 118 bis 125° (Nord 63). Auf dem Pt-Blech erhitzt, verbrennt es rasch ohne eigentliche Verkohlung unter Auftreten eines aromatischen Geruches.

$[\alpha]_D^{20}$ -102 bis $-105°$ ($c = 0,02$), bezogen auf die getrocknete Substanz (USP XV, DAB 7–BRD); α_D $-3,7$ bis $-3,90°$, bestimmt mit einer Lsg. von 0,500 g in 25,00 ml im 200-mm-Rohr (Dan. IX), $-3,60$ bis $-4,00°$ in wss. Lsg. ($c = 2$ g/100 ml, 200-mm-Rohr), (Nord. 63); $[\alpha]_D^{20} = -103,5 \pm 2°$ ($c = 2$ g/100 ml W.) (CF 65); $[\alpha]_D^{20} = -90$ bis $-100°$ ($c = 2$ g/100 ml W.) (Nord. 63). $[\alpha]_D^{20}$ $-92,0$ bis $-96,0°$ ($c = 2$ g/100 ml W. ÖAB 9), -92, bis $-98,0°$ ($c = 2$ g/100 ml W. Ph.Ned. 6).

Bei 25° löst sich 1 g in 8 ml W., in 25 ml A. oder in etwa 250 ml Chlf.; es ist praktisch unlösl. in Ae.

Erkennung. In einer Mischung von 0,25 ml Prüflsg. (0,02 g/ml) und 5,0 ml konz. Schwefelsäure entsteht nach Zusatz von 0,10 ml Eisen(III)-chloridlsg. bei 2 Min. langem Erwärmen im Wasserbad eine blaue Fbg., die auf Zusatz von 0,10 ml 6 n Salpetersäure nach Rotbraun umschlägt (DAB 7–BRD; ähnlich Jap. 61, DAB 7–DDR). – In 2,0 ml Prüflsg. entsteht nach Ansäuern mit 0,50 ml 3 n Salpetersäure auf Zusatz von 0,10 ml Silbernitratlsg. ein weißer, sich zusammenballender Nd. (DAB 7–BRD). – 0,01 g Äthylmorphinhydrochlorid löst sich in 10 ml konz. Schwefelsäure unter Entwicklung von Chlorwasserstoff zu einer klaren farblosen Fl., die nach Zusatz von 1 Tr. Eisen(III)-chloridlsg. beim langsamen Erwärmen (im Wasserbad auf 80°) erst grün, dann tiefblau und nach weiterem Zusatz von 2 bis 3 Tr. Salpetersäure tiefrot wird (DAB 6).

1 mg Äthylmorphinhydrochlorid, versetzt mit 2 ml Paraformschwefelsäure bildet eine rotviolette Lsg. Bei Zugabe von 5 Tr. Eisen-Phosphorsäure geht die Fbg. nach 3 Min. in Blaugrün bis Grün über [Unterschied zu Codein (ÖAB 9)]. – 2 mg Äthylmorphinhydrochlorid in 1 ml W. gelöst und mit 5 Tr. Jodlsg. versetzt, scheiden ein Perjodid in Form feiner, dunkelbrauner, öliger Tr. aus (ÖAB 9). Die Lsg. (1 = 50) mit einigen Tr. Natronlauge erhitzt, gibt nach Zugabe von Jodlsg. bis zur bleibenden Gelbfbg. Jodoformgeruch (Ph.Ned. 6). – Eine Lsg. von 0,05 g Äthylmorphinhydrochlorid in 15 Tr. W. gibt mit 1 Tr. Kalilauge eine weiße Trbg. durch Ausscheidung freien Äthylmorphins. Löst man die Ausscheidung durch Zusatz von einigen Tr. Salpetersäure wieder auf, so gibt die Lsg. mit einigen Tr. Silbernitratlsg. eine weiße Fllg. von Silberchlorid (DAB 6, DAB 7–DDR, ähnlich DAB 7–BRD). 0,2 g Substanz gelöst in 4 ml W. ergibt nach Zusatz von 3 ml Natriumhydroxid-Lsg. eine Fllg. Nach 15 minütigem Stehen wird das Präzipitat auf einem Filter gesammelt, mit W. gewaschen und bei Zimmertemperatur getrocknet (Fp. 89 bis 90°) (Jap. 61). – 0,0050 g Substanz werden in 2,0 ml der frisch bereiteten Mischung aus 2 Tr. Formaldehydlsg. und 3,0 ml konz. Schwefelsäure gelöst. Die Lsg. zeigt sofort eine dunkelrote Fbg., die innerhalb 90 Sek. in eine kräftig rotviolette Fbg. übergeht (DAB 7–DDR).

Prüfung. 5,0 ml Prüflsg. (0,02 g/ml) müssen klar und farblos sein (DAB 7–BRD). Die Lsg. (1 + 49) darf nicht stärker gefärbt sein als eine Mischung von 0,05 ml Eisen-Farbstandard, 0,05 ml Kobalt-Farbstandard, 0,05 ml Kupfer-Farbstandard und 9,85 ml 1%iger Salzsäure (ÖAB 9). – Alkalisch oder sauer reagierende Verunreinigungen: 10,0 ml Prüflsg. (0,02 g/ml) müssen auf Zusatz von 0,10 ml Methylrotlsg. rot gefärbt sein und dürfen bis zum Farbumschlag nach Gelb höchstens 0,20 ml 0,02 n Natronlauge verbrauchen (DAB 7–BRD; ähnlich Jap. 61, DAB 7–DDR). Gemäß Ross. 9 darf eine Lsg. von 0,2 g in 5 ml W. durch 1 Tr. Bromphenolblau nicht gelb gefärbt werden. Eine Lsg. 1 g/20 ml muß durch Bromphenolblau blau und durch Methylrot rot gefärbt werden (Ph.Ned. 6). – Ammoniumionen: Werden 5 ml einer Lsg. (1 + 49) mit 1 ml verd. Natronlauge zum Sieden erhitzt, so dürfen die entweichenden Dämpfe rotes Lackmuspapier nicht bläuen (ÖAB 9, USP XV, Jap. 61). Die Lsg. von 0,01 g des Salzes in 1 ml konz. Schwefelsäure muß farblos oder darf nur schwach gefärbt sein (Noscpain, Narcein, org. Verunreinigungen) (Helv. V). – Morphin: Die Mischung von 5,0 ml Prüflsg. (0,02 g/ml) mit 5,0 ml W. und 0,25 ml Kaliumjodatlsg. darf nach Zusatz von 0,25 ml 3 n Salzsäure nicht stärker gefärbt sein als 10,0 ml einer Mischung von 0,10 ml 0,1 n Jodlsg. und W. zu 100 ml (DAB 7–BRD; ähnlich DAB 7–DDR). 0,1 g wird in 5 ml 0,1 n Salzsäure gelöst und die Lsg. mit 2 ml 1%-Natriumnitritlsg. versetzt. Nach 15 Min. werden 3 ml verd. Ammoniaklsg. hinzugegeben. Die eventuell entstehende Gelbfbg. darf nicht intensiver sein als 5 ml 0,002% (g/ml)-Lsg. von wasserfreiem Morphin in 0,1 n Salzsäure nach gleicher Behandlung erzeugen (BPC 54, ähnlich Nord. 63). Gemäß USP XV löst man etwa 50 mg Kaliumhexacyanoferrat(III) in 10 ml W., gibt 1 ml verd. Eisen(III)-chloridlsg. [1 Vol. Eisen(III)-chloridlsg. + 9 ml W.] und 1 ml 1%iger Äthylmorphinhydrochloridlsg. hinzu; es darf keine sofortige Grün- oder Blaufbg. entstehen (ähnlich CF 65, Jap. 61). – Amorphe Alkylierungsprodukte: 1 ml Lsg. (0,2 g/5 ml W.) mit 1 ml W. verdünnt, mit 6 Tr. Ammoniak versetzt, muß nach einigem Reiben mit dem Glasstab eine kristallisierte Fllg. geben; die darüber stehende Mutterlauge muß klar sein (Helv. V).

Wassergehalt: 4 Std. bei 110° im Vakuum über P_2O_2 oder nach der K.-Fischer-Methode nicht über 10% (USP XV); 0,5 g trocknet man 5 Std. bei 55 bis 60°, anschließend bei 110° bis zum konst. Gewicht, nicht über 9,5%. Bei 110° getrocknet (DAB 7–BRD) 8,0 bis 10,0%, (ÖAB 9) 8,5 bis 9,5%. Bei 105° getrocknet (Dan. IX) höchstens 10%, bei 110° getrocknet (DAB 6) höchstens 8%. – Verbrennungsrückstand: Sulfatasche hochstens 0,1% (Einwaage 50 mg) (DAB 7 – BRD); höchstens 0,1% (ÖAB 9, Nord. 63), 0,5% (Dan. IX).

Gehaltsbestimmung. Wasserfreies Salz 98,4% in der 4 Std. bei 100 °C getrockneten Substanz (CsL 2), mindestens 98,0% $C_{19}H_{23}NO_3 \cdot 2H_2O$ (BPC 54), 79,9 bis 81,5% $C_{29}H_{23}NO_3$ bzw. 98,4 bis 100,3% $C_{19}H_{23}NO_3 \cdot HCl \cdot 2H_2O$ (Dan. IX), mindestens 99,5% Hydrochlorid im getrockneten Präparat (Ross. 9).

DAB 7 – BRD: 0,30 g Substanz, genau gewogen, werden in einer Mischung von 20,0 ml Äthanol 96% und 10,0 ml Chlf. gelöst und nach Zusatz von 0,20 ml Phenolphthaleinlsg. mit 0,1 n Natronlauge unter kräftigem Schütteln bis zur Rosafbg. titriert (Feinbürette); 1 ml 0,1 n Natronlauge entspr. 31,44 mg $C_{19}H_{24}NO_3^+$ oder 34,99 mg $C_{19}H_{24}ClNO_3$.

BPC 54: 0,5 g werden in 20 ml W. gelöst, die Lsg. mit verd. Ammoniaklsg. gegen Lackmus alkalisiert und 5 oder mehrmals mit je 20 ml Chlf. bis zur vollständigen Extraktion ausgeschüttelt. Jeden Chlf.-Auszug wäscht man mit den gleichen 5 ml W., dunstet die vereinigten Chlf.-Auszüge zur Trockne ein, trocknet den Rückstand 30 Min. bei 105°, löst in 25 ml 0,1 n Salzsäure und titriert mit 0,1 n Natronlauge, Methylrot als Indikator. 1 ml 0,1 n Salzsäure entspr. 0,03859 g $C_{19}H_{24}O_3NCl \cdot 2H_2O$.

Ross. 9: 0,4 g werden in 15 ml neutralisiertem A. und 5 ml CO_2-freiem W. gelöst, 20 ml neutralisiertes Chlf. hinzugegeben und mit 0,1 n Natronlauge, Phenolphthalein als Indikator, unter Schütteln titriert. 1 ml 0,1 n Natronlauge entspr. 0,03499 g wasserfreiem Äthylmorphin.

DAB 7 – DDR: 0,30000 g getrocknete Substanz (bei 110° getrocknet) werden in einem 100-ml-Erlenmeyerkolben mit aufgesetztem Silicagelrohr in 10,0 ml Quecksilber(II)-acetat-Lsg. aufgelöst. Nach Zusatz von 5,0 ml Essigsäureanhydrid, 25,0 ml wasserfreiem Bzl. und 3 Tr. Kristallviolett-Lsg. wird die Lsg. mit 0,1 n Perchlorsäure bis zum Farbumschlag nach Blau titriert (Feinbürette). 1 ml 0,1 n Perchlorsäure entspricht 34,99 mg wasserfreiem Äthylmorphinhydrochlorid.

Papierchromatographie [MACEK, K., J. HACAPERKOVÁ u. B. KAKÁČ: Systematische Analyse von Alkaloiden mittels P.Chr. Pharmazie 11, 533 (1956)]. Papier: Whatman Nr. 1, imprägniert mit 50%iger äthanolischer Lsg. von Formamid mit Zusatz von 1% Essigsäure. Nach Verdunsten des Äthanols entwickeln mit Chlf. R_f 0,22. n-Butanol-Essigsäure-W. (4:1:5) R_f 0,55. Sichtbarmachung mit 1%iger Kaliumpermanganat- und 2%iger Na_2CO_3-Lsg. (1:1, v/v). Gelbfärbung der Flecken.

Dünnschichtchromatographie [MUTSCHLER, E., H. ROCHELMEYER u. K. TEICHERT: Dtsch. Apoth.-Ztg 100, 477 (1960)]. Kieselgel-G-Merck. Laufmittel: Chlf./A. (8:2, v/v.) Kieselgel-G-Merck angerieben mit 0,5 n KOH. Äthylmorphin R_f 0,37. Sichtbarmachung mit Dragendorff-Rg. in der Modifikation nach R. MUNIER [Bull. Soc. Chim. biol. (Paris) 35, 1225 (1953)] und J. BÄUMLER und S. RIPPSTEIN [Pharm. Acta Helv. 36, 382 (1961)]. Kieselgel-G-Merck, Laufmittel Methanol-Aceton-Triäthanolamin (1:1:0,03, v/v/v). Sichtbarmachung: modifiziertes Dragendorff-Rg.

Gaschromatographie s. K. D. PARKER, C. R. FONTAN und P. C. KIRK [Analyt. Chem. 35, 356 (1963)].

IR-Spektrum s. S. LEVI, CH. E. HUBLEY und R. A. HINGE [Bull. Narcot. VII/1, 42 (1955)].

UV-Spektrum [OESTREICHER, P. M., CH. G. FARMILO u. L. LEVI: Bull. Narcot. VI/3–4, 42 (1954)]. Äthylmorphin (Base) besitzt in wss. Lsg. ($c = 0,100$ g/l) ein Maximum bei 286 mµ; $\varepsilon = 1,680$. Das Hydrochlorid besitzt in wss. Lsg. ($c = 0,1002$ g/l) ein Maximum bei 283 bis 284 mµ; $\varepsilon = 1610$.

Aufbewahrung. Vorsichtig, gut verschlossen und vor Licht geschützt.

Anwendung. Antitussicum, schwaches zentrales Analgeticum, Localanaestheticum und Hyperämisierungsmittel in der Ophthalmologie.

Dosierung

	Jap. 61 mg	ÖAB 9[1] mg	Ph.Ned. 6 mg	Hisp. 9 mg	BPC 54 Dan. IX Helv. V mg	DAB 7 – BRD mg	Nord. 63 mg
Einzelmaximaldosis	30	100	50	50	50	100	50
Tagesmaximaldosis	100	300	200	100	150	300	150
Gebräuchliche Einzeldosis	10	10–50	10–30	–	–	–	–
Gebräuchliche Tagesdosis	30	–	40–120	–	–	–	–

[1] Gebräuchliche Konzentration in Augentropfen 5%.

Handelsformen: Dionin Merck (als Hydrochlorid), Codéthyline „Houdé" (Houdé).
Gesetzliche Bestimmungen s. S. 775.

Benzylmorphin. 3-Benzyloxy-6-hydroxy-4,5-epoxy-N-methylmorphinen(7).

Formel Nr. 4, S. 824 $C_{24}H_{25}NO_3$ M.G. 375,47

Das Benzylmorphin ist die dem Codein entspr. Benzylverbindung des Morphins. Das H-Atom der phenolischen Hydroxylgruppe ist durch die Benzylgruppe $-CH_2-C_6H_5$ ersetzt.

Herstellung. DRP 91813 (f. E. Merck, Darmstadt v. 9. April 1896) benützt zur Verätherung des Morphins Benzylchlorid bei Gegenwart von Natriumäthylat. Nach DRP 247180 (für Fa. C. H. Boehringer Sohn, Ingelheim v. 4. Sept. 1909) wird Morphin mit quaternären Ammoniumbasen zum Benzylmorphin umgesetzt.

Eigenschaften. Das Benzylmorphinhydrochlorid bildet ein lockeres weißes, aus Nädelchen bestehendes Pulver. Über 200° erhitzt wird es unter Entwicklung benzoeartig riechender Dämpfe zersetzt. Es löst sich in 100 ml W., in 270 ml A. oder Chlf. und in 120 ml M. Wenig lösl. in Aceton, Ae., Amylalkohol (The Merck Index 1960). Die wss. Lsg. reagieren neutral und schmecken bitter. Aus der wss. Lsg. wird es durch wenig Salzsäure unlösl. abgeschieden. Alkalien fällen aus der wss. Lsg. das freie Benzylmorphin als käsigen Nd., der sich bald zu einer klebrigen Masse zusammenballt.

UV-Spektrum. Nach P. M. OESTREICHER, CH. G. FARMILO und L. LEVI [Bull. Narcot. VI/3–4, 42 (1954)] besitzt Benzylmorphin bei 285 bis 286 mμ, ε = 1820 in wss. Lsg. (c = 0,1008 g/l) ein Maximum. Benzylmorphinhydrochlorid besitzt bei 213 mμ, ε = 31600 und bei 283 bis 284 mμ, ε = 1850 in wss. Lsg. (c = 0,1002 g/l) je 1 Maximum.

IR-Spektrum s. L. LEVI, CH. E. HUBLEY, R. A. HINGE [Bull. Narcot. VII,1, 44 (1955)].

Mikrochemische Erkennung [CLARKE, E. G. C., u. M. WILLIAMS: Bull. Narcot. VII/3–4, 33 (1955)]. Benzylmorphin bildet mit Natriumcarbonat Rosetten stäbchenförmiger Kristalle (Empfindlichkeit 0,05 γ), mit Kaliumjodid entstehen Rosetten nadelförmiger oder plättchenförmiger Kristalle (Empfindlichkeit 0,1 γ). Zur Ausführung der Reaktion s. Morphinhydrochlorid, S. 832. – Farbreaktionen entstehen mit Ammoniummolybdat (Fröhde-Rg.): Violett in Grün übergehend; mit Formaldehyd-Schwefelsäure (Marquis-Rg.): Rot in Purpur übergehend, und mit Seleniger Säure (Mecke-Rg.): Grünfbg.

Aufbewahrung. Vorsichtig und vor Licht geschützt.

Anwendung. Als Hustenreiz linderndes Mittel wie Codein. Durchschnittliche Dosierung 7 bis 10 mg.

Handelsformen: Als Benzylmorphinmethylsulfonat in Ipesandrin (Sandoz AG), Peronin (E. Merck AG).

Gesetzliche Bestimmungen s. S. 775.

Pholcodin(e) (INN). Pholcodinum (NFN 1957). Morpholinoäthylmorphin. 3-Morpholinäthylmorphin. 3-(β-Morpholinäthyl)-morphin. 3-(β-Morpholinoäthoxy)-6-hydroxy-N-methyl-4,5-epoxymorphinen(7). 3-(2-Morpholinoäthyl)-morphin. Morpholinyl éthylmorphine. Pholcodine BP 63, BPC 63, CF 65.

Formel Nr. 5, S. 824 $C_{23}H_{30}N_2O_4 \cdot H_2O$ M.G. 416,52

Herstellung. P. CHABRIER, R. GIUDICELLI und J. THUILLIER [Ann. pharm. franç. 8, 261 (1950)] und US-Pat. 2619485 v. 25. Nov. 1952 stellen Pholcodin durch Alkylierung von Morphin mit Morpholinoäthylchlorid her. Eine ähnliche Methode beschreiben B. KELENTEY, F. CZOLLNER, E. STENSZKY, Z. MÉSZÁROS und L. SZLÁVIK [Arzneimittel-Forsch. 8, 325 (1958)].

Eigenschaften. Gemäß BP 63 weißes oder fast weißes, kristallines Pulver mit bitterem Geschmack. Fp. 99° (beginnt bei 95° zu sintern). Bei 20° löst sich 1 T. in 50 T. W., in 3 T. abs. A.; wenig lösl. in Ae.; leicht lösl. in Chlf. und Ae.; fast unlösl. in Salzsäure. CF 65: 1 Teil löst sich in 1,4 T. Chlf., 3,2 T. A. (95%), 9,1 T. W. (100°), 60 T. W. (20°), 16 T. Bzl., 210 T. Ae. $[\alpha]_D^{20} = -91$ bis $-94°$ (c = 2,0 in A. 95%ig). $[\alpha]_D^{20} = -95,25 \pm 2°$ (c = 2 g wasserfrei/100 ml in A.) (CF 65).

Erkennung (BP 63). 1. 50 mg in 1 ml konz. Schwefelsäure gelöst geben auf Zusatz von 0,05 ml Ammoniummolybdatlsg. (Fröhde-Rg.) eine blaßblaue Farbe. Beim vorsichtigen Erwärmen tritt eine tiefblaue Farbe auf. Nach Zugabe von 0,05 ml verd. Salpetersäure wechselt die Farbe in Braunrot. – 2. 10 mg Substanz mit 0,05 ml Salpetersäure gemischt ergeben eine gelbe Farbe (Unterscheidung von Morphin).

Prüfung (BP 63). Morphin: 0,10 g Pholcodin werden in 5 ml 0,1 n Salzsäure gelöst, 2 ml einer 1%igen Natriumnitritlsg. (g/ml) zugegeben und 15 Min. stehengelassen. Die auftretende gelbe Farbe darf nicht stärker sein als 5 ml einer 0,002%igen wasserfreien Morphinlsg. (g/ml) in 0,1 n Salzsäure, die den gleichen Bedingungen unterworfen wird. – Gewichtsverlust beim Trocknen: Bei 105° bis zur Gewichtskonstanz getrocknet, darf der Gewichtsverlust nicht weniger als 4,1 und nicht mehr als 4,7% betragen. – Verbrennungsrückstand: Sulfatasche nicht mehr als 0,1%.

Gehaltsbestimmung. Titration im nichtwss. Medium. Einwaage 0,5 g, genau gewogen. 1 ml 0,1 n Perchlorsäure entspr. 0,01993 g $C_{23}H_{30}N_2O_4$ (BP 63). Der Gehalt darf nicht weniger sein als 98,0% $C_{23}H_{30}N_2O_4$, bezogen auf die bei 105° bis zur Gewichtskonstanz getrocknete Substanz.

UV-Spektrum. In 0,1 n Salzsäure besitzt Pholcodin bei 283 mµ ein Maximum; die Extinktion einer 0,01%igen Lsg. (g/ml) bei 283 mµ beträgt 0,40, gemessen in 1 cm Schichtdicke (BP 63).

Aufbewahrung. Vorsichtig und vor Luft und Licht geschützt.

Anwendung. Pholcodin wirkt wie Codein hustenreizstillend.

Dosierung. 5 bis 15 mg als Einzeldosis (BP 63).

Gesetzliche Bestimmungen s. S. 775.

Pholcodine Tartrate BPC 63.

$$C_{23}H_{30}N_2O_4 \cdot 2C_4H_6O_6 \cdot 3H_2O \qquad \text{M.G. 752,72}$$

Herstellung. Aus Pholcodin (s. d.) und Weinsäure.

Eigenschaften. Gemäß BPC 63 ist Pholcodine Tartrate ein weißes, kristallines Pulver, geruchlos und von bitterem Geschmack. Bei 20° löst sich 1 T. in 8 T. W., wenig lösl. in Chlf. und in Ae., sehr leicht lösl. in A. pH einer 7,5%igen Lsg. (g/ml) in CO_2freiem W. 3,1 bis 3,5.

$[\alpha]_D^{20} = -91,0$ bis $-94,0°$ [$c = 2,0$ in A. getrocknete Base, die nach 1. (s. unter Erkennung) erhalten wird].

Erkennung. 1. 0,5 g in 5 ml W. gelöst, geben nach Zusatz von 5 ml Natronlauge einen öligen Nd., der rasch kristallin wird. Die Kristalle geben nach Waschen mit W. und anschließendem Trocknen die bei Pholcodin unter A. und B. beschriebenen Reaktionen. Fp. 99° (beginnt bei 95° zusammenzusintern).

Prüfung. Auf Morphin s. Pholcodin. – Gewichtsverlust beim Trocknen: 6,5 bis 8,0% bei 80° unter vermindertem Druck getrocknet. – Verbrennungsrückstand: Sulfatasche nicht mehr als 0,1%.

Gehaltsbestimmung. 0,5 g, genau gewogen, werden in 20 ml W. gelöst, gegen Lackmus mit verd. Ammoniaklsg. alkalisch gemacht und mehrmals mit je 20 ml Chlf. extrahiert. Jede einzelne Chlf.-Ausschüttelung wird mit 5 ml W. gewaschen. Nach Vereinigung der Chlf.-Extrakte wird das Lsgm. abgedampft, 5 ml gegen Bromkresolgrün neutralisierter A. zugegeben, zur Trockne eingedampft und der Rückstand 15 Min. bei 105° getrocknet. Nach Auflösen des Rückstandes in einem Gemisch aus 100 ml W. und 50,00 ml 0,1 n Salzsäure wird der Überschuß der Säure mit 0,1 n Natronlauge zurücktitriert. Als Indikator dient eine Lsg., die 0,1% Bromkresolgrün und 0,025% Methylrot in A. (95%ig) enthält. 1 ml 0,1 n Salzsäure entspr. 0,03493 g $C_{31}H_{42}N_2O_{16}$.

UV-Spektrum. Pholcodine Tartrate besitzt in wss. Lsg. ein Maximum bei 283 mµ. Die Extinktion einer 0,02%igen Lsg. (g/ml) beträgt bei 283 mµ 0,43, gemessen in 1 cm Schichtdicke.

Aufbewahrung, Anwendung, Dosierung, gesetzliche Bestimmungen s. S. 775 unter Pholcodin.

Handelsformen (Pholcodine und Pholcodine Tartrate): Codylin (Ferris, Frankreich), Ethnine (Allen & Hanburys, Großbritannien), Homocodéine (Lab. Dausse, Frankreich), Menine (Mac Farlan, Großbritannien), Pholcodin (Allen & Hanbury, Großbritannien), Pholoz (Ayrtou, Saunders & Co., Großbritannien), Weifacodine (Weiders Farmasytiske, Norwegen).

Diamorphin (INN) als Hydrochlorid: Diacetylmorphinum hydrochloricum DAB 6, Helv. V. Diamorphinae Hydrochloridum BP 63, BPC 63. Heroinum Ross. 8. Salzsaures Diacetylmorphin. Diamorphine Hydrochloride BP 63, BPC 63. Morphinum diacetylatum hydrochloricum. Heroin.

Formel Nr. 6, S. 824 $\qquad C_{21}H_{24}NO_5Cl \cdot H_2O \qquad$ M.G. 423,89

Herstellung. Durch Einwirkung von Acetylchlorid [MERCK, E.: Arch. Pharm. (Weinheim) *237*, 211 (1899)], Essigsäureanhydrid [HESSE, G.: Justus Liebigs Ann. Chem. *222*, 203 (1882); TIFFENEAU, F.: Bull. Soc. Chim. Fr. *17*, 109 (1913)] oder Keten [FISCHER, E. DRP 622231 (1934)] auf Morphin. Anschließend wird das Diacetylmorphin in das Hydrochlorid übergeführt.

Eigenschaften. Weißes, kristallines, bitter schmeckendes, geruchloses Pulver. 1 T. löst sich in 2 T. W., 11 T. 90%igem A., 12 T. 95%igem A., 1,6 T. Chlf., unlösl. in Ae.
$[\alpha]_D^{25} = -150°$ ($c = 2$ in W.). Fp. 173° (freie Base); Fp. 243 bis 244° (Hydrochlorid), 229 bis 233° (Hydrochlorid BP 63). pH einer 0,01 molaren Lsg. = 5,2. Im DAB 6 ist die Substanz ohne Kristallwasser aufgeführt. Nach Helv. V und BP 63 enthält die Verbindung 1 Mol Kristallwasser.

Erkennung. DAB 6: Es löst sich in Salpetersäure mit gelber Farbe. – Beim Erhitzen einer Lsg. von 0,1 g Diacetylmorphinhydrochlorid in 2 ml Weingeist mit 1 ml konz. Schwefelsäure tritt der Geruch des Essigäthers auf. – In der Lsg. von 0,1 g Diacetylmorphinhydrochlorid in 15 Tr. W. und 2 Tr. Salpetersäure ruft Silbernitratlsg. einen weißen Nd. hervor. – Bringt man 0,1 g Diacetylmorphinhydrochlorid zu 0,1 g einer Lsg. von Hexamethylentetramin in 2 ml konz. Schwefelsäure, so entsteht eine rosa Fbg., die rasch über Rotviolett in ein sattes Blau übergeht. – Wird 0,1 g Diacetylmorphinhydrochlorid mit 1 ml konz. Schwefelsäure auf dem Wasserbad erwärmt und die Lsg. nach dem Abkühlen mit 5 bis 6 ml W. verdünnt, so ruft ein Zusatz von 1 Tr. Kaliumhexacyanoferrat(III) und 3 Tr. verd. Eisenchloridlsg. (1 + 9) zunächst Blaufbg. und dann Abscheidung eines blauen Nd. hervor (Reduktion des Kaliumhexacyanoferrat(III) zu Kaliumhexacyanoferrat(II) durch das abgespaltene Morphin). – Einige mg Diacetylmorphinhydrochlorid werden mit wenigen Tr. Salpetersäure befeuchtet. Es entsteht eine gelbe Farbe, die beim Erwärmen in Grünblau übergeht und beim Erkalten wieder gelb wird (BP 63).

Prüfung. DAB 6: Fügt man zu der wss. Lsg. (0,05 g + 5 ml) 1 Tr. Ammoniakfl. hinzu, so darf sich die Lsg. nicht sofort trüben (fremde Alkaloide). Schüttelt man die Mischung mit 0,5 ml Ae., so scheidet sich sofort ein weißer, kristalliner Nd. ab, der nach dem Auswaschen mit äthergesättigtem W. und Trocknen im Exsikkator bei 171° schmilzt. – Wird die Lsg. eines Körnchens Kaliumhexacyanoferrat(III) in 10 ml W. mit 1 Tr. Eisenchloridlsg. versetzt, so darf nach Zusatz einer Lsg. von 0,01 g Diacetylmorphinhydrochlorid in 1 ml W. die dadurch in der braunroten Lsg. hervorgerufene, allmählich eintretende Grünfbg. innerhalb 5 Min. nicht in Blau umschlagen (Morphin). Die wss. Lsg. (0,01 g + 1 ml) darf durch Bariumnitratlsg. (oder auch Bariumchloridlsg.) oder durch konz. Schwefelsäure (Bariumsalze) nicht verändert werden. – Helv. V führt noch folgende Prüf. aus: Die Lsg. von 0,1 g des Salzes in 1 ml konz. Schwefelsäure muß farblos oder beinahe farblos sein (Noscapin, Thebain, Narcein, organische Verunreinigungen).

0,2 g müssen sich in 5 ml frisch ausgekochtem und wieder erkaltetem Wasser klar und farblos oder beinahe farblos völlig lösen. Diese Lsg. ist als Stammlsg. zu den folgenden Prüf. zu verwenden:

1 ml der Stammlsg. muß durch 1 Tr. Methylrot orange oder rot, aber nicht stärker rot gefärbt werden als 1 ml einer Mischung von 3 ml Natriumacetat-Rg. und 3 ml verd. Essigsäure-Rg. und W. zu 20 ml.

Wird die Lsg. eines vorher mit W. abgespülten Kriställchens Kaliumhexacyanoferrat-(III) in 10 ml W. mit 2 Tr. Eisen(III)-chlorid-Rg. und mit 1 ml der frischen Stammlsg. versetzt, so darf in der Mischung binnen 1 Min. wohl eine rein grüne, nicht aber eine blaugrüne oder blaue Fbg. oder ein Nd. auftreten (Morphin).

Gehaltsbestimmung. Helv. V: Etwa 0,4 g des Salzes, genau gewogen, werden in einem Gemisch von 10 ml A. und 5 ml Chlf. gelöst und mit 0,1 n Natronlauge titriert; Phenolphthalein als Indikator. Für 0,4000 g des Salzes müssen zwischen 9,39 ml und 9,44 ml 0,1 n Natronlauge verbraucht werden. 1ml 0,1 n Natronlauge entspr. 0,042368 g $C_{21}H_{23}O_5N \cdot HCl \cdot H_2O$. Nach Helv. V muß der Gehalt mindestens 99,5 % betragen. – BP 63: Titration im nichtwss. Medium mit Eisessig als Lsgm. und 0,1 n Perchlorsäure als Titrationsflüssigkeit.

Einwaage 0,5 g, genau gewogen.

1 ml 0,1 n Perchlorsäure entspr. 0,04059 g $C_{21}H_{23}NO_5 \cdot HCl$. Diacetylmorphinhydrochlorid enthält 98,0% $C_{21}H_{23}NO_5 \cdot HCl$ der bei 105° bis zur Gewichtskonstanz getrockneten Substanz.

Aufbewahrung. Vorsichtig und vor Licht geschützt.

Anwendung. Starkes zentrales Analgeticum. Auch zur Bekämpfung von Reizhusten verwendet in Gaben von 0,001 bis 0,005 g mehrmals täglich in Lösung oder anderen Arzneiformen. Größte Einzelgabe 0,005 g, größte Tagesgabe 0,015 g (DAB 6). Da die suchterregende Wirkung des Diacetylmorphins gegenüber dem Morphin beträchtlich erhöht ist, sind Herst. und Vertrieb in vielen Ländern, darunter auch in der BRD, verboten.

Gesetzliche Bestimmungen s. S. 775.

Nicocodin(e) (INN). Nicocodine (BAN). Codeinmononicotinsäureester. Codein-mono-(pyridin-3-carbonsäureester). Codein-nicotinat.

Formel Nr. 7, S. 824 $C_{24}H_{24}N_2O_4$ M.G. 404,47

Herstellung. Nicotinsäureanhydrid wird im Ölbad bei 130° geschmolzen und in die Schmelze wasserfreies Codeinhydrochlorid eingetragen [ZIRM, K. L., u. A. PONGRATZ: Mh. Chem. **91**, 396 (1960) und Österr. Pat. Anm. 5/A-7388 (59)].

Eigenschaften. Das Hydrochlorid des Nicocodins bildet farblose Kristalle, die in W. und A. gut lösl. sind. Fp. 263,0 bis 263,5° (Hydrochlorid).

Erkennung. Mit Formaldehyd-Schwefelsäure (Marquis-Rg.) entsteht eine rotviolette Fbg. ähnlich wie bei der Ausgangssubstanz Codein.

Anwendung. Als hustenreizstillendes Mittel in der Wirkung dem Codein sehr ähnlich.

Gesetzliche Bestimmungen s. S. 775.

Handelsform: Lyopect (Lannacher, Österreich).

Nicomorphin (INN). Nicomorphinum (NFN 1959). Morphin-bis-nicotinsäureester. Morphin-bis-(pyridin-3-carbonsäureester). Morphin-dinicotinat.

Formel Nr. 8, S. 824 $C_{29}H_{25}N_3O_5$ M.G. 495,54

Herstellung. Nach A. PONGRATZ und K. L. ZIRM [Mh. Chem. **88**, 330 (1957)] durch Zusammenschmelzen von Morphinhydrochlorid und Nicotinsäureanhydrid oder durch Reaktion von Morphinhydrochlorid und Nicotinsäurechlorid-hydrochlorid in Pyridin (Österr. Pat. 202282).

Eigenschaften. Farblose Kristalle, Fp. 175 bis 178° (aus A.). In W. kaum lösl. Die Substanz bildet ein in W. gut lösl. Hydrochlorid, das wasserfrei bei 248° (Zers.) schmilzt.

Erkennung. Nach K. C. ZIRM und A. PONGRATZ [Arzneimittel-Forsch. **9**, 511 (1959)] gibt Nicomorphin mit Ammoniummolybdat-Schwefelsäure (Frohde-Rg.) und Formaldehyd-Schwefelsäure (Marquis-Rg.) keine Fbg. Dragendorff-Rg. gibt eine positive Alkaloidreaktion.

UV-Spektrum (s. K. C. ZIRM und A. PONGRATZ, l. c.). Nicomorphin besitzt bei 265 mµ ein Maximum.

Papierchromatographie (s. K. C. ZIRM und A. PONGRATZ, l. c.). Papier: Schleicher & Schüll Nr. 2043b, vorbehandelt mit Phosphatpuffer pH 5,7. Laufmittel: n-Butanol-Eisessig-W. R_f Nicomorphin 0,60, Morphin 0,36.

Papierelektrophorese (s. K. L. ZIRM und A. PONGRATZ, l. c.). Nicomorphin wandert unter den angegebenen Versuchsbedingungen mit den Humanglobulinen.

Anwendung. Nicomorphin entspr. weitgehend dem Morphin, unterscheidet sich jedoch durch schnelleren Wirkungseintritt und längere Wirkungsdauer [s. K. L. ZIRM und A. PONGRATZ: Zur Wirkung des Pyridin-3-carbonsäurebisesters des Morphins als Analgeticum. Arzneimittel-Forsch. **10**, 137 (1960)].

Handelsformen: Vilan (Lannancher, Österreich), Gewalin (Delta-Pharma, BRD).

Gesetzliche Bestimmungen s. S. 775.

Myrophin (INN). 3-Benzyl-6-myristoylmorphin. Myrophinum (NFN 1958). Myrocodine.

Formel Nr. 9, S. 824 $C_{38}H_{50}NO_4$ M.G. 584,82

Herstellung. Aus Benzylmorphin und Myristoylchlorid nach COTEREAU und DHENNIN [C.R. Acad. Sci. (Paris) **243**, 446 (1956)].

Mikrochemische Erkennung [CLARKE, E. G. C.: Bull. Narcot. **XI/1**, 27 (1959)]. Mit Pikrolonsäure bilden sich Kristallnadelbüschel (Empfindlichkeit 0,25 γ). Zur Ausführung der Reaktion s. Morphinhydrochlorid, S. 832. Farbreaktionen: Mit Formaldehyd-Schwefelsäure (Marquis-Rg.) tritt eine purpurrote Fbg. auf (Empfindlichkeit 0,5 γ). Ammoniumvanadat (Mandelin-Rg.) liefert eine violette Fbg. (Empfindlichkeit 0,25 γ). Ammoniummolybdat (Fröhde-Rg.) ergibt eine schwarzviolette Fbg., die über Blau in Grün übergeht (Empfindlichkeit 0,1 γ), mit seleniger Säure (Mecke-Rg.) bildet sich eine gelbbraune Farbe aus.

Aufbewahrung. Vorsichtig und vor Licht geschützt.

Anwendung. Nach den pharmakologischen Unters. (s. COTEREAU und DHENNIN, l.c.) besitzt Myrophin gegenüber Morphin eine verlängerte analgetische Wirksamkeit.

Handelsform: Leucodinine (Pro Medica).
Gesetzliche Bestimmungen. Darf in der BRD nicht verschrieben werden; s. S. 775.

Nalorphin (INN). N-Allylnormorphin. Allylnormorphin. N-Allyl-3,6-dihydroxy-4,5-epoxymorphinen-(7). N-Allyl-2,12-dioxy-1,11-epoxymorphinen-(13).

Formel Nr. 10, S. 824 $\qquad$ $C_{19}H_{21}NO_3$ $\qquad$ M.G. 311,37

Herstellung. Aus Normorphin: MCCAWLEY, E., C. HART u. F. MARSH: J. Amer. chem. Soc. *63*, 314 (1941); US Pat. 2 364 833 (1944). Verbesserte Methode: HART, C., u. E. Mc CAWLEY: J. Pharmacol. *82*, 339 (1944); WEIJLARD, J., u. C. ERICSON: J. Amer. chem. Soc. *64*, 869 (1942); WEIJLARD, J.: US-Pat. 2 891 954 (1959 für Merck & Co., USA].

Eigenschaften. Weißes oder praktisch weißes, geruchloses, kristallines Pulver, das durch Luft- und Lichteinwirkung langsam dunkler wird. Fp. 208 bis 209° (The Merck Index 1960); vgl. Dtsch. Apoth.-Ztg *95*, 128 (1955).

Erkennung [CLARKE, E. G. C.: Mikrochemische Erk. einiger moderner Analgetica. Bull. Narcot. *XI/1*, 27 (1959)]. Nalorphin gibt mit Kaliumchromat gut ausgebildete, vierstrahlige, sternförmige Kristalle (Empfindlichkeit 0,5 γ), Kaliumtetrajodomercurat ergibt rosettenförmige Kristalle (Empfindlichkeit 0,25 γ). Zur Ausführung der Mikroreaktionen s. Morphinhydrochlorid, S. 832. Formaldehyd-Schwefelsäure (Marquis-Rg.) liefert eine Purpurfbg. Mit Ammoniummolybdat (Fröhde-Rg.) entsteht eine tiefblaue Fbg. Keine gefärbte Lsg. wird mit Ammoniumvanadat (Mandelin-Rg.) erhalten.

UV-Spektrum s. Nalorphinhydrochlorid, S. 855.

IR-Spektrum s. Nalorphinhydrochlorid, S. 855.

Papierchromatographie s. L. R. GOLDBAUM und L. KAZYAK [Analyt. Chem. *28*, 1289 (1956); s. auch K. GENEST und CH. G. FARMILO: Bull. Narcot. *XII/1*, 15 (1960)] s. Levomethorphan, S. 806. Papier getränkt mit 2%iger Ammonsulfatlsg., R_f 0,24; Papier getränkt mit 0,5 ml KH_2PO_4-Lsg., R_f 0,48.

Anwendung. Nalorphin ist ein spezifisches Antidot bei der akuten Vergiftung durch Morphin und andere Opiate. Insbesondere wird die Atemlähmung aufgehoben; aber auch andere Morphinwirkungen, z.B. die am Darm, werden antagonistisch beeinflußt. Beim Morphinisten ruft die Substanz Entziehungserscheinungen hervor [FRASER, G. u. Mitarb.: J. Amer. med. Ass. *148*, 1205 (1952); vgl. Pharm. Ztg (Frankfurt) *90*, 1260 (1954); s. auch O. SCHAUMANN: Hefftcrs Handb. d. exp. Pharmakologie. Erg.W. Bd. 12]. Nalorphin wird vorwiegend in Form seiner Salze (Hydrochlorid, Hydrobromid) (s. d.) verwendet. Nalorphin hat interessanterweise selbst eine zentraldämpfende und eine, allerdings schwache, schmerzstillende Wirkung. Bei längerem Gebrauch wurden nach Absetzen Abstinenzerscheinungen beobachtet [SCHRAPPE, O.: Arzneimittel-Forsch. *9*, 130 (1959)].

Nalorphinhydrochlorid (INN). Nalorphine Hydrochloride USP XVII. Nalorphinium Chloride. Allylnormorphinum hydrochloricum. Nalorphini Hydrochloridum Ph.I.Ed. I - Suppl. 1. Nalorphine (Chlorhydrate De) CF 65.

$$C_{19}H_{21}NO_3 \cdot HCl \qquad M.G. 347,85$$

Herstellung s. Nalorphin, s. o.

Eigenschaften. Weißes oder praktisch weißes, geruchloses, krist. Pulver, das durch Luft- und Lichteinwirkung langsam dunkler wird. Wss. Lsg. haben ein pH von etwa 5. 1 g löst sich in etwa 8 ml W. und etwa 35 ml A. Es ist unlösl. in Chlf. und Ae. Es ist in verd. Alkalihydroxidlsg. lösl. Fp. 260 bis 263°; $[\alpha]_D^{25}$ — 122 bis — 125° ($c = 2,0$ in W.), berechnet auf die bei 100° getrocknete Substanz (USP XVII), $[\alpha]_D^{20} = -123 \pm 2°$ ($c = 2$ in W.) (CF 65).

Erkennung. Gibt man in einen Porzellantiegel zu 1 mg Nalorphinhydrochlorid etwa 0,5 ml Schwefelsäure, die je ml 5 mg Molybdänsäure enthält, so entsteht sofort eine intensive Rotfbg. – 2 mg werden in 2 ml W. gelöst und die Lsg. mit 3 Tr. Kaliumhexacyanoferrat(III)-lsg., die je ml 1 Tr. Eisen(III)-chloridlsg. enthält, versetzt; es entsteht sofort eine tiefe blaugrüne Fbg. (USP XVII). Eine Lsg. von Nalorphinhydrochlorid gibt positive Chlorid-Rk. (USP XVII, Ph.I.Ed. I – Suppl. 1.)

Prüfung. Gewichtsverlust beim Trocknen bei 100° 2 Std. im Vakuum nicht über 0,5%. – Verbrennungsrückstand nicht über 0,1% (USP XVII).

Gehaltsbestimmung. USP XVII: 0,025 g Substanz, genau gewogen, werden mittels W. in einen 250-ml-Meßkolben gebracht und anschließend auf 250 ml aufgefüllt. Man bestimmt die Lichtabsorption bei einer Wellenlänge von 285 ± 1 mμ in 1 cm Schichtdicke gegen W. als Vergleich. Die Berechnung des Gehaltes erfolgt nach der Formel $250 \cdot (A/4,4)$, worin A die

Absorption der Unters.-Fl. bedeutet. – Gemäß Ph.I.Ed. I – Suppl. 1: 0,5 g Nalorphin, genau gewogen, werden in 15 ml W. gelöst, 5 ml verd. Ammoniak zugegeben und bis zur vollständigen Extraktion der Substanz mehrmals mit einem Gemisch aus 3 Vol.-T. Chlf. und 1 Vol.-T. Isopropanol ausgeschüttelt, wobei jeder Auszug mit denselben 10 ml W. gewaschen wird. Das Chlf. der vereinigten Auszüge wird abgedampft. Zu dem Rückstand werden 5 ml A. (95%ig), der vorher gegen Methylrot neutralisiert wurde, hinzugefügt und der A. abgedampft. Weitere 5 ml neutralisierter A. (95%ig) werden zugegeben und abermals abgedampft. Der Rückstand wird in 1 ml neutralisiertem A. (95%ig) gelöst, 20 ml 0,1 n Salzsäure und 10 ml W. zugegeben und mit 0,1 n Natronlauge unter Verwendung von Methylrot als Indikator titriert. – 1 ml 0,1 n Salzsäure entspr. 0,03479 g $C_{19}H_{21}NO_3 \cdot HCl$. Der Gehalt an Nalorphinhydrochlorid muß mindestens 98%, berechnet für die getrocknete Substanz, betragen.

Papierchromatographie s. Nalorphin, S. 854.

UV-Spektrum [OESTREICHER, P. M., CH. G. FARMILO u. L. LEVI: Bull. Narcot. *VI 3–4*, 42 (1954)]. In wss. Lsg. ($c = 0,1010$ g/l) besitzt Nalorphinhydrochlorid ein Maximum bei 283 mµ, $\varepsilon = 1520$. CF 65: Maximum in W. bei 285 mµ, $E_{1\,cm}^{1\%}$ 44; Minimum in W. bei 260 mµ.

IR-Spektrum s. L. LEVI, CH. E. HUBLEY und R. A. HINGE [Bull. Narcot. *VII/1*, 45 (1955)].

Aufbewahrung. Vorsichtig, vor Licht und Luft geschützt.

Anwendung s. Nalorphin, S. 854.

Dosierung. Übliche Dosis gemäß USP XVII parenteral 5 mg (Neugeborene 0,2 mg). – Wiederholbar alle 10 bis 15 Min. bis Gesamtmenge von 0,04 g (Neugeborene 0,8 mg).

Gesetzliche Bestimmungen s. S. 775.

Handelsformen: Lethidrone (Burroughs Wellcome), Nalline (Merck, Sharp und Dohme), Norfin (Luso, Italien), Nalorphin-Eupharma (Dr. C. Janssen, BRD).

Literatur: NND 1962; RENTSCH, G.: Nalorphine, eine Übersicht. Pharmazie *11*, 580 (1956); Pharm. Zentralh. *95*, 366 (1956).

Nalorphinhydrobromid (INN). Nalorphine Hydrobromide BP 63. BPC 63. Nalorphinae Hydrobromidum. Allylnormorphinum hydrobromicum.

$$C_{19}H_{21}NO_3 \cdot HBr \qquad M.G. 552,12$$

Herstellung s. Nalorphin, S. 854.

Eigenschaften. Weißes bis cremeartiges weißes, geruchloses kristallines Pulver, Fp. 200°; $[\alpha]_D^{20}$ – 100 bis – 105° ($c = 1,0$ in M.). Das Dihydrat erhält man aus wss. Lsg. Das wasserfreie Salz erhält man durch Umkristallisieren aus abs. A. 1 T. löst sich bei 20° in 24 T. W., und 35 T. A.

Erkennung s. Nalorphinhydrochlorid. Zusätzlich BP 63: Zu 5 ml einer 3%igen Lsg. (g/ml) wird 1 Tr. verd. Ammoniaklsg. zugesetzt; es entsteht sofort ein weißer Nd., der in Natronlauge lösl. ist. Nalorphinhydrobromid gibt eine positive Bromidreaktion.

Prüfung. BP 63: Saure oder basische Verunreinigungen: 0,2 g in 10 ml frisch ausgekochtem und wieder abgekühltem W. gelöst, dürfen nicht mehr als 0,2 ml 0,02 n Natronlauge verbrauchen; Methylrot als Indikator. – Gewichtsverlust beim Trocknen: Bei 100° und 5 Torr bis zur Gewichtskonstanz getrocknet, darf Nalorphinhydrobromid nicht mehr als 1,0% seines Gewichtes verlieren. – Verbrennungsrückstand: Sulfatasche nicht mehr als 0,1%.

Gehaltsbestimmung. BP 63: 0,5 g, genau gewogen, werden in 15 ml W. gelöst und nach Zugabe von 5 ml verd. Ammoniak mehrmals mit einem Gemisch, bestehend aus 3 Vol.-T. Chlf. und 1 Vol.-T. Isopropylalkohol, extrahiert. Jeder Extrakt wird mit den gleichen 10 ml W. gewaschen. Die Auszüge werden vereinigt, das Lsgm. abgedampft und der Rückstand mit 5 ml gegen Methylrot neutralisiertem A. (95%ig) aufgenommen. Der Alkohol wird verdampft, der Rückstand erneut mit 5 ml neutralisiertem A. (95%ig) aufgenommen und dieser wieder abgedampft. Der verbleibende Rückstand wird in 1 ml neutralisiertem A. (95%ig) aufgenommen, 20,00 ml 0,1 n Salzsäure und 10,0 ml W. hinzugefügt. Zurücktitriert wird mit 0,1 n Natronlauge; Methylrot als Indikator.

1 ml 0,1 n Salzsäure entspr. 0,03923 g $C_{19}H_{21}NO_3 \cdot HBr$. Nalorphinhydrobromid enthält nicht weniger als 98% $C_{19}H_{21}NO_3 \cdot HBr$ bezogen auf die bei 100° und 5 Torr getrocknete Substanz.

UV-Spektrum. In wss. Lsg. zeigt Nalorphinhydrobromid bei 285 mµ ein Maximum; die Extinktion einer 0,01%igen Lsg. (g/ml) beträgt bei 285 mµ etwa 0,39, gemessen in 1 cm Schichtdicke.

Anwendung s. Nalorphin, S. 854.
Gesetzliche Bestimmungen s. S. 775.
Literatur s. Nalorphinhydrochlorid.

Übrige Opiumalkaloide

Noscapin(e) (INN, NND 1962) BP 63, BPC 63, USP XVII, CF 65, Jap. 61. 8-Methoxyhydrastin. Narcotin. α(−)-2-Methyl-8-methoxy-6,7-methylendioxy-1-(6′,7′-dimethoxy-3′-phthalidyl)-1,2,3,4-tetrahydro-isochinolin. l-α-Narcotin. (−)-α-(1,2,3,4-Tetrahydro-8-methoxy-2-methyl-6,7-methylendioxyisoquinol-1-yl)-5,6-dimethoxyphthalide. (−)-Méthyl-2 méthoxy-8 méthylènedioxy-6,7-diméthoxy-6′,7′ phthalidyl-(3′)-1 tétrahydro-1,2,3,4 isoquinoline.

$C_{22}H_{23}NO_7$ M.G. 413,43

Herstellung (s. Herst. von Morphin und das dort angegebene Schema auf S. 826). Wie beim Morphin ausgeführt, wird Noscapin aus den Rückständen (a) der Herst. des wss. Opiumextraktes mit 1%iger Salzsäure extrahiert. Nach mehrstündigem Stehenlassen wird die salzsaure Lsg. filtriert und das Filtrat nach und nach so lange mit Natriumcarbonatlsg. versetzt, wie dadurch eine Fällung hervorgebracht wird. Der nach einiger Zeit gesammelte Nd. wird nach dem Trocknen zerrieben und mit heißem A. extrahiert. Beim Erkalten des A. scheidet sich das Rohnoscapin aus. Durch Umkristallisieren aus heißem A. und Entfärbung mit Tierkohle kann Noscapin vollkommen rein erhalten werden.

Eigenschaften. Farblose, glänzende, geruchlose Nadeln, Fp. 174 bis 176° (BP 63, USP XVII). In kaltem W. ist es äußerst schwer lösl. (0,02 mg/ml); in siedendem W. nur sehr wenig lösl.; A. (4 mg/ml), Aceton (50 mg/ml), Eisessig (500 mg/ml), Bzl. (33 mg/ml), Toluol (25 mg/ml), Chlf. (200 mg/ml), Ae. (4 mg/ml), PAe. (0,25 mg/ml); praktisch unlösl. in Pflanzenölen; wenig lösl. in Ammoniak (The Merck Index 1960). In heißen Lsg. starker Laugen bilden sich Salze unter Aufspaltung des Lactonringes. Beim Ansäuern bildet sich der Lactonring zurück und Noscapin kristallisiert aus. Den Noscapinsalzlsg. kann das Noscapin durch Schütteln mit Chlf. entzogen werden. Die Salze flüchtiger Säuren zersetzen sich schon beim Erhitzen der wss. Lsg. unter Abscheidung von freiem Noscapin. Ammoniak, ätzende und kohlensaure Alkalien fällen das Noscapin aus seinen Salzlsg. Das salicylsaure Salz ist in W. schwer lösl. Durch oxydierende Spaltung mit Salpetersäure liefert es Cotarnin (s. S. 858) und Opiansäure (s. d.).
$[α]_D^{32} = +57,5°$ ($c = 2$ im 0,1 n Schwefelsäure), $[α]_D^{20} = -195 \pm 2°$ ($c = 4$ g/100 ml in Chlf.) (CF 65).

Erkennung. BP 63: Wird 0,1 g Noscapin in einem Porzellantiegel mit einigen Tr. Schwefelsäure verrührt, entsteht eine grüngelbe Lsg., die beim Erwärmen zuerst rot, dann violett wird (ähnlich USP XVII). 50 mg Noscapin in 5 ml 0,5 n Salzsäure gelöst, ergeben auf Zusatz von 10 ml einer Mischung, bestehend aus gleichen T. 95%igem A. und ges. Natriumacetatlsg., nach dreiminütigem Stehen einen kristallinen Nd., (ähnlich USP XVII). – Weitere Erk.-Reaktionen: Konz. Schwefelsäure löst es anfangs grünlichgelb; die Lsg. wird bald gelb, dann rötlichgelb; beim Erhitzen wird die Lsg. orangerot, dann rot, blauviolett und schließlich, wenn die Schwefelsäure zu verdampfen beginnt, schmutzig rotviolett. – Molybdänhaltige Schwefelsäure (Fröhde-Rg.) löst das Noscapin mit grüner Farbe, die bei Gegenwart einer größeren Menge Molybdänsäure (0,01 g Natriummolybdat auf 1 ml konz. Schwefelsäure) in Kirschrot übergeht. – Chlorwasser färbt die wss. Lsg. gelbgrün; auf Zusatz von Ammoniak nimmt das Gemisch eine rotbraune Fbg. an.

Prüfung. BP 63: Morphin: 0,1 g in 10 ml 0,1 n Salzsäure gelöst dürfen mit 1 ml Kaliumhexacyanoferrat(III) und Eisen(III)-chloridlsg. innerhalb 1 Min. keine blaue oder dunkelgrüne Fbg. ergeben (ähnlich USP XVII, CF 65). − Weitere Prüf-Reaktionen: Werden 0,5 g Noscapin mit einem Gemisch von 1 g verd. Essigsäure (30%ig) und 15 ml W. geschüttelt, so dürfen 10 ml des Filtrates höchstens 2 mg Rückstand hinterlassen (fremde Alkaloide). − Gewichtsverlust beim Trocknen. BP 63: Beim Trocknen bei 105° bis zur Gewichtskonstanz darf Noscapin nicht mehr als 1% seines Gewichtes verlieren. USP XVII: Nicht mehr als 1%, durch Titration ermittelt. − Verbrennungsrückstand. Nicht mehr als 0,1% (Sulfatasche, BP 63).

Gehaltsbestimmung. Gemäß BP 63 Titration in wasserfreiem Lsgm., Einwaage 0,5 g, genau gewogen; 1 ml 0,1 n Perchlorsäure entspr. 0,04134 g $C_{22}H_{23}NO_7$. Noscapin darf nicht weniger als 98,5% $C_{22}H_{23}NO_7$, bezogen auf die bei 105° bis zur Gewichtskonstanz getrocknete Substanz. enthalten.

Papierchromatographie s. J. BÜCHI und R. SCHUMACHER, Noscapinhydrochlorid, s. u., und K. MACEK. J. HACAPERKOVÁ und B. KAKÁČ: Systematische Analyse von Alkaloiden mittels P.Chr. Pharmazie *11*, 533 (1956); s. Cotarninium chloratum, S. 860. 3. Laufmittel Formamid-Bzl.: R_f 0,91, Papier Whatman Nr. 1 wird imprägniert, indem der Streifen durch eine 50%ige äthanolische Lsg. von Formamid unter Zusatz von 1%iger Essigsäure gezogen wird. Nach Verdunsten des A. wird mit Bzl. entwickelt. − 4. Laufmittel Formamid/Bzl.-Benzin (1 : 1 v/v). Formamid dient wieder als stationäre Phase s. o.: R_f 0.50.

UV-Spektrum. (The Merck Index 1960): Maximum 291 mμ, $E_{1\,cm}^{1\%}$ 90,6 (in M.): Maximum 310 mμ, $E_{1\,cm}^{1\%}$ 115 (in M.). CF 65: Noscapin gelöst in wasserfreiem M. besitzt 2 Maxima bei 291 mμ und 310 mμ, 1 Minimum bei 263 mμ; $E_{1\,cm}^{1\%}$ 90,6 (291 mμ), 109 (310 mμ).

IR-Spektrum s. L. LEVI, CH. E. HUBLEY und R. A. HINGE [Bull. Narcot. *VII/1*, 45 (1955)].

Anwendung. Als Hustenreiz stillendes Mittel wirkt es ähnlich wie Codein [WINTER, CH. A., u. L. FLATAKER: J. Pharmacol. exp. Ther. *112*, 99 (1954)], es werden jedoch in therapeutischen Dosen Darmperistaltik, Blutdruck und Atmung nicht beeinflußt. Es besitzt keine narkotischen oder analgetischen Wrkg., wie neuere Unters. zeigten; s. o. Aus diesem Grunde wurde die Bezeichnung Narcotin aufgegeben und die Verbindung in Noscapin umbenannt.

Dosierung. Oral in Mengen von 15 bis 30 mg drei- bis viermal täglich.

Noscapinhydrochlorid (INN). Narcotinhydrochlorid. Narcotinum hydrochloricum DAB 6, Helv. V. Narcotini Hydrochloridum Ph.Ned. 6, Dan. IX. Noscapini chloridum Nord. 63, Jap. 61. Chlorhydrate de noscapine (narcotine). Chlorhidrato di noscapina (narcotina), Noscapine Hydrochloride NF XII.

$C_{22}H_{23}NO_7 \cdot HCl \cdot x\,H_2O$ M.G. ohne Kristallwasser 449,89

x = 1 (DAB 6, Dan. IX, Nord. 63)
x = 2 (Helv. V)
x = 3 (Ph.Ned. 6)

Gemäß The Merck Index 1960 enthält Noscapinhydrochlorid 0,5 bis 4 Mol H_2O.

Herstellung. Aus Noscapin (s. S. 856) und der berechneten Menge Salzsäure.

Eigenschaften. Fp. 171 bis 173° (Helv. V). − 1 T. Noscapinhydrochlorid löst sich in 4 T. W.; 3 T. A.; unlösl. in Ae.; lösl. in 1,5 T. Chlf. (Dan. IX). Es bildet in wss. Lsg. basische Hydrochloride wie: $(Noscapin)_5 \cdot HCl$, $(Noscapin)_7 \cdot HCl$, $(Noscapin)_8 \cdot HCl$ (The Merck Index 1960). $[\alpha]_D^{20} = +34$ bis $+40°$ (c = 2,0 in W.) (Ph.Ned. 6); $\alpha_D = +1,35$ bis $+1,60°$ (c = 0,5/25,00 ml im 200-mm-Rohr) (Dan. IX). $[\alpha]_D = +36,0$ bis $+42,0°$ (c = 2,0 in 0,01 n Salzsäure), $[\alpha]_D = +1,44$ bis $+1,68°$ im 200-mm-Rohr (Nord. 63). pKa = 6,2 (Nord. 63).

Erkennung. 10,0 mg Noscapinhydrochlorid geben beim Eindampfen mit 1 ml verd. Schwefelsäure in einem Porzellanschälchen auf dem Wasserbad eine gelbe bis gelbbraune Fbg., die vom Rande her violett und dann schmutzig rotviolett wird (Helv. V, Ph.Ned. 6). Dan. IX verwendet 0,01 g Noscapinhydrochlorid in 1 ml konz. Schwefelsäure. − 2 ml einer Lsg. (1 + 49) geben nach Zusatz einer Mischung von 8 ml W. und 2 ml 2 n Ammoniak eine Ausscheidung von Noscapin, das nach dem Waschen mit W. und Trocknen bei 173 bis 176° (Ph.Ned. 6 174 bis 176°; Helv. V 171 bis 173; Nord. 63 175 bis 179°) schmilzt (Dan. IX).

Prüfung. 450 mg Noscapinhydrochlorid müssen sich in 10 ml frisch ausgekochtem und wieder erkaltetem W. klar und farblos lösen. Diese Lsg. ist als Stammlsg. (ca. 0,1 n) für die nachfolgenden Prüf. zu verwenden (Helv. V):

Je 1 ml der Stammlsg. muß durch 1 Tr. Bromphenolblaulsg. grun, blau oder violett, durch 1 Tr. Methylrotlsg. mindestens so stark rot gefärbt werden wie 1 ml einer Mischung von 3 ml Natriumacetat und 3 ml verd. Essigsäure und 3 ml verd. W. zu 20 ml. – Eine Mischung von 1 ml Stammlsg. und 8 ml W. wird mit 1 ml verd. Ammoniak versetzt. Die abgeschiedene kristalline Base muß nach dem Trocknen (103 bis 105°) zwischen 171 und 173° schmelzene

Prüfung auf Morphin wie bei Narceinhydrochlorid beschrieben (s. S. 862). Die Lsg. von 0,1 g des Salzes in 1 ml konz. Schwefelsäure soll gelb, aber nicht gelbbraun oder rotbraun gefärbt sein (Narcein, Thebain). – 0,1 g muß sich in 1 ml Chlf. klar und völlig farblos lösen (anorganische Salze, Morphinhydrochlorid, Codeinhydrochlorid). – Ph.Ned. 6 läßt folgendermaßen auf Morphin prüfen: Zu 5 ml einer Lsg. von Noscapinhydrochlorid in 0,1 n Schwefelsäure (1 : 1000) werden 2 ml einer Natriumnitritlsg. (1 : 100) und sofort danach 3 ml Ammoniak gegeben. Die auftretende Fbg. darf nicht stärker sein als die, die in 5 ml einer Morphinhydrochloridlsg. (1,5 : 100000) unter gleichen Bedingungen entsteht. – Die Lsg. von 100 mg Noscapinhydrochlorid in 1 ml Chlf. müssen nach 12 Std. noch klar sein (Ph.Ned. 6). – 50 mg Noscapinhydrochlorid in 5 ml Schwefelsäure gelöst, dürfen nach 5 Min. nicht dunkler gefärbt sein als 5 mg Kaliumdichromat in 5 ml W. (Narcein, Thebain) (Ph.Ned. 6). – 50 mg Noscapinhydrochlorid und 15 mg Vanillin in 5 ml Salzsäure 5 Min. auf dem Wasserbad erwärmt, dürfen nicht stärker gefärbt sein, als eine Vergleichslsg. (15 mg Vanillin + 5 ml Salzsäure) ohne Noscapinhydrochlorid, die den gleichen Bedingungen unterworfen wird (Ph.Ned. 6). – *Gewichtsverlust beim Trocknen.* Helv. V: Nicht weniger als 7 und nicht mehr als 8%; Dan. IX: 3,8 bis 6,5%, bei 105° getrocknet. – *Verbrennungsrückstand* Nord. 63: Höchstens 0,1%.

Gehaltsbestimmung. Dan. IX: Gravimetrisch. – Helv. V: Etwa 0,45 g getrocknetes Noscapinhydrochlorid, genau gewogen, werden in einem Gemisch von 15 ml A. und 5 ml W. gelöst und mit 0,1 n Natronlauge titriert; Phenolphthalein als Indikator. 0,4500 g müssen hierbei mindestens 9,91 ml und höchstens 10,21 ml 0,1 n Natronlauge verbrauchen, entsprechend einem Geh. von 99 bis 102%. 1 ml 0,1 n Natronlauge entspr. 0,04497 mg $C_{22}H_{23}NO_7 \cdot HCl$.

Eine auf dem gleichen Prinzip aufgebaute Methode führt Ph.Ned. 6 an. Als Forderung gilt hier: Noscapinhydrochlorid besteht aus nicht weniger als 93,0% und nicht mehr als 96,2% Noscapinhydrochlorid ($C_{22}H_{23}NO_7 \cdot HCl$) und W.

IR-Spektrum s. Noscapin, S. 857.

Papierchromatographie s. Noscapin und auch noch J. BÜCHI und H. SCHUMACHER: Die papierchromatographische Trennung von Alkaloiden. Pharm. Acta Helv. 32, 273 (1957) (papierchromatographische Reinheitsprüf.). Hierzu wird eine Stammlsg. von 450 mg Noscapinhydrochlorid in 10,00 ml W. bereitet. 1,00 ml Stammlsg. (entspr. 0,045 g) wird mit 3,00 ml A. verdünnt. 0,1 ml Verd. (entspr. 500 γ) wird auf die Startlinie eines vorbereiteten Chromatographiepapiers Whatman Nr. 1 aufgetragen und nach dem Chromatographieverfahren A chromatographiert (s. Morphin, S. 828). Das mit Dragendorff-Rg. entwickelte Chromatogramm darf nur einen Farbfleck vom R_f-Wert ca. 0,86 zeigen.

UV-Spektrum [OESTREICHER, P. M., CH. G. FARMILO u. L. LEVI: Bull. Narcot. VI/3–4, 42 (1954)]. Noscapinhydrochlorid besitzt in wss. Lsg. (c = 0,0510 g/l) zwei Maxima: 291 mµ, ε = 2520, und 313 mµ, ε = 3510. Das im längerwelligen Bereich liegende Maximum ist um 3 mµ gegenüber dem Maximum der entspr. freien Base (S. 857) bathochrom verschoben.

Aufbewahrung. Gut verschlossen und vor Licht geschützt.

Unverträglichkeiten. Basisch reagierende Stoffe, wobei sehr geringe Alkalimengen eine Fällung der Base erzeugen, Gerbsäure (Fällung) und Jod.

Anwendung. Im DAB 6, das keine Angaben über Eigenschaften, Erkennung und Prüfung macht, nur als Reagens zur Prüfung der Arzneigläser. Nach Helv. V dient Noscapinhydrochlorid zur Herst. von Opialum (s. d.). Weitere Anw. als Hustenmittel s. Noscapin, S. 857.

Dosierung. Einzelmaximaldosis 50 mg, Tagesmaximaldosis 150 mg (Nord. 63).

Handelsformen: Coscopin (Evans, USA), Nectadon (Merck, Sharp & Dohme, USA), Nicolane (Nicholas Labor. Ltd., Großbritannien), Capval (Dragées mit Noscapin als Resinat (Dreluso, BRD), Capval (Hustentropfen mit Noscapinhydrochlorid Dreluso, BRD).

Cotarninum. Cotarnin. 2-Methyl-1-hydroxy-8-methoxy-6,7-methylendioxy-1,2,3,4-tetrahydroisochinolin.

$C_{12}H_{15}NO_4$ M.G. 237,25

Cotarnin ist ein Spaltprodukt des Noscapins (Narcotin) (s. auch Opiansäure).

Herstellung. Man löst 1 T. Noscapin (Narcotin) in einer Mischung von 7,3 T. Salpetersäure (25%) und 3 T. W. und erwärmt diese Lsg. so lange auf 40 bis 50°, bis sich beim Erkalten keine Flocken mehr ausscheiden. Dann wird die Lsg. filtriert und das Cotarnin durch Kalilauge gefällt. Durch Umkristallisieren aus Bzl. wird es gereinigt.

Eigenschaften. Farblose Nadeln, Fp. 132°, sehr schwer lösl. in W., leicht lösl. in A., auch in Ae. Es ist eine starke Base, die mit Säuren unter Austritt von W. gut kristallisierende Salze, Cotarniniumsalze bildet. Lösl. in Ammoniak, Natriumcarbonat, aber wenig lösl. in KOH. Wss. oder alkoholische Lsg. sind gelb gefärbt. Pikrat: Fp. 143° (beginnt bei 133° zu sintern). Oxim: Fp. 165 bis 168° (Zers.).

Gaschromatographie s. K. D. PARKER, C. R. FONTAN und P. C. KIRK [Analyt. Chem. 35, 356 (1963)].

Anwendung. Zur Darstellung der Cotarniniumsalze.

Cotarninium chloratum DAB 6, Helv. V, ÖAB 9. Cotarninium Chloridum Ph.Ned. 6. Cotarninae chlorurum Hisp. 9. Cloruro di cotarnina. Chlorhidrato de cotarnina. Cotarninchlorid. Cotarniniumchlorid.

$[\text{Structure}]$ Cl⁻ $C_{12}H_{14}ClNO_3 \cdot x H_2O$ M.G. ohne Kristallwasser 255,70

$x = 1,5$ bis $2,0$ Mol H_2O

Wassergehalt (Helv. V): 1,5 bis 2,0 Mol H_2O.

Herstellung. In eine alkoholische Lsg. von Cotarnin wird Chlorwasserstoff eingeleitet und dann Ae. hinzugefügt, wodurch das Chlorid ausfällt.

Eigenschaften. Blaßgelbes, kristallines, geruchloses Pulver, das schwach bitter schmeckt, sich am Licht verfärbt und an feuchter Luft zu zerfließen beginnt. 1 T. Cotarniniumchlorid lost sich in 1 T. W.; 2 T. A.; unlösl. in Ae.; lösl. in Chlf. In abs. A. löst es sich leicht und fällt auf Zusatz von Ae. kristallin aus. Rasch erhitzt, beginnt es bei 180° sich zu bräunen und zersetzt sich gegen 191 bis 192°.

Erkennung. Versetzt man eine Lsg. von etwa 2 mg Cotarniniumchlorid in 1 ml W. mit 5 Tr. Jodlsg., so scheidet sich ein Perjodid als schwarzbrauner, feinkristalliner Nd. aus (ÖAB 9), der in Ae. lösl. ist (Ph.Ned. 6). – Versetzt man etwa 1 mg Cotarniniumchlorid mit 1 ml konz. Schwefelsäure, so entsteht eine hellgelbe Lsg., die sich auf Zusatz von 3 Tr. Eisen-Phosphorsäure kaum verändert. Beim Erhitzen färbt sich die Lsg. intensiv violettrot (ÖAB 9). Versetzt man etwa 1 mg Cotarniniumchlorid mit 1 ml Paraform-Schwefelsäure, so entsteht eine hellgelbe Lsg. Fügt man 3 Tr. Salpeter-Schwefelsäure hinzu, so geht die Fbg. in Orange über. Beim Erhitzen wird die Lsg. intensiv violettrot (ÖAB 9). Erwärmt man etwa 1 mg Cotarniniumchlorid mit etwa 1 mg Guajakolcarbonat und 1 ml konz. Schwefelsäure, so entsteht eine tief violettrote Lsg. (ÖAB 9). Wird zu der gelben Lsg. von 50 mg Cotarniniumchlorid in 1 ml konz. Schwefelsäure 1 Tr. verd. Salpetersäure gegeben, so entsteht eine rotbraune Fbg. (Helv. V, Ph.Ned. 6). – Identifizierung nach KOFLER (ÖAB 9): Schmelzintervall unter dem Mikroskop: 185 bis 192° (bei 70 bis 90° entweicht W. unter Trbg. der Kristalle). Eutektische Temp. der Mischung mit Salophen: 137°, mit Benzanilid 121°. – Eine Lsg. von Cotarniniumchlorid gibt mit Silbernitratlsg. einen weißen, käsigen Nd., der in Salpetersäure unlösl. und in verd. Ammoniak leicht lösl. ist (ÖAB 9).

Prüfung. Eine Lsg. von 1 Tr. Cotarniniumchlorid in 9 T. W. muß klar und darf nicht stärker gefärbt sein als Kaliumchromatlsg. (ÖAB 9). – Sauer oder alkalisch reagierende Verunreinigungen: Eine Mischung von 2 ml der Lsg. (1 + 9) und 8 ml W. muß sich auf Zusatz von 10 Tr. Bromthymolblaulsg. gelb oder grün und bei darauf folgendem Zusatz von 1 Tr. 0,1 n Natronlauge grünblau färben (ÖAB 9). – Fremde Alkaloide (ÖAB 9, DAB 6, Helv. V, Ph.Ned. 6): 1 ml der Lsg. (1 + 9) darf auf Zusatz von 5 Tr. verd. Ammoniak nicht getrübt werden (Noscapin) (ÖAB 9, Ph.Ned. 6, Helv. V). Versetzt man die erhaltene Lsg. nach dem Verdünnen mit 2 ml W. mit 6 Tr. verd. Natronlauge, so muß eine dabei entstehende Trbg. bei leichtem Umschwenken wieder verschwinden. Fügt man darauf 6 Tr. Ae. hinzu und schüttelt kräftig durch, so scheidet sich Cotarnin als weißer, kristalliner Nd. aus. Nach dessen Absetzen muß die überstehende Flüssigkeit klar sein (höchstens schwach gelblich, Helv. V). Der Nd. wird abgesaugt, gewaschen und im Exsikkator getrocknet; das Filtrat wird aufbewahrt. Schmelzintervall des so erhaltenen Cotarnins (im Kapillarröhrchen): 123 bis 125° (Zers.) (ÖAB 9), 130 bis 132° (DAB 6); Ph.Ned. 6, Helv. V verzichten auf die Ermittlung des Schmelzintervalls. – In der Mischung von 2 ml des bei der vorangehenden Prüfung erhaltenen Filtrates mit 2 ml verd. Salzsäure und 7 ml W. darf Sulfat nicht nachweisbar sein (ÖAB 9, Helv. V). Außerdem darf in dem Filtrat nach Ansäuern mit verd. Schwefelsäure mit Eisen(III)-sulfat kein Nitrat nachweisbar sein (Helv. V). – Gewichtsverlust beim Trocknen: 0,2 g Cotarniniumchlorid dürfen durch Trocknen bei 100° höchstens 0,025 g an Gewicht verlieren (entspr. 12,5%; DAB 6); bei 105° getrocknet 9,0 bis 12,5% (ÖAB 9); im Schwefelsäure-Exsikkator getrocknet 12,4% (Helv. V, Hisp. 9); bei 100° getrocknet, nicht weniger als 10% und nicht mehr als 12,5% (Ph.Ned. 6). – Verbrennungsrückstand: Höchstens 0,2% (ÖAB 9); beim Verbrennen darf kein wägbarer Rückstand hinterbleiben (DAB 6, Ph.Ned. 6, Helv. V).

Gehaltsbestimmung. ÖAB 9: 0,2917 g Cotarniniumchlorid werden in 10 ml W. gelöst und nach Zusatz von einigen Tr. Kaliumchromatlsg. mit 0,1 n Silbernitratlsg. auf Rötlichgelb titriert, Helv. V: Einwaage 0,25 g, genau gewogen; Ph.Ned. 6: 600 mg, genau gewogen, werden getrocknet und hieraus der Wassergehalt berechnet. Die Titrationen von Ph.Ned. 6 und Helv. V entspr. denen des ÖAB 9. 1 ml 0,1 n $AgNO_3$ entspr. 25,55 mg $C_{12}H_{14}NO_3Cl$ (Ph.Ned. 6). – 1 ml 0,1 n $AgNO_3$ entspr. 29,17 mg $C_{12}H_{14}NO_3Cl \cdot 2H_2O$ (ÖAB 9). Für die angegebene Einwaage des ÖAB 9 (0,2917 g, s. o.) müssen 9,95 bis 10,38 ml 0,1 n $AgNO_3$-Lsg. verbraucht werden entspr. 99,5 bis 103,8% des theoretischen Wertes. – 1 ml 0,1 n $AgNO_3$ entspr. 25,558 mg $C_{12}H_{14}NO_3Cl$ (Helv. V). Cotarniniumchlorid muß mindestens 87,6% und höchstens 91,0% $C_{12}H_{14}NO_3Cl$ enthalten (Helv. V).

UV-Spektrum s. H. THIES und CL. H. SORGENFREY [Arch. Pharm. (Weinheim) *291/63*, 69 (1958)].

IR-Spektrum s. L. LEVI, CH. E. HUBLEY und R. A. HINGE [Bull. Narcot. *VII/1*, 44 (1955)].

Papierchromatographie [MACEK, K., J. HACAPERKOÁV, u. B. KAKÁČ: Pharmazie *11*, 533 (1956)]. Papier Whatman Nr. 1. – 1. Laufmittel Methanol/15%iges Ammoniak/Benzol (1 : 1 : 2, v/v/v). Nach dem Durchschütteln des Laufmittels nimmt man zum Entwickeln die obere Schicht und sättigt die Chromatographiekammer mit Methanol/5% wss. Ammoniak mindestens 1 Std. vor dem Entwickeln. Sichtbarmachung: UV-Licht: gelb. Als Reagens für die Erkennung kann auch Permanganat benutzt werden. Hierzu werden vor dem Besprühen der Chromatogramme gleiche Raumteile einer 1%igen Kaliumpermanganatlsg. mit einer 2%igen Natriumcarbonatlsg. (1 : 1) vermischt. Cotarnin gibt einen grünen Fleck. R_f 0,77. – 2. Laufmittel n-Butanol/Eisessig/W. (4 : 1 : 5, v/v/v). Sichtbarmachung s. o., R_f 0,52.

Aufbewahrung. Vorsichtig und vor Licht geschützt in gut vor Luftfeuchtigkeit verschlossenen Gläsern.

Anwendung. Cotarnin wirkt ähnlich wie das Hydrastinin blutstillend, daneben schwach beruhigend und schmerzstillend. Innerlich bei Dysmenorrhoe, starken menstruellen Blutungen, bei klimakterischen und profusen Hämorrhagien vier- bis fünfmal täglich 0,025 bis 0,05 g. Subcutan bei starker Blutung bis 0,2 g in wss. Lsg. injiziert. Auch örtlich gegen Nasenblutungen und anderen Blutungen ist es anwendbar.

Dosierung. Einzelmaximaldosis 0,1 g (Helv. V, Hisp. 9, Ph.Ned. 6, ÖAB 9 oral und s.c.); 0,2 g oral und s.c. (ÖAB 9); Tagesmaximaldosis 0,3 g (Helv. V, Ph.Ned. 6); 0,4 g (Hisp. 9).

Cotarninium phthalicum. Phthalsaures Cotarnin. Cotarniniumphthalat.

$$\left[\begin{array}{c} H_2C \begin{array}{c} O \\ O \end{array} \bigcirc\bigcirc N-CH_3 \\ H_3CO \end{array} \right]_2^+ \bigcirc \begin{array}{c} -COO^- \\ -COO^- \end{array} \qquad C_{32}H_{33}NO_{10} \qquad \text{M.G. } 591,61$$

Herstellung. Durch Zusammenbringen von Cotarnin und Phthalsäure oder durch Umsetzen von Cotarniniumsalzen mit phthalsauren Salzen.

Eigenschaften. Hellgelbes, mikrokristallines Pulver, lösl. in weniger als 1 T. W.; die Lsg. bläut Lackmuspapier schwach. Fp. 105 bis 110° (Zers.).

Erkennung. Cotarniniumphthalat gibt die Reaktionen des Cotarnins. Der Nachweis der Phthalsäure läßt sich durch Überführung in Fluorescein erbringen: Aus einer mit 6 Tr. verd. Schwefelsäure angesäuerten Lsg. von 0,2 g Cotarniniumphthalat in 3 ml W. wird die Phthalsäure mit Ae. ausgeschüttelt; den nach dem Verdunsten des Ae. verbleibenden Rückstand erhitzt man vorsichtig bis zum eben beginnenden Schmelzen; nach dem Erkalten erwärmt man die Schmelze mit 2 ml konz. Schwefelsäure und 0,1 g Resorcin auf etwa 120°, gießt das erkaltete Reaktionsgemisch in W. und übersättigt mit Ammoniakfl.; die Flüssigkeit zeigt dann eine starke, gelbgrüne Fluoreszenz.

Prüfung. Die Lsg. von 0,1 g Cotarniniumphthalat in 1 ml W. darf durch einige Tr. Ammoniakfl. nicht getrübt werden (fremde Alkaloide). – Beim Verbrennen darf es höchstens 0,1 % Rückstand hinterlassen.

Aufbewahrung. Vorsichtig und vor Licht geschützt.

Anwendung. Als Hämostypticum wie Cotarniniumchlorid sowie bei Pollutionen, Spermatorrhoe, Enuresis nocturna. Die Wirkung des Cotarnins soll durch die blutstillenden und entzündungswidrigen Eigenschaften der Phthalsäure unterstützt werden.

Dosierung. 0,05 bis 0,1 g mehrmals täglich.

Narceinum. Narcein. 3,4,6'-Trimethoxy-4',5'-methylendioxy-2'-[β-dimethylaminoäthyl]-desoxybenzoin-carbonsäure-(2).

$C_{23}H_{27}O_8N \cdot 3 H_2O$ M.G. 499,51

Herstellung. Das Narcein ist zu etwa 0,1 % im Opium enthalten und wird bei der Herst. des Morphins (s. S. 826) als Nebenprodukt erhalten. Es kann auch aus Noscapin (Narcotin) (s. d., S. 856) dargestellt werden, indem man dieses durch Anlagerung von Methylhalogenid in Noscapinmethylhalogenid überführt und letzteres mit Natronlauge erwärmt. Durch Einleiten von Kohlendioxid in die alkalische Lsg. oder durch Ansäuern mit Essigsäure wird das Narcein ausgefällt.

Eigenschaften. Weiße, glänzende, zu Büscheln vereinigte oder verfilzte Nadeln. Es löst sich in etwa 1300 T. W., leichter in siedendem W.; die Lsg. verändern Lackmuspapier nicht; die heißgesättigte wss. Lsg. erstarrt beim Erkalten zu einem Kristallbrei. Ammoniakfl. verd. Kali- oder Natronlauge lösen es. Von A., Chlf. und Amylalkohol wird es in der Kälte nur wenig, reichlicher in der Wärme gelöst, in Ae., PAe. und Bzl. ist es so gut wie unlösl. Durch Trocknen bei 100° wird es wasserfrei und schmilzt dann bei 163 bis 165°. Darüber hinaus erhitzt, entwickelt es nach Trimethylamin riechende Dämpfe. Es ist eine schwache tertiäre Base und bildet mit starken Säuren Salze. Da es auch eine Carboxylgruppe enthält, kann es auch Alkalisalze bilden, die aber schon durch Kohlensäure wieder zerlegt werden.

Erkennung. Konz. Schwefelsäure löst es mit graubrauner Fbg., die nach längerem Stehenlassen (rascher beim Erwärmen) in Kirschrot übergeht. – Erwärmt man es mit verd. Schwefelsäure, so tritt eine schön violettrote Fbg. auf, die nach weiterem Erhitzen in Kirschrot übergeht. Bringt man in die kirschrote Flüssigkeit eine Spur Salpetersäure, so treten blauviolette Streifen auf. – Ammoniummolybdat (Fröhde-Rg.) löst Narcein zunächst blaugrün; allmählich tritt dunkelolivgrüne, schließlich in Blutrot übergehende Fbg. auf; letztere Fbg. tritt beim Erwärmen sogleich ein. – Löst man Narcein in Chlorwasser und fügt unter Umrühren Ammoniakfl. tropfenweise zu, so erfolgt tiefrote Fbg., die weder durch einen Überschuß von Ammoniak noch durch Erwärmen verschwindet. Stark verd. wss. Jodlsg. färbt Narcein blau.

Prüfung. Fp. des bei 100° getrockneten Narceins 163 bis 165°. – 0,1 g Narcein muß sich in 3 ml W. bei Zusatz von einigen Tr. Natronlauge klar lösen (fremde Alkaloide). – Die Lsg. von 0,1 g Narcein in 3 ml W. und 10 Tr. Salpetersäure darf durch Silbernitratlsg. nicht verändert werden (Chloride). – Ebenfalls darf durch Bariumchloridlsg. (Sulfate) keine Veränderung hervorgerufen werden. – Verbrennungsrückstand: Es darf beim Verbrennen höchstens 0,1 % Rückstand hinterbleiben.

IR-Spektrum s. L. LEVI, CH. E. HUBLEY und R. A. HINGE [Bull. Narcot. VII/1, 45 (1955)].

UV-Spektrum [OESTREICHER, P. M., CH. G. FARMILO u. L. LEVI: Bull. Narcot. VI/3-4. 42 (1954)]. Narcein besitzt in wss. Lsg. ($c = 0.0203$ g/l) ein Maximum bei 270 mμ, $\varepsilon = 9620$.

Papierchromatographie. BÜRGIN, A., u. P. FISCHER: Pharmazeutisch chemische Analyse. Aufteilung der Hauptgruppen im qualitativen Trennungsgang. 1. Mitt. Pharm. Acta Helv.

31, 518 (1956). – HÄUSSERMANN, H.: Zur papierchromatographischen Trennung von Narcotin und Papaverin. Arch. Pharm. (Weinheim) *289/61*, 303 (1956).

Dünnschichtchromatographie [BÄUMLER, J., u. S. RIPPSTEIN: Die Dünnschichtchromatographie als Schnellmethode zur Analyse von Arzneimitteln. Pharm. Acta Helv. *36*, 382 (1961)]. Sorptionsmittel Kieselgel-G-Merck, Laufmittel Methanol/Aceton/Triäthanolamin (5 : 5 : 0,15 v/v/v), R_f 0,23.

Aufbewahrung. Vorsichtig.

Anwendung. Selten; in Fällen, wo Morphin oder Opium schlecht vertragen werden, als Sedativum und Antispasmodicum mehrmals tägl. zu 0,01 bis 0,02 g, als Hypnoticum zu 0,03 bis 0,05 g.

Narceinum hydrochloricum Helv. V. Narceini Hydrochloridum Ph.Ned. 6. Narceinhydrochlorid.

$$C_{23}H_{27}NO_8 \cdot HCl \cdot xH_2O \qquad \text{M.G. ohne Kristallwasser 467,92}$$

$$x = 0\,H_2O \text{ (H elv. V)}$$
$$x = 3\,H_2O \text{ (Ned.Ph. 6)}$$

Herstellung. Aus Narcein (s. S. 861) und der berechneten Menge Salzsäure.

Eigenschaften. Weißes, kristallines, geruchloses Pulver. Das wasserfreie Salz schmilzt bei 192 bis 193°. pH einer 0,001 m Lsg. 3,3 (The Merck Index 1960).

Erkennung. 100 mg Narceinhydrochlorid in 10 ml W. geben mit 1 Tr. Jodlsg. einen kristallinen Nd., der sich in A. löst und schnell dunkelblau wird (Ph.Ned. 6). – Werden 100 mg unter Erwärmen in 5 ml W. gelöst, 3 Tr. Ammoniak zugegeben, so scheiden sich beim Erkalten Kristalle ab, die nach Waschen mit W. und Trocknen bei 168 bis 170° schmelzen. Das Filtrat gibt die Reaktion auf Chlorid (Helv. V).

Prüfung (Helv. V). 0,25 g Narceinhydrochlorid müssen sich in 10 ml kochendem W. klar und farblos völlig lösen. Diese heiße Lsg. ist als Stammlsg. (etwa 0,05 n) zu nachstehenden Prüf. zu verwenden. – Je 1 ml der heißen Stammlsg. muß durch 1 Tr. Bromphenolblau gelb oder grünlichgelb, durch 1 Tr. Thymolblau gelb oder orange, aber nicht rot gefärbt werden. – Wird die frisch bereitete Lsg. eines zuvor mit W. abgespülten Kriställchens Kaliumhexacyanoferrat(III) in 10 ml W. mit 2 Tr. Eisen(III)-chloridlsg. und 1 ml heißer Stammlsg. versetzt, so darf in der Mischung innerhalb 5 Min. wohl eine grüne, nicht aber eine blaugrüne oder blaue Fbg. noch ein blauer Nd. auftreten (Morphin). – 4 ml der heißen Stammlsg. werden mit 2 ml verd. Natronlauge versetzt. Es darf keine bleibende Trbg. entstehen. Man schüttelt die Mischung in einem kleinen Scheidetrichter mit 10 ml Bzl. aus. Das abgetrennte Bzl. wird mit 0,5 g Tragantpulver kräftig geschüttelt und unter zeitweiligem Schütteln etwa 5 Min. stehengelassen. 5 ml der filtrierten Bzl.-Lsg. werden auf dem Wasserbad verdampft. Es darf kein wägbarer Verdampfungsrückstand hinterbleiben [Codein, Noscapin (Narcotin), Papaverin]. Werden 2 ml Stammlsg. mit 2 Tr. Dinatriumpentacyanonitrosylferratlsg. und 4 Tr. verd. Natronlauge versetzt, so darf höchstens eine schwach gelbrote, aber keine rote Fbg. auftreten (Methylnarcein). – Gewichtsverlust beim Trocknen: Höchstens 3% (Helv. V), mindestens 9, höchstens 11% (Ph.Ned. 6). – Verbrennungsrückstand: Nach dem Verbrennen darf kein Rückstand hinterbleiben (Helv. V, Ph.Ned.6).

UV-Spektrum [OESTREICHER, P. M., CH. G. FARMILO u. L. LEVI: Bull. Narcot. *VI/3–4*, 42 (1954)]. Narceinhydrochlorid besitzt in wss. Lsg. (c = 0,0040 g/l) ein Maximum bei 277 mµ, ε = 1555. Das Maximum ist gegenüber der freien Base um 7 mµ bathochrom verschoben (s. Narceinum).

IR-Spektrum s. L. LEVI, CH. E. HUBLEY und R. A. HINGE [Bull. Narcot. *VII/1*, 45 (1955)].

Papierchromatographie s. auch Narceinum (S. 861) und J. BÜCHI und H. SCHUMACHER: Die papierchromatographische Trennung von Alkaloiden. Pharm. Acta Helv. *32*, 273 (1957). Diese Arbeit behandelt die papierchromatographische Reinheitsprüfung von Alkaloiden. Für die Prüf. von Narceinhydrochlorid wird folgendes Verfahren angegeben: 0,1 g Narceinhydrochlorid (genau gewogen) wird in 10,00 ml M. gelöst. 0,05 ml dieser Lsg. (entspr. ca. 500 γ) werden auf die Startlinie eines vorbereiteten Chromatographiepapiers Whatman Nr. 1 aufgetragen (s. Morphin, S. 828) und nach der dort beschriebenen Methode chromatographiert. Das mit Dragendorff-Rg. entwickelte Chromatogramm darf nur einen Farbfleck vom R_f-Wert 0,47 zeigen.

Dünnschichtchromatographie s. Narceinum, S. 862 o.

Anwendung und *Dosierung* s. Narceinum, S. 862 o..

Handelsform: Einer der Bestandteile des Ipesandrin Hustensaftes (Sandoz AG).

Äthylnarceinhydrochlorid. Aethylnarceinum hydrochloricum.

$[\text{Formula of ethylnarceine cation}]^+$ Cl^-

$C_{25}H_{31}NO_8 \cdot HCl$ M.G. 509,98

Es ist das Hydrochlorid des Äthylesters des Narceins.

Herstellung [FREUND, M., u. F. FRANKFORTER: Justus Liebigs Ann. Chem. *277*, 50 (1938); DRP 71797 v. 28. Febr. 1893]. Durch längeres Erwärmen einer Lsg. von Narcein in A. mit Salzsäure. Der dabei entstehende Narceinäthylester wird gleichzeitig in das Hydrochlorid übergeführt.

Eigenschaften. Golden glänzende Kristalle, Fp. 205 bis 206°, lösl. in 20 T. kaltem W., leichter in heißem W., leicht in A., Chlf., wenig in Ae. Mit Chlf. verbindet es sich durch Anlagerung. Die Löslichkeit in W. wird durch Zusatz von Salzen der Benzoesäure, Zimtsäure und Citronensäure erhöht.

Erkennung. Fügt man der wss. Lsg. (0,1 g in 5 ml) Chlorwasser und dann Ammoniak hinzu, so färbt sich die Fl. kirschrot. – Aus der wss. Lsg. wird durch Natronlauge die freie Base abgeschieden, die sich im Überschuß von Natronlauge nicht wieder löst (Unterschied zu Narcein). – Die Lsg. von 0,1 g Äthylnarceinhydrochlorid in 3 ml W. und 2 bis 3 Tr. Salpetersäure gibt mit Silbernitratlsg. einen weißen Nd.

Aufbewahrung. Vorsichtig.

Anwendung. Zentral hustenstillend und beruhigend. Es wirkt außerdem analgetisch. Man gibt etwa 0,06 bis 0,1 g täglich innerlich, subcutan in Einzelgaben von 0,02 g. Es hat sich nicht eingebürgert.

Narcotolin.

(−)-2-Methyl-8-hydroxy-6,7-methylendioxy-1-(6′,7′-dimethoxy-3′-phthalidyl)-1,2,3,4-tetrahydroisochinolin.

$C_{21}H_{21}NO_7$ M.G. 399,40

Vorkommen. Nebenalkaloid des Opiums, in dem es nur zu ca. 0,1% und weniger vorhanden ist.

Narcotolin wurde von F. WREDE [Naunyn-Schmiedeberg's Arch. exp. Path. Pharmak. *184*, 331 (1937)] entdeckt und das Vork. von G. BAUMGARTEN und W. CHRIST [Pharmazie *5*, 80 (1950)] bestätigt. Der Gehalt in Opium wurde systematisch von R. MIRAM und S. PFEIFFER [Naturwissenschaften *45*, 573 (1958)] und S. PFEIFFER [Arch. Pharm. (Weinheim) *290/62*, 209 (1957)] untersucht.

Eigenschaften. Farblose Kristalle aus verd. M. Fp. 189° (Zers.) bei langsamem Erhitzen etwa 2° pro Min.! $[\alpha]_D^{20} = -189°$ ($c = 0,1$ g in 25 ml Chlf.; 200-mm-Rohr); $[\alpha]_D^{20} = +5,8°$ ($c = 0,065$ g in 5 ml 0,1 n Salzsäure; 200-mm-Rohr). Lösl. in verd. Säuren und in Alkalien. Löslichkeit des Narcotolins in org. Lsgm. (s. G. BAUMGARTEN und W. CHRIST, l. c.): in 96%igem A. bei 20° etwa 1 : 50, in der Siedehitze 1 : 25, in 80%igem A. bei 20° etwa 1 : 100, in der Siedehitze 1 : 33, in M. bei 20° 1 : 105, in Chlf. bei 20° etwa 1 : 75, in der Siedehitze 1 : 43, in Bzl. bei 20° etwa 1 : 4000, in der Siedehitze etwa 1 : 300.

In Ae. ist die Base ziemlich schwer lösl.

Narcotolinlsg. zersetzen sich in alkalischer Lsg. zu Cotarnolin und Mekonin [PFEIFFER, S.: Arch. Pharm. (Weinheim) *290/62*, 261 (1957)].

$$\text{Cotarnolin} \cdot H_2O$$

Cotarnolin

Erkennung (s. G. BAUMGARTEN und W. CHRIST l. c.). Mit konz. Schwefelsäure tritt eine braungelbe Farbe auf, die beim Erhitzen in Purpurviolett übergeht. Ammoniummolybdat (Fröhde-Rg.) bildet eine intensiv olivgrüne, dann braungrün werdende Fbg. Formaldehyd-Schwefelsäure (Marquis-Rg.) liefert erst eine gelbgrüne, dann eine braungelbe Fbg. (Unterschied zu Noscapin, das erst violett, dann schmutziggrün und schließlich gelb wird).

Narcotolinpikrolonat: Konz., siedende methanolische Lsg. von Narcotolin (0,5 g/25 ml) und Pikrolonsäure (0,33 g/15 ml) werden vereinigt und am Rückfluß auf dem Wasserbad zum Sieden gehalten. Nach wenigen Min. scheiden sich freie glasklare, gelbe Kristallnadeln aus, die sich oft sternchenförmig zusammenlagern. Nach dem Erkalten fällt das Pikrolonat fast quantitativ aus. Es läßt sich aus A. umkristallisieren. Ungefähre Löslichkeit: 1 : 200 in siedendem A. (95%ig), 1 : 400 in A. (95%ig) von 18°. Fp. 202 bis 203° (bei 196° beginnt intensive Braunfbg.).

Gehaltsbestimmung. Die bei der alkalischen Zers. auftretende Gelbfbg. „Xantho-Narcotolin"-Reaktion (s. o.) läßt sich zur photometrischen Best. am besten auswerten [PFEIFFER, S., u. F. WEISS: Pharmazie *10*, 658 (1955)]:

4 ml einer schwach salzsauren Lsg. von Narcotolin, die nicht mehr als 1 mg und nicht weniger als 0,05 mg Alkaloid enthalten soll, werden mit 1 ml 1 n Ammoniakfl. versetzt und 5 Min. lang im siedenden Wasserbad erwärmt, wobei die Flüssigkeit eine mehrere Tage beständige Gelbfbg. annimmt. Zur Vermeidung einer Wasserverdunstung wird ein kleineres, mit kaltem W. halb gefülltes Reagensglas in das die Analysenlsg. enthaltende eingehängt.

Die Messung der Extinktion erfolgt nach dem Abkühlen der Flüssigkeit (Pulfrich Photometer, Filter S 42, in 1 cm oder 0,5 cm Schichtdicke, Vergleichslsg. W.); Eichfaktor $f = 0,657$ (Eichkurve s. Original).

Papierchromatographie s. S. PFEIFFER: Papierchromatographie der Hauptopiumalkaloide. Sci. pharm. (Wien) *24*, 84 (1956).

Anwendung. Nach pharmakologischen Untersuchungen von K. ZIMMERMANN [Naunyn-Schmiedeberg's Arch. exp. Path. Pharmak. *184*, 336 (1937)] ist die Wirkg. des Narcotolins der des Noscapins (s. S. 857) ähnlich. Außerdem ergab sich bei Tierversuchen (Meerschweinchendünndarm) eine dem Papaverin entspr. Wirkg.

Aufbewahrung. Vorsichtig und vor Licht geschützt.

Papaverinum Erg.B. 6. 1-(3',4'-Dimethoxybenzyl)-6,7-dimethoxy-2-benzazin. Dimethoxybenzyl-dimethoxyisochinolin. 1-(3',4'-Dimethoxybenzyl)-6,7-dimethoxyisochinolin. Tetramethoxybenzylisochinolin. Papaverin.

$C_{20}H_{21}NO_4$ M.G. 339,39

Vorkommen. Bestandteil des Opiums, wo es zu 0,1 bis 0,5% vorhanden ist.

Herstellung. Als Nebenprodukt bei der Gewinnung des Morphins aus dem Opium. Wegen des geringen natürlichen Vorkommens im Opium wird Papaverin heute zumeist synthetisch hergestellt.

Verschiedene Wege sind möglich. Die erste Synthese gelang A. PICTET und A. GAMS [Ber. dtsch. chem. Ges. *42*, 2943 (1909)] durch Kondensation des hydroxylierten Homoveratroylhomoveratrylamins (I) in kochendem Xylol mittels Phosphorpentoxid unter Abspaltung von 2 Mol W.

Von anderen Synthesen sei die Methode von K. W. ROSENMUND [Ber. dtsch. chem. Ges. *60*, 396 (1927)] erwähnt. α-(3,4-Dimethoxyphenyl)-β-nitro-äthanol-methyläther wird mit Natriumamalgam reduziert, dann mit Homoveratroylchlorid umgesetzt und mit P_2O_5 in Toluol zu Papaverin cyclisiert. Nach J. S. BUCK [J. Amer. chem. Soc. *52*, 3610 (1930)] wird ω-Aminoacetoveratron mit Homoveratroylchlorid umgesetzt, mit $POCl_3$ Ringschluß bewirkt und anschließend hydriert und dehydratisiert.

Eigenschaften. Weißes, geruchloses Kristallpulver, das zumeist geschmacksfrei ist, hinterher sehr schwach bitter schmeckt. Fp. 147° (aus A. umkristallisiert). In W. ist es fast unlösl., schwer lösl. in A., Ae., Bzl., leicht in Chlf. Die Salze des Papaverins sind in W. meist ziemlich schwer lösl.; aus den wss. Lsg. der Salze wird das Papaverin durch Alkalihydroxide und -carbonate und durch Ammoniak gefällt.

Erkennung. In konz. Schwefelsäure löst reines Papaverin sich ohne Fbg.; beim Erwärmen färbt sich die Lsg. violett bis blau. Das käufliche Papaverin enthält u. U. Kryptopin (s. S. 873) und löst sich in kalter konz. Schwefelsäure mit violetter, allmählich in Blaugrün, Grün und Gelb übergehender Farbe. Ammoniummolybdat (Fröhde-Rg.) löst Papaverin ebenfalls ohne Fbg., kryptopinhaltiges mit grüner Farbe, die beim Erwärmen blau, violett und kirschrot wird. In Formaldehyd-Schwefelsäure (Marquis-Rg.) löst sich Papaverin mit blaßrosenroter Farbe, die allmählich braun wird. Konz. Salpetersäure löst reines Papaverin ohne Fbg. – Wird 0,1 g Papaverin mit 1 ml verd. Salpetersäure ($d = 1,06$) erhitzt, so färbt sich die Lsg. gelb; beim Erkalten scheiden sich gelbe Kristalle von Nitropapaverinnitrat $C_{20}H_{20}(NO_2)NO_4 \cdot HNO_3 + H_2O$ aus. Die wss. Lsg. der Salze des Papaverins geben mit Kaliumhexacyanoferrat(II) unlösl. Papaverinhexacyanoferrat(II). – Coralynreaktion: In 2 ml Sulfoessigsäure werden ca. 20 bis 200 mg Papaverin gelöst und anschließend auf dem Wasserbad so lange erwärmt, bis eine gelb gefärbte Lsg. entsteht. Beim Erkalten scheiden sich gelbe Kristalle (Coralyn) aus, die in org. Lsgm. gelbgrün fluoreszieren. Die Sulfoessigsäure bildet sich beim Erwärmen von 2 ml Essigsäure mit 0,4 ml Schwefelsäure auf 85° im Wasserbad bis zum Auftreten einer weinroten Farbe [s. W. AWE, H. HALPAAP und O. HERTEL: Zur Kenntnis des Papaverinnachweises durch die Coralyn-Reaktion. Arzneimittel-Forsch. *10*, 936 (1960)].

Coralynacetat

0,01 g Papaverin löst sich in 1 bis 2 ml Schwefelsäure fast farblos auf. Erwärmt man die Lsg. 1 Min. lang im siedenden Wasserbad, so tritt eine schwach blauviolette Fbg. auf, die bei längerem Erhitzen in Gelb übergeht (Erg.B. 6). — Wird ein Körnchen Papaverin mit einigen Tr. Formaldehyd-Schwefelsäure versetzt, so tritt eine beim längeren Stehenlassen sich vertiefende Rotfbg. auf (Erg.B. 6). — Verbrennungsrückstand: 0,02 g Papaverin dürfen nach dem Verbrennen keinen wägbaren Rückstand hinterlassen (Erg.B. 6).

UV-Spektrum [OESTREICHER, P. M., CH. G. FARMILO u. L. LEVI: Bull. Narcot. *VI/3—4*, 42 (1954)]. Papaverin besitzt in wss. Lsg. im Bereich von 260 mμ bis 340 mμ 3 Maxima ($c = 0{,}0311$ g/l): 1. 279 bis 280 mμ, $\varepsilon = 7170$; 2. 314 mμ, $\varepsilon = 3990$; 3. 327 mμ, $\varepsilon = 4720$.

IR-Spektrum s. L. LEVI, CH. E. HUBLEY und R. A. HINGE [Bull. Narcot. *VII/1*, 45 (1955)].

Papierchromatographie [MACEK, K., J. HACAPERKOVÁ, u. B. KAKÁČ: Systematische Analyse von Alkaloiden mittels P.Chr. Pharmazie *11*, 533 (1956)]. Papier Whatman Nr. 1 wird mit Formamid imprägniert, indem das Papier durch eine 50%ige äthanolische Lsg. von Formamid unter Zusatz von 1% Essigsäure hindurchgezogen wird. Nach Verdunsten des A. wird absteigend chromatographiert. Laufmittel Benzol R_f 0,76. — (Kryptopin läßt sich auf diese Weise nicht von Papaverin trennen.) Aufgetragene Menge 10 bis 30 γ. Auch mit dem Laufmittel Benzol-Benzin (1:1, v/v) läßt sich Kryptopin nicht abtrennen. Dagegen gelingt eine papierchromatographische Unterscheidung nach J. BÜCHI und R. SCHUMACHER [Pharm. Acta Helv. *32*, 273 (1957)] (s. Morphin, S. 828): Whatman Papier Nr. 1 wird mit Pufferlsg. pH 3,5 nach I. M. KOLTHOFF (Der Gebrauch der Farbindikatoren, Berlin: Springer 1925, S. 148) getränkt (s. Morphin, S. 828). Als Laufmittel dient die organische Phase eines Gemisches aus Isobutanol/Toluol (1:1, v/v) mit W. gesättigt. Aufgetragene Menge ca. 50 bis 100 γ. R_f Papaverin 0,76 bis 0,78; Kryptopin 0,15; Morphin 0,03; Codein 0,098; Thebain 0,89; Noscapin (= Narcotin) 0,88.

Literatur: SCHULTZ, O. E., u. D. STRAUSS: Der papierchromatographische Nachweis der Alkaloide. Arzneimittel-Forsch. *5*, 342 (1955). — HÄUSSERMANN, H.: Zur papierchromatographischen Trennung von Narcotin und Papaverin. Arch. Pharm. (Weinheim) *289/61*, 303 (1956). Weitere Literaturangaben s. I. M. HAIS und K. MACEK: Handbuch der Papierchromatographie, Bd. II, Bibliographie und Anwendungen, Jena: VEB Gustav Fischer Verlag 1960.

Dünnschichtchromatographie [WALDI, D., K. SCHNACKERZ u. F. MUNTER: J. Chromatogr. *6*, 61 (1961)]. Sorptionsmittel Kieselgel-G-Merck; Laufmittel Chlf.-Aceton-Diäthylamin (5:4:1, v/v/v), R_f 0,67. — TEICHERT, K., E. MUTSCHLER u. H. ROCHELMEYER [Dtsch. Apoth.-Ztg *100*, 477 (1960)]. Sorptionsmittel Kieselgel-G-Merck; Laufmittel Chlf.-A. (9:1, v/v). Sichtbarmachung mit Dragendorffs-Rg., modifiziert nach R. MUNIER [Bull. Soc. Chim. biol. (Paris) *35*, 1225 (1953)].

Aufbewahrung. Vorsichtig, vor Licht geschützt.
Anwendung s. Papaverinhydrochlorid.
Dosierung (Erg.B. 6). Größte Einzelgabe 0,15 g, größte Tagesgabe 0,50 g.

Papaverinum hydrochloricum DAB 6, DAB 7 — DDR, Ross. 8, CsL 2, Helv. V, ÖAB 9. Papaverine Hydrochloride USP XVI(!), NF XII, BP 63, BPC 63. Papaverini Hydrochloridum Pl.Ed. I, Jap. 61, Dan. IX, Ph.Ned. 6. Papaverinae Chlorhydras Hisp. 9. Papaverini chloridum Nord. 63. Papaverine (chlorhydrate de) CF 65. Papaverinhydrochlorid DAB 7 — BRD.

$$C_{20}H_{21}NO_4 \cdot HCl \qquad \text{M.G. } 375{,}85$$

Herstellung. Durch Auflösen von Papaverin (s. S. 865) in verd. Salzsäure und Umkristallisieren aus W.

Eigenschaften. Weißes, geruchloses Kristallpulver, das zumeist schwach bitter, dann brennend schmeckt.

Löslichkeit. 1 T. löst sich in a Teilen:

	W.	Alkohol		Chlf.	Ae.
		90%	95%		
DAB 6	40	—	w. lösl.	—	—
DAB 7 — BRD	ca. 40	ca. 150	—	l. lösl.	—
ÖAB 9	40	—	70	15	pr. unlösl.
Ph.Ned. 6	38	—	50	—	—
Hisp. 9	40	—	w. lösl.	10	—
Pl.Ed. I	40	—	50	lösl.	pr. unlösl.
USP XVI, NF XII	30	—	120	lösl.	pr. unlösl.
BP 63	40	—	120	lösl.	pr. unlösl.
Dan. IX	40	—	50	8	pr. unlösl.
Nord. 63	40	—	150	8	pr. unlösl.
CF 65	40	—	w. lösl.	9	—

Fp. 210° (DAB 6), 200 bis 225° (Zers. unter dem Mikroskop, ÖAB 9), 218 bis 225° (Zers. im Kapillarröhrchen, ÖAB 9), 215 bis 225° (BP 63, nach 30 Min. trocknen bei 105°), 209 bis 211° (Hisp. 9), 223 bis 233° (Dan. IX), 225 bis 232° (Nord. 63). Optisch inaktiv. Die Lsg. reagiert gegenüber Lackmus sauer. pH einer 0,05 m Lsg. 3,9; pH einer 2%igen wss. Lsg. 3,3 (The Merck Index 1960), pKa = 6,4 (Nord. 63).

Erkennung. DAB 7 – BRD: Werden 5,0 ml Prüflsg. (0,50 g Substanz in 25,00 ml) mit einer warmen Mischung von 0,50 ml 6 n Ammoniak und 10,0 ml W. langsam versetzt, so scheidet sich die Base nach dem Erkalten kristallin aus. Die mit W. gewaschenen Kristalle schmelzen nach dem Trocknen bei 105° zwischen 145 und 148° (Metallblock = 146 bis 147,5°). – In 2,0 ml Prüflsg. entsteht nach Zugabe von 3,0 ml W. und 0,20 ml 3 n Salpetersäure mit 0,10 ml Silbernitratlsg., ein weißer, sich zusammenballender Nd.

DAB 6: Die wss. Lsg. (0,1 g + 5 ml) gibt mit Natriumacetatlsg. eine milchige Trbg. und klärt sich dann beim Umschütteln, indem sich an den Gefäßwandungen harzige Massen ansetzen. Diese erstarren nach etwa einer halben Stunde kristallin. Die Kristalle schmelzen nach dem Auswaschen mit wenig W. und trocknen bei 145° (ähnlich DAB 6 – DDR). Die mit Ammoniak gefällte, gewaschene und getrocknete Base soll bei etwa 146° schmelzen (BP 63), bei 144 bis 147° (Pl.Ed. I), bei 145 bis 148° (USP XVI, NF XII), bei 148 bis 150° (Dan. IX), bei 145 bis 147° (CsL 2), bei 146 bis 148° (nach dem Trocknen bei 105° Nord. 63). – 0,01 g Papaverinhydrochlorid löst sich in 1 bis 2 ml Schwefelsäure unter Entwicklung von Chlorwasserstoff fast farblos auf. Erwärmt man die Lsg. 1 Min. lang im siedenden Wasserbad, so tritt eine schwach blauviolette Fbg. auf, die bei stärkerem Erhitzen kräftiger wird (DAB 6, Nord. 63, DAB 7 – DDR). – Wird ein Körnchen Papaverinhydrochlorid mit einigen Tr. Formaldehyd-Schwefelsäure versetzt, so tritt eine beim längeren Stehen sich vertiefende Rotfbg. auf (DAB 6, ähnlich Jap. 61). – 10 mg löst man in 10 ml W. und gibt 3 Tr. verd. Salzsäure und 5 Tr. Kaliumhexacyano-ferrat(III)-lsg. hinzu; es entsteht eine zitronengelbe Fllg. (Unterscheidung von anderen Opiumalkaloiden; BP 63). – 10 mg werden in 1 ml Schwefelsäure, die 1 Tr. Formaldehydlsg. enthält, gelöst; es entsteht eine schwach gelbliche Lsg., die allmählich rosa und rot wird (Unterscheidung von Morphin und seinen Estern, die schnell Violettfbg. geben) (BP 63); gemäß USP XVI (NF XII) führt man die Prüf. mit 1 mg in 0,1 ml Schwefelsäure durch. Versetzt man eine Lsg. von etwa 2 mg Papaverinhydrochlorid in 1 ml W. mit 5 Tr. Jodlsg., so scheidet sich ein Perjodid als brauner Nd. aus (ÖAB 9). – Versetzt man 1 mg Papaverinhydrochlorid mit 2 ml Paraform-Schwefelsäure, so entsteht eine gelbe Lsg., die allmählich hell rotviolett wird. Fügt man nach 5 Min. 5 Tr. Eisen-Phosphorsäure hinzu, so geht die Fbg. allmählich in Grauviolett und schließlich in Graublau über (ÖAB 9). – 0,010 g Papaverinhydrochlorid wird in 3,0 ml Essigsäureanhydrid gelöst. Nach dem Erhitzen auf 80° und vorsichtigem Zusatz von 5 Tr. konz. Schwefelsäure zeigt die Lsg. eine gelblichgrüne Fluoreszenz (DAB 7 – DDR). – 2,0 ml Prüflsg. (0,50 g Substanz in 25,0 ml W. gelöst) geben nach Zusatz von 3,0 ml W. und 0,20 ml 3 n Salpetersäure mit 0,10 ml Salpetersäure mit 0,10 ml Silbernitratlsg. einen weißen, sich zusammenballenden Nd. (DAB 7 – BRD).

Prüfung. DAB 7 – BRD: Aussehen der Lsg.: 5,0 ml Prüflsg.: 0,50 g Substanz, zu 25 ml gelöst, müssen klar und dürfen nicht stärker gefärbt sein als eine Mischung aus 0,30 ml Eisen(III)-chloridlsg. und 4,70 ml etwa 1%ige Salzsäure. – Alkalisch oder sauer reagierende Verunreinigungen: Je 5,0 ml Prüflsg. müssen nach Zugabe von 0,10 ml Bromphenolblaulsg. blau und nach Zugabe von 0,10 ml Bromkresolgrünlsg. gelbgrün gefärbt sein (ähnlich DAB 7 – BRD). – Verhalten gegen Schwefelsäure: 0,100 g Substanz wird unter Umschütteln in 5,0 ml Schwefelsäure gelöst. Nach 15 Min. darf die Lsg. nicht stärker rosa gefärbt sein als 5,0 ml einer Mischung von 0,25 ml Eisen(III)-chloridlsg., 1,50 ml Kobalt-(II)-chloridlsg. und 48,25 ml etwa 1%iger Salzsäure. – Chloroformunlösl. Verunreinigungen: Die Lsg. von 0,200 g Substanz in 3,00 ml Chlf. muß klar sein (ähnlich DAB 7 – BRD). Helv. V: 0,2 g Papaverinhydrochlorid müssen sich in 10 ml frisch ausgekochtem, wieder erkaltetem W. klar und farblos oder beinahe farblos völlig lösen (Stammlsg.). – Wird die Lsg. eines zuvor mit W. abgespülten Kriställchens Kaliumhexacyanoferrat(III) in 10 ml W. mit 2 Tr. Eisen(III)-chloridlsg. und 1 ml Stammlsg. versetzt, so darf in der Mischung innerhalb 1 Min. wohl ein schmutziggelber Nd., aber keine tiefgrüne oder blaue Fbg., noch ein blauer Nd. auftreten (Morphin).

Weitere Morphin-Reaktionen. 5 ml einer 2,0%igen Lsg. in 0,1 n Salzsäure versetzt man mit 2 ml Natriumnitritlsg. und 3 ml verd. Ammoniaklsg. Die entstehende Gelbfbg. darf nicht stärker sein, als 5 ml einer 0,002%igen Lsg. von wasserfreiem Morphin nach gleicher Behandlung (Pl.Ed. I, CsL 2, CF 65). Ähnlich wird die Prüf. gemäß Dan. IX durchgeführt.

BP 63 und USP XVI: Zu 10 mg Substanz, gelöst in 10 ml W., werden einige Tr. Salzsäure und einige Tr. einer ges. wss. Jodsäurelsg. hinzugeben. Schüttelt man mit 5 ml Tetrachlorkohlenstoff, so darf sich die Lösungsmittelschicht nicht violett färben (ähnlich DAB 7 – DDR). – Morphin und Codein: Erhitzt man 0,05 g Papaverinhydrochlorid mit 0,015 g Vanillin und 5 ml konz. Salzsäure 5 Min. lang im Wasserbad, so darf die Lsg. nicht stärker rötlich gefärbt sein als eine in gleicher Weise behandelte Lsg. von 0,015 g Vanillin in 5 ml konz. Salzsäure (ÖAB 9, ähnlich DAB 7 – DDR). – 0,01 g Papaverinhydrochlorid wird in einer Mischung von 0,5 ml W. und 0,5 ml konz. Schwefelsäure gelöst und nach Zusatz von 1 Tr. Eisen(III)-chloridlsg. während 5 Sek. zum Sieden erhitzt. Die Mischung darf nicht stärker gefärbt sein als eine gleich hohe Schicht einer Lsg., die in 10 ml 2 Tr. Kaliumchromat- und 2 Tr. Jodlsg. enthält (Codein). – Gewichtsverlust beim Trocknen: Höchstens 0,5% (ÖAB 9); bei 105° bis zum konstanten Gewicht bzw. 2 Std. bei 105° (USP XVI, NF XII) nicht über 1% (BP 63, USP XVI, CsL 2, NF XII) bzw. 0,5% (Dan. IX, DAB 7 – BRD). – Verbrennungsrückstand: Höchstens 0,2% (ÖAB 9), höchstens 0,3% (USP XVI), nicht über 0,1% (BP 63, Ross. 8, Dan. IX, DAB 7 – BRD), nicht mehr als 0,5% Jap. 61.

Gehaltsbestimmung. DAB 7: 0,25 g Substanz, genau gewogen, werden in einer Mischung von 20,0 ml A. 90%ig und 10,0 ml Chlf. gelöst und nach Zusatz von 1,0 ml Phenolphthaleinlsg. mit 0,1 n Natronlauge unter kräftigem Schütteln bis zur Rosafbg. titriert (Feinbürette). 1 ml 0,1 n Natronlauge entspr. 34,04 mg $(C_{20}H_{22}NO_4)^+$. Der Gehalt beträgt, bezogen auf die getrocknete Substanz, 89,7 bis 91,5% $(C_{20}H_{22}NO_4)^+$, daraus berechnet mindestens 99,0% $C_{20}H_{22}ClNO_4$.

Helv. V: Etwa 0,35 g Papaverinhydrochlorid, genau gewogen, werden in einem Gemisch von 15 ml A. und 5 ml W. auf dem Wasserbad gelöst und nach Zusatz von 2 bis 3 Tr. Phenolphthaleinlsg. mit 0,1 n Natronlauge titriert. 0,3500 g müssen mindestens 9,25 ml und höchstens 9,32 ml 0,1 n Natronlauge verbrauchen, entspr. einem Gehalt von mindestens 99,3% Papaverinhydrochlorid.

Dan. IX: Es werden aus 0,2500 g mit Ammoniak die Base ausgefällt, diese filtriert (G 3), gewaschen, bei 105° getrocknet und gewogen.

ÖAB 9: 0,3759 g Papaverinhydrochlorid werden in einer Mischung von 20 ml A. und 10 ml Chlf. gelöst und nach Zusatz von 10 Tr. Phenolphthaleinlsg. mit 0,1 n Natriumhydroxidlsg. unter kräftigem Umschütteln titriert.
Für die angegebene Einwaage müssen 9,92 bis 10,05 ml 0,1 n Natriumhydroxidlsg. verbraucht werden, entspr. 99,2% bis 100,5% des theoretischen Wertes.
1 ml 0,1 n Natriumhydroxidlsg. entspr. 37,59 mg $C_{22}H_{21}NO_4 \cdot HCl$. 1 g Papaverinhydrochlorid entspr. 26,61 ml 0,1 n Natriumhydroxidlsg.
Die austitrierte Lsg. wird in einem Scheidetrichter mit 10 ml Natriumcarbonatlsg. versetzt und kräftig geschüttelt. Die abgetrennte Chloroformschicht wäscht man durch Schütteln mit W. und trocknet mit wasserfreiem Natriumsulfat. Die abfiltrierte Lsg. läßt man auf dem Wasserbad eindunsten und trocknet den Rückstand von Papaverin im Exsikkator. Schmelzintervall (im Kapillarröhrchen) 143 bis 148°.

DAB 7 – DDR: 0,30000 g Substanz werden in 10,0 ml wasserfreier Essigsäure unter mäßigem Erwärmen gelöst. Nach dem Erkalten und Zusatz von 10,0 ml Quecksilber(II)-acetat-Lsg. sowie 3 Tr. Kristallviolett-Lsg. wird die Lsg. mit 0,1 n Perchlorsäure bis zum Farbumschlag nach Grün titriert (Feinbürette). 1 ml 0,1 n Perchlorsäure entspricht 37,59 mg Papaverinhydrochlorid.

UV-Spektrum. BP 63: In 0,1 n Salzsäure besitzt Papaverin im Bereich von 230 bis 350 mµ 3 Maxima, deren Extinktionen in 1 cm Schichtdicke folgende Werte annehmen ($c = 0,0005\%$ige Lsg. g/ml):

Maximum mµ	Extinktion E
250	0,825
284	0,087
310	0,114

Nach P. M. OESTREICHER, CH. G. FARMILO und L. LEVI [Bull. Narcot. *VI/3–4*, 42 (1954)] besitzt Papaverinhydrochlorid in wss. Lsg. bei folgenden Wellenlängen Maxima:

Maximum mµ	Extinktionskoeffizient ε	Konzentration mg/l
249–250	48900	0,0067
280–282	6360	0,0134
311	6590	0,0134

Die Maxima des Papaverinhydrochlorids sind gegenüber der Papaverinbase (s. S. 866) hypsochrom verschoben.

IR-Spektrum, Papierchromatographie, Dünnschichtchromatographie s. Papaverin, S. 866.

Aufbewahrung. Vorsichtig und vor Licht und Luft geschützt.

Anwendung. Peripher am glatten Muskel angreifendes Spasmolyticum, wirksam bei Spasmen des Magen-Darm-Kanals. Bei langsamer i.v. Injektion werden die Gehirn- und Coronargefäße erweitert. Daher auch bei Myocardinfarkt unter Beobachtung besonderer Vorsichtsmaßregeln (Blutdrucksenkung!) anwendbar. Bei i. m. Anwendung verursacht Papaverinhydrochlorid am Applikationsort starke Schmerzen. Lösungen der Substanz sind bei Bedarf frisch zu bereiten (DAB 7 – DDR).

Dosierung

	Einzelmaximaldosis				Tagesmaximaldosis				Gebr. Einzeldosis			
	oral mg	i.v. mg	s.c. mg	i.m. mg	oral mg	i.v. mg	s.c. mg	i.m. mg	oral mg	i.v. mg	s.c. mg	i.m. mg
DAB 6	200	–	–	–	600	–	–	–	–	–	–	–
DAB 7 – BRD	200	50	–	–	600	150	–	–	–	–	–	–
DAB 7 – DDR	300	300	–	300	1000	600	–	600	–	–	–	–
ÖAB 9	200	–	100	100	600	–	300	300	50–100	–	30– 60	–
Ph.Ned. 6	150	–	150	–	600	–	600	–	40–100	–	40–100	–
USP XVI[1]	–	–	–	–	–	–	–	–	60–200	–	30– 60	–
BP 63	–	–	–	–	–	–	–	–	–	–	–	–
Pl.Ed. I[2]	250	–	250	–	1000	–	1000	–	50	–	50	–
Helv. V	300	–	50	–	300	–	150	–	–	–	–	–
Dan. IX. Nord. 63	200	–	–	–	600	–	–	–	–	–	–	–
Hisp. 9	50	–	50	–	250	–	250	–	–	–	–	–
Jap. 61	200	–	–	–	600	–	–	–	30	–	–	–

[1] Gebräuchliche Dosierung oral 100 mg, i.m. 30 mg.
[2] Gebräuchliche tägliche Dosierung bis zu 250 mg.

Handelsformen: Papaverin „Knoll" (Knoll AG, BRD), außerdem in den verschiedensten Kombinationspräparaten.

Äthylpapaverin. Äthaverin (INN). Ethaverinum (NFN 1957). Tetraäthoxy-benzyl-isochinolin. 6.7-Diäthoxy-1-(3'.4'-diäthoxybenzyl)-isochinolin als Hydrochlorid.

$C_{24}H_{29}NO_4 \cdot HCl$ M.G. 431,96

Herstellung. Nach E. Wolf [Fr. Pat. 719638 v. 6. Juli 1931; vgl. Chem. Zbl. **II**, 740 (1932)], ähnlich wie Papaverin aus Diäthyloxyphenylacetyloxydiäthoxyphenyläthylamin und PCl_5. Entspricht konstitutionell weitgehend dem Opiumalkaloid Papaverin, dessen 4 Methoxygruppen durch 4 Äthoxygruppen ersetzt sind.

Eigenschaften. Hellgelbes Pulver, das in kaltem W. zu etwa 2%, leichter in warmem W. und in Chlf. lösl. ist. In A. löst es sich schwer. Es schmilzt unter Zers. bei 186 bis 188°. Die wss. Lsg. reagiert schwach sauer.

Erkennung. Die mit Natriumcarbonat aus der wss. Lsg. des Hydrochlorids freigemachte, bald krist. werdende Base schmilzt nach dem Auswaschen und Trocknen bei 98 bis 99°. Zum Unterschied von Papaverin geben 5 ml einer warm bereiteten wss. Äthylpapaverinlsg. (1 g/20 ml) mit 10 ml einer ebenfalls warm bereiteten wss. Lsg. von Jodoxychinolinsulfonsäure (0,1 g/50 ml) einen schwach gefärbten Nd. Löst man 0,02 g Äthylpapaverin in 2 ml konz. Schwefelsäure, so entsteht eine schwach violettstichige Rosafbg., die beim Erwärmen nach Dunkelviolett umschlägt.

Aufbewahrung. Vorsichtig.

Anwendung. Als Spasmolyticum wie Papaverin bei Spasmen der glatten Muskulatur. — Äthaverin beeinflußt nicht das Drüsen- und Nervensystem und ist ohne unerwünschte Wirkung auf den Kreislauf [s. G. POUCHET: Bull. Acad. Med. (Paris) *110*, 724 (1933) und B. v. ISSEKUTZ, M. LEINZINGER und Z. DIRNER: Naunyn-Schmiedeberg's Arch. exp. Path. Pharmak. *164*, 158 (1932)].

Handelsformen: Barbonin (Knoll), Diquinol (Parke, Davis), Ethquinol (Ulmer Pharmacol), Perparin (Chemo-Puro), Ethaverine hydrochloride (Lincoln).

Dimoxylin (INN). 6,7-Dimethoxy-1(4'-äthoxy-3'-methoxybenzyl)-3-methylisochinolin.

$C_{21}H_{25}NO_4$ M.G. 355,43

Herstellung. Durch Ringschluß von N-[α-Methyl-β-(3,4-dimethoxy-phenäthyl)]-4-äthoxy-3-methoxyphenylacetamid bei Gegenwart von Phosphoroxychlorid. Anschließend wird durch Erhitzen mit Pd dehydriert [Brit. Pat. 674800 v. 2. Juli 1952 (f. Lilly, Eli & Co.); vgl. CA (N. Y.) *47*, 5455 g (1953)].

Eigenschaften. Fp. 124 bis 125° (aus verd. A.). Farblose Kristalle. Dimoxylinphosphat Fp. 197 bis 199°. Farblose Kristalle. Lösl. in W.

Anwendung. Als Spasmolyticum.

Handelsform: Paveril (Lilly, Eli & Co., USA, als Phosphat).

1-(3',4'-Methylendioxybenzyl)-3-methyl-6,7-methylendioxyisochinolin.

$C_{19}H_{17}NO_4$ M.G. 323,35

Herstellung. Nach E. MERCK DRP 550122 und DRP 551870 (v. 9. Nov. 1930) [Chem. Zbl. *II*, 1696 (1932)] und Brit. Pat. 348956 (v. 15. Juli 1930) [Chem. Zbl. *II*, 1196 (1931)] wird an Piperonal Nitroäthan angelagert, anschließend reduziert und mit Homopiperonylsäurechlorid zum Säureamid kondensiert. Aus dieser Verbindung liefert Phosphoroxychlorid in siedendem Toluol unter Wasserabspaltung und Ringschluß das 1-(3′,4′-Methylendioxybenzyl)-3-methyl-6,7-methylendioxyisochinolin.

Eigenschaften. Fp. 141°, farblose Kristalle aus M. Unlösl. in W., lösl. in Bzl., Chlf. heißem A., M., Ae. Die Verbindung stellt eine schwache Base dar. Verwendet wird das salzsaure Salz.

Literatur: Merck's Jber. Pharm. **44**, 15 (1930).

Eupaverin Erg.B. 6. Salzsaures 1-(3′,4′-Methylendioxybenzyl)-3-methyl-6,7-methylendioxyisochinolin.

Formel, S. 870 $C_{19}H_{15}NO_4 \cdot HCl \cdot H_2O$ M.G. 282,69

Eigenschaften. Gelblichweiße, verfilzte Nadeln. Löslichkeit: 1 T. löst sich in 100 T. W. bei 25°, gut lösl. in heißem W. und in etwa 60 T. A. lösl. Die wss. Lsg. rötet Lackmuspapier.

Erkennung. Eisen(II)-nitratlsg. gibt keine Fbg., aber das schwer lösl. Nitrat kann ausfallen. – Mit Jodlsg. wird ein braunschwarzes Perjodid abgeschieden. – In 60 ml der wss. Lsg. (1 + 199) entsteht auf Zusatz von 1 bis 2 Tr. Natriumcarbonatlsg. (1 + 9) eine milchige Trbg. Nach weiterem Zusatz scheiden sich Kristalle ab, die nach dem Ausschütteln mit Chlf., Verdunsten des Chlf. und Trocknen über Schwefelsäure bei 141 bis 142° schmelzen. Versetzt man den wss. T. der Ausschüttelung nach dem Ansäuern mit Salpetersäure mit Silbernitratlsg., so entsteht ein weißer, käsiger Nd. – 0,01 g Eupaverin löst sich in 2 ml Schwefelsäure mit schmutziggrüner Farbe. Bei kurzem Erwärmen dieser Lsg. im Wasserbad schlägt die Farbe in Schwarzviolett um. – Die Lsg. von 0,01 g Eupaverin in 2 ml Formaldehyd-Schwefelsäure ist zuerst grün, dann sehr schnell rotviolett gefärbt. – Nachweis der Dioxymethylengruppe: Man erhitzt 1 mg Substanz und 3 bis 5 mg β-Naphthol mit 1 ml konz. Schwefelsäure kurze Zeit im siedenden Wasserbad; es entsteht eine gelbe bis braune, stark grün fluoreszierende Lsg.

Gehaltsbestimmung. Kolorimetrische Bestimmung s. M. LANGEJAN [Pharm. Weekbl. **92**, 385, 693 (1957)]. Mit der dort angegebenen Methode werden nur ca. 80% der theoretisch vorhandenen Menge erfaßt.

Aufbewahrung. Gut verschlossen und vor Licht geschützt. Vorsichtig.

Unverträglichkeiten. Mit alkalisch reagierenden Stoffen, Aminophenazon, Bromiden, Chininsalzen, Jodiden, Natriumdiäthylbarbitursäure, anderen alkalisch reagierenden Barbituraten sowie Natriumsalicylat bildet Eupaverin unverträgliche Arzneimischungen. Es empfiehlt sich, wss. Eupaverinlsg. zur Erhöhung der Haltbarkeit 1 bis 2% Milchsäure zuzusetzen.

Anwendung. Bei Spasmen der glatten Muskulatur entspr. dem Papaverin. Die Substanz wird bei arteriellen Embolien, Koronarinfarkt und peripheren Durchblutungsstörungen gebraucht.

Dosierung. Durchschnittliche Gaben per os, i.m., i.v.: 30 bis 60 mg ein- bis dreimal täglich. Bei Embolien sofort 150 mg langsam i.v.

Anmerkung. Seit 1956 bringt die Fa. E. Merck AG, Darmstadt, als Eupaverin nicht mehr das oben beschriebene 1-(3′,4′-Methylendioxybenzyl)-3-methyl-6,7-methylendioxyisochinolinhydrochlorid, sondern das 1-Benzyl-3-äthyl-6,7-dimethoxyisochinolinhydrochlorid in den Handel (s. nachf. Monographie).

1-Benzyl-3-äthyl-6,7-dimethoxyisochinolinhydrochlorid. Eupaverin.

$C_{20}H_{21}NO_2 \cdot HCl$ M.G. 343,85

Eigenschaften. Farblose Kristalle oder kristallines, weißes Pulver, schwer losl. in kaltem W.; lösl. in heißem W.; heißem A. und den meisten organischen Lsgm. Fp. 214° (Hydrochlorid) Fp. 78 bis 79° (freie Base). Eine wss. Lsg. (1 % g/v) rötet Lackmuspapier.

Erkennung. Fp. der Base: Wird die heiße Lsg. von 1 g 1-Benzyl-3-äthyl-6,7-dimethoxyisochinolinhydrochlorid in 4 ml W. mit 1,5 ml Kalilauge (15% g/ml) versetzt und 2 bis 3 Min. lang kräftig geschüttelt, so entsteht ein Nd., der sich absetzt. Die überstehende Flüssigkeit wird abgegossen. Der Nd. wird dreimal mit je 5 ml W. durchgeschüttelt und nach dem jeweiligen Absetzen des Nd. das Waschw. verworfen. Nach dem Filtrieren und Waschen mit W. trocknet man den Nd. zuerst auf dem Tonteller, dann im Schwefelsäure-Exsikkator. Fp. der getrockneten Kristalle 78 bis 79° nach Erweichen bei 72°. – 0,1 g Substanz ist in 3 ml konz. Schwefelsäure fast farblos lösl., nach einiger Zeit tritt gelbe bis braune Verfärbung auf. Wird 0,1 g Substanz in 10 ml W. gelöst und mit 2 Tr. Salpetersäure ($d = 1,146$ bis 1,148) angesäuert, so fällt bei der Zugabe von 3 Tr. Silbernitratlsg. (1 + 19) ein käsiger Nd. aus (Chlorid). – Die übrigen Angaben entsprechen denen des Eupaverin (Erg.B. 6).

Anwendung s. bei Eupaverin.

Literatur: Dtsch. Apoth.-Ztg *97*, 93 (1957) und Index Merck 1961.

Papaveraldin. 6,7-Dimethoxy-1-veratroylisochinolin.

$C_{20}H_{19}NO_5$ M.G. 353,37

Vorkommen. Ob Papaveraldin ein genuines Opiumalkaloid ist oder erst während der Aufarbeitung des Opiums durch Oxydation des Papaverins entsteht, ist nicht geklärt.

Herstellung. Durch Oxydation von Papaverin mit SeO_2 [MENON, A.: Proc. Indian Acad. Sci. *19A*, 21 (1944)].

Eigenschaften. Farblose Kristalle; Fp. 209 bis 211°; optisch inaktiv. Die Substanz ist lösl. in Bzl., Chlf., wenig lösl. in Ae., A., PAe.; fast unlösl. in W., Alkalien und Alkalicarbonaten.

Papierchromatographie [MACHOVICOVA, F., u. V. PARRAK: Die papierchromatographische Trennung von Papaverin, Papaverinol, Papaveraldin. Pharmazie *14*, 10 (1959)]. Papierchromatographisch ließ sich Papaveraldin als Zersetzungsprodukt neben Papaverinol in gelb verfärbten Papaverinsulfat-Injektionslsg. nachweisen. Methode: Papier Whatman Nr. 4; absteigend entwickelt. Laufmittel a) stationäre Phase: 40% Methanolformamid; b) mobile Phase: Bzl.-Benzin, 1 : 1 v/v gesättigt mit Formamid. Das Papier wird nach dem Auftragen der Proben mit einer Lsg. von Formamid in 40%igem Methanol imprägniert.

Papaverinol

Nach dem Verdunsten des Methanols wird in einer Chromatographiekammer mit der mobilen Phase im Dunkeln entwickelt. Aufgetragene Substanzmenge 30 bis 50 γ. Papaverinhydrochlorid wird in Methanol, Papaverinol in Benzin und Papaveraldin in warmem Bzl. gelöst; diese Lsg. dienen als Vergleichslsg. Die P.Chr. erfolgt in Kammern, die mindestens 24 Std. mit mobiler Phase gesättigt waren. Das Entwickeln dauert ca. 3,5 Std. Sichtbarmachung: Dragendorff-Rg.

Polarographie s. J. KREPINSKI [Čsl. Farm. *7*, 13 (1958)].

Anwendung. Papaveraldin ist wie Papaverinol toxisch, und beide Verbindungen haben keine Anw. als Spasmolytica gefunden. Diese beiden Oxydationsprodukte des Papaverins werden als Zersetzungsprodukte gelb verfärbter Papaverinsulfatlsg. beobachtet.

Kryptopin.

$C_{21}H_{23}NO_5$ M.G. 369,42

Vorkommen. Kommt in sehr geringer Menge im Opium vor (0,003 bis 0,03%). Dieses Nebenalkaloid wurde von E. SMITH und G. SMITH [Pharm. J. *8*, 595 (1867)] entdeckt.

Herstellung. Synthese von R. D. HAWORTH und W. H. PERKIN jun. [J. chem. Soc. *1926*, S. 1769].

Eigenschaften. Fp. 220 bis 221° (korr.). Lösl. in Chlf. und Essigsäure, unlösl. in Ae. und W. Optisch inaktiv. Bildet wie Papaverin ein schwer lösl. Oxalat.

Erkennung. Kryptopin gibt mit konz. Schwefelsäure eine Violettfbg.

Papierchromatographie [MACEK, K., J. HACAPERKOVÁ u. B. KAKÁČ: Pharmazie *11*, 533 (1956)] s. Papaverin, S. 866.

Literatur: The Merck Index 1960. – BOIT, H. G.: Ergebnisse der Alkaloid-Chemie bis 1960, Berlin: Akademie-Verlag 1961.

Thebainum. Thebain.

$C_{19}H_{21}NO_3$ M.G. 311,38

Vorkommen. Thebain ist im Opium im allgemeinen zu etwa 0,3 bis 1,5% enthalten; im mandschurischen Opium nach Angaben von ARIMA und IWAKIRI [Rep. Inst. Sci. Res. Manchoukuo *2*, 221 (1938); nach K. W. BENTLEY: The chemistry of the morphine alkaloids, Oxford 1954] bis zu 2,68%. Es wird als Nebenprodukt bei der Gewinnung des Morphins (s. d.) erhalten (s. auch K. W. BENTLEY, l. c.).

Eigenschaften. Glänzend weiße Blättchen (aus verd. A.) oder dickere Prismen (aus absol. A.). Fp. 193°, geschmacklos, in W. fast unlösl., lösl. in A., ziemlich leicht lösl. in Ae. und Chlf. In verd. Natronlauge löst es sich nicht (Unterschied zu Morphin), in Ammoniakfl. ist es etwas lösl. Die weingeistige Lsg. bläut Lackmuspapier und ist linksdrehend. $[\alpha]_D^{15} = -218,64°$ ($c = 2$ in A.); $[\alpha]_D^{15} = -230°$ ($c = 5$ in Chlf.) pK bei 15° = 6,05; $K = 9 \cdot 10^{-7}$; pH einer ges. wss. Lsg. = 7,6. Löslichkeit 1 g löst sich in 1460 ml W. bei 15°, in ca. 15 ml heißem A. oder 13 ml Chlf., ungefähr 200 ml Ae., 25 ml Bzl., 12 ml Pyridin; kaum lösl. in PAe. (The Merck Index 1960).

Erkennung. In konz. Schwefelsäure löst es sich mit tiefroter Farbe, die allmählich in Gelbrot übergeht; ähnliche Fbg. gibt Thebain auch mit Fröhdes-, Erdmanns- und Mandelins-Rg. – In konz. Salpetersäure löst es sich mit gelber Farbe. Mit Chlorwasser gibt es beim Erwärmen eine rote Fbg. Aus seinen Salzen wird es durch Alkalihydroxide und -carbonate und auch durch Ammoniak gefällt.

Papierchromatographie s. Papaverin, S. 866.

Dünnschichtchromatographie [WALDI, D., K. SCHNACKERZ u. F. MUNTER: J. Chromatogr. *6*, 61 (1961)]. Sorptionsmittel: Kieselgel-G-Merck; Laufmittel Cyclohexan-Chlf.-Diäthylamin (5:4:1, v/v/v), R_f 0,51 (Papaverin R_f 0,42) [s. auch Papaverin mit dem dort angegebenen Laufmittel Chlf.-Aceton-Diäthylamin (5:4:1, v/v/v) ist eine Trennung von Papaverin und Thebain nur in geringem Maße möglich; R_f Thebain 0,65; R_f Papaverin 0,67]. – Weitere Lit. s. E. STAHL: Dünnschicht-Chromatographie, Berlin/Göttingen/Heidelberg: Springer 1962 (2. Aufl. 1967).

UV-Spektrum [CSOKAN, E.: Z. anal. Chem. *124*, 344 (1942)]. Nach P. M. OESTREICHER, CH. G. FARMILO und L. LEVI [Bull. Narcot. *VI/3–4*, 42 (1954)] besitzt Thebain bei 285 mµ, $\varepsilon = 7330$ ($c = 0,0205$ g/l) ein Maximum.

IR-Spektrum s. L. LEVI, CH. E. HUBLEY und R. A. HINGE [Bull. Narcot. *VII/1*, 44 (1955)].

Gaschromatographie s. K. D. PARKER, C. R. FONTAN und P. C. KIRK [Anal. Chem. *35*, 356 (1963)].

Anwendung, Dosierung s. Thebainhydrochlorid.

Thebainum hydrochloricum Helv. V. Thebaini hydrochloridum Ph.Ned. 6. Thebainhydrochlorid. Cloridrato di tebaina.

Formel s. o. $C_{19}H_{21}NO_3 \cdot HCl \cdot$ ca. 0,5 H_2O M.G. ohne Kristallwasser 347,84

Eigenschaften. Farblose Kristalle oder weißes Kristallpulver. $[\alpha]_D^{15} = -163,25°$ ($c = 2$ in W.). 1 T. löst sich in 12 T. W. (Helv. V 15 T. W.) und in A. Ziemlich leicht lösl. in Chlf. (Helv. V). pH einer 0,05 m Lsg. 4,95 (The Merck Index 1960).

Erkennung. 10,0 mg Thebainhydrochlorid lösen sich in 5 Tr. konz. Schwefelsäure mit braunroter Farbe. Beim Erhitzen auf dem Wasserbad wird die Lsg. orangegelb (Helv. V). – Die mit verd. Salzsäure angesäuerte Lsg. (1:100) gibt mit Jodlsg. einen Nd., der in A. lösl. ist (Ph.Ned. 6). – Werden 100 mg Thebainhydrochlorid in 5 ml W. aufgelöst und in die siedende Lsg. 5 Tr. Ammoniak zugegeben, dann scheiden sich Kristalle ab, die nach dem Waschen mit W. bei 192 bis 194° schmelzen; das Filtrat gibt eine positive Chloridreaktion (Ph.Ned. 6).

Prüfung (Helv. V). 350 mg Thebainhydrochlorid müssen sich in 10 ml frisch ausgekochtem und wieder erkaltetem W. klar und farblos völlig lösen. Diese Lsg. ist als Stammlsg. für nachfolgende Reaktionen zu verwenden:

1 ml der Stammlsg. muß durch 1 Tr. Methylrot orange oder rot, aber nicht stärker rot gefärbt werden als 1 ml einer Mischung von 3 ml Natriumacetat, 3 ml verd. Essig-

säure und W. zu 20 ml. – Wird die Lsg. eines vorher mit W. abgespülten Kriställchens Kaliumhexacyanoferrat(III) in 10 ml W. mit 2 Tr. Eisen(III)-chlorid und 1 ml Stammlsg. vermischt, so darf in der Mischung innerhalb einer Min. wohl eine grüne, nicht aber eine blaugrüne oder blaue Fbg. noch ein blauer Nd. auftreten (Morphin). – Wird 1 ml Stammlsg. mit 5 Tr. Natriumacetat versetzt, so darf in der Mischung keine sofortige Trbg. entstehen [Papaverin, Noscapin (= Narcotin)]. – Eine Lsg. von 100 mg Thebainhydrochlorid in 1 ml Chlf. (Helv. V 2 ml Chlf.) muß nach 12stündigem Stehen (Helv. V macht keine Zeitangabe) noch klar und darf nicht getrübt sein (Morphinhydrochlorid, anorg. Salze) (Ph.Ned. 6). – Werden 5 ml einer 0,1 n salzsauren Lsg. (1 : 100) mit 2 ml einer 1%igen Natriumnitritlsg. vermischt und unmittelbar danach 3 ml Ammoniak zugegeben, dann darf die entstehende Farbe nicht stärker sein als diejenige, die gebildet wird, wenn 5 ml Morphinlsg. (1,5 : 100000) unter gleichen Bedingungen behandelt werden (Ph.Ned. 6). – Gewichtsverlust beim Trocknen: Nicht weniger als 2% und nicht mehr als 3% (Helv. V). – Verbrennungsrückstand: Nach dem Verbrennen darf kein Rückstand hinterbleiben (Ph.Ned. 6, Helv. V).

Gehaltsbestimmung (Helv. V). Etwa 0.35 g getrocknetes Thebainhydrochlorid, genau gewogen, werden in einem Gemisch von 30 ml A. und 10 ml W. gelöst und unter Verwendung von 2 bis 3 Tr. Phenolphthaleinlsg. mit 0,1 n Natronlauge bis zur Rosafbg. titriert (Feinbürette). 1 ml 0,1 n Natronlauge entspr. 0,034764 g $C_{19}H_{21}NO_3$ · HCl. Getrocknetes Thebainhydrochlorid muß mindestens 99% $C_{19}H_{21}NO_3$ · HCl enthalten. 0,3500 g müssen also mindestens 9.97 ml und höchstens 10,07 ml 0,1 n Natronlauge verbrauchen.

Ph.Ned. 6 ähnlich Helv. V. Thebainhydrochlorid besteht aus mindestens 96% Thebainhydrochlorid $C_{19}H_{21}NO_3$ · HCl und W.

Aufbewahrung. Gut verschlossen und vor Licht geschützt.

Anwendung. Thebain ist ein reines Krampfgift mit strychninähnlicher und nur geringer narkotischer Wirkung. Seine therapeutische Bedeutung ist gering. Es kann aber als Ausgangsmaterial für die Synthese von Hydrocodonbitartrat (z.B. Dicodid), s. S. 814, Hydromorphonhydrochlorid (z.B. Dilaudid), s. S. 818 und Oxycodonhydrochlorid (z.B. Eukodal), s. S. 820 dienen. Gemäß Helv. V wird es für die Herstellung von Opialum (s. d.) verwendet.

Dosierung. Einzelmaximaldosis 0,05 g, Tagesmaximaldosis 0,20 g.

Thiambuten-Gruppe

Derivate des (±)-3-Dialkylamino-1,1-bis-(2′,2″-thienyl)-buten-(1)

Lfd. Nr.	Wissenschaftliche Bezeichnung	Internationale Kurzbezeichnung INN	R_1	R_2	Synonyma	BTM-VO[1]
1	(±)-3-Dimethylamino-1,1-bis-(2′,2″-thienyl)-buten-(1)	Dimethylthiambuten	—CH_3	—CH_3	Ohton	§ 9 Abs. 1
2	(±)-3-Äthylmethylamino-1,1-bis-(2′,2″-thienyl)-buten-(1)	Äthylmethylthiambuten	—CH_3	—CH_2—CH_3		§ 9 Abs. 1
3	(±)-3-Diäthylamino-1,1-bis-(2′,2″-thienyl)-buten-(1)	Diäthylthiambuten	—CH_2—CH_3	—CH_2—CH_3	Themalon	§ 9 Abs. 1

[1] Siehe Fußnote S. 784.

Analgetica

Thiambuten-Gruppe

Äthylmethylthiambuten (INN). Ethylmethylthiambutene (INN). 3-Methyläthylamino-1,1-di-(2'-thienyl)-1-buten. 3-Methyläthylamino-1,1-di-α-methyl-γ,γ-di-(2-thienyl)allylamin. Emethibutin. NIH 5145. 1 C 50. Äthylmethylthiambutenum (NFN 1956).

Formel Nr. 2, S. 875 $C_{15}H_{19}NS_2$ M.G. 277,45

Herstellung s. Dimethylthiambuten.

Mikrochemische Erkennung [CLARKE, E. G. C.: Bull. Narcot. *XI/1*, 27 (1959)]. Styphninsäure gibt mit Äthylmethylthiambuten nadelförmige Kristalle mit gezähnten Rändern (Empfindlichkeit 0,25 γ). Zur Ausführung der Reaktion s. Morphinhydrochlorid, S. 832. Farbreaktionen s. Dimethylthiambuten.

Papierchromatographie s. Dimethylthiambuten, S. 877.

Aufbewahrung. Vorsichtig und vor Licht geschützt.

Gesetzliche Bestimmungen s. S. 775.

Literatur s. Dimethylthiambuten, S. 877.

Diäthylthiambuten (INN). Diethylthiambutene (INN). 3-Diäthylamino-1,1-di-(2'-thienyl)-1-buten. N,N-Diäthyl-α-methyl-γ,γ-di-(2-thienyl)allylamin. Diéthylamino-3 di-(thiényl-2')-1,1 butène-1. Diethibutin. C-49. 191 C 49. NIH 4185.

Formel Nr. 3, S. 875 $C_{16}H_{21}NS_2$ M.G. 291,48

Herstellung s. Dimethylthiambuten.

Eigenschaften. Viscoses gelbliches Öl, $Kp._{0,03\,Torr}$ = 122 bis 128°; pKa 8,90; lösl. in Chlf. und Ae. Das Hydrochlorid schmilzt bei 152 bis 153°.

Mikrochemische Erkennung [CLARKE, E. G. C.: Bull. Narcot. *XI/1*, 17 (1959)]. Diäthylthiambuten liefert mit Bleijodid dichte Kristallrosetten, die sich aber erst beim Stehen über Nacht ausbilden (vgl. Dimethylthiambuten); Kaliumjodid gibt Rosetten plättchenförmiger Kristalle. Die Farbreaktionen entsprechen denen des Dimethylthiambutens (s.d.).

Papierchromatographie s. Dimethylthiambuten, S. 877.

Aufbewahrung. Vorsichtig und vor Licht geschützt.

Handelsform: Themalon (Burroughs & Wellcome, Großbritannien).

Gesetzliche Bestimmungen s. S. 775.

Literatur s. Dimethylthiambuten, S. 877.

Dimethylthiambuten(e) (INN). 3-Dimethylamino-1,1-di-(2'-thienyl)-1-buten. N,N-α-Trimethyl-γ,γ-di-(2-thienyl)-allylamin. Diméthylamino-3 di-(thiényl-2')-1,1 butène-1. Aminobutene. Dimethibutin.

Formel Nr. 1, S. 875 $C_{14}H_{17}NS_2$ M.G. 263,42

Herstellung (ADAMSON, D. W.: J. chem. Soc. *1950*, S. 885). Aus β-Dimethylaminobuttersäureäthylester durch Grignardierung mit 2-Thienyllithium und Wasserabspaltung aus dem resultierenden 3-Dimethylamino-1,1-di-(2'-thienyl)-butan-1-ol.

$$\begin{array}{c}H_3C\\ \diagdown\\ N-CH-CH_2-COOC_2H_5\\ H_3C\diagup|\\ CH_3\end{array} + 2\,\underset{S}{\bigcirc}-Li \longrightarrow \begin{array}{c}H_3CCH_3\\ \diagdown|\\ N-CH-CH_2-C\\ \diagup|\\ H_3CHO\end{array}\!\!\!\begin{array}{c}S\\ \bigcirc\\ S\\ \bigcirc\end{array}$$

$$\xrightarrow{-H_2O} \begin{array}{c}H_3CCH_3\\ \diagdown|\\ N-CH-CH=C\\ \diagup\\ H_3C\end{array}\!\!\!\begin{array}{c}S\\ \bigcirc\\ S\\ \bigcirc\end{array}$$

Auf ähnlichem Wege wird auch das Diäthylthiambuten und das Methyläthylthiambuten erhalten. US-Pat. 2561899 [v. 24. Juli 1951 f. Burroughs Wellcome; vgl. CA (N. Y.) *46*, 3085e (1952)]; Brit. Pat. 657301 [v. 19. Sept. 1951 f. Wellcome Foundation; vgl. CA (N. Y.) *46*, 9611c (1952)].

Eigenschaften. Dunkelbraunes oder hellgelbes viscoses Öl; $Kp_{0,05\,Torr} = 123$ bis $125°$. Die Base löst sich in Chlf. und Ae. pKa 8,95. Das Hydrochlorid schmilzt bei 169 bis 170°, lösl. in W. und Chlf.

Mikrochemische Erkennung [CLARKE, E. G. C.: Bull. Narcot. *XI/1*, 27 (1959)]. Dimethylthiambuten liefert mit Bleijodid Rosetten verzweigter stäbchenförmiger Kristalle (Empfindlichkeit 0,1 γ), Kaliumtetrachloromercurat(II) gibt lange plättchenförmige Kristalle, die aber erst bei längerem Stehen (über Nacht) gebildet werden (Empfindlichkeit 0,1 γ). Zur Durchführung der Reaktionen s. Morphinhydrochlorid, S. 832. Farbreaktionen treten mit folgenden Reagentien auf: Formaldehyd-Schwefelsäure (Marquis-Rg.) Purpurbraun, Ammoniumvanadat (Mandelin-Rg.) Grün, Ammoniummolybdat (Fröhde-Rg.) Orangebraun.

Papierchromatographie [GENEST, K., u. CH. G. FARMILO: Bull. Narcot. *XII/1*, 15 (1960)]. Methode s. Levomethorphan, S. 806. Mit 0,5 m KH_2PO_4-Lsg. getränktes Chromatographiepapier gibt für die Thiambutene folgende R_f-Werte: Dimethylthiambuten 0,88, Diäthylthiambuten 0,89, Äthylmethylthiambuten 0,90. – Bei mit 2% $(NH_4)_2SO_4$-Lsg. getränktem Chromatographiepapier erhält man folgende R_f-Werte: Dimethylthiambuten 0,87, Äthylmethylthiambuten 0,89, Diathylthiambuten 0,90.

Wie man aus den R_f-Werten ersehen kann, ist eine eindeutige Identifizierung mit den angegebenen beiden Verfahren nicht möglich, da die R_f-Werte zu geringe Unterschiede zeigen.

Aufbewahrung. Vorsichtig und vor Licht geschützt.

Handelsform: Ohton (Ono Yukuhin Kogyo Kabushiki Kaisha, Japan).

Gesetzliche Bestimmungen s. S. 775.

Anwendung der Thiambutene. Die Thiambutene zeigen analgetische Eigenschaften, die etwa dem Morphin entsprechen.

Literatur: BECKETT, A. H., A. F. CASY, N. J. HARPER u. P. M. PHILLIPS: Analgesics and their antagonists: Some steric and chemical considerations. J. Pharm. (Lond.) *8*, 860 (1956). – EDDY, N. B., u. D. LEIMBACH: Synthetic analgesics II, Dithienyl-butenyl- and dithienylbutylamines. J. Pharmacol. exp. Ther. *107*, 385 (1953). – GREEN, A. F., D. W. ADAMSON u. W. M. DUFFIN: Dithienylbutylamines as analgesics. Nature (Lond.) *167*, 153 (1951).

Diampromid (INN). N-[2-(Methylphenäthylamino)-propyl]-propioanilid. N-[2-(Methyl-2'-phenäthylamino)-propyl]-propioanilid. N-Phenyl-N-[2-(methyl-2'-phenäthylamino)-propyl]-propionsäureamid.

$C_{21}H_{28}N_2O$ M.G. 308,47

Herstellung [WRIGHT, W. B., H. J. BRABANDER u. R. A. HARDY: J. Amer. chem. Soc. *81*, 1519 (1959)]. Aus Methylphenäthylamin und 2-Brompropioanilid wird 2-(N-Methylphenäthylamino)-propioanilid, das mit Lithiumtetrahydridoaluminat zum Diampromid umgesetzt wird.

Eigenschaften. Flüssigkeit Kp.$_{0,5\,\text{Torr}}$ = 174 bis 178°; n_D^{26} = 1,546. Das Sulfat schmilzt bei 110 bis 111° und kristallisiert aus A./Ae.

Mikrochemische Erkennung [CLARKE, E. G. C.: Bull. Narcot. *XIII/4*, 19 (1961)]. Diampromid gibt ebenso wie Phenampromid (s. d.) keine zufriedenstellenden Kristall- und Farbreaktionen. Bleijodid gibt dichtgefügte Kristallrosetten (Empfindlichkeit 1,0 γ). Phenampromid kristallisiert mit Goldbromid in Kristallen mit sägezahnartigen Rändern (Empfindlichkeit 0,25 γ). Zur Durchführung s. Morphinhydrochlorid, S. 832. Diampromid gibt nur mit Formaldehyd-Schwefelsäure (Marquis-Rg.) eine Orangefbg., dagegen keine Farbreaktionen mit Ammoniumvanadat (Mandelin-Rg.), Ammoniummolybdat (Fröhde-Rg.), seleniger Säure (Mecke-Rg.), Natriumwolframat (Reichard-Rg.); auch der Vitali-Test verläuft negativ. Phenampromid liefert ebenfalls mit allen genannten Reagentien keine Fbg.

Papierchromatographie [CLARKE, E. G. C.: Bull. Narcot. *XIII/4*, 19 (1961)] s. Dimenoxadol, S. 898.

Anwendung. Diampromid und Phenampromid sind Analgetica, die wie Morphin zur Sucht führen. Ihre Wirkungsstärke liegt in der Größenordnung des Pethidins (s. d.).

Gesetzliche Bestimmungen s. S. 775.

Phenampromid (INN). N,N-(Propionyl-phenyl)-2-amino-1-[piperidyl-(1′)]-propan. N-(1-Methyl-2-piperidino-äthyl)-propionanilid. N-(β-Piperidino-isopropyl)-propionanilid. N,N-(Propionyl phényl)-amino-2 piperidyl-1 propan.

$C_{17}H_{26}N_2O$ M.G. 274,41

Herstellung s. Diampromid. Anilin und 1-(2-Brompropionyl)-piperidin werden zu 1-(2-Anilinopropionyl)-piperidin umgesetzt; diese Verbindung wird mit Lithiumtetrahydridoaluminat reduziert und anschließend mit Propionsäureanhydrid zum Phenampromid umgesetzt.

Eigenschaften. Flüssigkeit Kp.$_{0,2\,\text{Torr}}$ = 124 bis 128°; n_D^{28} = 1,518. Das Hydrochlorid schmilzt bei 201 bis 202°.

Mikrochemische Erkennung, Papierchromatographie, Anwendung, gesetzliche Bestimmungen s. o. bei Diampromid.

Äthoheptazin (INN). Ethoheptazine (INN). Ethylheptazine. 1-Methyl-4-carbäthoxy-4-phenylhexamethylen-imin. Hexahydro-1-methyl-4-phenyl-4-azepine carboxylic acid ethylester. 4-Carbethoxy-1-methyl-4-phenylazacycloheptane.

$C_{16}H_{23}NO_2$ M.G. 261,37

Herstellung [DIAMOND, J., u. W. F. BRUCE: US-Pat. 2666050 v. 12. Jan. 1954 (f. American Home Products Corp.); ref. in CA (N.Y.) *49*, 4031 (1955) und J. DIAMOND, W. F. BRUCE u. F. T. TYSON: J. org. Chemistry *22*, 399 (1957)]. Ausgehend vom 2-Phenyl-4-

dimethylaminobuttersäurenitril wird stufenweise mit Trimethylenhalogeniden cyclisiert, wie das nachfolgende Schema veranschaulicht:

$$\text{Ph-CH(CN)-CH}_2\text{-CH}_2\text{-N(CH}_3)_2 + \text{Y-CH}_2\text{-CH}_2\text{-CH}_2\text{-X} \xrightarrow[\text{in Toluol bei 20°}]{\text{NaNH}_2}$$

X = Br, Cl; Y = Br, Cl

$$\text{Ph-C(CN)(CH}_2\text{CH}_2\text{N(CH}_3)_2)(\text{CH}_2\text{CH}_2\text{CH}_2\text{X}) \xrightarrow[100°]{\text{C}_6\text{H}_5\text{NO}_2} [\text{cyclic ammonium}]^+ X^-$$

$$\xrightarrow{\text{Hoch siedender Alkohol}} \text{Ph-C(CN)(CH}_2\text{CH}_2)_2\text{N-CH}_3 \longrightarrow \text{Ph-C(R)(CH}_2\text{CH}_2)_2\text{N-CH}_3$$

I

$$R = -\underset{\substack{\|\\O}}{C}-OC_2H_5;\quad -\underset{\substack{\|\\O}}{C}-NH_2;\quad -CH_2-NH_2;\quad -\underset{\substack{\|\\O}}{C}-CH_3$$

Das Nitril (I) kann dann in Derivate der zugehörigen Carbonsäure, nämlich Ester, Amid, Amin und Keton überführt werden.

Eigenschaften. Äthoheptazin ist eine Flüssigkeit Kp.$_{0,3\text{Torr}}$ = 128 bis 130°, n_D^{28} = 1,5220; d_4^{26} = 1,038. Das Hydrochlorid schmilzt bei 151 bis 153° und wurde aus Diisopropylketon/Ae. kristallisiert und aus Äthylacetat/Ae. umkristallisiert.

Äthoheptazin wurde mittels 1-Menthol bzw. als d-weinsaures Salz in die optischen Antipoden zerlegt.

d(+) Äthoheptazin Kp.$_{0,2\text{Torr}}$ = 126°; n_D^{29} = 1,5198; d_4^{26} = 1,04;
[α]$_D^{25}$ = +12,2° (ohne Lsgm.).
Das zugehörige Hydrochlorid ist optisch linksdrehend
d(−) Äthoheptazinhydrochlorid Fp. 165,5 bis 166,5°;
[α]$_D^{25}$ = −17,2° (c = 1 i. M.)
l(−) Äthoheptazin Kp.$_{0,2\text{Torr}}$ = 126°; n_D^{29} = 1,5197; d_4^{25} = 1,04;
[α]$_D^{2t}$ = −13,0° (ohne Lsgm.).
Das zugehörige Hydrochlorid ist optisch rechtsdrehend
l(+) Äthoheptazinhydrochlorid Fp. 164,5 bis 165°;
[α]$_D^{25}$ = +17,3° (c = 1 i. M.).

Mikrochemische Erkennung [CLARKE, E. G. C.: Bull. Narcot. *XI/1*, 27 (1959)]. Pikrinsäure gibt mit Äthoheptazin Büschel unregelmäßiger Kristallstäbchen, die aber erst beim Stehen über Nacht sich bilden. Ebenfalls bei längerem Stehen treten dichte Kristallrosetten mit Styphninsäure auf (Empfindlichkeit 0,5 γ bzw. 0,25 γ). Zur Durchführung der Reaktionen s. Morphinhydrochlorid, S. 832. Eine Farbreaktion tritt nur mit Formaldehyd-Schwefelsäure (Marquis-Rg.) auf: Mattes Orange (vgl. Proheptazin).

Papierchromatographie [GENEST, K., u. CH. G. FARMILO: Bull. Narcot. *XII/1*, 15 (1960)]. Methode s. Levomethorphan, S. 806. Papier mit 0,5 m KH$_2$PO$_4$ getränkt; R$_f$ 0,93. Papier mit 2%iger (NH$_4$)$_2$SO$_4$-Lsg. getränkt; R$_f$ 0,76.

Aufbewahrung. Vorsichtig und vor Licht geschützt.

Anwendung. Äthoheptazin besitzt analgetische Wirkung. Nebeneffekte sind recht gering und bestehen in Nausea, Erbrechen und Pruritus. Über den Abbau des Äthoheptazins bei der Tierpassage berichteten S. S. WALKENSTEIN, J. A. MCMULLER, C. KNEBEL und J. SEIFTER [J. Amer. pharm. Ass., sci. Ed. *47*, 20 (1958)]. 6 Metaboliten konnten isoliert werden, u. a. die freie Carbonsäure sowie Hydroxyäthoheptazin. Weiter konnte festgestellt werden, daß Äthoheptazin einschl. seiner Metaboliten in etwa 48 Std. ausgeschieden wird.

Dosierung. Im allgemeinen drei- bis viermal täglich 75 bis 150 mg (NND 1962).

Handelsformen: Zactane (Wyeth, USA); Bestandteil des Zactirine (Wyeth, USA) ist Äthoheptazincitrat.

Literatur: The Merck Index 1960.

Gesetzliche Bestimmungen s. S. 775.

Proheptazin(e) (INN). 1,3-Dimethyl-4-phenyl-4-propionoxy-hexamethylenimin(e). Diméthyl-1,3 phényl-4 propionoxy-4 hexaméthylèneimine. Diméphréprimine. Proheptazinum (NFN 1958). Wy 757.

$C_{17}H_{25}NO_2$ M.G. 275,39

Proheptazin ist der Propionsäureester des 1,3-Dimethyl-4-phenyl-4-hydroxyhexamethylenimins und verhält sich chemisch zum Äthoheptazin wie Pethidin (s. S. 783ff.) zu den „umgekehrten Pethidinestern", z.B. Prodine (s. Alpha- und Betaprodin, S. 793ff.).

Herstellung [DIAMOND, J.: Ph. d. thesis 1955, Temple University, Utah (USA); s. auch A. H. BECKETT und A. F. CASY: Bull. Narcot. *IX/4*, 37 (1957)]. Ausgangsmaterial ist 1-Methyl-2-methylamino-propionsäuremethylester, der mit 3-Chlor-butyronitril kondensiert wird nach folgendem Schema:

Mikrochemische Erkennung [CLARKE, E. G. C.: Bull. Narcot. *XI/1*, 27 (1959)]. Proheptazin kristallisiert mit Kaliumchromat in Büscheln. Zur Ausführung der Reaktionen s. Morphinhydrochlorid, S. 832. Farbreaktionen: Formaldehyd-Schwefelsäure (Marquis-Rg.) gibt eine matte Purpurfbg., Ammoniumvanadat (Mandelin-Rg.) erzeugt ein verblassendes Graupurpur, Ammoniummolybdat (Fröhdes-Rg.) liefert ein Blaugrün bis Grün, selenige Säure (Mecke-Rg.) färbt Proheptazin gelbbraun bis orange, Natriumwolframat (Reichard-Rg.) wird ebenfalls gelbbraun, geht aber in Graugrün über.

Anwendung. Proheptazin besitzt analgetische Eigenschaften, die im Tierversuch Pethidin um das Zehnfache übertreffen.

Aufbewahrung. Vorsichtig und vor Licht geschützt.

Gesetzliche Bestimmungen s. S. 775.

Metazocin(e) (INN). Métazocine (INN). (±)-2'-Hydroxy-2,5,9-trimethyl-6,7-benzomorphan. Methobenzorphan. NIH 7410.

$C_{15}H_{21}NO$ M.G. 231,34

Herstellung [MAY, E. L., u. E. M. FRY: J. org. Chemistry **22**, 1366 (1957)]. Ausgehend vom p-Methoxybenzylmagnesiumchlorid und 3,4-Lutidinmethojodid nach folgendem Schema:

Eigenschaften. Farblose, plättchenförmige Kristalle aus M./W. Fp. 232 bis 235°. Das Hydrochlorid kristallisiert aus abs. A./Ae. als Monohydrat in stäbchenförmigen Kristallen. Fp. 194 bis 196°.

Mikrochemische Erkennung [CLARKE, E. G. C.: Bull. Narcot. *XIII/4*, 17 (1961)]. Metazocin liefert mit Pikrolonsäure gekrümmte Kristallnadeln (Empfindlichkeit 0,25 γ). Mit Natriumcarbonat entstehen dichte Rosetten oder Prismen (Empfindlichkeit 0,25 γ). Zur Durchführung der Reaktionen s. Morphinhydrochlorid, S. 832. Mit Formaldehyd-Schwefelsäure (Marquis-Rg.) bildet sich eine braune Farbe, Ammoniumvanadat (Mandelin-Rg.) gibt eine grünbraune Farbe, Ammoniummolybdat (Fröhde-Rg.) gibt eine blaue Farbe. Eine Unterscheidung zwischen Metazocin und Phenazocin mittels der angegebenen Farbreaktionen ist nicht möglich.

Papierchromatographie [CLARKE, E. G. C.: Bull. Narcot. *XIII/4*, 17 (1961)] s. Dimenoxadol, S. 898.

Anwendung. Nach den Angaben von N. B. EDDY (Chem. and Ind. *1959*, S. 1462) ist Metazocin analgetisch wirksam und entspricht etwa 2/3 des Morphins.

Gesetzliche Bestimmungen s. S. 775.

Phenazocin(e) (INN). (±)-2'-Hydroxy-2-phenyläthyl-5,9-dimethyl-6,7-benzomorphan. Phenethylazocin. NIH 7519. SKF 6574.

$C_{22}H_{27}NO$ M.G. 291,46

Herstellung [MAY, E. L., u. N. B. EDDY: J. org. Chemistry **24**, 1435 (1959)]. 2'-Hydroxy-2,5,9-trimethyl-6,7-benzomorphan (Metazocin s. d.) wird mit Bromcyan behandelt. Hierbei spaltet sich die Methylgruppe am Stickstoff ab. Anschließend wird mit Phenylacetylchlorid acyliert und die gebildete Carbonylgruppe mit Lithiumtetrahydridoaluminat hydriert.

Die optischen Antipoden werden durch fraktionierte Kristallisation mit (+)-3-Brom-8-camphersulfonsäure aus dem Racemat erhalten.

Eigenschaften. (±)-Phenazocin aus M. kristallisiert, bildet stäbchenförmige Kristalle, Fp. 181 bis 182°.

(—)-Phenazocin aus wss. oder abs. M. kristallisiert, bildet nadelförmige Kristalle; Fp.159 bis 159,5°; $[\alpha]_D^{20} = -122°$ ($c = 0,74$ i. 95%igem A.). – (+)-Phenazocin aus M. kristallisiert bildet nadelförmige Kristalle; Fp. 159 bis 160°; $[\alpha]_D^{20} = +120°$ ($c = 0,60$ i. 95%igem A.).

Mikrochemische Erkennung [CLARKE, E. G. C.: Bull. Narcot. *XII/4*, 17 (1961)]. Natriumcarbonat gibt mit dl-Phenazocin Büschel prismatischer Kristalle, mit l-Phenazocin dagegen schlecht kristallisierende nadelförmige Kristalle, die sich erst beim Stehen über Nacht ausbilden. Styphninsäure gibt mit l-Phenazocin muschelartige Kristalle. Die Empfindlichkeit ist verhältnismäßig gering und beträgt nur 1,0 γ. Zur Ausführung der Mikroreaktionen s. Morphinhydrochlorid, S. 832. Die Farbreaktionen unterscheiden sich nicht vom Metazocin.

Papierchromatographie [CLARKE, E. G. C.: Bull. Narcot. *XIII/4*, 17 (1961)]. Hiermit können Metazocin und Phenazocin voneinander unterschieden werden; s. Dimenoxadol, S. 898.

Aufbewahrung. Vorsichtig und vor Licht geschützt.

Anwendung s. Phenazocinhydrobromid.

Gesetzliche Bestimmungen s. S. 775.

Phenazocine Hydrobromide BPC 63.

Formel, S. 881 $\quad\quad\quad$ $C_{22}H_{27}NO \cdot HBr \cdot 0,5 H_2O$ $\quad\quad\quad$ M.G. 411,39

Herstellung s. Phenazocin, S. 881.

Eigenschaften. Weißes, geruchloses, mikrokristallines Pulver. Löslichkeit bei 20° löst sich 1 T. in 350 T. W.; 45 T. A.; 140 T. Chlf.; unlösl. in Ae. Fp. ca. 181° (freie Base).

Erkennung. 1. 0,1 g Phenazocinhydrobromid wird in M. gelöst, mit Eis gekühlt und tropfenweise unter Rühren mit konz. Ammoniak versetzt. Man läßt 5 Min. bei 0° stehen. Hierbei bildet sich ein Nd., der nach Waschen mit M. und einstündigem Trocknen bei 80° einen Fp. von 181° besitzt. – 2. Das Filtrat nach 1. gibt die Reaktion auf Chlorid.

Prüfung. Saure und basische Verunreinigungen: 0,5 g Substanz werden mit 50 ml CO_2-freiem W. verrieben, anschließend wird filtriert und titriert. 25,00 ml des Filtrates verbrauchen bei der Titration nicht mehr als 0,1 ml 0,02 n Natronlauge; Methylrot als Indikator. – Gewichtsverlust beim Trocknen: Nicht mehr als 2,5%. – Verbrennungsrückstand: Sulfatasche nicht mehr als 0,1%.

Gehaltsbestimmung. Titration im nichtwss. Medium gemäß der allgemeinen Methode der BP 63. Einwaage: 0,75 g. 1 ml 0,1 Perchlorsäure entspr. 0,04024 g $C_{22}H_{27}NO \cdot HBr$, bezogen auf die getrocknete Substanz.

UV-Spektrum. Eine Lsg. von Phenazocinhydrobromid besitzt in 0,1 n Salzsäure bei 278 mμ ein gut ausgeprägtes Maximum. Die Extinktion einer 0,01%igen Lsg. (g/ml) bei 278 mμ beträgt 0,50, gemessen in 1 cm Schichtdicke.

Anwendung. Phenazocinhydrobromid entspricht in vieler Hinsicht dem Morphin. Seine analgetische Wirkung ist sogar größer als die des Morphins, setzt schneller ein und dauert länger. Es besitzt weniger Nebenwirkungen als Morphin; bei Dosen mit gleichem analgetischen Effekt erzeugt Phenazocinhydrobromid geringere Atmungserniedrigung und Senkung des Blutdrucks. Gelegentlich werden Pruritus und Verstopfung beobachtet.

Dosierung. Im allgemeinen werden je nach Verwendungszweck 0,5 bis 3,0 mg i.m. oder i.v. gegeben.

Handelsformen: Narphen (Smith & Nephew, Großbritannien), Prinadol (Smith, Kline & French, Großbritannien).

Gesetzliche Bestimmungen s. S. 775.

Clonitazen(e) (INN). 2-(p-Chlorbenzyl)-1-diäthylaminoäthyl-5-nitrobenzimidazol. Clobedolum (BAN). 1-(2′-Diäthylaminoäthyl)-2-(4″-chlorbenzyl)-5-nitrobenzimidazol.

$C_{20}H_{23}N_4O_2Cl$ $\quad\quad\quad$ M.G. 386,88

Herstellung s. A. HUNGER, J. KERBLE, A. ROSSI und K. HOFFMANN [Experientia (Basel) *13*, 400 (1957); Helv. chim. Acta *43*, 1032 (1960)].

Eigenschaften. Fast farblose Kristalle; Fp. 75 bis 76°; Hydrochlorid Fp. 238 bis 240°.

Mikrochemische Erkennung [CLARKE, E. G. C.: Bull. Narcot. *XIII/4*, 17 (1961)]. Clonitazen gibt mit Zinkchlorid sehr kleine Rosetten (Empfindlichkeit 0,1 γ). Ammoniumthiocyanat liefert Büschel plättchenförmiger Kristalle (Empfindlichkeit 0,25 γ). Zur Durchführung der Reaktionen s. Morphinhydrochlorid, S. 832. Farbreaktionen treten *nicht* mit Formaldehyd-Schwefelsäure (Marquis-Rg.), Ammoniumvanadat (Mandelin-Rg.), seleniger Säure (Mecke-Rg.) und Natriumwolframat (Reichard-Rg.) auf. Ammoniummolybdat (Fröhde-Rg.) liefert eine graublaue Fbg. Beim Vitali-Test tritt eine braune bis gelbbraune Fbg. auf.

Papierchromatographie [CLARKE, E. G. C.: Bull. Narcot. *XIII/4*, 17 (1961)] s. Dimenoxadol, S. 898.

Anwendung. Im Tierversuch besitzt Clonitazen etwa die dreifache Wirkung des Morphins [s. A. HUNGER: Helv. chim. Acta *43*, 1032 (1960)]. Im klinischen Versuch werden dagegen diese Werte nicht erreicht; Clonitazen soll etwa 1/3 bis 1/2 der schmerzstillenden Eigenschaften des Morphins aufweisen und verhältnismäßig wenig Nebeneffekte zeigen [siehe S. PFEIFFER: Pharmazie *17*, 189 (1962)].

Gesetzliche Bestimmungen s. S. 775.

Etonitazen(e) (INN). 1-(2'-Diäthylaminoäthyl)-2-(4''-äthoxybenzyl)-5-nitrobenzimidazol. (p-Ethoxybenzyl)-2 diéthylaminoéthyl-1 nitro-5 benzimidazole. Etobedolum. Etonitazene (BAN).

$C_{22}H_{28}N_4O_3$ M.G. 396,49

Herstellung s. Clonitazen, S. 882.

Eigenschaften. Fast farblose Kristalle; Fp. 75 bis 76°, das Hydrochlorid schmilzt bei 110 bis 120° und 162 bis 164°; es besitzt einen Doppelschmelzpunkt.

Mikrochemische Erkennung [CLARKE, E. G. C.: Bull. Narcot. *XIII/4*, 17 (1961)]. Kaliumchromat liefert Büschel rechtwinkliger plättchenförmiger Kristalle (Empfindlichkeit 0,25 γ). Ammoniumthiocyanat gibt Büschel stäbchenförmiger oder prismatischer Kristalle (Empfindlichkeit 0,25 γ). Zur Durchführung der Reaktionen s. Morphinhydrochlorid, S. 832. Farbreaktionen treten auf mit Formaldehyd-Schwefelsäure (Marquis-Rg.) (schwache Orangefbg.), Ammoniummolybdat (Fröhde-Rg.) (fahle grüne Fbg.), seleniger Säure (Mecke-Rg.) (gelbe Fbg.), Natriumwolframat (Reichard-Rg.) (gelbbraune Fbg.). Mit diesen verschiedenen Reaktionen ist auch eine Unterscheidung zwischen Etonitzaen und Clonitazen (s. d.) möglich.

Papierchromatographie s. Dimenoxadol, S. 898.

Anwendung s. Clonitazen; besitzt aber sowohl im Tierversuch als auch im klinischen Versuch wesentlich stärkere Wirkung als Clonitazen und Morphin. Die Nebenwirkungen, vor allen Dingen die Suchtgefahr, sind ebenfalls beträchtlich, so daß diese Erscheinungen einer Anwendung in der Praxis entgegenstehen.

Gesetzliche Bestimmungen s. S. 775.

Methadon-Gruppe 1

Normethadon (INN). Normethadonum (NFN 1958). Phényldimazone. ($\pm$)-6-Dimethylamino-4,4-diphenylhexanon-(3). ($\pm$)-4,4-Diphenyl-6-dimethylamino-3-hexanon. ($\pm$)-1-Dimethyl-amino-3,3-diphenyl-4-oxohexan. ($\pm$)-1,1-Diphenyl-1-(β-dimethyl-aminoäthyl)-butanon-(2). ($\pm$)-Diphényl-4,4 diméthylamino-6 hexanon-3. Hoechst 10582. Normethadon. Mepidon.

Formel Nr. 1, S. 884 $C_{20}H_{25}NO$ M.G. 295,43

Herstellung s. M. BOCKMÜHL und G. EHRHART [Justus Liebigs Ann. Chem. *561*, 52 (1949)]. Nach diesem Verfahren werden γ-Dimethylamino-α,α-diphenylbuttersäurenitril mit Äthylmagnesiumbromid umgesetzt; weitere Synthesen s. M. SANDER [Arzneimittel-Forsch. *4*, 183 (1954)].

Eigenschaften. Die Normethadonbase besitzt einen pKa-Wert von 9,23. Die Substanz bildet farblose Kristalle.

Methadon-Gruppe 1
Derivate des 4,4-Diphenylhexan-3-on

Lfd. Nr.	Wissenschaftliche Bezeichnung	Internationale Kurzbezeichnung INN	R_1	R_2	R_3	Synonyma	BTM-VO[1]
1	($\pm$)-6-Dimethylamino-4,4-diphenyl-3-hexanon	Normethadon	—H	—H	—N(CH$_3$)$_2$	im Ticarda	§ 9 Abs. 1
2	($\pm$)-6-Dimethylamino-4,4-diphenyl-3-heptanon	Methadon	—H	—CH$_3$	—N(CH$_3$)$_2$	Polamidon	§ 9 Abs. 1
3	($\pm$)-6-Dimethylamino-5-methyl-4,4-diphenyl-3-hexanon	Isomethadon	—CH$_3$	—H	—N(CH$_3$)$_2$	Isoadanon	§ 9 Abs. 1
4	($\pm$)-6-Piperidino-4,4-diphenyl-3-heptanon	Dipipanon	—H	—CH$_3$	—N(piperidino)	Pipadone	§ 9 Abs. 1
5	($\pm$)-6-Morpholino-4,4-diphenyl-3-heptanon	Phenadoxon	—H	—CH$_3$	—N(morpholino)	Heptalgin	§ 9 Abs. 1

[1] Siehe Fußnote S. 784.

Mikrochemische Erkennung [CLARKE, E. G. C.: Bull. Narcot. *XI/1*, 17 (1959)]. Normethadon gibt mit Bleijodid zahlreiche blättchenförmige Kristalle, manchmal mit sägezahnartigen Rändern; Goldbromid/Salzsäure liefert schmale Kristallplättchen, oftmals in Kreuzform (Empfindlichkeit 0,1 γ). Zur Durchführung der Reaktionen s. Morphinhydrochlorid, S. 832. Normethadon zeigt *keine* Farbreaktionen mit Formaldehyd-Schwefelsäure (Marquis-Rg.), Ammoniummolybdat (Fröhde-Rg.), seleniger Säure (Mecke-Rg.) und Natriumwolframat (Reichard-Rg.); der Vitali-Test verläuft negativ. Nur Ammoniumvanadat (Mandelin-Rg.) liefert eine gelbe in grün übergehende Fbg.

UV-Spektrum s. P. M. OESTREICHER, CH. G. FARMILO und L. LEVI [Bull. Narcot. *VI/3* bis *4*, 42 (1954)].

IR-Spektrum s. L. LEVI, CH. E. HUBLEY und R. A. HINGE [Bull. Narcot. *VII/1*, 44 (1955)].

Papierchromatographie. VIDIC, E.: Die Anwendung papierchromatographischer Methoden beim forensischen Suchtmittelnachweis. Arzneimittel-Forsch. *5*, 291 (1955).

Dünnschichtchromatographie s. Methadon, S. 887.

Anwendung. Normethadon wird gegen Reizhusten und Krampfhusten angewendet und bewirkt bei akuten und chronischen Bronchitiden ein schnelles Nachlassen des Hustens. Vorwiegend findet das Hydrochlorid Verwendung, ein farbloses, kristallines Pulver. Fp. 173 bis 175°.

Dosierung. Mittlere Dosis 7,5 mg.

Handelsformen: Enthalten im Ticarda (Farbwerke Hoechst AG, BRD), Titrapekt (Arzneimittelfabrik Star A.G., Finnland).

Methadon(e) (INN). ($\pm$)-6-Dimethylamino-4,4-diphenyl-3-heptanon. ($\pm$)-2-Dimethylamino-4,4-diphenylheptanon-(5). ($\pm$)-6-Dimethylamino-4,4-diphenylheptanon-(3). ($\pm$)-Diméthylamino-6 diphényl-4,4 heptanon-(3). ($\pm$)-6-Dimethylamino-4,4-difenyl-3-heptanon. 1-Dimethylamino-3,3-diphenyl-2-methyl-4-hexanon. ($\pm$)-1,1-Diphényl-diméthylamino-éthylbutanone. ($\pm$)-1,1-Diphenyl-1-(β-dimethylaminopropyl)-butanon-(2). ($\pm$)-6-Dimethylamino-4,4-diphenyl-3-oxo-heptan. Amidon. A-4624. Adanon. Amidosan. AN 148. Deamin. Depridol. Diaminon. Dianone. Dolafin. Dolamid. Dolesona. Dorexol. Hoechst 10820. IG 10820. Mesodin. Mepecton. Methidon. Miadone. Midedone. Sin-algin. Turanone.

Formel Nr. 2, S. 884 $C_{21}H_{27}NO$ M.G. 309,45

Herstellung. Die erste Methode zur Darstellung des Methadons gelang M. BOCKMÜHL und G. EHRHART [Justus Liebigs Ann. Chem. *561*, 52 (1949)]. Zuerst wird Diphenylacetonitril mit 1-Dimethylamino-2-chloräthan kondensiert und die entstehende Nitrilbase wird mit Äthylmagnesiumbromid zum Methadon umgesetzt.

$$\begin{array}{c} C_6H_5 \\ C_6H_5 \end{array} C \begin{array}{c} H \\ CN \end{array} + Cl-CH_2-CH_2-N \begin{array}{c} CH_3 \\ CH_3 \end{array} \rightarrow \begin{array}{c} C_6H_5 \\ C_6H_5 \end{array} C \begin{array}{c} CH_2-CH_2-N(CH_3)_2 \\ CN \end{array}$$

$$+ Br-Mg-C_2H_5 \rightarrow \begin{array}{c} C_6H_5 \\ C_6H_5 \end{array} C \begin{array}{c} C(=O)-CH_2-CH_3 \\ CH_2-CH_2-N(CH_3)_2 \end{array}$$

Die Darstellung der optischen Antipoden gelang R. H. THORP, E. WALTON und P. OFNER [Nature (Lond.) *160*, 605 (1947)] durch Spaltung des Ausgangsproduktes d,l-1,1-Diphenyl-3-dimethylaminovaleronitril mittels d-Weinsäure in die rechts- und linksdrehende Form. Die erhaltenen optisch aktiven Verbindungen wurden dann nach M. BOCKMÜHL und G. EHRHART (s. o.) mit Äthylmagnesiumbromid zum d- bzw. l-Methadon umgesetzt.

Eigenschaften. dl-, d- und l-Methadon sind farblose Kristalle.

	Fp.	$[\alpha]_D^{20}$
dl-Methadon	76°	—
l-Methadon	99°	$-32°$
d-Methadon	99°	$+28°$

Mikrochemische Erkennung [CLARKE, E. G. C.: Bull. Narcot. *XI/1*, 27 (1959)]. Quecksilber(II)-chlorid liefert Rosetten oder verzweigte Stäbchen (Empfindlichkeit 0,25 γ); Platinbromid gibt mit Methadon Büschel prismatischer Kristalle (Empfindlichkeit 1,0 γ). Keine Farbreaktionen geben folgende Reagentien: Formaldehyd-Schwefelsäure (Marquis-Rg.), Ammoniummolybdat (Fröhde-Rg.), selenige Säure (Mecke-Rg.), Natriumwolframat (Reichard-Rg.), der Vitali-Test. Eine grünblaue Fbg. tritt auf mit Ammoniumvanadat (Mandelin-Rg.) (Empfindlichkeit 0,5 γ).

Unterscheidungen von Methadon, Isomethadon, Alphamethadol, Alphacetylmethadol, Normethadon, Dipipanon, Phenadoxon. Es gibt keine einzelne Farbreaktion, die Methadon, Acetylmethadol von den Ketonen Methadon, Normethadon, Isomethadon, Phenadoxon und Dipipanon zu unterscheiden erlaubt. Aber verschiedene Reaktionen kombiniert gestatten eine Differenzierung der einzelnen Verbindungen. Die beiden ersten Stoffe geben mit Formaldehyd-Schwefelsäure (Marquis-Rg.) eine braune in Graugrün übergehende Farbe, Ammoniummolybdat (Fröhde-Rg.) zeigt eine braunpurpurne in Grün wechselnde Fbg.; Ammoniumvanadat (Mandelin-Rg.) liefert ein mattes Graugrün. Die Ketone (Methadon, Normethadon, Isomethadon, Phenadoxon, Dipipanon) geben nur mit Ammoniumvanadat (Mandelin-Rg.) verschiedene Fbg.: Normethadon ein fahles Gelbgrün; Methadon, Dipipanon, Phenadoxon ein in Blau übergehendes Grün; Isomethadon ein in Violettblau übergehendes Braun. Durch zahlreiche Fällungsreaktionen, die wohlausgebildete Kristalle liefern, können die einzelnen Ketone voneinander unterschieden werden.

UV-Spektrum s. P. M. OESTREICHER, CH. G. FARMILO, L. LEVI [Bull. Narcot. *XI/3–4*, 42 (1954)].

IR-Spektrum s. L. LEVI, CH. E. HUBLEY und R. A. HINGE [Bull. Narcot. *VII/1*, 44 (1955)].

Nachweis und *Gehaltsbestimmung*. Es sind zahlreiche Methoden ausgearbeitet worden: Nach A. HÄUSSLER [Südd. Apoth.-Ztg *90*, 423 (1950)] gibt eine Lsg. von Methadonhydrochlorid mit Phosphormolybdänsäure einen Nd., der nach Versetzen mit Ammoniaklsg. charakteristisch weiß und kristallin bleibt und sich auch im Überschuß von NH_3 nicht löst.

Mikrochemische Reaktionen werden von C. GRIEBEL [Pharm. Ztg (Frankfurt) *86*, 540 (1950)] und E. VIDIC [Naunyn-Schmiedeberg's Arch. exp. Path. Pharmak. *212*, 339 (1951)] beschrieben. Der eutektische Punkt einer Mischung von Polamidon mit Salophen liegt nach M. BRANDSTÄTTER [Arzneimittel-Forsch. *3*, 93 (1953)] bei 153°. Im Trennungsgang nach STAS-OTTO findet man Methadon im natronalkalischen Ätherauszug, während die Ticardabase im ammoniakalischen Chloroformauszug anfällt [BREINLICH, J.: Arzneimittel-Forsch. *3*, 93 (1953); Krankenhaus-Apotheke *1952*, S. 14].

Für die Bestimmung von kleinen Mengen, wie sie z. B. im Urin vorkommen, eignet sich das Verfahren nach R. CRONHEIM und L. WARE [J. Pharmacol exp. Ther. *87*, 63 (1946)]. Die Methode beruht darauf, daß eine der vorliegenden Base äquivalente Menge eines Sulfophthaleinfarbstoffes, z.B. Bromkresolpurpur bei pH 5,4 bis 5,6 mit Bzl. oder Chlf. ausschüttelbar ist. Die organische Phase wird mit Lauge extrahiert und die Extinktion der alkalischen Lsg. bestimmt. Nach BREINLICH ist die folgende Arbeitsvorschrift geeignet: 50 ml Urin oder Magenspülflüssigkeit – besser 100 bis 500 ml – werden ggf. mit Phosphorsäure oder Salzsäure auf ein pH von 5,4 bis 5,6 gebracht (Indikatorpapier Merck) und mit 5 ml Bleiessig kräftig durchgeschüttelt. Den Bleiüberschuß beseitigt man durch Zusatz von 5 ml 10%iger sek. Natriumphosphatlsg. 44 ml des klaren Filtrates werden in einem Scheidetrichter mit 10 ml konz. Phosphatgemisch (96 g $NaH_2PO_4 \cdot 2 H_2O$ und 9 g $Na_2HPO_4 \cdot 12 H_2O/500$ ml) und 10 ml 0,1%iger Bromkresolpurpurlsg. (VIDIC empfiehlt Bromkresolgrün) gemischt. Das pH muß 5,6 betragen; im Bedarfsfall soll prim. oder sek. Natriumphosphat zugesetzt werden. Nach Zugabe von 50 ml reinem Bzl. wird 2 Min. geschüttelt. die wss. Phase abgelassen und der Bzl.-Auszug durch ein trockenes, ggf. doppeltes Faltenfilter in einen zweiten Scheidetrichter filtriert. Die klare Bzl.-Lsg. wird zweimal mit je 10 ml 0,05 n Natronlauge ausgeschüttelt und mit 0,05 n Natronlauge auf 25 ml aufgefüllt. Man ermittelt in einem geeigneten Gerät die Extinktion dieser Lsg. und bestimmt den Wirkstoffgehalt aus einer zugehörigen Eichkurve. – Identifizierung der Cronheim-Ware-positiven Substanz: Die Bzl.-Lsg., die das Analgeticum enthält, wird mit Natriumsulfat getrocknet und zweimal mit je 10 ml angesäuertem W. ausgeschüttelt (10 ml W. + 1 Tr. n Salzsäure). Die saure wss. Phase wird zur Trockne eingedunstet und der Rückstand mit schwach salzsaurem Chlf. extrahiert. Das nunmehr zurückbleibende, immer noch verunreinigte Hydrochlorid wird in so viel W. gelöst, daß eine Konzentration von etwa 200 bis 400 γ/ml erreicht wird. Mit dieser Lsg. führt man Mikroreaktionen durch. Für Methadon ist die Reaktion mit $HgCl_2$ charakteristisch: es entstehen strahlig strauchartige Kristalle.

Zum qualitativen Nachweis von basischen Suchtmitteln im Harn ist von H. JATZKEWITZ [Hoppe-Seylers Z. physiol. Chem. *292*, 94 (1953)] ein papierchromatographisches Verfahren entwickelt worden:

1. *Anreicherung von im Harn enthaltenen basischen Arzneimitteln für papierchromatographische Zwecke:* 10 ml Harn werden mit Sodalsg. auf ein pH von 9 bis 10 gebracht, mit 10 ml Essigsäureisoamylester („Amylacetat") extrahiert und die durch Zentrifugieren geklärte organische Phase mit einigen Tropfen 15%iger Ameisensäure durchgeschüttelt, so daß sich nach abermaligem Zentrifugieren die basischen Substanzen als ameisensaure Salze in 80 bis 90 mm³ wss. Phase befinden. Die saure Lsg. wird auf Schleicher & Schüll-Papier Nr. 2043b derart aufgetragen, daß 7/8 in einem, 1/8 in einem zweiten Startfleck vereinigt sind. Diese Aufteilung ist wegen der Mengenschwankungen bei Suchtmitteln notwendig, denn der Harn Süchtiger kann z.B. bis zu 800 γ Polamidon/10 ml enthalten.

2. *Eindimensionale Papierchromatographie (aufsteigende Methode):* Als Lsgm. eignet sich die organische Phase des Systems Butanol-Ameisensäure-W. (12 : 1 : 7). Damit werden bei Verwendung von Schleicher & Schüll-Papier 2043b und einer Laufstrecke von etwa 22 bis 25 cm die folgenden R_f-Werte erhalten:

Substanz	R_f-Wert	Sprüh-Rg. I	Sprüh-Rg. II
Nicotin	0,23	violettrot	farblos
Morphin	0,31	ziegelrot	carmin
Dilaudid (Knoll)	0,32	ziegelrot	carmin
Eukodal (Merck)	0,34	ziegelrot	schwach bräunlich
Dicodid (Knoll)	0,39	ziegelrot	sehr schwach gelbbraun
Cliradon (Ciba)	0,61	ziegelrot	leuchtend gelborange
Pervitin (Temmler)	0,65	violettrot, schnell zu gelbbraun verblassend	farblos
Dolantin (Hoechst)	0,70	ziegelrot	farblos
Dromoran (Roche)	0,71	ziegelrot	braun
Methadon	0,80	ziegelrot	erst blaßcarmin, dann zitronengelb

Sprühreagens I: Lsg. A: 850 mg Wismutsubnitrat in 10 ml Eisessig und 40 ml W.; Lsg. B: 8 g Kaliumjodid in 20 ml W. A + B geben die Stammlsg., die in brauner Flasche unbegrenzt haltbar ist. Vor dem Sprühen mischt man 1 ml Stammlsg. mit 2 ml Eisessig in 10 ml W. — Sprühreagens II: 4,5 g Sulfanilsäure werden in 45 ml konz. Salzsäure (12 n) unter Erwärmen gelöst und die Lsg. auf 500 ml verdünnt. 10 ml der Lsg. werden mit Eis gekühlt und 10 ml einer kalten 4,5%igen Natriumnitritlsg. hinzugefügt. Man hält die Mischung 15 Min. auf 0° (sie ist bei dieser Temp. 1 bis 3 Tage beständig) und setzt kurz vor dem Besprühen das gleiche Volumen einer 10%igen Natriumcarbonatlsg. hinzu. — Sprühreagens II wird auf die durch Sprühreagens I gebildeten Flecken gegeben. Die ersten Farbkomplexe werden zerstört und zum Teil aufs neue charakteristisch angefärbt, wie dies die obige Tabelle zeigt.

Dünnschichtchromatographie. Die D.Chr. wurde von verschiedenen Autoren zur Analyse von Arzneistoffgemischen und bei toxikologischen Unters. herangezogen. J. BÄUMLER und S. RIPPSTEIN [Pharm. Acta Helv. **36**, 382 (1961)] trennten auf Kieselgel-G-Merck-Schichten mit M.-Aceton-Triäthanolamin (5 : 5 : 0,15, v/v/v).

R_f-Methadon 0,47 bis 0,48, Moramid 0,86 bis 0,88.

Die Verbindungen wurden mit Dragendorffs-Rg. sichtbar gemacht. E. VIDIC und J. SCHÜTTE [Arch. Pharm. (Weinheim) **295**/67, 342 (1962)] kombinierten die P.Chr. mit der D.Chr. für die forensisch-toxikologische Untersuchung. Als Sorptionsmittel wurde Kieselgel-G-Merck benutzt; Laufmittel 0,1 n methanolische Ammoniaklsg. (0,17% NH_3). (Das Laufmittel nicht mehr als zweimal verwenden, da sonst die R_f-Werte kleiner werden. Mit konz. methanolischer Ammoniaklsg. kann der NH_3-Gehalt wieder ergänzt werden, wobei vorher im Fließmittel durch Titration der noch vorhandene Ammoniak ermittelt werden muß.)

72 verschiedene saure und basische Arzneistoffe wurden untersucht; hier seien nur folgende Verbindungen erwähnt:

R_f Moramid (Jetrium) 0,85 bis 0,87, Methadon (Polamidon) 0,66 bis 0,68, Normethadon (Ticarda) 0,53 bis 0,56.

Als Reagentien für die Sichtbarmachung dienten p-Nitranilin und Dragendorffs-Rg.

Gaschromatographie s. K. D. PARKER, C. R. FONTAN und P. C. KIRK [Analyt. Chem. **35**, 356 (1963)].

Aufbewahrung. Vorsichtig und vor Licht geschützt.

Anwendung, Dosierung, Handelsformen s. Methadonhydrochlorid.

Methadonhydrochlorid DAB 7 – BRD. Methadonum hydrochloricum DAB 7 – DDR. Methadone Hydrochloride BP 63, BPC 63, USP XVII. Methadoni chloridum Dan. IX – Add. Phenadonum Ross. 8 – Add. Methadonum hydrochloricum Helv. V – Suppl. II, ÖAB 9. Methadoni Hydrochloridum PI.Ed. I. (Chem. Bez. s. Methadon).

$$C_{21}H_{27}NO \cdot HCl \qquad M.G.\ 345{,}91$$

Herstellung s. Methadon, S. 885.

Eigenschaften. In den Arzneibüchern ist nur die racemische Form aufgenommen. Für das Racemat und für die optischen Antipoden geben R. H. THORP und Mitarbeiter (s. Methadon, S. 885) folgende Konstanten an:

	Fp.	$[\alpha]_D^{20}$	c in W.
dl-Methadonhydrochlorid	231°	–	–
l-Methadonhydrochlorid	241°	–145°	1,62
d-Methadonhydrochlorid	240°	+143°	1,62

Das racemische Methadonhydrochlorid bildet farblose Kristalle oder ein weißes, kristallines Pulver, geruchlos, Geschmack bitter, anschließend sauer und scharf (PI.Ed. I, DAB 7 – BRD). Fp. 232 bis 236° (BP 63, Dan. IX – Add.), 224 bis 228° (Helv. V – Suppl. II), 231 bis 235° (PI.Ed. I, ÖAB 9, DAB 7 – DDR). – Löslichkeit: Lösl. in 12 T. W., 6 T. A. (90 %ig), in ungefähr 3 T. Chlf. und ungefähr 350 T. Aceton (PI.Ed. I, ähnlich DAB 7 – BRD). Praktisch unlösl. in Ae. oder Glycerin (ÖAB 9). – pH einer 1 %igen Lsg. (g/ml) 4,5 bis 6,5 (BP 63).

Erkennung. 1. Man versetzt eine 5 %ige Lsg. mit überschüssiger Natronlauge, reibt mit einem Glasstab, bis die ausgefallene Base erstarrt und filtriert. Nach dem Waschen und Trocknen soll die Substanz bei 76° schmelzen (BP 63); bei 76 bis 87° (Ross. 8 – Add.). – 2. 100 mg werden in 10 ml W. gelöst und mit einer Lsg. von 125 mg Pikrolonsäure in 50 ml siedendem W. versetzt. Man läßt 2 Std. stehen. Der Nd. wird aus 20 %igem A. umkristallisiert und bei 105° getrocknet. Der Fp. liegt bei etwa 160° oder (!) etwa 180° (BP 63), zwischen 160 und 162° nach 18stündigem Trocknen über Schwefelsäure (USP XVII). – 3. 100 mg werden in 10 ml verd. A. gelöst und die Lsg. mit 10 ml einer 0,04 n Pikrinsäurelsg. versetzt. Das ausfallende Pikrat schmilzt bei 134 bis 136° (Dan. IX – Add., ähnlich DAB 7 – BRD, DAB 7 – BRD); 130 bis 135° (Helv. V – Suppl. II). – 4. Gibt man zu einer Lsg. von etwa 10 mg Substanz in 2 ml W. 2 ml Methylorangelsg., so entsteht eine Fllg. (USP XVII). – 5. Versetzt man eine Lsg. von etwa 2 mg Methadonhydrochlorid in 1 ml A. mit etwa 5 mg m-Dinitrobenzol und 1 Tr. verd. NaOH-Lsg., so färbt sich die Lsg. beim Erwärmen hell violettrosa (ÖAB 9). – 6. Versetzt man eine Lsg. von etwa 2 mg Methadonhydrochlorid in 1 ml W. mit 5 Tr. Jodlsg., so scheidet sich ein Perjodid in Form dunkelbrauner, öliger Tr. aus (ÖAB 9). – 7. Versetzt man etwa 1 mg Methadonhydrochlorid mit 1 ml konz. Schwefelsäure, so entsteht eine farblose Lsg. Fügt man etwa 1 mg Paraform hinzu und erwärmt, so färbt sich die Lsg. zunächst rosa und wird dann violettrot mit intensiv roter Fluoreszenz (ÖAB 9, ähnlich DAB 7 – BRD). – 8. 1 ml Prüflsg. (0,1 g Substanz in kohlendioxidfreiem W. zu 10,00 ml gelöst) zeigt nach Zusatz von 2 Tr. 5 n Salpetersäure und 4,0 ml konz. Schwefelsäure eine kräftige rote Fbg. (DAB 7 – DDR). – 9. Methadonhydrochlorid gibt eine positive Chloridreaktion.

Prüfung. Helv. V – Suppl II, ähnlich DAB 7 – BRD: 0,5 g werden in 1 ml W. gelöst und mit 8,5 ml W. verdünnt (= Stammlsg.). – Acidität: 1 ml Stammlsg. muß durch 1 Tr. Methylrot orange oder rot, aber nicht stärker rot gefärbt sein, als 1 ml einer Mischung von 3 ml Natriumacetatlsg. + 3 ml verd. Essigsäure + W. zu 20 ml. – Schwermetalle und Sulfat dürfen in der Stammlsg. nicht nachweisbar sein. – Organische Verunreinigungen: 0,1 g muß sich in 1 ml konz. Schwefelsäure unter Aufbrausen allmählich klar und mit hellgelber Farbe völlig lösen. – 0,050 g Substanz werden in 5,0 ml konz. Salpetersäure unter Schütteln gelöst. 5 Min. nach dem Salpetersäurezusatz darf die Lsg. keine Fbg. zeigen (DAB 7 – DDR). – Ross. 8 – Add. 52: Sulfat nicht über 0,05 %; Schwermetalle nicht über 0,001 %. – Gewichtsverlust beim Trocknen: Nach 24stündigem Trocknen bei 100° darf der Gewichtsverlust höchstens 0,3 % betragen (PI.Ed. I), höchstens 0,3 % (ÖAB 9, Helv. V – Suppl. II). — Verbrennungsrückstand: Höchstens 0,1 % (PI.Ed. I, ÖAB 9), nicht über 0,1 % (Sulfatasche, Ross. 8 – Add. 52), nicht über 0,1 % (USP XVII).

Gehaltsbestimmung. PI. Ed. I: Ungefähr 0,15 g, genau gewogen, werden in einen Scheidetrichter in 5 ml W. gelöst, 5 ml Natriumcarbonatlsg. zugegeben und die Methadonbase nacheinander mit 40, 20, 20 und 15 ml Ae. extrahiert. Die Ae.-Auszüge werden gemischt, filtriert und der Ae. verdampft. Der Rückstand wird getrocknet, in 15 ml A. (90 %ig) gelöst und mit 0,1 n Salzsäure unter Verwendung von Methylrot als Indikator titriert. Gegen Ende der Titration werden 50 ml W. zugegeben. 1 ml 0,1 n HCl entpr. 0,03459 g $C_{21}H_{27}NO \cdot HCl$. Methadonhydrochlorid enthält nicht mehr als 98,7% und höchstens das Äquivalent von 100% $C_{21}H_{27}NO \cdot HCl$.

ÖAB 9, ähnlich DAB 7 – BRD: 0,3459 g Methadonhydrochlorid werden in einer Mischung von 10 ml A. und 5 ml Chlf. gelöst und nach Zusatz von 10 Tr. Phenolphthaleinlsg. mit 0,1 n NaOH-Lsg. unter kräftigem Umschütteln titriert. Für die angegebene Einwaage müssen 9,80 bis 10,05 ml 0,1 n NaOH-Lsg. verbraucht werden, entspr. 98,0 bis 100,5% des theoret. Wertes. 1 ml 0,1 n NaOH-Lsg. entspr. 34,59 mg $C_{21}H_{27}NO \cdot HCl$. 1 g Methadonhydrochlorid entspr. 28,91 ml 0,1 n NaOH-Lsg.

Helv. V – Suppl. II: 0,3 g werden in einem Scheidetrichter von 100 ml Inhalt in 10 ml W. gelöst. Nach Zugabe von 5 ml Ammoniak wird zweimal mit je 25 ml und einmal mit 100 ml Ae. ausgeschüttelt. Die ätherischen Auszüge werden in einem Erlenmeyerkolben von 200 ml Inhalt gesammelt und durch Destillation von Lsgm. befreit. Zu dem öligen Rückstand gibt man 5 ml Ae. und dampft diesen völlig ab. Dann löst man den Rückstand in 10 ml verd. A. und titriert nach Zusatz von 3 Tr. eines Gemisches von 10 Tr. Methylrot und 1 Tr. Methylenblaulsg. mit 0,1 n Salzsäure bis zum Farbumschlag nach Rotviolett (Feinbürette). 1 ml 0,1 n Salzsäure entspr. 0,03459 g $C_{21}H_{27}NO \cdot HCl$. Forderung: 98,5 bis 100,5% im getrockneten Präparat.

USP XVI: Man löst eine genau gewogene, vorher getrocknete Substanzmenge von etwa 150 mg in 50 ml W., gibt 5 ml Natronlauge hinzu und extrahiert mit 40, 20 und 15 ml Ae. Die Ae.-Lsg. wird in einem Becherglas mit 30 ml 0,02 n Schwefelsäure gut durchgerührt, der Ae. verdunstet, der wss. Rückstand gekühlt, mit Methylrot-Lsg. versetzt und mit 0,02 n Natronlauge titriert. 1 ml 0,02 n Schwefelsäure entspr. 6,918 mg $C_{21}H_{27}NO \cdot HCl$. Forderung: Mindestens 98,5% in der getrockneten Substanz.

BP 63: Titration im nichtwss. Medium; Einwaage 0,5 g, genau gewogen. 1 ml 0,1 n Perchlorsäure entspr. 0,03459 g $C_{21}H_{27}NO \cdot HCl$. Methadonhydrochlorid enthält nicht weniger als 99,0% $C_{21}H_{27}NO \cdot HCl$, berechnet auf die bei 105° getrocknete Substanz.

Dan. IX – Add. 52: 0,2000 g werden chromatographiert. Zur Titration der Base sollen 5,66 bis 5,81 ml 0,1 n Salzsäure verbraucht werden, was 97,9 bis 100,5% $C_{21}H_{27}NO \cdot HCl$ entspricht; 1 ml 0,1 n Salzsäure entspr. 0,03459 g $C_{21}H_{27}NO \cdot HCl$.

Ross. 8 – Add. 52: 0,15 g werden in 10 ml W. gelöst. Man gibt 5 ml 2,5%ige Ammoniak-Lsg. hinzu. Die ausgeschiedene Base wird durch das Glasfilter Nr. 2 filtriert. Man trocknet Filter und Nd. bei 60 bis 65° bis zum konst. Gew. Das Gew. wird mit 1,1178 multipliziert. Forderung: Mindestens 99%.

DAB 7 – DDR: 0,2000 g Substanz werden in 10,0 ml wasserfreier Essigsäure gelöst. Nach Zusatz von 10,0 ml Quecksilber(II)-acetat-Lsg. und 3 Tr. Kristallviolett-Lsg. wird die Lsg. mit 0,1 n Perchlorsäure bis zum Farbumschlag nach Blau titriert (Feinbürette). 1 ml 0,1 n Perchlorsäure entspricht 34,59 mg Methadonhydrochlorid.

Papierchromatographie, Dünnschichtchromatographie, IR-Spektrum, UV-Spektrum s. Methadon, S. 885.

Aufbewahrung. Vorsichtig und vor Licht geschützt.

Unverträglichkeiten. Alkalien und alkalisch reagierende Stoffe, Jod, Jodide.

Anwendung. Die zentrale Wirkung des Methadons entspr. etwa der des Morphins. Es wird bei starken Schmerzen angewendet, z. B. Gallen- und Nierenkoliken, Angina pectoris ferner zur Operationsvorbereitung und nach Operationen.

Dosierung

	ÖAB 9 mg	BP 63 mg	USP XVII mg	Helv. V – Add. II mg	Pl.Ed. I mg	DAB 7 – DDR mg	DAB 7 – BRD mg
Einzelmaximaldosis oral	15	–	–	20	–	15	20
s.c., i.m.	15	–	–	20	15	15	–
Tagesmaximaldosis oral	30	–	–	60	–	45	60
s.c., i.m.	30	–	–	60	45	45	–
Gebräuchl. Einzeldosis oral	5–10	–	7,5[1]	–	–	7,5	–
s.c., i.m.	5–10	–	7,5[1]	–	2,5–10	–	–

[1] Falls erforderlich, alle vier Std.; gewöhnlicher Dosisbereich 2,5 bis 10,0 mg.

Literatur: „Recent development of synthetic narcotic drugs". Bull. Narcot. *VIII/1*, 14 (1956). – THER, L., E. LINDNER u. G. VOGEL: Zur pharmakodynamischen Wirkung der optischen Isomeren des Methadons. Dtsch. Apoth.-Ztg *103*, 514 (1963).

Handelsformen: l-Methadonbitartrate, Methadonhydrochlorid, Adanon (Winthrop-Stearns, USA), Algidon (Medica AG, Finnland), Algoxale (Sigurta Farmaceutici, Italien), Amidone (Burroughs Wellcome & Co., Großbritannien), Butalgin (Gea, Dänemark), Dolophine (Eli Lilly & Co., USA), Fenadone, Heptadon (Dipl.-Ing. E. Bartalauffy, Österreich), Heptanal (Treupha, Schweiz), Ketalgin (Amino, Schweiz), Levadone (Carlo Erba, Italien), Mecodin (Spojené farmaceutické Závody, CSR), Mephenon (Pharma-Union, Belgien), Methadone (Abbott, Massengill, Merrell, Strong Cobb, Upjohn, alle Firmen in USA), Moheptan (Paramed, Schweiz), Porfolan (KABI, Schweden), Synthanal (Chas, McDonald. Australien), Symoron (Brocades, Stheemann & Pharmacia, Niederlande), Vemonyl (Astra, Schweden).

l-Isomethadon (INN). (−)-1-Dimethylamino-2-methyl-3,3-diphenyl-hexanon-(4). (−)-6-Dimethylamino-5-methyl-4,4-diphenyl-hexanon-(3). (−)-3-Oxo-4,4-diphenyl-5-methyl-6-dimethylamino-hexan. (−)-Diphényl-4,4 méthyl-5 diméthylamino-6 hexanon-3. Isoamidon. WIN 1783.

Formel Nr. 3, S. 884 $C_{21}H_{27}NO$ M.G. 309,45

Herstellung. Durch Einwirkung von Äthylmagnesiumbromid auf 4-Dimethylamino-2,2-diphenyl-3-methylbutanitril und Hydrolyse des entstandenen Ketimins [J. Amer. chem. Soc. *70*, No. 76, 4194 (1948); J. chem. Soc. *1949*, S. 648]. Für die Darstellung des 4-Dimethylamino-2,2-diphenyl-3-methylbutanitrils bzw. des 4-Chlormethyl-2,2-diphenyl-3-methylbutanitrils beschreiben J. Sletzinger, E. M. Chamberlain und M. Tishler [J. Amer. chem. Soc. *74*, 5619 (1952); ref. in Chem. Zbl. *1954*, S. 6940] zwei neue und direkte Synthesen.

Eigenschaften. Die freie Base ist ölig. Das Hydrochlorid Monohydrat schmilzt bei 173 bis 174°, wasserfrei bei 231 bis 233°; $[\alpha]_D^{25} = -70°$ ($c = 1,5$ in W.) (The Merck Index 1960). Die l-Form soll therapeutisch günstiger sein als das Racemat.

Mikrochemische Erkennung [Clarke, E. G. C.: Bull. Narcot. *XI/1*, 27 (1959)]. Isomethadon liefert mit Platinchlorid dichte Rosetten schmaler Plättchen (Empfindlichkeit 0,25 γ). Pikrinsäure liefert dichte Rosetten stäbchenförmiger Kristalle (Empfindlichkeit 0,1 γ). Zur Durchführung der Reaktionen s. Morphinhydrochlorid, S. 832. Farbreaktionen werden *nicht* mit Formaldehyd-Schwefelsäure (Marquis-Rg.), Ammoniummolybdat (Fröhde-Rg.), seleniger Säure (Mecke-Rg.), Natriumwolframat (Reichard-Rg.) gegeben. Der Vitali-Test verläuft negativ. Nur Ammoniummolybdat liefert eine braune Fbg., die in Violettblau übergeht.

Papierchromatographie [Genest, K., u. Ch. G. Farmilo: Bull. Narcot. *XII/1*, 15 (1960)]. Methode s. Levomethorphan, S. 806. Die R_f-Werte betragen 1,00 bzw. 0,96 und sind daher schlecht von den Methadol-Derivaten zu unterscheiden (s. Alphamethadol, S. 893).

IR-Spektrum s. L. Levi, Ch. E. Hubley und R. A. Hinge [Bull. Narcot. *VII/1*, 44 (1955)].

Anwendung. l-Isomethadon besitzt eine stärkere analgetische Wirkung als das Racemat. d-Isomethadon zeigt antitussive Eigenschaften [Bull. Narcot. *VIII/1*, 14 (1956)].

Handelsform: Isoadanon (Winthrop, Stearns, USA).

Gesetzliche Bestimmungen s. S. 775.

Dipipanon(e) (INN). 2-Piperidino-4,4-diphenylheptanon-(5). 6-Piperidino-4,4-diphenylheptan-3-on. Diphényl-4,4 pipéridino-6 heptanone-3. Phenylpiperon. Piperidylamidon. Piperidylmethadon. Fenpidon. Pamedone. Pipidone. Hoechst 10805. 378 C 48.

Formel Nr. 4, S. 884 $C_{24}H_{31}NO$ M.G. 349,52

Herstellung [Bockmühl, M., u. G. Ehrhart: Justus Liebigs Ann. Chem. *561*, 52 (1949)]. Aus γ-Piperidino-α,α-diphenylvaleriansäurenitril und Äthylmagnesiumbromid; s. auch P. Ofner und E. Walton (J. chem. Soc. *1950*, S. 2158).

Eigenschaften. Farblose Kristalle.

UV-Spektrum. Nach P. Ofner und E. Walton (l. c.) besitzt Dipipanon bei 295 mμ ein Maximum.

Papierchromatographie [Genest, K., u. Ch. G. Farmilo: Bull. Narcot. *XII/1*, 15 (1960)]. Methode s. Levomethorphan, S. 806. Die R_f-Werte betragen bei den zwei verschiedenen aufgeführten Verfahren stets 1,00, so daß eine Unterscheidung zwischen Dipipanon, Isomethadon (s. d.) und Methadolderivaten (s. d.) auf diese Weise nicht möglich ist.

Mikrochemische Erkennung [CLARKE, E. G. C.: Bull. Narcot. *XI/1*, 27 (1959)]. Dipipanon gibt mit Platinchlorid Büschel plättchenförmiger Kristalle mit sägezahnartigen Rändern, ähnliche Kristalle treten mit Platinbromid auf. Zur Durchführung der Reaktionen s. Morphinhydrochlorid, S. 832. Farbreaktionen treten *nicht* mit Formaldehyd-Schwefelsäure, Ammoniummolybdat (Fröhde-Rg.) und Natriumwolframat (Reichard-Rg.) auf; der Vitali-Test ist negativ. Mit Ammoniumvanadat (Mandelin-Rg.) liefert Dipipanon eine tiefgrüne in Blau übergehende Fbg. (Empfindlichkeit 0,25 γ) (s. auch Methadon).

Anwendung. Als zentrales Analgeticum s. Dipipanonhydrochlorid, s. u.

Gesetzliche Bestimmungen s. S. 775.

Dipipanonhydrochlorid. Dipipanone Hydrochloride BP 63, BPC 63.

$$C_{24}H_{31}NO \cdot HCl \cdot H_2O \qquad M.G. \ 404,0$$

Herstellung. Aus Dipipanon (s. d.) und Salzsäure.

Eigenschaften. Weißes, kristallines Pulver, im allgemeinen geruchlos. Die Substanz schmeckt bitter und anschließend tritt ein brennender Geschmack auf. Fp. der nicht getrockneten Substanz 124 bis 127°. – Löslichkeit: 1 T. löst sich in 40 T. W. bei 20°; in 1,5 T. A. (95%ig) und in 6 T. Aceton; unlösl. in Ae. pH einer 2,5%igen Lsg. (g/ml) = 4,0 bis 6,0.

Erkennung. 1. 0.2 g Substanz in 10 ml W. gelöst, geben auf Zusatz von Kaliumjodomercurat(II) einen weißen Nd. – 2. Zu 0,1 g Substanz in 10 ml W. gelöst, werden 10 ml einer 1%igen Lsg. (g/ml) Trinitrophenol und 0,05 ml Salzsäure gegeben und kräftig geschüttelt. Fp. des Nd. 141° [nach Umkristallisieren aus A. (70%ig) und Trocknen bei 105°]. – 3. Gibt die Reaktion auf Chlorid.

Prüfung. Wassergehalt: 4,0 bis 5,0% (g/ml). – Verbrennungsrückstand: Sulfatasche nicht mehr als 0,1%.

Gehaltsbestimmung. Titration im wasserfreien Medium. Einwaage 0,8 g, genau gewogen; der Endpunkt wird potentiometrisch bestimmt.
1 ml 0,1 n Perchlorsäure entspr. 0,038 60 g $C_{24}H_{31}NO \cdot HCl$.

Anwendung. Zentrales Analgeticum, entspricht in seiner Wirkung dem Morphin [vgl. D. A. CAHAL: Analgesic activity of dipipanone HCl in student volunteers. Brit. J. Pharmacol. *12*, 97 (1957)].

Dosierung. s.c. und i.m. 25 bis 50 mg.

Papierchromatographie, Mikrochemische Erkennung, UV-Spektrum s. Dipipanon, S. 890.

Handelsform: Pipadone (Burroughs Wellcome, Großbritannien).

Gesetzliche Bestimmungen s. S. 775.

Phenadoxon (INN). ($\pm$)-4,4-Diphenyl-6-morpholino-heptan-3-on. ($\pm$)-6-Morpholino-4,4-diphenyl-3-heptanon. ($\pm$)-6-Morpholino-4,4 diphenyl-3-oxo-heptan. ($\pm$)-Morpholino-6, Díphényl-4,4 heptanone-(3). Fenadoxon. Morphodon. CB 11. Hoechst 10600.

Formel Nr. 5, S. 884 $\qquad C_{23}H_{29}NO_2 \qquad M.G. \ 351,49$

Herstellung s. M. BOCKMUHL und G. EHRHART [Justus Liebigs Ann. Chem. *561*, 52 (1948)] und J. ATTENBURROW, J. ELKS, B. A. HEMS und K. N. SPEYER (J. chem. Soc. *1949*, S. 510).

Eigenschaften. Die Base, aus dem reinen Hydrochlorid hergestellt, bildet farblose Kristalle und schmilzt nach Umkristallisieren aus wss. A. bei 75 bis 77° (ATTENBURROW, J. u. Mitarb., l. c.).

Mikrochemische Erkennung [CLARKE, E. G. C.: Bull. Narcot. *XI/1*, 27 (1959)]. Mit Kaliumtrijodid bildet Phenadoxon stäbchen- und plättchenförmige Kristalle. Die Kristallbildung tritt erst beim Stehen über Nacht ein (Empfindlichkeit 0,1 γ). Zur Durchführung der Reaktion s. Morphinhydrochlorid, S. 832. Farbreaktionen treten mit Formaldehyd-Schwefelsäure (Marquis-Rg.) und Ammoniummolybdat (Fröhde-Rg.) *nicht* auf. Ammoniumvanadat (Mandelin-Rg.) gibt eine tiefgrüne, dann blaue Fbg. (Empfindlichkeit 0,25 γ).

UV-Spektrum [OESTREICHER, P. M., CH. G. FARMILO u. L. LEVI: Bull. Narcot. *VI/3–4*, 42 (1954)]. Phenadoxon besitzt in wss. Lsg. (c = 0,2032) bei 259 bis 260 mμ ($\varepsilon = 861$) und bei 296 mμ ($\varepsilon = 570$) zwei verhältnismäßig schwach ausgeprägte Maxima.

892   Analgetica

Methadon-Gruppe 2
Derivate des 4,4-Diphenyl-6-dimethylaminoheptan

$$\text{}^7CH_3\quad CH_3$$
$$CH_2{-}\overset{6}{CH}{-}\overset{}{N}\overset{CH_3}{\underset{1}{-}}$$
$$\underset{5}{CH_2}\quad\underset{2}{CH_2}{-}\overset{}{CH_3}$$
$$\underset{4}{C}{-}\underset{3}{CH}{-}$$
$$\quad\quad R_1$$

(Phenyl, Phenyl substituents on C-4)

Lfd. Nr.	Wissenschaftliche Bezeichnung	Internationale Kurzbezeichnung INN	R₁	Synonyma	BTM-VO[1]
1	6-Dimethylamino-4,4-diphenylheptan-3-ol	Dimepheptanol	—OH	Methadol	§ 9 Abs. 1
2	(±)-α-6-Dimethylamino-4,4-diphenylheptan-3-ol	Alphamethadol	—OH		§ 9 Abs. 1
3	(±)-β-6-Dimethylamino-4,4-diphenylheptan-3-ol	Betamethadol	—OH		§ 9 Abs. 1
4	6-Dimethylamino-4,4-diphenyl-3-acetoxy-heptan	Acetylmethadol	—OOC—CH₃	Methadyl acetate	§ 9 Abs. 1
5	(±)-α-6-Dimethylamino-4,4-diphenyl-3-acetoxyheptan	Alphacetylmethadol	—OOC—CH₃		§ 9 Abs. 1
6	(±)-β-6-Dimethylamino-4,4-diphenyl-3-acetoxyheptan	Betacetylmethadol	—OOC—CH₃		§ 9 Abs. 1

[1] Siehe Fußnote S. 784.

IR-Spektrum s. Phenadoxonhydrochlorid.

Aufbewahrung. Vorsichtig und vor Licht geschützt.

Anwendung. Als zentrales Analgeticum vorwiegend in Form des Phenadoxonhydrochlorids (s. d.).

Gesetzliche Bestimmungen s. S. 775.

Phenadoxonhydrochlorid. Phenadoxone Hydrochloride BP 53(!).

$C_{23}H_{29}NO_2 \cdot HCl$ M.G. 387,95

Herstellung s. Phenadoxon.

Eigenschaften. Fp. 224 bis 225° (Zers.). 1 T. löst sich bei 20° in 25 T. W. und in 10 T. A. (95%); sehr gut lösl. in Chlf.

Erkennung. Das bei der Gehaltsbestimmung erhaltene Pikrolonat schmilzt bei etwa 206°.

Mikrochemische Erkennung s. Phenadoxon.

Prüfung. Acidität: pH einer 5%igen Lsg. in W. 3,5 bis 5,0. — Sulfatasche: Nicht über 0,1%. — Gewichtsverlust beim Trocknen: Bis zum konst. Gewicht bei 105° nicht über 0,5%.

Gehaltsbestimmung. Man löst genau gewogene 0,2 g in 100 ml W., erhitzt zum Sieden und gibt unter Rühren 100 ml 0,3%ige wss., heiße Pikrolonsäure-Lsg. hinzu. Die Mischung wird 5 Min. gekocht und mindestens 12 Std. zum Erkalten beiseite gestellt. Der Nd. wird mit W., das mit Phenadoxonpikrolonat gesättigt ist, gewaschen und bei 105° bis zum konst. Gewicht getrocknet.

1 g entspr. 0,6302 g $C_{23}H_{29}NO_2 \cdot HCl$. Forderung: Mindestens 98,5% in der getrockneten Substanz.

IR-Spektrum s. L. LEVI, CH. E. HUBLEY und R. A. HINGE [Bull. Narcot. *VII*/1, 44 (1955)].

Dosierung. 25 bis 50 mg, s.c. oder i.m. 5 bis 15 mg.

Handelsformen: Heptalgin, Heptalin, Heptazone (Glaxo Laboratories, Großbritannien).

Methadon-Gruppe 2

Dimepheptanol (INN). 6-Dimethylamino-4,4-diphenylheptanon-(3) (Methadon) besitzt ein asymmetrisches C-Atom *).

$$H_3C\overset{*}{-}\underset{\underset{CH_3}{\overset{|}{N}}\underset{H_3C}{\diagdown}}{CH}-CH_2-\underset{\underset{C_6H_5}{|}}{\overset{\overset{C_6H_5}{|}}{C}}-\underset{\overset{||}{O}}{C}-CH_2-CH_3$$

Wird die Ketogruppe reduziert, entsteht der entspr. Alkohol, der ein neues Asymmetriezentrum (*) aufweist.

$$\underset{\underset{\text{H}_3\text{C}}{\overset{|}{\text{N}}}\text{CH}_3}{\text{H}_3\text{C}-\overset{*}{\text{CH}}-\text{CH}_2-\underset{\text{C}_6\text{H}_5}{\overset{\text{C}_6\text{H}_5}{\text{C}}}-\overset{\text{OH}}{\overset{|}{\underset{*}{\text{CH}}}}-\text{CH}_2-\text{CH}_3}$$

6-Dimethylamino-4,4-diphenylheptan-3-ol
[Dimepheptanol (INN)]

Interessanterweise entsteht je nach der angewandten Methode nur einer der zwei möglichen Alkohole, der als α-Methadol [Alphamethadol (INN)] bzw. β-Methadol [Betamethadol (INN)] bezeichnet wird.

Die Einteilung der Methadon-Reduktionsprodukte veranschaulicht nachfolgendes Schema.

Methadon $\xrightarrow{\text{red.}}$
{ Alphamethadol { (+)-Alphamethadol / (±)-Alphamethadol / (−)-Alphamethadol
  Betamethadol { (+)-Betamethadol / (±)-Betamethadol / (−)-Betamethadol }

Alle sechs verschiedenen optisch aktiven Verbindungen sind bekannt und wurden auch pharmakologisch untersucht [EDDY, N. B., E. L. MAY u. E. MOSETTIG: J. org. Chemistry 17, 321 (1952)].

Verbindung	Analgetischer Effekt ED$_{50}$ (Maus)	
	oral mg/kg	s.c. mg/kg
dl-Alphamethadol	10,9	18,9
d-Alphamethadol	61,8	24,7
l-Alphamethadol	3,8	3,5
dl-Betamethadol	67,3	7,3
d-Betamethadol	70,0	63,7
l-Betamethadol	36,7	7,6
dl-Alphacetylmethadol	4,0	1,2
d-Alphacetylmethadol	1,6	0,3
l-Alphacetylmethadol	1,1	1,8
dl-Betacetylmethadol	2,6	0,8
d-Betacetylmethadol	5,1	4,1
l-Betacetylmethadol	2,0	0,4
Vergleich:		
Morphinsulfat	3,7	2,3
l-Methadon	8,0	0,8

Alphamethadol (INN). α-(±)-6-Dimethylamino-4,4-diphenylheptanol-(3). α-(±)-6-Dimethylamino-4,4-diphenyl-3-heptanol. α-(±)-6-Dimethylamino-4,4-diphenyl-3-hydroxyheptan. α-(±)-2-Dimethylamino-4,4-diphenyl-5-hydroxyheptan. α-(±)-Diméthyl-6 diphényl-4,4 heptanol-3. Alphamethadolum (NFN 1958).

Formel Nr. 2, S. 892 $C_{21}H_{29}NO$ M.G. 311,47

Herstellung. (±)-6-Dimethylamino-4,4-diphenylheptanon-(3)-hydrochlorid, in M. gelöst, wird bei Gegenwart von Platinoxid mit Wasserstoff hydriert; Ausbeute ca. 80% des racemischen Alphamethadols [MAY, E. L., u. E. MOSETTIG: J. org. Chemistry 13, 459 (1948); s. auch M. E. SPEETER, W. M. BYRD, L. C. CHENEY und S. B. BINKLEY: J. Amer. chem. Soc. 71, 57 (1949)]. Die Herst. der beiden optischen Antipoden beschreiben A. POHLAND, F. J. MARSHALL und T. P. CARNEY [J. Amer. chem. Soc. 71, 460 (1949)] durch Zerlegung des (±)-4-Dimethyl-2,2-diphenylvaleronitril (I) mittels (+)-Tartrat in die optischen

Antipoden. Die erhaltenen Verbindungen werden mit Äthylmagnesiumbromid in das (+)- bzw. (−)-Methadon (IIa bzw. IIb) überführt und anschließend katalytisch bei Gegenwart von Platinoxid (nach ADAMS) zu dem (−)- bzw. (+)-Alphamethadol (IIIa bzw. IIIb) hydriert.

[Reaktionsschema mit Strukturformeln I, IIa, IIb, IIIa, IIIb]

Ph = Phenyl

Interessanterweise tritt bei der Hydrierung eine Änderung des Drehsinns ein, während (+)-Methadon die Ebene des polarisierten Lichtes nach rechts dreht, ist das gebildete (−)-Methadol linksdrehend. − Die l-, d- und dl-Alphamethadole sind farblose kristalline Substanzen, die als Hydrochloride gut in W. löslich sind.

	Fp.	$[\alpha]_D^{25}$
dl-Alphamethadolhydrochlorid	192−193°	± 0°
l-Alphamethadolhydrochlorid	169−171°	− 34°
d-Alphamethadolhydrochlorid	169−171°	+ 34°

Mikrochemische Erkennung [CLARKE, E. G. C.: Bull. Narcot. XI/1, 27 (1959)]. Alphamethadol gibt mit Kaliumchromat kleine Kristallnadeln (Empfindlichkeit 0,5 γ), die als Unterscheidung gegenüber Alphacetylmethadol dienen können, da letzteres mit Kaliumchromat kleine plättchenförmige Kristalle gibt. Zur Ausführung der Reaktion s. Morphinhydrochlorid, S. 832. − Formaldehyd-Schwefelsäure (Marquis-Rg.) erzeugt aus Alphamethadol eine braune in Graugrün übergehende Fbg., Ammoniumvanadat (Mandelin-Rg.) liefert eine graugrüne und Ammoniummolybdat (Fröhde-Rg.) eine braune in Grün übergehende Fbg. Eine Unterscheidung gegenüber Alphacetylmethadol ist mit diesen Farbreaktionen nicht möglich.

Papierchromatographie [GENEST, K., u. CH. G. FARMILO: Bull. Narcot. XII/1, 15 (1960)]. Methode s. Levomethorphan, S. 806. Alphamethadol und Betamethadol lassen sich nicht unterscheiden, da sie gleiche R_f-Werte (1,00) besitzen. Die Unterscheidung zwischen Alpha- und Betamethadol einerseits sowie Alphacetyl- und Betacetylmethadol andererseits ist nur mit 2%igem Ammonsulfat imprägniertem Chromatographiepapier möglich. Die beiden Methadole besitzen einen R_f von 0,94 und die Acetylmethadole wandern mit der Lösungsmittelfront.

Anwendung. dl-, d- und l-Alphamethadol besitzen − allerdings in unterschiedlichem Maße − eine zentrale analgetische Wirkung (s. S. 893). Wegen ihrer leichten Überführung in die suchterregenden Acetylmethadole sind die Alpha- und Betamethadole der Betäubungsmittel-Verschreibungs-VO unterstellt (s. S. 775).

Betamethadol (INN). β-($\pm$)-6-Dimethylamino-4,4-diphenyl-heptanol-(3). Weitere Bezeichnungen s. Alphamethadol, S. 893.

Formel Nr. 3, S. 892 $\qquad$ $C_{21}H_{29}NO$ $\qquad$ M.G. 311,47

Herstellung. Die erste Methode zur Herst. des 6-Dimethylamino-4,4-diphenylheptanol-(3) geht auf M. BOCKMÜHL und G. EHRHART [Justus Liebigs Ann. Chem. *561*, 52 (1949)] zurück. Hierzu wird 6-Dimethylamino-4,4-diphenyl-heptanon-(3) (Methadon, s. S. 885) in n-Propanol gelöst und Na zugegeben, wobei die Lsg. sich stark erwärmt. Nach Abkühlen wird mit Bzl. extrahiert, die benzolische Lsg. nochmals mit W. gewaschen, das Bzl. abdestilliert und der kristallin erstarrende Rückstand aus wenig n-Propanol umkristallisiert. Das in dieser Weise reduzierte Methadon gibt fast ausschließlich (70%) die Beta-Form und nur in geringer Menge (10%) die Alpha-Form des Methadols [EDDY, N. B., E. L. MAY u. E. MOSETTIG: J. org. Chemistry *17*, 321 (1952)]. Die optisch aktiven Isomeren des Betamethadols wurden von N. B. EDDY, E. L. MAY und E. MOSETTIG [J. org. Chemistry *17*, 321 (1952)] dargestellt: das Beta-d,l-Methadol aus d,l-Methadon, Beta-d-Methadol aus d-Methadon und das Beta-l-Methadol aus l-Methadon. Während sich bei der Alpha-Reihe die Richtung der optischen Aktivität ändert (s. Schema S. 894) ist dies bei der Beta-Reihe nicht der Fall. – Durch Veresterung mit Essigsäureanhydrid erhält man aus den verschiedenen Alpha- und Betamethadolen die Acetylmethadole.

Eigenschaften. dl-, d- und l-Betamethadol bilden farblose kristalline Substanzen.

	Fp.	$[\alpha]_D^{20}$	c
dl-Betamethadol (Hydrochlorid)	220–222°		
(Base)	127–128°		
d-Betamethadol (Hydrochlorid)	206–208°	+ 73,9°	0,69 in W.
(Base)	106–107°	+178°	0,63 in A.
l-Betamethadol (Hydrochlorid)	206–208°	– 74,3°	0,94 in W.
(Base)	105–107°	–178°	1,04 in A.

Gesetzliche Bestimmungen s. S. 755.

Alphacetylmethadol (INN). ($\pm$)-α-6-Dimethylamino-4,4-diphenyl-3-heptamyl Acetate. ($\pm$)-α-6-Dimethylamino-4,4-diphenyl-3-acetoxy-heptan. ($\pm$)-α-O-acetyl-6-dimethylamino-4,4-diphenylheptanol-(3). ($\pm$)-α-2-Dimethylamino-4,4-diphenyl-5-acetoxyheptan. ($\pm$)-α-5-Acetoxy-2-dimethylamino-4,4-diphenylheptan. ($\pm$)-α-Diméthylamino-6 diphényl-4,4 acétoxy-3 heptane. Acetylmethadolum (NFN 1958). Methadyl acetate (BAN). Acéméthadone. Amidol acetate. Race-Acetylmethadol.

Formel Nr. 5, S. 892 $\qquad$ $C_{23}H_{31}NO_2$ $\qquad$ M.G. 353,51

Herstellung. Nach A. POHLAND, F. J. MARSHALL und TH. P. CARNEY [J. Amer. chem. Soc. *71*, 460 (1949)] aus den zugehörigen Alkoholen (s. Alphamethadol, S. 893) durch Einw. von Eisessig auf die Alphamethadolhydrochloride bei Gegenwart von Pyridin.

Eigenschaften. dl-, d- und l-Alphacetylmethadol bilden farblose Kristalle, deren Hydrochloride in W. gut lösl. sind.

Hydrochloride	Fp.	$[\alpha]_D^{25}$	c in W.
dl-Alphacetylmethadol	211–213°	–	–
l-Alphacetylmethadol	201–202,5°	– 59°	0,23
d-Alphacetylmethadol	200–203°	+ 57°	0,26

Mikrochemische Erkennung [CLARKE, E. G. C.: Bull. Narcot. *XI/1*, 27 (1959)] s. Alphamethadol, S. 894.

IR-Spektrum. dl-Alphacetylmethadolhydrochlorid s. L. LEVI, CH. E. HUBLEY und R. A. HINGE [Bull. Narcot. *VII/1*, 44 (1955)].

Papierchromatographie s. Alphamethadol, S. 894.

Methadon-Gruppe 3
Abwandlungen des Methadonsystems

Structure: Diphenyl-C with R$_1$ and R$_2$ substituents

Lfd. Nr.	Wissenschaftliche Bezeichnung	Internationale Kurzbezeichnung INN	R$_1$	R$_2$	Synonyma	BTM-VO[1]
1	(±)-N-(2,2-Diphenyl-3-methyl-4-morpholinobutyryl)-pyrrolidin	Racemoramid	−C(=O)−N H	−CH(−CH$_3$)−CH$_2$−N H O	R 610	§ 9 Abs. 1
2	(+)-N-(2,2-Diphenyl-3-methyl-4-morpholinobutyryl)-pyrrolidin	D-Moramid (Dextromoramide)	−C(=O)−N H	−CH(−CH$_3$)−CH$_2$−N H O	Jetrium Pyrrolamidol Palfium	§ 9 Abs. 1
3	(−)-N-(2,2-Diphenyl-3-methyl-4-morpholinobutyryl)-pyrrolidin	Levomoramid	−C(=O)−N H	−CH(−CH$_3$)−CH$_2$−N H O		§ 9 Abs. 1
4	2-Äthoxy-2,2-diphenyl-essigsäure-2′-dimethylaminoäthylester	Dimenoxadol	−O−CH$_2$−CH$_3$	−C(=O)−O−CH$_2$−CH$_2$−N(CH$_3$)$_2$	Alpharheum	§ 9 Abs. 1
5	2,2-Diphenyl-4-morpholino-buttersäureäthylester	Dioxaphetylbutyrat	−COOCH$_2$−CH$_3$	−CH$_2$−CH$_2$−N H O		§ 9 Abs. 1

[1] Siehe Fußnote S. 784.

Anwendung. Während die analgetische Wirksamkeit der verschiedenen optisch aktiven und racemischen Methadole gegenüber dem zugehörigen Keton Methadon (z. B. Polamidon) vermindert ist, steigt der analgetische Effekt bei acetylierten Verbindungen im Tierversuch an und erreicht beim d-Alphacetylmethadol ein Maximum (s. S. 893). Im klinischen Versuch zeigt diese Verbindung allerdings unangenehme Nebenwirkungen und geringere Wirkungsdauer als das Methadon [KEATS, J., u. R. BEECHER: J. Pharmacol. exp. Ther. *105*, 210 (1952)]. Aus diesen Gründen haben sich diese Analgetica nicht eingeführt.

Handelsform: Acetylmethadol (Merck, Sharp & Dohme, USA).

Betacetylmethadol (INN). (±)-β-6-Dimethylamino-4,4-diphenyl-3-heptamyl Acetate. Weitere Namen s. Alphacetylmethadol.

Formel Nr. 6, S. 892 $C_{23}H_{31}NO_2$ M.G. 353.51

Herstellung [EDDY, N. B., E. L. MAY u. E. MOSETTIG: J. org. Chemistry *17*, 321 (1952)]. Aus dem Betamethadol (s. S. 895). Durch Acetylierung nach der Methode von A. POHLAND und Mitarbeiter (s. Alphacetylmethadol).

Eigenschaften. dl-, d- und l-Betamethadol stellen farblose, kristalline Verbindungen dar.

	Fp.	$[\alpha]_D^{20}$	c
dl-Betacetylmethadol (Hydrochlorid)	142–146°	–	–
(Base)	129–130°		
d-Betacetylmethadol (Hydrochlorid)	158–160°	+ 47,2°	0,89 (i. W.)
(Base)	71– 72°	+ 90,7°	0,43 (i. A.)
l-Betacetylmethadol (Hydrochlorid)	159–161°	– 46,7°	0,75 (i. W.)
(Base)	69,5– 71°	– 91,5°	0,46 (i. A.)

Papierchromatographie s. Alphamethadol, S. 894. Allerdings wandert Betacetylmethadol unter den angegebenen Bedingungen mit der Lösungsmittelfront.

Methadon-Gruppe 3

Racemoramid(e) (INN). d,l-N-(2,2-Diphenyl-3-methyl-4-morpholinobutyryl)-pyrrolidin. (±)-4-(2′-Methyl-4′-oxo-3′,3′-diphenyl-4′-pyrrolidino)-butyrylmorpholin. (±)-1-(3′-Methyl-2′,2′-diphenyl-4-morpholinobutyryl)-pyrrolidin. Méthyl-3 diphényl-2,2 morpholino-4 butyryl pyrrolidine. Racemoramidum (NFN 1959). R 610. (±)-N-(2,2-Diphenyl-3-methyl-4-morpholinobutyryl)-pyrrolidid.

Formel Nr. 1, S. 896 $C_{25}H_{32}N_2O_2$ M.G. 932,54

Herstellung. JANSSEN, P. A. J., D. ZIRKOVIC u. P. DEMOEN: J. Amer. chem. Soc. *77*, 4423 (1955). – JANSSEN, P. A. J., P. DEMOEN, D. K. DE JONGH u. E. G. VAN PROOSDIJ-HARTZEMA: Arch. int. Pharmacodyn. *103*, 82 (1955). – DE JONGH, D. K., u. E. G. VAN PROOSDIJ-HARTZEMA: Arch. int. Pharmacodyn. *103*, 120 (1955). – JAGENEAU, A., u. P. JANSSEN: Arch. int. Pharmacodyn. *106*, 199 (1956). – JANSSEN, P. A. J.: J. Amer. chem. Soc. *78*, 3862 (1956).

Eigenschaften. Farblose Kristalle; Fp. 170 bis 172°.

Mikrochemische Erkennung [CLARKE, E. G. C.: Bull. Narcot. XI/1, 27 (1959)]. Eine Unterscheidung des Racemoramids von D-Moramid (Dextromoramid) und Levomoramid kann mit 5%iger Ammoniumthiocyanatlsg. erreicht werden. Racemoramid gibt große plattenförmige Kristalle, die optisch aktiven Verbindungen dagegen nur Öle. Pikrolonsäure gibt sowohl mit Racemoramid als auch mit den optisch aktiven Formen Rosetten verzweigter stäbchenförmiger Kristalle (Empfindlichkeit 0,1 γ). Zur Durchführung der Reaktionen s. Morphinhydrochlorid, S. 832. Farbreaktionen lassen *nicht* zwischen dem Racemat und dem D-Moramid bzw. Levomoramid unterscheiden, da keine Fbg. mit Formaldehyd-Schwefelsäure (Marquis-Rg.), Ammoniumvanadat (Mandelin-Rg.), Ammoniummolybdat (Fröhde-Rg.), seleniger Säure (Mecke-Rg.), Natriumwolframat (Reichard-Rg.) und dem Vitali-Test auftreten.

Anwendung. Als zentrales Analgeticum. Wesentlich wirksamer als das Racemoramid ist die rechtsdrehende Komponente, das D-Moramid (= Dextromoramid, s. d.).

Gesetzliche Bestimmungen s. S. 775.

D-Moramid. Dextromoramid(e) (INN) ist die optisch aktive, rechtsdrehende Verbindung des Racemoramids (s. d.). Syn. Pyrrolamidol, Dextromoramidum (NFN 1959), R 875; chem. Bezeichnungen s. Racemoramid.

Formel Nr. 2, S. 896 $C_{25}H_{32}N_2O_2$ M.G. 392,54

Herstellung s. Racemoramid.

Eigenschaften. Farblose Kristalle; Fp. 180 bis 184°. $[\alpha]_D^{20} = +25,5 \pm 0,5°$ in Bzl. (c = 5,0).

Mikrochemische Erkennung s. Racemoramid.

Papierchromatographie [FREUNDT, J.: Arzneimittel-Forsch. *12*, 614 (1962)]. Laufmittel nach H. JATZKEWITZ [Hoppe-Seylers Z. physiol. Chem. *292*, 94 (1953)] und E. VIDIC [Arzneimittel-Forsch. *5*, 291 (1955)]. Papier Schleicher & Schüll 2045b, System n-Butanol-Ameisensäure-W. (12 : 1 : 7, v/v/v). Bei frisch bereitetem Laufmittel (!) beträgt der R_f-Wert 0,79 bis 0,82, aufsteigend chromatographiert. Sättigungszeit der Papiere im Chromatographiegefäß: 3 Std. – System Dichloräthan-Eisessig-W. (20 : 8 : 2, v/v/v), organische Phase als Laufmittel. Sättigungszeit der Papiere im Chromatographiegefäß: 14 Std. R_f 0,66 bis 0,69. Aufgetragene Menge 5 bis 30 γ Moramidbitartrat. Sichtbarmachung: 1. Modifiziertes Dragendorff-Rg. (nach H. JATZKEWITZ, l. c.): D-Moramid wird ziegelrot angefärbt, wobei noch 10 γ D-Moramidbitartrat deutlich sichtbar werden. 2. Jod-Jodkali-Rg.: 0,5 g KJ und 0,25 g Jod werden in einigen ml W. gelöst und diese Lsg. auf 150 ml aufgefüllt [SCHULTZ, O. E., u. D. STRAUSS: Arzneimittel-Forsch. *5*, 342 (1955)].

Dünnschichtchromatographie [BÄUMLER, J., u. S. RIPPSTEIN: Pharm. Acta Helv. *36*, 382 (1961)]. Sorptionsmittel Kieselgel-G-Merck; Fließmittel M.-Aceton-Triäthanolamin (5 : 5 : 0,15, v/v/v). Sichtbarmachung mit modifiziertem Dragendorff-Rg.; R_f 0,86 bis 0,88; s. auch Methadon, S. 885.

Aufbewahrung. Vorsichtig und vor Licht geschützt.

Anwendung. Als zentrales Analgeticum bei Schmerzzuständen, die Gabe eines Opiates erforderlich machen [LA BARRE, J.: The pharmacological properties and therapeutic use of dextromoramide. Bull. Narcot. *XI/4*, 10 (1959)].

Handelsformen: Dauran, Dimorlin, Linfadol, Narcolo, Troxilan, Errecalma, Palfium, Jetrium, SKF 5137.

Dimenoxadol (INN). 2-Dimethylaminoäthyl-1-äthoxy-1,1-diphenyl-acetat. 2-Äthoxy-2,2-diphenyl-essigsäure-(2'-dimethylaminoäthylester). α,α-Diphenyl-α-äthoxyessigsäure-(β-dimethylaminoäthylester). O-Äthylbenzilsäure-β-dimethylaminoäthylester.

Formel Nr. 4, S. 896 $C_{20}H_{25}NO_3$ M.G. 327,43

Herstellung. U.a. nach folgender Methode: α,α-Diphenyl-α-chloressigsäure wird mit Natriumäthylat in die α,α-Diphenyl-α-äthoxyessigsäure überführt und diese mit β-Dimethylaminoäthylchlorid zum Dimenoxadol umgesetzt [KLOSA, J.: Arch. Pharm. (Weinheim) *288/60*, 42 (1955)].

Eigenschaften. Die freie Base bildet ein Öl. Das Hydrochlorid besitzt einen Fp. von 170 bis 172° und bildet schöne lange Nadeln.

Mikrochemische Erkennung [CLARKE, E. G. C.: Bull. Narcot. *XIII/4*, 17 (1961)]. Dimenoxadol gibt mit Quecksilberchlorid rhomboedrische Kristalle. Die Kristallbildung benötigt häufig 24 Std., ist aber charakteristisch [s. E. G. C. CLARKE: Bull. Narcot. *XII/1*, 41 (1960)]. Styphninsäure bildet mit Dimenoxadol Büschel unregelmäßiger Kristallplättchen (Empfindlichkeit 0,25 γ). Zur Ausführung der Reaktion s. Morphinhydrochlorid, S. 832.

Formaldehyd-Schwefelsäure (Marquis-Rg.) liefert mit Dimenoxadol eine orange Fbg., die in Grünblau übergeht. Ammoniumvanadat (Mandelin-Rg.) färbt die Verbindung orange, dann braun und anschließend tritt eine Purpurfbg. auf (Empfindlichkeit 0,1 γ). Ammoniummolybdat (Fröhde-Rg.) erzeugt ebenfalls eine Orangefbg., die über Braun in ein mattes Purpur übergeht.

Papierchromatographie. E. G. C. CLARKE [Bull. Narcot. *XIII/4*, 17 (1961)] benutzte die Methode nach A. S. CURRY und H. POWELL [Nature (Lond.) *173*, 1144 (1954)]. Papier: Whatman Nr. 1, imprägniert mit einer 5%igen Natriumhydrogencitratlsg. Hierzu wird das Chromatographiepapier durch die 5%ige Natriumhydrogencitratlsg. gezogen, zwischen Filterpapier die überschüssige Feuchtigkeit abgepreßt und dann bei 60° 25 Min. getrocknet. Eine gleichmäßige Imprägnierung ist für eine optimale Auftrennung der basischen Verbindungen von großer Bedeutung. Es wurde aufsteigend chromatographiert. Aufgetragene

Menge ca. 20 bis 100 γ. Als Laufmittel diente die obere Phase eines Gemisches aus n-Butanol-W.-Citronensäure (5 : 5 : 0,1, v/v/v). Für die Sichtbarmachung der aufgetrennten Substanzen wurde modifiziertes Dragendorff-Rg. verwendet.

Folgende Verbindungen und R_f-Werte wurden aufgenommen:

Verbindung	R_f	Verbindung	R_f
Allylprodin	0,69	Levophenacylmorphan	0,77
Benzethidine	0,82	Metazocine	0,48
Clonitazene	0,66	Norlevorphanol	0,58
Diampromide	0,76	Phenampromide	0,68
Dimenoxadol	0,60	Phenazocine	0,80
Diphenoxylate	0,90	l-Phenazocine	0,80
Etonitazene	0,70	Phenoperidine	0,84
Furethidine	0,64	Piminodine	0,72
Hydromorphinol	0,11		

Die untersuchten Verbindungen, nach steigenden R_f-Werten geordnet:

Verbindung	R_f	Verbindung	R_f
Hydromorphinol	0,11	Piminodine	0,72
Metazocine	0,48	Diampromide	0,76
Norlevorphanol	0,58	Levophenacylmorphan	0,77
Dimenoxadol	0,60	Phenazocine	0,80
Furethidine	0,64	l-Phenazocine	0,80
Clonitazene	0,66	Benzethidine	0,82
Phenampromide	0,68	Phenoperidine	0,84
Allylprodine	0,69	Diphenoxylate	0,90
Etonitazene	0,70		

Da bekanntlich die R_f-Werte mehr oder weniger starken Schwankungen unterworfen sind, muß nach Möglichkeit mit Vergleichssubstanzen gearbeitet werden. Außerdem sollten zusätzliche Farb- und Mikroreaktionen sowie die Aufnahme des UV-(evtl. IR-)Spektrums zur eindeutigen Identifizierung herangezogen werden.

Anwendung. Analgeticum, Sedativum und Vagolyticum.

Aufbewahrung. Vorsichtig und vor Licht geschützt.

Handelsform: Alpharheum (Asal, Bundesrepublik Deutschland).

Gesetzliche Bestimmungen s. S. 775.

Anthelmintica

Zur Einleitung sei H. A. OELKERS zitiert:

Bis gegen Ende der ersten Hälfte dieses Jahrhunderts wurde das Gebiet der Chemotherapie einheimischer Wurmkrankheiten verhältnismäßig wenig bearbeitet. Man begnügte sich im wesentlichen damit, altüberlieferte „Wurmdrogen" auf ihre Haltbarkeit zu prüfen, die Inhaltsstoffe zu isolieren, ihre chemische Konstitution aufzuklären und ihre wichtigsten pharmakologischen Eigenschaften festzustellen. So wurden Santonin aus den Flores Cinae, Filmaron aus dem Wurmfarnextrakt und Ascaridol aus dem Chenopodiumöl isoliert und diese Wirkstoffe dann mehr und mehr statt der alten, in ihrer Zusammensetzung schwankenden Drogen als Wurmmittel verwendet. Die Durchführung der Wurmkuren gewann so an Zuverlässigkeit, und gleichzeitig damit sank ihre Gefährlichkeit.

Die pharmakologische Prüfung der isolierten Inhaltsstoffe der verschiedenen Drogen zeigte dann, daß diese die parasitischen Würmer nicht töten, sondern nach einem Erregungszustand mehr oder minder nachhaltig lähmen. Die Prüfung ergab ferner, daß diese Stoffe auch für den Warmblüter giftig sind, zumal die Resorption aus dem Magen-Darm-Kanal rasch erfolgt. Dem entsprach die klinische Erfahrung, daß Mitteln wie Santonin, Filmaron und Ascaridol ein kräftiges, rasch wirkendes Abführmittel[1] beigegeben werden muß, einmal, um die nur gelähmten Parasiten aus dem Darm zu entfernen – geschieht dies nicht, so erholen sie sich wieder –, zum anderen, um die Resorption des betreffenden Mittels in möglichst niedrigen Grenzen zu halten und Intoxikationen des Wurmträgers zu vermeiden.

Von kaum einem der derzeit angewandten Anthelmintica ist eine unmittelbar tötende Wirkung auf den Parasiten bekannt, so daß in fast allen Fällen von Vermifuga, nicht von Vermicida gesprochen werden sollte. Von einem optimal wirksamen Vermifugum muß folgendes verlangt werden:

1. Es muß den Aufenthaltsort des Parasiten im Organismus des Wirtes erreichen bzw. – gegebenenfalls chemisch umgewandelt – dort in wirksamer Form vorliegen.

2. Es muß in den Parasiten eindringen und seine lebenswichtigen Organe erreichen.

3. Es muß diese Organe lähmen bzw. zumindest den Wurm veranlassen, sich aus dem Einflußbereich des Anthelminticums fortzubewegen, d.h. analwärts zu fliehen.

4. Es darf den Wirtsorganismus nicht schädigen, d.h. seine therapeutische Breite muß möglichst groß sein (soweit OELKERS).

Vor der Besprechung der Anthelmintica sei ein kurzer Überblick über Einteilung und Biologie der wichtigsten beim Menschen und Säugetier endoparasitierenden Würmer (mit Beispielen der wichtigsten Vertreter) gegeben.

Die wichtigsten parasitischen Wurmgattungen des Menschen

Einteilung

Ashelminten (Schlauchwürmer)

1. Nematoden (Fadenwürmer, Rundwürmer).

   a) *Oxyuren.* Madenwurm, Springwurm, Oxyuris vermicularis, Enterobius vermicularis, Threadworm, Pinworm.
   b) *Ascariden.* Spulwurm, Ascaris lumbricoides, Large Roundworm.
   c) *Strongyloiden.* Strongyloides stercoralis, Anguillula intestinalis.
   d) *Ancylostomen.* Hakenwurm, Grubenwurm, Ancylostoma duodenale.
   e) *Necator americanus.* Hakenwurm.
   f) *Peitschenwurm.* Trichuris trichiura; Trichocephalus dispar.
   g) *Trichinen.* Trichinella spiralis.
   h) *Dracunculus medinensis.* Medinawurm.
   i) *Filarien.* Wucheria bancrofti, Filaria bancrofti. Loa loa, Filaris loa, Wanderfilarie. Onchocerca volvulus.
   k) *Auf unsere Haustiere beschränkte Gattungen:* Lungenwürmer; Magenwürmer; Blutwürmer; Haarwürmer; Knötchenwürmer.

Plathelminten (Plattwürmer)

2. Cestoden (Bandwürmer), Tapeworms.

   a) *Fischbandwurm.* Breiter Bandwurm, Diphyllobothrium latum, Bothriocephalus latus.
   b) *Gurkenkernbandwurm.* Dipylidium caninum, Taenia canina.
   c) *Zwergbandwurm.* Taenia nana, Hymenolepis nana, Rattenbandwurm.
   d) *Schweinebandwurm.* Taenia solium, Taenia armata.
   e) *Rinderbandwurm.* Taenia saginata, Taenia mediocanellata, Taenia inermis.
   f) *Hundefinnenbandwurm.* Taenia echinococcus, Echinococcus alveolaris u.a.

---

[1] Zum Beispiel salinische Abführmittel, Ol. Ricini, aber keine Anthraglykoside, Podophyllin oder ähnliche.

3. Trematoden (Saugwürmer), Unterklasse Digenea.

a) *Schistosomen* (Bilharzien, Pärchenegel): Schistosoma haematobium; – japonica; – mansoni.

b) *Große Leberegel* (meist bei pflanzenfressenden Säugetieren, beim Menschen seltener): Fasciola hepatica, Distomum hepaticum.

c) *Diverse weitere Leberegel:* Darmegel; Lungenegel (beim Menschen und Säugetieren im Darm, Gallengängen, Lunge, Gehirn usw.).

Zur Biologie

1. Nematoden. Der Rundwurmbefall in Westeuropa ist noch recht zahlreich, wobei die Häufigkeit von Oxyuriasis über Ascaridiasis zur Trichuriasis abnimmt.

Zur Differenzierung von Rundwurmeiern gibt HEIDEGGER an:

Die Eier sind rundliche, ovale oder zitronenförmige, glattschalige oder höckerige, farblos durchsichtige oder eigenartig gefärbte Gebilde mit dünner hinfälliger oder dicker widerstandsfähiger Schale. Die Länge der von manchen Arten in Millionen erzeugten Eier bewegt sich zwischen 30 und 80 μ. Die Eier enthalten Furchungszellen oder mehr oder weniger reife Larven. Man kann häufig schon bei der Kotuntersuchung am Eibefund allein die vorliegende Nematodenart erkennen, wenn man sich nach folgenden Ei- und Larventypen richtet:

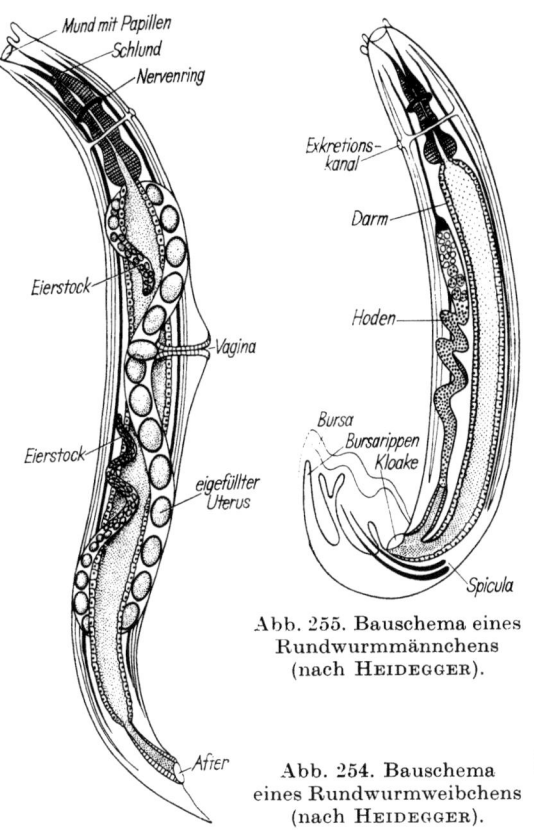

Abb. 255. Bauschema eines Rundwurmmännchens (nach HEIDEGGER).

Abb. 254. Bauschema eines Rundwurmweibchens (nach HEIDEGGER).

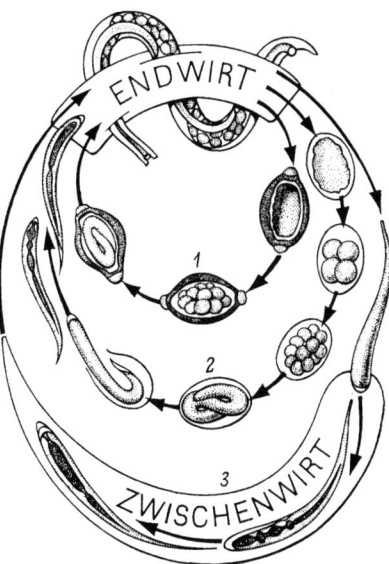

1 Direkte Entwicklung (dickschalige Eier), Eireifung im Freien, Larve bleibt im Ei, perorale Aufnahme: *2* direkte Entwicklung (dünnschalige Eier), Eireifung im Freien. Ausschlüpfen der Larven und deren Häutungen (rhabditiforme und zilariforme Larven), aktive oder passive Invasion; *3* indirekte Entwicklung in Zwischenwirten, die vom Endwirt aufgenommen werden.

Abb. 256. Entwicklungsschema der Rundwürmer (nach HEIDEGGER).

dünnschalig gefurcht über 16 F. Z.	Strongyliden Magenwürmer Knötchenwürmer	dickschalig rund, oval	Spulwürmer Ascariden
dünnschalig gefurcht unter 16 F. Z.	Hakenwürmer Nemotodirus	dickschalig zitronenförmig	Trichuris Capillaria
dünnschalig embryoniert	Strongyloides Oxyuris Habronema		

Wichtigste Daten zur Biologie der Oxyuriasis
(Unter Zugrundelegung der klinischen Tabelle VI/1 der

Daten aus dem Entwicklungsgang der Oxyuren

Infektion mit Oxyureneiern, die innerhalb der Eihülle bereits die Larven enthalten,
   durch Mund (mit verunreinigter Nahrung oder Staub)
   oder Nase [mit Einatmungsluft, die Oxyureneier enthält, wie an Plätzen mit vielen
      Oxyurenträgern (Schulräume!) möglich]

      oder ausnahmsweise per anum durch Rückwanderung der am After gelegentlich geschlüpften Larven („Retrofektion")

im Magen oder Dünndarm Schlüpfen der Larven aus der Eihülle

Larvenentwicklung im Lumen oder z. T. in der Schleimhaut des Dünndarms und
   der Appendix (intramurale Larven)
   oder in den Schleimhautkrypten (intrakryptale Larven)

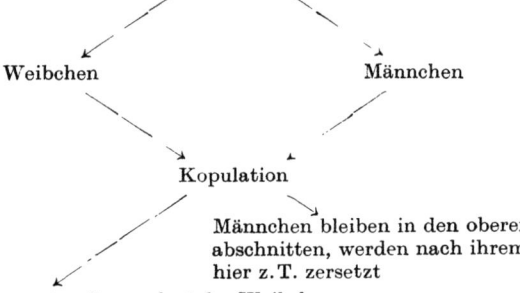

Coecum: bevorzugter Sammelort der Weibchen.

Anus: Weibchen steigen kurz vor ihrem Lebensende zum Rektum herab,
   werden dann entweder mit dem Stuhlgang ausgeschieden oder kriechen aktiv
   aus dem After heraus.

Anus-Umgebung: Ein begattetes Weibchen liefert etwa 12000 Eier, in Form eines
   Geleges von 1 mm Durchmesser oder verstreut sie. Danach stirbt es.

Unter Einfluß des Luftsauerstoffs und bei Körperwärme entwickelt sich in der
   Eihülle der Embryo innerhalb 6 Std. zur Larve.

Erst in diesem Stadium sind die Eier infektionsfähig. (In ausgetrockneten,
   verstäubten Eiern bleibt die invasionsfähige Larve wochenlang lebend.)

Infektion mit infektionsfähigen Oxyureneiern (s. oben).

(Zeitspanne zwischen Infektion und Eiablage in der Anus-Umgebung 37 bis 101 Tage)

Oxyuren. Enterobius vermicularis (Bauschema s. Nematoden). Kosmopolitisch, nur beim Menschen vorkommend. Weiß, madenartig aussehend; Weibchen: 8 bis 12 mm lang, Männchen: 3 bis 5 mm. Heften sich mit Hilfe eines Ansaugapparates evtl. an der Darmwand an. Hinterer Teil der Weibchen pfriemenförmig zugespitzt.

Weitere Einzelheiten s. Schema S. 902/903.

Keine Vermehrung innerhalb des menschlichen Organismus.

(Enterobiasis) und ihre Behandlung
„Med. Klin." *1949*, Nr. 4, verändert nach A. ERHARDT).

Möglichkeiten der Therapie der Oxyuriasis

Vermeidung weiterer Infektionen

(Ohne weitere Infektion ist die Oxyuriasis spätestens nach 101 Tagen von selbst ausgeheilt.) Konsequent 2 bis 3 Monate lang regelmäßig jeden Morgen und jeden Abend After waschen. (Dadurch werden 99% der abgelegten Wurmeier entfernt.) Analsalben töten zwar weder die Wurmeier noch die weiblichen Würmer, dämmen aber die Verbreitung der Wurmeier ein durch Verkleben der Eier und Beseitigung des Juckreizes.
Systematische Anwendung des Staubsaugers im Schlafzimmer (Bett!), in Schulräumen usw.
Nach jedem Stuhlgang und vor jedem Essen die Hände waschen.

Medikamentöse Beseitigung der Oxyuren

Ätiologische Wirkung nur bei wenigen Substanzen nachgewiesen. Kriterium für die Wirksamkeit der Mittel: Nach Applikation zunächst Massenabgang von Würmern, danach dürfen 5 Wochen weder Würmer noch Wurmeier am After oder im Stuhl gefunden werden.
Da intramurale und intrakryptale Larven medikamentös nicht angreifbar sind, ist vielfach 10 Tage nach der ersten Kur eine Wiederholungskur zweckmäßig.

Beschleunigung der Entfernung der kurz vor der Eiablage befindlichen Oxyuren

Rektale Einläufe mit möglichst kühlem (lauwarmen) Wasser bzw. Seifenwasser. Die Infektion kommt dadurch zwar meist nicht zum Erlöschen, die Möglichkeit zur Reinfektion und ebenso die zur „Retrofektion" werden aber stark eingedämmt. Zusätze zur Einlaufflüssigkeit. z.B. Knoblauch u.ä., erhöhen nicht die Wirksamkeit.

Vernichtung der Oxyurenweibchen und -eier in der Anus-Umgebung

Medikamentöse Abtötung der Oxyurenweibchen und -eier am Anus ist nicht möglich, nur Abtreibung der Oxyurenweibchen. Eindämmung des Verstreuens der Oxyureneier durch Analsalben.

Vermeidung des Transports von Oxyureneiern an Stellen, von denen aus sie zur Infektion führen können (s. oben).

In erster Linie Bekämpfung der Infektionsquelle, also der Eiablage am After (s. oben). Entfernung der ausgestreuten Wurmeier mit dem Staubsauger. Anwendung von Analsalben.

Ascariden. Ascaris lumbricoides. Verbreitung kosmopolitisch, häufiger in Tropen. Männchen 15 cm, Weibchen 25 cm lang, bleistiftdick, Eier 0,07 × 0,05 mm. Zur Epidemiologie vermerkt Scheid (Bergstermann et al.): Für die Verbreitung der Ascaridiasis ist die Düngung der Gärten und Gemüsefelder mit menschlichen Fäkalien von ausschlaggebender Bedeutung. Die Eier sind enorm resistent gegen schädigende Einflüsse wie Trockenheit, Sonnenbestrahlung, Kälte, Aufenthalt in faulenden organischen Medien oder in Chemikalien. Lediglich gegen hohe Temperaturen sind sie empfindlich, wobei sekundenlange Wassereinwirkung von 60 bis 70° sie abtötet; ferner gegen ultraviolette Strahlung und Schwefelkohlenstoff. Unter europäischen Bedingungen vermögen sie in der Abortgrube oder im Erdreich bis zu 5 bis 6 Jahren am Leben zu bleiben, im biologisch aktiven Klärschlamm gehen sie nach längstens 2 Jahren zugrunde. Andererseits benötigen sie eine mindestens 15tägige Reifung bei Anwesenheit von Sauerstoff und Feuchtigkeit, um Infektiosität zu erlangen, so daß eine direkte Übertragung von Mensch zu Mensch kaum möglich ist. Kinder infizieren sich beim Spielen auf verseuchtem Gelände durch digitale Übertragung oder durch Erdessen.

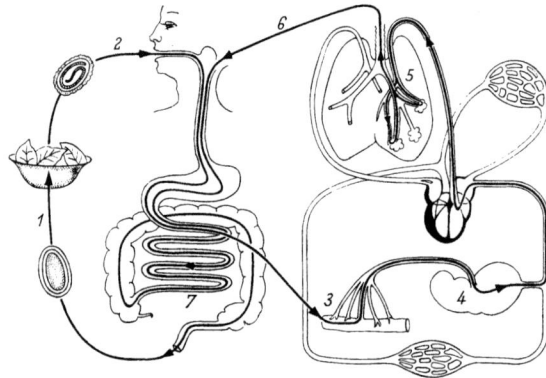

Abb. 257. Entwicklungskreis von Ascaris lumbricoides (Mensch, Schwein u. a.) (nach Heidegger).

1 Verunreinigung der Nahrung mit ausgeschiedenen und in Feuchtigkeit embryonierten Eiern; *2* perorale Invasion; *3* Eindringen der im Magen des Wirtes aus der Eihülle geschlüpften Larven in Darmschleimhaut und Pfortader; *4* Eindringen der Larven in die Leber (2. Tag) → Lebervene → Hohlvene → r. Herz → Pulmonalarterie; *5* Ausbohren aus den Kapillaren in die Alveolen (3. Tag) → Vordringen in Bronchien und Trachea; *6* Vordringen über den Schlundkopf in die Speiseröhre (8. Tag); *7* Entwicklung zur Geschlechtsreife im Darm.

Die durch Ascaridenbefall verursachten Gesundheitsstörungen sind außer auf mechanische Einwirkungen auch auf toxische Wirkungen der Stoffwechselprodukte der Parasiten zurückzuführen.

An Spulwürmern unserer Haustiere seien genannt: *Ascaris megalocephala* beim Pferd, *Ascaris vitulorum* beim Rind, *Ascaris lumbricoides* beim Schwein, *Toxocara canis* (Belascaris marginata) bei Hund und Silberfuchs, *Toxocara cati* (Ascaris mystax) und *Toxascaris leonina* (T. limbata) bei Hund und Katze sowie *Ascaridia lineata* (A. perspicillum) beim Huhn und *Ascaridia columbae* bei der Taube (Oelkers).

Zwergfadenwurm. Strongyloides stercoralis. (S. intestinalis, Anguillula intestinalis). Verbreitung wie Ancylostoma. Männchen 0,7 mm, Weibchen 1 mm (freilebend) bzw. 2,2 mm (parasitisch lebend) lang. Diese und mehrere bekannte Arten kommen häufig in Dickdarm und Blinddarm des Pferdes vor und verursachen bei starkem Befall Symptome wie Diarrhoe, Abmagerung, Anämie, Ödeme, Kachexie (Oelkers).

Hakenwurm. Ancylostoma duodenale (Altweltlicher Hakenwurm). Verbreitung: Europa, Nordafrika, Japan, China, Malaya, Ostindien, Australien. Männchen 8 bis 11 mm, Weibchen 10 bis 13 mm lang. Dazu BERGSTERMANN: Die an der Wand des Dünndarms fixierten erwachsenen Würmer ernähren sich von Darmepithel und Blut. Dieses wird möglich durch gerinnungshemmende Stoffe der Oesophagusdrüsen des Wurmes. Die aufgenommene Blutmenge (0,85 ml pro Tag) ist dabei größer als die verwertete, und man sieht oft Blutstropfen aus dem After der Würmer austreten. 70% der Würmer gehen binnen Jahresfrist zugrunde, während einzelne Tiere bis zu 9 Jahren im Wirt leben.

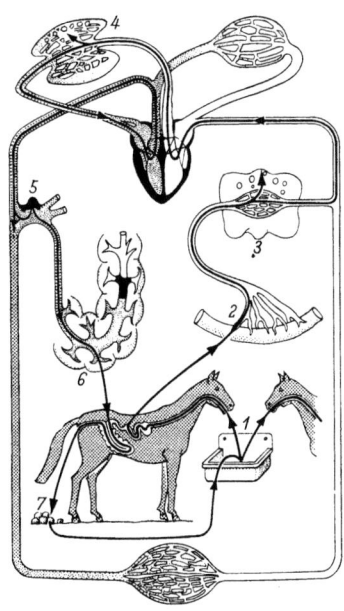

Abb. 258. Entwicklungskreis und Schadwirkung des Strongylus vulgaris (Pferd) (nach J. KREMBS).

1 Perorale Aufnahme der Larven; *2* Einbohren der Larven in die Dünndarmvenen; *3* Eindringen in die Leber auf dem Pfortaderweg, Wurmknötchenbildung durch steckenbleibende Larven; *4* Eindringen in die Lunge auf dem venösen Blutstrom des r. Herzens. Wurmknötchenbildung durch steckenbleibende Larven → Eindringen in den großen Kreislauf; *5* Ansiedlung der Larven in der vorderen Gekröswurzel → Entstehung einer Thromboarteriitis und eines Wurmaneurysmas → Reifung der Larven mit nachfolgender Auswanderung; *6* Einwanderung der reifen Larven durch die Kapillaren in den Dickdarm → Entwicklung zu geschlechtsreifen Strongyliden; *7* Entwicklung der im Kot ausgeschiedenen Eier nach zweimaliger Häutung zur Invasionsfähigkeit.

Morphologisch identische Hakenwürmer sind bei Schwein und Raubtieren, z.B. Hund, Katze, Löwe, Tiger, ferner bei Gorilla und anderen Affen gefunden worden. Dagegen lassen sich Ratten, Mäuse, Meerschweinchen und Kaninchen nicht infizieren.

Während die Ancylostomiasis in den Tropen und Subtropen eine Volkskrankheit von immenser Bedeutung ist, unter der 400 bis 500 Millionen Menschen leiden, tritt sie in den gemäßigten Zonen nur bei bestimmten Berufsgruppen auf, z.B. bei Bergleuten. Sie war um die Jahrhundertwende für den Bergbau in Europa eine akute Gefahr.

Die Verbreitung ist von Bodenstruktur, von Temperatur und Feuchtigkeit der Außenwelt einschließlich der Niederschlagsverbreitung und nicht zuletzt von den Lebensgewohnheiten und dem Zivilisationsgrad der Bevölkerung, abhängig. Die orale Ansteckung, die durch Aufnahme infizierter Nahrungsmittel oder von Wasser erfolgt, tritt hinter der transdermalen weit in den Hintergrund. Kotfressende Haustiere, z.B. Schweine, Hühner, Enten, ferner Fliegen, Sperlinge können durch Aufnahme von Ancylostomaeiern, die sich nach 3 bis 15 Std. zu infektionsfähigen Larven entwickeln, zur Weiterverbreitung beitragen. Direkte Sonnenbestrahlung tötet die Eier ab. Infektiöse Larven sind gegen Austrocknung und hohe Temperaturen empfindlich.

Necator americanus (Neuweltlicher Hakenwurm). Verbreitet in Australien, Nord- u. Südamerika, Südostasien, Zentralafrika. Kommt auch bei Hund, Schwein und Affe vor. Männchen 5 bis 10 mm, Weibchen 9 bis 13 mm lang. Täglich ca. 9000 Eier.

Peitschenwurm. Trichuris trichiura. Trichocephalus dispar. Häufig in Gegenden mit warmem und feuchtem Klima. Endwirt: Mensch. Andere Arten auch bei Haustieren. 4 bis

5 cm lang, arbeiten sich mit dem peitschenähnlichen Kopfende (3 cm lang) in die Darmschleimhaut ein.

Trichinen. Trichinella spirales. Männchen 1,4 bis 1,6 mm lang, 0,04 mm breit. Weibchen 3 bis 4 mm lang, 0,06 mm breit. Geschlechtsreife Parasiten leben im Dünndarm von Mensch, Schwein, Ratte usw. Nach Kopulation im Dünndarm sterben die Männchen ab, die Weibchen bringen lebende Junge zur Welt. Die Jungtrichinellen dringen in die Blutbahn ein und gelangen in Muskelfasern, in denen sie sich verkapseln, die Kapseln lösen sich nach Genuß des Fleisches im Magensaft auf, so daß die Larven ausschlüpfen können.

Zu *Filarienarten* gehören u.a. die Erreger der Elephantiasis sowie der Medinawurm.

2. Cestoden. *Taenia solium.* Pork tapeworm. Schweinebandwurm. Verbreitung kosmopolitisch mit Schwein (evtl. auch Mensch, diverse Haustiere) als Zwischenwirt; einzig bekannter Endwirt: Mensch. In Westeuropa infolge verbesserter hygienischer Verhältnisse

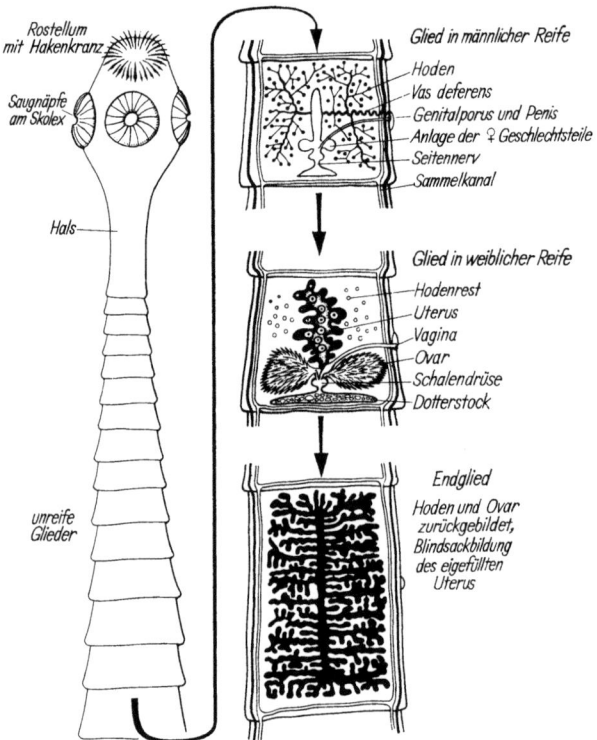

Abb. 259. Bauschema eines Bandwurmes (nach HEIDEGGER).

und Fleischbeschau heute sehr selten. Länge 2 bis 4 (bis 5) m, mit 800 bis 1000 Gliedern. Scolex fast rechteckig, 4 Saugnäpfe ohne Haken, 0,6 mm Durchmesser. Finne bis 10×20 mm groß, entwickelt sich in 2 bis 3 Monaten.

Taenia saginata. Beef tapeworm. Rinderbandwurm. Verbreitung kosmopolitisch; Hauptzwischenwirt: Schaf, Rind, Ziege; einziger Endwirt: Mensch. Noch relativ häufig beim Menschen, da sehr kleine Finnen schwer erkennbar und vielfach Genuß rohen Fleisches. Länge 4 bis 10 (bis 14) m, mit 1000 bis 2000 Gliedern. Scolex birnenförmig, 1 bis 2 mm Durchmesser, 4 halbkugelige Saugnäpfe. Finne 5×9 mm groß, entwickelt sich in 3 bis 6 Monaten.

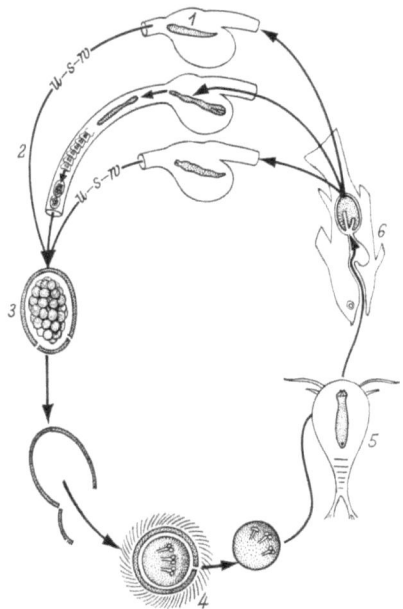

Abb. 260. Entwicklungskreis von Diphyllobotrium latum (nach HEIDEGGER).

1 Von D. l. befallener Endwirt; *2* und *3* mit dem Kot ins Freie gelangte, unentwickelte Eier; *4* in Wasser herangewachsener, bewimperter Embryo schwimmt nach Sprengung des Eideckels frei herum; *5* Aufnahme der Onkosphäre durch ein Wasserkrebschen und hier Weiterentwicklung zum Procercoid; *6* Aufnahme des Procercoid-tragenden Kopepoden durch einen Fisch und hier Weiterentwicklung zum Plerocercoid, das sich nach Aufnahme durch den Endwirt zum geschlechtsreifen Bandwurm entwickelt.

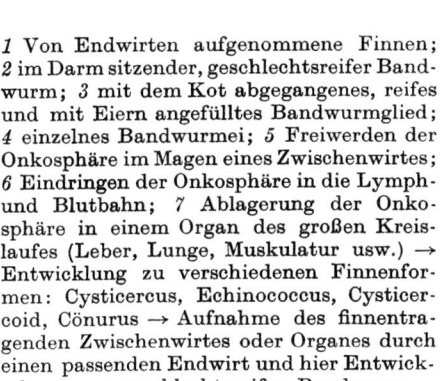

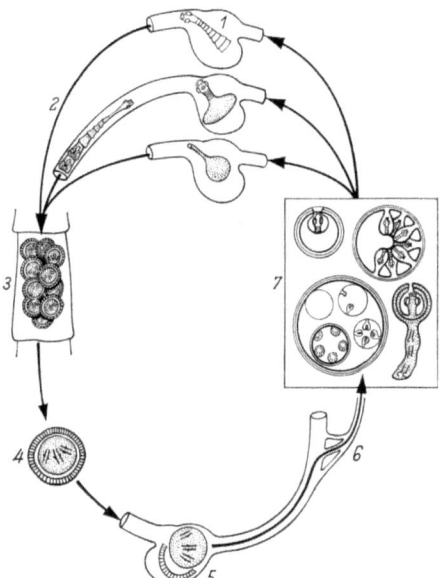

1 Von Endwirten aufgenommene Finnen; *2* im Darm sitzender, geschlechtsreifer Bandwurm; *3* mit dem Kot abgegangenes, reifes und mit Eiern angefülltes Bandwurmglied; *4* einzelnes Bandwurmei; *5* Freiwerden der Onkosphäre im Magen eines Zwischenwirtes; *6* Eindringen der Onkosphäre in die Lymph- und Blutbahn; *7* Ablagerung der Onkosphäre in einem Organ des großen Kreislaufes (Leber, Lunge, Muskulatur usw.) → Entwicklung zu verschiedenen Finnenformen: Cysticercus, Echinococcus, Cysticercoid, Cönurus → Aufnahme des finnentragenden Zwischenwirtes oder Organes durch einen passenden Endwirt und hier Entwicklung zum geschlechtsreifen Bandwurm.

Abb. 261. Entwicklungsschema von Bandwürmern (nach HEIDEGGER).

3. Trematoden. Infektionen des Menschen mit diesen Parasiten spielen in unseren Breiten keine Rolle, um so mehr in den Tropen und Subtropen. Auch veterinärmedizinisch ist bei uns nur ein Parasit, der Große Leberegel (Fasciola hepatica) von Bedeutung. Interessant sind noch die Erreger der Bilharziose, verschiedene *Schistosomaarten*, von denen

Sch. haematobium in Nordafrika lebt und die Urogenitalbilharziose auslöst,

Sch. mansoni in Nordafrika, Südamerika als Erreger der Darmbilharziose lebt und

Sch. japonicum in Ostasien heimisch ist.

Einige von Würmern bekannte Zwischenwirte sind für

a) Schistosomen: Süßwasserschnecken. In ihnen entwickeln sich die Miracidien zu Cercarien, die sich im Wasser den Endwirt suchen, in den sie durch die Haut eindringen (Cercariendermatitis). und sich in dessen Pfortadersystem aufhalten. Nach der Kopulation wandern sie in die Darmvenen (Sch. mansoni, Sch. japonica) oder Urogenitalsystemvenen (Sch. haematobium) ab; dort Eiablage der Weibchen. Die Eier verursachen die Krankheitserscheinungen (vor allem Gewebsentzündungen); mit Urin oder Kot ausgeschiedene Eier gelangen ins Wasser, dort Süßwasserschnecken s. o.

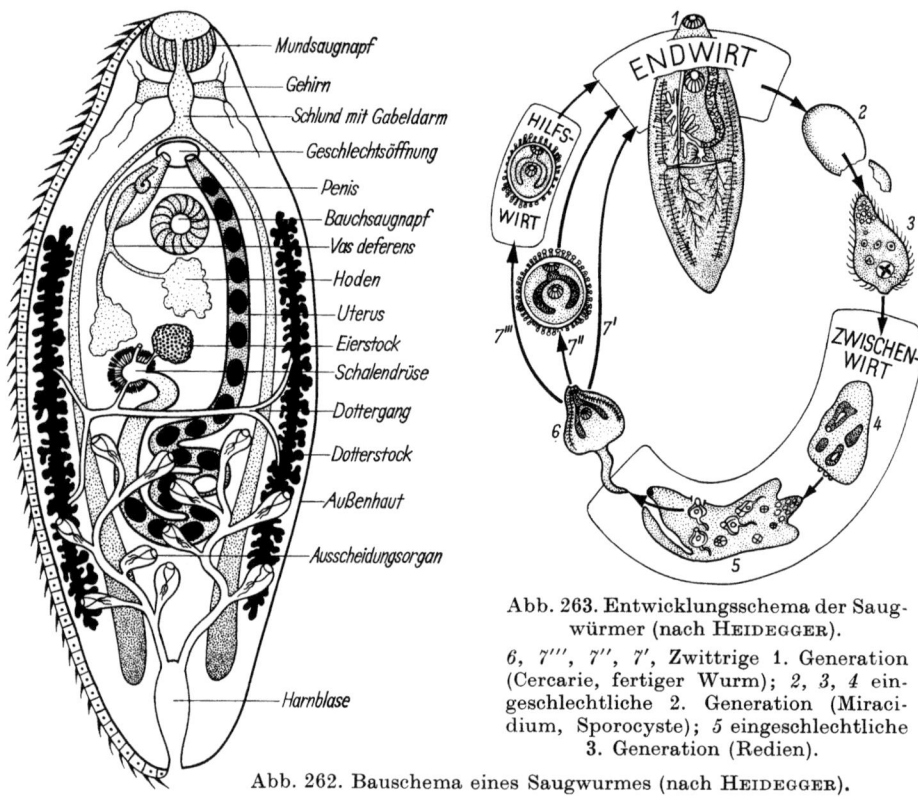

Abb. 263. Entwicklungsschema der Saugwürmer (nach HEIDEGGER).
6, 7''', 7'', 7', Zwittrige 1. Generation (Cercarie, fertiger Wurm); 2, 3, 4 eingeschlechtliche 2. Generation (Miracidium, Sporocyste); 5 eingeschlechtliche 3. Generation (Redien).

Abb. 262. Bauschema eines Saugwurmes (nach HEIDEGGER).

Früher wurde Kupfersulfat zur Schneckenvernichtung verwendet, heute wird versucht, durch bautechnische Maßnahmen bei Entwicklung neuer Bewässerungsanlagen und Einsatz von Bayer 73 (Bayluscide[1]), welches die O_2-Aufnahme der Schnecken blockiert, die Verbreitung einzudämmen. Konzentrationen von 0,03 bis 0,05% sollen neben den Schnecken auch die Cercarien töten. Fische werden erst ab 0,1% vergiftet.

b) Eileiteregel des Geflügels: Wasserschnecken. In ihnen entwickeln sich die Miracidien zu Cercarien (invasionsfähige Larven), die sich in Libellenlarven encystieren. Das Geflügel infiziert sich durch Fressen der Libellen oder deren Larven.

c) Lungenegel: Schnecken, Krabben.

d) Gurkenkernbandwurm: Hundeläuse und -flöhe.

e) Hymenolepis diminuta: Rattenfloh, Mehlkäfer.

Die hauptsächlichsten Infektionsmodi für den Menschen mit parasitischen Würmern sind, bestimmt durch die Biologie der Würmer, die folgenden:

1. Orale Aufnahme von Wurmeiern, die als Nahrungsverunreinigung eingeschleppt werden (Oxyuren, Ascariden).

---

[1] Identisch mit Niclosamid (s. d.).

2. Orale Aufnahme von Wurmlarven bzw. Finnen, die mit rohem Fleisch oder Fisch oder mit durch Nagetiere verunreinigter Nahrung aufgenommen werden (Bandwürmer, Trichinen, Leberegel).

3. Percutane Invasion von Wurmlarven (Ancylostoma, Anguillula, Schistosoma).

4. Infektion auf unbekanntem Wege (Kleiner Leberegel).

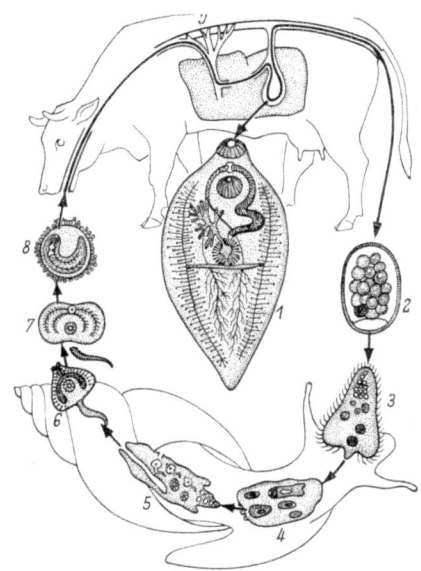

Abb. 264. Entwicklungskreis des großen Leberegels (Fasciola hepatica) (nach HEIDEGGER).

1 Geschlechtsreifer Leberegel in den Gallengängen; *2* leberegelkrankes Rind scheidet mit dem Kot Egeleier aus; *3* in feuchter Erde aus dem Ei geschlüpfte und in die Leberegelschnecke (Limnaea truncatula) eindringende Flimmerlarve (Miracidium); *4* Sporocyste mit beginnender Redienbildung; *5* erwachsene Redie mit Cercarienbrut; *6* Cercarie verläßt die Schnecke und schwimmt frei im Wasser; *7* Abstoßen des Ruderschwanzes und Abrunden der Cercarie vor ihrer Einkapselung; *8* eingekapselte Cercarie (= Cyste) wird vom Endwirt mit dem Futter aufgenommen; *9* Wanderung der jungen Egel durch die Darmwand in die Darmvenen → Pfortader → Pfortaderäste der Leber → Lebergewebe → Gallengänge → hier Heranwachsen zur Geschlechtsreife.

Therapie

Die Therapie der Wurminfektionen erfolgt auf chemotherapeutischem und gleichzeitig unerläßlichem hygienischem Wege.

Über hygienische Maßnahmen s. bei der Besprechung der Wurmarten.

Die medikamentöse Therapie der Wurmkrankheiten stützt sich im wesentlichen auf Substanzen und Präparate, die im folgenden einzeln abgehandelt werden. Als Einteilungsprinzip wurde das nachstehende in Anlehnung an das von BALLY [Fortschr. Arzneimittelforsch. *1* (1959)] gewählte zugrunde gelegt.

A. Natürlich vorkommende Stoffe und davon abgeleitete Synthetica.
   1. *Phloroglucinderivate*
      aus Rhizoma Filicis, Kamala, Flores Koso.
   2. *Ätherperoxide u.a. Peroxide*
      aus Oleum Chenopodii (Ascaridol); Wasserstoffperoxid.
   3. *Wirkstoffe mit Lactongerüst*
      Santonin.
   4. *Alkaloide*
      Harmalin u.ä., Pelletierine, Areca-Alkaloide.
   5. *Sonstige Stoffe pflanzlicher Provenienz, u.a. Fermente; Tees*
      aus Cucurbita, Derris, Daucus, Allium, Pyrethrum, Tanacetum u.a.

B. Synthetica ohne unmittelbare Beziehung zu Naturstoffen; Anorganica.
   6. *Halogenierte Kohlenwasserstoffe*
      Chloroform, Tetrachlorkohlenstoff, Trichloräthylen, Tetrachloräthylen, n-Butylchlorid, Hexachlorcyclohexan, Hexachloräthan.
   7. *Phenole, div. Aromaten*
      β-Naphthol, (Naphthalin), Brom-β-naphthol, p-Chlor-carvacrol, Thymol, Hexylresorcin, Isopropylbromcresol u.a.

8. *Dichlorophen*
9. *Farbstoffe (Rosaniline, Cyanine)*
   Kristallviolett, Gentianaviolett, Malachitgrün, Cyanin, Pyrvinium, Dithiazanin u. a.
10. *Acridin- und Xanthon-Derivate*
    Atebrin, Acranil, Resochin, Miracil D.
11. *Phenothiazin-Körper*
12. *Piperazin und Derivate*
    Piperazin und seine Salze, Diäthylcarbamazin.
13. *Sonstige organische Synthetica*
    Niclosamide, Bephenium, Diphenanum, Mandelsäureester u. a.
14. *Metallorganische Verbindungen*
    Antimon-, arsenhaltige Verbindungen.
15. *Zinn-, Kupfer-, Aluminium-Salze*

C. Diversa
16. Anal-Salben, -Suppositorien.

Aus der Vielzahl der am Tier z. T. mit gutem Erfolg geprüften Anthelmintica haben nur wenige praktische Bedeutung erlangt. Diese sind durch wortgeschützte Bezeichnungen belegt, andere, um das Gebiet abzurunden, lediglich als Verbindung aufgeführt.

Literatur

BERGSTERMANN, H. et al.: Die parasitischen Würmer des Menschen in Europa, Stuttgart: Enke 1951. — ERHARDT, A.: ASTA-Jahrbuch 1967. — HEIDEGGER, E.: Wurmtafeln zum Bestimmen der Haustierparasiten, Stuttgart: Enke 1952. — LEUCKART, R.: Die menschlichen Parasiten und die von ihnen hervorgerufenen Krankheiten, Bd. 2, Leipzig 1876. — NUSSBAUMER, P. A.: Schweiz. Apoth.-Ztg *102*, 851, 919 (1964); *103*, 3 (1965). — OELKERS, H. A.: Pharmakologische Grundlagen der Behandlung von Wurmkrankheiten, 3. Aufl., Leipzig: Hirzel 1950; Z. ärztl. Fortbild. *1961*, S. 896; Fortschr. Arzneimittelforsch. *1* (1959); Ergebn. inn. Med. Kinderheilk. *19* (1963).

Die auf den vorstehenden Seiten wiedergegebenen Bau- und Entwicklungsschemata der Würmer entstammen dem o. a. Buch von E. HEIDEGGER.

Tabellarische Übersicht über die Wirksamkeit der wichtigsten Anthelmintica bei den häufigsten Infektionen mit Helminten

Anthelminticum	Oxyuren	Ascariden	Bandwürmer	Hakenwürmer	Schistosomen	Peitschenwürmer
Piperazin	+	+	−	−		(+)
Ascaridol	+	+				
Santonin	+	+				+
Hexylresorcin	+	+				+
Papain u. ä.	+	+	−			
p-Rosaniline	+					
Zinnsalze	+		+			
Aluminiumsalze	+					
Hexachlorcyclohexan	+					
Pyrvinium	+					
Diathazanin	+	+				+
Isopropylbromcresol	+	+	+			+
Phenothiazin	+					
Filixphloroglucide			+	+		
Niclosamid			+			
org. Antimonvbdg.					+	
Acranil			+			
Hetrazan					+	

Die Angaben stützen sich auf die zur Verfügung stehende, z. T. widersprechende wissenschaftliche Literatur; daher wurde auch auf eine Differenzierung in stark und schwach wirksam verzichtet.

Filixderivate

Unter dieser Bezeichnung werden Drogen zusammengefaßt, deren Wurmwirksamkeit auf Derivaten des Phloroglucins basiert, hauptsächlich der folgenden genuinen Stoffe:

Aspidinolfilicin in Extractum Filicis aus Rhizoma Filicis maris, Mallotoxin (Rottlerin) in Kamala aus Mallotus philippinensis, Kosotoxin in Flores Koso aus Hagenia abyssinica. Wirkstoffe aus Flores Koso.

Während Rhizoma Filicis eine Mehrzahl von Phloroglucinderivaten als genuine Bestandteile enthält, wurden aus dem ätherischen Extrakt von Flores Koso mit Sicherheit nur zwei natürliche Phloroglucinkörper isoliert (Zinner): Kosotoxin und Protokosin. Ein von Leichsenring beschriebenes Kosidin konnte Todd nicht mehr auffinden. Beim alkalischen Aufbereiten des ätherischen Extraktes trat noch Kosin auf, welches schon von Daccomo und Malignini als nicht einheitlich bezeichnet wurde. Lobeck nannte die beiden Substanzen, die daraus zu isolieren waren, α- und β-Kosin. Todd konnte die Kosine neben Trimethyl-phloroglucin und Isobuttersäure durch Zinkstaub-NaOH-Spaltung des Protokosins erhalten. Über Kosotoxin liegen nähere Untersuchungen nicht vor, wenn man von Leichsenrings und Lobecks einfachen Spaltungsreaktionen absieht.

Schema nach Zinner

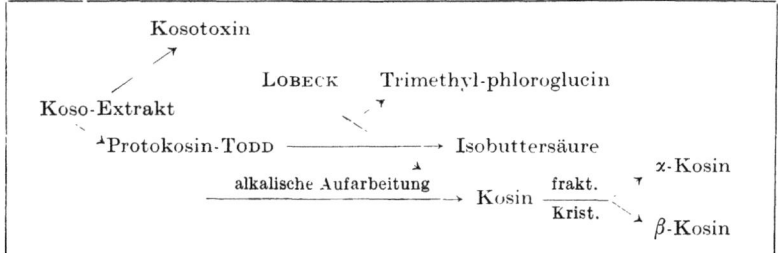

Kosine. Protokosin und die beiden Kosine sind miteinander isomer und der Gruppe der Methylen-bis-phloroglucin-Körper zuzurechnen. Die Struktur dieser Verbindungen geben Birch und Todd wie folgt an:

α-Kosin

Protokosin

β-Kosin

Eigenschaften. Die Kosine sind gelbe Kristalle mit Fp. 160° (α) und 120° (β), lösl. in A., Chlf., Bzl., Eisessig, Alkalien (The Merck Ind. 60).

Kosotoxin (The Merck Ind. 60) ist ein gelbliches amorphes Pulver, Fp. über 62°, auch als 80° angegeben. Unlösl. in W., gut lösl. in A., Ae., Chlf. Durch Alkalien wird es hydrolysiert zu Kosin. Nach LOBECK α-Kosotoxin als $C_{26}H_{34}O_{10}$ gelbes amorph. Pulver, lösl. in PAe., Fp. 68 bis 69°. Nach KONDAKOFF und SCHATZ $C_{25}H_{32}O_9$.

Kosidin (TODD; LOBECK). Krist. Substanz vom Fp. 178°, lösl. in A., Ae., Chlf., Bzl. $C_{29}H_{40}O_9 - (OCH_3)_2$ M.G. 594,68.

Protokosin. Kristallnadeln vom Fp. 176 oder 182°. Unlösl. in W., gut lösl. in Ae., Chlf., schlecht lösl. in A. (The Merck Ind. 60) $C_{27}H_{22}O_7 - (OCH_3)_2$ M.G. 530,62.

Anwendung. Flores Koso und Kamala werden nur noch selten zu Bandwurmkuren (Taenia solium) angewandt, Kamala noch in der Veterinärmedizin. Über ihre Toxizität teilt OELKERS mit: Vergiftungen mit Flores Koso und Kamala sind selten. Die Vergiftungserscheinungen bestehen nach Kosogebrauch in Salivation, Magenschmerzen, Übelkeit, Erbrechen, Kolikschmerzen, Diarrhöe, Muskelsteifheit und Kollaps, evtl. mit tödlichem Ausgang. Neigung zu Ohnmachten, Kopfschmerzen und allgemeine Abgeschlagenheit können sich an eine solche Bandwurmkur anschließen (LEWIN; CUSHNY). Bei Kuren mit Kamala werden außer stärkeren Diarrhöen, Übelkeit und Erbrechen als Nebenwirkungen beobachtet (CUSHNY).

Rottlerin und Isorottlerin sind Wirkstoffe aus Kamala. Glandulae Rottlerae.

Wegen schwankenden Wirkstoffgehaltes ist die Wirkungsstärke der Droge sehr ungleich; die Wirkstoffe gelten als nicht sehr stabil.

Für beide Körper gibt BALLY folgende Formeln an:

Rottlerin

Isorottlerin

Rottlerin trägt auch die Bezeichnung Mallotoxin und hat einen Fp. von 205 bis 207° (The Merck Ind. 60) (auch angegeben mit 199 bis 200°), kristallisiert in Nadeln, die in W. unlösl., in A., Ae., Chlf. und Alkalien lösl. sind.

Anwendung s. Flor. Koso.

Als weitere wurmwirksame Verbindung ist „Embeliasäure" in den Früchten der ind. Myrsinacee Embelia Ribes BURM enthalten.

Embelin („Embeliasäure").

$C_{18}H_{28}O_4$ M.G. 308,40

Eigenschaften. Orangerote Blättchen vom Fp. 143°. Fp. des Dibenzoylderivates 97 bis 98°, des Disemicarbazons 236°. Unlösl. in W., lösl. in Alkalihydroxiden, heißen organischen Lösungsmitteln; sehr schlecht lösl. in PAe.

Anwendung. Als Ammoniumsalz 0,18 bis 0,2 g bei Kindern, 0,36 bis 0,4 g bei Erwachsenen als Einzeldosis.

Literatur: The Merck Ind. 60.

Ferner sind andere ähnliche Verbindungen wie der in einer afrikanischen Mimosacee vorkommende Wirkstoff der Cortex musenae gebräuchlich.

Extractum Filicis DAB 6, Ph.Dan. IX. Extractum Filicis maris ÖAB 9. Farnextrakt. Wurmfarnextrakt. Extractum Filicis maris spissum Ross. 9. Extractum Filicis aethereum spissum Ph.Ned. 6. Oleoresina Filicis malis Pl.Ed. I/1. Aspidium oleoresin USP XVI(!). Extract of Male Fern. Extrait de fougère mâle CF 65. Oleoresina Aspidii. Oleum Filicis maris. Male Fern Extract BP 63.

Der Extrakt ist eine grüne bis grünbraune, dickflüssige Masse von eigenartigem Geruch und widerlichem, kratzendem Geschmack, meist einen körnigen kristallinen Bodensatz enthaltend. Verschiedene Bestandteile des Filixextraktes sind chemisch aufgeklärt. Die ursprünglich für einheitlich gehaltenen Verbindungen Aspidinol-Filicin und Filmaron bestehen nach neueren Forschungen aus mehreren Komponenten. BOEHM isolierte als Spaltprodukt fast aller Filixinhaltstoffe einen Filicinsäure genannten Körper, das Dimethyloxycyclohexadien-on der folgenden Struktur, das genuin als Filicinsäure-butanon-(2) vorliegt. Die Verbindung wurde 1933 von ROBERTSON, später durch ANGUS et al. synthetisiert. Das erwähnte Butanon synthetisierte RIEDL 1954.

Filicinsäure   Filicinsäure-butanon-(2)

Einfachster genuiner Körper ist das Aspidinol, dessen Strukturaufklärung als Methylphloroglucin-monomethyläther-n-butanon durch BOEHM erfolgte, seine Synthese 1920 durch KARRER und WIDMER (andere Bezeichnung Methyl-phlor-butyrophenon-monomethyläther). BOEHM fand ferner das Albaspidin und die Flavaspidsäure, die zu 2,5% im Extrakt vorkommt. Aspidin ist der Monomethyläther der Flavaspidsäure.

Aspidinol   Albaspidin

Flavaspidsäure

J. BÜCHI fand später das Desaspidin, ein mono-entmethyliertes Aspidin.

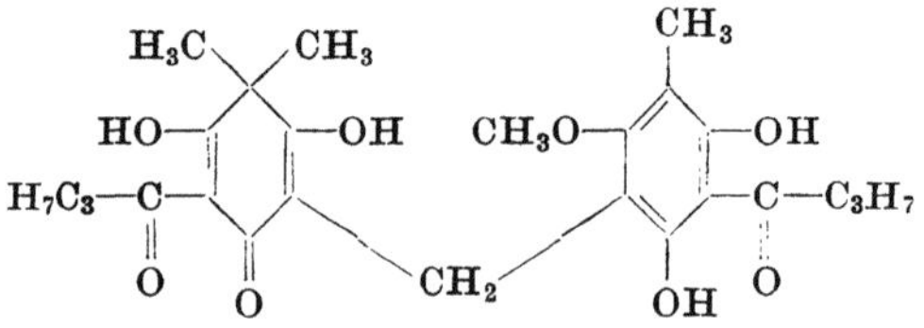

[Aspidin structure]

Aspidin

[Desaspidin structure]

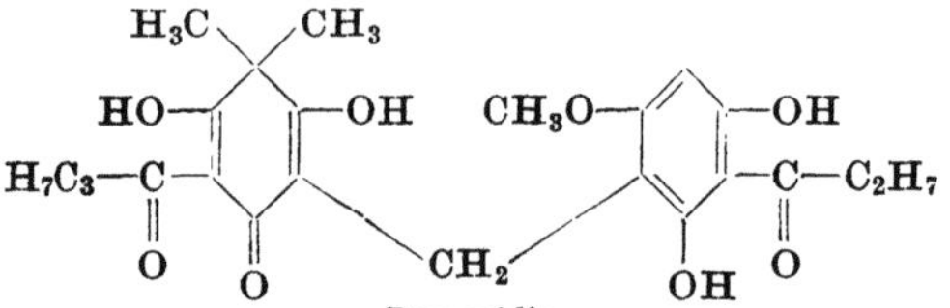

Desaspidin

Die Filixsäure (auch Filicin genannt), enthält drei Phloroglucin-butanon-Komponenten, die von LUCK entdeckt wurden, über deren Stellung zueinander ZINNER mitteilt: Filixsäure enthält 3 Filicinsäure-butanone, die nach BOEHM auf zweierlei Art verknüpft sein können:

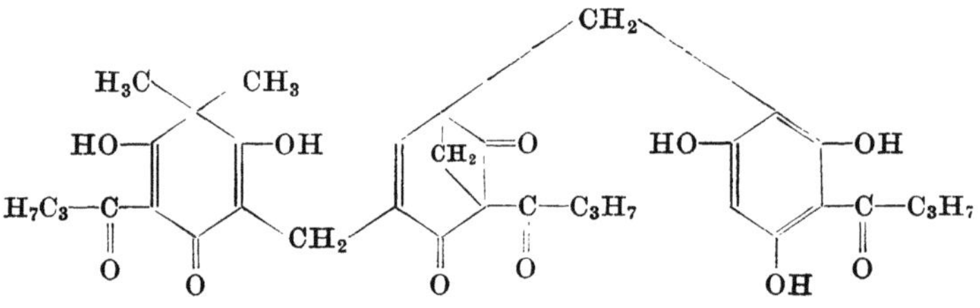

[Struktur]

oder als Triphenyl-methan-derivat:

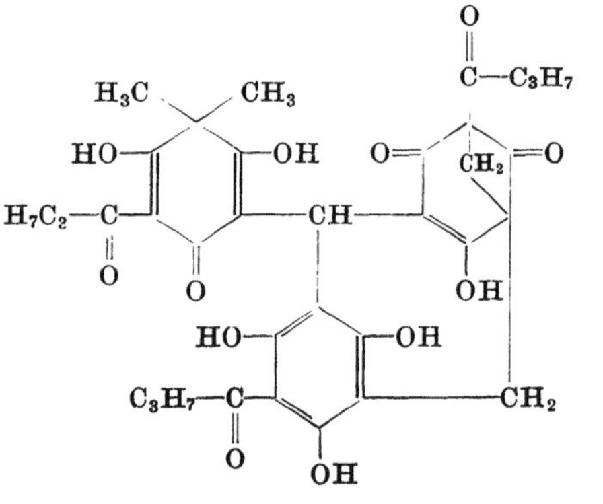

[Struktur]

Infolge des Auftretens von 1,3,5-Trimethyl-phloroglucin wurde BOEHM auch hier zur Formulierung einer endo-methylen-Brücke veranlaßt. Es ist jedoch durchaus anzunehmen, daß hier ebenfalls eine spätere Synthese Klarheit schafft. So schlägt RIEDL bereits jetzt folgende Formulierung vor:

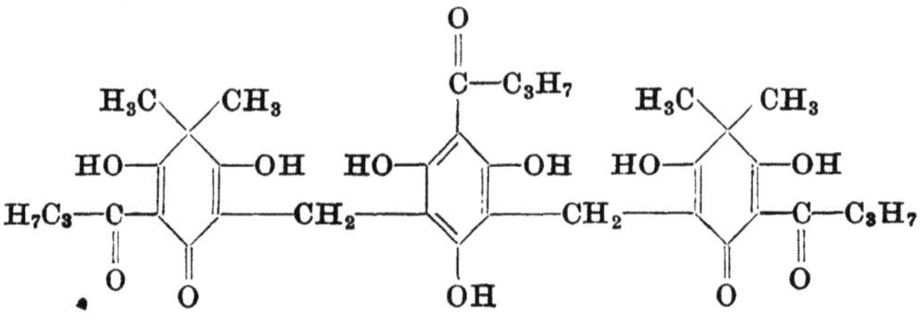

[Struktur]

der sich auch BÜCHI anschließt.

Die wichtigsten physikalischen Eigenschaften der Filixphloroglucide finden sich in einer Zusammenfassung bei ZWIMPFER und BÜCHI [Pharm. Acta Helv. 37, 242 (1962)]:

Phloroglucid	M.G.	Farbe	Fp.	Löslichkeit
Albaspidin	460,53	weiß	146–147° (Aceton) 148–149° (Hexan, Essigester) 149–150° (A.)	In Ae. gut; in PAe., A., Aceton schwer; in M. unlöslich.
Aspidin	460,53	hellgelb	121–123° (PAe.) 124–125° (abs. A.)	In Ae., Bzl., Chlf. sehr gut; in PAe. schwerer; in M., A., Aceton schwer.
Aspidinol	224,26	blaßgelb	140–141° (Ae. – PAe.) 152° (Bzl.) 143° (Eisessig)	In Ae., M., A. leicht; in PAe., Bzl. schwer.
Desaspidin	390,44	weiß	150–150,5° (Ae., PAe.)	In Ae., Chlf., Aceton, Bzl. leicht; in PAe., M., A. schwer.
Flavaspidsäure	446,50	goldgelb α-Form	92° 153–155° (M.) 92° 154° (A.) 90° 152° (Aceton)	In Ae., Bzl., Chlf. sehr gut; in PAe., M., A. schwerer; in Aceton gut.
		β-Form	157–159,5° (PAe.) 156–157° (Bzl., Eisessig, Xylol)	
Filixsäure	668,75	bleichgelb	184–185° (Essigester) 148–149° (M.)	In Ae., Bzl., Chlf., Hexan leicht; in Aceton, A., M. schwer.
Phloraspin	432,48	strohgelb	210–211° (Aceton-W.) 210° (Bzl.)	In Aceton, Chlf. wenig; in Ae., M., A. schwer.

Die gleichen Autoren berichten über die bei der Flavaspidsäure beobachtete Keto-Enol-Tautomerie:

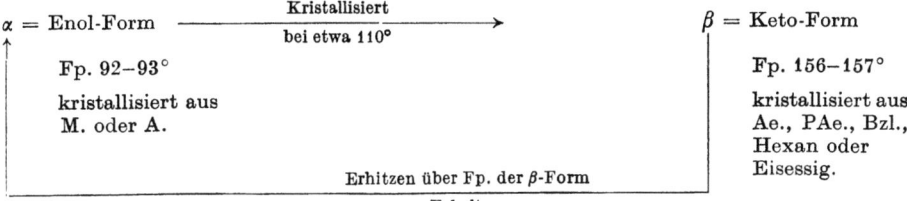

Nach POULSSON hat kristallines Filicin die Zusammensetzung $C_{36}H_{40}O_{12}$ und ist unwirksam. Wirksam aber ist nach POULSSON amorphes Filicin, $C_{36}H_{42}O_{13}$, Fp. 125°, das aus einer Lsg. des krist. Filicins in verd. Natronlauge durch Eingießen in überschüssige Salzsäure erhalten wird. Nach M. GALLAS haben sowohl das kristalline wie das amorphe Filicin die Zusammensetzung $C_{18}H_{22}O_6$, Fp. 189,5°.

J. BÜCHI (lt. AUTERHOFF, Lehrbuch) klassifiziert diese Stoffe nach ihrer Wirksamkeit (abfallende Reihe):

    Aspidin   Faktor   1
    Flavaspidsäure   4
    Albaspidin   6
    Filixsäure   10
    Aspidinol   30
    Filicinsäure   unwirksam

Als Rohfilicin wird die Gesamtheit der sauren Inhaltsstoffe bezeichnet (s. Gehaltsbestimmung).

Nach A. GEORGES (Département de Pharmacodynamie et de biologie, A. Christiaenes S.A., Brüssel) gelten für verschiedene Filixextrakte die folgenden Vergleichszahlen bezüglich ihrer Wurmwirksamkeit. Demnach sind als gleichwertig zu betrachten:

3,24 T. Dryaspidon, Magnesiaextrakt aus Dryopteris austriaca ssp. spinulosa (MÜLLER)
9,65 T. Dryaspidon, Magnesiaextrakt aus Dryopteris filix mas SCHOTT (L.)
13,7 T. Dryaspidon, Barytextrakt aus Dryopteris austriaca
25,8 T. Dryaspidon, Barytextrakt aus Dryopteris filix mas
21,7 T. Dryaspidon, äther. Extrakt aus Dryopteris austriaca
32,4 T. Dryaspidon, äther. Extrakt aus Dryopteris filix mas.

Dryopteris austriaca enthält im Gegensatz zu Dryopteris filix mas sehr viel Aspidin und kaum Filixsäure. Er soll damit wesentlich untoxischer sein (DODION). (Als Spezialität: Taeniver, gelöst in Polyäthylenglykol und Isopropanol, und damit wassermischbar.)

Gehalt. Der Wirkstoffgehalt wird unterschiedlich gefordert: 21 bis 23% Filicin (BP 63); Rohfilicin: 25 bis 28% (Ross. 9); 25 bis 26% (Pl.Ed. I/1); 20 bis 22% löslich in Bariumhydroxid und Ae. (CF 65); mind. 25% (DAB 6); mind. 24% (USP XVI, Ph.Ned. 6).

Herstellung. Die Gewinnung eines wirksamen Farnextraktes ist von zwei Hauptfaktoren abhängig: Allerbestes, frisch gesammeltes, über Kalk getrocknetes, mittelfein gepulvertes Rhizom und ein rationales Verdrängungsverfahren! – Mazeration groben Pulvers, wie sie z.B. von DAB 5 vorgeschrieben wurde, bedingt große Verluste an Ae. und eine verhältnismäßig geringe Ausbeute. Im übrigen ist es ziemlich gleichgültig, welche Äthermengen zur Erschöpfung des Rhizoms von den einzelnen Pharmakopöen vorgeschrieben werden, denn jeder Apotheker wird bestrebt sein, das Rhizom möglichst voll auszunutzen. 3 T. Ae. wie Portug. vorschreibt, sind zu wenig, 6 T. nach Ross. 8 zu viel. Wenn nachstehend beschriebenes Verfahren befolgt wird, werden 4 T. Ae. vollkommen ausreichen.

1000 T. mittelfein gepulvertes Farnrhizom bringt man in einen sehr gut verschließbaren Perkolator, durchfeuchtet mit Ae., läßt 3 Tage im Kühlen stehen und perkoliert langsam mit Ae. bis zur Erschöpfung, wozu in der Regel nicht mehr als 4000 T. Ae. nötig sind. Von dem gewonnenen Extrakt wird die Ae. zum größten Teil abdestilliert (Vorsicht!), der Rückstand in eine Porzellanschale gegeben und nun unter stetem Rühren so lange erwärmt (nicht über 50°), bis durch den Geruch kein Ae. mehr wahrzunehmen ist. Man erhält auf diese Weise etwa 9 bis 10% Ausbeute an Extrakt. CF 49 läßt das von dem größten Teil des Ae. befreite Extrakt kaltrühren, bis kein Aethergeruch mehr wahrzunehmen ist. Im Großbetrieb entfernt man den letzten Ae. unter vermindertem Druck. – Suec. läßt vor der Destillation das Perkolat mit trockenem Natriumsulfat entwässern und filtrieren. Im übrigen lassen die meisten Pharmakopöen durch einf. Perkolation m. Ae. herstellen, so nach dem ÖAB-9-Verfahren bis zum Erhalt von 4 Teilperkolaten (ohne Vorlauf) und nachträglicher Filtration von Preßfl. und Perkolaten. Ph.Ned. 6 läßt im Perkolator 24 Std. bedeckt stehen und perkoliert bis Perkolat farblos abläuft. CF 65 läßt durch Zugabe von stärkerem Extrakt und Erdnußöl auf 21% Rohfilicin einstellen.

Eigenschaften. $d = 1,0$ bis 1,05 (ÖAB 9), mind. 1,0 (USP XVI), mind. 0,995 (BP 63), mind. 0,996 (Pl.Ed. I/1). Mischbar mit Fetten, fetten Ölen (bei Pl. z. Einstellen des vorgeschriebenen Gehalts), Ae., Chlf. Aceton, löslich in A., nicht in W.
$n_D^{40} = 1,492$ (Pl.Ed. I/1).

Erkennung und Prüfung. 1. Mind. 85% des Extraktes müssen sich in Hexan lösen (USP XVI). – 2. 100 mg Extrakt werden in 10 ml Eisessig unter Erwärmen gelöst, mit 0,2 g Talcum geschüttelt und filtriert. 1 ml des Filtrates gibt mit 9 ml A. eine hellgrüne Lsg., die sich durch 1 Tr. Eisen(III)-chloridlsg. tiefbraun färbt (ÖAB 9, Ross. 9). – 3. Trocknungsverlust. Höchstens 6% (ÖAB 9). – 4. Verbrennungsrückstand. Höchstens 0,1% (ÖAB 9). – 5. DAB 6 fordert, daß sich in dem mit Glycerin verdünnten Extrakt unter dem Mikroskop keine Stärkekörnchen finden dürfen. Einzelne Stärkekörner sind nicht zu beanstanden; sie kommen vor, wenn der ätherische Auszug der Farnwurzel nicht sehr sorgfältig filtriert wurde. – 6. Nachweis der Filixsäure. Schüttelt man eine Lsg. von 0,025 g des Extraktes in 2 ml Ae. mit je 5 ml Barytwasser (4%) und W., so soll die filtrierte wss. Schicht durch überschüssige Salzsäure flockig gefällt werden (Ph.Ned. 6).

Prüfung auf Aspidin. Wenn bei der Herstellung des Extraktes falsche Farnrhizome, besonders von Aspidium spinulosum, dem echten Rhizom beigemischt waren, enthält das Extrakt Aspidin, das auf folgende Weise nachgewiesen werden kann. Das Extrakt wird mit so viel gebrannter Magnesia verrieben, daß ein gleichmäßiges Pulver entsteht. 50 g des Pulvers werden mit 5 l W. 24 bis 36 Std. ausgelaugt. Die abfiltrierte Lsg. wird mit Schwefelsäure angesäuert, das Rohfilicin abkoliert, mit W. ausgewaschen und über Schwefelsäure getrocknet. Die Menge des Rohfilicins beträgt etwa 6 bis 18% des Extraktes, bei aspidinhaltigen Extrakten ist sie verhältnismäßig niedrig. Das getrocknete Rohfilicin wird in möglichst wenig Ae. gelöst. Bei Gegenwart von Aspidin erstarrt die Lsg. in wenigen Stunden zu einem Kristallbrei, den man in kleinen Anteilen in abs. A. einträgt und damit verrührt. Das in A. fast unlösl. Aspidin wird auf der Nutsche abfiltriert, mit abs. A. gewaschen und aus siedendem abs. A. umkristallisiert. Das so rein dargestellte Aspidin schmilzt bei 124 bis 125°.

7. Nachweis von Phloroglucinbutanonen (Filix-Phloroglucide) aus Dryopteris Filix mas. Nach STAHL läßt sich der Nachweis auf acetatgepufferten Kieselgel-G-Schichten durchführen, die aus 1 T. Kieselgel G und 2 T. 0,3 m Natriumacetatlsg. hergestellt werden. Als Fließmittel dient Essigsäureäthylester. Die Laufzeit beträgt für 10 cm ca. 20 Min. Zweimalige Entwicklung verbessert den Trenneffekt.

Für spezielle Fragen kann mit „Phasenumkehrtechnik" gearbeitet werden. Kieselgel-G-Schichten werden mit Paraffin (5% in PAe.) imprägniert. Als Fließmittel dient M. und Ameisensäure und W. (75 + 10 + 15, V/V/V). Zur Anfärbung ist Folin-Ciocalteu Reag. sehr geeignet. Durch anschließende Bedampfung mit NH_3 erreicht man eine Farbvertiefung. Nachweisgrenze 0,3 μg. Als Richtwerte werden R_f-Werte angegeben, die in der Tabelle (s. u.) enthalten sind.

In RANDERATH „Phenolische Anthelmintica" wird die Arbeit von STAHL referiert. v. SCHANTZ et al. verwenden zur Trennung der Filix-Phloroglucide Dünnschichten, die sie aus 25 g Kieselgel G herstellen, das sie mit 55 g McIlvaine-Puffer (3,68 ml 0,1 m Citronensäure + 6,32 ml 0,2 m Dinatriumhydrogenphosphat = pH 6) 1 Min. lang verreiben und auf Glasplatten auftragen. Die Platten werden 30 Min. bei 105°C getrocknet und können einige Stunden im Exsikkator aufgehoben werden. Als Fließmittel dient eine Mischung aus gleichen T. Chlf. und PAe., die mit 5% abs. A. versetzt wird.

(Bei Vergrößerung der A.-Menge, also Erhöhung der Polarität laufen die Flecken höher. Im oberen Teil fließen dann die Flecken oft zusammen, während im unteren Gebiet eine bessere Trennung erzielt werden kann. Bei Verwendung höherer Alkohole tritt Unschärfe und Schwanzbildung auf.)

Die Laufzeit beträgt 1 Std. Zur Anfärbung werden eine Lsg. von gleichen T. 1%iger $FeCl_3$-Lsg. und 1%iger $K_3[Fe(CN)_6]$-Lsg., die mit 1 Tr. konz. HNO_3/ml versetzt wird oder eine 0,1%ige Lsg. von Echtblausalz B verwendet. STAHL gibt eine frischbereitete 0,5%ige wss. Echtblausalzlsg. und Nachbehandlung mit 0,1 n NaOH an.

Ergebnisse der beschriebenen Arbeiten von Stahl et al. [1] und v. Schantz et al. [2]

Phloroglucinbutanone	Formel	Kieselgel G gepuffert I	Kieselgel G gepuffert II	Phasenumkehr III	Farbe mit Echtblausalz B nach [1]	Farbe mit Echtblausalz B nach [2]	$FeCl_3/K_3[Fe(CN)_6]$
Filicinsäure (1)[1]	$C_8H_{10}O_3$	–	0	100	rotviolett	–	–
Desaspidinol (1)	$C_{11}H_{13}O_4$	–	75	87	orangerot	–	–
Methylphlorbutyrophenon (1)	$C_{11}H_{14}O_4$	–	55	83	rotviolett	–	–
Filicinsäurebutanon (1)	$C_{12}H_{16}O_4$	–	5	81	rotorange	–	–
Aspidinol (1)	$C_{12}H_{16}O_4$	41	73	78	rotviolett	purpurrot	blau
Phloropyron (2)	$C_{21}H_{26}O_7$	–	50	72	orange	–	–
Flavaspidsäure (2)	$C_{24}H_{30}O_8$	7	9	70	orangerot	dunkelorange	blau
Desaspidin (2)	$C_{24}H_{30}O_8$	82	12	70	orange	orange	blau
Aspidin (2)	$C_{25}H_{32}O_8$	85 bzw. 88[2]	33	11	gelb	gelb	blau
Albaspidin (2)	$C_{25}H_{44}O_{12}$	87	26	11	orangerot	–	blau
Filixsäure (3)	$C_{36}H_{44}O_{12}$	90	16	3	orangerot	orange	blau
Phloraspin		–	35	–	–	–	blau

[1] Zahl der Ringe in Molekül.
[2] Siehe v. SCHANTZ.

I Wie bei v. SCHANTZ: Kieselgel G, sauer gepuffert, Fließmittel: Chlf. + PAe. + wasserfreier A. (47,5 + 47,5 + 5).
II Wie bei STAHL: Kieselgel G, alkalisch gepuffert, Fließmittel: Essigester.
III Wie bei STAHL: „Phasenumkehr".

Der Einfluß der Pufferung und der Zusammenhang zwischen Anzahl der Ringe im Molekül und R_f-Werten bei der „Phasenumkehr" werden deutlich. Bei einem Ring liegen die hR_f-Werte zwischen 78 und 100, bei zwei Ringen etwa bei 70 (Zahl der C-Atome 24) oder bei den um eine Methylgruppe reicheren bei 10. Von Schantz et al. arbeiteten eine Methode zur quantitativen Auswertung der DC. aus, die Aufschlüsse über die Zusammensetzung von Rohfilicinen gab.

Nach S. Godin [Experientia (Basel) *14*, 208 (1958)] wird mit wäßriger 2 n Natriumcarbonatlsg. gearbeitet und mit 0,2% Natriumsulfit auf nicht imprägniertem Papier stabilisiert: 1. Papier: Whatman Nr. 1, 7 cm breit und 27 cm lang. 2. Imprägnierung: keine. 3. Auftragen der Phloroglucide: 2 mg der isolierten Substanzen werden in 1 ml Chlf. gelöst und davon 3 µl auf das Papier gebracht. Um zu verhindern, daß sich die Substanz am Fleckenrand anreichert, werden die 3 µl (entsprechend 6 µg) in 3 Malen zu 1,5 µl, 1,0 µl und 0,5 µl aufgetragen. Startlinie: 4 cm vom unteren Rand entfernt. Abstand der Startflecken: 1,75 cm.

4. Mobile Phase: 2 n Natriumcarbonatlsg. mit einem Zusatz von 0,2% (Gew./Vol.) Natriumsulfit.

5. Chromatographieren: Aufsteigendes Verfahren. Keine Klimatisierung. Versuchstemperatur 20°. Laufzeit etwa 3 Std. Laufstrecke etwa 20 cm.

6. Nachweis der Phloroglucide: Nach dem Trocknen während 10 Min. bei 80° werden die Chromatogramme mit dem folgenden, sog. Diazo-Sulfanilsäure-Reagens besprüht:

1,5 ml einer Lsg. von 1% Sulfanilamid in 2 n HCl werden mit 1,5 ml einer 5%igen Natriumnitritlsg. gemischt und während 1 Min. gut geschüttelt. Nach Zusatz von 1 ml 2 n Natriumcarbonatlsg. wird mit dest. Wasser auf 50 ml ergänzt. Das Reagens ist stets frisch zu bereiten.

R_f-Werte der Reinphloroglucide

	Farbe	nach Godin	Godin-Verfahren nach Büchi
Aspidinol	zitronengelb	–	0,19
Flavaspidsäure	bräunlichgelb	0,28	0,29
Desaspidin	orangegelb	–	0,48
Filixsäure	braun	0,53	0,55
Albaspidin	grellgelb	0,74	0,78
Filicinsäure	orangegelb	0,84	0,82

Nach Büchi befriedigt diese Methode nach Godin, dem nur 4 Reinsubstanzen zur Verfügung standen, am meisten. Die Reproduzierbarkeit und der Trenneffekt sind gut, die Phloroglucide erscheinen als kompakte, rundliche Flecken.

Sehr ausführlich berichten Zwimpfer und Büchi [Pharm. Acta Helv. *37*, 224 (1962); *38*, 321, 663 (1963); *39*, 327 (1964)] über papierchromatographische Prüfungen von Filix-Phloroglucide und Rohfilicinen und fassen ihre Arbeiten wie folgt zusammen

Es wurde eine Übersicht über den Stand der Filixforschung gegeben und auf Grund einer kritischen Beurteilung der in der Literatur beschriebenen Methoden zur Standardisierung der Droge festgestellt, daß bis jetzt kein Verfahren den therapeutischen Wert der Droge zu erfassen vermag.

Mit einem papierchromatographischen Verfahren mit 2 n Natriumcarbonatlsg. als mobile Phase ohne Papierimprägnierung und ohne Vorhandensein von organischen Lösungsmitteln können alle Filix-Phloroglucide nachgewiesen werden. Die bei alkalischer Rk. entstehenden Abbau- bzw. Umlagerungsprodukte ließen sich papierchromatographisch identifizieren. Es konnte bestätigt werden, daß es sich beim Filmaron um ein dem Rohfilicin ähnliches Präparat handelt.

Für die Prüfung des Extractum Filicis concentratum schlagen die Autoren eine auf S. 920 angeführte Methode vor.

Gehaltsbestimmung. Wenn auch eine genaue Bestimmung des Gehaltes an wirksamen Stoffen nicht möglich ist, weil die Wirkung nicht auf dem Gehalt an einem bestimmten Stoff beruht, so gibt doch eine Bestimmung der Stoffe saurer Natur, die man zusammen als Rohfilicin bezeichnet, einen Anhalt für die Beurteilung des Wertes des Extraktes. Ph.Helv. IV(!) schreibt folgendes Verfahren vor (ähnlich Ross. 9): 5 g des gut umgerührten Farnwurzelextraktes werden in einen 200-ml-Kolben mit 30 g (Ross. 9: 40 ml) Ae. gelöst und mit 100 g Bariumhydroxidlsg. (3%) während 5 Min. anhaltend und kräftig geschüttelt. Hierauf bringt man die Mischung in einen Scheidetrichter, läßt sie 10 Min. lang ruhig stehen und filtriert alsdann die wss. Schicht ab. 86 g des Filtrates (Ross. 9: Menge messen) werden mit etwa 3 ml Salzsäure (Ross. 9: 15 ml verd. HCl) bis zur sauren Rk. versetzt und mit 30, 20 und 15 ml Ae. ausgeschüttelt. Die vereinigten äther. Auszüge werden mit 2 g wasserfreiem Natriumsulfat geschüttelt und nach 3 bis 5 Min. filtriert; Filter und Natriumsulfat werden mit Ae. nachgewaschen und die Filtrate in einem gewogenen Kolben durch Destillation vom Ae. befreit. Der Rückstand wird bei 100° bis zum konst. Gewicht getrocknet und nach dem Erkalten gewogen. Sein Gewicht soll 1,04 bis 1,12 g betragen.

Abweichend lassen BP 63 und USP XVI wie folgt arbeiten (ähnl. Ph.Ned. 6): Vom vorher auf dem Wasserbad homogenisierten Extrakt läßt USP XVI 3 g (BP 63: 1 g) in 40 ml (BP 63: 20 ml) Ae. in einem Scheidetrichter lösen (BP 63: löst vorher und spült mit weiteren 20 ml Ae. in den Scheidetrichter) und 5 Min. lang mit 75 ml (BP 63: 50 ml) Bariumhydroxidlsg. (1 + 30) stark schütteln. Nach Klärung wird die wss. Schicht abgetrennt und die ätherische noch zweimal mit je 25 ml Bariumhydroxidlsg. (BP 63: zweimal 5 ml W.) nachgewaschen und die vereinigten wss. Extrakte mit Salzsäure angesäuert. Sodann wird nacheinander mit 30, 20 und 15 ml Ae. (BP 63 m. 30, 20, 15, 10 ml Chlf.) extrahiert, filtriert und das Filtrat mit Ae. gewaschen (BP 63 schüttelt noch mit 2 g wasserfreiem Natriumsulfat, wie Ross. 9, und wäscht den Filterrückstand mit zweimal 5 ml Chlf.). Die Lösungsmittel werden abgedampft, der Rückstand bei 105° (BP 63 bei 100°) getrocknet und gewogen. Das Verfahren der Ph.Helv. IV liefert nach A. GORIS und M. VOISIN zu hohe Werte, weil der Äther, der sich in dem Barytwasser löst, andere nicht aus Filicin bestehende Stoffe mitnimmt; er muß deshalb entfernt werden. Man erwärmt die nach dem Verfahren der Ph.Helv. IV erhaltenen 86 g der Lsg. auf 45 bis 50°, bis der Ae. verjagt ist, filtriert, wäscht Kolben und Filter mehrmals mit Barytwasser nach und gibt 100 ml Ae. und dann Salzsäure hinzu, trennt nach dem Durchschütteln den Ae. ab, wiederholt das Ausschütteln mit 50, 30 und 20 ml Ae. und führt die Bestimmung nach dem Verfahren der Ph.Helv. IV zu Ende. Die so gefundenen Werte sind um etwa 30% niedriger als die nach dem Verfahren der Ph.Helv. IV gefundenen.

CF 65: 5 g eines frisch homogenisierten Extraktes werden mit 50 g alkoholfreiem Ae. versetzt, die Mischung zusammen mit dem zum Ausspülen des Gefäßes benutzten Ae. in einen Scheidetrichter verbracht, 100 ml einer 3%igen Bariumhydroxidlsg. zugegeben, 5 Min. lang geschüttelt, sodann 15 Min. stehengelassen. Die wss. Lsg. wird in einem tarierten Kolben aufgefangen, der evtl. mitgenommene Ae. durch Erwärmen auf 50° während 1/4 Std. verjagt und die Lsg. abkühlen gelassen. 80 g Barytauszug, entspr. 4 g Extrakt, werden in einen Scheidetrichter filtriert und mit 35%iger Salzsäure bis zur sauren Rk. versetzt. Sodann wird viermal mit 100, 40, 30, 20 ml Ae. extrahiert und zusammen mit dem zum Waschen und Filterspülen benutzten Ae. in einen tarierten 90 ml fassenden Erlenmeyerkolben filtriert. Der Ae. wird abdestilliert und der Rückstand unter Vakuum in Gegenwart eines Trockenmittels bis zur Gewichtskonstanz getrocknet. Es müssen 0,8 g Rückstand entsprechend einem Gehalt an Filicin von 20 bis 22% erhalten werden.

Bestimmung des Gehaltes an Filixsäure im Extractum Filicis nach FROMME: 5 g Extract. Filicis, 30 g Ae. und 100 g Bariumhydroxidlsg. (1%) werden in einer 200-g-Flasche 5 Min. anhaltend geschüttelt, dann in einen Scheidetrichter gegossen und 10 bis 15 Min. der Ruhe überlassen. Von der unteren, wss. Lsg. werden 86 g (= 4 g Extrakt) mit 35 bis 30 Tr. Salzsäure übersättigt und nacheinander mit 25, 15, 10 und 10 ml Ae. ausgeschüttelt. Die vereinigten äther. Ausschüttelungen werden nach dem Filtrieren in einem tarierten 100-ml-Kolben zur Trockne abgedunstet. Der Rückstand wird mit 1 ml Amylalkohol und 1 ml M. durch Schwenken über freier Flamme gelöst und der Lsg. so lange tropfenweise M. zugegeben, bis sie beim Schwenken nicht wieder klar wird. Dann wird soviel M. zugegeben, daß die ganze verwendete Menge desselben 30 ml beträgt, worauf sich die Filixsäure ausscheidet. Das Ganze läßt man dann 10 bis 12 Std. bei möglichst niederer Temperatur stehen, filtriert durch ein gewogenes Filter, wäscht Kolben- und Filterrückstand mit 2 × 5 ml M. aus, preßt das Filter mit Inhalt zwischen Fließpapier vorsichtig aus, bringt es in den Kolben zurück, trocknet zunächst bei 40°, dann bei 80° und wägt. – Das Nettogewicht ist die Menge der Filixsäure in 4 g Extrakt. Der nach diesem Verfahren ermittelte Gehalt an Filixsäure beträgt nach CAESAR und LORETZ: 5,0 bis 9,8%.

Extractum Filicis concentratum Ph.Helv. V. Filicinum crudum. Rohfilicin.

Herstellung. 100 T. grobes, frisch bereitetes Farnwurzelpulver werden nach dem Perkolationsverfahren der Ph.Helv. V mit Ae. extrahiert, bis 10 ml des zuletzt ablaufenden Perkolates keinen Rückstand mehr hinterlassen. Der Ae. wird auf dem Wasserbad soweit abdestilliert, daß 60 T. Aetherlsg. zurückbleiben, die nach dem Erkalten, wenn nötig, filtriert werden. Diese ätherische Lsg. wird während 5 Min. anhaltend und kräftig in einem Scheidetrichter mit einer Lsg. von 6 T. Bariumhydroxid in 200 T. W. geschüttelt. Nachdem die Schichten sich getrennt haben, wird die wss. Lsg. abgelassen und filtriert. Das Filtrat wird mit verd. Salzsäure versetzt, bis die wss. Lsg. stark sauer reagiert, und hierauf viermal mit je 50 T. Ae. ausgeschüttelt. Die vereinigten ätherischen Auszüge werden zwei- bis dreimal mit je 25 T. W. gewaschen und dann mit 15 T. entwässertem Natriumsulfat getrocknet und durch ein trockenes Filter gegeben. Das Natriumsulfat und das Filter werden mit Ae. nachgewaschen. Die vereinigten ätherischen Filtrate werden auf dem Wasserbad vom größten Teil des Ae. durch Abdestillieren befreit, darauf unter vermindertem Druck unterhalb 35° zur Trockne eingedampft und sofort, vor Licht geschützt, über Kalk aufbewahrt.

Eigenschaften. Lockere, leichte, hellbraune, eigentümlich riechende, beinahe geschmacklose Schüppchen.

Erkennung und Prüfung. 200 mg Rohfilicin müssen sich sowohl in 2 ml Ae. als auch in 2 ml Olivenöl vollständig zu einer klaren braunen Fl. lösen. Die alkohol., sehr verdünnte Lsg. färbt sich mit 1 Tr. Ferrichloridlsg. tiefbraun. – Fp. 75 bis 94°. – Die kräftig geschüttelte Mischung von 100 mg und 3 ml W. muß neutral reagieren. Im Filtrat darf kein Chlorid nachweisbar sein.

Verbrennungsrückstand. Von 200 mg unwägbar. Wird er mit 1 ml verdünnter Salzsäure aufgenommen, so darf Barium darin nicht nachweisbar sein.

ZWIMPFER und BÜCHI empfehlen folgende Bestimmungsmethode:
Chromatographiepapier Whatman 1 wird quer zur Faserrichtung in Streifen von 18 cm Breite geschnitten. Auf die 8 cm vom oberen Rand gezeichnete Startlinie markiert man 3 Startpunkte im Abstand von 4,5 cm und zeichnet um den Startpunkt einen Kreis von 1 cm Durchmesser. Unmittelbar vor dem Chromatographieren werden 100 mg Rohfilicin in 4 ml Aceton gelöst und auf den ersten Startpunkt 0,004 ml (entsprechend 100 µg), auf den zweiten 0,006 ml (entsprechend 150 µg), auf den dritten 0,008 ml (entsprechend 200 µg) so aufgetragen, daß die Startfläche möglichst gleichmäßig mit Substanz beladen wird. Den Streifen hängt man in das zur absteigenden Papierchromatographie vorgeschriebene Gefäß, welches mit schwarzem Papier umhüllt wird. Der Boden der Wanne ist etwa 3 cm hoch mit Wasser bedeckt. Dann wird sofort (ohne Vorhängezeit) die mobile Phase, Natriumcarbonat-Natriumsulfit-Lösung zur Chromatographie, in die Küvette gebracht und absteigend chromatographiert, bis die Frontlinie etwa 25 cm weit von der Startlinie entfernt gewandert ist (3 Std.). Hierauf wird der Papierstreifen sorgfältig herausgenommen und auf einen Doppelbogen von gewöhnlichem Filterpapier gelegt, mit Bleistift die Frontlinie eingezeichnet und das Chromatogramm auf der Filterpapierunterlage im Trockenschrank bei 105 bis 110° während 15 Min. getrocknet.

Das Chromatogramm wird im ultravioletten Licht wie folgt betrachtet und beurteilt:

a) Schräg auffallendes UV-Licht. Lichtquelle und Auge liegen auf der gleichen Seite der Papierebene; die Lichtstrahlen fallen schräg auf das Papier. Auf diese Weise betrachtet, sind zwei (evtl. drei) blau fluoreszierende Flecken mit den R_f-Werten 0,04 bis 0,10 (Phloraspin), 0,24 bis 0,28 (Flavaspidsäure) und evtl. 0,78 bis 0,82 (Filicinsäure als Zersetzungsprodukt) sowie ein gelblichweiß fluoreszierender Flecken vom R_f-Wert 0,70 bis 0,76 (Albaspidin) sichtbar. Die erwähnten Flecken müssen bei mindestens einer Rohfilicinmenge (100, 150 oder 200 µg) nachweisbar sein.

b) Senkrecht durchfallendes UV-Licht. Die Lichtquelle wird unter das Papier gehalten, so daß die Lichtstrahlen durch das Papier hindurch senkrecht gegen den Beobachter fallen. Auf diese Weise betrachtet, fluoreszieren die unter a) angeführten Flecken nicht mehr. Zusätzlich sind ein grauer Flecken vom R_f-Wert 0,17 bis 0,19 (Aspidinol) und ein schwach braun gefärbter Flecken vom R_f-Wert 0,55 bis 0,60 (Filixsäure) sichtbar. Die erwähnten Flecken müssen bei mindestens einer Rohfilicinmenge (100, 150 und 200 µg) nachweisbar sein. Ein am Start zurückbleibender, brauner Flecken und eine zwischen Flavaspidsäure und Filixsäure auftretende, schwach sichtbare Bahn von hellbrauner Farbe (Zersetzungsprodukt) werden nicht berücksichtigt.

Natriumcarbonat-Natriumsulfit-Lsg. 57,2 g Natrium carbonicum crystallisatum und 2,5 g kristallisiertes Natriumsulfit ($Na_2SO_3 + 7 H_2O$) werden in frisch ausgekochtem Wasser zu 200 ml gelöst. Nach dem Erkalten wird auf 200 ml ergänzt. Bei Bedarf frisch zu bereiten.

Das fettfreie Rohfilicin ersetzt das dickflüssige, sich leicht entmischende und schlecht haltbare ätherische Farnwurzelextrakt früherer schweizerischer Pharmakopöen. Zu den in Ph.Helv. V angegebenen Spezialbestimmungen betr. Verwendung schreiben BÜCHI, FLÜCK, KÄSERMANN im Komm. z. Ph.Helv. V:

,,Frischbereitung von Öllösungen ist nicht unbedingt nötig, da Rohfilicin in öliger Lösung recht stabil ist; dagegen müssen wasserhaltige Zubereitungen frisch bereitet werden."

Die Vorschrift, wonach Lösungen in Ricinusöl nicht verwendet werden dürfen, stützt sich auf eine althergebrachte Ansicht, daß Ricinusöl die Resorption des Rohfilicins begünstige, was erhöhte Intoxikationen zur Folge hätte. Diese Auffassung hat sich jedoch nicht bestätigt; die Vorschrift sollte daher gestrichen werden [vgl. Schweiz. Apoth.-Ztg 82, 29 (1944)]. Dafür sollte vorgeschrieben werden, daß Rohfilicin nur in öliger Lösung (als solche oder in Emulsion) verwendet werden darf und daß arab.-gummi-haltige Emulsionen mit desenzymiertem Gummi zu bereiten sind, da die Wirksamkeit unter dem Einfluß der Oxydasen innerhalb weniger Stunden beträchtlich abnimmt.

Maximaldosen: Für das Extrakt der Ph.Helv. IV mit einem Rohfilicingehalt von 26 bis 28% galt nur eine Tagesmaximaldosis von 10 g. Für das theoretisch rund 4mal wirksamere Rohfilicin wurde daher die Tagesmaximaldosis ursprünglich auf 2,5 g, später auf

3 g festgesetzt. Die neu aufgenommene Einzelmaximaldosis von 1 g sollte u. E. gestrichen werden, da die gesamte Dosis am besten auf einmal oder in ganz kurzen Abständen gegeben wird.

Anwendung. 2,5 bis 3 g in öliger Lsg., auf einmal (!) oder innerhalb 1/4 bis 1 Std., als Bandwurmmittel; am besten als Emulsion [s. A. LEHMANN: Pharm. Acta Helv. *17*, 197 (1942)]. 1 bis 2 Std. nach der letzten Dosis wird ein kräftiges Abführmittel gegeben."

Zubereitungen.

Emulsio filicis PM
Remedium contra Taeniam DRF, a und b
Emulsio Extracti filicis (Berlin. Ap.-V.)
Mixtura Extracti filicis (F. M. Germ.)
Electuarium contra taeniam (F. M. Germ.)
Pilulae filicis maris (Hisp.)
Boli filicis maris (F. M. Germ.).

Extractum Aspidii spinulosi wird aus dem Rhizom von A. sp. wie Extract. Filicis aether. hergestellt. Es soll ein zuverlässiges, wenig giftiges Bandwurmmittel sein. Dosis 4 g.

Tritolum Filicis, Bandwurm-Tritol, nennt DIETERICH eine Gallerte aus Farnextrakt, Ricinusöl und Malzextrakt (obsolete Zubereitung).

Filmaron. Auch bezeichnet als Aspidinsäurefilicin, dessen Einheitlichkeit aber nicht erwiesen ist, entspricht nach PC-Untersuchungen etwa dem Rohfilicin (ZWIMPFER u. BÜCHI). Hierzu ZINNER: Filmaron wurde von KRAFT isoliert und untersucht. Es soll aus 4 Phloroglucin-butanon-Komponenten bestehen, die dergestalt verknüpft sind, daß 1 Aspidinol über das C-Methyl an Filixsäure gebunden wird („Aspidinol-filicin"). Unter Zugrundelegung der Filixsäureformel ergibt dies:

Indes besitzen diese wie auch weitere vorgeschlagene Formeln keine Wahrscheinlichkeit; ganz abgesehen von der jetzt anzuzweifelnden Endo-methylen-brücke wurden von SEELKOPF bei der Mikroschmelzpunktbestimmung nach KOFLER drei verschiedene Körper festgestellt, so daß es sich bei Filmaron noch nicht einmal um eine einheitliche Verbindung handeln dürfte.

Herstellung. Ätherisches Farnwurzelextrakt wird mit W. und Erdalkalien erwärmt; aus der Lsg. der Erdalkalisalze wird ein Säuregemisch abgeschieden, aus dem das Filmaron durch wiederholte Behandlung mit geeigneten Lsgsm. isoliert wird.

Eigenschaften. Strohgelbes, amorphes, leicht zusammenbackendes Pulver, Fp. etwa 60°, unlösl. in W., ziemlich schwer lösl. in A. und PAe., sehr leicht lösl. in Chlf., Ae., Essigester, Aceton, lösl. auch in fetten Ölen. Die alkohol. Lsg. wird durch Eisen(III)-chloridlsg. rotbraun gefärbt. In Aceton gelöst zersetzt es sich allmählich in Filixsäure, Filixnigrine.

Anwendung. Als Bandwurmmittel zu 0,5 bis 0,6 g, meist in Ricinusöl gelöst als Filmaronöl. H. A. OELKERS stellt fest, daß die Drogen der Filixgruppe früher gegen alle Arten von Würmern verwendet wurden, doch nach den Untersuchungen der neueren Zeit in erster Linie gegen Bandwürmer des Menschen und der Tiere wirksam sind, daß eine große Empfindlichkeit von Cestoden und eine auffällig hohe Resistenz von Ascariden und Ancylostomen gegen Filixstoffe bestehen. Nach den Erfahrungen der Veterinärmedizin sind Filixpräparate gute Leberegelmittel. Systematische klinische Untersuchungen von SCHÜFFNER zeigten, daß Ancylostomen und Ascariden durch Filixpräparate kaum abzutreiben sind. ERHARDT fand allerdings Filmaronöl bei der Ancylostomiasis der Katze als hochwirksam. Eine Wirkung auf Katzenspulwürmer war nicht nachweisbar.

Der Grund für das Versagen der Filixpräparate bei Ancylostomiasis in der Tropenmedizin beruht wahrscheinlich zum Teil auf der mangelhaften Tropenfähigkeit der Droge.

Bei der näheren Analyse der Wirkung der Filixstoffe kam STRAUB zu dem Ergebnis, daß diese Gifte für jede Art organisierten Plasmas sind, daß aber eine besonders große Affinität gegenüber dem zur Kontraktion differenzierten Plasma besteht. Die Filixkörper sind mithin als Muskelgifte aufzufassen und zeigen außerdem eine ganz besonders starke Toxizität für die Muskelzellen der Mollusken, die bereits durch niedrige Konzentrationen in kurzer Zeit gelähmt werden. Filmaron wirkt ebenfalls erst nach einer mehr oder weniger heftigen Erregung lähmend und schließlich abtötend (OELKERS und RATHJE).

Dosierung. Gebr. Dosis 3 bis 6 ml nüchtern (BP 63), 6,0 (ÖAB 9), 5,0 (USP XVI). Maximale Einzeldosis: 10,0 (ÖAB 9), 10,0 (DAB 6). Maximale Tagesdosis: 10,0 (ÖAB 9), 10,0 (DAB 6). Veterinärmed. Dosierung: Rinder 15 bis 45 ml, Pferde 12 bis 24 ml, Schafe 4 bis 6 ml, Hunde 0,2 bis 3 ml, Katzen 0,2 bis 0,5 ml (The Merck Ind. 60; Remington, Practice of Pharmacy XII).

Toxikologie. Das Symptombild der Filixvergiftung des Menschen ist nach OELKERS ein außerordentlich mannigfaltiges. Die hauptsächlichsten Erscheinungen sind solche von seiten des Magen-Darm-Kanals, des Zentralnervensystems und des Kreislaufs. Schon kurze Zeit nach der Einnahme von Filixextrakt können Übelkeit, evtl. mit Erbrechen, Schmerzen im Leib und kollapsähnliche Zustände auftreten, Symptome, die wohl im wesentlichen als die Folge lokaler Reizwirkungen des Extraktes aufzufassen sind.

Bedenklicher sind die erst etwas später eintretenden Resorptivwirkungen, die mit Kopfschmerzen, Schwindel, Benommenheit, Steigerung der Reflexe beginnen. Bei ernsteren Fällen können Bewußtseinsstörungen und Kollaps eintreten. Die im Tierversuch bei Vergiftungen mit Filixstoffen häufig beobachteten Krämpfe sind beim Menschen (außer bei Kindern) selten. Häufiger sind Sehstörungen, die entweder vorübergehend, amblyopischer Natur sind oder sich zu dauernder Amaurose auf Grund einer Sehnervenatrophie entwickeln können. Treten Sehstörungen bereits am ersten Tag im Kollapszustand auf, so sind sie möglicherweise im wesentlichen zirkulatorisch bedingt. Die Filixamaurose beginnt gewöhnlich erst am 2. oder 3. Tag nach der Vergiftung und besteht in einer Schädigung der Opticusfasern, die dann zu Opticusatrophie und entsprechendem ophthalmologischen Befund führen kann. Gelegentlich wurden ferner Leberschädigungen mit Ikterus und Zunahme des Bilirubingehaltes des Blutes beobachtet.

Über die Höhe der für den Menschen gefährlichen Filixextraktmenge lassen sich infolge des wechselnden Wirkstoffgehaltes der Drogen keine genauen Angaben machen. Es ist jedenfalls nicht verwunderlich, daß gelegentlich bereits nach der Verabfolgung von nur 4,5 g des Extraktes bedrohliche Erscheinungen aufgetreten sind und daß andererseits sehr hohe Dosen (bis zu 20 g und darüber) ohne Nebenwirkungen vertragen wurden.

Im Gegensatz zu den außerordentlich zahlreichen Mitteilungen über schwere Vergiftungen, zum nicht geringen Teil sogar mit tödlichem Ausgang, durch Filixextrakt finden sich in der Literatur bisher kaum Angaben über die Beobachtung ernsterer Nebenwirkungen bei Wurmkuren mit Filmaron. Dies ist um so bemerkenswerter, wenn man berücksichtigt, daß nach einer Auskunft der herstellenden Firma bis zum Jahre 1943 etwa 2,3 Millionen Bandwurmkuren mit Filmaronöl durchgeführt worden sind. Als gelegentliche Nebenwirkungen wurden Müdigkeit und Abgeschlagenheit, kolikartige Leibschmerzen und Diarrhöen, die rasch vorübergingen, beobachtet.

Handelsformen: Farnotän, Helfenberg (bis vor einigen Jahren als Tritol in flüssiger Form im Handel).

Filmaron (früher Boehringer u. Söhne, jetzt Engelhard: „Bandwurmmittel für Erwachsene").

Literatur

ANGUS, L. G. et al.: Chem. Ind. *1954*, S. 546. – AUTERHOFF, H.: Lehrbuch d. Pharm. Chemie, 4. Aufl., Stuttgart: Wissenschaftl. Verlagsges. 1966. – BALLY, J.: Fortschr. Arzneimittelforsch. *1* (1959). – BIRCH, A. J., u. A. R. TODD: J. chem. Soc. *1952*, S. 3102. – BOEHM, R.: Naunyn-Schmiedeberg's Arch. exp. Path. Pharmak. *38*, 35 (1897); Justus Liebigs Ann. Chem. *302*, 171 (1898), *307*, 249 (1899), *318*, 230 u. 245 (1901), *329*, 286 (1903). – BÜCHI, J. et al.: Sci. pharm. (Wien) *4*, 248 (1957). – CHAM, W. R., u. C. H. HASSALL: Experientia (Basel) *13*, 349 (1957). – DODION, L.: Ann. Soc. belge Méd. trop. *1962*, No. 5. – ERHARDT, A.: Arch. Schiffs- u. Tropenhyg. *42*, 108 (1938). – KARRER, P., u. F. WIDMER: Helv. chim. Acta *3*, 392 (1920). – KONDAKOFF/SCHATZ: Arch. Pharm. (Weinheim) *237*, 493 (1891). – LEWIN, L.: Gifte und Vergiftungen, Berlin: Stilke 1929, S. 714. – LOBECK, A.: Arch. Pharm. (Weinheim) *239*, 684 (1901). – CUSHNY, A. R.: A Textbook of Pharmakology a. Therapeut., London 1910, S. 120. – LUCK, E.: Chem. pharm. Zbl. *1851*, S. 657. – OELKERS, H. A.: Pharmakol. Grundlagen der Behandlung von Wurmkrankheiten, Leipzig 1950; Fortschr. Arzneimittelforsch. *1* (1959) und W. RATHJE: Naunyn-Schmiedeberg's Arch. exp. Path. Pharmak. *198*, 317 (1941). – RIEDL, W.: Ber. dtsch. chem. Ges. *87*, 865 (1954). – ROBERTSON, A., u. W. F. SANDROCK: J. chem. Soc. *1933*, S. 1617. – POULSSON, E.: Naunyn-Schmiedeberg's Arch. exp. Path. Pharmak. *35*, 97 (1895); *41*, 246 (1898). – v. SCHANTZ, M.

et al.: Planta med. (Stuttg.) *10*, 22 u. 98 (1962). – SCHÜFFNER, W.: Arch. Schiffs- u. Tropenhyg. *16*, 565 (1912). – STAHL, E.: Dünnschicht-Chromatographie, Berlin/Göttingen/Heidelberg: Springer 1962, S. 292, 300, 504, 512. – STAHL, E. u. P. J. SCHORN: Naturwissenschaften *49*, 14 (1962). – ZINNER, G.: Arzneimittel-Forsch. *5*, 125 (1955). – ZWIMPFER, G., u. J. BÜCHI: Pharm. Acta Helv. *37*, 224 (1962); *38*, 321, 663 (1963); *39*, 327 (1964).

Oleum Chenopodii Ph.Ned. 6, Ross. 9. Oleum Chenopodii anthelminthici DAB 6, Ph. Helv. V. Chenopodium Oil BPC 59 (!). Aetheroleum Chenopodii Pl.Ed. I/1, ÖAB 9. Wurmsamenöl. Oil of American Wormseed. Essence de Chénopode vermifuge CF 65. Essence d'Ansérine vermifuge. Essentia Chenopodii. Essence de semen-contra d'Amérique. Essentia de Quenopodio. Amerikanisches Wurmsamenöl.

Es handelt sich um das ätherische Öl aus den Samen von Chenopodium ambrosioides var. anthelminthicum; (Ross. 9 unterscheidet: Ol. Chenopodii anthelminthici L. und Ol. Chenopodii ambrosioides L.).

Die Samen enthalten 0,6 bis 1.0% ätherisches Öl, die Blätter ca. 0,35%. In den USA wird meist die ganze Pflanze extrahiert.

Das Öl enthält bis zu 80% Ascaridol, welches daraus als wirksame Fraktion durch Wasserdampfdestillation gewonnen werden kann, daneben ca. 22% p-Cymol (p-Cymen), α-Terpinen u. a.

Den Indianern war es bereits im 15. Jahrhundert als Wurmmittel bekannt und wurde s. Z. von Amerika nach Europa gebracht. 1906 wurde die Droge erneut als Oleum Chenopodii in Europa eingeführt. Die Formel für Ascaridol wurde 1912 von WALLACH ermittelt; die Synthese gelang SCHENK 1943.

Eigenschaften. Klare, farblose oder gelbliche Fl. von stark aromatischem, jedoch nicht empyreumatischem Geruch und schwach bitterem, brennendem Geschmack. Es zersetzt sich beim Erhitzen unter Explosion. Es ist in jedem Verhältnis mischbar mit A., Ae., Chlf., Bzl., PAe., flüssigem Paraffin oder fetten Ölen (ÖAB 9). Lösl. in 8 VT. A. 70% (Pl.Ed.I/1, ÖAB 9), in 10 VT. A. 70% (BPC 59), in 8 T. A. 70% (Ross. 9 für Ol. Chenop. anthelminth.), in 13 T. A. 70% (Ross. 9 für Ol. Chenopod. ambrosioid.), in 2 bis 8 T. A. 70% (CF 65). SZ.: 0,5 bis 3,0 (Ross. 9). d = 0,94 bis 0,99 (Ross. 9); 0,957 bis 0,978 (Pl.Ed. I/1); 0,958 bis 0,985 (ÖAB 9, DAB 6); 0,950 bis 0,975 (BPC 59); 0,960 bis 0,990 (CF 65). $[\alpha]_D^{20}$ = – 4 bis – 10° (ÖAB 9), – 4 bis – 9° (DAB 6, Pl.Ed. I/1), – 4 bis – 8° (BPC 59, CF 65), – 4 bis – 12° (Ross. 9). n_D^{20} = 1,474 bis 1,479 (Pl.Ed. I/1); 1,474 bis 1,484 (ÖAB 9, CF 65); 1,474 bis 1,480 (BPC 59); 1,470 bis 1,483 (Ross. 9).

Ascaridolgehalt. 69 bis 71% (Ph.Ned. 6), 65 bis 75% (ÖAB 9), mind. 65% (Ph.Helv. V, BPC 59), mind. 60% (Ross. 9), 60 bis 80% (CF 65).

Erkennung und Prüfung. 1. Opt. Aktivität – 2. Brechungsindex (s. unter Eigenschaften). – 3. 1 g Öl wird mit 0,4 g Phenolphthalein im Reagensglas 10 Sek. zum Sieden erhitzt; starkes Schäumen und ein spratzendes Geräusch treten auf. Nach dem Herausnehmen aus der Flamme siedet die Mischung weiter und zeigt eine tiefrubinrote Fbg. (Verbindung von Ascaridol mit Phenolphthalein, zuerst von LANGER beschrieben). Beim Erkalten erstarrt sie zu einer harzigen Masse (nach W. ZIMMERMANN). – 4. 1 ml Öl wird mit einer Scherbe unglasierten Porzellans zum Sieden erhitzt und sofort aus der Flamme genommen. Die Fl. siedet weiter und nimmt nach dem Erkalten eine goldgelbe Farbe an (Explosionsgefahr!) (Pl.Ed. I/1). – 5. Alkohollöslichkeit (s. unter Eigenschaften). – 6. Die Lsg. in 8 VT. A. 70% darf gegen Lackmus höchstens schwach sauer reagieren.

Gehaltsbestimmung. 1. Jodometrisch. a) ÖAB 9: In einem 250-ml-JZ-Kolben werden 1,5 g KJ in 5 ml W. gelöst und mit 6 ml konz. Essigsäure und 3 ml konz. Salzsäure versetzt; im Eis-Kochsalzbad wird auf – 1 bis – 3° (Thermometer!) abgekühlt. In ein Reagensglas von 15 × 50 mm werden 0,15 g Chenopodiumöl und 3 ml konz. Essigsäure eingewogen. Nach Entfernen des Thermometers wird das Reagensglas vorsichtig in den JZ-Kolben eingeführt, verschlossen und umgeschüttelt. Nach 3 Min. Eisbad unter vorsichtigem Umschwenken wird der Kolben unter weiterem Umschwenken 2 Min. bei Zimmertemperatur gehalten; genau 5 Min. nach Einführen des Reagensglases in den Kolben werden 20 ml W. zugefügt und das ausgeschiedene Jod sofort mit 0,1 n Thiosulfatlsg. titriert. Eine zweite Titration wird in gleicher Weise als Blindprobe ausgeführt. Aus dem Differenzverbrauch (a) ergibt sich der Ascaridolgehalt:

$$\% \text{ Ascaridol} = \frac{a\,(4 + 0{,}1\,a)}{10\,g}.$$

g = Einwaage an Chenopodiumöl in g.

b) Ross. 9: In einem 50-ml-Meßkolben werden 2,5 g Chenopodiumöl mit Essigsäure 90% zur Marke aufgefüllt. In einen 100-ml-JZ-Kolben werden 3 ml gesättigte wss. KJ-Lsg., 5 ml konz. Salzsäure und 10 ml Eisessig gegeben. Im Eisbad wird der JZ-Kolben auf — 3° gekühlt und genau 5 ml der Öllsg. dazugegeben. Nach 5 Min. Kältebad wird mit 0,1 n Thiosulfatlsg. titriert. Eine Kontrollbestimmung wird nach Zusatz von 20 ml W. vor dem Rg.-Zusatz durchgeführt.

1 ml Differenzverbrauch an Maßlsg. entspricht 6,65 mg Ascaridol (ähnlich Ph.Ned. 6, CF 65 u.a. Pharmakopöen).

2. Kolorimetrisch. a) Herst. der Rg.: Leukobase des 2,6-Dichlorphenol-indiphenols: 1 g Dichlorphenol-indophenol wird in 50 ml 50%igem M. gelöst und 0,5 g Ascorbinsäure zugesetzt. Man läßt unter gelegentlichem Umschwenken 10 Min. stehen, wobei die blaue Farbe in Schwarzbraun übergeht, setzt sodann eine Mischung von 10 ml Eisessig und 100 ml gesätt. Natriumchloridlsg. zu und hält etwa 2 Std. bei $+\,5°$. Dann wird der entstandene Nd. durch eine Glassinternutsche abgesaugt, portionsweise mit insgesamt 60 ml dest. W. gewaschen und im Vakuum bei Zimmertemperatur getrocknet. Man erhält etwa 0,5 g Rohprodukt, die zur Reinigung in 5 bis 6 ml 96%igem A. gelöst werden. Die filtrierte Lsg. wird bis zur beginnenden Trübung mit W. versetzt (etwa 4 ml), sodann unter Umschwenken in 150 bis 200 ml W. eintropfen gelassen, wobei man die Leukobase in Form eines hellgrauen Nd. erhält, der anschließend im Vakuum bei Zimmertemperatur getrocknet wird (Ausbeute 0,4 bis 0,5 g). Die erhaltene Leukobase muß sich in A. fast farblos oder unter nur schwacher Violettfärbung lösen. Ist dies nicht der Fall, so muß die Reinigung durch Lösen in A. und Fällen mit W. wiederholt werden. Zur Messung dient eine jeweils frisch bereitete Lsg. von 15 mg Leukobase in 1 ml abs. A.

Toluol: Da die Handelspräparate meist mehr oder weniger stark oxydierend auf die Leukobase wirken, ist eine Reinigung erforderlich. Man versetzt Toluol mit etwa 20% seines Gewichtes an konz. Schwefelsäure und läßt bei Zimmertemperatur entweder unter lebhaftem Rühren einige Stunden stehen oder schüttelt auf der Maschine. Dann wird im Scheidetrichter getrennt, mehrfach mit W. und anschließend mit Natronlauge gewaschen. Nach dem Trocknen über Calciumchlorid wird 3 Std. über Natriumdraht gekocht, sodann abdestilliert und unter Kohlendioxid aufbewahrt.

Man prüft auf Brauchbarkeit, indem man ein Gemisch von 5 ml Toluol und 0,25 ml Eisessig im sorgfältig gesäuberten, mit A. ausgespülten und getrockneten Reagensglas mit 0,2 ml der alkohol. Lsg. des Leukofarbstoffes 20 Min. im siedenden Wasserbad erhitzt, wobei nur eine gerade erkennbare Rosafbg. auftreten darf. Mit Toluol-Eisessig auf 10 ml aufgefüllt, darf der Extinktionskoeff. nicht höher als 0,05 bis 0,12 sein (gemessen mit Filter S 52 im Stufenphotometer. Ist diese Bedingung nicht erfüllt, so ist die oben angegebene Reinigung zu wiederholen.

Eisessig: Die Handelspräparate sind meist direkt brauchbar. Zur Prfg. erhitzt man 5 ml davon mit 0,2 ml der alkohol. Lsg. des Leukofarbstoffes 20 Min. im siedenden Wasserbad und füllt nach dem Erkalten mit Toluol-Eisessig auf 20 ml auf. Der Extinktionskoeff. dieser Lsg. soll nicht höher als 0,17 sein (gemessen mit Filter S 52 im Stufenphotometer). Verunreinigungen, die darunterliegende Werte bedingen, können vernachlässigt werden, da die Mischung von Toluol und Eisessig nur 5% von letzterem enthält. Zur Messung dient ein Gemisch von 5 T. Eisessig und 95 T. Toluol.

b) Durchführung der Messung. Man wägt in einem sorgfältig gereinigten Kölbchen 10 bis 12 mg der zu untersuchenden Probe auf 0,1 mg genau, fügt pro mg 1,00 ml Toluol zu und mischt sorgfältig (= Stammlsg.). 0,3 bis 0,5 ml der Stammlsg. (auf 0,01 ml genau abgemessen) werden mit 0,2 ml der alkohol. Lsg. der Leukobase und 5 ml Eisessig-Toluol-Gemisch in einem sorgfältig gereinigten, vorher mit A. ausgespülten und getrockneten Reagensglas zusammengegeben und neben einer Blindprobe aus 0,2 ml Lsg. der Leukobase und 5 ml Eisessig-Toluol-Gemisch 20 Min. im lebhaft siedenden Wasserbad erhitzt. Beide Proben werden sodann unter der Wasserleitung abgekühlt, mit Toluol-Eisessig im Meßkolben auf 10 ml aufgefüllt und jeweils die Extinktion in einer 0,5-cm-Küvette im Stufenphotometer mit Filter S 52 gegen Toluol-Eisessig gemessen. Man rechnet auf 1 cm Schichtdicke um. Nach Abzug des Extinktionskoeff. der Blindprobe, der nicht höher als 0,1 bis 0,2 sein soll, entnimmt man aus einer Kurve die Menge des Ascaridols in µg pro abgemessene ml Stammlsg.

Die Extinktion der Meßlsg. wird innerhalb mehrerer Stunden nicht meßbar verändert, während bei den Blindproben innerhalb von 24 Std. eine Zunahme auf etwa den doppelten Wert zu beobachten ist. Die Rk. ist sehr empfindlich und erfordert sorgfältigst gereinigte Gefäße und Geräte. Um Irrtümer auszuschalten, empfiehlt es sich, mit jeder Stammlsg. 3 Proben mit wechselnder Einwaage sowie jeweils 3 parallel laufende Blindproben durchzuführen.

Eichkurve. 100 µg`Ascaridol — k = 0,65; 400 µg — k = 2,35.

Aufbewahrung. Vorsichtig, vor Licht geschützt, in kleinen dicht schließenden, möglichst vollständig gefüllten (Ross. 9: Zinn-)Gefäßen. Explosionsgefahr! (Ross. 9: über 130°, Ph. Ned. 6: 150 bis 180°). Ross. 9: 1 Jahr wirksam, sodann evtl. erneute Gehaltsbestimmung.

Anwendung s. unter Ascaridol.

Abgabe und Dosierung. (ÖAB 9) Nur gleichzeitig mit einem Laxans. Gebräuchl. Einzeldosis: 0,3 g (ÖAB 9); 0,2 bis 0,3 g (Ph.Helv. V). Mittl. Einzeldosis: 0,5 g; f. Kinder 0,03 × Alter in Jahren (ÖAB 9), mittl. Tagesdosis: 1,0 g; f. Kinder 0,06 × Alter in Jahren (ÖAB 9), 1,5 g (Ph.Ned. 6), mittl. Tagesdosis: darf frühestens nach 3 Wochen wiederholt werden (ÖAB 9). Einmaldosis: 2 ml (Ross. 9).

Zubereitungen.

Emulsio Chenopodii DRF.
Emulsio Chenopodii PM.

Ascaridol DAB 7 – BRD. 1,4-Peroxido-p-menthen-(2). 1,4-Epidioxy-2-p-menthen.

$C_{10}H_{16}O_2$ M.G. 168,23

Ascaridol ist das bisher einzige in der Natur vorgefundene stabile Peroxid.

Herstellung. 1. Durch Wasserdampfdestillation aus Oleum Chenopodii. – 2. (SCHENK): Durch Isomerisation von α-Pinen zu α-Terpinen und anschließende O_2-Anlagerung durch Licht in Gegenwart von Chlorophyll als Sensibilisator. Durch Arbeiten in entsprechender Verdünnung wird die Bildung von Polymerisaten verhindert.

α-Pinen   α-Terpinen   Ascaridol

Der Sensibilisator soll gleichzeitig eine Isomerisierung zu

verhindern.

Das synthetische Ascaridol ist mit dem natürlichen identisch.

Eigenschaften. Ascaridol ist eine ölige, gelbe Fl., die beim Erhitzen auf 130 bis 150° unter Temperatursteigerung auf 250° und durch Zusammenbringen mit organischen Säuren zur Explosion neigt. Geruch aufdringlich, Geschmack brennend.

Fp. 3°, 3,3°. d_4^{20} 1,0103; d_{20}^{20} 1,0113. Kp_3 83 bis 84°; $Kp_{0,2}$ 39 bis 40° (The Merck Ind. 60). Ascaridol ist leicht lösl. in A., Ae., Chlf., Bzl., Pentan, Hexan, Toluol, Eisessig, schwer lösl. in W. Durch katalytische Hydrierung ist es überführbar in cis-1,4-Terpin (1,4-Dioxy-p-menthan), evtl. weiter zu p-Cymol (p-Cymen):

$\varrho^{20} = 1{,}005$ bis $1{,}012$; $n_D^{20°} = 1{,}472$ bis $1{,}474$ (DAB 7 – BRD).

Erkennung. 0,40 g Thioharnstoff werden in einem Reagensglas unter schwachem Erwärmen in 2,0 ml W. gelöst. In die 30 bis 40° warme Lsg. gibt man 0,10 ml Substanz und schüttelt sofort kräftig durch. Innerhalb weniger Sekunden erstarrt der Inhalt des Reagensglases kristallin (DAB 7 – BRD).

Prüfung. Nichtflüchtige Verunreinigungen .Höchstens 0,5 g/100 ml. 1,00 ml Substanz wird auf dem Wasserbad verdampft und der Rückstand bei 105° getrocknet (DAB 7 – BRD).

Gehaltsbestimmung. Bei allen Bestimmungen muß das Reaktionsgemisch stets vor direkter Lichteinwirkung geschützt werden.

0,75 g Substanz (e), genau gewogen, werden in einem 25-ml-Meßkolben mit Essigsäure zur Marke aufgefüllt. Von dieser Lsg. werden 5,00 ml in ein Reagensglas von 45 mm Länge und 20 mm Durchmesser pipettiert.

In einem 250-ml-Jodzahlkolben werden 1,50 g Kaliumjodid in 1,20 ml W. gelöst. Nach Zusatz von 4,00 ml Essigsäure und 3,00 ml Salzsäure 32,0% wird die Mischung 5 Min. lang bei 20,0° aufbewahrt. In dieses Gemisch wird mit einer Pipette das mit 5,00 ml Ascaridol-Essigsäure-Lsg. gefüllte Reagensglas eingebracht. Durch Kippen, Schwenken und Hinundherrollen während 30 Sek. werden beide Lsg. sorgfältig vermischt; der verschlossene Kolben wird anschließend unter gelegentlichem, schwachem Umschwenken bei 20,0° aufbewahrt. Genau 5 Min. nach Beginn des Vermischens wird die Lsg. innerhalb von 2 bis 3 Sek. mit einer in einem Meßzylinder bereiteten Mischung von 60,0 ml W., 2,0 ml Stärke-Lsg. und 22,0 ml 0,1 n Natriumthiosulfat-Lsg. versetzt (p ml) und umgeschwenkt. Zunächst tritt Entfärbung ein, anschließend entwickelt sich innerhalb von 15 Sek. eine kräftige Blaufärbung. Nach dieser Zeit wird mit 0,1 n Natriumthiosulfat-Lsg. bis zur Entfärbung titriert (q ml). Liegt dieser Natriumthiosulfat-Verbrauch nicht zwischen 0,8 und 1,2 ml, so wird der Versuch wiederholt, indem die Menge an p entsprechend kleiner oder größer zu wählen ist. Die geringe im Meßzylinder zurückgebliebene Menge 0,1 n Natriumthiosulfat-Lsg. wird anschließend durch Herunterspülen mit 10 ml W. und Titration mit 0,1 n Jod-Lsg. nach Zugabe einiger Tr. Stärke-Lsg. ermittelt (r ml).

In einem Blindversuch wird die Lsg. von 1,50 g Kaliumjodid in 1,20 ml W. mit 9,00 ml Essigsäure, 3,00 ml Salzsäure 32,0% versetzt und 5 Min. lang bei 20,0° aufbewahrt. Dann wird die Lsg.,wie im Hauptversuch, 30 Sek. lang umgeschwenkt und unter gleichen Bedingungen wie im Hauptversuch weitere 5 Min. bei 20,0° belassen. Anschließend wird nach Zusatz von 60,0 ml W. und 2,0 ml Stärke-Lsg. mit 0,1 n Natriumthiosulfat-Lsg. bis zur Entfärbung titriert (s ml).

$$\text{Prozent Ascaridol} = \frac{5{,}0\,n + 0{,}042\,n^2}{2\,e} \qquad \text{(DAB 7 – BRD).}$$

e = Gesamteinwaage in g,
n = p + q − r − s (ml 0,1 n Natriumthiosulfat-Lsg.).

Gehaltsbestimmung. Mindestens 90% $C_{10}H_{16}O_2$ (DAB 7 – BRD).

Aufbewahrung. Vor Licht und Wärme geschützt, vorsichtig aufzubewahren.

Dosierung. Größte Einzelgabe 0,6 g, größte Tagesgabe 0,6 g (DAB 7 – BRD).

Anwendung. Gut wirksam bei Ascaridiasis und Ancylostomiasis. Seine therapeutische Breite ist, besonders bei Kindern, gering. Da gleichzeitige Hemmung der Darmperistaltik auftritt, sind bei ungenügend erscheinender Wirkung evtl. weitere Gaben eines Laxans und ggf. Klysmen zu verabreichen. Überdosierungen führen zu Benommenheit, Ohrensausen, Krämpfen, u. U. zum Tode. Zur Vermeidung von zu hohen Dosierungen wurden Kombinationen mit Tetrachlorkohlenstoff (Bedermin) oder mit dem noch weniger toxischen Tetrachloräthylen (Neo-Bedermin) eingeführt. Dabei sind Fette und Alkohol als Resorptionsförderer für chlorierte Kohlenwasserstoffe zu vermeiden.

Handelsformen: a) Ascaridol, früher als Ascarisin Knoll (Reinsubstanz synthet.) und Ascaricum Knoll (2%ige Lsg. in Ol. Ricini) im Handel, heute noch als Askaridol Kanoldt (Reinsubstanz) und Askarilax Kanoldt (m. Karlsbad. Salz).

b) Ol. Chenopodii: Chenopodiol (Pohl-Boskamp, Lokstedt). Chenoposan (Engelhard, Frankfurt).

Als ebenfalls vermifug wirksames Peroxid gilt das Wasserstoffperoxid, H_2O_2.

HARMUTH und LUDEWIG berichten dazu:

In der einschlägigen Literatur wird wiederholt auf die anthelmintische Wirkung von Wasserstoffperoxid hingewiesen (in vitro, aber auch in vivo beim Trinken von 1 l H_2O_2 1%). Verff. prüften an Ascariden, Blutegeln, Enchyträiden und Regenwürmern die Grundlage dieser Empfehlungen nach. Sowohl die Oxydationswirkung des H_2O_2 wie die freiwerdenden Gasmengen sind an den Erfolgen in vitro beteiligt. Bei den katalasereichen Wurmarten steht die mechanische Schädigung durch O_2-Blasen im Vordergrund. Sie kann die Tiere zum Platzen bringen. In vivo jedoch wird H_2O_2 rasch gespalten oder resorbiert. Wegen der unsicheren Wirkung, mehr aber noch wegen innewohnender Gefahren (angeblich Gasembolien im Bereich der Pfortader und der Lunge) und unangenehmer Begleiterscheinungen beim Einnehmen (Aufstoßen bis Erbrechen; schlechter Geschmack) wird von der Verwendung abgeraten.

Literatur

BALLY, J.: Fortschr. Arzneimittelforsch. *1* (1959). – HARMUTH, M., u. R. LUDEWIG: Pharmazie *18*, 774 (1963). – OELKERS, H. A.: Pharmakol. Grundlagen der Behandlung von Wurmkrankheiten, Leipzig 1950. – SCHENK, G. O.: Südd. Apoth.-Ztg *88*, 6 (1948); Naturwissenschaften *1944*, S. 157. – WALLACH, O.: Justus Liebigs Ann. Chem. *392*, 59 (1912).

Santoninum CF 65, Ph.Ned. 6, Nord. 63, Ross. 9, Pl.Ed. I/1, NF XI (!). Santonin BP 63. Acidum anhydrosantoninicum. Acidum santonicum. Santonina (span.). Santonine (frz.). Lactone santoninique. Santolactone. Anhydride santoninique.

Santonin ist der Hauptwirkstoff der Flores Cinae, Zitwerblüten (Artemisia cina u.a. Arten), in denen es bis zu 6,5% (DAB 6: mind. 2%) neben Artemisin (Oxysantonin) u.a. enthalten ist. Näheres s. Flores Cinae.

Die Droge wird seit dem Altertum als Anthelminticum verwendet. Das Santonin wurde 1830 erstmalig isoliert und seine Säurenatur durch TROMMSDORF und HESSE nachgewiesen. Die Konstitutionsaufklärung erfolgte 1930 durch CLEMO und RUZICKA, die der sterischen Verhältnisse 1954 durch COCKER und MURRY. COVEY stellte fest, daß β-Santonin der α-Verbindung stereoisomer (C 11) ist. Die Totalsynthese erfolgte 1954 durch japanische Forscher (s. u.). Heute wird Santonin fast nur noch in der Veterinärmedizin als Ascarifugum verwendet.

l-α-Santonin

$C_{15}H_{18}O_3$ M.G. 246,31

Lacton der 2-(4-Hydroxy-6-oxo-5,9-dimethyl-hexahydronaphthalin-5,7)-propionsäure (Ph.Ned. 6).

(−)-3,5a,9-Trimethyl-2,3,3a,4,5,5a,8,9b-octahydrogennaphtho[1,2b-]furandion-(2,8) (Nord. 63).

Santoninsäure
$C_{15}H_{20}O_4$

Artemisin (Oxysantonin)
$C_{15}H_{18}O_4$

Santonin ist ein Sesquiterpenlacton, das auf Grund seiner Abbau- und Umwandlungsprodukte auch als Naphthalinderivat aufgefaßt werden kann. Bei dem natürlichen Produkt aus innerasiatischen Artemisiaarten handelt es sich um das l-α-Santonin (Ind. Arten enthalten z.T. die l-β-Konfiguration).

Herstellung. 1. Aus der Droge (l-α-Santonin). 5 T. Zitwerblüten werden mit Kalkbrei aus 1 T. Calciumhydroxid gemahlen, das Gemisch getrocknet und mit heißem A. ausgezogen. Von dem Auszug wird der A. abdest. und der Rückstand mit verd. Salzsäure versetzt. Das ausgeschiedene Santonin wird aus A. unter Entfärbung mit Tierkohle umkristallisiert und im Dunkeln getrocknet.

2. Totalsynthetisch (α-Santonin) [ABE, Y. et al.: US-Pat. 2836604 (nach J. BALLY)].
a) durch Michael-Kondensation des 3-Keto-4,9-dimethyl-1,2,3,7,8,9-hexahydronaphthalin mit Methylmalonester.

b) aus dem Enolacetat des Weges a) zum Lacton und anschließende Umwandlung des Monoenon- in den Dienonring.

Eigenschaften. Farblose, glänzende, bitter schmeckende, rhombische Prismen oder nahezu weißes, kristallines Pulver. Es ist geruchlos und verändert sich am Licht rasch zu gelbem

Chromosantonin, das aus A. zu farblosem Santonin umkristallisierbar ist. Fp. 171 bis 175°
(Nord. 63, Pl.Ed. I/1), 170° (DAB 6, CF 65), 170 bis 173° (NF XI, Ph.Ned. 6), 171 bis
174° (BP 63, Ross. 9). Die Substanz sublimiert beim Erhitzen eben über den Fp. ohne
wesentliche Zersetzung.

$[\alpha]_D$: -172 bis $-177°$ ($c = 2$, A.) (Ph.Ned. 6) -172 bis $-176°$ ($c = 1$, A.) (BP 63),
-170 bis $-175°$ ($c = 2$, A.) (NF XI) -172 bis $-178°$ ($c = 2$, A.) (Nord. 63), $[\alpha]_D^{20}$ $-$
$172° \pm 2$ ($c = 2$, Chlf.) (CF 65).

1 T. löst sich in 1,75 T. Chlf. (BP 63, 20°), 3 T. (Nord. 63, Pl.Ed. I/1), 2 ml (NF XI),
4 T. (DAB 6, Ph.Ned. 6), leicht (CF 65); in 3 T. A. 90% siedd. (The Merck Ind. 60), 6,5 ml
(NF XI): in 44 T. A. 90% 20° (DAB 6), 45 ml (NF XI), 50 T. A. 95% 20° (BP 63,
Nord. 63), 40 T. (Ph.Ned. 6), löslich (CF 65); in 125 T. Ae. 20° (The Merck Ind. 60), 300 T.
(Nord. 63); in 250 T. W. sd. (CF 65), schlecht lösl. (NF XI); in 5000 T. W. 20° (CF 65,
Ph.Ned. 6, Nord. 63), unlösl. (BP 63, NF XI), sehr schwer lösl.(Pl.Ed. I/1); in 250 T. fettem
Öl (DAB 6, Ph.Helv. V), lösl. (Ph.Ned. 6); unlösl. in PAe. (CF 65), sehr schwer (Pl.Ed. I/1).

Das Santoninmolekül zeigt unter chemischen und physikalischen Einflüssen eine Anzahl interessanter Rk. (Näheres bei AUTERHOFF; BALLY).

1. UV-Bestrahlung in neutr. Lsg.: Bildung von Lumisantonin.
2. UV-Bestrahlung in verd. Essigsäure: Bildung von Isophotosantonin.
3. Mit konz. Säuren: Bildung von Desmotroposantonin.
4. Mit Lauge in der Kälte (reversibel): Bildung von Santoninsäure.
5. Mit konz. Lauge in der Hitze: über Santoninsäure in die isomere Santonsäure.

Lumisantonin

Isophotosantonin

Desmotroposantonin

Santonsäure

Erkennung. 1. Fp. – 2. Drehung. – 3. 100 mg werden in 2 ml A. 90% gelöst und mit
einem kleinen Stück Natriumhydroxid zusammen erhitzt. Es bildet sich eine rote Fbg.
(CF 65, Pl.Ed. I/1). – 10 mg versetzt mit 1 ml alkohol. Kalilauge ergeben Rot- bis Violettfbg. (BP 63). – 200 mg erwärmt mit 2 ml alkohol. Kalilauge ergeben Rotfbg. (NF XI). –
4. 10 mg werden in einer kalten Mischung von 1 ml Schwefelsäure und 1 ml W. geschüttelt.
Nach Zusatz von 1 Tr. der zehnfach mit W. verdünnten Eisen(III)-chloridlsg. und Erhitzen
auf 100° erfolgt Violettfbg. (NF XI, DAB 6); ähnlich CF 65. – 5. 50 mg läßt man in 10 ml
alkohol. Dinitrophenylhydrazinlsg. 5 Min. sieden. Nach dem Abkühlen wird filtriert, mit
A. gewaschen und aus 4 ml Toluol umkristallisiert. Die bei 105° getrockneten Kristalle
schmelzen bei 267 bis 271° (Nord. 63).

6. Aus der Droge. a) Nach FISCHER (Praktikum der Pharmakognosie, Wien 1952) wird
eine kleine Menge Droge mit Pentan entfettet und etwa 200 mg in einem spitz auslaufenden Röhrchen, das wenig Kohle und Bleicherde enthält, sowie mit einem Asbestpfropfen
verschlossen ist, mit 6 ml Methylenchlorid extrahiert. Das Methylenchlorid wird abgedampft
und der Rückstand bei 140 bis 150° mikrosublimiert. Nach Kratzen erhält man reine Santoninkrist. mit Mikro-Fp. 179°. – b) 1 bis 2 g gepulverter oder ganzer Droge wird mit 10
bis 20 ml Bzl. oder Chlf. 1/2 Std. (nicht länger) unter häufigem Schütteln ausgezogen. 5 μl
des Filtrates werden am PLATZschen Gerät in Kapillarstreifen aufgesogen (1 Std. lang –
kann auch über Nacht stehenbleiben). Diese Kapillarstreifen werden getrocknet und durch
ein Schälchen mit alkoholischer 0,5 n Kalilauge gezogen. Bei echter Droge zeigt sich unverkennbar eine orangerote Zone. Noch schöner und größer werden die Zonen, wenn man
die Auszüge vorher durch Ausschütteln mit Kohle reinigt. Der Benzolauszug gibt eine
deutlichere Färbung (PEYER, W.: Einfache Nachweise von Pflanzeninhalts- und Heilstoffen, 1947, S. 93).

Prüfung. Prüflsg. Nord. 63: 2 g werden 1 Min. mit 40 ml W. gekocht, unter häufigem Umschütteln abgekühlt und filtriert.

1. Alkaloide. a) 500 mg werden mit 20 ml W. und 2 ml verd. Schwefelsäure versetzt, gekühlt und filtriert. In der Mischung von 10 ml Filtrat mit 10 ml W. dürfen 3 Tr. Quecksilber-Kaliumjodid-Lsg. oder Jod-Lsg. während 3 Std. keinen Nd. geben (NF XI). – b) 100 mg werden mit 4 ml W. und 1 ml verd. Schwefelsäure bis zum Sieden erhitzt, abgekühlt und filtriert. Im Filtrat darf mit Kalium-Quecksilberjodidlsg. kein Nd. entstehen (PI.Ed. I/1). – c) dto., jedoch Filtrat darf sich mit 2 Tr. Kalium-Quecksilberjodid äußerlich nicht verändern (Ph.Ned. 6). – d) Die Lsg. von 100 mg in 2 ml Salpetersäure muß farblos sein (Ph.Ned. 6) bzw. darf sich nicht sofort färben (DAB 6). – e) 200 mg werden mit 2 ml W. und 1 Tr. verd. Schwefelsäure 5 Min. lang geschüttelt. Das Filtrat darf nicht bitter schmecken, nicht fluoreszieren und durch MAYERS Rg. nicht getrübt werden. 500 mg werden mit 10 ml W. und 10 Tr. Salzsäure geschüttelt. Das Filtrat darf durch die gleiche Menge Bromwasser innerhalb 1 Min. höchstens schwach getrübt werden (DAB 6). – f) Die Lsg. von 100 mg in 2 ml konz. Schwefelsäure wird auf 0° abgekühlt und darf während 1 Min. farblos oder nur schwach gelb werden, max. Farbstandard Nr. 5 (Ross. 9).

2. Artemisin. a) 1 g wird in 4 g Chlf. gelöst und an der Luft zu starker Kristallbildung verdunsten gelassen. Nach Ergänzen des verdunsteten Chlf. müssen sich die ausgeschiedenen Kristalle wieder vollkommen lösen (DAB 6). – b) 200 mg werden mit 8 ml W. und 5 ml verd. Schwefelsäure versetzt, gekühlt, filtriert und mit dem gleichen Volumen W. versetzt. 10 ml davon dürfen mit 5 Tr. MAYERS Rg. keine Fllg. geben, ebenso keine Fllg. oder Trübung mit 5 Tr. 0,1 n Jodlsg. (Ross. 9). Eine Verfälschung mit Artemisin wird so (2a) durch die Löslichkeitsprobe mit Chlf. erkannt. Santonin muß sich in 4 T. Chlf. klar lösen, Artemisin ist viel schwerer lösl. Auch die Bestimmung des Fp. läßt die Verfälschung erkennen. Santonin schmilzt scharf bei 170°. Gemische mit Artemisin (Fp. 202°) beginnen schon unterhalb 170° zu sintern und schmelzen erst bei höherer Temperatur klar.

3. Alkaloide, sonstige fremde organ. Verbindungen. a) Eine Lsg. von 500 mg in 10 ml Chlf. darf den Trübungsgrenzwert B nicht überschreiten und muß dem angegebenen Farbgrenzwert entsprechen (Nord. 63). – b) Eine 20%ige Chlf.-Lsg. darf nicht gelb sein (BP 63); ähnlich CF 65. – c) 200 mg in 2 ml Schwefelsäure dürfen nach 10 Min. nicht stärker gefärbt sein als eine 0,004 m Kaliumchromatlsg. (Ph.Ned. 6) bzw. dürfen sich nicht sofort färben (DAB 6, ähnlich Ph.Helv. V).

4. Acidität. a) 10 ml Prüflsg. versetzt mit 2 Tr. Phenolphthalein dürfen nicht gefärbt bleiben, müssen jedoch nach Zusatz von 0,2 ml 0,01 n Natronlauge rot werden. Nach Entfärbung mit 0,4 ml 0,01 n Salzsäure soll die Lsg. nach Zusatz von 5 Tr. Methylrot rot oder orange werden (Nord. 63). – b) Eine 2%ige Lsg. in A. muß klar und gegen Lackmus neutral sein (BP 63, CF 65, Ph.Ned. 6).

5. Chlorid. Die Prüflsg. darf max. 0,01% ergeben und muß den Grenzwert A halten (Nord. 63).

6. Schwermetalle. Die Prüflsg. muß den Grenzwert A halten (Nord. 63).

7. Lit. z. papierchromatographischen Nachweis: MIZUNO et al. [Pharm. Bull. (Tokyo) 3, 204 (1955)].

8. Verbrennungsrückstand. Unter 0,1% (NF XI, CF 65, Nord. 63, BP 63), kein Rückstand (Ph.Ned. 6), 0,2 g ohne wägbaren Rückstand (DAB 6); unter 0,25% (PI.Ed. I/1).

Gehaltsbestimmung. Die meisten in der Lit. aufgeführten Methoden befassen sich mit der Bestimmung in der Droge.

1. Über eine moderne Methode zur papierchromatographischen Trennung und kolorimetrischen Bestimmung von Santonin berichten TULUS u. ULUBEBEN: Mit Hilfe seiner Farbreaktion mit 30%iger Natriummethylatlsg. kann Santonin in Mengen von 50 bis 500 mg kolorimetrisch bestimmt werden. Die Methode eignet sich u.a. für die Gehaltsbestimmung von Santoninbiskuits. Für die Bestimmung in Flores Cinae BERG, muß das Santonin vorher durch Papierchromatographie nach der absteigenden Methode in einer mit konzentriertem Ammoniak gesättigten Atmosphäre mit Ae.-Bzl.-Chlf.-M. (5:4:1:2) aus dem Drogenextrakt getrennt werden, weil die im Extrakt befindlichen harzigen Fremdstoffe die mit Natriummethylat erhaltene Farbe vertiefen. Über die papierchromatographische Trennung von Santonin und Artemisin haben SABER, RAHMANN u. KASSIM gearbeitet. Eine kritische Betrachtung der quantitativen Bestimmung von Santonin nach bisher bekannt gewordenen Methoden und Wegen findet sich bei OELSSNER.

2. Die in Nord. 63 beschriebene Identitätsreaktion mit Dinitrophenylhydrazin läßt sich zur kolorimetrischen Gehaltsbestimmung durch Auflsg. des Hydrazons in Chlf. und Messung bei ca. 390 mµ ausarbeiten.

3. Titrimetrisch (Nord. 63, ÖAB 9, Ross. 9). 350 mg (ÖAB 246,3 mg, Ross. 400 mg) werden unter Erwärmen in 20 ml (Ross.: 25 ml) A. 96% gelöst. Nach Zusatz von 20 ml (Ross.: 25 ml) 0,1 n Natronlauge hält man die Mischung 3 Min. im Sieden (kl. Trichter auf dem Kolbenhals) (ÖAB: 10 Min., Ross.: 2 Min. lassen am Rückflußkühler mit aufgesetztem Natronkalkrohr arbeiten). Nach dem Abkühlen und Zusatz von 5 (ÖAB: 10) Tr. Phenol-

phthaleinlsg. wird mit 0,1 n Salzsäure bis zum Farbumschlag titriert. Nord. 63 fordert eine Blindprobe und Errechnung der Verbrauchsdifferenz an Salzsäure. ÖAB 9, Ross. 9: Verbrauch an 0,1 n Natronlauge. Es soll betragen: ÖAB 9: 9,9 bis 10,15 ml (entsprechend 99 bis 101,5%); Ross. 9: mindestens 99%; Nord. 63: 99,5%.

1 ml 0,1 n Maßlsg. entspr. 24,63 mg Santonin
1 g Santonin entspr. 40,6 ml 0,1 n Maßlsg.

Aufbewahrung. Unter Lichtschutz in gut verschlossenen Behältnissen. Vorsichtig.

Anwendung. Bei Ascaridiasis; nach EICHHOLZ u. ERHARDT bei Taeniasis und Ancylostomiasis unwirksam, bei Oxyuriasis unzuverlässig. Bedeutung heute rückläufig, viele obsolete Zubereitungsformen (s. u.). Nach neueren Untersuchungen (TRENDELENBURG, OELKERS/ RATHJE) für Würmer aller Art in vitro praktisch ungiftig. Nach SEELKOPF u. AUTERHOFF ist möglicherweise eine starke Gallesekretion für die Wirkung bedeutsam. Manche Autoren schreiben die Wirksamkeit der Intaktheit des Lactonringes zu, andere finden eine Wirkung auch bei der Santoninsäure und ihren Salzen. Erstere Meinung vertritt GLUSCHKE, der bei zwei von ihm synthetisierten Prod. (5-Tetralolessigsäurelacton = Syntonin A, 5-Tetralolpropionsäurelacton = Syntonin B) die gleiche vermifuge Wirkung fand wie bei Santonin.

Syntonin A   Syntonin B

In vivo wirkt Santonin zunächst stark erregend, später lähmend auf die Ascariden, eine vermicide Wirkung ist nicht bekannt.

Resorption im Magen-Darm-Kanal erfolgt nach NEUMANN (zit. nach TRENDELENBURG) sehr rasch und vollständig. Im Organismus wird ein Teil des Santonins zu Hydroxysantoninen oxydiert. Der Harn wird davon stark zitronengelb und schlägt durch Alkali in Blutrot um. Ein Teil des resorbierten Santonins soll später wieder in den Darm ausgeschieden werden.

Vergiftungserscheinungen beim Menschen (OELKERS): Die bei Santoninvergiftung des Menschen nicht selten zu beobachtenden Geruchshalluzinationen werden als zentralnervöse Reizerscheinungen aufgefaßt. Sie finden sich ebenso wie Gefühlsparaesthesien und das bekannte optische Phänomen, das Gelbsehen, frühzeitig und oft als Nebenwirkung therapeutischer Santoningaben (NAGEL, KNIES).

Die Xanthopsie stellt sich ziemlich regelmäßig nach der Einnahme größerer therapeutischer Santonindosen ein und beginnt nach ROSE u. a. gewöhnlich damit, daß alle rein weißen Gegenstände mit gelbem Schein überzogen erscheinen; später werden alle Gegenstände wie mit intensiv gelbem Licht beleuchtet gesehen. Gelegentlich wird auch statt des rein gelben Farbeindruckes ein solcher von Grün empfunden.

Als Gegenmittel werden Brech- und Abführmittel, gegen Krämpfe Chloroform-[1] und Äther-Inhalationen empfohlen sowie Chloralhydrat angewandt (OELKERS).

Maximaldosen. Größte Einzel- und Tagesgabe: 0,1 und 0,3 (DAB 6, Ph.Ned. 6); 0,3 und 0,3 (Nord. 63); 0,025 bis 0,1 und 0,3 (Ph.Helv. V); 0,06 bis 0,2 und 0,6 (BP 63); 0,1 und 0,4 (Ross. 9). Veterinärmedizinisch (The Merck Ind. 60): Pferde: 2 bis 4 g; Hunde: 15 bis 200 mg; Katzen: 6 bis 50 mg; Schafe 0,6 bis 1 g; Schweine 0,15 bis 1 g.

Santoninzubereitungen, z. T. obsoleter Natur.

Pastilli Santonini DAB 6	Conservae Tamarindorum cum Santonino
Santoninzeltchen	Trochisci Natrii santoninici
Abführende Santoninpastillen	Solutio Santonini oleosa
Wurmlatwerge	Electuarium Santonini
Pulvis Santonini mitis DRF	Extractum Cinae
dto. fortis DRF	Sirupus Cinae
Tablettae Santonini	Electuarium Cinae
	dto. compositum
	Pulvis Cinae compositus
	Species anthelminticae.

Viele dieser Zubereitungen enthalten abführende Harzdrogen als Laxantien. Dies ist jedoch wegen deren dünndarmreizender und damit resorptionsfördernder Wirkung nicht

---

[1] Sollten vermieden werden!

mehr vertretbar. Sie sollten durch salinische Abführmittel, Ol. Ricini oder ähnliche, nicht aber durch Anthraglykoside ersetzt werden.

Calcium santoninicum. Calciumsantoninat. Santoninsaures Calcium.

$$(C_{15}H_{19}O_4)_2Ca \qquad M.G.\ 566{,}51$$

Wird erhalten durch Sättigen von Kalkmilch mit Santonin in der Wärme oder durch Erwärmen einer alkoholischen Santoninlsg. mit Calciumhydroxid und Verdunstenlassen der Lsg. Weißes, geschmackloses, in Wasser lösliches Pulver. Anwendung wie Santonin.

Natrium santoninicum. Natriumsantoninat. Santoninsaures Natrium (fälschl. auch Santonsaures Natrium, Natrium santonicum genannt).

$$C_{15}H_{19}O_4Na + 3^{1}/_{2}H_2O \qquad M.G.\ 349{,}26$$

Entsteht u.a. durch Einwirkung von Natriumhydroxid auf Santonin (Santonsaures Natrium ist das Natriumsalz der aus der Santoninsäure durch Kochen mit Bariumhydroxidlsg. entstehenden isomeren Santonsäure, s. Eigenschaften Santonin).

Herstellung. Man erwärmt in einem Kolben auf dem Wasserbad 100 T. Santonin. 400 T. W. und 95 T. Natronlauge (15%) bis zur Auflsg. des Santonins, filtriert und bringt die Salzlsg. durch Eindunsten zur Kristallisation (Lichtschutz!). Ausbeute etwa 120 T. Aus der Mutterlauge fällt man das Santonin durch Ansäuern mit Salzsäure.

Eigenschaften und Erkennung. Farblose, bitter und salzig schmeckende, blättrige Kristalle. An der Luft verwittert es allmählich, am Licht färbt es sich allmählich gelb, beim Erhitzen verkohlt es und hinterläßt Natriumcarbonat. Es löst sich in 3 T. W. mit schwach alkalischer Rk., ferner in 12 T. A. Aus der wss. Lsg. wird durch Salzsäure Santonin ausgeschieden. – Die 5%ige wss. Lsg. darf durch Natriumcarbonatlsg. nicht getrübt werden (Calcium).

Prüfung. Die Prüfung auf Alkaloide kann wie bei Santonin ausgeführt werden. Beim Trocknen bei 100° soll es nicht mehr als 18,5% an Gewicht verlieren.

Aufbewahrung. Vorsichtig, vor Licht geschützt.

Anwendung. Als Wurmmittel wie Santonin, vor dem es aber keine Vorzüge hat.

Santoninoxim.

$$C_{15}H_{18}O_2 \cdot NOH \qquad M.G.\ 261{,}3$$

Herstellung. Durch mehrstündiges Kochen von 5 T. Santonin mit 4 T. Hydroxylaminhydrochlorid, 50 T. A. und 3 bis 4 T. Calciumcarbonat.

Eigenschaften. Farblose, nadelförmige Kristalle, Fp. 216 bis 217°, in W. unlösl. ziemlich leicht lösl. in A., Fetten und fetten Ölen.

Aufbewahrung. Vorsichtig, vor Licht geschützt.

Anwendung. Selten, gegen Ascariden wie Santonin; es soll wegen der geringeren Löslichkeit weniger giftig sein. Kindern von 2 bis 3 Jahren 0,05 g, bis zum Alter von 9 Jahren bis zu 0,15 g, Erwachsene 0,3 g.

Helminal (E. Merck, Darmstadt) war ein trockenes Extrakt aus einer Pflanze der Rhodophyceengattung Digenea. Braunes Pulver von gewürzig-bitterem Geschmack.

Anwendung. Als Ersatz für Santonin als Wurmmittel, dreimal tägl. 1 bis 3 Tabletten zu 0,25 g.

Literatur

ABE, Y. et al.: J. Amer. chem. Soc. 78, 1422 (1956). – AUTERHOFF, H.: Lehrbuch d. Pharm. Chemie, 4. Aufl., Stuttgart: Wissenschaftl. Verlagsges. 1966. – BALLY, J.: Fortschr. Arzneimittelforsch. 1 (1959). – CLEMO, R. G. et al.: J. chem. Soc. 1930, S. 1110. – COCKER, W., u. T. B. H. MCMURRY: Chem. Ind. 1954, S. 1199. – COVEY, E. J.: J. Amer. chem. Soc. 77, 1044 (1955). – EICHHOLTZ, F., u. A. ERHARDT: Dtsch. tropenmed. Z. 46, 275 (1942). – GLUSCHKE, A.: Tierärztl. Rdsch. 38, 865 u. 883 (1930); Arch. wiss. prakt. Tierheilk. 65, 201 (1932). – KNIES, M.: Arch. Augenheilk. 37, 252 (1898). – NAGEL, W. A.: Z. Psychol. 27, 267 (1902). – OELKERS, H. A.: Pharmakol. Grundlagen der Behandlung von Wurmkrankheiten, Leipzig 1950. – OELKERS, H. A., u. W. RATHJE: Naunyn-Schmiedeberg's Arch. exp. Path. Pharmak. 198, 317 (1941). – OELKERS, H. A.: Fortschr. Arzneimittelforsch. 1 (1959). – OELSSNER, W.: Pharmazie 6, 515 (1951). – ROSE, E.: Albrecht v

Graefes Arch. Ophthal. *7*, 72 (1860). – SABER/RAHMANN/KASSIM: Egypt. pharm. Bull. *40*, 129 u. 139 (1958). – RUZICKA, L. et al.: Helv. chim. Acta *13*, 1117 (1930). – TRENDELENBURG, P.: Naunyn-Schmiedeberg's Arch. exp. Path. Pharmak. *79*, 190 (1916). – TULUS, M. R., u. A. ULUBEBEN: Arch. Pharm. (Weinheim) *1956*, 289, 293.

Unter den Alkaloiden werden als Anthelmintica die aus Cortex Granati (Pelletierin, Isopelletierin, Pseudopelletierin), Semen Arecae (Arecolin), Semen Pegani (Harmalin, Harmalol, Harmin), Radix Ipecacuanhae (Emetin) verwendet.

Emetin. Dieses an anderer Stelle näher besprochene Isochinolinderivat wird als Hydrochlorid erfolgreich bei Trematodeninfektionen in der Humanmedizin eingesetzt, so bei Bilharziose (Bilharzia haematobia), und zwar i.v. in Gaben von 0,06 g/die über 8 bis 9 Tage. Nach neueren Untersuchungen (MINNING) gilt Emetin als das Mittel der Wahl bei der von Fasciola hepatica verursachten Leberegelinfektion des Menschen. Weiteres bei OELKERS.

Harmin u. a. Seit alters verwendet die vorderasiatische Volksmedizin die Samen der Steppenraute, Peganum harmala L. (Zygophyllaceae) als Wurmmittel. Die vermicide Wirkung auf Ascariden (nach anderen Autoren auch auf Taenien) beruht vermutlich auf dem Gehalt an den chemisch verwandten Alkaloiden Harmin, Harmalol und dessen Methyläther: Harmalin.

Harmin   Harmalol   Harmalin

Näheres hierzu s. The Merck Ind. 60.

Isopelletierin. Die Rinde des Granatapfelbaumes Punica granatum enth. zu 0,3 bis 0,5% einige Alkaloide, die für Säugetiere und den Menschen sehr toxisch sein sollen. Das Isopelletierin wirkt taenicid, während das in größerer Menge vorkommende Pseudopelletierin und am Stickstoff alkylierte Pelletierine nicht wirksam sein sollen (AWE). Das Pelletierin selbst ist zu instabil und kommt in der Droge nicht vor (WIBAUT u. HOLLSTEIN).

Pelletierin   Isopelletierin   Pseudopelletierin
             Kp.$_{10}$ 86°   Fp. 48°, Kp. 246°
             opt. inakt. Racemat   opt. inakt.

Die Synthese für Isopelletierin nach WIBAUT u. KLOPPENBURG geht aus von Lithium-α-Picolyl durch Umsetzung mit Acetanhydrid:

Pelletierinum tannicum Erg.B. 6. Pelletierintannat. Pelletierine Tannate BP 48 (!). *Punicine Tannate*. Es handelt sich um ein Gemisch der Tannate verschiedener Alkaloide von Punica granatum mit etwa 20% des Alkaloidgehaltes an Pelletierinum hydrochloricum (The Merck Ind. 60).

Hellgelbes amorphes Pulver von zusammenziehendem Geschmack. Losl. in über 250 T. W., löslich in A., warmen verd. Säuren, schwach lösl. in Ae., unlösl. in Chlf.; die gesättigte wss. Lsg. rötet Lackmus.

Verbrennungsrückstand. 200 mg ohne Rückstand.

Dosierung. Mittl. Einzelgabe: 0,3; höchste Einzelgabe: 1,0. Sämtliche übrigen Pelletierinsalze stellen ebenfalls Mischungen aus Salzen verschiedener Alkaloide dar (so Hydrochlorid, Hydrobromid, Pikrat, Sulfat). Nähere Angaben dazu s. The Merck Ind. 60.

Anwendung. Die Droge Cortex Granati wird bisweilen als Dekokt gegen Bandwürmer verwendet. Sie gilt als ziemlich toxisch.

Areca-Alkaloide.

Im Semen Arecae (Areca catechu) kommen bis zu 0,6% Alkaloide vor, darunter bis zu 0,4% das Hauptalkaloid Arecolin sowie Arecaidin, Guvacin und Guvacolin.

	R_1	R_2
Arecolin	Methyl-	Methyl-
Arecaidin	H	Methyl-
Guvacolin	Methyl-	H
Guvacin	H	H

Arecolinum hydrobromicum Ph.Helv. V – Suppl. I, ÖAB 9, DAB 6, Ross. 9. Arecolini hydrobromidum Ph.Ned. 6. Arecolinhydrobromid. Arecoliniumbromid. Arécoline bromhydrate. Arecoline hydrobromide NF XII. Bromhydrate d'arécoline CF 49(!). Arecolini bromidum Nord. 63. 1-Methyl-1,2,5,6-tetrahydrogenpyridin-carboxylsäure(3)-methylester enthaltend (Nord. 63). 1-Methyl-Δ^3-tetrahydropyridin-3-carbonsäuremethylester-hydrobromid (ÖAB 9). 1-Methyl-3-acetoxy-1,2,5,6-tetrahydropyridiniumbromid (Ph.Ned. 6). Methyl-N-methyl-1,2,5,6-tetrahydronicotinate hydrobromide (Ross. 9). Methyl-1,2,5,6-tetrahydro-1-methylnicotinate Hydrobromide (NF XII).

$C_8H_{13}O_2N \cdot HBr$ M.G. 236,12

Gehalt ca. 65,5% Arecolin ($C_8H_{13}O_2N$).

Herstellung. Durch Neutralisation des aus der Droge isolierten Arecolin (gelöst in A.) mit Bromwasserstoffsäure.

HÜCKEL führt einige Synthesewege an, darunter: 1. Nach C. MANNICH: über eine Methylolverbindung aus Methylamin und Formaldehyd:

→ Arecolin.

2. Nach DOBROWSKY: durch Anlagerung von Methylamin an 2 Moleküle Acrylsäuremethylester über Ringschluß nach der DIECKMANNschen Esterkondensation:

$$CH_3 \cdot N \begin{matrix} H \\ \diagup \\ \diagdown \\ H \end{matrix} \begin{matrix} CH_2{=}CH{-}COOCH_3 \\ \\ CH_2{=}CH{-}COOCH_3 \end{matrix} \xrightarrow[\text{in alkohol. Lösung im Autoklaven}]{50-100°} CH_3 \cdot N \begin{matrix} \diagup CH_2{-}CH_2 \cdot COOCH_3 \\ \diagdown CH_2{-}CH_2 \cdot COOCH_3 \end{matrix} \xrightarrow[\text{in Xylol}]{NaNH_2}$$

$$CH_3 \cdot N \begin{matrix} \diagup CH_2{-}CH_2 \\ \diagdown \\ CH_2{-}CH \cdot COOCH_3 \end{matrix} CO \xrightarrow[\text{reduziert an Pb-Kathode}]{\text{elektrolyt.}} CH_3 \cdot N \begin{matrix} \diagup CH_2{-}CH_2 \\ \diagdown \\ CH_2{-}CH \cdot COOCH_3 \end{matrix} CHOH \xrightarrow[-H_2O]{\text{Verseifung}}$$

gibt die α,β-ungesättigte Säure Arecaidin, verestert Arecolin.

Eigenschaften. Farblose Kristalle oder weißes. kristallines Pulver (Nadeln). Geruchlos, Geschmack salzartig, schwach brennend, schwach bitter. Fp. 170 bis 171° (DAB 6), 170 bis 172° (Ph.Ned. 6), 170 bis 175° (NF XII), 169 bis 173° (Ross. 9), 169 bis 171° (Ph.Helv. V – Suppl. I), 171 bis 177° (Nord. 63), 171 bis 179° (ÖAB 9), 177 bis 179° (CF 49). Die Kristalle zerfließen bei einer relativen Luftfeuchte von über 80% (Nord. 63). Die wss. Lsg. reagiert schwach sauer (Nord. 63). pK_A = 7,4 (Nord. 63). In W. leicht losl. (Ph.Helv. V – Suppl. I. Ph.Ned. 6, ÖAB 9, CF 49), losl. (DAB 6, Nord. 63), 1 T. in 0,5 ml (Ph.Helv. V – Suppl. I). In A. 10 T. (NF XII, Ph.Helv. I – Suppl. I), 15 T. (ÖAB 9). A. 96% 30 T.. (Nord. 63), lösl. (DAB 6). In 2 ml sd. A. (NF XII). In Chlf. 30 T. (ÖAB 9), 22 T. (Nord. 63), schwer lösl. (DAB 6, NF XII, Ph.Helv. V – Suppl. I). In Ae. nahezu unlösl. (Nord. 63), schwer lösl. (DAB 6, NF XII, Ph.Helv. V – Suppl. I), sehr wenig lösl. (ÖAB 9).

Erkennung. 1. Fp. – 2. Die 5%ige wss. Lsg. reagiert neutral bis schwach sauer (Ph.Ned. 6). Die 5%ige wss. Lsg. darf mit 1 Tr. Methylrot orange oder nicht stärker rot gefärbt werden als die angegebene Vergleichslsg. (Ph.Helv. V – Suppl. I). – 3. Die wss. Lsg. zeigt Bromidreaktion (DAB 6, ÖAB 9, Nord. 63, Ph.Ned. 6, Ross. 9) mittels Silbernitrat oder saurer Chloramin-Chlf.-Lsg. – 4. Die 0,5- bis 2%ige wss. Lsg. ergibt mit 1 Tr. Jodlsg. eine rotbraune Fllg. bzw. olige Tröpfchen von Perjodid (DAB 6, ÖAB 9, Ph.Ned. 6). – 5. Eine 2%ige wss. Lsg. ergibt mit Bromwasser einen gelben (Ph.Ned. 6), mit Quecksilberchlorid-lsg. einen weißen, im Übersch. lösl. (DAB 6: mit späterer Kristallausscheidg.) (ähnlich Ross. 9), mit Kaliumwismutjodid einen granatroten Nd. (Ph.Ned. 6, CF 49), schließlich mit Platinchlorür ein orangefarbenes Chloroplatinat, welches in kleinen rhombischen Prismen kristallisiert, Fp. 176° (CF 49). – 6. Eine 10%ige wss. Lsg. wird mit 5 ml Pikrinsäure (ÖAB 9) bzw. 100 mg mit 100 mg Pikrinsäure, 3 ml A. 96% und 3 ml W. (Nord. 63) bis zur Lsg. erwärmt. Nach dem Abkühlen bildet sich gelber Nd. von Arecolinpikrat, der beim Reiben mit dem Glasstab kristallin wird. Der gewaschene trockene Nd. schmilzt bei 117 bis 121° (ÖAB 9), bei 119 bis 122° (Nord. 63), bei 119 bis 121° (Ph.Ned. 6). – 7. Identifizierung nach L. KOFLER: Schmelzintervall (Mikroskop) 173 bis 177°. Eutektische Temperatur der Mischung mit Salophen: 146°, mit Benzanilid: 131°. – 8. P. C. (MUNIER). Das Papier wird imprägniert, mit 0,5 m KCl; Fließmittel: Butanol 98, konz. Salzsäure 2, wassergesättigt. R_f 0,41 bei 22°. THIES und REUTHER geben für die Auftrennung von Alkaloiden in der P.C. drei Lösungsmittelsysteme an und diskutieren die Beeinflussung der R_f-Werte und des Trennvermögens durch Änderung der quantitativen Zusammensetzung der Fließmittelkomponenten. Für das Gemisch Butylacetat + Butanol + Eisessig (85 + 15 + 40) geben sie einen hR_f-Wert von 30 für Arecolin an, für das Gemisch 100 + 0 + 60: hR_f 29. Als Sprühreagens empfehlen sie Natriumwismutjodid in Eisessiger Lösung [Naturwissenschaften 41, 230 (1954)]. – 9. Bezüglich der D.C. gibt STAHL in seinem Handbuch in einer Tabelle f. Arecolin div. Fließmittel, dazugehörige R_f-Werte und Sprühreagens an

Prüfung. 1. Sulfat. Höchstens 10 ppm (Nord. 63). – Darf in 5%iger Lsg. (wss.) in unzulässiger Menge nicht nachweisbar sein (ÖAB 9). Darf in 5%iger wss. Lsg. keine Sulfatrk. geben (Ph.Ned. 6, Ph.Helv. V – Suppl. I). – 2. Fremde Alkaloide. Eine 5%ige wss. Lsg. (NF XII: 5 ml) darf weder einen Nd. noch eine Trübung geben mit Platinchlorürlsg. (DAB 6, CF 49, Ph.Ned. 6), Gerbsäurelsg. (DAB 6, CF 49), Ammoniaklsg. (NF XII), Kali- bzw. Natronlauge (DAB 6, ÖAB 9, CF 49, NF XII, Ph.Ned. 6), Quecksilberchlorid nach dem Schütteln (CF 49, Ph.Ned. 6). – 3. Freie Base, freie Säure. a) Die 10%ige wss. Lsg. darf Lackmus kaum röten (DAB 6). – b) 2 ml der 5%igen wss. Lsg. müssen mit 1 Tr. Methylrot Rot- oder Orangefbg. geben und sich mit 1 Tr. Bromphenolblau blau färben (ÖAB 9). – c) 10 ml der 2%igen wss. Lsg. müssen mit 0,3 ml 0,01 n Natronlauge und 5 Tr. Bromkresolgrünlsg. blau werden, die Farbe sodann mit 0,6 ml 0,01 n Salzsäure in Gelb oder Grünlichgelb umschlagen (Nord. 63). – d) 5 ml der 5%igen (NF XII: 15 ml einer 3,3%igen) wss. Lsg. dürfen mit 1 Tr. Methylrot zur Neutralisation max. 0,1 ml 0,05 n (NF XII:

0,2 ml 0,1 n) Natronlauge verbrauchen (Ross. 9). – 4. *Trocknungsverlust.* Die Substanz darf über Schwefelsäure kaum an Gewicht verlieren (DAB 6). Höchstens 0,5% (ÖAB 9, Nord. 63). Höchstens 1% nach 2 Std. 80° (NF XII). – 5. *Verbrennungsrückstand.* Kein Rückstand (Ph.Ned. 6, Ph.Helv. V – Suppl. I). Keinen wägbaren Rückstand (DAB 6). Höchstens 0,2% (ÖAB 9), 0,1% (Nord. 63, Ross. 9, CF 49). Höchstens 0,5% (NF XII).

Gehaltsbestimmung. 1. Acidimetrisch (Ph.Ned. 6, Ross. 9, Ph.Helv. V – Suppl. I). 200 mg (Ross. 9: 250 mg) Substanz werden in 10 ml W. (Ross. 9, Ph.Helv. V – Suppl. I: 5 ml Chlf.) und 10 ml neutral. A. 96% gelöst und titriert gegen Phenolphthalein (Ross. 9: 5 bis 6 Tr.) mit 0,1 n Alkalimaßlsg. 1 ml Alkalimaßlsg. entspr. 23,61 mg Arecolinhydrobromid. Forderung (Ph.Helv. V – Suppl. I, Ross. 9): mind. 99,4%.

2. Argentometrisch (ÖAB 9). 236,1 mg Arecolinhydrobromid werden in 20 ml W. und 20 mg Natriumhydrogencarbonatlsg. gelöst, mit einigen Tr. Kaliumchromatlsg. versetzt und mit 0,1 n Silbernitratlsg. auf rötlichgelb titriert. Verbr. 9,9 bis 10,05 ml entspr. 99 bis 100,5% Arecolinhydrobromid.

1 ml 0,1 n Silbernitrat entspr. 23,61 mg Arecolinhydrobromid;
1 g Arecolinhydrobromid entspr. 42,35 ml 0,1 n Silbernitrat.

ÖAB 9: Arecolingehalt im Arecasamen. 8 g mittelfein gepulv. Arecasamen werden in einem 150-ml-Kolben mit 80 g Ae. kräftig geschüttelt und mit 4 ml Ammoniak versetzt. Das Gemisch wird 10 Min. geschüttelt, mit 10 g wasserfreiem Natriumsulfat versetzt und 5 Min. geschüttelt. Nach dem Absetzen gießt man ab in einen 150-ml-Kolben, gibt 2,5 ml W. und ca. 1 g Tragant hinzu und schüttelt 3 Min. kräftig. Die Ae.-Lsg. wird durch ein trockenes Filter gegeben (bedeckt halten). 50 g Filtrat (entspr. 5 g Samen) wägt man in einen 150-ml-Kolben, destilliert den Ae. auf dem Wasserbad ab, nimmt den Rückstand mit 5 ml A. auf und verdampft den A. wieder. Nach dem Erkalten löst man den Rückstand in 10 ml Ae., spült dreimal mit 5 ml Ae. in einen 100-ml-Scheidetrichter, gibt 5 ml 0,1 n Salzsäure und 5 ml W. hinzu und schüttelt 3 Min. kräftig. Die vollständig geklärte, wss. Schicht läßt man in einen Kolben abfließen. Mit dreimal 5 ml W. wiederholt man die Ausschüttelung.

Die vereinigten Fl. werden gegen 2 Tr. Methylrot mit 0,1 n Natronlauge titriert (Mikrobürette). Der ermittelte Salzsäureverbrauch von mind. 1,29 ml entspricht einem Alkaloidgehalt, berechnet aus Arecolin, von 0,4%.

1 ml 0,1 n Salzsäure entspricht 15,52 mg $C_8H_{13}O_2N$.

3. In wasserfreiem Medium (Nord. 63, Ross. 9): 120 mg (Ross. 9: 250 mg) werden auf dem Wasserbad gelöst in (Ross. 9: 20 ml) wasserfreier Essigsäure. Nach dem Abkühlen werden 5 ml 0,15 m Mercuriacetatlsg. und 10 ml Dioxan und 3 Tr. Kristallviolettlsg. zugesetzt und mit 0,1 n Perchlorsäure bis zur rein blauen Farbe (Ross. 9: grün) titriert (Halbmikrobürette).

1 ml 0,1 n Perchlorsäure entspricht 23,61 mg Arecolinhydrobromid,
1 g Arecolinhydrobromid entspricht 42,35 ml 0,1 n Perchlorsäure.

Forderung. Nord. 63: 99 bis 101%, Ross. 9: mind. 99,4%.

Aufbewahrung. Unter Lichtschutz in gut schließenden Behältnissen.

Unverträglichkeiten. Basisch reagierende Stoffe (Verseifung zu Arecaidin und M.), Jod, Jodide (Fllg.).

Sterilisierbarkeit d. Lsg. Nord. 63: 100° 20 Min. keine pH-Verschiebung zum Basischen. Nach Zusatz von 1% 0,1 m Salzsäure: Autoklavierung.

ÖAB 9: Unter Zusatz von 1% 0,1 n Salzsäure nach angegebenem Verfahren.

Anwendung. Seit den 70er Jahren d. 19. Jahrhunderts in Europa als Wurmmittel. Taenifugum, hauptsächlich in der Veterinärmedizin.

Nach OELKERS tritt die Wirkung sowohl bei oraler wie bei subcutaner Verabfolgung von Arecolinhydrobromid ein und scheint mit der die Darmperistaltik steigernden Wirkung des Alkaloids zusammenzuhängen. Ascariden werden nicht oder doch nur zum kleinen Teil abgetrieben. Für Katzen eignet sich Arecolin als Bandwurmmittel nicht, zumal die Nebenwirkungen bereits nach Dosen von 1 mg/kg sehr stark sind (Speichelfluß, Erbrechen, Schreianfälle).

Als Bandwurmmittel für den Menschen wurde die Arecanuß anscheinend nur von BARCLAY näher geprüft. Er kam zu dem Ergebnis, daß eine Menge von rund 20 g für eine erfolgreiche Wurmkur erforderlich ist. Dieser Dosis entsprechen etwa 100 mg Arecolin, die bereits toxisch wirken.

Eine Rundfrage OETTELS in der Deutschen Apotheker-Zeitung ergab in den 40er Jahren, daß Semen Arecae in Deutschland seit Jahrzehnten nicht mehr verordnet wird. Die Arecanuß war jedoch vor einigen Jahren noch in mehreren Wurmmitteln des Handverkaufs enthalten, die nicht nur gegen Bandwürmer, sondern auch gegen Ascariden und Oxyuren empfohlen wurden. In China wird Semen Arecae zusammen mit einem Laxans außer gegen Bandwürmer auch gegen den Darmegel Fasciolopsis buski gebraucht.

Maximaldosen (Ph.Helv. V – Suppl. I). Höchste Einzelgabe 2 mg. Höchste Tagesgabe 6 mg. Tiermedizinisch (Nord. 63): Hund oral 25 mg, Pferd parenteral 100 mg, Rind parenteral 80 mg.

Zubereitungen.
Arecoline hydrobromide Tablets NF XII
Tablettae Arecolini 10 mg vet. Disp. Ph.Dan. 63
Pilulae Arecae.

Kaubalsam „Sahir" gegen Krankheiten des Zahnfleisches usw. enthalten die wirksamen Bestandteile der Betelnuß.

Tenalin war ein aus Arecanüssen bereitetes Wurmmittel.

Arecolinderivate

Arecoline-acetarsol B. V. C. Drocarbil NF XII. Arecolinium 3-Acetamido-4-hydroxybenzenearsonate. Arecoline N-Acetyl-4-hydroxy-m-arsanilate (NF XII) enth. (i. Vakuum über Phosphorpentoxyd getr.) 34 bis 36,5% $C_8H_{13}NO_2$ und 64 bis 67% $C_8H_{10}AsNO_5$ (NF XII).

$C_{16}H_{23}AsN_2O_7$ M.G. 430,29

Synthese d. Anions s. Remington, Practice of Pharmacy XII. Weißes oder schwach gelbes geruchloses Pulver. Wss. oder alkohol. Lsg. zersetzen sich. Gut lösl. in W.

Handelsform: Nemural (Winthrop). [Anwendung s. Metallorgan. Verbindungen (arsenhaltige) als Anthelmintica, S. 977].

Die Nebenalkaloide der Arecanuß sind im Verhältnis zu Arecolin pharmakologisch nur schwach wirksam.

Homo-Arecolinum hydrobromicum. Homoarecolinhydrobromid.

$C_9H_{15}O_2N \cdot HBr$ M.G. 250,14

Das Homoarecolin ist der Äthyläther des Arecaidins. Es wird künstlich aus Arecaidin, (das auch aus Arecolin gewonnen werden kann) dargestellt durch Einwirkung von A. und Chlorwasserstoffgas. Die freie Base ist dem Arecolin ähnlich. Das Hydrobromid gleicht in seinen Eigenschaften dem Arecolinhydrobromid.

Aufbewahrung. Sehr vorsichtig.

Arecaidin. $C_7H_{11}O_2N + H_2O$. Methylguvacin. Farblose, glänzende, luftbeständige Kristalle, in W. leicht lösl., in absolutem A. schwer lösl., in Ae., Bzl., Chlf. fast unlösl. Die wss. Lsg. reagiert neutral und wird durch eine Spur Ferrichlorid schwach rötlich gefärbt. Es wird bei 100° wasserfrei und schmilzt dann bei 213 bis 214°.

Arecain ist identisch mit Arecaidin, früher als besonderes Alkaloid betrachtet.

Guvacin. $C_6H_9O_2N$. Farblose luftbeständige Kristalle, in W. leicht lösl., in absolutem A., Ae., Chlf., Bzl. unlösl. Die wss. Lsg. reagiert neutral und wird durch Eisen(III)-chlorid tiefrot gefärbt. Schmilzt unter Zersetzung bei 271 bis 272°.

Literatur

Awe, W.: Pharmazie *1*, 25 (1946). – Boehm, R.: Handbuch d. exp. Pharmakol., Bd. 2, Teil I (1920) S. 320. – Hückel, W.: Lehrbuch der Chemie, Teil I, Leipzig: Akad. Verl.-Ges. Geest & Portig 1962. – Minning, W.: Handbuch d. Inn. Med., Bd. 1, Teil 2 (1952) S. 921. – Munier, R. et al.: Bull. Soc. Chim. biol. (Paris) *34*, 204 (1952). – Oelkers, H. A.: Pharmakol. Grundlagen der Behandlung von Wurmkrankheiten, Leipzig 1950; Fortschr.

Sonstige pflanzliche Extraktstoffe und Zubereitungen, Tees u. dgl.

Vielfach als Insektizide verwendete Drogen sind die Flores Pyrethri und Radix Derridis, die auch mit Erfolg bei Wurmbefall eingesetzt wurden.

Flores Pyrethri, deren wirksame Bestandteile Pyrethrine genannt werden, stammen von Chrysanthemum cinerariifolium und einigen anderen Chrysanthemumarten.

Nach verschiedenen Mitteilungen sind die Pyrethrine nicht nur gegen Oxyuren wirksam, sondern ebenfalls geeignet zur Bekämpfung von Ascaris, Taenia, Ancylostoma. Lösungen in Ricinusöl werden wurmbefallenen Pferden, Rindern, Geflügel und Schafen in einer Verdünnung 1 : 20 mit Erfolg gegeben (OELKERS). Nach CHEVALIER wirken die Pyrethrine auch bei höheren Tieren als Muskelgifte, und zwar nur bei parenteraler Applikation, bei oraler Eingabe sind sie weitgehend untoxisch, da im Magen-Darm-Kanal keine Resorption erfolgt.

Als Spezialität war Campiol (Promonta, Hamburg), eine stabile Emulsion von Pyrethrinen, gegen Oxyuriasis im Handel.

Rotenonum. Rotenon Nord. 63–Add. 64. (−)-2-Isopropenyl-8,9-dimethoxy-1,2,6,6a,12-,12a-hexahydrogenfuro-[2,3-h]-[1]benzopyrano[3,4-b][1]benzopyranon-(6). Hauptwirkstoff aus Radix Derridis (s. auch Insektizide).

$C_{23}H_{22}O_6$ \hspace{2cm} M.G. 394,43

Eigenschaften. Farblose bis bräunliche Kristalle oder weißes bis bräunlichweißes, kristallines Pulver, geruchlos oder nahezu geruchlos, geschmacklos. Es färbt sich unter Licht- und Lufteinwirkung gelb. Der wss. Auszug reagiert neutral bis schwach sauer. Es ist nahezu unlösl. in W., lösl. in 300 T. A., in 200 T. Ae., 2,5 T. Chlf. und 12 T. Aceton.
Fp. 162 bis 167° oder 181 bis 186° (die Substanz sollte erst bei einer Badtemperatur von 140 bis 150° in den Apparat eingebracht werden).
$[\alpha]_D$ − 220 bis − 235° (1 %ig in Bzl.) (α_D − 4,4 bis − 4,7°, 200 mm).

Erkennung. 1. Fp. − 2. 200 mg werden mit 200 mg Natriumacetat, 200 mg Jod und 10 ml A. 10 Min. lang am Sieden gehalten. Beim Abkühlen bildet sich ein gelber, kristalliner Nd. von Dehydrorotenon, der nach dem Waschen mit A. und W. und Umkristallisieren aus 10 ml A. sowie Trocknen bei 105° bei 218 bis 222° schmilzt.

Prüfung. 1. Fp. − 2. $[\alpha]_D$. − 3. Als Extinktionswerte werden angegeben (in A.) $E_{1\,cm}^{1\%}$ 236 mµ = ca. 390, 293 mµ = ca. 450. − 4. Eine 2%ige Lsg. in Aceton muß in bezug auf Klarheit und nach weiterer 10facher Verdünnung mit Aceton in bezug auf Farbe die vorgeschriebenen Grenzwerte halten. − 5. 1 g wird in 20 ml W. 1 Min. gekocht, unter häufigem Umschütteln abgekühlt und filtriert. 10 ml müssen durch 2 Tr. Phenolphthaleinlsg. farblos bleiben, durch nachfolgenden Zusatz von 0,5 ml 0,01 n Natronlauge rot werden. Nach Entfärben mit 0,5 ml 0,01 n Salzsäure soll die Mischung nach Zusatz von 5 Tr. Methylrotlsg. rot oder orange werden. − 6. Glührückstand 0,2 %.

Gehaltsbestimmung. 1. In der Droge (ÖAB 9). Derris-Wurzel: 10 g fein gepulverte Derriswurzel werden 10 Std. lang mit Tetrachlorkohlenstoff im Soxhletapparat extrahiert, wobei der Kolben in das Wasserbad eintauchen muß. Der Auszug wird auf etwa 20 ml eingeengt und nach dem Abkühlen im Kühlschrank in einer Eis-Kochsalz-Mischung so lange stehengelassen, bis sich ein kristalliner Niederschlag von Rotenon-Tetrachlorkohlenstoff abgeschieden hat. Dieser wird in einem tarierten Filtertiegel abgesaugt, mit 10 ml eiskaltem Tetrachlorkohlenstoff gewaschen und im Vakuumexsikkator bis zur Gewichtskonstanz getrocknet. Das Gewicht des Niederschlages muß mindestens 0,5563 g betragen, entsprechend einem Gehalt an Rotenon von 4%. 1 g Rotenon-Tetrachlorkohlenstoff entspricht 0,719 g Rotenon.

Gehaltsforderung: Mindestens 4%.

2. 250 mg in 5 ml Chlf. werden mit 10 ml einer 5%igen Lsg. von Mercuriacetat in wasserfreiem Methanol versetzt. Nach 1/2 Std. werden 100 ml einer 5%igen wss. Natriumchloridlsg. und 10 Tr. Phenolphthaleinlsg. zugesetzt und mit 0,1 n Natronlauge bis zur Rotfbg. titriert (Halbmikrobürette). Eine Blindprobe mit den Reagentien ist durchzuführen.

1 ml 0,1 n Natronlauge entspricht 39,44 mg $C_{23}H_{22}O_6$.

1 g $C_{23}H_{22}O_6$ entspricht 25,35 ml 0,1 n Natronlauge.

Aufbewahrung. In gut schließenden Behältnissen, vor Licht geschützt.

Inkompatibilitäten. Basen (Spaltung), Oxydationsmittel.

Anwendung als Anthelminticum. (Als Insektizid, s. Bd. II).

Das wirksame Prinzip der Derriswurzel, das Rotenon soll bei Oxyuriasis wirksam sein [GÖBEL: Amer. chem. Abstr. *32*, 2224 (1938)]. Bei Fischen verhindert es durch Zerstörung des Kiemenepithels die Sauerstoffaufnahme [DANNEEL, R.: Naunyn-Schmiedeberg's Arch. exp. Path. Pharmak. *170*, 59 (1933)]. Die therapeutische Breite des Rotenons ist nicht besonders hoch. Für den 70 kg schweren Menschen soll die letale Dosis etwa 4 bis 5 g betragen, während kleinere Dosen bereits schleimhaut- und leberschädigend wirken.

Daucus carota. Daucus carota, die gelbe Mohrrübe, ist ein altes Mittel gegen Oxyuriasis. Es scheint nach OELKERS ausgesprochen vermifug zu wirken, doch gelingt es auch bei längerer Zeit durchgeführter täglicher Eingabe von etwa 4 bis 6 rohen Mohrrüben bei Kindern gewöhnlich nicht, völlige Wurmfreiheit zu erzielen. Dies soll indessen mit einem nach dem Ysatverfahren aus Mohrrübensaft hergestellten Präparat („Daucarysat") möglich sein (BENDIX).

Nach Versuchen von GILMANSCHAH wirkt das Präparat ebenso wie der Saft der Mohrrübe und das daraus gewonnene ätherische Öl auf die Wurmmuskulatur ausgesprochen erregend und danach lähmend.

Handelsform: Daucarysat (Bürger, Goslar).

Literatur: BENDIX: Med. Welt (Berl.) *19* (1929). — GILMANSCHAH, A.: Dissertation Würzburg 1930.

Semen Cucurbitae. Als gut verträglich gelten Semen Cucurbitae, Kürbiskerne, als geschälte und gestoßene frische Samen, von denen 30 bis 60 g täglich, am besten mit Zucker vermengt, als wirksames Mittel gegen Bandwurm, besonders in der Kinderpraxis, empfohlen werden. Der Wirkstoff indessen ist noch unbekannt.

Als Bandwurmmittel aus Kürbiskernen sind bekannt das „Antitaenia" genannte Präparat der Pharmacia internationale Sareme Vacchieri und Duponts Bandwurmmittel. Ersteres ist eine Paste aus 50,0 g Kürbiskernen, 10,0 g Zucker, 10,0 g Glycerin und etwas Orangenblütenwasser. Das Dupontsche Bandwurmmittel erhält man durch Anstoßen von 20 bis 45,0 g geschälten Kürbiskernen mit 25,0 g Zucker und Anrühren der so erhaltenen Paste mit 60,0 g Milch. Diese Mischung gibt man morgens nüchtern, nach 2 Std. Ricinusöl. Jungclaussens Bandwurmmittel (Cucumarin) wird ebenfalls aus Kürbiskernen hergestellt. Erwachsenen werden 80 bis 100 g ca. 8 Tage lang gegeben.

Nach BECKERT (Dtsch. Gesundh.-Wes. *1948*, S. 321) sind Kürbiskerne auch beim Ascaridiasis wirksam. Eine neue französische Spezialität als Taenifugum ist Fugitène (Lab. Corbière, Paris), bezeichnet als „wäßriger, entproteinisierter, stabilisierter und konzentrierter Auszug aus ganzen Samen von Cucurbita pepo", eingestellt auf 30 ml Extrakt entsprechend der aktiven Fraktion von 500 g Samen, also ca. 16,6fach konzentriert.

Flores Tanaceti und Zubereitungen daraus. Das ätherische Öl soll Oxyuren und Ascariden töten, sein Wirkungsmechanismus ist noch unbekannt.

Flüssiges Wurmmittel.
Herb. Tanaceti, Herb. Absinthii, Aloe, plv. je 30,0, Ol. animale foetid. 15,0, Ol. Lini 500,0. Mit einer Pause von 5 Std. auf 2mal zu geben.

Wurmlatwerge.
Ol. Tanaceti 15,0, Petroleum 15,0, Herb. Absinth, pulv. 100,0, Asa foetida pulv. 20,0, Aloe 30,0, Farina Secalis 50,0, Aqua q.s. ut fiat electuar.

Species contra Oxyures DRF
   Herba Absinthii
   Herba Tanaceti
   Flores Chamomillae
   Folia Sennae   āā ad 100,0
M.f. species
D.S. 1 bis 2 Eßlöffel mit einer Tasse Wasser überbrühen, 10 Min. ziehen lassen, abends 1 Tasse trinken.

Dazu Komm. DRF: Das Rainfarnkraut und das verwandte Wermutkraut sollen im Aufguß innerlich auf Grund des Gehalts an ätherischen Ölen wurmtreibend wirken. Die Sennesblätter dienen dabei als Laxans, während die Kamille dem nach Rainfarndarreichung bei empfindlichen Personen gelegentlich beobachteten Brechreiz entgegenwirken soll. Die Einzeldosis ist bei empfindlichen Patienten und Kindern wegen des schlechten Geschmackes des Teeaufgusses und seiner leichten Reizwirkung entsprechend zu verringern, wie überhaupt als Mengenmaß keine gehäuften Eßlöffel verwandt werden sollen. Der Teeaufguß kann auch gleichzeitig als Klystier gegen Madenwürmer verwandt werden.

Alliumarten. Das u. a. in Alliumarten (Allium sativum, A. ursinum) aus Vorstufen entstehende Allylsulfid wirkt erst reizend, dann lähmend auf Oxyuren.

Handelsformen: Allisatin (Sandoz, Nürnberg), Comallysat (Bürger, Goslar).

Rotalgen. Auch Extrakte aus gewissen Rotalgen spielen bzw. spielten eine gewisse Rolle als Anthelmintica, so das Corsische Wurmmoos (Wurmtang) aus Gigartina Helminthocorton.

Als Zubereitung ist der Sirop de mousse de Corse bekannt, Syrupus anthelminticus: 200 g Wurmmoos werden mit 500 g siedendem W. übergossen und 6 Std. ausgezogen. Nach dem Abpressen wird der Rückstand noch mit so viel heißem W. ausgezogen, daß im ganzen 530 g Auszug erhalten werden. In dem filtrierten oder durch Absetzen geklärten Auszug werden 1000 g Zucker durch Erhitzen auf dem Wasserbad gelöst.

Einem Extrakt aus der ostasiatischen Digenea simplex soll eine santoninähnliche Wirkung zukommen; dabei sollen bei Oxyuren Krämpfe ausgelöst werden.

Zwei Spezialitäten waren in Deutschland im Handel:
   Helminal (Merck, Darmstadt). Pastapalm anthelminthica (Costopalm, Plüderhausen).

Weitere anthelmintisch wirkende Zubereitungen seien erwähnt:

Wurmmittel für Fohlen. Man formt aus 30 g Aloepulver, 50 g Terpentinöl und 20 g Sapo kalinus 4 Bissen. Diese werden in Fließpapier gewickelt, durch Eintauchen in Wasser schlüpfrig gemacht und so täglich ein Stück verabreicht.

Pulvis anthelminticus:
   Herba Absinthii pulv.   2,0–3,0
   Radix Liquiritiae pulv.   2,0
   Fructus Anisi pulv.   0,5
M.f. pulv. d. tal. dos. Nr. V. Abends ein Pulver mit Honig oder Marmelade.

Fermente

Ficin. Papain.

Anwendung als Anthelmintica. Die normalen Verdauungsfermente vermögen die Keratinhülle der Nematoden nicht anzugreifen. Wohl aber gelang es, proteolytische Fermente pflanzlicher Herkunft zu finden, die die Cuticula zerstören, so daß die Innenorgane der Würmer der Wirkung der Darmfermente preisgegeben sind.

Higueronia (Leche de Higueron) ist der in Lateinamerika als Anthelminticum verwendete Milchsaft verschiedener Ficusarten. Er besteht aus einer albuminhaltigen Emulsion von Gummi und Harzsubstanzen und ist nur wenige Tage haltbar.

Das wirksame Prinzip ist ein proteolytisches Ferment, das Ficin, das koaguliertes Eiweiß und Casein bei alkalischer Reaktion bis zu den Aminosäuren abbaut (CALDWELL/CALDWELL, HALLE/AUGUSTINE, ROBBINS) und das auch Darmhelminthen anzugreifen vermag. Nach CALDWELL gelingt es, Ficin aus dem Milchsaft durch Acetonfällung in der Form eines stark wirksamen, gelblichen Pulvers zu gewinnen.

Da dieses in 0,1%iger Lsg. bzw. Aufschwemmung Ascariden in vitro innerhalb $1^1/_2$ bis 2 Std. auflöst, baute man darauf Präparate auf, die als Ascaricida einige Bedeutung erlangt haben. Higueronia gilt als ebenfalls wirksam gegen Hakenwürmer (FISCHER) und als bestes Mittel gegen Trichiuren (LAMSON, WARD). Nach JAFFÉ werden diese Wurmarten auch in vitro getötet und verdaut. Da Ficin durch verdünnte Salzsäure rasch zerstört wird, empfiehlt JAFFÉ die Eingabe von Leche de Higueron zusammen mit Natrium bicarbonicum. EINHORN und MILLER empfehlen bei Trichuriasis Klysmen mit Higueronia als gut wirksam; nach GOODMAN und GILMAN greift Ficin bei Reizzuständen des Magen-Darm-Kanals die Schleimhaut an und verursacht Erosionen und Hämorrhagien. MOLITOR und Mitarbeiter fanden bei Tierversuchen, daß sehr hohe Ficindosen entzündliche Veränderungen und Erosionen der Darmschleimhaut hervorrufen.

Papain ist u.a. im Milchsaft der grünen Früchte der Carica papaya (Indischer Melonenbaum) enthalten und wird daraus gewonnen.

Nach A. LIGHT und E. L. SMITH [Department of Biological Chemistry, University of California (6. Internationaler Kongreß für Biochemie 1964)] besteht es aus einer einzigen Polypeptidkette mit 198 Aminosäuren. Die aktive Stelle enthält eine Sulfhydrylgruppe, die im kristallinen Zustand des Enzyms z. T. maskiert ist.

Auf dem Prinzip einer besonderen Aktivierung des Fermentes (als Aktivatoren nennt SCHUMACHER im Lehrbuch der Botanik u.a. Ascorbinsäure, Schwefelwasserstoff, Cystein und Blausäure) entwickelte Präparate gelten als besonders ungiftig und gut verträglich, weshalb sie auch bei Kleinkindern, stillenden Müttern und während der Schwangerschaft verwendet werden können. Bei starkem Befall mit Maden- oder Peitschenwürmern wird zusätzlich eine Behandlung mit Einläufen empfohlen. Meist genügt eine eintägige Kur, nur bei Massenbefall ist eine Wiederholung angezeigt. Neben Einhaltung der bekannten hygienischen Maßnahmen während der Kur, muß die Nahrung am Tage vor der Behandlung sowie am Kurtage selbst eiweißarm sein, um die Fermentwirkung nicht durch alimentäre Stoffe zu verringern. Zu vermeiden sind Eier, Käse, Fleisch, Fisch, ebenso auch Milch. Hingegen sind Reis, Grieß, Haferflocken, Nudeln, Gemüse und Obst erlaubt.

Die Verträglichkeit solcher Präparate entspricht allen Anforderungen, dagegen ist die Wirkung nicht unumstritten. Nach N. BROCK und A. ERHARDT [Arzneimittel-Forsch. *1*, 220 (1951)] sind solche Präparate im Tierversuch wenig wirksam.

Zur Erklärung der problematischen Wirkung keratolytischer Fermente gegen Bandwurminfektionen teilt J. FONYÓ [Arzneimittel-Forsch. *14*, 1114 (1964)] mit: „Die Keratin spaltenden Fermente erwiesen sich als wirkungslos gegen Taeniae. Zahlreiche Forscher behaupten, daß die auf die Bandwürmer ausgeübte Fermentwirkung durch die Galle gehemmt wird. Als Beweis dafür haben wir Taenien auf eine Dauer von 30 Min. in A- und B-Galle gesetzt. Die aus der Galle herausgenommenen Taenien wurden sodann in 1-, 2-, 3-, 4- und 5%ige Papainlösungen gesetzt. Die mit Galle durchtränkten Bandwürmer wurden auch nach Einwirkung einer 5%igen Papainlösung nicht geschädigt. Die Versuche wurden mit verschiedenen Gallelösungen wiederholt."

Er schließt daraus, daß eine geringe Menge von Galle imstande ist, die auf Würmer ausgeübte keratolytische Wirkung des Papains gänzlich aufzuheben.

Handelsformen: Nematolyt (Mack, Illertissen) enthielt ein „Keratinolytisch wirkendes, vollaktives, ungiftiges Ferment". Vermizym (Schwab, München). Askarimors (Richter, Eltville). Vermedical (Bavaria, München).

Literatur

CALDWELL, F. C.: J. biol. Chem. *87*, 251 (1930). – CALDWELL, F. C., u. A. G. CALDWELL: Amer. J. trop. Med. *9*, 471 (1929). – EINHORN, N. H., u. J. F. MILLER: Amer. J. trop. Med.

26, 497 (1946). — FISCHER, O.: Münch. med. Wschr. *1939*, 347. — HALL, M. C., u. D. M. AUGUSTINE: Amer. J. Hyg. *9*, 602 (1929). — JAFFÉ, W.: Trop. Dis. Bull. *40*, 612 (1943). — LAMSON, P. D., u. CH. B. WARD: J. Parasit. *18*, 173 (1932). — MOLITOR, H. u. Mitarbeiter: J. Pharmacol. exp. Ther. *71*, 20 (1941). — OELKERS, H. A.: Pharmakol. Grundlagen der Behandlung von Wurmkrankheiten, Leipzig 1950. — ROBBINS, B. H.: J. biol. Chem. *87*, 251 (1930).

Halogenkohlenwasserstoffe (Alkylhalogenide, Bd. II).

Anwendung als Anthelminticum. WRIGHT und SCHAFFER prüften (nach OELKERS) eine größere Zahl von chlor-, brom- oder jodsubstituierten Kohlenwasserstoffen hinsichtlich der wurmtreibenden Wirkung (Ascariden, Ancylostomen) an Hunden und kamen zu dem Ergebnis, daß neben bereits praktisch erprobten, wie Chloroform und Tetrachlorkohlenstoff, insbesondere n-Butylchlorid, 2-Chlorpentan und 3-Chlorpentan ausgesprochen wurmwirksam sind. Besonders bemerkenswert an diesen Untersuchungen ist die Feststellung, daß z. B. Propylchlorid keine Wirkung auf Hakenwürmer hat, während Propyljodid bei dieser Infektion einen Wirkungsfaktor von 74% besitzt. Ferner zeigte es sich, daß n-Butylchlorid 98% der Ascariden und 82% der Ancylostomen abtrieb, während Butyljodid nur 83% der Ascariden und 32% der Hakenwürmer zu beseitigen vermochte, daß also nicht etwa generell Jodverbindungen den Chlorverbindungen bei der Hakenwurminfektion überlegen sind. Die Autoren kamen auf Grund ihrer Beobachtungen zu der Feststellung, daß die anthelmintische Wirksamkeit der halogenierten Kohlenwasserstoffe weitgehend von ihrer Wasserlöslichkeit abhängt, da Verbindungen, die sich in Wasser im Verhältnis 1 : 1250 bis 1 : 5000 lösen, am stärksten wirken, während z. B. das fast wasserunlösliche Hexachloräthan völlig wirkungslos auf Darmparasiten ist. Auch HALL und SHILLINGER sind der Ansicht, daß zwar an sich die Wirksamkeit der Kohlenwasserstoffe mit steigendem Halogengehalt zunimmt, daß aber andererseits die Wasserlöslichkeit für den Wirkungsgrad besonders wichtig ist. Unter den halogenierten Kohlenwasserstoffen der Paraffin- bzw. der Olefinreihe finden vor allem Tetrachlorkohlenstoff und Tetrachloräthylen in der Human- und Veterinärmedizin als Wurmmittel Verwendung (soweit OELKERS).

Literatur

BRAUN, H.: Parasit. Würmer als Krankheitsursache, Stuttgart: Wissenschaftl. Verlagsges. 1942. — CAIUS, J. F., u. K. S. MHASKAR: Indian J. med. Res. *11*, 347 (1923). — CHOPRA, R. N., u. J. BORLAND MCVAIL: Indian med. Gaz. *58*, 453 (1923). — CHOPRA, R. N., u. J. B. MCVAIL: Zit. S. 54. — EINHORN, N. H., J. F. MILLER u. L. WHITTLER: Amer. J. Dis. Child. *69*, 237 (1945). — GUILLON, J.: Presse med. *1913*, S. 644. — HALL, J.: J. Amer. med. Ass. *77*, 1641 (1921); J. agricult. Res. *21*, 157 (1921). — HALL, M., u. E. SHILLINGER: Amer. J. trop. Med. *5*, 229 (1925). — HALL/FORSTER: Med. Klin. *1917*, S. 1201. — LAMSON, P. D., B. H. ROBBINS u. C. B. WARD: Amer. J. Hyg. *9*, 430 (1929). — LAVERGNE, J.: Bull. Soc. Path. exot. *28*, 441 (1935). — LAVERGNE, F.: Bull. Soc. Path. exot. *28*, 44 (1935). — LÜDERITZ, B.: Dtsch. med. Wschr. *1948*, 216. — MANALANG, C.: Philipp. J. Sci. *32*, 507 (1927). — OELKERS, H. A.: Pharmakol. Grundlagen der Behandlung von Wurmkrankheiten, Leipzig 1950. — TOMB, I. W., u. M. M. HELMY: J. trop. Med. Hyg. *36*, 265 (1933). — PENSO, G.: Policlinico, Sez. prat. *39*, 1303 (1932), zit. nach Münch. med. Wschr. *1932*, S. 1980. — VOGEL, H., in RUGE/MÜHLENS/ZUR VERTH: Krankheiten der warmen Länder, Leipzig 1942, S. 388. — WELLS, H. S.: J. Pharmacol. exp. Ther. *25*, 235 (1925). — WIGAND, R.: Therapie der Infektionen des Menschen durch Würmer in Mitteleuropa, Leipzig 1944, S. 128ff. — WRIGHT, W. H., J. BOZICEVICH u. B. GORDON: J. Amer. med. Ass. *109*, 570 (1937). — WRIGHT, W. H., u. J. M. SCHAFFER: J. Parasit. *16*, 107 (1930); *18*, 44 (1932).

Chloroformium (s. Bd. II).

Anwendung als Anthelminticum. Chloroform soll wirksam sein gegen Bandwürmer (GUILLON, HALL und FORSTER, LAVERGNE), Hakenwürmer (TOMB und HELMY) und Ascariden (LÜDERITZ).

Chloroform erwies sich für Ascariden bei den Versuchen von OELKERS und RATHJE als weniger giftig als Tetrachlorkohlenstoff. Eine Konzentration von etwa 0,1% lähmte innerhalb von 2 Std. CAIUS und MHASKAR beobachteten, daß Hakenwürmer, und LÜDERITZ, daß Ascariden bei Wurmkuren mit Chloroform lebend entleert werden. Chloroform sollte nicht unverdünnt appliziert werden, da es eine starke lokale Reizwirkung (Schmerz und Hyperämie) ausübt.

Über Resorption und Ausscheidung berichtet OELKERS: Die Resorption scheint bei oraler Eingabe verhältnismäßig langsam zu erfolgen. Das Maximum der Konzentration im Blut wird erst nach mehreren Stunden erreicht. Für das Zustandekommen anderweitiger Vergiftungserscheinungen (degenerativer Prozesse in der Leber und in anderen parenchymatösen Organen) genügte jedoch schon die Resorption kleinerer Mengen. Die Ausscheidung des resorbierten Chloroforms erfolgt auch bei oraler Aufnahme in der Hauptsache durch die Lungen. Die Ausscheidung im Urin ist unbeträchtlich.

PENSO: Allgemein wird Chloroform höher als Tetrachlorkohlenstoff dosiert; für Bandwurmkuren 4 ml Chloroform in 40 ml Ricinusöl; LAVERGNE: gegen Hakenwürmer 1 ml Chloroform pro 10 kg Körpergewicht in 5 ml Ricinusöl mit Wiederholung am 3. und 5. Tag; LÜDERITZ: gegen Ascariden nüchtern 4 bis 6 ml Chloroform (1/2 Std. später 0,45 g Kalomel) mittels Duodenalsonde ggf. Wiederholung nach 2 bis 3 Tagen.

Zubereitung.

Aqua Chloroformii dulcis DRF.

Carboneum tetrachloratum. Tetrachlorkohlenstoff (s. Bd. II).

Anwendung als Anthelminticum. Auf Grund positiver in vitro-Versuche empfahl HALL 1921 den Tetrachlorkohlenstoff als Anthelminticum, auch zur Anwendung beim Menschen. Zur Toxizität usw. s. Bd. II.

Die therapeutisch geeignete Dosis (VOGEL, WIGAND, BRAUN) liegt bei 3 ml. Die Anwendung sollte in Milch oder zusammen mit einem salinischen Laxans erfolgen. Empfohlen wird die Verwendung von Tetrachlorkohlenstoff-Ascaridol-Gemischen. Deren Vorteil wird darin gesehen, daß Ascaridol. ebenso wie Chenopodiumöl, vor allem die Hakenwurmmännchen, Tetrachlorkohlenstoff dagegen besonders die Hakenwurmweibchen schädigt. Chenopodiumöl und Ascaridol beseitigen ferner vor allem Ancylostoma duodenale, während Tetrachlorkohlenstoff in bezug auf Necator americanus das überlegene Mittel ist.

Veterinärmedizinisch werden empfohlen: Pferde 25 bis 50 ml/500 kg Körpergewicht, Rinder 10 bis 30 ml/500 kg Körpergewicht, Schafe 1 ml/kg Körpergewicht, Hunde, Füchse 0,3 ml/kg Körpergewicht, Küken 4 ml/kg Körpergewicht.

Aethylenum tetrachloratum. Tetrachloräthylen (s. Bd. II).

Anwendung als Anthelminticum (s. u. a. S. 927). 1925 von HALL und SHILLINGER als Anthelminticum für Hunde eingeführt, bald danach auch für Menschen zur Bekämpfung von Haken-, Spul- und Madenwürmern empfohlen. Es soll bei besserer Wurmwirksamkeit als Tetrachlorkohlenstoff geringere toxische Wirkungen, insbesondere auf die Leber, haben. Vom Magen-Darm-Kanal aus ist die Resorption nach LAMSON, ROBBINS und WARD geringer als die von Tetrachlorkohlenstoff. Die tödlichen Dosen bei oraler Zufuhr sind verhältnismäßig niedrig und betragen für Hunde und Katzen (LAMSON) 4 ml, für Mäuse 4 bis 5 ml, für Kaninchen 5 ml pro kg Körpergewicht. Als Nebenwirkungen sind bekannt: kurzdauernde Schwindel- und Schwächezustände. Wegen der geringen therapeutischen Breite sollte man über die von amerikanischen Autoren empfohlenen Gaben für Erwachsene von 3 ml und 0,18 bis 0,20 (Subsidia pharm.: 0,3) ml pro Lebensjahr für Kinder nicht hinausgehen. Bei Ascaridiasis gilt Tetrachloräthylen in reiner Form vielfach als kontraindiziert und soll (EINHORN et al.) allein eingesetzt sogar unwirksam sein. Zweckmäßig wird es (CRAIG, FAUST) in Mischung mit Chenopodiumöl (2,7 + 0,3 ml) gegeben. Am Vorabend der Kur gibt man fettfreie Kost und ein salinisches Laxans, auf nüchternen Magen am folgenden Morgen die vorgesehene Dosis, innerhalb 2 Std. nach Applikation ein salinisches Laxans ($MgSO_4$). Innerhalb 10 Tagen sollte die Kur nicht wiederholt werden. Da Tetrachloräthylen die Aktivität der Ascariden erhöht, was zu Darmverstopfung führen kann, wird zweckmäßig kombiniert mit einem Ascarifugum (s. o.).

Eine Beilage zu NF XII empfiehlt für Kinder als orale Einmaldosis 0,1 ml pro kg Körpergewicht bzw. 3 ml pro qm Körperoberfläche, bis höchstens 5 ml.

Zubereitungen.

Capsulae Aethyleni tetrachlorati PM (Schweiz. Ap.-V.)

Emulsio Aethyleni tetrachlorati PM (Schweiz. Ap.-V.)
Tetrachlorothylene Capsules USP XVII, BP 63
Ferner in den BNF: 3 ml in $1^1/_2$ fldoz.

Veterinärmedizinisch werden empfohlen: Hunde (25 bis 30 lb.) 2,5 ml; gr. Schafe 5 ml; Lämmer 2,5 ml; Schweine 5 ml; Ferkel (bis 50 kg) 2,5 ml.

Trichloräthylen (s. Bd. II) wurde verschiedentlich gegen Oxyuriasis empfohlen und Kindern in Dosen von 0,1 ml pro Lebensjahr in 200 ml Magnesiumcitratlsg. verordnet. Als Höchstdosis wurden 1,2 ml gegeben.

Hexachloräthan (s. Bd. II) wird in der Veterinärmedizin gegen die Leberegelseuche der Rinder gebraucht. Gegen Darmparasiten ist die Wirkung unbefriedigend.

Hexachlorcyclohexan (s. Bd. II) wird, ähnlich der insektiziden Wirkung, eine neurotrope durch die Haut der Oxyuren zugeschrieben.

Handelsformen: Hexaverm-Dragees, -Supp. (Jade, Hamburg).

Butylchloride NF XII. n-Butylchlorid. 1-Chlorbutan.

$$CH_3-CH_2-CH_2-CH_2-Cl$$

C_4H_9Cl M.G. 92,57

Herstellung. n-Butylalkohol wird mit Salzsäure und wasserfreiem Zinkchlorid erhitzt [WHALEY/COPENHAVER: J. Amer. chem. Soc. **60**, 2497 (1938)].

Eigenschaften. Leicht entzündliche Flüssigkeit, klar, farblos, von charakteristischem Geruch. Fp. $-123,1°$, Kp.$_{760}$ 78,5°, n_D^{20} 1,40223 (The Merck Ind. 60). $d = 0,88$ bis $0,885$ (NF XII). d_4^{15} 0,89197, d_4^{20} 0,88648, d_4^{25} 0,88098. Kp. $= 77$ bis $79°$ (NF XII). Unlösl. in W., mischbar mit wasserfreiem Alkohol und Ae.

Erkennung (NF XII). 20 ml werden mit 5 ml 5%iger Natronlauge versetzt und 1 Std. am Rückflußkühler gekocht. Der Rückstand ergibt die Chlorid-Rk.

Prüfung (NF XII). Acidität. 35 ml Butylchlorid werden mit 35 ml CO_2-freiem W. in einem Scheidetrichter 3 Min. lang geschüttelt, trennen gelassen, die wss. Schicht in einem Kolben mit einigen Tr. Phenolphthalein-Lsg. versetzt und mit 0,02 n Natronlauge auf farblos (für 30 Sek.) titriert. Dabei dürfen nicht mehr als 0,1 ml Maßlsg. verbraucht werden. – Verdampfungsrückstand. 10 ml werden in einem tarierten Porzellanschälchen auf dem Dampfbad verdampft und 1 Std. lang bei 105° getrocknet. Das Gewicht des Rückstandes darf höchstens 1 mg betragen. – Chlorid. 10 ml der im Aciditätstest gewonnenen wss. Schicht dürfen nicht mehr Chlorid enthalten als 0,1 ml einer 0,02 n Salzsäure entspricht (7 ppm).

Gehaltsbestimmung (NF XII). 1,5 ml werden in einem JZ-Kolben genau gewogen. Nach Zusatz von 50 ml einer 0,5 n alkoholischen Kalilauge wird auf dem Dampfbad 30 Min. lang erwärmt. Nach dem Abkühlen und Zusatz einiger Tr. Phenolphthaleinlsg. wird mit 0,5 n Salzsäure zurücktitriert. 1 ml 0,5 n alkoholischer Kalilauge entspricht 46,28 mg Butylchlorid.

Aufbewahrung. Gut verschlossen unter Lichtschutz, feuersicher.

Anwendung als Anthelminticum gegen Hakenwürmer und Ascariden bei Hunden und Pferden.

Nach WRIGHT und SCHAFFER wird es von Hunden in Dosen bis zu 10 ml pro kg Körpergewicht gut vertragen und gilt als in relativ kleinen Gaben wirksam. Als Dosierung für Hunde werden empfohlen (OELKERS):

Körpergewicht kg	gegen Ascariden und Hakenwürmer ml	gegen Peitschenwürmer ml
2,3	1	3–5
2,3–4,5	2	6–8
4,5–9	3	10–12
9–18	4	15
über 18	5	25

Für Pferde werden 15–90 ml empfohlen.

Hexylresorcinum Ph.Dan. IX, Ph.Ned. 6, Ross. 9. Hexylresorcinolum Nord. 63, ÖAB 9.
Hexylresorcinol BP 63, BPC 63, USP XVI(!), NF XII. Hexylresorcin. Hexilresorcinol (span.). Dioxyphenylhexan. 1(2′,4′-Dihydroxyphenyl)-hexan.

$$CH_3-CH_2-CH_2-CH_2-CH_2-CH_2-\text{C}_6H_3(OH)_2$$

$C_{12}H_{18}O_2$ \qquad M.G. 194,28

Gehaltsbestimmung. Mind. 98% 4 n Hexylresorcinol (USP XVI, Ph.Ned. 6, NF XII); 98 bis 100,1% 1,3-Dihydroxy-6n-hexylbenzol (ÖAB 9); 98 bis 101% 4-n-Hexylresorcinol. 4-Hexylbenzene-1,3-diol (BP 63); 98 bis 100,5% 1-Hexyl-2,4-dihydroxybenzen (Nord. 63).

Herstellung (Ph.Helv. V – Suppl. III Komm.). 1. Durch Kondensation von Resorcin (I) mit Capronsäure (II) in Gegenwart von wasserfreiem $ZnCl_2$ nach FRIEDEL-CRAFTS. Da sich Resorcin sehr leicht substituieren läßt, kann anstelle eines Säurechlorids die Säure und als Katalysator statt $AlCl_3$ das weniger wirksame $ZnCl_2$ verwendet werden. In der letzten Reaktionsstufe wird das Keton Caproylresorcin (III) nach CLEMMENSEN reduziert.

$$\text{Resorcin (I)} + CH_3-(CH_2)_4-COOH \xrightarrow[125-135°]{(ZnCl_2)} \text{Caproylresorcin (III)} \xrightarrow{(ZnHg, HCl)} \text{Hexylresorcin (IV)}$$

I \qquad II \qquad III \qquad IV

2. Durch Kondensation von 2,4-Diäthoxy-acetophenon (I) mit Butyraldehyd (II) nach CLAISEN-SCHMIDT unter Bildung von 2,4-Diäthoxy-butyliden-acetophenon (III), das in Gegenwart von Nickel zu 2,4-Diäthoxy-caprophenon (IV) reduziert wird. Die Reduktion des Ketons zu Diäthoxy-hexylbenzol (V) erfolgt nach CLEMMENSEN. Die Äthylgruppen werden durch Behandeln mit HBr abgespalten.

$$\text{2,4-Diäthoxy-acetophenon (I)} + CH_3-CH_2CH_2-CHO \xrightarrow{(NaOH)} \text{Aldol-Zwischenprodukt}$$

$$\xrightarrow{-H_2O} \text{(III)} \xrightarrow{+H_2(Ni)} \text{(IV)} \xrightarrow{(ZnHg, HCl)} \text{(V)} \xrightarrow{+2 HBr} \text{(VI)}$$

Über Kristallisationsmöglichkeiten aus Salzlsg. vgl. Dtsch. Apoth.-Ztg *94*, 237 (1954).

Eigenschaften. Weißes bis gelbes Pulver oder farblose bis schwach gelbliche Kristalle von schwach stechendem Geruch, scharfem, zusammenziehendem Geschmack; sie rufen auf der Zunge Gefühllosigkeit hervor und wirken schleimhautreizend; die alkohol. Lsg. wirkt blasenziehend auf der Haut. Fp. 65 bis 67° (Ph.Ned. 6); 65 bis 68° (Kapillarröhrchen, ÖAB 9); 62 bis 67° (USP XVI, NF XII); 66 bis 68° (BP 63); 66 bis 69° (Ross. 9); 65 bis 69° (Nord. 63) nach 30 Min. 105° und 1 Std. Exsikk.; 63 bis 68° (Ph.Dan. IX); Kp_8 178° (The Merck Ind. 60).

Lösl. 1 T. bei 20° in 2000 T. W., in 600 T. PAe. (Ph.Dan. IX), in 2,5 T. Chlf. (Ph.Dan. IX). Sehr gut lösl. in A., Ae., Glyc., M., Bzl., fetten Ölen; sehr schwer lösl. in Leichtbenzin der Frakt. 40 bis 60° (BP 63).

Erkennung. 1. Fp. – 2. Kp. – 3. Identifizierung nach L. KOFLER. Schmelzintervall (unter dem Mikroskop) der stabilen Modifikation: 64 bis 67°, der instabilen Modifikation: 58 bis 62°. Eutektische Temperatur der Mischung mit Benzil: 42°. n_D der Schmelze: 1,5101 bei 77 bis 78° (ÖAB 9). – 4. Extinktionskoeffizient. (Lsg. in einer Mischung v. 1 Vol.-T. A. 96% + 19 Vol.-T. 0,1 m HCl).

$E_{1\,cm}^{1\%}$ min. 247 ± 1 mµ ca. 20 (Nord. 63).

$E_{1\,cm}^{1\%}$ max. bei 279 ± 1 mµ ca. 135.

5. Eine 10%ige alkohol. Lsg. wird durch 0,2 ml Eisen(III)-chloridlsg. grün, durch verd. Ammoniak braun (ÖAB 9, BP 63). – 6. Eine 5%ige Lsg. in verd. Natronlauge an der Luft geschüttelt wird rötlich gefärbt und schäumt (ÖAB 9, BP 63). – 7. 2 ml der Prüflsg. (Nord. 63) geschüttelt mit 10 ml W., ergeben eine weiße, stark schäumende Emulsion. Nach Zusatz von 0,5 ml einer 2 n Natronlauge entsteht eine klare Lsg., die beim Schütteln bald in Rot umschlägt (Nord. 63). – 8. 1 ml der gesätt. wss. Lsg. ergibt mit 1 ml Bromwasser einen gelben flockigen Nd., der sich in 2 ml verd. Ammoniak mit gelber Farbe löst (ÖAB 9). – 9. 1 ml der gesätt. wss. Lsg. mit 1 ml Salpetersäure versetzt ergibt Rotfärbung (USP XVI, BP 63).

Prüfung. Prüflsg.: USP XVI: 1 g mit 50 ml W. einige Min. schütteln, filtrieren. ÖAB 9: 2 g mit 40 ml W. 1 Min. schütteln, filtrieren. Nord. 63: 0,8 g in 20 ml A. 96% + 20 ml W.

1. Farbe. Die 10%ige Lsg. in A. muß klar sein und darf nicht stärker gefärbt sein als eine Mischung von 0,6 ml Eisen-Farbstandard, 0,5 ml Kobalt-Farbstandard, 0,1 ml Kupfer-Farbstandard und 8,8 ml 1%iger Salzsäure (ÖAB 9). – 2. Freie Säure. a) Die Prüflsg. darf gegen Methylorange nicht sauer reagieren (ÖAB 9). b) 250 mg gelöst in 500 ml W. dürfen gegen Methylrot höchstens 1 ml 0,02 n Natronlauge verbrauchen (USP XVI, Ph. Ned. 6, NF XII). c) 10 ml Prüflsg. sollen sich auf Zusatz von 0,2 ml 0,01 n Natronlauge und 5 Tr. Methylrot gelb färben, auf weiteren Zusatz von 0,3 ml 0,01 n Salzsäure soll die Farbe auf Rot oder Orange umschlagen (Nord. 63). – 3. Resorcin, Caproylresorcin und andere Phenole. 1 g Substanz werden in 50 ml W. einige Min. geschüttelt, das Filtrat darf durch 3 Tr. Eisen(III)-chloridlsg. weder rot noch blau werden (USP XVI, ÖAB 9: 10 ml Prüflsg. mit 2 Tr. Rg.). – 4. Chlorid. 15 ml Prüflsg. mit 15 ml Ae. in einem Scheidetrichter ausschütteln; 4 ml der filtrierten wss. Schicht und 6 ml W. dürfen keine unzulässige Menge Chlorid zeigen (ÖAB 9). 5 ml Prüflsg. und 5 ml W. müssen Grenzwert B halten (Nord. 63). – 5. Verbrennungsrückstand. Höchstens 0,1% (ÖAB 9, Nord. 63, BP 63, USP XVI, NF XII), kein Rückstand (Ph.Ned. 6).

Gehaltsbestimmung. Als $C_{12}H_{18}O_2$, bromometrisch.

$$\underset{\underset{CH_2-(CH_2)_4-CH_3}{|}}{\overset{OH}{\underset{|}{\bigcirc}}}-OH \;+\; 2\,Br_2 \;\longrightarrow\; \underset{\underset{CH_2-(CH_2)_4-CH_3}{|}}{\overset{OH}{Br-\bigcirc-Br}}-OH \;+\; 2\,HBr$$

1. USP XVI, NF XII: 70 bis 100 mg, 4 Std. über Silicagel getrocknet, werden gelöst in 10 ml M. (250-ml-JZ-Kolben) und mit 30 ml 0,1 n Bromatlsg. sowie rasch 5 ml Salzsäure versetzt. Unter fließendem W. wird auf Zimmertemperatur abgekühlt, 5 Min. geschüttelt und 5 Min. beiseitegestellt, 6 ml KJ-Lsg. (leicht umschwenken) und 1 ml Chlf. zugesetzt und titriert mit 0,1 n Thiosulfatlsg. gegen Stärkelsg. Zweite Bestimmung als Blindprobe.

2. ÖAB 9: 100 mg werden gelöst in 10 ml M. (JZ-Kolben), 30 ml 0,1 n Bromatlsg., 2 g KBr und 15 ml verd. Schwefelsäure hinzugefügt. Nach 15 Min. (gelegentl. Schütteln) gibt man 5 ml Chlf. und 10 ml 10%ige KJ-Lsg. hinzu und titriert mit 0,1 n Thiosulfatlsg. gegen

Stärkelsg. Zweite Bestimmung als Blindprobe. Verbrauchsdifferenz Thiosulfat muß 20,18 bis 20,61 ml sein.

3. Nord. 63: 100 bis 110 mg löst man in 25 ml A. 96% (JZ-Kolben) und fügt 10 ml 10% KBr-Lsg., 20 ml 2 n Salzsäure und 25 ml 0,1 n Bromatlsg. zu (1 bis 2 Tr./Sek.), ferner 10 ml 10% KJ-Lsg. Nach 5 Min. mit 0,1 n Thiosulfatlsg. gegen Stärkelsg. titrieren.

4. BP 63: 1,2 g werden mit Eisessig auf 100 ml aufgefüllt. Davon gibt man 10 ml in einen JZ-Kolben, ferner 50 ml 0,1 n Bromatlsg. und 10 ml Salzsäure. Während 5 Min. gelegentlich umschwenken, über Nacht stehenlassen. Nach Zusatz von 10 ml KJ-Lsg. titriert man mit 0,1 n Thiosulfatlsg. gegen Stärkelsg. und 10 ml Chlf. Eine zweite Bestimmung wird als Blindprobe durchgeführt, die Differenz des Thiosulfatverbrauchs ergibt den Bromatverbrauch.

5. Ph.Ned. 6: 100 mg werden in 10 ml M. (JZ-Kolben) gelöst und mit 25 ml 0,2 n Bromatlsg.. 1 g KBr und 7 ml Salzsäure versetzt; man kühlt und schüttelt 5 Min. kräftig, läßt 30 Min. unter Lichtschutz stehen, setzt 1 g KJ-Lsg. und 5 ml Chlf. hinzu und titriert unter kräftigem Schütteln mit 0,1 n Thiosulfatlsg. (a ml). Blindprobe (b ml). $b - a =$ Bromatverbrauch.

Für 1. bis 5.: 1 ml 0,1 n Maßlsg. entspricht 4,857 mg $C_{12}H_{18}O_2$. 1 g Hexylresorcin entspricht 205,9 ml 0,1 n Maßlsg.

Gehaltsforderung s. Einleitung.

Aufbewahrung. Unter Lichtschutz in verschlossenen Behältnissen.

Anwendung als Anthelminticum. Hexylresorcin hat antiseptische und anthelmintische Eigenschaften. Älter ist die Anwendung als Harndesinfiziens. Etwa 70% der oral verabfolgten Menge werden mit den Faeces ausgeschieden, der Rest mit dem Harn. Die Wurmwirksamkeit von Alkylphenolen ist von P. D. LAMSON (1930) entdeckt und systematisch untersucht worden. In der 4n-Alkylresorcinreihe liegt das Maximum der Wirksamkeit beim Hexylresorcin; Substitution mit kürzeren und auch längeren Alkylen vermindert die Wirkung.

Die Resorption im Magen-Darm-Kanal wird durch Verabfolgung in öliger Lsg. gehemmt (ROBBINS), auch bei nachfolgender Eingabe von Paraffin. liquid.

Da Hexylresorcin lokale Reizung der Mund- und Magenschleimhaut hervorrufen kann, verabfolgt man es bei Anwendung als Anthelminticum in Tabletten oder Pillen mit magensaftresistentem Überzug, bei der Anwendung als Harndesinfiziens in öliger Lsg. in Kapseln. Als Kinderdosis wird in NF XII empfohlen: 100 mg pro Lebensjahr, höchstens 1 g, als Einmaldosis; kann nach 3 Tagen wiederholt werden.

Zubereitungen.

Tabulettae hexylresorcini 0,1, Ross. 9
Hexylresorcinol Pills USP XVI(!)
Tablettae hexylresorcinoli 0,1 Nord. 63
Klysma hexylresorcini PM.

Resorcin-monobutyläther-diäthylcarbamat, gelbe ölige Fl. von unangenehmen Geruch, früher als Lubisan (Bayer-Leverkusen) im Handel. SCHNEIDER stellte beachtliche Blutdrucksenkung als Nebenwirkung fest.

Literatur

BALLY, J.: Fortschr. Arzneimittelforsch. *1* (1959). – OELKERS, H. A.: Pharmakol. Grundlagen der Behandlung von Wurmkrankheiten, Leipzig 1950. – ROBBINS, B. H.: J. Pharmacol. exp. Ther. *52*, 54 (1934). – SCHNEIDER, J.: Med. Klinik *1948*, 493.

Thymol.

Anwendung als Anthelminticum. Nach OELKERS ist es anscheinend gegen alle im Darm des Menschen schmarotzenden Würmer wirksam und galt zeitweilig als das beste Mittel gegen Hakenwürmer. Die Wurmmuskeln werden bereits durch sehr niedrige Thymolkonzentrationen erregt, durch wenig höhere rasch gelähmt. Die Wirkung auf das Nervensystem der Würmer ist geringer.

Die Vergiftungssymptome beim Menschen bestehen nach OELKERS bei der therapeutischen Anwendung in mehrmaligen Dosen von 1 bis 2 g in Magenbrennen und Druckgefühl im Epigastrium. Nach hohen Dosen (6 bis 10 g) wurden Erbrechen, Durchfälle mit starken Leibschmerzen, ferner Kopfschmerzen, Schwindel, Ohrensausen und Kollaps sowie gelegentlich auch Albuminurie beobachtet. Weitere Nebenwirkungen bei N. BURTON [J. trop. Med. Hyg. *15 II* (1911)].

Zur Behandlung der Echinokokkose (Hundebandwurm-Finnenkrankheit, s. o. unter Taenia echinococcus alveolaris) steht ein parenteral zu applizierendes Thymol als Palmitinsäure-Thymolester (Thymoloverm, Heyl & Co.) zur Verfügung. Die Behandlung soll nach Möglichkeit nur klinisch erfolgen; die Verbindung wird tief intraglutäal bzw. langsam i.v. injiziert.

Unter dem Namen **Egressin** (E. Merck, Darmstadt) war N-Isoamylcarbaminsäure-3-methyl-6-isopropyl-phenylester bzw. Thymol-N-isoamylcarbamat als Oxyurenmittel im Handel.

$$H_3C{>}CH-CH_2-CH_2-NH-COO-C_6H_3(CH_3)(CH(CH_3)_2) \quad M.G.\ 264$$

Herstellung. Durch Einwirkung von Isoamylamin auf Thymol-chlorameisensäure-ester; US-Pat. 2 524 185 (1949).

Eigenschaften. Aus PAe. kristallisierende Nadeln von Fp. 57 bis 60°. In W. praktisch unlösl. (1 : 50000; The Merck Ind. 60).

Naphthalin als Anthelminticum. Laut OELKERS wirkt Naphthalin auf das Nervensystem der Würmer stärker erregend als auf die Muskulatur. Es wird nach oraler Zufuhr z. T. mit den Faeces unverändert ausgeschieden, ein größerer Teil aber resorbiert, anscheinend im Körper oxydiert und im Urin, der mitunter dunkelrotbraun oder olivgrün gefärbt ist und beim Stehen nachdunkelt, ausgeschieden (PENZOLDT, LESNIK, EDLEFSON).

Die Vergiftungserscheinungen beim Menschen nach Einnahme toxischer Naphthalindosen bestehen in Aufstoßen mit Naphthalingeruch, Nausea und Erbrechen, Durchfällen und Tenesmen; vorherrschend ist in vielen Fällen eine Reizung der Harnwege (FÜRBRINGER, LEHMANN, OTTE), ferner parenchymatöse haemorrhagische Nephritis (SCHWIMMER).

Naphthalin wird in reiner Form heute kaum mehr als Anthelminticum verwendet.

Literatur: EDLEFSON, G.: Naunyn-Schmiedeberg's Arch. exp. Path. Pharmak. *52*, 429 (1905). – FÜRBRINGER, H.: Berl. klin. Wschr. *19*, 145 (1882). – LEHMANN, A.: Berl. klin. Wschr. *22*, 122 (1885). – LESNIK, M.: Naunyn-Schmiedeberg's Arch. exp. Path. Pharmak. *24*, 167 (1887). – OTTE: Med. Rec. *1898 I*, S. 641. – PENZOLDT, F.: Naunyn-Schmiedeberg's Arch. exp. Path. Pharmak. *21*, 34 (1886). – SCHWIMMER: Wien. med. Wschr. *39*, No. 3 bis 5 u. 8 bis 9 (1899).

β-Naphthol. Von BENTLEY wurde es 1904 zur Bekämpfung von Hakenwürmern empfohlen (CAIUS/MHASKAR; SCHÜFFNER), daneben aber auch gegen andere Wurmarten gebraucht, insbesondere gegen Oxyuren (z. B. als „Naftogen"); heute jedoch kaum mehr.

Beim Menschen entsprechen die Nebenwirkungen nach SCHÜFFNER bei Kuren (insgesamt 3 g) ungefähr denen des Thymols. Insbesondere wurde über Brennen im Leib geklagt. Ernste Nierenschädigungen wurden nicht gesehen.

Die Ausscheidung des Naphthols erfolgt im Urin, und zwar zum kleineren Teil in Form der Ätherschwefelsäure (MAUTHNER), zum größeren Teil in Form gepaarter Glucuronsäure (LESNIK und NENCKI). Die allmähliche Dunkelfärbung des Naphtholharns beim Stehen spricht für eine weitere Oxydation zum Dioxynaphthalin (ELLINGER).

Literatur: CAIUS, J. F., u. K. S. MHASKAR: Indian J. med. Res. *11*, 371 (1923). – ELLINGER, A.: Handbuch d. exp. Pharmakol., Bd. I (1923) 936. – LESNIK, M., u. M. NENCKI: Ber. dtsch. chem. Ges. *19*, 1534 (1886). – MAUTHNER, J.: Wiener med. Jahrb. *1881*, S. 201. – SCHÜFFNER, W.: Arch. Schiffs- u. Tropenhyg. *16*, 569 (1912).

1-Brom-β-naphthol. Es gilt als für Menschen und Säugetiere fast ungiftig und soll bei Ancylostomiasis eine zuverlässige Wirkung zeigen.

Literatur: MUIRA, J.: Jap. J. med. Sci. Biol. *7*, 265 (1954).

3-Oxy-1-methyl-4-isopropyl-6-brombenzol. Es wird durch Bromierung des betreffenden Dialkylphenols hergestellt (DBP 837698).

$$\text{HO}-\underset{\underset{H_3C\quad CH_3}{CH}}{\bigcirc}-Br \quad (CH_3)$$

Anwendung. Als Indikationen werden angegeben: Oxyuriasis, Ascaridiasis, Ancylostomiasis und Trichuriasis. Die Substanz ist nur als Spezialität im Handel. Sie wird zu 200 mg und als Taenifugum zu 420 mg dosiert. Eintageskuren am nüchternen Patienten sollen ausreichend sein, anschließend wird zweckmäßig laxiert. Lediglich bei Trichuriasis wird eine Wiederholungskur am folgenden Tage mit Dosis 1/2 empfohlen.

Handelsformen: Vermella (Asche, Hamburg) Dragees, Bandwurmkapseln.

Benzylderivate. Mehrere Benzylderivate gelten als anthelmintisch wirksam. So sollen (SOLLMANN) Benzylalkohol und einige seiner Ester für verschiedene Würmer in vitro verhältnismäßig giftig sein.

Diphenanum. Diphenan BPC 54(!), BP 53(!). p-Benzylphenylcarbamat.

$$NH_2-CO-O-\bigcirc-CH_2-\bigcirc$$
$$C_{14}H_{13}O_2N \qquad\qquad M.G.\ 227,3$$

Herstellung. Durch Umsetzung von p-Benzylphenylchloroformat mit Ammoniak.

Eigenschaften. Weißes oder schwach cremefarbenes, geruch- und geschmackloses, kristallines Pulver. Unlösl. in W. und Leichtbenzin, schwach lösl. in A., Ae., Chlf., Bzl., Aceton. Fp. 147 bis 150°.

Prüfung. Ammoniak. Man schüttelt 0,5 g mit 50 ml ammoniakfreiem W. und filtriert; zum Filtrat gibt man 2 ml alkalische Kaliumquecksilberjodidlsg.: die entstehende Frbg. darf nicht intensiver sein als die einer Mischung von 2 ml alkalischer Kaliumquecksilberjodidlsg., 50 ml ammoniakfreiem W. und 2,5 ml verd. Ammoniumchloridlsg. (Nesslers). – Chlorid. 1 g wird mit 50 ml W. gekocht, die Mischung abgekühlt und filtriert: das Filtrat muß dem Grenztest für Chlorid entsprechen. – Gewichtsverlust beim Trocknen bis zum konstanten Gewicht bei 105°: Nicht über 0,5%. Sulfatasche nicht über 0,1%.

Gehaltsbestimmung. N-Bestimmung nach KJELDAHL; 1 ml 0,1 n Schwefelsäure entspr. 22,73 mg $C_{14}H_{13}O_2N$.

Einzeldosis. BP 53: 0,5 bis 1,0 g (8 bis 15 Grain).

Insbesondere zur Behandlung der Oxyuriasis. Erwachsene und Kinder über 10 Jahre erhalten 3mal tägl. 0,5 g 1 Woche lang, kleinere Kinder 0,25, Säuglinge 0,12 g. Der tägl. Stuhlgang ist durch ein leichtes Abführmittel zu unterstützen. Nach Beendigung der Kur wird ein kräftiges Laxans (z. B. Ricinusöl) gegeben.

Anwendung. Für höhere Tiere ist p-Benzylphenol nach SCHULEMANN nur sehr wenig giftig. Für den Frosch beträgt die letale Dosis bei Injektion in den Lymphsack etwa 0,18 g/kg und für die Maus bei subcutaner Injektion ungefähr 0,5 g/kg. Die Vergiftungssymptome bestanden in einer fortschreitenden Lähmung des Zentralnervensystems. Bei Verfütterung des p-Benzylphenylurethans, das nicht mehr den unangenehmen Geschmack und die lokalreizende Wirkung des p-Benzylphenols besitzt, an Kaninchen wurden 1,5 g/kg Körpergewicht ohne Krankheitserscheinungen vertragen.

Zubereitungen.

Tablets of Diphenan
Tabellae Diphenani BPC 54.

Handelsformen: Butolan (Bayer, Leverkusen) (nicht mehr im Handel). Oxylan (Burroughs Wellcome, Engl.): Tabl. zu 0,5 g.

Literatur: SCHULEMANN, W.: Dtsch. med. Wschr. *1920*, S. 1050. – SOLLMANN, TH.: J. Pharm. Pharmacol. *14*, 319 (1920).

Dichlorophenum ÖAB 9. Dichlorophene B. V. C., Extra P. 58. Dichlorophen. Diphenatane-70. 2,2′-Dihydroxy-5,5′-dichlordiphenylmethan. Bis(5-Chlor-2-hydroxyphenyl)-methan.

$C_{13}H_{10}O_2Cl_2$ M.G. 269,14

Eigenschaften. Weißes oder nahezu weißes, kristallines Pulver von schwach phenolartigem Geruch und Geschmack. Dichlorophen ist praktisch unlösl. in W., lösl. in etwa 1 T. A., sehr leicht lösl. in Ae., in Alkalihydroxidlsg. löst es sich unter Phenolatbildung.

Erkennung (ÖAB 9). 1. Erhitzt man in einem Porzellantiegel eine Mischung von Dichlorophen mit etwa der zehnfachen Menge wasserfreiem Natriumcarbonat, bis kein Geruch mehr wahrnehmbar ist, löst den Rückstand vorsichtig in verdünnter Salpetersäure und filtriert, so gibt die erhaltene Lsg. mit Silbernitratlsg. einen weißen, käsigen Nd., der in verd. Ammoniak leicht löslich ist. – 2. Eine Lsg. von etwa 10 mg Dichlorophen in 1 ml A. färbt sich auf Zusatz von 1 Tr. Eisen(III)-chloridlsg. olivgrün. Auf Zusatz von verd. Ammoniak wird die Lsg. braun und trüb. – 3. 200 mg werden in 5 ml W. und 5 ml Natriumhydroxidlsg. gelöst, in Eis gekühlt und eine Mischung von 1 ml Natriumnitritlsg. mit einer kalten Lsg. von 0,15 ml Anilin in 4 ml W. und 1 ml Salzsäure zugesetzt. Es fällt ein rötlichbrauner Nd. (Extra P. 58). – 4. Schmelzintervall (im Kapillarröhrchen): 174 bis 179°. Fp. 170° (Extra P. 58). – 5. Identifizierung nach L. KOFLER: Schmelzintervall (unter dem Mikroskop): 177 bis 179°. Eutektische Temperatur der Mischung mit Salophen: 131°. Lichtbrechungsvermögen der Schmelze: $n_D = 1,5700$ bei 171 bis 172°.

Prüfung (ÖAB 9). Eine Lsg. von 2 g Dichlorophen in 20 ml Ae. muß klar sein. – Freie Säure. Schüttelt man in einem Scheidetrichter die bereitete ätherische Lsg. mit 20 ml W. 1 Min. lang kräftig durch, so müssen sich 10 ml der filtrierten, wss. Schicht auf Zusatz von 2 Tr. Methylrotlsg. und 1 Tr. 0,1 n Natriumhydroxidlsg. gelb färben. – Chlorid. In einer Mischung von 1 ml der für die Prfg. auf freie Säure bereiteten wss. Lsg. und 9 ml W. darf Chlorid in unzulässiger Menge nicht nachweisbar sein. – Sulfat. In einer Mischung von 4 Tr. der für die Prfg. auf freie Säure bereiteten wss. Lsg. und 10 ml W. darf Sulfat in unzulässiger Menge nicht nachweisbar sein. – Schwermetalle. In einer Mischung von 5 ml der für die Prfg. auf freie Säure bereiteten wss. Lsg. und 5 ml W. dürfen Schwermetalle in unzulässiger Menge nicht nachweisbar sein. – Trocknungsverlust. Höchstens 3,0% (dto. B.V.C.). – Verbrennungsrückstand. Höchstens 0,2%.

Gehaltsbestimmung (ÖAB 9). 0,3 g Dichlorophen werden in einem 100 ml fassenden Meßkolben in 10 ml verd. Natriumhydroxidlsg. und 30 ml W. gelöst. Die Lsg. wird nun portionsweise mit 3 bis 4 g feingepulvertem Kaliumpermanganat versetzt, bis die rote Frbg. bestehen bleibt. Hierauf erhitzt man 10 Min. lang zum gelinden Sieden, entfärbt die Lsg. nach dem Abkühlen durch tropfenweisen Zusatz von A. und säuert vorsichtig mit 10 ml konz. Salpetersäure an. Dann kühlt man ab, versetzt mit 30 ml 0,1 n Silbernitratlsg. und füllt mit W. bis zur Marke auf. Man schüttelt kräftig um, bis sich der Nd. zusammengeballt hat, filtriert durch ein trockenes Filter und verwirft die ersten 20 ml des Filtrates. In 50 ml des Filtrates wird nach Zusatz von 5 ml Eisen(III)-Ammoniumsulfatlsg. mit 0,1 n Ammoniumrhodanidlsg. zurücktitriert (Mikrobürette) (ähnl. Methode angegeben in Extra P. 58).

Für die angegebene Einwaage muß sich ein Verbrauch an 0,1 n Silbernitratlsg. von 21,40 bis 22,38 ml ergeben, entsprechend 96,0 bis 100,4% des theoretischen Wertes. Forderung. Extra P. 58: mind. 96%.
1 ml 0,1 n Silbernitratlsg. entspricht 13,46 mg $C_{13}H_{10}O_2Cl_2$.
1 g Dichlorophen entspricht 74,31 ml 0,1 n Silbernitratlsg.

Aufbewahrung. In gut schließenden Gefäßen. Separandum.

Anwendung. In Deutschland als Antisepticum, Antimykoticum und Konservierungsmittel (s. d.). In England und einigen anderen Ländern zur Behandlung der Infektion mit Taenia saginata (nicht Taenia solium!) in Tabletten zu 0,5 g, als Einmaldosis von 0,07 g pro kg Körpergewicht.

Handelsform als Anthelminticum. Antiphen (May & Baker, England).

Literatur: The Merck Ind. 60. – APLEY, J.: Prescribers J. *62* (1964).

Rosanilin- und Cyanin-Farbstoffe (Näheres zur Chemie, Nachweisen usw. s. Bd. II).

Anwendung als Anthelmintica. Triphenylmethanfarbstoffe galten in den 40er Jahren als am wirksamsten gegen Oxyuren. Da sie die Magenschleimhaut reizen, werden sie in dünndarmlöslicher Dragierung appliziert. Die wirksamen Vertreter dieser Farbstoffgruppe leiten sich vom Pararosanilin ab und sind z. T. N-methylierte Substanzen.

Als Vermifuga finden folgende Körper Verwendung.

Gentianaviolett.

Es handelt sich um ein Gemisch der Chloride des Penta- und Hexamethyl-para-rosanilins und ist identisch mit dem USP XVI-Produkt Methylrosanilinchlorid.

Handelsformen, die jedoch inzwischen zurückgezogen wurden, waren:

Gentiapol und Vermolysin.

Noch im Handel ist das Pyoverm (Ravensberg, Konstanz).

Wirksamer als die Salze, und vor allem verträglicher (BROCK und ERHARDT) sind die freien Carbinolbasen, die etwas schwächer gefärbt sind als die Salze. Ein Gemisch aus Carbinolbasen des Penta- und Hexamethyl-para-rosanilins stellte die Spezialität Atrimon (Asta, Brackwede) dar.

Kristallviolett, die definierte Hexamethylverbindung, wurde früher als Badil (Bayer) gehandelt und wird noch heute als Oxypharmetten in der Schweiz vertrieben.

Nach DESCHIENS sind Triaminoderivate des Triphenylmethan wirksamer als die Diaminoverbindungen. Dementsprechend ist das nur 2 Diaminogruppen tragende Malachitgrün weniger wirksam.

Eine Beilage zu NF XII gibt die Dosierung für Kinder bei Gentianaviolett an: 2 mg pro kg Körpergewicht in 24 Std. bzw. 50 mg pro qm Körperoberfläche in 24 Std. in 2 bis 3 Teildosen täglich oral. Behandlungsdauer 7 bis 10 Tage.

Die bekanntesten Anthelmintica aus der Reihe der Cyaninfarbstoffe sind Dithiazanin, Alazanin und Pyrvinium.

Dithiazanine Iodide USP XVII. Dithiazaninum (INN) ist das 3,3′-Diäthylthiodicarbocyanin bzw. 3-Aethyl-2-[5′-(3′-äthyl-2″-benzothiazolinyliden)-1′,3′-pentadienyl]-benzothiazolium als Jodid.

$$\left[\begin{array}{c} \underset{\underset{C_2H_5}{N}}{\overset{S}{\diagup}}\!\!\!-CH=CH-CH=CH-CH=\!\!\!\overset{S}{\underset{\underset{C_2H_5}{N}}{\diagup}} \end{array} \right]^{\oplus} J^{\ominus}$$

$C_{23}H_{24}N_2S_2J$ M.G. 518,49

Eigenschaften. Dunkelgrünliches kristallines Pulver. Wenig lösl. in Methylenchlorid und Dimethylformamid; sehr wenig lösl. in M. und A.; unlösl. in Ae.

Erkennung. Im Vergleich mit USP-Standard.

Trocknungsverlust. Höchstens 2% nach Trocknung bei 100° über 1 Std.

Verbrennungsrückstand. Höchstens 0,2%.

Schwermetalle. Höchstens 30 ppm (Methode II USP XVII).

Gehaltsbestimmung. Spektrophotometrisch im Vergleich mit USP-Dithiazanine Iodide-Reference Standard. Mindestens 95%.

Aufbewahrung. In gut schließenden Behältnissen.

Anwendung. Die Substanz wird vom Darm aus nur wenig resorbiert. Es wird über gastrointestinale Nebenwirkungen berichtet, so über Anorexie, Nausea, Erbrechen, abdominale Krämpfe, Diarrhoe. Diese Erscheinungen treten bei ca. 30% aller Patienten auf und sind am ersten Therapietag am stärksten. Man nimmt das betreffende Präparat am besten nach den Mahlzeiten.

Die Substanz ist wirksam gegen Oxyuren, Trichiuren und Ascariden. Bei der Behandlung von Infektionen mit Necator americanus ist es dem Tetrachloräthylen unterlegen. Der genaue Wirkungsmechanismus ist noch nicht geklärt, offenbar greift die Substanz in den Stoffwechsel der Parasiten ein. Die Ausscheidung erfolgt durch den Stuhl, der blau gefärbt wird.

Bei der Peitschenwurminfektion werden Erwachsenen und Kindern über 27 kg Körpergewicht am ersten Tage 3mal 100 mg, an den folgenden 4 Tagen je 3mal 200 mg gegeben (USP XVII).

Eine Beilage zu NF XII gibt für Kinder als Dosierung bei Strongyloidiasis an: 10 bis 30 kg Körpergewicht: 8 mg pro kg pro 24 Std., über 30 kg Körpergewicht: 300 mg in 24 Std. in 3 Teildosen über 14 bis 21 Tage.

Nierenerkrankungen gelten als Kontraindikation!

Handelsformen: In Deutschland als Dilombrin (Pfizer, Karlsruhe) jetzt außer Handel.

Im Ausland im Handel: Delvex (Lilly); Anelmid, Telmid, Abminthic (Pfizer); Partel, Duxen.

Alazanin ist chemisch sehr ähnlich gebaut und liegt üblicherweise als Trichlorphenolat vor.

Alazanintrichlorphenol. Alazani trichlofenas (INN). Alazanine trichlorphate (USAN).

$$\left[\begin{array}{c}\text{S}\\\text{N}\\\text{C}_2\text{H}_5\end{array}\text{—CH=CH—CH=}\begin{array}{c}\text{S}\\\text{N}\\\text{C}_2\text{H}_5\end{array}\right]^\oplus \quad 2,4,5\text{-trichlorphenoxid}^\ominus$$

Pyrvinium pamoate USP XVII. Bis-[[6-Dimethylamino-2-[2-(2,5-dimethyl-1-phenyl-3-pyrrolyl)vinyl]-1-methylquinolinium]]. 4.4′-Methylenebis[3-hydroxy-2-naphthoate]. Viprynium embonate BP 63 – Add. 66.

Bis-6-dimethylamino-2-[2-(2,5-dimethyl-1-phenyl-3-pyrrolyl)-vinyl]-1-methylchinoliniumsalz der Embonsäure[1].

$$(C_{26}H_{28}N_3)_2 C_{23}H_{14}O_6 \quad\quad \text{M.G. } 1.151{,}43$$

Eigenschaften. Orangerotes mikrokristallines, stabiles, nichthygroskopisches, nahezu geruchloses, geschmackloses Pulver. Fp. (unter Zers.): 210 bis 215° (USP XVII), über 206° (BP 63 – Add. 66). Sintert ab 180° (The Merck Ind. 60). In W. und Ae. praktisch unlösl.; lösl. in Eisessig; schwer lösl. in Chlf. (BP 63 – Add. 66: bei 20° in 1000 T.) und Methoxyäthanol (BP 63 – Add. 66: bei 20° in 330 T.); sehr schwer lösl. in A.

Erkennung und Prüfung. 1. Schmelzpunkt. – 2. IR-Absorptionsspektrum der KBr-Dispersion soll bei den gleichen Wellenlängen Maxima zeigen wie ein entsprechender Standard (USP XVII). – 3. Eine 0,02%ige Lsg. (nach Vorschrift hergestellt) in Methoxyäthanol soll Absorptionsmaxima bei 508 mµ und 358 mµ zeigen (USP XVII). Das Verhältnis A_{508}/A_{358} liegt zwischen 1,75 und 2,05 (USP XVII, BP 63 – Add. 66). Eine 0,001%ige Lsg. in Methoxyäthanol soll in einer 1-cm-Schicht Maxima bei 358 mµ (0,38) und 508 mµ (0,74) zeigen (BP 63 – Add. 66). – 4. BP 63 – Add. 66: In einem Zentrifugenglas werden zu 50 mg Vipryniumembonat 1 ml Dimethylformamid, 5 ml Chlf. und 5 ml 20%ige Natronlauge gegeben; das Glas wird verschlossen, kräftig geschüttelt und bis zum Auftreten einer klaren wäßrigen Phase zentrifugiert. Die Chlf.-Schicht ist tiefrot gefärbt und die gelbliche wäßrige Schicht zeigt grüne Fluoreszenz im UV-Licht. – 5. Trocknungsverlust. Höchstens 6% (USP XVII: titrimetrisch in einer Lösung aus 200 mg in 10 ml M. und 10 ml Chlf.: BP 63 – Add. 66: bei 130° konstant getrocknet). – 6. Verbrennungsrückstand. Höchstens 0,5% (USP XVII); höchstens 0,2%, Sulfatasche (BP 63 – Add. 66).

---

[1] Embonsäure = Pamoasäure ist 2,2′-Dihydroxy-1,1′-dinaphthylmethan-3.3′-dicarbonsäure (The Merck Ind. 60).

Gehaltsbestimmung. Spektrophotometrisch in Methylcellosolve (Methoxyäthanol) bei 508 mµ (USP XVII, BP 63 – Add. 66).

Aufbewahrung. In gut verschlossenen Behältnissen, unter Lichtschutz.

Anwendung. Pyrviniumpamoat wird oral eingenommen zur Bekämpfung der Oxyuriasis. Das Pamoat hat sich als gleich gut vermizid erwiesen wie das schlechter verträgliche Chlorid.
Eine nennenswerte Resorption findet nicht statt, Nebenerscheinungen wurden bislang nicht beobachtet. Bei den Parasiten soll es nach A. D. WELCH [J. Pharmacol. exp. Ther. *95*, 212 (1949)] zur Blockierung von Fermentsystemen kommen.

Als Dosierung wird empfohlen: Einmal 5 mg pro kg Körpergewicht, berechnet als Base, evtl. in 2 bis 3 Einzelgaben, vor, während und nach der Mahlzeit. Eine Beilage zu NF XII gibt für Kinder an: 5 mg pro kg Körpergewicht bzw. 150 mg pro qm Körperoberfläche als Einmaldosis.

Zubereitungen.

Pyrvinium pamoate oral suspension USP XVII (1%, als Base berechnet)
Pyrvinium pamoate Tablets USP XVII
Viprynium Tablets BP 63 – Add. 66.

Handelsformen: Molevac – Susp., -Drag. (Parke Davis, München). Vanquin-Susp., Povan-Susp.

Stilbazium iodide. Jodid des 1-Aethyl-2,6-bis(p-1-pyrrolidinylstyryl)-pyridinium.

$$\left[N{-}\bigcirc{-}CH{=}CH{-}\underset{\underset{C_2H_5}{|}}{N}{-}CH{=}CH{-}\bigcirc{-}N \right]^{\oplus} J^{\ominus}$$

$C_{31}H_{36}JN_3$ \hspace{3cm} M.G. 577,56

Die Substanz soll oxyurizid wirken und wird als Monopar (Burroughs Wellcome) in den Handel gebracht.

1-Methyl-4-(2,6-dichlorstyryl)-pyridiniumjodid.

$$\left[H_3C{-}N\bigcirc{-}CH{=}CH{-}\underset{Cl}{\overset{Cl}{\bigcirc}} \right]^{\oplus} J^{\ominus}$$

Es wurde von GOODWIN et al. (Brit. med. J. *1958* II, S. 1572) als Anthelminticum vorgeschlagen.

Acridinderivate

Mepacrine Hydrochloride BP 63. Quinacrine hydrochloride USP XVII. Mepacrini chloridum Nord. 63. Mepacrini hydrochloridum Pl.Ed. I/1. Acrichinum Ross. 9. Atebrin.

Anwendung als Wurmmittel. Gilt als sehr zuverlässig gegen Taenien (T. saginata, solium). Zweckmäßig vor der Kur 1 bis 2 Tage Nüchternheit. Die Wirksamkeit wird erhöht durch Applikation mittels Duodenalsonde (nach Sedierung). Nach 1 bis 2 Std. gibt man ein salinisches Laxans.

Dosierung. Als Einmaldosis: 1 g (Ross. 9), 800 mg + 500 mg Natriumcarbonat (USP XVII: in Teildosen innerhalb 30 Min.). Kurdosis: 1 g aufgeteilt in mehrere Gaben (BP 63). Für die Kinderpraxis gibt eine Beilage zu NF XII an:

Bei Giardiasis (gegen Lamblien): 8 mg pro kg Körpergewicht pro 24 Std. bzw. 250 mg pro qm Körperoberfläche pro 24 Std., höchstens 300 mg in 24 Std., in 3 Einzelgaben, kontinuierlich über 5 Tage.

Bei Taeniasis: 15 mg pro kg Körpergewicht bzw. 500 mg pro qm Körperoberfläche, höchstens 800 mg, in 2 Einzelgaben mit 1 Std. Abstand 2 Std., nach der letzten Dosis salinisches Abführmittel.

Zubereitungen.

Tabulettae Acrichini obductae 0,05 Ross. 9. Compressi mepacrini hydrochloridi Pl.Ed. I/2. Mepacrine Tablets BP 63 meist 100 mg/Tabl. Quinacrine hydrochloride Tablets USP XVII.

Acranil. Als reines Wurmmittel wurde das Acranil entwickelt, das gegen Bandwürmer und Lamblien sehr wirksam ist und sich von Mepacrin nur in der basischen Seitenkette unterscheidet.

$C_{21}H_{26}ClN_3O_2 \cdot 2\,HCl$ M.G. 387,90

5-(γ-Diäthylamino-β-hydroxypropyl)amino-3-methoxy-8-chloracridin.
1-(6-chlor-2-methoxy-9-acridylamino)-3-diäthylamino-2-propanol.

Herstellung. 1930 der I.G. patentiert (DRP 553072).

Eigenschaften. Gelbe Kristalle Fp. 105 bis 107°; angew. als diHCl; Fp. 237 bis 239°; schwach lösl. in Ae., wasserlösl.
(Alle Angaben lt. The Merck Ind. 60).

Anwendung. Nach Angaben des Herstellers führt eine 5tägige Verabreichung der vorgeschriebenen Tagesdosen von 0,1 bis 0,3 g mit Sicherheit zur Heilung der Lambliasis, unter Umständen schon nach 3 Tagen. Bei Infektionen mit Hymenolepis nana genügt eine Einmaldosis von 0,5 g. Für die Taeniasis (T. solium, T. saginata, Bothriocephalus latus) wird eine sehr ausführliche Kuranweisung gegeben. Nach entsprechender Diät und Phenobarbitalgabe werden je nach Alter des Patienten 0,4 bis 0,8 g gegeben, später ein stark dünndarmwirksames Laxans.

Beide Mittel gelten heute als überholt durch Niclosamid (s. d.).

Beobachtete Nebenwirkungen: Erbrechen, Diarrhoe, gelegentlich Gelbfärbung der Haut.

Literatur: APLEY, J.: Prescribers J. *1964*, S. 62 ff.

Handelsform: Acranil-Tabletten (Bayer, Leverkusen).

Xanthonderivate

1-Diäthylaminoäthylamino-4-methyl-thiaxanthon-hydrochlorid. Lucanthone hydrochloride.

$C_{20}H_{24}N_2OS \cdot HCl$ M.G. 376,94

Herstellung (nach HÜCKEL). Das Ringsystem des Thioxanthons wird aus Thiosalicylsäure und p-Chlortoluol durch Erhitzen mit konzentrierter Schwefelsäure aufgebaut. Dabei entstehen zwei Isomere nebeneinander, von denen das eine das Chlor dem Carbonyl und das Methyl dem Schwefel benachbart trägt, das andere umgekehrt. Nur in dem einen, in welchem die Reaktionsfähigkeit des Chlors durch das benachbarte Carbonyl erhöht ist, ist das Chlor so reaktionsfähig, daß es sich mit dem Amin, aus dem die Seitenkette aufgebaut wird, umsetzt:

$$\text{o-HS-C}_6\text{H}_4\text{-COOH} + \text{4-CH}_3\text{-2-Cl-C}_6\text{H}_3\text{-} \longrightarrow \text{[1-Cl-4-CH}_3\text{-thioxanthon]} + \text{H}_2\text{N-CH}_2\text{-CH}_2\text{-OH} \longrightarrow$$

Es entsteht das Hydrochlorid des 1-(β-Oxyäthylamino)-4-methylthioxanthons. Mit Phosphoroxychlorid wird weiter das Hydroxyl durch Chlor substituiert und die β-Chlorbase mit Diäthylamin zum Hydrochlorid des Miracil umgesetzt.

Eigenschaften. Gelbe Kristalle, gut lösl. in W. zu neutraler orangefarbener Lsg., schwer lösl. in A. Fp. 195 bis 196°, der Base 64 bis 65° (The Merck Ind. 60).

Anwendung. Gegen Bilharziose. Wirksam bei Infektionen mit Schistosoma mansoni und haematobium, weniger bei solchen mit Schistosoma japonica.

Dosierung. Orale, intravenöse oder intramusculäre Dosen von 10 bis 20 mg/kg Körpergewicht werden empfohlen, wobei die orale Applikation als am wenigsten toxisch gilt. 500 bis 1000 mg 2mal täglich über 3 Tage. Als Nebenwirkungen werden geschildert: Schwindel, Erbrechen, Leibschmerzen, Schlaflosigkeit, Tremor und andere unspezifische Reaktionen.

Handelsformen: Miracil D (Bayer, Leverkusen), Nilodin, Lucanthone (Burroughs Wellcome, Engl.), Lucanthone Tablets BP 63, Lucanthone Hydrochloride Tablets 250 mg.

Ein Langzeiteffekt kann durch Bindung von Lucanthone an Austauscherharze (z. B. Kationenaustauscher „Zeocarb 225 H") erreicht werden. Damit werden auch beim Hydrochlorid beobachtete Unverträglichkeitserscheinungen ausgeschaltet [DAVIS, A.: Lancet *I*, 201—202 (1961)].

In diesem Zusammenhang sei eine andere gegen Bilharziose und Amöbiasis neuerdings verwendete Substanz aus der Reihe der Nitrothiazole genannt, die unter der Bezeichnung CIBA 32644-Ba bekannt ist und als Spezialität unter dem Namen Ambilhar gehandelt wird.

$$\text{O}_2\text{N-[5-nitrothiazol-2-yl]-N-[2-oxo-imidazolidin-1-yl]}$$

6-[Nitro-thiazolyl-(2)]-2-oxo-tetrahydro-imidazol.
1-(5-Nitro-2-thiazolyl)-2-imidazolidinon.

Herstellung. Durch Kondensation von 2-amino-5-nitrothiazol mit β-chloräthylisocyanat zu [5-Nitrothiazolyl-(2)]-3-β-chloräthylurea, der in Basengegenwart cyclisiert.

Eigenschaften. Gelbe Kristalle (aus Dimethylformamid) Fp. 260 bis 262°.

Anwendung. Die Wirksamkeit dieses Medikamentes wurde gegenüber S. mansoni in vitro und in vivo studiert. Bei den in vitro-Versuchen erfolgte eine Hemmung der Eiablage, dann morphologische Veränderungen, zuerst der weiblichen, dann der männlichen Würmer. Bei den Versuchen in vivo wirkte Ambilhar bei den verschiedensten Versuchstieren (Mäuse, Hamster, Wüstenratten, Hammel), zwar abhängig von der Dosierung, aber unabhängig von Alter, Geschlecht und Rasse der behandelten Tiere. Resistenzerscheinungen wurden nicht beobachtet.

Die Dosierung betrug bei Bilharziose (Schistosoma haematobium und Schistosoma mansoni) 25 mg/kg/die (auf einmal gegeben oder auf 2 Gaben verteilt). Die Behandlungsdauer betrug 7 Tage, obwohl in der Mehrzahl der Fälle 5 Tage genügten. Etwa in der 2. Woche nach Behandlungsbeginn ging die Anzahl der eliminierten Eier zurück, in der 3. Woche wurden keine lebensfähigen Eier mehr gefunden. Die dysenterischen und hämaturischen Symptome verschwanden allmählich in den folgenden Wochen. Es wird angenommen, daß das Medikament das Fortpflanzungssystem der Würmer schädigt.

Die Verträglichkeit ist gut. Auftretende Nebenerscheinungen, wie Schmerzen, im Epigastrium, Anorexie mit starkem Erbrechen, schwere Kopfschmerzen, neuropsychische Störungen und allergische Erscheinungen erwiesen sich als leicht und reversibel. Der Anteil der Nebenerscheinungen liegt bei etwa 0,5 bis 1,5%. Bei exakt durchgeführter Behandlung kann bei allen Patienten eine klinische und parasitologische Heilung erwartet werden.

Erfahrungen gegenüber Schistosoma japonicum liegen noch nicht vor.

Literatur: LAMBERT, C. R., u. F. S. DA CRUZ FERREIRA: Bull. Wld Hlth Org. *32*, 73 (1965). – LAMBERT, C. R.: med. lt. Hyg. *24*, 716, 38–39 (1966).

Phenothiazin NF XII, B. V. C., CF 49(!), ÖAB 9.

Anwendung. Die Substanz ist als Anthelminticum sehr wirksam, ihre therapeutische Breite jedoch sehr gering. Ihr Wirkmechanismus als Anthelminticum ist noch nicht voll geklärt; manche Autoren (s. bei BALLY) vermuten, daß die Wirksamkeit nicht auf dem Phenothiazin, sondern seinen möglichen Oxydationsprodukten beruht.

Ebenfalls zur Anwendung als Anthelmintica geprüft wurden die gleichfalls sehr schwer wasserlöslichen Körper

10-Methyl-Phenothiazin und 10-Aethyl-Phenothiazin

Leichter lösl. Verbindungen, wie Methylenblau, sind ebenfalls sehr wirksam, aber zu toxisch.

1938 führte man Phenothiazin als Anthelminticum in die Veterinärmedizin ein, 1940 auch in die Humanmedizin. Doch wurde verschiedentlich über toxische Nebenwirkungen berichtet (z.B. MENDHEIM und SCHIED). Extra P. 66 berichtet von Schwindel, Erbrechen, Leberschäden, Gelbsucht, Hämaturie, Albuminurie, Tachykardie und Magenkrämpfen, bei Kindern von Todesfällen. Als Gegenmittel werden genannt: Salin. Abführmittel, gegebenenfalls (bei hämolyt. Anämie) Bluttransfusion.

Nach L. HÄNEL ist die Toxizität auf die Verwendung unreiner Substanzen zurückzuführen. Weiter ist zu berücksichtigen, daß man anfänglich bedeutend höher dosierte (900 mg/kg und Kur), als man es in neuester Zeit tut, indem man nur 60 mg/kg und Kur verabfolgt (Zusammenstellung der von verschiedenen Autoren gebrauchten Dosierungen siehe SEITZ und BAUERREIS). Phenothiazin wird bei Oxyuriasis und Askaridiasis angewandt. Der Harn färbt sich bei der Phenothiazinkur durch ausgeschiedene Oxydationsprodukte rötlich.

Das ÖAB 9 schreibt vor, daß Phenothiazin nur für tierärztliche Zwecke abgegeben werden darf. In den USA wird es veterinärmedizinisch verwendet, es wird jedoch ausdrücklich darauf hingewiesen, daß Tiere nur auf Anweisung eines Tierarztes damit behandelt werden sollten. Dosiert wird es nach Körpergewicht des jeweiligen Tieres (NF XII; Remington, Practice of Pharmacy, XII. Ed.): Rinder 50 bis 80 g, Pferde und Maulesel 30 bis 50 g, Kälber 24 bis 40 g, Schweine 4 bis 30 g, Schafe und Ziegen 25 g, Lämmer bis ca. 30 kg 15 g, Küken 500 mg.

Handelsformen: Als humanmedizinische Präparate waren in Deutschland im Handel: Contaverm (Heumann, Nürnberg), Phenoxur (Thomae, Biberach) und Helmetina (Progreda, Köln). Noch im Handel: Wurm-Thional (Bram, Berlin).

Literatur: BALLY, J.: Fortschr. Arzneimittelforsch. *1* (1959). – MENDHEIM, H., u. G. SCHIED: Dtsch. med. Wschr. *74*, 1022 (1949). – HÄNEL, L.: Pharmazie *5*, 18 (1950); Dtsch. med. Wschr. *74*, 749 (1949). – SEITZ, K., u. R. BAUERREIS: Ärztl. Prax. *6*, Nr. 18 (1954). OELKERS, H. A.: Pharmakol. Grundlagen der Behandlung von Wurmkrankheiten, Leipzig 1950.

Piperacinum Erg.B. 6. Piperazinum. Piperazin. Diäthylendiamin. Piperazidin. Hexahydropyrazin.

Namensbildung auf Grund der Ableitbarkeit vom Piperidin durch Ersatz einer CH$_2$-Gruppe durch NH.

$$\begin{array}{c} H \\ N \\ H_2C \quad\quad CH_2 \\ | \quad\quad\quad | \\ H_2C \quad\quad CH_2 \\ N \\ H \\ C_4H_{10}N_2 \end{array} \quad\quad \text{M.G. } 86{,}14$$

Herstellung. 1. Aethylendiamin (II), erhalten durch Behandeln von Dichloräthan (I) mit NH$_3$ im Autoklaven bei 115 bis 120°, reagiert in alkoholischer Lsg. mit Oxalsäurediäthylester (III) zu Aethylenoxamid (IV). Letzteres wird mit Zink und NaOH zu Piperazin (V) reduziert (CLOËZ).

$$\text{Cl—CH}_2\text{—CH}_2\text{—Cl} + 2\,\text{NH}_3 \longrightarrow \text{NH}_2\text{—CH}_2\text{—CH}_2\text{—NH}_2$$
$$\text{I} \quad\quad\quad\quad\quad\quad\quad\quad \text{II}$$

[Reaction scheme: II + III → IV + 2 C$_2$H$_5$OH; IV $\xrightarrow{+\text{NaOH},\ +\text{Zn}}$ V]

2. Anilin (VI) reagiert mit 1,2-Dibromäthan (VII) zu Diphenyldiäthylendiamin (VIII). Dieses wird in salzsaurer Lsg. mit NaNO$_2$ behandelt, wobei sich das Dinitroso-diphenylpiperazin (IX) bildet. Mit KOH zum Sieden erhitzt, zerfällt letzteres in Piperazin (V) und Kalium-p-nitroso-phenolat (X).

[Reaction scheme: VI + VII → VIII + 4 HBr; VIII + NaNO$_2$ → IX; IX + 2 KOH → V + 2 X]

3. Reduktion von Pyrazin mittels Natrium in alkoholischer Lsg. (WOLFF).

4. HÜCKEL gibt folgenden Weg an: Aus Anilin (54 T.), Aethylenbromid (26 T.) durch Erhitzen mit calcinierter Soda (30,5 T.) unter Rühren auf 110 bis 120°. Dabei bildet sich unter lebhafter Kohlendioxidentwicklung Diphenylpiperazin, dessen Bildung nach weiterer Zugabe von Anilin (5,6 T.) und Aethylenbromid (13,5 T.) und unter Temperatursteigerung bis auf 180° vollständig wird. Durch Wasserdampfdestillation wird das nicht umgesetzte Äthylenbromid zurückgewonnen, während das gebildete Natriumbromid im Wasser bleibt.

$$C_6H_5 \cdot N \begin{array}{c} H \quad Br \cdot CH_2 \cdot CH_2 \cdot Br \quad H \\ \\ H \quad Br \cdot CH_2 \cdot CH_2 \cdot Br \quad H \end{array} N \cdot C_6H_5 + 2\,Na_2CO_3 =$$

$$C_6H_5 \cdot N \begin{array}{c} CH_2\!-\!CH_2 \\ \\ CH_2\!-\!CH_2 \end{array} N \cdot C_6H_5 + 4\,NaBr + 2\,H_2O + 2\,CO_2.$$

Mit Schwefeltrioxid wird bei 40 bis 60° die Tetrasulfonsäure hergestellt, die später mit Natronlauge neutralisiert wird. Die bei 50° gesättigte Lösung des Salzes wird unter Rühren in eine 250 bis 270° heiße Schmelze von Natriumhydroxid mit etwas W. einfließen gelassen. Dabei wird die C_6H_5-N-Bindung, die durch die zweifache Sulfurierung des Kerns geschwächt ist, gespalten, die beiden aromatischen Kerne werden also entfernt, und das gebildete Piperazin geht mit Wasserdampf über.

5. Ebenfalls bei HÜCKEL zit.: Bei einer neuen Synthese werden Diäthanolamin (1 T.) und Ammoniak (3 bis 15 T.) mit Nickel (0,035 T.) unter 120 Atm. auf 175 bis 220° 8 Std. erhitzt, Ausbeute 86%.

6. Durch katalytische Desaminierung aus Diäthylentriamin und Äthylendiamin (KYRIDES, MARTIN u. MARTELL, MCKENZIE u. TURBIN).

Eigenschaften. Farblose, hygroskopische, geruchsarme, glänzende Tafeln, die laugig-salzig schmecken. Fp. 104 bis 107° (Erg.B. 6), 106° (The Merck Ind. 1960). Kp. 146° (The Merck Ind. 1960). Leicht lösl. in W., Glycerin, Glykolen, in weniger als 2 T. A. Starke Base ($K_{25°} = 6,4 \times 10^{-5}$ lt. The Merck Ind. 1960). Die Dämpfe verdichten sich beim Erkalten zu langen Kristallnadeln. Das Salz zieht leicht W. und CO_2 an und zerfließt unter Übergang in das Carbonat. Weitere Angaben, so Erk., Prüf., Gehalt s. Hexahydrat.

Aufbewahrung. In gut geschlossenen kleinen Gefäßen, vor Feuchtigkeit und Säuren, auch Kohlensäure, geschützt. Zerflossenes Piperazin ist über Ätzkalk, nicht über konz. Schwefelsäure zu trocknen; letztere würde die Base allmählich aufnehmen.

Anwendung. Ursprünglich nur als Harnsäure-Lösungsmittel bei Gicht, Nierenkolik, Harngrieß, auch bei Blasenkatarrh und Diabetes mellitus. Innerlich 1,0 g täglich in 1/2 Liter Selterswasser gelöst. Für Ausspülungen der Blase, um harnsaure Konkretionen in Lösung zu bringen, in 1- bis 2%iger Lsg. Da Piperazin mit Pikrinsäure einen Nd. gibt, kann beim Gebrauch des ESBACHschen Rg. nach Piperazineinnahme Eiweiß im Harn vorgetäuscht werden.

Piperazinum chinicum. Chinasaures Piperazin früher als Sidonal.

$$C_4H_{10}N_2(C_7H_{12}O_6) \qquad \text{M.G. 278,30}$$

Es wird dargestellt durch Neutralisation von Piperazin mit Chinasäure. Farbloses Salzpulver von säuerlichem Geschmack und saurer Rk. Fp. 168 bis 171°. In W. sehr leicht löslich.

Anwendung. In Tagesgaben bis zu 8,0 (in wss. Lsg., auch mit Mineralw.) als spezifisches Mittel gegen Krankheiten, die auf harnsaurer Diathese beruhen. Später durch Neusidonal ersetzt worden.

Piperazinhexahydrat Nord. 63. Piperazinum Ph.Helv. V – Suppl. I. DAB 7 – DDR. Piperazinhydrat ÖAB 9 (als Rg.). Piperazine Hydrate BPC 63. Diaethylenum diaminum hydratum. Hydrate de Pipérazine CF 65. Piperazini hydras. Hexahydro-1,4-diazin DAB 7 – DDR.

44,34% Piperazin wasserfrei
56,66% Wasser.

$$C_4H_{10}N_2 \cdot 6H_2O \qquad \text{M.G. 194,23}$$

Angeregt durch die mit Diäthylcarbamizinum erzielten Ergebnisse prüften MOURIQUAND, ROMAN u. COISNARD das unsubstituierte einfache Piperazin auf seine anthelmintischen Eigenschaften und fanden Wirksamkeit gegen Oxyuren. Die Wurmwirksamkeit und gute Verträglichkeit ist auch von anderen Autoren bestätigt worden. So fand ERHARDT, daß Piperazinhydrat an der Kaninchenoxyuriasis voll wirksam ist, wodurch sowohl die Verwendbarkeit der Substanz als Oxyurenmittel als auch die Adäquanz des Testes ihre Bestätigung fanden. Auch gegen Ascariden wurde eine erhebliche Wirksamkeit festgestellt.

Herstellung s. Piperazin wasserfrei.

Eigenschaften. Farblose, hygroskopische, schwach ammoniakalisch riechende, salzig schmeckende Kristalle, die bei einer relativen Luftfeuchtigkeit von unter 60% verwittern, bei über 70% zerfließen (Nord. 63). Es ist lösl. in 2,5 T. W., 0,8 T. A. 96%, unlösl. in Ae. (Nord. 63), in 3 T. W., 1 T. A. (BPC 63), leicht löslich in W., A.

Die wss. Lsg. reagiert gegen Thymolphthalein alkalisch (ÖAB 9, DAB 7 – DDR: 2 ml 2% wss. Lsg. müssen durch 2 Tr. Thymolphthalein-I blau gefärbt werden); pH von 10,8 bis 11,8 (The Merck Ind. 60). – Fp. 44° (CF 65), 42 bis 46° (Nord. 63), 44 bis 49° (ÖAB 9), 40 bis 44° (Ph.Helv. V – Suppl. I), 43 bis 45° (BPC 63). Genauere Schmelzpunkte als Trichloracetat. Dinitroso- oder Dibenzoylverbindung (s. u.).

Erkennung (weitere Rk. s. u. Adipat, Citrat, Phosphat). 1. Von der Lsg. 1 g in 15 ml W. wird 1 ml mit 5 Tr. Benzoylchlorid und 10 Tr. verd. Natronlauge geschüttelt. Der weiße Nd. wird abfiltriert, mit 10 ml W. gewaschen und in 2 ml A. gelöst. Beim Eingießen in 5 ml W. entsteht eine milchige Trübung, nach einigem Stehen glänzende Kristalle vom Fp. 187 bis 190,5 (Ph.Helv. V – Suppl. I). – 200 mg Piperazin werden in 3 ml W. gelöst, mit 2 ml Natronlauge und 0,5 ml Benzoylchlorid versetzt, 5 Min. stark geschüttelt und unter fließendem Wasser gekühlt. Nach Waschen mit Natriumcarbonatlsg. wird aus A. umkristallisiert, 4 Std. über P_2O_5 getrocknet (unter 5 Torr). Es resultiert ein Fp. von über 190° (BPC 63). – Abweichend lt. The Merck Ind. 60: Piperazin mit Benzoylchlorid und verd. Salzsäure; aus A. werden Kristalle erhalten mit Fp. 191°. – Bei diesen Rk. fällt N,N′-Dibenzoylpiperazin:

2. 200 mg werden gelöst in 5 ml 2 m Salzsäure, mit 500 mg Natriumnitrit versetzt und zum Sieden erhitzt. Nach dem Abkühlen und Kratzen mit einem Glasstab fällt kristallin N,N′-Dinitrosopiperazin. Nach Waschen mit W. und Trocknen bei 105° schmelzen die Kristalle bei 157 bis 160° (Nord. 63). – 3. Die schwach salzsaure Lsg. ergibt mit Kaliumwismutjodid einen scharlachroten kristallinen Nd. (auch als Mikrofällungsreaktion anwendbar; im Unterschied zu 2,5-Dimethylpiperazin) (CF 65), mit Platinchlorür einen Kristallbrei von Piperazinchloroplatinat (CF 65). – 4. Mit Quecksilberchloridlsg. bildet sich ein weißer, mit Gerbsäurelsg. ein weißlicher Nd. – 5. 500 mg gelöst in 5 ml A. 95%, versetzt mit 3 ml Trichloressigsäure 20%ig in A. 95% ergeben einen Nd., der aus A. 95% umkristallisiert, 4 Std. über P_2O_5 getrocknet (unter 5 Torr) einen Fp. von über 122° hat (BPC 63). DAB 7 – DDR prüft wie folgt: 5 ml 2%ige wss. Lsg. geben nach Zusatz von 3,0 ml Trichloressigsäure-Lsg. (20,0 g/100 ml) einen weißen, kristallinen Nd. der auf einem Filter gesammelt wird. Die mit 5,0 ml W. und 5,0 ml Äthanol gewaschenen und über Silicagel getrockneten Kristalle schmelzen im Bereich von 115 bis 123° unter Zersetzung. – 6. DAB 7 – DDR: 0,5 ml 2%ige wss. Lsg. geben nach Zusatz von 4,5 ml W. und 1,0 ml Kaliumdijododibromomercurat(II)-Lsg. einen gelblichen Nd., der allmählich in einen weißen übergeht. Nach darauffolgendem Zusatz von 1,0 ml 3 n Natronlauge und Erwärmen der Mischung löst sich dieser. Nach dem Abkühlen auf 20° entsteht innerhalb 30 Min. ein gelber Nd. – 7. Ein Zusatz von Pikrinsäure zur wss. Lsg. ergibt gelbe Nadeln von Piperazindipikrat (s. a. Gehaltsbestimmung).

Prüfung. 1. Ammoniak und andere einfache Amine. 1 ml der Stammlsg. (1 g in 15 ml W.) darf mit 4 Tr. Neßlers Rg. eine rein weiße, keine gelbe oder braune Fllg. geben (Ph.-Helv. V – Suppl. I) (ähnlich ÖAB 9 und Erg.B. 6). – 2. Aus 1 ml konz. Schwefelsäure kristallisieren 500 mg als farblose Kristallnadeln von Piperazinsulfat aus (Ph.Helv. V – Suppl. I). – 3. Äthylendiamin und andere einfache Amine. 1 ml Stammlsg. ergibt mit 1 Tr. Kupfersulfatlsg. eine hellblaue Fllg., die sich beim Schütteln nicht lösen darf. Bei Gegenwart anderer einfacher Amine ergibt sich eine blaue Lsg. eines Kupferkomplexes (Ph.Helv. V – Suppl. I). – 4. Organische Halogenverbindungen. Wird eine kleine Probe Piperazin an einem ausgeglühten Kupferdraht in die nichtleuchtende Flamme gebracht, so darf keine Grünfärbung (flüchtige Kupferhalogenide) auftreten (Ph.Helv. V – Suppl. I). – 5. Die Stammlsg. darf keine Chlorid-, Sulfat-, Nitrat-Rk. geben (Ph.Helv. V – Suppl. I, keine Chlorid-Rk. (DAB 7 – DDR). – 6. Trübungsgrad und Farbe einer 5%igen wss. Lsg. werden verglichen (Nord. 63). – 7. Verbrennungsrückstand. Höchstens 0,1% (ÖAB 9, Nord. 63, BPC 63; DAB 7 – DDR aus 1 g Sulfat verascht); kein wägbarer Rückstand aus 500 mg (Ph.Helv. V – Suppl. I). – 8. Schwermetalle. Höchstens 10 ppm (BPC 63); DAB 7 – DDR: nach Methode I weder Färbung noch Trübung.

Gehaltsbestimmung. 1. Ph.Helv. V – Suppl. I: 0,25 g werden in 25 ml W. gelöst und mit 15 ml 0,1 n Salzsäure versetzt. Die Lsg. wird zur Vertreibung der Kohlensäure auf-

gekocht; nach Abkühlung werden 3 Tr. Phenolphthaleinlsg. zugesetzt und mit 0,1 n Natronlauge titriert (Mikrobürette). 1 ml 0,1 n Salzsäure entspr. 0,019419 g $C_4H_{20}N_2 + 6H_2O$.
Gehaltsforderung: Mindestens 98%.
Dazu Komm. Ph.Helv. V – Suppl. I:
Die Gehaltsbestimmung wird mit einer indirekten acidimetrischen Titration durchgeführt. Der Übergang farblos-rosa verläuft ziemlich langsam, aber der Umschlag ist trotzdem mit höchstens 2 Tr. (= 0,05 ml) Lauge sicher zu erkennen. Die in der Technik übliche direkte Titration gegen Methylorange gibt nur mit n HCl gute Resultate. Dabei ist jedoch zu berücksichtigen, daß Piperazin gegen Methylorange titriert als zweisäurige Base reagiert; mit Phenolphthalein wird nur die 1. Stufe erreicht.

2. DAB 7 – DDR: 0,3000 g Substanz werden in 20,00 ml 0,1 n Schwefelsäure gelöst. Die Lsg. wird im Wasserbad 5 Min. erhitzt. Nach dem Abkühlen auf 20° und Zusatz von 4 Tr. Phenolphthalein-Lsg. wird der Überschuß an 0,1 n Schwefelsäure mit 0,1 n Kalilauge bis zur Rosafärbung titriert.
1 ml 0,1 n Schwefelsäure entspr. 19,42 mg Piperazin.
Gehaltsforderung: 97,5 bis 100%.

3. Acidimetrisch CF 65: 2 g werden genau gewogen und in 100 ml W. gelöst. 5 ml dieser Lsg. werden mit 0,1 n Schwefelsäure gegen Helianthin titriert.
1 ml Maßlsg. entspricht 9,71 mg Piperazinhydrat.
Gehaltsforderung. Mindestens 97%.

4. Nord. 63: 1 g wird unter Erwärmen in 75 ml wasserfreier Essigsäure gelöst und nach dem Erkalten mit wasserfreier Essigsäure auf 100 ml aufgefüllt. 20 ml dieser Lsg. werden unter kräftigem Umschwenken 25 ml 0,1 n Perchlorsäurelsg. zugesetzt. Nach Zusatz von 20 ml Dioxan und 5 Tr. Kristallviolettlsg. wird mit 0,1 n Natriumacetatlsg. auf Blau titriert.
1 ml 0,1 n Perchlorsäure entspricht 9,711 mg Piperazinhexahydrat; 1 g Piperazinhexahydrat entspricht 103,0 ml 0,1 n Perchlorsäure.
Gehaltsforderung: 98 bis 101,0%.

5. Merck-Broschüre „Titrationen im wasserfreien Medium" (angegeben f. Vermicompren-Saft): 1 g piperazinhaltiger Saft wird nach Zugabe von 10 ml abs. A. auf dem Dampfbad zur Trockne gebracht und der Rückstand in 10 ml Essigsäure unter Rühren mit einem Glasstab ebenfalls auf dem Dampfbad gelöst. Nach Zugabe von weiteren 30 ml Essigsäure 99 bis 100% (1,055 bis 1,058) und 0,5 ml α-Naphtholbenzeinlsg. wird mit 0,1 n Perchlorsäurelsg. bis zum Farbumschlag nach Grün titriert. 1 ml 0,1 n Perchlorsäure entspricht 9,712 mg Piperazinhexahydrat. Weitere Methoden s. u. Adipat, Citrat, Phosphat.

6. BPC 63. Gravimetrisch als Pikrat (s. BP 63 für Adipat).

7. Extra P. – Suppl. 61, S. 36 weist weitere neuere Methoden nach, so Fllg. mittels Tetraphenylboron und als Reineckat. Zur Gehaltsbestimmung über das Reineckat werden die folgenden angegeben:
a) Fllg. als Reineckat; Hydrolyse und Volhard-Titration [HÄDICKE, M.: Pharm. Zentralh. 97, 365 (1958)]. – b) dto.; gravimetrisch [BANDEL, H.: Dtsch. Apoth.-Ztg 98, 61 (1958)]. – c) dto.; lösen in Aceton, colorimetrische Bestimmung [KAMATH: Indian J. Pharm. 19, 289 (1957)].
Weitere Methoden: Turbidimetrisch mit Neßlers Rg. [Anal. Abstr. 7, 1955 (1960)]. Mikrorefraktometrisch in Mischungen nach L. KOFLER [Anal. Abstr. 4, 3107 (1957)]. Als Molybdat, gravimetrisch [CASTIGLIONI, A., u. M. VIETI: Chem. Zbl. 4, 175 (1955)].

Aufbewahrung. Vor Licht geschützt in gut verschlossenen Behältnissen.

Anwendung. s. Abhandlung der diversen Salze.

Piperazinum adipicum ÖAB 9. Piperazinadipat. Piperaziniumadipat. Piperazini adipas NFN, Nord. 63. Piperazine adipate BP 63, BPC 63. Piperazinum adipinicum DAB 7 – DDR.

$$\left[\begin{array}{c} H_2 \\ N \\ H_2C \quad CH_2 \\ | \quad\quad | \\ H_2C \quad CH_2 \\ N \\ H_2 \end{array}\right]^{2\oplus} \begin{array}{c} COO^- \\ | \\ (CH_2)_4 \\ | \\ COO^- \end{array}$$

$C_4H_{10}N_2 \cdot C_6H_{10}O_4$ \hspace{3cm} M.G. 232,29

Gehalt an Piperazinadipat mindestens 98,5% (BP 63); 98,5 bis 100,5% (ÖAB 9, Nord. 63). 98 bis 100,5% bei 105° getr. Substanz (DAB 7 – DDR). Gehalt an wasserfreiem Piperazin: 37% (Nord. 63), 37,08% (The Merck Ind. 60).

Herstellung z. B. durch Umsetzen von Piperazinhydrat mit Adipinsäure in alkohol. Lsg. [BE 532729 (1954), Brit. Drug Houses].

Eigenschaften. Farblose Kristalle oder weißes, kristallines Pulver, geruchlos, von schwach saurem Geschmack. Die wss. Lsg. reagiert schwach sauer, pH (5% in W.) = 5 bis 6 (BP 63). pK_1 (Piperaziniumion) = 5,7 und 9,8.

Fp. unter Zersetzung über 250° (BP 63), im geschlossenen Kapillarröhrchen 250 bis 255° unter Zersetzung (ÖAB 9), 251 bis 255° (Nord. 63).

Piperazinadipat ist lösl. in 18 T. W. (BP 63, ÖAB 9), in 20 T. W. (Nord. 63), nahezu unlösl. in Ae., A., Chlf.; lösl. in W., fast unlösl. in A. (DAB 7 - DDR).

Erkennung. 1. Adipat (ÖAB 9): 200 mg (BP 63 : 500 mg) werden in einem Scheidetrichter in 4 ml W. (BP: 10 ml) gelöst, mit 1 ml Salzsäure versetzt, mit Ae. ausgeschüttelt und filtriert. Das Filtrat wird eingedampft und von der getrockneten Adipinsäure der Fp. gemessen. ÖAB 9: 151 bis 155°. (BP verzichtet auf die Aetherausschüttelung und wascht lediglich vorsichtig mit W.). Die trockene Fllg. soll bei über 152° schmelzen. Nord. 63: 200 mg werden mit 5 ml 2 n Salzsäure und 15 ml Ae. geschüttelt. Die eingedampfte ätherische Schicht enthält Adipinsäure, die nach dem Erhitzen bei 151 bis 155° schmelzen soll. Die wss. Schicht wird für den Piperazinnachweis verwendet (s. u.). - DAB 7 - DDR: 10 ml der Prüflösung (1 g in 50 ml CO_2-freiem W.) werden in einem Scheidetrichter mit 1,0 ml n Salzsäure sowie 20 ml Äther versetzt und geschüttelt. Die abgetrennte, mit wasserfreiem Natriumsulfat getrocknete und filtrierte ätherische Lsg. wird auf dem Wasserbad zur Trockne eingedampft. Der über Silicagel getrocknete Rückstand schmilzt im Bereich von 151 bis 155°. - 2. Piperazin (Nord 63): Die aus dem Adipattest restierende wss. Schicht wird zur Fllg. von Dinitrosopiperazin (s. Pos. 2 bei Piperazinhexahydrat) benutzt. ÖAB 9: Versetzt man eine Lösung von etwa 2 mg Piperazinadipat in 1 ml W. mit 5 Tr. Jodlsg., so scheidet sich ein Perjodid als graubrauner, kristalliner Nd. aus, der sich auf Zusatz von 2 ml Salzsäure löst. ÖAB 9: Eine Lösung von etwa 5 mg Piperazinadipat in 1 ml W. gibt mit 1 ml Nesslers Rg. einen weißen Nd., der sich beim Erhitzen löst. Beim Erkalten der Lsg. scheidet sich ein hellgelber, kristalliner Nd. aus. ÖAB 9: Versetzt man eine Lsg. von etwa 20 mg Piperazinadipat in 1 ml W. mit etwa 0,1 g Natriumhydrogencarbonat, 2 Tr. Kalium-Eisen(III)-cyanidlsg. und einigen Tr. Quecksilber, schüttelt 1 Min. lang kräftig durch und läßt hierauf 5 Min. lang stehen, so färbt sich die Fl. tiefrotviolett. Die Fbg. geht allmählich in schmutzig Violettrosa über. DAB 7 - DDR: s. Hexahydrat. - 3. D.C. Nachweis (Mitt. d. Fa. Merck): 0,01 ml einer 0,09%igen wss. Lsg. (entspr. 9 µg Piperazinadipat) und 0,01 ml eines Vergleiches, der in 100 ml wss. Lsg. 90 mg Piperazinadipat enthält, werden auf eine Kieselgel-H-Platte aufgetragen. Fließmittel: M.-Ammoniaklsg. (10%) (6 + 4). Anfärbung: Nach dem Trocknen der Platte bei 105° wird die Schicht mit einer methanol. 2,6-Dibromchinonchlorimidlsg. (0,4%), gefolgt von einer wss. Natriumcarbonatlsg. (10%) besprüht. Die Piperazinflecke nehmen eine violette Färbung an (gleiche Steighöhe beider Flecke). - 4. Identifizierung nach L. KOFLER (ÖAB 9): Schmelzintervall (unter dem Mikroskop): 235 bis 245° (Zersetzung). Eutektische Temperatur der Mischung mit Salophen: ~ 186°, mit Dicyandiamid: 173°.

Prüfung. 1. Eine Lsg. von 1 T. Piperazinadipat in 19 T. W. (DAB 7 - DDR: 2% wss. Lsg.) muß klar und farblos sein (ÖAB 9). - 2. Freies Alkali, saures Salz. Je 1 ml der Lsg. (1 + 19) muß sich auf Zusatz von 1 Tr. Bromthymolblaulsg. gelb bzw. auf Zusatz von 1 Tr. Methylrot-Methylenblaulsg. blau oder grün färben (ÖAB 9). pH 5.4 bis 5,7 (Nord. 63). DAB 7 - DDR: 1 ml 2%ige wss. Lsg. muß nach Zusatz von 1 Tr. Bromthymolblau-I gelb, andererseits nach Zusatz von 1 Tr. Methylrot-Lsg. gelb oder orange gefärbt sein. - 3. Chlorid. In einer Mischung von 5 ml der Lsg. (1 + 19) und 5 ml W. darf Chlorid in unzulässiger Menge nicht nachweisbar sein (ÖAB 9; ähnlich Nord. 63, DAB 7 - DDR). - 4. Schwermetalle. In der Lsg. (1 + 19) dürfen Schwermetalle in unzulässiger Menge nicht nachweisbar sein (ÖAB 9, Nord. 63. DAB 7 - DDR). (BP 63: als Blei höchstens 10 ppm). - 5. Trocknungsverlust. Höchstens 0,5% (ÖAB 9, BP 63. DAB 7 - DDR). - 6. Verbrennungsrückstand. Höchstens 0,1% (ÖAB 9, BP 63, Nord. 63, DAB 7 - DDR). - 7. Trübungsgrad, Farbintensität. Anforderungen entspr. Vergleichslösungen (Nord. 63).

Gehaltsbestimmung. 1. ÖAB 9: 0,4646 g Piperazinadipat werden in 20 ml kohlensäurefreiem W. gelöst und nach Zusatz von 10 Tr. α-Naphtholphthaleinlsg. mit 0,1 n Natronlauge auf Blau titriert. Für die angegebene Einwaage müssen 19,7 bis 20,1 ml 0,1 n Natronlauge verbraucht werden, entsprechend 98,5 bis 100,5% des theoretischen Wertes.

1 ml 0,1 n Natronlauge entspricht 23,23 mg $C_4H_{10}N_2 \cdot C_6H_{10}O_4$. 1 g Piperazinadipat entspricht 43,05 ml 0,1 n Natronlauge.

2. Bei Vorliegen von Tabl. mit 300 mg Gehalt: 2 Tabletten werden fein gepulvert. Die dem Gewicht einer Tablette entsprechende Pulvermenge wird im Erlenmeyerkolben mit 50 ml Eisessig 10 Min. lang unter wiederholtem Umschwenken erwärmt, mit 0,5 ml Kristallviolettlsg. in Eisessig (0,1%) als Indikator versetzt und noch warm mit 0,1 n Perchlorsäurelsg. bis zum Umschlag nach Grün titriert.

1 ml 0,1 n Perchlorsäure entspricht 11,61 mg Piperazinadipat.
1 g Piperazinadipat entspricht 86,1 ml 0,1 n Perchlorsäurelsg.
Nord. 63 läßt (s. u. Piperazinhexahydrat) Perchlorsäure zusetzen und mit Natriumacetatlsg. zurücktitrieren.

3. Eine neue volumetrische Bestimmungsmethode des Piperazinadipats in wss. Lsg. mit 0,1 n Natronlauge in Gegenwart von 35%igem Formaldehyd und mit Thymolphthalein als Indikator erörtern SIMIONOVICI et al. [Rev. Chim. (Buc.) *10*, 105 (1959); Chem. Zbl. *133*, 18560 (1962)].

4. DAB 7 – DDR: 0,200 g getrocknete Substanz werden in 20 ml W. gelöst. Die Lsg. wird nach Zusatz von 25,00 ml 0,1 n Silbernitratlsg. mit W. zu 100,00 ml aufgefüllt, geschüttelt und anschließend filtriert. Die ersten 15,0 ml Filtrat werden verworfen. 50,00 ml des Filtrats werden mit 5,0 ml 5 n Salpetersäure und 5,0 ml Eisen(III)-ammoniumsulfatlsg. versetzt. Der Überschuß an 0,1 n Silbernitratlsg. wird mit 0,1 n Ammoniumthiocyanatlsg. bis zur rötlichgelben Färbung titriert (Feinbürette).
1 ml 0,1 n Silbernitratlösung entspr. 11,61 mg Piperazinadipat.

5. Gravimetrisch (BP 63): 200 mg werden gelöst in 3,5 ml 1 n Schwefelsäure und 10 ml W., 100 ml Pikrinsäurelsg. hinzugefügt, 15 Min. auf dem Wasserbad erwärmt und 1 Std. stehengelassen. Der Filterrückstand wird mit Piperazindipikratlsg. sulfatfrei gewaschen und bei 105° getrocknet. 1 g des Rückstandes entspr. 426,8 mg Piperazinadipat. Gehaltsforderung: Mindestens 98,5%.

Aufbewahrung. In gut schließenden Behältnissen, vor Licht geschützt, vorsichtig.

Anwendung. Als Tabletten. Übliche Einzelgabe ÖAB 9: 0,6 bis 1,2 g; BP 63: gegen Oxyuren tägl. 1 bis 2 g, gegen Ascariden 4,5 g als Einzelgabe.

Zubereitungen.

Tablettae Piperazini 0,3 g Nord. 63
Piperazine Adipate Tablets BP 63.

Piperazinum citricum. Piperazincitrat. Piperazine citrate BP 63, BPC 63, USP XVII. Tripiperazindicitrat. Hydrous Tripiperazine Dicitrate USP XVII.

$$\left[\begin{array}{c}\text{H}_2\\ \text{N}\\ \text{H}_2\text{C}\quad\text{CH}_2\\ \text{H}_2\text{C}\quad\text{CH}_2\\ \text{N}\\ \text{H}_2\end{array}\right]_3^{2\oplus} \cdot 2\left[\begin{array}{c}\text{H}_2\text{C}-\text{COO}\\ \text{HO}-\text{C}-\text{COO}\\ \text{H}_2\text{C}-\text{COO}\end{array}\right]^{3\ominus} \text{H}_2\text{O}$$

$(C_4H_{10}N_2)_3 \cdot (C_6H_8O_7)_2 \cdot nH_2O$ M.G. wasserfrei 642,66

Herstellung. Piperazin wird in wss. Lsg. mit 2/3 äquimolarer Menge an Citronensäure versetzt und aus der Lsg. durch Einengen kristallisieren gelassen.

Eigenschaften. Feines weißes, kristallines Pulver von schwachem Geruch mit wechselndem Wassergehalt. Es ist lösl. in 1,5 T. W., unlösl. in A. und Ae. Das pH einer 5- bis 10%igen Lsg. liegt zwischen 5 und 6. Die Kristalle zersetzen sich bei 182 bis 187° (The Merck Ind. 1960), schmelzen bei über 190° (BP 63).

Erkennung. 1. Mittels Kaliumferricyanid (s. Pos. 2 unter Adipat). – 2. 40 mg werden in 1 ml W. gelöst, 3 ml einer 20%igen Lsg. von Trichloressigsäure in A. zugesetzt. Fp. der mit A. gewaschenen und gut getrockneten Fllg. über 118° (BP 63). – 3. USP XVII: 200 mg werden in 5 ml verd. Salzsäure gelöst und unter Rühren 1 ml einer Natriumnitritlsg. (1 in 2) zugefügt. Nach 15 Min. Eisbad filtriert man die kristalline Fllg. durch einen Glasfiltertiegel, wäscht mit 10 ml kaltem W. und trocknet bei 105°. Das erhaltene N,N'-Dinitrosopiperazin schmilzt zwischen 156 und 160°. – 4. Übliche Citrattests (Quecksilbersulfat und Kaliumpermanganat; Anthrachinon und Schwefelsäure u. a.).

Prüfung. 1. Wassergehalt. Karl-Fischer-Titration, BP 63: 10 bis 14%; USP XVII: höchstens 12%. – 2. Primäre Amine und Ammoniak. 500 mg werden gelöst in 10 ml W. und versetzt mit 1 ml 10%iger Natronlauge, 1 ml Aceton und 1 ml Natriumnitroferricyanidlsg. (5%). Man läßt genau 10 Min. stehen und mißt die Extinktion dieser Lsg. bei 520 mµ und 600 mµ gegen eine Blindlsg., in der auch die Natronlauge durch W. ersetzt ist. Die Relation A_{600}/A_{520} darf nur 0,50 betragen (entsprechend 0,7% prim. Amine und Ammoniak) (USP XVII). – 3. Blei; Schwermetalle. Höchstens 10 ppm (BP 63). – 4. Verbrennungsrückstand. Höchstens 0,1% (BP 63).

Gehaltsbestimmung. 1. BP 63: Fllg. als Dipikrat (s. Pos. 4 bei Gehaltsbestimmung Adipat). 1 g Rückstand entspr. 393,5 mg wasserfreiem Citrat.

2. USP XVII: Perchlorsäuretitration gegen Kristallviolett (s. Pos. 2 bei Gehaltsbestimmung Adipat).
1 ml 0,1 n Perchlorsäure entspr. 10,71 mg wasserfreiem Citrat.

Aufbewahrung. In gut schließenden Behältnissen.

Anwendung. In Sirupen, als Tabletten, s. dort. Übliche Tagesgabe: USP XVII: gegen Oxyuren bis zu 2 g bzw. 50 mg/kg Körpergewicht, täglich über 7 Tage; gegen Ascariden 75 mg/kg Körpergewicht über 2 Tage. BP 63: 1 bis 2 g in Teildosen.

Zubereitungen.
Piperazine citrate Tablets USP XVII
Piperazine citrate Syrup USP XVII
Sirupus piperazini
Elixir of Piperazine Citrate BPC 63 – Suppl. 66.

Piperazinum trichlorphenolum. Piperazintrichlorphenolat. Monopiperazindichlorphenolat. Triclofenol piperazine. Piperazine di(2,4,5-trichlorphenoxide).

$C_4H_{10}N_2 \cdot (C_6H_3Cl_3O)_2$ \hspace{2cm} M.G. 481.04

Anwendung s. S. 964.

Piperazinum Calcium aethylendiaminotetraaceticum. Calciumpiperaziniumäthylendiamintetraacetat. Piperazine Calcium edathamil. Piperazine Calcium edetate.

$C_{14}H_{24}CaN_4O_8 \cdot 2H_2O$ \hspace{2cm} M.G. 452,47

Herstellung. Äthylendiamintetraessigsäure wird mit Calciumcarbonat und Piperazin umgesetzt.

Eigenschaften. Kristalle von schwach salzigem Geschmack, schlecht lösl. in A., gut lösl. in W., praktisch unlösl. in Ae., pH einer 20%igen wss. Lsg. 4,3 bis 5,4 (The Merck Ind. 60).

Anwendung s. S. 964.

Piperazinum tartaricum. Piperazintartrat. Monopiperazinbitartrat.

$C_4H_{10}N_2 \cdot C_4H_6O_6$ \hspace{2cm} M.G. 236,23

Herstellung. Weinsäure wird mit einem Überschuß von Piperazin in wss. Lsg. versetzt.

Eigenschaften. Gut wasserlöslich.

Erkennung und Prüfung. Zu prüfen wie Citrat.

Anwendung s. S. 964.

Piperazinum phosphoricum. Piperazinphosphat. Piperazin-monophosphat-monohydrat. Piperazine phosphate BP 63.

$C_4H_{10}N_2 \cdot H_3PO_4 \cdot H_2O$ \hspace{2cm} M.G. 202,15

Piperazingehalt: 42,64%; Phosphorsäuregehalt: 48.45%

Gehaltsforderung. Mind. 98,5% wasserfreie Substanz.

Eigenschaften. Weißes, kristallines, geruchloses, schwach sauer schmeckendes Pulver. Lösl. in 60 T. W., unlösl. in A. 95%. pH einer 1%igen Lsg. 6 bis 7. Fp. 235 bis 238°.

Erkennung. 1. Mittels Kaliumferricyanid entsprechend Erkennung Adipat Pos. 2. – 2. Übliche charakteristische Phosphatrk.

Prüfung. Trocknungsverlust. 7,5 bis 9%. – Schwermetalle (als Blei). Höchstens 10 ppm.

Gehaltsbestimmung. Entsprechend Gehaltsbestimmung Adipat Pos. 2.
1 g Rückstand entspr. 338,2 mg Piperazinphosphat wasserfrei.

Anwendung. In Tabletten.

Zubereitung.

Piperazine Phosphate Tablets BP 63.

Piperazinphosphatlösung. Ph.Dan. IX – Add. (0,05 m Lsg. entspr. 10,11 g in 1000 ml) als Standardpufferlsg. für pH-Bestimmungen.

Inkompatibilitäten mit Piperazin. (Literatur: RUDDIMAN, E. A., u. A. B. NICHOLS: Incompatibilities in prescriptions, 6. Ed., New York 1956. – STEPHENSON, TH., u. J. BURNET: Incompatibility in prescriptions, Edinburgh 1953. – GORIS, A., A. LIOT u. A. GORIS: Incompatibilités pharmaceutiques, Paris 1953.) 1. Mit Säuren Salzbildung. – 2. Alaun gibt in wss. Lsg. weißen Nd. – 3. Eisensulfat gibt dunkelgrüne Fllg., die beim Stehen in Braun umschlägt; Eisenchlorid gibt rotbraunen Nd. – 4. In wss. Lsg. ergeben Fllg.: Quecksilberchlorid, Kalium-Quecksilberjodid, Kupfersulfat, ammoniakalisches Kupfersulfat, Bleiacetat, Zinksulfat, Jodtinktur, Pikrinsäure. – 5. Aus Alkaloidsalzlösungen fällt Piperazin die betreffenden Basen. Chininsulfat verliert dabei seine Fluoreszenz. – 6. Kaliumpermanganat und Silbernitrat werden durch Piperazin reduziert. – 7. Natriumhypochloritlsg. und Piperazin explodieren bei gemeinsamem Erwärmen auf 80 bis 85°. – 8. Mit Spiritus aetheris nitrosi und Nitriten ergibt Piperazin in Lsg. eine gelbe bis rote Farbe. – 9. Eine Lsg. mit Gerbsäure bekommt eine grüne Fbg. – 10. Piperazin erweicht oder verflüssigt sich beim Verreiben mit Acetanilid, Butylchloralhydrat, Chloralhydrat, Phenazon, Phenol, Tetronal, Trional, Phenacetin.

Anwendung von Piperazin und seinen Salzen

a) Gegen Gicht. Seit 1891 in Tagesdosen von 1 bis 6 g in oft wochenlangen Kuren. Dazu Komm. Ph.Helv. V – Suppl.: Piperazin bildet mit Harnsäure ein lösliches Urat und wird deshalb gegen Gicht verwendet. Zudem ist es ein gutes Diureticum.

Dosierung. 1 bis 1,5 g ein- bis zweimal täglich allein oder kombiniert mit Lithiumcarbonat oder Natriumbenzoat; es kann auch s.c. zur Anwendung gelangen in Dosen von 0,05 bis 0,1 bis 0,2 g/ml. Ein brausendes Granulat kann nach folgender Vorschrift bereitet werden:

Piperazinum	3,5 T.
Natrium bicarbonicum	43 T.
Acidum tartaricum pulvis	30 T.

b) Hauptanwendungsgebiet heute als Anthelminticum. Die anthelmintischen Eigenschaften wurden erst vor ca. 15 Jahren entdeckt bzw. beachtet. Statt des ursprünglich verwendeten, wegen seiner Alkalität aber zu Magenreizungen Anlaß gebenden Piperazins wurden bald nur seine Salze eingesetzt. OELKERS führt u. a. aus:

Über den Mechanismus der anthelmintischen Wirkung, die sich anscheinend nur auf Darmhelminten und hier eigenartigerweise nur auf Spulwürmer, Madenwürmer und Trichostrongyliden erstreckt, weiß man, daß es nach einer gewissen Einwirkungszeit zum Auftreten einer Lähmung der Parasiten kommt, die lange Zeit reversibel bleibt. Hierfür sprechen sowohl klinische Beobachtungen als auch Versuche an Schweinespulwürmern in vitro. Interessanterweise besitzen Spulwürmer und Madenwürmer in vitro eine relativ hohe Empfindlichkeit gegenüber Piperazin.

Wie weit die bei Ascariden in lähmenden Piperazinkonzentrationen auftretende Abnahme der Bernsteinsäureproduktion Ursache oder Folge der Lähmung der Würmer ist, läßt sich bisher nicht entscheiden.

Im allgemeinen nimmt man heute an, daß die Wirkung des Piperazins sich in erster Linie auf das Nervensystem und die Muskulatur der dafür empfindlichen Darmhelminten erstreckt und nicht über den Stoffwechsel geht.

Die Toxizität des Piperazins bei oraler Verabfolgung in therapeutischen Dosen ist sehr gering. Die Angaben, die in der Literatur darüber zu finden sind, differieren etwas, je nachdem, ob chemisch reine oder technische Salze des Piperazins oder Piperazinhexahydrat selbst für die Toxizitätsbestimmungen benutzt wurden. Die Applikation der erforderlichen hohen Dosen in Form von Lösungen des Hexahydrats kann außer zu einer Schädigung der Schleimhaut auch zu einer schweren Alkalose führen.

Bei Enterobiasis sind nach der bisher vorliegenden Literatur befriedigende Erfolge nur bei mehrtägigen Kuren zu erwarten. Die ursprünglich empfohlenen siebentägigen Kuren, die zudem nach einer Pause von 1 Woche wiederholt werden sollten, werden von einigen Autoren als nicht unbedingt notwendig erachtet, bei genügend hoher Dosierung soll eine nur viertägige Kur ausreichend sein. Wurde die Behandlung 7 Tage hindurch fortgesetzt, so stieg die Erfolgsquote nicht mehr. Ebensowenig war es möglich, die Kurdauer durch Erhöhung der Tagesdosen (bis auf das Doppelte) zu verkürzen, ohne das Behandlungsergebnis merklich zu verschlechtern. Einige Autoren empfehlen aber bei Erwachsenen eine **Kurdauer** von 7 Tagen, die ja auch der Biologie der Enterobien noch besser entspricht. Da während der Kur keine bestimmte Diät eingehalten werden muß, Abführmittel und besondere hygienische Maßnahmen überflüssig sind, macht die etwas längere Dauer der Kur gewöhnlich auch keine Schwierigkeiten.

Bei Ascaridiasis genügt eine kürzere Behandlungsdauer: So wird z.B. vorgeschlagen, abends unmittelbar vor der letzten Mahlzeit Kindern über 6 Jahren und Erwachsenen 3 Teelöffel, Kindern von 3 bis 5 Jahren 2 Teelöffel und Kindern von 1 bis 2 Jahren 1 Teelöffel eines Piperazincitratsirups, der 1 g Piperazinhydrat in 5 ml (1 Teelöffel) enthält, einzugeben. Die gleichen Dosen sollen dann am nächsten Tage nach dem Frühstück abermals eingenommen werden.

Andere Autoren empfehlen, die zweite Dosis erst nach einem mehrtägigen Intervall (bis zu 7 Tagen) oder nur eine Dosis zu geben, die dann möglichst 4,5 bis 6 g Piperazinhydrat äquivalent sein soll. Statt Piperazincitrat kann ebensogut auch Piperazinadipat oder ein anderes Salz eingenommen werden.

Der Abgang der Spulwürmer erfolgt gewöhnlich im Verlauf der ersten 3 Tage nach Beginn der Behandlung.

Derartige Kuren mit Eingabe von nur einer hohen Dosis an einem Tag sind besonders für ambulante Massenbehandlungen geeignet. In anderen Fällen wird es günstiger sein, 2- bis 3tägige Kuren durchzuführen, bei denen ältere Kinder und Erwachsene die 2,5 bis 2,7 g Piperazinhydrat entsprechende Menge eines Piperazinsalzes in Tabletten- oder in Sirupform in 2 oder 3 Portionen über den Tag verteilt einnehmen. Die Patienten erhalten so insgesamt 5 bis 7,5 g im Verlauf von 2 bzw. 3 Tagen.

Mehrfach wurde berichtet, daß es in Fällen von Ascarideniléus durch Verabfolgung von Piperazinsirup in mittlerer Dosierung – evtl. mittels Duodenalschlauch – an 2 oder 3 Tagen hintereinander gelungen sei, ein chirurgisches Eingreifen zu vermeiden.

Zur Abtreibung von Bandwürmern sind Piperazin und seine Salze ungeeignet.

Nebenwirkungen wurden bei Piperazinkuren relativ selten beobachtet. Sie wurden in einem Teil der Fälle durch Überdosierung oder durch zu lange fortgesetzte Behandlung mit den für die Kurzkuren vorgesehenen Tagesdosen verursacht. Neben akuten unspezifischen Symptomen, wie Übelkeit, Erbrechen, Leibschmerzen und Diarrhöen, die aber auch fehlen können, finden sich vor allem neurotoxische Erscheinungen: Muskelschwäche, besonders in den Beinen, Koordinationsstörungen mit Ataxie und Gleichgewichtsstörungen beim Stehen, Gehen und im Sitzen, ferner kommen Muskelzuckungen, Störungen des Denkens, des Wahrnehmens und des Bewußtseins vor und können als charakteristisch für Piperazin angesehen werden.

Wenn auch alle Vergiftungserscheinungen – gleichgültig, ob durch Überdosierung oder durch Vorliegen einer besonderen Empfindlichkeit hervorgerufen – nach allen bisher vorliegenden Erfahrungen eine gute Prognose haben und sich gewöhnlich in wenigen Tagen zurückbilden, so erscheint doch eine gewisse Vorsicht ratsam. Außer der üblichen Überwachung der Kur wurde empfohlen, bei Verdacht auf das Vorliegen einer Allergie gegen Piperazin zunächst nur eine Testdosis (z.B. entsprechend 0,5 g Piperazinhydrat) einnehmen zu lassen. Stellen sich innerhalb von 3 Tagen keine Unverträglichkeitserscheinungen ein, so kann die Kur mit den üblichen Dosen durchgeführt werden (soweit OELKERS).

Über neurotoxische Nebenwirkungen von Piperazinderivaten wird neuerdings von KÜLZ [Dtsch. Gesundh.-Wes. *19*, 1585 (1964)] berichtet. Es konnte nachgewiesen werden, daß selbst bei strikter Einhaltung der vorgeschriebenen altersentsprechenden Dosierung meist latente, nur im Hirnstrombild (EEG) faßbare toxische Nebenwirkungen auftreten. Andere Autoren konnten diese Erfahrungen bestätigen.

Durch gleichzeitige Verabfolgung von Pyridoxin (250 mg/die im.) gelang es, die neurotoxischen Nebenwirkungen signifikant zu verhindern oder erheblich abzuschwächen. Der Verfasser kommt zu dem Schluß, daß die bisher übliche teelöffelweise Dosierung zugunsten einer exakten Dosierung nach mg/kg Körpergewicht verlassen werden muß. Die Kurzzeitbehandlung über 2 Tage mit 75 bis 100 mg/kg Körpergewicht ist anzustreben, und die Einführung der Rezeptpflicht wird für notwendig gehalten. Seit 1965 verschreibungspflichtig.

Über die Ausscheidung von Piperazin im Harn haben ERBAY und WECHSELBERG gearbeitet. Die Bestimmung erfolgte im Harn nach einer von DETZEL ausgearbeiteten Methode, die auf der Fllg. des Piperazins mittels Flaviansäure und der spektrophotometrischen Ermittlung der Restflaviansäure in der Fällungsmutterlauge beruhte. Flaviansäurelsg. im Überschuß fällt Piperazin aus neutraler und saurer Lsg. quantitativ. Es wurden Harnmengen von 12 bzw. 14 Std. gesammelt, die Piperazinausscheidung als Hexahydrat berechnet und in Prozentwerten der täglich eingenommenen Gesamtdosis angegeben. Die Kontrolle der Harnausscheidung wurde bis zu 7 Tagen durchgeführt. Die Autoren stellten ein Ausscheidungsmaximum 4 Std. nach Einnahme des Präparates (0,96 g Piperazinhydrat) fest, nach 10 bis 12 Std. war die Ausscheidung unter die Nachweisgrenze von 0,2 mg/ml gefallen. Die Ausscheidung des schwerlöslichen Adipats war nach diesen Untersuchungen ebenso hoch wie die des leicht löslichen Hexahydrats.

Zur Dosierung. In Pharmakopöen angegebene gebräuchliche bzw. Höchstgaben.

Piperazinhexahydrat: Oxyuren: 40 bzw. 120 mg/kg Körpergewicht und Tag. Ascariden: als Einmaldosis bis höchstens 4 g (BP 63 für Kinder). Einzel- und Tageshöchstgabe 3 g (DAB 7 – DDR).

Piperazinphosphat: Oxyuren: 1 bis 2 g/Tag, Ascariden: 4,5 g als Einmaldosis (BP 63 f. Kinder).

Piperazincitrat: Oxyuren: 50 mg/kg Körpergewicht und Tag über 7 Tage; höchstens 3,5 g/Tag. Ascariden: 75 mg/kg Körpergewicht über 2 Tage; höchstens 5 g/Tag (USP XVII).

BPC 63 – Suppl. 66 empfiehlt folgende Dosen des Elixir of Piperazine Citrate BPC 63 (in 5 ml Elixir eine 750 mg Piperazinhydrat entspr. Menge Hexahydrat):

a) Oxyuren (täglich, in Teildosen): Erw. und Kinder über 12 Jahre 15 ml, Kinder von 7 bis 12 Jahren 10 ml, Kinder von 4 bis 6 Jahren 7,5 ml, Kinder von 2 bis 3 Jahren 5 ml, Kinder von 9 bis 24 Monaten 2,5 ml.

b) Ascariden: bis zu 30 ml als Einmaldosis entspr. d. Alter des Patienten.

Piperazinadipat: Wie bei Phosphat, für Kinder wie bei Hexahydrat (DAB 7 – DDR).

Piperazin-Calciumedetat: 75 mg/kg Körpergewicht.

In den USA werden alle Salzformen (bezogen auf Hexahydrat) in Sirupform zu 500 mg/ 5 ml und in Tabletten zu 250 und 500 mg dosiert.

Ph.Helv. V – Suppl. Komm. empfiehlt über 3 bis 7 Tage 50 mg Piperazinsalze/kg Körpergew. und Tag.

Eine Beilage zu NF XII gibt an:

Für Kinder: (Dosisangaben als Hexahydrat).

Bei Oxyuriasis: Bis zu 7 kg Körpergewicht 250 mg, 7 bis 14 kg Körpergewicht 500 mg, 14 bis 27 kg Körpergewicht 1 g, über 27 kg Körpergewicht 2 g bzw. 1 g/qm Körperoberfläche, 1mal täglich vor dem Frühstück über 7 aufeinanderfolgende Tage;

bei Arcaridiasis: bis zu 14 kg Körpergewicht 1 g, 14 bis 23 kg Körpergewicht 2 g, 23 bis 45 kg Körpergewicht 3 g, über 45 kg Körpergewicht 3,5 g bzw. 2 g/qm Körperoberfläche, 1mal täglich an 2 aufeinanderfolgenden Tagen.

Umrechnungstabelle der gebräuchlichsten Salzformen (runde Zahlen):
Es entsprechen im Piperazingehalt einander:

	Hexahydrat	Phosphat	Adipat	Citrat
Hexahydrat	100	104	120	125
Phosphat	96	100	116	120
Adipat	83	86	100	102
Citrat	80	83	96	100

Handelsformen: Piperazincitrat (in Sirupen vielfach deklariert als Hexahydrat): Eravermsirup (Asta, Brackwede), Helmifrensaft (Frenon, Werne), Piavermit (DDR), Piperavermsaft (Kanoldt, Heidelberg), Stadavermsirup (Stada, Dortelweil), Tasnonelixier (Tropon, Köln), Uvilonsaft (Bayer, Leverkusen), Vermicompresaft (MBK, Darmstadt), Vermigoasaft (Scheurich, Appenweier), Antepar citrate (Burroughs Wellcome, USA), Multifuge Citrate (Blue Line, USA), Parazine Citrate (Tutag, USA), Pipizan Citrate (Merck, Sharp & Dohme, USA). – Piperazinphosphat: Eravermtabletten (Asta, Brackwede), Piperavermtabletten (Kanoldt, Heidelberg), Tasnontabletten (Tropon, Köln), Uvilontabletten (Bayer, Leverkusen), Antepar Phosphate (Burroughs Wellcome, USA), Pincets (Walker Lab., USA), Piperazate Phosphate (Leeming, USA), Vermizine Phosphate (Chicago Pharm, USA). – Piperazingluconat: Vermizine Gluconate Syrup (Chicago Pharm, USA). – Piperazintartrat (deklariert als Hexahydrat): Paraverminsirup (Asche, Hamburg), Piperat tartrate (Lincoln, USA). – Piperazin-Calciumedetat: Perin (Endo, USA).

Literatur

ERHARDT, A.: Arzneimittel-Forsch. *5*, 350 (1955). – ERBAY, A., u. K. WECHSELBERG: Z. Kinderheilk. *79*, 109 (1957). – HÜCKEL, W.: Pharm. Chem. Arzneimittelsynthese 1962. – KYRIDES: US-Pat. 2267686 (1941). – McKENZIE/TURBIN: US-Pat. 2901482, Fa. Dow 1959. – MARTIN/MARTELL: J. Amer. chem. Soc. *70*, 1817 (1948). – MOURIQUAND, G. et al.: J. Méd. Lyon *32*, 189 (1951). – OELKERS, H. A.: Fortschr. Arzneimittelforsch. *1* (1959).

Diaethylcarbamazinum dihydrogencitricum. Diaethylcarbamazinium citricum. Diaethylcarbamazini citras. Pl.Ed. I – Suppl. Diethylcarbamazine citrate BP 63, USP XVII. Diäthylcarbamazincitrat. Saures Diäthylcarbamazincitrat. Dietilcarbamazinat (span.). 1-Diäthylcarbaminoyl-4-methylpiperazindihydrogencitrat. N,N'-Diäthyl-4-methyl-piperazin-carboxamid-dihydrogencitrat. 1-Methyl-piperazin-4-carbonsäure-diäthylamidcitrat.

$C_{10}H_{21}N_3O \cdot C_6H_8O_7$ M.G. 391,43
(M.G. als Hydrochlorid 235,76)

Herstellung. Zwei Synthesewege sind bekannt. Einmal kann Piperazin über das 1-Carbäthoxypiperazin mit Formaldehyd, Zink und Salzsäure methyliert und das entstehende 1-Methylpiperazin mit Diäthyl-carbamylchlorid umgesetzt werden (I); zum anderen kann zuerst mit Diäthylcarbamylchlorid das 1-Diäthylcarbamylpiperazin dargestellt werden, das anschließend mit Formaldehyd und Ameisensäure methyliert wird (II):

[STEWART/TURNER/DENTON/KUSHNER/BRANCONE/McEWEN/HEWITT u. SUBBA ROW: J. org. Chem. *13*, 134, 144 (1948); ref. A. BURGER: Medicin Chemistry, New York/London: Intersc. Publ. 1951.]

Eigenschaften. Weißes, kristallines Pulver, geruchlos oder schwach riechend, von saurem bis schwach bitterem Geschmack. Es ist sehr leicht löslich in W., in A. wenig lösl. (USP XVII), lösl. in 35 T. A. 95% (Pl.Ed. I – Suppl.), praktisch unlösl. in Ae., Aceton, Chlf. (Pl.Ed. I – Suppl.); Fp. 136 bis 138° (BP 63), 135 bis 138° (USP XVII, Pl.Ed. I – Suppl.). – Fp. für die Base 47 bis 49°, für das Hydrochlorid 156,5 bis 157°.

Erkennung und Prüfung. 1. Eine 25%ige wss. Lsg. wird mittels Natronlauge alkalisiert und mit 4mal 5 ml Chlf. extrahiert. Die abgetrennte Chlf.-Lsg. (die wss. Schicht wird für Test 2 benötigt) wird mit W. gewaschen, das Chlf. verdampft und der Rückstand mit 1 ml Äthyljodid 5 Min. am Rückflußkühler gekocht. Das viskose gelbe Öl wird in A. 95% gelöst und das quartäre Ammoniumsalz unter fortwährendem Umrühren mit Ae. gefällt, wiederum in A. 95% gelöst und nochmals mit Ae. gefällt. Das entstandene Carbamazinäthyljodid wird bei 105° getrocknet. Der Fp. soll über 152° liegen (BP 63). Gemäß USP XVII und Pl.Ed. I – Suppl. wird die Rk. mit geringen Änderungen durchgeführt. – 2. 300 mg werden in 10 ml W. gelöst und 2 ml verd. Salzsäure zugefügt. Es wird mit zweimal 20 ml Chlf.

extrahiert und das Lsgm. verworfen. Nach Zusatz von 5 ml einer 20%igen Natronlauge wird mit 20 ml Chlf. extrahiert, durch Watte filtriert und das Chlf. verdampft. Der flüssige Rückstand wird in 10 ml Bzl. gelöst. 250 mg 2-Thiobarbitursäure – umkristallisiert aus heißem W. und getrocknet – werden unter Erwärmen in 10 ml Äthylenglykolmonoäthyläther gelöst. Die Benzollsg. wird mit 1,5 ml der Thiobarbitursäurelsg. vermengt und 5 Min. in einem Kaltwasserbad gehalten. Die abfiltrierte Fllg. wird mit Bzl. gewaschen, 1 Std. lang bei 105° getrocknet. Das erhaltene Derivat schmilzt zwischen 200 und 204° (USP XVII). – 3. Die aus Test 1 erhaltene wss. Schicht wird mit verd. Schwefelsäure neutralisiert, mit überschüssiger Quecksilbersulfatlsg. gekocht und ergibt mit wenigen Tr. Kaliumpermanganatlsg. einen weißen Nd. (BP 63). – 4. 250 mg werden in 5 ml W. gelöst und mit 25 ml Chlf. extrahiert. Die wss. Lsg. gibt die Rk. auf Citronensäure (PI.Ed.I – Suppl.). – 5. Genau 250 mg werden in 5 ml W. gelöst, mit 25 ml Chlf. versetzt und unter starkem Schütteln mit 0,1 n Natronlauge gegen Phenolphthalein titriert. Verbrauch mindestens 18,8 ml (USP XVII). – 6. Schwermetalle (als Blei). Höchstens 10 ppm (BP 63), höchstens 20 ppm (USP XVII). – 7. Verbrennungsrückstand. Höchstens 0,1% (BP 63, USP XVII, PI.Ed.I – Suppl.). – 8. Trocknungsverlust (K. FISCHER). Höchstens 0,5% (USP XVII). – Nach 4 Std. Trocknen bei 100° höchstens 1% (PI.Ed. I – Suppl.).

Gehaltsbestimmung. 1. BP 63, s. ähnlich PI.Ed. I/Suppl.: Mindestens 750 mg werden in einer Mischung aus 10 ml (PI. 5 ml) W. und 10 ml Natronlauge 20% (PI. 8 ml nNaOH) gelöst und mit 4mal 25 ml (PI. 1mal 25 und 5mal 15 ml) Chlf. extrahiert. Jeder Extrakt wird mit 2mal 20 ml (PI. 3mal 5 ml) W. gewaschen und, falls die 2. Waschung gegen Phenolphthalein noch alkalisch reagiert, mit weiteren 20 ml W. Die vereinigten Chlf.-Auszüge werden nacheinander extrahiert mit 25 ml 0,1 n Schwefelsäure, 15 ml W. und 10 ml W. Säure- und Wasserextrakte werden vereinigt, zum Vertreiben des Chlf. erwärmt, gekühlt und mit 0,1 n Natronlauge zurücktitriert gegen Bromkresolgrün als Indikator (PI. läßt vereinigte Waschfl. noch 2mal mit 5 ml Chlf. extrahieren).

1 ml 0,1 n Schwefelsäure entspricht 39,14 mg Carbamazincitrat.

2. USP XVII: Mindestens 750 mg werden unter Erwärmen in 50 ml Eisessig gelöst, abgekühlt auf Zimmertemperatur und nach Zusatz von 2 Tr. Kristallviolettlsg. mit 0,1 n Perchlorsäurelsg. titriert.

1 ml 0,1 n Perchlorsäurelsg. entspricht 39,14 mg Carbamazincitrat.

Forderungen: Mind. 98% (USP XVII, PI.Ed. I – Suppl.), mind. 97,5% (BP 63).

Aufbewahrung. Dicht verschlossen.

Anwendung. Bei Ascaridiasis und Filariasis (Wucheria bancrofti), Onchocerciasis (Onchocerca volvulus) sowie Loasis (Loa loa). Nach Angaben eines Herstellers zeichnet sich die Substanz durch besonders gute Verträglichkeit und geringe Toxizität aus. Diätetische Vorbereitungen oder Fastenkuren sind nicht erforderlich, ebenso kann auf Laxantien verzichtet werden. Die Substanz kann kurweise über mehrere Tage hindurch gegeben werden. Die Ascariden verklumpen weder, noch zerfallen sie im Darm des Wirtes. Als Nebenerscheinungen werden genannt: selten leichte gastrointestinale Reizerscheinungen, Übelkeit und leichte Abgeschlagenheit. Nach OELKERS kommt es bei Filariasis nach oraler Verabreichung von 0,2 bis 2 mg/kg Körpergewicht zu einer raschen Reduktion der Mikrofilarien im Blut, die nach einer Woche meist ganz verschwunden sind.

Als Dosis für Kinder empfiehlt NF XII: Bei Filariasis: 6 mg/kg Körpergewicht/24 Std.; 150 mg/qm Körperoberfläche/24 Std. aufgeteilt auf 3 Gaben; Behandlung über 7 bis 10 Tage. Bei Ascaridiasis: 15 mg/kg Körpergewicht/24 Std.; 50 mg/qm Körperoberfläche/24 Std. als Einmaldosis an 4 aufeinanderfolgenden Tagen.

Handelsformen: Hetrazantabletten (Lederle, München), Loxuran (Ungarn), Notezin (Frankreich).

Zubereitungen.

Diethylcarbamazine Tablets BP 63
Diethylcarbamazine Citrate Tablets USP XVII
Diethylcarbamazine Citrate Syrup USP XVII.

Niclosamide (INN, BAN). N-(2'-Chlor-4'-nitrophenyl)-5-chlorsalicylamid. 2-Hydroxy-5-chlor-N-(2-chlor-4-nitrophenyl)-benzamid. 5,2'-Dichlor-4'-nitro-salicylamid.

$C_{13}H_8Cl_2N_2O_4$ M.G. 327,1

Herstellung. Durch Umsetzung des substituierten Benzoylchlorids mit dem substituierten Anilin.

Eigenschaften. Gelblichweißes Pulver, ohne Geruch und Geschmack; wasserunlöslich.

Erkennung und Gehaltsbestimmung. Zwei spektrophotometrische Verfahren zum Nachweis von Mikrogramm-Mengen in Wasser werden von FARRINGTON [Analyt. Chemie *34*, 1338 (1962)] beschrieben.

Mikroschmelzpunkt [KUHNERT-BRANDSTÄTTER, M.: Sci. pharm. (Wien) *32*, 321 (1964)]. Die hellgelbe Substanz sublimiert ab 190° in Nadeln, Körnern, Prismen und Stengeln. Aus den Restkristallen wachsen rechtwinkelige Prismen, Stengel und Spieße. Die Schmelze erstarrt zu zweierlei Sphärolithen. Mod. I erscheint feinfaserig, dicht gefügt und dadurch trüb und undurchsichtig, Mod. II ist heller und körnigstrahlig. Ab etwa 180° wird Mod. II in Mod. I umgewandelt, der Schmelzpunkt dieser Modifikation konnte nur unter Anwendung eines Kunstgriffes (in kleinen Tropfen) bestimmt werden. Er liegt bei 214 bis 218°; Mod. II kann auch durch Sublimation bei 180° in Form kleiner Nadeln und Nadelbüschel gewonnen werden. Mod. I bildet sich erst ab 190° in Rechtecken und Prismen.

Anwendung. Als Taenicidum, für das nach Angaben des Herstellers keinerlei Kontraindikationen bekannt sind. Die DL_{50} beträgt ca. 10 g/kg, ein Laxans ist unnötig, da der tote Parasit in Teilen abgeht, nur bei Verstopfung soll vor der Behandlung laxiert werden. Vor der Kur abends keine feste Nahrung, morgens nüchtern 1 g auf 1 Glas Wasser, nach 1 Std. nochmals 1 g auf 1 Glas Wasser. Nach 2 Std. kann gegessen werden. Kinder von 2 bis 8 Jahren erhalten die Hälfte, unter 2 Jahren ein Viertel der Erwachsenendosis. Nebenwirkungen sind nicht vorhanden, da die Substanz nicht resorbiert wird.

Als Indikationen werden angegeben: Infektionen mit Taenia solium, T. saginata, Diphyllobothrium latum, Hymenolepis nana, also sämtliche bedeutsamen Cestoden. Unter der Bezeichnung Bayer 73 ist die Substanz erfolgreich zur Bekämpfung von Wasserschnecken eingesetzt worden, die in den Tropen als Zwischenwirte für u. a. Helminten fungieren. Diese molluscieiden Eigenschaften machen das Produkt besonders wertvoll, da eine Wasserverpestung mit einer für Fische letalen Dosis bei der Vernichtung der Schnecken nicht entsteht. Nach Feststellungen des Herstellers ist der Genuß von mollusciciedhaltigem Wasser in der zur Schneckenbekämpfung notwendigen Konzentration auch für Menschen und andere Warmblüter gefahrlos.

Handelsformen: Yomesan (Bayer, Leverkusen), Vermitin (VEB Arzneimittelwerk Dresden), Trédemine (Lab. Bouillet, Paris).

Bephenium als Bromid, Embonat[1], Oxynaphthoat. Als Embonat B. V. C. Suppl., The Extra P. Suppl. 61.

$$\left[\bigcirc\!-\!CH_2\!-\!\underset{\underset{CH_3}{|}}{\overset{\overset{CH_3}{|}}{N}}\!-\!CH_2\!-\!CH_2\!-\!O\!-\!\bigcirc \right]_2^{\oplus} \text{Embonat}^{2\ominus}$$

$C_{57}H_{58}O_8N_2, H_2O$ (als Embonat)   M.G. (Embonat) 917,1

Base: Benzyl-dimethyl-phenoxyäthyl-ammonium-hydroxid.

Eigenschaften. Fp. 152 bis 156° (Embonat) Base: als Pikrat Fp. über 134° unter Zersetzung. Fluoresz. im filtr. UV-Licht, als Oxynaphthoat: grün.

Gehaltsbestimmung. 1 g wird mit 50 ml Eisessig versetzt und, ohne volle Lösung abzuwarten, mit 0,1 n Perchlorsäure gegen 0,2 ml 0,5%ige Kristallviolettlsg. in Eisessig titriert.

1 ml 0,1 n Perchlorsäure-Essigsäure entspr. 45,85 mg Bephen. embonat.

Die Substanz ist wirksam gegen Ascariden und Hakenwürmer.

Handelsform: Alcopar (Burroughs Wellcome).

Thenium als Closylat wird gegen Kaninchen-Hakenwurm eingesetzt.

$$\left[\bigcirc\!\!\!\bigg/\!\!\!{}^{S}\!-\!CH_2\!-\!\underset{\underset{CH_3}{|}}{\overset{\overset{CH_3}{|}}{N}}\!-\!CH_2\!-\!CH_2\!-\!O\!-\!\bigcirc \right]^{\oplus} Cl\!-\!\bigcirc\!-\!SO_3^{\ominus}$$

N,N-Dimethyl-N-(2-phenoxyäthyl)-N-2′-thenylammonium.

---

[1] Siehe S. 952.

Thiabendazol (INN). Thiabendazol gilt ebenfalls als anthelmintisch wirksam.

= 2-(4'-Thiazolyl)-benzimidazol
wie auch die einfacher gebauten Körper

2-Methyl-benzothiazol   und   2-Chlor-benzothiazol

Gänzlich anders gebaut ist das α-Terthienyl, das als ascaridenwirksames Prinzip von nordamerikanischen Tagetesarten gilt.

In den USA spielt neuerdings das
Nitrodan (USAN) als Anthelminticum eine Rolle.

$O_2N-\langle\rangle-N=N-$ ... $-N-CH_3$

Das 3-Methyl-5-[(p-nitrophenyl)azo]-rhodanin wurde von COOPER, Tinsley Lab. unter der Versuchsbezeichnung CTR 6110 geprüft.

Als anthelmintisch wirksam wird eine weitere Substanz der Fa. Chas. Pfizer, USA bezeichnet:

Dymanthine (USAN), das N,N-Dimethyl-octadecylamin als Hydrochlorid.

$$CH_3-(CH_2)_{17}-N\begin{matrix}CH_3\\CH_3\end{matrix} \cdot HCl$$

Gegen Ascariden erprobt ist die

Acidum Kainicum. Kainic acid.

3-Isopropenyl-pyrrolidin-4-carboxymethyl-5-carbonsäure

Ferner wird das **Spiromethazine** (INN) erwähnt.
Es handelt sich um

2,4-Diamino-5(p-chlorphenyl)-9-methyl-1,3,5-triazospiro-[5.5]-undeca-1,3-dien

Neuerlich wird ein injizierbares Wurmmittel für die Veterinärmedizin angeboten in Form des von der ICI in den USA entwickelten und in Kürze als Promintic lieferbaren 2-(β-Methoxyäthyl)-pyridin.

$$\langle N \rangle - CH_2 - CH_2 \cdot O - CH_3$$

Kühen und Schafen wurden max. 200 mg kg Körpergewicht erfolgreich injiziert. Das Präparat ist parenteral angewandt stärker wirksam als bei oraler Applikation und hat sich Bepheniumsalzen als überlegen erwiesen, ebenso wie gegenüber Phenothiazin.

Isoamylium amygdalicum. Mandelsäure-isoamylester. d,l-α-Hydroxyphenylessigsäure-isoamylester.

$$\langle \rangle - CH - COO - CH_2 - CH_2 - CH \begin{matrix} CH_3 \\ CH_3 \end{matrix}$$
$$ |$$
$$ OH$$

$$C_{15}H_{18}O_3 \qquad\qquad M.G. 222{,}27$$

Eigenschaften. Hellgelbe ölige Fl., unlösl. in W., lösl. in organischen Lösungsmitteln. Kp.$_{0,5}$ = ca. 120°. VZ ca. 252. SZ unter 2. d = 1,045 bis 1,055. n_{20}^D 1,495 bis 1,500.

Erkennung. Isoamylester. Einige Tr. werden mit einigen ml verd. Natronlauge erhitzt; es tritt der Geruch nach Isoamylalkohol auf. – Mandelsäure. Die oben beschriebene Lösung wird insges. 10 Min. gekocht und in einen Scheidetrichter überführt. Die evtl. noch vorhandene Phase wird abgelassen, die wss. Lsg. mit Schwefelsäure angesäuert und mit einigen Tr. Kaliumdichromatlsg. versetzt. Es tritt, evtl. nach leichtem Erwärmen, der Geruch nach Benzaldehyd auf.

Prüfung. Es wird der folgende wss. Auszug hergestellt: 5 g werden mit 5 ml W. ausgeschüttelt und die wss. Schicht nach Abtrennen des Esters durch ein mit W. befeuchtetes Filter gegeben. Von dem klaren Filtrat werden jeweils 10 ml (entsprechend 1 g) zur Bestimmung verwendet. – Chloride: Höchstens 350 ppm. – Sulfat: Höchstens 500 ppm. – Schwermetalle (als Blei): Höchstens 10 ppm. – Verbrennungsrückstand (Sulfatasche): Höchstens 0,1%. – Säurezahl: Höchstens 1. Ausführung: Etwa 2,5 g – genau gewogen – werden in 20 ml neutralisiertem Alkohol gelöst und mit 0,1 n Natronlauge gegen Phenolphthalein titriert.

$$SZ = \frac{V \cdot 5{,}61}{E}.$$

V = Verbrauch an Maßlsg..
E = Einwaage in g. 1 ml 0,1 n Maßlsg. entspricht 5,6 mg KOH.

Gehaltsbestimmung. Bestimmung der Verseifungszahl: Etwa 1 g – genau gewogen – werden in einem 200-ml-Erlenmeyerkolben mit Schliff mit 25 ml 0,5 n alkoholischer Kalilauge versetzt und nach Zusatz einiger Glasperlen zur Vermeidung von Siedeverzug unter Rückflußkühlung 1 Std. gekocht. In gleicher Weise wird im Blindwert bestimmt, indem 25 ml 0,5 n alkoholische Kalilauge in einem zweiten 200-ml-Erlenmeyerkolben mit Schliff 1 Std. unter Rückflußkühlung erhitzt werden. Man läßt die Proben abkühlen und titriert die Lauge bzw. den Laugenüberschuß mit 0,5 n Salzsäure unter Verwendung von Phenolphthalein als Indikator. Berechnung der Verseifungszahl:

$$\frac{(V_1 - V_2) \cdot 28{,}05}{E} = VZ.$$

V_1 = Verbrauch in ml an 0,5 n Salzsäure für den Reagentien-Blindwert,
V_2 = Verbrauch in ml an 0,5 n Salzsäure für die Probe.
E = Einwaage in g.

Aus VZ und SZ wird die Esterzahl berechnet: EZ = VZ minus SZ; aus der Esterzahl der Gehalt:

$$\frac{EZ \cdot 100}{252{,}5} = \% \text{ Mandelsäureisoamylester}.$$

Gehaltsforderung 98 bis 102%.

Anwendung. Neben einer bei bester Verträglichkeit guten spasmolytischen Wirkung auf die glattmuskulären Organe in der Veterinärmedizin besonders zur Bekämpfung der Ascaridiasis bei Haustieren. Nach Angaben des Herstellers gelten die folgenden Indikationen als aussichtsreich für eine Behandlung:

Ascaridiasis bei Pferden, Hunden, Katzen, Pelztieren, Schweinen, Hühnern;
Hakenwurmbefall bei Katzen und Pelztieren;
Peitschenwurmbefall bei Hunden;
Lungenwurmbefall bei Wiederkäuern.

Als Dosen werden empfohlen:

Kleintiere: Kleine Hunde (bis zu 10 kg), Blau- und Silberfüchse, Katzen und Hühner, ferner alle Welpen von Hunden und Pelztieren: 1 ml/kg Körpergewicht. Bei Blaufuchswelpen (2 bis 3 Wochen alt) erfolgt die Verabreichung in Kapselform (0,3 ml Kapseln), ggf. auch mit der Magensonde (0,5 ml Liquidum). Bei anderen Kleintieren empfiehlt sich die Anwendung von Kapseln.

Mittlere (11 bis 20 kg) und große (über 20 kg) Hunde können pro kg etwas weniger erhalten, jedoch mindestens 0,5 ml/kg Körpergewicht (Kapseln zu 2 bzw. 3 ml). Pferde: Mit der Nasenschlundsonde sind 25 bis 30 ml/Ztr. Körpergewicht zu geben. Bei Befall mit Hakenwürmern und Peitschenwürmern ist eine höhere (etwa doppelte) Dosierung erforderlich.

Bei Befall mit Lungenwürmern ist eine Aerosoltherapie (1,5 bis 2 ml innerhalb 6 bis 8 Min.) zweckmäßig.

Handelsform: Mandaverm (Asta, Brackwede).

Literatur

BECK, E.: Dissertation Tierärztl. Hochschule Hannover 1949. – BEHRENS, H.: Dachshund *1950*, Nr. 11, 25. – ERHARDT, A.: Naunyn-Schmiedeberg's Arch. exp. Path. Pharmak. *209*, 130 (1950); Tierärztl. Umsch. *4*, 387 (1949) und *7*, 239 (1952); Naunyn-Schmiedeberg's Arch. exp. Path. Pharmak. *209*, 130 (1950). – KORKHAUS, R.: Tierärztl. Umsch. *6*, 247 (1951); Exper. Veterinärmed. *3*, 39 (1951). – MAKSIC, D., u. E. BECK: Dtsch. tierärztl. Wschr. *57*, 348 (1950). – OELKERS, H. A.: Pharmakol. Grundlagen der Behandlung von Wurmkrankheiten, Leipzig 1950. – SPREHN, C.: Pelztierzüchter *23*, 156 (1949) u. *24*, 24 (1950).

Metallorganische Verbindungen

1. Anthelmintisch wirksame Antimonverbindungen. Allgemein dazu OELKERS: Mehrere Antimonverbindungen finden in der Humanmedizin mit zum Teil sehr gutem Erfolg bei tropischen Wurmkrankheiten (Bilharziosis, Clonorchiasis, Filariosis) Anwendung und werden auch in der Veterinärmedizin bei verschiedenen Wurminfektionen unserer Haustiere benutzt.

Angewandt werden von den Verbindungen des dreiwertigen Antimons der Brechweinstein sowie – z. T. unter den Namen Stibyal oder Stibnal (Neostibnal enthielt einen Zusatz von Natriumtartrat) – das entsprechende Natriumsalz, das Natriumantimonyltartrat. Da beide infolge ihrer lokalreizenden Wirkung, die z. T. auf der sauren Rk. ihrer Lsg. (pH = 4,5 bis 4,8) beruhen, nur intravenös angewandt werden können, war die Einführung des Neoantimosans, das auch intramuskulär injiziert werden kann, ein entschiedener Fortschritt.

Anwendung. Langsame streng intravenöse Injektion einer 1%igen wss. Lsg., beginnend mit 30 mg (3 ml), alle zwei Tage steigernd um jeweils 30 mg (3 ml) bis zu 120 mg (12 ml) oder bis an die Toleranzgrenze. Diese Dosis wird 15mal an alternierenden Tagen wiederholt. Zweckmäßig injizieren 2 bis 3 Std. nach einer leichten Mahlzeit; nach jeder Injektion Ruhe für 1 Std.

Ebenfalls als Anthelminticum intravenös injiziert wird Antimonylgluconat.

Zubereitung.

Sodium Antimonylgluconate Injection BP 63.

Handelsform: Triostan Injection (England).

Stibophenum PI.Ed. I/1. Stibophen USP XVII, BP 63. Orthostibnite heptahydrate.
Natrium-Stibium-bisbrenzkatechin-disulfonicum DAB 6 – 3. Nachtr. BRD. Antimon-bisbrenzkatechin-disulfonsaures Natrium DAB 7 – BRD.

$$\left[\begin{array}{c} O_3S \diagup\!\!\!\diagup \diagdown O \diagdown \diagup O \diagup SO_3 \\ Sb \\ SO_3 \diagup\!\!\!\diagup O \diagdown O \diagup\!\!\!\diagup SO_3 \end{array}\right]^{5-} \quad 5\,Na^+ \cdot 7\,H_2O$$

$C_{12}H_4O_{16}S_4SbNa_5 \cdot 7\,H_2O$

M.G. 895,22
wasserfrei 769,14

Pentanatrium-bis(brenzkatechin-3,5-disulfonyl)-antimonat(III).
Natriumantimonyl-bispyrokatechol-3,5-natriumdisulfonat.
[3,5-Di(sodiumsulfonate)-6-sodoxyphenyl][3,5-di(sodiumsulfonate)-o-phenylene].

Antimongehalt 13 bis 13,8% (DAB 6 – 3. Nachtr. BRD), 15,6 bis 16% (PI.Ed. I/1).
Schwefelgehalt 16,5 bis 16,9% (PI.Ed. I/1) bezogen auf bei 140 bis 150° im Vakuum konstant getrocknete Substanz.

Herstellung. Brenzkatechin (I) wird mit rauchender Schwefelsäure in die Disulfonsäure (II) übergeführt, die sich in wss. Lsg. beim Kochen mit Sb_2O_3 zur komplexen Säure (III) umsetzt. Das kristalline Natriumsalz entsteht als Heptahydrat durch Neutralisation mit NaOH, Eindampfen und Ausfällen mit Methanol.

$$\underset{I}{\begin{array}{c}\diagup\!\!\diagup OH \\ \diagdown\!\!\diagdown OH\end{array}} \xrightarrow{H_2S_2O_7} \underset{II}{\begin{array}{c} HO_3S\diagup\!\!\diagup OH \\ \diagdown\!\!\diagdown OH \\ SO_3H \end{array}} \xrightarrow{Sb_2O_3} \underset{III}{\left[\begin{array}{c} O_3S\diagup\!\!\diagup O \diagdown\!\!\diagup O \diagup SO_3 \\ Sb \\ SO_3 \quad O \quad O \quad SO_3 \end{array}\right]^{5-}} 5\,H^+$$

Eigenschaften. Weißes, feinkristallines Pulver, geruchlos, von leicht salzigem Geschmack, lichtempfindlich, gut löslich in W., praktisch unlöslich in A. 95%, Ae., PAe., Chlf., Aceton. Kommentar DAB 6 – 3. Nachtr. BRD: Das Komplexsalz ist relativ beständig; beim Alkalisieren fällt im Gegensatz zum Brechweinstein kein Sb_2O_3 aus. Durch H_2S in saurer Lsg. wird jedoch der Komplex unter Ausfällung von Sb_2S_3 zerlegt. Jod oxydiert in essigsaurer Lsg. Sb^{3+} quantitativ zu Sb^{5+}. Substanz zersetzt sich langsam an der Luft, besonders im Licht oder in Gegenwart von Alkali. Neutrale wss. Lsg., die anfangs farblos sind, werden bald gelbstichig und schließlich zitronengelb; durch Ansäuern kann dieser Vorgang unterbunden werden (s. auch PI.Ed. I/1). Zusatz von Alkali zur neutralen Lsg. verursacht sofort eine Gelbfärbung, die beim Ansäuern wieder verschwindet. Mit Eisenionen bilden sich intensiv gefärbte Komplexe.

Erkennung. Prüflsg. (DAB 7 – BRD): 0,6 g Substanz werden zu 30 ml in W. gelöst.
1. Die mit Salzsäure angefeuchtete Substanz färbt die nichtleuchtende Flamme anhaltend und intensiv gelb (DAB 7 – BRD). – 2. Nach dem Zersetzen durch Schmelzen mit Kaliumhydroxid und Kaliumnitrat gibt der Rückstand die Rk. auf Natrium (PI.Ed. I/1), Antimon und Sulfate (PI.Ed. I/1, BP 63). – 3. 0,10 g Substanz werden in einem Becherglas mit 1,0 ml Wasserstoffperoxidlsg. und 1 Tr. Eisenchloridlsg. versetzt. Nach dem Abklingen der heftigen Rk. wird die gelbe, trübe Fl. mit 1,0 ml 6 n Salzsäure, 10 ml W. und 50 bis 100 mg medizinischer Kohle versetzt, umgeschüttelt und filtriert. Das klare Filtrat gibt mit 0,25 ml Bariumchloridlsg. in der Hitze einen weißen in 6 n Salzsäure unlösl. Nd. (DAB 7 – BRD). – 4. 2,5 ml Prüflsg. werden auf 5,0 ml verdünnt und mit 5 Tr. Natriumsulfidlsg. versetzt. In der gelben Lsg. entsteht nach dem Ansäuern mit 10 Tr. Salzsäure und kurzem Aufkochen ein orangefarbener, flockiger Nd. (DAB 6 – 3. Nachtr. BRD). USP XVII läßt die Fllg. in 5 ml einer 1%igen wss. Lsg. nach Ansäuern mit 0,3 ml verd. Salzsäure mittels 1 ml Natriumsulfidlsg. durchführen. – 5. 0,1 ml einer 5%igen wss. Lsg. werden mit 3 ml W. verdünnt und 1 Tr. Eisen(III)-chloridlsg. zugesetzt. Die entstehende intensiv blaugrüne Farbe schlägt bei langsamem Zusatz von Natriumcarbonatlsg. über Violett in Kirschrot um (PI.Ed. I/1, BP 63). DAB 6 – 3. Nachtr. BRD läßt diese Rk. im klaren Filtrat aus Pos. 4 durchführen, in seinem Kommentar wird vermerkt: Nachweis des Antimons als Sb_2S_3, das durch seine charakteristische Farbe erkannt wird. Die Farb-

reaktion mit $FeCl_3$ ist für Brenzkatechin-3,5-disulfonsäure charakteristisch. Es bilden sich dabei Fe^{+++}/Brenzkatechin-disulfonsäurekomplexe, deren Konstitution und Farbe vom pH abhängig ist: grünblau bei pH 1 bis 3, violett bei pH 3 bis 5 und rot bei pH über 7. USP XVII führt diese Rk. in 3 ml einer 1%igen wss. Lsg. durch, alkalisiert dann jedoch mit Ammoniaklsg., wobei die tief bläulichgrüne Farbe in Bräunlichrot umschlägt. – 6. Nach Zusatz von 2 Tr. Quecksilbernitratlsg. zu 1 ml einer 1%igen wss. Lsg. fällt ein schwarzer Nd. (USP XVII). – 7. 2,5 ml Prüflsg. werden nach Zusatz von 1 ml verd. Essigsäure (BP 63 und PI.Ed. I/1: 10 ml 1%ige Lsg. in verd. Essigsäure) mit 1 ml (BP 63 und PI.Ed. I/1: 2 ml) 0,1 n Jodlsg. versetzt. Die Jodlsg. wird beim Umschütteln entfärbt. Dabei wird Sb^{+++} zu Sb^{+++++} oxydiert (DAB 6 – 3. Nachtr. BRD). – 8. Nach Zusatz von 0,5 ml Natriumhydroxidlsg. färben sich 5 ml einer 5%igen wss. Lsg. sofort zitronengelb; die Fbg. verschwindet nach Zusatz von verd. Schwefelsäure (BP 63, PI.Ed. I/1). Nach PI.Ed. I/1 färbt sich auch eine neutrale wss. Lsg. beim Stehen allmählich zitronengelb, was sich durch Ansäuern verhindern läßt.

Prüfung. 1. Aussehen der Lsg. Die Prüflsg. muß klar und farblos sein (DAB 7 – BRD). – 2. Reaktion. Die Prüflsg. muß gegen Lackmus neutral reagieren (DAB 6 – 3. Nachtr. BRD). – Die 5%ige wss. Lsg. muß ein pH zwischen 6 und 7 haben (BP 63), neutral gegen Lackmus reagieren (PI.Ed. I/1). – 3. Schwermetalle. Die Lsg. von 1 g Substanz in 20 ml Ammoniakfl. wird gleichmäßig auf 2 Reagensgläser verteilt. Nach Zugabe von 3 Tr. Natriumsulfidlsg. zu einer der Proben darf diese sich innerhalb 2 Min. dem Blindversuch gegenüber nicht verändern.

Dazu Komm. z. DAB 6 – 3. Nachtr. BRD:

In Abweichung zu der in Ziffer 39 angegebenen Vorschrift muß die Prüfung auf Schwermetallionen in ammoniakalischer Lsg. erfolgen. Dadurch soll eine Störung durch ausfallendes Sb_2S_3 verhindert und eine besonders schnell bei Alkalizusatz eintretende Verfärbung verzögert werden. Anstelle der hier nicht brauchbaren Bleivergleichslsg. werden 10 ml der mit Ammoniak bereiteten Prüflsg. ohne Na_2S-Zusatz benutzt. Erfahrungsgemäß beobachtet man eine Veränderung der Probelsg. (Gelbbraunfbg., Trübung) bei einer Pb^{++}-Konzentration von etwa 0,002% an aufwärts. Höchstens 5 ppm Blei (PI.Ed. I/1, BP 63). – 4. Calcium. Höchstens 0,1%. 5 ml Prüflsg. werden mit 10 ml verdünnt und nach Ziffer 41 geprüft (DAB 6 – 3. Nachtr. BRD). Zu 2 ml einer 5%igen wss. Lsg. (USP XVII: Lsg. 1 + 14) werden 1 ml verd. Ammoniaklsg. und 0,2 ml Ammoniumoxalatlsg. (USP XVII: 2 Tr. Ammoniumoxalatlsg.) gegeben; die Fl. darf sich (USP XVII: innerhalb einer Min.) nicht trüben (PI.Ed. I/1). – 5. Chloride. Höchstens 0,04%. 5 ml Prüflsg. werden auf 10 ml verdünnt und nach Ziffer 43 geprüft (DAB 6 – Nachtr. BRD). Höchstens 70 ppm entspr. höchstens 0,1 ml einer 0,02 n Salzsäure (USP XVII). Zu 1 ml einer 5%igen wss. Lsg. werden 2 ml W., 1 ml verd. Salpetersäure und 0,1 ml Silbernitratlsg. gegeben. Es darf sich (BP 63: innerh. 5 Min.) weder eine Opaleszenz noch ein Nd. bilden (PI.Ed. I/1). – 6. Sulfate. Höchstens 0,05%. 10 ml Prüflsg. werden nach Ziffer 44 geprüft (DAB 6 – 3. Nachtr. BRD). – Zu 1 ml einer 5%igen wss. Lsg. werden 2 ml W., 0,5 ml verd. Salzsäure und 0,2 ml Bariumhydroxidlsg. gegeben. Die Fl. darf sich (BP 63: binnen 5 Min.) nicht trüben (PI.Ed. I/1). – 7. Arsen. Höchstens 5 ppm (PI.Ed. I/1), höchstens 4 ppm [BP 53(!)]. – 8. Trocknungsverlust. Höchstens 16% (USP XVII). 14 bis 16% nach Gewichtskonstanz bei 140 bis 150° im Vakuum (PI.Ed. I/1). 14 bis 16% nach Gewichtskonstanz bei 130° im Vakuum von 5 Torr (BP 63). 14 bis 16% nach Gewichtskonstanz bei 140° unter 20 Torr, Trockenpistole über Diphosphorpentoxid (DAB 6 – 3. Nachtr. BRD).

Gehaltsbestimmung (DAB 7 – BRD). Etwa 0,5 g Substanz, genau gewogen, werden in einem JZ-Kolben von etwa 200 ml Inhalt in 5,0 ml W. gelöst. Nach Zusatz von 10,0 ml 6 n Essigsäure und 20,00 ml 0,1 n Jodlsg. wird kurz umgeschüttelt und der Kolben verschlossen. Nach 5 Min. wird mit 0,1 n Natriumthiosulfatlsg. zurücktitriert (Stärkelsg. als Indikator). USP XVII läßt in 30 ml W. und 10 ml verd. Essigsäure lösen, PI.Ed. I/1 (400 bis 500 mg) und BP 63 (450 mg) in 10 ml verd. Essigsäure. BP 63 und PI.Ed. I/1 arbeiten mit 0,05 n Maßlsg. und legen 25 ml Jodlsg. vor, USP XVII läßt vor der Titration auf 50° erwärmen.

1 ml Verbrauch an 0,1 n Jodlsg. entspricht 38,46 mg $C_{12}H_4Na_5O_6S_4Sb$ bzw. 6,09 mg Sb^{+++}, berechnet auf Heptahydrat in lufttrockenem Zustand.

PI.Ed. I/1 läßt außerdem den Schwefel bestimmen:

Ungefähr 0,3 g werden genau gewogen und in einem Nickeltiegel mit 2 g gepulvertem Kaliumhydroxid, 0,5 g Kaliumnitrat und 1 ml W. zunächst vorsichtig mit kleiner Flamme erhitzt. Unter ständigem Umrühren wird die Temperatur langsam gesteigert und schließlich bis zur klaren Schmelze kräftig erhitzt. Nach dem Abkühlen wird in 100 ml W. gelöst, 1 g Weinsäure zugegeben und gelöst, mit Salzsäure deutlich angesäuert, bis zum Kochen erhitzt. Nach Zugabe von 5 ml kochender Bariumchloridlsg. wird 1/2 Std. auf dem Wasserbad erwärmt. Der entstehende Nd. wird gesammelt, gewaschen, geglüht und gewogen. 1 g Rückstand entspricht 137,4 mg Schwefel.

Aufbewahrung. Stibophen muß in einem dicht verschlossenen neutralen Glasbehälter vor Licht geschützt aufbewahrt werden. Es darf nicht mit Eisen oder Eisenverbindungen in Berührung kommen.

Anwendung. Zur intramuskulären Injektion bei protozoischen Infektionen in den Tropen und Subtropen (Trypanosomiasis, Leishmaniosen) sowie bei Infektionen durch parasitische Saugwürmer der Bilharziagruppe. Im Vergleich zum Brechweinstein sind Haltbarkeit der Lösungen, örtliche Verträglichkeit und therapeutischer Index günstiger.

Dosierung. 0,1 bis 0,3 g i.m. ansteigend; die gesamte Kur erfordert gewöhnlich etwa 2,5 g in etwa 10 Einzeldosen, jeden zweiten Tag zu injizieren. Evtl. ist eine Wiederholung der Kur notwendig.

Einzelhöchstgaben: 100 mg (DAB 7 – BRD).
Tageshöchstgaben: 300 mg (DAB 7 – BRD).

BP 63: dto. täglich oder in längeren Intervallen bis insgesamt 2,4 bis 4,5 g. USP XVII: 0,095 g steigend auf 0,315 g an alternierenden Tagen über 5 Wochen bis insgesamt 6,3 g.

Veterinärmedizin (Remington, Practice of Pharmacy, XII. Ed.). Anwendung. Beim Hund als 6,3%ige wss. Lsg. (1 ml entspr. 8,5 mg Sb^{+++}).

Körpergewicht des Hundes kg	Tägliche Dosis		
	erste 6 Tage ml	zweite 6 Tage ml	spätere 6 Tage ml
unter 10	0,5	1,0	1,0
10–15	1,0	1,5	1,5
15–20	1,0	1,5	2,0
20–25	1,5	2,0	2,0
über 25	2,0	2,5	2,5

Zubereitungen.

Stibophen Injection BP 63. USP XVII (pH 5–7)
Injectio Stibopheni Pl.Ed. I/2.

Handelsform: Fuadin (Bayer, Leverkusen). In Europa ohne Bedeutung.

Ebenfalls zur intramuskulären Injektion eignet sich Anthiomalin [Lithium-Antimon(III)-thiomalat], das zur Behandlung der Bilharziosen an Stelle von Brechweinstein eingeführt wurde (CAWSTON).

$$\begin{array}{c} NH \cdot CO \cdot CH_3 \\ \diagdown Cl \\ \diagup \\ SbO(OH)(ONa) \end{array} \qquad \left[\begin{array}{l} LiOOC \cdot CHS \\ LiOOC \cdot CH_2 \end{array}\right]_3 Sb \cdot 9\,H_2O$$

Stibosan Anthiomalin

Neo-Stibosan. Von Verbindungen des fünfwertigen Antimons ist außer Stibosan vor allem das Neostibosan zu nennen, das bei bestimmten Filarieninfektionen wirksam zu sein scheint und dem nach SCHMID eine sehr umstrittene Formel zukommt.

$$\left[\begin{array}{c}\text{(complex structure)}\end{array}\right] 2\,NH(C_2H_5)_2$$

Neo-Stibosan

Nach The Merck Index 1960 ist es zusammengesetzt aus:
p-Aminobenzolstibonsäure
p-Acetylaminobenzolstibonsäure
Antimonsäure
Diäthylamin
im Verhältnis 1 : 2 : 1 : 3.
Es enthält 41 bis 44% organisch gebundes Sb^{+++++}, 6 bis 7% Acetylreste.

Solustibosan. Ein Komplexsalz der Antimonsäure ist Solustibosan (Stibanose), das Natriumsalz der Antimon(V)-gluconsäure, das einen Antimongehalt von 28 bis 29,5% (The Merck Ind. 60) besitzt.

Herstellung. Aus 1 Mol Antimonpentoxid, 1 Mol Gluconsäure und Natriumhydroxid [Bose/Ghosh: Indian. J. Pharm. *11*, 155 (1949)].

Eigenschaften. Gut wasserlösliche Kristalle. Die 10%ige wss. Lsg. hat ein pH von 5,4 bis 5,6. Ampullierte Lsg. sollen bei Zimmertemperatur aufbewahrt werden.

Erwähnt sei ferner noch Ureastibamin, das gelegentlich bei Filariosis versucht wurde.

Solustibosan
(mögl. Struktur)

Ureastibamin

Wie aus der folgenden Tabelle hervorgeht, ist die Giftigkeit der modernen Antimonverbindungen – bezogen auf den Antimongehalt – erheblich geringer als die des Brechweinsteins. Trotz der auf diese Weise möglichen Zufuhr größerer Antimonmengen scheint aber Tartarus stibiatus bei manchen Wurminfektionen doch den neuen Präparaten gleichwertig oder sogar überlegen zu sein.

	% Sb	Dosis tolerata i.mg. für 20 g Maus	= mg Sb
Brechweinstein	36,6	0,4	0,15 Sb^{III}
Fuadin	13,5	6,6	0,89 Sb^{III}
Stibosan	31	15	4,65 Sb^{V}
Neostibosan	42	40	16,8 Sb^{V}
Solustibosan	29	64	18,6 Sb^{V}

Die Wirkung der verschiedenen Verbindungen des drei- oder fünfwertigen Antimons auf Würmer in vitro ist gering.

Für die Klärung des Wirkungsmechanismus der Antimonverbindungen auf die Schistosomen erscheinen nach Oelkers die Untersuchungen von Vogel und Minning besonders wichtig:

Die Autoren beobachteten bei ihren Versuchen an mit Bilharzia japonica infizierten Kaninchen, daß es unter der Behandlung mit Brechweinstein oder mit Fuadin zu einer beträchtlichen Abnahme der Wurmgröße kam. Ferner verschwand die normalerweise zu findende Füllung des Darms der Würmer mit schwärzlichen Resten der Blutverdauung. Die in mäßigerer Menge neu aufgenommenen Erythrozyten wurden offenbar nicht mehr oder nur unvollkommen verdaut. Besonders schwere Veränderungen zeigten die Fortpflanzungsorgane der Parasiten. Bei den männlichen Würmern war etwa von der 9. Injektion an ein Zerfall der spermatogenen Zellen und schließlich eine fast restlose Zerstörung der Hoden festzustellen. Auch das Ovar schrumpfte bis zu einem unscheinbaren Rest und ebenso kam es zu einem hochgradigen Schwund des Dotterstockes. Im ganzen waren die Veränderungen nach Brechweinstein schwerer als nach Fuadin, obwohl – bezogen auf den Antimongehalt – gleiche Mengen der Präparate verabfolgt wurden. Ähnliche Ergebnisse hatten Versuche von BANG und HAIRSTON an mit Schistosoma japonicum infizierten Meerschweinchen, Hamstern und Hunden, die mit Brechweinstein, Anthiomaline oder Fuadin behandelt wurden (soweit OELKERS).

Literatur

BANG, F. B., u. N. G. HAIRSTON: Amer. J. Hyg. *44*, 313 (1946). – CAWSTON, F. G.: Med. Press S. Afr. *1941*, S. 490. – OELKERS, H. A.: Pharmakol. Grundlagen der Behandlung von Wurmkrankheiten, Leipzig 1950. – SCHMID, F.: Z. angew. Chem. *60*, 261 (1948). – VOGEL, H., u. W. MINNING: Acta trop. (Basel) *4*, 21 (1947).

2. Anthelmintisch wirksame arsenhaltige metallorganische Verbindungen. Arsenverbindungen, z. B. Arsenik oral, wurden als wirksame Ascaridenmittel, aber auch als Strongyloidenmittel in der Veterinärmedizin empfohlen. Das Natriumsalz der p-Glykoylaminophenylarsinsäure (Allegan), eine weiße, wasserlösliche Substanz, soll nach v. SARNOWSKI bei Ascariden- und Strongylidenbefall der Fohlen eine gute Wirkung haben.

Oxyaethylaminophenylarsinsäure-N-methyltetrahydropyridin-*β*-carbonsäure-methylester, früher als Nemural im Handel (s. unter Arecolin-Verbindungen) hat sich in der Veterinärmedizin als sicheres Bandwurmmittel für Kleintiere, insbesondere Hunde, das zugleich abführend wirkt, bewährt. Die Würmer werden lebend und gewöhnlich bereits 20 bis 45 Min. nach der Eingabe entleert (STETTER, BEYDEMÜLLER, GRATZL, POPESCU und MIRONESCU). An gelegentlichen Nebenwirkungen werden anscheinend nur Erbrechen und stärkere Kolikerscheinungen beobachtet. Nach DA COSTA gelingt es, auch bei menschlicher Ascaridiasis durch die orale Verabfolgung von Stovarsol oder Spirocid (2 Tabl. zu 0,25 g am 1. Tag, 3 am 2. Tag und dann je 2 Tabl. 5 Tage hindurch) in vielen Fällen (bei 31 von 42 so behandelten Spulwurmträgern) völlige Heilung zu erreichen (LEREBOULLET; BRÜNING).

Spirocid. Stovarsol (4-Oxy-3-acetylamino-phenylarsinsäure) (Näheres s. Bd. II).

$$\text{OH}$$
$$\begin{array}{c}\text{—NH—COCH}_3\\ \\ \text{AsO}_3\text{H}\end{array}$$

Diphetarson. Aus Frankreich wird über Erfolge bei Oxyuriasis mit dem Amöbicidum Diphetarson berichtet. Die Substanz wurde allein oder gebunden an Spiramycin gegeben [SCHNEIDER, J. et al.: Therapie *15*, 648 (1960)]. Als Dosen werden angegeben: 1 bis 1,5 g ab 20 kg Körpergewicht täglich, 0,75 g bei geringerem Gewicht über eine Kurdauer von 10 Tagen.

$$\text{NaHO}_3\text{As}-\!\!\bigcirc\!\!-\text{NH}-\text{CH}_2-\text{CH}_2-\text{NH}-\!\!\bigcirc\!\!-\text{AsO}_3\text{HNa} \cdot 10\,\text{H}_2\text{O}$$

Literatur

BRÜNING, H.: Fortschr. Ther. *1930*, S. 367. – BEYDEMÜLLER, F.: Tierärztl. Rsch. *1934*, Nr. 3. – GRATZL, E.: Wien. tierärztl. Mschr. *1935*, Nr. 23. – DA COSTA, S. F. G.: Arch. int. Pharmacodyn. *41*, 443 (1931). – LEREBOULLET: Progrès méd. *1924*, S. 630. – POPESCU/MIRONESCU: Münch. tierärztl. Wschr. *1936*, Nr. 13. – v. SARNOWSKI: Berl. tierärztl. Wschr. *1937*, S. 594. – SCHMID, F. et al.: Dtsch. tierärztl. Wschr. *1940*, S. 553, u. *1941*, S. 132. – STETTER, R.: Münch. tierärztl. Wschr. *33*, 358 (1933).

Anorganische Verbindungen

Diverse anorganische Verbindungen, die in früheren Jahrzehnten eine Rolle spielten, sind als Anthelmintica heute bedeutungslos. Die gebräuchlichsten waren bzw. sind die folgenden Salze der Elemente Aluminium, Kupfer und Zinn.

Aluminiumsalze. An Aluminiumsalzen haben in erster Linie das Sulfat, Subacetat und Aceticotartrat Verwendung gefunden.

Nach In-vitro-Versuchen von OELKERS und RATHJE sind lösliche Aluminiumsalze für Würmer jedoch ungiftig. Die gleiche Feststellung trafen ERHARDT und GIESER bei der

Kaninchenoxyuriasis. Günstige Erfahrungen verschiedener Autoren führt OELKERS in der Hauptsache auf die übrigen Behandlungsmaßnahmen zurück (Laxantien, Klysmen, verschiedene hygienische Maßnahmen).

Aluminiumsalze sind in folgenden Zubereitungen enthalten:

Pulvis contra Oxyures DRF, FMB

>   Aluminium sulfuricum   0,1
>   Aluminium aceticum basicum 0,9

von denen 4 Tage lang 3mal 1 Pulver genommen werden soll.

Dazu schreibt Komm. DRF:
Der Formel liegt der Gedanke zugrunde, daß Aluminiumsulfat durch seine adstringierende Wirkung für eine Mobilisation der an den Darmwandungen festsitzenden Würmer sorgt, die dadurch für das angeblich vermizid wirkende basische Aluminiumacetat leichter erreichbar sind. In hartnäckigen Fällen wird bei der Verabreichung des Pulvers allein kein Dauererfolg erzielt werden können. Abgabe in Wachskapseln.

Oblatae contra Oxyures PM (Schweiz. Ap.-V.) ähnlich der Vorschrift der FMB.

Handelsformen: Hermilax (Woelm, Eschwege), Oxymors (Richter, Eltville), Vermedical (Bavaria, München).

Kupfersalze. Cu-Ionen sollen ebenfalls vermizid wirken. Kupferoxid galt als, inzwischen obsoletes, Mittel gegen Bandwürmer. HUSEMANN empfahl folgende Vorschrift:

>   Cupr. oxyd.   6,0
>   Calc. carb.   2,0
>   Bolus alba   12,0
>   Glycerinum   10,0
>   M. f. pil. Nr. 120. Täglich 4 mal 2 Stück eine Woche hindurch zu nehmen.

Es soll sich jedoch auch empfehlen, 10 bis 12 Tage lang 3mal täglich 0,04 bis 0,07 g reines Cupr. oxydat. nigr. neben einem guten Abführmittel zu geben.

Ferner wurde methylarsinsaures Kupfer in oralen Gaben gegen Bandwurminfektionen bei Lämmern gebraucht (0,1 g pro kg Körpergewicht).

Nach OELKERS stellte ROSS bei seinen ausgedehnten Versuchen mit Kupferpräparaten fest, daß oral verabfolgte Kupfersulfatlösungen (10%ig) bei Schafen einen reflektorischen Schluß der Schlundrinne bewirken und infolgedessen unter Umgehung der 3 Vormägen direkt in den Labmagen gelangen. Zu dem gleichen Ergebnis kamen bei ähnlichen Untersuchungen auch MÖNNIG und QUINN. Die Autoren empfehlen, von dieser Reflexwirkung Gebrauch zu machen, um Magenwurmmittel bei Schafen möglichst unverdünnt in den Labmagen, den Hauptsitz der Magenwürmer, zu bringen. Zu diesem Zweck soll das betreffende Mittel unmittelbar (innerhalb von 15 Sek.) nach einer kleinen Kupfersulfatdosis (z. B. 2,5 ml einer 10%igen Lösung) eingegeben werden. Die Versuche in vitro sprechen dafür, daß Kupfersalze für Ascariden nicht sonderlich giftig sind. Erst Konzentrationen, die im Darm von Parasitenträgern nicht auftreten könnten, ohne gleichzeitig stärkere Schleimhautreizungen herbeizuführen, wirken schädigend. Es ist aber anzunehmen, daß nach Eingabe von Kupferoxid im Magen entstandenes lösliches Kupferchlorid kurz nach dem Eintritt in den Dünndarm als Hydroxid, Carbonat und vielleicht auch als Sulfid ausgefällt wird, so daß hier wurmschädigende Konzentrationen nicht oder doch nur vorübergehend entstehen. Lösliche Komplexsalze oder kolloid lösliche Kupferverbindungen, die sich im Darmkanal evtl. bilden könnten, dürften aber für Würmer noch weniger giftig sein als die relativ gut dissoziierten schwefelsauren oder salzsauren Salze des Metalls.

Handelsform: Cupronat.

Zinnsalze. Zinnsalze waren enthalten in verschiedenen alten Spezialitäten als Chlorid und Oxid, heute in nur noch einem Handelspräparat, gemeinsam mit metallischem Zinn. Das auf galvanischem Wege gewonnene Stannum praecipitatum soll als Bandwurmmittel vollkommen unschädlich sein.

(Hauptbestandteil in Pulvis contra Taeniam BECKER, ferner in den Boli Stanni compositi und Electuarium vermifugum.)

Über den Wirkungsmechanismus ist nichts bekannt. OELKERS vermutet, daß die Wirksamkeit auf der Bildung von Stannochlorid im Magen beruht und nicht, wie bisweilen zu lesen, die scharfen Kanten und Ränder der Zinnpartikelchen schädigend auf den Wurm wirken. Das giftige Stannum chloratum wurde in Dosen von 5 bis 30 mg mehrmals täglich gegeben und angeblich mit Erfolg angewandt.

Handelsform: Cestodin (Nematodin, Hamburg).

Ferner werden erwähnt: *Strontium lacticum*. Man löst 20,0 davon in 120,0 Wasser, gibt 30,0 Glycerin dazu und läßt 5 Tage lang früh und abends einen Eßlöffel dieser Mixtur nehmen.

Auch der Zuckerkalk, Calcium saccharatum, soll in Dosen von 0,6 bis 2,0 g den Bandwurm vertreiben.

Schließlich seien noch das Jod und das Jodkalium erwähnt, die beide besonders in Frankreich gegen Taenien empfohlen worden sind, z. B. in folgender Mixtur: Jodum 0,75, Kalium jodatum 2,25, Aqua 30,0. M.S. 3mal täglich 10 Tr. zu nehmen.

Literatur

ERHARDT, A., u. A. M. GIESER: Dtsch. tropenmed. Z. *45*, 531 (1941). — MÖNNIG, H. O., u. J. I. QUINN: J. vet. Sci. An. Ind. *5*, 485 (1935). — OELKERS, H. A.: Pharmakol. Grundlagen der Behandlung von Wurmkrankheiten, Leipzig 1950. — OELKERS, H. A., u. W. RATHJE: Naunyn-Schmiedeberg's Arch. exp. Path. Pharmak. *198*, 317 (1941). — ROSS, J.: Aust. vet. J. *10*, 11 (1934).

Sonstige Zubereitungen und Präparate zur Anwendung bei Wurmbefall

Zur Stillung des, speziell bei Oxyureninfektionen, durch den Abgang lebender Parasiten starken Afterjuckreizes und möglicherweise Abtötung der Eier in der Analgegend werden Analsalben und Suppositorien angewandt, denen vielfach neben lokalanästhetisch wirkenden Stoffen noch wurmtoxische oder zumindest wurmlähmende Substanzen inkorporiert werden.

Antibiotica

Das Wort Antibiosis, von dem sich der Begriff „Antibioticum" ableitet, geht auf VUILLEMIN[1] zurück, der bereits 1889 diese Bezeichnung für einen Vorgang prägte, bei dem eine Kreatur das Leben einer anderen zerstört, um ihr eigenes zu erhalten. Nach der Definition von WAKSMAN[2] versteht man im allgemeinen unter einem Antibioticum eine chemische Substanz mikrobiologischen Ursprungs, welche die Fähigkeit besitzt, Bakterien und andere Mikroorganismen im Wachstum zu hemmen oder abzutöten. Die Wirkung eines Antibioticums ist selektiv; einige Organismen werden mehr als andere beeinflußt. Jedes Antibioticum ist durch sein spezifisches antimikrobielles Spektrum ausgezeichnet.

Diese Definition beschränkt die Bezeichnung Antibiotica auf Stoffwechselprodukte von höheren oder niederen Pilzen, von Bakterien und anderen Mikroorganismen. Außerhalb stehen die zahlreichen synthetischen Ba teriostatica (Sulfonamide u.a.) und Antiseptica, obwohl die physiologische Wirkung dieser Substanzen von derjenigen der Antibiotica nicht unterschieden werden kann. Inzwischen gewinnt man jedoch einige Antibiotica (Dihydrostreptomycin, Tetracyclin, Pyrrolidinomethyl-Tetracyclin) entweder durch Umwandlung natürlich vorkommender antibiotisch wirksamer Substanzen oder erhält sie vollsynthetisch (Chloramphenicol). Es ist sicher, daß zu diesen Verbindungen in Zukunft weitere hinzukommen werden, so daß neben der biologischen auch die chemische Synthese in der Definition der Antibiotica berücksichtigt werden muß. So haben VONDERBANK und ERDMANN[3] folgende Formulierung des Antibioticumbegriffes vorgeschlagen:

„Ein Antibioticum ist eine ursprünglich von lebenden Zellen gebildete und erstmalig aus diesen oder ihren Stoffwechselprodukten isolierte einheitliche, chemisch definierte, reproduzierbare Substanz oder deren entweder durch chemische Veränderung oder auf bio-

---

[1] Assoc. franc. Avanc. Sci., Teil 2, 525 (1889); zit. nach FLOREY, CHAIN u. Mitarbeitern: Antibiotics. A. Survey of Penicillin, Streptomycin and other Antimicrobial Substances from Fungi, Actinomycetes, Bacteria, and Plants. 2 Bde., London/New York/Toronto: Oxford University Press 1949.

[2] Mycologica *35*, 47 (1943).

[3] Arzneimittel-Forsch. *4*, 132 (1954).

synthetischem Wege erhaltenen Derivate mit hemmender, d. h. statischer, degenerativer, lytischer oder abtötender Wirkung gegen pflanzliche oder tierische Mikroorganismen wie etwa Viren, Rickettsien, Bakterien, Actinomyceten, Fungi, Algen oder Protozoen." Neuere Nomenklaturvorschläge für Antibiotica s. S. A. WAKSMANN: Chem. Ber. *99*, LXXXVII (1966).

In diesem Zusammenhang muß darauf hingewiesen werden, daß bei der Definition auch die Toxizität für den menschlichen und tierischen Organismus in Betracht gezogen werden sollte[1]. Man wird solche Stoffe, die alle Bedingungen eines Antibioticums erfüllen, aber so toxisch sind, daß eine therapeutische Verwendung nicht möglich ist, aus der Reihe der eigentlichen Antibiotica ausscheiden müssen, da sonst viele Verbindungen hier eingeordnet werden müßten, die zwar antibakteriell wirksam sind, aber eine derart hohe Toxizität aufweisen, daß sie zu den Giften gerechnet werden müssen. Diese Forderung nach möglichst geringer Giftigkeit erfüllen nur wenige der bisher bekannt gewordenen Antibiotica.

Bereits im Jahre 1877 beobachteten PASTEUR und JOUBERT[2], daß manche aerobe, nichtpathogene Bakterien das Wachstum des Milzbrandbazillus hemmen, und vermuteten, daß dieser Antagonismus therapeutisch wichtig werden könnte. BABES[3] berichtete als erster 1885, daß sowohl auf festen wie in flüssigen Nährböden Mikroorganismen Substanzen erzeugen, die das Wachstum anderer hemmen. 1899 führten EMMERICH und LÖW[4] die „Pyocyanase" bei Kokkeninfektionen, Diphtherie, Typhus, Pest u. a. Infektionskrankheiten in die Therapie ein. Dies war ein aus alten Kulturen von Pseudomonas pyocyanea gewonnenes Präparat, dessen antibiotische Wirkung die Autoren auf die Anwesenheit eines Enzyms, der „Pyocyanase", zurückführten.

Eine Anzahl weiterer Vorschläge zur Anwendung antibakterieller Substanzen des Stoffwechsels von Mikroorganismen und niederen Pilzen in der Therapie gelangte in den folgenden Jahrzehnten von Zeit zu Zeit in die wissenschaftliche Öffentlichkeit, ohne aber ernsthaft beachtet zu werden. Auch die Entdeckung SIR ALEXANDER FLEMINGS[5], daß das Wachstum von Staphylokokkenkulturen auf Blutagarplatten behindert ist, wenn diese mit Penicilliumsporen infiziert sind, vermochte zunächst nicht eine Änderung herbeizuführen. Erst als zu Beginn des zweiten Weltkrieges in den angelsächsischen Ländern die Suche nach antibiotisch wirksamen Substanzen auf breiter Basis einsetzte und Erfolg hatte, wurde die Bedeutung der Antibiotica allgemein erkannt. Nachdem die Industrie die Voraussetzungen für ihre technische Gewinnung in ausreichendem Umfang geschaffen hatte, konnten sie sich in der Therapie rasch durchsetzen und nehmen heute einen dominierenden Platz unter den Mitteln zur Bekämpfung von Infektionskrankheiten ein.

Zu einem Problem sind im Laufe der Zeit die Resistenzerscheinungen geworden, d. h. die Entwicklung resistenter Stämme unter den pathogenen Mikroorganismen. So haben beispielsweise penicillinasebildende Staphylokokken seit der Einführung des Penicillins in bedenklicher Weise besonders in Krankenhäusern zugenommen, eine Tatsache, die durch negative Selektion gedeutet wird. Ein kritikloser Gebrauch der Antibiotica ist daher zu vermeiden. Die Resistenz ist meist spezifisch gegenüber einem bestimmten Antibioticum, sog. gekreuzte Resistenzen treten auf bei Substanzen mit ähnlichen Wirkungsmechanismen, z. B. den Antibiotica der Tetracyclingruppe, zwischen Carbomycin und Erythromycin sowie zwischen Streptomycin, Dihydrostreptomycin und Neomycin. Zur Ausschaltung von Resistenzerscheinungen hat die Kombinationstherapie (Antibiotica untereinander oder mit anderen Chemotherapeutica, besonders Sulfonamiden) erhebliche Bedeutung erlangt.

Die Suche nach neuen, therapeutisch wichtigen Antibiotica, die heute in großem Ausmaß betrieben wird, ist meist sehr mühselig. Um geeignete Organismen zu finden, untersucht man Proben aus Erde, Pflanzenteilen, Schlamm oder Wasser auf mit Testkeimen beimpften Agarplatten. Enthält die Probe einen Mikroorganismus, der ein Antibioticum bildet, so entsteht nach dem Bebrüten eine klare Hemmzone auf der sonst völlig bewachsenen Platte. Der Keim wird auf seine Wirksamkeit gegen weitere Testkeime geprüft, bei günstigem Ausfall der Versuche isoliert und reingezüchtet. Dann stellt man die geeigneten

---

[1] VOGEL: Die Antibiotica, Nürnberg: Verlag Hans Carl 1951.
[2] C. R. Acad. Sci. (Paris) *85*, 101 (1877).
[3] J. Connaiss. méd. prac. (Paris) *7*, 321 (1885).
[4] Z. Hyg. Infekt.-Kr. *31*, 1 (1899). — [5] Brit. J. exp. Path. *10*, 226 (1929).

Wirkungsbreite der wichtigsten reinen, nicht kombinierten Antibiotica und Sulfonamide

			Penicillin	Streptomycin	Chloramphenicol	Tetracycline	Antimycin	Bacitracin	Carbomycin (=Magnamycin A)/Erythromycin	Framycetin	Fumagillin	Fungicidin	Griseofulvin/Variotin	Kanamycin	Neomycin	Novobiocin	Oleandomycin	Polymyxin	Spiramycin	Trichomycin	Tyrothricin	Xanthocillin	Sulfonamide	D-Cycloserin u. Cycloserin	Viomycin
Viren	kleine	Lyssa																							
		Masern																							
		Mumps																							
		Poliomyelitis																							
		Pocken																							
		Varizellen																							
		infektiöse Mononucleose																							
		Influenza																							
		Herpes zoster																							
	große	Primär atyp. Pneumonie			▨	▨																			
		Psittacosis			▨	▨																	▨		
		Lymphogranuloma inguinale			▨	▨																			
Rickettsien		R. prowazeki (Brill.)																							
		R. akari																							
		R. burneti				▨																			
		R. tsutsugamushi																							
		R. conori																							
		R. rickettsi																							
		R. mooseri																							
		R. prowazeki																							
Gram-neg. Bakterien		Salmonella typhosa																					▨		
		Salmonellen																							
		Proteus vulgaris		▨																					
		Ps. pyocyaneus																							
		Kleb. pneumoniae (Friedländer)																							
		Haem. pertussis et influenzae				▨																			
		Shigellen																							
		Brucellen																							
		Aerobacter aerogenes																							
		Escherichia coli																							
Gram-pos. Bakterien		B. anthracis																							
		Clostridien																							
		C. diphtheriae																							
Kokken	Gram-neg.	Neisseria meningitidis																							
		Neisseria gonorrhoeae																							
	Gram-pos.	Staphylococcus aur. et alb.																							
		Streptococcus faecalis																							
		" pneumoniae																							
		" pyogenes																							
Spirochaeten		Spir. pallida																							
		Spir. recurrentis																							
		Leptospiren																							
Actinomyceten		Actinomyces hominis et bovis																							
Protozoen		Trichomonas vaginalis																							
		Entamoeba histolytica																							
Mykobakterien		M. tuberculosis		▨																					
		M. leprae																							
Pilze		Epidermophyton / Trichophyton / Microsporon Arten					▨																		
Hefen		Candida pseudotropicalis																							
		" tropicalis																							
		" albicans																							

Lebensbedingungen fest und ermittelt die beste Zusammensetzung des Nährmediums, beides bereits unter dem Gesichtspunkt eines späteren Einsatzes in Submerskultur. Das weitere Bestreben geht dahin, aus den vorhandenen Stämmen durch Auslese natürlicher oder künstlich mittels Röntgen- oder UV-Strahlen oder mit Hilfe chemischer Agentien erzeugter Mutanten solche zu gewinnen, die bezüglich ihrer Wirkstofferzeugung besonders ertragreich sind. Die Zucht kann nun in größerem Ausmaß beginnen. Zum Studium seiner chemischen und physikalischen Eigenschaften und zur Aufklärung der Struktur muß das Antibioticum aus den Kulturlösungen isoliert werden, in denen es nur in geringer Konzentration (ca. 0,1 bis 0,5%) enthalten ist. Vor der Einführung in die allgemeine Therapie durchläuft es die üblichen pharmakologischen und klinischen Prüfungen.

Außer in der Therapie finden die Antibiotica weitverbreitete Verwendung in der Landwirtschaft als Futterzusätze insbesondere zur Aufzucht von Geflügel und Schweinen. Man erreicht dadurch eine Herabsetzung der Sterblichkeit bei den Jungtieren sowie eine schnellere Gewichtszunahme und auf diese Weise beträchtliche Einsparungen an Futtermitteln.

Die Zahl der Antibiotica ist sehr groß und ein Ende der Entwicklung noch nicht abzusehen. Im Rahmen dieses Handbuches können nur die pharmazeutisch wichtigen Antibiotica beschrieben werden, die in der Therapie bereits anerkannt sind oder Eingang in die Pharmakopöen gefunden haben. Die systematische Einteilung auf chemischer Grundlage ist unzweckmäßig, da die Struktur dieser Stoffe sehr verschiedenartig ist. Üblich ist die Einordnung nach der systematischen Einteilung der Organismen, die diese Verbindungen zu bilden vermögen. Dabei unterscheidet man folgende Klassen[1]: 1. Antibiotica aus Bakterien (Eubacteriales); 2. Antibiotica aus Strahlenpilzen (Actinomycetales); 3. Antibiotica aus niederen Pilzen (Fungi imperfecti); 4. Antibiotica aus höheren Pilzen; 5. Antibiotica aus Flechten und Algen; 6. Antibiotica aus höheren Pflanzen; 7. Antibiotica tierischer Herkunft. Praktisch wichtig sind bis jetzt nur die Antibiotica der drei ersten Klassen.

	Seite		Seite
Actinomycin C	1040	Kanamycinsulfat	1137
Amphotericin B	1120	Methicillinnatrium	1025
Bacitracin	1141	Neomycin	1064
Bacitracinzink	1144	Neomycinsulfat	1065
Benzathin-Benzylpenicillin	1016	Novobiocincalcium	1129
Benzylpenicillinkalium	1011	Novobiocinnatrium	1131
Benzylpenicillinnatrium	994	Nystatin	1126
Carbomycin	1038	Oxacillinnatrium	1026
Chloramphenicol	1044	Oxytetracyclin s. Hydroxytetracyclin	1102
Chloramphenicolcinnamat	1051	Phenoxymethylpenicillin	1019
Chloramphenicolpalmitat	1049	Phenoxymethylpenicillincalcium	1025
Chloramphenicolsuccinatnatrium	1051	Phenoxymethylpenicillin-Dibenzylaethylendiamin	1024
Chlortetracyclin	1093		
Chlortetracyclincalcium	1098	Phenoxymethylpenicillinkalium	1023
Chlortetracyclinhydrochlorid	1095	Polymyxin B-sulfat	1147
Colistimethatnatrium	1151	Procainbenzylpenicillin	1012
Cycloserin	1134	Ristocetin	1041
Desmethylchlortetracyclindrochlorid	1116	Spiramycin	1118
Dihydrostreptomycinhydrochlorid	1086	Streptomycinhydrochlorid	1079
Dihydrostreptomycinsulfat	1081	Streptomycincalciumchlorid	1079
Erythromycin	1057	Streptomycinphosphat	1079
Erythromycinaethylcarbonat	1058	Streptomycinsulfat	1074
Erythromycinestolat	1061	Streptomycylidenisonicotinsäurehydrazidsulfat	1080
Erythromycinglucoheptonat	1059		
Erythromycinlactobionat	1060	Tetracyclin	1110
Erythromycinpropionat	1062	Tetracyclinhydrochlorid	1112
Erythromycinstearat	1060	Tyrothricin	1152
Griseofulvin	1035	Vancomycinhydrochlorid	1124
Hydroxytetracyclin	1102	Viomycinsulfat	1122
Hydroxytetracyclinhydrochlorid	1104		

Salze und Komplexe sind bei den ihnen zugrunde liegenden Verbindungen aufgeführt.

---
[1] KORZYBSKI, T., u. W. KURILOWICZ: Antibiotica, Jena 1960.

Antibiotica aus niederen Pilzen
Penicilline

Im Jahre 1928 machte Professor ALEXANDER FLEMING am St. Mary's Hospital in London eine zufällige Entdeckung: Bei der Beobachtung des Wachstums von Staphylokokkenkulturen auf Blutagarplatten, die mit Penicilliumsporen infiziert waren, bemerkte er eine breite, von Staphylokokken freie Zone um die Pilzkolonien herum. Er schloß daraus, daß der Schimmelpilz eine Substanz an den Nährboden abgibt, die das Wachstum der Staphylokokken unterdrückt. FLEMING[1] gab dem antibakteriellen Wirkstoff des Schimmelpilzes Penicillium notatum den Namen „Penicillin".

Es gelang FLEMING nicht, den Wirkstoff zu isolieren. Bei der Prüfung der antibakteriellen Eigenschaften der ungereinigten Kulturfiltrate stellte er jedoch fest, daß eine große Anzahl von grampositiven Mikroorganismen und Spirochäten gehemmt wird. Er erkannte, daß das wirksame Prinzip chemisch unbeständig ist und daß es aus den eingeengten Kulturmedien extrahiert werden kann. Dieses Penicillin wandte FLEMING bereits erfolgreich in der äußerlichen Behandlung septischer Wunden an und fand, daß es für Menschen und Tiere ungiftig ist.

In Fortführung der Arbeiten FLEMINGS, die im übrigen wenig Beachtung fanden, gelang es 1932 RAISTRICK und Mitarbeitern[2], Penicillium notatum auf synthetischen Nährböden zu züchten und Penicillin in einer Czapek-Dox-Nährlösung (Dextrose und anorganische Salze) zu erzeugen. Das Antibioticum konnte jedoch auch jetzt nicht isoliert werden. In den folgenden Jahren ruhte die Penicillinforschung.

Erst 1940 wurden neue Arbeiten bekannt. FLOREY, CHAIN, ABRAHAM[3] und Mitarbeiter (Oxford-Kreis) veröffentlichten Ergebnisse der wieder aufgenommenen systematischen Bearbeitung der Penicillingewinnung. Es war diesem Forscherkreis gelungen, aus Penicillium notatum in einer modifizierten Czapek-Dox-Nährlösung Penicillin zu erzeugen, es zu extrahieren und ein braunes Pulver zu gewinnen, das bereits in einer Verdünnung 1 : 500 000 das Wachstum von Staphylokokken verhinderte, obwohl der Gehalt an Penicillin nur weniger als 1% betrug. Dieses noch unreine Präparat konnte Mäusen in hohen Dosen ohne jedes Anzeichen von Toxizität injiziert werden und schützte sie in sehr großen Verdünnungen gegen Infektionen durch Strepto- und Staphylokokken und Clostridium septicum. Ein Jahr später konnte das gleiche Forscherteam über die ersten, äußerst günstigen Ergebnisse der klinischen Prüfung am Menschen berichten[4]. Der erste Penicillin-Patient, der an einer schweren Mischinfektion durch Staphylokokken und Streptokokken litt, zeigte eine dramatische Besserung innerhalb weniger Stunden nach der Injektion. Infolge Materialmangels konnte die Behandlung nicht zu Ende geführt werden und der Patient starb. Dennoch war durch diesen ersten Behandlungsfall der Wert des Penicillins für die Therapie deutlich erwiesen. Es hatten sich allerdings auch erhebliche Nebenwirkungen gezeigt, die auf Pyrogene zurückzuführen waren, die das Präparat noch enthielt. Durch chromatographische Reinigung gelang die Entfernung dieser Stoffe. Nachdem weitere Mengen Penicillin hergestellt worden waren, zum Teil durch Wiedergewinnung aus dem Harn der mit Penicillin behandelten Patienten, zeigte sich schnell, daß ein neues Arzneimittel gefunden war, das durch Blut, Eiter und Zellbestandteile in seiner antibakteriellen Wirkung nicht beeinflußt wurde. Es erwies sich bei Staphylokokkeninfektionen in vitro wie in vivo in gleicher Weise als wirksam und in seiner Wirkung gegen die Erreger sowie in seiner praktischen Wirksamkeit am Menschen den Sulfonamiden überlegen. Allerdings zeigte sich bereits als Nachteil die rasche Ausscheidung des Antibioticums durch die Nieren, die zunächst eine laufende Zufuhr in Form der Dauertropfinfusion notwendig machte. Ferner ergab sich,

---

[1] Brit. J. exp. Path. *10*, 226 (1929).
[2] Biochem. J. *26*, 1907 (1932).
[3] CHAIN, FLOREY u.a.: Lancet *2*, 226 (1940).
[4] Lancet *2*, 117 (1941).

daß das neue Heilmittel in wäßriger Lösung sehr instabil war und schnell durch Säuren inaktiviert wurde.

Gewinnung. Für die Produktion von Antibiotica spielt die Erzeugung leistungsfähiger Pilzstämme eine sehr große Rolle. Der von FLEMING als erster Penicillinlieferant gefundene Schimmelpilz war Penicillium notatum Westling (Fam. Aspergillaceae). Dieser Stamm ergab jedoch auch auf den verschiedensten Nährböden und unter den verschiedensten Kulturbedingungen nur geringe Ausbeuten, und man war gezwungen, die Entwicklung ertragreicherer Stämme zu versuchen. Das geschah vor allem in Amerika im Northern Regional Research Laboratory (NRRL) des US-Department of Agriculture, und es gelang, durch systematische Züchtung neuer Stämme, Selektion und Mutation immer bessere Penicillinproduzenten aufzufinden. Besonders für Submerskulturen hat sich Penicillium chrysogenum als geeignet erwiesen, der auf einer schimmeligen Melone vom Fruchtmarkt Peoria (Illinois), dem Sitz des NRRL, gefunden worden war und große Bedeutung für die Penicillingewinnung gewonnen hat. Aus diesem Stamm wurde als natürliche Mutante der berühmte Stamm NRRL 1951 B 25 entwickelt, der ein Mehrfaches an Penicillin produzierte. Während anfangs 1,2 bis 3 mcg (2 bis 5 Einheiten) in 1 ml Nährlösung erzeugt wurden, lieferte P. chrysogenum NRRL 1951 bereits 100 Oxfordeinheiten ($\approx$ Internationale Einheiten = 60 mcg) je Milliliter und P. chrysogenum var. brevisterigma, der durch Ultraviolettbestrahlung von Wis. Q. 176 (Wis. = Wisconsin) erhalten worden war, sogar 3000 Einheiten (= 1,8 mg/ml) unter normalen Kulturbedingungen[1].

Neben der Erzeugung ertragreicher Stämme ist auch die Erhaltung ihrer Leistungsfähigkeit wichtig. Wegen des schnellen Generationswechsels ist die Bildung von Mutanten, die meist weniger Penicillin produzieren, ein Problem, dem man dadurch zu begegnen sucht, daß man die Pilze durch Mycelstücke vermehrt und ihre Lebensbedingungen verändert.

Das ursprüngliche Kulturverfahren zur Penicillingewinnung war die Oberflächenkultur. Sie besitzt heute nur noch historisches Interesse. Man ließ den Pilz in einzelnen Flaschen oder flachen Schalen wachsen, die nur eine geringe Menge Nährlösung enthielten, so daß tausende derartiger Gefäße erforderlich waren, um größere Mengen penicillinhaltiger Kulturlösung zu gewinnen. Dieses umständliche Verfahren war durch den großen Sauerstoffbedarf des sich rasch bildenden Pilzmycels bedingt und schloß eine rationelle Penicillinherstellung aus. Man ging daher nach kurzer Zeit dazu über, die Pilze ähnlich den Hefen im sog. Tieftank- oder Submersverfahren zu züchten, welches dadurch gekennzeichnet ist, daß der Pilz nicht nur an der Oberfläche, sondern auch im Inneren der Nährflüssigkeit wächst. Das erreicht man durch starke Bewegung und Belüftung der Flüssigkeit, indem sterile Luft in die Tanks eingepreßt wird. Die Temperatur wird zur Erzielung optimaler Wachstumsbedingungen auf 24° gehalten. Es ist nicht verwunderlich, daß insbesondere während des zweiten Weltkrieges in den USA stilliegende Brauereien und Spiritusbrennereien, die über die notwendigen sog. Fermenteranlagen verfügten, sich der Penicillinerzeugung zuwandten.

Für maximale Ausbeuten an Penicillin ist außer einem geeigneten pH-Wert der Nährlösung auch deren zweckmäßige Zusammensetzung von hervorragender Bedeutung. Anfangs verwendete man eine modifizierte Czapek-Dox-Nährlösung, die Glucose, Natriumnitrat, Kaliumchlorid, Kaliumhydrogenphosphat, Magnesiumphosphat und Spuren Eisensulfat enthielt. MOYER im NRRL entdeckte dann 1946 die Wirkung des Corn-steep-liquor, wie das konzentrierte Mais-Weichwasser, ein Nebenprodukt der Maisstärkefabrikation, bezeichnet wird. Ein Zusatz dieser Flüssigkeit zur Kulturlösung erhöht die Penicillinausbeute um mehr als das Zehnfache[2]. Die Glucose der Nährlösung wurde, gleichfalls von MOYER und COGHILL[3], zum größten Teil durch Lactose ersetzt. Weitere Zusätze, welche die Ausbeute an Penicillin zu steigern vermögen, sind bestimmte Spurenelemente, wie Zink- und Mangansalze sowie Phenylessigsäure und zahlreiche andere Stoffe.

Die technische Penicillinproduktion verläuft in verschiedenen Abschnitten (s. nebenstehendes Schema). Zunächst wird im Pilzzuchtlaboratorium aus Sporen der verschiedenen Ausgangsstämme, die als wertvolles Fabrikationsgeheimnis gelten, eine Aufschwemmung bereitet und mit dieser das sorgfältig sterilisierte Kulturmedium in flachen, viereckigen Glasflaschen besät. Im Verlaufe weniger Tage keimen die Sporen aus und bilden ein Mycelgeflecht, das nach einigen weiteren Tagen reichliche Mengen neuer Sporen erzeugt. Diese werden vom Mycel abgelöst und unter sterilen Bedingungen in eine geeignete Nährlösung überführt. Die so erhaltene Sporensuspension geht in den eigentlichen Produktionsprozeß und gelangt in die sog. Vorfermenter (100 bis 500 l Inhalt), die sterilisierte Nährlösung enthalten, in welcher der Pilz sich unter Rühren und Belüften kräftig vermehrt. Die entstandene breiartige Masse dient als Impfmaterial für die Zwischenfermenter, die etwa das 10- bis 20fache Fassungsvermögen der Vorfermenter besitzen. Hier erfolgt abermals eine starke

---

[1] US-Pat. 2458495. — [2] MOYER u. COGHILL: J. Bact. *51*, 79 (1946).
[3] J. Bact. *51*, 57 (1946).

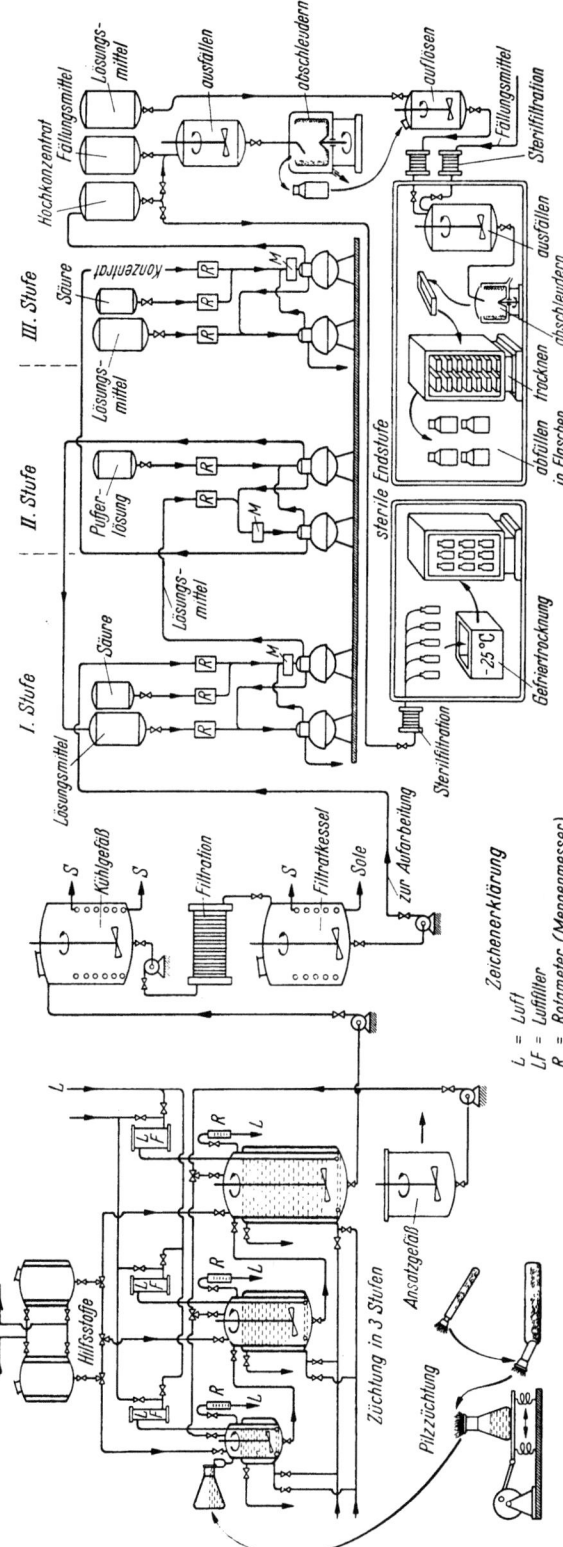

Abb. 265. Schema einer Züchtungsanlage zur Penicillingewinnung und schematische Darstellung der Penicillinextraktion und der sterilen Endstufe (Farbwerke Hoechst).

Zunahme des Pilzmaterials, das nun in die Produktionsfermenter gebracht wird. Sobald in diesen 10000 bis 120000 l fassenden Tanks unter Einhaltung einer Temperatur von 24°, der laufenden Zufuhr von steriler Luft und gleichmäßigem Rühren in Gegenwart von Antischaummitteln in einigen Tagen je nach Ausgangsstamm der maximale Gehalt an Penicillin je ml Kulturlösung erreicht ist, was durch sorgfältige Laboratoriumskontrollen überwacht wird, bricht man die Fermentation ab. Der Tankinhalt wird in kürzester Zeit unter starker Kühlung durch große Filterpressen geschickt, um die penicillinhaltige Lösung von dem breiähnlichen Pilzmycel zu trennen.

Damit beginnt die zweite Phase der Fabrikation, die Extraktion des Penicillins aus der Nährlösung, welche unter keimarmen Bedingungen erfolgt. Da Penicillin leicht der Hydrolyse unterliegt, müssen die nächsten Produktionsstufen möglichst rasch und bei niedriger Temperatur durchlaufen werden. Die Extraktions- und Reinigungsmethoden beruhen darauf, daß freies Penicillin als Säure in saurem Wasser schwer, aber gut in organischen Lösungsmitteln löslich ist, während es als Salz in schwach alkalischem oder neutralem Wasser leicht und in organischen Lösungsmitteln schwer löslich ist. Nach dem Ansäuern des Kulturfiltrates mit Schwefel- oder Phosphorsäure auf ein pH von 2,0 bis 2,5 wird in Spezialzentrifugen das in Freiheit gesetzte Penicillin im kontinuierlichen Gegenstromverfahren in ein organisches Lösungsmittel (Essigester, Butylacetat, Chloroform, Amylacetat u. a.) überführt. Zur Reinigung wird das Extraktionsverfahren wiederholt und dabei das Lösungsmittel und der pH-Wert der wäßrigen Phase durch Pufferung variiert. Schließlich wird das Penicillin mit Hilfe organischer Basen als Salz ausgefällt. Die Bildung der Niederschläge erfolgt sowohl in wäßriger Lösung, die das Penicillin als Alkalisalz enthält, als auch in organischer Phase, wo es als freie Säure vorliegt. Im ersteren Falle werden hauptsächlich Dibenzylamin[1], verschieden substituierte Cyclohexylamine[2] oder Procain[3] verwendet, während man in organischen Lösungsmitteln u. a. tertiäre Morpholine und Piperidine[4], tert. Alkylamine[5] sowie N-Äthylpyrrolidin und N-Äthylhexahydropicolin[6] benutzt. Die Alkalisalze der Penicilline können erhalten werden, indem z.B. das Penicillin aus ätherischer Lösung mit dem Natrium-, Kalium- oder Calciumsalz der Isoamyläthylessigsäure als entsprechendes Penicillinsalz kristallin in großer Reinheit abgeschieden wird[7]. Die Salze sind verhältnismäßig stabil und können einige Zeit gelagert werden. Früher wurden sie aus wäßriger Lösung durch Gefriertrocknung (Lyophilisierung, s. Bd. VI) gewonnen.

In der dritten Phase, der „sterilen Metathese", wird dann das Penicillin, das oft in einer therapeutisch nicht anwendbaren Form anfällt, in die schließlich verwendete Verbindung überführt. Die so erhaltenen anorganischen oder organischen Salze werden zu 1 kg in sterile Glasflaschen als „Bulk"ware abgefüllt und gelangen in den Abfüllbetrieb, wo unter streng aseptischen Bedingungen die verschiedenen Penicillinpräparate gemischt, abgewogen und in kleine Fläschchen für die üblichen Handelspackungen abgepackt werden. Weitere Einzelheiten über die technische Penicillingewinnung sind in ULLMANNS Encyklopädie der technischen Chemie, 3. Bd., 1953, sowie in WINNACKER-KÜCHLER, Chemische Technologie, Bd. 4, 1960, zu finden.

Chemie. Es zeigte sich bereits im Verlauf der ersten Versuche zur Gewinnung und Reinigung des Penicillins, daß der antibiotische Wirkstoff aus Penicillium notatum chemisch keine einheitliche Substanz, sondern ein Gemisch aus einer Anzahl verschiedener Penicilline mit sehr ähnlichen biologischen und chemischen Eigenschaften darstellt. Alle Penicilline besitzen das gleiche Grundgerüst und können als Derivate der 6-Aminopenicillansäure aufgefaßt werden[8].

Abweichungen treten nur in der Zusammensetzung der Seitenkette R auf. Aus natürlich gewonnenen Handelspenicillinen konnten fünf Verbindungen isoliert werden, die an-

---

[1] US-Pat. 2585432. – [2] DBP 805669. – [3] US-Pat. 2515898. – [4] US-Pat. 2542796. – [5] US-Pat. 2530488. – [6] Brit. Pat. 604563. – [7] US-Pat. 2463943.

[8] Der Ring-Index beziffert etwas anders:

4-Thia-1-azabicyclo[3. 2. 0]heptan

fänglich, als die chemische Konstitution noch nicht bekannt war, in England mit römischen Zahlen und in den USA mit großen Buchstaben bezeichnet wurden. Heute werden diese Penicilline nach dem Aufbau der Seitenkette benannt.

Offizielle Bezeichnung	Trivialname	Seitenkette (—R)	I.E. in 1 mg reinem Na-Salz
Δ^2-Pentenylpenicillin	Penicillin I Penicillin F	$CH_3CH_2CH=CHCH_2-$	1550
n-Amylpenicillin	Dihydro-P. F Flavacidin Flavacin Gigantsäure	$n\text{-}C_5H_{11}-$	1500
Benzylpenicillin	Penicillin II Penicillin G	$C_6H_5-CH_2-$	1667
p-Hydroxy-benzylpenicillin	Penicillin III Penicillin X	$HO-C_6H_4-CH_2-$	900
n-Heptylpenicillin	Penicillin IV Penicillin K	$n\text{-}C_7H_{15}-$	2300

Die verschiedenen Penicilline können aus dem Gemisch abgetrennt werden durch Verteilungschromatographie an einer Silicagelsäule, die mit Phosphatpuffer getränkt ist, oder durch Gegenstromverteilung zwischen Äther und Wasser bei pH 5 bis 7.

Die Penicilline sind optisch aktive (Asymmetriezentren an den Atomen 3, 4 und 6) Monocarbonsäuren, deren Charakterisierung durch Überführung in kristallisierte Salze anorganischer oder organischer Basen oder in Form von Estern möglich ist. Die Verbindungen sind verhältnismäßig labil. Das ist durch den Vierring bedingt; die β-Lactam-Gruppierung wird durch Säuren und Alkalien aufgespalten; auch die von vielen Mikroorganismen gebildete Penicillinase, eine β-Lactamase, welche das Penicillin inaktiviert, greift hier an. Die Inaktivierung kann auch durch eine Amidase erfolgen, welche die peptidartig gebundene Phenylessigsäure des Penicillin G und die Seitenketten verschiedener anderer Penicilline (und Cephalosporine) abspaltet, wobei 6-Amino-penicillansäure (bzw. 7-Amino-cephalosporansäure) entsteht. Gramnegative Bakterien bilden beide Fermente, während in grampositiven normalerweise keine Amidase enthalten ist[1]. Durch Zusatz von Puffersubstanzen oder durch Überführen in schwerlösliche organische Salze kann die Stabilität der Penicilline für pharmazeutische Zubereitungen wesentlich erhöht werden. Die Penicilline werden durch oxydierende und reduzierende Agentien mehr oder weniger leicht angegriffen. So lassen sich solche mit ungesättigter Seitenkette leicht hydrieren und oxydieren, während Benzylpenicillin sich dagegen als verhältnismäßig widerstandsfähig erweist. Penicillin ist einer großen Zahl von Umsetzungen zugänglich, und jede noch so geringe Änderung im Grundgerüst führt zur vollständigen biologischen Inaktivierung. Das Penicillinmolekül besteht aus drei Grundbausteinen: 1. Dimethylcystein (β-Thiol-D-valin, Penicillamin), eine allen Penicillinen gemeinsame Aminosäure; 2. einem acylierten Aminoacetaldehyd (Penilloaldehyd), dessen Acylgruppe für die verschiedenen Penicilline charakteristisch ist; 3. einem Molekül Kohlensäure. Über die komplizierten Abbaureaktionen, die zur Aufklärung der Konstitution geführt haben, kann hier nur kurz berichtet werden, soweit diese zum Verständnis der Nachweisreaktionen und der chemischen Wertbestimmungsmethoden erforderlich sind; im übrigen wird auf die einschlägigen Handbücher und Monographien verwiesen. Ein endgültiger Strukturbeweis wurde durch Röntgenstrukturanalyse geliefert. Einige wichtige Abbaureaktionen zeigen die umseitigen Zusammenstellungen.

Die erste Synthese des Benzylpenicillins wurde 1946 von DU VIGNEAUD und Mitarbeitern[2] veröffentlicht. Die Ausbeute war ebenso wie bei späteren Synthesen[3] gering, so daß eine technische Anwendung nicht stattgefunden hat.

Der Weg, den die Biosynthese des Penicillins einschlägt, ist bis heute nicht genau bekannt. ARNSTEIN und MORRIS geben ein Schema an[4], nach dem die Aminosäuren Cystin oder Cystein, Valin und Aminoadipinsäure beteiligt sind; die Seitenkette entsteht aus der entsprechend substituierten Essigsäure, beim Benzylpenicillin also aus Phenylessigsäure.

---

[1] STEWART, G. D., u. R. J. HOLT: Ang. Chem. 76, 957 (1964).
[2] Science 104, 431 (1946).
[3] SÜSS, O.: Justus Liebigs Ann. Chem. 571, 201 (1951). – SHEEHAN, J. C. et al.: Am. Soc. 79, 1262 (1957).
[4] Biochem. J. 76, 357 (1960).

988   Antibiotica

I.

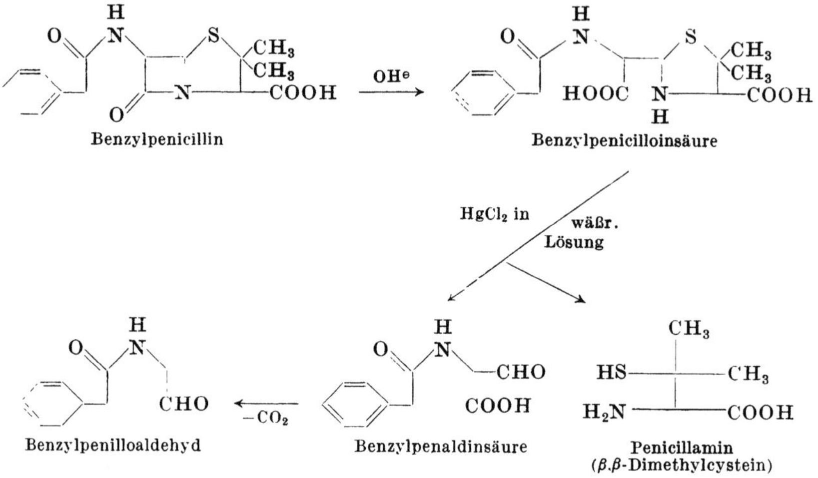

[Benzylpenicillin] →(OH⁻) [Benzylpenicilloinsäure]

↓ HgCl₂ in wäßr. Lösung

[Benzylpenilloaldehyd] ←(−CO₂)— [Benzylpenaldinsäure] + Penicillamin (β.β-Dimethylcystein)

II.

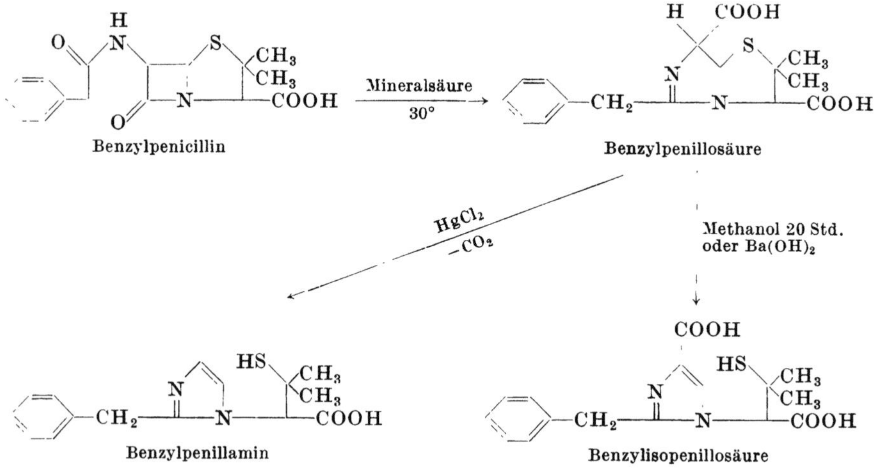

[Benzylpenicillin] →(Mineralsäure, 30°) [Benzylpenillosäure]

↓ HgCl₂, −CO₂ (links)   ↓ Methanol 20 Std. oder Ba(OH)₂ (rechts)

[Benzylpenillamin]   [Benzylisopenillosäure]

III.

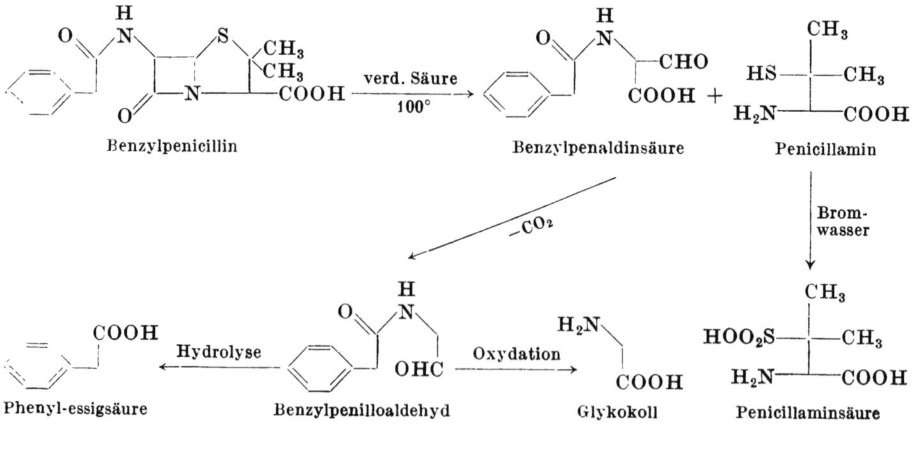

[Benzylpenicillin] →(verd. Säure, 100°) [Benzylpenaldinsäure] + Penicillamin

↓ −CO₂   ↓ Bromwasser

[Phenyl-essigsäure] ←(Hydrolyse)— [Benzylpenilloaldehyd] →(Oxydation) Glykokoll   Penicillaminsäure

In neuerer Zeit fand man, daß außer den Penicilliumstämmen auch andere Mikroorganismen Penicilline und penicillinartige Substanzen erzeugen können. Im Jahre 1951 wurde in den USA und gleichzeitig in England das Synnematin entdeckt[1]. Es stellte sich bald heraus, daß diese in England Cephalosporin genannte Substanz nicht einheitlich, sondern ein Gemisch war, aus welchem u.a. das Synnematin B bzw. Cephalosporin N isoliert werden konnte. Die Struktur dieser Verbindung wurde durch die Oxforder Forschergruppe ABRAHAM, NEWTON et al. aufgeklärt[2]. Es handelt sich um eine Verbindung, die ebenso wie die vorstehend erwähnten Penicilline ein Derivat der 6-Aminopenicillinsäure darstellt, aber in der Seitenkette statt Phenylessigsäure D-α-Aminoadipinsäure enthält und daher auch Penicillin N genannt wird.

Cephalosporin N

Die Verbindung, die saure Eigenschaften besitzt und stark hydrophil ist, zeigt eine sehr geringe Toxizität. Sie ist gegen grampositive Bakterien etwa hundertmal schwächer wirksam als Penicillin G, aber im Gegensatz zu Penicillin aktiv gegen gramnegative Pathogene, beispielsweise solche der Salmonella- und Proteusgruppe einschließlich Erreger des Typhus und Paratyphus A beim Menschen. Cephalosporin N wird im Darm wenig resorbiert und muß daher parenteral verabreicht werden. Es wurde daher bisher nicht in die Therapie eingeführt. Als Erzeuger dienen einige Fungiarten (Cephalosporium salmosynnematum, C. acremonium) und verschiedene Species des Genus Emericellopsis. Die Organismen können in synthetischen Nährböden gezüchtet werden, meist verwendet man aber komplexe organische Medien.

Die gleichen Mikroorganismen erzeugen u.a. ein weiteres Antibioticum von penicillinähnlicher Struktur und gleichfalls sauren, stark hydrophilen Eigenschaften, das Cephalosporin C. Die Struktur wurde durch ABRAHAM und NEWTON aufgeklärt[3] und 1966 von WOODWARD et al. durch Totalsynthese bewiesen[4]. In der Verbindung ist der charakteristische β-Lactamring erhalten. An die Stelle des Thiazolidinringes ist jedoch ein Dihydrothiazinring getreten. Die Verbindung kann aufgefaßt werden als ein Derivat der 7-Aminocephalosporansäure.

Cephalosporin C

In ihren pharmakologischen Eigenschaften ist sie dem Penicillin ähnlich und gegen zahlreiche grampositive und gramnegative Mikroorganismen wirksam[5]. Sie ist gegen Penicillinase verhältnismäßig beständig.

---

[1] GOTTSHALL, ROBERTS, PORTWOOD, JENNINGS: Proc. Soc. exp. Biol. (N. Y.) 76. 307 (1951). – BURTON u. ABRAHAM: Biochem. J. 50, 168 (1951).
[2] Nature (Lond.) 172, 395 (1953); 175, 548 (1955). – Biochem. J. 58, 94, 103 (1954); 63, 628 (1956).
[3] Endeavour 20, 92 (1961); Biochem. J. 79, 377 (1961).
[4] WOODWARD, R. B., K. HEUSLER, J. GOSTELI, P. NAEGELI, W. OPPOLZER, R. RAMAGE S. RANGANATHAN u. H. VORBRÜGGEN: J. Amer. chem. Soc. 88, 852 (1966).
[5] FLOREY: Ann. intern. Med. 43, 480 (1955). – JAGO u. HEATLEY: Brit. J. Pharmacol. 16, 170 (1961).

Seit kurzem beginnen halbsynthetische Cephalosporine an Bedeutung zu gewinnen. Zum Beispiel ist das 2-Thienylmethylcephalosporin (Cephalotin, I a),

$$a: R = -O-\overset{O}{\underset{\|}{C}}-CH_3; \quad R' = H$$

$$b: R = -\overset{\oplus}{N}\bigcirc\!\!\!\!\!\!\!\!\!\!\!\!-; \quad R' = Na$$

gegen ca. 124 verschiedene Staphylokokkenstämme wirksam. Seine Aktivität wird weder durch Serum noch durch Penicillinase noch durch den pH-Wert beeinträchtigt. Auch das Cephaloridin (I b), welches in Großbritannien bereits im Handel ist (Ceporin), besitzt ein breites bakterizides Spektrum. Es ist hochwirksam bei resistenten Mischinfektionen, besonders der Lunge, der Niere und der Blase.

Unter den Cephalosporinen befinden sich neben den erwähnten stickstoffhaltigen Antibiotica auch solche ohne Stickstoff. Ebenfalls aus den Kulturbrühen von Cephalosporiumarten wurde das Cephalosporin P_1 isoliert[1]. Es stellt ein tetracyclisches Triterpen dar, welches zwei Acetyl-, zwei Hydroxyl- und eine Carboxylgruppe sowie 2 Doppelbindungen aufweist. In 4-Stellung befindet sich lediglich eine Methylgruppe an Stelle der sonst vorhandenen gem.-Dimethyl-Gruppierung. Cephalosporin P_1 ist in vitro aktiv bei grampositiven Keimen, Staphylokokken, Corynebakterien, Clostr. tetani, dagegen weitgehend unwirksam bei Tuberkelbakterien, Streptokokken und gramnegativen Bakterien. Die Wirksamkeit in vivo ist wesentlich geringer.

Strukturell dem Cephalosporin P_1 verwandt ist die Fusidinsäure, die gleichfalls zu den tetracyclischen Triterpenen zu rechnen ist[2]. Sie wurde in den Laboratorien der Leo Pharmaceutical Products in Kopenhagen aus Kulturfiltraten von Fusidium coccineum isoliert und ist hochaktiv gegen grampositive Mikroorganismen, besonders gegen Staphylokokken. Kreuzresistenz mit anderen Antibiotica tritt nicht auf, dagegen führt Kombination mit Penicillin oder Erythromycin zu Synergismus. Die Substanz wird bei guter Verträglichkeit schnell resorbiert.

Biosynthetische Penicilline

Die Beobachtung, daß ein Zusatz von Phenylessigsäure zum Kulturmedium eines Schimmelpilzstammes, der normalerweise 2-Pentenylpenicillin bildete, diesen zur Synthese von Benzylpenicillin veranlaßte, führte dazu, in großem Maßstab Untersuchungen mit dem Ziel durchzuführen, durch Zugabe von bestimmten chemischen Substanzen zur Nährlösung auf biochemischem Wege durch Abwandlung der Seitenkette zu neuen Penicillinen zu gelangen. Bedeutung haben die meisten dieser biosynthetischen Penicilline nicht erlangt, obwohl sich einzelne in der klinischen Prüfung bei gegen Benzylpenicillin allergischen Pa-

---

[1] Struktur s. T. S. Chou, E. J. Eisenbraun u. R. T. Rapala: Tetrahedr. Lett. *1967*, S. 409.
[2] Godtfredsen, W. O., W. von Daehne, S. Vangedal, A. Marquet, D. Arigoni u. A. Melera: Tetr. *21*, 3505 (1965).

tienten bewährt haben. Eine gewisse Bedeutung besitzen Penicillin O (Allylthiomethylpenicillin) und Penicillin V; letzteres war das erste Penicillin, das sich in Form der freien Säure als weitgehend säurestabil erwiesen hat und daher oral appliziert werden kann.

Partialsynthetische Penicilline

In neuerer Zeit erhält man einige Penicilline auf teilsynthetischem Weg. Sie werden aus 6-Aminopenicillansäure, die biologisch hergestellt wird, durch Umsetzen mit organischen Säurechloriden bereitet. Auf diese Weise werden 6-(2,6-Dimethoxy-benzamido)-penicillansäure (Methicillin, I), 6-Phenoxy-acetylamido-penicillansäure (Isocillin, IIa), 6-α-Phenoxy-propionamido-penicillansäure (Phenethicillin, IIb), 6-α-Phenoxy-butyramido-penicillansäure (Propicillin, IIc), Phenoxybenzylpenicillin (Phenpenicillin, IId), Oxacillin (IIIa), dessen o-Chlor-(Cloxacillin, IIIb) und o,o'-Dichlorderivat (Dicloxacillin, IIIc)[1], sowie Ampicillin (IV) gewonnen. Kürzlich ist eine besonders schonende Variante dieses Verfahrens bekannt geworden[2]: Man läßt 6-Aminopenicillansäure bei ca. 0° mit der organischen Säure und einer äquivalenten Menge N,N-Dimethylchloroformiminiumchlorid [$(CH_3)_2N=CHCl$]$^+Cl^-$ reagieren. Die Ausbeute beträgt etwa 85%. Der β-Lactamring wird kaum angegriffen. Alle Verbindungen sind gegen Penicillinase verhältnismäßig stabil; II, III und IV sind ebenso wie Penicillin V gegen Säuren weitgehend unempfindlich und können daher oral angewendet werden. Ampicillin wirkt auch gegen gramnegative Erreger („Breitspektrumpenicillin"), und zwar ist die 6-[D-(−)-α-Amino-α-phenylacetamido]-penicillansäure besser wasserlöslich und meist auch besser wirksam als ihr Epimeres. Cloxacillin kann sowohl oral als auch intramuskulär appliziert werden. Dicloxacillin besitzt etwa die gleiche antibakterielle Aktivität wie Oxacillin, wird aber besser resorbiert als Oxacillin und Cloxacillin; auch der Serumspiegel liegt höher. Zu den halbsynthetischen Penicillinen ist auch das Chinacillin (V)[3] zu rechnen, das gegenwärtig in England erprobt wird. Es ist wirksam gegen Staphylococcus aureus. Die Aktivität nimmt mit sinkendem pH zu. Es wird vom Serumprotein wenig gebunden und ist gegen Penicillinase weitgehend resistent.

a: R = H;   b: R = CH$_3$;
c: R = C$_2$H$_5$;   d: R = —⟨phenyl⟩

a: R = R' = H;   b: R = H; R' = Cl;
c: R = R' = Cl.

---
[1] NAUMANN, P., u. B. KEMPF: Arzneimittel-Forsch. 15, 139 (1965).
[2] Experientia (Basel) 21, 360 (1965).
[3] RICHARDS, H. C., J. R. HOUSLEY u. D. F. SPOONER: Nature (Lond.) 199, 354 (1963).

Ferner sind an dieser Stelle zu erwähnen die gegen Säure stabilen Penicilline Rixapen (3,4-Dichlor-α-methoxybenzylpenicillin; I), Ancillin (2-Biphenylpenicillin; II) und Nafcillin (2-Aethoxy-1-naphthylpenicillin; III), von denen letztere auch gegen Penicillinase resistent sind. Sie können oral angewendet werden.

I: R = $\overset{OCH_3}{\underset{H}{C}}$—⟨phenyl⟩

II: R = —⟨biphenyl⟩

III: R = H_5C_2O—⟨naphthyl⟩

Hochwirksam gegen resistente Stämme sind die Phosphinylaminopenicillansäuren (Superpenicilline), die in den Laboratorien der Firma Pfizer synthetisiert worden sind[1].

R : Alkyl oder Aryl
R': O oder S

Analytik. *Papier-, Dünnschicht- und Gaschromatographie.* Der papierchromatographische Nachweis der verschiedenen Penicilline kann auf gepufferten Papieren erfolgen[2]. Die Papiere (Schleicher u. Schüll 2043b Mgl) werden mit m/15 Phosphatpuffer vom pH 4,5 getränkt und in Streifen von 230 × 15 mm geschnitten. Die Chromatographie erfolgt bei 30° in 250 mm langen Eprouvetten (18 mm Lumen) und dauert je nach Fließmittel etwa 3 Std. Als Fließmittel können verwendet werden: a) n-Butanol–Äther–Wasser–Aceton (7:2:2,5:2); b) Formamid–Isopropanol–Äther (2:6:4); c) Butylacetat–n-Butanol–Eisessig–Wasser (80:15:40:24); d) n-Butanol–sec.-Butanol–Wasser–Aceton (12:12:18:5). Der Nachweis erfolgt mit Jodazid (3,5% Natriumazid in 0,1 n Jodlösung); auf den braunen Streifen erscheinen weiße Flecke. Empfindlichkeit 5 bis 10 mcg. R_f-Werte sind in der Publikation angegeben. Etwas empfindlicher ist die Dünnschichtchromatographie, die an Kieselgel G Merck (Laufstrecke 12 cm) erfolgen kann. Als Fließmittel dienen hier Aceton–Methanol (50:50) oder Isopropanol–Methanol (30:70). Der Nachweis erfolgt wie oben; Empfindlichkeit 1 bis 2 mcg. R_{St}-Werte sind angegeben. Die Papierchromatographie kann nach W. A. RITSCHEL u. H. LERCHER[3] auch aufsteigend bei einer Temperatur von 18 bis 20° auf hydrophobiertem Papier (Schleicher u. Schüll 2043b) erfolgen. Als Fließmittel dient entweder ein Gemisch von n-Butanol–Pyridin–Eisessig–Wasser (15:10:3:12) oder n-Butanol (wasserges.)–Äther (wasserges.)–Eisessig (5:1:1). Als Reagens wird Ninhydrin-Zinnchlorid-Lösung verwendet (2,0 g Ninhydrin, 0,08 g $SnCl_2 \cdot H_2O$, Wasser ad 100 ml; 5 ml dieser Stammlösung werden mit 5 ml Wasser und 90 ml Isopropanol verdünnt und auf die Chromatogramme gesprüht). Man erwärmt 20 Min. auf 100°. Es entstehen meist violette Flecke; Benzylpenicillinkalium und -natrium zeigen im UV-Licht eine hellblaue Fluoreszenz, Procain-Benzylpenicillin fluoresziert im UV-Licht blau, während Penicillin-V-Säure und Methylpenicillin-V-Säure nicht fluoreszieren.

---

[1] KOE, B. K. et al.: J. med. pharm. Chem. *6*, 653 (1963).
[1] FISCHER, R., u. H. LAUTNER: Arch. Pharm. (Weinheim) *1*, 294/66 (1961).
[3] Pharm. Ztg (Frankfurt) *106*, 120 (1961).

Ferner können Penicilline und Cephalosporine auf Whatman-Papier Nr. 1 chromatographiert werden[1]. Als Fließmittel dient entweder wasserges. Ä. (das Papier ist vorher mit 10%ig. Natriumcitratlsg. auf pH 5,7 zu puffern) oder Butanol-Eisessig-Wasser 4 : 1 : 5. Die Laufzeit beträgt im ersten Fall 2, in letzterem 4 Std. Die Chromatogramme werden getrocknet, mit 0,5 n NaOH besprüht, abermals getrocknet und dann mit einem Gemisch aus 1%ig. Stärkelsg., Eisessig und 0,1 n Jod-Lsg. in 4%ig. KJ-Lsg. (50 : 3 : 1) besprüht. Es erscheinen weiße Flecken auf dunkelblauem Hintergrund. – Zur Dünnschichtchromatographie von Penicillinen u.a. Antibiotica wurden verschiedene Laufmittel und Sprühreagentien angegeben[2,3].

Die Gaschromatographie der Penicilline kann mit Hilfe ihrer Methylester bei 240° an Kolonnen erfolgen, die 0,4% SE 52 auf silanisiertem Kieselgur enthalten[4]. Zersetzung tritt dabei nicht ein.

Die quantitative Bestimmung der Penicilline ist problematisch. Sie zeigen im allgemeinen im IR-Spektrum bei 1770 bis 1785 cm^{-1} eine Bande, die auf das Carbonyl des β-Lactamringes zurückzuführen ist. Sie kann für die quantitative Bestimmung benutzt werden. Eine weitere Bestimmungsmethode beruht auf der Umsetzung mit Hydroxylamin; die entstehende Hydroxamsäure gibt mit Eisen(III)-salzen eine Rotfärbung, deren Maximum bei 516 mμ liegt. Der Farbkomplex kann mit Isobutanol ausgeschüttelt werden. 1 Eisenatom entspricht 2 Penicillinmolekülen. Reine Penicillinpräparate lassen sich kolorimetrisch nach saurer Hydrolyse durch Kondensation des entstandenen Penicillamins mit p-Dimethylaminobenzaldehyd in verd. Salzsäure und Pyridin bestimmen. Die entstehende Rotfärbung weist ein Maximum bei 520 mμ auf. Das Penicillamin gibt auch mit Ninhydrin sowie Eisen(III)-salzen und Kaliumcyanid Färbungen, die zur Bestimmung verwendet werden können. Ebenso kann Penicillin nach alkalischer Hydrolyse bestimmt werden: die so erhaltene Penicillosäure vermag in der Kälte Arsenmolybdänsäure zu Molybdänblau zu reduzieren (Maximum bei 660 mμ); dabei wirken geringe Mengen von Quecksilber(II)-chlorid katalytisch.

Als maßanalytisches Verfahren ist die in fast allen Arzneibüchern verwendete jodometrische Methode zu erwähnen. Sie ist allerdings nicht sehr zuverlässig. Die Reaktion läuft nicht streng nach stöchiometrischen Gesetzen ab. Verschiedene halbsynthetische Penicilline liefern recht ungenaue Ergebnisse.

Bei Penicillinbestimmungen in Handelspräparaten, biologischem Material und Kulturböden muß das Antibioticum vor der Analyse mehr oder weniger rein abgetrennt werden.

Die antibiotische Wirksamkeit kann ebenfalls durch Analyse vor und nach der Einwirkung von Penicillinase bestimmt werden. Dieses Verfahren ist relativ spezifisch.

Eigenschaften und Pharmakopöevorschriften der Penicilline

Heute versteht man unter Penicillin üblicherweise kristallines Benzylpenicillin. Ursprünglich wurde amorphes Penicillin in Form seiner Kalium-, Natrium- oder Calciumsalze verwendet. Dieses amorphe Penicillin stellte eine Mischung der Salze der verschiedenen natürlich gewonnenen Penicilline (s. Tabelle S. 987) mit Verunreinigungen unbekannter Natur in Mengen von 30 bis 60% dar. Die Eigenschaften eines solchen mehr oder weniger gelblichen bis bräunlichen Präparates weichen in jeder Hinsicht von denen eines kristallinen Benzylpenicillinsalzes ab. Unter dem Titel „Pénicillines" führt die Pharmacopoea Gallica 1949 (CF 49) als offizinelle Präparate nur die Kalium- und Natriumsalze des Benzylpenicillins auf. Während in der USP XV nur Benzylpenicillinsalze enthalten waren, werden in den Vorschriften der Federal Food and Drug Administration der USA (FDA)

---

[1] THOMAS, R.: Nature (Lond.) *191*, 1161 (1961).
[2] IKEKAWA, T., F. IWAMI, E. AKITA u. H. UMEZAWA: J. Antibiot. (Tokyo). Ser. A *16*, 56 (engl.) (1963).
[3] MC. GILVERAY, J. F. u. R. D. STRICKLAND: J. Pharmac. Sci. *56*, 77 (1967).
[4] EVRARD, E., M. CLAESEN u. H. VANDERHAEGHE: Nature (Lond.) *201*, 1124 (1964).

sowie in der BP 53 auch noch amorphe Penicillinsalze als offizinell beschrieben. Jedoch gibt BP 53 an, daß bei Verordnung von Penicillin Benzylpenicillin zu dispensieren ist. Auch das Addendum 1952 zur Pharmacopoea Danica 1948, Bd. III, führt unter Penicillinum das Natriumsalz des Benzylpenicillins auf. Amorphes Penicillin wird in den modernen Pharmakopöen nicht mehr aufgeführt und besitzt nur noch historisches Interesse, so daß auf eine Beschreibung verzichtet werden kann und auf die Speziallliteratur verwiesen wird (s. Vorschriften der FDA und BP). Die Auswahl der hier aufgeführten Penicilline und Penicillinsalze wurde unter dem Gesichtspunkt der zur Zeit wichtigen Verbindungen getroffen, die bereits zur Aufnahme in das DAB 7 vorgeschlagen wurden, in den zur Zeit gültigen Pharmakopöen des Auslandes offizinell sind, in die New and Nonofficial Drugs 1962 (NND 62) des Council on Pharmacy and Chemistry American Medical Association (J. B. Lippincott Company, Philadelphia and Montreal) aufgenommen sind oder für die Normenvorschriften der FDA bestehen.

Benzylpenicillinsalze

Nach der Definition der neuzeitlichen Arzneibücher des Auslandes ist Benzylpenicillin (Penicillin G) eine antimikrobielle Säure, die durch Kultivierung von Penicillium notatum WESTLING oder Penicillium chrysogenum THOM oder verwandter Organismen unter speziellen Bedingungen in einem geeigneten Kulturmedium oder auf irgendeine andere Weise erzeugt wird. Benzylpenicillin ist zur Zeit in England und den USA als Kalium-, Natrium-, Procain- und Benzathin-Benzylpenicillin, in Frankreich als Kalium- und Natrium-Benzylpenicillin und in Dänemark als Benzylpenicillinnatrium offizinell. Als nichtoffizinelles Salz des Benzylpenicillins ist in den NND 62 außerdem noch das dreiwertige Aluminiumsalz aufgeführt, das den Vorschriften der FDA entsprechen soll. In der Vorschriftensammlung der FDA (Compilation of Regulations for Tests and Methods of Assay and Certification of Antibiotic and Antibiotic-containing Drugs, Ausgabe 1954) sind ferner noch Ephedrin-Penicillin G, l-Ephenamin-Penicillin G (l-N-Methyl-1,2-diphenyl-2-hydroxyäthylaminsalz des Penicillin G), Penicillin G-diäthylaminoäthylester-hydrojodid, Dibenzylamin-Penicillin G und Hydrabamin-Penicillin G [N,N'-bis-(Dehydroabiäthyl)-äthylendiamin-dipenicillin G] enthalten.

Benzylpenicillinum Natricum Pl. Ed. II. Ph. Helv. V – Suppl. II. Benzylpénicillinate de Sodium CF 65. Penicillin-II-natrium Ph. Dan. – Add. 52. Sodium Penicillin G USP XVI. Benzylpenicillin (Sodium Salt) BP 63. Benzylpenicillini Natrium ÖAB 9. Benzylpenicillinnatrium Nord. 63. Benzylpenicillinum Natrium DAB 7 – DDR. Penicillin-G-Natrium DAB 7 – BRD.

$$C_{16}H_{17}N_2NaO_4S \qquad M.G. 356,38$$

Gehaltsforderung. Pl. Ed. II, USP XVI, Ph. Dan. – Add. 52. Ph. Helv. V – Suppl. II und die Vorschriften der FDA verlangen für Benzylpenicillinnatrium einen Mindestgehalt von 85% Penicillin-G-Natrium. BP 63 schreibt einen Mindestgehalt von 90% Benzylpenicillin vor. Außerdem fordert BP 63 96% Gesamtpenicillin, Ph. Dan. – Add. 52 93% Gesamtpenicillin, Pl. Ed. II und USP XVI 90% Gesamtpenicillin, berechnet als Penicillin-G-Natrium. ÖAB 9 setzt den Gehalt an Benzylpenicillinnatrium auf 93,0 bis 102,0% fest. Den gleichen Wert verlangt Ph. Helv. V – Suppl. II für Gesamtbenzylpenicillinnatrium. Das DAB 7 – DDR verlangt mindestens 90% Benzylpenicillinnatrium und mindestens 95% Gesamtpenicillin berechnet als Benzylpenicillinnatrium. Das DAB 7 – BRD fordert mindestens 85,0% Penicillin-G-Natrium, mindestens 95% Gesamtpenicillinnatrium, berechnet als $C_{16}H_{17}O_4N_2SNa$. Beide Angaben beziehen sich auf die 2 Std. lang bei 99 bis 101° getrocknete Substanz. CF 65 dagegen verlangt sowohl einen Gesamtpenicillin- als auch einen Benzylpenicillingehalt von mindestens 90%, berechnet als Benzylpenicillinnatrium. Nord. 63 setzt den Gehalt an Benzylpenicillin zu 91,0 bis 95,7% fest, entsprechend 97,0 bis 102,0% Benzylpenicillinnatrium. Bei der mikrobiologischen Wertbestimmung des Penicillin-G-Natrium fordert die PI.Ed. I/2 einen Mindestgehalt von 1550 I.E./mg, das ÖAB 9 1553 I.E./mg, entsprechend 93% der Wirksamkeit von reinem Benzylpenicillinnatrium und die BP 58 1666 I.E./mg, entsprechend 96% der Wirksamkeit von reinem Benzylpenicillinnatrium. Nach DAB 7 – BRD muß die mikrobiologische Bestimmung der Wirksamkeit einen Gehalt von mindestens 1500 bis höchstens 1750 I.E. pro mg ergeben, berechnet auf die getrocknete Substanz. Das Benzylpenicillinnatrium des CF 65 soll mindestens 1580 I.E./mg enthalten.

Die internationale Einheit (I.E.) der antibiotischen Wirksamkeit ist definiert als die Wirksamkeit, die in 0,5988 mcg des Internationalen Standardpräparates von reinem kristallisierten Benzylpenicillinnatrium enthalten ist. 1 mg Benzylpenicillinnatrium entspricht daher 1670 I.E. Das Internationale Penicillin-Standardpräparat wird im National Institute for Medical Research, The Ridgeway, Mill Hill, London NW 7, aufbewahrt. Für die Bundesrepublik Deutschland nimmt die Aufbewahrung und Verteilung das Paul-Ehrlich-Institut, Frankfurt a.M., Paul-Ehrlich-Straße 44, vor. Die FDA hat einen eigenen „penicillin G working standard"[1]: 1 mg entspricht 1642 E. Die „confidence limit" beträgt 95% (1631 bis 1652 E./mg).

Eigenschaften. Nach den Vorschriften der verschiedenen Pharmakopöen soll Benzylpenicillinnatrium ein feinkristallines, farbloses, weißes oder fast weißes oder leicht gelbes, geruchloses oder fast geruchloses Pulver von bitterem Geschmack sein, welches mäßig hygroskopisch ist und nicht merklich von Licht und Luft angegriffen wird. BP 63 u. PI. Ed. II schreiben ferner: Es soll, in Paraffin suspendiert und unter dem Polarisationsmikroskop betrachtet, hauptsächlich als aus einzelnen, doppelbrechenden Teilchen bestehend erkennbar sein, die beim Drehen der Polarisationsebene Auslöschung zeigen. Längeres Erhitzen auf etwa 100° ruft Zersetzung des Penicillinsalzes hervor, die durch Anwesenheit von Feuchtigkeit beschleunigt wird. Seine Lösungen zersetzen sich bei Zimmertemperatur, jedoch sind sie, bei Temperaturen unter $+15°$ aufbewahrt, einige Tage haltbar. Es wird sehr schnell durch Säuren oder Alkalihydroxide inaktiviert, ebenso wird seine Wirksamkeit durch Oxydantien zerstört. Nach CF 65 ist Benzylpenicillinnatrium hygroskopischer als das Kaliumsalz. pK_A (25°) = 2,7 (Nord. 63).

Löslichkeit. Sehr leicht lösl. in Wasser, physiologischer Kochsalzlösung und Traubenzuckerlösung. Mäßig lösl. in Weingeist, wird jedoch durch dieses Lösungsmittel sowie durch Glycerin und viele andere Alkohole (Polyäthylenglykole) inaktiviert. Praktisch unlösl. in Äther, Chloroform, fetten Ölen oder flüssigem Paraffin.

pH der Lösung. Nach USP XVI und DAB 7 – DDR soll das pH einer Lösung von 30 mg/ml in kohlensäurefreiem Wasser, mit einer Glaselektrode gemessen, zwischen 5,0 und 7,5 liegen. BP 63 und DAB 7 – BRD schreiben vor, daß das pH einer 10%igen Lsg. (g/ml) 5,5 bis 7,5 betragen soll. Nach CF 65 soll das pH einer 0,5%igen (g/ml) Lsg. in aufgekochtem und unter Luftausschluß wieder abgekühltem W. 5,5 bis 7,5 betragen. Eine 1%ige Lsg. soll nach Ph.Dan. – Add. 52 den gleichen Wert aufweisen. Nach PI.Ed. I/2 hat eine 2%ige Lsg. in frisch aufgekochtem, abgekühltem Wasser ein pH von 5,5 bis 7,5. Die Vorschriften der FDA verlangen, daß das pH einer wss. Lsg. von 5000 bis 10000 I.E. je ml nicht weniger als 5,0 und nicht mehr als 7,5 beträgt. Zur pH-Bestimmung ist dabei das zu prüfende Muster in kohlensäurefreiem destilliertem Wasser in einer Konzentration von 5000 bis 10000 Einheiten/ml zu lösen und das pH der Lösung bei $+25°$ in einem mit einer Glas- und einer Kalomelelektrode ausgerüstetem pH-Meßgerät zu bestimmen.

Fp. 294° (CF 49) – Spezifische Drehung $[\alpha]_D^{20}$. Die spezifische Drehung von Benzylpenicillinnatrium soll in einer 2%igen Lsg. (g/ml) mit frisch aufgekochtem und abgekühltem W. nicht weniger als $+270°$ (BP 63, DAB 7 – BRD) bzw. $+275°$ bis $+310°$ (PI.Ed. II, ÖAB 9) bzw. $+263$ bis $+300°$ (DAB 7 – DDR) betragen. CF 49 gibt die spezifische Drehung zu $+298°$ (gleiche Konzentration) an. USP XVI schreibt lediglich vor, daß die wss. Lsg. rechtsdrehend sein muß. Ph.Dan. – Add. 52 gibt an, daß eine frisch bereitete Lsg. von 0,250 g in 25 ml im 200-mm-Rohr $\alpha_D + 5,50$ bis $+6,20°$ zeigen soll. Nord. 63 verlangt, daß $[\alpha]_D + 290$ bis $+305°$ betragen soll, bestimmt an einer 1%igen (g/ml) Lsg. CF 65 gibt folgende Werte an ($c = 2,0$ wss. Lsg.): $[\alpha]_D^{20} = +298°$; $[\alpha]_D^{20} = +310°$; $[\alpha]_D^{20} = +355°$.

Ultraviolettabsorption. Nach BP 63 und DAB 7 – BRD wird die Extinktion einer frisch bereiteten 0,18%igen wss. Lsg. (g/ml) von Benzylpenicillinnatrium bei 263 mµ und 280 mµ (1 cm Schichtdicke) bestimmt. Die Differenz zwischen den Extinktionen darf nicht kleiner als 0,72 sein; die Extinktion bei 280 mµ soll nicht mehr als 0,18 betragen. Die PI.Ed. II läßt die Extinktionen bei den gleichen Wellenlängen und der gleichen Konzentration be-

---

[1] J. Ass. Offic. Agr. Chemist. *48*, 253 (1965).

stimmen. Die Differenz zwischen $E_{1\,cm}^{1\%}$ (263 mµ) und $E_{1\,cm}^{1\%}$ (280 mµ) beträgt mindestens 4,0; $E_{1\,cm}^{1\%}$ (280 mµ) darf nicht größer als 1,0 sein. Nach ÖAB 9 soll die Differenz der Extinktionen bei 263 mµ und 280 mµ höchstens 1,0 betragen (1%ige Lsg., 1 cm Schichtdicke). Nord. 63 macht zur Ultraviolettabsorption folgende Angabe: eine Lsg. in Phosphatpuffer-Lsg. weist Maxima bei 257 ± 1 mµ $\left(E_{1\,cm}^{1\%}\text{ ca. }7,5\right)$ und 264 ± 1 mµ $\left(E_{1\,cm}^{1\%}\text{ ca. }5\right)$ sowie Minima bei 255 ± 1 mµ und 262 ± 1 mµ und eine Schulter bei 267 ± 1 mµ auf. – Bereitung der Phosphatpuffer-Lsg.: 2,890 g Monokaliumphosphat und 5,120 g Natriumphosphat werden in kohlendioxidfreiem W. zu 1000,00 ml gelöst.

Erkennung. 1. Eine Aufschwemmung von Benzylpenicillinnatrium in flüssigem Paraffin zeigt unter dem Polarisationsmikroskop Doppelbrechung der Kristalle und Auslöschung beim Drehen des Analysators (FDA, Ph.Dan. – Add. 52, CF 65, USP XVI). – 2. Beim Versetzen einer wss. 2%igen Lsg. (g/ml) von Benzylpenicillinnatrium mit Salzsäure entsteht ein weißer Niederschlag, der sich in einem mäßigen Überschuß der Säure, Essigsäure, Amylacetat, Alkohol, Chloroform und Äther löst (USP XVI; Pl.Ed. II. – 3. Eine Lsg. von etwa 5 mg Benzylpenicillinnatrium in 1 ml Wasser gibt mit 1 Tr. 0,33 m Eisen(III)-chloridlsg. einen gelblichweißen, flockigen Niederschlag (ÖAB 9). – 4. Versetzt man eine Lsg. von etwa 5 mg Benzylpenicillinnatrium in 3 ml W. mit etwa 0,1 g Hydroxylaminhydrochlorid und 1,0 ml n Natriumhydroxidlsg. und läßt 5 Min. stehen, so färbt sich die Lsg. nach Zusatz von 1,1 ml n Salzsäure mit 3 Tr. 0,33 m Eisen(III)-chloridlsg. schmutzig violettrot (ÖAB 9). Ph.Dan. – Add. 52: Es werden 0,3 g Hydroxylaminhydrochlorid in einer Mischung von 0,5 ml einer frisch bereiteten, 1%igen, wss. Lsg. von Benzylpenicillinnatrium und 3 ml W. gelöst. Nach dem Zusatz von 1,5 ml Natriumhydroxid (2 n), 5 Min. Stehen und Hinzufügen von 1 ml Salzsäure (2 n) tritt nach dem Versetzen mit 5 ml Eisen(III)-chloridlsg. eine braunviolette Farbe auf. DAB 7 – BRD hat eine ähnliche Rk., gibt aber als Farbe Rotviolett an. Ferner wird angegeben: 1,0 g Sbst. wird mit einer Lsg. von 1,0 g Natriumhydroxid in 4,0 ml W. im Wasserbad 1 Std. lang erhitzt. Nach dem Ansäuern mit 3,0 ml 70%iger Schwefelsäure wird 3mal mit je 10 ml Äther kräftig ausgeschüttelt. Der Gesamtätherauszug wird mit wasserfreiem Natriumsulfat entwässert, filtriert und das Lösungsmittel bei Zimmertemperatur in einer Schale abgedampft. Nach dem Aufstreichen auf eine Tonplatte oder auf Filterpapier wird der Rückstand aus wenig W. umkristallisiert. Die farblosen, honigartig riechenden Kristalle der Phenylessigsäure schmelzen nach dem Trocknen im Exsikkator zwischen 76 und 79°. – 5. Beim Erwärmen von etwa 1 mg Benzylpenicillinnatrium in 1 ml konz. Schwefelsäure mit etwa 10 mg Paraform während 2 Min. im Wasserbad färbt sich die Lsg. allmählich bräunlich violettrosa und fluoresziert nach dem Abkühlen braunrot (ÖAB 9). – 6. Erhitzt man etwa 10 mg Benzylpenicillinnatrium 1 Min. lang mit 2 ml 2 m Natriumhydroxidlsg. zum Sieden, und versetzt die Lsg. anschließend mit 3 ml etwa 1 m Schwefelsäure, so tritt bei weiterem Erhitzen charakteristischer Geruch nach Phenylessigsäure auf (ÖAB 9). – 7. Löst man den Verbrennungsrückstand von etwa 10 mg Benzylpenicillinnatrium unter Erwärmen in 1 ml etwa 12,5%iger Essigsäure und 2 ml W., so gibt die filtrierte Lsg. mit 0,25 m Bariumchloridlsg. einen weißen, feinkristallinen Nd., der in 6 m Salzsäure unlösl. ist (ÖAB 9). – 8. CF 65 führt folgende Reaktion an: 10 g Nitroprussidnatrium werden in 100 ml W. gelöst und 2 ml 30%ige (g/g) Natronlauge sowie 5 ml 0,1 n Kaliumpermanganatlsg. hinzugefügt. Nach Filtration gibt man 1 Tr. dieser Lsg. und 2 Tr. Essigsäure in 1 ml W. und kocht auf. Es werden einige mg Benzylpenicillinnatrium, die in 0,05 ml W. gelöst worden sind, hinzugefügt. Man kocht erneut einige Sekunden lang und läßt abkühlen: es erscheint eine grüne Färbung, die langsam in Blaugrün übergeht. – 9. BP 63, Pl.Ed. II und USP XVI schreiben eine weitere, mikrobiologische Identitätsprüfung vor. Nach BP 63 soll eine wss. Lsg. von Benzylpenicillinnatrium vom pH 6,0 bis 7,0 bei 37° durch eine ausreichende Menge Penicillinaselsg. BP inaktiviert werden. USP XVI schreibt vor, daß 4 Reagensgläsern mit 15 ml „Flüssigem Thioglykolat-Nährboden USP" je 1,0 ml einer Lsg. von Benzylpenicillinnatrium, die etwa 100 I.E. (= 60 mcg) je ml enthält, hinzugefügt wird. Zwei dieser Gläser mit der Penicillinnährlsg. werden mit genügend 10%iger Penicillinaselsg. zur Inaktivierung des Penicillins versetzt (Penicillinase USP) und alle 4 Gläser bei 37° 30 Min. bebrütet. Anschließend werden die 4 Gläser je mit 1 ml einer Verdünnung 1 : 1000 einer 18- bis 24-Stunden-Kultur von Staphylococcus aureus [American Type Culture Collection (2112 M St., N. W., Washington 7, D. C.) No. 6538 – P] beimpft und nicht weniger als 24 Std. bei 37° bebrütet. Wachstum darf nur in den beiden Gläsern mit Penicillinase auftreten. Als Kontrolle ist ein Reagensglas mit 15 ml der Nährlsg. in gleicher Weise zu beimpfen, das also weder Penicillin noch Penicillinase enthält. DAB 7 – DDR, geht ähnlich vor: Es werden 5 Kulturröhrchen mit je etwa 5 ml sterilem Peptonwasser bereitgestellt. Zu Röhrchen 1 bis 4 wird je 1,00 ml einer sterilen Lsg. der Substanz (0,0060 g/100,0 ml) hinzugefügt. Zu Röhrchen 1 und 2 werden außerdem je etwa 1000 I.E. sterile Penicillinase hinzugegeben; alle Röhrchen läßt man 4 Std. bei 37° stehen. Röhrchen 5 dient als Kontrolle. Danach werden alle Röhrchen mit 1 Tr. einer Sporensuspension von Bacillus subtilis S. G. 119 beimpft und 24 Std. lang bei 37° bebrütet. Die Sporensuspension wird durch Erhitzen einer versporten Kultur des Bacillus subtilis auf 70° und anschließende geeignete Verdünnung hergestellt. Die Röhrchen 1 und 2 (Penicillin und Penicillinase) und das Röhrchen 5 (Keimkontrolle) müssen normales Wachstum des Testkeimes zeigen, die Röhrchen 3 und 4 (nur Penicillin) müssen klar bleiben. – 10. Etwa 10 mg Benzylpenicillinnatrium werden in einem Platintiegel geglüht, einige Tr. W. und 1 Tr. Salzsäure hinzugefügt und filtriert. Das Filtrat färbt die nichtleuchtende Flamme intensiv gelb (Natriumnachweis Pl.Ed. II). USP XVI verwendet für den Nachweis des Natriums mittels Flammenfärbung eine 10%ige Lsg. der Substanz. Der Verbrennungsrückstand von Benzylpenicillinnatrium färbt die nichtleuchtende Flamme anhaltend intensiv gelb (ÖAB 9). Nach DAB 7 – DDR färbt die mit konz. Salzsäure befeuchtete Substanz beim Erhitzen am Platindraht die nichtleuchtende Flamme kräftig und anhaltend gelb. ÖAB 9 verfährt wie folgt: Löst man den Verbrennungsrückstand von etwa 50 mg Benzylpenicillinnatrium unter Erwärmen in 1 ml etwa 2 m Essigsäure und 2 ml W., so gibt die filtrierte Lsg. beim Erhitzen mit Kaliumantimonatlsg. einen weißen, kristallinen Nd. – DAB 7 – BRD verwendet zur Prüfung auf Natrium 1 ml 3%ige Lsg., die mit 0,50 ml Kaliumhexahydroxoantimonatlsg. versetzt wird. Es entsteht innerhalb einiger Min. ein weißer, kristalliner Nd.

Prüfung. 0,300 g Benzylpenicillinnatrium müssen sich in 10 ml W. losen. Die Lsg. muß klar sein und darf nach 4 Std. weder getrübt noch stärker gefärbt sein als eine Lsg., die aus 0,100 ml Eisen-Farbvergleichslsg., 0,100 ml Kobalt-Farbvergleichslsg., 0,100 ml Kupfer-Farbvergleichslsg. und 9,70 ml 0,5 n HCl besteht (DAB 7 – DDR). DAB 7 – BRD schreibt ähnliche Prüfungen in bezug auf Aussehen und die Trübung vor. – Auf Zersetzungsprodukte des Penicillins wird in 2 ml einer 3%igen Lsg. (g/v) nach dem Verdünnen mit 4,0 ml W. durch Zusatz von 1 Tr. Eisenchloridlsg. geprüft. Es darf nur eine weiße bis gelbliche Fällung, nicht aber eine Blaufärbung erfolgen. – Auf die Anwesenheit von Kalium prüft ÖAB 9 wie folgt: Eine Mischung von 5 ml einer 2%igen Lsg. von Benzylpenicillinnatrium und 5 ml A. darf auf Zusatz von 1 ml 10%iger Natriumkobaltnitritlsg. innerhalb von 5 Min. nicht getrübt werden. – Wassergehalt. Benzylpenicillinnatrium darf nach dem Trocknen zur Gewichtskonstanz bei 105° nicht mehr als 1% seines Gewichtes verlieren (BP 63). 1,5% Gewichtsverlust lassen DAB 7 – BRD u. DDR und Pl.Ed. II zu. CF 65 läßt 1,5% Gewichtsverlust nach zweistündigem Trocknen bei 100 bis 105° und 5 Torr zu. Der Wassergehalt, bestimmt mit der Karl-Fischer-Methode, darf 1% nicht übersteigen. Ph.Dan. – Add. 52 schreibt vor, daß Benzylpenicillinnatrium nach 24stündigem Trocknen im Vakuum über Phosphorpentoxid höchstens 1% an Gewicht verliert. Die FDA gibt folgende Vorschrift zur Bestimmung des Trocknungsverlustes: In einer Atmosphäre von etwa 10% relativer Luftfeuchtigkeit werden 30 bis 50 mg eines feingepulverten Penicillinmusters in ein tariertes Wägegläschen überführt, das einen Deckel mit Kapillarröhrchen (innerer Durchmesser 0,20 bis 0,25 mm) besitzt. Das Gläschen mit Inhalt wird genau gewogen und in einen Vakuumtrockenschrank gesetzt, ohne den Deckel zu entfernen. Dann wird 3 Std. bei einer Temperatur von 60° und einem Druck von 5 Torr oder weniger getrocknet. Anschließend wird der Vakuumtrockenschrank mit trockener Luft gefüllt, die durch Schwefelsäure geleitet wurde. Das Wägegläschen wird nun in einem Exsikkator über Phosphorpentoxid oder Silicagel auf Zimmertemperatur abgekühlt und gewogen. Der Gewichtsverlust wird durch das Gewicht des Musters dividiert, mit 100 multipliziert und so der Feuchtigkeitsgehalt in Prozent erhalten. Nach der gleichen Vorschrift arbeitet USP XVI, allerdings läßt sie zur Bestimmung etwa 100 mg Antibioticum einwägen. Der Trocknungsverlust darf 1,5% betragen. – Stabilität. 25 bis 35 mg (genau gewogen) Benzylpenicillinnatrium werden in einen offenen 50-ml-Erlenmeyerkolben eingewogen und 96 Std. bei 100 $\pm$ 2° aufbewahrt. Anschließend wird der Gehalt an Gesamtpenicillin jodometrisch (s. Gehaltbestimmung) bestimmt. Der Verlust darf nicht mehr als 10% betragen (Pl.Ed. II, USP XVI, FDA, CF 65. Ph.Dan. – Add. 52). Auch BP 63 läßt einen Aktivitätsverlust von 10% zu, erhitzt allerdings auf 105°. DAB 7 – BRD schreibt eine Einwaage von 125 mg und eine Temperatur von 98 bis 102° vor; zulässiger Verlust 10%. DAB 7 – DDR läßt 60,0 mg Substanz 4 Tage lang bei 100 bis 105° aufbewahren; der Verlust an Gesamtpenicillin darf ebenfalls höchstens 10% betragen.

Keimfreiheit. Eine Lsg. von Benzylpenicillinnatrium in frisch bereiteter, steriler Lsg. von Hydroxylaminhydrochlorid (1:300), die je ml 3 bis 6 mg Benzylpenicillinnatrium enthält und mit Natriumhydroxid auf ein pH von 6,8 eingestellt ist, wird kräftig umgeschüttelt und 1 Std. stehengelassen. Anschließend wird die inaktivierte Lsg. auf Keimfreiheit geprüft. Sie muß den Anforderungen der verschiedenen Pharmakopöen auf Sterilität entsprechen. Die Inaktivierung des Penicillins kann auch mit einer ausreichenden Menge steriler Penicillinaselsg. durchgeführt werden (Pl.Ed. II, USP XVI, BP 63, CF 49), oder überhaupt mit einer geeigneten, sterilen, inaktivierenden Substanz (ÖAB 9). Nach den Vorschriften der FDA wird als Nährlsg. wie in der USP XVI und nach dem CF 49 das flüssige Thioglykolat Nährmedium USP verwendet. Zur Prüfung auf Pilze und Hefen ist das flüssige Sabouraud Medium USP zu verwenden. Die Prüfung auf Bakterien nach den Vorschriften der FDA und USP XVI wird in der Weise durchgeführt, daß dem Muster in den Originalgläsern nicht mehr als 10 ml steriles, dest. W. (nach USP XVI auch sterile, physiologische Kochsalzlsg. möglich) hinzugefügt werden. Von jeder Originalpackung (mindestens 7) wird aseptisch ein Äquivalent von 300 mg oder der gesamte Inhalt, wenn die Originalflasche weniger als 300 mg (= 500000 Einheiten) enthält, in Spezialröhrchen (38 × 200 mm) überführt, die jedes 75 bis 100 ml der Thioglykolatnährlsg. und ausreichend Penicillinase zur Inaktivierung der zu prüfenden Penicillinmenge enthält. Vor der Ausführung des Tests sind zur Kontrolle die Röhrchen mit der Nährlösung — Penicillinase 24 Std. lang bei 32 bis 35° zu bebrüten und auf Keimfreiheit zu prüfen. Nach Zusatz der Penicillinlsg. läßt man die Röhrchen bei Zimmertemperatur unter häufigem Umschütteln 2 Std. lang stehen. Dann wird einem dieser Röhrchen 1,0 ml einer 1 : 1000-Verdünnung einer 18- bis 24-Stunden-Kulturlsg. von Micrococcus pyogenes var. aureus [P. C. I. 209-P und American Type Culture Collection (ATCC) 6538 P] hinzugefügt und alle Röhrchen 5 Tage lang bei 32 bis 35° bebrütet. Das Muster entspricht den Anforderungen, wenn bei der 1. und 2. Prüfung nur das Kontrollröhrchen Wachstum zeigt oder wenn die Anzahl der Röhrchen (außer den Kontrollröhrchen) in drei oder mehr Versuchsreihen, die Wachstum zeigen, nicht mehr als 10% der Gesamtzahl entspricht. Diese Einschränkung soll eine Infektion im Verlaufe der Prüfung kompensieren.

Die Prüfung auf Pilze und Hefen wird nach den Vorschriften der FDA und USP XVI in entsprechender Weise durchgeführt mit der Ausnahme, daß die Röhrchen als Nährlsg. 75 bis 100 ml flüssiges Sabouraud Medium USP enthalten und daß die Bebrütung 5 Tage ang bei etwa + 25° durchzuführen ist.

Vorschrift für flüssiges Thioglykolatmedium:

L-Cystin	0,5 g
Agar (granuliert, Feuchtigkeitsgehalt nicht über 15%)	0,75 g
Natriumchlorid	2,5 g
Glucose	5,5 g
Hefeextrakt (wasserlöslich)	5,0 g
Casein, mit Trypsin vorverdaut	15,0 g
Natriumthioglykolat	0,5 g
(oder Thioglykolsäure	0,3 ml)
Resazurinnatriumlösung, 1 : 1000, frisch bereitet	1,0 ml
Wasser	1000 ml

Man mischt das Cystin, den Agar, das Natriumchlorid, die Glucose, den Hefeextrakt und das tryptisch vorverdaute Casein mit 1000 ml W. und erhitzt auf dem Dampfbad bis zur Lsg. Das Natriumthioglykolat oder die Thioglykolsäure werden in der Lsg. aufgelöst und das pH, wenn nötig, nach der Sterilisation auf 7,1 ± 0,1 eingestellt. Wenn Filtration erforderlich ist, wird die Lsg. unter Vermeidung von Kochen erhitzt und heiß durch ein angefeuchtetes Filter filtriert. Man fügt die Resazurinnatriumlsg. hinzu, mischt, bringt das Medium in geeignete Kulturgefäße und sterilisiert im Autoklaven 20 Min. lang bei 121°. Die Temperatur sollte innerhalb 10 Min. erreicht werden. Es wird sofort auf 25° abgekühlt. Man bewahrt das Medium zwischen 20 und 30° vor Licht geschützt auf. Wenn mehr als das obere Drittel eine Rosafärbung angenommen hat, kann das Medium einmal durch Erhitzen im Wasserdampf regeneriert werden, bis die rosa Farbe verschwindet.

Vorschrift für flüssiges Sabouraud Medium:

Glucose	20,0 g
Casein, mit Trypsin vorverdaut	5,0 g
Fleischextrakt, peptisch vorverdaut	5,0 g
Wasser	ad 1000 ml

Die Glucose, das tryptisch vorverdaute Casein und der peptisch vorverdaute Fleischextrakt werden in W. unter gelindem Erwärmen aufgelöst. Der pH-Wert wird mit n Natriumhydroxid so eingestellt, daß nach der Sterilisation ein Wert von 5,7 ± 0,1 erreicht wird. Man filtriert, wenn notwendig, und sterilisiert 20 Min. lang bei 121°. Die Autoklaventemperatur sollte innerhalb 10 Min. erreicht werden.

ÖAB 9 läßt nur zur Injektion bestimmtes Benzylpenicillinnatrium auf Sterilität untersuchen. Die Aufhebung der bakteriostatischen Eigenschaften kann entweder durch Verdünnung oder durch Zufügen einer geeigneten, inaktivierenden Substanz erfolgen. Der Verdünnungsgrad ist jeweils durch Vorversuche zu ermitteln. Die verwendeten Nährmedien und die zur Anwendung kommenden Bebrütungstemperaturen müssen den Nachweis von aeroben und anaeroben Bakterien und von Sproß- und Schimmelpilzen ermöglichen. Folgende Nährmedien werden vorgeschrieben: a) Hochschichtagar (ÖAB), b) Natriumthioglykolatnährlsg. (ÖAB), c) Glucosebouillon (ÖAB), d) Peptonwasser mit Glucose oder Maltose. — Nach Zusatz des zu prüfenden Stoffes sind die Nährmedien a) bis c) bei 37° während mindestens 10 Tagen, das Nährmedium d) bei 20° während mindestens 15 Tagen zu bebrüten. Die Auswertung der Prüfungsergebnisse geschieht nach dem angegebenen Schema.

BP 63 verwendet als Nährmedium für die Prüfung auf Aerobier entweder Fleischextrakt, der eine geeignete Menge Pepton enthält, oder Proteinmaterial, das auf enzymatischem Wege angedaut ist. Nach der abschließenden Sterilisation soll das pH zwischen 7,2 und 7,8 liegen. Das Medium für den Nachweis von anaeroben Organismen ist ähnlich zusammengesetzt. Es muß zusätzlich entweder so viel hitzekoaguliertes Fleisch enthalten, daß der Boden des Gefäßes mit einer Schicht von mindestens 1 cm Dicke bedeckt ist, oder ungefähr 0,05% Agar zusammen mit anderen geeigneten Substanzen, welche das Redoxpotential des fertigen Mediums genügend herabsetzen, um das Wachstum von Anaerobiern zu ermöglichen. Ein Redoxindikator, z.B. Resazurinnatrium, kann zugegeben werden. Bevor die Untersuchungsprobe hinzugefügt wird, ist das Medium eine genügend lange Zeit auf 100° zu erhitzen, um es von gelöstem Sauerstoff zu befreien. Die Nährmedien werden mit einer vorgeschriebenen Menge zu prüfender Substanz oder Substanzlsg. inokuliert und 7 Tage lang bei 30 bis 32° bebrütet. Die Kulturen werden täglich überprüft. Die Probe gilt als einwandfrei, wenn Wachstum von Mikroorganismen in keinem Röhrchen vor Ablauf von 7 Tagen auftritt. Beim Auftreten von Wachstum ist der Test einmal, oder wenn nötig, ein zweites Mal, zu wiederholen. Das Muster entspricht nicht den Anforderungen, wenn in jedem der drei Tests Wachstum erfolgt, oder wenn Wachstum des gleichen Mikroorganismus in mehr als einem Test auftritt.

DAB 7 — BRD, sagt, daß Penicillin-G-Natrium keimfrei sein muß. Das anzuwendende Prüfungsverfahren wird den dafür eingerichteten Untersuchungslaboratorien freigestellt. Es muß den international anerkannten Prüfungsverfahren gleich sein.

Verträglichkeit. Die schärfste Prüfung auf Verträglichkeit (USP XVI: Safety; FDA: Toxicity; Pl.Ed. II, BP 63: Undue Toxicity; CF 65: Toxicité; ÖAB 9: Toxizität) schreibt die FDA vor. Die Bestimmungen der anderen Pharmakopöen sind praktisch damit identisch. Je 0,5 ml einer Lsg. von Benzylpenicillinnatrium in sterilem, dest. W. (etwa 4000 I.E./ml) werden 5 Mäusen im Gewicht von 18 bis 25 g in eine Schwanzvene injiziert. Die Injektion soll innerhalb eines Zeitraumes von nicht mehr als 5 Sek. ausgeführt werden. Alle Tiere müssen 48 Std. nach der Injektion am Leben sein. Falls mindestens eine Maus innerhalb dieser Zeit stirbt, ist die Prüfung mit ungebrauchten Tieren im Gewicht von $20 \pm 0,5$ g zu wiederholen. Das geprüfte Muster entspricht den Anforderungen, wenn im Wiederholungstest alle Tiere 48 Std. überleben. Die Vorschriften der Pharmakopöen differieren nur hinsichtlich der Gewichtsgrenzen innerhalb der Mäusegruppen gegenüber der FDA-Vorschrift mit Ausnahme der BP 53, die einen Prüfungszeitraum von nur 24 Std. und eine Dosierung von 1000 I.E. je Maus vorschreibt. — DAB 7 — BRD, läßt die Prüfung auf Verträglichkeit nach Vorschriften durchführen, die im Anhang aufgeführt werden. Von einer Lsg., die 0,120 g Sbst. in 50,0 ml pyrogenfreiem W. enthält, werden jedem Versuchstier 0,5 ml injiziert.

Pyrogenfreiheit. Nach den Vorschriften der FDA und USP XVI werden zur Prüfung auf Anwesenheit von Pyrogenen gesunde Kaninchen im Gewicht von 1500 g oder mehr verwendet. Die Tiere müssen mindestens 1 Woche bei einer ungekürzten, einheitlichen Diät gehalten sein und sollen während dieser Zeit nicht an Gewicht verloren haben. Für weitere Prüfungen dürfen bereits verwendete Tiere nur nach einer Ruhepause von mindestens 2 Tagen benutzt werden. Es ist ein klinisches Rektalthermometer zu verwenden, das hinsichtlich der Zeit, die zum Erreichen der Maximaltemperatur erforderlich ist, an einem Kaninchen geprüft worden ist. Das Thermometer wird über den inneren Sphinkter hinaus eingeführt (nach USP XVI nicht weniger als 7,5 cm) und soll dort so lange verbleiben, bis die vorher bestimmte Zeit zur Erreichung der Maximaltemperatur verstrichen ist. In Abständen von 2 Std. sind bei jedem Versuchstier 4 rektale Temperaturmessungen 1 bis 3 Tage lang vor der Prüfung durchzuführen. Diese Vorsichtsmaßnahme kann für die Versuchstiere entfallen, die in den vorhergehenden 2 Wochen zu Pyrogenprüfungen verwendet worden sind. Die Tiere sind in Einzelkäfigen zu halten und vor Störungen zu schützen, die Erregung verursachen können. Besondere Sorgfalt ist an dem Tag der Kontrolltemperaturmessungen und am Prüfungstag zu beobachten, um jede Erregung der Tiere zu vermeiden. Die Tiere sind in einer Umgebung mit gleichmäßiger Temperatur $\pm 3°C$ ($= \pm 5°F$) zu halten. Zur Ausführung der Prüfung werden alle zu verwendenden Spritzen und Nadeln mindestens 30 Min. lang in einem Trockenschrank auf 250° erhitzt, um sie zu sterilisieren und pyrogenfrei zu machen. Die Prüfung ist in einem Raum durchzuführen, der die gleiche Temperatur hat wie der, in dem die Versuchstiere gehalten werden. Während der Prüfung verbleiben die Tiere in ihren Einzelkäfigen. Die Kaninchen werden am Tage des Testes erst nach beendetem Versuch gefüttert. Vor der Ausführung der Prüfung wird mit jedem Tier eine Temperaturkontrollmessung durchgeführt. Man verwendet zum Versuch 3 Tiere, deren Normaltemperatur nicht unter 38,9 und nicht über 39,8° (USP XVI nicht über 39,8°) liegt. Das Prüfungsmuster wird mit pyrogenfreiem, sterilem, dest. W. auf eine Konzentration von 2000 I.E./ml gelöst und auf etwa 37° erwärmt. Innerhalb von 15 Min. (nach USP XVI 30 Min.) nach der Kontrolltemperaturmessung werden 2000 I.E./kg Kaninchen in eine Ohrvene injiziert. 1 Std. nach der Injektion wird die Temperatur gemessen und dann stündlich, bis 3 Messungen vorliegen. Das Penicillinmuster ist pyrogenfrei, wenn kein Tier bei den Messungen nach der Injektion eine Temperaturerhöhung von 0,6° oder mehr auf die Kontrolltemperatur bezogen zeigt. Falls ein oder mehrere Tiere eine höhere Temperatur aufweisen oder falls die Summe der Temperaturerhöhungen der 3 Tiere mehr als 1,4° beträgt, ist die Prüfung mit 5 anderen Kaninchen zu wiederholen. Das Muster entspricht der Forderung auf Pyrogenfreiheit, wenn nicht mehr als 1 Tier von diesen 5 eine Temperaturerhöhung von 0,6° oder mehr auf die Kontrolltemperatur bezogen zeigt. USP XVI bestimmt abweichend davon: Wenn nicht mehr als 3 oder 8 Kaninchen ein Ansteigen der Temperatur um 0,6° oder mehr zeigen, oder wenn die Summe der Temperaturerhöhungen der 8 Kaninchen 3,7° nicht überschreitet, gilt das Muster als pyrogenfrei.

Die Vorschriften der Pl.Ed. II, BP 63, des CF 49 und des ÖAB 9 sind mit dieser Testvorschrift praktisch identisch, jedoch verlangt CF 49, daß 5000 I.E./kg Kaninchen injiziert werden. ÖAB 9 läßt die Messungen während eines Zeitraumes von 3 Std. mit Abständen von nicht mehr als 30 Min. vornehmen.

DAB 7 – BRD sagt, daß Penicillin-G-Natrium frei von pyrogenen Stoffen sein muß. Die Prüfung erfolgt nach Angaben, die im Anhang aufgeführt sind. Von einer Lsg., die 0,060 g Sbst. in 50,0 ml pyrogenfreiem W. enthält, wird je kg des Versuchstieres 1,0 ml injiziert. Sofern Penicillin-G-Natrium nicht zur parenteralen Anwendung, sondern zum oralen oder äußerlichen Gebrauch bestimmt und dies auf dem Gefäß ausdrücklich angegeben ist, entfällt diese Anforderung.

Gehaltsbestimmung. Es gibt mikrobiologische und chemische Methoden. Erst die Aufklärung der chemischen Konstitution schuf die Voraussetzung für chemische und chemisch-physikalische Gehaltsbestimmungsverfahren. In den neuzeitlichen Pharmakopöen und anderen offiziellen Vorschriften findet man zur Ermittlung des Wirkungswertes von Benzylpenicillin neben biologischen (Pl.Ed. I/2; CF 65; FDA; ÖAB 9; DAB 6 – 3. Nachtr. BRD) chemische Verfahren (Pl.Ed. I/2; USP XVI; FDA; BP 58; CF 65; Ph.Dan. – Add. 52; ÖAB 9; DAB 6 – 3. Nachtr. BRD; DAB 7 – DDR). Dagegen schreiben diese Pharmakopöen zur Gehaltsbestimmung von Penicillin in pharmazeutischen Zubereitungen im allgemeinen mikrobiologische Verfahren den Vorschriften der FDA entsprechend vor. Der Grund hierfür ist in der schwierigen Isolierung der naturgemäß geringen Penicillinmenge aus der Trägersubstanz und aus Begleitstoffen sowie in den möglichen Nebenreaktionen der Reagentien mit diesen Stoffen zu suchen.

A. Bestimmung des Gesamtpenicillins. Von den verschiedenen chemischen Methoden zur quantitativen Penicillinbestimmung ist die jodometrische Gesamtpenicillinbestimmung heute allgemein anerkannt und in verschiedenen Modifizierungen in den Pharmakopöen zu finden (USP XVI; BP 63; Pl.Ed. II; CF 65; Ph.Dan. – Add. 52; ÖAB 9; DAB 7 – BRD). Eine jodometrische Bestimmung wurde erstmalig von ALICINO[1] beschrieben. Sie beruht auf der Beobachtung, daß Penicillin in neutraler wss. Lsg. von Jod nicht oxydiert wird, dagegen alkaliinaktiviertes Penicillin je nach den Bedingungen 7 bis 9 Mol Jod verbraucht. Die Differenz des Jodverbrauches vor und nach der Penicillinhydrolyse ist ein Maßstab für den Gehalt an wirksamem Penicillin in der untersuchten Lösung. Dieses Bestimmungsverfahren ist in allen Einzelheiten untersucht worden[2]. Es besteht gute Übereinstimmung zwischen den mikrobiologischen und jodometrisch ermittelten Werten.

Der Reaktionsweg der jodometrischen Bestimmung des Benzylpenicillins ist nicht völlig geklärt. Nach einer neueren Arbeit[3] ist folgendes wahrscheinlich: Benzylpenicillinsalze werden durch Alkali zu Benzylpenicilloinsäure (I) hydrolysiert. In wäßriger Lsg. liegt diese in zwei miteinander im Gleichgewicht stehenden Formen vor: der Enamin-Form (Ia) und der Thiazolidin-Ringform (Ib). Durch die Oxydation mit Jod wird die Sulfhydrylgruppe von Ia unter Verbrauch von 6 Äquivalenten Jod zur Sulfonsäure oxydiert. Die Oxydation an der Enamingruppe führt nur teilweise zur Bildung von Penicillaminsäure (II) und von Phenylacetamidomalonsäure (III). Außerdem entsteht möglicherweise ein Jodaddukt (IV oder V), dessen Konstitution wegen seiner Instabilität nicht geklärt wurde. Unter den gegebenen Bedingungen verbraucht die Enamingruppe zwei Äquivalente Jod.

---

[1] Ind. Engng. Chem. Analyt. *18*, 619 (1946).
[2] MUNDALL u. Mitarb.: J. Amer. pharm. Ass., sci. Ed. *35*, 373 (1946).
[3] MERZ, K. W., H. KNIEPS u. H. LEHMANN: Pharmazie *20*, 764 (1965).

In den offizinellen Vorschriften zur Ausführung der jodometrischen Bestimmung des Gesamtpenicillins in Benzylpenicillinnatrium findet man zwei grundsätzlich verschiedene Ausführungsformen. Das Wesentliche dieser beiden Ausführungsformen ist nachstehend gegenübergestellt:

1. Oxydation der Penicillinspaltprodukte in saurem oder alkalischem Milieu; sofortige Titration des Blindwertes im Neutralbereich. Diese Ausführungsform entspricht den Vorschriften der FDA, USP XVI, BP 63 und des CF 65. 2. Oxydation der Penicillinabbauprodukte in saurem Milieu unter Verwendung eines Puffers; Ermittlung des Blindwertes unter gleichen Bedingungen (gleiche Jodeinwirkungsdauer und gleicher pH-Wert wie im Hauptversuch). Diese Ausführung entspricht der Vorschrift des ÖAB, des DAB 7 – DDR u. BRD und der Nord. 63.

Die jodometrische Bestimmung ergibt in beiden Ausführungsformen gut reproduzierbare Resultate mit Fehlerbreiten von etwa 1 bis 2%.

Jodometrische Bestimmung des Gesamtpenicillins in Benzylpenicillinnatrium nach den Vorschriften der FDA. Etwa 30 mg Benzylpenicillinnatrium (genau gewogen) werden in 1%igem Phosphatpuffer, pH 6,0, in einer Konzentration von etwa 1,2 mg/ml (2000 I.E./ml) gelöst. Die Pufferlsg. wird durch Lösen von 8,0 g KH_2PO_4 und 2,0 g K_2HPO_4 auf 1000 ml W. bereitet. 2,0 ml der Penicillinpufferlsg. werden in einen Jodzahlkolben überführt und mit 2,0 ml n NaOH versetzt. Nach 15 Min. Stehen bei Raumtemperatur werden 2,0 ml 1,2 n HCl und 10,0 ml 0,01 n Jodlsg. hinzugefügt, die aus 0,1 n Jodlsg. USP hergestellt ist (gleiche Volumina n NaOH und 1,2 n HCl gemischt ergeben pH 1,0). Nach 15 Min. wird der Jodüberschuß mit 0,01 n Natriumthiosulfatlsg. titriert (durch Verdünnen von 0,1 n $Na_2S_2O_3$ USP hergestellt). Gegen Ende der Titration wird 1 Tr. Stärkelsg. oder etwa 5,0 ml Tetrachlorkohlenstoff hinzugefügt. Zur Bestimmung des Blindwertes werden 2,0 ml der Penicillinpufferlsg. in einem Jodzahlkolben mit 10,0 ml 0,01 n Jodlsg. versetzt und sofort mit 0,01 n Natriumthiosulfatlsg. titriert. Die Differenz der verbrauchten Anzahl ml 0,01 n $Na_2S_2O_3$ werden durch einen Faktor F dividiert, der die Anzahl ml 0,01 n Jodlsg. angibt, die von 1,0 mg Benzylpenicillinnatrium-Standard verbraucht werden. Der Faktor ist nach der gleichen Methode zu bestimmen.

$$\text{I.E. Benzylpenicillinnatrium/mg} = \frac{\text{Differenz des Jodverbrauches} \times 1667}{\text{mg in 2,0 ml} \times F}.$$

Die jodometrische Bestimmung nach USP XVI wird praktisch in gleicher Weise durchgeführt, jedoch ohne Indikatorzusatz, und in der Standardkontrollbestimmung wird die Menge des Penicillinstandards in mg festgestellt, die 1 ml 0,01 n Jodlsg. äquivalent ist. Außerdem werden anstelle von 2,0 ml 1,2 n HCl 2,4 ml 1 n HCl verwendet.

Jodometrische Bestimmung des Gesamtpenicillins in Benzylpenicillinnatrium nach BP 63: Etwa 0,06 g Benzylpenicillinnatrium (genau gewogen) werden in W. zu 50 ml gelöst und 10 ml dieser Lsg. in einen Jodzahlkolben überführt. Nach Zusatz von 5 ml n NaOH läßt man die Mischung 30 Min. lang stehen. Anschließend werden 5,5 ml n HCl und 30 ml 0,02 n Jodlsg. hinzugefügt; der Kolben wird mit einem feuchten Stopfen verschlossen. Nach 15 Min. wird der Jodüberschuß mit 0,02 n $Na_2S_2O_3$ titriert und gegen Ende der Titration Stärkelsg. als Indikator zugesetzt. Weitere 10 ml der Penicillinlsg. werden mit 30 ml 0,02 n Jodlsg. versetzt und sofort mit 0,02 n $Na_2S_2O_3$ in gleicher Weise titriert. Die

Differenz zwischen den beiden Titrationen ergibt den Jodverbrauch, der dem Gesamtpenicillingehalt entspricht. Der Titer der 0,02 n Jodlsg. wird durch Titration unter den gleichen Bedingungen gegen Standard-Penicillin BP ermittelt. 1 mg des BP-Standard-Praparates ist 1,000 mg Gesamtpenicillin äquivalent, berechnet als $C_{16}H_{17}N_2NaO_4S$.

Die Methode der CF 65 ist dem Verfahren der BP 63 im Prinzip ähnlich, macht aber genauere Temperaturangaben. Etwa 0,080 g (genau gewogen; = p) Benzylpenicillinnatrium werden mit W. auf 100 ml gelöst. Zu 10 ml dieser Flüssigkeit gibt man 5 ml 1 n NaOH und läßt in einem Wasserbad von 30° 30 Min. lang stehen. Sodann werden 5,5 ml 1 n HCl sowie 20 ml 0,02 n Jodlsg. hinzugefügt. Nach weiteren 15 Min. Stehen bei 30° titriert man den Jodüberschuß mit 0,02 n Natriumthiosulfatlsg. (Anzahl der ml = n); Stärke als Indikator. Gleichzeitig werden in einem Blindversuch 10 ml der Benzylpenicillinnatriumlösg. mit 20 ml 0,02 n Jodlsg. versetzt und sogleich mit 0,02 n Thiosulfatlsg. titriert (Anzahl der ml = n'). Der Gehalt (%) errechnet sich nach folgender Formel:

$$\frac{(n'-n)\,T}{p}.$$

T bedeutet die Anzahl der mg Benzylpenicillinnatrium, die 1 ml 0,02 n Jodlsg. verbrauchen. Dieser Faktor wird durch einen Referenzversuch ermittelt, den man mit Hilfe des Benzylpenicillinnatrium-Standards ausführt.

Jodometrische Bestimmung des Gesamtpenicillins in Benzylpenicillinnatrium nach Pl.Ed. II. 0,05 g Substanz (genau gewogen) werden mit W. zu 100 ml gelöst. 5 ml dieser Lsg. bringt man in einen Jodzahlkolben, setzt 1 ml n Natriumhydroxidlsg. und nach 20 Min. 5 ml einer Lsg. von 6 g Kaliumhydrogenphthalat und 4 ml 20%ige Natriumhydroxidlsg. zu und füllt mit W. auf 100 ml auf. Nach Zusatz von 1 ml n Salzsäure und 0,65 g Kaliumjodid, gelöst in 10 ml W., sowie 10 ml 0,01 n Jodlsg. in 90 ml W., läßt man 20 Min. lang vor Licht geschützt stehen und titriert den Jodüberschuß mit 0,01 n Natriumthiosulfatlsg. unter Verwendung von 2 Tr. Stärkelsg. als Indikator zurück. Zu weiteren 5 ml der Benzylpenicillinnatriumlsg. werden 5 ml der erwähnten Pufferlsg. und 10 ml der Jodlsg. hinzugefügt. Man läßt 20 Min. lang vor Licht geschützt stehen und titriert den Jodüberschuß in gleicher Weise mit 0,01 n Natriumthiosulfatlsg. zurück. Die Differenz beider Titrationen gibt diejenige Menge Jodlsg. an, die dem Gesamtpenicillingehalt äquivalent ist. 1 ml 0,01 n Natriumthiosulfat entspricht 0,0004455 g Gesamtpenicillin, berechnet als $C_{16}H_{17}N_2NaO_4S$.

Jodometrische Bestimmung des Gesamtpenicillins in Benzylpenicillinnatrium nach Ph. Dan. - Add. 52: Etwa 0,05 g Benzylpenicillinnatrium (genau gewogen), werden bei 19 bis 21° in einem 100-ml-Meßkolben in W. gelöst und mit W. bis zur Marke aufgefüllt. 5,00 ml dieser Lsg. werden in einem Jodzahlkolben mit 1,00 ml n NaOH versetzt und 20 Min. lang bei 19 bis 21° im Dunkeln stehengelassen. Darauf wird das überschüssige Jod mit 0,01 n Natriumthiosulfatlsg. (III) titriert (Feinbürette). Gegen Ende der Titration wird 1,0 ml Stärkelsg. (1%ig) als Indikator zugesetzt. Der Blindwert wird gleichzeitig in folgender Weise bestimmt: 5,00 ml der Penicillinlsg. werden in einem Jodzahlkolben mit 5,0 ml Acetatpufferlsg. (I) und 10,00 ml 0,01 n Jodlsg. (II) versetzt und 20 Min. lang bei 19 bis 21° im Dunkeln verschlossen stehengelassen. Anschließend wird das überschüssige Jod wie im Hauptversuch mit 0,01 n Natriumthiosulfatlsg. titriert. Die Differenz der verbrauchten Anzahl ml 0,01 n $Na_2S_2O_3$ zwischen Blind- und Hauptversuch multipliziert mit dem Faktor 0,4455 ergibt den Gehalt an Gesamtpenicillin-Natrium in mg (berechnet als $C_{16}H_{17}O_4N_2SNa$), der mindestens 93,0% und höchstens 102,1% der Einwaage betragen soll (1 ml 0,01 n Natriumthiosulfatlsg. entspricht 0,0004455 g $C_{16}H_{17}O_4N_2SNa$). Die Penicillinlsg. sowie die verwendeten Reagentien müssen bei der Durchführung der Gehaltsbestimmung eine Temperatur von 19 bis 21° haben, da oberhalb 22° mehr als 8 Äquivalente Jod verbraucht werden. Ferner ist darauf zu achten, daß die Oxydation unter Lichtausschluß erfolgt. Reagentien für diese Bestimmungsmethode:

I. Acetatpufferlsg., pH 4,60:
Eisessig 2,40 g
Natriumacetat ($3\,H_2O$) 5,44 g
Wasser ad 100 ml

II. 0,01 n Jodlsg. mit 0,05 n KJ: In 10,00 ml 0,1 n Jodlsg. DAB 6 werden 0,60 g Kaliumjodid gelöst und mit W. auf 100,00 ml aufgefüllt.

III. 0,01 n Natriumthiosulfatlsg.: 10,00 ml 0,1 n Natriumthiosulfatlsg. werden mit CO_2-freiem W. auf 100,00 ml verdünnt. Diese Lsg. ist bei Bedarf frisch zu bereiten.

Jodometrische Bestimmung des Gesamtpenicillins in Benzylpenicillinnatrium nach DAB 7 - DDR. Etwa 0,0600 g Substanz werden in W. zu 100,00 ml gelöst. 5,00 ml dieser Lsg. versetzt man in einem 100-ml-Erlenmeyerkolben, der mit einem Glasstopfen verschließbar sein muß, mit 1,00 ml n KOH und läßt 20 Min. lang verschlossen stehen. Sodann werden 5,0 ml Natriumacetat-Pufferlsg., 1,00 ml n HCl und 10,00 ml 0,01 n Jodlsg.

hinzugefügt. Nach 20 minutigem Stehen bei 19 bis 21°, vor Licht geschützt, wird mit 0,01 n Natriumthiosulfatlsg. titriert. Sobald die Lsg. nur noch schwach gelb gefärbt ist, werden 2,0 ml Stärkelsg. zugesetzt. Der Blindwert wird bestimmt, indem 5,00 ml der Lsg. der Substanz (0,0600 g/100,00 ml) in einem mit Glasstopfen verschließbaren 100-ml-Erlenmeyerkolben mit 5,0 ml Natriumacetat-Pufferlsg. sowie 10,00 ml 0,01 n Jodlsg. versetzt und wie oben behandelt werden. 1 ml 0,01 n Jodlsg. ist 0,4455 mg Benzylpenicillinnatrium äquivalent.

Herstellung der Natriumacetat-Pufferlsg.: 5,440 g Natriumacetat ($C_2H_3NaO_2 \cdot 3 H_2O$) werden in 50,0 ml W. gelöst. Nach Zusatz von 2,40 g Essigsäure (99,0 bis 100,0%) füllt man mit W. zu 100,0 ml auf.

Die Vorschrift des DAB 7 – BRD ist damit praktisch identisch.

Jodometrische Bestimmung des Gesamtpenicillins in Benzylpenicillinnatrium nach ÖAB 9. 50 mg Benzylpenicillinnatrium (genau gewogen) werden in einem Meßkolben mit Pufferlsg. vom pH 7,2 (I) auf 50,00 ml verdünnt (Stammlsg.). 5,00 ml der Stammlsg. werden in einem Schliffkolben mit 2,00 ml n NaOH versetzt und 20 Min. lang bei 19 bis 21 stehengelassen. Dann fügt man 2,00 ml n Salzsäure und 10,0 ml Pufferlsg. vom pH 4,6 (II) hinzu, versetzt mit 20,00 ml 0,01 n Jodlsg., läßt 15 Min. lang im Dunkeln stehen und titriert das überschüssige Jod mit 0,01 n Natriumthiosulfatlsg. (Stärkelsg. als Indikator). Die Blindprobe führt man aus, indem man 5,00 ml der Stammlsg. in einem Schliffkolben mit einer Mischung von 2,00 ml n NaOH, 2,00 ml n Salzsäure und 10,0 ml Pufferlsg. vom pH 4,6 versetzt, darauf 0,3 g Kaliumjodid und 20,00 ml 0,01 n Jodlsg. hinzufügt und die Lsg. weiter wie oben behandelt. Die Differenz der bei den beiden Titrationen verbrauchten Anzahl ml 0,01 n Natriumthiosulfatlsg. soll für die angegebene Menge 10,44 bis 11,45 ml betragen entsprechend 93,0 bis 102,0% des theoretischen Wertes.

Pufferlösungen: I. 25,00 ml 0,2 m Kaliumhydrogenphthalatlsg. und 34,90 ml 0,1 n NaOH. II. 25,00 ml 0,2 m Kaliumhydrogenphthalatlsg. und 12,00 ml 0,1 n NaOH.

Jodometrische Bestimmung des Gesamtpenicillins in Benzylpenicillinnatrium nach Nord. 63. Die Bestimmung muß bei Temperaturen zwischen 19 und 21° ausgeführt werden. Etwa 0,0500 g Substanz wird mit W. zu 100,00 ml gelöst. 5,00 ml dieser Flüssigkeit werden in einem Jodzahlkolben mit 1,0 ml 1 n NaOH und nach 20 Min. mit 5,0 ml einer Pufferlsg. versetzt, die man aus 5,0 ml 2 m Essigsäure, 5,0 ml 2 m Natriumacetatlsg. und 15,0 ml W. bereitet. Sodann wird nach Zugabe von 1,0 ml 1 n HCl und 10,00 ml 0,01 n Jodlsg. und darauffolgendem weiterem Stehenlassen während 20 Min. mit 0,01 n Thiosulfatlsg. bis zur Entfärbung titriert (Stärkelsg. als Indikator). Der Blindversuch erfolgt auf folgende Weise: 5,00 ml der Benzylpenicillinnatriumlsg. werden im Jodzahlkolben wie oben mit 5,0 ml Pufferlsg. und 10,0 ml 0,01 n Jodlsg. versetzt. Nach 20 Min. titriert man den Jodüberschuß. 1 ml 0,01 n Thiosulfatlsg. entspricht 0,0004455 g $C_{16}H_{17}N_2NaO_4S$; 1 g $C_{16}H_{17}N_2NaO_4S$ entspricht 2245 ml 0,01 n Thiosulfatlsg. Die Bestimmung muß einen Gehalt von 97,0 bis 102,0% $C_{16}H_{17}N_2NaO_4S$ ergeben.

Außer diesen offizinellen jodometrischen Bestimmungen des Gesamtpenicillins ist eine alkalimetrische[1] und eine kolorimetrische[2] Bestimmung zu erwähnen, die jedoch gegenüber der jodometrischen Methode für die pharmazeutische Praxis heute bedeutungslos sind. Hinzuweisen ist noch auf zwei neuere, mikrojodometrische Bestimmungsverfahren[3], die auf der Messung der Absorption des J_3^--Komplexes bei 420 mμ bzw. 360 mμ beruhen. Eine Zusammenstellung der verschiedenen chemischen und physikalischen Methoden zur Wertbestimmung von Penicillin haben K. JENTSCH[4] und J. M. T. HAMILTON-MILLER, J. T. SMITH u. R. KNOX[5] veröffentlicht.

B. *Bestimmung des Benzylpenicillins.* Wie auch bei der Bestimmung des Gesamtpenicillins sind zahlreiche Methoden zur Bestimmung des Benzylpenicillins bekannt geworden (s. JENTSCH[4]). Aufnahme in die neuzeitlichen Arzneibücher haben jedoch nur die gravimetrische Methode von SHEEHAN, MADER u. CRAM[6] und die spektrophotometrische Bestimmung von GRENFELL, MEANS und BROWN[7] gefunden.

Die FDA, USP XVI, BP 63, Ph.Dan. – Add. 52, Pl.Ed. II und das DAB 7 – BRD und DDR schreiben die gravimetrische und CF 65 die spektrophotometrische Bestimmung vor.

Gravimetrische Bestimmung des Benzylpenicillins in Benzylpenicillinnatrium nach DAB 7 – BRD. 2,00 ml Prüflösung werden in einem etwa 10 ml fassenden Zentrifugenglas

---

[1] MURTAUGH u. LEVY: J. Amer. chem. Soc. *66*, 1042 (1945).
[2] SCUDI: J. biol. Chem. *164*, 183 (1946).
[3] FERRARI, RUSSO-ALESI u. KELLY: Analyt. Chem. *31*, 1710 (1959). – GOODALL u. DAVIES: Analyst *86*, 326 (1961).
[4] Sci. pharm. (Wien) *17*, 80 (1949).
[5] J. Pharm. (Lond.) *15*, 81 (1963).
[6] J. Amer. chem. Soc. *68*, 2407 (1946).
[7] J. biol. Chem. *170*, 527 (1947).

mit eingeschliffenem Glasstopfen in 2,00 ml W. gelöst und auf 0 bis + 5° abgekühlt. Dann werden 2,00 ml eisgekühlte 1-Äthylpiperidin-Penicillin-Amylacetatlsg. (I) und 0,50 ml Phosphorsäure (II) hinzugefügt, das Glas verschlossen und etwa 15 Sek. kräftig geschüttelt. Nun wird etwa 20 Sek. zentrifugiert und mit einer 2-ml-Injektionsspritze die Amylacetatschicht so vollständig wie möglich (etwa 1,7 bis 1,8 ml) abgezogen. Die 1-Äthylpiperidin-Penicillin-Amylacetatlsg. wird in einem kleinen Reagensglas (etwa 10 × 50 mm) mit etwa 0,20 g wasserfreiem Natriumsulfat etwa 30 Sek. lang kräftig geschüttelt und anschließend in ein zweites, durch Eiswasser gekühltes Reagensgläschen filtriert. 1,00 ml des Filtrats (1/2 der Einwaage) wird in ein durch Eiswasser gekühltes Wägeglas (etwa 30 mm Höhe und 20 mm Durchmesser) pipettiert, das 1,0 ml 1-Äthylpiperidin-Penicillin-Acetonlsg. (III) und 0,50 ml 1-Äthylpiperidinlsg. (IV) enthält. Die Zeit, die von der Ansäuerung der Penicillinlsg. bis zum Zusatz der Reagenslsg. zum Amylacetatfiltrat erforderlich ist, soll nicht mehr als 5 Min. betragen. Das Wägeglas stellt man verschlossen in ein Eisbad. Nach 2 Std. wird der Nd. auf einem eisgekühlten, tarierten Mikrofiltertiegel G_4 durch schwaches Absaugen gesammelt und mit 1 ml eisgekühlter 1-Äthylpiperidin-Penicillin-Acetonlsg. unter Verwendung einer Injektionsspritze mit feiner Kanüle nachgewaschen. Nach einstündigem Trocknen im Vakuum wird der Filtertiegel gewogen. 0;1 g $C_{23}H_{33}O_4N_3S$ (1-Äthylpiperidin-Penicillin G) entsprechen 0,07962 g $C_{16}H_{17}O_4N_2SNa$ (Penicillin-G-Natrium).

Reagentien für diese Bestimmungsmethode:

I. 1-Äthylpiperidin-Penicillin-Amylacetatlsg.: 3,0 ml Amylacetat werden mit 0,010 g 1-Äthylpiperidinsalz des Penicillin G durch Schütteln gesättigt. Die überstehende, klare Lsg. wird verwendet. Bei Bedarf frisch herstellen.

II. Phosphorsäure, verdünnt: 2,0 ml konz. Phosphorsäure werden mit W. auf 7,0 ml verdünnt.

III. 1-Äthylpiperidin-Penicillin-Acetonlsg.: 3,0 ml mit wasserfreiem Natriumsulfat getrocknetes Aceton werden mit 0,010 g 1-Äthylpiperidinsalz des Penicillin G durch Schütteln gesättigt. Die überstehende, klare Lsg. wird verwendet. Bei Bedarf frisch herstellen.

IV. 1-Äthylpiperidinlösung: 1,00 ml wasserfreies 1-Äthylpiperidin wird mit 4,0 ml Amylacetat verdünnt und mit 0,015 g 1-Äthylpiperidinsalz des Benzylpenicillins durch Schütteln gesättigt. Die überstehende, klare Lsg. wird verwendet. Bei Bedarf frisch herstellen.

Prüflösung: 1,49 bis 1,51 g Substanz (genau gewogen), werden in einem 50-ml-Meßkolben in W. gelöst. Diese Lösung ist nur einen Tag lang haltbar.

Zweckmäßigerweise wird das bei der Bestimmung erhaltene 1-Äthylpiperidin-Penicillin G für die Bereitung der Reagenslsg. I, III u. IV aufbewahrt.

USP XVI verfährt ebenso, nur geschieht das Trocknen der Amylacetatlsg. mit 100 mg Silicagel (6 bis 16 mesh), das auf einer kleinen Glasfritte mittlerer Durchlässigkeit gleichmäßig verteilt wird. Die Amylacetatlsg. wird aus der Injektionsspritze zugegeben und nach genau 20 Sek. in ein kleines Reagensglas, das in Eis steht, abgesaugt. Außerdem schreibt USP XVI vor, daß die Zeit zwischen dem Ansäuern der Lsg. und dem Zufügen der oben erwähnten Reagentien höchstens 3 Min. betragen darf. Die Vorschriften der FDA und der Ph.Dan.– Add. 52 sind mit der Methode des DAB 6 – 3. Nachtr. BRD praktisch identisch. Es wird lediglich ein 15 ml fassendes Zentrifugenglas verwendet; die Zeit, die vom Ansäuern der Penicillinlsg. bis zum Zusatz der Reagenslsg. zum Amylacetatfiltrat erforderlich ist, wird auf 3 Min. begrenzt. Auch die Benzylpenicillinbestimmung der BP 63, der PI.Ed. II und des DAB 7 – DDR ist praktisch die gleiche. Die Einwaage ist jedoch doppelt so groß (0,12 g) und dementsprechend sind auch die Reagensmengen größer. Zur Kontrolle schreibt BP 63 die Durchführung der Bestimmung mit dem Standardpräparat Benzylpenicillinnatrium vor: es sollen mindestens 95,8% $C_{16}H_{17}N_2NaO_4S$ gefunden werden. Die Bestimmung des Musters ist gültig, wenn eine Ausbeute von mindestens 93% erhalten wird. Wenn jedoch weniger als 95,8% gefunden werden, sollte ein entsprechender Korrekturfaktor berücksichtigt werden. Auch PI.Ed. II läßt die Bestimmung mit dem Standardpräparat wiederholen. Das Ergebnis sollte zwischen 97 und 100% liegen. Das Muster ist einwandfrei, wenn der Gehalt nicht geringer als 97% des Benzylpenicillingehaltes des Standardpräparates ist. Wenn das Resultat jedoch unter 100% liegt, sollte ein entsprechender Korrekturfaktor angebracht werden. Als Faktor geben BP 58 und PI.Ed. II 0,7962 an.

Spektrophotometrische Bestimmung des Benzylpenicillins nach CF 65. Zur Aufstellung der Standardkurve werden etwa 0,2 g (genau gewogen; = p) Benzylpenicillin-Standard in 5 ml W. gelöst und mit 95%ig. A. zu 100 ml aufgefüllt. Unter Verwendung dieser Lsg. bereitet man mit Hilfe von 90%ig. A. eine Reihe von Verdünnungen mit bekannter Konzentration (nach CF 49 zwischen 0,01 und 0,20%). Innerhalb 1 Std. nach Bereitung der Lsg. werden in einem Spektrophotometer die Extinktionen der Lsg. bei 263 und 280 mµ gemessen (Quarzküvetten; Schichtdicke 1 cm; Referenz 90%ig. A.). Man berechnet für jede Konzentration die Differenz $E_{263} - E_{280}$ und stellt aus diesen Werten die Eichkurve auf. Wenn als Standardsubstanz Benzylpenicillinkalium Verwendung findet, erhält man die dem Natriumsalz entsprechende Konzentration, indem man diejenige des Kaliumsalzes mit dem reziproken Verhältnis der Molekulargewichte multipliziert. Die Meßlsg. wird bereitet, indem man die Lsg. des Benzylpenicillinnatriums wie vorstehend beschrieben herstellt; Einwaage etwa 0,100 g (genau gewogen; $= p$). Die Differenz der Extinktionen bei 263 und 280 mµ wird gemessen wie oben angegeben und aus der Standardeichkurve die Konzentration c der Untersuchungslsg. abgelesen. Der Gehalt an Benzylpenicillinnatrium (%) beträgt

$$\frac{c \cdot 100}{p}.$$

Als nichtoffizinelle Methode zur Gehaltsbestimmung von Benzylpenicillin ist von den zahlreichen Verfahren der Literatur (s. JENTSCH, S. 1003[4]) das kolorimetrische Verfahren von BOXER und EVERETT[1] zu erwähnen, das sich nach ULEX[2] zur Bestimmung von Benzylpenicillin in Gegenwart von Sulfonamiden in galenischen Präparaten als geeignet erwiesen hat. Diese Methode beruht auf der von KAPELLER-ADLER[3] zur Bestimmung des Phenylalanins angegebenen Farbreaktion. Die Reaktion greift am Phenylessigsäurerest des Benzylpenicillins an. Durch Nitrierung und Oxydation wird Dinitrobenzoesäure gebildet. In Gegenwart von überschüssigem Ammoniak wird mit Hydroxylamin reduziert, und es entsteht das Ammoniumsalz der o-Diazidihydro-dinitro-benzoesäure, das eine rotviolette Farbe besitzt. Die Farbintensität ist direkter Maßstab für die vorhandene Menge Benzylpenicillin. Wesentlich ist für die Anwendung dieser Methode die Isolierung des intakten Benzylpenicillins und die Trennung von Abbauprodukten oder Begleitstoffen, die einen Phenylessigsäurerest im Molekül enthalten. BOXER und EVERETT (l. c.) trennen das Benzylpenicillin durch Ausschütteln mit Chlf. bei pH 2 ab, da Benzylpenicillosäure und andere Spaltprodukte nicht chloroformlöslich sind. Zur Ausführung dieser kolorimetrischen Methode werden zu 5,0 ml der zu bestimmenden Benzylpenicillinlsg. (etwa 0,5 mg/ml) in einem Schütteltrichter 25,0 ml Chlf. und 5 ml Pufferlsg. (I), pH 2,0, zugesetzt. Es wird genau 5 Min. lang kräftig geschüttelt und dann zur Trennung der Schichten stehengelassen. Die Chloroformschicht wird abgetrennt, in einen 25-ml-Glasstopfenzylinder überführt, der etwa 0,5 g getrocknetes Natriumsulfat enthält, und einige Sek. lang kräftig geschüttelt. 20,0 ml der getrockneten Chloroformlsg. (etwa 2 mg Benzylpenicillin) pipettiert man in einen 50-ml-Erlenmeyerkolben mit eingeschliffenem Stopfen und destilliert nach Zugabe einer Glasperle das Chlf. auf dem Wasserbade ab. Der vollkommen trockene Rückstand wird mit 1,0 ml Nitriergemisch (II) versetzt, in ein Wasserbad gesetzt und nach 1 Min. mit dem Glasstopfen verschlossen. Nach 30 Min. wird der Kolben in ein Eisbad gestellt und vorsichtig aus einer Pipette 2,0 ml W. zugefügt. Dann läßt man tropfenweise 2,0 ml Ammoniaklsg. ($d = 0,90$) an der Kolbenwand hinunterfließen und mischt das Ganze sorgfältig. Nun wird das Reaktionsgefäß aus dem Eisbad genommen, so daß es Zimmertemperatur annehmen kann, 2,0 ml Hydroxylaminlsg. (III) zugesetzt und nach sorgfältigem Mischen schließlich noch 5,0 ml Ammoniaklsg. ($d = 0,90$) zugefügt. Die Messung wird in einem geeigneten Photometer bei 580 mµ durchgeführt.

Ein Blindwert wird in der Weise bestimmt, daß die gleiche Menge Benzylpenicillin wie im Hauptversuch vor dem Ausschütteln bei pH 2,0 mit Chlf. durch Zusatz von 1,0 ml n KOH inaktiviert und nach 15 Min. mit n HCl gegenüber Lackmus neutralisiert wird. Im übrigen wird wie im Hauptversuch verfahren.

Reagentien zur kolorimetrischen Bestimmung nach BOXER und EVERETT:

I. Pufferlösung pH 2,0:	Glykokoll	9,0 g
	NaCl	7,0 g
	HCl konz.	9,0 ml
	Wasser	ad 1000,0 ml
II. Nitriergemisch:	Kaliumnitrat	10,0 g
	Konz. Schwefelsäure	ad 100,0 g
III. Hydroxylaminlösung:	Hydroxylaminhydrochlorid	15,0 g
	Wasser	ad 100 g

Nach ULEX (l. c.) liegt das Maximum der Absorption nicht bei 580 mµ, sondern bei 550 mµ. Zur quantitativen Bestimmung ist eine Standardeichkurve mit dem Standard-

---

[1] Analyt. Chem. 21, 670 (1949).
[2] Dissertation Braunschweig 1954: Untersuchungen über chemische Wertbestimmungen pharmazeutischer Penicillinpräparate.
[3] Biochem. Z. 252, 185 (1932).

Benzylpenicillinnatrium-Präparat aufzustellen, indem in der beschriebenen Weise die Extinktionen verschiedener Konzentrationen des Standards in einer 1-cm-Küvette bestimmt werden. Bei Durchführung der Messungen im Zeiß-Pulfrich-Photometer hat sich das Filter S 53 als geeignet erwiesen. Als spezifische Extinktion für Benzylpenicillinnatrium fand ULEX (l. c.)

$$E_{1\text{ cm}}^{1\%} = 24 \text{ bei Filter S 53,}$$

für das Procainsalz des Benzylpenicillins

$$E_{1\text{ cm}}^{1\%} = 14{,}4.$$

C. Mikrobiologische Gehaltsbestimmung. Von den neuzeitlichen Arzneibüchern schreiben nur Pl.Ed. I/2, CF 65 und ÖAB 9 neben der jodometrischen Bestimmung des Gesamtpenicillins für Benzylpenicillinnatrium auch die Bestimmung der antibiotischen Wirksamkeit vor. Nach BP 58 ist eine biologische Gehaltsbestimmung zulässig. DAB 7 – BRD fordert eine mikrobiologische Bestimmung der Wirksamkeit nach Verfahren, die den für derartige Prüfungen eingerichteten Untersuchungslaboratorien freigestellt werden. Sie muß jedoch unter Anwendung von internationalen Standards (s. S. 995) derart geeicht sein, daß die Standardabweichung σ des Verfahrens bekannt ist. In ihrer Wirksamkeit unbekannte Präparate sind sodann in einer solchen Zahl von Parallelansätzen zu prüfen, daß das Ergebnis mit einer Wahrscheinlichkeit von 99% (P = 0,01) höchstens $\pm$ 5% vom wahren Wert abweicht, d.h. der Bereich von $\pm$ 2,6 σ darf höchstens $\pm$ 5% vom Ergebnis der Bestimmung betragen. In BP 53 ist eine mikrobiologische Bestimmung nur für „amorphes Penicillin" vorgeschrieben. Da aber die mikrobiologische Wertbestimmung für galenische Präparate des Benzylpenicillins auch in der USP XVI und der BP 58 vorgeschrieben ist, sowie in die Ph.Helv. V – Suppl. III 1958 aufgenommen ist, wird sie an dieser Stelle mit aufgeführt.

Die Methoden der mikrobiologischen Penicillinwertbestimmung sind zahlreich. Es sind zwei Gruppen von Verfahren üblich, 1. die Reihenverdünnungsmethoden und 2. die Diffusionsmethoden. Während das Reihenverdünnungsverfahren, dessen Prinzip auf der Ermittlung der Grenzkonzentration einer unbekannten Probe im Vergleich zu der einer Standardlsg. in einem flüssigen Nährboden beruht, die gerade noch das Wachstum eines empfindlichen Stammes eines Mikroorganismus hemmt, nur Aufnahme in das ÖAB 9 gefunden hat, ist die Anwendung der Diffusionsmethoden für pharmazeutische Zwecke weiter verbreitet. Für andere Antibiotica wird allerdings heute eine spezielle Form des Reihenverdünnungsverfahrens, die turbidimetrische Methode, häufiger verwendet (z.B. bei Streptomycin, Chlortetracyclin usw.) und dort beschrieben. CF 65 wendet dieses Prinzip jedoch auch beim Penicillin an. Die Diffusionsmethoden beruhen auf einem Vergleich der Hemmung des Bakterienwachstums, das durch bekannte Mengen des Standardpräparates sowie gemessene Mengen des Prüfungsmusters auf einem festen Nährboden hervorgerufen wird. Eine in den neuzeitlichen Arzneibüchern vorgeschriebene Diffusionsmethode ist die Zylinderplattenmethode.

Biologische Wertbestimmung des Penicillins nach USP XVI. A. Zylinderplattenmethode.
Zur Ausführung der mikrobiologischen Bestimmung werden Porzellan- oder nichtrostende Stahlzylinder verwendet, die einen äußeren Durchmesser von 8,0 mm, einen inneren Durchmesser von 6,0 mm und eine Höhe von 10,0 mm besitzen. Die Toleranzen betragen $\pm$ 0,1 mm. Die benötigten Petrischalen (etwa 20 × 100 mm) können aus Glas oder Kunststoff bestehen; die Porzellandeckel sollen nur an der Außenseite glasiert sein. Die Zusammensetzung der verschiedenen Kulturmedien geht aus folgender Tabelle hervor.

	Nährmedium		
	1 Pepton-Casein-Agar	2 Pepton-Agar	3 Peptonbouillon
Pepton	6,0	6,0	5,0
Casein (durch Trypsin verdaut)	4,0	–	–
Hefeextrakt	3,0	3,0	1,5
Fleischextrakt	1,5	1,5	1,5
Glucose	1,0	–	1,0
Agar	15,0	15,0	–
Natriumchlorid	–	–	3,5
Dikaliumhydrogenphosphat	–	–	3,68
Kaliumdihydrogenphosphat	–	–	1,32
pH nach der Sterilisation	6,55 $\pm$ 0,5	6,55 $\pm$ 0,5	7,0 $\pm$ 0,5

Die geforderten pH-Werte sind entweder mit n NaOH oder n Salzsäure so einzustellen, daß nach der Sterilisation bei 121° unter Druck während 30 Min. der angegebene Wert erreicht wird. Anstelle der Frischbereitung dieser Nährmedien ist auch ihre Herstellung aus entsprechenden Trockenmischungen gestattet, die nach dem Auflösen in dest. W. die gleiche Zusammensetzung und mindestens die gleichen wachstumsfördernden Eigenschaften besitzen. Bei Volumina unterhalb 500 ml kann die Sterilisationsdauer auf 15 Min. gesenkt werden. Die für die Untersuchung erforderlichen Phosphatpufferlsg. sind auf geeignete Weise zu bereiten; die 1%ige pH-6-Phosphatpufferlsg. kann z. B. durch Auflösen von 2,0 g Dikaliumhydrogenphosphat und 8,0 g Kaliumdihydrogenphosphat in etwa 750 ml W. und Auffüllen auf 1000 ml hergestellt werden. Für die Prüfung werden 15 Petrischalen mit je 21 ml Peptonagar gefüllt; man läßt abkühlen und erhält eine Agarschicht gleichmäßiger Höhe. 12 Schalen dienen zur Bestimmung der Standardkurve; 3 Schalen sind für die Prüfung des Musters vorgesehen. Es werden zu jeder Petrischale 4,0 ml Inoculum, das später beschrieben werden wird, hinzugefügt und gleichmäßig auf der Oberfläche ausgebreitet. Aus einer Höhe von 12 mm läßt man unter Verwendung einer mechanischen Vorrichtung oder auf andere geeignete Weise 6 Zylinder so auf die beimpfte Agaroberfläche fallen, daß sie einen Kreis mit dem Radius 2,8 cm bilden. Die Petrischalen werden bedeckt, um eine Infizierung zu vermeiden. Die Standardstammlsg. wird bereitet, indem man 5 mg Benzylpenicillinnatrium-Referenz-Standard (genau gewogen in einer Atmosphäre von höchstens 50% relativer Luftfeuchtigkeit) in so viel sterilem 1%igem pH-6-Phosphatpuffer auflöst, daß man eine Konzentration erhält, die bequem auf etwa 1 I.E. ml verdünnt werden kann. Diese Standardstammlsg. soll im Kühlschrank gelagert und innerhalb von 48 Std. verwendet werden. Das Benzylpenicillinnatrium-Referenz-Standard-Präparat muß bei Raumtemperatur in dicht verschlossenen Gefäßen in einem geeigneten Exsikkator aufbewahrt werden. Als Testorganismus ist Staphylococcus aureus (American Type Culture Collection No. 3538-P) geeignet. Man bewahrt ihn in Schrägagarröhrchen (Pepton-Casein-Agar) auf und überimpft wöchentlich einmal auf frische Röhrchen. Für die Herstellung der Suspension wird der Organismus in ein frisches Röhrchen gebracht und über Nacht bei 32 bis 35° bebrütet. Das Wachstum eines Röhrchens wird in 3 ml steriler, physiologischer Kochsalzlsg. gesammelt und auf 300 ml Pepton-Casein-Agar übertragen, der sich in einer Roux-Flasche befindet. Die Kulturlsg. wird mit Hilfe steriler Glasperlen auf der Oberfläche gleichmäßig verteilt und 24 Std. lang bei 32 bis 35° bebrütet. Man schwemmt das Wachstum mit 50 ml steriler physiologischer Kochsalzlsg. von der Oberfläche ab und bestimmt diejenige Verdünnung der Suspension, die in einem geeigneten Elektrophotometer, das mit einem 650-mµ-Filter ausgerüstet ist, 20% Durchlässigkeit zeigt. Sie wird im Kühlschrank aufbewahrt und innerhalb einer Woche verwendet. Das Inoculum für den täglichen Gebrauch wird bereitet, indem man 1,5 bis 2,0 ml der verd. Suspension zu je 100 ml Pepton-Casein-Agar zusetzt, der vorher geschmolzen und auf 48° abgekühlt worden ist. Man mischt die Suspension und den Agar sorgfältig, setzt in ein Wasserbad von 47 ± 1° und verwendet das Inoculum sogleich nach der Bereitung. Am Tage der Bestimmung werden 5 Verdünnungen der Standardstammlsg. hergestellt, die eine geometrische Reihe bilden. Zum Verdünnen wird 1%iger pH-6-Phosphatpuffer verwendet. Die Konzentrationen sollen 0,64, 0,80, 1,00, 1,25 und 1,56 I.E./ml betragen. Die 1,0-I.E./ml-Konzentration dient als mittlere Verdünnung.

Zur Bestimmung werden abwechselnd je 3 Zylinder auf 3 Platten mit der mittleren Verdünnung der Standardstammlsg., und die restlichen 3 Zylinder je Platte (also insgesamt 9 Zylinder) mit einer geeigneten Verdünnung der Lsg. des zu prüfenden Antibioticums gefüllt; die Verdünnung des Antibioticums soll annähernd die gleiche Aktivität besitzen wie die mittlere Verdünnung der Standardstammlsg. Auf den anderen 12 Platten werden abwechselnd 3 Zylinder mit der mittleren Verdünnung der Standardstammlsg. gefüllt, die Platten in 4 Sätze zu je 3 Platten eingeteilt, und jeder Satz in seinen restlichen Zylindern unverzüglich mit je einer der anderen Verdünnungen der Standardstammlsg. gefüllt. Es wird 16 bis 18 Std. bei 32 bis 35° bebrütet, dann entfernt man die Zylinder und mißt die Durchmesser der Hemmzonen auf 0,5 mm genau. Zum Aufstellen der Standardkurve wird von den 12 Platten, denen nur die Standardstammlösung zugesetzt wurde, der Mittelwert aus den 36 Durchmessern für die mittlere Verdünnung bestimmt (= c). Der Korrekturfaktor für jeden Satz aus 3 Platten ist c minus Satz-Durchschnitt der 9 Durchmesser für die mittlere Verdünnung. Die Differenz kann positiv oder negativ sein. Man nimmt den Mittelwert der 9 Durchmesser der verbleibenden Verdünnungen der Standardstammlsg. jedes Satzes und addiert zu diesem Mittelwert den Korrekturfaktor des Satzes. Die Summe ist der korrigierte mittlere Durchmesser für die Verdünnung der Standardstammlsg. in diesem betreffenden Satz. Die korrigierten mittleren Durchmesser, welche den Verdünnungen der niedrigsten, der nächstniedrigsten, der zweithöchsten und der höchsten Konzentration der Standardstammlsg. entsprechen, werden als a, b, d und e bezeichnet. Die Werte für a, b, c, d und e werden in der arithmetischen Einteilung von halblogarithmischem Millimeterpapier gegen die Konzentration des Antibioticums (mcg oder I.E. ml) auf der logarithmischen Seite aufgetragen und die am besten passende Kurve eingezeichnet. Bilden die 5 eingetragenen Punkte eine gerade Linie, dann sind das niedrigste und das höchste Ende der Kurve

$$Y_L = (3a + 2b + c - e)/5$$

bzw.

$$Y_H = (3e + 2d + c - a)/5.$$

Y_L ist der berechnete Hemmzonendurchmesser bei der niedrigsten Konzentration, und Y_H der entsprechende Wert für die höchste Konzentration. Für die Berechnung des Ergebnisses bestimmt man in dem Satz, welcher die Substanzlsg. enthält, den Mittelwert aus den Durchmessern der Hemmzonen der Substanzlsg. ($= \bar{y}_U$) und den entsprechenden Wert für die mittlere Verdünnung der Standardstammlsg. ($= \bar{y}_S$). Man zieht $\bar{y}_S$ auf der Ordinate der Standardkurve am Punkte der Konzentration der mittleren Verdünnung der Standardstammlsg. ab und addiert die Differenz zum Mittelwert für die Substanzlsg. Die Aktivität der zu bestimmenden Substanzlsg. wird aus der Standardkurve entsprechend diesem korrigierten Mittelwert abgelesen. Wenn die Standardkurve eine Gerade bildet, dann ist ihre Steigung

$$b = (Y_H - Y_L)/(X_H - X_L).$$

X_H bedeutet die höchste logarithmische Konzentration und X_L die niedrigste logarithmische Konzentration der Standardstammlsg. Die Aktivität der zu bestimmenden Substanzlsg. ist der Antilogarithmus von

$$M = [(\bar{y}_U - \bar{y}_S)/b] + \log R,$$

wobei R die Konzentration der Substanzlsg. ist. Wenn die berechnete Aktivität kleiner als 60% oder größer als 150% des beim Ansetzen der Bestimmung angenommenen Wertes ist, muß die Bestimmung wiederholt werden und der Verdünnungsgrad der zu bestimmenden Lsg. entsprechend geändert werden.

Zur Durchführung der alternativen Zylinderplattenmethode werden die Standardstammlsg. und das Inoculum wie eben beschrieben hergestellt. Am Tage der Bestimmung wird die Standardstammlsg. mit sterilem 1%igem pH-6-Puffer so verdünnt, daß man 3 Lsg. erhält, deren Konzentrationen eine geometrische Reihe bilden, z.B. 0,75 : 1,0 : 1,33; der niedrigste Wert soll nicht mehr als 65% des höchsten betragen. Die Substanzlsg. wird in der gleichen Wert behandelt, so daß man auch hier 3 Verdünnungen erhält, die dieselben Beziehungen zueinander haben, wie diejenigen der Standardstammlsg. Jeder der je 6 Zylinder von jeder der mindestens 9 Platten wird mit einer anderen Verdünnung der Standardstammlsg. und der Substanzlsg. gefüllt; die Art der Lsg. wird am Rand der Platte vermerkt. Dann geht man wie vorstehend beschrieben, indem man die Platten 16 bis 18 Std. lang bei 32 bis 35° bebrütet usw. Zur Berechnung des Ergebnisses werden die Durchmesser jeder Hemmzone der drei Verdünnungsgrade der Standardstammlsg. als S_1, S_2 und S_3, diejenigen der Substanzlsg. als U_1, U_2 und U_3 bezeichnet. Für jede Platte berechnet man die beiden Differenzen

$$y_a = U_1 - U_2 + U_3 - S_1 - S_2 - S_3$$

und

$$y_b = U_3 - U_1 + S_3 - S_1.$$

Man addiert die y_a- und die y_b-Werte aller Platten, um T_a und T_b zu erhalten. Die Aktivität der zu bestimmenden Substanzlsg. in Prozenten der Standardstammlsg. ist dann gegeben durch

$$\text{antilog } (2 + 1{,}333\, i T_a/T_b);$$

i bedeutet den Logarithmus des Bruches aus der höchsten Konzentration dividiert durch die mittlere Konzentration der benutzten Verdünnungen.

Biologische Wertbestimmung des Penicillins nach BP 63. BP 63 schreibt vor, daß die Wirksamkeit eines Musters von Penicillin durch Vergleich der Dosis, die das Wachstum eines geeigneten Mikroorganismus hemmt, mit der Dosis des Standardpräparates Penicillin, welche das gleiche Ausmaß an Hemmung hervorruft, zu bestimmen ist. BP 63 überläßt die Auswahl der Methode unter dieser Voraussetzung dem Untersucher und schlägt die folgende vor:

Als Kulturmedium ist ein geeigneter, fester Agarnährboden (nach BP 63 identisch mit Medium 1, S. 1006) zu verwenden, dessen pH-Wert auf 6,6 eingestellt ist. Petrischalen oder rechteckige Schalen werden 3 bis 4 mm hoch mit dem Agarkulturmedium gefüllt, das vorher mit einer geeigneten Menge der Sporensuspension eines Stammes von Bacterium subtilis, der einen passenden Empfindlichkeitsgrad aufweist, beimpft ist. Als geeigneter Stamm wird Nr. 8236 der National Collection of Type Cultures (N. C. T. C.) empfohlen.

Die Schalen sollen speziell mit ebenem Boden ausgewählt sein, so daß die Agarschicht überall die gleiche Dicke aufweist. Die beimpften Platten werden vor dem Gebrauch 30 Min. lang bei Raumtemperatur getrocknet.

Kleine sterile Zylinder von einheitlicher Größe, etwa 10 mm hoch und mit einem inneren Durchmesser von etwa 5 mm, aus Glas, Porzellan oder Aluminium mit einer Temperatur von etwa 150° werden auf die Oberfläche des beimpften Nährbodens gesetzt. 4, 6 oder 8 Zylinder oder irgendeine andere Zahl, von der Größe der Agarplatte abhängig, sollen auf je eine Platte gebracht werden. Statt der Zylinder können auch Löcher mit einem Durchmesser von 5 bis 8 mm mit Hilfe eines sterilen Bohrers in den Nährboden gebohrt oder gestanzt werden.

Lsg. des Standardpräparates verschiedener Konzentration, z. B. 0,5 bis 2,0 oder 0,25 bis 2,5 I.E./ml, und entsprechend abgestufte Konzentrationen des zu prüfenden Musters werden mit steriler Standard-pH-Lsg. 7,0 BP bereitet. Die Lsg. des Standardpräparates und des zu prüfenden Musters werden mittels einer Pipette, die eine bestimmte, zur Füllung ausreichende Menge enthält, in die Zylinder oder Löcher gefüllt. Die Zylinder oder Löcher sind so auf der Platte anzuordnen, daß Standard und Prüfungsmuster abwechseln und ein direkter Vergleich der Zonen etwa gleicher Hemmung möglich ist. Die Platten werden anschließend etwa 2 Std. lang bei Raumtemperatur gehalten; während dieser Zeit tritt Diffusion des Penicillins in den Nährboden ein. Dann werden sie bei einer geeigneten Temperatur (37 bis 39°) etwa 16 Std. lang bebrütet und der Durchmesser der Hemmhöfe, die durch die verschiedenen Konzentrationen des Standards und des Prüfungsmusters hervorgerufen sind, mit der größtmöglichen Genauigkeit gemessen. Aus den Ergebnissen ist die Wirksamkeit des Prüfungsmusters zu berechnen. Für die Berechnung der Wirksamkeit und des Fehlers der Bestimmung gelten die allgemeinen Bestimmungen der BP 58 Appendix XV (Biological Assays and Tests). – Die Methode der Ph.Ed. I/2 ist im Prinzip damit identisch.

Biologische Wertbestimmung des Penicillins nach ÖAB 9. Die Bestimmung kann nach dem Platten- und nach dem Röhrchentest vorgenommen werden. A. Plattentest. Es werden Petrischalen aus Preßglas mit einem Durchmesser von 100 mm und einer Höhe von 20 mm verwendet. Der Schalenboden muß eben sein, und die Platten selbst müssen auf einer waagerechten Unterlage stehen. Jede Schale wird zunächst mit 15 ml Grundschichtagar (I) beschickt, den man in der Schale erstarren läßt. Anschließend läßt man die Platten im Brutschrank 2 Std. lang bei 37° trocknen. Auf die Grundschicht werden dann 2 ml beimpfter Keimschichtagar (II) aufgebracht. Der dafür bestimmte Agar wird aufgeschmolzen, im Wasserbad auf 48° abgekühlt und mit der angegebenen Menge Testkeimaufschwemmung ÖAB 9 (Micrococcus pyogenes var. aureus, Stamm S G 511) beimpft. Der Keimschichtagar wird durch Schwenken zu einer gleichmäßigen Schicht verteilt; hierauf läßt man auf einer ebenen Unterlage erstarren. Aus dem so vorbereiteten Agar werden jeweils 5 Näpfchen von 8 mm Durchmesser so ausgestochen, daß sie einen Kreis von etwa 50 mm Durchmesser bilden. Die fertigen Testplatten sollen im Kühlschrank aufbewahrt und am Tag der Herstellung verbraucht werden. In die 5 Näpfchen einer Testplatte werden nach gleichbleibendem Schema je eine Verdünnung des Penicillin-Standardpräparates zu 5 I.E./ml und 0,5 I.E./ml in Pufferlsg. vom pH 6,8 und mit diesen abwechselnd 3 Verdünnungen der zu untersuchenden Probe (etwa 4 I.E./ml, 2 I.E./ml, 1 I.E./ml) einpipettiert. Von jeder zu untersuchenden Probe setzt man mindestens 5 Platten gleichzeitig an. Die Testplatten werden auf waagerechter Unterlage 12 Std. lang bei 37° bebrütet. Dann ermittelt man die Durchmesser der Hemmzonen, zweckmäßigerweise unter Zuhilfenahme einer vergrößernden Meßeinrichtung. Für jede Konzentration des Standards und der Probe bestimmt man den Mittelwert der Hemmzonendurchmesser der 5 Platten. Man trägt die Werte der Standardpräparate im Verhältnis zur Konzentration in ein Koordinatensystem mit logarithmischer Teilung für die Konzentration des Antibioticums und mit linearer Teilung für die Hemmzonendurchmesser ein. Dadurch erhält man eine Bezugsgerade, mit deren Hilfe aus den mittleren Hemmzonendurchmessern der 3 Verdünnungen der Probe die zugehörigen Konzentrationen graphisch ermittelt werden. Mit dem jeweiligen Verdünnungsfaktor multipliziert ergeben sich mindestens 2 Einzelwerte, deren Mittel die gesuchte Konzentration der Probe ist (außerhalb der beiden Standardkonzentrationen liegende Punkte bleiben unberücksichtigt).

B. Röhrchentest. Es werden je eine geometrische Verdünnungsreihe der Probe und des Standards angesetzt. Die Röhrchen werden mit gleichen Mengen des mit Micrococcus pyogenes var. aureus beimpften Nährmediums versehen und bebrütet. Aus der Differenz der Zahl der bewachsenen Röhrchen von Probe und Standard läßt sich der Gehalt der Probe an Antibioticum ermitteln. Für die Prüfung werden kurze, bakteriologische Reagensgläser mit einem Durchmesser von 16 mm und einer Länge von 100 mm mit Kapsenbergkappen verwendet. Jede Reihe umfaßt 6 bis 8 Röhrchen. Der Verdünnungsfaktor beträgt 4/5. Die Herstellung der Verdünnungsreihe geschieht so, daß in das erste Röhrchen 5 ml einer Lsg. vom Benzylpenicillin-Standardpräparat in sterilem W., die 0,5 I.E./ml enthält, einpipettiert werden. Die restlichen Röhrchen werden mit je 1 ml W. beschickt. Man bringt nun aus dem ersten Röhrchen 4 ml in das zweite Röhrchen und nach gutem Durchmischen aus dem zweiten Röhrchen 4 ml in das nächste Röhrchen usw. Die 4 ml aus dem letzten Röhrchen werden verworfen. Die Probe verdünnt man ebenfalls auf einen geschätzten Gehalt von 0,5 I.E./ml; diese Lsg. dient als Ausgangsverdünnung für die Reihen der Probe. Es sollen mindestens 5 Reihen vom Standard und von jeder Probe parallel angesetzt werden. Die erforderliche Menge Nährlösung (entweder flüssiges Nährmedium III oder erstarrendes Nährmedium IV) wird mit 2 ml Keimaufschwemmung je 100 ml Nährmedium beimpft, gut gemischt und in einer Menge von je 3 ml auf die Röhrchen verteilt. Die Keimaufschwemmung erhält man, indem man von einer Schrägagarkultur von Micrococcus pyogenes eine Abimpfung in Medium III macht und diese möglichst unter Schütteln 18 Std. lang bei 37° bebrütet. Bei Aufbewahrung im Kühlschrank kann die Kultur etwa eine Woche lang verwendet werden. Die Röhrchen werden 16 Std. lang bei 37° bebrütet. Anschließend bestimmt man die Zahl der im Wachstum gehemmten Röhrchen jeder Reihe. Diese zeigen keine Trübung und keinen Farbumschlag des im Nährboden enthaltenen Indikators. Die Differenz der Mittelwerte der Röhrchenzahlen von Probe und Standard werden mit dem Logarithmus des Reihenfaktors (log 4/5 = − 0,097) multipliziert, wodurch man den Logarithmus des Umrechnungsfaktors von der Konzentration des Antibioticums im ersten Röhrchen der Standardreihe auf die gesuchte Konzentration im ersten Röhrchen der Probenreihe erhält. Man findet den Gehalt der Probe an Antibioticum, wenn man mit dem Verdünnungsfaktor der Probe multipliziert.

Nährmedien für die Bestimmung nach ÖAB 9

(Die nachfolgenden Nährmedien sind mit einem geeigneten Puffer so einzustellen, daß sie nach der Entkeimung ein pH von 6,6 aufweisen.)

I. Fleischextrakt	1,5 g	II. Fleischextrakt	1,5 g
Hefeextrakt	3,0 g	Hefeextrakt	3,0 g
Pepton	6,0 g	Caseinhydrolysat	4,0 g
Agar	15,0 g	Pepton	6,0 g
Destill. Wasser	1000 ml	Glucose	1,0 g
		Agar	15,0 g
		Destill. Wasser	1000 ml
III. Fleischextrakt	3,0 g	IV. Wie III, aber mit einem Zusatz von	
Pepton	5,0 g	10,0 g Agar.	
Destill. Wasser	1000 ml		

Biologische Bestimmung des Penicillins nach CF 65. Die Bestimmung der antibiotischen Wirksamkeit des Penicillins nach CF 65 ist praktisch mit der mikrobiologischen Methode der FDA (USP XVI) unter Verwendung der Standardkurventechnik (s. S. 1006) identisch.

Auch das turbidimetrische Verfahren ist zugelassen.

Nach DAB 7 – BRD ist das Verfahren zur Wertbestimmung den dafür eingerichteten Untersuchungslaboratorien freigestellt. Die Standardabweichung des Verfahrens muß bekannt sein. Die Probe ist in einer solchen Zahl von Parallelansätzen zu prüfen, daß das Ergebnis mit einer Unsicherheit von höchstens ± 5% behaftet ist.

Aufbewahrung. Die Aufbewahrungsvorschriften für Benzylpenicillinnatrium sind in den verschiedenen Arzneibüchern mehr oder weniger detailliert angegeben.

USP XVI schreibt vor, daß Benzylpenicillinnatrium in dicht verschlossenen Behältern aufzubewahren ist, die für parenterale Verwendung zur Zeit der Abfüllung und des Verschlusses steril sein müssen.

BP 63 und Pl.Ed. II fordern, daß Benzylpenicillinnatrium in sterilen Behältern dispensiert wird, deren Material die Wirksamkeit des Benzylpenicillins nicht beeinflußt und die so verschlossen sind, daß eine Aufnahme von Feuchtigkeit so weit als möglich ausgeschlossen ist. Wenn es für die parenterale Anwendung bestimmt ist, muß das Behältnis so beschaffen sein, daß ein Eindringen von Mikroorganismen ausgeschlossen ist. Es ist an einem kühlen, trockenen Ort zu lagern.

Die Vorschriften der FDA und USP XVI – Suppl. I verlangen, daß die Handelspackungen ein Verfallsdatum (3 Jahre nach der Herstellung) tragen.

CF 65 schreibt vor, daß Benzylpenicillinnatrium in farblosen Glasbehältern mit wasserdichten Verschlüssen aufzubewahren ist und daß die Lagerung auf 3 Jahre bei 20 bis 26° begrenzt ist.

DAB 7 – DDR bestimmt, daß Benzylpenicillinnatrium in sehr gut verschlossenen Gefäßen vorsichtig aufzubewahren ist.

DAB 7 – BRD fordert eine Aufbewahrung in sterilisierten und keimdichten Gefäßen. ÖAB 9 läßt abgesondert, vor Licht geschützt, in dicht schließenden sterilen Gefäßen aufbewahren.

Verpackung. USP XVI verlangt, daß Benzylpenecillinnatrium in abgabefertigen Behältern aus farblosem, transparentem Glas dispenspiert wird, die mit einem Material verschlossen sind, das die Einführung einer Injektionsnadel und ihre Entfernung ermöglicht, ohne daß der Verschluß entfernt oder seine Wirksamkeit beeinträchtigt wird. Jeder Behälter enthält 100000 E. (60 mg) oder ein ganzes Vielfaches davon bis einschließlich 500000 E. oder 1 000 000 E. (600 mg) oder ganze Vielfache davon bis einschließlich 5 000 000E. (5 Mega). Ausgenommen ist Penicillin für zahnärztlichen Gebrauch, in diesem Fall soll ein Behälter nicht weniger als 10000 E. enthalten. Ferner bestimmt USP XVI, daß die Aktivität des Inhalts von Behältern, die zur parenteralen Anwendung bestimmt sind, bei einem Inhalt von 200000 E. nicht weniger als 85% und bei einem Inhalt von mehr als 200 000 E. nicht weniger als 90% des angegebenen Wertes betragen darf.

Benzylpenicillinum Kalicum PI.Ed. II, Ph.Helv. V – Suppl. II. Kalii benzylpenicillinas CF 65. Penicillin-II-kalium Ph.Dan. – Add. 52. Potassium Penicillin G USP XVI u. XVII. Benzylpenicillin (Potassium Salt) BP 63. Benzylpenicillini Kalium ÖAB 9. Benzylpenicillinum Kalium DAB 7 – DDR. Penicillin-G-Kalium DAB 7 – BRD.

$$C_{16}H_{17}O_4N_2SK \qquad M.G.\ 372,5$$

Nach USP XVII muß das Präparat den Bestimmungen der FDA entsprechen (s. Bacitracinum).

Gehaltsforderungen. PI.Ed. II, USP XVII, Ph.Helv. V – Suppl. II und die Vorschriften der FDA verlangen für Benzylpenicillinkalium ebenso wie für das Natriumsalz einen Mindestgehalt von 85% Penicillin-G-Kalium. BP 63 und DAB 7 – DDR fordern mindestens 90% Benzylpenicillinkalium, BP 63 außerdem mindestens 96% Gesamtpenicillin. PI.Ed. II und USP XVII schreiben 90% Gesamtpenicillin vor, während CF 65 einen Gesamtpenicillingehalt von mindestens 95%, berechnet als Benzylpenicillinkalium, verlangt. ÖAB 9 setzt den Gehalt an Gesamtpenicillin auf 93,0 bis 102,0% fest. Auch Ph.Helv. V – Suppl. II verlangt einen Gehalt an Gesamtpenicillinkalium von 93 bis 102%. Der Gehalt an Benzylpenicillinkalium nach DAB 7 – DDR soll mindestens 95% Gesamtpenicillin betragen. Bei der mikrobiologischen Bestimmung des Kaliumsalzes des Benzylpenicillins schreibt PI.Ed. I/2 einen Mindestgehalt von 1480 I.E./mg vor, ÖAB 9 fordert 1488 I.E./mg entsprechend 93% der Wirksamkeit von reinem Benzylpenicillinkalium, CF 65 1515 I.E./mg, BP 58 1600 I.E./mg. Reines kristallisiertes Benzylpenicillinkalium entspricht 1595 I.E. je Milligramm (1 I.E. = 0,63 g). DAB 7 – BRD fordert mindestens 85,0% Penicillin-G-Kalium und mindestens 95,0% Gesamtpenicillinkalium, berechnet als $C_{16}H_{17}O_4N_2SK$. Beide Angaben beziehen sich auf die 2 Std. lang bei 99 bis 101° getrocknete Substanz. Die mikrobiologische Gehaltsbestimmung muß einen Gehalt von mindestens 1440 bis höchstens 1680 I.E./mg ergeben, berechnet auf die getrocknete Substanz.

0,001 g reinstes Benzylpenicillinkalium entspricht der spezifischen Wirksamkeit von 1598 I.E. Eine I.E. ist in 0,0006258 mg des Penicillin-G-Kalium-Standards enthalten.

Eigenschaften, Löslichkeit, pH der Lösung. Siehe Benzylpenicillinnatrium. – Fp. nach CF 49: 307°. – Spezifische Drehung. BP 63 und DAB 7 – DDR geben für das Kaliumsalz die gleiche Drehung wie für das Natriumsalz an. DAB 7 – BRD führt +260° an, während ÖAB 9 +263 bis +300° vorschreibt (Konzentrationen sämtlich wie bei Benzylpenicillinnatrium angeführt). CF 65 gibt für die 2%ige (g/ml) Lsg. die spezifische Drehung $[\alpha]_D^{20} = +280 \pm 8°$ an. – PI.Ed. II verlangt +263 bis +300°. – Ultraviolettabsorption. Wie unter Benzylpenicillinnatrium angegeben. DAB 7 – BRD gibt abweichend für die Differenz der Extinktionen bei 263 und 280 mµ einen nicht geringeren Wert als 0,69 an (1 cm Schichtdicke). Die Extinktion der Lsg. bei 280 mµ darf nicht mehr betragen als 0,18.

Erkennung. Für Punkt 1 bis 9 wie unter Benzylpenicillinnatrium angegeben. 10. Der Nachweis der Kaliumionen geschieht nach ÖAB 9 wie folgt: Der Verbrennungsrückstand von etwa 25 mg Benzylpenicillinkalium wird unter Erwärmen in 0,5 ml verd. Essigsäure und 1 ml W. gelöst. Auf Zusatz von Natriumkobaltnitritlsg. entsteht ein gelbbrauner, feinkristalliner Nd. DAB 7 – BRD und DAB 7 – DDR lassen gleichfalls in der essigsaure Prüflsg. das Kalium mittels Natriumkobaltnitritlsg. (40%, g/ml) nachweisen, während

USP XVI die violette Flammenfarbe des Glührückstandes zum Nachweis des Kaliums benutzt.

Prüfung, Wassergehalt, Stabilität, Keimfreiheit, Verträglichkeit, Pyrogenfreiheit. Wie unter Benzylpenicillinnatrium beschrieben.

Gehaltsbestimmung. A. Gesamtpenicillin. Wie bei Benzylpenicillinnatrium angegeben. 1 ml 0,01 n Natriumthiosulfatlsg. entspr. 0,000465 6 g $C_{16}H_{17}KN_2O_4S$ (ÖAB 9; DAB 7 – BRD, Pl.Ed. II; DAB 7 – DDR), 0,000399 g $C_{16}H_{17}KN_2O_4S$ (Pl.Ed. I/2) und 0,000403 g $C_{16}H_{17}KN_2O_4S$ (CF 49). DAB 7 – BRD verlangt, daß der gefundene Gehalt zwischen 95,0 und 104,0% liegen muß. Nach BP 63 entspricht 1 mg Standardpräparat 1,045 mg Gesamtpenicillin, berechnet als $C_{16}H_{17}KN_2O_4S$.

B. Bestimmung des Benzylpenicillins. Wie unter Benzylpenicillinnatrium beschrieben. 1 g 1-Äthylpiperidinsalz des Benzylpenicillins entspricht 0,8323 g $C_{16}H_{17}KN_2S_4O$. Das Gewicht des Nd. mit dem Faktor 0,8323 multipliziert, ergibt den Gehalt an Benzylpenicillinkalium (USP XVI). BP 63, Pl.Ed. II, DAB 7 – BRD u. DDR geben als Faktor 0,8322 an. CF 49 läßt die spektrophotometrische Bestimmung des Benzylpenicillins unter Verwendung eines Benzylpenicillinkalium-Standardpräparates durchführen.

C. Mikrobiologische Gehaltsbestimmung. Wie unter Benzylpenicillinnatrium angegeben. Als Standard wird das Natriumsalz verwendet. 1 mg reines Benzylpenicillinkalium entspricht 1595 I.E.

Aufbewahrung und Verpackung. Wie bei Benzylpenicillinnatrium beschrieben.

Procaini Benzylpenicillinum Pl.Ed. II Penicillin G-Procaine USP XIV. Procaine Penicillin G USP XVI u. XVII. Procaine Penicillin BP 63. Procain-Penicillin G DAB 7 – BRD. Benzylpenicillini Procainum ÖAB 9. Benzylpenicillinum procainicum Ph.Helv. V – Suppl. II. Benzylpenicillinprocainum Nord. 63. Procaini benzylpénicillinas, Benzylpénicillinate de procaine CF 65. Benzylpenicillinum Procainum DAB 7 – DDR.

$$C_{13}H_{20}N_2O_2 \cdot C_{16}H_{18}N_2O_4S \cdot H_2O \qquad \text{M.G. } 588,7$$

Procain-Benzylpenicillin ist das Monohydrat des Procainsalzes des Benzylpenicillins. Es kann als Reaktionsprodukt aus Procainhydrochlorid und Benzylpenicillin hergestellt werden. 1 mg reines Procain-Benzylpenicillin enthält 1011 I.E.; 1 I.E. Procain-Penicillin entspricht 0,0009891 mg eines reinsten Procain-Penicillin-G.

Nach USP XVII muß es den Bestimmungen der FDA entsprechen (s. Bacitracinum).

Gehaltsforderungen. USP XVII verlangt entsprechend den Vorschriften der FDA mindestens 85% Procain-Penicillin G, seine Wirksamkeit soll mindestens 900 I.E./mg (= 89%) betragen. Pl.Ed. II schreibt mindestens 96,0% Gesamtpenicillin vor. Ferner soll das Präparat nicht weniger als 85,0% Procain-Benzylpenicillin-Monohydrat enthalten. Den gleichen Wert schreibt die Ph.Helv. V – Suppl. II vor. BP 63 verlangt mindestens 90,0% Procain-Penicillin-Monohydrat, entsprechend 975 I.E. Penicillin/mg und 96,0% Gesamtpenicillin. ÖAB 9 fordert als Gehalt an Gesamtpenicillin 54,0 bis 58,5%, berechnet als Benzylpenicillin. Nach ÖAB 9 entspricht 1 mg reines Benzylpenicillin-Procain 1011 I.E. DAB 7 – BRD fordert mindestens 85,0% Procain-Penicillin G und mindestens 95,0% Procain-Gesamtpenicillin, berechnet als $C_{13}H_{20}N_2O_2 \cdot C_{16}H_{18}N_2O_4S \cdot H_2O$. Die mikrobiologische Bestimmung der Wirksamkeit muß einen Gehalt von mindestens 910 bis höchstens 1060 I.E./mg ergeben. Nach DAB 7 – DDR soll der Gehalt an Procain-Benzylpenicillin mindestens 90% betragen, während der Gesamtpenicillingehalt, berechnet als Benzylpenicillin-Procain, zu mindestens 95% festgesetzt ist. Nord. 63 verlangt 55,1 bis 58,5% Benzylpenicillin entsprechend 97,0 bis 103,0% Procain-Benzylpenicillin. CF 65 fordert, daß 1 mg des offizinellen Präparates mindestens 950 I.E. Benzylpenicillinnatrium entsprechen soll. Den Gehalt an Procain ($C_{13}H_{20}N_2O_2$) setzen die Arzneibücher (BP 63, ÖAB 9, Pl.Ed. II, Ph.Helv. V – Suppl. II, DAB 7 – DDR u. BRD) einheitlich zu 37,5 bis 40,5% fest. Lediglich die Nord. 63 begnügt sich mit der Feststellung, daß der Procaingehalt ca. 40% betragen soll. CF 65 verlangt 38 bis 40,5% Procain.

0,001 g reinstes Procain-Benzylpenicillin entspricht der spezifischen Wirksamkeit von 1011 I.E.

Eigenschaften. Procain-Benzylpenicillin ist nach den Pharmakopöevorschriften (Pl.Ed. II, USP XVII, BP 63, ÖAB 9, DAB 7 – DDR u. BRD) ein weißes bis fast weißes oder schwach gelbliches, feines, kristallines, fast geruchloses Pulver von schwach bitterem Geschmack, relativ beständig gegen Luft. Nach USP XVII wird es rasch durch Säuren und Alkalihydroxid inaktiviert, ebenso durch Oxydationsmittel. – Löslichkeit. Nach USP XVII löst sich 1 g Procain-Benzylpenicillin in 250 ml W., in etwa 120 ml A. sowie in etwa 60 ml Chlf. BP 63 gibt 200 T. W. an. Nach ÖAB 9 und DAB 7 – BRD löst sich 1 g in 250 T. W. oder in etwa 90 T. Chlf. Nach ÖAB 9 sind zur Lsg. 80 T. A., nach dem DAB 7 – BRD 100 T. A. erforderlich. Procain-Benzylpenicillin ist nach ÖAB 9 wenig lösl. in fetten Ölen und sehr wenig lösl. in Ae. CF 65 gibt an, daß es gut lösl. in Dimethylformamid wenig lösl. in Aceton, sehr wenig lösl. in Amylacetat und praktisch unlösl. in Schwefelkohlenstoff und Tetrachlorkohlenstoff ist. – pH der Lösung. Pl.Ed. II gibt als pH-Bereich der gesättigten wss. Lsg. 5,0 bis 7,0 an. Nach USP XVI liegt das pH einer wss. Lsg., die durch Auflösen von 300 mg Procain-Benzylpenicillin in 1 ml W. bereitet wurde, zwischen 5,0 und 7,5. Den gleichen pH-Intervall geben BP 63, DAB 7 – DDR u. BRD für die 30%ige (g/ml) Suspension in W. an. Nach ÖAB 9 müssen sich 2 ml der wss. Lsg. (1 – 99) auf Zusatz von 1 Tr. Methylrot-Methylenblaulsg. grün bzw. auf Zusatz von 1 Tr. Bromthymolblaulsg. gelb oder grün färben. Nach DAB 6 – 3. Nachtr. BRD müssen 2 ml einer gesättigten, wss. Lsg. durch 1 Tr. Bromphenolblaulsg. blauviolett und dürfen durch 1 Tr. Bromthymolblaulsg. nicht blau gefärbt werden. CF 65 führt die Bestimmung des pH-Wertes wie folgt durch: 3 g Procain-Benzylpenicillin werden zu 8 ml W. vom pH-Wert 6,0 bis 7,0 gegeben. Man rührt 1 Min. Sodann wird nach 5, 10 und 15 Min. jeweils 1 weitere Min. gerührt. Nach 15 Min. muß der pH-Wert der Suspension zwischen 5,0 und 7,0 liegen. – Schmelzintervall. Nach ÖAB 9: 122 bis 130° unter Zersetzung (Kapillarröhrchen). – Spezifische Drehung. USP XVII schreibt vor, daß die Lsg. von Procain-Benzylpenicillin rechtsdrehend sind. Nach ÖAB 9 und Pl.Ed. II ist das optische Drehungsvermögen der 1%igen Lsg. (in etwa 20 Vol.-% M.) $[\alpha]_D^{20}$ ist + 165 bis + 185°. Zur Bestimmung löst man die Einwaage in 20 Volumteilen M. und verdünnt mit kohlensäurefreiem W. auf 100 Volumteile. DAB 7 – DDR verlangt, daß die optische Drehung $[\alpha]_D^{20}$ + 165 bis + 182° betragen soll. Zur Bestimmung werden 0,5000 g Substanz in 10,0 ml M. gelöst. Es wird mit kohlendioxidfreiem W. zu 25,00 ml aufgefüllt. Das Beobachtungsrohr muß eine Länge von 20 cm aufweisen. Nord. 63 schreibt für $[\alpha]_D$ + 160 bis + 175° vor, bestimmt an einer 10%igen (g/ml) Aceton-Wasser-Lsg. (3 + 2). CF 65 gibt die spezifische Drehung $[\alpha]_D^{20}$ mit etwa + 170° an (c = 1,0, gleiche Teile W. und Aceton).

Erkennung. A. Benzylpenicillin. Nach USP XVI u. DAB 7 – DDR entspricht Procain-Benzylpenicillin den Nachweisen unter Benzylpenicillinnatrium 1 und 9 (s. S. 996). Das DAB 7 – BRD prüft auf Identität wie folgt: 1. Die Suspension von 0,010 g in 3 ml W. wird mit 0,30 g Hydroxylaminhydrochlorid und 3 ml n Natronlauge versetzt. Nach 5 Min. entsteht auf Zusatz von 3,5 ml n Salzsäure und 1,0 ml Eisenchloridlsg. und 99 T. W. eine rotviolette Färbung. – 2. 1,0 g Substanz wird in 5 ml 20%iger (g/ml) Natronlauge 1 Std. lang im Wasserbad erhitzt. Nach dem Ansäuern mit 3,0 ml 70%iger Schwefelsäure wird dreimal kräftig mit je 10 ml Ae. ausgeschüttelt. Die vereinigten Auszüge werden mit wasserfreiem Natriumsulfat entwässert, filtriert und bei Zimmertemperatur in einer Schale abgedampft. Der Rückstand wird auf einer Tonplatte oder Filterpapier aufgestrichen und aus wenig W. umkristallisiert. Die farblosen, honigartig riechenden Kristalle der Phenylessigsäure schmelzen nach dem Trocknen im Exsikkator zwischen 77 und 79°.

Die im ÖAB 9 angeführten Prüfungen zum Identitätsnachweis sind mit denen des DAB 7 – BRD praktisch identisch. Allerdings wird die unter Punkt 2 erwähnte Phenylessigsäure nicht durch den Schmelzpunkt, sondern lediglich durch den Geruch nachgewiesen. Darüber hinaus gibt ÖAB 9 folgende Prüfungen an: 3. Die Lsg. von etwa 5 mg Substanz in 2 ml W. gibt mit 1 Tr. 0,33 m Eisen(III)-chloridlsg. eine weißliche Trübung, die sich allmählich zu einem gelblichweißen, flockigen Nd. verdichtet. – 4. Erhitzt man eine Lsg. von etwa 2 mg Benzylpenicillin-Procain in 1 ml konz. Schwefelsäure mit etwa 10 mg Paraform 2 Min. lang im Wasserbad, so färbt sich die Flüssigkeit langsam bräunlich violettrosa und fluoresziert nach dem Abkühlen braunrot. – 5. Wird die Schmelze von etwa 10 mg Benzylpenicillin-Procain mit etwa 0,1 g wasserfreiem Natriumcarbonat in verd. Salzsäure gelöst, so gibt das Filtrat mit 0,25 m Bariumchloridlsg. einen weißen, feinkristallinen Nd. – ÖAB 9 sieht außerdem die Möglichkeit zur Identifizierung nach L. KOFLER vor: Das Schmelzintervall unter dem Mikroskop beträgt 93 bis 107°; in 1 Tr. flüssigen Paraffin eingebettete Kristalle schmelzen bei 118 bis 128° unter Zers. Die eutektische Temperatur der Mischung mit Acetanilid liegt bei 78°, derjenigen mit Benzil bei 83°.

BP 63 gibt lediglich an, daß Procain-Benzylpenicillin beim pH 6 bis 7 und 37° unter geeigneten Bedingungen durch Penicillinaselsg. vollständig inaktiviert werden muß.

B. Procain. USP XVI gibt als Prüfung auf Procain an: eine gesättigte, wss. Lsg. gibt mit Jodlsg. einen braunen Nd. und mit Quecksilberkaliumjodidlsg. (mercuric-potassium iodide T.S.) einen weißen Nd. Ferner wird geprüft, indem zu 5 ml der gesättigten Lsg. von Procain-Benzylpenicillin 3 Tr. verd. Salzsäure und nach dem Umschütteln 1 Tr. einer 10%igen (g/ml) Natriumnitritlsg. gegeben werden. Auf Zusatz einer Lsg. von 50 mg β-

Naphthol in einer Mischung von 2 ml 1 n Natriumhydroxidlsg. und 3 ml W. bildet sich ein scharlachroter Nd. Praktisch identisch damit ist die Vorschrift der BP 63. Abweichend wird angegeben, daß die Lsg. in Eis gekühlt werden müssen, daß die β-Naphthollsg. mit Natriumacetat gepuffert sein muß und daß der Nd. hellorangerot aussieht. ÖAB 9 führt ebenfalls die Identitätsprüfung durch Kupplung mit β-Naphthol an. Als Farbe der Lsg. wird intensiv violettrot angegeben. Außerdem soll sich auf Zusatz von 5 Tr. etwa 0,5 m Jodlsg. zu einer Lsg. von etwa 5 mg Procain-Benzylpenicillin in 2 ml W. ein Perjodid in Form feiner, dunkelbrauner, öliger Tröpfchen ausscheiden. PI.Ed. II führt gleichfalls die Kupplungs- und Jodreaktion an. DAB 7 – BRD weist das Procain als Pikrat nach: 0,10 g Substanz werden in 20 ml W. suspendiert und nach Zugabe von 5 ml 10%iger (g/ml) Natriumcarbonatlsg. mit 25 ml Chlf. ausgeschüttelt. Die Chlf.-Lsg. wird mit wasserfreiem Natriumsulfat entwässert, filtriert, das Filtrat auf dem Wasserbade bis eben zur Trockne verdampft, der Rückstand in einer Mischung von 3 ml 0,1 n Salzsäure und 2 ml W. aufgenommen, mit 5 ml Pikrinsäurelsg. versetzt und ohne Umschütteln im Wasserbad bis zu einer fast klaren Lsg. erwärmt. Das beim Abkühlen in Form gelber, nadelförmiger Kristalle ausfallende Procaindipikrat muß nach dem Absaugen, Waschen mit 5 ml kaltem W. und Trocknen über Schwefelsäure zwischen 151 und 155° schmelzen. DAB 7 – DDR schreibt zum Procainnachweis ein fast identisches Verfahren vor, gibt aber als Schmelzintervall des Procainpikrates 150 bis 154° (Zers.) an. Ferner zeigen 2,0 ml der unter spezifische Drehung (DAB 7 – DDR) angegebenen Lsg. nach Zusatz von 1,0 ml Furfurolessigsäure und 1 Tr. konz. H_2SO_4 eine rotviolette Färbung. Nord. 63 begrenzt den Schmelzbereich des Pikrates auf 153 bis 157°.

Prüfung. USP XVI bzw. FDA, BP 63 und PI.Ed. II schreiben keine Reinheitsprüfung vor. Nach DAB 7 – BRD dürfen 5,0 ml einer mit 10,0 ml W. verd. Lsg. von 0,100 g Substanz in 2,0 ml M. bis 4 Std. nach der Herstellung nicht stärker getrübt sein als eine entsprechende Vergleichslsg., für die 0,30 ml Kaliumsulfatlsg. (III) zu verwenden sind. Die Beobachtung soll 5 Min. nach Herstellung der Vergleichslsg. erfolgen. 5 ml der gleichen Lsg. dürfen nicht stärker gefärbt sein als das gleiche Volumen einer Mischung von 1,00 ml Eisen(III)-chloridlsg. (Farbstammlsg.), 0,50 ml Kobalt(II)-chloridlsg. (Farbstammlsg.), 0,50 ml Kupfer(II)-sulfatlsg. (Farbstammlsg.) und 98,0 ml etwa 1%iger Salzsäure. DAB 7 – DDR schreibt zur Prüfung der Farbe der Lsg. ein ähnliches Verfahren vor. ÖAB 9 schreibt vor, daß die für die Bestimmung der optischen Aktivität bereitete Lsg. klar und farblos oder fast farblos sein muß. Schwermetalle dürfen in der Lsg. (1 + 99) nicht nachweisbar sein. Der Verbrennungsrückstand soll höchstens 0,2% betragen. Als Sulfatasche läßt CF 65 höchstens 0,2% zu.

Wassergehalt. Nach den Vorschriften der FDA, USP XVI sowie BP 63 und PI.Ed. II soll der Feuchtigkeitsgehalt von Procain-Penicillin-G nicht mehr als 4.2%, nach derjenigen des DAB 7 – DDR und des CF 65 höchstens 4,0% betragen. Die Wassergehaltsbestimmung ist mit Karl-Fischer-Reagens durchzuführen. DAB 7 – BRD schreibt vor, daß Procain-Benzylpenicillin nach vierstündigem Trocknen unterhalb 20 Torr bei Zimmertemperatur nicht mehr als 3% seines Gewichtes verlieren darf. ÖAB 9 verlangt, daß der Trocknungsverlust bei Zimmertemperatur im Vakuumexsikkator über Phosphorpentoxid nicht mehr als 0,5% betragen darf.

Keimfreiheit, Verträglichkeit, Pyrogenfreiheit. Die Anforderungen der FDA (USP XVI), BP 63, PI.Ed. II, ÖAB 9 und DAB 7 – BRD entsprechen denen von Benzylpenicillinnatrium. Die Prüfungen sind, falls nichts anderes angegeben ist, wie dort beschrieben, durchzuführen; lediglich die zur Untersuchung erforderlichen Mengen differieren etwas. USP XVI verwendet zur Prüfung auf Verträglichkeit 0,5 ml einer Lsg., die etwa 2 mg Procain-Benzylpenicillin (entsprechend 2000 I.E./ml) enthält. Zur Prüfung auf Pyrogenfreiheit wird 1 ml/kg einer Lsg. der Substanz in pyrogenfreier, physiologischer Kochsalzlsg., die etwa 2 mg/ml enthält, injiziert. DAB 7 – BRD prüft auf Pyrogene durch Untersuchung von 1 ml/kg einer Lsg. der Substanz in pyrogenfreier, steriler Natriumchloridlsg., die auf 50 ml 0,100 g Substanz enthält. Zur Untersuchung auf Verträglichkeit werden 0,5 ml einer Lsg. gleicher Konzentration verwendet. ÖAB 9 benutzt zur Prüfung auf Verträglichkeit 0,5 ml einer Lsg. von Benzylpenicillin-Procain in blutisotonischer Natriumchloridlsg., deren Wirkungswert 1000 I.E./ml entspricht.

Gehaltsbestimmung. A. Gesamtpenicillin in Procainbenzylpenicillin. Die FDA, BP 58 und PI.Ed. I/2 schreiben die mikrobiologische Gehaltsbestimmung wie für Penicillin (s. unter BP 63) vor. Abweichend von der dort angegebenen Vorschrift ist das Prüfungsmuster (etwa 50 mg) in 2,0 ml redestilliertem M. zu lösen und die weitere Verdünnung mit 1%igem Phosphatpuffer, pH 6,0, bis zu einer Konzentration von 2,0 mg/ml durchzuführen. Nach BP 58 ist für die Zwecke der Gehaltsbestimmung der geforderte Gehalt mit 1080 I.E./mg anzusetzen. Der bestimmte Wert darf nicht geringer sein als 90% des geforderten Gehaltes. Die FDA lassen auch die jodometrische Bestimmung wie bei Benzylpenicillinnatrium (s. S. 1001) zu, die gleichfalls in der USP XVI vorgeschrieben ist. ÖAB 9 bestimmt den Gehalt an Gesamtpenicillin in der bei Benzylpenicillinnatrium angegebenen Weise. Die mikrobiologische Wertbestimmung nach ÖAB 9 muß mindestens 930 I.E./mg entsprechend 92% der Wirksamkeit von reinem Benzylpenicillin-Procain ergeben. Auch DAB 7 – BRD geht im Prinzip bei der Gehaltsbestimmung wie unter Penicillin-G-Natrium angegeben vor. Abweichend von dieser Vorschrift werden 0,09 bis 0,11 g Substanz (genau gewogen) in einem Meßkolben von 100 ml Inhalt in 2,0 ml M. gelöst und mit W. bis zur Marke aufgefüllt. Haupt- und Blindversuch werden mit je 5 ml dieser Lsg. durchgeführt. Die Differenz der verbrauchten Anzahl ml 0,01 n Jodlsg. ergibt. mit 0,7359 multipliziert, den Gehalt an Procain-Gesamtpenicillin, berechnet als $C_{13}H_{20}N_2O_2 \cdot C_{16}H_{18}N_2O_4S \cdot H_2O$. 1 ml 0,01 n Jodlsg. entspricht 0,0007359 g Procain-Benzylpenicillin-Monohydrat, bzw. 0,4167 mg $[C_{16}H_{17}N_2O_4S]^{--}$. DAB 7 – DDR geht ebenfalls wie unter Benzylpenicillinnatrium angegeben vor. Als Einwaage für die Bestimmung werden 0,1000 g Substanz in 2,0 ml M. gelöst und mit W. zu 100,00 ml aufgefüllt. Für Haupt- und Blindversuch werden 5,00 ml dieser Lsg. verwendet. Berechnung wie bei DAB 7 – BRD. CF 65 führt gleichfalls eine mikrobiologische Gehaltsbestimmung an, die mit der unter Benzylpenicillinnatrium angegebenen identisch ist.

Nord. 63 gibt die Bestimmung an, wie sie bei Benzylpenicillinnatrium/Nord. 63 angeführt worden ist. Die Einwaage von 0,0800 g Substanz wird in 1 ml M. gelöst und mit W. zu 100,00 ml aufgefüllt. Das Verfahren wird mit 5,00 ml dieser Flüssigkeit durchgeführt. Die Bestimmung muß einen Gehalt von 97,0 bis 103,0% $C_{16}H_{18}N_2O_4S \cdot C_{13}H_{20}N_2O_2 \cdot H_2O$ ergeben.

BP 63 führt die Bestimmung des Gesamtpenicillins wie folgt aus: Etwa 75 mg Substanz (genau gewogen und fein gepulvert) werden in 50 ml W. gelöst. Nach Zusatz von 10 ml Natriumsilicowolframatlsg. (s. Reagentienverzeichnis) und Umschütteln läßt man 3 Min. lang stehen und filtriert. Die restliche Gehaltsbestimmung soll so schnell als möglich ausgeführt werden. 10 ml des Filtrates werden in einen Jodzahlkolben mit 5 ml n Natriumhydroxidlsg. versetzt und 30 Min. lang stehengelassen. Nach Zugabe von 5,5 ml n Salzsäure und 30 ml 0,02 n Jodlsg. verschließt man den Kolben mit einem angefeuchteten Stopfen, läßt 15 Min. lang vor Licht geschützt stehen und titriert den Jodüberschuß mit 0,02 n Natriumthiosulfatlsg. unter Verwendung von Stärkelsg. als Indikator zurück. Weitere 10 ml des Filtrates werden nach Zusatz von 30 ml 0,02 n Jodlsg. sofort mit 0,02 n Natriumthiosulfatlsg. in gleicher Weise zurücktitriert. Die Differenz beider Titrationen ergibt diejenige Menge 0,02 n Jodlsg. die dem Gesamtpenicillingehalt äquivalent ist. Die Bestimmung wird unter Verwendung des Penicillin-Standard-Präparates wiederholt, um die 0,02 n Jodlsg. genau einzustellen. 1 mg des Standardpräparates entspricht 1,652 mg Gesamtpenicillin, berechnet als $C_{13}H_{20}N_2O_2 \cdot C_{16}H_{18}N_2O_4S \cdot H_2O$. Die Bestimmung der Pl.Ed. II wird gleichfalls unter Verwendung von Natriumsilicowolframat ausgeführt. Der restliche Teil des Verfahrens erfolgt wie unter Benzylpenicillinnatrium/Gehaltsbestimmung des Gesamtpenicillins beschrieben.

B. Bestimmung des Procainbenzylpenicillin-Monohydrates. USP XVI schreibt das gleiche Verfahren wie zur Bestimmung des Benzylpenicillins im Benzylpenicillinnatrium (s. S. 1003) vor. Als Einwaage werden 90 bis 100 mg angegeben. Das Gewicht des erhaltenen N-Äthylpiperidin-Penicillins, multipliziert mit 1,3155, gibt die in dem Muster vorhandene Menge des Procainbenzylpenicillins an. BP 63, DAB 7 – DDR und Pl.Ed. II schreiben ebenfalls das gleiche Verfahren und die gleiche Einwaage wie bei Benzylpenicillinnatrium vor. Die Substanz ist vor der Bestimmung fein zu pulvern. Beide Pharmakopöen weisen darauf hin, daß man sich nach Zugabe der 20%igen Phosphorsäurelsg. und Schütteln vergewissern soll, daß die Substanz vollständig gelöst ist. DAB 7 – BRD läßt etwa 0,060 g Substanz (feinst gepulvert und genau gewogen) in einem etwa 10 ml fassenden Zentrifugenglas mit eingeschliffenem Glasstopfen in 3,0 ml W. suspendieren und die weitere Bestimmung wie unter Benzylpenicillinnatrium angegeben ausführen. 1 g des aus 1-Äthylpiperidin-Benzylpenicillin G bestehenden Nd. ($C_{23}H_{33}N_3O_4S$) entspricht 1,315 g Procainbenzylpenicillin ($C_{13}H_{20}N_2O_2 \cdot C_{16}H_{18}N_2O_4S \cdot H_2O$).

C. Bestimmung des Procaingehaltes. Nach BP 63, Pl.Ed. II und DAB 7 – BRD werden 0,1 g Procain-Benzylpenicillin (genau gewogen) in einem Scheidetrichter mit 20 ml W. und 5 ml Natriumcarbonatlsg. versetzt und mit 25-ml-Portionen Chlf. extrahiert, bis die Extraktion des Procains vollständig ist (DAB 7 – BRD: 3mal je 25 ml Chlf.). Jeder Chlf.-Extrakt wird mit dem gleichen 5 ml W. gewaschen. Die vereinigten Chlf.lsg. werden in einen zweiten Scheidetrichter überführt, 20 ml 0,01 n Schwefelsäure hinzugefügt und sorgfältig geschüttelt. Nach der Trennung der Schichten läßt man die untere Schicht in einen dritten Scheidetrichter ablaufen und wäscht mit 5 ml W. Der Schwefelsäureüberschuß in den vereinigten wss. Lsg. wird mit 0,01 n NaOH titriert (Indikator Methylrotlsg.). 1 ml 0,01 n Schwefelsäure entspricht 0,002363 g Procain ($C_{13}H_{20}N_2O_2$). Nach ÖAB 9 werden 0,2500 g Benzylpenicillin-Procain in einem Scheidetrichter in 10 ml W. suspendiert. Nach Zusatz von 2 ml Natriumcarbonatlsg. schüttelt man dreimal mit je 20 ml Chlf. aus, wäscht die vereinigten Chlf.-Lsg. durch Schütteln mit 5 ml W., filtriert sie in einen Erlenmeyerkolben und wäscht Scheidetrichter und Filter mit Chlf. nach. Darauf wird das Losungsmittel auf dem Wasserbad abdestilliert, der Rückstand in 5 ml A. gelöst und 5 Min. lang auf dem Wasserbade erhitzt. Nach dem Abkühlen versetzt man mit 10,00 ml 0,1 n Salzsäure und 10 Tr. Methylrot-Methylenblaulsg. und titriert aus einer Mikrobürette die überschüssige Salzsäure mit 0,1 n Natriumhydroxidlsg. bis zum Farbumschlag nach Blau zurück. 1 ml 0,1 n Salzsäure entspricht 23,63 mg $C_{13}H_{20}N_2O_2$. Für die angegebene Einwaage ergibt sich ein Verbrauch von 3,97 bis 4,28 ml 0,1 n Salzsäure entsprechend einem Procaingehalt von 37,5 bis 40,5%. Nach DAB 7 – BRD sollen bei sonst gleicher Methodik 3 Portionen von je 25 ml Chlf. zur Extraktion verwendet werden. Es wird 0,01 n HCl und zur Titration des Säureüberschusses der salzsauren Lsg. der zweiten Ausschüttelung und des damit vereinigten Waschwassers der dritten Ausschüttelung 0,01 n NaOH verwendet (Methylrot-Mischindikator DAB 7 – BRD). 1 ml 0,01 n Salzsäure entspricht 0,002 363 g Procain ($C_{13}H_{20}N_2O_2$). DAB 7 – DDR und Nord. 63 schreiben im Prinzip ähnliche Verfahren vor.

D. Mikrobiologische Bestimmung der Wirksamkeit. Nach DAB 7 – BRD sind mikrobiologische Verfahren zugelassen. Sie müssen unter Anwendung von Standards derart geeicht sein, daß die Standardabweichung σ des Verfahrens bekannt ist. Bezüglich ihrer Wirksamkeit unbekannte Präparate sind in einer solchen Zahl von Parallelansätzen zu prüfen, daß das Ergebnis mit einer Wahrscheinlichkeit von 99% (P = 0,01) höchstens ± 5% vom wahren Wert abweicht, d.h. der Wert von ± 2,6 σ darf höchstens ± 5% vom Ergebnis der Bestimmung betragen. Als Standard ist Benzylpenicillinnatrium zu verwenden. Die Arbeitsstandards sind mit dem nationalen Standard einzustellen, der vom Paul-Ehrlich-Institut in Frankfurt am Main abgegeben wird und gegen den internationalen Standard genau eingestellt ist.

CF 65 führt die Bestimmung des Procaingehaltes spektrophotometrisch durch: 70 bis 100 mg Substanz (genau gewogen; = p) werden in 100 ml M. gelöst. 5 ml dieser Flüssigkeit werden in einem 200-ml-Meßkölbchen mit W. bis zur Marke aufgefüllt. Die Extinktion dieser Lsg. wird bei 290 mµ gemessen (Quarzküvetten, Schichtdicke 1 cm). In gleicher Weise wird die Extinktion eines Musters von 25 bis 35 mg (genau gewogen; = p') Procainchlorhydrat (dessen Gehalt an Procainbase t % betrage) bei 290 mµ gemessen. Wenn man die Extinktion der zu untersuchenden Probe mit A, diejenige des Procainchlorhydrates mit B bezeichnet, dann ergibt sich der Procaingehalt (%) aus der Formel

$$\frac{A \cdot p' \cdot t}{p \cdot B}.$$

Aufbewahrung und Verpackung. Wie unter Benzylpenicillinnatrium angegeben.

Benzathine Penicillin Pl.Ed. II, BP 63. Benzathine Penicillin G USP XVII. Dibenzylethylenediamine Dipenicillin G FDA. Benzylpenicillini Dibenzylaethylendiaminum ÖAB 9. DBED-Penicillin. Benzathin-Benzylpenicillin. Benzathinum-pénicillinum. Benzathine-pénicilline CF 65.

$C_{48}H_{56}N_6O_8S_2 \cdot 4H_2O$ (USP XVII u. FDA) M.G. 981,22

$C_{16}H_{20}N_2(C_{16}H_{18}N_2O_4S)_2$ (BP 63) M.G. 909,1

$(C_{16}H_{18}N_2O_4S)_2 \cdot C_{16}H_{20}N_2 \cdot$ aqu. (ÖAB 9) M.G. 909,16 (wasserfrei)

Benzathin-Benzylpenicillin ist das kristalline N,N'-Dibenzyläthylendiaminsalz des Benzylpenicillins. Nach USP XVII soll es den FDA-Vorschriften entsprechen (s. Bacitracinum). Nach BP 63 enthält es wechselnde Mengen Kristallwasser. Es kann durch Reaktion von N,N'-Dibenzyläthylendiamin und Benzylpenicillin bereitet werden.

Gehaltsforderung. USP XVII verlangt entsprechend den FDA-Vorschriften mindestens 85% Benzathin-Benzylpenicillin ($2C_{16}H_{18}N_2O_4S \cdot C_{16}H_{20}N_2 \cdot 4H_2O$) und nicht weniger als 1050 I.E./mg Gesamtpenicillin, berechnet als Benzathinpenicillin G. (1 I.E. Penicillin = 0,6 γ Benzylpenicillinnatrium-Standardpräparat). 1 mg Benzathinpenicillin G ist 1211 I.E. äquivalent. Nach BP 63 und Pl.Ed. II soll es mindestens 96% Gesamtpenicillin und nicht weniger als 25,0% und nicht mehr als 26,5% Dibenzyläthylendiamin enthalten, beides bezogen auf die wasserfreie Substanz. ÖAB 9 fordert einen Gehalt an Gesamtpenicillin, berechnet als Benzylpenicillin ($C_{16}H_{18}N_2O_4S$, M.G. 334,40), von 66,0 bis 71,0%. Nach CF 65 muß der Gehalt mindestens 1100 I.E. Benzylpenicillinnatrium/mg entsprechen. Der Gehalt an Dibenzyläthylendiamin ($C_{16}H_{20}N_2$, M.G. 240,35) soll 24,5 bis 25,5% betragen. 1 mg reines, wasserfreies Benzylpenicillin-Dibenzyläthylendiamin entspricht 1309 I.E.

Eigenschaften. Nach USP XVII ist Benzathin-Benzylpenicillin ein weißes, geruchloses, kristallines Pulver. Seine gesättigte Lsg. reagiert gegen Lackmus schwach sauer oder neutral. Nach BP 63, ÖAB 9 und PI.Ed. II soll die Substanz fast ohne Geschmack sein. – Löslichkeit. Nach USP XVII löst sich 1 g in etwa 5000 ml W. und in etwa 1000 ml A. BP 63 und PI.Ed. II geben an, daß die Substanz bei 20° in 6000 T. W., 10 T. Formamid in 7 T. Dimethylformamid lösl., mäßig lösl. in A. (95%) und fast unlösl. in Chlf. und Ae. ist. Nach ÖAB 9 löst sich 1 T. in 5000 T.W., sonst wie BP 58. – pH der Lösung. Nach FDA wird die Prüfung wie bei Benzylpenicillinnatrium (s. S. 995) ausgeführt. Die gesättigte wss. Lsg. wird durch Losen von 5 mg Benzathin-Benzylpenicillin in 1 ml bereitet. Nach USP XVII soll diese Lsg. ein pH von 5,0 bis 7,5 haben. – Schmelzintervall nach ÖAB 9 im Kapillarröhrchen 129 bis 133° (Zers.). – Spezifische Drehung. Das optische Drehungsvermögen einer 1%igen (g/ml) Lösung ist $[\alpha]_D^{20} = +205$ bis $+230°$. CF 65 gibt als Drehwert $[\alpha]_D^{20}$ etwa $+230°$ an ($c = 1,0$, Methanol; berechnet auf wasserfreie Substanz).

Erkennung. A. Benzylpenicillin. Nach USP XVI entspricht Benzathin-Benzylpenicillin den Nachweisen unter Benzylpenicillinnatrium 1 und 9; etwa 0,1 mg werden für den Nachweis 1 verwendet. BP 63 und PI.Ed. II weisen das Penicillin durch den Inaktivierungstest mit Penicillinase nach. Verwendet wird eine 1%ige (g/ml) Lsg. in Formamid, die 1 : 10 mit W. verdünnt wird; sie muß nach 2 Std. inaktiviert sein. ÖAB 9 führt die unter Penicillin-G-Natrium angegebenen Rk. 4 bis 7 aus.

B. Dibenzyläthylendiamin. 1. BP 63 und PI.Ed. II. lassen 0,1 g Substanz mit 1 ml n Natriumhydroxidlsg. 2 Min. lang schütteln; nach Zugabe von 2 ml Ae. wird eine weitere Min. geschüttelt, 1 ml der Ätherphase zur Trockne gebracht und der Rückstand in 2 ml Eisessig gelöst; nach Zugabe von 1 ml 7%iger Kaliumdichromatlsg. bildet sich ein goldgelber Nd. – 2. Nach BP 63 und PI.Ed. II wird 0,1 g Substanz mit 2 ml n Natriumhydroxidlsg. 2 Min. lang geschüttelt, die Flüssigkeit zweimal mit je 3 ml Ae. ausgeschüttelt, die vereinigten Extrakte zur Trockne gebracht, der Rückstand in 1 ml 50%igem A. gelöst und nach Zugabe von 5 ml einer gesättigten Trinitrophenollsg. 5 Min. lang auf 90° erhitzt. Der beim langsamen Abkühlen ausfallende Nd. schmilzt nach der Umkristallisation aus 25%igem A., der eine kleine Menge Trinitrophenol enthält, bei 214°. CF 65 bereitet das Pikrat in ähnlicher Weise, gibt als Schmelzpunkt aber 212° an. – Nach ÖAB 9 wird eine Lsg. von etwa 5 mg Substanz in 20 Tr. Eisessig und 2 ml W. mit 5 Tr. etwa 0,5 m Jodlsg. versetzt; es scheidet sich allmählich ein Perjodid in Form brauner, harziger Flocken aus. – 4. Nach ÖAB 9 versetzt man eine Lsg. von etwa 10 mg Substanz in 1 ml 8%iger Natriumhydroxidlsg. und 1 ml W. mit 1 ml 0,1 n Kaliumpermanganatlsg.; diese wird unter Grünfärbung rasch reduziert. Beim Erhitzen tritt Geruch nach Benzaldehyd auf.

ÖAB 9 sieht außerdem die Möglichkeit zur Identifizierung des Benzathin-Benzylpenicillins nach L. KOFLER vor: Die Substanz hat unter dem Mikroskop ein Schmelzintervall von 115 bis 122° (Schmelze zäh); in 1 Tr. flüssigem Paraffin eingebettete Kristalle schmelzen bei 130 bis 136° (Zers.). Die eutektische Temperatur der Mischung mit Acetanilid beträgt 83°, derjenigen mit Phenacetin etwa 97°.

Prüfung. Reinheitsproben sind nur im ÖAB 9 angegeben. Zur Prüfung auf freie Basen und freie Säuren schüttelt man 0,05 g Substanz 1 Min. lang mit 5 ml kohlensäurefreiem W. 2 ml des Filtrates müssen sich auf Zusatz von 1 Tr. Methylrot-Methylenblaulsg. grün, bzw. auf Zusatz von 1 Tr. Bromthymolblaulsg. gelb oder grün färben. Der Verbrennungsrückstand darf höchstens 0,2% betragen (Einwaage etwa 0,2500 g Benzathin-Benzylpenicillin). Zur Prüfung auf Schwermetalle wird der Verbrennungsrückstand unter Erwärmen in 5 ml 20%iger Salzsäure gelöst. In einer Mischung von 2 ml der erhaltenen Lsg., 3 ml 2 m Ammoniak und 5 ml W. dürfen Schwermetalle mittels Natriumsulfidlsg. nicht nachweisbar sein (Bleistandardlsg. – ÖAB 9 als Vergleich). – Sulfatasche: Höchstens 0,1% (CF 65).

Wassergehalt. Nach USP XVI und FDA ist der Wassergehalt nach der Karl-Fischer-Methode zu bestimmen und soll nicht mehr als 8% betragen. BP 63, CF 65 und PI.Ed. II lassen 5 bis 8% W. zu, gemessen ebenfalls nach der Karl-Fischer-Methode. ÖAB 9 begrenzt den Trocknungsverlust auf 3,5 bis 7,5%, bestimmt bei Zimmertemperatur im Vakuumexsikkator über Phosphorpentoxid.

Keimfreiheit. Nach USP XVI und FDA wird die Prüfung wie unter Benzylpenicillinnatrium angegeben durchgeführt. Abweichend davon wird den Nährlösungen (flüssiges Thioglykolat Nährmedium I USP und Sabourauds Medium USP) vor der Sterilisation je Röhrchen 0,5 ml Polysorbate 80 USP (Tween 80) zugesetzt. Nach der Sterilisation ist jedem Röhrchen mit Sabourauds Medium ausreichend Penicillinase zuzusetzen, um das vorhandene Penicillin vollständig zu inaktivieren. Während der Bebrütung sind die Röhrchen mindestens einmal täglich umzuschütteln. Nach BP 63 und ÖAB 9 wird die Prüfung durchgeführt wie unter Benzylpenicillinnatrium angegeben.

Verträglichkeit. Nach USP XVI, FDA und ÖAB 9 ist die Prüfung wie unter Benzylpenicillinnatrium auszuführen. Anstelle von sterilem, dest. W. ist jedoch physiologische Kochsalzlsg. als Verdünnungsmittel zu verwenden und 0,25 ml einer Suspension von 4000 I.E./ml zu injizieren.

Pyrogenfreiheit. Nach USP XVI. FDA und ÖAB 9 ist die Prüfung wie unter Benzylpenicillinnatrium auszuführen. Auch hier wird anstelle von sterilem, dest. W. physiologische Kochsalzlsg. als Vehikel verwendet. Die Testdosis beträgt 0,5 ml/kg Kaninchen einer Suspension der Konzentration 4000 I.E./ml. BP 63 läßt die Prüfung wie unter Benzylpenicillinnatrium angegeben durchführen, ein geeignetes Netzmittel darf zugesetzt werden. Als weitere Möglichkeit wird angegeben, daß 5 ml einer Flüssigkeit benutzt werden können, die man erhält, wenn man nicht weniger als 4 mg/kg Kaninchen in 10 ml sterilem W. suspendiert, sorgfältig schüttelt und zentrifugiert.

Gehaltsbestimmung. A. Gesamtpenicillin in Benzathin-Benzylpenicillin. Nach USP XVI und FDA wird die mikrobiologische Bestimmung wie unter Benzylpenicillinnatrium angegeben durchgeführt. Abweichend von dieser Vorschrift wird das Prüfungsmuster zunächst in einer ausreichenden Menge frisch dest. M. gelöst und mit pH-6-Phosphatpuffer in geeigneter Weise verdünnt. Nach BP 58 werden 30 mg (genau gewogen) in 5 ml Dimethylformamid gelöst und mit sterilem W. auf 250 ml verdünnt. Zu 10 ml dieser Lsg. wird unverzüglich und unter Rühren so viel sterile Standardlsg. vom pH 7 gegeben, daß man wieder 250 ml erhält. Mit dieser Lsg. wird die biologische Wertbestimmung ausgeführt.

Nach ÖAB 9 wird die mikrobiologische Wertbestimmung in gleicher Weise wie bei Benzylpenicillinnatrium angegeben durchgeführt, wobei man jedoch die Probe auf einen Gehalt von 4 mcg, 2 mcg und 1 mcg verdünnt. CF 65 bestimmt den Gehalt in gleicher Weise wie unter Procain-Benzylpenicillin (mikrobiologische Bestimmung) angegeben.

ÖAB 9 führt die jodometrische Gehaltsbestimmung des Gesamtpenicillins nach der bei Benzylpenicillinnatrium beschriebenen Methode durch. Es werden 0,0500 g Benzathin-Benzylpenicillin in einem 50 ml fassenden Meßkolben unter gelindem Erwärmen in 20 ml M. gelöst. Nach dem Abkühlen füllt man mit Pufferlsg. vom pH 7,2 zur Marke auf. 5 ml dieser Stammlsg. werden zur Gehaltsbestimmung verwendet, mit der Maßgabe, daß außer 20,00 ml 0,01 n Jodlsg. noch 0,3 g Kaliumjodid zugegeben werden. Die Differenz der im Haupt- und im Blindversuch verbrauchten Anzahl ml 0,01 n Natriumthiosulfatlsg. muß für die angegebene Menge 7,89 bis 8,49 ml betragen, entsprechend einem Gehalt an Gesamtpenicillin, berechnet als Benzylpenicillin, von 66,0 bis 71,0%. 1 ml 0,01 n Natriumthiosulfatlsg. entspricht 0,4180 mg $C_{16}H_{18}N_2O_4S$.

Gleichfalls eine jodometrische Gehaltsbestimmung geben BP 63 und Pl.Ed. II an. Das Prinzip beider Verfahren ist gleich. Im folgenden wird dasjenige der BP 63 beschrieben. 60 mg Benzathin-Benzylpenicillin (genau gewogen und fein gepulvert) werden mit 40 ml W. und 25 ml n Natriumhydroxidlsg. versetzt, zur Lösung umgeschwenkt und 30 Min. lang stehengelassen. Man gibt 27,5 ml n Salzsäure hinzu, füllt mit Wasser auf 100 ml auf, mischt, überführt 20 ml der Lsg. in einen Jodzahlkolben, fügt 30 ml 0,02 n Jodlsg. hinzu, verschließt den Kolben mit einem angefeuchteten Stopfen und läßt 15 Min. lang vor Licht geschützt stehen. Der Jodüberschuß wird mit 0,02 n Natriumthiosulfatlsg. unter Verwendung von Stärkelsg. als Indikator zurücktitriert. In einem zweiten Versuch löst man weitere 12 mg Benzathin-Benzylpenicillin (genau gewogen und fein gepulvert) in 10 ml W., fügt 30 ml 0,02 n Jodlsg. hinzu und titriert sofort mit 0,02 n Natriumthiosulfatlsg. in gleicher Weise. Die Differenz beider Titrationen gibt diejenige Menge 0,02 n Jodlsg. an, die dem Gesamtpenicillingehalt äquivalent ist. Die Bestimmung wird unter Verwendung des Standard-Penicillin-Präparates wiederholt, um den genauen Wirkungswert der 0,02 n Jodlsg. einzustellen. 1 mg des Standardpräparates entspricht 1,275 mg Gesamtpenicillin, berechnet als $C_{16}H_{20}N_2(C_{16}H_{18}N_2O_4S)_2$.

CF 65 verfährt zur Bestimmung des Benzathin-Benzylpenicillins wie folgt: In einem 100-ml-Meßkölbchen werden 0,16 bis 0,18 g (genau gewogen, $= p$) Benzylpenicillin mit 50 ml 1 n NaOH versetzt. Nach Lösung der Substanz wird mit 1 n NaOH zu 100 ml aufgefüllt. Man läßt bei 20 bis 25° 15 Min. lang stehen und bringt 10 ml dieser Lsg. in einen 250-ml-Jodzahlkolben. Nach dem Zufügen von 12 ml 1 n HCl und 50 ml 0,01 n Jodlsg. läßt man weitere 20 Min. lang bei 20 bis 25° ruhig stehen. Sodann wird der Jodüberschuß mit 0,01 n Natriumthiosulfatlsg. titriert (Anzahl der ml Natriumthiosulfatlsg. $= n$); Stärke als Indikator. Ein Blindversuch erfolgt, indem in einem 100-ml-Meßkolben 0,16 bis 0,18 g (genau gewogen, $= p'$) Benzathin-Benzylpenicillin mit 50 ml einer 1%igen Monokaliumphosphatlsg., 5 ml 0,1 n NaOH und W. bis zur Marke versetzt werden. Man schüttelt zur Herstellung einer Suspension. 10 ml dieser Suspension werden mit Hilfe einer Pipette in einen 250-ml-Jodzahlkolben überführt und mit 50 ml 0,01 n Jodlsg. versetzt. Der Überschuß wird sogleich mit 0,01 n Natriumthiosulfatlsg. unter Verwendung von Stärke als Indikator titriert (Anzahl der ml Natriumthiosulfatlsg. $= n'$). 1 ml 0,01 n Natriumthiosulfatlsg. entspricht 661,8 I.E. Penicillin. Der Gehalt des untersuchten Musters Benzathin-Benzylpenicillin in I.E./mg wird durch folgenden Ausdruck wiedergegeben:

$$\frac{6{,}618\,(n\,p' - n'\,p)}{p\,p'}.$$

Das offizinelle Präparat muß mindestens 1200 I.E./mg enthalten, berechnet auf wasserfreie Substanz.

B. Bestimmung des Benzylpenicillins in Benzathin-Benzylpenicillin nach USP XVI und FDA. Etwa 50 mg Benzathin-Benzylpenicillin (genau gewogen) werden in absolutem M. gelöst und in einem Meßkolben mit absolutem M. auf 100 ml aufgefüllt. In einem geeigneten Spektrophotometer wird die Extinktion der Lsg. in einer 1-cm-Küvette bei 263 mμ bestimmt und als Referenz absolutes M. verwendet. Der Prozentgehalt der Lsg. an $2\,C_{16}H_{18}N_2O_4S \cdot C_{16}H_{20}N_2 \cdot 4\,H_2O$ wird nach der Formel $100\,000\,(A/aW)$ berechnet, in welcher A die Extinktion der Lsg., a die spezifische Absorption des Benzathin-Penicillin-G-Referenz-Standards (gemessen unter gleichen Bedingungen) und W das Gewicht der Einwaage in mg bedeuten.

CF 65 geht ähnlich vor: 0,05 bis 0,06 g (genau gewogen) Benzathin-Benzylpenicillin werden mit M. in einem Meßkölbchen zu 100 ml gelöst. In einer Quarzküvette (Schichtdicke 1 cm) wird die Extinktion der Lsg. bei 263 mμ sogleich nach der Bereitung bestimmt und $E^{1\%}_{1\,cm}$ berechnet. Der Gehalt des Untersuchungsmusters (%) errechnet sich nach der Formel

$$\frac{E^{1\%}_{1\,cm} \cdot 100}{7}.$$

Das offizinelle Präparat soll mindestens 92% Benzathin-Benzylpenicillin enthalten, berechnet auf die wasserfreie Substanz.

C. Bestimmung des Dibenzyläthylendiamins: Nach BP 63 und Pl.Ed. II werden zu etwa 1 g Substanz (genau gewogen) 30 ml gesättigte Natriumchloridlsg. und 10 ml 20%ige Natriumhydroxidlsg. gegeben. Es wird gut durchgeschüttelt und viermal mit je 50 ml Ae. ausgeschüttelt. Die vereinigten Extrakte werden dreimal mit je 10 ml W. gewaschen und die vereinigten Waschwässer mit 25 ml Ae. ausgeschüttelt. Die ätherischen Lsg. werden vereinigt, der Ae. zum größten Teil verdunstet, 2 ml abs. A. zugefügt und im Vakuum zur Trockne gebracht. Der Rückstand wird in 50 ml Eisessig aufgenommen und mit 0,1 n Perchlorsäure titriert (α-Naphtholbenzein als Indikator). Unter den gleichen Bedingungen wird ein Blindversuch ausgeführt. Die Differenz der verbrauchten Anzahl ml 0,1 n Perchlorsäure entspricht der vorhandenen Base. 1 ml 0,1 n Perchlorsäure ist 0,012 02 g $C_{16}H_{20}N_2$ äquivalent. Nach ÖAB 9 werden 0,3000 g Substanz in 2 ml verd. Natriumhydroxidlsg. und 15 ml W. gelöst und mit 2 g Natriumchlorid versetzt. Man schüttelt dreimal mit je 20 ml Ae. aus, vereinigt die Ätherlsg. und wäscht sie durch Schütteln mit 5 ml gesättigter Natriumchloridlsg., filtriert und wäscht Scheidetrichter und Filter mit Ae. nach. Das Lösungsmittel wird auf dem Wasserbad abgedampft, der Rückstand in 5 ml A. aufgenommen und 5 Min. lang auf dem Wasserbad erhitzt. Nach dem Abkühlen versetzt man mit 10,00 ml 0,1 n Salzsäure und 10 Tr. Bromphenolblaulsg. und titriert die überschüssige Salzsäure mit 0,1 n Natriumhydroxidlsg. aus einer Mikrobürette bis zum Farbumschlag nach Grün zurück. 1 ml 0,01 n Salzsäure entspricht 12,02 mg $C_{16}H_{20}N_2$.

Aufbewahrung und Verpackung. Nach USP XVI ist Benzathin-Benzylpenicillin in dichten, lichtresistenten Behältern aufzubewahren. Im übrigen nach FDA wie unter Benzylpenicillinnatrium angegeben.

Biosynthetische Penicilline

Phenoxymethylpenicillinum DCI, Pl.Ed. II, ÖAB 9, CF 65. Phenoxymethylpenicillin BP 63. Phenoxymethyl Penicillin USP XVI, Ph.Helv. V – Suppl. III. Penicillinum V. Penicillin-V-Säure. Phénoxyméthylpénicilline. Fenossi metilpenicillina.

$C_{16}H_{18}N_2O_5S$ \quad M.G. 350,40

Phenoxymethylpenicillin ist eine antibiotische Säure, die durch Penicillium notatum oder verwandte Mikroorganismen in einem Kulturmedium, das eine geeignete Vorstufe enthält, hervorgebracht oder auf andere Weise erzeugt wird.

Gehaltsforderung. Nach USP XVI enthält Phenoxymethylpenicillin mindestens 90% $C_{16}H_{18}N_2O_5S$ und nicht weniger als 1550 I.E./mg Gesamtpenicillin, berechnet als Phenoxymethylpenicillin. Es muß den Vorschriften der FDA entsprechen. 1 mg Phenoxymethylpenicillin entspricht 1695 I.E. Penicillin. Nach PI.Ed. II, BP 63 und Ph.Helv. V – Suppl. III soll Phenoxymethylpenicillin mindestens 95% Gesamtpenicillin und mindestens 90% Phenoxymethylpenicillin enthalten. ÖAB 9 setzt den Gehalt an Gesamtpenicillin mit 95,0 bis 102,0% des theoretischen Wertes fest. 1 mg reines Phenoxymethylpenicillin entspricht 1699 I.E. CF 65 verlangt für die jodometrische Gehaltsbestimmung mindestens 1610 I.E./mg, für die spektrophotometrische Bestimmung mindestens 1560 I.E./mg.

Eigenschaften. Weißes oder nahezu weißes, höchstens schwach cremefarbiges, geruchloses, feinkristallines Pulver, von zuerst schwach bitterem, nachher etwas süßlichem Geschmack. – Löslichkeit. Nach PI.Ed. II, BP 63 und Ph.Helv. V – Suppl. III ist Phenoxymethylpenicillin bei 20° lösl. in 1700 T. W. und in 7 T. A., unlösl. in Fetten und flüssigen Paraffinen. USP XVI gibt an, daß es sich in ungefähr 1200 ml W., ungefähr 9 T. A. und etwa 6 ml Aceton lost. Nach Vorschrift des ÖAB 9 löst es sich in etwa 2000 T. W. Ferner ist es leicht lösl. in Chlf., wenig lösl. in Ae. In Pufferlsg. mit einem pH von mindestens 7.2 löst es sich unter Salzbildung. Nach CF 65 lösl. in M. und praktisch unlösl. in Bzl. – pH der Lösung. USP XVI gibt an, daß der pH-Wert einer gesättigten Lsg., die etwa 5 mg/ml enthält, zwischen 2,5 und 4,0 liegt. Nach Angaben von PI.Ed. II, BP 63 und Ph.Helv. V – Suppl. III zeigt eine 0,5%ige (g/ml) wss. Suspension pH 2,4 bis 4,0. – Schmelzpunkt. Nach ÖAB 9 im Kapillarröhrchen 116 bis 120° (Zers.). Nach CF 65 bei 145° unter Zersetzung. – Spezifische Drehung. $[\alpha]_D^{20} = +230$ bis $+250°$ ($c = 1$; 2,5%ige Natriumhydrogencarbonatlsg.) (ÖAB 9). CF 65 gibt als Drehwert $[\alpha]_D^{20} = +193 \pm 7°$ an ($c = 1,0$; in n-Butanol). – Ultraviolettabsorption. BP 63 fordert, daß die Extinktion einer Lsg. von 0,10 g Substanz in 5 ml 5%iger (g/ml) Natriumbicarbonatlsg. nach Verdünnen mit W. auf 500 ml in einer 1-cm-Küvette bei 268 und 274 mµ bestimmt wird. Das Verhältnis der Extinktionen darf nicht weniger als 1,21 und nicht mehr als 1,24 betragen. Auch nach ÖAB 9 wird die Extinktion in einer 1-cm-Küvette bei 268 und 274 mµ bestimmt. Die Extinktion einer 1%igen Lsg. soll bei 268 mµ 31,5 bis 34,8, bei 274 mµ 26,0 bis 28,5 betragen. Zur Bestimmung verdünnt man 1,00 ml der für die Bestimmung des optischen Drehungsvermögens bereiteten Lsg. in einem Meßkolben mit W. auf 50,00 ml. Das Verhältnis der Extinktionen bei 268 und 274 mµ soll 1,21 bis 1,25 betragen. CF 65 verwendet als Lösungsmittel Phosphatpuffer vom pH 7,8. Phenoxymethylpenicillin zeigt ein Maximum bei 268 mµ ± 1 und ein weiteres bei 274 mµ ± 1 (Konzentration 0,20 mg/ml).

Erkennung. Nach USP XVI entspricht Phenoxymethylpenicillin dem Identitätsnachweis für Benzylpenicillinnatrium Punkt 1 und 9. Außerdem wird folgende Prüfung vorgeschrieben, die auch in BP 63 angegeben ist: Zu einer Mischung von etwa 5 mg Substanz und 2 bis 3 mg chromotropsaurem Natrium gibt man 2 ml Schwefelsäure und erhitzt die Mischung in einem Glycerinbad einige Min. lang auf 150°: Es entsteht eine intensive blaue bis blaurote Färbung. In CF 65 ist eine praktisch identische Reaktion enthalten. BP 63 und PI.Ed. II führen zur Identifizierung den Inaktivierungstest mit Penicillinaselsg. aus, wie er bei Penicillin-G-Natrium angegeben ist. Auch Ph.Helv. V – Suppl. III führt einen Inaktivierungsnachweis mit Penicillinase durch: 15 mg Phenoxymethylpenicillin (genau gewogen) werden in einem Erlenmeyerkolben mit Glasstopfen in einer Mischung von 3 ml Phosphat-Citrat-Pufferlsg. vom pH 7 und 3 ml einer 0,5%igen Gelatinelsg. aufgeschwemmt. Nach Zusatz von 1 ml Penicillinaselsg. wird die Suspension 1 Std. lang in ein Wasserbad von 25° ($\pm 1°$) gestellt und häufig umgeschwenkt. Ein Blindversuch wird unter den gleichen Bedingungen angesetzt. Beide Lsg. werden mit 5 ml 0,1 n Jodlsg. (genau gemessen) versetzt und 15 Min. lang unter häufigem Umschwenken im Dunkeln stehengelassen. Man titriert den Jodüberschuß mit 0,1 n Natriumthiosulfatlsg. unter Verwendung von 3 Tr. Stärkelsg. innerhalb 3 Min. tropfenweise aus einer Mikrobürette zurück. Die penicillinhaltige Lsg. muß mindestens 3 ml 0,1 n Jodlsg. verbrauchen, während im Blindversuch kein Jod verbraucht werden darf. ÖAB 9 gibt folgende Prüfungen an: a) Eine Lsg. von etwa 5 mg Substanz in einigen Tr. A. und 1 ml W. gibt mit einigen Tr. 9%iger Eisen(III)-chloridlsg. einen gelblichweißen, flockigen Nd. b) Werden etwa 10 mg Phenoxymethylpenicillin in einem Porzellantiegel mit etwa 0,1 g wasserfreiem Natriumcarbonat geschmolzen und löst man den Schmelzkuchen nach Erkalten in verd. Salzsäure, so gibt das Filtrat mit Bariumchloridlsg. einen weißen, feinkristallinen Nd. c) Versetzt man 1 mg Phenoxymethylpenicillin mit 1 ml Paraform-Schwefelsäure (s. unter Benzylpenicillinnatrium, Identitätsnachweis Punkt 5), so entsteht allmählich eine intensiv kirschrote, gelbgrün fluoreszierende Lsg. d) Die Hydroxylaminreaktion wird durchgeführt, wie unter Benzylpenicillinnatrium (Identitätsnachweis, Punkt 4) angegeben. Die Identifizierung kann auch nach L. KOFLER (ÖAB 9) erfolgen: Schmelzintervall unter dem Mikroskop 118 bis 127° (Zers., charakteristischer Geruch). Eutektische Temperatur der Mischung mit Phenacetin 103°, mit Acetanilid 88°. Ph.Helv. V – Suppl. III führt noch folgende Identitätsreaktionen an: a) 100 mg Phenoxymethylpenicillin müssen sich in 1 ml A. klar und farblos lösen. Fügt man dieser Lsg. weitere 3 ml A. und unter ständigem Umschütteln 6 ml frisch ausgekochtes und wieder erkaltetes W. hinzu, so muß sich unter ständigem Umschütteln die entstandene Trübung bei Zimmertemperatur innerhalb von 10 Min. vollständig lösen. b) 500 mg Phenoxymethylpenicillin werden mit 20 ml verd. Schwefelsäure 2 Std. lang rückfließend erhitzt. Die erkaltete Lsg. wird zunächst mit 10 ml, dann mit 5 ml Ae. extrahiert und die vereinigten Auszüge zweimal mit je 5 ml verd. Natronlauge ausgeschüttelt. Die vereinigten alkalischen Auszüge werden mit verd. Salzsäure neutralisiert, mit 10 ml W. verdünnt und mit 25 ml 0,1 n Bromid-Bromat-Lsg. sowie 15 ml verd. Salzsäure versetzt. Der Kolben wird sofort verschlossen, umgeschwenkt und 15 Min. lang im Dunkeln stehengelassen. Man fügt 1,0 g Kaliumjodid hinzu und entfärbt die durch das ausgeschiedene Jod braun gewordene Lsg. durch Zusatz von 0,1 n Natriumthiosulfatlsg. Der abfiltrierte, gewaschene und aus 10 ml heißem W. umkristallisierte Nd. wird bei 103 bis 105° getrocknet, aus 5 ml warmem Bzl. umkristallisiert, wieder bei 103 bis 105° getrocknet und im Vakuumexsikkator erkalten gelassen. Der Schmelzpunkt der erhaltenen 4-Bromphenoxyessigsäure muß zwischen 155 und 158° liegen.

Prüfung. CF 65 verlangt, daß die 10%ige (g/ml) Lsg. in M. klar sein muß und keine stärkere Färbung aufweisen darf als eine 0,0002 n Jodlsg. Nach ÖAB 9 muß die Lsg. (1 + 99) klar und darf nicht stärker gefärbt sein als eine Mischung von 0,10 ml Eisenfarbstandard, 0,05 ml Kobaltfarbstandard, 0,05 ml Kupferfarbstandard und 9,80 ml 1%ige Salzsäure. In einer Mischung von 4 ml der Lsg (1 – 99) und 6 ml W. dürfen Schwermetalle mit Natriumsulfidlsg. nicht nachweisbar sein (Bleistandardlsg. als Vergleich). Wasserlösl. Säuren und Salze des Phenoxymethylpenicillin werden folgendermaßen nachgewiesen: Man schüttelt 0,1 g Substanz 1 Min. lang mit kohlensäurefreiem W.; je 2 ml des Filtrates müssen sich auf Zusatz von 1 Tr. Thymolblaulsg. gelb bzw. auf Zusatz von 1 Tr. Methylrot-Methylenblaulsg. rotviolett färben. Ph.Helv. V – Suppl. III gibt an, daß der Verbrennungsrückstand von 200 mg Phenoxymethylpenicillin unwägbar sein muß. Ferner wird wie folgt auf die Anwesenheit von anderen Penicillinen geprüft: Man schwemmt etwa 0,1 g Phenoxymethylpenicillin (genau gewogen) in einem Erlenmeyerkolben von 100 ml Inhalt mit Glasstopfen in 5 ml W. auf, versetzt mit 10 ml 0,1 n Salzsäure, stellt 30 Min. lang in ein Wasserbad von 50° ($\pm$ 1°), kühlt auf Zimmertemperatur ab, fügt 10 ml einer mit frisch ausgekochtem und wieder erkaltetem W. bereiteten 0,6%igen Lsg. von festem Kaliumjodid, 1 ml verd. Salzsäure und 10 ml 0,1 n Jodlsg. (genau gemessen) zu und schwenkt um. Der verschlossene Kolben wird 20 Min. lang bei 20° ($\pm$ 1°) im Dunkeln stehengelassen. Das überschüssige Jod wird aus einer Mikrobürette mit 0,1 n Natriumthiosulfatlsg. zurücktitriert (Stärkelsg. als Indikator). Der Verbrauch an 0,1 n Thiosulfatlsg. muß mindestens 6 ml betragen. – Sulfatasche. Nach CF 65 höchstens 0,10%.

Wassergehalt. Nach USP XVI darf Phenoxymethylpenicillin nicht mehr als 2%W. enthalten, gemessen mit der Karl-Fischer-Methode. Den gleichen Wert gibt Ph.Helv. V – Suppl. III an (bestimmt durch Trocknen während 24 Std. im Vakuum über Phosphorpentoxid). BP 63 und PI.Ed. II schreiben vor, daß der Trocknungsverlust nicht größer als 1,5% sein darf, wenn man die Substanz bei 60° und höchstens 5 Torr trocknet. ÖAB 9 läßt 0,5% Trocknungsverlust zu, bestimmt bei Zimmertemperatur im Vakuumexsikkator über Phosphorpentoxid. Den gleichen Wert verlangt CF 65, gibt aber als Trocknungstemperatur 60° an.

Stabilität. ÖAB 9 gibt folgende Prüfung an: Werden 0,0500 bis 0,0600 g Substanz in einem offenen, 50 ml fassenden Meßkolben 120 Std. lang auf 58 bis 62° erhitzt und sodann der Penicillingehalt in der für die quantitative Bestimmung angegebenen Weise bestimmt, so darf der gefundene Wert höchstens um 7% kleiner sein als der mit der nicht erhitzten Probe gefundene Wert.

Keimfreiheit. Nach ÖAB 9 muß zur Injektion bestimmtes Phenoxymethylpenicillin den unter Benzylpenicillinnatrium angegebenen Bedingungen entsprechen.

Verträglichkeit. USP XVI fordert, daß Phenoxymethylpenicillin den Toxizitätsbestimmungen für Antibiotica (s. unter Benzylpenicillinnatrium) entspricht. Die Testdosis beträgt 0,5 ml einer Lsg., die 1,2 mg (entsprechend 2000 I.E./ml) enthält. Nach ÖAB 9 soll Phenoxymethylpenicillin der unter Benzylpenicillinnatrium angeführten Prüfung genügen.

Pyrogenfreiheit. ÖAB 9 schreibt vor, daß zur Injektion bestimmtes Phenoxymethylpenicillin den Bedingungen der Prüfung auf pyrogene Stoffe (s. unter Benzylpenicillinnatrium) entsprechen muß. Je kg Körpergewicht werden 0,5 ml einer Suspension in sterilem W. intramuskulär verabreicht, deren Wirkungswert 4000 I.E./ml entspricht.

Gehaltsbestimmung. A. Gesamtpenicillin. USP XVI geht vor, wie unter Penicillin-G-Natrium beschrieben. Es werden etwa 20 mg Substanz (genau gewogen) für die Bestimmung verwendet. Sie werden in 2,0 ml frisch dest. M. gelöst und mit 1%igem pH-6-Phosphatpuffer auf eine Konzentration von 1,2 mg Phenoxymethylpenicillin/ml verdünnt. Man bestimmt die Menge (in mg) Gesamtpenicillin, berechnet als Phenoxymethylpenicillin, die 1 ml 0,01 n Jodlsg. äquivalent ist, durch Standardisierung der Jodlsg. mit dem USP Phenoxymethylpenicillin-Referenz-Standard. BP 63 geht im Prinzip so vor, wie unter Penicillin-G-Natrium beschrieben. Infolge der Löslichkeitsverhältnisse ist die Bereitung der Titrationslsg. etwas abgeändert: Zu ungefähr 60 mg Substanz (genau gewogen) werden 1 ml gesättigte Natriumhydrogencarbonatlsg. und 2 ml W. gegeben. Man läßt unter gelegentlichem Umschütteln 5 bis 10 Min. stehen, bis alles gelöst ist. Sodann gibt man 40 ml W. und unter Umschwenken 0,5 ml n Salzsäure zu und verdünnt mit W. auf 50 ml. Mit der so erhaltenen Lsg. wird der Haupt- und Blindversuch wie beschrieben ausgeführt, indem 10 ml dieser Lsg. in einen Kolben mit eingeschliffenem Stopfen überführt werden usw. Die Differenz der Titrationen gibt diejenige Menge an Jodlsg. an, die der Gesamtpenicillinmenge äquivalent ist. Der Versuch wird nun wiederholt, indem man etwa 60 mg Phenoxymethylpenicillin-Standard (genau gewogen) in 50 ml W. löst und 10 ml dieser Lsg. wie oben zur Bestimmung verwendet. Aus dem Ergebnis dieses zweiten Versuches berechnet man diejenige Menge an Gesamtpenicillin, berechnet als $C_{16}H_{17}N_2NaO_4S$, die 1 ml 0,02 n Jodlsg. äquivalent ist. Zur Umrechnung auf die freie Säure wird mit 0,9832 multipliziert. Man erhält so die Menge an $C_{16}H_{18}N_2O_5S$, die 1 ml 0,02 n Jodlsg. entspricht. Mit Hilfe dieses Wertes wird das Ergebnis berechnet. Pl.Ed. II geht im Prinzip ebenso vor. ÖAB 9 führt die Bestimmung in gleicher Weise wie unter Benzylpenicillinnatrium beschrieben aus. Die Einwaage an Phenoxymethylpenicillin beträgt 0,0500 g. Die Differenz der bei beiden Titrationen verbrauchten Anzahl ml 0,01 n Natriumthiosulfatlsg. muß für die angegebene Einwaage 10,84 bis 11,64 ml betragen. 1 ml 0,01 n Natriumthiosulfatlsg. entspricht 0,4380 mg $C_{16}H_{18}N_2O_5S$. 1 mg Phenoxymethylpenicillin entspricht 2,283 ml 0,01 n Natriumthiosulfatlsg. Ph.Helv. V – Suppl. III bestimmt den Gehalt an Gesamtpenicillin durch Verseifung und Rücktitration des Alkaliüberschusses. Etwa 0,2 g Substanz (genau gewogen) werden mit 20 ml 0,1 n Natronlauge (genau gemessen) während 30 Min. rückfließend erhitzt. Der Laugenüberschuß wird nach dem Erkalten unter Verwendung von 6 Tr. Phenolrot als Indikator mit 0,1 n Salzsäure aus einer Mikrobürette zurücktitriert. 1 ml 0,1 n NaOH = 0,01752 g $C_{16}H_{18}N_2O_5S$.

CF 65 wendet folgendes Verfahren an. In einem 50-ml-Meßkolben werden 50 bis 70 mg (genau gewogen, = p) Phenoxymethylpenicillin in 1 ml M. gelöst und mit Pufferlsg. vom pH 6 (Bereitung: 8,0 g KH_2PO_4 und 2,0 g K_2HPO_4 werden mit W. zu 1000 ml gelöst) zum Volumen aufgefüllt. 20 ml dieser Lsg. bringt man in einen 20-ml-Jodzahlkolben, fügt 20 ml 1 n NaOH hinzu, verschließt und läßt 15 Min. lang in einem Wasserbad von $20° \pm 1°$ stehen. Danach werden 24 ml 1 n HCl und sodann 10 ml 0,1 n Jodlsg. zugesetzt. Der verschlossene Kolben wird weitere 15 Min. bei $20 \pm 1°$ stehengelassen. Anschließend titriert man den Jodüberschuß mit 0,1 n Natriumthiosulfatlsg. (Anzahl der ml n Thiosulfatlsg. = n_1). Ermittlung des Blindwertes: 20 ml der Phenoxymethylpenicillinlsg. in pH-6-Puffer werden mit 10 ml 0,1 n Jodlsg. versetzt und sogleich mit 0,1 n Thiosulfatlsg. titriert (Anzahl der ml 0,1 n Thiosulfatlsg. = n_2). Eine Bezugsanalyse muß in gleicher Weise mit Penicillin-G-Standard-Substanz durchgeführt werden. Die entsprechenden Werte seien p', n_1' und n_2'. Wenn man mit T den Gehalt der Penicillin-G-Standard-Substanz in I.E./mg bezeichnet, dann ergibt sich der Gehalt des Untersuchungsmusters, ausgedrückt in I.E./mg, aus dem Ausdruck

$$\frac{p' T (n_2 - n_1)}{p (n_2' - n_1')}.$$

B. Phenoxymethylpenicillin. Nach USP XVI werden etwa 20 mg Phenoxymethylpenicillin (genau gewogen) mit frisch dest. M. zu 100 ml gelöst und die Extinktion dieser Lsg. bei 276 mµ in einer 1-cm-Küvette bestimmt; M. als Referenz. Der Prozentgehalt an $C_{16}H_{18}N_2O_5S$ errechnet sich nach der Formel $100000 (A/aW)$, in welcher A die Extinktion der Lsg., a die spezifische Extinktion des ·Phenoxymethylpenicillin-Referenz-Standards unter ähnlichen Bedingungen und W das Gewicht der Einwaage in mg bedeuten. Das Verfahren der CF 65 ist praktisch damit identisch. BP63 und Pl.Ed. II führen die Bestimmung des Phenoxymethylpenicillins in folgender Weise durch: Etwa 0,1 g Substanz (genau gewogen) werden in 4 ml 5%iger (g/ml) wss. Natriumhydrogencarbonatlsg. gelöst. Man verdünnt mit W. auf 500 ml und bestimmt die Extinktion in der 1-cm-Küvette bei 268 mµ. Die Extinktion der 1%igen Lsg. von Phenoxymethylpenicillin bei 268 mµ beträgt 34,8.

Neben der offizinellen Methode kann Phenoxymethyl-Penicillin durch eine Farbmethode mit Methylgrün bestimmt werden[1]. Die Probe wird mit dem Indikator und Sörensen-Puffer (pH 3) vereint. Der benzolische Extr. der Lsg. wird kolorimetriert. Das Verfahren ermöglicht die Erfassung neben Zersetzungsprodukten und Phenoxyessigsäure.

C. Biologische Wertbestimmung. ÖAB 9 fordert, daß bei der mikrobiologischen Wertbestimmung, die in der gleichen Weise, wie unter Benzylpenicillinnatrium beschrieben, durchgeführt wird, Phenoxymethylpenicillin mindestens 1614 I.E./mg, entsprechend 95% der Wirksamkeit von reinem Phenoxymethylpenicillin, aufweisen muß. Vorgeschrieben sind Verdünnungen von 3 I.E./ml und 0,5 I.E./ml für den Plattentest bzw. 0,5 I.E./ml für den Röhrchentest. Zum Verdünnen verwendet man Pufferlsg. vom pH 6,8.

Aufbewahrung und Verpackung. In dicht verschlossenen, sterilen Gefäßen.

Phenoxymethylpenicillinum Kalicum PI.Ed. II. Phenoxymethylpenicillin Potassium USP XVI, BP 63. Potassium Phenoxymethyl Penicillin USP XVII. Kalium fenoksymethylpenicillinat Nord. 63. Penicillin V Potassium. Penicillin V-Kaliumsalz. Phenoxymethylpenicillin Kalium.

Phenoxymethylpenicillin-Kalium ist das Kaliumsalz des Phenoxymethylpenicillins. Nach USP XVII muß es den Bestimmungen der FDA entsprechen (s. Bacitracinum).

$$C_{16}H_{17}KN_2O_5S \qquad M.G. 388,49$$

Gehaltsforderung. Es soll nach USP XVII mindestens 90% $C_{16}H_{17}KN_2O_5S$ und nicht weniger als 1380 I.E. Penicillin mg an Gesamtpenicillin, berechnet als Phenoxymethylpenicillin, enthalten. BP 63 und PI.Ed. II fordern mindestens 87% Gesamtpenicillin und nicht weniger als 83% $C_{16}H_{18}N_2O_5S$, berechnet auf die bei 105° zum konstanten Gewicht getrocknete Substanz. Nord. 63 verlangt 86,6 bis 93,8% Phenoxymethylpenicillin, entsprechend 96,0 bis 104,0% Phenoxymethylpenicillin-Kalium.

Eigenschaften. Weißes, geruchloses oder schwach eigenartig riechendes, kristallines Pulver mit schwach bitterem Geschmack. – Löslichkeit. Leicht lösl. in W., unlösl in Aceton. 1 g löst sich in etwa 150 ml A. (USP XVI). Bei 20° lösl. in 5 T. W., unlösl. in Ae., Fetten und flüssigem Paraffin (BP 63, PI.Ed. II). – pH der Lösung. Nach USP XVI zeigt eine Lsg., die 30 mg/ml enthält, einen pH-Wert zwischen 4,0 und 7,5. Nach BP 63 und PI.Ed. II ist der Test mit dem unter Phenoxymethylpenicillincalcium angegebenen identisch. – Spezifische Drehung. $[\alpha]_D$ beträgt +215 bis +235°; zur Bestimmung wird eine frische wss. 1%ige (g/ml) Lsg. benutzt (Nord. 63). – Ultraviolettabsorption. Eine Lsg. in Phosphatpuffer-S weist Maxima bei 268 ± 1 mµ $\left(E_{1\,cm}^{1\%}\text{ ca. }31\right)$, 274 ± 1 mµ $\left(E_{1\,cm}^{1\%}\text{ ca. }25\right)$ und Minima bei 250 ± 2 mµ $\left(E_{1\,cm}^{1\%}\text{ ca. }13\right)$, 272 ± 1 mµ $\left(E_{1\,cm}^{1\%}\text{ ca. }22\right)$ sowie eine Schulter bei 263 ± 1 mµ auf. Herstellung der Photphatpuffer-S-Lsg.: s.u. Benzylpenicillinnatrium (Ultraviolettabsorption) Nord. 63.

Erkennung. Phenoxymethylpenicillin Kalium muß den unter Benzylpenicillinnatrium, Erk. 1, 4 und 8, aufgeführten Prüfungen entsprechen. Auch die bei Phenoxymethylpenicillin angegebene Chromotropsäurereaktion muß positiv verlaufen. Der Nachweis des Kaliums erfolgt durch die Flammenfärbung.

Wassergehalt. Es sind 1,5% W. zugelassen, gemessen mit der Karl-Fischer-Methode (USP XVI).

Verträglichkeit. Wie unter Phenoxymethylpenicillin. Anstelle von 1,2 mg/ml soll die Lsg. 1,3 mg/ml enthalten (USP XVI).

Gehaltsbestimmung. A. Gesamtpenicillin. Man geht vor wie unter Benzylpenicillinnatrium angegeben, bestimmt jedoch die Menge (in mg) an Gesamtpenicillin, berechnet als Phenoxymethylpenicillin, welche 1 ml 0,01 n Jodlsg. äquivalent ist, durch Standardisieren der Jodlsg. mit dem Phenoxymethylpenicillin-Referenz-Standard. Die Anzahl ml 0,01 n Jodlsg., die von der Einwaage verbraucht wurden, werden mit der Anzahl mg Phenoxymethylpenicillin-Referenz-Standard, der 1 ml 0,01 n Jodlsg. äquivalent ist, multipliziert. Das mit 1,11 multiplizierte Produkt gibt die Anzahl mg an Gesamtpenicillin, berechnet als Phenoxymethylpenicillinkalium, in den verwendeten 2 ml Untersuchungslsg. an (USP XVI). Die Methoden der PI.Ed. II und BP 63 sind dem Kapitel Phenoxymethylpenicillincalcium zu entnehmen. Nord. 63 geht ebenfalls vor wie unter Benzylpenicillinnatrium angegeben.

---

[1] NOGAMI, H., u. S. KANAZAWA: J. pharm. Soc. Japan *80*, 1101 (1960) (engl.).

Zur Bestimmung werden 0,0500 ($= p$) g mit W. zu 100 ml gelöst. 5 ml dieser Lsg. dienen zur Gehaltsbestimmung wie beschrieben; die Zeit nach Zugabe der Salzsäure und Jodlsg. beträgt hier 45 Min. Verbrauch an 0,01 n Thiosulfatlsg. $= a$ ml. Die Blindprobe wird auf die gleiche Art mit 5,00 ml der Phenoxymethylpenicillinkaliumlsg. durchgeführt; Verbrauch an 0,01 n Thiosulfatlsg. $= b$ ml. 0,0400 g ($= q$) Phenoxymethylpenicillin-Standard löst man in 2,0 ml A. 95%, verdünnt mit Phosphatpuffer-S auf 100,00 ml und wiederholt beide Bestimmungen mit dem Standardpräparat (c bzw. d ml); Herstellung des Phosphatpuffer-S: s.u. Benzylpenicillinnatrium (Ultraviolettabsorption) Nord. 63.

$$\text{Gehalt an } C_{16}H_{17}KN_2O_5S\ (\%) = \frac{1,109(b-a)qn}{(d-c)p}.$$

wobei n den Gehalt des Phenoxymethylpenicillin-Standards an $C_{16}H_{18}N_2O_5S$ bedeutet.

B. Phenoxymethylpenicillinkalium. Man bestimmt die Extinktion einer Lsg., die man erhält, indem man 20 mg Phenoxymethylpenicillinkalium (genau gewogen) mit 0,1 n Natriumhydroxidlsg. zu 100 ml löst, bei 275 mµ in der 1-cm-Küvette; 0,1 n Natriumhydroxidlsg. als Referenz. Der Prozentgehalt an $C_{16}H_{17}KN_2O_5S$ wird nach der Formel 100000 ($1,11 \times A/aW$) berechnet, in der 1,11 das Verhältnis der Molekulargewichte von Kaliumsalz und freier Säure ist, und A die Extinktion der Lsg., a die spezifische Extinktion des Phenoxymethylpenicillin-Referenz-Standards unter ähnlichen Bedingungen und W das Gewicht der Einwaage in mg bedeutet.

Neben diesen in den angelsächsischen Pharmakopöen gebräuchlichen Verfahren führt die Nord. 63 ein ähnliches ein. Man stellt eine Lsg. von Phenoxymethylpenicillinkalium in einer Mischung von 2,0 ml A. 95% und Phosphatpuffer-S [Herstellung s.u. Benzylpenicillinnatrium (Ultraviolettabsorption) Nord. 63] auf 100,00 ml her; die Konzentration soll 20,00 ($= p$) mg auf 100 ml betragen (Lösung a). Weiterhin bereitet man eine Lsg. des Phenoxymethylpenicillin-Standards in gleicher Weise; die Konzentration muß 18,00 ($= q$) mg auf 100,00 ml betragen (Lösung b). Als Referenz-Lsg. ($= c$) gelangt die Mischung aus A. und Phosphatpuffer-S zur Anwendung. Bei der Wellenlänge 274 mµ werden die Differenzen zwischen den Extinktionen der Lsg. b und c ($= k_1$) und zwischen b und a ($= k_2$) bestimmt.

$$\text{Gehalt (\%) an } C_{16}H_{17}KN_2O_5S = \frac{1,109\,q\,n}{p} \cdot \left(1 - \frac{k_2}{k_1}\right).$$

wobei n den %-Gehalt des Phenoxymethylpenicillin-Standards an $C_{16}H_{18}N_2O_5S$ bedeutet.

Aufbewahrung und Verpackung. Wie Phenoxymethylpenicillin.

Phenoxymethylpenicillin-Dibenzyläthylendiamin. Phenoxymethylpenicillini Dibenzyläthylendiaminum ÖAB 9. Dibenzyläthylendiamin-Dipenicillin V.

Phenoxymethylpenicillin-Dibenzyläthylendiamin ist das Dibenzyläthylendiaminsalz des Phenoxymethylpenicillins. Es wird nur vom ÖAB 9 aufgeführt.

$$(C_{16}H_{18}N_2O_5S)_2 \cdot C_{16}H_{20}N_2 \cdot 4H_2O \qquad \text{M.G. } 1013,22$$

Gehaltsforderung. Der Gehalt an Gesamtpenicillin, berechnet als Phenoxymethylpenicillin ($C_{16}H_{18}N_2O_5S$), soll 68,5 bis 70,6% betragen. Der Gehalt an Dibenzyläthylendiamin ($C_{16}H_{20}N_2$) liegt zwischen 22,7 und 24,2%. 1 mg reines Phenoxymethylpenicillin-Dibenzyläthylendiamin entspricht 1175 I.E.

Eigenschaften. Weißes, kristallines, geruch- und geschmackloses Pulver. – Löslichkeit. Lösl. in etwa 2500 T. W., 180 T. A., 15 T. M., leicht lösl. in Formamid und Dimethylformamid, wenig lösl. in Chlf., praktisch unlösl. in Ae. – Schmelzintervall im Kapillarröhrchen 111 bis 118° (Zers.). – Die 1%ige (g/ml) Lsg. in Pyridin hat ein Drehungsvermögen $[\alpha]_D^{20} = +164$ bis $+175°$.

Erkennung. A. Phenoxymethylpenicillin. Die Prüfungen sind mit den unter Phenoxymethylpenicillin, Identitätsnachweis ÖAB 9 c bis d, aufgeführten Reaktionen identisch.

B. Dibenzyläthylendiamin. Die Prüfungen sind mit den unter Benzathin-Benzylpenicillin, Identitätsnachweis B (Dibenzyläthylendiamin), 3 und 4 aufgeführten Reaktionen identisch. Außerdem ist die Möglichkeit der Identifizierung nach KOFLER vorgesehen: Schmelzintervall unter dem Mikroskop 102 bis 113° (Schmelze zäh). In 1 Tr. flüssigem Paraffin eingebettete Kristalle schmelzen bei 115 bis 120°. Eutektische Temperatur der Mischung mit Acetanilid etwa 76°, mit Benzil etwa 78°.

Prüfung. Der Verbrennungsrückstand darf höchstens 0,2% betragen, bestimmt mit 0,2500 g Phenoxymethylpenicillin-Dibenzyläthylendiamin. Auf freie Basen und freie Säure wird wie folgt geprüft: 50 mg Substanz werden 1 Min. lang mit 5 ml kohlensäurefreiem W. geschüttelt. 2 ml des Filtrates müssen sich auf Zusatz von 1 Tr. Bromphenolblaulsg. violettblau bzw. auf Zusatz von 1 Tr. Bromthymolblaulsg. gelb farben. Auf Schwermetalle wird im Verbrennungsrückstand geprüft, der unter Erwärmen in 5 ml verd. Salzsäure gelöst wird. In einer Mischung von 2 ml der erhaltenen Flüssigkeit, 3 ml verd. Ammoniak und 5 ml W. dürfen Schwermetalle mittels Natriumsulfidlsg. nicht nachweisbar sein (Bleistandardlsg. als Vergleich).

Wassergehalt. 6,0 bis 7,5%, bestimmt bei Zimmertemperatur im Vakuumexsikkator über Phosphorpentoxid.

Keimfreiheit, Verträglichkeit, Pyrogenfreiheit. Die Prüfungen entsprechen den bei Phenoxymethylpenicillin angegebenen Untersuchungen.

Gehaltsbestimmung. A. Gesamtpenicillin. Die Methode ist mit der unter Phenoxymethylpenicillin angegebenen Arbeitsweise identisch, allerdings wird die Einwaage von 0,0500 g Phenoxymethylpenicillin-Dibenzyläthylendiamin zunächst in 10 ml M. gelöst, ehe man mit Pufferlsg. vom pH 7,2 auf 50 ml auffüllt (Stammlsg.). 1 ml 0,01 n Natriumthiosulfatlsg. entspricht 0,4380 mg $C_{16}H_{18}N_2O_5S$. – B. Dibenzyläthylendiamin. Einwaage und Arbeitsweise sind mit der unter Benzathin-Benzylpenicillin angegebenen Methode identisch. 1 ml 0,1 n Salzsäure entspricht 12,02 mg $C_{16}H_{20}N_2$.

Mikrobiologische Wertbestimmung. Bei der mikrobiologischen Wertbestimmung muß Phenoxymethylpenicillin-Dibenzyläthylendiamin nach der unter Benzylpenicillinnatrium angegebenen Methode mindestens 1116 I.E./mg aufweisen, entsprechend 95% der Wirksamkeit von reinem Phenoxymethylpenicillin-Dibenzyläthylendiamin. Die Probe wird auf einen Gehalt von 2 mcg, 1 mcg und 0,5 mcg je ml verdünnt.

Aufbewahrung. Abgesondert, vor Licht geschützt, in dicht schließenden, sterilen Gefäßen.

Phenoxymethylpenicillinum Calcicum Pl.Ed. II. Phenoxymethylpenicillin Calcium BP 63. Phenoxymethylpenicillincalcium.

Phenoxymethylpenicillincalcium ist das Dihydrat des Calciumsalzes des Phenoxymethylpenicillins.

$$(C_{16}H_{17}N_2O_5S)_2Ca \cdot 2H_2O \qquad M.G.\ 774,9$$

Gehaltsforderung. Mindestens 87% Gesamtpenicillin und nicht weniger als 83% $C_{16}H_{18}N_2O_5S$, beides berechnet auf die bei 105° zum konstanten Gewicht getrocknete Substanz.

Eigenschaften. Weißes, geruchloses oder schwach eigenartig riechendes, leicht bitteres, kristallines Pulver. – Löslichkeit. Bei 20° in 120 T. W. lösl.; unlösl. in Fetten und flüssigem Paraffin. – pH der Lösung. Die 0,5%ige Lsg. weist einen pH-Wert zwischen 5,0 und 7,5 auf. – Ultraviolettabsorption. Entsprechend Phenoxymethylpenicillin. Man verwendet eine Lsg., die 0,10 g/500 ml enthält.

Erkennung. Phenoxymethylpenicillincalcium muß den unter Phenoxymethylpenicillin-Erk. beschriebenen Prüfungen (Inaktivierungstest mit Penicillinase und Chromotropsäurereaktion) entsprechen. Ferner muß der Verbrennungsrückstand die für Calcium charakteristischen Reaktionen geben.

Wassergehalt. Höchstens 1,5%, bezogen auf die bei 105° zum konstanten Gewicht getrocknete Substanz.

Gehaltsbestimmung. A. Gesamtpenicillin. Etwa 60 mg (genau gewogen) werden mit W. auf 50 ml gelöst. Mit dieser Lsg. wird die unter Phenoxymethylpenicillin/BP 63 angegebene biologische Wertbestimmung vorgenommen, beginnend mit „10 ml dieser Lsg...". – B. Phenoxymethylpenicillin. Etwa 0,1 g Substanz (genau gewogen) werden nach BP 63 in 4 ml 5%iger Natriumhydrogencarbonatlsg. gelöst und mit W. auf 500 ml verdünnt. Man bestimmt die Extinktion bei 268 mµ. $E_{1\ cm}^{1\%} = 34{,}8$. Die Pl.Ed. II geht in gleicher Weise vor, unterläßt jedoch den Bicarbonatzusatz.

Aufbewahrung und Verpackung. In dicht verschlossenem Gefäß.

Sodium Methicillin USP XVII. Methicillinnatrium.

Methicillinnatrium ist das Natriumsalz des (2,6-Dimethoxyphenyl)penicillins.

$$C_{17}H_{19}N_2O_6S \cdot H_2O \qquad M.G.\ 420{,}42$$

Methicillinnatrium muß den Bestimmungen der FDA entsprechen (s. Bacitracinum).

Gehaltsforderung. Methicillinnatrium soll mindestens 90% $C_{17}H_{19}N_2NaO_6S \cdot H_2O$ enthalten.

Eigenschaften. Feines, farbloses, kristallines Pulver, geruchlos oder fast geruchlos. – Löslichkeit. Lösl. in W., M. und Pyridin, kaum lösl. in Propyl- und Amylalkohol, Chlf., Äthylenchlorid, unlösl. in Aceton, Ae. und Benzol.

Aufbewahrung und Verpackung. In luftdichten Gefäßen, trocken und kühl.

Dosierung. Normale Dosis: 1 oder 1,5 g alle 4 bis 6 Std. intramuskulär. 1 bis 2 g alle 6 Std. intravenös.

Sodium Oxacillin USP XVII. Oxacillinnatrium.

Oxacillinnatrium ist das Natriumsalz des (5-Methyl-3-phenyl-4-isoxazolyl)penicillins.

$C_{19}H_{18}N_3NaO_5S \cdot H_2O$ M.G. 441,44

Es muß den Bestimmungen der FDA entsprechen (s. Bacitracinum).

Gehaltsforderung. Oxacillinnatrium soll nicht weniger als 90% $C_{19}H_{18}N_3NaO_5S \cdot H_2O$ enthalten.

Eigenschaften. Feines, farbloses, kristallines Pulver. Geruchlos oder fast geruchlos. – Löslichkeit. Lösl. in W., M. und Dimethylsulfoxid, wenig lösl. in abs. A., Chlf., Pyridin und Methylacetat; unlösl. in Essigester, Ae., Benzol und Äthylenchlorid.

Aufbewahrung und Verpackung. In luftdichten Gefäßen, kühl und trocken.

Dosierung. Normale Dosis: 500 mg alle 4 bis 6 Std. während 5 Tagen oder länger. Bereich: 1 bis 4 g täglich.

Wirkung und Anwendung der Penicilline

Bakteriologische Wirkung. Alle Penicilline besitzen ein ähnliches antibiotisches Wirkungsspektrum, so daß bei der Darstellung der bakteriologischen Wirkung allgemein von der Penicillinwirkung gesprochen werden kann. Das geht schon daraus hervor, daß für alle Penicilline die Wirksamkeit auf reines Benzylpenicillinnatrium in Form des Internationalen Standardpräparates (1 mg = 1667 I.E.) bezogen wird und dieses bei der mikrobiologischen und bei der jodometrischen Gehaltsbestimmung nach der FDA-Vorschrift als Vergleichssubstanz benutzt wird. Da das erste Internationale Standardpräparat bereits aufgebraucht ist, hat die Weltgesundheitsorganisation (W.G.O.) ein zweites Internationales Standardpräparat herausgegeben, das 1670 I.E. je mg enthält, also eine Internationale Einheit in 0,0005988 mg.

Nach NND 62 und BPC 63 ist Penicillin hauptsächlich gegen grampositive Mikroorganismen wirksam. Sein antibakterieller Effekt beruht anscheinend auf der Beeinflussung des Bakterienstoffwechsels und tritt besonders bei der raschen Teilung der Bakterienzellen in Erscheinung. Gegenüber ruhenden Zellen ist Penicillin nicht wirksam. Seine Wirksamkeit wird von Blutserum, Eiter oder von Substanzen der Zellautolyse nicht gehemmt. Die Empfindlichkeit der Bakterien gegen Penicillin schwankt in weiten Grenzen, sogar innerhalb der gleichen Arten, die normalerweise einen einheitlichen Grad von Empfindlichkeit aufweisen. Insbesondere ist Penicillin wirksam bei Streptokokken-, Pneumokokken- und Clostridieninfektionen, aber auch bei Infektionen durch die gramnegativen Gonokokken und Meningokokken. In der folgenden Aufstellung aus BPC 63 sind die Mikroorganismen zusammengestellt entsprechend ihrer Empfindlichkeit bzw. Unempfindlichkeit gegenüber den Penicillinkonzentrationen, die bei der Therapie normalerweise im Körper auftreten.

Empfindlich:

Actinomyces bovis
Actinomyces muris
 (Streptobacillus moniliformis)
Bacillus anthracis
Bacillus subtilis
Clostridium (botulinum, oedematiens, septicum, tetani, welchii)
Corynebacterium diphtheriae
Erysipelothrix rhusiopathiae
 (Erysipeloid; Schweinerotlauf)

Neisseria (catarrhalis, gonorrhoeae, meningitidis)
Spirillum minus (Rattenbißfieber)
Spirochäten (Rückfallfieber, Syphilis)
Vincents Angina, Spirochätengelbsucht und Frambösie)
Staphylococcus species
Streptococcus pyogenes
Streptococcus viridans
Streptococcus pneumoniae

Unempfindlich:

Brucella species
Haemophilus species
Klebsiella pneumoniae
 (FRIEDLÄNDERS Bazillus)
Mycobacterium species

Pasteurella species
Proteus species
Pseudomonas species
Salmonella-Coli-Shigella-Gruppe
Pilze und die meisten Viren.

Diese Einteilung ist nicht als absolut anzusehen. Die Empfindlichkeit der verschiedenen Stämme dieser Arten, die hier als empfindlich aufgeführt sind, schwankt innerhalb weiter Grenzen. Einige Staphylokokkenstämme sind resistent, da bei ihnen in den letzten Jahren die Eigenschaft, Penicillinase zu bilden, aufgetreten ist. NND 62 betrachtet es deshalb als zweifelhaft, Penicillin bei Staphylokokkeninfektionen als Mittel der Wahl anzusehen, wie es anfänglich der Fall war. Rickettsien und die Vira der Psittacosis und Ornithosis sind nur zum Teil gegenüber Penicillin empfindlich. Es ist möglich, in vitro bei vielen normal empfindlichen Bakterienstämmen eine Penicillinresistenz hervorzurufen, indem man in den Kulturmedium, beginnend mit unterschwelligen Dosen allmählich die Penicillinkonzentration steigert. Der Empfindlichkeitsverlust ist wahrscheinlich darauf zurückzuführen, daß resistente Bakterien der Originalkultur überleben und durch Selektion schließlich nur resistente weitergezüchtet werden. Das Auftreten von resistenten Stämmen von Staphylococcus pyogenes in Kliniken seit Einführung des Penicillins ist anscheinend darauf zurückzuführen.

Wirkungsmechanismus (nach A. BURGER[1] und H. HERBST[2]). Penicillin wirkt sowohl bakteriostatisch als auch bakterizid. Seine Wirksamkeit wird durch Wachstumsfaktoren der Bakterien wie p-Aminobenzoesäure, Thiamin und Nicotinsäure nicht beeinflußt.

Penicillin hemmt nach Untersuchungen von U. SCHWARZ und W. WEIDEL[3] an Escherichia coli die Synthese des in den Zellwänden der Bakterien vorkommenden Polymers Murein[4], das die Bakterienzelle als starrer, allseitig geschlossener Beutel (sacculus)[5] umgibt. Der Sacculus ist ein durch covalente Bindungen zusammengehaltenes Makromolekül. In diesem sind bei grampositiven Bakterien 40 bis 50% Muraminmucopeptide, bei grampositiven 1 bis 5% enthalten. Die Zellwand muß bei Zellwachstum erweitert werden. Es ist daher offensichtlich notwendig, daß neben den für die Mureinsynthese benötigten Fermenten auch solche vorhanden sein müssen, die bestimmte Bindungen im Mureinnetz hydrolysieren können, damit ständig Lücken für das Einfügen neuer Bauelemente geschaffen werden. Durch die Einwirkung des Antibioticums zerreißt die Zellwand penicillinempfindlicher Bakterien. Unter den Mureinabbauprodukten wurden 2,6-Diaminopimelinsäure enthaltende Oligosaccharide, Teile von Muropeptidseitenketten und deren enzymatische Ab-

---

[1] Medicinal Chemistry, Bd. II, New York: Intersc. Publishers 1951.
[2] Neuere Entwicklungen auf dem Gebiete therapeutisch verwendbarer organischer Schwefelverbindungen, in E. JUCKER: Fortschritte der Arzneimittelforschung, Vol. 4, Basel und Stuttgart: Birkhäuser Verlag 1962.
[3] Z. Naturforsch. 20b, 147, 153 (1965).
[4] PARK, J. T.: Biochem. J. 2 P (1958). — MANDELSTAM, J., u. H. J. ROGERS: ibid. 72, 654 (1959). — NATHENSON, S., u. J. L. STROMINGER: J. Pharmacol. exp. Ther. 131, 1 (1961).
[5] WEIDEL, W., u. H. PELZER in F. F. NORD: Advances in Enzymology, Vol. XXVI, New York: Intersc. Publisher 1964.

bauprodukte identifiziert. Die Penicillinsphäroplasten von E. coli enthalten Uridindiphosphatmuramylpeptide (= Mureinvorstufen). Mit (^{14}C)-Diaminopimelinsäure konnte gezeigt werden, daß diese Aminosäure unter Penicillineinfluß sowohl aus Murein wie aus dessen Vorstufen in Form von Oligopeptiden freigesetzt wird. Penicillin stört das Gleichgewicht von mureinbildenden und -abbauenden Enzymen, so daß die Bakterienwand durch ihre eigenen Enzymsysteme aufgelöst wird. Über neuere Vorstellungen zum Mechanismus der Penicillinwirkung s. a. J. L. STROMINGER u. Mitarbeiter[1].

Schon früher war bei Staphylokokken, Streptokokken und anderen Mikroorganismen unter Penicillineinfluß eine Anreicherung von Uridinnucleotiden festgestellt worden[1]. Sie enthalten neben Uridin-5'-pyrophosphat eine Peptidkette, in der sich auch D-Alanin und D-Glutaminsäure finden. Folgende Struktur wird vorgeschlagen[2]:

$$\begin{array}{c}\text{Uridine-ribose-O-P(O}^\ominus\text{)(=O)-O-P(O}^\ominus\text{)(=O)-O-CH}_2\text{-CH(NH-CO-CH}_3\text{)-CH(O-CH(CH}_3\text{)-CO-L-Ala-D-Glut-L-Lys-D-Ala-D-Ala-COOH)-CH(OH)-CH}_2\text{OH}\end{array}$$

In der Bakterienzellwand wurde ein entsprechend gebautes Uridinnucleotid festgestellt. Man nimmt an, daß das unter Penicillineinwirkung angehäufte Uridinnucleotid nicht mehr als Baustein für die Zellwand der Mikroorganismen verwendet werden kann.

Diese Befunde erklären, daß Penicillin seinen antibakteriellen Effekt nur in der Wachstums- bzw. Teilungsphase der Erreger zeigt, während ruhende Keime unbeeinflußt bleiben. Bereits Konzentrationen, die noch zu gering sind, um das Wachstum zu hemmen, rufen bei vielen Bakterien morphologische Veränderungen hervor, z. B. Riesenwachstum bei Gonokokken und Escherichia coli. Lysis, die ja zur Entdeckung des Penicillins geführt hat und heute noch die Grundlage der mikrobiologischen Wertbestimmung bildet, tritt nur bei Staphylokokken, jedoch nicht bei Streptokokken ein. Pneumokokken zeigen keine morphologischen Veränderungen.

Penicillin ist auch in Eiter voll wirksam, seine Wirkung wird durch die im Eiter vorhandene Paraaminobenzoesäure sogar gesteigert. Eine bisher nicht erklärbare Wirksamkeitssteigerung erfährt Penicillin durch Kobaltionen. Auch Vitamin K_5 (2-Methyl-4-amino-1-naphthol) steigert in ungeklärter Weise in vitro die Wirksamkeit von Penicillin. Die bakterizide Wirkung des Antibioticums ist von derjenigen der Antiseptica verschieden. Während die Antiseptica mit steigender Konzentration einen zunehmenden bakteriziden Effekt zeigen, nimmt beim Penicillin die Wirkung bei Konzentrationen über einem Optimum ab.

---

[1] STROMINGER, J. L.: J. biol. Chem. 224, 509 (1957); Proc. nat. Acad. Sci. USA 55, 656 (1966).

[2] STRANGE, M.: Biochem. J. 64, 23 (1956). — LINZENMEIER, H.: Dtsch. med. Wschr. 82, 2202 (1957).

Man nimmt an, daß Penicillin auf irgendeine Weise den Ribonucleinsäurestoffwechsel beeinflußt. Dabei werden besonders das Guanylsäure- und Uridylsäuresystem geschädigt. Anscheinend wird der Einbau der Glutaminsäure in die Pteroylglutaminsäure, die ein wichtiges Coferment für Bakterienwachstum und -teilung darstellt, verhindert. Hinzu kommt, daß in bakteriostatischen Konzentrationen Penicillin sowohl die Ribonuclease als auch die Mononucleotidase hemmt. Während Sulfonamide bei der Synthese der

Pteroylglutaminsäure

Folsäure (Pteroylglutaminsäure) beim Einbau der 4-Aminobenzoesäure eingreifen, blockiert Penicillin denjenigen der Glutaminsäure. Die bekannten Unterschiede in der bakteriellen Resistenz gegenüber Penicillin und den Sulfonamiden finden so eine Erklärung.

Pharmakologische Eigenschaften. Nach XND 62 findet man nach oraler Darreichung nicht alles Penicillin oder alle seine Stoffwechselprodukte im Harn wieder. Untersuchungen mit durch radioaktiven Schwefel markiertem Penicillin haben gezeigt, daß dieses Defizit auf unvollständige Resorption im Magen-Darmtrakt zurückzuführen ist. Das heißt, daß ein beträchtlicher Teil des oral zugeführten Penicillins im Stuhl ausgeschieden werden kann. Diese Beobachtung und die früheren, daß Penicillin, außer in Form von Benzathin-Benzylpenicillin und Phenoxymethylpenicillin, im Magen durch den Magensaft und im Darm durch penicillinasebildende Stämme von Colibakterien inaktiviert wird, zeigen, daß die orale Verabreichung eine unsichere therapeutische Maßnahme ist.

Nach intravenöser Injektion von wss. Lösungen der Salze des Benzylpenicillins wird ein maximaler Blutspiegel in wenigen Minuten erreicht und beginnt bald danach bereits wieder zu fallen. Nach intramuskulärer Injektion wird ein Konzentrationsmaximum im Blut nach 30 bis 60 Min. erreicht, nach subcutaner Verabreichung nach etwa 60 Min. Bei allen diesen Formen der parenteralen Zuführung werden verhältnismäßig rasch maximale Konzentrationen erreicht, die jedoch bei normaler Nierenfunktion sehr schnell wieder abnehmen, so daß nach 3 bis 4 Std. nur noch Spuren des wirksamen Antibioticums im Körper vorhanden sind. Die Therapie erfordert daher wiederholte Dosen in verhältnismäßig kurzen Zwischenräumen (dreistündlich bzw. zweistündlich oder früher häufig Dauertropfinfusion). Die Resorption nach Inhalation von Penicillin erfolgt rasch, und die Blutkonzentrationswerte sind denen nach intramuskulärer Injektion ähnlich; die Abdiffusion von Benzylpenicillin ist nach intrathekaler, intrapleuraler oder intraperikardialer Zuführung bedeutend geringer, und noch 12 bis 24 Std. nach einer Einzeldosis sind gut nachweisbare Mengen des Antibioticums in der Spinal-, Pleural- oder Perikardialflüssigkeit zu finden. Nach Injektion in die Bauchhöhle wird Penicillin jedoch rasch resorbiert. Bei intranasaler Instillation und bei Applikation an anderen Schleimhäuten werden nur geringe Mengen resorbiert.

Resorbiertes Penicillin wird zu etwa 40 bis 50% an die Albuminfraktion des Blutplasmaproteins gebunden und ist in dieser Form unwirksam. Es ist unbekannt, ob diese Bindung chemisch oder physikalisch ist. Penicillin diffundiert aus dem Blut in nicht nennenswerten Mengen ins Gehirn, Nerven, Knochen und bestimmte andere Zellen, auch nicht in die roten Blutkörperchen. Unter normalen Bedingungen geht Penicillin nur langsam und unregelmäßig in die Spinalflüssigkeit über. Ebenso diffundiert es langsam und ungenügend in die Synovial-(Gelenk-), Pleural- und Perikardialflüssigkeit, in den Glaskörper des Auges und in Abszeßeiter. Dagegen geht es rasch in die Aszitesflüssigkeit über und erreicht darin Konzentrationen, die mit denen im Blut vergleichbar sind. Das Antibioticum diffundiert leicht aus dem mütterlichen Blut in das Fötalblut und in die Amnionflüssigkeit. Penicillin scheint leicht in Fibringerinnsel in wirksamen Konzentrationen einzudringen. Die Verteilung des Penicillins im Körper entspricht dem Gehalt der einzelnen Gewebe an extrazellulärer Flüssigkeit.

Wie bereits die ersten klinischen Versuche mit Penicillin ergaben, wird das Antibioticum sehr schnell aus dem menschlichen Körper ausgeschieden. Bei normaler Nierenfunktion werden 90 bis 100% Benzylpenicillin und seiner Abbaustoffe innerhalb weniger Stunden nach einer intramuskulären Einzeldosis im Harn wiedergefunden. 40 bis 70% des aus-

Tabelle der Dauer der wirksamen Blutspiegelwerte verschiedener Penicillinformen [von Ch. Brandt aus Bulletin Galenica 17, 182 (1954)]

Penicillintyp	Chemismus	Anzahl Einheiten pro dosi	Dauer des wirksamen Blutspiegelwertes	Präparate[1]
Penicillin G krist. (Benzylpenicillin)	R: $-CH_2-\bigcirc$	300000	ca. 3 Std. (Halbwertszeit bei pH 2,0 und Temp. von 24°: 18,5 Min.)	Cer-O-cillin „Upjohn"
Penicillin O (Allylmercapto-methylpenicillin)	R: $-CH_2-S-CH_2-CH=CH_2$		Wie bei Penicillin G, jedoch geringere Allergiebildung	
Penicillin V (Phenoxymethyl-penicillin)	R: $-CH_2-O-\bigcirc$	100000 (per os)	ca. 4 Std. (Besondere Säurestabilität)	Oratren „Bayer" Ospen „Biochemie Kundl"
Benzhydrylamin-penicillin	$\bigcirc\!\!\!\!\diagdown\!\!\!\!\diagup\!\!\!\!\bigcirc$ CH$-$NH$_2$ · Penicillin G	200000 (per os)	ca. 6 Std.	Penidryl „Roussel"
Oxyprocainpenicillin	$COO-CH_2-CH_2-N\!\!<\!\!\!\begin{array}{l}C_2H_5\\C_2H_5\end{array}$ · Penicillin G $\bigcirc\!\!\!-OH$ NH_2	200000	ca. 12 Std.	Citocillin „Grünenthal" (mit Penicillin G-Natr.) Paratebin „Grünenthal" (mit Dihydrostreptomycin)
Penicillin G-diäthyl-aminoäthylester (Penethamate hydriodide)	R_1: $-COO-CH_2-CH_2-N\!\!<\!\!\!\begin{array}{l}C_2H_5\\C_2H_5\end{array}$ · HJ	500000	12–14 Std. (Besondere Lungenaffinität)	Bronchocillin „Roger Bellon" Estopenil „Glaxo" Leocillin „Leo" Neo-Penil „S. K. F." Pulmo 500 „Grünenthal"
Chininpenicillin	Doppelsalz mit Chinin	300000	ca. 24 Std.	Aqua-Péni-Quinyl „Roussel"

Präparat	Struktur	Einheiten	Wirkungsdauer	Handelspräparate
Procainpenicillin G in wäßriger Suspension	COO–CH$_2$–CH$_2$–N(C$_2$H$_5$)(C$_2$H$_5$) · Penicillin G (mit NH$_2$ am Phenyl)	300000 bis 600000	ca. 24 Std.	Abbocillin D.C. „Abbott" Crysticillin „Squibb" Depospen „Dauelsberg" Distaquain „B. D. C." Diurnal Penicillin Readimixed „Upjohn" Duracillin A. S. „Lilly" Flo-Cillin „Bristol" Hydracillin „Premo" Hypercillin „Cutter" Omnacillin „Hoechst" (mit Omnadin) Procaine Penicillin G in aqueous suspension „Merck", „Pfizer" Procain Penicillin in wäßriger Suspension „Novo" Solucillin „Bayer"
N-Benzyl-2-phenyl-äthylamin-penicillin G (Benethaminpenicillin)	CH$_2$–NH–CH$_2$–CH$_2$–⟨⟩ · Penicillin G	300000 bis 600000	ca. 3–4 Tage	Benapen „Glaxo"
Procainpenicillin G in öliger Suspension + 2% Aluminiummonostearat		1200000	ca. 4 Tage	
N,N'-Dibenzyläthylendiamin-dipenicillin G (Benzethacil, Diaminpenicillin)	CH$_2$–NH–CH$_2$–⟨⟩ / CH$_2$–NH–CH$_2$–⟨⟩ · Penicillin G	200000 (per os) 600000 3000000	ca. 12 Std. ca. 1–2 Wochen ca. 2–3 Wochen	Panbiotic „Bristol" Penadur (in USA Bicillin) „Wyeth" Permapen „Pfizer" Tardocillin „Leo"

[1] Die Übersicht der Handelspräparate erhebt keinen Anspruch auf Vollständigkeit.

$$R = \begin{array}{c} HOOC-CH-N-C=O \\ | \quad\quad | \quad | \\ (CH_3)_2C \quad CH-CH-NH-C- \\ \backslash_S/ \quad\quad\quad\quad\quad || \\ \quad\quad\quad\quad\quad\quad\quad\quad O \end{array}$$

$$R_1 = \begin{array}{c} -CH-N-C=O \\ | \quad\quad | \quad | \\ (CH_3)_2C \quad CH-CH-NH-CO-CH_2-\langle\rangle \\ \backslash_S/ \end{array}$$

geschiedenen Penicillins sind noch biologisch wirksam, der Rest sind unwirksame Abbauprodukte. Penicillin wird auch in die Galle und in kleinen Mengen in den Darm, Stuhl, Speichel, Schweiß, Milch und Tränen ausgeschieden. Bei Kreislaufinsuffizienz, im Alter und bei Störungen der Nierenfunktion, z.B. Anurie, kann die Ausscheidung von Penicillin verzögert oder sogar aufgehoben werden. Das Antibioticum kann sich dann im Blut anreichern, jedoch sinkt die Konzentration sofort wieder, sobald die Anurie behoben ist. Akute toxische Reaktionen durch Penicillinanreicherung sind jedoch niemals beobachtet worden.

Es war eines der schwierigsten Probleme der Penicillintherapie, einen ausreichenden Blutspiegel (etwa 0,04 I.E./ml Serum) des Antibioticums über längere Zeit zu erhalten. Es gibt zwei Möglichkeiten, die Wirkung des Penicillins zu verlängern:

Die erste Möglichkeit, die heute nur noch historisch interessant ist, bot die kombinierte Darreichung des Penicillins mit Wirkstoffen, die die Ausscheidung des Antibioticums durch die Nieren verzögern. So läßt sich die Penicillinausscheidung, die zu etwa 80% durch die Tubuli und zu etwa 20% durch die Glomeruli erfolgt[1], durch gleichzeitige Applikation einer 35%igen Lösung des Röntgenkontrastmittels Diodrast (3,5-Dijod-4-pyridon-N-essigsaures Diäthanolamin) oder von Salzen der Aminohippursäure (4-$H_2NC_6H_4CONHCH_2COOH$) verzögern. Die Verzögerung beruht auf einer Verdrängung nach dem Massenwirkungsgesetz, da beide Substanzen etwa gleich schnell wie das Penicillin durch die Tubuli ausgeschieden werden. Am geeignetsten und am wenigsten toxisch hat sich 4-Carboxyphenylmethansulfoanilid, bekannt unter den Namen Caronamid, Carinamid und Staticin ($C_6H_5NHSO_2CH_2C_6H_4COOH$), erwiesen. Caronamid hemmt reversibel die tubuläre Penicillinausscheidung durch Blockierung des für die Ausscheidung verantwortlichen Mechanismus. Auch 3-Hydroxy-2-phenylcinchoninsäure vermag auf die Penicillinausscheidung einen protrahierenden Effekt auszuüben. Kolloide Lösungen, insbesondere von Polyvinylpyrrolidon, z.B. eine 25%ige Lösung als Subtosan Retard in dem Handelspräparat Speciline-Subtosan „Specia", rufen ebenfalls eine verzögerte Ausscheidung des Antibioticums hervor.

In neuerer Zeit gelegentlich verwendete Substanzen leiten sich von der 4-Carboxybenzolsulfonsäure ab. Vor allem wird das Dipropylamid (Benemid) beschrieben. Es besitzt eine 2- bis 3fach längere Wirkungsdauer als Caronamid.

$$HOOC-\langle=\rangle-SO_2-N\begin{matrix}C_3H_7\\C_3H_7\end{matrix}$$
Benemid

die auf einer Blockierung der Funktion der Nierentubuli beruht. Auch das 4-Carboxybenzolsulfonsäurediäthylamid wird angewendet (Longacid).

Die zweite Möglichkeit, eine protrahierte Wirkung zu erzielen, besteht in der Verzögerung der Resorption des Penicillins. Vor der Einführung von Suspensionen unlöslicher oder schwer löslicher Penicillinsalze waren Suspensionen von Calciumpenicillin in einer Mischung von Bienenwachs und Erdnußöl in den neuzeitlichen Pharmakopöen des Auslandes offizinell und allgemein auch in Deutschland üblich, um durch eine einmalige Injektion den notwendigen Blutspiegel für 24 Std. zu erreichen. Die Nachteile der öligen Suspension, vor allem ihre Schmerzhaftigkeit und ihre durch die hohe Viskosität bedingte schwierige Applikation, ließen die Forschung sehr bald ihr Augenmerk auf die Gewinnung schwerlöslicher Penicillinsalze richten. Von etwa 500 Aminen, die auf ihre Eignung zur Herstellung von wasserunlöslichen Salzen des Penicillins geprüft wurden, haben sich zunächst die Procain- und Ephedrinverbindungen als am geeignetsten erwiesen. Weitere in die Therapie eingeführte schwerlösliche Penicillinsalze und Penicilline sind: Benzathin-Penicillin G, 1-Ephenamin-Penicillin G, Oxyprocain-Penicillin, Chlorprocain-Penicillin O, Diäthylaminoäthylester-Penicillin G-Hydrojodid, Benzhydrylamin-Penicillin, N-Benzyl-2-phenyläthylamin-Penicillin sowie endlich Eisen- und Chinin-Penicillin (s. Tabelle S. 1030 u. 1031).

Das Procain-Benzylpenicillin (Procain-Penicillin G) dürfte von allen aufgeführten Penicillinverbindungen mit Depotwirkung die in Deutschland heute am meisten gebräuchliche sein, wie die zahlreichen im Handel befindlichen Präparate zeigen. Es ist nur sehr wenig in Wasser lösl. (etwa 1:250), und wirkt lokalanaesthesierend, deshalb ist der Injektionsschmerz gering; auf Procainüberempfindlichkeit ist zu achten. Nach der intramuskulären Injektion von 300000 I.E. einer wss. Suspension findet man Penicillin in bestimmbaren Mengen mindestens 8 bis 12 Std. im Blut und im Urin 72 Std. lang. Nach einer Einzelinjektion von 300000 I.E. Procain-Penicillin, das in Erdnuß- oder Sesamöl mit einem Zusatz von 2% Aluminiummonostearat suspendiert ist, kann Penicillin manchmal bis zu 60 Std. im Blut von Testpersonen nachgewiesen werden.

Seit einiger Zeit ist auch in Deutschland das Benzathin-Penicillin G im Handel. Es gelangt in Form einer wss. Suspension zur Anwendung und gestattet, einen therapeutischen

---

[1] RAMMELKAMP u. BRADLEY: Proc. Soc. exp. Biol. (N. Y.) 53, 30 (1943).

Blutspiegel über mehrere Tage aufrechtzuerhalten. Vor kurzem wurde in der UdSSR als neues Depot-Penicillin G das Oxybicillin in die Therapie eingeführt. Es handelt sich um das N,N'-Bis-(o-hydroxybenzyl)-aethylendiamin-salz[1] des Penicillin G.

$$\left.\begin{array}{c}\text{HN}-\text{CH}_2-\text{CH}_2-\text{NH}\\ \text{CH}_2\qquad\qquad\text{CH}_2\\ \text{\textbenzene-OH}\quad\text{HO-\textbenzene}\end{array}\right\} \cdot 2\ \text{Penicillin}$$

Beim Menschen werden nach Applikation von 600000 I.E. gleiche Blutspiegel erreicht wie nach Verabreichung von 1000000 I.E. der nichthydroxylierten Verbindung (= Benzathin Penicillin G).

Zur Kombinierung einer Stoß- mit einer Dauerwirkung können Depotpräparaten wie Procain-Benzylpenicillin oder Benzathin-Benzylpenicillin wechselnde Mengen Benzylpenicillin-G-Natrium zugesetzt werden.

Die Kalium- und Natriumsalze des Benzylpenicillins sind praktisch vollkommen ungiftig. Erst höchste Dosen (20–30 Mill. I.E.) können zu zentralnervösen Erscheinungen und Krämpfen führen. Penicilline rufen jedoch gelegentlich Überempfindlichkeitsreaktionen hervor. Nach NND 62 können diese Reaktionen als ein geringfügiges Erythem oder Nesselfieber, aber auch als schwere Serumkrankheit und Dermatitis exfoliata auftreten. Es sind sogar Todesfälle durch anaphylaktischen Schock beobachtet worden. Vor allem die äußerliche Anwendung führt zur Sensibilisierung. Deshalb wird in den NND 62 vor dem äußerlichen Gebrauch des Penicillins gewarnt. Die Applikation von Benzylpenicillin als Inhalation, als Trochisci und Lutschtabletten führt häufig zur Schädigung der Oropharynx-Schleimhaut, die sich in entzündlichen Veränderungen äußern kann. Bei der Verwendung von Procain-Benzylpenicillin können Reaktionen bei procainempfindlichen Patienten auftreten.

Neuerdings beginnt oral anwendbaren Penicillinverbindungen wachsende Bedeutung zuzukommen. Erwähnt wurden bereits das Benzathin-Penicillin und das Hydrabamin-Penicillin G, die Kristalle bilden, die im Magensaft unlöslich sind. Es scheint jedoch, daß diese Verbindungen im Magen- und Darmkanal dennoch rasch zerstört werden[2]. Dagegen wird Phenoxymethylpenicillin durch den Magensaft weder als Salz noch als freie Säure inaktiviert. Nach oraler Applikation erreicht der Blutspiegel nach ca. 1 Std. die höchsten Werte. Auf weitere oral anwendbare Penicilline wurde im Kapitel „Partialsynthetische Penicilline" hingewiesen. Erwähnt werden muß in diesem Zusammenhang das Cephalosporin C, das relativ säurebeständig ist.

Klinische Verwendung. Nach den NND 62 sind die Benzylpenicillinsalze hauptsächlich wirksam bei Infektionen mit grampositiven Bakterien, insbesondere gegen Streptokokken-, Pneumokokken- und Clostridieninfektionen, aber ebenso auch bei Infektionen, die durch gramnegative Gonokokken und Meningokokken hervorgerufen werden. Da das Auftreten von Infektionen durch penicillinaseproduzierende Staphylokokkenstämme in den letzten Jahren erheblich zugenommen hat, sind viele Staphylokokkeninfektionen gegenüber der Penicillintherapie resistent geworden. Benzylpenicillin ist wirksam bei bakterieller Endocarditis, die durch penicillinempfindliche Erreger hervorgerufen ist, und bei Anthraxinfektion. Penicillin hat sich ausgezeichnet in der Therapie der Syphilis, Leptospirosis, Angina Plaut-Vincenti und bei Actinomykosis bewährt. Ob das Antibioticum bei klinischer Diphtherie allein von therapeutischem Wert ist, ist noch nicht geklärt. Jedoch wird die Rekonvaleszenz durch Kombination mit Antitoxingaben verkürzt. Benzylpenicillin ist von geringem Wert bei Mischinfektionen, bei denen der vorherrschende Mikroorganismus gramnegativ ist. Penicillin ist unwirksam bei gramnegativen Bazillen- und Virusinfektionen, den meisten Pilzinfekten, Tuberculose, Amoebiasis und Malaria.

Nebenwirkungen. Wie bereits oben unter „Pharmakologische Eigenschaften" erwähnt, ruft Penicillin gelegentlich allergische Reaktionen, wie Urticaria, seltener Fieber und Schocksymptome sowie nach intravenöser Verabreichung hoher Konzentrationen über längere Zeit in die gleiche Vene Thrombophlebitis hervor. Bei der Anwendung von Benzylpenicillin

---

[1] YKLIMOW, A. N., F. K. SSUCHOMLINOW, Ss. W. SACHARENKO, J. A. SNEGIREW u. A. K. AGEJEW: Antibiotiki 5, 15 (1960); ref. C. 1960, S. 14775.
[2] BRUNNER u. MARGREITER: Mh. Chem. 86, 958 (1955).

in Form von Inhalationen, von Trochisci und Lutschtabletten wurde als Folge seiner gewebeschädigenden Wirkung ein gehäuftes Auftreten von direkten toxischen Wirkungen auf die Schleimhäute des Nasen-Rachen-Raumes beobachtet. Die Überempfindlichkeitsreaktionen können durch Antihistaminica zum Abklingen gebracht werden. Man hat daher auch Penicillinsalze mit Antihistaminica, z. B. Benzhydrylaminpenicillin[1] hergestellt. Im übrigen werden bei penicillinüberempfindlichen Patienten die Penicillin-O-Verbindungen empfohlen, die praktisch keine allergischen Erscheinungen hervorrufen sollen. Bei sowohl gegen Benzylpenicillin wie gegen Penicillin O überempfindlichen Patienten sollte ein anderes Antibioticum verwendet werden. Bei Procainüberempfindlichkeit ist Benzathin-Benzylpenicillin oder ein procainfreies Depotpenicillin, z. B. Neopenyl „Grünenthal" [300000 I.E. 1-p-Chlorbenzyl-2-pyrrolidyl-methyl-benzimidazol-Penicillin (Allercursalz Schering) + 100000 I.E. Penicillin G-Na] geeignet. Nach längerer Benzathin-Benzylpenicillindarreichung können trotz der praktischen Unwirksamkeit des Benzylpenicillins gegen gramnegative Keime (Coli) leichtere Störungen der Darmtätigkeit in Form sowohl der Diarrhöe als auch der Obstipation auftreten, die nach Absetzen des Antibioticums meist sofort verschwinden. Es wird daher empfohlen, bei längerer Benzathin-Benzylpenicillinmedikation prophylaktisch durch Vitamin-B-Komplexverabreichung etwaige Störungen der Darmflora und ihre Folgen zu vermeiden.

Dosierung. Penicillin zur Injektion mit rasch einsetzender Wirkung: Nach NND 62 sind die Benzylpenicillinsalze (K, Na) und das Kaliumsalz des Penicillin O in sterilem, pyrogenfreiem, destilliertem Wasser, in physiologischer Kochsalzlösung oder in 5%iger Traubenzuckerlösung zu lösen, und zwar in einer Konzentration von 10000 bis zu 500000 I.E./ml. Die Injektion kann subcutan, intramuskulär oder intravenös erfolgen. Der intravenöse Weg wird eigentlich nur zur Dauertropfinfusion in einer Konzentration von 25 bis 50 I.E./ml in einer Menge von 5000 bis 100000 I.E. stündlich bei schweren Infektionen benutzt. Entsprechend der raschen Ausscheidung der wss. Penicillinlösungen müssen die Injektionen zur Erzielung eines therapeutischen Blutspiegels alle 3 bis 4 Std. wiederholt werden. Bei penicillinempfindlichen Infektionen mit oder ohne Bakteriämie beträgt die Durchschnittsdosis 300000 bis 600000 I.E. innerhalb von 24 Std. Bei chronischen pyogenen Infektionen zur Unterstützung der chirurgischen Behandlung werden 3- bis 6stündlich 250000 bis 1000000 I.E. injiziert. Bei akuter Gonorrhöe erhalten stationäre Patienten dreistündlich 25000 I.E. verabreicht. Bei Meningitis, Endocarditis und durch Abszeßbildung komplizierten Infektionen wird die parenterale Darreichung so lange fortgesetzt, bis die Blutkulturen negativ sind oder der akute Zustand unter Kontrolle ist. Zur Prophylaxe bei subakuter bakterieller Endocarditis werden mindestens 600000 I.E. täglich benötigt. Zur Behandlung der Meningitis werden nicht mehr als 10000 bis 20000 I.E. in Konzentrationen von 1000 I.E./ml intrathekal oder intravenös ein- bis zweimal täglich verabreicht, da Penicillin aus dem Blutstrom nur schwer in den Subarachnoidalraum eindringt. Da Penicillin auf das zentrale Nervensystem toxisch wirkt, ist seine Injektion in den Subarachnoidalraum auf die genannte Konzentration und Menge zu beschränken. Große Einzeldosen von 250000 I.E. und mehr werden bei unkomplizierter Pneumokokkenpneumonie in Abständen von 12 Std. intramuskulär verabreicht, jedoch wird die Verabreichung in kürzerem Zeitabstand bei weniger empfindlichen Infektionen vorgezogen.

Penicillin zur Injektion mit protrahierter Wirkung:
Procain-Benzylpenicillin in wäßriger oder öliger Suspension wird im allgemeinen in einer täglichen Dosis von 300000 I.E. bei allen gewöhnlichen Infektionen durch penicillinempfindliche Erreger intramuskulär injiziert. Schwere Infektionen einschließlich der bakteriellen Endocarditis werden mit Dosen von 600000 I.E. ein- bis zweimal täglich behandelt. Großer Beliebtheit erfreut sich auch die Kombination von 300000 I.E. Procain-Benzylpenicillin und 100000 I.E. Benzylpenicillinnatrium oder -kalium (verstärkte Procain-Benzylpenicillininjektionslösung BP 58), welche die prompte mit der Depotwirkung in einer Injektion vereinigt.

Penicillin zur oralen oder sublingualen Anwendung:
Biosynthetische Penicilline, Benzathin-Benzylpenicillin und Phenoxymethylpenicillin können oral verabreicht werden. Die Dosierung beträgt nach den NND 62 bei Streptokokkeninfektionen ohne Bakteriämie oder bei Pneumokokkeninfektionen nach einer Anfangsdosis von 500000 I.E. in Abständen von 4 Std. je 200000 I.E. Andere durch penicillinempfindliche Erreger hervorgerufene Infektionen ohne Bakteriämie können mit ähn-

---

[1] HAGEMANN u. Mitarb.: Ann. pharm. franç. *12*, 565 (1954).

licher Dosierung behandelt werden. Bei schweren Infektionen kann die dreistündliche Einzeldosis auf 500000 I.E. gesteigert werden. Bei akuter Gonorrhöe werden 100000 I.E. alle 3 Std., und zwar 6mal täglich 1 bis 2 Tage lang, oder 3mal 500000 I.E. alle 6 Std. gegeben. Bei chronischer Gonorrhöe mit Komplikationen beträgt die Dosis 500000 I.E. alle 4 Std. Zur Prophylaxe bei Tonsillektomie, Zahnextraktionen und anderen operativen Eingriffen, bei denen mit Sekundärinfektionen zu rechnen ist, werden dreistündlich 100000 I.E. oder 250000 I.E. bis 500000 I.E. alle 4 oder 5 Std. am Tage vor der Operation und 3 bis 4 Tage nachher empfohlen. Bei Verabreichung von Penicillin V (Phenoxymethylpenicillin) wird eine Dosierung von je 100000 I.E. in vierstündlichen Intervallen empfohlen. Bei Verabreichung von Benzathin-Benzylpenicillinsuspension wird 3mal täglich 1 Teelöffel (= 5 ml) entsprechend 300000 I.E. als notwendig erachtet.

Penicillin zur Inhalation:
In Form eines Aerosols werden nach NND 62 1 bis 2 ml einer Lösung mit 25000 bis 50000 I.E./ml vernebelt und drei- bis vierstündlich inhaliert. In Staubform werden ein- bis dreimal täglich je 100000 I.E. mittels einer geeigneten Vorrichtung inhaliert. Längere Darreichung von Penicillin in Staubform ruft unerwünschte Nebenwirkungen hervor, die durch den direkten Kontakt des Antibioticums mit den Schleimhäuten des Mundes und des Halses hervorgerufen werden (s. Nebenwirkungen, S. 1033).

Griseofulvin

Im Jahre 1939 isolierten RAISTRICK u. Mitarbeiter[1] aus Kulturlösungen von Penicillium griseofulvum DIERCKS eine Substanz, von der später gezeigt werden konnte, daß sie mit dem „curling factor" aus Penicillium janczewski identisch ist. Die Verbindung besitzt die Struktur eines 7-Chlor-2′,4,6-trimethoxy-6′-methyl-spiro[benzofuran-2(3H),1′-[2]cyclohexen]-3,4′-dion[2]; dem Asymmetriezentrum am C-2 kommt S-, dem am C-6′ R-Konfiguration zu[3]:

Von den vier möglichen Stereoisomeren ist nur Griseofulvin wirksam. Die Totalsynthese gelang kürzlich unabhängig voneinander mehreren Forschergruppen, u.a. bei Imperial Chemical Industries Ltd[4] in London und bei Hoffmann-La Roche[5] in Basel. Die Biosynthese erfolgt durch Kopf-an-Schwanz-Verknüpfung von Acetatbausteinen. Ein ausführlicher Fortschrittsbericht über das Griseofulvin und einige Analoga wurde kürzlich von J. F. GROVE veröffentlicht[6].

Griseofulvin bildet hitzestabile, farblose Kristalle vom Schmelzpunkt 222° und ist rechtsdrehend. Bei pH 7,0 ist die Verbindung zu 0,001% in W. lösl.; in M. und A. löst sie sich zu 0,1%. Bei 25° ist sie im pH-Bereich 3,0 bis 8,8 mindestens 4 Wochen, und bei pH 7 bei 121° im Autoklaven etwa 30 Min. lang beständig. In trockenem Zustand ist sie bei 37,8° praktisch unbegrenzt haltbar. Die biologische Gehaltsbestimmung[7] ist möglich und wird häufig angewendet, ist aber für Griseofulvin ebenso wenig spezifisch wie die spektrophotometrische Bestimmung, die auf der Existenz einer starken Bande bei 291 mµ beruht. Größere Spezifität weist das allerdings temperatur-

---

[1] Biochem. J. *33*, 240 (1939).
[2] GROVE et al.: Chem. and Ind. *1951*, S. 219; J. chem. Soc. *1952*, S. 3949; ibid. *1952*, S. 3977.
[3] MACMILLAN: J. chem. Soc. *1959*, S. 1823.
[4] DAY, NABNEY, SCOTT: Proc. chem. Soc. *1960*, S. 284.
[5] BROSSI, BAUMANN, GERECKE, KUBURZ: Helv. chim. Acta *18*, 2071 (1960).
[6] Fortschritte der Chemie organischer Naturstoffe, Bd. 22, Berlin/Heidelberg/New York: Springer 1965, S. 203.
[7] BRIAN, CURTIS u. HEMMING: Trans. Brit. Mycol. Soc. *29*, 173 (1946). – GROVE u. MCGOWAN: Nature (Lond.) *160*, 574 (1947).

abhängige spektrofluorimetrische Verfahren[1] auf, bei welchem die Emission bei 450 mµ gemessen wird.

Die Identifizierung kann auf folgende Weise vorgenommen werden[2]: a) Zu 2 ml einer alkoholischen Griseofulvinlsg. werden 0,1 bis 0,5 ml konzentrierte Salzsäure und ein Stück Magnesiumspan hinzugefügt. Es entsteht eine gelbe, nach Gelblichbraun umschlagende Färbung, die nach dem Verdünnen des Gemisches mit W. in Amylalkohol aufgenommen werden kann. Empfindlichkeit ca. 100 mcg. b) Zu 1 ml Griseofulvinlsg. gibt man 0,20 g Natriumhydrogensulfit und 0,2 ml Natronlauge. Nach dem Erhitzen zum Sieden entsteht eine zitronengelbe Färbung. Empfindlichkeit ca. 50 mcg.

Griseofulvin PB 63, USP XVII, DAB 7 – DDR.

Griseofulvin ist 7-Chlor-4,6-dimethoxycumaran-3-on-2-spiro-1'-(2'-methoxy-6'-methyl-cyclohex-2'-en-4'-on), eine antimikrobielle Substanz, die durch Penicillium griseofulvum oder auf andere Weise hervorgebracht wird. Griseofulvin USP XVII muß den Vorschriften der FDA entsprechen (s. Bacitracinum).

$$C_{17}H_{17}ClO_6 \qquad M.G.\ 352{,}78$$

Gehaltsforderung. Mindestens 97,0% und nicht mehr als das Äquivalent von 102,0% $C_{17}H_{17}ClO_6$, berechnet auf die bei 105° zum konstanten Gewicht getrocknete Substanz (BP 63 und DAB 7 – DDR). Nach USP XVII soll die Wirksamkeit nicht weniger als 900 mcg/mg entsprechen, berechnet auf wasserfreie Substanz.

Eigenschaften. Weißes bis cremefarbenes, fast geruchloses, geschmackloses Pulver. Es ist in die BP in zwei Formen aufgenommen: a) Griseofulvin „grob" (coarse particle); die Teilchengröße soll im Durchmesser etwa 30 µ betragen und darf gelegentlich bis 60 µ ansteigen. b) Griseofulvin „fein" (fine particle); die Teilchengröße muß zum größten Teil geringer als 4 µ sein und darf nur manchmal 5 µ überschreiten. DAB 7 – DDR verwendet zur Bestimmung der Teilchengröße folgendes Verfahren: 0,0100 g Substanz werden in einer Reibschale mit 10 Tr. Hydroxyaethylcellulose-Lsg. verrieben. Nach Zusatz von weiteren 3,50 ml Hydroxyaethylcellulose-Lsg. verreibt man erneut und bringt die Flüssigkeit unverzüglich in den Kammerraum einer geeigneten Blutzählkammer mit 0,100 mm Tiefe und einer quadratischen Feldnetzeinteilung von 0,04 mm² Einzelfeldgröße und legt ein passendes Deckglas auf. Die Betrachtung erfolgt unter dem Mikroskop bei 600facher Vergrößerung. Zur Beurteilung werden zufallsmäßig 10 Felder ausgewählt. Die Teilchen besitzen eine Ausdehnung bis zu 5 µ. Je Feld dürfen höchstens 30 Kristalle mit größerer Ausdehnung feststellbar sein. – USP XVII verlangt, daß Teilchen in der Größenordnung von 4 µ im Durchmesser vorherrschen. – Löslichkeit. Bei 20° lösl. in 1000 T. W., in 300 T. abs. A., in 25 T. Chloroform, in 250 T. Methanol und in 3 T. Tetrachloräthan. Die 7,5%ige Lsg. in Dimethylformamid ist klar und höchstens schwach gelb. Lösl. in Aceton. – pH der Lösung. 0,25 g Griseofulvin werden in 20 ml A., der vorher gegen Phenolphthalein neutralisiert wurde, suspendiert und mit 0,02 n Natriumhydroxidlsg. unter Verwendung von Phenolphthalein als Indikator titriert. Es darf nicht mehr als 1,0 ml 0,02 n Natriumhydroxidlsg. verbraucht werden. – Fp. 218 bis 224°, DAB 7 – DDR 216 bis 220°. – Spezifische Drehung. Die 1%ige Lsg. in Dimethylformamid besitzt einen Drehwert von + 354 bis + 364° (BP 63). DAB 7 – DDR gibt für die 2%ige Lsg. in Dimethylformamid $[\alpha]_D^{20} = +\ 355$ bis $+\ 370°$ an.

Erkennung. 5 mg Griseofulvin werden in 1 ml Schwefelsäure gelöst und 5 mg pulverisiertes Kaliumdichromat hinzugefügt. Die Lsg. färbt sich weinrot (BP 63, DAB 7 – DDR). DAB 7 – DDR führt ferner ein dünnschichtchromatographisches Verfahren an: Als Adsorptionsschicht wird Kieselgel G verwendet, als Laufmittel dient eine Mischung gleicher Volumina Methyläthylketon und Xylol. Die Laufstrecke soll 10 bis 12 cm betragen. Es werden 2 Lsg. aufgetragen: 1. 0,0100 g Substanz wird in 20,0 ml Chloroform gelöst. Man trägt 8 bis 10 µl auf Startpunkt *a* auf. 2. 0,0100 g Standardsubstanz wird in 20,0 ml Chloroform gelöst. Es werden 8 bis 10 µl auf Startpunkt *b* aufgetragen. Nach der Chromatographie wird die Platte bei 20° aufbewahrt, bis das Laufmittel verdunstet ist. Das Chromatogramm wird im ultravioletten Licht der Wellenlänge 360 mµ betrachtet. Es soll über dem Startpunkt *a* einen blau fluoreszierenden Fleck zeigen, der mit dem Fleck der Standardsubstanz hinsichtlich R_f-Wert und Färbung übereinstimmt.

---

[1] BEDFORD, C., K. J. CHILD u. E. G. TOMICH: Nature (Lond.) *184*, 364 (1959). – EISENBRANDT, K.: Pharmazie *19*, 406 (1964).

[2] HENRI u. LAUBIE: Bull. Soc. Pharm. Bordeaux *99*, 4 (1960).

Nach DAB 7 – DDR müssen sich 0,400 g Substanz in 5,00 ml Dimethylformamid klar lösen. Die Lsg. darf nicht stärker gefärbt sein als 5,0 ml einer Lsg., die man erhält, wenn man je 0,100 ml Eisenfarblsg., Kobaltfarblsg., Kupferfarblsg. und 9,70 ml 0,5 n HCl mischt.

Prüfung. Der Nachweis auf alkalisch oder sauer reagierende Verunreinigungen geschieht in folgender Weise: 0,200 g Substanz werden in einem mit Glasstopfen verschließbaren Reagensglas mit 20,0 ml kohlendioxidfreiem Wasser versetzt und geschüttelt. Die Mischung muß nach Zugabe von 2 Tr. Phenolphthaleinlsg. farblos und nach darauffolgendem Zusatz von 0,50 ml 0,01 n KOH rot gefärbt sein. Zur Prüfung auf Dechlorgriseofulvin löst man 0,200 g Substanz in 2,0 ml konz. Salpetersäure. Es darf keine blaue oder violette Färbung auftreten.

Petrolätherlösliche Substanzen. Höchstens 0,20%. Die Substanz wird mit PAe. vom Siedebereich 40 bis 60° extrahiert und das Filtrat zur Trockne gebracht. Der Rückstand wird bei 105° zum konstanten Gewicht getrocknet.

Wassergehalt. Höchstens 1%, bezogen auf die bei 105° zum konstanten Gewicht getrocknete Substanz.

Sulfatasche. Höchstens 0,2%.

Verträglichkeit. 5 gesunden Mäusen, die zwischen 17 und 22 g wiegen, wird oral je 0,1 g Griseofulvin gegeben. Innerhalb von 48 Std. darf kein Tier sterben.

Gehaltsbestimmung. BP 63: Etwa 0,1 g Griseofulvin (genau gewogen) werden mit abs. A. auf 200 ml gelöst. 2 ml dieser Flüssigkeit werden mit dem gleichen Lösungsmittel auf 100 ml verdünnt. Man mißt die Extinktion bei 291 mµ. $E_{1\,cm}^{1\%} = 686$. DAB 7 – DDR: 0,1000 g getrocknete Substanz wird in M. zu 100,00 ml gelöst. 1,00 ml dieser Flüssigkeit wird mit M. zu 100,00 ml aufgefüllt. Man mißt die Extinktion bei 291 mµ und 1 cm Schichtdicke.

$$\text{Griseofulvingehalt (\%)} = \frac{14{,}578\ E}{Ew}$$

(E = Extinktion der Lsg., Ew = Einwaage der Substanz in g).

Außer dieser Möglichkeit der Extinktionsmessung sind noch ein photofluorometrisches und ein kolorimetrisches[1] Verfahren bekannt geworden. Eine weitere, einfachere Methode[2], die mit etwa ± 4% Fehlerbreite arbeiten soll, beruht darauf, daß Griseofulvin nach Hydrolyse zwei Jodatome pro Molekül verbraucht. Der Mechanismus dieser Reaktion ist unbekannt. 5 bis 15 mg Griseofulvin (genau gewogen) werden in einem Jodzahlkolben in 10 bis 20 ml 95%igem A. gelöst und mit 4 ml 4 n NaOH versetzt. Es wird 15 Min. lang auf dem Wasserbad erhitzt. Nach dem Abkühlen in Eiswasser neutralisiert man mit 4 ml 4 n HCl, fügt 5 ml Pufferlsg. (pH 4.5) und nach leichtem Umschütteln 10 ml 0,01 n Jodlsg. hinzu. Nach 20 Min. langem Aufbewahren im Dunkeln wird mit Thiosulfatlsg. titriert. 1 ml 0,01 n Jodlsg. entspricht 1,76 mg Griseofulvin.

Wirkung und Anwendung des Griseofulvin. *Bakteriologische Wirkung und klinische Verwendung.* Griseofulvin ist nach NND 62 das einzige Mittel gegen Pilzinfektionen auf der Hautoberfläche. Es ist wirksam gegen gemeine Dermatophyten, die Tinea- oder Ringwurminfektionen hervorrufen. Die wichtigsten Anwendungsgebiete erstrecken sich auf Pilzinfektionen am Kopf des Kindes, auf der unbehaarten Haut bei Kindern und Erwachsenen, an den Nägeln und an den Füßen, wenn diese Infektionen durch Mikrosporon, Trichophyton und Epidermophyton hervorgerufen werden. Aufmerksamkeit muß trotz der guten Erfolge dem Problem der Reinfektion gewidmet werden. Da das Wirkungsspektrum begrenzt und offenbar auf die erwähnten Dermatophyten beschränkt ist, sollte vor Anwendung der Erreger identifiziert werden. Griseofulvin besitzt keine antibakterielle Wirkung und ist normalerweise unwirksam bei Soor, Blastomykose, Histoplasmose, Actinomykose und Coccidioidmykose. Nebenwirkungen sind nicht häufig, es werden hauptsächlich Kopfschmerzen, Übelkeit, Diarrhöe und andere gastrointestinale Komplikationen, Urticaria, Schwellungen an Händen und Füßen und Leukopenie beobachtet. In hohen Dosen parenteral verabreicht wirkt Griseofulvin bei der Ratte ähnlich dem Colchicin als Mitosegift. Im übrigen ist die Toxizität bemerkenswert gering.

Wirkungsmechanismus und pharmakologische Wirkung. Griseofulvin wird verhältnismäßig schnell resorbiert und nur langsam wieder ausgeschieden. Der Blutspiegel erreicht

---

[1] MIZSEI, A., u. A. SZABÓ: Nature (Lond.) *196*, 1199 (1962).
[2] UNTERMANN, H.: Pharm. Zentralh. *104*, 245 (1965).

4 Stunden nach der Anwendung Höchstwerte. Aus dem Blut geht die Substanz in das sich neu bildende Keratin der Epidermis, der Haut und der Nägel über, die so gegen Pilzinfektionen geschützt werden. Auf diese Weise wird bei Haaren und Nägeln erst die neugebildete Substanz frei von Erregern. Die in das Keratin aufgenommene Menge Antibioticum ist von der Höhe des erreichten Blutspiegels abhängig[1]. Griseofulvin wirkt nur auf im Wachstum begriffene Pilzhyphen ein, und zwar blockiert es die Zellwandbildung[2]. Reife Zellen werden nicht beeinflußt. Es wird angenommen, daß der Nucleinsäurestoffwechsel gestört wird[3].

Dosierung. Die Dosis für Erwachsene beträgt 0,5 bis 1,0 g pro Tag (entweder viermal 0,25 g oder zweimal 0,5 g), in schweren Fällen auch 2,0 g pro Tag bis zum Ansprechen auf die Behandlung, dann 1,0 g pro Tag. Für Kinder beträgt die Dosis 22 mg pro kg Körpergewicht/Tag; die Dosis kann auf einmal oder in mehreren Einzelportionen gegeben werden. In allen Fällen muß die Behandlung fortgesetzt werden, bis der Erreger durch Neubildung der Haut, der Haare oder der Nägel eliminiert worden ist, d.h. bei Mykosen mit Befall des Kopfhaares 4 bis 6 Wochen, bei Mykosen der Haut 2 bis 4 Wochen, bei Mykosen der Fußnägel 6 Monate oder mehr, der Fingernägel 4 bis 5 Monate.

Antibiotica aus Actinomyceten

Carbomycin

Carbomycin $C_{42}H_{67}NO_{16}$ ist in den Pharmakopöen nicht aufgeführt; es ist in den NNR 54 enthalten, aber in die neueren Ausgaben nicht mehr aufgenommen. Vorschriften der FDA über dieses Antibioticum sind bisher nicht erschienen.

Carbomycin (= Magnamycin) ist nach Definition der NNR 54 ein Antibioticum, das aus den Stoffwechselprodukten von Streptomyces halstedii isoliert werden kann, wenn dieser Fadenpilz in einem geeigneten Nährmedium in Tiefenkultur gezüchtet wird. In chemischer Hinsicht gehört Carbomycin zu den Makroliden. Seine Struktur wurde von WOODWARD[4] geklärt:

Carbomycin ist eine monobasische Verbindung, die außer einem 16gliedrigen Lactonring 2 Zuckereinheiten, nämlich den Aminozucker Mycaminose (D-Gluco-Konfiguration) und den stickstofffreien Zucker Mycarose enthält. In letzterem ist eine Hydroxylgruppe mit Isovaleriansäure verestert. Das Antibioticum wurde 1951 in den Laboratorien der Firma

[1] ATKINSON et al.: Nature (Lond.) *193*, 588 (1962).
[2] AYTOUN: Ann. Bot. *20*, 297 (1956). — CAMPBELL, A. H.: Brit. med. Bull. *16*, 82 (1960).
[3] McNALL: Arch. Dermatol. *81*, 657 (1960).
[4] WOODWARD, R. B., L. S. WEILER u. P. C. DUTTA: J. Amer. chem. Soc. *87*, 4662 (1965). — KUEHNE, M. E., u. B. W. BENSON: J. Amer. chem. Soc. *87*, 4660 (1965).

Pfizer (USA) erstmalig isoliert und rein dargestellt. Aus den Mutterlaugen der Carbomycin-Gewinnung läßt sich ein zweites, ähnlich gebautes Antibioticum, das Carbomycin B, gewinnen. das sich vom Carbomycin u. a. durch die Anwesenheit einer Doppelbindung anstelle der Äthylenoxidgruppe unterscheidet[1].

Im Handel befindet sich das aus Streptomyces djakartiensis isolierte Niddamycin, das wahrscheinlich mit Desacetylcarbomycin B identisch ist. Bei guter Verträglichkeit besitzt es starke Wirksamkeit gegen grampositive und -negative Mikroorganismen.

Eigenschaften[2]. Carbomycin ist eine weiße, kristalline Substanz. Es ist geruchlos, bitter und besitzt einen Schmelzbereich von 195 bis 220° unter Zersetzung. Leicht lösl. in Chlf., sehr schwer lösl. in W. (100 bis 200 mcg/ml). Bei 25° lösen sich etwa 4 g in 100 ml A. und 0,9 g in 100 ml Ae. Das pH einer gesättigten wss. Lsg. beträgt 5,5 bis 8,0. Mit Säuren bildet Carbomycin leicht wasserlösl. Salze. Die spezifische Drehung $[\alpha]_D^{25}$ beträgt $-58,6°$ (Chlf.). Es zeigt ein einziges Absorptionsmaximum bei 240 mµ.

Erkennung und Gehaltsbestimmung. Ein Identitätsnachweis und eine offizinelle Gehaltsbestimmung sind bisher nicht bekannt. Die Standardisierung erfolgt auf Gewichtsbasis. Zur Untersuchung des Carbomycinspiegels in Serum und Körperorganen werden in der Literatur mikrobiologische Methoden nach Art der mikrobiologischen Penicillinbestimmungen angegeben, wobei als Testkeim Streptococcus pyogenes ATCC 8668 dient. Zur Gehaltsbestimmung von pharmazeutischen Präparaten beschreibt J. Dony[3] zwei mikrobiologische Methoden entsprechend der mikrobiologischen Bestimmung von Chlortetracyclin nach den Vorschriften der FDA. jedoch unter Verwendung von Staphylococcus aureus (FDA 209 P) bzw. Sarcina lutea (P.C.I. 1001) als Testkeim. Die Ergebnisse sind gut reproduzierbar.

Wirkung und Anwendung. Das Wirkungsspektrum des Carbomycins ähnelt dem des Erythromycins. Nach NNR 54 besitzt Carbomycin eine starke antibiotische Wirksamkeit gegen bestimmte grampositive Bakterien. Nach Angaben der Firma Pfizer soll Magnamycin auch gegen einige gramnegative Erreger, z.B. Gonokokken, Brucellen und Hämophilus wirksam sein. Ebenso werden Rickettsien und bestimmte große Viren der Lymphogranuloma-Psittakosisgruppe und einige Protozoen (Entamoeba histolytica) beeinflußt. Gegen die Erreger der Coli-aerogenes-Gruppe ist es dagegen unwirksam. In den NNR 54 wird daher empfohlen, Carbomycin nur bei Infektionen anzuwenden, die durch Staphylokokken, Pneumokokken und hämolytische Streptokokken hervorgerufen sind. Es ist besonders wirksam in der Therapie der Pneumonie, von Harnwegsinfektionen, von Abszessen und Tonsillitis, die durch die genannten Erreger verursacht werden. Resistenz tritt verhältnismäßig schnell auf; zu Erythromycin und Oleandomycin, jedoch nicht zu anderen Antibiotica, besteht Kreuzresistenz.

Carbomycin, das als freie Base nur wenig wasserlöslich ist, wird nach oraler Darreichung sehr gut resorbiert. Die Blutspiegel nach oraler Gabe der freien Base sind nicht niedriger, als wenn Carbomycin als wasserlösliches Salz intramuskulär injiziert wird. Die Serumkonzentration beträgt bei Applikation von 50 mg/kg ca. 0,8 bis 1,4 γ/ml. Nach einigen Stunden sinkt die Konzentration aber wieder ab. Etwa 10% der applizierten Menge des Antibioticums wird in wirksamer Form im Harn ausgeschieden. Nach Resorption verteilt sich Carbomycin schnell in alle Gewebe und Körperflüssigkeiten und ist in hohen Konzentrationen in den verschiedenen Organen, besonders in der Galle, nachzuweisen. Nach intravenöser Injektion löslicher Salze des Antibioticums verschwindet es schnell aus dem Blutstrom. Über den Verbleib des nicht ausgeschiedenen Carbomycinanteiles im Körper ist nichts bekannt.

Im ganzen gesehen scheint aber der Nutzen einer Carbomycinbehandlung umstritten zu sein. Nach Extra Ph. (Martindale) Vol. I (1958) wird das Antibioticum hauptsächlich für Infektionen mit grampositiven Bakterien benutzt, die gegen Penicillin resistent sind. Meist wird Erythromycin der Vorzug gegeben, da Carbomycin in wechselnden Mengen resorbiert wird. Klinische Versuche sollen nicht ermutigend sein. Obgleich Pneumokokken in vitro sehr empfindlich gegen das Antibioticum sind, zeigt die Behandlung von Pneumokokken-Pneumonien unsichere Resultate. Auch bei Staphylokokkeninfektionen sind die Resultate unbefriedigend. Es scheint, daß Carbomycin wahrscheinlich niemals einen wichtigen Platz bei der Behandlung bakterieller Infektionen einnehmen wird. Es sollte bei ernsten Infektionen nicht gewählt werden.

Carbomycin ist im Tierversuch praktisch ungiftig. Tägliche Gaben von 200 mg/kg Körpergewicht drei Monate lang ergaben keinerlei toxische Wirkung. Klinisch wurden keine ernsthaften Nebenwirkungen bei therapeutisch wirksamen Dosen festgestellt. Als Neben-

---

[1] Woodward: Ang. Chem. **69**, 50 (1957).
[2] Nach NNR 54 u. Tanner u. Mitarbeitern: Antibiot. and Chemother. **2**, 43 (1952).
[3] Ann. pharm. franç. **12**, 307 (1954).

erscheinungen bei Überdosierung können Nausea, Erbrechen und selten Diarrhöen beobachtet werden. Jedoch empfehlen die NNR 54, wie bei allen neuen Arzneimitteln, sorgfältige klinische Überwachung der Therapie, um unerwünschte Nebenwirkungen feststellen zu können. Dazu gehört bei Verabreichung über 14 Tage hinaus die wiederholte Kontrolle des Blutbildes. Wie auch bei anderen Antibiotica besteht die Möglichkeit des Überhandnehmens von unempfindlichen Organismen, insbesondere Monilia.

Dosierung. Carbomycin wurde nur oral in Form von Dragees verwendet. Es ist mittlerweile aus dem Handel gezogen. Die optimale Dosierung ist nach den NNR 54 noch nicht festgestellt. Für Erwachsene wird als tägliche Gesamtdosis 2 g in 4 gleichen Teildosen in sechsstündlichem Abstand empfohlen, evtl. auch bis 4 g. Bei Harntraktinfektionen und bei einigen Gewebsinfektionen wird 1 g täglich als ausreichend angesehen. Kinder erhalten 25 bis 50 mg/kg Körpergewicht täglich in 4 gleichen Teildosen in sechsstündigem Abstand.

Actinomycin C

Aus verschiedenen Streptomyceten lassen sich gelbrote, kristallisierte Antibiotica isolieren, die nach BROCKMANN Chromopeptide darstellen. Alle bisher strukturell aufgeklärten Vertreter dieser als Actinomycine bezeichneten Substanzen besitzen den gleichen Chromophor, unterscheiden sich jedoch im Peptidteil. Actinomycin A wurde 1940 von WAKSMAN u. WOODRUFF[1] aus Streptomyces antibioticus isoliert. 1949 berichteten DALGLIESH u. TODD[2] über das Actinomycin B, das ebenfalls aus Actinomyceten gewonnen wurde und in seinen Eigenschaften dem Actinomycin A sehr ähnlich ist. Gleichzeitig fanden BROCKMANN u. Mitarbeiter[3] in Streptomyces-chrysomallus-Kulturen das Actinomycin C, welches beiden Verbindungen ähnlich, aber nicht mit ihnen identisch ist. Die Strukturaufklärung dieser Verbindungen ist zur Hauptsache BROCKMANN u. Mitarbeitern zu verdanken. Sie konnten durch Gegenstromverteilung und Verteilungschromatographie zeigen, daß die Actinomycine B und C nicht einheitlich waren und sie in ihre Komponenten zerlegen. Actinomycin C ließ sich auf diese Weise in die Bestandteile C_1, C_2 und C_3 auftrennen. Für den Actinomycinchromophor wurde die Struktur einer 3-Amino-1,8-dimethyl-2-phenoxazon-4,5-dicarbonsäure ermittelt. Sie ist über die beiden Carboxylgruppen an Peptidreste gebunden. Für das Actinomycin C_3 z. B. ist folgende Formel ermittelt worden:

[1] Proc. Soc. exp. Biol. (N. Y.) *45*, 609 (1940). — [2] Nature (Lond.) *164*, 830 (1949).
[3] Naturwissenschaften *36*, 376 (1949).

Für das Actinomycin C_2 konnte totalsynthetisch folgende Formel bewiesen werden[1]:

```
  ┌────────O       O────────┐
  │        │       │        │
  │     L-Meval   L-Meval    │
  │        │       │        │
  │       Sar     Sar        │
  │        │       │         │
  │      L-Pro   L-Pro       │
  │        │       │         │
  │      L-Val   D-α-Ileu    │
  │        │       │         │
  └──────L-Thr   L-Thr───────┘
           │       │
          C=O     C=O
```

(Phenoxazone-Ring mit zwei CH_3-Gruppen und NH_2)

Die Actinomycine sind sehr toxisch. Eine therapeutische Verwendung schien daher zunächst ausgeschlossen. Erst als man die beträchtliche zytostatische Wirkung des Actinomycin-C-Gemisches erkannte, gewannen sie medizinisches Interesse und wurden in die Therapie eingeführt. Actinomycin C wird unter anderem angewendet bei Lymphogranulomatose (Morbus Hodgkin). Die antibiotische in vitro-Wirksamkeit beträgt bei Bacillus subtilis 0,01 mcg/ml, bei Staphylokokken 0,05 mcg/ml und bei Bacterium coli 100 mcg/ml. Die Toxizität beträgt bei der Maus 5 mg/kg intraperitoneal.

Wie auf Grund von in-vitro-Versuchen festgestellt wurde[2], beruht die Wirksamkeit des Actinomycins auf Komplexbildung mit der Desoxyribonucleinsäure in der Chromosomensubstanz des Zellkerns. Dadurch wird die Matrizenfunktion der DNS bei der m-RNS-Biosynthese zum Teil oder ganz blockiert. Auch in vivo wird das Antibioticum an DNS gebunden und hemmt so die Proteinsynthese[3]. Für die Bindung des Actinomycins an DNS ist Helix-Struktur nicht erforderlich[4]. Eine ausführliche Übersicht über die Arbeiten zum Wirkungsmechanismus des Actinomycins gibt B. PARTHIER[5].

Ristocetin

Ristocetin (Spontin) wurde 1956[6] erstmals in den Abbott-Laboratorien aus Kulturfiltraten von Nocardia lurida isoliert, einer Actinomycetenart, die in Colorado Springs USA, aufgefunden worden ist. Das Antibioticum besteht aus 2 Komponenten A und B, die chemisch nahe verwandt sind, deren Struktur aber bisher nur unvollständig ermittelt werden konnte. Die Trennung kann durch Chromatographie an Kohle erfolgen. Es handelt sich um amphotere Oligosaccharid-Verbindungen, die phenolische und Amino-Gruppen enthalten. Das Molekulargewicht beider Substanzen liegt bei etwa 4000. Ristocetin A stellt einen Anteil von 70% des Gemisches, Ristocetin B von 30%. Letzteres ist 3- bis 4mal aktiver gegen Streptokokken als Ristocetin A[7]. Das Antibioticum ist gut wasserlöslich und stabil bei pH-

---

[1] BROCKMANN, H., u. H. LACKNER: Tetrahedr. Lett. *1964*, S. 3517.
[2] SIRK, J. M.: Biochim. biophys. Acta (Amst.) *42*, 167 (1960). — RAUEN, H. M., H. KERSTEN u. W. KERSTEN: Hoppe-Seylers Z. physiol. Chem. *321*, 139 (1960).
[3] KERSTEN, H., u. W. KERSTEN: Antibiotica Kongress Prag 1964; ref. Ang. Chem. *76*, 957 (1964).
[4] LIERSCH, M., u. G. HARTMANN: Ang. Chem. *77*, 731 (1965).
[5] Pharmazie *20*, 465 (1965).
[6] PHILIP, J. E., S. R. SCHENK u. M. P. HARGIE: Antibiotics Annual 1956–57, Medical Encyclopädia, New York 1957, S. 699. — GRUNDY, W. E., A. C. SINCLAIR, R. J. THERIOULT, A. W. GOLDSTEIN, C. J. RICKHER, H. B. WARREN JR., T. J. OLIVER u. J. C. SYLVESTER: Antibiotics Annual 1956–57, S. 687.
[7] GRUNDY, W. E., J. C. HOLPER, E. F. ALFORD., C. J. RICKHER, C. M. VOJTKO u. J. C. SYLVESTER: Antibiotics Annual 1957–58, S. 158.

Werten unter 7, während es im alkalischen Bereich rasch inaktiviert wird. Bei pH 7 ist es in Wasser wenig löslich. Im Handel befindet sich reines, kristallines, lyophiliertes Material.
Die folgenden Angaben sind der USP XVII entnommen.

Ristocetin USP XVII.

Ristocetin ist eine antibiotische Substanz, die durch das Wachstum von Nocardia lurida GRUNDY et al. (Actinomycetaceae) hervorgebracht wird. Es ist ein Gemisch aus Ristocetin A und Ristocetin B. Die Menge an Ristocetin B darf höchstens 25% der insgesamt vorhandenen antibakteriellen Aktivität ausmachen. Ristocetin muß den Bestimmungen der FDA entsprechen (s. Bacitracinum).

Gehaltsforderung. Ristocetin soll eine Aktivität besitzen, die mindestens 850 mcg/mg äquivalent ist, berechnet auf wasserfreie Substanz.

Eigenschaften. Farblos oder gelbbraun. Kristalle oder Pulver. Geruchlos oder fast geruchlos. – Löslichkeit. Lösl. in W., fast unlösl. in organischen Lösungsmitteln.

Wirkung und Anwendung des Ristocetins. *Bakteriologische Wirkung.* Ristocetin ist wirksam gegen pathogene grampositive Kokken und Bakterien. In vitro ist es aktiv gegen Streptokokken, Enterokokken, Pneumokokken, Staphylokokken und Mycobakterien (Tierversuche und klinische Prüfung bei Tuberculose verliefen jedoch negativ). Gramnegative Bakterien, Kokken, Pilze, Viren und Protozoen sind resistent.

Pharmakologische Wirkung. Bei oraler Anwendung wird Ristocetin nicht resorbiert. Man verabreicht es daher intravenös. Es wirkt bakteriostatisch. Das Antibioticum tritt in Galle, Liquor, Kammerwasser oder Speichel nur wenig über, dagegen diffundiert es in die Gewebsflüssigkeit sowie in Pleura- und Ascitesflüssigkeit verhältnismäßig rasch. Das Wirkungsoptimum liegt im pH-Bereich 5 bis 7. Ristocetin wird durch die Nieren ausgeschieden. Nach 4 Std. sind 25 bis 40%, nach 8 Std. 30 bis 50% eliminiert[1].

Wirkungsmechanismus. Der Wirkungsmechanismus des Ristocetins ist bisher nur unvollständig bekannt. Er beruht auf einer Hemmung des Aufbaus der Bakterienzellwand. Der Angriffspunkt liegt in einer der letzten Stadien ihrer Biosynthese[2].

Klinische Verwendung. Ristocetin wird angewendet bei lebensbedrohenden Staphylokokken- und Enterokokken-Infektionen mit gegenüber anderen Antibiotica resistenten Keimen, vor allem bei Sepsis und bakterieller Endocarditis. Die Gefahr toxischer Nebenwirkungen ist relativ groß. Kreuzresistenz gegenüber anderen Antibiotica ist nicht bekannt. Ebenfalls sind Ristocetin-resistente Staphylokokken bisher nicht beobachtet worden.

Nebenwirkungen. Nebenwirkungen sind verhältnismäßig häufig und von der Dosierungshöhe abhängig. Bei Tagesgaben von 1 bis 2 g treten sie nur gelegentlich auf. Es wurden Leukopenien, Anämien, Neutropenien, Agranulozytosen, toxische Thrombopenien und Eosinophilien beobachtet. Nach Absetzen des Antibioticums gehen diese Erscheinungen meist innerhalb von 8 Tagen zurück. Auch Thrombophlebitiden kommen relativ häufig vor. Ebenso sind allergische Reaktionen (Exantheme, Arzneimittelfieber) möglich.

Dosierung. Normale Dosis: intravenös 25 mg/kg Körpergewicht und Tag mittels langsamer Infusion während 40 Min. Bereich: 25 bis 75 mg/kg Körpergewicht (USP XVII). Höchste Tagesdosis 5 bis 6 g.

Chloramphenicol

Chloramphenicol, das zunächst unter dem Namen Chloromycetin bekannt wurde, ist erstmalig von BURKHOLDER u. Mitarbeitern[3] in den Laboratorien von Parke, Davis & Co isoliert worden. Die Konstitution wurde von REBSTOCK et al.[4] zwei Jahre später aufgeklärt

---

[1] ROMANSKY, M. J., B. M. LIMSON u. J. E. HAWKINS: Antibiotics Annual 1956–57, S. 706.
[2] WALLAS, C. H., u. J. L. STROMINGER: J. biol. Chem. *238*, 2264 (1963).
[3] Science *106*, 417 (1947). — [4] J. Amer. chem. Soc. *71*, 2458 (1949).

Die Zusammensetzung überraschte aus verschiedenen Gründen: Die Verbindung enthielt als Novum eine aromatisch gebundene Nitrogruppe und war damit der zweite in der Natur aufgefundene Nitrokörper; ferner stellte die Substanz, gleichfalls neu, ein Derivat der Dichloressigsäure dar und enthielt somit kovalent gebundenes Chlor, ein nicht sehr häufiger Fall in der Naturstoffchemie.

$$\begin{array}{c} NO_2 \\ | \\ \diagup\!\!\!\!\diagdown \\ | \\ HO-C-H \\ | \\ H\ C-N-C-CHCl_2 \\ |\ \ H\ \ \ O \\ | \\ CH_2OH \end{array}$$

Chloramphenicol enthält zwei asymmetrische Kohlenstoffatome; von den vier möglichen Stereoisomeren ist nur die D-threo-Form antibiotisch aktiv. Nach systematischer Nomenklatur ist Chloramphenicol D-threo-1-(4'-Nitrophenyl)-2-dichloracetamido-propandiol(1,3).

Gewinnung. Auf biologischem Wege wird das Antibioticum in ähnlicher Weise wie Penicillin und Streptomycin durch aerobe Großfermentation unter Verwendung von Weizenkleber als Hauptbestandteil der Nährlösung gewonnen. Das Kulturfiltrat wird in einer Extraktionszentrifuge mit Amylacetat behandelt, stufenweise angereichert und durch Eindampfen im Vakuum und Kristallisation gereinigt. Heute wird Chloramphenicol fast ausschließlich synthetisch hergestellt. Die Chloramphenicolsynthese nach REBSTOCK u. Mitarb.[1] war die erste technisch geeignete Methode zur Herstellung eines therapeutisch wichtigen Antibioticums. Später sind noch verschiedene andere Synthesen bekannt geworden, von denen im folgenden diejenige nach LONG u. TROUTMAN[2] kurz skizziert ist. Als

$$R-\underset{\underset{O}{\|}}{C}-CH_2Br \xrightarrow[(C_6H_5Cl)]{(CH_2)_6N_4} R-\underset{\underset{O}{\|}}{C}-CH_2Br\cdot(CH_2)_6N_4 \xrightarrow[(C_2H_5OH)]{HCl} R-\underset{\underset{O}{\|}}{C}-\underset{\underset{}{}}{CH_2}\overset{\oplus NH_3Cl^\ominus}{|} \xrightarrow[Na\text{-}Acetat]{(CH_3CO)_2O}$$

$$R-\underset{\underset{O}{\|}}{C}-\underset{\underset{}{}}{CH_2}\overset{HN-\underset{\underset{O}{\|}}{C}-CH_3}{|} \xrightarrow[(C_2H_5OH)]{HCHO,\ NaHCO_3} R-\underset{\underset{O}{\|}}{C}-\underset{H}{\overset{NH-\underset{\underset{O}{\|}}{C}-CH_3}{C}}-CH_2OH \xrightarrow[(CH_3)_2CHOH]{Al(OC_3H_7)_3}$$

$$R-\underset{HO}{\overset{H}{C}}-\underset{H}{\overset{HN-\underset{\underset{O}{\|}}{C}-CH_3}{C}}-CH_2OH \xrightarrow{H^\oplus} R-\underset{HO}{\overset{H}{C}}-\underset{H}{\overset{NH_2}{C}}-CH_2OH \xrightarrow{Cl_2HCCOOCH_3} R-\underset{HO}{\overset{H}{C}}-\underset{H}{\overset{HN-\underset{\underset{O}{\|}}{C}-CHCl_2}{C}}-CH_2OH$$

R: $O_2N-\!\!\!\diagup\!\!\!\!\diagdown\!\!\!-$

Ausgangsstoff dient 4-Nitrophenacylbromid. Es wird mit Hexamethylentetramin kondensiert, das Reaktionsprodukt mit Äthanol und Salzsäure hydrolysiert und das entstandene ω-Amino-4-acetophenon-hydrochlorid mit Essigsäureanhydrid acetyliert. Aus dem Acet-

---
[1] J. Amer. chem. Soc. *71*, 2463 (1949).
[2] J. Amer. chem. Soc. *71*, 2473 (1949).

amid wird mit Hilfe von Formaldehyd in bicarbonatalkalischem Milieu die entsprechende Hydroxymethylverbindung hergestellt, welche durch Meerwein-Ponndorf-Reaktion zum DL-threo-1-(p-Nitrophenyl)-2-acetamido-1,3-propandiol reduziert wird. Unter geeigneten Bedingungen entsteht die threo-Form als Hauptprodukt, während nur eine kleine Menge des erythro-Isomeren gebildet wird. Das threo-Amid wird hydrolysiert, die erhaltene Base mit (+)-Camphersulfonsäure in die Antipoden gespalten und die D-threo-Base mit Dichloressigsäuremethylester in Chloramphenicol überführt. Eine neuere Synthese geht von p-Nitrozimtsäure aus[1].

Es sind viele Versuche gemacht worden, das Chloramphenicolmolekül durch Entfernen des Chloratoms oder durch Veränderung der Stellung der Nitrogruppe oder durch Ersatz der Nitrogruppe durch Halogen oder durch Ersatz des Benzolkernes durch einen anderen Aromaten oder auf andere Weise in seiner Struktur zu verändern. Keines der so erhaltenen Produkte erreichte jedoch die antibiotische Wirksamkeit des Chloramphenicols. Durch Veresterung der Hydroxylgruppe entstehen Verbindungen, die, im Gegensatz zum Chloramphenicol, fast geschmacklos und daher für die Kinderheilkunde geeignet sind. Im Handel sind u. a. Ester der Palmitin-, Zimt- und Stearylglykolsäure, die im Organismus erst nach Hydrolyse ihre Wirksamkeit entfalten. Eine Verbindung, die anstelle der Dichloressigsäure den Azidoessigsäurerest enthält (Azidoamphenicol) und stabile wäßrige Lösungen von neutraler Reaktion bildet, wird in der Augen- und Ohrenheilkunde verwendet.

Chloramphenicolum Pl.Ed. II, Ph.Helv. V – Suppl. II, DAB 7 – DDR u. BRD. Chloramphenikol ÖAB 9. Chloramphenicol BP 63, USP XVII, CF 65. Kloramfenikol Nord. 63.

Chloramphenicol ist D-(−)-threo-1-p-Nitrophenyl-2-dichloracetamido-1,3-propandiol, ein Antibioticum, welches aus Kulturen von Streptomyces venezuelae gewonnen oder synthetisch bereitet wird.

$$C_{11}H_{12}Cl_2N_2O_5 \qquad M.G. 323,15$$

Gehaltsforderung. Die Pl.Ed. II schreibt vor, daß Chloramphenicol nicht weniger als 97,0% und nicht mehr als 103,0% $C_{11}H_{12}Cl_2N_2O_5$ enthält. DAB 7 – BRD fordert einen Gehalt von mindestens 97%, berechnet auf die zum konstanten Gewicht getrocknete Substanz, während DAB 7 – DDR bestimmt, daß der Gehalt der bei 105° getrockneten Substanz 96,5 bis 103,5% Chloramphenicol betragen muß. Ph.Helv. V – Suppl. II begrenzt den Gehalt auf 98,0 bis 101,0%, gleichfalls berechnet auf getrocknete Substanz. CF 65 verlangt einen Gesamtchlorgehalt zwischen 21,7 und 22,2%. Nach USP XVII, ÖAB 9 und den Vorschriften der FDA soll die Wirksamkeit des Chloramphenicols mindestens 90% der Aktivität von reinem Chloramphenicol betragen. Außerdem gibt USP XVII an, daß es den FDA-Vorschriften entsprechen muß (s. Bacitracinum). Nord. 63 verlangt einen Gehalt von 99% $C_{11}H_{12}Cl_2N_2O_5$. Ein internationales Standard-Präparat ist auf der 7. Sitzung des Expertenkomitees für biologische Standardisierung der Weltgesundheitsorganisation 1954 vorgeschlagen worden. In den USA ist ein Standardpräparat der FDA erhältlich. Nach ÖAB 9 dient als Standardpräparat für die mikrobiologische Wertbestimmung mehrfach aus heißem W. umkristallisiertes Chloramphenicol.

Eigenschaften. Weiße oder nahezu weiße bis grauweiße oder gelblichweiße, kristalline Substanz (Nadeln oder längliche Blättchen), geruchlos und bitter. In neutraler oder schwach saurer Lsg. verhältnismäßig stabil. Die wss. Lsg. ist gegenüber Lackmus praktisch neutral (USP XVII, Pl.Ed. II). Seine alkoholischen Lsg. sind rechtsdrehend, während Lsg. in Äthylacetat linksdrehend sind. – Löslichkeit. 1 g Chloramphenicol löst sich in ca. 400 ml W. Es ist leicht lösl. in A., Propylenglykol, Aceton und Essigester (USP XVII). BP 63 gibt an, daß es sich bei 20° in 2,5 T. 95%igem A. und 7 T. Propylenglykol löst. Es ist mäßig lösl. in Ae. ÖAB 9 gibt an, daß es sich in etwa 50 T. Glycerin löst, dagegen wenig lösl. in Chlf. ist. Die Angaben der übrigen Pharmakopöen sind damit identisch. – pH der Lösung. Nach den Vorschriften der FDA und USP XVII soll das pH einer gesättigten wss. Lsg. von Chloramphenicol zwischen 4,5 und 7,5 liegen. Die Ausführung der Prüfung erfolgt wie unter Benzylpenicillin FDA-Vorschrift (s. S. 995) angegeben. DAB 7 – BRD begrenzt den pH-Bereich der wäss. 10%igen (g/ml) Suspension auf 5,0 bis 7,0. – Schmelzpunkt. Nach Vorschrift der FDA, USP XVII, Pl.Ed. II, BP 63, DAB 7 – BRD und ÖAB 9 schmilzt

---

[1] CHAUVEAU, M.: Bull. Soc. chim. Fr. *1964*, S. 15.

Chloramphenicol bei 149 bis 153°. DAB 7 – DDR und Nord. 63 geben ein Schmelzintervall von 148 bis 153° an. Ph.Helv. V – Suppl. II fordert, daß der Schmelzpunkt getrockneten Chloramphenicols zwischen 147 und 150° liegen muß. CF 65 schreibt als Schmelzpunkt 150° vor.

Spezifische Drehung. Die spezifische Drehung einer Lsg. von Chloramphenicol, die in 10 ml abs. A. 500 mg enthält, muß nach USP XVI zwischen $+17$ und $+20°$ betragen. BP 63, DAB 7 – BRD, Ph.Helv. V – Suppl. II, Nord. 63 und ÖAB 9 geben für eine Lsg. gleicher Konzentration eine spezifische Drehung von $+18,5$ bis $+21,5°$ bei einer Temperatur von 20° an, während DAB 7 – DDR 18,6 bis 21,6° vorschreibt. Für die Messung wird Natriumlicht oder ein Filter von 5893 Å verwendet. Nach DAB 7 – BRD, Ph.Helv. V – Suppl. II und ÖAB 9 ist die Substanz vorher zu trocknen. CF 65 verlangt als Drehwert $[\alpha]_D^{20} = +19,5°$ ($c = 5,0$; abs. A.). – Ultraviolettabsorption. Die Extinktion $E_{1\,cm}^{1\%}$ von Chloramphenicol in wss. Lsg. beträgt nach Vorschrift der Pl.Ed. II und CF 65 bei 278 mµ 298. BP 63 gibt an, daß die Extinktion einer 0,002%igen (g/ml) Lsg. bei 278 mµ 0,580 bis 0,610 betragen soll, gemessen in der 1-cm-Küvette. ÖAB 9 schreibt vor, daß $E_{1\,cm}^{1\%}$ bei 277 mµ 283 bis 304 betragen muß. Zur Prüfung verdünnt man 1,00 ml der für die Bestimmung des optischen Drehungsvermögens bereiteten 5%igen (g/ml) alkoholischen Lsg. in einem Meßkolben mit W. auf 100 ml. 5 ml dieser Lsg. werden abermals mit W. auf 100 ml verdünnt und die Extinktion dieser Lsg. gemessen. Nach USP XVI darf die spezifische Absorption einer Lsg., die im ml 20 mcg enthält, bei 278 mµ nicht mehr als 3% von derjenigen des USP-Chloramphenicol-Referenz-Standardes, gemessen unter ähnlichen Bedingungen, abweichen.

Erkennung. 1. Nach USP XVI, BP 63 und Pl.Ed. II werden 10 mg Chloramphenicol in 1 ml A. (50 Vol.-%) gelöst und mit 3 ml einer wss. 1%igen (g/ml) Lsg. von kristallisiertem Calciumchlorid versetzt. Nach Zusatz von 0,05 g Zinkpulver wird 10 Min. lang im siedenden Wasserbad erhitzt. Die klare, überstehende Flüssigkeit wird in ein Reagenzglas abgegossen und 0,1 g wasserfreies Natriumacetat sowie 2 Tr. Benzoylchlorid hinzugefügt. Die Mischung wird 1 Min. lang geschüttelt. Man setzt 10 Tr. Eisenchloridlsg. und, falls notwendig, verd. Salzsäure zur Erzielung einer klaren Lsg. hinzu. Es tritt rotviolette bis purpurne Färbung auf. Im Blindversuch ohne Zusatz von Zinkpulver darf die Färbung nicht auftreten. Nord. 63 kennt eine gleichartige Reaktion.

2. Nach USP, BP und Pl. darf beim Versetzen von 5 ml einer Lsg. von 1 g Chloramphenicol in 100 ml W. mit einigen Tr. Silbernitratlsg. kein Nd. auftreten. Erhitzt man jedoch 0,05 g Chloramphenicol mit 2 ml alkoholischer Kaliumhydroxidlsg. 15 Min. lang im siedenden Wasserbade, so läßt sich in der Lsg. in üblicher Weise Chlorid nachweisen.

3. DAB 7 – BRD gibt an, daß nach dem Aufkochen von 1 ml 0,1%iger Chloramphenicollsg. mit einer Lsg. von 2,0 g NaOH in 3,0 ml W. eine starke Gelbfärbung entsteht. Ferner wird angeführt: In eine über kleiner Flamme zum Sieden erhitzte Mischung von 0,25 ml verflüssigtem Phenol und 0,20 g Natriumhydroxid werden 0,010 g Substanz eingetragen. Nach dem Schütteln entsteht eine braunrote Färbung, die auf Zugabe von 2,0 ml W. in Dunkelgrün umschlägt. – 5,0 ml Prüflsg. werden mit 0,20 g Zinkstaub im Wasserbad 10 Min. lang erhitzt. Das Filtrat gibt nach Ansäuern mit Salpetersäure und Zusatz von Silbernitratlsg. einen weißen Nd.

4. DAB 7 – DDR führt folgende Prüfungen aus: 1,0000 g Substanz wird in A. zu 20,00 ml gelöst. 10 ml dieser Lsg. werden nach Zusatz von 15,0 ml W. und 1,00 g Zinkstaub 10 Min. lang im Wasserbad erhitzt. a) Nach dem Erkalten werden 5,0 ml des Filtrates mit 5 Tr. 6 n HCl und 5,0 ml Bromlsg. versetzt. Der mit W. gewaschene und 24 Std. lang über Silicagel getrocknete kristalline Nd. schmilzt im Bereich von 117 bis 120°. b) 10 Tr. der reduzierten Lsg. zeigen nach 5,0 ml W., 3 Tr. 3 n HCl, 5,0 ml frisch bereiteter Natriumnitritlsg. (10,0 g/100,0 ml), 3 Tr. 3 n NaOH und 5 Tr. einer 0,2%igen β-Naphthollsg. in verd. Natronlauge eine orangerote Färbung. Ph.Helv. V – Suppl. II führt die unter DAB 7 – BRD beschriebene Reaktion mit Alkali aus, verwendet aber statt Natriumhydroxid Kaliumhydroxid. ÖAB 9 führt gleichfalls die Kupplungsreaktion mit β-Naphthol durch, gibt aber als Farbe intensiv rot an.

5. CF 65 beschreibt folgende Reaktion: Einige mg Chloramphenicol werden in einer Mischung aus 1 ml A. und 1 ml W. gelöst, mit 2 ml einer 1%igen (g/ml) Calciumchloridlsg. und 0,050 g Zinkpulver versetzt, im Wasserbad 10 Min. lang erhitzt, abgekühlt und filtriert. Das Filtrat gibt mit 1 ml alkalischer Kaliumquecksilberjodidlsg. eine schwarze Fällung.

6. Auf einem frisch ausgeglühten und wieder erkalteten Kupferblech werden einige mg Chloramphenicol in der nichtleuchtenden Flamme erhitzt. Diese muß sich anhaltend intensiv grün färben.

7. Eine Lösung von etwa 10 mg Substanz in 2 ml verdünnter Natriumhydroxidlsg. färbt sich beim Sieden gelb. Wird die abgekühlte Lsg. mit Salpetersäure angesäuert, so wird sie fast farblos. Auf Zusatz von Silbernitratlsg. entsteht ein weißer, käsiger Nd.

8. Chloramphenicol kann auch dünnschichtchromatographisch erkannt (und u.U. bestimmt) werden[1].

Prüfung. Nach BP 63 darf Chloramphenicol nicht mehr als 10 ppm Blei, nach Pl.Ed. II nicht mehr als 20 ppm Schwermetall enthalten. Ferner darf die Sulfatasche nach BP 58 nicht mehr als 0,1% betragen. DAB 7 – BRD gibt als Sulfatasche höchstens 0,2% an. Außerdem werden im DAB 7 – BRD folgende Prüfungen auf Reinheit angegeben: Aussehen der Lösung: 5,0 ml 0,10%ige (g/ml) Prüflsg. dürfen nicht stärker getrübt sein als eine angegebene Vergleichslsg. Die Beobachtung erfolgt 5 Min. nach Herstellung der Vergleichslsg. – Chloridionen: Höchstens 0,02% Cl⁻. 20,0 ml Prüflsg. werden mit 1,0 ml Salpetersäure und 1,0 ml 0,1 n Silbernitratlsg. versetzt. Nach 5 Min. darf die Lsg. nicht stärker getrübt sein als die folgende Vergleichslsg.: 0,50 ml verd. Natriumchloridlsg. werden auf 100,0 ml verdünnt. 20,0 ml dieser Lsg. werden wie oben behandelt. DAB 7 – DDR gibt an, daß die 1 : 10 verd. Prüflsg. (2,500 g werden nach Zusatz von 25,0 ml kohlendioxidfreiem W. 1 Min. geschüttelt; das Filtrat dient als Prüflsg.) höchstens 0,01% Chloridionen enthalten darf. Ferner müssen 10,0 ml Prüflsg. nach Zugabe von 2 Tr. Phenolphthaleinlsg. farblos und nach darauffolgendem Zusatz von 0,50 ml 0,01 n KOH rot gefärbt sein. Der Gehalt der Prüflsg. an Schwermetallionen berechnet als Pb^{++} darf höchstens 0,001% betragen. 0,250 g Substanz sollen sich nach DAB 7 – DDR in 5,0 ml A. von 20° lösen. Die Flüssigkeit muß klar und darf nicht stärker gefärbt sein als die unter Benzylpenicillinnatrium (Prüfung) DAB 7 – DDR angeführten Farbvergleichslsg. – Sulfatasche: Höchstens 0,10%. Ph.Helv. V – Suppl. II fordert, daß sich 10 mg Chloramphenicol in 1 ml konz. Schwefelsäure allmählich klar und mit höchstens sehr schwach gelblicher Farbe völlig lösen müssen. Schwermetalle dürfen nicht, Chlorid höchstens in geringen Mengen nachweisbar sein (die Prüfung erfolgt in alkoholischer Lsg. von 500 mg getrockneter Substanz in 10 ml abs. A.). ÖAB 9 schreibt vor, daß die alkoholische Lsg. (1 + 19) klar sein muß. Sie darf nicht stärker gefärbt sein als eine Mischung von 0,15 ml Eisen-Farbstandard, 0,10 ml Kupfer-Farbstandard und 0,70 ml 1%ige Salzsäure. Auf freies Alkali und freie Säure wird nach ÖAB geprüft, indem eine Mischung von 5 ml der alkoholischen Lsg. (1 + 19) und 5 ml kohlensäurefreiem W. bereitet wird. Sie muß sich auf Zusatz von 2 Tr. Bromthymolblaulsg. gelb oder grün und bei darauffolgendem Zugeben von 1 Tr. 0,1 n Natriumhydroxidlsg. blau färben. Schwermetalle dürfen in einer Mischung der angegebenen Stammlsg. (1 + 19) mit 9 T. W. nicht nachweisbar sein. Auch Chlorid soll in einer Mischung von 5 ml Stammlsg. und 5 ml W. nicht nachzuweisen sein. 2-Amino-1-(4-nitrophenyl)propandiol-(1,3) wird nach Nord. 63 wie folgt erkannt: 0,10 g Substanz werden in 5 ml Dioxan gelöst und mit 5 ml wasserfreier Essigsäure und 1 Tr. Kristallviolett-Lsg. versetzt. Nach Zusatz von 0,05 ml 0,1 n Perchlorsäure muß die Flüssigkeit Blaufärbung annehmen (Grenzwert 10 mg/g).

Wassergehalt. Der Gewichtsverlust von Chloramphenicol nach Trocknung bei 105° zum konstanten Gewicht darf nach Pl.Ed. II nicht mehr als 1% betragen. DAB 7 – BRD nennt ebenfalls einen Trocknungsverlust von 1,0%. Auch Ph.Helv. V – Suppl. II läßt höchstens einen Feuchtigkeitsgehalt von 1,0% zu, bestimmt mit 350 mg Substanz. BP 63. DAB 7 – DDR und ÖAB 9 verlangen als Trocknungsverlust höchstens 0,5%.

Keimfreiheit. In den neueren Arzneibüchern werden keine Angaben gemacht.

Verträglichkeit. USP XVI fordert, daß zur parenteralen Anwendung bestimmtes Chloramphenicol entsprechend den Vorschriften der FDA verträglich ist, während BP 58 keine Angaben darüber enthält. Die Verträglichkeitsprüfung ist nach der FDA-Vorschrift wie unter Benzylpenicillin (s. S. 999) angegeben auszuführen, jedoch abweichend davon wird als Testdosis 0,5 ml einer Lsg. von 2 mg/ml und physiologische Kochsalzlsg. als Lösungsmittel benutzt. ÖAB 9 verlangt, daß Chloramphenicol den Bedingungen der Prüfung der Antibiotica auf unzulässige Toxizität (s. unter Benzylpenicillinnatrium) entsprechen muß. Zur Prüfung verwendet man je 0,5 ml einer unter Erwärmen bereiteten 0,2%igen (g/ml) Lsg. von Chloramphenicol in blutisotonischer Natriumchloridlsg.

Pyrogenfreiheit. Nach den Bestimmungen der FDA und entsprechend auch der USP XVI soll zur parenteralen Anwendung bestimmtes Chloramphenicol pyrogenfrei sein. Die Ausführung der Prüfung auf Pyrogene erfolgt wie unter Benzylpenicillin (s. S. 999) angegeben mit folgenden Abweichungen: Als Prüfungsdosis werden 1,0 ml/kg einer Lsg. von 5 mg/ml in physiologischer Kochsalzlsg. verwendet.

Blutdrucksenkende Substanzen. Die Vorschriften der FDA und der USP XVI bestimmen, daß Chloramphenicol kein Histamin oder histaminähnliche Substanzen enthalten darf. Die Prüfung auf Histaminfreiheit ist wie unter Streptomycinsulfat (s. S. 1076) durchzuführen, jedoch wird als eine Testdosis 0,6 ml einer Lsg. von 5 mg/ml verwendet.

Gehaltsbestimmung. Chemische Gehaltsbestimmungen werden aufgeführt in der Ph. Helv. V – Suppl. II und im DAB 6 – 3. Nachtr. BRD. Die Methoden beruhen auf der

---

[1] LACHARME, J., u. G. NETIEN: Bull. Soc. Pharm. Lyon *8*, 122 (1964). – KASSEM, M. A., A. A. KASSEM u. A. E. M. EL-NIMR: Pharm. Ztg. (Frankfurt) *48*, 1792 (1966)

Titration des Chlorions. Nach der Ph.Helv. – Suppl. II wird etwa 0,1 g getrocknetes Chloramphenicol (genau gewogen) in einem Platin- oder Nickeltiegel von 35 ml Inhalt zunächst mit 1 g getrocknetem Natriumcarbonat, dann mit 500 mg pulverisiertem Natriumhydroxid gemischt. Den mit einem Uhrglas bedeckten Tiegel erhitzt man über eben nicht mehr leuchtender Flamme 5 Min. lang derart, daß die Flammenspitze den Tiegelboden nicht berührt und darauf 5 Min. so, daß die Flammenspitze den Boden des Tiegels gut umspielt. Die erkaltete Schmelze wird mit 10 ml heißem W. aufgenommen. Tiegel und Uhrglas werden dreimal mit heißem W. gespült. Die vereinigten Flüssigkeiten werden nach dem Ansäuern mit konz. Salpetersäure durch einen Watte in einen 200-ml-Erlenmeyerkolben mit Glasstopfen filtriert und mit 10,00 ml 0,1 n Silbernitratlsg. versetzt. Nach Zugabe von 5 ml Nitrobenzol und 5 ml Eisenammoniumalaunlsg. schüttelt man kräftig und titriert mit 0,1 n Ammoniumrhodanidlsg. bis zum Farbumschlag nach Rötlichgelb (Mikrobürette). Ein Blindversuch wird in gleicher Weise ohne Chloramphenicol ausgeführt. Aus der Differenz der bei beiden Bestimmungen verbrauchten Anzahl ml 0,1 n Silbernit ratlsg. ergibt sich der Gehalt an Chloramphenicol. 1 ml 0,1 n Silbernitratlsg. entspr. 0,01615rg $C_{11}H_{12}Cl_2N_2O_5$. Das DAB 6 – 3. Nachtr. BRD schreibt vor, daß 0,10 g Substanz (genau gewogen) in einem Kolben mit aufgesetztem Trichter nach Zusatz von 20 ml Natronlauge 15 Min. lang zum Sieden erhitzt werden sollen. Die Lsg. wird mit 20 bis 25 ml Salpetersäure angesäuert und mit 20,00 ml 0,1 n Silbernitratlsg. versetzt. Man filtriert den Nd. ab und wäscht Kolben und Filter mit insgesamt 50 ml W. Das Gesamtfiltrat wird mit 0,1 n Ammoniumrhodanidlsg. bis zum Farbumschlag titriert (5,0 ml Ferriammoniumsulfat als Indikator). 1 ml 0,1 n Silbernitratlsg. entspricht 0,01615 g $C_{11}H_{12}Cl_2N_2O_5$. Nach AWE und KIENERT[1] ist die Endpunktserkennung leichter, wenn man die Lösung nach der Alkalihydrolyse durch ein Kohlefilter filtriert. Das Verfahren der CF 65 ist im Prinzip ähnlich.

DAB 7 – DDR bedient sich zur Gehaltsbestimmung der Ultraviolettabsorption: 0,1000 g bei 105° getrocknete Substanz werden in 50 ml W. unter Erwärmen gelöst und die Lsg. nach dem Erkalten mit W. zu 100,00 ml aufgefüllt. 1,000 ml dieser Lsg. wird mit W. zu 100,00 ml ergänzt. Die Extinktion wird bei 278 mµ gemessen; Schichtdicke 1 cm.

$$\text{Chloramphenicolgehalt (\%)} = \frac{33{,}89\,E}{Ew}$$

(E = Extinktion der Lösung, Ew = Einwaage der Substanz in g).

Das DAB 7 – BRD führt eine ähnliche Methode an: 0,100 g Substanz (genau gewogen) werden in W. zu 100,0 ml gelöst. 5,0 ml dieser Lsg. verdünnt man auf 250 ml. Die Extinktion dieser Lsg. wird bei 278 mµ (Schichtdicke 1 cm) gemessen. $E_{1\,cm}^{1\%}$ muß mindestens 289 und darf höchstens 307 betragen entsprechend einem Gehalt von 97,0 bis 103,0 % Chloramphenicol, berechnet auf die getrocknete Substanz $\left(E_{1\,cm}^{1\%} = 298 \text{ bei } 278 \text{ m}\mu\right)$. Nord. 63 beschreibt die Gehaltsbestimmung wie folgt: 0,1600 g Substanz werden in 2 ml A. gelöst, mit 5 ml konz. Salzsäure versetzt und auf dem Wasserbad zur Trockne eingedampft. Der Rückstand wird 15 Min. lang bei 105° getrocknet und in 10 ml wasserfreier Essigsäure gelöst. Nach dem Abkühlen setzt man 10 ml 0,15 m Mercuriacetatlsg., 20 ml Dioxan und 5 Tr. Kristallviolett-Lsg. hinzu und titriert die Mischung mit 0,1 n Perchlorsäure bis zur blauen Färbung. Ein Blindwert ist in gleicher Weise zu ermitteln. 1 ml 0,1 n Perchlorsäure entspricht 0,03231 g $C_{11}H_{12}Cl_2N_2O_5$; 1 g $C_{11}H_{12}Cl_2N_2O_5$ ist 30,95 ml 0,1 n Perchlorsäure äquivalent.

Mikrobiologische Gehaltsbestimmung des Chloramphenicols nach USP XVI und ÖAB 9. Die USP XVI führt die mikrobiologische Bestimmung der Wirksamkeit des Chloramphenicols nach der Zylinderplattenmethode aus. Zur Herstellung der Standardstammlsg. benötigt man das USP-Chloramphenicol-Referenz-Standard-Präparat. Eine geeignete Menge, genau gewogen, wird in etwa 5 ml A. gelöst; anschließend verdünnt man mit sterilem 1%igen pH-6-Phosphatpuffer auf eine Konzentration von 1,0 mg/ml. Diese Standardstammlsg. ist im Kühlschrank aufzubewahren und kann innerhalb von 30 Tagen benutzt werden. Als Testkeim wird Sarcina lutea (ATCC Nr. 9341) verwendet; man bewahrt ihn auf Pepton-Casein-Agar auf und überimpft einmal wöchentlich auf frischen Agar. Zur Herstellung einer Suspension wird ein Schrägagarröhrchen kräftig mit dem Testkeim bestrichen und über Nacht bei 26° bebrütet. Die Kultur wird mit etwa 3 ml Nährbouillon abgeschwemmt und diese Suspension zur Beimpfung der Oberfläche einer Roux-Flasche mit etwa 300 ml Nähragar Inhalt verwendet. Die Suspension wird mit Hilfe von sterilen Glasperlen möglichst gleichmäßig über die ganze Oberfläche verteilt. Es wird 24 Std. lang bei 26° bebrütet und dann das Wachstum mit 20 ml Nährbouillon von der Agaroberfläche abgeschwemmt. Die Konzentration dieser Stammsuspension soll so eingestellt

---

[1] Arch. Pharm. (Weinheim), Mitt. 295, 173 (1962).

werden, daß eine aliquote Menge nach dem Verdünnen 1 : 10 mit Nährbouillon in einem geeigneten Elektrophotometer, das eine Messung bei 650 mμ erlaubt, eine Lichtdurchlässigkeit von 10% zeigt. Zu je 100 ml Nähragar, der vorher geschmolzen und auf 48° abgekühlt wurde, gibt man 1,0 bis 1,5 ml dieser standardisierten Suspension. Die Lsg. des zu bestimmenden Antibioticums wird bereitet, indem man eine geeignete Menge des Chloramphenicolmusters in wenig Alkohol löst und mit 1%igem pH-6-Phosphatpuffer auf eine Konzentration von 50 mcg/ml verdünnt. Am Tage der Prüfung werden 5 Verdünnungen der Standardstammlösung mit sterilem 1%igem Phosphatpuffer bereitet. Sie sollen im ml 32,0, 40,0, 50,0, 62,5 und 78,1 mcg enthalten. Die 50-mcg/ml-Lösung stellt die mittlere Verdünnung dar. Im übrigen geht man vor, wie unter Benzylpenicillinnatrium (Zylinderplattenmethode) beschrieben, verwendet aber 21 ml Pepton-Casein-Agar zur Herstellung der Platten.

Die mikrobiologische Wertbestimmung des ÖAB 9 kann nach dem Platten- oder Röhrchentest erfolgen. Für den Plattentest verwendet man Sarcina lutea, Stamm PCI 1001. Die Fortzüchtung des Testkeims und die Bereitung der Keimaufschwemmung zur Beimpfung des Keimschichtagars erfolgen in der bei Benzylpenicillinnatrium (Plattentest) angegebenen Weise, wobei die Bebrütungstemperatur jedoch 28 bis 30° betragen soll. Es werden je 100 ml Keimschichtagar mit 2 ml der Keimaufschwemmung beimpft. Als Grundschicht- und Keimschichtagar verwendet man Nährmedium II. Das Chloramphenicol-Standard-Präparat wird mit Pufferlsg. vom pH 6,8 auf eine Konzentration von 100 mcg/ml und 10 mcg/ml verdünnt. Die Testplatten werden 18 Std. lang bei 28 bis 30° bebrütet. Für den Röhrchentest geeignet ist Escherichia coli, Stamm ATCC 9637. Fortzüchtung und Bereitung der Keimaufschwemmung erfolgen in der bei Benzylpenicillinnatrium (Röhrchentest) angegebenen Weise. Das Chloramphenicol-Standard-Präparat wird mit Wasser zur Injektion auf eine Konzentration von 25 mcg/ml verdünnt; diese Lösung dient als Ausgangsverdünnung für die Standardreihen. Die Probe verdünnt man in gleicher Weise auf einen geschätzten Gehalt von 25 mcg/ml. Diese Lösung wird als Ausgangsverdünnung für die Reihen der Probe verwendet.

Außer diesen offizinellen Methoden der Gehaltsbestimmung des Chloramphenicols ist u. a. auch eine kolorimetrische Gehaltsbestimmung für dieses Antibioticum in der Literatur vorgeschlagen worden. BESSMAN und STEVENS[1] gelangten durch Modifizierung einer von GLAZKE und Mitarbeitern[2] ausgearbeiteten Methode zu einer sehr empfindlichen kolorimetrischen Bestimmung von Chloramphenicol im Serum und Plasma: 1 ml Serum wird mit Bariumhydroxidlsg. und Zinksulfatlsg. vorbehandelt und die überstehende Lsg. (2 ml) mit Stannochlorid 20 Min. lang bei 100° reduziert. Nach dem Abkühlen wird 2 ml Natriumnitritlsg. und nach 2 Min. 2 ml Sulfamatreagens zugesetzt. Dann wird 1-Naphthyläthylendiamin als Kupplungskomponente hinzugefügt und nach 20 Min. die Extinktion bei 555 mμ in einem Photometer bestimmt. Die Farbe entspricht zwischen 5 und 150 mcg dem BEERschen Gesetz. Die der Bestimmung zugrunde liegende Reaktion beruht auf der Reduktion der Nitrogruppe des Chloramphenicols zur Aminogruppe und deren Kupplung zu einem Azofarbstoff. Der Fehler der Methode beträgt etwa 2,5%; 5 mcg/ml sind im Serum noch nachweisbar. Eine Bestimmungsmethode für Chloramphenicol in Ampullen, Dragees, Ohrentropfen sowie wasserlöslichen und -unlöslichen Zäpfchen und Salben ist von AWE und KIENERT (l. c.) beschrieben worden. Eine weitere argentometrische Methode stammt von FIEBIG und Mitarb.[3]: Eine etwa 50 mg Chloramphenicol entsprechende Menge Salbe, Zäpfchen oder Dragees wird 20 Min. lang mit 10 ml W. und 20 ml 15%iger Natronlauge erhitzt (einige Tropfen 1-Decanol unterdrücken das Schäumen), nach dem Abkühlen mit 25%iger Salpetersäure angesäuert und filtriert. Das Filtrat behandelt man mit 10 ml 0,1 n Silbernitratlsg. und 5 ml Eisenammonsulfatlsg. Überschüssiges Silbernitrat wird mit 0,1 n Ammonrhodanidlsg. zurücktitriert. Fehler: Salbe 5,5%, Zäpfchen 1,2%. Dragees werden vor der Bestimmung gepulvert und 20 Min. lang mit A. extrahiert. Das Filtrat wird zur Trockne gebracht und der Rückstand wie oben behandelt. Fehler: 1,4%. Ferner sind zur polarographischen Bestimmung von Chloramphenicol in galenischen Zubereitungen zwei Verfahren angegeben worden[4,6], von denen das eine es gestattet, bei Verwendung eines Mikropolarographen (System Heyrovsky) Chloramphenicolmengen zwischen 0.001 und 0,1 g mit einer Fehlerbreite von 4% zu erfassen. Auch die Bakterienkinetik ist zur Bestimmung herangezogen worden[7]. – Eine Übersicht der Methoden zur Bestimmung von Chloramphenicol gibt KLÄWICKE[5].

---

[1] J. Lab. clin. Med. 35, 129 (1950).
[2] Arch. Biochem. 23, 411 (1949).
[3] FIEBIG, A., S. JANICKI u. H. WASIAK: Farm. pol. 19, 491 (1963).
[4] SUMMA, A. F.: J. pharm. Sci. 54, 442 (1965).
[5] KLÄWICKE, G.: Arzneimittelstandardisierung, Inform. Dienst 4, Nr. 1. 1–10 (1963).
[6] RUSSU, C., I, CRUCEANU u. MADGEARU: Arzneimittelstandardisierung 6. 505 (1965).
[7] GARRET, E. R.: Arzneimittel-Forsch. 16, 1364 (1966).

Aufbewahrung. Nach USP XVII, Pl.Ed. II und ÖAB 9 ist Chloramphenicol in dichten Behältern und vor Licht geschützt aufzubewahren. BP 63 enthält keine Vorschriften für die Aufbewahrung. Nach den Vorschriften der FDA soll Chloramphenicol in sterilen Behältern dispensiert werden, und diese sollen so verschlossen sein, daß eine nachträgliche Verunreinigung mit Mikroorganismen und eine Änderung der vorgeschriebenen Normen für Stärke, Qualität und Reinheit des Inhaltes ausgeschlossen ist. Die Handelspackungen sollen ferner ein Verfallsdatum 2 Jahre nach der Herstellung tragen. DAB 7 – BRD gibt unter Aufbewahrung an: Vor Licht geschützt.

Verpackung. FDA und entsprechend USP XVII schreiben vor, daß Chloramphenicol in abgabefertigen Behältern aus farblosem, transparentem Glas dispensiert wird, die mit einem Material verschlossen sind, das die Einführung einer Injektionsnadel und ihre Entfernung ermöglicht, ohne daß der Verschluß entfernt oder seine Wirksamkeit zerstört wird. Jeder Behälter soll nicht mehr als 1,0 g Chloramphenicol enthalten und kann zusammen mit einem geeigneten und indifferenten Lösungsmittel verpackt sein. Ferner bestimmt USP XVI, daß der tatsächliche Inhalt von Gefäßen mit Chloramphenicol nicht geringer als 85% und nicht größer als 115% der angegebenen Chloramphenicolmenge sein darf, bestimmt nach der unter Gehaltsbestimmung angegebenen Methode.

Chloramphenicolpalmitat. Chloramphenicol Palmitate. Chloramphenicol α-Palmitate. Kloramfenikolpalmitat. Chloramphenicoli palmitas.

Chloramphenicolpalmitat ist in Nord. 63, CF 65, USP XVII, BPC 63, DAB 7 – DDR und NND 62 aufgeführt. Nach BPC 63 ist es der 3-Palmitinsäureester des Chloramphenicols und kann durch Reaktion von Chloramphenicol mit Palmitinsäurechlorid bereitet werden. USP XVII verlangt, daß es den Bestimmungen der FDA entspricht (s. Bacitracinum).

$$C_{27}H_{42}Cl_2N_2O_6 \qquad \text{M.G. } 561{,}56$$

Gehaltsforderung. Nord. 63 fordert einen Gehalt von 55,2 bis 59,3% Chloramphenicol, entsprechend 96,0 bis 103,0% Chloramphenicolpalmitat. Nach USP XVII soll der Gehalt an Chloramphenicol zwischen 55,5 und 59,5% liegen. BPC 59 gibt einen Gehalt an Chloramphenicolpalmitat zwischen 97,0 und 103,0% an, während DAB 7 – DDR als Gehalt der getrockneten Substanz 96,5 bis 103,5% fordert.

Eigenschaften. Nach USP XVII feines, weißes, sich fettig anfühlendes, kristallines Pulver, das einen schwachen Geruch und milden Geschmack besitzt. Nach BPC 63 fast geschmacklos. – Löslichkeit. Nach USP XVII unlösl. in W. und fast unlösl. in Hexan. Wenig lösl. in A., lösl. in Ae. und gut lösl. in Aceton und Chlf. BPC 63 gibt an, daß es bei 20° in 45 T. A., 14 T. Ae. und 6 T. Chlf. lösl. ist. – Schmelzpunkt. Nach USP XVI u. DAB 7 – DDR schmilzt Chloramphenicolpalmitat zwischen 86 und 92°; nach BPC 63 bei 89°. Nord. 63 begrenzt den Schmelzintervall auf 89 bis 93°, während CF 65 91 bis 93° anführt. Spezifische Drehung. Nach BPC 63 u. DAB 7 – DDR beträgt die Drehung einer 5%igen (g/ml) Lsg. bei 20° in abs. A. +22,5 bis +25,5°. Nord. 63 gibt $[\alpha]_D$ mit 23,0 bis 26,0° an, gemessen an einer 4%igen (g/ml) aethanolischen Lsg. CF 65 führt den Drehwert $[\alpha]_D^{20} = 25 \pm 1°$ an c) = 2,0; abs. A.). – Ultraviolettabsorption. Die aethanolische Lsg. weist ein Maximum bei 271 ± 1 mµ auf $E_{1\,cm}^{1\%}$ ca. 180 (Nord. 63). CF 65 gibt $E_{1\,cm}^{1\%}$ mit 177 ± 5 an.

Erkennung. Zur Identifizierung dient nach USP XVI und CF 65 die Messung der Extinktion. Eine 0,035°/₀₀ige (g/ml) Lsg. in abs. A. zeigt ein Maximum bei 271 ± 1 mµ und ein Minimum bei 234 ± 1 mµ. Die Angaben des BPC 63 sind damit identisch. Zusätzlich wird angegeben, daß die Extinktion einer 0,003%igen (g/ml) Lsg. im Maximum 0,53 betragen soll (1 cm Schichtdicke). BPC 63 gibt zur Identifizierung ferner folgende Prüfung an: 0,05 g Substanz werden mit 2 ml alkoholischer Kaliumhydroxidlsg. 15 Min. lang auf dem Wasserbad erhitzt; danach sind Chloridionen in der Flüssigkeit nachweisbar. DAB 7 – DDR läßt folgende Reaktionen durchführen: 0,150 g Substanz werden in 5,0 ml W. und 1,00 ml 3 n NaOH suspendiert und 2 Min. lang im Sieden gehalten. Anschließend versetzt man mit 1,50 ml 3 n H_2SO_4 und nach dem Erkalten mit 5,0 ml Ae. und schüttelt 15 Sek. lang. 5,0 ml der abgetrennten wäss. Phase werden nach Zugabe von 0,50 g Zinkstaub im Wasserbad unter wiederholtem Schütteln 10 Min. lang erhitzt. a) 2,0 ml des Filtrates geben nach Zusatz von 5 Tr. 5 n HNO_3 und 1,0 ml 0,1 n Silbernitratlsg. einen weißen Nd. b) 1,0 ml des Filtrates zeigt nach Zusatz von 5,0 ml W., 3 Tr. 3 n HCl, 3 Tr. frisch bereiteter Natriumnitritlsg. (10,0 g/100,0 ml), 3 Tr. 3 n NaOH und 5 Tr. β-Naphthollsg. eine orangerote Färbung. CF 65 kennt eine im Prinzip ähnliche Reaktion und gibt außerdem die unter Chloramphenicol (Erkennung 7) beschriebene Reaktion an. Nord. 63

führt zur Erkennung ferner die unter Chloramphenicol (Erkennung 1) angegebene Reaktion an. Nord. 63 läßt auch die Palmitinsäure identifizieren: 0,30 g Substanz werden mit 5 ml 0,5 n aethanolischer Kaliumhydroxidlsg. 10 Min. lang rückfließend erhitzt. Nach dem Verdünnen mit 5 ml W. und Hinzufügen von 5 ml 2 m Salpetersäure fällt Palmitinsäure als gelbbrauner Nd. aus, der nach dem Waschen mit W. und Umkristallisation (Niederschlag in 10 ml Aceton lösen und zur Ausfällung langsam 10 ml W. hinzufügen) zwischen 60 und 63° schmilzt.

Prüfung. Zur Prüfung auf unzulässige Säure geht USP XVI wie folgt vor: Zu 50 ml einer Mischung gleicher T. A. und Ae. gibt man 2 Tr. Phenolphthaleinlsg. und so viel 0,1 n Natriumhydroxidlsg., daß eine schwache Rosafärbung entsteht. In dieser Flüssigkeit werden 10 g Chloramphenicolpalmitat durch Erwärmen auf 30 bis 35° gelöst. Nach Zusatz von 1 ml Phenolphthaleinlsg. titriert man mit 0,1 n Natriumhydroxidlsg. bis eine schwache Rosafärbung bestehen bleibt, wenn man die Mischung 30 Sek. lang schüttelt. Es dürfen nicht mehr als 3,9 ml 0,1 n Natriumhydroxidlsg. zur Neutralisation der freien Säure verbraucht werden. Die Vorschrift des BPC 63 ist damit praktisch identisch, geht jedoch von 1 g Substanz aus. Es dürfen nicht mehr als 0,4 ml 0,1 n Natriumhydroxidlsg. verbraucht werden. Die Vorschrift der CF 65 ist ähnlich. Nach DAB 7 – DDR prüft man auf sauer reagierende Verunreinigungen wie folgt: 1,000 g Substanz wird in einer Mischung aus 2,50 ml A., 2,50 ml Ae. und 2 Tr. Phenolphthaleinlsg., die vorher mit 0,1 n KOH bis zur Rosafärbung versetzt worden ist, bei 30 bis 35° gelöst. Nach Zugabe von 0,400 ml 0,1 n KOH muß die Lsg. bei 30 bis 35° mindestens 30 Sek. lang rot gefärbt sein. Zur Prüfung auf unlösliche Verunreinigungen wird 1,00 g Substanz in 5,00 ml Chlf. von 30 °C gelöst. Die Lsg. muß klar und darf nicht stärker gefärbt sein als eine Eisenfarbvergleichslsg. Der Gehalt an Schwermetallionen darf höchstens 10 ppm (berechnet als Pb^{++}), derjenige an Chloridionen höchstens 0,2% betragen.

Trocknungsverlust. Nach BPC 63 darf der Verlust nicht größer als 0,5% sein, wenn die Substanz über Phosphorpentoxid bei höchstens 5 Torr getrocknet wird. DAB 7 – DDR gibt den gleichen Wert an, läßt aber über Silicagel trocknen. CF 65 läßt lediglich 0,2% zu (80°, höchstens 10 Torr).

Sulfatasche. Nach BPC 63 u. DAB 7 – DDR höchstens 0,1%. Nach CF 65 höchstens 0,2%.

Verträglichkeit. Die Prüfung ist nach USP XVI wie unter Benzylpenicillinnatrium angegeben auszuführen. Die Testdosis beträgt 1,0 ml einer Suspension in Gummi arabicum (1 : 10), die 60 mg Chloramphenicolpalmitat/ml enthält. Die Anwendung erfolgt oral.

Gehaltsbestimmung. Nach USP XVI erfolgt die Gehaltsbestimmung spektrophotometrisch. Man bereitet eine Standardlsg., indem man etwa 20 mg (genau gewogen) Chloramphenicol-Referenz-Standard in einem 100-ml-Meßkolben löst, zur Marke auffüllt, mischt, 10 ml dieser Lsg. in ein 100-ml-Meßkölbchen abpipettiert, abermals bis zur Marke auffüllt und umschüttelt. Als Lösungsmittel ist Äthanol zu verwenden. Die Lsg. der zu bestimmenden Substanz wird in gleicher Weise hergestellt; die Einwaage beträgt jedoch etwa 35 mg (genau gewogen). In einem geeigneten Spektrophotometer wird die Absorption der Standardlösung bei 276 mµ und diejenige der zu bestimmenden Antibioticumlsg. bei 271 mµ gemessen (1 cm Schichtdicke, Äthanol als Referenz). Die in der Einwaage enthaltenen Anzahl mg Chloramphenicol errechnen sich nach der Formel 10000 (A/a), in der A die Extinktion der zu bestimmenden Lsg. und a die spezifische Extinktion der Standardlsg. bedeuten. Nach BPC 63 löst man 0,03 g Substanz (genau gewogen) in abs. A. verdünnt auf 100 ml, entnimmt 10 ml dieser Lsg. und verdünnt abermals mit abs. A. auf 100 ml. Die Extinktion wird bei 271 mµ in der 1-cm-Küvette bestimmt. $E_{1\,cm}^{1\%} = 178$. Nach DAB 7 – DDR erfolgt die Bestimmung, indem 0,1000 g getrocknete Substanz in A. gelöst und 2,00 ml dieser Lsg. mit A. zu 50 ml aufgefüllt werden. Die Extinktion wird bei einer Schichtdicke von 1 cm bei 271 mµ gemessen.

$$\text{Chloramphenicolpalmitatgehalt (\%)} = \frac{14,4 \cdot E}{Ew}$$

(E = Extinktion der Lsg.; *Ew* = Einwaage der Substanz in g).

Nord. 63 löst zur Bestimmung 0,3000 g Substanz in 15 ml A., versetzt mit 5 ml konz. HCl und kocht 15 Min. lang in mit einem Uhrglas bedecktem Becherglas. Sodann wird das Uhrglas entfernt und die Mischung auf dem Wasserbad zur Trockne eingeengt. Der Rückstand wird 15 Min. lang bei 105° getrocknet und weiter behandelt wie unter Chloramphenicol (Gehaltsbestimmung) Nord. 63 beschrieben. 1 ml 0,1 n Perchlorsäure entspricht 0,05616 g $C_{27}H_{42}Cl_2N_2O_6$.

Aufbewahrung und Verpackung. Wie Chloramphenicol.

Chloramphenicolcinnamat. Chloramphenicol Cinnamate. Chloramphenicolzimtsäureester. Chloramphenicolcinnamat ist lediglich im BPC 63 aufgeführt. Es ist der 3-Zimtsäureester des Chloramphenicols und kann durch Reaktion von Chloramphenicol mit Zimtsäurechlorid bereitet werden.

$$C_{20}H_{18}O_6N_2Cl_2 \qquad M.G.\ 453{,}28$$

Gehaltsforderung. Das Antibioticum soll nicht weniger als 98,0% und nicht mehr als 102,0% Chloramphenicolcinnamat enthalten.

Eigenschaften. Weißes oder gelblichweißes, kristallines, geruchloses, geschmackloses oder fast geschmackloses Pulver. – Löslichkeit. Bei 20° in 25 T. A., 500 T. Ae. und 50 T. Chlf. lösl. Die Löslichkeit in W. ist gering. – Schmelzpunkt. Ca. 119°. – Spezifische Drehung. Eine 10,0%ige (g/ml) Lösung in Essigester zeigt bei 20° eine Drehung von – 55,0 bis + 58,0°.

Erkennung. 1. Beim Erwärmen von 0,05 g Substanz mit 5 ml Kaliumpermanganatlsg. ist Benzaldehydgeruch wahrnehmbar. 2. Eine 0,0075%ige (g/ml) Lsg. in abs. A. zeigt bei 276 mµ ein Maximum. Die Extinktion beträgt 0,53, gemessen in der 1-cm-Küvette. 3. 0,05 g Substanz werden mit 2 ml alkoholischer Kaliumhydroxidlsg. 15 Min. lang auf dem Wasserbad erhitzt; nach dieser Zeit sind in der Flüssigkeit Chloridionen nachweisbar.

Prüfung. Zur Prüfung auf unzulässige Säure oder unzulässiges Alkali schüttelt man 1 g Substanz mit 10 ml kohlendioxidfreiem W. Das Filtrat muß gegen Lackmus neutral sein. Die Sulfatasche darf höchstens 0,1% betragen.

Wassergehalt. Chloramphenicolcinnamat darf beim Trocknen bis zur Gewichtskonstanz bei 105° nicht mehr als 0,5% Gewichtsverlust erleiden.

Gehaltsbestimmung. Unter Verwendung von abs. A. als Lösungsmittel löst man 0,075 g Substanz (genau gewogen) in einem Meßkölbchen zu 100 ml, verdünnt 10 ml dieser Lsg. in einem Meßkölbchen auf 100 ml und verdünnt 10 ml dieser zweiten Lsg. in einem Meßkölbchen abermals auf 100 ml. Man mißt die Extinktion in der 1-cm-Küvette bei 276 mµ: $E_{1\,cm}^{1\%} = 710$.

Chloramphenicolsuccinatnatrium (zur Injektion).

Chloramphenicolsuccinatnatrium ist in USP XVI-Suppl. I, USP XVII und in NND 62 aufgeführt. Es ist das Natriumsalz des D-(–)-threo-1-(p-Nitrophenyl)-2-dichloracetamido-1,3-propandiol-3-bernsteinsäureesters.

Es soll stets steril sein und den Bestimmungen der FDA entsprechen (s. Bacitracinum).

$$C_{15}H_{15}Cl_2N_2NaO_8 \qquad M.G.\ 445{,}21$$

Gehaltsforderung. Chloramphenicolsuccinatnatrium zur Injektion soll eine solche Menge $C_{15}H_{15}Cl_2N_2NaO_8$ enthalten, die mindestens 90% des angegebenen Inhaltes äquivalent ist, bezogen auf Chloramphenicol und berechnet auf die wasserfreie Substanz.

Eigenschaften. Hellgelbes, kristallines Pulver. – Löslichkeit. Lösl. in W. und A. – pH der Lösung. Der pH-Wert einer Lsg., die 350 mg Chloramphenicolsuccinatnatrium im ml enthält, liegt zwischen 6,4 und 7,0. – Spezifische Drehung. Die spezifische Drehung einer Lsg. von Chloramphenicolsuccinatnatrium, die 500 mg in 10 ml enthält, soll nicht weniger als + 5° und nicht mehr als + 8° betragen, berechnet auf die wasserfreie Substanz.

Erkennung. Die für die Gehaltsbestimmung bereitete Lsg. zeigt ein Maximum bei 276 ± 1 mµ und ein Minimum bei 235 ± 1 mµ (USP XVI – Suppl. I).

Wassergehalt. Nicht mehr als 5% (Karl-Fischer-Methode).

Keimfreiheit. Chloramphenicolsuccinatnatrium zur Injektion muß den Sterilitätsprüfungen, die unter Bacitracin angegeben sind, entsprechen. Die Testdosis beträgt 40 mg von jedem zu prüfenden Gefäß (USP XVI – Suppl. I).

Verträglichkeit. Chloramphenicolsuccinatnatrium zur Injektion muß den Bestimmungen des Sicherheitstestes für Antibiotica (s. unter Benzylpenicillinnatrium) entsprechen. Die Testdosis beträgt 0,5 ml entsprechend etwa 2,76 mg Chloramphenicolsuccinatnatrium (USP XVI – Suppl. I).

Pyrogenfreiheit. Chloramphenicolsuccinatnatrium zur Injektion soll den Bestimmungen des Pyrogentestes (s. unter Benzylpenicillinnatrium) entsprechen. Die Testdosis ist 1,0 ml/kg einer Lsg. in steriler, pyrogenfreier, physiologischer Kochsalzlsg., die etwa 6.9 mg Chloramphenicolsuccinatnatrium pro ml enthält (USP XVI – Suppl. I).

Gehaltsbestimmung. Man bringt etwa 100 mg Chloramphenicol-Referenz-Standard (genau gewogen) in einen 500-ml-Meßkolben, fügt etwa 250 ml W. hinzu und erwärmt leicht bis zur Lsg. Nach dem Abkühlen auf Raumtemperatur wird mit W. zur Marke aufgefüllt. 10 ml dieser Lsg. pipettiert man in ein 100-ml-Meßkölbchen und füllt mit W. zur Marke auf. Zur Herstellung der Lsg. des zu bestimmenden Antibioticums wird der gesamte Inhalt eines Gefäßes mit Chloramphenicolsuccinatnatrium zur Injektion in der kleinsten möglichen Menge W., die auf dem Etikett angegeben ist, aufgelöst. Die ganze Lsg. oder ein aliquoter Teil wird in einen größeren Kolben überführt und mit W. so weit verdünnt, daß man eine Flüssigkeit erhält, die im ml das Äquivalent von 20 mcg Chloramphenicol enthält. Unter Benutzung eines geeigneten Spektrophotometers wird die Absorption der Lsg. des Chloramphenicol-Referenz-Standard-Präparates bei 278 mµ und diejenige der Lsg. des zu prüfenden Musters bei 276 mµ gemessen (1 cm Schichtdicke, Wasser als Referenz). Die Chloramphenicolmenge in mg, der 1 ml der Lsg. des zu bestimmenden Antibioticums äquivalent ist, errechnet sich nach der Formel 10 (A/a), in der A die Absorption der Lsg. und a die spezifische Absorption der Lsg. des Referenz-Standard-Präparates bedeuten. Aus dem so erhaltenen Resultat läßt sich die Chloramphenicolmenge berechnen, die dem Gefäßinhalt entspricht (USP XVI – Suppl. I).

Aufbewahrung und Verpackung. Chloramphenicolsuccinatnatrium zur Injektion ist in den von der USP XVII vorgeschriebenen Behältern für sterile Substanzen aufzubewahren. Der Gehalt an Chloramphenicolsuccinatnatrium in jedem Gefäß darf nicht geringer sein als 90% des angegebenen Inhalts, bestimmt nach der unter Gehaltsbestimmung angegebenen Methode.

Wirkung und Anwendung des Chloramphenicols und seiner Derivate. *Bakteriologische Wirkung.* Chloramphenicol ist hochwirksam gegen eine große Anzahl von Mikroorganismen, einschließlich verschiedener Rickettsien und größerer Viren (Breitbandspektrum-Antibioticum), von denen viele durch die ersten bedeutenden Antibiotica, Penicillin und Streptomycin, nicht gehemmt werden. Es ist nicht wirksam gegen Hefen. Die nach BPC 63 in Konzentrationen von höchstens 10 mcg/ml beeinflußbaren Erreger sind:

Bacillus anthracis	Haemophilus pertussis	Pseudomonas pyocyanea
Brucella abortus	Klebsiella aerogenes	Staphylococcus aureus
Brucella melitensis	Klebsiella pneumoniae	Streptococcus haemolyticus
Brucella tularensis	Neisseria catarrhalis	Streptococcus pneumoniae
Corynebacterium diphtheriae	Neisseria gonorrhoea	Vibrio cholerae
Escherichia coli	Neisseria meningitidis	verschiedene Salmonellaarten
Haemophilus influenzae	Proteus vulgaris	verschiedene Shigellaarten.

Ferner ist Chloramphenicol wirksam gegen die Viren des Lymphogranuloma inguinale und der Psittacosis sowie gegen eine Reihe von Rickettsien (Q-Fieber, Flecktyphus, Rocky-Mountain-Fleckfieber, Tsutsugamushifieber u. a.). Mit Ausnahme von Treponema pallidum, Treponema recurrentis und Entamoeba histolytica werden Spirochaeten und Protozoen nicht wesentlich beeinflußt. Obwohl Pseudomonas pyocyanea gegen Chloramphenicol verhältnismäßig resistent ist, wird dieser Erreger durch Konzentrationen, wie sie nach oralen Gaben im Urin auftreten, im Wachstum gehemmt. Ferner ist Chloramphenicol wirksam gegen die Actinomyceten Actinomyces bovis und Actinomyces asteroides. Wie bei allen Antibiotica kann auch gegenüber Chloramphenicol in vitro und in vivo eine Resistenz der Erreger erzeugt werden, doch sind klinische Beobachtungen über das Auftreten resistenter Stämme bisher nicht bekannt geworden.

Pharmakologische Wirkung. Chloramphenical wird oral angewendet und rasch vom Magen-Darm-Kanal resorbiert. Eine Einzeldosis von 1 g führt zu einem maximalen Blutspiegel von etwa 9 mcg/ml innerhalb von 2 bis 4 Std. Eine Dosis von 250 mg 6stündlich genügt normalerweise zum Aufrechterhalten eines Blutspiegels von über 2 mcg/ml. Chloramphenicol ist dann in der Galle, im Urin und in der Cerebrospinalflüssigkeit nachzuweisen und tritt durch die Placenta in den fötalen Kreislauf in therapeutisch wirksamen Mengen über. Es wird in den Faeces in relativ hoher Konzentration gefunden, aber hauptsächlich durch die Nieren ausgeschieden. Etwa 10% einer oralen Dosis sind im Harn in aktiver Form noch nach 24 Std. nachweisbar, der Rest wird als inaktive Monoglucuronide eliminiert. Der chemotherapeutische Index des Chloramphenicols ist günstig. Die LD_{50} für Mäuse im akuten Versuch beträgt nach oraler Darreichung 2640 mg/kg, bei intravenöser Zufuhr 245 mg/kg.

Wirkungsmechanismus. Der Wirkungsmechanismus des Chloramphenicols ist bisher nur unvollständig bekannt. Es wirkt vor allem bakteriostatisch. Nach neueren Arbeiten hemmt es die Proteinsynthese der Bacteria[1], und damit u.a. von Enzymen. Von den 3 Reaktionsschritten der Proteinsynthese soll nur der letzte, die Übertragung der aufgereihten Aminoacyl-transfer-RNS auf das Ribosom, blockiert werden[2]. Für die Hemmung der Proteinbildung in den Wirtszellen sind wesentlich höhere Konzentrationen erforderlich als für die Unterdrückung des Bakterienwachstums. Die Aktivität des Chloramphenicol-Moleküls ist abhängig von der sterischen Anordnung an den beiden Asymmetriezentren des Propandiols[3]. Die Hydroxylgruppen und die Wasserstoffatome können nicht ohne größere Einbuße der biologischen Wirksamkeit durch andere Gruppen ersetzt werden. Dagegen sind die Chloratome sowie die Nitrogruppe und der aromatische Ring minder wichtig. Die Konformationen der Isomeren wurden durch Raman- und Kernresonanzspektren untersucht. Die Hemmung der Bakterienproteinsynthese hängt danach von der Konfiguration der Propanseitenkette ab[4]. Es wird angenommen, daß zwischen den Hydroxylgruppen eine Wasserstoffbrücke besteht. Auf diese Weise ergibt sich ein Molekülmodell, das große Ähnlichkeit zu den Pyrimidinnucleotiden, besonders zur Uridylsäure, aufweist. Zwischen der Struktur und der Aktivität der D(—)-threo-Form des Chloramphenicols ergibt sich so ein Zusammenhang, wenn man voraussetzt, daß diese Form mit den Pyrimidinnucleotiden der in der Proteinsynthese engagierten m-RNS um den Bildungsort am Ribosom konkurriert. Zusammenfassende Übersichten über Chloramphenicol-Wirkungen und -Wirkungsmechanismen sind von T. D. BROCK[5] und B. PARTHIER[6] angegeben worden.

Klinische Verwendung. Chloramphenicol wird trotz seines breiten Wirkungsspektrums und seiner raschen Resorption nach oraler Darreichung heute im wesentlichen nur zur Behandlung von Typhus abdominalis, Flecktyphus und Rocky-Mountain-Fleckfieber sowie anderen schweren Infektionskrankheiten verwendet, deren Erreger von Chloramphenicol beeinflußt werden, aber gegenüber anderen Antibiotica oder Behandlungsmethoden resistent sind. Ebenso ist es wirksam bei Gastroenteritis von Kindern. Bei Infektionen der Harnwege kann Chloramphenicol verwendet werden, wenn die Erreger resistent

---

[1] HAHN, F. E.: IV. Intern. Kongr. Biochem., Wien 1958, Symp. Nr. 5. — BROCK, T. D.: Bact. Rev. *25*, 32 (1961).

[2] HOPKINS, J. W.: Proc. nat. Acad. Sci. (Wash.) *45*, 1461 (1959). — NATHANS, D., u. F. LIPMANN: ibid. *47*, 497 (1961).

[3] HAHN, F. E., J. E. HEYES, C. L. WISSEMAN, H. E. HOPPS u. J. E. SMADEL: Antibiot. and Chemother. *6*, 531 (1956).

[4] JARDETZKY, O.: J. biol. Chem. *238*, 2498 (1963).

[5] Bact. Rev. *25*, 32 (1961).

[6] Pharmazie *20*, 465 (1965).

gegen Sulfonamide, Penicillin oder Streptomycin sind (z. B. Klebsiella aerogenes, Pseudomonas pyocyanea oder Proteus vulgaris). Der Grund für diese Beschränkung liegt nach den NND 62 in dem Auftreten von schweren und lebensbedrohenden Veränderungen des Blutbildes nach längerer Chloramphenicolbehandlung. Diese Beschränkung gilt nicht für die äußerliche Anwendung in Form der Salben, Augentropfen, Ohrentropfen usw. Indikationen für Chloramphenicolsalben sind bakteriell superinfizierte Dermatitiden, Dermatitis herpetiformis, Erythema exsudativum multiforme, Herpes zoster, Impetigo contagiosa, Pemphigus vulgaris, Sycosis vulgaris und Brand- sowie andere Wunden. Als Augensalbe und Augentropfen wird das Antibioticum bei Verletzungen und Entzündungen der Lider, Konjunktivitis, Keratitis, Dacryocystitis, Ulcus corneae und Trachom empfohlen. Als Ohrentropfen haben sich Chloramphenicollösungen (5- bis 10%ig in Propylenglykol) vor allem bei chronischer Otorrhöe bewährt, nach BPC 63 auch wenn Proteus vulgaris und Pseudomonas pyocyanea vorhanden sind, die gegen viele antibakterielle Wirkstoffe resistent sind.

Nebenwirkungen. Nach NND 62 kann Chloramphenicol gelegentlich Nausea und Erbrechen hervorrufen. Die ernstesten Nebenwirkungen bestehen in einer Schädigung des Knochenmarks. Granulozytopenie und tödliche Fälle von aplastischer Anämie sind als toxische Reaktionen im Verlauf der Therapie mit Chloramphenicol beobachtet worden. Es wird deshalb empfohlen, häufig Blutuntersuchungen bei allen Patienten durchzuführen, die dieses Antibioticum erhalten. Störungen der normalen Bakterienflora des Mundes und des Magen-Darm-Kanals, die durch Chloramphenicol hervorgerufen werden können, führen gelegentlich zur Überwucherung der Schleimhäute mit Candida albicans und anderen Pilzen, die zu Stomatitis, Soor, rektaler oder vaginaler Entzündung und selten Pneumonie (nach dem BPC 59) Anlaß geben.

Dosierung. Als anfängliche orale Dosis gibt NND 62 50 bis 75 mg je kg Körpergewicht als üblich an, der in Abständen von 2 bis 3 Std. dann weitere Gaben von 250 mg folgen können. Bei schweren Infektionen kann diese Dosis auf 500 mg alle 3 Std. erhöht werden. Die Darreichung soll bis zur Normalisierung der Temperatur und dem Verschwinden der Symptome fortgesetzt werden, dann kann es weniger häufig gegeben werden. Bei den meisten Infektionen kann Chloramphenicol nach 48 Std. abgesetzt werden, falls die Temperatur normal bleibt. BP 63 gibt als Durchschnittsdosierung für Erwachsene 1,5 bis 3,0 g täglich in Teildosen und für Kinder 50 mg/kg Körpergewicht in Teildosen täglich an. USP XIV gab keine Durchschnittsdosis an, sondern überließ die Dosierung dem Arzt entsprechend den Erfordernissen der Therapie. Nach USP normale Dosis: oral 50 mg je kg Körpergewicht und Tag in Einzeldosen alle 6 Std. Intramuskulär: 50 mg je kg Körpergewicht und Tag in Einzeldosen alle 8 bis 12 Std. Bereich: 50 bis 100 mg/kg. Zum äußerlichen Gebrauch wird eine 0,16 bis 1%ige Salbe oder Lsg. verwendet.
Vorsicht bei Neugeborenen.

Da Chloramphenicol ausgesprochen bitter schmeckt, wird es in Form von Kapseln oder Suppositorien zu 250 mg oder für Kinder zu 50 mg verabreicht. Die im Geschmack angenehmeren Zimtsäure- und Palmitinsäureester des Chloramphenicols werden für Erwachsene in solchen Mengen gegeben, die 1,5 bis 3,0 g Chloramphenicol äquivalent sind. Für Kinder gibt man das Äquivalent von 50 bis 100 mg Chloramphenicol je kg Körpergewicht und Tag in Einzeldosen. Das in den NND 62 aufgeführte Natriumsalz des Chloramphenicolmonobernsteinsäureesters kann wegen seiner Wasserlöslichkeit parenteral angewendet werden, ist aber im übrigen dem Chloramphenicol in bezug auf Wirkung, Anwendung, Nebenwirkungen und Dosierung ähnlich.

Erythromycin

Das Erythromycin wurde 1952 von McGuire und Mitarbeitern[1] in Kulturlösungen von Streptomyces erythreus aufgefunden. Dieser Mikroorganismus war in einer Bodenprobe in der Nähe von Iloilio City auf der Panay Insel in den Philippinen entdeckt worden. Erythromycin läßt sich bei pH 9 mit Amylacetat oder Butanol ausschütteln und durch Reextraktion in Wasser bei pH 5 und Fällen der freien Base mit Alkali reinigen. Die Auf-

---

[1] Antibiot. and Chemother. 2, 281 (1952).

klärung der Struktur ist das Werk mehrerer Gruppen von Chemikern in den Laboratorien der Firmen Abbot, Upjohn und Lilly. Die endgültige Konstitutionsformel wurde von WILEY und Mitarbeitern[1] angegeben:

---

[1] J. Amer. chem. Soc. **79**, 6062, 6070 (1957).

A: Erythronolid
B: Desosamin
C: Cladinose

Die komplizierten Abbaureaktionen, die zur Aufstellung dieser Formel geführt haben, können hier nicht im einzelnen angeführt werden. Im folgenden wird der Weg kurz skizziert: Auf Zusatz von Säure zerfällt Erythromycin in zwei Moleküle Zucker, Cladinose und Desosamin, die beide vorher in der Natur nicht aufgefunden worden waren, und das Aglucon Erythronolid, das einen 14gliedrigen Lactonring besitzt, der gegen Säure und Alkali instabil ist. Durch Reduktion der Ketogruppe im Erythromycin mit Natriumborhydrid zum Alkohol erhält man eine stabilere Verbindung, das Dihydroerythromycin, das sich unter Erhaltung des makrocyclischen Ringes in die beiden Zucker und Dihydroerythronolid hydrolisieren läßt. Letztere Verbindung kann durch Perjodatabbau in eine Mischung von C_{12}- und C_9-Aldehyden überführt werden. Öffnet man den Lactonring vor der Oxydation, so erhält man den C_9-Aldehyd neben Propionaldehyd, Essigsäure und eine C_7-Komponente. Die Mischung der C_9- und C_{12}-Aldehyde wurde sowohl oxydiert als auch reduziert; aus den erhaltenen Produkten konnte die Struktur des Erythromycins abgeleitet werden. Die Konfigurationen an den C-Atomen 2, 3, 4, 8, 10 und 13 ließen sich auf diesem Wege gleichfalls zuordnen. Die vorhergehende Tafel (S. 1055) gibt eine Übersicht über die Reaktionen.

Cladinose und Desosamin sind β-glykosidisch an den Lactonring gebunden, wie aus Kernresonanzspektren folgt[1]. Die vollständige Stereochemie der Verbindung wurde 1965

---

[1] HOFHEINZ, W., u. H. GRIESEBACH: Ber. **96**, 2867 (1963).

durch Röntgenstrukturanalyse des Hydrojodides aufgeklärt[1]. Die Konfiguration der asymmetrischen C-Atome im Lactonring konnte wie folgt zugeordnet werden: 2(R), 3(S), 4(S), 5(R), 6(R), 8(R), 10(R), 11(R), 12(S), 13(R).

Im Laufe der Zeit hat man das Erythromycinmolekül häufig durch chemische Reaktionen abgewandelt. Zwei fast geschmacklose, wasserunlösliche Ester, das Stearat und das Äthylcarbonat, sind in der Pädiatrie oral angewendet worden. Auch Produkte von größerer Wasserlöslichkeit, z. B. Succinat, Phthalat und Maleat sind hergestellt worden, haben aber neben dem Salz mit der Glucohepton- und der Lactobionsäure, die für Injektionslösungen verwendet werden, nur geringe Bedeutung erlangt. Außer dem Erythromycin, das zum Unterschied von den folgenden auch als Erythromycin A bezeichnet wird, sind noch die Erythromycine B und C bekannt geworden, die gleichfalls aus Streptomyces erythreus-Kulturlösungen isoliert wurden, eine ähnliche Struktur besitzen und auch in pharmakologischer Hinsicht dem Erythromycin A ähnlich sind.

Erythromycinum Pl.Ed. II. Erythromycin BP 63, USP XVI u. USP XVII. Erythromycine CF 65.

$$C_{37}H_{67}NO_{13} \qquad M.G. \ 733,95$$

Nach Definition der Pl.Ed. II ist Erythromycin eine antibiotische Substanz, die durch das Wachstum von Streptomyces erythreus Waksman gewonnen wird. 1 mg Erythromycin-Dihydrat enthält 950 I.E.; 0,001053 mg Erythromycin-Dihydrat entsprechen 1 I.E., 1 mcg wasserfreie Erythromycin-Base enthält definitionsgemäß 1 I.E. Der Standard wurde im Jahre 1956 festgesetzt. Nach USP XVII muß Erythromycin den Bestimmungen der FDA entsprechen (s. Bacitracinum). CF 65 beschreibt nicht die wasserfreie Base, sondern das Dihydrat (M.G. = 770).

Gehaltsforderung. Nach der Pl.Ed. II und USP XVII soll das Antibioticum mindestens 85,0% Erythromycin, bezogen auf die wasserfreie Substanz, enthalten. BP 63 fordert, daß es nicht weniger als 900 I.E./mg enthält. CF 65 verlangt einen Gehalt von mindestens 98,5% wasserfreie Erythromycinbase (bestimmt durch Titration) bzw. mindestens 850 mcg Erythromycinbase/mg (turbidimetrische Methode).

Eigenschaften. Weiße oder schwach gelbe, pulverige oder kristalline Substanz von bitterem Geschmack, praktisch geruchlos und schwach hygroskopisch. Erythromycin ist eine Base und bildet mit Säuren Salze. – Löslichkeit. USP XVI gibt an, daß sich 1 g Substanz in etwa 1000 ml W. löst. BP 63 macht die gleiche Angabe und ergänzt, daß es bei höheren Temperaturen weniger gut lösl. ist. Bei 20° löst es sich in 5 T. 95%igem A., in 6 T. Chlf., in 5 T. Ae. und in verd. Salzsäure. Das Dihydrat löst sich in 4 T. Aceton, 4 T. A., 30 T. Chlf., 500 T. W. (CF 65). – pH der Lösung. USP XVI, BP 58 und Pl.Ed. II schreiben vor, daß das pH einer gesättigten Lsg., die durch Auflösen von 100 mg Substanz in 1 ml W. bereitet wird, zwischen 8,0 und 10,5 liegen muß. – Schmelzpunkt. Nach BP 63 und Pl.Ed. II schmilzt Erythromycin bei etwa 135°. – Spezifische Drehung. Nach BP 58 und Pl.Ed. II zeigt die 2%ige Lsg. (g/ml) in abs. A. einen Drehwert von – 73 bis – 80°, berechnet auf die wasserfreie Substanz. CF 65 führt als Drehwert $[\alpha]_D^{20} = -72,5 \pm 2,5°$ an (c = 2,0; abs. A.), berechnet auf wasserfreie Substanz.

Erkennung. USP XVI, BP 58 und Pl.Ed. II führen folgende Prüfungen an: 1. Zu etwa 5 mg Erythromycin gibt man 2 ml Schwefelsäure und schüttelt vorsichtig. Es entsteht eine rotbraune Färbung (Bacitracin, Neomycinsulfat und Thyrothricin geben farblose oder höchstens schwach gelbe Lsg.). 2. Etwa 3 mg Substanz werden in 2 ml Aceton gelöst und mit 2 ml Salzsäure versetzt. Es entsteht eine orange Färbung, die schnell in Rot und dann in tief Purpurrot übergeht. Man gibt 2 ml Chlf. hinzu und schüttelt. Die organische Phase färbt sich purpurrot. 3. CF 65 kennt folgende Farbreaktion: einige mg Erythromycin werden in 5 ml einer 0,02 (g/ml) %igen Lsg. von Xanthydrol in Eisessig, die 1% konz. Salzsäure (36%) enthält, gelöst (siedendes Wasserbad): es entwickelt sich eine rote Färbung.

Prüfung. 1. CF 65 prüft auf Aceton wie folgt: 0,5 g Erythromycin werden in 5 ml abs. A. (nötigenfalls unter Erwärmen bis 40°) gelöst. Nach dem Abkühlen fügt man 0,1 ml Salicylaldehyd und 1,5 ml einer gesättigten wäss. Kaliumhydroxidlsg. hinzu und er-

---

[1] HARRIS, D. R., S. G. MCGEACHIN u. H. H. MILLS: Tetrahedr. Lett. *1965*, S. 679.

wärmt 10 Min. lang im Wasserbad auf 40°. Es darf sich nur eine rote Färbung entwickeln, die geringer ist als diejenige, die man erhält, wenn man unter den gleichen Bedingungen 2 ml einer 0,025%igen (g/ml) Lsg. von Aceton in abs. A. der Prüfung unterwirft. Der Vergleich wird entweder visuell ausgeführt oder mit Hilfe eines Photometers, indem man bei 520 mµ die Extinktion der beiden Lsg. vergleicht. – 2. Schwermetalle: Schwermetalle höchstens 20 ppm CF 65). – Sulfatasche: Höchstens 0,2% (CF 65).

Wassergehalt. Nach USP XVI und FDA darf der Wassergehalt, nach der Karl-Fischer-Methode bestimmt, höchstens 10% betragen. BP 58 und Pl.Ed. II lassen 6,5% zu, ebenfalls bestimmt nach der Karl-Fischer-Methode. CF 65 erlaubt 6% Wassergehalt.

Verträglichkeit. Nach USP XVI und FDA wird 1 g Erythromycin in 1 Tr. Polyäthylenglykol-Sorbitanoleat und einer geringen Menge W. aufgenommen und die Suspension mit W. auf 20 ml verdünnt, so daß man eine Konzentration von 50 mg/ml erhält. Man gibt 10 Mäusen peroral je 1 ml der Suspension pro 20 g Körpergewicht. Es dürfen nicht mehr als 5 Tiere während der sechstägigen Beobachtungszeit sterben.

Gehaltsbestimmung. A. CF 65 läßt Erythromycin in wasserfreiem Medium titrieren: Etwa 1 g (genau gewogen = p) Substanz wird in 30 ml Eisessig gelöst. In Gegenwart von Kristallviolett als Indikator titriert man mit 0,1 n Perchlorsäure (in Eisessig) bis die Farbe nach Smaragdgrün umschlägt (Anzahl der ml Perchlorsäure = n). Ein Blindversuch wird unter den gleichen Bedingungen ausgeführt (Anzahl der ml 0,1 n Perchlorsäure = n'). 1 ml 0,1 n Perchlorsäure entspricht 0,0734 g wasserfreier Erythromycinbase. Der Gehalt (%) an wasserfreier Erythromycinbase ergibt sich aus folgender Formel:

$$\frac{7{,}34 \cdot (n - n')}{p}.$$

B. Die Bestimmung der antibiotischen Wirksamkeit nach USP XVI und BP 63 auf dem Wege der Zylinderplattenmethode. Die Methoden sind im Prinzip gleich; im folgenden wird diejenige der USP XVI beschrieben. Man löst etwa 25 mg Erythromycin (genau gewogen) in einem 100-ml-Meßkölbchen in 10 ml M. und füllt mit W. auf. 2 ml dieser Lsg. werden in einen 500-ml-Meßkolben pipettiert und mit 0,1 m Phosphatpuffer vom pH 7,9 bis zur Marke aufgefüllt. Die so erhaltene Lsg. des zu bestimmenden Antibioticums enthält etwa 1 mcg/ml. Zur Bereitung der Standardstammlsg. löst man eine geeignete Menge (genau gewogen) des Erythromycin-Referenz-Standards, der vorher, wie unter Erythromycin (Trocknungsverlust) angegeben, getrocknet wurde, in so viel M., daß man eine Konzentration von 10 mg/ml erhält und verdünnt mit 0,1 m Phosphatpuffer vom pH 7,9 auf eine Konzentration von 1 mg/ml. Diese Lsg. wird im Kühlschrank aufbewahrt; sie muß innerhalb von 14 Tagen verwendet werden. Das Inoculum wird bereitet wie unter Chloramphenicol (Mikrobiologische Gehaltsbestimmung) nach USP XVI beschrieben, beginnend mit ,,als Testkeim wird Sarcina lutea (ATCC Nr. 9341) verwendet''. Abweichend von der dort angeführten Vorschrift gibt man je 100 ml Nähragar 0,5 bis 1,0 ml der auf elektrophotometrischem Wege standardisierten Suspension (diese darf nur innerhalb von 14 Tagen verwendet werden). Am Tage der Prüfung werden 5 Verdünnungen der Standardstammlsg. mit sterilem 0,1 m pH-7-Phosphatpuffer bereitet, die im ml 0,64, 0,80, 1,00, 1,25 und 1,56 mcg enthalten. Die 1,0 mcg/ml Konzentration stellt die mittlere Verdünnung dar. Im übrigen geht man vor wie unter Benzylpenicillinnatrium (Zylinderplattenmethode) beschrieben.

Pl.Ed. II schreibt vor, daß die antibiotische Aktivität nach der Methode bestimmt werden soll, die in dem betreffenden Land Gesetzeskraft besitzt. Eine geeignete Methode ist im Appendix 31 angegeben.

CF 65 läßt die mikrobiologische Bestimmung der antibiotischen Aktivität nach der turbidimetrischen Methode ausführen.

Aufbewahrung und Verpackung. Nach Angabe der Pharmakopöen ist Erythromycin in dicht schließenden Gefäßen, vor Licht geschützt, aufzubewahren.

Erythromycinäthylcarbonat. Die Verbindung ist in USP XVI, XVII und NND 62 aufgeführt. Sie stellt in chemischer Hinsicht Erythromycin-5-(3-äthylcarbonat) dar; $R = H_5C_2-O-CO-$. Die folgenden Angaben sind hauptsächlich der USP XVI entnommen. Nach USP XVI muß Erythromycinäthylcarbonat den Bestimmungen der FDA, die mit denjenigen der USP XVI z. T. identisch sind, entsprechen (s. Bacitracinum).

Strukturformel S. 1059 $C_{40}H_{71}NO_{15}$ M.G. 806,02

Gehaltsforderung. Erythromycinäthylcarbonat enthält mindestens 77,5% Erythromycin ($C_{37}H_{67}NO_{13}$), berechnet auf die wasserfreie Substanz.

Eigenschaften. Weißes, kristallines, praktisch geruch- und geschmackloses Pulver, nach NND 62 schwach bitter. – *Löslichkeit.* Erythromycinäthylcarbonat ist in W. und Cyclohexan kaum, in A., M., Aceton, Chlf., Ae. und Dioxan gut lösl. The Extra Pharmacopöea 1958, Vol. I, gibt an, daß es in Ae. 1 : 20 lösl. ist.

Erkennung. 1. Erythromycinäthylcarbonat gibt den unter Erythromycin (Erk.) angegebenen Nachweis 2. – 2. Das Infrarotspektrum von Erythromycinäthylcarbonat zeigt nur Absorptionsbanden bei den Wellenlängen, bei denen auch das Erythromycinäthylcarbonat-Referenz-Standard-Präparat absorbiert (Nujol-Suspension).

Wassergehalt. Nicht mehr als 8% (Karl-Fischer-Methode).

Gehaltsbestimmung. 30 mg Erythromycinäthylcarbonat (genau gewogen) werden in einem 100-ml-Meßkölbchen mit 40 ml M. bis zur Lsg. geschüttelt und mit sterilem W. zur Marke aufgefüllt. Der lose verschlossene Kolben wird 3 Std. lang in ein Wasserbad von 60° gesetzt, verdampftes W. nachgefüllt und umgeschüttelt. 2 ml dieser Lsg. werden in einen 500-ml-Meßkolben pipettiert. Man füllt mit 0,1 m pH-7-Phosphatpuffer zur Marke auf und erhält so die Lsg. des zu bestimmenden Antibioticums, die das Äquivalent von 1 mcg Erythromycin im ml enthält. Die weitere Bestimmung geschieht wie unter Erythromycin (Gehaltsbestimmung) angegeben.

Aufbewahrung und Verpackung. Wie Erythromycin.

Erythromycinglucoheptonat USP XVI, XVII u. NND 62. Erythromycinglucoheptonat ist das glucoheptonsaure Salz des Erythromycins. Nach USP XVII muß das Präparat den Vorschriften der FDA entsprechen (s. Bacitracinum).

Erythromycin ·

$$\begin{array}{c} COOH \\ | \\ H-C-OH \\ | \\ H-C-OH \\ | \\ HO-C-H \\ | \\ H-C-OH \\ | \\ H-C-OH \\ | \\ CH_2OH \end{array}$$

$C_{37}H_{67}NO_{13} \cdot C_7H_{14}O_8$ M.G. 960,14

Die folgenden Angaben sind der USP XVI entnommen.

Gehaltsforderung. Erythromycinglucoheptonat soll mindestens 60% Erythromycin enthalten, berechnet auf die wasserfreie Substanz.

Eigenschaften. Weißes, praktisch geruchloses, schwach hygroskopisches Pulver. Nach Merck Index 1960 schmilzt das Pikrat bei 168 bis 175°. – *Löslichkeit.* Gut lösl. in W., A. und M.; kaum lösl. in Aceton und Chlf.; praktisch unlösl. in Ae. – *pH der Lösung.* Die Lsg. 1 + 19 reagiert neutral oder schwach sauer. The Extra Pharmacopöea 1958, Vol. I, gibt an, daß die 2%ige wss. Lsg. ein pH von 6,0 bis 7,5 aufweist.

Erkennung. 1. Die spezifische Drehung einer Erythromycinglucoheptonatlsg. (1 + 49) soll nicht weniger als − 45° und nicht mehr als − 50° betragen. − 2. Das Infrarotspektrum von Erythromycinglucoheptonat zeigt nur Absorptionsbanden bei den Wellenlängen, bei denen auch das Erythromycinglucoheptonat-Referenz-Standard-Präparat absorbiert (Nujol-Suspension).

Wassergehalt. Höchstens 5% (Karl-Fischer-Methode).

Gehaltsbestimmung. 35 mg Erythromycinglucoheptonat (genau gewogen) werden in einem 100-ml-Meßkölbchen in 10 ml M. gelöst und mit W. zur Marke aufgefüllt. 2 ml dieser Lsg. werden in einen 500-ml-Meßkolben pipettiert und mit 0,1 m pH-7,9-Phosphatpuffer zur Marke aufgefüllt. Die so erhaltene Lsg. des zu bestimmenden Antibioticums enthält etwa 1 mcg Erythromycin im ml. Die weitere Bestimmung erfolgt wie unter Erythromycin (Gehaltsbestimmung) angegeben.

Aufbewahrung und Verpackung. Wie Erythromycin.

Erythromycinlactobionat USP XVI, XVII u. NND 62. Erythromycinlactobionat ist das lactobionsaure Salz des Erythromycins. Nach USP XVII muß das Präparat den Vorschriften der FDA entsprechen (s. Bacitracinum).

Erythromycin · [Struktur] $C_{37}H_{67}NO_{13} \cdot C_{12}H_{22}O_{12}$ M.G. 1092,26

Die folgenden Angaben sind der USP XVI entnommen.

Gehaltsforderung. Erythromycinlactobionat soll mindestens 60% Erythromycin enthalten, berechnet auf die wasserfreie Substanz.

Eigenschaften. Weiße oder schwach gelbe Kristalle oder Pulver mit schwachem Geruch. − *Löslichkeit.* Erythromycinlactobionat ist gut in W., A. und M., kaum in Aceton und Chlf. lösl., praktisch unlösl. in Ae. − *pH der Lösung.* Die Lsg. 1 + 19 ist neutral oder schwach alkalisch. The Extra Pharmacopöea 1958, Vol. I, gibt an, daß die 2%ige wss. Lsg. ein pH von 6,0 bis 7,5 besitzt. − Nach Merck Index 1960 Fp. 145 bis 150°.

Erkennung. 1. Erythromycinlactobionat soll den unter Erythromycin (Erk.) angegebenen Prüfungen entsprechen. 2. Das Infrarotspektrum von Erythromycinlactobionat zeigt im Bereich von 2 bis 15 μ nur Absorptionsbanden bei den Wellenlängen, bei denen auch das Erythromycin-Referenz-Standard-Präparat absorbiert (Nujol-Suspension).

Wassergehalt. Nicht mehr als 5% (Karl-Fischer-Methode).

Verbrennungsrückstand. Erythromycinlactobionat darf bei der Verbrennung höchstens 2% Rückstand hinterlassen.

Gehaltsbestimmung. Man löst etwa 50 mg Erythromycinlactobionat (genau gewogen) mit 0,1 m pH-7-Phosphatpuffer auf etwa 100 ml und verdünnt weiter mit der Pufferlsg. bis zu einer Konzentration von etwa 1 mcg Erythromycin pro ml. Die so erhaltene Lsg. des zu bestimmenden Antibioticums wird für die Gehaltsbestimmung wie unter Erythromycin (Gehaltsbestimmung) verwendet.

Aufbewahrung und Verpackung. Wie Erythromycin.

Erythromycinstearat USP XVI, XVII u. NND 62. Erythromycini stearas CF 65. Erythromycinstearat ist das stearinsaure Salz des Erythromycins, enthält jedoch einen Überschuß an Stearinsäure. Nach USP XVII muß das Präparat den Bestimmungen der FDA entsprechen (s. Bacitracinum).

Erythromycin · $H_3C(CH_2)_{16}COOH$

$C_{37}H_{67}NO_{13} \cdot C_{18}H_{36}O_2$ M.G. 1018,44

Gehaltsforderung. Erythromycinstearat soll mindestens 50% Erythromycin enthalten, berechnet auf die wasserfreie Substanz (USP XVII). Nach CF 65 muß der Gehalt mindestens 60% wasserfreier Erythromycinbase (Titration in wasserfreiem Medium) bzw. mindestens 600 mcg Erythromycinbase/mg (turbidimetrische Methode) entsprechen; mindestens 30% Stearinsäure.

Eigenschaften. Weißes oder schwach gelbes Pulver oder Kristalle, geruchlos und von schwach bitterem Geschmack. Die gesättigte Lsg. reagiert gegen Lackmus alkalisch. Nach Merck Index 1960 schmilzt das Pikrat bei 168 bis 172°. – Löslichkeit. Erythromycinstearat ist lösl. in A.. M., Chlf. und Ae., unlösl. in W. Nach CF 65 lösl. in 20 T. Aceton, 20. T Chlf., 50 T. A., sehr wenig lösl. in W.

Erkennung. 1. Erythromycinstearat soll den unter Erythromycin (Erk.) angegebenen Prüfungen entsprechen. 2. 50 mg Substanz werden in einem Scheidetrichter in 15 ml Chlf. gelöst, mit 25 ml Natriumhydroxidlsg. versetzt und geschüttelt. Zu 5 ml der wss. Phase gibt man 50 ml W. und kocht etwa 2 Min. lang. Nach dem Abkühlen fügt man 1 ml Calciumchloridlsg. hinzu und läßt 15 Min. stehen. Es bildet sich ein weißer Nd., der sich bei Zusatz von 5 ml Salzsäure nicht auflöst.

Prüfung. 1. CF 65 prüft auf M.: Etwa 0,500 g (genau gewogen = p) Erythromycinstearat werden in etwa 25 ml W. suspendiert und der Destillation unterworfen. Zu 5 ml des Destillates fügt man 10 ml Nitrochrom-Reagens, läßt 15 Min. lang bei 18 bis 22° reagieren, gibt etwa 30 ml W., 10 ml wäss. 10% (g/ml) Kaliumjodidlsg. hinzu, schüttelt um, läßt weitere 2 Min. reagieren und titriert das überschüssige Jod mit 0,05 n Thiosulfatlsg. bis zum Umschlag von Grün nach Blau (Anzahl der ml Thiosulfatlsg. = n). Ein Blindversuch wird in gleicher Weise mit 5 ml W. durchgeführt (Anzahl der ml 0,05 n Thiosulfatlsg. = n'). Der Methanolgehalt (%) ergibt sich aus folgender Formel:

$$\frac{2 \cdot (n' - n)}{75 p}.$$

Er darf nicht über 0,5% betragen. Herstellung des Nitrochrom-Reagens: 0,49 g Kaliumdichromat werden mit Salpetersäure (d^{20}: 1,38) zu 100 g gelöst. 2. Schwermetalle nicht über 20 ppm CF 65).

Wassergehalt. Nicht mehr als 5% (Karl-Fischer-Methode).

Verbrennungsrückstand. Nicht mehr als 2%. Sulfatasche höchstens 0,2%.

Gehaltsbestimmung. 1. Die Titration in wasserfreiem Medium (CF 65) wird durchgeführt wie unter Erythromycin (Gehaltsbestimmung A) beschrieben, zum Lösen der Einwaage werden jedoch 50 ml Eisessig verwendet; die Titration erfolgt bis zum Umschlag nach Blaugrün. 1 ml 0,1 n Perchlorsäure entspricht 0,0734 g Erythromycinbase. Der Gehalt an wasserfreier Erythromycinbase im Erythromycinstearat errechnet sich aus folgender Formel:

$$\frac{7,34 \cdot (n - n')}{p}.$$

2. Nach USP XVI werden etwa 50 mg Erythromycinstearat (genau gewogen) in einem 100-ml-Meßkölbchen in etwa 75 ml M. gelöst und mit M. zur Marke aufgefüllt. 2 ml dieser Lsg. pipettiert man in einen 500-ml-Meßkolben und füllt mit 0,1 m pH-7,9-Phosphatpuffer auf. Die so erhaltene Lsg. des zu bestimmenden Antibioticums enthält etwa 1 mcg Erythromycin/ml und wird zur Gehaltsbestimmung verwendet, wie unter Erythromycin (Gehaltsbestimmung B) angegeben. CF 65 führt die mikrobiologische Gehaltsbestimmung turbidimetrisch durch. 3. Zur Bestimmung der Stearinsäure (CF 65) wird etwa 1 g Substanz (genau gewogen = p) in einer mit 0,1 n NaOH gegen Phenolphthalein neutralisierten Mischung aus 10 ml abs. A., 10 ml Ae. und 5 ml W. gelöst. Man titriert mit 0,1 n NaOH; Phenolphthalein als Indikator (Anzahl der ml 0,1 n NaOH = n). 1 ml 0,1 n NaOH entspricht 0,0284 g Stearinsäure. Der Gehalt an Stearinsäure (%) ergibt sich aus der Formel

$$\frac{2,48 \cdot n}{p}.$$

Aufbewahrung und Verpackung. Wie Erythromycin.

Erythromycin Estolate BP 63, USP XVI – Suppl. I. Erythromycinestolat.

Erythromycinestolat ist das Laurylsulfat des Erythromycinpropionylesters (Formel unter Erythromycinäthylcarbonat: R = $CH_3CH_2CO\cdots \cdot C_{12}H_{25}OSO_3H$, S. 1059)

$$C_{40}H_{71}NO_{14} \cdot C_{12}H_{26}O_4S \qquad \text{M.G. } 1056,37$$

Gehaltsforderung. Erythromycinestolat enthält nach USP XVI – Suppl. I, mindestens 60% Erythromycin, berechnet auf die wasserfreie Substanz. BP 63 fordert mindestens 625 I.E./mg und nicht weniger als 22,0% und nicht mehr als 25,5% $C_{12}H_{26}O_4S$, beides berechnet auf die wasserfreie Substanz.

Eigenschaften. Weißes, kristallines, praktisch geruchloses und geschmackloses Pulver. – Löslichkeit. Lösl. in A., Aceton, Chlf. und unlösl. in W. (USP XVI – Suppl. I). Nach BP 63 unlösl. in verd. Salzsäure und bei 20° lösl. in 2 T. A. – Fp. 135 bis 138° (BP 63).

Erkennung. 1. Erythromycinestolat muß den Bestimmungen unter Erythromycin (Erk.) entsprechen. – 2. Das Infrarotspektrum soll im Bereich von 2 bis 15 µ die gleichen Absorptionsbanden zeigen wie das Erythromycinestolat-Referenz-Standard-Präparat (Nujol-Suspension) (USP XVI – Suppl. I). – 3. Unter Verwendung von Isobutylmethylketon als Fließmittel wird ein aufsteigendes Papierchromatogramm angesetzt; das Isobutylmethylketon wäscht man vorher zunächst mit Natriumbicarbonatlsg., dann mit W. Zur Chromatographie werden 0,003 ml einer 0,2%igen (g/ml) Lsg. von Erythromycinestolat in Chlf. aufgesetzt. Die Chromatographie wird abgebrochen, wenn das Lösungsmittel etwa 19 cm gestiegen ist. Das Papier wird an der Luft getrocknet und auf Nähragar, der vorher mit Bacillus pumilis (N.C.T.C. 8241) inoculiert wurde, gelegt. Nach 15 Min. wird das Papier abgenommen und die Platte über Nacht bebrütet. Eine klare Hemmzone liegt nahe der Lösungsmittelfront; auf halbem Wege darf eine Hemmzone nicht auftreten (Unterscheidung von Erythromycin).

Wassergehalt. Nicht mehr als 5% (Karl-Fischer-Methode, USP XVI – Suppl. I), nach BP 63 nicht mehr als 4%.

Gehaltsbestimmung. Etwa 35 mg Erythromycinestolat (genau gewogen) werden in einem 100-ml-Meßkölbchen in etwa 40 ml M. gelöst und mit 0,1 m pH-7,9-Phosphatpuffer bis zur Marke aufgefüllt. Man verschließt das Kölbchen lose und setzt es entweder 3 Std. lang in ein Wasserbad von 60° oder läßt es 16 Std. lang bei Raumtemperatur stehen. Wenn nötig, ersetzt man verdampfte Flüssigkeit mit 0,1 m pH-7,9-Phosphatpuffer. 2 ml der Lsg. werden in einen 500-ml-Meßkolben pipettiert und mit 0,1 m pH-7,9-Phosphatpuffer zur Marke aufgefüllt. Die so erhaltene Lsg. des zu bestimmenden Antibioticums enthält etwa 1 mcg Erythromycin im ml und wird wie unter Erythromycin (Gehaltsbestimmung) zur Bestimmung verwendet (USP XVI – Suppl. I). BP 63 geht im Prinzip ebenso vor, fügt aber eine Gehaltsbestimmung für das Laurylsulfat an. Es werden ungefähr 0,5 g (genau gewogen) in 25 ml Dimethylformamid gelöst und mit 0,1 n Natriummethoxid unter Verwendung von Thymolblau (0,3%ige Lösung in Methanol) als Indikator titriert. 1 ml 0,1 n Natriummethoxid entspricht 0,02664 g $C_{12}H_{26}O_4S$.

Aufbewahrung und Verpackung. Wie Erythromycin.

Erythromycinpropionat. Erythromycini propionas. Propionate d'Erythromycin CF 65.
Erythromycinpropionat ist der Propionsäureester des Erythromycins (Formel unter Erythromycinäthylcarbonat: $R = CH_3-CH_2-CO-$, S. 1059).

$$C_{40}H_{71}NO_{14} \qquad \text{M.G. 790}$$

Die folgenden Angaben sind dem CF 65 entnommen.

Gehaltsforderung. Mindestens 850 mcg Erythromycinbase/mg (turbidimetrische Methode) bzw. 95% (Titration in wasserfreiem Milieu).

Eigenschaften. Farb- und geruchloses Pulver von schwach bitterem Geschmack. – Löslichkeit. In 900 T. W., 7 T. abs. A., 6 T. Chlf., 5 T. Aceton. – Spezifische Drehung. $[\alpha]_D^{20} = -84 \pm 2°$ ($c = 1,0$; Aceton); berechnet auf wasserfreie Substanz.

Erkennung. 1. Siehe unter Erythromycin (Erkennung 3). 2. Zu 2 ml einer 2%igen (g/ml) alkoholischen Erythromycinpropionatlsg. gibt man 1 ml einer wss. 7%igen (g/ml) Hydroxylaminhydrochloridlsg. und genau 2 ml 1 n NaOH. Nach 15 Min. Stehen bei Raumtemperatur werden genau 2 ml 1 n HCl und 0,2 ml einer Lsg. hinzugefügt, die man erhält, wenn 2 ml konz. Salzsäure (36%) und 25 ml Eisen(III)-chloridlsg. [26%ig (g/ml), wasserfreies $FeCl_3$] mit W. zu 100 ml verdünnt werden; es entwickelt sich eine violette Färbung.

Prüfung. 1. Die 4%ige (g/ml) Lsg. in M. muß klar und farblos sein. 2. Aceton: Die Untersuchung wird in gleicher Weise ausgeführt, wie unter Erythromycin (Prüfung 1) beschrieben. Einwaage: 0,5 g Erythromycinpropionat. Vergleichslsg.: 5 ml einer Lsg. von 0,05 g Aceton in 100 ml abs. A. 3. Schwermetalle: höchstens 20 ppm. – Sulfatasche: Höchstens 0,2%.

Wassergehalt. Höchstens 3%, bestimmt mit der Karl-Fischer-Methode.

Gehaltsbestimmung. A. Die Titration in wasserfreiem Medium wird in gleicher Weise, wie unter Erythromycin (Gehaltsbestimmung CF 65) beschrieben, vorgenommen. 1 ml 0,1 n Perchlorsäure entspricht 0,0790 g Erythomycinpropionat. Der Gehalt an Erythromycinpropionat ergibt sich aus folgender Formel:

$$\frac{7,9 \cdot (n - n')}{p}.$$

B. Die mikrobiologische Gehaltsbestimmung kann nach der turbidimetrischen Methode ausgeführt werden.

Wirkung und Anwendung. Nach NND 62 ist Erythromycin wirksam bei einer Anzahl von Infektionen, die durch grampositive Kokken und Bakterien verursacht werden. Dazu gehören betahämolytische Streptokokken, Pneumokokken und Staphylokokken. Wie bakteriologische Untersuchungen ergeben haben, ist das antibakterielle Wirkungsspektrum des Erythromycins dem des Penicillins ähnlich. Zur Zeit jedoch reichen die klinischen Erfahrungen nicht aus, um Erythromycin auch bei Infektionen durch andere grampositive Mikroorganismen, wie alphahämolytische und nichthämolytische Streptokokken oder gramnegative Kokken, wie Meningokokken und Gonokokken, zu empfehlen. Aus in-vitro-Versuchen folgt, daß sich eine bakterielle Resistenz gegen Erythromycin schnell entwickeln kann. Das Antibioticum ist innerhalb seines Wirkungsbereiches bei Vorliegen einer Penicillinresistenz eines Stammes gleich wirksam wie bei vorhandener Penicillinempfindlichkeit. Außer gegen die angegebenen Mikroorganismen werden auch in geringerem Maße die Gruppe der großen Viren sowie Rickettsien beeinflußt. Darüber hinaus ist Erythromycin von Nutzen bei der Behandlung von akuter und chronischer intestinaler Amöbiasis. In Salbenform angewendet, ist das Antibioticum wirksam gegen äußerliche Infektionen.

Wirkungsmechanismus. Das Antibioticum greift blockierend in den Proteinstoffwechsel der Bakterien ein[1], während RNS- und DNS-Synthesen nicht beeinflußt werden. Im zellfreien Bakteriensystem wird die durch Poly-Uracil stimulierte Polymerisation des Phenylalanins vermindert[2]. Auch mit tierischen Ribosomen-Systemen konnten ähnliche Ergebnisse erhalten werden[3].

Nebenwirkungen. Als unerwünschte Nebenerscheinungen kann Erythromycin milde gastrointestinale Beschwerden hervorrufen. Die Nebenwirkungen treten nicht häufig auf und sind von der Dosierung abhängig. Größere Dosen können gelegentlich Nausea, Erbrechen, Durchfall und Schwächezustände hervorrufen. Erythromycin verursacht keine tiefgreifende Veränderung der Darmflora, wie sie nach längerer Darreichung von Breitspektrumantibiotica beobachtet wird. Es wird empfohlen, bei längerer Erythromycindarreichung alle 14 Tage Blutbildkontrollen durchzuführen. Bei Kindern wurde sehr selten nach langdauernder Gabe reversible Leukopenie beobachtet. Bei über zwei Wochen dauernder Anwendung kommt es häufig zu hepatitisähnlichen Erscheinungen. Die Anwendung sollte deshalb möglichst auf 7 bis 10 Tage begrenzt werden. Wiederholungskuren sollen vermieden werden.

Dosierung. Erythromycin wird oral oder äußerlich angewendet. In Form von Tabletten, die mit einem Spezialüberzug versehen sind, kann es nüchtern oder mit den Mahlzeiten eingenommen werden. Eine Einzeldosis von 0,2 g ruft einen durchschnittlichen Blutspiegel von 0,04 bis 0,16 mcg/ml für einen Zeitraum von 6 bis 8 Std. hervor. Die optimale Dosierung ist nicht genau bekannt. Die wirksame Durchschnittsdosis beträgt für Erwachsene 0,2 bis 0,5 g in Abständen von 6 Std. Für Kinder werden Dosen von 6 bis 8 mg/kg Körpergewicht alle 6 Std. empfohlen. Bei Pneumokokkenpneumonien haben sich Dosen von anfänglich 0,2 g und dann dreistündlich 0,1 g bewährt. Bei schweren Infektionen können Dosen bis zu 0,5 g sechsstündlich verabreicht werden. Höhere Dosen rufen jedoch gelegentlich Nausea, Erbrechen und Durchfall hervor. Nach USP XVI beträgt die übliche Dosierung alle 6 Std. 300 mg (Dosierungsbereich 200 bis 600 mg). Für die Behandlung äußerlicher Infektionen verwendet man Salben, die 10 mg Erythromycin/g enthalten; in Augensalben liegt das Antibioticum in einer Konzentration von 5 mg/g vor.

Die anderen angeführten Erythromycinpräparate besitzen hinsichtlich ihrer Wirkung den gleichen Anwendungsbereich wie die freie Base und werden in entsprechenden Mengen angewendet. Das Erythromycinglucoheptonat ist zur intravenösen Injektion, das Erythro-

---

[1] BROCK, T. D., u. M. L. BROCK: Biochim. biophys. Acta (Amst.) 33, 274 (1959).
[2] WOLFE, A. D., u. F. E. HAHN: Science 143, 1145 (1964).
[3] WEISBERGER, A. S., S. WOLFE u. S. ARMENTROUT: J. exp. Med. 120, 161 (1964).

mycinlactobionat zur intravenösen oder intramuskulären Anwendung geeignet. Erythromycinestolat, -äthylcarbonat und -stearat werden wie das Erythromycin selbst oral verwendet.

Neomycin

Auf der Suche nach Antibiotica gegen streptomycinresistente Mikroorganismen isolierten WAKSMAN und LECHEVALIER 1949[1] aus Kulturfiltraten von Streptomyces fradiae das Neomycin. Diese Streptomycesart bildet das Antibioticum sowohl in Oberflächen- als auch in Submerskulturen, die Pepton, Fleischextrakt, Glucose und Natriumchlorid enthalten. Man kann das Neomycin daraus als rohes Präparat durch Adsorption an Kohle und Elution mit Salzsäure–Methanol gewinnen und durch Ausfällen mit Pikrinsäure und Chromatographieren an Silicagel reinigen. Der während der Neomycinbildung auftretende Abfall des pH-Wertes kann durch Zusatz von Calciumcarbonat zur Nährlösung gehemmt werden. Zink stimuliert die Neomycinbildung.

Neomycin ist keine einheitliche chemische Substanz und daher besser als „Neomycinkomplex" zu bezeichnen. Nachdem zunächst festgestellt wurde[2], daß es sich um ein Gemisch aus mindestens 3 Komponenten handelt, folgte bald darauf die Isolierung des Neomycin A[3], des Neomycin B[4] und des Neomycin C[5]. Aus den Produkten der salzsauren Methanolyse von Neomycin B und C läßt sich Neomycin A isolieren, dem die Summenformel $C_{12}H_{26}N_4O_6$ zukommt. Außerdem entstehen die Methylneobiosamine B ($C_{11}H_{22}N_2O_7$, aus Neomycin B) und C ($C_{11}H_{22}N_2O_7$, aus Neomycin C). Die Neobiosamine bestehen wahrscheinlich aus einem Molekül D-Ribose und einem Molekül Diaminohexose. Der Salzsäureabbau von Neomycin A führt zu einem Diaminodesoxycyclitol (Desoxystreptamin), dessen Struktur aufgeklärt ist[6] und das auch in den Kanamycinen A und B vorkommt.

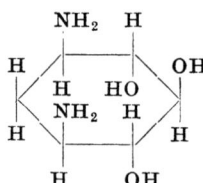

Man nimmt an, daß das Molekül des genuinen Antibioticums, dessen Abbauprodukt das Neomycin A ist, aus Neomycin A und einem Neobiosamin im Verhältnis 1 : 1 besteht[7]. Für die Neomycine B und C, die beide die Summenformel $C_{23}H_{46}N_6O_{12}$ aufweisen, ist die Sequenz Neomycin A – D-Ribose – Diaminohexose vorgeschlagen worden[8]. Neobiosamin C scheint 2,6-Diaminoglucosidoribose zu sein[9]. Ein kürzlich bekannt gewordener Strukturvorschlag für die Neomycine B und C[10] ist im folgenden wiedergegeben:

---

[1] WAKSMAN u. LECHEVALIER: Science *109*, 305 (1949).
[2] SWART, E. A., D. HUTCHISON u. S. A. WAKSMAN: Arch. Biochem. *24*, 92 (1949).
[3] PECK, R. L., C. E. HOFFHINE jr., P. GALE u. K. FOLKERS: J. Amer. chem. Soc. *71*, 2590 (1949).
[4] REGNA, B. P., F. A. HOCHSTEIN u. R. L. WAGNER: J. Amer. chem. Soc. *75*, 4625 (1953).
[5] DUTCHER, J. D., N. HOSANSKY, M. N. DONIN u. O. WINTERSTEINER: J. Amer. chem. Soc. *73*, 1384 (1951).
[6] KUEHL jr., F. A., M. N. BISHOP u. K. FOLKERS: J. Amer. chem. Soc. *73*, 881 (1951).
[7] FORD, J. H., M. E. BERGY, A. A. BROOKS, E. R. GARRETT, J. ALBERTI, J. R. DYER u. H. E. CARTER: J. Amer. chem. Soc. 77, 5311 (1955).
[8] RINEHART jr., K. L., P. W. K. WOO u. A. D. ARGOUDELIS: J. Amer. chem. Soc. *79*, 4568 (1957).
[9] RINEHART jr., K. L., u. P. W. K. WOO: J. Amer. chem. Soc. *80*, 6463 (1958).
[10] RINEHART JR., K. L., M. HICHENS, A. D. ARGOUDELIS, W. S. CHILTON, H. E. CARTER, M. P. GEORGIADIS, C. P. SCHAFFNER u. R. T. SCHILLINGS: J. Amer. chem. Soc. *84*, 3217, 3218 (1962).

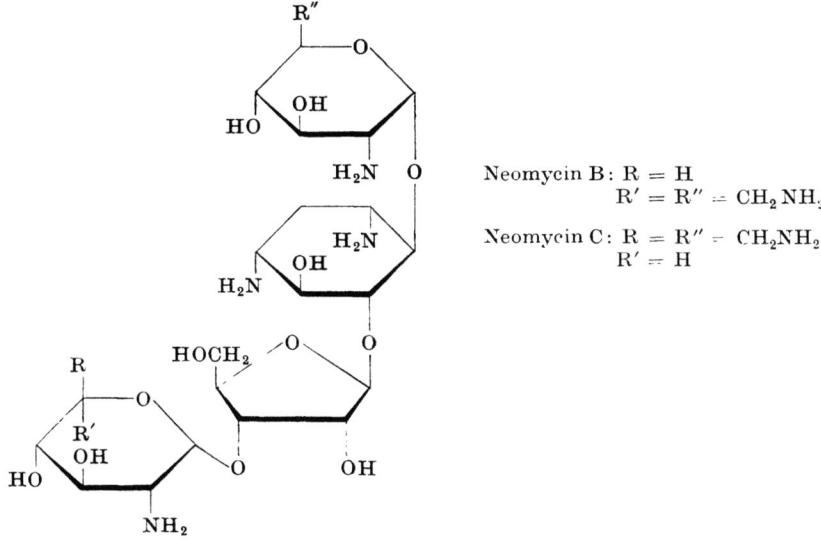

Neomycin B: R = H
R' = R" = CH$_2$NH$_2$

Neomycin C: R = R" = CH$_2$NH$_2$
R' = H

Neomycin A ist biologisch sehr wirksam (1700 Waksman Einheiten/mg). Das Maximum der UV-Absorption liegt in n/20 Phosphatpuffer vom pH 8 bei 370 mµ ($E_{1\,cm}^{1\%}$ = 410). Es schmilzt unter Zersetzung bei 225 bis 260°; $[\alpha]_D^{25°}$ = 112,8° (c = 1). Neomycin A gibt eine positive Ninhydrinreaktion. Die Neomycine B und C sind ebenfalls Basen und bilden amorphe Hydrochloride, die in W. lösl., in M. dagegen mäßig lösl. sind.

Neomycini sulfas Pl.Ed. II, Nord. 63, CF 65. Neomycinsulfat BP 63, USP XVI u. XVII. Neomycinum sulfuricum Ph.Helv. V – Suppl. III.

Die Substanz ist ein Gemisch der Sulfate der antibiotischen Substanzen, die durch das Wachstum einiger Stämme von Streptomyces fradiae Waksman erzeugt werden. Nach Ph. Helv. V – Suppl. III besteht das Gemisch hauptsächlich aus Neomycin B-sulfat. Eine I.E. entspricht 0,00147 mg; 1 mg enthält 680 I.E.

Gehaltsforderung. Nach Pl.Ed. II., Nord. 63, CF 65 und BP 63 enthält Neomycinsulfat mindestens 600 I.E./mg, berechnet auf die bei 60° i. Vak. getrocknete Substanz. USP XVII schreibt vor, daß das Präparat die einem Gehalt von mindestens 60% freier Base entsprechende Menge an Neomycinsulfat enthalten soll, berechnet auf die wasserfreie Substanz. Im übrigen soll die Substanz den Vorschriften der FDA entsprechen (s. Bacitracinum). Die Ph.Helv. V – Suppl. III fordert, daß getrocknetes Neomycinsulfat eine antibakterielle Wirksamkeit von mindestens 90% des Neomycinstandards Ph.Helv. V aufweisen muß. CF 65 verlangt einen Gehalt von mindestens 625 I.E./mg.

Eigenschaften. Weißes oder schwach gelbes, praktisch geruchloses, hygroskopisches Pulver. – Löslichkeit. Leicht lösl. in 3 T. W., schwerer lösl. in 1 T. W., kaum lösl. in A., unlösl. in Aceton, Chlf. oder Ae. – pH der Lösung. Der pH-Wert der 0,33%igen Lsg. liegt zwischen 5,0 und 7,5 (Pl.Ed. II, USP XVI). Der zulässige pH-Bereich einer 10%igen (g/ml) Lsg. liegt zwischen 5,0 und 7,5 (CF 65). – Spezifische Drehung. Der Drehwert einer 5,0%igen Lsg. in 0,1 n Schwefelsäure liegt zwischen +50 und +58°. Nord. 63 gibt als Bereich der spezifischen Drehung $[\alpha]_D$ = +45,0 bis +65,0° an, gemessen in einer 2%igen (g/ml) Lsg. in 0,1 m Schwefelsäure.

Erkennung. 1. 5 mg Neomycinsulfat werden in 1 ml W. gelöst. Die Lsg. wird mit 1 ml einer frisch bereiteten 0,2%igen Ninhydrinlsg. in n-Butanol und mit 0,5 ml Pyridin versetzt. Die Flüssigkeit wird im Wasserbad erhitzt. Innerhalb von 5 Min. entwickelt sich eine tief violette Färbung. Läßt man 10 Min. stehen, so trennt sich die Flüssigkeit in 2 Schichten: die untere Phase ist gelbrot gefärbt (Pl.Ed. II, Ph.Helv. V – Suppl. III). Nord. 63

und CF 65 kennen ähnliche Reaktionen. 2. 5 mg Neomycinsulfat losen sich in 2 ml Schwefelsäure farblos (Erythromycin gibt eine rotbraune Lsg.); beim Verdünnen mit 8 ml W. darf sich kein Nd. bilden (Thyrothricin und Gramicidin werden gefällt) (USP XVI, Ph.Helv. V – Suppl. III, BP 63 u. PI.Ed. II). 3. 2 Tr. der 1%igen (g/ml) wäss. Lsg. werden mit 0,5 ml konz. Phosphorsäure langsam bis zum Kochen erhitzt. Die entstehenden Dämpfe färben einen Tr. einer Lsg. von 0,10 g Benzidin in 1 ml Eisessig, der auf Filtrierpapier aufgesetzt worden ist, rotviolett. 4. 1 Volumteil einer wäss. Neomycinsulfatlsg., die 1,5 mg/ml enthält, wird mit 2 Volumteilen 55%iger Schwefelsäure 90 Min lang im siedenden Wasserbad erwärmt: die Lsg. weist dann bei 277 mµ eine für Furfurolderivate charakteristische Absorptionsbande auf (CF 65). 5. Zu 100 ml einer etwa 1°/$_{00}$igen (g/ml) Neomycinsulfatlsg. gibt man 20 ml konz. Schwefelsäure (94% g/g) und erhitzt 15 Min. lang im siedenden Wasserbad. Auf Zusatz von 10 ml Eisessig und 2 ml Anilin zu 5 ml dieser Lsg. entwickelt sich eine rosa Färbung (Furfurol) (CF 65). 6. Neomycinsulfatlsg. gibt die Reaktionen auf Sulfationen.

Prüfung. Die 10%ige wäss. Lsg. von Neomycinsulfat muß farblos und klar sein. Schwermetallverunreinigungen dürfen nicht vorhanden sein. – Sulfatasche: Höchstens 1% (CF 65).

Wassergehalt. Nach Angabe der Arzneibücher höchstens 8% beim Trocknen im Vakuum oder bei 105°. Lediglich CF 65 beschränkt den Wassergehalt auf 3%, bestimmt mit der Karl-Fischer-Methode; als Trocknungsverlust werden höchstens 5% zugelassen.

Verträglichkeit. Nach PI.Ed. II wird die unzulässige Toxizität nach den im Appendix 32 angegebenen Vorschriften bestimmt. Die Testdosis beträgt 0,5 ml einer Lsg. in physiologischer Kochsalzlsg., die 200 I.E. enthält. Die anderen Arzneibücher verfahren nach ähnlichen Vorschriften.

Pyrogenfreiheit. Eine Lsg. von Neomycinsulfat für parenterale Verwendung in sterilem, pyrogenfreiem W., die in 1 ml 0,5 mg Substanz enthält, muß pyrogenfrei sein. Pro kg Tier ist 1 ml zu injizieren (Ph.Helv. V – Suppl. III).

Gehaltsbestimmung. Die Gehaltsbestimmung erfolgt auf biologischem Wege. Die Pharmakopöen gehen nach den gleichen Prinzipien vor. Als Beispiel werden die Vorschriften der USP XVI angeführt, in die sowohl die Zylinderplattenmethode als auch die turbidimetrische Methode aufgenommen wurde.

A. Zylinderplattenmethode. Man löst in einem 250-ml-Meßkölbchen eine 25 mg Neomycinbase entsprechende Menge Neomycinsulfat (genau gewogen) in 0,1 m Phosphatpuffer vom pH 7,9 zum Volumen. 10 ml dieser Lsg. werden mit der gleichen Pufferlsg. auf 100 ml verdünnt. Die so erhaltene Lsg. des zu bestimmenden Antibioticums enthält das Äquivalent von 10 mcg Neomycinbase im ml. Zur Herstellung der Standardstammlsg. wird eine geeignete Menge Neomycinsulfat-Referenz-Standard (genau gewogen), der vorher nach den Bestimmungen der USP XVI getrocknet worden ist, mit 0,1 m pH-7,9-Phosphatpuffer zu einer Konzentration von 1 mg/ml gelöst. Diese Lsg. wird im Kühlschrank aufbewahrt und kann 14 Tage verwendet werden. Als Testorganismus wird Staphylococcus aureus (ATCC Nr. 6538-P) verwendet. Die Aufbewahrung und Fortzüchtung erfolgt wie unter Benzylpenicillinnatrium/Zylinderplattenmethode beschrieben. Man beimpft die Oberfläche einer Roux-Flasche, die 300 ml Nähragar enthält, mit diesem Organismus. Es wird 24 Std. lang bei 32 bis 35° bebrütet. Man schwemmt das Wachstum mit 100 ml steriler Kochsalzlsg. ab und bestimmt diejenige Verdünnung dieser Stammsuspension, die etwa 80% Durchlässigkeit in einem geeigneten Elektrophotometer zeigt, das mit einem 650-mµ-Filter ausgerüstet ist. Die Suspension wird in geeigneter Weise eingestellt und ein Inoculum mit Nähragar vom pH 7,9 ± 0,1 bereitet, der etwa 0,5% der eingestellten Stammsuspension enthält.

B. Turbidimetrische Methode. Die Standardstammlsg. wird wie unter Zylinderplattenmethode angegeben bereitet. Zur Herstellung des Inoculums ist als Testorganismus Klebsiella pneumoniae (ATCC 10031) geeignet. Man hält den Mikroorganismus auf Nähragar vom pH 7,0 und überimpft alle zwei Wochen auf frische Nährböden. Eine Kultur des Testorganismus wird in frische Schrägagarröhrchen überimpft und über Nacht bei 32 bis 35° bebrütet. Das Wachstum von 2 oder 3 dieser Röhrchen wird in sterilem, dest. W. suspendiert. Je 5 ml der Suspension werden in 2 Roux-Flaschen gegeben, die 300 ml Nähragar enthalten. Die Flaschen werden über Nacht bei 32 bis 35° bebrütet und das Wachstum in so viel sterilem, dest. W. suspendiert, daß die Durchlässigkeit etwa 75% beträgt, gemessen in einem Elektrophotometer, das mit einem 650-mµ-Filter ausgerüstet ist. Das Inoculum für jeden Prüfungstag wird bereitet, indem man 15 ml dieser eingestellten Suspension zu 1000 ml Pepton-Nährbouillon gibt, die vorher auf eine Temperatur von annähernd 15° abgekühlt worden ist. Zur Prüfung verdünnt man die Standardstammlsg. mit 0,1 m pH-7,9-Phosphatpuffer auf Konzentrationen von 6,4, 8,0, 10,0, 12,5 und 15,6 mcg Neomycinsulfat-Referenz-Standard/ml. Je 1 ml dieser Verdünnungen bringt man in 6 vorbereitete Teströhrchen. Die Lsg. des zu bestimmenden Antibioticums wird mit 0,1 m pH-7,9-Phosphatpuffer auf eine geschätzte Konzentration von 10 mcg/ml verdünnt und je 1 ml dieser Verdünnung zu 6 vorbereiteten Teströhrchen gegeben. Zu jedem Röhrchen beider Serien gibt man 9,0 ml Inoculum und bringt die Röhrchen sofort für 4 Std. in ein Wasserbad von 37 $\pm$ 1°. Nach Versuchsende werden 0,5 ml verd. Formaldehydlsg. (1:3) in jedes Röhrchen gegeben. Man ermittelt die Durchlässigkeit in einem geeigneten Elektrophotometer, das mit einem Filter von 530 mμ ausgerüstet ist. Die Berechnung erfolgt wie unter Streptomycinsulfat (Turbidimetrische Methode) angegeben.

Bakteriologische Wirkung. Neomycinsulfat ist in vitro aktiv gegen zahlreiche grampositive und gramnegative Bakterien. Es ist gegen Staphylokokken wirksamer als gegen Streptokokken. Sein antibakterielles Wirkungsspektrum ist nach NND 62 breiter als das des Penicillins, des Streptomycins oder des Bacitracins, und es ist gelegentlich auch wirksam bei Pseudomonas- und Proteusinfektionen. Auch Brucella, Vibrio cholerae, Treponematacea und Entamoeba histolytica werden durch Neomycin gehemmt. Es ist nicht wirksam gegen Fungi. Vor allem werden streptomycinresistente in gleicher Weise wie streptomycinempfindliche Mikroorganismen beeinflußt. In vitro sind resistente Mikroorganismen bekannt geworden, jedoch konnten klinisch bisher solche Stämme nicht beobachtet werden.

Wirkungsmechanismus. Der Wirkungsmechanismus des Neomycins ist demjenigen der Streptomycine und des Kanamycins sehr ähnlich[1].

Pharmakologische Wirkung. Neomycinsulfat wird vom Magen-Darm-Kanal aus nur in einer Menge von etwa 3% nach oraler Darreichung resorbiert. Es ruft nach einmaliger oraler Applikation weder Allgemeinreaktionen noch toxische Wirkungen hervor. Die geringe resorbierte Menge wird schnell durch die Nieren im Harn ausgeschieden. Das nicht resorbierte Neomycin erscheint unverändert in den Faeces. Parenteral verabreicht ist Neomycin zu toxisch, als daß es therapeutisch auf diesem Wege angewendet werden könnte. Als toxisch gilt ein Blutspiegel von 0,2 mg/ml, der jedoch nur nach parenteraler Injektion erreicht wird. Eine derartige Konzentration im Blutserum ruft schwere Nierenschädigungen hervor.

Klinische Verwendung. Neomycinsulfat wird nach NND 62 insbesondere äußerlich verwendet, und zwar in Lsg. oder in Salbenform zur lokalen Behandlung oder Vorbeugung von entsprechenden Infektionen der Haut und des Auges. Als Indikationen führen die NND auf: septische oder sekundär infizierte Dermatosen, Impetigo, Wunden, Verbrennungen, varizöse oder trophische Ulcera, Conjunctivitis, Blepharitis und Gerstenkorn. Bei schweren oder ausgedehnten Infektionen wird empfohlen, die lokale Therapie oral durch Sulfonamide oder parenteral durch Penicillin zu ergänzen.

Innerlich wird Neomycinsulfat als intestinales Antisepticum empfohlen, und zwar oral verabreicht zur Unterdrückung der normalen Darmflora in der großen Bauch- und Darmchirurgie. Neomycin soll jedoch nicht parenteral injiziert werden. Bei der oralen Applikation ist zu beachten, daß hohe Dosen und längere Darreichung wegen der möglichen toxischen Allgemeinerscheinungen vermieden werden müssen. Im allgemeinen tritt als Folge der Hemmung der normalen Darmflora ein Überwachsen durch nichtpathogene Hefen ein. Aerobacter aerogenes kann etwa 12 Std. nach dem Überwuchern der Hefen auftreten.

Nebenwirkungen. Neomycinsulfat wird im allgemeinen nach NND 62 örtlich gut vertragen und ist relativ reizlos. Eine Sensibilisierung wurde selten beobachtet. Nach oralen Gaben tritt eine milde Abführwirkung ein. Eine längere orale Therapie mit Neomycin kann zu einem Überwachsen mit nichtempfindlichen Organismen, insbesondere Candida, führen. Wenn neue Infektionen durch Bakterien oder Pilze während der Behandlung mit Neomycin hinzukommen, ist es empfehlenswert, das Antibioticum abzusetzen und geeignete Maßnahmen gegen diese Neuinfektionen zu ergreifen. Bei Verstopfung ist die orale Applikation als intestinales Antisepticum kontraindiziert.

Dosierung. Neomycinsulfat wird wegen seiner desinfizierenden Wirkung auf den Dickdarm hauptsächlich oral angewendet; außerdem aber auch intramuskulär bei System- und Harnweginfektionen. Zur äußerlichen Verwendung wird üblicherweise eine 0,5%ige wss. Lsg. oder eine 0,5%ige Salbe benutzt. Die wss. Lsg. wird in Form feuchter Umschläge, als Spülung oder als Instillation appliziert und ebenso wie die Salbe ein- bis zweimal täglich in ausreichender Menge auf die infizierte Fläche gebracht.

---

[1] FEINGOLD, D. S., u. B. D. DAVIS: Biochim. biophys. Acta (Amst.) 55, 787 (1962). - RINEHART, K. L.: The Neomycins and Related Antibiotics. New York: J. Wiley 1964.

Für die praoperative Darmdesinfektion wird der Patient auf Schonkost gesetzt. Unmittelbar nach Einnahme eines Abführmittels werden oral 4 Dosen zu je 1 g Neomycin in Abständen von 1 Std. verabreicht; anschließend wird je 1 g vierstündlich 24 bis 72 Std. vor der Operation gegeben. Die Therapie soll nicht über 72 Std. hinausgehen. Für die intramuskuläre Injektion wird eine Lsg. verwendet, die 200 oder 250 mg Neomycinsulfat/ml enthält. Die Dosis errechnet man auf der Basis von 10 bis 15 mg pro kg Körpergewicht und Tag. Sie sollte 15 mg/kg oder eine Gesamtdosis von täglich 1 g nicht überschreiten. Die tägliche Gesamtdosis wird am besten in 4 gleiche Teile geteilt, die in Abständen von 6 Std. injiziert werden. Die Anwendung sollte nicht über 10 Tage ausgedehnt werden. Nach USP XVII beträgt die übliche Tagesdosis alle 4 Std. bis 1 g der Base (Dosierungsbereich 4 bis 12 g täglich); äußerlich als 0,5%ige Salbe.

Aufbewahrung und Lagerung. Nach Pl.Ed. II in gut verschlossenen, lichtundurchlässigen Gefäßen bei einer Temperatur unterhalb 30°.

Streptomycine

An der New Jersey Agricultural Experimental Station wurden seit 1939 viele Actinomyceten, Pilze und Bakterien auf antibakterielle Substanzen untersucht. Im Jahre 1944 gelang es SCHATZ, BUGIE und WAKSMAN[1] aus Kulturen von Streptomyces griseus (frühere Bezeichnung Actinomyces griseus) ein neues Antibioticum, das Streptomycin, zu isolieren. Es zeichnete sich vor allem durch geringe Toxizität und große Wirksamkeit gegen gramnegative Bakterien aus. Letzteres war deswegen wichtig, weil Penicillin und die Sulfonamide hauptsächlich gegen grampositive Bakterien wirken. Das Wachstum von Mycobacterium tuberculosis wird gleichfalls durch Streptomycin gehemmt[2]. Die Untersuchungen verschiedener Forschergruppen zur Aufklärung der Konstitution führten 1946 zu der Entdeckung, daß durch katalytische Hydrierung 2 Wasserstoffatome in das Streptomycinmolekül eingeführt werden können und daß dieses Dihydrostreptomycin ebenso wirksam wie die Ausgangssubstanz ist. Man glaubte zunächst, daß bei längerer Anwendung Dihydrostreptomycin weniger neurotoxische Erscheinungen als Streptomycin hervorrufen würde. Das bestätigte sich jedoch nicht. Allerdings ist die Mischung gleicher Teile Streptomycin und Dihydrostreptomycin weniger toxisch als die einzelnen Komponenten, was zur Einführung zahlreicher derartiger Handespräparate geführt hat. Der Wert und „Vorteil" dieser Additionspräparate, vor allem auch für eine langdauernde Therapie, muß jedoch ernstlich bezweifelt werden[3].

Gewinnung. Streptomycin wird unter aseptischen Bedingungen durch aerobe Fermentation von Streptomyces griseus in ähnlichen Anlagen wie Penicillin erzeugt. Die Dauer der Fermentationsperiode schwankt von einem bis zu mehreren Tagen je nach der Art des Kulturmediums und den Bedingungen. Streptomycesstämme, die das Antibioticum in genügender Menge hervorbringen, sind verhältnismäßig selten, obgleich ein Stamm, der größere Ausbeuten zeigt (Streptomyces bikiniensis), aufgefunden wurde. Es war daher wichtig, durch Auswahl und UV- oder Röntgenbestrahlung ertragreichere Mutanten zu finden bzw. zu erzeugen. Allerdings neigen diese leicht zur Rückmutation. Ein weiteres Problem besteht darin, daß Streptomyces griseus empfindlich ist gegenüber den Actinophagen, einem mikrobiellen Virus, das die Stämme angreift. Dieser Schwierigkeit wurde man durch Zusatz von Polycarbonsäuren zum Fermentationsmedium Herr. Streptomyces bikiniensis ist gegen Phagen resistent. Die Streptomycinproduktion erfolgt in folgenden Stufen (nach dem Verfahren der Firma Merck u. Co., Inc., Rahway, N. Y., zit. aus Ullmanns Encyklopädie der technischen Chemie, Bd. 3, München: Urban & Schwarzenberg 1953): a) Gewinnung einer Laboratoriumskultur, b) Großfermentation, c) Filtration, d) Adsorption, e) Elution, f) Konzentrierung, g) Lösungsmittelfällung, Umwandlung in das $CaCl_2$-

---

[1] Proc. Soc. exp. Biol. (N. Y.) *55*, 66 (1944).
[2] SCHATZ, A., u. S. A. WAKSMAN: Proc. Soc. exp. Biol. (N. Y.) *57*, 244 (1944).
[3] HEILMEYER/WALTER: Antibiotica-Fibel, 2. Aufl., Stuttgart: Thieme 1965, S. 193.

Doppelsalz, h) Endoperationen wie sterile Filtration, Gefriertrocknung, Pulvern, Wägen und Abfüllen.

Zur Herstellung der Laboratoriumskultur werden Sporen von den Originalstämmen in steriler Erde im Kühlschrank aufbewahrt. Ein Schrägagarröhrchen wird mit dieser sterilen Kultur beimpft und bebrütet. Die ausgewachsenen Kolonien (Luftmycel) werden mit destilliertem Wasser abgeschwemmt, in Nährlösung überimpft und die Kultur submers weiterentwickelt. Die Belüftung erfolgt durch Schütteln der Kulturgefäße. Der pH-Wert soll zu Beginn 7,0 betragen und sich am Ende der Fermentation in schwach alkalischen Bereich verschieben.

Die Nährlösung setzt sich im allgemeinen aus einem Kohlenhydrat, einem Proteinhydrolysat und anorganischen Salzen in Wasser zusammen. Das von WAKSMAN empfohlene Kulturmedium bestand aus einer wss. Lsg. von 1% Glucose, 0,5% Pepton, 0,3% Fleischextrakt und 0,5% Natriumchlorid. Das Nährmedium wird auf ein pH von 6,5 bis 7,0 nach der Sterilisation eingestellt. Die Fermentation wird bei 25 bis 30° unter gleichzeitigem Zuführen steriler Luft und Rühren in 4 Fermentern steigender Größe durchgeführt. Der Inhalt eines jeden Fermenters dient zum Animpfen des nächst größeren. Der kleinste wird mit der Laboratoriumskultur beimpft. Der vierte Fermenter hat einen Inhalt von 56000 l. Sobald das Maximum des Streptomycingehaltes im 4. Fermenter erreicht ist, wird die Fermentation abgebrochen.

Streptomycin kann aus den Kulturflüssigkeiten nicht ausgeschüttelt werden. Man ist daher gezwungen, das Antibioticum an geeignete Adsorbentien (Kohle, Aluminiumoxid) zu adsorbieren und später mit Hilfe von Lösungsmitteln aus diesen Stoffen in gereinigtem Zustand wieder zu eluieren.

Die fermentierte Nährlsg., die Streptomycin in einer Konzentration von 0,005% enthält, wird nach Zusatz von Filtrierhilfsmitteln durch kontinuierlich arbeitende Druckfilter filtriert. Dann wird das pH des Filtrates eingestellt, ein zweites Mal in gleicher Wiese filtriert und die filtrierte Nährlsg. in Adsorptionstanks mit Aktivkohle versetzt und gemischt. Die Nährlsg. preßt man von dem Kohleadsorbat durch eine Filterpresse ab und

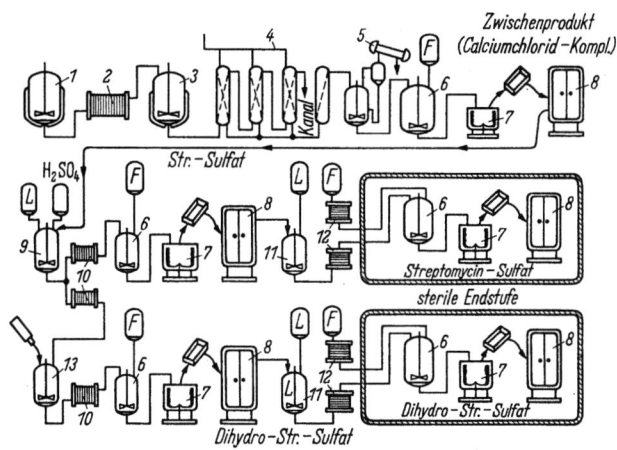

Abb. 266. Streptomycin-Aufarbeitung und sterile Endstufe.

1 Kühltank; *2* Filterpresse; *3* Filtratkessel; *4* Adsorptionsanlage; *5* Konzentrierung; *6* Kristallisierer; *7* Schleuder; *8* Trockenschrank; *9* Ansäuerung; *10* Filter; *11* Lösungstank; *12* Sterilfilter; *13* Hydrierer; *F* Fällungsmittel; *L* Lösungsmittel.

wäscht das Adsorbat mit verd. Alkohol. Aus dem Aktivkohleadsorbat wird das Streptomycin mit verd. alkoholischer Salzsäure durch einen Zweistufen-Gegenstromprozeß als Trihydrochlorid herausgelöst und von der Kohle abfiltriert, während die Verunreinigungen an der Kohle haften bleiben. Nach der Neutralisation des sauren Eluats dampft man die Lsg. in Vakuumverdampfern bei höchstens 60° ein, bis sie etwa 25% feste Bestandteile enthält, von denen weniger als ein Viertel Streptomycin ist. Das Konzentrat wird zur Ausfällung des Streptomycintrihydrochlorides mit Aceton behandelt, das ausgefällte Salz in A. gelöst, zur Entfernung von Verunreinigungen mit einem Adsorptionsmittel behandelt und filtriert. Die Gewinnung des $CaCl_2$-Doppelsalzes erfolgt über die wasserfreie Streptomycinhydrochloridlsg., die mit einer alkoholischen Lsg. von $CaCl_2$ versetzt wird. Das $CaCl_2$-Salz des Streptomycin kristallisiert dann in 98%iger oder noch höherer Reinheit aus. Außer diesem $CaCl_2$-Doppelsalz werden für pharmazeutische Zwecke auch Streptomycintrihydrochlorid und Streptomycinsulfat hergestellt.

In neuerer Zeit gelangen anstelle von Kohle und Aluminiumoxid auch Ionenaustauscher[1] zur Anwendung. Das Streptomycin wird aus den Kulturlösungen an den Austauscher adsorbiert und nach dem Waschen mit W. mittels verd. Salzsäure eluiert. Das Streptomycin liegt dann in der wss. Lsg. als Trihydrochlorid vor (Abb. 266).

Die weitere Aufarbeitung geschieht in ähnlicher Weise wie vorstehend beschrieben. Die reinen Salze werden unter aseptischen Bedingungen in pyrogenfreiem W. gelöst, durch Filtration von Mikroorganismen befreit, eingefroren und im Hochvakuum getrocknet (Gefriertrocknung). Die trockenen Salze des Streptomycins werden schließlich pulverisiert, steril abgefüllt und verpackt.

Dihydrostreptomycin wird durch elektrolytische Reduktion oder Hydrierung von reinem Streptomycinhydrochlorid, Streptomycinsulfat oder kristallinem Calciumchloridkomplexsalz in wss. Lsg. mit Platinoxid als Katalysator gewonnen. Dabei werden zwei Wasserstoffatome aufgenommen und die Aldehydfunktion im Streptomycinmolekül wird in eine Hydroxymethylgruppe umgewandelt. Dihydrostreptomycin bildet mit $CaCl_2$ kein Komplexsalz, deshalb muß das Calcium vor oder nach der Hydrierung entfernt werden, wenn man von Streptomycin-Calciumchlorid ausgeht. Bei Verwendung von reinem Streptomycinhydrochlorid oder Streptomycinsulfat wird das Reaktionsgemisch lediglich filtriert, das Filtrat der Gefriertrocknung unterworfen und so das reine Dihydrostreptomycinsalz erhalten. Im Jahre 1957 wurde in den Kulturlösungen eines neu isolierten Streptomycetenstammes (Streptomyces humidus) Dihydrostreptomycin auch in der Natur aufgefunden[2].

Weitere Verfahren zur Streptomycingewinnung sind in der Patentliteratur zu finden (s. auch Ullmanns Encyklopädie der technischen Chemie, l.c.).

Streptomycinderivate. Während Dihydrostreptomycin eine dem Streptomycin vergleichbare Aktivität aufweist, besitzt die entsprechende Carbonsäure keine antibakterielle Wirksamkeit. Durch Kondensation des Streptomycins mit Aminen ist eine Anzahl SCHIFFscher Basen dargestellt und zu den entsprechenden N-Alkylstreptomycylaminen hydriert worden[3]. Die so bereiteten Verbindungen besitzen in den meisten Fällen eine geringere Aktivität als das Streptomycin selbst. Lediglich das Streptomycylidenisonicotinylhydrazidsulfat (s. S. 1071) hat Eingang in die Therapie zur Behandlung der Tuberculose gefunden. Dihydrodesoxystreptomycin (Neodihydrostreptomycin)[4], das durch Reduktion des Streptomycins mit Aluminiumamalgam im neutralen oder sauren Milieu hergestellt werden kann, und in dem die Aldehydgruppe zur Methylgruppe reduziert und die tertiäre OH-Funktion in eine Methylengruppe überführt worden ist, soll gleichfalls dem Streptomycin vergleichbare Eigenschaften besitzen[5].

---

[1] A. P. 2528022 (Pfizer); A. P. 2528188 (Pfizer); E. P. 368664 (AYERST, MCKENNA and HARRISON).

[2] TATSUOKA, S., T. KUSAKO, M. MYAKE, M. INOUI, H. HITOMI, Y. SHIRAISHI, H. I. WASAKI u. M. IMANISHI: Pharm. Bull. (Tokyo) 5, 343 (1957).

[3] WINSDEN, W. A., C. I. JARONSKI, F. X. MURPHY u. W. A. LAZIER: J. Amer. chem. Soc. 72, 3969 (1950).

[4] YABUTA, T., H. IKEDA, K. SHIROYANAGI, I. FUJIMAKI u. M. KATAYAMA: US-Pat. 2803650 (1957).

[5] SAITO. Y. IMAGAWA, J. NAGASAWA, K. ISHII, T. MURATA, J. GOMI u. H. BABA: J. Antibiot. 11, 199 (1958).

Streptomycin 1071

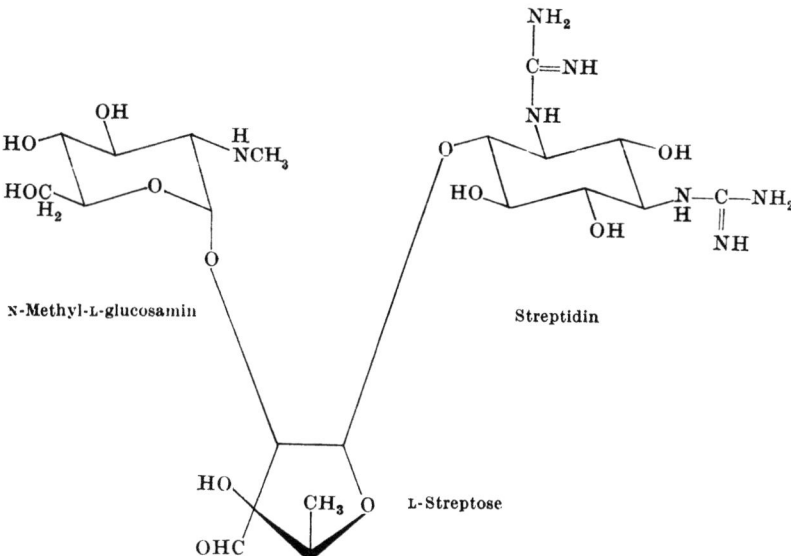

Streptomycyliden-
isonicotinylhydrazid

Chemie. Die Struktur des Streptomycins wurde 1947 von BRINK und FOLKERS[1] angegeben, die absolute Konfiguration des Streptidins 1963 von DYER und TODD aufgeklärt[2]:

N-Methyl-L-glucosamin   Streptidin

L-Streptose

Streptomycin besitzt die Summenformel $C_{21}H_{39}N_7O_{12}$ und stellt eine in reinem Zustand verhältnismäßig beständige, wasserlösliche, dreisäurige Base dar, die keine charakteristische UV-Absorption besitzt und leicht ein Calciumchlorid-Doppelsalz bildet. Es gibt einen positiven Sakaguchi-Test (Guanidin-Gruppen). Streptomycin wird durch Alkalien, Oxydations- und Reduktionsmittel, Carbonylreagentien und Sulfhydrylfunktionen inaktiviert.

---

[1] J. Amer. chem. Soc. **69**, 1234 (1947).
[2] DYER, J. R., u. A. W. TODD: J. Amer. chem. Soc. *85*, 3896 (1963).

1072   Antibiotica

Das Streptomycinmolekül besteht aus einer charakteristischen Base, dem Streptidin, das glykosidisch mit dem Streptobiosamin verbunden ist. Letzteres zerfällt bei stärkerer Hydrolyse in Streptose und N-Methyl-L-glucosamin. Bei alkalischer Hydrolyse entsteht Maltol. Die Konstitution des N-Methyl-L-glucosamins wurde dadurch sichergestellt, daß man das Produkt, welches man bei der sauren Hydrolyse des N-Methylstreptobiosamindimethylacetals erhielt, zu N-Methyl-L-glucosamincarbonsäure oxydierte. Streptidin gibt bei energischer Hydrolyse mit Bariumhydroxidlsg. Streptamin (1,3-Diamino-2,4,5,6-tetrahydroxycyclohexan). Die Stellung der Amino- und Hydroxygruppen wurde durch Perjodatabbau und anschließende Bromoxydation geklärt. Der zyklische Charakter des Streptidins folgte aus Aromatisierungsversuchen. Die Ermittlung der Konstitution der Streptose war wegen der Unbeständigkeit dieser Verbindung gleichfalls schwierig, konnte aber über das Tetraacetylthiostreptobiosamindiäthylmercaptal sichergestellt werden, indem man diese Verbindung mit Raney-Nickel entschwefelte oder in Gegenwart von $HgCl_2$ hydrolysierte und das entstehende Produkt einer Bromoxydation unterwarf. Die vorstehende Tafel gibt eine kurze Übersicht über die Reaktionen.

Durch elektrolytische Reduktion oder katalytische Hydrierung der Aldehydgruppe im Streptomycin zur primären Alkoholgruppe wird Dihydrostreptomycin erhalten ($C_{21}H_{41}N_7O_{12}$). Die Aldehydgruppe der Streptose im Streptomycin ist auch von Bedeutung bei der alkalischen Hydrolyse, da sich aus Streptose unter Umlagerung des Kohlenstoffgerüstes Maltol bildet, das für die Unterscheidung von Streptomycin und Dihydrostreptomycin analytisch wichtig ist.

Vor kurzem konnte mittels kernmagnetischer Resonanz-Untersuchungen gezeigt werden, daß die Aldehydgruppe der Streptose im Streptomycin nicht frei vorliegt, sondern intramolekular an die sekundäre Aminogruppe gebunden ist[1]. Auf diese Weise entsteht ein dreidimensionales Gebilde, welches einen 7gliedrigen Ring besitzt. Das ist nicht ohne Einfluß auf die Wirksamkeit, wie man durch einen Vergleich mit der Wirkung des Dihydrostreptomycins feststellen kann. Die Dihydroverbindung hemmt das Wachstum tierischer Gewebekulturen weniger, präcipitiert Nucleinsäuren in geringerem Ausmaß und ist weniger antiviral wirksam als Streptomycin.

In noch unreinen Streptomycinchargen wurde ein zweites Antibioticum gefunden, das in Mengen von 30 bis 60% in rohem Streptomycin enthalten ist, aber eine wesentlich ge-

---

[1] ARONSON, J., W. L. MEYER u. T. D. BROCK: Nature (Lond.) *202*, 555 (1964). — BROCK, T. D.: Fed. Proc. *23*, 965 (1964).

ringere Wirksamkeit als Streptomycin (etwa 25%) besitzt. Diese, zunächst Streptomycin B genannte Substanz, ergab bei der Säurehydrolyse Streptidin, Streptobiosamin und Mannose und konnte als d-Mannosid des Streptomycins erkannt werden. Das Mannosidostreptomycin enthält die Mannose in 4-Stellung an den N-Methyl-L-glucosamin-Rest glykosidisch gebunden.

Interessant ist, daß Mannosidostreptomycin, wenn es Streptomyces griseus-Kulturen zugesetzt wird, in Streptomycin umgewandelt wird. Es ist also als Zwischenstufe der biologischen Streptomycinsynthese aufzufassen. Bei der alkalischen Hydrolyse ergibt Mannosidostreptomycin etwa zwei- bis dreimal soviel Maltol wie Streptomycin. Daher ist die Maltolreaktion des Streptomycins zur Wertbestimmung von Streptomycin nicht geeignet und wird nur zur Bestimmung des Gehaltes von Streptomycin in Dihydrostreptomycin in den Arzneibüchern verwendet.

In diesem Zusammenhang ist auch das Hydroxystreptomycin zu erwähnen, über das 1950 berichtet wurde[1]. Es konnte aus Kulturlösungen von Streptomyces griseocarneus isoliert werden und enthält ein Sauerstoffatom mehr als das Streptomycin. Wie eingehende Untersuchungen ergaben[2], ist die Methylgruppe der Streptose in eine Hydroxymethylgruppe umgewandelt. Die Eigenschaften und pharmakologischen Wirkungen ähneln denen des Streptomycins.

Die Totalsynthese des Streptomycins ist bisher nicht in der Literatur beschrieben worden. Lediglich über Synthesen einzelner Bausteine wurde berichtet.

Dünnschichtchromatographie. Streptomycin kann durch Dünnschichtchromatographie auf Cellulosepulver von Neomycin, Kanamycin, Streptothricin und Hydroxystreptomycin getrennt werden[3]. Auch auf Alusil (Kieselgel G + Aluminiumoxid; 1 + 1) ist die Trennung von Kanamycin, Neomycin und Puromycin, nicht aber von Dihydrostreptomycin möglich[4]: Die Platten werden 30 Min. lang bei 110° aktiviert. Man trägt 80 bis 100 mcg des Sulfates auf und verwendet als Fließmittel eine Mischung aus n-Propanol-Essigester-Wasser-25%igem NH_3 (5:1:3:1). Die Platten werden während 24 Std. in Durchlauftechnik entwickelt; Laufstrecke 20 cm. Als Reagens dient Ninhydrin (0,3 g in 100 ml n-Butanol und 3 ml Eisessig lösen); die Platten sind 15 bis 20 Min. lang auf 110° zu erhitzen.

Eigenschaften und Pharmakopöevorschriften. Streptomycinsalze: In BP 53(!) waren Streptomycinhydrochlorid, Streptomycinsulfat und Streptomycincalciumchlorid, in USP XIV(!) die gleichen Salze sowie Streptomycinphosphat enthalten. In den neueren Pharmakopöen ist nur noch Streptomycinsulfat aufgenommen worden. Eine I.E. Streptomycinsulfat entspricht 0,001 282 mg; 1 mg Streptomycinsulfat ist 780 I.E. äquivalent. Das Internationale Standardpräparat Streptomycinsulfat wird im National Institute for Medical Research, The Ridgeway, Mill Hill, London NW 7, aufbewahrt. Für die Bundesrepublik Deutschland nimmt die Aufbewahrung und Verteilung das Paul-Ehrlich-Institut, Frankfurt a. M., Paul-Ehrlich-Straße 44, vor.

Streptomycini Sulfas Pl.Ed. II, CF 65. Streptomycinsulfat DAB 7 – BRD u. DDR. Streptomycin sulphate BP 63. Streptomycin-Sulfate USP XVI u. XVII. Streptomycinum sulfuricum ÖAB 9. Streptomycini sulfas Nord 63.

Nach Angabe der Pl.Ed. II ist Streptomycinsulfat das Sulfat einer antimikrobiellen, komplexen, organischen Base, die durch Streptomyces griseus (Krainsky) Waksman et Henrici hervorgebracht wird oder eine Substanz mit gleichen chemischen und biologischen Eigenschaften, die von anderen lebenden Organismen oder auf andere Weise erzeugt wird. Nach USP XVII muß es den Bestimmungen der FDA entsprechen (s. Bacitracinum).

$$(C_{21}H_{39}N_7O_{12})_2 \cdot 3H_2SO_4 \qquad \text{M.G. } 1457{,}44$$

Gehaltsforderung. USP XVII und ÖAB 9 schreiben mindestens 65% Streptomycinbase

---

[1] BENEDICT, R. G., F. H. STODOLA, O. L. SHOTWELL, A. M. BORUD u. L. A. LINDENFELSER: Science *112*, 77 (1950).
[2] STODOLA, F. H., O. L. SHOTWELL, A. M. BORUD, R. G. BENEDICT u. A. C. RILEY: J. Amer. chem. Soc. *73*, 2290 (1951).
[3] ITO, Y., M. NAMBA, N. NAGAHAMA, T. YAMAGUCHI u. T. OKUDA: J. Antibiot. (Tokyo) Ser. A *17*, 218 (1964) (engl.).
[4] HÜTTENRAUCH, R., u. J. SCHULZE: Pharmazie *19*, 334 (1964).

im Streptomycinsulfat vor, entsprechend 650 I.E./mg. BP 63, DAB 7 – DDR, Nord. 63 und PI.Ed. II fordern, daß die Substanz mindestens 700 I.E./mg enthalten soll. DAB 7 – BRD fordert mindestens 87,5% $C_{42}H_{84}N_{14}O_{36}S$, berechnet auf die getrocknete Substanz. Die mikrobiologische Bestimmung der Wirksamkeit muß einen Gehalt von mindestens 645 bis höchstens 820 I.E. je mg ergeben, berechnet auf die getrocknete Substanz. CF 65 verlangt mindestens 715 mcg Streptomycinbase/mg.

1 I.E. ist die spezifische Wirksamkeit von 0,001 mg Streptomycinbase und entspricht der spezifischen Wirksamkeit von 0,001282 mg der Internationalen Streptomycinsulfat-Standardsubstanz. 1 mg Streptomycinsulfat-Standard entspricht 780 I.E.

Eigenschaften. Weiße oder fast weiße, geruchlose oder fast geruchlose Substanz von schwach bitterem Geschmack; hygroskopisch, aber beständig gegen Licht und Luft. – Löslichkeit. Leicht lösl. in W., praktisch unlösl. in A., Chlf., Ae. (PI.Ed. II) oder fetten Ölen (DAB 7 – DDR). Nach ÖAB 9 auch in Aceton unlösl. – pH der Lösung. Das pH einer Streptomycinsulfatlsg., die im ml das Äquivalent von 200 mg Base enthält, liegt zwischen 4,5 und 7,0, potentiometrisch bestimmt (USP XVI, BP 63). PI.Ed. II gibt an, daß der pH-Wert einer wss. Lsg., die 200 000 I.E./ml enthält, zwischen 5,0 und 7,0 liegt. DAB 7 – DDR gibt den gleichen Wert an; zur Prüfung werden 7,00 g Substanz in kohlendioxidfreiem W. zu 25,00 ml gelöst. – Spezifische Drehung. Nach DAB 7 – DDR u. BRD und ÖAB 9 beträgt $[\alpha]_D^{20} = -78$ bis $-83°$ (wss. Lsg., c = 2), berechnet auf die getrocknete Substanz. Ph.Helv. V – Suppl. II begrenzt das Intervall auf – 79 bis – 83,5°. Nord. 63 gibt $[\alpha]_D$ mit = 75,0 bis – 85,0° an (c = 2,00, wss. Lsg.), während CF 65 als Drehwert $[\alpha]_D^{20} = 80 \pm 4°$ verlangt (c = 2,0, wss. Lsg.).

Erkennung. 1. Nach USP XVI werden etwa 10 mg Streptomycinsulfat in 5 ml W. gelöst; man fügt 1 ml n Natriumhydroxidlsg. hinzu und erhitzt 5 Min. lang im Dampfbad. Nach dem Abkühlen werden 2 ml einer Lsg. von 200 mg Eisen(III)-ammonsulfat in 10 ml n Schwefelsäure zugesetzt. Es entsteht eine intensiv violettrote Färbung (Maltol-Reaktion). Eine gleichartige Prüfung ist im DAB 7 – BRD und DDR, in BP 63, in PI.Ed. II, im ÖAB 9, dem CF 65 und in Ph.Helv. V – Suppl. II angegeben. – 2. Nach USP XVI werden zu einer Lsg. von ca. 0,5 mg Streptomycinsulfat in 5 ml W. 1 ml 10%ige Natriumhydroxidlsg. und 1 ml 0,05%ige α-Naphthollsg. in verd. A. hinzugefügt. Man kühlt die Mischung auf etwa 15° ab und gibt 3 Tr. Natriumhypobromitlsg. hinzu; die Lsg. färbt sich violettrot. ÖAB 9 und CF 65 führen ähnliche Reaktionen an. – 3. BP 63 und PI.Ed. II geben folgende Reaktion an: 0,2 g Substanz werden in einer Mischung aus 2 ml M. und 0,1 ml Schwefelsäure gelöst. Man läßt die, wenn nötig, filtrierte Lsg. 2 bis 3 Tage stehen; nach dieser Zeit beginnt Streptidinsulfat auszukristallisieren. Die Kristalle werden in heißem W. gelöst und 0,1 g Pikrinsäure in 10 ml heißem W. hinzugefügt. Der beim Abkühlen ausfallende Nd. schmilzt nach dem Umkristallisieren aus heißem W. bei 283 bis 284°. DAB 7 – BRD führt eine im Prinzip gleiche Prüfung an, nennt als Schmelzpunkt des Dipikrates jedoch 275°. – 4. ÖAB 9 und DAB 6 – 3. Nachtr. BRD schreiben folgende Reaktion vor: eine Lsg. von etwa 2 mg Streptomycinsulfat in 1 ml W. gibt mit Neßlers Rg. nach kurzer Zeit eine graue Trübung von metallischem Quecksilber. DAB 7 – BRD läßt außer Neßlers Reagens Kaliumjodidlsg. zur Streptomycinsulfatlsg. hinzufügen. Es entsteht ein grauschwarzer Nd. – 5. In Ph.Helv. V – Suppl. II ist folgende Prüfung aufgeführt: 100 mg Dinitrophenylhydrazin werden in 4 ml konz. Salzsäure und 2 ml W. unter Erhitzen zum Sieden gelöst. Diese Lsg. wird noch heiß in eine Lsg. von 100 mg Streptomycinsulfat in 1 ml W. gegossen, die Mischung 30 Min. lang im Wasserbad erhitzt und mit dem gleichen Volumen W. verdünnt. Es entsteht ein rotbrauner Nd., den man 1 Std. absitzen läßt und dann mit Hilfe eines gehärteten Filters von 5 mm Durchmesser abnutscht und mit W. wäscht. Nd. und Filter werden in einem Reagensglas 5mal mit je 1 ml siedendem A. ausgezogen. Den heiß filtrierten Auszug verdünnt man mit dem gleichen Volumen W., fügt 100 mg Natriumchlorid hinzu, schüttelt um und läßt 2 Std. lang an einem kühlen Ort stehen. Das ausgeschiedene Dinitrophenylhydrazon wird abgenutscht, mit W. gewaschen und bei 103 bis 105° getrocknet. Bei der Bestimmung des Schmelzpunktes muß es zwischen 139 und 143° verkohlen. – 6. In Ph.Helv. V – Suppl. II wird noch folgende Prüfung angegeben: 1 Tr. einer 5%igen (g/ml) Lsg. wird mit 1 ml W. verdünnt. Bei Zusatz von 1 Tr. Roux-Rg. entsteht eine granatrote Farbe, die nach Zugabe von 1 Tr. verd. Essigsäure in Gelb übergeht. Bereitung der Roux-Lsg.: 1 g Nitroprussidnatrium wird in 4 ml W. gelöst und mit 1 ml verd. Natronlauge und 5 ml Kaliumpermanganatlsg. gemischt. Man läßt die Lsg. 24 Std. lang im Dunkeln stehen und filtriert. Nord. 63 führt eine ähnliche Prüfung an (beschrieben unter Dihydrostreptomycinsulfat, Erkennung 6.). – 7. Kocht man eine Lsg. von 100 mg Streptomycinsulfat in 2 ml W. längere Zeit mit 30%-igem (g/g) NaOH, so entwickelt sich Ammoniak, der rotes Lackmuspapier bläut. – 8. Streptomycinsulfatlsg. geben die Reaktionen auf Sulfationen.

Prüfung. Nach PI. und BP soll eine wss. Lsg. von 200000 Einheiten/ml klar sein. DAB 7 – BRD gibt folgende Prüfungen auf Reinheit an: Aussehen der Lsg.: a) 5,0 ml Prüflsg. dürfen bis 4 Std. nach ihrer Herstellung nicht stärker getrübt sein als die vorgeschriebene Vergleichslsg. Die Beobachtung erfolgt 5 Min. nach Herstellung der Vergleichslsg. – b) 5,0 ml der frisch bereiteten Prüflsg. dürfen nicht stärker gefärbt sein als 5,0 ml einer Mischung von 1,00 ml Eisen(III)-chloridlsg., 0,50 ml Kobalt(II)-chloridlsg., 0,50 ml Kupfer(II)-sulfatlsg. und 98,0 ml 1% HCl. – Reaktion der Lösung. pH-Wert 4,5 bis 7,0, gemessen in einer 33%igen (g/ml) Lsg. (CF 65). Nach Ph.Helv. V – Suppl. II dürfen in der 5%igen Lsg. Schwermetalle und Calcium nicht nachweisbar sein. In einer Verdünnung dieser Lsg. (1 + 19) darf Chlorid höchstens in geringen Mengen enthalten sein. DAB 7 – DDR fordert, daß eine Lsg. 7,00 g/25,00 ml (kohlendioxidfreies W.), die mit kohlendioxidfreiem W. 1 + 4 verdünnt wird, klar und farblos sein muß. Schwermetalle höchstens 20 ppm (CF 65). Zur Prüfung auf Anwesenheit von Dihydrostreptomycinsulfat führt Nord. 63 folgende Prüfung auf: 0,100 g Substanz werden in W. zu 50,00 ml gelöst. 10,00 ml dieser Flüssigkeit verdünnt man mit W. auf 100 ml. 10,00 ml der erhaltenen Lsg. werden in einem 25-ml-Meßkolben mit 2,0 ml 1 n NaOH versetzt und 10 Min. lang im Wasserbad erhitzt. Nach 3minütigem Abkühlen im Eisbad gibt man 3,0 ml 1 n HCl, 0,50 ml 0,1 m Eisen(III)-chloridlsg. und W. auf 25 ml hinzu. Die Flüssigkeit darf keine stärkere Farbe zeigen als eine Farbvergleichslsg., die aus 9,00 ml Co-Farblsg., 15,00 ml Cu-Farblsg. und 0,75 ml Eisen-Farblsg. besteht. – Nach CF 65 darf Streptomycinsulfat höchstens 3% M. enthalten: Etwa 200 mg Substanz (genau gewogen = p) werden in einem kleinen Destillationsapparat in 5 ml W. gelöst und mit 1 Tr. 0,1 n H_2SO_4 versetzt. Man destilliert und fängt die ersten 2,5 ml des Destillates in einem Gläschen von 10 ml auf. Die Flüssigkeit wird in einem Jodzahlkolben überführt und das Gläschen mit zweimal 1 ml nachgespült. Nachdem 25 ml 0,1 n Schwefelsäure-Kaliumdichromatlsg. hinzugefügt worden sind, bringt man den Jodzahlkolben 30 Min. lang in ein siedendes Wasserbad. Nach dem Abkühlen wird der Inhalt in einen 750-ml-Meßkolben überführt und auf etwa 500 ml verdünnt. Sodann fügt man 10 ml 10%ige (g/ml) Kaliumjodidlsg. hinzu, läßt 5 Min. stehen und titriert anschließend das Jod mit 0,1 n Thiosulfatlsg. (Stärke als Indikator); das Ende der Titration ist erreicht, wenn die Farbe von intensiv Blau nach schwach Grün umschlägt (Anzahl der verbrauchten ml Thiosulfatlsg. = n). Ein Blindversuch wird in gleicher Weise mit 5 ml W. ausgeführt (Anzahl der verbrauchten ml 0,1 n Thiosulfatlsg. = n'). 1 ml 0,1 n Thiosulfatlsg. entspricht 0,534 mg M. Der Gehalt (%) an M. errechnet sich aus der Formel

$$\frac{53{,}4 \cdot (n' - n)}{p}.$$

Wassergehalt. Nach den Vorschriften von USP XVI, PI.Ed. II, ÖAB 9, DAB 7 – BRD u. DDR und BP 58 soll der Trocknungsverlust 5% nicht übersteigen. Als Trocknungstemperatur schreiben die Arzneibücher meist 60° vor, der Druck wird mit 5 Torr angegeben (DAB 7 – BRD höchstens 20 Torr); als Trockenmittel dient Phosphorpentoxid). CF 65 begrenzt den Trocknungsverlust auf 6% (100 bis 105° bei höchstens 5 Torr). Ph.Helv. V – Suppl. II läßt nur 3% Trocknungsverlust zu.

Verbrennungsrückstand. Nach Ph.Helv. V – Suppl. II kein wägbarer Rückstand.

Keimfreiheit. Prüfungen für die Sterilität sind in folgenden Pharmakopöen vorhanden: PI.Ed. II, ÖAB 9, DAB 7 – BRD, BP 58 und USP XVI. Die Pharmakopöen gehen im allgemeinen nach den schon früher beschriebenen Prinzipien vor. Nach USP XVI z. B. muß Streptomycinsulfat dem Sterilitätstest für Bacitracin entsprechen.

Verträglichkeit. Als Beispiel für die Prüfungen auf Verträglichkeit werden im folgenden die Methoden der USP XVI und BP 63 angegeben. Erstere entspricht der unter Benzylpenicillin-G-Kalium angegebenen Arbeitsweise. Die Testdosis beträgt 0,5 ml einer Lsg. in sterilem W., die 2 mg Streptomycinbase/ml enthält. BP 63 führt folgende Vorschriften an: Man löst eine 0,75 mg Base entsprechende Menge Streptomycinsulfat in 0,5 ml W. und injiziert die Flüssigkeit 5 gesunden Mäusen, die zwischen 17 und 22 g wiegen, intravenös; die Injektion sollte etwa 5 Min. dauern. Es darf innerhalb von 24 Std. keine Maus sterben. Der Test muß wiederholt werden, wenn ein Tier innerhalb des angegebenen Zeitraumes stirbt. Es darf in keinem Falle keine Maus der zweiten Gruppe innerhalb 24 Std. sterben.

Pyrogenfreiheit. Streptomycinsulfat muß nach den in den Pharmakopöen angegebenen Vorschriften auf Pyrogene geprüft werden. Als Beispiel wird die Vorschrift der USP XVI angeführt. Dieser Test entspricht der unter Benzylpenicillinnatrium angegebenen Arbeitsweise. Die Testdosis ist 1,0 ml/kg einer Lsg., die 10 mg Streptomycinbase/ml enthält.

Blutdrucksenkende Stoffe. BP 63, DAB 7 – DDR u. BRD, ÖAB 9 und PI.Ed. II verwenden zur Prüfung auf histaminähnliche Stoffe als Versuchstiere Katzen. Als Beispiel wird hier die Vorschrift der Pl.Ed. II gegeben: Man injiziert einer mit Chloralose oder einem geeigneten Barbiturat narkotisierten Katze pro kg Körpergewicht 1 ml einer wss. Lsg. von Streptomycinsulfat, die im ml das Äquivalent von 0,003 g Streptomycinbase enthält. Anstelle von W. kann als Lösungsmittel auch physiologische Kochsalzlsg. verwendet werden. Das Muster entspricht den Anforderungen, wenn der Abfall des arteriellen Blutdruckes, der durch die Injektion hervorgerufen wird, geringer ist, als derjenige, der durch ein gleiches Volumen einer Lsg. hervorgerufen wird, die in 1 ml W. oder physiologischer Kochsalzlsg. 0,1 mcg Histaminbase enthält; das Histamin wird als Hydrogenphosphat eingewogen.

Gehaltsbestimmung. A. Chemische Gehaltsbestimmung des CF 65. 70 bis 100 mg Streptomycinsulfat (genau gewogen = p) werden mit W. zu 100 ml gelöst. 5 ml dieser Flüssigkeit versetzt man in einem 10-ml-Meßkölbchen mit 1 ml 1 n NaOH und bringt dieses genau 5 Min. lang in ein siedendes Wasserbad. Nach dem Abkühlen auf Raumtemperatur werden 2 ml einer schwefelsauren 2%igen Eisen(III)-ammonsulfatlsg. hinzugefügt. Man füllt mit W. auf 10 ml auf, schüttelt um und läßt 10 Min. lang stehen. Ein Blindversuch wird in gleicher Weise ausgeführt, wobei die 5 ml Streptomycinsulfatlsg. durch 5 ml W. ersetzt werden. Man ermittelt die Absorption der Versuchslsg. bei 535 mµ (Schichtdicke 1 cm), wobei man die Absorption der Blindlsg. gleich Null setzt (d.h. man bestimmt die Differenz zwischen Extinktion der Haupt- und Blindlsg.). Sodann wird mit Hilfe der Streptomycin-Standard-Substanz eine Eichkurve unter gleichen Bedingungen aufgestellt. wobei die Aktivität in mcg Streptomycinbase/mg ausgedrückt wird. Bezeichnet man die mit Hilfe der Eichkurve bestimmte Konzentration an Streptomycinbase/ml mit a, so errechnet sich der Gehalt des Untersuchungsmusters nach dem Ausdruck

$$\frac{200 \cdot a}{p}.$$

DAB 7 – BRD führt die Gehaltsbestimmung in folgender Weise durch: 5,00 ml 2,0%iger (g/ml) Lsg. werden auf 100,0 ml verdünnt. 10,00 ml dieser Verdünnung erhitzt man mit 2,0 ml 3 n NaOH 5 Min. ($\pm$ 30 Sek.) lang im siedenden Wasserbad. Die Lsg. wird unverzüglich auf 20° abgekühlt, unter Umschütteln mit 5,00 ml Eisen(III)-ammonsulfatlsg. versetzt und mit W. auf 25,00 ml aufgefüllt. Man mißt die Extinktion dieser Lsg. bei 520 mµ (Schichtdicke 1 cm) gegen eine Referenzlsg. $E_{1\,cm}^{1\%}$ muß mindestens 10,35 betragen, entsprechend einem Gehalt von mindestens 87,5% Streptomycinsulfat, berechnet auf die getrocknete Substanz ($E_{1\,cm}^{1\%} = 11,8$ bei 520 mµ). Herstellung der Referenzlsg.: 10,0 ml W. sind mit 2,0 ml 3 n NaOH und 5,00 ml Eisen(III)-ammonsulfatlsg. zu mischen und mit W. auf 25,00 ml aufzufüllen.

B. Ph.Helv. V – Suppl. II ermittelt den Gehalt durch Bestimmung der Sulfationen. Ca. 0,2 g getrocknetes Streptomycinsulfat (genau gewogen) werden in 5 ml heißem W. gelöst. In einen tarierten, feinporigen Porzellanfiltertiegel bringt man 2 ml heiße Bariumnitratlsg., gießt sofort die heiße Streptomycinlsg. nach und spült das Gefäß, in dem das Streptomycinsulfat gelöst worden war, dreimal mit je 1 ml W. nach. Es wird vorsichtig umgeschwenkt, abgesaugt und der Nd. mit einigen ml W. gewaschen. Man trocknet den Tiegel bei 103 bis 105°, glüht 20 Min. stark und wägt nach dem Erkalten. 1 g $BaSO_4$ = 0,4201 g H_2SO_4. Getrocknetes Streptomycinsulfat soll mindestens 18,5% und höchstens 20,5% H_2SO_4 enthalten.

C. Die biologische Wertbestimmung erfolgt in den meisten Pharmakopöen nach der Zylinderplattenmethode bzw. nach dem Röhrchentest. USP XVI führt die Bestimmung turbidimetrisch durch.

1. Als Beispiel für Platten- und Röhrchentest wird die Arbeitsweise des ÖAB 9 angegeben. Plattentest: Der Test wird mit Bacillus subtilis durchgeführt. Verwendet wird Stamm ATCC 6633. Die Fortzüchtung des Testorganismus und die Bereitung der Keimaufschwemmung zum Beimpfen des Keimschichtagars geschehen in der bei Benzylpenicillinnatrium beschriebenen Weise. Ebenso werden die dort angegebenen Nährmedien verwendet. Zur Beimpfung nimmt man für 100 ml Keimschichtagar 5 ml der Keimaufschwemmung. Als Grundschichtagar und Keimschichtagar wird Nährmedium I (S. 1010) verwendet, das man mit einem geeigneten Puffer so einstellt, daß es nach der Entkeimung pH 8 aufweist. Vom Streptomycin-Standard-Präparat werden Lsg. hergestellt, die in Pufferlsg. vom pH 8,0 im ml 25 und 5 mcg enthalten. Man verdünnt die Probe mit der gleichen Pufferlsg. auf einen geschätzten Gehalt von 20, 10 und 5 mcg pro ml Streptomycinbase. Die Testplatten werden 12 Std. lang bei 37° bebrütet. Für den Röhrchentest wird Escherichia coli, Stamm ATCC 9637, verwendet. Die Fortzüchtung des Testorganismus und die Bereitung der Keimaufschwemmung zur Beimpfung sowie die weitere Ausführung der Bestimmung erfolgen in der bei Benzylpenicillinnatrium (Röhrchentest) beschriebenen Weise und unter Verwendung der dort genannten Nährmedien. Man stellt vom Streptomycin-

Standard-Präparat mit W. zur Injektion eine Lsg. entsprechend 10 mcg/ml Streptomycinbase her, die als Ausgangsverdünnung für die Standardreihen dient und verdünnt die Probe in gleicher Weise auf einen geschätzten Gehalt von 10 mcg/ml. Diese Lsg. dient als Ausgangsverdünnung für die Reihen der Probe.

2. Die turbidimetrische Methode beruht darauf, daß man eine Mikroorganismenkultur einer geeigneten Nährlsg. zusetzt, die eine gleichmäßige, aber relativ niedrige Konzentration des Antibioticums enthält und beobachtet, bei welcher Konzentration die Hemmung einsetzt. Zunächst wird eine Beschreibung des Arbeitsgerätes gegeben. Man wählt 16 × 125 mm Reagensgläser aus, die möglichst geringe Unterschiede in Durchmesser und Glasdicke aufweisen und frei sind von Beschädigungen der Oberfläche und Kratzern. Sie werden sorgfältig gereinigt und vor jedem Gebrauch sterilisiert. Die unumgänglich notwendige thermostatische Temperatureinstellung während der Bebrütung kann durch Luft oder Wasser erfolgen. Gleiche Bedingungen sind von größter Bedeutung zum Vermeiden von Fehlern. Da vollkommene Gleichheit nicht immer erreicht werden kann, und weil die Berechnung des Ergebnisses eine möglichst vollständige Ausschaltung systematischer Fehler zur Voraussetzung hat, sollte die Reihenfolge, in der die Röhrchen gefüllt werden, dem Zufall überlassen bleiben und ohne System geschehen. Zur Messung der Durchlässigkeit benutzt man ein geeignetes Elektrophotometer, dessen Lichtquelle so modifiziert werden kann, daß sie nur Licht der verlangten Wellenlänge mit möglichst geringer Bandbreite abgibt. Das Instrument sollte so eingerichtet sein, daß es das Röhrchen, in dem die Bebrütung stattfindet, aufnehmen kann. Noch besser ist es, wenn es eine modifizierte Zelle oder Küvette aufweist, die mit einer Abflußvorrichtung versehen ist, so daß ein leichter und schneller Wechsel des Inhaltes möglich ist. Die Standardstammlsg. wird nach USP XVI bereitet, indem man eine geeignete Menge des vorher getrockneten Streptomycinsulfat-Referenz-Standards (genau gewogen) in so viel dest. W. auflöst, daß eine Konzentration von 1,0 mg/ml eingestellt wird. Die Lsg. muß im Kühlschrank aufbewahrt und innerhalb von 30 Tagen verwendet werden. Zur Herstellung des Inoculums wird nichtverkapselte Klebsiella pneumoniae (ATCC 10031) verwendet und auf Nähragar (s. Penicillin Agar Nr. 2, S. 1006) aufbewahrt, der nach der Sterilisation pH 7,0 aufweisen soll. Die Stammkulturen sind alle 2 Wochen auf frische Röhrchen zu überimpfen. Für die Prüfung werden einige mit dem Testorganismus beimpfte Schrägagarröhrchen über Nacht bei $37 \pm 0,5°$ bebrütet. Das Wachstum von 2 oder 3 dieser Röhrchen wird in sterilem W. suspendiert. Je 5 ml dieser Suspension werden zu 2 Roux-Flaschen hinzugefügt, die 300 ml Nähragar der gleichen Zusammensetzung wie oben enthalten. Die Flaschen werden über Nacht bei $37 \pm 0,5°$ bebrütet, die Kultur abgeschwemmt und in so viel sterilem dest. W. suspendiert, daß die Lichtdurchlässigkeit 65% beträgt; zur Messung verwendet man ein geeignetes Elektrophotometer mit einem Filter von 650 mμ. Die so erhaltene Suspension ist bei 15° aufzubewahren und kann während 2 Wochen verwendet werden. Am Prüfungstag werden für den Test 5 bis 7 ml dieser Suspension zu 100 ml Nährlsg. (s. Penicillin Agar Nr. 3, S. 1006) gegeben und auf eine Temperatur von etwa 15° abgekühlt. Zur Ausführung der Prüfung stellt man aus der Standardstammlsg. oder einer damit bereiteten Verdünnung mit sterilem, dest. W. eine Reihe von 5 Dilutionen her, die in ml 23,9, 26,8, 30,0, 33,6 und 37,6 mcg Streptomycinsulfat-Referenz-Standard enthalten. Die Lsg. des zu prüfenden Antibioticums wird mit sterilem, dest. W. auf eine geschätzte Konzentration von 30 mcg/ml verdünnt. Man gibt je 1 ml der 5 Verdünnungen der Standardstammlsg. in je 3 vorbereitete Teströhrchen und fügt zu einer gleichen Reihe von 3 Röhrchen je 1 ml der Verdünnung des zu bestimmenden Antibioticums. Zu diesen Röhrchen beider Serien werden 9,0 ml Inoculum gegeben und die Röhrchen sofort 3 bis 4 Std. lang in ein Wasserbad von $37 \pm 0.5°$ gesetzt. Nach dem Bebrüten werden 0,5 ml einer verd. Formaldehydlsg. (1 : 3) jedem Röhrchen zugesetzt. Man bestimmt die Durchlässigkeit bei 530 mμ in einem geeigneten Elektrophotometer.

Zur Berechnung der Wirksamkeit trägt man die Mittelwerte der Durchlässigkeiten für jede Verdünnung der Standardstammlsg. in I.E. oder mcg/Röhrchen auf halblogarithmischem Papier gegen die Konzentration des Antibioticums auf, und zwar auf der logarithmischen Teilung. Durch Verbindung der aufeinanderfolgenden Punkte wird die Standardkurve erhalten. Mit Hilfe der durchschnittlichen Durchlässigkeiten der Verdünnungen der Lsg. des zu bestimmenden Antibioticums kann man dessen Wirksamkeit aus der Standardkurve entnehmen. Wenn die Verbindung der aufgetragenen Punkte eine gerade Linie bildet, und wenn die Konzentrationen der 5 Verdünnungen eine geometrische Reihe bilden, können die unter Benzylpenicillinnatrium (Zylinderplattenmethode) angegebenen Gleichungen verwendet werden. In diesem Falle sind Y_L und Y_H die berechneten Durchlässigkeiten für die niedrigste und höchste Konzentration, und die Ausdrücke a, b, c, d und e bedeuten die durchschnittlichen Durchlässigkeiten der 5 Verdünnungen der Standardstammlsg. Man bestimmt die Steigung b dieser Linie mit Hilfe der Werte Y_L, Y_H, X_L und X_H, wie unter Benzylpenicillinnatrium (Zylinderplattenmethode) beschrieben. Die Wirksamkeit der Lsg. des zu bestimmenden Antibioticums ist durch den Antilogarithmus der folgenden Gleichung gegeben:

$$M = [(\bar{y}_U - \bar{y}_S)/b] \cdot \log R.$$

in der $\bar{y}_U$ die mittlere Durchlässigkeit der Standardstammlsg., $\bar{y}_S$ die durchschnittliche Durchlässigkeit über alle 5 Konzentrationen der Standardstammlsg. und R die Konzentration der Lsg. des zu bestimmenden Antibioticums bedeuten. Wenn die berechnete Aktivität weniger als 50% oder mehr als 150% der angenommenen Wirksamkeit beträgt, die bei der Herstellung der Verdünnungen zugrunde gelegt wurde, wiederholt man die Bestimmung und korrigiert die Verdünnung des zu bestimmenden Antibioticums in geeigneter Weise.

Aufbewahrung und Verpackung. USP XVI schreibt vor, daß Streptomycinsulfat in Behältern aufbewahrt werden soll, die einschließlich des Verschlusses weder in physikalischer noch in chemischer Hinsicht mit dem Inhalt in Wechselwirkung treten und ihn in Stärke, Qualität oder Reinheit verändern. Das Gefäß muß die Zugabe des Lösungsmittels und die Entnahme der Lsg. ohne Beeinträchtigung der Sterilität gestatten. Pl.Ed. II gibt ähnliche Vorschriften an und fügt hinzu, daß die Behälter so beschaffen sein müssen, daß Mikroorganismen und Feuchtigkeit nicht eindringen können. Die Aufbewahrung geschieht an einem kühlen, trockenen Ort. Der Inhalt der Gefäße darf nicht geringer sein als 90% der auf dem Etikett angegebenen Menge, bestimmt nach der unter Gehaltsbestimmung angegebenen Methode.

Streptomycini Hydrochloridum Pl.Ed. I/2. Streptomycin Hydrochloride BP 53, USP XIV (!). Streptomycintrihydrochlorid.

Streptomycintrihydrochlorid ist in die neueren Arzneibücher nicht mehr aufgenommen worden.

$$C_{21}H_{39}N_7O_{12} \cdot 3\,HCl \qquad \text{M.G. } 691{,}0$$

Gehaltsforderung. USP XIV verweist auf die Bestimmungen der FDA, die einen Mindestgehalt von 650 mcg Streptomycinbase/mg vorschreiben. BP 53 und Pl.Ed. I/2 fordern mindestens 600 I.E. (mcg-Äquivalente an Streptomycinbase) je mg. Das Internationale Standardpräparat ist Streptomycinsulfat, s. unter Streptomycinsulfat S. 1075.

Beschreibung. Siehe Streptomycinsulfat-Vorschriften der BP, PI. und FDA (USP). *Löslichkeit.* Siehe Streptomycinsulfat-Vorschriften der BP, PI. und FDA (USP). – *pH der Lösung.* Siehe Streptomycinsulfat-Vorschriften der BP, PI. und FDA (USP). – *Spezifische Drehung.* USP schreibt vor, daß Lsg. von Streptomycinhydrochlorid linksdrehend sein müssen.

Erkennung. Siehe Streptomycinsulfat, Erk. Ziffer 1, 3, 4. Nach BP und PI. gibt Streptomycinhydrochlorid die charakteristischen Chloridreaktionen der BP bzw. PI.

Prüfung, Trocknungsverlust, Keimfreiheit, Verträglichkeit, Pyrogenfreiheit und Histaminfreiheit. Siehe Streptomycinsulfat-Vorschriften der BP, PI. und FDA (USP).

Gehaltsbestimmung. Die Wirksamkeit des Streptomycinhydrochlorids ist nach BP, PI. und der FDA (USP) auf mikrobiologischem Wege wie unter Streptomycinsulfat zu bestimmen.

Aufbewahrung und Verpackung. Wie unter Streptomycinsulfat angegeben.

Streptomycini Phosphas. Streptomycin Phosphate USP XIV (!).

$$C_{21}H_{39}N_7O_{12} \cdot H_3PO_4 \qquad \text{M.G. } 679{,}6$$

Gehaltsforderung. Die USP XIV verweist auf die Bestimmungen der FDA, die einen Mindestgehalt von 650 mcg/mg, auf Streptomycinbase berechnet, vorschreiben. Als Standardpräparat wird Streptomycinsulfat verwendet.

Eigenschaften, Löslichkeit, pH der Lösung, Drehung, Erkennung, Prüfung, Trocknungsverlust, Keimfreiheit, Verträglichkeit, Pyrogenfreiheit, Histaminfreiheit, Gehaltsbestimmung. Aufbewahrung und Verpackung. Siehe Vorschriften der FDA (USP) unter Streptomycinsulfat.

Streptomycini et Calcii Chloridum Pl.Ed. I/2, BP 53, USP XIV (!). Streptomycinum-Calcium chloratum DAB 6 – Nachtr. DDR. Streptomycino-Calcium chloratum Ph.Helv. V – Suppl. II. Streptomycin-Calciumchlorid-Doppelsalz.

Streptomycincalciumchlorid ist in die neueren Arzneibücher nicht aufgenommen worden.

$$(C_{21}H_{39}N_7O_{12} \cdot 3\,HCl)_2 \cdot CaCl_2 \qquad M.G.\ 1492,9$$

Gehaltsforderung. USP XIV verweist auf die Bestimmungen der FDA, die einen Mindestgehalt von 650 mcg Streptomycinbase/mg vorschreiben. BP 53, PI.Ed. I/2 und DAB 6 – Nachtr. DDR, fordern mindestens 600 I.E. je mg. Als Standardpräparat wird das Internationale Standardpräparat Streptomycinsulfat verwendet. Die Ph.Helv. V – Suppl. II verlangt, daß getrocknetes Streptomycincalciumchlorid mindestens 18,7% und höchstens 19,2% Chlor enthalten soll.

Eigenschaften, Löslichkeit, pH der Lösung, Drehung. Siehe Streptomycinsulfat-Vorschriften der BP, PI. und FDA (USP).

Erkennung. Streptomycincalciumchlorid muß den unter Streptomycinsulfat/Erk. angegebenen Prüfungen entsprechen. Zusätzlich muß es die Reaktionen auf Calcium und Chlorid geben. Nach DAB 6 – Nachtr. DDR gibt die wss. Lsg. (1 + 99) mit Ammonoxalatlsg. einen weißen, in Essigsäure unlösl. Nd. und mit Silbernitratlsg. einen weißen, käsigen, in Salpetersäure unlösl., in Ammoniakfl. leicht lösl. Nd.

Prüfung, Trocknungsverlust, Keimfreiheit, Verträglichkeit, Pyrogenfreiheit, blutdrucksenkende Stoffe. Siehe Streptomycinsulfat-Vorschriften der BP, PI. und FDA (USP).

Gehaltsbestimmung. Die Wirksamkeit des Streptomycincalciumchlorides ist nach BP, PI. und USP auf mikrobiologischem Wege wie unter Streptomycinsulfat zu bestimmen. Nach DAB 6 – Nachtr. DDR wird die Gehaltsbestimmung gleichfalls mikrobiologisch vorgenommen. Als Testkeim verwendet man Bacillus subtilis SG 119. In eine Petrischale mit ebenem Boden gießt man in gleichmäßiger Dicke einen geeigneten Nährboden (z.B. Peptonwasser +3% Agar), der eine Sporensuspension des Testkeimes enthält. Diese stellt man her durch Erhitzen einer versporten Kultur des Bacillus subtilis auf 70° und anschließende geeignete Verdünnung. Die Anlage einer Zweischichtenplatte mit dem Testkeim nur in der oberen Schicht ist gestattet. Die Bestimmung führt man aus als Loch-, Zylinder- oder Blättchentest. In die Löcher, Zylinder bzw. Blättchen werden unterschiedliche Verdünnungen des Streptomycin-Standards und der zu prüfenden Substanz eingefüllt. Bis zur Beendigung der Diffusion wird die Platte 4 Std. lang im Kühlschrank aufbewahrt und danach 20 Std. lang bei 37° bebrütet. Aus den Hemmhöfen läßt sich nach Tabellen oder graphischen Verfahren der Gehalt ermitteln. Es sind wenigstens zwei Testungen durchzuführen, die beide mindestens 600 I.E./mg ergeben müssen. Weitere Bestimmungen derselben Substanz sind zugelassen, wobei der Durchschnittswert abzüglich des mittleren Fehlers mindestens 600 I.E./mg betragen muß.

Ph.Helv. V – Suppl. II führt keine spezifische Gehaltsbestimmung durch, sondern läßt lediglich die Chloridionen titrieren. Ca. 0,1 g getrocknetes Streptomycincalciumchlorid (genau gewogen) wird in 10 ml W., gelöst und mit 2 ml verd. Salpetersäure, 2 ml Eisen(III)-ammonsulfat, 2 ml Nitrobenzol und 10,00 ml 0,1 n Silbernitratlsg. versetzt. Nach dem Umschütteln titriert man das überschüssige Silbernitrat mit 0,1 n Ammonrhodanidlsg. bis zum Farbumschlag nach Rötlichgelb (Mikrobürette). 1 ml 0,1 n $AgNO_3$ = 0,003546 g Chlor.

Aufbewahrung und Verpackung. Siehe Streptomycinsulfat, Vorschriften der BP und FDA (USP).

Streptomycylidenisonicotinsäurehydrazidsulfat. Nach den Vorschriften der FDA ist Streptomycylidenisonicotinsäurehydrazidsulfat (Streptomycylidenisoniazidsulfat) das kristalline Sulfat der chemischen Verbindung von Streptomycin und Isonicotinsäurehydrazid (Isoniazid).

$$C_{27}H_{44}N_{10}O_{13} \cdot 3/2\,H_2SO_4.$$

Die Substanz ist in W. leicht, in organischen Lösungsmitteln schwer lösl. Sie schmilzt unter Zersetzung bei ca. 230°.

Streptomycylidenisonicotinsäurehydrazidsulfat soll so gereinigt und getrocknet sein, daß es folgenden Normen entspricht: 1. Der Streptomycingehalt soll nicht weniger als 583 mcg/mg und der Gehalt an Isoniazid mindestens 13,75% betragen. – 2. Es soll keimfrei sein. – 3. Es soll nicht toxisch sein. – 4. Es soll keine Pyrogene enthalten. – 5. Es soll frei sein von Histamin oder histaminähnlichen Substanzen. – 6. Der Feuchtigkeitsgehalt soll höchstens 5% betragen. – 7. Das pH seiner wss. Lsg. in einer Konzentration von 0,2 g

Streptomycin/ml soll zwischen 4,5 und 7,5 liegen. – 8. Der Extinktionskoeffizient $E_{1\text{ cm}}^{1\%}$ soll mindestens 150 bei 260 mµ betragen.

Das verwendete Streptomycin soll den Normen der Vorschriften der FDA entsprechen. Das verwendete Isoniazid soll eine Reinheit von mindestens 98% aufweisen und einen Schmelzpunkt von mindestens 169° und höchstens 172° besitzen.

Die speziellen Prüfungsvorschriften der FDA sind im folgenden angegeben:

Ultraviolettabsorption. Etwa 100 mg des Musters (genau gewogen) werden in dest. W. gelöst und auf 100 ml aufgefüllt. 5 ml dieser Lsg. werden auf 100 ml verdünnt, 15 Min. bei Zimmertemperatur stehengelassen; dann wird die Extinktion der Lsg. in einem geeigneten Spektralphotometer in einer 1-cm-Küvette bei 260 mµ gegen dest. W. als Referenz bestimmt.

$$E_{1\text{ cm}}^{1\%} = \frac{\text{gemessene Extinktion} \cdot 20000}{\text{Gewicht des Musters in mg}}.$$

Keimfreiheit. Die Prüfung wird wie unter Penicillin (s. S. 997) durchgeführt, indem eine Menge des Musters, die etwa 0,5 g Streptomycinwirksamkeit entspricht, jedoch ohne Penicillinase und Kontrollröhrchen, im Test auf Bakterien verwendet wird.

Pyrogenfreiheit, Blutdrucksenkende Stoffe, Wassergehalt, pH der Lösung und Prüfung auf kristalline Eigenschaften. Wie unter Streptomycinsulfat angegeben. Die Prüfung auf kristalline Eigenschaften wird wie bei Penicillin (Erk. 1, s. S. 996) vorgenommen.

Verträglichkeit. Die Prüfung auf Verträglichkeit wird wie unter Penicillin ausgeführt und als Testdosis eine Lsg. von 1000 mcg Streptomycinwirksamkeit/ml benutzt.

Gehaltsbestimmung. a) Streptomycingehalt. Das Muster wird mit Salzsäurelsg. pH 1,5 auf 1000 mcg/ml geschätzte Streptomycinwirksamkeit verdünnt, 30 Min. auf 50° erwärmt, schnell abgekühlt und die Bestimmung wie die mikrobiologische Gehaltsbestimmung der USP für Streptomycin (s. S. 1077) durchgeführt. Die Streptomycinwirksamkeit des Streptomycylidenisonicotinsäurehydrazidsulfats entspricht den Vorschriften, wenn der Streptomycingehalt der Packung 90% der deklarierten Wirksamkeit beträgt.

b) Isoniazidgehalt. Die Isoniazidbestimmung wird photometrisch ausgeführt. Zunächst stellt man eine Standardkurve auf. Als Standardstammlsg. werden 100 mg Isoniazid mit dest. W. auf 100 ml verdünnt. Im Kühlschrank aufbewahrt ist diese Lsg. stabil. Sie wird zur Aufstellung der Standardkurve mit dest. W. auf 10 mcg/ml verdünnt (1 : 100). Die Verdünnung ist täglich neu vorzunehmen. 1, 2, 3 und 4 ml dieser verd. Stammlsg. werden in Reagensgläser überführt, je 2 ml frisch bereitetes p-Dimethylaminobenzaldehydreagens (6 g p-Dimethylaminobenzaldehyd in 10 ml 12 n HCl und 100 ml abs. A. gelöst) und 1 ml 6 n HCl hinzugefügt und mit dest. W. auf je 7 ml aufgefüllt. Die Gläser werden 45 Min. in ein siedendes Wasserbad gestellt, anschließend auf Zimmertemperatur abgekühlt und der Inhalt quantitativ in 25-ml-Meßkolben überführt. Man füllt sodann zur Marke mit dest. W. auf. In gleicher Weise wird eine Vergleichslsg. hergestellt, indem man 4 ml dest. W., 2 ml p-Dimethylaminobenzaldehydreagens und 1 ml 6 n HCl verwendet. Die Extinktionen der Lsg. werden bei 450 mµ in einem geeigneten Spektralphotometer gegen die Vergleichslsg. bestimmt.

Die unter a) hergestellte und 30 Min. auf 50° erwärmte Lsg. des Musters wird auf 10 mcg/ml Isoniazid (geschätzt) verdünnt. 3 ml dieser Lsg. des Musters werden dann wie bei der Aufstellung der Standardkurve behandelt und die Extinktion bestimmt. Der Prozentgehalt an Isoniazid ist aus der Standardkurve zu berechnen. Das Muster soll mindestens 90% des deklarierten Gehaltes an Isoniazid in Streptomycylidenisonicotinsäurehydrazidsulfat enthalten.

Aufbewahrung und Verpackung. Nach FDA sollen Handelspackungen das Äquivalentgewicht von mindestens 1,0 g Streptomycinbase enthalten und im übrigen den entsprechenden Vorschriften der FDA für Streptomycin genügen. Auf den Packungen soll das Äquivalentgewicht in g Streptomycinwirksamkeit, das Äquivalentgewicht in g Isoniazid und die Menge in g Streptomycylidenisonicotinsäurehydrazidsulfat angegeben sein. Die Packungen sollen ein Verfallsdatum 18 Monate nach Herstellung tragen.

Dihydrostreptomycinsalze

Dihydrostreptomycini Sulfas Pl.Ed. II, CF 65. Dihydrostreptomycinum sulfuricum ÖAB 9, DAB 7 – DDR u. BRD. Ph.Helv. V – Suppl. III. Dihydrostreptomycin Sulphate BP 58. Dihydrostreptomycin Sulfate USP XVI. Dihydrostreptomycini sulfas Nord. 63. Dihydrostreptomycintrisulfat.

Dihydrostreptomycin kann durch kontrollierte Hydrierung von Streptomycin hergestellt werden.

1 mg reines Dihydrostreptomycinsulfat entspricht 798 I.E.; unter der Internationalen Einheit versteht man entsprechend die spezifische Wirksamkeit, die in 0,001316 mg des Internationalen Standardpräparates enthalten ist (ÖAB 9, Pl.Ed. I/2). BP 58 gibt an, daß 760 I.E. Dihydrostreptomycin 1 mg äquivalent sind. Nach DAB 7 – BRD entspricht 1 mg Dihydrostreptomycinsulfat-Standard 780 I.E.; entsprechend ist 1 I.E. in 0,001282 mg des Dihydrostreptomycinsulfat-Standards enthalten. 1 mg Dihydrostreptomycinsulfat-Standard entspricht 798 mcg Dihydrostreptomycinbase, d. h. 798 I.E. Das Internationale Standardpräparat Dihydrostreptomycinsulfat wird im National Institute for Medical Research, The Ridgeway, Mill Hill London NW 7, aufbewahrt. Für die Bundesrepublik nimmt die Aufbewahrung und Verteilung das Paul-Ehrlich-Institut, Frankfurt a. M., Paul-Ehrlich-Straße 44, vor.

$$(C_{21}H_{41}N_7O_{12})_2 \cdot 3H_2SO_4 \qquad M.G. \ 1461{,}48$$

Gehaltsforderung. Nach Pl.Ed. II, DAB 7 – DDR, Nord. 63 und BP 58 soll Dihydrostreptomycinsulfat nicht weniger als 700 I.E./mg, nach ÖAB 9 mindestens 650 I.E./mg enthalten. USP XVI fordert, daß Dihydrostreptomycinsulfat eine 65% Dihydrostreptomycinbase äquivalente Menge an $(C_{21}H_{41}N_4O_{12})_2 \cdot 3H_2SO_4$ enthält; im kristallinen Zustande muß es das Äquivalent von mindestens 72,5% Base enthalten; außerdem soll es den Vorschriften der FDA entsprechen. Ph.Helv. V – Suppl. III verlangt, daß der Gehalt an $C_{21}H_{41}N_7O_{12}$ 76 bis 80% beträgt. DAB 7 – BRD bestimmt, daß die mikrobiologische Bestimmung der Wirksamkeit einen Gehalt von mindestens 665 bis höchstens 820 I.E./mg ergeben muß, berechnet auf die getrocknete Substanz.

Eigenschaften. Weißes oder fast weißes, hygroskopisches, geruchloses Pulver, von schwach bitterem Geschmack. – Löslichkeit. Leicht lösl. in W., praktisch unlösl. in A., Ae., Aceton oder Chlf., unlöslich in fetten Ölen. – pH der Lösung. Nach Ph.Helv. V – Suppl. III zeigt die 5%ige (g/ml) wss. Lsg. ein pH zwischen 5,0 und 6,0. USP XVI gibt an, daß der pH-Wert einer 20%igen Lsg. zwischen 4,5 und 7,0 liegen muß (potentiometrisch bestimmt). DAB 7 – DDR führt als pH-Bereich der 10%igen (g/ml) wss. Lsg. 5,0 bis 7,0 an, während das DAB 7 – BRD als pH-Bereich der 25%igen (g/ml) Lsg. 4,5 bis 7,0 zuläßt. CF 65 verlangt für die 30%ige (g/ml) Lsg. einen pH-Bereich von 5 bis 7. – Spezifische Drehung. Nach CF 65 ist $[\alpha]_D^{20} = -84° \pm 4$ (2%ige wss. Lsg., g/ml). DAB 7 – BRD schreibt vor, daß $[\alpha]_D^{20}$ zwischen -82 und $-88°$ liegen muß, gemessen an einer 2%igen (g/ml) wss. Lsg., berechnet auf getrocknete Substanz. Ph.Helv. V – Suppl. III und ÖAB 9 fordern für die 5%ige (g/ml) Lsg. den gleichen Bereich. DAB 7 – DDR verlangt für die 10%ige (g/ml) wss. Lsg. $[\alpha]_D^{20} = -82$ bis $-93°$. Nach Nord. 63 muß $[\alpha]_D$ zwischen $-80°$ und $-90°$ liegen, gemessen an einer 2%igen (g/ml) wss. Lsg.

Erkennung. ÖAB 9 führt folgende Prüfungen an: 1. Erhitzt man eine Lsg. von etwa 10 mg Dihydrostreptomycinsulfat in 2 ml verd. Natriumhydroxidlsg. zum Sieden, so entweicht Ammoniak, das rotes Lackmuspapier bläut und charakteristisch riecht. Eine Verfärbung der Lsg. tritt nicht ein (Streptomycin). CF 65 gibt eine ähnliche Reaktion an. – 2. Eine Lsg. von etwa 5 mg Dihydrosteptoycsulfat in 1 ml W. gibt mit Neßlers Rg., zum Unterschied gegenüber Streptomycinsulfat, eine beständige, weiße Trübung. – 3. Dihydrostreptomycinsulfat reagiert wie bei der unter Streptomycinsulfat (Erk. 2) beschriebenen Prüfung mit α-Naphthol. Als Färbung der Lsg. wird hellrot angegeben (ÖAB 9, USP XVI, CF 65). – 4. Dihydrostreptomycinsulfat entspricht der unter Streptomycinsulfat (Erk. 3) beschriebenen Reaktion (Pl.Ed. II, BP 58). DAB 7 – BRD gibt als Schmelzpunkt des Streptidindipikrates etwa 275°, DAB 7 – DDR 275 bis 280° an. – 5. Dihydrostreptomycinsulfat gibt die unter Streptomycinsulfat (Erk. 6) beschriebene Reaktion mit Roux-Reagens (Ph.Helv. V – Suppl. III). – 6. Nord. 63 läßt folgende Prüfung durchführen: 1 ml der 2%igen (g/ml) wss. Lsg. wird mit 1 ml 0,1 m Kaliumferrocyanidlsg. und 0,5 ml 5% Nitroprussidnatriumlsg. versetzt. Nach Zugabe von 1 ml 2 m Natriumhydroxidlsg. und 2 ml 3%iger Wasserstoffperoxidlsg. nimmt die Flüssigkeit gelbrote Färbung an, die nach 1 Min. in Dunkelrot übergeht. 7. In Dihydrostreptomycinsulfatlsg. sind mit den von den verschiedenen Pharmakopöen vorgeschriebenen Verfahren Sulfationen nachweisbar.

Streptomycin. 1. Man löst eine 1 000 000 I.E. entsprechende Menge Substanz in einem Meßkölbchen zu 50 ml, bringt 10 ml dieser Lsg. in ein graduiertes 20-ml-Kölbchen, setzt 2,0 ml n Natriumhydroxidlsg. hinzu, erhitzt 10 Min. lang im Wasserbad, kühlt dann 3 Min. in Eis ab und säuert mit n HCl an. Zu der Lsg. werden dann 5,0 ml einer 0,25%igen (g/ml) Lsg. von Eisen(III)-chlorid in 0,01 n Salzsäure hinzugefügt. Es wird mit W. auf 25 ml aufgefüllt und die Absorption bei 550 mμ in einem geeigneten Kolorimeter gemessen; sie darf nicht größer sein als diejenige, die man erhält, wenn man eine 30 000 I.E. entsprechende Menge Streptomycin in gleicher Weise behandelt (Pl.Ed. II). BP 58 gibt die gleiche Prüfung an. CF 65 kennt ein ähnliches Verfahren, das den Streptomycingehalt auf 1% begrenzt. – 2. USP XVI führt eine im Prinzip gleiche, aber wesentlich umfangreichere und genauere Prüfung an. Danach darf Dihydrostreptomycinsulfat nicht mehr als 3,0% Streptomycinbase enthalten. Im kristallinen Zustand soll der Gehalt 1,0% nicht übersteigen. Für die Prüfung stellt man sich eine Eisen(III)-chloridstammlsg. her, indem man 5 g $FeCl_3 \cdot 6H_2O$ in 50 ml 0,1 n Salzsäure löst. Von dieser Lsg. werden 2,5 ml mit 0,01 n HCl auf 100 ml ergänzt. Diese letztere Lsg. muß innerhalb eines Tages verwendet werden. Weiterhin wird eine Standardstammlsg. hergestellt, indem eine geeignete Menge Streptomycinsulfat-Referenz-Standard (genau gewogen) in so viel W. gelöst wird, daß eine Lsg. entsteht, die 1,0 mg Streptomycinbase/ml enthält. Diese Lsg. ist innerhalb 2 Wochen zu verwenden. Zur Herstellung der Testlsg. löst man den Inhalt eines Behälters mit Dihydrostreptomycinsulfat in so viel W., daß man eine Lsg. von 1 g/50 ml erhält. Für die Berechnung des Ergebnisses ist eine Standardkurve aufzustellen. Zu dem Zweck pipettiert man 1,0, 2,0, 3,0, 4,0 und 5,0 ml der Standardlsg. in je ein 25-ml-Kölbchen und 10 ml W. in ein 6. Kölbchen als Blindversuch. Man fügt 9,0, 8,0, 7,0, 6,0 und 5,0 ml W. zum Inhalt der 5 Kölbchen, so daß das Gesamtvolumen je 10 ml beträgt. Zum Inhalt jedes der 6 Kölbchen werden 2,0 ml 1 n Natriumhydroxidlsg. hinzugefügt und die Kölbchen 10 Min. lang im Wasserbad erhitzt. Nach dem Abkühlen in Eiswasser (3 Min.) fügt man zum Inhalt jedes Kölbchens zunächst je 2,0 ml 1,2 n Salzsäure, dann 5,0 ml Eisen(III)-chloridlsg. hinzu, füllt mit W. zur Marke auf und mischt. Die Absorption jeder Lsg. bei 550 mμ wird in einem geeigneten Spektrophotometer gegen die Blindlsg. als Referenz bestimmt. Man trägt die gemessene Absorption gegen die Konzentration der Streptomycinbase auf Millimeterpapier auf und erhält so die Standardkurve. Zur Ausführung der Prüfung bringt man 10 ml der Testlsg. in ein 25-ml-Meßkölbchen und verfährt wie unter Standardkurve beschrieben, beginnend mit dem Zusatz von 2,0 ml n Natriumhydroxidlsg. Die Konzentration der Streptomycinbase in dem geprüften Muster, die man direkt aus der Standardkurve ablesen kann, multipliziert man mit 500 und dividiert durch die Gesamtanzahl mg Dihydrostreptomycinbase pro g verwendeten Musters und erhält so den Prozentgehalt von Streptomycin im Dihydrostreptomycinsulfat. DAB 7 – DDR begrenzt den Streptomycinsulfatgehalt im Dihydrostreptomycinsulfat ebenfalls auf 3%. – 3. Eine Mischung von 1,00 ml der Lsg. 1 + 19, 1,00 ml W. und 2,50 ml 0,1 n Natriumhydroxidlsg. wird 5 Min. lang im Wasserbad erhitzt. Nach dem Abkühlen versetzt man die Lsg. mit 0,50 ml einer Mischung von 1,50 ml Eisen(III)-chloridlsg. und 3,50 ml n Salzsäure. Die Lsg. darf sich nicht stärker färben als eine

Mischung von 0,15 ml Eisenfarbstandard, 2,05 ml Kobaltfarbstandard und 2,80 ml Kupferfarbstandard (ÖAB 9). – 4. DAB 6 – 3. Nachtr. BRD führt außer einer Prüfung, die der unter 1. erwähnten ähnlich ist. folgenden Test an: In 1,0 ml der 2%igen wss. Lsg. darf nach Zusatz von 1,0 ml W., 2,0 ml Kaliumjodidlsg. und 2,0 ml Nesslers Rg. innerhalb 30 Min. kein Nd. auftreten. – 5. DAB 7 – BRD prüft den Streptomycingehalt nach folgendem Verfahren: 15,00 ml der 2,0%igen (g/ml) Lsg. werden auf 50,00 ml verdünnt. 10,00 ml dieser Verdünnung erhitzt man 5 Min. (± 30 Sek.) lang mit 2,0 ml 3 n NaOH im siedenden Wasserbad, kühlt die Lsg. unverzüglich auf 20° ab, versetzt sie unter Umschütteln mit 5,00 ml Eisen(III)-ammonsulfatlsg. und füllt mit W. zu 25,00 ml auf. Die Extinktion dieser Lsg. wird nach 15 Min. bei 520 mµ (Schichtdicke 5 cm) gegen eine Vergleichslsg. gemessen. $E_{1\,cm}^{1\%}$ darf nicht mehr als 0,24 betragen, berechnet auf die getrocknete Substanz. Herstellung der Vergleichslsg.: 10,0 ml W. werden mit 2,0 ml 3 n NaOH und 5,00 ml Eisen(III)-ammonsulfatlsg. gemischt und mit W. zu 25,00 ml aufgefüllt.

Prüfung. 1. Die Lsg. (1 + 19) muß klar und farblos sein (ÖAB 9). – 2. Je 2 ml der Lsg. (1 + 19) müssen sich auf Zusatz von 1 Tr. Methylrot-Methylenblaulsg. grün bzw. auf Zusatz von 1 Tr. Bromthymolblaulsg. gelb oder grün färben (ÖAB 9). – 3. Je 2 ml der 2%igen Lsg. müssen durch 1 Tr. Bromphenolblaulsg. blauviolett und durch 1 Tr. Phenolrotlsg. gelb gefärbt werden (DAB 6 – 3. Nachtr. BRD). – 4. In der Lsg. (1 + 19) darf Chlorid in unzulässiger Menge nicht nachweisbar sein (Grenzwertbestimmung ÖAB 9). – 5. In der 5%igen Lsg. dürfen Schwermetalle und Calcium nicht nachweisbar sein (Ph.Helv. V – Suppl. III). – 6. DAB 7 – BRD verlangt, daß 5 ml einer nichtfiltrierten 2%igen (g/ml) wss. Lsg. 4 Std. nach der Bereitung nicht stärker getrübt sein dürfen als 5,0 ml Vergleichslsg. Die Beurteilung erfolgt 5 Min. nach Herstellung der Vergleichslsg. Eine Farbprüfung ist ebenfalls angegeben. – 7. Nach CF 49 werden 0,10 g Dihydrostreptomycinsulfat in einem kleinen Destillierapparat in 4 ml dest. W. gelöst und 2 ml in einen Meßzylinder überdestilliert. Das Destillat wird mit dest. W. auf 25 ml aufgefüllt und 1 ml dieser Lsg. in einem Reagensglas mit 2 Tr. Phosphorsäurelsg. (2,5 ml konz. Phosphorsäure + 50 ml dest. W.) versetzt. Dann werden 5 Tr. einer 5%igen Kaliumpermanganatlsg. hinzugefügt. Man läßt 10 Min. unter häufigem Umschütteln stehen. Nun wird tropfenweise unter Umschütteln die auf 20% verdünnte offizinelle Mononatriumsulfidlsg. bis zur Entfärbung hinzugefügt. Wenn sich eine Braunfärbung entwickelt, sind 1 oder 2 Tr. konz. Phosphorsäure zuzusetzen. Nach dem Abkühlen in Eis werden vorsichtig 4 ml konz. Schwefelsäure und 0,1 ml einer frisch bereiteten 2%igen wss. Lsg. von Chromotropsäure hinzugefügt. Die Mischung wird 30 Min. lang in ein Wasserbad von 60° gesetzt. Nach dem Abkühlen setzt man 5 ml dest. W. zu. Die entstandene Färbung darf nicht intensiver sein als die einer Vergleichslsg., die in gleicher Weise behandelt wurde und anstatt des verd. Dihydrostreptomycindestillates 1 ml einer Lsg. von 0,08 bis 0,1 ml Methanol auf 1000 ml enthält (Methylalkohol). CF 65 führt die Prüfung auf M. durch wie unter Streptomycinsulfat angegeben; zulässig sind höchens 2%.

Wassergehalt. Wie Streptomycinsulfat. Nach CF 65 soll der Wassergehalt nach der Karl-Fischer-Methode bestimmt werden und höchstens 3% betragen. DAB 7 – DDR läßt als Trocknungsverlust höchstens 5% zu (3 Std. lang bei 60° und höchstens 5 Torr trocknen).

Verbrennungsrückstand. Höchstens 1% (Ph.Helv. V – Suppl. III). Sulfatasche: Höchstens 1% (CF 65).

Keimfreiheit. Siehe unter Streptomycinsulfat. Nach CF 49 wird zur Prüfung auf Keimfreiheit das Muster in dest. W. in einer Konzentration von 10 000 E./ml gelöst. 0,5 ml dieser Lsg. werden einer Reihe von 4 Röhrchen mit 15 ml Nährlsg. (wie unter Penicillin, Thioglykolat-Nährlsg.) zugesetzt, und 0,05 ml auf 0,5 ml verdünnt (1 : 10) einer zweiten Reihe von 4 Röhrchen mit ebenfalls 15 ml der Nährlsg. zugesetzt. Die 8 Röhrchen werden 4 Tage lang bei 37° bebrütet. Es darf sich weder in der ersten Reihe (Anwesenheit streptomycinresistenter Mikroorganismen) noch in der zweiten Reihe (Anwesenheit streptomycinempfindlicher Mikroorganismen) eine Trübung in den Röhrchen zeigen.

Verträglichkeit. Siehe unter Streptomycinsulfat. CF 49 schreibt vor, daß jeder von 10 Mäusen im Gewicht von 18 bis 20 g, die seit 3 bis 4 Std. vor dem Versuch nüchtern sind, 0,5 ml einer Lsg. von 5000 E./ml in die laterale Schwanzvene in etwa 10 Sek. injiziert werden. Nach der Injektion werden die Tiere 10 Tage lang beobachtet und bei einer Temperatur von 18 bis 25° in Spezialkäfigen bei täglich zweimaliger Fütterung gehalten. Mindestens 50% der Tiere sollen die Stunde nach der Injektion überleben, und es dürfen später bis zu 10 Tagen keine weiteren Todesfälle eintreten.

Pyrogenfreiheit. Siehe unter Streptomycinsulfat.

Blutdrucksenkende Stoffe. Siehe unter Streptomycinsulfat.

Gehaltsbestimmung. 1. Ph.Helv. V – Suppl. III gibt folgende Vorschrift an: In einem Erlenmeyerkolben von 100 ml Inhalt mischt man 2,00 ml n Perchlorsäure mit 2 ml Äthylenglykol und 10 ml wasserfreiem Eisessig. Nach Zusatz von 2 Tr. α-Naphtholbenzein wird aus einer Mikrobürette mit 0,1 n Kaliumbiphthalatlsg. bis zum Verschwinden der letzten Grünfärbung titriert (N). In einem zweiten Erlenmeyerkolben von 100 ml Inhalt werden 250 mg getrocknetes Dihydrostreptomycinsulfat (genau gewogen, m) in einer Mischung von 2,00 ml n Perchlorsäure und 2 ml Äthylenglykol unter leichtem Umschütteln während 10 Min. gelöst. Dann setzt man $\frac{19\,m}{24{,}36 \cdot 20}$ ml Benzidinessigsäure zu und läßt die Mischung 10 Min. lang stehen. Nach Zusatz von 2 Tr. α-Naphtholbenzein wird aus einer Mikrobürette mit 0,1 n Kaliumbiphthalatlsg. bis zum Verschwinden der letzten Grünfärbung titriert (n). Gehalt an

$$C_{21}H_{41}N_7O_{12} = \frac{1945\,p \cdot (N-n)}{2{,}042\,m}\;\%\,.$$

m = Einwaage an Dihydrostreptomycinsulfat in mg
N = bei der ersten Titration verbrauchte Anzahl ml 0,1 n Kaliumbiphthalatlsg.
n = bei der zweiten Titration verbrauchte Anzahl ml 0,1 n Kaliumbiphthalatlsg.
p = Einwaage des Kaliumbiphthalats bei der Bereitung der 0,1 n Kaliumbiphthalatlsg.

Herstellung der Benzidinessigsäure: In einen Meßkolben von 100 ml Inhalt werden 0,9205 g Benzidin genau eingewogen und unter leichtem Erwärmen in ca. 80 ml wasserfreiem Eisessig gelöst. Nach dem Erkalten füllt man mit wasserfreiem Eisessig zur Marke auf. Die Lsg. ist bei Bedarf frisch zu bereiten.

2. 3 ml einer Lsg., die eine genau gewogene Menge, die 1000 bis 2000 I.E. entspricht, enthält, werden in ein Reagensglas von 25 mm Durchmesser und 200 mm Länge gebracht, 3 ml 0,5 n Schwefelsäure zugegeben und 2 Std. lang in einem Wasserbad erwärmt. Beim Erwärmen ist darauf zu achten, daß kein Wasser durch Verdampfen verlorengeht. Nach dem Abkühlen gibt man die Mischung in ein 25-ml-Kölbchen, füllt mit W. zur Marke auf und bestimmt die Differenz zwischen den Extinktionen der Lsg. bei 265 und 380 mμ. Unter Verwendung von Dihydrostreptomycinsulfat wird nach demselben Verfahren eine Bezugskurve aufgestellt, indem man die beobachteten Unterschiede in den Extinktionen bei 265 und 380 mμ der Lsg. mit unterschiedlichen Mengen zwischen 500 I.E. und 3000 I.E. auswertet. Unter Verwendung dieser Kurve läßt sich die Anzahl I.E./mg des zu prüfenden Musters berechnen (Pl.Ed. I/2).

3. Titrimetrische Gehaltsbestimmung CF 49. Etwa 0,50 g Dihydrostreptomycinsulfat (genau gewogen) werden in 50 ml dest. W. gelöst und mit 0,1 n NaOH unter Zusatz von 2 ml Thymolphthaleinlsg. als Indikator bis zum Farbumschlag nach Blau titriert. 1 ml 0,1 n NaOH entspr. 0,0731 g Dihydrostreptomycinsulfat. Das offizinelle Präparat soll mindestens 95% Dihydrostreptomycinsulfat enthalten. CF 65 gibt u.a. folgende chemische Gehaltsbestimmung an: Etwa 0,50 g Substanz (genau gewogen = p) werden in einer Mischung aus 15 ml W. und 20 ml Formaldehydlsg. (35%, g/ml), die vorher mit 0,1 n NaOH gegen Kresolphthalein neutralisiert worden ist, gelöst, mit 30 ml A. versetzt und mit 0,1 n NaOH bis zum Farbumschlag nach Rosa titriert (Anzahl der ml NaOH = n). 1 ml 0,1 n NaOH entspricht 0,0731 g Dihydrostreptomycinsulfat. Der Gehalt (%) an Dihydrostreptomycinsulfat errechnet sich nach der Formel

$$\frac{7{,}31 \cdot n}{p}\,.$$

Die biologischen Wertbestimmungsmethoden werden wie unter Streptomycinsulfat durchgeführt, jedoch unter Verwendung des entsprechenden Dihydrostreptomycin-Standard-Präparates.

Aufbewahrung und Verpackung. Dihydrostreptomycinsulfat soll bei einer Temperatur unterhalb 25° in sterilisierten und keimdichten Gefäßen vorsichtig aufbewahrt werden (DAB 6 – 3. Nachtr. BRD). Das Material der Behälter darf die Wirksamkeit des Inhalts nicht beeinträchtigen und muß gegen Feuchtigkeit soweit als möglich undurchlässig sein (BP 58). Ph.Helv. V – Suppl. III fordert sterile, gut verschlossene Glasbehälter und bestimmt, daß sie, wenn sie Dihydrostreptomycinsulfat für parenterale Lsg. beinhalten, mindestens 90% der deklarierten Menge enthalten müssen. USP XVI schreibt vor, daß die Gefäße 90% der angegebenen Menge Antibioticum enthalten müssen. – *Abgabe.* Nach BP 58 ist bei Verschreibung von Dihydrostreptomycin Dihydrostreptomycinsulfat abzugeben. Die verordnete Menge soll als auf Dihydrostreptomycinbase bezogen angesehen und entsprechend auf das Sulfat umgerechnet werden. Im allgemeinen schreiben die Arzneibücher vor, daß das Verfallsdatum auf dem Etikett angegeben sein muß.

Dihydrostreptomycini Hydrochloridum Pl.Ed. I/2. Dihydrostreptomycin Hydrochloride BP 53, USP XIV(!). Dihydrostreptomycintrihydrochlorid. Dihydrostreptomycinchlorid.

$$C_{21}H_{41}O_{12}N_7 \cdot 3\,HCl \qquad M.G.\ 693,0$$

Gehaltsforderung. USP XIV verweist auf die Bestimmungen der FDA, die für Dihydrostreptomycinhydrochlorid eine Wirksamkeit von mindestens 650 mcg/mg vorschreiben und einen Höchstgehalt von 3,0% Streptomycinhydrochlorid, berechnet als Streptomycinbase, zulassen. BP und Pl. schreiben mindestens 600 E. (mcg-Äquivalente an Dihydrostreptomycinbase) vor, s. Dihydrostreptomycinsulfat, S. 1082. Als Standard gilt das Britische Standardpräparat Dihydrostreptomycinsulfat. Das Internationale Standardpräparat Dihydrostreptomycinsulfat ist in gleicher Weise auch für Dihydrostreptomycinhydrochlorid gültig.

Eigenschaften, Löslichkeit, pH der Lösung. Siehe Dihydrostreptomycinsulfat. — *Spezifische Drehung.* USP XIV schreibt vor, daß Lsg. von Dihydrostreptomycinhydrochlorid linksdrehend sein müssen.

Erkennung. Siehe unter Dihydrostreptomycinsulfat. Dihydrostreptomycinhydrochlorid gibt die Reaktionen auf Chloridionen.

Prüfung, Wassergehalt, Keimfreiheit, Verträglichkeit, Pyrogenfreiheit und Histaminfreiheit. Siehe unter Dihydrostreptomycinsulfat.

Gehaltsbestimmung. Der Gehalt an Dihydrostreptomycinhydrochlorid ist nach Pl., BP und FDA auf mikrobiologischem Wege bzw. spektrophotometrisch wie unter Dihydrostreptomycinsulfat zu bestimmen. Ebenso ist auch der zulässige Gehalt an Streptomycinhydrochlorid in Dihydrostreptomycinhydrochlorid nach der Vorschrift der Pl.Ed. I/2, BP 53 und FDA unter Dihydrostreptomycinsulfat entsprechend zu bestimmen.

Aufbewahrung und Verpackung. Siehe Dihydrostreptomycinsulfat-Vorschriften.

Wirkung und Anwendung der Streptomycine. *Bakteriologische Wirkung.* Streptomycin und Dihydrostreptomycin besitzen das gleiche antibiotische Spektrum. Sie sind nach NND 62, BPC 59 und 63 in vitro gegen eine große Anzahl sowohl grampositiver als auch gramnegativer pathogener Bakterien einschließlich der Tuberkelbazillen wirksam. Ihre bakteriostatische oder bakterizide Wirkung ist abhängig von der Konzentration, dem pH-Wert, der Art des Nährmediums und von den verwendeten Mikroorganismus. Die Wirksamkeit der Streptomycine ist in mäßig alkalischem Bereich (pH 9) größer als in neutralem oder saurem Milieu. Die antibiotische Wirkung der Streptomycine wird in vitro durch Mineralsalze, Blut und andere Zellflüssigkeiten erheblich herabgesetzt (durch Blutserum etwa um 50%). Durch einige Aminosäuren wie Cystein, Cystin und Glutathion kann Streptomycin inaktiviert werden. Die wichtigsten pathogenen streptomycinempfindlichen Mikroorganismen sind Mycobacterium tuberculosis, Escherichia coli, Klebsiella pneumoniae, Pseudomonas pyocyanea, Neisseria gonorrhoea und einige Arten von Proteus und Salmonella. Streptomycin stellt daher (s. Tabelle S. 981) eine sehr gute Ergänzung zum Penicillin dar. Leider hat sich jedoch durch die weitverbreitete Anwendung des Streptomycins und des Dihydrostreptomycins mit der Zeit gezeigt, daß die Zahl der streptomycinresistenten Bakterien erheblich angewachsen ist. So ist nach NND 62 die Mehrzahl der Stämme von bestimmten gramnegativen, pathogenen Mikroorganismen, wie Proteus vulgaris, Pseudomonas aeruginosa und Aerobacter aerogenes, die aus infiziertem Gewebe isoliert wurden, gegen diese beiden Antibiotica resistent. Das gleiche gilt für Streptococcus faecalis. Von allen bisher bekannten Antibiotica rufen die Streptomycine am schnellsten sowohl in vitro als auch in vivo Resistenz der Erreger hervor.

Wirkungsmechanismus (nach A. BURGER[1]). Der Mechanismus der antibiotischen Wirkung des Streptomycins ist nur teilweise geklärt. Weder seine Abbauprodukte, Streptidin, N-Methyl-L-glucosamin und Streptose, noch das Disaccharid Streptobiosamin sind antibiotisch wirksam. Nach FITZGERALD geht Streptomycin mit Ribonucleoproteinen Adsorptionskomplexe ein, die durch Ribonuclease nicht mehr abgebaut werden können, und greift damit in den Nucleoproteidstoffwechsel der Mikroorganismen ein. Als wirksame Gruppen werden u.a. die Guanidinreste angesehen. Nach WAGNER-JAUREGG wird die bakteriostatische Wirkung auf Tuberkelbazillen so gedeutet, daß im Tuberkelbazillus Inosit und D-Glucosamin durch das im Streptomycin mit Guanidinresten substituierte Inosit bzw.

---

[1] Medicinal Chemistry, Bd. II, 1951 und Ullmanns Enzyklopädie der technischen Chemie, Bd. 3, München: Urban & Schwarzenberg 1953.

durch L-Glucosamin verdrängt werden. Diese Hypothese ist jedoch unbewiesen. Die Wirkung kann durch Ascorbinsäure oder Cystein gehemmt werden.

Nach neueren Arbeiten[1] ändert Streptomycin den Ablesemechanismus des Messenger-Codes. Dies geschieht durch Störung des Vorganges, der die Basensequenz der Messenger-RNS an den Ribosomen in die Aminosäuresequenz der Proteine übersetzt, wie durch Untersuchung der Polypeptidsynthese in vitro mit dem Nirenberg-System gefunden wurde. Der Effekt ist von der Magnesiumionenkonzentration abhängig. Für den Übersetzungsmechanismus ist eine spezifische Konstellation des Zentrums notwendig, in dem an den Ribosomen die Transfer-RNS an die Messenger-RNS gebunden wird. Es ist wahrscheinlich, daß durch Streptomycin dieses Zentrum so verändert wird, daß die „falsche" Transfer-RNS zum Einbau der „falschen" Aminosäure führt. Ausführliche Übersichten über die Biochemie und den Wirkungsmechanismus der Streptomycine sind zu finden bei T. D. BROCK[2] und B. PARTHIER[3].

Außerdem wurde eine Schädigung der bakteriellen Zytoplasmamembran nachgewiesen, die einen Verlust von Zellinhaltsstoffen zur Folge hat.

Pharmakologische Wirkung. Nach BPC 59 und 63 werden Streptomycin und Dihydrostreptomycin im Magen-Darm-Kanal praktisch nicht resorbiert. Die Hauptmenge wird im Stuhl unverändert ausgeschieden. Auch nach Verabreichung in Form von Aerosol zur Inhalation werden sie nicht resorbiert. Daher müssen die Streptomycine bei Allgemeininfektionen parenteral zugeführt werden. Maximale Blutkonzentrationen werden nach intravenöser Zufuhr sofort erreicht. Nach intramuskulärer Injektion steigt der Serumspiegel langsam an und erreicht nach 1 bis 2 Std. maximale Werte. Obwohl nach intramuskulärer Darreichung sich die Blutspiegel anscheinend längere Zeit bei höheren Werten halten, tritt der Abfall jedoch so schnell ein, daß nach 4 Std. nur noch geringe Mengen der therapeutischen Dosis nachweisbar sind. Die Verweildauer und Konzentration des Streptomycins im Blut sind abhängig von der Größe der injizierten Dosis, sind ihr jedoch nicht streng proportional.

Die Ausscheidung erfolgt nach intramuskulärer oder intravenöser Verabreichung des Streptomycins hauptsächlich durch die Nieren. Bei normaler Nierenfunktion können 30 bis 60% innerhalb von 12 Std. und die Hauptmenge innerhalb von 24 Std. mit dem Harn ausgeschieden werden. Ein kleiner Teil gelangt in die Galle und wird mit den Faeces ausgeschieden. Ebenso gehen nur kleine Mengen Streptomycin in Milch, Speichel, Schweiß und Tränenflüssigkeit über. Bei Störung der Nierenfunktion ist die renale Streptomycinausscheidung verringert, und es kommt zu einem Anstieg der Blutkonzentration des Antibioticums. Da sowohl Streptomycin als auch Dihydrostreptomycin direkte toxische Wirkungen auf den Vestibularapparat zeigen, die etwa der Dosis proportional sind, ist bei Patienten mit gestörter Nierenfunktion darauf zu achten, daß keine unnötig hohen Blutkonzentrationen des Streptomycins eintreten.

Die Streptomycine dringen nicht in rote Blutkörperchen ein und gehen bei Abszessen anscheinend auch nicht in den Eiter über. Sie verteilen sich nur im extrazellulären Gewebswasser. Sie diffundieren nur so langsam in die Spinalflüssigkeit, daß sie in vielen Fällen trotz wiederholter parenteraler Zufuhr nicht nachweisbar sind. Bei Patienten mit Meningitis jedoch ist Streptomycin in gut nachweisbaren Mengen in der Spinalflüssigkeit enthalten. In die normale Peritonealflüssigkeit, in Peritonealexsudate und in Ascitesflüssigkeit gelangen die Antibiotica in Konzentrationen, die im allgemeinen etwas nie-

---

[1] ANAND, N., u. B. D. DAVIS: Nature (Lond.) *185*, 22 (1960). – SPOTTS, C. R., u. R. Y. STANIER: ibid. *192*, 633 (1961). – FLAKS, J. G., E. C. COX, M. L. WITTING u. I. R. WHITE: Biochim. biophys. Res. Commun. *7*, 390 (1962). – HAHN, F. E., J. CAIK, A. D. WOLFE, R. E. HARTMAN, J. L. ALLISON u. R. J. HARTMAN: Biochim. biophys. Acta (Amst.) *61*, 741 (1962). – DAVIES, J., W. GILBERT u. L. GORINI: Proc. nat. Acad. Sci. (Wash.) *51*, 883 (1964).

[2] BROCK, T. D., MOSSER, J. u. B. PEACHER: J. gen. Microbiol. *33*, 9 (1963).

[3] Pharmazie *20*, 465 (1965).

driger als die Serumkonzentrationen sind. In die Pleural-, Synovial- und Pericardialflüssigkeit geht Streptomycin langsamer über, und, falls vorhanden, sind die Konzentrationen meistens erheblich niedriger als im Blutserum. Streptomycin diffundiert auch in den Glaskörper und in das Kammerwasser des Auges. Im Foetalblut und der Amnionflüssigkeit ist etwa die Hälfte der Streptomycinkonzentration des mütterlichen Blutes vorhanden. In der Muttermilch sind Konzentrationen bis zur Höhe der Serumwerte nachgewiesen worden. Um die rasche Ausscheidung des Streptomycins aus dem Körper zu verzögern, wurden die gleichen Methoden wie beim Penicillin (s. S. 1032) versucht, jedoch ohne Erfolg. Streptomycin-Depotpräparate sind bisher nicht bekannt geworden.

Im Gegensatz zu Penicillin besitzen Streptomycin und Dihydrostreptomycin eine größere Toxizität, die aber gegenüber vielen chemotherapeutischen Substanzen noch als erträglich zu bezeichnen ist. Die therapeutische Breite ist wesentlich geringer als beim Penicillin. Zunächst glaubte man, daß die Toxizität auf Begleitstoffe der anfänglich noch unreinen Präparate zurückzuführen sei. Es erwies sich jedoch, daß lediglich Histamin als Verunreinigung für bestimmte Reaktionen verantwortlich war. Andere möglicherweise toxische Begleitstoffe wurden nicht gefunden, und die Toxizität ist auch reinen Präparaten eigentümlich. Eingehende Untersuchungen wurden von MOLITOR und Mitarbeitern[1] durchgeführt, die 1 kg reine Streptomycinbase für Teste an Tausenden von Laboratoriumstieren verwendeten. Bei Mäusen betrug die DL_{50} nach subkutaner Injektion 1,5 g/kg und nach intravenöser Verabreichung 250 mg/kg. Nach oraler Applikation überlebten Mäuse Dosen von 5 g/kg.

Die Nebenwirkungen (s. auch dort) nach Streptomycinverabreichung sind jedoch erheblich und treten nach größeren Dosen und längerer Applikation auf. Sie äußern sich in einer toxischen Wirkung speziell auf die Ganglienzellen des 8. Hirnnerven.

Klinische Verwendung. Streptomycin und Dihydrostreptomycin zeigen grundsätzlich klinisch die gleichen Wirkungen und werden in gleicher Weise angewendet. Nach NND 62 waren diese beiden Antibiotica – wie erwähnt – zunächst gegen eine große Anzahl von gramnegativen und grampositiven, pathogenen Bakterien, einschließlich des Tuberkelbazillus, wirksam. Jedoch zeigte sich im Laufe der Zeit, daß streptomycinresistente Stämme von pathogenen Bakterien vermehrt in Erscheinung traten. Aus diesem Grunde sollte heute die Streptomycintherapie auf die Behandlung der Infektionen beschränkt werden, die durch Bakterien verursacht werden, die sich im klinischen Laboratoriumsversuch als gegen die beiden Antibiotica empfindlich gezeigt haben. Nach NND 62 empfehlen heute eine Reihe von Autoritäten auf diesem Gebiet, daß Streptomycin und Dihydrostreptomycin nur zur Behandlung der Tuberkulose in geeigneten Fällen verwendet werden sollte und nur ausnahmsweise in speziellen Fällen bei anderen Infektionen, die von gegenüber diesen Antibiotica empfindlichen Erregern verursacht sind.

Nebenwirkungen. Auch die Nebenwirkungen des Streptomycins und Dihydrostreptomycins sind gleich. Es können nach NND 62 Dermatitis, Arzneimittelfieber oder andere allergische Reaktionen auftreten. Die ernsthaftesten Nebenwirkungen beider Antibiotica werden durch Einwirkung auf die Nerven der Gehörorgane im Bereich des 8. Hirnnerven [N. acusticus; N. vestibularis (Schwindel, Nausea, Erbrechen, Gleichgewichtsstörungen) und N. cochlearis (Hörstörungen)] hervorgerufen. Dauernde und schwere Schädigungen machen sich durch das Auftreten von starkem Schwindel und Verlust des Gehörs oder allein durch Verlust des Gehörs bemerkbar. Die Streptomycinsalze wirken insbesondere auf die Vestibularfunktion, während die Dihydrostreptomycinsalze die Gehörfunktion beeinflussen. Wegen dieser Möglichkeiten als Folge der Streptomycintherapie sollen nach NND 62 vor und während der Therapie sorgfältige audiometrische und Vestibularfunktionsprüfungen durchgeführt werden. Die Nebenwirkungen treten vor allem nach hohen Dosen auf, die über längere Zeit verabreicht werden. Durch Herabsetzen der Tagesdosis auf 1 g, die jetzt allgemein üblich ist, ist das Auftreten von schweren Intoxikationen sehr reduziert worden.

---

[1] J. Pharmacol. *86*, 151 (1946); zit. nach Antibiotics, Bd. II, Oxford 1949.

Bei Störungen der Nierenfunktion vergrößert sich die Möglichkeit toxischer Nebenwirkungen, da die Streptomycinausscheidung verzögert ist. Besonders zu beachten ist, daß Personen, die beruflich häufig mit diesen beiden Antibiotica zu tun haben, leicht Hautreaktionen bekommen können (Kontaktdermatitis, Konjunktivitis, Lidödem). Es sind deshalb als vorbeugende Schutzmaßnahmen beim Arbeiten mit Streptomycin Gummihandschuhe und Schutzbrillen oder Masken zu tragen.

Die ototoxischen Nebenwirkungen von Dihydrostreptomycin haben in den USA zu einer drastischen Einschränkung seiner Verwendung geführt. Die FDA in Washington erteilte im April 1963 dem Bundesgesundheitsamt auf Anfrage folgende Auskunft:

„Nach unserer gegenwärtigen Einstellung zum Dihydrostreptomycin ist dessen orale Anwendung nur bei gewissen hierauf ansprechenden intestinalen Infektionen erlaubt. Die parenterale Anwendung ist auf Kranke beschränkt, deren ernster Zustand zwar eine Behandlung mit Streptomycin verlangt, bei denen aber 1. eine Überempfindlichkeit besteht (dann ist Dihydrostreptomycin allein zu geben), oder 2. die volle therapeutische Streptomycin-Dosis nicht vertragen wird (dann ist eine Kombination von Dihydrostreptomycin und Streptomycin zu verwenden)."

Dosierung. In der Regel werden Streptomycin und Dihydrostreptomycin intramuskulär appliziert. Nach NND 62 ist das Antibioticum in sterilem, pyrogenfreiem, dest. W. oder physiologischer Kochsalzlsg. in einer Konzentration von 100 bis 200 mg Streptomycinbase/ml zu lösen. Für subkutane Injektionen des Streptomycins werden größere Verdünnungen empfohlen, Dihydrostreptomycin kann nicht subkutan gegeben werden. Zur intravenösen Dauertropfinfusion werden 1 bis 2 g in 1 Liter physiologischer Kochsalzlsg. gelost und mit einer Geschwindigkeit von etwa 25 Tr./Min. verabreicht. *Dihydrostreptomycin soll nur intramuskulär und darf nicht intravenös injiziert werden*; auch beim Streptomycin ist die intravenöse Anwendung wegen der Gefahr schwerer Nebenerscheinungen (Kollapsgefahr) nicht empfehlenswert. Bei intrathekaler Darreichung werden 10 bis 20 mg/ml in physiologischer Kochsalzlsg. verwendet. Für äußerliche Anwendung werden üblicherweise Lsg. mit 25 bis 50 mg/ml benutzt oder nach BPC 59 2,5 bis 10 mg/ml bzw. ein Puder mit 0,25% Streptomycin in Milchzucker.

Die Dosierung ist von der Empfindlichkeit des für die Infektion verantwortlichen Mikroorganismus abhängig. Nach NND 62 sind bei schweren Infektionen Tagesdosen von 2 bis 4 g erforderlich, die in Teildosen sechsstündlich parenteral appliziert werden. Bei weniger schweren Infektionen und bei hochempfindlichen Erregern reichen Tagesdosen von 1 bis 2 g aus. Die Behandlung ist so lange durchzuführen, bis die Temperatur normal geworden und alle Zeichen der Infektion verschwunden sind und dann noch 48 bis 72 Std. fortzusetzen. Zur Behandlung der Tuberkulose wird Streptomycin heute im allgemeinen mit den verschiedenen Chemotherapeutica kombiniert (p-Aminosalicylsäure, Isoniazid usw.). Im übrigen wird auf die den Packungen beigefügten Dosierungsanweisungen verwiesen.

Zur Inhalationstherapie mit einem Streptomycinaerosol wird das Sulfat in dest. W. in einer Konzentration von 50 bis 100 mg Streptomycinbase/ml gelöst. Nach NND 62 wird die Verneblung von 1 oder 2 ml, also 100 mg, 5- bis 6mal täglich in Abständen von 3 Std. als Adjuvans zur Allgemeintherapie bei nichttuberkulösen Bronchial- und Lungeninfektionen empfohlen. Wenn gleichzeitig Penicillin indiziert ist, kann kristallines Penicillinnatrium zusammen mit Streptomycinsulfat in der gleichen Lsg. verabreicht werden. Penicillinkalium ruft jedoch Trübung oder Opaleszenz hervor.

Wichtig ist für die Anwendung von Streptomycin und Dihydrostreptomycin, daß ausreichend große Dosen verwendet werden, um die Erreger zu hemmen oder abzutöten, da sich sonst schnell Resistenz gegen Streptomycin ausbilden kann. Ungenügende Dosierung begünstigt die Entwicklung resistenter Stämme der Mikroorganismen! ÖAB 9 führt bei intramuskulärer Verabreichung als gebräuchliche Einzeldosis 0,31 bis 1,25 g Streptomycinbzw. Dihydrostreptomycinsulfat (entsprechend 0,25 bis 1,0 g Streptomycinbase), als Einzelmaximaldosis 1,25 g (entsprechend 1,0 g Streptomycinbase), als Tagesmaximaldosis 2,5 g (entsprechend 2,0 g Streptomycinbase) an. USP XVI bezeichnet als tägliche intramuskuläre Normdosis an Streptomycinsulfat das Äquivalent von 1 g Streptomycinbase, läßt aber auch Mengen zwischen 500 mg und 2 g gelten, während bei BP 63 den Bereich zwischen 0,5 und 1,0 g angibt. Für Dihydrostreptomycinsulfat nennt USP XVI als gebräuchliche intramuskuläre Dosis 6stündlich das Äquivalent von 500 mg Dihydrostreptomycinbase; die Menge kann jedoch bis 3 g gesteigert werden. BP 58 bezeichnet als Normdosis an Dihydrostreptomycinsulfat das Äquivalent von 0,5 bis 1 g täglich.

Tetracycline

Den drei Breitspektrumantibiotica Tetracyclin, Chlortetracyclin, Hydroxytetracyclin sowie einigen von diesen Stoffen abgeleiteten Verbindungen liegt als gemeinsames Grundgerüst das Naphthacenskelett in teilweise hydrierter Form zugrunde. Als erstes Antibioticum dieser Gruppe fand B. M. DUGGAR[1] im Jahre 1948 das Chlortetracyclin. Zwei Jahre später wurde von FINLAY und Mitarbeitern[2] das Hydroxytetracyclin isoliert. Aus dem Chlortetracyclin läßt sich auf synthetischem Wege leicht das Tetracyclin darstellen[3], das auch in der Natur aufgefunden worden ist[4]. In chemischer Hinsicht ähneln sich die drei Antibiotica, deren Differenzierung durch Infrarotspektroskopie, Gegenstromverteilung und Papierchromatographie möglich ist. Auch mit konzentrierter Schwefelsäure ergeben sie verschiedene Färbungen. Tetracyclin ist als die Grundsubstanz anzusehen, wie aus dem nachstehenden Schema hervorgeht.

Durch Untersuchung verschiedener Abbauprodukte der Tetracycline fand man, daß die „obere Peripherie" des Moleküls biologisch unspezifisch ist[5]. Es wird daher angenommen, daß die Carboxamido-dioxo-Gruppierung des Ringes A und die Phenol-dioxo-Gruppierung der Ringe D, C, B die wesentlichsten für die antimikrobielle Aktivität notwendigen Teilstrukturen sind[6]. Beide Anordnungen können Chelatsysteme bilden, von denen besonders letztere die Fähigkeit zur Bildung stabiler Komplexe mit den Kationen mehrwertiger Metalle besitzt. Die antibiotische Aktivität führt man zum Teil auf diese Systeme zurück.

---

[1] Ann. N. Y. Acad. Sci. 51, 175 (1948).

[2] FINLAY, A. C., G. L. HOBBY, S. Y. P'AN, P. P. REGNA, J. B. ROUTEIN, D. B. SEELEY, G. M. SHULL, B. A. SOBIN, I. A. SOLOMONS, J. W. VINSON u. J. H. KANE: Science 111, 85 (1950).

[3] CONOVER, L. H., W. T. MORELAND, A. R. ENGLISH, G. R. STEPHENS, F. J. PILGRIM: J. Amer. chem. Soc. 75, 4622 (1953).
BOOTHE, J. H., J. MORTON II, J. P. PETESI, R. G. WILKINSON u. J. H. WILLIAMS: J. Amer. chem. Soc. 75, 4621 (1953).

[4] MINIERI, P. P., M. C. FIRMAN, A. G. MISTRETTA, A. ABBEY, C. E. BRICKER, N. E. RIGLER u. H. SOKOL: Antibiotics Annal. 1953–54; Medical Encyclopedia, New York 1953, S. 81.

[5] STEPHENS, C. R., K. MURAI, H. H. RENNHARD, L. H. CONOVER u. K. J. BRUNINGS: J. Amer. chem. Soc. 80, 5324 (1958).

[6] SHEMYAKIN, M. M., A. S. KHOKHLOV, M. N. KOLOSOV, L. D. BERGELSON u. V. K. ANTONOV: Die Chemie der Antibiotica, Bd. I, Moskau: Verlag der Acad. Wiss. UdSSR 1961, S. 249–250. – SHEMYAKIN, M. M., u. M. N. KOLOSOV: Pure appel. chem. 6, 305 (1963).

Synthetisch zugänglich wurde in neuerer Zeit das sog. DCB-Tricyclin[1], welches die Ringe B, C und D des Tetracyclins enthält. Die Wirksamkeit dieser Verbindung gegen Staphylococcus aureus, Sarcina lutea und Mycobacterium phlei stellt eine wesentliche Stütze für die erwähnte Hypothese dar.

Auch die Totalsynthese von (±)-6-Desoxy-6-desmethyltetracyclin, des einfachsten, noch voll wirksamen Tetracyclinabbauproduktes, ist zwei Forschergruppen[2,3] gelungen. Die eine Synthese[3] ist in größerem Umfang möglich. Mit dem Aufbau des 12a-Desoxy-5a, 6-anhydrotetracyclins ist kürzlich der letzte Abschnitt des vollständigen Syntheseweges für Tetracyclin bekannt geworden[4].

Die Tetracyclinantibiotica sind gelbe, amphotere Substanzen, die infolge der im Molekul anwesenden sauren (phenolische und enolische OH-Funktionen) und basischen Gruppen (Dimethylaminorest) mit Basen und Säuren Salze bilden, von denen die Salze mit Säuren beständiger sind. Mit Metallionen, z.B. Magnesium, Aluminium, Calcium und Eisen erfolgt Komplexbildung. Die Salze mit Säuren sind in Wasser leicht löslich. Therapeutisch gebräuchlich sind hauptsächlich die Hydrochloride. Gegenüber Chlortetracyclin und Hydroxytetracyclin zeichnet sich Tetracyclin durch größere Stabilität vor allem in wss. Lsg. und bessere Löslichkeit aus. Der bedeutendste Unterschied in der Stabilität der 3 Tetracycline besteht im neutralen Milieu, in dem Tetracyclin wesentlich haltbarer als Chlortetracyclin und Hydroxytetracyclin ist (s. nachstehende Tabelle)[5].

pH-Werte	Bebrütungsdauer (Stunden)	Inaktivierung in % im Vergleich zum Ausgangswert		
		Chlortetracyclin	Hydroxytetracyclin	Tetracyclin
8	10	92	25	35
8	24	99,7	75	82
7	10	65	34	2
7	24	95	66	42

Tetracyclinhydrochlorid verliert in wäßriger Lösung vom pH 2,5 nach 15minütigem Erhitzen auf 100° 45% seiner Wirksamkeit (nach Angaben der Herstellerfirma Pfizer). Die Vorzüge der besseren Stabilität und Löslichkeit des Tetracyclins haben wesentlich zu seiner Einführung in die Therapie beigetragen, da diese Eigenschaften für ein Antibioticum von erheblicher Bedeutung sind, und zwar für die Resorption und Diffusion im Organismus, für die Zubereitung und Aufbewahrung von Lösungen für die parenterale und lokale Anwendung und schließlich für die Ausführung von in vitro-Testen und die Bestimmung der Antibioticakonzentration in Körperflüssigkeiten.

Die antimikrobielle Aktivität ist beträchtlich und umfaßt die meisten grampositiven und gramnegativen Bakterien, viele Rickettsien, die größeren Viren und Protozoen. Zwischen den Tetracyclinen besteht Kreuzresistenz. Während der Biosynthese des Tetracyclins werden die C-Atome 5 bis 12 und wahrscheinlich auch 12a und 1 nach dem Essigsäureschema miteinander verknüpft[6]. Ursprünglich nahm man an[6], daß Glutaminsäure der bio-

---

[1] KOLOSOV, M. N., S. A. POPRAVKO u. M. M. SHEMYAKIN: Justus Liebigs Ann. Chem. 668, 86 (1963).
[2] CONOVER, L. H., K. BUTLER, J. D. JOHNSTON, J. J. KORST u. R. B. WOODWARD: J. Amer. chem. Soc. 84, 3222 (1962).
[3] MUXFELDT, H., u. W. ROGALSKI: ibid. 87, 933 (1965).
[4] GUREVICH, A. I., M. G. KARAPETYAN, M. N. KOLOSOV, V. G. KOROBKO, V. V. ONOPRIMKO, S. A. POPRAVKO u. M. M. SHEMYAKIN: Tetrahedr. Lett. 1967, S. 131.
[5] HEILMEYER/WALTER: Antibiotica-Fibel, 2. Aufl., Stuttgart: Thieme 1965.
[6] SNELL, J. F., A. J. BIRCH u. P. L. THOMPSON: J. Amer. chem. Soc. 82, 2402 (1960).

genetische Vorläufer der Carboxamidgruppe sei. Später konnte gezeigt werden, daß das Tetracyclin-Grundgerüst vollständig aus Essigsäure- bzw. Malonsäureeinheiten entsteht und die Carboxamidgruppe anschließend eingefügt wird. Bei Zusatz von Sulfonamiden zum Nährmedium unterbleibt der Einbau der Methylgruppe am C_6, nicht aber derjenige der N-Methylgruppen[1]. Die C-Atome aller Methylgruppen stammen aus Methionin.

Chlorid- und Bromidionen dienen als Halogenquelle für die Biosynthese halogenhaltiger Tetracycline. Manche Stämme von Staphylococcus aureofaciens bilden bei Gegenwart von Chloridionen Chlor-, bei Anwesenheit von Bromidionen 7-Bromtetracyclin und beim Fehlen beider Ionen Tetracyclin[2]. Die Endstufen der Biosynthese der Tetracycline sind wahrscheinlich die Anhydrotetracycline, welche sich direkt von den natürlichen Tetracyclinen ableiten[3]. Diese werden dann zu den 5a,11a-Dehydrotetracyclinen oxydiert und anschließend zu den entsprechenden Tetracyclinen reduziert. Manche Mutanten von Streptomyces aureofaciens und Streptomyces rimosus vermögen, wenn sie nicht im Gemisch kultiviert werden[4], kein Tetracyclin zu bilden (Biologische Cosynthese). Es kommt zur Akkumulierung von Verbindungen, die durch Umlagerung aus den ursprünglichen Zwischenstufen hervorgegangen sind. So konnte beispielsweise das Protetron[5]

isoliert werden, das wahrscheinlich aus einer primär gebildeten offenkettigen Poly-β-ketosäure entsteht. Verbindungen mit weniger C-Atomen, als das fertige Tetracyclin-Gerüst enthält, sind bisher als Zwischenstufen nicht bekannt geworden.

Als halbsynthetisches Breitspektrumantibioticum wurde kürzlich das Methacyclin (5-Hydroxy-6-methylen-6-desoxy-6-demethyl-tetracyclin) bekannt.

Die Substanz zeichnet sich durch intensive antimikrobielle Aktivität bei niedriger Dosierung aus. Aus der dementsprechend geringen Substanzbelastung des Patienten ergibt sich eine gute Verträglichkeit bei lang anhaltender Wirkung. Die Indikation umfaßt alle Infektionen mit Staphylokokken, Streptokokken, Enterokokken, E. coli, Salmonellen, Brucellen, Neisseria, Hämophilus influenzae, Hämophilus pertussis, Klebsiellen u.a. Als durchschnittliche Tagesdosis wird für Erwachsene 600 mg angegeben. Für Kinder berechnet man 7,5 mg/kg Körpergewicht pro Tag.

---

[1] PERLMAN, D., L. J. HEUSER, J. B. SEMAR, W. R. FRAZIER u. J. A. BOSKA: J. Amer. chem. Soc. *83*, 4481 (1961).

[2] DOERSCHUK, A. P., J. R. D. CORMICK, J. J. GOODMAN, S. A. SZUMSKI, J. A. GROWICH, P. A. MILLER, B. A. BITLER, E. R. JENSEN, M. MATRISHIN, M. A. PETTY u. A. S. PHELPS: J. Amer. chem. Soc. *81*, 3069 (1959). — SENSI, P., G. A. DE FERRARI, G. G. GALLO u. G. ROLLAND: Farmaco, Ed. sci. *10*, 337 (1955).

[3] MCCORMICK, J. R. D., P. A. MILLER, S. JOHNSON, N. ARNOLD u. N. O. SJOLANDER: J. Amer. chem. Soc. *84*, 3023 (1962).

[4] MCCORMICK, J. R. D., U. HIRSCH, N. O. SJOLANDER u. A. P. DOERSCHUK: J. Amer. chem. Soc. *82*, 5006 (1960).

[5] MCCORMICK, J. R. D.: Antibiotica Kongress Prag 1964, ref. Angew. Chem. *76*, 959 (1964).

Chromatographie. Die quantitative Trennung von Tetracyclin, Chlortetracyclin und Hydroxytetracyclin in Gegenwart von Anhydrotetracyclin, Anhydrochlortetracyclin, Epitetracyclin und Epichlortetracyclin ist möglich auf einer Cellulosesäule, die mit 0,05 m Tartratpuffer imprägniert wurde[1]. Als Lösungsmittel verwendet man Essigester. Die papierchromatographische Trennung[2] der Tetracycline, ihrer Anhydro- und Isoformen geschieht mit einer Mischung aus Butanol-Eisessig-Wasser (4 : 1 : 5) bei pH 2,5 oder einer Mischung aus Essigester-Wasser (1 : 1) bei pH 4,5. Es können reine Lsg. der Tetracycline oder auch ihre Kulturmedien verwendet werden; letztere werden mit Salzsäure auf pH 2,0 bis 2,5 eingestellt und nach 30 Min. filtriert. Sichtbarmachen der Flecke s.u. Papierchromatographie bei den betreffenden Tetracyclinen. Auch dünnschichtchromatographisch können Tetracyclin, Chlortetracyclin und Hydroxytetracyclin auf gepufferten, mit Glycerin imprägnierten Kieselgur-G-Schichten identifiziert und auf Reinheit geprüft werden[3]. Technik: Man bringt die beschichteten Platten in Kammern und läßt die Imprägnierlsg. hochsteigen, und zwar mindestens 1 cm höher als die spätere Laufstrecke des Fließmittels. Die Platten werden anschließend bei Raumtemperatur getrocknet. Es sind 2 Fließmittel möglich: a) mit Imprägnierlsg. gesättigter Essigester, b) eine Mischung aus 50 ml Chlf., 50 ml Aceton und 20 ml Imprägnierlsg. (es wird die untere, organische Phase verwendet). Die Chromatographie erfolgt in gleicher Richtung wie die Imprägnierung. Die Laufstrecke beträgt 10 cm. Anhydroderivate erscheinen in der Nähe der Front. Die Erkennung der Tetracycline erfolgt durch Betrachten im UV-Licht (365 mµ). Die entstehende Fluoreszenz kann durch Ammoniakdampf oder Natronlauge verstärkt werden. Die Identifizierung ist auch durch Besprühen mit $SbCl_3$-Lsg. (50%iger, in Eisessig) möglich: im Tageslicht färben sich Tetracyclin und Chlortetracyclin rötlich, Hydroxytetracyclin wird gelb. Bereitung der Imprägnierlsg.: es werden 95 ml Phosphat-Citrat-Puffer pH 3,7 und 5 ml Glycerin gemischt. Herstellung des Phosphat-Citrat-Puffers pH 3,7: man mischt 34 ml 0,2 m Dinatriumhydrogenphosphatlsg. und 66 ml 0,1 m Citronensäurelsg. – Über ein weiteres d.chr. Verfahren siehe KEINER und Mitarbeiter[4].

Chlortetracyclin

Chlortetracyclin wurde 1946 von DUGGAR[5] aus Kulturfiltraten des Strahlenpilzes Streptomyces aureofaciens isoliert, der nach der goldgelben Farbe seines Stoffwechselproduktes benannt worden ist. Die Entdeckung gelang bei systematischen Untersuchungen zur Auffindung neuer Antibiotica mit noch größerem Wirkungsspektrum als Penicillin und Streptomycin, bei denen Hunderte von Arten und Stämmen von Bodenorganismen geprüft wurden. Das Gewinnungsverfahren ist der Firma Lederle durch US-Pat. 2482055 (1949) geschützt. Chlortetracyclin wird nach diesem Verfahren ähnlich wie Streptomycin gewonnen. Eine Nährlsg. [1% Maisquellwasser, 1% Saccharose, 0,2% $(NH_4)_2HPO_4$, 0,2% KH_2PO_4, 0,025% $MgSO_4 \cdot 7H_2O$, 0,1% $CaCO_3$ in Wasser] wird mit Sporen oder Mycel von Streptomyces aureofaciens beimpft und bei 26 bis 28° 24 bis 48 Std. fermentiert. Nach Filtration der Kulturlsg. wird das Antibioticum auf einer Säule an ein geeignetes Adsorptionsmittel gebunden. Die Säule wird mit W. und Aceton gewaschen und mit angesäuertem A. entwickelt. Es bilden sich 3 Zonen, die im UV-Licht blau, gelb und braun fluoreszieren. Das Eluat der gelben Zone, das die Hauptmenge an Chlortetracyclin enthält, wird im Vakuum getrocknet und der Trockenrückstand mit n-Butanol extrahiert. Der butylalkoholische Extrakt wird mit W. gewaschen, eingeengt und schließlich das Antibioticum mit abs. Ae. ausgefällt. Die getrocknete Fällung wird in W. suspendiert, mit Salzsäure auf pH 2,0 bis 3,0 gebracht und diese Lsg. der Gefriertrocknung unterworfen.

Chemie. Chlortetracyclin ist 7-Chlor-4-dimethylamino-1,4,4a,5,5a,6,11,12a-octahydro-3,6,10,12,12a-pentahydroxy-6-methyl-1,11-dioxo-2-naphthacencarboxamid. Die Verbindung bildet goldgelbe Kristalle. Fp. 168 bis 169°. Die spezifische Drehung $[\alpha]_D^{23}$ beträgt in Methanol $-275,0°$. Die Verbindung reagiert schwach basisch und ist in W. zu 0,5 bis 0,6 mg/ml lösl.; oberhalb pH 8,5 steigt die Löslichkeit stark an. Ebenso löst sie sich gut in Cellosolve und Dioxan. In M., A., Aceton, Essigester und Bzl. ist sie nur mäßig, in Ae.

---

[1] HRDY, O., u. P. VESELY: Čs. Farm. 10, 126 (1961); ref. Chem. Abstr. 61, 14466 (1964).
[2] LAZNIKOVA, T. N., u. V. G. MAKARVICH: Antibiotiki 9, 579 (1964).
[3] SONANINI, D., u. L. ANKER: Pharm. Acta Helv. 39, 518 (1964).
[4] KEINER, J., R. HÜTTENRAUCH u. W. POETHKE: Pharm. Zentralh. 105, 705 (1966).
[5] DUGGAR und 42 Mitarbeiter: Ann. N. Y. Acad. Sci. 51, 175 (1948).

und PAe. nicht lösl. Infolge des amphoteren Charakters bildet sie auch mit Säuren Salze. Das freie Chlortetracyclin und seine Salze sind in kristalliner Form trocken aufbewahrt über Jahre haltbar. Die wss. Lsg. seiner Salze sind wenig stabil und verlieren bei erhöhter Temperatur schnell ihre Wirksamkeit. Bei Aufbewahrung im Kühlschrank geht die Aktivität langsamer zurück. In alkalischem Medium wird Chlortetracyclin rasch inaktiviert. In neutraler oder saurer Lösung ist es stabiler und entfaltet maximale Wirksamkeit.

Die Struktur der Verbindung wurde im Jahre 1952 bekannt[1]. Durch die Anwesenheit des Chloratoms im Ring D und das Fehlen der Hydroxygruppe im Ring B verlaufen die Abbaureaktionen etwas anders als beim Hydroxytetracyclin. Das folgende Schema gibt eine kurze Übersicht.

[1] STEPHENS et al.: J. Amer. chem. Soc. 74, 7976 (1952). — WALLER, C. W., B. L. HUTCHINGS, A. A. GOLDMAN, C. F. WOLF, R. W. BROSCHARD u. J. H. WILLIAMS: ibid. 74, 4978, 4979 (1952). — WALLER, C. W., B. L. HUTCHINGS, R. W. BROSCHARD, A. A. GOLDMAN, W. J. STEIN, C. F. WOLF u. J. H. WILLIAMS: ibid. 74, 4981 (1952).

Außer dem Chlortetracyclin ist auch ein biosynthetisch hergestelltes Bromtetracyclin bekannt geworden[1]. Größere therapeutische Bedeutung hat das 6-Desmethyl-7-chlortetracyclin erlangt, das 1957 aus einer Mutante von Streptomyces aureofaciens gewonnen wurde.

Ebenfalls aus einer Mutante von Streptomyces aureofaciens wurde das 7-Chlor-5a-(11a)-dehydrotetracyclin isoliert[2], eine Verbindung, die durch gewisse Mutanten von Streptomyces aureofaciens zum Chlortetracyclin reduziert werden kann. Man nimmt daher an, daß es sich um den Precursor in der Biosynthese des Chlortetracyclins handelt.

Das N-Methylolderivat des Chlortetracyclins zeichnet sich durch bessere Verträglichkeit als Chlortetracyclin bei geringerer Toxizität aus[3].

Chlortetracyclini Hydrochloridum Pl.Ed. II. Chlortetracyclinum hydrochloricum Ph.Helv. V – Suppl. III, ÖAB 9. Chlortetracycline Hydrochloride BP 63, USP XV. Chlortetracyclinhydrochlorid. Aureomycini hydrochloridum CF 65.

Nach Ph.Helv. V – Suppl. III besteht die Substanz aus einem Gemisch der antibiotischen Verbindungen, die von Streptomyces aureofaciens produziert oder auf andere Weise erhalten werden. Das Gemisch enthält hauptsächlich 7-Chlor-4-dimethylamino-1,4,4a,5,5a,6,11,12a-octahydro-3,6,10,12,12a-pentahydroxy-6-methyl-1,11-dioxonaphthacen-2-carboxamid. Nach BP 63, ÖAB 9 und Pl.Ed. II besteht es ausschließlich aus dem Hydrochlorid dieser Verbindung. 1 mg enthält 1000 I.E.; 1 I.E. entspricht 0,001 mg. Das Internationale Standardpräparat Chlortetracyclinhydrochlorid wird im National Institute for Medical Research, The Ridgeway, Mill Hill, London NW 7, aufbewahrt. Für die Bundesrepublik Deutschland nimmt die Aufbewahrung und Verteilung das Paul-Ehrlich-Institut, Frankfurt a. M., Paul-Ehrlich-Straße 44, vor.

$$C_{22}H_{23}ClN_2O_8 \cdot HCl \qquad M.G.\ 515{,}36$$

Gehaltsforderung. USP XV, Pl.Ed. II, BP 63, ÖAB 9 und Ph.Helv. V – Suppl. III schreiben mindestens 90% $C_{22}H_{23}ClN_2O_8 \cdot HCl$ in Chlortetracyclinhydrochlorid vor, entsprechend einer Wirksamkeit von 900 I.E./mg, bezogen auf die getrocknete Substanz. CF 65 verlangt 950 mcg Tetracyclinhydrochlorid/mg.

Eigenschaften. Siehe auch unter Hydroxytetracyclinhydrochlorid. Chlortetracyclinhydrochlorid ist im trockenen Zustand und bei Raumtemperatur beständig; gegen Temperaturen von etwa 100° ist es einige Std. lang stabil. In Abhängigkeit von Temperatur, Licht und Konzentration zersetzen sich die wss. Lsg. mehr oder weniger schnell; bei pH-Werten von 0,6 bis 2,6 behalten sie ihre Aktivität (CF 65). Nicht hygroskopisch. – Löslichkeit. Lösl. in etwa 100 T. W., bzw. 600 T. A., praktisch unlösl. in Ae., Chlf. oder Aceton. Die wss. Lsg. trübt sich allmählich infolge von Hydrolyse (ÖAB 9). Nach Pl.Ed. II und BP 63 in 560 T. A. lösl. Nach BP 63 in 75 T. W. lösl. – pH der Lösung. Die Lsg. (1 + 199) muß ein pH von 2,3 bis 3,3 aufweisen (ÖAB 9). Nach Ph.Helv. V – Suppl. III soll das pH einer 1%igen (g/ml) Lsg. zwischen 2,2 und 3,6 liegen. – Schmelzpunkt. Chlortetracyclinhydrochlorid schmilzt bei 210°, die freie Base bei 168°. – Spezifische Drehung. Das optische Drehungsvermögen

---

[1] GOUREVITCH, A., M. MISIEK u. J. LINE: Antibiot. and Chemother. **5**, 448 (1955). – SENSI, P., G. A. DE FERRARI, G. G. GALLO u. G. ROLLAND: Il Pharmaco, sci. Ed. **10**, 337, 346 (1955).
[2] McCORMICK, J. R. D., P. A. MILLER, J. A. GROWICH, J. D. SJOLANDER u. A. P. DOERSCHUK: J. Amer. chem. Soc. **80**, 5572 (1958).
[3] TUBARO, E. et al.: Arzneimittel-Forsch. **14**, 95 (1964).

beträgt $[\alpha]_D^{20°}$ = − 230 bis − 245° (c = 1; 0,1 n Salzsäure), bestimmt mit der bei Zimmertemperatur im Vakuumexsikkator über Phosphorpentoxid getrockneten Substanz. Die Bestimmung muß innerhalb von 1 Std. nach Bereitung der Lsg. ausgeführt werden (ÖAB 9). Die spezifische Drehung des getrockneten Chlortetracyclinhydrochlorids muß zwischen − 286 und − 300° liegen (Ph.Helv. V − Suppl. III). PI.Ed. II gibt an, daß die 0,5%ige (g/ml) wss. Lsg. bei 25° einen Drehwert von − 220 bis − 245° besitzen muß. Die Lsg. soll vor der Messung im Dunkeln aufbewahrt werden. BP 63 schreibt vor, daß eine 0,5%ige (g/ml) Lsg. bei 25° einen Drehwert von − 230 bis − 245° haben muß. CF 65 verlangt einen Drehwert $[\alpha]_D^{20}$ = ca. − 240° (c = 0,50; wss. Lsg.). Die Messung muß innerhalb 30 Min. an einer im Dunkeln aufbewahrten Lsg. vorgenommen werden.

Ultraviolettabsorption. $E_{1\ cm}^{1\%}$ bei 265 mµ = 340 bis 355, bei 369 mµ = 180 bis 190 (gelöst in 0,01 n Salzsäure, die auch als Referenz benutzt wird) bezogen auf die bei Zimmertemperatur im Vakuumexsikkator über Phosphorpentoxid getrockneten Substanz (ÖAB 9). Nach PI.Ed. II beträgt die Absorption $E_{1\ cm}^{1\%}$ in 0,01 n Salzsäure bei 263 mµ 340 bis 355, bei 369 mµ 180 bis 190. Bringt man 10 ml einer 0,001%igen (g/ml) Lsg. in n Schwefelsäure in einem Reagensglas von 25 mm Durchmesser und 200 mm Länge 8 Min. lang in ein kochendes Wasserbad, so beträgt die Extinktion der erhaltenen Lsg. bei 274 mµ 0,74 bis 0,76 (1 cm Schichtdicke). BP 63 führt die gleiche Prüfung an.

Erkennung. 1. Versetzt man eine Lsg. von etwa 2 mg Chlortetracyclinhydrochlorid in 1 ml W. mit 5 Tr. Jodlsg. (25 g Kaliumjodid und 14 g Jod in 100 ml W.), so scheidet sich ein Perjodid als brauner, voluminöser Nd. aus (ÖAB 9). − 2. Eine Lsg. von 2 mg Chlortetracyclinhydrochlorid in 1 ml 8%iger Natronlauge wird mit einigen Tr. einer Mischung von 1 ml Sulfanilsäurelsg. (0,5 g Sulfanilsäure in 25 ml W. lösen und mit 5 ml konz. Salzsäure versetzen) und einigen Tr. 0,1 m Natriumnitritlsg. versetzt: Die Lsg. färbt sich braunorange (ÖAB 9). − 3. Auf Zusatz von 1 ml konz. Schwefelsäure zu etwa 0,5 mg Chlortetracyclinhydrochlorid entsteht eine tief violettblaue Lsg. Die Färbung geht innerhalb von 2 Min. über Grünblau in Olivgrün über. Nach Zugabe von 2 Tr. Eisenphosphorsäure (s. unter Hydroxytetracyclinhydrochlorid/Erk.) geht die Färbung in Gelbgrün über. Fügt man hierauf 5 Tr. Salpeter-Schwefelsäure hinzu, so wird die Lsg. gelbbraun bis rotlichbraun (ÖAB 9). − 4. Zu 1 ml einer 0,5%igen (g/ml) wss. Lsg. gibt man 2 Tr. einer Mischung aus 1 Teil 4,5%iger Eisen(III)-chloridlsg. und 9 T. A.: es bildet sich eine tiefbraune Färbung (PI.Ed. II). CF 65 kennt eine ähnliche Reaktion. − 5. Eine 0,1%ige (g/ml) Lsg. gibt mit 0,66%iger (g/ml) wss. Pikrinsäurelsg. einen Nd. (BP 63; Ph.Helv. V − Suppl. III). − 6. Eine 0,1%ige Lsg. in Standard-pH-7,6-Lsg., die 1 Min. auf 100° erhitzt worden ist, zeigt im ultravioletten Licht eine kräftige blaue Fluoreszenz (BP 63). − 7. In einer 1%igen (g/ml) wss. Lsg. von Chlortetracyclinhydrochlorid fällt auf Zusatz einer neutralen Kaliumquecksilberjodidlsg. ein schwefelgelber Nd. − 8. Die Lsg. von Chlortetracyclinhydrochlorid geben die Reaktionen auf Chloridionen.

Prüfung. Die frisch bereitete 0,5%ige Lsg. ist klar und darf nicht stärker gefärbt sein als eine Mischung von 250 ml Eisenfarbstandard und 2,50 ml 1%ige Salzsäure (ÖAB 9).

Auf Schwermetallverunreinigungen prüft CF 65 in folgender Weise: 0,20 g Chlortetracyclinhydrochlorid werden unter Zusatz einiger Tr. konz. H_2SO_4 verascht. Man nimmt in 0,6 ml konz. HCl (36%) auf, verdampft zur Trockne, löst den Rückstand in 2 ml W. und fügt 2 ml H_2S-Wasser (gesätt.) hinzu. Wenn sich eine Färbung entwickelt, darf diese nicht intensiver sein als diejenige, die man erhält, wenn die Reaktion in gleicher Weise mit 1 ml W. und 1 ml einer Lsg., die 0,01 g Bleiionen in 1000 ml enthält (Grenzwert 20 ppm).

Papierchromatographie. Zur absteigenden Papierchromatographie verfährt man in der unter Hydroxytetracyclinhydrochlorid angegebenen Weise. Es werden an den 3 Startpunkten folgende Lsg. aufgetragen: 1. 0,004 ml einer 8⁰/₀₀igen methanolischen Lsg. von Chlortetracyclinhydrochlorid; 2. 0,004 ml einer 0,2⁰/₀₀igen methanolischen Lsg. von Chlortetracyclinhydrochlorid; 3. 0,004 ml einer 0,2⁰/₀₀igen methanolischen Lsg. des Chlortetracyclin-Standards. Auf dem mit Pufferlsg. behandelten und bei 80° im Trockenschrank getrockneten Papier wird unter der Analysen-Ultraviolettlampe mit Bleistift die Lösungsmittelfront nachgezogen; die gelb fluoreszierenden Flecke werden umfahren. Der für Chlortetracyclinhydrochlorid charakteristische Fleck besitzt einen R_f-Wert von 0,50 bis 0,75; daneben wird meist ein zweiter Fleck mit einem R_f-Wert von 0,09 bis 0,15 sichtbar. Dieser Fleck darf bei der niedrigen Konzentration des zu prüfenden Musters nicht stärker fluoreszieren als beim Chlortetracyclin-Standard. Bei der höheren Konzentration der zu prüfenden Substanz darf auf der Höhe der R_f-Werte von 0,28 bis 0,48 keine heller leuchtende Stelle (Tetracyclin) und beim R_f-Wert von 0,90 bis 0,95 kein gelb fluoreszierender Fleck auftreten.

Wassergehalt. Höchstens 2,0%, bezogen auf die bei Zimmertemperatur im Vakuumexsikkator über Phosphorpentoxid getrocknete Substanz (ÖAB 9). PI.Ed. II, BP 63, CF 65 und Ph.Helv. V − Suppl. III geben den gleichen Wert an.

Keimfreiheit. Siehe unter Hydroxytetracyclinhydrochlorid.

Verträglichkeit. Siehe unter Hydroxytetracyclinhydrochlorid. Folgende Abweichungen sind zu beachten: Nach Pl.Ed. II beträgt die Testdosis 0,5 ml einer Lsg. in steriler, physiologischer Kochsalzlsg., die 0,002 g im ml enthält. ÖAB 9 gibt als Testdosis 0,5 ml einer 0,2%igen (g/ml) Lsg. von Chlortetracyclinhydrochlorid in W. zur Injektion an.

Pyrogenfreiheit. Siehe unter Hydroxytetracyclinhydrochlorid. Es sind folgende Abweichungen zu beachten: Nach Pl.Ed. II beträgt die Testdosis pro kg Körpergewicht der Kaninchen mindestens 0,005 g Substanz gelöst in höchstens 2,0 ml W. zur Injektion. ÖAB 9 gibt an, daß man je kg Körpergewicht 1,0 ml einer 0,5%igen (g/ml) Lsg. von Chlortetracyclinhydrochlorid in W. zur Injektion intravenös verwenden soll.

Blutdrucksenkende Stoffe. Siehe unter Hydroxytetracyclinhydrochlorid. Es sind folgende Abweichungen zu beachten: Nach Pl.Ed. II wird eine Lsg. angewendet, die 0,005 g im ml enthält und die mit dem Lösungsmittel bereitet ist, das auf dem Etikett empfohlen wird. ÖAB 9 verwendet zur Prüfung eine Lsg. von 5 mg Chlortetracyclinhydrochlorid in 5 ml blutisotonischer Natriumchloridlsg.

Gehaltsbestimmung. Siehe unter Hydroxytetracyclinhydrochlorid. Nach ÖAB 9 kann die biologische Wertbestimmung in der bei Hydroxytetracyclinhydrochlorid angegebenen Weise ausgeführt werden, jedoch unter Verwendung des Chlortetracyclin-Standard-Präparates. Von diesem werden für den Plattentest Lsg. von 5 und 1 mcg/ml hergestellt, wobei die Substanz zu einer Konzentration von 1 mg/ml in 0,01 n Salzsäure gelöst und dann weiter mit Pufferlsg. vom pH 4,5 verdünnt wird. Das Prüfungsmuster wird mit der gleichen Pufferlsg. auf einen geschätzten Gehalt von 4, 2 und 1 mcg verdünnt. Die Testplatten werden 12 Std. lang bei $37°$ bebrütet. Die Ausgangsverdünnung von Standardpräparat und Probe für den Röhrchentest beträgt 0,1 mcg/ml Chlortetracyclinhydrochlorid.

Aus der Literatur sind 3 weitere physikalisch-chemische Gehaltsbestimmungen zu erwähnen. Die Ultraviolettabsorption von Chlortetracyclin in Schwefelsäurelsg., die in BP 63 aufgeführt ist, wurde von HISCOX[1] erstmalig beschrieben und als spektrophotometrische Bestimmung vorgeschlagen. LENNERT-PETERSEN[2] fand jedoch keine gute Übereinstimmung dieser spektrophotometrischen mit mikrobiologischen Methoden. Von LEVINE[3] und Mitarbeitern stammen eine fluorimetrische und eine kolorimetrische Gehaltsbestimmung, die fast gleiche Werte ergeben und auch mit den Werten der mikrobiologischen Wertbestimmung gut übereinstimmen. Bei der fluorimetrischen Methode entsteht durch Erhitzen von Chlortetracyclin auf $100°$ in Phosphatpuffer, pH 7,5, eine Fluoreszenz, die der Konzentration des Antibioticums proportional ist. Blindwerte, die bei Phosphatpufferzusatz ohne Erhitzen festgestellt werden, sind von den gefundenen Werten abzuziehen. Die kolorimetrische Methode der gleichen Autoren ist als kolorimetrische Methode von der FDA in die Vorschriftensammlung aufgenommen worden. Sie ist aber nur für Konzentrationen über 20 mcg/ml geeignet. Die Bestimmung von Chlor- neben Hydroxytetracyclin ist durch Oscillopolarographie möglich[4]. Die Lage und Form der Stufe sind von der Zusammensetzung, die Höhe ist vom pH-Wert der Pufferlösung abhängig. Die drei Tetracycline lassen sich auf Grund ihrer Q-Werte identifizieren. Die Methode ist auch zur Identifizierung von Aureomycin und Oxymycin geeignet.

Chlortetracyclin kann auch bromatometrisch bestimmt werden[5]. Man arbeitet in salzsaurer Lsg. mit Rosanilin als Indikator. Da die Substanz in Salzsäure instabil ist, wird sie vorher durch Kochen mit 2 n Schwefelsäure in Anhydrochlortetracyclin überführt. 1 Mol verbraucht 4 Br; Fehler 0,45%.

Aufbewahrung und Verpackung. In dicht schließenden Gefäßen, abgesondert und vor Licht geschützt (ÖAB 9); nach Ph.Helv. V - Suppl III steril, in gut verschlossenem Glase. -
Dosierung. ÖAB 9 gibt folgende Werte an: Gebräuchliche Einzeldosis 0,1 bis 0,5 g. Einzelmaximaldosis 0,5 g. Tagesmaximaldosis 3,0 g. Gebräuchliche Einzeldosis bei intravenöser Verabreichung 0,1 bis 0,5 g (als 1%ige Lsg.). Einzelmaximaldosis bei intravenöser Verabreichung 0,5 g. Tagesmaximaldosis bei intravenöser Verabreichung 1,0 g. Gebräuchliche Einzeldosis bei intramuskulärer Verabreichung 0,1 bis 0,25 g (als 1%ige Lsg.). Einzelmaximaldosis bei intramuskulärer Verabreichung 0,25 g. Tagesmaximaldosis bei intramuskulärer Verabreichung 0,5 g. BP 63 macht folgende Angabe: 1 bis 3 g täglich in Einzeldosen. Ph.Helv. V - Suppl. III führt als Einzelmaximaldosis 1,0 g, als Tagesmaximaldosis 3,0 g auf.

---

[1] J. Amer. pharm. Ass., sci. Ed. *40*, 251 (1951).
[2] Acta pharm. int. (Kbh.) *2*, 271 (1951).
[3] J. Amer. pharm. Ass., sci. Ed. *38*, 473 (1949).
[4] FAITH, L.: Pharmac. Obzor. *32*, 53 (1963).
[5] PIOTROWSKA, A.: Acta Pol. pharm. *20*, 379 (1963).

Chlortetracycline calcium (FDA). Chlortetracyclin-Calcium.

1954 wurde das Calciumsalz des Chlortetracyclins in die NNR aufgenommen. Die genaue chemische Konstitutionsformel ist nicht bekannt. Anscheinend sind zwei der drei sauren Wasserstoffatome des Chlortetracyclins durch Calcium ersetzt. Das Chlortetracyclin wird aus kristallinem Chlortetracyclinhydrochlorid hergestellt. Chlortetracyclin-Calcium hat gegenüber dem salzsauren Salz den Vorteil, daß es geschmacklos ist. Es kann daher vor allem für orale Zubereitungen in der Kinderpraxis verwendet werden, wo der bittere Geschmack des Chlortetracyclinhydrochlorid unerwünscht ist.

Chlortetracyclin-Calcium soll den Vorschriften der FDA entsprechen. Das zur Herstellung des Chlortetracyclin-Calciums verwendete Chlortetracyclinhydrochlorid muß den Anforderungen der FDA für Chlortetracyclinhydrochlorid außer in bezug auf Keimfreiheit, Pyrogenfreiheit und Histaminfreiheit genügen.

Wirkung und Anwendung von Chlortetracyclin. *Bakteriologische Wirkung.* Chlortetracyclinhydrochlorid und in gleicher Weise das Calciumsalz besitzen ein breites Wirkungsspektrum und sind in vitro hoch wirksam gegen grampositive Bakterien, aber weniger wirksam gegen gramnegative Mikroorganismen. Im einzelnen ist dieses Antibioticum nach NND 62 aktiv gegen bestimmte Stämme von α-hämolytischen Streptokokken, nichthämolytische Streptokokken der Gruppe D, β-hämolytische Streptokokken, Pneumokokken, Staphylokokken, Escherichia coli, Aerobacter aerogenes, Klebsiella pneumoniae, Bacillus subtilis und Corynebacterium pseudodiphtheriticum. Es ist ebenfalls wirksam gegen Entamoeba histolytica, Rickettsien und einige große Virusarten. Es zeigt jedoch keinen Effekt bei Mycobacterium tuberculosis und ist relativ unwirksam gegen Proteus vulgaris und Pseudomonas pyocyanea.

Wirkungsmechanismus. Bisher ist über den Wirkungsmechanismus des Chlortetracyclins nur wenig bekannt geworden und es sind keine eindeutigen Erklärungen vorhanden. Es wirkt in erster Linie bakteriostatisch und soll nach Loomis[1] im Stoffwechsel der Mikroorganismen aerobe Phosphorylierungen hemmen. Auch andere Bakterienfermente, wie Oxydasen bei Bacillus subtilis und Reduktasen bei Escherichia coli, werden anscheinend durch das Antibioticum gehemmt. Wie Beobachtungen von Lepine und Mitarbeitern[2] ergaben, hemmt Chlortetracyclin die Zellproliferation. Im übrigen unterscheidet sich der Wirkungsmechanismus wahrscheinlich wenig von demjenigen des Tetracyclins (s. S. 1114).

Pharmakologische Wirkung. Chlortetracyclin wird nach oraler Darreichung nur teilweise vom Magen-Darm-Kanal resorbiert. Nach einer mittleren Einzeldosis (500 mg) tritt die maximale Resorption, gemessen an der Höhe des Blutspiegels, innerhalb von 2 bis 8 Std. ein; nachweisbare Mengen des Antibioticums sind bis zu 12 Std. im Blutserum vorhanden. Nach oralen Gaben von 4 Einzeldosen zu 250 mg Chlortetracyclinhydrochlorid in 6stündigen Intervallen sind Konzentrationen von 2,5 bis 20 mcg/ml im Blutserum gefunden worden. Das Antibioticum wurde in Leber, Niere, Milz und Lunge nachgewiesen. Bei Meningitis wurden signifikante Mengen des verabreichten Antibioticums in der Cerebrospinalflüssigkeit gefunden. Auch durch die Placenta gelangt Chlortetracyclin und kann im Herzblut der Kinder nachgewiesen werden, deren Mütter dieses Antibioticum erhalten haben. Von einer Einzeldosis Chlortetracyclin können 12 bis 15% aus dem Harn wiedergewonnen werden. Die Ausscheidung durch die Nieren dauert bis zu 72 Std., jedoch wird der größere Teil im Körper zerstört. Konzentrationen von mehreren 100 mcg/ml können im Urin nach wiederholten, mittleren Einzeldosen auftreten.

Nach intravenöser Darreichung werden innerhalb von 5 Min. maximale Konzentrationen im Blut erreicht, und nachweisbare Mengen von Chlortetracyclin sind noch bis zu 12 Std. wie nach oraler Gabe im Serum vorhanden. Nach NND 62 ist es für den Arzt von besonderer Bedeutung, daß bei Schwerkranken schon kleine intravenöse Dosen von Chlortetracyclin ausgezeichnet hohe Blutspiegel erzielen.

---

[1] Science *111*, 474 (1950).
[2] J. Proc. Soc. exp. Biol. (N. Y.) *73*, 252 (1950).

Die LD$_{50}$ des Chlortetracyclinhydrochlorids für Mäuse im akuten Versuch beträgt bei intravenöser Zufuhr 50 bis 100 mg/kg, bei subkutaner Darreichung 3 g/kg. Chlortetracyclin hat in therapeutischen Dosen nur geringe Nebenwirkungen.

Klinische Verwendung. Über die klinische Anwendung des Chlortetracyclins liegt eine große Anzahl von Veröffentlichungen vor. Chlortetracyclin wird bei einer Reihe von Infektionskrankheiten, die durch grampositive und gramnegative Mikroorganismen sowie Viren und Rickettsien hervorgerufen werden, mit gutem Erfolg angewendet. Ausgezeichnete Übersichten sind in den laufend erscheinenden Informationsschriften über Chlortetracyclin der Firma Lederle GmbH, München, zu finden. Nach NND 62 sind Chlortetracyclinhydrochlorid und -calcium klinisch wirksam bei der Behandlung von Fleckfieber, Rocky-Mountain-Fieber, japanischem Flußfieber (Tsutsugamushi-Fieber), BRILLscher Krankheit, Q-Fieber und Mäusetyphus (murine typhus) aus der Rickettsiengruppe, von primärer atypischer Pneumonie, von β-hämolytischen Streptokokkeninfektionen und bei Infektionen der Harnwege, die durch Escherichia coli, Aerobacter aerogenes, Staphylokokken oder Streptokokken verursacht sind. Nach der gleichen Quelle kann es ebenso bei Staphylokokken- und Pneumokokkeninfektionen angewendet werden, ferner bei akuter Brucellose und bei subakuter bakterieller Endokarditis, die durch grampositive und gramnegative Bakterien hervorgerufen wird. Bei Allgemeininfektionen durch Proteus vulgaris oder Pseudomonas aeruginosa sollte es nicht verwendet werden. Seine Darreichung bei Keuchhusten scheint indiziert zu sein. Bei Typhus abdominalis ist Chlortetracyclin von geringem Wert und seine Wirksamkeit bei anderen Salmonellainfektionen zweifelhaft. Bei Gonorrhoe und Lues ist es weniger wirksam als Penicillin.

Äußerlich hat sich Chlortetracyclinhydrochlorid, durch Zusatz von Borax gepuffert, am Auge gegen verschiedene Virusinfektionen und Konjunktividen, die durch die verschiedensten chlortetracyclinempfindlichen Keime verursacht sind, als wirksam erwiesen.

Nebenwirkungen. Nach NND 62 ruft das Antibioticum gelegentlich Nausea, Erbrechen und Diarrhöe hervor. Nach den Angaben der Herstellerfirma Lederle konnten jedoch die Nebenwirkungen auf den Magen-Darm-Kanal durch die Einführung des kristallinen Chlortetracyclins und der Herabsetzung der Tagesdosis auf 1 g für den Erwachsenen erheblich reduziert werden. Bei längerer Chlortetracyclinbehandlung, z. B. bei Endocarditis lenta, wird die orale oder parenterale Verabreichung von Vitaminen empfohlen, da die physiologische Darmflora geschädigt wird. Wenn Chlortetracyclin nicht länger als 8 bis 10 Tage verabreicht wird, regeneriert sie sich in kurzer Zeit. Im Darm kann es unter Chlortetracyclinwirkung zum Auftreten von resistenten Keimen, von Hefen oder Monilien (Candida albicans) kommen, die in seltenen Fällen zu Diarrhöen bzw. Analekzemen führen. Durch Zusatz des antimykotisch wirkenden Methylesters und Propylesters der p-Hydroxy-benzoesäure zu verschiedenen Chlortetracyclinpräparaten haben sich jedoch Pilzinfektionen weitgehend verhüten lassen. Bei Auftreten von ausgeprägter Diarrhöe im Rahmen einer längeren oralen Behandlung mit Chlortetracyclin ist vor allem im frühen Kindesalter sowie bei alten, geschwächten Patienten eine Unterbrechung der Therapie erforderlich. Bei hohen, intravenösen Dosen sind Leberschädigungen beobachtet worden.

Dosierung. Siehe unter Chlortetracyclinhydrochlorid. In der Augenheilkunde werden 0,5%ige Lsg. 2stündlich verabreicht und normalerweise genügen 1 bis 2 Tr., um die Erkrankungen unter Kontrolle zu bringen.

Neben der im allgemeinen üblichen und vorzuziehenden oralen Verabreichung kann Chlortetracyclinhydrochlorid auch intravenös gegeben werden, wenn schnell wirksame Konzentrationen im Blut erreicht werden sollen. Nach NND 62 wird dann eine mit Natriumglykokollat gepufferte Lsg. verwendet, die nicht mehr als 100 mg auf 10 ml steriles Verdünnungsmittel enthält. Die intravenöse Dosis einer derartigen Lsg. beträgt täglich 20 bis 25 mg/kg Körpergewicht. Diese Tagesdosis soll auf 2, 3 oder 4 Einzelinjektionen verteilt werden, die in 12-, 8- oder 6-Stunden-Intervallen verabreicht werden. Die Lsg. sollen unmittelbar vor dem Gebrauch hergestellt werden, und als Verdünnungsmittel darf nur W. zur Injektion, isotonische Kochsalzlsg. oder 5%ige Traubenzuckerinjektionslsg. verwendet werden. Es ist darauf zu achten, daß durch mindestens 1 Min. kräftiges Schütteln alles gelöst ist. Um Reaktionen zu vermeiden, soll etwa 5 Min. zwischen zwei 10-ml-Injektionen gewartet werden.

Die Chlortetracyclin-Calcium-Tropfen sind wegen ihrer Geschmacklosigkeit und genauen Dosierbarkeit für Säuglinge und Kleinkinder geeignet, während der angenehm schmeckende Chlortetracyclin-Calcium-Sirup für ältere Kinder, Rekonvaleszenten und Erwachsene bestimmt ist, denen das Schlucken der Kapseln Schwierigkeiten bereitet.

Hydroxytetracyclin

Über die Entdeckung des Hydroxytetracyclins als neues Breitspektrumantibioticum der Tetracyclingruppe wurde von FINLAY und Mitarbeitern im Januar 1950 berichtet. Es wurde erstmalig aus Kulturlösungen des Fadenpilzes Streptomyces rimosus gewonnen. Dieses neue Antibioticum war das Ergebnis planmäßiger Untersuchungen, bei denen im Auftrag der Firma Chas. Pfizer u. Co., USA, über 100000 Erdproben aus verschiedenen Teilen der Welt auf Antibiotica produzierende Mikroorganismen geprüft wurden. Die Actinomycete Streptomyces rimosus verdankt ihren Namen dem rissigen Bild ihres Wachstums auf der Oberfläche eines Agarnährbodens.

Gewinnung. Hydroxytetracyclin kann aus Oberflächen- oder Submerskulturen gewonnen werden. Technisch wird es im Submersverfahren erzeugt und nach REEVES[1] in folgender Weise isoliert:

Die Kulturflüssigkeit wird auf pH 2,5 eingestellt, filtriert, das Filtrat auf pH 7,5 gebracht und dann das Hydroxytetracyclin daraus mit n-Butanol extrahiert. Die Butanollsg. wird im Vakuum auf ein Zehntel ihres Volumens eingeengt und daraus im Gegenstromverfahren das Hydroxytetracyclin mit 0,1 n HCl extrahiert. Die salzsaure Lsg. wird mit Natriumhydroxid neutralisiert und im Vakuum zur Trockne eingedampft. Die weitere Reinigung erfolgt dann chromatographisch durch Adsorption des Antibioticums aus salzsaurer Lsg. an einer Florisilsäule. Durch Entwicklung des Chromatogramms mit W. werden mehrere gelbe und eine rote Fraktion erhalten. Die anschließende Elution mit Aceton ergibt eine leicht gelb gefärbte Fraktion, in der sich die Hauptmenge des Hydroxytetracyclins befindet. Der Rest des Antibioticums wird mit M. aus der Säule eluiert. Aus den Eluaten wird schließlich das Hydroxytetracyclin als Dihydrat gewonnen. Neuerdings wird das Antibioticum durch Ausfällen mit einem quartären, langkettigen Ammoniumsalz direkt aus dem Kulturfiltrat als Komplexverbindung gewonnen, aus der man durch Spaltung mit methanolischer Salzsäure Hydroxytetracyclin erhält. Nach Bekanntwerden der chemischen Konstitution wurden noch weitere Isolierungsverfahren entwickelt, nach denen heute Hydroxytetracyclin technisch gewonnen wird. Die Herstellung von Hydroxytetracyclin ist der Firma Chas. Pfizer durch US-Pat. 2516080 gesetzlich geschützt.

Aus Hydroxytetracyclinhydrochlorid in wss. Lsg. gewinnt man das freie Hydroxytetracyclin durch Einstellen auf pH 6. Die in W. schwer lösl. Base fällt dann als Dihydrat aus und wird nach dem Abfiltrieren im Vakuum getrocknet. Durch Trocknen bei 60° erhält man die wasserfreie Base. Hydroxytetracyclin ist eine gelbe, kristalline Substanz mit amphoteren Eigenschaften. Außer dem Hydrochlorid ist das kristalline Dinatriumsalz des Hydroxytetracyclins $C_{22}H_{22}N_2Na_2O_9 \cdot 2H_2O$ bekannt, das durch Einwirkung von 2 Mol NaOH auf 1 Mol Hydroxytetracyclin erhalten wird. Ferner gewinnt man das Komplexsalz Hydroxytetracyclin-Calciumchlorid ($C_{22}H_{24}N_2O_9 \cdot CaCl_2$) aus dem Ca-Mg-Salz des Hydroxytetracyclins mit Natriumchlorid und Salzsäure. Hydroxytetracyclin ist in trockenem Zustand sehr stabil und verträgt auch höhere Temperaturen ohne Wirkungsverlust. Bei Zimmertemperatur ist Hydroxytetracyclin nach Angaben der Herstellerfirma Pfizer mindestens 48 Monate haltbar. Wss. Lsg. dagegen sind nur begrenzt beständig, sie können jedoch bei pH 2 und einer Temperatur von 0° ohne Wirkungsabfall bis zu 30 Tagen aufbewahrt werden. Neutrale und alkalische Lsg. zersetzen sich schneller.

---

[1] Chem. Engng. *59*, 145 (1952); zit. nach Ullmanns Encyklopädie der techn. Chem., Bd. 3 (1953).

Chemie. Hydroxytetracyclin ist 4-Dimethylamino-1,4,4a,5,5a,6,11,12a-octahydro-3,5,6,10,12,12a-hexahydroxy-6-methyl-1,11-dioxo-2-naphthacencarboxamid. Es ist eine amphotere Substanz, die pK_a-Werte betragen 3,5, 7,6, 9,2. Durch Behandlung mit Alkali werden Ammoniak und Dimethylamin in Freiheit gesetzt. Die Struktur wurde 1952 von

WOODWARD und Mitarbeitern[1] beschrieben. Ihre Aufklärung erfolgte hauptsächlich durch Alkali- und Säureabbau der Substanz sowie durch Reduktion zum Naphthacen. Eine gedrängte Übersicht gibt das vorstehende (S. 1101) Formelschema. Arbeiten zur Stereochemie des Hydroxytetracyclins[2] führten zu der durch folgende Formel dargestellten Konfiguration:

Hydroxytetracyclin ist nur im sauren (pH 1,5) oder alkalischen Bereich (pH 9) lösl.; bei Werten, die dazwischenliegen, fällt die Base aus. In wss. Lsg. ist Isomerisierung zum Hydroxyepitetracyclin (Hydroxyquatrimycin) möglich[3], das nur eine schwache Wirksamkeit besitzt. In alkalischer Lsg. entsteht langsam ein inaktives Isomeres[4]. Die Salze mit quartären Stickstoffbasen sind schwer löslich. Im stark sauren Milieu bildet sich ein Hydrotetracyclin. Das UV-Spektrum dieser Verbindung kann zur quantitativen Bestimmung herangezogen werden. Auf Zugabe von Jod fällt ein schwer lösl. Perjodid.

Oxytetracycline USP XV. Oxytetracycline Dihydrate BP 63. Terrafungini dihydras CF 65. Oxytetracyclin. Hydroxytetracyclin.

Oxytetracyclindihydrat ist nach BP 63 das Dihydrat des 4-Dimethylamino-1,4,4a, 5,5a,6,11,12a-octahydro-3,5,6,10,12,12a-hexahydroxy-6-methyl-1,11-dioxo-naphthacen-2-carboxamid, einer antimikrobiellen Substanz, die durch das Wachstum von Streptomyces rimosus hervorgebracht oder auf andere Weise erzeugt wird. Eine I.E. entspricht 0,00111 mg; 1 mg enthält 900 I.E.

$$C_{22}H_{24}N_2O_9 \cdot 2 H_2O \qquad M.G.\ 496,48$$

Gehaltsforderung. Nach USP XV und CF 65 soll Hydroxytetracyclin mindestens 90% $C_{22}H_{24}N_2O_9$ enthalten, bezogen auf die getrocknete Substanz. BP 63 schreibt vor, daß es mindestens 95% Hydroxytetracyclindihydrat und nicht weniger als 880 I.E./mg enthalten muß.

Eigenschaften. Gelbes, kristallines, geruchloses, hygroskopisches Pulver von kaum bitterem Geschmack (BP 63). Es ist an der Luft beständig, dunkelt aber, wenn es direkt dem Sonnenlicht ausgesetzt wird. In Lsg. unterhalb pH 2 zersetzt es sich. Auch durch Alkalihydroxidlsg. verliert es seine Aktivität. – Löslichkeit. Nach USP XV löst sich 1 g in etwa 2000 ml W., in etwa 100 ml A. und leicht in verd. Salzsäure. Nach BP 63 ist es in verd. Säuren und Alkalien lösl., in W. kaum lösl. In Aceton, A., Chlf. ist es sehr schwer lösl. und in Ae. praktisch unlösl. Nach CF 65 löst sich 1 g in 2 ml 1 n HCl. – pH der Lösung. Das pH einer 1%igen (g/ml) wss. Suspension soll zwischen 5,0 und 7,5 liegen (BP 63). – Schmelzpunkt. 181 bis 182° unter Zersetzung (Merck Index 1960). – Spezifische Drehung. Die spezifische Drehung des Hydroxytetracyclins, auf wasserfreie Substanz berechnet, wird in einer Lsg. von 100 mg in 10 ml 0,1 n HCl bestimmt und soll mindestens − 207 und höchstens − 216° betragen (USP XV). BP 63 gibt als spezifische Drehung der 1%igen (g/ml) Lsg. in n/10 HCl − 188 bis − 200° an. Nach CF 65 beträgt der Drehwert $[\alpha]_D^{20} = -211 \pm 5°$. – Ultraviolettabsorption. Siehe unter Hydroxytetracyclinhydrochlorid (CF 65).

---

[1] HOCHSTEIN, F. A., C. R. STEPHENS, L. H. CONOVER, P. P. REGNA, R. PASTERNACK, K. J. BRUNINGS u. R. B. WOODWARD: J. Amer. chem. Soc. **74**, 3708 (1952).

[2] TAKEUCHI, Y., u. M. J. BUERGER: Proc. nat. Acad. Sci. (Wash.) **46**, 1366 (1960). – WITTENAU, M. SCHACH v., R. K. BLACKWOOD u. L. H. CONOVER (Chas. Pfizer u. Co.); GLANERT, R. H., u. R. B. WOODWARD (Harvard University): J. Amer. chem. Soc. **87**, 134 (1965).

[3] STEPHENS, C. R. u. Mitarb.: J. Amer. chem. Soc. **78**, 1515 (1956).

[4] KORZYBSKI, T., u. W. KURYLOWICZ: Antibiotica, Jena 1961.

Erkennung. 1. Nach USP XV gibt 1 mg Hydroxytetracyclin auf Zusatz von 2 ml Schwefelsäure eine lichtrote Färbung. – 2. 1 ml einer Lsg. von Hydroxytetracyclin (1 : 2000) in 1%iger Natriumcarbonatlsg. (das Hydroxytetracyclin wird zunächst in möglichst wenig 0,1 n HCl gelöst) wird mit 1 ml Diazobenzolsulfonsäurelsg. versetzt; es entsteht eine beständige orangerote bis bräunlichrote Färbung (USP XV). – 3. Versetzt man etwa 25 mg Hydroxytetracyclin mit 5 ml W., schüttelt um und fügt einen Tr. Eisenchloridlsg. hinzu, so tritt augenblicklich eine dunkelbraune Färbung auf (USP XV). – 4. Etwa 25 mg Hydroxytetracyclin werden mit 2 ml W. und 2 ml alkalischer Kupfertartratlsg. versetzt und umgeschüttelt. Beim Erhitzen der Lsg. tritt ein rötlichbrauner Nd. von Kupfer auf, der auf die Anwesenheit reduzierender Gruppen hinweist (USP XV). – 5. Etwa 25 mg Hydroxytetracyclin werden in 5 ml W. und 3 Tr. verd. Salzsäure unter Umschütteln gelöst und 2 Tr. MOLISCHS Reagens (5% α-Naphthol in Alkohol) hinzugefügt. Nach sorgfältigem Unterschichten der Lsg. mit 3 ml Schwefelsäure tritt an der Grenzschicht eine rötlichbraune Farbe auf.

Wassergehalt. Nicht mehr als 7,5%, bezogen auf die 2 Std. lang bei 105° getrocknete Substanz (BP 63). USP XV gibt den gleichen Wert an, läßt aber 3 Std. lang im Vakuum bei 60° trocknen.

Prüfung. 1. 0,1 g Hydroxytetracyclin werden in 10 ml 0,1 n Salzsäure gelöst und der USP Dithizontest für Blei durchgeführt. Die Menge an Schwermetallen in Hydroxytetracyclin darf nicht mehr als 25 ppm betragen (NNR 54). 2. Etwa 0,5 g Hydroxytetracyclin (genau gewogen) werden verbrannt, der Rückstand wird abgekühlt, 1 ml Schwefelsäure hinzugefügt, vorsichtig erhitzt, bis die Schwefeltrioxidentwicklung aufhört, geglüht, abgekühlt und gewogen. Der Rückstand darf nicht mehr als 0,6% der Einwaage betragen (NNR 54). 3. CF 65 prüft auf Schwermetallverunreinigungen wie unter Hydroxytetracyclinhydrochlorid angegeben. Es wird 1 g Hydroxytetracyclin in 100 ml 0,1 n HCl gelöst. – Sulfatasche: Höchstens 0,5% (CF 65).

Verträglichkeit. Die Prüfung wird wie bei Penicillin (S. 999) durchgeführt und als Testdosis 0,5 ml einer 3 mg/ml Hydroxytetracyclinlsg. in steriler Natriumaminoacetatlsg. verwendet (USP XV).

Gehaltsbestimmung. 1. Etwa 20 mg (genau gewogen) werden mit Standard-pH-2-Lsg. auf 100 ml gelöst. 10 ml der so erhaltenen Lsg. werden ebenfalls mit Standard-pH-2-Lsg. auf 100 ml ergänzt. Man mißt die Extinktion der so erhaltenen Lsg. bei 1 cm Schichtdicke und 353 mµ (Standard-pH-2-Lsg. als Referenz). Für Oxytetracyclindihydrat ist $E_{1\ cm}^{1\%}$ bei 353 mµ 284. Bereitung der Standard-pH-2-Lsg.: Man mischt 50 ml m/5 Kaliumchloridlsg. mit 10,6 ml 0,2 n Salzsäure und verdünnt mit frisch abgekochtem und wieder abgekühltem W. auf 200 ml (BP 63).

2. Kolorimetrische Bestimmung nach USP XV. Eine Standardlsg. wird durch Lösen von etwa 20 mg USP Oxytetracycline Referenz Standard (genau gewogen) in genau 100 ml 0,01 n HCl hergestellt. Die Lsg. des Musters wird in gleicher Weise aus Hydroxytetracyclin bereitet, das 3 Std. im Vak. bei 60° getrocknet worden ist. Genau 5 ml der Standardlsg. und der Lsg. des Musters werden in je einen 25-ml-Meßzylinder überführt und mit W. auf genau 10 ml verdünnt. Dann werden je genau 10 ml Eisen(III)-chloridlsg. (1 : 2000, 0,01 n HCl) zugesetzt. Man mischt und nach 10 Min. Stehen wird die Absorption jeder Lsg. in einem photoelektrischen Kolorimeter bei 490 mµ bestimmt. Als Blindlsg. kommt eine entsprechend verd. Eisen(III)-chloridlsg. zur Anwendung. Es werden die Extinktionen der beiden Lsg. abgelesen und daraus nach der Formel I/S · W die Menge an $C_{22}H_{24}N_2O_9$ in mg in der Einwaage des Musters berechnet (S = E der Standardlsg., I = E der Musterlsg. und W = Äquivalentgewicht in mg der Einwaage des Standards an Hydroxytetracyclinbase).

3. Die biologische Wertbestimmung erfolgt nach BP 63 auf die gleiche Weise wie sie unter Benzylpenicillinnatrium (biologische Wertbestimmung) nach BP 63 beschrieben worden ist. Es gelten folgende Abweichungen: Als Testorganismus wird Bacillus pumilus (N.C.T.C. Nr. 8241) verwendet. Das Nährmedium hat folgende Zusammensetzung:

Pepton	6,0 g
tryptisch angedautes Casein	4,0 g
Hefeextrakt	3,0 g
Fleischextrakt	1,5 g
Dextrose	1,0 g
Agar	15,0 g
Wasser	ad 1000 ml

Das Milieu ist so einzustellen, daß es nach dem Sterilisieren einen pH-Wert von 5,8 aufweist. Die Aktivität der Lsg. soll sich zwischen 2 und 20 I.E./ml bewegen. Als Bebrütungstemperatur ist 37 bis 39° vorgeschrieben. Das Inoculum wird wie folgt bereitet: Der Testmikroorganismus wird 7 Tage lang bei Temperaturen von 37 bis 39° auf der Oberfläche des angegebenen Nährmediums gezüchtet, dem 0,0001 % Mangansulfat zugesetzt ist. Das Wachstum, das hauptsächlich aus Sporen besteht, wird mit sterilem W. abgewaschen und in geeigneter Weise verdünnt, z.B. so, daß man zwischen 10 und 100 Millionen Sporen pro ml erhält. Die Sporensuspension kann bei Temperaturen unterhalb 4° über längere Zeit aufbewahrt werden. Für die Zwecke der Gehaltsbestimmung und Berechnung werden 927 I.E./mg als angenommene Aktivität festgesetzt. Die bestimmte Aktivität soll nicht geringer sein als 95% der angenommenen Aktivität.

Außer diesen offizinellen Methoden wurde für die Bestimmung von Hydroxytetracyclin eine weitere, genaue und einfache kolorimetrische Methode entwickelt[1]: Unter Schütteln gibt man zu einer wässrigen Hydroxytetracyclinlsg., die 2 bis 15 mcg/ml enthält, 1 ml p-Nitrobenzoldiazoniumchlorid-Lsg. und erwärmt 25 Min. lang auf 70°. Das Absorptionsmaximum der entstehenden Färbung liegt bei 440 mµ; das BEERsche Gesetz ist erfüllt. Vor der Messung ist die Lsg. längere Zeit stehen zu lassen. In Gegenwart von Tetracyclin wird die Bestimmung wie vorstehend durchgeführt und der Wert $E_{440} - E_{530} \cdot k$ ($k = E_{440}/E_{530}$ von Tetracyclin) berechnet. Man vergleicht den erhaltenen Wert mit der Hydroxytetracyclin-Eichkurve und erhält so den Gehalt an Hydroxytetracyclin unter Eliminierung des Einflusses von Tetracyclin. Die p-Nitrobenzoldiazoniumchlorid-Lsg. wird durch Zugabe von 2 ml 15%iger Natriumnitritlsg. und Eisessig zu einer eisgekühlten Lsg. von 200 mg p-Nitranilin bereitet. Enthält die zu bestimmende Hydroxytetracyclinlsg. Ascorbinsäure, so verfährt man wie folgt[2]: 5 ml der 10 bis 200 mcg/ml enthaltenden Lsg. werden durch eine säurebehandelte Permutit-Säule gegeben. Die Ascorbinsäure eluiert man mit 5×10 ml Wasser, das Hydroxytetracyclin mit 20 ml 0,2 n Natronlauge. Das Eluat wird zu 4 ml n HCl und 4 ml n Essigsäure gegeben und auf 50 ml aufgefüllt. 5 ml der so erhaltenen Lsg. werden mit 1 ml p-Nitrobenzoldiazoniumchlorid-Lsg. gemischt. Die weitere Bestimmung erfolgt wie zuvor beschrieben.

Hydroxytetracyclin kann ferner in Gegenwart von Tetracyclin und Chlortetracyclin – auch in galenischen Zubereitungen, wie Lsg., Kapseln, Sirup oder Salbe – durch Wechselstrompolarographie bestimmt werden[3]. Die Methode liefert Werte, die mit denjenigen der mikrobiologischen Verfahren gut übereinstimmen.

Aufbewahrung und Verpackung. In gut verschlossenen Gefäßen, geschützt vor Licht. – *Dosis.* 1 bis 3 g täglich in Teildosen (BP 63).

Oxytetracyclini Hydrochloridum PI.Ed. II. Oxytetracyclinum Hydrochloridum Ph.Helv. V – Suppl. III. Oxytetracycline Hydrochloride BP 63, USP XV. Hydroxytetracyclinum Hydrochloridum ÖAB 9. Oxytetracyclinum hydrochloricum DAB 7 – DDR. Terrafungini hydrochloridum CF 65. Hydroxytetracyclinhydrochlorid.

Hydroxytetracyclinhydrochlorid ist das Hydrochlorid der antibiotischen Substanz, die von Streptomyces rimosus Sobin, Finlay et Kane (Streptomycetaceae) produziert oder auf andere Weise erhalten wird. 1 mg reines Hydroxytetracyclinhydrochlorid entspricht 927 I.E.

$$C_{22}H_{24}N_2O_9 \cdot HCl \qquad M.G.\ 496{,}92$$

Gehaltsforderung. Hydroxytetracyclinhydrochlorid enthält nach PI.Ed. II und BP 63 mindestens 95% $C_{22}H_{24}N_2O_9 \cdot HCl$ und nicht weniger als 880 I.E./mg, berechnet auf die 3 Std. lang bei 60° im Vakuum getrocknete Substanz. ÖAB 9 schreibt vor, daß Hydroxytetracyclinhydrochlorid mindestens 94% der Wirksamkeit von reinem Hydroxytetracyclinhydrochlorid aufweisen muß, entsprechend 870 I.E./mg. Ph.Helv. V – Suppl. III fordert einen Gehalt von mindestens 90% $C_{22}H_{24}N_2O_9 \cdot HCl$, entsprechend 810 I.E./mg. DAB 7 – DDR verlangt, daß 0,0011 g der bei 60° und höchstens 5 Torr getrockneten Substanz die Wirksamkeit von mindestens 880 I.E. aufweisen, berechnet als Oxytetracyclinbase. CF 65 fordert einen Gehalt von mindestens 90% wasserfreier Hydroxytetracyclinbase.

Eigenschaften. Gelbes, hygroskopisches, bitteres, geruchloses, kristallines Pulver, das sich am Licht allmählich dunkler färbt; durch Säuren wird die Wirksamkeit vermindert, durch Alkalihydroxidlsg. wird es rasch zersetzt (ÖAB 9). Nach CF 65 ist Hydroxytetracyclinhydrochlorid im trockenen Zustand beständig. In stark alkalischen oder sauren Lsgn. nimmt die Aktivität schnell ab, besonders bei Temperaturen über +15 . – Löslichkeit. In etwa 2 T. W. und etwa 35 T. A. lösl., wenig lösl. in Aceton, praktisch unlösl. in Ae. oder Chlf. Die wss. Lsg. trübt sich allmählich infolge Hydrolyse (ÖAB 9). Nach

---
[1] KAKEMI, K., T. YOKOTA u. T. NADAI: J. pharm. Soc. Japan *80*, 176 (1960).
[2] KAKEMI, K., T. YOKOTA u. T. NADAI: ibid. *80*, 180 (1960).
[3] CAPLIS, E., H. S. RAGHEB u. E. D. SCHALL: J. pharm. Sci. *54*, 694 (1965).

PI.Ed. II in 45 T. M. oder A. lösl. In abs. A. ist es weniger, in Bzl. nicht lösl. In 0,1 n HCl leicht lösl. (DAB 7 – DDR). – pH der Lösung. Die Lsg. (1 + 99) muß ein pH von 2,3 bis 2,9 aufweisen (ÖAB 9, BP 63, DAB 7 – DDR). Nach Ph.Helv. V – Suppl. III liegt das pH der 1%igen (g/ml) Lsg. zwischen 2,2 und 2,6. CF 65 führt als pH-Bereich der 1%igen (g/ml) Lsg. 2,3 bis 3,0 an. – Schmelzpunkt. Nach NNR 54 zwischen 190 und 194° unter Zersetzung. – Spezifische Drehung. Das optische Drehungsvermögen $[\alpha]_D^{20°}$ liegt bei – 188 bis – 200° ($c = 1 : 0,1$ n Salzsäure), bestimmt mit der im Vakuumexsikkator über P_2O_5 getrockneten Substanz. Die Bestimmung muß innerhalb 1 Std. nach Bereitung der Lsg. ausgeführt werden (ÖAB 9). BP 63, DAB 7 – DDR und PI.Ed. II geben den gleichen Wert an. Nach Ph.Helv. V – Suppl. III soll die spezifische Drehung des getrockneten Hydroxytetracyclinhydrochlorides zwischen – 200 und – 210° liegen. CF 65 führt als Drehwert $[\alpha]_D^{20} = -196 \pm 4°$ an ($c = 1,0; 0,1$ n HCl).

Ultraviolettabsorption. $E_{1\,cm}^{1\%}$ bei 268 mµ = 375 bis 405; bei 353 mµ = 270 bis 295, bestimmt mit der bei Zimmertemperatur im Vakuumexsikkator über Phosphorpentoxid getrockneten Substanz (in 0,01 n Salzsäure) (ÖAB 9). PI.Ed. I, 2 gibt folgende Werte an: In 0,01 n Salzsäure ist $E_{1\,cm}^{1\%}$ bei 268 mµ = 370 bis 385, bei 353 mµ = 270 bis 280. Nach 30 Min. langem Erwärmen in 0,5 n HCl auf dem siedendem Wasserbad ist $E_{1\,cm}^{1\%}$ bei 250 mµ 1,050 bis 1,150. DAB 7 – DDR macht folgende Angaben: 5,00 ml Prüflsg. werden mit 0,1 n HCl zu 250,0 ml aufgefüllt. 5,00 ml dieser Flüssigkeit werden mit 0,1 n HCl auf 100,0 ml. Die Extinktion dieser Lsg. soll bei 269 mµ 0,375 bis 0,400, bei der Wellenlänge 353 mµ 0,275 bis 0,290 betragen (Schichtdicke 1 cm). Die Prüflsg. wird hergestellt, indem man 0,2500 g Substanz in 0,1 n HCl zu 25,00 ml lost. Sie ist innerhalb von 2 Std. zu verwenden. Nach CF 65 weist eine Lsg. von Hydroxytetracyclinhydrochlorid ein Maximum bei 352,5 mµ auf $\left(E_{1\,cm}^{1\%} = 280 \pm 10\right)$.

Erkennung. Die Nachweise der BP 63 entsprechen den unter Oxytetracyclindihydrat (Erkennung 1 und 2) angegebenen Testen. PI.Ed. II gibt zusätzlich folgende Prüfung an: 3. Zu 1 ml einer 0,5%igen (g/ml) wss. Lsg. gibt man 2 Tr. einer Mischung von 1 Teil 4,5%-iger Eisen(III)chloridlsg. und 9 T. A.: es bildet sich eine tiefbraune Färbung. ÖAB 9 führt weiterhin folgende Prüfungen auf: 4. Versetzt man eine Lsg. von etwa 2 mg Substanz in 1 ml W. mit 5 Tr. Jodlsg., so scheidet sich ein Perjodid als brauner, voluminöser Nd. aus. 5. Versetzt man etwa 0,5 mg Substanz mit 1 ml konz. Schwefelsäure, so entsteht eine tiefviolette Lsg. Auf Zusatz von 2 Tr. Eisenphosphorsäurelsg. geht die Färbung in Rot über. Fügt man hierauf 5 Tr. Salpeter-Schwefelsäure hinzu, so wird die Lsg. olivgrün und bald dunkelbraun. 6. 0,0050 g Substanz werden in 2,0 ml konz. Salzsäure gelöst. Die Flüssigkeit zeigt im ultravioletten Licht der Wellenlänge 360 mµ eine kräftig hellgrüne Fluoreszenz. 7. CF 65 gibt an, daß einige mg Hydroxytetracyclinhydrochlorid auf Zusatz von 3 ml konz. Schwefelsäure eine rote Färbung geben, die nach Zugabe von 3 ml W. in Gelb übergeht. 8. CF 65 führt eine Kupplungsreaktion mit Diazobenzolsulfosäure durch, die der unter Hydroxytetracyclin (Erkennung 2) angegebenen im Prinzip gleicht, und fügt hinzu, daß die Wellenlänge des Minimums der Absorption der erhaltenen farbigen Lsg. bei etwa 755 mµ liegt. 9. Hydroxytetracyclinhydrochloridlsg. gibt die Reaktionen auf Chloridionen.

Prüfung. 1. Die frisch bereitete, wss. Lsg. (1 + 99) muß klar und darf nicht stärker gefärbt sein als 0,25 m Kaliumchromatlsg. (ÖAB 9). 2. 1 ml der 1%igen (g/ml) Lsg. wird mit 1 ml W. verdünnt und mit 1 ml Pikrinsäurelsg. (1,2% in W.) versetzt. Es darf auch beim Erhitzen im Wasserbad während 2 Min. keine Fällung entstehen. Erst nach langem Stehen tritt eine leichte Trübung auf (Ph.Helv. V – Suppl. III). 3. Nach USP XV darf die 1%ige (g/ml) Lsg. höchstens 30 ppm Blei enthalten (Dithizontest). CF 65 läßt als Schwermetallverunreinigung 100 ppm zu, berechnet als Blei. 1 g Substanz wird in einem Porzellan-, Quarz- oder Platintiegel verascht. Man nimmt in 1 ml 10%iger HCl auf und bringt zur Trockne. Der Rückstand wird unter Erwärmen in 2 ml konz. Salzsäure (36%) aufgenommen, mit 5 ml W. versetzt, mit Natronlauge gegen Phenolphthalein neutralisiert und sodann mit Eisessig so weit angesäuert, daß das Phenolphthalein entfärbt wird. Nach dem Hinzufügen von weiteren 0,5 ml Eisessig wird mit W. auf 15 ml gebracht. Sodann fügt man 2 ml H_2S-Wasser (gesätt.) hinzu. Nach 10minütigem Stehen wird mit einer Referenzlsg., die eine entsprechende Konzentration an Bleiionen enthält, verglichen.

Papierchromatographie. Ph.Helv. V – Suppl. III gibt eine Methode zur papierchromatographischen Prüfung an. Die Chromatographie erfolgt absteigend in dem angegebenen Apparat, der aus einem 55 cm hohen Glasbehälter besteht, in dem in geeigneter Weise auf einem Glasgestell eine Küvette zur Aufnahme des Fließmittels angebracht ist, in das die Chromatographiepapiere, die vorher über einen Glasstab laufen, eingetaucht werden. Der oben plangeschliffene Behälter wird mit einer durchbohrten Glasplatte verschlossen (s. auch

Papierchromatographie, S. 189). Die Apparatur wird so aufgestellt, daß zur Klimatisierung in der Wanne ein großes, gewöhnliches Filtrierpapier über einer offenen Schale aufgehängt werden kann. In einem Scheidetrichter werden 75 ml aus Glas dest., frisch ausgekochtes und wieder erkaltetes W. mit 75 ml Narkosechloroform und 15 ml Dioxan zur Chromatographie gemischt. Die lipophile Phase filtriert man durch Papier und füllt sie in die Chromatographieküvette ein. Das Gemisch ist nicht länger als 48 Std. verwendbar. Der oberen, wss. Phase werden noch ca. 100 ml W. zugefügt und die Mischung wird so über das aufgehängte, gewöhnliche Filtrierpapier gegossen, daß dieses damit getränkt und die Flüssigkeit von der darunter aufgestellten Schale aufgefangen wird. Der untere Rand des Papiers soll in die Flüssigkeit eintauchen. Die Wanne wird verschlossen und 12 Std. equilibriert. Als Chromatographiepapier verwendet man Whatman Nr. 1, das mit Phosphat-Zitrat-Pufferlsg. vom pH 3,7 getränkt, am oberen Rande aufgehängt und getrocknet wird. Anschließend schneidet man den oberen Rand einige Zentimeter tief ab und falzt das Papier ca. 5 cm tief rechtwinklig zur Linkskante. Parallel zum Falz zieht man in 3 cm Entfernung die Startlinie und trägt darauf im Abstand von 30 mm voneinander und mindestens 40 mm von den seitlichen Rändern entfernt folgende 3 Lsg. auf: 1. 0,004 ml einer $8^0/_{00}$igen methanolischen Lsg. von Hydroxytetracyclinhydrochlorid; 2. 0,004 ml einer $0,1^0/_{00}$igen methanolischen Lsg. von Hydroxytetracyclinhydrochlorid; 3. 0,004 ml einer $0,1^0/_{00}$igen methanolischen Lsg. des Hydroxytetracyclin-Standards. In der nach Vorschrift klimatisierten Wanne wird das so vorbereitete Papier 2 Std. lang aufgehängt, ehe es in die Küvette eingesetzt wird. Die Laufzeit beträgt ca. 3 bis 5 Std. Wenn die Lösungsmittelfront nur noch einige Zentimeter vom unteren Papierrand entfernt ist, unterbricht man die Chromatographie und trocknet das Chromatogramm an der Luft. Das Papier wird unter der Analysen-Ultraviolettlampe betrachtet: es dürfen keine grünlich fluoreszierenden Flecke von kleinerem R_f-Wert als die Hauptflecke sichtbar werden. Anschließend wird das Chromatogramm durch eine Pufferlsg. gezogen (hergestellt aus 30 ml n Natronlauge und 60 ml Natriumcarbonatlsg.). Es wird bei 80° so lange in einem Trockenschrank aufgehängt, bis es gerade trocken ist. Auf dem Chromatogramm wird sogleich unter der Analysen-Ultraviolettlampe mit Bleistift die Lösungsmittelfront nachgezogen, und die gelb fluoreszierenden Flecke werden umfahren. Der für Hydroxytetracyclinhydrochlorid charakteristische Fleck hat einen R_f-Wert von 0,08 bis 0,22. Bei der niedrigen Konzentration des zu prüfenden Musters dürfen keine Flecke mit R_f-Werten von 0,28 bis 0,45 (Tetracyclin) oder von 0,50 bis 0,75 (Chlortetracyclin) auftreten. Bei der höheren Konzentration der zu prüfenden Substanz darf kein gelb fluoreszierender Fleck mit einem R_f-Wert von 0,90 bis 0,95 sichtbar sein.

Wassergehalt. Nach ÖAB 9 höchstens 1,5%, bestimmt bei Zimmertemperatur im Vakuum über Phosphorpentoxid. Pl.Ed. II, DAB 7 – DDR und Ph.Helv. V – Suppl. III geben den gleichen Wert an. BP 63 läßt bei 5 Torr und 60° 3 Std. lang trocknen. Der Verlust darf nicht größer sein als 2%.

Keimfreiheit. Nach Pl.Ed. II muß Hydroxytetracyclinhydrochlorid den im Appendix 34 angegebenen Sterilitätsbedingungen genügen. Angaben zur Sterilität machen ferner ÖAB 9 und Ph.Helv. V – Suppl. III.

Verträglichkeit. Nach Pl.Ed. II muß die Substanz dem im Appendix 32 beschriebenen Verträglichkeitstest entsprechen. Die Testdosis beträgt 0,5 ml einer Lsg. in steriler Natriumglykokollatlsg., die 0,003 g im ml enthält. ÖAB 9 schreibt gleichfalls einen Toxizitätstest vor. Zur Prüfung verwendet man je 0,5 ml einer 0,3%igen Lsg. der Substanz in W. Auch Ph.Helv. – Suppl. III und DAB 7 – DDR führen einen ähnlichen Test an.

Pyrogenfreiheit. Nach Pl.Ed. II muß Hydroxytetracyclinhydrochlorid dem im Appendix 33 beschriebenen Pyrogentest entsprechen. Man verwendet pro kg Körpergewicht der Kaninchen mindestens 3 mg Substanz, gelöst in höchstens 5 ml W. zur Injektion. Nach den Testbestimmungen des ÖAB 9 verwendet man je kg Körpergewicht 1,0 ml einer 1%igen (g/ml) Lsg. von Hydroxytetracyclinhydrochlorid in W. zur Injektion intravenös. Ph.Helv. V – Suppl. III führt einen fast gleichen Test an.

Blutdrucksenkende Stoffe. Nach Pl.Ed. II wird der Test ausgeführt wie unter Streptomycinsulfat beschrieben, indem man eine Lsg. verwendet, die 3 mg im ml enthält. ÖAB 9 schreibt vor, daß zur Injektion bestimmtes Hydroxytetracyclinhydrochlorid den Bedingungen der Prüfung auf blutdrucksenkende Stoffe entsprechen muß. Zur Prüfung verwendet man eine Lsg. von 3,3 mg Substanz in 1 ml blutisotonischer Natriumchloridlsg. DAB 7 – DDR schreibt eine ähnliche Prüfung vor.

Gehaltsbestimmung. 1. Spektrophotometrische Bestimmung des Hydroxytetracyclinhydrochlorids nach BP 63 und Pl.Ed. II: Es werden etwa 0,02 g Hydroxytetracyclinhydrochlorid (genau gewogen) in Standardpufferlsg. vom pH 2,0 gelöst und mit diesem Puffer auf 100 ml aufgefüllt. 10 ml der Lsg. werden mit der gleichen Pufferlsg. auf 100 ml verdünnt, so daß schließlich eine etwa 0,002%ige (g/ml) Lsg. vorliegt. Die Extinktion wird bei 353 mµ und 1 cm Schichtdicke bestimmt. $E_{1\ cm}^{1\%}$ bei 353 mµ = 284.

2. **Literaturmethoden zur Gehaltsbestimmung des Hydroxytetracyclinhydrochlorids:** In der Literatur sind zur Gehaltsbestimmung von Hydroxytetracyclinhydrochlorid noch einige weitere Methoden beschrieben worden. Drei interessante Verfahren gehen auf MONASTERO zurück.

Die erste kolorimetrische Bestimmung nach MONASTERO (Colorimetric Ferric Chloride Method) ist identisch mit der Gehaltsbestimmung des Hydroxytetracyclins nach BP 63.

Die zweite kolorimetrische Methode von MONASTERO (Caustic Degradation Colorimetric Method) beruht auf der Gelborangefärbung einer alkalisch behandelten Hydroxytetracyclinlsg., die bei 440 mµ in einem Photometer gemessen wird. Zur Bestimmung werden etwa 0,5 mg/ml (genau gewogen) in 0,01 n HCl gelöst. 2 ml dieser Lsg. werden in ein 20-ml-Meßkölbchen überführt und mit 5 ml W. verdünnt. Nach Zugabe von 5 ml 0,4 n NaOH wird das Kölbchen für 5 Min. in ein siedendes Wasserbad gesetzt und dann 2 Min. in Eiswasser abgekühlt. Schließlich verdünnt man mit W. auf genau 20 ml und mißt die Extinktion dieser Lsg. in einem Photometer bei 440 mµ gegen W. als Referenz. Aus einer Standardkurve, die aus einer Standardlsg. von 500 mcg Hydroxytetracyclinbase in 1 ml 0,01 n HCl in gleicher Weise aufgestellt ist, läßt sich dann die vorhandene Menge Substanz in der Untersuchungslsg. ablesen. Auch diese Bestimmungsmethode ergibt nach MONASTERO eine gute Übereinstimmung mit den Werten, die auf mikrobiologischem Wege erhalten wurden.

Die spektrophotometrische Methode von MONASTERO beruht auf der Eigenschaft des Hydroxytetracyclins, daß durch alkalische Behandlung (Inaktivierung) das charakteristische Maximum des UV-Absorptionsspektrums bei 353 mµ verschwindet. Nach NNR 54 besitzt kristallines Oxytetracyclindihydrat Absorptionsmaxima bei etwa 269 und 353 mµ. Nach MONASTERO betragen die spezifischen Extinktionen in einer Salzsäurelsg. vom pH 1,7 $E_{1\,cm}^{1\%}$ bei 353 mµ = 277 und $E_{1\,cm}^{1\%}$ bei 269 mµ = 379. Nach 5 Min. Kochen in 0,2 n NaOH verändert sich das charakteristische Absorptionsspektrum und es entsteht eine gelborange Färbung. Eine so behandelte Hydroxytetracyclinlsg. zeigt nach dem Ansäuern auf pH 1,7 kein Maximum bei 353 mµ. Dieses Verhalten ist spezifisch für Hydroxytetracyclin und eignet sich ausgezeichnet zur quantitativen Bestimmung des Antibioticums. Die Bestimmung wird in folgender Weise ausgeführt: Es werden 2 Lsg. hergestellt. Lsg. A wird durch Verdünnen von 10 ml einer Lsg. von Hydroxytetracyclinhydrochlorid, die etwa 0,5 mg/ml in 0,01 n HCl enthält, auf 250 ml mit 0,1 n HCl bereitet. Lsg. B wird durch Verdünnen von 10 ml der nach der 2. kolorimetrischen Methode von MONASTERO (s. o.) erhaltenen alkalischen Hydroxytetracyclinlsg. (20 ml) auf 25 ml mit 0,17 n HCl hergestellt. In einem Spektralphotometer werden bei 353 mµ die Extinktionen der Lsg. A und B bestimmt. Die Differenz der Extinktionen (E Lsg. A − E Lsg. B) ist ein direktes Maß der Konzentration des Hydroxytetracyclins. Aus einer Standardkurve, die mit bekannten Mengen Hydroxytetracyclin in gleicher Weise aufgestellt ist und die dem LAMBERT-BEERschen Gesetz entspricht, kann im Bereich von 10 bis 30 mcg/ml die Menge an Hydroxytetracyclin abgelesen werden. Auch diese spektrophotometrische Methode ergibt nach MONASTERO eine gute Übereinstimmung mit Werten, die auf mikrobiologischem Wege erhalten wurden.

Die biologische Wertbestimmung kann sowohl nach dem Plattentest als auch nach dem Röhrchentest ausgeführt werden. Als Beispiel für beide Methoden seien die Angaben des ÖAB 9 angeführt. Experimentelle Einzelheiten sind im Kapitel Benzylpenicillinnatrium/biologische Wertbestimmung ÖAB 9 zu entnehmen.

A. Plattentest. Als Testorganismus ist Bacillus cereus var. mycoides, Stamm A.T.C.C. 9634 geeignet. Fortzüchtung und Herstellung der Keimaufschwemmung erfolgen in der bei Benzylpenicillinnatrium angegebenen Weise. Zur Beimpfung verwendet man für je 100 ml des Keimschichtagars 1 ml der Keimaufschwemmung. Als Grundschichtagar dient Nährmedium 1 und als Keimschichtagar Nährmedium 2 (S. 1010). Vom Hydroxytetracyclin-Standard-Präparat werden Lsg. entsprechend 10 mcg und 1 mcg/ml (berechnet auf Hydroxytetracyclinbase) hergestellt, wobei die Substanz zunächst zu einer Konzentration von 1 mg/ml in 0,01 n Salzsäure gelöst und dann weiter mit Pufferlsg. vom pH 4,5 verdünnt wird. Die Probe wird in gleicher Weise auf einen geschätzten Gehalt von 8 mcg, 4 mcg und 2 mcg/ml gebracht. Die Testplatten werden 12 Std. lang bei 37° bebrütet.

B. Röhrchentest. Geeignet ist Escherichia coli, Stamm A.T.C.C. 9637. Die Bestimmung wird in der bei Streptomycinsulfat angegebenen Weise ausgeführt. Die Ausgangsverdünnung von Standardpräparat und Probe beträgt 0,2 mcg/ml Hydroxytetracyclinbase.

Aufbewahrung und Verpackung. In dichten Behältern, vor Licht geschützt. − *Dosierung.* USP XV: Oral 4mal täglich 250 mg; intravenös täglich 500 mg. Dosierungsbereich: Oral 1 bis 6 g täglich; intravenös 500 mg bis 2 g täglich. Äußerlich: 0,5%ige Augentropfen. ÖAB 9: Gebräuchliche Einzeldosis 0,1 bis 0,5 g; Einzelmaximaldosis 0,5 g; Tagesmaximaldosis 1,0 g. BP 63: Zur intravenösen Infusion in einer Konzentration, die nicht höher ist als 0,1% (g/ml) 1 bis 2 g täglich.

Wirkung und Anwendung von Hydroxytetracyclin und Hydroxytetracyclinhydrochlorid.
Bakteriologische Wirkung. Hydroxytetracyclin und sein Hydrochlorid gehören zu den Antibiotica, deren Wirkungsspektrum sich auf fast alle Klassen von Mikroorganismen erstreckt, wobei es in jeder Gruppe einzelne Stämme gibt, die sich als resistent erwiesen haben. Hydroxytetracyclin zeigt in Abhängigkeit von der Konzentration sowohl bakteriostatische als auch bakterizide Wirkung. Im einzelnen ist nach NND 62 Hydroxytetracyclin in vitro gegen α-hämolytische Streptokokken, β-hämolytische Streptokokken, nichthämolytische Streptokokken, Pneumokokken, Staphylokokken, Escherichia coli, Aerobacter aerogenes, Klebsiella pneumoniae, Haemophilus influenzae, Bacillus subtilis und eine Anzahl weiterer Mikroorganismen, auch große Viren wirksam. Gegen bestimmte Stämme von Pseudomonas aeruginosa oder Bacillus proteus ist das Antibioticum in vitro nicht sehr wirksam.

Pharmakologische Wirkung. Hydroxytetracyclin wird nach oraler Darreichung rasch resorbiert. Nach einer Einzeldosis von 2,0 g wird für 24 Std. ein ausreichender Blutspiegel erzielt, ebenso wird bei einer Dosierung von viermal täglich 0,5 g = 2,0 g die für die meisten Erreger ausreichende Konzentration im Blutserum von 2 bis 3 mcg/ml erreicht. Nach therapeutischen Standarddosen wurde nach NND 62 das Antibioticum bei den Versuchstieren in den Organbreien („emulsions") fast aller Organe nachgewiesen. Man nimmt an, daß es in die Zellen diffundiert. Es diffundiert ferner in die Spinal-, Pleural- und Abdominalflüssigkeit und passiert die Plazentarschranke leicht. Hydroxytetracyclin wird in hoher Konzentration und noch biologisch aktiv in der Galle, im Urin und in den Faeces ausgeschieden. Anscheinend beeinflußt die Ausscheidung die Nierenfunktion nicht. Rektal wird Hydroxytetracyclin nicht resorbiert.

Hydroxytetracyclin ist sowohl im akuten als auch im chronischen Tierversuch bei wachsenden Tieren weitgehend ungiftig. Spezifische Wirkungen auf irgendwelche Organfunktionen wurden nicht beobachtet. Die LD_{50} von Hydroxytetracyclinhydrochlorid beträgt intravenös für Ratten 280 mg/kg und für Mäuse 192 mg/kg, oral für Mäuse 7200 mg/kg und subkutan für Mäuse 892 mg/kg. Hydroxytetracyclin ist damit praktisch als ungiftig anzusprechen.

Wirkungsmechanismus. Der Wirkungsmechanismus des Hydroxytetracyclins ist bisher nur unvollständig bekannt. Nach Angaben japanischer Forscher soll Hydroxytetracyclin die Phosphorylierungsvorgänge im Bakterienstoffwechsel hemmen. Es wirkt vor allem bakteriostatisch und tritt daher in der Fortpflanzungsphase der Mikroorganismen in Aktion. Im Kulturversuch ist eine allmählich sich entwickelnde Resistenzsteigerung, ähnlich wie beim Penicillin, beobachtet worden. Im übrigen unterscheidet sich der Wirkungsmechanismus wahrscheinlich wenig von demjenigen des Tetracyclins (s. S. 1114).

Klinische Verwendung. Nach NND 62 hat sich Hydroxytetracyclin in der klinischen Behandlung verschiedener bakterieller Infektionen als wirksam erwiesen: Staphylokokken- und β-hämolytische Streptokokkeninfektionen, einschließlich Harntraktinfektionen, die durch bestimmte Stämme von Escherichia coli, Aerobacter aerogenes, Streptokokken oder Staphylokokken hervorgerufen werden, Bacteroidesinfektion, Brucellosis und Pneumokokkenpneumonie. Es ist nicht sehr wirksam in der Behandlung von bakteriellen Infektionen, die durch Ps. aeruginosa, B. proteus oder Organismen der Salmonellagruppe verursacht werden. Es ist unwirksam bei Typhus abdominalis. Das Antibioticum kann ebenso auch zur prä- oder postoperativen Behandlung in der Bauchchirurgie zur Hemmung der normalen bakteriellen Darmflora benutzt werden. Obwohl es bei Gonorrhöe wirksam ist, ist Penicillin hier das Mittel der Wahl. Hydroxytetracyclinhydrochlorid und Hydroxytetracyclinbase sind wirksam gegen Rickettsieninfektionen, in der Behandlung von Rocky-Mountain-Fieber, Fleckfieber, Q-Fieber, Rickettsienpocken und Tsutsugamushifieber. Das Antibioticum ist ebenso auch gegen Virus- und virusähnliche Infektionen der primären atypischen Pneumonie, von Lymphogranuloma venereum, akutem Trachom und Granuloma inguinale wirksam. Die Rolle des Hydroxytetracyclins in der Therapie anderer Virusinfektionen wird noch geprüft. Es ist auch bei den Protozoenerkrankungen wie Amöbenruhr und Syphilis wirksam, jedoch bezeichnet NND Penicillin als das Antibioticum der Wahl für die Therapie der Syphilis.

Hydroxytetracyclin wird oral verabreicht, aber nach NND können auch in geeigneter Weise gepufferte Zubereitungen parenteral und lokal, z. B. für die Behandlung von Augeninfektionen eingesetzt werden, die durch empfindliche Bakterien oder Viren verursacht sind.

Nebenwirkungen. Nach NND 62 ruft Hydroxytetracyclin Nausea, Erbrechen, Diarrhöe, Hautausschläge und gelegentlich Arzneimittelfieber hervor. Da es das Wachstum vieler Bakterien wirksam hemmt, ermöglicht Hydroxytetracyclin das Überwachsen durch hefeähnliche Organismen. So können sich Mundschwamm (Soor) und andere Formen der Moniliasis entwickeln. Nach Angaben der Herstellerfirma kann gelegentlich beobachtete Nausea oder Erbrechen meist durch gleichzeitige Verabreichung von kalter Milch oder einer leichten Mahlzeit oder durch häufigere Anwendung kleiner Einzeldosen vermieden werden. Die Anwendung von Adsorbentien (Kohle, Aluminiumhydroxid) wird nicht empfohlen, um die Resorption des Hydroxytetracyclins nicht zu beeinträchtigen. Zur Vermeidung der Darmstörungen soll bei allen Patienten, die Hydroxytetracyclin über einen längeren Zeitraum erhalten, Vitamin-B-Komplex gegeben werden.

Dosierung. Die Dosierung des Hydroxytetracyclins läßt sich nicht schematisieren, da sie weitgehend vom Zustand des Patienten, der Schwere der Infektion und der Empfindlichkeit der betreffenden Mikroorganismen abhängig ist. Die im folgenden gegebenen Richtlinien der NND 62 haben sich in vielen Fällen bewährt und können daher als Standarddosierung angesehen werden. Abweichungen nach oben oder unten sind dem behandelnden Arzt überlassen. Wichtig ist aber, daß die Behandlung mit Hydroxytetracyclin bis mindestens 48 Std. nach Rückgang der Temperatur und der akuten klinischen Krankheitssymptome fortgesetzt wird. NND 62 empfiehlt als tägliche Normdosis für Erwachsene als Minimum 1 g, in schwereren Fällen können auch 2 g oder mehr gegeben werden. In sehr schweren Fällen werden bis 4 g täglich aufgenommen und vertragen. Die tägliche Gesamtdosis sollte in Teildosen in 6-Stunden-Intervallen verabreicht werden. Für Kinder ist die tägliche Gesamtdosis im Verhältnis geringer, in schwereren Fällen können 25 mg bis 40 mg/kg Körpergewicht und Tag gegeben werden. Eine parenterale Therapie (intravenös oder intramuskulär) sollte nur in solchen Fällen angewendet werden, wenn das Antibioticum oral nicht anwendbar ist. Für die meisten akuten Infektionen wird dann 0,5 bis 1,0 g täglich in Einzeldosen in Abständen von 12 Std. intravenös verabreicht. Auch bei extrem schweren Infektionen soll die Tagesdosis 2,0 g nicht überschreiten. Für Säuglinge und Kinder beträgt die intravenöse Tagesdosis 10 bis 20 mg/kg Körpergewicht. Das Antibioticum soll nicht subcutan verabreicht werden, aber bei streng lokalisierten Prozessen, die vom Blutstrom nicht erreicht werden, können geringe Mengen direkt in die infizierte Stelle injiziert werden.

Tetracyclin

Tetracyclin wird durch reduktive Dechlorierung von Chlortetracyclin hergestellt[1]. Es kommt auch in den Kulturfiltraten mancher Streptomycesarten vor[2]. Durch das Fehlen des Chloratoms im Ring D ist die Verbindung beständiger gegen Alkali als Chlortetracyclin. In chemischer Hinsicht kommt dem Tetracyclin die Struktur eines 4-Dimethylamino-1,4,4a,5,5a,6,11,12a-octahydro-3,6,10,12,12a-pentahydroxy-6-methyl-1,11-dioxo-2-naphthacencarboxamides zu. Die Konstitution folgt aus der Tatsache, daß durch reduktive Entchlorierung des Chlortetracyclins Tetracyclin erhalten werden kann[3]. Auch das durch katalytische Hydrierung des Isochlortetracyclins beim Chlortetracyclinabbau entstehende Produkt ist identisch mit demjenigen, das auf entsprechendem Wege beim Tetracyclinabbau

---

[1] CONOVER, L. H., W. T. MORELAND, A. R. ENGLISH, G. R. STEPHENS u. F. J. PILGRIM: J. Amer. chem. Soc. 75, 4622 (1953).

[2] MINIERI, P. P., M. C. FIRMAN, A. G. MISTRETTA, A. ABBEY, C. E. BRICKER, N. E. RIGLER u. H. SOKOL: Antibiot. Ann. 1953–54, Medical Encyclopädia, New York 1953, S. 81.

[3] BOOTHE, J. H., J. MORTON II, J. P. PETISI, R. G. WILKINSON u. J. H. WILLIAMS: J. Amer. chem. Soc. 75, 4621 (1953).

entsteht. Die über 24 Stufen führende Totalsynthese gelang BOOTHE und Mitarbeitern in den Laboratorien der Firma Lederle[1].

Hinzuweisen ist an dieser Stelle auf die bei den Tetracyclinen vorkommende reversible Isomerisierung zu den Quatrimycinen[2] (4-Epitetracycline), die in vitro eine verhältnismäßig geringe antibakterielle Aktivität besitzen, jedoch in vivo recht wirksam sind. Die Umlagerung geht auf Racemisierung an dem die Dimethylaminogruppe tragenden C-Atom zurück.

Es hat nicht an Versuchen gefehlt, durch Abwandlung des Tetracyclinmoleküls zu wirksameren Stoffen zu gelangen. Beachtung verdienen diejenigen Derivate, die durch Kondensation der Carbonsäureamidgruppe mit Formaldehyd und einem Amin (Aminomethylierung) erhalten werden. Unter diesen eignet sich besonders das Pyrrolidinomethyl-tetracyclin zur Injektionstherapie, da es in Wasser sehr gut löslich und lokal gut verträglich ist.

Die Ausscheidung erfolgt zum großen Teil im Harn. 6-Desmethyltetracyclin besitzt eine ähnliche Wirkung wie das entsprechende 7-Chlorderivat (s. dort); es wird gleichfalls durch eine Mutante von Streptomyces aureofaciens hervorgebracht. 6-Desoxytetracyclin weist eine dem Tetracyclin entsprechende Wirkung auf.

Nach A. BURGER[3] können die funktionellen Gruppen in den Stellungen 5, 6, 7 in den Ringen B, C und D in der Tetracyclinreihe entfernt werden, ohne daß tiefgreifende Änderungen in den antimikrobiellen Eigenschaften eintreten. Die Umwandlung der Carbonsäureamidgruppe in das entsprechende Nitril verursacht einen mindestens 20fachen Aktivitätsabfall. Epimerisierung am C-5a und C-4 oder Dehydrierung (C-5a, C-11a) hat völligen Verlust der Wirksamkeit zur Folge. Auch die Monomethylamino- und Trimethylaminoanalogen sind verhältnismäßig wenig aktiv.

Tetracycline CF 65, USP XVI u. XVII. Tetracyclin.

$$C_{22}H_{24}N_2O_8 \qquad \text{M.G. } 444{,}45$$

1 I.E. Tetracyclin entspricht 0,00101 mg.

Gehaltsforderung. 1 mg Tetracyclin muß nach CF 65 und USP XVII die antibiotische Aktivität von mindestens 975 mcg Tetracyclinhydrochlorid, berechnet auf die wasserfreie Substanz, enthalten. Es soll den Bestimmungen der FDA entsprechen (s. Bacitracinum).

Eigenschaften. Gelbes, geruchloses, kristallines Pulver. Gegen Luft beständig. Im direkten Sonnenlicht dunkelt es. Die Aktivität wird durch Lsg. vom pH-Wert unterhalb 2 beeinträchtigt; in alkalischen Lsg. wird es rasch zerstört. – Löslichkeit. 1 g Tetracyclin löst sich in etwa 2500 ml W. und in etwa 50 ml A. Es löst sich leicht in verd. Säure und in Alkalihydroxidlsg. Es ist praktisch unlösl. in Benzol, Chlf. und in Ae. – pH der Lösung. Das pH einer wss. Suspension von 10 mg Tetracyclin in 1 ml soll nach USP XVI zwischen 3,0 und 7,0 liegen. – Spezifische Drehung. Nach CF 65 beträgt $[\alpha]_D^{20}$ etwa $-265°$ ($c = 0{,}5$; 0,1 n HCl), berechnet auf wasserfreie Substanz; die Messung ist innerhalb 30 Min. an der im Dunkeln aufbewahrten Lsg. vorzunehmen. – Ultraviolettabsorption. Eine Lsg. von Tetracyclin (0,001%) in 0,01 n HCl zeigt Absorptionsbanden bei 232, 270, 300 und 355 mµ (CF 65).

---

[1] BOOTHE, J. H., A. S. KENDE, T. L. FIELDS u. R. G. WILKINSON: J. Amer. chem. Soc. *81,* 1006 (1959).

[2] DOERSCHUK, A. P., B. A. BITLER u. J. R. D. MCCORMICK: J. Amer. chem. Soc. 77, 4687 (1955).

[3] Medicinal Chemistry, 2nd Ed., New York: Intersc. Publishers 1960.

Erkennung. 1. Werden etwa 0,5 mg Tetracyclin mit 2 ml Schwefelsäure versetzt, so tritt eine Violettfärbung auf. Auf Zusatz von 1 Tr. Eisen(III)-chloridlsg. geht die Farbe in Braun oder Rotbraun über (USP XVI). 2. Man löst etwa 40 mg wasserfreies Tetracyclin (genau gewogen) in 2,0 ml 0,1 n HCl und verdünnt mit W. auf 250 ml. 10 ml dieser Lsg. werden in einen 100-ml-Meßkolben überführt, 75 ml W. und 5,0 ml 5 n NaOH hinzugefügt und schließlich mit W. auf 100 ml aufgefüllt sowie sorgfältig gemischt. Genau 6 Min. nach dem Zusatz der Natronlauge ist die Extinktion in einem geeigneten Spektralphotometer bei 380 mµ unter Verwendung von W. als Vergleichslsg. zu bestimmen. $E_{1\,cm}^{1\%}$ muß dem auf gleiche Weise gemessenen Wert des Tetracyclinhydrochlorid-Referenz-Standard entsprechen; die Abweichung darf höchstens 3,75% betragen (USP XVI). 3. Auf Zusatz von neutraler Kaliumquecksilberjodidlsg. zu einer 1%igen Tetracyclinlsg. in 0,1 n HCl fällt ein schwefelgelber Nd. (CF 65). 4. Auf Zusatz von Jodlsg. zu einer 1%igen Tetracyclinlsg. in 0,1 n HCl fällt ein brauner Nd. (CF 65). 5. Auf Zusatz einer 1%igen wss. Pikrinsäurelsg. zu einer 1%igen Tetracyclinlsg. in 0,1 n HCl fällt ein gelber Nd. (CF 65). 6. Eine 1%ige Tetracyclinlsg. in 0,1 n NaOH zeigt im ultravioletten Licht gelbgrüne Fluoreszenz (CF 65).

Prüfung. CF 65 prüft auf Schwermetallverunreinigungen wie folgt: Die Sulfatasche wird in 1 ml konz. HCl (36%) aufgenommen. Die Flüssigkeit bringt man auf dem Wasserbad zur Trockne, nimmt den Rückstand in 10 ml W. auf und fügt 5 ml H_2S-Wasser (gesätt.) hinzu. Wenn sich eine Färbung entwickelt, darf diese nicht stärker sein als diejenige, die man erhält, wenn 10 ml einer Lsg., die 0,005 g Bleiionen in 1000 ml enthält, als Vergleich benutzt wird (Grenzwert 50 ppm). – Sulfatasche. Höchstens 0,5% (CF 65).

Wassergehalt. Höchstens 13%, bestimmt nach der Karl-Fischer-Methode (USP XVI). CF 65 läßt nur 3% zu (100 bis 105°).

Verträglichkeit. Tetracyclin muß dem Toxizitätstest der USP XVI (s. unter Benzylpenicillinnatrium) entsprechen. Als Testdosis verwendet man 0,5 ml einer Lsg., die 40 mg wasserfreies Tetracyclin in 2 ml 0,1 n Salzsäure enthält und die mit sterilem W. auf 20 ml verdünnt worden ist.

Gehaltsbestimmung. Als Beispiel für die mikrobiologische Gehaltsbestimmung seien die Angaben der USP XVI angeführt. Die Gehaltsbestimmung erfolgt nach der turbidimetrischen Methode und auf die gleiche Art wie unter Streptomycinsulfat beschrieben. Die Standardstammlsg. wird bereitet, indem man eine geeignete Menge Tetracyclinhydrochlorid-Referenz-Standard (genau gewogen) in so viel 0,1 n Salzsäure löst, daß man eine Konzentration von 1 mg/ml erhält. Die im Kühlschrank aufbewahrte Lsg. kann innerhalb von 7 Tagen verwendet werden. Sie darf nicht eingefroren werden. Als Testorganismus ist Staphylococcus aureus (A.T.C.C. Nr. 6538-P) geeignet, der auf Pepton-Casein-Agar gezüchtet wird. Zur Herstellung des Inoculums bereitet man eine Suspension wie unter Penicillin (mikrobiologische Wertbestimmung) USP angegeben. Für die tägliche Verwendung werden 2 ml der verd. Suspension zu je 100 ml Nährbouillon gegeben. Am Tage der Bestimmung werden 5 Verdünnungen der Standardlsg. mit 0,1 m pH-5-Phosphatpuffer hergestellt, die im ml 0,146, 0,187, 0,240, 0,308 und 0,395 mcg Tetracyclinhydrochlorid-Referenz-Standard enthalten. Man gibt 1 ml jeder Verdünnung in jedes von 3 vorbereiteten Teströhrchen und bereitet geeignete Kontroll-Lsg. als Referenz für die elektrophotometrische Messung. Die Lsg. des zu bestimmenden Antibioticums wird mit der gleichen Pufferlsg. auf einen geschätzten Gehalt von 0,24 mcg/ml verdünnt. Es wird je 1,0 ml dieser Verdünnung in 3 Teströhrchen gegeben. Allen so vorbereiteten Teströhrchen werden 9,0 ml Inoculum zugesetzt. Die Röhrchen bringt man unverzüglich 3 bis 4 Std. lang in ein Wasserbad von 37° ± 0,5. Nach der Bebrütung werden 0,5 ml verdünnter (1 : 3) Formaldehydlsg. in jedes Röhrchen gegeben. Man bestimmt die Extinktion in einem Elektrophotometer bei 580 mµ. Die Berechnung erfolgt wie unter Streptomycinsulfat (mikrobiologische Wertbestimmung, turbidimetrische Methode) angegeben.

Neben dieser biologischen Wertbestimmung ist ein kolorimetrisches Verfahren zu erwähnen[1]: 5 ml Probelsg., die ca. 0,2 mcg Tetracyclin/ml enthalten, werden mit 1 ml Reagenslsg. versetzt. Das Gemisch erwärmt man 45 Min. lang auf 65°. Die gefärbte Lsg. hat ein Absorptionsmaximum bei 435 mµ. Das LAMBERT-BEERsche Gesetz ist im Bereich bis 20 mcg/ml erfüllt. – Reagenslösung: 200 mg 4-Nitranilin werden in einer Mischung von 3 ml konz. Salzsäure und 5 ml Eisessig gelöst. Anschließend versetzt man mit 2 ml 15%iger Natriumnitritlsg. und 40 ml Eisessig.

Zur quantitativen Wirkungsbestimmung des Chloramphenicols kann auch die Bakterienkinetik herangezogen werden[2].

Aufbewahrung und Verpackung. In dichten Behältern, vor Licht geschützt. Tetracyclinhydrochlorid zum parenteralen Gebrauch soll in den von der USP XVI vorgeschriebenen

---

[1] KAKEMI, K., T. ARITA, H. SAZAKI u. T. NADAI: J. pharm. Soc. Japan *82*, 297 (1962).
[2] GARRET, E. R.: Arzneimittel-Forsch. *16*, 1367 (1966).

Behältern für sterile Stoffe aufbewahrt werden. – *Dosierung.* Oral täglich 4mal 500 mg. Intravenös 2mal täglich 500 mg. Dosierungsbereich: Oral 1 bis 4 g täglich, intravenös 1 bis 3 g täglich. Bei äußerlichem Gebrauch werden am Auge 0,1 bis 0,2 ml einer 0,5%igen Lsg. angewendet.

Tetracyclini Hydrochloridum PI.Ed. II, CF 65. Tetracyclinum hydrochloricum ÖAB 9, Ph.Helv. V – Suppl. III. Tetracycline Hydrochloride USP XVI u. XVII BP 63. Tetracyclini chloridum Nord. 63. Tetracyclinhydrochlorid.

Tetracyclinhydrochlorid ist das Hydrochlorid des 4-Dimethylamino-1,4,4a,5,5a,6,11,12a-octahydro-3,6,10,12,12a-pentahydroxy-6-methyl-1,11-dioxonaphthacen-2-carboxamids, das durch katalytische Reduktion von Chlortetracyclin oder Hydroxytetracyclin erhalten werden kann. 1 mg Tetracyclinhydrochlorid enthält 990 I.E.; 1 I.E. entspricht 0,00101 mg.

$$C_{22}H_{24}N_2O_8 \cdot HCl \qquad M.G.\ 480{,}92$$

Nach USP XVII muß es den Bestimmungen der FDA entsprechen (s. Bacitracinum).

Gehaltsforderung. Tetracyclinhydrochlorid enthält mindestens 90% $C_{22}H_{24}N_2O_8 \cdot HCl$ (USP XVII), entsprechend 891 I.E./mg (ÖAB 9). Nach BP 63 und PI.Ed. II soll es mindestens 950 I.E./mg, nach Ph.Helv. V – Suppl. III 900 I.E./mg enthalten. Nord. 63 fordert einen Gehalt von 88,8 bis 94,3% Tetracyclin, entsprechend 96,0 bis 100,2% Tetracyclinhydrochlorid, berechnet auf wasserfreie Substanz. Nach CF 65 muß das offizinelle Präparat einen Gehalt von mindestens 900 mcg Tetracyclinhydrochlorid/mg aufweisen, berechnet auf wasserfreie Substanz.

Eigenschaften. Kristallines, gelbes, geruchloses, mäßig hygroskopisches Pulver, das gegen Luft beständig ist, aber im direkten Sonnenlicht in feuchter Luft dunkelt. In Lsg. vom pH unterhalb 2 wird die Wirksamkeit beeinträchtigt, in Alkalihydroxidlsg. wird die Verbindung rasch zerstört (USP XVII). Nach ÖAB 9 und PI.Ed. II schmeckt die Substanz bitter. – Löslichkeit. 1 g Substanz löst sich in 10 ml W. bzw. 100 ml A. Tetracyclinhydrochlorid ist lösl. in Alkalihydroxid- und -carbonatlsg.; es ist praktisch unlösl. in Chlf. und Ae. (USP XVII). Sehr wenig lösl. in Aceton. Aus der wss. Lsg. kristallisiert infolge Hydrolyse allmählich die Base aus (ÖAB 9). Nach Ph.Helv. V – Suppl. III löst sich 1 T. in 15 T. M.; unlösl. in PAe. – pH der Lösung. Der pH-Wert wss. 1%iger (g/ml) Lsg. liegt zwischen 1,8 und 2,8; bei Tetracyclinhydrochlorid, das zum parenteralen Gebrauch bestimmt ist, soll das pH einer Lsg. gleicher Konzentration zwischen 2,0 und 3,0 liegen (USP XVI). Ph. Helv. V – Suppl. III gibt als pH-Bereich für die 1%ige (g/ml) Lsg. 2,2 bis 3,6 an. – Schmelzpunkt. Tetracyclinhydrochlorid schmilzt bei 214°.

Spezifische Drehung. $[\alpha]_D^{20°} = -230$ bis $-245°$, bestimmt mit der bei Zimmertemperatur im Vakuumexsikkator über Phosphorpentoxid getrockneten Substanz ($c = 1$; in einer Mischung von 1 Volumteil 0,1 n Salzsäure und 2 Volumteilen W.). Die Bestimmung muß innerhalb von 1 Std. nach Bereitung der Lsg. ausgeführt werden (ÖAB 9). PI.Ed. II gibt für das gleiche Lösungsmittel und die gleiche Konzentration als Drehung -235 bis $-258°$ an. Nach BP 63 liegt die Drehung einer 1%igen (g/ml) Lsg. in 0,01 n Salzsäure zwischen -239 und $-258°$, berechnet auf die 3 Std. lang bei 60° und 5 Torr getrocknete Substanz. In der Ph.Helv. V – Suppl. III ist als spezifische Drehung des getrockneten Tetracyclinhydrochlorides -245 bis $-255°$ angeführt. Nord. 63 gibt $[\alpha]_D$ mit -240 bis $-255°$ an ($c = 1{,}00$; 0,1 m HCl), berechnet auf wasserfreie Substanz. CF 65 verlangt, daß der Drehwert $[\alpha]_D^{20}$ etwa $-260°$ beträgt ($c = 0{,}5$; wss.Lsg.), berechnet auf wasserfreie Substanz; die Messung muß innerhalb 1/2 Std. an der im Dunkeln aufbewahrten Lsg. vorgenommen werden.

Ultraviolettabsorption. $E_{1\ cm}^{1\%}$ bei 269 mµ = 364 bis 390; bei 355 mµ = 294 bis 309, bestimmt mit der bei Zimmertemperatur im Vakuumexsikkator über Phosphorpentoxid getrockneten Substanz (in 0,01 n Salzsäure; ÖAB 9). PI.Ed. II macht folgende Angaben: Zu 10 ml einer 0,01%igen (g/ml) Lsg. der Substanz in 0,01 n Salzsäure gibt man 75 ml W. und 5 ml einer 8%igen (g/ml) Natriumhydroxidlsg., verdünnt mit W. auf 100 ml und mischt sofort. Die Extinktion der Lsg. wird 6 Min. nach Zugabe der Natriumhydroxidlsg. bei 1 cm Schichtdicke und 380 mµ gemessen; sie muß zwischen 0,365 und 0,387 liegen. BP 63 schreibt die gleiche Methode vor. Nord. 63 macht folgende Angaben über die Ultraviolettabsorption: die Lsg. der Substanz in 0,1 m HCl weist Maxima bei 269 ± 1 mµ $\left(E_{1\ cm}^{1\%}\right.$ = 380), 356 ± 2 mµ $\left(E_{1\ cm}^{1\%} = 290\right)$ und ein Minimum bei 299 ± 1 mµ $\left(E_{1\ cm}^{1\%} = 180\right)$ auf. CF 65 teilt über die Ultraviolettabsorption mit, daß eine 0,001%ige Tetracyclinhydrochloridlsg. in 0,01 n HCl Absorptionsbanden bei 232, 270, 300 und 355 mµ aufweist.

Erkennung. Prüfung 1 und 2 sind mit den unter Tetracyclin (Erk.) angegebenen Testen identisch, mit der Maßgabe, daß für Prüfung 2 ungefähr 40 mg Tetracyclinhydrochlorid (genau gewogen) in 250 ml W. gelöst werden. Die Toleranz der Bestimmung beträgt hier 4% (USP XVI). Die Prüfungen 3 bis 5 sind mit den unter Chlortetracyclinhydrochlorid (Erk.) angegebenen Testen 1 bis 3 identisch. 6. Zu 0,5 mg Substanz gibt man 2 ml Schwefelsäure, es entsteht eine purpurrote Färbung, die auf Zusatz von 1 ml W. in Tiefgelb übergeht (Pl. Ed. II). 7. 2 ml der 0,05%igen Lsg. werden mit 1 ml 1,2%iger wss. Pikrinsäurelsg. versetzt. Man erhitzt 2 Min. lang im Wasserbad und läßt langsam an der Luft abkühlen. Im Laufe der nächsten 15 Min. tritt eine Trübung oder Fällung auf (Ph.Helv. V – Suppl. III). 8. Lsg. von Tetracyclinhydrochlorid geben die Reaktionen auf Chloridionen. 9. Nach CF 65 gibt Tetracyclinhydrochlorid ferner die unter Tetracyclin (Erkennung 3 bis 6) angeführten Reaktionen. Es ist eine 1%ige wss. Lsg. zu verwenden.

Prüfung. 1. Eine frisch bereitete 1%ige (g/ml) wss. Lsg. muß klar und darf nicht stärker gefärbt sein als 0,25 m Kaliumchromatlsg. (ÖAB 9). 2. 2 ml der 0,5%igen wss. Lsg. werden mit 1 ml 1,2%iger wss. Pikrinsäurelsg. versetzt. Es darf nicht sofort eine Trübung oder Fällung entstehen (Ph.Helv. V – Suppl. III). 3. Auf Anwesenheit von Chlortetracyclin prüft Nord. 63 wie folgt: 0,0150 g Substanz werden in 10 ml 0,1 m HCl gelöst und mit W. auf 100,00 ml aufgefüllt. 10,00 ml dieser Flüssigkeit verdünnt man mit 75 ml W. und fügt 5 ml 5 m Natriumhydroxidlsg. und W. auf 100,00 ml hinzu. Der Extinktionskoeffizient dieser Lsg. soll mindestens 0,50 betragen, gemessen 6 Min. nach Zusatz der Natriumhydroxidlsg.; Wellenlänge 380 mμ. 4. Anhydrotetracyclin und andere Spaltungsprodukte können mit der folgenden Probe erkannt werden: das Verhältnis zwischen den Extinktionskoeffizienten, k_{269}/k_{356}, gemessen bei den Wellenlängen 269 mμ und 356 mμ an der unter Ultraviolettabsorption (Nord. 63) angegebenen Lsg. soll zwischen 1,25 und 1,35 liegen (Nord. 63). 5. CF 65 prüft auf Schwermetallverunreinigungen wie unter Tetracyclin angegeben; Grenzwert 50 ppm. – Sulfatasche. Höchstens 0,5% (CF 65).

Papierchromatographie. Nach Ph.Helv. V – Suppl. III wird zur absteigenden Papierchromatographie analog der bei Hydroxytetracyclinhydrochlorid angegebenen Weise verfahren. Es werden an den 3 Startpunkten folgende Lsg. aufgetragen: 1. 0,004 ml einer 8⁰/₀₀igen methanolischen Lsg. von Tetracyclinhydrochlorid; 2. 0,004 ml einer 0,2⁰/₀₀igen methanolischen Lsg. von Tetracyclinhydrochlorid; 3. 0,004 ml einer 0,2⁰/₀₀igen methanolischen Lsg. des Tetracyclin-Standards. Der für Tetracyclinhydrochlorid charakteristische Fleck besitzt einen R_f-Wert von 0,28 bis 0,45. Falls ein zweiter Fleck mit einem R_f-Wert kleiner als 0,15 sichtbar wird, darf er bei der niedrigeren Konzentration des zu prüfenden Musters nicht stärker fluoreszieren als beim Tetracyclin-Standard. Gelb fluoreszierende Flecke mit R_f-Werten von 0,50 bis 0,75 (Chlortetracyclin) oder 0,90 bis 0,95 dürfen bei der hohen Konzentration der zu prüfenden Substanz nicht auftreten.

Wassergehalt. Nicht mehr als 2%, bestimmt mit der Karl-Fischer-Methode (USP XVI). CF 65 läßt ebenfalls 2% Trocknungsverlust zu (bei 100 bis 105° bis zur Gewichtskonstanz trocknen).

Keimfreiheit. Tetracyclinhydrochlorid muß den Anforderungen des unter Bacitracin angeführten Testes entsprechen. Die Testdosis beträgt 40 mg Tetracyclinhydrochlorid (USP XVI). Im übrigen siehe unter Hydroxytetracyclinhydrochlorid.

Verträglichkeit. Tetracyclinhydrochlorid muß den Anforderungen des unter Benzylpenicillinnatrium (Verträglichkeit) angeführten Toxizitätstestes genügen. Die Testdosis beträgt 0,5 ml einer Lsg. in sterilem W., die 2,0 mg/ml enthält (USP XVI). ÖAB 9 gibt als Testdosis je 0,5 ml einer 0,2%igen (g/ml) Lsg. in steriler 0,01 n Salzsäure an. Die übrigen Pharmakopöen führen ähnliche Teste an.

Pyrogenfreiheit. Tetracyclinhydrochlorid muß dem unter Benzylpenicillinnatrium (Pyrogenfreiheit) angegebenen Test entsprechen. Die Testdosis beträgt 1,0 ml/kg einer Lsg., die 0,5 mg Substanz im ml enthält (USP XVI). Nach Pl.Ed. II muß Tetracyclinhydrochlorid dem im Appendix 33 angegebenen Pyrogentest entsprechen. Man verwendet mindestens 3 mg Substanz pro kg Körpergewicht des Kaninchens, die man in mindestens 5 ml W. zur Injektion löst.

Blutdrucksenkende Stoffe. Tetracyclinhydrochlorid darf keine histaminähnlichen Stoffe enthalten und ist nach den in den verschiedenen Pharmakopöen angegebenen Vorschriften (s. S. 1076) zu prüfen. Die Testdosis beträgt nach USP XVI 0,6 ml einer Lsg., die 5,0 mg Tetracyclinhydrochlorid im ml enthält. Nach Pl.Ed. II wird eine Lsg. der Konzentration 3 mg/ml angewendet. ÖAB 9 schreibt eine Lsg. von 5 mg/ml vor.

Gehaltsbestimmung. 0,2500 g, berechnet auf wasserfreie Substanz, Tetracyclinhydrochlorid werden in 10 ml wasserfreier Essigsäure gelöst, mit 20 ml Dioxan, 10 ml 0,15 m Mercuriacetatlsg. und 5 Tr. Kristallviolettlsg. versetzt und mit 0,1 n Perchlorsäure bis zum

Farbumschlag nach Grün titriert. 1 ml 0,1 n Perchlorsäure ist 0,04809 g $C_{22}H_{24}N_2O_8 \cdot$ HCl äquivalent; 1 g $C_{22}H_{24}N_2O_8 \cdot$ HCl entspricht 20,79 ml 0,1 n Perchlorsäure (Nord. 63). Die biologische Wertbestimmung erfolgt nach USP XVI nach der turbidimetrischen Methode (s. unter Tetracyclin, Gehaltsbestimmung). Man löst eine geeignete Menge Tetracyclinhydrochlorid (genau gewogen) in 0,1 n Salzsäure zu einer Konzentration von 1 mg/ml und verwendet diese Lsg. Die weitere Bestimmung erfolgt wie angegeben (s. S. 1111). Auch nach dem Platten- oder Röhrchentest kann die Bestimmung nach ÖAB 9 ausgeführt werden. Sie erfolgt in der bei Chlortetracyclinhydrochlorid angegebenen Weise (s. S. 1097), jedoch unter Verwendung des Tetracyclin-Standard-Präparates. Von diesem werden für den Plattentest Lsg. zu 10 mcg und 1 mcg/ml in der beschriebenen Weise hergestellt. Die Probe bringt man auf einen geschätzten Gehalt von 8 mcg, 4 mcg und 2 mcg/ml. Für den Röhrchentest beträgt die Ausgangsverdünnung 0,2 mcg/ml. Die mikrobiologische Bestimmung der Aktivität nach CF 65 kann nach der turbidimetrischen oder der Diffusions-Methode erfolgen.

Aufbewahrung und Verpackung. Vor Licht geschützt, in dicht schließenden Gefäßen (ÖAB 9). Nach Ph.Helv. V – Suppl. III steril, in gut verschlossenem Glase. – *Dosierung.* Gebräuchliche Einzeldosis 0,1 bis 0,5 g Einzelmaximaldosis 0,5 g, Tagesmaximaldosis 1,0 g (ÖAB 9). Für Erwachsene täglich 1 bis 3 g, in Einzeldosen; bei intravenöser Verabreichung in einer Konzentration nicht größer als 0,5%, 1 bis 2 g täglich (BP 63). Oral 4mal täglich 500 mg; intravenös 2mal täglich 500 mg als gebräuchliche Dosis. Bereich: Oral 1 bis 4 g täglich; intravenös 1 bis 3 g täglich. Zum Gebrauch am Auge: 0,1 bis 0,2 ml einer 0,5%igen Lsg. (USP XVI). Einzelmaximaldosis 1 g; Tagesmaximaldosis 3 g (Ph.Helv. V – Suppl. III).

Wirkung und Anwendung des Tetracyclins und des Tetracyclinhydrochlorides. *Bakteriologische Wirkung.* Tetracyclin und sein salzsaures Salz gehören zu den sogenannten Breitspektrumantibiotica, zu denen auch die beiden anderen Tetracycline Chlortetracyclin und Hydroxytetracyclin zu rechnen sind. Nach NND 62 ist die Wirkung des Tetracyclins den beiden früher entdeckten Tetracyclinen ähnlich. Von den zahlreichen pathogenen Mikroorganismen, mit denen die Vergleichsuntersuchungen durchgeführt wurden, waren alle entweder für alle 3 Tetracycline empfindlich oder unempfindlich. Bei einigen Bakterienstämmen wurden geringe quantitative Unterschiede beobachtet. Da sich die 3 Tetracycline in ihrer Stabilität vor allem im physiologischen Milieu, pH 7,0, unterscheiden, ergeben sich in vitro Wertigkeitsdifferenzen. Tetracyclin ist wegen seiner größeren Stabilität in seiner antibakteriellen Wirksamkeit den beiden substituierten Tetracyclinen in vitro überlegen. Daraus ergibt sich, daß zur Prüfung der Empfindlichkeit von Bakterien gegenüber der Tetracyclingruppe für in vitro-Bestimmungen zweckmäßigerweise das stabilere Tetracyclin verwendet wird.

Wirkungsmechanismus. Der Wirkungsmechanismus der Tetracycline ist bisher nur zum geringen Teil aufgeklärt. Man nimmt an, daß sie die Proteinbiosynthese der Enzyme und anderer wichtiger Stoffwechselteilnehmer hemmen [1]. Von den 3 Reaktionsschritten der Proteinbiosynthese wird nur der letzte, also die Peptidsynthese an den aufgereihten Aminoacyl-transfer-RNS blockiert [2]. Auch die Proteinbildung in den Wirtszellen wird behindert, allerdings sind dafür wesentlich höhere Konzentrationen erforderlich. Gleichfalls bei hohen Konzentrationen werden auch oxydative Vorgänge, die Nucleinsäure- und Zellwandneusynthese behindert; man glaubt, daß dies auf Chelatbildung mit Metallionen zurückzuführen ist [3]. Eine Übersicht über den Wirkungsmechanismus des Tetracyclins gibt B. PARTHIER [4].

Pharmakologische Wirkung. Nach NND 62 zeigt Tetracyclin die gleiche experimentelle Toxizität sowohl akut als auch chronisch wie Chlor- und Hydroxytetracyclin. Es ist in Lösung stabiler und zeigt eine ähnliche Löslichkeit wie Hydroxytetracyclin, ist aber besser löslich als Chlortetracyclin. Nach Einzel- oder wiederholten Dosen ist daher die Serum-

---

[1] HAHN, F. E.: IV.Intern. Kongr. Biochem., Wien 1958, Symp. Nr. 5. – BROCK, T. D.: Bacteriol. ref. *25*, 32 (1961).
[2] HOPKINS, J. W.: Proc. nat. Acad. Sci. (Wash.) *45*, 1461 (1959). – NATHANS, D., u. F. LIPMANN: ibid. *47*, 497 (1961).
[3] SAZ, A. K., u. L. M. MARTINEZ: J. biol. Chem. *223*, 285 (1956).
[4] Pharmazie *20*, 465 (1965).

konzentration bei Tetracyclin höher und länger anhaltend als bei seinen Vorgängern. Tetracyclin wird nach oraler Gabe sicher und rasch aus dem Dünndarm resorbiert und gelangt auf dem Blutweg in die Leber, in der es sich anreichert und zum Teil mit der Galle wieder in den Darm ausgeschieden wird. Ein anderer Teil des resorbierten Antibioticums wandert in die Gewebe oder wird in der Niere angereichert und mit dem Harn ausgeschieden. Nach der Literatur beträgt die Ausscheidung des oral verabreichten Tetracyclins im Harn in den ersten 12 Std. 10 bis 20% der zugeführten Menge, während in den nächsten 12 Std. noch weitere 4 bis 7% ausgeschieden werden. Die Blutspiegelwerte nach oraler Gabe von 250 mg Tetracyclin in 6stündigen Abständen, also 1 g pro die, liegen durchschnittlich zwischen 1 bis 4 mcg/ml. Tetracyclin passiert die Blut-Liquorschranke, und es werden nach drei intravenösen Injektionen zu 500 mg in 6stündigen Intervallen bei Erwachsenen Liquorkonzentrationen von 1,25 bis 5 mcg/ml gefunden. Das Antibioticum passiert die Plazentarschranke und tritt in den fötalen Kreislauf und in die Muttermilch über. Es diffundiert leicht in die Pleural- und Ascitesflüssigkeit und den Speichel. Es wird durch Blutserum nicht inaktiviert.

Tetracyclin zeigt nur eine sehr geringe Toxizität. Die LD_{50} beträgt bei Mäusen intravenös 162 mg/kg, intraperitoneal 190 mg/kg und oral 2130 mg/kg, bei Ratten intravenös 129 mg/kg, intraperitoneal 321 mg/kg und oral mehr als 1500 mg/kg. Bei anästhesierten Hunden konnte kein Einfluß auf Blutdruck, Atmung, Pulsfrequenz und Blutchemismus festgestellt werden.

Klinische Verwendung. Der Anwendungsbereich ähnelt dem der anderen Tetracycline. Es ist nicht fungistatisch wirksam. Informationen über die Aktivität gegen Viren liegen nicht vor.

Nebenwirkungen. Nach NND 62 ruft Tetracyclin als Nebenwirkungen Nausea, Erbrechen und weiche Stühle hervor. Jedoch sind diese Nebenwirkungen weniger häufig und leichter als bei den beiden anderen Tetracyclinen. In gleicher Weise kann Tetracyclin auch eine Superinfektion des Colons mit resistenten Bakterien und Hefen hervorrufen.

Überalterte Tetracycline können Nephropathie verursachen[1]. Es kommt zu einer erheblichen Herabsetzung des Kaliumspiegels im Blut. Am Nierengewebe treten charakteristische Degenerationen auf, die sich im Verlauf von Monaten bis Jahren zurückbilden. Am längsten bleibt die Einschränkung des Harnsäuerungsvermögens bestehen. Man nimmt an, daß Abbauprodukte des Tetracyclins diese Nierenerkrankung verursachen. Auch der Harnstoffgehalt des Blutes kann durch Einnahme zersetzter Tetracyclinpräparate herabgesetzt werden[2]; im Urin werden dann Eiweiß und Zucker ausgeschieden; überdies wird die Phosphatrückresorption gestört.

Dosierung. Die Richtlinien der NND 62 haben in gleicher Weise wie für die Dosierung von Chlor- und Hydroxytetracyclin für Tetracyclin Gültigkeit. Für die orale Darreichung wird bei Erwachsenen mit durchschnittlichem Körpergewicht von den Herstellern eine Tagesdosis von 1 g in 4 Einzeldosen zu 250 mg empfohlen, d.h. 12,5 mg je kg Körpergewicht. Bei Kindern gilt 12,5 bis 20 mg je kg Körpergewicht als übliche Tagesdosis, die in Teildosen aufgeteilt, zwei- bis dreistündlich im Laufe des Tages gegeben wird, so daß eine Störung der Nachtruhe unnötig ist. Auftretende gastrointestinale Störungen können ohne Herabsetzung der Gesamtdosis durch häufigere und kleinere Einzeldosen mit Flüssigkeit, insbesondere Milch, sehr reduziert werden. Es werden auf diese Weise hohe Konzentrationen des Antibioticums im Magen-Darm-Kanal vermieden, die Reaktionen auslösen können.

Die intravenöse Durchschnittsdosis für Erwachsene beträgt 500 mg in Abständen von 12 Std., als Maximaldosis wird 500 mg 6stündlich gegeben. Die intravenöse Tagesdosis für Kinder ist 10 bis 20 mg/kg Körpergewicht in 2 bis 4 Teildosen. Die intravenöse Verabreichung sollte nur in den Fällen angewendet werden, in denen schnell sehr hohe Serumkonzentrationen notwendig sind oder bei denen eine orale Verabreichung unerwünscht oder unmöglich ist. Tetracyclinhydrochlorid soll in höchstens 1%iger Lsg. intravenös injiziert werden, d.h. 100 mg in mindestens 10 ml Lösungsmittel gelöst. Als Lösungsmittel sind geeignet: 5%ige Traubenzuckerlsg., Wasser zur Injektion und physiologische Koch-

---

[1] FULOP, M., u. A. DRAPKIN: New Engl. J. Med. *272*, 986 (1965).
[2] MAVROMATIS, F.: J. Amer. med. Ass. *193*, 191 (1965).

salzlsg. Zur Dauertropfinfusion ist die Konzentration auf 0,1% herabzusetzen. Die Lsg. sind im Gegensatz zu Chlortetracyclinlsg. bis zu 72 Std. haltbar, wenn man sie im Kühlschrank aufbewahrt.

Die intramuskuläre Tagesdosis beträgt für Erwachsene 200 bis 300 mg, aufgeteilt in Einzeldosen zu 100 mg. Die Dosierung ist 5 bis 10 mg/kg Körpergewicht in 2 bis 4 Einzeldosen über den Tag verteilt. Die Injektionslsg. wird durch Auflösen von 100 mg Tetracyclinhydrochlorid in 2 ml W. zur Injektion USP frisch hergestellt und muß bei Zimmertemperatur aufbewahrt innerhalb von 24 Std. verbraucht werden. Die intramuskuläre Injektion soll tief intraglutäal erfolgen.

Desmethylchlortetracycline Hydrochloride BP 63. Desmethylchlortetracyclinhydrochlorid.

Desmethylchlortetracyclinhydrochlorid ist das Hydrochlorid des 7-Chlor-4-dimethylamino-1,4,4a,5,5a,6,11,12a-octahydro-3,6,10,12,12a-pentahydroxy-1,11-dioxonaphthacen-2-carboxamids, einer antimikrobiellen Substanz, die durch das Wachstum von Streptomyces aureofaciens oder auf andere Weise hervorgebracht wird. 1 I.E. entspricht 0,001 mg; 1 mg enthält 1000 I.E.

$$C_{21}H_{21}ClN_2O_8 \cdot HCl \qquad M.G. 501,3$$

Gehaltsforderung. Mindestens 900 I.E./mg, berechnet auf die bei einem 5 Torr nicht übersteigenden Druck getrocknete Substanz.

Eigenschaften. Gelbes, geruchloses, bitteres Pulver, das amphoteren Charakter besitzt. — Löslichkeit. Bei 20° lösl. in 26 T.W., 40 T.A., 700 T. Aceton, 1000 T. Chlf. Fast unlösl. in Ae. Lösl. in wss. Alkalihydroxid- und -carbonatlsg. — pH der Lösung. Der pH-Wert einer 1%igen (g/ml) Lsg. liegt zwischen 2,0 und 3,0.

Ultraviolettabsorption. Zu 10 ml einer 0,01%igen (g/ml) Lsg. in 0,001 n Salzsäure gibt man 75 ml W. und 5 ml Natriumhydroxidlsg. (20%ig, g/ml), bringt das Volumen mit W. auf 100 ml, mischt sofort und bestimmt die Extinktion bei 385 mµ genau 6 Min. nach dem Zusatz der Natronlauge (1 cm Schichtdicke). Die Extinktion soll nicht unter 0,342 und nicht über 0,372 liegen.

Erkennung. 1. Zu 0,5 mg gibt man 2 ml Schwefelsäure; es bildet sich eine purpurrote Färbung, die auf Zusatz von 1 ml W. in Gelb übergeht. 2. Zu 1 mg werden 7 ml W. und 7 ml verd. Salzsäure gegeben. Man erhitzt 30 Sek. lang. Es darf sich unmittelbar darauf keine Färbung bilden.

Wassergehalt. Höchstens 2%, berechnet auf die 3 Std. lang bei 60° und einem 5 Torr nicht übersteigenden Druck getrocknete Substanz.

Gehaltsbestimmung. Für die Zwecke der Bestimmung und der Berechnungen wird die Aktivität der 3 Std. lang bei 60° und 5 Torr getrockneten Substanz mit 1000 I.E./mg angenommen. Die bestimmte Aktivität darf nicht geringer als 90% der angenommenen Aktivität sein. Die biologische Wertbestimmung erfolgt nach der Zylinderplattenmethode wie unter Benzylpenicillinnatrium (biologische Wertbestimmung, S. 1008) angegeben. Als Testorganismus ist Bacillus cereus (N.C.T.C. 10320) geeignet. Das Nährmedium hat folgende Zusammensetzung: Hefeextrakt 1,0 g, Ammonnitrat 5,0 g, Natriumdihydrogenphosphat 5,0 g, Glucose 5,0 g, Agar 14,0 g, Wasser ad 1000 ml. Der pH-Wert soll nach dem Sterilisieren 6,6 betragen. Die Phosphatpufferlsg. muß den pH-Wert 5,8 besitzen. Die Aktivität der Lsg. liegt zwischen 0,25 und 0,5 I.E./ml. Die Bebrütungstemperatur beträgt 37°.

Aufbewahrung und Verpackung. In dicht schließenden Gefäßen.

Wirkung und Anwendung des Desmethylchlortetracyclinhydrochlorides. *Bakteriologische Wirkung.* Das antibiotische Spektrum des Desmethylchlortetracyclinhydrochlorides ist demjenigen der anderen Tetracycline ähnlich; die Verbindung ist gegen einen großen Teil der Stämme etwas wirksamer.

Pharmakologische Wirkung. Desmethylchlortetracyclinhydrochlorid wird nach der oralen Anwendung schnell resorbiert. Maximale Blutkonzentrationen werden in 3 bis 6 Std. erreicht. Die Verbindung wird nicht so gut wie Tetracyclin, aber besser als Hydroxytetracyclin und Chlortetracyclin aufgenommen. Nach wiederholten oralen Gaben liegt der Blutspiegel höher als bei anderen Tetracyclinen. Das Antibioticum wurde im Serum 24 bis 48 Std. länger aufgefunden als Hydroxytetracyclin oder Chlortetracyclin. Die Ausscheidung erfolgt hauptsächlich durch die Nieren. Die Halbwertszeit im Serum ist für Desmethylchlortetracyclin länger als für die anderen 3 Tetracycline. Sie beruht auf der langsamen renalen Ausscheidung und der größeren Stabilität bei Körpertemperatur. Das Antibioticum erreicht in der Cerebrospinalflüssigkeit keine hohen Konzentrationen, auch nicht bei hohen oralen Dosen. Wie die anderen Tetracycline wird Desmethylchlortetracyclin in der Leber gespeichert und mit der Galle ausgeschieden.

Klinische Verwendung. Desmethylchlortetracyclin wird zur Behandlung von Infektionen durch Pneumokokken, Streptokokken, Gonokokken, Haemophilus influenzae, Escherichia coli, Staphylokokken, Shigella und Salmonella angewendet. Ebenso wie die anderen Tetracycline ist das Antibioticum wirksam bei Rickettsieninfektionen und bei Amöbiasis. Für letztere sind im allgemeinen höhere Dosen erforderlich, so daß man meist der Kombinationstherapie den Vorzug gibt. Wegen des langsamen Eindringens des Desmethylchlortetracyclins in die Cerebrospinalflüssigkeit sollte es zur Behandlung der Meningitis nicht mit Vorrang vor anderen Pharmaka gegeben werden.

Nebenwirkungen. Desmethylchlortetracyclin wird im allgemeinen gut vertragen. Schwere toxische Reaktionen sind nicht bekannt geworden. Im übrigen ähneln die Nebenwirkungen denen der anderen Tetracycline. Es sind Nausea, Erbrechen, Diarrhöe, gelegentlich auch Glossitis, Stomatitis, Proktitis, Vaginitis und Dermatitis beobachtet worden. Desmethylchlortetracyclin verursacht mehr als die anderen Tetracycline Photosensibilierungen. Diese äußern sich in Erythemen mit oder ohne Ödem nach Sonnenbestrahlung. Zur Behebung können Antihistamine und Steroide dienen.

Vorsichtsmaßnahmen. Der Patient sollte unter Beobachtung stehen. Wenn neue Infektionen auftreten, müssen geeignete Maßnahmen ergriffen werden. Der Patient ist möglichst anzuweisen, das Sonnenlicht zu meiden. Während der Behandlung sollte er weder Aluminiumhydroxidzubereitungen noch Milch einnehmen, da die gastrointestinale Resorption durch sie behindert werden kann.

Dosierung. Die optimale Dosierung hängt von der Empfindlichkeit des Mikroorganismus und der Schwere der Krankheit ab. Die Therapie sollte noch 24 bis 48 Std. nach dem Verschwinden des Fiebers und der anderen Symptome fortgesetzt werden. Die gebräuchliche Dosis für Erwachsene beträgt 600 mg/Tag in 2 oder 4 Teildosen. In schweren Fällen kann eine Anfangsdosis von 300 mg gegeben werden. Sind hohe Blutkonzentrationen notwendig, sollte eines der anderen Tetracycline intravenös appliziert werden. Zur Behandlung der Amöbiasis beträgt die Dosis 7 Tage lang je 900 mg/Tag. Für Kinder werden normalerweise 6 bis 12 mg pro kg Körpergewicht und Tag in 2 oder 4 Teildosen gegeben. In schweren Fällen kann die Dosis während der ersten Behandlungstage verdoppelt werden.

Spiramycin

Spiramycin wurde zuerst 1951 aus Streptomyces ambofaciens PINNERT isoliert[1]. Es gehört zur Gruppe der Makrolide und stellt ein Gemisch von drei chemisch einander nahestehenden Substanzen (Spiramycin I, II und III = Foromacedin A, B und C) dar. Die Struktur des Lactonringes ist unbekannt. Als Zuckeranteil fungieren Mycaminose, Forosamin und Mycarose. Die Spiramycine II und III sind die Monoacetyl- und -propionylester des Spiramycin I. Spiramycin I weist die Zusammensetzung $C_{45}H_{78}N_2O_{15}$ (M.G. 887,1) auf. Es schmilzt bei 134 bis 137° und besitzt die spezifische Drehung $[\alpha]_D^{20} = -80°$ [$c = 2,0$;

---

[1] PINNERT-SINDICO, NINET, PREUD'HOMME u. COSAR: Antibiotics Annual 1954–55; Medical Encyclopedia, New York 1955, S. 724.

10%ige (g/g) Essigsäure]. $E_{1\,cm}^{1\%}$ bei 233 mµ = 322. Spiramycin II besitzt die Zusammensetzung $C_{47}H_{80}N_2O_{16}$ (M.G. 929,1) und den Schmelzpunkt 130 bis 133°. Der spezifische Drehwert liegt bei −86°; $E_{1\,cm}^{1\%}$ bei (232 mµ) = 307. Bei einer Summenformel $C_{48}H_{82}N_2O_{16}$ (M.G. 943,2) und einem Schmelzpunkt von 128 bis 131° kommt dem Spiramycin III der Drehwert −84° und $E_{1\,cm}^{1\%}$ bei (232 mµ) = 327 zu.

Offizinell ist das Gemisch der Basen.

Sie sind wenig in W., jedoch gut in verd. Säuren und organischen Lösungsmitteln lösl. Das Sulfat ist in W., M., A. oder Butanol gut lösl. Die 10%ige wss. Lsg. weist den pH-Wert 5 auf. Spiramycin ist gegen Alkalien und Säuren verhältnismäßig stabil. Bei pH 2 ist es nach 5 Std. zu 35% inaktiviert. Im alkalischen Medium zeigt es größere Stabilität als Erythromycin. Durch Hitze wird es inaktiviert. Das Wirkungsoptimum liegt bei pH 8.

Die folgenden Angaben sind dem CF 65 entnommen.

Spiramycinum. Spiramycine CF 65.

Das offizinelle Präparat ist die Spiramycinbase. Sie besteht aus einer Mischung der drei Spiramycine im folgenden Verhältnis: Spiramycin I 63 ±10%, Spiramycin II 24 ±5%, Spiramycin III 13 ±5%.

$C_{46-47}H_{80}N_2O_{16}$ M.G. 917,1–929,1

Gehaltsforderung. 2700 I.E. Spiramycin pro mg, berechnet auf die getrocknete Substanz.

Nach CF 65 entspricht 1 Einheit der Aktivität derjenigen Menge des Spiramycins, die, gelöst in 1 ml Nährbouillon, das Wachstum von Staphylococcus aureus, Stamm 209 P, unter *bestimmten* Bedingungen verhindert.

Eigenschaften. Amorphes, farbloses oder schwach gelbliches, bitteres Pulver mit schwachem Geruch. Nicht hygroskopisch. An der Luft in trockenem Zustand beständig. − Löslichkeit. Gut lösl. in A., Benzol. Chlf., wenig lösl. in W., fast unlösl. in Petroläther. − Spezifische Drehung. $[\alpha]_D^{20}$ = −80 bis −85° [c = 2,0; 10%ige (g/g) Essigsäure], berechnet auf wasserfreie Substanz.

Erkennung. 0,5 g Spiramycin werden in 25 ml W. und 11 ml 0,1 n H_2SO_4 gelöst; den pH-Wert bringt man sodann durch Zugabe von 0,1 n NaOH auf 8 und verdünnt mit W. auf 50 ml. Die Lsg. gibt mit neutraler Kaliumquecksilberjodidlsg. einen gelben Nd., mit Jodlsg. einen braunen Nd. und mit Pikrinsäurelsg. einen gelben Nd. Gibt man zu 5 ml dieser Lsg. 2 ml verd. H_2SO_4 (hergestellt aus 2 Vol. 96%igem H_2SO_4 und 1 Vol. W.), so entwickelt sich eine rosa Färbung.

Prüfung. Zur Prüfung auf Schwermetallverunreinigungen wird die Sulfatasche in 1 ml konz. HCl (36%) aufgenommen. Die Flüssigkeit bringt man auf dem Wasserbad zur Trockne und fügt dann 10 ml W. und 5 ml H_2S-Wasser (gesätt.) hinzu. Wenn sich eine Färbung entwickelt, darf sie nicht intensiver sein als diejenige, die eine Vergleichslsg., welche 0,002 g Bleiionen in 1000 ml enthält, unter denselben Bedingungen aufweist (Grenzwert 20 ppm). − Sulfatasche. Höchstens 0,1% (Einwaage 1 g).

Wassergehalt. Höchstens 2%, bestimmt mit der Karl-Fischer-Methode.

Gehaltsbestimmung. A. Stickstoff. Etwa 0,50 g (genau gewogen; = p) Spiramycin werden in 10 ml Essigsäure gelöst. Man fügt 75 ml 1,2-Dichloräthan und 2 Tr. α-Naphtholbenzeinlsg. (0,2% in Eisessig, g/ml) hinzu und titriert mit 0,1 n Perchlorsäure (in Eisessig) bis zum Farbumschlag nach Grün (Anzahl der verbrauchten ml Perchlorsäure = n). 1 ml 0,1 n $HClO_4$ entspricht 0,0014 g Stickstoff. Ein Blindversuch ohne Spiramycin wird in gleicher Weise ausgeführt (Anzahl der verbrauchten ml 0,1 n $HClO_4$ = n'). Der Stickstoffgehalt (%) ergibt sich nach folgender Formel:

$$\frac{0,14\,(n-n')}{p}.$$

Spiramycin muß zwischen 2,95 und 3,25% Stickstoff enthalten, berechnet auf wasserfreie Substanz.

B. Die mikrobiologische Gehaltsbestimmung kann nach der Diffusions- oder turbidimetrischen Methode des CF 65 ausgeführt werden.

Wirkung und Anwendung des Spiramycins. *Bakteriologische Wirkung und klinische Verwendung.* Der Wirkungsbereich des Spiramycins ist dem des Erythromycins ähnlich. Gute Empfindlichkeit in in-vitro-Versuchen zeigen bei einer Konzentration von 1 mcg/ml die grampositiven Kokken Streptococcus pyogenes, Str. viridans, Str. faecalis, Diplococcus pneumoniae, Staphylococcus aureus, die gramnegativen Kokken Neisseria gonorrhoeae, N. meningitidis, ferner Conrynebact. diphtheriae, Listeria monocytogenes und Erys. rhusiopathiae. Auch gegen Rickettsien und Toxoplasmen soll es eine gewisse Wirkung besitzen. Die Intensität der Wirkung erreicht jedoch nur höchstens 25% der Erythromycin-Wirkung[1]. In therapeutischen Konzentrationen wirkt das Antibioticum hauptsächlich bakteriostatisch. Bakterizide Effekte wurden nur selten beobachtet. Das Optimum der Wirkung läßt sich nur in einem ziemlich engen Bereich bei pH 8 erzielen. Bei pH 7 geht die Wirksamkeit um ca. 95% zurück[2].

Resistenzentwicklung tritt langsamer ein als bei den übrigen Antibiotica der Makrolidgruppe. Kreuzresistenz besteht zwischen Spiramycin und Erythromycin; dagegen konnte zwischen Spiramycin und Penicillin, Tetracyclin, Streptomycin oder Chloramphenicol keine Kreuzresistenz beobachtet werden.

Spiramycin wird vor allem bei Infektionen durch grampositive Kokken angewendet, die gegen Sulfonamide, Streptomycin und Penicillin resistent sind. Als Indikationen sind anzuführen Infektionen der Atmungswege, Staphylokokken-Enterokolitis, Staphylokokken-Mastitis, Infektionen der Gallenwege, Keuchhusten. Nebenwirkungen treten nicht sehr häufig auf. Es kann eventuell zu Unverträglichkeiten im Magen-Darm-Trakt (Durchfälle, Übelkeit) kommen.

Wirkungsmechanismus und pharmakologische Wirkung. Der Wirkungsmechanismus des Spiramycins ist unbekannt. Es wirkt nur bei Keimen, die im Wachstum begriffen sind, nicht aber bei Erregern im Ruhestadium[2]. Auch die Resorptionsverhältnisse sind wenig bekannt. Nach oraler Gabe ist die Resorption unregelmäßig und unvollständig. Die Maxima im Blutspiegel werden nach etwa 2 bis 6 Std. erreicht. Im Serum wurden nach einmaliger Gabe von 1,0 g nach 1 Std. 0,29 mcg/ml, nach 3 Std. 1,0 mcg/ml, nach 5 Std. 1,0 mcg/ml, nach 8 Std. 0,38 mcg/ml, nach 12 Std. 0,26 mcg/ml gemessen[3]. Spiramycin diffundiert nur wenig in den Liquor. Dagegen wird es mit der Galle in hohen Konzentrationen ausgeschieden[4]. Durch die Nieren wird höchstens 10% der applizierten Menge abgegeben.

Die DL_{50} für Spiramycinsulfat beträgt bei Mäusen 1500 bis 2000 mg/kg Körpergewicht sc., 150 bis 250 mg/kg Körpergewicht i.v., 5000 mg/kg Körpergewicht. p.o. Bei Hunden und Ratten verursachten Tagesdosen bis zu 1000 mg/kg Körpergewicht oral keine Anzeichen einer Schädigung.

Dosierung. Spiramycin wird nur oral verabreicht. Normalerweise beträgt die Tagesdosis für Erwachsene 2 g in 2 bis 4 Einzeldosen. In schweren Fällen kann die Gesamtdosis auf 4 bis 5 g pro Tag erhöht werden. Für Kinder gelangen Dosen zwischen 50 und 100 mg/kg Körpergewicht zur Anwendung, ebenfalls in 2 bis 4 Teildosen. Bei Säuglingen gibt man zur Therapie des Keuchhustens 1 g, bei Kleinkindern 1,5 g täglich.

Amphotericin B

Die Amphotericine A und B wurden in den Laboratorien des Squibb Institute for Medical Research 1955 erstmals isoliert[5]. Man erhielt sie aus Kulturfiltraten des Streptomyces-nodosus-Stammes M4575, der in einer Bodenprobe des Orinocogebietes enthalten war.

Amphotericin B stellt ein amphoteres Heptaen dar, das als Zuckeranteil eine Desoxyaminohexose, Mycosamin, enthält. Die Konstitution ist nicht vollständig bekannt; eine Partialstruktur ist kürzlich angegeben worden[6]. Die Summenformel konnte zu $C_{46}H_{73}NO_{20}$

---

[1] SUTHERLAND, R.: Brit. J. Pharmacol. *19*, 99 (1962).
[2] SOUS, H., W. KRÜPE, G. OSTERLOH u. H. MÜCKTER: Arzneimittel-Forsch. *8*, 386 (1950).
[3] SOUS, H.: Zahnärztl. Welt *65*, 523 (1964).
[4] MUHLHARDT, G.: Dtsch. med. Wschr. *84*, 1545 (1959).
[5] GOLD, W., H. A. STOUT, J. F. PAGANO u. R. DONOVICK: Antibiot. Ann. 1955–56, S. 579. – VANDEPUTTE, J., J. L. WACHTEL u. E. T. STILLER: Antibiot. Ann. 1955–56, S. 587.
[6] COPE, A. C., V. AXEN, E. P. BURROWS u. J. WEINLICH: J. Amer. chem. Soc. *88*, 4229 (1966).

bestimmt werden[1]. Das Antibioticum ist ein hellgelbes Pulver, das schwach basisch reagiert. Die Salze sind biologisch nicht aktiv. Die Verbindung ist in Wasser von pH 6 bis 7 nahezu unlöslich. Bei pH 2 und pH 11 lösen sich etwa 100 mcg/ml. Im ultravioletten Bereich weist es Absorptionsmaxima bei 225, 362, 382 und 405 mμ auf. Unter Licht- und Luftabschluß ist es längere Zeit stabil. Auch in Lösungen vom pH-Bereich 6 bis 7 bleibt die Aktivität etwa 3 Monate lang erhalten.

Das Antibioticum kommt meist als Additionsverbindung mit dem Natriumsalz der Desoxycholsäure in den Handel. Die Wasserlöslichkeit dieser Präparate ist größer. Allerdings nimmt die Stabilität ab.

Die folgenden Angaben sind der USP XVII entnommen.

Amphotericin B USP XVII.

Amphotericin B ist eine antibiotische Substanz, die durch das Wachstum von Streptomyces nodosus hervorgebracht wird.

1 I.E. entspricht 0,001064 mg.

Gehaltsforderung. Es soll die Aktivität von mindestens 750 mcg pro mg besitzen, berechnet auf wasserfreie Substanz. Amphotericin A darf gleichzeitig vorhanden sein. Amphotericin B muß den Bestimmungen der FDA entsprechen (s. Bacitracinum).

Eigenschaften. Gelbes oder orangefarbenes Pulver, geruchlos oder fast geruchlos. – Löslichkeit. Unlösl. in W., abs. A., Ae., Benzol, Toluol. Lösl. in Dimethylformamid, Dimethylsulfoxid und Propylenglykol. Kaum lösl. in M.

Aufbewahrung. Es muß in gut schließenden Gefäßen aufbewahrt werden.

Wirkung und Anwendung des Amphotericin B. *Bakteriologische Wirkung.* Amphotericin B wird nach NND 62 für die Behandlung mykotischer Infektionen verwendet. Es ist aktiv gegen Coccidioides immitis, Histoplasma capsulatum, Cryptococcus neoformans, Blastomyces dermatitides, Blastomyces brasiliensis und einige Candida-Arten. Es ist unwirksam gegen Viren, Protozoen und Bakterien. In vitro werden außerdem verschiedene Trichophyton-, Microsporum- und Epidermophyton-Arten beeinflußt. Da die antimykotische Wirksamkeit verhältnismäßig ausgedehnt ist, bezeichnet man es als Breitspektrum-Antimykoticum.

Pharmakologische Wirkung. Amphotericin B wird meist durch intravenöse Infusion verabreicht. Man erhält relativ rasch therapeutisch ausreichende Serumkonzentrationen. Das Antibioticum geht kaum in den Liquor cerebrospinalis über. Liquorwerte von etwa 0,1 bis 0,5 mcg/ml sind bei Meningitis beobachtet worden. Das Antibioticum wird sehr langsam durch die Nieren ausgeschieden. Amphotericin B wirkt vor allem fungistatisch, selten fungizid. Das Wirkungsoptimum liegt im pH-Bereich 5,5 bis 7,0.

Wirkungsmechanismus. Amphotericin B schädigt wahrscheinlich die Zytoplasmamembran und ändert so die Permeabilitätsverhältnisse der Pilzzelle[2].

Klinische Verwendung. Amphotericin B findet Anwendung bei Candidiasis, Coccidioidomykose, Histoplasmose, Torulose, Blastomykose. Es ist das einzige Fungistaticum, das bei disseminierten Mykosen wirksam ist. Die Behandlung muß über einen längeren Zeitraum erfolgen. Besserungen sind meist erst nach 4 bis 8 Wochen zu erwarten. Knochenmark, Niere und Leber sollten überwacht werden.

Nebenwirkungen. Die Amphotericin-B-Therapie ist mit verhältnismäßig vielen Nebenwirkungen behaftet, die auch bei vorsichtiger Dosierung nicht vermieden werden können. Die Patienten sollten daher klinisch überwacht werden. Gefährlich ist vor allem die Nephrotoxizität, die bei den meisten Patienten zu beobachten ist (Anstieg des Rest-N, Zylindrurie, Hämaturie, Proteinurie, vermehrte Kaliumausscheidung). Ferner sind zu erwähnen Fieber,

---

[1] DUTCHER, J. D., M. B. YOUNG, J. H. SHIRMAN, W. HIBBITS u. D. R. WALTERS: Antibiot. Ann. 1956–57, S. 866.
[2] KINSKY, S. C.: J. Bact. 83, 351 (1962).

Kopfschmerz, Schüttelfrost, Nausea, Anorexie und Thrombophlebitiden. Den allgemeinen Reaktionen kann mit Antipyretica oder Antihistaminica begegnet werden. Die Dosierung soll anfangs niedrig liegen und langsam erhöht werden.

Dosierung. Die Verträglichkeit von Amphotericin B variiert verhältnismäßig stark. Die Dosierung muß daher individuell erfolgen. Normale Dosis: intravenös durch langsame Infusion über einen Zeitraum von 3 bis 6 Std. anfänglich 100 mcg/kg Körpergewicht und Tag, dann bis zu 1 mg/kg Körpergewicht und Tag während 4 bis 8 Wochen. Intrathekal: 25 mcg alle 2 bis 4 Tage, später bis zu 500 mcg alle 2 bis 4 Tage. Bereich: 15 bis 250 mcg/kg Körpergewicht alle 2 bis 4 Tage bis 1 mg/kg Körpergewicht täglich (USP XVII).

Viomycin

Auf der Suche nach antimikrobiellen Wirkstoffen mit spezifischer Wirkung gegen Tuberkelbazillen wurde 1951 in den Laboratorien der Firmen Pfizer u. Co., New York[1], und Parke, Davis u. Co., Detroit[2], das Viomycin fast gleichzeitig aufgefunden. Man isolierte es aus Kulturfiltraten von Streptomyces puniceus bzw. Streptomyces floridae. Das bei Ciba, Summit (USA) aus Streptomyces vinaceus erhaltene Vinacetin A ist damit identisch[3].

Die Konstitution des Viomycins ist bisher nicht völlig gesichert. Als Summenformel wurde $C_{19}H_{31-33}N_9O_8$ durch Analyse des kristallinen Sulfates, Hydrochlorides, Pikrates und Reineckates ermittelt[4]. Die Verbindung stellt ein stark basisches Polypeptid dar, das positive Ninhydrin-, Biuret- und Sakaguchi-Rk. gibt, während die Rk. nach BENEDIKT und MOLISCH negativ ausfallen. Nach Hydrolyse mit Salzsäure bei 100° konnten Ammoniak, Kohlendioxid, Harnstoff, L-Serin, L-α,β-Diaminopropionsäure, L-β-Lysin und eine Komponente, die eine positive Sakaguchi-Rk. gibt (Guanidin-Gruppen), nachgewiesen werden. Das Antibioticum bildet mit anorganischen und organischen Säuren Salze, von denen vorzugsweise das Sulfat oder Panthotenat verwendet werden. Nach neueren Arbeiten[5], die jedoch nicht unbestritten sind[6], kommt dem Viomycin folgende Struktur zu:

Die Gewinnung erfolgt in Submerskultur; die Reinigung geschieht über das Sulfat durch Adsorption an Kohle und anschließende Elution.

Die Verbindung wird in der PI.Ed. II, der BP 63 und den NND 62 aufgeführt. Die im folgenden angegebenen Eigenschaften sind der Literatur entnommen. Viomycin ist eine wasserlösliche, starke Base, die ein farbloses, kristallines Pulver vom Schmelzpunkt 280°

---

[1] FINLAY, A. C., G. HOBBY, F. HOCHSTEIN, T. M. LEES, T. F. LENERT, J. A. MEANS, S. Y. P'AN, P. P. REGNA, T. P. ROUTIEN, B. A. SOBIN, K. P. TATE u. J. H. KANE: Amer. Rev. Tuberc. *63*, 1 (1951).
[2] BARTZ, Q. R., J. EHRLICH, J. D. MOLD, M. A. PENNER u. R. M. SMITH: ibid. *63*, 4 (1951).
[3] TOWNLEY, R. W., R. P. MULL u. C. R. SCHOLZ: US-Pat. 2 633 445 (1953).
[4] HASKELL, T. H., S. A. FUSARI, R. P. FROHARDT u. Q. B. BARTZ: J. Amer. chem. Soc. *74*, 599 (1952).
[5] DYER, J. R., C. K. KELLOG, R. F. NASSAR u. W. E. STREETMAN: Tetrahedr. Lett. *1965*, S. 585.
[6] BOWIE, J. H., D. A. COX, A. W. JOHNSON u. G. THOMAS: Tetrahedr. Lett. *1964*, S. 3305.

darstellt. Die Lsg. in 0,1 n Salzsäure zeigt Absorptionsmaxima bei 339 und 268 mμ, diejenige in 0,1 n Natriumhydroxid solche bei 282 und 219 mμ. Die Verbindung ist in den meisten organischen Lösungsmitteln verhältnismäßig wenig löslich. Wss. Lsg. vom pH 5 bis 6 sind bei Zimmertemperatur mäßig stabil. Saure oder alkalische Hydrolyse inaktiviert das Antibioticum. Viomycinsulfat (wasserfrei) besitzt einen Schmelzpunkt von 252°. Es ist mäßig hygroskopisch und in physiologischer Kochsalzlsg. gut lösl. Das pH der wss. Lsg. beträgt 5 bis 6. Sie ist etwa 8 Tage lang ohne Wirkungsverlust haltbar. Der Halbwert der biologischen Wirkungsabnahme bei 100° beträgt 12 Std. Trocken aufbewahrt ist Viomycin mindetens 2 Jahre haltbar. Die spezifische Drehung $[\alpha]_D^{25°}$ der wss. Lsg. beträgt $-39°$ ($c = 1$).

Viomycini Sulfas Pl.Ed. II. Viomycin Sulphate BP 63. Viomycinsulfat.

Viomycinsulfat ist das Sulfat der antimikrobiellen Base, die durch bestimmte Stämme von Streptomyces griseus var. purpureus oder auf andere Weise erzeugt wird.

1 I.E. entspricht 0,00137 mg.

Gehaltsforderung. Mindestens 700 I.E. mg, bezogen auf die 3 Std. lang bei 60° im Vakuum getrocknete Substanz.

Eigenschaften. Weißes oder fast weißes, fast geruchloses Pulver von schwach bitterem Geschmack, schwach hygroskopisch. — Löslichkeit. Leicht lösl. in W., wenig lösl. in A., fast unlösl. in Ae. — pH der Lösung. Eine Lsg., die 100000 I.E. enthält, soll klar sein und ein pH zwischen 4,5 und 7,0 aufweisen.

Erkennung. 1. Man löst 50 mg Substanz in 10 ml W. Zu 5 ml dieser Lsg. gibt man 1,5 ml 8%ige Natriumhydroxidlsg., 5 ml einer 0,1%igen (g/ml) Lsg. von 1-Naphthol in einer 0,5%igen (g/ml) Natriumhydroxidlsg. und 3 ml Natriumhypochloritlsg. (120 g Natriumcarbonat werden in 250 ml W. gelöst. Man verreibt 100 g Chlorkalk mit 750 ml W., mischt beide Flüssigkeiten, läßt unter gelegentlichem Umschwenken 4 Std. stehen und filtriert. Frisch zu bereiten.) Es bildet sich sofort eine rote Färbung. Die restlichen 5 ml werden ebenfalls mit 1,5 ml Natriumhydroxidlsg. versetzt und unter Rühren tropfenweise eine 0,5%ige (g/ml) Kupfersulfatlsg. hinzugefügt; es bildet sich eine schwach violette Färbung. 2. Die Extinktion einer 0,0015%igen (g/ml) Lsg. besitzt ein Maximum bei 268,5 mμ (1 cm Schichtdicke). 3. Viomycinsulfatlsg. gibt die Reaktionen auf Sulfationen.

Wassergehalt. Nicht mehr als 5,0%, berechnet auf die 3 Std. lang im Vakuum bei 60° getrocknete Substanz.

Keimfreiheit. Viomycinsulfat muß den im Appendix 34 angegebenen Bedingungen entsprechen.

Verträglichkeit. Viomycinsulfat soll dem im Appendix 32 angegebenen und unter Benzylpenicillinnatrium (Verträglichkeit) beschriebenen Toxizitätstest entsprechen. Die Testdosis beträgt 0,5 ml einer Lsg. in physiologischer Kochsalzlsg., die 2000 I.E. im ml enthält.

Pyrogenfreiheit. Viomycinsulfat muß den im Appendix 33 angegebenen und unter Benzylpenicillinnatrium (Pyrogenfreiheit) aufgeführten Bedingungen entsprechen. Die Testdosis beträgt mindestens 5000 I.E./kg Kaninchen (gelöst in höchstens 5 ml W. zur Injektion).

Blutdrucksenkende Stoffe. Die Substanz muß den unter Streptomycinsulfat (Blutdrucksenkende Stoffe) angegebenen Bedingungen genügen. Man verwendet eine Lsg., die 3000 I.E./ml enthält.

Gehaltsbestimmung. Siehe unter Benzylpenicillinnatrium (biologische Wertbestimmung). Die ermittelte Aktivität soll nicht geringer sein als 90% der angegebenen Wirksamkeit.

Aufbewahrung und Verpackung. Viomycinsulfat soll an einem kühlen Ort in sterilem Behälter aufbewahrt werden, dessen Verschluß so beschaffen sein muß, daß er das Eindringen von Mikroorganismen und nach Möglichkeit auch den Zutritt von Feuchtigkeit verhindert.

Wirkung und Anwendung des Viomycinsulfats. *Bakteriologische Wirkung.* Nach NND 62 ist Viomycinsulfat aktiv sowohl gegen streptomycinempfindliche und -resistente als auch gegen isonicotinylhydrazidempfindliche und -resistente Stämme von Tuberkelbazillen. Es ist weniger wirksam als Streptomycin aber stärker als p-Aminosalicylsäure. Es besteht keine Kreuzresistenz zum Streptomycin oder Isonicotinylhydrazid. Wie beim Streptomycin können sich auch bei Behandlung mit Viomycin resistente Stämme entwickeln; man nimmt an, daß sich durch Kombinierung mit p-Aminosalicylsäure das Auftreten von resistenten Stämmen vermindern läßt.

Viomycin ist außer gegen Tuberkelbazillen auch gegen einige andere grampositive und -negative Bakterien wirksam, allerdings nur in höheren Dosen.

Pharmakologische Wirkung. Viomycin wird im Magen-Darm-Kanal wie alle Polypeptidantibiotica zerstört, dagegen diffundiert es nach intramuskulärer Injektion rasch in die Blutbahn. Nach Injektion von 1 g Viomycin beträgt die Konzentration im Plasma im Mittel 87 mcg/ml nach einer Stunde und noch 12 bis 13 mcg/ml nach 8 Std. Nur ein geringer Teil der im Blut vorhandenen Menge scheint in die Spinalflüssigkeit sowie in die Pleural- und Peritonealhöhlen zu diffundieren. Die Ausscheidung erfolgt hauptsächlich durch die Nieren. In Bilanzversuchen bei nierengesunden Personen fand ALLEMANN nach 3 Std. 35% und nach 6 Std. 64% der verabreichten Viomycinmenge im Harn wieder.

Viomycin ist sowohl im akuten als auch im chronischen Tierversuch bei wachsenden Tieren weitgehend ungiftig. Die DL_{50} des Viomycins beträgt für Mäuse intravenös 241 mg/kg und subkutan 1381 mg/kg. Es ist damit als praktisch wenig giftig zu bezeichnen. Bei Katzen zeigten sich nach Dosen von 50 bis 100 mg/kg täglich nach 25 bis 45 Tagen Gleichgewichtsstörungen. 10%ige Lösungen von Viomycinsulfat werden sowohl intravenös als auch subkutan ohne lokale Reizerscheinungen vertragen.

Klinische Verwendung. Nach den klinischen Prüfungsergebnissen hat sich Viomycin bei folgenden Tuberkuloseformen bewährt: Miliartuberkulose, Lungentuberkulose (infiltrative Prozesse), Tuberkulose des Respirationstraktes, wie Larynxtuberkulose, Bronchialschleimhaut- und Bronchialdrüsentuberkulose, Tuberkulose der Pleura, Nieren- und Genitaltuberkulose, Hauttuberkulose, Lymphdrüsentuberkulose sowie Knochen- und Gelenktuberkulose. Gute Erfahrungen sind vor allem über die kombinierte Viomycintherapie (Kombination mit PAS, Streptomycin, Isoniazid und anderen Tuberculostatica) berichtet worden. Viomycin wird intramuskulär verabreicht; intravenös soll es nicht appliziert werden. Oral ist es unwirksam.

Nebenwirkungen. Toxische Reaktionen sind vor allem von der Dosierung abhängig. Die anfänglich hohe Dosierung von Viomycin ist inzwischen verlassen worden, und seitdem treten die früher beobachteten Nebenwirkungen nicht mehr auf. Als mögliche Nebenerscheinungen sind gesehen worden: Allergische Reaktionen, Albuminurie und Cylindrurie, Störung des Calcium- und Kaliumhaushaltes, Schädigung des 8. Hirnnerven (s. Streptomycin) bzw. Störung der Labyrinthfunktionen und Beeinträchtigungen des Gehörs.

Dosierung. Die Dosierung von Viomycin hängt von der Empfindlichkeit der Erreger, der Schwere und Art der Erkrankung und schließlich der klinischen Ansprechbarkeit des Patienten ab. Bei den meisten Formen der Tuberkulose hat sich die Gabe von 2 g Viomycin pro die jeden dritten Tag bewährt, die in 2 Teildosen zu je 1 g in einem Abstand von 12 Std. intramuskulär zu injizieren ist. Die handelsübliche Trockenampulle enthält Viomycinsulfat entsprechend 1 g reiner Base und wird in 2 ml physiologischer Kochsalzlsg. oder sterilem, pyrogenfreiem, dest. W. gelöst. Die Lsg. ist bei Zimmertemperatur bis zu 8 Tagen haltbar. Die Injektion soll langsam tief intraglutäal, in den Oberschenkel oder in die Deltoidei erfolgen.

Vancomycin

Vancomycin wurde im Jahre 1955 in den Lilly-Laboratorien[1] aus Stämmen von Streptomyces orientalis gewonnen, die in indonesischen und indischen Bodenproben vorkamen. Die Struktur ist nicht bekannt. Das Antibioticum enthält ca. 7% Stickstoff und 16 bis 17% Kohlenhydrat und besitzt ein Molekulargewicht von etwa 3300. Es sind Carboxyl-, Amino- und wahrscheinlich auch Phenolfunktionen vorhanden. Das Hydrochlorid stellt ein farb-

---

[1] McCormick, M. H., W. M. Stark, G. E. Pittenger, R. C. Pittenger u. J. M. McGuire: Antibiot. Ann. 1955–56, Medical Encyclopaedia, New York 1956, S. 606.

loses Pulver dar; $E_{1\,cm}^{1\%}$ (bei 282 mµ, in W.) = 40. In den niederen Alkoholen ist es mäßig, in höheren Alkoholen nicht löslich; auch in Aceton und Äther ist die Löslichkeit sehr gering. In neutraler, wss. Lsg. wird die Löslichkeit durch geringe Harnstoffmengen gesteigert. Aus sauren Lsg. wird das Antibioticum durch Ammonsulfat oder Natriumchlorid gefällt. Die Verbindung bildet ein Pikrat. Im allgemeinen besitzt Vancomycin eine größere bakterizide Wirkung als die anderen Antibiotica, die gegen Staphylokokken wirksam sind. Die Wirkung wird durch Änderung des pH-Wertes nicht beeinflußt.

Vancomycini Hydrochloridum Pl.Ed. II. Vancomycin Hydrochloride BP 63, USP XVII. Vancomycinhydrochlorid.

Vancomycinhydrochlorid ist ein Antibioticum, das durch Streptomyces orientalis oder auf andere Weise gebildet wird. 1 mg enthält 1007 E.; 1 E. entspricht 0,000993 mg (BP 63). Nach USP XVII muß es den Bestimmungen der FDA entsprechen (s. Bacitracinum).

Gehaltsforderung. Mindestens 800 E./mg, bezogen auf die wasserfreie Substanz (Pl.Ed. II, BP 63). USP XVII fordert, daß die Aktivität nicht weniger als 900 mcg/mg äquivalent sein muß, berechnet auf die wasserfreie Substanz.

Eigenschaften. Hellbraunes, geruchloses, bitteres Pulver. – Löslichkeit. Bei 20° in 10 T. W. lösl., wenig lösl. in A. und Ae.; fast unlösl. in Chlf. 0,10 g müssen sich ohne Rückstand in 1 ml W. lösen. – pH der Lösung. Die 5%ige (g/ml) Lsg. besitzt nach BP 63 einen pH-Wert von 2,8 bis 4,5. Nach Pl.Ed. II beträgt das Intervall 2,8 bis 4,6.

Erkennung. 1. Man bereitet ein Papierchromatogramm nach der absteigenden Methode, wie sie unter Polymyxin-B-sulfat angegeben ist, und verwendet eine Mischung von 2 Volumteilen tert. Amylalkohol, 1 Volumteil Aceton und 2 Volumteilen Wasser als stationäre und als mobile Phase. Es werden wss. Lsg. des Musters und des Vancomycin-Standard-Präparates auf das Papier aufgetragen, die 3 E. enthalten. Sodann chromatographiert man 16 Std. lang. Das getrocknete Papier wird auf Nähragar gebracht, der vorher mit Bacillus subtilis (N.C.T.C. 8236) beimpft worden ist. Nach 30 Min. nimmt man das Papier ab und bebrütet die Agarplatte über Nacht bei 37°. Es müssen sich an den entsprechenden Stellen klare Hemmzonen ausbilden. 2. 0,2 g Vancomycinhydrochlorid werden in 5 ml W. gelöst und nach Zusatz von 1 ml Salzsäure 10 Min. lang im Wasserbad erhitzt. Man löst den Nd. in möglichst wenig Natriumhydroxidlsg. und gibt zu der kochenden Lsg. tropfenweise 2,5 ml FEHLINGsche Lsg. Bei Filtration zeigt sich ein roter Nd. Anschließend wird der Test ohne Natriumhydroxidzusatz wiederholt; es darf nur ein geringer roter Nd. entstehen. 3. Vancomycinhydrochloridlsg. geben die Reaktionen auf Chloridionen.

Wassergehalt. Nicht mehr als 4,5%, bestimmt mit der Karl-Fischer-Methode.

Verbrennungsrückstand. Höchstens 1% (Pl.Ed. II).

Sulfatasche. Höchstens 1% (BP 63).

Keimfreiheit. Vancomycinhydrochlorid muß den Sterilitätsbestimmungen der Arzneibücher entsprechen.

Verträglichkeit. Vancomycinhydrochlorid soll dem Verträglichkeitstest der Pl.Ed. II – Appendix 32, genügen. Die Testdosis beträgt 0,5 ml einer Lsg. in steriler, physiologischer Kochsalzlsg., die 4000 E./ml enthält.

Pyrogenfreiheit. Die Substanz muß dem im Appendix 33 beschriebenen Pyrogentest entsprechen. Als Testdosis verwendet man 10 000 E./kg Kaninchengewicht, gelöst in höchstens 5 ml W. zur Injektion (Pl.Ed. II).

Gehaltsbestimmung. Die Aktivität wird sowohl nach Pl.Ed. II als auch nach BP 63 nach der Zylinderplattenmethode bestimmt. Das Verfahren ist das gleiche wie unter Benzylpenicillinnatrium angegeben. Als Testorganismus wird Bacillus subtilis (N.C.T.C. 8236) und als Nähragar Medium 1 (S. 1006) verwendet. Das pH muß auf 7,8 eingestellt werden. Die Bebrütungstemperatur soll zwischen 37 und 39° betragen. Die Aktivität der Lsg. soll zwischen 20 bis 200 E./ml liegen. Als pH-Wert der Lsg. ist 8,0 vorgeschrieben (BP 63).

Aufbewahrung und Verpackung. Vancomycinhydrochlorid muß in sterilem Behälter aufbewahrt werden; das Eindringen von Mikroorganismen soll ausgeschlossen sein. – *Dosis.* Bei langsamer intravenöser Injektion in Konzentrationen nicht über 0,5% (g/ml) täglich 1 bis 2 Megaeinheiten, einzeln oder in Teildosen.

Wirkung und Anwendung des Vancomycins. *Bakteriologische Wirkung.* Nach NND 62 ist Vancomycin hochaktiv gegen grampositive Kokken. In vitro und in vivo besitzt das

Antibioticum bakterizide Wirkung gegen Streptokokken, Pneumokokken und Staphylokokken.

Pharmakologische Wirkung. Vancomycin wird aus dem Magen-Darm-Kanal kaum resorbiert. Es wird daher nach BPC 63 durch intravenöse Injektion appliziert, hauptsächlich bei durch Staphylokokken hervorgerufenen Systemerkrankungen. Die Ausscheidung erfolgt im Urin. Der Metabolismus und die Verteilung im Organismus sind unbekannt. Für den routinemäßigen Gebrauch ist das Antibioticum nach NND 62 nicht vorgesehen. Auch bei weniger gefährlichen Infektionen sollte es nicht angewendet werden. Die Anwendung sollte auf Patienten mit lebensbedrohenden Staphylokokkeninfektionen beschränkt bleiben, die gegen die normalerweise benutzten Antibiotica resistent sind. Bisher sind keine Resistenzerscheinungen bekannt geworden. Auch Kreuzresistenz gegen andere Antibiotica ist nicht beobachtet worden. Wenn nach der klinischen Erfahrung alle Mikroorganismenstämme gegen Vancomycin empfindlich bleiben, kann dieses Antibioticum nach Ansicht der NND 62 sehr wohl das Mittel der Wahl für die Behandlung ernster Staphylokokkeninfektionen werden, die auf andere Antibiotica nicht ansprechen. Auch zur Behandlung von ernsten Infektionen durch penicillinresistente Stämme von Alpha- oder nichthämolytischen Streptokokken wird Vancomycin herangezogen. Auf oralem Wege kann es nur bei entsprechenden Darminfektionen verwendet werden.

Nebenwirkungen. Die Toxizität bei kürzerer Behandlungsdauer ist gering. Bei größeren Dosen, oder wenn die Therapie für längere Zeit fortgesetzt werden muß, können Gehörschädigungen auftreten. Bei Nierenfunktionsstörungen ist die Ausscheidung geringer, so daß der Blutspiegel des Antibioticums ansteigt und Kumulationsgefahr (Gehörschädigung) besteht. Bei Patienten, die größere Dosen als 2 g täglich erhalten, sollten daher regelmäßig Bestimmungen des Blutreststickstoffes vorgenommen werden. Über Nausea, Erythem, Schüttelfrost und Phlebitiden nach wiederholter intravenöser Injektion ist berichtet worden.

Dosierung. Vancomycin wird intravenös angewendet. Erwachsene erhalten täglich 2 g im allgemeinen in Dosen von 500 mg alle 6 Std. Höhere Gaben von 3 bis 4 g täglich sollten nur in außergewöhnlichen Fällen verwendet werden. Die tägliche Dosis für Kinder beträgt 20 mg/kg Körpergewicht. Konzentrierte Lsg., die 500 mg in 10 ml enthalten, können durch intravenöse Injektion über einen Zeitraum von 4 bis 5 Min. gegeben werden. Besser ist es, diese konz. Lsg. auf 100 bis 200 ml mit isotonischer Natriumchloridlsg. oder 5%iger Glucoselsg. zu verdünnen und während eines Zeitraumes von 20 bis 30 Min. als Infusion zu verabreichen.

Nystatin

Nystatin (oder Fungicidin) gehört zu den antibiotischen Substanzen, die durch Streptomyces noursei hervorgebracht werden. Es wurde 1950 von HAZEN und BROWN[1] entdeckt und ist ein stickstoffhaltiges Polyenderivat, dessen Konstitution nur teilweise bekannt ist. Die Summenformel $C_{46}H_{75}NO_{19}$[2] oder $C_{46}H_{75}NO_{18}$[3] ist nicht sicher. Die USP XVII gibt als Summenformel $C_{46}H_{77}NO_{19}$ an. Die Substanz enthält 4 Transdoppelbindungen in Konjugation und außerdem eine Dien-Gruppierung[4]; beide Chromophore sind durch 2 CH_2-Gruppen getrennt[3]. Ziemlich früh wurde erkannt[5], daß alle Sauerstoffatome, die nicht in Glykosid-, Carbonsäure- oder Esterfunktionen enthalten sind, als Hydroxyle vorliegen, von denen das Molekül 16 oder 17 besitzt; einige davon nehmen vicinale Stellung ein[2, 4]. Die Ver-

---

[1] HAZEN, E. L., u. R. BROWN: Science *112*, 423 (1950).
[2] DUTCHER, J. D.: Monographs on Therapy, Squibb Inst. Med. Res., New Brunswick, N. J. *2*, Nr. 1, 87 (1957).
[3] DJERASSY, C., P. C. SEIDEL, J. WESTLEY, A. J. BIRCH, C. W. HOLZAPFEL, R. W. RICKARDS, J. D. DUTCHER u. R. THOMAS: Abstr. Papers, 142nd Meeting, Amer. chem. Soc., Sept. 1962, S. 5P.
[4] DUTCHER, J. D., D. R. WALTERS u. O. P. WINTERSTEINER in T. H. STERNBERG and V. D. NEWCOMER: Therapy of Fungus Diseases, Boston: Little Brown 1955, S. 168.
[5] DUTCHER, J. D., M. B. YOUNG, J. H. SHERMAN, W. HIBBITS u. D. R. WALTERS: Antibiot. Ann. 1956–57, S. 866.

bindung weist 4 C-Methylgruppen auf, wie durch Kuhn-Roth-Bestimmung nachgewiesen werden konnte. Das Molekül ist wahrscheinlich ringförmig gebaut; die höchste mögliche Ringgröße beträgt 36 Atome. Die Substanz besitzt reduzierende Eigenschaften und enthält

$$\text{HO}\underset{\text{HO}}{\overset{\text{NH}_2}{\bigvee}}\overset{\text{OH}}{\underset{\text{O}}{\bigvee}}\text{CH}_3$$

den Aminozucker Mycosamin[1], der außer im Nystatin gleichfalls im Amphotericin B und im Pimaricin, dessen Struktur bekannt und wahrscheinlich dem Nystatin ähnlich ist, gefunden wurde. Weitere Einzelheiten bedürfen der Klärung.

Die Substanz besitzt Absorptionsmaxima bei 290, 307 und 322 mµ. Sie stellt ein hellgelbes Pulver dar, das in Wasser unlöslich, in Dimethylformamid, Methanol, Äthanol und Propylenglykol mäßig lösl. (ca. 10 mg/ml) ist. Die Aktivität wss. Lsg. oder Suspensionen beginnt bald nach der Bereitung abzunehmen. Dieser Prozeß wird durch Sauerstoff, Licht oder Wärme beschleunigt. Wss. Suspensionen vom pH 7 sind bei 100° etwa 10 Min. lang stabil; auch in mäßig alkalischem Milieu ist die Substanz beständig, bei pH 9 und pH 2 dagegen labil. Die Wirksamkeit, die sich hauptsächlich auf Candidaarten erstreckt, wird durch Blut oder Serum nicht beeinträchtigt, dagegen durch Fettsäuren, Cystein und einige Zucker gemindert. Eine I.E. entspricht 0,000333 mg; 1 mg enthält 3000 I.E.

Nystatinum Pl.Ed. II, CF 65. Nystatin USP XVI u. XVII, BP 63.

Nystatin ist eine antibiotische Substanz, die durch das Wachstum von Streptomyces noursei oder auf andere Weise hervorgebracht wird. Nach USP XVII muß es den Bestimmungen der FDA entsprechen (s. Bacitracinum).

$$C_{46}H_{77}NO_{19} \qquad \text{M.G. 948,13}$$

Gehaltsforderung. USP XVII und CF 65 verlangen 2000 I.E., BP 63 2250 I.E., Pl.Ed. II 3000 I.E./mg, berechnet auf die getrocknete Substanz.

Eigenschaften. Gelbes oder schwach braunes, hygroskopisches Pulver von charakteristischem Geruch (BP 63). Durch längere Einwirkung von Licht, Luft oder Hitze treten Veränderungen ein (USP XVII). – Löslichkeit. Kaum lösl. in W., mäßig lösl. in A. und M., unlösl. in Chlf. (BP 63). Nach USP XVII ist die Verbindung mäßig lösl. in n-Propanol und n-Butanol, dagegen unlösl. in Bzl. u. Ae. CF 65 gibt an, daß die Verbindung mäßig lösl. in Dimethylformamid und wenig lösl. in Pyridin ist. – pH der Lösung. Die 3%ige Suspension besitzt ein pH von 6,5 bis 8,0. – Spezifische Drehung. Der Drehwert der 1%igen Lsg. in Dimethylformamid liegt zwischen 0 und +25° (USP XVII).

Ultraviolettabsorption. 0,10 g Substanz werden in einer Mischung von 50 ml M. und 5 ml Eisessig gelöst und mit M. auf 100 ml gebracht. 1 ml dieser Lsg. wird mit M. auf 100 ml verdünnt. Im Bereiche von 240 bis 350 mµ weist die so erhaltene Lsg. 3 Maxima auf: bei 291, 305 und 319 mµ. Das Verhältnis der Extinktionen der Maxima bei 291 und 319 mµ zum Maximum bei 305 mµ beträgt 0,61 bis 0,73 bzw. 0,83 bis 0,96 (1 cm Schichtdicke).

Erkennung. 1. Man schüttelt 30 mg Substanz 2 Min. lang mit 5 ml W. und gibt 2 ml Natriummolybdophosphorwolframsäurelsg. zu und läßt 1 Std. lang stehen. Die hervorgerufene grüne Färbung ist kräftiger als diejenige, die bei Wiederholung des Versuches ohne Nystatin entsteht. 2. 30 mg Nystatin werden 2 Min. lang mit 5 ml W. geschüttelt. Man gibt anschließend 2 ml einer durch Auflösen von 0,1 g Pyrogallol in 100 ml entfärbter Fuchsinlsg. bereiteten Lsg. hinzu, erhitzt auf dem Wasserbad bis eine dunkle Rosafärbung auftritt, kühlt ab und läßt 1 Std. lang stehen. Die Färbung darf nicht verschwinden. USP XVI, CF 65 und Pl.Ed. II geben ähnliche Prüfungen an. – 3. In der USP XVI, CF 65 und Pl.Ed. II ist das oben unter Ultraviolettabsorption aufgeführte Verhalten an dieser Stelle angeführt.

Zwei weitere Nachweisreaktionen werden von LAUBIE[2] angegeben: a) Zu 1 ml einer alkoholischen Lsg. werden 0,2 ml 5%ige Resorcinlsg. und 1 ml konz. Salzsäure hinzugefügt.

---

[1] WALTERS, D. R., J. D. DUTCHER u. O. WINTERSTEINER: J. Amer. chem. Soc. 79. 5076 (1957).
[2] Bull. Soc. Pharm. Bordeaux 99, 3 (1960).

Man erhitzt das Gemisch zum Sieden: Es entwickelt sich eine Rosafärbung, die nach Verdünnen mit W. in Isoamylalkohol aufgenommen werden kann. Die Reaktion ist nicht spezifisch; neben verschiedenen Ketosen sprechen auch Erythromycin und Spiramycin an. Empfindlichkeit 50 mcg. b) 1 ml einer alkoholischen Lsg. wird mit 1 ml konz. Salzsäure und 0,1 ml einer stark verd. FeCl$_3$-Lsg. (etwa auf 1/50 der offizinellen Lsg. verdünnen) versetzt. Es entsteht eine Grünfärbung. Die Reaktion ist annähernd so empfindlich wie die vorhergehende, jedoch spezifischer.

Prüfung. CF 65 prüft auf Schwermetalle wie unter Hydroxytetracyclinhydrochlorid beschrieben. Zur Prüfung sind etwa 500 mg Substanz zu verwenden. Die Referenzlsg. soll 75 mcg Bleiionen enthalten entsprechend einem Grenzwert von 150 ppm. – Sulfatasche: Höchstens 10% (CF 65).

Wassergehalt. Nicht mehr als 5%, berechnet auf die 3 Std. lang bei 60° i. Vak. getrocknete Substanz.

Verträglichkeit. Nystatin wird nach dem unter Benzylpenicillinnatrium beschriebenen Toxizitätstest geprüft. Die Testdosis beträgt 0,5 ml einer Suspension in einer Gummiarabicumlsg. (1 : 200). die 1200 I.E./ml enthält. Die Anwendung erfolgt intraperitoneal.

Gehaltsbestimmung. Die biologische Wertbestimmung erfolgt nach der Zylinderplattenmethode. Als Beispiel wird im folgenden das Verfahren der USP XVI beschrieben. Man löst eine geeignete Menge Nystatin (genau gewogen) in so viel Dimethylformamid, daß man eine geschätzte Konzentration von annähernd 400 I.E./ml erhält. Zur Herstellung der Lsg. des zu bestimmenden Antibioticums verdünnt man diese Lsg. mit 10%igem pH-6-Phosphatpuffer auf eine geschätzte Konzentration von 20 I.E./ml. Die Bereitung der Standardstammlsg. erfolgt, indem man eine geeignete Menge Nystatin-Referenz-Standard (genau gewogen) in Dimethylformamid zu einer Konzentration zwischen 1000 und 5000 I.E./ml löst. Diese Standardstammlsg. muß gleichzeitig mit der Lsg. des zu bestimmenden Antibioticums bereitet werden. Man stellt folgende Media her:

	Nähragar	Nährbouillon
Pepton	9,4	10,0
Hefeextrakt	4,7	–
Fleischextrakt	2,4	–
Natriumchlorid	10,0	–
Glucose	10,0	20,0
Agar	23,5	–
End-pH	6,1 ± 0,1	5,6 ± 0,1

Die Bestandteile werden in W. zu 1000 ml gelöst. Anschließend sterilisiert man unter Druck 30 Min. lang bei 121° und stellt das pH auf den angegebenen Wert ein. Als Testorganismus ist Saccharomyces cerevisiae (A.T.C.C. Nr. 9736) geeignet, der in Röhrchen mit Nähragar gehalten und einmal in der Woche überimpft wird. Nach der Übertragung ist 24 Std. lang zu bebrüten und bis zur Benutzung im Kühlschrank aufzubewahren. Zur Bereitung des Inoculums schwemmt man das Wachstum mit 3 ml steriler, physiologischer Kochsalzlsg. aus dem Röhrchen auf die Oberfläche von 300 ml Nähragar, der in einer Roux-Flasche enthalten ist und breitet ihn dort möglichst gleichmäßig aus. Nach 24stündiger Bebrütung bei 37° wird das erhaltene Wachstum mit 30 ml steriler physiologischer Kochsalzlsg. abgewaschen. Es werden Testplatten angesetzt, um diejenige Menge der Nystatinsuspension (normalerweise ca. 0,1 ml) zu ermitteln, die bei Anwendung von je 100 ml Agar klare, scharf begrenzte Hemmzonen geeigneter Größe ergeben. Zur Beschickung der Platten für die Bestimmung schmilzt man eine genügende Menge Nähragar, kühlt ihn auf 48° ab und mischt mit einer geeigneten Menge des Inoculums. Je 8 ml des so beimpften Agars werden in jede Petrischale gegeben und gleichmäßig verteilt. Im übrigen verfährt man wie unter Benzylpenicillinnatrium/Gehaltsbestimmung/Zylinderplattenmethode USP XVI angegeben. Zur Ausführung der Bestimmung bereitet man am Tage der Untersuchung 5 Verdünnungen der Standardstammlsg. mit Dimethylformamid, die im ml je 256, 320, 400, 500 und 624 I.E. enthalten. Jede dieser Lsg. wird im Verhältnis 5 : 100 mit 10%igem pH-6-Phosphatpuffer verdünnt. Mit der 20-I.E./ml-Lsg. als mittlerer Verdünnung führt man die Bestimmung wie unter Benzylpenicillinnatrium/Gehaltsbestimmung/Zylinderplattenmethode durch.

Aufbewahrung und Verpackung. Nystatin soll in gut verschlossenen Behältern, vor Licht geschützt, bei Temperaturen unterhalb 5° aufbewahrt werden. Unter diesen Bedingungen kann die Aktivität um etwa 1 bis 2% pro Monat absinken.

Wirkung und Anwendung des Nystatins. *Bakteriologische Wirkung.* Nystatin ist wirksam gegen Candida albicans. Obgleich es in vitro gegen viele Hefen und Pilze aktiv ist, scheint es bei anderen mykotischen Infektionen klinisch nicht von Nutzen zu sein. Durch Blut und Serum wird die Aktivität nicht vermindert.

Pharmakologische Wirkung. Nach NND 62 wird Nystatin im Magen-Darm-Kanal kaum resorbiert. Nach oraler Verabreichung wird es fast ausschließlich mit den Faeces ausgeschieden. Das Antibioticum wird bei äußerlicher Anwendung weder durch die Haut noch durch die Schleimhäute resorbiert. Nystatin ist relativ wenig toxisch und besitzt kaum Nebenwirkungen. Die DL_{50} bei der Maus wird mit intraperitoneal etwa 200 mg/kg angegeben.

Klinische Verwendung. Nystatin ist nach NND 62 mit wechselndem Erfolg zur Behandlung fast aller Formen von Moniliainfektionen angewendet worden. Das Antibioticum ist vor allen Dingen geeignet bei Infektionen der Mund- und Wangenschleimhäute (Soor) durch Monilia sowie bei Paronychien und anderen Arten von Hautverletzungen, die durch Monilia infiziert wurden. Auch bei Infektionen der Vagina findet es Verwendung. Orale Anwendung erfolgt zur Behandlung von Moniliose des Magen-Darm-Traktes. Eine unterstützende Wirkung der lokalen Therapie durch innerliche Einnahme der Substanz ist nicht erwiesen. Orale Verwendung findet Nystatin ferner zur prophylaktischen Unterdrückung von Hefen und Pilzen, besonders Candida albicans, im Darmkanal bei Patienten, die sich einer oralen Therapie mit Breitbandspektrumantibiotica unterziehen müssen. Nach NND 62 ist zum gegenwärtigen Zeitpunkt der klinische Nutzen des Nystatins nur in der Behandlung von Infektionen des Darmes, der Haut und Schleimhaut gesichert. Für die parenterale Anwendung ist Nystatin nicht geeignet.

Nebenwirkungen. Nebenwirkungen treten selten auf. Sie sind gegebenenfalls gering und vorübergehend. Nach oraler Applikation werden hauptsächlich Nausea, Erbrechen und Diarrhöe gesehen. Auch nach längerer oraler Anwendung ist über Veränderungen im Blut und in den blutbildenden Organen nichts berichtet worden.

Dosierung. Nach NND 62 wird bei gastrointestinaler Moniliainfektion für Erwachsene eine Dosis von 3mal täglich 500 000 bis 1 000 000 I.E. vorgeschlagen. Bei chronischer oder resistenter analer oder vaginaler Moniliose sind oral 3mal täglich 500 000 I.E. oral gegeben worden, gleichzeitig mit örtlicher Anwendung, um die Möglichkeit einer Reinfektion zu verhindern. Zur Behandlung der Mundschleimhäute verwendet man Nystatinsuspensionen in Wasser, Honig oder anderen Vehikeln, die 100 000 I.E./ml enthalten. Vaginale Infektionen können durch Anwendung von Zäpfchen oder Tabletten, die 100 000 I.E. enthalten, bekämpft werden. Zur Therapie bei Moniliose der Haut oder Schleimhäute können Konzentrationen von gleichfalls 100 000 I.E./g direkt auf die betreffenden Stellen gebracht werden. Bei Allgemeininfektion wird eine orale Gabe von 4mal täglich 1 000 000 I.E. vorgeschlagen, die erhöht werden kann, falls keine Nebenwirkungen auftreten. Kindern gibt man 3 oder 4mal täglich 100 000 I.E. Die BP 63 führt als Dosis für die Behandlung intestinaler Moniliose 500 000 I.E. alle 8 Std. an. USP XVII nennt als normale Dosierung (oral, als wss. Suspension oder Tabletten) 500 000 I.E., 3mal täglich. Intravaginal: 100 000 I.E. 2mal täglich als Zäpfchen. Bereich: oral 1 000 000 bis 3 000 000 I.E. täglich. Zum äußerlichen Gebrauch als Salbe, Anwendung 1- bis 4mal täglich.

Novobiocin

Novobiocin wurde 1955 etwa gleichzeitig und unabhängig voneinander in den Forschungslaboratorien von Upjohn, Merck (USA) und Pfizer aus Kulturfiltraten von Streptomyces niveus und Streptomyces sphaeroides isoliert. Die Identität der Präparate stellte man durch direkten Vergleich ihrer physikalischen Eigenschaften fest[1]. In chemischer Hinsicht unterscheidet sich die Substanz beträchtlich von den übrigen aus Streptomycesarten isolierten Antibiotica. Die Strukturaufklärung geht auf SHUNK und Mitarb.[2] und HINMANN und Mitarb.[3] zurück. Das Antibioticum ist aus einem substituierten Aminocumarin-,

---

[1] WELCH, H., u. W. W. WRIGHT: Antibiot. and Chemother. 5, 670 (1955).
[2] SHUNK, C. H., C. H. STAMMER, E. A. KACZKA, E. WALTON, C. F. SPENCER, A. N. WILSON, J. W. RICHTER, F. W. HOLLY u. K. FOLKERS: J. Amer. chem. Soc. 78, 1770 (1956).
[3] HINMAN, J. W. et al.: J. Amer. chem. Soc. 79, 3789 (1957).

einem Kohlenhydrat- und einem substituierten p-Hydroxybenzoesäurerest zusammengesetzt.

Eine Übersicht über die wichtigsten Reaktionen zur Strukturaufklärung gibt das umseitige (S. 1130) Schema.

Novobiocin kristallisiert aus Äthanol in schwach gelben, rhombischen Kristallen. Es ist lichtempfindlich und schmilzt bei 152 bis 156° (eine seltenere Modifikation bei 174 bis 178°). Die Verbindung reagiert sauer; pKa_1 4,3, pKa_2 9,1; die Salzbildung erfolgt an der Hydroxylgruppe im Cumarinteil. Das Antibioticum zeigt ein Absorptionsmaximum in Natronlauge bei 307 mµ, in methanolischer Salzsäure bei 324 mµ und in pH 7-Phosphatpuffer bei 304 mµ. Therapeutisch gebräuchlich sind das Mononatrium- und das „saure" Calciumsalz.

Das erste britische Standardpräparat wurde 1958 aufgestellt. Danach enthält 1 mg Novobiocin 835 I.E.; 1 I.E. entspricht 0,0012 mg.

Novobiocinum Calcicum Pl.Ed. II. Novobiocin Calcium USP XVI, BP 63. Novobiocincalcium.

Novobiocincalcium ist das Dihydrat des Calciumsalzes des Novobiocins, einer antimikrobiellen Substanz, die durch das Wachstum von Streptomyces niveus (= S. sphaeroides) oder verwandten Organismen oder auf andere Weise hervorgebracht wird.

$$(C_{31}H_{35}N_2O_{11})_2Ca \cdot 2H_2O \qquad M.G.\ 1299{,}39$$

Gehaltsforderung. Die Substanz soll nach USP XVI das Äquivalent von mindestens 80% Novobiocin (als freie Säure, $C_{31}H_{36}N_2O_{11}$) enthalten, bezogen auf die getrocknete Substanz. BP 63 und Pl.Ed. II fordern mindestens 850 I.E./mg, berechnet auf die 3 Std. lang in Vak. bei 60° getrocknete Substanz.

Eigenschaften. Weißes oder gelblichweißes, geruchloses, kristallines Pulver, das zunächst süß, dann bitter schmeckt. Löslichkeit. Bei 20° in 300 T. W., in 8 T. A., in 8 T. M., in 60 T. Aceton und in 100 T. n-Butylacetat (Pl.Ed. II, BP 63), in 450 ml Ae. und 1100 ml Chlf. lösl. – pH der Lösung. Das pH der 2,5%igen wss. Suspension liegt zwischen 7,0 und 8,5 (Pl.Ed. II, BP 63). USP XVI gibt an, daß der pH-Wert einer gesättigten Lsg., die durch Lösen von 25 mg Novobiocincalcium in 1 ml W. bereitet wird, zwischen 6,5 und 8,5 liegt. – Spezifische Drehung. Die 5%ige (g/ml) methanolische Lsg., die 1% (ml/ml) Salzsäure enthält, besitzt einen Drehwert von – 50 bis – 58°, berechnet auf die bei 60° i. Vak. bis zum konstanten Gewicht getrocknete Substanz.

Erkennung. 1. Eine 0,001%ige (g/ml) Lsg. in M., das 0,4% (g/ml) Kaliumhydroxid enthält, zeigt ein Absorptionsmaximum bei 307 mµ. Das Verhältnis der Extinktionen bei 307 und 261 mµ beträgt ca. 3,18 (Pl.Ed. II, BP 63). 2. 100 mg Novobiocincalcium werden in 30 ml W. gelöst. Man setzt 0,5 ml verd. Salzsäure hinzu und extrahiert das Novobiocin mit 25 ml Ae. Der Ätherauszug wird mit etwa 1 g wasserfreiem Natriumsulfat geschüttelt, filtriert und zur Trockne gebracht (30 Min. bei 105°). Das Infrarotspektrum des Rückstandes muß bei den gleichen Wellenlängen Maxima aufweisen wie der Novobiocin-Referenz-Standard (KBr-Preßtechnik) (USP XVI). 3. Nach Veraschung läßt sich im Rückstand mittels Flammenfärbung Calcium nachweisen. Eine essigsaure Lsg. des Rückstandes gibt die für Calciumionen charakteristischen Reaktionen.

Wassergehalt. Höchstens 5%, bezogen auf die bei 60° i. Vak. bis zum konstanten Gewicht getrocknete Substanz.

Verträglichkeit. 5 Mäuse erhalten intravenös das Äquivalent von 1 mg Novobiocin, gelöst in 0,5 ml physiologischer Kochsalzlsg., eingespritzt. Die Tiere müssen zwischen 18 und 25 g wiegen. Der Zeitraum für die Injektion soll jeweils etwa 5 Sek. betragen. Innerhalb 48 Std. darf keine Maus sterben. Wenn ein Tier innerhalb dieses Zeitraumes stirbt, ist der

1130 Antibiotica

Test mit 5 weiteren Mäusen, die zwischen 19,5 und 20,5 g wiegen, zu wiederholen. Innerhalb 48 Std. darf keine Maus dieser zweiten Gruppe sterben (BP 63).

Gehaltsbestimmung. Die biologische Wertbestimmung kann nach der Zylinderplattenmethode ausgeführt werden. Als Beispiel seien die Angaben der USP XVI aufgeführt. Man löst eine geeignete Menge Novobiocincalcium (genau gewogen) in so viel 0,1 m pH-7,9-Phosphatpuffer, daß man eine Stammlsg. erhält, die 1 mg/ml enthält. Von dieser Lsg. werden Verdünnungen mit pH-6,0-Phosphatpuffer bereitet, die einen geschätzten Gehalt von 0,5 mcg Novobiocin pro ml enthalten. Die Standardstammlsg. wird bereitet, indem man eine geeignete Menge getrockneten Novobiocin-Referenz-Standards (genau gewogen) in so viel A. löst, daß man eine Konzentration von 20 mg/ml erhält. Es wird mit 0,1 m pH-7,9-Phosphatpuffer so weit verdünnt, daß eine Konzentration erreicht wird, die dem Äquivalent von 1,0 mg Novobiocin (Säure)/ml entspricht. Diese Standardstammlsg. ist im Kühlschrank aufzubewahren. Als Testorganismus wird Staphylococcus albus (A.T.C.C. Nr. 12228) verwendet, der auf Schrägagarröhrchen mit Pepton-Casein-Agar (Medium Nr. 1, S. 1006) gezüchtet wird. Für den täglichen Bedarf beimpft man 30 ml Peptonbouillon (Medium Nr. 3 S. 1006) und bebrütet 16 bis 18 Std. lang bei 32 bis 35°. Das Inoculum wird am Tage der Bestimmung hergestellt, indem man 5 bis 7 ml der Kulturbrühe zu 100 ml geschmolzenem und auf 48° abgekühlten Pepton-Casein-Agar gibt. Zur gleichen Zeit werden 5 Verdünnungen der Standardstammlsg. mit sterilem, 1%igem pH-6,0-Phosphatpuffer bereitet, die 0,32, 0,40, 0,50, 0,63 und 0,78 mcg/ml enthalten. Die 0,50 mcg ml-Konzentration dient als mittlere Verdünnung. Im übrigen verfährt man wie unter Benzylpenicillinnatrium (Zylinderplattenmethode) USP XVI angegeben.

Aufbewahrung und Verpackung. Novobiocincalcium soll in gut verschlossenen Gefäßen, geschützt vor Licht und Feuchtigkeit, am kühlen Ort aufbewahrt werden.

Novobiocinum Natricum Pl.Ed. II. Novobiocin Sodium USP XVI, BP 63. Novobiocine monosodique CF 65. Mononatrii novobiocinas. Novobiocinnatrium.

Novobiocinnatrium ist das Mononatriumsalz des Novobiocins, einer antimikrobiellen Substanz, die durch das Wachstum von Streptomyces niveus oder verwandten Organismen oder auf andere Weise erzeugt wird.

$$C_{31}H_{35}N_2NaO_{11} \qquad \text{M.G. } 634,63$$

Gehaltsforderung. Die Substanz soll nach USP XVI das Äquivalent von mindestens 80% Novobiocin (als freie Säure, $C_{31}H_{36}N_2O_{11}$) enthalten, bezogen auf die getrocknete Substanz. BP 63 und Pl.Ed. II fordern mindestens 850 I.E./mg, berechnet auf die 3 Std. lang i. Vak. bei 60° getrocknete Substanz. CF 65 verlangt mindestens 890 mcg Novobiocinsäure/mg, entsprechend 92% des Gehaltes d. Th.

Eigenschaften. Siehe unter Novobiocincalcium. – *Löslichkeit.* Bei 20° in 5 T. W., 7 T. A. 3 T. M., mäßig lösl. in n-Butylacetat (Pl.Ed. II, BP 63). USP XVI gibt an, daß es in Glycerin und Propylenglykol lösl. ist. CF 65 macht folgende Angaben: lösl. in 1,5 T. M., 2,5 T. abs. A., 3 T. W., praktisch unlösl. in Aceton, Benzol, Chlf. und Ae. – *pH der Lösung.* Das pH der 2,5%igen wss. Lsg. liegt zwischen 7,0 und 8,5 (Pl.Ed. II, BP 63). USP XVI gibt an, daß der pH-Wert einer Lsg., die 25 mg Novobiocinnatrium pro ml enthält, zwischen 6,5 und 8,5 liegt. CF 65 gibt den pH-Bereich einer 2%igen (g/ml) wss. Lsg. mit 7,0 bis 8,0 an. – *Spezifische Drehung.* Siehe unter Novobiocincalcium (Pl.Ed. II, USP XVI, BP 63). CF 65 gibt den Drehwert $[\alpha]_D^{20} = -28° \pm 2°$ an (c = 2,0; 1 n NaOH); die Messung muß sofort nach Auflösung der Substanz vorgenommen werden. – *Ultraviolettabsorption.* Die Lsg. von Novobiocinnatrium in M., das 4% (g/ml) NaOH enthält, weist ein Maximum bei 307 ± 2 mµ auf $\left(E_{1\,cm}^{1\%} \text{ etwa } 540\right)$. Die Lsg. von Novobiocinnatrium in M., das 10% 0,1 n HCl enthält, zeigt ein Maximum bei 325 ± 2 mµ $\left(E_{1\,cm}^{1\%} \text{ etwa } 395\right)$.

Erkennung. 1. und 2. Siehe unter Novobiocincalcium/Erk. 1 und 2. CF 65 macht zusätzlich folgende Angaben: 3. In einer Lsg. von 0,100 g Novobiocinnatrium in 5 ml W. fällt auf Zusatz von 0,5 ml 1 n HCl ein farbloser Nd. klumpig aus. 4. 0,01 g Novobiocinnatrium werden in 50 ml wss. Boraxlsg. (4% $Na_2B_4O_7 \cdot 10H_2O$; g/ml) gelöst. Zu 2 ml dieser Flüssigkeit fügt man 0,5 ml 0,025%iger äthanolischer 2,6-Dibromchinonchlorimidlsg. hinzu und erwärmt 10 Min. lang im Wasserbad bei 40°: es entwickelt sich eine blaue Färbung. 5. Nach Veraschung hinterläßt Novobiocinnatrium einen alkalischen Rückstand, der beim Behandeln mit Säuren aufbraust, eine gelbe Flammenfärbung und andere für Natrium charakteristische Reaktionen gibt.

Prüfung. 1. Schwermetallverunreinigungen. Nach CF 65 lost man 1,0 g Novobiocinnatrium in 30 ml W., fügt 4 ml 10%ige (g/g) Essigsäure und 6 ml Formiatpuffer (pH ca. 3,8) hinzu, rührt heftig und filtriert durch eine Glasfritte. Zu 20 ml des Filtrates werden 5 ml H$_2$S-Wasser (gesätt.) hinzugegeben. Wenn sich eine Färbung entwickelt, darf sie nicht intensiver sein als diejenige folgender Vergleichslsg.: 5 ml Bleilsg. (0,005 g Bleiionen in 1000 ml W.) werden zu 10 ml W. gegeben, mit 2 ml Essigsäure und 3 ml Formiatpuffer sowie 5 ml H$_2$S-Wasser (gesätt.) versetzt. Grenzwert 50 ppm. Herstellung des Formiatpuffers (pH 3,8): Zu 300 ml W. fügt man nacheinander 210 ml Ameisensäure ($d^{20} = 1,22$), 100 g Ammoniumchlorid sowie 220 ml 20%ige (g/g) Ammoniaklsg. und füllt mit W. zu 1000 ml auf. 2. Der Methanolgehalt darf nach CF 65 2% nicht übersteigen, berechnet auf die getrocknete Substanz. Man verwendet eine Mikroapparatur zur Alkoholbestimmung, die aus einem 15-ml-Kurzhalskölbchen und einer 10-cm-Kolonne mit einem anschließenden kleinen senkrechten Kühler besteht. Das Destillat wird in einem dicht verschließbaren 10-ml-Reagensglas aufgefangen. Die Apparatur ist vor der Bestimmung mit Chromschwefelsäure zu reinigen und gut zu spülen. Man bringt etwa 0,050 g Substanz (genau gewogen; = p) in das Kölbchen, fügt 5 ml W. hinzu, destilliert und fängt 2,5 ml Destillat auf, die mit 5,0 ml Chromschwefelsäure-Lsg. versetzt werden. Das Reagensglas wird 30 Min. lang verschlossen in ein siedendes Wasserbad gebracht. Den Inhalt überführt man sodann in einen Erlenmeyerkolben und verdünnt mit etwa 30 ml W., die vorher zum Nachspülen des Reagensglases benutzt worden sind. Es werden sodann 2 ml einer 10%igen (g/ml) wss. Kaliumjodidlsg. hinzugefügt. Nach 5 Min. erfolgt die Titration mit 0,02 n Natriumthiosulfatlsg. (Anzahl ml Thiosulfatlsg. = n). Ein Blindversuch wird in gleicher Weise durchgeführt (Anzahl der ml 0,02 n Thiosulfatlsg. = n'). Wird der Trocknungsverlust bei 100° mit e bezeichnet, so errechnet sich der Methanolgehalt (%) des getrockneten Novobiocinnatriums nach folgendem Ausdruck:

$$\frac{1{,}068 \cdot (n' - n)}{p(100 - e)} \,.$$

Herstellung der Chromschwefelsäure-Lsg.: 100 ml einer gesätt. wss. Kaliumdichromatlsg. werden mit 900 ml konz. Schwefelsäure (94% g/g) gemischt.

Wassergehalt. Höchstens 6% (USP XVI). CF 65 läßt lediglich 2% zu (bei 100 bis 105° trocknen).

Verträglichkeit. Siehe unter Novobiocincalcium. Es wird das Äquivalent von 2 mg Novobiocin in 0,5 ml physiologischer Kochsalzlsg. gelöst verwendet.

Gehaltsbestimmung. A. Natrium (CF 65). Etwa 0,5 g (genau gewogen; = p) Novobiocinnatrium werden in einem 200-ml-Erlenmeyerkolben in 10 ml wasserfreier Essigsäure gelöst, mit 50 ml 1,2-Dichloräthan und 5 Tr. α-Naphtholbenzeinlsg. (0,2% in wasserfreier Essigsäure, g/ml) versetzt und mit 0,1 n Perchlorsäure in wasserfreier Essigsäure bis zum Farbumschlag nach Grün titriert (Anzahl ml 0,1 n HClO$_4$ = n). Ein Blindversuch wird in gleicher Weise ausgeführt (Anzahl ml 0,1 n HClO$_4$ = n'). Der Natriumgehalt (%) des Untersuchungsmusters errechnet sich nach folgender Formel:

$$\frac{0{,}2299 \cdot (n - n')}{p} \,.$$

Das offizinelle Novobiocinnatrium soll zwischen 3,51 und 3,69% Natrium enthalten, berechnet auf die getrocknete, methanolfreie Substanz.

B. Die mikrobiologische Gehaltsbestimmung nach CF 65 kann nach der turbidimetrischen und Diffusionsmethode vorgenommen werden. Pl.Ed. II, USP XVI und BP 63 lassen nur die Zylinderplattenmethode zu.

Aufbewahrung und Verpackung. Siehe unter Novobiocincalcium.

Wirkung und Anwendung des Novobiocins. Novobiocincalcium und -natrium besitzen die gleiche Wirkung und den gleichen Anwendungsbereich. Das Calciumsalz ist in wss. Lsg. stabiler als das Natriumsalz und wird daher hauptsächlich oral in flüssiger Form angewendet, besonders in der Pädiatrie und bei solchen Patienten, die die flüssige Applikation der festen Form vorziehen.

Bakteriologische Wirkung. Nach NND 62 hemmt Novobiocin in vitro das Wachstum vieler grampositiver Mikroorganismen, besonders Staphylococcus pyogenes, var. aureus. Es hat geringe oder keine Wirkung gegen die meisten gramnegativen Bazillen (außer Proteus vulgaris und Haemophilus influenzae sowie H. pertussis). Auch gramnegative Kokken sind nur mäßig empfindlich. Der Effekt auf Enterokokken ist unterschiedlich. Der Anwendungsbereich des Novobiocins ist bisher nicht vollständig abgegrenzt. Das Wirkungsspektrum entspricht im allgemeinen dem des Penicillins.

Pharmakologische Wirkung. Novobiocin wird aus dem Magen-Darm-Trakt leicht und schnell aufgenommen. Im Blut werden die höchsten Konzentrationen 2 bis 3 Std. nach der Einnahme erreicht; innerhalb 8 Std. bleibt der Blutspiegel verhältnismäßig hoch. Im Serum kann das Antibioticum etwa 24 Std. lang nachgewiesen werden; bei mehrmaliger Gabe tritt Kumulation ein. Die Substanz diffundiert in die Pleural- und Aszitesflüssigkeit, nicht aber in die Cerebrospinalflüssigkeit. Sie wird in Galle und Urin in etwa 3facher Konzentration des Serumspiegels ausgeschieden. Etwa 30% einer peroralen Dosis erscheinen in den Faeces. Die Wirkung des Novobiocins ist in geringer Konzentration bakteriostatisch, in höherer Konzentration bakterizid. Die Glucuronidbildung soll durch das Antibioticum gehemmt werden. Im Blut wird es reversibel an die Serumalbumine gebunden; der gebundene Anteil ist biologisch inaktiv. Die DL_{50} beträgt bei Mäusen i.v. 407 mg/kg.

Klinische Verwendung. Novobiocin ist angezeigt zur Behandlung von Staphylokokkeninfektionen. Wegen seiner Nebenwirkungen und der Leichtigkeit der Resistenzentwicklung sollte die Anwendung nur bei schweren Infektionen geschehen, bei denen der Patient allergisch gegen andere Mittel ist oder die Staphylokokken resistent gegen die normalerweise verwendeten Antibiotica sind (z.B. Penicillin, die Tetracycline, Erythromycin, Streptomycin, Chloramphenicol, Neomycin, Bacitracin oder die Sulfonamide). Zur Zeit wird das Antibioticum mit gutem Erfolg zur Behandlung von Phlegmonen und Abszessen, infizierten Hautulcera, postoperativen Wundinfektionen und durch Staphylokokken hervorgerufenen Enteritiden verwendet. Auch zur Therapie von Proteusinfektionen, die gegen andere Mittel resistent sind, besonders solcher der Harnwege, wird es herangezogen. Ähnlich wie bei anderen Antibiotica haben sich im Laufe der Zeit beim Novobiocin Resistenzerscheinungen gezeigt. Kreuzresistenz gegenüber anderen Antibiotica ist bisher nicht beobachtet worden. Zur Vermeidung von Resistenzentwicklungen sollte das Mittel nur dann angewendet werden, wenn eine bakteriologische Identifizierung von Staphylokokken vorgenommen wurde und dann in solchen Mengen, daß die Bakterien vernichtet werden, ehe sie Resistenz entwickeln können.

Nebenwirkungen. Novobiocin besitzt eine relativ hohe Sensibilisierungsrate. Urticaria, Exantheme und Fieber sind ebenso beobachtet worden wie Anämie, Leukopenie und Panzytopenie. Manchmal tritt nach der Novobiocinanwendung Gelbfärbung der Haut und der Schleimhäute auf. Meist wird die Pigmentierung durch ein Abbauprodukt des Novobiocins verursacht, gelegentlich auch durch Gallenfarbstoff. Das Pigment kann falsche Werte bei der Serum-Bilirubinbestimmung verursachen. Gelegentlich sind Störungen in der Leberfunktion beobachtet worden. Beim Auftreten von Ikterus während der Therapie sollte das Mittel daher abgesetzt werden, bis man sich Klarheit über die Natur der Pigmentierung verschafft hat. Pigmentierung durch den Novobiocinmetaboliten bildet keine Kontraindikation.

Dosierung. Novobiocin wird oral und, weniger häufig, intravenös oder intramuskulär angewendet. Da die vom Serumalbumin gebundene Novobiocinmenge invididuell stark schwankt, kann die Dosierung nicht leicht standardisiert werden. Es sollten daher solche Dosen gegeben werden, die einen klinischen Effekt zeigen. Normalerweise gibt man Erwachsenen oral 250 mg alle 6 Std. oder 500 mg alle 12 Std. Bei schwereren Infektionen kann die Anwendung von 2 g oder mehr pro Tag verteilt auf Einzeldosen erforderlich werden. Für Kinder beträgt die tägliche Dosis 15 bis 45 mg/kg Körpergewicht und Tag. Die Anwendung sollte mindestens 48 Std. nach der Normalisierung der Temperatur fortgesetzt werden. Bei Patienten mit schweren Infektionen, bei denen die Möglichkeit zur oralen Therapie nicht besteht, kann Novobiocin (besonders das Natriumsalz) parenteral angewendet werden. Zum intravenösen Gebrauch bei Erwachsenen verwendet man eine frisch bereitete Lsg. von 500 mg in 5 ml eines geeigneten Lösungsmittels, die mit 30 ml physiologischer Kochsalzlsg. oder ähnlichen geeigneten Flüssigkeiten verdünnt wird. Die Injektion sollte langsam während 5 bis 10 Min. geschehen. Die intravenöse Anwendung kann auch durch Verdünnen einer konzentrierten Novobiocinlsg., die 500 mg enthält, auf 1 bis 3 l und langsame Infusion erfolgen. Die Normdosis für Kinder beträgt 15 mg/kg Körpergewicht und Tag, verteilt auf 2 gleiche Dosen im Abstand von 12 Std. Die intramuskuläre Injektion verursacht Schmerzen und Reizerscheinungen an der Injektionsstelle und sollte daher zugunsten der intravenösen Anwendung vermieden werden. Die orale Therapie verdient vor der parenteralen Anwendung den Vorzug.

Cycloserin

Cycloserin wurde 1955 von HARNED und Mitarb.[1] in Streptomyces orchidaceus-Kulturen entdeckt. Im gleichen Jahre erhielten es auch KUEHL und Mitarb.[2] und HARRIS und Mitarb.[3] aus Streptomyces garyphalus-Nährlösungen, SHULL und Mitarb.[4] aus Streptomyces lavandulae-Kulturen und 1 Jahr später SHOJI[5] aus Streptomyces spec. 300. Die Konstitutionsaufklärung und die Synthese erfolgten fast zur gleichen Zeit[6]. Die Isolierung und Reinigung geschah unter Verwendung von Ionenaustauschern. Die Struktur erwies sich als verhältnismäßig einfach und wurde als D-4-Aminoisoxazolidinon-(3) erkannt. Durch saure Hydrolyse der Substanz gelangt man zu D-Serin und Hydroxylamin. Die Van-Slyke-Bestimmung zeigt, daß eines der beiden Stickstoffatome in Form einer primären Aminogruppe vorliegt. Veresterung mit Methanol-Salzsäure führt zum Methylester, aus dem mit Natronlauge wieder Cycloserin erhalten werden kann. Eine Übersicht über die Reaktionen ist im folgenden angegeben

$$H_2N\text{—}\!\!\!\begin{array}{c}\\\|\\N\\\diagdown\text{O}\diagup\end{array}\!\!\!\text{—OH} \rightleftharpoons H_2N\text{—}\!\!\!\begin{array}{c}\\\\NH\\\diagdown\text{O}\diagup\end{array}\!\!\!\text{=O} \xrightarrow[OH^\ominus]{H^\oplus,\,CH_3OH} H_2NOCH_2\cdot CH(NH_2)\cdot COOCH_3$$

Cycloserin

$$\downarrow H^\oplus$$

$$D\text{-}HOH_2C\cdot CH(NH_2)\cdot COOH + H_2NOH$$

Eine Synthese, die vom Methylester des D-Serin-Phenyloxazolins ausgeht, wurde 1955 von STAMMER[7] beschrieben.

Cycloserin ist eine farblose, schwach saure Substanz, die verhältnismäßig stabil und gut wasserlöslich ist. Sie hat amphoteren Charakter und bildet Salze mit Säuren und Basen. Neutrale oder saure Lsg. sind unbeständig. Wss. Lsg. vom pH 10 können ohne Aktivitätsverlust eine Woche lang im Kühlschrank aufbewahrt werden. $[\alpha]_D^{23°} + 116°$ ($c = 1{,}17$). Die Substanz zeigt ein Maximum bei 226 mµ ($E_{1\,cm}^{1\%} = 402$). Cycloserin wird in neuerer Zeit vollsynthetisch hergestellt.

Cycloserinum PI.Ed. II. Cycloserine BP 63. Cycloserin.

Cycloserin ist D-4-Amino-isoxazolidinon, eine antimikrobielle Substanz, die durch das Wachstum von Streptomyces orchidaceus oder S. garyphalus oder durch Synthese erzeugt wird.

$C_3H_6N_2O_2$ M.G. 102,1

---

[1] HARNED, R. L., H. HIDY u. E. K. LABAW: Antibiot. and Chemother. 5, 204 (1955).
[2] BUHS, R. P., I. PUTTER, R. ORMOND, J. E. LYONS, L. CHAIET, F. A. KUEHL jr., F. J. WOLF, N. R. TRENNER, R. L. PECK, E. HOWE, B. D. HUNNEWELL, G. DOWNING, E. NEWSTEAD u. K. FOLKERS: J. Amer. chem. Soc. 77, 2344 (1955).
[3] HARRIS, D. A. et al.: Antibiot. and Chemother. 5, 183 (1955).
[4] SHULL, G. M. et al.: Antibiot. and Chemother. 5, 398 (1955).
[5] J. Antibiot. 9, 164 (1956).
[6] HIDY, P. H., E. B. HODGE, V. V. YOUNG, R. L. HARNED, G. A. BREWER, W. F. PHILLIPS, W. F. RUNGE, H. E. STAVELY, A. POHLAND, H. BOAZ u. H. R. SULLIVAN: J. Amer. chem. Soc. 77, 2345 (1955).
[7] STAMMER, C. H., A. N. WILSON, F. W. HOLLY u. K. FOLKERS: J. Amer. chem. Soc. 77, 2346 (1955).

Gehaltsforderung. Mindestens 95% $C_3H_6N_2O_2$, berechnet auf die bei 60° i. Vak. zum konstanten Gewicht getrocknete Substanz.

Eigenschaften. Weißes oder schwach gelbes, geruchloses oder fast geruchloses, kristallines, hygroskopisches Pulver von schwach bitterem Geschmack. – Löslichkeit. Bei 20° in 10 T. W. und 50 T. A. lösl., mäßig lösl. in Chlf. und Ae. – pH der Lösung. Die 10%ige (g/ml) Lsg. besitzt einen pH-Wert von 5,7 bis 6,3. – Schmelzpunkt. 153 bis 155°. – Spezifische Drehung. Die 5%ige (g/ml) Lsg. in 2 n Natriumhydroxidlsg. weist einen Drehwert von – 110 bis – 114° auf.

Erkennung. Zu 1 ml einer 0,01%igen (g/ml) Lsg. in 0,1 n Natriumhydroxidlsg. gibt man 3 ml verd. Essigsäure und 1 ml einer frisch bereiteten Mischung gleicher Teile 4%iger (g/ml) Nitroprussidnatriumlsg. und 20%iger Natriumhydroxidlsg. Es entwickelt sich langsam eine blaue Färbung.

Wassergehalt. Höchstens 1%, bezogen auf die bei 60° i. Vak. zum konstanten Gewicht getrocknete Substanz.

Verträglichkeit. Der Test ist auszuführen wie unter Streptomycinsulfat (Verträglichkeit) BP 63 angegeben (s. S. 1076). Man verwendet 15 mg Substanz, die in 0.5 ml W. gelöst werden.

Gehaltsbestimmung. Es werden etwa 10 mg Substanz (genau gewogen) mit 0,1 n Salzsäure auf 100 ml gelöst und 5 ml dieser Flüssigkeit mit dem gleichen Lösungsmittel auf 50 ml verdünnt. Man mißt die Absorption in der 1-cm-Küvette im Maximum bei ungefähr 219 mµ; $E_{1\,cm}^{1\%} = 341$.

Aufbewahrung und Verpackung. Cycloserin sollte in gut verschlossenen Gefäßen, vor Feuchtigkeit geschützt bei Temperaturen unter 25° aufbewahrt werden.

Wirkung und Anwendung des Cycloserins. *Bakteriologische Wirkung.* Cycloserin besitzt in vitro ein breites Wirkungsspektrum. Es hemmt sowohl grampositive als auch gramnegative Organismen, allerdings ist die Wirkungsstärke geringer als bei den meisten anderen allgemein verwendeten Antibiotica. Das Wachstum von Mycobacterium tuberculosis wird in vitro in Konzentrationen von 5 bis 10 mcg/ml gehemmt, aber der in vivo-Effekt bei experimenteller Tuberkulose von Tieren außer Affen ist wegen der raschen Ausscheidung oder des Abbaus im Körper sehr gering. Bei Infektionen am Menschen weist Cycloserin einen deutlichen antituberkulösen Effekt auf, der jedoch nicht so ausgeprägt ist wie bei Streptomycin, Isoniazid und auch p-Aminosalicylsäure.

Pharmakologische Wirkung. Cycloserin wird leicht aus dem Magen-Darm-Kanal resorbiert. Therapeutische Blutspiegel werden 4 bis 8 Std. nach der Anwendung erreicht. Wirksame Konzentrationen lassen sich auch in der Cerebrospinalflüssigkeit nachweisen. Der Metabolismus ist unbekannt. Es können nicht mehr als 65% einer Einzeldosis aus dem Harn isoliert werden; es ist daher wahrscheinlich, daß das Mittel im Körper zum Teil abgebaut wird.

Klinische Verwendung. Cycloserin findet Verwendung zur Behandlung schwerer Lungentuberkulose vor allen Dingen bei Resistenz gegen andere Mittel. Im Vergleich mit Streptomycin und Isoniazid ist die Substanz zur Erzielung langdauernder Besserung weniger wirksam; im Verhältnis zu Isoniazid und p-Aminosalicylsäure zeigt es einen höheren Prozentsatz an Fehlschlägen. Aufbauend auf der Erfahrung, daß kombinierte Therapie bei Tuberkulose meist erfolgreicher ist als die Anwendung der Einzelsubstanzen, ist Cycloserin zusammen mit Isoniazid angewendet worden; diese Art der Anwendung soll in der Tat wirksamer sein als Cycloserin allein. Auch Kombinationen mit Pyrazinamid, Streptomycin und Viomycin sind therapeutisch verwendet worden. In Fällen hartnäckiger Infektionen der oberen und unteren Harnwege durch eine Anzahl von Mikroorganismen (Streptokokken, Staphylokokken, Escherichia coli, Aerobacter aerogenes) ist Cycloserin mit Erfolg gegeben worden. Das Antibioticum ist klinisch nicht wirksam gegen Pseudomonas und Proteus vulgaris sowie zur Behandlung der Gonorrhöe. Im Gegensatz zur ursprünglichen Erwartung können sich Resistenzerscheinungen entwickeln; die Schnelligkeit, mit der das geschieht, ist nicht bekannt.

Nebenwirkungen. In Abhängigkeit von der Dosis treten toxische Wirkungen am Zentralnervensystem bei verhältnismäßig vielen Patienten auf; es kommt zu Kopfschmerzen,

Schwindel, Somnolenz, Verwirrungszuständen und Krämpfen. Die Erscheinungen gehen gewöhnlich zurück, wenn die Dosis herabgesetzt wird oder können durch Anwendung von Pyridoxin, Anticonvulsiva, Sedativa oder Tranquillizern unter Kontrolle gehalten werden. Die Nebenwirkungen am Zentralnervensystem treten normalerweise innerhalb der ersten 1 bis 2 Wochen der Behandlung auf. Cycloserin ist kontraindiziert bei Patienten, die in der Anamnese Epilepsie aufweisen. Bei Störungen der Nierenfunktion sollte das Mittel mit Vorsicht angewendet werden.

Dosierung. Cycloserin wird nach NND 62 oral angewendet. Dosen von 250 mg 2mal täglich können ohne Gefahr von Nebenwirkungen gegeben werden. Wenn höhere Dosierung geboten ist, sollte das Mittel nur solchen Patienten verabreicht werden, die auf toxische Erscheinungen überwacht werden können. Die Erfahrung hat gezeigt, daß diese auf ein Minimum beschränkt bleiben, wenn der Blutspiegel 25 bis 30 mcg/ml nicht übersteigt. Die Konzentration des Antibioticums im Blut sollte daher stets kontrolliert werden, um einen Anhaltspunkt für die Dosierung zu besitzen. Zur Tuberkulosebehandlung werden Blutspiegel von 25 bis 30 mcg/ml empfohlen. Die anfänglichen Gaben sollten gering sein und allmählich gesteigert werden, wenn keine toxischen Erscheinungen auftreten. Im allgemeinen gibt man anfänglich 250 mg pro Tag und steigert die Gabe nach 2 Wochen auf 250 mg 2mal täglich. Nach weiteren 10 Tagen kann man die Dosis auf 3mal täglich 250 mg erhöhen. In Anbetracht der größeren toxischen Effekte bei höheren Dosen sollte die Gesamtmenge Cycloserin wahrscheinlich aber 500 mg pro Tag nicht übersteigen. Für die Behandlung von Infektionen der Harnwege gibt man 250 mg alle 12 Std.

Kanamycin

Kanamycin wurde erstmalig 1957 in Japan aus Kulturlösungen von Streptomyces kanamyceticus isoliert[1] und wirkt hemmend auf verschiedene grampositive und gramnegative Erreger. Das rohe Antibioticum setzt sich aus den beiden Komponenten A und B zusammen. Der Anteil des Kanamycins B ist gering; in Handelspräparaten soll es kaum noch enthalten sein.

Kanamycin A ist chemisch dem Neomycin und Streptomycin ähnlich. Die Ermittlung der Konstitution erfolgte gleichzeitig und unabhängig voneinander durch mehrere Gruppen in Japan[2] und den USA[3]. Die Substanz enthält 6-Amino-6-desoxy-D-glucose und 3-Amino-3-desoxy-D-glucose (Kanosamin), die glykosidisch an 2-Desoxystreptamin gebunden sind.

Kanamycin B enthält ebenfalls Desoxystreptamin und Kanosamin. Außerdem wurde bei Hydrolyse ein Amin unbekannter Struktur gefunden, das reduzierende Eigenschaften besitzt und eine positive Ninhydrinreaktion gibt.

Kanamycin ist in den meisten Pharmakopöen nicht aufgeführt. USP XVI – Suppl. I und USP XVII enthalten das Sulfat.

1 I.E. entspricht 0,001232 mg.

---

[1] TAKEUCHI, T., T. HIKIJI, K. NITTA, S. YAMAZAKI, S. ABE, H. TAKAYAMA u. H. UMEZAWA: J. Antibiot. *10*, 107 (1957). – UMEZAWA, H. et al.: ibid. *10*, 181 (1957).
[2] MAEDA, K., M. MURASE, H. MAWATARI u. H. UMEZAWA: J. Antibiot. *11*, 163 (1958). – OGAWA, H., T. ITO, S. KONDŌ u. S. INOUE: ibid. *11*, 169 (1958).
[3] CRON, M. J., D. L. EVANS, F. M. PALERMITI, D. F. WHITEHEAD, I. R. HOOPER, P. CHU u. R. V. LEMIEUX: J. Amer. chem. Soc. *80*, 4711 (1958).

Kanamycin Sulfate USP XVI — Suppl. I u. USP XVII. Kanamycinsulfat.

Kanamycinsulfat muß den Vorschriften der FDA entsprechen (s. Bacitracinum). Die folgenden Angaben sind hauptsächlich der USP XVI – Suppl. I entnommen.

$$C_{18}H_{36}N_4O_{11} \cdot H_2SO_4 \qquad M.G. \; 582{,}60$$

Gehaltsforderung. Kanamycinsulfat enthält eine mindestens 75% Kanamycin äquivalente Menge $C_{18}H_{36}N_4O_{11} \cdot H_2SO_4$, entsprechend der antibiotischen Aktivität von 750 mcg Kanamycin/mg, und höchstens 5% Kanamycin-B-Sulfat, berechnet auf die wasserfreie Substanz.

Eigenschaften. Weißes, geruchloses, kristallines Pulver. – Löslichkeit. Leicht lösl. in W., unlösl. in Aceton, Essigester und Bzl. – pH der Lösung. Der pH-Wert einer Lsg., die 10 mg Kanamycinsulfat/ml enthält, liegt zwischen 6,5 und 8,0.

Erkennung. 1. Das Infrarotspektrum des Kanamycinsulfates darf Maxima nur bei den Wellenlängen zeigen, bei denen das USP Kanamycinsulfat-Referenz-Standard-Präparat gleichfalls absorbiert (Nujol-Suspension). 2. Etwa 10 mg Kanamycinsulfat werden in 1 ml W. gelöst. Man setzt 1 ml Ninhydrinlsg. (1 : 500 in n-Butanol) und 0,5 ml Pyridin hinzu und erhitzt 5 Min. auf dem Dampfbad. Sodann werden noch 10 ml W. zugesetzt. Es entwickelt sich eine tiefviolette Färbung. 3. Kanamycinsulfat gibt die Reaktion auf Sulfationen.

Grenzwertprüfung auf Kanamycin-B-Sulfat. Es dürfen höchstens 5% Kanamycin-B-Sulfat gefunden werden. Die Bestimmung erfolgt auf mikrobiologischem Wege. Zur Herstellung der Standardstammlsg. löst man eine geeignete Menge Kanamycinsulfat-Referenz-Standard (genau gewogen) in sterilem W. auf eine Konzentration, die dem Äquivalent von 1 mg Kanamycin/ml entspricht. Die Standardstammlsg. wird im Kühlschrank aufbewahrt. Die Testlsg. wird bereitet, indem man zu 50 mg (genau gewogen) Kanamycinsulfat in einem geeigneten Gefäß 2,5 ml 6 n Salzsäure gibt und fest verschließt. Es wird 1 Std. lang im Wasserbad auf 100° erhitzt und abgekühlt. Man fügt zum Inhalt des Gefäßes 2 ml 6 n Natriumhydroxidlsg. und verdünnt mit sterilem 0,1 m pH-7,9-Phosphatpuffer auf eine Konzentration, die etwa das Äquivalent von 1 mcg Kanamyxin-B-Sulfat/ml enthält. Diese Lsg. ist zu verwenden, wenn im folgenden von der Lsg. des zu bestimmenden Antibioticums die Rede ist [s. unter Benzylpenicillinnatrium (mikrobiologische Wertbestimmung, Zylinderplattenmethode)]. Als Testorganismus für die Prüfung wird Bacillus subtilis (A.T.C.C. 6633) verwendet, der auf Peptonagar (s. S. 1006) gezüchtet wird. Man bereitet eine Sporensuspension, die etwa 50 000 000 Sporen/ml enthält. Mit Hilfe von Testplatten wird die geeignete Menge der Suspension bestimmt, die für die Herstellung von Platten geeigneter Dichte erforderlich ist. Zur Bereitung der Platten schmilzt man eine geeignete Menge Pepton-Agar, der auf ein pH von 7,9 ± 0,1 eingestellt ist, und kühlt ihn auf 48° ab. Im übrigen verfährt man wie unter Benzylpenicillinnatrium (biologische Wertbestimmung, Zylinderplattenmethode) angegeben ist, verwendet jedoch anstelle des dort angegebenen Pepton-Agars den oben erwähnten, auf pH 7,9 ± 0,1 eingestellten Agar. Die Durchführung der Bestimmung erfolgt wie unter Benzylpenicillinnatrium (biologische Wertbestimmung, Zylinderplattenmethode) angegeben. Man verwendet Lsg., die 0,64, 0,8, 1,0, 1,25 und 1,56 mcg/ml enthalten, indem man die Standardstammlsg. mit 0,1 m pH-7,9-Phosphatpuffer verdünnt und die 1,0 mcg/ml-Konzentration als mittlere Verdünnung verwendet. Das Aufstellen der Standardkurve und die Berechnung erfolgen wie unter Benzylpenicillinnatrium (biologische Wertbestimmung, Zylinderplattenmethode) aufgeführt. Die bestimmte Aktivität der Testlsg. wird mit 100 multipliziert und durch 126 dividiert; auf diese Weise erhält man einen Wert, der die Aktivität in mg ausdrückt, die dem Kanamycin-B-Sulfat entsprechen.

Wassergehalt. Höchstens 6%, bestimmt nach der Karl-Fischer-Methode, unter Verwendung von Formamid als Lösungsmittel.

Verbrennungsrückstand. Höchstens 1%.

Keimfreiheit. Kanamycinsulfat, das zum parenteralen Gebrauch bestimmt ist, muß dem unter Bacitracin angegebenen Sterilitätstest entsprechen.

Verträglichkeit. Kanamycinsulfat muß dem unter Benzylpenicillinnatrium angegebenen Verträglichkeitstest genügen. Die Testdosis beträgt 0,5 ml einer Lsg. in sterilem W., die 2 mg Kanamycinsulfat/ml enthält.

Pyrogenfreiheit. Kanamycinsulfat soll dem unter Benzylpenicillinnatrium angegebenen Pyrogentest entsprechen. Die Testdosis beträgt pro kg 1,0 ml einer Lsg. in pyrogenfreiem W., die 10 mg Kanamycinsulfat/ml enthält.

Gehaltsbestimmung. Eine geeignete Menge Kanamycinsulfat (genau gewogen) wird in W. zu einer Konzentration gelöst, die dem Äquivalent von 200 mcg Kanamycin/ml entspricht. Man verdünnt 1,0 ml dieser Lsg. mit 0,1 m pH-7,9-Phosphatpuffer auf 100 ml und erhält so die Lsg. des zu bestimmenden Antibioticums, die das Äquivalent von 2 mcg Kanamycin/ml enthält. Die Standardstammlsg. wird wie unter Grenzwertbestimmung für Kanamycin-B-Sulfat angegeben bereitet. Als Testorganismus ist Staphylococcus aureus (A.T.C.C. 6538-P) geeignet, der in Schrägagarröhrchen mit Pepton-Agar (s. S. 1006) gezüchtet und einmal die Woche auf frische Röhrchen überimpft wird. Man beimpft die Oberfläche einer Roux-Flasche, die 300 ml Pepton-Casein-Agar enthält, mit dem Keim. Die Bebrütung erfolgt 24 Std. lang bei 32 bis 35°. Das Wachstum wird in etwa 30 ml steriler, physiologischer Kochsalzlsg. gesammelt. Man bestimmt den Verdünnungsgrad dieser Stammsuspension, der in einem geeigneten Elektrophotometer bei 650 mμ eine Durchlässigkeit von etwa 0,08 zeigen soll, und stellt die gesamte Suspension auf diesen Wert ein. Das Inoculum für den täglichen Gebrauch bereitet man, indem man 15 ml dieser eingestellten Suspension zu 1000 ml Nährbouillon (s. S. 1006) gibt. Für die Bestimmung wird die Standardstammlsg. mit 0,1 m pH-7,9-Phosphatpuffer auf Konzentrationen von 1,6, 1,79, 2,0, 2,24 und 2,5 mcg Kanamycinsulfat-Referenz-Standard verdünnt. Je 1 ml dieser Lsg. wird in 3 vorbereitete Reagensgläser und je 1 ml der Lsg. der zu bestimmenden Probe in 3 weitere Reagensgläser gegeben. Zu jedem Röhrchen beider Reihen fügt man 9,0 ml Inoculum und bringt die Röhrchen sofort für 3 Std. in ein Wasserbad von 37° $\pm$ 1. Nach der Bebrütung gibt man 0,5 ml verd. Formaldehydlsg. (1 : 3) in jedes Röhrchen und bestimmt die Durchlässigkeit elektrophotometrisch bei 530 mμ. Die Berechnung des Ergebnisses erfolgt wie unter Streptomycinsulfat (turbidimetrische Methode) angegeben.

Außer dieser mikrobiologischen Wertbestimmung sind zwei kolorimetrische Verfahren zu erwähnen. 1[1]. Vor der Analyse kann durch Chromatographie an einer Austauschersäule (Dowex 50 W−X 8, 200/400 mesh) das Kanamycin von eventuell gleichzeitig vorliegendem Bacitracin, Tyrothricin, Neomycin und Viomycin abgetrennt werden. 5 ml der Lsg., die etwa 20 mg Antibioticum/l enthalten soll, versetzt man in einem 100-ml-Meßkölbchen mit 4 ml Ninhydrinlsg. In gleicher Weise bereitet man eine Referenzlsg. mit 5 ml Kanamycinlsg., die 20 mg/l enthält und eine Blindlsg. mit 5 ml W. Die 3 Meßkolben werden 25 Min. lang im Wasserbad auf 100° erhitzt, mit Leitungswasser abgekühlt und mit W. zur Marke aufgefüllt. 15 Min. nach dem Erhitzen werden die Absorptionen der Probe und der Referenzlsg. gegen die Blindlsg. bei 575 mμ (1 cm Schichtdicke) ermittelt. Die gefundene Menge Kanamycin in mg/l beträgt $\dfrac{20 \cdot E_x}{E_b}$; E_x bedeutet die Extinktion der Probe, E_b diejenige der Referenzlsg. Das LAMBERT-BEERsche Gesetz ist im Bereich von 25 bis 150 mcg/ml erfüllt. Bereitung der Ninhydrinlsg.: Man löst 0,080 g $SnCl_2 \cdot 2 H_2O$ in 50 ml Citratpuffer (21 g Citronensäuremonohydrat in 200 ml n Natriumhydroxidlsg. lösen, mit W. auf 1000 ml ergänzen; pH 5,0) und vermischt mit einer Lsg. von 2 g Ninhydrin in 50 ml Äthylenglykolmonomethyläther (Methylcellosolve) unter Durchleiten von Stickstoff.

2[2]. Der Gehalt wss. Kanamycinlsg. kann nach einem kolorimetrischen Verfahren durch Reaktion mit dem Natriumsalz der 1,2-Naphthochinon-4-sulfonsäure in sodaalkalischem Milieu bei 0 bis 2° unter Lichtausschluß nach Versetzen mit einer Mischung aus Aceton und 50%iger Essigsäure im Verhältnis 2 : 1 durch Extinktionsmessung bei 420 mμ bestimmt werden. Die Werte stimmen mit denjenigen der mikrobiologischen Methode gut überein.

Aufbewahrung und Verpackung. Kanamycinsulfat soll in dicht verschlossenen Behältern aufbewahrt werden. Ist die Substanz zum parenteralen Gebrauch bestimmt, so müssen die Gefäße den entsprechenden Bestimmungen genügen.

Wirkung und Anwendung des Kanamycins. *Bakteriologische Wirkung.* Die antibakterielle Wirksamkeit des Kanamycins ist nach NND 62 fast identisch mit derjenigen des Neomycins. Das Antibioticum ist aktiv gegen viele aerobe grampositive und gramnegative Bakterien, einschließlich der meisten pathogenen Staphylokokkenstämme. Zu den gramnegativen Microorganismen, die empfindlich gegen Kanamycin sind, gehören Klebsiella, Aerobacter, Shigella, Salmonella, Neisseria, Escherichia coli und die meisten Proteusstämme. Es ist gleichfalls wirksam gegen Mycobakterien. Die für gewöhnlich vorkommenden grampositiven pathogenen Streptokokken und Pneumokokken sind gegen Kanamycin normalerweise bei den Konzentrationen, in denen es in den Körperflüssigkeiten vorkommt, resistent. Gleichfalls resistent sind Enterokokken, Brucella, Pseudomonas, Clostridium, Hefen und Pilze. Es wird empfohlen, daß vor der klinischen Anwendung die in Frage kommenden Mikroorganismen auf ihre Empfindlichkeit geprüft werden.

---

[1] COTTA-RAMUSINO. F., R. INTONTI u. A. STACCHINI: Ann. Chimica *51*, 290 (1961).
[2] KAKEMI, K., T. ARITA u. S. OHASHI: J. pharm. Soc. Japan *81*, 748 (1961) (engl.).

Wirkungsmechanismus. Die primäre Wirkung des Kanamycins erfolgt über den Proteinstoffwechsel. Der Aminosäureeinbau in die Proteine wird gehemmt wie an Mycobacterium avium bewiesen wurde[1]. Auch die Möglichkeit einer Code-Beeinflussung von Genen wird diskutiert[2].

Pharmakologische Wirkung. Kanamycin wird nach intramuskulärer Anwendung schnell resorbiert, während es aus dem Magen-Darm-Trakt nur langsam aufgenommen wird. Bei Allgemeininfektionen muß Kanamycin daher parenteral gegeben werden. Nach der intramuskulären Injektion treten Spitzenkonzentrationen im Serum innerhalb einer Stunde auf, während ein ausreichender Blutspiegel 8 bis 12 Std. lang nach den normalerweise angewendeten Dosen erhalten bleibt. Bei normalen Dosen geht Kanamycin nicht durch die Bluthirnschranke; es kann jedoch bei Gehirnhautentzündung Konzentrationen erreichen, die bei 30% der Serummaximalwerte liegen. Nach intramuskulärer Injektion geht Kanamycin in Pleural- und Peritonealexsudate sowie in die Synovialflüssigkeit über.

Klinische Verwendung. Kanamycin wird zur Behandlung kleinerer und begrenzter Infektionen nicht empfohlen. In Fällen renaler Insuffizienz sollte es mit Vorsicht angewendet werden. Bei mäßig schweren oder schweren Infektionen, in denen außer Kanamycin noch andere Antibiotica in Frage kommen, sollte die Wahl auf Grund der zu erwartenden Nebenwirkungen erfolgen. Wegen der fehlenden Kreuzresistenz zwischen Kanamycin und Penicillin, Streptomycin, Chloramphenicol, Novobiocin, Oleandomycin sowie den Tetracyclinen kann das Antibioticum bei solchen Infektionen von Nutzen sein, die nicht auf diese Antibiotica angesprochen haben. Die parenterale Kanamycintherapie ist mit Erfolg durchgeführt worden bei Patienten mit staphylokokken- und gramnegativen Infektionen der Atmungswege, der Weichteile, des Harntraktes sowie bei Osteomyelitis, Septikämie und Bakteriämie. Bei Infektion durch Salmonella und Shigella kann Kanamycin oral bei Erkrankungen des Magen-Darm-Traktes gegeben werden. Vor Operationen des Magen-Darm-Traktes kann Kanamycin in gleicher Weise wie Neomycin angewendet werden. In vitro und in vivo ist es möglich, Resistenzentwicklung bei den meisten empfindlichen Organismen nachzuweisen. Zu Neomycin besteht fast vollständige Kreuzresistenz. Organismen, die gegen Kanamycin resistent sind, sind auch resistent gegen Streptomycin, aber streptomycinresistente Organismen sprechen auf Kanamycin an. In bezug auf die Mykobakterien besteht zwischen Kanamycin und Streptomycin keine Kreuzresistenz. Die Resistenzerscheinungen zwischen Viomycin und Kanamycin sind hier ähnlich wie im Falle des eben erwähnten Verhältnisses zwischen Streptomycin und Kanamycin. Gegen die meisten empfindlichen Organismen wirkt das Antibioticum bakterizid. Unter aeroben Bedingungen ist es aktiver als unter Sauerstoffausschluß. Für die Tuberkulosebehandlung wird Kanamycin nicht empfohlen.

Nebenwirkungen. Die wichtigste Nebenwirkung erstreckt sich auf den Bereich des 8. Hirnnerven. Der Effekt scheint zur Höhe und der Dauer der Serumkonzentrationen in Beziehung zu stehen. Aus diesem Grunde sollte die tägliche Dosis 15 mg kg Körpergewicht nicht übersteigen; auch sollte die Dauer der Therapie nicht unnötig ausgedehnt werden. Das Mittel muß mit äußerster Vorsicht und beträchtlich verringerten Dosen bei solchen Patienten verwendet werden, die unter Störungen der Nierenfunktion leiden, da die verminderte Ausscheidung höhere Serumspiegel zur Folge hat und das Risiko von Gehörschädigungen schnell ansteigt. Aus dem gleichen Grunde ist auch bei älteren Patienten Vorsicht geboten. Ohrenklingen und Schwindel gehen manchmal dem Gehörverlust voraus; wenn diese Symptome auftreten, sollte das Mittel daher sofort abgesetzt werden. Während der Therapie treten häufig Anzeichen einer Nierenreizung (Zylindrurie, Albuminurie, Hämaturie) auf. Dies scheint im Zusammenhang zu stehen mit der schnellen Ausscheidung des Antibioticums durch Glomerulusfiltration und der selektiven Rückresorption des Wassers, nicht aber des Kanamycins in den Tubuli. Meist sind diese Erscheinungen reversibel und verschwinden

---

[1] TSUKAMURA, M., u. S. TSUKAMURA: J. Antibiot. (Tokyo) *16*, 40 (1963).
[2] DAVIES, J. E., W. GILBERT u. L. GORINI: Proc. nat. Acad. Sci. (Wash.) *51*, 883 (1964).

beim Ende der Therapie. Sie bilden keine Kontraindikation, wenn die Infektion auf die Behandlung anspricht. Der Injektion können lokale Reizerscheinungen und Schmerzen folgen.

Dosierung. Kanamycinsulfat wird intramuskulär angewendet, kann aber bei Systemerkrankungen auch intravenös injiziert werden. Zur lokalen Behandlung wird Kanamycin oral, intraperitoneal, als Inhalation und als intrakavitäre Instillation verwendet. Für die intramuskuläre Applikation sollte die tägliche Dosis für Erwachsene und Kinder 15 mg/kg Körpergewicht, gegeben in 2 oder 3 Teildosen, nicht überschreiten. Wenn die Infektion innerhalb von 5 Tagen nicht unter Kontrolle ist, ist ein anderes Antibioticum einzusetzen. Die intravenöse Injektion wird nur für schwerkranke Patienten mit lebensbedrohenden Infektionen oder mit drohendem Kollaps empfohlen. In diesen Fällen wird eine 0,25%ige Lsg. (2,5 mg/ml) bereitet und durch langsame intravenöse Infusion (3 bis 4 ml/Min.) appliziert. Die Dosis für Erwachsene und Kinder beträgt 15 bis 30 mg/kg Körpergewicht und Tag, verteilt auf 2 oder 3 Teildosen. Für die Inhalation wird eine Lsg. vernebelt, die durch Verdünnen einer Lsg. von 250 mg/ml mit 3 ml physiologischer Kochsalzlsg. bereitet wird. Für die Operationsvorbereitung in der großen Bauchchirurgie wird Kanamycin oral in Dosen von 1 g alle 4 Std., dann 1 g alle 6 Std. 36 bis 72 Std. lang vor dem Eingriff gegeben. Kanamycin sollte oral nur für antibakterielle Zwecke im Magen-Darm-Kanal gegeben werden; für Systeminfektionen ist die orale Anwendung nicht geeignet.

Antibiotica aus Bakterien

Bacitracin

Bereits 1943 wurde von JOHNSON et al.[1] auf der Suche nach dem Beweis eines bakteriellen Antagonismus in infizierten Unfallverletzungen ein aerober, grampositiver, sporenbildender Bazillus (Bacillus subtilis, Stamm Tracy I) entdeckt, der unter den üblichen Kulturbedingungen eine sehr wirksame antimikrobielle Substanz mit einem großen antibakteriellen Spektrum bildete. Dieses neue Antibioticum erhielt den Namen „Bacitracin", da der Mikroorganismus aus excidiertem, zertrümmertem Gewebe eines komplizierten Schienbeinbruches bei einer Patientin, dem 7jährigen Mädchen Margaret Tracy, isoliert worden war.

Die Gewinnung des hochgereinigten Bacitracins erfolgt heute submers im Tieftankverfahren auf einem synthetischen Nährboden, der neben Spurenelementen (Eisen und Mangan) L-Glutaminsäure als Stickstoffquelle und Dextrose als Kohlenhydratlieferant enthält. Nach dreitägigem Wachstum wird das Nährmedium mit Butylalkohol extrahiert, die alkoholische Lösung im Vakuum konzentriert, angesäuert und wieder extrahiert. Schließlich wird das Antibioticum nach weiteren Reinigungsprozessen durch Ammoniumsulfatlösung oder auf andere Weise gefällt und abgetrennt.

Bacitracin stellt einen Polypeptidkomplex aus verschiedenen Komponenten dar, die durch Gegenstromverteilung getrennt werden können[2]. Im Jahre 1949 fand man in Kulturfiltraten von Bacillus licheniformis ein gleichfalls neues Antibioticum, das Ayfivin[3], in dem etwa die gleichen Komponenten wie im Bacitracin ermittelt wurden. Auf Grund ihres Ultraviolettspektrums lassen sich die Bacitracine A, B, D und E, die ein Maximum bei 253 mµ besitzen, zu einer Gruppe zusammenfassen. Die Bacitracine C und G absorbieren bei 258 mµ, während das Bacitracin F ein breites Maximum bei 288 mµ aufweist. Das Bacitracin A stellt mit 83% den größten Anteil des Gemisches, während das Bacitracin F ein aus diesem entstehendes Artefact zu sein scheint. Die Hydrolyse von Handelspräparaten ergab die Anwesenheit von Phenylalanin, Leucin, Isoleucin, Glutaminsäure, Asparaginsäure, Lysin, Histidin, Cystein und Ornithin sowie Ammoniak. Das mit der Ultrazentrifuge ermittelte Molekulargewicht beträgt etwa 1460. Aus Endgruppenbestimmungen folgt, daß

---

[1] JOHNSON, G. A., H. ANKNER u. F. L. MELENEY: Science *102*, 376 (1945).

[2] BARRY, G. T., J. G. GREGORY u. L. C. CRAIG: J. biol. Chem. *175*, 485 (1948). – CRAIG, L. C., J. R. WEISIGER, W. HAUSMANN u. E. J. HARFINIST: ibid. *199*, 259 (1952).

[3] ARRIAGADA, A., M. C. SAVAGE, E. P. ABRAHAM, N. G. HEATLEY u. A. E. SHARP: Brit. J. exp. Path. *30*, 425 (1949).

Bacitracin A cyclische Struktur haben muß. Die Aminosäuresequenz[1] ist bekannt, während strukturelle Einzelheiten noch weiterer Klärung bedürfen. Als vorläufige Summenformel wurde $C_{66}H_{103}N_{17}O_{16}S$ ermittelt.

$$\begin{array}{c}
\text{H}_3\text{C}\diagdown\underset{|}{\overset{\text{H}_2}{\text{C}}}\diagdown\underset{\text{CH}_3}{\overset{\text{H}}{\text{C}}}\diagdown\overset{\overset{\text{NH}_2}{|}}{\underset{\text{H}}{\text{C}}}\diagdown\underset{\text{N}}{\overset{\text{S}\rule[0.5ex]{1em}{0.4pt}}{}}\diagdown\overset{\text{O}}{\underset{\|}{\text{C}}}\text{—L-Leu}\\
\\
\text{D-Asp} \quad \text{D-Glu}\\
\diagup \; (\text{NH}_2) \quad |\\
\text{L-His—L-Asp} \qquad |\\
\diagup \qquad \qquad \qquad |\\
\text{D-Phe} \qquad \text{L-Lys——L-Ileu}\\
\diagdown\\
\text{L-Ileu—D-Orn}
\end{array}$$

Handelspräparate des Bacitracins weisen eine Reinheit von etwa 80% auf. Bei 56° verliert die Verbindung ihre Aktivität rasch. Präparate mit einem Wassergehalt unter 1% konnten bei 37° 15 Monate lang ohne Wirkungsverlust aufbewahrt werden. In sauren Lösungen ist das Antibioticum relativ beständig, während es in alkalischen Lösungen instabil ist. Wss. Lsg., die auf ein pH zwischen 5 und 9 eingestellt wurden, zersetzten sich schnell bei 25°, behielten bei 4° jedoch 2 Monate lang 90% ihrer Aktivität. Hochgereinigte Bacitracinfraktionen sind nicht so beständig wie weniger gereinigte.

Bacitracinum DCI, PI.Ed. II, Ph.Helv. V – Suppl. III, Nord. 63, Bacitracine CF 65. Bacitracin BP 63, USP XVI u. USP XVII.

Bacitracin ist eines oder ein Gemisch mehrerer der antimikrobiellen Polypeptide, die durch bestimmte Stämme von Bacillus licheniformis und Bacillus subtilis var. Tracy hervorgebracht werden; bei Hydrolyse entstehen die Aminosäuren L-Cystein, D-Glutaminsäure, L-Histidin, L-Isoleucin, L-Leucin, L-Lysin, D-Ornithin, D-Phenylalanin und D,L-Asparaginsäure (PI.Ed. II). Nach USP XVII ist Bacitracin die antibakterielle Substanz, die durch das Wachstum eines grampositiven sporenbildenden Mikroorganismus hervorgebracht wird, der zur Licheniformisgruppe des Bacillus subtilis gehört. Es muß den Bestimmungen der FDA entsprechen. Für den parenteralen Gebrauch muß es steril sein. Die Ph.Helv. V – Suppl. III, gibt an, daß das Gemisch hauptsächlich aus Bacitracin A besteht. 1 mg enthält 55 I.E.; eine I.E. entspricht 0,0182 mg.

In der USP XVII sind im Gegensatz zur USP XVI keine Einzelprüfungen aufgeführt. Der in dieser Pharmakopöe verwendete Terminus „Antibioticum" bezeichnet ein Arzneimittel, welches eine signifikante Menge einer chemischen Substanz enthält, die entweder durch Mikroorganismen oder Synthese erzeugt ist und die Fähigkeit besitzt, in verd. Lsg. Mikroorganismen abzutöten oder zu inaktivieren. In den USA stehen alle Antibiotica, die zur Anwendung am Menschen bestimmt sind, bezüglich ihrer Produktion und Prüfung unter Bundeskontrolle. Die Food and Drug Administration (FDA) stellt für die Aktivität und Reinheit der Antibiotica Normen auf, die in Form von Verordnungen von Zeit zu Zeit im Federal Register veröffentlicht werden. Da alle Antibiotica, die in der USP XVII enthalten sind, dieser Bestimmung unterliegen, sind die Normen der Pharmakopöe XVII durch diejenigen der FDA festgelegt. Die USP Monographien berücksichtigen aus diesem Grunde Identität, Reinheit, Aktivität, Verpackung und Aufbewahrung der Antibiotica nur unter solchen Gesichtspunkten, die für den Arzt und Apotheker von Interesse sind. Im übrigen sind die Vorschriften der FDA verbindlich.

---

[1] CRAIG, L. C., W. HAUSMANN u. J. R. WEISIGER: J. Amer. chem. Soc. 76, 2839 (1954). – HAUSMANN, W., J. R. WEISIGER u. L. C. CRAIG: ibid. 77, 720, 723, 731 (1955). – LOCKHART, J. M., u. E. P. ABRAHAM: Biochem. J. 58, (1954) 633. – LOCKHART, J. M., G. G. F. NEWTON u. E. P. ABRAHAM: Nature (Lond.) 173, 536 (1954).

Gehaltsforderung. Mindestens 55 I.E./mg, bezogen auf die 3 Std. lang bei 60° i. Vak. getrocknete Substanz (PI.Ed. II, BP 63). Nach Nord. 63, CF 65, USP XVII und Ph.Helv. V – Suppl. III sind 50 I.E./mg vorgeschrieben, für parenterale (und orale, Ph.Helv. V – Suppl. III) Anwendung 40 I.E./mg.

Eigenschaften. Weißes bis gelbliches, leichtes Pulver von schwachem, eigenartig süßlichem Geruch (Ph.Helv. V – Suppl. III). Bitter (PI.Ed. II). Die Substanz ist hygroskopisch; die Lsg. zersetzen sich schnell bei Raumtemperatur. Von vielen Schwermetallsalzen wird Bacitracin inaktiviert und aus seinen Lsg. gefällt (USP XVII). – Löslichkeit. Leicht lösl. in W. und A., unlösl. in Aceton, Chlf. und Ae. (PI.Ed. II). Lösl. in M. und Eisessig; Lsg. in organischen Lsöungsmitteln weisen normalerweise einen geringen, unlösl. Rückstand auf (USP XVII). – pH der Lösung. Eine Lsg., die 10 000 I.E./ml enthält, zeigt einen pH-Wert von 5,5 bis 7,5 (PI.Ed. II, BP 63, USP XVI). Das pH einer Lsg. von 250 mg in 1 ml frisch ausgekochtem und wieder erkaltetem W. muß zwischen 5,4 und 7,6 liegen (Ph.Helv. V – Suppl. III). – Ultraviolettabsorption. Nach Nord. 63 besitzt die wss. Lsg. ein Maximum oder eine Schulter bei 252 mμ; $E_{1\,cm}^{1\%}$ beträgt ca. 20.

Erkennung. 1. Man löst 5 mg Substanz in 1 ml W. und setzt 1 ml einer 0,2%igen (g/ml) Ninhydrinlsg. in Butanol und 0,5 ml Pyridin hinzu und erhitzt 5 Min. lang auf 105°: Es bildet sich eine tiefviolette Färbung (PI.Ed. II, BP 63). Nach 10 Min. langem Stehenlassen trennt sich die Lsg. in zwei Schichten, deren untere farblos bis hellviolett gefärbt ist (Ph. Helv. V – Suppl. III). 2. Zu 5 ml p-Dimethylaminobenzaldehydlsg. [125 mg p-Dimethylaminobenzaldehyd werden in der abgekühlten Mischung von 65 ml Schwefelsäure und 35 ml W. gelöst und 0,05 ml 9%iger (g/ml) Eisen(III)-chloridlsg. zugesetzt. Die Lsg. ist 7 Tage verwendbar.] werden etwa 5 mg Bacitracin gegeben. Man schüttelt 1 bis 2 Min. und setzt 1 Tr. 1%ige Natriumnitritlsg. hinzu. Es entsteht eine blaugrüne bis dunkelgrüne Färbung (USP XVI). 3. Etwa 0,01 g Bacitracin werden in 2 ml 2 n Natriumhydroxidlsg. gelöst und mit 1 Tr. einer Mischung aus 1 ml 1 m Kupfersulfatlsg. und 9 ml W. versetzt. Die Mischung wird mit 3 ml Butanol geschüttelt. Die untere Schicht nimmt deutlich rotviolette Farbe an, während die obere annähernd farblos bleibt (Nord. 63). 4. 2 ml einer 1%igen (g/ml) wss. Lsg. werden mit 0,2 ml 2 m HCl 5 Min. lang im Wasserbad erhitzt. Nach dem Abkühlen wird die Lsg. mit 0,3 ml 2 m Ammoniak und 5 Tr. 5%iger Nitroprussidnatriumlsg. versetzt. Es entsteht eine rote Farbe, die nach kurzer Zeit in Gelbbraun übergeht (Nord. 63). 5. CF 65 beschreibt folgende Reaktion: Etwa 5 mg Bacitracin werden mit 5 ml p-Dimethylaminobenzaldehyd-Reagens versetzt und 1 bis 2 Min. lang vorsichtig geschüttelt und sodann 1 Tr. 1%iger (g/ml) Natriumnitritlsg. hinzugefügt. Es entwickelt sich eine grüne Färbung. – Herstellung des p-Dimethylaminobenzaldehyd-Reagens: 0,20 g p-Dimethylaminobenzaldehyd werden in 20 ml abs. A. gelöst und 0,5 ml konz. HCl (36%) versetzt. Man entfärbt die Flüssigkeit mit Aktivkohle und filtriert.

Prüfung. 1. Nach Ph.Helv. V – Suppl. III muß der Extinktionskoeffizient, bestimmt in einer 0,1%igen wss. Lsg., bei der Wellenlänge von 288 mμ ($\pm$ 1 mμ) zwischen 2 und 6 liegen (Bacitracin F). 2. Eine 50 000 I.E. entsprechende Menge muß sich in kohlendioxidfreiem W. klar lösen (USP XVI). 3. Unter Verwendung des Verbrennungsrückstandes (s. nachstehend) muß Bacitracin der Grenzwertbestimmung auf Schwermetalle genügen. Es sind höchstens 30 ppm zugelassen (USP XVI). CF 65 läßt gleichfalls 30 ppm zu. Es werden etwa 660 mg Bacitracin zur Prüfung verwendet. Die Methode ist unter Hydroxytetracyclinhydrochlorid/Prüfung angegeben.

Wassergehalt. Nicht mehr als 5%, bezogen auf die 3 Std. lang i. Vak. bei 60° getrocknete Substanz (PI.Ed. II, CF 65, USP XVI, BP 63, Ph.Helv. V – Suppl. III).

Verbrennungsrückstand. Nicht mehr als 2% (PI.Ed. II). Nach USP XVI wird genau 1 g Bacitracin in einen tarierten Porzellantiegel eingewogen. Man verascht bei niedriger Temperatur bis die Substanz verkohlt ist und hält dabei den Tiegel mit einem Porzellandeckel lose verschlossen. Nach dem Abkühlen werden 2 ml Salpetersäure und 5 Tr. Schwefelsäure zugesetzt. Man erhitzt vorsichtig bis weiße Dämpfe ausgestoßen werden und verascht dann am besten in einem Muffelofen bei 500 bis 600° bis der Kohlenstoff vollständig verschwunden ist. Es dürfen nicht mehr als 3% Rückstand hinterbleiben.

Sulfatasche. Höchstens 2% (BP 63). CF 65 läßt höchstens 3% zu.

Keimfreiheit. USP XVI bestimmt, daß als Nährmedium flüssiges Thioglykolat oder ein äquivalentes Medium verwendet (s. Benzylpenicillinnatrium/Keimfreiheit) werden soll.
Zum Test auf Bakterien wird entweder der Inhalt von mindestens 6 Behältern für Einzeldosen verwendet oder aus 6 Behältern, die mehr als eine Einzeldosis enthalten, je 500 mg entnommen. Man fügt je 10 ml steriles W. oder sterile physiologische Kochsalzlsg. hinzu und überführt die entstehenden Lösungen oder Suspensionen in ein Röhrchen von

38 × 200 mm, welches 75 bis 100 ml flüssiges Thioglykolat enthält und läßt unter häufigem Umschütteln bei Raumtemperatur 2 Std. lang stehen. Die Bebrütung der Röhrchen erfolgt 5 Tage lang bei 32 bis 35°. Es darf kein bakterielles Wachstum sichtbar sein. Wenn in keinem Röhrchen Wachstum auftritt, ist der Test zu wiederholen. Tritt beim ersten oder Wiederholungstest Wachstum in einem oder mehreren Röhrchen auf, müssen weitere Bacitracinanteile untersucht werden. Das Muster entspricht den Anforderungen in bezug auf Bakterien, wenn mindestens 90% der Gesamtzahl verwendeter Röhrchen, die in drei oder mehr aufeinanderfolgenden Tests verwendet werden, kein Anzeichen für die Anwesenheit von Mikroorganismen zeigen.

Der Test auf Pilze und Hefen erfolgt auf die gleiche Weise wie der Bakterientest mit der Maßgabe, daß anstelle von flüssigem Thioglykolat flüssiges Sabouraud-Medium (s. Benzylpenicillinnatrium, Keimfreiheit) verwendet wird und daß die Bebrütung mindestens 5 Tage lang bei 22 bis 25° erfolgt. Zur Prüfung werden 4 Behälter für Einzeldosen oder 4 Portionen zu 500 mg verwendet. Es darf kein mikrobielles Wachstum sichtbar sein. Wenn kein Röhrchen Wachstum zeigt, muß der Test wiederholt werden. Wenn in einem oder mehreren Röhrchen des ersten und der folgenden Tests Wachstum auftritt, sind weitere Bacitracinanteile zu untersuchen. Das Muster entspricht den Anforderungen in bezug auf Pilze und Hefen, wenn mindestens 90% der Gesamtzahl Röhrchen, die in 3 oder mehr aufeinanderfolgenden Tests verwendet werden, keine Anzeichen für die Anwesenheit von Pilzen oder Hefen zeigen.

Verträglichkeit. Nach Pl.Ed. II muß Bacitracin dem unter Benzylpenicillinnatrium (Verträglichkeit) beschriebenem Test genügen. Die Dosis beträgt 0,5 ml einer Lsg. in steriler, physiologischer Kochsalzlsg., die 200 I.E./ml enthält. Die anderen Pharmakopöen machen ähnliche Angaben.

Pyrogenfreiheit. Bacitracin muß dem unter Benzylpenicillinnatrium aufgeführten Pyrogentest entsprechen. Es werden mindestens 300 I.E., gelöst in höchstens 5 ml W., zur Injektion verwendet (Pl.Ed. II). Die Angaben der anderen Arzneibücher sind praktisch damit identisch.

Gehaltsbestimmung. Die mikrobiologische Wertbestimmung erfolgt nach der Zylinderplattenmethode. Als Beispiel werden die Angaben der USP XVI angeführt. Man löst eine geeignete Menge Bacitracin (genau gewogen) in 1%igem pH-6-Phosphatpuffer. Zur Herstellung der Lsg. des zu bestimmenden Antibioticums stellt man mit dem gleichen Lösungsmittel Verdünnungen her, die 1 I.E./ml enthalten. Die Standardstammlsg. erhält man durch Lösen einer geeigneten Menge getrockneten Bacitracin-Referenz-Standardes (genau gewogen) in sterilem 1%igem pH-6-Phosphatpuffer. Aliquote Teile dieser Lsg. sollten leicht auf einen Gehalt von 0,6 bis 1,5 I.E./ml verdünnt werden können. Die Standardstammlsg. ist im Kühlschrank aufzubewahren. Sie kann 7 Tage lang verwendet werden. Zur Herstellung des Inoculums sind Micrococcus flavus (A.T.C.C. Nr. 10240) oder Sarcinea subflava (A.T.C.C. 7468) zu verwenden, die in Schrägagarröhrchen auf Pepton-Casein-Agar (s. S. 1006) gezüchtet werden. Man beimpft eine Roux-Flasche, die Pepton-Casein-Agar enthält, aus einem Stammröhrchen des Mikroorganismus, brütet 18 Std. lang bei 32 bis 35° und sammelt das Wachstum in 25 ml steriler physiologischer Kochsalzlsg. Wenn nötig, wird die Konzentration dieser Stammsuspension so eingestellt, daß eine aliquote Menge, die 1 : 50 mit steriler, physiologischer Kochsalzlsg. verdünnt wird, in einem geeigneten Elektrophotometer, das mit einem Filter von 650 mµ ausgerüstet ist, bei Verwendung von Micrococcus flavus eine Durchlässigkeit von 75%, bei Verwendung von Sarcina subflava eine Durchlässigkeit von 50% ergibt. Es werden 0,3 bis 0,5 ml der eingestellten Suspension zu je 100 ml geschmolzenem und auf 48° abgekühltem Pepton-Casein-Agar gegeben. Am Tage der Bestimmung bereitet man mit sterilem, 1%igem pH-6-Phosphatpuffer 5 Verdünnungen der Standardstammlsg., die 0,64, 0,80, 1,00, 1,25 und 1,56 I.E./ml enthalten. Die 1,0 I.E./ml Konzentration verwendet man als mittlere Verdünnung und geht im übrigen vor, wie unter Benzylpenicillinnatrium (Zylinderplattenmethode) USP XVI, beschrieben. CF 65 führt auch die turbidimetrische Methode an.

Aufbewahrung und Verpackung. In gut verschlossenem Behälter, vor Licht geschützt. Bacitracin, das zur parenteralen Anwendung bestimmt ist, muß so verschlossen sein, daß Mikroorganismen nicht in den Behälter eindringen können. Wäßrige Bacitracinlsg. sollten innerhalb von 48 Std. verbraucht werden, wenn sie bei 25° aufbewahrt werden. Unterhalb 5° behalten die Lsg. ihre Aktivität 3 Wochen lang (Pl.Ed. II, BP 63). Ph.Helv. V – Suppl. III schreibt einen kühlen Ort vor. Der Inhalt von Bacitracingefäßen darf nicht weniger als 85% und, wenn die Substanz zur parenteralen Anwendung bestimmt ist, nicht mehr als 115% der angegebenen Menge betragen (USP XVI). – *Dosierung.* Normdosis 20000 I.E. alle 8 Std. intramuskulär. Bereich: 30000 bis 100000 I.E. pro Tag (USP XVII). Die Ph.Helv. V – Suppl. III gibt folgende Mengen an: Einzelmaximaldosis 30000 I.E., Tagesmaximaldosis 100000 I.E.

Zinc Bacitracin USP XVII.
Zinkbacitracin ist das Zinksalz des Bacitracins.
Es muß den Bestimmungen der FDA entsprechen (s. Bacitracinum).

Gehaltsforderung. Zinkbacitracin soll die Aktivität von mindestens 40 E. Bacitracin/mg besitzen.

Eigenschaften. Farbloses bis gelbbraunes Pulver, geruchlos oder fast geruchlos; hygroskopisch. – Löslichkeit. In W. kaum lösl.

Aufbewahrung und Verpackung. In luftdichten Gefäßen, kühl.

Dosierung. Oberflächlich, als Salbe, die 500 E./mg enthält.

Wirkung und Anwendung des Bacitracins. *Bakteriologische Wirkung.* Nach NND 62 umfaßt das antibakterielle Wirkungsspektrum des Bacitracins zahlreiche grampositive Mikroorganismen, wie hämolytische und nichthämolytische Streptokokken, Staphylokokken und Pneumokokken, anaerobe Kokken, Clostridien der Gas-Gangrän-Gruppe und einige gramnegative Kokken, z.B. Gonokokken und Meningokokken. Bei den meisten aeroben, gramnegativen Bacillen ist es unwirksam.

Pharmakologische Wirkung. Bacitracin wird als Polypeptid im Magen-Darm-Kanal zum größten Teil zerstört und nicht resorbiert. Nur etwa 30% des Antibioticums können in den Faeces wiedergefunden werden. Bei intramuskulärer Injektion wird Bacitracin leicht resorbiert. Die Blutspiegel sind höher und halten länger an als bei Penicillin. Die Geschwindigkeit der bakteriziden Wirkung ist der Konzentration direkt proportional. Das Antibioticum geht in die Pleural- und Aszites-, nicht aber in die Peritoneal- und Cerebrospinalflüssigkeit über. Die Substanz wird nur langsam aus dem Körper ausgeschieden. Nach intramuskulärer Injektion sind noch nach 6 bis 8 Std. Spuren im Blut nachweisbar. Patienten sind selten überempfindlich gegen Bacitracin. Von Bakterien wird nur langsam eine Resistenz entwickelt.

Klinische Verwendung. Bacitracin kann bei intramuskulärer Injektion zur Behandlung von Allgemeininfektionen verwendet werden. Auch zur lokalen Injektion in umschriebene Infektionsbereiche z.B. Furunkel, Karbunkel und Abszesse ist es geeignet. Allein oder in Verbindung mit intramuskulärer Applikation ist es erfolgreich und sicher bei intrathekaler, intraventrikulärer, intrazisternaler oder intrazerebraler Injektion in der Behandlung von neurochirurgischen Infektionen, einschließlich Osteomyelitis, septischer Kokkenmeningitis und postoperativer Infektionen zu verwenden. Bacitracin wird auch örtlich zur Behandlung von Infektionen der Haut, des Auges, der Nase, des Kehlkopfes, bei Weichteil- und Knochenabszessen und bei infizierten Verbrennungen angewendet. Da es aus dem Magen-Darm-Kanal nicht resorbiert wird, findet es auch orale Anwendung bei Amöbeninfektionen des Darmtraktes.

Nebenwirkungen. Wie bei anderen Polypeptidantibiotica tritt beim Bacitracin eine Reihe unerwünschter Nebenwirkungen auf. Bei intramuskulärer Injektion größerer Dosen kann es zu nephrotoxischen Erscheinungen, besonders Schwellungen der Tubuli, kommen. Bei kleineren Dosen können im Harn nach etwa 2 oder 3 Tagen Albuminspuren erscheinen. Auch Zellelemente können auftreten. Die Harnmenge ist oftmals vermehrt. Bei größeren Dosen verstärken sich diese Anomalien und gelegentlich steigt der Blutspiegel des Harnstoffstickstoffs. In solchen Fällen ist eine ausreichende Flüssigkeitszufuhr (ca. 2,5 l/Tag) erforderlich. Die Harnmenge sollte mindestens 1 l/Tag betragen. Andere Nebenerscheinungen sind Appetitlosigkeit, Erbrechen, Übelkeit und Urticaria. Bei intramuskulärer Injektion können Schmerzen an der Injektionsstelle auftreten.

Dosierung. Zur Behandlung von Allgemeininfektionen wird Bacitracin intramuskulär verwendet. Die Dosis sollte 100000 I.E. nicht überschreiten. Die normale Dosis für Erwachsene sollte mit 8stündlich 10000 bis 20000 I.E. beginnen. Wenn sich keine Besserung zeigt, kann man die Dosis auf 25000 I.E. bei Erwachsenen und 400 I.E./kg bei Kindern erhöhen, gegeben in Abständen von 6 Std. Bei Lsg., die intramuskulär verabreicht werden, kann 2%ige Procainlsg. in physiologischer Kochsalzlsg. als Solvens benutzt werden. Bei neuraler Injektion sollte Procain dagegen nicht verwendet werden. Bei oraler Anwendung zur Behandlung von Amöbeninfektionen des Darmtraktes können durchschnittlich 80000 bis 120000 I.E./Tag, aufgeteilt in Einzeldosen, in 6stündlichen Intervallen gegeben werden. Bei äußerlicher Anwendung auf der Haut oder am Auge sollte die Konzentration 500 bis 1000 I.E./g oder ml betragen. Zur intranasalen Therapie wird eine Lsg. von 250 I.E./ml verwendet.

Polymyxine

Polymyxin ist die Bezeichnung für eine Reihe miteinander verwandter Antibiotica, die aus Kulturfiltraten verschiedener Stämme des sporenbildenden Bodenbakteriums Bacillus polymyxa gewonnen werden.

Im Jahre 1947 berichteten unabhängig voneinander zwei Forschergruppen über die Isolierung eines neuen antibiotischen Wirkstoffes aus Bacillus polymyxa, der gegen verschiedene gramnegative Mikroorganismen und insbesondere gegen streptomycinresistente Bakterien wirksam ist. Die erste Veröffentlichung stammte aus dem Northern Regional Research Laboratory[1], die zweite aus den Laboratorien der American Cyanamid Company[2]. Die isolierten Gemische erwiesen sich als nahezu identisch mit einem in den Wellcome Research Laboratories aus Bacillus aerosporus isolierten weiteren Antibioticum, dem Aerosporin[3]. Später zeigte sich die Identität beider Mikroorganismen. Heute bezeichnet man die verschiedenen Polymyxine durch große lateinische Buchstaben. Nach dieser Nomenklatur entspricht Aerosporin dem Polymyxin A; das Polymyxin, das von BENEDICT und STANSLY und Mitarb. isoliert wurde, wird als Polymyxin D bezeichnet. Außerdem sind noch die Polymyxine B, C und E bekannt. Nach neueren Arbeiten[4] ist auch das Polymyxin B des Handels nicht einheitlich, sondern ein Gemisch aus zwei Komponenten. Der Anteil des Polymyxin B_1 beträgt etwa 65%, der Rest besteht aus Polymyxin B_2. Durch Säurehydrolyse können die Polymyxine gespalten werden. Allen gemeinsam sind die Bausteine Threonin, α,γ-Diaminobuttersäure und eine optisch aktive Fettsäure, die (+)6-Methylcaprylsäure (lediglich im Polymyxin B_2 ist eine Isooctansäure unbekannter Struktur vorhanden). Differenzen bestehen im Gehalt an Leucin, Phenylalanin und Serin. Eine Übersicht gibt die folgende Tabelle.

Aminosauren	Polymyxine				
	A	B	C	D	E
Threonin	L	L	L	L	L
Leucin	D	L		D	D
Phenylalanin	–	D	L	–	–
Serin	–	–	–	D	–
α,γ-Diaminobuttersäure (Dab)	L	L	L	L	L
	DL	D			

Für das Polymyxin B_1 konnte durch Abbauversuche[5] und synthetische Arbeiten[6] die Struktur geklärt werden (s. S. 1446).

Zur technischen Gewinnung wird das Polymyxin B aus konzentrierten Kulturfiltraten mit Polargelb [1-(4-Chlor-o-sulfophenyl)-phenylazo-pyrazol] gefällt; aus dem Niederschlag wird die freie Base gewonnen und diese in das Sulfat überführt[7].

---

[1] BENEDICT, R. G., u A. F. LANGLÜKKE: J. Bact. 54, 24 (1947).
[2] STANSLY, P. G., R. G. SHEPHERD u. H. J. WHITE: Bull. Johns Hopk. Hosp. 81, 43 (1947).
[3] AINSWORTH, G. C., A. M. BROWN u. G. BROWNLEE: Nature (Lond.) 160, 263 (1947).
[4] HAUSMANN, W., u. L. C. CRAIG: J. Amer. chem. Soc. 76, 4892 (1954).
[5] HAUSMANN, W., u. L. C. CRAIG: J. Amer. chem. Soc. 76, 4892 (1954). – HAUSMANN, W.: ibid. 78, 3663 (1956). – BISERTE, G., u. M. DAUTERVAUX: Bull. Soc. Chim. biol. 39, 795 (1957). – BRINTZINGER, H.: Helv. chim. Acta 44, 745 (1961). – SUZUKI, T., K. HAYASHI, K. FUJIKAWA u. K. TSUKAMATO: J. Biochem. (Tokyo) 54, 555 (1963).
[6] VOGLER, K., P. LANZ u. W. LERGIER: Experientia (Basel) 15, 334 (1959). – VOGLER K., R. O. STUDER, W. LERGIER u. P. LANZ: Helv. chim. Acta 43, 1751 (1960). – STUDER, R. O., K. VOGLER u. W. LERGIER: Helv. chim. Acta 44, 131 (1961). – VOGLER, K., R. O. STUDER, P. LANZ, W. LERGIER u. E. BÖHMI: Experientia (Basel) 20, 365 (1964).
[7] KLOSA: Antibiotica 1952, S. 197.

Alle Dab-Reste haben L-Konfiguration

Therapeutische Verwendung fand zunächst das Polymyxin D, das aber wegen seiner großen Toxizität bald aus dem Arzneischatz verschwand. Heute benutzt man hauptsächlich das Polymyxin B, daneben auch, vorwiegend in England, das Polymyxin E. Beide Verbindungen sind etwas weniger toxisch als das Polymyxin D.

An dieser Stelle müssen zwei weitere Antibiotica erwähnt werden, die den Polymyxinen ähnliche Zusammensetzungen und Eigenschaften aufweisen. 1949 wurde über das aus Kulturfiltraten von Bacillus circulans isolierte Circulin[1] berichtet, während ein Jahr früher das Polypeptin, das man aus den Nährmedien von Bacillus karzemienski erhalten kann, bekannt wurde[2].

[1] MURRAY, F. J., P. A. TETRAULD, O. W. KAUFMANN u. H. KOFFLER: J. Bact. 57, 305 (1949).
[2] McLEOD, C.: J. Bact. 56, 749 (1948).

Über den Wirkungsmechanismus des Polymyxins ist bekannt, daß es sich der zytoplasmatischen Membran von Bakterien irreversibel anheftet[1]. Das osmotische Gleichgewicht der Zelle wird dadurch gestört.

Polymyxini B Sulfas Pl.Ed. II. Polymyxin B Sulfate USP XVI u. XVII, Nord. 63. Polymyxin B Sulphate BP 63. Polymyxin B-sulfat.

Polymyxin-B-sulfat ist die durch das Wachstum von Bacillus polymyxa hervorgebrachte antibakterielle Substanz. 1 mg enthält 7874 I.E.; 1 I.E. entspricht 0,000127 mg.

Nach USP XVII muß es den Bestimmungen der FDA entsprechen (s. Bacitracinum).

Gehaltsforderung. Nach Pl.Ed. II, USP XVII und Nord. 63. mindestens 6000 I.E./mg, berechnet auf die 3 Std. lang i. Vak. bei 60° getrocknete Substanz. BP 63 fordert 6500 I.E./mg, berechnet auf die in gleicher Weise getrocknete Substanz.

Eigenschaften. Weißes bis gelbliches, fast geruchloses Pulver (Pl.Ed. II, USP XVII). Hygroskopisch (BP 63). – Löslichkeit. Leicht lösl. in W., wenig lösl. in A. – pH der Lösung. Das pH der 2,0%igen (g/ml) Lsg. beträgt 5,0 bis 7,0 (Pl.Ed. II, BP 63). USP XVII gibt als pH der Lsg. 5,0 bis 7,5 an. – Spezifische Drehung. $[\alpha]_D$ beträgt nach Nord. 63 $-70,0$ bis $-85,0°$ (wss. Lsg., $c = 2.00$).

Erkennung. 1. Zu einer Lsg. von 2 mg Polymyxin-B-sulfat in 5 ml W. gibt man 0,5 ml einer 1⁰/₀₀igen Ninhydrinlsg. und 2 Tr. Pyridin. Es wird 1 Min. gekocht: Eine blaue Färbung entwickelt sich (USP XVI). 2. Zu einer Lsg. von 2 mg Polymyxin-B-sulfat in 5 ml W. werden 5 ml 10%ige Natriumhydroxidlsg. gegeben. Man mischt gut durch und fügt unter Umschütteln tropfenweise 5 Tr. 1%ige Kupfersulfatlsg. hinzu. Es bildet sich eine rötlichviolette Färbung (USP XVI). 3. Man schüttelt 4 Volumteile n-Butanol, 1 Volumteil Eisessig und 4 T. W. bis zur Sättigung. Nach Trennung der Phasen benutzt man die untere zum Equilibrieren des Chromatographiegefäßes. Man trägt zur Chromatographie etwa 0,005 ml einer 1%igen (g/ml) Lsg. von Polymyxin-B-sulfat auf etwa 55 cm lange Chromatographiepapierstreifen auf und chromatographiert nach Sättigung der Atmosphäre etwa 12 Std. lang unter Verwendung der Oberphase als Laufmittel. Nach dem Trocknen bei Raumtemperatur werden die Chromatogramme mit einer 0,1%igen wassergesättigten Ninhydrinlsg. in n-Butanol besprüht und 5 Min. lang auf 90° erhitzt. Es darf sich nur ein Fleck zeigen, der demjenigen entsprechen muß, den man erhält, wenn man den Test mit dem Polymyxin-B-Standard-Präparat ausführt (BP 63, Pl.Ed. II). Nord. 63 führt die Prüfung in gleicher Weise durch, benutzt aber als Entwicklungsflüssigkeit ein Gemisch aus n-Butanol-Eisessig-Wasser (8:2:10). 4. Man löst 5 mg Polymyxin-B-sulfat in einer Mischung aus 0,5 ml Salzsäure und 0,5 ml W. und erhitzt 2,5 Std. lang im zugeschmolzenem Röhrchen auf 125°. Die Lsg. wird i. Vak. auf dem Wasserbad zur Trockne gebracht. Man erhitzt anschließend noch so lange, bis der Geruch nach Chlorwasserstoff verschwunden ist und löst den Rückstand in 0,5 ml W. 0,005 ml dieser Lsg. werden zur Chromatographie verwendet. Als Vergleich setzt man je 0,005 ml einer Lsg. auf, die je 10 mcg Leucin, Phenylalanin, Threonin und Serin enthält und geht im übrigen vor wie unter 3 beschrieben. Das Chromatogramm, das man aus dem hydrolisierten Polymyxin-B-sulfat erhält, zeigt Flecke, die dem Leucin, Phenylalanin und Threonin entsprechen; ein dem Serin entsprechender Fleck darf nicht erkennbar sein. Außerdem tritt ein langsam wandernder Fleck auf ($R_f = 0,03$), der auf die α,γ-Diaminobuttersäure zurückgeht (BP 63, Pl.Ed. II). Die Prüfung der Nord. 63 ist mit der angeführten praktisch identisch: 5 Tr. einer 2%igen (g/ml) Polymyxinlsg. werden mit 1 ml 5 m HCl 7 Std. lang bei 125° in einer zugeschmolzenen Ampulle hydrolysiert. Ein Versuch mit dem Polymyxin-Standard-Präparat wird in gleicher Weise durchgeführt. Die Chromatographie erfolgt wie oben angegeben. Beide Chromatogramme müssen die gleichen Flecken zeigen. 5. Polymyxin-B-sulfatlsg. geben die Reaktionen auf Sulfationen.

Wassergehalt. Nicht mehr als 8%, bezogen auf die 3 Std. lang i. Vak. bei 60° getrocknete Substanz (Pl.Ed. II, BP 63). USP XVI läßt 7% zu.

Verbrennungsrückstand. Nicht mehr als 5% (Pl.Ed. II, USP XVI). *Sulfatasche* nach BP 63 ebenfalls 5%.

Keimfreiheit. Die Prüfung erfolgt nach der unter Benzylpenicillinnatrium angegebenen Methode. Die Substanz wird aseptisch in W. zur Injektion gelöst. Je 1 ml dieser Lsg. wird in 2 Röhrchen und je 0,1 ml in zwei weitere Röhrchen gebracht, die je 15 ml eines geeigneten Nährmediums vom pH 7,5 bis 7,8 enthalten, dem vor der endgültigen Einstellung der Alkalität 0,05% Thioglykolsäure und 0,05% Agar zugesetzt wurden. Die Konzentration der Lsg. wird auf 50000 I.E./ml eingestellt.

---

[1] NEWTON, B. A.: Bact. ref. *20*, 14 (1956).

Verträglichkeit. Polymyxin muß dem im Appendix 32 angegebenen Toxizitätstest genügen. Die Testdosis beträgt 0,5 ml einer Lsg. in physiologischer Kochsalzlsg., die 2400 I.E. enthält (Pl.Ed. II). Für den Toxizitätstest der BP 63 werden 600 I.E. angewendet, die in 0,5 ml W. gelöst werden (s. auch unter Benzylpenicillinnatrium).

Pyrogenfreiheit. Nach Pl.Ed. II erfolgt die Prüfung auf Pyrogene nach der im Appendix 33 angegebenen Methode. Als Testdosis wird 1,0 ml/kg einer wss. Lsg. verwendet, die 20000 I.E./ml enthält.

Gehaltsbestimmung. Die Gehaltsbestimmung erfolgt nach der Zylinderplattenmethode. Als Beispiel werden die Angaben der USP XVI aufgeführt. Man löst eine geeignete Menge Polymyxin-B-sulfat (genau gewogen) in so viel steriler physiologischer Kochsalzlsg., daß man eine Konzentration von etwa 30000 I.E./ml erhält und verdünnt dann mit 10%igem pH-6-Phosphatpuffer in der Weise zu einer Stammlsg., daß man die im folgenden beschriebenen Verdünnungen bequem erhalten kann. Man verdünnt diese Lsg. mit dem gleichen Puffer und erhält so die Lsg. des zu bestimmenden Antibioticums, die eine geschätzte Konzentration von 10 I.E./ml aufweist. Zur Herstellung der Standardstammlsg. löst man eine geeignete Menge Polymyxin-B-sulfat-Referenz-Standard (genau gewogen) in 2 ml W. und verdünnt mit 10%igem pH-6-Phosphatpuffer auf eine Konzentration von 1000 I.E./ml, berechnet auf die wasserfreie Substanz. Diese Lsg. wird im Kühlschrank aufbewahrt und ist 14 Tage lang verwendbar. Das Nährmedium wird unter Anwendung der folgenden Vorschrift bereitet:

Casein (mit Trypsin vorverdaut)	17,0 g
Sojamehl (mit Papain vorverdaut)	3,0 g
Natriumchlorid	5,0 g
Natriumhydrogenphosphat	2,5 g
Glucose	2,5 g
Agar	20,0 g

Die Stoffe werden in W. zu 1000 ml gelöst. Der pH-Wert wird so eingestellt, daß er nach dem Sterilisieren (121° unter Druck 30 Min. lang) 7,3 ± 0,1 beträgt. Dieses Nährmedium wird auch für das Inoculum verwendet, allerdings wird die Agarmenge auf 12,0 erniedrigt und nach dem Kochen 10 g Polysorbat 80 zugesetzt. Die Platten für die Bestimmung werden in der bei Benzylpenicillinnatrium (Zylinderplattenmethode) angegebenen Weise bereitet, aber anstelle des Pepton-Agars wird das oben angegebene Nährmedium verwendet, das man auf 49° ± 1,0 abkühlen läßt, bevor man das Inoculum zusetzt. Als Testorganismus für das Inoculum wird Bordetella bronchiseptica (A.T.C.C. 4617) verwendet, die auf Schrägagarröhrchen mit dem oben aufgeführten Nährmedium gezüchtet wird. Man beimpft eine Roux-Flasche, die mit dem gleichen Nährmedium beschickt ist, mit dem Testorganismus und bebrütet 24 Std. lang bei 32 bis 35°. Das Wachstum wird in so viel sterilem W. gesammelt, daß die entstehende Zellsuspension in einem geeigneten Elektrophotometer bei 650 mµ eine Durchlässigkeit von 50% aufweist. Man bestimmt die Menge der Suspension des Testorganismus, die zu 100 ml Nährmedium gegeben werden muß, indem man verschiedene Testplatten ansetzt, durch welche die Konzentration festgestellt wird, die annähernd 15-mm-Hemmzonen hervorruft, wenn eine 10-I.E./ml-Verdünnung der Standardstammlösg. unter den Testbedingungen verwendet wird. Am Tage der biologischen Wertbestimmung bereitet man 5 Verdünnungen der Standardstammlsg. in sterilem, 10%igem pH-6-Phosphatpuffer, die 6,4, 8,0, 10,0, 12,5 und 15,6 I.E./ml enthalten. Die 10-I.E./ml-Lsg. dient als mittlere Verdünnung. Im übrigen geht man vor, wie unter Benzylpenicillinnatrium (Zylinderplattenmethode) beschrieben.

Aufbewahrung und Verpackung. In dichten Behältern, vor Licht geschützt. Polymyxin-B-sulfat, das zur parenteralen Anwendung bestimmt ist, muß in den von den Arzneibüchern dafür vorgeschriebenen Gefäßen so aufbewahrt werden, daß ein Eindringen von Mikroorganismen ausgeschlossen ist. – *Dosierung.* Normdosis: Oral 4mal 750000 I.E. pro Tag. Intramuskulär 10000 bis 20000 I.E./kg Körpergewicht und Tag. Bereich: Oral 500000 bis 6000000 I.E., intramuskulär bis 1500000 I.E. täglich. Äußerlich als Salbe, die 20000 I.E./g enthält.

Wirkung und Anwendung von Polymyxin-B-sulfat. *Bakteriologische Wirkung.* Nach NND 62 wirkt Polymyxin-B-sulfat in vitro bakterizid auf die meisten gramnegativen Bakterien. Escherichia coli, Shigella, Pseudomonas aeruginosa, Aerobacter aerogenes, Klebsiella pneumoniae und Haemophilus influenzae sind gegen Konzentrationen von 0,05 bis 2 mcg/ml empfindlich. Proteus vulgaris ist normalerweise etwas resistenter. Die meisten Stämme von Pseudomonas aeruginosa sind hochempfindlich. Auch Salmonellen, Pasteurellen und Rickettsien werden beeinflußt. Grampositive Erreger sind unempfindlich. Klinische Beobachtungen zeigen, daß Resistenzerscheinungen kaum eine Rolle spielen. Polymyxin wirkt schnell bakterizid, in einigen Fällen bakteriolytisch, in geringer Konzentration bakteriostatisch.

Pharmakologische Wirkung. Polymyxin-B-sulfat wird aus dem Magen-Darm-Kanal kaum resorbiert. Ein therapeutischer Blutspiegel kann nur durch parenterale Darreichung erzielt werden. Bei täglichen Dosen von 3 mg oder mehr je kg Körpergewicht können neurotoxische und nephrotoxische Erscheinungen auftreten (s. Nebenwirkungen). Die Dosis letalis des Polymyxin B beträgt 0,3 g/kg Maus bei subcutaner Injektion. Die Polymyxine A und D wirken stärker nierenschädigend als Polymyxin B. Dieses ist am wenigsten toxisch.

Klinische Verwendung. Nach NND 62 ist Polymyxin-B-sulfat intramuskulär und in Spezialfällen intrathekal bei folgenden Infektionen klinisch zu empfehlen: Sepsis, Meningitis und Harntraktinfektionen, die durch Pseudomonas verursacht sind, sowie bei Meningitis, die durch andere gramnegative Bazillen, wie Aerobacter aerogenes, Escherichia coli, Klebsiella pneumoniae und Haemophilus influenzae verursacht ist, sofern diese gegenüber Polymyxin B empfindlicher sind als gegenüber anderen wirksamen Antibiotica. Da das Antibioticum nach intramuskulärer Injektion nur wenig in die Spinalflüssigkeit übergeht, empfiehlt das Council on Pharmacy and Chemistry die intrathekale neben der intramuskulären Injektion zur Behandlung der polymyxinempfindlichen Infektionen der Hirnhaut. Die erforderlichen intrathekalen Dosen rufen keine toxischen Allgemeinwirkungen hervor und sind für die Meningen verhältnismäßig reizlos. Bei der inthrathekalen Applikation müssen die gleichen Vorsichtsmaßregeln wie bei wiederholten Spinalpunktionen beachtet werden.

Die NND empfehlen die perorale Applikation von Polymyxim-B-sulfat zur Lokalbehandlung von gewissen intestinalen Infektionen, z.B. Shigellaruhr oder Pseudomonasenteritis. Für die Behandlung von Allgemeininfektionen ist die orale Verabreichung wegen der geringen Resorption des Antibioticums unzweckmäßig. Toxische Erscheinungen sind bisher nach oraler Anwendung nicht beobachtet worden.

Polymyxin-B-sulfat wird auch zur äußerlichen Anwendung bei lokalen Infektionen durch empfindliche gramnegative Bazillen, insbesondere Pseudomonas aeruginosa, empfohlen. Es kann örtlich als Schutz gegen Sekundärinfektionen mit gramnegativen Mikroorganismen bei Wunden und Verbrennungen verwendet werden.

Nebenwirkungen. Nach parenteraler Gabe kann Polymyxin-B-sulfat neurotoxische Erscheinungen und Nierenschädigungen hervorrufen, jedoch ist die Giftigkeit gering, wenn Dosen unter 3 mg kg Körpergewicht täglich injiziert werden. Die neurologischen Erscheinungen sind subjektiver Art wie Schwindel, Müdigkeit, Parästhesien des Mundes, des Gesichtes und seltener der Extremitäten. Die Erscheinungen sind jedoch meist nicht so ernsthaft, daß das Antibioticum abgesetzt werden muß. Die nephrotoxischen Erscheinungen durch Schädigung des Epithels der Nierenkanälchen äußern sich durch Albuminurie und Stickstoffretention. Die Gefahr von Nierenschäden ist jedoch gering, wenn Polymyxin B im empfohlenen Dosierungsbereich appliziert wird. Andere Nebenwirkungen sind Arzneimittelfieber und Schmerzen nach der Injektion, die durch Zusatz von 1% Procainhydrochlorid zur Injektionslösung gemildert werden können. Die mögliche Gefahr von Nierenschädigungen läßt es angezeigt erscheinen, Polymyxin-B-sulfat nur unter klinischer Beobachtung und bei ausreichenden Laboratoriumsmöglichkeiten anzuwenden. Nach den NND ist eine renale Dysfunktion und Stickstoffretention keine Kontraindikation für die Polymyxininjektion, wenn dieses Antibioticum speziell indiziert ist und die Therapie nicht eine bereits bestehende Nierenschädigung verschlimmert.

Dosierung. Nach NND 62 beträgt die intramuskuläre Durchschnittsdosis täglich 1,5 mg (= 15 000 I.E.) bis 2,5 mg (= 25 000 I.E.) Polymyxin-B-sulfat pro kg Körpergewicht. *Polymyxin darf nicht intravenös gegeben werden.* Die tägliche Gesamtdosis soll nicht mehr als 2,5 mg/kg Körpergewicht und auf keinen Fall mehr als 0,2 g (= 2 000 000 I.E.) insgesamt betragen. Das Antibioticum wird üblicherweise in 3 Teildosen in 6- bis 8-Std.-Intervallen verabreicht. Auf diese Weise werden Blutspiegel von 1 bis 8 mcg/ml erzielt. Maximale Konzentrationen werden 1/2 bis 2 Std. nach der Injektion erreicht, die halbe maximale Serumkonzentration hält ca. 6 Std. an; nach 12 Std. ist das Antibioticum noch nachweisbar. Bei Patienten mit gestörter Nierenfunktion und Stickstoffretention ruft eine Dosis von 20 mg (= 200000 I.E.), 8stündlich verabreicht, einen konstanten Serumspiegel von 2,5 mcg/ml hervor. Für die intramuskuläre Injektion wird die Lsg. durch Auflösen von 50 mg (500000 I.E.) Polymyxin-B-sulfat in W. zur Injektion, steriler physiologischer Kochsalzlsg. oder in 0,5 ml einer 1%igen sterilen Procainhydrochloridlsg. bereitet. Falls Procain verwendet wird, ist die übliche Vorsicht zu beachten.

Für die intrathecale Therapie werden folgende Dosierungen empfohlen: Kinder unter 2 Jahren 2 mg (20000 I.E.) täglich, 3 bis 4 Tage lang, dann jeden 2. Tag 2,5 mg; Kinder über 2 Jahre und Erwachsene 5 mg (50000 I.E.) täglich, 3 bis 4 Tage lang, dann jeden 2. Tag 5 mg. Die Lsg. zur intrathecalen Injektion wird durch Auflösen von 50 mg (500000 I.E.) Polymyxin-B-sulfat in 10 ml steriler physiologischer Kochsalzlsg. hergestellt. Lsg. für intramuskuläre Injektion mit Procainzusatz dürfen intrathecal nicht verabreicht werden.

Die orale Dosis für Erwachsene und ältere Kinder beträgt 4mal täglich 75 bis 100 mg (750000 bis 1000000 I.E.); für 2- bis 5jährige Kinder 3mal täglich 50 bis 75 mg (500000 bis 750000 I.E.); für Kinder bis zu 2 Jahren 3mal täglich 25 bis 50 mg (250000 bis 500000 I.E.).

Zur äußerlichen Anwendung wird Polymyxin-B-sulfat als steriles Pulver in dest. W. oder isotonischer Kochsalzlsg. gelöst und als Tropfen, Spray, feuchter Umschlag oder Spülung verwendet. Als wirksam und reizlos gelten Konzentrationen von 0,1% (10000 I.E./ml) bis 0,25% (25000 I.E./ml). Konzentrationen von 1% oder mehr können örtlich reizen, wenn sie beispielsweise am Auge verwendet werden. Obwohl bisher weder eine bakterielle Resistenz noch Überempfindlichkeitsreaktionen beobachtet worden sind, wird empfohlen, auch äußerlich nicht mehr als 0,2 g (2000000 I.E.) Polymyxin-B-sulfat bei schweren Verbrennungen oder offenen Wunden zu verabreichen. Lsg. des Antibioticums sind im Kühlschrank aufbewahrt höchstens 6 Monate haltbar.

Colistin

Colistin gehört zu den Antibiotica der Polymyxin-Gruppe. Colistin A ist identisch mit Polymyxin E_1[1]. Die Isolierung erfolgte 1947 zusammen mit den anderen Polymyxinen sowie 1950 durch KOYAMA in Japan aus dem Kulturfiltrat von Bacillus colistinus. Als Summenformel wurde $C_{45}H_{85}N_{13}O_{10}$ ermittelt.

Die Strukturklärung gelang 1964 WILKINSON und Mitarb.[2], nachdem schon vorher erkannt worden war, daß Colistin A identisch mit Polymyxin B_1 ist, mit der Einschränkung, daß anstelle des D-Phenylalanin-Restes ein D-Leucin-Rest vorhanden ist[3].

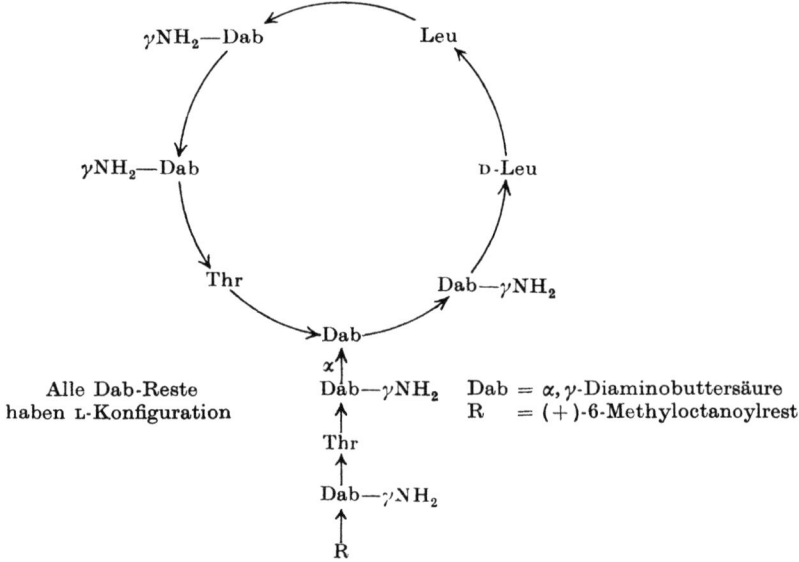

Alle Dab-Reste haben L-Konfiguration

Dab = α,γ-Diaminobuttersäure
R = (+)-6-Methyloctanoylrest

---

[1] WILKINSON, S: Lancet 1963/I, S. 922; J. chem. Soc. 1964, S. 4107.
[2] WILKINSON, S. et al.: Nature (Lond.) 204, 185, 993 (1964).
[3] SUZUKI, T. et al.: J. Biochem. (Tokyo) 54, 25, 173, 414 (1963).

Colistin-Base ist ein farb- und geruchloses, leicht bitter schmeckendes, basisch reagierendes, kristallines Pulver, dessen Lsg. linksdrehend ist. Die Salze sind wasserlösl. und stabil. Temperaturen bis etwa 250° werden gut vertragen. Das Sulfat ist im pH-Bereich 2 bis 6 verhältnismäßig stabil. Bei größeren pH-Werten erfolgt langsame Inaktivierung.

Die folgenden Angaben sind der USP XVII entnommen.

Sodium Colistimethate USP XVII.

Colistimethatnatrium ist das Natriumsalz des tetramethansulfonsauren Colistins. Es muß den Bestimmungen der FDA entsprechen (s. Bacitracinum).

Eigenschaften. Farbloses oder schwach gelbes, geruchloses, feines Pulver. — *Löslichkeit.* Lösl. in W., kaum lösl. in M., unlösl. in Aceton und Ae.

Aufbewahrung. In luftdichten Gefäßen.

Wirkung und Anwendung des Colistins. *Bakteriologische Wirkung.* Die Wirkungsspektren von Polymyxin B und Colistin sind sehr ähnlich. Colistin ist vorwiegend wirksam gegen gramnegative Keime, besonders E. coli und Pseudomonas aeruginosa. Ferner werden Klebsiellen, Pasteurellen, Salmonellen, Shigellen, Hämophilus-Arten und Aerobacter aerogenes beeinflußt. Grampositive Kokken (Streptokokken, Pneumokokken, Enterokokken, Staphylokokken) und Bakterien sowie Mykobakterien, Corynebakterien, Neisserien und Sporenbildner werden nicht gehemmt. Auch gegen Pilze ist das Antibioticum inaktiv. Kreuzresistenz tritt lediglich zwischen Colistin und Polymyxin B auf.

Pharmakologische Wirkung. Colistimethatnatrium wird parenteral angewendet. Im Organismus wird Colistin freigesetzt und wirksam. Die Wirkung des Colistimethatnatriums beträgt entsprechend dem Gehalt an Colistin nur etwa 30% der Wirkung des Colistinsulfates. Das Wirkungsoptimum liegt im pH-Bereich 6,2 bis 7,5. Colistin vermag nur wenig zu diffundieren. Die Konzentration im Liquor cerebrospinalis ist normalerweise gering. Auch in die Pleura und in den Gelenkspalt vermag es kaum einzudringen. Das Antibioticum wird innerhalb 8 Std. zu 40% ausgeschieden.

Wirkungsmechanismus. Colistin ist offenbar nur gegen extrazellulär gelagerte Bakterien aktiv. Es wirkt sowohl bei proliferierenden als auch bei ruhenden Keimen[1]. Colistin scheint direkt an der Zytoplasmamembran der Erreger anzugreifen[2].

Klinische Verwendung. Intramuskulär bei Sepsis, Meningitis, Endokarditis und Harnweginfektionen durch Pyocyaneus und Colibakterien, bei Allgemeininfektionen durch Coli-, Pyocyaneus- und Influenzabakterien. Ferner in der Hals-, Nasen-, Ohren- und Augenheilkunde, auf gynäkologischem Gebiet sowie in der Chirurgie. Oral zur Therapie im Magen-Darm-Trakt: Colidyspepsie, Dickdarminfektionen, Gastroenteritiden, postoperative Darmkomplikationen. Lokale Anwendung erfolgt bei Verbrennungen, Ulcus cruris usw. — Da Kumulationsgefahr besteht, ist Colistin bei Nierenfunktionsstörungen kontraindiziert.

Nebenwirkungen. Nebenwirkungen neurotoxischer und nephrotoxischer Art sind bei längerer Verabreichung häufig zu beobachten. Es sind bekannt geworden allergische Reaktionen, Parästhesien (perioral, digital, lingual, periorbital), Schwindel, Kopfschmerzen, Lethargie oder Reizbarkeit. Ferner gelegentlich, Seh- und Sprachstörungen, vor allem bei hohem Blutspiegel infolge Ausscheidungsstörungen (Nierenerkrankungen). Die Erscheinungen gehen nach Absetzen des Antibioticums rasch zurück. Schädigung von Leber oder Knochenmark ist nicht beobachtet worden, dagegen treten Albuminurie, Zylindrurie und Hämaturie häufiger auf. Auch diese Reaktionen gehen nach Absetzen des Antibioticums relativ rasch zurück.

Dosierung. Normale Dosis: intramuskulär: das Äquivalent von 2,5 mg Colistin/kg Körpergewicht und Tag; Bereich: das Äquivalent von 2,5 bis 5 mg/kg Körpergewicht (USP XVII).

---

[1] NEWTON, A. B.: Bact. ref. *20*, 14 (1956). — SOUS, H., H. LÖSCHNER, F. LAGLER u. H. MÜCKTER: Arzneimittel-Forsch. *11*, 395 (1961).

[2] KAYE, J. J., u. G. B. CHAPMAN: J. Bact. *86*, 536 (1963).

Tyrothricin

Zu den frühesten Antibioticaarbeiten gehört die Isolierung des Tyrothricins, die 1939 durch Dubos und Mitarb.[1] erfolgte. Das Antibioticum wurde durch Extraktion der Kulturen eines Bodenbakteriums, des Bacillus brevis, erhalten. Die chemische Bearbeitung ergab, daß die Substanz nicht einheitlich war und in zwei Polypeptidfraktionen getrennt werden konnte[2]. Der in Äther-Aceton lösliche Anteil, der neutralen Charakter besitzt, wird als Gramicidin bezeichnet. Behandelt man den Rückstand mit Salzsäure-Alkohol, so erhält man die andere Komponente, das Tyrocidin, das eine Base darstellt, als Hydrochlorid. Handelspräparate enthalten etwa 20% Gramicidin und 80% Tyrocidin.

Obwohl Gramicidin und Tyrocidin kristallin erhalten wurden, konnten beide Fraktionen noch weiter aufgetrennt werden. Durch Gegenstromverteilung erhielt man aus dem Tyrocidin die 3 Fraktionen[3] A, B und C. Die Struktur der Tryocidine A[4] und B[5] ist geklärt, wäh-

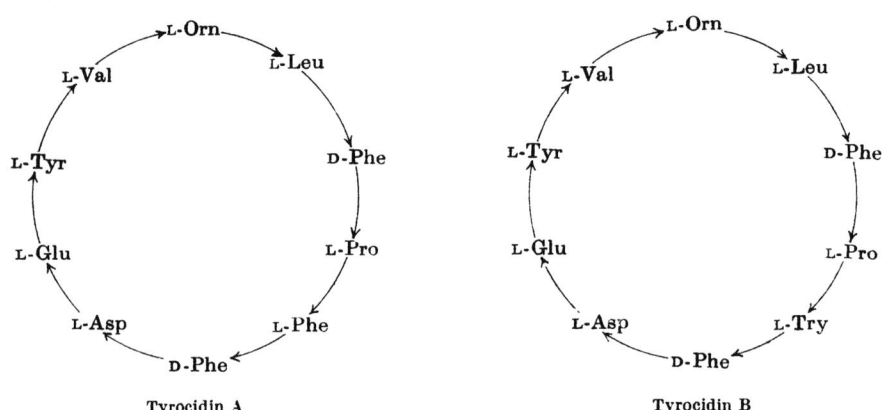

Tyrocidin A   Tyrocidin B

rend über das Tyrocidin C wenig bekannt ist. Es enthält mehr Tryptophan als Tyrocidin B. Auch die Gramicidintrennung erfolgt durch Gegenstromverteilung, Gramicidin A setzt sich aus den Aminosäuren Glycin, L-Alanin, D-Valin, L-Valin, L-Tryptophan und D-Leucin[6] sowie Äthanolamin zusammen. Die endständige NH$_2$-Gruppe ist durch den Formylrest blockiert. Nach dessen Entfernung ließ sich durch Edman-Abbau die Sequenz der ersten 10 Aminosäuren direkt nachweisen. Gestützt auf weitere Befunde ergibt sich so für das Valin-Gramicidin A folgende Aminosäuresequenz[7]: HCO—L-Val—Gly—L-Ala—D-Leu—L-Ala—D-Val—L-Val—D-Val—L-Try—D-Leu—L-Try—D-Leu—L-Try—D-Leu—L-Try—NH—CH$_2$—CH$_2$—OH. Das Isoleucin-Gramicidin A enthält anstelle des endständigen Valins einen L-Isoleucin-Rest. Die Stabilität des Peptids gegen Enzyme erklärt sich durch die bisher unbekannte abwechselnde Aufeinanderfolge von D- und L-Aminosäuren, die ungewöhnliche Häufung hydrophober Gruppen und die vollkommene Unlöslichkeit in Wasser.

---

[1] Dubos, R. J.: J. exp. Med. *70*, 1, 11, 249 (1939).

[2] Hotchkiss, R. D., u. R. J. Dubos: J. biol. Chem. *131*, 791 (1940); *132*, 793 (1940); *141*, 155 (1941).

[3] Battersby, A. R., u. L. C. Craig: J. Amer. chem. Soc. *74*, 4019 (1952).

[4] Paladini, A., u. L. C. Craig: ibid. *76*, 688 (1954).

[5] King, T. P., u. L. C. Craig: ibid. *77*, 6624, 6627 (1955).

[6] Gordon, A. H., A. J. P. Martin u. R. L. M. Synge: Biochem. J. *37*, 86 (1943). – Hotchkiss, R. D.: J. biol. Chem. *141*, 171 (1941). – Gregory, J. D., u. L. C. Craig: ibid. *172*, 839 (1948).

[7] Witkop, B., S. Ishii, R. Sarges, F. Sakiyama, L. K. Ramachandran u. E. Gross: Internationales Symposium für Naturstoffchemie, Kyoto (Japan) 1964; ref. Angew. Chem. *76*, 793 (1964). – Sarges, R., u. B. Witkop: J. Amer. chem. Soc. *87*, 2011 (1965).

Für das Valin-Gramicidin B wurde folgende Struktur ermittelt[1]: HCO—L-Val—Gly—L-Ala—D-Leu—L-Ala—D-Val—L-Val—D-Val—L-Try—D-Leu—L-Phe—D-Leu—L-Try—D-Leu—L-Try—NH—CH$_2$—CH$_2$—OH. Im Isoleucin-Gramicidin B ist das endständige Valin durch L-Isoleucin ersetzt. Gramicidin C enthält anstelle von Phenylalanin Tyrosin[2]. Die Aminosäuresequenz ist unbekannt; es wird zyklische Struktur angenommen.

Das Gramicidin S, das 1944 durch sowjetrussische Forscher[3] gleichfalls aus Kulturfiltraten von Bacillus brevis isoliert worden ist, gehört ebenfalls zur Tyrothricingruppe. Es ist ein basisch reagierendes zyklisches Dekapeptid, dessen Struktur bekannt[4] und durch Synthese[5] bewiesen ist. Interessant ist, daß es zweimal die gleiche Aminosäuresequenz aufweist, die auch in einem Teil des Tyrocidin A-Moleküls vorhanden ist.

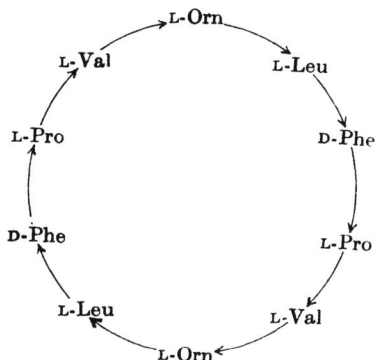

Über den Wirkungsmechanismus des Tyrocidins ist bekannt, daß es sich irreversibel an die zytoplasmatische Membran einer Reihe von Bakterien anheftet[6]. Wegen der damit verbundenen Störung der osmotischen Kontrolle der Zelle durch die Membran können Aminosäuren und Nucleotide aus dem Zytoplasma herausdiffundieren.

Die technische Gewinnung des Tyrothricins erfolgt aus Kulturen von Bacillus brevis im aeroben Submersverfahren. Nach Beendigung der Fermentation wird das gesamte Kulturfiltrat angesäuert (pH 4,6 bis 4,8) und das Tyrothricin ausgefällt. Der Niederschlag wird abgetrennt und daraus nach Ätherreinigung durch Extraktion mit Alkohol und Fällung mit Kochsalzlösung das Tyrothricin gewonnen.

Tyrothricinum DCI. Ph.Helv. V – Suppl. III. Tyrothricin USP XV. Tyrothricine CF 65.

Tyrothricin ist ein Gemisch der antibiotischen Substanzen, die von Bacillus brevis, Migula, emend. Ford (Bacillaceae) hervorgebracht werden. Es besteht hauptsächlich aus Tyrocidin und Gramicidin (Ph.Helv. V – Suppl. III). CF 65 gibt an, daß es zu etwa 1/5 aus Gramicidin (lösl. in Aceton, Ae.) und zu etwa 4/5 aus Tyrocidin (unlösl. in Aceton, Ae.) besteht.

Gehaltsforderung. Tyrothricin muß die Aktivität von mindestens 90% des Tyrothricin-Standard-Präparates aufweisen (CF 65, USP XV, Ph.Helv. V – Suppl. III).

Eigenschaften. Weißes, grauweißes oder bräunlichweißes, fast geruch- und geschmackloses Pulver (Ph.Helv. V – Suppl. III). – Löslichkeit. Unlösl. in W., fast unlösl. in fetten

---

[1] SARGES, R., u. B. WITKOP: J. Amer. chem. Soc. *87*, 2027 (1965).
[2] CRAIG, L. C., J. D. GREGORY u. G. T. BARRY: Cold Spring Harbor Symposia Quant. Biol. *14*, 24 (1949).
[3] GAUSE, G. F., u. M. G. BRAZHNIKOVA: Lancet *2*, 715 (1944).
[4] BATTERSBY, A. R., u. L. C. CRAIG: J. Amer. chem. Soc. *73*, 1887 (1951).
[5] SCHWYZER, R., u. P. SIEBER: Helv. chim. Act. *40*, 624 (1957).
[6] NEWTON, B. A.: Bact. ref. *20*, 14 (1956).

Ölen, Petroläther, Trichloräthylen, Benzol, Chlf. und Ae.; lösl. in ca. 5 T. A., ca. 5 T. M., ca. 5 T. Eisessig, ca. 15 T. Propylenglykol, Aceton und Pyridin. In einer Aceton-Äther-Mischung löst sich das Gramicidin, während das Tyrocidin darin unlösl. ist (Ph.Helv. V – Suppl. III).

Erkennung. 1. 5 ml p-Dimethylaminobenzaldehydlsg. (125 mg p-Dimethylaminobenzaldehyd in der abgekühlten Mischung aus 65 ml Schwefelsäure und 35 ml W. lösen und 0,05 ml 9%ige Eisen(III)-chloridlsg. hinzufügen; 7 Tage lang verwendbar) werden mit etwa 5 mg Tyrothricin versetzt, 2 Min. lang gut umgeschüttelt und dann 2 Tr. Natriumnitritlsg. und 5 ml W. hinzugefügt: Es tritt Blaufärbung auf (USP XV). CF 65 kennt eine im Prinzip ähnliche Farbreaktion und gibt zusätzlich an, daß die Lsg. im Bereich von 595 mμ stark absorbiert. 2. Eine Spur Tyrothricin (weniger als 0,5 mg) wird in eine frisch bereitete Lsg. von 20 mg Ninhydrin in 1 ml W. und 1 Tr. Pyridin eingetragen und im Wasserbad erhitzt. Die Lsg. färbt sich innerhalb 5 Min. blauviolett (Ph.Helv. V – Suppl. III).

Prüfung. Zur Prüfung auf Lipide wird 1,0 g Tyrothricin, das vorher bei 105° 3 Std. lang getrocknet wurde, mit 2 g Asbestfasern, die vorher geglüht und mit PAe. gewaschen sind, gemischt. Man füllt die Mischung in eine Papierextraktionshülse und extrahiert 18 Std. lang im Soxhletapparat mit PAe. Das Destillationsgefäß soll etwa 85 bis 100 ml fassen und tariert sein. Nach Beendigung der Extraktion wird das Lösungsmittel auf einem Dampfbad abgedampft und der Rückstand 2 Std. lang bei 105° getrocknet, abgekühlt und gewogen. Der Rückstand darf nicht mehr als 6% der Tyrothricineinwaage betragen (USP XV). Ph.Helv. V – Suppl. III verfährt in gleicher Weise, verwendet jedoch nur 500 mg Substanz und 1 g geglühte Asbestwatte. CF 65 läßt lediglich 2% Lipide zu (Einwaage 0,5 g). Die Bestimmung erfolgt in ähnlicher Weise wie unter USP XV angegeben. – Sulfatasche: Höchstens 3,5% (CF 65).

Wassergehalt. Höchstens 5%. bezogen auf die 3 Std. lang bei 103 bis 105° getrocknete Substanz.

Verbrennungsrückstand. 500 mg Tyrothricin werden in einem Porzellantiegel verbrannt. Nach dem Abkühlen setzt man 1 ml konz. Schwefelsäure zu, verdampft vorsichtig und glüht, wenn nötig, unter Befeuchten mit Ammoniumnitratlsg. Der Rückstand darf höchstens 3,5% betragen (Ph.Helv. V – Suppl. III).

Gehaltsbestimmung. 1. USP XV schreibt eine turbidimetrische Bestimmung für Tyrothricin vor. Als Testkeim wird Streptococcus sp., Lancefield Gruppe D, Stamm Nr. H 69 D_5 (A.T.C.C. 9854) verwendet, der von der American Type Culture Collection, 2029 M Street, N. W., Washington 6, D. C. bezogen werden kann. Die reine Testkeimkultur wird auf die Oberfläche eines Blutnähragars (Zusammensetzung s. u.) überimpft und 24 Std. lang bei 37° bebrütet. Diese Stammkultur ist 2 Monate keimfähig, wenn man sie bei einer Temperatur von 2 bis 5° aufbewahrt. Zur Herstellung der Testkeimaufschwemmung wird die Stammkultur auf eine Nährlsg. (Zusammensetzung s. u.) in einem Reagensglas überimpft und bei 37° 18 bis 20 Std. lang bebrütet. Nachdem die mikroskopische Prüfung dieser bebrüteten Testkeimaufschwemmung die Reinheit der Kultur ergeben hat, kann sie zur Bestimmung verwendet werden.

Zur Ausführung der Bestimmung werden genau 2,5 ml der Tyrothricin-Standardstammlsg., die durch Auflösen von 25 mg des USP Referenz-Standards in 50 ml A. hergestellt wird, in einen sterilen 25-ml-Meßkolben pipettiert und mit einer Propylenglykollsg. (44 ml Propylenglykol, 12 ml A., steriles W. ad 100 ml) auf genau 25 ml verdünnt. In einer Reihe von sterilen Reagensgläsern werden daraus folgende Verdünnungen hergestellt:

Glas Nr.	ml Tyrothricin-Standard-propylenglykollösung	ml Propylenglykollösung
1	0,00	5,00
2	0,50	4,50
3	0,75	4,25
4	1,00	4,00
5	1,25	3,75
6	1,50	3,50
7	1,75	3,25
8	2,00	3,00
9	2,25	2,75
10	2,50	2,50

Nunmehr wird je 0,1 ml dieser Verdünnungen auf drei Reihen von je 10 sterilen Röhrchen mit Glas- oder Metallverschluß verteilt. In gleicher Weise werden drei Reihen mit dem zu prüfenden Tyrothricin in der entsprechenden Verdünnung hergestellt.

Jedem Röhrchen der beiden Dreierreihen werden 5 ml einer Verdünnung der bebrüteten Testkeimaufschwemmung [1 ml bebrütete Testkeimaufschwemmung (s. o.) + 100 ml Bestimmungsmedium, das 20 ml Rinder-Serumeiweißlsg. (Zusammensetzung s. u.) und 80 ml Nährlsg. (Zusammensetzung s. u.) enthält] hinzugefügt. Die Menge Tyrothricin je ml des Kulturmediums in den Röhrchen der drei Reihen beträgt dann:

Glas Nr.	mcg/ml	Glas Nr.	mcg/ml
1	0,00	6	0,30
2	0,10	7	0,35
3	0,15	8	0,40
4	0,20	9	0,45
5	0,25	10	0,50

Nach sorgfältigem Umschütteln werden die Röhrchen 16 bis 20 Std. bei 37° bebrütet und dann der durch das Wachstum hervorgerufene Trübungswert in einem lichtelektrischen Photometer für den Tyrothricinstandard und das zu prüfende Muster bestimmt. Zur Berechnung des Gehaltes des Musters wird der Mittelwert der 3 Trübungswerte jeder Verdünnung ermittelt und je eine Kurve des Standards und des Musters aus den Mittelwerten aufgestellt. Aus dem mittleren Trübungswert der Kontrollen (Gläser Nr. 1 = 100%iges Wachstum) wird der Photometerwert für 50%iges Wachstum bestimmt und dieser Wert in beide Kurven eingetragen und die entsprechende Tyrothricinkonzentration auf der Abszisse abgelesen.

Blutnähragar USP XV: 3 g Rindfleischextrakt, 5 g Casein (durch Trypsin vorverdaut) und 15 g Agar werden mit W. auf 1000 ml unter Erhitzen vollständig gelöst. Nach dem Abkühlen wird das pH auf 6,8 mit n NaOH eingestellt und in geeigneten Gefäßen bei 121,5° 15 Min. lang sterilisiert. Nach dem Abkühlen auf 45° wird unter aseptischen Bedingungen 2 ml steriles, defibriniertes Menschen-, Pferde- oder Kaninchenblut auf 100 ml des Nähragars hinzugefügt und sorgfältig gemischt. Den noch flüssigen Agar füllt man in sterile Reagensgläser und läßt ihn als Schrägagar erstarren. Der Blutnähragar ist bei einer Temperatur von +2 bis +5° aufzubewahren.

Nährlösung USP XV: 10 g Casein (durch Trypsin vorverdaut), 5 g Glucose und 2,9 g Natriumhydrogenphosphat ($Na_2HPO_4 \cdot 7H_2O$) werden auf 1000 ml mit W. unter Erhitzen vollständig gelöst. Nach dem Abkühlen wird die Lsg. mit n HCl auf pH 7,0 eingestellt und in geeigneten Gefäßen bei 121,5° 10 Min. lang sterilisiert. Um Karamelisieren zu verhüten, ist schnell abzukühlen. Die Nährlsg. muß bei einer Temperatur von +2 bis +5° aufbewahrt werden.

Rinder-Serumeiweißlösung USP XV: 5 g Rinder-Serumeiweiß, das nach Porsche und Lesh[1] hergestellt ist, wird in 80 ml W. gelöst und, falls notwendig, mit n NaOH auf ein pH zwischen 6,8 und 7,0 eingestellt. Dann wird auf 100 ml mit W. ergänzt und die Lsg. durch ein Asbestentkeimungsfilter steril filtriert.

CF 65 verwendet ebenfalls das turbidimetrische Verfahren.

2. Die biologische Wertbestimmung nach Ph.Helv. V – Suppl. III erfolgt nach der Zylinderplattenmethode. Als Testkultur dient ein geeigneter, gut ansprechender Stamm von Sarcina lutea, der auf Schrägagar gezüchtet und bei einer 5° nicht übersteigenden Temperatur aufbewahrt wird. Man überimpft alle 14 Tage auf 2 frische Schrägagarröhrchen. Am Vortage des Versuches wird ein mit Nährbouillon beschicktes Röhrchen mittels einer Platinöse mit einer kleinen Menge dieser Kultur beimpft. Die Bakteriensuspension, die sich während 2 Std. bei 37° im Brutschrank entwickelt hat, dient als Impflsg. Als Porzellanzylinder zur Aufnahme der Antibioticalsg. dienen die in der Elektrotechnik gebräuchlichen Isolierperlen von 4,5 mm Höhe, 4 mm oberer und 1,7 mm unterer lichter Weite. Es wird eine genügende Anzahl mit möglichst gleichem Durchmesser ausgesucht, bei schwacher Rotglut geglüht, sterilisiert, getrocknet und in einer Petrischale steril aufbewahrt. Am Versuchstage werden 5 Röhrchen mit Nähragar 15 Min. lang in ein Wasserbad von 90° gestellt. Der verflüssigte Nähragar wird in einem Wasserbad auf 55° abgekühlt und jedes Röhrchen mit 0,5 ml Impflsg. beschickt. Den Inhalt mischt man durch schnelles Drehen des Röhrchens zwischen den Handflächen. Der homogen beimpfte Nähragar wird unter Wahrung der Sterilität in trockene, sterile Petrischalen von ca. 100 mm Durchmesser, 20 mm Höhe und möglichst ebenem Boden gegossen. Durch horizontale Lagerung während 30 Min. erzielt man eine gleichmäßige Schichtdicke. Die so vorbehandelten Platten sind unmittelbar nachher für die Versuche zu verwenden. Die Herstellung der Standardlsg. geschieht auf folgende Weise: 1. 25 mg Tyrothricin-Standard (genau gewogen) werden in einem Meßkolben in A. von 60 Vol.-% zu genau 50 ml gelöst. Diese Stammlsg. vom Ge-

---

[1] Scientific and Industrial Reports Vi. 410 (1947).

halt 0,5 mg/ml ist, im Kühlschrank aufbewahrt, unbeschränkt haltbar. 2. Von dieser Stammlsg. stellt man aseptisch und unmittelbar vor der Bestimmung 2 Verdünnungen her, und zwar eine Lsg. zu 0,025 mg/ml durch Mischen von 0,5 ml Stammlsg. und 9,5 ml Propylenglykolmischung und die zweite Lsg. zu 0,100 mg/ml durch Mischen von 2 ml Stammlsg. und 8 ml Propylenglykolmischung. Auf gleiche Weise werden aus dem zu bestimmenden Tyrothricin Stammlsg. und Verdünnungen hergestellt, und zwar die Stammlsg. mit einem Gehalt von 0,5 mg/ml und die Verdünnungen mit einem Gehalt von 0,025 mg/ml bzw. 0,100 mg/ml. Die Ausführung erfolgt unter aseptischen Kautelen. Man verwendet mindestens 5 Platten pro Bestimmung. Die Verdünnungen der Standard- und Prüflsg. werden wie folgt mit Hilfe der Porzellanzylinder auf die beimpfte Platte gebracht: Man gießt die Lsg. auf ein Uhrglas. Hierauf wird ein Porzellanzylinder mit einer Pinzette derart auf die Flüssigkeitsoberfläche gehalten, daß er sich durch Kapillarwirkung füllt.

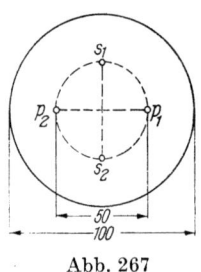

Abb. 267

Wenn die Lsg. die obere Öffnung erreicht hat, wird der gefüllte Zylinder sorgfältig auf die Oberfläche der Platte gesetzt. Auf jede Platte setzt man 4 Porzellanzylinder gemäß nachstehender Anordnung:

s_1 = Porzellanzylinder mit Standardlsg. 0,025 mg/ml
s_2 = Porzellanzylinder mit Standardlsg. 0,100 mg/ml
p_1 = Porzellanzylinder mit Prüflsg. 0,025 mg/ml
p_2 = Porzellanzylinder mit Prüflsg. 0,100 mg/ml.

Die beschickten Platten werden 8 Std. lang bei Zimmertemperatur stehengelassen und darauf während 16 bis 18 Std. im Brutschrank bei 37° bebrütet. Zur Auswertung mißt man mit Hilfe von Stechzirkel und Maßstab so genau wie möglich die Durchmesser der entstandenen Hemmungshöfe, wobei die umgekehrten Petrischalen auf eine schwarze Unterlage gelegt werden. Die antibakterielle Wirksamkeit in % des zu prüfenden Antibioticums im Verhältnis zum Standard errechnet sich aus folgender Formel:

$$\log W = 2 + 0,60206 \frac{(P_1 + P_2) - (S_1 + S_2)}{(P_2 - P_1) + (S_2 - S_1)}.$$

Dabei bedeuten:

P_1 = Summe aller Durchmesser der Hemmungshöfe in mm (Prüflsg. 0,025 mg/ml)

P_2 = Summe aller Durchmesser der Hemmungshöfe in mm (Prüflsg. 0,050 mg/ml)

S_1 = Summe aller Durchmesser der Hemmungshöfe in mm (Standardlsg. 0,025 mg/ml)

S_2 = Summe aller Durchmesser der Hemmungshöfe in mm (Standardlsg. 0,050 mg/ml)

W = Wirksamkeit in %.

Herstellung des Nähragars: 6 g Pepton, 4 g mit Pankreatin hydrolysiertes Casein, 3 g wasserlösl. Hefetrockenextrakt, 1,5 g Fleischextrakt und 1 g Traubenzucker werden in ca. 900 ml W. gelöst. Nach Zusatz und Quellen von 15 g feingeschnittenem Agar wird die Mischung im Autoklaven während 15 Min. auf 120° erhitzt, das pH mit 0,1 n Natronlauge auf 6,6 eingestellt und mit W. auf 1 l ergänzt. Die Mischung wird sofort heiß durch ein geeignetes, angefeuchtetes Filtrierpapier filtriert. Man verteilt ca. 900 ml des noch flüssigen Nährbodens zu je 20 ml in Röhrchen, verschließt diese mit nichtentfetteter Watte und sterilisiert 20 Min. lang bei 120°. Der Rest des noch flüssigen Nähragars wird zu je 3 bis 4 ml in Röhrchen verteilt, die in gleicher Weise wie oben verschlossen und sterilisiert werden. Den Inhalt läßt man in schräger Lage erstarren (= Schrägagar).

Herstellung der Nährbouillon: 5 g Pepton, 1,5 g wasserlösl. Hefetrockenextrakt, 1,5 g Fleischextrakt, 1 g Traubenzucker, 3,5 g Natriumchlorid, 3,68 g Kaliumhydrogenphosphat und 1,32 g Kaliumdihydrogenphosphat werden in 900 ml W. gelöst. Man bringt die Lsg. mit 0,1 n Natronlauge auf pH 7, ergänzt mit W. auf 1 l, filtriert durch Watte und verteilt das Filtrat zu je 5 ml in Röhrchen, die mit nichtentfetteter Watte verschlossen und anschließend 20 Min. bei 120° sterilisiert werden. Als Nährmedien können auch gleichwertige, im Handel fertig erhältliche Trockenpräparate verwendet werden.

Herstellung der Propylenglykolmischung: Gleiche Volumina von Propylenglykol und W. werden gemischt und sterilisiert. 87,5 ml dieser Mischung versetzt man unter kräftigem Umschütteln mit 12,5 ml A.

3. In der Literatur ist für Tyrothricin u. a. eine kolorimetrische Bestimmungsmethode beschrieben worden[1]. Die Bestimmung beruht auf der kolorimetrischen Messung des Tryptophangehaltes (s. unter Erk. USP) im Tyrothricin, der im allgemeinen für beide Komponenten Tyrocidin und Gramicidin konstant ist, so daß eine quantitative Bestimmung des Tyrothricins auf diese Weise möglich ist. Zur Ausführung der Bestimmung wird eine 5%ige Lsg. von p-Dimethylaminobenzaldehyd in 10% A. enthaltender konz. Salzsäure bereitet. Die Lsg. ist im Kühlschrank gut verschlossen aufbewahrt 3 Tage haltbar. 2 ml dieser Lsg. werden in einem Reagensglas mit 4 ml der zu prüfenden alkoholischen Tyrothricinlsg. versetzt und sorgfältig gemischt. Die zu prüfende Lsg. ist vorher auf eine Konzentration von etwa 0,2 mg/ml einzustellen. Gleichzeitig wird in einem zweiten Reagensglas eine Standardlsg. bereitet, die genau 0,2 mg/ml Tyrothricinstandard enthält, und in gleicher Weise mit dem Reagens versetzt. Nach etwa 5 Min. werden beiden Gläsern je 5 Tr. einer 0,2%igen wss. Natriumnitritlsg. zugesetzt und nach 15 Min. die intensiven Blaufärbungen in einem photoelektrischen Kolorimeter verglichen. Die Genauigkeit dieser Schnellbestimmung soll für Kulturflüssigkeiten bzw. ± 15 bis 20% betragen.

Aufbewahrung und Verpackung. In gut verschlossenen Gefäßen.

Wirkung und Anwendung des Tyrothricins. *Bakteriologische Wirkung.* Nach NND 62 sind Pneumokokken, Streptokokken und Staphylokokken gegenüber Tyrothricin empfindlich. Tyrothricin hemmt enzymatische Prozesse im Stoffwechsel der Mikroorganismen, verzögert das Wachstum und ruft Lysis von empfindlichen Bakterien hervor. Von den beiden Fraktionen des Tyrothricins ist Gramicidin die wirksamere. Die früher über Gramicidin mitgeteilten Beobachtungen betreffen wahrscheinlich Tyrothricin.

Pharmakologische Wirkung. Tyrothricin ist oral unwirksam und intravenös verabreicht nicht nur unwirksam, sondern auch toxisch. Das Antibioticum zerstört rote Blutkörperchen und führt auch in nicht letalen Dosen, wie an Hunden nachgewiesen wurde, zu schweren Anämien. *Tyrothricin darf daher nicht parenteral verabreicht werden.* Wegen seiner hämolytischen Eigenschaften kann es nur äußerlich und lokal verwendet werden. Resistenzerscheinungen sind selten.

Klinische Verwendung. Nach NND 62 ist Tyrothricin ein wertvolles Heilmittel in der Therapie bei oberflächlichen, schlecht heilenden Geschwüren, bei denen die vorherrschenden Mikroorganismen grampositiv sind, sowie bei Mastoiditis, bei Empyem und anderen Wundinfektionen. Seine therapeutische Wirksamkeit ist begrenzt: es ist unwirksam, wenn es nicht mit den empfindlichen Mikroorganismen in direkte Berührung kommt. Bei tiefliegenden Infektionen ist es daher nicht wirksam; auf eine chirurgische Behandlung darf nicht verzichtet werden. Körperflüssigkeiten, wie Harn, Serum und Speichel hemmen seine Wirkung schwach, dagegen Substanzen von gramnegativen Mikroorganismen stark. So ist beispielsweise Tyrothricin in Gegenwart von Pseudomonas wirkungslos. In Körperhöhlen darf Tyrothricin nur unter Vorsicht appliziert werden und nur unter der Voraussetzung, daß keine direkte Verbindung zum Blutkreislauf vorhanden ist.

Nebenwirkungen. Abgesehen von den hämolytischen Eigenschaften des Tyrothricins, die seine Anwendung auf lokale und äußerliche Infektionen beschränken, treten Erscheinungen von Überempfindlichkeit selten auf. Bei der Medikation von Nasentropfen, die Vasokonstriktoren und Tyrothricin enthielten, sind vollständige Anosmie und andere Geruchsstörungen beobachtet worden. Kritiklose Verwendung von Tyrothricinlösungen zu Spülungen der Stirnhöhle und anderen Nebenhöhlen, die an den Subarachnoidalraum grenzen, ist gefährlich und muß vermieden werden, da die Gefahr einer chemischen Meningitis besteht.

Dosierung. Tyrothricin darf nur lokal verwendet und nicht oral oder parenteral, insbesondere intravenös, appliziert werden. Es wird nach Verdünnung mit sterilem dest. W. als isotonische Lsg. mit einem Gehalt von 0,5 mg/ml Tyrothricin verwendet. Diese Konzentration ist im allgemeinen wirksam. Stärkere Konzentrationen dürfen angewandt werden, falls sie indiziert sind, jedoch können sie Reizungen verursachen. Bei Augenbädern und zu Augentropfen werden Tyrothricinlsg. in einer Konzentration von 0,2 bis maximal 0,25 mg/ml verwendet. Höhere Konzentrationen können am Auge Brennen verursachen. Die Lsg. sind frisch herzustellen. Als Augensalbe ist Tyrothricin kontraindiziert.

---

[1] RITTENBERG, STERNBERG u. BYWATER: J. biol. Chem. **168**, 183 (1947).

Anticoagulantien

Die Blutgerinnung ist ein außerordentlich komplizierter Vorgang, an dem eine Vielzahl von Faktoren – außer Ca^{++}-Ionen eine Reihe von Plasma-Proteinen, – beteiligt ist. Unter Anticoagulantien werden Stoffe zusammengefaßt, welche die Gerinnungsbereitschaft des Blutes im Organismus herabsetzen. Sie werden sowohl prophylaktisch bei Thrombosegefahr als auch zur Therapie bei Thrombosen und Embolien verwendet. Der chemischen Herkunft nach sind sie in 2 Hauptgruppen einzuordnen: 1. Heparin und Derivate, 2. Verbindungen des Bishydroxycumarintyps. Der Wirkungsmechanismus der beiden Substanzgruppen ist grundsätzlich verschieden. Heparin und Heparinoide wirken direkt durch Reaktion mit Plasmafaktoren, insbesondere mit Thrombokinase und Thrombin. Ihre Wirkung tritt deshalb rasch ein und ist auch in vitro vorhanden.

Heparin ist ein Polyschwefelsäureester eines Mucopolysaccharids. Es wird bei peroraler Darreichung nicht resorbiert und kann deshalb nur parenteral, insbesondere intravenös, angewendet werden. Nach Bekanntwerden seiner Zusammensetzung wurden entsprechende Schwefelsäureester von anderen Polysacchariden synthetisiert, die ähnliche Eigenschaften und Wirkungen wie Heparin aufweisen.

Die Wirkung des Heparins und der Heparinoide kann durch stark basische Proteine abgefangen werden. In der Praxis hat sich als Antidot das Protamin bewährt.

Die Stoffe der Dicumarolreihe wirken indirekt auf die Blutgerinnung. Sie hemmen in der Leber als Antagonisten von Vitamin K die Bildung von 2 Plasmafaktoren, dem Proconvertin und dem Prothrombin. Sie sind peroral anwendbar. Ihre Wirkung tritt langsam nach 1–2 Tagen ein. Vitamin K ist ein spezifisches Antidot bei der Überdosierung von Dicumarolen. Die Entdeckung dieser Stoffgruppe geht auf die Beobachtung tödlicher Blutungen bei Tieren zurück, die mit unsachgemäß gelagertem, verschimmeltem Heu aus Honigklee (Melilotus officinalis) gefüttert worden waren.

Die gefährlichsten Nebenwirkungen der Anticoagulantien bestehen in einer zu starken Senkung der Blutgerinnung mit der Folge der Blutungsbereitschaft. Erstes Zeichen dafür ist das Auftreten einer Hämaturie. Bei ihrer Anwendung ist eine laufende Kontrolle der Blutgerinnung erforderlich.

Anticoagulantien werden zur Prophylaxe und Behandlung intravasculärer Blutgerinnung, postoperativer Thrombophlebitis, Lungenembolie und akuter embolischer oder thrombischer Verschlüsse peripherer Gefäße verwendet.

Dicumarolum Ph.Dan. IX – Add., Nord. 63, PI.Ed. I/1. Dicumarinum Ross. 9. Bishydroxycoumarin USP XVII. Dicumarol. 3,3'-Methylen-bis-4-hydroxycumarin.

$C_{19}H_{12}O_6$ M.G. 336,30

Herstellung. Durch Umsetzung von 4-Hydroxycumarin mit Formaldehyd [Schweiz. Pat. 262437; vgl. J. KLOSA: Arch. Pharm. (Weinheim) *285/57*, 327 (1952); Arzneimittel-Forsch. *2*, 141 (1952)]. 4-Hydroxycumarin kann aus Acetyl-salicylsäuremethylester mit Natrium hergestellt werden. Verschiedene Pat. s. H. P. KAUFMANN, Arzneimittelsynthese, Berlin/Göttingen/Heidelberg, Springer 1953.

Eigenschaften. Weißes oder cremefarbenes, kristallines Pulver von schwachem Geruch und kaum bitterem Geschmack. Prakt. unlösl. in W., A. und in Ae., wenig lösl. in Chlf.; lösl. in Alkalilaugen. Fp. 285 bis 293° (PI.Ed. I/1; Ross. 9); 287 bis 293° (USP XVII; Ph. Dan. IX – Add.; Nord. 63).

Erkennung. 1. Schmilzt man 0,2 g Kaliumhydroxid, kühlt, extrahiert mit W., filtriert und säuert das Filtrat mit Salzsäure an, so entsteht eine kristalline Fllg. von Salicylsäure (PI.Ed. I/1; USP XVII).

2. Man erhitzt mit 1 ml Essigsäureanhydrid 1 Std. am Rückflußkühler, gießt in W. aus, kristallisiert nach 30 Min. die ausgefallenen Kristalle aus verd. A. um und trocknet das Produkt 1 Std. bei 105°. Fp. des Diacetats 246 bis 249° (PI.Ed. I/1), 249 bis 252° (USP XVII), 256 bis 262° (Ph.Dan. IX – Add.), 262 bis 271° (Nord. 63).

3. Das IR-Spektrum einer Verreibung mit KBr zeigt zwischen 2 μ und 15 μ nur die gleichen Absorptionsbanden wie eine Verreibung von Bishydroxycoumarin Reference Standard mit KBr (USP XVII).

Prüfung. 1. Acidität. 500 mg werden mit 10 ml W. 1 Min. lang geschüttelt und filtriert. Zur Neutralisation des Filtrates gegen Methylrot dürfen nicht mehr als 0,5 ml 0,02 n Natronlauge verbraucht werden (USP XVII).

2. Chlorid. Nicht mehr als 0,025% (Ross. 9).

3. Sulfat. Nicht mehr als 0,1% (Ross. 9).

4. Formaldehyd. 0,5 g werden im Reagensglas mit 5 ml konz. Schwefelsäure und 20 bis 30 mg Salicylsäure versetzt. Es darf auch bei schwachem Erwärmen keine Rotfärbung auftreten (Ross. 9).

5. Trocknungsverlust. Bei 100° bis zum konst. Gew. getrocknet, nicht mehr als 0.5% (PI.Ed. I/1), 3 Std. bei 105° nicht mehr als 0,5% (USP XVII).

6. Glührückstand. Höchstens 0.1% (PI.Ed. I/1).

Gehaltsbestimmung. 1. 300 mg getrocknete Substanz, genau gewogen, löst man in 5 ml Natronlauge, füllt mit W. auf 50 ml auf und filtriert, falls erforderlich. Das Filtrat wird mit Salzsäure angesäuert, im Eisbad gekühlt und durch einen Filtertiegel filtriert. Man wäscht mit 20 ml Eiswasser, trocknet den Rückstand 3 Std. bei 105° und wiegt.

Forderung: Mindestens 98% $C_{19}H_{12}O_6$ (USP XVII).

2. Etwa 0,2 g, genau gewogen, werden in einem Erlenmeyerkolben mit 20 ml 0,1 n Natronlauge und 50 ml A. versetzt und auf dem siedenden Wasserbad bis zur vollständigen Lsg. erhitzt. Dann gibt man 50 ml heißes W. zu und titriert die noch heiße Lsg. unter kräftigem Schütteln mit 0,1 n Salzsäure gegen Methylrot zurück. 1 ml 0,1 n Natronlauge entspr. 33,63 mg $C_{19}H_{12}O_6$.

Forderung: 99,0 bis 100,5% (Ross. 9).

3. Zu 20 ml Dimethylformamid gibt man 2 Tr. Thymolblaulsg. und tropfenweise 0,1 n Lithiummethanolat bis zur Blaufärbung. Dann gibt man 0,3000 g des fein pulverisierten Dicumarols zu und titriert sofort unter ständigem Umschwenken mit 0,1 n Lithiummethanolat bis zur Blaufärbung. Während der Titration ist die Lsg. vor Luftkohlensäure zu schützen.

1 ml 0,1 n Lithiummethanolat entspr. 0,01682 g $C_{19}H_{12}O_6$ (Nord. 63).

Anwendung. Dicumarol vermindert die Prothrombinmenge im Blut und verzögert so die Blutgerinnung. Die Wirkung tritt nach oraler oder auch parenteraler Verabreichung erst nach einer Latenzzeit von 12 bis 36 Std. ein, hält dann aber bis zu mehreren Tagen an. Dicumarol darf nur unter Kontrolle durch Prothrombinzeitbestimmungen angewandt werden! Praktische Anwendung findet es zur Prophylaxe von Thrombose und Embolie und zur Therapie bei Thrombophlebitis. Die Dosis muß nach dem Prothrombinspiegel gerichtet werden. Zur Prophylaxe gibt man gewöhnlich am ersten Tag 200 bis 300 mg, dann 100 bis 200 mg.

Kontraindikationen: Leber- und Nierenerkrankungen, ferner jede Art von Blutungsbereitschaft. Keine Anwendung in der Schwangerschaft.

Literatur: HAIS, I. H., Z. PROCHAZKA u. V. TRCKA: Studien über Anticoagulantia, Prag: Chemapol 1953. – MONTIGEL, C., u. R. PULVER: Polysaccharid-polysulfonsäuren, Cumarine u. Indandione als Antithrombotica. Schweiz. Apoth.-Ztg *94*, 206 (1956).

Handelsformen: Cumid (E. Merck, Darmstadt) Tabl.; Dicuman (C. F. Boehringer, Mannheim) Tabl., Suppos.; Dicumarol Dr. Kutiak (Kutiak, Wien, u. Verlapharm, Tutzing) Tabl.; Temparin (Herts Pharmaceuticals, Engl.): Dicumarol (Abbott Lab., USA) Tabl.; dto. (Schieffelin, Upjohn, Lilly, Squibb): Dicoumarin-Sodium Organon (Organon Lab., Engl.) Trockenampullen.

Cyclocoumarol BPC 53. 3.4-Dihydro-2-methoxy-2-methyl-4-phenyl-2H,5H-pyranol-(3,2-c)(1)-benzopyran-5-on.

$C_{20}H_{18}O_4$ M.G. 322,34

Herstellung. Durch Cyclisierung von 3-(α'-Acetonylbenzyl)-4-hydroxybenzopyran-2-on in Methanol bei Gegenwart von Säure.

Eigenschaften. Weißes, kristallines Pulver von schwachem Geruch. Lösl. in 90 T. A.; unlösl. in W. Fp. 164 bis 168°.

Erkennung. Die für die Gehaltsbestimmung bereitete Lsg. zeigt im Bereich von 230 bis 360 mµ 2 ausgeprägte Maxima bei 271 und 282 mµ. $E_{1\,cm}^{0,0015\%}$ bei 271 und 282 mµ etwa 0,59 (BPC 63).

Prüfung. 1. Trocknungsverlust. 2 Std. bei 105° getrocknet, höchstens 0,5%. – 2. Sulfatasche. Höchstens 0,2%.

Gehaltsbestimmung. 0,015 g, genau gewogen, werden in abs. A. zu genau 100 ml gelöst. 10 ml dieser Lsg. werden erneut auf 100 ml verdünnt und die Extinktion einer 1-cm-Schicht bei 282 mµ gemessen. Zur Berechnung legt man $E_{1\,cm}^{1\%}$ = 396 zugrunde.

Forderung: 95,0 bis 105,0%, bezogen auf die getrocknete Substanz (BPC 63).

Anwendung. Cyclocumarol wirkt wie Bishydroxycumarin, doch schneller und 2- bis 3mal stärker. Die Verabfolgung muß unter gleichen Vorsichtsmaßregeln erfolgen wie beim Bishydroxycumarin. Man beginnt die Behandlung üblicherweise mit 0,1 bis 0,2 g oral und vermindert die Dosis je nach ermittelter Prothrombinzeit.

Handelsform: Tablets Cumopyran (Abbott Lab., USA).

Ethyl Biscoumacetate BPC 63, NND 63. Aethylium dihydroxy-cumarinylaceticum CsL 2. 3,3'-Carboxymethylen-bis-(4-hydroxycumarin)-äthylester. Dicumacyl.

$C_{22}H_{16}O_8$ M.G. 408,35

Herstellung. Durch Veresterung von Di-(4-hydroxy-3-cumarinyl)-essigsäure mit Äthanol [Schweiz. med. Wschr. 78, 785, 806 (1948); US-Pat. 2482510].

Eigenschaften. Weißes bis gelblichweißes, geruchloses, kristallines Pulver von bitterem Geschmack. Es existieren 2 Formen: die eine schmilzt bei 177 bis 182° (NNR 52), etwa 179° (BPC 63), 172 bis 175° (CsL 2), die andere bei 154 bis 157° (NNR 52), etwa 154° (BPC 63). Praktisch unlösl. in W., gut löslich in wss. Alkalihydroxidlsg.; 1 T. löst sich in 20 T. Aceton. lösl. in Bzl., kaum lösl. in A. und Ae. Gemäß CsL 2 löst sich 1 T. in 7000 g W., in 200 g A. (95%), in 120 g Ae. und in 15 g Aceton.

Erkennung. NNR 52: 1. Man löst 25 mg in 5 ml A. und gibt 0,5 ml Eisen(III)-chloridlsg. hinzu: es entsteht eine braunrote Färbung.

2. Man erhitzt 50 mg in 3 ml Schwefelsäure: es entsteht Orangefärbung. 2 Tropfen der gefärbten Schwefelsäurelsg. gibt man zu je 5 ml W. Die eine Lsg. alkalisiert man mit 5 ml 2 n Natronlauge – die Lsg. wird beim Stehen gelb; die zweite Lsg. wird mit 5 ml 2 n Ammoniaklsg. versetzt: die Färbung darf sich nicht ändern (BPC 63).

3. 0,2 g versetzt man mit 2 ml 2 n Natronlauge. Nach 1 Std. werden 4 Tr. Jodlsg. hinzugegeben: es tritt Jodoformgeruch auf.

4. 0,2 g werden 1 Std. lang mit 10 ml Essigsäureanhydrid am Rückflußkühler gekocht und dann gekühlt. Der entstehende Nd. wird mit siedendem A. gewaschen und bei 105° getrocknet. Fp. etwa 295° (BPC 63).

Prüfung. NNR 52: 0,2 g vermischt man mit 10 ml 2 n Ammoniaklsg. in einem gewogenen Zentrifugenglas und zentrifugiert 5 Min. (4000 U/min). Man gießt die Lsg. weg, gibt zu dem Rückstand 3 ml 2 n Ammoniaklsg. und 3 ml W. und zentrifugiert erneut. Schließlich wird in der gleichen Weise mit W. gewaschen und der Rückstand 2 Std. bei 105° getrocknet. Das so ermittelte 3,3'-Carboxymethylen-bis-(4-hydroxycumarin)-äthylacetat darf höchstens 1,4% betragen. – Der Gehalt an 3,3'-Carboxymethylen-bis-(hydroxycumarin) wird ermittelt, indem man von 100% die Summe der %-Gehalte von 3,3'-Carboxymethylen-bis-(4-hydroxy-cumarin)äthylacetat und Aethylbiscumacetat subtrahiert. – Gewichtsverlust beim Trocknen: Bei 105° bis zum konst. Gew. getrocknet – nicht über 0,5% (BPC 63). – Sulfatasche: Nicht über 0,2% (BPC 63).

Gehaltsbestimmung. Man löst etwa 0,4 g, genau gewogen, in 25 ml vorher neutralisiertem Aceton, gibt 20 ml W. zu und titriert mit 0,1 n Natronlauge gegen Bromphenolblau.
1 ml 0,1 n Natronlauge entspr. 0.04084 g $C_{22}H_{16}O_8$ (BPC 63).
Forderung: Mindestens 98,0%.

Anwendung. Wie Dicumarol. Es wird aber schneller resorbiert und auch wieder schneller ausgeschieden, was bessere Steuerbarkeit bedingt. Man gibt am ersten Tage etwa alle 6 Std. 0,3 g und geht dann auf etwa 0,6 bis 0,9 g pro Tag herunter. Ständige Kontrolle des Prothrombinspiegels ist erforderlich.

Handelsformen: Tromexan (Geigy, Basel); Tabl. Pelentan (DDR, Tschechoslowakei).

Phenylpropylhydroxycumarinum DAB 7 – DDR. Phenylpropylhydroxycumarin. 3-(1-Phenylpropyl)-4-hydroxycumarin. Phenprocoumarol. Phenprocoumon.

$C_{18}H_{16}O_3$ M.G. 280,31

Eigenschaften. Weißes oder fast weißes, mikrokristallines Pulver von schwachem Geruch und schwach bitterem Geschmack. Lösl. in A., in Chlf., schwer lösl. in Ae., fast unlösl. in W. Fp. 178 bis 179°.

Erkennung. 1. 0,20 g werden in einem 50-ml-Rundkolben mit 1,50 ml Essigsäureanhydrid 60 Min. lang am Rückflußkühler gekocht. Nach dem Erkalten gießt man in 50 ml W. und sammelt nach 30 Min. den entstandenen Nd. auf einem Filter. Nach zweimaligem Umkristallisieren aus A. (Behandeln der Lsg. mit Aktivkohle) werden die Kristalle bei 90° getrocknet. Sie schmelzen bei 109 bis 110° (DAB 7 – DDR).

2. 0,0500 g werden in A. zu 50,00 ml gelöst. 1 ml dieser Lsg. wird mit A. auf 100,00 ml verdünnt. $E_{1\,cm}$ bei 285 mµ = 0,385 bis 0,420 (DAB 7 – DDR).

Prüfung. DAB 7 – DDR: 1. Prüflösung. 1,000 g Substanz wird mit 40,0 ml W. versetzt und 2 Min. lang gekocht. Nach dem Erkalten filtriert man und füllt das Filtrat unter Waschen des Filters auf 50,0 ml auf.

2. Farbe der Lösung. 5,0 ml Prüflsg. dürfen nicht stärker gefärbt sein als 5,0 ml der Mischung aus 0,100 ml Eisen-FL (S. 707), 0,050 ml Kupfer-FL (S. 731), 0,050 ml Kobalt-FL (S. 730) und 9,8 ml 0,5 n Salzsäure.

3. Alkalisch oder sauer reagierende Verunreinigungen. 0,50 g Substanz werden mit 10,0 ml W. versetzt und 1 Min. lang geschüttelt. Das Filtrat muß nach Zusatz von 2 Tr. Methylrotlsg. rot oder orange und nach Zusatz von 0,250 ml 0,01 n Kalilauge gelb gefärbt sein.

4. Schwermetall-Ionen. In 10,0 ml der Prüflsg. dürfen Schwermetall-Ionen nach Methode I (S. 254) nicht nachweisbar sein.

5. Bromid, Chlorid. Höchstens 0,1% berechnet als Cl^-.

6. Sulfat. In 5,0 ml Prüflsg. darf Sulfat nicht nachweisbar sein.

7. Salicylsäure, 4-Hydroxycumarin. 5,0 ml Prüflsg. dürfen nach Zusatz von 2 Tr. Eisen(III)-chloridlsg. keine rötliche oder violette Färbung zeigen.

8. Organische Verunreinigungen. 0,0100 g Substanz wird in 5,0 ml konz. Schwefelsäure unter Schütteln gelöst. Nach 15 Min. darf die Lsg. keine stärkere Färbung zeigen als 5,0 ml der Mischung aus 1,0 ml Eisen-FL (S. 707), 0,400 ml Kupfer-FL (S. 731), 0,300 ml Kobalt-FL (S. 730) und 8,3 ml 0,5 n Salzsäure.

9. Glührückstand. Höchstens 0,25%.
Trocknungsverlust. Höchstens 0,20% (bei 105° getrocknet).

Gehaltsbestimmung. 0,2000 g getrocknete Substanz werden in 15,0 ml Pyridin gelöst. Nach Zusatz von 5 Tr. Bromthymolblaulsg. wird die Lösung mit 0,1 n Kalilauge bis zum Farbumschlag nach Blau titriert (Feinbürette).
1 ml 0,1 n Kalilauge entspr. 28,03 mg $C_{18}H_{16}O_3$ (DAB 7 – DDR).

Anwendung. Phenylpropylhydroxycumarin soll Dicumarol in der Wirkungsintensität um das 10- bis 25fache übertreffen und wirkt ausgesprochen protrahiert. Kontrolle der Thrombinzeit ist erforderlich.

Dosierung. Einzelmaximaldosis 0,02 g. Tagesmaximaldosis 0,03 g. Initialdosis 0,03 g innerhalb von 2 Tagen. Erhaltungsdosis 0,005 g tägl.

Handelsform: Marcumar (Hoffmann-La Roche) Tabl.

Sintrom (Geigy, Basel) ist 3-[α-(4'-Nitrophenyl)-β-acetyl-aethyl]-4-oxycumarin. Acenocoumarol INN.

M.G. 353,32

Anwendung. Wie andere Cumarinderivate. Es kann eine einmalige tgl. orale Gabe als Erhaltungsdosis genügen.

Handelsform: Tabletten zu 4 mg.

Phenindione BP 63. 2-Phenylindan-1,3-dion.

$C_{15}H_{1}O_{2}$ M.G. 222,23

Herstellung. Durch Cyclisierung von Diphenylbrenztraubensäure mit 40%iger Schwefelsäure (BPC 54), oder durch Erhitzen von Phthalsäureanhydrid mit Benzaldehyd in Gegenwart von Natriumäthylat [DIEKMANN: Chem. Ber. *47*, 1439 (1914)].

Eigenschaften. Leicht gelbliches, kristallines Pulver, fast geruch- und geschmacklos. Sehr wenig lösl. in W.; 1 T. löst sich in 125 T. A., in 110 T. Ae., in 6,5 T. Chlf. Die Lsg. sind gelb bis rot. Fp. 148 bis 151°.

Erkennung. 1. 0,1 g wird in 30 ml A. unter Erwärmen gelöst, abgekühlt und mit A. auf 50 ml aufgefüllt. 10 ml davon werden mit 0,1 n Natronlauge auf 250 ml gebracht und 5 ml dieser Mischung mit 0,1 n Natronlauge auf 100 ml verdünnt. Die Extinktion dieser Lsg. in 1 cm Schichtdicke beträgt bei 278 mµ etwa 0,54, bei 330 mµ etwa 0,16 (BP 63).

2. Zu 1 g Phenindion gibt man 50 ml A. und 0,5 g Anilin und erhitzt 3 Std. lang gelinde am Rückflußkühler. Dann kühlt man in Eis und filtriert. Der Fp. des roten, kristallinen Nd. liegt nach Waschen mit etwa 2 ml A. und Umkristallisieren aus Chlf. bei etwa 225° (BP 63).

Prüfung. BP 63: 1. Trocknungsverlust. 2 Std. bei 105° getrocknet, nicht mehr als 1,0%. – 2. Sulfatasche. Höchstens 0,2%.

Gehaltsbestimmung. Etwa 0,3 g, genau gewogen, werden in 50 ml A. unter Erwärmen gelöst. Nach Abkühlen auf Zimmertemp. gibt man 10 ml einer 10%igen (v/v) alkoholischen Bromlösung zu und läßt unter gelegentlichem Umschütteln 10 Min. lang stehen. Dann gibt man 1 g 2-Naphthol zu und schüttelt bis die Bromfärbung verschwunden ist. Bromdämpfe werden aus dem Gefäß durch einen Luftstrom entfernt. Dann gibt man 50 ml W. und 10 ml Kaliumjodidlsg. zu und titriert das ausgeschiedene Jod mit 0,1 n Natriumthiosulfatlsg. gegen Stärke.

1 ml 0,1 n Natriumthiosulfatlsg. entspr. 0,01111 g $C_{15}H_{10}O_2$.

Forderung: Mindestens 98,0% $C_{15}H_{10}O_2$, bezogen auf die getrocknete Substanz (BP 63).

Anwendung. Wie Dicumarol. Der therapeutische Effekt wird 24 bis 30 Std. nach der ersten Verabfolgung erreicht und hält bis 36 Std. nach der letzten Gabe an. Es wird somit schneller inaktiviert als Dicumarol, aber langsamer als Äthylbiscumacetat. Die übliche Anfangsdosis ist 200 bis 300 mg, die tgl. Erhaltungsdosis 25 bis 100 mg, je nach der Prothrombinzeit (BP 63).

Handelsformen: Danilone (Schieffelin, USA) Tabl.; Hedulin (Walker Lab., USA) Tabl.; Athrombon (Schering-Adlershof, DDR); Dindevan (Evans, Liverpool, Engl.); Pindione (Frankreich); Thrombasal (Asal, Berlin).

Anisindione ND 66. 2-(p-Methoxyphenyl)indan-1,3-dion.

$C_{16}H_{12}O_3$ M.G. 252,27

Anwendung. Wie Phenindione BP 63.

Dosierung. Oral; am 1. Tag 300 bis 500 mg, am 2. Tag 200 bis 300 mg, am 3. Tag 100 bis 200 mg. Die Erhaltungsdosis ist individuell zu wählen und liegt meist zwischen 50 und 100 mg täglich.

Handelsform: Miradon (Schering, USA).

Dipaxin (Upjohn, USA) ist 2-Diphenylacetyl-1,3-indandion.

M.G. 340,36

Anwendung. Als Anticoagulans. Im Vergleich zum Dicumarol setzt der Effekt langsamer ein und hält nach Absetzen des Mittels länger an.

Als Anfangsdosis sind 20 mg gegeben worden, als Erhaltungsdosis 2 bis 4 mg täglich (Merck JB 52).

Heparinum PI.Ed. I/1. ÖAB 9. Heparin BP 63. Sodium Heparin USP XVII. Heparinum solubile CsL 2. Heparinum Natrium DAB 7 – DDR.

Heparin ist ein steriles Gemisch von Stoffen, die aus tierischen Organen (Leber, Lunge) gewonnen werden und die Eigenschaft haben, die Blutgerinnung zu hemmen. Chemisch ist Heparin ein Polyschwefelsäureester eines Mucopolysaccharides, in dem man Glucosamin und Glucuronsäure nachgewiesen hat. Heparin als körpereigene, physiologische blutgerinnungshemmende Substanz greift offenbar in mehrere Teilreaktionen des Gerinnungsvorganges ein. Im Gegensatz zu Cumarinderivaten wirkt es auch in vitro gerinnungshemmend.

Herstellung. J. biol. Chem. *148*, 641 (1943).

Eigenschaften. Weißes bis graubraunes, amorphes Pulver, fast geruchlos und schwach hygroskopisch. 1 g löst sich in 20 ml W.; prakt. unlösl. in A., Aceton, Chlf., Ae.

Erkennung. 1. Heparin verzögert die Blutgerinnung (BP 63, PI.Ed. I/1).

2. Man erhitzt vorsichtig 0,1 g mit 0,2 g Natrium bis das Metall zum größten Teil reagiert hat und glüht dann. Das heiße Reagensglas taucht man vorsichtig in 5 ml W., filtriert, gibt 20 mg Eisen(II)-sulfat zum Filtrat und kocht einige Min. Nach dem Abkühlen säuert man mit Salzsäure an und versetzt mit 1 Tr. Eisen(III)-chloridlsg. Es entsteht eine Blaufärbung (Gegensatz zu Dextransulfat) (BP 63).

3. $[\alpha]_D^{20} = +35$ bis $+55°$ ($c = 4$) (BP 63); $+35,0$ bis $+65,0°$ (DAB 7 – DDR).

Prüfung. 1. Acidität. Das pH einer 1,0%igen Lsg. (w/v) liegt zwischen 6,0 und 8,0 (BP 63, ÖAB 9) – 5,0 bis 7,5 (USP XVII); 5,0 bis 8,0 (DAB 7 – DDR).

2. Farbe und Klarheit der Lösung. Heparin muß in W. und in physiologischer Kochsalzlsg. vollkommen klar und mit höchstens strohgelber Farbe löslich sein (BP 63).

3. Barium. Zu 0,5 ml einer Lsg. (1 in 100) gibt man 1 Tr. starke Ammoniaklsg. und 2 bis 3 Tr. Perhydrol und erhitzt 10 Min. auf dem Wasserbad. Falls dabei eine Trübung auftritt, so muß diese beim Ansäuern mit Salzsäure auf pH 3 wieder verschwinden (USP XVII).

4. Stickstoffgehalt. Der N-Gehalt, bestimmt nach Kjeldahl darf nicht mehr als 3,0% betragen, bezogen auf die getrocknete Substanz (USP XVII; DAB 7 – DDR).

5. Protein. Zu 1 ml der Lsg. (1 in 100) gibt man 5 Tr. Trichloressigsäurelsg. (1 in 5). Es dürfen weder Fällung noch Trübung auftreten (USP XVII).

6. Blutdrucksenkende Substanzen. Eine Lsg., die 1000 Einheiten im ml physiologischer Kochsalzlsg. enthält wird einer narkotisierten Katze i.v. injiziert. Die Blutdruckwirkung darf nicht stärker sein als die eines gleichen Volumens einer Histamin-bis-dihydrogenphosphatlsg., die 0,3 γ/ml enthält (BP 63).

7. Pyrogene. Eine Lsg., die 1000 Einheiten im ml enthält und von der 2 ml pro kg Kaninchen injiziert werden, muß den Anforderungen auf Pyrogenfreiheit entsprechen (USP XVII).

8. Sterilität. Heparin muß der Prüfung auf Sterilität entsprechen (BP 63).

9. Trocknungsverlust. 3 Std. bei 60° im Vakuum getrocknet, höchstens 9% (USP XVII); – bei 60° über P_2O_5 im Vakuum bis zum konst. Gewicht getrocknet, höchstens 12,0% (ÖAB 9), 15,0% (PI.Ed. I/1, DAB 7 – DDR).

10. Glührückstand. Höchstens 41% (USP XVII).

Gehaltsbestimmung. Man vergleicht die blutgerinnungshemmende Wirkung mit der eines Standardpräparates.

I. Pl.Ed. I: Man stellt mit physiologischer Kochsalzlsg. eine Lsg. des Internationalen Standardpräparates her, die in 1 ml 2,5 Int.-Einh. Heparin enthält. Das zu prüfende Präparat wird in annähernd der gleichen Konzentration gelöst. Man stellt 4 weitere Verdünnungen her, deren Konzentrationen jeweils um 10% differieren. In Reagensgläser, die 1-ml-Marken tragen, gibt man von jeder Verdünnung und von der Standardlsg. je 0,1 ml 0,2 ml und 0,3 ml und füllt die Reagensgläser mit den geringeren Flüssigkeitsmengen auch auf 0,3 ml auf. In jedes Reagensglas wird darauf 0,7 ml frisches, arterielles Blut einer anästhesierten Katze gegeben. Nach Durchmischen erwärmt man sämtliche Reagensgläser 2 Std. lang auf 37° und beobachtet die Koagulation. Wenn keine der Prüflösungen der Standardzubereitung entspricht, so muß der Versuch mit anderen Konzentrationen wiederholt werden.

Fehlergrenzen der Methode:

bei einer Bestimmung	80–120%.
bei zwei Bestimmungen	86–114%.
bei drei Bestimmungen	90–110%.
bei vier Bestimmungen	92–108%.

II. BP 63: Erforderliche Reagentien: 1. Standardpräparat; 1 Einheit ist in 0,0077 mg enthalten.

2. Sulfatblut: 200 ml frisches Rinderblut werden mit 50 ml einer 7%igen (w/v) Lsg. von wasserfreiem Natriumsulfat in einer weithalsigen Glasstopfenflasche gemischt und unterhalb 4° aufbewahrt. Vor Gebrauch sind evtl. entstandene Gerinnsel zu entfernen.

3. Thrombokinaseextrakt: Man extrahiert 1,5 g acetongetrocknetes Rinderhirn mit 60 ml W. 10 bis 15 Min. bei 50°, zentrifugiert 2 Min. mit 1500 Umdrehungen pro Min. und filtriert. 0,3% Kresol können als Bacteriostaticum hinzugefügt werden.

Acetongetrocknetes Rinderhirn: Frisches Rinderhirn wird in Stücke geschnitten und in Aceton gelegt. 30 g des im Mörser zerkleinerten Präparates dehydratisiert man weiter durch mehrmaliges Extrahieren mit je 75 ml Aceton; die Zubereitung wird schließlich 2 Std. bei 37° getrocknet.

4. Durchführung der Bestimmung: Man stellt 2 Verdünnungen des Standardpräparates her mit 1,4 E. und 2,0 E. in ml und 2 vermutlich entspr. Verdünnungen der zu testenden Zubereitung. 1 ml jeder Verdünnung wird in ein Reagensglas (6 × 1/2 Zoll) gegeben, mit 0,2 ml Thrombokinaseextr. und 1,0 ml Sulfatblut versetzt. Man registriert die Zeit bis zum Auftreten von festen Klumpen am Boden des Reagensglases. Die Bestimmung wird viermal wiederholt und das Ergebnis auf der Basis der linearen Beziehung des Logarithmus der Koagulationszeit zum Logarithmus der Heparinkonzentration errechnet.

Forderung: Mindestens 110 Einheiten pro mg.

III. USP XVII: 1. Plasmazubereitung: 19 Raumteile frisches Schafsblut werden mit 1 Raumteil 8%iger Natriumcitratlsg. gemischt. Man zentrifugiert und trennt das Plasma ab. Zu 1 ml Plasma werden 0,2 ml 1%ige Calciumchloridlsg. gegeben; wenn in 5 Min. ein fester Klumpen entsteht, so ist das Plasma verwendungsfähig. Zur Aufbewahrung muß das Plasma in 100-ml-Mengen abgefüllt, auf − 20° gefroren und bei − 8° aufbewahrt werden. Vor der Bestimmung wird bei 37° erwärmt.

2. Verdünnungen. In einem Vorversuch bestimmt man, falls erforderlich, die Mindestmenge des USP-Heparin-Natrium-Standards, die in 0,8 ml isotonischer NaCl-Lsg. 1 ml Plasma mit 0,2 ml 1%iger Calciumchloridlsg. 1 Std. lang flüssig erhält. Diese Menge liegt üblicherweise zwischen 1 und 1,5 USP-Einheiten. Die ermittelte Menge löst man für die Bestimmung in 0,8 ml isotonischer Na-Cl-Lsg.

3. Durchführung der Bestimmung. In eine Reihe von Reagensgläsern (13 × 100 mm) gibt man abgestufte Mengen Heparin-Standard in höchstens 0,8 ml Lsg. und anschließend je 1,0 ml Plasmazubereitung. Mit isotonischer NaCl-Lsg. wird die Flüssigkeit in jedem Reagensglas auf 1,8 ml gebracht und mit je 0,2 ml 1%iger Calciumchloridlsg. versetzt. – In gleicher Weise wird das zu prüfende Heparin angesetzt. Nach einer Stunde beurteilt man die Koagulation und unterscheidet zwischen 0 und 1,0 drei Stufen (0,25, 0,50, 0,75). Wenn für kein Reagensglas die Beurteilung unter oder über 0,5 gegeben werden kann, so muß unter Variation der Konzentrationsverhältnisse der Versuch wiederholt werden. Aus den 0,5-Graden errechnet man den Heparingehalt.

Forderung: 1 mg soll mindestens 120 Einheiten enthalten.

IV. ÖAB 9: Internationales Standardpräparat und Internationale Einheit. Das Internationale Standardpräparat (1942) besteht aus dem getrockneten Natriumsalz von Rinderheparin.

1 Internationale Einheit (1 I.E.) entspricht der spezifischen Wirkung von 7,7 μg des Internationalen Standardpräparates.

Erforderliche Materialien und Reagentien:
1. Säugetierplasma.
2. Blutisotonische Natriumchloridlösung.
3. Natriumcitratlösung: 8,0 g tertiäres Natriumcitrat werden in Wasser zu 100 ml gelöst.
4. Calciumchloridlösung: 2,0 g kristallisiertes Calciumchlorid werden in Wasser zu 100 ml gelöst.
5. Standardpräparat.

Gewinnung des Plasmas: 19 Teile Säugetierblut (am besten eignet sich Schafblut) werden in einem Gefäß, das 1 Teil Natriumcitratlösung enthält, aufgefangen, durch mehrmaliges vorsichtiges Umschütteln gemischt und bei niedriger Tourenzahl zentrifugiert. Falls die durch einmalige Blutentnahme gewonnene Plasmamenge für die Wertbestimmung nicht ausreicht, sind die durch mehrere Blutentnahmen gewonnenen Plasmamengen in einem Gefäß zu vereinigen. Wird das Plasma nicht unmittelbar für den Versuch benötigt, dann teilt man es in Portionen von nicht mehr als 100 ml, welche man in sorgfältig gereinigten Glasgefäßen bei $-20°$ oder darunter einfriert und bei nicht über $-8°$ aufbewahrt. Vor der Verwendung wird das gefrorene Plasma in einem Wasserbad von höchstens $37°$ aufgetaut und durch ein grobporiges Filter von eventuell gebildeten kleineren Gerinnseln befreit.

Bereitung der Standardlösung: In einem Vorversuch wird jene kleinste Menge des Heparin-Standards bestimmt, welche — in 0,8 ml blutisotonischer Natriumchloridlösung gelöst — die Gerinnung von 1 ml nach obiger Vorschrift gewonnenen Plasmas nach Zugabe von 0,2 ml Calciumchloridlösung innerhalb von 1 Stunde verhindert. Diese Menge liegt meist bei 10 µg des Internationalen Standardpräparates. Für die eigentliche Auswertung wird eine Standardlösung hergestellt, welche die im Vorversuch bestimmte Heparinmenge in 0,8 ml blutisotonischer Natriumchloridlösung enthält.

Bereitung der Versuchslösung: Eine Menge von etwa 25 mg des zu prüfenden, vorher über Phosphorpentoxid bei $60°$ bis zur Gewichtskonstanz getrockneten Heparins wird genau eingewogen und in blutisotonischer Natriumchloridlösung in einer Konzentration von 1 mg je ml gelöst. Diese Lösung wird annähernd auf die gleiche Wirkungsstärke verdünnt wie die für die Auswertung verwendete Standardlösung.

Durchführung des Versuches: Das Plasma ist für den Versuch verwendbar, wenn 1 ml nach Zugabe von 0,2 ml Calciumchloridlösung innerhalb von 5 Minuten vollkommen gerinnt.

In sorgfältig gereinigte Reagensgläser gleicher Größe (13 × 100 mm) werden steigende Mengen der Standardlösung bis zu maximal 0,8 ml einpipettiert. Die einzelnen Dosen sollen annähernd eine geometrische Reihe bilden, wobei jeweils die folgende Dosis um etwa 5% größer sein soll als die vorangegangene. Zum Inhalt jedes Röhrchens fügt man 1 ml Plasma hinzu und ergänzt mit blutisotonischer Natriumchloridlösung auf 1,8 ml. Zuletzt werden noch 0,2 ml Calciumchloridlösung zugesetzt. Die Zeit wird genau notiert und jedes Röhrchen mit einem paraffinierten Kork oder einem anderen geeigneten Stopfen verschlossen. Der Inhalt wird durch vorsichtiges dreimaliges Umkehren des Röhrchens so gemischt, daß die gesamte Innenfläche des Glases benetzt wird.

In gleicher Weise wird auch eine Verdünnungsreihe mit der Lösung des zu untersuchenden Präparates angesetzt. Der ganze Vorgang soll vom Zeitpunkt der Zugabe der Calciumchloridlösung in die Reagensgläser mit der Standard- bzw. Probelösung nicht mehr als 20 Minuten in Anspruch nehmen. Genau 1 Stunde nach dem Durchmischen des Inhaltes jedes Röhrchens wird der Gerinnungsgrad bestimmt. Es werden zwischen der vollkommenen Gerinnung (= 1) und der fehlenden Gerinnung (= 0) 3 subjektiv festgelegte Stufen unterschieden, die mit 0,25, 0,50 und 0,75 bezeichnet werden. Die Reihe des Standards und auch die Reihe des zu prüfenden Präparates müssen mindestens 2 Röhrchen enthalten, welche die Gerinnungsstufe 0,50 sowohl über- als auch unterschreiten.

Berechnung des Versuchsergebnisses: Es werden 5 oder 6 (unter Umständen auch mehr) aufeinanderfolgende Röhrchen der Konzentrationsreihe des Standards ausgewählt, welche den Gerinnungsgrad 0,50 einschließen. Davon müssen mindestens 2 Röhrchen eine stärkere und mindestens 2 Röhrchen eine schwächere Gerinnungsstufe aufweisen.

Die Röhrchen werden entsprechend der steigenden Konzentration fortlaufend numeriert und die Nummern in einer Kolonne aufgezeichnet (siehe Beispiel). In einer daneben stehenden zweiten Kolonne wird der Logarithmus der dazugehörigen Konzentration (x) des Standards eingetragen (und zwar der Logarithmus der I.E. je ml Röhrcheninhalt), in einer dritten Kolonne werden die bei den entsprechenden Standardkonzentrationen gefundenen Gerinnungsgrade (y) verzeichnet.

Beispiel:

Nummer des Röhrchens	x	y
1	0,6353 − 1	0,75
2	0,6565 − 1	0,75
3	0,6777 − 1	0,50
4	0,6989 − 1	0,50
5	0,7201 − 1	0,25
6	0,7413 − 1	0,0

Für die Berechnung werden gleitende Durchschnitte gebildet, indem aus jeweils 3 aufeinanderfolgenden Röhrchen die Mittelwerte der Konzentrationslogarithmen ($\bar{x}$) und die Mittelwerte der Gerinnungsgrade ($\bar{y}$) errechnet werden, also die Mittelwerte aus Röhrchen 1, 2 und 3, Röhrchen 2, 3 und 4, Röhrchen 3, 4 und 5 usw., bis auch das letzte ausgewählte Röhrchen miterfaßt ist. Im oben angeführten Beispiel würden diese Mittelwerte wie folgt lauten:

$$\bar{x}_{1,2,3} = 0{,}6565 - 1 \qquad \bar{y}_{1,2,3} = 0{,}67$$
$$\bar{x}_{2,3,4} = 0{,}6777 - 1 \qquad \bar{y}_{2,3,4} = 0{,}58$$
$$\bar{x}_{3,4,5} = 0{,}6989 - 1 \qquad \bar{y}_{3,4,5} = 0{,}42$$
$$\bar{x}_{4,5,6} = 0{,}7201 - 1 \qquad \bar{y}_{4,5,6} = 0{,}25$$

Findet sich unter den so gewonnenen Mittelwerten der Gerinnungsgrade ein Wert von $\bar{y} = 0{,}50$, dann wird der zugeordnete Mittelwert der Konzentrationslogarithmen als Medianwert des Standards (m_S) bezeichnet und für den Vergleich der zu prüfenden Heparinlösung herangezogen. Findet sich — wie in obigem Beispiel — kein Mittelwert $\bar{y} = 0{,}50$, dann wird m_S aus den mittleren Konzentrationslogarithmen und den mittleren Gerinnungsgraden, die dem Wert $\bar{y} = 0{,}50$ nach oben und unten am nächsten kommen, nach folgender Formel berechnet:

$$m_S = \bar{x}_j + \frac{(\bar{y}_j - 0{,}50) \cdot (\bar{x}_{j+1} - \bar{x}_j)}{\bar{x}_j - \bar{y}_{j+1}}.$$

$\bar{x}_j$ = nächst höherer mittlerer Gerinnungsgrad ($\bar{x}_j$ zugeordnet).
$\bar{y}_{j+1}$ = nächst tieferer mittlerer Gerinnungsgrad ($\bar{y}_{j+1}$ zugeordnet).

Im angeführten Beispiel ist daher

$$m_S = 0{,}6777 - 1 + \frac{(0{,}58 - 0{,}50) \cdot (0{,}6989 - 1 - 0{,}6777 + 1)}{0{,}58 - 0{,}42}$$
$$= 0{,}6883 - 1.$$

In gleicher Weise wird auch die Berechnung des Medianwertes für das zu untersuchende Präparat (m_U) durchgeführt. Die x-Werte bedeuten hier die Logarithmen der Konzentrationen in mg bzw. ml des Ausgangspräparates je ml Röhrcheninhalt.
Der Wert antilog ($m_S - m_U$) gibt die Anzahl der I.E. je mg bzw. ml des geprüften Präparates an.
Bei der Überprüfung eines Produktes, dessen Wirkungsstärke in I.E. Heparin angegeben ist, darf die gefundene Wirkungsstärke von der deklarierten um nicht mehr als $\pm 20\%$ abweichen.
Bei der Wertbestimmung eines unbekannten Heparinpräparates muß der Versuch mindestens fünfmal wiederholt werden. Die Wirkungsstärke R wird in diesem Fall so berechnet, daß aus den jeweils ermittelten Differenzen $(m_S - m_U)_1$, $(m_S - m_U)_2$ .... $(m_S - m_U)_n$ der arithmetische Mittelwert gebildet wird, dessen Antilogarithmus die Anzahl der I.E. je mg bzw. ml des Ausgangspräparates bedeutet.
Papierchromatographische Charakterisierung siehe W. AWE und K. D. SÜDEMANN [Arzneimittel-Forsch. 6, 349 (1946)].

Anwendung. Heparin hemmt die Blutgerinnung, indem es die Thrombokinase- und Thrombinwirkung hemmt. Außerdem fördert es die Auflösung eines schon bestehenden Thrombus. Es wirkt nur nach parenteraler, nicht nach oraler Verabreichung. Neuerdings wird Heparin bei der Arteriosklerose angewendet. Es vermag den Cholesterin- und den Phospholipoidspiegel im Blut zu senken. Weiterhin wird angenommen, daß abnorm große, atherogene Lipoproteidmoleküle in normale kleine umgebaut werden (Mercks JB 1953, S. 203). Indikationen: Therapie und Prophylaxe von Thrombosekrankheiten aller Ätiologien und Lokalisationen.

Übliche Dosierung. Gemäß BP 63: 5000 bis 15000 Einheiten intravenös oder intramuskulär.

Handelsformen: BRD: Liquemin (Hoffmann-La Roche, Grenzach, Baden): Amp. zur i.v. Injektion mit 5000 E. pro ml; Liquemin Depot zur s.c. oder i.m. Injektion (Hoffmann-La Roche, Grenzach, Baden): Amp. 1 und 3 ml mit 40000 E. und 20 mg Ephedrinhydrochlorid pro ml; Thrombophob ad inj. (Nordmark-Werke, Hamburg): 5-ml-Amp. – Fl. mit 5000 E. pro ml; Thrombophob-Salbe (Nordmark-Werke, Hamburg) mit 5000 E. Heparin-% und 0.25% Pyridin-β-carbonsäurebenzylester; Neoheparinsalbe (Nordmark-Werke, Hamburg) mit 20000 E. Heparin-%; Heparin Novo (Novo Therapeutisk Lab., Kopenhagen; C. H. Boehringer, Ingelheim a. Rh.): 5-ml-Fl. mit 5000 E. pro ml; Heparin-Vitrum (Vitrum, Stockholm; Hamburger Arzn.M.Fabr. Remy, Hamburg): Lsg. mit 5000 E. pro ml. – Thrombocid (Benend, München): Amp. zu 2 ml mit einem „Schwefelsäureester eines Polysaccharids, welches dem Nativheparin nahesteht"; Thromboliquin (Orgapharm, München):

5-ml-Fl. mit 5000 E./ml; Thrombo-Vetren (Promonta, Hamburg): Amp. zu 2 ml mit 2000 E./ml. – England: Pulvarin (Evans Med.); Inj. of Heparin Retard (Boots): 20000 E. in 2 ml (Extra P.). – USA: Sol. Heparin Sod.: 10-ml-Fl. mit 1000 E./ml konserviert mit 0,5% Phenol (Abbott, Testagar Corp.); 10-ml-Fl. mit 5000 E./ml und 10000 E./ml, konserviert mit 0,18% Methylparaben und 0,02% Propylparaben (Abbott); 10-ml-Fl. mit 1000 E./ml konserviert mit 0,5% Chlorbutanol (Premo Pharmac., Upjohn, Walker); 10 ml mit 10000 E./ml konserviert mit 0,5% Chlorbutanol (Upjohn); Depo-Sol-Heparin-Sod. (Upjohn): 20000 E./ml, konserviert mit Thimerosal 1 : 10000; Sol. Liquaemin Sodium (Organon) 10-ml-Fl. mit 1000 E. pro ml, konserviert mit 0,45% Phenol; 1-ml-Amp. und 10-ml-Fl. mit 5000 E./ml, konserviert mit 0,45% Phenol; ,,Extra High Potency'' 2-ml-Amp. mit 20000 E./ml, konserviert mit Thimerosal 1 : 10000.

Paritol-C (Wyeth, USA) ist ein heparinähnlicher Polyschwefelsäureester der Polyanhydromannuronsäure. der aus Alginsäure hergestellt wird.

Es ist ein weißes Pulver, löslich in W. Man verwendet 5%ige bis 10%ige Lsg., die im Autoklaven sterilisiert werden können (Merck Ind. 52).

Anwendung. Wie Heparin (Merck JB 52, 53).

Thrombo-Stop (Turon-Ges., Frankfurt M.) Amp. 0,1 g, Fläschchen (rectal) 0,4 g, Kapseln (oral) 0.2 g – Natriumsalz des Polygalakturonsulfonates.

Neodympräparate u. a.

Thrombodym (Asche u. Co., Hamburg) – Isonicotinsäure-3-sulfonsaures Neodym in wss. Lsg. mit 0,7% NaCl; Amp. zu 5 ml.

Anwendung. Zur Hemmung der Blutgerinnung. Über die Natur der gerinnungshemmenden Wirkung von seltenen Erdmetallen berichtet J. Sato (Chem. Zbl. *1955*, S. 2466).

Neodym (Nd) gehört zu den seltenen Erden. Die Salze des Nd (es ist 3wertig) sind violettrosa gefärbt und fluoreszieren von Rosa nach Blau und Violett.

Helodym 88 i. v. (Helopharm, Berlin) enthält die Salze der β-Acetylpropionsäure (Lävulinsäure) von Neodym und Praseodym.

Helodym soll über einen Komplex mit α_2-Globulin die Gerinnungsfaktoren II und VII inaktivieren. Die Gerinnung wird zwischen der 1. und 4. Std. nach Darreichung am stärksten verzögert. Nach 12 bis 24 Std. hört die Wirkung auf.

Ceranil (H. Steffens, Hamburg) ist eine 2%ige Lsg. von p-Amido-benzolsulfonsaurem Cer (Hellwig, B.: Moderne Arzneimittel, Stuttgart: Wissenschaftl. Verl.-Ges. 1961).

Stoffe mit antiheparinar Wirkung

Protaminsulfat (INN) ist das Sulfat von Eiweißstoffen, die aus Fischsperma gewonnen werden.

Bei der Hydrolyse entsteht aus Protamin eine relativ geringe Anzahl Aminosäuren. unter denen die sog. Hexonbasen, hauptsächlich Arginin, überwiegen. Infolgedessen hat Protamin basische Eigenschaften (s. auch Depotinsuline, Bd. II).

Das Sulfat ist wasserlöslich; eine 1%ige Lsg. vom pH etwa 3 kann im Autoklaven sterilisiert werden (Extra P.).

Anwendung. Zur Inaktivierung von in der Blutbahn befindlichem Heparin.

Handelsformen: Protamin ,,Roche'' 1% zur i.v. Injektion (Hoffmann-La Roche): 1 Amp. (5 ml) entspr. 50 mg Protaminsulfat; 5%ig zur i.m. Injektion 1 Amp. (5 mg) entspr. 250 mg Protaminsulfat.

Tolonium Chloride (INN) NND 63 ist 3-Amino-7-dimethylamino-2-methyl-phenazothioniumchlorid.

Synonym: Toluidinblau O.

M.G. 305,83

Eigenschaften. Dunkelgrünes kristallines Pulver mit bronzenem Glanz. Schwer lösl. in A., sehr schwer lösl. in Chlf. und prakt. unlösl. in Ae. 1 T. löst sich in etwa 18 T. W.

Anwendung. Toloniumchlorid zeigt in vitro und in vivo antiheparine Eigenschaften. Es hat sich zur Behandlung von Menorrhagien und Hypermenorrhöen bewährt. 75 bis 80% der Patienten mit idiopathischen Uterusblutungen sprachen auf Toloniumchlorid an.

Dosis: Oral 0,2 bis 0,3 g täglich [J. Amer. med. Ass. *156*, 1329 (1954)].

Handelsform: Tabl. Blutene Chloride (Abbott Lab., USA): 100 mg.

Antiepileptica

Unter Antiepileptica versteht man Substanzen, die zur symptomatischen Behandlung der verschiedenen Formen von Epilepsie dienen. Die Epilepsie ist eine Erkrankung, die durch sehr verschiedene Ursachen hervorgerufen werden kann. Sie kann in einer Übererregbarkeit von motorischen Zentren des zentralen Nervensystems bestehen und sich in Form von Krampfanfällen äußern (grand mal). Eine andere Form manifestiert sich in vorübergehenden Dämmerzuständen (Absencen, petit mal), eine dritte in anfallsweiser psychomotorischer Unruhe. Alle Anfälle gehen mit Bewußtlosigkeit und mit retrograder Amnesie einher.

Die Antiepileptica setzen die motorische Erregbarkeit der Großhirnrinde herab. Ihre Wirkung läßt sich am Tier bei arteficiellen Krämpfen nachweisen und auswerten. Wegen dieser krampfbeseitigenden Wirkung werden sie auch als Anticonvulsiva bezeichnet. Die antiepileptische Wirkung ist meist von weiteren, zentral dämpfenden (hypnotischen, narkotischen) Wirkungen begleitet die für den therapeutischen Effekt ohne wesentliche Bedeutung sind. Es wird daher angestrebt, Stoffe mit stark anticonvulsiver Wirksamkeit bei möglichst geringem zentralen Lähmungseffekt zu erhalten.

Die Wahl des Mittels richtet sich meist nach der Art der Anfälle. Insofern besteht eine gewisse Spezifität, als Stoffe, die bei grand mal und psychomotorischer Unruhe wirken, bei petit mal unwirksam sind und umgekehrt. Häufig sind Kombinationen besser wirksam als Einzelsubstanzen. Da es sich um eine ausgesprochene Langzeit-Therapie handelt, muß wegen der möglichen Nebenwirkungen der einzelnen Substanzen (Blut-, Leberschädigung) der Patient dauernd überwacht werden.

Die wichtigsten, heute praktisch verwendeten Antiepileptica sind fast durchweg mit der Barbitursäure chemisch verwandt. Es handelt sich dabei um sechs- oder fünfgliedrig ringförmige oder um offene Harnstoffderivate bzw. Säureamide:

Antiepileptica

Nr.	R^1	R^2	R^3	Internat. Bez. oder Warenzeichen	Pharmakopöen
A. Barbitursäuren					
1	C_2H_5	C_6H_5	H	Phenobarbital	s. „Hypnotica"
2	C_2H_5	C_6H_5	CH_3	Prominal	s. „Hypnotica"
3	C_2H_5	C_2H_5	CH_3	Metharbital	NND 60
4	CH_3	CH_3	CH_3	Trimethyl-barbitursäure	
B. Hexahydropyrimidin-dione					
1	C_2H_5	C_6H_5	–	Primidone	BP 63, USP XVII, NND 63
C. Piperidin-dione					
1	C_2H_5	[phenyl-NH₂]	–	Amino-Glutethimid	NND 63
D. Hydantoine					
1	C_6H_5	C_6H_5	H	Phenytoin	Pl.Ed. I/1, Ph. Dan. IX, ÖAB 9, DAB 6 – Nachtr. BRD, DAB 7 – DDR, USP XVI
1a	C_6H_5	C_6H_5	Na	Phenytoin-Sodium	BP 63, USP XVI
2	C_6H_5	C_2H_5	H	Phenyl-äthyl-hydantoin	
3	C_6H_5	[methyl-thiophene]	H	Phethenylat	NNR 52
3a	C_6H_5	[methyl-thiophene]	Na	Phethenylat-Sodium	NNR 52
4	[methylphenanthrene]	CH_3	H	Bagrosin	
5	[phenyl-CHBr-CHBr-]	CH_3	H	Anirrit	
6	C_6H_5	C_2H_5	CH_3	Methoin	BP 63, ÖAB 9
7	C_6H_5	C_6H_5	$(CH_2)_3$—CH(NH$_2$)— COOH	Neo-Citrullamon	
8	C_6H_5	H	C_2H_5	Ethotoin	BP 63, NND 63
E. Oxazolidin-dione					
1	C_3H_7	C_3H_7	H	Propazon	
2	CH_3	CH_3	CH_3	Trimethadion	BP 63, USP XVII, NND 63
3	C_2H_5	CH_3	CH_3	Paramethadion	NND 63, BP 63
4	CH_3	H	—CH_2—CH=CH_2	Aloxidon	

Nr.	R¹	R²	R³	Internat. Bez. oder Warenzeichen	Pharmakopöen
F. *Succinimidderivate*					
1	C₆H₅	CH₃	CH₃	Methsuximide	NND 63
2	C₆H₅	H	CH₃	Phensuximide	NND 63
G. *Acylharnstoffe*					
1	C₆H₅	H	H	Phenacemid	NND 63
H. *Säureamide*					
1	C₆H₅	—CH₂CH₂Cl	–	Hibicon	

Metharbital NND 60. 5,5-Diethyl-1-methylbarbituric acid. *Gemonil* (Abbott).

Formel A. 3   1-Methyl-5,5-diäthyl-barbitursäure.

Eigenschaften. Weißes, kristallines Pulver von schwach aromatischem Geruch. 1 T. löst sich in etwa 23 T. A., in etwa 38 T. Ae. und in etwa 830 T. W. Fp. 151 bis 155°. Die gesättigte wäßrige Lösung hat ein pH von 5,6 bis 5,8.

Primidone BP 63. USP XVII, NND 63. 5-Ethyldihydro-5-phenyl-4.6-(1H,5H)-pyrimidinedione.

Formel B. 1 $C_{12}H_{14}N_2O_2$ M.G. 218,3

5-Phenyl-5-äthyl-hexahydropyrimidin-dion(4,6).

Eigenschaften. Weißes, kristallines, geruchloses, leicht bitter schmeckendes Pulver. Löslichkeit: 1 g Substanz löst sich in etwa 2000 ml W., in etwa 200 ml A., sehr wenig löslich in den meisten organischen Lösungsmitteln. Schmelzintervall 279 bis 281° (BP 63), 279 bis 284° (USP XVII).

Erkennung. a) 0,1 g Substanz werden in 5 ml Chromotropsäurelösung gelöst und 30 Min. auf dem Wasserbad erhitzt: es entsteht eine blaugraue Färbung. Chromotropsäurelösung: 5 mg Natriumsalz der Chromotropsäure werden in 10 ml einer Mischung von 9 ml Schwefelsäure und 4 ml Wasser gelöst (BP 63). – b) 200 mg Substanz werden mit 200 mg wasserfreier Soda geschmolzen: es wird Ammoniak entwickelt (USP XVII). – c) Das an einer alkoholischen Lösung (1 in 2000) ermittelte UV-Spektrum muß die gleichen Maxima und Minima aufweisen, wie das Spektrum der entsprechend gemessenen USP-Standard-Substanz. Der Unterschied der in beiden Lösungen im Maximum bei ca. 257 mµ gemessenen spez. Extinktionen darf nicht mehr als 3% betragen (USP XVII).

Prüfung. a) Blei: Nicht über 10 ppm (BP 63). – b) Gewichtsverlust: Nicht über 0,5%, wenn bei 130° bis zur Gewichtskonstanz getrocknet wird (BP 63); wenn 2 Std. bei 105° getrocknet wird (USP XVII). – c) Sulfatasche: Nicht über 0,1% (BP 63). – d) Verbrennungsrückstand: Nicht über 0,2% (USP XVII).

Gehaltsbestimmung. Nach BP 63 und nach USP XVI wird eine Kjeldahl-Bestimmung ausgeführt. Einwaage 200 bis 300 mg. 1 ml 0,1 n Säure entspricht 10,91 mg $C_{12}H_{14}N_2O_2$.

USP XVII läßt die Gehaltsbestimmung UV-spektrophotometrisch wie folgt durchführen:
Etwa 40 mg Primidone, genau gewogen, werden in einem 100-ml-Meßkolben mit 70 ml A. versetzt und unter gelindem Erhitzen gelöst. Man kühlt ab und füllt bis zur Marke mit A. auf. Von der Lsg. bestimmt man in einer 2-cm-Küvette die UV-Absorption gegen reinen A. bei den Minima bei etwa 254 mµ und 261 mµ und beim Maximum bei etwa 257 mµ. In gleicher Weise werden die Absorptionswerte einer Lsg. von etwa 400 mg U.S.P. Primidone Reference Standard je ml ermittelt. Der Gehalt an $C_{12}H_{14}N_2O_2$ in mg errechnet sich nach der Formel

$$100\ C\ (2 A_{257} - A_{254} - A_{261})_U / (2 A_{257} - A_{254} - A_{261})_S,$$

worin C die Konzentration des Standards in mg/ml und die beiden Ausdrücke in Klammern die Differenzen der Absorptionen bei den angegebenen Wellenlängen für U, die zu untersuchende und S, die Standard-Lsg., bedeuten.

Aufbewahrung. In dicht schließenden Gefäßen.

Dosierung. Abends 125 mg; Tagesdosis 500 mg, falls erforderlich bis 2 g täglich.

Handelsform: Mysoline (Ayerst Laboratories, USA).

Amino-Glutethimide NND 63. 2-(p-Aminophenyl)-2-ethylglutarimide. 2-Äthyl-2-(4'-aminophenyl)-glutarimid. *Elipten* (Ciba Pharmac. Comp., USA).

Formel C. 1   4-Äthyl-4-(4'-aminophenyl)-piperidin-dion(2,6).

Diphenylhydantoinum DAB 7 – BRD, ÖAB 9. Diphenylhydantoin USP XVI. Phenytoin Pl.Ed. I/1, DAB 7 – DDR. Phenantoin Dan. IX.

Formel D. 1 $C_{15}H_{12}N_2O_2$ M.G. 252,28

Herstellung. Durch Kondensation von Benzil mit Harnstoff in Gegenwart von Natriumäthylat [Chem. Ber. *41*, 1391 (1908); *44*. 411 (1911)]. Der Kondensationsreaktion geht eine Benzilsäureumlagerung voraus:

1. [Reaktionsschema: Benzil (I) → Additionsprodukt mit OH⁻ (II) → umgelagertes Produkt (III)]

2. III + $H_2N\text{—}C(=O)\text{—}NH_2$ $\xrightarrow[-H_2O]{-OH^\ominus}$ [Diphenylhydantoin-Struktur]

Eigenschaften. Farblose Kristalle oder weißes, kristallines, geruch- und geschmackloses Pulver. Löslichkeit: in W. praktisch unlöslich, wenig löslich in A., schwer löslich in Ae. und Chloroform, löslich in etwa 25 T. Essigsäure, in verd. Alkalilaugen und in Ammoniakflüssigkeit unter Salzbildung löslich. Schmelzintervall: Die bei 100 bis 105° bis zur Gewichtskonstanz getrocknete Substanz schmilzt zwischen 290 und 295°, wobei das Schmelzpunktröhrchen in ein auf etwa 270° vorgeheiztes Bad eingeführt wird (DAB 6 – 3. Nachtr. BRD); 290 bis 295° (Zers.) [DAB 6 – Nachtr. 59 (DDR)(!)]; 294 bis 297° unter dem Mikroskop (ÖAB 9); 292 bis 299° (Zers.) (USP XVI), 295–299° (DAB 7 – BRD).

Erkennung. Nach DAB 7 – BRD: a) Das Gemisch von 0,050 g Substanz mit 2,0 ml Kobalt(II)-nitratlösung (methanolisch, 1%ig) gibt auf Zusatz von 0,50 ml Piperidinlösung (10%ig, in Methanol, bei Bedarf frisch herzustellen) eine violette Färbung. – b) Die Lösung von 0,10 g Substanz in 5,0 ml Ammoniakflüssigkeit gibt mit 10 Tr. Silbernitratlösung einen weißen Niederschlag. – Nach DAB 6 – Nachtr. 59 (DDR)(!): c) Werden 0,05 g Diphenylhydantoin mit 0,2 g getrocknetem Natriumcarbonat gemischt und in einem Reagenzglas vorsichtig erhitzt, so entwickeln sich weiße, aromatisch und stechend riechende Dämpfe, die angefeuchtetes Lackmuspapier bläuen. – Nach DAB 7 – DDR: d) 0,02 g Substanz werden in 2 ml Ammoniakflüssigkeit gelöst und die Lösung unter Erhitzen mit einigen Tr. ammoniakalischer Kupferlösung versetzt: es scheidet sich ein rosafarbiger, kristalliner Niederschlag ab. – Nach ÖAB 9: e) Versetzt man eine Lösung von etwa 5 mg Substanz in 1 ml siedendem A. mit 2 ml W. und 2 Tr. Pyridin, so gibt die Lösung auf Zusatz von 2 Tr. verd. Kupfersulfatlösung beim Abkühlen einen blauvioletten, kristallinen Niederschlag. – f) Versetzt man eine Lösung von etwa 1 mg Diphenylhydantoin in 4 ml konz. Schwefelsäure mit etwa 0,5 g Paraform und erwärmt kurz, so färbt sich die Lösung intensiv braunorange und fluoresziert braunrot. – Nach Pl.Ed. I/1: g) 0,1 g Substanz wird 5 Min. lang mit 3 ml einer ges. wäßrigen Lösung von Chlorkalk geschüttelt und der entstandene Niederschlag in 15 ml kochendem W. gelöst. Nach dem Abkühlen werden tropfenweise 1 ml verd. Salzsäure und anschließend 4 ml W. zugegeben. Der weiße Niederschlag wird auf einem Filter gesammelt, mit W. gewaschen und der größte Teil des W. durch Pressen des Filters abgedrückt. Der Niederschlag wird in 1 ml Chloroform gelöst, 5 ml A. (90%) werden zugesetzt, die Lösung stehengelassen und schließlich durch Kratzen mit einem Glasstab zur Kristallisation gebracht. Schmelzbereich des 1,3-Dichlor-5,5-diphenylhydantoins nach dem Waschen mit A. und nach dem Trocknen: 165 bis 169°. — h) 0,01 g Substanz wird mit 0,01 g Xanthydrol und 2 ml Essigsäure gekocht, abgekühlt und 1 bis 2 Std. stehen gelassen. Der Niederschlag wird abfiltriert, mit 2 ml A. gewaschen, in 10 ml kochendem A. gelöst und erneut abkühlen gelassen. Das in dünnen Schuppen kristallisierende Xanthylderivat schmilzt bei schnellem Erwärmen bei 258 bis 259°.

Prüfung. Nach DAB 7 – BRD: Prüflösung: 1,00 g Substanz wird mit 50,0 ml W. 2 Min. lang zum Sieden erhitzt und das nach dem Erkalten erhaltene Filtrat auf 50,0 ml ergänzt. a) Alkalisch oder sauer reagierende Verunreinigungen: 1. 10 ml Prüflösung dürfen nach Zusatz von 0,15 ml Methylrotlösung II höchstens 0,25 ml 0,02 n Salzsäure bis zum Farbumschlag nach Rot verbrauchen. 2. 10 ml Prüflösung dürfen nach Zusatz von 0,15 ml Bromthymolblaulösung höchstens 0,25 ml 0,02 n Kalilauge bis zum Farbumschlag nach Blau verbrauchen. — b) Schwermetalle: Höchstens 0,002%, berechnet als Pb^{2+}. — c) Chlorid: Höchstens 0,02%. — d) Sulfat: Höchstens 0,05%. — e) Fremde organische Stoffe: 2,0 ml der Prüflösung dürfen 0,30 ml 0,01 n Kaliumpermanganatlösung innerhalb 10 Min. nicht entfärben. — f) Trocknungsverlust: Höchstens 0,5%, bei 105° bis zum konstanten Gewicht getrocknet. — g) Sulfatasche: Höchstens 0,1%. — h) Fremde organische Stoffe: 0,05 g Diphenylhydantoin dürfen sich in 1 ml Schwefelsäure mit höchstens blaßgelber Farbe lösen [DAB 6 – Nachtr. 59 (DDR)(!)]. — i) Neutralstoffe, Salze organischer Basen: Eine Lösung von 1 g Substanz in 16 ml W. und 4 ml verd. Natronlauge muß klar und farblos oder fast farblos sein. Die erhaltene Lösung wird mit 20 ml Ae. ausgeschüttelt. Die ätherische Schicht wäscht man durch Schütteln mit 5 ml W., filtriert und dampft 10 ml davon zur Trockne ein. Das Gewicht des Rückstandes darf nicht mehr als 1 mg betragen (ÖAB 9).

Gehaltsbestimmung. a) Nach Pl.Ed. I/1 wird der Stickstoffgehalt nach KJELDAHL bestimmt. 1 ml 0,5 n HCl oder H_2SO_4 entspricht 0,0631 g $C_{15}H_{12}N_2O_2$. Forderung: Mindestens 99,0% d. Th.

Nach DAB 6 – Nachtr. 59 (DDR) wird ebenfalls eine Kjeldahl-Bestimmung durchgeführt, wobei folgende Bedingungen vorgeschrieben sind: Etwa 0,3 g bei 105° getrocknetes Diphenylhydantoin, genau gewogen, werden in einen Kjeldahl-Kolben von 250 ml Inhalt gegeben und 4 g zerriebenes Kaliumsulfat, 0,5 g Quecksilberoxid und 5 ml Schwefelsäure hinzugefügt. Nachdem in üblicher Weise durch Erhitzen eine farblose Lösung entstanden ist, wird abgekühlt und die Mischung in 100 ml W. gelöst. Dann setzt man 0,5 g Zinkfeile hinzu und unterschichtet die Lösung mit einer Mischung von 60 ml Natronlauge und 5 ml Natriumthiosulfatlösung (1 + 2). Nach vorsichtigem Umschwenken werden etwa 100 ml in eine Vorlage von etwa 300 ml Inhalt abdestilliert, die eine Mischung von 30,00 ml 0,1 n Salzsäure, 20 ml W. und einige Tr. Methylrotlösung enthält. Man titriert mit 0,1 n Kalilauge bis zum Farbumschlag. In gleicher Weise wird ein Blindversuch durchgeführt. Für je 0,3 g Diphenylhydantoin müssen nach Abzug des Wertes des Blindversuches mindestens 23,5 ml 0,1 n HCl verbraucht werden, was einem Mindestgehalt von 98,8% entspricht. 1 ml 0,1 n HCl entspricht 0,012615 g Diphenylhydantoin.

b) Nach DAB 7 – BRD, DAB 7 – DDR und nach ÖAB 9 wird unter Zusatz von Silbernitrat und Pyridin acidimetrisch titriert. Vorschrift des DAB 7 – BRD: Etwa 0,50 g Substanz, genau gewogen, werden nach dem Lösen in 40 ml A. (90%) unter Zusatz von 0,5 ml Thymolphthaleinlösung mit 0,1 n Natronlauge bis zur Hellblaufärbung titriert. Die Lösung wird anschließend mit 1,0 ml Pyridin, 25,0 ml 0,1 n Silbernitratlösung und 0,5 ml Phenolphthaleinlösung versetzt und mit 0,1 n Natronlauge bis zur 1 Min. lang anhaltenden schwachen Rotfärbung der überstehenden Flüssigkeit titriert. Aus dem Gesamtalkaliverbrauch wird der Gehalt berechnet. 1 ml 0,1 n NaOH entspricht 0,02523 g $C_{15}H_{12}N_2O_2$. Forderung: Mindestens 99,0%, berechnet auf die getrocknete Substanz. Forderung nach ÖAB 9: 98,0 bis 100,5% d. Th.

c) Nach USP XVI wird im wasserfreien Milieu titriert: Etwa 500 mg Diphenylhydantoin werden genau gewogen und in einen enghalsigen Erlenmeyerkolben von etwa 125 ml Inhalt gegeben. Nach dem Lösen in 25 ml Dimethylformamid und dem Zusatz von 3 Tr. einer gesättigten, benzolischen Azo-Violettlösung wird mit 0,1 n Natriummethylatlösung bis zum Auftreten einer Blaufärbung titriert. Der Verbrauch wird mit Hilfe eines Blindversuches korrigiert. 1 ml 0,1 n $NaOCH_3$ entspricht 25,23 mg $C_{15}H_{12}N_2O_2$. Forderung: Nicht unter 98,5%, berechnet auf die getrocknete Substanz.

Aufbewahrung. Vor Licht geschützt, in dicht schließenden Gefäßen.

Dosierung. Größte Einzelgabe 0,3 g; größte Tagesgabe 1,0 g (DAB 7 – BRD). Gebräuchliche Einzeldosis 0,1 bis 0,2 g; Einzelmaximaldosis 0,4 g; Tagesmaximaldosis 1,0 g (ÖAB 9).

Handelsformen: Zentropil (Nordmark), Lepitoin (Promassol, Erfurt), Dilantin (Parke & Davis).

Diphenylhydantoin Sodium USP XVII. Phenytoin Sodium BP 63. Soluble Phenytoin.

Formel D. 1a $\qquad C_{15}H_{11}N_2O_2Na \qquad$ M.G. 274,3

Mononatriumsalz des 5,5-Diphenylhydantoins.

Eigenschaften. Weißes, geruchloses, etwas hygroskopisches Pulver, das bei Luftzutritt allmählich Kohlendioxid anzieht. Löslichkeit: leicht löslich in W., löslich in A., unlöslich in Äther und in Chloroform. Die wäßrigen Lösungen sind gelegentlich trübe, was auf Hydrolyse und auf Einwirkung von CO_2 der Luft zurückzuführen ist.

Erkennung. Nach USP XVII: a) Der bei Ausführung der Gehaltsbestimmung erhaltene Rückstand schmilzt bei 292 bis 299° (Zers.). – b) Der beim Verbrennen von etwa 250 mg Substanz erhaltene Rückstand braust bei Zusatz von Säuren auf und gibt einen positiven Natriumtest. – Nach BP 63: c) Eine Lösung von 0,5 g Substanz in 5 ml W. reagiert gegen Lackmus alkalisch und gibt beim Ansäuern einen weißen Niederschlag. – d) 0,1 g Substanz werden in 10 ml einer 10%igen Pyridinlösung gelöst, mit 1 ml Kupfersulfatlösung versetzt und 10 Min. stehengelassen: es bildet sich ein blauer Niederschlag.

Prüfung. a) Gewichtsverlust beim Trocknen: 4 Std. bei 105°, nicht über 2,5% (USP XVII); bis zur Gewichtskonstanz bei 105°, nicht über 3,0% (BP 63). – b) Klarheit und Farbe der Lösung: 1 g Substanz wird in 20 ml frisch aufgekochtem und wieder erkaltetem W. gelöst und so lange mit 0,1 n NaOH versetzt, bis das hydrolysierte Diphenylhydantoin wieder in Lösung gegangen ist. Zur Erzielung einer klaren, farblosen Lösung dürfen nicht mehr als 4 ml 0,1 n NaOH verbraucht werden (USP XVII, BP 63). – c) Blei: Höchstens 10 ppm (BP 63). – d) Schwermetalle: Nicht über 20 ppm (USP XVII).

Gehaltsbestimmung. Nach USP XVII und nach BP 63 wird eine angesäuerte Lösung erschöpfend extrahiert und der erhaltene Rückstand gewogen. Vorschrift der USP XVII: Etwa 300 mg Diphenylhydantoin Sodium werden genau gewogen und in einen Scheidetrichter gegeben. Nach Zusatz von 50 ml W. und 10 ml verd. Salzsäure wird mit 60-ml-Portionen eines Äther-Chloroform-Gemisches (1 in 2) erschöpfend extrahiert, die vereinigten Extrakte eingedampft und der Rückstand 4 Std. bei 105° getrocknet. Durch Multiplizieren des gefundenen Gewichtes mit 1,087 erhält man die Menge $C_{15}H_{11}N_2O_2Na$ in der Einwaage. Forderung: Nicht unter 98,5%, berechnet auf die getrocknete Substanz.

Aufbewahrung. In dicht schließenden Gefäßen.

Dosierung. 50 bis 100 mg täglich, auf 4 Gaben verteilt. Falls erforderlich, bis zu 600 mg täglich (s. auch Dosierung, S. 1172).

Handelsformen: Citrullamon (Südmedica GmbH, München), Dilantin sodium (Parke & Davis), Epunantin (Parke & Davis). Eptoin (Boots).

Phenyl-äthyl-hydantoin. 5-Phenyl-5-äthyl-hydantoin. Aethotoin INN.

Formel D.2

Eigenschaften. Weißes, kristallines, geruchloses und praktisch geschmackloses Pulver. Löslich in etwa 1650 ml Wasser von 20°, in etwa 110 ml siedendem W., in etwa 20 T. A. und in etwa 200 ml Ae. Fp. 199 bis 200°. Die heiß gesättigte wäßrige Lösung rötet Lackmuspapier. Die Substanz ist in verd. Alkalilaugen unter Salzbildung löslich und wird auf Zusatz von Säuren wieder ausgeschieden.

Erkennung. a) Wird 0,1 g Substanz mit 0,5 g CaO vermischt und im Glühröhrchen erhitzt, so färbt sich die Mischung erst rot, dann violett und schließlich tritt der Geruch nach Ammoniak und nach Propiophenon auf. – b) Wird 0,1 g Substanz in 2 ml Schwefelsäure gelöst und mit 5 Tr. Natriumnitritlösung (1 + 14) versetzt, so tritt Rotfärbung auf. – c) Die Lösung in verd. Natronlauge gibt mit Nesslers-Reagens keine Fällung.

Handelsform: Nirvanol (von Heyden AG, München).

Phethenylat NNR 52. 5-Phenyl-5-(2-thienyl)-hydantoin. *Thiantoin* (Lilly).

Formel D.3 $\qquad C_{13}H_{10}N_2O_2S \qquad$ M.G. 258,29

Eigenschaften. Löslich in etwa 35 T. A., schwer löslich in Ae. und Chloroform. Fp. 255 bis 259°.

Phethenylate Sodium NNR 52. Mononatriumsalz des 5-Phenyl-5-(2-thienyl)-hydantoins. *Thiantoin Sodium* (Lilly).

Formel D.3a $\qquad C_{13}H_9N_2O_2SNa \qquad$ M.G. 280,28

Eigenschaften. Löslich in etwa 2 T. W. und in etwa 5 T. A.

Bagrosin (Casella. Frankfurt a. M.). 5-Methyl-5-(3′-phenanthryl)-hydantoin.

Formel D.4 $C_{18}H_{14}N_2O_2$ M.G. 290,13

Eigenschaften. Fp. 236 bis 238°.

Literatur: NITZ, R. E., W. PERSCH, u. A. SCHMIDT: Zur Chemie und antikonvulsiven Wirkung neuer Hydantoinderivate. Arzneimittel-Forsch. *5,* 357 (1955).

Anirrit (Giulini GmbH, Ludwigshafen a. Rh.) ist ein Kombinationspräparat aus I und Phenyläthylbarbitursäure im Verhältnis 0,18 + 0,02. I = 5-Methyl-5-(1′.2′-dibrom-2′-phenyl)-äthyl-hydantoin (= bromiertes Methyl-styryl-hydantoin).

Formel von I: D.5

Weitere Handelsformen: Anirrit mite enthält pro Tablette die halbe Menge des gleichen Substanzgemisches. Pesomin (Giulini) enthält die Hydantoinkomponente des „Anirrit" = I) und wird als Appetitregulans bei Fettsucht verwandt.

Neo-Citrullamon (Südmedica GmbH, München). α-Amino-δ-(diphenyl-hydantoyl)-valeriansäure.

Formel D.7 $C_{20}H_{21}N_3O_4$

Literatur: E. Merck's Jahresbericht *1949,* S. 202; *1951,* S. 332. Nach H. HOFFMANN soll diese Verb. nicht im Präparat vorgelegen haben. Vgl. hierzu: Die Krankenhausapotheke *1952,* S. 15; Mitt. dtsch. pharm. Ges. *24,* 46 (1954); Sonderheft der Krankenhausapotheke (Festschrift Prof. KAISER) *1955,* S. 37.

Methyl-phenyläthylhydantoinum ÖAB 9. Methoin BP 63. Methyl-phenyl-äthylhydantoin. Mephenytoin INN.

Formel D.6 $C_{12}H_{14}N_2O_2$ M.G. 218,26
3-Methyl-5-phenyl-5-äthyl-hydantoin.

Eigenschaften. Farblose, glänzende, geruchlose und praktisch geschmacklose Blättchen. Löslichkeit: Sehr wenig löslich in W. (in etwa 1500 T. bei 20°), löslich in etwa 13 T. A.. in etwa 2,3 T. Chloroform, in etwa 85 T. Äther, unter Salzbildung löslich in verd. Alkalilaugen. Schmelzintervall: 137 bis 141° (ÖAB 9), 137 bis 138° (BP 63).

Erkennung. a) Erhitzt man etwa 10 mg Substanz mit 1 ml konz. Natronlauge zum Sieden, bis die Flüssigkeit fast vollständig verdampft ist, so entweichen bei weiterem Erhitzen basisch reagierende Dämpfe (ÖAB 9). – b) Versetzt man eine Lösung von etwa 2 mg Substanz in 4 ml konz. Schwefelsäure mit etwa 0,5 g Paraform und erwärmt, so färbt sich die Lösung allmählich olivgrün und fluoresziert braunrot (ÖAB 9). – c) Wird die Substanz in überschüssiger Natronlauge gelöst und dann mit verd. Salzsäure angesäuert, so entsteht ein weißer Niederschlag, der unlöslich in Sodalösung und in konz. Ammoniak ist (Unterschied zu 5-Phenyl-5-äthylhydantoin) (BP 63).

Prüfung. Nach ÖAB 9: Prüflösung: Erhitzt man 3 g Substanz in 60 ml W. 1 Min. lang zum Sieden und filtriert nach dem Erkalten, so muß das Filtrat farblos sein. a) Chlorid. Sulfat, Schwermetalle: In dem bereiteten Filtrat dürfen Chlorid und Sulfat in unzulässiger Menge nicht nachweisbar sein; in einer Mischung von 2 ml Filtrat und 8 ml W. dürfen Schwermetalle nicht nachweisbar sein. – b) Freies Alkali, freie Säure: 10 ml Filtrat müssen sich auf Zusatz von 2 Tr. Bromthymolblaulösung gelb oder grün und bei darauffolgendem Zusatz von 0,10 ml 0,1 n Natronlauge blau färben. – c) Ungesättigte Verbindungen: Eine Mischung von 10 ml Filtrat, 1 ml verd. Schwefelsäure und 1 Tr. Kaliumpermanganatlösung darf die rote Farbe innerhalb 5 Min. nicht vollständig verlieren. – d) Phenyläthylhydantoin, Barbitursäuren: Eine Lösung von 1 g Substanz in 5 ml Chloroform wird in einem Scheidetrichter mit 10 ml Ammoniak 1 Min. lang kräftig geschüttelt. Die abgetrennte wäßrige Schicht wird durch Schütteln mit 5 ml Chloroform gewaschen. dann mit 15 ml Salzsäure angesäuert und erneut mit 10 ml Chloroform ausgeschüttelt. Die sorgfältig abgetrennte und filtrierte Chloroformschicht darf nach dem Eindampfen und Trocknen nicht mehr als 2 mg Rückstand hinterlassen. – e) Fremde organische Stoffe: Eine Lösung von 0,1 g Substanz in 2 ml konz. Schwefelsäure muß klar und farblos sein. – f) Trocknungsverlust: Höchstens 0,5%. – g) Verbrennungsrückstand: Höchstens 0,1%.

Gehaltsbestimmung. Nach BP 63 wird der Stickstoffgehalt nach KJELDAHL bestimmt. Einwaage etwa 0,27 g. 1 ml 0,1 n H_2SO_4 entspricht 0,01091 g $C_{12}H_{14}N_2O_2$. Forderung:

Nicht unter 99,0%, berechnet auf die über Phosphorpentoxid bei einem 5 Torr nicht übersteigenden Druck getrocknete Substanz.

Aufbewahrung. In gut schließenden Gefäßen.

Dosierung. Gebräuchliche Einzeldosis 0,05 bis 0,1 g. Einzelmaximaldosis 0,2 g. Tagesmaximaldosis 0,6 g (ÖAB 9).

Ethotoin BP 63. NND 63. 3-Ethyl-5-phenylhydantoin.

Formel D. 8 $\qquad C_{11}H_{12}N_2O_2 \qquad$ M.G. 204,2
3-Äthyl-5-phenyl-hydantoin.

Eigenschaften. Weißes, kristallines, geruch- und geschmackloses Pulver. Löslichkeit: praktisch unlöslich in W., bei 20° löslich in 4 T. A. (abs.), in 1,5 T. Chloroform und in etwa 25 T. Ae. Fp. um 90°.

Erkennung. Die mit abs. A. bereitete Lösung zeigt im Bereich von 220 bis 350 mµ zwei Maxima: bei 259 und bei 265 mµ. Die Extinktion einer 0,05%igen Lösung bei 1 cm Schichtdicke beträgt etwa 0,55 bei 259 mµ und etwa 0,41 bei 265 mµ (BP 63).

Prüfung. a) Sulfatasche: Nicht über 0,1%. – b) Wassergehalt: Höchstens 1,0% (BP 63).

Gehaltsbestimmung. Nach BP 63: Bestimmung des Stickstoffgehaltes nach KJELDAHL. Einwaage etwa 0,5 g. 1 ml 0,1 n H_2SO_4 entspricht 0,01021 g $C_{11}H_{12}N_2O_2$. Forderung: Mindestens 98,0% berechnet auf die getrocknete Substanz.

Dosierung. 1 g täglich, falls erforderlich bis zu 3 g täglich (BP 63)

Handelsform: Peganone (Abbott Lab., USA).

Propazone. 5.5-Dipropyl-oxazolidin-dion(2.4).

Formel E. 1

Herstellung. Durch Umsetzung von Dipropylglykolamid mit Chlorkohlensäureester in Toluol [J. Amer. chem. Soc. *63*, 2376 (1941)]. Vorschrift zur Darstellung im halbtechnischen Maßstab: H. R. FLECK: Manufact. Chemist. *23*, 332 (1952).

Eigenschaften. Fp. 42 bis 43°.

Trimethadione USP XVII. Troxidone BP 63. Trimethadion INN.

Formel E. 2 $\qquad C_6H_9NO_3 \qquad$ M.G. 143,15
3.5.5-Trimethyl-oxazolidin-dion(2.4).

Herstellung. Durch Kondensation von Dimethyl-glykolsäureester mit Harnstoff und anschließender N-Methylierung mit Dimethylsulfat [J. Amer. chem. Soc. *63*, 2376 (1941); *66*, 1244 (1944)]. Vorschrift zur Darstellung im halbtechnischen Maßstab: H. R. FLECK: Manufact. Chemist. *23*, 332 (1952).

Eigenschaften. Weißes, körnig-kristallines Pulver von kampferartigem Geruch. Löslichkeit: bei 20° löslich in etwa 13 T. W., in etwa 2 T. A. (95%), gut löslich in Äther und Chloroform. Fp. 45 bis 47°.

Erkennung. a) 5 ml einer 2%igen wäßrigen Lösung von Trimethadione werden mit Bariumhydroxidlösung versetzt: es entsteht sofort ein Niederschlag (USP XVII, BP 63). – b) 500 mg Substanz werden mit 4 ml Natronlauge 30 Min. auf dem Wasserbad erhitzt und dann auf ein Volumen von etwa 0,5 ml eingeengt. Nach dem Kühlen wird vorsichtig mit Salzsäure gegen Lackmus angesäuert. 10 Tr. der erhaltenen Lösung werden mit 1 Tr. Eisen-(III)-chloridlösung versetzt: es entsteht eine kräftig-gelbe Färbung (USP XVII, BP 63). – c) Die nach b) verbliebene saure Lösung wird 3mal mit je 10 ml Äther ausgeschüttelt, die Ätherauszüge vereint und auf dem Wasserbad eingedampft. Der Rückstand zeigt nach dem Umkristallisieren aus Benzol und dem Trocknen über Silicagel (4 Std.) einen Fp. um 80° (USP XVII, BP 63).

Prüfung. Gewichtsverlust bei 6stg. Trocknen über Silicagel: nicht über 0,5% (USP XVII). Sulfatasche: Höchstens 0,1% (BP 63).

Gehaltsbestimmung. Nach USP XVII und nach BP 63 wird mit Natronlauge das imidartig gebundene Methylamin abgespalten, mit Wasserdampf überdestilliert und titriert. Vorschrift gemäß USP XVII: Etwa 300 mg Substanz werden genau gewogen, in einen 500-ml-Kjeldahlkolben gegeben, in 200 ml W. gelöst und mit 50 ml Natronlauge (2 in 5) versetzt. Der Kjeldahlkolben wird dann mit einer Destillationsapparatur verbunden, deren Vorstoß in 40 ml Borsäurelösung (1 in 25) taucht. Anschließend wird der Kolbeninhalt

20 Min. lang gekocht, wobei ein Überdestillieren so gut wie möglich zu vermeiden ist. Durch Steigern der Temperatur werden dann 200 ml überdestilliert. Nun wird der Kolben gekühlt, 75 ml W. zugesetzt, die Apparatur wieder verschlossen und erneut 70 ml in die gleiche Vorlage destilliert. Nach Zusatz von Methylrot als Indikator wird in der Vorlage mit 0,1 n Schwefelsäure titriert. Der Verbrauch wird an Hand eines Blindversuches korrigiert. 1 ml 0,1 n H_2SO_4 entspricht 14.31 mg $C_6H_9NO_3$. Forderung: Nicht unter 98% und nicht über 102% d. Th.

Aufbewahrung. In dicht schließenden Gefäßen, bei einer 30° nicht übersteigenden Temperatur.

Dosierung. 300 mg, 3- bis 6mal täglich.

Wenn Hautausschlag, Magenreizung, Sehstörungen oder Halsschmerzen auftreten, muß die Dosierung verringert oder das Präparat abgesetzt werden. Kontraindikationen: Anämie, Leukopenie, Leber- und Nierenerkrankungen. Nicht brauchbar bei Grand mal.

Handelsform: Tridione (Abbott Lab., USA).

Paramethadione BP 63. NND 63. Paramethadion INN.

Formel E. 3 $C_7H_{11}NO_3$ M.G. 157,2
3,5-Dimethyl-5-äthyl-oxazolidin-dion (2,4).

Herstellung. Analog Trimethadione.

Eigenschaften. Klare, farblose Flüssigkeit von charakteristischem, fruchtartigem Geruch. Wenig löslich in W. gut löslich in A., Ae., Chloroform und Benzol. d_4^{25} 1,118 bis 1,124. n_D^{25} 1,4485 bis 1,4505. Das pH einer gesättigten wäßrigen Lösung ist 6,4.

Erkennung. a) 5 ml einer 0,5%igen wäßrigen Lösung werden mit 2 ml Bariumhydroxidlösung versetzt: es entsteht sofort eine Fällung. – b) 0,5 g Substanz werden 30 Min. lang mit 4 ml Natronlauge auf dem Wasserbad erhitzt, auf ein gleiches Volumen eingeengt, im Eisbad gekühlt und vorsichtig mit Salzsäure gegen Kongopapier angesäuert. Die saure Lösung wird 5mal mit je 10 ml Äther extrahiert, die ätherischen Auszüge vereint, auf dem Wasserbad abgedampft und der verbleibende Öl noch 30 Min. auf dem Wasserbad erwärmt. Dann wird gekühlt und durch Kratzen mit einem Glasstab zur Kristallisation gebracht. Nach dem Umkristallisieren aus Benzol schmelzen die erhaltenen Kristalle bei 84°. 50 mg davon werden mit 50 mg Natronkalk erhitzt. Es entwickelt sich Methylamin, das am Geruch und an der Blaufärbung von angefeuchtetem Lackmuspapier erkannt wird.

Prüfung. a) Alkalisch und sauer reagierende Stoffe: Eine 2,5%ige wäßrige Lösung besitzt einen pH-Wert zwischen 4,0 und 7,5. – b) Sulfatasche: Höchstens 0,1%.

Gehaltsbestimmung. Nach BP 63 wird eine Einwaage von etwa 300 mg in Wasser gelöst, alkalisiert, mit Wasserdampf destilliert und in der Vorlage gegen Methylrot mit 0,1 n Salzsäure titriert. Ausführung s. unter Trimethadione. 1 ml 0,1 n HCl entspricht 0,0157 g $C_7H_{11}NO_3$. Forderung: Nicht unter 98,0%.

Dosierung. 900 mg täglich, in verteilten Gaben; falls erforderlich bis 1,8 g täglich.

Die Nebenerscheinungen scheinen geringer zu sein als bei Anwendung von Trimethadione. Trotzdem ist mit einer Blutbildveränderung im Sinne einer Verminderung der Leukozytenzahl zu rechnen.

Handelsform: Paradione (Abbott Lab., USA).

Alloxidone. Allomethadionum. 3-Allyl-5-methyl-oxazolidin-dion(2,4). Allomethadion INN.

Formel E. 4 $C_7H_9NO_3$ M.G. 155,15

Eigenschaften. Flüssigkeit, wenig löslich in W., löslich in A.
Handelsform: Malidone (British Schering).

Methsuximide NND 63. N,2-Dimethyl-2-phenylsuccinimide. Mesuximid INN.

Formel F. 1   1,3-Dimethyl-3-phenyl-succinimid.

Handelsform: Celontin (Parke & Davis).

Phensuximide NND 63. N-Methyl-2-phenylsuccinimide. Phensuximid INN.

Formel F. 2   1-Methyl-3-phenyl-succinimid.

Handelsform: Milontin (Parke & Davis).

Phenacemide NND 63. Phenylacetylurea. Phenacemid INN.

Formel G. 1   Phenylacetyl-harnstoff.

Herstellung. Durch Einwirkung von NH_3 auf Phenylacetyl-urethan oder durch Umsetzung von Phenylacetylchlorid mit Harnstoff [J. Amer. chem. Soc. *70*. 4189 (1948)].

Eigenschaften. Fp. 212 bis 216°. Wenig löslich in A., Chloroform, Benzol und Ae.: sehr wenig lösl. in W.

Anwendung. Nur bei Patienten, bei denen andere Antiepileptica ungeeignet sind. Als Nebenwirkungen können toxische Psychosen, Knochenmarks- und Leberschädigungen auftreten. Kontraindikationen: Lebererkrankungen, labiler Gesundheitszustand.

Handelsform: Phenurone (Abbott Lab., USA).

Hibicon (Lederle Lab.; Chemie Grünenthal Stolberg).

Formel H. 1   N-Benzyl-β-chlor-propionsäureamid.

Ospolot (Bayer, Leverkusen) ist N-(4'-Sulfamylphenyl)-butan-sultam(1,4).

Ospolot ist ein Sulfonamid-Derivat und steht daher in keiner chemischen Verwandtschaft zu den voranstehend aufgeführten Verbindungen.

Anwendung. Bei Grand mal, Jackson-Epilepsie, psychomotorischen Anfällen, Temporallappen-Epilepsie.

Dosierung. Einschleichend, von 2mal täglich 0,1 g bis 3mal täglich 0,2 g.

Antihistaminica

Antihistaminica sind Stoffe verschiedener chemischer Struktur, deren Charakteristikum ist, daß sie bei relativ geringen Konzentrationen bzw. Dosen an isolierten Organen und im Gesamtorganismus Wirkungen des Histamins aufzuheben bzw. zu verhindern vermögen. Histamin und dem Histamin der Wirkung nach nahestehende, chemisch noch unbekannte Stoffe, die sog. H-Substanzen, sind im Körper entstehende biogene Amine, denen Überträgerstoffcharakter zuerkannt wird. Sie entstehen in unphysiologischen Mengen bei einer Reihe von Erkrankungen, vor allem solchen, die zum allergischen Symptomenkomplex gehören, und bewirken erhöhte Gefäßdurchlässigkeit, Hautjucken, Verengerung der Bronchien, Kollaps. Ein erhöhter Histamingehalt im Blut findet sich auch bei Verbrennungen und bei Erfrierungen. Meist spielen sich aber, besonders bei Antikörper-Antigenreaktionen, wie sie der Allergie zugrunde liegen, komplizierte Vorgänge ab, bei denen neben den H-Substanzen weitere hochwirksame Stoffe wie Acetylcholin, ,,Leukotaxin Menkin", Heparin u. a. mehr freigesetzt werden [FRIEBEL, H.: Vortragsreferat i. Mitt. dtsch. pharm. Ges. *24*. 43 (1954)]. Da Versuche am isolierten Organ, insbesondere am Darm des Meerschweinchens, gezeigt hatten, daß der Antagonismus in einem relativ breiten Konzentrationsbereich durch ein bestimmtes Mengenverhältnis *Histamin : Antihistamin* zustande kommt, nahm man zunächst an, daß der Wirkungsmechanismus der Antihistamine als eine Verdrängung des Histamins von seinem Angriffspunkt zu erklären sei. Heute ist man jedoch der Ansicht, daß andere und vielfältige Mechanismen ablaufen, z.B. in der Weise, daß die Histaminwirkung als solche durch die Antihistaminica blockiert wird. Zudem sind die Antihistamine außerordentlich vielseitig wirkende Substanzen: sie erzeugen zum großen Teil eine zentrale Beruhigung (Benommenheit, Müdigkeit), sie hemmen alle mehr oder weniger stark den Parasympathicus, z.T. auch den Sympathicus, sie wirken kapillardichtend und lokalanästhetisch. Alle diese Effekte spielen sicher bei ihrer therapeutischen Wirkung mit

Neben den eigentlichen Antihistaminica gibt es noch „unspezifische" Antagonisten des Histamins wie Calcium, Adrenalin und die Gruppe der Sympathicomimetica. Die therapeutische Anwendung der Antihistamine hat sich bei allergischen Erkrankungen bewährt, so bei der Serumkrankheit und Überempfindlichkeit gegen Lebensmittel und Arzneimittel, wie z.B. Streptomycin, Penicillin, Insulin, Salvarsan, Sulfonamide u.a. Eine prophylaktische Anwendung ist möglich. Günstig ist meist auch die Anwendung der Antihistamine bei Heufieber, Urticaria, Quincke-Oedem und Rhinitis vasomotorica, unsicher erscheint sie dagegen bei Asthma, Ekzemen und Dermatitis, wobei sich die Wirkung zuweilen auf eine Besserung der subjektiven Beschwerden, vor allem des Juckreizes, beschränkt. Die ersten Antihistaminwirkungen wurden von Ackermann beim Arginin und Histidin beobachtet, die ersten synthetischen Präparate wurden 1933 in Frankreich hergestellt, doch waren diese Stoffe, z.B. F 929 (Thymoxy-äthyl-diäthylamin), für eine therapeutische Anwendung zu toxisch. Erst als die Herstellung besser verträglicher Substanzen gelang, fanden die Antihistamine ab etwa 1942 Eingang in die praktische Medizin. Die Entwicklung schritt dann ungewöhnlich rasch vorwärts und führte zu einer sehr großen Zahl gut verträglicher und wirksamer Antihistamine. Es ist gebräuchlich, die Antihistamine nach ihrer chemischen Konstitution einzuteilen in 1. *Äthylendiaminderivate*, 2. *Colaminderivate*, 3. *Phenothiazinderivate*. Diese Einteilung stammt aus der Zeit, als die Zahl der gebräuchlichen Antihistamine noch klein war. Versucht man die heutigen Präparate in dieses Schema einzugliedern, so muß ein großer Teil unberücksichtigt bleiben, z.B. von den hier angeführten Präparaten etwa die Hälfte. Der Übersichtstabelle (s. S. 1180–1184) mit den wichtigsten Antihistaminen ist daher die folgende Gruppierung zugrunde gelegt:

A. Äthylendiaminderivate

B. Äthylendiaminderivate, bei denen die N-Atome einem oder mehreren Ringen angehören
   a) Phenothiazinderivate
   b) Verschiedene Ringsysteme

C. Substanzen, bei denen zwischen beiden N-Atomen mehr als 2 C liegen

D. Substanzen mit einem N-Atom
   a) Äther
   b) Verschiedene.

Auf einen großen Teil der gebräuchlichen Antihistamine paßt die allgemeine Formel:

$$\diagdown_{\diagup}\!N\!-\!\underset{\alpha}{C}\!-\!\underset{\beta}{C}\!-\!X\!-\!R$$

R- muß für gute Antihistaminaktivität der Verbindung zwei mindestens 5- oder 6gliedrige, aromatische oder heterocyclische Ringe darstellen. Oft verstärkt Substitution in Parastellung durch Halogen, durch kleine aliphatische oder kleine Alkoxygruppen die Wirkung. X- kann ein N-, O- oder C-Atom sein, wobei im allgemeinen die Antihistaminaktivität in der genannten Reihenfolge abfällt. Für den restlichen Teil des Moleküls gilt, daß ein Maximum an Antihistaminaktivität dann erreicht wird, wenn die beiden Substituenten am Stickstoff Methylgruppen sind und an den Kohlenstoffatomen nur Wasserstoffatome stehen. Immer gültige Zusammenhänge zwischen chemischer Konstitution und pharmakologischer Wirkung können bei Berücksichtigung aller gebräuchlichen Antihistamine kaum erkannt werden. Wohl aber lassen sich innerhalb der einzelnen Gruppen Regeln aufstellen. So muß für ausgeprägte Antihistamineigenschaften in der Reihe der Äthylendiaminderivate eines der Stickstoffatome tertiär substituiert sein, zweckmäßig mit zwei verschiedenen Substituenten, von denen einer aromatischer Natur sein soll; sekundäre oder primäre Amine sind inaktiv. Im allgemeinen sind Dimethylaminoverbindungen stärker wirksam als andere Substitutionen; bei Anwesenheit der Diäthylaminogruppe herrschen spasmolytische Effekte vor. Ebenso führt Verlängerung bzw. Verzweigung der C-Kette zwischen den beiden N-Atomen im allgemeinen zu einer Abnahme der Wirkung, doch gibt es hier zahlreiche Ausnahmen. H. FRIEBEL, H. FLICK und C. REICHLE [Arzneimittel-Forsch. *4*, 171 (1951)] untersuchten die Zusammenhänge zwischen Konstitution und Wirkung in der Reihe der Phenothiazinderivate. Neben hochwirksamen spezifischen Antihistaminkörpern [Padisal (Bayer), Promethazin, Fenethazin] fand man hier Stoffe mit lähmender Wirkung auf den Vagus und sympathische Ganglien (Diethazin). Beim Chlorpromazin ist die Antihistaminwirkung sowie die vagolytische Wirkung nur noch angedeutet. Dafür stehen die zentral dämpfende Wirkung, eine Wirkung auf die Temperaturregulation sowie sympathicolytische Effekte im Vordergrund. Die Fortentwicklung hat dazu geführt, daß heute die Phenothiazine als starke und mittelstarke Sedativa verwendet und nach ihrem Wirkungsbild zu den Psychopharmaka gezählt werden (s. dort). Im vorliegenden Kapitel finden sich jedoch zum Teil noch solche Verbindungen, die ursprünglich als Antihistaminica in den Arzneischatz eingeführt wurden, heute aber kaum mehr als solche verwendet werden. Eine ausführliche Behandlung der „Phenothiazine und Azaphenothiazine als Heilmittel" von E. SCHENKER und H. HERBERT findet sich in E. JUCKER: Fortschritte der Arzneimittelforschung, Vol. 5, Basel, Birkhäuser 1963.

Die Strukturelemente dieser Verbindungen kann man folgendermaßen klassifizieren:

$$N(CH_3)_2 \quad N(C_2H_5)_2 \quad CH_2-CH_2-N$$

N,N-Dimethylaminderivate   N,N-Diäthylaminderivate   Äthylaminderivate

$$-CH_2-CH-N(CH_3) \quad -CH_2-CH_2-CH_2-N$$

β-Methyl-äthylaminderivate   Propylaminderivate

Ein Vergleich von Konstitution und Antihistaminwirkung zeigt, daß die Dimethylaminderivate (RP 3015, Promethazin) gegenüber den entsprechenden Diäthylaminderivaten (Diethazin, Ethopropazin) 10- bis 20fach stärker wirken. Dies gilt sowohl für die Äthylaminderivate (RP 3015, Diethazin) als auch für die β-Methyl-äthylaminderivate (Promethazin, Ethopropazin). Dagegen ist bei den β-Methyl-äthylaminderivaten die gegen Acetylcholin gerichtete Wirkungskomponente stärker betont. Während die Äthylamin- und β-Methyl-äthylaminderivate ihre Wirkung vorwiegend über periphere Angriffspunkte ausüben, herrscht bei den Propylaminderivaten (RP 3276, Chlorpromazin) die Wirkung auf zentral gelegene Angriffspunkte vor. Auch in der Gruppe der Benzhydryläther ist die Beziehung zwischen chemischer Konstitution und pharmakologischer Wirkung eingehend untersucht worden. Die basische Komponente betreffend wurden Länge der Kohlenstoffseitenkette, die Verzweigung sowie die Bindungsform des Stickstoffs variiert. Am günstigsten erwies sich der einfache Dimethylaminoäthyl-benzhydryläther = Diphenylhydramin. Variationen des Benzhydrylrestes selbst hatten zu widersprechenden Ergebnissen geführt (IDSON, CHEN). — H. ARNOLD, N. BROCK, E. KÜHAS und D. LORENZ [Arzneimittel-Forsch. *4*, 189, 262 (1954)] untersuchten erneut den Einfluß von Veränderungen des Benzhydrylrestes: bei aromatischer Substitution mit Chlor in para-Stellung und gleichzeitiger aliphatischer Substitution mit CH_3 am α-Kohlenstoff des Benzhydrylrestes waren Steigerungen der histaminolytischen und muskulotropen Wirksamkeit zu sehen. Diese Versuche führten zum „Systral" (Asta) (Formel D a 5). [Vgl. auch G. STÜTTGEN: Arzneimittel-Forsch. *4*, 338 (1954).] Bei der therapeutischen Verwendung der Antihistamine treten z. T. auch unerwünschte Nebenwirkungen auf, die vorwiegend in einer Beeinflussung des Zentralnervensystems bestehen. Beim Menschen äußert sich dies im allgemeinen als Müdigkeit. Da Coffein sedative Wirkungen aufzuheben vermag, werden manche Antihistaminpräparate mit einem Zusatz von Coffein in den Handel gebracht, z. B. „Neo-Bridal-C" (Bayer), „Systral-C" (Asta), „Luvistinetten" (C. H. Boehringer, Mannheim) u. a. Die „Soventoletten" (Knoll) enthalten als Anregungsmittel „Cyclohexyl-isopropylmethyl-amin" (= CHP), „Plimasin" (Ciba) enthält α-Phenyl-α-piperidyl-2-essigsäuremethylester (= Ritalin). Antihistamine, die keine oder nur geringe sedative Wirkungen zeigen, werden als „Tages-Antihistaminica" bezeichnet; man sagt z.B. den Präparaten „Omeril" (Bayer) und „Padisal" (Bayer) Tages-Antihistamineigenschaften nach. Von den zahlreichen Kombinationspräparaten der Antihistamine mit besonders gefäßaktiven und analgetischen Substanzen haben die 8-Chlortheophyllinat-Verbindungen größere Verbreitung gefunden: Diphenhydramin-8-Chlortheophyllinat = Dimenhydrat ist enthalten z. B. im „Dramamine" (Searle, Chicago), „Novomina" (Dtsch. Novocillin-Ges. GmbH, München-Pasing). „Vomex A" (Frankfurter Arzneimittelfabrik GmbH, Frankfurt a. M.) u. a. Man verwendet diese Präparate bei allen Arten vegetativ bedingten Erbrechens, z. B. Hyperemesis gravidarum, See- und Luftkrankheit. „Kolton" (Chem. Fabr. Promonta GmbH, Hamburg) enthält das 8-Chlortheophillinat des N-Methyl-piperidyl-4-benzhydryläthers. Verteilung im Gewebe, Ausscheidung und Abbau der Antihistamine zeigen wenig Besonderheiten: die Ausscheidungsquote im Harn ist bei den einzelnen Antihistaminen verschieden.

Der Nachweis kann im Prinzip wie bei den Alkaloiden erfolgen, da sämtliche Antihistamine basischen Charakter haben und aus alkalischem Milieu mit lipophilen Lösungsmitteln ausgeschüttelt werden können. Handelsüblich sind durchweg die Salze, oft die Hydrochloride.

W. AWE und W. SCHULZE haben eine ausführliche Arbeit über „Die systematische Analyse von Antihistaminen, Phenothiazinen und Substanzen mit phenothiazinähnlichen Ringsystemen" in Pharm. Ztg (Frankfurt) *107*, 1333 (1962) veröffentlicht.

Literaturhinweise zur Analytik der Antihistamine

JONES u. BRADY: J. Amer. pharm. Ass., sci. Ed. *38*, 579 (1949). – HALEY u. KEENAN: J. Amer. pharm. Ass., sci. Ed. *38*, 85, 381, 384 (1949); *39*, 212 (1950). – BANDELIN, SEIFER, PANKRATZ: J. Amer. pharm. Ass., sci. Ed. *39*, 277 (1950). – MARTIN u. HARRISON: J. Amer. pharm. Ass., sci. Ed. *39*, 390 (1950). – IDSON: Chem. Rev. *47*, 307 (1950). – AUTERHOFF: Arch. Pharm. (Weinheim) *283/55*, 244 (1950); *284/56*, 123 (1951); *285/57*, 14 (1952). – NEUHOFF u. AUTERHOFF: Arch. Pharm. (Weinheim) *288/60*, 400 (1955). – THIEME, H.: Pharmazie *11*, (1956) 332. – FOSSOUL: J. Pharm. Belg. *5*, 202 (1950); *7*, 308 (1952). – BALMER u. BÜRGIN: Pharm. Acta Helv. *27*, 367 (1953). – THIEME, H.: Pharmazie *11*, 332 (1956). – RINK, M., u. M. RIEMHOFER: Ber. Dtsch. Pharm. Ges. *31*, 197 (1961).

Zusammenfassende allgemeine Antihistaminliteratur

HAAS, H.: Histamin und Antihistamine I und II, Aulendorf (Württ.): Editio Cantor-Verlag 1951 u. 1952. – BURGER, A.: Medicinal Chemistry, New York u. London: Interscience Publishers 1951, S. 441 bis 459. – The Dispensatory of the United States of America, 1950 Edition, Vol. II, J. B. Lippincott Co. – The Extra Pharmacopœia (Martindale), 23. Ed., Vol. I, London: The Pharmazeutical Press 1952. – MIETZSCH, F.: Die Entwicklung der Antihistaminmittel und zentral dämpfenden Mittel. Angew. Chem. *66*, 363 (1954). – RUDAT, W.: Über einige Wirkungen der Antihistamine. Dtsch. Apoth.-Ztg *7*, 67 (1955). – Subsidia Pharmazeutica I, 5.60. „Antihistaminica", Selbstverlg. d. Schweiz. Apothekervereins, Zürich 1960.

A. Äthylendiaminderivate

$$R_1 \diagdown \quad \diagup CH_3$$
$$N \cdot CH_2 \cdot CH_2 \cdot N$$
$$R_2 \diagup \quad \diagdown CH_3$$

Nr.	R_1	R_2	Internationale Bezeichnungen	Eingetragene Warenzeichen und sonstige übliche Bezeichnungen
1	α-Pyridyl	Benzyl	Tripelennamin	Pyribenzamin (Ciba)
2	2-Pyrimidyl	Benzyl	–	Hetramin (Pyridium Co.)
3	α-Pyridyl	p-Brombenzyl	Bromopyramin	Hibernon (Diwag)
4	α-Pyridyl	p-Chlorbenzyl	Chloropyramin	Synpen (Geigy)
5	α-Pyridyl	5-Chlor-2-thenyl	Chloropyrilen = Chloromethapyrilen	Tagathen (Lederle) Chlorothen (Whittier)
6	α-Pyridyl	p-Methoxybenzyl	Mepyramin = Pyrilamin	Neo-Bridal (Bayer) Neo-Antergan (Rhone-Poulenc) Anthisan (May a. Baker) Pyranisamin NNR 50 Pyrilamine USP XVI RP 2786

A. Äthylendiaminderivate *(Fortsetzung)*

Nr.	R_1	R_2	Internationale Bezeichnungen	Eingetragene Warenzeichen und sonstige übliche Bezeichnungen
7	2-Pyrimidyl	p-Methoxy-benzyl	Thonzylamin	Neohetramin (Wyeth) Anahist (Anahist)
8	α-Pyridyl	2-Thenyl[1]	Methapyrilen	Thenylen (Abbott) Histadyl (Lilly) Semikon (Massengill) Thenylpyramin
9	α-Pyridyl	3-Thenyl		Thenfadil (Winthrop-Stearns)
10	Phenyl	Benzyl	–	Antergan (Rhone-Poulence) Rodismin (Rodleben, DDR)
11	Phenyl	2-Thenyl	Methaphenilen	Diatrin (Warner) Nilhistin (Goedecke) RP 2740

[1] $\left[\text{2-Thenyl} = \begin{smallmatrix} 4 & 3 \\ 5 & 2 \\ & S \end{smallmatrix}\!\!-\!CH_2- \right]$

B. Äthylendiaminderivate, bei denen die N-Atome des Äthylendiamins einem oder mehreren Ringsystemen angehören

a) Phenothiazinderivate.

1. Diethazin (RP 2987)
Casantin (Casella Farbw. Frankf.)
Latibon (Bayer)
Diparcol (May a. Bayer, Rhône-Poulenc)
Thiantan (Rodleben)
Seitenkette: $CH_2 \cdot CH_2 \cdot N(C_2H_5)_2$

2. Promethazin (RP 3277)
Atosil (Bayer)
Phenergan (Rhône-Poulenc)
Seitenkette: $CH_2 \cdot CH \cdot N(CH_3)_2$ mit CH_3

3. Pyrathiazin
Pyrrolazote (Upjohn)
Seitenkette: $CH_2 \cdot CH_2-N$ (Pyrrolidin)

4. Thiazinamium (RP 3554)
Padisal (Bayer)
Multergan (Rhône-Poulenc)
Seitenkette: $CH_2 \cdot CH \cdot N^+(CH_3)_3$ mit CH_3

5. Fenethazin (Syn. RP 3015)
Seitenkette: $CH_2 \cdot CH_2 \cdot N(CH_3)_2$

6. Trimeprazin[1]
Seitenkette: $CH_2\,CH-CH_2\,N(CH_3)_2$ mit CH_3

7. Methdilazin[1]
Seitenkette: CH_2- (N-Methylpyrrolidinyl)

[1] 6. und 7. lassen sich formal auf das Propylendiamin zurückführen. Als Phenothiazinderivate sind sie jedoch hier aufgeführt.

b) Verschiedene Ringsysteme.

1. Chlorcyclizin
Di-paralene (Abbott)
Histantin (Burroughs Wellcome)

2. Allercur (Schering West)

3. Luvistin (Boehringer, Mannheim)

4. Antazolin
(Syn. Imidamin)
Antistin (Ciba), Histostab (Boots)

5. Myostimin (Rheinpreußen AG)

6. Meclozin
Ancolan (Brit. Drug. Houses)
Postafen (Pfleger, Bamberg)

7. Longifene (Union Chemiq. Belge, Brüssel)
Buclizin

8. Andantol (Chemiewerk Homburg, Frankfurt a. M.)

C. Substanzen, bei denen die N-Atome durch mehr als 2 C-Atome voneinander getrennt sind

1. Chlorprophenpyridamin = Chlorpheniramin
Chlor-Trimeton (Schering, USA)

2. Omeril (Bayer)

Antihistaminica

3. Soventol (Knoll)

4. Prophenpyridamin
Trimeton (Schering, USA)
Avil (Hoechst)

5. Sandosten (Sandoz)

6. Brom-prophenpyridamin
Ilvin (Merck AG, Darmstadt)

D. Substanzen mit einem N-Atom

a) Äther.

1. Diphenhydramin
Benadryl (Parke a. Davis)
Dabylen („Schi-Wa", Chem.-pharm. Fabrik GmbH, Glendorf)

2. Linadryl (Parke a. Davis)

3. Doxylamin
Decapryn (Merrell, USA)

4. Bromazin
Ambodryl (Parke a. Davis)

5. Systral (Asta)

6. Medrylamin
Histaphene (Union Chemiq. Belg.)

7. Kolton-Base (Promonta)

8. β-Dimethylaminoäthyl-2-methyl-benzhydryläther
BS 5930 (Brocades, Amsterdam Holland).

9. N-β-Diäthylaminoäthyl(2-benzylphenyl)äther.
(„2-Benzylphenyl")—O—$CH_2 \cdot CH_2 \cdot N(C_2H_5)_2$.
„AH 3" (VEB Dtsch. Hydrierwerke, Rodleben), „AH 3" C mit Coffein. Drag., Amp.

b) Verschiedene.

1. Phenindamin (Syn. Nu-1504)
Thephorin (Roche).

2. Anthallan (Medico-Chem. Corp.)

Tripelennamini Hydrochloridum (INN). Pl.Ed. I/2. Tripelennamine Hydrochloride BP 63, USP XVII. Tripelennamin. N-Benzyl-N'N'-dimethyl-N-2-pyridylaethylendiaminhydrochlorid. Dimethyl-benzylpyridylaethylendiaminum hydrochloricum DAB 6 – Nachtr. 54 (DDR).

Formel A. 1 $C_{16}H_{21}N_3 \cdot HCl$ M.G. 291,83

Herstellung. Durch $NaNH_2$-Kondensation von N,N-Dimethylamino-äthyl-2-aminopyridin mit Benzylchlorid oder von 2-(N-Benzyl)-amino-pyridin mit Dimethylaminoäthylchlorid (US-Pat. 2406594).

Eigenschaften. Weißes, krist. Pulver ohne Geruch und von bitterem Geschmack. Lösl. in etwa 0,7 T. W., in 7,4 T. A., in 3,2 T. Chlf. und in 233 T. Aceton; unlösl. in Ae., in Bzl. und in Äthylacetat (BP 63). Fp. 186 bis 189° [DAB 6 – Nachtr. 54 (DDR)]; 187 bis 192° (BP 63); 188 bis 192° (USP XVII, Pl.Ed. I/2).

Erkennung. 1. Etwa 4 mg werden in 2 ml W. gelöst, mit 5 ml Kaliumbiphthalatlsg. (1 in 50) und 1 ml Bromcyanlsg. (1 in 25) versetzt und nach 30 Min. im UV-Licht betrachtet: es entsteht eine blaue Fluoreszenz (USP XVII).

2. 0,1 g wird in 10 ml W. gelöst und mit 10 ml Pikrinsäurelsg. versetzt; die nach Reiben mit einem Glasstab entstehenden Kristalle werden abgesaugt, mit W. gewaschen und getrocknet. Fp. 179 bis 184° (Pl.Ed. I/2): 178 bis 182° [DAB 6 – Nachtr. 54 (DDR)]; etwa 189° (BP 63).

3. Die wss. Lsg. zeigt im Bereich von 230 bis 350 mµ Maxima bei 245 mµ und 305 mµ. $E_{1\,cm}^{0,01\%}$ bei 245 mµ etwa 0,49 (BP 63).

4. Zu etwa 50 mg gibt man 2 ml Schwefelsäure. Es entsteht eine Gelbfärbung die langsam in Schmutzigbraun übergeht. Verdünnt man mit dem gleichen Vol. W., so wird die Farbe gräulichweiß mit einem grünen Schimmer (Pl.Ed. I/2).

5. Versetzt man 1 ml 1%ige Lsg. mit einer Messerspitze Chloramin und 2 ml 1 n Salzsäure, kocht auf und übersättigt nach schnellem Abkühlen mit Ammoniak, so wird die Fl. gelb und allmählich grün (Nachweis der α-Aminopyridin-Konfiguration).

6. USP XVII läßt die CS_2-Ausschüttelung der Base IR-spektrometrisch mit Tripelennamin-Reference-Standard vergleichen.

Prüfung. 1. Schwermetallsalze. 3 ml der Lsg. (1 + 99) dürfen nach Zusatz von 3 Tr. Essigsäure durch 3 Tr. Na_2S-Lsg. nicht verändert werden [DAB 6 – Nachtr. 54 (DDR)].

2. Sulfide. 3 ml der Lsg. (1 + 99) dürfen nach Zusatz von 1 ml Bleiacetatlsg. nicht verändert werden [DAB 6 – Nachtr. 54 (DDR)].

3. Trocknungsverlust. 3 Std. bei 105° getrocknet, nicht mehr als 1% (USP XVII; BP 63; Pl.Ed. I/2).

4. Glührückstand. Nicht mehr als 0,1% (USP XVII; Pl.Ed. I/2); Sulfatasche höchstens 0,1% (BP 63).

Gehaltsbestimmung. 1. Etwa 300 mg, genau gewogen, werden in einer Mischung von 10 ml Eisessig und 10 ml Quecksilberacetatlsg. (in Eisessig) gelöst, mit 2 Tr. Methylrosanilinchloridlsg. versetzt und mit 0,1 n Perchlorsäure titriert. Mit Hilfe einer Blindprobe ist die nötige Korrektur zu ermitteln.

1 ml 0,1 n Perchlorsäure entspr. 14,59 mg $C_{16}H_{21}N_3 \cdot HCl$ (USP XVII).

2. Etwa 0,3 g, genau gewogen, werden in einem Scheidetrichter in 20 ml W. gelöst mit 1 ml Natriumcarbonatlsg. versetzt und mindestens 3mal mit je 20 ml einer Mischung aus 3 Vol. Chlf. und 1 Vol. iso-Propanol extrahiert. Die organischen Auszüge verdampft man auf dem Wasserbad zur Trockne, löst den Rückstand in 5 ml M., gibt 5 Tr. Methylrotlsg. zu und titriert mit 0,1 n Salzsäure zunächst nach Orange. Dann versetzt man mit 20 ml W. und titriert weiter nach Rot.

1 ml 0,1 n Salzsäure entspr. 0,025 54 g $C_{16}H_{21}N_3$ (PI.Ed. I/2). Geforderter Gehalt: Mindestens 98,0% $C_{16}H_{21}N_3 \cdot HCl$ (USP XVII, BP 63), 85,5% $C_{16}H_{21}N_3$ (PI.Ed. I/2) bezogen auf die bei 105° getrocknete Substanz.

Dosierung. 50 mg bis 3mal täglich.

Handelsformen: Pyribenzamin (Ciba, Wehr); Plimaxin – enthält noch Ritalin (Ciba, Wehr), Azaron (Organon).

Tripelennamine Citrate USP XVII. Tripelennamincitrat.

$$C_{16}H_{21}N_3 \cdot C_6H_8O_7 \qquad \text{M.G. } 447{,}50$$

Eigenschaften. Weißes, krist. Pulver. Fp. ~ 107°. Die wss. Lsg. reagiert sauer. Lösl. in etwa 1 T. W., sehr leicht lösl. in A.; sehr wenig losl. in Ae., prakt. unlösl. in Chlf. und in Bzl.

Erkennung. Wie Tripelennaminhydrochlorid (S. 1184).

Prüfung. 1. Trocknungsverlust. 24 Std. im Vakuum über P_2O_5 getrocknet, nicht mehr als 0,5% (USP XVII). – 2. Glührückstand. Höchstens 0,1% (USP XVII).

Gehaltsbestimmung. Wie bei Tripelennaminhydrochlorid (Bestimmung 1), mit etwa 500 mg, genau gewogen. 1 ml 0,1 n Perchlorsäure entspr. 22,38 mg $C_{16}H_{21}N_3 \cdot C_6H_8O_7$ (USP XVII). Geforderter Gehalt: Mindestens 98%, bezogen auf die getrocknete Substanz (USP XVII).

Dosierung. 50 mg bis 4mal täglich.

Hetramin (Pyridium Corp.) ist 2-[Benzyl(2-dimethylaminoaethyl)-amino]-pyrimidin.

Formel A. 2 $\qquad C_{15}H_{20}N_4 \qquad$ M.G. 256,34

Herstellung. Durch Umsetzung von 2-(N-Benzyl)aminopyrimidin mit Dimethylaminoaethylchlorid in Gegenwart von Natriumamid (US-Pat. 2 465 865).

Eigenschaften. Das Hydrochlorid schmilzt bei 211 bis 212°. Lösl. in W. und A.

Anwendung. Es wurde versuchsweise als Antihistaminicum verwendet.

Bromopyramin ist 2-[(2-Dimethylaminoäthyl)(p-brombenzyl)-amino]-pyridin.

Formel A. 3 $\qquad C_{16}H_{20}BrN_3 \qquad$ M.G. 334,27

Herstellung. Aus 2-(N-p-Brombenzyl)-aminopyridin und Dimethylaminoäthylchlorid oder N,N-Dimethylamino-äthyl-α-aminopyridin mit p-Brombenzylchlorid.

Eigenschaften. Das Hydrochlorid schmilzt bei 173 bis 174° und löst sich in etwa 7 T. W. von Zimmertemperatur. Die Base ist ölig.

Erkennung. Bromopyramin gibt als α-Aminopyridinderivat die beim Tripelennamin beschriebene Chloraminreaktion. – Zum Nachweis des Bromgehaltes schmilzt man 0,1 g Substanz mit etwa 2 g Gemisch von 1 T. Natriumcarbonat und 2 T. Kaliumnitrat. Die erkaltete Schmelze wird in W. gelöst und mit Salpetersäure angesäuert. Gibt man Chlorwasser und etwas Chloroform hinzu, so färbt sich das Chloroform gelbbraun.

Handelsform: Hibernon (Diwag AG): Ampullen, 2%ige fetthaltige und fettarme Salbe, Tabl.

Chloropyramin (INN). Halopyramin. 2-[(2-Dimethylaminoaethyl)(p-chlorbenzyl)-amino]-pyridin.

Formel A. 4 $\qquad C_{16}H_{20}ClN_3 \qquad$ M.G. 289,81

Herstellung. Aus 2-(N-p-Chlorbenzyl)-aminopyridin und Dimethylaminoaethylchlorid, oder N,N-Dimethylamino-aethyl-α-aminopyridin und p-Chlorbenzyl-chlorid (US-Pat. 2 607 778; Chem. Zbl. *1954*, S. 5811).

Eigenschaften. Das Hydrochlorid schmilzt bei 169°; 1 T. löst sich in etwa 2 T. W. Die Base ist ölig.

Erkennung. Chloropyramin gibt als α-Aminopyridinderivat die beim Tripelennamin beschriebene Chloraminreaktion.

Handelsform: Synpen (Geigy) Ampullen, Dragees, Salbe.

Chlorothen Citrate NF XII. Chlorpyrilenium (INN). Chlormethapyrilene citrate. Chloropyrilencitrat. 2-[(5-Chlor-2-thenyl)(2-dimethyl-aminoaethyl)-amino]-pyridin-citrat.

Formel A. 5 $C_{14}H_{18}ClN_3S \cdot C_6H_8O_7$ M.G. 487,98

Herstellung. Durch Umsetzung von 5-Chlor-2-thenylchlorid mit N,N-Dimethyl-N'-(2-pyridyl)-äthylendiamin in Gegenwart von Natrium- oder Kaliumamid [J. Amer. chem. Soc. **69**, 1549 (1947)].

Eigenschaften. Weißes, krist. Pulver von schwachem Geruch. Lösl. in etwa 35 T. W.; wenig lösl. in A.; prakt. unlösl. in Chlf., Ae., Bzl. Die wss. Lsg. reagiert sauer. Fp. 112 bis 116° (beim weiteren Erhitzen erstarrt die Schmelze wieder und schmilzt erneut zwischen 125 und 140° unter Zers.).

Erkennung. NF XII: 1. 25 mg werden in 5 ml Schwefelsäure gelöst. Es entsteht Dunkelrotfärbung, die auf Zusatz von 20 ml W. verschwindet. Dabei bildet sich ein brauner Nd.
2. Etwa 500 mg werden in 5 ml heißem W. gelöst und mit einem leichten Überschuß an Natronlauge versetzt. Dann filtriert man von der ausgeschiedenen Chlorothenbase ab und prüft das Filtrat auf Citrationen (S. 214).

Prüfung. NF XII: 1. Trocknungsverlust. 5 Std. im Vakuum über P_2O_5 getrocknet, nicht mehr als 0,5%. – 2. Glührückstand. Nicht mehr als 0,1%.

Gehaltsbestimmung. NF XII: Etwa 600 mg, genau gewogen, vorher getrocknetes Chlorothencitrat werden in 80 ml Eisessig gelöst und mit 0,1 n Perchlorsäure titriert (Endpunktbestimmung potentiometrisch). 1 ml 0,1 n Perchlorsäure entspr. 24,40 mg $C_{14}H_{18}ClN_3S \cdot C_6H_8O_7$.

Geforderter Gehalt: Mindestens 98% bezogen auf die getrocknete Substanz.

Übliche Dosierung. 25 mg.

Handelsformen: Tagathen (Lederle). Chlorothen (Whittier).

Mepyraminum maleinicum (INN) Ph.Helv. V – Suppl. II. Mepyramini maleas Pl.Ed. I/2, Ph.Dan. IX – Add., Nord. 63. Mepyramine Maleate BP 63. Pyrilamine Maleate USP XVI. 2-[(2-Dimethylaminoaethyl)(p-methoxybenzyl)-amino]-pyridin-maleat.

Formel A. 6 $C_{17}H_{23}N_3O \cdot C_4H_4O_4$ M.G. 401,47

Herstellung. Aus 2-(N-p-Methoxybenzyl)-amino-pyridin und Dimethylaminoaethylchlorid oder durch Kondensation von N,N-Dimethylaminoaethyl-α-aminopyridin mit p-Methoxybenzylchlorid in Gegenwart von Natriumamid.

Eigenschaften. Weißes, krist. Pulver mit höchstens schwachem Geruch und bitterem Geschmack. Es erzeugt auf der Zunge nach einiger Zeit vorübergehende Unempfindlichkeit. Lösl. in etwa 0,5 T. W., in 2,5 T. A. und in 1,5 T. Chlf.; wenig lösl. in Ae. und in Bzl. Die wss. Lsg. reagiert sauer. Fp. 98 bis 101° (Pl.Ed. I/2, BP 63); 99 bis 101,5° (Ph.Helv. V – Suppl. III), 99 bis 102° (Ph.Dan. IX – Add., Nord. 63).

Erkennung. 1. 25 mg werden in 5 ml Schwefelsäure gelöst. Es entsteht eine kirschrote Färbung, die beim Verdünnen mit 20 ml W. verschwindet. Dabei entsteht eine trübe Lsg., die nach kurzer Zeit einen weißen oder cremefarbigen Nd. bildet (USP XVI, Ph.Helv. V – Suppl. III).
2. 0,10 g löst man in 10 ml A. und versetzt mit 7,5 ml Pikrinsäurelsg., erwärmt, bis der Nd. gelöst ist und läßt erkalten. Dabei krist. das Pikrat aus, das abfiltriert, mit W. gewaschen und getrocknet wird. Fp. des Pikrates 164 bis 166° (Ph.Dan. IX – Add., Nord. 63).
3. USP XVI läßt die CS_2-Ausschüttelung der freien Base IR-spektrophotometrisch mit Pyrilamine-Reference-Standard vergleichen.
4. Etwa 200 mg werden in 5 ml verd. Schwefelsäure gelöst und 2mal mit 50 ml Ae. ausgeschüttelt. Die vereinigten Ae.-Auszüge werden 2mal mit je 2 ml W. gewaschen und zur Trockne verdampft. Fp. des krist. Rückstandes (Maleinsäure) 128 bis 133° (USP XVI, Ph.Helv. V – Suppl. III; Ph.Dan. IX – Add. schreibt Fp. 135 bis 140° vor).
5. 1 ml der wss. Lsg. (1 in 50) wird mit 1 ml Bromcyan und 5 ml Kaliumbiphthalatlsg. vermischt. Nach 15 Min. fügt man 1 ml 4%ige alkoholische Anilinlsg. hinzu. Die Mischung färbt sich allmählich intensiv gelb (Ph.Helv. V – Suppl. III).
6. Identifizierung nach L. KOFLER. Schmelzintervall (unter dem Mikroskop) 98 bis 101°. Eutektische Temperatur der Schmelze mit Benzil 78°, mit Acetanilid 65°. Lichtbrechungsvermögen der Schmelze $n_D = 1,5502$ bei 101 bis 102°.

Prüfung. 1. Schmilzt man etwas Mepyraminmaleat an einem heißen Platindraht, so darf nach vorsichtigem Verbrennen der Substanz die nichtleuchtende Flamme höchstens rasch vorübergehend gelb (Natrium), nicht karminrot (Lithium) noch, durch das Kobaltglas betrachtet, rosa (Kalium) gefärbt werden (Ph.Helv. V – Suppl. III).

2. In der Lsg. (1 in 50) dürfen Chlorid und Sulfat nicht nachweisbar sein (Ph.Helv. V – Suppl. III).

3. Versetzt man 1 ml der Lsg. (1 in 50) mit 1 ml alkoholischer KOH und 3 Tr. Chlf., so darf beim Erwärmen kein Geruch nach Isonitril auftreten (primäre Amine) (Ph.Helv. V – Suppl. III).

4. Halogen darf mittels Beilstein-Probe nicht nachweisbar sein (Ph.Helv. V – Suppl. III).

5. 0,01 g muß sich in 1 ml konz. Salzsäure klar und farblos oder höchstens mit gelber Farbe lösen [Antazolin, Methapyrilen, Chloromethapyrilen, Phenothiazinderivate (Färbungen), Diphenhydramin (Trübung), andere mit konz. Salpetersäure reagierende Substanzen] (Ph.Helv. V – Suppl. III).

6. Trocknungsverlust. 5 Std. im Vakuum über P_2O_5 getrocknet, höchstens 0,5% (USP XVI).

7. Glührückstand. Höchstens 0,1% (USP XVI); Sulfatasche höchstens 0,1% (BP 63).

Gehaltsbestimmung. Etwa 0,25 g getrocknetes Mepyraminmaleat, genau gewogen, werden in einem trockenen 100-ml-Erlenmeyerkolben mit Schliffstopfen in 20 ml wasserfreiem Eisessig gelöst. Zur Lsg. fügt man 5 ml Essigsäureanhydrid und titriert unter Verwendung von 3 Tr. Kristallviolettlsg. mit 0,1 n Perchlorsäure bis zum Farbumschlag nach Reinblau (Mikrobürette). 1 ml 0,1 n Perchlorsäure entspr. 0,02007 g $C_{17}H_{23}NO_3 \cdot C_4H_4O_4$ (Ph.Helv. V – Suppl. III).

Geforderter Gehalt: 99,0 bis 100,5% $C_{17}H_{23}NO_3 \cdot C_4H_4O_4$ (Ph.Helv. V – Suppl. III); mindestens 98% (USP XVI); 99,5% (Ph.Dan. IX – Add.; Nord. 63); 99,0 bis 101,0% (BP 63), bezogen auf die getrocknete Substanz.

Dosierung. 25 mg bis 4mal tägl. (USP XVI) – 100 bis 200 mg; i.v. oder i.m. 25 bis 50 mg (BP 63) – größte Einzelgabe 0,2 g, größte Tagesgabe 0,8 g (Ph.Helv. V – Suppl. III).

Handelsformen: Neo-Bridal (Bayer); Neo-Bridal „C" (Bayer) Dragees, Ampullen. Neo-Bridal-Nasentropfen (Bayer) mit Procainhydrochlorid. Neo-Antergan (Merck, Sharp u. Dohm, USA); Anthisan (May u. Baker, USA); Paraminyl (Buffingtons); Pyramal (Columbus); Stangen (Physician's Drug); Statomin (Bowman Bros.); Thylogen (Rorer).

Thonzylamine Hydrochloride (INN) NF XII. 2-[(2-Dimethylamino-aethyl)(p-methoxy-benzyl)-amino] pyrimidinhydrochlorid.

(Formel A. 7) $C_{16}H_{22}N_4O \cdot HCl$ M.G. 322,84

Herstellung. Durch Umsetzung von 2-(p-Methoxybenzyl)-aminopyrimidin mit N,N-Dimethyl-2-chloräthylamin (US-Pat. 2465805).

Eigenschaften. Weißes, krist. Pulver von meist schwachem Geruch. 1 g löst sich in etwa 1 ml W., in etwa 6 ml A., in etwa 4 ml Chlf.; praktisch unlösl. in Ae. und Bzl. Wss. Lsg. haben ein pH von 5 bis 6. Fp. 173 bis 176°.

Erkennung. 1. 25 mg werden in 5 ml Schwefelsäure gelöst: die entstehende Rotfärbung verschwindet beim Verdünnen mit 20 ml W. Aus der trüben Lsg. fällt nach kurzer Zeit ein cremefarbener Nd. aus (NF XII).

2. Eine Lsg. 1 in 100000 hat ein UV-Maximum bei 241 ± 1 mµ und ein Minimum bei 267 ± 2 mµ. Die Absorption (1%, 1 cm) bei 241 mµ ist 720 bis 740.

3. Gemäß NNR 53: Man löst 100 mg in 25 ml W. und gibt 25 ml Pikrinsäurelsg. und 0,2 ml Schwefelsäure hinzu. Das entstandene Pikrat schmilzt bei 141 bis 145°.

Prüfung. 1. Trocknungsverlust. 2 Std. bei 105° getrocknet, höchstens 0,5% (NF XII). – 2. Glührückstand. Höchstens 0,1% (NF XII).

Gehalt. Etwa 400 mg werden 2 Std. bei 105° getrocknet, genau gewogen und in 80 ml Eisessig gelöst. Man fügt 10 ml Quecksilberacetatlsg. hinzu und titriert mit 0,1 n Perchlorsäure (Endpunktbestimmung potentiometrisch)[1]. 1 ml 0,1 n Perchlorsäure entspr. 16,14 mg $C_{16}H_{22}N_4O \cdot HCl$. Forderung: Mindestens 98% in der getrockneten Substanz (NF XII).

Übliche Dosierung. 50 mg bis zu 4mal tgl. (NF XII).

Handelsformen: Neohetramin Hydrochloride (Wyeth, Nepara, USA); Anahist (Anahist Co.).

Methapyrilene Hydrochloride (INN) NF XII. Methapyrilenhydrochlorid. Thenylpyramine Hydrochloride. 2-[(2-Dimethylamino-aethyl)-2-thenylamino]-pyridin-hydrochlorid.

Formel A. 8 $C_{14}H_{19}N_3S \cdot HCl$ M.G. 297,86

---

[1] Zur Endpunktbestimmung kann auch Kristallviolett verwendet werden (s. S. 321).

Herstellung. Durch Umsetzung von 2-(2-Thienyl-methyl)-aminopyridin mit Dimethylaminoaethylchlorid in Gegenwart von $NaNH_2$ oder aus N,N-Dimethylaminoaethyl-α-aminopyridin mit 2-Thienylmethylchlorid [J. Amer. chem. Soc. *69*, 980, 1549 (1947)].

Eigenschaften. Weißes, krist. Pulver von meist schwachem Geruch. 1 g löst sich in etwa 0,5 ml W., in 5 ml A., in etwa 3 ml Chlf.; prakt. unlösl. in Ae. und in Bzl. Die wss. Lsg. hat ein pH von 5 bis 6. Fp. 159 bis 163°. Die Base ist ölig; das Methojodid schmilzt bei 156 bis 157° (The Merck Index 1960).

Erkennung. 1. 25 mg werden in 5 ml Schwefelsäure gelöst: es entsteht eine orangebraune Färbung, die beim Verdünnen mit 20 ml W. in Grünlichgelb umschlägt. Dabei tritt eine leichte Trübung auf (NF XII).

2. Eine Lsg. 1 in 100000 zeigt Absorptionsmaxima bei 238 ± 1 mμ und 340 ± 1 mμ und ein Minimum bei 272 ± 1 mμ. $E_{1\,cm}^{1\%}$ bei 238 mμ = 605 bis 625.

Prüfung. 1. Trocknungsverlust. 3 Std. bei 105° getrocknet, nicht mehr als 0,5% (NF XII). – 2. Glührückstand. Höchstens 0,3% (NF XII).

Gehaltsbestimmung. Die Bestimmung wird mit etwa 500 mg analog Thonzylamine Hydrochloride (S. 1187) durchgeführt.

1 ml 0,1 n Perchlorsäure entspr. 14,89 mg $C_{14}H_{19}N_3S \cdot HCl$. Forderung: Mindestens 98% der getrockneten Substanz.

Handelsformen: Thenylene Hydrochloride (Abbott); Histadyl (Eli Lilly) enthält das Fumarat!; Semikon (Massengill). Außerdem in zahlreichen Kombinationspräparaten: Mit Ephedrin Thenylfred, mit Ephedrin und Pentobarb. Natr. Histafed, mit Ac. acet. sal., Phenazetin und Coffein Capathyn u. a. m.

Thenyldiamine Hydrochloride NF XII. 2-[(2-Dimethylamino-aethyl)-3-thenylamino]-pyridin-hydrochlorid.

Formel A. 9 $\quad\quad\quad\quad C_{14}H_{19}N_3S \cdot HCl \quad\quad\quad\quad$ M.G. 297,85

Herstellung. Durch Umsetzung von N,N-Dimethylaminoaethyl-α-aminopyridin mit 3-Thenylbromid [J. Amer. chem. Soc. *71*, 333 (1949)].

Eigenschaften. Weißes, krist., prakt. geruchloses Pulver. 1 g löst sich in etwa 5 ml W., in 5 ml A., in etwa 5 ml Chlf.; prakt. unlösl. in Ae. und Bzl. Die wss. Lsg. reagiert gegen Lackmus neutral. Fp. 167 bis 171°.

Erkennung. NF XII: 1. 25 mg werden in 5 ml Schwefelsäure gelöst; es entsteht eine Rosafärbung, die schnell in lebhaftes Orangerot übergeht. Beim Verdünnen mit 20 ml W. verschwindet die Farbe, die Lsg. bleibt klar.

2. Eine Lsg. 1 in 100000 in A. hat ein Absorptionsmaximum bei etwa 246 mμ. Die Absorption bei 246 mμ muß auf 3% mit der einer Lsg. von NF Thenyldiamine Hydrochloride Reference Standard übereinstimmen.

Prüfung. 1. Trocknungsverlust. 3 Std. bei 105° getrocknet, höchstens 1% (NF XII). – 2. Glührückstand. Höchstens 0,1% (NF XII).

Gehaltsbestimmung. Die Bestimmung wird mit etwa 300 mg analog Thonzylamine Hydrochloride (S. 1187) durchgeführt.

1 ml 0,1 n Perchlorsäure entspr. 14,89 mg $C_{14}H_{19}N_3S \cdot HCl$ (NF XI). Forderung: 98 bis 102% der getrockneten Substanz.

Übliche Dosierung. 15 mg.

Handelsform: Thenfadil (Winthrop-Stearns, USA).

Antergan (Rhône-Poulenc). N,N-Dimethyl-N'-benzyl-äthylen-diaminhydrochlorid.

Formel A. 10 Synonym: RP 2339 $\quad C_{17}H_{22}N_2 \quad\quad\quad\quad$ M.G. 254,36

Herstellung. Durch Umsetzung von Benzylanilin mit Dimethylaminoäthylchlorid in alkalischem Milieu; Fr.Pat. 913 161.

Eigenschaften. Das Hydrochlorid schmilzt bei 204°; gemäß The Merck Index 1960: 207 bis 209,5°. 1 T. löst sich in etwa 100 T. W. von 18°. Die Base ist ölig.

Erkennung. Versetzt man 1 ml Antergansg. mit 1 Tr. rauchender Salpetersäure, so tritt bei einem Gehalt von etwa 0,5% Substanz eine rotgelbe Färbung auf, die über Gelb nach längerem Stehen in Grün übergeht. In verdünnteren Lsg., etwa 0,05%, entsteht kein roter Farbton, sondern gleich eine deutliche Gelbfärbung. Die Grenze der Nachweisbarkeit liegt bei 5 γ Antergan im ml. – Mischt man 2 ml Diazoreagens DAB 6 mit 2 ml Antergansg., so entsteht Rotfärbung. – Das Pikrat der Anterganbase schmilzt unter Zers. bei 194 bis 195°.

Dosierung. 100 mg 1- bis 6mal am Tage.

Handelsformen: Rodismin (Rodleben, DDR). Antergan (Spécia).

Methaphenilen (INN). N,N-Dimethyl-N'-phenyl-N'-(2-thenyl)-äthylendiamin.

Formel A. 11   Synonym: RP 2740 $C_{15}H_{20}N_2S$ M.G. 260,39

Herstellung. Aus N,N-Dimethyl-N'-phenyl-äthylendiamin und Thienyl-(2)-methylchlorid in Toluol in Gegenwart von Natriumamid [J. Am. chem. Soc. *70*, 2066 (1948)].

Eigenschaften. Das Hydrochlorid krist. aus A. und schmilzt bei 184 bis 188°. 1 T. löst sich bei Zimmertemp. in 70 T. W. Die freie Base ist ölig.

Erkennung. Versetzt man 2 ml einer gesättigten wss. Lsg. mit 1 ml 30%iger H_2O_2-Lsg. und 1 Tr. Eisen(III)-chloridlsg. und kocht kurz auf, so lassen sich nach dem Erkalten und Ansäuern mit Salpetersäure Sulfationen nachweisen. Die Base färbt sich mit konz. Schwefelsäure nur schwach gelblich; gibt man 1 Tr. rauchende Salpetersäure hinzu, so entsteht eine dunkelrote Färbung. Marquis Rg. färbt die Base violettrot. 1 ml einer 0,5%igen Lsg. wird mit 1 ml Diazoreag. DAB 6 versetzt: es entsteht eine charakteristische Orangefärbung [NEUHOFF, E. W., u. H. AUTERHOFF: Arch. Pharm. (Weinheim) *288/60.* 400 (1955)].

Dosierung. 50 mg peroral mehrmals tägl.

Handelsformen: Diatrin (Warner), Nilhistin (Goedecke).

Zolamine The Merck Index 1960. 2-[(2-Dimethylaminoaethyl)-(p-methoxybenzyl)-amino]-thiazol.

$C_{15}H_{21}N_3OS$ M.G. 291,42

Ölige Flüssigkeit von modrigem Geruch. Kp. 217 bis 219°. Das Hydrochlorid bildet geruchlose Kristalle von schwach bitterem Geschmack. Fp. 167 bis 168°. Lösl. in W.

Anwendung. Es wird wegen seiner gleichzeitig lokalanästhetischen Wirkung als äußerliches Antihistaminicum bei Pruritus verwendet. Salbe mit 1%.

Diaethazinum hydrochloricum DAB 7 – DDR, CsL 2 – Nachtr. Diethazin. N-(2'-Diäthylamino)-äthyl-phenothiazin-hydrochlorid.

Formel B a 1 $C_{18}H_{22}N_2S \cdot HCl$ M.G. 334,90

Herstellung. Aus 10-Phenothiazin-äthylchlorid und Diäthylamin in Gegenwart von Kupfer oder durch Einwirkung von Diäthylaminoäthylchlorid auf Phenothiazin (US-Pat. 2530451).

Eigenschaften. Weißes, krist. oder mikrokrist. Pulver von schwachem Geruch und brennend bitterem Geschmack. Es ruft auf der Zunge vorübergehend Gefühllosigkeit hervor. 1 T. löst sich in 5 T. W., in 6 T. A. und in 5 T. Chlf.; fast unlösl. in Ae. Die Base ist ölig. Die Substanz verfärbt sich allmählich am Licht. Fp. 183 bis 187°. Die wss. Lsg. zeigt ein pH von 5,0 bis 7,0.

Erkennung. DAB 7 – DDR: 1. 5 bis 10 mg Substanz geben in 1,0 ml konz. Schwefelsäure eine rote Färbung, die allmählich kräftiger wird.

2. 1,0 ml der Prüflsg. (0,600 g zu 60,0 ml in W. gelöst) gibt mit 1,0 ml frisch bereiteter Chloraminlsg. eine dunkelviolettblaue Färbung und eine Trübung. Die beim Schütteln entstehende dunkle, harzige Abscheidung löst sich in Chlf. mit rotvioletter Farbe.

3. Die gelöste Schmelze von 0,2 g Substanz mit Natrium- und Kaliumcarbonat gibt positiven Sulfatnachweis.

4. 10,0 ml Prüflsg. werden mit 3 Tr. 3 n Salzsäure und 1,0 ml Pikrinsäurelsg. versetzt. Der nach 5 Std. abfiltrierte gelbe Nd. wird mit 50 ml W. gewaschen und 2mal aus A. umkrist. 24 Std. über Silicagel getrocknet schmilzt das Pikrat zwischen 98 und 103°.

5. Die Substanz gibt positive Chlorid-Rk.

Prüfung. DAB 7 – DDR: 1. Unlösl. Verunreinigungen, Farbe der Lsg. 10,0 ml Prüflsg. müssen klar und farblos sein.

2. **Ammonium.** Mit Natronlauge und Lackmuspapier darf Ammonium nicht nachweisbar sein.
3. **Schwermetallionen.** 10,0 ml Prüflsg. dürfen nach Methode II (S. 254) weder eine Färbung noch eine Trübung zeigen.
4. **Sulfat.** In 10,0 ml Prüflsg. darf Sulfat nicht nachweisbar sein.
5. **Sulfid.** Im Filtrat von 5,0 ml der mit Ammoniaklsg. versetzten Prüflsg. darf Sulfid mit Nitroprussidnatriumlsg. nicht nachweisbar sein.
6. **Sulfatasche.** Höchstens 0,10%.
7. **Trocknungsverlust.** Bei 105° getrocknet, höchstens 0,50%.

Gehaltsbestimmung. 0,2000 g der getrockneten Substanz werden in wasserfreiem Medium mit 0,1 n Perchlorsäurelsg. gegen Malachitgrün titriert. 1 ml 0,1 n Perchlorsäure entspr. 33,49 mg $C_{18}H_{22}N_2S \cdot HCl$ (DAB 7 – DDR). Forderung: 98,0 bis 101,0% bezogen auf die getrocknete Substanz.

Aufbewahrung. Vor Licht geschützt.

Dosierung. Einzelmaximaldosis oral 0,15 g, i.m. 0,15 g; Tagesmaximaldosis oral 0,3 g, i.m. 0,3 g.

Promethazinum hydrochloricum (INN) ÖAB 9, DAB 7 – DDR. Promethazini Hydrochloridum PI.Ed. I 2. Promethazini chloridum Nord. 63. Promethazine Hydrochloride USP XVII, BP 63. Diprazinum Ross. 9. N-(2'-Dimethylamino-2-methyl)-aethyl-phenothiazin-hydrochlorid.

Formel B a 2 $C_{17}H_{20}N_2S \cdot HCl$ M.G. 320,89

Herstellung. Aus 10-Phenothiazin-propyl-chlorid und Dimethylamin in Gegenwart von Kupfer oder durch Einwirkung von Dimethylaminopropylchlorid auf Phenothiazin in Gegenwart von Natriumamid (US-Pat. 2530451).

Eigenschaften. Weißes, krist. Pulver, das stark bitter und etwas brennend schmeckt und auf der Zunge vorübergehend Gefühllosigkeit hervorruft. Sehr leicht lösl. in W.; lösl. in etwa 9 T. A., in etwa 2 T. Chlf.; wenig lösl. in Aceton; prakt. unlösl. in Ae. Fp. 215 bis 220° (Zers.) (ÖAB 9); 218 bis 221° (PI.Ed. I/2); 231 bis 225° (BP 63, Ross. 9); 223 bis 229° (Nord. 63).

Erkennung. 1. Man löst 0,1 g in 2 ml W. und versetzt mit 1 ml Salpetersäure: es entsteht zunächst ein weißer Nd. und sofort danach eine rosarote Färbung. Beim Erwärmen im Wasserbad löst sich der Nd. und die Lsg. schlägt plötzlich nach Gelborange um. Auf Zusatz einiger Tr. Silbernitratlsg. entsteht ein weißer Nd. (PI.Ed. I/2, USP XVII).
2. Man gibt 0,2 g in 1 bis 2 ml Schwefelsäure. Es entsteht eine rötliche Färbung, die beim Erwärmen oder auf Zusatz von 1 Tr. 5%iger Kaliumdichromatlsg. lebhaft rot wird (PI.Ed. I/2).
3. Versetzt man etwa 1 mg mit 1 ml konz. Schwefelsäure, so entsteht eine rosa Lsg. Auf Zusatz von 1 Tr. konz. Salpetersäure geht die Färbung in Dunkelgrün über (ÖAB 9).
4. 0,10 g wird in 10 ml A. gelöst und mit 10 ml Pikrinsäurelsg. versetzt. Es entsteht eine krist. Fällung von Promethazinpikrat, das nach Waschen mit W. und Trocknen bei 105° zwischen 156 und 160° schmilzt (Nord. 63).
5. USP XVII läßt durch Vergleich der IR-Spektren der CS_2-Ausschüttelung der Promethazinbase und von Promethazine-Reference-Standard identifizieren.
6. Identifizierung nach L. KOFLER (ÖAB 9). Schmelzintervall (unter dem Mikroskop) 215 bis 225° (Zers.). Eutektische Temperatur der Mischung mit Salophen 152°, mit Dicyandiamid 133°.

Prüfung. 1. Eine Lsg. von 1 T. Promethazinhydrochlorid in 9 T. W. muß klar und farblos sein (ÖAB 9).
2. Freie Säure. Das pH einer 10%igen Lsg. muß zwischen 4,5 und 5,5 liegen (BP 63).
3. Schwermetalle. Nicht mehr als 10 ppm (PI.Ed. I/2).
4. Trocknungsverlust. Bei 105° bis zum konstanten Gewicht getrocknet, nicht mehr als 0,5% (BP 63).
5. Glührückstand. Höchstens 0,1% (ÖAB 9). – Sulfatasche höchstens 0,1% (BP 63).
6. Gehalt an Phenothiazin. 0,5 g werden in einem kleinen Becherglas mit 10 ml Bzl. digeriert und dann wie unter „Aminazinum", Prüf. 2, (s. Bd. II) weiter verfahren (Ross. 9).

Gehaltsbestimmung. 1. Etwa 0,3 g, genau gewogen, werden in einer Mischung von 10 ml A. und 5 ml Chlf. gelöst und nach Zusatz von 10 Tr. Phenolphthaleinlsg. mit 0,1 n Natronlauge unter Umschütteln titriert. 1 ml 0,1 n Natronlauge entspr. 32,09 mg $C_{17}H_{20}N_2S \cdot HCl$ (ÖAB 9).
2. Etwa 0,2 g, genau gewogen, werden in 30 ml W. gelöst, auf 70° erwärmt und mit 1 ml Salzsäure versetzt. Dann gibt man tropfenweise unter Umschütteln 8 ml 10%iger Silico-

wolframsäurelsg. zu. Den Nd. saugt man durch einen Glassintertiegel, spült das Gefäß mit 20 ml W. nach und wäscht den Nd. mit weiteren 15 ml W. Nach scharfem Absaugen trocknet man bei 110° bis zum konstanten Gewicht. 1 g des Nd. entspr. 0,2834 g $C_{17}H_{20}N_2S$.

3. Nord. 63 läßt 0,6000 g in wasserfreiem Eisessig unter Zusatz von 10 ml Quecksilberacetatlsg. mit 0,1 n Perchlorsäure gegen Kristallviolett titrieren (DAB 7 – DDR titriert gegen Malachitgrün). 1 ml 0,1 n Perchlorsäure entspr. 0,03209 g $C_{17}H_{20}N_2S \cdot HCl$.

4. BP 63 läßt die nach Ausschütteln aus alkalisierter Lsg. erhaltene freie Base acidimetrisch titrieren. Geforderter Gehalt: 98,5 bis 102,0% $C_{17}H_{20}N_2S \cdot HCl$ (BP 63); 98,0 bis 101,0% (ÖAB 9); 87,7 bis 89,5% $C_{17}H_{20}N_2S$ (Pl.Ed. I/2), bezogen auf die getrocknete Substanz.

Aufbewahrung. In dicht schließenden Gefäßen, vor Licht geschützt.

Anwendung. Antihistaminicum mit etwa der 7fachen Wirkung von Mepyraminmaleat bei intracutaner Applikation und etwa 14facher Wirkung bei chronischer Urticaria. Es besitzt außerdem deutliche lokalanästhetische Wirkung. Nebenwirkungen, wie Benommenheit, treten in 30% der Fälle auf. Häufig wird vor Applikation des Promethazins ein Weckmittel gegeben. Wegen seiner gleichzeitig analgetischen und sedativ-hypnotischen Eigenschaften ist es zur Anw. bei schweren Fällen geeignet.

Dosierung. 20 bis 50 mg tgl. (BP 63). Höchste Einzeldosis 75 mg; höchste Tagesdosis 150 mg (ÖAB 9).

Handelsformen: Atosil (Bayer): Drag., Amp., Salbe, Sirup, Tropfen; Phenergan (Rhône-Poulenc, Wyeth, USA: Specia, Paris); Prothazin (VEB Heyden, Radebeul); Thiergan (Astra, Schweden); Andantol (Treupha).

Pyrathiazin. 10-[2-(1-Pyrrolidyl)äthyl]-phenothiazin. Pyrathiazine Hydrochloride USP XV (!).

Formel B a 3 $C_{18}H_{20}N_2S \cdot HCl$ M.G. 332,90

Herstellung. Durch Umsetzung von Phenothiazin-Natrium mit 2-Pyrrolidyl-äthylchlorid in Toluol [J. Amer. chem. Soc. 70, 3100 (1948)].

Eigenschaften. Weißes oder leicht graues, geruchloses Pulver, das unter Lichteinwirkung dunkelt. Wss. Lsg. sind gegen Lackmus prakt. neutral. Fp. 199 bis 201°. 1 g löst sich in etwa 2 ml W., in 8 ml A. und etwa 2 ml Chlf.

Erkennung. 1. 25 mg werden in 5 ml Schwefelsäure gelöst; es entsteht Rosafärbung, die schnell in Braunorange übergeht. Beim Verdünnen mit 20 ml W. bleibt die Färbung bestehen. Die Lsg. ist klar.

2. Eine Lsg. 1 in 200000 hat UV-Absorptionsmaxima bei 250 ± 1 mµ und 300 ± 1 mµ und Minima bei 219 ± 1 mµ und 274 ± 1 mµ. $E_{1\%}^{1\,cm}$ bei 250 mµ ist 870 bis 910.

Prüfung. Gewichtsverlust beim Trocknen: 3 Std. bei 105° – nicht über 0,5%. – Verbrennungsrückstand: Nicht über 0,2%.

Gehaltsbestimmung. Etwa 800 mg werden 3 Std. bei 105° getrocknet, genau gewogen und in 80 ml Eisessig gelöst. Man gibt 10 ml Quecksilberacetatlsg. hinzu und titriert mit 0,1 n Perchlorsäure (Endpunktbestimmung potentiometrisch). 1 ml 0,1 n Perchlorsäure entspr. 33,29 mg $C_{18}H_{20}N_2S \cdot HCl$.
Forderung: Mindestens 98% der getrockneten Substanz.

Anwendung. Wirksames Antihistaminicum. Als Nebenwirkung ist leichte Nausea möglich. Da bei höheren als therapeutischen Dosen von Agranulozytose berichtet wurde, ist es ratsam, bei Dauermedikation von Zeit zu Zeit das Blutbild zu kontrollieren.

Übliche Dosis. Bis zu 4mal tgl. je 50 mg.

Handelsform: Pyrrolazote (Upjohn, USA): Tabl.

Thiazinamium Methylsulfat (INN). N-(2'-Trimethylammonium-2'-methyl)-äthyl-phenothiazin-methylsulfat.

Formel B a 4 Synonym: RP 3554 $C_{19}H_{26}N_2O_4S_2$ M.G. 410,55

Herstellung. Durch Methylierung von N-(2'-Dimethylamino-2'-methyl)-äthyl-phenothiazin.

Eigenschaften. Das Methylsulfat schmilzt bei 206 bis 210°. Es löst sich in W. bei Zimmertemp. zu 10%; gut lösl. auch in A.

Erkennung. Versetzt man eine Thiazinamiumlsg. mit Ammoniak, so fällt die Base nicht aus und läßt sich mit Ae. auch nicht extrahieren. Unterschichtet man eine wss. Lsg. mit konz. Schwefelsäure, so entsteht ein intensiv rotvioletter Ring. Beim Umschütteln färbt sich die ganze Lsg. rot. — Gibt man zu einer Thiazinamiumlsg. einige Tr. Phosphormolybdänsäurereagens, so entsteht ein schmutzig-violetter Nd.

Handelsformen: Padisal (Bayer); Drag., Amp. Multergan (Rhône-Poulenc).

Anwendung. Das Fehlen von hypnotischen Nebenwirkungen läßt Thiazinamium als Tagesantihistaminicum und Spasmolyticum zur Anwendung kommen. Als quaternäre Ammoniumverbindung hat es vagolytische und gangliopegische Eigenschaften. Thiazinamium beeinflußt Asthma sowohl allergischer als auch spastischer Art.

Chlorphenaethazinum bimalonicum DAB 7 — DDR. Chlorphenäthazinbimalonat. N-(2-Dimethylamino-äthyl)-2-chlorphenothiazinhydrogenmalonat.

$C_{16}H_{17}ClN_2S \cdot C_3H_4O_4$

M.G. 408,91

Eigenschaften. Weißes, krist. Pulver, ohne Geruch und von anhaltend brennendem, bitterem Geschmack. Bewirkt auf der Zunge vorübergehend Gefühllosigkeit. Die Substanz verfärbt sich allmählich am Licht. Lösl. in W., A., Chlf.; fast unlösl. in Ae. Fp. 143 bis 146° (Zers.).

Die 1%ige Lsg. hat ein pH von 3,5 bis 4,5.

Erkennung. DAB 7 — DDR: 1. 5 bis 10 mg in 1,0 ml konz. Schwefelsäure gelöst ergeben eine rotviolette Färbung.

2. 1,0 ml der Prüflsg. (s. Prüfung) zeigt nach Zusatz von 1,0 ml frisch bereiteter Tosylchloramid-Natriumlsg. (5,0 g/100,0 ml) eine dunkelviolettblaue Färbung und eine Trübung. Beim Schütteln zeigen sich harzige Abscheidungen. Schüttelt man mit 2,0 ml Chlf., so färbt sich die Chlf.-Schicht rotviolett.

3. In der Alkalicarbonatschmelze ist Sulfat nachzuweisen.

4. 1,0 ml Prüflsg. zeigt nach Zusatz von 3 Tr. Eisen(III)-chloridlsg. eine violettrote Färbung.

5. 10,0 ml Prüflsg. geben mit 10,0 ml Pikrinsäurelsg. einen gelben Nd., der nach 5 Std. abfiltriert, mit 50 ml W. gewaschen und 2mal aus Aceton umkristallisiert wird. 24 Std. über Silicagel getrocknet schmilzt das Pikrat zwischen 173 und 176°.

6. Erwärmt man 20 mg in 1 ml Acetanhydrid 5 Min. lang auf 60°, so färbt sich die Lsg. rot und fluoresziert grün.

Prüfung. DAB 7 — DDR: 1. Prüflsg.: 0,500 g Substanz werden in W. von 20° zu 50,0 ml gelöst. Die Prüflsg. ist innerhalb 60 Min. zu verwenden.

2. Unlösliche Verunreinigungen. 10,0 ml Prüflsg. müssen klar und farblos sein.

3. Ammonium darf mit Natronlauge und Lackmuspapier nicht nachweisbar sein.

4. Schwermetallionen. 10,0 ml Prüflsg. werden auf Schwermetallionen nach Methode II (S. 254) geprüft. Es dürfen weder Trübung noch Färbung entstehen.

5. Chlorid. In 10,0 ml Prüflsg. darf Chlorid nicht nachweisbar sein.

6. Sulfid. Im Filtrat von 5,0 ml der mit Ammoniaklsg. versetzten Prüflsg. darf Sulfid mit Nitroprussidnatriumlsg. nicht nachweisbar sein.

7. Wassergehalt. Bestimmt nach Methode I (S. 58 oben) nicht mehr als 0,50%.

8. Sulfatasche. Höchstens 0,10%.

Gehaltsbestimmung. DAB 7 — DDR: 0,2000 g Substanz werden im wasserfreien Medium mit 0,1 n Perchlorsäurelsg. gegen Malachitgrün titriert. 1 ml 0,1 n Perchlorsäurelsg. entspr. 0,04089 g $C_{16}H_{17}ClN_2S \cdot C_3H_4O_4$.

Forderung: 98,0 bis 101,0% bezogen auf die wasserfreie Substanz.

Aufbewahrung. Vor Licht geschützt.

Dosierung. Einzelmaximaldosis i.m. 0,2 g; Tagesmaximaldosis i.m. 0,3 g.

Chlorphenaethazinum hydrochloricum DAB 7 — DDR. Chlorphenäthazinhydrochlorid. N-[2-Dimethylamino-äthyl]-2-chlorphenothiazinhydrochlorid.

$C_{16}H_{17}ClN_2S \cdot HCl$

M.G. 341,31

Strukturformel siehe Chlorphenäthazinbimalonat.

Eigenschaften. Nahezu weißes, krist. oder mikrokrist. Pulver von schwachem Geruch und brennend bitterem Geschmack. Wirkt auf der Zunge vorübergehend anästhesierend. Sehr schwer lösl. in W.; schwer lösl. in A.; fast unlösl. in Ae.; lösl. in Chlf. Fp. 242 bis 251° (Zers.) (DAB 7 – DDR schreibt die Bestimmung im evakuierten Schmelzpunktröhrchen vor).

Erkennung. 1. Die Substanz gibt positive Chlorid-Rk.
2. 5 bis 10 mg Substanz werden in 2,0 ml der Mischung aus 1,0 ml konz. Salpetersäure und 9,0 ml konz. Schwefelsäure gelöst. Die Lsg. zeigt eine violettstichige, dunkelbraune Färbung. Nach 1 Min. werden 10,0 ml W. tropfenweise unter Schütteln und Kühlen zugegeben. Die Farbe schlägt über Braun und Gelb nach Hellgelb um (DAB 7 – DDR).
Die übrigen Erkennungsreaktionen entspr. denen von Chlorphenäthazinbimalonat (S. 1192).

Prüfung. Wie Chlorphenäthazinbimalonat (S. 1192).

Gehaltsbestimmung. Wie Chlorphenäthazinbimalonat (S. 1192). 1 ml 0.1 n Perchlorsäure entspr. 34,13 mg $C_{16}H_{17}ClN_2S \cdot HCl$.
Forderung: 98,0 bis 101,0% bezogen auf die bei 105° getrocknete Substanz (DAB 7 – DDR).

Aufbewahrung. Vor Licht geschutzt.

Dosierung. Einzelmaximaldosis oral 0.2 g; Tagesmaximaldosis oral 0,3 g.

Fenethazinum hydrochloricum (INN). 10-[2'-Dimethylamino-aethyl-(1')]-phenothiazinhydrochlorid.

Formel B a 5 $C_{16}H_{18}N_2S \cdot HCl$ M.G. 306,86

Herstellung. Durch Kondensation von Phenothiazin mit Dimethylaminoäthylchlorid.
Eigenschaften. Fp. 201 bis 201,5°. – Kp_1 der Base 183 bis 187°.
Anwendung. Antihistaminicum.
Handelsformen: Lysergan (Spécia); Rutergan (Dausse).

Trimeprazine NND 63. R.P. 6549. 10-(2-Methyl-3-dimethyl-aminopropyl)-phenothiazin.

Formel B a 6 $C_{18}H_{22}N_2S$ M.G. 298,44

Herstellung. US-Pat. 2837518 (1958 an Rhône-Poulenc).
Eigenschaften. Farblose Kristalle; Fp. 68°; Fp. (Maleat) 187°; Fp. (Hydrochlorid) 216 bis 217° (Zers.).
Anwendung. Es besitzt die charakteristischen Eigenschaften der Phenothiazine: Dämpfung des ZNS, des parasympathicus, Antihistaminwirkung. Letztere ist je nach Art der Prüfung 1,5- bis 5mal so stark wie die von Promethazin.
Handelsform: Temaril (Smith, Kline u. French) (als Tartrat).

Methdilazinum hydrochloricum (INN). 10-[(1-Methyl-3-pyrrolidinyl)methyl] – phenothiazin-hydrochlorid.

Formel B a 7 $C_{18}H_{20}N_2S \cdot HCl$ M.G. 332,90

Eigenschaften. Fp. 187,5 bis 189°. Die Base schmilzt bei 87 bis 88° und siedet unter 0.06 Torr bei 154 bis 156° [CA (N.Y.) 55, 25955i (1961)].
Anwendung. Antihistaminicum zur Anwendung bei allergischer Rhinitis, Bronchialasthma, Heufieber, Pruritus und Urticaria.
Handelsformen: Dilosyn (British Drug Houses); Tacaryl (Mead Johnson).

Chlorcyclizini Hydrochloridum PI.Ed. I – Suppl. Chlorcyclizine Hydrochloride BP 63. USP XVII. 1-(4-Chlorbenzhydryl)-4-methylpiperazin-hydrochlorid.

Formel B b 1 $C_{18}H_{21}ClN_2 \cdot HCl$ M.G. 337,30

Herstellung. J. org. Chem. *14*, 775 (1949).

Eigenschaften. Weißes, fast geruchloses, krist. Pulver von bitterem Geschmack. 1 T. löst sich in etwa 2 T. W., in 11 T. A., in etwa 4 T. Chlf.; prakt. unlösl. in Ae. und in Bzl. Fp. 222 bis 227° (USP XVII).

Erkennung. 1. Zu 10 mg gibt man 2 ml Schwefelsäure: es entsteht eine leuchtend gelbe Farbe, die durch Verdünnen mit W. verschwindet (BP 63).
2. Die alkoholische Lsg. zeigt ein UV-Absorptionsmaximum bei 230 $\pm$ 1 mμ und ein Minimum bei 218 $\pm$ 1 mμ. $E_{1\,cm}^{1\%}$ 230 mμ = 425 bis 445 (PI.Ed. I – Suppl.).
3. Man gibt zu einer Lsg. von 0,2 g in 20 ml 0,2 n Salzsäure 50 ml Pikrinsäurelsg. Der Fp. des Nd. nach Umkristallisieren aus Aceton liegt bei 250° (PI.Ed. I – Suppl.).

Prüfung. 1. Acidität. Das pH einer 1,0%igen Lsg. liegt zwischen 5,0 und 6,0 (BP 63); 4,8 bis 5,5 (USP XVII).
2. Trocknungsverlust. 3 Std. bei 120° getrocknet, nicht mehr als 2% (USP XVII).
3. Glührückstand. Höchstens 0,2% (USP XVII); Sulfatasche höchstens 0,2% (BP 63).

Gehaltsbestimmung. Alle Arzneibücher lassen den Gehalt durch Titration mit 0,1 n Perchlorsäure im wasserfreien Medium bestimmen. 1 ml 0,1 n Perchlorsäure entspr. 0,016 86 g $C_{18}H_{21}ClN_2 \cdot HCl$. Forderung: Mindestens 98,0% bezogen auf die getrocknete Substanz.

Übliche Dosierung. Bis 4mal tgl. je 50 mg.

Handelsformen: Di-paralene (Abbott); Histantin, Perazil (Burroughs Wellcome).

Achtung! Nicht zum Gebrauch für Frauen während der oder vor einer möglichen Schwangerschaft, da nach Angaben der WHO Gefahr für das ungeborene Kind besteht (Drug Information No. 59 vom 28. 2. 1967, WHO).

Allercur (Schering AG. Berlin-West). Clemizol (INN). 1-p-Chlorbenzyl-2-pyrrolidyl-methyl-benzimidazol-hydrochlorid.

Formel B b 2 $C_{19}H_{20}ClN_3$ M.G. 325,85

Herstellung. Aus o-Phenylendiamin und Chloracetylchlorid wird 2-Chlormethyl-benzimidazol gebildet, das man nacheinander mit Pyrrolidin und p-Chlorbenzylchlorid umsetzt (Schering DBP-Anmeldung).

Eigenschaften und Erkennung. Bei der Schmelzpunktbestimmung unter dem Mikroskop sieht man ab 160° das Entstehen von charakteristischen Nadeln, die bei 225 bis 229° schmelzen. 1 T. löst sich bei Zimmertemperatur in etwa 80 T. W. Mit Ammoniak fällt die Base aus, die mit Ae. ausgeschüttelt werden kann und dann bei 106° schmilzt. Mit konz. Schwefelsäure gibt die Allercurbase keine Färbung. – Kocht man 1 ml 1%iger Allercurlsg. mit 1 ml EHRLICHschem Reagens, so entsteht zum Unterschied von Antazolin keine Färbung.

Handelsformen: Dragees, Ampullen; Salbe mit 2% Allercur als Sulfat in einer wasserlösl. Salbengrundlage. Chemie Grünenthal, Stolberg i. Rheinland, bringt ein Depot-Penicillin mit 1-p-Chlorbenzyl-2-pyrrolidyl-methyl-benzimidazol als basische Komponente in den Handel.

Anwendung. Oral oder parenteral, sowohl s.c., i.m. als auch langsam i.v. Als Salbe zum Auftragen oder nach Verdünnen mit W. bzw. A. (bis 70%ig) zu Pinselungen, Bädern und als Nasentropfen.

Luvistin (C. F. Boehringer u. Söhne GmbH, Mannheim). Histapyrrodin (INN). N-(N'-Phenyl-N'-benzylaminoäthyl)-pyrrolidin.

Formel B b 3 $C_{19}H_{24}N_2$ M.G. 280,41

Eigenschaften. Das Hydrochlorid schmilzt bei 195 bis 196° und ist in etwa 50 T. W. bei Zimmertemperatur lösl. Die Base ist ölig.

Erkennung. Kocht man 1 ml 1%ige Luvistinlsg. mit 1 ml Vanadin-Schwefelsäure-Reagens DAB 6 (0,2% V_2O_5, 4% H_2SO_4), so entsteht nach etwa 10 Min. eine deutliche Violettfärbung. – Mischt man gleiche Teile Diazoreagens DAB 6 und 1%ige Luvistinlsg. und kocht die Mischung kurz auf, so wird die Lsg. rot.

Handelsformen: Tabletten, Pillen, Ampullen, Salbe. Luvistinetten (Boehringer, Mannheim) sind Tabletten mit 15 mg Luvistin und 10 mg Coffein. Calcistin (Boehringer, Mannheim): Dragees mit 20 mg Luvistin und 200 mg Calcium als Lactat; Ampullen mit 25 mg Luvistin und 53 mg Calcium als Gluconat in 10 ml.

Antazolini Hydrochloridum (INN) Pl.Ed. I/2. Antazolini chloridum Nord. 63. Antazoline Hydrochloride BP 63. 2-(N-Phenyl-N-benzylaminomethyl)-imidazolinum hydrochloricum DAB 6 – Nachtr. 54 (DDR).

Formel B b 4 $C_{17}H_{19}N_3 \cdot HCl$ M.G. 301,82

Herstellung. Durch Kondensation von Benzylanilin mit Chlormethyl-imidazolin. Die Herst. des letzteren ist in den US-Pat. 2252721-2-3 beschrieben.

Eigenschaften. Weißes oder fast weißes, krist. Pulver ohne Geruch und von bitterem Geschmack. 1 T. löst sich in 50 T. W., in 16 T. A.; wenig losl. in Chlf., fast unlosl. in Ae. Fp. 232 bis 236° (Pl.Ed. I/2); 239 bis 245° (Nord. 63).

Erkennung. 1. Fp. des bei der Gehaltsbestimmung erhaltenen Pikrates 155 bis 158° (Pl.Ed. I/2).

2. Gibt man zu 5 ml einer 1%igen Lsg. 0,5 ml Salpetersäure, so entsteht eine rote Farbe, die rasch in Grün übergeht (BP 63).

3. 2 Tr. einer 1%igen Lsg. geben mit 2 ml konz. Schwefelsäure eine farblose Mischung, die nach Zusatz einiger Tr. konz. Salpetersäure schwach orangegelb wird (Nord. 63).

4. 5 ml der 1%igen Lsg. werden mit 1 ml Ammoniaklsg. versetzt. Der ausfallende weiße, krist. Nd. hat nach Auswaschen mit W. und Trocknen bei 105° einen Fp. von 119 bis 122° (Antazolinbase) (Nord. 63).

5. In 0,1 n Salzsäure zeigt Antazolin im Bereich von 230 bis 350 mμ zwei Absorptionsmaxima, bei 241 mμ und 291 mμ. $E_{1cm}^{0,001\%}$ bei 241 mμ etwa 0,5, bei 291 mμ etwa 0,067 (BP 63).

Prüfung. 1. Acidität. Das pH einer 1,0%igen Lsg. liegt zwischen 5,0 und 6,5 (BP 63).

2. Trocknungsverlust. Bei 105° bis zum konst. Gew. getrocknet, nicht mehr als 0,5% (BP 63).

3. Glührückstand. Höchstens 0,2% (Pl.Ed. I/2). – Sulfatasche höchstens 0,1% (BP 63).

Gehaltsbestimmung. 1. Etwa 0,2 g, genau gewogen, werden in 20 ml W. gelöst und mit 2 Tr. Schwefelsäure versetzt. Dann gibt man langsam unter ständigem Rühren 100 ml Pikrinsäurelsg. zu, läßt 4 Std. lang stehen und sammelt den Nd. auf einer kleinen Glasfritte, wobei das Filtrat zum vollständigen Überspülen benutzt wird. Man wäscht 2mal mit je 5 ml kaltem W. und trocknet den Nd. im Vakuum über P_2O_5 bis zum konst. Gew. 1 g des Pikrates entspr. 0,6104 g $C_{17}H_{19}N_3 \cdot HCl$ (Pl.Ed. I/2).

2. Etwa 0,3 g, genau gewogen, werden in 30 ml W. gelöst, mit 2 ml Natronlauge versetzt und 5mal mit je 25 ml Chlf. ausgeschüttelt. Die vereinigten Chlf.-Auszüge werden 2mal mit je 5 ml W. gewaschen, das Chlf. verdampft, der Rückstand mit 20 ml 0,1 n Salzsäure gelöst und der Überschuß mit 0,1 n Natronlauge gegen Methylrot zurücktitriert.

1 ml 0,1 n Salzsäure entspr. 0,03018 g $C_{17}H_{19}N_3 \cdot HCl$ (BP 63).

3. Nord. 63 läßt 0,6000 g in wasserfreiem Medium mit 0,1 n Perchlorsäure gegen Kristallviolett titrieren.

1 ml 0,1 n Perchlorsäure entspr. 0,03018 g $C_{17}H_{19}N_3 \cdot HCl$. Forderung: Mindestens 98,0% $C_{17}H_{19}N_3 \cdot HCl$ (BP 63; Pl.Ed. I/2).

Dosierung. 50 bis 100 mg (BP 63).

Handelsformen: Antistin (Ciba) Tabl., Ampullen. Antistin-Privin (Ciba) Lsg.; Histostab (Boots).

Myostimin (Rheinpreußen AG) ist N-Dibenzyl-β-pyrrolidyl-aminoäthan.

Handelsüblich ist das Hydrochlorid im Kombinationspräparat „Lokastin" (Rheinpreußen AG, Moers-Meerbeck Ndrh.).

Formel B b 5 $C_{20}H_{26}N_2$ M.G. 294,44

Zusammensetzung der „Lokastin"-Präparate:

	Lokastin-Amp.	Lokastin oral Dragees
Myostimin	6 mg	15 mg
Oxyprocain	20 mg	–
Hyoscyamin	0,05 mg	0,125 mg
p-n-Butylaminosalicyl-säure-diäthyl-amino-äthanol	–	20 mg

Anwendung von „Lokastin". Zur Regulierung vegetativer Dysfunktionen und Dämpfung neuro-psychischer Übererregbarkeit.

Meclozine Hydrochloride (INN) BP 63. Meclizine Hydrochloride USP XVII. 1-p-Chlorbenzhydryl-4-m-methylbenzyl-piperazin-dihydrochlorid.

Formel B b 6	$C_{25}H_{27}ClN_2 \cdot 2\,HCl \cdot H_2O$	M.G. 481,91
	$C_{25}H_{27}ClN_2 \cdot 2\,HCl$	M.G. 463,91

Eigenschaften. Weißes oder schwach gelbliches, krist. Pulver. Fast geruchlos und ohne Geschmack. 1 T. löst sich in etwa 1000 T. W., in 25 T. A. und in 5 T. Chlf. Fp. 205 bis 215° (ab 160° Nadelbildung) (KOFLER); etwa 224° (BP 63).

Erkennung. 1. 200 mg werden in 25 ml A. gelöst und mit 25 ml gesätt. alkoholischer Pikrinsäurelsg. versetzt. Der Nd. wird abfiltriert und 4 Std. bei 105° getrocknet. Er schmilzt zwischen 214 und 219° (USP XVI).
2. Die alkoholische Lsg. zeigt zwischen 220 und 350 mµ nur ein Maximum bei 230 mµ. $E_{1\,cm}^{0,001\%}$ bei 230 mµ etwa 0,33 (BP 63).

Prüfung. 1. Wassergehalt. Nach KARL FISCHER (S. 58), nicht mehr als 5% (USP XVI).
2. Glührückstand. Höchstens 0,1% (USP XVII). – Sulfatasche höchstens 0,1% (BP 63).

Gehaltsbestimmung. 1. Etwa 350 mg, genau gewogen, werden in wasserfreiem Medium mit 0,1 n Perchlorsäure gegen Chinaldinrot titriert.
1 ml 0,1 n Perchlorsäure entspr. 23,19 mg $C_{25}H_{27}ClN_2 \cdot 2\,HCl$ (USP XVII).
2. BP 63 läßt den N-Gehalt nach KJELDAHL bestimmen.
1 ml 0,1 n Schwefelsäure entspr. 0,023 19 g $C_{25}H_{27}ClN_2 \cdot 2\,HCl$. Forderung: Mindestens 98,0% $C_{25}H_{27}ClN_2 \cdot 2\,HCl$, bezogen auf die wasserfreie Substanz (BP 63).

Anwendung. Auch bei Bewegungskrankheiten.

Dosierung. 25 bis 50 mg tgl.

Handelsformen: Ancolan (Brit. Drug Houses). Bonamine (Pfizer). Postafen (Pfleger, Bamberg).

Achtung! Nicht zum Gebrauch für Frauen während der oder vor einer möglichen Schwangerschaft, da nach Angaben der WHO Gefahr für das ungeborene Kind besteht (Drug Information No. 59 vom 28. 2. 1967, WHO).

Buclizin (INN). Longifene (Union Chemiq. Belge, Brüssel). Dichlorhydrat des 1-(p-Chlorbenzhydryl)-4-(p-tertio-butyl-benzyl)-diaethylendiamin. Tabletten. Sirup. Salbe.

Formel B b 7	$C_{28}H_{33}ClN_2$	M.G. 433,04

Achtung! Buclizin, das trächtigen Ratten in höheren als therapeutischen Dosen verabreicht wurde, führte zu foetalen Mißbildungen. Es sollte deshalb nicht während der frühen Schwangerschaft angewandt werden.

Chlorpheniramine Maleate BP 63, USP XVII. Chlorphenamin (INN). Chlorpheniraminmaleat. Chlorprophenpyridaminmaleat. 2-[p-Chlor-α-(2-dimethylaminoäthyl)-benzyl]-pyridinmaleat.

Formel C 1	$C_{16}H_{19}ClN_2 \cdot C_4H_4O_4$	M.G. 390,88

Herstellung. Das Umsetzungsprodukt aus 2-Brompyridin und p-Chlorbenzylcyanid wird mit Dimethylaminoäthylchlorid alkyliert und die Cyangruppe über die Carboxylgruppe entfernt (J. chem. Soc. *1950*, S. 1039).

Eigenschaften. Weißes, krist. Pulver, ohne Geruch und von bitterem Geschmack. Lösl. in 4 T. W., in 10 T. A., in 10 T. Chlf.; wenig lösl. in Ae. Die wss. Lsg. hat ein pH von 4 bis 5. Fp. 130 bis 135°.

Erkennung. Die wss. Lsg. zeigt zwischen 230 und 350 mµ nur ein Absorptionsmaximum bei 262 mµ: $E_{1\,cm}^{0,004\%}$ bei 262 mµ etwa 0,58 (BP 63).
2. USP XVII läßt den CS_2-Auszug der alkalisierten wss. Lsg. IR-spektrophotometrisch mit dem von Chlorpheniramine-Maleate-Reference-Standard vergleichen.
3. 0,5 g werden in 5 ml W. gelöst, mit 2 ml starker Ammoniaklsg. versetzt und 3mal mit je 5 ml Chlf. ausgeschüttelt. Die wss. Schicht wird zur Trockne verdampft, mit 0,2 ml verd. Schwefelsäure und 5 ml W. versetzt und 4mal mit je 25 ml Ae. extrahiert. Die ver-

einigten Ae.-Auszüge werden im Warmluftstrom zur Trockne gebracht. Fp. des Rückstandes ist etwa 130° (Maleinsäure) (BP 63, USP XVII).

Prüfung. 1. 25 mg werden in 5 ml Schwefelsäure gelöst. Es darf keine Färbung auftreten (USP XVII).
2. Trocknungsverlust. Bei 105° bis zum konst. Gew. getrocknet, nicht mehr als 0,5% (BP 63).
3. Glührückstand. Höchstens 0,15% (USP XVII). – Sulfatasche höchstens 0,1% (BP 63).

Gehaltsbestimmung. Etwa 0,5 g, genau gewogen, werden im wasserfreien Medium titriert. 1 ml 0,1 n Perchlorsäure entspr. 0,01954 g $C_{16}H_{19}ClN_2 \cdot C_4H_4O_4$ (BP 63, USP XVII).

Dosierung. 4 bis 16 mg tgl. in geteilten Dosen.
I. m. 5 bis 20 mg als Einzeldosis (BP 63).

Handelsform: Chlortrimeton (Schering Corp., USA) Amp., Sirup, Tabl.

Omeril (Bayer, Leverkusen) ist 3-(N)-Methyl-9-benzyl-tetra-hydro-γ-carbolin.

Formel C 2 $C_{19}H_{20}N_2$ M.G. 276,37

Handelsüblich ist das naphthalin-1,5-disulfonsaure Salz.

Herstellung. DBP-Anmeldung F 6149, IV C/12. – HÖRLEIN, U.: Chem. Ber. 87, 463 (1954).

Eigenschaften. Das Salz: $(C_{19}H_2ON_2)_2 \cdot C_{10}H_8O_6S_2$ schmilzt bei 280° unter Zers. Es löst sich in heißem Formamid mit gelblicher Farbe; in heißem Eisessig ist es schwer, in W. kaum lösl.
Die Base, die mit Alkali aus dem Salz in Freiheit gesetzt wird, schmilzt bei etwa 95°; sie ist in M., A., Aceton, Chlf. leicht, in Ae. weniger, in W. sehr schwer lösl.

Erkennung. Die UV-Absorptionskurve der Base in äthanolischer Lsg. zeigt ein Maximum bei 280 mµ (log ε ~ 3,8). – Einwirkung von Farbreagentien: Konz. Schwefelsäure verändert die Base nicht, ERDMANNs Rg. gibt eine grünliche Farbe; die gleiche grünliche Färbung tritt mit rauchender Salpetersäure auf; MARQUIS Reagens färbt blauviolett. Omerillsg. geben mit Bromwasser deutliche Gelbfärbung, die noch in 0,05%iger Lsg. gut erkennbar ist [NEUHOFF, E. W., u. H. AUTERHOFF: Arch. Pharm. (Weinheim) 288/60, 400 (1955)].

Wirkung. Antihistaminicum. Die schlafmachende Wirkung ist nur gering.

Handelsform: Dragees. Refagan (Bayer, Leverkusen): Tabl. mit Salicylamid 0,2, Phenacetin 0,2, Coff. anhydr. 0,05, Omeril 0,015.

Soventol (Knoll AG, Ludwigshafen) ist N-Phenyl-N-benzyl-4-amino-1-methyl-piperidin.

Formel C 3 $C_{19}H_{24}N_2$ M.G. 280,41

Handelsüblich sind Hydrochlorid und Lactat, letzteres in Soventol-Ampullen und Gelee.

Herstellung. Anilin und N-Methylpiperidin werden zur SCHIFFschen Base umgesetzt und dann katalytisch hydriert, die Benzylgruppe wird nachträglich eingeführt [KNOLL: ÖP. 170868 (1949)].

Eigenschaften. Das Hydrochlorid schmilzt bei 195°. Ein T. löst sich in 75 T. W. bei Zimmertemperatur. Fp. der Base 115°.

Erkennung. Mischt man gleiche Volumina 1%iger Soventollsg. und Diazoreagens DAB 6 und kocht auf, so tritt nach etwa 10 Min. eine Rotfärbung auf. – Kocht man gleiche Volumina 1%ige Soventollsg. und Vanadin-Schwefelsäure-Reagens DAB 6 kurz auf, so tritt nach etwa 10 Min. eine Orangefärbung (Unterschied zum Luvistin-Boehringer) auf, die allmählich einen bräunlichen Farbton annimmt. – Versetzt man 1 ml 1%ige Soventollsg. mit 2 Tr. rauchender Salpetersäure, so tritt eine Orangefärbung auf, die allmählich gelb wird.

Handelsformen: Tabletten, Ampullen, Gelee. Soventoletten (Knoll AG): Tabletten mit 25 mg Soventol und 20 mg β-Cyclohexylisopropyl-methylamin (CHP).

Pheniramine Maleate (INN) NF XII. Prophenpyridaminmaleat. 1-Phenyl-1-pyridyl-(2)-3-dimethylamino-propan-maleat.

Formel C 4 $C_{16}H_{20}N_2 \cdot C_4H_4O_4$ M.G. 356,43

Eigenschaften. Weißes, krist. Pulver mit leichtem Amingeruch. 1 T. löst sich in 5 T. W.; sehr leicht lösl. in A.; wenig lösl. in Ae. und Bzl. Fp. 104 bis 108°.

Erkennung. 1. Etwa 500 mg werden in 5 ml W. gelöst, mit 2 ml starker Ammoniaklsg. versetzt und 3mal mit je 5 ml Chlf. extrahiert. Die Chlf.-Auszüge werden zu Erk. 2. benutzt. Die wss. Phase bringt man zur Trockne, versetzt mit 0,5 ml verd. Schwefelsäure und schüttelt 4mal mit je 24 ml Ae. aus. Nach Verdunsten des Ae. im Warmluftstrom bleibt ein Rückstand von Maleinsäure zurück, der zwischen 131 und 137° innerhalb 3° schmilzt (NF XII).

2. Den nach 1. erhaltenen Chlf.-Auszug bringt man auf dem Wasserbad zur Trockne und versetzt mit 35 ml einer bei 65° gesättigten Pikrinsäurelsg. Die Mischung wird noch 20 Min. auf 65° gehalten. Dann sammelt man den Nd. auf einer Glasfritte und wäscht einigemale mit wenig A. Den Rückstand trocknet man 1 Std. bei 105°. Das so erhaltene Pheniramindipikrat schmilzt zwischen 198 und 204° (NF XII).

Prüfung. NF XII: 1. pH der Lsg. (1 in 100) 4,5 bis 5,5.
2. Schwermetalle. 1 g wird in 10 ml W. gelöst, mit 2 ml verd. Essigsäure versetzt und mit W. auf 25 ml aufgefüllt. Mit dieser Lsg. wird die Grenzwertbestimmung (S. 244) durchgeführt. Höchstens 20 ppm.
3. Trocknungsverlust. 6 Std. bei 56° getrocknet, nicht mehr als 0,5%.
4. Glührückstand. Höchstens 0,1%.

Gehaltsbestimmung. Etwa 500 mg, genau gewogen, werden in wasserfreiem Medium mit 0,1 n Perchlorsäure gegen Kristallviolett titriert.
1 ml 0,1 n Perchlorsäure entspr. 17,82 mg $C_{16}H_{20}N_2 \cdot C_4H_4O_4$. Forderung: Mindestens 99% $C_{16}H_{20}N_2 \cdot C_4H_4O_4$.

Übliche Dosierung. 40 mg.

Handelsformen: Avil (Hoechst) als p-Aminosalicylat, Tabl., Ampullen, Salbe. – Aviletten (Hoechst) Tabl. – Trimeton (Schering Corp. USA) Tabl., Salbe, Elixir, Augentropfen.

Sandosten (Sandoz AG, Basel und Nürnberg). Thenalidin (INN). 1-Methyl-4-amino-N'-phenyl-N'-(2'-thenyl)-piperidintartrat. Thenophenopiperidin.

Formel C 5 $C_{17}H_{22}N_2S$ M.G. 286,44

Eigenschaften. Fp. des sauren Tartrates 169 bis 171°. Fp. der Base etwa 95°. 1 T. des sauren Tartrates löst sich in etwa 10 T. W.

Erkennung. UV-Absorptionsmaxima der Sandostenbase bei 250 mµ (log ε ~ 4,2) und 290 mµ (log ε ~ 3,3). – Erhitzt man 1 ml 0,5%ige wss. Lsg. mit 1 ml Ehrlichschem Reagens, so tritt Violettfärbung auf. – 1 ml 0,5%ige wss. Lsg. wird mit 1 ml Diazoreagens DAB 6 versetzt und die Mischung aufgekocht: es tritt Rotfärbung auf [Neuhoff, E. W., u. H. Auterhoff: Arch. Pharm. (Weinheim) 288/60, 400 (1955)].

Handelsformen: Drag. Tabl.; Amp.; Tabl. Sandosten Calcium-Sandoz mit 0,025 g Sandosten und 0,850 g Calciumlactogluconat sowie Benzoesäuresulfimid 7 mg.

Bromprophenpyridamin ist 1-(2'-Pyridil)-1-(p-bromphenyl)-3-dimethylaminopropan. Parabromdylamin.

Formel C 6 $C_{16}H_{19}BrN_2$ M.G. 319,26

Handelsüblich ist das Maleat als Ilvin (Merck AG, Darmstadt).

Herstellung. Analog Chlorprophenpyridamin (s. S. 1196).

Eigenschaften. Weiße, krist. Substanz. Fp. 132 bis 134°. Sehr gut lösl. in W., lösl. in A., Aceton und Chlf. Prakt. unlösl. in Bzl. und Ae.

Handelsformen: Dubletten, das sind Dragees mit 9 mg in der Decke und 7 mg im Kern (Initialeffekt und protrahierte Wirkung), Amp. Gelee. Ilvico enthält neben Ilvin: Cebion, Chinin, Isopropylphenazon und Salicylamid.

Anwendung. Als Tagesantihistaminicum.

Diphenhydraminum hydrochloricum (INN) ÖAB 9, Ph.Helv. V – Suppl. III, DAB 7 – DDR. Diphenhydramini Hydrochloridum Pl.Ed. I/2, Ph.Ned. 6. Diphenhydramini chloridum Ph.Dan. IX – Add., Nord. 63. Diphenydramine Hydrochloride BP 63, USP XVII. β-Dimethylamino-aethyl-benzhydrylaether-hydrochlorid. 2-(Benzhydryloxy)-N,N-dimethylaethylamin-hydrochlorid.

Formel D a 1 $C_{17}H_{21}NO \cdot HCl$ M.G. 291,82

Herstellung. Durch Umsetzung von Dimethylaminoaethanol mit Diphenylbrommethan in organischen Lösungsmitteln in Gegenwart von Natriumcarbonat [US-Pat. 2421714 (1947)] oder aus Benzhydrolnatrium und Dimethylaminoaethylbromid.

Eigenschaften. Weiße, glänzende Kristalle oder weißes, krist. Pulver von hochstens ganz schwachem Geruch und bitterem Geschmack. Auf der Zunge ruft es vorübergehend Gefühllosigkeit hervor. Am Licht tritt allmählich Verfärbung ein. Lösl. in etwa 1 T. W., in 2 T. A. oder Chlf.; sehr wenig lösl. in Ae. oder Bzl.
Fp. 164 bis 167° (Ph.Helv. V - Suppl. III); 165 bis 170° (ÖAB 9, DAB 7 - DDR); 166 bis 170° (Pl.Ed. I/2, Ph.Ned. 6; 167 bis 171° (Nord. 63); 168 bis 171° (Ph.Dan. IX - Add.); 168 bis 172° (BP 63); 167 bis 172° (USP XVII).

Erkennung. 1. Versetzt man eine Lsg. von etwa 2 mg in 1 ml W. mit 5 Tr. Jodlsg., so entsteht ein Perjodid als feine, braune Trübung, die bald in einen schwarzbraunen, krist. Nd. übergeht (ÖAB 9).

2. 10 mg lösen sich in 2 ml konz. Schwefelsäure mit orangeroter Farbe unter Gasentwicklung. Beim vorsichtigen Verdünnen der Lsg. mit 8 ml W. tritt Entfärbung und Trübung ein. Die warme Lsg. riecht zitronenähnlich (Benzhydrol) (Ph.Helv. V - Suppl. III).

3. Zu einer 1,0%igen Lsg. gibt man 1 Tr. 0,1 n Salzsäure und einen Überschuß an Pikrinsäurelsg. und läßt 2 Std. stehen. Der Nd. wird abfiltriert und 2mal aus 50%igem A. umkristallisiert. Es schmilzt nach dem Trocknen zwischen 127 und 129° (Pl.Ed. I/2; USP XVI; Fp. 128 bis 132°).

4. Etwa 0,1 g wird in 5 ml W. gelöst, mit 2 ml Salzsäure versetzt und 3 Min. lang gekocht. Dann wird in Eis gekühlt, der Nd. abfiltriert, aus wenig W. umkristallisiert und getrocknet. Fp. der Kristalle 63 bis 65° (Pl.Ed. I/2, BP 63).

5. USP XVII läßt das IR-Spektrum der Base in CS_2 mit dem von Diphenhydramine-Reference-Standard vergleichen.

6. Identifizierung nach L. KOFLER. Schmelzintervall (unter dem Mikroskop) 165 bis 169°. Eutektische Temperatur der Mischung mit Phenacetin $\sim 100°$. Lichtbrechungsvermögen der Schmelze $n_D = 1.5299$ bei 183° (ÖAB 9).

Prüfung. 1. Eine Lsg. von 1 T. Diphenhydraminhydrochlorid in 9 T. W. muß klar sein (ÖAB 9).

2. Farbe der Lsg. Die Lsg. (1 + 9) darf nicht stärker gefärbt sein als eine Mischung von 0,10 ml Eisen-Farbstandard, 0,05 ml Kobalt-Farbstandard, 0,05 ml Kupfer-Farbstandard und 4,80 ml 1%iger Salzsäure (ÖAB 9).

3. Freie Base, freie Säure. 5 ml der Lsg. (1 + 9) mussen sich auf Zusatz von 1 Tr. Methylrotlsg. gelb oder orange und bei darauffolgendem Zusatz von 1 Tr. 0,1 n Salzsäure rot färben (ÖAB 9). – pH der Lsg. (2 in 100) 5,0 bis 6,2 (Ph.Helv. V - Suppl. III).

4. Arsen und Schwermetalle dürfen in der Lsg. (2 in 100) nicht nachweisbar sein (nur in saurer Phase zu prüfen). Bei der Prüf. auf Arsen darf nur eine weiße Trübung und ein zitronenähnlicher Geruch, aber keine Verfärbung auftreten. Beim Umschütteln der verd. Lsg. mit Ae. müssen zwei klare Schichten entstehen, und in der Grenzschicht darf keine braune Ausscheidung auftreten (Ph.Helv. V - Suppl. III).

5. Antazolin, Phenothiazinderivate. 0,01 g muß sich in 1 ml konz. Salpetersäure ohne Gasentwicklung (Carbonat) mit höchstens gelblicher Farbe lösen (Ph.Helv. V - Suppl. III).

6. Trocknungsverlust. Bei 105° bis zum konst. Gew. getrocknet, nicht mehr als 0,5% (BP 63).

7. Glührückstand. Höchstens 0,1% (USP XVII, ÖAB 9, Pl.Ed. I/2) – Sulfatasche nicht mehr als 0,1% (BP 63).

Gehaltsbestimmung. 1. Etwa 0,75 g, genau gewogen, werden in wasserfreiem Medium mit 0,1 n Perchlorsäurelsg. gegen Kristallviolett titriert.
1 ml 0,1 n Perchlorsäurelsg. entspr. 29,18 mg $C_{17}H_{21}NO \cdot HCl$ (USP XVII, Ph.Dan. IX - Add., Nord. 63, BP 63, Ph.Helv. V - Suppl. III).

2. Etwa 0,3 g, genau gewogen, werden in einer Mischung von 25 ml A. und 5 ml Chlf. gelöst und nach Zusatz von 10 Tr. Phenolphthaleinlsg. mit 0,1 n Natronlauge unter kräftigem Umschütteln titriert.
1 ml 0,1 n Natronlauge entspr. 29,18 mg $C_{17}H_{21}NO \cdot HCl$ (ÖAB 9).

3. Etwa 0,3 g, genau gewogen, löst man in einem Scheidetrichter in 25 ml W., sättigt die Lsg. mit NaCl, versetzt mit 10 ml Natronlauge und schüttelt mit 6 oder mehr Portionen von je 15 ml Ae. aus. Die vereinigten Ae.-Auszüge werden mit 10 ml W. gewaschen und das Waschwasser zweimal mit je 10 ml Ae. Die gesamten Ae.-Auszüge werden auf etwa 15 ml eingedampft, dann mit 15 ml 0,1 n Salzsäure versetzt und der Ae. vollends abgedunstet. Nach Abkühlen wird der Säureüberschuß mit 0,1 n Natronlauge gegen Methylrot zurücktitriert. 1 ml 0,1 n Salzsäure entspr. 29,18 mg $C_{17}H_{21}NO \cdot HCl$ (Pl.Ed. I/2).

Forderung: Mindestens 98,0% (Pl.Ed. I/2, BP 63, USP XVII).

Anwendung. Seine Antihistaminwirkung ist gering, die sedierende dagegen groß. Es wird vor allem als Antiemeticum (Reisekrankheit) verwendet.

Aufbewahrung. Dicht verschlossen, vor Licht geschützt.

Dosierung. Gebräuchliche Einzeldosis: 25 bis 50 mg. Einzelmaximaldosis: 200 mg. Tagesmaximaldosis: 200 mg (ÖAB 9).

Handelsformen: Benadryl (Parke, Davis) Tabl., Kapseln, Creme, Elixir. Benacine (Parke, Davis) Tabl. mit zusätzl. Hyoscin-hydrobromid. Bena-Fedrin (Parke, Davis) Tabl. mit zusätzl. Ephedrinhydrochlorid. Dabylen (Schi-Wa, Glandorf). Fitty (Rutara, Heidelberg) Dragees.

Dimenhydrinate USP XVII, BP 63. Dimenhydrin. Diphenhydramine Theoclate. Diphenhydramin-chlortheophyllinat. Anautin. Chloranautin.

(USP XVII)[1]

(BP 63)[1]

$C_{17}H_{21}NO \cdot C_7H_7ClN_4O_2$ M.G. 469,98

Gehalt 53,0 bis 55,5% Diphenhydramin und 44,0 bis 47,0% 8-Chlortheophyllin.

Eigenschaften. Weißes, kristallines, geruchloses Pulver. Wenig lösl. in W. oder Ae.; leicht lösl. in A. und in Chlf. Fp. 102 bis 107°.

Erkennung. 1. Man löst in einem Scheidetrichter etwa 250 mg in 15 ml verd. A., gibt 15 ml W. und 2 ml starke Ammoniaklsg. zu und extrahiert zweimal mit je 10 ml Ae. Die vereinigten Ae.-Auszüge werden mit 5 ml W. gewaschen, mit 1 ml Salzsäure versetzt, gemischt und auf dem Wasserbad bis fast zur Trockne verdunstet. Der verbleibende Rückstand gibt die bei Diphenhydraminhydrochlorid angeführten Erkennungsreaktionen (S. 1199) (USP XVII, BP 63).

2. Etwa 250 mg werden in 15 ml verd. A. gelöst, mit 15 ml W. und 2 ml verd. Schwefelsäure versetzt und 30 Min. gekühlt. Zur Erleichterung der Kristallisation kratzt man an der inneren Gefäßwand. Von den Kristallen wird abfiltriert, diese werden mit wenig eiskaltem W. gewaschen und getrocknet. Das erhaltene 8-Chlortheophyllin schmilzt zwischen 300 und 305° (Zers.). Es gibt die Erkennungsreaktionen für Aminophylline (s. dort) (USP XVII).

Prüfung. 1. Trocknungsverlust. 24 Std. über P_2O_5 bei höchstens 5 Torr getrocknet, nicht mehr als 0,5% (BP 63).

2. Glührückstand. Höchstens 0,3% (USP XVII) – Sulfatasche höchstens 0,2% (BP 63).

3. Chlorid. Wird das ammoniakalische Filtrat von Silberchlortheophyllinat der Bestimmung von 8-Chlortheophyllin zur Titration angesäuert, so darf höchstens eine schwache Opaleszenz auftreten (USP XVII).

4. Bromid und Jodid. In einem Reagensglas mischt man 100 mg Dimenhydrinat, 50 mg Natriumnitrit und 10 ml Chlf. Dann gibt man 10 ml verd. Salzsäure zu und schüttelt um. Das Chlf. muß farblos bleiben (USP XVII).

Gehalt an Diphenhydramin. Etwa 500 mg Dimenhydrinat, genau gewogen, werden in einem 250-ml-Scheidetrichter mit 50 ml W. und nach vollständiger Lsg. mit 3 ml Ammoniaklsg. und 10 g Natriumchlorid versetzt. Dann extrahiert man mit 6 oder mehr 15-ml-Portionen Ae., vereinigt die Auszüge in einem zweiten Scheidetrichter und wäscht dreimal mit

---

[1] Die Frage, ob zwischen der Base und dem 8-Chlortheophyllin Salzbildung vorliegt, ist noch nicht eindeutig geklärt.

je 50 ml W. Dann gibt man genau 25 ml 0,1 n Schwefelsäure und 25 ml W. zu, schüttelt gut um und verdampft den Ae. Die überschüssige Säure titriert man mit 0,1 n Natronlauge gegen Methylrot zurück. 1 ml 0,1 n Schwefelsäure entspr. 25,54 mg $C_{17}H_{21}NO$ (USP XVII, BP 63).

Gehalt an 8-Chlortheophyllin. Etwa 800 mg Dimenhydrinat, genau gewogen, werden in einem 200-ml-Meßkolben mit 50 ml W., 3 ml Ammoniaklsg. und 6 ml Ammoniumnitratlsg. (1 in 10) versetzt, und die Mischung 5 Min. lang auf dem Wasserbad erwärmt. Dann gibt man genau 25 ml 0,1 n Silbernitratlsg. zu, mischt durch und erwärmt unter häufigem Umschütteln weitere 15 Min. lang. Man kühlt auf 25° ab, füllt bis zur Marke auf, mischt durch und zentrifugiert 5 Min. lang bei 2000 U/min oder läßt über Nacht absitzen. Dann filtriert man durch ein trockenes Filter, wobei die ersten 20 ml Filtrat verworfen werden. 100 ml des Filtrats werden in einem Kolben mit Salpetersäure angesäuert und mit 3 ml davon im Überschuß versetzt. Nach Zusatz von 2 ml Eisen(III)-Ammoniumsulfatlsg. titriert man mit 0,1 n Ammoniumrhodanidlsg. zurück.

1 ml 0,1 n Silbernitratlsg. entspr. 21,46 mg $C_7H_7ClN_4O_2$ (USP XVII).

Anwendung. Dimenhydrinat ist etwa 1,5mal wirksamer als Diphenhydramin. Seine spasmolytische Wirksamkeit ist jedoch gering. Es wird hauptsächlich vorbeugend oder zur Behandlung von Nausea, Vertigo, Schwangerschaftserbrechen, Strahlenkrankheit, Erbrechen nach Narkose u. ä. verwendet.

Übliche Dosierung. 50 mg bis 4mal tgl.

Handelsformen: Dramamine (Searle, Chicago) Tabl.; Fridophen (Pharmafried, Gifhorn. Han.); Novomina (Chem. Fabr. Robisch, München); Vomex A (Frankfurter Arzneimittelfabrik GmbH, Frankfurt).

Linadryl (Parke, Davis u. Co.) ist 4-[2-(Benzhydryloxy)äthyl]-morpholin.

Formel D a 2 $C_{19}H_{23}NO_2$ M.G. 297,40

Herstellung. US-Pat. 2453729 und 2454092; Brit.Pat. 605915.

Eigenschaften. Das Hydrochlorid schmilzt bei 182 bis 183°.

Doxylamine Succinate (INN) USP XVI(!), NF XII. 2-[α-(2-Dimethylaminoaethoxy)-α-methylbenzyl]-pyridinsuccinat.

Formel D a 3 $C_{17}H_{22}N_2O \cdot C_4H_6O_4$ M.G. 388,47

Herstellung. Durch Umsetzung von Phenyl-2-pyridylmethylcarbinol mit β-N,N-Dimethylaminoaethylchlorid in Gegenwart von Natriumamid in Xylol [J. Amer. chem. Soc. 71, 887 (1949)].

Eigenschaften. Weißes bis cremefarbenes Pulver von charakteristischem Geruch. Wss. Lsg. reagieren gegen Lackmus sauer. 1 g löst sich in etwa 1 ml W., in 2 ml A. und in etwa 2 ml Chlf.; sehr schwer lösl. in Ae. und Bzl. Fp. 100 bis 104°.

Erkennung. NF XII: 1. Die aus alkalischer Lsg. mit CS_2 ausgeschüttelte Base zeigt im IR-Spektrum die gleichen Banden wie die von Doxylamine Succinate Reference Standard.

2. 25 mg werden in 5 ml Schwefelsäure gelöst. Es entsteht eine hellgelbe Lsg. Verdünnt man mit 20 ml W., so wird die Lsg. farblos und bleibt klar.

3. Etwa 100 mg werden in 5 ml W. gelöst, ammoniakalisch gemacht und die Base mit Ae. extrahiert. Die wss. Lsg. dampft man auf dem Wasserbad zur Trockne ein, versetzt mit 2 ml verd. Salzsäure und bringt erneut zur Trockne. Den Rückstand digeriert man mit 10 ml Ae., gießt die klare Lsg. ab und verdampft. Der weiße Rückstand von Bernsteinsäure schmilzt zwischen 185 und 188°.

Prüfung. NF XII: 1. Trocknungsverlust. 5 Std. im Vakuum über P_2O_5 getrocknet, nicht mehr als 0,5%.

2. Glührückstand. Höchstens 0,1%.

Gehaltsbestimmung. USP XVI: Etwa 200 mg, genau gewogen, werden mit W. zu genau 500 ml gelöst. 5 ml davon versetzt man mit 10 ml 0,1 n Salzsäure und verdünnt auf genau 100 ml. Dann bestimmt man die Lichtabsorption bei 260 mμ in einer 1-cm-Küvette gegen Wasser. Der Gehalt an $C_{17}H_{22}N_2O \cdot C_4H_6O_4$ ist gleich 100000 (A/a), worin A die gemessene Absorption der Lsg. und a die Absorption einer eingestellten Lsg. von USP Doxylamine Succinate Reference Standard bedeuten.

Übliche Dosierung. 12 bis 15 mg bis 4mal tgl.

Ambodryl (Parke, Davis u. Co.). Bromazin (INN). β-(p-Brombenzhydryloxy)-äthyl-dimethylamin.

Formel D a 4 $C_{17}H_{20}BrNO$ M.G. 334,26

Literatur: J. Allergy *22*, 31 (1951).

Systral (Asta-Werke. Brackwede) ist β-Dimethylamino-äthyl-(p-chlor-α-methyl-benzhydryl)-äther.

Formel D a 5 $C_{18}H_{22}ClNO$ M.G. 303,82

Eigenschaften. Das handelsübliche Hydrochlorid schmilzt bei 128° (132° KOFLER); 1 T. löst sich in 2 T. W. Die freie Base fällt ölig aus.

Erkennung. Unterschichtet man eine wss. Lsg. mit konz. Schwefelsäure, so färbt sich die Schwefelsäureschicht gelborange. Vgl. Arch. Pharm. (Weinheim) *288/60*, 400 (1955).

Handelsformen: Dragees, Ampullen, Systral ,,C". Dragees mit 20 mg Systral und 20 mg Coffein. Rodavan (Asta-Werke, Brackwede).

Medrylamin (INN). Mono-p-methoxybenzhydryl-β-dimethylamino-äthyläther.

Formel D a 6 $C_{18}H_{23}NO_2$ M.G. 285,39

Eigenschaften. Die Base ist ölig.

Erkennung. Versetzt man die Base mit konzentrierter Schwefelsäure, so tritt die für Benzhydrolderivate charakteristische Orangefärbung auf. – Mit rauchender Salpetersäure entsteht eine Gelbfärbung. – Marquis Rg. färbt die Base rötlich.

Handelsform: Histaphenlsg. (Union Chemiq., Belgien) enthält das Hydrochlorid.

N-Methyl-piperidyl-4-benzhydryläther ist als 8-Chlortheophyllinat im Kolton (Chem. Fabrik Promonta GmbH, Hamburg) handelsüblich. INN der Base ist Diphenylpyralin, der des 8-Chlortheophyllinats ist Piprinhydrinat.

[Pharmakologische Untersuchungen: NIESCHULZ, O., u. R. SCHUERMANN: Arzneimittel-Forsch. *5*, 185 (1955)].

Formel D a 7 $C_{19}H_{23}NO$ (Base)   M.G. 281,39 (Base)

Eigenschaften. Fp. des 8-Chlor-theophyllinats 151°; die Verbindung löst sich leicht in A., schwer in W.

Erkennung. Man versetzt etwa 0,5 g Kolton mit 60 ml W.; unter Schütteln kann die Substanz fast vollständig in Lösung gebracht werden. 30 ml der Lsg. werden mit 2 ml 25%iger Ammoniaklsg. versetzt und 2mal mit je 10 ml Ae. ausgeschüttelt. Die vereinigten Ae.-Auszüge werden mit 5 ml W. gewaschen und der Ae. abgedunstet. Die zurückbleibende ölige Base gibt mit konz. Schwefelsäure die für Benzhydrolabkömmlinge charakteristische Orangefärbung.

Die zweiten 30 ml der Lsg. werden mit 1 ml verdünnter Schwefelsäure versetzt und auf Eisschranktemperatur abgekühlt; es fällt das 8-Chlortheophyllin aus, das abfiltriert, gewaschen und getrocknet wird. Die so gewonnene Substanz schmilzt bei 305 bis 307° (Lindström-Apparat). Kocht man die Antihistaminkomponente mit verd. Schwefelsäure und läßt die Lsg. erkalten, so scheiden sich allmählich lange seidige oder kurze filzige Nadeln ab, die bei 63 bis 64° (KOFLER) schmelzen (Benzhydrol!) [NEUHOFF, E. W., u. H. AUTERHOFF: Arch. Pharm. (Weinheim) *288/60*, 400 (1955)].

Orphenadrin (INN). BS 5930 [Brocades, Amsterdam, (Holland)].

Formel D a 8 $C_{18}H_{24}NO$ M.G. 269,39

Das Hydrochlorid schmilzt bei 154 bis 156°.

Das Präparat hat nur geringe Antihistamineigenschaften, wirkt aber atropinartig. Klinisch bewährt hat es sich bei Parkinsonismus [BIJLSMA, U. G., A. F. HARMS, A. B. H. FUNCKE, H. M. TERSTEEGE u. W. TH. NAUTA: Arzneimittel-Forsch. *5*, 72 (1955)].

Handelsform: Disipal (Brocades, Amsterdam; in der BRD: Reichelt, Hamburg).

Carbinoxamine Maleate (INN) NNR 55 ist 2-[p-Chloro-α-(2-dimethyl-aminoaethoxy)-benzyl]-pyridin-maleat.

$$Cl-\underset{N}{\underset{|}{\bigcirc}}-CH-O-CH_2\cdot CH_2\cdot N(CH_3)_2 \; , \quad HOOC\cdot CH=CH\cdot COOH$$

$C_{16}H_{19}ClNO_2$ (Base)   M.G. 290,80 (Base)

Eigenschaften. Weißes, geruchloses, bitteres, kristallines Pulver. Fp. 116 bis 119°. Sehr gut lösl. in W., in A. und in Chlf., schwer lösl. in Ae. Das pH einer 1%igen Lsg. ist 4,6 bis 5,1.

Anwendung. Als gut verträgliches Antihistaminicum.

Übliche Dosis. 3- bis 4mal täglich je 4 mg.

Handelsform: Tablets Clistin Maleate (McNeil Lab., USA).

Phenindamine Tartrate (INN) USP XVI(!). NF XII, BP 63. 2,3,4,9-Tetrahydro-2-methyl-9-phenyl-1-H-indeno-[2,1-c]-pyridin-bitartrat. 1,2,3,4-Tetrahydro-2-methyl-9-phenyl-2-azafluoren-hydrogentartrat.

Formel D b 1 $C_{19}H_{19}N \cdot C_4H_6O_6$ M.G. 411,46

Herstellung. Aus 2 Mol Acetophenon, 2 Mol Formaldehyd und 1 Mol Methylamin wird eine Mannich-Base hergestellt, die einem doppelten Ringschluß unterworfen wird; in Gegenwart wss. Alkalien entsteht ein Phenyl-benzoyl-N-methyloxy-piperidin; durch zweifache Wasserabspaltung wird der Pyridinring gebildet und dann eine Doppelbindung vorsichtig hydriert [US-Pat. 2470108 und 2470109 (1947)].

Eigenschaften. Weißes oder cremefarbenes Pulver, fast ohne Geruch und von bitterem Geschmack. Seine wss. Lsg. reagieren gegen Lackmus sauer. 1 g löst sich in etwa 40 ml W. (BP 63: 70 ml W.) und in etwa 350 ml A.; praktisch unlösl. in Ae., Chlf. und in Bzl. Fp. 160 bis 162° (rekrist. bei 163° und zersetzt sich bei etwa 168°).

Erkennung. 1. 25 mg werden in 5 ml Schwefelsäure gelöst; die orangebraune Lsg. wird durch Zusatz von 20 ml W. entfärbt (BP 63, NF XII).
2. Die wss. Lsg. zeigt im Bereich von 230 bis 300 mµ nur ein Absorptionsmaximum bei 259 mµ; $E_{1\,cm}^{0,002\%}$ bei 259 mµ etwa 0,44 (BP 63).
3. NF XII läßt das IR-Spektrum der aus alkalischer Lsg. mit CS_2 ausgeschüttelten Base mit dem der aus Phenindamine Tartrate Reference Standard erhaltenen vergleichen.
4. 0,5 g werden in heißem W. gelöst, natronalkalisch gemacht, filtriert, und das Filtrat mit verd. Salzsäure angesäuert. Die Lsg. gibt die Rk. auf Tartrat (S. 221) (BP 63, NF XII).

Prüfung. 1. Acidität. Das pH einer 1,0%igen Lsg. liegt zwischen 3,4 und 3,9.
2. Trocknungsverlust. Bei 105° bis zum konst. Gew. getrocknet, höchstens 1,0% (BP 63).
3. Glührückstand. Höchstens 0,25% (NF XII). — Sulfatasche höchstens 0,1% (BP 63).

Gehaltsbestimmung. Etwa 800 mg, genau gewogen, werden in Eisessig mit 0,1 n Perchlorsäure gegen Kristallviolett titriert. 1 ml 0,1 n Perchlorsäure entspr. 41,15 mg $C_{19}H_{19}N \cdot C_4H_6O_6$ (NF XII).

Übliche Dosierung. 25 mg bis 4mal tgl. (NF XII). Tagesantihistaminicum.

Handelsformen: Tephorin (Hoffman-La Roche) Dragees, Salbe. Tephorinetten, Dragees.

Anthallan (Medico Chem. Corp. USA) ist 3-Dibutylaminomethyl-4,5,6-trihydroxy-1-isobenzofuranon.

Formel D b 2 $C_{17}H_{23}NO_5$ M.G. 321,38

Herstellung. Durch Kondensation von Dibutylaminoacetaldehyd mit Gallussäure [J. Amer. pharm. Ass., sci. Ed. *38*, 433 (1949)].

Eigenschaften. Graues bis bräunliches Pulver. Klar lösl. in W., A., Ae., anderen organischen Lösungsmitteln und in Alkalien. Fp. 52,5°.

Handelsformen: Handelsüblich sind das Hydrochlorid und das Gluconat in Kapseln.

Triprolidine Hydrochloride (INN) NND 63. trans-2-[3-(1-Pyrrolidinyl)-1-(p-tolyl)propenyl]-pyridinhydrochlorid.

$C_{19}H_{22}N_2 \cdot HCl$ · HCl   M.G. 332,88

Herstellung. Adamson, US-Pat. 2712023 (1955).

Eigenschaften. Farblose Kristalle aus W.; Fp. 116 bis 118°. Mäßig lösl. in W., A., M.

Anwendung. Wie andere Antihistaminica. Nach einmaliger oraler Dosis (2,5 mg bis 3mal tägl. für Erwachsene) tritt innerhalb 15 Min. die Wirkung ein und hält 4 bis 8 Std. an.

Handelsform: Actidil (Burroughs Wellcome USA).

Pyrrobutamine. 1-p-Chlorphenyl-2-phenyl-4-pyrrolidyl-2-buten-diphosphat.

$C_{20}H_{22}ClN \cdot 2H_3PO_4$ M.G. 507,84

Eigenschaften. Weiße Kristalle. Fp. 129,5 bis 130°. 1 T. löst sich in 10 T. warmem W.; lösl. in 20 T. A. (25°) (The Merck Index 1960).

Anwendung. Antihistaminicum bei lokalen und allgemeinen allergischen Reaktionen.

Dosierung. 15 mg per os, 3- bis 4mal täglich. Kinder entsprechend ihrem Gewicht weniger.

Handelsformen: Pyronil (Eli Lilly, Gießen), Copyronilum (Eli Lilly) zus. mit Clopan und Histadylhydrochlorid.

Benzylphthalazonum hydrochloricum[1]. Benzylphthalazonhydrochlorid. 1-Benzyl-3-dimethylamino-äthyl-3,4-dihydrophthalazinon-(4)-hydrochlorid.

$C_{19}H_{21}N_3O \cdot HCl$ M.G. 343,86

Eigenschaften. Weißes, kristallines oder mikrokristallines Pulver von höchstens schwachem Geruch und brennendem, bitterem Geschmack. Vorübergehend anästhesierend. Leicht lösl. in W., A., Chlf.; fast unlösl. in Ae. Fp. 179 bis 182°. λ_{max} 283 nm.

Erkennung. 1. 0,2 g Substanz werden in 2,0 ml W. gelöst und mit 10,0 ml Dinitrophenylhydrazin-Lsg. (DAB 7 – DDR) versetzt. Es entsteht ein rötlichgelber Nd., der nach 3 Std. abfiltriert und mit 20 ml W. gewaschen wird. Die aus 10,0 ml und 5,0 ml warmem A. umkristallisierten und über Silicagel getrockneten Kristalle schmelzen zwischen 151 und 154°. –

---

[1] Vorschlag zum DAB 7 – DDR von K. Furkert, H. Frömel und W. Horn [Arzneimittelstandardisierung 7, 1377 (1966)].

2. 10,0 ml der Prüflsg. (s. u.) werden mit 10,0 ml Pikrinsäure-Lsg. versetzt. Es entsteht ein gelber Nd., der nach 30 Min. abfiltriert und mit 50 ml W. gewaschen wird. Die zweimal aus je 10,0 ml siedendem A. umkristallisierten und 24 Std. über Silicagel getrockneten Kristalle schmelzen zwischen 178 und 181°. — 3. 5,0 ml Prüflsg. werden mit 5 Tr. 6 n Ammoniaklsg. versetzt, zum Sieden erhitzt und nach dem Erkalten filtriert. Das Filtrat gibt die Rk. auf Chlorid.

Prüfung. 1. Prüflösung. 0,700 g Substanz werden in kohlendioxidfreiem W. zu 70,0 ml gelöst. — 2. Reaktion. Die Prüflsg. zeigt einen pH-Wert von 4,0 bis 6,0, potentiometrisch gemessen. — 3. Unlösl. Verunreinigungen, Farbe der Lösung. 10,0 ml Prüflsg. müssen klar und farblos sein. — 4. Ammonium. 5,0 ml Prüflsg. werden wie bei der Prüfung auf Ammonium (S. 241) behandelt. Das Lackmuspapier darf keine Blaufärbung zeigen. — 5. Schwermetalle. 10,0 ml Prüflsg. werden nach Methode II (S. 254) geprüft. Es darf weder eine Trübung noch Färbung auftreten. — 6. Sulfat. 10,0 ml Prüflsg. dürfen bei der Prüfung keine Trbg. zeigen (S. 263). — 7. Sulfatasche. Höchstens 0,10%. — 8. Trocknungsverlust. Höchstens 0,50%. Die getrocknete Substanz ist für die Gehaltsbestimmung zu verwenden.

Gehaltsbestimmung. 0,2000 g getrocknete Substanz werden in einem 100-ml-Erlenmeyerkolben mit aufgesetztem Silicagelrohr in 30,0 ml Essigsäureanhydrid unter Erwärmen gelost. Nach dem Erkalten und Zusatz von Malachitgrün-Lsg. wird mit 0,1 n Perchlorsäure-Lsg. nach rein Gelb titriert (Feinbürette).

1 ml 0,1 n Perchlorsäure entspr. 34,39 mg $C_{19}H_{21}N_3O \cdot HCl$.

Anwendung. Als Antihistaminicum bes. bei akuter und chronischer Urticaria, allergischen Exanthemen und Pollenallergie. Allergische Rhinitis und akute und chronische Ekzeme werden günstig beeinflußt, während bei vasomotorischer Rhinitis wenig Erfolge zu verzeichnen sind. Als Nebenwirkungen können vereinzelt Schwindel, Kopfschmerzen, Herzklopfen oder Schlaflosigkeit auftreten. Häufig zeigt sich eine sedative Wirkung, die für Kraftfahrer beachtet werden muß.

Handelsform: Ahanon (VEB Deutsches Hydrierwerk, Rodleben) Ampullen, Dragees.

Antimykotica

Pilzinfektionen der Haut und der Schleimhäute sind der Behandlung durch Externa zugänglich. Aus der Reihe der gesättigten Fettsäuren werden Propionsäure und Caprylsäure, von den ungesättigten Fettsäuren die Undecylensäure (Bd. II) als freie Säuren oder in Form ihrer Salze, einzeln oder kombiniert verwendet. Verschiedene Kohlenwasserstoffderivate, sowie Salicylsäure und ihre Salze werden zum gleichen Zweck eingesetzt, wobei die Wirkung der Salicylsäure mehr eine keratolytische als antimykotische ist. Die genannten Verbindungen werden meist als Salbe, häufig als Puder und gelegentlich als Lösung appliziert. Die häufig gebrauchten Farbstoffe werden gewöhnlich in Form von Lösungen aufgetragen. Da die zu verschiedenen Verbindungsklassen gehörenden Farbstoffe nicht nur oder oft nur auch antimykotische Wirkung besitzen, werden sie unter „Farbstoffe" (Bd. II) getrennt behandelt.

Antimykotica, die sich von Jod, Quecksilber, Schwefel und Phenol ableiten, sind bei den entsprechenden Kapiteln aufgeführt. Die für die innerliche Behandlung von Pilzerkrankungen brauchbaren fungiziden Antibiotica finden sich im Abschnitt „Antibiotica" (S. 979ff.).

Myxal (Thomae, Biberach) ist ein Alkyl-triphenyl-phosphoniumbromid.

R entspricht hauptsächlich $C_{12}H_{25}$ (Dodecyl-Rest).

Anwendung. Myxal besitzt insbesondere antimykotische Eigenschaften, doch wirkt es auch bakterizid. Man wendet das Präparat in Konzentrationen 1 : 1000 bis 1 : 10000 zu lokaler Behandlung umschriebener Herde an [JERCHEL, D., u. J. KIMMIG: Chem. Ber. 83, 277 (1950)].

Handelsformen: Myxal (Thomae, Biberach): Tinktur 0,1%ig, mit „Dioxyphenylhexan" (Hexylresorcin) zur Verstärkung der Wirkung und Dioxydodecylcolamin als „Oberflächenaktivator"; Lsg. 1,5%ige glycerinhaltige Lsg., Salbe 0,1%ig. Myxalpuder 0,1%ig zur Prophylaxe.

5,5'-Dibromsalicil. 5,5'-Dibrom-2,2'-dihydroxy-benzil.

$C_{11}H_8Br_2O_4$ M.G. 376,02

Herstellung. Durch Einwirkung von Brom in Essigsäure auf Salicil, das man durch $AlCl_3$-Spaltung von 2,2'-Dimethoxybenzil herstellen kann [KUHN, R., L. BIRKOFER u. E. F. MÖLLER: Chem. Ber. 76, 900 (1943)].

Eigenschaften. Gelbe Kristalle, Fp. 212 bis 213°.

Anwendung. 5,5'-Dibromsalicil hat bakteriostatische Eigenschaften und wirkt gegen Strepto- und Staphylokokken. Nebenbei ist es antimykotisch wirksam. FINKELSTEIN und LINDNER konnten KUHNS chemotherapeutische Befunde nicht bestätigen [Chem. Zbl. (Akad. Vlg.) II, 524 (1949)]. Dem 5,5'-Dibromsalicil ähnliche Verbindungen wurden von H. KNOBLOCH und E. SCHRAUFSTÄTTER [Chem. Ber. 81, 224 (1948)] untersucht.

Handelsformen: DBS (Braun, Melsungen): Augensalbe mit Vasel. alb., Ichthyolsalbe. Lsg. (organ. Lösungsmittel), Mundpastillen mit Formaldehydzusatz, Nasensalbe in Emulsionssalbengrundlage, Puder mit Talkum, Salbe in Emulsionssalbengrundlage, Wismutpuder mit Bism. subgallic. – Onymyken (Schuck, Schwaig/Nbg.).

5,5'-Dichlor-2,2'-dioxyphenylmethan. Dichlorophen (INN). Didroxan. G 4.

$C_{13}H_{10}Cl_2O_2$ M.G. 269,12

Herstellung. Durch Kondensation von Formaldehyd mit p-Chlorphenol in Gegenwart von Schwefelsäure in einem inerten Lösungsmittel bei Temp. von − 10 bis 0° (GUMP, LUTHY: US-Pat. 2334408).

Eigenschaften. Kristalle aus Toluol, Fp. 177 bis 178°. Lösl. in Isopropyläther, M. und Ligroin. Prakt. unlösl. in W. (Merck Index 1952).

Anwendung. Als Antisepticum und Antimykoticum.

Handelsform: Bestandteil des „Fissan-Antimykoticum" (Dtsch. Milchwerke, Zwingenberg, Bergstr.): Trockenpaste mit 0,15% Substanz. – Ein Bestandteil der VG E 55-Pharmus Aerosol Tinctur (Pharmus, Holzminden).

Bithionolum. 2,2'-Thiobis(4,6-dichlorophenol) (s. S. 1225).

$C_{12}H_6Cl_4O_2S$ M.G. 356,06

Zu 1% enthalten im Selukos Schampoon (Arzneim.Fabr. A B KABI, Stockholm; Interpharm GmbH, München). Mykosinat (Biochema, Rheydt).

Antimykotica

Hexetidine (INN) NND 64. 5-Amino-1.3-bis(aethylhexyl)hexahydro-5-methylpyrimidin.

$$\begin{array}{c} \quad C_2H_5 \\ H_3C \\ \diagdown N\text{—}CH_2\text{—}CH\text{—}(CH_2)_3\text{—}CH_3 \\ H_2N \\ \diagup N \\ CH_2\text{—}CH\text{—}(CH_2)_3\text{—}CH_3 \\ \quad C_2H_5 \end{array}$$

$C_{21}H_{45}N_3$ \hspace{2cm} M.G. 339,59

Herstellung. SENKUS: J. Amer. chem. Soc. 68, 1611 (1946).

Eigenschaften. Hitzestabile Flüssigkeit: $Kp._{0,4}$ 160°; d_{20}^{20} 0,8889; n_D^{20} 1,4668. Lösl. in PAe., M., Bzl.

Anwendung. Als Antimykoticum und Bakteriostaticum bei Trichomonas-, Monilia- und Bakterienmischinfektionen der Vagina in Form eines 0,1%igen Gelees.

Handelsform: Sterisil (Warner-Chilcott-Lab., USA).

Hydroxystilbamidine Isethionate (INN) USP XVII. 2-Hydroxy-4.4′-stilbendicarboxamidin-diisaethionat.

$$\left[\begin{array}{c} H_2N \\ \diagup C\text{—}\text{—}CH\text{—}CH\text{—}\text{—}C\diagdown NH_2 \\ H_2N NH_2 \end{array}\right]^{2+} 2\,HOCH_2\text{—}CH_2SO_2O^-$$

$C_{20}H_{28}N_4O_9S_2$ \hspace{2cm} M.G. 532,60

Eigenschaften. Feinkristallines, gelbes Pulver ohne Geruch. Es ist an der Luft beständig, zersetzt sich aber im Licht. Lösl. in W.; wenig lösl. in A.; unlösl. in Ae. Die 1%ige wss. Lsg. hat ein pH von 3,3 bis 5,3. Fp. ~ 280°.

Erkennung. USP XVII läßt das UV-Spektrum einer Lsg. 1 : 100 000 in 0,01 n Salzsäure mit dem von USP Hydroxystilbamidine Isethionate Reference Standard vergleichen und ebenso die IR-Spektren in KBr.

Prüfung. 1. Vollständigkeit der Lösung. Der Inhalt einer Packung zur parenteralen Applikation (225 mg) muß in 200 ml CO_2-freiem W. klar lösl. sein (USP XVI).

2. Trocknungsverlust. Etwa 200 mg, genau gewogen, werden 4 Std. bei 105° getrocknet. Es dürfen nicht mehr als 1% verlorengehen (USP XVII).

3. Glührückstand. Höchstens 0,1% (USP XVII).

4. Schwermetalle. Der unter 3 erhaltene Glührückstand wird in einer Mischung von 2 ml verd. Essigsäure und 10 ml heißem W. gelöst, auf 25 ml mit W. verdünnt und auf Schwermetalle geprüft (S. 252). Höchstens 10 ppm (USP XVII).

5. Andere Anforderungen. Zur parenteralen Applikation bestimmte Präparate müssen den Anforderungen an Sterilität, Dosierungsgenauigkeit und Beschriftung von Injections entsprechen (USP XVII).

Gehaltsbestimmung. Etwa 100 mg, genau gewogen, werden in einem 100-ml-Meßkolben in 75 ml W. gelöst und auf 100 ml gebracht. 5 ml der durchgemischten Lsg. versetzt man in einem 500-ml-Meßkolben mit 50 ml 0,1 n Salzsäure und füllt mit W. bis zur Marke auf. Dann bestimmt man die Absorption dieser Lsg. bei 344 mμ gegen 0,01 n Salzsäure. Die Menge an $C_{20}H_{28}N_4O_9S_2$ in mg der Einwaage errechnet sich nach der Formel 100 000 (A/a), worin A die Absorption der untersuchten Lsg. und a die Absorption einer Lsg. von USP Hydroxystilbamidine Isethionate Reference Standard in 0,01 n Salzsäure mit 10 mcg/ml bedeuten (USP XVI).

Forderung: 95 bis 105% $C_{20}H_{28}N_4O_9S_2$ bezogen auf die getrocknete Substanz.

Aufbewahrung. Vor Licht geschützt, in dicht schließenden Gefäßen. Zur parenteralen Applikation bestimmte Präparate müssen den Verpackungsvorschriften für „Sterile Pulver zur Injektion" entsprechen.

Anwendung. Hydroxystilbamidin-isaethionat ist wirksam gegen Pilze und Protozoen. Es wird vor allem zur Behandlung der Nordamerikanischen Blastomykose verwendet. (Ausführliche Angaben über Dosierung bei verschiedenen Infektionen, Nebenwirkungen und Kombinationsmöglichkeiten s. NND 64).

Handelsform: Hydroxystilbamidine Isethionate (Merrell, USA).

Glycerintriacetat. Glyceryl triacetate. Triacetin (INN) NND 64. Glycerylis Triacetas USP XIV (!).

$$CH_2 \cdot O \cdot CO \cdot CH_3$$
$$CH \cdot O \cdot CO \cdot CH_3$$
$$CH_2 \cdot O \cdot CO \cdot CH_3$$

$C_9H_{14}O_6$ M.G. 218,20

Eigenschaften. Farblose, ölige Fl. von leichtem Fettgeruch und bitterem Geschmack. Lösl. in A.; mischbar mit A., Ae. und Chlf.; unlösl. in CS_2. d 1,154 bis 1,158. Nicht weniger als 95% sollen zwischen 257 und 260° überdestillieren. n_D^{20} 1,4288 bis 1,4296.

Erkennung. 1. Erhitzt man einige Tr. mit 500 mg Kaliumbisulfat, so entsteht stechend riechendes Acrolein.

2. Die bei der Gehaltsbestimmung anfallende Lsg. gibt Acetat-Rk.

Prüfung. 1. Wasser. In 150 ml dürfen nach der Toluolmethode (S. 56) nicht mehr als 0,3 ml ermittelt werden.

2. Acidität. Man verdünnt 25 g mit 50 ml neutralem A. und titriert mit 0,02 n Natronlauge gegen 5 Tr. Phenolphthaleinlsg. Es darf nicht mehr als 1 ml 0,02 n Natronlauge verbraucht werden.

3. Ungesättigte Bestandteile. Zu 10 ml gibt man tropfenweise eine Lsg. von Brom in Tetrachlorkohlenstoff (1 ml in 100 ml), bis die Gelbfärbung bestehen bleibt. Nach 18stdg. Stehenlassen im Dunkeln darf keine Trübung entstanden sein.

Gehaltsbestimmung. 1 bis 1,2 g, genau gewogen, werden mit 50 ml 0,5 n alkoholischer Kalilauge versetzt. Man versieht das Gefäß mit einem 75 cm langen Luftkühler von 5 bis 8 mm Durchmesser und erhitzt 45 Min. im Dampfbad. Nach dem Erkalten wird mit 0,5 n Salzsäure gegen Phenolphthalein titriert. Eine Blindprobe ist erforderlich.

1 ml 0,5 n alkoholische KOH entspr. 36,37 mg $C_9H_{14}O_6$.

Forderung: Mindestens 98,5%.

Anwendung. Techn. als Fixativ für Parfüme, Lösungsmittel für Zelluloid und photographische Filme. Med. zur äußerlichen Behandlung von Pilzinfektionen der Kopfhaut, des Körpers, der Leistenbeuge, der Nägel und der Füße. Es wird 25%ig als Aerosol und als Salbe, 33%ig als Puder und 30%ig als Lsg. angewandt.

Handelsformen: Enzactin (Ayerst Laboratories, New York), Fungacetin (G. F. Harvey, USA).

Coparaffinate NND 63 ist eine Mischung wasserunlöslicher Isoparaffincarbonsäuren, die teilweise mit Hydroxybenzyl-dialkylaminen neutralisiert wurden.

Herstellung. Erdölkohlenwasserstoffe werden bei Gegenwart von Metallkatalysatoren unter Druck und bei erhöhter Temperatur durch einen Sauerstoffstrom oxydiert. Die wasserunlösl. Mono- und Dicarbonsäuren mit 6 bis 16 Kohlenstoffatomen werden abgetrennt und durch fraktionierte Destillation gereinigt. Die Hydroxybenzyldialkylamine werden entweder direkt oder in geeigneten Lösungsmitteln zugesetzt. Letztere werden durch Destillation entfernt.

Eigenschaften. Dunkelbraune, viskose, ölige Flüssigkeit mit dem charakteristischen Geruch nach verbranntem Petroleum. Unlösl. in W., sehr leicht lösl. in A., in fetten und ätherischen Ölen. d 0,970 bis 0,980.

Anwendung. Zur Behandlung von Pruritus ani und Pruritus vaginae, bei Pilzinfektionen an Händen und Füßen. Es vermindert die Reizbarkeit der Haut und ist mehr oder weniger bakterizid und fungizid. Nur zum äußeren Gebrauch! Die Behandlung soll auf 2 Wochen beschränkt werden.

Handelsform: Iso-Par (Medica-Chemicals, Baltimore, USA) 17%ige Salbe.

Diamthazol oder „Arterol" (Hoffmann-La Roche) ist 6-(β-Diäthylamino-äthoxy)-2-dimethylamino-benzthiazol-dihydrochlorid.

$(C_2H_5)_2N \cdot CH_2—CH_2 \cdot O—\underset{\underset{N}{\|}}{\overset{S}{\diagdown}}—N(CH_3)_2$

$C_{15}H_{23}N_3OS$ M.G. 366,35

Eigenschaften. Fp. 269° (Zers.). Sehr gut lösl. in W., M. und A.

Anwendung. In 5%iger Lsg. bei Pilzerkrankungen der Kopfhaut (Tinea capitis).

Salicylanilidum s. Bd. II.

5-Bromsalicyl-4'-chloranilid s. Bd. II.

Dequalinium Chloride (INN) BPC 63. Dekaliniumchlorid. Dekamethylen-bis(4-aminochinaldinium)-dichlorid.

$$\left[H_2N-\underset{}{\underset{}{\bigcirc}}\underset{CH_3}{\overset{}{N}}-[CH_2]_{10}-\underset{CH_3}{\overset{}{N}}\underset{}{\underset{}{\bigcirc}}-NH_2 \right]^{2\oplus} 2\,Cl^{\ominus}$$

$C_{30}H_{40}N_4Cl_2$ \hspace{2cm} M.G. 527,60

Herstellung. Aus Dekamethylendijodid mit 4-Aminochinaldin und Austausch der Jodidgegen Chloridionen.

Eigenschaften. Weißes bis cremefarbenes Pulver ohne Geruch und von bitterem Geschmack. Wenig lösl. in W.; lösl. in 30 T. siedendem W.; lösl. in 200 T. Propylenglykol. Fp. etwa 320° (Zers.).

Erkennung. Die wss. Lsg. hat ein Absorptionsmaximum bei etwa 326 mµ. $E_{1\,cm}^{0,001\%}$ etwa 0,53.

Prüfung. 1. Wasser. Nicht mehr als 5,0%.
2. Sulfatasche. Nicht mehr als 0,1%.

Gehaltsbestimmung. Etwa 0,7 g, genau gewogen, werden in 80 ml Eisessig durch gelindes Erwärmen am Rückflußkühler gelöst, mit 10 ml Quecksilberacetatlsg. versetzt und mit 0,1 n Perchlorsäure in Dioxan gegen Kristallviolett titriert. Eine Blindprobe ist erforderlich. 1 ml 0,1 n Perchlorsäurelsg. entspr. 0,02638 g $C_{30}H_{40}N_4Cl_2$.
Forderung: Mindestens 95,0% bezogen auf die getrocknete Substanz.

Anwendung. Dekaliniumchlorid ist bakterizid und fungizid mit einem breiten Wirkungsspektrum gegen Gram-positive und Gram-negative Bakterien und gegen Spirochaeta vincenti, Monilia albicans und verschiedene Arten von Trichophyton.
Seine Wirksamkeit wird durch Serum wenig beeinflußt; es reizt die Gewebe nicht.
Es wird zur Behandlung des Zahnfleisches, der Mund- und Rachenhöhle in Form von Lutschtabletten zu 0,25 mg oder als Lsg. in Propylenglykol (0,5%ig) verwendet. Bei trichomoneller oder monilieller Vaginitis werden Ovula mit 10 mg appliziert.

Handelsformen: Sorot (Ravensberg, Konstanz) Lutschpastillen; Evazol (Ravensberg, Konstanz) Salbe.

p-Bromphenoxypropylrhodanid (Robugen, Eßlingen)

$$Br-\underset{}{\underset{}{\bigcirc}}-O-CH_2-CH_2-CH_2-SCN$$

ist als Fungizid in Robumycon neben 8-Oxychinolin, Schwefel und Steinkohlenteer enthalten. Die Verbindung ist kristallin, lösl. in W., A., Ae.

Fp. 43 bis 45°. Sie wirkt nach Angaben des Herstellers in Konzentrationen von 10^{-3} stark fungizid, von 5mal 10^{-4} bis 10^{-5} stark fungistatisch und sporostatisch. Reizt Haut und Schleimhäute nicht.

Hexachlorophene (INN) USP XVII. Hexachlorophane BP 63. Hexachlorophen. 2,2'-Methylen-bis(3,4,6-trichlorphenol). Di-(3,5,6-trichlor-2-hydroxyphenyl)methan.

$C_{13}H_6Cl_6O_2$ \hspace{2cm} M.G. 406,93

Eigenschaften. Weißes oder blaß ockerfarbenes, kristallines Pulver mit höchstens schwach phenolähnlichem Geruch. Unlösl. in W.; lösl. in 3,5 T. A., in weniger als 1 T. Aceton, in 25 T. Chlf., in weniger als 1 T. Ae.; lösl. in verd. Alkalilaugen. 161 bis 167° (USP XVII).

Erkennung. 1. Erhitzt man 100 mg vorsichtig im trockenen Reagensglas, so entsteht zunächst eine bernsteingelbe Fl., die beim weiteren Erhitzen grün, blau und schließlich purpurn wird (USP XVII, BP 63).
2. Gibt man zu einer Lsg. von 5 mg in 5 ml A. 1 Tr. Eisen(III)-chloridlsg., so entsteht sofort eine klare Purpurfärbung (USP XVII, BP 63).
3. Gibt man zu einer Lsg. von 100 mg in 0,5 ml Aceton 5 ml Titantrichloridlsg. (1 in 20) und schüttelt, so scheidet sich ein orangegelbes Öl ab, das in Bzl., Chlf. oder in Ae. lösl. ist (USP XVII, BP 63).

Prüfung. 1. Trocknungsverlust. Bei 105° bis zum konst. Gew. getrocknet, nicht mehr als 1,0% (BP 63). – 2. Glührückstand. Höchstens 0,1% (USP XVII); Sulfatasche höchstens 0,1% (BP 63).

Gehaltsbestimmung. Etwa 1 g, genau gewogen, wird in 25 ml A., der vorher auf pH 9,0 eingestellt wurde, gelöst und mit 0,1 n Natronlauge auf pH 9,0 titriert (potentiometrische Endpunktbestimmung). 1 ml 0,1 n Natronlauge entspr. 0,04069 g $C_{13}H_6Cl_6O_2$ (BP 63: USP XVII).

Aufbewahrung. Dicht verschlossen, vor Licht geschützt.

Anwendung. Hexachlorophen ist ein wenig reizendes Bakterizid, das mehr gegen Grampositive als Gram-negative Organismen wirksam ist. Seine Wirkung gegen säurefeste Bakterien, Bakteriensporen, Spirochaeten, Pilze und Viren ist nicht gesichert. Es wird meist in Seifen und Cremes für Chirurgen verwendet. Seifen und anderen Zubereitungen wird es als Desodorans zugesetzt (0,5 bis 1%).

Vgl. Dtsch. Apoth.-Ztg *94*, 177 (1954); H. P. FIEDLER: Der Schweiß mit einem Beitrag über Desodorierung. Aulendorf: Editio Cantor-Vlg. 1955.

Handelsformen: USA: Surgical Soap Hexachlorophene (Bowman Bros. Drug): 0,72%ig; Liquid Soap Surgi-Cen (Central Chemical Co.): 1%ig; Surgical Soap Gamophen (Ethicon Suture Lab.): 2%ig; Liquid Soap Hexachlorophene (Holcomb Manufact.): 0,5%ig; Germa-Medica Liquid Surgical Soap Hexachlorophene (Huntington Lab.): 1%ig; Surgical Soap Hex-O-San (Retort Pharmaceut.): 0,72%ig; Septisol with Hexachlorophene 0,75% (Vestal): 0,75%ig; pHisoHex (Winthrop-Stearns): 3%ig. – England: Cidal (Bibby): Seife mit 2%. – Deutschland: 8 × 4 Seife (Beiersdorf, Hamburg). Bac-Seife (Olivin, Wiesbaden). Rexona-Seife (Sunlicht, Düsseldorf). Satinasept (Mack, Illertissen). KTS (Mouson, Frankfurt a.M.).

Literatur: Dtsch. Apoth.-Ztg *7*, 83 (1955).

5,5'-Dichlor-2,2'-dioxydiphenylsulfid.

Synonym: D 25.

$C_{12}H_8Cl_2O_2S$ M.G. 216,24

Die therapeutischen Verwendungsmöglichkeiten aromatischer Sulfide wurden systematisch von R. PFLEGER, E. SCHRAUFSTÄTTER, F. GEHRINGER u. J. SCINK [Z. Naturf. *4b*, 344 (1949)] untersucht. Als gut bakteriostatisch und antimykotisch wirksam erwies sich 5,5'-Dichlor-2,2'-dioxyphenylsulfid. Es wirkt fungistatisch noch bei einer Verdünnung von 1 : 2560000.

Herstellung. Durch Kondensation von p-Chlorphenol und Schwefelchlorür in Gegenwart von $AlCl_3$ [RICHTER: Chem. Ber. *49*, 1024 (1916)].

Handelsformen: Novex (C. F. Boehringer u. Söhne, Mannheim): Lsg. 5%ig. Salbe 5%ig. Tabl. zu 0,5 g und Puder 0,5%ig.

Allgemeine Literatur über „Phenolische Desinfektionsmittel": JERCHEL, D., u. H. OBERHEIDEN: Angew. Chem. *67*, 145 (1955).

p-Chlorphenyl-α-glycerinäther.

$C_9H_{11}ClO_3$ M.G. 202,64

Eigenschaften. Farbloses oder fast farbloses, kristallines Pulver. Schwer lösl. in W.; leicht lösl. in A. Fp. 80°.

Anwendung. Antimykoticum mit ausgeprägter Wirkung gegen Epidermophyton-, Trichophyton- und Moniliaarten. Bakterizid wirksam gegen Strepto- und Staphylokokken sowie gegen Colibakterien. Anwendung bei chronischen Hautpilzerkrankungen.

Handelsform: Adermykon (Stickstoffwerke Linz) Salbe (10%ig). Puder (10%ig).

Jadit (Farbwerke Hoechst). 4-Chlor-2-hydroxybenzoesäure-n-butylamid.

$$Cl-C_6H_3(OH)-CO-NH-CH_2-CH_2-CH_2-CH_3$$

$C_{11}H_{14}ClNO_2$ \hspace{2cm} M.G. 227,69

Herstellung. Aus m-Aminophenol durch Carboxylierung gewonnene Paraminosalicylsäure wird diazotiert und nach SANDMEYER zu Parachlorsalicylsäure verkocht. Nach Veresterung derselben mit Methanol wird durch Umsetzung des Methylesters mit n-Butylamid 4-Chlor-2-oxybenzoesäure-4-butylamid erhalten (DBP 1026301).

Eigenschaften. Weißes, kristallines, geruchloses Pulver. Lösl. in etwa 3 T. A. und in 3 T. Ae.; praktisch unlösl. in W. Fp. 91 bis 92°. Die in methanolischer Lsg. im UV aufgenommene Absorptionskurve zeigt Maxima bei 244 nm und 300 nm. $E_{1\,cm}^{1\%}$ λ 244 nm = 500.

Gehaltsbestimmung. Etwa 0,4 g Substanz, genau gewogen, werden in einem 100-ml-Meßkolben mit 5 ml 15%iger Natronlauge versetzt und mit W. aufgefüllt. 20,0 ml dieser Lsg. werden in einem Jodzahlkolben mit 20,0 ml 0,1 n Kaliumbromatlsg., 1 g Kaliumbromid und 10 ml 25%iger Salzsäure versetzt. Man läßt den verschlossenen Kolben 30 Min. lang bei Zimmertemperatur stehen und stellt dann 10 Min. lang in Eiswasser. Nach Zugabe von 1 g Kaliumjodid wird mit aufgesetztem Stopfen kräftig geschüttelt und dann das ausgeschiedene Jod mittels 0,1 n Natriumthiosulfatlsg. titriert (Stärke als Indikator).

1 ml 0,1 n Kaliumbromatlsg. entspr. 0,005693 g $C_{11}H_{14}ClNO_2$.

Anwendung. Bei Pilzerkrankungen der Haut wie Interdigitalmykosen, Pilzerkrankungen der Leistengegend u. a. in Form von Salben, Lösungen und Pudern.

Handelsformen: Jadit (Farbwerke Hoechst) Salbe, Lösung, Puder; Jadit „P", mit Prednisolon.

Antioxydantien

Allgemeines. Fette und Öle sind besonders bei unsachgemäßer Lagerung verschiedenartigen Zersetzungserscheinungen ausgesetzt. Primär handelt es sich nach heutigen Ansichten um eine Hydroperoxidbildung, die in weiterer Folge das Entstehen von freien Säuren, Peroxiden, Ketonen, Aldehyden und Mischpolymerisaten bedingt. Die Zersetzungserscheinungen, die zu pharmazeutisch und als Lebensmittel nicht brauchbaren Produkten führen, werden durch Umwelteinflüsse wie Feuchtigkeit, Wärme, Luft und Licht begünstigt. An erster Stelle muß man demnach für eine sachgemäße Lagerung sorgen; diese kann im Zusammenhang mit einer Reihe von in Ölen und Fetten natürlich vorkommenden Stoffen eine unter Umständen genügende Haltbarkeit gewährleisten. Es lag der Gedanke nahe, die natürlich vorkommenden Stabilisatoren anzureichern oder zu isolieren und künstlich Ölen und Fetten zuzusetzen, um deren Haltbarkeit zu erhöhen. Die Aufklärung der Natur dieser Stabilisatoren veranlaßte dann zur Suche nach synthetischen Produkten, die sich zur Konservierung von Ölen und Fetten eignen. Da es sich primär um Oxydationsreaktionen handelt, bezeichnet man Stoffe, die in der Lage sind, ein Fett für längere Zeit vor dem Verderben zu schützen, als „Antioxydantien". Es ist eine größere Zahl solcher Stoffe bekannt geworden und besonders in den angelsächsischen Ländern auch praktisch in Gebrauch genommen worden. Eine Grundbedingung für solche Substanzen ist, daß sie geschmacklos und auch bei Dauergebrauch in pharmakologischer und physiologischer Hinsicht unschädlich sind. Die gesetzliche Zulassung von Antioxydantien kann nur nach strenger Auswahl erfolgen. Charakteristisch ist die Stellungnahme der Eidgenössischen Kommission für Volksernährung, Lebensmittelgesetzgebung und Kontrolle, die für „normale Zeiten die Anwendung von Antioxydantien nicht als zwingend betrachtet" [Schweiz. Apoth.-Ztg *92*, 176 (1954)]. Die Bestimmungen über den Zusatz von Antioxydantien bzw. Stabilisatoren bei Arzneimitteln sind in den einzelnen Ländern nicht einheitlich geregelt. Das amerikanische Arzneibuch führt z.B. bei den Vaselinen an, daß ein Zusatz von Tocopherol erlaubt ist. Das DAB 6 – 3. Nachtr. BRD erlaubt bei speziellen Produkten (z.B. Ölsäureoleylester, Vitamin-A-Lsg. u.a.) den Zusatz von Antioxydantien bzw. Stabilisatoren, soweit diese pharmakologisch unbedenklich sind und die vorgeschriebenen Prüfmethoden nicht beeinflussen. Bei Salben ist grundsätzlich ein Zusatz von 0,03% dieser Stoffe erlaubt.

Die Zersetzungserscheinungen der Fette sind sehr komplexer Natur; über den Reaktionsmechanismus der Antioxydantien ist nicht viel bekannt. K. TÄUFEL und H. ROTHE [Angew. Chem. *61*, 84 (1949)] haben versucht, die gebräuchlichen Antioxydantien nach ihrem vermutlichen Wirkungsmechanismus einzuteilen:

1. *Wasserstoff-Akzeptoren* fangen aktiven Wasserstoff ab und unterdrücken so die Bildung von Hydroperoxid. Auf diese Weise wirken Chinone, aromatische Nitroverbindungen und ungesättigte Verbindungen wie Malein-, Fumarsäure u.a.

2. *Wasserstoff-Donatoren* spalten Wasserstoff ab und fangen aktiven Sauerstoff auf. Hierher gehören die meisten Fettantioxydantien wie Phenole, Tocopherole, N.D.G.A., aromatische Amine und aliphatische Oxysäuren.

3. *Hydroperoxidzerlegende* Substanzen. Hierher gehört z.B. die Katalase.

Für praktische Zwecke eignet sich eine Einteilung in natürliche und synthetische Antioxydantien:

I. **Natürliche Antioxydantien.**
Avenol, Avenex,
Conidendrin,
Nordihydroguajaretic Acid (N.D.G.A.),
Tocopherole.

II. **Synthetische Antioxydantien.**
Ascorbinsäureester,
Butylhydroxyanisol (B.H.A.),
Citraconsäure,
Gallussäure-äthyl-,-propyl- u.a. Ester,
Jonol,
2,2′,3,3′-Tetraoxydimethylbiphenyl (T.D.B.P.).

Eine Steigerung der Wirksamkeit der Antioxydantien ist unter Umständen durch Zugabe von synergistisch wirkenden Substanzen zu erreichen. Als Synergisten gelten Citronensäure, Phosphorsäure, Ascorbinsäure, Kephalin, Bixin und einige Aminosäuren. Man erklärt ihre Wirkung mit Abfangen prooxydativ wirkender Metallspuren.

Zusammenfassende Literatur: JANECKE, H.: Arzneimittel-Forsch. *3*, 574, 632 (1953); Dtsch. Leb.-Rdsch. *51*, 121 (1955). – TÄUFEL, K.: Umschau *52*, 67 (1952); HENNECKE, H.: Fette u. Seifen *53*, 636 (1951). – BAUER, O.: Dtsch. Leb.-Rdsch. *50*, 109 (1954). – SOUCI, S. W., u. E. MERGENTHALER: Fremdstoffe in Lebensmitteln, München: J. F. Bergmann 1958. – MÜNZEL, K., J. BÜCHI u. O. E. SCHULTZ: Galenisches Praktikum. Stuttgart: Wissenschaftl. Verl.-Ges. 1959. – KESSELRING, U., u. P. A. NUSSBAUMER: Antioxydantien und pharmazeutische Präparate. Schweiz. Apoth.-Ztg *102*, 695 (1964).

Analytik. *Papierchromatographische Methode der Trennung und Identifizierung synthetischer Antioxydantien;* SEDLÁČEK, B. A. J.: Fette-Seifen-Anstr. *65*, 915 (1963).

Isolierung der Antioxydantien aus Fetten. 20 g Fett werden in 150 ml gereinigtem PAe. gelöst und in einem 500-ml-Scheidetrichter 3mal mit je 30 ml 78%igem A. 10 Min. heftig geschüttelt. Die äthanolischen Lsg. werden durch Papier filtriert und der A. in einer Glasschale abgedampft. Der Rückstand wird in 0,5 ml Aethylacetat p.a. gelöst und in Mengen von 0,02 bis 0,03 ml auf Chromatographierpapier (Whatman Nr. 1, 28,5 $\times$ 55 cm) aufgetragen.

Chromatographie. Zur Sättigung der Kammer dient 50%ige Essigsäure. – Laufmittel: Chloroform p.a. – konz. Essigsäure (99 : 1). – Sprühreagens: 5 g $AgNO_3$ p.a. werden in 100 ml W. gelöst und zu dieser Lsg. 25%ige Ammoniak-Lsg. bis zur völligen Lsg. des anfangs entstehenden Nd. zugesetzt. –

Anfärbung: Nach der Trocknung werden die Bogen besprüht. Dann läßt man das Papier 15 Min. im Dunkeln trocknen. Zum Nachweis von BHA und BHT wird 5 Min. auf 80° erhitzt. Dann wird das Papier 3%iger Ammoniak-Lsg. fixiert und gut in W. gewaschen.

Antioxydans	durchschnittl. R_f-Wert
Methylgallat (MG)	0,03
Aethylgallat (EG)	0,16
Propylgallat (PG)	0,35
Octylgallat (OG)	0,71
Dodecylgallat (DG)	0,86
Butylhydroxyanisol (BHA)	0,93
Butylhydroxytoluol (BHT)	0,94
Nordihydroguajaretsäure (NDGA)	0,45
Gallussäure	0,00

Eine direkte UV-spektrophotometrische Methode der Bestimmung der Antioxydantien in Fetten beschreibt B. A. J. SEDLÁČEK in Fette-Seifen-Anstr. *64*, 962 (1962).

Avenol und Avenex sind Hafermehlextrakte, die in den USA zum Behandeln von Einwickelpapier für Butter und Schweineschmalz Verwendung gefunden haben. Die Wirksamkeit soll nach W. DIEMAIR einem Lipoproteid zuzuschreiben sein.

Conidendrin wird aus Coniferenholz gewonnen; die Substanz findet sich in Sulfitablaugen. Durch Abspaltung beider Methylgruppen erhält man Nor-Conidendrin.
[Zit. nach R. MARCUSE: Fette u. Seifen *54*, 534 (1952).] Vgl. H. ERDTMAN: „Lignans" in PAECH/TRACEY: Moderne Methoden der Pflanzenanalyse, Bd. III, S. 428.

$C_{20}H_{18}O_7$ M.G. 358,33

Conidendrin und Norconidendrin wurden als Inhibitoren gegen Polymerisationen vorgeschlagen. Bei Schweineschmalz besitzen sie in Konzentrationen von 100 bis 1000 mg/kg jedoch nur begrenzte Wirksamkeit.

Norconidendrin wirkt in anderen Fällen schon bei 10 bis 200 mg/kg. Die Wirkung kann durch saure Synergisten erheblich gesteigert werden.

Nordihydroguajaretic Acid. N.D.G.A. 4,4'-(2,3-Dimethyl-tetramethylen)dipyrocatechol.

$C_{18}H_{22}O_4$ M.G. 302,36

Vorkommen und Herstellung. Die mexikanische immergrüne Cygophyllacee Larree divaritica (creosote bush) enthält die Substanz in hoher Konzentration; man kann aus dieser Pflanze N.D.G.A. gewinnen [J. Amer. pharm. Ass., sci. Ed. *34*, 78 (1945); *37*, 194 (1948)]. Die partialsynthetische Darstellung kann durch Hydrierung und anschließende Demethylierung des Dimethyläthers der Guajareta-Säure, eines Bestandteiles des Guajakharzes, erfolgen. Auch die Totalsynthese ist möglich (Merck Ind. 52).

Eigenschaften. Fp. 184 bis 185°. Gut lösl. in organ. Lösungsmitteln wie A., Aceton, Ae., Glycerin, Bzl.; in Alkalien unter Rotfärbung lösl.; unlösl. in verd. Salzsäure.

Anwendung. Die antioxydativen Eigenschaften wurden durch W. O. LUNDBERG entdeckt und ihre Verwendung durch das US-Pat. 2373192 (1945) geschützt. Die War Food Administration erlaubte 1943 einen Zusatz von 0,01% zu Schmalz und Kunstspeisefett. Als Synergisten wurden gleichzeitig 0,01% Citronensäure oder 0,005% Phosphorsäure gestattet. N.G.D.A. eignet sich besonders zur Stabilisierung von tierischen Fetten; man rechnet mit einer Verlängerung der Haltbarkeit um das 12- bis 14fache (USD).

Tocopherole (s. Vitamine, Bd. II) sind als Antioxydantien im Brit. Pat. 507471 (1939) u. US-Pat. 2267224 (1941) bezeichnet.

Welches von den bekannten Tocopherolen (α, β, γ usw.) das wirksamste Antioxydans darstellt, ist nicht eindeutig geklärt. Gewöhnlich werden Gemische verwendet; gebräuchlich sind Konzentrationen bis 0,01%. Die Tocopherole sind es vermutlich auch, die die bessere Haltbarkeit pflanzlicher Öle gegenüber tierischen Fetten bedingen.

Ascorbinsäureester. Als Antioxydantien haben Ascorbyl-stearat, -myristat, -laurat und besonders -palmitat Bedeutung erlangt. Sie eignen sich für pflanzliche Fette; ihre Verwendung ist durch das US-Pat. 2333657 (1943) geschützt.

3-Butyl-4-hydroxyanisol. B.H.A.

Nach R. H. ROSENWALD u. J. A. CHENICEK soll 3-Butyl-4-hydroxyanisol ein sehr geeignetes Antioxydans sein, das weitgehend allen Anforderungen genügt.

$$\underset{\underset{OH}{}}{\underset{}{\overset{OCH_3}{}}}\!\!\!\!\!\!\!\!\!\!-C_4H_9$$

$C_{11}H_{16}O_2$ \hspace{2cm} M.G. 180,24

1948 gestattete die Federal Meat Inspection Division in den USA die Verwendung von B.H.A. Wirksam sind bereits Mengen von 0,005 bis 0,02%. Große Vorteile sollen die Kombinationen mit Hydrochinon oder Propylgallat bieten.

USA-Handelspräparate. Amif-72 = B.H.A. 20%, Propylgallat 6%, Propylenglykol 70%, Citronensäure 4%. – Amif-72 (= Tenox 1) = B.H.A. 20%, Hydrochinon 10%, Phosphor- oder Citronensäure 4%, Propylenglykol 66%.

Citraconsäure. Citraconic Acid. cis-Methylmaleinsäure.

$$CH_3-C-COOH$$
$$HC-COOH$$

$C_5H_6O_4$ \hspace{2cm} M.G. 130,10

Herstellung. Durch vorsichtiges Erhitzen von Citronensäure auf 175°.

Eigenschaften. Fp. 90 bis 91° (Zers.); gut löslich in W., A., Ae.; schwer löslich in Chlf.; unlöslich in Bzl.

Anwendung. In Konzentrationen von 0,03 bis 0,045% als Antioxydans für pflanzliche Öle. Die Citraconsäure bietet auch Schutz gegen Fettfarbveränderungen. Im menschlichen Organismus wird sie wie Citronensäure schnell abgebaut.

Literatur: ANDERS, H.: Dtsch. Leb.-Rdsch. *51*, 104 (1955).

Gallussäureester

Äthylgallat. Gallussäure-äthylester. „Progallin A" (Nipa Lab.).

Zusätze von 0,005 bis 0,02% sollen einen günstigen Effekt auf die Stabilisierung von Schmalz und Speck haben [BOHM, E., u. R. WILLIAMS: Quart. J. Pharm. *232*, 292 (1943)]; Äthylgallat eignet sich auch zur Stabilisierung pharmazeutisch gebrauchter Öle.

Propylum gallicum ÖAB 9. Propyli gallas Nord. 63. Propyl Gallate BP 63. Gallussäurepropylester. n-Propylgallat. Propyl-3,4,5-trihydroxybenzoat.

$$\underset{HO}{\overset{HO}{}}\!\!HO-\!\!\!\!\bigcirc\!\!\!\!-CO\cdot O\cdot CH_2-CH_2-CH_3$$

$C_{10}H_{12}O_5$ \hspace{2cm} M.G. 212,21

Eigenschaften. Weißes bis gelbliches, fast geruchloses, kristallines Pulver von schwach bitterem Geschmack. Lösl. in etwa 1000 T. W., in 3 T. A. oder Ae., in 600 T. fettem Öl. Fp. 146 bis 148° (BP 63), 146 bis 149° (ÖAB 9), 146 bis 150° (Nord. 63).

Erkennung. 1. Löst man 10 mg in 10 ml heißem W., kühlt ab und versetzt mit 1 ml Wismutnitratlsg., so entsteht ein zitronengelber Nd. (BP 63). – 2. Eine wie unter 1. bereitete Lsg. wird auf Zusatz von 1 Tr. Eisen(III)-chloridlsg. tiefblau. Auf Zusatz von verd. Ammoniak geht die Färbung in Weinrot über (ÖAB 9). – 3. Eine wie unter 1. bereitete Lsg. färbt sich auf Zusatz von verd. Natronlauge gelb. Beim Schütteln an der Luft wird die Lsg. rasch braun (ÖAB 9). – 4. 0,20 g werden mit 1 ml Acetanhydrid 5 Min. lang gekocht. Nach dem Abkühlen versetzt man mit 4 ml W. und 6 ml W. und erhitzt zum Sieden. Beim Abkühlen der Lsg. und Kratzen an der Glaswand scheiden sich Kristalle von 3,4,5-Triacetoxybenzoesäurepropylester ab, die nach Waschen mit W. und Trocknen zwischen 81 und 84° schmelzen (Nord. 63). – 5. Identifizierung nach L. KOFLER: Schmelzintervall (unter dem Mikroskop) 145 bis 148°. Eutektische Temperatur der Mischung mit Phenacetin 105°. Lichtbrechungsvermögen der Schmelze $n_D = 1,5204$ bei 166 bis 167° (ÖAB 9).

Prüfung. 1. Eine Lsg. von 1 T. Propylgallat in 9 T. A. muß klar sein (ÖAB 9). – 2. Farbe der Losung. Die alkoholische Lsg. (1 − 9) darf nicht stärker gefärbt sein als eine Mischung von 0,10 ml Eisen-Farbstandard, 0,05 ml Kobalt-Farbstandard und 9,85 ml 1%iger Salzsäure (ÖAB 9). – 3. Phenolat, freie Säure. Je 1 ml der alkoholischen Lsg. (1 + 9) muß sich nach Zusatz von 1 ml W. mit 1 Tr. Methylrotlsg. rot bzw. mit 1 Tr. Bromphenolblaulsg. grün oder blau färben (ÖAB 9). – 4. Chlorid. 2,0 g werden mit 50 ml W. 5 Min. lang geschüttelt und die Mischung filtriert. 25 ml des Filtrates müssen der Grenzwertbestimmung für Chlorid (S. 256) entsprechen (BP 63). – 5. Sulfat. 1,0 g wird mit 50 ml W. 5 Min. lang geschüttelt und die Mischung filtriert. 25 ml des Filtrates müssen der Grenzwertbestimmung für Sulfat entsprechen (BP 63). – 6. Schwermetalle. In einer Mischung von 1 ml der alkoholischen Lsg. (1 + 9), 4 ml A. und 5 ml W. dürfen Schwermetalle nicht nachweisbar sein (ÖAB 9). – 7. Trocknungsverlust. Bei 105° bis zum konstanten Gewicht getrocknet, höchstens 1,0% (BP 63). – 8. Glührückstand. Höchstens 0,1% (ÖAB 9), Sulfatasche höchstens 0,1% (BP 63).

Gehaltsbestimmung. Etwa 0,2 g, genau gewogen, werden mit 100 ml W. zum Sieden erhitzt, mit 50 ml Wismutnitratlsg. versetzt und einige Minuten weiter gekocht. Man kühlt, filtriert, wäscht den Rückstand mit einer Mischung aus 1 Vol.-T. verd. Salpetersäure und 30 Vol.-T. W. und trocknet bei 110° bis zum konst. Gew. 1 g des Rückstandes entspr. 0,4863 g $C_{10}H_{12}O_5$ (BP 63, Nord. 63).

Aufbewahrung. In gut verschlossenen Gefäßen, vor Licht und Kontakt mit Metallen geschützt.

Anwendung. Als Antioxydans für Fette in Konzentrationen bis zu 0,15%; zur Verhinderung von Peroxidbildung setzt man Äther 0,01% Propylgallat zu. In der nachfolgenden Tabelle sind die für pharmazeutische Produkte günstigsten Konzentrationen zusammengestellt [JANECKE, H.: Arzneimittel-Forsch. *3*, 632 (1953)].

Öle bzw. Fette	Konzentration in %	
Ol. Ricini	0,08	Progallin A.
Ac. oleinic	0,08	
Ol. Palmae	0,07	Progallin P.
Ol. Amygdal	0,12	
Ol. Jecor. asell	0,10	
Ol. Gossypii	0,15	
Ol. Arachidis	0,08	
Ol. Lini	0,15	
Ol. Maydis	0,08	
Ol. Sesami	0,12	
Ol. Sojae	0,12	
Ol. Cacao	0,03	
Adeps suillus	0,03	
Sebum	0,04	

Literatur: Zur Verwendung der Gallussäureester (Gallate, Progalline, Nipogalline) als Antioxydantien – TH. SABALITSCHKA: Seifen-Öle-Fette-Wachse *80*, 542 (1954).

Jonol ist 2,5-Ditertiärbutyl-4-methylphenol.

Synonym: BHT (= **B**utyliertes **H**ydroxy-**T**oluol).

Ähnelt konstitutiv dem B.H.A.

$(CH_3)_3C-\underset{CH_3}{\underset{|}{\overset{OH}{\overset{|}{C_6H_2}}}}-C(CH_3)_3$

$C_{15}H_{24}O$ M.G. 221,35

Eigenschaften. Jonol verändert sich auch bei längerer Belichtung, Erwärmung und Lufteinwirkung nicht. Trotz der phenolischen Gruppe löst sich Jonol nicht in Alkalien und gibt auch sonst keine Phenolrk. (R. H. ROSENWALD u. J. A. CHENICEK).

Nach L. ROSENTHALER [Pharm. Ztg (Frankfurt) *100*, 20 (1955)] reagiert Jonol mit Diazobenzolsulfonsäure. Schüttelt man einige Körnchen Jonol mit alkalischer diazotierter Sulfanilsäure, so entsteht Rosa- bis Orangefärbung.

Über verschiedene tertiäre Butylhydroxyanisole siehe Fette-Seifen-Anstr. *57*, 656 (1955), über BHT: Fette-Seifen-Anstr. *58*, 112 (1956); hier auch Tabelle der in verschiedenen Ländern zugelassenen Antioxydantien. Toxizität siehe Z. Lebensmittel-Untersuch. *103*, 471 (1956).

2,2′,3,3′-Tetraoxy-5,5′-dimethylbiphenyl. T.D.B.P.

$C_{14}H_{14}O_4$ M.G. 246,25

Nach J. CHANG u. O. GRISWOLD [J. Amer. pharm. Ass., sci. Ed. *38*, 584 (1949)] ist diese Substanz in vielen Fällen wirksamer als N.D.G.A. Die Verbindung wird für Schmalz, Maisöl und Sojaöl mit und ohne Citronensäurezusatz empfohlen.

Desinfektionsmittel

Als *Desinfektionsmittel* im engeren Sinne bezeichnet man Stoffe, die eine stark bakterizide Wirkung besitzen, als *Antiseptica* Stoffe, die bakteriostatisch wirksam sind. In der Praxis schließt der Begriff Desinfektionsmittel im allgemeinen die Antiseptica mit ein.

Man unterscheidet zwischen Desinfizientien, die am lebenden Organismus (Mensch, Tier) (Feindesinfektionsmittel) und solchen, die an toten Gegenständen (Instrumente, Geräte, Behälter usw.) (Grobdesinfektionsmittel) angewandt werden.

An die Desinfektionsmittel, die am Menschen zur Anwendung kommen, sind besondere Forderungen zu stellen:

1. Lokale Verträglichkeit für Haut, Schleimhaut und Wunden.
2. Möglichst geringe Toxizität bei evtl. Resorption.
3. Wirksamkeit gegen alle Arten von Bakterien und deren Dauerformen.
4. Geringer Wirkungsabfall bei Anwesenheit inaktivierender Substanzen (Eiter, Blut usw.).

Nach chemischen Gesichtspunkten läßt sich die folgende Einteilung treffen:

A. Phenole und chlorierte Phenole.
B. Oxydationsmittel, Halogene und halogenabspaltende Mittel.
C. Oberflächenaktive Substanzen (Quartäre Ammoniumverbindungen).
D. Alkohole und Aldehyde.
E. Schwermetallsalze und -verbindungen.
F. Chinolin- und Acridinderivate.
G. Furanderivate.
H. Verschiedene Stoffe, die nicht zu den vorgenannten Gruppen gehören.

A. Phenole und chlorierte Phenole

Phenolum DAB 6, DAB 7 – DDR, ÖAB 9, Ph.Nord. 63, Ph.Ned. 58, Ph.Helv. V, Pl.Ed. I/1, Ph.Dan. IX. Phenol BP 63, USP XVII, BPC 63. Phenolum purum Ross. 9. Phenol officinale CF 65. Karbolsäure. Acidum carbolicum. Carbolic acid. Karbolsyre. Acide phenolique cristallisé. Fenol. Pure phenol. Oxybenzol.

C_6H_6O M.G. 94,11

Eigenschaften. Farblose, dünne, lange, zerfließliche, nadelförmige Kristalle oder weiße Kristallmasse von eigenartigem Geruch. Phenol färbt sich an der Luft allmählich rosa, sublimiert leicht, wirkt stark ätzend. Löslichkeit: Löslich in etwa 12 T. W., sehr leicht löslich in A., Ae., Chloroform, Glycerin, Schwefelkohlenstoff, fetten Ölen, wenig löslich in Petroläther. In Alkalihydroxidlösungen löst es sich unter Phenolatbildung. Kennzahlen: Erstarrungspunkt: 39 bis 41° (DAB 6, ÖAB 9, DAB 7 – DDR), nicht unter 39° (USP XVII, Pl.Ed. I/1), nicht unter 40° (BP 63), nicht unter 39,5° (Ross. 9). Siedeintervall: 180 bis 183° (ÖAB 9), 178 bis 182° (DAB 6), um 181° (BP 63).

Erkennung. a) Eine Lösung von Phenol färbt sich auf Zusatz von Eisen(III)-chloridlösung blauviolett (ÖAB 9, ähnlich alle anderen Pharmakopöen). – b) In einer Lösung von 2 g Phenol in 1 ml W. rufen 2 Tr. Eisen(III)-chloridlösung eine schmutziggrüne Färbung hervor, die beim Verdünnen mit 100 ml W. in eine ziemlich beständige, violette Färbung übergeht (DAB 6). – c) Wäßrige Phenollösungen geben mit Bromwasser einen gelblichweißen, flockigen Niederschlag (USP XVII).

Prüfung. Nach ÖAB 9: a) Kresole: Eine Lösung von 1 T. Phenol in 12 T. W. muß klar sein. – b) Farbe der Lösung: Die Lösung (1 + 12) darf nicht stärker gefärbt sein als eine Mischung von 0,05 ml Eisenfarbstandard, 0,10 ml Kobaltfarbstandard, 0,05 ml Kupferfarbstandard und 9,80 ml 1%iger Salzsäure. – c) Freie Säure: Eine Mischung von 6 ml der Lösung (1 + 12) und 4 ml W. muß sich auf Zusatz von 5 Tr. Methylrot-Methylenblaulösung violett oder blau und bei darauffolgendem Zusatz von 0,01 n Natriumhydroxidlösung grün färben. – d) Verdampfungsrückstand: Höchstens 0,1%. – e) 0,2 g Phenol dürfen beim Erhitzen auf dem Wasserbad keinen wägbaren Rückstand hinterlassen (DAB 6). – f) Vollständigkeit der Lösung: 1 g Substanz löst sich vollständig in 15 ml W. bei 15°; werden 2 g Substanz mit 5 ml W. auf ungefähr 70° erwärmt und auf 67 bis 68° abgekühlt, so bilden sich 2 Schichten.

Gehaltsbestimmung. Die meisten Arzneibücher enthalten eine bromometrische Titration. Vorschrift des ÖAB 9: 0,1255 g Phenol werden in einem Meßkolben in W. zu 100,0 ml gelöst. 25,00 ml dieser Lösung versetzt man in einem Schliffkolben mit 30,00 ml 0,1 n Kaliumbromatlösung, fügt etwa 1 g Kaliumbromid und 15 ml verd. Schwefelsäure hinzu und läßt 15 Min. lang verschlossen stehen. Nach Zusatz von 5 ml Chloroform wird dann 1 g Kaliumjodid in 10 ml W. zugegeben und mit 0,1 n Natriumthiosulfatlösung unter Verwendung von Stärkelösung als Indikator titriert. Für die angegebene Menge muß sich ein Verbrauch von 19,60 bis 20,00 ml 0,1 n Kaliumbromatlösung ergeben, entsprechend 98,0 bis 100,0% d. Th. 1 ml 0,1 n Kaliumbromatlösung entspricht 1,569 mg C_6H_6O. 1 g Phenol entspricht 637,5 ml 0,1 n Kaliumbromatlösung.

Aufbewahrung. Vorsichtig. Vor Licht geschützt, in dicht schließenden Gefäßen.

Phenolum liquefactum DAB 6, ÖAB 9, DAB 7 – DDR, Ph.Helv. V, Ph.Ned. 58. Liquefied phenol BP 63, USP XVII. Phenol aqueux CF 65. Phenolum purum liquefactum Ross. 9. Verflüssigtes Phenol. Liquefied carbolic acid. Pure liquid phenol. Acidum carbolicum liquefactum. Liquid carbolic acid. Vloeibaar Fenol.

Phenolum liquefactum wird durch Zusatz eines kleinen, zwischen 10 und 20% liegenden Teiles Wasser zu geschmolzenem Phenol hergestellt. Über den unterschiedlichen Gehalt an Phenol gibt die folgende Tabelle Aufschluß:

Phenol + Wasser		Arzneibuch	Gehalt an Phenol in %
100	10	DAB 6	–
100	10	CF 65	–
100	10	Ross. 9	nicht unter 89,0
100	20	Ph.Ned. 58	82,0–86,5
90	10	ÖAB 9	88,0–92,0
90	10	USP XVII	nicht unter 89,0
85	15	Ph.Helv. V	84,0–86,0
85	15	Pl.Ed. I/1	82,0–86,5
85	15	DAB 7 – DDR	82,0–86,5
80	20	BP 63	77,0–81,5

Eigenschaften. Klare farblose oder schwach rötliche Flüssigkeit von eigenartigem Geruch; verfärbt sich an der Luft allmählich rot und wirkt stark ätzend. Löslichkeit: Verflüssigtes Phenol löst sich in etwa 11 T. W. und ist in jedem Verhältnis mischbar mit A., Ae., Glycerin. Dichte: 1,063 bis 1,066 (DAB 6). Erstarrungspunkt: Nicht unter 8° (ÖAB 9).

Erkennung. Wie bei Phenol.

Prüfung. 10 ml verflüssigtes Phenol dürfen bei 20° nach Zusatz von 2,3 ml W. nicht getrübt werden, müssen aber nach weiterem Zusatz von 0,5 ml W. eine Trübung zeigen. Diese trübe Mischung muß nach Zusatz von weiteren 115 ml W. eine Lösung geben, die höchstens noch opalisierend getrübt sein darf (DAB 6).

Gehaltsbestimmung. Analog der Gehaltsbestimmung von Phenol.

Anwendung. Zur Instrumentendesinfektion (selten).

Cresolum ÖAB 9, Pl.Ed. I/1. Cresol BP 63, USP XVI. Cresolum crudum DAB 6, Ph. Helv. V. Kresolum crudum Ph.Ned. 58. Trikresolum Ross. 9. Kresol venale Ph.Nord. 63. Kresol. Rohes Kresol. Rohkresol. Trikresol. Creosolo crudo. Pur Kresol.

Unter Kresol oder Rohkresol verstehen die meisten Arzneibücher eine Mischung der 3 isomeren Kresole mit einem Mindestgehalt an 50% m-Kresol, die aus Steinkohlenteer gewonnen wurde. BP 63 und USP XVI sprechen von Kresol-Phenol-Mischungen, wobei nach USP XVI nicht mehr als 5% Phenol enthalten sein dürfen.

o-Kresol   m-Kresol   p-Kresol

C_7H_8O M.G. 108,14

Eigenschaften. Fast farblose bis schwach bräunlichgelbe Flüssigkeit, die bei der Aufbewahrung allmählich eine dunklere Farbe annimmt, nach Phenolen, nach Steinkohlenteer oder brenzlich riecht, starke lichtbrechende Eigenschaften besitzt und stark ätzend wirkt. Löslichkeit: Kresol löst sich fast vollständig in 50 T. W., in jedem Verhältnis mischbar mit A., Ae., Chloroform oder Glycerin. In Alkalihydroxidlösungen löst es sich unter Phenolatbildung.

Erkennung. a) Eine Mischung von 1 Tr. Kresol und 2 ml W. färbt sich auf Zusatz von 1 Tr. Eisen(III)-chloridlösung blauviolett. – b) Eine Mischung von 1 Tr. Kresol und 2 ml W. gibt mit Bromwasser einen gelblichweißen, flockigen Niederschlag.

Prüfung. a) Siedebereich: Pl.Ed. I/1: Höchstens 6,0 v/v% dürfen unter 185° sieden, mindestens 50,0 v/v% müssen unter 195° und mindestens 90% unter 205° destillieren; ÖAB 9: Unter 199° dürfen höchstens 2 ml, zwischen 199 und 204° müssen mindestens 45 ml von 50 ml übergehen. Der im Kolben verbleibende Rückstand darf nach dem Erkalten nicht erstarren. – b) Dichte: 1,030 bis 1,050 (ÖAB 9), 1,030 bis 1,038 (USP XVI), 1,029 bis 1,044 bei 20° (BP 63), 1,035 bis 1,056 (Ph.Helv. V). c) Freie Säure: Eine filtrierte Lösung von 1 ml Kresol in 50 ml W. muß sich auf Zusatz von 5 Tr. Methylrotlösung (I) rötlich und bei darauffolgendem Zusatz von 1 Tr. 0,1 n Natronlauge gelb färben (ÖAB 9). – d) Naphthalin: Schüttelt man 10 ml Substanz mit 50 ml Natronlauge und 50 ml W. in einen Meßzylinder von 200 ml Inhalt, so dürfen nach halbstündigem Stehen nur wenige Flocken ungelöst bleiben (DAB 6). – e) Kohlenwasserstoffe: Eine Lösung von 1 ml Kresol in 10 ml verdünnter Natriumhydroxidlösung darf nicht stärker trüb sein als eine mit 5 ml Chlorid-Standardlösung vorschriftsmäßig bereitete Vergleichslösung (ÖAB 9). – f) Phenol: Eine sehr ausführliche Vorschrift zur Bestimmung des Phenolgehaltes im Kresol findet man in der USP XVI. – g) Flüchtige Basen: Eine ausführliche Vorschrift zur Bestimmung der flüchtigen Basen findet man in BP 63. – h) Schwefelverbindungen: 20 ml Substanz werden in einem Erlenmeyerkolben 5 Min. auf dem Wasserbad erhitzt, der mit einem Bleiacetatpapier lose verschlossen ist. Das durch Tränken eines Filters mit einer 10%igen Bleiacetatlösung bereitete Papier darf nach dieser Zeit höchstens eine hellgelbe Färbung zeigen BP 63. – i) Verdampfungsrückstand: Höchstens 0,1% (BP 63, ÖAB 9).

Gehaltsbestimmung. Das DAB 6 und die Ph.Helv. V lassen ähnliche m-Kresolbestimmungen durchführen. Vorschrift des DAB 6: 10 g Substanz und 30 g Schwefelsäure werden in einem weithalsigen Kolben von etwa 1 Liter Inhalt 1 Std. lang auf dem Wasserbad erhitzt. Nachdem die Mischung auf Zimmertemperatur abgekühlt ist, fügt man in einem Gusse 90 ml rohe Salpetersäure zu und schwenkt kräftig um, bis eine gleichmäßige Mischung entstanden ist. Da nach 1 Min. eine heftige Entwicklung der stark giftigen, roten Stickoxiddämpfe einsetzt, ist das Mischen in einem gut ziehenden Abzug vorzunehmen. Nach Ablauf der Reaktion läßt man den Kolben noch 15 Min. lang stehen, gießt dann den Inhalt in eine Porzellanschale, die 40 ml W. enthält und spült den Kolben mit ebensoviel W. nach. Nach 2 Std. zerkleinert man die entstandenen Kristalle mit einem Pistill, bringt sie auf ein bei 100° getrocknetes Saugfilter und wäscht mit 100 ml W. nach, die man vorher zum Ausspülen des Kolbens und der Schale benutzt hat. Die Kristalle werden mit dem Filter bei 50° vorgetrocknet, sodann 2 Std. lang im Trockenschrank bei einer 100° nicht übersteigenden Temperatur getrocknet und nach dem Erkalten gewogen. Das Gewicht des so erhaltenen Trinitro-m-kresols muß mindestens 8,7 g betragen, sein Fp. darf nicht unter 105° liegen.

Aufbewahrung. Vor Licht geschützt, in dicht schließenden Gefäßen.

Anwendung. Zur Raumdesinfektion sowie zur Desinfektion von Instrumenten und der Hande. Die 3 isomeren Kresole sind bei gleicher Giftigkeit etwa 3mal so wirksam wie Phenol. Das m-Kresol ist nach neueren Untersuchungen nur unwesentlich wirksamer als die beiden isomeren Methylphenole. Zur Erhöhung der Wasserlöslichkeit wird Rohkresol meist in Zubereitungen mit Seifen verwandt: s. Liquor Cresoli saponatus.

Kreosotum DAB 6, Ph.Ned. 58. Creosotum Ph.Helv. V. Créosote officinale CF 65. Kreosot. Kresoot.

Kreosot ist ein durch Destillation aus Buchenholzteer gewonnenes, hauptsächlich aus Guajakol, Kreosol und Kresolen bestehendes Gemisch:

Guajakol — Kreosol — Kresole

Eigenschaften. Klare, schwach gelbliche, im Sonnenlicht sich nicht bräunende, stark lichtbrechende, ölartige Flüssigkeit, die durchdringend rauchartig riecht und brennend schmeckt. Dichte: Mindestens 1,075 (DAB 6).

Erkennung. a) Die Substanz siedet größtenteils zwischen 200 und 220° und erstarrt auch bei —20° noch nicht. Sie löst sich in Ae., A. oder Schwefelkohlenstoff. – b) 1 g Substanz ist in 120 ml W. beim Erhitzen klar löslich; beim Abkühlen trübt sich die Lösung, bei längerem Stehen kann es zur Abscheidung von ölartigen Tröpfchen kommen (DAB 6). – c) Bromwasser erzeugt in der von den ölartigen Tröpfchen befreiten Lösung einen rotbraunen Niederschlag (DAB 6). – d) Die kalt gesättigte wäßrige Lösung gibt mit 1 Tr. Eisen(III)-chloridlösung zuerst eine graugrüne, eventuell vorübergehend blaue Färbung; sodann wird die Mischung schmutzig braun unter Abscheidung ebenso gefärbter Flocken (Ph.Helv. V, ähnlich DAB 6). – e) Die alkoholische Lösung des Kreosots färbt sich mit einigen Tr. Eisen-(III)-chloridlösung (1 + 9) tiefblau und wird nach weiterem Zusatz dunkelgrün (DAB 6, ähnlich Ph.Helv. V). – f) Die Lösung von 1 Tr. Substanz in etwa 1 ml konz. Schwefelsäure gibt mit 1 Tr. Formaldehyd eine tief violettrote Färbung (Guajakol; Ph.Helv. V).

Prüfung. a) Kreosot muß klar und farblos oder höchstens schwach gelblich gefärbt sein (Ph.Helv. V). – b) Bei der Siedepunktsbestimmung darf der erste Tr. nicht unter 196° abfallen. Die auf den Vorlauf von höchstens 2,5 ml folgende Hauptfraktion von 42,5 ml muß zwischen 200 und 220° überdestillieren. Bei 226° darf nur noch Dampf im Kölbchen sein (Ausführung der Bestimmung mit 50 ml Substanz; Ph.Helv. V). – c) Saure Teerprodukte: Die Lösung von 0,5 ml Substanz in 5 ml A. darf nicht sauer reagieren (Ph.Helv. V). – d) Teeröle, Naphthalin: 1 ml Substanz und 2,5 ml Natronlauge müssen beim Schütteln eine klare, hellgelbe Lösung geben, die sich beim Verdünnen mit 50 ml W. nicht trüben darf (DAB 6). – e) Steinkohlenkreosot: Kreosot muß in 3 Vol.T. einer Mischung von 1 T. W. und 3 T. Glycerin fast unlöslich sein (DAB 6). – f) Hochsiedende Bestandteile: Werden 1 ml Substanz, 2 ml Benzin und 3 ml Barytwasser geschüttelt, so darf die Benzinschicht keine blaue oder schmutzige, die wäßrige Flüssigkeit keine rote Färbung zeigen (Ph.Helv. V, DAB 6). – g) 50 mg Substanz dürfen keinen wägbaren Rückstand bei der Verbrennung hinterlassen (Ph.Helv. V).

Wertbestimmung. DAB 6: Eine Mischung von 1 ml Kreosot und 10 ml einer Lösung von Kaliumhydroxid in absol. A. (1 + 4) muß nach einiger Zeit zu einer festen, kristallinischen Masse erstarren.

Anwendung. Kreosot wurde früher vielfach zur innerlichen Verabreichung als Expectorans und Desodorans (s. auch Guajakol) verwandt. Größte Einzelgabe: 0,5 g; größte Tagesgabe 1,5 g.

Thymolum DAB 6, DAB 7 – DDR, ÖAB 9, Ph.Helv. V, Ross. 9, Ph.Ned. 58. Thymol BP 63, USP XVI (als Reagens!), CF 65. Isopropyl-methyl-phenol. Thymiankampfer.

2-Isopropyl-5-methyl-phenol $C_{10}H_{14}O$ M.G. 150,22

Eigenschaften. Farblose, durchscheinende Kristalle, die charakteristisch nach Thymian riechen und würzig-brennend schmecken. Thymol ist mit Wasserdampf flüchtig. Die Kristalle sinken in W. unter. Geschmolzenes Thymol schwimmt auf dem W. Löslichkeit: 1 T. löst sich in etwa 1100 T. W., sehr leicht löslich in A., Ae., Chloroform, leicht löslich in fetten Ölen, schwer löslich in Glycerin, löslich in Alkalihydroxidlösungen unter Phenolatbildung. Fp. 50 bis 51° (Ph.Helv. V, DAB 6), 49 bis 51° (ÖAB 7), 48 bis 50° (KOFLER). Erstarrungspunkt: Nicht unter 49,3° (BP 63).

Erkennung. a) Versetzt man eine warme Lösung von etwa 0,1 g Thymol in 1 ml verd. Natriumhydroxidlösung mit 2 Tr. Chloroform, so färbt sich die Lösung beim Schütteln allmählich violett (ÖAB 9). – b) Versetzt man eine Lösung von einigen mg Substanz in 1 ml konz. Essigsäure mit 6 Tr. konz. Schwefelsäure und 1 Tr. Salpetersäure, so entsteht beim Durchschütteln eine im auffallenden Licht blaugrün, im durchfallenden Licht rotviolett erscheinende Lösung (ÖAB 9, ähnlich DAB 6). – c) Versetzt man eine unter Zusatz einiger Tr. verd. Natronlauge hergestellte, wäßrige Thymollösung mit einigen Tr. Jodlösung, so tritt Rotfärbung auf; bei genügendem Jodzusatz scheiden sich rote Flocken ab (Ph. Helv. V).

Prüfung. a) Unlösliche Verunreinigungen: 1,00 g Substanz muß sich in 5,00 ml 3 n Natronlauge unter Erwärmen lösen. Die Lösung muß klar sein und darf keine Abscheidung öliger Tropfen zeigen (DAB 7 – DDR). – b) Freie Säure: Wird 1,0 g fein gepulvertes Thymol mit 20 ml W. 1 Min. lang kräftig durchgeschüttelt und hierauf abfiltriert, so darf das Filtrat gegen Methylrot nicht sauer reagieren (ÖAB 9). – c) Fremde Phenole: 10 ml des für die Prüfung auf freie Säure bereiteten Filtrates dürfen sich auf Zusatz von 1 Tr. Eisen(III)-chloridlösung grünlich, aber nicht blau oder violett färben (ÖAB 9). – d) Verdampfungsrückstand: Höchstens 0,1% (ÖAB 9 und DAB 7 – DDR); 0,2 g Substanz dürfen beim Erhitzen auf dem Wasserbad keinen wägbaren Rückstand hinterlassen (DAB 6).

Gehaltsbestimmung. Bromometrische Bestimmungsmethoden findet man in Ph.Helv. V und ÖAB 9. Vorschrift des ÖAB 9: 0,1000 g Thymol wird in einem Schliffkolben in 10 ml Chloroform gelöst. Die Lösung versetzt man mit 40,00 ml 0,1 n Kaliumbromatlösung, fügt etwa 2 g Kaliumbromid und, sobald sich dieses aufgelöst hat, 15 ml verd. Schwefelsäure hinzu und läßt 15 Min. lang unter häufigem Umschütteln, verschlossen im Dunkeln stehen. Sodann titriert man nach Zusatz einer Lösung von etwa 1 g Kaliumjodid in 10 ml W. langsam und unter kräftigem Umschütteln mit 0,1 n Natriumthiosulfatlösung unter Verwendung von Stärkelösung als Indikator. Für die angegebene Einwaage muß sich ein Verbrauch an 0,1 n Kaliumbromatlösung von 26,36 bis 26,89 ml ergeben, entsprechend 99,0 bis 101,1% d. Th. 1 ml 0,1 n Kaliumbromatlösung entspricht 3,756 mg $C_{10}H_{14}O$. 1 g Thymol entspricht 266,3 ml 0,1 n Kaliumbromatlösung.

Aufbewahrung. Vor Licht geschützt, in dicht schließenden Gefäßen.

Anwendung. Als Anthelminticum (s. S. 945) bei Ascaridiasis. Bei chronischer Anwendung thyreotoxisch.

Dosierung. Gebräuchliche Einzeldosis: 0,3 bis 0,6 g; Einzelmaximaldosis: 1,0 g; Tagesmaximaldosis 4,0 g (ÖAB 9).

Thymol ist bei geringerer Giftigkeit etwa 30mal so wirksam wie Phenol. Obwohl die Wasserlöslichkeit schlecht ist, reicht die Konzentration einer kalt gesättigten wäßrigen Lösung aus für einen günstigen bakteriostatischen Effekt. Eine 5%ige Lösung in verd. A. wird zur Händedesinfektion benutzt. Thymol wird wegen seiner stark fungiziden Wirkung zur Behandlung von Pilzerkrankungen der Haut verwandt.

Xylenol. Dimethylphenol.

$C_8H_{10}O$ M.G. 122,16

Es existieren 6 isomere Dimethylphenole, die alle bakteriostatisch wirksam sind.

Eigenschaften. Weiße, oder fast weiße Kristalle, die zwischen 26 und 75° schmelzen und zwischen 201 und 225° sieden. Wenig löslich in W. gut löslich in A., Ae., Chloroform und weiteren organischen Lösungsmitteln. Unter Phenolatbildung löslich in Alkalihydroxidlösungen.

Anwendung. Zur Herstellung von Desinfektionslösungen.

Tabellarische Zusammenstellung der einzelnen Xylenole

Formel	Bezeichnungen	Fp.	Kp.
	2,3-Xylenol 2,3-Dimethylphenol 3-Hydroxy-1,2-dimethylbenzol 3-Hydroxy-o-xylol 1,2,3-Xylenol	75	218
	2,4-Xylenol 2,4-Dimethylphenol asym. m-Xylenol 4-Hydroxy-1,3-dimethylbenzol 4-Hydroxy-m-xylol 1,3,4-Xylenol	26	211,5
	2,5-Xylenol p-Xylenol asym. p-Xylenol 2,5-Dimethylphenol 2-Hydroxy-1,4-dimethylbenzol 2-Hydroxy-p-xylol 1,4,2-Xylenol	75	215
	2,6-Xylenol 2,6-Dimethylphenol vic. m-Xylenol 2-Hydroxy-1,3-dimethylbenzol 2-Hydroxy-m-xylol 1,3,2-Xylenol	45	201

Tabellarische Zusammenstellung der einzelnen Xylenole *(Fortsetzung)*

Formel	Bezeichnungen	Fp.	Kp.
(Struktur: OH, CH₃, CH₃)	*3,4-Xylenol* o-Xylenol asym. o-Xylenol 3,4-Dimethylphenol 4-Hydroxy-1,2-dimethylbenzol 4-Hydroxy-o-xylol 1,2,4-Xylenol	65	225
(Struktur: OH, H₃C, CH₃)	*3,5-Xylenol* m-Xylenol sym. m-Xylenol 3,5-Dimethylphenol 5-Hydroxy-1,3-dimethylbenzol 5-Hydroxy-m-xylol 1,3,5-Xylenol	68	219

2-Hydroxy-diphenyl. o-Hydroxy-diphenyl. o-Phenylphenol.

$C_{12}H_{10}O$ M.G. 170,20

Eigenschaften. Weiße, schuppenförmige Kristalle von mildem, charakteristischem Geruch. Löslich in fast allen organ. Lösungsmitteln, unter Phenolatbildung löslich in wäßrigen Alkalihydroxidlösungen, unlöslich in W. Fp. 55,5 bis 57,5. Kp. 280 bis 274°.

Anwendung. Als Desinfiziens und Konservierungsmittel.

4-Chlorphenol. p-Chlorphenol. 1-Hydroxy-4-chlorbenzol.

C_6H_5ClO M.G. 128,56

Eigenschaften. Farblose, zerfließliche Kristalle, die phenolartig riechen. Leicht löslich in A., Ae., wenig löslich in W., unter Phenolatbildung löslich in wäßrigen Alkalihydroxidlösungen. Fp. 43°. Kp. 219,8°.

Anwendung. Als starkes Desinfiziens. 5- bis 20%ige Glycerinlösungen werden außerdem zu Pinselungen bei Rachen- und Kehlkopftuberkulose, 0,25- bis 1%ige wäßrige Lösungen zur Berieselung des Operationsfeldes verwandt.

Aufbewahrung. In gut schließenden Gefäßen, vor Feuchtigkeit geschützt.

Chlorocresolum Ph.Helv. V – Suppl. III. Chlorocresol BP 63. Parachlorometacresol. p-Chlor-m-cresolum. Chlorkresol. 4-Chlor-m-kresol. 6-Chlor-3-hydroxytoluol. 3-Methyl-4-chlor-phenol.

4-Chlor-3-methyl-1-hydroxybenzol C_7H_7ClO M.G. 142,59

Eigenschaften. Farblose Kristalle, kristallinisches Pulver oder weiße bis gelbstichige kristalline Masse von schwachem, eigenartigem Geruch und brennendem Geschmack. Löslichkeit: Bei 20° löslich in 260 T. W., besser löslich in heißem W., in 0,4 T. 95%igem A. löslich in Ae., Chloroform, Benzol, in fetten Ölen und in Alkalihydroxidlösungen unter

Phenolatbildung. Fp. 64 bis 67° (Ph.Helv. V – Suppl. III), 64 bis 66° (BP 63). Wasserdampfflüchtig.

Erkennung. a) 40 mg Substanz müssen sich in 10 ml W. klar und farblos lösen. Diese Lösung dient als Stammlösung für die folgenden Prüfungen: b) Versetzt man 2 ml der Stammlösung mit 1 Tr. Eisen(III)-chloridlösung, so entsteht eine blauviolette Färbung (Ph.Helv. V – Suppl. III). – c) 50 mg Substanz werden mit 0,5 g wasserfreiem Natriumcarbonat gemischt und verascht. Der Rückstand wird nach dem Erkalten mit 5 ml W. ausgekocht, mit Salpetersäure angesäuert und filtriert. Im Filtrat muß sich auf Zusatz von Silbernitratlösung ein weißer Niederschlag von Silberchlorid bilden (BP 63). – d) Chlorcresol färbt beim Verbrennen an einem vorher ausgeglühten Kupferdraht die nichtleuchtende Bunsenflamme grün (Ph.Helv. V – Suppl. III).

Prüfung. a) Das pH der Stammlösung (s. oben!), potentiometrisch bestimmt, muß zwischen 6,2 und 6,6 liegen (Ph.Helv. V – Suppl. III). – b) 50 mg Chlorcresol dürfen keinen wägbaren Verdampfungsrückstand hinterlassen (Ph.Helv. V – Suppl. III). – c) Wird die Substanz auf dem Wasserbad verflüchtigt und anschließend bei 105° bis zur Gewichtskonstanz getrocknet, so dürfen höchstens 0,1% Rückstand hinterbleiben (BP 63).

Gehaltsbestimmung. Nach Ph.Helv. V – Suppl. III: Etwa 0,05 g Substanz werden genau gewogen, in einem Erlenmeyerkolben von 200 ml Inhalt mit Glasstopfen in 10 ml konz. Essigsäure gelöst und mit 25 ml 0,1 n Bromid-Bromat (genau gemessen) und 10 ml verd. Salzsäure versetzt. Der Kolben wird sofort verschlossen, gut durchgeschüttelt und 10 Min. im Dunkeln stehengelassen. Hierauf fügt man rasch eine frisch bereitete Lösung von 1 g Kaliumjodid in 9 ml W. hinzu, verschließt sogleich wieder, schwenkt um und läßt weiter 5 Min. im Dunkeln stehen. Dann wird das ausgeschiedene Jod, welches dem überschüssigen Bromat entspricht, mit 0,1 n Natriumthiosulfatlösung bis zur Entfärbung titriert (Feinbürette). Gegen Ende der Titration werden 10 Tr. Stärkelösung zugesetzt. 1 ml 0,1 n Kaliumbromatlösung entspricht 0,003565 g C_7H_7ClO. Der Verbrauch an 0,1 n Bromid-Bromat muß einem Gehalt von 98,0 bis 100,5% entsprechen. 0,0500 g müssen also mindestens 13,74 und dürfen höchstens 14,10 ml 0,1 n Bromid-Bromat verbrauchen.

Aufbewahrung. Vor Licht geschützt, in gut schließenden Gefäßen.

Inkompatibilitäten. Ph.Helv. V – Suppl. III: Mit Antipyrin, Chininsalzen, Chloralhydrat, Dimethylaminoantipyrin, Harnstoff, Hexamethylentetramin, Kampfer, Menthol, Methylsulfonal, Phenacetin, Phenolen und Urethan bildet Chlorkresol feucht werdende, sich verflüssigende Gemische. Brom (Fällung), Eisen(III)-salze (Färbungen), Oxydationsmittel (Zersetzung).

Anwendung. Als Desinfiziens und Antisepticum; zur Desinfektion von Instrumenten, Verbandstoffen und Händen. Eine 1%ige Lösung in Aceton/A. wird zur Desinfektion des Operationsfeldes empfohlen. Die Substanz wirkt in sauren Lösungen stärker bakterizid als in alkalischen! Als Fungizid.

Handelsformen: Parmetol, Peritonan, Raschit, Aptol, Baktolan.

o-Chlor-m-cresol. o-Chlor-m-kresol. 2-Chlor-m-kresol. 2-Chlor-3-hydroxy-toluol. 3-Methyl-2-chlor-phenol.

1-Methyl-2-chlor-3-hydroxy-benzol C_7H_7ClO M.G. 142,59

Eigenschaften. Weiße Kristalle, löslich in A., Ae., Chloroform, Aceton, schwer löslich in W., unter Phenolatbildung löslich in Alkalihydroxidlösungen. Fp. 55 bis 56°.

Chloroxylenol BP 53(!). Parachlorometaxylenol. p-Chlor-m-xylenol. 4-Chlor-3,5-xylenol. 2-Chlor-3-methyl-5-hydroxy-toluol. 2-Chlor-5-hydroxy-m-xylol.

2-Chlor-5-hydroxy-1,3-dimethyl-benzol C_8H_9ClO M.G. 156,61

Darstellung. Durch Einwirkung von Sulfurylchlorid auf 3,5-Xylenol.

Eigenschaften. Weiße oder cremefarbene Kristalle von charakteristischem Geruch. Mit Wasserdampf flüchtig. 1 T. löst sich in 3000 T. W., besser in heißem W., in 1 T. A. (95%), in Ae., Benzol, Terpenen, fetten Ölen; unter Phenolatbildung löslich in Alkalihydroxidlösungen. Fp. 114 bis 115,5°.

Erkennung. a) Gibt man zu einer gesättigten wäßrigen Lösung 1 Tr. Eisen(III)-chloridlösung, so entsteht *keine* Blaufärbung (Unterscheidung von Chlorkresol). — b) 50 mg Substanz werden mit 0,5 g wasserfreiem Natriumcarbonat gemischt und stark erhitzt. Nach dem Erkalten löst man den Rückstand in 5 ml W., säuert mit Salpetersäure an und versetzt mit Silbernitratlösung: es entsteht eine weiße Fällung.

Prüfung. Sulfatasche: Nicht über 0,1%.

Anwendung. Als äußerliches Antisepticum, in Form desinfizierender Seifenlösungen.

6-Chlorthymol. 6-Chlor-3-hydroxy-cymol. 6-Chlor-4-isopropyl-3-hydroxy-toluol.

6-Chlor-3-hydroxy-1-methyl-4-isopropyl-benzol $C_{10}H_{13}ClO$ M.G. 245,50

Eigenschaften. Farblose Kristalle, Fp. 58 bis 60° (aus Ligroin).

Anwendung. Als Desinficiens und äußerliches Antisepticum.

Trichlorphenol.

1-Hydroxy-2,4,6-trichlor-benzol $C_6H_3Cl_3O$ M.G. 197,46

Eigenschaften. Weiße Kristalle von phenolartigem Geruch. Sehr schwer löslich in kaltem W., leicht löslich in A., Ae., Chloroform, Schwefelkohlenstoff, Petroläther und Glycerin. Fp. 69,5°. Kp. 246°. Mit Wasserdampf flüchtig.

Anwendung. Als Desinfiziens und äußerliches Antisepticum. 1- bis 5%ige, glycerinhaltige, wäßrige Lösungen werden zum Einpinseln gegen Erysipel gebraucht.

Handelsform: Omal.

Hexachlorophene USP XVII, NND 63. Hexachlorophane BP 63. 2,2′-Methylene-bis-(3,4,6-trichlorophenol) (s. auch S. 1209).

Bis-(2-hydroxy-3,5,6-trichlorphenyl)-methan $C_{13}H_6Cl_6O_2$ M.G. 406,93

Gehaltsforderung nach USP XVII: Mindestens 98% $C_{13}H_6Cl_6O_2$.

Eigenschaften. Weißes bis leicht gelbliches, kristallines Pulver, geruchlos oder höchstens schwach phenolartig riechend. Unlöslich in W. leicht löslich in Aceton, A. und Ae., löslich in Chloroform, unter Phenolatbildung löslich in Alkalihydroxidlösungen. Fp. 161 bis 167°.

Erkennung. Nach USP XVII: a) Etwa 100 mg Substanz werden im Reagensglas leicht erhitzt. Es entsteht eine farblose bis schwach bernsteinfarbene Flüssigkeit, die bei stärkerem Erhitzen grün, dann blau und schließlich purpurfarben wird. – b) Eine Lösung von etwa 5 mg Substanz in 5 ml A. wird mit 1 Tr. Eisen(III)-chloridlösung versetzt: es entsteht sofort eine purpurne Färbung, die wieder verblaßt. – c) Eine Lösung von etwa 100 mg Substanz in 0,5 ml Aceton wird in einem Reagensglas mit 5 ml einer Titan(III)-chloridlösung (1 in 20) versetzt und geschüttelt; es scheidet sich eine gelborange-farbene, ölige Substanz aus, die in Ae., Chloroform und Benzol löslich ist.

Prüfung. Trocknungsverlust: Höchstens 1%, wenn 4 Std. bei 105° getrocknet wird. Verbrennungsrückstand: Höchstens 0,1%.

Gehaltsbestimmung. Etwa 1 g Substanz wird genau gewogen, in 25 ml A. gelöst und mit 0,1 n Natronlauge titriert, wobei der Endpunkt der Titration potentiometrisch bestimmt wird. 1 ml 0,1 n Natronlauge entspricht 40,69 mg $C_{13}H_6Cl_6O_2$.

Aufbewahrung. In dicht schließenden Gefäßen, vor Licht geschützt.

Anwendung. Als Desinficiens. Häufig in desinfizierenden Seifen (zur Geruchsbeseitigung). Cave Überempfindlichkeit!

Handelsformen: AT 17, Dimiplex, Exofène, Gamophen, Germamedico, Hex-O-San, p-Hilo-Hex, Ritosept, Surgi-Cen, Surofene.

Bithionol USP XVI. 2,2'-Thiobis-(4,6-dichlorophenol).

$C_{12}H_6Cl_4O_2S$ M.G. 356,07

Gehaltsforderung: Nicht unter 98% $C_{12}H_6Cl_4O_2S$ für die während 4 Std. bei 105° getrocknete Substanz.

Eigenschaften. Weißes oder grauweißes, kristallines Pulver; geruchlos oder leicht aromatisch bis phenolartig riechend. Unlöslich in W., leicht löslich in Aceton, A. und Ae., löslich in Chloroform und unter Phenolatbildung löslich in verd. Alkalihydroxidlösungen.

Erkennung. a) Etwa 50 mg Substanz werden in 5 ml A. gelöst und mit 1 bis 2 Tr. Eisen-(III)-chloridlösung versetzt; es entsteht sofort eine vorübergehende Purpurfärbung. – b) Etwa 100 mg Substanz werden in 0,5 ml Aceton gelöst, in einem Reagensglas mit 2 bis 3 Tr. Titantrichloridlösung (1 in 20) versetzt und umgeschüttelt; es bildet sich eine gelborange-farbene, ölige Abscheidung, die an die Oberfläche steigt (Unterschied zu Hexachlorophen, wobei die ölige Abscheidung sich am Boden des Reagensglases sammelt). – c) In einem kleinen Reagensglas aus Borsilicatglas (12 × 75 mm) werden 2 mg Substanz mit etwa 50 mg metallischem Natrium versetzt und einige Minuten stehengelassen. Das Reagensgläschen wird waagerecht eingeklemmt und mit einem Mikrobrenner bis zur beginnenden Reaktion erhitzt. Dann werden weitere 1 bis 2 mg Substanz zugegeben und 30 Sek. weiter erhitzt. Man läßt langsam abkühlen, fügt 0,5 ml A. hinzu und versetzt nach Beendigung der Reaktion mit 2 ml W. Nach kurzem Aufkochen wird zentrifugiert und die überstehende, klare Schicht dekantiert. Wird die klare Flüssigkeit dann mit 2 ml Bleiacetatlösung versetzt, so muß sich ein schwarzer Niederschlag bilden (Unterschied zu Hexachlorophen, das keinen Niederschlag bildet). – d) Die Substanz soll zwischen 186 und 189° schmelzen.

Prüfung. a) Trocknungsverlust: Höchstens 1%, wenn 4 Std. bei 105° getrocknet wird. – b) Verbrennungsrückstand: Höchstens 0,1%.

Gehaltsbestimmung. Etwa 1,4 g der während 4 Std. bei 105° getrockneten Substanz werden genau gewogen, in 35 ml Aceton gelöst und langsam mit 0,1 n Natronlauge titriert. Der Endpunkt wird potentiometrisch ermittelt. Der Verbrauch an 0,1 n Natronlauge wird mit Hilfe eines Blindversuches an 35 ml Aceton korrigiert. 1 ml 0,1 n Natronlauge entspricht 35,61 mg $C_{12}H_6Cl_4O_2S$.

Aufbewahrung. In gut schließenden Gefäßen, vor Licht geschützt.

Anwendung. Wie Hexachlorophen in Konzentrationen von 0,5 bis 1% und höher.

Einige neuere Spezialmittel dieser Desinfektionsmittelgruppe

1. Kresolpräparate. *Bacillol* (Bacillolfabrik Dr. Bode & Co., Hamburg-Stellingen) ist eine Kresolseifenlösung (vgl. Lysol) und gehört zu den Grobdesinfektionsmitteln.

2. Kresolpräparate mit freiem Alkali. *Alkalysol* (Schülke & Mayr AG, Hamburg 39).

T.B.-Bacillol (Bacillolfabrik Dr. Bode & Co., Hamburg-Stellingen).

Beide Präparate sind Kresolseifenlösungen mit bestimmtem Gehalt an freiem Alkali und finden als Grobdesinfektionsmittel in der Tbc-Desinfektion (Sputum etc.) Verwendung.

3. Andere Phenolhomologe, z. T. chloriert.

Baktol (Bacillolfabrik Dr. Bode & Co., Hamburg-Stellingen) ist 1-Methyl-6-chlor-3-oxybenzol (p-Chlor-m-kresol) in einer Seifenlösung. Feindesinfektionsmittel.

CKS-Chlorkresol-Seifenlösung (Bacillolfabrik Dr. Bode & Co., Hamburg-Stellingen). Grobdesinfektionsmittel.

Debacil (Farbwerke Hoechst, Frankfurt-Höchst) ist eine schwach alkalisch reagierende, alkoholisch-wäßrige Seifenlösung, die als wirksame Bestandteile im wesentlichen chlorierte Phenole enthält. Zur Instrumentendesinfektion.

Debacil W (Farbwerke Hoechst, Frankfurt-Höchst) ist eine schwach alkalische, noch unverseiftes Fett enthaltende wäßrig-alkoholische Seifenlösung, die als wirksame Bestandteile im wesentlichen chlorierte Phenole enthält. Zur Desinfektion insbesondere zahnärztlicher Instrumente.

Delegol (Bayer, Leverkusen) enthält o-Benzylphenol in einem seifenfreien neutralen Netzmittel von hoher Schaumkraft. Grobdesinfektionsmittel.

Desontan (Dr. F. Raschig GmbH, Ludwigshafen) enthält ein höher chloriertes Oxybenzylphenol, chlorierte Kresole und Xylenole und Netz- und Lösungsmittel. Feindesinfektionsmittel.

Dotrigan (Dr. W. H. Trippen & Co., Freiburg) stellt eine Lösung chlorierter Phenole in einer Pflanzenöl-Seifenlösung dar. Feindesinfektionsmittel.

Killophen, ursprünglicher Name *Fein-Desinfiziens 57*, („Lysoform" Dr. Hans Rosemann, Berlin-Schöneberg) ist ein Gemisch halogenierter Alkyl- und Aralkylphenole in einer Spezialseifenlösung. Feindesinfektionsmittel.

Korsyl-Bacillol (Bacillolfabrik Dr. Bode & Co., Hamburg-Stellingen) enthält eine Kombination von alkylierten und arylierten Phenolen und halogenierten Phenolderivaten mit modernen waschaktiven Stoffen. Seifenfreies stark schäumendes Grobdesinfektionsmittel.

Lavasteril (Gesellschaft für pharmazeutische Präparate mbH, München) enthält chlorierte Thymole und Kresole.

Lysolin (Schülke & Mayr AG, Hamburg 39) stellt eine Lösung hochmolekularer alkylierter, arylierter und aralkylierter, zum Teil chlorierter Phenole dar, die als Lösungsvermittler Emulgatoren enthält. Seifenfreies stark schäumendes Grobdesinfektionsmittel.

Neo-Dysentulin (Dr. Meyer-Castens & Co. GmbH, Hamburg), ursprünglicher Name *Septex*, enthält chlorierte Phenole und spezifische, auch korrosionshemmende Zusätze. Fein- und Grobdesinfektionsmittel.

Phenol-Lysoform („Lysoform" Dr. Hans Rosemann, Berlin 62) heißt jetzt *Lyorthol*, enthält arylierte Phenole und Schwermetallverbindungen. Seifenhaltiges Grobdesinfektionsmittel.

Phenol-Lysoform „S" („Lysoform" Dr. Hans Rosemann, Berlin 62) stellt ein Gemisch arylierter und halogenierter Phenole mit einer metallorganischen Verbindung in Spezialseifenlösung dar. Grobdesinfektionsmittel, heißt jetzt *Grobdesin*.

Raluben (Dr. F. Raschig GmbH, Ludwigshafen) ist ein Desinfektionsgrundstoff auf der Basis halogenierter Phenole. Weißlichgelbes, fast geruchloses Pulver, dessen Wirksamkeit durch Seifen kaum beeinträchtigt wird. Antiseptischer Zusatz für kosmetische Artikel.

Sagrotan (Schülke & Mayr AG, Hamburg 39) enthält p-Chlor-m-kresol und p-Chlor-sym-Xylenol in Seifenlösung, eine Kombination, deren Desinfektionskraft größer als die der Einzelkomponenten ist. Feindesinfektionsmittel (DRP 300321, 302013).

Sanatol (Sanatol-Gesellschaft mbH., Birkenfeld) enthält chlorierte Phenole und Terpene.

Tb-Lysoform („Lysoform" Dr. Hans Rosemann, Berlin 62) ist eine alkalische Lösung eines Arylphenols unter Zusatz von Alkylsulfonaten und einem besonders ausgewählten ätherischen Öl. Grobdesinfektionsmittel für die Sputumdesinfektion.

Tumulan (Pharmacon GmbH, Hamburg 24) enthält p-Chlor-m-kresol und Xylenol in Kaliseife, Feindesinfektionsmittel.

Valvanol (Asid-Institut GmbH, München 13) enthält chlorierte Phenolhomologe in glycerinalkoholischer Seifengrundlage. Fein- und Grobdesinfektionsmittel.

Vikotan (Chemie Grünenthal GmbH, Stolberg im Rheinland) ist eine gepufferte Lösung von Phenolhomologen in einem Netzmittel, das aus kondensierten Aminosäuren (Eiweißhydrolysat) besteht. Dazu enthält Vikotan einen hohen Prozentsatz an Glycerin. Feindesinfektionsmittel.

4. Phenolhomologe, chloriert mit freiem Alkali.

Baktolan (Bacillolfabrik Dr. Bode & Co., Hamburg-Stellingen) ist eine Lösung von 1-Methyl-6-chlor-3-oxy-benzol (p-Chlor-m-kresol) in Alkali. Grobdesinfektionsmittel für Tbc-Desinfektion (Sputum etc.).

Parmetol (Schülke & Mayr AG, Hamburg 39) ist eine alkalische Lösung von p-Chlor-mkresol mit abgestimmtem Gehalt an freiem Alkali. Grobdesinfektionsmittel für Tbc-Desinfektion (Sputum etc.) und Virusinaktivierung bei der Stuhldesinfektion.

Ralusept (Dr. F. Raschig GmbH, Ludwigshafen) enthält chlorierte Kresole in natronalkalischer Lösung. Grobdesinfektionsmittel.

Tebintan (Dr. F. Raschig GmbH, Ludwigshafen) ist eine alkalische Lösung von p-Chlorm-kresol. Feindesinfektionsmittel für Sputum und Wäsche Tbc-Kranker.

5. Viruzide-bakterizide Desinfektionsmittel.

Gevisol (V. 11. G) (Schülke & Mayr, Hamburg) – zur Grobdesinfektion; es wirkt viruzid, bakterizid und fungizid. Zusammensetzung: Phenolderivate in einem Puffersystem und Seife. Gebrauchslösung: a) Räume: 0,5%; b) Wäsche: 0,5% bei 12 Std. Einwirkungszeit.

Havisol (V. 9. H) (Schülke & Mayr, Hamburg) – zur Händedesinfektion. Zusammensetzung: Wirkstoff „DCS 9" in Kombination mit Phenolderivaten und Seife. Gebrauchslösung: 2% bei einer Einwirkungszeit von 5 Min.

Ivisol (V. 10. I) (Schülke & Mayr, Hamburg) – zur Instrumentendesinfektion. Zusammensetzung: Phenolderivate in einem Puffersystem und Seife. Gebrauchslösung: 2% bei einer Einwirkungszeit von 30 Min.; zur Sporenabtötung soll 30 Min. gekocht werden.

Einige **in England gebräuchliche Desinfektionsmittel** mit chlorierten und unchlorierten Phenolen als Wirkstoffen (Literatur: Extra P.).

1. Chlorxylenolpräparate:

Asterit (Laporte Chem.).
Burgol (Borgoyne Burbridges).
Celozene (Cellon).
C. M. X. Antiseptic, -Obstetric
    Cream, -Pessaries (Wyleys).
Cresantol-15 u. 15 R (Monsanto Chem.).
Dettol Antiseptic, -ointment, -ob
    stetric Cream (Rockitt u. Colman).
Dettolin (Rockitt u. Colman).

Germosan (Genatosan).
G. P. Germicide (Cuxson, Gerrard).
Keedosol (Ferris).
Neo-Monsol Liquid (Monsol).
Santron Concentrate (W. J. Rendell).
Santrum (W. J. Rendell).
Streph (Jeyes Sanitary Compounds).
Supersalve (Boots).
Zant (Evans Medical Supplies).

2. Präparate mit anderen chlorierten Phenolen:

Candaseptic (Clay u. Abraham): Chlorkresol 1%. Sapo virid. 1,5%. Menthol 0,1%. Spirit. 40% (Gurgellösung).
Osyl (Lehn u. Fink): „chlorierte und anders substituierte Phenole".
Pynol (Cooper, Mc. Dougall u. Robertson): „chlorierte Phenole und Benzylkresol".

3. Präparate mit verschiedenen unchlorierten Phenolen:

A. M. C. Antiseptic Solution (Boots) mit Amyl-m-kresol (Gurgellösung).
Cresantol-3 (Monsanto Chem.) mit Benzylkresolen.
Dimol (Dimol Labor., Anglo-French Drug) mit Dimethyl-methoxyphenol, Tri- u. Tetramethylphenol.

B. Oxydationsmittel, Halogene und halogenabspaltende Mittel

Wasserstoffperoxid. *Anwendung.* Als Desinfiziens und Desodorans in Form von 1- bis 3%igen wäßrigen Lösungen zur Säuberung verschmutzter Wunden (s. Sol. Hydrogenii peroxydati). Wasserstoffperoxid wirkt nur kurzfristig, so lange es in ausreichender Konzentration vorhanden ist. Es eignet sich in verdünnter Lösung deshalb auch zum Spülen von Wunden und Schleimhäuten. Die desinfizierende und desodorierende Wirkung beruht auf der Freisetzung von Sauerstoff, der wegen seiner atomaren Beschaffenheit im statu nascendi eine starke Reaktionsfähigkeit besitzt und Enzymsysteme der Bakterien oxydiert. Die in allen lebenden Geweben vorhandene Katalase verursacht stürmische Zersetzung und damit die Wirkung des Wasserstoffperoxids.

Peroxide wirken in gleicher Weise, durch Entwicklung von „aktivem" Sauerstoff desinfizierend.

Disuccinylperoxid.

$$\begin{array}{l} O-CO-CH_2-CH_2COOH \\ | \\ O-CO-CH_2-CH_2COOH \end{array}$$

ist unter den Bezeichnungen Alphogen, Aophon, Alphozon als Desinfiziens im Handel.

Kaliumpermanganat. *Anwendung.* Äußerlich als Antisepticum bei Eiterungen, infizierten Wunden usw., in Verdünnungen von 1:5000 bis 1:2000. Neben desinfizierenden Eigenschaften hat Kaliumpermanganat auch einen adstringierenden Effekt.

Kaliumchlorat. Das früher als Desinfiziens gebrauchte Kaliumchlorat sollte wegen seiner großen Giftigkeit und umstrittenen Wirkung heute nicht mehr angewandt werden. Es führt bei Resorption zu Methämoglobinbildung und Hämolyse, außerdem können starke Reizsymptome des Magen-Darm-Kanals auftreten.

Jod wirkt bakterizid und fungizid. Es wird hauptsächlich in äthanolischer oder wäßriger, kaliumjodidhaltiger Lösung angewandt (s. Jodtinktur, Jodlösung). Der Kaliumjodidzusatz bewirkt einerseits eine bessere Löslichkeit und verhindert außerdem die Bildung von ätzendem Jodwasserstoff. Es bildet sich das leicht lösliche Komplexsalz KJ_3, das keine lokale Reizung der Haut hervorruft:

$$J_2 + KJ \rightarrow KJ_3$$

Wirkungsmechanismus s. unter Chlor.

Anwendung. Zur Vorbereitung des Operationsfeldes wird am besten verdünnte Jodtinktur benutzt. Jodtinktur, Jodlösungen, Lugolsche Lösung und ähnliche Zubereitungen dienen zur Desinfektion kleinerer Verletzungen oder als Pinselungen bei Entzündungen und Schwellungen. Überempfindlichkeit ist nicht selten.

Chlor wirkt stark bakterizid. Es wird in erster Linie zur Entkeimung und Reinigung des Wassers verwandt. Verdünnungen von $1:10^7$ sind noch stark keimtötend. Zur Entkeimung von Trink- und Badewasser wird im allgemeinen ein Chlorzusatz von 1:2000000 vorgenommen. Die desinfizierende Wirkung des Chlors soll auf der Chlorierung der in den Eiweißstoffen vorhandenen Aminogruppen zu Chloramingruppen beruhen. Beim Einleiten oder Lösen von Chlor in Wasser tritt Disproportionierung in Chlorwasserstoff und unterchlorige Säure ein:

$$Cl_2 + H_2O \rightarrow HCl + HClO$$

Unterchlorige Säure wirkt ebenfalls stark bakterizid. Sie zersetzt sich außerdem unter Abgabe von Sauerstoff, der in naszierendem Zustand im Gegensatz zu molekularem Sauerstoff ebenfalls keimtötend wirkt:

$$HClO \rightarrow HCl + 1/2\, O_2$$

Chlorkalk und **Calciumhypochlorit** werden äußerlich als Desinfektionsmittel, in Form der Dakinschen oder ähnlicher Lösungen zur Wundbehandlung und in Form von Salben zur Behandlung von Frostbeulen verwandt.

Natriumhypochlorit wird in Form von wäßrigen Lösungen (Eau de Labarraque, Dakinsche Lösung) zur Berieselung infizierter Wunden und als allgemeines Desinfiziens verwandt.

Halogenabspaltende Mittel. Während die Verwendung von Chlor und unterchloriger Säure auf die Wasserentkeimung beschränkt ist, können Verbindungen, die in wäßriger Lösung oder in feuchtem Milieu unterchlorige Säure entwickeln, sog. chlorabspaltende Mittel vielseitig angewandt werden. Als „chlorabspaltende Stoffe" werden vor allem Chloramide der allgemeinen Formel:

$$\begin{array}{c} R^1 \\ \diagdown \\ N\text{—}Cl \\ \diagup \\ R^2 \end{array}$$

verwandt. Zu einer Chlorabspaltung kommt es lediglich, wenn diese Verbindungen mit Salzsäure umgesetzt werden:

$$\begin{array}{c} R^1 \\ \diagdown \\ N\text{—}Cl + HCl \\ \diagup \\ R^2 \end{array} \rightarrow \begin{array}{c} R^1 \\ \diagdown \\ N\text{—}H + Cl_2 \\ \diagup \\ R^2 \end{array}$$

In wäßriger Lösung entwickeln sie unterchlorige Säure:

$$\begin{array}{c} R^1 \\ \diagdown \\ N\text{—}Cl + HOH \\ \diagup \\ R^3 \end{array} \rightarrow \begin{array}{c} R^1 \\ \diagdown \\ N\text{—}H + HClO \\ \diagup \\ R^2 \end{array} \quad (s. \text{ o.})$$

Chloramin B Ross. 9. Chloramine B. N-Chlorbenzenesulfamide-sodium trihydrate.

$$\begin{array}{c} \diagup Cl \\ \langle\!\!\!\!\bigcirc\!\!\!\!\rangle\text{—}SO_2\text{—}N \cdot 3\,H_2O \\ \diagdown Na \end{array}$$

N-Chlorbenzolsulfonamid-Natrium Trihydrat $C_6H_5ClNO_2SNa \cdot 3\,H_2O$ M.G. 267,68

Eigenschaften. Weiße oder schwach gelbliche Kristalle oder kristallines Pulver, das schwach nach Chlor riecht. Löslich in Wasser, besser löslich in heißem W., löslich in A. unter Bildung trüber Lösungen, sehr wenig löslich in Ae. oder Chloroform.

Erkennung. a) Rotes Lackmuspapier wird durch die wäßrige Lösung zuerst gebläut und dann allmählich entfärbt. – b) Wäßrige Lösungen färben sich bei Phenolphthaleinzusatz rot. – c) Wird die wäßrige Lösung mit dem gleichen Vol. Natriumjodidlösung und einigen ml Chloroform versetzt und umgeschüttelt, so färbt sich die Chloroformschicht violett. – d) Werden 0,2 g Substanz in einer Porzellanschale erhitzt so tritt Zersetzung unter Aufflammen ein. Der Verbrennungsrückstand färbt die nichtleuchtende Bunsenflamme gelb und gibt eine positive Sulfatreaktion.

Prüfung. Alkalität: 1 g Substanz wird in 50 ml frisch aufgekochtem und wieder erkaltetem W. gelöst und mit 5 Tr. Phenolphthaleinlösung versetzt. Bis zur Entfärbung dürfen höchstens 0,4 ml 0,1 n Salzsäure verbraucht werden.

Gehaltsbestimmung. 1,5 g Substanz werden genau gewogen, in einem 100-ml-Meßkolben in 50 ml W. gelöst und bis zur Marke mit W. aufgefüllt. 25,0 ml hiervon werden in einen Erlenmeyerkolben von 250 ml Fassungsvermögen pipettiert, der einen eingeschliffenen Glasstopfen besitzt. Nach Zusatz von 10 ml 10%iger Natriumjodidlösung und 10 ml verd. Salzsäure wird 10 Min. verschlossen stehengelassen und dann das ausgeschiedene Jod mit 0,1 n Natriumthiosulfatlösung (Stärke als Indikator) titriert. 1 ml 0,1 n Natriumthiosulfatlösung entspricht 0,003564 g aktivem Chlor. Forderung: Nicht unter 25% und nicht über 29%.

Aufbewahrung. In gut schließenden Gefäßen, an einem trockenen, kühlen Platz, vor Licht geschützt.

Handelsformen: Chloramin B, Benzenchloramin, Chlorseptol, Chlorogen, Kloramin „Astra", Monochloramin B. Neomagnol.

Dichloramin B Ross. 8(!). N-Dichlorbenzenesulfamide.

$$\begin{array}{c} \diagup Cl \\ \langle\!\!\!\!\bigcirc\!\!\!\!\rangle\text{—}SO_2\text{—}N \\ \diagdown Cl \end{array}$$

N-Dichlorbenzolsulfonamid $C_6H_5Cl_2NO_2S$ M.G. 226,03

Eigenschaften. Weiße Kristalle, gut löslich in Chloroform, unlöslich in W.

Erkennung. 0,2 g Substanz werden in 10 ml Chloroform gelöst. Zu 5 ml dieser Lösung gibt man 5 ml Kaliumbromidlösung; die Chloroformphase färbt sich gelb (Unterschied zu Chloramin!). Zu den restlichen 5 ml der Chloroformlösung gibt man 5 ml Kaliumjodidlösung; die Chloroformphase färbt sich violett.

Prüfung. a) Alkalität: 2 g Substanz werden mit 20 ml W. geschüttelt und filtriert. 10 ml des Filtrates versetzt man mit 1 Tr. Bromphenolblaulösung, wobei eine blaugrüne Färbung entstehen soll. Nach Zusatz von 1 Tr. 0,1 n Salzsäure muß Gelbfärbung eintreten, die nach Zusatz von 1 Tr. 0,1 n Natronlauge wieder in Blau umschlägt. – b) Fremde organische Stoffe: 0,1 g Substanz muß sich in 2 ml konz. Schwefelsäure fast farblos lösen. – c) Chloroformunlösliche Bestandteile: Höchstens 0,5%.

Gehaltsbestimmung. 0,75 g Substanz werden in Chloroform gelöst und die Lösung auf genau 50 ml eingestellt. 10 ml dieser Lösung mischt man mit 10 ml Kaliumjodidlösung, 5 ml verdünnter Salzsäure und titriert nach 10 Min. mit 0,1 n Natriumthiosulfat unter kräftigem Umschütteln. 1 ml 0,1 n Natriumthiosulfatlösung entspricht 0,003546 g aktivem Chlor. Forderung: Mindestens 60%.

Chloramin T DAB 7 – BRD. Chloraminum T ÖAB 9, CsI 2. Chloraminum Ph.Ned. 6, Nord. 63, Ph.Dan. IX, Ph.Jug. II. Chloramine T CF 65. Chloramine BP 53(!), in BP 63 nur als Reagens aufgeführt. Kloramin, Kloramin T. Tosylchloramidum Natricum Pl.Ed.I/1.

$$\text{CH}_3\text{-C}_6\text{H}_4\text{-SO}_2\text{-N(Cl)Na} \cdot 3\,\text{H}_2\text{O}$$

4-Toluolsulfonchloramidnatrium $C_7H_7ClNO_2SNa \cdot 3\,H_2O$ M.G. 281,7

Darstellung. p-Toluolsulfochlorid, das bei der Darstellung von Saccharin als Nebenprodukt anfällt, wird mit Ammoniak zu p-Toluolsulfonamid umgesetzt und dieses mit Natriumhypochlorit behandelt.

Eigenschaften. Weißes oder schwach gelbliches, kristallines Pulver von schwachem, chlorähnlichem Geruch und bitterem Geschmack. Es wird unter Einwirkung von Feuchtigkeit und Wärme sowie Kohlendioxid allmählich zersetzt. Löslichkeit: Chloramin löst sich in etwa 7 T. W. oder etwa 12 T. A., wobei allmählich Zersetzung eintritt. In Ae., Chloroform oder Benzol ist es praktisch unlöslich.

Erkennung. Nach DAB 7 – BRD: Prüflösung: 1,50 g Substanz werden zu 30,0 ml gelöst. a) 0,20 g Substanz zersetzen sich bei vorsichtigem Erhitzen in einem Porzellantiegel unter schwachem Verpuffen. Der nach vollständiger Veraschung verbleibende Rückstand färbt beim Erhitzen die nichtleuchtende Flamme intensiv und anhaltend gelb. – b) Die Lösung des Rückstandes von a) in 3 n Salzsäure gibt mit Bariumchloridlösung einen weißen, kristallinen, in 6 n Salzsäure unlöslichen Niederschlag. – c) 10,0 ml Prüflösung geben mit 10 ml Wasserstoffperoxidlösung (3%) einen weißen Niederschlag, der sich beim Erwärmen löst. Aus der filtrierten Lösung scheiden sich nach dem Abkühlen weiße Nadeln von 4-Toluolsulfonamid ab, die nach dem Absaugen aus wenig W. umkristallisiert werden. Sie schmelzen nach dem Trocknen über Blaugel zwischen 136 und 140°. – Nach ÖAB 9: d) Eine Lösung von Chloramin gibt auf Zusatz von Salzsäure einen weißen Niederschlag, der beim Erhitzen der Flüssigkeit unter Zersetzung schmilzt, wobei Chlor entweicht. Dieses besitzt einen erstickenden Geruch und färbt feuchtes Kaliumjodidstärkepapier blau. Der Niederschlag geht auf Zusatz von verd. Natronlauge in Lösung. – e) Eine Lösung von Chloramin verändert sich auf Zusatz einer Lösung von etwa 0,1 g Kaliumbromid in 1 ml W. nicht. Säuert man mit verd. Salzsäure an, so färbt sich die Flüssigkeit gelbbraun.

Prüfung. Nach DAB 7 – BRD: a) Aussehen der Lösung: 5,0 ml Prüflösung (s. oben) müssen farblos und dürfen nicht stärker getrübt sein, als 5,0 ml der nach Ziffer 44 angegebenen Vergleichslösung, für die in diesem Falle 1,25 ml verdünnte Kaliumsulfatlösung zu verwenden sind. Die Beurteilung erfolgt 5 Min. nach der Herstellung der Vergleichslösung. – b) Natriumchlorid: Höchstens 2,0%. 1,00 g Substanz wird in 20,0 ml abs. A. gelöst. Die bei häufigem Umschütteln nach 30 Min. nicht gelösten Anteile werden mittels eines Filtertiegels A 1 abgesaugt, mit 5,0 ml abs. A. gewaschen und bei 105° getrocknet. –

c) *Verhalten gegen Schwefelsäure:* 0,25 g Substanz werden nach Ziffer 38 geprüft. Die Lösung darf nicht stärker gefärbt sein als eine Mischung von 0,15 ml Eisen(III)-chlorid-Lsg. III, 0,15 ml Kobalt(II)-chlorid-Lsg., 0,15 ml Kupfer(II)-sulfat-Lsg. II und 4,55 ml 1%ige Salzsäure.

Gehaltsbestimmung. Nach DAB 7 – BRD und ÖAB 9 werden jodometrische Bestimmungen durchgeführt, die in ähnlicher Form auch in vielen anderen Pharmakopöen zu finden sind. Vorschrift des DAB 7 – BRD: Etwa 0,15 g Substanz werden genau gewogen, nach dem Auflösen in 25,0 ml Wasser mit 1,0 g Kaliumjodid und 1,0 ml 6 n Salzsäure versetzt und mit 0,1 n Natriumthiosulfatlösung unter Zusatz von Stärkelösung titriert. 1 ml 0,1 n Natriumthiosulfatlösung entspricht 14.09 mg $C_7H_7ClNO_2SNa \cdot 3H_2O$. Forderung: 98,0 bis 103% d. Th.

Aufbewahrung. Gut verschlossen, an einem kühlen Ort, vor Licht geschützt.

Handelsformen: Aktivin, Balnoclorina, Chlorazan, Chlorazen, Chlorigen, Chlorseptol, Chlorsulfamin, Clonazone, Clorina, Clorosan, Desamin-Kreidl, Dygerma, Euclorina, Gansil, Gyneclorina, Hydrosept, Ibiclor, Mianin, Septochlore, Sputamin, Tochlorine, Tolamine. Als Mg-Salz: Jovanyl, Septamid.

Dichloramina T USP X(!). Dichloramin T. p-Toluolsulfondichloramid.

4-Toluolsulfondichloramid $C_7H_7Cl_2NO_2S$ M.G. 240,0

Eigenschaften. Blaßgelbe Kristalle oder gelbliches Kristallpulver von chlorähnlichem Geruch. An der Luft zersetzt es sich allmählich unter Abgabe von Chlor. Fast unlöslich in W., löslich in A. und in Eisessig. 1 g Substanz löst sich in etwa 1 ml Benzol, in etwa 1 ml Chloroform, in etwa 2,5 ml Tetrachlorkohlenstoff. Die alkoholische Lösung zersetzt sich rasch beim Erwärmen. Fp. um 80°.

Erkennung. a) Wird eine Lösung von 0,5 g Natrium- oder Kaliumbromid in 5 ml W. mit 0,1 g Dichloramin versetzt, so wird Brom frei (Unterschied von Chloramin). – b) Mit Salzsäure entwickelt Dichloramin freies Chlor. Die Menge des freiwerdenden Chlors ist doppelt so groß wie die im Dichloramin vorhandene. Für die Formel $C_7H_7Cl_2NO_2S$ berechnet sich ein Gehalt von 29,5% aktivem Chlor, dem 59% freies (wirksames) Chlor entsprechen.

Prüfung. 1 g Substanz muß in 5 ml Chloroform völlig löslich sein.

Gehaltsbestimmung. Etwa 0,1 g Substanz wird genau gewogen und in einem Jodzahlkolben von 200 ml Inhalt in 20 ml Eisessig gelöst. Die Lösung wird mit 10 ml Kaliumjodidlösung und 50 ml W. versetzt, 10 Min. verschlossen stehengelassen und dann mit 0,1 n Natriumthiosulfatlösung titriert. 1 ml 0,1 n Natriumthiosulfatlösung entspricht 1,773 mg aktivem oder 3,546 mg wirksamem Chlor.

Aufbewahrung. In gut schließenden Gefäßen, vor Licht geschützt.

Handelsform: Peraktivin.

Pantocidum Ross. 9. Halazone NF XII, BPC 54. Pantocid. N,N-Dichlor-p-carboxybenzol-sulfamid. p-Dichlorosulfamoylbenzoic Acid.

4-Carboxybenzolsulfondichloramid $C_7H_5Cl_2NO_4S$ M.G. 270,09

Darstellung. Durch Chlorierung von p-Sulfamylbenzoesäure in alkalischem Milieu bzw. durch Chlorsulfonierung von Toluol, Überführung in p-Toluolsulfonamid, Behandlung mit Hypochlorit und Oxydation mit Kaliumdichromat oder Kaliumpermanganat (DRP 492249 u. 318899, US-Pat. 1697139).

Eigenschaften. Weißes, kristallines Pulver, das nach Chlor riecht. Wenig löslich in W. und Chloroform (Unterschied von Dichloramin), leicht löslich in wäßrigen Alkalihydroxidlösungen. Die Lösungen sind nicht haltbar und verlieren rasch Chlor.

Erkennung. a) Einige ml wäßrige Lösung der Substanz werden mit dem gleichen Vol. an Natriumjodidlösung und mit 3 ml Chloroform versetzt und umgeschüttelt. Die Chloroformschicht wird violett (Ross. 9). – b) 0,1 g Substanz werden in 10 ml W. gelöst und mit 2 Tr. Methylrotlösung versetzt. Die Flüssigkeit wird zuerst rot und dann farblos (Ross. 9). – c) 5 ml 10%ige Natriumbromidlösung werden mit etwa 100 mg Substanz versetzt; es muß Brom entwickelt werden (NF XII). – d) Gibt man 0,5 g Substanz zu 10 ml Natriumcarbonatlösung so wird CO_2 frei (BPC 54). – e) Zu 10 ml einer 1%igen Anilinhydrochloridlösung wird 0,1 g Substanz gegeben; es entsteht eine Rotfärbung. Versetzt man dann mit 2 ml Salzsäure, so wechselt die Farbe allmählich über Braunrot nach Blau (BPC 54).

Prüfung. Nach NF XII: a) Trocknungsverlust: Höchstens 0,5%, wenn 4 Std. über P_2O_5 getrocknet wird. – b) Leicht verkohlende Substanzen: 0,1 g Substanz wird in 0,5 ml konz. Schwefelsäure gelöst; es darf keine Schwarzfärbung auftreten, ein schwaches Aufbrausen ist erlaubt. – Nach Ross. 9: c) Sulfatasche: Höchstens 0,5%. – d) Schwermetalle: Höchstens 0,001%. – e) Arsen: Höchstens 0,0002%.

Gehaltsbestimmung. Nach Ross. 9: Etwa 0,2 g Substanz werden genau gewogen, in einer Mischung von 80 ml W. und 10 ml Natronlauge gelöst und mit 15 ml Natriumjodidlösung sowie 15 ml verd. Schwefelsäure versetzt. Das ausgeschiedene Jod wird nach 10 Min. mit 0,1 n Natriumthiosulfatlösung unter Verwendung von Stärkelösung titriert. 1 ml 0,1 n Natriumthiosulfatlösung entspricht 0,003546 g aktivem Chlor. Forderung: Mindestens 50%.

Aufbewahrung. In gut schließenden Gefäßen, an einem trockenen, kühlen Ort, vor Licht geschützt.

Anwendung. Halazon wird zur Desinfektion von Trinkwasser verwendet. Man gibt 4 bis 8 mg Substanz zu 1 Liter Wasser und läßt 30 Min. stehen.

Handelsformen: Halazon, Pantocid.
Na-Salz: Aseptamide, Cavosept, Gynamide, Pantosept, Phenochlorium, Sulfochloramin.

Chloroazodinum USP XIV(!), BPC 49 (nicht mehr BPC 54). α,α'-Azo-bis-chloroformamidin.

$$\underset{H_2N}{\overset{ClN}{\diagdown}}C-N=N-C\underset{NH_2}{\overset{NCl}{\diagup}}$$

N,N'-Dichlor-azodicarbonamidin $C_2H_4Cl_2N_6$ M.G. 183,1

Darstellung. Durch Behandlung von Guanidinnitrat mit Natriumhypochlorit in der Kälte.

Eigenschaften. Hellgelbe Kristalle von leicht brennendem Geschmack und schwachem Chlorgeruch. Schwer löslich in W., wenig löslich in A., Glycerin und Glycerinacetat, sehr schwer löslich in Chloroform, praktisch unlöslich in Tetrachlorkohlenstoff. Alle Lösungen sind bei Belichtung zersetzlich. Lösungen in A. oder Glycerin zersetzen sich beim Erwärmen schnell. Fp.: Plötzliche Zersetzung bei 155°. Berührung mit Metallen beschleunigt die Zersetzung.

Erkennung. a) Gibt man zu 5 ml einer gesättigten Lösung 2,5 ml ammoniakalische Silbersalzlösung, so entsteht eine ziegelfarbene Fällung, die sich in überschüssigem Ammoniak löst. – b) 5 ml einer gesättigten Lösung werden mit 2 ml Kaliumjodidlösung und mit 0,5 ml Chloroform versetzt. Die Chloroformschicht soll beim Umschütteln nur wenig gefärbt werden. Nach Zusatz von 0,1 ml verd. Salzsäure färbt sich die Chloroformschicht beim Umschütteln violett. – c) Versetzt man 5 ml der gesättigten Lösung tropfenweise mit schwefliger Säure-Lsg., bis die Gelbfärbung verschwindet, und säuert mit verd. Salpetersäure an, so gibt die Lösung mit Silbernitrat die Chloridreaktion.

Prüfung. a) Verbrennungsrückstand: 2 g Substanz werden mit 5 ml Salzsäure bis zur Beendigung der Chlorentwicklung erhitzt, mit 1 ml verd. Schwefelsäure versetzt, zur Trockne eingedampft und bis zur Gewichtskonstanz geglüht. Der Rückstand darf 0,1% nicht übersteigen. – b) Chloridionen: Eine Lösung von 10 mg Substanz in 40 ml W. darf nicht mehr Chlorid enthalten als 0,1 ml 0,02 n Salzsäure.

Gehaltsbestimmung. Etwa 120 mg werden genau gewogen, mit 20 ml Eisessig versetzt und durch Stehenlassen im Dunkeln in Lösung gebracht. Nach Zusatz von 10 ml Kaliumjodidlösung wird 10 Min. verschlossen stehengelassen und dann das ausgeschiedene Jod nach Zugabe von 50 ml W. mit 0,1 n Natriumthiosulfatlösung, Stärkelösung als Indikator, titriert. 1 ml 0,1 n Natriumthiosulfatlösung entspricht 3,050 mg $C_2H_4Cl_2N_6$. Forderung: 97 bis 102%.

Aufbewahrung. Gut verschlossen, vor Licht geschützt, vorzugsweise an einem kühlen Ort.

Anwendung. Als Wundantisepticum wie Natriumhypochlorit- oder Chloraminlösung. Die Wirkung ist wegen der langsamen Chlorabspaltung protrahierter. Man verwendet Konzentrationen von 1 : 3300 bis 1 : 13 200.

Handelsformen: Azochloramid, Chlorazodin, Chloroazodin.

Succinchlorimidum NF VIII.

N-Chlorsuccinimid $C_4H_4ClNO_2$ M.G. 133,54

Darstellung. Durch Einwirkung von Natriumhypochlorit auf Succinimid.

Eigenschaften. Weißes, kristallines, nach Chlor riechendes Pulver. Eine 2%ige, wäßrige Lösung reagiert gegen Lackmus sauer. 1 g löst sich in etwa 70 ml W. bei 25°, in etwa 150 ml A. und in etwa 50 ml Benzol. Schwer löslich in Chloroform und Tetrachlorkohlenstoff. Fp. 148 bis 149°.

Erkennung. a) Gibt man zu einer etwa 2%igen Lösung Kaliumjodidlösung, so wird Jod frei. – b) Gibt man zu einer etwa 2%igen wäßrigen Lösung eine 10%ige Natriumbromidlösung, so wird Brom frei. – c) Man erhitzt eine Mischung von 2 mg Substanz, 20 mg Resorcin und 5 Tr. Schwefelsäure über kleiner Flamme, kühlt, verdünnt mit 10 ml W. und versetzt mit überschüssiger Ammoniaklösung; es entsteht eine rot fluoreszierende Lösung.

Prüfung. a) Verbrennungsrückstand: 0,2 g Substanz dürfen keinen wägbaren Rückstand hinterlassen. – b) Leicht verkohlende Substanzen: Eine Lösung von 0,1 g Substanz in 5 ml Schwefelsäure darf nicht dunkler gefärbt sein als die USP-Vergleichslösung A.

Gehaltsbestimmung. 0,3 g Substanz werden in 100 ml W. gelöst, mit überschüssigem Kaliumjodid versetzt, mit verd. Schwefelsäure angesäuert und das ausgeschiedene Jod mit Natriumthiosulfatlösung titriert. 1 ml 0,1 n Natriumthiosulfatlösung entspricht 1,773 mg aktivem Chlor. Forderung: 25 bis 27%!

Anwendung. Zur Desinfektion von Trinkwasser. Zur Abtötung pathogener Keime gibt man 12 mg Substanz zu 1 Liter Wasser.

1,3-Dichlor-5,5-dimethyl-hydantoin.

Handelsform: Daktin.

C. Oberflächenaktive Substanzen

Als oberflächenaktive Desinfizientien werden hauptsächlich *quartäre Ammoniumverbindungen* mit einem größeren Alkylrest verwandt, die man auch als *Invertseifen* bezeichnet. Daneben kommen auch einige wenige Verbindungen in Betracht, die anstelle des quartären Stickstoffs ein entsprechendes Arsen- oder Phosphoratom besitzen, ebenso einige Sulfoniumverbindungen.

Die „Invertseifen", die im Gegensatz zu den „Seifen" den langkettigen Alkylrest im Kation enthalten, werden in Konzentrationen von 1: 20000 bis 1: 1000 benutzt. Während viele Keime, besonders grampositive sicher abgetötet werden, ist die Wirksamkeit gegenüber Tuberkelbazillen, Pilzen, Sporen und Viren ungewiß. Eiweiß, Eiter, Blutserum usw. hemmen die desinfizierende Wirkung. Die lokale Verträglichkeit der Invertseifen ist gut, ihre resorptive Toxizität gering.

Benzalkonium Chloride USP XVI. Benzalkonium chloratum CsL 2 (BP 63 enthält nur eine Lösung; s. Benzalkonium Solution). Benzalkoniumchlorid. Alkyldimethylbenzylammonium Chloride.

Darunter versteht man eine Mischung von Alkyl-dimethyl-benzyl-ammonium-chloriden der allgemeinen Formel:

$$\left[\underset{\text{}}{\bigcirc}-CH_2-\underset{\underset{CH_3}{|}}{\overset{\overset{CH_3}{|}}{N}}-R \right]^+ Cl^-$$

R bedeutet darin C_8H_{17} bis $C_{18}H_{37}$. Nach USP XVI und CsL 2 müssen mindestens 97% der Verbindung

$$C_6H_5CH_2N(CH_3)_2C_{13}H_{27}Cl \qquad \text{M.G. } 354,0$$

enthalten sein.

Herstellung. Benzalkoniumchlorid kann durch Einwirkung von Dimethylbenzylaminhydrochlorid auf das aus Palmkernölfettsäuren oder anderen Mischfettsäuren gewonnene Halogenidgemisch dargestellt werden [BÜCKMANN: Fette u. Seifen 48, 759 (1941)]. Franz.Pat. 769443, Schweiz.Pat. 175812 und 192997; US-Pat. 2086585; 2087131-2; 2108765; 2113606; 2152047 (zit. nach H. P. KAUFMANN: Arzneimittelsynthese, Berlin/ Göttingen/Heidelberg: Springer 1953; Merck Ind. 52).

Eigenschaften. Weißes oder gelbes, amorphes Pulver oder gelatinöse Stücke von aromatischem Geruch und sehr bitterem Geschmack. Wäßrige Lsg. reagieren gegen Lackmus alkalisch und schäumen beim Schütteln sehr stark. Sehr gut löslich in Wasser, in Alkohol und Aceton; fast unlöslich in Äther und schwer löslich in Benzol.

Erkennung. a) Eine Lsg. 1 in 100 gibt mit verdünnter Salpetersäure oder Quecksilberchloridlsg. eine weiße Fällung, die in Alkohol löslich ist. – b) Man löst 200 mg in 1 ml Schwefelsäure, fügt 100 mg Natriumnitrat hinzu und erhitzt 5 Min. auf dem Dampfbad. Nach dem Erkalten verdünnt man mit 10 ml W., gibt 500 mg Zinkstaub hinzu und erwärmt 5 Min. lang auf dem Dampfbad. 2 ml der klaren, überstehenden Lsg. versetzt man mit 1 ml 5%iger Natriumnitritlsg., kühlt in Eiswasser und fügt 1 ml einer Lsg. von 500 mg β-Naphthol in 10 ml Ammoniaklsg. hinzu: es entsteht Orangerotfärbung. – c) Eine Lsg. von Benzalkoniumchlorid in einer Mischung von Wasser und Alkohol gibt Chlorid-Rk.

Prüfungen. a) Wasser: Bestimmt nach der Karl-Fischer-Methode; nicht über 15%. – b) Verbrennungsrückstand: Nicht über 0,2%. – c) Ammoniumverbindungen: Man gibt zu 5 ml einer 2%igen Lsg. 3 ml Natronlauge und erhitzt zum Sieden: es darf kein Ammoniakgeruch auftreten.

Gehaltsbestimmung. 2 g werden in W. zu 100 ml gelöst. 50 ml Lsg. versetzt man mit 8 ml einer Pufferlösung aus 26 g Natriumacetat, 22 ml Essigsäure und Wasser ad 100 ml. Man gibt weiter 50 ml 0,05 m Kaliumhexacyanoferrat(III)-lsg. hinzu, füllt mit Wasser auf 200 ml auf und läßt 1 Std. stehen. Es wird durch ein trockenes Filter filtriert. Die ersten 20 ml des Filtrates werden verworfen; 100 ml des Filtrates versetzt man mit 10 ml Kaliumjodidlsg. und 10 ml verdünnter Salzsäure. Nach 1 Min. werden 10 ml 10%ige Zinksulfatlsg. hinzugefügt; man titriert mit 0,1 n Natriumthiosulfatlsg., Stärkelsg. als Indikator. Ein Blindversuch ist mit den gleichen Reagentien durchzuführen. 1 ml 0,1 n Natriumthiosulfatlsg. entspr. 20 ml 0,05 m Kaliumhexacyanoferrat(III)-lsg. 1 ml 0,05 m Kaliumhexacyanoferrat(III)-lsg. entspr. 54,0 mg Benzalkoniumchlorid (Forderung 97 bis 103%).

Gemäß USP XIV versetzt man 25 ml der zur Gehaltsbestimmung vorbereiteten Lsg. mit 30 ml Alkohol, 25 ml 0,1 n Silbernitratlsg., 3 ml Salpetersäure und 3 ml Nitrobenzol. Man schüttelt kräftig und titriert das überschüssige Silbernitrat mit 0,1 n Ammoniumrhodanidlösung, Ferriammoniumsulfat als Indikator. 1 ml Silbernitratlsg. entspr. 35,7 mg Benzalkoniumchlorid. Multipliziert man die ermittelte Benzalkoniumchloridmenge mit 2, so erhält man mit höchstens $\pm 3\%$ Abweichung den in der Eisenhexacyanoferrat(III)-Bestimmung ermittelten Wert.

Aufbewahrung. In dicht schließenden Gefäßen, vor Licht geschützt.

Anwendung. Desinfektionsmittel für die Chirurgie, Gynäkologie, Geburtshilfe, Dermatologie und Urologie. Zur Desinfektion von Instrumenten.

Zur Desinfektion der Hände: 1%ige Lösung, zu Vaginalspülungen: 0,5%ige Lösung, zu Blasenspülungen: 0,5⁰/₀₀ige Lösung, bei Hautkrankheiten: 0,1⁰/₀₀ige Lösung.

Handelsformen: Zephirol (Bayer, Leverkusen), Zephiran (Winthrop-Stearns).

Benzododecinium. Dimethyl-benzyl-dodecyl-ammonium-chlorid.

$$\left[\phi\text{-}CH_2\text{-}\underset{\underset{CH_3}{|}}{\overset{\overset{CH_3}{|}}{N}}\text{-}(CH_2)_{11}CH_3 \right]^+ Cl^-$$

$C_{21}H_{38}ClN$ \hspace{2cm} M.G. 339,99

Handelsformen: Ajatin, Butoxane, Effimyl, Rodalon, Rubaseptyl.

Dimethyl-benzyl-cetyl-ammonium-chlorid.

$$\left[\phi\text{-}CH_2\text{-}\underset{\underset{CH_3}{|}}{\overset{\overset{CH_3}{|}}{N}}\text{-}(CH_2)_{15}CH_3 \right]^+ Cl^-$$

$C_{25}H_{46}ClN$ \hspace{2cm} M.G. 396,11

Handelsformen: Armil, Tetraseptan, Win 357, Zettyn.

Dimethyl-benzyl-octadecyl-ammonium-chlorid.

$$\left[\phi\text{-}CH_2\text{-}\underset{\underset{CH_3}{|}}{\overset{\overset{CH_3}{|}}{N}}\text{-}(CH_2)_{17}CH_3 \right]^+ Cl^-$$

$C_{27}H_{50}ClN$ \hspace{2cm} M.G. 424,17

Handelsform: Octab.

Benzethonium-Chloride USP XVI. Benzethonii Chloridum. Benzyl-dimethyl-{2-[2-(p-1,1,3,3-tetramethylbutylphenoxy)ethoxy]ethyl}-ammonium Chloride. Dimethyl-benzyl-(p-diisobutylphenoxyäthoxy-äthyl)-ammonium-chlorid.

$$\left[\phi\text{-}CH_2\text{-}\underset{\underset{CH_3}{|}}{\overset{\overset{CH_3}{|}}{N}}\text{-}CH_2\text{-}CH_2\text{-}O\text{-}CH_2\text{-}CH_2\text{-}O\text{-}\phi\text{-}\underset{\underset{CH_3}{|}}{\overset{\overset{CH_3}{|}}{C}}\text{-}CH_2\text{-}\underset{\underset{CH_3}{|}}{\overset{\overset{CH_3}{|}}{C}}\text{-}CH_3 \right]^+ Cl^-$$

$C_{27}H_{42}ClNO_2$ \hspace{2cm} M.G. 448,10

Benzyl-dimethyl-2-[2-(p-1,1,3,3-tetra-methylbutyl-phenoxy]-äthoxy)-äthyl-ammoniumchlorid.

Herstellung. US-Pat. 2 115 250; 2 170 111; 2 229 024.

Eigenschaften. Farblose, geruchlose, sehr bitter schmeckende Kristalle, die aus Chloroform durch Zugabe von Äther umkristallisiert werden können. Löslich in W., A. und Chloroform, sehr wenig löslich in Ae. Die Kristalle sintern bei 120° und schmelzen zwischen 160 und 165°. Nach 4stündigem Trocknen bei 105° ist der Fp. 160 bis 165° (USP XVI).

Mineralsäuren und verschiedene Salzlösungen fällen Benzethoniumchlorid aus Lsg., die konzentrierter als 2%ig sind, als Öl aus, das beim Trocknen kristallisiert. Mit Seifenlösungen gibt Benzethoniumchloridlsg. eine weiße flockige Fällung. Das pH einer 1%igen Lsg. ist 4,8 bis 5,5 (NNR 52, USP XV).

Erkennung. USP XVI: a) Gibt man zu 1 ml einer 1%igen Lsg. 2 ml Alkohol, 0,5 ml verdünnte Salpetersäure und 1 ml Silbernitratlsg., so entsteht eine flockige Fällung von AgCl. – b) Eine 1%ige Lsg. gibt Niederschläge mit verdünnter Salpetersäure und Quecksilberchloridlsg.; die Niederschläge sind in beiden Fällen in Alkohol löslich. – c) Man löst 0,1 g in 1 ml Schwefelsäure, gibt 0,1 g Kaliumnitrat hinzu und erhitzt 3 Min. auf dem Dampfbad. Die Lsg. wird auf 10 ml verdünnt, mit 0,5 g granuliertem Zink versetzt und 10 Min. erwärmt. Man kühlt, gibt zu 1 ml der klaren Lsg. 0,2 g Natriumnitrit und gibt diese Lsg. zu einer Lsg. von 0,02 g G-Salz (Natrium-2-naphthol-6,8-disulfonat) in 1 ml konz. Ammoniaklsg.: die Mischung wird orangerot und es kann eine braune Fällung entstehen (Gegenwart primärer aromatischer Amine).

Prüfungen. a) Gewichtsverlust beim Trocknen 4 Std. bei 105° – nicht über 5%. – b) Verbrennungsrückstand: Nicht über 0,1%. – c) Ammoniumderivate: Zu 5 ml einer Lsg. 1 in 50 werden 3 ml Natronlauge gegeben und die Mischung zum Sieden erhitzt: es darf kein Ammoniakgeruch auftreten.

Gehaltsbestimmung. Nach USP XVI: Etwa 300 mg Substanz werden genau gewogen, in einem 250-ml-Jodzahlkolben in 75 ml W. gelöst, mit 0,4 ml Bromphenolblaulösung (1 in 2000), 10 ml Chloroform und 1 ml Natronlauge versetzt. Dann wird mit 0,02 m Natriumtetraphenylboratlösung titriert, bis die blaue Färbung der Chloroformschicht verschwindet. Die Zugabe der letzten Portionen der Maßflüssigkeit muß tropfenweise erfolgen. wobei nach Zusatz jedes Tropfens stark umgeschüttelt wird. 1 ml 0,02 m Natriumtetraphenylboratlösung entspricht 8,962 mg $C_{27}H_{42}ClNO_2$. Forderung: Mindestens 97%. – Nach USP XVI: Man löst 1 g in Wasser und füllt auf 100 ml auf. 25 ml der Lsg. werden mit 5 ml Pufferlsg. (260 g Natriumacetat, 86 ml Essigsäure und Wasser ad 1000 ml) und 50 ml 0,01 m Kaliumhexacyanoferrat(III)-lsg. versetzt [3,2922 g Kaliumhexacyanoferrat(III), vorher 1 Std. bei 105° getrocknet, werden zu 1000 ml gelöst]. Man füllt mit Wasser auf 100 ml auf, läßt 1 Std. stehen und filtriert durch ein gehärtetes Papierfilter. Die ersten 20 ml des Filtrates werden verworfen. Vom weiteren Filtrat werden 50 ml mit 5 ml Kaliumjodidlsg. und 5 ml verdünnter Salzsäure versetzt. Nach 1 Min. gibt man 10 ml 10%ige Zinksulfatlsg. hinzu und titriert mit 0,01 n Natriumthiosulfatlsg.. Stärkelsg. als Indikator. Ein Blindversuch ist erforderlich. 1 ml 0,01 n Natriumthiosulfatlsg. entspr. 0,01398 g Benzethoniumchloridmonohydrat. Mit der Titration erfaßt man 1/8 der ursprünglichen Einwaage. Forderung: 97,0 bis 103,0%. – NNR 52. Chlorid: 2 g werden in Wasser gelöst, mit 10 ml Salpetersäure und 50 ml 0,1 n Silbernitratlsg. versetzt und auf 100 ml mit Wasser aufgefüllt. Man filtriert, gibt zu 25 ml des Filtrates 1 ml 10%iges Eisen(III)-ammoniumsulfatlsg. und titriert mit 0,1 n Ammoniumrhodanidlsg. 1 ml 0,1 n Ammoniumrhodanid entspr. 0,003546 g Chlorid bzw. 0,04661 g Benzethoniumchloridmonohydrat. Forderung: 7,6 bis 8,0%. entspr. 99,9 bis 105,2% Benzethoniumchlorid. – NNR 52. Stickstoff: Mit 1 g wird die Kjeldahl-Bestimmung durchgeführt. 1 ml 0,1 n Säure entspr. 0,001401 g N bzw. 0,04661 g Benzéthoniumchloridmonohydrat. Forderung: 2,6 bis 3,1% N. entspr. 86,5 bis 103,2% Benzéthoniumchloridmonohydrat.

Aufbewahrung. In dicht schließenden Gefäßen, vor Licht geschützt.

Anwendung. Als Antisepticum in Verdünnungen von 1 : 1000 (Haut) oder 1 : 5000 (Nase, Augen).

Handelsformen: Ansol, Aseptogenol, Benzalcan, Hyamine, Phemeride, Phemerol, Phenithyn, Septin, Teramine.

Methylbenzethonium Chloride USP XVI, NND 60, NNR 55. Benzyldimethyl{2-[2-(4-1,1,3,3-tetramethylbutyl)-tolyloxy]ethoxy}-ethyl-ammonium Chloride.

$$\left[\begin{array}{c}\\ \text{Benzyl}-\text{CH}_2-\underset{\underset{\text{CH}_3}{|}}{\overset{\overset{\text{CH}_3}{|}}{\text{N}}}-\text{CH}_2-\text{CH}_2-\text{O}-\text{CH}_2-\text{CH}_2-\text{O}-\text{C}_6\text{H}_4-\underset{\underset{\text{CH}_3}{|}}{\overset{\overset{\text{CH}_3}{|}}{\text{C}}}-\text{CH}_2-\underset{\underset{\text{CH}_3}{|}}{\overset{\overset{\text{CH}_3}{|}}{\text{C}}}-\text{CH}_3\end{array}\right]^+ Cl^- \cdot H_2O$$

$C_{28}H_{44}ClNO_2 \cdot H_2O$ M.G. 480,14

Benzyl-dimethyl-{2-[2-(p-1,1,3,3-tetramethyl-butylcresoxy)-äthoxy]-äthyl}-ammonium-chlorid-monohydrat.

Eigenschaften. Farblose, geruchlose, bitterschmeckende Kristalle. Fp. 161 bis 163°, wenn die Substanz zuvor 4 Std. bei 105° getrocknet wurde. Löslich in heißem Benzol, gut löslich in A., Cellosolve, Chloroform und W., fast unlöslich in Ae. und Tetrachlorkohlenstoff.

Erkennung. a) Zu 1 ml einer 1%igen Lösung der Substanz gibt man 2 ml A., 0,5 ml verd. Salpetersäure und 1 ml Silbernitratlösung; es entsteht eine weiße, in verd. Salpetersäure unlösliche, in überschüssigem Ammoniak lösliche Fällung. – b) Wird die wäßrige, 1%ige Lösung mit verdünnter Salpetersäure oder mit Quecksilber(II)-acetatlösung versetzt, so bilden sich weiße Niederschläge, die sich bei Alkoholzusatz auflösen. – c) 10 ml

Methylbenzethoniumchloridlösung (1 in 20 000) werden mit 100 mg Natriumcarbonat, 1 ml Bromphenolblaulösung und 10 ml Benzol versetzt und umgeschüttelt; die Benzolschicht muß blau werden. — d) Man löst 0,1 g in 1 ml Schwefelsäure, fügt 0,1 g Natriumnitrat hinzu und erhitzt 3 Min. auf dem Dampfbad. Nach Verdünnen (Vorsicht!) auf 10 ml gibt man 0,5 g granuliertes Zink hinzu und erwärmt 10 Min. Nach dem Erkalten werden zu 1 ml der klaren Lsg. 0,2 g Natriumnitrit hinzugefügt und zu dieser Mischung eine Lsg. von 0,02 g G-Salz (Natrium-2-naphthol-6,8-disulfonat) in 1 ml konzentrierter Ammoniaklsg. gegeben: es entsteht Rotorangefärbung und eine braune Fällung.

Prüfung. a) Gewichtsverlust beim Trocknen: Höchstens 5%, wenn 4 Std. bei 105° getrocknet wird. — b) Verbrennungsrückstand: Höchstens 0,1%. — c) Ammoniumverbindungen: 5 ml einer Lösung (1 in 50) werden mit 3 ml Natronlauge versetzt und zum Sieden erhitzt; es darf kein Ammoniakgeruch entwickelt werden.

Gehaltsbestimmung. a) Methylbenzethoniumchlorid: Methode der USP XVI, analog Benzalkonium Chloride (S. 1234); Einwaage etwa 2 g Substanz, genau gewogen. 1 ml 0,05 m Kalium-hexacyanoferrat(III)-Lösung entspricht 69,32 mg $C_{28}H_{44}ClNO_2$. — b) Chlorid: 2 g werden in 30 ml W. gelöst, mit 10 ml Salpetersäure und 50 ml 0,1 n Silbernitratlsg. versetzt und mit Wasser auf 100 ml verdünnt. Die Mischung wird filtriert. 25 ml des Filtrates versetzt man mit 1 ml 10%iger Eisen(III)-ammoniumsulfatlsg. und titriert mit 0,1 n Ammoniumrhodanidlsg. 1 ml Ammoniumrhodanidlsg. entspr. 0,003546 g Cl bzw. 0,04801 g Methylbenzethoniumchlorid-monohydrat. Forderung: 7,3 bis 7,7% Cl bzw. 99,0 bis 104,0% Methylbenzethoniumchlorid. — c) Stickstoff: Mit 1 g wird die Bestimmung nach KJELDAHL durchgeführt. 1 ml 0,1 n Säure entspr. 0,001401 g N bzw. 0,04801 g Methylbenzethoniumchlorid. Forderung: 2,60 bis 3,08% N bzw. 89,1 bis 105,6% Methylbenzethoniumchlorid.

Aufbewahrung. In dicht schließenden Gefäßen.

Anwendung. Die Substanz ist u.a. gegen Bact. ammoniagenes wirksam, einem Mikroorganismus, der Harnstoff in Ammoniak spaltet und für die Ammoniakdermatitis der Säuglinge verantwortlich ist. Methylbenzethoniumchlorid ist zur Desinfektion von Windeln geeignet. Man verwendet eine Verdünnung von 1 : 25 000 (1 Handelstablette mit 0,09 g in 2000 ml warmem Wasser) und läßt die Lsg. 3 Min. auf Windeln einwirken.

Handelsform: Diaparene Chloride (Homemakers Products, USA).

Dimethyl-benzyl-dodecylcarbamylmethyl-ammonium-chlorid.

$$\left[\begin{array}{c} \\ \langle \rangle-CH_2-\underset{\underset{CH_3}{|}}{\overset{\overset{CH_3}{|}}{N}}-CH_2-\underset{\underset{O}{||}}{C}-\underset{H}{N}-(CH_2)_{11}CH_3 \end{array} \right]^+ Cl^-$$

Handelsform: Straminol (Cilag).

Methyl-benzyl-alkoxyäthyl-oxyäthyl-ammonium-chlorid.

$$\left[\begin{array}{c} \langle \rangle-CH_2-\underset{\underset{CH_2-CH_2-OH}{|}}{\overset{\overset{CH_3}{|}}{N}}-CH_2-CH_2-O-R \end{array} \right]^+ Cl^-$$

R = Alkylrest

Handelsform: Quartamon (Schülke & Mayr, Hamburg).

Anwendung. Feindesinfektionsmittel für die Chirurgie. Für Hände-, Haut- und Wunddesinfektion werden 0,5 bis 1%ige, für Instrumentendesinfektion 2%ige Lösungen benutzt.

Dimethyl-3,4-dichlorbenzyl-dodecyl-ammonium-chlorid.

$$\left[\begin{array}{c} Cl \\ Cl-\langle \rangle-CH_2-\underset{\underset{CH_3}{|}}{\overset{\overset{CH_3}{|}}{N}}-(CH_2)_{11}CH_3 \end{array} \right]^+ Cl^-$$

Eigenschaften. Klare, viskose Flüssigkeit von neutraler Reaktion.

Anwendung. Als Händedesinfektionsmittel. Die Waschzeiten bei der präoperativen Händevorbereitung für die erste Desinfektion 7 Min. bei Verwendung von 0,5%iger Lösung, für jede weitere Desinfektion im Verlaufe der anschließenden Operationstätigkeit 3 Min. Bei Verwendung einer 1%igen Lösung verkürzen sich die Zeiten auf 5 bzw. 2 Min.

Handelsform: Riseptin (Bayer, Leverkusen).

Cetrimide BP 63. Cetrimonium.

Eine Mischung von Trimethyl-alkylammonium-bromiden, die hauptsächlich Trimethyl-tetradecyl-ammonium-bromid neben geringeren Mengen von Trimethyl-dodecyl- und Trimethyl-hexadecyl-ammonium-bromid enthält. Nach BP 63 muß das Präparat mindestens 98,0 und nicht mehr als das Äquivalent für 102,0% Alkyl-trimethyl-ammoniumbromid, berechnet auf $C_{17}H_{38}BrN$ und bezogen auf die bei 105° bis zur Gewichtskonstanz getrocknete Substanz enthalten.

Formel des Hauptbestandteils:

$$\left[\begin{array}{c} CH_3 \\ | \\ H_3C-N-(CH_2)_{13}CH_3 \\ | \\ CH_3 \end{array}\right]^+ Br^-$$

$C_{17}H_{38}BrN$ \hfill M.G. 336,4

Darstellung. Durch Umsetzung von technischem Tetradecylbromid mit Trimethylamin.

Eigenschaften. Weißes oder cremefarbenes, voluminöses Pulver von charakteristischem Geruch und bitter-seifigem Geschmack. Löslich in 2 T. W., löslich in A.

Erkennung. a) Die wäßrigen Lösungen zeigen eine deutliche Herabsetzung der Oberflächenspannung und geben beim Schütteln einen kräftigen Schaum. – b) 10 ml einer 1%igen Lösung werden mit 2 ml Kaliumhexacyanoferrat(III)-Lösung versetzt; es bildet sich ein gelber Niederschlag. – c) Werden 10 ml einer 1%igen Lösung mit 5 ml verd. Salpetersäure und (notfalls nach dem Filtrieren) mit 5 ml Silbernitratlösung versetzt, so entsteht eine schwache, gelbe Trübung, die nach 30 Min. Stehen im Dunkeln intensiver wird.

Prüfung. a) Neutralität: Wird 1 g Substanz in 50 ml W. gelöst, so dürfen zur Neutralisation gegen Bromkresolpurpur nicht mehr als 0,1 ml 0,1 n Salzsäure oder 0,1 ml 0,1 n Natronlauge verbraucht werden. – b) Aussehen der Lösung: Wird 1 g Substanz zu 4 ml W. von 20° gegeben, so muß durch leichtes Bewegen Lösung eintreten. Die Lösung darf höchstens schwach opalisierend getrübt sein. – c) Gewichtsverlust: Höchstens 2,0%, wenn bei 105° bis zur Gewichtskonstanz getrocknet wird. – d) Sulfatasche: Höchstens 0,5%.

Gehaltsbestimmung. Etwa 0,7 g Substanz werden genau gewogen, in 20 ml W. gelöst, mit 0,8 ml verd. Salzsäure sowie 8 ml Natriumjodidlösung versetzt und 3mal mit je 30 ml Chloroform ausgeschüttelt. Die Chloroformphasen werden in einem trockenen Becherglas gesammelt, umgerührt, 5 Min. ruhig stehengelassen und dann in einen Kolben dekantiert, wobei darauf zu achten ist, daß keine Wassertropfen mit überführt werden. Man wäscht das Becherglas 2mal mit je 4 ml Chloroform nach. Die Chloroformlösung wird dann mit 12 ml einer 5%igen Quecksilber(II)-acetatlösung in Eisessig, 0,2 ml Oracet-Blau-B-Lösung und 0,5 ml Acetanhydrid versetzt und dann mit 0,1 n Perchlorsäurelösung bis zum Umschlag von intensiv Blau nach schwach Purpur titriert. Die ganze Operation wird ohne Substanzeinwaage als Blindversuch wiederholt. Maßgebend für die Berechnung ist die Differenz an verbrauchten ml Maßlösung. 1 ml 0,1 n Perchlorsäurelösung entspricht 0,03364 g $C_{17}H_{38}BrN$.

Anwendung. Zur Haut- und Wunddesinfektion, gewöhnlich in 1%iger Lösung.

Handelsformen: Cetavlon, Cetavlex.

Trimethyl-(α-carbäthoxypentadecyl)-ammonium-bromid.

$$\left[\begin{array}{c} CH_3 \\ | \\ H_3C-N-CH-(CH_2)_{13}CH_3 \\ | \quad | \\ H_3C \quad COOC_2H_5 \end{array}\right]^+ Br^-$$

$C_{21}H_{44}BrNO_2$ \hfill M.G. 422,51

Handelsform: Septonex.

Trimethyl-p-stearylaminophenyl-ammonium-sulfomethylat.

$$\left[\begin{array}{c} CH_3 \\ | \\ H_3C-N-\!\!\!\!\!\!\!\underset{}{\bigcirc}\!\!\!\!\!-N-C-(CH_2)_{16}CH_3 \\ | \quad\quad\quad\quad H \;\; \| \\ CH_3 \quad\quad\quad\quad\quad\; O \end{array}\right]^+ OSO_2OCH_3^-$$

$C_{27}H_{49}N_2O \cdot CH_3O_4S$ \quad\quad M.G. 528,81

Handelsform: Sapamin.

Trimethyl-(1-p-toluyl-1-alkyl-methyl)-ammonium-sulfomethylat.

$$\left[\begin{array}{c} CH_3 \\ | \quad\quad\quad\quad\quad \bigcirc\!\!-CH_3 \\ H_3C-N-CH \\ | \quad\quad\;\; \backslash(CH_2)_xCH_3 \\ CH_3 \end{array}\right]^+ OSO_2OCH_3^-$$

$x = 6$ bis 16

Handelsform: Desogen (Geigy, Basel).

Dimethyl-äthyl-cetyl-ammonium-bromid-chlorid.

$$\left[\begin{array}{c} CH_3 \\ | \\ H_5C_2-N-(CH_2)_{15}CH_3 \\ | \\ CH_3 \end{array}\right]_2^{2+} Br^-Cl^-$$

Handelsformen: Quamonium, Radiol, Cetylamin.

Dimethyl-äthyl-octadecyl-ammonium-sulfoäthylat. Aethalkoni aethylsulfas. Phenododeciniumbromid.

$$\left[\begin{array}{c} CH_3 \\ | \\ H_5C_2-N-(CH_2)_{17}CH_3 \\ | \\ CH_3 \end{array}\right]^+ OSO_2OC_2H_5^-$$

$C_{22}H_{48}N \cdot C_2H_5O_4S$ \quad\quad M.G. 451,76

Handelsform: Querton.

Domiphen Bromide BP 63. Domiphenis Bromidum BPC 54. Phenododecinium.

Nach BP 63 liegt eine Mischung von Dimethyl-alkyl-phenoxyäthyl-ammonium-bromiden vor, deren Hauptbestandteil das Dimethyl-dodecyl-phenoxyäthyl-ammonium-bromid bildet. Gehalt: Nicht weniger als 98,0% und nicht mehr als dem Äquivalent von 102,0% $C_{22}H_{40}BrNO$ entspricht, bezogen auf die bei 70° und 5 Torr bis zur Gewichtskonstanz getrocknete Substanz.

Formel des Hauptbestandteils:

$$\left[\bigcirc\!\!-O-CH_2-CH_2-\underset{\underset{CH_3}{|}}{\overset{\overset{CH_3}{|}}{N}}-(CH_2)_{11}CH_3\right]^+ Br^-$$

Herstellung. Durch Alkylierung von technischem Dodecyl-dimethylamin mit 2-Phenoxyäthylbromid.

Eigenschaften. Farblose oder schwach gelbliche Kristalle von bitterem und seifenartigem Geschmack. 1 T. löst sich bei 20° in 2 T. W., in weniger als 2 T. A. in 30 T. Aceton.

Erkennung. a) 10 mg Substanz werden in 10 ml W. gelöst und mit 0,1 ml Eosin-Lösung versetzt; nach Verdünnen mit 100 ml W. muß die Lösung intensiv rot gefärbt sein. – b) Die Substanz gibt positive Bromidreaktionen.

Prüfung. a) Neutralität: 10 mg Substanz werden in 10 ml kohlendioxidfreiem W. gelöst und mit 0,5 ml Bromthymolblaulösung versetzt. Die Farbe dieser Lösung darf nicht stärker gelb sein als 10 ml pH-6,4-Standardlösung und nicht stärker blau sein als 10 ml pH-7,6-Standardlösung, wenn beiden 0,5 ml Bromthymolblaulösung zugesetzt ist. – b) Aussehen der Lösung: 1 g Substanz wird in 10 ml kohlendioxidfreiem W. gelöst. Die Lösung muß farblos sein und darf höchstens schwach opalisierend getrübt sein. – c) Trocknungsverlust: Höchstens 1,0%, wenn bei 70° und einem 5 Torr nicht übersteigenden Druck bis zur Gewichtskonstanz getrocknet wird. – d) Sulfatasche: Höchstens 0,1%.

Gehaltsbestimmung. Es wird die bei „Cetrimide BP 63" beschriebene Bestimmung durchgeführt. 1 ml 0,1 n Perchlorsäurelösung entspricht 0,04145 g $C_{22}H_{40}BrNO$.

Aufbewahrung. In dicht schließenden Gefäßen, vor Licht geschützt, an einem kühlen Ort.

Anwendung. Als Desinfektionsmittel gegen grampositive und gramnegative Mikroorganismen. Die bakterizide Eigenschaft wird – wie allgemein bei kationaktiven Stoffen – in Gegenwart von Seife verringert. Für die intakte Haut verwendet man bis zu 1%ige Lösungen, bei Wunden und Verbrennungen eine 0,05%ige Lösung. Instrumente können in 1%iger Lösung, die 0,5% Natriumcitrat enthält, aufbewahrt werden.

Handelsformen: Bradoral, Bradosol, Bradex.

Dimethyl-cetyl-1-cyclohexanol-(2)-ammonium-bromid.

$C_{24}H_{50}NOBr$ \hspace{2cm} M.G. 448,58

Handelsformen: Biocidan, Céthéxonium.

Cetylpyridinium Chloride USP XVI, BP 63. 1-Hexadecylpyridinium Chloride.

$C_{21}H_{38}ClN \cdot H_2O$ \hspace{2cm} M.G. 358,02

Cetylpyridiniumchlorid ist das Monohydrat des quartären Salzes aus Pyridin und Cetylbromid. Gehalt nach USP XVI und BP 63: Nicht weniger als 99% und nicht mehr als das Äquivalent von 102%.

Eigenschaften. Weißes Pulver von schwachem, charakteristischem Geruch. Löslich in W., A. und Chloroform, praktisch unlöslich in Benzol und Äther. Fp. Zwischen 77 und 83°.

Erkennung. a) Werden etwa 250 mg Substanz in einem Reagensglas bis zum Schmelzen erhitzt, so entsteht eine braune Masse und der Geruch des Pyridins wird wahrnehmbar (USP XVI, BP 63). – b) 10 ml 0,2%iger Lösung geben eine positive Chloridreaktion (USP XVI, BP 63). – c) 10 ml 0,2%iger Lösung werden mit 10 ml 0,01 m Kaliumhexacyanoferrat(III)-Lösung versetzt; es entsteht ein gelber Niederschlag (USP XVI, BP 63). – d) 1 ml 0,2%ige Lösung wird mit 1 ml einer gesättigten Kaliumthiocyanatlösung versetzt; es entsteht ein weißer, gelatinöser Niederschlag (BP 63, USP XVI). – e) Das UV-Spektrum der Lösung 1 in 8000 muß die gleichen Maxima zeigen wie das Spektrum der USP Cetylpyridinium Chloride-Standard-Substanz, die in gleicher Weise vermessen wird. Die Extinktion bei 259 mµ, berechnet für die getrocknete Substanz, darf nicht mehr als 3% von der anhand der Standardsubstanz ermittelten abweichen (USP XVI).

Prüfung. a) Acidität: Werden 500 mg Substanz genau gewogen und in 50 ml W. gelöst, so dürfen nicht mehr als 2,5 ml 0,02 n Natronlauge zur Neutralisation gegen Phenolphthalein verbraucht werden (USP XVI). Der pH-Wert einer 1%igen Lösung muß zwischen 5,0 und 5,4 liegen (BP 63). – b) Pyridin: 1 g Substanz wird in 10 ml Natronlauge gelöst (1 in 10); bei Raumtemperatur darf der Geruch nach Pyridin nicht sofort wahrnehmbar sein (USP XVI, ähnlich BP 63). – c) Trocknungsverlust: Nicht weniger als 4,5% und nicht mehr als 5,5%, wenn 500 mg Substanz i. Vak. über Phosphorpentoxid bis zur Gewichtskonstanz getrocknet werden (USP XVI, ähnlich BP 63). – d) Verbrennungsrückstand: Höchstens 0,2% (BP 63, USP XVI). – e) Schwermetalle: Wird eine 1%ige Lösung mit H_2S gesättigt, so darf sie nicht dunkler werden. Nach Zusatz von Ammoniumsulfid-Lsg. bis zur alkalischen Reaktion darf kein Niederschlag entstehen (USP XVI).

Gehaltsbestimmung. Nach BP 63 wird die unter „Cetrimide" gegebene Bestimmung in wasserfreiem Milieu durchgeführt. 1 ml 0,1 m Perchlorsäurelösung entspricht 0,03580 g $C_{21}H_{38}ClN \cdot H_2O$. Vorschrift des USP XVI: 1 g Substanz wird genau gewogen und in einer Mischung von 60 ml A. und 20 ml W. gelöst. Nach Zusatz von Dichlorfluoresceinlösung wird mit 0,1 n Silbernitratlösung titriert. 1 ml 0,1 n Silbernitratlösung entspricht 35,80 mg $C_{21}H_{38}ClN \cdot H_2O$.

Aufbewahrung. In dicht schließenden Gefäßen.

Anwendung. Zur Desinfektion der intakten Haut, kleinerer Wunden und der Schleimhäute. Wirkt nicht gegen sporenbildende Bakterien. Dosierung: Lösungen 1 : 100 bis 1 : 1000 für die intakte Haut, 1 : 1000 für kleinere Wunden, 1 : 5000 bis 1 : 10000 für Schleimhäute.

Handelsformen: Biosept, Ceepryn, Cepycol, Germidine, Menoril, Merocet.

Dequalinium Acetate BP 63. Decamethylenedi(4-aminoquinaldinium-acetate).

N,N'-Decamethylen-bis-4-amino-chinaldinium-bisacetat $C_{34}H_{46}N_4O_4$ M.G. 574,8

Gehalt: Mindestens 97,0%, berechnet für die 3 Std. lang bei 105° und einem Druck von 5 Torr getrocknete Substanz.

Eigenschaften. Weißes oder fast weißes Pulver, geruchlos, bitter schmeckend, etwas hygroskopisch. Löslich bei 20° in 2 T. W. und in 12 T. A. (95%). Fp. bei 280° unter Zersetzung.

Erkennung. a) Es wird das Absorptionsspektrum der in W. gelösten Substanz vermessen. Im Bereich von 220 bis 350 mµ müssen 2 Maxima, bei 240 und 327 mµ auftreten. Die Extinktion einer 0,001%igen (w/v) Lösung, gemessen in 1 cm Schichtdicke muß bei 240 mµ etwa 0,83 und bei 327 mµ etwa 0,48 betragen. — b) Die Substanz gibt positive Acetatreaktionen.

Prüfung. a) Acidität, Alkalität: Der pH-Wert einer 5%igen Lösung muß zwischen 6,0 und 8,0 liegen. — b) Trocknungsverlust: Höchstens 5%, wenn 3 Stunden lang bei 105° und einem 5 Torr nicht übersteigenden Druck getrocknet wird. — c) Sulfatasche: Höchstens 1,0%.

Gehaltsbestimmung. Durch Titration in wasserfreiem Milieu. Lösungsmittel: Eisessig, Indikator: Kristallviolett, Maßlösung: 0,1 n Perchlorsäurelösung, Einwaage: Etwa 0,8 g, genau gewogen. 1 ml 0,1 n Perchlorsäurelösung entspricht 0,02874 g $C_{34}H_{46}N_4O_4$.

Aufbewahrung. In gut schließenden Gefäßen, vor Licht geschützt.

Dequalinium Chloride BP 63. Decamethylenedi(4-aminoquinaldinium-chloride).

N,N'-Decamethylen-bis-4-amino-chinaldinium-dichlorid $C_{30}H_{40}Cl_2N_4$ M.G. 527,6

Gehalt: Nicht unter 95,0% berechnet auf die 3 Std. lang bei 105° und einem 5 Torr nicht übersteigenden Druck getrocknete Substanz.

Eigenschaften. Weißes bis cremefarbenes Pulver, geruchlos, bitter schmeckend. Wenig löslich in W., löslich in 30 T. siedendem W., bei 20° löslich in 200 T. Propylenglykol. Fp. bei 315° unter Zersetzung.

Erkennung. a) Es wird die Lichtabsorption der in Wasser gelösten Substanz im Bereich von 230 bis 350 mµ vermessen. Bei 240 und 326 mµ müssen Maxima erscheinen. Die Extinktionen einer 0,001%igen Lösung, gemessen in 1 cm Schichtdicke betragen bei 240 mµ etwa 0,89 und bei 326 mµ etwa 0,51. — b) Die Substanz gibt positive Chloridreaktionen.

Prüfung. a) Alkalisch oder sauer reagierende Verunreinigungen: Werden 0,1 g Substanz 10 Min. mit 100 ml kohlendioxidfreiem W. geschüttelt, so darf das Filtrat zur Neutralisation gegen Bromkresolpurpur nicht mehr als 0,2 ml 0,1 n Salzsäure oder 0,2 ml 0,1 n Natronlauge verbrauchen. — b) Trocknungsverlust: Höchstens 5%, wenn 3 Std. bei 105° und einem 5 Torr nicht übersteigenden Druck getrocknet wird. — c) Sulfatasche: Höchstens 0,1%.

Gehaltsbestimmung. 0,7 g Substanz werden genau gewogen, unter leichtem Erwärmen in 80 ml Eisessig gelöst, mit 10 ml Quecksilber(II)-acetatlösung versetzt, abkühlen gelassen und mit 0,1 n Perchlorsäure-Dioxanlösung unter Verwendung von Kristallviolett als Indikator titriert. Der Farbumschlag erfolgt von Violettblau zu rein Blau. Die Operation wird ohne Substanzeinwaage als Blindversuch wiederholt und die Differenz an ml 0,1 n Perchlorsäure als Verbrauch angesehen. 1 ml 0,1 n Perchlorsäurelösung entspricht 0,02635 g $C_{30}H_{40}Cl_2N_4$.

Triclobisonium Chloride NND 63. N,N'-Bis-[1-methyl-3-(2,2,6-trimethylcyclohexyl)-propyl]-N,N'-dimethyl-hexanediamine-bis-methochloride.

$$\left[\begin{array}{c} H_3C\!\!\!\!\diagdown\!\!\!\!\diagup CH_3 \\ CH_2\!-\!CH_2\!-\!\underset{CH_3}{\overset{H_3C\ CH_3}{\underset{|}{CH}}}\!-\!\underset{CH_3}{\overset{|}{N}}\!-\!(CH_2)_6\!-\!\underset{CH_3}{\overset{|}{N}}\!-\!\underset{CH_3}{\overset{H_3C\ CH_3}{\underset{|}{CH}}}\!-\!CH_2\!-\!CH_2\!\!\!\!\diagdown\!\!\!\!\diagup\overset{H_3C\ CH_3}{\underset{H_3C}{}} \end{array} \right]^{2+} 2\,Cl^-$$

Anwendung. Bei Haut- und Schleimhautinfektionen.

Handelsform: Triburon Chloride (Roche Lab. Division).

Undecolylium Chloride-Iodine NND 63.

$$\left[\begin{array}{c} \text{Py}-CH_2-\underset{O}{\overset{||}{C}}-NH-CH_2-CH_2-O-\underset{O}{\overset{||}{C}}-(CH_2)_n\ CH_3 \end{array} \right]^+ Cl^- \cdot J_2$$

n = 6 bis 12

Ein Komplex der quartären Verbindung Acyl-colamino-formylmethyl-pyridinium-chlorid, worin die Acylgruppe 8 bis 14 C-Atome enthalten kann, mit Jod.

Anwendung. Zur Prophylaxe und Behandlung von Oberflächeninfektionen. Mit Gewebeflüssigkeiten tritt im Gegensatz zu Jodlösung keine Fällung ein. Die komplexe Verbindung gibt in Berührung mit der Haut oder mit Schleimhäuten allmählich Jod ab. Aus diesem Grunde könnte die Verbindung auch in die Gruppe der halogenabspaltenden Mittel eingeordnet werden.

Triphenyl-dodecyl-phosphonium-bromid.

$$\left[(C_6H_5)_3 P-(CH_2)_{11}CH_3 \right]^+ Br^-$$

Handelsform: Myxal.

Anwendung. Als Desinfiziens und Antimykoticum.

D. Alkohole und Aldehyde

Primäre Alkohole sind bakterizid wirksam, töten aber Sporen nicht ab. Die Wirkung endet mit dem Verdunsten. Praktische Bedeutung besitzen als Desinfektionsmittel nur Äthylalkohol und Propylalkohol.

Äthanol. Äthanol und verdünntes Äthanol mit etwa 70 Vol.-% werden, evtl. mit noch besonderen desinfizierenden Zusätzen, zur Desinfektion der Hände und Instrumente sowie der Haut der Patienten benutzt. Meist ist vergällter Alkohol in Gebrauch. Nach den Branntwein-Monopol-Bestimmungen darf vergällter Alkohol medizinisch im übrigen nur für Wasch- und Desinfektionszwecke abgegeben und verwendet werden. In Apotheken und Krankenhäusern (Kliniken) muß folgende Bekanntmachung an sichtbarer Stelle aushängen:

Bekanntmachung

1. Der mit (Art des Vergällungsmittels) vergällte Branntwein darf nur innerhalb dieses Betriebs und nur zu Wasch- und Desinfektionszwecken verwendet werden.
2. Es ist verboten, aus vergälltem Branntwein das Vergällungsmittel ganz oder teilweise auszuscheiden oder dem vergällten Branntwein Stoffe beizufügen, die die Wirkung des Vergällungsmittels in bezug auf Geschmack, Geruch oder Aussehen vermindern, oder einen in dieser Weise veränderten Branntwein zu verkaufen oder feilzuhalten.
3. Zuwiderhandlungen gegen die vorstehenden Bestimmungen unterliegen den Strafvorschriften des Gesetzes über das Branntweinmonopol.

Monopolamt für Branntwein

Beachtet werden muß, daß Alkohol nicht autosteril ist, sondern vermehrungsfähige Keime enthalten kann. Er muß deshalb für manche Desinfektionszwecke (z.B. zur Verwendung als Waschalkohol in Operationssälen) gegebenenfalls durch Sterilfiltration (s. d.) keimfrei gemacht werden.

Die vom Deutschen Zentralkomitee zur Bekämpfung der Tuberkulose herausgegebenen „Desinfektionsmaßnahmen bei Tuberkulose" (zu beziehen von der Geschäftsstelle des Komitees, Hannover, Sallstraße 41) schreiben zur Händedesinfektion die Verwendung von Alkohol vor:

Mit tuberkulösem Auswurf oder Hustentröpfchen infizierte Hände können durch 5 Min. langes Abreiben mit einem Wattebausch, der mit vergälltem Spiritus getränkt ist, gereinigt werden. Die infizierten Watte- oder Zellstoffstückchen sind durch Verbrennen zu beseitigen.

Isopropanol. Außer dem Äthylalkohol ist bisher lediglich noch der Isopropylalkohol (Alcohol iso-propylicus Erg.B. 6. Alcohol Isopropylicum BPC 54) offizinell als Desinfektionsmittel in Gebrauch. Der wasserfreie Isopropylalkohol hat keine bakterizide Kraft, er muß mit mindestens 20% Wasser verdünnt sein. Erg.B. 6 schreibt zur Händedesinfektion einen 50%igen, für Waschungen und Kopfwässer (Haartinkturen) einen 80%igen Alkohol vor. BPC 54 enthält hierüber keine Angaben, erwähnt aber die Verwendung des Isopropylalkohols als Antisepticum zur Vorbehandlung des Operationsfeldes.

Andere Alkohole. Bakterizid wirksam sind unter den niederen aliphatischen Alkoholen auch der Methylalkohol, der n-Propylalkohol und der n-Butylalkohol, bei letzterem scheint sogar das Maximum an Wirksamkeit innerhalb der ganzen Reihe zu liegen [Arch. Hyg. (Berl.) *122*, 44 (1939); *130*, 129 (1943)]. Methylalkohol ist auch in wasserfreier Form stark wirksam, n-Propylalkohol muß gleich dem Isopropylalkohol mit Wasser verdünnt werden. n-Propylalkohol in mittlerer Konzentration (35- bis 70%ig) tötet auch Tuberkelbazillen schnell ab [Zbl. Bakt., I. Abt. Orig. *147*, 1 (1941); Z. Hyg. *121*, 312 (1938)]. Über die Verwendung dieser Alkohole zu Desinfektionszwecken liegen in den Pharmakopöen jedoch noch keine Angaben vor. Beim Methylalkohol sei auf das generelle Verbot seiner Verwendung für Arzneizubereitungen hingewiesen. Glykolmischungen werden zur Raumluftdesinfektion und gegen Rindertuberkulose eingesetzt (z.B. „QE 383" [Sigambol A] und „VE 455" [Sigambol B], Chem. Werke Hüls/Marl).

Aldehyde. Praktische Bedeutung als Desinfektionsmittel hat nur der *Formaldehyd*. Er wird hauptsächlich in Form von Lösungen (s. Formaldehyd sol.) angewandt. Formaldehyd tötet neben Bakterien auch Viren ab. Er eignet sich aber nicht zur Desinfektion von lebendem Gewebe, weil er eine starke Reizwirkung besitzt. Die Anwendung beschränkt sich daher auf die Raumdesinfektion und die Entkeimung toter Gegenstände.

Anstelle von Formaldehydlösungen können auch Formaldehyd-Trockenpräparate in Tablettenform und Hexamethylentetramin verwandt werden, das in saurem Milieu Formaldehyd abspaltet. Es sind Formalintabletten (z.B. Formalinpastillen „Schering"; Schering AG, Berlin N 65) zu 1 g im Handel, die in Formalinlampen (z.B. „Äskulap" oder „Hygiea") oder behelfsmäßig auch durch Erhitzen in einem Blechbehälter auf einer beliebigen Heizquelle vergast werden.

Formaldehydseifenlösung (s. Bd. VI). Neuere Spezialpräparate dieser Gruppe sind: Korsoform (Bacillolfabrik Dr. Bode & Co., Hamburg-Stellingen) und

Morbicid (Schülke & Mayr AG, Hamburg 39).

Beide Präparate sind, ebenso wie das Rohlysoform („Lysoform" Dr. Hans Rosemann, Berlin 62), Grobdesinfektionsmittel im Gegensatz zum Feindesinfektionsmittel Lysoform (S. 1226). Rohlysoform enthält 25% HCHO, Lysoform 18% (in einer Spezialseife gelöst), der Liquor Formaldehydi saponatus Erg.B. 6 zum Vergleich 5%. Die Präparate Phenol-Lysoform und Phenol-Lysoform „S" sind keine Formaldehydpräparate (s. u.).

Äther. Die vielfach noch geübte Verwendung von Diäthyläther zu Desinfektionszwecken ist abzulehnen. Man erzielt mit ihm lediglich eine gewisse Reinigung und Entfettung der Haut.

Säuren. Unter den organischen Säuren besitzen die Salicylsäure und ihre Derivate sowie die p-Hydroxybenzoesäure und deren Ester hemmende Eigenschaften gegenüber Bakterien, Hefen und Schimmelpilzen. Diese Verbindungen werden daher in erster Linie als Konservierungsmittel und weniger als Desinfizientien gebraucht. Einige langkettige Carbonsäuren (z.B. Caprylsäure und Undecylsäure) besitzen fungizide Eigenschaften. Die früher sehr häufig benutzte *Borsäure* hat praktisch keine desinfizierende oder antiseptische Wirkung und ist daher heute obsolet.

E. Schwermetallsalze und -verbindungen

Silber. Silberionen besitzen neben der adstringierenden und der ätzenden auch eine desinfizierende Wirkung. Praktische Verwendung findet vor allem das wasserlösliche Silbernitrat (s. Bd. II). Kolloide Verbindungen des metallischen Silbers (s. Albargin, Bd. II; Protargol, Bd. II; Targesin, Bd. II) werden in Form der wäßrigen Lösungen zu Spülungen bei Schleimhautentzündungen verwandt. In niedrigen Konzentrationen dienen Silberionen auch zur Entkeimung von Trinkwasser. Nach der Trinkwasser-Aufbereitungsverordnung von 1959 der Bundesrepublik Deutschland dürfen 0,1 mg Ag^+ pro Liter enthalten sein.

Quecksilber. Quecksilbersalze, wie Quecksilber(II)-acetat, Quecksilber(II)-cyanid, Hydrargyrum praecipitatum album usw. und deren komplexe Verbindungen spielten früher eine wesentliche Rolle als Desinfektionsmittel. Wegen der Gefahr einer resorptiven Vergiftung werden sie heute kaum noch am lebenden Organismus angewandt.

Organische Quecksilberverbindungen sind weniger giftig, meist aber auch weniger bakterizid. Ihre Wirkung beruht wahrscheinlich auf der langsamen Freigabe von Quecksilber-(II)-Ionen, die eine Blockade von sulfhydrylhaltigen Fermenten verursachen.

Phenylquecksilberborat. Phenylhydrargyrum boricum.

$$C_6H_7BHgO_3 \qquad M.G.\ 338{,}55$$

Eigenschaften. Weißes, kristallines, geruchloses Pulver. Löslich in A. und Glycerin, schwer löslich in W. Fp. 112 bis 113° (Zers.).

Anwendung. 0,1- bis 2promillige Lösungen werden äußerlich verwandt zur Haut-, Schleimhaut- und Wunddesinfektion; zur Sterilisation chirurgischer Instrumente.

Handelsformen: Merfen, Famosept, Merkasept, Ryfen, Spidox.

Phenylmercuric Nitrate BP 63, BPC 63, NF XII. Phenylhydrargyri Nitras.

Das nach BP 63 als „basic phenylmercuric nitrate" deklarierte Phenylquecksilbernitrat ist eine Mischung von 50% Phenylquecksilber-nitrat und 50% -hydroxid.

$$C_6H_5HgOH,\ C_6H_5HgNO_3 \qquad M.G.\ 294{,}70\quad 339{,}70$$
$$C_{12}H_{11}Hg_2NO_4 \qquad 634{,}40$$

Gehalt: Gemäß BP 63 soll die über Phosphorpentoxid bei 5 Torr 24 Std. lang getrocknete Substanz nicht weniger als 98,0% und nicht mehr als das Äquivalent von 102,0% $C_{12}H_{11}Hg_2NO_4$ enthalten.

Herstellung. Durch Umsetzung von Benzol mit Quecksilberacetat und Behandeln des Phenylquecksilberacetats mit konz. wäßrig. Alkalinitratlösung. Nach BP 53(!) kann die Darstellung durch Umsetzung eiskalter Chloroformlösungen von N_2O_4 und Diphenylquecksilber und Umkristallisieren des entstandenen Produktes aus wasserhaltigem A. erfolgen.

Eigenschaften. Weiße, glänzende Blättchen oder weißes, kristallines Pulver, geruchlos, von schwach metallischem, adstringierendem Geschmack. Löslich bei 20° in 1500 T. W., in 1000 T. A., besser löslich in Glycerin und fetten Ölen. Fp. 185 bis 190°, Zers., wobei die Temperatursteigerung während der Bestimmung 5° pro Minute betragen muß.

Erkennung. a) Werden zu 10 ml einer kalt gesättigten Lösung 2 Tr. Natriumsulfidlösung gegeben, so entsteht eine weiße Fällung, die nach dem Kochen und Stehenlassen schwarz wird. – b) Erhitzt man 0,5 g Substanz mit 0,5 g Zinkpulver, 0,5 g Eisenpulver und 5 ml Natronlauge, so entwickelt sich Ammoniak. – c) 50 mg Substanz werden mit 5 ml 0,1 n Jodlösung erhitzt und das überschüssige Jod mit 0,1 n Thiosulfatlösung entfernt; es entsteht ein charakteristischer aromatischer Geruch.

Prüfung. a) Freie Säure: Eine 0,02%ige Lösung muß gegen Bromkresolgrün neutral reagieren. – b) Quecksilbersalze und Schwermetalle: 0,10 g Substanz werden mit 15 ml W. zum Sieden erhitzt, nach Abkühlen auf Raumtemperatur filtriert und mit 2 Tr. Natriumsulfidlösung versetzt; es darf keine sofortige Färbung eintreten. – c) Gewichtsverlust: Höchstens 1,0%, wenn 24 Std. über Phosphorpentoxid bei 5 Torr getrocknet wird. – d) Phenylquecksilber(II)-Ionen: Etwa 200 mg Substanz werden genau gewogen, in 90 ml W. gelöst und mit 10 ml Salpetersäure versetzt. Nach Zugabe von 2 ml Eisen(III)-ammoniumsulfatlösung wird mit 0,05 n Ammoniumthiocyanatlösung titriert. 1 ml 0,1 n Ammoniumthiocyanatlösung entspricht 13,88 mg Phenylquecksilber(II)-Ionen. Forderung: 87 bis 87,9% (NF XII).

Gehaltsbestimmung. Nach BP 63 wird die unter „Mersalyl Acid" (Salyrgan) gegebene Vorschrift verwandt. Eine ähnliche Bestimmung läßt NF XII durchführen: Etwa 400 mg Substanz werden genau gewogen, in 15 ml W. gelöst, mit 5 ml Ameisensäure und 1 g Zinkstaub versetzt und 30 Min. zum Rückfluß erhitzt. Nach dem Abkühlen wird filtriert, das Filter und das entstandene Amalgam so lange mit W. gewaschen, bis das Waschwasser gegen Lackmus neutral reagiert. Das Amalgam wird dann in 40 ml verd. Salpetersäure (1 in 2) gelöst, auf dem Wasserbad 3 Min. erhitzt, mit 500 mg Harnstoff und so viel Kaliumpermanganat versetzt, daß eine Rosafärbung bestehen bleibt. Nach erneutem Abkühlen wird mit Wasserstoffperoxid entfärbt, mit 1 ml Eisen(III)-ammoniumsulfatlösung versetzt und mit 0,1 n Ammoniumthiocyanatlösung titriert. 1 ml 0,1 n Ammoniumthiocyanatlösung entspricht 10,03 mg Hg bzw. 15,86 mg $C_{12}H_{12}Hg_2NO_4$.

Aufbewahrung. In dicht schließenden Gefäßen, vor Licht geschützt.

Anwendung. Zur Desinfektion der intakten Haut oder kleiner Verletzungen wird eine Lösung von 1 : 1500 verwendet; zur Desinfektion von Schleimhäuten benutzt man Lösungen von 1 : 15 000 bis 1 : 24 000.

Handelsformen: Merphenyl Nitrate, Merfenil, Merphene, Phe-mernite, Phenmercyl, Strumentol.

Phenylhydrargyri Chloridum NF VIII.

Phenylquecksilberchlorid C_6H_5ClHg M.G. 313,18

Gehalt: 63,5 bis 64,5% Hg, entsprechend 99% C_6H_5ClHg.

Herstellung. Durch Umsetzung von Quecksilber-diphenyl mit Quecksilberchlorid in Aceton oder A. oder durch Behandlung mit HCl. Man kann auch Quecksilber-phenyl-acetat in alkoholischer Lsg. mit Calciumchlorid in das weniger lösliche Quecksilber-phenyl-chlorid umsetzen.

Eigenschaften. Weiße, blätterartige Kristalle. Praktisch unlöslich in kaltem W. (1 in 20 000 Merck Ind. 52). Schwer löslich in heißem A. Fp. 250 bis 252°.

Erkennung. 5 ml einer warm gesättigten Lsg. in verd. Salpetersäure versetzt man mit 1 ml Silbernitratlsg.: die entstehende Fällung löst sich in überschüssigem Ammoniak. –

5 ml der gleichen Lsg. geben mit 5 ml Ammoniumsulfidlsg. beim Erhitzen auf dem Wasserbade eine schwarze Fällung.

Prüfungen. Verbrennungsrückstand: Nicht über 0,1%. — Hg-Ion: Wie beim Phenylquecksilbernitrat.

Gehaltsbestimmung. Wie „Mersalyl" gemäß BP 53.

Anwendung. Wie Phenylquecksilbernitrat, doch hat das Chlorid den Nachteil zu geringer Löslichkeit.

Phenylhydrargyri Acetas BPC 54.

$$C_6H_5-Hg-O-\underset{\underset{O}{\parallel}}{C}-CH_3$$

Phenylquecksilberacetat $C_8H_8HgO_2$ M.G. 336,74

Herstellung. Durch Erhitzen von Bzl. mit Quecksilberacetat.

Eigenschaften. Kristallines, geruchloses Pulver mit schwach metallischem, zusammenziehendem Geschmack. 1 T. löst sich in etwa 600 T. W., besser in heißem W., löslich in A., Bzl. und Aceton. Fp. 149 bis 153°.
Soll vor Licht geschützt aufbewahrt werden.

Erkennung. a) Gibt man zu 5 ml einer gesättigten wäßrigen Lsg. 0,2 ml Natriumsulfidlsg., so entsteht eine weiße Fällung, die beim Kochen oder Stehenlassen der Mischung schwarz wird. — b) Gibt man zu 5 ml der gesättigten wäßrigen Lsg. 0,05 ml einer gesättigten wäßrigen Diphenylcarbazonlsg., so entsteht Violettfärbung. — c) Gibt man zu 0,1 g Substanz 0,5 ml Schwefelsäure und 1 ml A. (95%) und erwärmt, so entsteht Geruch nach Äthylacetat. — d) Gibt man zu 0,1 g Substanz 0,5 ml Salpetersäure, erwärmt bis zur Dunkelfärbung und verdünnt mit 10 ml W., so entsteht Nitrobenzolgeruch.

Prüfungen. Quecksilbersalze und Schwermetalle: Man erhitzt 0,1 g mit 15 ml W., kühlt, filtriert und versetzt das Filtrat mit 0,1 ml Natriumsulfidlsg.: es darf keine sofortige Verfärbung auftreten. — Polymercurierte Benzolabkömmlinge: Etwa 2 g werden genau gewogen, mit 100 ml Aceton bei 20° geschüttelt, filtriert und der Rückstand mit insgesamt 50 ml Aceton gewaschen. Man trocknet den Rückstand 1 Std. bei 105° und wiegt: Nicht über 1,5%. — Sulfatasche: Nicht über 0,1%.

Gehaltsbestimmung. Wie die Hg-Bestimmung bei Mersalyl gemäß BP 53. 1 ml 0,1 n Ammoniumrhodanidlsg. entspr. 0,01684 g $C_8H_8O_2Hg$. Forderung: Mindestens 98,0%.

Anwendung. Wie Phenylquecksilbernitrat, vor dem es den Vorzug noch besserer Löslichkeit hat.

Handelsformen: Mersagel, Volpar.

Hydroxymercuri-o-nitrophenol.

$C_6H_5HgNO_4$ M.G. 355,72

Handelsform: Mercurophen „Mulford" (Na-Salz).

3-Nitro-2-hydroxymercuri-1-hydroxymethylbenzol.

$C_7H_7HgNO_4$ M.G. 369,75

Handelsform: Jofarmolo.

Mercurobutolum.

$C_{10}H_{13}ClHgO$ M.G. 369,27

Nitromersol NF XII. 4-Nito-3-hydroxymercuri-o-cresol Anhydride.

$C_7H_5HgNO_3$ M.G. 351,71

Anhydrid des 4-Nitro-3-hydroxyquecksilber(II)-2-hydroxy-1-methylbenzols

Die abgebildete, auch noch in den NF XII (1965!) enthaltene Formel ist aus sterischen Gründen unwahrscheinlich. Es ist u.a. an eine dimere oder oligomere Form (A oder B) zu denken.

A   B

Gehalt: Nicht unter 98%, nach 2stündigem Trocknen bei 105°.

Darstellung. Durch Behandeln von 4-Nitro-o-kresol mit Quecksilberacetat [US-Pat. 1 554 293, Wiederausgabe 17 563 (1925)]. Das Rohprodukt wird zur Reinigung in Lauge gelöst und mit Säure wieder ausgefällt.

Eigenschaften. Bräunlichgelbes bis gelbes Pulver, geruch- und geschmacklos. Unlöslich in W., fast unlöslich in A., Ae. und Aceton. Nitromersol löst sich in Lösungen von Alkalihydroxiden und von Ammoniak unter Öffnung des Anhydridringes und Salzbildung.

Erkennung. a) Eine 0,1%ige Lösung in verd. Natronlauge ist rotorange; säuert man mit verdünnter Salzsäure an, so verschwindet die Färbung der Lösung und es bildet sich ein gelblicher, flockiger Niederschlag. – b) 250 mg Substanz werden in 2,5 ml Natronlauge gelöst und mit W. zu 20 ml aufgefüllt. Nach Zusatz von 3 ml verd. Salzsäure bildet sich ein gelblicher Niederschlag. Das Filtrat ist farblos oder höchstens schwach gelblich (es wird zur Prüfung auf Quecksilber(II)-Ionen zurückbehalten). Der entstandene Niederschlag wird in einer Mischung von 20 ml W. und 2,5 ml Natronlauge gelöst und mit 500 mg ,,Sodium Hydrosulfite'' ($Na_2S_2O_4$) versetzt und zum Sieden erhitzt; es bildet sich eine Abscheidung von metallischem Quecksilber.

Prüfung. a) Trocknungsverlust: Höchstens 1%, wenn die Substanz 2 Stunden bei 105° getrocknet wird. – b) Verbrennungsrückstand: Höchstens 0,1%. – c) Quecksilber(II)-Ionen: Versetzt man die oben erhaltene wäßrige Lösung (Erkennung b) mit dem gleichen Volumen Schwefelwasserstofflösung, so darf zwar eine geringe Menge eines flockigen, gelblichen Niederschlages gebildet werden, jedoch keine Dunkelfärbung auftreten. – d) Alkaliunlösliche Stoffe: 1 g Substanz wird mit 7 ml Natronlauge übergossen und durch Zusatz von Wasser zu 20 ml gelöst. Diese Lösung wird im Dunkeln 24 Std. in einem verschlossenen Gefäß stehengelassen; es darf höchstens ein geringfügiger Rückstand verblieben sein, der dann durch ein Filtertiegel abgesaugt, mit warmem W. gewaschen und 1 Std. bei 105° getrocknet wird. Das Gewicht des getrockneten Rückstandes darf höchstens 0,1% betragen. – e) Ungebundenes Nitrokresol: 500 mg Substanz werden mit 50 ml Benzol geschüttelt, filtriert, das Filtrat bis zur Trockne eingedampft und der Rückstand 2 Std. bei 80° getrocknet. Forderung: Höchstens 5 mg.

Gehaltsbestimmung. Etwa 200 mg Substanz, die vorher fein gepulvert und 2 Std. bei 105° getrocknet wurde, werden genau gewogen, mit 15 ml Schwefelsäure übergossen (500-ml-Kjeldahl-Kolben) und mit kleiner Flamme 15 bis 20 Min. mäßig erwärmt. Nach dem Abkühlen wird tropfenweise mit so viel 30%igem Wasserstoffperoxid versetzt, bis Entfärbung eintritt. Dann wird weitere 2 bis 3 Min. erhitzt und wenn nötig, mit weiterem Wasserstoffperoxid bis zur Entfärbung versetzt. Nach erneutem Abkühlen wird mit W. auf 100 ml verdünnt und mit so viel Kaliumpermanganat versetzt, daß in der Hitze eine Rosafärbung bestehen bleibt. Dann wird wieder so lange Wasserstoffperoxidlösung zugegeben, bis die Färbung vollständig verschwunden ist. Dann wird wieder abgekühlt, mit einer Mischung von 5 ml Salpetersäure und 10 ml W. sowie 5 ml Eisen(III)-ammoniumsulfatlösung versetzt und mit 0,1 n Ammoniumthiocyanatlösung titriert. 1 ml 0,1 n Ammoniumthiocyanatlösung entspricht 17,59 mg $C_7H_5HgNO_3$.

Aufbewahrung. In dicht schließenden Gefäßen.

Anwendung. Zur Haut- und Schleimhautdesinfektion in Lösungen von 1:1000 bis 1:5000.

Handelsform: Metaphen.

Acetomeroctol NND 63. 2-Acetoxymercuri-4-(1,1,3,3-tetramethyl-butyl)-phenol.

$C_{16}H_{24}HgO_3$ M.G. 464,96

1-Hydroxy-2-acetoxyquecksilber(II)-4-(1,1,3,3-tetramethylbutyl)-benzol

Eigenschaften. Weißes Pulver, löslich in A., praktisch unlöslich in W.

Anwendung. Als Oberflächenantisepticum zur Hautdesinfektion. Nicht anzuwenden an Schleimhäuten und in Körperhöhlen!

Handelsform: Tincture Merbak.

Thiomersal BP 63, BPC 63. Thimerosal. Thimersalum. Thiomersalate.

$C_9H_9HgNaO_2S$ M.G. 404,81

Natriumsalz der 2-Äthylquecksilberthio-benzoesäure

Gehalt: Mindestens 98,0% $C_9H_9HgNaO_2S$, berechnet für die 24 Std. über Phosphorpentoxid bei 5 Torr getrocknete Substanz.

Herstellung. Durch Umsetzung von Äthyl-quecksilberchlorid mit Thiosalicylsäure und Überführung in das Natriumsalz; US-Pat. 1 672 615 (1928).

Eigenschaften. Cremefarbenes, kristallines Pulver von schwachem Geruch. Bei 20° löslich in 1 T. W. oder 8 T. A. (95%), fast unlöslich in Benzol oder Äther.

Erkennung. a) 0,5 g Substanz werden in 10 ml W. gelöst und mit 2 ml verd. Salzsäure versetzt; es entsteht ein weißer Niederschlag, der nach dem Waschen mit Wasser und Trocknen über Phosphorpentoxid bei 5 Torr um 110° schmelzen muß. – b) 0,1 g Substanz werden in 10 ml W. gelöst und mit 2 ml Silbernitratlösung versetzt; es entsteht ein weißer Niederschlag. — c) Der pH-Wert einer 1%igen Lösung in kohlendioxidfreiem Wasser ist etwa 6,5.

Prüfung. a) Quecksilber(II)-salze: 0,1 g Substanz werden in 10 ml W. gelöst und mit dem gleichen Volumen Ammoniumsulfidlösung versetzt; es entsteht ein weißer Niederschlag, der nach 30 Min. nicht dunkler werden darf. — b) Ätherlösliche Verunreinigungen: 0,50 g Substanz werden 10 Min. lang mit 20 ml Äther geschüttelt, filtriert und zur Trockne eingedampft. Der Rückstand darf nach 24stündigem Trocknen über Phosphorpentoxid bei 5 Torr höchstens 3 mg betragen. — c) Trocknungsverlust: Höchstens 0,5%, wenn 24 Std. über Phosphorpentoxid bei 5 Torr getrocknet wird.

Gehaltsbestimmung. 0,5 g Substanz werden genau gewogen, in einem 100-ml-Kjeldahl-Kolben mit 5 ml Schwefelsäure versetzt und gelinde bis zur Verkohlung erhitzt. Dann wird tropfenweise konz. Wasserstoffperoxidlösung zugefügt, bis die Lösung farblos geworden ist. Dann wird mit Wasser verdünnt, bis zum Auftreten weißer Dämpfe erhitzt, mit weiteren 10 ml W. versetzt, abgekühlt, mit einigen ml Eisen(III)-ammoniumsulfatlösung versetzt und mit 0,1 n Ammoniumthiocyanatlösung titriert. 1 ml 0,1 n Ammoniumthiocyanatlösung entspricht 0,02024 g $C_9H_9HgNaO_2S$.

Aufbewahrung. Vor Licht geschützt.

Anwendung. Als Antisepticum in Lösungen von 1 : 1000 bis 1 : 10000.

Handelsformen: Merthiolat, Merthiolate.

Merbromin NF XII. Mercuresceine Sodique CF 65. Mercurochromum BPC 54. Merbrominum.

$C_{20}H_8Br_2HgNa_2O_6$ M.G. 750,67

2,7-Dibrom-4-hydroxyquecksilber(II)-fluorescein-dinatriumsalz

Gehalt: Quecksilber: 26,72%; Brom: 21,29%; Natrium: 6,13%. Forderung nach NF XII: Die 5 Std. bei 105° getrocknete Substanz soll nicht weniger als 24% und nicht mehr als 26,7% Hg, nicht unter 18% und nicht über 21,3% Br enthalten.

Herstellung. Durch Kochen von Dibromfluorescein mit Quecksilberacetat in verd. Natronlauge (US-Pat. 1535003; DRP 308355).

Eigenschaften. Grünlich schillernde Schuppen oder Körner, geruchlos oder schwach an Phenol erinnernd. Löslich in W., wobei dunkelrote Lösungen entstehen, die beim Verdünnen grün fluoreszieren, teilweise löslich in A., praktisch unlöslich in Chloroform, Ae. und Aceton.

Erkennung. a) Die Lösung 1 : 2000 fluoresziert gelbgrün. — b) 20 ml einer 2%igen Lösung werden mit 3 ml verd. Schwefelsäure versetzt; es entsteht ein orangeroter Niederschlag. Das Filtrat ist farblos oder höchstens schwach gelb gefärbt (es wird zur Prüfung auf Bromid- und Quecksilber(II)-Ionen aufbewahrt). — c) Der Verbrennungsrückstand gibt positive Reaktionen für Natrium, Bromid und Carbonat (NF XII, ähnlich CF 65).

Prüfung. a) Trocknungsverlust: Höchstens 5%, wenn 5 Std. bei 105° getrocknet wird. — b) Bromid: 10 ml der oben erhaltenen Lösung (Erkennung b) werden mit einigen Tr. verd. Salpetersäure und einigen Tr. Silbernitratlösung versetzt; es darf keine Trübung entstehen. — c) Quecksilber(II)-Ionen: Wird das oben erhaltene Filtrat (Erkennung b) mit dem gleichen Volumen Schwefelwasserstofflösung versetzt, so darf kein Niederschlag und höchstens eine schwache Dunkelfärbung entstehen (NF XII).

Gehaltsbestimmung. Brom: Etwa 500 mg der 5 Std. bei 105° getrockneten und fein pulverisierten Substanz werden genau gewogen, in einem Tiegel mit etwa der gleichen Menge einer erstarrten Schmelze aus 1 T. wasserfreiem Natriumcarbonat und 2 T. Magnesiumoxid gemischt, dann mit 1 g Eisenpulver vermischt und mit Eisenpulver bestreut. Darauf wird das Ganze nochmals mit der angegebenen Schmelze bedeckt und etwa 20 Min. vorsichtig verascht. Nach dem noch weitere 10 Min. erhitzt wurde, läßt man abkühlen, laugt die Schmelze mit heißem Wasser quantitativ aus, filtriert, wäscht mit Wasser nach und vereinigt das Filtrat mit dem Waschwasser. Nach dem Ansäuern mit Salpetersäure wird durch Zusatz von Silbernitratlösung quantitativ gefällt. Der Niederschlag wird durch ein Filtertiegel abgesaugt und so lange mit salpetersaurem Wasser nachgewaschen, bis die Waschflüssigkeit keine positive Ag-Reaktion mehr gibt. Schließlich wird noch mit reinem W. nachgewaschen, der Niederschlag 1 Std. bei 105° getrocknet und gewogen. 1 g Silberbromid entspricht 425,5 mg Br (NF XII).

Quecksilber: Etwa 300 mg der 5 Std. bei 105° getrockneten und fein pulverisierten Substanz werden genau gewogen und in einem 500-ml-Becherglas mit 4 ml W. sowie unter ständigem Rühren tropfenweise mit 10 ml Schwefelsäure versetzt. Dann wird bei schräg gehaltenem Gefäß in kleinen Portionen mit überschüssigem Kaliumpermanganat versetzt, bis die Permanganatfarbe bestehen bleibt. Das Ganze läßt man unter gelegentlichem Umschütteln 30 Min. stehen und fügt dann wieder so viel Kaliumpermanganat zu, daß die Färbung bestehen bleibt. Nach Zugabe von 100 ml Ammoniumchloridlösung (1 in 20) und Umrühren wird sukzessive mit so viel pulverisierter Oxalsäure versetzt, bis die Lösung farblos wird. Dann wird durch ein kleines Filter in ein 400-ml-Becherglas filtriert und das Filtrat unter Nachspülen des Gefäßes und des Filters mit Wasser auf 200 ml aufgefüllt. Schließlich leitet man 20 Min. lang Schwefelwasserstoff ein und erwärmt auf dem Wasserbad, bis sich der Niederschlag klar absetzt. Anschließend wird weitere 5 Min. Schwefelwasserstoff eingeleitet und unmittelbar danach durch einen tarierten Filtertiegel filtriert. Gewaschen wird mit Wasser, mit 3 Portionen A. und schließlich mit 4 Portionen Tetrachlorkohlenstoff oder Schwefelkohlenstoff, wobei man die Flüssigkeit ohne Saugen abtropfen läßt. Dann wird noch mit Äther gewaschen, 1 Std. bei 105° getrocknet nud gewogen. 1 g Quecksilbersulfid entspricht 862,2 mg Hg (NF XII).

Aufbewahrung. In dicht schließenden Gefäßen.

Unverträglichkeiten. Mercurochrom gibt Fällungen mit Säuren, Alkaloidsalzen sowie den meisten Localanästhetica.

Anwendung. Als schwachwirkendes Oberflächenantisepticum. Man verwendet 2- bis 5%ige Lösungen. Flecken auf der Haut können durch Waschen mit Kaliumpermanganatlösung und Oxalsäurelösung entfernt werden.

Handelsformen: Mercurochrome, Mercurocol, Planochrome.

F. Chinolin- und Acridinderivate

8-Hydroxychinolin. o-Hydroxychinolin. Oxin.

C_9H_7NO \hspace{4cm} M.G. 145,16

Eigenschaften. Weiße Kristalle oder kristallines Pulver, bei 20° löslich in etwa 200 T. W., leicht löslich in A., Chloroform und heißem Benzol. Fp. 75°.

Anwendung. Als Wundantisepticum.

Handelsformen: Als neutrales Sulfat: Cryptonol Idril, Ilmesol, Oxyleine, Oxyquinol, Soloxin, Solquinate, Sulfoquinol, Sunoxol, Superol, Vetoquinol. Als Hydrochlorid: Microlyse B.

Hydroxychinolinum Kalium sulfuricum ÖAB 9. Chinosol Erg.B. 6. Hydroxychinolin-Kaliumsulfat. Oxychinolinum Kalium sulfuricum.

$C_9H_7NO \cdot HSO_4K$ \hspace{4cm} M.G. 281,34

Salz aus 8-Hydroxychinolin und Kaliumhydrogensulfat

Eigenschaften. Gelbes, kristallines Pulver, das schwach safranartig riecht und brennendsalzig sowie bitter schmeckt. Löslichkeit: Leicht löslich in W., teilweise löslich in A., unlöslich in Ae. Die wäßrige Lösung rötet Lackmuspapier schwach.

Erkennung. a) Eine Lösung der Substanz färbt sich auf Zusatz von Eisen(III)-chloridlösung intensiv blaugrün. Die Färbung bleibt beim Erhitzen bestehen (ÖAB 9). – b) Aus einer wäßrigen Lösung scheidet sich auf Zusatz von Natriumcarbonatlösung ein gelblichweißer Niederschlag von Hydroxychinolin aus, der abgesaugt, gewaschen und getrocknet wird. Schmelzintervall im Kapillarröhrchen: 72 bis 74° (ÖAB 9). – c) Die Substanz färbt beim Erhitzen am Platindraht die nichtleuchtende Flamme violett (Erg.B. 6). – d) Löst man den Verbrennungsrückstand der Substanz in wenig W. und versetzt die, wenn nötig, filtrierte Lösung mit einer gesättigten Lösung von Weinsäure, so entsteht nach einiger Zeit ein weißer, kristalliner Niederschlag (ÖAB 9). – e) Die wäßrige Lösung gibt mit Bariumsulfatlösung einen weißen, feinkristallinen, in Salzsäure unlöslichen Niederschlag (ÖAB 9, Erg.B. 6).

Prüfung. Nach ÖAB 9: a) Eine Lösung von 1 T. Substanz in 9 T. W. muß klar sein und gegen Methylorange sauer reagieren. – b) Chlorid: 10 ml der Lösung (1 + 9) werden mit 5 ml Natriumcarbonatlösung versetzt und filtriert. In einer Mischung von 7 ml des Filtrates und 4 ml verd. Salpetersäure darf Chlorid in unzulässiger Weise nicht nachweisbar sein. – c) Nitrat: Werden 4 ml des für die Prüfung auf Chlorid bereiteten Filtrates nach Zusatz von 1 ml Salzsäure mit Diphenylamin-Schwefelsäure unterschichtet, so darf sich zwischen den beiden Flüssigkeiten keine blaue Zone bilden.

Gehaltsbestimmung. Nach ÖAB 9: 0,1407 g Substanz werden in einem Schliffkolben mit 15 ml konz. Salzsäure und 10 Tr. Methylrotlösung versetzt. Hierauf fügt man 2 g Kaliumbromid hinzu und titriert sodann langsam mit 0,1 n Kaliumbromatlösung bis die rote Farbe verschwunden und die Lösung schwach gelb gefärbt ist. Nun setzt man noch 2,00 ml 0,1 n Kaliumbromatlösung hinzu, läßt 2 Min. lang verschlossen stehen und titriert hierauf nach Zusatz einer Lösung von 1 g Kaliumjodid in 10 ml W. mit 0,1 n Natriumthiosulfatlösung unter Verwendung von Stärkelösung als Indikator zurück. Für die angegebene Einwaage muß sich ein Verbrauch an 0,1 n Kaliumbromatlösung von 19,60 bis 20,10 ml ergeben, entsprechend 98,0 bis 100,5% d. Th. 1 ml 0,1 n Kaliumbromatlösung entspricht 7,034 mg $C_9H_7NO \cdot HSO_4K$. 1 g Hydroxychinolin-Kaliumsulfat entspricht 142,2 ml 0,1 n Kaliumbromatlösung.

Aufbewahrung. Vor Licht geschützt, in gut schließenden Gefäßen.

Anwendung und *Dosierung.* ÖAB 9: Gebräuchliche Konzentration bei äußerlicher Anwendung: 0,05%. Erg.B. 6: Als Desinfektionslösung für die Haut: 0,1%; als Hautsalbe und Puder: 1%.

Unverträglichkeiten. Alkalisch reagierende Stoffe, Argolaval, Borax, Chloramin, Choleval, Dijozol, Ichthyol, Jod, Collargol, Leukichthol, Natriumhydrogencarbonat, Quecksilberchlorid, Rivanol, Sozojodolkalium, Targesin, Thigenol, Tumenolammonium, Zinksalze (Fällungen), Eisen(III)-salze (Verfärbungen), Kaliumpermanganat (Zersetzung).

Handelsformen: Atarochin, Chinadone, Chinofenol, Chinol, Chinosol, Gurgoletten, Nosopan B, Oxyquinol potassium, Perquinol, Sulfachin, Sulfochinol, Sulfoquinol, Vetoquinol.

Iodochlorhydroquin USP XVII.

5-Chlor-7-jod-8-hydroxy-chinolin C_9H_5ClJNO M.G. 305,50

Gehalt: Nicht mehr als 42 und nicht weniger als 40% Jod, höchstens 12,2 und mindestens 11,0% Chlor, berechnet auf die getrocknete Substanz.

Eigenschaften. Voluminöses, schwammiges, gelbes oder braungelbes Pulver mit schwachem, charakteristischem Geruch, das unter Lichteinwirkung dunkelt. Fp. bei 180° u. Zers. Praktisch unlöslich in W. und in A., löslich in heißem Äthylacetat und heißer Essigsäure.

Erkennung. a) Das UV-Spektrum einer Lösung von 1 g Substanz in 100,00 ml 3 n Salzsäure muß in den Minima und Maxima mit dem Spektrum der analog gemessenen USP-Standard-Substanz übereinstimmen. Die Extinktion bei der Wellenlänge des Maximums bei 267 mµ darf höchstens 3% vom theoretischen Wert abweichen, berechnet auf die getrocknete Substanz. – b) 100 mg Substanz werden mit 5 ml Schwefelsäure erhitzt; es entwickeln sich violette Joddämpfe.

Prüfung. a) Trocknungsverlust: Höchstens 0,5%, wenn 5 Std. über Phosphorpentoxid getrocknet wird. – b) Verbrennungsrückstand: Höchstens 0,5%. – c) Freies Jod und Jodid: Analog der Ausführung bei „Dijodohydroxyquin".

Gehaltsbestimmung. Die USP XVII läßt nach Zerstörung der Substanz mit Natronlauge und Schwefeldioxid das entstandene Jodid und Chlorid zunächst zusammen mit 0,1 n Silbernitrat bestimmen, wobei der Endpunkt potentiometrisch ermittelt wird. Eine zweite, konduktometrische Titration gibt dann die einzelnen Gehalte an Jodid und Chlorid an. 1 ml 0,1 n Silbernitratlösung, die bis zur 1. Inflektion verbraucht werden, entspricht 12,69 mg Jod; 1 ml 0,1 n Silbernitratlösung, die nach der 1. Inflektion bis zur 2. verbraucht werden, entspricht 3,545 mg Chlor.

Aufbewahrung. In dicht schließenden Gefäßen, vor Licht geschützt.

Dosierung. Zur äußerlichen Anwendung als 3%ige Salbe oder Creme.

Handelsform: Vioform (Ciba).

5-Chlor-8-hydroxy-chinolin-7-sulfonsaures Natrium.

$C_9H_6ClNO_4S$ M.G. 259,68

Handelsform: Ormalon.

N,N'-Bis-[2-methyl-4-amino-chinolyl-(6)]-carbamid-hydrochlorid.

$C_{21}H_{20}N_6O \cdot 2\,HCl$ M.G. 445,37

4,4'-Diamino-6,6'-dichinaldylharnstoff-dihydrochlorid

Eigenschaften. Gelbes Pulver, schwer löslich in kaltem W. und Glycerin, löslich in siedendem W. (1 + 10). Fp. 225°.

Anwendung. Zur antiseptischen Behandlung frischer und infizierter Wunden wird eine 1- bis 2⁰/₀₀ige Lösung oder eine 1%ige Salbe verwandt.

Handelsform: Surfen.

Aminacridine Hydrochloride BP 63, BPC 63. Aminacrinae hydrochloridum.

$C_{13}H_{10}N_2 \cdot HCl \cdot H_2O$ M.G. 248,7

Monohydrat des 9-Aminoacridin-hydrochlorids

Gehalt: Mindestens 98,5%, bezogen auf die bei 105° bis zur Gewichtskonstanz getrocknete Substanz.

Eigenschaften. Blaßgelbes, kristallines Pulver, geruchlos, bitter schmeckend. Löslich bei 20° in 300 T. W., in 150 T. A. (95%), löslich in Glycerin, fast unlöslich in Ae. und Chloroform.

Erkennung. a) Eine gesättigte Lösung ist schwach gelb und zeigt eine grünlich blaue Fluoreszenz; eine stark verdünnte Lösung fluoresziert kräftig blau. – b) 0,2 g Substanz werden mit 25 ml W. und 1 ml Natronlauge versetzt, durchgeschüttelt und filtriert. Der entstandene Niederschlag wird mit W. gewaschen, aus A./W. umkristallisiert und bei 105° getrocknet. Fp. um 235°. – c) Die Substanz gibt positive Chloridreaktionen.

Prüfung. a) Reaktion: Der pH-Wert einer 0,2%igen Lösung liegt zwischen 5,0 und 6,5. – b) Trocknungsverlust: Nicht weniger als 6% und nicht mehr als 8%, wenn bei 105° bis zur Gewichtskonstanz getrocknet wird. – c) Sulfatasche: Höchstens 0,1%.

Gehaltsbestimmung. Analog „Proflavine Hemisulphate". 1 ml 0,1 m Kaliumhexacyanoferrat(III) entspricht 0,06921 g $C_{13}H_{10}N_2 \cdot HCl$.

Anwendung s. Proflavine.

Handelsformen: Acramine, Flavacrin, Minocrin, Monacrin.

Proflavine Hemisulphate BP 63, BPC 63. Neutral Proflavine Sulphate. Proflavinae Hemisulfas. Proflavine.

$$\left[H_2N\diagup\diagdown N\diagup\diagdown NH_2 \right]_2 \cdot H_2SO_4 \cdot 2\,H_2O$$

$(C_{13}H_{11}N_3)_2 \cdot H_2SO_4 \cdot 2\,H_2O$ M.G. 552,6

3,6-Diaminoacridinsulfat-dihydrat

Gehalt: Mindestens 98%, berechnet auf die wasserfreie Substanz.

Eigenschaften. Orangefarbenes bis rotes, kristallines Pulver, geruchlos, bitter schmeckend, hygroskopisch. Löslich bei 20° in 300 T. W. und in 35 T. Glycerin, sehr wenig löslich in A. (95%), unlöslich in Ae. und in Chloroform.

Erkennung. a) 0,1 g Substanz werden in 30 ml W. gelöst, wobei eine tieforangefarbene Lösung entsteht, die für die folgenden Reaktionen benutzt wird. – b) Wenige Tropfen dieser Lösung erzeugen beim Eingießen in ein großes Volumen W. eine grünliche Fluoreszenz. – c) Versetzt man 1 ml der wäßrigen Lösung mit 2 Tr. Schwefelsäure, so scheiden sich sofort breite, prismatische, rotorangefarbene Nadeln aus. – d) Versetzt man 2 ml Lösung mit Natronlauge, so entsteht ein zitronengelber Niederschlag. – e) 5 ml Lösung werden mit 1 ml n Salzsäure und 5 ml 10%iger Natriumnitritlösung versetzt; es entsteht nach 1minütigem Erhitzen ein bräunlicher Niederschlag, das Filtrat ist gelb (Unterschied von anderen Acridinen).

Prüfung. a) Reaktion: Der pH-Wert der gesättigten wäßrigen Lösung muß zwischen 6,0 und 8,0 liegen. – b) Fremde Acridinderivate: 0,1 g Substanz werden in 100 ml 35° warmer 0,9%iger Kochsalzlösung gelöst; es entsteht eine klare oder fast klare Flüssigkeit, die sich beim Stehenlassen im Dunkeln, bei 15 bis 20° innerhalb von 24 Std. nicht verändert. – c) Sulfatasche: Höchstens 0,5%. – d) Wasser: 3,0 bis 7,0%.

Gehaltsbestimmung. Etwa 2 g Substanz werden genau gewogen, in 750 ml W. gelöst, die Lösung mit n Salzsäure kongosauer gemacht, mit 5 g Natriumacetat und unter Umrühren mit 50 ml 0,1 m Kaliumhexacyanoferrat(III)-Lösung versetzt. Man läßt 10 Min. stehen, filtriert und wäscht den Niederschlag 3mal mit je 50 ml W. Das Filtrat wird mit dem Waschwasser vereint und diese Lösung unter Umrühren nacheinander versetzt mit 10 ml Salzsäure, 10 g Kochsalz, 1 g Kaliumjodid und einer Lösung von 3 g Zinksulfat in 10 ml W. Man läßt wieder 3 Min. stehen und titriert das ausgeschiedene Jod mit 0,1 n Natriumthiosulfatlösung unter Verwendung von Stärke als Indikator zurück. Wenn sich die Titration dem Endpunkt nähert, setzt man nochmals 3 Min. aus und titriert dann zu Ende. Das Ganze wird ohne Proflavinzusatz als Blindversuch wiederholt. Zur Berechnung wird die Differenz des Verbrauchs an Maßlösung zugrunde gelegt. 1 ml 0,1 m Kaliumhexacyanoferrat(III)-Lösung entspricht 0,07749 g $(C_{13}H_{11}N_3)_2 \cdot H_2SO_4$.

Aufbewahrung. Vor Licht geschützt, in dicht schließenden Gefäßen.

Anwendung. 0,1–1%ig als Antisepticum, zur Behandlung infizierter Wunden; wirksam gegen grampositive und gramnegative Bakterien. Die Wirksamkeit wird durch Gewebeflüssigkeit und Serum nicht beeinflußt.

Äthacridinlactat DAB 7 – BRD. Aethacridinum lacticum ÖAB 9, DAB 7 – DDR. Äthakridinlaktat. Aethacridini Lactas.

$$\text{[2-Äthoxy-6,9-diaminoacridin Struktur]} \cdot H_3C-CH(OH)-COOH \cdot H_2O$$

$C_{18}H_{21}N_3O_4 \cdot H_2O$ \hspace{2cm} M.G. 361,41

2-Äthoxy-6,9-diaminoacridin-lactat

Gehalt: 98,5 bis 101,0% (DAB 7 – BRD).

Eigenschaften. Gelbes, feinkristallines, geruchloses Pulver von bitterem, adstringierendem Geschmack. Löslich in etwa 15 T. W. oder etwa 120 T. A., praktisch unlöslich in Ae. oder Chloroform, sehr wenig löslich in blutisotonischer Kochsalzlösung.

Erkennung. Nach DAB 7 – BRD: Prüflösung: 1,50 g Substanz werden zu 75,0 ml gelöst. a) Die Verdünnung von 0,10 ml Prüflösung mit 100 ml W. ist grünlichgelb und fluoresziert im langwelligen UV-Licht intensiv grün. Nach Zusatz von 5 ml n Salzsäure bleibt die Fluoreszenz bestehen. – b) Die Verdünnung von 0,10 ml Prüflösung mit 2,0 ml W. färbt sich auf Zusatz von 0,10 ml n Jodlösung dunkelgrün unter allmählicher Abscheidung eines schwarzen Niederschlages, der sich in A. (90%) löst. – c) Die Mischung von 0,10 ml Prüflösung und 2,0 ml n Salzsäure färbt sich auf Zusatz von 0,20 ml Natriumnitritlösung intensiv rot. – d) 10,0 ml Prüflösung werden mit 4,0 ml 3 n Natronlauge versetzt, der gelbe Niederschlag wird abfiltriert. 5,0 ml des klaren Filtrates werden mit 0,50 ml 0,1 n Jodlösung erwärmt. Es tritt der Geruch nach Jodoform auf. Der Rest des natronalkalischen Filtrats wird mit 10 ml konz. Salzsäure und 1,0 ml Chromotropsäurelösung versetzt. Nach dem Umschütteln entsteht eine rotviolette, an der Luft schnell nachdunkelnde Färbung. – DAB 7 – DDR: e) 5,0 ml 2%iger wäßriger Lösung geben nach Zusatz von 1,0 ml 3 n Natronlauge einen Niederschlag. Das Filtrat wird mit 2,0 ml 3 n Schwefelsäure versetzt. 2 Tr. dieser Lösung werden mit 2,0 ml konz. Schwefelsäure in einem Wasserbad von 80° 2 Min. erhitzt. Nach Zusatz von 2 Tr. Guajakol-Lsg. zeigt die Lösung eine rote Färbung. – ÖAB 9: f) Eine Lösung von etwa 10 mg Substanz gibt mit einer Lösung von etwa 0,1 g Natriumsalicylat in 1 ml W. einen gelben Niederschlag. – g) Schmelzintervall (nach KOFLER) 225 bis 250° u. Zersetzung.

Prüfung. Nach DAB 7 – BRD: a) Aussehen der Lösung: 5 ml Prüflösung müssen klar und rein gelb gefärbt sein. – b) pH-Wert: Der pH-Wert der Prüflösung muß zwischen 5,5 und 7,0 liegen (Glaselektrode). – c) Schwermetallionen: Der Rückstand von h) wird mit 2,0 ml 3 n Salzsäure zum Sieden erhitzt, die Lösung nach dem Erkalten filtriert und das Filtrat unter Nachwaschen des Filters auf 50,0 ml verdünnt. 12,0 ml dieser Lösung werden mit Thioacetamid geprüft. – d) Ammoniumionen: 5,0 ml Prüflösung werden geprüft. – e) Chloridionen: 25,0 ml Prüflösung werden mit 5,0 ml 3 n Natronlauge versetzt. 10,0 ml des klaren Filtrates werden nach Zusatz von 2,0 ml 6 n Salpetersäure geprüft. – f) Sulfationen: 10,0 ml des Filtrates nach e) werden mit 2,0 ml 3 n Salzsäure versetzt. 10 ml dieser Lösung werden geprüft. – g) Trocknungsverlust: 4,5 bis 5,5%, bei 100° unterhalb 20 Torr getrocknet. – h) Sulfatasche: Höchstens 0,2%; Einwaage 1,00 g. – DAB 7 – DDR: i) Fettsäuren: 10,0 ml 2%iger wäßriger Lösung werden mit 5 ml 3 n Schwefelsäure versetzt. 10,0 ml des Filtrates werden im Wasserbad 5 Min. erhitzt. Dabei darf der Geruch nach Fettsäuren nicht wahrnehmbar sein. – ÖAB 9: k) Saures Salz: Eine Mischung von 1 ml der Lösung (1 + 49) und 9 ml W. muß sich auf Zusatz von 10 Tr. Bromthymolblaulösung und 1 Tr. 0,1 n Natronlauge grünlich färben.

Gehaltsbestimmung. DAB 7 – BRD, DAB 7 – DDR und ÖAB 9 schreiben im Prinzip die gleiche Bestimmungsmethode vor. Ausführung nach DAB 7 – BRD: 0,30 g Substanz, genau gewogen, werden in einem 100-ml-Meßkolben in 25 ml W. gelöst. Nach Zusatz von 10,0 ml 27%iger Natriumacetatlösung und 1,5 ml 3 n Salzsäure wird umgeschwenkt, die Lösung mit 50,00 0,1 n Kaliumdichromatlösung versetzt und aufgefüllt. Das Gemisch läßt man 1 Std. lang unter öfterem Umschütteln stehen und filtriert dann, wobei die ersten 20 ml des Filtrates verworfen werden. 50,00 ml des Filtrates werden in einem 250-ml-Jodzahlkolben mit 30,0 ml 6 n Schwefelsäure und 10,0 ml Kaliumjodidlösung versetzt. Die Lösung wird 5 Min. lang unter Lichtausschluß aufbewahrt und nach Zusatz von 50 ml W. und Stärkelösung mit 0,1 n Natriumthiosulfatlösung titriert. 1 ml 0,1 n Kaliumdichromatlösung entspricht 8,47 mg $(C_{15}H_{16}N_3O)^+$, daraus berechnet 12,047 mg $C_{18}H_{21}N_3O_4 \cdot H_2O$.

Aufbewahrung. Vor Licht geschützt, in gut schließenden Gefäßen.

Dosierung. Nach ÖAB 9: Gebräuchliche Konzentration in Lösungen zur Blasenspülung: 0,01 bis 0,02%, zur Mundspülung: 0,1 bis 0,2%. Gebräuchliche Konzentration in Salben: 0,5 bis 1%, in Streupudern: 2,5%.

Handelsform: Rivanol.

Acriflavinium chloratum ÖAB 9. Acriflavine BPC 63. Flavacridinum hydrochloricum Ross. 9. Acriflavine Chloridum. Acriflavinum. Neutrales Acriflavin.

Acriflavinchlorid ist ein Gemisch von 3,6-Diamino-10-methyl-acridiniumchlorid:

$$C_{14}H_{14}N_3Cl \qquad M.G.\ 259{,}75$$

und 3,6-Diamino-acridinhydrochlorid:

$$C_{13}H_{12}N_3Cl \qquad M.G.\ 245{,}72$$

Gehalt: Berechnet als Diaminomethylacridiniumchlorid, mindestens 87,7%.

Eigenschaften. Bräunlich orangefarbenes bis rotbraunes, kristallines, geruchloses Pulver. Löslich in etwa 3 T. W. oder in etwa 500 T. blutisotonischer Kochsalzlösung, wenig löslich in A. oder Glycerin, praktisch unlöslich in Ae. oder Chloroform. Die wäßrige Lösung trübt sich bei längerem Stehen oder beim Verdünnen.

Erkennung. Nach ÖAB 9: a) Versetzt man etwa 0,1 mg Substanz mit 20 ml W., so entsteht eine gelbe, intensiv grün fluoreszierende Lösung. Die Fluoreszenz der Lösung verschwindet auf Zusatz von verd. Natronlauge vollständig, auf Zusatz von Salzsäure fast vollständig. – b) Versetzt man eine Lösung von etwa 2 mg Substanz in 1 ml W. mit 5 Tr. Jodlösung, so scheidet sich ein Perjodid als schwarzbrauner, voluminöser Niederschlag aus. – c) Versetzt man eine Lösung von etwa 1 mg Substanz in 1 ml W. mit 1 ml verd. Salzsäure und einigen Tr. Natriumnitritlösung, so färbt sich die Lösung intensiv rotviolett. – d) Eine Lösung von etwa 10 mg Substanz in 5 ml W. gibt mit einer Lösung von etwa 0,1 mg Natriumsalicylat in 1 ml W. einen orangegelben Niederschlag. – e) Eine Lösung von etwa 20 mg Substanz in 1 ml W. gibt mit 2 ml Salpetersäure einen orangeroten Niederschlag. – f) Filtriert man den bei der vorhergehenden Prüfung erhaltenen Niederschlag ab, so gibt das Filtrat mit Silbernitratlösung einen weißen, käsigen Niederschlag, der in Ammoniak leicht löslich ist.

Prüfung. Nach ÖAB 9: a) Eine Lösung von 1 T. Substanz in 49 T. W. muß klar sein. – b) Saures Salz: Eine Mischung von 1 ml der Lösung (1 + 49) und 9 ml W. muß sich auf Zusatz von 10 Tr. Bromthymolblaulösung und 0,25 ml 0,01 n Natronlauge grünlich färben. – c) Sulfat: Eine Mischung von 2 ml der Lösung (1 + 49), 8 ml W. und 1 ml verd. Salzsäure darf auf Zusatz von 1 ml Bariumchloridlösung innerhalb von 5 Min. nicht getrübt werden. – d) Trocknungsverlust: Höchstens 6,0%. – e) Verbrennungsrückstand: Höchstens 2,5%.

Gehaltsbestimmung. Nach ÖAB 9 wird eine oxidimetrische Bestimmung mit Kaliumdichromat, nach BPC 63 eine solche mit Kaliumhexacyanoferrat(III) durchgeführt. Vorschrift des ÖAB 9: 0,3000 g Substanz werden in einem 100 ml fassenden Meßkolben in 60 ml W. gelöst. Die Lösung versetzt man mit 10 ml Natriumacetatlösung und 2,5 ml n Salzsäure und fügt hierauf unter kräftigem Umschütteln 10,00 ml Kaliumdichromatlösung hinzu. Man füllt mit W. bis zur Marke auf und läßt 1 Std. lang unter häufigem Umschütteln stehen. Sodann filtriert man durch ein trockenes Filter und verwirft die ersten 20 ml des Filtrates. In 50,00 ml des Filtrates wird nach Zusatz von 100 ml W., 30 ml verd. Schwefelsäure und einer Lösung von 1 g Kaliumjodid in 10 ml W. mit 0,1 n Natriumthiosulfatlösung unter Verwendung von Stärkelösung als Indikator bis zum Farbumschlag nach Grün zurücktitriert. Der Endpunkt der Titration ist erreicht, wenn die Grünfärbung mindestens 5 Min. lang bestehen bleibt.

In einer zweiten Bestimmung ermittelt man den Wirkungswert der Kaliumdichromatlösung, indem man 5,00 ml derselben mit 150 ml W. verdünnt und nach Zusatz von 30 ml verd. Schwefelsäure und einer Lösung von 1 g Kaliumjodid in 10 ml W. das ausgeschiedene Jod mit 0,1 n Natriumthiosulfatlösung unter Verwendung von Stärkelösung als Indikator bis zum Umschlag nach Blaugrün titriert. Der Endpunkt der Titration ist erreicht, wenn die Blaugrünfärbung mindestens 5 Min. bestehen bleibt.

Die verdoppelte Differenz der bei den beiden Titrationen verbrauchten Anzahl ml 0,1 n Natriumthiosulfatlösung muß für die angegebene Einwaage mindestens 30,40 ml betragen, entsprechend mindestens 87,7% d. Th., berechnet auf Diamino-methyl-acridiniumchlorid. 1 ml 0,1 n Natriumthiosulfatlösung entspricht 8,658 mg $C_{14}H_{14}N_3Cl$.

Aufbewahrung. Vor Licht geschützt, in gut schließenden Gefäßen.

Dosierung. Gebräuchliche Konzentration in Lösungen zur äußerlichen Anwendung: 0,1 bis 1%. Gebräuchliche Konzentration in Salben: 1 bis 2%, in Pudern: 5%.

Handelsform: Trypaflavin.

G. Furanderivate

Furanderivate, die in Position 2 einen Substituenten tragen, werden nach Nitrierung in Position 5 oft bakterizid wirksam. Als Chemotherapeutica werden z.B. Furoxin und Furadantin verwandt. Als äußerliches Desinfiziens gebraucht man das Nitrofurazon.

Nitrofurazone NF XII, BPC 63. Nitrofurazon. Nitrofural. 5-Nitrofurfurol-semicarbazon.

$$O_2N\text{-furan-}CH=N-NH-C(=O)-NH_2$$

5-Nitro-furaldehyd-semicarbazon $\quad C_6H_6N_4O_4 \quad$ M.G. 198,1

Darstellung. Durch Umsetzung von 5-Nitrofurfurol mit Semicarbazidhydrochlorid.

Eigenschaften. Zitronengelbes, kristallines, geruchloses Pulver fast geschmacklos, jedoch einen bitteren Nachgeschmack entwickelnd. 1 g Substanz löst sich in etwa 4200 ml W., in etwa 590 ml A., in etwa 350 ml Propylenglykol und in etwa 1 ml Polyäthylenglykol-Mischungen, praktisch unlöslich in Ae. und in Chloroform. Fp. 236 bis 240° u. Zers.

Erkennung. a) 0,01 g Substanz lösen sich in 10 ml 5%iger Natronlauge mit dunkelorangeroter Farbe (NF XII, BPC 63). – b) 50 mg Substanz werden mit 1 g granuliertem Zink, 10 ml A. und 20 ml verd. Schwefelsäure auf dem Wasserbad erhitzt; es entsteht allmählich eine fast farblose Lösung (BPC 63, NF XII). – c) Lichtabsorption: Im Bereich von 230 bis 380 mµ treten ausgeprägte Maxima nur bei 260 und 375 mµ auf und ein Minimum bei 306 mµ. Die Extinktion einer 0,0005%igen Lösung in 1 cm Schichtdicke beträgt bei 375 mµ etwa 0,40 (BPC 63).

Prüfung. a) pH-Wert: 1 g Substanz wird in einem Zylinder mit eingeschliffenem Glasstopfen mit 100 ml W. 15 Min. lang geschüttelt und absetzen gelassen. Der pH-Wert der überstehenden Flüssigkeit muß zwischen 5,0 und 7,5 liegen (NF XII). – b) Trocknungsverlust: Höchstens 0,1%, wenn 1 Std. bei 105° getrocknet wird (NF XII). – c) Verbrennungsrückstand: Höchstens 0,05% (NF XII). – d) Sulfat: 0,5 g Substanz werden mit 40 ml W. geschüttelt und filtriert; das Filtrat darf kein Sulfat enthalten (BPC 63). – e) 5-Nitrofurfurylazine: Höchstens 0,5%. Bestimmt nach der folgenden Methode: Eine Aluminiumoxidsäule wird bereitet: Länge 35 cm, Durchmesser 1 cm, mit Glassinterplatte G 3, Höhe der Schicht 6 cm; das Aluminiumoxid wird mit Glaswolle bedeckt und mit 20 ml Chloroform gewachen, wobei etwas Chloroform über der Glaswolle stehen bleiben soll. Mittlerweile wird 0,10 g Substanz 5 Min. auf dem Wasserbad mit 20 ml Chloroform erwärmt, wobei direktes Licht zu vermeiden ist. Nach dem Abkühlen wird die Lösung auf die Säule gegeben und 3mal je 10 ml Chloroform nachgewaschen. Die Eluate werden gesammelt, vereint und mit Chloroform zu 200 ml verdünnt. Diese Lösung wird mit Hilfe eines geeigneten Spektrophotometers in 1 cm Schichtdicke bei 387 mµ gemessen. Aus dem gefundenen Wert wird der Prozentgehalt berechnet. Die spezifische Extinktion $E_{1\,cm}^{1\%}$ beträgt 1359 (BPC 63). – f) Sulfatasche: Höchstens 0,1% (BPC 63).

Gehaltsbestimmung. NF XII und BPC 63 lassen spektrophotometrische Bestimmungen durchführen. Gemessen wird bei 375 mµ. $E_{1\,cm}^{1\%} = 810$. Die NF XII lassen mit der NF-Standardsubstanz eine vergleichende Bestimmung durchführen, woraus der Wert des Hauptversuches berechnet wird.

Aufbewahrung. In dicht schließenden, lichtresistenten Gefäßen. Die Einwirkung von direktem Sonnenlicht und von Wärme ist zu vermeiden.

Anwendung. Äußerlich bei infizierten Wunden, Verbrennungen, Hautkrankheiten. Wirksam gegen grampositive und gramnegative Erreger. Übliche Konzentration: 0,2% in nichtfettenden Salben. Augensalbe: 1%ig, Mundspülung: 0,2%ig, Hautpuder: 0,2%ige, Ohrtropfen: 0,2%ig.

Handelsform: Furacin (Boehringer, Mannheim).

H. Verschiedene Stoffe

Jodoformium DAB 6, DAB 7 – DDR, ÖAB 9, Ph.Helv. V, Ross. 9. Jodoformum Ph.-Ned. 58. Jodoform NF XII. Trijodmethan.

CHJ_3 M.G. 393,75

Gehalt: Mindestens 99% (DAB 7 – DDR).

Eigenschaften. Zitronengelbe, glänzende Kristalle oder gelbes bis gelbgrünes, mikrokristallines Pulver von charakteristischem, durchdringendem Geruch. Löslich in etwa 60 T. A., in etwa 10 T. siedendem A., in etwa 10 T. Ae., in etwa 25 T. Chloroform, sehr wenig löslich in W., schwer löslich in fetten Ölen. Mit Wasserdampf flüchtig. Fp. etwa 120° (DAB 6), 120 bis 124° (DAB 7 – DDR).

Erkennung. a) Beim Erhitzen schmilzt Jodoform zu einer dunkelbraunen Flüssigkeit und zersetzt sich dann unter Entwicklung violetter Joddämpfe (ÖAB 9). – b) 50 mg Substanz werden in 3,5 ml A. gelöst. Die Lösung gibt nach Zusatz von 1 ml 0,1 n Silbernitratlösung und 1,0 ml 5 n Salpetersäure einen grünlichgelben Niederschlag, der nach Zusatz von 5,0 ml 6 n Ammoniaklösung ungelöst bleibt (DAB 7 – DDR).

Prüfung. a) Nach ÖAB 9: Ätherunlösliche Bestandteile: 1,0 g Substanz wird in 20 ml Ae. gelöst. Die Lösung filtriert man durch ein zur Gewichtskonstanz getrocknetes Filter und wäscht mit Ae. nach, bis die ablaufende Flüssigkeit farblos geworden ist. Das Gewicht des auf dem Filter gesammelten, ungelöst gebliebenen Rückstandes darf nach dem Trocknen nicht mehr als 2 mg betragen. – b) Pikrinsäure: Schüttelt man 3,0 g Substanz 1 Min. lang mit 30 ml W. und filtriert hierauf durch ein feinporiges Filter, so muß das Filtrat farblos sein. – c) Freies Alkali, freie Säure: 10 ml des bei der Prüfung auf Pikrinsäure erhaltenen Filtrates müssen sich auf Zusatz von 2 Tr. Bromthymolblaulösung gelb oder grün und bei darauffolgendem Zusatz von 0,10 ml 0,01 n Natronlauge blau färben. – d) Chlorid, Jodid: Eine Mischung von 5 ml des bei der Prüfung auf Pikrinsäure erhaltenen Filtrates, 5 ml W. und 1 ml verd. Salpetersäure darf auf Zusatz von 3 Tr. Silbernitratlösung nicht stärker getrübt werden als eine mit 10 ml Chloridstandardlösung vorschriftsmäßig bereitete Vergleichslösung. – e) Sulfat: In einer Mischung von 5 ml des bei der Prüfung auf Pikrinsäure erhaltenen Filtrates und 5 ml W. darf Sulfat nicht nachweisbar sein. – f) Schwermetalle: In einer Mischung von 5 ml des bei der Prüfung auf Pikrinsäure erhaltenen Filtrates und 5 ml W. dürfen Schwermetalle nicht nachweisbar sein. – g) Trocknungsverlust: Höchstens 1,0%, bestimmt bei Raumtemperatur im Exsikkator. – h) Glührückstand: Höchstens 0,2%.

Gehaltsbestimmung. Sofern die einzelnen Pharmakopöen quantitative Bestimmungen durchführen lassen, handelt es sich stets um die gleiche argentometrische Methode. Vorschrift des DAB 7 – DDR: 0,200 g getrocknete Substanz werden in 50 ml Methanol gelöst. Nach Zusatz von 25,00 ml 0,1 n Silbernitratlösung und 5,0 ml 5 n Salpetersäure wird die Mischung 30 Min. auf dem Wasserbad erhitzt. Nach dem Erkalten und Zusatz von 150 ml W. sowie 5,0 ml Eisen(III)-ammoniumsulfatlösung (I) wird der Überschuß an Silbernitrat mit 0,1 n Ammoniumthiocyanatlösung bis zur rötlichgelben Färbung zurücktitriert. 1 ml 0,1 n Silbernitratlösung entspricht 13,12 mg Jodoform.

Aufbewahrung. In sehr gut verschlossenen Gefäßen, vor Licht geschützt.

Dosierung. Gebräuchliche Konzentration bei äußerlicher Anwendung: 5 bis 10% (ÖAB 9). Die desinfizierende Wirkung ist gering.

2-Chlor-1-methyl-4-isopropyl-benzol.

$C_{10}H_{13}Cl$ M.G. 168,67

Handelsform: Septol „Assia".

Amphotere Substanzen

Höhermolekulare Alkyl-di-(aminoäthyl)-glycin-hydrochloride.
Handelsform: Tego 103 G.
Anwendung. Als Grobdesinfektionsmittel.

Höhermolekulare Alkyl-di-(aminoäthyl)-glycin-hydrochloride.
Handelsform: Tego 103 S.
Anwendung. Zur Feindesinfektion.

Hexadecylglycin-lactat.
Handelsform: Tego Salbe.
Anwendung. Zur Behandlung verschmutzter und eitriger Hautverletzungen, bei Furunkeln, Pilzinfektionen, Mischinfektionen etc.

Dodecyl-1,3-aminopropyl-β-aminobuttersäure + Dodecyl-1,3-oxypropyl-β-aminobuttersäure.
Handelsform: Tegolan.
Anwendung. Feindesinfektionsmittel; zur Händedesinfektion.

Gebrauchslösungen von Desinfektionsmitteln bei bakteriellen Infektionskrankheiten (außer Tuberkulose)

Zusammenstellung im wesentlichen auf Grund der „Liste der geprüften Desinfektionsmittel zur Bekämpfung bakterieller Infektionskrankheiten", herausgegeben durch den Arbeits- und Sozialminister von Nordrhein-Westfalen (RdErl. vom 18. 12. 1954 – III B/3 – 22 – 4).

A. Feindesinfektionsmittel

Wirkstoff	Name des Präparates	Hersteller[1]	Händedesinfektion %	Körperdesinfektion Frauenhygiene %	Desinfektion von Instrumenten 20 Min. %	Wäsche[2] 2 Std. %	Wäsche[2] 12 Std. %	Räumen, Möbeln, Gegenständen 2 Std. %	Ausscheidungen (Harn, Stuhl, Erbrochenes)[3] 2 Std. %
Alkohol	Spiritus (auch vergällt)	–	5 Min. abreiben	–	–	–	–	–	–
Chlorierte Phenolderivate	Baktol	Bo	1	0,5	2	1,5	0,5	1	5
	Desontan	Ra	1	0,5	2	1,5	0,5	1	–
	Dotrigan	Tr	1	0,5	2	1,5	0,5	1	–
	Killophen	Ro	1	0,5	2				
	Neo-Dysentulin	Mey	1	0,5	2	1,5	0,5	–	–
	Sagrotan	Sch	1	0,5	2	1,5	0,5	1	5
	Valvanol	As	1	0,5					
Formaldehyd	Lysoform	Ro	2–3	–	3	–	–	–	–
Hexachlorophen	Satinasept	Ma	unverdünnt	–	–	–	0,75	–	–
Hypochlorit	Clorina	Hey	0,5	0,2	–	0,2	–	–	–
Quartäre Ammoniumverbindungen	Desogen	Gei	1	0,5	2	–	–	–	–
	Killavon	Ro	1	0,5	2	–	–	–	–
	Laudamonium	Rh	1	0,5	2	–	–	–	–
	Quartamon	Sch	1	0,5	2	–	–	–	–
	Zephirol	Bay	1	0,5	2	–	–	–	–
Quecksilbersalze	Oxycyanid	–	–	0,1	–	–	–	–	–
	Sublimat	–	–	0,1	–	–	–	–	–
Seifen (Ampholyt-)	Tego 103 S	Go	1	–	–	2	1	1	–

[1,2,3] Siehe Fußnoten S. 1259.

Gebrauchslösungen von Desinfektionsmitteln bei bakteriellen Infektionskrankheiten
(außer Tuberkulose) *(Fortsetzung)*

B. Grobdesinfektionsmittel

Wirkstoff	Name des Präparates	Hersteller[1]	Wäsche[2] 2 Std. %	Wäsche[2] 12 Std. %	Desinfektion von Räumen, Möbeln, Gegenständen 2 Std. %	Ausscheidungen (Urin, Stuhl, Erbrochenes)[3] 2 Std. %	Abortgruben %	Entlausung %
Ätzkalk	Ätzkalk (Kalkmilch 1 + 3)	–	–	–	–	unverdünnt	unverdünnt	–
Formaldehyd	Formalin	–	–	–	3	6	–	–
	Korsoform	Bo	4	2	5	10	–	–
	Lysoform, Roh-	Ro	4	2	5	10	–	–
	Morbicid	Sch	4	2	5	10	–	–
Hypochlorit	Caporit	Bay	–	–	2	2	–	–
	Chloramin, Roh-	Hey	–	–	2	2	unverdünnt	–
	Chlorkalk (Chl.-Milch 1 + 5)	–	–	–	unverdünnt	unverdünnt	unverdünnt	–
Kresol	Kresolseifenlsg. DAB 6	–	5	2	5	5	–	5
	Bacillol	Bo	3	1	2	5	–	–
	Lysol	Sch	3	1	2	5	–	5
Kresol mit Alkaliüberschuß	Alkalysol	Sch	s. Tab. Tbc-Desinfektionsmittel					
	T.B.-Bacillol	Bo	s. Tab. Tbc-Desinfektionsmittel					
Phenol	Phenol	–	3	5	5	5	–	5
Phenolderivate (z. T. chloriert)	Delegol	Bay	2	1	1	5	–	–
	Korsyl-Bacillol	Bo	2	1	1	5	–	–
	Lysolin	Sch	2	1	1	5	–	–
	Phenol-Lysoform	Ro	2	1	1–3	5	–	–
Phenolderivate, chloriert	CKS	Bo	–	–	5	–	–	–
	Phenol-Lysoform S	Ro	2	1	1	–	–	–
Phenolderivate, chloriert mit Alkaliüberschuß	Baktolan	Bo	s. Tab. Tbc-Desinfektionsmittel					
	Parmetol	Sch	s. Tab. Tbc-Desinfektionsmittel					
	Tebintan	Ra	s. Tab. Tbc-Desinfektionsmittel					
Seifen (Ampholyt-)	Tego 103 G	Go	2	1	1	–	–	–

[1] As = Asid Seruminstitut GmbH, Berlin und München. Bay = Farbenfabriken Bayer AG, Leverkusen. Bo = Bacillolfabrik Dr. Bode & Co., Hamburg-Stellingen. Gei = Jr. Geigy AG, Basel. Go = Th. Goldschmidt AG, Essen. Hey = Chemische Fabrik von Heyden AG, München. Ma = Heinrich Mack Nachf., Illertissen. Mey = Chemische Fabrik Dr. Meyer Castens & Co., GmbH, Hamburg. Ra = Dr. F. Raschig GmbH, Ludwigshafen/Rh. Rh = Rhein-Chemie GmbH, Heidelberg. Ro = „Lysoform" Dr. Hans Rosemann, Berlin-Schöneberg. Sch = Schülke & Mayr GmbH, Hamburg. Tr = Dr. W. H. Trippen & Co., Freiburg.

[2] Zur Wäschedesinfektion wird in der Regel die 12stündige Desinfektionszeit angewandt, während die 2stündige Desinfektionszeit als Ausnahme bei Wäschemangel gilt. Besteht die Möglichkeit, die Wäschedesinfektion mit einer 30° oder darüber warmen Desinfektionslösung anzusetzen, so können die angegebenen Konzentrationen auf die Hälfte verringert werden. Die Desinfektionslösung muß täglich frisch bereitet werden.

[3] Bei Urin die gleiche, bei Stuhl, Auswurf und Erbrochenem die doppelte Menge Desinfektionsmittel zugeben.

Gebrauchslösungen von Desinfektionsmitteln bei Tuberkulose

Zusammenstellung auf Grund der vom Deutschen Zentralkomitee zur Bekämpfung der Tuberkulose herausgegebenen „Desinfektionsmaßnahmen bei Tuberkulose"[1].

Wirkstoff	Name des Präparates	Hersteller[2]	Hände	Wäsche[3] 4 Std.	Wäsche[3] 12 Std.	Kleider[4]	Geschirr	Sputum[5]	Stuhl[5] (erbsengroß zerkleinert)	Urin[6]	Räume u. Einrichtungsgegenstand	Schlußdesinfektion
			%	%	%	%	%	%	%	%	%	%
Alkohol	Spiritus (auch vergällt)	—	5 Min. mit Wattebausch abreiben	—	—	—	—	—	—	—	—	—
Formaldehyd	Formalin	—	—	3	1,5	3	—	—	—	—	3	Begasung 6 Std.
Hypochlorit	Korsoform	Bo	—	4	2	—	—	—	—	—	4	—
	Chloramin, Aktivin	—	—	—	—	—	—	5	—	—	4	—
	Chloramin,	Hey	—	—	—	—	—	6	—	—	3	—
	Roh-Clornia	Hey	0,5	—	—	—	—	—	—	—	—	—
Kresol	Kresolseifenlösung	—	—	2	1	—	—	—	—	5	5	—
	Bacillol	Bo	—	2	1	—	—	—	—	5	5	—
	Lysol	Sch	—	2	1	—	—	—	—	5	5	—
Kresol mit Alkaliüberschuß	Alkalysol	Sch	—	—	—	—	—	5	5	5	—	—
	T.B.-Bacillol	Bo	—	—	—	—	—	5	5	5	—	—
Phenolderivate (z.T. chloriert)	Delegol	Bay	—	4	1,5	—	—	—	—	—	—	—
	Korsyl-Bacillol	Bo	—	4	1,5	—	—	—	—	—	—	—
	Lysolin	Sch	—	4	1,5	—	—	—	—	—	—	—
Phenolderivate, chloriert	Baktol	Bo	1	4	1,5	—	—	—	—	—	5	—
	Desontan	Ra	—	4	1,5	—	—	—	—	—	5	—
	Sagrotan	Sch	1	4	1,5	—	—	—	—	—	5	—
Phenolderivate, chloriert mit Alkaliüberschuß	Baktolan	Bo	—	—	—	—	—	5	5	5	—	—
	Parmetol	Sch	—	—	—	—	—	5	5	5	—	—
	Tebintan	Ra	—	—	—	—	—	5	5	5	—	—
Soda	Soda	—	—	—	—	—	1 auskoch.	—	—	—	—	—
Wasser	Wasserdampf	—	—	30 Min. m. 1% Soda kochen	—	—	—	—	—	—	—	—

[1] Zu beziehen von der Geschäftsstelle des Komitees, Hannover, Sallstr. 41.
[2] Siehe Fußnote 1, S. 1259.
[3] Zur Wäschedesinfektion wird in der Regel die 12stündige Desinfektionszeit angewandt, während die 4stündige Desinfektionszeit als Ausnahme bei Wäschemangel gilt. Besteht die Möglichkeit, die Wäschedesinfektion mit einer 30° oder darüber warmen Desinfektionslösung anzusetzen, so können die angegebenen Konzentrationen auf die Hälfte verringert werden. Die Desinfektionslösung muß täglich frisch bereitet werden.
[4] Waschbare Kleider wie Wäsche. — 1- bis 2mal gründlich befeuchten und ausreiben.
[5] Doppelte Menge der Desinfektionslösung zugeben. Einwirkungszeit 4 bis 6 Std.
[6] Gleiche Menge der Desinfektionslösung zugeben. Einwirkungszeit 6 Std.

Gebrauchslösungen von Desinfektionsmitteln bei Virus-Infektionskrankheiten
(z. B. epidemischer Kinderlähmung, Grippe, Masern, Mumps usw.)

Zusammenstellung im wesentlichen auf Grund der „Liste der geprüften Desinfektionsmittel zur Bekämpfung von Virus-Infektionskrankheiten", herausgegeben durch den Arbeits- und Sozialminister von Nordrhein-Westfalen (RdErl. vom 18.12 1954 – III B/3 – 22 – 4). Die Zahlen für Phendesin sind nicht in dieser Liste enthalten, sondern Herstellerangaben entnommen.

Wirkstoff	Name des Präparates	Hersteller[1]	Desinfektion der						Ausscheidungen[3]
			Hände	Instrumente		Wäsche[2]		Räume, Möbel, Gegenstände	
			5 Min. %	1/2 Std. %	1 Std. %	2 Std. %	12 Std. %	1 Std. %	6 Std. %
p-Chlor-m-kresol mit Alkaliüberschuß	Parmetol	Sch	–	–	–	–	–	–	5
Chlorierte Phenolderivate	Phenol-Lysoform „S"	Ro	–	2	1	2	1	1	5
Chlorierte Phenolderivate mit quart. Ammoniumverbindungen	Kodan-Tinktur	Sch	unverdünnt	–	–	–	–	–	–
Phenolderivate mit Wirkstoff DCS 9	Havisol (V. 9. H.)	Sch	2	–	–	–	–	–	–
Phenolderivate mit Puffersystem	Ivisol (V. 10. I.)	Sch	–	2	1	–	–	–	–
Phenolderivate mit Puffersystem und sulfon. Kohlenwst.	Gevisol (V. 11. G)	Sch	–	–	–	1	0,5	1	–
Phenolderivate mit Schwermetallverbindungen	Phendesin (Virus-Desinfiziens 103)	Ro	0,5	2	1	1	0,5	–	–

[1] Siehe Fußnote 1, S. 1259.
[2] Zur Wäschedesinfektion wird in der Regel die 12stündige Desinfektionszeit angewandt, während die 2stündige Desinfektionszeit als Ausnahme bei Wäschemangel gilt. Besteht die Möglichkeit, die Wäschedesinfektion mit einer 30° oder darüber warmen Desinfektionslösung anzusetzen, so können die angegebenen Konzentrationen auf die Hälfte verringert werden. Die Desinfektionslösung muß täglich frisch bereitet werden.
[3] Bei Urin die gleiche, bei Stuhl, Auswurf und Erbrochenem die doppelte Menge Desinfektionslösung zugeben.

Tabellarische Zusammenstellung der nach den „Richtlinien für die Prüfung chemischer biologie als wirksam

[Zbl. Bakt., I. Abt. Orig. *173*, 307 (1958);

Name	Hersteller	Wirkstofftyp	Händedesinfektion	
			hyg.[1]	chir.
			II 1a	II 1b
Alkalysol	Schülke & Mayr, Hamburg	Kresol und Alkali	–	–
Antilit	Dr. Bode & Co., Hamburg-Stellingen	Alkyl- und Arylphenole	–	–
Autosept	Danochemo, Hamburg-Altona	Quartäre Ammoniumverbindung	2%–2 Min.	–
Bac	Dr. Bode & Co., Hamburg-Stellingen	Halog. Alkyl- und Arylphenole	–	–
Bacillol	Dr. Bode & Co., Hamburg-Stellingen	Kresol	–	–
Bacillotox	Dr. Bode & Co., Hamburg-Stellingen	Halog. Alkyl- und Arylphenole	–	–
Baktol	Dr. Bode & Co., Hamburg-Stellingen	Chlorkresol und Arylphenole	2%–2 Min.	–
Baktolan	Dr. Bode & Co., Hamburg-Stellingen	Chlorkresol und Alkali	–	–
Baktonium	Dr. Bode & Co., Hamburg-Stellingen	Quartäre Ammoniumverbindung	2%–2 Min.	–
Baktosept	Dr. Bode & Co., Hamburg-Stellingen	Propanol, quartäre Ammoniumverb. und Alkylaminsalze	3 ml–2 Min	zweimal 5 ml–5 Min.
Battikon	Trommsdorff, Aachen	Halog. Phenole	–	–
Chloramin 80	von Heyden, München	aktives Chlor 20%	0,5%–2 Min.	–
Creolin	Creolinwerke, Hamburg	Kresolhomologe	–	–
Delegol	Bayer, Leverkusen	o-Benzylphenol	–	–
Dotrigan	Lysoform, Berlin	Halog. Phenole	2%–2 Min.	–
Eossan	Hentschke & Sawatzki, Neumünster-Gadeland	Natriumorthophenylphenolat	–	–
Esemtan	Schülke & Mayr, Hamburg	Aralkylierte, arylierte, halog. Phenole	5 ml–6 Min.	–
Foromycen	Petrosin-Labor, Glücksburg/Ostsee	Formaldehyd	–	–
Gevisol	Schülke & Mayr, Hamburg	Arylierte und halog. Phenole	–	–
Grobdesin	Lysoform, Berlin	Chlorierte Phenole und organ. Quecksilberverbindungen	–	–
H5-Händedesinfiziens	Lysoform, Berlin	Alkohol	3 ml–2 Min.	zweimal 5 ml–5 Min.
Havisol	Schülke & Mayr, Hamburg	Arylierte und halog. Phenole	2%–2 Min.	–

Desinfektionsmittel" geprüften und von der Deutschen Gesellschaft für Hygiene und Mikrobefundenen Desinfektionsmittel
Dtsch. Apoth. Ztg *101*, 853 (1961)].

Wäsche-desinfektion auch bei Tuberkulose II 2a + b	Scheuerdesinfektion[2] bei übertragbaren Krankheiten außer Tuberkulose II 3 %	bei Staphylo-kokken (Hospitalismus) %	Sputum-desinfektion bei Tuberkulose II 4	Stuhl-desinfektion II 5	Scheuer-desinfektion bei Hautpilz-erkrankungen II 6 %	Allgemeine Bemerkungen
2 %– 4^h 1,5%–12^h	–	–	5%–4^h	5%–6^h	–	–
0,3%	–	–	–	–	–	Chemothermisch wirksames Mittel (50° C und 30 Min. Einwirkung)
–	–	–	–	–	–	–
–	1	3	–	–	0,5	–
–	2	4–5	–	–	–	–
2 %– 4^h 1 %–12^h	1,5	3–4	–	–	1	–
4 %– 4^h 1,5%–12^h	2	4–5	–	–	1,5	–
–	–	–	5%–4^h	5%–6^h	–	–
–	–	–	–	–	–	–
–	–	–	–	–	–	–
4 %– 4^h 1,5%–12^h	1,5	4–5	–	–	1,5	–
3 %– 4^h	0,5	1	4%–4^h	4%–6^h	–	–
–	2	5	–	–	2	–
4 %– 4^h 1,5%–12^h	1,5	4–5	–	–	1	–
4 %– 4^h 1,5%–12^h	2	4–5	–	–	–	–
–	2,5	10	–	–	–	–
–	–	–	–	–	–	5 cm Salbenstrang (etwa 4g) geeignet für Notfälle (z.B. bei Wassermangel, im Auto)
4 %– 4^h 2 %–12^h	–	–	–	–	–	–
1 %– 4^h 0,5%–12^h	0,5	2	–	–	0,5	–
2 %– 4^h 1 %–12^h	2	4–5	–	–	2	–
–	–	–	–	–	–	–
–	–	–	–	–	–	–

Tabellarische Zusammenstellung der nach den „Richtlinien für die Prüfung chemischer
biologie als wirksam

Name	Hersteller	Wirkstofftyp	Händedesinfektion	
			hyg.[1]	chir.
			II 1a	II 1b
Hycolin	Creolinwerke, Hamburg	Arylierte Phenole	–	–
Izal	Jan van Eyden, Münster	Phenole	–	–
Killavon	Lysoform, Berlin	Quartäres Ammoniumsalz	2%–2 Min.	–
Killophen	Lysoform, Berlin	Halog. Phenole	2%–2 Min.	–
Korsoform	Dr. Bode & Co., Hamburg-Stellingen	Formaldehyd	–	–
Korsyl-Bacillol	Dr. Bode & Co., Hamburg-Stellingen	Alkyl-Arylphenole, teilweise halog.	–	–
Lyorthol	Lysoform, Berlin	Arylierte Phenole, organ. Quecksilberverbindungen	–	–
Lysaton	Schülke & Mayr, Hamburg	Hochmolekul., halog. Phenole	–	–
Lysoform	Lysoform, Berlin	Formaldehyd	–	–
Lysoformin	Lysoform, Berlin	Formaldehyd	–	–
Lysoform techn.	Lysoform, Berlin	Formaldehyd	–	–
Lysol	Schülke & Mayr, Hamburg	Kresol	–	–
Lysolin	Schülke & Mayr, Hamburg	Arylierte und aralkylierte Phenole	–	–
Ma 614	Basoderm, Biberach a. d. Riß	Halog. und arylierte Phenole	–	–
Manusept-Emulsion	Dr. Bode & Co., Hamburg-Stellingen	Halog. Alkyl- und Arylphenole	3 ml–2 Min.	–
Morbicid	Schülke & Mayr, Hamburg	Formaldehyd	–	–
Myxal-S-Konzentrat	Basoderm, Biberach a. d. Riß	Quartäre Phosphoniumverb.	–	–
Neosept	Lysoform, Berlin	Halog. Phenole	2%–2 Min.	–
Para-Caporit	Bayer, Leverkusen	35–38% aktives Chlor	–	–
Parmetol	Schülke & Mayr, Hamburg	Halog. Kresol und Alkali	–	–
Phebrocon	Merz & Co., Frankfurt	Alkylierte Phenole	–	–
Phendesin	Lysoform, Berlin	Phenole und organ. Quecksilberverb.	2%–2 Min.	–
Pol 109	Basoderm, Biberach a. d. Riß	Alkylierte Phenole	–	–

Desinfektionsmittel" geprüften und von der Deutschen Gesellschaft für Hygiene und Mikrobefundenen Desinfektionsmittel *(Fortsetzung)*

Wäschedesinfektion auch bei Tuberkulose II 2a + b	Scheuerdesinfektion² bei übertragbaren Krankheiten außer Tuberkulose II 3 %	bei Staphylokokken (Hospitalismus) %	Sputumdesinfektion bei Tuberkulose II 4	Stuhldesinfektion II 5	Scheuerdesinfektion bei Hautpilzerkrankungen II 6 %	Allgemeine Bemerkungen
–	2	5	–	–	2	–
–	2	4–5	–	–	–	–
–	–	–	–	–	–	–
4 %– 4ʰ 1,5%–12ʰ	1,5	4–5	–	–	1,5	–
4 %– 4ʰ 2 %–12ʰ	2	3	–	–	–	–
4 %– 4ʰ 1,5%–12ʰ	2	4–5	–	–	1	–
4 %– 4ʰ 2 %–12ʰ	3	5	–	–	1	–
–	–	–	–	–	0,1–0,2	Bei gezielter Bekämpfung ist die Konzentration von 0,2% zu verwenden
5 %– 4ʰ 2 %–12ʰ	2	3	–	–	1–1,5	–
4 %– 4ʰ 2 %–12ʰ	1,5	2–3	–	–	1	–
4 %– 4ʰ 2 %–12ʰ	0,5	1–1,5	–	–	0,5	–
2 %– 4ʰ 1 %–12ʰ	2	4–5	–	–	–	–
4 %– 4ʰ 1,5%–12ʰ	1,5	4–5	–	–	1	–
2 %– 4ʰ 1 %–12ʰ	1	3	–	–	1	–
–	–	–	–	–	–	–
4 %– 4ʰ 2 %–12ʰ	1	2	–	–	–	–
–	3	5	–	–	2	–
4 %– 4ʰ 1,5%–12ʰ	2	4–5	–	–	2	–
–	0,5	1	–	–	–	–
3 %– 4ʰ 1 %–12ʰ	–	–	5%–4ʰ	5%–6ʰ	–	–
–	–	–	–	–	0,5	–
4 %– 4ʰ 1,5%–12ʰ	2	4–5	–	–	2	–
–	–	–	–	–	1	–

Tabellarische Zusammenstellung der nach den „Richtlinien für die Prüfung chemischer
biologie als wirksam

| Name | Hersteller | Wirkstofftyp | Händedesinfektion | |
| | | | hyg.[1] | chir. |
			II 1a	II 1b
Qdf-Seife	Pharmagena, Heppenheim	Quartäre Ammoniumsalze	konz. 2 Min.	–
Quartamon	Schülke & Mayr, Hamburg	Quartäre Ammoniumverb.	2% – 2 Min.	–
Rapidosept	Bayer, Leverkusen	Dichlorbenzylalkohol und Glykolderivat	3 ml – 2 Min.	zweimal 5 ml – 5 Min.
Sagrotan	Schülke & Mayr, Hamburg	Alkylierte, arylierte, aralkylierte und halog. Phenole	2% – 2 Min.	–
Septanin	A. Schür, Kaldenkirchen	Chlorkresol, Chlorxylenol und Formaldehyd	–	–
Septikal	Schülke & Mayr, Hamburg	n-Propanol und kationenaktive Stickstoffverb.	3 ml – 2 Min.	zweimal 5 ml – 5 Min.
Tb-Bacillol	Dr. Bode & Co., Hamburg-Stellingen	Kresol und Alkali	–	–
Tbc-Lysoform	Lysoform, Berlin	Arylierte Phenole	–	–
Tego 103 G	Goldschmidt, Essen	Ampho-Tensid	–	–
Tego 103 S	Goldschmidt, Essen	Ampho-Tensid	2% – 2 Min.	–
Tegolan	Goldschmidt, Essen	Ampho-Tensid	3 ml – 2 Min.	–
Thermo-Lysolin	Schülke & Mayr, Hamburg	Aryliertes Phenol	–	–
Tolix-Anti	Ökima, Dortmund	o-Benzylphenol	–	–
W-1-Z	Voco-Chemie, Wöllstein	chlorierte Phenole	2% – 2 Min.	–
Wasapon	Lysoform, Berlin	Halog. Phenole	2% – 2 Min.	–
Xynolan	Besch, Berlin	chlorierte Phenole	2% – 2 Min.	–
Zephirol	Bayer, Leverkusen	Quartäre Ammoniumverbindung	2% – 2 Min.	–

[1] Präparate auf der Basis chlorierter Phenole, die in 2%iger Konzentration zur Händedesinfektion angeführt sind, können zu Hautreizungen führen.
[2] Die angegebenen Konzentrationen gelten für eine Einwirkungszeit von 4 bis 6 Std. und sichern den in den „Richtlinien für die Prüfung chemischer Desinfektionsmittel" festgelegten Desinfektionserfolg bei einmaliger Anwendung.

Desinfektionsmittel" geprüften und von der Deutschen Gesellschaft für Hygiene und Mikrobefundenen Desinfektionsmittel *(Fortsetzung)*

Wäschedesinfektion auch bei Tuberkulose II 2a + b	Scheuerdesinfektion[2]		Sputumdesinfektion bei Tuberkulose II 4	Stuhldesinfektion II 5	Scheuerdesinfektion bei Hautpilzerkrankungen II 6 %	Allgemeine Bemerkungen
	bei übertragbaren Krankheiten außer Tuberkulose II 3 %	bei Staphylokokken (Hospitalismus) %				
–	–	–	–	–	–	flüssig
–	–	–	–	–	–	–
–	–	–	–	–	–	–
4 %– 4ʰ 1,5%–12ʰ	2	4–5	–	–	1,5	–
4 %– 4ʰ 1,5%–12ʰ	–	–	–	–	2	–
–	–	–	–	–	–	–
–	–	–	5%–4ʰ	5%–6ʰ	–	–
2 %– 4ʰ 1 %–12ʰ	–	–	5%–4ʰ	5%–6ʰ	–	–
5 %–12ʰ	3	5	–	–	2	–
4 %– 4ʰ 3 %–12ʰ	3	5	–	–	2	–
–	–	–	–	–	–	–
0,3%	–	–	–	–	–	Chemothermisch wirksames Mittel (50° C und 30 Min. Einwirkung)
4 %– 4ʰ 1,5%–12ʰ	1,5	4–5	–	–	1	–
4 %– 4ʰ 1,5%–12ʰ	–	–	–	–	–	–
4 %– 4ʰ 1,5%–12ʰ	2	4–5	–	–	1,5	–
4 %– 4ʰ 1,5%–12ʰ	2	5	–	–	–	–
–	–	–	–	–	–	–

Fortsetzung der Fußnote 2 von S. 1266)
   Bei der Phenolresistenz der Staphylokokken an der Fläche sind für die Bekämpfung des Staphylokokkenhospitalismus höhere Konzentrationen von mindestens 5% erforderlich, die erfahrungsgemäß zu Schäden führen können. Bei einzelnen besonders hochwertigen Präparaten auf phenolischer Basis wird eine 2 bis 3%ige Lösung als ausreichend angesehen.

Nachtrag zur vorstehenden Liste

der nach den Richtlinien für die Prüfung chemischer Desinfektionsmittel geprüften, von der Deutschen Gesellschaft für Hygiene und Mikrobiologie als wirksam befundenen Desinfektionsmittel

(Stand: September 1962)

Auf der letzten Sitzung des Desinfektionsausschusses der Deutschen Gesellschaft für Hygiene und Mikrobiologie wurden auf Grund vorgelegter Gutachten weitere Präparate in die Liste aufgenommen. Außerdem wurden bereits in der Liste (vgl. Apoth.-Jahrb. 1962, S. 447) aufgeführte Präparate für weitere Anwendungszwecke zugelassen. Alle diese Präparate werden in der nunmehr gültigen Form in dem Nachtrag aufgeführt.

Name	Hersteller	Wirkstofftyp	Händedesinfektion hyg.[1] II 1a	Händedesinfektion chir. II 1b	Wäschedesinfektion auch bei Tuberkulose II 2a+b	Scheuerdesinfektion bei übertragbaren Krankheiten (außer Tuberkulose) %	Scheuerdesinfektion bei Staphylokokken (Hospitalismus) II 3 %	Sputumdesinfektion bei Tuberkulose II 4	Stuhldesinfektion II 5	Scheuerdesinfektion bei Hautpilzerkrankungen II 6 %	Allgemeine Bemerkungen
Alkalysol	Schülke & Mayr, Hamburg	Kresol und Alkali	—	—	2 %– 4^h 1,5%–12^h	2	2	5%–4^h	5%–6^h	—	—
Gevisol	Schülke & Mayr, Hamburg	Arylierte und halog. Phenole	—	—	1 %– 4^h 0,5%–12^h	0,5	2	5%–4^h	5%–6^h	0,5	—
Incidin	Desowag-Chemie GmbH, Düsseldorf	Organozinnverbindungen, Formaldehyd und Formaldehydderivate	—	—	—	0,5	1,5	—	—	0,5	—
Incidin-M	Desowag-Chemie GmbH, Düsseldorf	Organozinnverbindungen, Formaldehyd und Formaldehydderivate	—	—	—	—	—	—	—	0,5	—
Parmetol	Schülke & Mayr, Hamburg	Halog. Kresol und Alkali	—	—	3%– 4^h 1%–12^h	2	3	5%–4^h	5%–6^h	—	—

Erneut begutachtet wegen strukturell geringfügiger Veränderung wurde das Präparat Quartamon (Schülke & Mayr, Hamburg). Das Präparat wurde auch in der neuen Form in der Liste belassen. Nach Mitteilungen der Hersteller wurden die Namen folgender Präparate geändert: „Hycolin" (Creolinwerke, Hamburg) in „Sterillium"; „Phebrocon" (Merz & Co, Frankfurt) in „Phebrocon C".

Tabelle der gemäß § 41 B SeuchG vom Bundesgesundheitsamt der Bundesrepublik Deutschland geprüften Desinfektionsmittel und -verfahren

(Stand: 30. November 1963)

A. Chemische Mittel und Verfahren

	Wäschedesinfektion		Scheuerdesinfektion		Desinfektion von Ausscheidungen 1 Teil Auswurf oder Stuhl + 2 Teile Gebr.-Verd. 1 Teil Harn + 1 Teil Gebr.-Verd.; Einwirkungszeit 2 Std.			
					Auswurf		Stuhl	
	Gebrauchsverdünnung	Einwirkungszeit	Gebrauchsverdünnung	Einwirkungszeit	Gebr.-Verd.	Einw.-Zeit	Gebr.-Verd.	Einw.-Zeit
	%	(Std.)	%	(Std.)	%	(Std.)	%	(Std.)
Alkalysol	1,5	12	–	–	5	4	5	6
Amocid	1,0	12	6	6	5	4	5	6
Bac	0,5	12	5	4	5	4	5	6
Bacillol	1,0	12	5	4	–	–	–	–
Bacillotox	1,0	12	6	4	5	4	5	6
Baktol	1,5	12	–	–	–	–	–	–
Baktolan	–	–	5	4	5	4	5	6
Chloramin 80 „Heyden"	2,0	12	3	2	6	4	–	–
Delegol	1,5	12	–	–	–	–	–	–
Formaldehyd solutus DAB 6 (Formalin)	1,5	12	3	4	–	–	–	–
Gevisol	0,5	12	5	4	5	4	5	6
Gründesin	3,0	12	–	–	–	–	–	–
Incidin	1,0	12	3	4	–	–	–	–
Kalkmilch[1]	–	–	–	–	–	–	20	6
Korsoform	2,0	12	4	4	–	–	–	–
Korsyl-Bacillol	1,5	12	–	–	–	–	–	–
Kresolseifenlösung DAB 6	1,0	12	5	4	–	–	–	–
Lysoform	4,0	12	5	6	–	–	–	–
Lysoformin	3,0	12	5	6	–	–	–	–
Lysol	1,0	12	5	4	–	–	–	–
Lysolin	1,5	12	–	–	–	–	–	–
Morbicid	2,0	12	4	4	–	–	–	–
Neosept	1,5	12	–	–	–	–	–	–
Para-Caporit[2]	–	–	1	2	–	–	–	–
Parmetol	1,0	12	5	4	5	4	5	6
Phenol	1,0	12	3	2	–	–	–	–
Sagrotan	1,5	12	–	–	–	–	–	–
Tb-Bacillol	–	–	–	–	5	4	5	6
Tb-Lysoform	1,0	12	–	–	5	4	5	6
Tego 103 G	5,0	12	–	–	–	–	–	–
Tego 103 S	3,0	12	–	–	–	–	–	–
Wasapon	1,5	12	–	–	–	–	–	–

[1] Unbrauchbar bei Tuberkulose.   [2] Grobdesinfektion.

B. Physikalische Verfahren

Desinfektion mittels Dampfapparaten, die mit Wasserdampf von 100° bei Atmosphärendruck oder gespanntem Wasserdampf von höherer Temperatur und entsprechend höherem Druck, z.B. 105° und 0,2 Atü, arbeiten.

Auskochen mit Wasser unter Zusatz von 0,5% Soda während 15 Min.

Verbrennen.

Zur *Wäschedesinfektion* in Waschmaschinen in Verbindung mit dem Waschprozeß:

a) Chemo-thermische Verfahren.

Antilit-Verfahren:
   3 g Antilit auf 1 Liter Flotte;

   Flottenverhältnis: 1 : 4;
   Desinfektionstemperatur: 50°;
   Einwirkungszeit: 30 Min.

Thermo-Lysolin-Verfahren:
   3 g Thermo-Lysolin auf 1 Liter Flotte;
   Flottenverhältnis: 1 : 4 bis 1 : 6;
   Desinfektionstemperatur: 50°;
   Einwirkungszeit: 30 Min.

b) Thermische Verfahren:

Dermasil als Vorwaschmittel:
   1,5 bis 5 g auf 1 Liter Flotte, je nach Wäscheart und Verschmutzungsgrad;
   Flottenverhältnis: 1 : 5;
   Desinfektionstemperatur: 90°;
   Einwirkungszeit: 15 Min.

Raumdesinfektion. Verdampfung oder Vernebelung von verdünnten Formaldehydlösungen mit geeigneten Apparaten:
   5 g Formaldehyd pro cbm Rauminhalt;
   relative Luftfeuchte mindestens 70%;
   Einwirkungszeit: 6 Std.

Anmerkung: Die Desinfektion bei Milzbrand erfordert Mittel und Verfahren, die eine Abtötung der Sporen gewährleisten, wie z.B. Formaldehyd sol. DAB 6, **Formaldehyd**-Präparate, **Chloramin**, Dampfdesinfektion.

Berichtigung zu Hager Bd. I

Anstelle der fehlerhaften Abb. 18a und 18b auf Seite 36, bitten wir das folgende Bild einzukleben

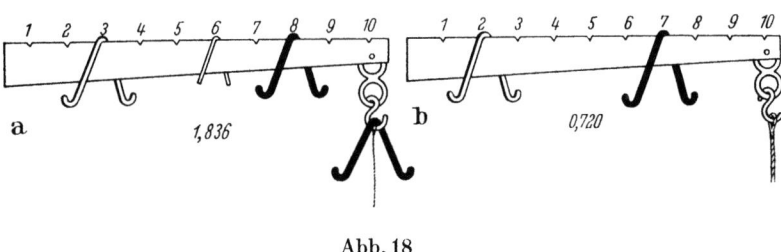

Abb. 18

Hagers Handbuch Bd. V

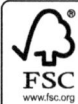

MIX
Papier aus verantwortungsvollen Quellen
Paper from responsible sources
FSC® C105338

If you have any concerns about our products,
you can contact us on
ProductSafety@springernature.com

In case Publisher is established outside the EU,
the EU authorized representative is:
**Springer Nature Customer Service Center GmbH
Europaplatz 3, 69115 Heidelberg, Germany**

Printed by Libri Plureos GmbH
in Hamburg, Germany

HAGERS HANDBUCH DER PHARMAZEUTISCHEN PRAXIS

FÜR APOTHEKER · ARZNEIMITTELHERSTELLER ÄRZTE UND MEDIZINALBEAMTE

—— VOLLSTÄNDIGE (VIERTE) NEUAUSGABE ——

BEGONNEN VON

WALTHER KERN †

HERAUSGEGEBEN IN GEMEINSCHAFT MIT
H. J. ROTH UND W. SCHMID

VON

P. H. LIST UND L. HÖRHAMMER

ERSTER BAND

ALLGEMEINER TEIL
———
WIRKSTOFFGRUPPEN I

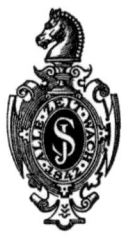

SPRINGER-VERLAG BERLIN HEIDELBERG GMBH
1967

Abgeschlossen im Oktober 1966

Alle Rechte, insbesondere das der Übersetzung in fremde Sprachen, vorbehalten
Ohne ausdrückliche Genehmigung des Verlages ist es auch nicht gestattet,
dieses Buch oder Teile daraus auf photomechanischem Wege
(Photokopie, Mikrokopie) oder auf andere Art zu vervielfältigen
© by Springer-Verlag Berlin Heidelberg 1925, 1927, 1944, 1958 and 1967
Ursprünglich erschienen bei Springer-Verlag, Berlin/Heidelberg 1967
Softcover reprint of the hardcover 4th edition 1967
Library of Congress Catalog Card Number: 67-23458

ISBN 978-3-642-47986-1   ISBN 978-3-642-47985-4 (eBook)
DOI 10.1007/978-3-642-47985-4

Mitarbeiter dieses Bandes

Ahrens, Friedrich, Dr. rer. nat., Ober-Reg.Pharm.-Rat beim Innenminister des Landes Nordrhein-Westfalen

Dengler, Bernd, Dr. rer. nat., Universität München, Institut für Pharmazeutische Arzneimittellehre, z. Zt. Visiting-Expert for Pharmacognosy on the National Health Science Institute, Department of Medical Sciences, Bangkok/Thailand

Hörhammer, Ludwig, Dr. phil., **Dr.** phil. habil., Prof. h. c., Dr. med. h. c., o. ö. Universitätsprofessor für Pharmakognosie, Universität München, Direktor des Instituts für Pharmazeutische Arzneimittellehre

Hoffmann, Heinz, Dr. rer. nat., Zentrallaboratorium der Krankenanstalten Sarepta, Bethel bei Bielefeld

Klostermeyer, Heinz, Apotheker, ASTA-Werke Aktiengesellschaft, Chemische Fabrik, Brackwede (Westf.)

Kuhnert-Brandstätter, Maria, Dr., a. o. Professor für Pharmakognosie, Universität Innsbruck, Institut für Pharmakognosie

Linde, Hermann, Dr. rer. nat., Priv.-Doz., Universität Frankfurt/Main, Pharmazeutisches Institut

List, Paul Heinz, Dr. rer. nat., o. Professor für Pharmazeutische Chemie insbesondere Pharmazeutische Technologie, Universität Marburg/Lahn, Direktor des Instituts für Pharmazeutische Technologie

Mleinek, Ingeborg, Dr., Reg.-Rätin, Bundesamt f. gewerbl. Wirtschaft, Frankfurt/Main

Roth, Hermann Josef, Dr. rer. nat., o. Professor für Pharmazie, Universität Bonn, Direktor des Pharmazeutischen Instituts

Schmid, Walter, Dr. med., o. Professor für Pharmakologie und Toxikologie, Universität Marburg/Lahn, Direktor des Pharmakologischen Instituts

Wagner, Hildebert, Dr. rer. nat., o. Professor für Spezielle Pharmakognosie, Universität München, Co-Direktor des Instituts für Pharmazeutische Arzneimittellehre

Bisher erschienene Ausgaben des Werkes

Handbuch der Pharmaceutischen Praxis. Für Apotheker, Ärzte, Droguisten und Medicinalbeamte.
   Bearbeitet von HERMANN HAGER. In 2 Teilen.
   Erste Ausgabe (1876/1878).
   Bis 1883 erschienen drei Neudrucke.

Ergänzungsband (1883).
   Bearbeitet von HERMANN HAGER.
   Bis 1891 erschienen weitere vier Neudrucke des Hauptwerkes mit Ergänzungsband.

Neubearbeitung (1900/1901).
   Unter Mitwirkung von M. Arnold, G. Christ, K. Dieterich, Ed. Gildemeister, P. Janzen, C. Scriba.
   Vollständig neu bearbeitet und herausgegeben von B. Fischer, Breslau, und
   C. Hartwich, Zürich. In 2 Bänden.
   Bis 1920 erschienen acht Neudrucke.

Ergänzungsband (1908).
   Unter Mitwirkung von E. Duntze, M. Piorkowski, A. Schmidt, G. Weigel, O. Wiegand, C. Wulff, F. Zernik
   bearbeitet und herausgegeben von W. Lenz, Berlin, und G. Arends, Chemnitz.
   Bis 1920 erschienen drei Neudrucke.

Neubearbeitung (1925/1927).
   Unter Mitwirkung von E. Rimbach, E. Mannheim, L. Hartwig, C. Bachem, W. Hilgers.
   Vollständig neu bearbeitet und herausgegeben von G. Frerichs, Bonn, G. Arends, Chemnitz, H. Zörnig, Basel. In 2 Bänden.
   Bis 1938 erschienen zwei Neudrucke.

(Erster) Ergänzungsband (1944).
   Unter Mitwirkung von G. Baumgarten, K. Handke, W. Hoffmann, F. Hurdelbrink, U. Kling, K. Lang, W. Peyer, H. Posemann, Rauchbaar †, H. Richter, G. Siewert, W. Stollenwerk.
   Herausgegeben von B. Reichert, Berlin, G. Frerichs, Bonn, G. Arends, Chemnitz, H. Zörnig, Basel.
   1949 erschien ein Nachdruck des zweiten Neudruckes (1938) des Hauptwerkes und des (ersten) Ergänzungsbandes.

Zweiter Ergänzungsband (1958).
   Unter Mitwirkung von H. Auterhoff, B. Braun, Th. Cordes, A. Fenselau, D. Gericke, W. Kern, H. E. Klie, K. G. Krebs, A. Lattewitz, P. H. List, F. Neuwald, E. Riedel G. Schenk. W. Schmid, G. Senniger.
   Herausgegeben in Gemeinschaft mit H. Auterhoff, F. Neuwald, W. Schmid
   von Walther Kern. In zwei Teilen.

Vorwort

Hagers Handbuch der pharmazeutischen Praxis erschien erstmals im Jahre 1876 mit einem ersten und 1878 mit einem zweiten Band und erhielt bereits 1883 einen Ergänzungsband. Seitdem hat sich das Werk als umfassendes und zuverlässiges Nachschlagewerk in nahezu allen Apotheken und pharmazeutischen Laboratorien bewährt. Auch im Ausland wird es hoch geschätzt. Die bisher erschienenen Ausgaben des Werkes sind auf der gegenüberliegenden Seite zusammengefaßt.

Seit dem Erscheinen der letzten Ausgabe sind einerseits unzählige neue Arzneimittel entstanden, andererseits wurden in den zahlreichen mehr oder weniger regelmäßig erscheinenden Arzneibüchern neuartige Untersuchungs- und Bestimmungsmethoden beschrieben, so daß das Handbuch einer weiteren Ergänzung bedurfte. Allein schon die Tatsache, daß in Deutschland nunmehr zwei Deutsche Arzneibücher existieren, erforderte eine solche. Darüberhinaus sind durch die Ausweitung des internationalen Verkehrs in vielen Apotheken und Institutionen Unterlagen über den Arzneischatz anderer Nationen vonnöten.

Mit der Schaffung eines weiteren, mehrteiligen Ergänzungsbandes wäre das Handbuch zu schwerfällig geworden. Andererseits mußte gerade die Galenik auf Grund ihrer wissenschaftlichen Entwicklung in den letzten Jahren ausführlich bearbeitet werden. So bat der Verlag Herrn Prof. Dr. W. KERN, das Handbuch völlig neu herauszugeben. Es sollte ein Werk entstehen, in dem Arzneimittel, die in den derzeit gültigen modernen Pharmakopöen berücksichtigt werden, aber auch die wichtigen nicht offizinellen Arznei- und Hilfsstoffe, ihre Prüf- und Bestimmungsmethoden und ihre Wirkungsweise sowie alle nennenswerten Arzneiformen und Drogen zu finden sind. Dabei sollten obsolete Arzneimittel nicht einfach weggelassen werden, um dem Benutzer die Möglichkeit zu geben, sich gegebenenfalls wenigstens kurz darüber zu orientieren. Der Umfang eines solchen Werkes muß naturgemäß den der letzten Ausgabe und ihrer Ergänzungsbände übersteigen. Es wurde deshalb beschlossen, das Handbuch in 7 Bände zu gliedern. Der erste Band enthält im „Allgemeinen Teil" physikalische, chemische, physikalisch-chemische und physiologisch-chemische Untersuchungsverfahren, ein umfangreiches Kapitel „Radioaktive Isotope" sowie ein Verzeichnis der zur Prüfung der Wirkstoffe, Arzneiformen und Drogen nötigen Reagentien der herangezogenen Pharmakopöen. Entgegen dem übrigen Aufbau des Handbuches finden sich in dem geschlossenen Kapitel „Radioaktive Isotope" neben der allgemeinen Einführung und den Meßmethoden auch die zur diagnostischen und therapeutischen Anwendung bestimmten offizinellen radioaktiven Verbindungen. Dies erschien zweckmäßig, da sie für den Pharmazeuten in erster Linie theoretisches Interesse besitzen und im Falle der praktischen Anwendung stets zusammen mit den entsprechenden Meßmethoden gebraucht werden. Weiterhin beginnt im I. Band die Abhandlung von Wirkstoffgruppen, die im II. Band fortgesetzt wird. Hierbei sind nach Gesichtspunkten der Anwendung Stoffe zusammengefaßt, die einem mehr oder weniger einheitlichen Zweck dienen wie z. B. Analgetica, Anticoagulantien, Desinfektionsmittel, Sulfonamide, aber auch Naturstoffgruppen wie Antibiotica, Hormone und Vitamine oder Stoffe verschiedenster Anwendung aber einheitlicher Merkmale wie Farbstoffe.

Da Hagers Handbuch der pharmazeutischen Praxis seit je mehr chemisch als pharmakologisch orientiert ist, wurde die Gliederung nach Wirkstoffgruppen nicht zu weit getrieben. So beginnen am Ende des II. Bandes in alphabetischer Reihenfolge Monographien der chemischen Verbindungen und Drogen, die gegebenenfalls unter Gesichtspunkten gemeinsamen

Ursprungs, gleicher natürlicher oder chemischer Abstammung oder sonstiger gleicher Merkmale in Einzelfällen wiederum zu Gruppen zusammengefaßt erscheinen.

Der VI. Band enthält die Arzneiformen, ihre theoretischen Grundlagen, soweit sie erforscht sind, ihre Herstellung und Prüfung. Der VII. Band schließlich stellt das Gesamtregister dar.

Es ist selbstverständlich, daß ein so umfangreiches Werk allein zur endgültigen Drucklegung so viel Zeit in Anspruch nimmt, daß währenddessen eine Reihe von periodisch neu herausgegebenen Arzneibüchern das Gedruckte zum Teil überholen würde. Aus diesem Grund erscheinen die einzelnen Bände in zeitlichem Abstand voneinander, wobei in jedem Band vermerkt ist, bis zu welchem Zeitpunkt Neuentwicklungen aufgenommen wurden.

Von den zahlreichen nationalen Pharmakopöen wurden in der Regel die der folgenden Länder herangezogen: Dänemark, Deutschland, England, Frankreich, Holland, Japan, Österreich, Schweiz, Skandinavien, Tschechoslowakei, UdSSR und USA sowie die Internationale Pharmakopöe. In besonderen Fällen wurden auch andere nationale Arzneibücher berücksichtigt.

Da bei dem gegebenen Umfang nicht jeder Artikel jedes der genannten Arzneibücher im Wortlaut aufgenommen werden konnte, wodurch eine Universalpharmakopöe in deutscher Sprache entstanden wäre, wurde bei den Prüfungsvorschriften für die Monographien eine Auswahl getroffen. Dies geschah so, daß stets die strengere Prüfung den Vorzug erhielt. In Zweifelsfällen sind die Angaben mehrerer Arzneibücher aufgeführt. Alle Vorschriften tragen den Vermerk ihres Ursprungs. Ein nach den im vorliegenden Handbuch aufgeführten Vorschriften geprüfter Stoff wird demnach die Bedingungen aller Arzneibücher erfüllen. Für die Prüfungen sind jeweils die Reagenslösungen oder -zubereitungen zu verwenden, die die entsprechende Pharmakopöe vorschreibt. Sie finden sich im Reagentienverzeichnis im I. Band oder bei der betreffenden Prüfungsvorschrift selbst. Die einzelnen Monographien wurden im allgemeinen mit lateinischen Bezeichnungen und den Namen aus den herangezogenen Pharmakopöen sowie deutschen, englischen, französischen u.a. Trivialnamen versehen. Soweit wie möglich wurde die internationale Kurzbezeichnung aus der jeweils verfügbaren letzten Liste der „International Non-proprietory Names (INN)" der Weltgesundheits-Organisation hinzugefügt.

Unter der Überschrift „Handelsformen" sind bei den Stoffen jeweils eine oder mehrere Spezialitäten und ihre Hersteller angegeben. Die Auswahl stellt kein Werturteil dar, sondern verfolgt lediglich den Zweck, dem Benutzer des Handbuches in dringenden Fällen ein Präparat der gesuchten Verbindung zu nennen, bis er Gelegenheit hat, sich über weitere Präparate des gleichen Wirkstoffes zu informieren. Kombinationspräparate wurden nur in Ausnahmefällen genannt.

Als Warenzeichen geschützte Bezeichnungen sind nicht gekennzeichnet, so daß Arzneimittelnamen nicht als frei verwendbar betrachtet werden können; siehe auch Anmerkung auf der Titelrückseite. Es wird angestrebt, in einem Registerband, der als Abschluß des Gesamtwerkes erscheint, alle geschützten Gebrauchsnamen, Handelsnamen, Warenbezeichnungen usw. nach sorgfältiger Prüfung durch ® zu kennzeichnen.

Maß- und Gewichtseinheiten werden möglichst einheitlich gebraucht. Bei gelegentlichen Abweichungen werden die Originalbezeichnungen der herangezogenen Arzneibücher verwendet. Die Schreibweise entspricht im allgemeinen der von JANSEN-MACKENSEN, „Rechtschreibung der technischen und chemischen Fremdwörter". Neben den Zitaten der Arzneibücher wurden solche Literaturstellen angegeben, die allgemein zugänglich sind, nach Möglichkeit Übersichten des betreffenden Kapitels enthalten und von denen aus ein eingehenderes Literaturstudium zu betreiben ist. Hinweise auf andere Stellen im Handbuch werden durch Nennung der betreffenden Seitenzahlen gegeben. Eine römische Ziffer vor der Seitenangabe verweist auf den heranzuziehenden Band. Steht die Seitenzahl allein, so findet sich die Stelle in dem jeweils benutzten Band.

Die vorliegende (vierte) Neuausgabe wurde von Herrn Prof. Dr. W. KERN, Sprockhövel, als Herausgeber begonnen. Als Mitherausgeber fungierten für den pharmazeutisch-chemischen Teil Herr Prof. Dr. LIST, Marburg, für den pharmakognostischen Teil Herr Prof. Dr. HÖRHAMMER, München, und für die Pharmakologie Herr Prof. Dr. SCHMID, Marburg, wobei der galenische Teil Prof. Dr. KERN selbst oblag. Nachdem im Februar 1965 Herr Prof. KERN unerwartet starb, übernahmen die Herren Prof. LIST und Prof. HÖRHAMMER die Herausgabe; als Mitherausgeber für den pharmazeutisch-chemischen Teil trat Herr Prof. Dr. ROTH, Bonn, ein; Prof. Dr. LIST übernahm die Galenik. Neben den Herausgebern und Mitherausgebern beteiligten sich zahlreiche Wissenschaftler an der Abfassung der einzelnen Kapitel. Am Anfang eines jeden Bandes findet sich eine Aufstellung der Autoren des betreffenden Bandes. Die von ihnen bearbeiteten Kapitel sind aus dem jeweiligen Inhaltsverzeichnis zu ersehen.

Dem Verlag gebührt besonderer Dank für die Genehmigung der während der langwierigen Drucklegung notwendig gewordenen Änderungen und Ergänzungen sowie für die gute Ausstattung des Werkes. Allen Autoren ist zu danken, daß sie während der langen Bearbeitungszeit den Mut nicht verloren und stets vorbildlich mit den Herausgebern zusammen gearbeitet haben.

Im Sommer 1967

Die Herausgeber

Inhaltsübersicht

ALLGEMEINER TEIL

A. Allgemeines zur Prüfung der Arzneistoffe und Zubereitungen	1
B. Allgemeine physikalische Prüfverfahren	15
C. Optische Bestimmungsmethoden	105
D. Gegenstromverteilung (counter current distribution)	174
E. Chromatographie	177
F. Allgemeine chemische Nachweise	210
G. Maßanalyse	269
H. Bestimmung der Wasserstoffionenkonzentration	352
I. Redoxometrie	364
J. Polarographie	370
K. Untersuchung von Fetten und Wachsen	377
L. Untersuchung von ätherischen Ölen	415
M. Allgemeine Wertbestimmungen für Drogen und Drogenzubereitungen	431
N. Das Mikroskop und seine Anwendung zur Untersuchung von Drogen	460
O. Radioaktive Isotope (Radio-Nuclide)	483
P. Physiologisch-chemische Untersuchungen	551
Q. Reagentienverzeichnis	676

WIRKSTOFFGRUPPEN I

Analgetica	773
Anthelmintica	899
Antibiotica	979
Anticoagulantien	1158
Antiepileptica	1168
Antihistaminica	1177
Antimykotica	1205
Antioxydantien	1211
Desinfektionsmittel	1216

Ausführliches Inhaltsverzeichnis s. nächste Seite

Inhaltsverzeichnis

ALLGEMEINER TEIL

A. Allgemeines zur Prüfung der Arzneistoffe und Zubereitungen (List) ... 1
  I. Standardsubstanzen 1
    a. Internationale biologische Standards und Vergleichspräparate 2
    b. U.S.P. Reference Standards 6
    c. Standard Preparations BP 63 8
    d. Standardsubstanzen DAB 7 – DDR 10
  II. Aufbewahrung, Lagerung und Verpackung von Arzneimitteln, Beschriftung der Behälter 12

B. Allgemeine physikalische Prüfverfahren (List) 15
  I. Atomgewichte 1961 15
  II. Gewichte und Maße 16
    Periodensystem der Elemente 17
    Übersicht über die englischen und amerikanischen Einheitsmaße im Vergleich mit den metrischen Größen 18
    Einheiten des Druckes 20
  III. Temperaturmessungen und Temperaturangaben 20
    1. Temperaturskalen 20
    2. Meßbereiche 21
    3. Thermometer 21
      α. Flüssigkeitsthermometer 21
      β. Metallthermometer . 24
      γ. Strahlungspyrometer 25
    4. Sonstige Meßverfahren 26
      α. Änderung des Aggregatzustandes 26
      β. Glühfarben 26
      γ. Wärmeempfindliche Farbstoffe 26
      δ. Kalorimetrische Verfahren 27
    5. Angaben der Pharmakopöen 28
    6. Temperaturangaben der Arzneibücher 31
  IV. Molekulargewichtsbestimmung 31
    1. Bestimmung des Molekulargewichts nach der kryoskopischen Methode 31
    2. Mikromolekulargewichtsbestimmung nach K. Rast 33
  V. Dichte 34
    a. Bestimmung der Dichte von Flüssigkeiten 35
      1. Pyknometer 35
      2. Hydrostatische Waage 36
      Dichte und spezifisches Volumen des Wassers . 37
      3. Aräometer 38
      4. Volumeter von Gay-Lussac 39
      5. Umrechnung von Baumé-Graden in Dichteverhältnis 39
      6. Umrechnung des Dichteverhältnisses d_t^t in die Dichtezahl d_4^t 40
      Umrechnungsfaktoren für Dichteeinheiten ... 40
      7. Bestimmung der Dichte mittels kommunizierender Röhren 43
      8. Angaben der Pharmakopöen 45
      9. Bestimmung des Dichteverhältnisses von Balsamen und Teeren . 47
      10. „Dichte"-Bestimmung von Wachsen nach DGF-Einheitsmethoden 47
      11. Die zweiarmige Torsionswaage nach Dr. Tausz 49
    b. Einstellen von Flüssigkeiten auf bestimmte Dichten und Konzentrationen 49
    c. Dichte fester Körper 51
    d. Dichtebestimmung von Gasen 54
  VI. Bestimmung des Wassergehaltes 54
    a. Wasserbestimmung durch Trocknung 55

Planwägegläschenbestim-
mung 55
b. Wasserbestimmung durch
Destillation 56
c. Bestimmung des Wasser-
gehaltes nach der Karl-Fischer-Methode 58
VII. Löslichkeitsangaben 61
VIII. Bestimmung des Schmelzpunktes 61
a. Allgemeine Methoden 61
 1. Standard-Apparatur
 nach DAB 6 – 3. Nach-
 tr. BRD 62
 2. Gerät nach M. TOTTOLI 63
 3. Lindström-Block 63
 4. Angaben der Pharma-
 kopöen 64
 5. Bestimmung des
 Schmelzintervalls auf
 dem Metallblock nach
 DAB 7 – BRD 65
 6. Korrigierter Schmelz-
 punkt 66
b. Identifizierung organischer
Substanzen nach L. KOF-
LER – (KUHNERT-BRAND-
STÄTTER) 66
 1. Thermomikroskopische
 Methode 66
 2. Kofler-Heizbank 75
 3. Ergänzungen zu Ab-
 schn. 1 und 2 77
c. Bestimmung des Schmelzverhaltens bei Fetten 79
 1. Bestimmung des
 Schmelzpunktes...... 79
 2. Bestimmung des Tropf-
 punktes 80
 3. Bestimmung des Er-
 starrungspunktes 81
 4. Bestimmung des Er-
 starrungspunktes am
 rotierenden Thermo-
 meter 82
IX. Bestimmung des Siedepunktes 83
 1. Angaben der Pharma-
 kopöen 84
 2. Methode nach H. BÖH-
 ME und R.-H. Böhm .. 86
 3. Korrektur der ermittelten Siedepunkte 86
 4. Angaben anderer Phar-
 makopöen 86
X. Bestimmung des Alkoholgehaltes in weingeistigen Flüssigkeiten unter Beachtung der
Bestimmung des Extraktge-
haltes 88
 1. Bestimmung des Alko-
 holgehaltes 88
 2. Bestimmung des Ex-
 traktgehaltes 91
 3. Angaben der Pharma-
 kopöen 92

 4. Alkoholzahl DAB 6 ... 93
 5. Refraktometrische Be-
 stimmung des Alkohol-
 gehaltes 94
 6. Photometrische Be-
 mung des Alkohol-
 gehaltes 95
XI. Bestimmung des Chloroformgehaltes 95
XII. Bestimmung des Verbrennungsrückstandes 96
XIII. Viskosimetrie 96
 1. Viskosimetrische Mes-
 sungen 96
 2. Angaben der Pharma-
 kopöen 102
 3. Spezielle Konsistenz-
 prüfungen. Rheologie,
 Penetrometrie 103

C. Optische Bestimmungsmethoden
(ROTH) 105
I. Emissions-Spektralanalyse .. 106
 Spektroskopie 106
 1. Grundlagen 106
 2. Anwendung 106
 3. Handspektroskop 107
 4. Flammenphotometer . 108
 5. Flammen-Spektral-
 photometer 108
II. Absorptionsspektralanalyse . 108
 Grundlagen 108
 a. Spektrophotometrie 109
 1. Grundlagen 109
 2. Prinzip der Extink-
 tionsmessung 114
 3. Apparaturen........ 114
 4. Küvetten und Lösungs-
 mittel 114
 b. Photometrie 116
 1. Prinzip der Extink-
 tionsmessung 117
 2. Pulfrich-Photometer .. 117
 3. Kompensationsphoto-
 meter 120
 4. Elektrophotometer
 „Leifo-E" 123
 5. Elektrophotometer
 „Elko II" 123
 6. Elektrisches Filter-
 photometer „Elko III" 124
 7. Lange-Kolorimeter ... 125
 c. Kolorimetrie 127
 1. Reihenkolorimetrie ... 128
 2. Blockkomparator 128
 3. Hellige-Komparator .. 129
 4. Hehner-Zylinder 129
 5. Keilkolorimeter 129
 6. Dubosq-Kolorimeter .. 129
 d. Ausführungen der Pharmakopöen über die Bestim-
 mung der Lichtabsorption,
 Spektrophotometrie, Pho-
 tometrie und Kolorimetrie 130
 Literatur 134

e. Infrarot-Spektroskopie ... 134
　1. Grundlagen 134
　2. Meßgeräte 141
　3. IR-Spektrophotometer 144
　4. Küvetten und Probevorbereitung 146
　5. Anwendungsmöglichkeiten 146
　6. Angaben der Pharmakopöen 147
　Literatur 148
f. Nephelometrie 149
　1. Definition und Grundlagen 149
　2. Anwendung 149
　3. Meßmethoden 149
　4. Apparaturen........ 149
　5. Angaben der Pharmakopöen 150
g. Refraktometrie......... 150
　1. Grundlagen 150
　2. Abbe-Refraktometer C. Zeiss, Oberkochen.. 151
　3. Abbe-Refraktometer Jenoptik, Jena 152
　4. Eintauchrefraktometer 153
　5. Mikrorefraktometer nach Dr. E. JELLEY (E. Leitz, Wetzlar) 154
　6. Pulfrich-Refraktometer 155
　7. Refraktograph 155
　8. Anwendung der Refraktometrie 155
　9. Angaben der Pharmakopöen 156
h. Polarimetrie 158
　1. Grundlagen, Begriffe und Definitionen 158
　2. Polarimeter 162
　3. Kreispolarimeter „0,05°" (C. Zeiss, Oberkochen) 164
　4. Kreispolarimeter (Jenoptik, Jena) 165
　5. Kreispolarimeter „0,01°" (C. Zeiss, Oberkochen) 165
　6. Lichtelektrische Präzisionspolarimeter 166
　7. Saccharimeter 166
　8. Handhabung der Polarisationsröhren 167
　9. Angaben der Pharmakopöen 167
i. Lumineszenzanalyse 168
　1. Grundlagen 168
　2. Anwendung 169
　3. Anwendungsbeispiele . 171
　4. Angaben der Pharmakopöen 173
　Literatur 173

D. **Gegenstromverteilung (counter current distribution)** (WAGNER) 174
　Literatur für Anwendungsbeispiele . 177
　Allgemeine Literatur zur Gegenstromverteilung 177

E. **Chromatographie** (WAGNER) 177
　Säulenchromatographie 177
　a. Adsorptions-Chromatographie 177
　　1. Grundlagen 177
　　2. Chromatographierohr und Präparation der Säulen 178
　　3. Adsorptionsmittel 180
　　4. Lösungsmittel 181
　　5. Anwendungsbeispiele . 181
　b. Verteilungschromatographie 182
　c. Ionenaustausch-Chromatographie 183
　　1. Kationenaustauscher . 183
　　2. Anionenaustauscher .. 184
　　3. Anwendungsbeispiele . 185
　　4. Spezielle Anwendungsgebiete 187
　　Allgemeine Literatur 187
　d. Gelfiltration (LIST) 188
　　1. Grundlagen 188
　　2. Anwendung 188
　　Literatur 189
　e. Papierchromatographie... 189
　　1. Grundlagen 189
　　2. Anwendungsbeispiele . 192
　　　α. Aminosäuren 192
　　　β. Zucker 192
　　　γ. Mehrwertige Alkohole 193
　　　δ. Phenole und Phenolcarbonsäuren 193
　　　ε. Aliphatische organische Säuren 193
　　　ζ. Alkaloide 193
　　　η. Sulfonamide...... 193
　　　ϑ. Barbitursäuren ... 193
　　　ι. Steroidglykoside ... 193
　　　κ. Sterine 194
　　　λ. Höhere Fettsäuren . 194
　　　μ. Anorganische Stoffe 194
　　3. Angaben der Pharmakopöen 195
　　Allgemeine Literatur 195
　f. Dünnschichtchromatographie 195
　　1. Adsorbentien 196
　　2. Herstellung der Trennschichten, Streichgeräte 196
　　3. Trennkammersysteme und Sättigungsgrad .. 197
　　4. Auswahl von Lösungsmittelsystemen 198
　　　Eluotrope Reihe von Laufmitteln 198
　　　Eluotrope Reihe aus Ein- und Zweikomponentenlaufmitteln 198
　　5. Nachweismethoden und Dokumentation .. 198

6. Anwendungsgebiete .. 199
Literatur 199
g. Gaschromatographie 200
 1. Trennvorgang 200
 2. Aufbau eines Gaschromatographen 201
 3. Trägergase und Trägermaterial 202
 4. Anwendung der Gaschromatographie 203
Literatur 203
h. Kapillaranalyse 203
i. Papierelektrophorese (LIST) 205
 1. Grundlagen 205
 2. Apparatur........... 206
 3. Auftragen der Substanzlösung 206
 4. Quantitative Auswertung der entwickelten Papierstreifen (Pherogramme) 207
 5. Präparative Papierelektrophorese 207
 6. Anwendung der Papierelektrophorese 207
   α. Papierelektrophorese von Serumproteinen 208
   β. Papierelektrophorese von Alkaloiden und basischen Arzneistoffen 209
   γ. Papierelektrophorese von sauren Arzneistoffen 209
   δ. Papierelektrophorese von Zuckern 209

F. Allgemeine chemische Nachweise (LIST) 210
I. Identifizierungsreaktionen .. 210
 1. Acetate 210
 2. Aluminium 210
 3. Primäre aromatische Amine 210
 4. Ammoniumsalze 211
 5. Antimon 211
 6. Arsen 211
 7. Barium 212
 8. Benzoate 212
 9. Blei 212
 10. Borate 212
 11. Bromate 212
 12. Bromide 212
 13. Cadmium 213
 14. Calcium 213
 15. Carbonate und Bicarbonate 213
 16. Cer 213
 17. Chlorate 214
 18. Chloride 214
 19. Chromate 214
 20. Citrate 214
 21. Cyanide 215
 22. Eisen 215
 23. Kaliumferrocyanid ... 216
 24. Kaliumferricyanid ... 216
 25. Formiate 216
 26. Gold 216
 27. Hypophosphite 216
 28. Jodide 216
 29. Kalium 217
 30. Kobalt............. 217
 31. Kupfer 217
 32. Lactate 217
 33. Lignin 218
 34. Lithium............ 218
 35. Magnesium 218
 36. Mangan............ 218
 37. Molybdate 218
 38. Natrium 218
 39. Nitrate 218
 40. Nitrite............. 219
 41. Nitroprusside 219
 42. Oxalate 219
 43. Palladium 219
 44. Permanganate 219
 45. Peroxide 219
 46. Phosphate 219
 47. Proteine 219
 48. Quecksilber 220
 49. Rhodanide 220
 50. Salicylate 220
 51. Selenate 220
 52. Selenite 221
 53. Silicate 221
 54. Silber.............. 221
 55. Strontium 221
 56. Sulfate 221
 57. Sulfide 221
 58. Sulfite 221
 59. Tartrate 221
 60. Thallium 222
 61. Thiosulfate 222
 62. Titan 222
 63. Vanadate 222
 64. Wismut 222
 65. Wolframate 222
 66. Zink 223
 67. Zinn 223
II. Methode zur quantitativen Bestimmung von organisch gebundenem Schwefel und Halogen nach W. SCHÖNIGER 223
III. Organische Reagentien vorwiegend für die anorganische Analyse 224
IV. Quantitative Bestimmungen 237
 a. Farbvergleichsprüfungen . 238
 b. Prüfung auf leicht verkohlende Substanzen 238
 c. Bestimmung der Alkalisalze organischer Säuren . 240
 d. Grenzwertbestimmung für Aluminium 240
 e. Grenzwertbestimmung für Ammonium 240
 f. Grenzwertbestimmung für Arsen 242
 g. Grenzwertbestimmung für Barium 244
 h. Grenzwertbestimmung für Blei und Schwermetalle .. 244

1. Grenzwertbestimmung für Blei 245
2. Grenzwertbestimmung für Schwermetalle 252
i. Grenzwertbestimmung für Bromide 254
j. Grenzwertbestimmung für Calcium 254
k. Grenzwertbestimmung für Calcium und Magnesium . 255
l. Grenzwertbestimmung für Carbonate bzw. Kohlendioxid 256
m. Grenzwertbestimmung für Chloride 256
n. Grenzwertbestimmung für Cyanide 257
o. Grenzwertbestimmung für Eisen 258
p. Grenzwertbestimmung für Jodide 259
q. Grenzwertbestimmung für Kalium 259
r. Grenzwertbestimmung für Kupfer 260
s. Grenzwertbestimmung für Magnesium 260
t. Grenzwertbestimmung für Nitrate 260
u. Grenzwertbestimmung für Nitrite 261
v. Grenzwertbestimmung für Oxalate 261
w. Grenzwertbestimmung für Phosphate und Silicate .. 261
x. Grenzwertbestimmung für Sulfate 262
V. Absorptionsanalyse medizinischer Gase 263
VI. Methoxylbestimmung 266

G. **Maßanalyse** (ROTH) 269
I. Meßgeräte 269
1. Meßkolben 270
2. Vollpipetten 272
3. Meßpipetten 273
4. Büretten 273
II. Volumetrische Lösungen .. 276
Urtitersubstanzen (Zur Titerherstellung bereiteter Maßlösungen) 293
Urtitersubstanzen (Zur direkten Bereitung genauer Maßlösungen) 293
III. Maßanalytische Methoden .. 293
a. Oxydations- und Reduktionsanalysen 294
1. Manganometrie 297
2. Titration mit Kaliumdichromat 297
3. Titration mit Kaliumbromat 297
4. Titration mit Kaliumjodat 298
5. Jodometrie 299
6. Bromometrie 300
7. Cerimetrie 301
8. Oxydations-Reduktions-Indikatoren 302
b. Neutralisationsanalysen .. 306
1. Grundlagen 306
2. Farbindikatoren der Neutralisationsanalyse 308
Farbindikatoren der Neutralisationsanalyse in alphabetischer Reihenfolge 311
Umschlagsbereiche acidobasischer Indikatoren in graphischer Darstellung.......... 312
Mischindikatoren 313
3. Fluoreszenzindikatoren bei Neutralisationsanalysen 317
4. Titrationen im wasserfreien Medium 319
α. Titrationen schwacher Basen in wasserfreien Lösungsmitteln 319
β. Titrationen schwacher Säuren in wasserfreien Lösungsmitteln 322
Lösungsmittel für Titrationen in nichtwäßrigen Flüssigkeiten 323
Literatur über die Titration von Arzneistoffen in wasserfreien Lösungsmitteln......... 324
c. Komplexometrie (Chelatometrie) 324
α. Direkte Titration .. 326
β. Rücktitration 326
γ. Substitutionstitration 326
δ. Indirekte Titration . 327
Literatur zur Komplexometrie 328
d. Fällungsanalysen 329
Adsorptionsindikatoren zur Titration von Silber- und Halogenidionen 333
e. Spezielle Titrationsverfahren 334
1. Diazotitration 334
2. Chelatometrische Titration der Borsäure .. 335
3. Titrationen mit glykolspaltenden Reagentien 335
4. Formoltitration 336
IV. Elektrochemische Methoden der Maßanalyse 337
1. Konduktometrie 338
2. Potentiometrie 343
Allgemeine Literaturangaben zur Maßanalyse 352

H. Bestimmung der Wasserstoffionenkonzentration (ROTH) 352
    Grundlagen 352
    Bestimmung des pH-Wertes 354
      1. Potentiometrische Bestimmung des pH-Wertes 354
      2. pH-Bestimmungen mit Hilfe von Indikatoren . 355
    Indikatoren zur pH-Bestimmung 361
      3. Universalindikatoren und -papiere 362
      4. Fehlerquellen 362
      5. Bedeutung der pH-Messung für die Untersuchung von Arzneimitteln 363
      6. Angaben der Pharmakopöen 363
    Literatur 364

I. Redoxometrie (ROTH) 364
    Literatur 370

J. Polarographie (WAGNER) 370
    Halbstufenpotentiale anorganischer Stoffe 373
    Halbstufenpotentiale organischer Stoffe 375
    Literatur 376

K. Untersuchung von Fetten und Wachsen (WAGNER) 377
    I. Qualitative Prüfungen und Vorproben bei Fetten und fetten Ölen 377
      1. Beschaffenheit 377
      2. Verseifungsprobe 377
      3. Prüfung auf Seifen ... 377
      4. Allgemeine Prüfung auf Verunreinigungen . 378
      5. Asche 379
    II. Kennzahlen 379
      a. Bestimmung der Säurezahl und des Säuregrades 379
        1. Säurezahl 380
        2. Säuregrad 380
      b. Bestimmung der Verseifungszahl (VZ) 380
      c. Bestimmung der Esterzahl (EZ) 381
      Bestimmung von Estern BP 63 382
      d. Auswertung der Säurezahl, Verseifungszahl und Esterzahl 382
      e. Bestimmung der Buchner-Zahl (Bu-Z) 383
      f. Bestimmung der Reichert-Meißl-Zahl (R-M-Z) und der Polenske-Zahl (Po-Z) . 384
      g. Bestimmung der Jodzahl (JZ) 385
      h. Bestimmung der Rhodanzahl (RhZ) 387
      i. Bestimmung der Hydroxylzahl (OHZ) 388
      j. Bestimmung der Acetylzahl (AZ) 391
      k. Bestimmung der Peroxidzahl 392
    III. Physikalische Prüfungsmethoden von Fetten und Fettsäuren und Bestimmung von Einzelbestandteilen in Fetten 394
      a. Bestimmung der Dichte .. 394
      b. Bestimmung des Brechungsindexes 395
      c. Bestimmung des Erstarrungspunktes von Fetten und Fettsäuren 396
        1. Methode nach SHUKOFF 397
        2. Methode nach DALICAN 397
        3. Methode nach BÖHME 397
        4. Methode nach USP XVII 398
      d. Bestimmung des Unverseifbaren 399
      e. Bestimmung des Wassergehalts in Fetten 401
      f. Bestimmung der Monoglyceride 402
      g. Bestimmung des Glyceringehalts 404
      Glycerinbestimmung nach BLIX 406
      h. Bestimmung der Isolen-Fettsäuren 407
    IV. Prüfung auf An- oder Abwesenheit bestimmter Öle .. 408
      a. Prüfung auf Abwesenheit von Mineralölen und Harzen 408
      b. Prüfung auf trocknende Öle 409
      c. Prüfung auf verdorbenes und gebleichtes Öl 409
      d. Prüfung auf Sesamöl..... 409
      e. Prüfung auf Baumwoll- und Kapoköl 410
      f. Prüfung auf Abwesenheit von Oleum Arachidis 410
    V. Chromatographische Laboratoriums-Methoden zur Identitäts- und Reinheitsprüfung von Fetten und fetten Ölen . 411
      1. Papierchromatographie 411
      2. Dünnschichtchromatographie 412
      3. Gaschromatographie der Fettsäuremethylester 413

L. Untersuchung von ätherischen Ölen (WAGNER) 415
    I. Allgemeine Untersuchungen der ätherischen Öle 415

11. Physikalische Prüfverfahren für ätherische Öle 417
  1. Dichte (spezifisches Gewicht) 417
  2. Optisches Drehvermögen 418
  3. Bestimmung des Brechungsindexes 418
  4. Ultraviolett-Absorption von Citrusölen ... 418
  5. Bestimmung des Erstarrungspunktes 419
  6. Bestimmung des Siedeintervalles 419
  7. Löslichkeit in Alkohol 420
  8. Bestimmung des Verdampfungsrückstandes 420
III. Spezielle chemische Untersuchungen der ätherischen Öle 421
  1. Bestimmung der Säurezahl 421
  2. Bestimmung des Estergehalts 421
  3. Bestimmung von freien Alkoholen 422
  4. Bestimmung von Aldehyden und Ketonen .. 423
  5. Bestimmung von Phenolen 424
  6. Bestimmung von Senfölen 425
IV. Chromatographische Untersuchungsmethoden für ätherische Öle 426
  1. Papierchromatographie 426
  2. Dünnschichtchromatographie 427
  3. Gaschromatographie . 428

M. Allgemeine Wertbestimmungen für Drogen und Drogenzubereitungen (HÖRHAMMER) 431

I. Bestimmung des Trocknungsverlustes und Wassergehaltes in Drogen 432
II. Bestimmung der Asche in Drogen 432
  α. Bestimmung der Gesamtasche von Drogen und Extrakten . 433
  β. Bestimmung der in Salzsäure unlöslichen Asche 433
  γ. Bestimmung der wasserlöslichen Asche 433
  δ. Bestimmung der Sulfatasche 435
III. Bestimmung des Extraktgehalts in Drogen 436
IV. Bestimmung des ätherischen Öles in Drogen 439
V. Bestimmung der Rohfaser in Drogen 442

VI. Bestimmung des Bitterwertes von Bitterstoffdrogen ... 443
  Bitterwerte von Drogen und Chemikalien 445
VII. Bestimmung des Gerbstoffgehalts in Drogen 445
VIII. Bestimmung der Saponine in Drogen 447
IX. Wertbestimmung von Schleimdrogen 454
  1. Viskositätsbestimmungen 454
  2. Bestimmung des Quellungsfaktors 455
X. Bestimmung der Chloraminzahl 458
XI. Bestimmung der Verdünnungszahl 459
XII. Bestimmung der Citratzahl . 459

N. Das Mikroskop und seine Anwendung zur Untersuchung von Drogen (HÖRHAMMER) 460

I. Lichtmikroskopie 460
  a. Das einfache Mikroskop .. 460
  b. Das zusammengesetzte Mikroskop 461
  c. Die Leistungsfähigkeit des Mikroskops 465
    1. Die Vergrößerung 465
    2. Deckglasdicke und Tubuslänge 468
  d. Beschaffenheit, Behandlung und optische Prüfung des Mikroskops 468
    1. Beschaffenheit und Behandlung des Mikroskops 468
    2. Die optische Prüfung des Mikroskops 470
  e. Vorbereitung von Drogen zur mikroskopischen Untersuchung 473
    1. Aufweichungsmittel .. 473
    2. Einbettungsmittel 474
    3. Beobachtungsflüssigkeiten 474
    4. Aufhellungsmittel 474
  f. Das Messen mikroskopischer Objekte 474
  g. Untersuchung der Zellwände 475
  h. Untersuchung der Zellinhaltsstoffe 475
    1. Protoplasma 475
    2. Pflanzenschleim 476
    3. Stärke 476
    4. Inulin 476
    5. Zucker 476
    6. Aleuronkörner 476
    7. Gerbstoffe 477
    8. Fette Öle 477
    9. Ätherische Öle 477
    10. Harze 477
    11. Wachs 477

12. Kalksalze 477
13. Nitrate 477
14. Alkaloide 478
i. Mikrosublimation 478
k. Untersuchung von Drogenpulvern 478
l. Isolierung der einzelnen Gewebselemente 479
m. Einschließen der Präparate 479
II. Fluoreszenzmikroskopie 480
III. Elektronenmikroskopie 480

O. Radioaktive Isotope (Radio-Nuclide) (MLEINEK) 483

I. Kernphysikalische Grundlagen für das Arbeiten mit radioaktiven Isotopen 483
  a. Der Aufbau der Atome und die Atombausteine ... 483
    1. Kernladung und Kernmasse 483
    2. Symbolische Darstellung und Schreibweise von Atomen 484
  b. Der Begriff der Isotopie .. 484
    Stabile Isotope und Isotopenhäufigkeit 484
  c. Radioaktive Isotope 486
    1. Alpha-Zerfall 486
    2. Beta-Zerfall 487
      α. β^--Elektronen- oder Negatronen-Strahlung 487
      β. β^+- oder Positronen-Strahlung 487
      γ. K-Einfang (bzw. Elektronen-Einfang) 487
    3. Gamma-Strahlung ... 487
    4. Zerfallsgesetz und Halbwertszeit 488
    5. Natürliche Radioaktivität, radioaktive Zerfallsreihen (Familien) . 491
  d. Künstliche radioaktive Isotope 492
    1. Kernumwandlungen mit geladenen Teilchen 494
    2. Kernumwandlungen mit Gamma-Strahlen (Photonen) 495
    3. Kernumwandlungen mit Neutronen 495
  e. Kernspaltungen 496
    1. Kernreaktoren (Uranmeiler, Piles) 497
    2. Erzeugung von radioaktiven Isotopen im Kernreaktor 497
    3. Militärische Anwendung der Kernspaltung 498
  Literatur zu Abschnitt I . 499
II. Nachweis und Messung radioaktiver Strahlung 499
  a. Nachweis- und Meßmethoden (Nachweisgeräte oder Detektoren) 499
    1. Die optische Methode . 499
    2. Die Autoradiographie . 499
    3. Die Wilsonsche Nebelkammer 500
    4. Die Ionisationskammer 500
    5. Das Elektroskop 500
    6. Zählrohre 500
      α. Proportionalzählrohre 500
      β. Geiger-Müller-Zählrohre 500
    7. Scintillationszähler ... 502
    8. Meß- und Zählgeräte (Registriergeräte) 503
  b. Radioaktive Maßeinheiten 504
    1. Einheiten der Aktivität 504
    2. Einheiten der Dosis und Dosisleistung ... 504
  Literatur zu Abschnitt II ... 505
III. Der Umgang mit radioaktiven Isotopen (Strahlenschutz) 506
  a. Biologische Strahlenwirkung 506
  b. Strahlenbelastung des Menschen 507
  c. Strahlenschäden 507
  d. Gesetzliche Bestimmungen zum Strahlenschutz 508
  e. Praktische Verhaltensmaßregeln für das Arbeiten mit radioaktiven Isotopen ... 509
  f. Dekontaminierung 511
  g. Die Behandlung radioaktiver Abfälle 511
  h. Bauliche Besonderheiten der Isotopenarbeitsräume . 512
  Literatur zu Abschnitt III .. 514
IV. Radioaktive Isotope in Medizin und Pharmazie 514
  a. Medizinische Anwendung der Radio-Isotope 514
  Eigenschaften medizinisch verwendbarer Radio-Nuclide S. 516
  b. Therapeutisch und diagnostisch wichtige Isotope und Arzneibuchpräparate . 515
    1. Pharmakopöe-Angaben zur Prüfung radioaktiver Substanzen ... 515
    2. Radioaktive Elemente, Verbindungen und Präparate 526
    Brom-82 526
    Cäsium-137 526
    Calcium-45 527
    Chrom-51 527
    Natriumchromat-Cr-51-Injektionslösung USP XVII 528
    Injectio Natrii chromici (^{51}Cr) DAB 7 – DDR 529
    Eisen-55 und Eisen-59 .. 529

Gold-198 530
  Radiogoldlösung USP
  XVI, CF 65 530
  Injectio Auri (^{198}Au)
  colloidalis DAB 7–
  DDR 531
Iridium-192 531
Jod-131 532
  Natriumjodid-J-131-
  Lösung USP XVII ... 533
  Solutio Natrii jodati
  (^{131}J) DAB 7 – DDR . 534
  Natriumradiojodid-Lö-
  sung CF 65 534
  Injectio Bengalrosae
  (^{131}J) DAB 7 – DDR . 535
  Radiojodiertes Serum-
  albumin USP XVII .. 535
  Injectio Humanserum-
  albumini (^{131}J) DAB 7
  – DDR 535
  Injectio Natrii jod
  (^{131}J)-hippurici DAB
  7 – DDR 536
Kalium-42 537
Kobalt-57 537
  Cyanocobalamin-Co-
  57-Kapseln USP XVII 538
  Cyanocobalamin-Co-
  57-Lösung USP XVII . 538
Kobalt-60 539
  Cyanocobalamin-Co-
  60-Kapseln USP XVII 540
  Cyanocobalamin-Co-
  60-Lösung USP XVII . 541
Kohlenstoff-14 542
Natrium-22 und Natrium
24 543
Phosphor-32 544
  Natriumphosphat–P–
  32-Lösung USP XVII . 545
  Injectio Natrii phos-
  phorici (^{32}P) DAB 7 –
  DDR 545
  Natriumphosphat-P-
  32-Injektionslösung
  CF 65 546
Quecksilber-203 546
  Injectio Mersalyli
  (^{203}Hg) DAB 7 – DDR 546
Strontium-89 547
Strontium-90 547
Tantal-182 547
Thallium-204 548
c. Anwendung der Radio-
  Isotope in der pharma-
  zeutischen Forschung 548
Literatur zu Abschnitt IV .. 549

P. Physiologisch-chemische Untersuchungen (HOFFMANN) 551
  I. Untersuchung des Harns ... 551
    1. Harnbildung 551
    2. Harnentnahme zur
       Untersuchung 551
    a. Zusammensetzung des
       Harns 552
       1. Äußere Beschaffenheit 552
       Tabelle der diagnostisch
       wichtigen normalen
       und pathologischen
       Harnbestandteile 553
    b. Methoden zum Nachweis
       von Harn 554
    c. Allgemeine Unter-
       suchungsmethoden 554
       1. Reaktion 554
       2. Titrationsacidität 555
       3. Dichte 555
       4. Gefrierpunktsbestim-
          mung 555
       5. Optische Aktivität ... 556
       6. Bestimmung des Trok-
          kenrückstandes und
          der Asche 556
    d. Spezielle Untersuchungs-
       methoden – Anorganische
       Bestandteile 556
       1. Natrium 556
       2. Kalium 556
       3. Calcium 557
       4. Magnesium 557
       5. Eisen und Kupfer 557
       6. Blei 558
       7. Chlorid 558
       8. Phosphat 559
       9. Schwefelverbindungen 559
    e. Stickstoffhaltige Bestand-
       teile des Harns 560
       1. Gesamtstickstoff 560
       2. Nitrit 560
       3. Ammoniak-Stickstoff . 560
       4. Amino-Stickstoff und
          Aminosäuren 561
       5. Nachweis einzelner
          Aminosäuren 563
       6. Harnstoff 563
       7. Kreatinin und Kreatin 563
       8. Harnsäure 564
       9. Purinbasen 564
      10. Hippursäure 565
      11. Indican 565
      12. Proteine 565
    f. Kohlenhydrate 568
       1. Glucose 569
          α. Reduktionsproben . 569
          β. Gärprobe 570
          γ. Phenylhydrazin-
             probe 570
          δ. Enzymatischer
             Nachweis 570
          ε. Quantitative Glu-
             cosebestimmung ... 570
       2. Fructose oder Laevu-
          lose 572
       3. Galaktose 572
       4. Lactose 573
       5. Maltose 573
       6. Saccharose 573
       7. Pentosen 573
       8. Glucuronsäure 574

9. Papierchromatographischer Nachweis der Zucker 574
10. Dünnschichtchromatographische Trennung von Zuckern 575
g. Farbstoffe 576
 1. Blut und Blutfarbstoff 576
 2. Porphyrine 577
 3. Gallenfarbstoffe 578
  α. Bilirubin 578
  β. Urobilin und Stercobilin 579
  γ. Urobilinogen und Stercobilinogen 579
 4. Gallensäuren 580
 5. Melanin und Melanogene 580
 6. Diazoreaktion 580
 7. Urochromogen 580
h. Organische Säuren und Stoffwechselprodukte 581
 1. Milchsäure 581
 2. Citronensäure 581
 3. Oxalsäure 581
 4. Homogentisinsaure ... 581
 5. Phenylbrenztraubensäure 581
 6. Acetonkörper 582
  α. Aceton + Acetessigsäure 582
  β. Aceton allein 582
  γ. Acetessigsäure allein 583
  δ. Hydroxybuttersäure 583
  ε. Quantitative Bestimmung der Acetonkörper 583
 7. Alkohol 584
 8. Fett 584
i. Enzyme 584
 1. α-Amylase 584
 2. Trypsin 584
k. Vitamine 585
 1. Vitamin B_1 585
 2. Vitamin C 586
l. Hormone 586
 1. Catecholamine 586
 2. Vanillylmandelsäure .. 588
 3. 17-Ketosteroide 588
 4. 17-Hydroxy-Steroide . 589
 5. Östrogene 590
 6. Pregnandiol 591
 7. Hydroxy-indolessigsäure 591
m. Mikroskopische Untersuchung der Harnsedimente 592
 Organisierte Sedimente ... 593
 1. Erythrozyten 593
 2. Leukozyten 593
 3. Epithelien 593
 4. Zylinder 593
  α. Hyaline Zylinder ... 593
  β. Granulierte Zylinder 593
  γ. Wachszylinder 593
  δ. Komazylinder 593
  ε. Erythrozytenzylinder, Leukozytenzylinder, Epithelzylinder und Fettkörperchenzylinder . 594
 5. Pseudozylinder 594
 6. Bakterien 594
 7. Weitere organische Sedimentbestandteile . 595
 Nichtorganisierte Sedimente 595
 8. Harnsäure und Urate . 595
 9. Calciumoxalat 595
 10. Tripelphosphat 595
 11. Calciumsulfat 595
 12. Calciumphosphat 595
 13. Calciumcarbonat 595
 14. Cystin 595
 15. Leucin und Tyrosin .. 595
 16. Weitere nichtorganisierte Bestandteile.... 596
n. Untersuchung von Harnkonkrementen und Harnsteinen 596
 1. Calciumoxalatsteine .. 596
 2. Uratsteine........... 596
 3. Phosphatsteine 596
 4. Calciumcarbonatsteine 596
 5. Cystinsteine 596
 6. Xanthinsteine 596
 7. Cholesterinsteine 596
 8. Fettsteine 596
 9. Indigosteine 596
 Analysengang zur chemischen Untersuchung .. 596
o. Nachweis von Arzneimitteln und Giften im Harn 597
 1. Schlafmittelnachweis . 598
 2. Nachweis basischer Suchtmittel und anderer Alkaloide 600
II. Untersuchung des Blutes ... 601
 Blutentnahme 601
a. Zusammensetzung des Blutes 602
b. Allgemeine und physikalische Blutuntersuchungen . 603
 1. Reaktion 603
 2. Alkalireserve 604
 3. Dichte 604
 4. Gefrierpunktserniedrigung 604
 5. Blutkörperchensenkung (BKS) 604
c. Chemische Blutuntersuchungen – Anorganische Bestandteile 605
 1. Wasser 605
 2. Ionogramm.......... 605
 3. Natrium und Kalium . 605
 4. Calcium 606
 5. Magnesium 607
 6. Eisen 608
 7. Kupfer 609
 8. Chlorid 610

9. Phosphor 610
10. Jod 611
d. Stickstoffhaltige Bestandteile des Blutes 612
  1. Gesamteiweiß 612
  2. Bestimmung der Eiweißfraktionen 613
  3. Fibrinogen 615
  4. Eiweißlabilitätsreaktionen im Serum 615
  5. Bestimmung des Reststickstoffs 616
  6. Harnstoff 617
  7. Harnsäure 618
  8. Kreatin und Kreatinin 619
  9. Ammoniak 620
  10. Indican 620
  11. Aminosäuren 621
  12. Bilirubin 621
  13. Gallensäuren 622
  14. Hämoglobin 622
  15. Methämoglobin 623
e. Kohlenhydrate 623
  Glucose 623
f. Lipide 626
  1. Gesamtlipide 626
  2. Fettsäuren 627
  3. Cholesterin 627
  4. Phosphatide 629
  5. Neutralfette 629
  6. Lipoproteide 630
g. Stoffwechselprodukte ... 630
  1. Acetonkörper 630
  2. Alkohol 631
  3. Brenztraubensäure und Milchsäure 631
  4. Citronensäure 631
h. Enzyme 632
  1. α-Amylase oder Diastase 634
  2. Lipase 634
  3. Aldolase (ALD) 635
  4. Glutamat-Dehydrogenase (GLDH) 636
  5. Glutamat-Pyruvat-Transaminase (GPT) . 636
  6. Glutamat-Oxalacetat-Transaminase (GOT) . 637
  7. Lactatdehydrogenase (LDH) 637
  8. Phosphatasen 638
  9. Kreatin-Phosphokinase (CPK) 639
  10. Cholinesterase 639
i. Vitamine und Hormone .. 640
k. Hämatologische Untersuchungen 640
  1. Hämatokritwert 640
  2. Berechnung des Erythrozytenvolumens ... 640
  3. Bestimmung des Blut- und Plasmavolumens . 640
  4. Erythrozytenresistenz. 641
  5. Senkungsgeschwindigkeit der Erythrozyten 642
  6. Erythrozytendurchmesser 642
  7. Hämoglobinbestimmung 642
  8. Zählung der Blutkörperchen 643
  9. Anfertigung, Färbung und Untersuchung von Blutausstrichen 645
  10. Blutgerinnungsuntersuchungen 645
l. Forensische Blutuntersuchungen 646
  1. Nachweis von Blut ... 646
  2. Nachweis des Hämoglobins (Methämoglobins) 648
  3. Nachweis des Kohlenoxidhämoglobins 649
m. Bestimmung von Alkohol im Blut 650
  1. Verfahren nach WIDMARK (modifiziert).... 650
  2. Enzymatische Bestimmung mit ADH 652
  3. Sonstige Bestimmungsmethoden 654
n. Anhang I. Bestimmung von Alkohol im Atem 654
o. Anhang II. Bestimmung von Alkohol im Urin 654
p. Bestimmung einiger Arzneimittel im Blut 654
  1. Sulfonamidbestimmung 654
  2. Bestimmung der p-Aminosalicylsäure (PAS) 655
III. Untersuchung des Duodenalsaftes 656
  a. Enzymbestimmungen 656
    1. α-Amylase 656
    2. Lipase 656
    3. Trypsin 656
  b. Chemische Untersuchungen 657
    1. Hydrogencarbonat ... 657
    2. Bilirubin 657
    3. Urobilinogen 658
    4. Gallensäuren 658
  c. Mikroskopische Untersuchungen 658
    Beurteilung des Sedimentes 658
IV. Untersuchung der Faeces ... 658
  a. Entstehung und Zusammensetzung 658
    1. Beschaffenheit 658
    2. Reaktion 659
  b. Makroskopische und mikroskopische Untersuchung .. 659
    1. Probekost 659
    2. Makroskopische Untersuchung 659
    3. Mikroskopische Untersuchung 659

c. Chemische Untersuchung . 660
  1. Nachweis von Blut ... 660
  2. Nachweis von Gallenfarbstoffen 662
  3. Nachweis der Gallensäuren 663
  4. Bestimmung des Gesamt-Stickstoffs 663
  5. Nachweis gelöster Eiweißstoffe 663
  6. Bestimmung des Fettes 663
  7. Nachweis der Kohlenhydrate 663
d. Untersuchung der Darmkonkremente 664
  Qualitative Analyse der Gallensteine 664
V. Untersuchung des Liquor cerebrospinalis 665
  Beschaffenheit 665
a. Zellzählung 665
  Zählung der Leukozyten . 665
b. Eiweißuntersuchungen ... 665
  1. Qualitative Eiweißreaktion 665
  2. Quantitative Eiweißbestimmungen 665
  3. Elektrophorese des Liquors 667
  4. Kolloidreaktionen 668

c. Sonstige chemische Untersuchungen 670
  1. Zuckerbestimmung ... 670
  2. Chloridbestimmung .. 670
  3. Lipoide 670
  4. Enzymbestimmungen . 670
VI. Untersuchung des Magensaftes 671
  1. Gewinnung des Magensaftes 671
  2. Vorprüfung.......... 671
  3. Prüfung der Aciditätsverhältnisse 671
  4. Qualitativer Nachweis der freien Salzsäure .. 671
  5. Quantitative Bestimmung der Säurewerte . 671
  6. Nachweis der Milchsäure 672
  7. Nachweis von Essigsäure und Buttersäure 672
  8. Blutnachweis 672
  9. Nachweis von Gallenfarbstoff 673
  10. Bestimmung von Eiweiß 673
  11. Enzymbestimmungen . 673
Literatur zu „Physiologisch-chemische Untersuchungen". 674
Q. Reagentienverzeichnis (LIST) 676

WIRKSTOFFGRUPPEN I

Analgetica (AHRENS) 773
Allgemeine Literatur 774
Verordnung über das Verschreiben Betäubungsmittel enthaltender Arzneien und ihre Abgabe in den Apotheken 775
Pethidin-Gruppe 1 (Tabelle) S. 783/784
Pethidin-Gruppe 1 785
  Methyl-phenyl-piperidinocarbonoyl-aethanolum hydrochloricum (Pethidin hydrochlorid) .. 785
  Hydroxypethidin 788
  Etoxeridin 789
  Anileridin 789
  Benzethidin 790
  Furethidin 790
  Morpheridin 790
  Pheneridin 791
  Oxypheneridin 791
  Piminodin 792
  Phenoperidin 792
  Diphenoxylat 793
Pethidin-Gruppe 2 (Tabelle) S. 794
Pethidin-Gruppe 2 793
  Alphaprodin 793
  Betaprodin 795
  Alphameprodin 795
  Betameprodin 796

Allylprodin 796
Trimeperidin 796
Pethidin-Gruppe 3 (Tabelle) S. 798
Pethidin-Gruppe 3 798
  Ketobemidon................ 798
Morphinan-Gruppe (Tabelle) S. 800
Morphinan-Gruppe 799
  Morphinan 799
  N-Methylmorphinan 799
  Norlevorphanol 801
  Racemorphan 801
  Dextrorphan 803
  Levorphanol 803
  Levorphanol Tartrate 803
  Racemethorphan 804
  Dextromorphan 804
  Dextromorphanhydrobromid .. 805
  Levomethorphan 806
  Levallorphan 806
  Levallorphantartrat 806
  Levophenacylmorphan 807
  Phenomorphan 807
Morphin-Gruppe 1 (Tabelle) S. 808
Morphin-Gruppe 1 808
  Acetyldemethylodihydrothebain 808
  Methyldesorphin 809
Morphin-Gruppe 2 (Tabelle) S. 810
Morphin-Gruppe 2 809
  Desomorphin 809

Dihydrocodein 811
Dihydrocodeinbitartrat 812
Dihydromorphinhydrochlorid . 813
Methyldihydromorphin 813
Morphin-Gruppe 3 (Tabelle) S. 815
Morphin-Gruppe 3 814
    Hydrocodon 814
    Dihydrocodeinonbitartrat 814
    Dihydrocodeinonhydrochlorid . 817
    Hydromorphon 818
    Dihydromorphinonhydrochlorid 818
    Oxydihydrocodeinon 820
    Oxydihydrocodeinonhydrochlorid 821
    Oxymorphon 823
    Metoponhydrochlorid 823
Morphin-Gruppe 4 (Tabelle) S. 824
Morphin-Gruppe 4 825
    Morphin 825
    Morphinhydrochlorid 830
    Morphinacetat 834
    Morphinhydrobromid 834
    Morphinlactat 834
    Morphinmeconat 834
    Morphinsulfat 834
    Morphintartrat 834
    Morphin-aminoxid 836
    Apomorphinhydrochlorid 836
    Codein 839
    Codeinhydrobromid 842
    Codeinhydrochlorid 842
    Codeinphosphat 843
    Codeinsulfat 845
    Codein-aminoxid 846
    Apocodeinhydrochlorid 846
    Neopin 847
    Aethylmorphinhydrochlorid ... 847
    Benzylmorphin 850
    Pholcodin 850
    Pholcodintrat 851
    Diamorphin 851
    Nicocodin 853
    Nicomorphin 853
    Myrophin 853
    Nalorphin 854
    Nalorphinhydrochlorid 854
    Nalorphinhydrobromid 855
Übrige Opiumalkaloide 856
    Noscapin (Narcotin) 856
    Noscapinhydrochlorid 857
    Cotarnin 858
    Cotarniniumchlorid 859
    Cotarniniumphthalat 860
    Narcein 861
    Narceinhydrochlorid 862
    Aethylnarceinhydrochlorid 863
    Narcotolin 863
    Papaverin 864
    Papaverinhydrochlorid 866
    Äthylpapaverin 869
    Dimoxylin 870
    1-(3′,4′-Methylendioxybenzyl)-3-methyl-6,7-methylendioxyisochinolin 870
    Eupaverin 871
    1-Benzyl-3-äthyl-6,7-dimethoxyisochinolinhydrochlorid 872
    Papaveraldin 872
    Kryptopin 873
    Thebain 874
    Thebainhydrochlorid 874
Thiambuten-Gruppe (Tabelle) S. 875
Thiambuten-Gruppe 876
    Äthylmethylthiambuten 876
    Diäthylthiambuten 876
    Dimethylthiambuten 876
    Anwendung der Thiambutene . 877
    Diampromid 877
    Phenampromid 878
    Äthoheptazin 878
    Proheptazin 880
    Metazocin 880
    Phenazocin 881
    Phenazocinhydrobromid 882
    Clonitazen 882
    Etonitazen 883
Methadon-Gruppe 1 (Tabelle) S. 884
Methadon-Gruppe 1 883
    Normethadon 883
    Methadon 885
    Methadonhydrochlorid 888
    1-Isomethadon 890
    Dipipanon 890
    Dipipanonhydrochlorid 891
    Phenadoxon 891
    Phenadoxonhydrochlorid 892
Methadon-Gruppe 2 (Tabelle) S. 892
Methadon-Gruppe 2 892
    Dimepheptanol 892
    Alphamethadol 893
    Betamethadol 895
    Alphacetylmethadol 895
Methadon-Gruppe 3 (Tabelle) S. 896
Methadon-Gruppe 3 897
    Betacetylmethadol 897
    Racemoramid 897
    D-Moramid 898
    Dimenoxadol 898

Anthelmintica (KLOSTERMEYER) 899
Die wichtigsten parasitischen Wurmgattungen des Menschen ... 900
Einteilung
Ashelmintin   1. Nematoden ... 900
Plathelminten   2. Cestoden 900
                 3. Trematoden .. 901
Zur Biologie
                 1. Nematoden ... 901
                 1. Cestoden 906
                 3. Trematoden .. 907
Therapie 909
Literatur 910

Filixderivate 911
    Kosine 911
    Rottlerin, Isorottlerin 912
    Embelin 912
    Extractum Filicis 913
    Extractum Filicis concentratum 919
    Extractum Aspidii spinulosi .. 921
    Filmaron 921

Literatur	922
Oleum Chenopodii	923
Ascaridol	925
Literatur	927
Santoninum	927
Calcium santoninicum	932
Natrium santoninicum	932
Santoninoxim	932
Helminal	932
Literatur	932
Emetin	933
Harmin	933
Isopelletierin	933
Pelletierinum tannicum	933
Areca-Alkaloide	934
Arecolinum hydrobromicum	934
Arecolinderivate	937
Homo-Arecolinum hydrobromicum	937
Arecaidin	937
Guvacin	937
Literatur	937
Sonstige pflanzliche Extraktstoffe und Zubereitungen, Tees u. dgl.	938
Rotenonum	938
Daucus carota	939
Semen Cucurbitae	939
Flores Tanaceti	939
Alliumarten	940
Rotalgen	940
Fermente	940
Ficin. Papain	940
Literatur	941
Halogenkohlenwasserstoffe	942
Literatur	942
Chloroformium	942
Carboneum tetrachloratum	943
Aethylenum tetrachloratum	943
Trichloräthylen	944
Hexachloräthylen	944
Hexachlorcyclohexan	944
Butylchlorid	944
Hexylresorcinum	945
Resorcin-monobutyläther-diäthylcarbamat	947
Literatur	947
Thymol	947
Naphthalin	948
β-Naphthol	948
1-Brom-β-naphthol	948
3-Oxy-1-methyl-4-isopropyl-6-brombenzol	949
Benzylderivate	949
Diphenanum	949
Dichlorophenum	950
Rosanilin- und Cyanin-Farbstoffe	951
Dithiazanine Iodide	951
Alazanin	952
Alazanintrichlorphenol	952
Pyrvinium pamoate	952
Stilbazium iodide	953
1-Methyl-4-(2,6-dichlorstyryl)-pyridiniumjodid	953
Acridinderivate	953
Mepacrine Hydrochloride	953
Acranil	954
Xanthonderivate	954
1-Diäthylaminoäthylamino-4-methylthiaxanthon-hydrochlorid	954
Phenothiazin	956
Piperacinum	956
Piperazinum chinicum	958
Piperazinhexahydrat	958
Piperazinum adipicum	960
Piperazinum citricum	962
Piperazinum trichlorphenolum	963
Piperazinum Calcium aethylendiaminotetraaceticum	963
Piperazinum tartaricum	963
Piperazinum phosphoricum	963
Anwendung von Piperazin und seinen Salzen	964
Literatur	967
Diaethylcarbamazinum dihydrogencitricum	967
Niclosamide	968
Bephenium	969
Thenium	969
Thiabendazol	970
Nitrodan	970
Dymanthine	970
Acidum Kainicum	970
Spiromethazine	970
Isoamylium amygdalicum	971
Literatur	972
Metallorganische Verbindungen	
1. Anthelmintisch wirksame Antimonverbindungen	972
Stibophenum	973
Neo-Stibosan	975
Solustibosan	976
Literatur	977
2. Anthelmintisch wirksame arsenhaltige metallorganische Verbindungen	977
Oxyaethylaminophenylarsinsäure-N-methyltetrahydropyridin-β-carbonsäure-methylester	977
Spirocid	977
Diphetarson	977
Literatur	977
Anorganische Verbindungen	
Aluminiumsalze	977
Kupfersalze	978
Zinnsalze	978
Literatur	979
Antibiotica (LINDE)	979
Antibiotica aus niederen Pilzen	
Penicilline	983
Biosynthetische Penicilline	990
Partialsynthetische Penicilline	991

Eigenschaften und Pharmakopöevorschriften der Penicilline 993
Benzylpenicillinsalze 994
    Benzylpenicillinum Natricum . 994
    Benzylpenicillinum Kalicum . . 1011
    Procaini Benzylpenicillinum . . 1012
    Benzathine Penicillin 1016
Biosynthetische Penicilline 1019
    Phenoxymethylpenicillinum .. 1019
    Phenoxymethylpenicillinum Kalicum 1023
    Phenoxymethylpenicillin-Dibenzyläthylendiamin 1024
    Phenoxymethylpenicillinum Calcium 1025
    Sodium Methicillin 1025
    Sodium Oxacillin 1026
Wirkung und Anwendung der Penicilline 1026
Griseofulvin 1035
    Wirkung und Anwendung des Griseofulvin 1037
Antibiotica aus Actinomyceten
Carbomycin 1038
Actinomycin C 1040
Ristocetin 1041
Chloramphenicol 1042
    Chloramphenicolum 1044
    Chloramphenicolpalmitat 1049
    Chloramphenicolcinnamat ... 1051
    Chloramphenicolsuccinatnatrium 1051
    Wirkung und Anwendung des Chloramphenicols und seiner Derivate 1052
Erythromycin 1054
    Erythromycinum 1057
    Erythromycinäthylcarbonat .. 1058
    Erythromycinglucoheptonat . 1059
    Erythromycinlactobionat 1060
    Erythromycinstearat 1060
    Erythromycin Estolate 1061
    Erythromycinpropionat 1062
    Wirkung und Anwendung ... 1063
Neomycin...................... 1064
Streptomycine 1068
    Streptomycinderivate 1070
    Streptomycini Hydrochloridum 1079
    Streptomycini Phosphas 1079
    Streptomycini et Calcii Chloridum 1079
    Streptomycylidenisonicotinsäurehydrazidsulfat 1080
Dihydrostreptomycinsalze 1081
    Dihydrostreptomycini Sulfas . 1081
    Dihydrostreptomycini Hydrochloridum 1086
    Wirkung und Anwendung der Streptomycine 1086
Tetracycline S. 1090
    Chlortetracyclin 1093
    Chlortetracyclini Hydrochloridum 1095

Chlortetracycline calcium 1098
    Wirkung und Anwendung von Chlortetracyclin 1098
Hydroxytetracyclin 1100
    Oxytetracycline 1102
    Oxytetracyclini Hydrochloridum 1104
    Wirkung und Anwendung von Hydroxytetracyclin 1108
Tetracyclin 1109
    Tetracycline................. 1110
    Tetracyclini Hydrochloridum . 1112
    Wirkung und Anwendung des Tetracyclins 1114
    Desmethylchlortetracycline Hydrochloride 1116
    Wirkung und Anwendung des Desmethylchlortetracycline .. 1116
Spiramycin 1117
    Spiramycinum............... 1118
    Wirkung und Anwendung des Spiramycins 1118
Amphotericin B 1119
    Wirkung und Anwendung von Amphotericin B 1120
Viomycin 1121
    Viomycin Sulfas 1122
    Wirkung und Anwendung von Viomycinsulfat 1122
Vancomycin................... 1123
    Vancomycini Hydrochloridum 1124
    Wirkung und Anwendung des Vancomycins 1124
Nystatin 1125
    Wirkung und Anwendung des Nystatins 1127
Novobiocin 1128
    Novobiocinum Calcicum 1129
    Novobiocinum Natricum 1131
    Wirkung und Anwendung des Novobiocins 1132
Cycloserin 1134
    Wirkung und Anwendung des Cycloserins 1135
Kanamycin 1136
    Kanamycin Sulfate 1137
    Wirkung und Anwendung des Kanamycins 1138
Antibiotica aus Bakterien
Bacitracin 1140
    Zinc Bacitracin 1144
    Wirkung und Anwendung des Bacitracins 1144
Polymyxine 1145
    Polymyxini B Sulfas 1147
    Wirkung und Anwendung von Polymyxin B-sulfat 1148
Colistin 1150
    Sodium Colistimethate 1151
    Wirkung und Anwendung des Colistins 1151
Tyrothricin 1152
    Wirkung und Anwendung des Tyrothricins................ 1157

Anticoagulantien (LIST) 1158
   Dicumarolum 1158
   Cyclocoumarol 1159
   Ethyl Biscoumacetate 1160
   Phenylpropylhydroxycumarinum 1161
   Sintrom 1162
   Phenindione 1162
   Anisindione 1162
   Dipaxin 1163
   Heparinum 1163
   Neodympräparate u. a. 1167
   Stoffe mit antiheparinerWirkung 1167

Antiepileptica (ROTH) 1168
   Metharbital 1170
   Primidone 1170
   Amino-Glutethimide 1171
   Diphenylhydantoinum 1171
   Diphenylhydantoin Sodium .. 1173
   Phenyl-äthyl-hydantoin 1173
   Phethenylat 1173
   Phethenylat Sodium 1173
   Bagrosin 1174
   Anirrit 1174
   Neo-Citrullamon 1174
   Methyl-phenyläthylhydantoinum 1174
   Ethotoin 1175
   Propazone 1175
   Trimethadione 1175
   Paramethadione 1176
   Alloxidone 1176
   Methsuximide 1176
   Phensuximide 1176
   Phenacemid 1177
   Hibicon 1177
   Ospolot 1177

Antihistaminica (LIST) 1177
   Literaturhinweise zur Analytik der Antihistamine 1180
   Zusammenfassende allgemeine Antihistaminliteratur 1180
   Äthylendiaminderivate 1180
   Tripelennamini Hydrochloridum 1184
   Tripelennamine Citrate 1185
   Hetramin 1185
   Bromopyramin 1185
   Chloropyramin 1185
   Chlorothen Citrate 1186
   Mepyraminum maleinicum ... 1186
   Thonzylamine Hydrochloride . 1187
   Methapyrilene Hydrochloride 1187
   Thenyldiamine Hydrochloride 1188
   Antergan 1188
   Methaphenilen 1189
   Zolamine 1189
   Diaethazinum hydrochloricum 1189
   Promethazinum hydrochloricum 1190
   Pyrathiazin 1191
   Thiazinamium Methylsulfat .. 1191
   Chlorphenaethazinum bi-malonicum 1192
   Chlorphenaethazinum hydrochloricum 1192
   Fenethazinum hydrochloricum 1193
   Trimeprazine 1193
   Methdilazinum hydrochloricum 1193
   Chlorcyclizini Hydrochloridum 1194
   Allercur 1194
   Luvistin 1194
   Antazolini Hydrochloridum .. 1195
   Myostimin 1195
   Meclozine Hydrochloride 1196
   Buclizin 1196
   Chlorpheniramine Maleate ... 1196
   Omeril 1197
   Soventol 1197
   Pheniramine Maleate 1197
   Sandosten 1198
   Bromprophenpyridamin 1198
   Diphenhydraminum hydrochloricum 1198
   Dimenhydrinate 1200
   Linadryl 1201
   Doxylamine Succinate 1201
   Ambodryl 1202
   Systral 1202
   Medrylamin 1202
   N-Methyl-piperidyl-4-benz-hydryläther 1202
   Orphenadrin 1202
   Carbinoxamine Maleate 1203
   Phenindamine Tartrate 1203
   Anthallan 1203
   Triprolidine Hydrochloride .. 1204
   Pyrrobutamine 1204
   Benzylphthalazonum hydrochloricum 1204

Antimykotica (LIST) 1205
   Myxal 1205
   5,5'-Dibromsalicil 1206
   5,5'-Dichlor-2,2'-dioxyphenyl-methan 1206
   Bithionolum 1206
   Hexetidine 1207
   Hydroxystilbamidine Isethionate 1207
   Glycerintriacetat 1208
   Coparaffinate 1208
   Diamthazol 1208
   Dequalinium Chloride 1209
   p-Bromphenoxypropyl-rhodanid 1209
   Hexachlorophene 1209
   5,5'-Dichlor-2,2'-dioxy-diphenylsulfid 1210
   p-Chlorphenyl-α-glycerinäther 1210
   Jadit 1211

Antioxydantien (LIST) 1211
   Allgemeines 1211
   Analytik 1212
   Avenol und Avenex 1213
   Conidendrin 1213
   Nordihydroguajaretic Acid ... 1213

Tocopherole 1214
Ascorbinsäureester 1214
3-Butyl-4-hydroxyanisol 1214
Citraconsäure 1214
Gallussäureester
  Äthylgallat................ 1214
  Propylum gallicum 1214
Jonol 1215
2,2',3,3'-Tetraoxy-5,5'-
  dimethylbiphenyl 1216

Desinfektionsmittel (ROTH) 1216

A. Phenole und chlorierte Phenole 1217
  Phenolum.................. 1217
  Phenolum liquefactum 1217
  Cresolum 1218
  Kreosotum 1219
  Thymolum 1220
  Xylenol 1221
  2-Hydroxy-diphenyl......... 1222
  4-Chlorphenol 1222
  Chlorocresolum 1222
  o-Chlor-m-cresol 1223
  Chloroxylenol 1223
  6-Chlorthymol 1224
  Trichlorphenol............. 1224
  Hexachlorophene 1224
  Bithionol 1225
  Einige neuere Spezialmittel
    dieser Desinfektionsmittel ... 1226

B. Oxydationsmittel, Halogene
  und halogenabspaltende Mittel .. 1227
  Wasserstoffperoxid 1227
  Peroxide 1228
  Disuccinylperoxid 1228
  Kaliumpermanganat 1228
  Kaliumchlorat 1228
  Jod 1228
  Chlor 1228
  Chlorkalk und Calcium-
    hypochlorit 1228
  Natriumhypochlorit 1228
  Halogenabspaltende Mittel ... 1228
  Chloramin B 1229
  Dichloramin B 1229
  Chloramin T 1230
  Dichloramina T............ 1231
  Pantocidum 1231
  Chloroazodinum 1232
  Succinchlorimidum......... 1233
  1,3-Dichlor-5,5-dimethyl-
    hydantoin 1233

C. Oberflächenaktive Substanzen 1233
  Benzalkonium Chloride 1234
  Benzododecinium 1235
  Dimethyl-benzyl-cetyl-
    ammoniumchlorid......... 1235
  Dimethyl-benzyl-octadecyl-
    ammoniumchlorid......... 1235
  Benzethonium-Chloride 1235
  Methylbenzethonium Chloride. 1236
  Dimethyl-benzyl-dodecyl-
    carbamylmethyl-ammonium-
    chlorid 1237
  Methyl-benzyl-alkoxyäthyl-
    oxyäthyl-ammonium-chlorid . 1237
  Dimethyl-3,4-dichlorbenzyl-
    dodecyl-ammonium-chlorid... 1237
  Cetrimide 1238
  Trimethyl-(α-carbäthoxy-
    pentadecyl)-ammonium-
    bromid 1238
  Trimethyl-p-stearylamino-
    phenyl-ammonium-sulfo-
    methylat 1239
  Trimethyl-(1-p-toluyl-1-alkyl-
    methyl)-ammonium-sulfo-
    methylat 1239
  Dimethyl-äthyl-cetyl-
    ammonium-bromid-chlorid ... 1239
  Dimethyl-äthyl-octadecyl-
    ammonium-sulfoäthylat 1239
  Domiphen Bromide 1239
  Dimethyl-cetyl-1-cyclo-
    hexanol-(2)-ammonium-bromid 1240
  Cetylpyridinium Chloride 1240
  Dequalinium Acetate 1241
  Dequalinium Chloride 1241
  Triclobisonium Chloride 1242
  Undecolylium Chloride-Iodine 1242
  Triphenyl-dodecyl-phospho-
    nium-bromid 1242

D. Alkohole und Aldehyde 1242

E. Schwermetallsalze und -ver-
  bindungen 1244
  Silber 1244
  Quecksilber 1244
  Phenylquecksilberborat 1244
  Phenylmercuric Nitrate 1244
  Phenylhydrargyri Chloridum . 1245
  Phenylhydrargyri Acetas 1246
  Hydroxymercuri-o-nitrophenol 1246
  3-Nitro-2-hydroxymercuri-1-
    hydroxy-methylbenzol 1246
  Mercurobutolum 1247
  Nitromersol 1247
  Acetomeroctol 1248
  Thiomersal 1248
  Merbromin 1249

F. Chinolin- und Acridinderivate. 1250
  8-Hydroxychinolin 1250
  Hydroxychinolinum Kalium
    sulfuricum 1250
  Iodochlorhydroquin 1251
  5-Chlor-8-hydroxy-chinolin-7-
    sulfonsaures Natrium 1252
  N,N'-Bis-[2-methyl-4-amino-
    chinolyl(6)]-carbamid-hydro-
    chlorid 1252
  Aminacridine Hydrochloride . 1252
  Proflavine Hemisulphate 1253
  Aethacridinlactat 1254
  Acriflavinium chloratum 1255

G. Furanderivate 1256
  Nitrofurazone 1256

H. Verschiedene Stoffe 1257
  Jodoformium.............. 1257

2-Chlor-1-methyl-4-isopropyl-
benzol 1257
Amphotere Substanzen 1258
Gebrauchslösungen von Desinfektionsmitteln bei bakteriellen Infektionskrankheiten (außer Tuberkulose) 1258
Gebrauchslösungen von Desinfektionsmitteln bei Tuberkulose 1260
Gebrauchslösungen von Desinfektionsmitteln bei Virus-Infektionskrankheiten 1261

Tabellarische Zusammenstellung der nach den „Richtlinien für die Prüfung chemischer Desinfektionsmittel" geprüften und von der Deutschen Gesellschaft für Hygiene und Mikrobiologie als wirksam befundenen Desinfektionsmittel 1262
Tabelle der gemäß § 41 B Seuch G vom Bundesgesundheitsamt der BRD geprüften Desinfektionsmittel und -verfahren 1269

Abkürzungen

a) Arzneibücher[1], Ergänzungsbücher[1], Nachschlagewerke u.a., die bei der Erarbeitung des Textes herangezogen wurden

Belg. III = Ph. Belg. = Pharmacopoea Belgica ed. III. 1906
Belg. IV = Pharmacopée Belge 4e Edition 1930
BP 14 = The British Pharmacopoeia 1914
BP 32 = The British Pharmacopoeia 1932
BP 53 = British Pharmacopoeia 1953
BP 58 = British Pharmacopoeia 1958
BP 58 – Add. 60 = British Pharmacopoeia 1958 – Addendum 1960
BP 63 = British Pharmacopoeia 1963
BP 63 – Add. 64 = British Pharmacopoeia 1963 – Addendum 1964
BP 63 – Add. 66 = British Pharmacopoeia – Addendum 1966
BPC 34 = British Pharmaceutical Codex 1934
BPC 49 = British Pharmaceutical Codex 1949
BPC 54 = British Pharmaceutical Codex 1954
BPC 59 = British Pharmaceutical Codex 1959
BPC 63 = British Pharmaceutical Codex 1963
Brasil. 1 = Pharmacopeia dos Estados Unidos do Brasil 1926
Brasil. 2 = Farmacopea dos Estados Unidos do Brasil 1959
B. Vet. C. 53 = British Veterinary Codex 1953
CF 1908 = Ph. Gall. 08 = Code française = Pharmacopée française 1908
CF Vet. 1908 = Médicaments vétérinaires de la Pharmacopée française
CF 37 = Ph. Gall. 37 = Code française = Pharmacopée française 6e Edition 1937
CF 49 = Ph. Gall. 49 = Code Française = Pharmacopoea Gallica 1949
CF 65 = Ph. Gall. 65 = Code Française = Pharmacopoea Gallica 1965

Chil. III = Farmacopea Chilena, Tercera Edición 1941
CsL 2 = Pharmacopoea Bohemoslovenica, Editio secunda
CsL 2 – Add. = Pharmacopoea Bohemoslovenica, Editio secunda Addendum
Croat. II = Pharmacopoea Croatico-Slavonica, ed. II. 1901
DAB 5 = Deutsches Arzneibuch, 5. Ausgabe 1910
DAB 6 = Deutsches Arzneibuch, 6. Ausgabe 1926
DAB 6 – Nachtr. 54 (DDR) = Nachtrag zum DAB 6 aus dem Jahre 1954, DDR
DAB 6 – Nachtr. 59 (DDR) = Nachtrag zum DAB 6 aus dem Jahre 1959, DDR
DAB 6 – 3. Nachtr. (BRD) = 3. Nachtrag zum DAB 6 aus dem Jahre 1957, BRD
DAB 7 – BRD = Deutsches Arzneibuch, 7. Ausgabe, BRD[2]
DAB 7 – DDR = Deutsches Arzneibuch, 7. Ausgabe, DDR
Dan. 1907 = Pharmacopoea Danica 1907
Dan. VIII = Ph. Dan. 33 = Pharmacopoea Danica (Editio VIII) 1933
Disp. Dan. VIII = Dispensatorium Danicum 1938
Dan. IX = Ph. Dan. 48 = Pharmacopoea Danica 1948, Editio IX
Dan. IX – Add. = Ph. Dan. 48 – Add. = Pharmacopoea Danica 1948 Addendum
Disp. Dan. 63 = Dispensatorium Danicum 1963
DGF – Einheitsmethoden = Deutsche Einheitsmethoden zur Untersuchung von Fetten, Fettprodukten und verwandten Stoffen, Deutsche Gesellschaft für Fettwissenschaft, Münster
Egypt. P. 53 = Egyptian Pharmacopoeia 1953

---

[1] Da im internationalen Schrifttum häufig mehrere Abkürzungen für Arzneibuch- und Ergänzungsbuchnamen gebräuchlich sind, tauchen diese auch im vorliegenden Werk auf. Sie sind hier aufgeführt.

[2] Das DAB 7 – BRD lag bis zum Abschluß des ersten Bandes nur im Entwurf vor. Da jedoch mit seinem Inkrafttreten bald zu rechnen ist, wurde die Bezeichnung DAB 7 – BRD benutzt.

Erg.B. IV = Ergänzungsbuch zum Deutschen Arzneibuch 4. Ausgabe 1916
Erg.B. 6 = Ergänzungsbuch zur 6. Ausgabe des Deutschen Arzneibuches
Extra P. 58 = The Extra Pharmacopoeia 1958 (Martindale)
Extra P. 67 = The Extra Pharmacopoeia 1967 (Martindale, 25. Ausg.)
FDA = Food and Drug Administration, Department of Health, Education and Welfare, Washington 25, D. C., USA
Fenn. 37 = Suomen Pharmacopoea Editio sexta 1937
HAB 34 = Deutsches Homöopathisches Arzneibuch 1934
Helv. IV = Ph. Helv. IV = Pharmacopoea Helvetica, ed. IV. 1907
Helv. V = Ph. Helv. V = Pharmacopoea Helvetica 1933, Editio Quinta
Helv. V - Suppl. II = Pharmacopoea Helvetica 1933, Editio Quinta Supplementum secundum
Helv. V - Suppl. III = Pharmacopoea Helvetica 1933, Editio Quinta Supplementum tertium
Hisp. VII = Farmacopea Oficial Española VII, 1905
Hisp. VIII = Farmacopea Oficial Española, octava Edición 1936
Hisp. IX = Farmacopea Oficial Española, novena Edición 1954
HPUS 54 = The Homoeopathic Pharmacopoeia of the United States, 6. Edition Revised 1954
Hung. III = Ph. Hung. 09 = Pharmacopoea Hungarica ed. III. 1909
Hung. IV = Ph. Hung. 34 = Pharmacopoea Hungarica ed. IV. 1934
Hung. V. = Ph. Hung. 54 = Pharmacopoea Hungarica Editio V. 1954
Ind. P. 55 = The Indian Pharmacopoeia 1955
Ind. P. C. 53 = The Indian Pharmaceutical Codex 1953
Ital. III = Farmacopea Ufficiale del Regno D'Italia ed. III. 1909
Ital. VI = Farmacopea Ufficiale del Regno D'Italia ed. VI 1940
Ital. VII = Farmacopea Ufficiale della Republica Italiana settima Editione 1965
Jap. III = Pharmacopoea of Japan, ed. III. 1907
Jap. 51 = Pharmacopoea Japonica, Editio sexta 1951
Jap. 61 = Pharmacopoea Japonica, Editio septa 1961
Jap. 62 = Pharmacopoea Japonica, Editio septa 1962
Jug. I = Pharmacopoea Jugoslavica 1933
Jug. II = Pharmacopoea Jugoslavica, Editio secunda
Merck Ind. 60 = The Merck Index 1960
Mex. P. 52 = Farmacopea Nacional de los Estados Unidos Mexicanos II.

Ned. IV = Ph. Ned. 05 = Pharmacopoea Nederlandica, ed. IV. 1905
Ned. 5 = Ph. Ned. 26 = Nederlandsche Pharmacopee Vijfde Uitgave 1926
Ned. 6 = Ph. Ned. 58 = Nederlandse Pharmacopee Zesde Uitgave 1958
NF I = The National Formulary First Edition 1888
NF VI = The National Formulary Sixth Edition 1936
NF IX = The National Formulary Ninth Edition 1950
NF X = The National Formulary Tenth Edition 1955
NF XI = The National Formulary Eleventh Edition 1960
NF XII = The National Formulary Twelfth Edition 1965
NND 64 (65; 66) = New and Nonofficial Drugs 1964 (65; 66) vor 1958 als NNR = New and Nonofficial Remedies bezeichnet
Nord. 63 = Pharmacopoea Nordica 1963
Norv. IV = Pharmacopoea Norvegica, ed. IV. 1913
Norv. V = Pharmacopoea Norvegica, ed. V. 1939
ÖAB 8 = Pharmacopoea Austriaca ed. VIII 1906
ÖAB 9 = Österreichisches Arzneibuch, 9. Ausgabe
PI.Ed. I/1 oder I/2 = Internationale Pharmakopöe, I. Ausgabe, 1. oder 2. Teil
PI.Ed. I - Suppl. = Internationale Pharmakopöe I. Ausgabe, Supplement
PI.Ed. II = Entwurf der II. Ausgabe der Internationalen Pharmakopöe
Pol. III = Farmacopea Polska III. 1954
Portug. 1876 = Pharmacopea Portugueza 1876
Portug. 35 = Pharmacopeia Portuguesa 1935
Ross. III = Pharmacopoea Rossica III. 1910
Ross. 34 = Pharmacopoea Rossica 1934
Ross. 8 = Pharmacopoea Rossica 1948, Editio octa
Ross. 8 - Add. 52 = Pharmacopoea Rossica 1948, Addendum 1952
Ross. 9 = Pharmacopoea Rossica 1961, Editio nona
Svec. IX = Pharmacopoea Svecica Ed. IX. 1908
Svec. 25 = Svenska Farmakopen Ed. X. 1925
Svec. 46 = Svenska Farmakopen Ed. XI. 1946
USD 55 = United States Dispensatory 1955
USD 60 = United States Dispensatory 1960
USP IX = The Pharmacopoeia of the USA IX. 1916
USP XI = The Pharmacopoeia of the USA XI. 1936
USP XVII (XVI, XV, XIV) = The Pharmacopoeia of the USA, XVII. (XVI, XV, XIV.) Revision.

b) Abkürzungen im Text

A. = Äthylalkohol
Abb. = Abbildunge(n)
abs. = absolut(e)
Ae. = Diäthyläther
akt. = aktiv(e)
allg. = allgemein(e)
anorg. = anorganisch(e)
Anw. = Anwendung(en)
AZ = Acetylzahl
BAN = British Approved Name
  (anerkannte, britische Kurzbezeichnung)
bes. = besonders, besondere, insbesondere
Beschr. = Beschreibung(en)
bidest. = doppelt destilliert
Bldg. = Bildung(en)
Brit. = Britisch
Bu-Z = Buchner-Zahl
bzgl. = bezüglich
Bzl. = Benzol
Bzn. = Benzin
Chlf. = Chloroform
d = Dichte
d_4^{20} = Dichte bei 20° gemessen und bezogen auf W. von 4°
Darst. = Darstellung(en)
DBP = Deutsches Bundespatent
DCF = Dénomination Commune Française
D.Chr. = Dünnschichtchromatographie
d.chr. = dünnschichtchromatographisch
DCI = Dénomination Commune Internationale proposée
DCI rec. = Dénomination Commune Internationale recommandée
dest. = destillieren, destilliert(e)
DL = dosis letalis
DRP = Deutsches Reichspatent
Durchf. = Durchführung(en)
Eig. = Eigenschaften
Einw. = Einwirkung(en)
entspr. = entspricht
Entw. = Entwicklung(en)
Ep. = Erstarrungspunkt
Erk. = Erkennung
EZ = Esterzahl
Fbg. = Färbung
Fl. = Flüssigkeit(en)
fl. = flüssig(e)
Fllg. = Fällung
Fp. = Schmelzpunkt
Geh. = Gehalt(e)
gesätt. = gesättigt(e)
Gew. = Gewicht(e)
ggf. = gegebenenfalls
Ggw. = Gegenwart
Gl. = Gleichung
Gln. = Gleichungen
Hb. = Hämoglobin
Herst. = Herstellung
i.c. = intracardial
I.E. = Internationale Einheit
i.m. = intramusculär
inakt. = inaktiv

INN = International Nonproprietory Name
  (internationaler Freiname)
i.p. = intraperitoneal
IR = Infrarot (Ultrarot)
i.v. = intravenös
JZ = Jodzahl
Komm. = Kommentar
Konst. = Konstante(n)
konst. = konstant(e)
konz. = konzentriert(e)
Kp. = Siedepunkt
$Kp._{0,2}$ = Siedepunkt bei 0,2 Torr
krist. = kristallisiert(e)
l. c. = loco citato
Lit. = Literatur
lösl. = löslich
Lsg. = Lösung(en)
Lsgm. = Lösungsmittel
m = molar (Konzentrationsangabe)
M. = Methanol
M.G. = Molekulargewicht
Min. = Minute(n)
Mitt. = Mitteilung(en)
mU = Millieinheit = milliunit
n = normal (Konzentrationsangabe)
n- = normal (Isomerieangabe)
Nachw. = Nachweis
Nd. = Niederschlag
NFN = Nordisk Farmakopénaevn
OHZ = Hydroxylzahl
opt. akt. = optisch aktiv(e)
org. = organisch(e)
p. a. = pro analysi
PAe. = Petrolaether
Pat. = Patent
P.Chr. = Papierchromatographie
p.chr. = papierchromatographisch
Po-Z = Polenske-Zahl
Prüf. = Prüfung(en)
prim. = primär(e)
Prod. = Produkt
qual. = qualitativ(e)
quant. = quantitativ(e)
quart. = quartär(e)
rac. = racemisch(e)
Rg. = Reagens
RhZ = Rhodanzahl
Rk. = Reaktion(en)
R-M-Z = Reichert-Meißl-Zahl
s. = siehe
s.c. = subcutan
sd. = siedend(e)
Sek. = Sekunde(n)
sek. = sekundär
Spez. Gew. = spezifisches Gewicht
s. S. = siehe Seite
Std. = Stunde(n)
std. = stündig(e)
symm. = symmetrisch(e)
Syn. = Synonym(e)
Synth. = Synthese(n)
synth. = synthetisch(e)

SZ = Säurezahl
T. = Teil(e)
Temp. = Temperatur(en)
tern. = ternär(e)
tert. = tertiär(e)
Tr. = Tropfen
Trbg. = Trübung(en)
U = Umdrehung (z.B. U/min), aber auch Unit (Einheit) (z.B. S. 633)
ungesätt. = ungesättigt(e)
unlösl. = unlöslich(e)
Unters. = Untersuchung(en)
USAN = United States Adopted Name

UV = Ultraviolett
verd. = verdünnt(e)
vgl. = vergleiche
Vol. = Volumen, volumina
Vol.T. = Volumteil(e)
Vork. = Vorkommen
VZ = Verseifungszahl
W. = Wasser
Wrkg. = Wirkung(en)
wss. = wässerig(e)
Zerf. = Zerfall, Zerfälle
Zers. = Zersetzung(en)

Inhalt der weiteren Bände

II. Band	Wirkstoffgruppen II
	Chemikalien und Drogen I (Buchstabe A)
III.–V. Band	Chemikalien und Drogen II (Buchstaben B–Z)
VI. Band	Arzneiformen, ihre theoretischen Grundlagen, ihre Herstellung und Prüfung
VII. Band	Gesamtregister

Allgemeiner Teil

A. Allgemeines zur Prüfung der Arzneistoffe und Zubereitungen

Die gesetzlichen Bestimmungen der einzelnen Länder schreiben vor, daß Arzneimittel den Anforderungen des jeweiligen nationalen Arzneibuches zu entsprechen haben. So lautet § 5 Abs. 1 des „Gesetzes über den Verkehr mit Arzneimitteln (Arzneimittelgesetz)" vom 16. 5. 1961 der Bundesrepublik Deutschland:

„Arzneimittel, die zur Abgabe an den Verbraucher im Geltungsbereich dieses Gesetzes bestimmt sind, müssen, soweit sie im Deutschen Arzneibuch aufgeführte Stoffe oder Zubereitungen aus Stoffen sind oder solche enthalten, den Vorschriften des Deutschen Arzneibuches entsprechen."

Während die Verantwortung für die einwandfreie Zusammensetzung von Spezialitäten, d.h. Fertigpräparaten, die im Spezialitätenregister beim Bundesgesundheitsamt eingetragen sind, vom Hersteller übernommen werden muß, ist der Apotheker verpflichtet die Beschaffenheit der Arznei-, Grund- und Hilfsstoffe nach den Angaben des Arzneibuches zu prüfen. Seine Verantwortung erstreckt sich aber nicht nur auf die in das Arzneibuch aufgenommenen Stoffe, sondern auch auf alle übrigen, die als Arzneistoffe oder zur Herstellung von Arzneizubereitungen dienen. In diesen Fällen müssen Prüfungen nach den Angaben fremder Pharmakopöen, der Hersteller oder des Schrifttums ausgeführt werden.

Im allgemeinen lassen die Arzneibücher nur auf solche Verunreinigungen prüfen, mit deren Anwesenheit nach Herstellung, Lagerung oder aus anderen Gründen zu rechnen ist. Doch ist vom Apotheker auch auf die Anwesenheit ungewöhnlicher Fremdstoffe, die von den Vorschriften der Arzneibücher nicht erfaßt werden, zu untersuchen (vgl. DAB 7 – BRD Ziff. 15).

Bei den galenischen Zubereitungen ist eine Feststellung der vorschriftsmäßigen Beschaffenheit durch die Prüfung in vielen Fällen unmöglich. Die von den Arzneibüchern für solche Zubereitungen vorgeschriebenen Prüfungen sollen meistens nur zu einer Nachprüfung des Gehalts dienen. Es wird vorausgesetzt, daß der Apotheker solche Zubereitungen selbst herstellt. Allein die eigene Herstellung galenischer Zubereitungen kann dem Apotheker die Sicherheit der vorschriftsmäßigen Beschaffenheit bieten.

Die Prüfung der Arznei- und Hilfsstoffe geschieht außer durch die Feststellung der äußeren Beschaffenheit, des Geruches und Geschmackes durch physikalische, chemische, mikroskopische und biologische Untersuchungen. Es werden Identitätsreaktionen (im vorliegenden Werk „Erkennung" genannt), Reinheitsprüfungen („Prüfung") und Gehaltsbestimmungen („Gehaltsbestimmung") oder biologische Wertbestimmungen („Wertbestimmung") unterschieden.

I. Standardsubstanzen

Eine Standardsubstanz ist ein ausgewähltes Durchschnittsmuster eines zu prüfenden Arzneimittels und dient als Bezugsgröße bei Gehalts- und Wertbestimmungen. Standardsubstanzen wurden anfänglich nur für biologische Präparate eingeführt. Sie haben sich jedoch so gut bewährt, daß auch chemisch reine Verbindungen in die Listen der Standardsubstanzen zahlreicher moderner Arzneibücher aufgenommen wurden. Neben den nationalen Standardsubstanzen verschiedener Pharmakopöen (U.S.P. Reference Standards, British Standard Preparations, Nordisk Standardpraeparater u.a.) gibt es heute die International Authentic Chemical Substances (Int. Auth. Chem. Subst.), die International Standards und die Reference Preparations der Weltgesundheits-Organisation [WGO, WHO (engl.), OMS (franz.)].

Standardsubstanzen müssen von einheitlicher Qualität und chemisch beständig sein. Deshalb werden sie in trockenem Zustand unter Inertgas eingeschmolzen, bei niedriger Temperatur und vor Licht geschützt aufbewahrt.

Aus ökonomischen Gründen wird empfohlen, sich Sammlungen örtlicher Laboratoriums-Standardsubstanzen anzulegen und diese von Zeit zu Zeit mit den offiziellen Standards zu vergleichen.

Die amerikanische Pharmakopöe-Kommission nennt zudem noch eine Liste von 6 Stoffen, die zur Prüfung von Schmelzpunktapparaten dienen, wobei die mit den Schmelzpunktapparaten der USP erzielten Schmelzpunkte angegeben und maßgeblich sind. Die Substanzen können von der gleichen Stelle bezogen werden, die auch die U.S.P Reference Standards liefert (s. u.). Es sind dies:

Vanillin	Fp. 81–83°
Acetanilid	Fp. 114–116°
Phenacetin	Fp. 134–136°
p-Aminobenzolsulfonamid	Fp. 164,5–166,5°
Sulfapyridin	Fp. 191–193°
Coffein	Fp. 235–237,5°.

a. Internationale biologische Standards und Vergleichspräparate
Pl.Ed. I/2

Präparat[1]	Eingeführt	Literatur	mg/Einh.	Abgabeform
\multicolumn{5}{c}{A. Vorrätig bei „Department of Biological Standards",}
\multicolumn{5}{c}{Statens Seruminstitut, Kopenhagen}
\multicolumn{5}{c}{*Antitoxine und Antisera*}
Anti-*Brucella abortus* serum	1952	Wld Hlth Org. techn. Rep. Ser. 68, 9 (1953)	0,091	Ampullen zu 91 mg.
Antidysentery serum (Shiga)	1928	Quart. Bull. Hlth Org. L.o.N. 5, 728 (1936)	0,0500	In 66%ig. Glycerin, 200 I.E./ml, Flaschen zu ca. 8 ml.
Antipneumococcus serum (type I)	1934	Quart. Bull. Hlth Org. L.o.N. 4, 5 (1935)	0,0886	In 66%ig. Glycerin, 200 I.E./ml, Flaschen zu ca. 10 ml.
Antipneumococcus serum (type II)	1934	Quart. Bull. Hlth Org. L.o.N. 4, 6 (1935)	0,0894	In 66%ig. Glycerin, 200 I.E./ml, Flaschen zu ca. 10 ml.
Anti-Q-fever serum	1953	Wld Hlth Org. techn. Rep. Ser. 86, 10 (1954)	0,1017	Trockenampullen zu ca. 0,1 g.
Antityphoid serum [P.I.S.]	1952	Wld Hlth Org. techn. Rep. Ser. 68, 10 (1953)	–	Trockenampullen zu 5 ml Serum.
Cholera agglutinating serum (Inaba) [I.R.P.]	1953	Wld Hlth Org. techn. Rep. Ser. 86, 7 (1954)	–	Ampullen zu 0,6 ml.
Cholera agglutinating serum (Ogawa) [I.R.P.]	1953	Wld Hlth Org. techn. Rep. Ser. 86, 7 (1954)	–	Ampullen zu 0,6 ml.

[1] Die englische Bezeichnung wurde zur Erleichterung einer Bestellung bei der angegebenen Bezugsquelle beibehalten.

a. Internationale biologische Standards und Vergleichspräparate (*Fortsetzung*)

Präparat	Eingeführt	Literatur	mg/Einh.	Abgabeform
Clostridium welchii (perfringens) Type B antitoxin [I.R.P.]	1954	Wld Hlth Org. techn. Rep. Ser. *96*, 6 (1955)	0,0137	Ampullen zu ca. 69 mg.
Clostridium welchii (perfringens) Type D antitoxin [I.R.P.]	1954	Wld Hlth Org. techn. Rep. Ser. *96*, 6 (1955)	0,0657	Ampullen zu ca. 66 mg.
Diphtheria antitoxin	1922	Quart. Bull. Hlth Org. L.o.N. *5*, 728 (1936)	0,0628	In 66%ig. Glycerin, 10 I.E./ml, Flaschen zu ca. 10 ml.
Diphtheria antitoxin for flocculation test	1935	Quart. Bull. Hlth Org. L.o.N. *5*, 577 (1936) Bull. Hlth Org. L.o.N. *7*, 712 (1938)	–	Verd. v. Hyperimmun-Pferde-Serum in phosphatgepufferter Kochsalz-Lsg. mit 0,01% Thiomersal, 500 I.E./ml, Flaschen zu ca. 10 ml.
Gas-gangrene antitoxin (histolyticus)	1935	Quart. Bull. Hlth Org. L.o.N. *5*, 577 (1936); Wld Hlth Org. techn. Rep. Ser. *56*, 17 (1952)	0,2000	In 66%ig. Glycerin, 20 I.E./ml, Flaschen zu ca. 5 ml.
Gas-gangrene antitoxin (oedematiens)	1934	Quart. Bull. Hlth Org. L.o.N. *4*, 3 (1935); Bull. Hlth Org. L.o.N. *10*, 97 (1942/43)	0,2681	In 66%ig. Glycerin, 20 I.E./ml, Flaschen zu ca. 5 ml.
Gas-gangrene antitoxin (perfringens)	1931	Bull. Hlth Org. L.o.N. *10*, 97 (1942/43)	0,1132	In 66%ig. Glycerin, 20 I.E./ml, Flaschen zu ca. 5 ml.
Gas-gangrene antitoxin (Sordelli)	1938	Bull. Hlth Org. L.o.N. *7*, 698 (1938); *8*, 856 (1939)	0,1334	In 66%ig. Glycerin, 20 I.E./ml, Flaschen zu ca. 10 ml.
Gas-gangrene antitoxin (vibrion septique)	1934	Bull. Hlth Org. L.o.N. *10*, 97 (1942/43); Bull. Wld Hlth Org. *1*, 9 (1947/48)	0,0974	In 66%ig. Glycerin, 50 I.E./ml, Flaschen zu ca 5 ml.
Scarlet-fever streptococcus antitoxin	1952	Wld Hlth Org. techn. Rep. Ser. *68*, 11 (1953)	0,049	Ampullen zu 490 mg.
Staphylococcus α antitoxin	1934	Quart. Bull. Hlth Org. L.o.N. *4*, 7 (1935); Bull. Hlth Org. L.o.N. *7*, 704 (1938)	0,2376	In phosphatgepufferter Kochsalz-Lsg. mit 0,01% Thiomersal, 20 I.E./ml, Flaschen zu ca. 5 ml.
Staphylococcus β antitoxin	1952	Wld Hlth Org. techn. Rep. Ser. *68*, 11 (1953)	2,623	In phosphatgepufferter Kochsalz-Lsg. mit 0,01% Thiomersal, 20 I.E./ml, Flaschen zu ca. 5 ml.
Swine erysipelas serum (anti-N)	1954	Wld Hlth Org. techn. Rep. Ser. *96*, 10 (1955)	–	Ampullen zu ca. 88 mg.
Tetanus antitoxin	1928	Wld Hlth Org. techn. Rep. Ser. *2*, 5 (1950)	0,3094	In 66%ig. Glycerin, 5 I.E./ml, Flaschen zu ca. 10 ml.
Blutgruppen-Sera				
Anti-A blood-typing serum	1950	Bull. Wld Hlth Org. *3*, 301 (1950)	0,3465	Ampullen zu ca. 90 mg.
Anti-B blood-typing serum	1950	Bull. Wld Hlth Org. *3*, 301 (1950)	0,3520	Ampullen zu ca. 90 mg.

a. Internationale biologische Standards und Vergleichspräparate (*Fortsetzung*)

Präparat	Eingeführt	Literatur	mg/Einh.	Abgabeform
Antigene u.a.				
Cardiolipin [I.R.P.]	1951	Wld Hlth Org. techn. Rep. Ser. *56*, 8 (1952)	–	7,2 mg/ml, Flaschen zu 10 ml.
Cholera antigen (Inaba) [I.R.P.]	1953	Wld Hlth Org. techn. Rep. Ser. *86*, 7 (1954)	–	Ampullen zu 100 mg.
Cholera antigen (Ogawa) [I.R.P.]	1953	Wld Hlth Org. techn. Rep. Ser. *86*, 7 (1954)	–	Ampullen zu 100 mg.
Cholera vaccine (Inaba) [I.R.P.]	1953	Wld Hlth Org. techn. Rep. Ser. *86*, 7 (1954)	–	Ampullen zu 20 mg.
Cholera vaccine (Ogawa) [I.R.P.]	1953	Wld Hlth Org. techn. Rep. Ser. *86*, 7 (1954)	–	Ampullen zu 20 mg.
Diphtheria toxoid, plain	1951	Wld Hlth Org. techn. Rep. Ser. *56*, 4 (1952)	–	Ampullen zu ca. 50 mg.
Lecithin (beef heart) [I.R.P.]	1951	Wld Hlth Org. techn. Rep. Ser. *56*, 8 (1952)	–	30 mg/ml, Flaschen zu 30 ml.
Lecithin (egg) [I.R.P.]	1951	Wld Hlth Org. techn. Rep. Ser. *56*, 8 (1952)	–	30,2 mg/ml, Flaschen zu 30 ml.
Old tuberculin	1931	Quart. Bull. Hlth Org. L.o.N. *5*, 728 (1936); Off. Rec. Wld Hlth Org. *11*, 10 (1948)	0.0100	100 000 I.E./ml, Ampullen zu 2 ml.
Purified protein derivative of mammalian tuberculin	1951	Wld Hlth Org. techn. Rep. Ser. *56*, 6 (1952)	0,000028	Ampullen zu ca. 10 mg plus 4 mg Salze.
Purified protein derivative of avian tuberculin	1954	Wld Hlth Org. techn. Rep. Ser. *96*, 11 (1955)	0,0000726	Ampullen zu ca. 10 mg plus 26 mg Salze.
Schick-test toxin (diphtheria)	1954	Wld Hlth Org. techn. Rep. Ser. *96*, 7 (1955)	–	Ampullen zu ca. 3,8 mg.
Tetanus toxoid	1951	Wld Hlth Org. techn. Rep. Ser. *56*, 5 (1952)	0,0300	Ampullen zu ca. 25 mg.
Opacity reference preparation [I.R.P.]	1953	Wld Hlth Org. techn. Rep. Ser. *86*, 14 (1954)	–	Ampullen zu 20 ml.

B. Vorrätig bei „Department of Biological Standards", National Institute for Medical Research, London

Präparat	Eingeführt	Literatur	mg/Einh.	Abgabeform
Vitamine				
Provitamin A (pure β-carotene)	1949	Wld Hlth Org. techn. Rep. Ser. *3*, 6 (1950)	0,0006	In Pflanzenöl, 200 I.E./g, Flaschen zu ca. 10 g.
Vitamin B (pure synthetic vitamin B_1)	1934	Quart. Bull. Hlth Org. L.o.N. *3*, 435 (1934); Bull. Hlth Org. L.o.N. *7*, 882 (1938)	0,003	Ampullen zu ca. 20 mg.
Vitamin C (L-ascorbic acid)	1934	Quart. Bull. Hlth Org. L.o.N. *3*, 436 (1934)	0,05	Ampullen zu ca. 550 mg.
Vitamin D (pure vitamin D_3)	1931	Wld Hlth Org. techn. Rep. Ser. *3*, 7 (1950); Bull. Wld Hlth Org. *10*, 875 (1954)	0,000025	In Pflanzenöl, 1000 I.E./g, Flaschen zu ca. 10 g.
Vitamin E (α-tocopherylacetate)	1941	Bull. Hlth Org. L.o.N. *9*, 443 (1940/41)	1,0	In Olivenöl, 10 I.E./g, Flaschen zu ca. 10 g.

a. Internationale biologische Standards und Vergleichspräparate *(Fortsetzung)*

Präparat	Eingeführt	Literatur	mg/Einh.	Abgabeform
Hormone, Protamine u.a.				
Adenocorticotrophic hormone (active principle from pig pituitary, dried)	1950	Wld Hlth Org. techn. Rep. Ser. *36*, 7 (1951)	1,0	Ampullen zu ca. 1,3 mg und 5,0 mg.
Chorionic gonadotrophin (active principle from human urine of pregnancy, dried and diluted with lactose)	1939	Bull. Hlth Org. L.o.N. *8*, 884 (1939)	0,1	Ampullen mit 25 Tabl. zu 10 mg.
Serum gonadotrophin (active principle from serum of pregnant mares, dried and diluted with lactose)	1939	Bull. Hlth Org. L.o.N. *8*, 898 (1939)	0,25	Ampullen mit Tabl. zu 25 mg.
Heparin (dried sodium salt)	1942	Bull. Hlth Org. L.o.N. *10*, 151 (1942/43); Bull. Wld Hlth Org. *1*, 7 (1947/48)	0,0077	Ampullen zu ca. 50 mg.
Insulin (pure crystalline insulin)	1935	Bull. Wld Hlth Org. *7*, 445 (1952)	0,04082	Ampullen zu ca. 20 mg.
Pituitary, posterior lobe powder	1935	Quart. Bull. Hlth Org. L.o.N. *5*, 572 (1936); Bull. Hlth Org. L.o.N. *10*, 89 (1942/43)	0,5	Ampullen zu ca. 30 mg.
Prolactin	1939	Bull. Hlth Org. L.o.N. *8*, 909 (1939)	0,1	Ampullen mit Tabl. zu 10 mg.
Progesterone	1935	Quart. Bull. Hlth Org. L.o.N. *4*, 628 (1935); Bull. Hlth Org. L.o.N. *10*, 86 (1942/43)	1,0	Ampullen zu ca. 65 mg.
Protamine	1954	Wld Hlth Org. techn. Rep. Ser. *96*, 14 (1955)	–	Ampullen zu ca. 60 mg.
Thyrotrophin	1954	Wld Hlth Org. techn. Rep. Ser. *96*, 14 (1955)	–	Ampullen mit Tabl. zu 20 mg.
Glykoside und Alkaloide				
Digitalis (dry powdered leaves of *Digitalis purpurea*)	1928	Bull. Wld Hlth Org. *2*, 655 (1950)	76,0	Ampullen zu ca 2,5 g.
Tubocurarine chloride (pure crystalline)	1951	Bull. Wld. Hlth Org. *2*, 65 (1949); Wld Hlth Org. techn. Rep. Ser. *56*, 17 (1952)	1,0	Ampullen zu ca. 30 mg.
Arsenicalia (und Antidota) und Trypanocide				
Dimercaprol	1952	Wld Hlth Org. techn. Rep. Ser. *68*, 18 (1953)	–	Ampullen zu ca. 2 ml.
Neoarsphenamine	1925	Bull. Wld Hlth Org. *1*, 9 (1947/48)	–	Ampullen zu ca. 0,3 g.
Mel B	1954	Wld Hlth Org. techn. Rep. Ser. *96*, 16 (1955)	–	Ampullen zu ca. 0,1 g.
MSb	1954	Wld Hlth Org. techn. Rep. Ser. *96*, 16 (1955)	–	Ampullen zu ca. 0,5 g.

a. Internationale biologische Standards und Vergleichspräparate *(Fortsetzung)*

Präparat	Ein-geführt	Literatur	mg/Einh.	Abgabeform
Oxophenarsine	1951	Wld Hlth Org. techn. Rep. Ser. *56*, 7 (1952)	–	a) Ampullen zu ca. 60 oder 20 mg Oxophenarsinhydrochlorid, b) Ampullen zu ca. 100 mg wasserfreien Natriumcarbonats, c) Ampullen zu ca. 500 mg wasserfreien Rohrzuckers.
Sulfarsphenamine	1925	Bull. Wld Hlth Org. *4*, 563 (1951) Wld Hlth Org. techn. Rep. Ser. *56*, 17 (1952)	–	Ampullen zu ca. 0,3 g.
Antibiotica				
Bacitracin	1953	Bull. Wld Hlth Org. *9*, 861 (1953)	0,0182	Ampullen zu ca. 50 mg.
Chloramphenicol [I.R.P.]	1953	Wld Hlth Org. techn. Rep. Ser. *86*, 15 (1954)	–	Ampullen zu ca. 300 mg.
Chlortetracycline (chlortetracycline hydrochloride)	1953	Bull. Wld Hlth Org. *9*, 851 (1953)	0,001	Ampullen zu ca. 60 mg.
Dihydrostreptomycin (dihydrostreptomycin sulfate)	1953	Wld Hlth Org. techn. Rep. Ser. *86*, 15 (1954) Bull. Wld Hlth Org. *10*, 901 (1954)	0,001316	Ampullen zu ca. 70 mg.
Penicillin (benzylpenicillin, sodium salt)	1944	Bull. Hlth Org. L.o.N. *12*, 181 (1945/46); Bull. Wld Hlth Org. *9*, 15 (1953)	0,0005988	Ampullen zu ca. 30 mg.
Penicillin K (n-heptylpenicillin, sodium salt) [I.R.P.]	1951	Wld Hlth Org. techn. Rep. Ser. *56*, 11 (1952) Bull. Wld Hlth Org. *10*, 895 (1954)	–	Ampullen zu ca. 20 mg.
Streptomycin (streptomycin sulfate)	1949	Wld Hlth Org. techn. Rep. Ser. *2*, 11 (1950)	0,001284	Ampullen zu ca. 25 mg.

b. U.S.P. Reference Standards

Folgende U.S.P. Reference Standards stehen zur Verfügung und können bezogen werden über U.S.P. Reference Standards, 46 Park Avenue, New York, N. Y. 10016, USA.

Acetazolamide
Amphotericin B
L-Arginine Monohydrochloride
Ascorbic Acid
Aspirin
Atropine Sulfate
Bemegride
Benoxinate Hydrochloride
Benzalkonium Chloride
Benzathine Penicillin G
Gamma Benzene Hexachloride
Betazole Hydrochloride
Bishydroxycoumarin
Calcium Disodium Edetate
Calcium Pantothenate
Carbachol
Chlorambucil
Chloramphenicol

Chlorcyclizine Hydrochloride
Chloroprocaine Hydrochloride
Chloroquine Phosphate
Chlorpheniramine Maleate
Chlorpromazine Hydrochloride
Chlorpropamide
Cholecalciferol
Choline Chloride
Corticotropin
Cortisone Acetate
Cyanocobalamin
Cyclizine Hydrochloride
L-Cystine
Desoxycorticosterone Acetate
Dextroamphetamine Sulfate
Diaminodiphenylsulfone
Dibucaine Hydrochloride
Dichlorphenamide

Diethylstilbestrol
Diethyltoluamide
Digitalis
Digitoxin
Digoxin
Dihydrostreptomycin Sulfate
Dihydrotachysterol
Diphenhydramine Hydrochloride
Disodium Edetate
Dithiazanine Iodide
Edrophonium Chloride
Epinephrine Bitartrate
Ergocalciferol
Ergonovine Maleate
Erythromycin
Erythromycin Ethylcarbonate
Erythromycin Gluceptate
Erythromycin Lactobionate
Estradiol Valerate
Ethinyl Estradiol
Evans Blue
Folic Acid
Glucagon
Glyceryl Trinitrate
Griseofulvin
Growth Hormone
Guanethidine Sulfate
Hexachlorophene
Histamine Dihydrochloride
Hydrochlorothiazide
Hydrocortisone
Hydrocortisone Acetate
Hydrocortisone Sodium Succinate
Hydroxychloroquine Sulfate
Hydroxystilbamidine Isethionate
Insulin
Iodipamide
Iodochlorhydroxyquin
Iothalamic Acid
L-Isoleucine
Isoproterenol Hydrochloride
Kanamycin Sulfate
L-Leucine
Liothyronine
Lucanthone Hydrochloride
L-Lysine Monohydrochloride
Mecamylamine Hydrochloride
Meclizine Hydrochloride
Medroxyprogesterone Acetate
Melting Point Standards
Mercaptopurine
Metaraminol Bitartrate
Methazolamide
L-Methionine
Methotrexate Reference Substance
Methylene Blue
Methylergonovine Maleate
Metyrapone
Neomycin Sulfate
Niacinamide
Nitrofurantoin
Novobiocin
Nystatin
Ouabain
Para-aminobenzoic Acid
Phenacetin

Phenobarbital
Phenolsulfonphthalein
Phenoxymethyl Penicillin
Phentolamine Mesylate
L-Phenylalanine
Phenylephrine Hydrochloride
Physostigmine Salicylate
Phytonadione
Posterior Pituitary
Negative Control Plastic
Polymyxin B Sulfate
Prednisolone
Prednisolone Acetate
Prednisone
Primidone
Probenecid
Procaine Hydrochloride
Prochlorperazine Maleate
Promethazine Hydrochloride
Propoxyphene Hydrochloride
Protamine
Pyridoxine Hydrochloride
Pyrimethamine
Pyrvinium Pamoate
Reserpine
Riboflavin
Sodium Colistimethate
Sodium Diatrizoate
Sodium Heparin
Sodium Methicillin
Sodium Oxacillin
Sodium Penicillin G
Sodium Sulfobromophthalein
Sodium Warfarin
Spironolactone
Streptomycin Sulfate
Sulfadiazine
Sulfamerazine
Sulfamethazine
Sulfamethoxypyridazine
Sulfanilamide
Sulfisoxazole
Testosterone Cypionate
Testosterone Propionate
Tetracaine Hydrochloride
Tetracycline Hydrochloride
Thiamine Hydrochloride
Thiopental
Thiotepa
L-Threonine
Thyrotropin
Tolbutamide
Trihexyphenidyl Hydrochloride
Tripelennamine Citrate
Tripelennamine Hydrochloride
L-Tryptophan
Tubocurarine Chloride
L-Tyrosine
L-Valine
Vancomycin Hydrochloride
Vanillin
Vitamin A
Vitamin D Capsules
Vitamin D Oil
Zinc Bacitracin

c. Standard Preparations
BP 63
(zu beziehen bei National Institute for Medical Research, Mill Hill, London)

Präparat	Erläuterungen	Einh./mg	mg/Einh.	Abgabeform
Anti-A blood-typing serum 1st Int., 1950	lyophil. Hyperimmun-Human-Serum	2,886	0,3465	Ampullen zu ca. 89 mg.
Anti-B blood-typing serum 1st Int., 1950	lyophil. Hyperimmun-Human-Serum	2,841	0,3520	Ampullen zu ca. 90 mg.
Bacitracin 1st Int., 1953	Pulver	55	0,0182	Ampullen zu ca. 50 mg.
Botulinum antitoxin, Type A 1st Int., 1962	lyophil. Serum vom Pferd	7,27	0,1376	Ampullen zu 500 E.
Botulinum antitoxin, Type B 1st Int., 1962	lyophil. Serum vom Pferd	5,70	0,1754	Ampullen zu 500 E.
Chlortetracycline 1st Int., 1953	Pulver (Hydrochlorid)	1000	0,001	Ampullen zu ca. 60 mg.
Chorionic gonadotrophin 1st Int., 1939	trock. Wirkstoff aus Schwangernurin mit Lactose eingest.	10	0.10	Ampullen mit 25 Tabl. zu 10 mg.
Corticotrophin 3rd Int., 1962	lyophil. Schweinecorticotrophin mit 5 mg Lactose	1,0	1,0	Ampullen zu 5 E.
Demethylchlortetracycline 1st Int. Ref., 1962	Pulver (Hydrochlorid)	1000	0,001	Ampullen zu ca. 80 mg.
Digitalis 3rd Int., 1949	trock. Blattpulver v. Digitalis purpur.	0,01316	76,0	Ampullen zu ca. 2,5 g.
Diphtheria antitoxin 1st Int., 1922	trock. Serum vom Pferd	15,92	0,0628	Flaschen zu ca. 5 ml in Glycerin-NaCl, 100 E./ml.
Diphtheria antitoxin for flocculation test 3rd Br. Ref., 1956	gefror. Serum vom Pferd	–	–	Flaschen zu ca. 5 ml in Boratpuffer, 100 E./ml.
Erythromycin 1st Int., 1956	Pulver der wss.fr. Base	950	0,001053	Ampullen zu ca. 200 mg.
Gas-gangrene antitoxin (œdematiens) 2nd Int., 1952	trock. Serum vom Pferd	8,810	0,1135	Flaschen zu ca. 5 ml in Glycerin-NaCl, 20 E./ml.
Gas-gangrene antitoxin (perfringens) 5th Int., 1962	trock. Serum vom Pferd	2,988	0,3346	Ampullen zu 270 E.
Gas-gangrene antitoxin (septicum) 3rd Int., 1957	trock. Serum vom Pferd	8,47	0,118	Flaschen zu ca. 5 ml in Glycerin-NaCl, 50 E./ml.
Heparin 2nd Int., 1958	trock. Na-Salz d. gereinigt. Wirkstoffs	130	0,0077	Ampullen zu ca. 20 mg.
Hyaluronidase 1st Int., 1955	trock. Wirkstoff aus Stierhoden mit Lactose	10	0,10	Ampullen mit 10 Tabl. zu 20 mg.
Insulin 4th Int., 1958	gerein. rekrist. Insulin (52% Rind, 48% Schwein)	24	0,04167	Ampullen zu ca. 120 mg.

c. Standard Preparations (*Fortsetzung*)

Präparat	Erläuterungen	Einh./mg	mg/Einh.	Abgabeform
Melarsoprol 1st. Int. Ref., 1954	Pulver	–	–	Ampullen zu ca. 100 mg.
Neomycin 1st Br., 1958	Pulver (Sulfat)	680	0,00147	Ampullen zu ca. 100 mg.
Novobiocin 1st Br., 1958	Pulver (Na-Salz)	835	0,0012	Ampullen zu ca. 150 mg.
Nystatin 1st Int., 1963	Pulver	3000	0,000333	Ampullen zu ca. 75 mg.
Old tuberculin 2nd Int., 1935	konz. Kulturfiltrat v. M. tuberculosis hominis in 50%ig. Glycerin	100000	E./ml	Ampullen zu ca. 2 ml.
Opacity 1st Int., 1953	wss. Suspension v. Glaspulver	–	–	Ampullen zu ca. 20 ml, 10 E./.ml.
Oxytetracycline 1st Int., 1955	Pulver (Dihydrat d. Base)	900	0,00111	Ampullen zu ca. 100 mg.
Oxytocic, vasopressor, and antidiuretic substances 3rd Int., 1957	Acetontrockenpulver von Rinder-HHL	2 (oxytocic) 2 (vasopressor) 2 (antidiuretic)	0,5 (oxytocic) 0,5 (vasopressor) 0,5 (antidiuretic)	Ampullen zu ca. 30 mg.
Penicillin 2nd Int., 1952	krist. Na-Benzylpenicillin	1670	0,0005988	Ampullen zu ca. 30 mg.
Pertussis vaccine 1st Br. Ref., 1956	lyophil. Suspension getöt. Bordetella pertusis	–	–	Ampullen zu ca. 5×10^{10} Organismen.
Pituitary (posterior lobe)	s. Oxytocic, vasopressor and antidiuretic substances			
Poliomyelitis antiserum, Type 1 1st Br., 1959	lyophil. Affenserum verd. mit Dextran	0,0928	10,78	Ampullen zu 10 E.
Poliomyelitis antiserum, Type 2 1st Br., 1959	lyophil. Affenserum verd. mit Dextran	0,0956	10,46	Ampullen zu 10 E.
Poliomyelitis antiserum, Type 3 1st Br., 1959	lyophil. Affenserum verd. mit Dextran	0,0954	10,48	Ampullen zu 10 E.
Polymyxin B 1st Int., 1955	Pulver (Sulfat)	7874	0,000127	Ampullen zu ca. 20 mg.
Rabies antiserum 1st Int., 1955	trock. Serum vom Pferd	1,0	1.0	Ampullen zu 86,6 mg.
Scarlet fever (streptococcus) antitoxin 1st Int., 1952	lyophil. Pferdeserum	20,41	0,049	Ampullen zu ca. 490 mg.
Schick test toxin 1st Int., 1954	gerein. Toxin mit Schweinealbumin u. Phosphatpuffer	238,1	0,0042	Ampullen zu ca. 0,005 mg (900 E.; 0,9 Lf) + 1 mg Schw.-Albumin + 2,74 mg Phosphatpuffer-Salze.
Sodium antimonylgluconate 1st Br., 1956	Pulver	–	–	Ampullen oder Flaschen
Sodium stilbogluconate 1st Br., 1955	Pulver	–	–	Ampullen oder Flaschen

c. Standard Preparations (*Fortsetzung*)

Präparat	Erläuterungen	Einh./mg	mg/Einh.	Abgabeform
Staphylococcus α-antitoxin 2nd Int., 1938	trock. Pferdeserum	4,209	0,2376	Flaschen zu ca. 5 ml in Glycerin-NaCl oder Boratpuffer (20 E./ml).
Streptomycin 2nd Int., 1958	Pulver (Sulfat)	780	0,001282	Ampullen zu ca. 175 mg.
Tetanus antitoxin 1st Int., 1928	trock. Pferdeserum	3,23	0,3094	Flaschen zu ca. 5 ml in Glycerin-NaCl (10 E./ml).
Tetracycline 1st Int., 1957	Pulver (Hydrochlorid)	990	0,00101	Ampullen zu ca. 200 mg.
Vancomycin 1st Br., 1958	Pulver (Hydrochlorid)	1007	0,000993	Ampullen zu ca. 50 mg.
Viomycin 1st Br., 1955	Pulver (Sulfat)	730	0,00137	Ampullen zu ca. 35 mg.
Vitamin D_3 2nd Int., 1949	activiert. krist. 7-Dehydrocholesterin	40000	0,000025	Flaschen zu 10 g einer Lsg. in Pflanzenöl (1000 E./g).

DAB 6 – 3. Nachtr. BRD nennt bei den Antibiotica (Dihydrostreptomycinsulfat, Streptomycinsulfat, Penicillin-G-Kalium, Penicillin-G-Natrium, Procain-Penicillin-G) und Vitamin D Nationalstandards, die vom Paul-Ehrlich-Institut und von der Standardabteilung des Max-Planck-Instituts in Göttingen bezogen werden können und dort gegen den Internationalen Standard verglichen werden.

DAB 7 – DDR führt folgende Standards auf:

d. Standardsubstanzen
DAB 7 – DDR

Standardsubstanz	Erläuterungen	Milligramm je Internationale Einheit	Internationale Einheiten je Milligramm	Radioaktivität je Milliliter	Standardhalter
Chrom (^{51}Cr)	Wäßrige Lsg. von $Na_2{}^{51}CrO_4$				Institut für angewandte Radioaktivität der Deutschen Akademie der Wissenschaften zu Berlin, Leipzig O 5, Permoserstraße 15
Gold (^{198}Au)	Wäßrige Lsg. von $H^{198}AuCl_4$			20 µC	Institut für angewandte Radioaktivität der Deutschen Akademie der Wissenschaften zu Berlin, Leipzig O 5, Permoserstraße 15
Hautpulver					Pharmakognostisches Institut der Martin-Luther-Universität Halle-Wittenberg, Halle, Neuwerk 1

d. Standardsubstanzen (*Fortsetzung*)

Standard-substanz	Erläuterungen	Milligramm je Internationale Einheit	Internationale Einheiten je Milligramm	Radioaktivität je Milliliter	Standardhalter
Heparin	2. Internationaler Standard 1958: Getrocknetes Natriumsalz, hergestellt aus krist. Bariumsalz von Rinderheparin	0,0077	130		Institut für Pharmakologie und Toxikologie der Karl-Marx-Universität, Leipzig C 1, Härtelstraße 16–18
Insulin	4. Internationaler Standard 1958: Gereinigtes, krist. Insulin aus 48% Schweinepankreas und 52% Rinderpankreas	0,04167	24		VEB Berlin-Chemie, Berlin-Adlershof, Glienicker Weg 181
Jod (^{131}J)	Wäßrige Lsg. von K^{131}J			20 μC	Institut für angewandte Radioaktivität der Deutschen Akademie der Wissenschaften zu Berlin, Leipzig O 5, Permoserstraße 15
Kalziferol	2. Internationaler Standard 1949: Ölige Lösung von reinem Cholekalziferol Substandard: Ölige Lsg. von reinem Ergokalziferol	0,000025	40 000		VEB Jenapharm, Jena, Otto-Schott-Straße
Kobalt (^{60}Co)	Wäßrige Lsg. von ^{60}Co(NO$_3$)$_2$ oder ^{60}CoCl$_2$			20 μC	Institut für angewandte Radioaktivität der Deutschen Akademie der Wissenschaften zu Berlin, Leipzig O 5, Permoserstraße 15
Phosphor (^{32}P)	Wäßrige Lsg. von Na$_2$H^{32}PO$_4$			20 μC	Institut für angewandte Radioaktivität der Deutschen Akademie der Wissenschaften zu Berlin, Leipzig O 5, Permoserstraße 15
Sporenerde					Institut für Medizinische Mikrobiologie und Epidemiologie der Humboldt-Universität zu Berlin, Berlin W 8, Clara-Zetkin-Straße 96
Streptomyzin	2. Internationaler Standard 1958: Getrocknetes Streptomyzinsulfat	0,001282	780		Institut für Mikrobiologie und experimentelle Therapie der Deutschen Akademie der Wissenschaften zu Berlin, Jena, Beuthenbergstraße 11
Zäsium (^{137}Cs)	Wäßrige Lsg. von ^{137}CsCl			20 μC	Institut für angewandte Radioaktivität der Deutschen Akademie der Wissenschaften zu Berlin, Leipzig O 5, Permoserstraße 15

II. Aufbewahrung, Lagerung und Verpackung von Arzneimitteln, Beschriftung der Behälter

Die modernen Arzneibücher geben alle mit nur geringfügigen Unterschieden genaue Vorschriften über die Art der Aufbewahrung von Arzneimitteln. Sie seien hier zusammenfassend wiedergegeben.

Die Beschaffenheit der Behälter einschließlich der Verschlüsse muß so sein, daß der Inhalt nicht verändert werden kann.

Gut verschlossene Behälter müssen den Inhalt vor Fremdstoffen, vor Verlust an Substanz unter normalen oder üblichen Bedingungen bei Handhabung, Transport, Lagerung oder Verkauf schützen.

Dicht verschlossene Behälter müssen ihren Inhalt unter normalen oder üblichen Bedingungen bei Handhabung, Transport, Lagerung oder Verkauf vor dem Eindringen von fremden festen Stoffen oder Feuchtigkeit, vor dem Verlust der Substanz, vor Verwittern, Zerfließen oder Verdunsten schützen.

Hygroskopische Substanzen sind häufig über einem geeigneten, von der Substanz getrennten Trockenmittel (Blaugel, gebrannter Kalk, Calciumchlorid) aufzubewahren.

Für die Aufbewahrung und Handhabung von Gasen schreiben einige Arzneibücher dichte, metallische, zylinderförmige Druckbehälter vor. Als Verschlüsse sind Ventile zu verwenden, die die Entnahme von bestimmten Mengen gestatten. Für Kohlendioxid, Cyclopropan, Aethylen, Aethylenoxid, Helium. Stickstoffmonoxid und Sauerstoff werden besondere Sicherheitsverschlüsse gefordert.

Hermetisch verschlossene Behälter müssen unter normalen oder üblichen Bedingungen bei Handhabung, Transport, Lagerung oder Verkauf für Luft oder irgendein anderes Gas undurchlässig ein. Am besten verwendet man zugeschmolzene Ampullen oder Gläser, Flaschen oder Behälter, die mit einem Korkstopfen verschlossen und mit Paraffin überzogen sind.

Vor Licht schützende Behälter müssen für Licht undurchlässig oder aus schwarzem, dunkelrotem oder dunkelbraunem Glas hergestellt sein. Farblose Glasbehälter müssen an einem für Licht unzugänglichen Ort und mit dichtem, schwarzem oder rotem Papier oder anderem lichtundurchlässigen Material umhüllt aufbewahrt werden. Bei dieser Aufbewahrungsart müssen sowohl Behälter wie Umhüllung beschriftet sein.

Behälter für Einzeldosen sind hermetisch verschlossene Behälter, die eine bestimmte Menge Arzneistoffe enthalten, die zur Anwendung als Einzeldosis vorgesehen ist. Die Behälter können, nachdem sie einmal geöffnet wurden, nicht mit Sicherheit so, daß eine vorher evtl. bestandene Sterilität gewahrt wird, wieder verschlossen werden.

Behälter für mehrere Dosen sind hermetisch verschlossene Behälter, die die Entnahme des Inhalts in einzelnen Anteilen gestatten, ohne daß dieser hinsichtlich seiner Stärke Qualität oder Reinheit verändert wird. Diese werden als Mehrdosenbehälter bzw. als Mehrfachentnahmeflaschen bezeichnet.

Temperaturbedingungen bei Lagerung von Arzneimitteln. USP XVII gibt genaue Grenzen für Lagertemperaturen an, während die meisten anderen Arzneibücher sich an ihre allgemeinen Definitionen für Temperaturangaben halten.

Lagertemperatur USP XVII:

Kühle Lagerung bedeutet eine Temperatur von höchstens 15°.

Kühlschranklagerung heißt Lagerung bei 2 bis 15°. Lagerung bei höherer Temperatur bedeutet Temperaturen über 49°.

Aufbewahrung biologischer Präparate. Da biologische Stoffe meist in mechanisch betriebenen Kühlschränken aufbewahrt werden, sind sie gewöhnlich gefroren; bleiben dabei die Behälter unbeschädigt, so beeinträchtigt dieser Gefrierprozeß die Wirksamkeit des Stoffes nicht, wenn in der Aufschrift nicht Gegenteiliges vermerkt ist.

Die Beschriftung eines Behälters richtet sich danach

1. ob der Behälter als Standgefäß oder Abgabegefäß dient,
2. ob der Inhalt eine einheitliche Substanz, eine Substanzmischung oder eine Droge oder ob er eine Arzneizubereitung darstellt,
3. ob bei Arzneizubereitungen einzeldosierte Arzneiformen wie z. B. Tabletten, Kapseln u. a. vorliegen oder ob die Arzneiform die Wirkstoffdosis im ganzen enthält,
4. ob der Wirkstoff nach einer bestimmten Zeit an Wert verliert.

Die *Beschriftung von Standgefäßen* muß den Inhalt eindeutig kennzeichnen und durch Grundfarbe des Etiketts und Farbe der Schrift anzeigen, ob der Inhalt zu den Giften, Venena (weiße Schrift auf schwarzem Grund), zu den vorsichtig aufzubewahrenden Stoffen, Separanda (rote Schrift auf weißem Grund) oder zu den übrigen Arznei- oder Hilfsstoffen (schwarze Schrift auf weißem Grund) gehört. Das Etikett muß dauerhaft angebracht sein und soll sich durch mögliche chemische Einflüsse nicht verändern. Bei vielen Standgefäßen ist es zweckmäßig, auf der Rückseite ein weiteres Etikett mit Angaben über Tara, Höchstgaben des Inhalts, evtl. Herstellungsdatum bei Zubereitungen u. ä. anzubringen.

Die *Beschriftung von Rezepturarzneien* wird durch die Apothekenbetriebsordnungen der einzelnen Länder geregelt. Sie besagen im allgemeinen, daß ein Etikett

a) die Bezeichnung der Herstellerapotheke,
b) das Herstellungsdatum,
c) die Gebrauchsanweisung des verordnenden Arztes,
d) die Bestandteile der Arznei und
e) soweit aus der Verordnung ersichtlich den Namen des Patienten

enthalten muß.

Innerlich zu verabreichende Arzneien, worunter nur die oral und peroral applizierten zu verstehen sind, werden weiß, äußerlich zu verabreichende Arzneien, also auch Suppositorien, Injektions- und Infusionslösungen, werden rot signiert.

Bei Wirkstoffen, die bei Lagerung einen Wirkungsverlust erleiden, ist ein Verfallsdatum anzugeben.

Die *Beschriftung von Arzneispezialitäten* wird in der Bundesrepublik Deutschland durch § 9 des Arzneimittelgesetzes geregelt. Er besagt:

„(1) Arzneispezialitäten, die Arzneimittel im Sinne des § 1 Abs. 1 sind, dürfen im Geltungsbereich dieses Gesetzes nur in den Verkehr gebracht werden, wenn auf den Behältnissen und, soweit verwendet, auf den äußeren Umhüllungen in deutlich lesbarer Schrift angegeben ist

1. der Name oder die Firma und die Anschrift des Herstellers, des Herausgebers der Herstellungsvorschrift oder des Vertriebsunternehmers,
2. die Bezeichnung der Arzneispezialität,
3. die Registernummer,
4. der Inhalt nach Gewicht, Rauminhalt oder Stückzahl,
5. die Darreichungsform,
6. die Art der Anwendung in deutscher Sprache,
7. die arzneilich wirksamen Bestandteile mit einer ihrer im Deutschen Arzneibuch aufgeführten Bezeichnungen sowie deren Mengen nach gebräuchlichen Maßeinheiten; im Deutschen Arzneibuch nicht aufgeführte Bestandteile sind mit ihrer gebräuchlichen wissenschaftlichen Bezeichnung anzugeben.

8. bei Arzneispezialitäten, die nur auf ärztliche, zahnärztliche oder tierärztliche Verschreibung abgegeben werden dürfen, die Aufschrift ‚Verschreibungspflichtig', bei sonstigen Arzneispezialitäten, die nur in Apotheken an Verbraucher abgegeben werden dürfen, die Aufschrift ‚Apothekenpflichtig',

9. das Verfallsdatum, soweit es sich um eine Arzneispezialität mit zeitlich beschränkter Haltbarkeit handelt,

10. der Hinweis, auf eine gemäß § 5 Abs. 4 zugelassene Ausnahme,

11. bei Mustern für Personen, die zur Ausübung der Heilkunde, Zahnheilkunde oder Tierheilkunde berechtigt sind, die Aufschrift ‚Unverkäufliches Muster'. Auf Ampullen müssen sich mindestens die Angaben nach Nummer 2, 4, 5, 6 und 9 befinden.

(2) Bei den Angaben nach Absatz 1 Nr. 4, 5, 6, 7 und 9 dürfen im Verkehr gebräuchliche Abkürzungen verwendet werden."

Derartige Vorschriften bestehen sinngemäß in allen Ländern.

B. Allgemeine physikalische Prüfverfahren

I.
Atomgewichte 1961

Ordnungszahl	Name	Symbol	Atomgewicht	Ordnungszahl	Name	Symbol	Atomgewicht
1	Wasserstoff	H	1,00797 ± 0,00001	52	Tellur	Te	127,60
2	Helium	He	4,0026	53	Jod	J	126,9044
3	Lithium	Li	6,939	54	Xenon	Xe	131,30
4	Beryllium	Be	9,0122	55	Caesium	Cs	132,905
5	Bor	B	10,811 ± 0,003	56	Barium	Ba	137,34
6	Kohlenstoff	C	12,01115 ± 0,00005	57	Lanthan	La	138,91
7	Stickstoff	N	14,0067	58	Cer	Ce	140,12
8	Sauerstoff	O	15,9994 ± 0,0001	59	Praseodym	Pr	140,907
9	Fluor	F	18,9984	60	Neodym	Nd	144,24
10	Neon	Ne	20,183	61	Promethium	Pm	
11	Natrium	Na	22,9898	62	Samarium	Sm	150,35
12	Magnesium	Mg	24,312	63	Europium	Eu	151,96
13	Aluminium	Al	26,9815	64	Gadolinium	Gd	157,25
14	Silicium	Si	28,086 ± 0,001	65	Terbium	Tb	158,924
15	Phosphor	P	30,9738	66	Dysprosium	Dy	162,50
16	Schwefel	S	32,064 ± 0,003	67	Holmium	Ho	164,930
17	Chlor	Cl	35,453	68	Erbium	Er	167,26
18	Argon	Ar	39,948	69	Thulium	Tm	168,934
19	Kalium	K	39,102	70	Ytterbium	Yb	173,04
20	Calcium	Ca	40,08	71	Lutetium	Lu	174,97
21	Scandium	Sc	44,956	72	Hafnium	Hf	178,49
22	Titan	Ti	47,90	73	Tantal	Ta	180,948
23	Vanadium	V	50,942	74	Wolfram	W	183,85
24	Chrom	Cr	51,996	75	Rhenium	Re	186,2
25	Mangan	Mn	54,9380	76	Osmium	Os	190,2
26	Eisen	Fe	55,847	77	Iridium	Ir	192,2
27	Kobalt	Co	58,9332	78	Platin	Pt	195,09
28	Nickel	Ni	58,71	79	Gold	Au	196,967
29	Kupfer	Cu	63,54	80	Quecksilber	Hg	200,59
30	Zink	Zn	65,37	81	Thallium	Tl	204,37
31	Gallium	Ga	69,72	82	Blei	Pb	207,19
32	Germanium	Ge	72,59	83	Wismut	Bi	208,980
33	Arsen	As	74,9216	84	Polonium	Po	
34	Selen	Se	78,96	85	Astatin	At	......
35	Brom	Br	79,909	86	Radon	Rn	
36	Krypton	Kr	83,80	87	Francium	Fr	
37	Rubidium	Rb	85,47	88	Radium	Ra	
38	Strontium	Sr	87,62	89	Actinium	Ac	
39	Yttrium	Y	88,905	90	Thorium	Th	232,038
40	Zirkonium	Zr	91,22	91	Protactinium	Pa	
41	Niob	Nb	92,906	92	Uran	U	238,03
42	Molybdän	Mo	95,94	93	Neptunium	Np	...
43	Technetium	Tc	...	94	Plutonium	Pu	..
44	Ruthenium	Ru	101,07	95	Americium	Am	
45	Rhodium	Rh	102,905	96	Curium	Cm	
46	Palladium	Pd	106,4	97	Berkelium	Bk	
47	Silber	Ag	107,870	98	Californium	Cf	..
48	Cadmium	Cd	112,40	99	Einsteinium	Es	.
49	Indium	In	114,82	100	Fermium	Fm	.
50	Zinn	Sn	118,69	101	Mendelevium	Md	......
51	Antimon	Sb	121,75	102	Nobelium	No	. ...

Durch Beschluß der Atomgewichtskommission der IUPAC (Internationale Union für reine und angewandte Chemie) auf ihrer Tagung im August 1961 in Montreal wurde als neues Bezugselement zur Berechnung der Atomgewichte das Kohlenstoffisotop $^{12}C = 12$ festgesetzt. Dies geschah in Übereinstimmung mit der IUPAP (Internationale Union für reine und angewandte Physik), so daß nunmehr Chemiker und Physiker wieder eine einheitliche Atomgewichtstabelle benutzen.

Während in der Chemie zuletzt der natürliche Sauerstoff mit $O = 16$ der Atomgewichtsberechnung zugrunde gelegt worden war, verwandten die Physiker wegen dessen wechselnder Zusammensetzung aus den 3 Isotopen ^{16}O, ^{17}O und ^{18}O das Isotop $^{16}O = 16$ als Bezugselement.

Da die Neuwahl eines Bezugselementes keine zu großen Abweichungen von den bisherigen Atomgewichten bedingen sollte und das zu wählende Nuclid mit den Atommassen anderer Elemente mit größter Präzision vergleichbar sein mußte, entschied man sich für das Kohlenstoffisotop ^{12}C.

Die auf $^{12}C = 12$ bezogenen Atomgewichte ergeben sich aus den auf $^{16}O = 16$ bezogenen, indem man diese durch $1,00031792 \pm 0,00000002$ dividiert. (Dies ist $1/12$ der auf $^{16}O = 16$ bezogenen Masse des Nuclids ^{12}C.) Aus den auf $O = 16$ bezogenen Atomgewichten erhält man die auf der neuen Basis mittels Division durch $1,000043$. Infolge der der früheren chemischen Atomgewichtsbasis anhaftenden Ungenauigkeit kann diese Zahl mit einem Fehler von $\pm 0,0008\%$ behaftet sein. Dies spielt aber praktisch keine Rolle.

Außerdem hat die IUPAC-Kommission die den früheren Atomgewichten zugrunde liegenden experimentellen Daten kritisch überprüft und die Ergebnisse neuerer, teils physikalischer Bestimmungen mit herangezogen. Die Atomgewichte der Radioelemente wurden nicht mit festgelegt; sie sollen später durch die Kommission standardisiert werden.

Durch die Umstellung wurde auch eine Neuberechnung physikalisch-chemischer Konstanten notwendig. Es ergeben sich für

Molvolumen V_0 bei 1 atm und 0°C eines idealen Gases	22,4129	$\pm$ 0,0006 Liter
Gaskonstante R	0,0820537	$\pm$ 0,0000034
Avogadrosche Zahl N_A	(6,02311	$\pm$ 0,00016) $\cdot 10^{23}$

Literatur: Remy, H.: Chemiker-Ztg *86*, 167 (1962); Naturwissenschaften *49*, 289 (1962); Pharm. Ztg (Frankfurt) *107*, 168 (1962).

II. Gewichte und Maße

Die Grundmaßeinheiten im metrischen Maßsystem sind das Meter (m) – die Maßeinheit der Länge – und das Kilogramm (kg) – die Maßeinheit der Masse.

Die internationalen Prototypen des Meters und des Kilogramms, die 1875 auf der ersten Generalkonferenz für Maße und Gewichte festgesetzt wurden, werden im Internationalen Büro für Maße und Gewichte in Sèvres (Frankreich) aufbewahrt. Der Prototyp des Meters ist ein Platiniridiumstab, auf dem senkrecht zur Achse feine Striche angebracht sind, deren Abstand voneinander (bei 0°C) zum Meter erklärt wurde; der Prototyp des Kilogramms ist ein Platiniridiumgewicht. Die Staaten der Meterkonvention besitzen beglaubigte Platiniridiumkopien der internationalen Prototypen.

Wegen der Unbeständigkeit (Veränderung des kristallinen Gefüges) des materiellen Prototyps und seiner Ungenauigkeit (einige 10^{-7} m) hat die 7. Generalkonferenz der Meterkonvention von 1927 als neues Längennormal die überall reproduzierbare Wellenlänge λ_c des Lichtes der roten Cadmiumlinie in trockener Luft (CO_2-Gehalt 0,03 Vol.-%) bei 15°C und 760 Torr empfohlen; danach ist $1 \text{ m} = 1553164,13 \, \lambda_c$. Da jedoch diese Linie nach

Periodensystem der Elemente (zu S. 16)

Ordnungszahlen Z (fett) und auf das Isotop ^{12}C bezogene Atomgewichte (A).
Für Elemente ohne stabile Isotope sind die Massenzahlen der Isotope größter Lebensdauer in Klammern eingesetzt.

Gruppe / Periode	I	II	III	IV	V	VI	VII	VIII	IX
I	**1** H 1,00797								**2** He 4,0026
II	**3** Li 6,939	**4** Be 9,0122	**5** B 10,811	**6** C 12,01	**7** N 14,0067	**8** O 15,999	**9** F 18,9984		**10** Ne 20,183
III	**11** Na 22,9898	**12** Mg 24,312	**13** Al 26,9815	**14** Si 28,086	**15** P 30,974	**16** S 32,064	**17** Cl 35,453		**18** Ar 39,948
IV	**19** K 39,102 / **29** Cu 63,54	**20** Ca 40,08 / **30** Zn 65,37	**21** Sc 44,956 / **31** Ga 69,72	**22** Ti 47,90 / **32** Ge 72,59	**23** V 50,942 / **33** As 74,92	**24** Cr 51,996 / **34** Se 78,96	**25** Mn 54,938 / **35** Br 79,909	**26** Fe 55,847 **27** Co 58,933 **28** Ni 58,71	**36** Kr 83,80
V	**37** Rb 85,47 / **47** Ag 107,87	**38** Sr 87,62 / **48** Cd 112,4	**39** Y 88,905 / **49** In 114,82	**40** Zr 91,22 / **50** Sn 118,69	**41** Nb 92,906 / **51** Sb 121,75	**42** Mo 95,94 / **52** Te 127,6	**43** Tc (99) / **53** J 126,9	**44** Ru 101,07 **45** Rh 102,9 **46** Pd 106,4	**54** Xe 131,3
VI	**55** Cs 132,9 / **79** Au 196,967	**56** Ba 137,34 / **80** Hg 200,59	**57** La 138,9 [Lanthaniden] / **81** Tl 204,37	**72** Hf 178,94 / **82** Pb 207,19	**73** Ta 180,948 / **83** Bi 208,98	**74** W 183,85 / **84** Po 210	**75** Re 186,2 / **85** At (210)	**76** Os 190,2 **77** Ir 192,2 **78** Pt 195,09	**86** Rn 222
VII	**87** Fr (223)	**88** Ra 226,05	**89** Ac 227 [Actiniden]						

Lanthaniden	**58** Ce 140,12	**59** Pr 140,9	**60** Nd 144,24	**61** Pm (145)	**62** Sm 150,35	**63** Eu 151,16	**64** Gd 157,25	**65** Tb 158,924	**66** Dy 162,50	**67** Ho 164,93	**68** Er 167,26	**69** Tm 168,93	**70** Yb 173,04	**71** Lu 174,97
Actiniden	**90** Th 232,038	**91** Pa 231	**92** U 238,03	**93** Np (237)	**94** Pu (242)	**95** Am (243)	**96** Cm (245)	**97** Bk (245)	**98** Cf (248)	**99** Es (254)	**100** Fm (253)	**101** Md (254/6)	**102** No (253)	**103** Lw (257)

neueren Untersuchungen zusammengesetzt und daher ungeeignet ist, wurde im Oktober 1960 durch den einstimmigen Beschluß der zur 11. Generalkonferenz für Maß und Gewicht in Paris versammelten Repräsentanten der Staaten der Meterkonvention die Wellenlänge der orangen Linie von ^{86}Kr gewählt.

1 m $\triangleq$ 1 650 763,73 Wellenlängen der orangen Linie von $^{86}_{36}$Kr [Z. Instr. *70*, 271 (1962)].

Demnach ist

1 Zentimeter	(cm)	= 0,01 m = 10^{-2} Meter
1 Millimeter	(mm)	= 0,001 m = 10^{-3} Meter
1 Mikrometer	(μm)	= 0,000 001 m = 10^{-6} Meter
1 Nanometer	(nm)	= 0,000 000 001 m = 10^{-9} Meter
1 Pikometer	(pm)	= 0,000 000 000 001 m = 10^{-12} Meter

Die Maßeinheiten des DAB 7 – BRD sind:

Meter	(m)	
Zentimeter	(cm)	= 10^{-2} m
Millimeter	(mm)	= 10^{-3} m
Mikrometer	(μm)	= 10^{-6} m
Nanometer	(nm)	= 10^{-9} m
Kilogramm	(kg)	
Gramm	(g)	= 10^{-3} kg
Milligramm	(mg)	= 10^{-3} g
Mikrogramm	(μg)	= 10^{-6} g

[Anstelle von μg findet sich vor allem in der anglo-amerikanischen pharmazeutischen Literatur (z. B. USP XVII) die Abkürzung „mcg", während im biochemischen Schrifttum die Bezeichnung „Gamma" (γ) eingebürgert ist. Im Sinne einer Vereinheitlichung ist es erstrebenswert, die von Physikern und Physiko-Chemikern gebrauchte Bezeichnung μg allgemein zu verwenden.]

Liter	(l)	
Milliliter	(ml)	= 10^{-3} l

Für die Beziehung zwischen Milliliter (ml) und Kubikzentimeter (cm³) gilt:

1,000 000 ml = 1,000 027 cm³,   1,000 000 cm³ = 0,999 973 ml.

Diese für praktische, pharmazeutische Belange nicht ins Gewicht fallende Differenz beruht darauf, daß nach exakten Messungen 1 Liter (der Raum, den 1 kg reinen, luftfreien Wassers von 4 °C bei 760 Torr einnimmt) 1 000,027 cm³ enthält. Da alle Volumenmeßgeräte durch Auswägen mit Wasser oder Quecksilber geeicht werden, ist es zweckmäßiger, die sich auf das Gewicht von 1 kg beziehenden Liter (l) und Milliliter (ml) zu verwenden. Die noch in Kubikzentimeter geeichten Geräte können laut Pharmakopöe noch benutzt werden.

Da die vom metrischen System verschiedenen englischen und amerikanischen Einheitsmaße vor allem noch in der Rezeptur angewendet werden, sei hier eine Gegenüberstellung mit den metrischen Größen gegeben.

Übersicht über die englischen und amerikanischen Einheitsmaße im Vergleich mit den metrischen Größen

1. Längenmaße:

1 mile	= 1760 yards	= 1609,33 m
1 yard	= 3 feet	= 91,44 cm
1 foot	= 12 inches	= 30,48 cm
1 inch		= 2,54 cm

2. Flächenmaße:

1 square mile	= 640 acres	= 259 ha
1 acre	= 4840 square yards	= 40,47 a
1 square yard		= 0,8361 qm

3. *Raum- und Hohlmaße:*

a) englische

1 minim (min.)		= 0,059 ml
1 fluid drachm (fl. drm.)	= 60 min.	= 3,552 ml
1 fluid ounce (fl. oz.)	= 8 fl. drm.	= 28,412 ml
1 pint	= 20 fl. oz.	= 0,568 l
1 gallon	= 8 pints	= 4,546 l

1 ml	= 16,9 minims
0,1 ml	= 1,69 minims
0,01 ml	= 0,169 minims

b) amerikanische

1 minim (min.)		= 0,061613 ml
1 fluid drachm (fl. drm.)	= 60 min.	= 3,697 ml
1 fluid ounce (fl. oz.)	= 8 fl. drm.	= 29,573 ml
1 pint	= 16 fl. oz.	= 0,4732 l
1 gallon	= 8 pints	= 3,7854 l
1 quart		= 1000 ml

4. *Gewichte:*

a) Apothekergewichte

1 grain (gr.)		= 0,0648 g
1 scruple	= 20 gr.	= 1,296 g
1 drachm	= 3 scruples	= 3,888 g
1 ounce	= 8 drachms	= 31,1035 g

b) Handelsgewichte

1 ounce (oz.)	= 16 drachms	= 437,5 grains	= 28,3495 g
1 pound (lb.)	= 16 ounces	= 7000 grains	= 453,5924 g
1 stone (st)	= 14 lbs		= 6,35 kg
1 hundredw. (cwt)	= 112 lbs		= 50,802 kg
1 ton	= 20 cwts		= 1016,05 kg

Erfolgt eine Konzentrationsangabe, so geschieht dies nach DAB 7 – BRD durch eine der folgenden Bezeichnungen:

g/g (Gewicht in Gewicht) bedeutet die Anzahl Gramm einer Substanz in Gramm Lösung;

g/ml (Gewicht in Volumen) bedeutet die Anzahl Gramm einer Substanz in Milliliter Lösung;

ml/ml (Volumen in Volumen) bedeutet die Anzahl Milliliter einer Flüssigkeit in Milliliter Lösung.

Prozentangaben finden sich nur in Verbindung mit der Konzentrationsangabe g/100 g (also Gewichtsprozente) oder ml/100 ml (also Volumenprozente). Die Konzentrationsangabe g/ml kann logischerweise nicht mit dem Begriff Prozent verknüpft werden. Nach DAB 7 – BRD sind Prozentangaben ohne nähere Bezeichnung allgemein als Gewichtsprozente (g/g) zu verstehen.

Im übrigen gilt, daß unter Teilen bei festen Stoffen Gewichtsteile, bei flüssigen Stoffen Volumenteile zu verstehen sind. Ausdrücklich davon ausgenommen sind Injektions- und Infusionslösungen, deren Konzentrationsangaben sich auf Anzahl Gramm einer Substanz in Milliliter Lösung beziehen.

USP XVII gebraucht für Konzentrationsangaben folgende Bezeichnungen:

Per cent weight in weight – (w/w) bedeutet die Anzahl g einer Substanz in *100 g* Lösung;
per cent weight in volume – (w/v) bedeutet die Anzahl g einer Substanz in *100 ml* Lösung;
per cent volume in volume – (v/v) bedeutet die Anzahl ml einer Flüssigkeit in *100 ml* Lösung.

Wird der Ausdruck Prozent ohne nähere Bezeichnung gebraucht, so ist für Mischungen fester Stoffe per cent weight in weight, für Lösungen fester Stoffe in Flüssigkeiten oder für Suspensionen per cent weight in volume und für Lösungen von Flüssigkeiten in Flüssigkeiten per cent volume in volume zu verstehen.

BP 63 kennt darüber hinaus noch die Bezeichnung:

per cent v/w (percentage volume in weight), die die Anzahl ml einer Substanz in 100 g des fertigen Produktes angibt.

Als Konzentrationsangabe bei Grenzwertbestimmungen u. a. findet sich die Bezeichnung ppm = parts per million.

1 ppm bedeutet 1 Teil z. B. Verunreinigung in 1 Million Teile der zu prüfenden Substanz.

Für die Genauigkeit der Wägungen und Messungen haben die Arzneibücher verschiedene Richtlinien. Im allgemeinen ist aus den angegebenen Dezimalen oder einem entsprechenden Zusatz ($\pm x\%$, genau gewogen od. dgl.) die verlangte Genauigkeit zu entnehmen. DAB 7 – BRD bestimmt ganz allgemein, daß bei den chemischen und physikalischen Untersuchungsmethoden die Zahlenwerte der Gewichts-, Volumen- und Temperaturangaben so zu verstehen sind, daß in der letzten angegebenen Stelle eine Schwankung von ± 3 Einheiten gestattet ist, falls nichts anderes angegeben ist. Bei Zeitangaben ist eine Abweichung von $\pm 10\%$ zulässig. Besonders wird darauf hingewiesen, daß diese Schwankungen nicht bei der Angabe von Grenzzahlen und Zahlenintervallen gültig sein sollen.

Literatur: BÖHME, H., u. H. WOJAHN: Deutsches Arzneibuch, 6. Ausg., 3. Nachtr. 1953. Kommentar, Stuttgart: Wissenschaftl. Verl.-Ges. u. Frankfurt/Main: Govi-Verlag 1959.

Einheiten des Druckes. Druck ist die auf die Flächeneinheit wirkende Kraft·

$$p = \frac{K}{F} \quad \left[\frac{\mathrm{dyn}}{\mathrm{cm}^2}\right].$$

Als Maßeinheiten für den Druck sind gebräuchlich:

1. die physikalische Atmosphäre (atm). Sie ist gleich der Kraft, die eine 760 mm hohe Quecksilbersäule auf den 1 cm² großen Boden des Gefäßes ausübt.

1 Torr (früher 1 mm Hg-Säule) = 1/760 atm.

2. die technische Atmosphäre at = 1 kp/cm².

3. die Einheit des CGS-Systems* ist 1 dyn · cm^{-2}.

Davon leitet sich ab 1 b (Bar) = 10^6 dyn · cm^{-2}.

4. Die Einheit des MKS-Systems* ist 1 N · m^{-2} (Newton pro m²) = 10 dyn · cm^{-2}.

Die einzelnen Einheiten lassen sich wie folgt ineinander umrechnen:

$$1 \mathrm{~N} \cdot \mathrm{m}^{-2} = 10 \mathrm{~dyn} \cdot \mathrm{cm}^{-2} = 10^{-5} \mathrm{~b} = 0{,}987 \cdot 10^{-5} \mathrm{~atm}$$
$$= 1{,}020 \cdot 10^{-5} \mathrm{~at} = 0{,}750 \cdot 10^{-2} \mathrm{~Torr}.$$

III. Temperaturmessungen und Temperaturangaben

Die Anwendung von Temperaturmeßgeräten beruht auf der gesetzmäßigen Abhängigkeit der Veränderung ihres Rauminhaltes, ihrer Festigkeit oder ihres elektrischen Widerstandes beim Abkühlen oder Erwärmen. Zeigen die Temperaturmeßgeräte nur vorhandene Wärme oder Temperaturunterschiede an, werden sie Thermoskope genannt. Besitzen sie eine geeichte Teilung, so spricht man von Thermometern oder Pyrometern.

1. Temperaturskalen. α. *Celsius-Teilung.* In Deutschland wird die Temperatur t nach der Celsius-Teilung gemessen. Sie geht auf den schwedischen Astronom ANDERS CELSIUS (1701–1744) zurück; er hat die hundertteilige Thermometerskala eingeführt, jedoch als Fundamentalpunkt 0° den Siedepunkt und 100° den Gefrierpunkt des Wassers benutzt. C. v. LINNÉ kehrte als erster die Skala um.

Somit ist bei dieser Teilung die Entfernung zwischen 2 Festpunkten, dem Schmelzpunkt des Eises und dem Siedepunkt des Wassers unter einem Druck von 760 Torr, in 100 gleiche

---

* CGS-System ist ein Maßsystem mit den Grundeinheiten cm, g, sec. Das MKS-System hat die Grundeinheiten m, kg, sec.

Teile geteilt. Der Eispunkt wird mit 0°, der Siedepunkt mit 100° angegeben. Die Celsius-Grade werden mit ° bezeichnet (DIN-Schreibweise). Auch in anderen Ländern setzt sich die Celsius-Teilung immer mehr durch. In der Wissenschaft ist sie international anerkannt.

β. *Andere Teilungen.* Jede andere Teilung wird durch beigefügte Buchstaben kenntlich gemacht. Werden die Celsius-Grade vom absoluten Nullpunkt (— 273,16°) aus gezählt, so entsteht die absolute oder Kelvin-Teilung. Die sogenannte absolute Temperatur gibt man mit T an und schreibt °abs. oder °K. Im Gebrauch sind noch die Fahrenheit-Teilung (°F), hauptsächlich in England und Amerika, und die Réaumur-Teilung (°R). Der Zusammenhang der Teilungen ist aus Abb. 1 zu ersehen.

Die einzelnen Teilungen können durch folgende Formeln aufeinander zurückgeführt werden: Absolute Temperatur $T = t + 273°$, wobei T die absolute Temperatur in °K und t die Temperatur nach der Celsius-Teilung bedeuten, und $\dfrac{R}{4} = \dfrac{C}{5} = \dfrac{F-32}{9}$, wobei R die Anzahl der Réaumur-, C die der Celsius- und F die der Fahrenheit-Grade sind.

Um wissenschaftliche Temperaturmessung zu erreichen, ist die thermodynamische Skala (s. S. 30) festgelegt worden. Die *Physikalisch-Technische Bundesanstalt* hat alle Thermometereinteilungen auf diese Skala zurückgeführt und eicht mit Platinwiderstandsthermometern.

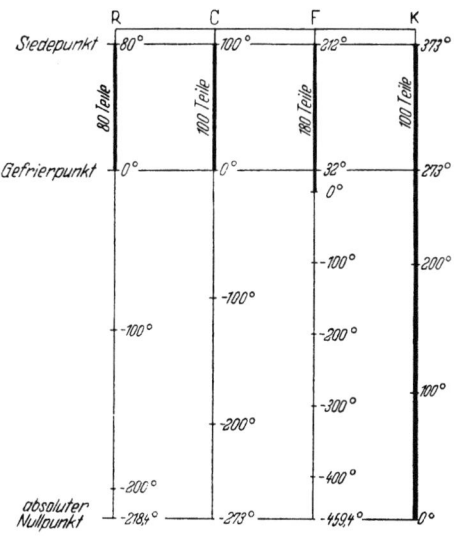

Abb. 1. Temperaturunterteilungen (Erklärung im Text).

2. Meßbereiche. Die Tabelle gibt einen Überblick über die in der Technik für die einzelnen Meßbereiche hauptsächlich verwendeten Temperaturmeßgeräte:

Strahlungspyrometer	500 bis 3000°
Thermoelemente	— 200 bis 1600°
Elektr. Widerstandsthermometer	— 200 bis 600°
Alkoholthermometer	— 100 bis 70°
Quecksilberthermometer	— 39 bis 750°

3. Thermometer. α. *Flüssigkeitsthermometer.* Ein dünnwandiges Gefäß, in dem sich eine Flüssigkeit befindet, endet in einem oben geschlossenen, langen, engen, kapillaren Steigrohr. Endet die Kapillare wie nach den Angaben der PI. (s. u.) in einer Kugel, um ein Platzen des Thermometers bei Überhitzen zu vermeiden, so bezeichnet man diese Vorrichtung als „Sicherheitskammer". Die Länge der Flüssigkeitssäule ist ein Maß für die Erwärmung. Durch einen geeigneten Querschnitt der Glasröhre wird gute Ablesbarkeit erzielt. Man unterscheidet Stabthermometer und Einschlußthermometer. Bei den ersteren sind die Teilstriche auf die dickwandigen Kapillaren aufgeätzt, während sie sich bei den Einschlußthermometern auf einem besonderen Skalenträger befinden, der an der Kapillare befestigt und durch einen Glasmantel geschützt ist. Die Stabthermometer gewähren eine bessere Ablesung. Durch die Abmessung von Gefäß und Haarröhre werden der Meßbereich und die Genauigkeit des Thermometers bestimmt. Bei genauen Thermometern wird die verwendete Glassorte angegeben. Glassorten, die Temperatursprüngen ausgesetzt werden können, sind durch einen schwarzbraunen (Jenaer Glas 2954[III]) oder roten (Jenaer Normalglas 16[III]) Längsstrich gekennzeichnet. Die Thermometerflüssigkeit soll sich durch Wärme gleichmäßig ausdehnen. Ihre Siede- und Erstarrungspunkte sind die Grenzen für die Verwendbarkeit des Thermometers. Quecksilberthermometer werden für Temperaturen zwischen — 39° und 750° hergestellt.

Sollen sie für Temperaturen über 150° gebraucht werden, muß über dem Quecksilber Stickstoff oder Kohlendioxid in die Kapillare eingeschlossen werden. Die Gase verhindern durch ihren Druck (bis etwa 100 atm) ein Verdampfen des Quecksilbers. Es ist in neuerer Zeit gelungen, hochgradige Quarzglasthermometer anzufertigen, die bis 900° brauchbar sind. Nimmt man als Füllflüssigkeit eine eutektische Quecksilber-Thallium-Legierung (8,5% Thallium), so ist das Thermometer bis $-59°$ brauchbar. Äthylalkoholthermometer lassen sich für Temperaturen zwischen -100 und 70°, Toluolthermometer zwischen -90 und 100° verwenden. Für noch tiefere Temperaturen (-190 bis 20°) muß das Thermometer mit Pentan oder mit Petroläther gefüllt werden.

Das *Fieberthermometer*, das in der Heilkunde gebräuchlich ist, zeigt die erreichte Temperatur dann noch an, wenn es abgekühlt wird. Der Quecksilberfaden reißt dabei an einer verengten Stelle in der Haarröhre von dem Quecksilber im Gefäß ab und verkürzt sich beim Abkühlen auf Zimmertemperatur nur um etwa 1/10 Grad. Das Thermometer ist erst wieder gebrauchsfähig, wenn der Quecksilberfaden durch Herunterschlagen mit dem übrigen Quecksilber in Verbindung gebracht wird. Der Meßbereich geht von 35 bis 45° bei einer Zehntelgradeinteilung. Jedes Fieberthermometer, das in den Verkehr gebracht wird, muß amtlich geprüft und mit amtlichem Stempel versehen sein. Es muß den Namen des Herstellers oder sein patentamtlich eingetragenes Warenzeichen oder einen Buchstaben und eine Zahl tragen, die von dem Prüfungsamt für den Hersteller vorzuschreiben sind. Die amtliche Prüfung erfolgt durch die Physikalisch-Technische Bundesanstalt oder durch die Prüfämter der Länder.

Das „*Zyklotest*"-*Thermometer* ist eine Art Fieberthermometer, mit dem die feinen Schwankungen der sog. „Basaltemperatur" der Frau während des Menstruationscyclus gemessen und somit die empfängnisfreien Tage ermittelt werden können. Das Thermometer trägt eine mittlere Markierung, die bei 36,9° liegt, und eine Skala mit je 6 Teilstrichen nach oben und unten, die jeweils noch halbiert sind. Die Entfernung von der Mittelmarke (36,9°) bis $+6$ oder -6 mißt etwa 5 cm und entspricht ungefähr 0,6°. Dadurch können Temperaturunterschiede von 0,025° noch gut abgelesen werden.

Hersteller: Medico-Technik KG, Bonn a. Rhein.

Das *Beckmann-Thermometer* (Abb. 2), das zu relativen Messungen, z. B. zur Bestimmung von Temperaturunterschieden bei der Kalorimetrie, verwendet wird, ist ein in hundertstel Grad geteiltes Präzisionsthermometer. Sein eigentlicher Meßbereich umfaßt nur wenige Grade. Die Thermometerkapillare ist aber mit einer Überlaufvorrichtung für das Quecksilber versehen, mit deren Hilfe man den Meßbereich in jedes beliebige, für normale Quecksilberthermometer erreichbare Temperaturgebiet verlegen kann. Die Skala ist willkürlich beziffert, jedoch entspricht die Differenz zweier ganzer Skalenteile genau 1°. Meist sind die Beckmann-Thermometer so eingerichtet, daß bei 0° der Quecksilberfaden bis zum oberen Ende der Skala reicht. Will man bei höheren Temperaturen arbeiten, so muß ein Teil des Quecksilbers in das Überlaufgefäß gebracht werden. Dazu wird die Thermometerkugel in einem Bad vorsichtig 2 bis 3° über die benötigte Temperatur erwärmt und der Quecksilberfaden durch vorsichtiges Klopfen am Überlaufgefäß zum Abreißen gebracht. Will man bei tieferen Temperaturen arbeiten als die ursprüngliche Füllung der Kapillare bedingt, so wird das Thermometer umgedreht und die Thermometerkugel vorsichtig (mit der Hand) erwärmt, bis der Quecksilberfaden sich mit dem Vorrat vereinigt hat, dann richtet man das Thermometer vorsichtig auf, kühlt auf etwa 2 bis 3° über die Arbeitstemperatur ab und trennt wiederum durch vorsichtiges Klopfen am Vorratsgefäß den Quecksilberfaden vom Vorrat. Nach einiger Übung gelingt es leicht, die gewünschten Meßbereiche einzustellen. Man gehe jedoch mit dem Beckmann-Thermometer sehr behutsam um!

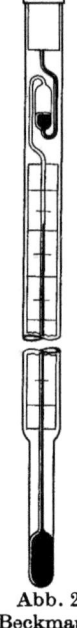

Abb. 2. Beckmann-Thermometer.

Anschütz-Thermometer sind Thermometer, die einen Temperaturbereich von jeweils 50° erfassen und in 1/5, 1/2 oder 1/1° unterteilt sind. Man verwendet meist Sätze von 7 Thermometern (DIN 12777):

0 bis 50°	Teilung in 1/5°
50 bis 100°	Teilung in 1/5°
100 bis 150°	Teilung in 1/5°
150 bis 200°	Teilung in 1/5°
200 bis 250°	Teilung in 1/2°
250 bis 300°	Teilung in 1/2°
300 bis 360°	Teilung in 1/1°

Das *Minimum-Maximum-Thermometer* (s. Abb. 3) zeigt die höchste und tiefste Temperatur während eines beliebigen Zeitraumes an. Es besteht in der Ausführung nach SIX aus einem U-förmig gebogenen Rohr, das als Thermometerflüssigkeit Alkohol enthält. Beim

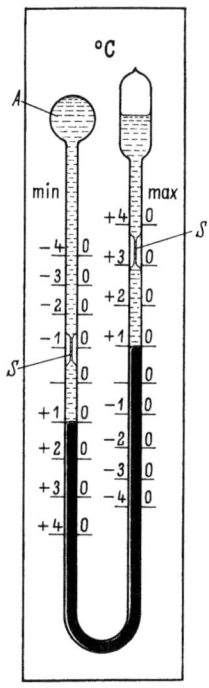

Abb. 3.
Minimum- und Maximumthermometer.

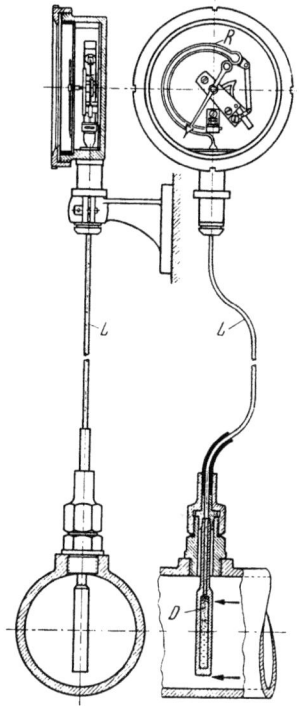

Abb. 4.
Flüssigkeitsdruckthermometer.
D Meßgefäß; R BOURDONsche Stahlröhre;
L Schlauch.

Ausdehnen und Zusammenziehen des Alkohols im eigentlichen Thermometergefäß A wird ein Quecksilberfaden verschoben, auf dessen Enden je ein Stahlstäbchen S aufsitzt. Diese werden vom Alkohol umspült. Beim Zurückgehen des Quecksilberfadens bleiben die Stäbchen an der Glaswandung hängen und geben mit ihrem unteren Ende den erreichten Höchst- oder Niedrigstwert an. Für neue Messungen werden die Stäbchen mit einem Magneten wieder auf den Quecksilberfaden aufgesetzt. Der Druck des gesättigten Alkoholdampfes in dem in der Abb. 3 halbgefüllten Gefäß hält den Quecksilberfaden stets im Anschluß an die Thermometerflüssigkeit in A.

Das *Flüssigkeitsdruckthermometer* dient hauptsächlich als Fernthermometer oder für selbstschreibende Instrumente (s. Abb. 4). Meßgefäß D und die als Anzeigestelle dienende gekrümmte BOURDONsche Stahlröhre R sind durch einen Schlauch L verbunden und mit Quecksilber oder Öl gefüllt. Bei Erwärmung dehnt sich die Flüssigkeit aus und drückt auf die Stahlröhre R, deren Bewegung durch ein Hebelsystem auf einen Zeiger übertragen wird. Meßbereich —20 bis 500°.

β. *Metallthermometer.* Das *Bimetallthermometer* (s. Abb. 5) enthält eine Spirale aus Bimetall, die sich bei Erwärmen durch die verschiedenen Ausdehnungskoeffizienten der beiden aufeinandergewalzten Metalle krümmt. Die Bewegung des freien Endes wird durch einen Hebel auf einen Zeiger übertragen, der über einer Teilung spielt. Die erreichte höchste und niedrigste Temperatur kann durch einen Schleppzeiger, der beim äußersten Ausschlag stehenbleibt, angegeben werden. Die Bimetallthermometer werden z.B. für selbstaufzeichnende Meßgeräte (Thermographen) verwendet. Meßbereich bis 500°.

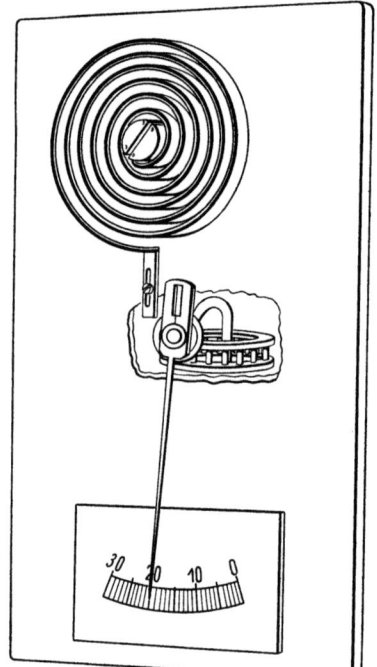

Abb. 5. Bimetallthermometer.

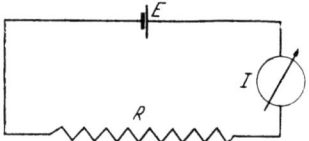

Abb. 6. Elektrisches Widerstandsthermometer. E Stromquelle; I Galvanometer; R Widerstandsdraht.

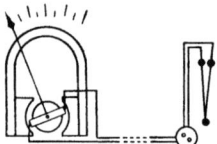

Abb. 7. Thermoelektrisches Pyrometer (aus MEDICUS: Techn.-chem. Analyse, Dresden u. Leipzig: Steinkopff 1951).

Das *Graphitthermometer* besteht aus einer Graphitstange, die gegen Wärme unempfindlich ist und sich in einem einseitig geschlossenen Metallrohr befindet. Die Ausdehnung des Metallrohres wird durch ein Hebelsystem, das auf der Graphitstange ruht, auf einen Zeiger übertragen. Meßbereich etwa 600 bis 1000°.

Das *elektrische Widerstandsthermometer* (s. Abb. 6) beruht auf der Abhängigkeit des Widerstandes eines Metalldrahtes von der Temperatur. Es besteht aus einem Platindraht R, der auf Glimmer aufgewickelt und mit einer Schwachstrombatterie und einem nach der Celsius-Teilung geeichten Galvanometer verbunden ist. Meßbereich etwa —250 bis 1500°. Das Thermometer ist für Fernmessungen geeignet und wird durch besondere Schaltungen unabhängig von der Batteriespannung gemacht. Es wird überall dort verwendet, wo es auf genaue Messungen ankommt (Eichinstrument der Physikalisch-Technischen Bundesanstalt).

Das *thermoelektrische Pyrometer* (s. Abb. 7) ist ein Thermoelement, dessen Lötstelle der zu messenden Temperatur ausgesetzt wird. Die entstehende thermoelektrische Spannung wird durch ein in der Celsius-Teilung geeichtes Millivoltmeter gemessen. Es sind nur solche Metallzusammenstellungen brauchbar, deren Spannung genügend groß ist und mit der Temperatur regelmäßig zunimmt.

Die wichtigsten Thermoelemente sind:

Kupfer-Konstantan	(− 250 bis 600°)
Silber-Konstantan	(bis 650°)
Eisen-Konstantan	(bis 800°)
Nickel-Chromnickel	(bis 1150°)
Platin-Platinrhodium	(bis 1600°).

Da die elektromotorische Kraft von dem Temperaturunterschied zwischen Lötstelle und den freien Drahtenden (kalten Lötstellen) abhängt, muß die Temperatur der letzteren konstant gehalten werden (Kopftemperatur). Es ist auch möglich, durch besondere Schaltungen die Ablesung unabhängig von der Kopftemperatur zu machen. Die Metalldrähte des Elements werden durch Rohre aus Quarz oder aus keramischen Massen geschützt und gegeneinander isoliert. Das thermoelektrische Pyrometer eignet sich gut für Fern- und Oberflächenmessungen. Was für Rohre angewandt werden, richtet sich nach der Atmosphäre oder nach der Schmelze, in die das Element gebracht wird.

Literatur: D'Ans, J., u. E. Lax: Taschenbuch für Chemiker und Physiker, 2. Aufl.. Berlin/Göttingen/Heidelberg: Springer 1949, S. 1513, Tab. 63125.

γ. *Strahlungspyrometer.* Mit den Strahlungspyrometern wird die Strahlung glühender Körper gemessen.

Bei den Gesamtstrahlungspyrometern wird die gesamte Strahlungsenergie (sichtbare und unsichtbare Wärmestrahlung) eines Körpers durch ein Linsensystem gesammelt und auf einem geschwärzten Körper vereinigt. Dort setzt sie sich in Wärme um. Die dadurch entstehende Temperatursteigerung wird gemessen. Die Angaben solcher Instrumente sind unabhängig von der Entfernung vom Strahler, weil mit zunehmender Entfernung zwar die Energie abnimmt, aber die strahlengebende Fläche in demselben Maße zunimmt. Die Gesamtstrahlungspyrometer können meist nur für Temperaturen über 600° verwendet werden, da bei tieferen Temperaturen fast die gesamte Strahlung durch die Glaslinsen verschluckt wird. Als Beispiel sei die Bauart nach Féry (s. Abb. 8) erwähnt, bei der die Wärme von einem geschwärzten Platinplättchen aufgenommen wird. Dieses ist mit einem Thermoelement verbunden, dessen elektromotorische Kraft ein nach der Celsius-Teilung geeichtes Zeigergalvanometer zum Ausschlag bringt. Damit die zugestrahlte Wärme nicht abgeleitet wird und andererseits ein schnellerer Temperaturausgleich stattfinden kann, befindet sich das Thermoelement in einem metallverkapselten, luftleeren Glaskolben.

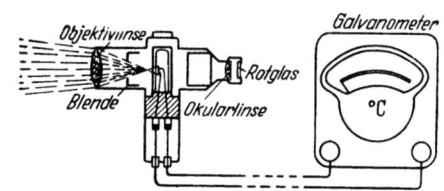

Abb. 8. Gesamtstrahlungspyrometer (aus Medicus, wie Abb. 7).

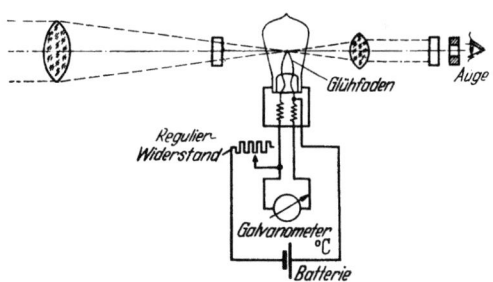

Abb. 9. Glühfadenpyrometer (aus Medicus, wie Abb. 7).

Die Teilstrahlungspyrometer (optische Pyrometer) berücksichtigen nur den sichtbaren Teil der Wärmestrahlung. Die Helligkeit der zu messenden Strahlung wird bei einer bestimmten Lichtfarbe mit der eines Normalstrahlers (Glühlampe) verglichen. Die Lichtfarbe wird durch ein vor die Linse gesetztes Farbglas (meist rot mit Wellenlänge $\lambda = 650$ mμ), das alle anderen Strahlen abblendet, herausgefiltert. Da die sichtbare Strahlung gemessen wird, ist das Teilstrahlungspyrometer erst von 600° an verwendbar. Es ist besonders für die Temperaturmessung freistrahlender Körper (ausfließende und offene Schmelzen) geeignet. Um auf gleiche Helligkeit einstellen zu können, muß eine der beiden Strahlungen geändert werden. Dadurch ergeben sich zwei Möglichkeiten, die an Beispielen erläutert seien:

1. Glühfadenpyrometer nach Holborn und Kurlbaum (s. Abb. 9). Durch ein Fernrohr werden die Bilder der zu messenden Strahlung und des Glühfadens einer Vergleichslampe auf eine Bildebene gebracht. Mit einem Vorschaltwiderstand ändert man den Heizstrom der

Lampe, bis der Glühfaden so hell wie die strahlende Fläche erscheint. Die Temperatur wird an dem nach der Celsius-Teilung geeichten Strommesser abgelesen. Die Strahlung kann durch Vorschalten sog. Rauchgläser um einen Betrag gemindert werden, der dann an der Temperaturteilung berücksichtigt wird.

2. *Kreuzfadenpyrometer* (s. Abb. 10). Zwei gekreuzte Glühfäden aus verschiedenen Metallen sind so geschaltet, daß sie nur bei einer verschiedenen Fadentemperatur gleich hell erscheinen. Bei Beginn der Messung stellt man sie auf gleiche Helligkeit ein. Hat der Strahler eine höhere Temperatur, wird seine Helligkeit durch einen kreisförmigen Graukeil abgeschwächt, bis das Glühfadenkreuz verschwindet. Die Drehung des Graukeils ist ein Maß für die Temperatur.

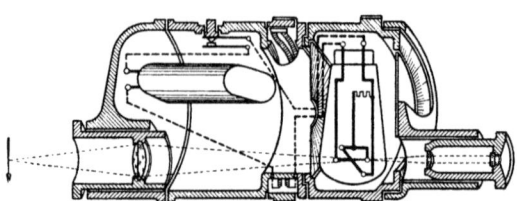

Abb. 10. Kreuzfadenpyrometer
[aus W. H. WESTPHAL (Hrsg.): Physik. Wörterbuch, Berlin/Göttingen/Heidelberg: Springer 1952].

Bei den hauptsächlich zu Eichzwecken dienenden optischen Pyrometern nach WANNER ist das Sehfeld in zwei Hälften geteilt. Die eine erhält durch eine gleichbleibende Vergleichslichtquelle (Glühlampe) eine bestimmte Helligkeit. Die andere wird durch die zu messende Strahlung beleuchtet und kann durch eine Polarisationseinrichtung aus zwei NICOLschen Prismen auf die Helligkeit des Vergleichsfeldes gebracht werden. Die Drehung des im Schauteil (Okular) des Fernrohres enthaltenen Analysators ist ein Maß für die Temperatur.

4. *Sonstige Meßverfahren*. α. *Änderung des Aggregatzustandes.* Auf Änderung des Aggregatzustandes beruhen wichtige Temperaturmessungen. So werden zur Kontrolle, ob bei Sterilisationen im Innern der zur Keimfreimachung gelangenden Stoffe tatsächlich die gewünschte Temperatur erreicht wird, Testobjekte verwendet. Als Testobjekt benutzt man in einem kleinen Glasröhrchen eingeschlossene kristalline Substanzen, die bei einer bekannten Temperatur schmelzen. Will man z. B. eine Temperatur von 110 bis 112° erreichen, so nimmt man zur Kontrolle Antipyrin, für eine Temperatur von 115° Acetanilid usw. Auch Metallegierungen finden zu diesem Zweck Verwendung.

Die Beurteilung der Temperatur mit Hilfe der *Segerkegel* in der keramischen Industrie gehört ebenfalls hierher. Die erwähnten Kegel sind dreiseitige Pyramiden aus Schmelzen von Quarz, Tonerde und Metalloxiden. Ihre Erweichungstemperatur wird durch Umbiegen der Pyramidenspitze angezeigt. So lassen sich Temperaturen im Bereich von 600 bis 2000° auf etwa 25° genau abschätzen. In ähnlicher Weise werden Schmelzlegierungen verwendet. Sie haben eine ihrer Zusammensetzung entsprechende Schmelztemperatur und werden in Tiegeln der zu bestimmenden Temperatur ausgesetzt. Zur Bestimmung der Oberflächentemperatur von Heißpreßformen und zur Temperaturkontrolle an Dampfleitungen und Verbrennungskraftmotoren können Schmelzsalze von bekannter Schmelztemperatur in Form von Körnchen aufgestreut werden.

β. *Glühfarben*. Ein warmer Körper sendet etwa von 500° an Lichtstrahlen aus, zunächst langwellige rote, bei weiterer Erhitzung kurzwellige rote, grüne und schließlich blaue. Zur angenäherten Bestimmung kann die folgende Zusammenstellung dienen:

Schwarzrot	500°	Hellkirschrot	1000°	Weiß	1500°
Dunkelrot	700°	Dunkelorange	1100°	Grün	2000°
Dunkelkirschrot	800°	Zitronengelb	1200°	Blau	3000°
Kirschrot	900°	Weißgelb	1300°		

γ. *Wärmeempfindliche Farbstoffe*. Gewisse chemische Substanzen verändern bei einer bestimmten Temperatur ihre Farbe. Man verwendet sie in Lösungen zum Tränken von Prüfpapierstreifen oder als Farbanstriche für Motorenteile, Lager und Getriebe. So verändern ihre Farbe:

Quecksilber-Silberjodid	bei 35°	Schellack	bei 115°
Metaphenylendiamin	bei 105°	Pyrogallol	bei 135°
Schwefel	bei 112°	Dinitroanilin	bei 170°

δ. *Kalorimetrisches Verfahren.* Ein Metallstück von bekanntem Gewicht und bekannter spezifischer Wärme wird auf die zu messende Temperatur gebracht und dann in ein Wasserkalorimeter eingetaucht. Die Temperatur wird nach der RICHMANNschen Mischungsregel errechnet:

$$G_1 c_1 (t_1 - t_m) = G_2 c_2 (t_m - t_2).$$

G_1 = Gewicht des warmen Körpers;
G_2 = Gewicht des kalten Körpers;
c_1 = spezifische Wärme des warmen Körpers;
c_2 = spezifische Wärme des kalten Körpers;
t_1 = Temperatur des warmen Körpers;
t_2 = Temperatur des kalten Körpers;
t_m = Mischungstemperatur.

In D'ANS und LAX „Taschenbuch für Chemiker und Physiker" findet sich eine sehr übersichtliche Tabelle über die verschiedenen Temperaturmeßverfahren.

Es sind bei *Temperaturmessungen folgende Korrekturen* zu beachten:

1. Die Eichkorrektur. Sie ist notwendig durch die verschiedene Weite auch der besten Flüssigkeitskapillaren. Die vorzunehmenden Korrekturen sind auf dem Eichschein angegeben.

2. Die Korrektur auf Grund der Verschiebung der Fixpunkte. Eine Verschiebung der Fixpunkte eines Thermometers kann beispielsweise durch langsames Sichzusammenziehen des Glases (Thermometer aus frisch geblasenem Glas) verursacht sein. DAB 6 forderte die Überprüfung des Eis- und des Siedepunktes des Wassers. DAB 7 – BRD begnügt sich mit der leichter durchzuführenden Eispunktskorrektur.

Dazu wird das Thermometer bis über den Nullgrad-Strich in ein Gefäß mit geschabtem, sauberem Eis gesteckt, das mit destilliertem Wasser ausgewaschen ist. Das Eis um das Thermometer wird festgedrückt; nach 6 bis 8 Min. wird abgelesen. Beim Ablesen darf das Thermometer nicht aus dem Eis herausgezogen werden; das Eis muß von der Ablesestelle so weit entfernt werden, daß die Quecksilberkuppe sichtbar wird. Ist die bei der Nachprüfung für den Eispunkt gefundene Korrektur k_N von der auf dem Eich- bzw. Prüfschein angegebenen Korrektur k_E verschieden, so ist zu sämtlichen auf dem Eich- bzw. Prüfschein angegebenen Korrekturen die Differenz $k_N - k_E$ zu addieren.

3. Die Korrektur des herausragenden Fadens. Sie wird vom DAB 6 nicht verlangt, da diese Korrektur durch die Art der verwendeten Untersuchungsgeräte nicht erforderlich gemacht wird. Bei dem Schmelzpunktapparat von ROTH (DAB 6) ist das Thermometer z. B. von einem Luftmantel umgeben, der von einem Mantel mit heißer Flüssigkeit geheizt wird. Da jedoch die Flüssigkeit unten in dem äußeren Mantel kälter ist als die Flüssigkeit unten in dem Kugelgefäß, so ist auch die Temperatur des Quecksilberfadens nicht ganz gleich der Temperatur des Quecksilbergefäßes. Man erhält mindestens bei höheren Temperaturen etwas zu niedrige Schmelzpunkte. Immerhin kann man aber bei einheitlichen Abmessungen des Apparates und bei gleichmäßiger und nicht zu geringer Füllung einigermaßen reproduzierbare Resultate erhalten.

Die Thermometer werden im allgemeinen ganz eintauchend justiert (man kann auch sagen „kalibriert", da Kaliberfehler dabei berücksichtigt werden; im Angelsächsischen „calibrated") oder amtlich geeicht. Ragt der Quecksilberfaden beim Gebrauch des Thermometers aus der zu messenden Substanz (ohne eine dem DAB 6 adäquate Anordnung) heraus, so fallen die gemessenen Werte zu niedrig aus. Es ist deshalb eine Korrektur anzubringen. Dan. IX und Pl.Ed. I/1 fordern eine Fadenkorrektur. Diese wird nach der Formel errechnet:

$$c = k n (t_a - t_f).$$

Darin ist c die Korrektur, die der Ablesung hinzuzuzählen ist, n = Anzahl der herausragenden Fadengrade, t_a = abgelesene Temperatur, t_f = mittlere Fadentemperatur. k ist der scheinbare Ausdehnungskoeffizient des Quecksilbers im Glase; er ist also etwas abhängig von dem Ausdehnungskoeffizienten des Kapillarglases. Letzterer ist klein gegenüber dem Ausdehnungskoeffizienten des Quecksilbers. Die für k angegebenen Werte liegen etwa zwischen 0,00017 und 0,00015. Mit $k = 1/6000$ erhalten wir eine Näherungsformel:

$$c = \frac{n}{6000}(t_a - t_f),$$

die für das in ganze Grade geteilte Thermometer ausreicht.

Die Unsicherheit liegt weniger in der Formel selbst als in der Bestimmung der mittleren Fadentemperatur t_f. Man bestimmt im allgemeinen t_f mit einem Hilfsthermometer, d. h. mit einem zweiten Laboratoriumsthermometer, das in der Mitte des herausragenden Fadens angelegt wird. Unsicher ist die Messung mit dem Hilfsthermometer in allen Fällen, wo das Thermometer sich oberhalb einer Wärmequelle (z. B. Bunsenbrenner) befindet, da es den wechselnden Einflüssen erwärmter Luft und der Flammengase ausgesetzt ist. Besser verwendet man anstatt des einfachen Hilfsthermometers ein Fadenthermometer nach MAHLKE, worüber J. ADAM [Z. Instrumentenk. 27, 101 (1907)] berichtet. Man erhält dann t_f mit großer Genauigkeit.

5. Angaben der Pharmakopöen. DAB 7 – BRD. Alle Temperaturen beziehen sich auf Grad Celsius (°). Wenn keine Temperatur vorgeschrieben ist, gelten die Angaben für Raumtemperatur von 20°.

Zur Verwendung kommen
a) Thermometer mit einer Einteilung in 1°,
b) Thermometer mit einer Einteilung in 0,2°
und einem Meßbereich von 50° (Länge etwa 175 mm, Durchmesser 6,0 mm, Skalenlänge 110 bis 130 mm, beginnend 15 bis 20 mm über dem unteren Ende, Einschlußtype mit prismatischer Kapillare).

Es dürfen nur eichamtlich geprüfte Thermometer verwendet werden.

DAB 7 – DDR. Zur Temperaturmessung sind Thermometer zu verwenden, deren Skalen nach Celsius-Graden oder Bruchteilen derselben unterteilt sind. Der Abstand benachbarter Teilstriche muß bei nach Celsius-Graden unterteilten Skalen mindestens 0,8 mm, bei nach Bruchteilen von Celsius-Graden unterteilten Skalen mindestens 0,4 mm betragen.

BP 63 schreibt verschiedene genau standardisierte Thermometer vor, bei denen zwischen dem kurzschäftigen und dem 100-mm-Immersionstyp unterschieden wird. Das kurzschäftige Thermometer umfaßt etwa 50 Grade, wobei jeder Grad eine Ausdehnung von 1,5 bis 2 mm haben muß. Die 100-mm-Immersionstypen sind in folgender Tabelle genau angegeben.

Markenbezeichnung	Bereich	unterteilt in	Durchmesser des Schaftes mm	maximale Gesamtlänge mm	Mindestlänge der Hauptskala mm
F 50/C 100	− 2 bis + 52°	0,2°	6,0–7,5	385	190
F 75C/100	24– 78°				
F 100C/100	48–102°				
F 125C/100	72–126°				
F 150C/100	98–152°				
F 255C/100	95–255°	0,5°			
C 305C/100	195–305°	1°	5,0–7,0	255	100
C 400C/100	295–400°				

USP XVII schreibt folgende *7 verschiedene Thermometertypen* vor, die den Vorschriften der American Society for Testing Materials (A.S.T.M.) entsprechen müssen:

Typ I   für allgemeine Zwecke;
Typ II für allgemeine Zwecke;
Typ IV für die Bestimmung der kinematischen Viskosität;
Typ V   für die Titerbestimmung von Fettsäuren;
Typ VI für die Bestimmung von Siede- und Destillationstemperaturen
Typ VII für die Bestimmung von Siede- und Destillationstemperaturen;
Typ VIII für die Bestimmung des Ep. von Vaseline.

Die Thermometer sollen bei der Eichung mit der ganzen Quecksilbersäule in das Prüfbad eintauchen, wenn nicht im einzelnen andere Immersionsbedingungen vorgeschrieben sind (s. Tabelle). Die Anforderungen für die 7 verschiedenen Thermometertypen sind in der Tabelle auf S. 29 angeführt.

Dan. IX nennt zwei verschiedene Thermometer:

1. Zur Bestimmung des Schmelzpunktes, des Erstarrungspunktes und des Siedepunktes wird ein Thermometer mit einer Teilung von − 20° bis 360°, unterteilt in ganze Grade, benutzt.
2. Zur Bestimmung der Wasserbadtemperaturen bei Viskositätsmessungen und zu Dichtebestimmungen mit dem Pyknometer sowie zur Überprüfung von Fieberthermometern ist ein Thermometer mit einem Bereich von − 10° bis mindestens 50° vorgeschrieben. Dieses Thermometer hat eine Teilung in Zehntelgrade.

Es werden geeichte und nichtgeeichte Thermometer verwandt, für die das Arzneibuch eine Überprüfung des Nullpunktes angibt. Für nichtgeeichte Thermometer führt das Arzneibuch eine Eichmethode mit Hilfe eines Normalthermometers an.

Übersicht über die in USP XVII zur Verwendung vorgeschriebenen Thermometer

Thermometer Typ	I	II	IV	V	VI	VII	VIII
Temperaturskala	−20° bis +150°	−5° bis +300°	34° bis 42°	−2° bis +68°	−2° bis +300°	−2° bis +400°*	20° bis 100°
Unterteilungen	1°	1°	0,1°	0,2°	1°	1°	0,3°
Gesamtlänge, mm	322 ± 5	390 ± 5	275 ± 5	405 ± 5	386 ± 5	386 ± 5	312 ± 5
Schaftdurchmesser, mm	6,0 bis 7,0	6,0 bis 7,0	6,0 bis Durchm. von Schaft	6,0 bis 7,0	6,0 bis 7,0	6,0 bis 7,0	6,0 bis 7,0
Kugeldurchmesser, mm	5,0 bis 6,0	5,0 bis 6,0	5,0 bis Durchm. von Schaft	5,5 bis Durchm. von Schaft	5,0 bis 6,0	5,0 bis 6,0	4,5 bis 6,0
Kugellänge, mm	19 bis 25	10 bis 15	25 bis 35	15 bis 25	10 bis 15	10 bis 15	10 bis 12
Abstand, in mm, vom Boden der Kugel bis zu der in Klammern angegeb. Graduierung	111 bis 118 (0°)	100 bis 110 (0°)	135 bis 150 (34,4°)	50 bis 60 (−2°)	100 bis 110 (0°)	25 bis 45 (0°)	55 bis 75 (20°)
Verlängerte Graduierungslinien bei jeweils	5°	5°	0,5°	1°	5°	5°	1°
Numerierte Graduierung bei jedem Vielfachen von	10°	10°	1°, ausgenommen 38	2°	10°	10°	5°
Eintauchtiefe	76 mm	76 mm	total	45 mm	total bis 300°, 0,5°	total bis 370°, 1°	total
Höchst zulässige Abweichung für jede Anzeige**	0,5°	1°	0,1°	0,2°			0,5°

* Bei bestimmten Prüfungen kann die Temperatur der Thermometerkugel 28° über der vom Thormometer angezeigten Temperatur liegen. Bei einer Anzeigetemperatur von 371° nähert sich die Kugeltemperatur einem für das Glas kritischen Bereich. Es ist deshalb nicht ratsam, das Thermometer unter solchen Bedingungen zu benutzen, ohne den Eispunkt zu kontrollieren.
** Besondere Prüfbedingungen für die 7 Thermometerarten:
Typen I und II werden bei 76-mm-Eintauchtiefe und den folgenden Fadentemperaturen nachgeprüft:

Prüftemperatur	Mittlere Temperatur des herausragenden Fadens	
	Typ I	Typ II
−20°	8°	
0°	18°	19°
50°	35°	42°
75°	48°	
100°	55°	61°
150°		73°
225°		80°
300°		

Type IV wird bei 38° und 41° für die Bestimmung bei 37,8° überprüft. Type V wird beim Eispunkt, in 15°-Intervallen und bei 65° bei mittlerer Fadentemperatur von 25° überprüft. Type VI wird beim Eispunkt, in 50°-Intervallen und bei 300° überprüft. Type VII wird beim Eispunkt, in 100°-Intervallen und bei 370° überprüft. Type VIII wird bei etwa 20°, 40°, 70° und 90° überprüft.

Die Prüfung der Mikroschmelzpunktthermometer läßt Dan. IX mit folgenden, besonders gereinigten Chemikalien durchführen:

Anaesthesin	Fp. 88 bis 92°
Phenacetin	Fp. 133 bis 137°
Veronal	Fp. 189 bis 192°
Albucid	Fp. 179 bis 181°
Phenolphthalein	Fp. 361 bis 264°

Pl.Ed. I/1 schreibt genau geeichte Thermometer mit einem Temperaturbereich von —10° bis 300° und mit einem Gradabstand von mindestens 0,8 mm vor. Diese Thermometer sind Stabthermometer[1] aus Glas mit Quecksilberfüllung; der Quecksilberbehälter ist zylinderförmig und aus Thermometerglas hergestellt, das sich für den betreffenden Temperaturbereich eignet; jedes Thermometer soll eine Sicherheitskammer enthalten.

ÖAB 9 schreibt Thermometer vor, die in 1/1 Grad oder, wenn erforderlich, feiner unterteilt sind. Der Abstand benachbarter Teilstriche muß bei den nach ganzen Graden geteilten Thermometern mindestens 0,8 mm, bei den feiner geteilten Thermometern mindestens 0,4 mm betragen. Nach ganzen Graden geteilte Thermometer müssen mit einem geeichten Thermometer überprüft sein und auch gelegentlich nachkontrolliert werden. Die Abweichungen sind zu berücksichtigen. Feiner geteilte Thermometer müssen geeicht sein.

Literatur: D'ANS, J., u. E. LAX: Taschenbuch für Chemiker und Physiker, 2. Aufl., Berlin/Göttingen/Heidelberg: Springer 1949. – SCHMIEDEL, H., u. J. SÜSS: Physik für Technische Berufe, Hamburg: Verlag Handwerk u. Technik 1949. – CORDES, TH., H. HILBCK, W. KERN u. H.-J. LENNARTZ: Über die Brauchbarkeit der Thermomikromethoden zu Identifizierung und Prüfung organischer Stoffe als Arzneibuchbestimmungen. Pharm. Ztg (Frankfurt) *91–100*, 232, 259 (1955).

An dieser Stelle sei dringend auf die in Deutschland geltenden gesetzlichen Grundlagen der Thermometereichung aufmerksam gemacht.

Eine Selbsteichung von Thermometern – wie sie häufig in der Literatur gefordert oder vorgeschlagen wird – gibt es nicht. Der § 4 Abs. 1 des Gesetzes über die Temperaturskala und die Wärmeeinheit vom 7. 8. 1924 (RGB. S. 679) bestimmt:

„Im geschäftlichen Verkehr, insbesondere bei Ausübung eines Berufes oder Gewerbes, sind für die Bestimmung von Temperaturen und Wärmemengen die gesetzlichen Einheiten maßgebend. Die Verwendung von Meßgeräten, die größere als die zulässigen Abweichungen (§ 3) aufweisen, ist verboten."

Aus diesen Angaben folgt zwangsläufig, daß die Verwendung von „selbstgeeichten" Thermometern bei Arzneibuchuntersuchungen unzulässig ist. Dementsprechend verlangt das DAB 7 – BRD „eichamtlich geprüfte Thermometer". Die Feststellung der Thermometerfehler erfolgt bekanntlich durch die (amtliche) Eichung, und der Ausdruck Eichung ist den Eichbehörden vorbehalten. Die Fehler werden auf dem Eichschein vermerkt. So sollte man nur unter Berücksichtigung dieser Voraussetzungen von Eichung sprechen, sonst aber von Justierung.

Über die Temperaturskala bestimmt der § 1 des angezogenen Gesetzes:

„Die gesetzliche Temperaturskala ist die thermodynamische Skala mit der Maßgabe, daß die normale Schmelztemperatur des Eises mit 0° und die normale Siedetemperatur des Wassers mit 100° bezeichnet sind. Die *Physikalisch-Technische Reichsanstalt* (PTR) [jetzt *Bundesanstalt* (PTB)] hat diese Temperaturskala festzulegen und bekanntzumachen."

Die Festlegung der Temperaturskala durch eine private „Stoffreihe" ist also nicht möglich. Es gilt z. Z. die Bekanntmachung über die gesetzliche Temperaturskala vom 1. 3. 1950 (Amtsbl. der PTR 1949/50 S. 3, der PTS S. 3 des DAMG S. 13). Ziffer 1 bestimmt:

„Die gesetzliche Temperaturskala beruht einerseits auf einer Anzahl fester und stets wiederherstellbarer Gleichgewichtstemperaturen (Fixpunkte), denen bestimmte Zahlenwerte zuerteilt werden, andererseits auf festgelegten Formeln, welche die Beziehungen zwischen der Temperatur und den Anzeigen von Meßinstrumenten, die bei den Fixpunkten angeschlossen werden, herstellen."

Bei den Meßinstrumenten handelt es sich um Platinwiderstandsthermometer, Thermoelemente und optische Pyrometer. Die genannten Fixpunkte wurden von der *Internationalen Generalkonferenz* 1948 vereinbart [Comptes Rendus des Séances de la Conférence Générale des Poids et Mesures, Paris 1949, S. 57 u. 89 bis 100. Erläuterungen dazu s. J. OTTO: Phys. Bl. *5*, 505 (1949)].

---

[1] Helv. V fordert dagegen Einschlußthermometer.

Die Fixpunkte sind für:

Sauerstoff	$-182{,}97°$
Eis	$0°$
Wasserdampf	$100°$
Schwefel	$444{,}60°$
Silber	$960{,}8°$
Gold	$1063{,}0°$

Genauere Angaben und meßtechnische Einzelheiten hierüber s. Ziffern 2 und 3 der angezogenen Bekanntmachung.

6. Temperaturangaben der Arzneibücher. Häufig werden zur Beschreibung von Temperaturen nur allgemeine Bezeichnungen verwendet, die jedoch nach den Arzneibüchern bestimmte Temperaturbereiche kennzeichnen.

Die nachstehende Tabelle gibt einige Beispiele.

Bezeichnung	DAB 7 – DDR °C	DAB 7 – BRD °C	ÖAB 9 °C	USP XVII °C	Ph. Helv. V °C
kalt	5–15	–	0–6	–	–
kühl	–	4–15	6–12	<15	2–12
Zimmertemp.	–	–	18–22	–	–
mäßig warm	25–40	–	–	–	–
warm	40–75	50–60	40–60	–	60–70
heiß	75–95	>80	80–95	–	85–95
wenn nichts anderes angegeben ist	20 ± 0,5	20	18–22	25	15–25

IV. Molekulargewichtsbestimmung

Das Molekulargewicht ist eine Verhältniszahl, die angibt, wie groß die Masse eines Moleküls im Verhältnis zur Masse 12,0000 des Kohlenstoff-Isotops ^{12}C ist. Das erste und einfachste Prinzip der Molekulargewichtsbestimmung beruht auf der Bestimmung der Gasdichte. Es setzt allerdings voraus, daß der zu untersuchende Stoff gasförmig ist oder sich unzersetzt verdampfen läßt. Andernfalls kann man durch Auflösen des Stoffes in einem geeigneten Lösungsmittel eine dem Gaszustand entsprechende molekulare Zerteilung erreichen. Der osmotische Druck P entspricht dabei dem Gasdruck und es gilt die allgemeine Gasgleichung

$$PV = nRT.$$

Darin bedeuten:

P den Druck in Atmosphären;
V das Volumen in Litern;
R die allgemeine Gaskonstante $= 0{,}082\,053\,7$;
n die Zahl der gelösten Mole;
T die absolute Temperatur.

Experimentell ist der osmotische Druck schwer zu bestimmen. Dagegen lassen sich die ihm proportionalen Größen der Gefrierpunktserniedrigung und der Siedepunktserhöhung leicht ermitteln. Von diesen beiden ist die Gefrierpunktserniedrigung wiederum bequemer und genauer zu bestimmen, so daß hier nur diese Methode der Molekulargewichtsbestimmung beschrieben sei.

Das Molekulargewicht von Makromolekülen wird meist mit der Ultrazentrifuge bestimmt. Die zahlreichen anderen Methoden der Molekulargewichtsbestimmung finden sich in entsprechenden Handbüchern (vgl. Literatur auf S. 34).

1. Bestimmung des Molekulargewichts nach der kryoskopischen Methode.
Grundlagen. Eine reine Substanz hat einen bestimmten Gefrierpunkt. Durch Auflösen einer Fremdsubstanz wird dieser Gefrierpunkt herabgedrückt. 1 Mol gelöste Substanz pro kg

Lösungsmittel erniedrigt den Gefrierpunkt um einen für das Lösungsmittel charakteristischen Betrag. Diesen Betrag nennt man die molare Gefrierpunktserniedrigung oder die kryoskopische Konstante des Lösungsmittels.

Kryoskopische Konstanten

Wasser	1,86
Benzol	5,07
Essigsäure	3,90
Phenol	7,27
Naphthalin	6,90
Campher	40,00

In nicht zu konzentrierten Lösungen gehorcht die Gefrierpunktserniedrigung einer Lösung gegenüber dem reinen Lösungsmittel dem RAOULTschen Gesetz

$$\Delta t = E n^*, \qquad (1)$$

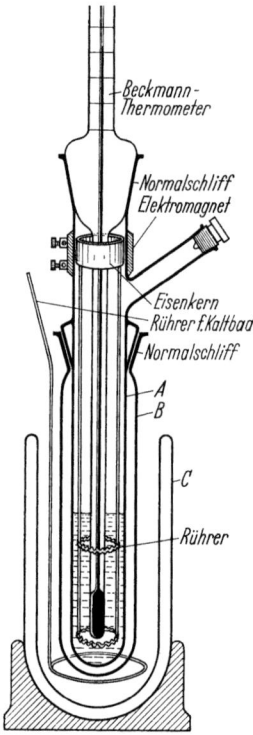

Abb. 11.
Apparatur zur kryoskopischen M.G.-Bestimmung nach BECKMANN.

worin E die kryoskopische Konstante des Lösungsmittels und n die Zahl der gelösten Mole darstellen.

Da Δt von n, d. h. also von der Zahl der gelösten Teilchen abhängig ist, dürfen die Teilchen des gelösten Stoffes weder assoziieren (bei zu hoher Konzentration) noch in Ionen dissoziieren, um dem Gesetz zu gehorchen. Da

$$n = \frac{G \cdot 1000}{M L}, \qquad (2)$$

worin

G das Gewicht des gelösten Stoffes in Gramm,
M das Molekulargewicht des gelösten Stoffes und
L das Gewicht des Lösungsmittels in Gramm

bedeuten, kann Gl. (1) nach M aufgelöst werden:

$$M = \frac{E G \cdot 1000}{L \Delta t}. \qquad (3)$$

Da die Gefrierpunktserniedrigung proportional dem osmotischen Druck ist, kann ihre Bestimmung auch zur Prüfung isotonischer Lösungen herangezogen werden. Lösungen mit gleicher Gefrierpunktserniedrigung sind auch isotonisch.

Ausführung der kryoskopischen Bestimmung. Zur Bestimmung der Gefrierpunktserniedrigung verwendet man meist einen modifizierten Apparat nach BECKMANN (Abb. 11). In ein Dewar-Gefäß mit Kältemischung taucht ein an einem Stativ befestigtes Gefriergefäß A, das mittels Schliff noch in einem Luftmantel B steckt. Der Schliff besitzt eine kleine Bohrung zum Druckausgleich. Das Gefriergefäß hat einen seitlichen Einfüllstutzen mit Schliffstopfen und endet in einer Schliffhülse zur Aufnahme des Beckmann-Thermometers. Unterhalb der Schliffhülse sind die Pole eines Elektromagneten angeklemmt, mit dessen Hilfe der mit Eisenkern versehene Rührer aus Platin oder Glas rhythmisch auf und ab bewegt werden kann. Im Dewar-Gefäß befindet sich ein einfacher Rührer aus Kupferdraht.

Die Temperatur der Kältemischung soll einige Grade tiefer als der erwartete Gefrierpunkt liegen.

Man füllt das Gefrierrohr A am besten mittels einer gebogenen Pipette (Abb. 12) mit 15 bis 20 g (auf Hundertstelgramm genau gewogen) eines geeigneten Lösungsmittels. Rohr A

---

* Bezeichnung des Proportionalitätsfaktors mit E aus HOLLEMANN-WIBERG: Lehrbuch der anorganischen Chemie, Berlin: de Gruyter 1951.

wird durch direktes Eintauchen in die Kältemischung vorgekühlt und dann in den Luftmantel B eingesetzt. Unter Rühren läßt man nun das Lösungsmittel gefrieren, um dessen Erstarrungspunkt ungefähr zu bestimmen. Der genaue Erstarrungspunkt wird durch mehrmaliges Auftauen und Erstarrenlassen bestimmt. Zum Auftauen wird Rohr A mit der Hand erwärmt. Nach Einbringen des Gefrierrohres in den Luftmantel B läßt man ohne zu rühren bis etwa 0,5 bis 1° unter den Gefrierpunkt unterkühlen und rührt dann kräftig bis das Lösungsmittel erstarrt. Die Kristallbildung soll nicht von der Wandung her erfolgen. Durch die Kristallisationswärme steigt der Quecksilberfaden anfangs rasch, dann langsamer wieder an bis er beim Gefrierpunkt kurze Zeit stehen bleibt. Das Ansteigen des Quecksilberfadens wird mit der Lupe beobachtet, seine Trägheit durch leichtes Klopfen am Thermometer aufgehoben. Der Haltepunkt des Fadens ist als Gefrierpunkt (t_0°) zu notieren. Die Bestimmung muß mehrfach wiederholt und aus den gefundenen Werten das Mittel gebildet werden.

Dann bestimmt man den Erstarrungspunkt von Lösungen bekannter Konzentration. Dazu wird die zu bestimmende Substanz in einem Wägeröhrchen gewogen und durch den seitlichen Ansatz in Rohr A eingetragen. Das Röhrchen wird zurückgewogen. Im aufgetauten Lösungsmittel wird die Substanz unter Rühren vollständig gelöst und der Gefrierpunkt der Lösung wie oben mehrmals bestimmt ($t_{s_1}^\circ$). Durch Zugabe weiterer Substanzmengen kann der Erstarrungspunkt für mehrere Konzentrationen ermittelt werden ($t_{s_2}^\circ$, $t_{s_3}^\circ$ usw.). Aus

$$t_0^\circ - t_{s_n}^\circ = \Delta t$$

erhält man durch Einsetzen in Gl. (3) die Molekulargewichte, ermittelt bei verschiedenen Konzentrationen, aus denen das arithmetische Mittel gebildet wird.

Die Genauigkeit der Methode liegt bei etwa 5%.

2. Mikromolekulargewichtsbestimmung nach K. Rast. Campher (natürlicher wie synthetischer) hat eine kryoskopische Konstante von 40; d.h., eine 1 m Lösung eines Stoffes in Campher setzt den Schmelzpunkt des reinen Camphers um 40° herab. Diese molare Depression ist so groß, daß man bei der Molekulargewichtsbestimmung mit Thermometern auskommt, die in 1/5- oder 1/10-Grade geteilt sind. Zur Bestimmung verwendet man Schmelzpunktröhrchen, deren Boden möglichst flach, keinesfalls aber spitz zulaufend sein soll (Abb. 13). Zum Einbringen der Substanz und des Camphers dient ein oben trichterförmig erweitertes Röhrchen. Das Schmelzröhrchen wird in einem Korkfuß auf der Analysenwaage tariert und etwa 10 mg Substanz auf 0,1 mg genau eingewogen. Anschließend werden 100 bis 125 mg Campher, dessen Fp., wie unten beschrieben, vorher genau bestimmt wurde, in gleicher Weise eingewogen. Nach Entfernen des Trichters schmilzt man das Röhrchen am oberen Ende in der Sparflamme zu und zieht dabei einen nicht zu dünnen Faden aus. In einem auf 180° erwärmten Bad von konz. Schwefelsäure werden Substanz und Campher homogen geschmolzen und anschließend erstarren gelassen. Nun befestigt man das Röhrchen an seinem Glasfaden mit einem Gummiring am Thermometer, erhitzt in einem Schmelzpunktsapparat bis zur klaren Schmelze und läßt langsam abkühlen, um den ungefähren Erstarrungspunkt zu finden. Zur genauen Bestimmung erwärmt man erneut mit einer Mikroflamme, die von einem Zylinder aus Glas oder Papier von 8 cm Durchmesser, der bis zum Kolben reicht, umgeben ist, und deren Spitze sich ca. 4 cm unter dem Kolben befindet, bis der Inhalt des Röhrchens bis auf einige ganz kleine Kristalle klar geschmolzen ist. Die jetzt ermittelte Temperatur liegt meist 2° über dem früheren Erstarrungspunkt. Die Abkühlung soll nun in der Minute etwa 1° betragen, was mit kleingestellter Mikroflamme reguliert wird. Mit der Lupe beobachtet man die restlichen Kristalle und liest die Temperatur ab, wenn diese zu wachsen beginnen. Diesen Vorgang wiederholt man und findet bei sorgfältigem Arbeiten fast die gleichen Werte.

Durch Einsetzen von Δt der beiden Erstarrungspunkte in Gl. (3), wobei $E = 40$, erhält man als Molekulargewicht der untersuchten Substanz.

Bei Stoffen, die sich in Campher nicht gut lösen, verwendet man den bei 49° schmelzenden Kohlenwasserstoff „Camphen", $C_{10}H_{10}$. Seine kryoskopische Konstante $E = 31$. Daneben gibt es noch eine große Zahl anderer gut geeigneter Lösungsmittel mit hoher Depres-

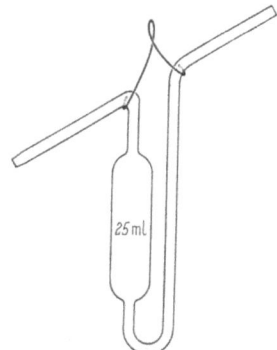

Abb. 12.
Pipette zum Füllen der Beckmann-Apparatur.

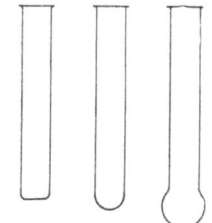

Abb. 13.
Richtige Bodenform des Schmelzpunktröhrchens (Camphermethode) (nach HOUBEN-WEYL).

sion, so z.B. Dicyclopentadien (Fp. = 32,5°; $E = 41$), Exalton (Fp. = 65,5°; $E = 21,3$), Bornylamin (Fp. = 164°; $E = 40,6$) u.a.m.

Literatur: HOUBEN-WEYL: Methoden der organischen Chemie, Bd. 3/1, Stuttgart: Thieme 1955. — GATTERMANN – WIELAND: Die Praxis des organischen Chemikers, Berlin: de Gruyter 1962.

V. Dichte

Die *Dichte* (ϱ) ist das Verhältnis der Masse (m) eines Stoffes zu seinem Volumen (V):

$$\varrho = \frac{m}{V} \left[\frac{g}{ml}\right].$$

(Da 1 ml = 1,000027 cm³, kann innerhalb der experimentellen Fehlergrenzen die Dimension der Dichte auch mit $\left[\frac{g}{cm^3}\right]$ angegeben werden; für exakte physikalische Definition ist jedoch $\left[\frac{g}{ml}\right]$ vorzuziehen.)

Da das Volumen V eines Stoffes von der Temperatur abhängig ist, muß diese mit dem zugehörigen Dichtewert angegeben werden, z.B. $\varrho^{20°}$.

Neben der eindeutig definierten Dichte existiert noch eine Reihe weiterer Begriffe, die häufig verwechselt werden.

Das *spezifische Gewicht* wurde ursprünglich als das Gewicht der Volumeneinheit eines Stoffes bezeichnet. Später verstand man darunter das Verhältnis des Gewichtes eines Stoffes zum Gewicht des gleichen Volumens einer Vergleichssubstanz (meist Wasser) oder das Verhältnis der Dichte einer Substanz zur Dichte der Vergleichssubstanz und bezeichnete mit „spez. Gewicht".

Da alle diese Auslegungen nebeneinander noch existieren und Verwirrung stiften, wurde der Begriff *Wichte* eingeführt (DIN 1306, „Dichte und Wichte"). Die Wichte (γ) bedeutet demnach das Verhältnis des Gewichts einer Substanz zu seinem Volumen:

$$\gamma = \frac{G}{V} \left[\frac{dyn}{ml}\right].$$

Dichte und Wichte unterscheiden sich (mit der Hebelwaage ermittelt) nur in der Dimension, nicht in der Maßzahl. Bei Verwendung einer Federwaage jedoch machen sich Unterschiede bemerkbar.

Vergleicht man die Dichte eines Stoffes bei der Temperatur t mit der von Wasser bei 4°, so erhält man die *Dichtezahl* [DAB 6 bezeichnet die Dichtezahl mit Dichte und spricht gleichzeitig von Dichteverhältnis (s. u.)].

Da sich die Einheiten kürzen, ist die Dichtezahl dimensionslos.

Die Maßzahlen von Dichtezahl d_4^t und Dichte ϱ^t sind gleich, da Wasser die Dichte $\varrho^4 = 1,0000 \left[\frac{g}{ml}\right]$ besitzt.

DAB 6 jedoch mißt in cm³. 1 ml Wasser von 4° hat aber 0,999972 cm³, so daß hier Dichtezahl und Dichte nicht gleich sind! Durch die Neuregelung im 3. Nachtr. BRD, daß die Volumeneinheit das Milliliter (ml) ist, entfällt diese Differenz.

Entsprechend der Dichtezahl gibt es auch eine *Wichtezahl*, die das Verhältnis der Wichte einer Substanz zur Wichte einer Vergleichssubstanz angibt.

Im Gegensatz zur Dichtezahl, die sich auf die Dichte des Wassers bei 4° bezieht, steht das *Dichteverhältnis*. Es ist der Quotient aus der Dichte einer Substanz bei $t°$ und der Dichte einer Vergleichssubstanz (meist Wasser) ebenfalls bei $t°$.

Analog dazu ergibt sich das *Wichteverhältnis*.

Im Sinne einer eindeutigen und physikalisch exakten Definition ist die ausschließliche Verwendung des Begriffes Dichte anzustreben. Die Ermittlung der Dichte erfolgt dann über die Dichtezahl, die mit der Dichte gleich groß ist, da Wasser von 4° die Dichte 1 hat.

Die Bestimmung von Masse und Volumen werden jedoch praktisch nie im luftleeren Raum und bei 4° vorgenommen, so daß hier noch Korrekturen notwendig werden.

Die Masse eines Körpers, in Luft mittels einer Hebelwaage gewogen, wird um den Betrag der Masse der durch den Körper verdrängten Luft zu leicht befunden (Auftrieb, Archimedisches Prinzip; Tauchgewicht).

Bei 760 Torr und mittlerer Luftfeuchtigkeit ist die Masse von 1 ml Luft mit 1,2 mg in Rechnung zu setzen.

Für die Volumenbestimmung des Wassers bei Raumtemperatur ist zu beachten, daß 1,00000 g Wasser bei 20° einen Raum von 1,00177 ml einnimmt, oder, daß 1,00000 ml Wasser 0,99823 g wiegen.

Berücksichtigt man beide Fehlerquellen und bezieht auf Wägung im Vakuum und Wasser von 4°, so ergibt sich folgende Formel:

$$d_4^{t} \text{ vac.} = \frac{m}{M}(D_t - 0{,}0012) + 0{,}0012,$$

wobei bedeuten:

d_4^{t} vac. = Dichte der Flüssigkeit bei $t°$, bezogen auf Vakuum und Wasser von 4°;
m = Masse der Flüssigkeit, in Luft gewogen bei $t°$;
M = Masse des Wassers, in Luft gewogen bei $t°$;
D_t = Dichte des Wassers bei $t°$.

D_t kann aus entsprechenden Tabellen entnommen werden (s. Tabelle S. 37).

Die im DAB 6 und 3. Nachtr. BRD vorkommenden Dichten sind meist als Grenzwerte angegeben und erfassen bis zu 3 Dezimalen, wobei die Toleranz in der letzten Stelle etwa ± 4 Einheiten beträgt, in manchen Fällen (z. B. Polyäthylenglykole, äth. Öle u. a.) aber erheblich mehr.

Die Bestimmungsmethoden sollten so ausgewählt werden, daß die 3. Stelle noch exakt erfaßt und die 4. mit einer Toleranz von ± 3 Einheiten angegeben werden kann.

Für derartige Bestimmungen eignen sich das Pyknometer und die hydrostatische Waage.

a. Bestimmung der Dichte von Flüssigkeiten

1. Pyknometer. Pyknometer werden entweder in Flaschenform oder in Form gebogener Pipetten verwendet. Bei den flaschenförmigen Pyknometern handelt es sich meist um kleine

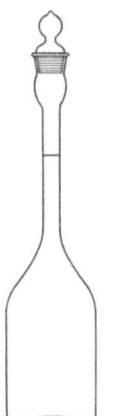
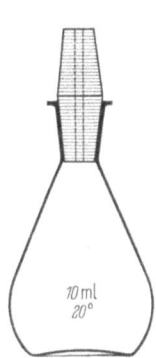
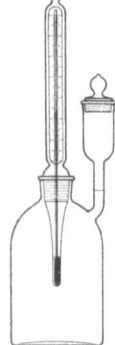

Abb. 14. Pyknometer.   Abb. 15. Pyknometer mit durchbohrtem Schliffstopfen. DIN 12796.   Abb. 16. Pyknometer mit seitlichem Einfüllstutzen und Thermometer.

Meßkolben mit 5, 10, 20, 25, 50 oder 100 ml Inhalt. Der mit der Marke versehene schlanke Hals ist durch einen Schliffstopfen verschlossen (s. Abb. 14).

Bei einigen Formen begrenzt der mit einer feinen Bohrung versehene Schliffstopfen den Raum (s. Abb. 15). Gelegentlich finden sich Pyknometer, bei denen ein Thermometer als

Verschluß dient. Zum genauen Einstellen des Volumens besitzen sie einen seitlichen Ansatzstutzen, der die Einfüllmarke trägt (Abb. 16).

Die pipettenförmigen Pyknometer (s. Abb. 17 a u. b) werden durch Ansaugen mit der zu wägenden Flüssigkeit gefüllt und der Meniskus der Flüssigkeit im Ansaugrohr durch ein an die Spitze gehaltenes Filterpapier genau auf die Marke eingestellt. Zum Auswiegen wird das Pyknometer mittels einer Drahtschlaufe an die Analysenwaage gehängt.

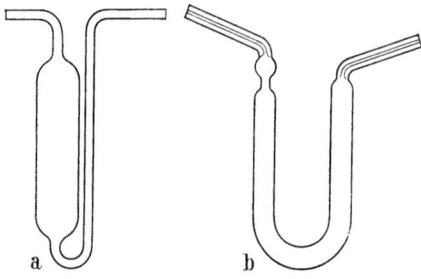

Abb. 17a u. b.
a) Pyknometer nach H. SPRENGEL u. W. OSTWALD; b) Pyknometer nach W. H. PERKIN.

Ausführung der Bestimmung: Man füllt ein Pyknometer von mindestens 5 ml Inhalt zunächst mit der zu prüfenden Flüssigkeit bis knapp unter die Marke bei flaschenförmigen, bis knapp über die Marke bei pipettenförmigen Pyknometern. Nach halbstündigem Stehenlassen neben der Analysenwaage füllt man genau bis zur Marke auf oder saugt mittels Filterpapier bis genau zur Marke ab und wägt auf 4 Dezimalen genau aus. Dann leert man das Pyknometer, reinigt es und verfährt mit destilliertem Wasser wie mit der zu prüfenden Flüssigkeit. Die erhaltenen Werte setzt man in obige Gleichung ein.

2. Hydrostatische Waage. Die ursprünglich von FRIEDRICH MOHR (1806–1879) angegebene Waage benutzt zur Bestimmung der Dichte von Flüssigkeiten das Prinzip von Archimedes: ein in eine Flüssigkeit eintauchender Körper verliert an Gewicht so viel, wie das Volumen der Flüssigkeit wiegt, das er verdrängt. Bringt man demnach einen Senkkörper, meist ein dickes kurzes Thermometer, der an einem Waagebalken mittels eines dünnen Platindrahtes aufgehängt und durch ein Gegengewicht in Luft genau äquilibriert ist, in eine Flüssigkeit, so wird sein Gewicht kleiner, der Senkkörper wird gehoben. Zur Wiederherstellung des Gleichgewichts ist dann genau so viel Gewicht an den Aufhängepunkt des Senkkörpers zu bringen, wie das vom Senkkörper verdrängte Flüssigkeitsvolumen wiegt. Dieses Gewicht wird auch als der „Auftrieb" der betreffenden Flüssigkeit bezeichnet.

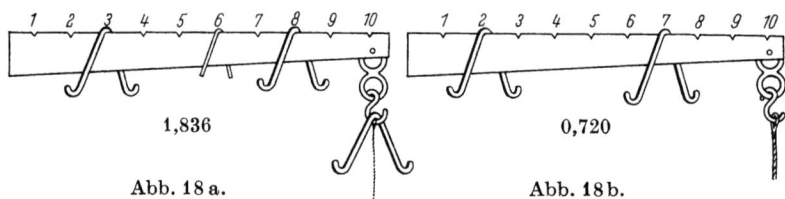

Abb. 18 a. Abb. 18 b.

MOHR hat zu diesen Bestimmungen die gewöhnliche gleicharmige Waage benutzt. WESTPHAL änderte die Form insofern, als er den einen Waagebalken verkürzte und das Züngl ein waagerecht an diesem anbrachte.

Der längere Waagebalken ist durch Kerben in 10 gleiche Teile geteilt, in die Reiter eingesetzt werden können. 2 Reiter entsprechen dem Auftrieb des Senkkörpers in Wasser, die anderen Reiter entsprechen 1/10, 1/100 und 1/1000 des Wasserauftriebs. Man kann also auf 4 Dezimalen genau ablesen. Die Abb. 18 a u. b erläutern die Ablesung.

Ausführung der Bestimmung: Man stellt die Waage auf eine möglichst horizontale Unterlage, hängt den Senkkörper in der Luft an und beobachtet, ob die Waage einspielt. Kleine Abweichungen werden durch Drehen an der Fußschraube der Waage korrigiert, größere gegebenenfalls durch Drehen der an den meisten Waagen am kürzeren Hebelarm angebrachten Laufschraube. Dann taucht man den Senkkörper in den mit Flüssigkeit gefüllten Zylinder ein. Die Eintauchtiefe des möglichst dünnen Platindrahtes soll bei allen Messungen gleich sein! Der Senkkörper muß frei schweben; in der Aufhängeschlinge dürfen keine Luftbläschen hängenbleiben. Mit Hilfe der verschiedenen Reiter wird das gestörte Gleichgewicht wieder hergestellt.

Die abgelesenen Werte trägt man in die obige Gleichung ein und errechnet die Dichte der untersuchten Flüssigkeit. Ist die Waage so justiert, daß die Bestimmung der Dichte des Wassers bei 4° den Wert 1,000. [g · ml^{-1}] ergibt, so ist der für die Flüssigkeit gefundene Wert nach folgender Tabelle zu berichtigen:

Berichtigungstabelle

Ermittelte Dichte	Korrektur der vierten Stelle	Ermittelte Dichte	Korrektur der vierten Stelle
0,500	+ 6	1,3	− 4
0,6	+ 5	1,4	− 5
0,7	+ 4	1,5	− 6
0,8	+ 2	1,6	− 7
0,9	+ 1	1,7	− 8
1,000	± 0	1,8	− 10
1,1	− 1	1,9	− 11
1,2	− 2	2,000	− 12

$$d = \frac{m}{M}(D_t - 0{,}0012) + 0{,}0012.$$

m = Kompensationsgewicht bei Bestimmung der Untersuchungsflüssigkeit der Temperatur t;
M = Kompensationsgewicht bei Bestimmung von Wasser der Temperatur t;
D_t = Dichte des Wassers der Temperatur t.

Man erhält somit die Dichte der Flüssigkeit bei der Meßtemperatur t. Die Abhängigkeit der Dichten einzelner Stoffe zwischen 10 und 25° sind in DAB 6, Anlage V, aufgeführt.

Dichte und spezifisches Volumen des Wassers

D = Dichte (das Gewicht eines ml Wasser bei 4 °C ist gleich 1 gesetzt);
v = spez. Volumen [ml/g]

°C	D	v	°C	D	v
− 10	0,99815	1,00180	25	0,99707	1,00294
− 9	0,99843	1,00157	26	0,99681	1,00320
− 8	0,99869	1,00131	27	0,99654	1,00347
− 7	0,99892	1,00108	28	0,99626	1,00375
− 6	0,99912	1,00088	29	0,99597	1,00405
− 5	0,99930	1,00070	30	0,99567	1,00435
− 4	0,99945	1,00055	35	0,99406	1,00598
− 3	0,99958	1,00042	40	0,99224	1,00782
− 2	0,99970	1,00031	45	0,99024	1,00985
− 1	0,99979	1,00021	50	0,98807	1,01207
0	0,99987	1,00013	55	0,98573	1,01448
+ 1	0,99993	1,00007	60	0,98324	1,01705
2	0,99997	1,00003	65	0,98059	1,01979
3	0,99999	1,00001	70	0,97781	1,02270
4	1,00000	1,00000	75	0,97489	1,02576
5	0,99999	1,00001	80	0,97138	1,02899
6	0,99997	1,00003	85	0,96865	1,03237
7	0,99993	1,00007	90	0,96534	1,03599
8	0,99988	1,00012	95	0,96192	1,03959
9	0,99981	1,00019	100	0,95838	1,04343
10	0,99973	1,00027	110	0,9510	1,0515
11	0,99963	1,00037	120	0,9434	1,0601
12	0,99952	1,00048	130	0,9352	1,0693
13	0,99940	1,00060	140	0,9264	1,0794
14	0,99927	1,00073	150	0,9173	1,0902
15	0,99913	1,00087	160	0,9075	1,1019
16	0,99897	1,00103	170	0,8973	1,1145
17	0,99880	1,00120	180	0,8866	1,1279
18	0,99862	1,00138	190	0,8750	1,1429
19	0,99843	1,00157	200	0,8649	1,1563
20	0,99823	1,00177	210	0,850	1,177
21	0,99802	1,00198	220	0,837	1,195
22	0,99780	1,00221	230	0,823	1,215
23	0,99756	1,00244	240	0,809	1,236
24	0,99732	1,00268	250	0,799	1,251

3. Aräometer. Senkwaage. Spindel. Ist der Senkkörper, der zur Messung des Auftriebes bei der hydrostatischen Waage dient, gerade so schwer, daß er in der Untersuchungsflüssigkeit senkrecht stehend schwimmt, so kann die Eintauchtiefe des Körpers als Maß für die Dichte der Flüssigkeit verwendet werden. Praktisch verwendet man als Senkkörper beidseitig zugeschmolzene Glasröhren, deren unteres Ende durch Quecksilber oder Schrot beschwert ist und deren oberer Teil stark verjüngt zu einem dünnen Stengel ausläuft. Dieser Spindelstiel ist mit einer Dichteskala versehen. Daran liest man in Höhe der Schnittlinie der Flüssigkeitsoberfläche mit dem Spindelstiel die Dichte ab. Nur bei undurchsichtigen Flüssigkeiten darf der Spindelwert am oberen Wulstrand abgelesen werden und wird auf den ihm entsprechenden Flüssigkeitsspiegelwert umgerechnet.

Zur Messung der Dichte mittels eines Aräometers verwendet man ein längliches Gefäß von genügender lichter Weite, am besten einen Standzylinder, und taucht die Spindel vorsichtig in die Flüssigkeit ein. Eventuell auf der Oberfläche der Flüssigkeit vorhandene Luftblasen müssen mit einem Filterpapier entfernt werden. Vor dem Ablesen des Spindelwertes muß die Spindel senkrecht und allseitig frei in der Flüssigkeit schweben und vollständig zur Ruhe gekommen sein. Bei viskosen Flüssigkeiten muß man mindestens 2 Min. warten. Gleichzeitig mit der Ermittlung des Dichtewertes muß die Temperatur der Flüssigkeit mit einem Feinthermometer gemessen werden.

Eine Genauigkeit auf einige Einheiten der vierten Dezimale läßt sich nur bei Anwendung von Aräometersätzen mit genügender Anzahl von Einzelaräometern erreichen. Zur Feststellung des ungefähren Dichtebereiches der Untersuchungsflüssigkeit kann man vor der eigentlichen Bestimmung eine Suchspindel benutzen.

Die Justierung einer Spindel muß jeweils in der Flüssigkeit geschehen, deren Dichte mit der Spindel bestimmt werden soll; in anderen Flüssigkeiten von gleicher Dichte und gleicher Temperatur zeigt die Spindel nicht gleiche Werte an. Infolge der verschiedenen Oberflächenspannung verschiedener Flüssigkeiten zieht sich nämlich am Stengel der Spindel ein Flüssigkeitswulst verschieden hoch, der durch sein Gewicht die Eintauchtiefe der Spindel beeinflußt. Bei bekannter Oberflächenspannung kann der Spindelwert in die entsprechende Dichte umgerechnet werden. Der Unterschied zwischen Spindelwert und Dichte beträgt etwa 0,002 Dichteeinheiten.

Aräometer werden heute im allgemeinen bei 20° justiert. Die Umrechnung eines bei einer Temperatur t zwischen 15 und 25° gefundenen Wertes S_t auf den Spindelwert S_{20} bei 20° geschieht nach folgender Formel:

$$S_{20} = S_t \left[1 + \alpha (t - 20)\right],$$

wobei α der Ausdehnungskoeffizient der Untersuchungsflüssigkeit ist. Der Vergleichsstreubereich einer Dichtebestimmung mit Spindeln liegt bei $\pm 0{,}002$ [g · ml^{-1}]. Er ist also für genaue Dichtebestimmungen zu groß. Weitere Nachteile der Dichtebestimmung mittels Aräometer sind die relativ große benötigte Flüssigkeitsmenge und die kostspielige Anschaffung ausreichender Aräometersätze. Letztere lohnt sich nur für einige Spezialzwecke wie Serienuntersuchungen von Alkohol, Milch usw.

In den angelsächsischen Ländern werden die Spindeln in „spezific gravity units" oder in *API-Graden* geeicht. Es kann auch jede spezielle Eichung auf den Gehalt irgendeiner Lösung vorgenommen werden. So kennen wir Aräometerskalen nach BALLING, BAUMÉ, BECK, BRIX, CARTIER, GAY-LUSSAC, STOPPANI, TWADDLE u. a.

Die bei uns noch relativ weit verbreiteten Aräometer nach BAUMÉ besitzen eine gleichmäßige, aber auf willkürliche Festsetzung gegründete Skaleneinteilung. Der durch Eintauchen in Wasser bestimmte, das obere Ende des Spindelstiels gelegte Fixpunkt wird mit Null bezeichnet; den zweiten Fixpunkt, der mit 10 bezeichnet wird, liefert eine aus 10,0 g reinem Kochsalz und 90,0 g Wasser hergestellte Lösung. Der Abstand beider Punkte wird in 10 gleiche Teile geteilt und die Teilung gleichmäßig nach unten fortgesetzt. Man erhält so empirische Grade, die in der Technik *Grade Baumé* bezeichnet werden.

Lange Zeit fand man mit diesem Instrument die konzentrierteste Schwefelsäure 66° BAUMÉ schwer. Aber mit den technischen Fortschritten in der Konzentrierung der Schwefelsäure ließen sich auch Säuren höheren Baumé-Grades herstellen. Da man jedoch im Handel von der alteingebürgerten Zahl 66° Bé für konzentrierteste Schwefelsäure nicht abgehen wollte, entschloß man sich, das Instrument dieser Forderung anzupassen und den zweiten Fixpunkt auf die Dichte des ganz reinen Schwefelsäuremonohydrates zu gründen. Dieser Fixpunkt wurde mit 66° Bé (entsprechend $d_{15}^{15} = 1{,}842$) bezeichnet und der Abstand zwischen den beiden Punkten in 66 gleiche Teile geteilt. Diese heute noch verwendeten Aräometer bezeichnet man als „BAUMÉsche mit rationeller Skala", obwohl die Skala ebensowenig rationell ist wie die erste.

Rationell ist lediglich die Skalenteilung des Aräometers von GAY-LUSSAC, das allerdings heute kaum mehr Verwendung findet. Da aber die bei seiner Anwendung durchzuführende Rechnung zur Ermittlung der Dichte notwendig ist für das Verständnis der Umrechnung der Baumé-Grade in Dichteeinheiten, sei es hier kurz beschrieben.

4. Volumeter von Gay-Lussac. Der am oberen Ende des Stieles liegende Punkt, bis zu dem die Spindel in Wasser (meist von 15°) einsinkt, ist mit 100 bezeichnet. Das bis zu diesem Punkt reichende, also unter Wasser liegende Volumen des Aräometers nennt man seinen „Modul" (module). Auf der Skala sind dann vom Hundertpunkt ab nach unten gleiche Teilstriche eingetragen, von denen jeder ein Hundertstel des ganzen Moduls anzeigt. Sinkt also z. B. das Volumeter in einer Flüssigkeit bis zum Teilstrich 95 ein, so verhalten sich die durch das Aräometergewicht verdrängten Volumina

$$v_{H_2O} : v_{Fl} = 100 : 95 .$$

Die direkte Ablesung an einem solchen Volumeter liefert also das spezifische Volumen φ der betreffenden Flüssigkeit. Daher auch der Name „Volumeter". Da das spezifische Volumen des Wassers gleich 1 zu setzen ist, geht die Gleichung in

$$1 : \varphi_{Fl} = 100 : 95$$

über. Es ergibt sich

$$\varphi_{Fl} = 95/100 = 0{,}95 .$$

Die Volumeterablesung in Graden, durch hundert geteilt, ist also unmittelbar das spezifische Volumen der betreffenden Flüssigkeit. Daraus läßt sich in zweiter Linie das Dichteverhältnis d_{15}^{15} errechnen, denn dieses ist der reziproke Wert des spezifischen Volumens:

$$d_{15}^{15} = \frac{1}{\varphi} = \frac{100}{95} = 1{,}0526 .$$

Allgemein gilt also für ein GAY-LUSSACsches Volumeter, wenn wir die an der Skala abgelesene Gradzahl mit n bezeichnen

$$\text{Dichteverhältnis} = \frac{\text{Modulvolumen}}{\text{untergetauchtes Volumetervolumen}} = \frac{\text{Modulvolumen}}{\text{Gradzahl}} = \frac{100}{n} .$$

5. Umrechnung von Baumé-Graden in Dichteverhältnis. Die Baumé-Grade haben nicht die durchsichtige Beziehung zum Dichteverhältnis wie die Gay-Lussac-Grade. Es bedarf daher folgender Überlegung. Das BAUMÉsche Instrument ist auf Grund seiner gleichen Teilung ebenfalls ein Volumeter, so daß ebenso gilt

$$\text{Dichteverhältnis} = \frac{\text{Modulvolumen}}{\text{untergetauchtes Volumen}} .$$

Aber das untergetauchte Volumen entspricht nicht, wie beim GAY-LUSSACschen Volumeter, der abgelesenen Gradzahl. Da die Teilung mit Punkt 0 oben beginnt, so entsprechen die an der Teilung abgelesenen Grade, umgekehrt wie beim GAY-LUSSACschen Volumeter, dem herausragenden Anteil des Modulvolumens n, und der untergetauchte Teil ist die Differenz zwischen dem ganzen Modulvolumen m und dem herausragenden Teil desselben, also $m - n$. Damit gilt folgende Gleichung:

$$\text{Dichteverhältnis} = \frac{m}{m - n} .$$

Der relative Modulwert m läßt sich nun leicht berechnen, wenn man für einen bestimmten Gradwert n das dazugehörige Dichteverhältnis kennt. Wie oben angeführt, entspricht bei den Instrumenten mit „rationeller" Skala der Grad 66 dem Dichteverhältnis $d_{15}^{15} = 1{,}842$. Damit gilt

$$1{,}842 = \frac{m}{m-66}; \quad m = 144{,}3.$$

Das heißt, an jedem „rationellen" Bauméschen Aräometer ist der Volumwert des Moduls 144,3mal größer, als der Volumwert eines einzelnen Grades des Instruments. Mit dieser ein für allemal ermittelten Zahl erhält man aus der Gleichung das Dichteverhältnis

$$d_{15}^{15} = \frac{144{,}3}{144{,}3 - n}$$

für alle Flüssigkeiten, deren Dichte größer ist als die des Wassers;

$$d_{15}^{15} = \frac{144{,}3}{144{,}3 + n}$$

für alle Flüssigkeiten mit kleinerer Dichte.

Da in den verschiedenen Ländern verschiedene Temperaturen bei der Eichung der Baumé-Skalen verwendet werden, ist das Modulvolumen c in den gültigen Tabellen verschieden:

Baumé-Skalen (°Baumé, °Bé):
„rationelle Skala" $c = 144{,}3$ $t = 15\ °C$
amerikanische Skala $c = 145$ $t = 60\ °F\ (15{,}56\ °C)$
holländische Skala $c = 144$ $t = 12{,}5\ °C$
ältere Skala $c = 146{,}78$ $t = 17{,}5\ °C$

6. Umrechnung des Dichteverhältnisses d_t^t in die Dichtezahl d_4^t. Die Umrechnung von d_t^t in d_4^t wird nach folgender Formel durchgeführt:

$$d_4^t = d_t^t - d_t^t(1 - D_t),$$

wobei D_t die Dichte des Wassers bei der Temperatur t ist.

Beispiel: $d_{20}^{20} = 1{,}2160$;
$d_4^{20} = 1{,}2160 - 1{,}2160 \cdot 0{,}0018 = 1{,}2160 - 0{,}0022 = 1{,}2138.$

In der folgenden Tabelle sind die Werte $(1 - D_t)$ für t in den Grenzen von 0 bis 30 °C angegeben.

°C	$1 - D_t$	°C	$1 - D_t$	°C	$1 - D_t$	°C	$1 - D_t$
0	0,00013	13	0,00060	17,5	0,0013	22	0,0022
4	0,00000	14	0,00073	18	0,0014	23	0,0024
10	0,00027	15	0,00087	19	0,0016	24	0,0027
11	0,00037	15,6	0,00097	20	0,0018	25	0,0029
12	0,00048	16	0,0010	21	0,0020	30	0,0044
12,5	0,00054	17	0,0012				

Umrechnungsfaktoren für Dichteeinheiten

Dichteeinheit A · Faktor = Dichteeinheit B

A \ B	$g \cdot cm^{-3}$	$g \cdot ml^{-1}$	$lb \cdot inch^{-3}$ *	$lb \cdot foot^{-3}$	$lb \cdot US\ gal^{-1}$
$g \cdot cm^{-3}$	1	1,000028	0,0361273	62,4280	8,34546
$g \cdot ml^{-1}$	0,999972	1	0,0361263	62,4262	8,34522
$lb \cdot inch^{-3}$	27,6799	27,6807	1	1728	231
$lb \cdot foot^{-3}$	0,0160184	0,0160189	$5{,}787037 \cdot 10^{-4}$	1	0,133681
$lb \cdot US\ gal^{-1}$	0,119826	0,119829	$4{,}329004 \cdot 10^{-3}$	7,48052	1

* Englische Maße und Gewichte s. S. 18f.

Bestimmung der Dichte

Umrechnungsgleichungen der Dichtegrade n verschiedener Aräometerskalen in das Dichteverhältnis d_t/t [1] bei der angegebenen Normaltemperatur t [°C] der entsprechenden Aräometerskala

	t	$d_t^t > 1$	$d_t^t < 1$
BAUMÉ (rationell)[2]	15,0	$d_{15}^{15} = \dfrac{144,30}{144,30 - n}$	$d_{15}^{15} = \dfrac{144,30}{144,30 + n}$
BAUMÉ (ältere Skala)	17,5	$d = \dfrac{146,78}{146,78 - n}$	$d = \dfrac{146,78}{146,78 + n}$
BAUMÉ (französisch)	15,0	$d_{15}^{15} = \dfrac{144,32}{144,32 - n}$	$d_{15}^{15} = \dfrac{144,32}{144,32 + n}$
BAUMÉ (amerikanisch)[3]	15,56	$d_{15,56}^{15,56} = \dfrac{145}{145 - n}$	$d_{15,56}^{15,56} = \dfrac{140}{130 + n}$
BAUMÉ (holländisch)	12,5	$d = \dfrac{144}{144 - n}$	$d = \dfrac{144}{144 + n}$
API-Grade[4,5]	15,56		$d_{15,56}^{15,56} = \dfrac{141,5}{131,5 + n}$
TWADDELL	15,56	$d_{15,56}^{15,56} = 1 + \dfrac{n}{200}$	
BALLING	17,5	$d = \dfrac{200}{200 - n}$	$d = \dfrac{200}{200 + n}$
BECK	12,5	$d = \dfrac{170}{170 - n}$	$d = \dfrac{170}{170 + n}$
BRIX-FISCHER	15,625	$d = \dfrac{400}{400 - n}$	$d = \dfrac{400}{400 + n}$
CARTIER	12,5	$d = \dfrac{136,8}{126,1 - n}$	$d = \dfrac{136,8}{126,1 + n}$
STOPPANI	15,625	$d = \dfrac{166}{166 - n}$	$d = \dfrac{166}{166 + n}$

Dichte ϱ [g · ml⁻¹] und spezifisches Volumen $\dfrac{1}{\varrho}$ [ml · g⁻¹] von reinem luftfreien Wasser[6] in Abhängigkeit von der Temperatur t [°C] bei 760 Torr

t	ϱ	$\dfrac{1}{\varrho}$	t	ϱ	$\dfrac{1}{\varrho}$
0,0	0,999 868	1,000 132	2,0	968	032
+0,5	899	101	2,5	982	018
1,0	927	073	3,0	992	008
1,5	950	050	3,5	998	002

[1] Bei den so gekennzeichneten Umrechnungsgleichungen ist eindeutig festgelegt, daß die entsprechende Aräometerskala bei ihrer Normaltemperatur t auf Wasser der gleichen Temperatur t bezogen ist; bei den übrigen, die gegenwärtig nicht mehr verwandt werden, ist die Temperatur der Bezugsflüssigkeit Wasser nicht eindeutig sicher.

[2] Nach Reichsgesetzblatt Nr. 15 (Beilage) 1907 sind in Deutschland in Baumé-Graden geeichte Aräometer auf Wasser von 15 °C nach den angegebenen Umrechnungsgleichungen bezogen, während in normalen Dichteeinheiten (damals „spezifisches Gewicht") geeichte Aräometer auf Wasser von 4 °C bezogen sind, also die Dichtezahl feststellen.

[3] Zur *Umrechnung* von Dichteangaben nach der Ursprungsskala von BAUMÉ für $d = 1$, bei der der Nullpunkt der 10%igen Kochsalzlösung zugeordnet worden war, gilt die Gleichung
$d = \dfrac{146}{136 + n}$ (ohne Festlegung der Temperatur der Bezugsflüssigkeit Wasser.)

[4] Bei den in den angelsächsischen Ländern gebräuchlichen Aräometerskalen gibt die Umrechnung stets das Dichteverhältnis $d_{15,56}^{15,56}$ = specific gravity $\dfrac{60 °F}{60 °F}$.

[5] Der *Nullpunkt* der API-Grad-Skala entspricht $d_{15,56}^{15,56} = 1,0760$.

[6] Durch Aufnahme von Luft bis zur Sättigung vermindert sich die Dichte des Wassers um $3 \cdot 10^{-6}$.

Dichte ϱ [g · ml^{-1}] und spezifisches Volumen $\frac{1}{\varrho}$ [ml · g^{-1}] von reinem luftfreien Wasser in Abhängigkeit von der Temperatur t [°C] bei 760 Torr (*Fortsetzung*)

t	ϱ	$\frac{1}{\varrho}$	t	ϱ	$\frac{1}{\varrho}$
4,0	1,000 000	1,000 000	19,5	0,998 335	1,001 667
4,5	0,999 998	002	20,0	234	769
5,0	992	008	20,5	129	874
5,5	982	018	21,0	022	981
6,0	968	032	21,5	0,997 912	1,002 092
6,5	951	049	22,0	800	204
7,0	930	070	22,5	685	320
7,5	905	095	23,0	568	437
8,0	877	123	23,5	449	557
8,5	845	155	24,0	327	680
9,0	809	191	24,5	202	805
9,5	770	230	25,0	075	933
10,0	728	272	25,5	0,996 945	1,003 064
10,5	682	318	26,0	814	196
11,0	634	366	26,5	680	331
11,5	581	419	27,0	544	467
12,0	526	474	27,5	405	608
12,5	468	532	28,0	264	750
13,0	406	594	28,5	121	894
13,5	341	659	29,0	0,995 976	1,004 040
14,0	273	727	29,5	828	189
14,5	202	798	30,0	678	340
15,0	129	871	30,5	526	494
15,5	052	948	31,0	372	649
16,0	0,998 972	1,001 029	31,5	216	806
16,5	890	111	32,0	058	966
17,0	804	196	32,5	0,994 897	1,005 129
17,5	716	285	33,0	734	293
18,0	625	376	33,5	570	459
18,5	531	471	34,0	403	628
19,0	435	567	34,5	235	798

API-Grade[1] und entsprechende Werte des Dichteverhältnisses $d_{15,56}^{15,56}$ (= specific gravity $_{60°F}^{60°F}$)

API-Grad	$d_{15,56}^{15,56}$	API-Grad	$d_{15,56}^{15,56}$	API-Grad	$d_{15,56}^{15,56}$	API-Grad	$d_{15,56}^{15,56}$
0	1,0760	15	0,9659	30	0,8762	45	0,8017
1	1,0679	16	0,9593	31	0,8708	46	0,7972
2	1,0599	17	0,9529	32	0,8654	47	0,7927
3	1,0520	18	0,9465	33	0,8602	48	0,7883
4	1,0443	19	0,9402	34	0,8550	49	0,7839
5	1,0366	20	0,9340	35	0,8498	50	0,7796
6	1,0291	21	0,9279	36	0,8448	51	0,7753
7	1,0217	22	0,9218	37	0,8398	52	0,7711
8	1,0143	23	0,9159	38	0,8348	53	0,7669
9	1,0071	24	0,9100	39	0,8299	54	0,7628
10	1,0000	25	0,9042	40	0,8251	55	0,7587
11	0,9930	26	0,8984	41	0,8203	56	0,7547
12	0,9861	27	0,8927	42	0,8155	57	0,7507
13	0,9792	28	0,8871	43	0,8109	58	0,7467
14	0,9725	29	0,8816	44	0,8063	59	0,7428

[1] Aräometerskala des American Petroleum Institute, umgerechnet nach der Formel
$$d_{15,56}^{15,56} (= \text{spezific gravity } _{60°F}^{60°F}) = \frac{141,5}{131.5 + \text{API-Grad}}.$$

API-Grade und entsprechende Werte des Dichteverhältnisses
$d_{15,56}^{15,56}$ (= specific gravity $\frac{60\,°F}{60\,°F}$) (*Fortsetzung*)

API-Grad	$d_{15,56}^{15,56}$	API-Grad	$d_{15,56}^{15,56}$	API-Grad	$d_{15,56}^{15,56}$	API-Grad	$d_{15,56}^{15,56}$
60	0,7389	70	0,7022	80	0,6690	90	0,6388
61	0,7351	71	0,6988	81	0,6659	91	0,6360
62	0,7313	72	0,6953	82	0,6628	92	0,6331
63	0,7275	73	0,6919	83	0,6597	93	0,6303
64	0,7238	74	0,6886	84	0,6566	94	0,6275
65	0,7201	75	0,6852	85	0,6536	95	0,6247
66	0,7165	76	0,6819	86	0,6506	96	0,6220
67	0,7128	77	0,6787	87	0,6476	97	0,6193
68	0,7093	78	0,6754	88	0,6446	98	0,6166
69	0,7057	79	0,6722	89	0,6417	99	0,6139
						100	0,6112

Baumé-Grade (rationell) eines Aräometers für Flüssigkeiten, die schwerer als Wasser sind, und entsprechende Dichtezahlen d_4^{15} *

°Bé	d_4^{15}	°Bé	d_4^{15}	°Bé	d_4^{15}	°Bé	d_4^{15}	°Bé	d_4^{15}
0	0,999	16	1,124	31	1,272	46	1,467	61	1,731
1	1,006	17	1,133	32	1,284	47	1,482	62	1,752
2	1,013	18	1,142	33	1,295	48	1,497	63	1,773
3	1,020	19	1,151	34	1,307	49	1,513	64	1,795
4	1,028	20	1,160	35	1,319	50	1,529	65	1,818
5	1,035	21	1,169	36	1,331	51	1,545	66	1,841
6	1,042	22	1,179	37	1,344	52	1,562	67	1,865
7	1,050	23	1,189	38	1,356	53	1,579	68	1,890
8	1,058	24	1,198	39	1,369	54	1,597	69	1,915
9	1,066	25	1,208	40	1,382	55	1,614	70	1,940
10	1,074	26	1,219	41	1,396	56	1,633		
11	1,082	27	1,229	42	1,409	57	1,651		
12	1,090	28	1,240	43	1,423	58	1,671		
13	1,098	29	1,250	44	1,437	59	1,690		
14	1,106	30	1,261	45	1,452	60	1,710		
15	1,115								

* Rationelle Baumé-Grade zuerst in das *Dichteverhältnis* umgerechnet nach der Formel:

$$d_{15}^{15} = \frac{144,30}{144,30 - °Bé},$$

danach das Dichteverhältnis in die *Dichtezahl* umgerechnet nach der Beziehung:

$$d_4^{15} = d_{15}^{15} (d_{H_2O})_4^{15}.$$

7. Bestimmung der Dichte mittels kommunizierender Röhren. Die Höhen zweier Flüssigkeitssäulen, die sich in kommunizierenden Röhren das Gleichgewicht halten, verhalten sich umgekehrt wie ihre Dichten. Aus den Höhendifferenzen der Flüssigkeitssäulen von bekannter und zu untersuchender Flüssigkeit läßt sich die unbekannte Dichte errechnen (Abb. 19):

$$\varrho_2 = \frac{\varrho_1 h_2}{h_3 - h_1} \quad \text{oder} \quad \varrho_2 = \frac{\varrho_2 h_1}{h_2}.$$

Ein nach diesem Prinzip gebautes Gerät zur Bestimmung der Dichte ist das *Krutzsch-Meter*[1]. Abb. 20

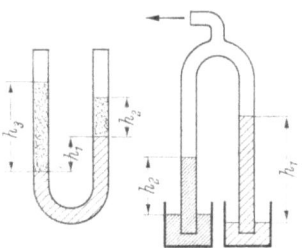

Abb. 19. [Aus Arch. Pharm. (Weinheim) *1957*].

[1] Hersteller: Dr.-Ing. Johs. Krutzsch, München-Solln, Buchauer Str. 14.

zeigt schematisch das Gerät, das aus miteinander verschmolzenen Glasrohren besteht und auf einem Holzbrett montiert ist, das an die Wand gehängt werden kann.

A ist eine unten offene, mehrmals rechtwinklig gebogene Kapillare. B ist eine Sicherheitserweiterung gegen zu hohes Aufsaugen. C ist ein Gummistopfen. In dem mit ungleichen Schenkeln ausgebildeten U-förmigen Rohr D befindet sich eine ölige Spezialflüssigkeit E bekannter Dichte, die zeitlich unveränderlich ist, nicht verdunstet und den Apparaten mitgegeben wird. F ist ein Korkstopfen mit seitlicher Öffnung, die den Luftzutritt gestattet. An dem offenen Stutzen G hängt mittels des Gummischlauches H ein Kolbensauger I. Bei L ist auf dem Glasrohr eine Marke angebracht. K ist eine Skala.

Der Meßvorgang ist folgender:

Die zu untersuchende Flüssigkeit wird in ein Becherglas gefüllt und dieses so gehalten, daß das untere Ende der Kapillare A in die Flüssigkeit eintaucht. Mit dem Kolbensauger wird eine Säule M der Untersuchungsflüssigkeit in der Kapillare A hochgezogen. Wenn das obere Ende dieser Flüssigkeitssäule ungefähr die Marke L erreicht hat, wird das Becherglas entfernt. Mit dem Kolbensauger wird weiter angesaugt und dadurch die Flüssigkeitssäule M höhergezogen, bis sich ihr oberes Ende in dem oberen Horizontalstück der Kapillare A befindet. Das untere Ende der Flüssigkeitssäule befindet sich dann im unteren Horizontalstück der Kapillare. Das Ansaugen wird beendet; die Flüssigkeitssäule bleibt infolge des Unterdruckes im oberen Apparateteil still stehen. Infolge dieses Unterdruckes ist ferner die Vergleichsflüssigkeit E im U-förmigem Rohr D angehoben worden.

Die Abmessung des Apparates und die Skaleneinteilung sind nun so getroffen, daß die Skalenstellung a der Flüssigkeitsoberfläche im rechten Schenkel des U-förmigen Rohres D direkt die Dichtezahl d_4^{20} der zu untersuchenden Flüssigkeit M angibt.

Dies ist möglich, weil der Unterdruck im oberen Apparateteil nach obiger Gleichung nur von der Höhendifferenz zwischen Anfang und Ende der Flüssigkeitssäule M abhängt. Es ist deshalb gleichgültig, an welchen Stellen die beiden Flüssigkeitsoberflächen in den Horizontalteilen der Kapillare A stehen. Sie dürfen nur nicht in die Nähe der Glasrohrbiegungen kommen. Die Messung ist deshalb innerhalb ziemlich großer Grenzen unabhängig von der Menge der aufgesaugten Flüssigkeit.

Nach der Messung wird der Stopfen C abgenommen, so daß die Untersuchungsflüssigkeit in ein darunter gehaltenes Gefäß abfließen kann. Die Vergleichsflüssigkeit E bleibt immer im Apparat. Infolge der Erweiterung B ist eine Verschmutzung der Vergleichsflüssigkeit durch übergesaugte Untersuchungsflüssigkeit unmöglich gemacht. Die Reinigung der Kapillare A ist sehr einfach: Je nach Art der untersuchten Flüssigkeit wird etwas Wasser oder Lösungsmittel bei C eingesogen. Bei ausflockenden oder sonstwie schwierigen Flüssigkeiten kann man zwecks Reinigung etwas Dichromat-Schwefelsäure durchgießen oder aufsaugen.

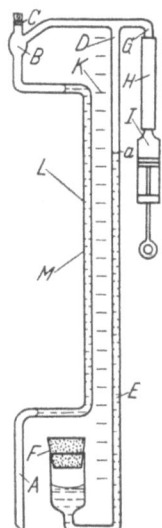

Abb. 20. Krutzsch-Meter, neue Bauart. Anordnung bei der Dichtebestimmung größerer Flüssigkeitsmengen (aus Dtsch. Apoth.-Ztg 1952, Nr. 22).

Eine Trocknung der Kapillare ist vor der Messung im allgemeinen nicht erforderlich, obwohl dies mit Alkohol und etwas Äther leicht durchführbar ist. Wenn man ganz sicher sein will, daß von der Reinigungsflüssigkeit nichts an der Glasrohrwandung haften geblieben ist und die nachfolgende Messung beeinträchtigen kann, opfert man von der Untersuchungsflüssigkeit vor dem Hochsaugen einige Tropfen, die man so oben durch die Kapillare durchlaufen läßt und die etwaige Flüssigkeitsreste herausspülen.

Die Skala reicht für direkte Ablesung der Dichte von Null bis 1,2. In den verhältnismäßig seltenen Fällen, bei denen die Dichte größer ist als 1,2, kann man mit dem beschriebenen Apparat ebenfalls die Dichte messen. Abb. 21 zeigt hierfür die Durchführung der Messung: Von der Untersuchungsflüssigkeit wird nur eine geringe Menge aufgesaugt und diese so hochgezogen, daß sie gerade Säule in dem Vertikalteil der Kapillare steht. Die Skala wird am oberen und unteren Ende dieser Flüssigkeitssäule abgelesen (h_1 und h_2). Aus dem Ausschlag a der Vergleichsflüssigkeit und ihrer Stellung a_0 bei leerer Kapillare (entsprechend der für jeden Apparat gegebenen Vorschrift für das erstmalige Einfüllen der Vergleichsflüssigkeit ist a_0 meist ein wenig von Null verschieden) ergibt sich dann die gesuchte Dichtezahl nach der Formel:

$$d_4^{20} = 0{,}9017 \frac{a - a_0}{h_1 - h_2 + 1{,}5}.$$

Bei Wasser, Alkohol, dünnflüssigen Ölen u. dgl. braucht man für eine Bestimmung einschließlich aller Handgriffe etwa 1/2 bis 1 Min. Bei zähen Ölen ist die Zeit für das Hochsaugen etwas größer, und es ist hierbei etwas Übung wertvoll (reines Glycerin ist noch leicht zu messen). Doch ist auch bei solch zähen Flüssigkeiten der Zeitaufwand wesentlich geringer als bei anderen Dichtemeßmethoden (z. B. beim Pyknometer Einfüllschwierigkeiten wegen des dünnen Gefäßhalses, beim Aräometer und anderen Tauchverfahren die Schwierigkeit der Beseitigung anhaftender Luftbläschen).

Die Abweichungen der Dichtebestimmungen mit dem *Krutzsch-Meter* betragen höchstens ± 1 in der dritten Dezimale. Somit ist das Gerät dann gut brauchbar, wenn wie in den meisten Fällen des DAB 6. Schwankungen bis zu 3, ja bis zu 20 Einheiten der dritten Dezimale zugelassen sind.

Die Oberflächenspannung hat keinen Einfluß auf das Meßergebnis, da die Kapillarkräfte an beiden Enden der Flüssigkeitssäule einander entgegenwirken und sich dadurch aufheben. Ebenso hat die Zähigkeit keinen Einfluß auf das Meßergebnis. Doch muß man bei sehr zähen Flüssigkeiten darauf achten, daß die Flüssigkeitssäule auch wirklich still steht. Auch der Luftdruck beeinflußt das Meßergebnis nicht. Selbst bei Flüssigkeiten, die eine hohe Dampfspannung zeigen, wie Äther, Spiritus äthereus, Benzin od. ä., geht die Messung der Dichte schnell und bequem vor sich, da das dem Meßverfahren zugrunde liegende hydrostatische Gesetz unabhängig von der Zusammensetzung des Gases im oberen Apparateteil gültig ist. Innerhalb der normalen Schwankungen hat die Temperatur der Untersuchungsflüssigkeit vor dem Hochsaugen (z. B. die Temperatur von entnommenen Körperflüssigkeiten oder von Flüssigkeiten, die in einem kalten Raum standen) keinen Einfluß auf das Meßergebnis, da die dünne Flüssigkeitssäule während des Hochsaugens genau genug die Zimmertemperatur annimmt.

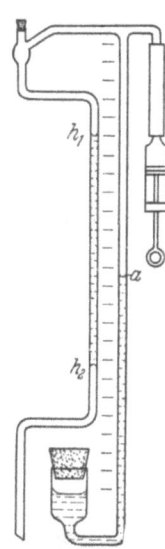

Abb. 21. Krutzsch-Meter, neue Bauart. Anordnung bei der Dichtebestimmung geringer Flüssigkeitsmengen (aus Dtsch. Apoth.-Ztg *1952*, Nr. 22).

Die Skala der Apparate gibt das Dichteverhältnis d_4^{20} an. Für den Temperatureinfluß beim Flüssigkeitssäulenverfahren ist nur die Differenz der Wärmeausdehnungskoeffizienten von Untersuchungs- und Vergleichsflüssigkeit maßgebend. Der Einfluß der Temperatur ist deshalb im allgemeinen geringer als bei anderen Dichtebestimmungsmethoden. Für das vorliegende Verfahren gilt:

$$d_4^{20} = d' \, 1 + (d_u - d_v)(t - 20).$$

Hierbei ist d' der bei der Temperatur t an der Skala abgelesene Dichtewert, d_u ist der Wärmeausdehnungskoeffizient der Untersuchungsflüssigkeit, d_v der Wärmeausdehnungskoeffizient der Vergleichsflüssigkeit. Für die verwendete Spezialflüssigkeit ist $d_v = 0,00065$. Dieser Wert liegt in der Mitte zwischen den Wärmeausdehnungskoeffizienten des Wassers und des Alkohols und liegt in der Größenordnung der Wärmeausdehnungskoeffizienten der meisten praktisch verwendeten organischen und anorganischen Flüssigkeiten und ihrer Lösungen (z. B. Öle, Glycerin, Schwefelsäure, Spiritus dilutus usw.).

Aus obigen Gründen wird die Differenz der Wärmeausdehnungskoeffizienten in der angegebenen Gleichung so klein, daß man bei der Benutzung des Apparates in den meisten Fällen der Praxis auf die Temperaturkorrektur überhaupt verzichten kann. Man liest dann also unabhängig von der Zimmertemperatur beispielsweise zwischen 15 und 25° auf der Skala des Instrumentes direkt das Dichteverhältnis d_4^{20} ab.

Die für eine Messung nach dem Verfahren gemäß Abb. 20 benötigte Flüssigkeitsmenge ist etwa 3 ml. Wenn noch weniger Untersuchungsflüssigkeit zur Verfügung steht, kann man das in Abb. 21 skizzierte Verfahren anwenden. Damit kann man die Dichte schon von 0,3 ml Flüssigkeitsmenge an exakt bestimmen.

Die Anwendung des Begriffes Dichte und physikalisch ähnlicher Begriffe ist in den Pharmakopöen nicht einheitlich. Es finden sich die Bezeichnungen Dichte, Gewicht pro Millimeter, spezifisches Gewicht u. a. nebeneinander. Bei der Angabe von Dichteverhältniszahlen sind außerdem die Bezugstemperaturen sehr verschieden.

8. Angaben der Pharmakopöen. Pl. Ed. I/1. Dichte: Als Dichte wird die Masse der Raumeinheit bezeichnet, ausgedrückt in Einheiten des CGS-Systems. Dichtemessungen werden im allgemeinen als Gramm pro Kubikzentimeter bei einer Temperatur von 20° angegeben. In dieser Pharmakopöe werden die Dichtemessungen als Gramm pro Milliliter ausgedrückt, berichtigt um den Luftauftrieb bei einer Temperatur von 20°.

Die Dichte einer Flüssigkeit in Gramm pro Milliliter bei 20° errechnet sich aus dem Millilitergewicht bei 20° zuzüglich der Korrektur für den Luftauftrieb.

Die entsprechenden Werte sind in der folgenden Tabelle angegeben:

Millilitergewicht (g)	Berichtigung
0,60–1,03	0,0011
1,04–1,72	0,0010
1,73–2,00	0,0009

Millilitergewicht. Das Millilitergewicht einer Flüssigkeit wird folgendermaßen bestimmt: Das in Gramm ausgedrückte, im lufterfüllten Raum festgestellte Gewicht der Flüssigkeitsmenge, die ein Pyknometer bei 20° füllt, wird durch das in Millilitern ausgedrückte Fassungsvermögen des Pyknometers bei 20° dividiert. Als Berechnungsgrundlage für das Fassungsvermögen des Pyknometers dient das Litergewicht des Wassers mit 997,18 g unter Verwendung von Messinggewichten, bestimmt bei 20° und einer Luftdichte von 0,0012 g pro Milliliter. Normale Abweichungen der Luftdichte von dem hier als Durchschnitt genommenen Wert von 0,0012 g/ml beeinflussen das Ergebnis einer Bestimmung in den gesicherten Stellen, die für die Pharmakopöesubstanzen angegeben werden, nicht.

Spezifisches Gewicht. Unter dem spezifischen Gewicht wird das Verhältnis des Gewichtes einer Substanz von einem bestimmten Volumen bei einer bestimmten Temperatur zu dem Gewicht des gleichen Volumens Wasser bei derselben Temperatur verstanden. Alle Wägungen werden im lufterfüllten Raum ausgeführt.

BP 63. Die Angaben über Dichte, Millilitergewicht und spezifisches Gewicht entsprechen denen der PI.Ed. I/1. Beim Millilitergewicht ist zusätzlich das Litergewicht des Wassers bei 20, 25 und 30° angegeben:

Temperatur	Gewicht von 1 Liter Wasser in g
20°	997,18
25°	996,02
30°	994,62

USP XVII. *Spezifisches Gewicht:* Wenn nichts anderes angegeben ist, bedeutet das spezifische Gewicht das Verhältnis des Gewichts einer Substanz bei 25° in Luft gewogen zum Gewicht eines gleichen Volumens Wasser bei der gleichen Temperatur.

Helv.V. Unter *spezifischem Gewicht* (d) versteht die Pharmakopöe das Verhältnis des Gewichtes einer Substanz bei 15° zum Gewicht des gleichen Volumens reinen Wassers bei 15°. Zur Umrechnung von spezifischen Gewichten, die bezogen sind auf Wasser von 4°, auf das spezifische Gewicht der Pharmakopöe und umgekehrt können folgende Formeln benutzt werden:

$$d\frac{15°}{15°} = d\frac{15°}{4°} 1,00087; \qquad d\frac{15°}{4°} = d\frac{15°}{15°} 0,99913.$$

Das spezifische Gewicht ist auf so viel Dezimalen genau zu bestimmen, wie die Pharmakopöe bei den einzelnen Stoffen angibt (meistens 3 Dezimalen). Der Auftrieb bei der Wägung in Luft wird nicht berücksichtigt.

Ned. 6. Wenn nichts anderes angegeben ist, wird unter *spezifischem Gewicht* das Verhältnis der Gewichte (gewogen im lufterfüllten Raum) gleicher Volumina des zu untersuchenden Stoffes und Wassers, gemessen bei 20°, verstanden.

Dan. IX. Die Definition der *Dichte* entspricht der des DAB 6.

CF 65 unterscheidet zwischen Dichte (densité), wobei das Dichteverhältnis d_t^t gemeint ist, und der absoluten Dichte (densité absolue), wobei die Dichtezahl d_4^t gemeint ist. Außerdem wird noch eine Definition für das spezifische Gewicht gegeben.

DAB 6. Die Angaben über die *Dichte* beziehen sich, sofern nichts anderes angegeben ist, auf die Temperatur 20°. Die Dichte bedeutet dabei das Verhältnis der einen gewissen Rauminhalt ausfüllenden Masse der Flüssigkeit bei 20° zu der Masse destillierten Wassers, die bei 4° den gleichen Rauminhalt hat, also ein Dichteverhältnis, nämlich den Quotient der Dichte der Flüssigkeit bei 20° durch die Dichte des Wassers bei 4°. Die Dichtezahlen geben auch an, wieviel Gramm 1 cm³ Flüssigkeit von 20° im luftleeren Raume wiegen würde. Der Berechnung ist die Formel zugrunde gelegt

$$d = \frac{m}{w} 0,99703 + 0,0012,$$

worin d die gesuchte Dichte, m das Gewicht der zu untersuchenden Flüssigkeit und w das Gewicht eines gleichen Rauminhaltes Wasser bezeichnen, beide bei 20° und gewogen in Luft. Die Berechnung der Dichte nach der angegebenen Formel setzt die Dichtebestimmung mittels Pyknometer voraus.

DAB 7 – BRD. Die Dichte $\varrho^{t°}$ ist das Verhältnis der Masse eines Stoffes zu seinem Volumen bei der Temperatur $t°$:

$$\varrho^{t°} = \frac{\text{Masse}}{\text{Volumen}}.$$

Als Masseneinheit wird das Gramm, als Volumeneinheit das Milliliter verwendet. Angaben über die Dichte beziehen sich, sofern nichts anderes angegeben ist, auf die Temperatur von 20,0°. Die Berechnung erfolgt nach der Formel:

$$\varrho^{20°} = \left(\frac{m}{w} \cdot 0{,}99703 + 0{,}0012\right) \frac{\text{g}}{\text{ml}}.$$

m = Masse der zu untersuchenden Flüssigkeit, gewogen in Luft;
w = Masse des gleichen Volumens Wasser, gewogen in Luft.
Beide Volumina müssen bei 20,0° abgemessen werden.

DAB 7 – DDR hat praktisch die gleiche Definition.

Ross. 9. Unter dem spezifischen Gewicht d versteht die Pharmakopöe das Verhältnis des Gewichtes P einer Substanz zu ihrem Volumen V:

$$d = \frac{P}{V},$$

wobei das Gewicht in Gramm, das Volumen in Millimeter gemessen wird. Falls nichts anderes angegeben ist, wird d_{20}^{20} bestimmt.

Um von d_{20}^{20} auf d_4^{20} (also auf W. von 4°) umzurechnen, ist folgende Formel zu benutzen:

$$d_{20}^{20} = d_4^{20} \cdot 1{,}00177$$
$$d_4^{20} = d_{20}^{20} \cdot 0{,}99823.$$

Zur Bestimmung können Pyknometer, MOHR-WESTPHALsche Waage oder Aräometer verwendet werden. Wird das spezifische Gewicht mit 4 Dezimalen angegeben, so ist ein Pyknometer zu verwenden.

Gelegentlich wird statt des spezifischen Gewichtes d die Dichte $D = \dfrac{m}{v}$ verwendet.

9. Bestimmung des Dichteverhältnisses von Balsamen und Teeren (analog der Bestimmung in Helv. V). Das Dichteverhältnis d_{20}^{20} von Balsamen und Teeren wird zweckmäßig in folgender Weise bestimmt. In den unten flachen, eingeschliffenen Glasstopfen eines Wägegläschens von ca. 27 mm Durchmesser und ca. 76 mm Höhe wird am Rande eine oben nach unten durchgehende Kerbe von ca. 2 mm Breite und Tiefe eingefeilt. Man bestimmt ein für allemal das Eigengewicht des Gläschens (a) und sein Gewicht nach Füllung mit Wasser von 20° (b). In das trockene Gläschen wird dann etwa bis zu 2/3 der Höhe von der betreffenden Flüssigkeit hineingegossen und das Gläschen mit abgenommenem Stopfen 1 Std. lang in heißes Wasser gestellt. Nun läßt man in einem größeren Gefäß mit Wasser von 20° erkalten und wägt das Gläschen mitsamt der Flüssigkeit (c). Hierauf füllt man mit Wasser von 20° auf, setzt den Stopfen auf, entfernt das aus der Kerbe des Stopfens austretende Wasser, trocknet außen ab und wägt wieder (d). Das gesuchte Dichteverhältnis ist dann:

$$\frac{c-a}{b+c-(a+d)}.$$

10. „Dichte"-Bestimmung von Wachsen nach DGF-Einheitsmethoden[1,2]. *Bestimmung mit dem Pyknometer.* Die „Dichte" wird mit Hilfe eines Pyknometers oder Wägegläschens nach LUNGE bestimmt.

Verfahren. Man bestimmt das Leergewicht des Glasgefäßes mit Glasstopfen (a) und das Gewicht nach dem Füllen mit frisch ausgekochtem destilliertem Wasser von 20° (b).

Das trockene, entsprechend vorgewärmte Gläschen wird mit dem geschmolzenen Wachs bis auf etwa 2/3 seiner Höhe gefüllt und dann im Trockenschrank 1 Std. lang auf eine Temperatur, die etwa 10° über dem Tropfpunkt liegt, gehalten, damit etwa eingeschlossene Luft entweichen kann. Das Entweichen der Luft ist durch leichtes Anstoßen oder Bewegen des Glasgefäßes zu unterstützen. Notfalls muß das Wachs mit einem dünnen, angewärmten Glasstab durchgerührt werden. Um Lunkerbildung zu vermeiden, ist dafür Sorge zu tragen, daß die mittlere Zone der Wachsoberfläche zuletzt erstarrt. Dies wird beispielsweise durch Abdecken des Pyknometers mit einer Pappscheibe, die in der Mitte ein Loch von 1 bis 2 mm Durchmesser besitzt, und Bestrahlen mit einer Infrarotlampe erreicht. Nach dem Erkalten wägt man das Glasgefäß mit Stopfen und Wachs (c). Dann füllt man es mit einer 1⁰/₀₀igen

---

[1] Die in den DGF-Einheitsmethoden mit Dichte bezeichnete Stoffkonstante stellt das Dichteverhältnis im vorgenannten Sinn dar.
[2] Praktisch identisch mit DAB 7 – DDR.

Lösung von Nekal BX[1] in frisch gekochtem destilliertem Wasser von 20° auf und läßt es eine halbe Stunde in einem Behälter von 20° stehen. Nun streicht man das Wasser an der Kapillare des Pyknometers oder an der Kerbe des Wägegläschens niveaugleich ab und kühlt durch Einstellen in kaltes Wasser, bis das Niveau in der Kapillare sinkt. Hierauf trocknet man das Glasgefäß mit einem weichen Tuch ab und wägt es abermals (d). Das Dichteverhältnis des Wachses ist dann:

$$D_t = \frac{\text{Gewicht des Wachses}}{\text{Volumen des Wachses}} = \frac{c - a}{(b + c) - (a + d)} D_t(\text{H}_2\text{O}) .$$

a = Gewicht des leeren Pyknometers;
b = Gewicht des mit Wasser gefüllten Pyknometers;
c = Gewicht des mit Wachs unvollständig gefüllten Pyknometers;
d = Gewicht des mit Wachs und Wasser gefüllten Pyknometers;
$D_t(\text{H}_2\text{O})$ = Dichte des Wassers bei $t°$.

Das Prüfergebnis ist auf 3 Dezimalen anzugeben.
Prüffehler: $\pm\, 0{,}005$.

Bestimmung mit der Mohr-Westphalschen Waage. Die Bestimmung der „Dichte" mit der MOHR-WESTPHALSCHEN Waage soll bei 90° im Thermostaten erfolgen. Das zu prüfende Wachs wird in einem mindestens 2 cm weiten Gefäß geschmolzen, so daß die Flüssigkeitssäule etwa 15 cm hoch ist. Nach Temperieren der Probe in einem Thermostaten läßt man den Glaskörper in die Flüssigkeit tauchen und tariert die Waage durch Aufsetzen der Reiter. Das spezifische Gewicht[2] kann aus den Ausgleichsgewichten unmittelbar abgelesen werden. Zur Ermittlung der „Dichte" ist das spezifische Gewicht der „Dichte" des Wassers in der Luft bei der Temperatur zu multiplizieren, auf die der Körper geeicht ist.

Außerdem muß die Ausdehnung des Glaskörpers berücksichtigt werden. Die normalen Glaskörper besitzen einen räumlichen Ausdehnungskoeffizienten (1/°C) zwischen

$$\beta = 15 \text{ und } 25 \cdot 10^{-6}.$$

Sie sind auf 5 ml Verdrängung bei 20° geeicht.

Die Korrektur des Glaskörpers bei 90° beträgt also 0,0011 bis 0,0018. Für Quarzschwimmkörper beträgt der Korrekturfaktor nur etwa 1/10 der oben angegebenen Werte und kann daher vernachlässigt werden.

Bestimmung nach DAB 7 – BRD. Zur Dichtebestimmung von Wachsen werden 2 bis 3 g Wachs bei möglichst niedriger Temperatur geschmolzen und auf eine Metallplatte mit glatter Oberfläche in 2 bis 5 mm dicker Schicht ausgegossen. Nach dem Erstarren wird das Wachs mit einem Messer in Stücke bis 2 bis 4 mm Kantenlänge geteilt, die Stücke können durch schwaches Erwärmen der Metallplatte von der Unterlage losgelöst werden.

10 der voneinander getrennten Stücke werden in ein mit 25,00 ml Äthanol 38,8% beschicktes Reagensglas von 18 bis 20 mm lichter Weite gegeben. Die Stücke müssen dabei zu Boden sinken. Zu dem auf 19 bis 20° abgekühlten Gemisch wird unter Rühren mit einem Thermometer aus einer Bürette so lange Wasser hinzugesetzt, bis einige Stücke zu schweben oder an die Oberfläche zu steigen beginnen. Das Gemisch wird sodann auf 20,0° temperiert und seine Dichte gegebenenfalls durch portionsweise Zugabe von Wasser aus der Bürette nach untenstehender Tabelle jeweils um 1 Einheit in der 3. Dezimale erhöht, bis sich sämtliche Stücke in der Schwebe befinden oder die Stücke in etwa gleicher Zahl schweben, zu Boden sinken und an die Oberfläche aufsteigen oder sich vorwiegend an der Oberfläche der Flüssigkeit befinden[3].

Aus dem Gesamtverbrauch an Wasser ergeben sich folgende Dichten:

Wasserzusatz in ml	Dichte	Wasserzusatz in ml	Dichte	Wasserzusatz in ml	Dichte
0,00	0,950	3,55	0,957	8,90	0,964
0,45	0,951	4,15	0,958	9,90	0,965
0,90	0,952	4,85	0,959	11,00	0,966
1,35	0,953	5,55	0,960	12,20	0,967
1,85	0,954	6,30	0,961	13,40	0,968
2,40	0,955	7,10	0,962	14,80	0,969
2,95	0,956	8,00	0,963	16,30	0,970

[1] Nekal BX vgl. Emulgatoren. (Anstelle von Nekal BX läßt sich ein anderes Netzmittel verwenden.)
[2] Statt „spezifisches Gewicht" wäre hier besser „Auftrieb" zu setzen.
[3] Vgl. dazu W. HÜHNERMANN: Dtsch. Apoth.-Ztg **106**, 781 (1966).

11. Die zweiarmige Torsionswaage nach Dr. Tausz (s. Abb. 22) eignet sich ebenfalls zur Bestimmung der Dichte von Flüssigkeiten, wobei nur geringe Flüssigkeitsmengen (etwa 2 ml) erforderlich sind. Die Waage arbeitet wie die MOHRsche Waage nach dem Archimedischen Prinzip, so daß sich eine nähere Beschreibung erübrigt.

Da diese Waage auch zu Wägungen von geringen Substanzmengen zwischen 0 und 5000 mg mit einer Genauigkeit von 0,2 mg benutzt werden kann, vermag sie in vielen Fällen eine teuere analytische Waage zu ersetzen.

Auch die Möglichkeit der Messung von Oberflächenspannungen nach der Bügel- und Ringmethode mit diesem Gerät sei hier erwähnt.

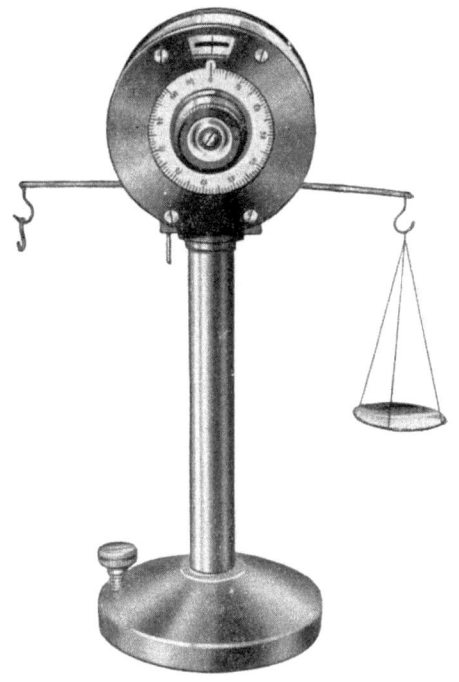

Abb. 22. Torsionswaage nach Dr. TAUSZ (R. Jung AG, Heidelberg).

b. Einstellen von Flüssigkeiten auf bestimmte Dichten und Konzentrationen

Wenn eine Flüssigkeit bzw. Lösung auf eine bestimmte Dichte eingestellt werden soll oder ein dargestelltes Präparat nicht die geforderte Dichte aufweist, geht man zweckmäßig von einer Lösung höherer Dichte als der geforderten aus (evtl. muß man sich diese aus verdünnteren Lösungen durch Eindampfen oder Zusatz des gelösten Stoffes erst herstellen) und errechnet dann die erforderliche Menge Lösungsmittel, welche man zuzusetzen hat, nach der Formel:

$$\text{Menge des zuzusetzenden Lösungsmittels} = \frac{\underset{a}{\text{Gew. der zu verdünnenden Lösung}} \cdot \underset{s''}{\text{Dichte des Verdünnungsmittels}} \cdot \left\{\underset{s}{\text{Dichte der zu verdünnenden Lösung}} - \underset{s'}{\text{geforderte Dichte}}\right\}}{\underset{s}{\text{Dichte der zu verdünnenden Lösung}} \cdot \left\{\underset{s'}{\text{geforderte Dichte}} - \underset{s''}{\text{Dichte des Verdünnungsmittels}}\right\}}:$$

z.B. seien 90 g einer Lösung der Dichte 1,04 mit Wasser (Dichte = 1,00) auf die Dichte 1,02 zu bringen. Wieviel Wasser ist zuzusetzen?

$$a = 90\,\text{g}; \quad s = 1{,}0400; \quad s' = 1{,}02; \quad s'' = 1{,}0000$$

$$X = \frac{90 \cdot 1 \cdot (1{,}04 - 1{,}02)}{1{,}04 \cdot (1{,}02 - 1{,}00)} = \frac{90 \cdot 1 \cdot 0{,}02}{1{,}04 \cdot 0{,}02}$$

$$X = 86{,}5\,\text{g}.$$

Eine zweite Methode ist eine einfache Mischungsregel. Gegeben seien
a) Lösungen von 92 Gew.-% und 70 Gew.-% Gehalt; gewünscht wird eine Lösung von 75 Gew.-% Gehalt.

b) Eine Lösung von 85 Gew.-% Gehalt und reines Lösungsmittel (0 Gew.-% Gehalt); gewünscht wird eine Lösung von 45 Gew.-% Gehalt.

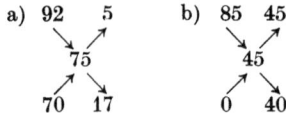

Es sind zu mischen:
a) 5 Gewichtsteile 92%ige Lösung mit 17 Gew.-Teilen 70%iger Lösung;
b) 45 Gewichtsteile 85%ige Lösung mit 40 Gew.-Teilen des Lösungsmittels.

Man schreibt also in die Mitte die gewünschte Konzentration der Lösung, an das Ende der beiden Pfeile links die Konzentration der gegebenen Lösungen. Nun bildet man mit diesen Zahlen und der Zahl in der Mitte die Summe oder Differenz und schreibt diese an das Ende des gegenüberliegenden Pfeiles. Diese Zahl gibt uns dann den Gewichtsteil der nebenstehenden Lösung an, welche zur Anwendung kommen muß. Wenn beim Mischen keine Volumänderungen eintreten, kann man anstelle der Gewichtsteile auch Raumteile bei der Rechnung mit dem vorstehenden Schema zugrunde legen.

Bei solchen Lösungen, die beim Mischen Volumenänderungen erfahren, ist naturgemäß eine rechnerische Ermittlung auf Volumenbasis nicht möglich. Für die Praxis liegt dieser Fall bei Alkohol-Wassermischungen vor. Beim Verdünnen von Alkohol hält man sich zweckmäßig an besonders hierfür ausgearbeitete Tabellen.

Tabelle der Alkoholverdünnung

Volumprozente	Gewichtsprozente	1 kg Alkohol des Gehaltes der 1. bzw. 2. Spalte besteht aus:		1 Liter Alkohol des Gehaltes der 1. bzw. 2. Spalte besteht aus:		Spez. Gew. 15°	Spez. Gew. 17,5°	Spez. Gew. 20°	Dichte 20°
		Alkohol 96,5 Vol.-% g	Dest. Wasser g	Alkohol 96,5 Vol.-% g	Dest. Wasser g				
5	3,99	41,90	951,10	42,20	957,80	0,9930	0,9926	0,9922	0,9904
10	8,25	83,95	902,05	85,15	914,85	0,9860	0,9855	0,9851	0,9834
15	12,14	125,95	855,05	128,40	871,60	0,9810	0,9805	0,9799	0,9782
20	16,27	167,95	808,05	172,00	828,00	0,9760	0,9753	0,9745	0,9728
25	20,44	209,90	761,10	216,20	783,80	0,9710	0,9700	0,9691	0,9674
30	24,70	252,10	712,90	261,20	738,80	0,9650	0,9638	0,9626	0,9609
35	28,98	293,90	665,10	306,50	693,50	0,9590	0,9575	0,9562	0,9546
40	33,37	336,00	616,00	353,00	647,00	0,9520	0,9504	0,9488	0,9471
45	37,86	378,00	566,00	400,40	599,60	0,9440	0,9423	0,9405	0,9389
50	42,51	419,90	514,10	449,60	550,40	0,9340	0,9321	0,9303	0,9287
55	47,27	461,95	462,05	499,95	500,05	0,9240	0,9221	0,9202	0,9187
60	52,13	503,90	410,10	551,30	448,70	0,9140	0,9120	0,9101	0,9086
65	57,23	545,95	356,05	605,30	394,70	0,9020	0,9002	0,8980	0,8965
70	62,46	587,90	302,10	660,60	339,40	0,8900	0,8880	0,8859	0,8845
75	67,92	630,00	247,00	718,35	281,65	0,8775	0,8754	0,8733	0,8719
80	73,54	672,00	192,00	777,80	222,20	0,8642	0,8620	0,8598	0,8585
85	79,42	713,95	136,05	839,95	160,05	0,8500	0,8478	0,8456	0,8443
90	85,71	756,00	78,00	906,50	93,50	0,8343	0,8321	0,8298	0,8285
95	92,41	797,50	18,50	977,40	22,60	0,8165	0,8143	0,8121	0,8109
90,7	86,58	761,00	70,00	916,50	83,50	0,8320	0,8299	0,8277	0,8260
68,5	60,50	575,35	318,30	644,00	356,00	0,8943	0,8923	0,8902	0,8890
90	85,71	756,00	78,00	906,50	93,50	0,8343	0,8321	0,8298	0,8285
77	70	645,55	227,40	739,51	260,49	0,8725	0,8704	0,8682	0,8668
67,5	60	566,93	329,08	632,95	367,05	0,8960	0,8940	0,8920	0,8905
52,5	45	440,93	488,08	474,78	525,22	0,9290	0,9272	0,9253	0,9238

Im Laboratorium wird oft die Aufgabe gestellt, eine bestimmtprozentige Flüssigkeit durch Verdünnen mit Wasser aus einer höherprozentigen herzustellen. Man kann in solchem

Falle, auch ohne auf die Dichte zurückzugreifen, durch folgende kleine Umrechnung, welche gleich an einem Beispiel klar gemacht werden soll, zum Ziele gelangen:

Aus einem Kilogramm 96%iger H_2SO_4 ist 16%ige H_2SO_4 herzustellen. Im ganzen liegen 960 g reine H_2SO_4 vor. Diese reichen aus, um 6 kg 16%ige H_2SO_4 herzustellen (960 : 160 = 6), da diese auch 960 g reine H_2SO_4 enthalten.

Diese Umrechnung ist so einfach, daß man nichts mehr hinzuzusetzen braucht. In enger Verbindung hiermit steht aber die Frage, eine zu starke Lösung durch Verdünnen mit einer zu schwachen Lösung auf einen bestimmten Prozentgehalt zu bringen, dafür haben wir folgende Formel:

$$\frac{\substack{a \\ \text{Prozentgehalt} \\ \text{der stärkeren} \\ \text{Flüssigkeit}} - \substack{c \\ \text{Prozentgehalt} \\ \text{verlangten} \\ \text{Flüssigkeit}}}{\substack{c \\ \text{Prozentgehalt} \\ \text{der verlangten} \\ \text{Flüssigkeit}} - \substack{b \\ \text{Prozentgehalt} \\ \text{der schwächeren} \\ \text{Flüssigkeit}}} = \substack{\text{Menge der schwächeren Flüssigkeit} \\ \text{in kg, die 1 kg der stärkeren zugesetzt} \\ \text{werden muß, um die verlangte Konzen-} \\ \text{tration zu erhalten.}}$$

c. Dichte fester Körper

Am zweckmäßigsten arbeitet man mit einem Flüssigkeitspyknometer nach Abb. 23; man hat mit einer Flüssigkeit ausgewogen und ersetzt diese teilweise durch die feste Substanz. Die Flüssigkeit darf die feste Substanz nicht auflösen, nicht sehr flüchtig sein und ihre Zusammensetzung beim Stehen nicht ändern. Hält die Substanz hartnäckig Luftblasen fest, so übergießt man sie nach dem Einbringen in das trockene, gewogene Pyknometer und nach der Wägung zunächst nur mit wenig Flüssigkeit, setzt das Pyknometer in einen Vakuumexsikkator, pumpt scharf aus und läßt dann erst durch einen im Exsikkatordeckel befestigten Tropftrichter die (durch Auskochen an der Pumpe luftfrei gemachte) Flüssigkeit zutropfen. Die Form Abb. 24 kann man nach gutem Verschließen der Öffnung für das Thermometer und Bedecken der Substanz mit Flüssigkeit direkt an die Pumpe legen; sind nach vorsichtigem Schütteln und Anklopfen die Luftblasen abgepumpt, so füllt man voll.

Beispiel: Man bestimme die Dichte eines zerkleinerten Zinkstabes oder von Kupferdrehspänen.

Pyknometer leer 27,1565 g, benutzt 33,4625 g Zink. Die Umrechnung auf Wägung im Vakuum

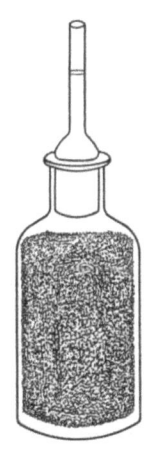

Abb. 23. Pyknometer zur Dichtebestimmung fester Stoffe

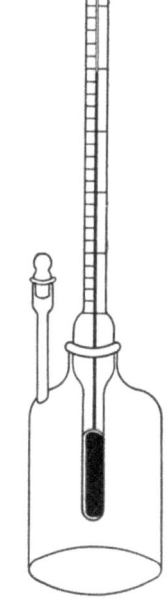

Abb. 24. Universalpyknometer

(aus W. A. Roth: Physik.-chem. Übungen, Leipzig: L. Voss 1928).

kann beim Zink unterbleiben, da Zink und Messinggewichte fast die gleiche Dichte haben. Wasserinhalt des Pyknometers bei 18,18° 25,1346 g. Gewicht des mit Zink und Wasser gefüllten Gefäßes im Mittel von drei Füllungen und Wägungen bei 18,18° 81,0696 g.

Berechnung: Das Volumen des Pyknometers ist, da die Dichte des Wassers bei 18,18°
0,99859 ist, 25,1346 · (1 + 0,00106) : 0,99859 = 25,1968 ml. Neben dem Zink waren 81,0696
— 27,1565 — 33,4625 = 20,4506 g, also 20,4506 · (1 + 0,00106) : 0,99859 = 20,5008 ml
Wasser vorhanden, also war das Volumen des Zinks 25,1968 — 20,5008 = 4,6960 ml;
die Dichte des Zinks also 33,4625 : 4,6960 = 7,126.

Ein einfaches Gerät zur Dichtebestimmung an festen Stoffen ist das Fekrumeter (Hersteller: Dr.-Ing. Johs. Krutzsch, München-Solln, Buchauer Str. 14). Dieses Gerät sei im folgenden kurz beschrieben:

Der Apparat (Abb. 25) wird an einer vor Sonne und Zug geschützten Stelle an einen Wandhaken gehängt. Der Dreiweghahn A wird so gestellt, daß seine Marke (Punkt oder Ziffer) unten ist. Der Gummistopfen B wird abgenommen. Von der Manometerflüssigkeit wird so viel in die Öffnung des Stutzens C gegossen, daß die Flüssigkeit im linken U-Rohrschenkel etwas unter dem Skalennullpunkt steht. Der Gummistopfen B wird aufgesteckt. Auf den Gummischlauch D werden 2 Quetschhähne geschoben, und die Kolbenpumpe E wird angesteckt.

Falls nach mehreren Minuten Wartezeit die untere Rundung der Flüssigkeitsoberfläche im linken U-Rohrschenkel nicht auf dem Skalennullpunkt steht, nimmt man den Apparat von der Wand und läßt durch Links- oder Rechtsneigen etwas Flüssigkeit aus dem Stutzen C nachfließen bzw. in ihn abfließen. Gegenenfalls muß etwas Flüssigkeit nachgefüllt oder aus dem Stutzen C (mit Hilfe eines Streifens Fließpapier) entnommen werden, bis der Nullpunkt stimmt. Für diese Einstellung genügt 0,5 mm Genauigkeit, da sich ein diesbezüglicher Fehler später bei der Messung zum großen Teil wieder aufhebt.

Das Meßgut (z. B. Pulver) wird in möglichst großer Menge in das Anhängeglas 1 (ca. 20 ml fassend) bzw. Anhängeglas 2 (ca. 1 ml fassend) gefüllt. Das Anhängeglas wird an den linken Apparatestutzen gehängt (Anhängeglas 1 mittels zweier Spiralfedern, Anhängeglas 2 mittels eines herumgeschlungenen Gummiringes). Nach 15 Min. Wartezeit (zwecks Ausgleich der Temperatur, vom letzten Anfassen des Anhängeglases an gerechnet) wird der Dreiwegehahn so weit rechts herum gedreht, daß seine Marke oben ist. Durch Hochschieben des Pumpenkolbens wird die Flüssigkeit im linken U-Rohrschenkel bis ungefähr zur Skalenstellung 350 mm gedrückt. Der untere Quetschhahn wird geschlossen. Durch geringes Öffnen oder Schließen des oberen, vorher halb geschlossenen Quetschhahnes wird die untere Rundung der Flüssigkeitsoberfläche auf genau 350 mm eingestellt. Durch Rechtsdrehung des Dreiweghahns wird seine Marke nach rechts gestellt. Nach 3 Min. Wartezeit wird der Ausschlag a an der unteren Rundung der Flüssigkeitsoberfläche auf der Skala abgelesen. In der gleichen Weise ist vor und nach einer Versuchsreihe die gleiche Messung mit *leerem* Anhängeglas durchzuführen (Ausschlag a_0).

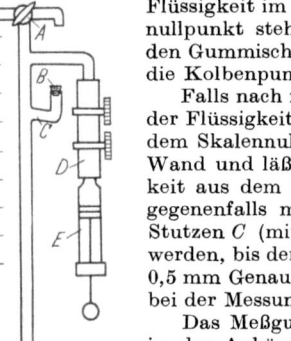

Abb. 25. Fekrumeter (s. Text).

Sehr wichtig ist es, daß die obenerwähnten 15 Min. Wartezeit eingehalten werden. Um die Dichtheit des Apparates zu kontrollieren, macht man kurz nach dem Einhängen des Anhängeglases eine provisorische Messung ohne Ablesung (bei Undichtheit sinkt a langsam ab). In diesem Falle muß man den Schliff des Anhängeglases bzw. den Dreiwegehahn am besten mit etwas Lanolincreme einreiben. Um die Schliffflächen des Anhängeglases beim Einfüllen von Pulver nicht zu beschmutzen, empfiehlt es sich, hierbei einen aus Papier geschnittenen Ring aufzulegen. Wenn man zur Erhöhung der Meßgenauigkeit durch Mittelwertbildung eine Messung mehrmals hintereinander wiederholt, kann man die 15 Min. Wartezeit weglassen, wenn in der Zwischenzeit das Anhängeglas nicht angefaßt wurde. Wenn bei solchen Meßreihen die ersten Werte stark herausfallen, sind sie für die Auswertung zu verwerfen, da dann bei ihnen mit großer Wahrscheinlichkeit die Temperatur noch nicht ausgeglichen war.

Im Eichkurvenblatt Abb. 26 ist nachzusehen, welche Kurve bei a_0 die ausgezeichnete Instrumentenkonstante (C_1 beim Anhängeglas 1 und C_2 beim Anhängeglas 2) ergibt (gegebenenfalls interpolieren). Wenn a_0 beim ersten Leerversuch anders als beim zweiten war, ist der Mittelwert zu nehmen. Die ermittelte Eichkurve ist für alle zwischen den beiden Leerversuchen vorgenommenen Messungen maßgebend. Für das gemessene a wird der Schnittpunkt mit der ermittelten Eichkurve gesucht und hierfür auf der linken Skala des Kurvenblattes die Größe w abgelesen. Das Volumen des Meßgutes ist $v = w - C_1$ bzw. $w - C_2$. Die Dichte ist G/v, worin G das Gewicht des Meßgutes, also die Differenz der Gewichte des gefüllten und leeren Anhängeglases ist.

Folgendes Zahlenbeispiel erläutert ergänzend den Meßvorgang. Für das Anhängeglas 1 sei $C_1 = 3$ ml (bei den einzelnen Apparaten verschieden). Es wurde gemessen: $a_0 = 124$ mm und $a = 168{,}5$ mm. Die zweite (von links) gezeichnete Kurve des Eichkurvenblattes schneidet die Instrumentenkonstante (3 ml) bei 122 mm statt bei dem gemessenen $a_0 = 124$ mm. Man muß also von a_0 und a jeweils 2 mm abziehen, um diese zweite gezeichnete Kurve als Eichkurve verwenden zu können. Da $a = 168{,}5$ gemessen wurde, muß man deshalb den

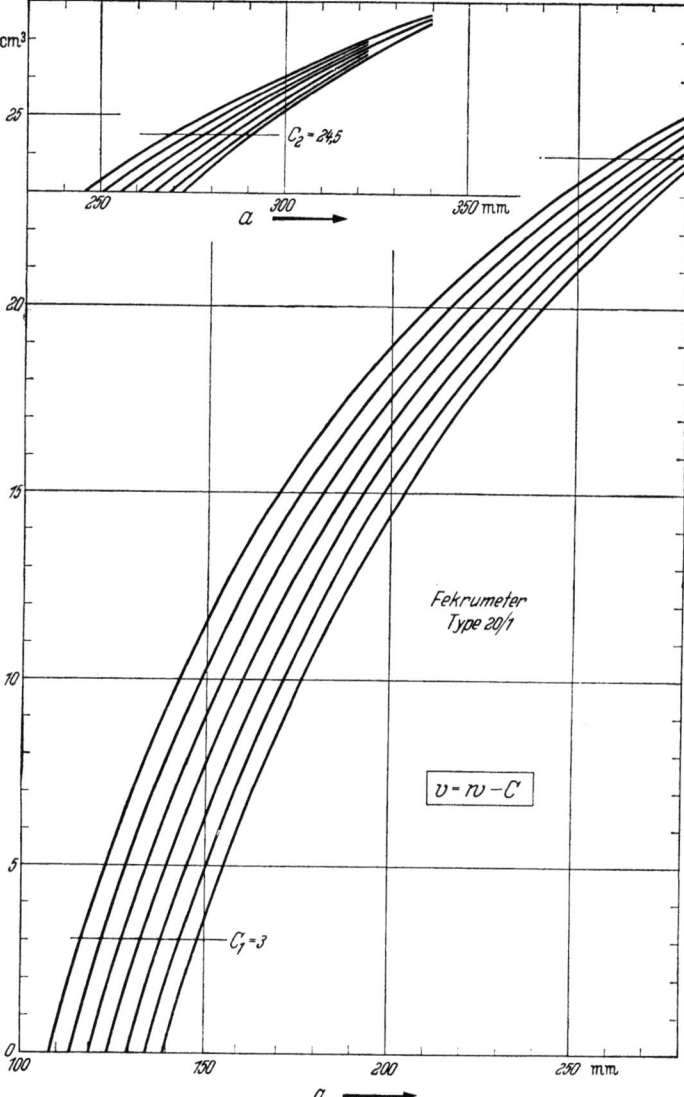

Abb. 26. Eichkurvenblatt zum Fekrumeter (Erklärung im Text).

Wert w an der zweiten Kurve bei 166,5 mm ablesen, was 13,55 ml ergibt. Das gesuchte Volumen ist $v = w - C_1 = 13{,}55 - 3 = 10{,}55$ ml. Bei $G = 28{,}60$ g ist die Dichte 28,60/10,55 = 2,71 g/ml.

Um die Meßgenauigkeit zu vergrößern, füllt man mit einer Pipette z. B. 15 ml Wasser in das Anhängeglas 1 und führt die Fekrumetermessung durch, die innerhalb der Meßfehler dieses Volumen ergeben soll. Geringe Abweichungen von z. B. 0,05 ml kann man dann bei Messungen ähnlich großer Volumina als Korrektur verwenden.

Um die Auswertung der Messungen zu vereinfachen, kann man selbst eine Eichkurve aufnehmen: Man füllt in das Anhängeglas mit einer Pipette verschiedene Mengen Wasser (z. B. 0, 5, 10, 15 und 20 ml) und mißt hierfür die Ausschläge a. Auf mm-Papier trägt man diese Meßwerte a in Abhängigkeit vom Volumen v auf und verbindet sie zu einer Kurve.

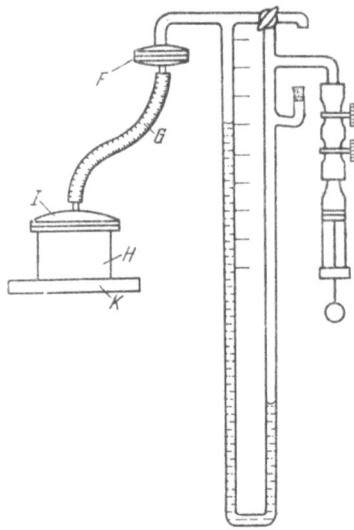

An dieser Kurve kann man dann bei den eigentlichen Messungen zu jedem Ausschlag a sofort das Volumen v ablesen, ohne erst die mitgelieferte Eichkurvenblatt und die Instrumentenkonstante C benutzen zu müssen. Die selbstaufgenommene Eichkurve gilt natürlich nur für das verwendete Anhängeglas und nur für den betreffenden Wohnort. Temperatur- und Luftdruckeinflüsse werden wie bei der Verwendung des mitgelieferten Eichkurvenblattes durch einen Leerversuch eliminiert, demzufolge man eventuell geringe Beträge zu den Ablesungen zuzählen bzw. von ihnen abziehen muß.

Diese Selbstjustierung ist ferner dann notwendig, wenn gemäß Abb. 27 anstatt mit den Anhängegläsern mit einem auf Wunsch z. B. für 100 ml oder für eine besondere Form angefertigten Spezialgefäß H gearbeitet wird. Es wird gesondert (z. B. auf einem Wandbrett K) aufgestellt und durch einen (möglichst kurzen und engen) Gummischlauch G mit einem am Apparat befestigten Schliffteller F verbunden, der durch einen herumgeschlungenen Gummiring festgehalten wird. Bei Auswechslung des Gummischlauches gegen einen anderen muß jeweils eine neue Eichkurve aufgenommen werden.

Abb. 27. Fekrumeter (s. Text).

d. Dichtebestimmung von Gasen

Bei der geringen Dichte der Gase liegt die Schwierigkeit in der Bestimmung von g; die Wägung muß sehr sorgfältig ausgeführt werden.

Um nicht zu kleine Zahlen zu erhalten, bezieht man die Dichte der Gase häufig nicht auf Wasser von 4° als Einheit, sondern auf Luft, und zwar trockene Luft von gleichem Druck und gleicher Temperatur. Dadurch erhält man zugleich Zahlen, die von Temperatur und Druck (theoretisch vollkommen, praktisch nahezu) unabhängig sind, da sich alle Gase gegen Druck- und Temperaturänderungen (theoretisch vollkommen, praktisch nahezu) gleich verhalten.

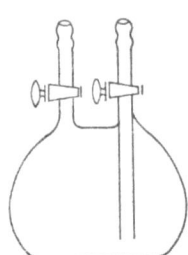

Man benutzt am besten ein 100 bis 150 ml fassendes Glaskölbchen von beistehender Form (Abb. 28), dessen Volumen man kennt.

Abb. 28. Kölbchen zur Dichtebestimmung von Gasen (aus W. A. ROTH, wie Abb. 23).

Die genaue Bestimmung ist aus ROTH, Physikalisch-chemische Übungen, zu entnehmen. Die Dichtebestimmung an Gasen gewinnt für die Pharmazie an Interesse, da einige Gase, z. B. Sauerstoff, Stickoxydul, Kohlendioxid und andere, als Arzneimittel immer mehr in den Vordergrund treten.

VI. Bestimmung des Wassergehaltes

Helv. V unterscheidet zwischen Wasser- und Feuchtigkeitsgehalt einer Substanz, wobei von Wassergehalt bei Stoffen gesprochen wird, bei denen Wasser einen regulären Bestandteil bildet, von Feuchtigkeitsgehalt dagegen bei Stoffen, die in reinem Zustand kein Wasser enthalten.

Zur Bestimmung des Wasser- oder Feuchtigkeitsgehaltes stehen physikalische und chemische, direkte und indirekte Methoden zur Verfügung.

a. Wasserbestimmung durch Trocknung

Am einfachsten wird der Feuchtigkeitsgehalt einer Substanz durch Trocknung bestimmt. Man verwendet dazu meist ein flaches Wägeglas mit eingeschliffenem Deckel. In manchen Fällen, wenn die getrocknete Substanz nicht leicht wieder Wasser anzieht, kann auch ein flaches Glas- oder Porzellanschälchen verwendet werden, das man mit einem Uhrglas bedeckt.

Nach DAB 6 – 3. Nachtr. BRD werden stets Mengen von 50 mg oder mehr Substanz genau gewogen, d. h., das Gewicht bis zur vierten Dezimale des Grammgewichtes ermittelt (vgl. Genauigkeit der Wägungen, S. 20). Das Wägen erfolgt bei bedecktem Gefäß. Dann wird die Probe bei geöffnetem Deckel im Trockenschrank unter Einhaltung der vorgeschriebenen Temperatur bis zur Gewichtskonstanz getrocknet. Dazu läßt man nach halbstündigem Erhitzen das geöffnete Glas im Exsikkator erkalten und wägt. Das Erhitzen und Abkühlenlassen wird so lange wiederholt, bis zwischen den beiden letzten Wägungen keine größere Gewichtsdifferenz als 0,5 mg besteht.

Bei temperaturempfindlichen Stoffen erfolgt das Trocknen im Vakuumexsikkator bei höchstens 20 Torr (ÖAB 9 : 15 Torr) über einem geeigneten Trocknungsmittel. Um Substanzen im Vakuum bei höheren Temperaturen zu trocknen, bedient man sich sogenannter Trockenpistolen, die meist mit Phosphorpentoxid als Trockenmittel beschickt sind. Als Heizung dienen Flüssigkeiten von bekanntem Siedepunkt; z. B. Chlf. 60 bis 62°, Wasser 100°, Xylol 137 bis 140° u. a.

Bei Stoffen von salbenartiger Konsistenz wird die Bestimmung in der Weise ausgeführt, daß man zunächst das Wägegläschen mit etwa 2 bis 3 g Seesand und einem kleinen Glasstab bis zur Gewichtskonstanz trocknet. Hierauf wägt man 2,0000 bis 3,0000 g der zu untersuchenden Substanz ein, vermischt sie sorgfältig mit dem Seesand und verfährt weiter in der schon beschriebenen Weise (ÖAB 9).

DAB 7 – BRD läßt den Trocknungsverlust einer Substanz so bestimmen, daß 1,0 g der vorher gepulverten Substanz in einem verschließbaren, vorher bei der vorgeschriebenen Temperatur bis zum konstanten Gewicht getrockneten Wägeglas genau gewogen werden. Unter den jeweils angegebenen Bedingungen wird mindestens 2 Std. lang und dann bis zum konstanten Gewicht getrocknet. Nach jeder Trocknung läßt man im Exsikkator erkalten.

Zur Bestimmung des Trocknungsverlustes von Drogen und Extrakten wird, falls nichts anderes angegeben ist, 1,0 g der zuvor gepulverten Droge oder des gepulverten Extraktes in einem vorher bei 105° getrockneten, verschließbaren Wägeglas von 45 bis 55 mm Durchmesser und 20 bis 30 mm Höhe mit ebener Bodenfläche genau gewogen, 2 Std. lang bei 105° getrocknet und im Exsikkator erkalten gelassen.

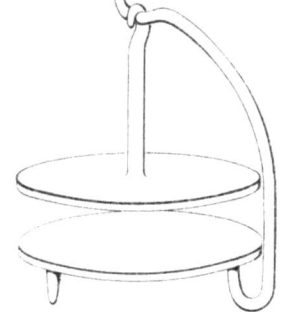

Abb. 29. Planwägegläschen (Dr. Dinkelacker & Co., Heidenheim).

Planwägegläschenbestimmung. Das Planwägegläschen[1] (s. Abb. 29) besteht aus zwei dünnen, vollkommen plangeschliffenen, ca. 30 cm² großen Glasplättchen. Diese sind auf den Seiten, die mit der Analysensubstanz in Berührung kommen, mattiert. Das eine Gläschen ist mit der matten Seite nach oben auf drei Glasfüßchen montiert und mit einer galgenartigen Aufhängevorrichtung versehen, während das zweite, in der Mitte einen Glashaken tragend, abnehmbar ist. Das Wägegläschen wird durch Einstellen in den Exsikkator auf konstantes Gewicht gebracht. Die Gewichtskonstanz ist sehr leicht zu erreichen, und das Gewicht verändert sich auch nach zahlreichen Wägungen nur um Milligramm-Bruchteile. Die Analysensubstanz wird nun je nach Beschaffenheit mit einer Pipette, einem Glasstab oder einem kleinen Spatel auf die festmontierte Platte gegeben. Für eine Bestimmung genügen etwa 100 bis 200 mg. Nach

---

[1] Hersteller: Dr. Dinkelacker & Co., Heidenheim a. d. Brenz.

Aufbringen der Analysensubstanz wird die bewegliche Platte fest aufgelegt, damit während der Wägung keine Verdunstung stattfinden kann. Bei pastenförmigen, emulsionsartigen Zubereitungen ist dies auch kaum zu befürchten, während bei dünnflüssigen, vor allen Dingen alkoholhaltigen Substanzen, z. B. bei der Trockenrückstandsbestimmung von Tinkturen und Extrakten, auch bei aufgelegter Glasplatte eine merkliche, wenn auch nur ganz allmähliche Verdunstung stattfindet. Bei derartigen Präparaten ist es daher erforderlich, daß die Wägung rasch vonstatten geht. Die Verwendung einer automatischen Waage läßt sich hierbei kaum umgehen.

Dünnflüssige Substanzen fließen auf der festmontierten Platte von selbst auseinander, während bei Emulsionen und pastenförmigen Substanzen eine Ausbreitung durch inniges Gegeneinanderreiben der Planflächen erreicht werden muß.

Bei empfindlichen Substanzen kann man die Wägung nach Trocknung im Exsikkator ohne Anwendung von Wärme vornehmen. Die Trocknungszeit beträgt bis zur Erlangung der Gewichtskonstanz etwa 20 Min. für dünnflüssige Substanzen, dagegen für Pasten, Salben und Emulsionen etwa 2 Std.

Im Trockenschrank ist zur Erzielung der Gewichtskonstanz eine Trocknungszeit von 10 Min. bei 50° in den meisten Fällen ausreichend. Für Emulsionen und Pasten sind allerdings etwa 20 bis 30 Min. nötig.

Wenn bei der Wasserverdunstung höhere Temperaturen angewendet werden, ist selbstverständlich ein Erkaltenlassen des Wägegläschens im Exsikkator über 20 Min. erforderlich. (Die Trocknung im Trockenschrank und Exsikkator wird natürlich bei geöffneten Gläsern vorgenommen, damit die Flüssigkeit verdunsten kann, während die Wägung selbst bei geschlossenen Gläsern stattfindet.)

Die Feuchtigkeits- und Trockenrückstandsbestimmungen mit dem Planwägegläschen weisen nach W. KERN und TH. CORDES u. a. gegenüber den bisher geübten Methoden nur geringe Unterschiede auf. Das Planwägegläschen läßt sich also für derartige analytische Bestimmungen gut verwenden, wobei hervorzuheben ist, daß die Trocknungszeiten sich erheblich verkürzen, Material eingespart werden kann und bei Vorliegen von empfindlichen Substanzen die Zersetzungsmöglichkeiten reduziert werden.

Ferner sei darauf hingewiesen, daß man mit Hilfe des Planwägegläschens auch den zeitlichen Verlauf der Sauerstoffaufnahme von Ölen oder ähnlichen Substanzen verfolgen kann, wodurch wiederum indirekt der Zusatz von Inhibitoren oder Antioxydantien zu ermitteln ist.

Literatur: KERN, W., u. TH. CORDES: Zur Bestimmung des Trockenrückstandes und der Feuchtigkeit in galenischen und nahrungsmittelchemischen Präparaten mit Hilfe des Planwägegläschens. Die Pharmazeutische Industrie *1951*, Nr. 13. – Handbuch der Lebensmittelchemie, Bd. II/1, Berlin: Springer 1933. – KOHNLE, H.: Schnellmethode und Gerät zur Analyse von Emulsionen. Chemie-Ing.-Techn. *25*, 228 (1953).

Wird die Feuchtigkeit einer Substanz durch andere Flüssigkeiten verursacht, die unter den genannten Bedingungen ebenfalls flüchtig sind (Alkohol, Chloroform u. a.), so kann der Wassergehalt nicht nach der gewichtsanalytischen Methode bestimmt werden.

b. Wasserbestimmung durch Destillation

Die Wasserbestimmung durch Destillation (Auskreisen des Wassers) wurde im DAB 6 – 3. Nachtr. BRD bei Polyäthylenglykolen eingeführt. Die Bestimmung erfolgt durch Destillation des Wassers mit Hilfe von mit Wasser praktisch nicht mischbaren Flüssigkeiten, Kondensation des Dampfes und Messung der überdestillierten, wässerigen Schicht in graduierten Meßröhren.

Als Siedeflüssigkeiten kommen in Betracht:

a) Spezifisch leichter als Wasser:
1. Petroleum, farblos, durch fraktionierte Destillation von den über 170° siedenden Bestandteilen befreit, neben Kohlenwasserstoffen keine flüchtigen Stoffe enthaltend.

2. Terpentinöl; d 0,86; Kp. 156°.
3. Schmieröl.
4. Benzin; Kp. 95—120°.
5. Benzol; d 0,879; Kp. 80°.
6. Toluol; d 0,867; Kp. 111°.
7. Xylol; d 0,862; Kp. 140°.
8. Amylalkohol; d 0,815; Kp. 138°.

b) Spezifisch schwerer als Wasser:
1. Tetrachloräthan ($CHCl_2—CHCl_2$): d 1,592; Kp. 146°.
2. Perchloräthylen (C_2Cl_4): d 1,620; Kp. 121°.
3. Trichloräthylen ($CHCl=CCl_2$): d 1,470; Kp. 87°.
4. Tetrachlorkohlenstoff (CCl_4): d 1,594; Kp. 77°.

Das Destillationsverfahren besitzt gegenüber der Trockenmethode neben der Schnelligkeit der Bestimmung den Vorzug, daß es auch auf Substanzen anwendbar ist, die bei der Temperatur des Trockenschrankes eine Zersetzung oder Oxydation erleiden, wie es z. B. bei Sauermilchpulver, Fleischextrakt, Pflanzendrogen usw. der Fall ist. Außerdem wird hierbei nur das Wasser erfaßt, da andere Feuchtigkeit verursachende Flüssigkeiten meist mit den beschriebenen Lösungsmitteln mischbar sind.

Um das Aufschäumen mancher Substanzen wie Milch, Butter, Rahm, Seife zu unterbinden, ist ein Zusatz von Gerbstoff oder Ölsäure vorgeschlagen worden. Ist die Substanz sirupös, so verreibt man sie am besten mit trockenem Sand.

USP XVII schreibt folgende Apparatur und Ausführung der Bestimmung vor:

Apparatur. Ein 500-ml-Rundkolben A wird mit einer mit Kühler C versehenen Falle B durch Glasschliffe verbunden.

Die Falle ist 235 mm lang und der Abstand zwischen Verbindungsrohr D und dem Auffangrohr E beträgt 45 bis 50 mm. Der innere Durchmesser des Verbindungsrohres ist 9 bis 11 mm. Der zylindrische Teil des Auffangrohres hat eine Länge von 146 bis 156 mm; innerer Durchmesser des Fallenhalses ist 22 bis 24 mm. Das Auffangrohr faßt 5 ml und ist in 0,1-ml-Teilungen graduiert. Die ml-Marken sind von unten nach oben von 1 bis 5 numeriert. Der mögliche Ablesefehler darf nicht größer als 0,05 ml sein. Der Kühler hat eine Länge von ungefähr 400 mm und eine lichte Weite des Kühlrohres von 8 bis 10 mm. Als Heizquelle dient vorteilhafterweise ein elektrischer Heizmantel mit Rheostat oder ein Ölbad. Der obere Teil des Siedekolbens und das Verbindungsrohr können mit Asbest umwickelt werden (Abb. 30).

Man reinigt das Auffanggefäß und den Kühler mit Chromschwefelsäure, spült sorgfältig mit Wasser und trocknet im Trockenschrank.

Das zu verwendende Toluol wird vor Gebrauch mit einer kleinen Menge Wasser geschüttelt, vom Wasserüberschuß abgetrennt und destilliert.

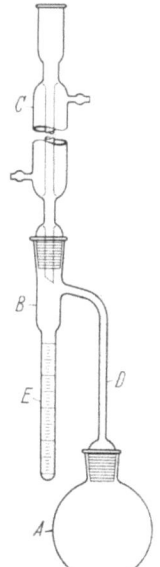

Abb. 30. Apparatur zur Wasserbestimmung nach USP XVII.

Ausführung. In den trockenen Siedekolben bringt man so viel der zu untersuchenden, auf Hundertstel Gramm genau gewogenen Substanz, daß zwischen 2 und 4 ml Wasser resultieren. Pastöse Substanzen werden in einem Schiffchen aus Metallfolie, das durch den Kolbenhals passen muß, gewogen. Läßt die Substanz ein Stoßen der Siedeflüssigkeit erwarten, so gibt man in den Kolben eine den Boden des Kolbens bedeckende Menge gewaschenen, trockenen Sandes oder eine Anzahl 100 mm langer Schmelzpunktröhrchen mit der Öffnung nach unten. Dann gibt man etwa 200 ml Toluol zu, setzt die Apparatur zusammen und füllt das graduierte Auffangrohr durch den Kühler mit Toluol. Man heizt nun den Kolben vorsichtig 15 Min. und destilliert, wenn das Toluol siedet, 2 Tropfen pro Sekunde über, bis die Hauptmenge des Wassers übergegangen ist. Dann erhöht man die Destillationsgeschwindigkeit auf 4 Tropfen/Sek. Wenn alles Wasser übergegangen ist, spült man das Kühlrohr unter Wischen mit einer toluolfeuchten Flaschenbürste an einem Kupferdrahtstiel mit Toluol. Dann setzt man die Destillation noch 5 Min. fort, entfernt die Heizquelle und läßt das Auffanggefäß auf Zimmertemperatur abkühlen. Falls Wassertröpfchen an den Wandungen der Falle hängen, so schiebt man sie mit einem Kupferdraht, der mit einem Gummiband umwickelt und mit Toluol befeuchtet ist, nach unten. Wenn Wasser und Toluol vollständig getrennt sind, liest man das Wasservolumen ab und berechnet den in der Probe vorhandenen Wassergehalt.

Ross. 9 und DAB 7 – DDR lassen den Wassergehalt in einer ähnlichen Apparatur bestimmen.

Etwaige Emulsionsbildung im Auffanggefäß, die das Ablesen der Wassermenge unmöglich macht, kann nach GSTIRNER[1] durch Erzeugung von Kohlendioxidbläschen beseitigt werden. In das Auffanggefäß gibt man vor Beginn des Prozesses 0,25 g Natriumhydrogencarbonat und destilliert. Nach Beendigung der Destillation fügt man aus einer Meßpipette genau 0,95 ml verdünnte Salzsäure zum überdestillierten Wasser. Der sofort aufsteigende Kohlensäurestrom zerschlägt die Emulsion vollständig, so daß nach Aufhören der Gasentwicklung, nach 5 bis 10 Min., genau abgelesen werden kann. Vom Gesamtwert wird 1 ml abgezogen (zugesetzte Salzsäure + aus Natriumhydrogencarbonat entwickeltem Wasser).

Die gebräuchlichsten Geräte zur Bestimmung des Wassergehaltes nach der Destillationsmethode sind das Gerät von E. W. DEAN und D. D. STARKE (Gerät der USP XVII ist etwas modifiziert) und das Gerät nach PRITZKER und JUNGKUNZ (Abb. 31). Letzteres erlaubt die Verwendung eines jeden Destillationsmittels. Bei geschlossenem Hahn gestattet es die Verwendung spezifisch leichterer Flüssigkeit wie Xylol, Toluol usw., während für spezifisch schwerere Übertreibmittel der Hahn geöffnet wird. Abb. 31 zeigt die Meniskusablesung für den letzteren Fall.

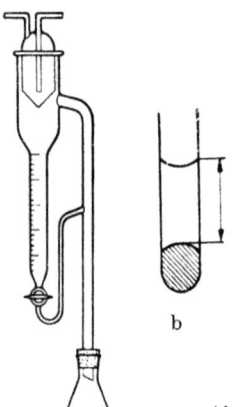

Abb. 31. Apparat zur Wassergehaltsbestimmung nach PRITZKER und JUNGKUNZ mit Meniskusablesung für spezifisch schwerere Übertreibmittel (aus Handb. d. Lebensm.-Chem., Bd. II/1, Berlin: Springer 1933).

c. Bestimmung des Wassergehaltes nach der Karl-Fischer-Methode[2]

Die von KARL FISCHER entwickelte titrimetrische Bestimmung von Wasser beruht auf der Tatsache, daß Schwefeldioxid und Jod in absolutem Pyridin und Methanol mit Wasser reagieren:

$$SO_2 + J_2 + 2H_2O \rightleftharpoons H_2SO_4 + 2HJ.$$

Das Pyridin bindet einerseits das sonst aus der Lösung entweichende Schwefeldioxid, andrerseits saure Reaktionsprodukte unter Begünstigung des quantitativen und praktisch momentanen Ablaufs der Umsetzung. Das Methanol dient als Lösungsmittel für alle Reagensbestandteile und Reaktionsprodukte. Bei Verwendung sorgfältig gereinigter und möglichst wasserfreier Bestandteile ist das Reagens relativ gut haltbar.

Das Reagens kann in zwei getrennten Lösungen hergestellt und aufbewahrt werden (Lösung a: Pyridin-Schwefeldioxid-Lösung; Lösung b: methanolische Jodlösung), von denen vor Gebrauch gleiche Volumina gemischt werden. Es kann aber auch nur eine Lösung mit allen Bestandteilen bereitet und vorrätig gehalten werden. Zweckmäßig ist folgende Zusammensetzung:

Jod	84 g	Pyridin	265 g
Schwefeldioxid	64 g	Methanol	530 g.

Der Endpunkt der Titration kann bei farblosen Lösungen visuell erfaßt werden: die durch die Reaktionsprodukte gelb gewordene Lösung schlägt nach Braun um. Bei Lösungen mit starker Eigenfarbe ist eine elektrometrische Endpunktbestimmung erforderlich. Dazu verwendet man eine Apparatur, in die ein einfacher Stromkreis eingebaut ist, durch den ein Strom von 5 bis 10 Mikroampere zwischen zwei in die zu titrierende Lösung eintauchenden Platinelektroden fließt. Am Endpunkt der Titration bewirkt ein geringer Überschuß an

---

[1] GSTIRNER, F.: Prüfung und Verarbeitung von Arzneidrogen, 2 Bde., Berlin/Göttingen/Heidelberg: Springer 1955.

[2] Die Karl-Fischer-Methode ist zwar ein chemisches Verfahren zur Bestimmung des Wassergehaltes. Sie soll aber der Geschlossenheit des Abschnittes wegen hier aufgeführt werden.

Reagens eine Steigerung der Stromstärke auf 50 bis 150 Mikroampere für die Dauer von 30 Sek. oder länger, je nach Art der zu titrierenden Lösung. Am kürzesten ist die Zeit für Substanzen, die mit dem Reagens reagieren.

Die Karl-Fischer-Methode zur Bestimmung des Wassergehaltes ist in die USP XVII, BP 63, CsL 2, Dan.IX – Add., Helv.V – Suppl. III und DAB 7 – DDR aufgenommen, in allen Fällen nach dem elektrometrischen Verfahren (s. Abb. 32). Ross. 9 läßt den Endpunkt sowohl potentiometrisch als auch visuell ermitteln (Farbumschlag von Chromgelb nach Rotbraun). DAB 7 – BRD läßt den Endpunkt visuell ermitteln.

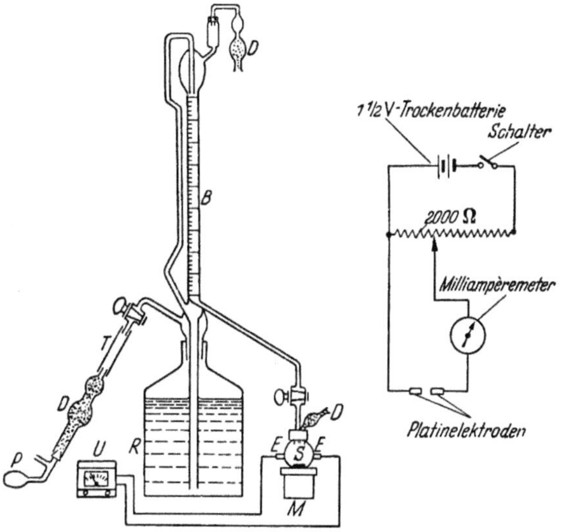

Reagens gemäß BP 63 und CsL 2. 63 g Jod werden in 100 ml wasserfreiem Pyridin gelöst. Man kühlt in Eis und leitet Schwefeldioxid durch, bis die Gewichtszunahme 32,3 g beträgt, wobei Zutritt von Luftfeuchtigkeit auszuschließen ist. Mit abs. M. wird auf 500 ml verdünnt. Das Reagens kann nach 24 Std. eingestellt und benutzt werden.

Reagens gemäß USP XVII. 125 g Jod gibt man zu einer Mischung von 670 ml M. und 170 ml Pyridin. In 100 ml Pyridin wird Schwefeldioxid geleitet, bis das Volumen 200 ml beträgt. Unter Kühlung gibt man diese Lösung zur Jodlösung, schüttelt bis zur Lösung des Jods und läßt über Nacht stehen. 1 ml dieses Reagens entspricht etwa 5 mg Wasser. Da sich der Titer allmählich ändert, standardisiert man das Reagens jeweils 1 Std. vor der Benutzung oder bei ständigem Gebrauch täglich.

Erste Standardisierung des *Karl-Fischer-Reagens* gemäß USP XVII. 36 ml M. werden in das Titrationsgefäß gegeben und mit dem Reagens bis zum charakteristischen Endpunkt versetzt. Darauf gibt man schnell genau gewogene 150 bis 350 mg Natriumtartrat hinzu ($Na_2C_4H_4O_6 \cdot 2H_2O$) und titriert bis zum Endpunkt. Der Wasser-Äquivalenz-Faktor F – mg Wasser pro ml Reagens – errechnet sich nach der Formel:

$$0{,}1566\, W/V = F.$$

W ist das Gewicht des Natriumtartrats in mg, V das Volumen des Reagens in ml.

Standardisierung des Karl-Fischer-Reagens während des Gebrauchs gemäß USP XVII. Man stellt gegen die Lösung von 2 ml Wasser in 1000 ml Methanol ein. 25 ml dieser Lösung werden titriert. Die gleiche Titration wird mit 25 ml des verwendeten Methanols durchgeführt. Der Wassergehalt in mg pro ml wird nach der Formel errechnet: $(V' \times F) : 25$. V' ist das korrigierte Volumen des Reagens, F der Wasseräquivalenzfaktor (s. oben).

Bestimmung. Falls nicht anders angegeben, gibt man etwa 25 ml M. in den Titrationskolben und titriert mit Karl-Fischer-Reagens bis zum Endpunkt. Der Verbrauch geht nicht in die spätere Rechnung ein. Dann wägt man eine etwa 10 bis 50 mg Wasser enthaltende Probe genau ab und bringt sie rasch in den Titrationskolben. Man titriert unter kräftigem Rühren bis zum Endpunkt. Der Wassergehalt der Probe in mg errechnet sich nach $S \times F$, worin S der Verbrauch an Reagens in ml und F der Wasser-Äquivalenz-Faktor (s. oben) sind.

Helv.V – Suppl. III schreibt eine Apparatur mit zwei Vorratsgefäßen und zwei Mikrobüretten vor, wobei in dem einen sich Karl-Fischer-Reagens, im andern abs. Methanol befindet. Die Titerstellung erfolgt dabei so, daß in ein getrocknetes Titriergefäß aus der einen Mikrobürette genau 20 ml abs. Methanol gegeben werden und dann aus der anderen Bü-

Abb. 32. Apparat zur Bestimmung des Wassergehaltes nach der Karl-Fischer-Methode.
B Bürette; *D* Trockenrohr; *E* Platinelektroden; *M* Elektromagnetrührer; *P* Druckball; *R* Behälter für die Karl-Fischer-Lösung; *S* Gefäß mit Rührvorrichtung; *T* Gummischlauch; *U* Anzeigevorrichtung.

rette mit Reagens bis zum Endpunkt titriert wird. In ein zweites Titriergefäß wird 1 Tropfen Wasser gegeben und genau gewogen, 20 ml abs. Methanol (genau gemessen) zugesetzt und ebenfalls bis zum Endpunkt titriert. Der Titer d (Wasserwert) des Karl-Fischer-Reagens wird aus mindestens zwei Bestimmungen nach folgender Formel berechnet:

$$d = \frac{c}{b-a} \text{ mg/ml}.$$

a = Verbrauch an Karl-Fischer-Reagens in ml bei Titration 1;
b = Verbrauch an Karl-Fischer-Reagens in ml bei Titration 2;
c = Einwaage des Wassers in mg.

Zur Titration der zu prüfenden Substanz wird die vorgeschriebene Menge im Titriergefäß genau gewogen, dann 20 ml abs. Methanol (genau gemessen) zufließen gelassen, etwa 1 Min. gerührt und dann mit Karl-Fischer-Reagens bis zum Endpunkt titriert (Titration 3).

$$\text{Wassergehalt nach Karl Fischer} = \frac{100\,d\,(f-a)}{e}\,\%.$$

a = Verbrauch an Karl-Fischer-Reagens in ml bei Titration 1;
d = Titer des Karl-Fischer-Reagens;
e = Einwaage der zu prüfenden Substanz in mg;
f = Verbrauch an Karl-Fischer-Reagens in ml bei Titration 3.

Anwendung. In der anorganischen Chemie verwendet man die Fischer-Methode zur Bestimmung von an Salzen adsorbiertem oder gebundenem Wasser, ebenso zur Bestimmung des Wassers in Säuren, z.B. der Schwefelsäure. In der organischen Chemie wird nach dieser Methode das freie oder gebundene Wasser in Kohlenwasserstoffen, Halogeniden, Alkoholen, Aminen, Aldehyden, Ketonen, Carbonsäuren u.a. bestimmt; darüber hinaus ist aber auch eine quantitative Bestimmung funktioneller Gruppen möglich, da bei Umsetzungen dieser mit geeigneten Partnern unter Einhaltung bestimmter Arbeitsvorschriften Wasser gebildet oder verbraucht wird, was durch Titration mit der Fischer-Lösung ermittelt werden kann. So können rasch und sicher Hydroxyl-, Aminoalkohol-, Carboxyl- und Carbonylgruppen, Säureanhydride, primäre und sekundäre Amine sowie Nitrile bestimmt werden.

In der industriellen Chemie hat sich die Karl-Fischer-Methode u.a. zur Bestimmung von Feuchtigkeitsgehalt in Mineralien, Lacken, Farben und Kunststoffen bewährt, da noch Spuren unter 0,01% erfaßbar sind.

In der Lebensmittelchemie hat die Methode bereits zahlreiche früher durch Konvention geregelte Bestimmungen ersetzt, so bei der Untersuchung von Molkereiprodukten, Fetten und Ölen, Gemüsen, Früchten, Stärke, Zucker u.a. Man ermittelt mit der Fischer-Methode den „wahren" Wassergehalt.

Die Titration ist verständlicherweise nur mit Schwierigkeiten oder gar nicht durchführbar, wenn stark reduzierende oder stark oxydierende oder mit den 4 Bestandteilen der Lösung reagierende Substanzen vorliegen.

Achtung! Alle zur Wasserbestimmung nach Karl Fischer benutzen Geräte müssen sorgfältig getrocknet werden. Luftfeuchtigkeit ist weitestgehend auszuschließen!

Handelsformen: E. Merck, Darmstadt, liefert das Reagens
1. in einer Lösung (1 ml entsprechend mindestens 5 mg Wasser),
2. in zwei getrennten Lösungen:
    Lösung a) Pyridin-Schwefeldioxid-Lösung
    Lösung b) methanolische Jodlösung.
    (Je 0,5 ml der Lösungen a) und b) gemischt, entsprechen mindestens 3 mg Wasser).
Riedel-De Haën AG, Seelze bei Hannover, liefert eine gebrauchsfertige Lösung (1 ml entsprechend mindestens 5 mg Wasser).
Vor Gebrauch aller dieser Lösungen ist der Wirkungswert zu bestimmen!

Literatur: EBERIUS, E.: Angew. Chem. *66*, 121 (1954). – EBERIUS, E.: Monographie Nr. 65, Weinheim/Bergstraße: Verlag Chemie 1954. – MITCHELL JR., J., u. D. M. SMITH: Aquametrie, New York/London: Interscience Publishers 1948. – FISCHER, K.: Wasserbestimmung. Angew. Chem. *48*, 394 (1935). – FOULK, C. W., u. A. T. BAWDEN: Dead-Stop-Meth. J. Am. chem. Soc. *48*, 2045 (1926).

Ein neues Verfahren zur Wasserbestimmung nach F. E. Critchfield und T. E. Bishop[1]. Wasser reagiert in Gegenwart von Methansulfonsäure als Katalysator mit 2,2-Dimethoxypropan quantitativ unter Bildung von Aceton und 2 Mol Methanol. Die Carbonylbande des Acetons kann bei 5,87 μ im IR-Spektrophotometer quantitativ gemessen werden. Mit diesem Verfahren können Mengen von 0,05% Wasser in organischen Lösungsmitteln erfaßt werden. Es eignet sich vor allem für die Wasserbestimmung in solchen Substanzen, die nicht nach der Karl-Fischer-Methode untersucht werden können. Störend wirken Carbonylverbindungen und basische Stoffe, die mit dem Katalysator reagieren.

Ausführung der Bestimmung. 5,0 ml einer 0,1 n methanolischen Methansulfonsäurelösung werden mit 2,0 ml 2,2-Dimethoxypropan versetzt und die zu untersuchende Probe, die genau abgewogen oder einpipettiert wird, mit maximal 0,1 g Wasser zugegeben. Das Volumen wird mit Tetrachlorkohlenstoff auf 25 ml aufgefüllt und die Extinktion gegen einen Reagentienblindwert bei 5,87 μ in einer 0,1-mm-Zelle gemessen. Störungen durch carbonylgruppenhaltige Substanzen können in manchen Fällen durch eine Extinktionsmessung bei 5,87 μ ohne Reagenzienzusatz bestimmt werden, indem der gemessene Extinktionsbetrag von dem bei der Wasserbestimmung gemessenen subtrahiert wird.

Das verwendete Methanol muß völlig wasser- und carbonylfrei sein. Es wird deshalb mit 2,4-Dinitrophenylhydrazin umgesetzt und am Linde-Molekularsieb 4 A getrocknet.

VII. Löslichkeitsangaben

Die in den modernen Pharmakopöen gemachten Löslichkeitsangaben stellen im allgemeinen kein Kriterium für die Reinheit eines Stoffes dar, sondern dienen in erster Linie als Information für die Benutzung des betreffenden Stoffes (USP XVII; BP 63; ÖAB 9; Helv. V; DAB 7 – DDR und BRD u.a.). Nur wenn eine spezielle Prüfung der Löslichkeit unter den Prüfungsvorschriften für einen Stoff gefordert wird, gilt diese als Reinheitsprüfung. Zahlenwerte bei Löslichkeitsangaben beziehen sich auf Gramme gelöster Substanz in Millilitern Lösungsmittel bei 20° oder der im besonderen Einzelfall angegebenen Temperatur.

Die in den verschiedenen Pharmakopöen verwendeten allgemeinen Begriffe der Löslichkeit sind heute weitgehend aufeinander abgestimmt, doch können z. B. zwischen deutschen und österreichischen Angaben noch immer leicht Verwechslungen vorkommen. Nachfolgende Tabelle gibt die umschreibenden Ausdrücke des DAB 6 – 3. Nachtr. BRD, des ÖAB 9 und der USP XVII wieder.

DAB 6–3. Nachtr. BRD	Ausdruck ÖAB 9	USP XVII	Benötigte Mengen Lösungsmittel für 1 Teil gelöste Substanz
sehr leicht löslich	sehr leicht löslich	very soluble	weniger als 1 Teil
leicht löslich	leicht löslich	freely soluble	von 1–10 Teile
löslich	löslich	soluble	von 10–30 Teile
wenig löslich	mäßig löslich	sparingly soluble	von 30–100 Teile
schwer löslich	wenig löslich	slightly soluble	von 100–1000 Teile
sehr schwer löslich	sehr wenig löslich	very slightly soluble	von 1000–10000 Teile
praktisch unlöslich	praktisch unlöslich	practically insoluble or insoluble	mehr als 10000 Teile

VIII. Bestimmung des Schmelzpunktes

a. Allgemeine Methoden

Zu den wichtigsten Stoffkonstanten einer organischen Verbindung gehört der für sie charakteristische Schmelzpunkt (Fp.). Die meisten kristallinen organischen Stoffe schmelzen bei mehr oder weniger hoher Temperatur. Gelegentlich geht das Schmelzen unter Zersetzung des Stoffes vor sich (Verfärbung, Gasentwicklung, Verkohlen). Die Temperatur, bei

---

[1] CRITCHFIELD, F. E., u. T. E. BISHOP: Analyt. Chemistry *33*, 1034 (1961); ref. in Z. analyt. Chem. *189*, 269 (1962).

der dies eintritt, wird als Zersetzungspunkt bezeichnet [Fp. = $t°$ (Zers.)]. Schon geringe Verunreinigungen drücken den Schmelzpunkt einer Substanz herab, so daß mit Hilfe des Schmelzpunktes die Reinheit einer Verbindung geprüft werden kann. Auch Wasser (Luftfeuchtigkeit) übt als Verunreinigung den gleichen Einfluß aus; daher müssen alle Proben vor der Schmelzpunktnahme gut getrocknet werden (s. u.).

Weiterhin kann mit Hilfe des Schmelzpunktes die Identität einer Verbindung festgestellt werden, indem man die Probe A mit einer etwa gleich großen Menge des Stoffes B, für den man A hält, innig vermischt und erneut den Schmelzpunkt bestimmt. Sind A und B gleich, so ist $Fp._{(A+B)} = Fp._{(A)}$. Im anderen Fall beginnt ein Teil des Gemisches früher zu schmelzen. Die verbleibenden Kristalle lösen sich bei weiterem Erhitzen in der Schmelze auf. Das Beginnen des Schmelzens einer Mischung verschiedener Substanzen heißt *eutektischer Punkt*, die entsprechende Temperatur *eutektische Temperatur*. *Eutektikum* nennt man das feste Gemisch bestimmter Zusammensetzung, das den tiefsten Schmelzpunkt hat (s. auch S. 70f.).

Da auch reine Substanzen nur selten einen eindeutigen Schmelzpunkt besitzen, vielmehr einen bestimmten Temperaturbereich von beginnender bis zu vollständiger Schmelze durchlaufen, spricht man heute meist vom Schmelzintervall mit einer Breite von etwa 1 bis 3°.

Zur Ermittlung des Schmelzpunktes geben die Pharmakopöen meist ein bestimmtes Gerät an, gestatten jedoch die Verwendung jeder anderen Apparatur, mit der gleiche Ergebnisse erzielt werden können.

1. Standard-Apparatur nach DAB 6–3. Nachtr. BRD ist nach wie vor die von ROTH (Abb. 33). Ein etwa 15 mm weites und etwa 30 cm langes Probierrohr, in dem sich eine etwa 5 cm hohe Schicht konz. Schwefelsäure befindet, wird mittels eines seitlich eingekerbten Korkens im 3 cm weiten und etwa 20 cm langen Hals eines Rundkolbens von 80 bis 100 ml Inhalt befestigt. Im Kolben befindet sich so viel konz. Schwefelsäure, daß diese nach Einsetzen des Probierrohres den Hals zu etwa zwei Dritteln anfüllt. In das Probierrohr taucht ein Thermometer, das ebenfalls durch einen seitlich eingekerbten Korken befestigt ist, und das an seinem unteren Ende das mit einem Tropfen konz. Schwefelsäure befestigte Kapillarröhrchen mit der zu untersuchenden Substanz trägt. Die Substanz muß sich in Höhe des Quecksilbergefäßes des Thermometers befinden. Das obere, offene Ende des Schmelzpunktröhrchens darf nicht in die Schwefelsäure eintauchen.

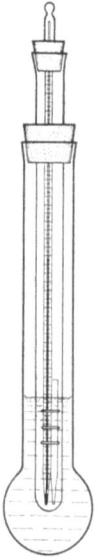

Abb. 33. Schmelzpunktbestimmungsapparat nach ROTH.

DAB 7 – DDR verwendet eine mit Schliffverbindungen versehene Apparatur nach ROTH. Als Badflüssigkeit wird Siliconöl verwendet.

DAB 7 – BRD sieht zwei Apparaturen vor: a) die nach ROTH (s. o.) und b) den Metallblock (s. S. 65).

Als Schmelzpunktröhrchen verwendet man dünnwandige Glasröhrchen von etwa 1 mm lichter Weite und 6 bis 8 cm Länge. Man kann die Röhrchen aus einem etwa 5 mm weiten Glasrohr leicht selbst herstellen, indem man in der Bunsenflamme (besser in einer Gebläseflamme) unter Drehen an einer kurzen Stelle erhitzt und nach Erweichen außerhalb der Flamme ganz ruhig zu einem etwa 1 mm dicken Röhrchen etwa 16 bis 20 cm lang auszieht. Man wiederholt das Erhitzen und Ausziehen kurz hinter der Verjüngung einige Male und schneidet nach dem Erkalten die Röhrchen auf etwa 16 cm Länge mit einer Ampullenfeile ab. Jedes dieser Röhrchen wird in der Mitte an einer Sparflamme erhitzt und seitlich abgezogen, so daß je 2 Schmelzpunktröhrchen mit möglichst flachem Boden entstehen.

Vor dem Einbringen der Substanz muß diese fein gepulvert und 24 Std. im Exsikkator über einem geeigneten Trockenmittel getrocknet werden. Das Pulvern geschieht zweckmäßigerweise auf einem Uhrglas mittels eines rund zugeschmolzenen Glasrohres (Probierrohr). Vom Uhrglas schabt man dann mit dem offenen Ende des Schmelzpunktröhrchens etwas Substanz ab und bringt diese durch vorsichtiges Aufklopfen in das untere Ende. Man verfährt so, bis man eine Schicht von etwa 1 bis 2 mm Dicke hat. Auch durch vorsichtiges Reiben an einer Feile kann die Substanz nach unten gebracht werden.

Die beschickte Apparatur wird nun mit kleiner Flamme (ohne Drahtnetz) bis etwa 10° unter den zu erwartenden Schmelzpunkt erhitzt, und von da an die Heizung so reguliert, daß die Badtemperatur pro Minute um höchstens 2° ansteigt (DAB 6). Dabei beobachtet man möglichst mit einer Lupe das Pulver und notiert die Temperatur, bei der sich die ersten Substanztröpfchen bilden, und die, bei der völlig klare Schmelze eingetreten ist. Beide Temperaturen begrenzen das Schmelzintervall.

Bei hochschmelzenden oder empfindlichen Stoffen ist es ratsam, das Thermometer mit Schmelzpunktröhrchen erst dann einzusetzen, wenn das Bad bereits bis auf 10° unter den zu erwartenden Schmelzpunkt vorgeheizt ist.

Die im DAB 6 als Badflüssigkeit vorgeschriebene Schwefelsäure kann in reinem Zustand bis nahe 300° erhitzt werden. Doch zieht sie Wasser aus der Luft an und beginnt dann schon oberhalb 260° Bläschen zu bilden. Außerdem wird sie durch Teilchen der Stopfen und Staub sehr rasch dunkel gefärbt. Diese Färbung läßt sich durch einige Körnchen Kaliumnitrat beseitigen und verhindern. Bis Temperaturen von 325° wird eine Mischung von 7 Teilen konz. Schwefelsäure und 3 Teilen Kaliumsulfat empfohlen. In allen Fällen ist die Verwendung der Schwefelsäure wegen der Gefahr beim Bruch des Gerätes unangenehm. Man verwendet daher häufig bis 300° flüssiges Paraffin oder Dibutylphthalat. Besonders empfohlen werden heute Siliconöle, mit denen man je nach Sorte Temperaturen von 300 bis 340° erreichen kann.

Das von THIELE beschriebene Heizbad (Abb. 34) macht Rühren überflüssig, da die Flüssigkeit beim Aufheizen von selbst zu zirkulieren beginnt und somit eine gleichmäßige Durchmischung gewährleistet.

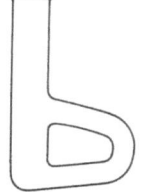

Abb. 34. Schmelzpunktbestimmungsapparat nach THIELE.

2. Gerät nach M. Tottoli. M. TOTTOLI entwickelte ein Gerät[1], das sowohl eine gute Beobachtung kleiner Stoffproben während des Erhitzens, genaue Temperaturmessung, gute Regelung der Heizgeschwindigkeit als auch optimale Wärmeübertragung auf Schmelzgut und Thermometer und intensive Durchmischung der Badflüssigkeit bietet. Es besteht aus einem U-förmigen Glasgefäß von kleiner Abmessung, dessen beide oben offenen Schenkel in der Mitte durch ein horizontales Rohr verbunden sind. Im hinteren Schenkel befindet sich ein durch Elektromotor angetriebener Rührer. Der vordere Schenkel ist durch ein Teflon-Einsatzstück verschlossen. In diesem sind Öffnungen für ein vertikal angeordnetes Thermometer (0 bis 360°) und für 3 Schmelzpunktröhrchen. Außerdem trägt es eine in den Schenkel hineinragende Auflageplatte für Thermometer und Röhrchen. Durch einen seitlichen Stutzen am Schenkel kann ein zweites Thermometer zur Kontrolle eingeführt werden. Das Teflon-Einsatzstück trägt ferner die Stromzuführung und Haltevorrichtung für die unterhalb der Meßstelle angeordnete Heizspirale.

Das U-Gefäß wird so hoch mit Siliconöl gefüllt, daß dieses durch das Verbindungsrohr gut zirkulieren kann und die unteren Enden der Schmelzpunktröhrchen und Thermometer genügend tief eintauchen.

Vor dem vorderen Schenkel ist eine große Lupe angebracht, die die genaue Beobachtung erlaubt.

Der Unterteil der Apparatur enthält einen Regeltransformator für Netzanschluß (220 oder 110 V Wechselstrom) und einen Drehknopf für stufenlose Regulierung der Heizspannung. Mit dem Schalter für den Heizstrom sind 2 Lämpchen verbunden, die seitlich der Lupe blendungsfrei angebracht sind und die Proben gut beleuchten.

Mit dem Gerät lassen sich neben Schmelzpunktbestimmungen, Molgewichtbestimmungen nach RAST und Fließpunktbestimmungen durchführen.

3. Lindström-Block. Ein Schmelzpunktbestimmungsapparat, der ohne Flüssigkeitsbad arbeitet und sich deshalb in wissenschaftlichen Laboratorien großer Beliebtheit erfreut, ist der Lindström-Block. Er besteht aus einem Metallzylinder von 6 cm Höhe und 5 cm Durchmesser, der eine zylindrische Bohrung von 2 cm lichter Weite und 5 cm Tiefe hat und durch

---

[1] Hersteller: W. Büchi, Glasapparatefabrik, Flawil, Schweiz.

einen Metalldeckel verschlossen ist. Ein seitliches Fenster, mit einer Niedervoltlampe versehen, dient zur Beleuchtung der Apparatur, während die Beobachtung des Schmelzvorganges durch ein zweites Fenster vorgenommen wird, das mit einer Lupe mit 8facher Vergrößerung ausgestattet ist. Ein regulierbarer Mikrobrenner ermöglicht ein rasches Aufheizen der Luftkammer und schnelles Umstellen auf langsamen Temperaturanstieg direkt unterhalb des Schmelzpunktes. Der Deckel ist mit Bohrungen versehen zur Einführung des Thermometers und der Schmelzpunktkapillaren. Die Schmelzpunktröhrchen können so eingeführt werden, daß die zu schmelzende Substanz sich in unmittelbarer Nähe des Quecksilbergefäßes des Thermometers befindet und sich im günstigen Licht und Beleuchtungsbereich von Lupe und Lampe befindet. Das Auswechseln der Kapillaren läßt sich selbst im beheizten Gerät leicht vornehmen. Unangenehm und nachteilig macht sich das Temperaturgefälle in der Luftkammer bemerkbar, welches eine Verzögerung der Wärmeübertragung auf die Substanz bedeutet. Deshalb darf in der Nähe des zu erwartenden Schmelzpunktes nur langsam erhitzt werden.

4. Angaben der Pharmakopöen. USP XVII schreibt für die Bestimmung des Schmelzbereiches und der Schmelztemperatur einen Glasbehälter für ein farbloses Flüssigkeitsbad, ein geeignetes Rührsystem, ein genaues Thermometer und eine zu regelnde Wärmequelle vor. Die Badflüssigkeit wird der erforderlichen Temperatur angemessen ausgewählt, meist wird jedoch Leichtparaffin benutzt, für höhere Temperaturen werden Silicone empfohlen. Das Flüssigkeitsbad muß tief genug sein, um das Thermometer bis zu seiner jeweiligen vollen Tauchtiefe eintauchen zu lassen, so daß sich die Quecksilberkugel immer noch 2 cm über dem Boden des Bades befindet. Die Wärme kann durch eine offene Flamme oder ein elektrisches Gerät erzeugt werden. Die Kapillare soll etwa 10 cm lang sein und einen inneren Durchmesser von 0,8 bis 1,2 mm haben, wobei die Wand 0,2 bis 0,3 mm stark sein soll.

Als Thermometer benutzt man entweder Typ I oder Typ II (s. S. 28f.) je nach der Schmelztemperatur. Es kann auch jeder andere Apparat oder jede abweichende Methode mit entsprechender Genauigkeit angewandt werden. Die Genauigkeit kann durch die Verwendung einer oder mehrerer der 6 Bezugsstandards (s. S. 2) kontrolliert werden.

Zur Bestimmung der Schmelztemperatur werden 5 Methoden angeführt, die je nach der Art der Substanz verschieden sind. Wird keine besondere Methode angegeben, ist nach Methode I zu verfahren.

Methode I. Die Substanz wird fein pulverisiert und, falls nicht anderes angegeben ist, entwässert. Wenn sie Hydratwasser enthält, wird sie bei der im speziellen Kapitel vorgeschriebenen Temperatur getrocknet. Falls kein Hydratwasser zugegen ist, wird die Substanz 24 Std. lang über Schwefelsäure getrocknet. Dann wird das Kapillarröhrchen wie üblich gefüllt und das Flüssigkeitsbad erhitzt, bis eine Temperatur etwa 30° unterhalb des zu erwartenden Schmelzpunktes erreicht ist, und das Röhrchen am Thermometer befestigt in das Bad gebracht, unter ständigem Umrühren weiter erhitzt mit einem Temperaturanstieg von ca. 3° pro Minute, bis eine Temperatur 3° unterhalb des erwarteten Schmelzpunktes erreicht ist. Dann wird die Wärmezufuhr so eingestellt, daß der Anstieg etwa 1 bis 2° pro Minute beträgt, bis der Schmelzvorgang beendet ist.

Die Temperatur, bei der ein deutliches Sintern der Substanz im Röhrchen zu beobachten ist, wird als Beginn der Schmelze, und die, bei der die Probe vollständig flüssig wird, als Ende des Schmelzens bezeichnet.

Methode I a. Die Probe wird wie bei Methode I vorbereitet und in die Kapillare eingefüllt. Das Bad wird bis zu einer Temperatur von 10 $\pm$ 1° unterhalb des zu erwartenden Schmelzpunktes erhitzt, dann wird das beschickte Röhrchen weiter erhitzt, wobei der Temperaturanstieg 3 $\pm$ 0,5° pro Minute betragen soll, bis das Ende des Schmelzens erreicht ist. Der Schmelzbereich wird wie unter Methode I notiert.

Methode I b. Die Probe wird in einem geschlossenen Behälter wenigstens 2 Std. lang auf 10° oder darunter abgekühlt. Ohne vorheriges Pulverisieren wird das abgekühlte Material in ein Schmelzpunktröhrchen gefüllt und sofort in einem Vakuum-Exsikkator bei nicht mehr als 20 Torr 3 Std. lang getrocknet. Sofort nach der Entnahme aus dem Exsikkator wird das offene Ende des Röhrchens zugeschmolzen und der Schmelzpunkt so bald wie möglich nach I a bestimmt.

Sind die Partikelchen des Materials zur Füllung des Schmelzpunktröhrchens zu groß, so wird die Probe wie oben vorgekühlt, dann unter möglichst gelindem Druck zerkleinert und das Röhrchen sofort beschickt.

Methode II. Die Probe wird bei möglichst niedriger Temperatur vorsichtig geschmolzen und in eine Kapillare, die an beiden Enden offen ist, bis zu einer Schichtdicke von etwa 10 mm hineingezogen. Die so beschickte Kapillare wird 24 Std. lang auf 10° oder darunter gekühlt oder mindestens 2 Std. auf Eis gelegt. Darauf wird sie mit Hilfe eines Gummibandes am Thermometer befestigt und so in ein Wasserbad eingesetzt, daß sich die Substanz etwa 10 mm unter der Wasseroberfläche befindet. Dann wird wie bei Methode I erhitzt, nur daß von 5° unterhalb des zu erwartenden Schmelzpunktes an die Temperatursteigerung nicht größer als 0,5 bis 1,0° pro Minute sein darf. Die Temperatur, bei der ein Aufsteigen der Substanz im Röhrchen wahrzunehmen ist, gilt als Schmelztemperatur.

Methode III. Eine Substanzprobe wird langsam unter Rühren geschmolzen und bis auf 90 bis 92° erhitzt. Man entfernt die Wärmequelle und läßt die Substanz auf etwa 8 bis 10° über ihren Schmelzpunkt abkühlen. Währenddessen kühlt man die Quecksilberkugel eines Thermometers der Type \ III (s. S. 28f.) auf 5° ab, wischt sie trocken und taucht die noch kalte Kugel mit ihrer unteren Hälfte in die geschmolzene Masse. Sofort herausgezogen wird das Thermometer abseits der Wärmequelle so lange senkrecht gehalten, bis die Wachsoberfläche stumpf erscheint. Dann taucht man es 5 Min. lang in ein Wasserbad von nicht mehr als 16°.

Schließlich befestigt man das Thermometer so in einem Reagensglas, daß sich die Spitze 15 mm über dem Boden befindet. Das Probierrohr wird in ein auf 16° eingestelltes Wasserbad eingetaucht und die Temperatur mit einer Geschwindigkeit von 2° pro Minute auf 30° gebracht. Dann wird die Temperatur um 1° pro Minute weiter gesteigert und die Temperatur abgelesen, bei der der erste Tropfen geschmolzener Substanz herabfällt.

Diese Bestimmung wird zweimal mit jeweils frisch geschmolzener Substanz wiederholt. Ist die Differenz der ermittelten Werte nicht größer als 1°, so wird das Mittel aus den drei Werten genommen. Bei größerer Differenz müssen noch zwei weitere Bestimmungen gemacht und das Mittel aus 5 Werten errechnet werden.

Pl.Ed. I/1 schreibt zur Bestimmung des Schmelzpunktes die Kapillarröhrchenmethode vor, wobei für das Flüssigkeitsbad folgende Substanzen Verwendung finden:

Wasser	bis 100°
Glycerin	bis 150°
Schwefelsäure, der ein kleiner Kristall Kaliumnitrat und 4 Tropfen Salpetersäure auf 100 ml zugesetzt worden sind	bis 200°
Flüssiges Paraffin von genügend hohem Siedebereich	bis 250°
Sesamöl	bis 300°
30 Teile Kaliumsulfat, das durch Erwärmen in 70 Teilen Schwefelsäure gelöst wurde	bis 300°
Geschmolzenes Zinn	über 300°

Ross. 9 schreibt 3 Methoden zur Bestimmung des „Schmelzpunktes" vor: Methode 1 entspricht DAB 6 in der Apparatur nach ROTH; Methode 2 ist die Bestimmung des Steigschmelzpunktes von weichen Substanzen; Methode 3 ist die Bestimmung des Tropfpunktes nach UBBELOHDE. Bei Methode 1 und 2 wird eine Korrektur für den herausragenden Faden verlangt.

5. Bestimmung des Schmelzintervalls auf dem Metallblock nach DAB 7 — BRD. Zur Bestimmung dient ein zylindrischer Metallblock, dessen Abmessungen aus der Abb. 35 zu entnehmen sind. Die obere radiale Bohrung ist zur Aufnahme des Thermometers bestimmt. Um eine gute Wärmeleitung zu gewährleisten, wird das untere Ende des Thermometers gleichmäßig mit Silberwolle umwickelt und sodann bis zum Anschlag in die Bohrung eingeführt. Es ist darauf zu achten, daß das Thermometer festsitzt und tatsächlich bis an das Ende der Bohrung reicht. Verwendet werden in Fünftelgrade geteilte Thermometer eines Anschütz-Satzes (Länge 175 mm, Dicke 6 mm, Skalenlänge 110 bis 130 mm, beginnend 15 bis 20 mm über dem unteren Ende, Einschlußtype mit prismatischer Kapillare). Die zweite auf halber Höhe angebrachte radiale Bohrung dient zur Befestigung des Blocks an einem Keramikstab.

Zur Benutzung wird das Gerät an einem vor Luftzug geschützten Ort aufgestellt. Das Erhitzen erfolgt von der zylindrisch ausgebohrten Unterseite des Blocks mit möglichst nahe herange-

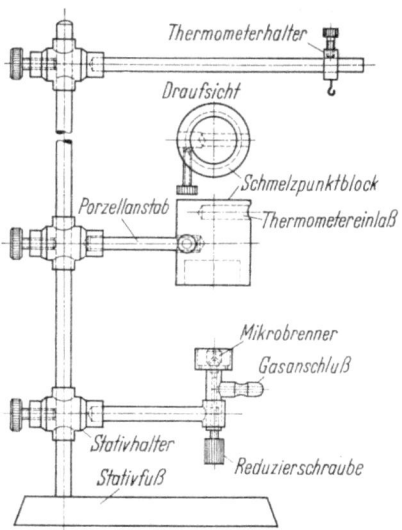

Abb. 35. Metallblock zur Bestimmung der Schmelztemperatur nach H. BÖHME (DAB 7 – BRD).

hobenem Mikrobrenner und möglichst kleiner Flamme. In der Nähe des zu erwartenden Schmelzpunktes wird die Temperatur so langsam gesteigert, daß zur Erhöhung um 1° mindestens eine halbe Minute erforderlich ist. Man streut geringste Mengen der vorher gepulverten und getrockneten Substanz in kurzen Zeitabständen auf die durch einen konzentrischen Kreis von 2,5 cm Durchmesser begrenzte, polierte Blockoberfläche und ermittelt die Temperatur, bei der die auffallende Substanz ohne Verzögerung schmilzt. Die Korrektur für den herausragenden Quecksilberfaden wird mit Hilfe eines normalen Laboratoriumthermometers und der bekannten Formel ermittelt.

6. Korrigierter Schmelzpunkt. Die im Schrifttum angegebenen Schmelzpunkte sind in der Regel die bei der Bestimmung abgelesenen Temperaturgrade. Gelegentlich findet man aber bei der Angabe des Schmelzpunktes den Zusatz: (korr.). Dieser Zusatz bedeutet, daß der Fehler berücksichtigt ist, der darin liegt, daß der Quecksilberfaden des Thermometers aus der erhitzten Flüssigkeit herausragt.

Bei den Bestimmungen mit dem doppelwandigen Apparat des DAB 6 ist dieser Fehler nur sehr gering, weil das aus der Flüssigkeit herausragende Ende des Thermometers vor der Abkühlung durch die Luft geschützt ist, wenn es auch nicht vollständig auf die Temperatur der Heizflüssigkeit erhitzt wird. Etwas größer sind die Abweichungen bei den Apparaten, bei denen das Thermometer größtenteils in die Luft ragt. Will man den korrigierten Schmelzpunkt berechnen, so ist zu der abgelesenen Temperatur noch die Größe $n \cdot (T - t) \cdot 0{,}000154$ hinzuzurechnen. n ist die Länge des aus der Flüssigkeit hervorragenden Quecksilberfadens in Temperaturgraden, T die abgelesene Temperatur, t die Lufttemperatur, die mit einem zweiten Thermometer an der Mitte des hervorragenden Teiles der Quecksilbersäule gemessen wird, und 0,000154 der scheinbare Ausdehnungskoeffizient des Quecksilbers in Glas.

Beispiel. Angenommen, es sei der Schmelzpunkt 130° abgelesen, der aus der Flüssigkeit herausragende Quecksilberfaden umfasse 100° und die Temperatur außen am Thermometer sei 30°, dann ergibt sich der Wert $100 \cdot (130 - 30) \cdot 0{,}000154 = 1{,}54°$, der zu den 130° hinzuzurechnen ist; der korrigierte Schmelzpunkt ist also 131,54°. (Die große Genauigkeit dieser Zahl ist nur scheinbar.)

b. Identifizierung organischer Substanzen nach L. Kofler

Die Identifizierung organischer Substanzen nach KOFLER [1][1] kann nach zwei verschiedenen Methoden durchgeführt werden. Die ältere und exaktere Methode ist die *thermomikroskopische Methode*, die auf der Bestimmung physikalischer Konstanten auf einem heizbaren Mikroskop basiert. Als Schnellmethode für das Apothekenlaboratorium ist auch die *Identifizierung auf der Kofler-Heizbank* geeignet, für die allerdings einige Einschränkungen gelten.

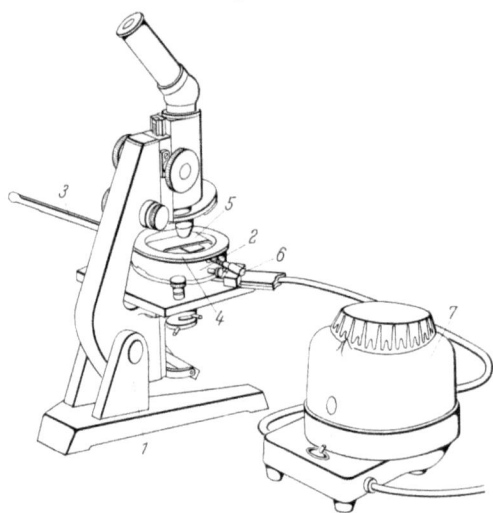

Abb. 36. Mikroschmelzpunktapparat.
1 Mikroskop; *2* Heiztisch; *3* Thermometer in Schutzhülse; *4* Glasdeckplatte; *5* Glasbrücke; *6* Präparatführer; *7* Regeltransformator.

1. Thermomikroskopische Methode. Apparatur. Für die Bestimmungen ist jedes Heizmikroskop geeignet, das die Beobachtung im durchfallenden Licht gestattet und bei dem die Temperaturablesung bis 350° möglich ist. Die Thermometer sind entweder für die Apparatur geeicht, was den Vorteil der Ablesung korrigierter Schmelzpunkte bietet, wie das beim Original-Kofler-Heiztisch der Fall ist, oder es werden amtlich geeichte Thermometer verwendet, wobei die abgelesenen Werte an Hand einer Korrekturtabelle korrigiert werden müssen (z. B. Heiztisch von HILBCK).

Der *Original-Kofler-Heiztisch* (Abb. 36), der auch im ÖAB 9 beschrieben ist und von den Optischen Werken C. Reichert, Wien, hergestellt wird, besteht aus zwei durch eine horizontale Platte getrennten Kammern. In der unteren Kammer befindet sich die

[1] Die Zahlen in eckigen Klammern verweisen auf die Literatur S. 77.

Heizwicklung, die über einen Regeltransformator gespeist wird. Eine Bohrung in der Mitte der Heizplatte dient zum Durchtritt des Lichtes. Durch eine seitliche Bohrung wird das Thermometer in den Heiztisch eingeführt, wo es von einer Feder festgehalten wird. Zu seinem Schutze ist eine Hülse in den Heiztisch eingeschraubt. Die obere Kammer − Objektkammer − dient zur Aufnahme des Präparates (Format der Objektträger 26 × 38 mm). In ihr befindet sich ein Präparatführer, der das Verschieben des Objektträgers auf der Heizplatte ermöglicht. Quer über den Objektträger wird eine Glasbrücke aufgelegt, die bei flüchtigen Stoffen das Gesichtsfeld vor störenden Sublimaten schützt und außerdem so wie die runde Glasplatte, die auf die Objektkammer aufgelegt wird, als Wärmeschutz dient. Zum raschen Abkühlen des Heiztisches zwischen den einzelnen Bestimmungen steht eine ca. 2 cm dicke Aluminiumscheibe zur Verfügung, die nach Abnahme des Verschieberahmens auf die Heizplatte aufgelegt wird.

Der Heiztisch ruht auf drei Füßchen und kann auf dem Objekttisch eines gewöhnlichen Mikroskops befestigt werden. Bei Neuanschaffung von Mikroskop und Heiztisch empfiehlt es sich für den Apotheker, ein Laboratoriumsmikroskop mit Revolver und fixiertem Heiztisch zu wählen, das zugleich für die mikroskopische Prüfung der Drogen verwendet werden kann.

Bestimmung des Schmelzpunktes bzw. des Schmelzintervalles. Die Schmelzpunktbestimmung kann nach KOFLER als Gleichgewichtsbestimmung oder in der „durchgehenden" Arbeitsweise erfolgen. Bei der Einstellung des *Gleichgewichtes* wird die Heizung der Apparatur abgestellt, bevor die Substanz vollständig geschmolzen ist. Die in den größeren Schmelztropfen noch vorhandenen Kristallreste beginnen bei geringem Sinken der Temperatur wieder zu wachsen. Durch neuerliches Erhitzen läßt man sie wieder bis zu einem kleinen Rest abschmelzen. Dieser Vorgang kann öfters wiederholt werden, wobei das Gleichgewicht zwischen fester und flüssiger Phase eingestellt wird. Träg kristallisierende Stoffe und solche, die unter Zersetzung schmelzen, sind dafür nicht geeignet. Die Ablesung erfolgt während des Temperaturanstieges. Es ist dies die exakteste Art zur Bestimmung von Schmelzpunkten, die sich vor allem zur Kontrolle der Thermometer empfiehlt.

Bei der *durchgehenden Schmelzpunktbestimmung* läßt man die Temperatur des Heiztisches ohne Unterbrechung bis zum vollständigen Schmelzen der Substanz ansteigen. Bei der Schmelztemperatur zerfließen zuerst die kleinen Kristallsplitter, dann folgen die größeren Kristalle, die sich an Ecken und Kanten abrunden und allmählich verflüssigen. Als *Schmelzintervall* liest man die Temperatur ab, bei der die ersten Schmelztröpfchen erscheinen, und die Temperatur, bei der gerade die letzten Kristallreste verschwinden. Wenn für eine Substanz ein Schmelzintervall von a bis $b°$ angegeben ist, so bedeutet das, daß die Kristalle unter dem Mikroskop nicht vor $a°$ zu schmelzen beginnen dürfen und daß die Schmelztropfen über $b°$ klar sein müssen. Demnach entspricht die Definition des mikroskopisch ermittelten Schmelzintervalls nicht der Kapillarröhrchenmethode.

Obwohl die Bestimmung des Schmelzpunktes im Gleichgewicht exakter ist, erscheint für Arzneibücher die Bestimmung des Schmelzintervalls aus zwei Gründen geeigneter. Die durchgehende Schmelzpunktbestimmung ist einfacher auszuführen und bietet außerdem den Vorteil, daß mit ihr zugleich eine Reinheitsprüfung verbunden ist. Organische Verunreinigungen machen sich durch einen verfrühten Schmelzbeginn bemerkbar, das Schmelzintervall wird größer. Anorganische Verunreinigungen bleiben als ungeschmolzene Partikel in den Schmelztropfen zurück.

Herstellung eines Schmelzpräparates. Zur Schmelzpunktsbestimmung werden einige Kristalle der Substanz auf einen Objektträger gebracht, mit einem Deckglas bedeckt, das unter leichtem Verreiben an die Kristalle angedrückt wird. Das Präparat wird in den Rahmen des Präparatführers auf der Heizplatte gelegt und mit der Glasbrücke und der Glasdeckplatte bedeckt. Mit Hilfe des Präparatführers wird eine geeignete Stelle in die Mitte des Gesichtsfeldes gebracht. Der Transformator wird so eingestellt, daß der Temperaturanstieg im Bereich des Schmelzens ca. 2° pro Minute beträgt. Zersetzliche Stoffe werden rascher aufgeheizt, für sie ist ein Temperaturanstieg von 4° pro Minute vorgeschrieben.

Es wäre falsch, eine größere Substanzmenge für die Schmelzpunktbestimmung zu verwenden, denn abgesehen davon, daß die Sicht dadurch gestört wird, werden auch die Schmelztemperaturen zu hoch. Als weitere Fehlerquelle ist ein zu rascher Temperaturanstieg zu nennen. Man kann bis etwa 10° unter den zu erwartenden Schmelzpunkt extrem rasch aufheizen, muß aber dann die Heizung rechtzeitig drosseln, damit im Bereich des Schmelzens die vorgeschriebene Aufheizgeschwindigkeit tatsächlich gewährleistet ist. Zu rasches Anheizen kann ebenfalls zu falschen Resultaten führen.

Während es für die Beobachtung des Schmelzbeginns unzweckmäßig wäre, mit gekreuzten Nikols zu arbeiten, ist diese Einrichtung für die Feststellung des Schmelzendes oder die Einstellung des Gleichgewichtes von Vorteil. Insbesondere für die Untersuchung der wiedererstarrten Schmelze ist polarisiertes Licht angezeigt.

Sublimation. Nur ein kleinerer Teil der Substanzen bleibt während des Erhitzens unverändert. Häufig sublimieren die Stoffe teilweise oder ganz vom Objektträger an die Unterseite des Deckglases. Je nach der Keimbildungsfähigkeit eines Stoffes können tropfenförmige oder kristallisierte Sublimate auftreten, häufig beides nebeneinander. Besonders kurz vor Erreichen der Schmelztemperatur erscheinen in vielen Fällen Kondensationströpfchen, wie die flüssigen Sublimate richtiger bezeichnet werden.

Die Kristallform der Sublimate ist nicht selten charakteristisch und für die Identifizierung wertvoll. Man unterscheidet vor allem Nadeln, Prismen, Stengel und Balken auf der einen Seite und Blättchen und Körner auf der anderen. Auch die Sublimationstemperatur verdient beachtet zu werden. Je größer die Spanne zwischen der Temperatur des mikroskopisch beobachtbaren Sublimationsbeginnes und des Schmelzpunktes ist, um so flüchtiger ist die Substanz. Bei sehr flüchtigen Stoffen, wie Coffein und Campher, schließen sich die Sublimate zu Aggregaten aus polygonalen Einzelkristallen zusammen, die als straßenpflasterartig bezeichnet werden.

Hydrate. Kristallwasser macht sich unter dem Mikroskop auf verschiedene Weise bemerkbar. In den meisten Fällen entweicht das Wasser während des Erhitzens zwischen 50 und 90°, wobei die Hydratkristalle in der Regel ohne Veränderung ihrer äußeren Form in ein polykristallines Aggregat der wasserfreien Substanz übergehen. Dabei werden die ursprünglich klaren durchsichtigen Kristalle im durchfallenden Licht trüb, braun oder schwarz. Im auffallenden Licht erscheinen sie nach Abgabe des Wassers weiß. Dieser Vorgang ist nur bei Stoffen zu beobachten, die aus entsprechend großen Kristallen bestehen. Bei feinen Nadeln beispielsweise wird der Wasserverlust durch Hüpfen und teilweises Zerspringen der Kristalle angezeigt, bei kleinstkristallinen Stoffen geht die Wasserabgabe vielfach ohne sichtbare Veränderung vor sich. In anderen Fällen dagegen wird das Wasser während des Erhitzens nicht abgegeben, die Substanz schmilzt als Hydrat. So tritt z. B. bei den Penicillinen, bei Dihydrocodeinonbitartrat, Lidocainhydrochlorid und Noradrenalinbitartrat nur der Hydratschmelzpunkt auf. Manchmal verläuft das Schmelzen des Hydrats inhomogen, d. h., während sich die Hydratkristalle auflösen, fallen aus der Schmelze Kristalle der wasserfreien Substanz aus. Dieser Schmelzvorgang zieht sich häufig über mehrere bzw. viele Temperaturgrade hin. Beispiele dafür sind Codeinhydrochlorid und Histidinhydrochlorid. Auch der Fall, daß ein Teil der ursprünglichen Hydratkristalle während des Erhitzens das Wasser unter Trübung abgibt und nur der Rest als Hydrat schmilzt, ist bekannt (z. B. Citronensäure und Glucose).

Um den Kristallwasserverlust, der ähnlich einer polymorphen Umwandlung abläuft und bei sehr kleinen Kristallen überdies nicht immer deutlich zu erkennen ist, sichtbar zu machen, werden die Kristalle zwischen Objektträger und Deckglas mit einem Tropfen *Paraffinöl* versetzt und erhitzt. Bei den meisten Hydraten sieht man über 100° das Wasser in Form von Gasblasen entweichen, häufig kommt das ganze Präparat zum Schäumen. Da durch das Einbetten in Paraffinöl die Wasserabgabe verzögert wird, können auf diese Weise auch häufig die homogenen oder inhomogenen Schmelzpunkte von Hydraten realisiert werden. Die Paraffinölprobe ist daher ein zusätzliches Kriterium für die Identifizierung von Hydraten.

Polymorphe Substanzen. Ein großer Teil der chemischen Verbindungen besitzt die Fähigkeit, in mehreren verschiedenen Kristallgittern zu kristallisieren. Diese schon 1821 von MITSCHERLICH entdeckte und als Polymorphie bezeichnete Eigenschaft ist auch an zahlreichen Arzneimitteln nachzuweisen. Die Polymorphie macht sich durch das Auftreten verschiedener Schmelzpunkte bei einer chemisch einheitlichen Substanz oder durch Umwandlungserscheinungen bemerkbar. Polymorphe Modifikationen eines Stoffes können bei der Sublimation, beim Kristallisieren aus der unterkühlten Schmelze und auch beim Kristallisieren aus Lösungen auftreten. Für spezielle Polymorphieuntersuchungen werden neben Sublimaten insbesondere Kristallfilme verwendet. Bei zahlreichen Stoffen bilden sich beim Kristallisieren aus der unterkühlten Schmelze nebeneinander mehrere Modifikationen aus. Eine wesentliche Voraussetzung für die Erfassung möglichst vieler Modifikationen ist ein großes Unterkühlungsvermögen der Schmelze. So wird beispielsweise die Schmelze der Phenyläthylbarbitursäure bei raschem Abkühlen auf Raumtemperatur glasig hart. Erst beim Wiedererwärmen auf etwa 100° bilden sich Keime mehrerer Modifikationen aus. Mit ihren 11 Modifikationen ist Phenyläthylbarbitursäure bisher die formenreichste organische Substanz überhaupt [2].

Es ist üblich, die Modifikation, die den höchsten Schmelzpunkt besitzt, als stabile zu bezeichnen und alle anderen als instabile, bzw. im Falle relativer Stabilität einer tiefer schmelzenden Modifikation bezeichnet man sie als metastabil. Die höchstschmelzende Modifikation wird mit röm. I bezeichnet, die nächst tiefere mit II usw. Eine instabile Modifikation muß sich beim Erhitzen nicht zwangsläufig in eine stabilere umwandeln. Dies ist eine Frage der Keimbildung und der Umwandlungsgeschwindigkeit, so daß sich häufig auch Schmelzpunkte instabiler Formen bestimmen lassen. Im Falle der Existenz mehrerer Modifikationen erfolgt die Umwandlung der instabilsten Form selten über alle Stufen der nächst stabileren, sondern es bilden sich vor allem die Modifikationen aus, die mit der vorliegenden die größte gitterstrukturelle Verwandtschaft besitzen, so daß für sie eine Keimbildungserleichterung wirksam wird. Bezüglich der Umwandlungsgeschwindigkeit sind alle Übergänge von schlagartiger bis zu extrem langsamer Umwandlung mit kaum meßbarer Geschwindigkeit bekannt.

Für die Identifizierung interessiert vor allem das Auftreten instabiler Modifikationen beim Kristallisieren aus Lösungsmitteln, weil dadurch nicht selten Handelspräparate vorkommen, die in einer instabilen Modifikation vorliegen. Häufig handelt es sich dabei um eine spezifische Eigenschaft einer Substanz, doch spielen die Art des Lösungsmittels, die Temperatur, bei der die Kristallisation erfolgt und der pH-Wert eine Rolle. Nach unseren bisherigen Erfahrungen liegen ca. 10% der Arzneimittel in den Handelspräparaten nicht in ihrer höchstschmelzenden Modifikation vor. In der nachfolgenden Tabelle sind die wichtigsten Vertreter dieser Substanzgruppe zusammengefaßt.

Substanz	Schmelztemperatur °C		
Cinchophen	(I 215—218)	II 209—214	
Theophyllin	(I 276—278)	II 274	
Laurylgallat	(I 99)	II 98	
Isopropylphenazon	(I 105)	II 103	
Persedon	(I 96)	II 92	
β-Progesteron	(I 131)	II 123	
Diacetyldienöstrol	I 121	II 111—112	
Östron	I 260—263	II 256	III 254
Testosteronnicotinsäureester	I 194—196	II 185—188	
Prednisolontrimethylacetat	I 205—220		III 120—125
Homosulfanilamidhydrochlorid	I 250—260	II 235—240	III 220—225
Neo-Uliron	I 148—151	II 144—146	
Nirexon	I 185—187	II 172—174	
Sulfaguanidin	I 187—191	II 174—176	
Sulfamerazin	I 235—238	II 208	
Sulfanilamid	I 165	II 156	
Sulfathiazol	I 202	II 175	
Cyclohexenylallylthiobarbitursäure	I 140—146	II 122—125	
Isopropyl-β-bromallylbarbitursäure	I 183,5	II 180	
Phenyläthylbarbitursäure	I 176	II 174	
Diäthylbarbitursäure	I 190		III 183
Oxyprocainhydrochlorid	I 158—160	II 152—156	
Panthesin	I 170—173	II 160—162	
Tetracainhydrochlorid	I 149	II 140	
Parpanit	I 148,5	II 144	
Hexylresorcin	I 67	II 62	
Resorcin	I 110,5	II 108	
Methylhomatropinbromid	I 192—198	II 182—185	
Succinyldicholinchlorid	I 198—204	II 188—195	
Thiosinamin	I 78	II 71	
Voluntal	I 62,5	II 59,5	
Bromisovalerianylcarbamid	I 154	II 148	III 143

Die metastabilen Modifikationen der ersten 6 Substanzen sind so stabil, daß bei der Schmelzpunktbestimmung die höchstschmelzende Form überhaupt nicht in Erscheinung tritt (Schmelzpunkte in Klammern). Beim Großteil der Stoffe sind unter dem Mikroskop in der Regel zwei Schmelzpunkte zu beobachten. Auch hier handelt es sich um metastabile Modifikationen, die sich während des Erhitzens nur teilweise in die stabile Form umwandeln. Phenyläthylbarbitursäure bildet insofern eine Ausnahme, als die stabile Modifikation I erst in der Schmelze der Modifikation II ausfällt. Da sie wie Modifikation II auch in Rhomboiden kristallisiert und der Schmelzpunkt nur um 2° differiert, wurde trotz wiederholter Untersuchungen dieser Fall erst spät erkannt [3]. Dieses eigenartige Verhalten ist der Grund dafür, daß in der Literatur für Phenyläthylbarbitursäure die Schmelzpunktsangaben stark differieren. Bei Sulfamerazin wird der Schmelzpunkt der Modifikation II nur bei einzelnen Handelspräparaten beobachtet. Bromisovalerianylharnstoff kann als Modifikation II oder III auftreten. Im Bromural (Knoll) lag die Substanz früher als Modifikation III vor, die sich beim Erhitzen in der Regel in Modifikation I umwandelte. Die derzeitigen Handelspräparate bestehen aus der beständigeren Modifikation II, die sich nur teilweise umwandelt, so daß meistens zwei Schmelzpunkte beobachtet werden. Diäthylbarbitursäure und Sulfanilamid wandeln sich vor Erreichen des Schmelzpunktes der instabilen Modifikation immer in die stabile Form um. Bemerkenswert an der obenstehenden Tabelle ist die große Zahl der Sulfonamide. Auch bei einer Reihe nicht offizineller Verbindungen dieser

Körperklasse wurde die Eigenschaft, nicht in der höchstschmelzenden Modifikation zu kristallisieren, festgestellt.

Flüchtige Stoffe. Bei Stoffen, die stark flüchtig sind, besteht die Gefahr, daß sie noch vor Erreichen der Schmelztemperatur vollständig verdampfen. In den meisten Fällen genügt es, für ein Schmelzpräparat mehr Substanz als üblich zu verwenden und das Präparat auf das vorgeheizte Mikroskop ca. 5 bis 10° unter der erwarteten Schmelztemperatur aufzulegen. Sehr gut bewährt hat sich die Verwendung einer *Polyäthylendichtung* [4] sowohl für die Schmelzpunktbestimmung als auch für die Bestimmung der später zu besprechenden Lichtbrechung von stark flüchtigen Stoffen. Aus einer Polyäthylenfolie von etwa 0,3 mm Dicke schneidet man ein Quadrat, dessen Seitenlänge ca. 6 bis 8 mm größer ist als die des Deckglases. Die Folie wird so über das Deckglas gelegt, daß dessen Ränder bedeckt sind und das Präparat auf den über 115° erhitzten Heiztisch aufgelegt. Bei dieser Temperatur schmilzt die Folie zu einem zähen und durchsichtigen Film. Mittels der Schaufelpinzette werden ihre Ränder an den Objektträger angedrückt. Auf diese Weise kann die sichtstörende Sublimation weitgehend vermieden werden.

Trotz der Möglichkeit des Einschließens konnte z.B. bei Hexamethylentetramin und Hexachloräthan infolge zu starker Flüchtigkeit der Schmelzpunkt nicht bestimmt werden. Es ist jedoch in diesen Fällen die Verflüchtigungstemperatur reproduzierbar, so daß die Identifizierung auf Grund zweier eutektischer Temperaturen möglich wird.

Zersetzliche Substanzen. Für Stoffe, die unter Zersetzung schmelzen, ist die Schmelztemperatur im besonderen Maße vom Erhitzungstempo abhängig. Auch die Korngröße der Kristalle kann bei extrem starker Zersetzlichkeit eine Rolle spielen. Um dennoch reproduzierbare Werte zu erhalten, muß vor allem die vorgeschriebene Aufheizgeschwindigkeit eingehalten werden. Sie beträgt 4° pro Minute. Es ist ein besonderer Vorteil der elektrisch heizbaren Mikroapparatur, daß die Aufheizgeschwindigkeit genau geregelt werden kann.

Einzelne Substanzen zersetzen sich ohne Bildung einer Schmelze, so daß sie aus diesem Grund schlecht für die thermomikroskopische Identifizierung geeignet sind (z.B. Apomorphinhydrochlorid, Folsäure, Methionin, Methylthiouracil). Um Morphinhydrochlorid, das bei dem üblichen Temperaturanstieg nur verkohlt, zum Schmelzen zu bringen, muß eine Temperatursteigerung von 15 bis 20° pro Minute im Bereich des Schmelzens angewendet werden.

Mischschmelzpunkt. Ein in der Analytik gebräuchlicher Weg zur Identitätsprüfung ist die Bestimmung des Mischschmelzpunktes mit einem Muster gesicherter Identität. Bei der mikroskopischen Arbeitsweise werden ungefähr gleiche Teile der beiden Proben zwischen zwei Objektträgern miteinander verrieben und Schmelzbeginn sowie Schmelzende geprüft. Die mikroskopische Methode bietet gegenüber der Kapillarröhrchenmethode den Vorteil, daß der Mischschmelzpunkt auch bei zersetzlichen Stoffen bedenkenlos angewendet werden kann, da der Schmelzbeginn abgelesen wird, der auch bei zersetzlichen Stoffen im Falle von Nichtidentität bei der eutektischen Temperatur zu beobachten ist. Diese liegt im Durchschnitt etwa 30° unter dem Schmelzbeginn der Reinsubstanz.

Bezüglich der Einschränkungen, die der Mischschmelzpunkt bei isomorphen Stoffen und Stoffen, die in flüssiger Phase nicht miteinander mischbar sind, erfährt, wurden mit einer Anzahl von Arzneimitteln Untersuchungen durchgeführt [5]. Demnach ist mit dem erstgenannten Fall praktisch nicht häufig zu rechnen, während bei Mischungslücken der flüssigen Phasen nicht so selten auftreten. Allerdings erkennt man in der Regel schon an den Schmelztropfen das Vorliegen von zwei nicht mischbaren Flüssigkeitsschichten. Da die eutektischen Temperaturen mit Testsubstanzen, auf die anschließend eingegangen wird, bei Stoffen, die Mischungslücken bilden, stark differieren (etwa 20° im Durchschnitt), wird durch diese Bestimmung ein eventueller Irrtum bei der Identitätsprüfung durch den Mischschmelzpunkt ausgeschlossen.

Eutektische Temperatur. Wenn zwei Stoffe, die nicht identisch sind, miteinander erhitzt werden, so tritt eine Schmelzpunktdepression ein. Darauf beruht die Anwendung des Mischschmelzpunktes zur Identitätsprüfung. Das Verhalten von Substanzgemischen soll an einem Schmelzdiagramm mit einfachem Eutektikum erläutert werden. In dem Diagramm der Abb. 37 schneiden sich die Schmelzpunktkurven, die von den Schmelzpunkten a und b der beiden reinen Komponenten A und B ausgehen, in E, dem eutektischen Punkt. Eine fein pulverisierte Mischung zweier Stoffe im Mengenverhältnis ihres Eutektikums schmilzt scharf bei der Temperatur des Punktes E. Bei allen anderen Mischungsverhältnissen vollzieht sich das Schmelzen innerhalb eines Temperaturintervalles. Der *Schmelzbeginn liegt in allen Fällen bei der eutektischen Temperatur,* die im Diagramm als strichlierte Linie ($e - e'$) markiert ist, das Schmelzende liegt in Abhängigkeit von der Zusammensetzung des Gemisches auf einem der Kurvenäste. Wird z.B. ein Gemisch der Zusammensetzung M_1 erhitzt, so schmilzt bei der eutektischen Temperatur die ganze Komponente B und so viel von A, wie für die Lösung von B erforderlich ist. Die im Überschuß befindliche Komponente A löst sich mit steigender Temperatur immer mehr in der Schmelze auf, bis sich schließlich bei m_1 die letzten Kristallreste verflüssigen. Dasselbe gilt, wenn die Komponente B im Überschuß ist. Das Gemisch M_2 beginnt ebenfalls bei der eutektischen Temperatur zu schmelzen, das Schmelz-Ende liegt bei m_e.

Da jedes Substanzpaar eine charakteristische eutektische Temperatur besitzt, kann diese als Konstante für die Identifizierung verwertet werden.

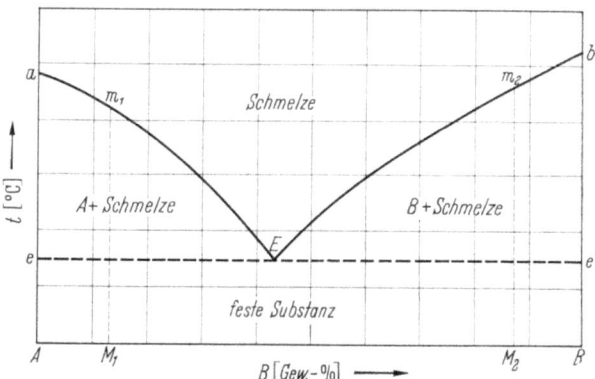

Abb. 37. (Erklärung s. Text.)

Als Testsubstanzen sind Stoffe mit verschiedenen Schmelzpunkten vorgesehen, da der Schmelzpunkt der Testsubstanz nicht allzuweit von dem der Probe entfernt sein soll. In der folgenden Tabelle sind die Testsubstanzen mit ihren Gleichgewichtsschmelzpunkten und den Temperaturbereichen, in welchen sie verwendet werden, angeführt. In Ausnahmefällen wurde von dem angegebenen Schmelzbereich abgegangen, um eine bessere Identifizierungsmöglichkeit zu erzielen.

Testsubstanz	Fp. °C	Anwendungsbereich °C
Azobenzol	68	30– 99
Benzil	95	30–119
Acetanilid	115	100–139
Phenacetin	135	120–169
Benzanilid	163	140–189
Salophen	191	170–350
Dicyandiamid	210	190–350
Phenolphthalein	263	240–350

Daß die eutektischen Temperaturen verschiedener Stoffe mit ähnlichem Schmelzpunkt häufig signifikante Unterschiede aufweisen, ist aus der nachstehenden Tabelle zu ersehen. Doch nicht immer sind die Unterschiede groß genug, wie ebenfalls aus derselben Tabelle hervorgeht. So ergeben beispielsweise Benzoesäure und β-Progesteron mit Phenacetin eutektische Temperaturen, die bei einer Fehlergrenze von $\pm 2°$ nicht mehr unterscheidbar sind. Eine weitere eutektische Temperatur mit einer anderen Testsubstanz oder die später zu besprechende Lichtbrechungsbestimmung der Schmelze führt in der Regel zum Ziel.

Schmelz-temp. °C	Substanz	Eutekt. Temp. mit Phenacetin
121	Diacetyldienöstrol	103
122	Propionyltestosteron	93
122,5	β-Naphthol	69
123	Benzoesäure	89
123	Jodoform	117
123	β-Progesteron	91
123	Dimethylstilböstrol	115

Zur Bestimmung der eutektischen Temperatur werden ungefähr gleiche Teile der Probe und der Testsubstanz zwischen zwei Objektträgern verrieben und eine Probe davon auf dem

Heiztisch erhitzt. Bei der eutektischen Temperatur setzt der Schmelzbeginn ein; ein Teil der Kristalle schmilzt zu Tropfen zusammen, in denen Kristalle der überschüssigen Komponente enthalten sind. Als *eutektische Temperatur* wird die Temperatur abgelesen, bei der eben **das** *Schmelzen beginnt*.

Die Reproduzierbarkeit der eutektischen Temperaturen ist in vielen Fällen ebenso gut wie die der Schmelzpunkte. Bei Stoffen, die eine zähe Schmelze bilden oder Kristallwasser enthalten, setzt das eutektische Schmelzen häufig träg und unscharf ein. Auch mangelhafte Reinheit von Präparaten ist manchmal für unscharfe Eutektika verantwortlich zu machen. Derartige eutektische Temperaturen sind mit Querstrichen vor und hinter der Zahl gekennzeichnet.

Falls die zu prüfende Substanz als Hydrat oder als metastabile Modifikation vorliegt, kann sich das auf die eutektische Temperatur auswirken. In den meisten Fällen entweicht das Kristallwasser, bevor die eutektische Temperatur erreicht ist, bzw. die instabilen Kristalle wandeln sich vorher um, in einzelnen Fällen aber können zwei verschiedene Eutektika beobachtet werden. So kann Pyrogallol als Hydrat vorliegen oder wasserfrei [6]. Das Hydrat gibt mit Acetanilid eine eutektische Temperatur von 49°, während das wasserfreie Pyrogallol im Gemisch mit Acetanilid erst bei 59° zu schmelzen beginnt. Bei relativ stabilen, „metastabilen" Modifikationen, sind bei den thermomikroskopischen Kennzahlen auch für die metastabile Modifikation die eutektischen Temperaturen angegeben.

Bestimmung der Lichtbrechung der Schmelze. Der Brechungsindex einer Flüssigkeit ist eine sehr charakteristische Eigenschaft, die zu ihrer Identifizierung herangezogen werden kann. Dasselbe gilt für den Brechungsindex der Schmelze einer organischen Substanz.

Die ebenfalls von L. KOFLER ausgearbeitete Methode zur Bestimmung der Lichtbrechung der Schmelze stellt eine Umkehrung der in der Mineralogie üblichen Immersionsmethode dar. Aus einer Skala von 24 Glaspulvern, die den Lichtbrechungsbereich von n_D = 1,3400 bis n_D = 1,6877 umfassen (s. Tabelle), wird das Glas ausgesucht, mit dem die Schmelze den geringsten Lichtbrechungsunterschied aufweist, nach Möglichkeit aber noch höher brechend ist. Auf Grund der Tatsache, daß die Lichtbrechung der Schmelze mit steigender Temperatur abnimmt, während die der Gläser praktisch unverändert bleibt, ist eine sehr genaue Bestimmung möglich, indem man die Temperatur ermittelt, bei der Lichtbrechungsgleichheit zwischen dem Glaspulver und der Schmelze herrscht.

Glaspulverskala

1,3400	1,4842	1,5204	1,5611	1,6011	1,6483
1,4339	1,4936	1,5299	1,5700	1,6126	1,6598
1,4584	1,5000	1,5403	1,5795	1,6231	1,6715
1,4683	1,5101	1,5502	1,5897	1,6353	1,6877

Im mikroskopischen Präparat erscheint ein in eine Flüssigkeit eingebettetes Objekt bei mittlerer Einstellung durch eine scharfe dunkle Linie von dem umgebenden Medium abgegrenzt. Wird nun der *Tubus* des Mikroskops *gehoben*, so entsteht sofort neben der Begrenzung auf der Seite des stärker lichtbrechenden Mediums eine *helle Linie*, die sich bei weiterem Heben des Tubus in Richtung zum höher brechenden Medium hin verschiebt. Beim Senken des Tubus wandert diese helle Linie – als BECKEsche Linie bezeichnet – gegen das schwächer lichtbrechende Medium. Die BECKEsche Linie ist um so deutlicher, je größer der Unterschied der Lichtbrechung der beiden Medien ist, und sie verschwindet bei vollständiger Gleichheit der Lichtbrechung. Das Objekt ist in diesem Fall unsichtbar. Um das Verhalten der BECKEschen Linie genau verfolgen zu können, ist es notwendig, durch Betätigung der Irisblende den Beleuchtungskegel einzuengen und monochromatisches Licht zu verwenden. Durch letzteres werden Störungen vermieden, die durch Dispersionsunterschiede der beiden Medien auftreten können. Am besten verwendet man Natriumlicht bzw. ein Filter, dessen Lichtdurchlässigkeit dem Wellenbereich des Natriumlichtes entspricht. Sehr gut bewährt hat sich ein Interferenzfilter mit λ max. 589 mμ, aber auch ein wesentlich billigeres Glasfilter, das aus einem gelblichen und einem bläulichen Filter zusammengesetzt ist (Optische Werke C. Reichert, Wien, Kat. Nr. 8126), ist für die Bestimmungen brauchbar. KOFLER hatte seinerzeit Rotfilter von bestimmter Lichtdurchlässigkeit eingeführt, die ebenfalls bei der genannten Firma, in Deutschland bei Wagner und Munz in München erhältlich sind. Die Temperatur der Lichtbrechungsgleichheit zwischen Schmelze und Glassplittern ist für Natriumlicht meist höher als für Rotlicht. Um die Möglichkeit der Wahl der Lichtart zu geben, werden in den Monographien die Werte sowohl für Natrium- als für Rotlicht angeführt.

Wenn also unmittelbar nach dem Schmelzen die in dem Schmelztropfen liegenden Glassplitter niedriger lichtbrechend sind als die Schmelze, d. h. wenn die BECKEsche Linie beim Heben des Tubus in die Schmelze, das höher brechende Medium wandert (Abb. 38 a), so muß weiter erhitzt werden, damit die Lichtbrechung der Schmelze abnimmt. Die Glassplitter werden immer undeutlicher, um schließlich bei Lichtbrechungsgleichheit vollständig zu verschwinden. Bei weiterem Temperaturanstieg tauchen die Splitter wieder auf, aber die BECKEsche Linie verhält sich jetzt umgekehrt, sie wandert beim Heben des Tubus gegen die Glassplitter, ein Zeichen dafür, daß diese jetzt höher brechend sind als die Schmelze (Abb. 38 b). Am Thermometer wird die Temperatur abgelesen, bei der die Splitter als eben noch niedriger brechend erkennbar sind, und die Temperatur, bei der sie als höher brechend wieder auftauchen. Das Intervall beträgt meist 1°, seltener 2°. In einzelnen Fällen ist nur ein Temperaturgrad angegeben, das will besagen, daß die Glassplitter nicht vollständig unsichtbar werden, sondern ihre Begrenzung erkennbar bleibt. Die BECKEsche Linie schlägt bei einer bestimmten Temperatur um; bildete sie zuerst die äußere Umrandung des Splitters, so ist sie nach Überschreiten dieser Temperatur plötzlich innen.

Zur Ausführung der Bestimmung werden einer Substanzprobe, die etwas größer ist als für eine Schmelzpunktbestimmung, einige Stäubchen des angegebenen Glaspulvers zugemischt und das Präparat zum Schmelzen erhitzt. Nach Zuziehen der Irisblende des

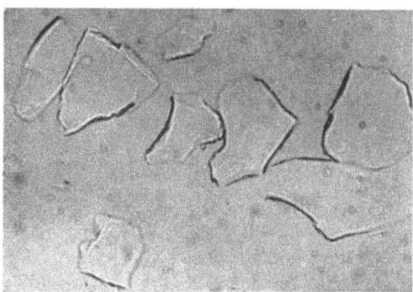 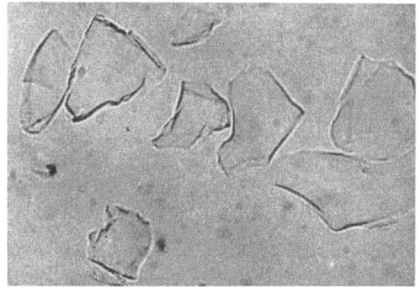

a b

Abb. 38a u. b. (Erklärung s. Text.)

Mikroskops und Vorschalten des Lichtfilters stellt man sich mit dem Objektverschieber eine Stelle ein, in der wenige Glassplitter in einem größeren Schmelztropfen zu sehen sind. Liegt der Punkt der Lichtbrechungsgleichheit nahe am Schmelzpunkt, so ist es zweckmäßig, 5 bis 10° weiter zu erhitzen, um erst einmal die Splitter sichtbar zu erhalten. Durch Heben des Mikroskoptubus und Beobachtung der BECKEschen Linie stellt man anschließend fest, ob die Schmelze oder die Splitter höher brechend sind. In Abhängigkeit davon muß das Präparat erhitzt oder abgekühlt werden. Um die Substanzen nicht allzu stark zu überhitzen und der Gefahr der Zersetzung zu entgehen, wurden nicht selten Gläser ausgewählt, deren Temperatur der Lichtbrechungsgleichheit mit der Schmelze tiefer liegt als der Schmelzpunkt. In diesen Fällen läßt man die Temperatur des Heiztisches bis einige Grade unterhalb der Gleichheitstemperatur sinken und führt die Bestimmung bei neuerlichem Erhitzen aus. Zu starkes Abkühlen kann zu spontaner Kristallisation der Schmelze führen. In diesen Fällen muß man die Bestimmung ausführen, während die Temperatur absinkt. Die Werte differieren meist um etwa 2°.

Identitätsprüfung. Für Stoffe, die sich nicht zersetzen, ist zur Identitätsprüfung die Bestimmung des Schmelzpunktes oder Schmelzintervalles, die Bestimmung einer eutektischen Temperatur und die Lichtbrechungsbestimmung erforderlich. Bei zersetzlichen Stoffen, bei denen die Bestimmung der Lichtbrechung der Schmelze nicht durchgeführt werden kann, wird an deren Stelle eine zweite eutektische Temperatur bestimmt. Da grundsätzlich der Wert der Bestimmung der eutektischen Temperatur geringer ist als der Brechungsindex, ist es ratsam, in diesen Fällen zur Sicherung der Identitätsprüfung noch zusätzlich eine einfache chemische Reaktion auszuführen.

Ein einfacher und sicherer Weg zur Identitätsprüfung ist durch die Bestimmung des Mischschmelzpunktes und die Bestimmung einer eutektischen Temperatur gegeben, wie auf S. 70 beschrieben wurde. Das setzt allerdings das Vorhandensein eines Musters voraus, dessen Identität gesichert erscheint.

Isolierung von Säuren und Basen durch Mikrosublimation. Aus Salzen organischer Säuren bzw. Basen, deren Schmelzpunkt nicht bestimmbar ist, muß die organische Komponente zum Zwecke der Identifizierung erst in Freiheit gesetzt werden. Nach den konventionellen Methoden wird sie gefällt, abfiltriert, gewaschen, getrocknet und der Schmelzpunktbestimmung zugeführt. Die Prozedur der Isolierung des organischen Bestandteiles läßt sich nach A. MAYRHOFER [7] bedeutend vereinfachen, wenn dieser durch Sublimation gewonnen werden kann. Die Identifizierung der Sublimate erfolgt nach KOFLER.

Zu diesem Zwecke werden 2 bis 5 mg der Probe auf einem Objektträger mit 1 bis 2 Tropfen Salzsäure (etwa 6 molar) oder im Falle einer Base mit Natriumbicarbonatlösung versetzt und leicht verrieben. Die Verwendung von Hohlschliffobjektträgern ist nicht unbedingt erforderlich, aber angenehm, da sie das Auseinanderfließen des Flüssigkeitstropfens verhindern. Das Reaktionsprodukt wird im allgemeinen bei 80 bis 90° getrocknet. Dabei ist davor zu warnen, den Heiztisch als Wärmequelle zu verwenden, weil die entweichenden Dämpfe der überschüssigen Salzsäure die Apparatur, insbesondere aber die Optik des Mikroskops angreifen. Stoffe, die sich bei der angegebenen Temperatur selbst schon stark verflüchtigen, müssen bei tieferer Temperatur getrocknet werden (Tribromphenol aus Bismutylum tribromphenolicum und Hydroxychinolin aus Hydroxychinolinum Kalium sulfuricum). Wenn das Produkt vollständig trocken ist, kratzt man die Kristalle zu einem Häufchen zusammen, umgibt dieses mit einem Glasring, und nun kann die Sublimation unter dem Mikroskop bei der vorgeschriebenen Temperatur erfolgen. Als Vorlage werden in der Regel Deckgläser verwendet, die den Glasring vollständig bedecken. Nach Bedarf stellt man sich durch Auswechseln der Vorlage mehrere Präparate her. Nicht alle Stoffe ergeben bei der Sublimation sofort kristalline Produkte, in manchen Fällen bilden sich vorerst nur Kondensationströpfchen. Dabei wird das Deckglas wieder abgenommen, die Tröpfchen durch Reiben mit einer Nadel zur Kristallisation angeregt und das Deckglas anschließend wieder über den Glasring gelegt. Nach einiger Zeit sind kristallisierte Sublimate zu beobachten. Die Sublimationsdauer ist von der Flüchtigkeit der Substanz abhängig. Von Stoffen wie Salicylsäure und Benzoesäure erhält man sehr rasch die notwendigen Mengen der Reinsubstanz, während die Sublimation von Phenyläthyl- und Cyclohexenyläthylbarbitursäure mehr Zeit erfordert. Zur Bestimmung des Schmelzpunktes wird eines der Deckgläser, an dem Sublimationskristalle haften, so auf einen Objektträger gelegt, daß die Kristalle zwischen die beiden Gläser zu liegen kommen. Der Heiztisch wird auf 5 bis 10° unter die erwartete Schmelztemperatur vorgeheizt, damit sich die oft zarten Sublimate nicht vorher verflüchtigen. Für die Bestimmung der eutektischen Temperatur wird ein Deckglas mit der Sublimatschicht an ganz wenige Kriställchen der Testsubstanz, die sich auf einem Objektträger befinden, angedrückt. Dasselbe gilt für die Bestimmung des Mischschmelzpunktes, der anstelle anderer Identitätsproben gerade hier sehr zweckmäßig ist.

Für einzelne Arzneimittelgemische kommt die *fraktionierte Sublimation* zur Anwendung. Es handelt sich z. B. um Coffeinum–Natrium benzoicum, Coffeinum–Natrium salicylicum, Theobromini Calcium–Calciumsalicylicum und Theobromini Natrium–Natrium salicylicum. Nach der Behandlung mit Salzsäure gewinnt man von der tiefer sublimierenden Komponente die notwendigen Präparate unter genauer Einhaltung der vorgeschriebenen Sublimationstemperatur. Anschließend wird die Temperatur gesteigert, das inzwischen verdampfende Substanzgemisch wird nicht verwendet. Erst wenn die für die schwerer flüchtige Komponente angegebene Sublimationstemperatur erreicht ist, wird die zweite Substanz ebenfalls auf mehreren Deckgläsern aufgefangen. Im Falle der Gemische mit Coffein kann man auch so vorgehen, daß vor der Behandlung mit Säure das Coffein absublimiert und erst anschließend die Benzoesäure bzw. Salicylsäure in Freiheit gesetzt wird.

ν) Mikrochemische Reaktionen. In Fällen, wo die Lichtbrechung der Schmelze nicht bestimmt werden kann, empfiehlt sich als Ersatz die Ausführung einer chemischen Reaktion besonders dann, wenn es sich nicht nur um die Identitätsprüfung einer deklarierten Substanz handelt, sondern um die Erkennung eines unbekannten Stoffes. Da durch die Bestimmung des Schmelzpunktes und der eutektischen Temperaturen die Zahl der in Betracht kommenden Stoffe in der Regel schon stark eingeengt ist, genügt im allgemeinen *eine* Reaktion. Bei den in den Monographien im Zusammenhang mit der mikroskopischen Identifizierung angegebenen Reaktionen handelt es sich größtenteils um bekannte Farb- oder Fällungsreaktionen, die auf Objektträgerausmaß umgearbeitet wurden, d. h. daß nur einige Körnchen bis 1 Spatelspitze voll Probe und die Reagentien tropfenweise verwendet werden. Es sind häufig zwei Reaktionen zur Wahl angeführt.

Bei einer Reihe von Salzen werden auch die Basen dargestellt, die entweder nach den Angaben im Abschnitt 12 isoliert werden können oder aber nach konventionellen Methoden zu reinigen sind. Die Herstellung von Pikraten hat sich als besonders günstig erwiesen, da sie allgemein als Objektträger-Deckglasreaktion ausgeführt und die Schmelzpunkte bestimmt werden können. Wegen der Häufigkeit der Angabe von Pikrat-Schmelzpunkten sei hier eine Anleitung zur Herstellung der Pikrate gegeben.

Bei leicht wasserlöslichen Salzen organischer Basen genügt es, eine Spatelspitze der Substanz auf dem Objektträger in 1 Tr. W. zu lösen und mit etwa 3 Tr. einer in 20%igem A. gesättigten Pikrinsäure-Lsg. zu versetzen. Bei schwer löslichen Salzen isoliert man zunächst die Base, löst diese in 1 Tr. verd. A. und gibt dann die Reagens-Lösung hinzu. Es ist darauf zu achten, daß die Pikrinsäure-Lsg. im Überschuß verwendet wird, d.h. die überstehende Flüssigkeit gelb gefärbt ist. Dies ist vor allem wichtig bei zweisäurigen Basen, bei denen die Möglichkeit der Bildung eines Mono- und eines Dipikrats besteht.

Tritt nach Zusatz der Pikrinsäure-Lsg. ein Nd. auf, so kann sich dieser unter dem Mikroskop entweder als kristallin, als amorph oder als aus vielen kleinen Tröpfchen bestehend erweisen. In den beiden letztgenannten Fällen kann durch kräftiges Reiben mit dem Glasstab sowie kurzes Erwärmen auf etwa 80°, die Kristallisation angeregt werden. Bei amorphen Fällungen kann man auch nach dem Waschen und Trocknen durch Zusatz verschiedener Lösungsmittel (Aceton, Benzol) kristallisierte Produkte erhalten.

Die einfachste Methode, die so erhaltenen Pikratfällungen zu isolieren, besteht im Absaugen der Waschflüssigkeit am offenen Objektträger mit Hilfe geradkantig zugeschnittener, nicht fasernder Filterpapierstückchen. Man saugt zunächst abwechselnd von beiden Seiten die überstehende Flüssigkeit ab. Dann gibt man einen (höchstens zwei) Tr. 20%igen A. auf die zurückgebliebenen Kristalle, verteilt diese, falls sie sich klumpig zusammenballen, mit einer Nadel gleichmäßig in der Waschflüssigkeit und saugt dann die Flüssigkeit, wie oben beschrieben, bis fast zur Trockne ab. Diesen Vorgang wiederholt man mehrere Male (4 bis 5), grundsätzlich so lange, bis die Waschflüssigkeit farblos bleibt. Beobachtet man jedoch noch beim 3. Waschvorgang, daß die Gelbfärbung der Flüssigkeit nicht abnimmt und zugleich die Pikratfällung weniger wird, so wäscht man am besten noch ein- bis zweimal mit dest. W. nach, in dem die Pikrate sich am wenigsten lösen. Dann läßt man das Präparat bei etwa 80° trocknen. Ist die Fllg. sehr kleinkristallin, so kann man durch langsames Umkristallisieren aus Bzl. oder Aceton (das Präparat mit einem Uhrglas bedecken) gut ausgebildete Kristalle erhalten.

2. *Kofler-Heizbank*. Zur raschen Bestimmung des Schmelzpunktes, des Mischschmelzpunktes und der eutektischen Temperatur kann auch die Kofler-Heizbank (Abb. 39) verwendet werden. Dieses Gerät hat bereits Eingang in die dänischen und schwedischen Apotheken gefunden, wo es zur Identitätsprüfung dient.

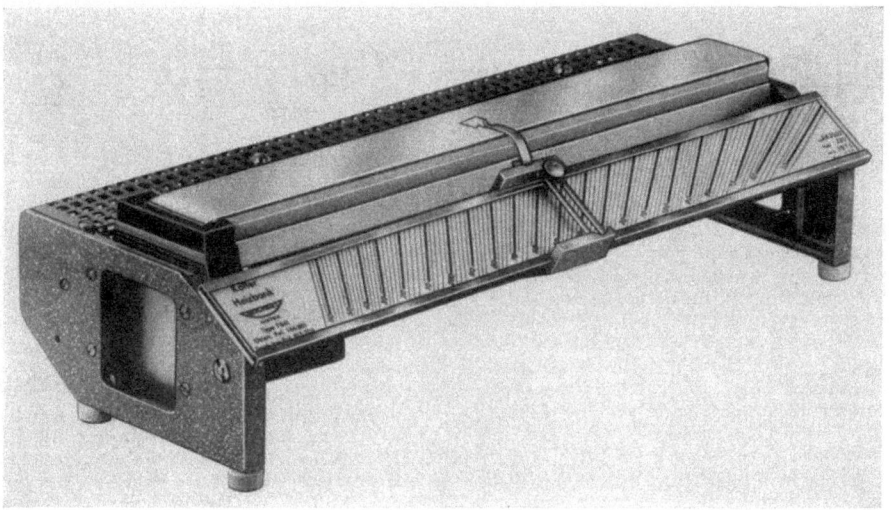

Abb. 39. Kofler-Heizbank.

Das Gerät besteht aus einem bandförmigen Metallkörper, auf dem durch einseitige elektrische Heizung ein annähernd lineares Temperaturgefälle von 265° bis 50° erzeugt wird. Da die Abstrahlung von der Raumtemperatur abhängig ist, bedarf es einer eigenen Ablesevorrichtung, die diesem Umstand Rechnung trägt. Daher sind auf der Temperaturskala nicht Temperaturpunkte, sondern Temperaturlinien angebracht. Das obere Ende einer Temperaturlinie entspricht einer Raumtemperatur von ungefähr 28°, das untere von ungefähr 14°, so daß die Ablesevorrichtung jedesmal vor Inbetriebnahme in bezug auf die Raumtemperatur justiert werden muß.

Dazu bringt man eine kleine Menge von der Eich- bzw. Testsubstanz, deren Schmelzpunkt dem der zu untersuchenden Probe am nächsten liegt, auf die Heizbank (Abb. 40).

Angenommen die entsprechende Testsubstanz sei Phenacetin, so werden die Phenacetinkristalle im Temperaturbereich von 135° auf die Oberfläche *1* der Heizbank aufgestreut und der entlang der Skala *2* bewegliche Läufer *3* so eingestellt, daß der Zeiger *4* genau auf die Grenze zwischen der geschmolzenen und der festen Substanz zeigt. Zur Beobachtung ist die Benützung einer Handlupe zweckmäßig, aber keineswegs erforderlich. Nun läßt man den Zeiger in dieser Lage und verschiebt den über der Skala senkrecht beweglichen Reiter *5* so, daß seine Spitze genau in die Mitte zwischen der 134°- und der 136°-Temperaturlinie der Skala zu stehen kommt. Damit ist die Heizbank geeicht. Die Testsubstanz wird mit einem Tuch von der Bank abgewischt, die Probe aufgestreut und der waagerechte Läufer so weit verschoben, daß der Zeiger wieder auf die Grenze flüssig-fest zeigt. An der Spitze des Reiters (den man nicht mehr senkrecht verschieben darf) wird die Schmelztemperatur abgelesen. Die Temperaturlinien sind von 2 zu 2° eingetragen, doch ist die Ablesung auf 1° dazwischen gut möglich. Auf diese Weise dauert eine Schmelzpunktbestimmung samt Justierung 1 bis 2 Min.

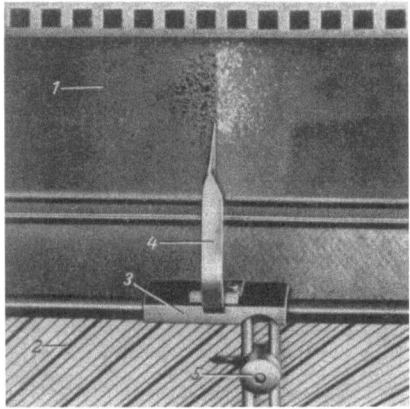

Abb. 40. (Erklärung s. Text.)

Obwohl die Heizbank-Schmelzpunkte des Großteiles der organischen Verbindungen mit den in der Literatur angegebenen Schmelztemperaturen übereinstimmen, ist es doch notwendig, die Schmelzpunkte auf der Heizbank für sich zu behandeln, da unter Umständen Abweichungen möglich sind. Dies betrifft vor allem Stoffe, die unter Zersetzung schmelzen, aber auch kristallwasserhaltige Substanzen und Verbindungen, die in einer instabilen oder metastabilen Modifikation vorliegen, bedürfen einer besonderen Aufmerksamkeit, da sie die Ursache für Schmelzpunktdifferenzen sein können.

1. Die Schmelzpunkte *zersetzlicher Stoffe* sind stark vom Erhitzungstempo abhängig. Da auf der Heizbank die Schmelztemperatur innerhalb kürzester Zeit erreicht wird, liegen die Schmelz- bzw. Zersetzungstemperaturen in der Regel höher als im Kapillarröhrchen oder auch unter dem Mikroskop. Eine zersetzliche Substanz gibt sich auf der Heizbank dadurch zu erkennen, daß die Schmelzgrenze absinkt, während man sich bemüht, den Zeiger einzustellen. Um trotzdem reproduzierbare Werte zu erhalten, erfolgt die Ablesung nach genau 10 Sek. Die Substanz muß dazu locker und in fein gepulvertem Zustand aufgetragen werden. Verreiben zwischen zwei Objektträgern genügt in der Regel. In seltenen Fällen, wenn die Kristalle zusammenbacken und Klümpchen unvermeidlich sind, wird die Substanz mit Hilfe einer Lanzettnadel, an die eine flache Schicht der Kristalle angedrückt ist, auf die Heizbank aufgestrichen. Beim Auftreten einer unscharfen Schmelzgrenze wird die Klarschmelzgrenze eingestellt, das ist die Temperatur, bei der nach 10 Sek. vollständiges Schmelzen eingetreten ist.

2. Substanzen, die nicht in ihrer höchstschmelzenden, sondern in einer *instabilen* oder *metastabilen Modifikation* vorliegen, können auf der Heizbank andere Schmelzpunkte ergeben als bei der Bestimmung nach den konventionellen Methoden. Dadurch, daß die Schmelztemperatur ganz plötzlich erreicht wird, ist eine Umwandlung in die stabile Form vielfach nicht möglich, und es wird der Schmelzpunkt der instabilen Modifikation abgelesen. Häufig tritt schon nach einigen Sekunden, in anderen Fällen erst nach Minuten, Kristallisation der stabilen Form ein. Außerdem wandeln sich die Kristalle, die knapp an der Schmelzgrenze liegen, auch häufig um, so daß anschließend der Schmelzpunkt der stabilen Form bestimmt werden kann, wenn man diese Kristalle auf der Bank in Richtung der höheren Temperatur mit der Lanzettnadel allmählich vorschiebt. Der doppelte Schmelzpunkt stellt ein erwünschtes Charakteristikum dar.

3. Auch Verbindungen, die *Kristallwasser* besitzen, verhalten sich auf der Heizbank teilweise anders als bei allmählichem Erhitzen. Dabei kommt es nicht selten vor, daß die Substanz als Hydrat schmilzt und in ihrer wasserfreien Form wieder erstarrt. Die neu gebildeten Kristalle können ebenfalls vorgeschoben und der Schmelzpunkt der wasserfreien Substanz bestimmt werden. Allerdings ist der Hydratschmelzpunkt nicht immer bestimmbar, sondern in manchen Fällen tritt das Schmelzen des Hydrats erst dann ein, wenn die Kristalle bei einer höheren Temperatur auf die Heizbank auftreffen, während bei der Schmelztemperatur des Hydrats das Wasser aus den Kristallen entweicht. Wieder andere Stoffe geben immer das Wasser unter Trübung der Kristalle ab, oder der Wasserverlust tritt ohne äußere Symptome aus.

Zur Bestimmung des *Mischschmelzpunktes* wird die Mischung der beiden Proben auf die Heizbank aufgetragen und darauf geachtet, ob die Grenze fest-flüssig bei derselben Temperatur liegt wie von den zwei Einzelproben und ob der Schmelzpunkt der Mischung ebenso scharf bleibt. Noch einfacher gestaltet sich die Bestimmung, wenn man zuerst die eine Probe aufträgt, den Zeiger auf die Schmelzgrenze einstellt und die zweite Probe auf die Kristalle der ersten daraufstreut. Bei Nichtidentität sinkt die Schmelzgrenze sofort ab, während sie bei Identität unverändert bleibt. Nicht zu empfehlen ist die Bestimmung des Mischschmelzpunktes sehr stark zersetzlicher Stoffe, deren Schmelzgrenze rasch absinkt.

Zur Bestimmung der *eutektischen Temperatur* verreibt man ungefähr gleiche Teile der Probe und der Testsubstanz zwischen zwei Objektträgern. Dann streift man die Mischung mittels des einen Objektträgers über die Kante des zweiten so auf die Heizbank, daß ein schmaler Streifen in der Längsrichtung der Heizbank entsteht. Nach ca. einer Minute stellt man den Zeiger der Ablesevorrichtung auf die Grenze feucht-trocken ein. Bei stark flüchtigen Stoffen muß früher abgelesen werden, weil sonst möglicherweise die flüchtige Komponente vorher aus der eutektischen Schmelze verdampft. Andererseits ist es aber im allgemeinen doch notwendig, mit der Ablesung wenigstens eine Minute zu warten, da es in der Regel etwa so lange dauert, bis die Kristalle von der eutektischen Schmelze benetzt werden und dadurch die Grenze feucht-trocken sichtbar wird. Im allgemeinen stimmen die auf der Heizbank ermittelten eutektischen Temperaturen mit den auf dem Heizmikroskop bestimmten gut überein. Es treten aber Differenzen auf, wenn die Probe eine zähe Schmelze bildet. So liegt die eutektische Temperatur des Dihydrocodeinbitartrats mit Salophen bei 171°. Bei der Bestimmung auf der Heizbank dagegen findet man 177°. Richtig sind die unter dem Mikroskop bestimmten eutektischen Temperaturen, doch sind die aus Mangel an Benetzbarkeit zu hoch ausfallenden Werte auf der Heizbank ebenfalls reproduzierbar, wie Vergleiche mit den Angaben in der dänischen und schwedischen Pharmakopöe gezeigt haben.

Es werden daher in den Monographien neben dem Schmelzpunkt auf der Heizbank in den Fällen auch eutektische Temperaturen angegeben, wenn dieselben von den mikroskopischen Werten mehr als ±1 abweichen.

Literatur

[1] KOFLER, L., u. A. KOFLER: Thermomikromethoden, Innsbruck 1954.
[2] BRANDSTÄTTER-KUHNERT, M., u. M. AEPKERS: Mikroskopie *16*, 189 (1961).
[3] HUANG, T.-Y.: Acta Pharm. Intern. *II/1*, 85 (1951).
[4] KOFLER, A.: Mikroskopie *13*, 82 (1958).
[5] BRANDSTÄTTER-KUHNERT, M.: Öst. Apoth.-Ztg *14*, 252 (1960).
[6] BRANDSTÄTTER-KUHNERT, M., u. W. SCHÖNIGG: Mikrochim. Acta *1962*, S. 1075.
[7] MAYRHOFER, A.: Mikrochemie der Arzneimittel und Gifte, Wien 1923.

3. Ergänzungen zu Abschn. 1 und 2. Der Mikroschmelzpunktbestimmungsapparat nach HILBCK (s. Abb. 41 u. 42) hat zum Abdecken anstelle der Glasplatte eine elektrische

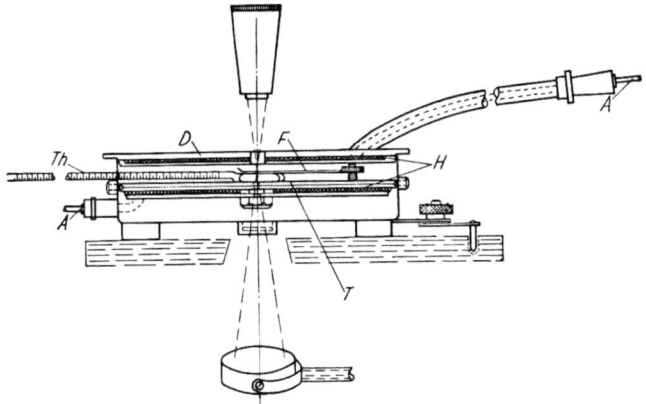

Abb. 41. Mikroschmelzpunktbestimmungsapparat nach Dr. HILBCK; Querschnitt.

Heizplatte mit zentraler Bohrung. Dadurch wird das Temperaturgefälle im Luftraum zwischen Tisch und Deckplatte beseitigt und ein Niederschlag des Sublimates auf ein Minimum reduziert. Die Temperaturmessung erfolgt mit auswechselbaren Thermometern, welche ohne Benutzung des Apparates und ohne Testsubstanz mit Normalthermometern geeicht werden, d. h., es kann für diesen Apparat jedes amtlich geeichte Thermometer benutzt werden. Bei der Temperaturmessung sind also die von der PTB angegebenen Korrekturen und die Korrektur des herausragenden Fadens zu berücksichtigen. Selbstverständlich muß das Quecksilbergefäß des Thermometers eine dem Mikroschmelzpunktapparat angepaßte Form haben.

Der Mikroskopheiztisch, Hersteller E. Leitz, Wetzlar, stellt ein technisch vollendet durchgearbeitetes Gerät dar. Leider sind aber die Thermometer am Apparat justiert, so daß die unter Temperaturmeßgeräte gemachten Einschränkungen zu beachten sind. Durch einen Mikrokühltisch, der mit Wasser, Kohlensäure oder einer anderen Kühlsubstanz beschickt werden kann, ist es möglich, auch Schmelzpunkte von niedrig schmelzenden Stoffen wie Fetten, Ölen usw bis zu einer Temperatur von $-25°$ zu bestimmen. Die Kühleinrichtung dient auch gleichzeitig zur Abkühlung des Heiztisches, so daß die Serienbestimmung von Schmelzpunkten erleichtert ist. Die Thermometer werden für 3 Temperaturbereiche geliefert:

-25 bis $120°$;

100 bis $240°$;

220 bis $360°$.

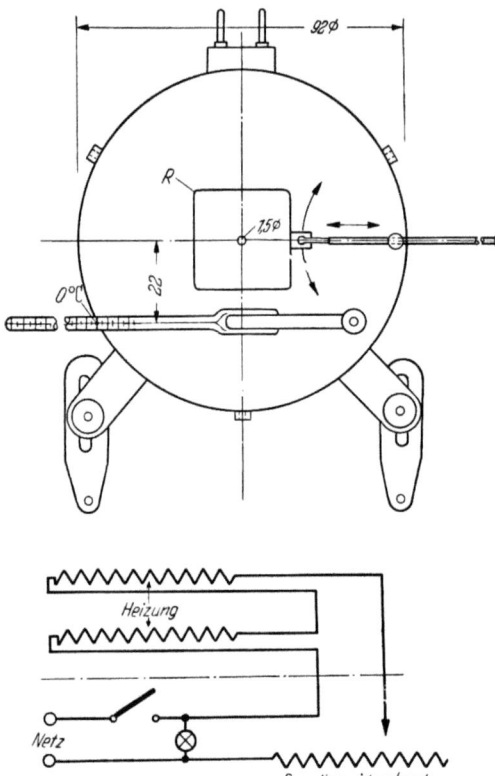

Abb. 42. Mikro-Schmelzpunktbestimmungsapparat nach Dr. HILBCK; oben: Aufsicht, unten: Schaltung.

Die Thermometerskala wird in das Sehfeld des Okulars gespiegelt. Dadurch kann die Temperaturablesung gleichzeitig mit der Objektbeobachtung im Okular vorgenommen werden. Der Heiztisch ist mit einer zentrierbaren Objektkammer ausgestattet, so daß die zu dem Apparat gehörenden Objektträger von der Größe $38 \times 26 \times 1$ mm immer eine fixierte Lage haben. Eine fest anmontierte Polarisationseinrichtung gestattet besonders leichtes Arbeiten im polarisierten Licht.

Ein einfaches Gerät zur Schmelzpunktmikrobestimmung stellt der Apparat nach OPFER-SCHAUM dar, der aber nur zu Auflichtuntersuchungen herangezogen werden kann (s. Abb. 43). Das Gerät besteht aus einem Stativ, an dem ein kleines Taschenmikroskop mit Trieb (Vergr. 100mal), der Heizblock- und der Spiritus- bzw. Gasbrenner befestigt sind. Auf der Oberseite ist der Heizblock 4 mm tief ausgedreht. Dieser so gewonnene Raum dient zur Aufnahme des Objektträgers und wird bei der Schmelzpunktbestimmung mit einer runden Glasscheibe abgedeckt. Ein Kreis von 15 mm Durchmesser in der Mitte des Heizblockes ist mit einem hitzebeständigen Lack geschwärzt. Die auf dem Objektträger über diesem schwarzen Untergrund liegenden Kristalle leuchten bei der mikroskopischen Auflichtbetrachtung hell auf. Ein Stabthermometer von 0 bis $360°$ wird bei der Inbetriebnahme des Gerätes in eine entsprechende Bohrung des Heizblockes eingeführt. Das Thermometer wird am Apparat mit Hilfe von einigen Substanzen von bekanntem, korrigiertem Schmelzpunkt justiert (s. gegebene Einschränkung über Temperaturmeßgeräte).

Das Gerät zur Mikroschmelzpunktbestimmung nach BOËTIUS enthält im Block zwei befensterte Wärmeschutzkammern. Dadurch soll das Auftreten von Sublimaten während der Schmelzpunktbestimmung möglichst herabgesetzt werden. Das Thermometer befindet sich im Block und wird am Gerät justiert (s. oben gemachte Einschränkung beim Gerät OPFER-SCHAUM). Der in der zentralen Bohrung des Blockes angebrachte Kondensor und das mit einer Blende versehene eingebaute Rotfilter sorgen bei der Bestimmung des Brechungsindex in der Schmelze für eine bessere Ausleuchtung des Präparates und erleichtern das Auffinden der Glassplitter in der Schmelze.

Ein einfaches, preiswertes Mikroschmelzpunktgerät wurde von G. PYRKOSCH entwickelt (Hersteller: Pyrkosch-AG, Göttingen, Fabrik wissenschaftlicher Apparate und Laboreinrichtungen)[1].

Das Gerät besteht aus einer elektrischen Heizplatte und einer dazu passenden aufsetzbaren, geschwärzten Messingplatte. Die Schwärzung hat sich als zweckmäßig erwiesen. Dadurch wird die Lichtreflexion auf ein Minimum verkleinert und die Kristalle sind auf einer dunklen Unterlage auch besser zu erkennen. Die ganze Apparatur ruht auf einer – bei mikroskopischer Beobachtung durchbohrten – Asbestplatte. Als Wärmequelle wird eine kleine, geschlossene Heizplatte von ca. 60 mm Durchmesser, 24 mm Höhe und einer zentralen Bohrung von 4 mm Durchmesser in Verbindung mit einem regulierbaren Vorschaltwiderstand benutzt. Am Drehknopf des Widerstandes befindet sich ein Zeiger, der auf einer Skala den Temperaturbereich von 35 bis 250° anzeigt.

Die kleine Heizplatte kann allein auch als Wärmequelle für Destillationen, Extraktionen, zum Abdampfen – eventuell auch in Verbindung mit einem Wasserbad – Verwendung finden, besonders dann, wenn es sich um das Arbeiten mit leicht entzündlichen oder niedrig siedenden organischen Flüssigkeiten handelt. Auch die Einstellung auf eine bestimmte niedrige oder höhere Temperatur und die Einhaltung einer konstanten Temperatur über längere Zeit kann zweckmäßig sein.

Die auf die Heizplatte aufsetzbare runde Messingplatte hat einen Durchmesser von ca. 65 mm und eine Höhe von 12 mm. An der Ober- und Unterseite ist ein 1 mm hoher Rand angebracht. Die Seite der Platte, welche für die Schmelzpunktbestimmung genommen werden soll, ist glatt. Die andere Seite hat dagegen im gleichen Abstand vom Mittelpunkt drei Bohrungen von 2, 6 und 10 mm Tiefe und 16 mm Durchmesser mit Nuten zum Einlegen von runden Deckgläschen von 18 mm Durchmesser. Ein kleiner seitlicher Einschnitt erlaubt die Deckgläschen leicht mit einer Pinzette aufzulegen und zu entfernen. Diese Seite der Platte soll zur Gewinnung von Sublimaten genommen werden. In der Mitte der Platte befindet sich eine Bohrung von 3 mm Durchmesser, die beim Benutzen der Platte genau in der Richtung der optischen Achse unter dem Mikroskop liegt. Eine seitliche Bohrung in der Platte mit einer Hülse dient zur Aufnahme des Thermometers, das leider auch bei diesem Gerät unter Verwendung einer Serie von reinsten Substanzen justiert werden muß.

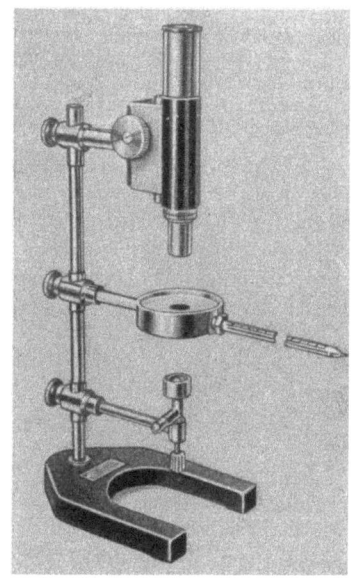

Abb. 43. Mikro-Schmelzpunktbestimmungsapparat nach OFFERSCHAUM.

Die Beobachtung des Schmelzvorganges erfolgt bei einer etwa 40- bis 60fachen Vergrößerung, die in den meisten Fällen genügt. Auch eine Verwendung des Gerätes ohne Mikroskop ist möglich, wenn man zur Beobachtung eine Lupe benutzt und diese eventuell in ein Stativ einspannt.

C. Bestimmung des Schmelzverhaltens bei Fetten

1. Bestimmung des Schmelzpunktes. Der Schmelzvorgang bei Fetten ist vor allem durch zwei Temperaturpunkte gekennzeichnet, einmal durch den, bei dem das Fett flüssig, und zweitens durch den, bei dem es völlig klar wird.

Den ersten Temperaturpunkt bestimmt man in einem beiderseits offenen Schmelzpunktröhrchen, dessen eines Ende etwa 4 cm tief in ein Wasserbad taucht. Die Temperatur, bei der die Probe im Röhrchen hochsteigt, wird als *Steigschmelzpunkt* bezeichnet.

---

[1] Im Handel gibt es eine Reihe weiterer Ausführungen von Mikro-Schmelzpunktapparaten. Die Auswahl der verschiedenen Vorrichtungen erfolgte einerseits auf Grund theoretischer und didaktischer Überlegungen, andererseits aber auch auf Grund von praktischen Unterlagen. Die Auswahl der demonstrierten Apparate stellt also kein Werturteil zu anderen handelsüblichen Ausführungen dar.

DAB 7 – BRD schreibt die Verwendung dünnwandiger, an beiden Enden offener Kapillaren von 1,0 bis 1,2 mm lichter Weite und 50 bis 80 mm Länge vor. In die Röhrchen wird die Substanz in etwa 10 bis 12 mm hoher Schicht eingefüllt. Bei Anwendung geschmolzenen Fettes wird die Kapillare nach der Füllung mindestens 24 Std. lang unterhalb 10° aufbewahrt. (*DGF-Einheitsmethoden* schreiben bei Kakaobutter 48 Std. vor.)

Den sogenannten *Fließschmelzpunkt* eines Fettes ermittelt man in einem U-förmig gebogenen Röhrchen von etwa 1,4 bis 1,5 mm lichter Weite, dessen einer Schenkel etwa 60 mm, der andere 80 mm lang ist. In den längeren Schenkel bringt man eine etwa 1 cm lange flüssige oder feste Fettsäule, die – gegebenenfalls nach der Erstarrungszeit – mit einem Drahtstift bis etwa 1 cm an die Biegung herangeschoben wird.

Das Röhrchen wird mittels Gummiring so am Thermometer befestigt, daß der U-Bogen mit dem unteren Ende der Quecksilberkugel abschneidet.

Als Fließschmelzpunkt wird die Temperatur angesehen, bei der sich die Fettsäule deutlich wahrnehmbar abwärts bewegt.

Der *Klarschmelzpunkt* ist dann erreicht, wenn das hell beleuchtete Fettsäulchen gegen einen dunklen Hintergrund keine Trübung mehr erkennen läßt.

2. Bestimmung des Tropfpunktes (DAB 7 – DDR und BRD; ÖAB 9; Helv. V – Suppl. III). Anstelle des Schmelzpunktes wird bei Paraffinen, Vaselinen, Wachsen und Fetten häufig der *Tropfpunkt* in der Apparatur nach Ubbelohde festgestellt (Abb. 44). Der Apparat besteht aus einem Einschlußthermometer mit einem Meßbereich von 0 bis 110° und einem Gradabstand von 1 mm. Das Quecksilbergefäß soll eine Länge von 6 mm und einen Durchmesser von 3,5 mm aufweisen. Am unteren Ende des Thermometers ist eine Metallhülse befestigt, auf die eine zweite aufgeschraubt ist, die zwei Klemmbacken trägt, deren unterer Rand mit dem Quecksilbergefäß des Thermometers abschneidet. Die zweite Metallhülse besitzt seitlich eine kleine Öffnung zum Druckausgleich und innen drei Sperrhäkchen,

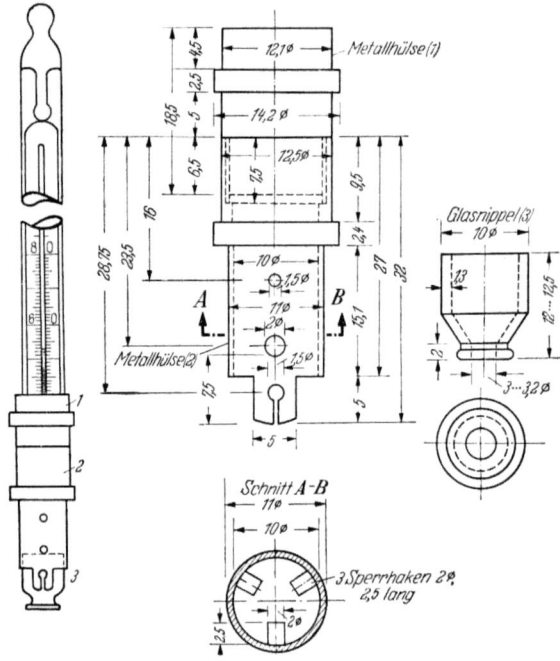

Abb. 44. Tropfpunktthermometer nach Ubbelohde.

die vom unteren Rand 7,5 mm entfernt sind. Die Klemmbacken halten ein zylindrisches Glasröhrchen (Glasnippel), das etwa 12 mm lang ist und eine Wandstärke von 1,2 bis 1,4 mm aufweist. Der zylindrische obere Teil des Glasnippels ist außen geschliffen. Der untere Teil verjüngt sich zu einem 2 mm langen Hals, der wulstförmig verdickt ist und eine 3,0 bis 3,5 mm weite Öffnung besitzt. Die Sperrhäkchen gestatten, den Glasnippel so weit in die

Metallhülse hineinzuschieben, daß das Quecksilbergefäß des Thermometers überall gleich weit von den Wandungen des Nippels entfernt ist.

Zur Bestimmung des Tropfpunktes streicht man die zu prüfende Substanz eventuell nach Erwärmen mit einem Spatel blasenfrei in den Glasnippel glatt ein und schiebt den Glasnippel in die untere Metallhülse bis zu den Sperrhäkchen ein. Die an der Unterkante des Glasnippels ausgepreßte Substanz wird glatt abgestrichen. Das so vorbereitete Thermometer wird mittels eines durchbohrten Stopfens mit seitlicher Kerbe in der Mitte eines Probierrohres von 180 mm Länge und 35 mm Weite befestigt, das als Luftbad dient. Das Probierrohr wird zu etwa zwei Drittel seiner Länge in ein mit Wasser gefülltes, 1 Liter fassendes Becherglas getaucht. Dann erwärmt man so, daß die Temperatur von 10° unterhalb des zu erwartenden Tropfpunktes an um 1° pro Minute steigt, wobei das Wasserbad häufig umgerührt werden muß. Die Temperatur, bei der sich am unteren Rande des Glasnippels ein Tropfen ausbildet, nennt man den *Fließpunkt* (nicht zu verwechseln mit dem Fließschmelzpunkt!). Tropfpunkt ist die Temperatur, bei der der erste Tropfen vom Nippel abfällt.

Bei Fetten liegen die Schmelzpunkte erfahrungsgemäß um etwa 1° niedriger als die Tropfpunkte. Die Meßgenauigkeit des Verfahrens, das den DGF-Einheitsmethoden (Einheitsmethoden der Deutschen Gesellschaft für Fettforschung) entspricht, liegt bei ±2°.

Die Methode hat aber den Nachteil, daß man z. B. bei Vaselinen nicht erkennen kann, ob nicht hoch schmelzende Hartparaffine vorliegen, die ungeschmolzen mit abtropfen. Ganz allgemein kann das Tropfen beginnen, bevor die ganze Masse durchgeschmolzen ist. Diese Erscheinung ist in Parallele zu setzen zu den Beobachtungen bei den Steigschmelzpunkten, wo man auch feststellen kann, daß die Fettsäule aufzusteigen beginnt, ohne daß die ganze Masse vollkommen durchgeschmolzen ist.

3. Bestimmung des Erstarrungspunktes. Bei kristallinen Stoffen mit niedrigem Schmelzpunkt, wie z.B. Phenol, oder bei solchen, die bei Zimmertemperatur flüssig sind, wie Essigsäure und Paraldehyd, bestimmt man nicht den Schmelzpunkt, sondern den *Erstarrungspunkt*. Er fällt bei reinen kristallinen Verbindungen mit dem Schmelzpunkt zusammen und wird wie dieser durch Verunreinigungen herabgedrückt. Doch läßt sich die Bestimmung des Erstarrungspunktes nur bei solchen Stoffen genau ausführen, die sehr rasch erstarren. Dies ist bei den genannten Stoffen der Fall. Andere, langsam erstarrende Stoffe, wie Menthol, geben keine genauen Werte.

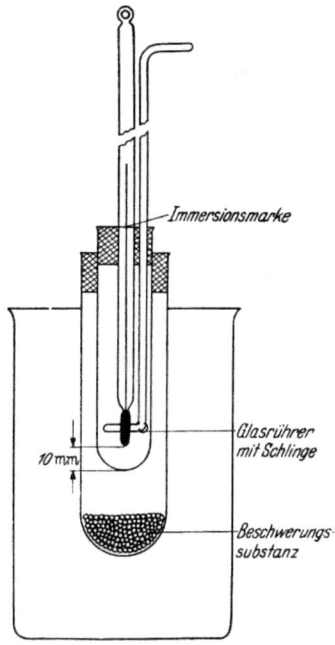

Abb. 45. Apparat zur Bestimmung des Erstarrungspunktes nach der BP 63.

Zur Bestimmung des Erstarrungspunktes bedient man sich folgender Erscheinung: Flüssigkeiten lassen sich, wenn sie nicht bewegt werden, bis unter ihren Erstarrungspunkt (Gefrierpunkt) abkühlen, ohne zu erstarren. Wird die unterkühlte Flüssigkeit erschüttert oder wird ein Kriställchen des betreffenden Stoffes hineingebracht, so erstarrt die Flüssigkeit plötzlich. Dabei wird Kristallisationswärme frei. Die während des Erstarrens mit dem Thermometer ermittelte höchste Temperatur ist der Erstarrungspunkt (vgl. Molekulargewichtsbestimmung, S. 31ff.).

BP 63 läßt den Erstarrungspunkt (Freezing point) in der in Abb. 45 gezeigten Apparatur ausführen. Ein dickwandiges Reagensglas von 25 mm Durchmesser und 100 mm Länge ist in einem Korkstopfen in einem zweiten Reagensglas von 40 mm Durchmesser und 125 mm Länge befestigt. Das größere Reagensglas dient als Luftmantel und ist mit Bleischrot beschwert. Das innere Reagensglas ist durch einen Kork verschlossen, durch den ein Glasrührer und ein Thermometer führen. Die Quecksilberkugel des Thermometers soll sich 10 mm über dem Boden des inneren Reagensglases befinden. Das Thermometer trägt eine Immersionsmarke, die mit der Oberfläche des Korkes abschließen soll. Der Rührer hat eine Stärke von 3 bis 3,5 mm und endet in einem waagerechten Glasring von etwa 18 mm Durchmesser. Die beiden ineinandergesteckten Reagensgläser befinden sich in einem 1000-ml-Becherglas, das eine geeignete Kühlflüssigkeit enthält, deren Oberfläche sich nicht unter dem Flüssigkeitsniveau des inneren Reagensglases befinden darf. 20 g der zu untersuchenden Substanz werden in das innere Reagensglas gegeben und der ungefähre Erstarrungspunkt durch schnelles Abkühlen bestimmt. Dann wird die Substanz in einem Bad auf etwa 5° über den zu erwartenden Erstarrungspunkt erwärmt, so daß sie vollkommen geschmolzen ist. Nun wird das Becherglas mit Wasser oder Kochsalzlösung mit einer Temperatur von etwa 5° unterhalb des zu erwartenden Erstarrungspunktes gefüllt und das innere Reagensglas in den Luftmantel eingesetzt. Man rührt so lange, bis Erstarrung eingetreten ist. Die während der Erstarrung aufgetretene höchste Temperatur ist der Erstarrungspunkt.

Für einige Substanzen schreibt BP 63 Abwandlungen der oben angeführten Methode vor. So wird beispielsweise für Gammahexachlorcyclohexan der Kristallisationspunkt in der vorbeschriebenen Apparatur wie folgt bestimmt:

Im inneren Reagensglas schmilzt man eine ausreichende Menge der Substanz durch Eintauchen in ein Ölbad von 120°. Als brauchbare Kühlflüssigkeit dient flüssiges Paraffin oder Glycerin, das auf eine Temperatur von 102 bis 107° gebracht und gehalten wird.

Zur Bestimmung des Schmelzpunktes (!) von Cetostearylalkohol und Hartparaffin wird die gleiche Anordnung verwendet. Dazu wird das innere Reagensglas bis zu einer Höhe von 50 mm mit geschmolzener Substanz gefüllt und so lange leicht und beständig gerührt, ohne an der Wandung zu kratzen, bis das sinkende Quecksilber im Thermometer kurze Zeit verweilt. Diese Temperatur gilt als Schmelzpunkt (!).

Bei der Bestimmung der Erstarrungstemperatur der Fettsäuren von Schmierseife wird keine Kühlflüssigkeit verwendet. Die geschmolzene Masse im inneren Reagensglas wird so lange gerührt, bis das Quecksilber plötzlich steigt oder nicht mehr weiter absinkt. Die entsprechende Temperatur ist der Verfestigungspunkt (solidifyingpoint).

USP XVII und Ross. 9 geben für die Bestimmung des Erstarrungspunktes eine ähnliche Apparatur an. Dan. IX läßt bei Fetten und Fettsäuren in einer Apparatur ähnlich der britischen, allerdings ohne Rührer, die Erstarrungspunkte bestimmen.

Zur Bestimmung der Erstarrungstemperatur nach DAB 7 – BRD dient ein Gerät (Abb. 46) aus 2 koaxial miteinander verbundenen, am unteren Ende halbrund abgeschmolzenen Glasrohren. Die Verschmelzungsstelle am oberen Ende ist verstärkt und plangeschliffen. Als Verschluß dient eine mittels einer Klammer fixierte, plangeschliffene, runde Glasplatte mit Bohrungen zum Einführen von Thermometer, Rührer und Impfkristallen. Verwendet werden in 0,2° geteilte Thermometer, die in der zentralen, leicht konischen Bohrung mittels eines überzogenen Schlauchgummis befestigt werden.

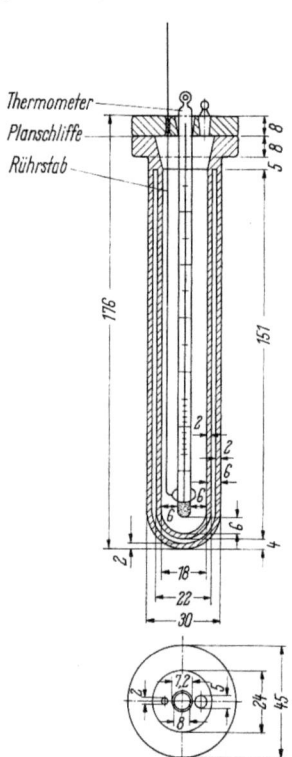

Abb. 46. Gerät zur Bestimmung der Erstarrungstemperatur nach DAB 7 – BRD.

Zur Bestimmung werden, falls nichts anderes angegeben ist, 6 bis 8 g Substanz eingebracht, gegebenenfalls im Wasserbad geschmolzen und sodann unter Rühren durch Eintauchen in ein Bad gekühlt, dessen Temperatur etwa 5° unterhalb der zu erwartenden Erstarrungstemperatur liegt. Sinkt die Temperatur bei Abkühlen mehr als 2° unter die zu erwartende Erstarrungstemperatur, ohne daß die Substanz erstarrt, so wird das Erstarren durch Einbringen eines Impfkristalls bewirkt.

Die Erstarrungstemperatur ist die während des Erstarrens beobachtete höchste Temperatur.

4. Bestimmung des Erstarrungspunktes am rotierenden Thermometer. Der Erstarrungspunkt am rotierenden Thermometer nach DIN 51555 ist eine wichtige Kennzahl zur Untersuchung von Vaselinen, festen Paraffinen und verwandten Produkten. Die Methode findet sich in DAB 7 – DDR und BRD und ÖAB 9.

Der Erstarrungspunkt am rotierenden Thermometer ist die Temperatur, bei der ein geschmolzener Tropfen des zu untersuchenden Materials unter den unten angegebenen Bedingungen zu fließen aufhört.

Zur Untersuchung werden Stabthermometer mit zwei verschiedenen Meßbereichen verwandt, von 10 bis 100° und von 50 bis 150°, die auf ganze Eintauchtiefe geeicht und in 0,5° unterteilt sind. Die Gesamtlänge der Thermometer soll 300 mm betragen mit einer Abweichung von ± 5 mm. Das Quecksilbergefäß hat eine olivenförmige Gestalt von 11 mm Länge mit einer höchst zulässigen Abweichung von ± 0,5 mm (s. Abb. 47). Weiter ist eine einseitig geschlossene Schutzhülle aus Glas von 25 mm Weite und 55 mm Länge erforderlich. Die Hülle wird mit Hilfe eines durchbohrten Korkstopfens über den unteren Teil des Thermometers geschoben.

Zur Durchführung der Bestimmung wird die Probe langsam unter Umrühren auf eine Temperatur erwärmt, die etwa 5 bis 10° über ihrem Erstarrungspunkt liegt, wobei sie völlig klar geschmolzen sein muß.

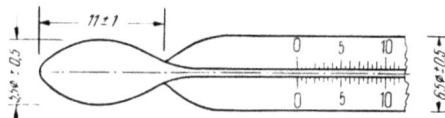

Abb. 47. Thermometer zur Bestimmung des Erstarrungspunktes am rotierenden Thermometer.

Die gläserne Schutzhülle wird so weit über den unteren Teil des Thermometers geschoben, daß das Ende der Quecksilberkugel 10 bis 15 mm von ihrem Boden entfernt ist. Dann wird das Thermometer einschließlich Schutzhülle in einem Wasser- oder Ölbad so weit erwärmt, bis es etwa die gleiche Temperatur wie die geschmolzene Probe anzeigt. Schließlich wird mit dem Thermometer ohne Schutzhülse durch volles Eintauchen der Quecksilberkugel in die Schmelze ein Probetropfen entnommen und das Thermometer sofort wieder mit der vorgewärmten Schutzhülle versehen. Dabei wird es waagerecht gehalten. Es ist zu vermeiden, daß ein Teil der entnommenen Probe etwa auch am Schaft des Thermometers haftet.

Das Thermometer mit Hülse wird dann in horizontaler Lage um seine Längsachse gedreht, und zwar je einmal in 2 Sek. Sobald der Tropfen am Thermometer zu haften und mit diesem zu rotieren beginnt, liest man die Temperatur ab.

Die Temperatur wird auf 0,5° genau vermerkt und als Erstarrungspunkt am rotierenden Thermometer bezeichnet.

Der Wiederholstreubereich bei demselben Gerät und beim gleichen Beobachter beträgt höchstens ±1°, bei verschiedenen Geräten und Beobachtern höchstens ±2°.

[Diese Bestimmungsmethode entspricht der Standard Method of Test A.S.T.M. Designation D 938–949 der American Society for Testing Materials und der Standard Method J.P. 76/44 des Instituts of Petroleum, London (zu beziehen durch den Deutschen Normenausschuß, Berlin 30, Postfach).]

IX. Bestimmung des Siedepunktes

Bedingt durch den Dampfdruck einer Flüssigkeit, findet an deren Oberfläche ein ständiger Übergang vom flüssigen in den gasförmigen Zustand statt. Die Flüssigkeit verdunstet. Erhöht man durch Energiezufuhr den Dampfdruck so lange, bis er dem äußeren Luftdruck gleich ist, so findet der Übergang in die Dampfphase auch im Innern der Flüssigkeit statt (Blasenbildung). Die Flüssigkeit siedet. Der Siedepunkt (Kp.) ist also die Temperatur, bei der Phasengleichgewicht für das System flüssig-dampfförmig herrscht. Er ist zwar eine Stoffeigenschaft, die aber vom Luftdruck abhängig ist. So muß bei Angabe des Siedepunktes einer Substanz stets auch der in der Dampfphase herrschende Druck (Luftdruck) angegeben werden. Fehlt diese Angabe, so bezieht sich der Siedepunkt auf den Normaldruck von 760 Torr.

Die Bestimmung des Siedepunktes dient sowohl der Erkennung als auch der Prüfung auf Reinheit eines Stoffes. Der Aussagewert ist zwar geringer als beispielsweise der des Schmelzpunktes, doch ist er zusammen mit anderen analytischen Daten ein wichtiges Kriterium, so daß sich Siedepunktsbestimmungsmethoden in allen Arzneibüchern finden.

Die Methoden zur Siedepunktsbestimmung sind in die statischen und die dynamischen Verfahren zu unterteilen. Bei den statischen bestimmt man die Temperatur, bei der die zu prüfende Substanz unter bestimmtem Luftdruck Siedeerscheinungen zeigt. Bei den dynamischen Methoden wird dagegen durch eine langsam ausgeführte Destillation geprüft, ob die gesamte Substanz innerhalb eines bestimmten Temperaturbereichs übergeht. Da auch bei reinen Substanzen kaum ein einheitlicher Siedepunkt zu erwarten ist, spricht man besser vom Siedebereich, der allerdings nur mit dynamischen Methoden erfaßt werden kann.

Ferner ist von Bedeutung, ob die Siedetemperatur mit einem direkt in die Flüssigkeit oder die Dampfphase eintauchenden Thermometer, also direkt, oder indirekt, z. B. durch die Temperatur des Heizbades, ermittelt wird.

1. Angaben der Pharmakopöen. DAB 6 und ÖAB 9 geben je eine statische und eine dynamische Bestimmungsmethode an. Die statische geht auf A. SIWOLOBOFF[1] zurück. Sie ist im DAB 6 als Identitätsprobe aufgeführt.

Man verwendet den für die Schmelzpunktsbestimmung angegebenen ROTHschen Apparat. In ein an einem Ende zugeschmolzenen Glasröhrchen von 3 mm lichter Weite bringt man 1 bis 2 Tropfen (0,04 bis 0,1 ml) der zu untersuchenden Flüssigkeit sowie ein unten offenes Kapillarröhrchen, das 2 mm vom eintauchenden Ende entfernt eine zugeschmolzene Stelle hat. Man verfährt alsdann weiter wie bei der Bestimmung des Schmelzpunktes. Die Temperatur, bei der aus der Flüssigkeit eine ununterbrochene Reihe von Bläschen aufzusteigen beginnt, ist als der Siedepunkt anzusehen.

ÖAB 9 schreibt für diese Bestimmung besondere Siederöhrchen vor (s. Abb. 48).

Die wesentlichen Fehlerquellen dieser Methode sind

1. die indirekte Temperaturmessung,
2. die Möglichkeit von Siedeverzügen und damit von Überhitzung und
3. die Schwierigkeit, die Siedeerscheinungen eindeutig zu erkennen. Die erreichbare Genauigkeit der Methode liegt bei $\pm 2°$.

Dynamische Bestimmungsmethoden mit direkter Temperaturmessung finden sich in allen Pharmakopöen. Sie ermöglichen eine Siedeanalyse und damit die Reinheitsprüfung der zu untersuchenden Substanz.

Als Gerät schreiben USP XVII und BP 63 einen mit einem Liebig-Kühler verbundenen Fraktionierkolben bestimmten Ausmaßes vor. Die vom DAB 6 und – in Anlehnung daran – von Pl.Ed. I/1 und ÖAB 9 vorgeschriebene Methode gibt auf Grund des Siedeaufsatzes nach KAHLBAUM genauere Werte. Nebenstehende Apparatur ist zu verwenden (DAB 6) (Abb. 49).

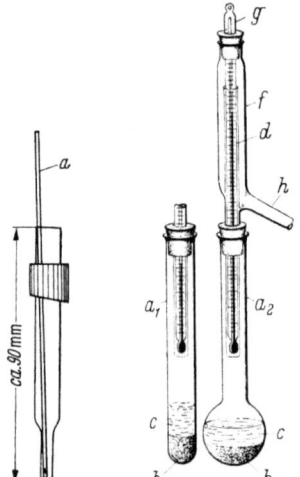

Abb. 48. Bestimmung des Siedepunktes im Siederöhrchen (ÖAB 9).

Abb. 49. Apparat zur Siedepunktbestimmung (DAB 6).

Als Siedegefäß wird für die verschiedenen, nachstehend genauer unterschiedenen Zwecke entweder das Siederohr a_1 verwendet oder der Siedekolben a_2. Das Siederohr a_1 besteht aus einem starkwandigen Probierrohr von 180 mm Höhe und 20 mm lichter Weite, während der Siedekolben a_2 aus einem ähnlichen Rohr besteht, das am unteren Ende zu einer Kugel von etwa 5 cm Durchmesser ausgeblasen ist. Zunächst wird in das Siedegefäß a_1 oder a_2 eine etwa 2 cm hohe Schicht trockener Tariergranaten b, die einen Durchmesser von 2 bis 2,5 mm haben und mit roher Salzsäure gereinigt worden sind, oder ein Siedestäbchen gebracht. Dann werden etwa 15 ml der zu prüfenden Flüssigkeit in das Siedegefäß gebracht. Auf dem Siedegefäß wird mittels eines Korkes der Siedeaufsatz befestigt. Dieser besteht aus einem Dampfrohr d von 9 mm lichter Weite und etwa 210 mm Höhe, dessen oberer Teil von dem angeschmolzenen Dampfmantel f von etwa 20 mm Weite und 140 mm Länge umgeben ist. Das obere, etwas verjüngte Ende des Dampfmantels ist mit einem Kork verschlossen, in dem das Thermometer g befestigt wird. An dem unteren Ende des Dampfmantels ist ein Abzugsrohr h von etwa 210 mm Länge angebracht.

Ausführung der Bestimmungen bei Flüssigkeiten, die unterhalb 100° sieden. Das Siederohr a_1 ist in die Mitte einer Asbestplatte von 100 mm Seitenlänge, die an dieser Stelle eine runde Öffnung von 20 mm Durchmesser hat, zu stellen. Diese Öffnung ist von unten durch ein Messingdrahtnetz von etwa 1 mm Maschenweite zu schließen. Die Flammenhöhe ist so zu regeln, daß Äther in schwachem, die übrigen Flüssigkeiten in lebhaftem Sieden erhalten werden. Das Abzugsrohr ist während der Destillation mit einem Kühler zu verbinden.

---

[1] SIWOLOBOFF, A.: Ber. dtsch. chem. Ges. *19*, 795 (1886).

Ausführung der Bestimmungen bei Flüssigkeiten, die oberhalb 100° sieden. Der Siedekolben a_2 ist auf ein Messingdrahtnetz von etwa 3 mm Maschenweite zu stellen. Die Flammenhöhe ist so zu regeln, daß nach vorsichtigem Anwärmen die Flüssigkeiten zu außerordentlich lebhaftem Sieden erhitzt werden. Sobald die ersten Tropfen übergehen, ist die Flamme derart zu verkleinern, daß in der Minute etwa 60 Tropfen überdestillieren. Das Abzugrohr ist während der Destillation mit einem Kühlrohr zu verbinden.

Bei diesen Bestimmungen muß fast die gesamte Flüssigkeitsmenge innerhalb der im Einzelfall angegebenen Temperaturgrenzen übergehen. Vorlauf und Rückstand dürfen nur ganz gering sein.

DAB 7 – DDR schreibt eine im Prinzip gleiche Methode vor.

ÖAB 9 verlangt, daß Reinsubstanzen, für die nur ein Siedepunkt angegeben ist, innerhalb eines Siedebereiches von 0,5° überdestillieren müssen, wobei der angegebene Siedepunkt die untere oder obere Siedegrenze bilden kann.

Zur wahlweise statischen oder dynamischen Siedepunktsbestimmung haben TH. PAUL und K. SCHANTZ[1] einen Apparat vorgeschlagen, der etwa dem Gerät τ_1 nach DAB 6 entspricht, der aber einen schwenkbaren Kühler trägt. In absteigender Richtung gestattet er dynamische Siedebereichsbestimmungen, nach oben gedreht, wirkt er als Rückflußkühler. Das Kondensat wird dabei auf einem Nebenweg in das Siedegefäß zurückgeleitet (s. Abb. 50).

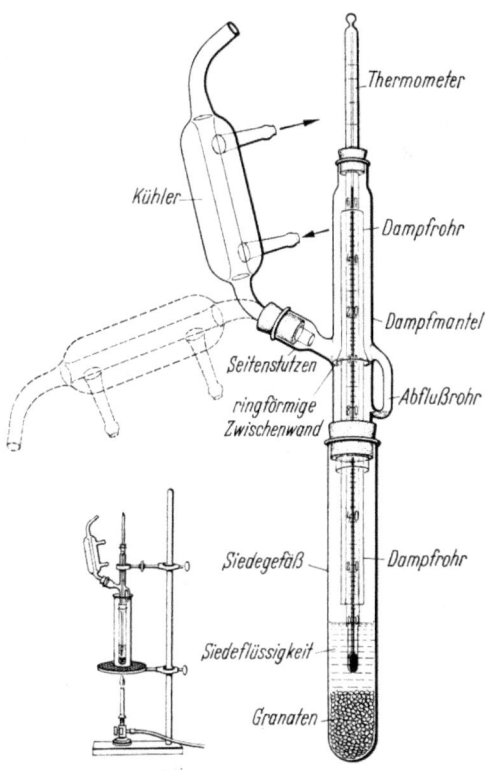
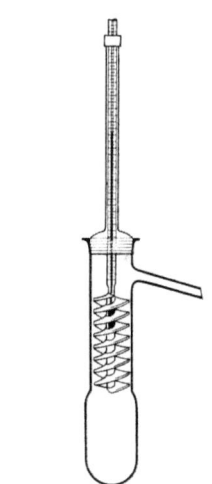

Abb. 50. Siedepunktbestimmungsapparat nach PAUL und SCHANTZ.

Abb. 51. Apparat zur Bestimmung des Siedepunktes (Helv. V).

Helv. V fordert zur Siedepunktsbestimmung (dynamisch: mit direkter Temperaturmessung) einen zylindrischen Flüssigkeitsbehälter von etwa 4 cm lichter Weite, 7,5 cm Höhe und einem auf 2,5 bis 3 cm verjüngten und 11 cm langen Hals, von dem aus im Winkel von 70 bis 75°, 1,5 bis 2,5 cm unterhalb des oberen Randes, ein Abflußrohr von 6 mm lichter Weite und 30 cm Länge abzweigt. In den Kolbenhals wird eine Glasbandspirale mit etwa 8 Gängen von 7 bis 8 cm Höhe eingesetzt. Sie hat im oberen Teil ein Lumen zur Aufnahme des Thermometers. Das Thermometer führt durch ein etwa 15 cm langes Rohr, an dessen unterem Ende eine Schliffkappe zum Verschluß der Apparatur sitzt (s. Abb. 51).

Das in halbe Grade eingeteilte Thermometer taucht nur bis zur 70°-Marke in den Dampfraum. Da eine Korrektion für den herausragenden Faden nicht gefordert wird, er-

---

[1] PAUL, TH., u. K. SCHANTZ: Arch. Pharm. (Weinheim) 257, 87 (1919).

hält man Siedepunkte, die nicht mit denen der Literatur oder anderer Pharmakopöen übereinstimmen.

2. Methode nach *H. Böhme* und *R.-H. Böhm* (DAB 7 – BRD). Ein Nachteil aller Methoden der Siedepunktbestimmung mit direkter Temperaturmessung ist die benötigte große Substanzmenge. H. BÖHME und R.-H. BÖHM[1] haben deshalb eine Apparatur entwickelt, mit der bei Verwendung von nur 0,5 ml Substanz sowohl der Siedepunkt statisch in direkter Temperaturmessung erfaßt, als auch quasi semidynamisch die Reinheit der Substanz geprüft werden kann.

Beschreibung der Apparatur. (Die Apparatur wurde zur Aufnahme in DAB 7 – BRD geringfügig modifiziert) DAB 7 – BRD (s. Abb. 52): Das Gerät zur Bestimmung der Siedetemperatur besteht aus 2 koaxial miteinander verbundenen Glasrohren. Das innere Rohr dient zur Aufnahme von Substanz und Thermometer, dessen Lage durch je 3 Dorne in 60 mm und 200 mm Höhe über dem unteren Ende festgelegt ist. Das auf einem Drahtnetz von 1 mm Maschenweite stehende Gerät ist von einem weiteren, etwa 50 mm höher angebrachten Glasrohr umgeben.

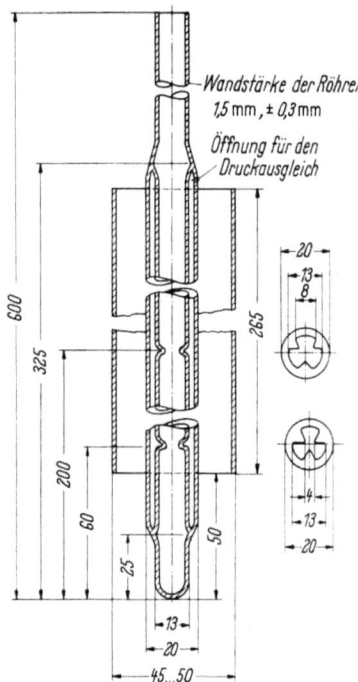

Abb. 52. Apparatur zur Bestimmung der Siedetemperatur nach DAB 7 – BRD.

Bestimmung. Zur Bestimmung werden 0,50 ml Substanz sowie ein Siedesteinchen eingebracht; das Thermometer wird mittels eines daran befestigten Drahtes eingeführt. Die Flüssigkeit wird mit möglichst kleiner Flamme zum Sieden erhitzt, wobei die Flammenspitze das Drahtnetz gerade berührt.

Die Siedetemperatur ist die Temperatur, bei der die Rücklaufgrenze der Flüssigkeit und das obere Ende des Quecksilberfadens in gleicher Höhe liegen.

$t = t_a + k (760 - b);$
t = korrigierte Siedetemperatur;
t_a = abgelesene Temperatur bei b Torr;
k = Korrekturfaktor (s. Tabelle der Korrekturfaktoren);
b = Luftdruck in Torr.

Siedetemperatur in Grad	Korrektur faktor
bis 100	0,04
über 100 bis 140	0,045
über 140 bis 190	0,05
über 190 bis 240	0,055
über 240	0,06

3. *Korrektur der ermittelten Siedepunkte*. Da Siedepunktbestimmungen nur selten bei genau 760 Torr durchgeführt werden können, sind Korrekturen notwendig. Im Bereich normaler Luftdruckschwankungen zwischen etwa 650 und 800 Torr sind die Dampfdruckkurven nur unwesentlich gekrümmt, so daß man die Korrektionsgröße nach H. BÖHME sehr einfach ermitteln kann:

$$G = \frac{dt}{dp} \left[\frac{°C}{Torr} \right].$$

Sie gibt die mittlere Temperaturänderung an, die durch 1 Torr Druckänderung im obengenannten Druckgebiet hervorgerufen wird.

4. *Angaben anderer Pharmakopöen*. Helv. V läßt Korrekturen der geforderten Siede-

---
[1] BÖHME, H., u. R.-H. BÖHM: Arch. Pharm. (Weinheim) *291/63*, 413, 514 (1958).

punkte für Barometerstände, die von 760 Torr abweichen, jedoch nicht unter 650 Torr liegen dürfen, nach der Formel

$$t = t_0 - k(760 - b)$$

errechnen. Darin bedeuten

b = Barometerstand;
t_0 = der von der Pharmakopöe geforderte Siedepunkt bei 760 Torr;
t = der auf den Barometerstand b umgerechnete, pharmakopöegemäße Siedepunkt;
k = Korrektur für je 1 Torr Druckdifferenz bei der Siedepunktbestimmung gegenüber dem Normaldruck.

Die Werte für k sind in einer Tabelle zusammengefaßt.

	Siedepunkt bei 760 mm Druck in Grad	k
Acetonum	55–56,5	0,439
Äthanolum	77–77,8	0,033
Äther	34,5	0,036
Aether pro narcosi	34,5	0,036
Aether petrolei	60	0,042
Aethylium aceticum	73–77	0,044
Alcohol amylicus	126–130	0,030
Anhydridum acidi acetici	138–139	0,044
Benzolum	79–80,5	0,043
Benzinum	50–100	0,042
Carboneum sulfuratum	46–47	0,042
Chloroformum	59,5–62	0,038
Chloroformum pro narcosi	59,5–62	0,038
Creosotum	200–220	0,055
Cresolum crudum	198–205	0,042
Methylium salicylicum	216–221	0,057
Oleum pini pumilionis	165	0,057
Oleum terebinthinae rectificatum	155–165	0,057
Phenylhydrazinum	235–237	0,04
Spiritus 95%	77–78,5	0,033

Das Schweizer Arzneibuch 1941 mit dem Supplement II gibt für die Korrektion des Siedepunktes auf den normalen Luftdruck die gleiche Berechnungsformel wie das Tschechoslowakische Arzneibuch an. In der Tabelle sind die im Schweizer Arzneibuch angegebenen Werte für k angeführt, soweit diese in der CsL 2 nicht angegeben sind.

	Siedepunkt bei 760 mm Druck in Grad	k
Acidum valerianicum	170,5–176	0,051
Aether aceticus	74–77	0,044
Aether bromatus	37–39,5	0,036
Amylium aceticum	135–142	0,04
Amylenum hydratum	98–102	0,035
Aqua	99,3	0,037
Dioxan	100–102	0,04
Eucalyptolum	172–176	0,04
Metacresolum	197–199	0,042
Methylium salicylicum	217–218	0,057
Oleum Santali	über 280	0,04
Oleum Sinapis	147–153	0,050
Xylolum	137–143	0,053
Cyclohexanum	79–80	0,04
Alcohol. amyl.	126–130,2	0,030
Anilinum	181,5–182,5	0,051
Alcohol. isopropyl.	81,5–82,5	0,033
Alcohol. methylic.	64–65	0,035
Pyridinum	114–115	0,04
Carbon. tetrachlor.	76–77	0,044
Toluolum	109–110	0,042

Auch CsL 2 gibt diese Formel und eine entsprechende Tabelle an.

Da die Korrekturwerte alle zwischen 0,03 und 0,06 liegen, kann man bei unbekanntem Wert k ohne zu großen Fehler für

$$k = 0,04$$

setzen. Dies gibt z. B. Pl.Ed. I/1 an, sofern im Einzelfall nichts anderes vorgeschrieben ist. Zum ermittelten Siedepunkt beim Luftdruck p ist dann $k\,(760 - p)$ zu addieren.

Ross. 9 läßt zur ermittelten Siedetemperatur die Korrektur

$$a = k\,(760 - c)$$

addieren, worin c der bei der Destillation herrschende Druck ist. Die Werte für k (Anstieg der Siedetemperatur pro Torr) entsprechen den mit 0,1 multiplizierten Werten der BP 63 (s. u.).

USP XVII läßt die beobachteten Temperaturablesungen für jede 2,7 Torr Abweichung vom Normaldruck (760 Torr) durch Abziehen von 0,1° korrigieren bei höherem Druck als 760 Torr und durch Zuzählen des gleichen Betrages bei niedrigerem Druck als 760 Torr.

Die von der BP 63 geforderten Korrekturen beziehen sich auf den sowohl auf eine Temperatur von 0° und eine Standard-Erdanziehung von $g = 980{,}665$ cm/sec^2 als auch auf gleiche Höhe mit dem Siedepunktsbestimmungsgerät reduzierten Barometerstand. Für je 10 Torr Unterschied von 760 sind Korrekturen „k" zu addieren (bei Drucken unter 760) oder zu subtrahieren (bei Drucken über 760), wobei „k" wiederum von dem Siedebereich der zu untersuchenden Flüssigkeit abhängig ist. Die Werte für „k" sind folgende:

beobachteter Siedebereich in Grad	k
unter 100	0,4
100 bis 140	0,45
141 bis 190	0,5
191 bis 240	0,55
über 402	0,6

Anstelle einer Formel zur Berechnung der Siedepunktskorrektur gibt DAB 6 in Anlage VII eine „Übersicht über die Veränderungen des Siedepunkts einiger Arzneimittel bei Änderungen des Luftdruckes zwischen 800 und 650 mm" in Tabellenform an.

X. Bestimmung des Alkoholgehaltes in weingeistigen Flüssigkeiten unter Beachtung der Bestimmung des Extraktgehaltes

1. Bestimmung des Alkoholgehaltes. Die Art der Bestimmung des Alkoholgehaltes in weingeistigen Flüssigkeiten richtet sich erstens nach der geforderten Genauigkeit und zweitens nach den in der Flüssigkeit außer Alkohol noch enthaltenen Substanzen.

Einfache Alkohol-Wasser-Mischungen können mit der Weingeistspindel auf ihren Alkoholgehalt geprüft werden (s. Dichtebestimmung, S. 35ff.) [Bundeszollblatt, Ausgabe A, *9*, 330 (1958)]. Fehlt ein ausreichender Spindelsatz, so kann die Dichte der Flüssigkeit im Pyknometer oder mit der MOHR-WESTPHALschen Waage ermittelt und aus den unten angeführten Tabellen der Weingeistgehalt abgelesen werden.

Meist jedoch, wie bei Weinen, Branntweinen, Likören, Tinkturen, Extrakten u. a., liegen neben Alkohol zahlreiche Stoffe vor, die die Dichte beeinflussen. In solchen Fällen muß der Alkoholgehalt nach Abdestillieren ermittelt werden. Man bestimmt dazu das Dichteverhältnis d^{20}_{20} (gewogen in Luft)[1] der Probe in einen langhalsigen Pyknometer von 50 ml Inhalt. Den Inhalt des Pyknometers bringt man in einen 250-ml-Siedekolben (s. Abb. 53, S. 92) und spült das Pyknometer dreimal mit zusammen 25 ml Wasser. Anschließend destilliert man etwa 45 ml der Probe in dasselbe Pyknometer, stellt im Thermostaten auf genau 20° ein und füllt mit Wasser bis zur Marke auf. Dann wird das Dichteverhältnis d^{20}_{20} (gewogen in Luft) des Destillats bestimmt.

---

[1] In der Lebensmittelchemie wird häufig anstelle vom Dichteverhältnis d^{20}_{20} (gewogen in Luft) einfach vom Gewichtsverhältnis gesprochen.

Bestimmung des Alkoholgehaltes

Ermittlung des Alkoholgehaltes (Gramm in 1 Liter) aus dem Gewichtsverhältnis des Destillates bei 20 °C, bezogen auf Wasser von 20 °C

Gewichtsverhältnis des Destillates bis zur 3. Dezimalstelle	4. Dezimalstelle des Gewichtsverhältnisses des Destillates									
	9	8	7	6	5	4	3	2	1	0
	Gramm Alkohol in 1 Liter									
0,999	0,5	1,1	1,6	2,1	2,7	3,2	3,7	4,2	4,8	5,3
0,998	5,8	6,4	6,9	7,4	8,0	8,5	9,0	9,5	10,1	10,6
0,997	11,2	11,7	12,3	12,8	13,3	13,9	14,4	15,0	15,5	16,1
0,996	16,6	17,2	17,7	18,2	18,8	19,3	19,9	20,5	21,0	21,6
0,995	22,1	22,7	23,3	23,8	24,4	25,0	25,5	26,1	26,6	27,2
0,994	27,8	28,3	28,9	29,4	30,0	30,6	31,2	31,8	32,4	32,9
0,993	33,5	34,1	34,7	35,3	35,8	36,4	37,0	37,6	38,2	38,8
0,992	39,4	39,9	40,5	41,1	41,7	42,3	42,9	43,5	44,1	44,7
0,991	45,3	45,9	46,5	47,1	47,7	48,3	48,9	49,5	50,1	50,7
0,990	51,3	51,9	52,5	53,2	53,8	54,4	55,0	55,6	56,2	56,8
0,989	57,4	58,1	58,7	59,3	59,9	60,5	61,2	61,8	62,5	63,1
0,988	63,7	64,3	65,0	65,6	66,3	66,9	67,5	68,2	68,8	69,4
0,987	70,0	70,7	71,3	72,0	72,6	73,3	73,9	74,6	75,2	75,9
0,986	76,5	77,2	77,8	78,5	79,1	79,8	80,5	81,1	81,8	82,5
0,985	83,1	83,8	84,5	85,2	85,8	86,5	87,2	87,8	88,5	89,2
0,984	89,9	90,6	91,2	91,9	92,6	93,3	94,0	94,7	95,3	96,0
0,983	96,7	97,4	98,1	98,8	99,5	100,2	100,9	101,6	102,2	102,9
0,982	103,6	104,3	105,0	105,7	106,4	107,1	107,8	108,5	109,2	109,9
0,981	110,7	111,4	112,1	112,8	113,5	114,2	114,9	115,7	116,4	117,1
0,980	117,8	118,5	119,3	120,0	120,7	121,5	122,2	122,9	123,6	124,4
0,979	125,1	125,8	126,5	127,3	128,0	128,7	129,5	130,2	130,9	131,7
0,978	132,4	133,1	133,9	134,6	135,3	136,1	136,7	137,5	138,2	139,0
0,977	139,7	140,4	141,2	141,9	142,7	143,4	144,2	144,8	145,6	146,4
0,976	147,1	147,9	148,6	149,3	150,0	150,8	151,5	152,3	153,0	153,7
0,975	154,5	155,2	155,9	156,7	157,4	158,1	158,9	159,6	160,3	161,1
0,974	161,8	162,5	163,2	164,0	164,7	165,4	166,2	166,9	167,6	168,4
0,973	169,1	169,8	170,6	171,3	171,9	172,7	173,4	174,1	174,9	175,6
0,972	176,3	177,0	177,7	178,5	179,2	179,9	180,6	181,3	182,0	182,7
0,971	183,5	184,2	184,9	185,6	186,3	187,0	187,7	188,4	189,1	189,8
0,970	190,5	191,2	191,9	192,6	193,3	194,0	194,7	195,4	196,1	196,8
0,969	197,5	198,2	198,9	199,6	200,3	201,0	201,6	202,3	203,0	203,7
0,968	204,4	205,0	205,7	206,3	207,0	207,7	208,4	209,0	209,7	210,4
0,967	211,1	211,7	212,4	213,1	213,7	214,4	215,1	215,7	216,4	217,0
0,966	217,7	218,4	219,0	219,7	220,3	221,0	221,7	222,3	223,0	223,6
0,965	224,3	224,9	225,6	226,2	226,8	227,5	228,1	228,8	229,4	230,1
0,964	230,7	231,4	232,0	232,6	233,2	233,9	234,5	235,1	235,8	236,4
0,963	237,0	237,6	238,2	238,9	239,5	240,1	240,7	241,3	242,0	242,6
0,962	243,2	243,8	244,4	245,0	245,6	246,2	246,8	247,5	248,1	248,7
0,961	249,3	249,9	250,5	251,1	251,7	252,3	252,9	253,5	254,0	254,6
0,960	255,2	255,8	256,4	257,0	257,6	258,2	258,8	259,4	259,9	260,5
0,959	261,1	261,7	262,3	262,8	263,4	264,0	264,6	265,2	265,7	266,3
0,958	266,8	267,4	268,0	268,6	269,1	269,7	270,2	270,8	271,4	271,9
0,957	272,5	273,1	273,6	274,2	274,7	275,3	275,9	276,4	277,0	277,5
0,956	278,1	278,6	279,2	279,7	280,3	280,8	281,4	281,9	282,5	283,0
0,955	283,6	284,1	284,7	285,2	285,8	286,3	286,8	287,4	287,9	288,4
0,954	289,0	289,5	290,1	290,6	291,1	291,6	292,1	292,7	293,2	293,7
0,953	294,3	294,8	295,3	295,8	296,4	296,9	297,4	297,9	298,4	299,0
0,952	299,5	300,0	300,5	301,0	301,5	302,1	302,6	303,1	303,6	304,1
0,951	304,6	305,1	305,6	306,2	306,7	307,2	307,7	308,2	308,7	309,2
0,950	309,7	310,2	310,7	311,2	311,7	312,2	312,7	313,2	313,7	314,2
0,949	314,7	315,2	315,7	316,1	316,6	317,1	317,6	318,1	318,6	319,0
0,948	319,5	320,0	320,5	321,0	321,5	322,0	322,4	322,9	323,4	323,9
0,947	324,4	324,8	325,3	325,8	326,3	326,7	327,2	327,7	328,2	328,7
0,946	329,1	329,6	330,1	330,5	331,0	331,5	332,0	332,4	332,9	333,3
0,945	333,8	334,3	334,7	335,2	335,7	336,1	336,6	337,1	337,5	338,0

Umrechnung der Gramm Alkohol in 1 Liter auf den Volumengehalt an Alkohol bei 20 °C in Prozenten

Gramm Alkohol in 1 Liter		Gramm Alkohol in 1 Liter, Einer									
		0	1	2	3	4	5	6	7	8	9
Hunderter	Zehner	Volumengehalt an Alkohol in Prozenten									
	0	0	0,13	0,25	0,38	0,51	0,63	0,76	0,89	1,01	1,14
	1	1,27	1,39	1,52	1,65	1,77	1,90	2,03	2,15	2,28	2,41
	2	2,53	2,66	2,79	2,91	3,04	3,17	3,29	3,42	3,55	3,67
	3	3,80	3,93	4,05	4,18	4,31	4,43	4,56	4,69	4,81	4,94
	4	5,07	5,19	5,32	5,45	5,57	5,70	5,83	5,95	6,08	6,21
	5	6,33	6,46	6,59	6,71	6,84	6,97	7,09	7,22	7,35	7,49
	6	7,60	7,73	7,85	7,98	8,11	8,23	8,36	8,49	8,61	8,74
	7	8,87	8,99	9,12	9,25	9,37	9,50	9,63	9,75	9,88	10,01
	8	10,13	10,26	10,39	10,51	10,64	10,77	10,89	11,02	11,15	11,27
	9	11,40	11,53	11,65	11,78	11,91	12,03	12,16	12,29	12,41	12,54
1	0	12,67	12,79	12,92	13,05	13,17	13,30	13,43	13,55	13,68	13,81
1	1	13,93	14,06	14,19	14,31	14,44	14,57	14,69	14,82	14,95	15,07
1	2	15,20	15,33	15,45	15,58	15,71	15,83	15,96	16,09	16,21	16,34
1	3	16,47	16,59	16,72	16,85	16,97	17,10	17,23	17,35	17,48	17,61
1	4	17,73	17,86	17,99	18,11	18,24	18,37	18,49	18,62	18,75	18,87
1	5	19,00	19,13	19,25	19,38	19,51	19,63	19,76	19,98	20,01	20,14
1	6	20,27	20,39	20,52	20,65	20,77	20,90	21,03	21,15	21,28	21,41
1	7	21,53	21,66	21,79	21,91	22,04	22,17	22,29	22,42	22,55	22,68
1	8	22,80	22,93	23,06	23,18	23,31	23,44	23,56	23,69	23,82	23,94
1	9	24,07	24,20	24,32	24,45	24,58	24,70	24,83	24,96	25,08	25,21
2	0	25,34	25,46	25,59	25,72	25,84	25,97	26,10	26,22	26,35	26,48
2	1	26,60	26,73	26,86	26,98	27,11	27,24	27,36	27,49	27,62	27,74
2	2	27,87	28,00	28,12	28,25	28,38	28,50	28,63	28,76	28,88	29,01
2	3	29,14	29,26	29,39	29,52	29,64	29,77	29,90	30,02	30,15	30,28
2	4	30,40	30,53	30,66	30,78	30,91	31,04	31,16	31,29	31,42	31,54
2	5	31,67	31,80	31,92	32,05	32,18	32,30	32,43	32,56	32,68	32,81
2	6	32,94	33,06	33,19	33,32	33,44	33,57	33,70	33,82	33,95	34,08
2	7	34,20	34,33	34,46	34,58	34,71	34,84	34,96	35,09	35,22	35,34
2	8	35,47	35,60	35,72	35,85	35,98	36,10	36,23	36,36	36,48	36,61
2	9	36,74	36,86	36,99	37,12	37,24	37,37	37,50	37,62	37,75	37,88
3	0	38,00	38,13	38,26	38,38	38,51	38,64	38,76	38,89	39,02	39,14
3	1	39,27	39,40	39,52	39,65	39,78	39,90	40,03	40,16	40,28	40,41
3	2	40,54	40,66	40,79	40,92	41,04	41,17	41,30	41,42	41,55	41,68
3	3	41,80	41,93	42,06	42,18	42,31	42,44	42,56	42,69	42,82	

Einschalttafel

Gramm Alkohol in 1 Liter Dezimale	Volumengehalt an Alkohol in Prozenten	Gramm Alkohol in 1 Liter Dezimale	Volumengehalt an Alkohol in Prozenten	Gramm Alkohol in 1 Liter Dezimale	Volumengehalt an Alkohol in Prozenten
0,1	0,01	0,4	0,05	0,7	0,09
0,2	0,03	0,5	0,06	0,8	0,10
0,3	0,04	0,6	0,08	0,9	0,11

Bei Flüssigkeiten mit mehr als 40 Vol.-% Alkohol ist die Destillation nach Verdünnung mit destilliertem Wasser im Verhältnis 1:1 durchzuführen. (Der Destillationsrückstand dient zur Bestimmung des Extraktgehaltes, s. S. 91.)

Sind in der zu untersuchenden Flüssigkeit mehr als 1,2 g flüchtige Säuren pro Liter enthalten, so wird das Destillat nach der Wägung aus dem Pyknometer quantitativ in einen Kolben überführt, zum beginnenden Sieden erhitzt und mit 0,1 n Alkalilauge gegen Phenolphthalein titriert. Die Zahl der verbrauchten ml 0,1 n Lauge wird mit 0,000018 multipliziert[1] und der gefundene Wert vom Dichteverhältnis d_{20}^{20} abgezogen. Der Alkoholgehalt kann dann aus der Tabelle in g/l abgelesen werden.

(Allgemeine Verwaltungsvorschrift für die Untersuchung von Wein und ähnlichen alkoholischen Erzeugnissen sowie von Fruchtsäften, 26. 4. 1960, Bundesanzeiger Nr. 86 vom 5. 5. 1960.)

2. Bestimmung des Extraktgehaltes. Der Extraktgehalt einer alkoholischen Flüssigkeit läßt sich dadurch ermitteln, daß man den Destillationsrückstand von der Alkohol-Gehaltsbestimmung unter dreimaligem Nachspülen mit Wasser in das gleiche Pyknometer überführt, das zur Bestimmung des Dichteverhältnisses der Probe diente. Nach Einstellen auf 20° und Auffüllen bis zur Marke mit Wasser wird das Dichteverhältnis d_{20}^{20} ermittelt und der Extraktgehalt aus der nachstehenden Tabelle abgelesen.

Ermittlung des Extraktgehaltes (Gramm in 1 Liter) aus dem Gewichtsverhältnis des aufgefüllten Destillationsrückstandes bei 20 °C, bezogen auf Wasser von 20 °C

Gewichts-verhältnis bis zur 2. Dezimal-stelle	3. Dezimalstelle des Gewichtsverhältnisses									
	0	1	2	3	4	5	6	7	8	9
	Gramm Extrakt in 1 Liter									
1,00	0	2,6	5,1	7,7	10,3	12,9	15,4	18,0	20,6	23,2
1,01	25,8	28,4	31,0	33,6	36,2	38,8	41,3	43,9	46,5	49,1
1,02	51,7	54,3	56,9	59,5	62,1	64,7	67,3	69,9	72,5	75,1
1,03	77,7	80,3	82,9	85,5	88,1	90,7	93,3	95,9	98,5	101,1
1,04	103,7	106,3	109,0	111,6	114,2	116,8	119,4	122,0	124,6	127,2
1,05	129,8	132,4	135,0	137,6	140,3	142,9	145,5	148,1	150,7	153,3
1,06	155,9	158,6	161,2	163,8	166,4	169,0	171,6	174,3	176,9	179,5
1,07	182,1	184,8	187,4	190,0	192,6	195,2	197,8	200,5	203,1	205,8
1,08	208,4	211,0	213,6	216,2	218,9	221,5	224,1	226,8	229,4	232,0
1,09	234,7	237,3	239,9	242,5	245,2	247,8	250,4	253,1	255,7	258,4
1,10	261,0	263,6	266,3	268,9	271,5	274,2	276,8	279,5	282,1	284,8
1,11	287,4	290,0	292,7	295,3	298,0	300,6	303,3	305,9	308,6	311,2
1,12	313,9	316,5	319,2	321,8	324,5	327,1	329,8	332,4	335,1	337,8
1,13	340,4	343,0	345,7	348,3	351,0	353,7	356,3	359,0	361,6	364,3
1,14	366,9	369,6	372,3	375,0	377,6	380,3	382,9	385,6	388,3	390,9
1,15	393,6	396,2	398,9	401,6	404,3	406,9	409,6	412,3	415,0	417,6
1,16	420,3	423,0	425,7	428,3	431,0	433,7	436,4	439,0	441,7	444,4
1,17	447,1	449,8	452,4	455,2	457,8	460,5	463,2	465,9	468,6	471,3
1,18	473,9	476,6	479,3	482,0	484,7	487,4	490,1	492,8	495,5	498,2
1,19	500,9	503,5	506,2	508,9	511,6	514,3	517,0	519,7	522,4	525,1
1,20	527,8	—	—	—	—	—	—	—	—	—

Einschalttafel

4. Dezimalstelle des Gewichts-verhältnisses	Gramm Extrakt in 1 Liter	4. Dezimalstelle des Gewichts-verhältnisses	Gramm Extrakt in 1 Liter	4. Dezimalstelle des Gewichts-verhältnisses	Gramm Extrakt in 1 Liter
1	0,3	4	1,0	7	1,8
2	0,5	5	1,3	8	2,1
3	0,8	6	1,6	9	2,3

---

[1] In einem Konzentrationsbereich von 0 bis 1,2 g Essigsäure pro Liter ist das Dichteverhältnis von 0,1 n Essigsäure um 0,000018 größer als das der Alkohol-Wasser-Mischungen. Für jeden durch Titration ermittelten ml 0,1 n Essigsäure muß deshalb dieser Wert vom gefundenen Dichteverhältnis abgezogen werden.

Korrekturfaktoren für die Bestimmung des Glycerins in zuckerhaltigen Erzeugnissen

Zuckergehalt g/l	Faktor	Zuckergehalt g/l	Faktor
5	1,020	80	1,123
10	1,030	90	1,134
20	1,045	100	1,145
30	1,060	110	1,156
40	1,073	120	1,168
50	1,086	130	1,180
60	1,099	140	1,191
70	1,111	150	1,202

3. *Angaben der Pharmakopöen*. Bestimmung des Alkoholgehaltes nach USP XVII: Mindestens 25 ml der zu untersuchenden Flüssigkeit werden genau gemessen und nach Bestimmung der Temperatur in den Kolben eines geeigneten Destillationsapparates überführt.

Wenn der Alkoholgehalt nicht mehr als 30% beträgt, wird mit der gleichen Menge Wasser verdünnt. Es werden 2 ml weniger abdestilliert als an zu prüfender Flüssigkeit abgemessen wurde. Das Destillat wird auf die oben gemessene Temperatur eingestellt und mit Wasser auf das Ausgangsvolumen aufgefüllt. Bei 25° wird das „spezifische Gewicht" der Flüssigkeit bestimmt und der Alkoholgehalt in Volumenprozenten einer Tabelle entnommen.

Enthält die zu prüfende Substanz mehr als 30% Alkohol, wird die Probe mit der doppelten Menge Wasser verdünnt und 2 ml weniger als das doppelte Volumen der zu prüfenden Flüssigkeit an Destillat aufgefangen. Es wird wieder auf die Ausgangstemperatur eingestellt, mit Wasser auf genau das doppelte Volumen der zu prüfenden Flüssigkeit verdünnt und das „spezifische Gewicht" bestimmt. Der Alkoholgehalt des Destillates in Volumenprozenten entspricht der Hälfte des Gehaltes in der zu prüfenden Flüssigkeit.

Das Destillat muß klar oder darf nur schwach getrübt sein und darf außer Alkohol und Wasser nur Spuren flüchtiger Stoffe enthalten. Ist das Destillat trübe, so wird es durch Schütteln mit Talkum oder mit gefälltem Calciumcarbonat geklärt, filtriert, die Temperatur des Destillates eingestellt und der Alkoholgehalt aus dem „spezifischen Gewicht" ermittelt.

Flüssigkeiten, die während der Destillation stark schäumen, werden mit Phosphorsäure oder Schwefelsäure stark angesäuert oder mit einem leichten Überschuß an Calciumchloridlösung oder mit wenig Paraffin oder Bienenwachs vor der Destillation versetzt.

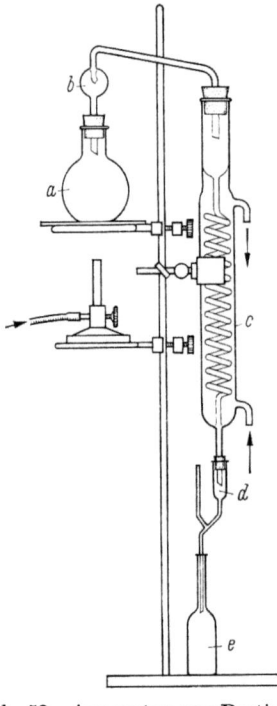

Abb. 53. Apparatur zur Bestimmung des Alkoholgehaltes.
a Siedekolben; *b* Destillationsaufsatz; *c* Schlangenkühler; *d* Pyknometertrichterchen; *e* Pyknometer 50 ml nach REISCHAUER.

Das Stoßen der Flüssigkeit kann durch Alkalisieren mit Magnesiamagma oder durch Zusatz von porösen Tonstückchen, Glasperlen oder Siedekapillaren verhindert werden.

Flüssigkeiten, die Glycerin enthalten, müssen mit Wasser so verdünnt werden, daß der Rückstand nach der Destillation wenigstens 50% Wasser enthält.

Aus Jodlösungen muß das freie Jod mit Hilfe von gepulvertem Zink entfernt werden oder durch Entfärben mit Natriumthiosulfat, wobei hinterher mit einigen Tropfen Natronlauge zu versetzen ist, um flüchtige Schwefelverbindungen zu binden.

Spirituosen, Elixiere, Tinkturen und ähnliche Zubereitungen, die nennenswerte Mengen flüchtiger Substanzen außer Alkohol und Wasser enthalten, wie z. B. ätherische Öle, Chloroform, Äther, Campher usw., werden wie folgt behandelt:

Flüssigkeiten, die weniger als 50% Alkohol enthalten:
25 ml der Probe, genau gemessen, werden in einem Scheidetrichter mit der gleichen Menge Wasser versetzt. Diese Mischung wird erst mit Natriumchlorid gesättigt und dann mit 25 ml Hexan ausgeschüttelt. Die abgesetzte untere Phase wird in einen zweiten Scheidetrichter überführt und die Ausschüttelung zweimal mit je 25 ml Hexan wiederholt. Die vereinigten Hexan-Ausschüttelungen werden mit drei 10-ml-Portionen gesättigter Natriumchloridlösung gewaschen und die Salzlösungen im Destillierkolben vereinigt. Von dem in der üblichen Weise erhaltenen Destillat wird eine Menge aufgefangen, die in einfachem Zahlenverhältnis zur eingesetzten Probe steht.

Flüssigkeiten, die mehr als 50% Alkohol enthalten:
Man verdünnt mit Wasser auf eine Konzentration von etwa 25% Alkohol und verfährt dann wie oben.

Bei Kollodium wird anstelle der gesättigten Kochsalzlösung einfach Wasser verwendet.

Sind die ätherischen Öle nur in geringer Menge vorhanden und wird ein trübes Destillat erhalten, so kann dieses durch Ausschütteln mit einem Fünftel seines Volumens an Hexan oder durch Filtration durch eine dünne Talkumschicht geklärt werden.

Ammoniakhaltige Flüssigkeiten müssen vor der Destillation mit Schwefelsäure angesäuert, solche mit flüchtigen Säuren schwach alkalisiert werden.

BP 63 läßt nach drei verschiedenen Methoden den Alkoholgehalt ebenfalls durch Dichtebestimmung im Destillat ermitteln. Es wird dabei aber nach entsprechender Verdünnung mit Wasser die vierfache Menge der vorgelegten alkoholischen Flüssigkeit (quadruple bulk) überdestilliert und vom Destillat außer der Dichte auch der Brechungsindex ermittelt. Aus einer Tabelle ist der jeweils zu einer bestimmten Dichte gehörende Brechungsindex einer Alkohol-Wasser-Mischung zu entnehmen. Der ermittelte Brechungsindex darf vom Tabellenwert nur um 0,00007 abweichen. Eine größere Differenz bedeutet, daß sich im Destillat neben Alkohol und Wasser noch andere flüchtige Stoffe befinden, die nach einer der angegebenen Methoden erst entfernt werden müssen.

4. Alkoholzahl DAB 6. Eine relativ rasche, aber auch weniger genaue Methode der Alkoholgehaltsbestimmung gibt DAB 6 unter „Bestimmung der Alkoholzahl in Tinkturen" an. Zur Destillation von 10 g Tinktur und 5 g Wasser wird die Apparatur zur Bestimmung des Siedepunktes verwendet. Die Siedegranaten sind jedoch gegen eine Siedekapillare auszutauschen. Von Tinkturen, die mit verdünntem Weingeist bereitet sind, werden etwa 11 ml, von den mit Weingeist bereiteten etwa 13 ml und von Tinctura Opii crocata und Tinctura Opii simplex je 9 ml überdestilliert. Als Vorlage dient ein in 1/10 ml eingeteilter Standzylinder von 25 ml Inhalt.

Dem Destillat wird so viel Kaliumcarbonat zugesetzt, daß nach kräftigem Schütteln eine mindestens 0,5 cm hohe Schicht ungelöst bleibt. Bei Zusatz von zu viel Kaliumcarbonat ist keine scharfe Trennung der Wasser- und Alkoholschichten zu erzielen. In solchem Fall setzt man einige Tropfen Wasser zu und schüttelt um, bis bei ruhigem Stehenlassen eine scharfe Trennung eintritt.

Nach halbstündigem Einstellen des Meßzylinders in Wasser von 20° wird die Anzahl ml der oberen, alkoholischen Schicht abgelesen. Die ermittelte Zahl ist die Alkoholzahl. Durch Multiplikation dieser mit 7,43 erhält man den Alkoholgehalt in Gew.-%.

Kaliumcarbonat ist in Alkohol praktisch unlöslich, in Wasser leicht löslich. Eine gesättigte wäßrige Lösung von Kaliumcarbonat mischt sich nicht mit Alkohol. Allerdings hält der Alkohol eine gewisse Menge Hydratwasser fest, und zwar je 4 Mol. Alkohol 1 Mol. Wasser. Das entspricht 91,089 Gew.-% für das Alkoholhydrat. In der gesättigten, wäßrigen Lösung von Kaliumcarbonat sind andrerseits je ml noch 0,00275 ml Alkoholhydrat gelöst. Damit läßt sich der Alkoholgehalt in der Tinktur wie folgt errechnen:

A.-Gehalt = $(V + v \cdot 0,00275) \cdot [1 - 0,001068 \cdot (t - 15,6)] \cdot 0,7910 \cdot 94,06 : W$.

Dabei bedeuten

V = abgelesenes Volumen des Alkoholhydrats in ml;
v = Volumen der gesättigten Kaliumcarbonatlösung (mittlere Schicht);
t = Temperatur in °C;
W = Gewicht der angewandten Menge Tinktur in g;
0,00275 = Löslichkeit des Alkoholhydrats pro ml ges. Kaliumcarbonatlösung;
0,001068 = Ausdehnungskoeffizient des Alkoholhydrats;
15,6 = 60 °F (die Temperatur, auf die alle anderen Größen bezogen sind);
0,7910 = Dichtezahl von abs. Alkohol bei 20°;
94,06 = Vol.-% Alkohol in Alkohol-Hydrat.

Bei Einhaltung von 20° und Einsatz von 10 g Tinktur nach DAB 6 vereinfacht sich die Gleichung:

$0{,}7910 \cdot 94{,}06 : W = 7{,}430;$

Alkoholgehalt $= V \cdot 7{,}430.$

DAB 7 – DDR. Zur Bestimmung des Äthanolgehaltes wird die zur Bestimmung des Siedebereiches vorgeschriebene Apparatur verwendet, deren Destillationskolben durch einen 250-ml-Rundkolben mit Reduzierstück ersetzt wird. Als Vorlage dient ein 50-ml-Pyknometer, dem gegebenenfalls ein Kapillartrichter aufgesetzt wird.

In den Rundkolben wird eine 5 bis 10 g Äthanol entsprechende Menge der zu prüfenden Substanz gegeben. Nach Verdünnen mit W. auf 100 ml und Zusatz von Siedesteinen wird die Mischung zum Sieden erhitzt. Es werden 40 bis 45 ml destilliert. Das Destillat wird auf eine Temperatur von 20,0° gebracht, mit W. der gleichen Temperatur unter gutem Durchmischen bis zur Marke aufgefüllt und die Dichte bestimmt.

Aus dem in der Anlage 5.0.[1] für den Gehalt der Äthanol-Wasser-Mischung an C_2H_5OH abgelesenen Wert wird der Gehalt der zu prüfenden Substanz nach folgender Formel berechnet:

$$\% \ C_2H_5OH = 5 \cdot \frac{a}{Ew}.$$

a = Gehalt der Äthanol-Wasser-Mischung an C_2H_5OH in Gramm je Liter;
Ew = Einwaage der Substanz in Gramm.

Das vorstehend beschriebene Verfahren kann gestört werden durch:

Schäumen, das durch Zusatz von 1 Tr. einer Siliconölemulsion, von Calciumchlorid-Lsg. (10,0 g/100,0 ml) oder dickflüssigem Paraffin zu der zu destillierenden Flüssigkeit verhindert wird.

Jod, das vor der Destillation durch Zusatz von Zinkstaub reduziert wird, flüchtige Säuren und Basen, die durch Zusatz eines Überschusses an Natronlauge bzw. Schwefelsäure gebunden werden und

Trübung des Destillates, die u. a. durch geringe Mengen ätherischen Öles entsteht. In diesem Falle ist unter Verdoppelung der angegebenen Mengen zunächst in einen 100-ml-Meßkolben zu destillieren. Das Destillat wird bei 20,0° bis zur Marke aufgefüllt. Anschließend wird es in einem gut verschlossenen Kolben nach Zusatz von 10,0 g Talk geschüttelt. Mit dem Filtrat wird das 50-ml-Pyknometer bei 20,0° bis zur Marke gefüllt und weiter, wie vorstehend angegeben, verfahren. Bei der Berechnung ist von der halben Menge auszugehen.

DAB 7 – BRD. 20,00 ml Substanz werden, falls nicht anders angegeben ist, in einem 150-ml-Fraktionierkolben mit 30,0 ml W. verdünnt. Nach Zusatz einiger Siedesteinchen werden langsam 40 bis 45 ml in ein Pyknometer von 50 ml Inhalt destilliert. Nach dem Abfüllen mit W. wird die Dichte der Flüssigkeit bestimmt. Aus der Anlage II[1] ist der der Dichte entsprechende Äthanolgehalt in Volumprozent zu entnehmen. Dieser Wert ergibt bei Verwendung von 20,00 ml Substanz nach Multiplikation mit 2,5 den Äthanolgehalt der untersuchten Substanz in Volumprozent.

Nach Ross.9 wird der Alkoholgehalt pharmazeutischer Präparate entweder durch Dichtebestimmung einer genau vorgeschriebenen Menge Destillats ermittelt oder durch direkte Siedepunktbestimmung der betreffenden Tinktur bestimmt. Dieser Methode liegt die Tatsache zugrunde, daß die Siedetemperatur einer Tinktur sehr wenig verschieden ist von der einer entsprechenden Alkohol-Wasser-Mischung. Zur Siedepunktbestimmung ist eine besondere Apparatur vorgeschrieben (statische Methode). Aus einer Tabelle können die zu den Siedepunkten gehörenden Werte abgelesen werden.

5. *Refraktometrische Bestimmung des Alkoholgehaltes*. In den „Official Methods of Analysis of the Association of Official Agricultural Chemists", 9. Aufl., 1960, wird der Bre-

---

[1] Siehe Tabelle S. 89.

chungsindex des wie bei Bestimmung des Alkoholgehaltes durch Dichtebestimmung erhaltenen Destillates in einem Zeiss-Eintauchrefraktometer bestimmt. Aus Tabelle 43.022 des oben angeführten Werkes lassen sich die zu den ermittelten Brechungsindizes gehörenden Alkoholgehalte ablesen.

Die nach BECKEL durchzuführende refraktometrische Bestimmung des Alkoholgehaltes ist zeitraubend. Vor allem schließt sie eine Dichtebestimmung ein, die allein schon zur Ermittlung des Alkoholgehalts ausreicht.

6. Photometrische Bestimmung des Alkoholgehaltes. Eine photometrische Methode zur Bestimmung von Äthanol in wäßrigen Lösungen mit dem Perjododerivat von Methylenblau als Reagens entwickelte J. DE OLIVEIRA MEDITSCH[1]. Das Reagens wird nach J. A. GAUTIER[2] wie folgt dargestellt: Zu 500 ml 0,1 %iger wss. Methylenblau-Lsg. (zinkfrei) gibt man 100 ml 0,05 m Jod-Lsg., läßt 48 Std. im Dunkeln stehen, filtriert, wäscht den Nd. mit verd. Kaliumjodid-Lsg. und dann mit Wasser und trocknet schließlich im Vakuum über Schwefelsäure. — Die Bestimmung erfolgt in einer mit Glasstopfen versehenen Flasche, die 20 mg Reagens enthält. Es werden 10 ml Probe in die Flasche pipettiert. Unter gelegentlichem Schütteln läßt man 1 Std. stehen. Dann wird die Lsg. durch einen Glasfiltertiegel gegeben und die Absorption des Filtrats bei 622,5 nm gegen Wasser gemessen. Im Konzentrationsbereich 5 bis 25% (v/v) Äthanol ist das LAMBERT-BEERsche Gesetz erfüllt. Bei einem Gehalt von 5% Äthanol beträgt die relative Standardabweichung 1,78%.

XI. Bestimmung des Chloroformgehaltes

Nach dieser Methode kann der Gehalt an Chloroform in Mischungen mit Alkohol oder mit Alkohol und Wasser bestimmt werden. Die erforderliche Apparatur (s. Abb. 54) besteht aus einem 100-ml-Kölbchen A, einem Dephlegmator B, einem Vorstoß C, einem Reagensglas D von 30 ml Inhalt, das in 0,1 ml graduiert ist, und einem Wassermantel E für das graduierte Reagensglas. Der Dephlegmator besteht aus einem Glasrohr mit 25 mm innerem Durchmesser und 27,5 cm Länge, das an einem Ende mit einem 10 cm langen Glasrohr mit 6 mm innerem Durchmesser verschmolzen, dessen Ende in einem Winkel von 45° abgeschnitten ist. 25 mm oberhalb der Ansatzstelle sind in dem weiteren Teil des Rohres vier Einstülpungen angebracht, die bis fast in die Mitte des Rohres hineinreichen. An den weiteren Teil des Rohres ist 87 mm unter dem oberen Ende ein Seitenrohr von 12 mm innerem Durchmesser angeschmolzen, das in einer Krümmung nach oben gebogen ist, so daß der Abstand zwischen den beiden Rohren 50 mm beträgt. Das Ende des Seitenrohres ragt 50 mm über das Ende des weiteren Rohres hinaus. Ungefähr in der Mitte ist an das Seitenrohr ein Abflußrohr mit einem inneren Durchmesser von 6 mm und einer Länge von 22,5 cm im Winkel von 120° angeschmolzen.

Das obere Ende des Hauptrohres wird mit einem oberflächlich angekohlten, durchbohrten Korkstopfen verschlossen, durch dessen Bohrung ein als Rückflußkühler dienendes Reagensglas F von 12 mm lichter Weite und 25 cm Länge eingeführt ist. Es ragt bis ca. 12 mm unterhalb des Ansatzes des Seitenrohres in das Hauptrohr hinein und ist halb mit Alkohol gefüllt. In das Hauptrohr werden über den Einstülpungen etwas

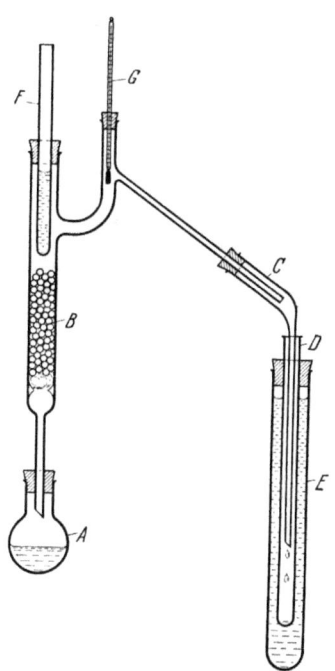

Abb. 54. Apparatur zur Bestimmung des Chloroformgehaltes nach NF XI.

---
[1] Chemist-Analyst *53*, 102–103 (1964). Escola Engenharia, Univ. Rio Grande do Sul, Porto Alegre, R.G.S. (Brasilien).
[2] Bull. Soc. chim. Fr. *1948*, S. 836; Ann. pharm. franç. *6*, 171 (1948).

Glaswolle und darauf bis ca. 12 cm Höhe Glasperlen eingefüllt. Das offene Ende des Seitenrohres wird mit einem leicht angekohlten Korkstopfen mit Thermometer bis 100° (*G*) verschlossen. Das Abflußrohr ist durch einen ebensolchen Korkstopfen mit dem Vorstoß verbunden, der senkrecht abgewinkelt ist und zu etwa zwei Drittel in das graduierte Reagensglas hineinragt. Dieses sitzt mittels eines durchbohrten Stopfens in einem Reagensglas von 37 mm lichter Weite und 30 cm Länge, das während der Destillation mit einer Mischung aus fein zerkleinertem Eis und Wasser gefüllt ist.

In den Kolben gibt man 50 ml Wasser und versetzt mit der zu prüfenden Flüssigkeit, indem der Auslauf der Pipette unter die Wasseroberfläche gebracht wird. Der Kolben wird mit einem nach dem Durchbohren leicht angekohlten Korkstopfen mit dem Dephlegmator verbunden. In das graduierte Reagensglas gibt man 5 ml Wasser, und verbindet den Dephlegmator mit dem Vorstoß, so daß dessen Ende sich etwa 25 mm über dem Wasser befindet. Wenn nötig, wird das graduierte Reagensglas während der Destillation tiefer gesetzt, um das Ende des Vorstoßes über der Wasseroberfläche zu halten.

Die Flüssigkeit im Kolben wird bis zum schwachen Sieden erwärmt und so lange weiter erhitzt, bis kein Chloroform mehr in der Vorlage durch das Wasser nach unten sinkt und die Wandungen des Dephlegmators und des Vorstoßes frei von Flüssigkeitströpfchen sind. Die Temperatur am Thermometer darf während der Destillation nicht über 78° ansteigen. Wenn das Chloroform vollständig überdestilliert ist, wird die Vorlage bis zur 30-ml-Marke mit Wasser aufgefüllt und kräftig geschüttelt, um etwa mit übergegangenen Alkohol zu lösen. Durch kräftiges Herunterschlagen des Rohres werden alle Chloroformtröpfchen im unteren Teil versammelt. Das Rohr wird in ein Wasserbad von 25° eingesetzt und nach Einstellen der Temperatur die Chloroformmenge abgelesen.

XII. Bestimmung des Verbrennungsrückstandes

Als Verbrennungsrückstand wird allgemein die Menge des nichtflüchtigen Rückstandes bezeichnet, die beim Glühen oder Verbrennen eines anorganischen oder organischen Stoffes oder einer Droge verbleibt. Er besteht bei der Verbrennung organischer Substanzen meist aus Metalloxiden oder Metallsalzen, die mitunter bei höheren Temperaturen zersetzlich oder flüchtig sind. Die Arzneibücher schreiben deshalb entweder die Bestimmung des Verbrennungsrückstandes bei eben zur Oxydation der Kohle ausreichender Temperatur (dunkle Rotglut) vor oder sie lassen anstelle des einfachen Verbrennungsrückstandes die Sulfatasche bestimmen. Durch Überführen der eventuell flüchtigen Metallsalze in die nichtflüchtigen Sulfate ist die Abhängigkeit von der Glühtemperatur weniger groß, obgleich auch hier durch Pyrosulfatbildung Fehler auftreten können.

Verbrennungsrückstand (Asche) organischer Stoffe (ÖAB 9): Die Substanz wird in einen Porzellantiegel eingewogen und zunächst vorsichtig verascht, wobei man, um der Luft genügend Zutritt zu ermöglichen, den Brenner zeitweilig entfernt. Die Asche wird auf dunkle Rotglut erhitzt, bis sie kohlefrei und gewichtskonstant ist. Falls es nicht gelingt, die Asche kohlefrei zu erhalten, wird sie mit etwa 2 ml Wasser aufgenommen. Hierauf dampft man auf dem Wasserbad ein und glüht den Rückstand neuerlich. Man läßt den Tiegel im Exsikkator erkalten und wägt.

Sulfatasche (DAB 6 – 3. Nachtr. BRD): Im allgemeinen wird zur Bestimmung der Sulfatasche jeweils etwa 1,0 g Substanz genau gewogen, mit Schwefelsäure befeuchtet und vorsichtig verascht. Diese Behandlung wird bis zum konstanten Gewicht des Rückstandes wiederholt und das Ergebnis in Prozent (g/g) angegeben.

Bestimmung des Aschegehaltes von Drogen s. S. 432.

XIII. Viskosimetrie

1. Viskosimetrische Messungen. Die Bezeichnungen „leicht beweglich", „dünnflüssig", „dickflüssig", „zähflüssig" beschreiben Merkmale von Flüssigkeiten, die auf deren Viskosität beruhen. Viskosität oder Zähigkeit ist ein Maß für die innere Reibung oder für den Widerstand gegen das Fließen. Die unterschiedliche Zähigkeit verschiedener Flüssigkeiten ist bedingt durch die Größe, die Form und den Aufbau der Moleküle und ihre Wechselbeziehungen untereinander innerhalb der betreffenden Flüssigkeit.

Flüssigkeiten wie Wasser, Alkohol, Glycerin, fette Öle bezeichnet man als idealviskose oder NEWTONsche Flüssigkeiten. Sie gehorchen der NEWTONschen Gleichung

$$K = \eta F \frac{v}{h},$$

worin K die notwendige Kraft ist, mit der zwei Flüssigkeitsschichten von der Fläche F im Abstand h mit der Geschwindigkeit v verschoben werden können. η stellt dabei den Proportionalitätsfaktor für die innere Reibung der Flüssigkeit oder die Viskosität dar.

MÜNZEL, BÜCHI und SCHULTZ veranschaulichen den Vorgang der sogenannten laminaren Strömung[1] durch Vergleich mit einem Stoß Kartenblätter, dessen oberste Karte mit dem Finger in der Längsrichtung verschoben werde. Die darunter liegenden Karten werden dabei gestaffelt mitverschoben bis zu einer Karte, die in ihrer ursprünglichen Lage verbleibt. Die Fläche einer Karte sei F (entsprechend einer Flüssigkeitsschicht F) und der Abstand der obersten Karte von der gerade noch ruhenden gleich h.

Der Proportionalitätsfaktor η ist eine von der Temperatur stark abhängige Stoffkonstante. Sie nimmt mit steigender Temperatur wegen Zunahme der Bewegungsenergie der Flüssigkeitsmoleküle ab und bei gleichbleibender Temperatur mit erhöhtem Druck zu. Die Druckabhängigkeit ist jedoch geringer. Nach dem CGS-System[2] hat η die Dimension

$$[\eta] = \left[\frac{\text{dyn} \cdot \text{sec}}{\text{cm}^2}\right] = \left[\frac{\text{g}}{\text{cm} \cdot \text{sec}}\right].$$

$1 \frac{\text{g}}{\text{cm} \cdot \text{sec}} = 1$ Poise (1 P) (nach dem französischen Arzt JEAN LOUIS POISEUILLE, 1799–1869).

Meist wird mit 1/100 dieses Wertes gerechnet:

$$1 \text{ P} = 100 \text{ cP (Zentipoise)}.$$

Reines Wasser von 20° hat die Viskosität $\eta_{20°} = 1$ cP.

Die Viskosität η wird auch dynamische Viskosität genannt. Sie läßt sich messen auf Grund des HAGEN-POISEUILLESchen Gesetzes (von G. HAGEN 1839 entdeckt), das die Strömung von Flüssigkeiten in Kapillaren behandelt. Es lautet:

$$\frac{V}{t} = \frac{P \pi r^4}{8 \eta l},$$

demnach

$$\eta = \frac{P \pi r^4 t}{8 l V},$$

wobei P der mittlere Flüssigkeitsdruck in der Meßkapillare und damit eine Funktion der mittleren Höhe h der Flüssigkeitssäule, deren Dichte ϱ und der Erdbeschleunigung g (981 cm · sec^{-2}) ist.

$$P = h \varrho g.$$

Somit ist

$$\eta = \varrho g \frac{\pi h r^4}{8 l v} t.$$

Die zur Messung der Viskosität verwendeten Kapillarviskosimeter (s. u.) haben eine vom Hersteller angegebene Gerätekonstante k:

$$k = g \frac{\pi h r^4}{8 l v}.$$

---

[1] Viskositäten können nur bei laminarer, langsamer Strömung gemessen werden, da bei turbulenter Strömung die Verhältnisse unübersichtlich sind.
[2] Physikalisches Maßsystem mit den Grundeinheiten cm, g, sec.

So vereinfacht sich die Gleichung nach

$$\eta = \varrho\, k\, t.$$

Der Faktor $k \cdot t$ ist die kinematische Viskosität ν, die in Stokes gemessen wird (G. G. Stokes, englischer Physiker und Mathematiker, 1819–1903).

$$1 \text{ St (Stokes)} = 100 \text{ cSt (Zentistokes)}.$$

Nach dem CGS-System hat ν die Dimension

$$[\nu] = \left[\frac{\text{cm}^2}{\text{sec}}\right].$$

Man erhält sie direkt aus der ermittelten Auslaufzeit und der Gerätekonstanten des Viskosimeters.

Zur Ermittlung von η, der dynamischen Viskosität, im Kapillarviskosimeter ist zusätzlich die Bestimmung der Dichte ϱ erforderlich.

Hat man ein Kapillarviskosimeter mit unbekannter Gerätekonstante, so ermittelt man die Durchflußzeit t eines bestimmten Volumens einer Flüssigkeit W mit bekannter Viskosität, wie z. B. des Wassers von 20° oder die eines Eichöles. Anschließend bestimmt man t_x der zu prüfenden Flüssigkeit. Deren Viskosität η_x ist dann

$$\eta_x = \eta_w \frac{\varrho_x t_x}{\varrho_w t_w}.$$

wobei bedeuten:

η_w = Viskosität der Eichflüssigkeit (bei Wasser von 20° = 1 cP);
ϱ_x = Dichte der Flüssigkeit x;
ϱ_w = Dichte der Eichflüssigkeit;
t_x = Ausflußzeit der Flüssigkeit x;
t_w = Ausflußzeit der Eichflüssigkeit.

Zahlreiche Kapillarviskosimeter wurden beschrieben. Doch sind sie fast alle Modifikationen des von Ostwald vorgeschlagenen Gerätes. Es besteht aus einem U-Rohr, dessen einer Schenkel S eine wenig oberhalb der Krümmung sitzende Kugel B trägt. Der andere Schenkel besteht aus einer Kapillare über der zwischen den Marken m_1 und m_2 eine Kugel A liegt. Man füllt zur Bestimmung der Viskosität die Flüssigkeit durch den Schenkel S in die Kugel B und saugt oder drückt sie durch die Kapillare in die Kugel A bis etwa 0,5 cm über die Marke m_1. Es wird nur so viel Flüssigkeit eingefüllt, daß der andere Meniskus jetzt höchstens an der unteren Öffnung von B steht. Nun läßt man die Flüssigkeit unter ihrem eigenen Gewicht zurücklaufen und bestimmt mit einer auf 1/5 Sek. genau gehenden Stoppuhr die Zeit, die der obere Meniskus zum Passieren der Marken m_1 und m_2 benötigt. Die Messung ist jeweils 5- bis 10mal zu wiederholen. Gerät und Flüssigkeit müssen durch Einhängen in ein Wasserbad während der Messung genau auf 20° gehalten werden (Abb. 55) (DAB 6 – 3. Nachtr. BRD).

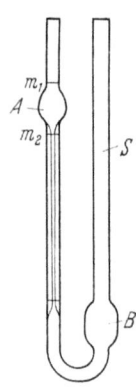

Abb. 55. Kapillarviskosimeter nach Ostwald.

Nach Ermittlung der Dichte der Flüssigkeit kann nach obiger Gleichung die Viskosität η errechnet werden.

Ein häufig verwendetes Kapillarviskosimeter ist das von Ubbelohde. Zum Gerät gehören verschiedene Kapillaren für Anwendungsbereiche von z. B. 1–10, 4–100, 40–1000 und über 400 cSt (Abb. 56).

Abb. 56 stellt eine Weiterentwicklung des Kapillarviskosimeters von Ostwald dar. Durch Anwendung des „hängenden Niveaus" sind viele Mängel der Einstellung, der Genauigkeit und der Bedienung gewöhnlicher Kapillarviskosimeter beseitigt. Am Schenkel 2 schließt sich an die pipettenartige Hohlkugel A mit den Marken m_1 und m_2 unten die Kapillare 4 an, die in ein Hohlgefäß C mündet. Das untere Ende der Kapillare 4 befindet sich auf dem Scheitelpunkt einer Kugelfläche, an der sich beim Gebrauch das hängende Kugelniveau ausbildet. Die Kapillare 4, der Übergang zur Kugelfläche und die Kugelfläche selbst sind für den Apparat charakteristisch. Sie werden nach dem KPG-Verfahren hergestellt, das eine stets reproduzierbare Genauigkeit der lichten Abmessung von ± 0,01 mm und weniger zu erzielen gestattet. Auf das Gefäß C folgt ein gebogenes Rohr g und weiterhin das untere Hohlgefäß B. Dieses steht durch ein weites Rohr 1, das Hohlgefäß C durch das Rohr 3 mit der Atmosphäre in Verbindung. Hat man durch das Rohr 1 das Gefäß B soweit mit Flüssigkeit gefüllt, daß deren Oberfläche zwischen den Marken x und y liegt, und saugt auf einem auf Rohr 2 aufgesetzten Schlauch, während man Rohr 3 durch Aufdrücken des Fingers dicht schließt, so füllen sich nacheinander das Gefäß C, die Kapillare 4 und die Hohlkugeln A und D, wie Abb. 56a zeigt. Öffnet man die Rohre 2 und 3, so tritt durch das Rohr 3 in das Gefäß C Luft, trennt sofort die Flüssigkeit in zwei Teile und bringt sie in die in Abb. 56 b dargestellte Lage. Auf diese Weise bildet sich am unteren Ende der Kapillare 4 an der Hohlkugelfläche das hängende Niveau aus. Gleichzeitig beginnt die Flüssigkeit aus dem Gefäß A durch die Kapillare abzufließen, sie füllt aber das Gefäß C nicht wieder aus, sondern fließt in dünner Schicht an der vertikalen Wand von C ab und vereinigt sich mit der Flüssigkeit in g und B.

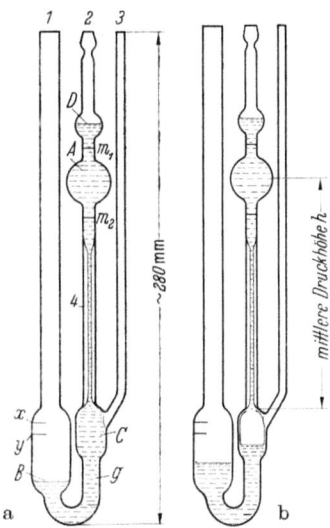

Abb. 56 a u. b. Kapillarviskosimeter nach UBBELOHDE mit hängendem Kugelniveau (Erklärung s. Text).

Für geringe Flüssigkeitsmengen, wie sie z. B. bei physiologischen Untersuchungen oft nur zur Verfügung stehen, wird das Druckkapillarviskosimeter nach W. R. HESS viel angewandt (Abb. 57).

Zwei Kapillaren a_1 und a_2 von verschiedenem Querschnitt und verschiedener Länge erweitern sich gleichmäßig zu den beiden graduierten Röhren b_1 und b_2, die ihrerseits durch das T-Stück c miteinander verbunden sind. Letzteres steht über den Dreiwegehahn d mit dem Gummiball e, der Druckflasche f sowie dem Quecksilbermanometer g und dem Wassermanometer h in Verbindung; i ist ein Thermometer zur Messung der Temperatur im Thermostatengefäß k. Es werden nicht Durchflußzeiten, sondern die in bestimmter Zeit durch die Kapillaren hindurchgeschickten Volumen ermittelt.

Man füllt die Kapillaren a_1 und a_2 bis zur gleichen Marke in den graduierten Röhren b_1 und b_2 je mit Wasser und mit Untersuchungsflüssigkeit. Dann läßt man durch Öffnen des Dreiwegehahnes den in der Druckflasche f erzeugten und an den Manometern ab-

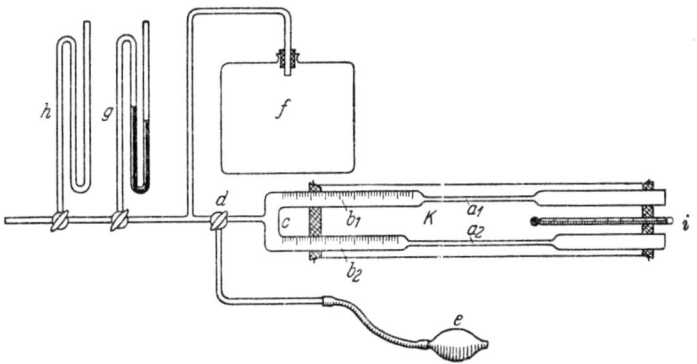

Abb. 57. Kapillarviskosimeter nach W. R. HESS (aus Handb. d. Lebensm.-Chem., Bd. II/1, Berlin: Springer 1933).

gelesenen Unterdruck auf beide Rohre einwirken. Man mißt die in einer bestimmten Zeit durch die Kapillaren hindurchgeflossenen Volumen. Unter Benutzung der vorher ermittelten Verhältnisse der Wasserwerte für beide Kapillaren berechnet man die Viskosität der Untersuchungslösung aus dem beim Hauptversuch durchgeflossenen Volumen nach folgender Beziehung:

$$\frac{\text{Durchflußvolumen Wasser}}{\text{Durchflußvolumen Flüssigkeit}} = \frac{\text{Zähigkeit der Flüssigkeit}}{\text{Zähigkeit des Wassers}}.$$

Als besondere Vorzüge des Apparates sind folgende zu nennen: Durch die horizontale Lage der Kapillaren wird der Einfluß der Dichte ausgeschaltet. Da Vergleichs- und Untersuchungsflüssigkeit gleichzeitig geprüft werden, werden die Temperaturfehler auf ein Minimum herabgesetzt. Die Einflüsse der Verschiebungselastizität werden, weil die Messung bei Druck erfolgt, praktisch unwirksam gemacht.

Die Viskosität von Mineralölen wird meist nach willkürlichen Skalen ausgedrückt, die von Land zu Land verschieden sind. Solche Skalen sind beispielsweise die nach ENGLER, die nach SAYBOLT und Skala Nr. I und Nr. II nach REDWOOD. Sie geben alle nur die mit den entsprechenden Geräten erzielten Zahlen an (z. B. Engler-Grade) und nicht die von den meisten Arzneibüchern geforderten Zentipoise. Hier sei nur das Engler-Viskosimeter beschrieben.

Der in Abb. 58 beschriebene Apparat hat genau festgesetzte Dimensionen. Zuerst wird das Auslaufgefäß a sehr sorgfältig mit Alkohol und Äther gereinigt. Dann verschließt man die Ausflußkapillare mit dem Holzstift c, füllt so viel destilliertes Wasser ein, daß alle drei an den Wänden angebrachten Spitzen bedeckt sind (Apparat horizontal stellen) und setzt den Deckel auf. Haben Wasserbad b und inneres Gefäß a eine Temperatur von 20° angenommen, so lüftet man den Verschlußstift, damit sich das Ausflußröhrchen mit Wasser füllt und am Röhrchen ein Tropfen entsteht, der das Metall gleichmäßig benetzen muß. Hierauf zieht man den Holzstift c hoch und bestimmt mit der Stoppuhr und dem untergestellten Meßkolben die Ausflußzeit von 200 ml Wasser. Man wiederholt den Versuch nach einer Reinigung des Gefäßes, bis mindestens 3 Messungen auf 0,6 Sek. übereinstimmen und sich kein Gang mehr zeigt. Die Viskosität des Öles wird bei 20, 50 und 100° bestimmt, um Viskositätskurven aufzustellen, deren flacher Verlauf für die Qualität von Schmierölen kennzeichnend ist.

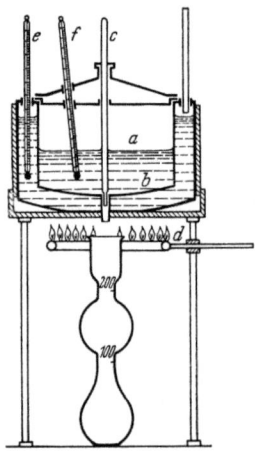

Das Öl wird durch ein 0,3-mm-Sieb gegossen, wenn nötig durch Schütteln mit Calciumchlorid und Filtrieren entwässert und in den völlig trockenen Apparat eingefüllt. Man verfährt wie vorher, benützt aber für Öl einen zweiten Holzstift, da der erste nicht ölig werden darf, und wärmt bei der Bestimmung bei 50 und 100° Wasserbad und Öl schon bis zur gewünschten Temperatur an, ehe man genau bis zu den Marken auffüllt. Das Wasserbad muß etwas höher erhitzt werden, damit das Öl die verlangte Temperatur auch erreicht. Bei 100° benutzt man einen Druckregler, der ein Erhitzen des Wasserbades unter geringem Überdruck auf 101° gestattet. Man kann auch mit kleineren Ausflußmengen arbeiten und die Engler-Grade aus den gefundenen Werten unter Benutzung empirischer Faktoren berechnen.

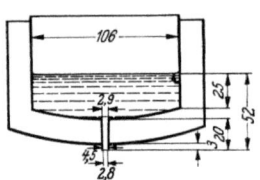

Abb. 58. Viskosimeter nach ENGLER (aus Handb. d. Lebensm.-Chem., Bd. II/1, Berlin: Springer 1933).

Zur Umrechnung der Engler-Grade in absolute Werte bedient man sich der Formel

$$\text{Viskosität in cP} = \left(4{,}072\, E - \frac{3{,}510}{E}\right) 0{,}01797\, d \;(d = \text{Dichte}).$$

Rascher als Kapillarviskosimeter arbeiten die sogenannten Kugelfallviskosimeter. Ihre Wirkungsweise beruht auf der STOKESschen Fallformel

$$W = 6\pi r \cdot \eta v,$$

worin W der Widerstand (g · cm · sec^{-2}) ist, den eine Flüssigkeit einer in ihr fallenden Kugel entgegensetzt, r den Kugelradius in cm und v die Fallgeschwindigkeit der Kugel bedeuten. Die die Kugel bewegende Kraft K (g · cm · sec^{-2}) ist

$$K = \frac{4}{3}\pi r^3 (\varrho_K - \varrho_{Fl}) g.$$

ϱ_K = Dichte der Kugel; $\quad \varrho_{Fl}$ = Dichte der Flüssigkeit; $\quad g$ = Erdbeschleunigung.

Viskosimetrie

Im Beharrungszustand ist $W = K$ und somit

$$6\pi r \cdot \eta v = \frac{4}{3}\pi r^3 (\varrho_K - \varrho_{Fl}) g$$

und

$$\eta = \frac{2 r^2 (\varrho_K - \varrho_{Fl}) g}{9 v}.$$

Nimmt man für $v = s/t$, so ist der Faktor $\dfrac{2 r^2 g}{9 s}$ eine Gerätekonstante k und

$$\eta = k (\varrho_K - \varrho_{Fl}) t.$$

Dies gilt vor allem für das Kugelfallviskosimeter nach HÖPPLER (Abb. 59). Die Schrägstellung des Rohres dient der gleichmäßigen Führung der Kugel. Dadurch weicht die Gesetzmäßigkeit des Geräts etwas in noch nicht völlig geklärter Weise vom STOKESschen Fallgesetz ab. Es muß daher für jede der benutzten Kugeln eine sogenannte Kugelkonstante empirisch ermittelt werden. Dem Gerät wird vom Hersteller[1] eine genaue Gebrauchsanweisung beigegeben, die über die Bedienung und Behandlung des Viskosimeters sowie die Eichung der Kugeln ausführlich Auskunft gibt.

Die dynamische Viskosität η wird aus der gemessenen Fallzeit t der Kugel zwischen zwei Ringmarken im Fallrohr, der Dichte der Flüssigkeit ϱ_{Fl} bei der Meßtemperatur sowie der der Kugel und der empirisch ermittelten Kugelkonstanten k nach obiger Gleichung errechnet.

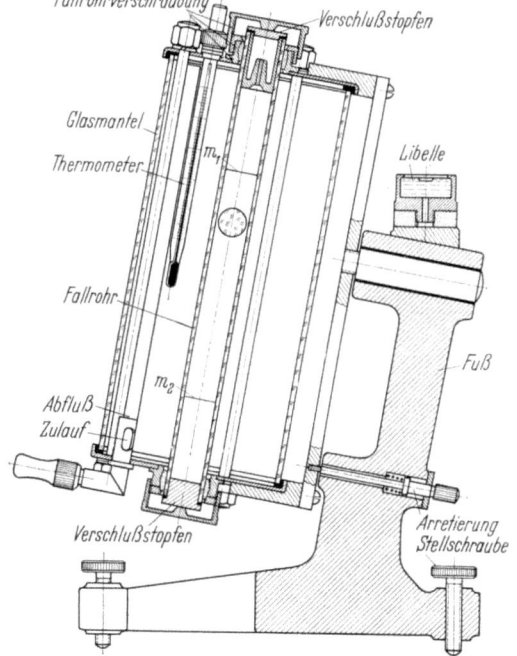
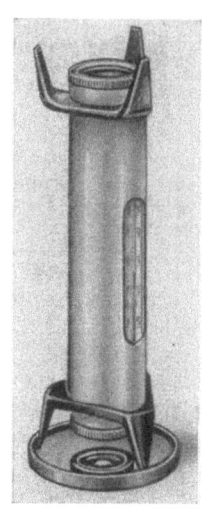

Abb. 59. Höppler-Viskosimeter, Präzisionsmodell.   Abb. 60. Viskosimeter nach Dr. TAUSZ (R. Jung AG, Heidelberg).

Ein sehr einfaches Viskosimeter ist das Kugelfallviskosimeter nach Dr. TAUSZ[2]. Das Gerät besteht aus einem Metallrohr, das mit der zu messenden Flüssigkeit gefüllt und beiderseits mit durchsichtigen Scheiben abgeschlossen wird (s. Abb. 60). In dem Rohr befindet sich eine Metallkugel, deren Fallzeit in direkter Beziehung zur Viskosität steht.

---

[1] Hersteller: Gebr. Haake KG, Düsseldorf, Merowingerstr. 72.
[2] Hersteller: R. Jung, Fabrik für Präzisionsapparate. Aktiengesellschaft, Heidelberg.

Zur Ausführung einer Messung entfernt man die Verschlußkappe, füllt das Rohr nahezu voll, legt die Kugel ein, füllt vollständig auf und verschließt den Apparat. Das Gerät läßt sich mit Hilfe des angebrachten Thermometers auf Temperaturen zwischen 15 und 30° einstellen, entweder durch Eintauchen in ein temperiertes Wasserbad oder einfach durch die Handwärme. Sobald sich die Kugel an dem einen Ende des Fallrohres befindet, wird das Gerät umgedreht, auf den Beobachtungsspiegel gestellt und gleichzeitig mit dem Sekundenzeiger einer Taschenuhr oder mit Hilfe einer Stoppuhr die Fallzeit der Kugel gemessen. Das Ende der Fallzeit läßt sich mit Hilfe des Beobachtungsspiegels und durch Einschaltung von zwei halbkreisförmig ausgestanzten Metallscheiben an den Verschlußgläsern auch bei dunkel gefärbten Substanzen leicht bestimmen. Aus einer einfachen Umrechnungsformel erhält man die dynamische Viskosität in Zentipoise.

$$\eta = \text{Fallzeit} \cdot (7{,}85 - \text{Dichte}) \cdot 0{,}1439.$$

Durch Division der Zentipoiseeinheiten durch die Dichte erhält man die kinematische Viskosität in Zentistokes. Mit Hilfe von Tabellen ist es möglich, auf die in der Mineralölindustrie üblichen Engler-Grade umzurechnen. Beträgt die Dichte 0,900, dann ist die Fallzeit in Sekunden gleich der Viskosität in Zentipoise. Diese Beziehung gilt auch praktisch noch für Stoffe mit den Dichten zwischen 0,800 und 1,000.

Für wissenschaftliche Untersuchungen oder Messungen bei konstanter höherer oder tiefer Temperatur ist jedoch ein Präzisionsviskosimeter unentbehrlich.

2. Angaben der Pharmakopöen. Die Bestimmung der Viskosität lassen alle neuen Arzneibücher durchführen, wobei die USP XVII und DAB 7 – BRD es dem Untersucher überlassen, welchen Apparat er benutzen will. Dagegen schreibt BP 63 zur Viskositätsbestimmung bei Dextran Injection und Liquid Paraffin ein dem OSTWALDschen ähnliches Kapillarviskosimeter, für Methylcellulose ein Kapillarviskosimeter mit hängendem Kugelniveau, und zur Bestimmung der Viskosität von Pyroxylin (Collodium) ein einfaches Kugelfallviskosimeter vor.

Ein sehr einfaches Gerät gibt Dan. IX an, mit dem die Viskositäten von Flüssigkeiten bei Temperaturen von 19,9 bis 20,1° bestimmt werden (Abb. 61). Vor der Benutzung wird die Kapillare mit Hilfe von Äther, durch eintägiges Stehenlassen mit Chromschwefelsäure, mit Wasser sowie schließlich mit absolutem Alkohol gereinigt. Dann wird ein Luftstrom hindurchgeblasen, um die Kapillare zu trocknen. Die Flüssigkeit, deren Viskosität bestimmt werden soll, befindet sich in einem Glas, das mindestens 20 Min. lang bei der vorgeschriebenen Temperatur im Wasserbad temperiert wird. Die Kapillare wird dann ein paarmal mit der Flüssigkeit geleert und wieder gefüllt und danach der Korken so verschoben, daß die Flüssigkeitsoberfläche, nachdem die Kapillare mit der Flüssigkeit gefüllt worden ist, auf die Marke c sinkt. Dann wird die Kapillare mit Flüssigkeit gefüllt und auf 1/10 Sek. genau die Zeit bestimmt, die gebraucht wird, bis die Flüssigkeitsoberfläche von der Marke a bis auf die Marke b sinkt. Nach der Bestimmung soll der Meniskus wiederum bis zur Marke c sinken.

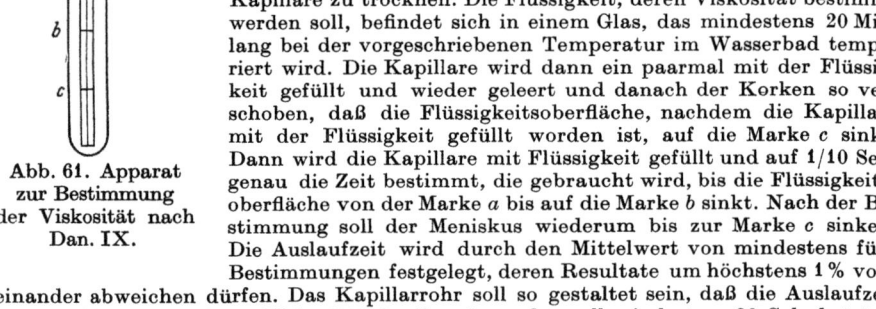

Abb. 61. Apparat zur Bestimmung der Viskosität nach Dan. IX.

Die Auslaufzeit wird durch den Mittelwert von mindestens fünf Bestimmungen festgelegt, deren Resultate um höchstens 1% voneinander abweichen dürfen. Das Kapillarrohr soll so gestaltet sein, daß die Auslaufzeit für die Flüssigkeit, deren Viskosität bestimmt werden soll mindestens 20 Sek. beträgt. Aus der Auslaufzeit wird die kinematische Viskosität v errechnet nach der Formel

$$v = kt \text{ cSt},$$

wobei t die Auslaufzeit in Sekunden und k eine für die Kapillare geltende Konstante ist, die folgendermaßen mit Hilfe einer frisch hergestellten Rohrzuckerlösung bestimmt wird: 13,00 g Rohrzucker, der vor der Anwendung bis zur Gewichtskonstanz im Exsikkator über konz. Schwefelsäure getrocknet worden ist, werden in einem 25-ml-Kolben mit Glasstopfen in 7,00 g Wasser unter Umschütteln bei gewöhnlicher Temperatur gelöst. Die Auslaufzeit t der Rohrzuckerlösung wird wie oben angegeben bestimmt. Die Konstante k ergibt sich dann nach der Gleichung

$$k = \frac{116}{t}.$$

Ross.9 beschreibt sowohl ein OSTWALDsches Kapillarviskosimeter als auch ein sehr einfaches Kugelfallviskosimeter.

Die zu messende Flüssigkeit bringt man in ein einseitig geschlossenes Rohr mit einer lichten Weite von $2 \pm 0,05$ cm und einer Länge von 30 cm ein. Das Rohr trägt 5 horizontale Marken im Abstand von je 5 cm. Das gefüllte Rohr setzt man in ein mit Thermometer und Rührer versehenes Wasserbad ein. In der Bohrung des Stopfens auf dem Rohr befindet sich ein 3 mm weites Glasrohr, das in die Meßflüssigkeit 3 cm tief eintaucht und über dem Flüssigkeitsspiegel eine seitliche Öffnung hat. Durch dieses Röhrchen läßt man eine Stahlkugel von 0,15 cm Durchmesser einfallen und bestimmt die Fallzeit für den Durchgang von der 2. bis zur 5. Marke. Die Methode kann für Viskositäten von 8 bis 1000 Poise bei genügend durchsichtigen Flüssigkeiten verwendet werden.

Als Vergleichsflüssigkeit dient Ricinusöl mit $\eta_0 = 9{,}86$ P bei $20°$.

Die Viskosität der zu prüfenden Flüssigkeit ist dann

$$\eta = \frac{(d_1 - d)\,t}{(d_1 - d_0)\,t_0} \cdot \eta_0,$$

wobei

d_1 die Dichte der Kugel,
d die Dichte der Flüssigkeit,
d_0 die Dichte des Ricinusöls,
t die Fallzeit im Hauptversuch,
t_0 die Fallzeit im Versuch mit Ricinusöl und
η_0 die Viskosität des Ricinusöls

bedeuten.

Schließlich beschreibt Ross.9 noch die Methode nach ENGLER (s. S. 100).

3. Spezielle Konsistenzprüfungen. Rheologie, Penetrometrie. Während das Fließverhalten der idealviskosen oder NEWTONschen Flüssigkeiten unabhängig vom Quotienten $K/F = \tau$ oder der sog. Schubspannung sowie vom Geschwindigkeitsgefälle $D = v/h$ ist, zeigen strukturviskose Flüssigkeiten, wie Pflanzenschleime, Gele, Pasten u.a., ein völlig anderes Fließverhalten. Um ihre Qualität zu charakterisieren, genügt es nicht, die Viskosität in einem der oben beschriebenen Geräte zu bestimmen. Es müssen vielmehr sog. Fließkurven (Rheogramme) aufgenommen werden. Man erhält sie durch Messung der Viskosität η bei wechselnden Quotienten τ. Trägt man D in die Ordinate und τ in die Abszisse eines Koordinatensystems ein, so erhält man bei idealviskosen Flüssigkeiten eine durch den Nullpunkt gehende Gerade, deren $\cot \alpha = \eta$ ist. Strukturviskose Flüssigkeiten ergeben Kurven. Zieht man von den verschiedenen Meßpunkten Gerade durch den Nullpunkt, so ergeben sich unterschiedliche Neigungswinkel und damit verschiedene Werte für η.

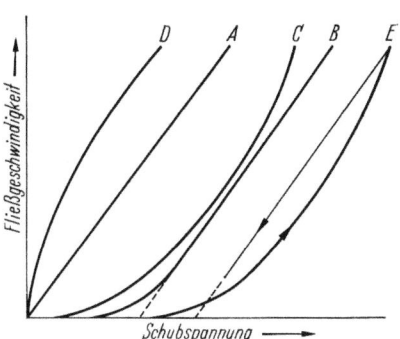

Abb. 62. Fließkurven verschiedener Flüssigkeiten.

Die Form der Kurve, die Reproduzierbarkeit oder Nichtreproduzierbarkeit der Meßpunkte in Abhängigkeit von der Zeit, geben Auskunft über das Fließverhalten einer Flüssigkeit. Abb. 62 zeigt Fließkurven verschiedener Flüssigkeiten.

Kurve A: Idealviskose Flüssigkeit.

Kurve B: Plastischer oder BINGHAMscher Körper. Solche Körper fließen unter normalen Bedingungen nicht. Ihre innere Struktur hält sie zusammen (weiche Pasten, Mayonnaisen u.a.). Erst bei einer bestimmten Schubspannung τ beginnt das sog. quasiplastische Fließen (gekrümmter Teil der Kurve). Bei weiterer Steigerung der Schubspannung geht dieses in das plastische Fließen über, das sich nicht von dem idealviskoser Flüssigkeiten unterscheidet.

Kurve C: Pseudoplastische Substanz. Die Viskosität solcher Flüssigkeiten ist um so kleiner, je stärker sie geschert werden. Das gilt z.B. für Pflanzenschleime.

Kurve D: Dilatanter Körper. Hier nimmt die Viskosität mit steigender Schubspannung zu. Man findet dieses Verhalten bei Pasten mit sehr hohem Pulveranteil (z.B. fester

Kuchenteig, Pillenmassen). In Ruhe fließen diese Körper auf ebener Unterlage auseinander, während sie sich beim Durchkneten verfestigen.

Für die Kurven A bis D ist es gleichgültig, in welcher Reihenfolge die Meßpunkte ermittelt werden.

Kurve E: Thixotroper Körper. Solche Stoffe besitzen eine innere Struktur, die durch Scherkräfte ganz oder teilweise zerstört wird. Dabei sinkt die Viskosität. In Ruhe gelassen, bildet sich die Struktur wieder aus; die Viskosität steigt wieder. Wird die Fließkurve einer solchen Substanz „rückläufig" gemessen, so läßt sie sich nicht mit der in der ursprünglichen Reihenfolge aufgenommenen zur Deckung bringen (Hysteresisschleife). Suspensionen, Emulsionen, Gele (vor allem anorganische) können thixotrop sein.

Bei pharmazeutischen Präparaten lassen sich die Meßergebnisse oft nur schwer auswerten, da die aufgeführten Phänomene nebeneinander vorliegen können.

Zur Bestimmung des Fließverhaltens pharmazeutischer Präparate ist der Meßbereich der Viscowaage nach HEINZ meist ausreichend (Abb. 63)[1]. Sie umfaßt einen Meßbereich von 0,01 bis 100 Millionen Zentipoise, so daß Gase, Flüssigkeiten und halbfeste, ja sogar scheinbar feste Stoffe (Pech) genau gemessen werden können. Die Messungen lassen sich im Temperaturbereich von -60 bis $150°$, bei der Sonderausführung bis $300°$, durchführen.

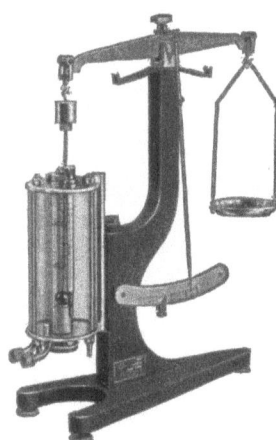

Abb. 63. Viscowaage nach HEINZ (Gebr. Haake KG, Düsseldorf).

Ausführung der Messung: Eine Metallkugel, die an einem dünnen Stab hängt, wird exzentrisch durch ein kalibriertes Glasrohr gezogen. Die Meßsubstanz durchströmt dabei laminar den Spalt zwischen Kugel und Rohr. Die Zugkraft wird von Gewichten in einer Waagschale geliefert und greift über einen im indifferenten Gleichgewicht befindlichen, auf zwei Schneiden gelagerten, doppelarmigen Waagebalken an dem Kugelstab an. Die Kugelbewegung wird durch einen Zeiger, der vor einer Skala läuft, angezeigt. Jeder Kugel ist ein Skalenwert zugeordnet, auf den die Stellmarke zu rücken ist. Dadurch wird der Kugel ein bestimmter Weg s vorgeschrieben (12 bis 40 mm). Mit der Stoppuhr wird die Meßzeit t bestimmt. Der Quotient s/t ergibt die Kugelgeschwindigkeit, die mit einem Geschwindigkeitsfaktor multipliziert, die mittlere Fließgeschwindigkeit wiedergibt. Der Auftrieb, den der Kugelstab durch den Meßstoff erfährt, wird durch vorheriges Austarieren kompensiert. Die Temperierung des Instruments erfolgt durch Anschluß an einen Thermostaten. Die Berechnung der Viskosität in Zentipoise aus der Meßzeit erfolgt gemäß der Formel

$$\eta = FGt,$$

wobei F den Kugelfaktor und G das benützte Auflagegewicht bedeuten. Besondere Vorteile des Gerätes sind:

Die Dichte der Meßsubstanz braucht nicht bekannt zu sein. Auch undurchsichtige und trübe Stoffe sind bequem und genau meßbar, da die Kugelbewegung außerhalb des Meßrohres durch einen Zeiger angezeigt wird. Die Aufnahme von Temperaturkurven geht sehr schnell, da ein Kugelwechsel nicht erforderlich ist. Die Änderung der Auflagegewichte läßt Messungen in verschiedenen Viskositätsbereichen zu.

Penetrometrie. Zur Konsistenzprüfung an Vaselinen, Schmierfetten, Salbengrundlagen, Wachsen und Hartparaffinen wird häufig das Penetrometer (s. Abb. 64) benutzt. Dieses Gerät ist für die USP XVII obligatorisch und muß den Anforderungen der A.S.T.M. (American Society for Testing Materials) entsprechen. (Bezugsquellen: E. SCHILTKNECHT, In-

---

[1] Hersteller: Gebr. Haake KG, Düsseldorf, Merowingerstr. 72.

genieur S.I.A., Zürich, und A. Dargatz, Zentrum für Laborausrüstung, Hamburg 28, Billhorner Brückenstr. 40.)

Unter Penetration versteht man die Konsistenz eines Schmierfettes oder ähnlichen Stoffes, ausgedrückt durch die Tiefe in Zehntelmillimeter, um die ein genormter Konus unter bestimmten Prüfbedingungen (Eindringgewicht, Eindringzeit, Temperatur der Probe, Vorbereitung der Probe) freifallend und senkrecht in eine Probe eindringt. Es können Penetrationen bis 400, der praktischen Meßgröße des Konus, bestimmt werden. Die Prüfungen sind durchzuführen bei einer Temperatur des Meßgutes von 25 $\pm$ 0,5° unter Verwendung eines Eindringgewichts von 150 g und unter Einhaltung von 5 Sek. Eindringzeit.

Nach USP XVII wird die Penetration von weißer Vaseline wie folgt bestimmt.

Man schmilzt weiße Vaseline bei 82 $\pm$ 2,5° und füllt in einen oder mehrere Behälter bis 6 mm unterhalb des Randes ein, und läßt mindestens 16 Std. lang zugfrei bei 25 $\pm$ 2,5° stehen. Zwei Stunden vor dem Versuch werden die Behälter in ein Wasserbad von 25 $\pm$ 0,5° gestellt. Liegt die Raumtemperatur unter 23,5° oder über 26,5°, so muß der Konus ebenfalls in das Wasserbad gebracht werden.

Ohne die Oberfläche der Probe zu zerstören, wird ein Behälter auf die Penetrometergrundplatte gestellt und der Konus so weit gesenkt, daß seine Spitze die Probenoberfläche eben berührt. Die Entfernung der Spitze vom Rand des Behälters soll 25 bis 38 mm betragen. Nun stellt man die Nullmarke des Zeigers ein und löst rasch die Halterung für genau 5 Sek. Man

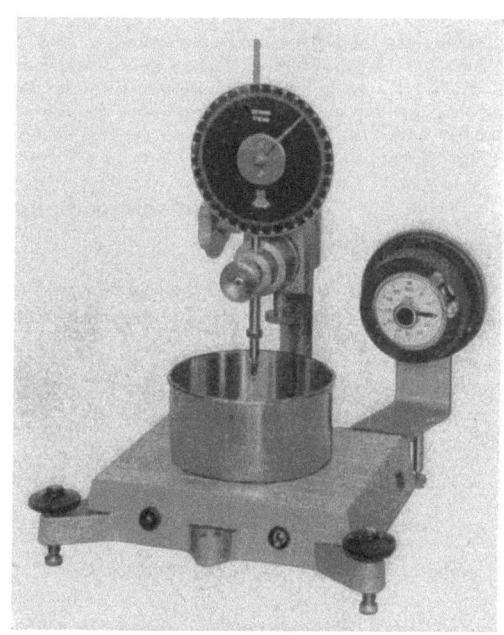

Abb. 64. Penetrometer mit automatischer Stoppvorrichtung (Sommer & Runge KG, Berlin 41).

arretiert und liest die Eindringtiefe von der Skala ab. Der Versuch wird dreimal oder öfter wiederholt, ohne daß sich die Versuchsflächen dabei überlappen. Ist die Eindringtiefe größer als 20 mm, so muß für jeden Versuch ein neuer Probenbehälter genommen werden. Die Werte sind auf 0,1 mm genau abzulesen. Nun berechnet man das Mittel aus den Versuchen und erhöht die Versuchszahl auf 10, falls die Einzelwerte mehr als $\pm$ 3% vom Mittel abweichen. Das endgültige Mittel muß für weiße Vaseline zwischen 10,0 und 27,5 mm liegen, was einem Konsistenzwert von 100 bis 275 entspricht.

C. Optische Bestimmungsmethoden

Von den Wechselwirkungen zwischen den elektromagnetischen Wellen des Lichtes und den Molekeln chemischer Verbindungen lassen sich verschiedene Effekte zu Identitäts-, Reinheits- und Gehaltsbestimmungen verwenden.

Zur Untersuchung von Arzneimitteln werden bisher die folgenden Meßmethoden herangezogen:

Optische Eigenschaft der Molekel	Zugehörige Meßmethode
Lichtemission	Spektroskopie
	(Emissions-Spektralanalyse)
Lichtabsorption	
im sichtbaren und ultravioletten Bereich	Spektrophotometrie
im sichtbaren Bereich	Photometrie und Kolorimetrie
im infraroten Bereich	IR-Spektrophotometrie
Fluoreszenz	Spektrofluorimetrie und Fluorimetrie
(Photolumineszenz)	(Lumineszenzanalyse)
Lichtstreuung	Nephelometrie
Lichtbrechung	Refraktometrie
Optische Aktivität	Polarimetrie

Die optischen Bestimmungsmethoden sind, abgesehen von der Polarimetrie, ausgesprochene Mikromethoden. Neben dem Vorteil des geringen Substanzverbrauches und der Möglichkeit, die eingesetzte Substanz nach der Messung in den meisten Fällen unverändert zurückgewinnen zu können, lassen sich die optischen Verfahren im allgemeinen wesentlich rascher und einfacher durchführen als die klassischen Analysenmethoden. Allerdings sind entsprechende apparative Einrichtungen erforderlich.

I. Emissions-Spektralanalyse

Spektroskopie

1. Grundlagen. Beim Durchgang von weißem Licht durch ein Prisma tritt Zerlegung des Lichtes in ein farbiges Band (Spektrum) ein. Das *Spektrum* entsteht durch die unterschiedliche Ablenkung der einzelnen, im weißen Licht vorhandenen Spektralfarben. Der Brechungsindex ändert sich mit der Wellenlänge; violettes Licht wird stärker abgelenkt als rotes (Abb. 65).

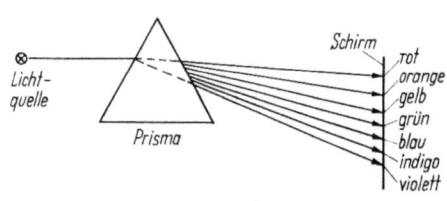

Abb. 65. Spektrale Zerlegung des Lichtes.

Die einzelnen *Spektralfarben* werden durch die Angabe der Wellenlänge definiert. Das Gebiet des sichtbaren Spektrums umfaßt die Wellenlängen von 400 mµ bis etwa 780 mµ, wobei etwa 400 mµ dem violetten und etwa 780 mµ dem roten Ende des Spektrums entsprechen.

Sichtbarer Bereich der elektromagnetischen Strahlung

Wellenlänge	IR	780	650	550	500	450	425	400	UV
Spektralfarbe		Rot	Gelbrot	Gelb	Grün	Blau	Indigo	Violett	
(Komplementärfarbe)		(Grün)	(Blau)	(Violett)	(Rot)	(Gelbrot)	(Orange)	(Gelb)	

Die jenseits dieser beiden Grenzen liegenden Gebiete bezeichnet man als Infrarot (Ultrarot) und als Ultraviolett (s. S. 109).

Arten der Spektren. In der Spektroskopie unterscheidet man *Emissions-* und *Absorptionsspektren*. Emissionsspektren entstehen durch Abgabe, Absorptionsspektren durch Aufnahme strahlender Energie (vgl. Absorptionsspektralanalyse, S. 108). Emissionsspektren können je nach Art des leuchtenden Stoffes kontinuierlich oder diskontinuierlich sein. Glühende feste und flüssige Substanzen senden ein kontinuierliches *Emissionsspektrum* aus, ein zusammenhängendes, alle in Frage kommenden Wellenlängen enthaltendes Farbband. Glühende Dämpfe und Gase, auch solche, die durch Elektrizitätsdurchgang in einem Glimmentladungsrohr zum Leuchten gebracht werden, senden entweder *Linien-* oder *Bandenspektren* aus. *Linienspektren*, die aus einzelnen, feinen Linien bestehen, entstehen, wenn die kleinsten Teile der leuchtenden Substanz Atome sind. *Bandenspektren*, die aus sehr dicht gehäuften, in einzelnen Gruppen (Banden) auftretenden Linien bestehen, werden von glühenden Substanzen ausgesandt, deren kleinste Teilchen Moleküle sind.

2. Anwendung. Die Linienspektren der Atome stellen ein einfaches und sicheres Mittel zur Erkennung der Elemente dar (Emissionsspektralanalyse, KIRCHHOFF und BUNSEN 1860).

Durch Messung der Intensität der ausgestrahlten Spektrallinien kann die Emissionsspektralanalyse auch zur quantitativen Bestimmung herangezogen werden.

Der qualitativ-spektroskopische Nachweis der Elemente beruht auf der genauen Kenntnis der Wellenlängen aller von den Elementen oder ihren Ionen ausgesandten Spektrallinien. Die Alkali- und Erdalkalimetalle sowie das Thallium werden schon bei der Temperatur des Bunsenbrenners zur Lichtemission angeregt (Flammenfärbungen, Flammenspektren). Mit einfachen Spektroskopen lassen sich diese Elemente durch ihre wenigen, charakteristischen Linien genau festlegen. Ihre quantitative Bestimmung kann mit einem Flammenphotometer durchgeführt werden. Mit Hilfe von Zerstäuberbrennern, die mit Wasserstoff oder Acetylen betrieben werden und an ein Spektralphotometer angeschlossen sind, können einige weitere Metalle und das Bor nachgewiesen und quantitativ bestimmt werden (s. Tabelle). Die meisten Elemente werden erst im elektrischen Lichtbogen, Gase in Geissler-Röhren zur Lichtemission angeregt. Die erhaltenen Spektren sind meist kompliziert zusammengesetzt und werden photographisch ausgewertet.

Zusammenstellung der wichtigsten Elemente, die in der Flamme angeregt werden können
(der Gebrauchsanweisung zum Flammenspektralphotometer der Fa. C. Zeiss, Oberkochen, 50-657/8/Flaz-d entnommen)

Element	Wellenlänge in mµ		
Ag	328,1	338,3	
Ba	553,6	744 (B)	873 (B)
B	452 (B)	548 (B)	345 (B)
Ca	422,7	554 (B)	622 (B)
Co	346,6 (G)	353,0	387,4
Cr	360,5	427,5 (B)	425,5
Cs	455,5	852,1	894,3
Cu	324,8	327,4	520 (B)
Fe	373,7 (G)	386,0 (G)	385,6 (G)
K	404,7 (D)	766,5 (D)	344,6 (D)
Li	670,8	460,3	323,3
Mg	285,2	371 (B)	383 (B)
Mn	403,3 (G)	543,3	279,5
Na	330,3 (D)	589,3 (D)	818,3 (D)
Ni	341,5 (G)	352,5 (G)	385,8 (G)
Pb	368,4	405,8	261,4 (D)
Rb	420,2 (D)	780,0	794,8
Sr	460,7	821 (B)	407,8
Tl	377,6	535,0	276,8

Für jedes Element sind die Wellenlängen der stärksten Linien und Banden aufgeführt.
(B) = Bande des Oxids;
(D) = Liniendublett, angegeben ist der Schwerpunkt des Linienpaares;
(G) = Liniengruppe in der Umgebung der angeführten Wellenlänge.

3. Handspektroskop. Für einfache spektroskopische Untersuchungen im sichtbaren Bereich, z. B. qualitative Analyse der Alkali- und Erdalkalimetalle, Prüfung von Chemikalien auf Identität und Reinheit, Untersuchung von Analysenmaterial und Mineralien, dienen

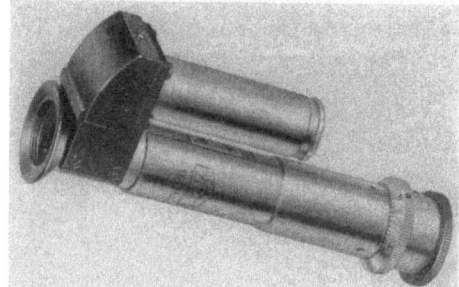

Abb. 66. Handspektroskop (C. Zeiss, Oberkochen).

Handspektroskope mit Geradsichtprisma und Wellenlängenunterteilung. Abb. 66 zeigt ein Handspektroskop der Fa. C. Zeiss, Oberkochen.

Das abgebildete Modell besteht aus dem eigentlichen Spektroskoprohr mit dem Vergleichsprisma, dem verstellbaren Spalt und dem Amici-Prismensatz, der die Geradsichtigkeit des Spektroskopes bewirkt, sowie dem danebenliegenden Skalenrohr. Abb. 67 zeigt einen schematischen Schnitt durch das Gerät.

Zur Einstellung der richtigen Spaltbreite und zur Scharfeinstellung des Spektroskopes richtet man dieses gegen den hellen Himmel. Dann wird durch Betätigung des Rändelringes die Spaltbreite, durch Ausziehen des Spaltrohres die Einstellung so lange verändert, bis das Sonnenspektrum scharf und von feinen dunklen Linien (FRAUNHOFERsche Linien) durchzogen erscheint. Danach wird das seitliche Skalenrohr so eingestellt, daß die nach Wellenlängen geeichte Skala gut lesbar unter dem Spektrum sichtbar ist. Zum direkten Vergleich zweier Spektren kann mit Hilfe eines Umlenkprismas von einer seitlichen Lichtquelle her ein zweites Spektrum unter dem ersten erzeugt werden. Es ist damit möglich, Vergleichsmessungen an zwei verschiedenen Lösungen oder Lichtquellen auszuführen.

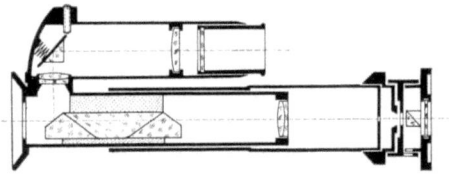

Abb. 67. Schematischer Schnitt durch das Handspektroskop.

4. Flammenphotometer. Die *Flammenphotometrie* dient zur schnellen und empfindlichen quantitativen Bestimmung der Alkalien und Erdalkalien nebeneinander, wobei die Trennung durch Wechsel eines Lichtfilters erfolgt. Prinzip des Flammenphotometers: In einem Zerstäuber wird die zu analysierende Lösung zerstäubt und der entstandene Nebel einer Flamme zugeführt, wodurch die Spektrallinien oder -banden der Elemente emittiert werden. Die für ein bestimmtes Element charakteristische Strahlung wird jeweils ausgefiltert. Die durchgelassene Strahlung wird in einen elektrischen Strom umgesetzt, der einen Skalenzeiger betätigt. Aus dem angezeigten Wert ergibt sich die Konzentration des Elementes in der Lösung. Die Eichung wird mit Lösungen bekannter Konzentration vorgenommen.

5. Flammen-Spektralphotometer. Die aus einem Zerstäuberbrenner und einem Spektralphotometer bestehenden Geräte dienen zur Messung der von thermisch angeregten Atomen oder Molekülen ausgehenden charakteristischen Strahlung nach spektraler Verteilung und Intensität.

II. Absorptionsspektralanalyse

Grundlagen. Wird eine chemische Verbindung von Licht durchdrungen, so können Wechselwirkungen mit den elektromagnetischen Schwingungen des Lichtes eintreten. Die Verbindung absorbiert dabei je nach Anordnung und Verteilung der Elektronen in der Molekel Bereiche bestimmter Wellenlängen. Das eingestrahlte Licht erfährt somit beim Durchsetzen einer bestimmten Verbindung oder deren Lösung eine charakteristische, unterschiedliche Schwächung, die im *Absorptionsspektrum* (Absorptionskurve) der Verbindung zum Ausdruck kommt. Eine Absorptionskurve, die durch *Absorptionsbanden* verschiedener Stärke und durch die Lage ihrer Maxima charakterisiert ist, wird erhalten, wenn die durchgelassene Strahlungsenergie über der Frequenz (ν), der Wellenzahl ($\tilde{\nu}$) oder der Wellenlänge (λ) aufgetragen wird.

Als fortschreitende, sinusförmige Wellenbewegung wird die elektromagnetische Strahlung durch ihre *Wellenlänge* charakterisiert. Die Wellenlänge λ wird in Millimikron (mμ) oder in Ångströmeinheiten (Å) ausgedrückt[1].

$$1\ \text{m}\mu = 10^{-7}\ \text{cm}; \qquad 1\ \text{Å} = 10^{-8}\ \text{cm}.$$

Der Kehrwert der Wellenlänge ist die *Wellenzahl* $\tilde{\nu}$ je cm Lichtgeschwindigkeit. Durch Multiplikation mit der Lichtgeschwindigkeit (c_L) ergibt sich daraus die Frequenz ν. Es gelten die Beziehungen:

$$\frac{1}{\lambda} = \tilde{\nu} = \frac{\nu}{c_L} \quad \text{und} \quad \lambda \cdot \nu = c_L.$$

Die Stärke der *Lichtabsorption* hängt von der Anzahl absorbierender Teilchen im Lichtweg ab. Bei den im allgemeinen zur Messung gelangenden Lösungen ist sie proportional der Schichtdicke (d) und der Konzentration (c) der absorbierenden Substanz. Als Maß der Lichtabsorption verwendet man die *Extinktion* (E), das ist der Logarithmus des Verhältnisses der

---

[1] Heute vielfach auch in Nanometern (nm); 1 nm = mμ.

Intensität des eingestrahlten Lichtes (J_0) zur Intensität des nach Passieren der Schichtdicke (d) austretenden Lichtes (J). Bei monochromatischem Licht folgt die Absorption der Strahlung dem LAMBERT-BEERschen Gesetz: Die Extinktion (E) ist proportional der Konzentration (c), der Schichtdicke (d) und dem Extinktionskoeffizienten (ε).

$$E = \lg \frac{J_0}{J} = c\,d\,\varepsilon.$$

ε ist eine für die betreffende Substanz charakteristische Konstante und wird als *molarer Extinktionskoeffizient* bezeichnet, wenn sie auf 1 cm Schichtdicke und auf die Konzentration Mol/Liter bezogen ist. Für analytische Zwecke ist auch die direkte Angabe der Extinktion für eine bestimmte Schichtdicke und Konzentration üblich.

Die bei Durchstrahlung einer Substanz absorbierte Energie regt in den Atomen Elektronen- und Atomschwingungen oder Rotationen der Atome um ihre Trägheitsachsen an, wobei die Art der Anregung von der Frequenz des absorbierten Lichtes abhängt. Man spricht je nach Frequenzbereich der elektromagnetischen Strahlung, deren Gesamtspektrum in Abb. 68 skizziert ist, von *Röntgen-, Elektronen-Infrarotspektroskopie* usw.

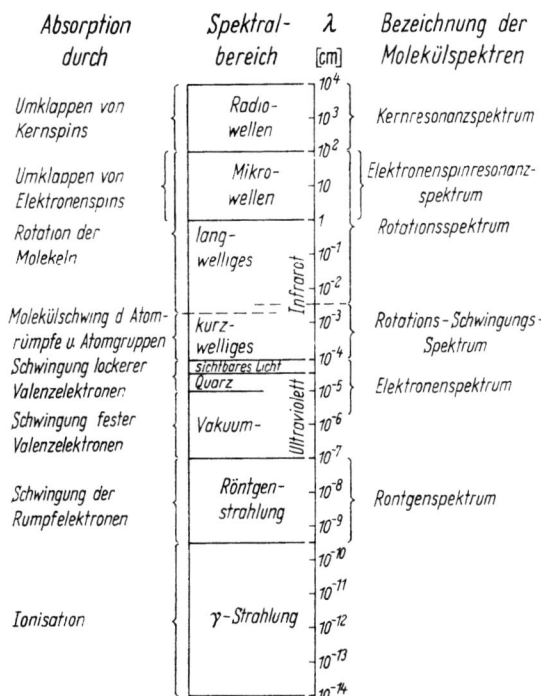

Abb. 68. Spektrum der elektromagnetischen Strahlung.

Praktische Bedeutung für die Arzneimittelanalyse besitzen die Elektronen- und die Schwingungsspektroskopie, das entspricht der Absorptionsmessung im *langwelligen Ultraviolett* (Quarz-UV), im *sichtbaren Bereich* und im *kurzwelligen Infrarot*.

a. Spektrophotometrie

1. Grundlagen. Unter Spektrophotometrie versteht man die Messung der Absorption elektromagnetischer Strahlung (Lichtabsorption) einer Substanz bei definierter Wellenlänge. Der übliche Wellenbereich liegt zwischen 200 mµ und 30 µ. Zu Identitäts-, Reinheits- und Gehaltsbestimmungen wird in den modernen Pharmakopöen in erster Linie die Bestimmung der Lichtabsorption im sichtbaren und UV-Bereich (Elektronenspektroskopie) herangezogen. Dazu können die gleichen oder nach gleichen Prinzipien gebauten Spektralphotometer verwandt werden. Für die Messung der Lichtabsorption im IR-Gebiet sind Infrarotspektrographen erforderlich. Die Infrarot-Spektrophotometrie wird deshalb getrennt (s. S. 134) behandelt.

Die Lichtabsorption im nahen ultravioletten und sichtbaren Wellenbereich beruht auf der Anregung locker gebundener Valenzelektronen, die von ihrem *Grundzustand* in einen höheren *Anregungszustand* übergeführt werden. Die Leichtigkeit der Anregung hängt von der Beweglichkeit der Elektronen bzw. der Polarisierbarkeit der Verbindung ab. Gesättigte Kohlenwasserstoffe werden erst bei sehr hohen Energien angeregt und sind deshalb als Lösungsmittel für die UV-Spektroskopie geeignet: ebenso einwertige Alkohole. Atomgruppen mit π-Elektronen oder freien Elektronenpaaren bezeichnet man als Chromophore, da sie für die Lichtabsorption im Quarz-UV (etwa ab 200 mμ) und im Sichtbaren (400 bis 800 mμ) verantwortlich sind. Jedes Chromophor besitzt in der Absorptionskurve ein charakteristisches Maximum, dessen Lage jedoch durch benachbarte Atomgruppen und das zur Messung benutzte Lösungsmittel verändert wird. Eine Verschiebung nach längeren Wellen bezeichnet man als „*bathochrom*", eine solche nach kürzeren Wellen als „*hypsochrom*". Enthält die Molekel eine chromophore Gruppe n-mal in nicht konjugiertem Zustand, so bleibt die Lage des Absorptionsmaximums erhalten, die Extinktion steigt aber auf das n-fache. Bei Konjugation der chromophoren Gruppen ist eine bathochrome Verschiebung des Maximums zu beobachten.

Über nähere Zusammenhänge zwischen Konstitution und Lichtabsorption chemischer Verbindungen muß auf die Lehrbücher der organischen und theoretischen organischen Chemie verwiesen werden. Die wesentlichen Daten sind zusammengefaßt in HOUBEN-WEYL, Methoden der organischen Chemie, herausgegeben von E. MÜLLER, 4. Aufl., Bd. III, Teil 2, S. 600–757.

Aus den wenigen, oben gemachten Angaben ist schon ersichtlich, daß Lage, Form und Höhe der Absorptionskurven Rückschlüsse auf die Konstitution des untersuchten Stoffes erlauben. Aus Form und Lage der Kurve geht hervor, bei welcher Wellenlänge Absorption eintritt, durch die Höhe der Absorptionsmaxima wird die Stärke der Absorption ausgedrückt. Um die Übersicht zu erleichtern, schlugen M. PESTEMER und G. SCHEIBE [Angew. Chem. 66, 553 (1954)] eine einheitliche, graphische Darstellung der Lichtabsorption vor. Die Lichtart kann durch die Wellenlänge, die Wellenzahl oder die Frequenz charakterisiert werden (s. S. 108). Am günstigsten ist der Gebrauch der Wellenzahl ($\tilde{\nu}$), weil sie der Energie des absorbierten Lichtes proportional ist und außerdem eine bequeme Größenordnung (cm^{-1}) hat.

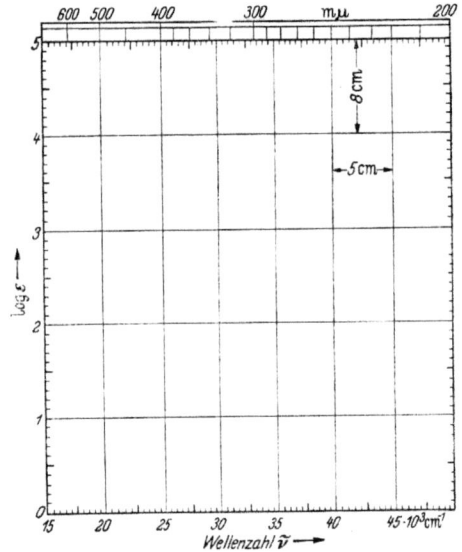

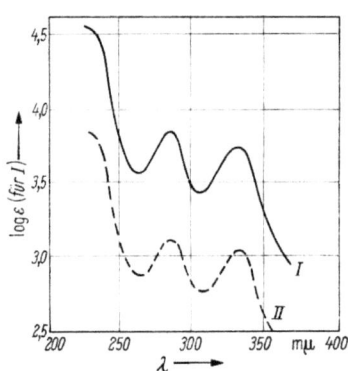

Abb. 69. Zeichenblatt zur graphischen Darstellung der Lichtabsorption ε in Abhängigkeit zur Wellenzahl $\tilde{\nu}$ bzw. Wellenlänge.

Abb. 70. UV-Spektrum des Chinins.
I Darstellung des molaren Extinktionskoeffizienten ε über λ mμ;
II Darstellung eines Extinktionskoeffizienten E über λ mμ.

Da sich die Absorptionsbanden im Maximum ihrer Absorptionskoeffizienten bei ein und derselben Substanz bis zu 5 Zehnerpotenzen unterscheiden können, ist die logarithmische Darstellung des *molaren, dekadischen Extinktionskoeffizienten* ε der linearen vorzuziehen. Abb. 69 zeigt ein geeignetes Zeichenblatt.

Bei logarithmischer Darstellung der Extinktionskurve wird auch dann stets der gleiche *Kurvencharakter* (typische Farbkurve) erhalten, wenn Lösungen unbekannter Konzentration gemessen werden. Die ermittelte Farbkurve weist keine Verzerrungen auf und kann zur Identifizierung und Reinheitsprüfung der gemessenen Verbindung verwandt werden.

Beispiele. Abb. 70 zeigt die UV-Absorptionskurve des Chinins, gemessen in molarer (*I*) und unbekannter (*II*) Konzentration, jeweils in logarithmischer Darstellung des dekadischen Extinktionskoeffizienten über der Wellenlänge.

In Abb. 71 ist die UV-Absorptionskurve des Chinin-hydrochlorids in logarithmischer Darstellung des molaren, dekadischen Extinktionskoeffizienten ε über der Wellenzahl $\tilde{\nu}$ wiedergegeben.

Ist der molare Extinktionskoeffizient einer Verbindung bekannt, so läßt sich das Absorptionsspektrum bei Gültigkeit des LAMBERT-BEERschen Gesetzes zur quantitativen Bestimmung des gelösten Stoffes verwenden. Dazu mißt man zweckmäßig die Extinktion bei der Wellenlänge des Maximums. Die gesuchte Konzentration (c_x) ergibt sich dann aus der Gleichung:

$$c_x = \frac{1}{d} \frac{E_{\max}}{\varepsilon_{\max}}.$$

Die Gültigkeit des LAMBERT-BEERschen Gesetzes ist zu diesem Zwecke durch Messung der Lichtabsorption bei gleicher Wellenlänge und verschiedenen Konzentrationen zu prüfen. Bei reziproker Veränderung der *Schichtdicke* (*d*) und der *Konzentration* (*c*) muß die *Extinktion* (*E*) unverändert bleiben. Das Gesetz gilt nur für genügend verdünnte Lösungen. Abweichungen treten u.a. dann auf, wenn der gelöste Stoff Änderungen durch Assoziation oder Dissoziation erfährt oder wenn Wechselwirkungen mit dem Lösungsmittel eintreten.

Quantitative Bestimmungen eines gelösten Stoffes durch Messung der Extinktion bei einer definierten Wellenlänge sind nur dann möglich, wenn keine Fremdstoffe zugegen sind, die bei der gleichen Wellenlänge eine merkliche Absorption zeigen. Störungen durch Fremdabsorption können jedoch in bestimmten, genau untersuchten Fällen durch eine mathematische Korrekturformel ausgeschaltet werden, wozu zwei Extinktionsmessungen bei Wellenlängen notwendig sind, die vor und hinter dem zur Bestimmung herangezogenen Maximum der untersuchten Substanz liegen.

Als Beispiel einer solchen Bestimmung sei die Konzentrationsermittlung von Vitamin A in natürlichen Ölen oder Zubereitungen skizziert. Abb. 72 zeigt das UV-Spektrum des Vitamin-A-Alkohols mit dem Maximum bei 325 mµ, gemessen in Isopropanollösung. Die Mes-

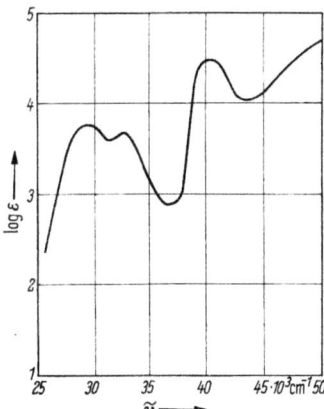

Abb. 71. UV-Spektrum des Chinin-hydrochlorids. Darstellung des molaren Extinktionskoeffizienten ε über der Wellenzahl $\tilde{\nu}$.

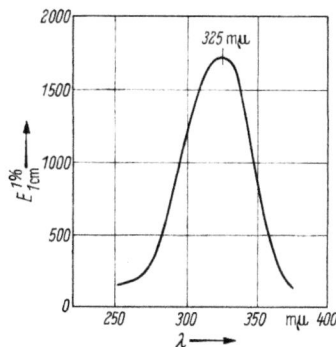

Abb. 72. UV-Absorptionsspektrum von Vitamin A (Alkohol), gemessen in Isopropanol-Lösung. Darstellung der spezifischen Extinktion über der Wellenlänge.

sung der Extinktion im Maximum liefert nur dann richtige Ergebnisse, wenn keine Fremdabsorption das Ergebnis verfälscht. Sie kann demnach nur bei genau definierten Vitamin-A-Präparaten zur quantitativen Bestimmung benutzt werden. Sind Stoffe zugegen, die im Bereich des Vitamin-A-Maximums absorbieren, z.B. Vitamin A_2, Anhydrovitamin A, Carotinoide usw., so muß deren Absorption eliminiert werden.

Spektralphotometer für den UV- und sichtbaren Wellenbereich

Bezeichnung des Gerätes (Herstellerfirma)	Art	Wellenlängenbereich in mµ	Monochromatisierung durch	Zusätze zur Messung von	Zusätze zur Ergänzung der Apparatur
Spectronic 20 (Bausch & Lomb)	direktanzeigendes Einstrahlgerät	375–650	Gitter	Reflexion	
Spectronic 505 (Bausch & Lomb)	vollautomatisch registrierendes Zweistrahlgerät	Modell 1 200–650 Modell 2 320–650	Gitter	Reflexion	
Spektralphotometer Modell B (Beckman)	direktanzeigendes Einstrahlgerät	320–1000	Féry-Prisma	Reflexion Flammenspektren	Sekundärelektronenvervielfacher
Spektralphotometer Modell DU (Beckman)	direktanzeigendes Einstrahlgerät	200–1200		Reflexion Fluoreszenz Trübung Lichtstreuung Flammenspektren	Sekundärelektronenvervielfacher Spektralenergie-Registrierzusatz Energie-Registrierzusatz
Spektralphotometer Modell DB (Beckman)	direktanzeigendes Doppelstrahlgerät (Schwingspiegelanordnung)	205–770	Quarzprisma	Flammenspektren	Kompensationsschreiber Wellenlängenantrieb
Registrierspektralphotometer Modell DK 1 (Beckman)	automatisch registrierendes Doppelstrahlgerät mit getrenntem Streifenblattschreiber	185–3500	Quarzprisma		
Registrierspektralphotometer Modell DK 2 (Beckman)	automatisch registrierendes Doppelstrahlgerät mit Pultschreiber	185–3500	Quarzprisma	Reflexion Fluoreszenz Flammenspektren	
Spectrochem H 840 (Hilger & Watts)	direktanzeigendes Einstrahlgerät	340–750	Gitter		
Uvispec H 1100 (Hilger & Watts)	direktanzeigendes Einstrahlgerät	185–1000	Quarzprisma	Fluoreszenz Trübung Flammenspektren	Photomultiplier

Spektrophotometrie

Gerät	Typ	Bereich (nm)	Monochromator	Messart	Zusatzeinrichtungen
Universalspektrophotometer VSU 1 (Jenoptik)	direktanzeigendes Einstrahlgerät (ohne Elektronik, Kompensationsmessung)	205–2700	Quarzprisma und Flintglasprisma	Fluoreszenz Trübung Flammenspektren	
Spektralphotometer Modell 3 (Dr. B. Lange)	direktanzeigendes Einstrahlgerät	200–1000	Quarzprisma	Fluoreszenz Flammenspektren	Nachlaufschreiber photographische Registriereinrichtung
Lichtelektrisches Spektrometer (E. Leitz)	direktanzeigendes Spektrometer mit lichtelektr. Empfängern, Anregungsgerät und elektronischer Auswertung		2-Meter-„replica"-Gitter		Elektronisches Auswertegerät mit Steuer- und Meßpult
Spektrophotometer Modell 137 UV (Perkin-Elmer)	vollautomatisch registrierendes Zweistrahlgerät	190–750	60°-Quarzprisma		
Spektrophotometer Modell 350 (Perkin-Elmer)	vollautomatisch registrierendes Zweistrahlgerät (Hochleistungsgerät)	175–2700	2 Quarzprismen		
Spektrophotometer SP. 500 (Unicam)	direktanzeigendes Einstrahlgerät	186–1000	Quarzprisma	Reflexion	Elektrophoresestreifen-Meßzusatz
Spektrophotometer SP. 700 (Unicam)	vollautomatisch registrierendes Zweistrahlgerät	186–3600	Quarzprisma und Gitter		
Spektrophotometer SP. 800 (Unicam)	vollautomatisch registrierendes Zweistrahlgerät	190–850	Quarzprisma		
Spektralphotometer PMQ II (C. Zeiss)	direktanzeigendes Einstrahlgerät	185–2500	30°-Quarzprisma	Remission Emission Fluoreszenz	Chromatogramm-Zusatzgerät. 100-Punkt-Automatik
Registrierendes Spektralphotometer RPQ 20 A (C. Zeiss)	automatisch registrierendes Zweistrahlgerät	200–2500	Quarzprisma	Remission Emission Fluoreszenz	

Dies geschieht, wie es in den modernen Pharmakopöen, so auch im DAB 6 – 3. Nachtr. BRD beschrieben ist, durch die Morton-Stubbs-Korrektur. Dazu wird aus dem unverseifbaren Anteil einer Untersuchungsprobe mit Isopropanol eine Meßlösung bereitet und die Extinktion dieser Lösung bei 310, 325 und 334 mµ spektrophotometrisch gemessen. Bei den Wellenlängen beiderseits des Maximums beträgt die Extinktion des reinen Vitamin-A-Alkohols 6/7 seiner Extinktion im Maximum. Die erhaltenen Meßwerte werden dann in die folgende Korrekturformel eingesetzt:

$$E = 7 E_{325} - 2{,}625 E_{310} - 4{,}375 E_{334}.$$

Für die Umrechnung in Internationale Einheiten gilt:

$$\text{I.E. Vitamin A/Gramm} = E_{1\,\text{cm}}^{1\%} \text{(korr.)} \cdot 1830.$$

2. Prinzip der Extinktionsmessung. Die Messung der Extinktion in Abhängigkeit von der Wellenlänge läßt sich grundsätzlich mit Hilfe photographischer oder lichtelektrischer Methoden durchführen. Die Spektrophotographie, bei der das Intensitätsverhältnis J_0/J und die Schichtdicke d vorgegeben sind und die zugehörige Wellenlänge bestimmt wird, spielt in der Arzneimittelanalyse keine praktische Rolle. Bei der lichtelektrischen Methode wird bei bekannter Wellenlänge und Schichtdicke das zugehörige Intensitätsverhältnis bestimmt.

Zur Ermittlung von Absorptionsspektren im ultravioletten und sichtbaren Bereich benutzt man heute *lichtelektrische Spektralphotometer* mit Quarzoptik. Als *Strahlungsquelle* für den Bereich von 1000 bis etwa 330 mµ wird meist eine Wolframglühbirne (6 V, 25 W) und für den Bereich von 350 bis 215 mµ eine Wasserstoffentladungsröhre verwandt. In den verschieden konstruierten Spektralphotometern werden die gebündelten Strahlen zunächst in parallele Strahlen umgewandelt und dann spektral zerlegt, z. B. durch modifizierte Littrow-Spektrographen mit Spiegelkollimator und Quarzprisma. Die auf eine *Photozelle* gerichteten Lichtstrahlen laufen zuerst durch eine Küvette mit reinem Lösungsmittel und dann durch die Küvette mit der zu untersuchenden Lösung.

Das Absorptionsspektrum wird – vereinfacht dargestellt – auf folgendem Wege erhalten. Mit Hilfe einer geeichten Skala wird jeweils eine bestimmte Wellenlänge eingestellt. Dann wird der sog. Dunkelstrom kompensiert, die Küvette mit dem Lösungsmittel in den Strahlengang gebracht und durch Veränderung der Spaltbreite sowie der Lichtempfindlichkeit der volle Ausschlag des Meßgerätes eingestellt. Nach Austausch der Vergleichsküvette (Lösungsmittel) gegen die Küvette mit der Meßlösung wird der Ausschlag des Meßgerätes mit der Ablesevorrichtung kompensiert. Auf der Skala der Ablesevorrichtung kann dann entweder die Extinktion oder der prozentuale Anteil des durchgelassenen Lichtes pro Wellenlänge abgelesen werden. Durch Eintragen der E-Werte oder deren Logarithmen in ein Koordinatensystem über der Wellenlänge oder der Wellenzahl und Verbinden der einzelnen Punkte erhält man das *Absorptionsspektrum*.

Das direkte Ablesen der Extinktion wird durch geeignete *Strahlungsempfänger* ermöglicht, die auf dem lichtelektrischen Effekt beruhen. Darunter versteht man das Austreten von Elektronen bei Bestrahlung einer empfindlichen Kathode. Wird zwischen Kathode und Anode ein elektrisches Feld gelegt, so fließt mit der Aussendung von Elektronen ein dem Lichtstrom proportionaler lichtelektrischer Strom, der durch geeignete Verstärkereinrichtungen ein Anzeigegerät betätigt.

Zur Verkürzung der Meßzeit, besonders bei täglichem Ausmessen zahlreicher und strukturreicher Spektren, stehen Geräte mit automatischer Registrierung zur Verfügung.

3. Apparaturen. Die tabellarische Übersicht (S. 112 u. 113) enthält die bekanntesten Spektralphotometer, die zur Spektralanalyse im sichtbaren und Quarz-UV-Bereich dienen und den Anforderungen der modernen Pharmakopöen entsprechen.

Die Abb. 73 bis 78 zeigen einzelne Geräte und schematische Darstellungen des Strahlenganges.

4. Küvetten und Lösungsmittel. Zur lichtelektrischen Spektrophotometrie werden meist trogförmige Küvetten verschiedener Schichtdicke (5, 2, 1 oder 0,5 cm, 2 oder 1 mm) verwandt, deren Abschlußplatten, die für Messungen im UV aus Quarz gefertigt sein müssen, säurefest mit dem Trog verkittet sind. Eine der wichtigsten Voraussetzungen für die Genauigkeit der Messungen ist die Sauberkeit der Küvetten. Die Meßlösungen sollen nicht länger als unbedingt notwendig in den Küvetten belassen werden. Zur Reinigung benutzt man organische Lösungsmittel oder Wasser.

Lösungsmittel für spektralanalytische Zwecke müssen besonders rein sein. Für Messungen im UV sind Kohlenwasserstoffe, Alkohole und Wasser geeignet. Die Kohlenwasserstoffe sollen zweckmäßig vor ihrer Verwendung durch Messung gegen Wasser bei etwa

Spektrophotometrie

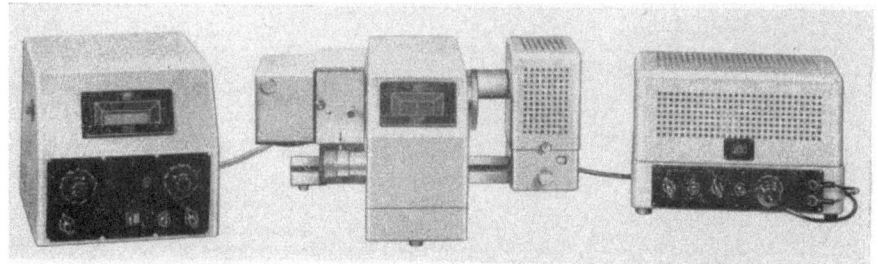

Abb. 73. Spektralphotometer PMQ II (C. Zeiss, Oberkochen).

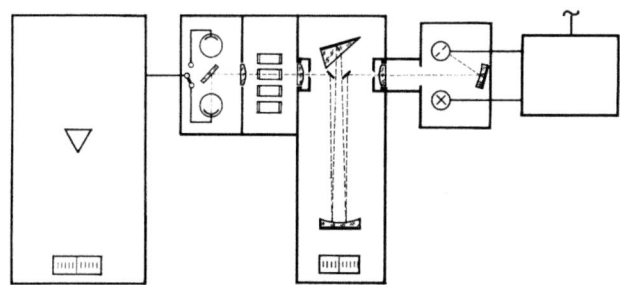

Abb. 74. Schematischer Querschnitt durch das PMQ II.

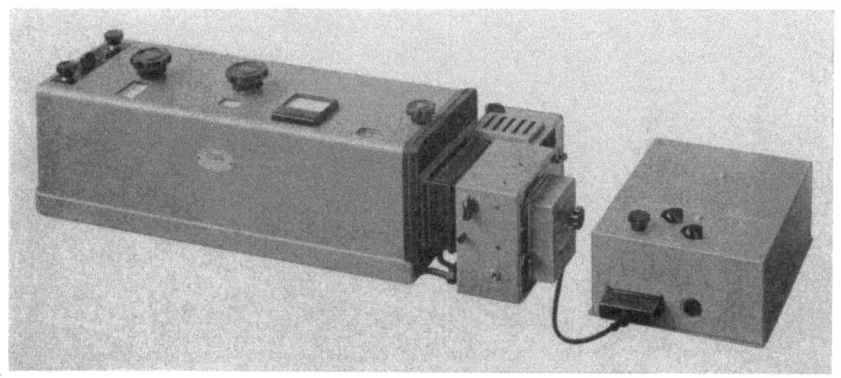

Abb. 75. Spektralphotometer DU (Beckman).

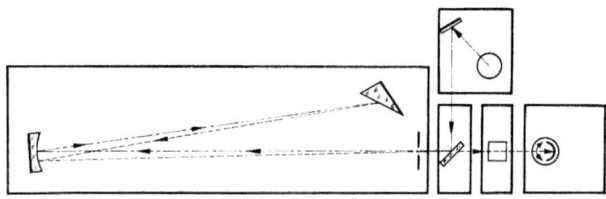

Abb. 76. Strahlengang des DU.

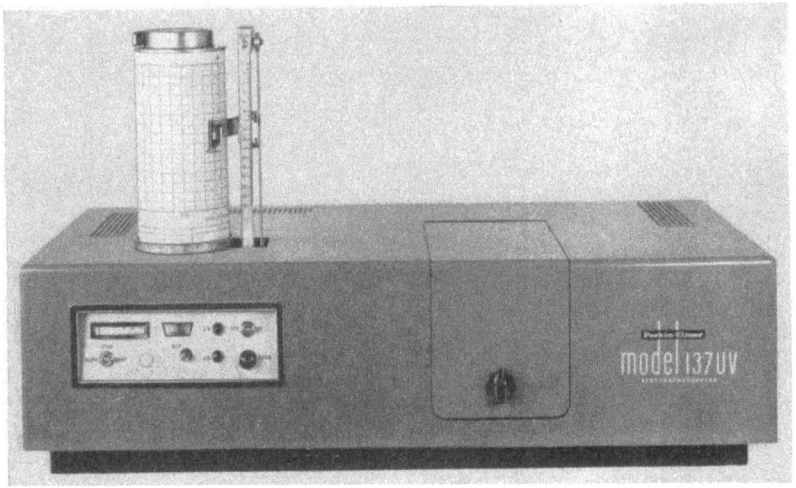

Abb. 77. Automatisches Spektrophotometer 137 UV (Perkin-Elmer).

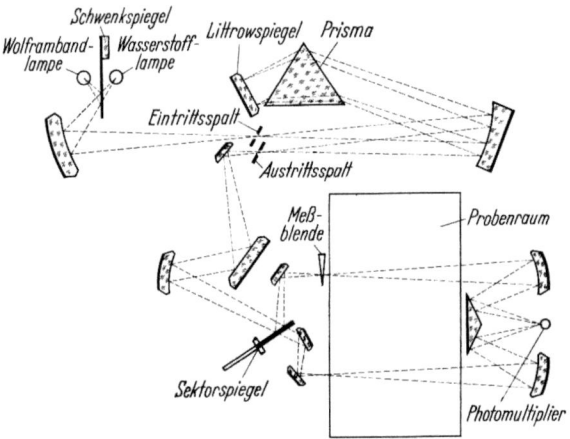

Abb. 78. Strahlengang des 137 UV.

360 mµ und 220 mµ auf optische Reinheit geprüft werden (Aromaten!). Ist die Durchlässigkeit zu gering, so müssen die Lösungsmittel etwa durch Destillation über eine wirksame Kolonne besonders gereinigt werden. Angaben über die Reinigung von Lösungsmitteln für spektralanalytische Zwecke macht M. PESTEMER [Angew. Chem. *63*, 290 (1961) und *67*, 740 (1955)].

b. Photometrie

Die Photometrie ist ein ähnliches Verfahren wie die Spektrophotometrie, bei dem die Absorption elektromagnetischer Strahlung gemessen wird, die aber nicht monochromatisch ist. Ein enger, für die jeweilige Messung geeigneter Bereich wird mit Hilfe von Filtern aus dem Wellenbereich von 350 bis 750 mµ isoliert. Der apparative Aufwand für die Photometrie ist durch den Wegfall des Monochromators geringer als der für die Spektralphotometrie. Die *Filterphotometer*, die oft auch als „vereinfachte Spektralphotometer" bezeichnet werden, sind wegen des relativ großen Durchlässigkeitsbereiches (im Vergleich mit den

Monochromatoren der Spektrophotometer) nicht für absolute Messungen geeignet. Die typische Farbkurve einer Substanz (Absorptionsspektrum) läßt sich nur annähernd ermitteln. In der Praxis werden die Filterphotometer in erster Linie zu Konzentrationsbestimmungen herangezogen. Für diesen Zweck sind sie, was die Genauigkeit anbelangt, den Spektrophotometern nicht unterlegen, da es sich dabei um Relativmessungen handelt. Von großem Vorteil ist dabei die einfachere Handhabung der Filterphotometer und der niedrigere Preis der Geräte.

Für die Photometrie gelten im Prinzip die unter „Spektrophotometrie" geschilderten Grundlagen.

1. Prinzip der Extinktionsmessung. Zur Messung der Extinktion läßt man meist von zwei parallelen Lichtstrahlen, die von einer konstant brennenden Lichtquelle ausgehen, den einen die zu untersuchende Lösung, den anderen das reine Lösungsmittel durchsetzen. Der Strahlengang, der das reine Lösungsmittel enthält, ist mit einer Vorrichtung versehen, die das Licht in meßbarer Weise zu schwächen erlaubt (rotierende Sektoren, Blenden, Graukeile, Polarisationsprismen usw.). Die aus den beiden Küvetten austretenden Lichtstrahlen werden durch geeignete Prismenkombinationen (Hüfner-Rhombus, Zwillingsprisma) so abgelenkt, daß sie aus dieser Vorrichtung parallel und scharf aneinandergrenzend austreten. Da bei den Photometern weißes Licht, keine monochromatische Strahlung verwendet wird, muß vor dem Eintritt der Strahlen in das Okular eine Ausblendung möglichst schmaler Spektralbereiche durch geeignete Lichtfilter erfolgen. Die Intensitäten können dann direkt miteinander verglichen werden.

Da das Ablesen mit dem Auge, besonders bei Reihenuntersuchungen sehr ermüdend wirkt und sich dadurch Fehlresultate ergeben können, werden heute die meisten Photometer auch mit einer elektrischen Ablesevorrichtung versehen, wie sie bei den Spektralphotometern üblich ist.

Es folgen Beschreibungen, Abbildungen und schematische Querschnitte einzelner Geräte, die in Arzneimittelbetrieben, Untersuchungsämtern, Krankenhausapotheken und Hochschulinstituten meist anzutreffen sind.

2. Pulfrich-Photometer (Abb. 79 u. 80). Zwei parallele, von der Lichtquelle ausgehende Lichtbündel durchsetzen die Küvetten mit Lösungsmittel und Meßlösung, gelangen durch

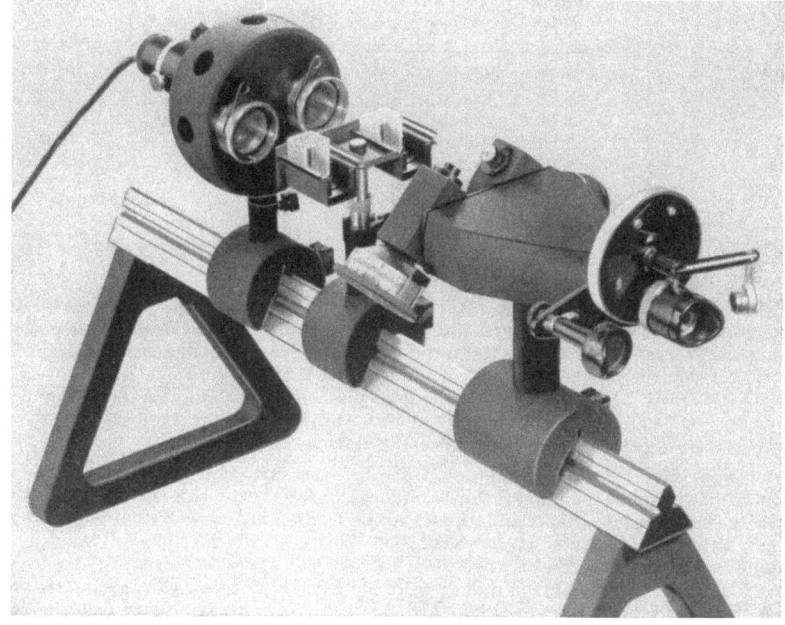

Abb. 79. Pulfrich-Photometer I b/15 bzw. I b/17 (Schiene in letzter Ausführung) (Jenoptik, Jena).

die Meßblendenöffnungen und werden dann durch eine Prismenkombination und ein Filter scharf aneinandergrenzend im Okular vereinigt. Das Filter sondert aus dem weißen Glühlampenlicht den für die Messung der Absorption einer Lösung erforderlichen, beinahe monochromatischen Bereich aus. Im Okular erkennt man eine scharfe, senkrechte Trennungslinie, die das Sehfeld teilt. Die linke Hälfte des Sehfeldes wird vom rechten Strahlengang, die rechte Hälfte vom linken Strahlengang erleuchtet. Durch Drehen der Meßtrommel läßt sich die Helligkeit jeder Sehhälfte meßbar verändern. Als Lichtquelle kann wechselweise eine Glühbirne (6 V, 30 W) oder eine Quecksilberhochdrucklampe benutzt werden. Aus dem Spektrum der Hg-Lampe können mit Hilfe von Filtern und Spezialfiltern auch einzelne Spektrallinien ausgesondert werden.

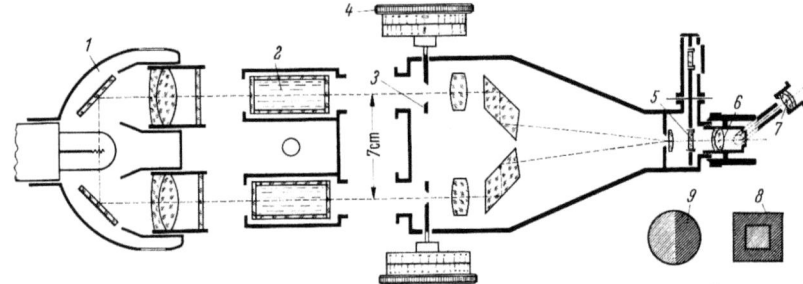

Abb. 80. Schematischer Querschnitt durch das Pulfrich-Photometer.
1 Leuchte; *2* Küvetten; *3* Meßblendenöffnung; *4* Meßtrommel; *5* Filter; *6* Okular; *7* Vorsatz zur Veränderung des Sehfeldes; *8* und *9* verschiedene Sehfelder.

Leuchte, Küvettenhalter und Photometer sind verschiebbar auf einer Dreikantschiene aufgestellt, wodurch eine leichte und sichere Ausrichtung der einzelnen Teile sowie das Anbringen von Zusatzgeräten, z.B. für Trübungs- und Fluoreszenzmessungen möglich ist. Die Spektralfilter sind in eine drehbare Scheibe am Okularende des Photometers eingesetzt. Die wirksamen Schwerpunkte der verschiedenen Filter, die zur Grundausrüstung des Pulfrich-Photometers gehören, zeigt die folgende Tabelle.

Filter	Farbe	Filterschwerpunkt in mμ
S 75	Rot	750
S 72	Rot	726
S 66	Orange	665
S 61	Gelborange	619
S 57	Gelb	574
S 53	Grün	533
S 50	Blaugrün	496
S 47	Blau	465
S 43	Blauviolett	436

Durch die Verwendung von Lichtfiltern anstelle monochromatischen Lichtes ist hier, wie bei allen ähnlichen Filterphotometern, die Gültigkeit des BEERschen Gesetzes eingeschränkt. Eine geeignete Versuchsanordnung kann diese Fehler aber weitgehend eliminieren.
Die Küvetten, die zur Aufnahme der Lösungen dienen, sind Glasgefäße von rechteckigem Querschnitt mit planparallelen Fensterplatten. Sie stehen für Schichtdicken von 0,1 bis 5 cm zur Verfügung. Mikroküvetten und Absorptionsrohre ermöglichen Messungen bei wesentlich geringeren oder größeren Schichtdicken.
Meßvorgang. Bei allen Messungen sind die Konzentrationen und Schichtdicken so zu wählen, daß die gemessenen Extinktionen innerhalb der Werte von 0,3 bis 1,0 liegen. Nur innerhalb dieses Bereiches kann man damit rechnen, die maximale Genauigkeit der photometrischen Messung, etwa 2%, zu erreichen. Die Werte für die Extinktion werden an den Meßtrommeln des Gerätes direkt abgelesen. Für sie gilt die rote Skala mit den *E*-Werten von 0 bis 3. Kleinere Werte als 0,3 und größere als 1,0 soll man jedoch nur zur Orientierung benutzen. Durch Veränderung von Schichtdicke und Konzentration läßt sich die Messung stets so einrichten, daß diese Bedingung erfüllt ist. Zur Messung selbst verfährt man folgendermaßen: Nach Überprüfung der Justierung des Photometers wird von zwei Küvetten

gleicher Schichtdicke die eine mit der zu untersuchenden Lösung, die andere mit dem reinen Lösungsmittel gefüllt. Die Küvette mit der Lösung wird dann in den linken Küvettenhalter, die mit dem reinen Lösungsmittel in den rechten eingesetzt. Dann wird die Meßtrommel links, also auf der Seite der Meßlösung auf den Wert $E = 0{,}00$ eingestellt und damit die Meßblende ganz geöffnet. Bei einer beliebigen Stellung der rechten Meßtrommel erscheint nun das Gesichtsfeld des Okulars in der Farbe des vorgeschalteten Filters, und zwar in seinen beiden Hälften ungleich erhellt. Schließt man nun allmählich die rechte Meßblende, so läßt sich eine Einstellung finden, bei der die beiden Gesichtshälften gleich hell erscheinen. Der dazugehörige E-Wert wird notiert. Die Ablesung wird mehrfach wiederholt, wobei man abwechselnd von kleineren und größeren E-Werten kommend auf gleiche Helligkeit einstellt. Um kleine Ungenauigkeiten in der Justierung des Apparates auszuschalten, werden schließlich noch die Küvetten vertauscht und die Messung sinngemäß wiederholt. Aus sämtlichen Meßwerten wird das Mittel gebildet.

Ermittlung der Konzentration. Die photometrische Konzentrationsbestimmung ist bei allen gefärbten Stoffen und bei solchen farblosen Substanzen möglich, die sich bei einer Reaktion quantitativ zu farbigen Reaktionsprodukten umsetzen lassen. Der Vorteil der photometrischen Analysenverfahren besteht u.a. in der Erfassung kleiner und kleinster Mengen, in der leichten Wiederholbarkeit der Messung und in der Schnelligkeit der Ausführung. Bei allen Messungen an gefärbten Substanzen, mit denen keine Reaktionen vorgenommen werden, bleibt das Untersuchungsmaterial unverändert erhalten und kann zurückgewonnen werden.

Für Konzentrationsbestimmungen ist das Filter jeweils am geeignetsten, das komplementär zur Untersuchungslösung gefärbt ist. Die Messung soll in den Bereichen der Absorptionsmaxima durchgeführt werden, da hier die Störung durch ungleiche Färbung der Gesichtsfeldhälften am geringsten ist und die Bedingungen für die Erfassung kleinster Mengen am günstigsten sind. Die Art der Konzentrationsbestimmung richtet sich nach der Gültigkeit des BEERschen Gesetzes.

1. Das immer anwendbare, von der Gültigkeit des BEERschen Gesetzes unabhängige Verfahren besteht darin, daß man durch Messung der Extinktion von Lösungen mit abgestuften, bekannten Konzentrationen des farbigen Bestandteils eine Eichtabelle oder Eichkurve aufstellt. Die Eichtabelle enthält Angaben über das verwendete Filter, die Schichtdicke und die Vorbereitung der Meßproben. Die gemessenen E-Werte werden tabellarisch

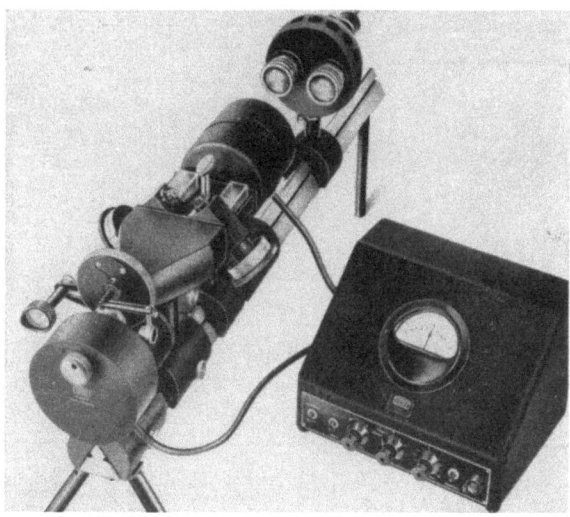

Abb. 81. Pulfrich-Photometer mit Zusatzeinrichtung für die lichtelektrische Ablesung (C. Zeiss, Oberkochen).

neben den zugehörigen Konzentrationen angeordnet. Zeichnet man die Werte in ein Koordinatensystem ein, so erhält man:

a) bei Gültigkeit des BEERschen Gesetzes, eine Punktreihe, die sich durch eine Gerade verbinden läßt, wobei geringe Abweichungen von der Geradlinigkeit, die innerhalb der Fehlergrenzen liegen, unberücksichtigt bleiben,

b) wenn das BEERsche Gesetz keine strenge Gültigkeit besitzt, eine Punktschar, die sich nur durch eine gleichmäßig gekrümmte Linie verbinden läßt.

Wird nun bei der Messung einer Lösung unbekannten Gehaltes bei gleicher Schichtdicke irgendein E-Wert erhalten, so kann man durch Interpolieren der Eichtabelle oder durch Abgreifen in der Eichkurve die zugehörige Konzentration ermitteln.

2. Bei Gültigkeit des BEERschen Gesetzes ist die Benutzung der Eichkurve oder Eichtabelle nicht erforderlich. Man ist dann auch nicht an die Wahl der gleichen Schichtdicke gebunden. Die Konzentrationen zweier Lösungen verhalten sich hier wie ihre Extinktionskoeffizienten. Zur rechnerischen Ermittlung der Konzentration muß man nur einmal für eine Lösung bekannter Konzentration c_1 die Extinktion für ein geeignetes Filter ermitteln. Durch Division der vorgegebenen Schichtdicke erhält man den Extinktionskoeffizienten ε_1. Bei allen weiteren Untersuchungen kann dann die Konzentration c_2 einer unbekannten Lösung, für die ein Extinktionskoeffizient ε_2 ermittelt wurde, berechnet werden nach der Gleichung:

$$c_2 = \frac{c_1}{\varepsilon_1} \varepsilon_2.$$

Ein besonderer Fall tritt dann ein, wenn die Eichkurve nach 1a) zwar eine Gerade ist, aber nicht durch den Nullpunkt des Koordinatensystems geht. In diesem Fall zeigt eine Lösung der Konzentration Null schon einen bestimmten Extinktionswert, der durch die Eigenfarbe des Lösungsmittels oder der verwendeten Reagentien bedingt ist. Es ist dann am einfachsten, die Eichtabelle oder Eichkurve zu benutzen, obwohl man auch rechnerisch zum Ziel kommen kann. Abb. 81 zeigt ein Pulfrich-Photometer mit Zusatzeinrichtung für die lichtelektrische Ablesung.

3. Kompensationsphotometer. Das Kompensationsphotometer Abb. 82 (E. Leitz, Wetzlar) besitzt als Lichtschwächungseinrichtung ein drehbares Polarisationsprisma, wodurch das Auftreten des Stiles-Crawford-Effektes, der bei Blendenphotometern das Meßergebnis beeinflussen kann, vermieden und eine äußerst empfindliche Helligkeitseinstellung erzielt wird. Die Zerlegung des Lichtes geschieht durch Spektralfilter mit einem engen Durchlaßbereich. Nachfolgende Tabelle gibt eine Übersicht über die zur Verfügung stehenden Filter.

Bezeichnung des Filters	Maximum der Durchlässigkeit mμ
445	446
460	459
495	495
510	510
530	531
550	551
570	570
600	599
620	620
45	435
50	505
53	525
56	565
60	>620
64	>680

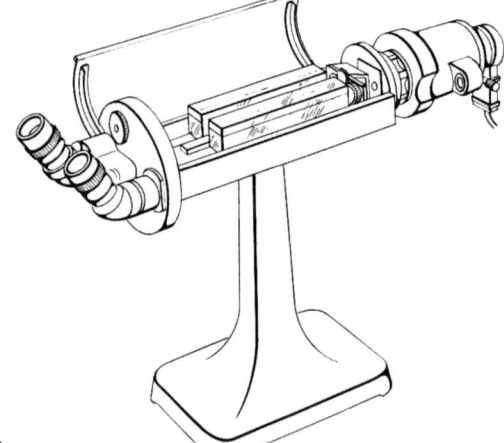

Abb. 82. Kompensationsphotometer (E. Leitz, Wetzlar).

Die Beleuchtung des Gerätes geht von einer Niedervoltglühlampe aus, die in ein lichtdichtes Lampengehäuse eingeschlossen ist. Nach Lösen einer Überwurfmutter kann dieses Gehäuse gegen ein anderes mit einer Quecksilberdampflampe ausgetauscht werden. Eine besondere Justierung der Lichtquelle ist nicht erforderlich. Die Niedervoltglühlampe (6 V, 5 Amp., Höchstbelastung 6 Amp.) wird bei Wechselstrom über den zugehörigen Transformator, bei Gleichstrom über einen Widerstand, der notfalls auch bei Wechselstrom verwendet werden kann, betrieben. Die Quecksilberdampflampe darf nur in Verbindung mit einem Zündgerät benutzt werden. Eine besondere Beleuchtung der

Meßskala erübrigt sich, da diese durch geeignete Strahlenführung von der Meßlichtquelle L automatisch mit optimaler Helligkeit versorgt wird.

Zur besonders einfachen Auswertung der Meßergebnisse bei densitometrischen Konzentrationsbestimmungen wird bei der Herstellung die Nullage des Gerätes so einjustiert, daß bei verschwindender Extinktion ($E = 0$) die beiden Gesichtshälften im Photometerokular gleich hell erscheinen, wenn die Winkeleinstellung des Meßkreises 45° beträgt. Da beim Transport kleine Dejustierungen vorkommen können, empfiehlt es sich, vor Ingebrauchnahme die Justierung des Gerätes zu überprüfen.

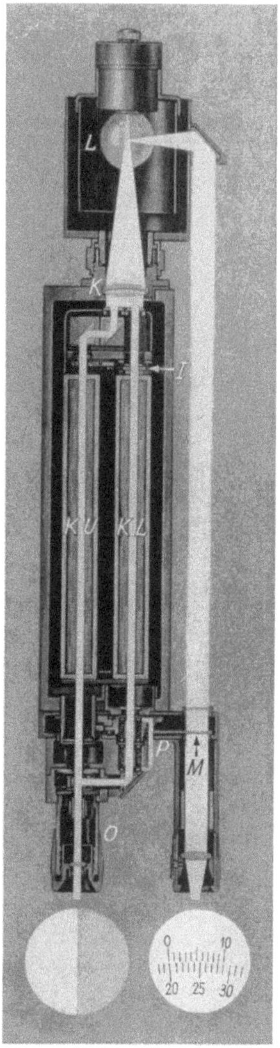

Nach dem Einsetzen des gewünschten Filters in den Schlitz des Okulars O wird die Meßskala auf den genauen Wert von 45,0° eingestellt. Dann bringt man, wenn die Justierung besonders sorgfältig vorgenommen werden soll, die für die Messung vorgesehenen zwei gleichen, mit reinem Lösungsmittel gefüllten Küvetten in den Strahlengang und schließt den Deckel des Gerätes. Erscheinen nun beim Hindurchblicken durch das Okular O die beiden halbkreisförmigen Gesichtsfeldhälften nicht absolut gleich hell, so wird durch Betätigen der Irisblende I gleiche Helligkeit hergestellt, wobei gegebenenfalls auch eine Drehung der Glühlampe im Gehäuse erforderlich sein wird. Bei einem Wechsel des Filters ist es empfehlenswert, die Justierung der Nullage stets zu überprüfen (s. Abb. 83).

Bei der Durchführung der Messung muß das Okular O durch Drehen der Rändelfassung stets scharf auf die Trennungslinie der beiden Vergleichsfelder eingestellt sein. Die Helligkeit der Vergleichsfelder wird durch Drehen eines Meßknopfes hergestellt.

Zur Durchführung densitometrischer Konzentrationsbestimmungen sind Horizontalküvetten mit den Schichtdicken: 0,5, 1, 2, 3, 5, 10, 15 und 20 cm sowie eine Mikroküvette vorgesehen.

Für die gleichartige Anordnung der Küvetten im Strahlengang sorgt der Anschlag auf der Auflagefläche im Gehäuse. Man achte besonders bei Küvetten kleiner Schichtdicken darauf, daß sie nicht verkantet werden.

Die Küvetten werden bis zu dem auf der Küvettenwand eingeritzten Strich gefüllt. Ist das Lösungsmittel leicht flüchtig, so bedecke man die Küvetten mit einem Deckglas.

Die Küvettenflächen, insbesondere die vom Lichtstrahl durchsetzten Stirnflächen, müssen stets saubergehalten werden.

Mit dem Leitz-Kompensationsphotometer läßt sich der Extinktionsmodul auf direktem Wege genau und einfach ermitteln. Eine Messung verläuft in folgender Weise:

Man schaltet die Beleuchtungsvorrichtung ein, schiebt das ausgewählte Lichtfilter in den Okularschlitz und stellt das Okular scharf auf die Trennungslinien der beiden Gesichtsfeldhälften ein. Man überzeugt sich, sofern es nicht schon früher geschehen ist, davon, daß bei Einstellung des Meßkreises auf 45,0°, eingeschaltetem Lichtfilter und Verwendung von zwei gleichen mit Lösungsmittel gefüllten Küvetten die beiden Gesichtsfeldhälften im Okular gleich hell erscheinen. Ist dies nicht der Fall, dann wird durch Betätigen der Irisblende I nachjustiert.

Die (vom Okular aus gesehen) linke Küvette KU wird mit der zu untersuchenden Lösung, die rechte Küvette KL mit dem reinen Lösungsmittel (meistens destilliertes Wasser) gefüllt und nach Schließen des Photometerdeckels durch Drehen des hellen Meßknopfes auf Helligkeitsgleichheit der beiden Vergleichsfelder eingestellt. Bei Verwendung farbiger Reagentien enthält die Küvette KL einen Blindansatz.

Der eingestellte Winkelwert wird am Nonius des Meßkreises im Okular OM auf 0,1° genau abgelesen und notiert. Zur Erhöhung der Meßgenauigkeit ist es empfehlenswert, mehrere Einstellungen vorzunehmen und die Meßergebnisse zu mitteln.

Abb. 83. Kompensationsphotometer, Strahlengang (E. Leitz, Wetzlar).

122 Optische Bestimmungsmethoden

Der gemessene Winkel ist ein eindeutiges Maß für die Extinktion des in der Lösung enthaltenen farbgebenden Stoffes.

Zu dem abgelesenen Winkelwert entnimmt man aus der „Tabelle zur Auswertung densitometrischer Messungen" den zugehörigen Extinktionswert.

Beispiel: Abgelesener Winkelwert $w = 21{,}4°$
Extinktion $E = 0{,}575$.

Die den Winkelablesungen zugehörigen Extinktionswerte müssen also einer Tabelle entnommen werden. Dieser kleine Nachteil (bei anderen Geräten kann die Extinktion direkt am Gerät abgelesen werden) fällt aber nicht sehr ins Gewicht.

Mit Hilfe von Zusatzgeräten lassen sich auch Trübungs- und Fluoreszenzmessungen mit dem Kompensationsphotometer ausführen.

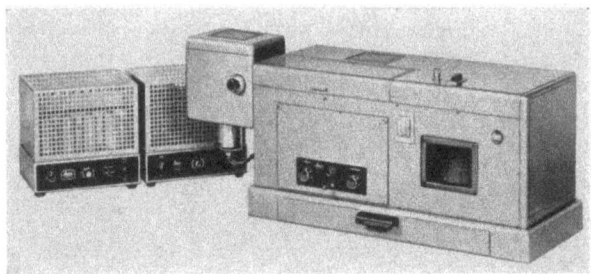

Abb. 84. Elektrophotometer „Leifo-E" (E. Leitz, Wetzlar).

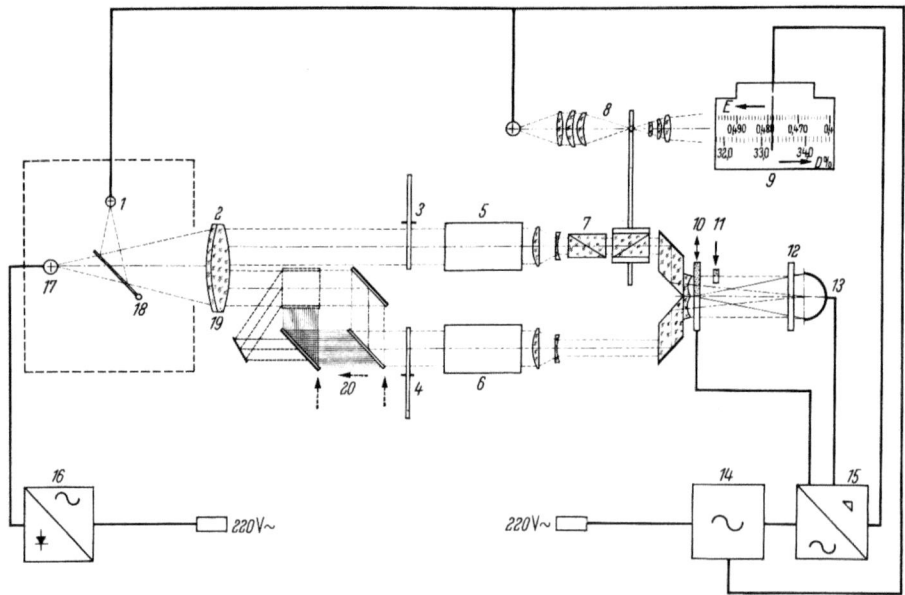

Abb. 85. Schematischer Querschnitt durch das „Leifo-E".

1 Niedervoltglühlampe 6 V 30 W; *2* Kollimatorlinse; *3, 4* Revolverscheiben; *5* Küvette mit Lösungsmittel; *6* Küvette mit Untersuchungslösung; *7* Polarisationsprismen; *8* Projektionseinrichtung für die Skala *9*; *9* Ableseskala für Extinktion und Durchlässigkeit in Prozent sowie Schattenzeiger für Nullabgleich; *10* Schwingblende; *11* Hilfsblende; *12* Spektralfilter; *13* Sekundärelektronenvervielfacher SEV; *14* Netzgerät; *15* Verstärker; *16* Netzgerät für Hg-Lampe; *17* Hg-Lampe; *18* Umlenkspiegel; *19* Küvette für nephelometrische und luminometrische Untersuchungen; *20* Spiegelumschaltung.

4. Elektrophotometer „Leifo-E" (E. Leitz, Wetzlar). Das nach dem Wechsellichtverfahren in Verbindung mit einem Sekundär-Elektronenvervielfacher als objektivem Strahlungsempfänger arbeitende Gerät (Abb. 84) kann wahlweise mit einer Niedervoltglühlampe oder einer Quecksilberdampflampe als Lichtquelle versehen werden.

Bei Anwendung der Glühlampe stehen zur Lichtzerlegung Spektralfilter für den Bereich von 380 bis 750 mµ mit einer durchschnittlichen Halbwertsbreite von 20 mµ zur Verfügung. Zur Monochromatisierung des Quecksilberlichtes dienen Hg-Linien-Filter, die aus dem Spektrum der Hg-Lampe im Bereich von 366 bis 578 mµ einzelne Linien isolieren: 366, 405, 436, 546, 578 mµ.

Die Empfindlichkeit des mit einer Nullpunkt-Einstellung versehenen Gerätes erlaubt es, die Ableseskala auf eine effektive Länge von 3 m zu dehnen, so daß Extinktionen von der Größenordnung 1 auf 0,001 Einheiten ablesbar und reproduzierbar sind.

Abb. 85 zeigt den Aufbau und Strahlengang des Leifo-E.

Prinzip der Apparatur. Das von der Lichtquelle durch die Kollimatorlinse tretende Licht wird in einen Meßstrahlengang und einen Vergleichsstrahlengang aufgeteilt und durchsetzt die beiden Küvetten mit der Meßlösung und dem Lösungsmittel. Die Intensität des Vergleichsstrahles wird durch ein Polarisationsprismensystem um den gleichen Betrag meßbar geschwächt wie das Licht des Meßstrahles durch die von der untersuchten Probe verursachten Absorption. Dann werden die Strahlengänge vereint und durch das Spektralfilter zum Sekundärelektronenvervielfacher geschickt, der die Intensitätsgleichheit in beiden Strahlengängen feststellt. Durch die Nullmethode ist die Messung unabhängig von Lampenschwankungen, von den Eigenschaften des Verstärkers und von Abweichungen der Proportionalität zwischen Beleuchtungsstärke und Photostrom.

Das Gerät ist auch für die Durchführung nephelometrischer und luminometrischer Methoden geeignet.

5. Elektrophotometer „Elko II" (C. Zeiss, Oberkochen). Das sehr handliche Gerät (Abb. 86) ist durch seine hohe Meßgenauigkeit und einfache Bedienung ausgezeichnet.

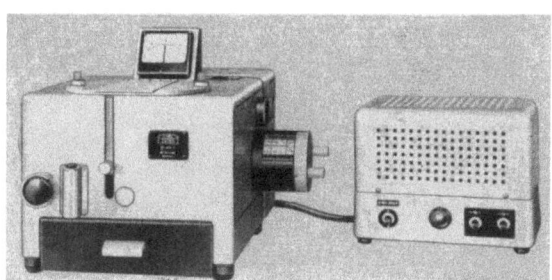

Abb. 86. Elektrophotometer „Elko II" (C. Zeiss, Oberkochen).

Die Auswahl der Spektralbereiche geschieht durch die bekannten Zeiss-S-Filter. Durch eine Lampenwechseleinrichtung können Glühlampe und Hg-Lampe wahlweise benutzt werden. Der Küvetteneinsatz ist geschlossen, säurefest lackiert, auswaschbar und kann als Ganzes aus dem Gerät herausgenommen werden. Empfindliche Teile des Gerätes werden durch Dämpfe oder verschüttete Lösungen nicht beschädigt. Die Küvetten können bei geschlossenem Gerät durch Schieben eines Knopfes gewechselt werden. Das vom Hauptgehäuse getrennte Netzanschlußgerät wird unmittelbar an das Wechselstromnetz angeschlossen.

Abb. 87 zeigt ein Schema der optischen Anordnung.

Die von der Lichtquelle *1* kommende Strahlung gelangt durch den Kondensator *2* und durch das erforderliche Lichtfilter *3* zur Teilungsplatte *4*, die einen Teil des Lichtes auf die Vergleichszelle *11* leitet. Zum Abgleich der Lichtströme befindet sich in diesem Lichtweg ein Graukeil *12*. Der andere Teil des Lichtes passiert die Meßvorrichtung *5*, durchsetzt die

Küvette 7 und gelangt auf die Photozelle 9. Auf den lichtempfindlichen Flächen beider Photozellen wird durch entsprechende Linsenanordnungen ein Bild der Lichtquelle erzeugt.

Gemessen wird nach dem Substitutionsverfahren mit Hilfe einer mechanischen Blende, die im gleichen Lichtweg an die Stelle der Probe tritt. Die elektrische Einrichtung dient lediglich zur Anzeige der Gleichheit von Lichtströmen. Spannungsschwankungen der Lampen können durch die Kombination der zwei Photozellen die Messung nicht beeinflussen.

An Zusatzgeräten stehen ein temperierbarer Küvetteneinsatz, ein Rühreinsatz mit temperierbarem Küvettenhalter, ein Reagensglashalter, eine Trübungsmeßeinrichtung, eine Remissionsmeßeinrichtung und Sonderküvetten für Serienmessungen zur Verfügung.

6. Elektrisches Filterphotometer

„Elko III" (C. Zeiss, Oberkochen). Das elektrische Filterphotometer „Elko III" (Abb. 88), das wegen seiner einfachen und schnellen Bedienung und seiner sicheren direkten Ablesung besonders für Serienuntersuchungen und Forschungsaufgaben geeignet ist, arbeitet mit moduliertem Licht.

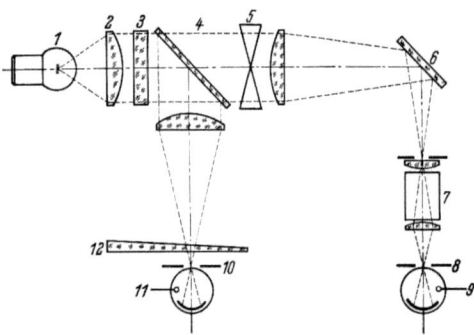

Abb. 87. Strahlengang des „Elko II".

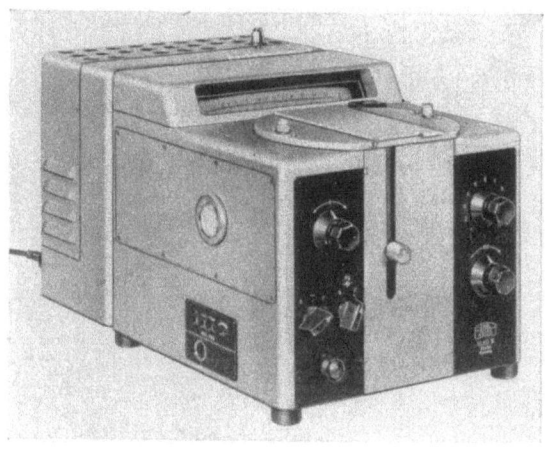

Abb. 88. Elektrisches Filterphotometer „Elko III" (C. Zeiss, Oberkochen).

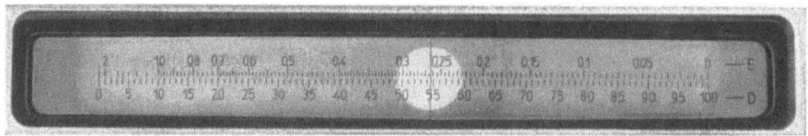

Abb. 89. Transparente Skala des „Elko III".

Durchlaßgrad oder Extinktion werden durch eine Lichtmarke direkt an einer transparenten Skala angezeigt (Abb. 89), wodurch auch schnell verlaufende Farbreaktionen erfaßt werden können.

Die Aussonderung enger Spektralbereiche erfolgt mit den bekannten Zeiss-S- und Hg-Filtern. Die Schwerpunkte der Filter sind aus Abb. 90 zu ersehen.

Wirkungsweise: Die Strahlung der Lichtquelle durchsetzt ein Wärmeschutzfilter, wird durch eine Schwingblende moduliert, durch ein auswechselbares Filter zerlegt, durchdringt die Küvette und gelangt zur Photozelle. Das modulierte Licht erzeugt beim Auftreffen auf die Kathode der Photozelle Stromimpulse, die durch einen Wechselstromverstärker verstärkt und anschließend gleichgerichtet werden. Der verstärkte und gleichgerichtete Photozellenstrom verursacht den Ausschlag eines Spiegelgalvanometers, der mit einem Lichtzeiger auf der durchscheinenden Skala sichtbar gemacht wird.

Die Zusatzgeräte entsprechen den Einrichtungen des Elko II.

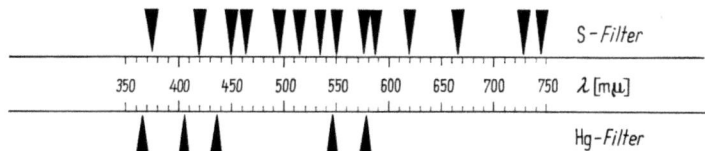

Abb. 90. Schwerpunkte der S- und Hg-Filter (C. Zeiss, Oberkochen).

7. Lange-Kolorimeter. Das lichtelektrische Kolorimeter nach Dr. B. Lange (Abb. 91) ist ein Photometer, welches ausschließlich für die Ablesung auf lichtelektrischem Wege eingerichtet ist.

Das Gerät arbeitet mit einer 6 V/10 W-Lampe, die über den eingebauten Spannungsgleichhalter aus dem Wechselstromnetz betrieben oder an eine 6-Volt-Spannungsquelle (Akku) angeschlossen werden kann, und zwei Photoelementen in Differenzschaltung.

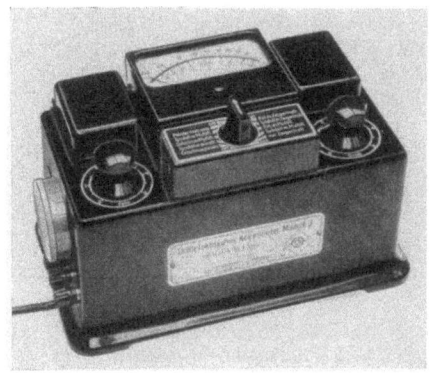 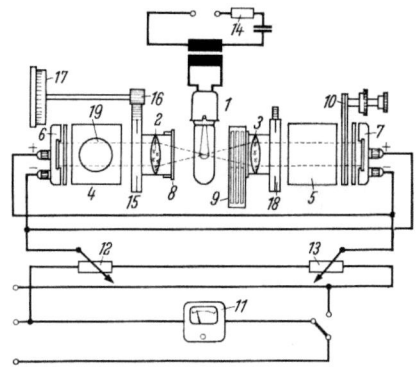

Abb. 91. Lichtelektrisches Kolorimeter Modell J (Dr. B. Lange, Berlin).

Abb. 92. Aufbau und Schaltung des Gerätes (s. Text).

Abb. 92 zeigt den Aufbau und die Schaltung des Gerätes. Die von der Glühlampe *1* ausgehende Strahlung wird durch die beiden Linsen *2* und *3* parallel gerichtet, durchsetzt die in den beiden Küvettenkästen *4* und *5* befindlichen Küvetten und fällt auf die Photoelemente *6* und *7*. Zwischen den Linsen und der Lampe befindet sich links ein Mattglasfilter *8*, rechts die Filterkassette *9*, die drei Farbfilter enthält, welche auch gegen Interferenzfilter ausgetauscht werden können. Die Verdunklungsklappen *10* werden durch Rändelknöpfe betätigt. Die Drehwiderstände *12* und *13* dienen der Grob- und Feineinstellung der Empfindlichkeit des Meßinstrumentes *11*. Die linke Irisblende *15* wird mit der Meßtrommel *17* über den Zahntrieb *16*, die rechte Irisblende *18* mit Hilfe eines Riffelgriffes betätigt. *14* ist ein magnetischer Spannungsgleichhalter, der die Spannungsschwankungen des Netzes im Verhältnis 1 : 20 reduziert. Durch Einschwenken der Verdunklungsklappen in den Lichtstrahl kann das Gerät so eingestellt werden, daß ein Skalenteil einer Absorption von 0,1%, 1% oder 10% entspricht.

Die Messung kann nach der Ausschlags-, der Substitutions- oder der Kompensationsmethode vorgenommen werden. Zu den einzelnen Methoden seien folgende Angaben gemacht, die aus der Anleitung entnommen sind, die dem Gerät beigegeben ist, und z. T. allgemeine Gültigkeit besitzen:

a) Ausschlagsmethode. Die Ausschlagsmethode eignet sich besonders für Serienanalysen, da sich die Konzentration unmittelbar aus dem Zeigerausschlag ergibt. Sie ermöglicht ein besonders rasches Arbeiten mit einer festen, leicht einstellbaren Nullpunktslage. Außerdem ermöglicht sie die Anwendung von Registrier- und Schaltgeräten. Sie ist daher die am meisten benutzte Standardmethode.

Treten bei der Untersuchungslösung nur schwache Färbungen auf, so daß die Absorption nur gering ist, gestattet das Universalkolorimeter Modell „J" mit Hilfe der transparenten Verdunklungsklappe (= 10% Absorption), die Empfindlichkeit bis auf das Zehnfache zu steigern. Die Extinktion kann bei Messung mit erhöhter Empfindlichkeit nicht direkt auf der Skala abgelesen werden. Sie läßt sich jedoch aus der jeweiligen Absorption nach der Formel:

$$E = \log \frac{1}{1 - \frac{A}{100}}$$

errechnen.

Sehr bewährt hat sich in der Praxis auch eine modifizierte Ausschlagsmethode erhöhter Empfindlichkeit. Hierfür erfolgt die Einstellung des Zeigers auf Null und 100 mit zwei Vergleichslösungen, d. h., der Meßwert wird zwischen zwei Lösungen mit bekanntem Gehalt eingegabelt. Auf diese Weise erzielt man die beste Ausnutzung der Skala und die größte Meßgenauigkeit, da verschiedene Fehlerquellen ausgeschaltet werden. Einmal korrigiert man den Einfluß kleiner Unterschiede in der Farbtemperatur der Lampe. Ferner berücksichtigt man etwaige Verunreinigungen der Reagentien und den Temperatureinfluß auf die Absorption. Es empfiehlt sich daher, jeweils eine Blindprobe als Vergleichslösung mit an-

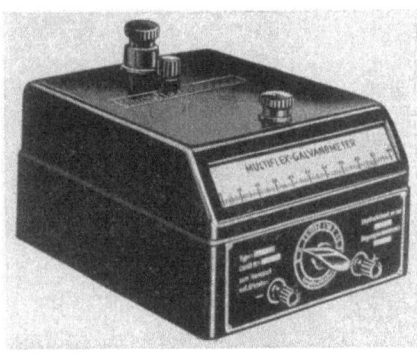

Abb. 93. Muliflexgalvanometer
(Dr. B. Lange, Berlin).

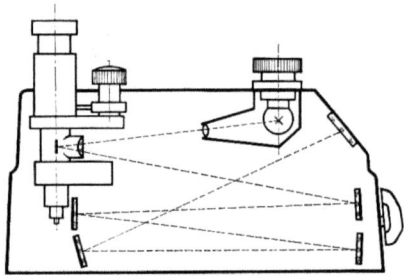

Abb. 94. Multiflexgalvanometer,
schematischer Schnitt.

zusetzen und durch Betätigung der Regelwiderstände hierfür den Sollwert einzustellen. Benutzt man bei der Ausschlagsmethode mit erhöhter Empfindlichkeit dunkle Farbfilter oder Interferenzfilter, so reicht die Empfindlichkeit des Zeigerinstrumentes nicht aus, so daß man das Multiflexgalvanometer (Abb. 93 u. 94) benötigt.

Anstelle einer Vergleichslösung kann die Einstellung auf Vollausschlag auch mit einem Farb- oder Trübglas erfolgen, das sich in einem Filterhalter befindet.

b) Substitutionsmethode. Die Substitutionsmethode (Vergleichsmethode) ähnelt den optischen Kolorimetermethoden insofern, als die unbekannte Lösung mit einer Lösung bekannten Gehalts verglichen wird, allerdings nicht, wie bisher mit dem Auge, sondern rein objektiv durch den Ausschlag des Meßinstrumentes. Der Vorteil dieser Methode ist, daß Eichkurven nicht erforderlich sind, ihr Nachteil, daß die Messung nicht so schnell wie nach der Ausschlagsmethode erfolgt. Für die Substitutionsmethode spricht jedoch die hohe Genauigkeit. Die Nullstellung erfolgt ebenso wie bei der Ausschlagsmethode. Hierauf wird die rechte Küvette gegen die mit der zu analysierenden Lösung gefüllten vertauscht und der Zeigerausschlag durch die Drehwiderstände auf einen bestimmten, möglichst großen Skalenwert, etwa 100, gebracht. Dann wird die rechts befindliche Küvette durch eine mit 100 ml

Wasser gefüllte ersetzt und so viel einer Vergleichslösung bekannten Gehalts aus einer Bürette oder Meßpipette zugegeben, bis der gleiche Ausschlag erreicht ist. Werden n ml einer p-prozentigen Lösung gebraucht und ist 100 das Volumen des Lösungsmittels, so ergibt sich für die gesuchte prozentuale Konzentration K:

$$K = \frac{p\,n}{n + 100}.$$

Diese Methode ist sehr genau, weil bis auf etwaige Unterschiede der Küvetten alle Unsymmetrien des Apparates eliminiert werden. Außerdem empfiehlt sich diese Methode da, wo die zu messende Lösung durch färbende Beimengungen verunreinigt ist, da man durch Beigabe derselben Verunreinigung zur Vergleichslösung diese Störung beseitigen kann.

c) Kompensationsmethode. Durch Anwendung zweier Photoelemente in Differenzschaltung ist zwar der Nullpunkt des Kolorimeters helligkeitsunabhängig, nicht jedoch die Einstellung des Zeigers auf „100". Man muß daher bei der Ausschlags- und Substitutionsmethode öfter diese Stellung des Zeigers kontrollieren und nachregeln. Unabhängig von Helligkeitsschwankungen der Lampe ist dagegen die Kompensationsmethode.

Man setzt hierbei rechts die mit Wasser gefüllte Küvette in das Kolorimeter ein. Die Drehwiderstände stelle man auf größte Empfindlichkeit (Stellung 5), schalte die Lampe ein, lasse das Gerät einige Minuten einbrennen, stelle die Trommel der Meßblende auf Null und reguliere die Nullstellung des Zeigers durch Betätigung der rechten Irisblende. Hierauf wird die mit Wasser gefüllte Küvette durch eine solche mit der zu messenden Lösung ausgetauscht und der Zeiger durch Drehen der Trommel wieder auf Null gebracht. Der Trommelwert an der Strichmarke ergibt aus einer Eichkurve die Konzentration. Um etwaigen toten Gang der Meßtrommel unwirksam zu machen, bewege man die Trommel stets in gleicher Richtung.

Das Gerät ist auch für kolorimetrische Titrationen, Trübungs- und Fluoreszenzmessungen geeignet.

c. Kolorimetrie

Als Kolorimetrie bezeichnet man die Konzentrationsbestimmung farbiger Substanzen durch Feststellung der *Farbgleichheit* zweier Lösungen. Dazu wird die Färbung eines gelösten Stoffes oder die bei einer Reaktion auftretende Färbung mit der einer *Standardlösung* verglichen. Als Standardlösung wird eine Lösung bekannter Konzentration des gleichen Stoffes im gleichen Lösungsmittel oder auch eine farbgleiche z. B. aus anorganischen Substanzen wie Kobalt-, Eisen- oder Kupfersalzen bereitete Lösung benutzt. Voraussetzung für die Anwendbarkeit kolorimetrischer Analysen ist die Proportionalität zwischen der Farbintensität einer Lösung und ihrer Konzentration. Es muß also für jede neue Meßmethode geprüft werden, ob sich die Gesamtextinktion proportional der Konzentration und Schichtdicke verhält, d.h., ob das LAMBERT-BEERsche Gesetz im weiteren Sinne erfüllt ist.

Da bei der Kolorimetrie die Gesamtlichtabsorption einer Lösung im sichtbaren Bereich erfaßt wird, kann der Vergleich der Farbintensitäten visuell erfolgen. Geschieht der Vergleich auf photoelektrischem Wege, so gleicht das Verfahren der Photometrie, ist aber weniger spezifisch als diese, da anstelle der ausgesonderten, engen Wellenbereiche der Gesamtbereich von 400 bis 800 mμ tritt.

Die kolorimetrische Messung selbst beruht darauf, die Konzentration oder Schichtdicke einer Standardlösung so zu verändern, daß sie die gleiche Gesamtextinktion, also auch die gleiche Farbe zeigt wie die untersuchte Probe. Für die Genauigkeit der kolorimetrischen Analyse wirkt sich dabei günstig aus, daß bei Abweichung von der Gleichheit der Gesamtextinktion fast stets nicht nur die Helligkeit der verschiedenen Proben, sondern auch ihr Farbton Unterschiede zeigt. Der Farbunterschied verschwindet bei Erreichen der Intensitätsgleichheit.

Verschiedene kolorimetrische Verfahren umgehen die Verwendung einer, meist unbeständigen und daher stets frisch zu bereitenden Standardlösung dadurch, daß sie gefärbte Glasscheiben oder einen unveränderlichen Standard benutzen. Andere Methoden verwenden zwar Standardlösungen, die aber aus beständigen, farbgleichen anorganischen Substanzen bereitet sind.

Methoden und Geräte

Herstellung der Farbgleichheit durch Änderung der Konzentration

1. Reihenkolorimetrie. Das einfachste und für viele Zwecke durchaus ausreichende Verfahren besteht in dem Vergleich der Analysenprobe mit einer Reihe von Vergleichslösungen abgestufter Konzentration. Man setzt z. B. in Reagensgläsern gleicher Beschaffenheit und gleichen Durchmessers eine Reihe von Standardlösungen an, wobei man vorteilhaft die Konzentration in geometrischer Progression ändert. Eine solche Reihe ist beispielsweise die folgende:

Glas Nr.	1	2	3	4	5	6	7	8	9	10
Konzentration	0,10	0,130	0,169	0,219	0,285	0,370	0,481	0,626	0,813	1,057

Bei dieser Anordnung ändert sich die Konzentration von Glas zu Glas um 30%. Dadurch ist die Genauigkeit bei der Bestimmung an jeder Stelle die gleiche. Zum Vergleich betrachtet man die Reagensgläser durch die Flüssigkeitsschicht von oben nach unten, wobei man die Gläser gegen einen hellen Untergrund hält. Bei passender Konzentration der Standardreihe wird man dann die Analysenprobe leicht zwischen zwei Gläsern der Versuchsreihe eingabeln können. Liegt die Farbe der untersuchten Probe z. B. zwischen den Gläsern 5 und 6, so ist die Konzentration der Probe eingrenzend bestimmt durch die Werte 0,28 und 0,36. Durch feinere Abstufung der Standardlösung wird die Genauigkeit dann erhöht.

Die Voraussetzungen für eine größtmögliche Genauigkeit sind einerseits bei diesem einfachen Verfahren recht günstig, da im Grenzfall nur der Vergleich zweier gleich konzentrierter Lösungen vorgenommen wird. Das menschliche Auge kann Helligkeitsunterschiede, also auch Konzentrationsunterschiede von 1% sicher feststellen, wenn man für günstige Beobachtungsbedingungen sorgt. Diese fehlen andererseits bei der einfachen Reihenkolorimetrie. Man kann sie mit dem Blockkomparator schon wesentlich verbessern.

2. Blockkomparator (nach WALPOLE-MICHAELIS). Da das menschliche Auge nur Lichtintensitäten von gleicher Farbe vergleichen kann, ist es bei einem kolorimetrischen Verfahren zunächst unmöglich, eine an sich brauchbare Farbreaktion auf eine Lösung anzuwenden, die eine Eigenfarbe zeigt. Diese Schwierigkeit kann durch einen Kunstgriff vermieden werden, der als Walpole-Prinzip bekannt ist. Die Farbmischung, die in der untersuchten Lösung aus Eigenfarbe und Reaktionsfarbe entsteht, wird auf der Seite der Vergleichslösung durch optische Mischung kompensiert. Dazu schaltet man zwischen die Standardlösung und die Lichtquelle noch eine Küvette, die die zu untersuchende Lösung ohne jeden Reagenszusatz enthält.

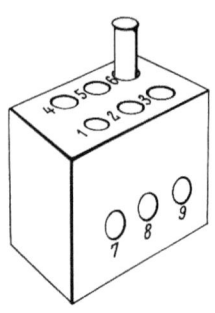

Abb. 95. Der Blockkomparator.

Der Blockkomparator besteht aus einem massiven Holzblock, der die in Abb. 95 zu erkennenden Bohrungen enthält. In die Bohrungen *1* bis *6* können Reagensgläser bis zu etwa zwei Drittel eingeführt werden. Die Bohrungen *7* bis *9* enden an einer auf der Rückseite des Blockes angebrachten Mattscheibe. Will man eine durch Zusatz eines Reagenses gefärbte Lösung untersuchen, so setzt man z. B. in *1* die Standardlösung, in *4* ein Glas mit der unbehandelten Untersuchungsprobe. In *2* wird die mit dem Reagens versetzte Untersuchungsprobe, dahinter, in *5* ein Glas mit reinem Lösungsmittel gesetzt. Man vergleicht die Färbungen, indem man die Augen möglichst nahe an die Bohrungen *7* und *8* bringt und von hinten, durch die Mattglasscheibe beleuchtet.

Zum genauen Vergleich der Helligkeit ist jedoch durch optische Einrichtungen (z. B. Hüfner-Rhombus, Zwillingsprismen usw.) dafür zu sorgen, daß die zu vergleichenden Farbfelder dicht aneinandergrenzen.

3. Hellige-Komparator. Ein einfaches Kolorimeter, das auf optischem Wege die beiden Vergleichsfelder eines Blockkomparators scharf aneinandergrenzend abbildet, ist der Hellige-Komparator. Das Gerät kann zum genaueren Vergleich bei der Reihenkolorimetrie verwendet werden. Es enthält dazu zwei Küvetten gleicher Schichtdicke mit planparallelen Wänden. Anstelle der frisch zu bereitenden Standardlösungen können auch für eine Reihe häufig vorkommender kolorimetrischer Analysenverfahren Standardfarbscheiben benutzt werden. Ebenso kann die Kompensation nach dem Walpole-Prinzip angewendet werden.

Herstellung der Farbgleichheit durch Änderung der Schichtdicke.

Das mit einer Reihe von Vergleichslösungen arbeitende Verfahren ist zu umständlich, um allgemein empfohlen werden zu können. Lediglich für pH-Bestimmungen hat es größere Bedeutung. Es kann aber auch dann immer benutzt werden, wenn keine besonderen Geräte zur Verfügung stehen. So wird das Verfahren u.a. von verschiedenen Arzneibüchern zur Festlegung der höchstzulässigen Mengen von Verunreinigungen benutzt. Die folgenden Geräte beruhen alle auf der Herstellung der Intensitätsgleichheit durch Änderung der Schichtdicke einer Standardlösung.

4. Hehner-Zylinder. Der Hehner-Zylinder ist ein Glaszylinder mit plangeschliffenem Boden, der dicht über dem Boden seitlich einen Glashahn trägt und eine Graduierung nach ml oder cm Schichthöhe besitzt. Ein Paar solcher Zylinder von gleicher lichter Weite werden so aufgestellt, daß sie mit einem Spiegel von unten her gleichmäßig diffus beleuchtet werden. Man füllt dann den einen Zylinder mit der Untersuchungsprobe, den anderen mit der Vergleichslösung und beobachtet von oben her durch die ganze Flüssigkeitsschicht. Durch Ausfließenlassen der Flüssigkeit aus dem Zylinder, der die dunklere Färbung zeigt, stellt man auf Intensitätsgleichheit ein. Die Schichthöhen in den beiden Zylindern verhalten sich dann nach dem BEERschen Gesetz umgekehrt wie die zugehörigen Konzentrationen.

5. Keilkolorimeter (nach AUTENRIETH-KÖNIGSBERGER). Bei diesem Gerät wird die Probelösung in einer Küvette feststehender Schichtdicke mit der in einem beweglichen Glaskeil befindlichen Standardlösung verglichen. Bei Bewegung des Glaskeiles durch einen Zahntrieb werden verschiedene Schichtdicken der Vergleichslösung wirksam. Die Verschiebung des Keiles kann an einer empirischen, gleichteiligen Skala abgelesen werden. Die abgelesenen Skalenwerte sind direkt proportional der Schichtdicke. Zur Eichung des Gerätes wird die Standardlösung in die Probenküvette und in den Keil eingefüllt und der Punkt der Skala ermittelt, bei dem in beiden Hälften des Gesichtsfeldes gleiche Helligkeit herrscht. Die Berechnung erfolgt nach dem BEERschen Gesetz, wobei man sowohl mit den Skalenteilen, als auch mit den Schichtdicken rechnen kann.

6. Dubosq-Kolorimeter. Das Prinzip dieses Kolorimeters besteht in der Herstellung einer stetig veränderlichen Schichtdicke durch ein Paar massiver Glaskörper (Tauchstäbe), die in zylindrische Küvetten mit den Probe- und Standardlösungen eintauchen. Dabei werden entweder die Tauchstäbe oder die Küvetten unabhängig voneinander durch Präzisionstriebe bewegt. Das Schema eines solchen Gerätes (nach BÜRGER) zeigt Abb. 96.

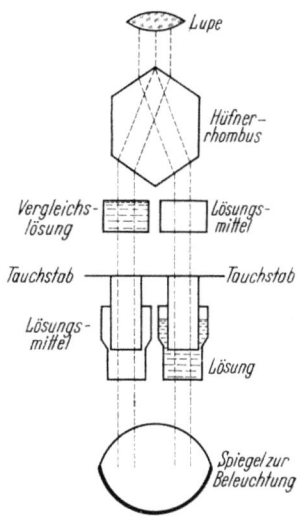

Abb. 96. Schema eines Dubosq-Kolorimeters.

Das Kolorimeter kann auch mit Kompensationsküvetten nach dem Walpole-Prinzip ausgestattet werden. Man arbeitet mit dem Dubosq-Kolorimeter so, daß man die Untersuchungslösung in die eine Küvette füllt und eine bestimmte Schichtdicke fest einstellt. Die Schichtdicke der Standardlösung wird dann so lange verändert, bis im Okular gleiche Helligkeit der Gesichtsfeldhälften erreicht ist. Die Berechnung erfolgt nach dem BEERschen Gesetz.

d. Ausführungen der Pharmakopöen über die Bestimmung der Lichtabsorption, Spektrophotometrie, Photometrie und Kolorimetrie

DAB 6 – 3. Nachtr. BRD. Der 3. Nachtrag zum DAB 6 schreibt lediglich vor, daß die Absorption von Licht aus dem sichtbaren und ultravioletten Bereich des Spektrums mit einem geeigneten Photometer, falls nichts anderes angegeben ist, bei Zimmertemperatur gemessen wird. Die Größe der von Konzentration, Schichtdicke und Lösungsmittel abhängigen Absorption wird durch die spezifische Extinktion $E_{1\,cm}^{1\%}$ bei bestimmter Wellenlänge ausgedrückt.

DAB 7 – DDR macht unter „Bestimmung der Lichtabsorption" folgende Angaben:

Bei der Bestimmung der Lichtabsorption wird das Ausmaß der durch die Wechselwirkung zwischen Substanz und Lichtstrahl hervorgerufenen Lichtschwächung gemessen.

Die Absorption von Licht des ultravioletten, sichtbaren und infraroten Spektralbereiches wird in einem Spektrophotometer bei einer bestimmten Wellenlänge unter Verwendung von annähernd monochromatischem Licht gemessen.

Das Maß für die Lichtabsorption ist die *Extinktion E*, für die bei Gültigkeit des *Lambert-Beerschen Gesetzes* folgende Beziehung gilt:

$$E_\lambda = \lg \frac{\Phi_0}{\Phi} \varepsilon'_\lambda \cdot c' \cdot s.$$

E_λ = Extinktion bei der Wellenlänge λ;
Φ_0 = eindringender Lichtstrom;
Φ = austretender Lichtstrom;
ε'_λ = spezieller Extinktionskoeffizient bei der Wellenlänge λ;
c' = Konzentration in g/100 ml Lösung;
s = Schichtdicke in cm.

Bei spektrophotometrischen Bestimmungen im ultravioletten und sichtbaren Spektralbereich wird die Extinktion oder der *spezielle Extinktionskoeffizient* ε'_λ als $E\left(\substack{1\% \\ 1\,cm}\right)$ angegeben. Der spezielle Extinktionskoeffizient gibt die Extinktion einer Lösung an, die in 100 ml 1 g Substanz enthält, gemessen in der Schichtdicke von 1 cm und bei der jeweiligen in Nanometer angegebenen Wellenlänge. Die Bestimmung der Extinktion für diese Spektralbereiche ist unter Beachtung der jeweiligen Arbeitsanleitung bei $20 \pm 3°$ mit einem Spektrophotometer durchzuführen, das die Extinktion im Bereich von 0,1 bis 1,1 mit einer Genauigkeit von 1% zu messen gestattet. Die Messungen sind gegen das reine Lösungsmittel bzw. gegen eine Blindprobe vorzunehmen.

Pl.Ed. I. Die Internationale Pharmakopöe definiert die einzelnen absorptionsanalytischen Verfahren und führt folgendes aus:

In der *Spektrophotometrie* wird die Absorption elektromagnetischer Strahlung von Substanzen innerhalb eines bestimmten kleinen Wellenlängenbereichs mit fast monochromatischer Strahlung gemessen. Der übliche Wellenlängenbereich der Spektrophotometrie liegt zwischen 200 mµ und 30 µ. Die graphische Darstellung der Absorption in Abhängigkeit zur Wellenlänge ist die Absorptionskurve. Diese Kurve ist für die untersuchte Substanz charakteristisch.

Photometrie ist eine Abart der Spektrophotometrie, bei der die Absorption elektromagnetischer Strahlung gemessen wird, die nicht monochromatisch ist. Ein für die Messung geeigneter Bereich wird mit Hilfe von Filtern isoliert. Der übliche Wellenlängenbereich für die Photometrie liegt zwischen 350 und 750 mµ.

Kolorimetrie ist die Bestimmung der Farbintensität einer Lösung, wobei die Farbe dieser Lösung mit der einer Standardlösung verglichen wird.

Wenn monochromatisches Licht der Intensität I_0 ein gegebenes Medium durchdringt und die Intensität des austretenden Lichtes I ist, dann ist $I/I_0 = e^{-k \cdot l}$, wobei e die Basis des natürlichen logarithmischen Systems ist, l die Dicke des Mediums in cm und k eine für das Medium charakteristische Konstante. Bei vielen Lösungen ist diese Konstante k der Menge an gelöstem Stoff in dem gleichen Volumen Lösung proportional. In logarithmischer Form zur Basis 10 kann die Gleichung geschrieben werden:

$$\log \frac{I_0}{I} = k \cdot \frac{l}{2{,}303} \quad \text{oder} \quad \log \frac{I_0}{I} = k^l c\, l.$$

k^l ist eine Konstante und c die Konzentration des gelösten Stoffes.

Bei den Angaben der Pl. wird die Extinktion auf $\log \dfrac{I_0}{I}$ bezogen. Der Extinktionskoeffizient, für den das Symbol $E_{1\,cm}^{1\%}$ geschrieben wird, bezieht sich auf die Extinktion einer Lösung der Schichtdicke 1 cm, die 1 g des gelösten Stoffes in 100 ml der Lösung enthält.

Die Beziehung zwischen $\log \frac{I_0}{I}$ und $E_{1\,\text{cm}}^{1\%}$ ist:

a) wenn die Konzentration c_1 ausgedrückt ist in Mol pro Liter Lösung

$$\log \frac{I_0}{I} = E_{1\,\text{cm}}^{1\%} \frac{M}{10} c_1 l \,,$$

wobei M das Molekulargewicht des gelösten Stoffes ist;

b) wenn die Konzentration c_2 in g pro Liter oder in mg pro ml Lösung ausgedrückt ist

$$\log \frac{I_0}{I} = E_{1\,\text{cm}}^{1\%} \frac{c_2}{10} l \,.$$

Handelsüblich sind verschiedene Ausführungen von Instrumenten, die für spektrophotometrische und photometrische Messungen geeignet sind. Im Prinzip erlauben diese Geräte das Durchschicken von monochromatischem Licht oder von Licht eines begrenzten Wellenlängenbereiches durch eine Lösung der zu prüfenden Probe und das Messen der Intensität des durchgelassenen Lichtes.

Zum Prüfen des Wellenlängenbereiches eines Gerätes eignen sich am besten die Emissionslinien einer Quecksilberdampflampe. Geeignete Linien befinden sich bei: 239,95; 248,30; 253,65; 265,3; 280,4; 302,25; 313,16; 334,15; 365,48; 404,66; 435,83; 546,1; 578,0; 623,44; 671,62; 690,72 mµ. Zum Nachprüfen der Meßskala für die Intensität können die folgenden, aus der Absorptionskurve einer genau 0,006 g/Vol.-%igen Kaliumdichromatlösung in 0,01 n Schwefelsäure verwendet werden:

mµ	$E_{1\,\text{cm}}^{1\%}$
235 (Minimum)	125,2
257 (Maximum)	145,6
313 (Minimum)	48,9
350 (Maximum)	107,0.

Wenn spektrophotometrische und photometrische Prüfungsmethoden angewandt werden, ist es notwendig, zuerst eine Vergleichskurve mit der in der PI. beschriebenen Standardsubstanz anzufertigen. Der Konzentrationsbereich der Standardsubstanz, der in der PI. angegeben ist, bezieht sich auf 1 cm Lichtweg, wenn nichts anderes angegeben ist. Die Absorption des Lösungsmittels muß besonders im ultravioletten und infraroten Bereich berücksichtigt werden. Es ist darauf zu achten, daß die Küvetten sehr vorsichtig behandelt und sorgfältig gereinigt werden. Ferner ist es meist notwendig, den effektiven Lichtweg in den Küvetten zu überprüfen

ÖAB 9. Im Österreichischen Arzneibuch ist die Lichtabsorption eines Stoffes in der Regel in Form des spezifischen Extinktionskoeffizienten E (1%, 1 cm) bei der jeweils vorgeschriebenen Wellenlänge (in mµ) angegeben. Die Extinktion E ist gegeben durch die Gleichung:

$$E = \log \frac{I_0}{I} \,.$$

I_0 = Intensität des eingestrahlten Lichtes;
I = Intensität des durchgelassenen Lichtes;
I_0/I = Grad der Lichtdurchlässigkeit der Lösung.

Die Messung ist mit einem Spektrophotometer auszuführen, welches die Extinktion im Bereich zwischen 0,1 und 1,0 mit einer Genauigkeit von 1% zu messen gestattet. Die Konzentration der Lösung der zu prüfenden Substanz ist so zu wählen, daß ihre Extinktion in den genannten Bereich fällt. Eine Eigenabsorption des Lösungsmittels muß bei der Messung entsprechend kompensiert werden. Aus dem gefundenen Wert für die Extinktion (E) ergibt sich der spezifische Extinktionskoeffizient nach der Formel:

$$E\,(1\%,\ 1\,\text{cm}) = \frac{E}{l\,c} \,.$$

c = Konzentration der Substanz (g/100 ml);
l = Schichtdicke in cm.

USP XVII. Das amerikanische Arzneibuch definiert ebenfalls die Begriffe Spektrophotometrie, Photometrie und Kolorimetrie, gibt für die Beschaffenheit der zur Ausführung dieser Methoden benötigten Apparaturen allgemeine Richtlinien, überläßt es aber dem

Untersucher, ein geeignetes Gerät auszuwählen. Es wird darauf hingewiesen, daß in der Spektrophotometrie die Bezeichnungen nicht einheitlich sind. Im Abschnitt „Theorie und Begriffe" werden die folgenden Definitionen verwandt:

Durchlässigkeit: I/I_0. Das Verhältnis der eingefallenen Lichtintensität zur austretenden Lichtintensität. Symbol T.

Lichtabsorption: $-\log T$. Der negative Logarithmus der Durchlässigkeit. Symbol A.

Absorptivität: Die Lichtabsorption einer Lösung von 1 g Substanz in 100 ml, gemessen in einer Küvette von 1 cm Schichtdicke. Symbol a. Dieser Begriff ist identisch mit der in der USP XIV (und anderen Pharmakopöen) angegebenen „spezifischen Absorption", wofür das Symbol $E_{1\,cm}^{1\%}$ angegeben wird.

Es wird ferner über den Gebrauch von Standardsubstanzen, die Ausführung der Messungen, die Eichung der Skalen, die Lösungsmittel und die Vorbereitung der Proben berichtet.

BP 63. Das britische Arzneibuch definiert die Extinktion als

$$E = \log_{10} \frac{I_0}{I}$$

und die spezifische Extinktion als

$$E(1\%,\ 1\ \text{cm}) = \frac{E}{cl}\,.$$

I_0 = eingestrahlte Intensität;
I = austretende Intensität;
c = Konzentration der untersuchten Lösung (g pro Volumen);
l = Schichtdicke.

Ist die Extinktion einer Lösung bei gegebener Wellenlänge zu ermitteln, so soll die Extinktion der gefüllten Küvette den Wert 0,4 nicht übersteigen und im allgemeinen den Wert 0,2 nicht unterschreiten, sofern die Messung gegen Luft als Vergleichsmedium bei derselben Wellenlänge durchgeführt wird. Das Lösungsmittel in einer Vergleichsküvette soll aus dem gleichen Standgefäß kommen wie das zur Herstellung der Probelösung verwendete und muß bei der zur Messung benutzten Wellenlänge frei von Fluoreszenz sein. Konzentration und Schichtdicke der zu messenden Lösungen richten sich nach den apparativen Gegebenheiten. Wird die Extinktion eines Absorptionsmaximums gemessen, muß die spektrale Breite des Spaltes so klein gehalten werden, daß sie der halben Breite der Absorptionsbande entspricht, sonst wird die Extinktion irrtümlich zu klein gemessen. Besondere Sorgfalt ist notwendig bei Substanzen wie Apomorphin-Hydrochlorid, Chloroquine-Phosphat, Dijodohydroxychinolin, Naphazoline-Nitrat, Papaverin-Hydrochlorid und Procyclidin-Hydrochlorid, die scharfe Absorptionsbanden besitzen. Die Spaltbreite des Instrumentes soll stets so bemessen sein, daß eine weitere Verengung keine Zunahme der Extinktion ergibt.

Dan. IX – Add. 54. Die Dänische Pharmakopöe macht folgende Angaben: Die Extinktion für eine bestimmte Schichtdicke einer Lösung bei 20° unter Verwendung von monochromatischem Licht der angegebenen Wellenlänge wird mit E bezeichnet. Der Extinktionskoeffizient ist gleich der Extinktion für die Schichtdicke von 1 cm. Dieser wird mit k bezeichnet und gilt für die Temperatur von 20°. Aus der gemessenen Extinktion kann der Extinktionskoeffizient berechnet werden durch nachstehende Formel, wobei die Küvettenschichtdicke, in cm gemessen, mit l bezeichnet wird:

$$k = \frac{E}{l}\,.$$

Der Extinktionskoeffizient für die Konzentrationseinheit kann, wenn der Extinktionskoeffizient der Konzentration proportional ist, aus der gemessenen Extinktion mit Hilfe des Ausdrucks $\frac{E}{lc}$ berechnet werden, wobei die Konzentration der gemessenen Lösung mit c bezeichnet wird.

Der molare Extinktionskoeffizient wird erhalten, wenn in dem vorstehenden Ausdruck die Konzentration in Molen angegeben wird. Der Extinktionskoeffizient für eine Lösung, die in 100 ml 1 g Substanz enthält, wird bezeichnet mit $E_{1\,cm}^{1\%}$.

Helv. V – Suppl. II. Das schweizerische Arzneibuch führt unter Bestimmung des Extinktionskoeffizienten folgendes aus:

Den Extinktionskoeffizienten bestimmt die Pharmakopöe als Extinktion $\left(E_{1\,cm}^{1\%}\right)$, die 1 g des Stoffes, in einem bestimmten Lösungsmittel zu 100 ml gelöst, in einer Schichtdicke von 1 cm bei bestimmter Wellenlänge zeigt.

Die Bestimmung des Extinktionskoeffizienten ist bei der jeweils vorgeschriebenen Wellenlänge mit einem Spektrophotometer vorzunehmen, mit dem sich die Extinktion mit ausreichender Genauigkeit messen läßt.

Der Extinktionskoeffizient berechnet sich nach der folgenden Formel:

$$E^{1\%}_{1\,cm} = \frac{E}{lc}.$$

E = gemessene Extinktion; l = Schichtdicke in cm; c = Konzentration der Lösung in **g** pro 100 ml.

Nord. 63. Die nordische Pharmakopöe enthält den Begriff *Transmission* (T):

$$T = \frac{J \cdot 100}{J_0}.$$

Für die *Extinktion E gelten*:

$$E = k \cdot l = E\,(1\%,\,1\,cm) \cdot c \cdot l,$$

wobei k = Extinktionskoeffizient; l = Schichtdicke; c = Konzentration (g in 100 ml) oder

$$E = k \cdot l = \varepsilon \cdot m \cdot l,$$

wobei ε = *molarer Extinktionskoeffizient*; wird ermittelt nach

$$\varepsilon = E\,(1\%,\,1\,cm) \cdot \frac{M}{l},$$

wobei M = Molekulargewicht der untersuchten Verbindung.

CF 65. Die französische Pharmakopöe spricht von der *spesifischen Dichte D*.

$$D = \log \frac{J_0}{J} = k \cdot e \cdot c,$$

wobei k = Absorptionskoeffizient; e = Schichtdicke und c = Konzentration bedeuten.

Der *Extinktionskoeffizient K* wird ausgedrückt durch

$$D^{\lambda}_{J} = K_c.$$

Der *spezifische Extinktionskoeffizient E* wird durch die Formel der optischen Dichte definiert, wobei $c = 1 : 1000$ und $e = 1$ cm.

Der *molare Extinktionskoeffizient Σ* wird ebenfalls durch die Formel der optischen Dichte bestimmt, wobei $c = 1$ Mol/Liter und $e = 1$ cm.

Es gilt daher

$$\Sigma = E \cdot M,$$

worin M = Molekulargewicht der untersuchten Verbindung.

Ferner wird mit dem *Extinktionskoeffizienten $E^{1\%}_{1\,cm}$* operiert.

Es gilt die Beziehung:

$$E^{1\%}_{1\,cm} = 10\,E.$$

Ross. 9. Das Arzneibuch der UdSSR läßt den *Absorptionsfaktor* berechnen aus der gemessenen *optischen Dichte D* für eine Lösung bestimmter Konzentration nach:

$$\varkappa = \frac{1}{c \cdot b} \cdot D,$$

wobei c = Konzentration und b = Schichtdicke bedeuten.

Wenn c Mol/Liter bedeutet, dann ist $\varkappa$ der *molare Absorptionsfaktor* und wird durch das Symbol ε gekennzeichnet.

Der Faktor der *spezifischen Absorption* ist $E^{1\%}_{1\,cm}$.

Ist der Wert für $\varkappa$ in Form von ε oder $E^{1\%}_{1\,cm}$ bekannt, so kann die Konzentration einer Lösung nach der Formel für die *optische Dichte D* ausgerechnet werden:

$$c = \frac{1}{\varkappa \cdot b} \cdot D.$$

Literatur

HOUBEN-WEYL, hrsg. von E. MÜLLER: Methoden der organ. Chemie, 4. Aufl., Bd. III. Teil 2, Stuttgart: Thieme 1955, S. 593–762 (M. PESTEMER u. D. BRÜCK). – PESTEMER, M., G. SCHEIBE, A. SCHÖNTAG u. D. BRÜCK: Lichtabsorption von Lösungen im Ultraviolett u. Sichtbaren – in LANDOLT-BÖRNSTEIN, hrsg. von A. EUCKEN u. K. H. HELLWEGE: Zahlenwerte und Funktionen, 6. Aufl., 1. Bd., 3. Teil: Molekeln II, Berlin/Göttingen/Heidelberg: Springer 1951. – KORTÜM, G.: Kolorimetrie, Photometrie u. Spektrophotometrie, 3. Aufl., Berlin/Göttingen/Heidelberg: Springer 1955. – MAYER, F. X., u. A. LUSZCZAK: Absorptions-Spektral-Analyse, Berlin: de Gruyter 1951. – FIESER, F. u. M.: Natural Products relat. to Phenanthrene, 3. Aufl., New York: Reinhold 1949, S. 184–198.

e. Infrarot-Spektroskopie

1. Grundlagen. Durch Energiezufuhr aus dem mittleren Infrarotbereich, d. h. dem Wellengebiet von etwa 2 bis 40 µ werden bestrahlte Molekeln in *Schwingungen* versetzt. Daneben treten auch *Rotationen* auf, die sich den Schwingungen überlagern. Aus der beobachteten Absorption ergibt sich das Infrarot-Spektrum (Rotations-Schwingungs-Spektrum) einer Substanz. In der Praxis wird fast ausschließlich der Bereich von 2 bis 15 µ für Messungen benutzt, was mit der Durchlässigkeit des verwendeten Prismenmaterials (Steinsalz) zusammenhängt.

Die Lage der *Absorptionsfrequenzen* hängt ab von den Massen der Atome einer Verbindung sowie den chemischen Bindungskräften zwischen den einzelnen Atomen, die man in diesem Zusammenhang mit der unterschiedlichen Stärke mechanischer Federn vergleichen kann. Prinzipiell kann man zwei Arten von Schwingungen unterscheiden. Schwingen die Atome oder Atomgruppen in Richtung der bindenden Kraft, so spricht man von ,,*Valenzschwingungen*'', wird bei der Schwingung der Valenzwinkel verbogen, so handelt es sich um eine ,,*Deformationsschwingung*''. Die Deformationsschwingungen lassen sich in vier Gruppen unterteilen: 1. eigentliche Deformationsschwingungen, 2. Schaukelschwingungen, 3. Kippschwingungen und 4. Torsionsschwingungen. Anhand einer CH_2-Gruppe soll durch die nebenstehende Tabelle der Unterschied zwischen den einzelnen Schwingungsarten kurz erläutert werden.

Für einfache Moleküle können die theoretisch möglichen Schwingungen abgeleitet werden. Mit zunehmender Atomanzahl im Molekül werden die IR-Spektren komplizierter. Aus dem Vergleich zahlreicher Spektren haben sich für bestimmte zweiatomige Gruppen und die meisten funktionellen Gruppen charakteristische Absorptionsfrequenzen ergeben, die man auch als Grundschwingungen bezeichnet. Die Lage dieser Frequenzen kann aber durch den Einfluß der benachbarten Molekülteile in vielen Fällen schwach bis wesentlich beeinträchtigt werden.

Die folgende Tabelle enthält die häufigste Lage der Absorptionsmaxima der wichtigsten Atomgruppen in Kohlenwasserstoffen, die Tabelle auf S. 137 die der wichtigsten funktionellen Gruppen.

Schwingung	Bezeichnung u. Symbol in der deutschen Literatur		Bezeichnung u. Symbol in der angelsächs. Literatur	
	Valenzschwingung	ν	Stretching vibration	st
	Deformationsschwingung	δ	Bending vibration	b
	Schaukel- oder Pendelschwingung	ϱ	Rocking vibration	r
	Kipp- oder Nickschwingung	$\varkappa$	Wagging vibration	w
	Torsions- oder Drillschwingung	τ	Twisting vibration	t

● = C   ○ = H
→ und ← = Bewegung in der Zeichenebene
+ und − = Bewegung senkrecht zur Zeichenebene

Zuordnungen für Kohlenwasserstoffe mit häufigster Lage der Absorptionsmaxima in cm^{-1}

Schwingungsart	Atomgruppierung	Lage (cm^{-1})	Intensität	Bemerkungen
		Alkane		
CH-st	—CH$_3$	2962 ± 10	s	
CH-st	—CH$_3$	2872 ± 10	s	
CH-st	>CH$_2$	2926 ± 10	s	
CH-st	>CH$_2$	2853 ± 10	s	
CH-st	>CH	2890 ± 10	w	
CH-b	>C—CH$_3$ asymm.	1450 ± 20	m	
CH-b	CH$_2$-	1465 ± 20	m	
CH-b	>C—CH$_3$ symm.	1370–1380	s	
CH-b	>C(CH$_3$)$_2$	1380–1385	s	
CH-b	>C(CH$_3$)$_2$	1365–1370	s	
CH-b	—C(CH$_3$)$_3$	1385–1395	m	
CH-b	—C(CH$_3$)$_3$	1365	s	
CH-b	>CH—	1340	w	
G	—C(CH$_3$)$_3$	1200–1250	s	
G	—C(CH$_3$)$_3$	nahe 415		
G	>C(CH$_3$)$_2$	1140–1170	s	
G	>C(CH$_3$)$_2$	nahe 800		
G	—(CH$_2$)$_4$—	720–750	s	
		Alkene		
CC-st	>C=C< nicht konj.	1620–1680	u	
CC-st	>C=C< Phenylkonjug.	nahe 1625	s	Intensität erhöht
CC-st	>C=C< CO-Konjugat.	nahe 1600	s	Intensität erhöht
CC-st	>C=C< C=C-Konjugat.	nahe 1600	s	Intensität erhöht
CH-st	/C=C/ trans	3010–3040	m	
CH-w	/C=C/ trans	960–970	s	
CH-r	/C=C/ trans	1295–1310	s-w	
CH-st	>C=C< cis	3010–3040	m	
CH-w	>C=C< cis	nahe 690		

Zuordnungen für Kohlenwasserstoffe mit häufigster Lage der Absorptionsmaxima in cm^{-1}
(Fortsetzung)

Schwingungsart	Atomgruppierung	Lage (cm^{-1})	Intensität	Bemerkungen
CH-st	—HC=CH$_2$ Vinyl	3010—3040	m	
CH-st	—HC=CH$_2$ Vinyl	3075—3095	m	
CH-w	—HC=CH$_2$ Vinyl	985—995	s	
CH$_2$-w	—HC=CH$_2$ Vinyl	905—915	s	
CH$_2$-w	—HC=CH$_2$ Vinyl	1800—1856	m	Oberschwing.
CH$_2$-r	—HC=CH$_2$ Vinyl	1410—1420	s	
CH-r	—HC=CH$_2$ Vinyl	1290—1300	s-w	
CH-st	R$_1$R$_2$C=CH$_2$	3075—3095	m	
CH$_2$-w	R$_1$R$_2$C=CH$_2$	885—895	s	
CH$_2$-w	R$_1$R$_2$C=CH$_2$	1750—1800	m	Oberschwing.
CH$_2$-r	R$_1$R$_2$C=CH$_2$	1410—1420	s	
CH-st	R$_1$R$_2$C=CHR$_3$	3010—3040	m	
CH-w	R$_1$R$_2$C=CHR$_3$	790—840	s	

Alkine

Schwingungsart	Atomgruppierung	Lage (cm^{-1})	Intensität	Bemerkungen
CH-st	—C≡CH	3300	s	
CC-st	H—C≡C—R monosubst.	2100—2140	s	
CC-st	R$_1$—C≡C—R$_2$ disubst.	2190—2260	u	

Allene

Schwingungsart	Atomgruppierung	Lage (cm^{-1})	Intensität	Bemerkungen
CC-st	>C=C=C<	1060	m	
CC-st	>C=C=C<	1950	m	

Aromatische KW

Schwingungsart	Atomgruppierung	Lage (cm^{-1})	Intensität	Bemerkungen
CH-st	Benzol usw.	nahe 3030	u	scharf
CH-st	Benzol usw.	1660—2000		Substitutionstypen
CC-G	Benzol usw.	nahe 1600	u	
CC-G	Benzol usw.	nahe 1500	u	
CC-G	Benzol usw.	nahe 1580	m	konjug. Ringe
CH-w	5 benachbarte, freie H	730—770	ss	
CH-w	5 benachbarte, freie H	690—715	s	
CH-w	4 benachbarte, freie H	735—770	ss	
CH-w	3 benachbarte, freie H	750—810	ss	
CH-w	2 benachbarte, freie H	800—860	ss	
CH-w	1 freies H	860—900	m	
CH-w	1.2-, 1.4- und 1.2.4-Subst.	1175—1225		
CH-w	1.2-, 1.4- und 1.2.4-Subst.	1090—1125		
CH-w	1.2-, 1.4- und 1.2.4-Subst.	1000—1070		2 Banden
CH-w	mono-, 1.3-, 1.2.3- und 1.3.5-Substitution	1125—1175		
CH-w	mono-, 1.3-, 1.2.3- und 1.3.5-Substitution	1070—1110		(nicht bei 1.3.5-Subst.)
CH-w	mono-, 1.3-, 1.2.3- und 1.3.5-Substitution	1000—1070		1 Bande
CH-w	1.2-, 1.2.3- und 1.2.4-Subst.	960—1000	w	

Zeichenerklärung.

Intensität: s = stark
ss = sehr stark
m = mittel
w = schwach
u = unterschiedlich

Schwingungsarten: st = Valenzschw.
b = Deformation
G = Gerüstschw.
w = wagging
r = rocking

Zuordnungen für funktionelle Gruppen mit häufigster Lage der Absorptionsmaxima in cm^{-1}

Atomgruppierung Bezeichnung	Formel	Lage (cm^{-1})	Intensität	Bemerkungen
Alkohole und Phenole				
freie Hydroxylgr.	—OH	3590–3650	u	st; scharf
zwischenmol. H-Bindung	—OH···X	3450–3550	u	st; scharf; Einzelbrücken
zwischenmol. H-Bindung	—OH···X	3200–3400	s	st; breit; polymere Assoziation
innermolekul. H-Bindung	R—OH···X	3450–3570	u	st; Einzelbrücken
innermolekul. H-Bindung	R—OH···X	2500–3200	w	st; sehr breit; Chelation
primäre Alkohole	—CH$_2$OH	nahe 1050	s	OH-b und CO-st
primäre Alkohole	—CH$_2$OH	1260–1350	s	OH-b und CO-st
sekundäre Alkohole	>CH—OH	nahe 1100	s	OH-b und CO-st
sekundäre Alkohole	>CH—OH	1260–1350	s	OH-b und CO-st
tertiäre Alkohole	>C—OH	nahe 1150	s	OH-b und CO-st
tertiäre Alkohole	>C—OH	1310–1410	s	OH-b und CO-st
Phenole	C$_6$H$_5$—OH	nahe 1200	s	OH-b und CO-st
Phenole	C$_6$H$_5$—OH	1310–1410	s	OH-b und CO-st
Kohlenhydrate, α-Konfiguration		nahe 854		
Kohlenhydrate, β-Konfiguration		nahe 890		
Äther und Peroxide				
Alkyläther	—CH$_2$—O—CH$_2$—	1060–1150	ss	
Aryläther, Enoläther	>C=C—O—CH$_2$—	1230–1270	ss	
zyklische Äther:				
Epoxide	>C—C< \ O /	nahe 1250	s	
Epoxide trans	>C—C< \ O /	nahe 890	m	
Epoxide cis	>C—C< \ O /	nahe 830	m	
größere Ringe		1070–1140	ss	
Alkylperoxide	—CH$_2$—O—O—CH$_2$—	820–890	u	
Ketone				
gesätt., offenkett.	—CH$_2$—CO—CH$_2$—	1705–1725	s	CO-Schwingung
gesätt., offenkett.	—CH$_2$—CO—CH$_2$—	1215–1440	s	
αβ-unges.	—CH=CH—CO—CH$_2$—	1665–1685	s	CO-Schwingung
αβ, α'β'-unges.	—CH=CH—CO—CH=CH—	1663–1670	s	CO-Schwingung
Arylketone	C$_6$H$_5$—CO— usw.	1680–1700	s	CO-Schwingung
Arylketone	C$_6$H$_5$—CO— usw.	1075–1225	s	
Diarylketone	C$_6$H$_5$—CO—C$_6$H$_5$ usw.	1660–1670	s	CO-Schwingung
α-halogenierte Ket.	>CBr—CO— usw.	1725–1745	s	CO-Schwingung
α-Diketone	—CO—CO—	1710–1730	s	CO-Schwingung

Zuordnungen für funktionelle Gruppen mit häufigster Lage der Absorptionsmaxima in cm^{-1}
(Fortsetzung)

Atomgruppierung Bezeichnung	Formel	Lage (cm^{-1})	Intensität	Bemerkungen
β-Diketone (enolisiert)	—CO—CH$_2$—CO—	1540—1640	s	CO-Schwingung
γ-Diketone	—CO—CH$_2$—CH$_2$—CO—	1705—1725	s	CO-Schwingung
α-Ketolester	—CO—CH$_2$—O—CO—	1725—1745	s	CO-Schwingung
5- und 7-Ringketone		1705—1725	s	CO-Schwingung
5-Ringketone		1740—1750	s	CO-Schwingung
4-Ringketone		nahe 1775	s	CO-Schwingung
Chinone, 2 CO in 1 Ring		1660—1690	s	CO-Schwingung
Chinone, 2 CO in 2 Ringen		1635—1655	s	CO-Schwingung
Tropolone		nahe 1600	s	CO-Schwingung

Aldehyde

Atomgruppierung Bezeichnung	Formel	Lage (cm^{-1})	Intensität	Bemerkungen
ges., aliphat.	—CH$_2$—CHO	1720—1740	s	CO-Schwingung
ges., aliphat.	—CH$_2$—CHO	1325—1440	s	
αβ-unges.	—CH=CH—CHO	1680—1705	s	CO-Schwingung
αβ, γδ-unges.	—CH=CH—CH=CH—CHO	1660—1680	s	CO-Schwingung
Arylaldehyde	C$_6$H$_5$—CHO	1695—1715	s	CO-Schwingung
Arylaldehyde	C$_6$H$_5$-CHO usw.	1350—1415	s	
Arylaldehyde	C$_6$H$_5$-CHO usw.	1260—1320	s	
Arylaldehyde	C$_6$H$_5$—CHO usw.	1160—1230	s	
αβ-unges. β-Hydroxyaldehyde		1645—1670	s	CO-Schwingung
alle Typen	—C$\overset{H}{\underset{O}{\diagdown}}$	2700—2900	w	CH-st
		meist zwei Banden, eine davon nahe 2720		CH-st

Carbonsäuren

Atomgruppierung Bezeichnung	Formel	Lage (cm^{-1})	Intensität	Bemerkungen
Hydroxygruppe der Carboxylgr.		2500—2700	w	OH-st
ges., aliphat.	—CH$_2$—COOH	1700—1725	s	CO-Schwingung
α-halogeniert	—CHCl—COOH usw.	1720—1740	s	CO-Schwingung
αβ-unges.	—CH=CH—COOH	1690—1715	s	CO-Schwingung
Arylsäuren	C$_6$H$_5$—COOH usw.	1680—1700	s	CO-Schwingung
mit innerer H-Brücke		1650—1670	s	CO-Schwingung
alle Typen	—COOH	1395—1440	w	CO-st oder OH-b
alle Typen	—COOH	1211—1320	s	CO-st oder OH-b
alle Typen	—OH	900—950	u	OH-w
alle Typen	—COO$^\ominus$	1550—1610	s	
alle Typen	—COO$^\ominus$	1300—1420	s	

Ester und Lactone

Atomgruppierung Bezeichnung	Formel	Lage (cm^{-1})	Intensität	Bemerkungen
ges. Ester		1735—1750	s	CO-Schwingung
αβ-unges. und Arylester		1717—1730	s	CO-Schwingung
Vinylester		1745—1770	s	CO-Schwingung
α-Substitut. mit elektronegativ. Gr.		1745—1770	s	CO-Schwingung
α-Ketoester		1740—1755	s	CO-Schwingung
β-Ketoester, enolisiert		nahe 1650	s	CO-Schwingung
Salicylate und Anthranilate		1670—1690	s	CO-Schwingung
γ-Ketoester		1735—1750	s	CO-Schwingung
δ-Lactone		1735—1750	s	CO-Schwingung
γ-Lactone, ges.		1760—1780	s	CO-Schwingung
γ-Lactone, αβ-unges.		1740—1760	s	CO-Schwingung
γ-Lactone, βγ-unges.		nahe 1800	s	CO-Schwingung
β-Lactone		nahe 1820	s	CO-Schwingung
Thioester		nahe 1675	s	CO-Schwingung
Formiate		1180—1200	s	C—O-st
Acetate		1230—1250	s	C—O-st
phenolische Acetate		nahe 1205	s	C—O-st
Propionate und höhere Ester		1150—1200	s	C—O-st
Acrylate, Fumarate, Maleate		1200—1300	s	C—O-st

Zuordnungen für funktionelle Gruppen mit häufigster Lage der Absorptionsmaxima in cm^{-1}
(Fortsetzung)

Atomgruppierung Bezeichnung	Formel	Lage (cm^{-1})	Intensität	Bemerkungen
Acrylate, Fumarate, Maleate		1130–1180	s	C—O-st
Benzoate und Phthalate		1250–1310	s	C—O-st
Benzoate und Phthalate		1100–1150	s	C—O-st
Säurehalogenide und -anhydride				
Säurehalogenide	R—COCl usw.	1770–1815	s	CO-Schwingung
Säurehalogenide, konjugiert		1770–1790	s	CO-Schwingung
Säureanhydride, offenkettig		1800–1850	s	CO-Schwingung
Säureanhydride, offenkettig		1740–1790	s	CO-Schwingung
Säureanhydride, zyklisch		1820–1870	s	CO-Schwingung
Säureanhydride, zyklisch		1750–1800	s	CO-Schwingung
Säureanhydride, offenkettig, konjugiert		1780–1830	s	CO-Schwingung
Säureanhydride, offenkettig, konjugiert		1720–1770	s	CO-Schwingung
Säureanhydride, zyklisch, konjugiert		1800–1850	s	CO-Schwingung
Säureanhydride, zyklisch, konjugiert		1730–1780	s	CO-Schwingung
Säureanhydride, offenkettig		1050–1170	s	C—O-st
Säureanhydride, zyklisch		1200–1300	s	C—O-st
Amine und Imine				
primäre Amine	>C—NH$_2$	3300–3500	m	NH-st; 2 Banden
sekundäre Amine	>C—NH—C<	3300–3500	m	NH-st; 1 Bande
Imine	>C=NH	3200–3400	m	NH-st; 1 Bande
primäre Amine		1590–1640	s-m	NH-b
sekundäre Amine		1550–1650	w	NH-b
aromat. Amine, primär		1250–1340	s	C—N-Schwingung
aromat. Amine, sekundär		1280–1350	s	C—N-Schwingung
aromat. Amine, tertiär		1310–1360	s	C—N-Schwingung
aliphatische Amine		1020–1220	m-w	C—N-Schwingung
aliphatische Amine		nahe 1410	w	C—N-Schwingung
Amide und Lactone				
primäre Amide, NH frei	CO—NH$_2$	nahe 3500	m	NH-st
primäre Amide, NH frei	CO—NH$_2$	nahe 3400	m	NH-st
primäre Amide, NH assoziiert		nahe 3350	m	NH-st
primäre Amide, NH assoziiert		nahe 3180	m	NH-st
sekund. Amide, NH frei	—CO—NH—	3400–3440	m	NH-st
sekund. Amide, NH assoz. trans		3270–3320	m	NH-st
sekund. Amide, NH assoz. cis		3140–3180	m	NH-st
sekund. Amide, NH assoz. cis u. trans		3070–3100	w	NH-st
primäre Amide (fest)		nahe 1650		CO-Schwingung
sekund. Amide (fest)		1630–1680		CO-Schwingung
tertiäre Amide (fest u. Lsg.)		1630–1670	s	CO-Schwingung
Lactame, große Ringe		nahe 1680	s	CO-Schwingung
γ-Lactame, nichtkond.		nahe 1700		CO-Schwingung
γ-Lactame, kond.		1700–1750	s	CO-Schwingung
β-Lactame, nichtkond.		1730–1760	s	CO-Schwingung
β-Lactame, kond.		1770–1780	s	CO-Schwingung
prim. Amide (fest)		1620–1650	s	NH$_2$-b
prim. Amide (Lösung)		1590–1620	s	NH$_2$-b
sek. Amide u. Lactame ab 9-Ring (fest)		1515–1570	s	NH$_2$-b
sek. Amide u. Lactame ab 9 Ring (Lösung)		1510–1550	s	NH$_2$-b
nur primäre Amide		1400–1420	m	C—N-Schwingung
Ungesättigte Stickstoffverbindungen				
Ges. Alkylnitrile	CH$_2$—C≡N	2240–2260	s	CN-st
Arylnitrile	C$_6$H—C≡N usw.	2220–2240	s	CN-st
αβ-unges. Alkylnitrile	—CH=CH—CN	2215–2235	s	CN-st

Zuordnungen für funktionelle Gruppen mit häufigster Lage der Absorptionsmaxima in cm^{-1}
(Fortsetzung)

Atomgruppierung Bezeichnung	Formel	Lage (cm^{-1})	Intensität	Bemerkungen
Azomethine, offenkettig,	$>$C=N—	1640–1690	u	CN-st
Azomethine, $\alpha\beta$-nges.	CH=CH—C=N—	1630–1680	u	CN-st
Azomethine, zyklisch konjugiert		1480–1660	u	CN-st
Azoverbindungen	—N=N—	1575–1630	u	N=N-st
Azide	—N=N≡N	1180–1340	w	NNN-st
Azide	—N=N≡N	2120–1340	s	NNN-st

Zeichenerklärung.

Intensität: s = stark   Schwingungsarten: st = Valenzschw.
           ss = sehr stark   b = Deformation
           m = mittel   G = Gerüstschw.
           w = schwach   w = wagging
           u = unterschiedlich   r = rocking

In Abb. 97 (S. 143 u. 144) ist eine Bandenzuordnungstafel nach N. B. COLTHUP wiedergegeben.

Die Literaturangaben über die Lage charakteristischer Banden im IR („Schlüsselbanden", „Absorptionsfrequenzen") beziehen sich teilweise auf die Wellenlängen (μ) und teilweise auf die Wellenzahlen (cm^{-1}). Die Wellenzahl gibt die Anzahl der Wellen, die auf die Strecke von 1 cm gehen; sie ist das Reziproke, der in der Einheit cm gemessenen Wellenlänge (s. S. 108). Die folgende Tabelle enthält die für IR-Messungen im allgemeinen interessierenden Umrechnungen von Wellenlängen auf Wellenzahlen und umgekehrt.

Umrechnung von Wellenlängen (μ) in Wellenzahlen (cm^{-1}) *

λ	0	1	2	3	4	5	6	7	8	9
1	10000	9091	8333	7692	7143	6667	6250	5882	5556	5263
2	5000	4762	4545	4348	4167	4000	3846	3704	3571	3448
3	3333	3226	3125	3030	2941	2857	2778	2703	2632	2564
4	2500	2439	2381	2326	2273	2222	2174	2128	2083	2041
5	2000	1961	1923	1887	1852	1818	1786	1754	1724	1695
6	1667	1639	1613	1587	1563	1539	1515	1493	1471	1449
7	1429	1408	1389	1370	1351	1333	1316	1299	1282	1266
8	1250	1235	1220	1205	1190	1176	1163	1149	1136	1124
9	1111	1099	1087	1075	1064	1053	1042	1031	1020	1010
10	1000	990	980	971	942	952	943	935	926	917
11	909	901	893	885	877	870	862	855	847	840
12	833	826	820	813	806	800	794	787	781	775
13	769	763	758	752	746	741	735	730	725	719
14	714	709	704	699	694	690	685	680	676	671
15	667	662	658	654	649	645	641	637	633	629
16	625	621	617	613	610	606	602	599	595	592
17	588	585	581	578	575	571	568	565	562	559
18	556	552	549	546	543	541	538	535	532	529
19	526	524	521	518	515	513	510	508	505	503
20	500	498	495	493	490	488	485	483	481	478
21	476	474	472	469	467	465	463	461	459	457
22	455	452	450	448	446	444	442	441	439	437
23	435	433	431	429	427	426	424	422	420	418
24	417	415	413	412	410	408	407	405	403	402
25	400	398	397	395	394	392	391	389	388	386

* Abgerundet auf Zehntel-μ bzw. volle cm^{-1}.

Beispiele: 5,8 μ entspricht 1724 cm^{-1};
685 cm^{-1} entspricht 14,6 μ.

Umrechnung von Wellenlängen (μ) in Wellenzahlen (cm⁻¹)
(Fortsetzung)

λ	0	1	2	3	4	5	6	7	8	9
26	385	383	382	380	379	377	376	375	373	372
27	370	369	368	366	365	364	362	361	360	358
28	357	356	355	353	352	351	350	348	347	346
29	345	344	342	341	340	339	338	337	336	334
30	333	332	331	330	329	328	327	326	325	324
31	323	322	321	320	318	317	316	315	314	313
32	312	311	311	310	309	308	307	306	305	304
33	303	302	301	300	299	298	298	297	296	295
34	294	293	292	291	291	290	289	288	287	286
35	286	285	284	283	282	282	281	280	279	278
36	278	277	276	275	275	274	273	272	271	271
37	270	269	269	268	267	267	266	265	264	264
38	263	262	262	261	260	260	259	258	258	257
39	256	256	255	254	254	253	252	252	251	251
40	250	249	249	248	247	247	246	246	245	244
41	244	243	243	242	241	241	240	240	239	239
42	238	237	237	236	236	235	235	234	234	233
43	233	232	231	231	230	230	229	229	228	228
44	227	227	226	226	225	225	224	224	223	223
45	222	222	221	221	220	220	219	219	218	218
46	217	217	216	216	215	215	214	214	214	213
47	213	212	212	211	211	210	210	210	209	209
48	208	208	207	207	207	206	206	205	205	204
49	204	204	203	203	202	202	202	201	201	200
50	200	200	199	199	198	198	198	197	197	196

2. Meßgeräte. Zur Aufnahme von IR-Spektren sind komplizierte Geräte erforderlich, die erst seit einigen Jahren serienmäßig hergestellt werden. Im Prinzip besteht ein IR-Spektroskop aus einer *Lichtquelle*, einem *Doppelwegstrahlengang*, einem *Monochromator* und einem *Strahlungsempfänger*. Mit letzterem ist eine Schreibvorrichtung verbunden, die die Absorption in Abhängigkeit von der Wellenlänge aufzeichnet.

Als Infrarot(Ultrarot-)Lichtquelle dient vielfach der Nernst-Stift, ein 1 bis 3 mm dickes Stäbchen aus Oxiden des Zirkons und seltener Erden, das elektrisch auf 1400 bis 1800° geheizt wird, oder auch der „Globar", ein Siliciumcarbidstab, der auf 1200 bis 1400° gebracht werden muß.

Der Monochromator ist meist ein Prisma aus Steinsalz. Daneben existieren auch Gitterspektrographen. Glas und Quarz sind wegen ihrer geringen Durchlässigkeit für infrarote Strahlung ungeeignet. Über die Durchlässigkeit des Prismenmaterials bzw. das Auflösevermögen informiert die folgende Tabelle.

Grenzen der Verwendbarkeit von Prismenmaterial

Material	Durchlässigkeit (gute Auflösung) bis etwa	Hygroskopizität (Löslichkeit g/100 ml Wasser) bei °C
Glas	2,5	0
Quarz	3,6	0
LiF	6	0,26 (18°)
CaF₂	9	0,0015 (18°)
NaCl	15,5	36 (20°)
KCl	21	34 (20°)
KBr	25	53 (20°)
KJ	31	127 (20°)
CsBr	42	124 (25°)
CsJ	50	44 (0°)

Als Strahlungsempfänger dienen Thermoelemente, Bolometer (Widerstandänderungsmessung) oder eine Golay-Zelle (Druckschwankungsmessung). Die vom Strahlungsmesser abgegebene Spannung wird verstärkt und treibt einen kleinen Motor zur Bedienung eines Schreibstiftes auf einer Registriertrommel oder einem Schreibpult an.

Die folgende Zusammenstellung (S. 144) enthält einige bekannte IR-Spektrophotometer.

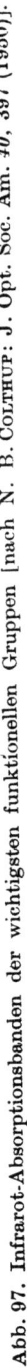

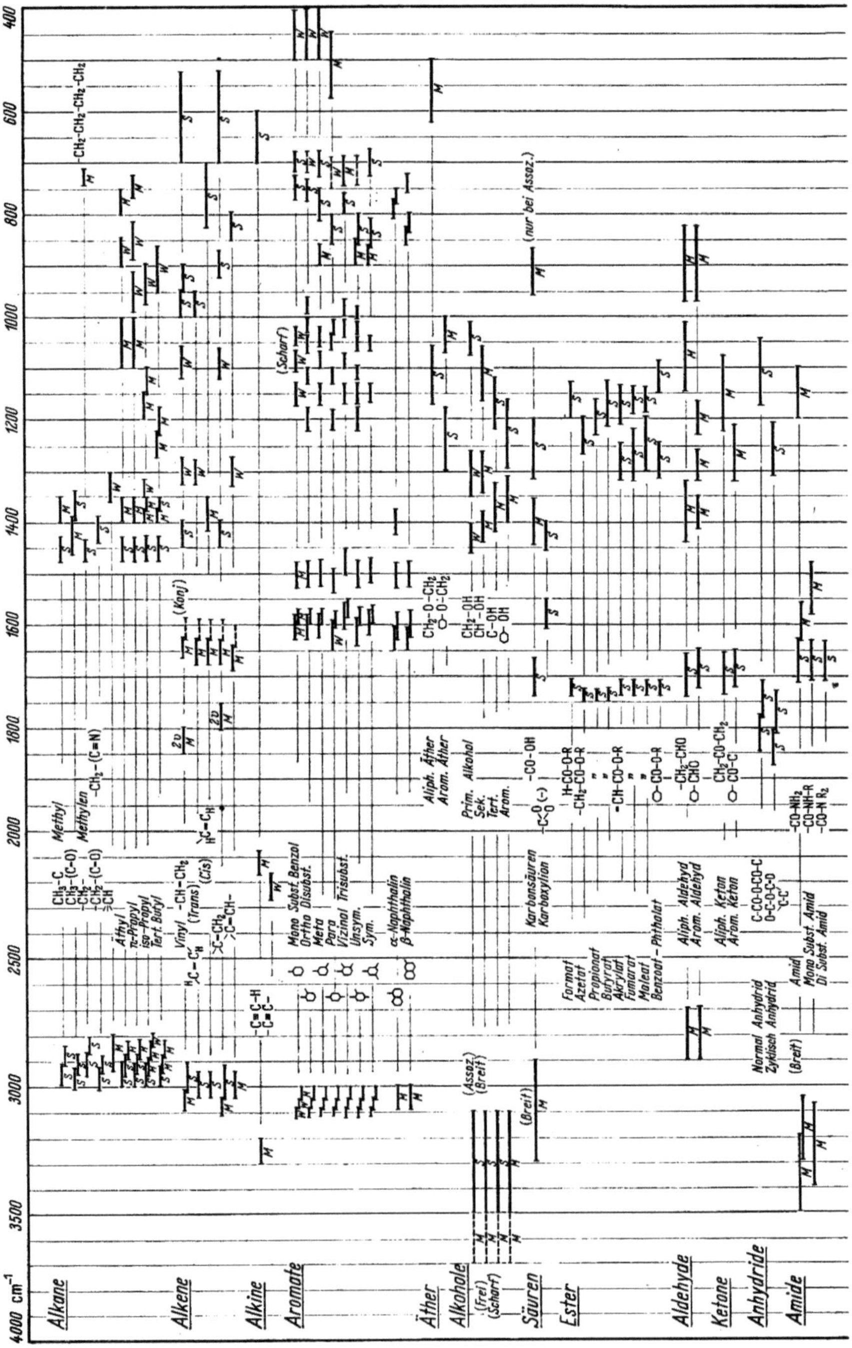

Abb. 97. Infrarot-Absorptionsbanden der wichtigsten funktionellen Gruppen [nach N. B. COLTHUP: J. Opt. Soc. Am. *40*, 397 (1950)].

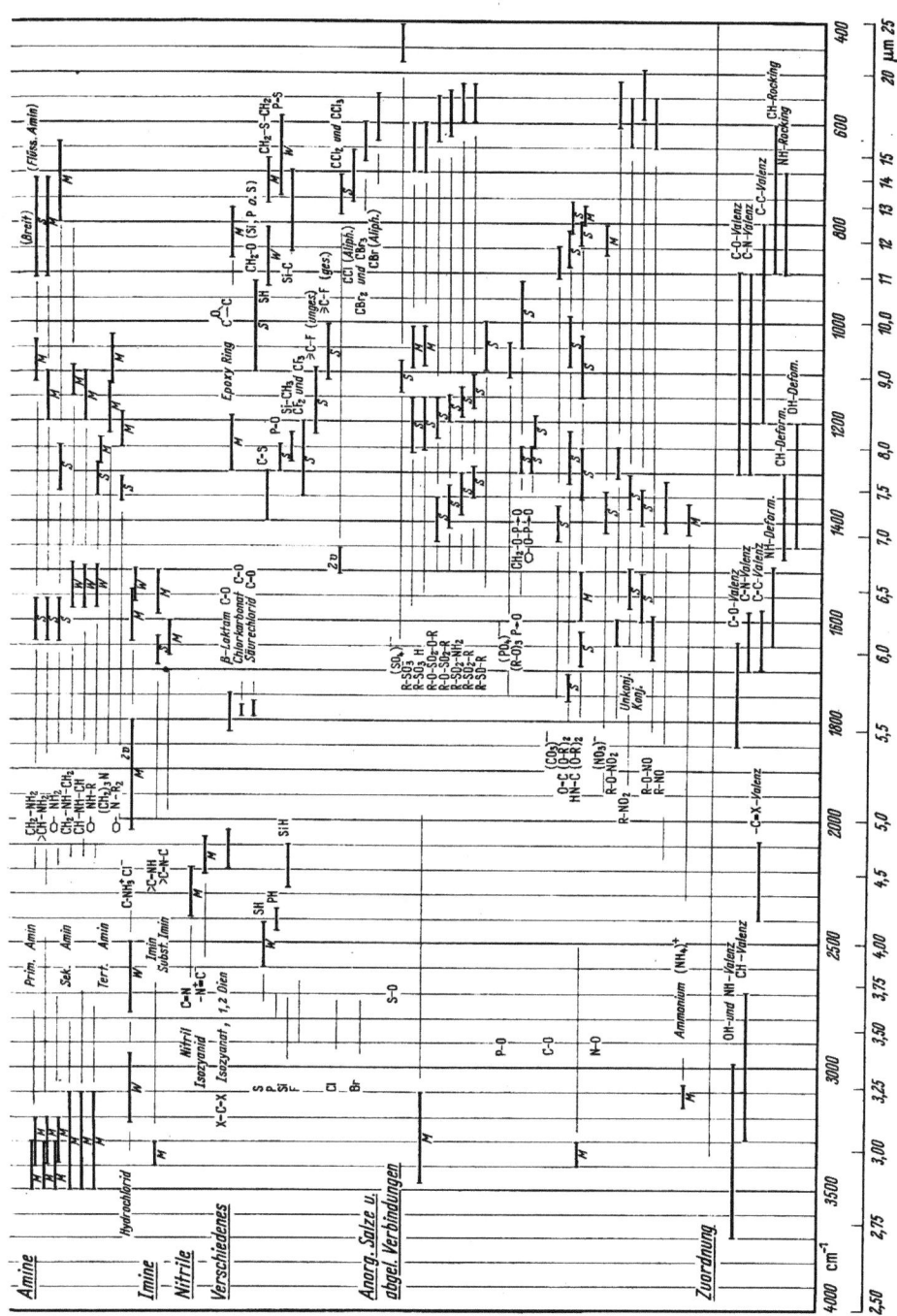

Spektralphotometer für den IR-Bereich

Bezeichnung des Gerätes (Herstellerfirma)	Lichtzerlegung durch	Wellenlängenbereich in µ	Verwendung
IR-5 (Beckman)	NaCl-Prisma	2–16	Routineuntersuchungen
IR-4 (Beckman)	NaCl-Prisma oder LiF-Prisma CaF$_2$-Prisma KBr-Prisma CsBr-Prisma	1–15 bis 36	analytische Arbeiten
IR-7 (Beckman)	Echelette-Gitter u. Vorzerlegungsprisma	bis 50	Forschung
Infrascan (Higer & Watts)	Gitter	2,5–15,4	Routineuntersuchungen
UR 10 (Jenoptik)	wahlweise KBr- NaCl- LiF- Prisma	2–25	Forschung und Routine
IR-Spektrograph (E. Leitz)	austauschbare Prismen und Gitter	0,21–33	Forschung und Routine
Infracord-137-NaCl (Perkin-Elmer)	NaCl-Prisma	2,5–15	Routineuntersuchungen
Infracord-137-KBr (Perkin-Elmer)	KBr-Prisma	12,5–25	Forschung und Analytik
Modell 125 (Perkin-Elmer)	KBr-Prisma und 2 Gitter	1–25	Forschung (Hochleistungsgerät)
Modell 421 (Perkin-Elmer)	1. Gitter 2. Gitter	2,5–18 5–41	Forschung und Analytik
Modell 221 (Perkin-Elmer)	LiF-Prisma CaF$_2$-Prisma NaCl-Prisma KBr-Prisma CsBr-Prisma Gitter-Prisma	0,6–6,5 0,5–9,5 1–15,5 10–25 15–38 2,5–15	universelle Verwendung
SP. 200 (Unicam)	NaCl-Prisma	2–15,4	Routineuntersuchungen
SP. 100 (Unicam)	2 NaCl-Prismen	1,25–5 4,65–15,4	Forschung und Analytik

3. IR-Spektrophotometer. Abb. 98 zeigt beispielsweise das Beckman-Gerät Modell IR-5 und Abb. 99 dessen Strahlengang.

Abb. 100 zeigt als Beispiel für ein großes Forschungsgerät das Gitter-IR-Spektrophotometer 421 der Fa. Perkin-Elmer, dessen Strahlengang in Abb. 101 zu sehen ist.

Zur Erklärung der Arbeitsweise des Gerätes sei der technische Bericht der Herstellerfirma, soweit dieser den Monochromator und den Strahlengang betrifft, zitiert:

„Die Spiegel $M1$ und $M1'$ bilden die Strahlungsquelle jeweils auf der Höhe der Kammblende ab und werfen die Bündel durch den Proben- bzw. Vergleichskanal des Küvettenraumes in den Monochromator des Gerätes, der durch zwei Kochsalzfenster von der Außenatmosphäre abgetrennt ist. Je nach der Stellung des rotierenden Segmentspiegels (Unterbrecher) gelangt nun entweder das Vergleichsbündel über die Spiegel $M4'$, $M5'$, Unterbrecher und $M7$ oder das Probenbündel über die Spiegel $M4$, $M5$, $M6$ und $M7$ auf den

Infrarot-Spektroskopie

Eingangsspalt des Monochromators. Dieser Spalt steht in der Brennebene des Kollimators $M\,8$, so daß ein paralleles Bündel auf das Prisma fällt. Die Strahlung wird beim Durchgang durch das Kochsalzprisma spektral zerlegt und über den Littrow-Spiegel $M\,9$ zur weiteren Zerlegung noch einmal durch das Prisma geschickt. Der Spiegel $M\,8$ ist nun so aufgestellt,

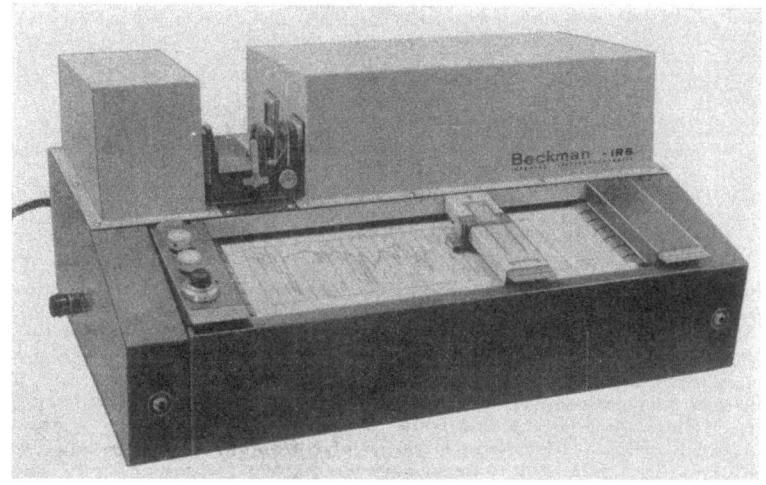

Abb. 98. Infrarotspektralphotometer Modell IR-5 (Beckman).

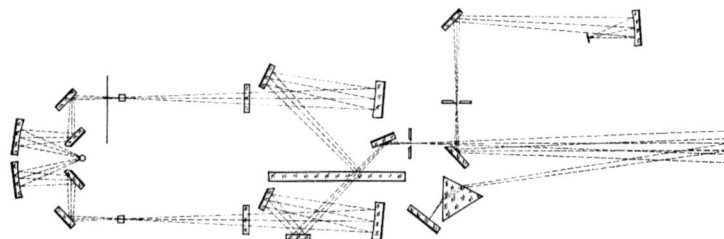

Abb. 99. Strahlengang des IR-5.

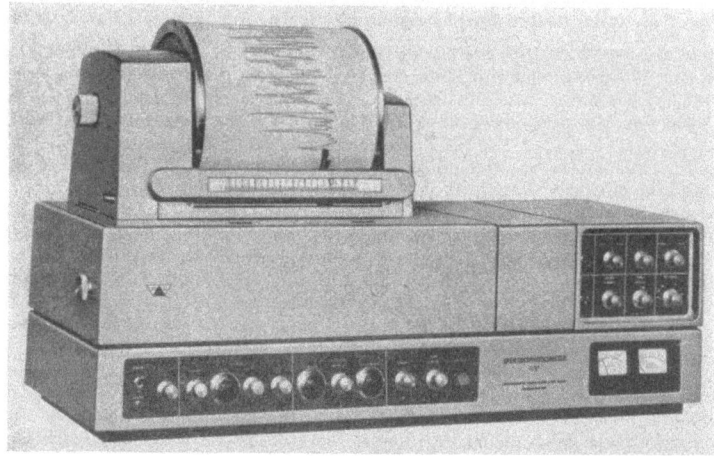

Abb. 100. Infrarotspektrophotometer 421 (Perkin-Elmer).

146　Optische Bestimmungsmethoden

daß das Bild des Eingangsspaltes nicht wieder direkt im Spalt, sondern etwas abseits entsteht und das Bündel durch den Spiegel *M 10* den Ausgangsspalt des Monochromators erreicht. Schließlich gelangt es über die Spiegel *M 11* und *M 12* auf das Vakuum-Thermo-Element *T*."

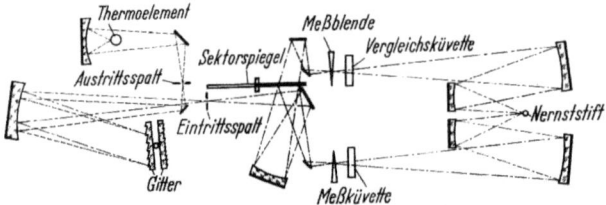

Abb. 101. Strahlengang des IR-Spektrophotometer 421.

4. Küvetten und Probenvorbereitung. Die Bauweise der Küvetten zur Aufnahme der zu untersuchenden Substanzen richtet sich nach dem Aggregatzustand der Probe. Für gasförmige Substanzen verwendet man im allgemeinen Röhren aus Glas oder Metall, die mit zwei Hähnen versehen und an den Enden durch ultrarotdurchlässige Fenster abgeschlossen sind. Flüssigkeitsküvetten zur Untersuchung von flüssigen Substanzen und Lösungen fester, flüssiger oder gasförmiger Stoffe besitzen eine sehr geringe Schichtdicke, die etwa zwischen 0,025 und 5 mm liegt. Man arbeitet entweder mit fest verkitteten oder mit zerlegbaren Küvetten. Als Küvettenfenster kommen infrarotdurchlässige Materialien wie BaF_2, NaCl, CsCl, KCl, AgCl, KBr, KJ, CsBr, CsJ usw. in Betracht. In den meisten Fällen werden planparallele Kochsalzplatten benutzt. Der gewünschte Abstand, der in einer Halterung sitzenden Fenster wird durch Distanzringe bestimmter Dicke, z. B. amalgamierte Bleifolien erreicht. Gefüllt und gereinigt werden die Flüssigkeitsküvetten mit Hilfe einer Injektionsspritze durch kleine, verschließbare Bohrungen, die in der Halterung angebracht sind und sich in einem der beiden Fenster fortsetzen.

Sollen feste Stoffe IR-spektroskopisch untersucht werden, so muß der Messung meist eine *Präparation* vorangehen, da sich nur selten die benötigten dünnen Schichten herstellen lassen. Der einfachste Weg besteht darin, den festen Stoff in einem geeigneten Lösungsmittel zu lösen und die Lösung zu messen. Auf dem Umweg über eine Lösung läßt sich oft auch ein dünner Film auf einer IR-durchlässigen Unterlage bereiten. Feste Stoffe, die ohne konstitutionelle Veränderung schmelzbar sind, können durch Aufschmelzen auf ein geeignetes Trägermaterial zur Messung vorbereitet werden.

Zwei wichtige und vielfach angewandte Verfahren der Präparation bestehen in der *Suspensions- und Preßtechnik*. Es handelt sich dabei um die Einbettung des fein zerteilten Stoffes in ein flüssiges oder festes, möglichst absorptionsfreies Mittel. Für die Suspensionstechnik wird meist Nujol (Oleum paraffini) benutzt. Zur Preßtechnik verwendet man im allgemeinen Kaliumbromid. Die zu untersuchende Substanz wird mit einer ausreichenden Menge sorgfältig getrocknetem und reinstem Kaliumbromid in einem Achatmörser innig verrieben und unter hohem Druck zu einer dünnwandigen Tablette gepreßt, die dann mit Hilfe einer Halterung in den Strahlengang des Infrarotspektrographen befördert wird.

5. Anwendungsmöglichkeiten. Während die üblichen physikalischen Konstanten nur eine Zahl zur Charakterisierung einer Substanz liefern, die Absorptionsspektren des sichtbaren und UV-Bereichs nur ein bis wenige Maxima aufweisen, wird im IR-Spektrum eine Vielzahl von Banden auswertbar, die Daten über den Bau der gemessenen Molekel liefern. Man bezeichnet daher das IR-Spektrum auch als „Fingerabdruck" der Molekel. Es ist naheliegend, daß die IR-Spektroskopie eines der wichtigsten Hilfsmittel zur Konstitutionsaufklärung unbekannter Verbindungen geworden ist. Neben der Erkennung der in einer Molekel vorhandenen funktionellen Gruppen läßt sich mit Hilfe der IR-Spektroskopie der Erfolg einer physikalischen Trennungsmethode kontrollieren, beispielsweise die Fraktionierung mehrerer flüssiger Substanzen mit ähnlichem Siedepunkt, die Isomerentrennung durch die Gaschromatographie, die Reinigung einer Substanz durch Ausfrieren usw. Ein ausgezeichnetes Verfahren zur Verfolgung chemischer Reaktionen, wie Hydrierung, Hydrolyse, Oxydation usw. besteht in der Aufnahme der IR-Spektren vor und nach der Reaktion, wodurch die einzelnen Umsetzungen sichtbar verfolgt werden können.

Abb. 102a u. b zeigt beispielsweise einen Ausschnitt des IR-Spektrums $(1-7\mu)$ von Benzochinon und des nach der Hydrierung daraus entstandenen Hydrochinons. In a) fehlt die OH-Bande bei 3μ, man erkennt die $>C=O$-Bande bei 6μ; in b) ist es umgekehrt.

Große praktische Bedeutung hat die IR-Spektroskopie in der qualitativen Analyse von Stoffgemischen und als Methode der Reinheitsprüfung. Abb. 103 zeigt als Beispiel das IR-Spektrum des Leuchtgases.

Auch quantitative Analysen lassen sich IR-spektrophotometrisch durchführen, wenn dabei auch mehrere Faktoren zu berücksichtigen sind, die das Verfahren im Vergleich mit der UV-Spektrophotometrie komplizierter gestalten.

Schließlich wird die IR-Spektroskopie zur Lösung vieler spezieller Probleme, wie z.B. Untersuchung von Einkristallen, von hochpolymeren Substanzen, von Rotationsisomeren, Bildung und Stabilität von Wasserstoffbrücken herangezogen.

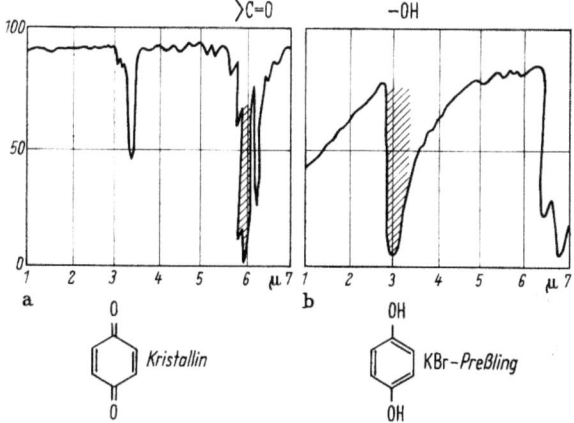

Abb. 102a u. b. Ausschnitte der IR-Spektren von Benzochinon und Hydrochinon.

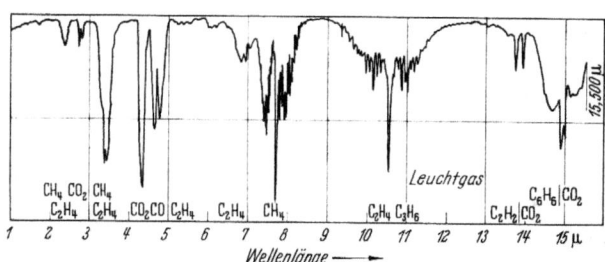

Abb. 103. IR-Spektrogramm des Leuchtgases [aus W. Lüttke u. F. Oswald: Umschau 54, 229 (1954)].

6. Angaben der Pharmakopöen. BP 63 macht über die Bestimmung der Infrarot-Absorptions-Spektren folgende Angaben:

Das Infrarot-Absorptionsspektrum einer Substanz ist eine spezifische physikalische Eigenschaft dieser Substanz und deswegen zu ihrer Identifizierung geeignet. Der Infrarotbereich des elektromagnetischen Spektrums erstreckt sich von 0,78 bis etwa 300 μ. Die im Handel befindlichen Spektrometer mit Kochsalzprismen erfassen das mittlere Gebiet dieses Bereiches von etwa 2,5 bis 15 μ (4000—667 cm^{-1}), das in den meisten Fällen zur Identifizierung herangezogen wird.

Zur Aufnahme des IR-Spektrums sind die Substanzen auf einem der folgenden Wege zu präparieren:

1. *Flüssigkeiten.* Flüssigkeiten sind entweder als dünner Film zwischen zwei Steinsalzplatten oder in eine Küvette geeigneter Schichtdicke eingefüllt in den Strahlengang des Spektrometers zu bringen.

2. *Flüssigkeiten oder feste Stoffe.* Mit Hilfe eines geeigneten Lösungsmittels ist eine Lösung zu bereiten. Konzentration und Schichtdicke der Küvette sind dabei so zu wählen, daß ein zufriedenstellendes Spektrum innerhalb eines ausreichenden Wellengebietes erhalten wird.

3. *Feste Stoffe.* Etwa 20 mg Substanz werden mit 2 Tropfen Oleum Paraffini (Nujol) homogen verrieben und ein Teil der erhaltenen Paste zwischen zwei Steinsalzplatten zusammengedrückt, in den Strahlengang des Spektrometers gebracht.

4. **Feste Stoffe.** Die Substanz wird mit trockenem, fein pulverisiertem Kaliumbromid oder Kaliumchlorid verrieben. Das Verhältnis von Substanz zu Alkalihalogenid soll etwa 1 zu 200 betragen, z.B. 1,5 mg Substanz auf 300 mg Halogenid. Die Mengen sind so zu wählen, daß (je nach M.G.) zwischen 5 und 15 µg Substanz pro mm² Flächeninhalt des herzustellenden Preßlings verwandt werden, dessen Größe sich nach dem Typ des benutzten IR-Gerätes richtet. Ein ausreichender Teil der Verreibung wird in eine Spezialpresse gefüllt und unter Vakuum einem hohen Druck ausgesetzt. Unter Befolgung der beigegebenen Gebrauchsanweisung können die handelsüblichen Pressen benutzt werden. Der erhaltene Preßling wird mit Hilfe einer geeigneten Haltevorrichtung in das Spektrometer eingesetzt.

Die zu untersuchende und die authentische Substanz sind in gleicher Weise zu präparieren und die Spektren im Bereich von etwa 2,5 bis 15 µ mit einem Infrarot-Spektrophotometer zu ermitteln. Die apparativen Bedingungen müssen eine ausreichende Auflösung im Spektrum der zu untersuchenden Substanz ermöglichen.

Ist die Lage der Absorptionsmaxima im Spektrum der nach 3. oder 4. präparierten Untersuchungsprobe nicht identisch mit derjenigen der Vergleichssubstanz, so kann dies durch unterschiedliche Kristallform bedingt sein. Um diese Möglichkeit zu überprüfen wird jede der beiden Substanzen im gleichen geeigneten Lösungsmittel gelöst, die Lösung zur Trockne eingedampft und die Untersuchung mit den erhaltenen Rückständen wiederholt. Wenn die zu untersuchende Substanz aus Tabletten, Injektionslösungen oder anderen Zubereitungen gewonnen wurde, können die anderen Bestandteile dieser Zubereitungen das Spektrum der Untersuchungsprobe beeinflussen.

USP XVII. Das amerikanische Arzneibuch erwähnt, daß das IR-Spektrum einer Substanz weitgehendst spezifisch ist. Sieht man von den entsprechenden optischen Antipoden ab, so haben zwei ähnliche Substanzen praktisch nie identische IR-Spektren. Häufig werden geringe Strukturunterschiede im IR-Spektrum signifikant. Die zahlreichen Banden eines IR-Spektrums erlauben oft die Erkennung mehrerer, in einem Gemisch nebeneinander vorliegender Bestandteile, ohne vorhergehende Trennung.

Messungen im nahem Infrarot sind besonders geeignet zur Bestimmung von Wasser in Alkohol, von OH-Gruppen in Gegenwart primärer oder sekundärer Amine und von Alkoholen in Kohlenwasserstoffen.

Über den Gebrauch von Lösungsmitteln sind folgende Bemerkungen gemacht: Kein Lösungsmittel merklicher Schichtdicke ist im nahen IR und IR-Gebiet vollkommen lichtdurchlässig. Tetrachlorkohlenstoff ist in einer 5 mm dicken Schicht praktisch durchlässig bis 6 µ. Schwefelkohlenstoff in einer 1 mm dicken Schicht ist als Lösungsmittel geeignet bis 40 µ, mit Ausnahme des Gebietes von 6 bis 7,2 µ, wo er selbst starke Absorption zeigt. Andere Lösungsmittel besitzen relativ eng begrenzte Durchlässigkeitsbereiche.

DAB 7 – DDR. In der 7. Ausgabe des DAB (DDR) werden folgende Ausführungen gemacht:

Zur Bestimmung der Absorption von Licht des infraroten Spektralbereiches wird die Abhängigkeit der Absorption von der Wellenlänge in einem bestimmten Spektralbereich aufgezeichnet. Zur Auswertung wird das Infrarotspektrum der zu prüfenden Substanz mit dem unter gleichen Bedingungen erhaltenen Infrarotspektrum einer Standardsubstanz verglichen.

Der Absorptionsbereich und die Lage von Absorptionsbanden werden durch die Wellenzahl angegeben. Diese steht zur Wellenlänge in folgender Beziehung:

$$\nu = \frac{10\,000}{\lambda}.$$

ν = Wellenzahl in cm^{-1};
λ = Wellenlänge in µm.

Literatur

SUHRMANN, R., u. H. LUTHER: Neuere Ergebnisse der Ultrarotspektroskopie. Fortschr. chem. Forsch. *2*, 758 (1953) (368 Lit.-Zitate). – LÜTTKE, W., u. F. OSWALD: Ultrarot-Spektroskopie. Umschau *54*, 229 (1954). – OSWALD, F., u. W. LÜTTKE: Moderne Geräte für die Ultrarotspektroskopie. Umschau *54*, 756 (1954). – BRÜGEL, W.: Einführung in die Ultrarotspektroskopie, 2.Aufl., Darmstadt: D. Steinkopff 1957. – BELLAMY, L. J.: The Infra-Red Spektra of Complex Molecules, London: Methuen 1954. Autorisierte Übersetzung von W. BRÜGEL, Ludwigshafen. – DOBRINER, K., E. R. KATZENELLENBOGEN u. R. N. JONES: Infrared Absorption Spektra of steroids (Atlas), 1. Aufl., New York: Interscience Publishers 1953 (306 Steroide). – MAENNCHEN, K.: Anwendungsmöglichkeiten der Infrarot-Spektroskopie in der pharmazeutischen Industrie. Pharm. Ztg (Frankfurt) *91/100*, 517 (1955). – Bericht über Diskussionstagung in Freiburg i. Br. April 1954. Angew. Chem. *66*, 609 (1954). – MECKE, R., u. E. D. SCHMID: Das Dokumentationsproblem in der Ultrarotspektroskopie. Angew. Chem. *65*, 253 (1952). – OTTING, W.: Spektrale Anordnungstafel der Infrarot-Absorptionsbanden, Berlin/Göttingen/Heidelberg: Springer 1963.

f. Nephelometrie

1. Definition und Grundlagen. Unter Nephelometrie versteht man die Messung des von einer trüben Lösung ausgehenden Lichtes, das durch die trübenden Partikelchen senkrecht zur Beleuchtungsachse reflektiert oder abgebeugt wird (Tyndall-Licht).

Die Stärke der Trübung ist sowohl von der Konzentration an trübender Substanz, als auch von der Form und Größe der Teilchen abhängig. Bei konstanter Konzentration einer Lösung ist die quantitative Änderung des *Tyndall-Lichtes* ein Maß für die Änderung des kolloiden Zustandes. Bei gleichbleibender Dispersität ist die abgebeugte Lichtmenge ein unmittelbares Maß für die Konzentration an trübender Substanz.

2. Anwendung. Ähnlich wie die Farbe einer Substanz photometrisch oder kolorimetrisch zu ihrer quantitativen Bestimmung herangezogen werden kann, läßt sich auch der Grad der Trübung einer Lösung zu quantitativen Messungen benutzen. Die Schwierigkeit der Methode liegt hauptsächlich in der Erzeugung gleichmäßig feinverteilter Trübungen, die der Messung zugänglich sind. Verbindungen, die mit einem bestimmten Lösungsmittel trübe Lösungen oder Suspensionen bilden und solche, die auf Zusatz von Fällungsmitteln gleichmäßige Trübungen ergeben, können nephelometrisch bestimmt werden. Da Trübungsreaktionen meist sehr empfindlich sind, lassen sich durch die Nephelometrie kleinste Substanzmengen quantitativ erfassen.

3. Meßmethoden. Nephelometrische Messungen können auf zwei Arten durchgeführt werden:

a) Trübungsmessung. Im durchfallenden Licht wird die scheinbare Extinktion der Lösung nach der gleichen Methode wie bei gewöhnlichen Extinktionsmessungen ermittelt.

b) Streuungsmessung. Anstelle des durchgelassenen Lichtes wird ein bestimmter Anteil des gestreuten Lichtes gemessen. Diese Meßmethode ähnelt der Fluorimetrie, da es sich hier auch um die Messung einer Art Emissionsstrahlung handelt.

4. Apparaturen. Neben dem KLEINMANNschen Nephelometer (Fa. Schmidt & Haensch, Berlin) sind heute fast alle lichtelektrischen und visuellen Photometer sowie die Kolorimeter bei Verwendung eines entsprechenden Ansatzgerätes zur Nephelometrie geeignet.

Als Beispiel sei das zum Pulfrich-Photometer entwickelte Zusatzgerät angeführt, das sich sowohl für Trübungs- als auch für Fluoreszenzmessungen eignet (Abb. 104).

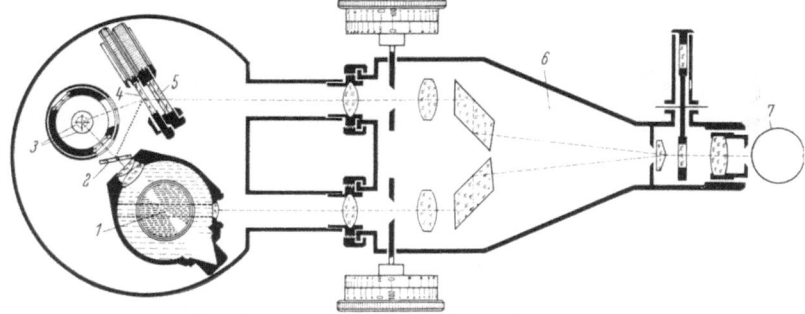

Abb. 104. Nephelometeransatz zum Pulfrich-Photometer (Jenoptik, Jena).

Das Photometer *6* ist mit einem Ansatz verbunden, der als Lichtquelle die Lichtwurflampe *3* enthält. Ein mit der zu untersuchenden Flüssigkeit gefülltes zylindrisches Gefäß befindet sich in der Wasserkammer *1*, in die ein Teil des Lichtes gelangt. Das von der Lösung unter 45° gestreute Licht gelangt zur Messung in die eine Öffnung des Photometers. Ein anderer Teil des von der Lampe kommenden Lichtes wird an der planparallelen Glasplatte *2* gespiegelt und beleuchtet eines der vier Vergleichsgläser *4* von verschieden starker Lichtstreuung. Das Streulicht des Vergleichsglases gelangt in die andere Öffnung des Photometers und liefert die zur Messung erforderliche Vergleichshelligkeit. Durch Vorsatzobjektive wird das von der Probe und das vom Vergleichsglas gestreute Licht den beiden Blendenöffnungen des Photometers zugeführt. Durch Drehen der Meßtrommel werden diese so lange verändert, bis im Sehfeld *7* beide Hälften gleich hell erscheinen. An der Trommel kann dann die gesuchte Streulichtintensität der Probe relativ zu der des Vergleichsglases abgelesen werden. Da der Trübungsgrad vieler optisch inhomogener Medien temperaturabhängig ist, sorgt ein unter der Wasserkammer angebrachter Temperierboden für Temperaturkonstanz. Bei fluoreszierenden Solen kann das störende Fluoreszenzlicht durch ein zwischen Glühlampe und Glasplatte *2* eingeschaltetes Rotfilter vermieden werden.

Wird anstelle der Trübgläser ein dem Gerät beigegebener, absolut geeichter Trübglaskörper eingesetzt, so kann auch die absolute Trübung einer Probe bestimmt werden.

5. *Angaben der Pharmakopöen*. USP XVII. Im amerikanischen Arzneibuch ist die quantitative Turbidimetrie oder Nephelometrie erwähnt als ein Verfahren, das auf der Streuung oder Absorption von eingestrahltem Licht durch suspendierte Teilchen einer Flüssigkeit beruht.

Die Methode wird am besten mit Hilfe eines Elektrophotometers nach Art der Kolorimetrie ausgeführt.

g. Refraktometrie

1. *Grundlagen*. Bei Eintritt eines Lichtstrahles S aus einem optisch dünneren Medium (z. B. Luft) in ein optisch dichteres Medium (z. B. Wasser) erfolgt neben der *Reflexion* eine *Ablenkung* des Strahles aus der ursprünglichen Richtung zum Einfallslot L hin (Abb. 105). Die als *Brechung* oder *Refraktion* bezeichnete Ablenkung des Lichtstrahls wird durch die unterschiedliche Lichtgeschwindigkeit in den beiden Medien hervorgerufen.

Der *Brechungsindex* ist das Verhältnis der Lichtgeschwindigkeit im luftleeren Raum zur Lichtgeschwindigkeit im untersuchten Stoff. Seine Größe läßt sich nach dem Gesetz von SNELLIUS (1) durch den Quotienten aus dem Sinus des Einfallswinkels α zum Sinus des Brechungswinkels β ermitteln:

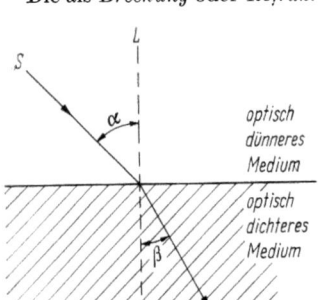

Abb. 105. Lichtbrechung.

$$n = \frac{\sin \alpha}{\sin \beta}. \qquad (1)$$

Aus praktischen Gründen wird der Brechungsindex jedoch gegen Luft als Bezugsmedium ermittelt. Dabei findet man Werte, die sich von den „absoluten Brechungsindizes" erst in der vierten Dezimale und somit um Beträge unterscheiden, die in der Praxis vernachlässigt werden können.

Für zwei aneinander grenzende Medien, von denen das optisch dünnere den Brechungsindex n_1, das dichtere den Brechungsindex n_2 besitzt, gilt:

$$\frac{n_1}{n_2} = \frac{\sin \beta}{\sin \alpha}, \qquad (2)$$

d. h., die Brechungsindizes verhalten sich umgekehrt wie die Sinusse der Winkel. Da der einfallende Lichtstrahl stets zum Einfallslot hin gebrochen wird ist der Winkel im dichteren Medium (β) immer kleiner als der Winkel im dünneren Medium (α).

Ist n_1 der unbekannte Brechungsindex einer Flüssigkeit, n_2 der bekannte eines Glasprismas, so findet man n_1 nach der Gleichung:

$$n_1 = n_2 \frac{\sin \beta}{\sin \alpha}. \qquad (3)$$

Zur Bestimmung des Brechungsindexes muß also jeweils der zu einem bestimmten Einfallswinkel α gehörende Brechungswinkel β gemessen werden. Dazu wird der Versuch so angeordnet, daß der Winkel im dünneren Medium 90° beträgt. Dann ist $\sin \alpha = \sin 90° = 1$, womit Gl. (3) in Gl. (4) übergeht:

$$n_1 = n_2 \sin \beta_0. \qquad (4)$$

Den Winkel β_0 nennt man den *Grenzwinkel der Totalreflexion*. Beträgt der Einfallswinkel 90°, so spricht man von einem streifenden Einfall. Umgekehrt tritt ein unter dem Grenzwinkel der Totalreflexion aus dem dichteren Medium kommender Strahl an der Grenzfläche der Medien streifend aus ($\alpha = 90°$). Alle Strahlen, die unter einem größeren Winkel als β_0 die Grenzfläche treffen, werden an dieser zurückgeworfen (Totalreflexion).

Die Größe des Brechungsindexes hängt von der Meßtemperatur und der Wellenlänge des verwendeten Lichtes ab. Im allgemeinen sind die Werte für Natriumlicht (Wellenlänge 589,2 mμ = FRAUNHOFERsche Linie D) und 20°C angegeben: $n_D^{20°}$.

Zur *Bestimmung der Brechungsindizes* wird entweder der Grenzwinkel der totalen Reflexion oder der Ablenkungswinkel des Lichtstrahls bei Durchgang eines mit der zu untersuchenden Substanz gefüllten Prismas gemessen. Die meisten Geräte beruhen auf dem ersten Meßprinzip.

2. Das *Abbe-Refraktometer* der Fa. C. Zeiss, Oberkochen, ist ein handliches Meßgerät völlig geschlossener Bauart (Abb. 106), dessen Aufbau aus Abb. 107 zu ersehen ist.

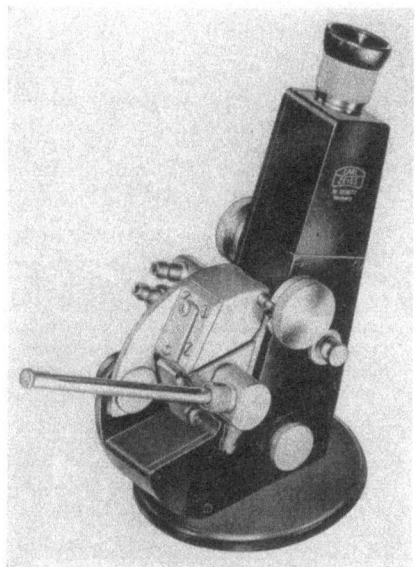
Abb. 106. Abbe-Refraktometer (C. Zeiss, Oberkochen).

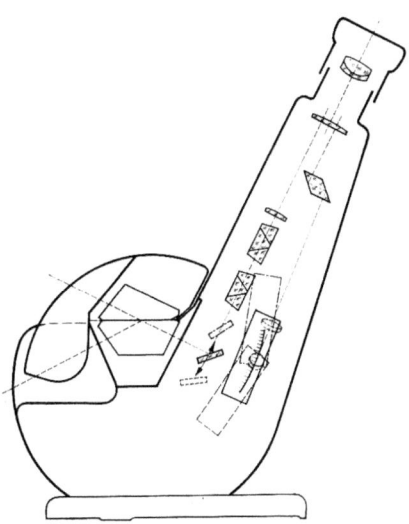
Abb. 107. Strahlengang des Abbe-Refraktometers.

Das Meßprisma steht fest, die Fläche für das Meßgut liegt waagrecht, Einstellung der Grenzlinie der Totalreflexion und Ablesung des Meßwertes erfolgen im gleichen Sehfeld. Der Teilkreis aus Glas liegt geschützt im Innern des Gerätes. Wenn die Oberfläche des Meßprismas nach langem Gebrauch beschädigt sein sollte, so kann es vom Benutzer selbst leicht ausgewechselt werden.

Benutzung. Zur Messung klappt man das Beleuchtungsprisma nach oben und bringt einige Tropfen der zu untersuchenden Flüssigkeit auf die frei liegende, waagrechte Fläche des Meßprismas, schließt das Beleuchtungsprisma und öffnet dessen Lichteintrittsfenster, wobei das Gerät entweder gegen Tageslicht oder eine künstliche Lichtquelle gerichtet werden kann. Durch Drehen des großen Triebknopfes kann eine Einstellung herbeigeführt werden, bei der eine mehr oder weniger farbige Grenze zwischen Hell und Dunkel waagrecht durch das Sehfeld verläuft. Durch Drehen des Kompensatorknopfes gelingt es dann, die Grenze farblos und scharf einzustellen und mit Hilfe des großen Triebknopfes durch den Schnittpunkt des Strichkreuzes gehen zu lassen. Man liest dann den Brechungsindex im unteren Teil des Sehfeldes an der Skala ab.

Zur Messung stark gefärbter Proben arbeitet man mit reflektiertem Licht. Hierzu muß die Lichteintrittsöffnung am Beleuchtungsprisma geschlossen und dafür die des Meßprismas geöffnet werden. Die Klappe dient dabei als Beleuchtungsspiegel. Jetzt tritt das Licht von unten über den Spiegel in das Meßprisma ein und wird auf der waagrechten Grenzfläche Meßprisma–Probe in einem gewissen Winkel total reflektiert. Die Beobachtung und Einstellung der Grenzlinie der Totalreflexion sowie die Ablesung des Brechungsindexes erfolgen auf die gleiche Weise, wie bei der Messung im durchfallenden Licht. Auch die Brechungsindizes fester Körper, die allerdings für pharmazeutische Untersuchungen von untergeordneter Bedeutung sind, können mit dem Abbe-Refraktometer ermittelt werden.

Mit einem Glasplättchen, dessen Brechungsindex genau bekannt und eingraviert ist, kann das Abbe-Refraktometer justiert werden. Dies geschieht nach dem bei der Messung fester Proben benutzten Verfahren. Die Justierung ist aber normalerweise unveränderlich und daher nur sehr selten vorzunehmen.

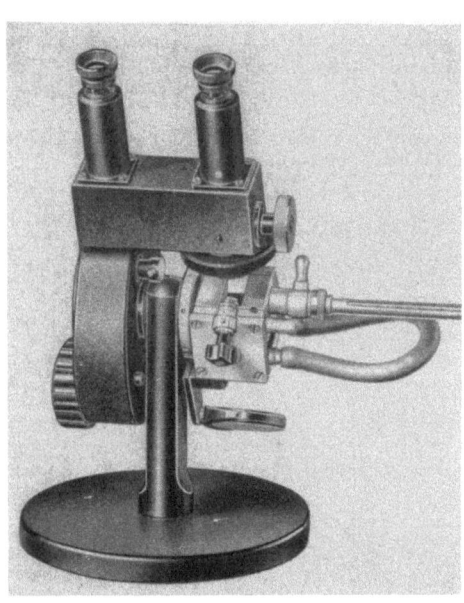

Abb. 108. Abbe-Refraktometer der Fa. Jenoptik, Jena.

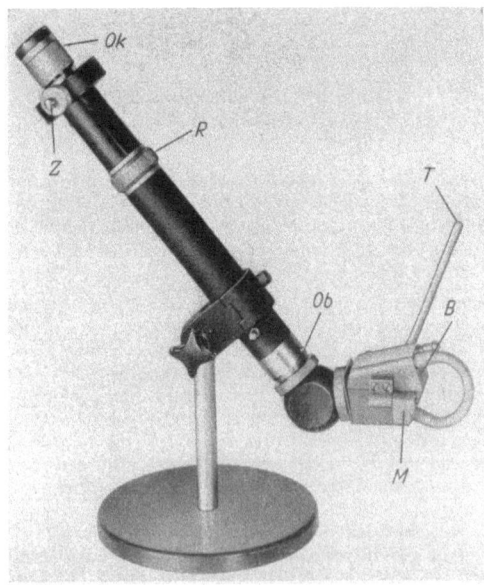

Abb. 109. Eintauchrefraktometer der Fa. C. Zeiss, Oberkochen.

Plastische Substanzen können ebenfalls im reflektierten Licht gemessen werden. Dazu ist die Probe ohne Luftblasen auf das Meßprisma dicht aufzulegen.

Da die Brechungsindizes aller Substanzen, vor allem aber der Flüssigkeiten von der Temperatur abhängen, kontrolliert man bei genauen Messungen die Temperatur mit Hilfe eines eingebauten Thermometers. Um die Temperatur über längere Meßreihen konstant halten zu können, sind die Prismenfassungen des Refraktometers mit Anschlüssen für einen Thermostaten versehen, so daß sie mit einer Temperierflüssigkeit durchspült werden können. Mit dem Refraktometer Modell A kann bei Temperaturen von 0 bis $+80°$ gemessen werden. Für häufige oder über längere Zeit sich erstreckende Messungen an der oberen Grenze dieses Temperaturbereiches oder zur Messung von Proben die kälter als $0°$ gehalten werden sollen, ist das Abbe-Refraktometer mit temperierbarem Fuß zu empfehlen, der zusätzlich im Durchfluß temperiert wird. Dadurch werden störende Einflüsse vom Prismenteil auf das Gerät vermieden.

Der Meßbereich des Abbe-Refraktometers Modell A reicht von n_D 1,3 bis 1,7 und bei Verwendung von zwei Sonderprismen, die gegen das Normalprisma ausgetauscht werden können, von 1,17 bis 1,56 und von 1,45 bis 1,85. Der Zuckergehalt wäßriger Lösungen kann direkt auf einer eigenen Skala abgelesen werden.

Obwohl die Messung bei weißem Licht geschieht, stellt das Meßergebnis den für die Beleuchtung mit gelbem Natriumlicht gültigen Brechungsindex dar. Die erforderliche Achromasie der Grenzlinie der Totalreflexion wird durch den ABBEschen Kompensator hergestellt.

Die obere Skala der Brechungsindizes erlaubt die exakte Ablesung bis zur dritten Dezimale, während auf Einheiten der vierten Dezimale leicht interpoliert werden kann. Die untere Skala ist direkt in Zuckerprozente geteilt und reicht von 0 bis 95%.

3. Das *Abbe-Refraktometer* der Fa. Jenoptik, Jena, besteht aus den in Abb. 108 dargestellten Teilen.

In einem heizbaren Prismenkörper befindet sich ein aus Beleuchtungs- und Meßprisma zusammengesetztes Doppelprisma, das sich um ein Scharnier aufklappen läßt und im geschlossenen Zustand durch eine Verriegelung zusammengehalten wird. Die zu untersuchende Flüssigkeit wird mit einem Glasstab oder einer Pipette zwischen die beiden Prismen gebracht. Dabei sollen die aus sehr weichem Glas bestehenden Prismen nicht berührt werden. Das Fernrohr zum Beobachten der Grenzlinie der Totalreflexion und das Mikroskop zum Ablesen des Meßwertes sind fest miteinander verbunden. Die Meßteilung befindet sich auf einem durchleuchteten Glaskreis, aus dem die n_D-Werte von 1,3 bis 1,7 und außerdem die Trockensubstanzwerte von 0 bis 85% abgelesen werden können. Die Meßunsicherheit für die Bestimmung der Brechungsindizes beträgt 1 bis 2 Einheiten in der vierten Dezimale, die für die Trockensubstanzbestimmung 0,1 bis 0,2%.

Die Wirkungsweise entspricht der des vorangehend beschriebenen Gerätes.

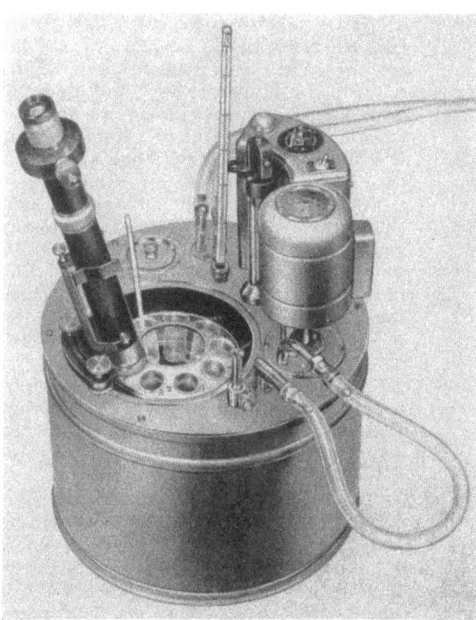

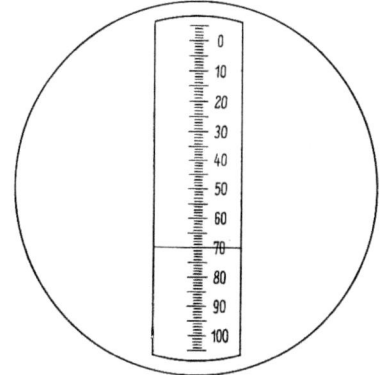

Abb. 110. Eintauchrefraktometer mit Temperiereinrichtung und Thermostat (C. Zeiss, Oberkochen).

Abb. 111. Gesichtsfeld des Eintauchrefraktometers (C. Zeiss, Oberkochen).

4. Eintauchrefraktometer. Die im Handel befindlichen Geräte stimmen in ihrem Aufbau und auch äußerlich so weitgehend überein, daß sich getrennte Abhandlungen erübrigen.

Das *Zeiss-Eintauchrefraktometer* der Fa. C. Zeiss, Oberkochen, (Abb. 109) besteht aus einem freistehenden Glasprisma, den darüber angeordneten Kompensationsprismen und einem Fernrohr mit Okular (*Ok*) und Objektiv (*Ob*). Die Feinmeßschraube Z ermöglicht die Änderung der Zehntelskalenteile, der Rändelring R betätigt den Kompensator. Abb. 109 zeigt ein Gerät mit temperierbaren Prismen: M = Meßprisma, B = Beleuchtungsprisma, T = Thermometer.

Das Prisma ist auswechselbar. Ein Satz von 10 Prismen überdeckt einen Meßbereich von n_D = 1,32540 bis 1,64700 bei einer Meßgenauigkeit von 3 bis 4 Einheiten der 5. Dezimale.

Benutzung. Mit dem Eintauchrefraktometer wird der Grenzwinkel der Totalreflexion gemessen. Die zu untersuchende Lösung wird in kleine Bechergläser eingefüllt, die in ein geeignetes Temperierbad eingehängt werden (Abb. 110). Dann wird das Refraktometer mit dem Prisma in die Untersuchungsflüssigkeit getaucht und an dem Tragbügel des Temperiertroges aufgehängt. Der Wassertrog hat in seinem Boden unter dem Aufhängebügel eine Mattglasscheibe, durch die mit einem Spiegel das Licht zur Beleuchtung in das Becherglas geworfen werden kann. Die aus der Flüssigkeit streifend in das Prima eintretenden Strahlen werden unter dem Grenzwinkel der Totalreflexion gebrochen und rufen im Gesichtsfeld des Okulars eine Grenzlinie Hell/Dunkel hervor. Diese erscheint zunächst wie beim Abbe-Refraktometer farbig und unscharf. Die Dispersion wird durch Drehen am Rändelring kompensiert. Man sieht nun im Okular eine scharfe Trennungslinie über einer empirischen, 110teiligen Skala (Abb. 111).

Die Lage der Trennungslinie, die im allgemeinen nicht mit einem Teilstrich der Skala genau zusammenfällt, sondern zwischen zwei Skalenwerten liegt, wird abgelesen. Man merkt sich nun den niedrigeren der beiden benachbarten Werte und dreht dann so lange an der Mikrometerschraube, bis die Trennungslinie mit dem niedrigeren Wert zusammenfällt. Dann werden an der Meßtrommel die Zehntelteile abgelesen und dem Skalenwert als Dezimale angehängt. Aus Tabellen, die dem Eintauchrefraktometer beigegeben werden, kann man die zugehörigen Brechungsindizes entnehmen.

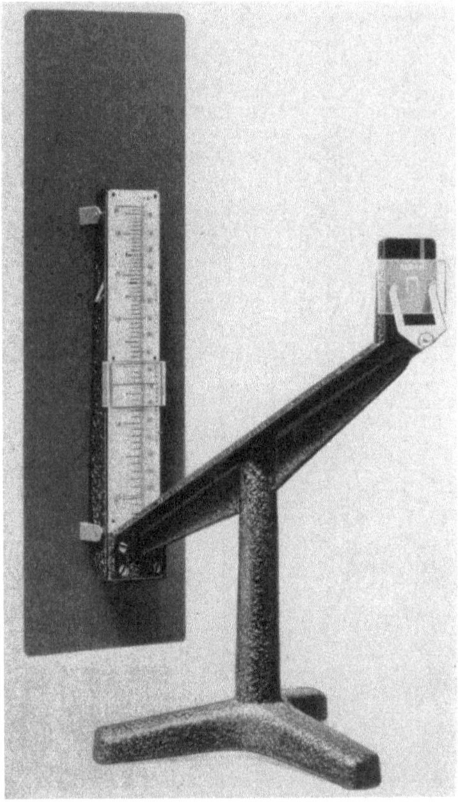

5. Das *Mikrorefraktometer nach Dr. E. Jelley* (Fa. E. Leitz, Wetzlar) zeichnet sich durch seine besondere Einfachheit in Konstruktion und Anwendung aus. Es ermöglicht eine rasche Bestimmung kleinster Flüssigkeitsmengen. Der Meßbereich liegt zwischen $n_D = 1,333$ und $1,920$. Da die erzielbare Genauigkeit $\pm 0,001$ Einheiten beträgt, eignet sich das Gerät gut zu orientierenden Messungen, zu Konzentrationsbestimmungen und zu Messungen an galenischen Zubereitungen und Naturstoffen, da hier die Schwankungen im Brechungsindex in der dritten Dezimale weitaus größer sind als ± 1. Zu genauen Messungen, zu Reinheitsprüfungen von Lösungsmittel und Arzneimitteln reicht die Genauigkeit des Gerätes nicht aus, da hierzu häufig die 3. Dezimale genau zu bestimmen und die 4. abzuschätzen ist. Anhand der Abb. 112 und 113 sei die Wirkungsweise des Jelley-Refraktometers kurz veranschaulicht.

Ein beleuchteter Spalt S wird durch eine kleine Öffnung O betrachtet. Vor dieser Einblicköffnung ist ein kleines, auf eine Planplatte gekittetes Glasprisma P mit 2 Federklemmen so befestigt, daß die brechende Kante horizontal und ungefähr in der Mitte der Öffnung liegt. Bringt man nun einen Tropfen der zu untersuchenden Flüssigkeit auf die schräge Fläche des Glasprismas, so bildet sich ein kleines Flüssigkeitsprisma, durch welches das Licht nach oben oder unten abgelenkt wird, und zwar je nachdem, ob der Brechungsindex der Flüssigkeit größer oder kleiner ist als der des Glasprismas. Für das beobachtende Auge scheint das Licht deshalb nicht mehr horizontal vom Spalt herzukommen, dessen Lage auf der Skala des Instrumentes dem Brechungsindex des Glasprismas entspricht, sondern von einem tiefer bzw. höher gelegenen Skalenpunkt. Die Teilung der Skala ist so bestimmt, daß man – in Richtung des abgelenkten Strahles an dem Flüssigkeitsprisma vorbeisehend – am Ort des scheinbaren Spaltbildes den zugehörigen Brechungsindex ablesen kann. Zwischenwerte lassen sich abschätzen.

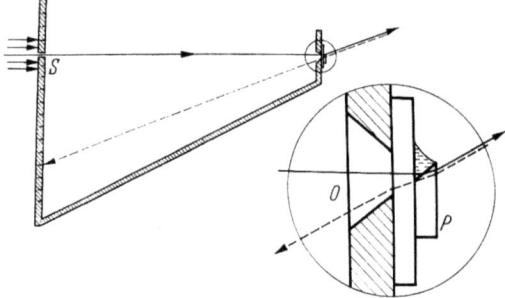

Abb. 112. Mikrorefraktometer nach Jelley (E. Leitz, Wetzlar).

Abb. 113. Mikrorefraktometer nach Jelley. Strahlengang.

Für die Messung wird der Spalt durch eine beliebige Lichtquelle oder durch Tageslicht beleuchtet. Je nach der Dispersion der zu prüfenden Flüssigkeit entsteht dabei ein mehr oder weniger breites Spektrum. Um innerhalb dieses Spektrums den für die D-Linie gültigen Wert sicher ablesen zu können, wird hinter dem Spalt ein Filter eingeschwenkt, das in dem

Spektralband eine dunkle, der D-Linie entsprechende Absorptionslinie ergibt. Durch einen verschiebbaren Markierungsstrich läßt sich die Lage dieser Absorptionslinie auf der Skala fixieren, wodurch der zugehörige Wert bequem abgelesen werden kann. Die Helligkeit ist bereits bei einer gewöhnlichen Tischlampe so groß, daß im nicht verdunkelten Raum gemessen werden kann. Eine an der Rückseite der Skala ansetzbare Blendschutzplatte schirmt direktes Nebenlicht ab.

Bei monochromatischer Beleuchtung des Spaltes durch eine Natriumlampe wird das Spezialfilter nicht eingeschaltet, da nun anstelle des Spektrums ein scharf begrenzter gelber Strich als virtuelles Spaltbild erscheint, dessen Lage auf der Skala den Brechungsindex exakt anzeigt.

Zwei Teilstriche der Skala sind mit W bzw. T bezeichnet; sie dienen zur Kontrolle des Instrumentes bei Verwendung eines neu gekitteten oder nachgelieferten Glasprismas. Auf W soll das scheinbare Spaltbild bzw. die Absorptionslinie liegen, wenn destilliertes Wasser aufgebracht ist, und auf T, wenn das Prisma ohne Flüssigkeit mit seiner brechenden Kante nach unten vor die Einblicksöffnung gesetzt wird, d.h., wenn es gegenüber der normalen Meßlage um $180°$ verdreht ist.

Zur Ausführung der Messung werden nur sehr kleine Flüssigkeitstropfen benötigt. Die Füllung erfolgt mit einer feinen Pipette oder mit einem dünnen Glasstab. Bei leicht flüchtigen Stoffen bringt man zweckmäßig das Meßprisma erst am Gerät an, füllt dann und mißt sofort. Die Wahl des Tropfens, der zur Untersuchung dient, ist nicht zu groß zu treffen, da er sonst schlechter haftet und vom Prisma abfließt. Nach jeder Messung ist das Prisma zu reinigen und zu trocknen, damit die folgenden Messungen nicht verfälscht werden. Zur Reinigung benutzt man ein der jeweiligen Untersuchungsflüssigkeit angepaßtes Lösungsmittel und Filtrierpapier.

6. Pulfrich-Refraktometer. Mit dem Zeissschen Pulfrich-Refraktometer kann der Brechungsindex für jede im sichtbaren Gebiet liegende Spektrallinie ermittelt werden.

Als Lichtquellen werden Gasentladungsröhren mit verschiedenen Füllungen verwandt. Das Gerät ist mit drei auswechselbaren Prismen ausgestattet und besitzt einen Meßbereich von n_D 1,30 bis 1,86. Die genaue Bestimmung der Brechungsindizes bis in die 5. Dezimale ist möglich. Dazu muß sorgfältig temperiert werden.

Mit Hilfe eines Spezialprismas lassen sich Differenzmessungen in einem Arbeitsgang durchführen, z.B. Messung des Unterschiedes im Brechungsindex zwischen einer Lösung und dem zur Losung verwandten Lösungsmittel.

Das Pulfrich-Refraktometer wird in erster Linie für chemische Untersuchungen gebraucht. Zu arzneimittelanalytischen Zwecken ist es zwar gut geeignet, kann aber durch weniger komplizierte und handlichere Geräte ersetzt werden.

7. Refraktograph. Zur Überwachung der chemischen Produktion werden heute vielfach optische Meßgeräte als Kontrollorgane im Herstellungsprozeß verwendet. Der *Zeiss-Refraktograph* (C. Zeiss, Oberkochen) ist ein automatisches Refraktometer, das den Brechungsindex einer Flüssigkeit kontinuierlich mißt und registriert.

8. Anwendung der Refraktometrie. Da die Lichtbrechung eine *Stoffeigenschaft* ist, kann sie wie Schmelzpunkt, Siedepunkt, Dichte usw. zur schnellen und einfachen Identifizierung und zur Reinheitsprüfung von Chemikalien sowie zur Charakterisierung von Stoffgemischen, z.B. Naturstoffen wie Fette, fette Öle, ätherische Öle verwendet werden. Die Brechungsindizes organischer Verbindungen bewegen sich zwischen 1,300 und 1,800. Bei Naturprodukten schwanken die $n_D^{t°}$-Werte innerhalb größerer Grenzen, so daß hier zur Beurteilung der Qualität weitere Konstanten (Dichte, Drehung) und chemische Untersuchungen notwendig sind.

Mit Hilfe der Brechungsindizes können einfache und schnelle Gehaltsbestimmungen an reinen Lösungen ausgeführt werden. Die Brechungsindizes von Lösungen desselben Stoffes verschiedener Konzentration stehen in direkter Abhängigkeit zur Konzentration. Die Genauigkeit der Gehaltsbestimmung entspricht den anderen analytischen Verfahren, erstreckt sich jedoch über begrenzte Konzentrationsbereiche. Großen Vorteil bringt die kaum zu übertreffende Schnelligkeit der Ausführung, besonders bei Serienmessungen und Fabrikationskontrollen.

Für die Lösungen zahlreicher Stoffe findet man in „Wagners Tabellen zum Eintauchrefraktometer" (Selbstverlag des Verfassers, Sondershausen), die den Skalenteilen des Eintauchrefraktometers entsprechenden Konzentrationsangaben.

Wegen der Schnelligkeit der Ausführung findet die Refraktometrie bei vielen Spezialuntersuchungen Verwendung. Erwähnt sei hier die Bestimmung des Milchzuckers im Chlorcalciumserum der Milch, der Nachweis der Milchwässerung, die Bestimmung des Zuckergehaltes in Obstsäften und Marmeladen, die Messung der Oechsle-Grade bei Mosten, die Bestimmung der Trockensubstanz beim Tomatenmark, Konzentrationsbestimmungen an Schlichteflotten, die Untersuchung des Meerwassers, die Ermittlung des Eiweißgehaltes im Blutserum usw.

Für Spezialzwecke sind verschiedene Spezialrefraktometer im Gebrauch. Sie unterscheiden sich vom Abbe-Refraktometer durch einen geringeren Meßbereich und das Fehlen einer Kompensationseinrichtung. Die Prismen sind für die spezielle Verwendung achromatisch berechnet.

Beispiele. Butterrefraktometer, Tomatenmarkrefraktometer, Lebensmittelrefraktometer, Zuckerrefraktometer, Handrefraktometer zu Konzentrationsbestimmungen an Schlichteflotten, Bordrefraktometer.

9. Angaben der Pharmakopöen. In verschiedenen Arzneibüchern wird der Brechungsindex (Brechungszahl) zur Kennzeichnung von flüssigen und festen Substanzen, besonders von fetten und ätherischen Ölen herangezogen. Während das Erg.B. 6 die Brechungsindizes mit drei Dezimalen angibt und keine Meßtemperatur vorschreibt, bestimmt DAB 6 – 3. Nachtr. BRD, daß der Brechungsindex $n_D^{t°}$ in einem geeigneten Refraktometer bei der jeweils vorgeschriebenen Temperatur $t°$ und für das Licht der Wellenlänge 589,2 mµ gemessen werden soll. Es sind in allen Fällen Intervalle im Bereich der dritten Dezimale angegeben. Damit sind nur Refraktometer zur Messung geeignet, auf deren Skala die dritte Dezimale exakt abgelesen und die vierte Dezimale auf wenige Einheiten geschätzt werden kann. Diese Forderung erfüllen z.B. das Abbe-Refraktometer, das Pulfrich-Refraktometer und das Zeiss-Eintauchrefraktometer.

Nach DAB 7 – DDR wird der Brechungsindex mit 3 Dezimalstellen angegeben. Dabei werden in der 4. Dezimalstelle die Ziffern 1 bis 4 auf 0 und die Ziffern 5 bis 9 auf 10 gerundet. Die Bestimmung wird bei einer Temperatur von 20 ± 0,3° mit einem Refraktometer nach der für das Gerät gültigen Arbeitsanleitung vorgenommen. Die Angaben sind auf die *D*-Linie des Natriumlichtes bezogen.

Nach ÖAB 9 ist die Berechnung des Brechungsindexes bei der jeweils vorgeschriebenen Temperatur mit einem Refraktometer vorzunehmen, das die Ablesung auf 3 Dezimalen genau gestattet und mit einem Kompensator für weißes Licht versehen ist.

USP XVII führt das Abbe-Refraktometer zur Bestimmung des Brechungsindexes an, läßt aber auch jedes andere Gerät zu, wenn damit die gleiche oder eine größere Genauigkeit erreicht werden kann. Für Brechungsindizes kristalliner Substanzen findet man in USP XIV eine Übersichtstabelle mit den folgenden Werten:

Substanz	Kristallsystem	n_α	n_β oder n_i	n_γ
Acetanilid	rhombisch	1,515	1,620	>1,733
Acetylsalicylsäure	triklin	1,505	1,645	1,655
Äthylisoamylbarbitursaures Natrium	–	1,557	1,620	1,667
Ammoniumchlorid	regulär	1,643	–	–
Ascorbinsäure	–	1,483	1,605	1,695
Atropin	rhombisch	1,550	–	1,595
Bariumsulfat	rhombisch	1,637	1,638	1,649
Benzoesäure	monoklin	1,616	gewöhnl. n	–
Borsäure	triklin	1,340	1,456	1,459
Calciumcarbonat	trigonal	–	–	–
Calciumlactat	–	1,470	–	1,510
Chinidinsulfat	–	1,565	1,607	1,670
Chininhydrochlorid	–	1,588	1,615	1,656
Chininsulfat	–	1,595	1,635	1,690
Chloralhydrat	monoklin	1,538	1,600	1,602
Citronensäure	rhombisch	1,493	1,498	1,509
Codeinsulfat	rhombisch	1,561	1,642	1,661
Coffein	–	1,455	1,472 (n_i)	1,733
Cocainhydrochlorid	rhombisch	1,570	1,596	1,618
Dextrose	monoklin	1,521	–	1,549
Dimethylaminophenazon	–	1,520	–	1,732
Ephedrinhydrochlorid	–	1,530	1,603	1,638
Ephedrinsulfat	–	1,540	1,565	1,590
Suprarenin (Hoechst)	–	1,555	–	1,733
Ergotamintartrat	–	1,518	–	1,625
Eukatropinhydrochlorid (4-Mandeloxy-1,2,2,6-tetramethyl-piperidinhydrochlorid)	–	1,560	–	1,610
Ferrosulfat	monoklin	1,471	1,478	1,485
Harnstoff	tetragonal	–	–	–
Hexamethylentetramin	–	1,590	(einfach brechend)	–

Fortsetzung der Tabelle

Substanz	Kristallsystem	n_α	n_β oder n_i	n_γ
Homatropinhydrobromid	–	1,603	1,610 (n_i)	1,645
Kaliumantimonyltartrat	rhombisch	1,620	1,636	1,638
Kaliumbicarbonat	monoklin	1,380	1,482	1,578
Kaliumbitartrat	–	1,510	–	1,590
Kaliumbromid	regulär	1,559	–	–
Kaliumchlorid	regulär	1,490	–	–
Kaliumjodid	regulär	1,667	–	–
Kupfersulfat	triklin	1,514	1,537	1,543
Lactose	monoklin	1,517	1,542	1,550
Luminal (Wz.)	–	1,477	–	1,523
Magnesiumsulfat	rhombisch	1,433	1,455	1,461
Mepacrinhydrochlorid	–	1,522	1,733 (n_i)	>1,733
Morphinsulfat	rhombisch	1,545	1,620	1,632
Natriumbenzoat	–	1,490	–	1,680
Natriumbicarbonat	monoklin	1,380	1,500	1,586
Natriumborat	monoklin	1,447	1,470	1,472
Natriumbromid	regulär	1,641	–	–
Natriumchlorid	regulär	1,544	–	–
Natriumcitrat	monoklin	1,470	1,500	1,510
Natriumjodid	regulär	1,775	–	–
Natriumsalicylat	–	1,421	1,445 (n_i)	1,678
Natriumsulfat	monoklin	1,394	1,396	1,398
Nicotinsäure	–	1,428	1,733 (n_i)	–
Nicotinsäureamid	–	1,485	1,734 (n_i)	>1,733
Nipagin (Wz.)	monoklin	1,585	1,689	1,700
Östradiolbenzoat	–	1,586	–	1,632
Östron	monoklin	1,520	1,642	1,692
Papaverinhydrochlorid	–	1,555	1,734	1,734
Phenacetin	monoklin	1,518	1,574	>1,733
Phenolphthalein	triklin	1,635	–	1,673
Pilocarpinnitrat	–	1,475	1,588	1,608
Procainhydrochlorid	–	1,540	1,556	>1,690
Prontalbin (Bayer)	–	1,570	1,677 (n_i)	<1,733
Prostigminbromid (Wz.)	–	1,560	1,658	1,675
Prostigminmethylsulfat (Wz.)	–	1,519	1,525	1,580
Rohrzucker	monoklin	1,540	1,567	1,572
Saccharin	monoklin	1,535	1,690	>1,733
Saccharin-Natrium	–	1,560	1,642	1,733
Silbernitrat	rhombisch	1,729	–	1,788
Strophanthin aus Alkohol kristallisiert	rhombisch	1,533	1,547	1,580
Strophanthin aus Wasser kristallisiert	tetragonal	1,523	–	1,525
Sublimat	rhombisch	1,725	1,859	1,965
Sulfapyridin	–	1,680	1,733	1,733
Sulfapyridin-Natrium	–	1,590	–	1,700
Sulfathiazol	–	1,674	1,685	>1,733 (Platten)
Talcum	monoklin	1,539	1,589	1,589
Tetracainhydrochlorid (2-Dimethyl-aminoäthyl-p-n-butylaminobenzoyl-hydrochlorid)	–	1,488	1,733 (n_i)	>1,733
Theophyllin	–	1,447	1,695 (n_i)	>1,733
Veronal (Bayer, Merck)	–	1,445	1,548	1,580
Veronalnatrium (Bayer, Merck)	–	1,512	–	1,615
Weinsäure	monoklin	1,495	1,536	1,605

Zur Bestimmung des Brechungsindexes macht die BP 63 folgende Angaben: Der Brechungsindex (n) einer Substanz ist das Verhältnis der Lichtgeschwindigkeit im luftleeren Raum zur Lichtgeschwindigkeit in der Substanz. Er ist abhängig von der zur Messung benutzten Wellenlänge.

Er kann auch definiert werden als der Quotient aus dem Sinus des Einfallswinkels zum Sinus des Brechungswinkels.

Die Brechungsindizes werden für Natriumlicht der Wellenlänge 589,3 mμ und für die Temperatur 20° angegeben, wenn nicht anders vermerkt ist.

Refraktometer. Die handelsüblichen Instrumente arbeiten normalerweise mit weißem Licht, sind aber für die Angabe des Brechungsindexes für Natriumlicht geeicht. Die vom Hersteller über die zu verwendende Lichtquelle gemachten Angaben können befolgt werden, sofern sie den Forderungen der Pharmakopöe entsprechen.

Pl.Ed. I läßt die Brechungsindizes mit Natriumlicht und bei der im Text angegebenen Temperatur bestimmen, wozu ebenfalls kein bestimmtes Refraktometer vorgeschrieben ist. Ebenso verfährt Ph.Dan. 48, die außerdem bei der Bestimmung Temperaturabweichungen von ± 1° zuläßt. Ph.Gall. 49 schreibt ein Refraktometer vor, das die vierte Dezimale genau zu bestimmen erlaubt und mit einem Thermometer ausgestattet ist, das die Ablesung von halben Temperaturgraden ermöglicht. Helv. V. macht noch keine Angaben über die zu verwendende Apparatur, führt aber für ätherische Öle orientierende Brechungsindizes an:

Substanz	$n_D\ 20°$	Substanz	$n_D\ 20°$
Oleum Anisi	1,557–1,559	Oleum Foeniculi	1,528–1,538
Oleum Anisi stellati	1,553–1,556	Oleum Juniperi	1,472–1,484
Oleum Aurantii floris	1,468–1,474	Oleum Lavandulae	1,458–1,464
Oleum Bergamottae	1,464–1,468	Oleum Menthae anglicum	1,459–1,463
Oleum Cajeputi	1,466–1,471	Oleum Menthae gallicum	1,462–1,471
Oleum Carvi	1,484–1,488	Oleum Myristicae aethereum	1,479–1,488
Oleum Caryophylli	1,529–1,537	Oleum Niaouli	1,465–1,472
Oleum Chamomillae	ca. 1,364	Oleum Pini Pumilionis	1,475–1,480
Oleum Chenopodii anthelminthici	1,474–1,479	Oleum Rosae (25°)	1,452–1,464
		Oleum Rosmarini	1,466–1,472
Oleum Cinnamomi Cassiae	1,602–1,606	Oleum Salviae	1,458–1,468
Oleum Cinnamomi ceylanici	1,581–1,591	Oleum Santali	1,503–1,508
Oleum Citri	1,474–1,478	Oleum Sinapis	1,526–1,528
Oleum Citronellae ceylanicum	1,479–1,494	Oleum Sinapis artificiale	1,527–1,530
Oleum Citronellae javanicum	1,463–1,475	Oleum Terebinthinae	1,468–1,478
Oleum Eucalypti (globuli)	1,457–1,469	Oleum Thymi	1,491–1,508

Erst im Suppl. II ist der Brechungsindex bei der jeweils vorgeschriebenen Temperatur mit einem Refraktometer zu ermitteln, das die Ablesung von mindestens 3 Dezimalen gestattet und mit einem Kompensator für weißes Licht versehen ist.

Unter dem Brechungsindex $n_D^{t°}$ versteht diese Pharmakopöe den für Natriumlicht berechneten Quotienten aus den Geschwindigkeiten, mit denen sich eine Lichtwelle in Luft und dem betreffenden Stoff fortpflanzt; er ist gleich dem Quotienten aus dem Sinus des beim Übergang eines Lichtstrahles aus Luft in den betreffenden Stoff gebildeten Einfallswinkels und dem Sinus des entsprechenden Brechungswinkels.

h. Polarimetrie

1. Grundlagen, Begriffe und Definitionen. Bestimmte Verbindungen besitzen die Eigenschaft, bei Durchstrahlung mit linear polarisiertem Licht, dessen Schwingungsebene um einen meßbaren Winkel zu drehen. Solche Verbindungen nennt man „optisch aktiv", die Eigenschaft selbst bezeichnet man als „*optische Aktivität*" oder „*optisches Drehungsvermögen*". Die optische Aktivität ist bei anorganischen Verbindungen meistens an den Kristallzustand gebunden und verschwindet beim Schmelzen oder Auflösen (z. B. bei Kaliumbromat, Natriumchlorat, Quarz). Die hier interessierende bleibende optische Aktivität organischer Verbindungen ist unabhängig vom Aggregatzustand. Sie steht im Zusammenhang mit dem Bau der Molekel, die bestimmte Asymmetrieeigenschaften besitzen muß. Die Messung der optischen Aktivität (Polarimetrie) läßt sich daher zur Klärung von Konstitutionsfragen, zu Identitäts- und Reinheitsbestimmungen und, wegen ihrer Konzentrationsabhängigkeit, zur quantitativen Bestimmung optisch aktiver Substanzen heranziehen.

Das bei vielen Aminosäuren, Hydroxysäuren, Kohlenhydraten, Terpenen (ätherischen Ölen), Alkaloiden, Glykosiden, Kohlenwasserstoffen und Alkoholen beobachtete Drehungsvermögen ist durch die Anwesenheit asymmetrischer Kohlenstoffatome in den genannten Verbindungen bedingt. Man versteht darunter C-Atome, die mit vier verschiedenen Liganden (Atome oder Atomgruppen) verbunden sind. Als Asymmetriezentren kommen außer C-Atomen auch die vierbindigen Atome: N, P, As, Sb, B, Sn, und das dreibindige S-Atom in Frage. Die optische Aktivität kann ferner an die Molekülasymmetrie organischer Verbindungen geknüpft sein (z. B. Atropisomere).

Die Drehung der Polarisationsebene kann nach rechts oder nach links erfolgen. Bei der Beurteilung des *Drehsinns* vom Beobachter aus, wobei der Lichtstrahl auf ihn zukommt, wird die Drehung nach rechts mit +, die nach links mit − bezeichnet. (Die Buchstaben D und L kennzeichnen heute nur noch die Abstammung einer Verbindung von einer optisch aktiven Muttersubstanz.)

Der Drehsinn eines Stoffes ist keine absolute Konstante. Er hängt bei Lösungen von der Natur des zur Messung benutzten Lösungsmittels ab und kann im Extremfall sogar seine Richtung wechseln. Apfelsäuredimethylester dreht z. B. in Aceton links, in Chloroform rechts. Strenggenommen ist deshalb die Angabe des Drehsinns (+ oder −) nur im Zusammenhang mit den Lösungsmitteln angebracht, wenn − wie das in den meisten Fällen geschieht − die optische Aktivität an einer Lösung bestimmt wird.

Jede optisch aktive Verbindung hat unter festgelegten Versuchsbedingungen ein ihr eigentümliches Drehungsvermögen, das sich zahlenmäßig feststellen läßt. Hat man dasselbe ermittelt, so läßt sich die gefundene Zahl in gleicher Weise wie andere physikalische Daten (z. B. Dichte, Schmelz- oder Siedepunkt, Brechungsindex usw.) zur Kennzeichnung der betreffenden Verbindung verwenden. Ist die spezifische Drehung einer Verbindung bekannt, so läßt sich aus der gemessenen Drehung der Gehalt einer Lösung errechnen.

Die Größe des Drehungsvermögens einer optisch aktiven Substanz hängt außer von der Natur der Lösungsmittel ab von:

1. der *Wellenlänge* λ des polarisierten Lichtes,
2. der *Beobachtungstemperatur* t,
3. der *Anzahl der Teilchen im Lichtweg*
   a) bei festen Stoffen von der *Dicke der durchstrahlten Schicht*,
   b) bei Lösungen von der *Konzentration* und der *Schichtdicke*.

Im allgemeinen ist heute noch die Messung im gelben Natriumlicht (589,3 mµ = D-Linie) üblich. Daneben setzt sich immer mehr die Bestrebung durch, die grüne Hg-Linie (546,1 mµ) für Meßzwecke heranzuziehen, da diese eine bessere Monochromasie und eine merklich höhere Leuchtdichte als die gelbe Natriumdoppellinie aufweist. So gibt CF 65 bei verschiedenen optisch aktiven Substanzen (z. B. Glucose, Hydrocortison, Reserpin u.a.) deren spezifische Drehung (s. u.) mit $[\alpha]_D^{20}$, $[\alpha]_J^{20}$ und $[\alpha]_V^{20}$ an, wobei unter D die Natriumdoppellinie, unter J (jaunes) die gelben Hg-Linien bei 577 und 579,1 mµ und unter V (verte) die grüne Hg-Linie bei 546,1 mµ zu verstehen sind.

Gekennzeichnet wird die Größe der optischen Drehung einer Substanz durch den Begriff der „*spezifischen Drehung*".

Darunter wird der Drehungswinkel verstanden, den 1 g Substanz in 1 ml bei einer Schichtdicke von 1 dm (10 cm) zeigen würde. Da diese Bedingungen meistens nicht realisierbar sind, wird die Drehung verdünnter Lösungen bestimmt und nach der folgenden Formel die spezifische Drehung berechnet:

$$[\alpha]_D^{20°} = \frac{\alpha \cdot 1000}{l\,c}. \qquad (1)$$

$[\alpha]_D^{20°}$ = spezifische Drehung, ermittelt bei 20°, unter Verwendung von polarisiertem Licht der Wellenlänge 589,2 mµ (D-Linie des Natriumlichtes);
α = abgelesener Drehwert;
l = Schichtdicke der Lösung = Länge des Polarisationsrohres;
c = Konzentration der Lösung in g/100 ml.

Aus praktischen Gründen wählt man im allgemeinen die leicht konstant zu haltende Beobachtungstemperatur von 20° ($\pm$ 1°) und gibt die Werte für Natriumlicht an.

Wird die Drehung einer flüssigen (nicht gelösten!) Substanz im dm-Rohr gemessen, so vereinfacht sich die Berechnungsformel auf den Quotienten zwischen der abgelesenen Drehung und der Dichte:

$$[\alpha]_D^{20°} = \frac{\alpha}{d}. \tag{2}$$

α = abgelesener Drehwert; d = Dichte.

Bei beliebiger Schichtlänge wird die spezifische Drehung einer flüssigen Substanz nach Gl. (3) berechnet:

$$[\alpha]_D^{20°} = \frac{\alpha}{l\,d}. \tag{3}$$

α = abgelesener Drehwert; l = Rohrlänge in dm; d = Dichte.

Bei Lösungen optisch aktiver Substanzen, deren Konzentration in Gewichtsprozenten angegeben ist, wie es in der älteren Literatur und auch im DAB 6 oft vorkommt, muß bei der Berechnung der spezifischen Drehung neben der Schichtdicke und der prozentualen Konzentration noch die Dichte der gemessenen Lösung berücksichtigt werden. Die Berechnung erfolgt dann nach Gl. (4):

$$[\alpha]_D^{20°} = \frac{\alpha \cdot 1000}{l\,p\,d}. \tag{4}$$

α = abgelesener Drehwert; $\quad l$ = Schichtdicke in cm;
p = Konzentration der Lösung in g/100 g; $\quad d$ = Dichte der Lösung.

Bei der Umrechnung abgelesener Drehwerte auf die spezifische Drehung nach Gl. (1) oder (4) ist zu berücksichtigen, daß nicht bei allen optisch aktiven Stoffen Proportionalität zwischen der Konzentration und dem Drehwert herrscht. Bei vielen Substanzen ist die spezifische Drehung konzentrationsabhängig. Es muß in solchen Fällen zusätzlich angegeben werden, bei welcher Konzentration die Drehung zu ermitteln ist. Wird z. B. Weinsäure in 50%iger wäßriger Lösung gemessen, so ist $[\alpha]_D^{20°} = + 7{,}38°$, wird sie in 20%iger wäßriger Lösung gemessen, so ist $[\alpha]_D^{20°} = + 11{,}98°$.

Bei vielen Zuckerarten, auch bei Rohrzucker und Traubenzucker, besteht weitgehende Proportionalität zwischen Konzentration und Drehwert.

Bei einigen optisch aktiven Substanzen ist die spezifische Drehung zeitabhängig. Diese Erscheinung tritt vor allem bei Hydroxysäuren und Zuckerarten auf und wird als *Multi-* oder *Mutarotation* bezeichnet. Die spezifische Drehung erleidet nach Ansetzen der Lösung eine Veränderung, wobei der gemessene Drehwert einem Endwinkel zustrebt. So zeigt beispielsweise Glucose in frisch hergestellter Lösung die spezifische Drehung $[\alpha]_D^{20°} = + 105{,}2°$, die dann im Verlauf von etwa 6 Std. auf den Endwert von $+ 52{,}8°$ zurückgeht. Anfangs- und Endwert stehen hier im Verhältnis 2 : 1.

Ist die spezifische Drehung multirotierender Stoffe zu bestimmen, so läßt man die Lösungen vor der Messung 24 Std. bei Raumtemperatur stehen, wonach erfahrungsgemäß immer der konstante Endwert erreicht ist. Der Umwandlungsvorgang kann schließlich auch durch Temperaturerhöhung beschleunigt werden.

Für *quantitative Bestimmungen* mit Hilfe der optischen Drehung muß Proportionalität zwischen Konzentration und Drehwert herrschen, d. h., es können nur solche optisch aktive Stoffe durch die ermittelte Drehung quantitativ bestimmt werden, deren spezifische Drehung konzentrationsunabhängig ist. Ist die spezifische Drehung einer Substanz bekannt, so ergibt sich der Gehalt der gemessenen Lösung aus der nach c aufgelösten Gl. (1):

$$c = \frac{\alpha \cdot 1000}{[\alpha]_D^{20°}\,l}. \tag{5}$$

c = Konzentration in g/100 ml; $\quad \alpha$ = abgelesener Drehwert;
$[\alpha]_D^{20°}$ = spezifische Drehung; $\quad l$ = Schichtdicke in cm.

Zahlenbeispiele.
1. Ermittlung der spezifischen Drehung der Raffinose:
    a) Konzentration. 1,0291 g wasserfreie Raffinose werden bei 20° mit Wasser zu 30 ml gelöst. In 100 ml Lösung sind also enthalten:

$$c = \frac{1,0291 \cdot 100}{30} = 3,430 \text{ g}.$$

   b) Drehungswinkel. Rohrlänge 20 cm; Wellenlänge des polarisierten Lichtes 589,2 mµ; Beobachtungstemperatur 20°.
Nullstand der Kreisscheibe des Polarisationsapparates

	ohne Röhre	mit gefüllter Röhre	
	− 0,6°	+ 6,5°	
	− 0,5	+ 6,6	
	− 0,6	+ 6,6	$\alpha = +6,60 - (-0,56)$
	− 0,5	+ 6,7	$= +7,16°$
	− 0,6	+ 6,6	
	− 0,6	+ 6,6	
Mittel:	− 0,56°	+ 6,60°	

   c) Spezifische Drehung.

$$[\alpha]_D^{20°} = \frac{7,16 \cdot 1000}{20 \cdot 3,430} = +104,4°.$$

Bemerkung. Jeder auf diese Weise durch Rechnung erhaltene Wert für $[\alpha]_D^{20°}$ ist, da er für die überaus starke Konzentration von 1 g in 1 ml gilt, stets sehr hoch gegenüber dem wirklich gemessenen Wert α. Infolgedessen multiplizieren sich in ihm die unvermeidlichen kleinen Fehler der Bestimmungen und machen fast immer seine erste Dezimale bereits unsicher. Es ist daher meist sinnlos, die Berechnung auf weitere Dezimalstellen auszudehnen. Bei Substanzen mit sehr kleiner spezifischer Drehung sind dagegen Polarisationsapparate erforderlich, die das Ablesen von hundertstel Graden erlauben.

2. Ermittlung der Konzentration einer Rohrzuckerlösung.
    a) Rohrzucker hat die spezifische Drehung $[\alpha]_D^{20°} = 66,5°$.
    b) Der gefundene Drehwert bei einer Rohrlänge von 20 cm ist $\alpha = +13,41°$ ($l = 20$).
    c) Konzentration der betreffenden Lösung nach Gl. (5):

$$c = \frac{13,41 \cdot 1000}{66,5 \cdot 20} = 10,08 \text{ (g/100 ml)}.$$

Bemerkung. Zur Beurteilung der bei solchen Bestimmungen zu erreichenden Genauigkeit sei erwähnt, daß die gemessene Lösung in Wirklichkeit durch Auflösen von 10,102 g Rohrzucker zu 100 ml hergestellt war.

3. Ermittlung des Glucosegehaltes eines Harns.
Versuch. Zur Klärung und Entfärbung werden 50 ml des zu untersuchenden Harns mit 5 ml einer 25proz. Bleiacetatlösung versetzt und nach einigem Stehen durch ein trockenes, doppeltes, bedeckt zu haltendes Filter klar filtriert. Zur Herstellung der Mischung benutzt man am bequemsten ein mit Schliffstopfen versehenes Meßkölbchen, das am Hals zwei Marken trägt, eine bei 50 ml für den Harn und eine bei 55 ml für die zuzusetzende Bleiacetatlösung.
Die erhaltene Flüssigkeit zeigte im Versuch bei Natriumlicht und einer Beobachtungstemperatur von 20°, unter Verwendung eines 2-dm-Rohres eine Ablenkung von $+2,34°$.
Die spezifische Drehung der Glucose beträgt $[\alpha]_D^{20°} = +52,8°$.
Berechnung. Der Glucosegehalt c der untersuchten Flüssigkeit in 100 ml beträgt dann nach Gl. (5):

$$c = \frac{2,34 \cdot 1000}{52,8 \cdot 20} = 2,216 \text{ g}.$$

Da der ursprüngliche Harn zur Drehungsbestimmung um 1/10 verdünnt wurde, enthält er $2,216 \cdot 1,1 = 2,44$ g Glucose in 100 ml.
Bemerkung. Diese Berechnung fußt selbstverständlich auf der Voraussetzung, daß im Harn außer der Glucose keine anderen drehenden Substanzen vorhanden sind. Strenggenommen trifft diese Voraussetzung nicht immer zu; u. U. treten noch andere optisch aktive Verbindungen im Harn auf, beispielsweise Pentosen, Fructose, gepaarte Glucuronsäuren.

Diese Verbindungen sind aber erfahrungsgemäß in den allermeisten Fällen in so geringer Menge vorhanden, daß ihre Anwesenheit praktisch ohne nennenswerten Einfluß auf die Drehung ist. Eiweiß, welches links dreht, also den Harn zuckerärmer erscheinen ließe als er ist, kann leicht nachgewiesen und aus einer größeren Harnmenge vor der Polarisation durch Erhitzen des Harns mit einigen Tropfen Essigsäure ausgefällt werden. 50 ml des eiweißfreien Filtrates werden dann wie oben beschrieben behandelt.

Zur bequemeren Ausführung der Zuckerbestimmung im Harn sind Polarisationsröhren im Handel, die anstatt der üblichen Länge von 2 dm (200 mm) eine Länge von genau 189,4 mm haben. Bei der Benutzung einer solchen Röhre ist der damit abgelesene Drehungswinkel genau gleich der Glucosekonzentration des untersuchten Harns in g/100 ml. Die Zahl 189,4 (mm) bzw. 18,94 (cm) wurde aus der nach l aufgelösten Gl. (5) bei bekannter spezifischer Drehung der Glucose, bekanntem Drehungswinkel α und bekannter Konzentration c errechnet. Mußte der Harn, was fast immer notwendig ist, vor der Drehungsmessung geklärt werden, also um 1/10 verdünnt werden, so ist natürlich auch der mit einer solchen Röhre gefundene Wert um 1/10 zu erhöhen.

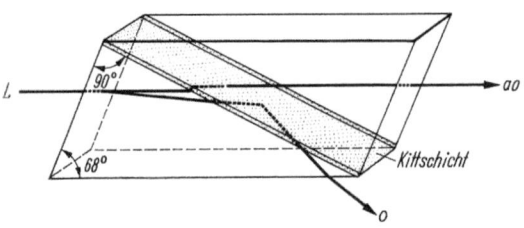

Abb. 114. NICOLsches Prisma.
L natürlicher Lichtstrahl; o ordentlicher Strahl; ao außerordentlicher Strahl.

Erzeugung linear polarisierten Lichtes. Das natürliche, aus elektromagnetischen Wellen bestehende Licht schwingt in allen Richtungen senkrecht zu seiner Fortpflanzungsrichtung. Wird durch geeignete Mittel, wie Spiegelung an einer ebenen Fläche, Brechung oder Doppelbrechung in Kristallen der Anteil herausgenommen, der nur in einer Richtung senkrecht zur Fortpflanzung, d. h. in einer Ebene schwingt, so erhält man linear polarisiertes Licht[1]. Für praktische Zwecke werden zur Erzeugung polarisierten Lichtes Kristalle verwandt, vor allem passend vorgerichtete Kalkspatrhomboeder. Man nennt diese bearbeiteten Rhomboeder Polarisationsprismen und bezeichnet sie meist nach dem Erfinder des ersten derartigen Prismas als *Nicolsche Prismen* oder auch kurz als *Nicols*.

Jeder natürlich gewachsene Kalkspatrhomboeder zeigt zwei einander gegenüberliegende stumpfe und zwei spitze Ecken. Zur Herstellung eines Nicols werden die ursprünglich 71° betragenden spitzen Winkel durch Abschleifen der Seitenflächen auf 68° verringert. Dann wird das erhaltene Prisma in der Weise diagonal zersägt und mit Kanadabalsam wieder zusammengekittet, daß die Diagonale mit den Seitenkanten einen rechten Winkel bildet (Abb. 114).

Trifft ein Lichtstrahl auf eine der Endflächen des natürlich gewachsenen Kalkspatrhomboeders, so wird er beim Eintritt in den Kristall in zwei linear und senkrecht zueinander polarisierte Strahlen zerlegt, die man als den ordentlichen und den außerordentlichen Strahl bezeichnet. Durch die im NICOLschen Prisma getroffene Anordnung wird erreicht, daß der eine der beiden linear polarisierten Strahlen, der ordentliche, ausgeschaltet wird. Der ordentliche Strahl trifft nämlich so schräg auf die Kanadabalsamschicht, daß er total reflektiert wird (Abb. 114). Der außerordentliche Strahl tritt je nach Wellenlänge des eingestrahlten Lichtes etwas mehr oder weniger parallel verschoben aus dem Nicol aus. Läßt man diesen polarisierten Strahl durch ein zweites Nicol der gleichen Beschaffenheit gehen, so tritt keine Änderung der Lichtintensität ein. Wird jedoch das zweite Nicol um die Richtung des Lichtstrahles gedreht, so verringert sich die Intensität mit zunehmendem Winkel und erreicht schließlich bei 90° ein Minimum. Bei genau gleichen Polarisationsprismen tritt in dieser Stellung (= gekreuzte Nicols) kein Licht mehr aus dem zweiten Prisma. Da das erste Prisma zur Erzeugung linear polarisierten Lichtes benutzt wird, bezeichnet man es als „Polarisator". Das zweite Prisma wird „Analysator" genannt, weil man mit seiner Hilfe Aussagen über den Schwingungszustand des im Polarisator erzeugten Lichtes machen kann.

2. Polarimeter. Polarimeter oder Polarisationsapparate sind Geräte zur Bestimmung des Drehwinkels α, der zur Berechnung der spezifischen Drehung benutzt wird.

Die gebräuchlichsten Polarimeter arbeiten nach dem *Halbschattenprinzip*. Einen schematischen Schnitt durch ein Halbschattengerät zeigt Abb. 115.

An der linken Seite der Abb. 115 denke man sich die Lichtquelle, an der rechten das Auge des Beobachters. Das einfallende Licht wird durch die Linse K auf den Polarisator N_1 konzentriert, passiert dann ein kleines, gleichartiges Polarisationsprisma N_2, wodurch das halbe Gesichtsfeld beschattet wird, und gelangt in den Analysator N_3. Der Polarisator steht fest,

---

[1] Über „zirkular polarisiertes" Licht orientiere man sich in den Lehrbüchern der Physik.

der Analysator läßt sich zusammen mit dem kleinen Fernrohr OF um die Längsachse des Apparates an einem geteilten Kreise vorbei meßbar drehen. Das Gesichtsfeld des Apparates ist durch eine vertikale Trennungslinie in zwei Hälften zerlegt. Das kleine Prisma N_2 bewirkt, daß in beiden Gesichtshälften die Schwingungsebenen des aus dem Polarisator N_1 austretenden Lichtes um einen kleinen Winkel ε gegeneinander geneigt sind. Bei gekreuzten Nicols, d. h., wenn der Hauptschnitt des Polarisators und der des Analysators senkrecht zueinander stehen und der Analysatorhauptschnitt ao (Abb. 116) senkrecht zur Mittellinie des

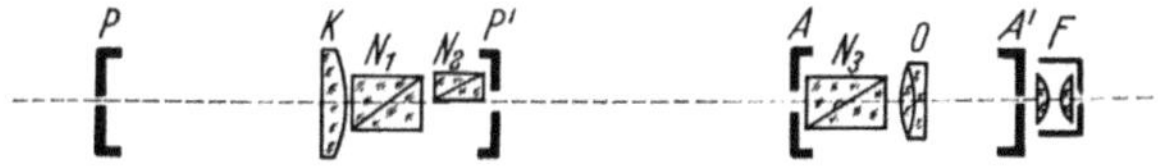

Abb. 115. Schematischer Schnitt durch ein Halbschattenpolarimeter (nach LIPPICH).
P, P' Polarisatorblenden; A, A' Analysatorblenden; N_1, N_2 Polarisationsprismen (Nicols- oder Glan-Thompson-Prismen); N_3 Analysatorprisma; K Beleuchtungslinse; O bis F Fernrohr.

Winkels ε steht, tritt jetzt keine völlige Verdunklung mehr ein. Beide Gesichtshälften werden nur mäßig und gleichartig verdunkelt (Abb. 116 II). Diese Beschattung ist in beiden Gesichtshälften deshalb die gleiche, weil ol und or mit ao bzw. der Verlängerung von ao den gleichen Winkel einschließen, also um den gleichen Betrag von der Senkrechtstellung zum Analysatorhauptschnitt abweichen. Dieser Punkt gleichmäßiger Beschattung ist der Nullpunkt des Apparates. Seine Einstellung läßt sich sehr scharf durchführen und ist wesentlich leichter zu erreichen als die Einstellung auf das Maximum der Dunkelheit, die für das menschliche Auge schwierig ist, bei Abwesenheit des kleinen Prismas N_2 jedoch notwendig wäre.

Sobald der Analysator von der Lage ao in II nur wenig abweicht, treten auffällige Kontrasterscheinungen im Gesichtsfeld auf. Wird der Analysator um einen kleinen Winkel nach links gedreht (I), so gelangt sein Hauptschnitt in senkrechte Stellung zu ol.

Dadurch wird das ganze, die linke Gesichtsfeldhälfte füllende polarisierte Licht ausgelöscht; die linke Seite erscheint dunkel, die rechte aber aufgehellt. Bei einer kleinen Drehung des Analysators nach rechts vollzieht sich die umgekehrte Erscheinung (III). Zwischen diesen beiden Stellungen des Analysators, die bei mäßigem Drehen infolge des Lagewechsels des dunklen Feldes leicht auffindbar sind, liegt die gesuchte, gut einstellbare Mittellage II, der Nullpunkt.

Wird nun eine optisch aktive Substanz bei gekreuzten Prismen zwischen Polarisator und Analysator eingeschaltet, so dreht die Substanz die Polarisationsebene des vom Polarisator kommenden Lichtes. Die Ebene des polarisierten Lichtes steht jetzt nicht mehr senkrecht auf der Ebene des unverändert gebliebenen Analysators. Aus diesem Grunde erfolgt eine Aufhellung einer der beiden Gesichtsfeldhälften. Man muß jetzt den Analysator um einen gewissen Winkel

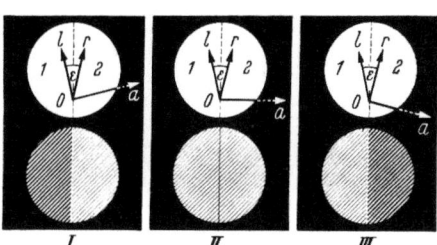

Abb. 116. Gesichtsfeld eines Halbschattenapparates.

nach rechts oder links drehen, um wieder eine gleichmäßige Beschattung im Gesichtsfeld, die Nullage, zu erreichen. Dieser Winkel, um den der Analysator zu drehen war, ist gleichzeitig der Winkel α, um den vorher die aktive Substanz die Ebene des polarisierten Lichtes gedreht hatte. Jede polarimetrische Messung läuft also auf die Bestimmung zweier Nullpunktslagen hinaus, der einen vor, der anderen nach dem Einbringen der drehenden Substanz in das Polarimeter.

Praktisch geht man so vor, daß zur Messung des Drehungswinkels das Polarisationsrohr zuerst mit Wasser oder dem betreffenden Lösungsmittel gefüllt und zwischen Polarisator und Analysator eingelegt wird. Polarisationsrohre sind zylindrische Glasgefäße von genau definierter Länge mit planparallelen Deckgläsern, die zur Füllung und Reinigung abgeschraubt werden können. Nach Kontrollieren der Nullpunktlage des Gerätes gibt man die zu untersuchende Lösung oder Flüssigkeit in das Polarisationsrohr und stellt erneut auf den Nullpunkt ein. Die Richtung des hierbei abgelesenen Winkels α ist damit noch nicht festgelegt. Die gleiche Analysatorstellung ergibt sich nämlich bei entgegengesetzter Drehung des Analysators um $\alpha - 180°$. Zwischen beiden Möglichkeiten kann entschieden werden, wenn man anschließend den Versuch mit halber Schichtlänge wiederholt. Wird nun der Drehungswinkel $\alpha/2$ gefunden, so liegt Rechtsdrehung vor, wird der Winkel $\alpha/2 + 90°$ ermittelt, so liegt Linksdrehung vor.

Neuerdings sind jedoch Geräte im Handel, die eine direkte und richtungsmäßig eindeutige Ablesung des Drehungswinkels α erlauben.

Neben Polarisationsapparaten mit zweigeteiltem Gesichtsfeld (Halbschattenprinzip) werden auch solche hergestellt, die ein dreigeteiltes Gesichtsfeld aufweisen (*Drittelschattenprinzip*). Zur Dreiteilung des Gesichtsfeldes (Abb. 117) sind zwei Hilfsnicols notwendig, wodurch auch die Herstellungskosten solcher Geräte erhöht werden. Man erreicht andererseits eine geringe Verbesserung der Meßgenauigkeit.

Anstelle des einen Hilfsprismas, das zur Erzeugung eines Halbschattens in der *Anordnung nach Lippich* verwandt wird und auch für die beiden Hilfsprismen, die zur Herstellung des Zweidrittelschattens in der Anordnung nach LIPPICH notwendig sind, kann jeweils eine Quarzplatte bestimmter Dicke, die sog. LAURENTsche Platte, verwandt werden. Man ordnet sie so am Polarisator an, daß das Gesichtsfeld halb verdeckt wird, oder im Gesichtsfeld eine Drittelteilung erzeugt wird, wobei die äußeren Felder die gleiche Schwingungsebene aufweisen, während das mittlere Feld eine um den Halbschattenwinkel gedrehte Schwingungsebene hat (Abb. 117).

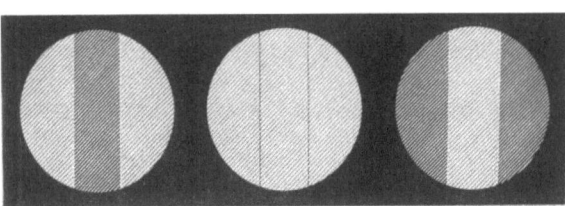

Abb. 117. Gesichtsfeld des Drittelschattenapparates.

Die LAURENTsche Anordnung, die wesentlich billiger herzustellen ist, hat gegenüber der LIPPICHschen gewisse Nachteile. Die letztere gestattet ohne weiteres Drehungsbestimmungen für Licht beliebiger Wellenlänge. Der LAURENTsche Apparat kann nur für Natriumlicht bzw. nur für Licht einer bestimmten Wellenlänge Anwendung finden, denn für jede Wellenlänge des eingestrahlten Lichtes muß, damit die Halbschattenerscheinung korrekt zustande kommt, die Dicke der Quarzplatte geändert werden. Deshalb sind diese Geräte der Wellenlänge des meist angewandten Natriumlichtes angepaßt. Die LIPPICHsche Apparatur ist ferner frei von gewissen konstruktiven Fehlern, die bei der LAURENTschen ihrer Natur nach auftreten können. Die erwähnten Fehler fallen aber nur für genaueste Messungen ins Gewicht.

Noniusablesung. Bei der Drehungsmessung wird als Hilfsmaßstab stets der „Nonius" benutzt. Er dient, an einer Hauptteilung anliegend, der genauen und bequemen Feststellung der Bruchteile eines Skalenteils. In seiner einfachsten Form ist der Nonius so geteilt, daß neun Teile der Hauptteilung zehn Teilen des Nonius genau entsprechen (Abb. 118a).

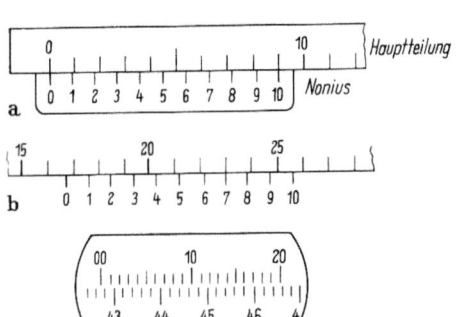

Abb. 118a–c. Noniusablesung.

Jeder Noniusteil hat dann einen Wert von 0,9 eines Teiles der Hauptteilung. Die Ablesung mit dem Nonius liefert in diesem Falle Zehntel der Hauptteilung. Man braucht dann nur festzustellen, der wievielte Teilstrich des Nonius mit einem Teilstrich der Hauptskala zusammenfällt, wobei die Ziffer dieses Noniusstriches die Zehntel zu dem an der Hauptskala abgelesenen vollen Skalenteil angibt. Die Zählung erfolgt dabei stets vom Nullpunkt des Nonius aus. In Abb. 118b ist der Einstellungswert 16 + 0,7 = 16,7 angezeigt. Der Nullpunkt des Nonius liegt zwischen 16 und 17. Der Bruchteil von 16 (auf der Hauptskala) bis 0 (auf dem Nonius) ist 0,7, da der siebente Strich des Nonius mit einem Teilstrich der Hauptteilung zusammenfällt.

Die Nonien größerer Apparate lassen meist 1/100 der Hauptteilung ablesen. Abb. 118c zeigt eine Teilung, bei der die Intervalle 1/5° betragen und jeder ganze Grad beziffert ist. Der Nonius (oben!) enthält 20 Intervalle auf 19 Intervalle der Hauptteilung. Damit können die Einstellungen bis 0,01° genau abgelesen werden. Der abgebildete Einstellwert ist 42,60 + 0,16 = 42,76.

3. Kreispolarimeter „0,05°" (C. Zeiss, Oberkochen). Ein Halbschattengerät geschlossener Bauart mit LAURENTscher Quarzplatte als Halbschattenelement ist das in Abb. 119 wiedergegebene Kreispolarimeter „0,05°" der Fa. C. Zeiss, Oberkochen.

Das Gerät ist für allgemeine Laboratoriumsuntersuchungen geeignet, einfach zu handhaben und mit einem Glasteilkreis ausgestattet, der geschützt im Innern des Gehäuses liegt und in 360° geteilt ist. Die Meßergebnisse werden direkt unter Verwendung eines Nonius auf 0,05° abgelesen und können auf 0,025° geschätzt werden. Schnelles Arbeiten wird dadurch erreicht, daß sich beim Einstellen auf Schattengleichheit das ganze Bild des Meßfeldes einschließlich der scharfen Trennungslinie im Drehsinn der optischen Wirkung dreht, der dadurch sofort erkannt wird. Das Polarimeter arbeitet mit Natriumlicht, das von einer eingebauten Na-Spektrallampe ausgesandt wird; es kann aber auch mit einer 40-W-Glühlampe versehen werden.

Abb. 120 zeigt verschiedene Präzisionspolarimeterröhren. Neben der glatten Polarimeterrohre und solchen mit Blasenfang, Einfüllstutzen oder Thermometerstutzen sind eine Durchflußrohre und drei Thermostatenröhren abgebildet.

4. Kreispolarimeter (Jenoptik, Jena). Das Kreispolarimeter der Fa. Jenoptik, Jena, (Abb. 121 S. 166) ist ein Drittelschattenapparat mit LAURENTscher Platte zur Erzeugung der Kontrasterscheinungen.

Natriumspektralleuchte und Gerät sind durch einen Träger fest miteinander verbunden, wodurch eine besondere Justierung des Lampenabstandes überflüssig wird. Die geneigte Aufstellung des Polarimeters erlaubt die Messung bei zwangloser

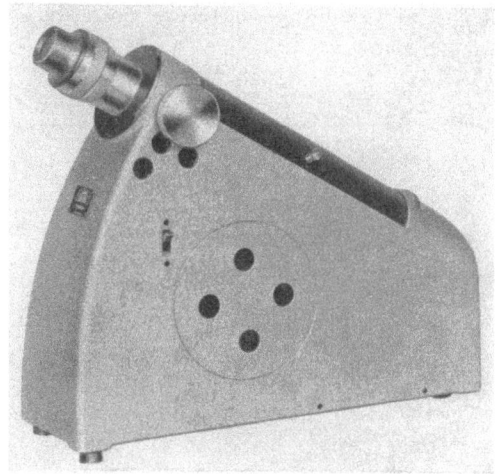

Abb. 119. Kreispolarimeter „0,05°"
(C. Zeiss, Oberkochen).

Körperhaltung. Das Gerät wird in zwei Ausführungen geliefert: 1. mit einer Kreisteilung 0 bis 180° nach beiden Seiten, für den allgemeinen Gebrauch und 2. mit einer Kreisteilung 0 bis 110° S (internationale Zuckerskala) nach beiden Seiten. Die Kreisteilung verläuft in zwei Halbkreisen, je mit 0 beginnend und von 10 zu 10° beziffert und wird mit zwei feststehenden Nonien abgelesen. 1 Teilungsintervall beträgt dabei 1°.

5. Kreispolarimeter „0,01°" (C. Zeiss, Oberkochen). Ein modernes Gerät für genaue polarimetrische Messungen an optisch aktiven Substanzen ist das Kreispolarimeter „0,01°" der Fa. C. Zeiss, Oberkochen (Abb. 122, S.166). Es ist ein Halbschattengerät, das auf dem Lippich-Prinzip beruht, im übrigen Aufbau jedoch von den üblichen Konstruktionen vorteilhaft abweicht.

Das Gerät kann mit einer Natrium- oder Quecksilber-Spektrallampe versehen werden. Durch Vorschalten der in einem Filterrevolver eingeschraubten Filter können einzelne Wellenlängen zur Messung herangezogen werden. So kann z. B. auch beim Arbeiten mit der Hg-Lampe die Wellenlänge 435,8 mµ im blauen Spektralbereich zur Bestimmung der Rotationsdispersion benutzt werden. Für die Abgleicheinstellung und die Ablesung der Meßergebnisse ist nur ein Okular notwendig. Der Halbschattenwinkel des LIP-

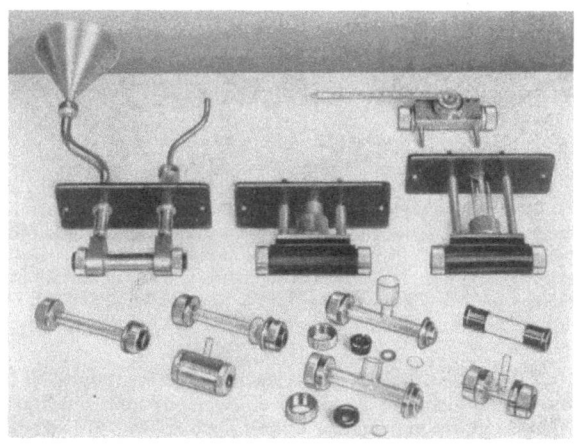

Abb. 120. Präzisionspolarimeterröhren
(C. Zeiss, Oberkochen).

PICHschen Prismas ist zwischen + 15° und − 15° beliebig einstellbar. Bemerkenswert ist der Einbau eines Röhrenschlittens, wodurch mit einem Griff von außen der Röhrenwechsel ausgeführt wird, ohne die Untersuchungsflüssigkeit aufzuwirbeln. Durch ein im Röhrenraum eingebautes Thermometer kann die Beobachtungstemperatur in unmittelbarer Nähe der Polarisationsröhre abgelesen werden. Die Meßergebnisse werden auf einem durchleuchteten Glaskreis sichtbar, dessen Intervalle 1/5° betragen. Der Nonius enthält 20 Teilstriche auf 19 Teilstriche des Kreises. Einstellungen bis 0,01° können genau abgelesen und solche bis 0,005° durch eine starke Ablesevergrößerung geschätzt werden. Das Gerät wird in zwei Ausführungen geliefert, für Röhren bis 200 mm und für Röhren bis 400 mm Länge. Empfohlen wird die ausschließliche Verwendung von Präzisionsröhren.

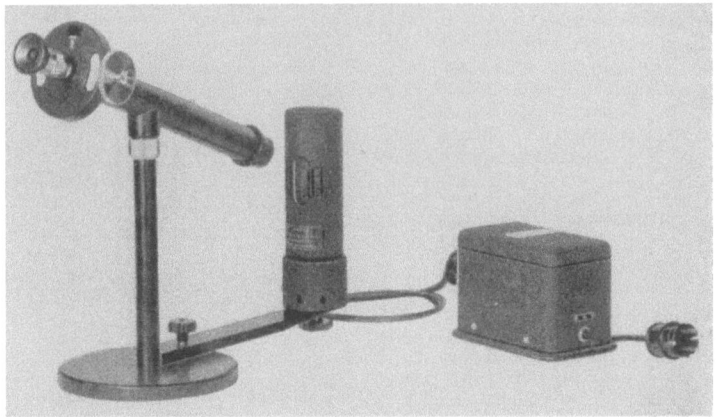

Abb. 121. Kreispolarimeter mit Natrium-Spektralleuchte und Drossel (Jenoptik, Jena).

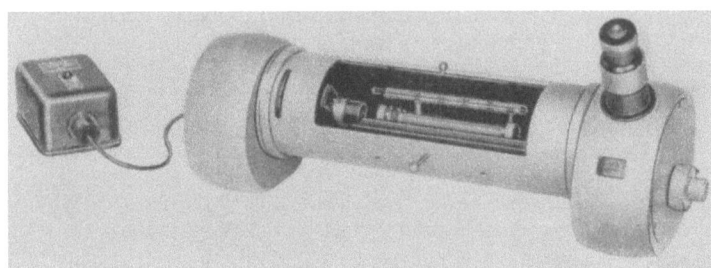

Abb. 122. Kreispolarimeter „0,01°" (C. Zeiss, Oberkochen).

6. Lichtelektrische Präzisionspolarimeter. Für genaue polarimetrische Messungen mit monochromatischem Licht bei verschiedenen Wellenlängen stehen heute automatisch arbeitende, lichtelektrische Präzisionspolarimeter zur Verfügung, die in erster Linie für Forschungsarbeiten, Industrielaboratorien und Prüfstellen gedacht sind. Erwähnt seien als Beispiele das „Polarimeter 141" der Perkin-Elmer & Co. GmbH, Bodenseewerk, Überlingen/See, und das „Lichtelektrische Präzisionspolarimeter 0,005°" der Fa. C. Zeiss, Oberkochen.

7. Saccharimeter. Polarisationsgeräte, die speziell für die Konzentrationsbestimmung von Zuckerlösungen bestimmt sind, nennt man Saccharimeter. Sie werden in der Zuckertechnik, in der pharmazeutischen Technologie und zuweilen auch bei medizinischen Untersuchungen verwendet und unterscheiden sich von den bisher beschriebenen, allgemein anwendbaren Polarimetern durch das Meßprinzip, weshalb sie auch anders konstruiert sind. Das Prinzip dieser erstmals von SOLEIL 1848 konstruierten Instrumente ist insofern ein ganz anderes als das der beschriebenen Kreisapparate, als bei ihnen die Drehung der eingeschalteten, aktiven Flüssigkeit nicht direkt durch die Drehung des Analysators gemessen wird, sondern indirekt durch Kompensation, indem eine entgegengesetzt drehende Vorrichtung eingeschaltet wird. Polarisator und Analysator stehen hier gekreuzt und verbleiben stets in dieser Lage, die eine gleichmäßige Beschattung im Gesichtsfeld erzeugt.

Wird nun eine rechtsdrehende Zuckerlösung eingeschaltet, so erfolgt Aufhellung der Beschattung. Zwischen Lösung und Analysator wird dann eine keilförmig geschliffene, linksdrehende Quarzplatte eingebracht. Durch seitliche Verschiebung des Keils gelangen dickere oder dünnere Quarzschichten in das Gesichtsfeld, wodurch größere oder geringere Linksdrehung auftritt. Ist an einer bestimmten Stelle des Keils die linksdrehende Wirkung der Quarzplatte gerade so stark geworden, wie die Rechtsdrehung der untersuchten Zuckerlösung, so ist die Drehung der letzteren kompensiert, d. h., die Summe der beiden Einzeldrehungen gleich Null. Der alte Nullpunkt der gleichmäßigen Beschattung tritt jetzt im Gesichtsfeld wieder auf. Die Dicke der zur Kompensation gerade nötigen Quarzschicht bzw. die an einer Skala meßbare Verschiebungsstrecke des Keils gibt also ein relatives Maß für das Drehungsvermögen der Zuckerlösung. Äußerlich sind diese Saccharimeter am Fehlen des Teilkreises zu erkennen. Die vor dem Analysator angebrachte ebene Skala, an der man horizontale Verschiebungen vornimmt, ist in empirische Grade eingeteilt. Näheres über Prinzip und Bau der Saccharimeter, insbesondere über die Konstruktion der Keilkompensation, die noch komplizierter ist, als eben beschrieben, und nicht nur Rechtsdrehungen, sondern in gewissen Grenzen auch Linksdrehungen zu kompensieren gestattet, lese man in den größeren Lehrbüchern der Physik nach.

Die Saccharimeter haben neben großer Genauigkeit noch den besonders für fortlaufende Untersuchungsreihen sehr schätzbaren Vorteil, daß man mit ihnen bei gewöhnlichem Lampenlicht als Lichtquelle arbeiten kann. Ein großer Nachteil dieser Instrumente ist aber, daß sie infolge ihrer Konstruktion strenggenommen nur für Rohrzuckerbestimmungen brauchbar sind, allenfalls noch für einige, dem Rohrzucker in seinen optischen Eigenschaften nahestehenden Zuckerarten, wie Glucose oder Milchzucker. Die sehr zahlreichen optisch aktiven Substanzen anderer Art lassen sich mit ihnen nicht untersuchen.

In letzter Zeit ist man dazu übergegangen, die üblichen Kreispolarimeter mit einem internationalen S-Teilungskreis (internat. Zuckerskala) zu versehen. Das ist z. B. beim Kreispolarimeter der Fa. Jenoptik, Jena, geschehen. Das „Zuckerpolarimeter 0,05°" der Fa. C. Zeiss, Oberkochen, ist ebenfalls ein Kreispolarimeter mit S-Teilung, das im äußeren Bau und der Handhabung dem „Kreispolarimeter 0,01°" ähnelt.

Schließlich stehen heute auch vollautomatische, lichtelektrische Zuckerpolarimeter zur Verfügung.

8. Handhabung der Polarisationsröhren. Man füllt die Flüssigkeit in eine Polarisationsröhre von genau bekannter Länge so ein, daß keine Luftblasen in der Röhre, zumindest im durchstrahlten Teil der Röhre verbleiben. Zweckmäßig sind daher Röhren, die an einem Ende oder auch in der Mitte erweitert sind (s. Abb. 120, S. 165). Die Erweiterung nimmt dann eine etwa verbleibende Luftblase auf, so daß diese bei der Messung nicht mehr stören kann. Auch Röhren mit besonderem seitlichen Tubus sind vorteilhaft. Die zum Verschließen des Rohres dienenden Deckplättchen müssen beim Aufbringen und nach vollzogenem Verschluß vollständig blank und trocken sein. Das Anziehen der Verschlußschrauben der Röhre soll bei älteren Exemplaren nicht zu fest erfolgen, da sonst infolge mechanischer Verspannung leicht Doppelbrechung im Glas entsteht, wodurch Fehler in der Drehung bis zu 0,05° möglich sind.

Steht nur sehr wenig Substanz zur Verfügung, so muß die Messung der optischen Aktivität mit Hilfe von Röhren mit verringertem Fassungsvermögen durchgeführt werden. Für sehr empfindliche Messungen verwendet man Präzisions-Polarimeterröhren mit Thermometerstutzen, der das Einführen eines Thermometers in das Innere der Röhre erlaubt und gleichzeitig auch zum Füllen der Röhre benutzt werden kann. Für schnelle Messungen an einer großen Reihe von Proben werden Durchflußröhren verwandt, die eine beachtliche Zeitersparnis bringen.

9. Angaben der Pharmakopöen. DAB 6. Die Angaben über die Drehung des polarisierten Lichtstrahls im DAB 6 beziehen sich auf Natriumlicht und, wenn nichts anderes in den einzelnen Monographien angegeben ist, auf eine Temperatur von 20°. Bei den ätherischen Ölen handelt es sich um den unmittelbar abgelesenen Drehungswinkel im der Rohr, bei den übrigen aktiven Stoffen um die spezifische Drehung, die jedoch nicht definiert ist. Bei einigen Präparaten ist die Konzentration in g/100 ml Lösung, bei anderen in g/100 g Lösung angegeben.

DAB 6 – 3. Nachtr. BRD. Während sich im DAB 6 nur bei wenigen Präparaten Angaben über die optische Drehung finden, sind im Nachtrag bei etwa 1/5 aller aufgeführten Stoffe solche Angaben gemacht. Die spezifische Drehung ist im Sinne der Gl. (1), S. 159, definiert.

Das DAB 7 – DDR macht zur Ausführung der Bestimmung der optischen Drehung die folgenden Angaben:

„Zur Bestimmung werden ein Beobachtungsrohr von 10 cm Länge und ein Polarimeter verwendet, an dem der Drehungswinkel α_D^{20} auf 0,01° genau gemessen werden kann.

Es sind 10 Messungen vorzunehmen. Das gleiche gilt für die Festlegung des Nullpunktes. Der Mittelwert der Ergebnisse von 10 Messungen wird als Drehungswinkel angegeben.

Als spezifische Drehung $[\alpha]_D^{20}$ wird der auf eine Schichtdicke von 10 cm und auf eine Konzentration von 1 g Substanz in 1 ml Lösung berechnete Drehungswinkel bezeichnet.''

Die Berechnung geschieht nach Formel (1), S. 159, wobei

α = gemessener Drehungswinkel in Grad,
c = Gramm Substanz je 100 ml Lösung,
l = Länge des Beobachtungsrohres in cm

bedeuten.

ÖAB 9. Die bei der Beschreibung der einzelnen Substanzen gemachten Angaben beziehen sich wie im DAB 6 und dessen Nachtrag auf eine Temperatur von 20° und auf Licht der Wellenlänge der D-Linie (589,3 mµ) des Natriumspektrums. In den einzelnen Artikeln wird die optische Aktivität der Arzneistoffe in der Regel in Form des spezifischen Drehungsvermögens $[\alpha]_D^{20°}$ angegeben, das nach Gl. (1), S. 159, definiert ist. Bei ätherischen Ölen und flüssigen Arzneizubereitungen wird das optische Drehungsvermögen in Form des bei einer Schichtdicke von 1 dm direkt abgelesenen Drehungswinkels $\alpha_D^{20°}$ angegeben. Der zur Bestimmung verwendete Polarisationsapparat muß die Ablesung des Drehungswinkels auf 0,01° genau zulassen. Die Temperatur der zu messenden Flüssigkeit muß 19 bis 21° betragen. Die Messung ist mit einer Lösung auszuführen, deren Konzentration mit dem bei den einzelnen Stoffen angegebenen Wert annähernd übereinstimmt. Eine Substanz ist rechtsdrehend, wenn die dem Analysatorprisma des Polarisationsapparates gekoppelte Meßskala zur Wiederherstellung der bei der Nullpunktbestimmung eingestellten Helligkeitsverhältnisse im Sinne des Uhrzeigers gedreht werden muß; sie ist linksdrehend, wenn die Drehung in umgekehrter Richtung erfolgen muß. Als Drehungswinkel ist der Mittelwert von mindestens 10 Ablesungen zu nehmen. Das gleiche gilt für die Bestimmung des Nullpunktes.

BP 63. Die BP 63 unterscheidet zwischen optischer und spezifischer Drehung. Unter optischer Drehung versteht man den Winkel, um den die Ebene des polarisierten Lichtes beim Durchgang durch eine Flüssigkeitsschicht von 1 dm Länge unter Verwendung von Natriumlicht bei einer Temperatur von 20° gedreht wird. Die spezifische Drehung, die in der Regel mit Natriumlicht der Wellenlänge 589,3 mµ bei 20° ermittelt wird, ist durch folgende Formel definiert:

$$\text{Spezifische Drehung} = \frac{\text{Drehungswinkel pro dm Lösung}}{\text{g optisch aktiver Substanz pro ml Lösung}} = \frac{100\,a}{l\,c} = \frac{100\,a}{l\,d\,p}.$$

a = beobachtete Drehung;
l = Schichtdicke in dm;
c = Substanzmenge in g pro 100 ml Lösung;
d = Dichte;
p = Substanzmenge in g pro 100 g Lösung.

Es wird darauf hingewiesen, daß einige Substanzen einen großen Temperaturkoeffizienten besitzen. Für bestimmte Substanzen wird die grüne Quecksilberlinie der Wellenlänge 546,1 mµ verwandt. Als Polarimeter kommen die handelsüblichen Geräte, die mit Natriumspektrallampe und Quecksilberdampflampe ausgerüstet sind, in Frage.

i. Lumineszenzanalyse

1. Grundlagen. Bestimmte Substanzen besitzen die Eigenschaft, beim Bestrahlen zunächst Licht zu absorbieren und dann einen Teil des absorbierten Lichtes als Sekundärlicht wieder zu emittieren. Diese, als *Lumineszenz* bezeichnete Erscheinung kann beim Bestrahlen geeigneter Lösungen, fester Stoffe oder von Gasen auftreten. Sie wird hauptsächlich durch ultraviolette Strahlung erregt. Aus energetischen Gründen ist die sekundäre, sichtbare Strahlung schwächer, als die erregende Strahlung (STOKESsche Regel), d.h.. die Wellenlänge des Sekundärlichtes ist größer als die des Primärlichtes.

Fluoreszenz. Die Lumineszenzen können nach Abschalten der erregenden Lichtquelle praktisch momentan verschwinden, in Zeiten, die unter $1 \cdot 10^{-8}$ Sek. liegen; man spricht dann von Fluoreszenz. Fluoreszenzen treten vor allem in Gasen und Lösungen auf.

Phosphoreszenz. Beim Bestrahlen fester Stoffe klingen vielfach die sekundären Leuchterscheinungen nach Abschalten der erregenden Lichtquelle langsamer ab. Diese Erscheinung bezeichnet man als Phosphoreszenz.

Solange die Abklingzeit 1/100 Sek. nicht überschreitet, braucht die Technik der analytischen Untersuchung keine andere zu sein, als die bei den momentan abklingenden

Leuchtprozessen, so weit es sich um Konzentrationsbestimmungen oder um die Aufnahme von Spektren handelt.

Zur Erregung der Lumineszenzen wird meist monochromatische Strahlung verwendet, z. B. der Linie 366 mµ und der „Resonanzlinie" bei 254 mµ des Quecksilbers. Fluoreszenz und Phosphoreszenz können nur an Substanzen beobachtet werden, die zunächst Licht absorbieren. Damit kommen zur Lumineszenzanalyse nur Substanzen in Frage, die chromophore Gruppen bzw. eine weite Resonanzmöglichkeit besitzen. Daß nicht jede Substanz, die Licht über 200 mµ absorbiert, auch fluoresziert oder phosphoresziert, liegt daran, daß die bei der Bestrahlung aufgenommene Energie meist in Form von Wärme, chemischer Energie oder sehr langwelliger elektromagnetischer Schwingungen abgegeben wird. Außer der Fähigkeit, Licht absorbieren zu können, müssen lumineszierende Substanzen eine gewisse starre bzw. flächenhafte Form der lichtabsorbierenden Teilchen aufweisen.

Das Phenolphthalein zeigt beispielsweise in Lösung keine Fluoreszenz. Dagegen aber Fluorescein. Das letztere besitzt gegenüber ersterem bei sonst gleichartiger Struktur eine Sauerstoffbrücke, die das Fluorescein-Ion starr und flächig macht, während beim Phenolphthalein eine freie Drehbarkeit die Fluoreszenz verhindert. Wird das Phenolphthalein aber an eine feste Schicht, etwa bestimmte Chromatographiepapiere oder -schichten adsorbiert, so zeigt es ebenfalls Fluoreszenz. Die organische Chemie kennt zahlreiche weitere und ähnliche Beispiele. Es ist leicht verständlich, daß lumineszierende bzw. fluoreszierende Substanzen vorwiegend bei aromatischen Verbindungen anzutreffen sind. Bei anorganischen Verbindungen ist die Lumineszenz durch die Struktur der Atome begründet.

2. Anwendung.

Qualitative Lumineszenzanalyse:
    α. Anwendung der Lumineszenz zu Vorproben und qualitativen Untersuchungen.
    β. Fluoreszenzmikroskopie.

Quantitative Lumineszenzanalyse:
    γ. Fluorimetrie.
    δ. Spektrofluorimetrie.

α. Anwendung der Lumineszenzanalyse zu Vorproben und qualitativen Untersuchungen. Mit Hilfe der Lumineszenzerscheinungen können zahlreiche Phänomene, die im Tageslicht unsichtbar sind, sichtbar gemacht werden. Dadurch wird der Wahrnehmungsbereich des menschlichen Auges erheblich erweitert.

Die Wahrnehmung kann auf zweierlei Art geschehen: a) Der Stoff wird durch Erregung mit UV-Licht selbstleuchtend (er luminesziert, fluoresziert). b) Die Sichtbarmachung geschieht mit Hilfe eines fluoreszierenden Schirmes.

Beispiele: Zu a). Werden Spuren von Fluoreszenzstoffen, wie Chininsulfat, Natriumsalicylat oder Hydrastinin in stark verdünnter Lösung oder auf Papier mit geeignetem Licht bestrahlt, so kann die Fluoreszenz direkt gesehen werden. Zu b). Läßt man auf ein Filtrierpapier (z.B. Schleicher & Schüll) einen Tropfen einer verdünnten Coffeinlösung in Wasser auftropfen und eintrocknen, so sieht man im Tageslicht nur eine weiße Fläche. Im kurzwelligen UV-Licht (254 mµ) ist der Coffeinfleck aber deutlich erkennbar. Die Wahrnehmung kommt so zustande, daß das Filtrierpapier als lumineszierender Schirm wirkt, auf dem das Coffein infolge seiner großen Lichtabsorption als dunkler Fleck sichtbar wird. Auf diese Weise können die meisten Filtrierpapiersorten als lumineszierende Lichtschirme benutzt werden. Mit Hilfe des monochromatischen Lichtes der Wellenlänge 254 mµ sind z. B. nachweisbar:

Als Lösung von 1 mg 100/ml aufgetragen: Ascorbinsäure, Äthylvanillin, Benzidin, Coffein, Harnsäure, Kreatinin, Natriumnucleinat, Theobromin, Trigonellin, Tryptophan, Vanillin.

Als Lösung von 10 mg/100 ml aufgetragen: Anilinsulfat, Benzoesäure, Diphenylhydantoin-Natrium, Phloroglucin, Pyrogallol, Resorcin, Tyrosin.

In allen Fällen sieht man dunkle Flecke auf hellem Grund. Die Beispiele lassen sich beliebig vermehren. Alle diese Verbindungen fluoreszieren selbst nicht oder höchstens nur schwach. Die Beobachtung kann verbessert werden, wenn man gelbe Sperrfilter verwendet oder eine Sonnenbrille trägt.

Wie zahlreiche Untersuchungen ergeben haben, ist in sehr vielen Fällen beim gleichen Stoff durch die Lumineszenz ein weit empfindlicherer Nachweis möglich als durch die Lichtabsorption. Während man eine Lichtabsorption von $1/E = 0,0004$, die auf einem fluoreszierenden Schirm eine Schwächung von 1% gegenüber der Helligkeit des Schirmes bewirkt, mit dem Auge gerade noch wahrnehmen kann, ist es möglich, lumineszierende Flecke, die einer Lichtabsorption von $1/E = 0,000001$ entsprechen, noch zu sehen. Dasselbe gilt sinngemäß für die später erwähnten Lumineszenzen (Fluoreszenzen) in Lösungen.

Hieraus ist leicht zu ersehen, daß bei geeigneten Stoffen (starke Lumineszenzstoffe) der Nachweis durch die Lumineszenz bezogen auf die Konzentration um etwa 3 Zehnerpotenzen empfindlicher sein kann als der Nachweis durch die Lichtabsorption. Beide Arten der oben genannten Sichtbarmachung [a) und b)] werden heute mit großem Erfolg bei der Papier-, Dünnschicht- und Säulenchromatographie angewandt und haben der Verwendung der Quarzlampe einen neuen, großen Auftrieb gegeben.

Bei den Arzneimitteln interessieren naturgemäß organische Stoffe besonders. Folgende Gruppen wichtiger, fluoreszierender Verbindungen seien daher kurz besprochen:

1. **Aromatische Kohlenwasserstoffe.** Von den Kohlenwasserstoffen fluoreszieren sichtbar in festem oder gelöstem Zustand: Anthracen (violett), Chrysen (violett), Benzpyren (blauviolett). Unter ihnen steht das Benzpyren als cancerogener (krebserzeugender) Kohlenwasserstoff heute besonders im Vordergrund des Interesses.

2. **Substitutionsprodukte aromatischer Kohlenwasserstoffe.** Besonders zu erwähnen sind Salicylsäure, ihre Derivate, Cumarin, Eiweißstoffe, Foclliulin, Anthrachinonderivate, Naphthalinderivate, wie z. B. Naphthole oder Naphthalinsulfonsäuren, Hypericin, Gerbstoffe.

3. **Heterocyclen.** Von den zahlreichen, zu den Heterocyclen gehörenden, fluoreszierenden Stoffen seien hier nur einige Beispiele genannt: Acridin und seine Derivate, besonders Trypaflavin, Rivanol, Chinolinderivate, besonders Chinin und ähnliche Alkaloide, Flavine, Vitamin B_2, Katalasen, Nicotinsäureamid, Pterine, Pyrimidine, Sulfapyrazin, Thiochrom, Hydrastinin, Berberin, Harmin und zahlreiche andere Alkaloide.

4. **Farbstoffe.** Von den fluoreszierenden Farbstoffen seien erwähnt: Auramin, Carminsäure, Eosin, Fluorescein, Methylenblau, Chlorophyll, Curcumin, Morin, Porphyrine.

Aus den genannten Beispielen ergibt sich, daß die Lumineszenzanalyse in der Arzneimittelanalyse sehr nützlich ist, besonders zum qualitativen Nachweis und zur Identifizierung zahlreicher Arzneistoffe. Die Prüfung unter der Quarzlampe spielt beim Alkaloidnachweis in Tinkturen, Fluidextrakten und galenischen Zubereitungen und bei der Untersuchung von ätherischen Ölen eine besondere Rolle. Stoffe wie Porphyrine (Chlorophyll) sind in Arzneizubereitungen und Drogen wegen ihrer charakteristischen Rotfluoreszenz schon in geringsten Spuren nachzuweisen. Im allgemeinen sind Rotfluoreszenzen selten, grüne sind häufiger und am häufigsten blaue und violette.

Zahlreiche, pharmazeutisch interessierende Stoffe, die an sich nicht fluoreszieren, können durch sog. ,,Fluoreszenzreaktionen'' in fluoreszierende Verbindungen übergeführt werden. Behandelt man beispielsweise Adrenalin mit Natronlauge, so entsteht eine intensiv apfelgrüne Fluoreszenz. Durch Ringschluß entsteht ein Indolderivat, das die Bedingungen genügender Starrheit und Flächigkeit erfüllt.

β. *Fluoreszenzmikroskopie.* Von besonderer Bedeutung für die Untersuchung von Drogen ist die Fluoreszenzmikroskopie. Beim Betrachten unter dem Fluoreszenzmikroskop (vgl. Mikroskopie, S. 460 ff.) können oft charakteristisch fluoreszierende Inhaltsstoffe erkannt und dadurch eine Identifizierung vorgenommen werden. Ebenso ist diese Methode zum Nachweis von Verfälschungen geeignet. Bei der Verwendung von Einschlußmitteln kommt es vor, daß in Lösung gegangene Inhaltsstoffe dem Medium eine typische Fluoreszenzfarbe verleihen. Durch die Anwendung von bestimmten Reagentien können außerdem auch bei

Drogen „Fluoreszenzreaktionen" ausgeführt werden. die an die Anwesenheit bekannter oder unbekannter Inhaltsstoffe gebunden sind.

γ. *Fluorimetrie*. Da auch die Intensität des Lichtes, das von fluoreszierenden Lösungen ausgeht, unter festgelegten Bedingungen eine einfache Funktion der Konzentration an gelöstem Stoff sein kann, ist auf diesem Wege eine quantitative Bestimmung fluoreszierender oder fluoreszierend gemachter Verbindungen möglich. Man benutzt dazu die von einer Quecksilberdampflampe erzeugte Strahlung und geeignete Filter. Die Technik der Messung gleicht im wesentlichen der unter *Kolorimetrie* und *Photometrie* geschilderten. Die Intensität der Fluoreszenz wird gemessen und mit Standards verglichen. Zur Durchführung fluorimetrischer Bestimmungen sind fast alle handelsüblichen Kolorimeter und Photometer geeignet, die voranstehend beschrieben wurden. Einfachste, grobe Konzentrationsbestimmungen sind mit Hilfe von Reagensgläsern möglich, die nebeneinander unter die Quarzlampe gehalten werden und von denen das eine den Standard oder den Vergleich enthält, während die anderen Verdünnungsreihen der zu untersuchenden Lösung enthalten. Bei allen fluorimetrischen Bestimmungen handelt es sich um Relativmessungen.

δ. *Spektrofluorimetrie*. Zur Darstellung quantitativer Fluoreszenzspektren muß das Fluoreszenzlicht spektral zerlegt werden. Spektrofluorimeter müssen daher einen zweiten Monochromator (Monochromatfilter oder Sperrfilter) besitzen, womit festgestellt wird, wie sich das Emissionslicht in bezug auf die eingestrahlte Wellenlänge des erregenden Lichtes verhält. Abb. 123 zeigt den schematischen Aufbau eines Spektralfluorimeters mit 2 Monochromatoren.

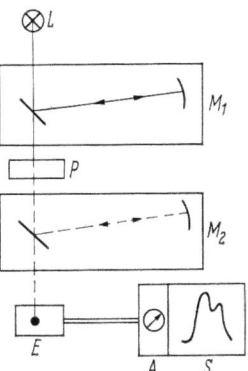

Abb. 123. Prinzip eines Spektralfluorimeters. L Lichtquelle; P Probe; M_1, M_2 Monochromatoren; E Empfänger; A Anzeiger; S Schreiber.

Von der Strahlung der Lichtquelle wird durch M_1 ein praktisch monochromatischer Spektralbereich ausgesondert, der durch die Probe geschickt wird. Aus dem von der Probe ausgehenden Fluoreszenzlicht wird durch M_2 wiederum eine bestimmte Wellenlänge abgetrennt. die sich mit der vorher ausgesonderten nicht überlappt, auf einen Empfänger trifft und von da aus, meist durch einen Sekundärelektronenvervielfacher, einen Anzeiger oder ein automatisches Schreibgerät betätigt.

Mit solchen Spektralfluorimetern lassen sich zwei Typen von Spektren messen: das *Fluoreszenzspektrum* und das *Anregungsspektrum*. Das Fluoreszenzspektrum erhält man, wenn M_1 auf eine bestimmte Wellenlänge eingestellt wird und M_2 zur Untersuchung des Emissionslichtes dient. Das Anregungsspektrum erhält man, wenn M_2 auf eine bestimmte Wellenlänge eingestellt wird, meist auf die Wellenlänge der stärksten Absorption, während die Wellenlänge von M_1 kontinuierlich verändert wird.

Die Fluoreszenzspektren sind oft spiegelsymmetrisch zu den Absorptionsspektren der gleichen Substanzen. Das Anregungsspektrum gibt darüber Auskunft, wieviel Licht bei den einzelnen Wellenlängen von der untersuchten Substanz in Fluoreszenzlicht umgewandelt wird. Bei stark verdünnten Lösungen verläuft das Anregungsspektrum parallel zum Absorptionsspektrum.

3. Anwendungsbeispiele. 1. Konzentrationsbestimmung einzelner fluoreszierender Stoffe in Lösungen, die andere, auch ähnlich gebaute Verbindungen enthalten. 2. Identifizierung fluoreszierender Verbindungen. 3. Spurenanalyse von fluoreszierenden Begleitstoffen. 4. Analyse von Gemischen mehrerer fluoreszierender Substanzen. 5. Nachweis geeigneter Verbindungen durch ihre spezifische Löschwirkung auf die Fluoreszenz anderer Verbindungen.

Neben der Möglichkeit, zwei oder mehrere Verbindungen mit ähnlichen Absorptionskurven durch ihre unterschiedlichen Fluoreszenzspektren nebeneinander nachweisen zu können, besteht manchmal auch die Möglichkeit, sehr ähnlich gebaute Verbindungen, deren Absorptionskurven identisch und deren Fluoreszenzmaxima zunächst bei gleichen Wellenlängen zu finden sind, dadurch zu unterscheiden, daß die Wellenlänge des Primärlichtes verändert wird.

Beispiel: Wird ein Gemisch der biologisch inaktiven Folsäure und der aktiven Folinsäure mit Primärlicht von 395 mµ angeregt, so liegen die Fluoreszenzmaxima beider Lösungen bei etwa 450 mµ. Wird das Gemisch aber mit Licht von 280 mµ angeregt, so fluoresziert die Folinsäure bei 355 mµ, während die Folsäure das frühere Maximum bei 450 mµ behält (Abb. 124).

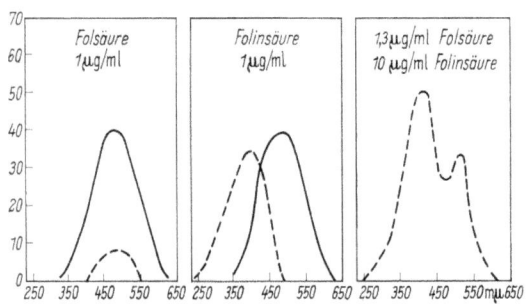

Abb. 124. Gleichzeitige Bestimmung von Folsäure und Folinsäure [nach H. G. LEEMANN: Schweiz. Apoth.-Ztg 99, 582 (1961)].
Ausgezogene Kurve: λ_A 365 mµ ⎫
Gestrichelte Kurve: λ_A 280 mµ ⎬ pH 7

Eine weitere Möglichkeit der Unterscheidung ähnlich gebauter Verbindungen mit gleichen UV-Absorptionsspektren und zunächst ähnlichen Fluoreszenzspektren besteht in der Verschiebung des Fluoreszenzmaximums einer der zu untersuchenden Verbindungen bei Änderung des pH der Meßlösung.

Beispiel: Die in 6- und 7-Stellung durch Sauerstoff substituierten Indolverbindungen fluoreszieren sowohl in neutraler als auch in saurer Lösung im Bereich zwischen 320 und 350 mµ, während das Fluoreszenzmaximum der in 5-Stellung substituierten Verbindungen in stark saurer Lösung um 200 mµ bathochrom verschoben wird. Die in 4-Stellung substituierten Derivate zeigen eine kurzwellige Fluoreszenz von etwa 310 bis 320 mµ. Auf Grund dieser Ergebnisse lassen sich beispielsweise Psilocybin und Serotonin spektrofluorimetrisch nebeneinander bestimmen (Abb. 125).

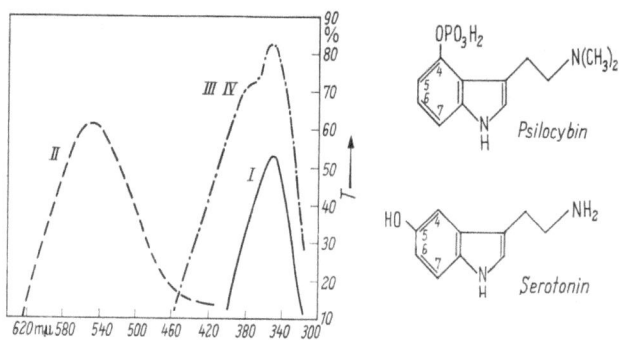

Abb. 125. Gleichzeitige Bestimmung von Psilocybin und Serotonin (nach H. G. LEEMANN, wie Abb. 124).

$\left.\begin{array}{l} I \\ II \end{array}\right\}$ Serotonin $\quad$ in Phosphatpuffer
$\qquad\qquad\qquad\qquad$ in 3n HCl $\quad\left.\right\}\lambda_A = 285 - 290$ mµ
$\left.\begin{array}{l} III \\ IV \end{array}\right\}$ Psilocybin $\quad$ in 0,1n HCl
$\qquad\qquad\qquad\qquad$ in 3n HCl

Quantitative Fluoreszenzmessungen dienen heute auch in zunehmendem Maße zur Spurenanalyse fluoreszierender Begleitstoffe in Arzneimitteln und Arzneigrundstoffen. Erwähnt sei hier die Ermittlung des Benzpyrengehaltes der Vaseline oder anderer Paraffine.

Die Ermittlung wird dadurch erleichtert, daß das Fluoreszenzspektrum des Benzpyrens Feinstruktur zeigt.

Bei der Untersuchung von Fluoreszenzerscheinungen in Lösungen ist auf folgende Punkte zu achten:

Viele Fluoreszenzen sind pH-abhängig (vgl. Fluoreszenzindikatoren, S. 318). Bestimmte Ionen und Neutralstoffe verursachen eine teilweise oder vollkommene Fluoreszenzlöschung.

4. Angaben der Pharmakopöen. Pl.Ed. II. Die internationale Pharmakopöe macht unter *Fluorimetrie* die folgenden Aussagen: Die von einer fluoreszierenden Lösung ausgestrahlte Lichtstärke ist in bestimmten Fällen eine einfache Funktion der Konzentration dieser Lösung und kann daher für analytische Zwecke verwandt werden. Im allgemeinen weist das von einer fluoreszierenden Lösung ausgestrahlte Licht seine größte Intensität bei einer etwas größeren Wellenlänge als derjenigen des erregenden Absorptionsbandes auf, wobei der Unterschied in der Regel 20 bis 30 mμ beträgt.

Bei der Fluorimetrie erfolgt die Erregung durch eine Strahlung, die infolge ihrer Wellenlänge eine maximale Absorption aufweist. Diese Strahlung, die von einer Quecksilber- oder Glühlampe erzeugt wird, muß durch Filter von Strahlen anderer Wellenlängen getrennt werden. Die Intensität des Fluoreszenzlichtes wird gemessen oder mit dem Licht einer geeigneten Standardsubstanz verglichen. Das Fluoreszenzlicht muß sehr sorgfältig durch ein Filter oder einen Monochromator von diffusen Anteilen des einfallenden Lichtes getrennt werden. Die Messungen werden wie unter „Photometrie" beschrieben, durchgeführt.

Fluoreszierende Substanzen können photochemische Änderungen erleiden. Es ist wichtig, in solchen Fällen so kurz wie möglich zu belichten.

Die Prüfungsmethoden sind im einzelnen in den Monographien der Pharmakopöe angegeben (z.B. bei Riboflavin-Compressi). Infolge des gewöhnlich nur sehr engen Bereiches, in dem die Fluoreszenz der Konzentration der fluoreszierenden Substanz proportional ist, soll das Verhältnis

$$\frac{c-d}{a-b}$$

nicht kleiner als 0,40 und nicht größer als 2,50 sein. Hierbei ist a die Ablesung für die Standardsubstanz, b die Ablesung für die entsprechende Blindprobe, c die Ablesung für die Prüfsubstanz und d die Ablesung für die entsprechende Blindprobe. Als Standardsubstanz kann eine besonders gereinigte Reinsubstanz verwandt werden oder eine andere, vollkommen rein fluoreszierende Substanz mit einem Absorptions- und Fluoreszenzspektrum, das dem der zu prüfenden Substanz entspricht. Geeignet für blaue Fluoreszenz ist Chinin in verdünnter Schwefelsäure und für Substanzen mit grüner Fluoreszenz Natriumfluorescein.

Literatur

DANCKWORTT, P. W., u. J. EISENBRAND: Lumineszenzanalyse im filtrierten ultravioletten Licht, 7. Aufl., Leipzig: Akad. Verlagsges. 1963. — FÖRSTER, T.: Fluoreszenz organischer Verbindungen, Göttingen: Vandenhoeck & Ruprecht 1951. — HAITINGER, M.: Fluoreszenzmikroskopie, 2. Aufl. von J. EISENBRAND u. G. WERTH, Leipzig: Akad. Verlagsges. 1959. — PRINGSHEIM, P., u. M. VOGEL: Lumineszenz von Flüssigkeiten und festen Körpern, Weinheim: Verlag Chemie 1951. — KORTÜM, G.: Kolorimetrie, Photometrie und Spektrometrie, 3. Aufl., Berlin/Göttingen/Heidelberg: Springer 1955. — LEEMANN, H. G.: Spektrofluorimetrie und deren Anwendung in der pharmazeutischen Analytik. Schweiz. Apoth.-Ztg *99*, 575 (1961). — TSCHUDI-STEINER, I., u. K. LEUPIN: Die Fluoreszenzanalyse in der Pharmazie. Pharm. Acta Helv. *37*, 274 (1962). — TSCHUDI-STEINER, I., u. G. TRANOW: Beitrag zur Identifizierung einiger Sulfonamide in Arzneiformen mit Hilfe der Fluoreszenzmikroskopie. Pharm. Acta Helv. *38*, 848 (1963). — DÖRR, F.: Analytische Anwendung der Fluoreszenzspektroskopie. Z. analyt. Chem. *197*, 241 (1963). — EISENBRAND, J.: Pharm. Acta Helv. *39*, 232 (1964). — LEEMANN, H. G., K. STICH u. M. THOMAS: Spektrofluorimetrie, Fortschritte der Arzneimittelforschung, Bd. 6, hrsg. von E. JUCKER, Basel und Stuttgart: Birkhäuser 1963, S. 151. — EISENBRAND, J.: Entwicklungslinien der Lumineszenzanalyse in den letzten 30 Jahren. Z. analyt. Chem. *192*, 83 (1963). — EISENBRAND, J.:

Lumineszenzanalyse unter besonderer Berücksichtigung der quantitativen Meßmethodik sowie fluorimetrischer und spektralphotometrischer Methoden. Z. naturw.-med. Grundlagenforsch. 2, 132 (1964). — EISENBRAND, J.: Neue Wege der Lumineszenzanalyse durch Herstellung nachleuchtender Fluoreszenzen auf Filtrierpapier. Pharm. Acta Helv. 39, 232 (1964).

D. Gegenstromverteilung
(counter current distribution)

Die Gegenstromverteilung ist ein Verfahren für analytische und präparative Zwecke und dient zur Isolierung von Einzelsubstanzen aus Stoffgemischen. LYMAN C. CRAIG vom Rockefeller-Institut für Medizinische Forschung in New York hat die Methode als solche 1943 eingeführt, die ersten brauchbaren Apparate aus Metall und Glas zu ihrer Durchführung konstruiert und die mathematischen Grundlagen entwickelt. Im präparativen Sinne bedeutet die Gegenstromverteilung eine Weiterentwicklung des von E. JANTZEN 1932 beschriebenen diskontinuierlichen Trennverfahrens (Dechema-Monographie 28, Berlin 1932). Die Grundlage bildet der 1891 von NERNST aufgestellte „Verteilungssatz", daß sich eine Substanz zwischen zwei nicht unbegrenzt mischbaren, aber gegenseitig abgesättigten Flüssigkeiten in einem bestimmten Verhältnis verteilt. Das Verhältnis der Volumenkonzentrationen bezeichnet man als „Verteilungskoeffizient". Voraussetzung für die Gültigkeit des Satzes ist, daß sich die zu verteilende Substanz mit keiner der Lösungsmittelphasen chemisch umsetzt, daß keine Assoziationen oder Dissoziationen auftreten und daß Temperaturkonstanz herrscht. Unter diesen Bedingungen ist der Verteilungskoeffizient eine für die betreffende Substanz charakteristische Größe.

Löst sich z.B. Aminophenazon in Wasser im Verhältnis 1 : 20, in Äther 1 : 13, so ist der Verteilungskoeffizient: $K = \dfrac{13}{20} = 0{,}65$. Die „Gegenstrom"-Verteilung besteht darin, daß man im Gefäß 0 die Substanz X durch Schütteln in den Lösungsmittelphasen A_0 und B_0 verteilt, dann die Phasen trennt und jeweils mit neuen Lösungsmittelmengen B_1 und A_1 ausschüttelt; nunmehr trennt man die 4 Phasen A_0, B_1, A_1 und B_0 voneinander und gibt zu den Endgliedern der Reihe neue Lösungsmittel B_2 und A_2 hinzu usw.

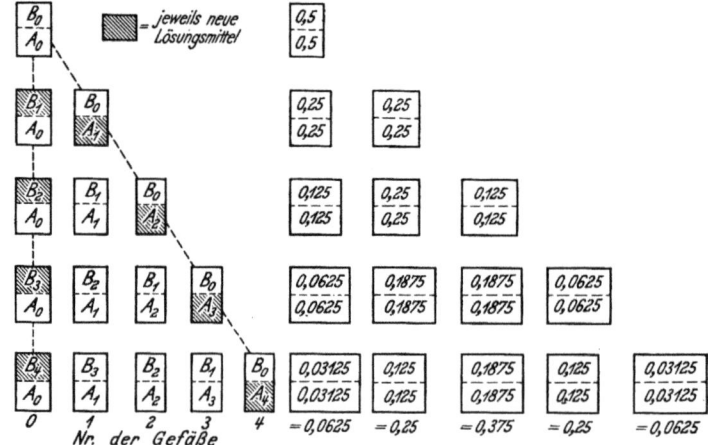

Abb. 126. Schematische Darstellung der Verteilungsstufen bei der Gegenstromverteilung.

Die Arbeitsfolge ist aus dem Schema (Abb. 126), in dem 5 Verteilungsschritte dargestellt sind, zu ersehen. Hat man im Gefäß 0 bei gleichen Volumina Lösungsmittel, z.B. 1,0 g Substanz mit dem Verteilungskoeffizienten $K = 1$ eingesetzt, so ergibt sich die angeführte Zahlenreihe.

Die graphische Darstellung der nach der letzten Stufe in den einzelnen Gefäßen enthaltenen Substanzmengen ergibt eine gleichschenklige Kurve, die bei bekanntem Verteilungskoeffizient mathematisch berechnet werden kann (Abb. 127).

Bei Annahme eines Verteilungskoeffizienten von $K = 0{,}33$ läge das Maximum über 1 und bei $K = 3$ etwa über 3. Besteht die eingesetzte Substanz aus zwei Stoffen, so muß – sofern sich die beiden Stoffe unabhängig voneinander verteilen – eine zweigipflige **Kurve** entstehen. Eine Trennung beider Stoffe wird verständlicherweise selbst bei günstiger Lage der Verteilungskoeffizienten nicht mit einigen wenigen Verteilungsstufen erreicht werden; jeder weitere Verteilungsschritt kompliziert aber die Handhabung, so daß nur unter Schwierigkeiten, z.B. mit einzelnen Schütteltrichtern, gearbeitet werden kann; zur Gegenstromverteilung benötigt man daher maschinelle Hilfsmittel. L. C. Craig hat als erster eine solche Apparatur konstruiert. Sie besteht im wesentlichen aus zwei Trommeln, die um eine Achse zentrisch in einem geeigneten Gestell übereinander sitzen. Die einzelnen Röhren sind in plangeschliffene Platten eingelassen und können mit einer Bewegung alle gegeneinander verschoben werden, womit man sämtliche oberen Phasen auf die nächsten unteren überführt. Durch Drehen der Trommel werden die Phasen miteinander geschüttelt usw.

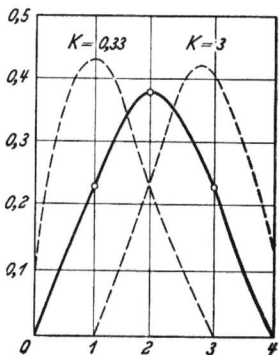

Abb. 127. Graphische Darstellung der nach der letzten Verteilungsstufe erhaltenen Substanzmengen bei der Gegenstromverteilung.

Da die Pflege dieser aus nichtrostendem Stahl gebauten Maschine Schwierigkeiten macht, sind bereits von Craig Glasapparaturen konstruiert worden. Solche sind jetzt in verschiedenen Ausführungen und Variationen im Handel. Weite Verbreitung hat die Apparatur nach Grubhofer (Hersteller: Gebr. Rettberg vorm. H. Kühn, 34 Göttingen, Hospitalstr. 4c) gefunden; sie erlaubt größere Phasenvolumina zu verwenden (bis 400 ml je Einzelphase) und eignet sich für präparative Arbeiten. Als besonders gut durchkonstruiert kann die Apparatur von E. Hecker (s. Abb. 128) bezeichnet werden (Hersteller: Fa. Bühler, 74 Tübingen, Reutlinger Str. 6).

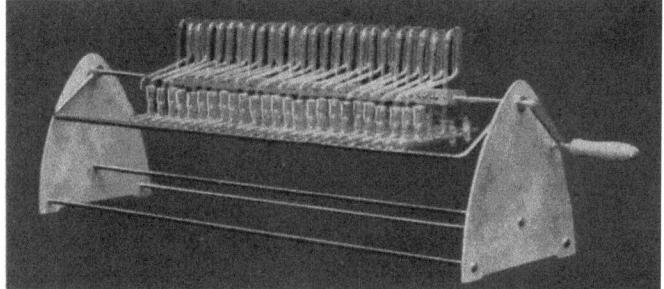

Abb. 128. Apparatur zur Gegenstromverteilung nach Hecker.

Eine vollautomatische Verteilungsapparatur mit 200 Elementen wurde von F. A. v. Metzsch konstruiert (Abb. 129; Hersteller: Fa. Bühler, 74 Tübingen, Reutlinger Str. 6, ferner Gebr. Rettberg, vorm. H. Kühn, 34 Göttingen, Hospitalstr. 4c, Quickfit, Laborglas GmbH, 62 Wiesbaden-Schierstein, Sportplatzweg und H. O. Post, Scientific Instruments Comp., Inc., 69-57 Juniper Boulevard South, Middle Village 79, N. Y., USA). Den mechanischen Antrieb besorgt ein Elektromotor, während die einzelnen Arbeitsgänge über ein Zeitrelais gesteuert werden. Die Apparatur ist so gebaut, daß ein Fraktionensammler angeschlossen werden kann. Da hier das ganze System abgeschlossen ist, kann ohne Schwierigkeit unter völligem Sauerstoffausschluß durch Füllung der Elemente mit Stickstoff oder Kohlendioxid gearbeitet werden.

Die Gegenstromverteilung kann in verschiedenen Variationen ausgeführt werden:

1. Der Grundprozeß – ist die bereits beschriebene und im Schema dargestellte Arbeitsweise.

2. Die Kreislaufmethode – wendet man dann an, wenn nach Durchführung der vorgesehenen Zahl von Verteilungen nach dem Grundprozeß eine Reihe von Gefäßen noch keine Substanz enthält, z.B. von 25 Gefäßen die Gefäße 15 bis 25. Zur Durchführung des Kreislaufverfahrens bringt man die aus der letzten Verteilungseinheit ausfließende obere

Phase B_0 wieder in das Gefäß Nr. 0 zurück usw. Die Methode ist bei kleinen Verteilungskoeffizienten anwendbar und verbessert die Auftrennung.

3. Die Methode der einphasigen Entnahme (single withdrawal method). Nach Beendigung des Grundprozesses wird die Verteilung hierbei in der Weise fortgesetzt, daß man die aus der letzten Einheit jeweils fließenden oberen Phasen aus der Verteilung nimmt bzw. bei „Entnahme der *unteren* Phase" aus Nr. 0 die untere Phase isoliert, das Gefäß selbst als zusätzliches Glied an das Ende der Kolonne stellt und mit frischer oberer Phase füllt. Beim „*zweiphasigen* Entnahmeverfahren" kann man „symmetrisch" nach dem durchgeführten Grundprozeß die oberen Phasen am Ende entnehmen, ohne daß man in das erste Glied frische Phase hineingibt. Der Verteilungsvorgang ist beendet, wenn die letzte obere Phase die Apparatur verlassen hat. Bei der „unsymmetrischen" Modifikation gibt man unter Entnahme von Oberphase aus dem letzten Gefäß frische obere Phase in das erste Gefäß hinzu, so daß man nach beendeter Verteilung eine größere Anzahl von Einheiten mit Oberphase als solche mit Unterphase hat.

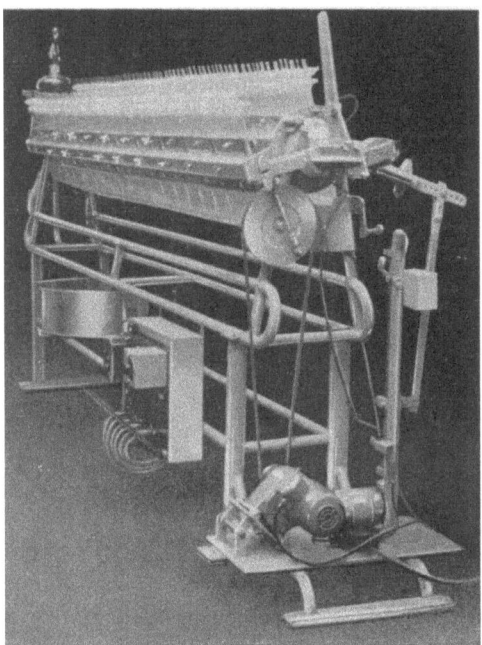

Abb. 129. Vollautomatische 200stufige Apparatur für die Craig-Verteilung (Gebr. Rettberg, Göttingen).

Bei der Auswahl der Lösungsmittelsysteme ist darauf zu achten, daß eine Emulsionsbildung vermieden wird. Eine zu geringe Dichtedifferenz erschwert das Absetzen der Phasen, eine zu große Viskosität den Stoffaustausch.

Eine Zusammenstellung begrenzt mischbarer Paare organischer Lösungsmittel findet sich bei F. A. v. METZSCH [Angew. Chem. 65, 586 (1953)]. Eine Übersicht über bisher veröffentlichte Anwendungsbeispiele, die die Wahl eines geeigneten Lösungsmittelsystems wesentlich erleichtert, wird ebenfalls von F. A. v. METZSCH gegeben [Angew. Chem. 68, 323 (1956)].

E. HECKER u. K. ALLEMANN [Angew. Chem. 66, 557 (1954)] gebrauchen als übergeordneten Begriff den Ausdruck „multiplikative Verteilung" und systematisieren die verschiedenen Arbeitsweisen nach Autorennamen (Craig-, O'Keeffe-, Watanabe-Morikawa-, Martin-Synge-, Cornish-, van Dyck-, Jantzen-Verteilung).

Die Gegenstromverteilung findet für *analytische* und *präparative* Zwecke Anwendung. Analytisch gibt die Methode eine neue Möglichkeit, die Reinheit von Substanzen zu kontrollieren. Stoffe, die nach üblichen Kriterien wie Schmelzpunkt, Brechungsindex usw. als rein anzusprechen sind, können unter Umständen doch noch Verunreinigungen enthalten. Erst wenn man eine Verteilungskurve aufstellt und diese mit der theoretisch errechneten zusammenfällt, kann die Substanz nach dem heutigen Stande unserer wissenschaftlichen Kenntnisse als rein bezeichnet werden. Zur Aufstellung solcher Kurven eignet sich am besten der Grundprozeß, während für präparative Zwecke die Methode der einphasigen oder zweiphasigen Entnahme Vorteile hat.

Die Leistungsfähigkeit der Methode ist von L. C. CRAIG und Mitarbeitern am Beispiel der Antimalariamittel demonstriert worden. Ein vom analytischen Standpunkt aus reines „Plasmochin" wurde mehrmals als Citrat umkristallisiert und änderte dabei weder Schmelzpunkt noch C- und H-Analysenwerte. 19fache Gegenstromverteilung im System Cyclohexan/2,1m Phosphatpuffer pH 5,33 ergab aber eine Kurve, die deutlich zwei Maxima aufwies, also zwei verschiedenen Substanzen entsprach. Man errechnete eine Verunreinigung von 1% im Ausgangsprodukt. Durch synthetische Versuche wurde bewiesen, daß die verunreinigende Substanz ein Isomeres des Plasmochins war.

Obzwar sich die Craig-Verteilung bisher bei der Trennung aller Stoffgruppen bewährt hat, konzentriert sich heute ihr Hauptanwendungsgebiet auf die Trennung komplexer Stoffgemische, wie sie in Phosphatid-Fettsäure-, Herzglykosid- und Alkaloidgemischen vorliegen. In allen anderen Fällen wird heute wegen des geringeren **apparativen** und zeitlichen Aufwandes die Säulenchromatographie bevorzugt.

Literatur für Anwendungsbeispiele

Penicilline: BARRY, G. T., Y. SATO u. L. C. CRAIG: J. biol. Chem. *174*, 221 (1948). – Niedere Fettsäuren: SATO, Y., G. T. BARRY u. L. C. CRAIG: J. biol. Chem. *170*, 501 (1947). – Actinomycin: BROCKMANN, H., u. N. PFENNIG: Hoppe-Seylers Z. physiol. Chem. *292*, 77 (1953). – Rhodomycin: BROCKMANN, H.: Chem. Ber. *84*, 705 (1951). – Bacitracin: CARPENTER, F. H., G. P. HESS u. CH. H. LI: J. biol. Chem. *197*, 7 (1953). – Insulin: HARFENIST, E. J., u. L. C. CRAIG: J. Amer. chem. Soc. *73*, 877 (1951); *74*, 3083 (1952). – Flavone: HÖRHAMMER, L., u. H. WAGNER: Arch. Pharm. (Weinheim) *289/61*, 532 (1956); *290/62*, 224 (1957).

Allgemeine Literatur zur Gegenstromverteilung

CRAIG, L. C.: Fortschr. chem. Forsch. *1*, 292, 302, 312 (1951). – RAUEN, H. M., u. W. STAMM: Gegenstromverteilung. Berlin/Göttingen/Heidelberg: Springer 1953. – HECKER, E: Verteilungsverfahren im Laboratorium. Weinheim/Bergstraße: Verlag Chemie 1955. – RAUEN, H. M., u. W. STAMM: Chem. Ing. Techn. *21*, 259 (1949). – GRUBHOFER, N.: Chem. Ing. Techn. *22*, 209 (1950); Angew. Chem. *62*, 196 (1950). – TSCHESCHE, R., u. H. B. KÖNIG: Chem. Ing. Techn. *22*, 214 (1950). – WEYGAND, F.: Chem. Ing. Techn. *22*, 213 (1950). – ROMETSCH, R.: Helv. chim. Acta *33*, 184 (1950). – RAUEN, H. M., u. H. WALDMANN: Hoppe-Seylers Z. physiol. Chem. *286*, 180 (1950). – FISCHER, W., u. O. JÜBERMANN: Chem. Ing. Techn. *23*, 298 (1951). – HECKER, E.: Chem. Ing. Techn. *25*, 505 (1953). – HECKER, E.: Z. Naturforsch. *8b*, 77 (1953). – STAMM, W.: Pharm. Ind. (Aulendorf) *15*, 120 (1953). – SCHEIBEL, E. G.: Chem. Ing. Techn. *27*, 341 (1955). – HECKER, E.: Multiplikative Verteilung. In Handbuch d. Lebensmittelchemie, Bd. II/1, Berlin/Heidelberg/New York: Springer 1965, S. 713–744.

E. Chromatographie

Säulenchromatographie

Die heute viel verwendete Chromatographie von Substanzgemischen in Glassäulen, die mit einem Füllkörper beschickt sind, entspricht ziemlich genau der Versuchsanordnung von TSWETT aus dem Jahre 1906. TSWETT filtrierte einen Petrolätherextrakt von Blättern über eine Filterschicht von Calciumcarbonat und beobachtete, daß die Farbkomponenten des Extraktes verschieden schnell durch das Filter wanderten. Durch mechanische Trennung der Schichten konnte er auf einfache Weise die einzelnen Komponenten in reiner Form gewinnen. Dieses Verfahren hat 25 Jahre später unter der Bezeichnung „organische" oder „echte" *Adsorptionschromatographie* Eingang in die Analytik von Naturstoffgemischen gefunden [KUHN, R., u. E. LEDERER: Naturwissenschaften *19*, 306 (1931)]. Obwohl jede Säulenchromatographie im Prinzip darin besteht, daß in einem senkrecht stehenden Rohr ein feinteiliger fester Stoff (stationäre Phase) gelöste Substanzen vorübergehend festhält und ein Elutionsmittel diese sukzessive wieder ablöst, hat man je nach verwendetem Trägermaterial zwischen verschiedenen Verfahrensarten zu unterscheiden:

a. Adsorptionschromatographie;
b. Verteilungschromatographie und
c. Austauschchromatographie.

a. Adsorptions-Chromatographie

1. Grundlagen. Bei der Adsorptionschromatographie werden anfänglich alle Bestandteile einer Lösung nach Maßgabe ihrer Konzentration, ihrer spezifischen Affinität zum Adsorbens und zum Lösungsmittel nebeneinander in den obersten Adsorbensschichten reversibel adsorbiert. Durch weitere Zugabe von Lösungsmittel werden die weniger fest gebundenen Teilchen wieder ganz oder teilweise von der aktiven Oberfläche abgelöst, wobei es zu einer ständigen Gleichgewichtseinstellung zwischen adsorbierten und den in Lösung befindlichen Teilchen kommt. Dieses Gleichgewicht wird durch die an dem Adsorbens vorbeifließende Flüssigkeit immer wieder gestört. Durch stete Wiederholung dieses Grundvorganges, d.h.

von Adsorption und nachfolgender Desorption kommt es zur Ausbildung von mehr oder weniger scharfen *Zonen*, die durch Nachgießen von reinem Lösungsmittel *entwickelt* werden können.

Nach TISELIUS (1948) gibt es drei verschiedene Wege, die unabhängig vom physikalischen Grundvorgang zur Analyse und Trennung eines Stoffgemisches führen: a) durch Frontalanalyse; b) durch Elutionsanalyse und c) durch Verdrängungsanalyse.

Bei der *Frontalanalyse* (a) läßt man die eine oder mehrere Komponenten enthaltende Lösung so lange durch eine Säule laufen, bis alle Komponenten im Durchlauf erscheinen. Nach diesem Verfahren kann nur ein Teil der zuerst austretenden Komponenten in reinem Zustand gewonnen werden. Die *Elutionsanalyse* (b) entspricht der klassischen Methode von TSWETT und ist das am häufigsten angewandte Verfahren. Bei idealer Verteilung besteht hier Proportionalität zwischen der Konzentration des Stoffes in Lösung und der adsorbierten Menge. Es findet eine von der Konzentration des Stoffes unabhängige Wanderung der einzelnen Zonen durch die Säule statt. In der Praxis beobachtet man aber nicht selten eine

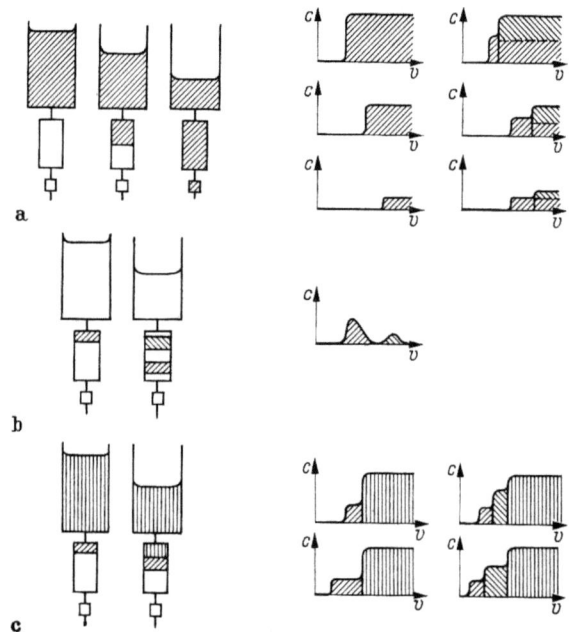

Abb. 130 a–c. Die drei Typen von Chromatogrammen [nach A. TISELIUS: Endeavour *11*, 41 (1952)].
a) Frontalanalyse; b) Elutionsanalyse; c) Verdrängungsanalyse.

mehr oder weniger starke Schwanzbildung der Zonen. Bei der *Verdrängungsanalyse* (c) wird der Nachteil der Schwanzbildung bei der Elutionsanalyse durch das gegenseitige Verdrängen der einzelnen Komponenten vermieden. Durch Zusatz einer Substanz zum reinen Lösungsmittel, die stärker adsorbiert wird als jede der zu untersuchenden Komponenten, kommt es zu einer Verdrängung der zuoberst adsorbierten Substanz. Die einzelnen Komponenten verdrängen sich gegenseitig in der Weise, daß die stärker adsorbierte Verbindung die jeweils schwächer adsorbierte vor sich herschiebt. In Abb. 130a–c sind die drei Typen von Chromatogrammen schematisch dargestellt.

2. Chromatographierohr und Präparation der Säulen. Je nach Trennproblem und Aufgabenstellung verwendet man das Allihnsche Rohr (Abb. 131 *I*) (bis 50 g Adsorbens) oder das einfache Kugelrohr (Abb. 131 *II*), das in ein Filtriergestell eingehängt wird (Kugelrohre nach Angabe der Rohrabmessungen liefert z. B. die Fa. Gebr. Buddeberg,

Mannheim A 3.5.). Für präparative Arbeit benutzt man Glassäulen mit etwa 4 bis 7 cm Durchmesser und 30 bis 50 cm Höhe (Abb. 131 *III*).

Anstelle der gezeigten Anordnung *III* sind heute Glassäulen mit eingeschmolzener Filterplatte im Handel. Nach einer allgemeinen Regel liefern schmälere Glasrohre mit einer höheren Adsorbensschicht bessere Trenneffekte als kurze Rohre mit großem Durchmesser. Bei Säulen, die nicht mit einer Fritte abschließen, wird am unteren Ende ein kleiner Watte- oder Glaswollebausch eingebracht, um das Durchlaufen von Adsorbens zu verhindern. Bei der Adsorptionsanalyse wird das Adsorbens entweder trocken und in kleinen Portionen eingefüllt oder in dem später zur Elution verwendeten Lösungsmittel aufgeschlämmt und als Suspension eingefüllt. Das Substanzgemisch selbst kann ebenfalls auf

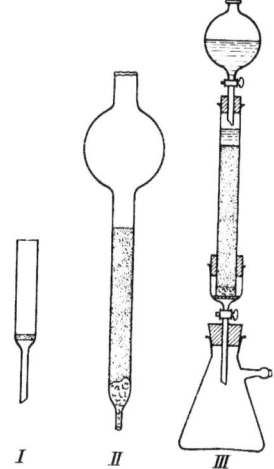

Abb. 131. Einfache Chromatographie-Säulen.
I Filterrohr mit Glasfritte; *II* Kugelrohr; *III* Säulen-Anordnung aus Laborbauteilen.

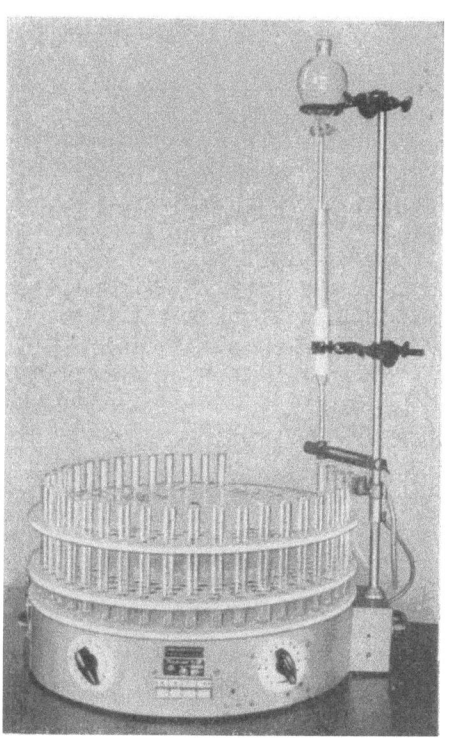

Abb. 132. Fraktionensammler.

zweierlei Weise auf die Säule gebracht werden, entweder als konzentrierte Lösung, die man langsam bis zu einer Bandenhöhe von höchstens 3 cm in das Adsorbens einsickern läßt oder trocken, indem man das Substanzgemisch in wenig Lösungsmittel aufnimmt, mit etwas Adsorbens verreibt und nach Abdunsten des Lösungsmittels das so erhaltene Pulver gleichmäßig auf die Säulenfüllung aufträgt. Die für einen Trennvorgang applizierbare Substanzmenge richtet sich nach der Kapazität der Säule und nach der Art der gewählten Chromatographie. Im allgemeinen bewegt sich das Gewichtsverhältnis von Substanz zu Adsorbens zwischen den Zahlenwerten 1 : 50 bis 1 : 1000. Da die Bandenbreite stark von der Durchflußgeschwindigkeit abhängt, ist auf gleichmäßiges Abtropfen zu achten. Die übliche Eluiergeschwindigkeit liegt bei 1 bis 2 ml/Min.

Zur Fraktionierung des aus der Säule austretenden Eluates wechselt man die Vorlage mit der Hand, wenn eine Substanzzone die Säule verlassen hat. Für kompliziertere Auftrennungen, die nicht selten Tage erfordern, hat sich der sogenannte Fraktionensammler bewährt (s. Abb. 132). Er besteht aus dem sog. Kollektor, einer kreisförmig drehbaren Doppelscheibe, die zur Aufnahme der Auffanggefäße bestimmt ist und aus der eigentlichen Fraktioniervorrichtung, die das abtropfende Eluat mechanisch oder mit Hilfe einer

Photozelle zählt und nach Erreichen einer bestimmten Tropfenzahl für den Weitertransport des Rotors sorgt.

3. Adsorptionsmittel. Das universellste und am meisten verwendete Adsorptionsmittel ist *Aluminiumoxid*. Im Handel befinden sich verschiedene Al_2O_3-Sorten, die z.T. speziell für die Zwecke der Chromatographie entwickelt wurden. Die Darstellung erfolgt zumeist durch Glühen von Tonerde mit alkalischen Zusätzen. Die Aktivität der Präparate variiert sehr stark. Sie hängt von der Darstellungsweise und vom Wassergehalt des Präparates ab. Frisch geglühtes, wasserfreies Aluminiumoxid besitzt die höchste Aktivität. H. BROCKMANN und H. SCHODDER [Ber. dtsch. chem. Ges. **74**, 73 (1941)] teilen willkürlich die Aktivität des Aluminiumoxids in 5 Stufen ein. Der Aktivitätsgrad I bedeutet hierbei die größte, die Aktivität V die kleinste Aktivität des Präparates. Die Standardisierung erfolgt durch die Bestimmung der Adsorptionsaktivität gegenüber verschiedenen Testfarbstoffen (Sudangelb, Sudanrot, Azobenzol, p-Aminoazobenzol). Den Aktivitätsstufen entsprechen die in der Tabelle angegebenen prozentualen Wassergehalte.

H_2O %	Aktivitätsstufe nach BROCKMANN und SCHODDER
0	I
3	II
6	III
10	IV
15	V

Die meisten Handelspräparate verfügen bereits über die höchste Aktivitätsstufe. Ist dies nicht der Fall, so kann man sich diese ohne weiteres selbst herstellen, indem man das Präparat unter häufigem Umrühren im Eisentiegel glüht (bis dicht unter 600°) und im Exsikkator erkalten läßt. Die niederen Aktivitätsstufen erhält man hieraus entweder durch Stehenlassen an freier, feuchter Luft oder durch Schütteln des Pulvers mit der jeweiligen Wassermenge.

Bekannte Handelssorten: *Aluminiumoxid Merck* (standardisiert nach BROCKMANN), *Aluminiumoxid Woelm-Eschwege:* (neutral, sauer, basisch) wird standardisiert mit der höchsten Aktivitätsstufe I geliefert und kann durch direktes Hinzufügen von Wasser ohne umständliches Testen auf den entsprechenden Aktivitätsgrad gebracht werden. Gegenüber neutralen organischen Molekeln verhalten sich die drei Sorten gleich, doch empfiehlt es sich, säureempfindliche Stoffe (Acetale oder Glykoside) an basischem, alkaliempfindliche (Aldehyde, Ester) an saurem oder neutralem Oxid zu trennen. *Aluminiumoxid Riedel-de-Haen*, ferner *Hydralo, Tonfasererden* und Aluminiumoxidpräparate sind von geringerer Aktivität.

Nach G. HESSE [Angew. Chem. **59**, 280 (1947)] sind im Aluminiumoxid die für die Moleküladsorption verantwortlichen Zentren die (—Al=O)-Gruppen der Oberfläche. Jedes „Aluminiumoxid" hat aber wegen der vorliegenden (Al—OH)- bzw. (Al—ONa)-Gruppen auch Eigenschaften eines Ionenaustauschers, da die H^+- bzw. Na^+-Ionen ausgetauscht werden können. Allgemein werden saure Stoffe aus saurer Lösung und basische Stoffe aus alkalischer Lösung fester adsorbiert. Dementsprechend ist die Elution basischer Stoffe mit sauren Elutionsmitteln durchführbar und umgekehrt.

Das zweitwichtigste Adsorptionsmittel ist *Kieselgel* (Silicagel). Es wirkt ähnlich wie Aluminiumoxid sowohl nach dem Ionenaustauschmechanismus wie auch durch echte Adsorption. Bei wasserfreien Präparaten dominiert die „echte" Adsorption. Wasserhaltige Präparate besitzen dagegen nur schwache Adsorptionskraft gegenüber Molekülen, binden dafür aber Ionen in stärkerem Maße. In den meisten Fällen allerdings wirkt das Silicagel, das, ohne seinen Pulvercharakter zu verlieren, reichlich das Anderthalbfache seines Gewichtes Wasser aufnehmen kann, als bloßer Träger einer „stabilisierten Wasserphase" und ermöglicht so die sog. *Verteilungschromatographie*. Die Adsorptionseigenschaften des Silicagels hängen dementsprechend weitgehend vom Wassergehalt des Präparates ab. Eine Standardisierung hinsichtlich der Adsorptionsaktivität ist schwierig (vgl. N. C. GUPTA u. A. GUPTA: Chem. Zbl. *1952*, S. 7062). Man erhält Präparate von einigermaßen gleicher Aktivität am einfachsten, indem man das Silicagel durch Erhitzen auf 250° entwässert und dann eine bestimmte Menge Wasser zusetzt. Durch Befeuchten mit Pufferlösungen geeigneten pH-Wertes lassen sich die Anwendungsmöglichkeiten bedeutend vermehren.

Kieselgelsorten für die Säulenchromatographie sind von den Firmen Merck, Darmstadt, und Woelm, Eschwege, in den Handel gebracht worden. In der Praxis haben bisher folgende andere Adsorptionsmittel meist von geringerer Adsorptionskraft Bedeutung erlangt: Kieselgur (oftmals als Beimengung anderer Adsorbentien zur Erhöhung der Durchlaufgeschwindigkeit), Magnesiumsilicate, Calciumoxid, Calciumcarbonat, Calciumsulfat, Zinkcarbonat und Talkum, Aktivkohle u. a.

Speziell zur Chromatographie von phenolischen Verbindungen (einfache Phenole, Flavone, Anthocyane, Gerbstoffe) haben sich seit einigen Jahren die Polyamide Perlon und Nylon bewährt. Handelsprodukte: Perlonpulver Ultramid A 228 BM 2 für chromatographische Zwecke, Badische Anilin- & Soda-Fabrik Ludwigshafen; Nylon 66, Firma Deutsche Rhodiaceta AG, Freiburg i. Br. Die Adsorption phenolischer Verbindungen an die Polyamidketten des Perlons oder Nylons kommt vorwiegend durch Ausbildung von Wasserstoffbrückenbindungen zustande. Zur Desorption sind solche Lösungsmittel geeignet, die eine größere Affinität zu den Säureamidgruppen aufweisen als der zu chromatographierende Stoff. Es kann folgende Elutionsreihe angegeben werden: Wasser, Methanol, Äthanol, Aceton, Formamid, Natronlauge. Die Polyamidchromatographie hat die Vorteile einer großen Beladekapazität und der Verwendbarkeit einfacher, reiner Lösungsmittel [s. L. HÖRHAMMER u. H. WAGNER: Pharm. Ztg (Frankfurt) *104*, 783–786 (1959) und H. ENDRES: Angew. Chem. *75*, 288 (1963)].

4. Lösungsmittel. Die für die Adsorptionschromatographie verwendeten Lösungsmittel müssen höchsten Reinheitsgrad haben. Geringe Verunreinigungen, z. B. Alkohol, Wasser oder Säuren, können die Elutionskraft des gewählten Elutionsmittels erhöhen oder die Aktivität des Adsorbens erniedrigen. Im allgemeinen gilt für die Auswahl von geeigneten Systemen die eluotrope Reihe von TRAPPE (s. Dünnschichtchromatographie, S. 198). Die am Anfang stehenden Lösungsmittel besitzen die geringste, die am Ende stehenden die größte Elutionskraft. Man beginnt daher den Versuch mit Petroläther und geht, falls keine Wanderung eingetreten ist, zum nächsten Lösungsmittel über.

5. Anwendungsbeispiele. α. *Entwässerung organischer Lösungsmittel* [WOHLLEBEN, G.: Angew. Chem. *67*, 741 (1955); *68*, 752 (1956)]. Für viele organische Reaktionen, für spektroskopische Zwecke und für die Chromatographie ist die Wasserfreiheit des Lösungsmittels von Bedeutung. Man erreicht diese durch adsorptive Filtration über Aluminiumoxid – Woelm – Akt. I. Der zuerst durchlaufende Teil ist oft weniger rein und muß daher getrennt aufgefangen werden. Auf diese Weise gelingt es z. B. in 2 Std., durch adsorptive Filtration an 100 g basischem Oxid der Aktivität I in einem Rohr von 22 mm Durchmesser etwa 500 ml Äther wasserfrei zu erhalten (maximaler Wassergehalt 0,01%). Bei diesem Verfahren werden gleichzeitig die gefährlichen Peroxide entfernt.

Lösungsmittel	Wassergehalt %		Filtration über Al₂O₃ Woelm, Akt. I		Restwasser	
		g	Art	Säulendurchmesser mm	%	in Fraktion ml
Aceton	0,27	100	neutral	22	0,08	50–250
Äther	1,28	100	basisch	22	0,01	200–600
Benzol	0,07	25	basisch	15	0,004	100–2500
Chloroform	0,09	25	basisch	15	0,005	50–800
Essigester	3,25	250	neutral	37	0,01	150–350

β. *Adsorption von Pyrogenen aus Injektionslösungen* [WOHLLEBEN, G.: Pharm. Ztg (Frankfurt) *101*, 1286 (1956)]. Die Beseitigung von Pyrogenen aus Injektionslösungen durch Filtration über Aluminiumoxid ist besonders bei Vorliegen von thermolabilen Stoffen angezeigt. Mit großer Sicherheitsreserve können mindestens 10 l physiologische Kochsalz- oder Traubenzuckerlösung über eine mit 60 g Aluminiumoxid – Woelm – neutral bis zu einer Höhe von 10 cm gefüllte Glasfilternutsche 6b G 2 innerhalb 1 Std. durchgesetzt werden.

γ. *Bestimmung von Morphin in Opium* [BÖHME, H., u. R. STROHECKER: Arzneimittel-Forsch. *3*, 468 (1953) und R. FISCHER u. K. FOLBERTH: Arzneimittel-Forsch. *5*, 66 (1955)]. Die neueren chromatographischen Methoden beruhen auf der Abtrennung der Ballaststoffe mit saurem Aluminiumoxid.

1,00 g Opium wird mit 5 ml Wasser sehr fein verrieben und dieser Brei quantitativ mit etwas Watte vorsichtig auf eine Säule von 10 g Aluminiumoxid „Woelm" sauer in einem Allihnschen Rohr 15aG3 gebracht, das sich im Deckel eines Wittschen Topfes befindet. Unter schwachem Saugen werden in kleinen Portionen insgesamt noch 30 ml Wasser zur Elution der Basen aufgegeben, wobei sich die Filtrate in einem unter dem Abfluß des Adsorptionsrohres stehenden 100-ml-Erlenmeyerkolben sammeln; die Aluminiumoxidschicht darf hierbei nicht trockenlaufen. In den Kolben gibt man dann 4 ml 25%iges Ammoniak und füllt mit Wasser auf 40 g auf. Als Fällungsreagens wird nun die Lösung von 250 mg 1-Fluor-2,4-dinitrobenzol in 30 ml Aceton zugegeben, wonach man 25 bis 30 Min. bei etwa +5° im verschlossenen Gefäß auskristallisieren läßt. Anschließend wird der Morphindinitrophenyläther in einem Glasfiltertiegel G 3 gesammelt, mit 2mal 2 ml kaltem Aceton und 2mal 2 ml kaltem Wasser schnell und gut gewaschen und 1 Std. bei 70 bis 80° getrocknet. Die Auswaage in Gramm multipliziert mit 63,2 ergibt den gesuchten Prozentgehalt an Morphin.

Für eine Bestimmung der Opiumtinktur werden 10 g Tinktur auf 2 bis 3 ml eingeengt und nach Zugabe von 5 ml Wasser quantitativ auf die Aluminiumoxidsäule gebracht. Dann wird die Analyse wie oben beendet. – Bei Opiumextrakt werden 0,5 g mit 5 ml Wasser aufgenommen, wiederum quantitativ auf die Säule gegeben und wie oben weiterbehandelt. Anstelle des gravimetrischen Verfahrens kann zur Vereinfachung eine kolorimetrische Bestimmung durchgeführt werden.

δ. *Bestimmung von Vitamin A in pharmazeutischen Präparaten.* 10 bis 15 g Analysenmaterial (evtl. im Mixapparat gut zerrieben) werden mit 150 ml Äthyläther durch Schütteln extrahiert und die entstehende Lösung zur Befreiung von suspendierten Anteilen zentrifugiert. Von der Lösung wird eine etwa 100 bis 300 I.E. Vitamin A entsprechende Menge in eine Kristallisierschale gegeben (und bei fettarmen Produkten so viel vitaminfreies Arachisöl zugesetzt, daß eine totale Fettmenge von 1,5 bis 3,5 g vorliegt). Bei Margarine, Ölen, Speisefetten usw. werden direkt 1 bis 4 g in die Kristallisierschale gegeben. Dann werden 1,5 ml einer 10%igen Lösung von Hydrochinon in abs. Alkohol und 15 ml alkoholische Natronlauge (10 ml 30%ige wässerige Natronlauge mit 90 ml reinem abs. Alkohol gemischt, täglich zu erneuern) zugesetzt. Einen Blindversuch kann man mit einer Standardlösung von Vitamin A[1] ansetzen, die etwa die in der Analyse erwartete Vitamin-A-Menge enthält, um den prozentualen Verlust während der Analysenoperationen evtl. noch zu berücksichtigen.

Die Kristallisierschale mit den entsprechenden Zusätzen wird jetzt mindestens 10 Min. bei 70 bis 80° gehalten. Nach Eindampfung der Seifenlösung werden 8 g basisches Aluminiumoxid (mit 12% Wasser = Aktivität IV bis V) zugegeben und die Masse gleichmäßig mit einem Spatel verrührt. Wenn geruchlich kein Alkohol mehr wahrnehmbar ist, spätestens nach 20 Min., überführt man das entstandene Pulver in ein Schüttelzentrifuglerglas, versetzt mit 25 ml Äther, schüttelt 1 Min. tüchtig und zentrifugiert. Die entstehende ätherische Lösung wird in ein zweites Schüttelzentrifuglerglas mit 5 ml destilliertem Wasser eingegossen und abermals geschüttelt und zentrifugiert. Die seifenfreie Ätherlösung wird im Vakuum eingedampft und mit 10 ml Petroläther aufgenommen. Diese Lösung wird auf eine Säule (10 mm Durchmesser, 100 mm hoch) mit dem gleichen Aluminiumoxid gegeben, mit Petroläther-Äther-Gemisch eluiert, das Eluat im Vakuum eingedampft, in Chloroform aufgenommen und nach Versetzen mit Antimontrichloridlösung photometriert.

Die eigentliche Domäne der chromatographischen Verfahren ist aber die Auftrennung von Stoffgemischen. Als Beispiele können die Isolierung von Carotin, Chlorophyll und Xanthophyll aus Alfalfaextrakt, die Gewinnung von Capsaicin aus Fructus Capsici, die Isolierung von Haschischinhaltsstoffen oder die Anreicherung von Coenzym A aus Trockenhefe genannt werden.

Neuere Pharmakopöen haben bereits adsorptionschromatographische Verfahren aufgenommen. Bereits in USP XV ist eine säulenchromatographische Bestimmung von Vitamin B_1 aufgeführt. Dan. IX schreibt die Säulenchromatographie von Alkaloidsalzen, Extr. Sec. corn. fluid. und Vitamin A vor. In der 23. Ausgabe der brit. Extra-Pharmakopöe, Band 2, wird eine genaue Beschreibung chromatographischer Verfahren gegeben.

b. Verteilungschromatographie

Die Verteilungschromatographie an Säulen stellt einen Extremfall der Gegenstromverteilung dar. Insofern gelten für das Trennprinzip die gleichen Gesetzmäßigkeiten wie für die Flüssig-Flüssig-Verteilung. Der feste Füllkörper selbst trägt nichts zur Auftrennung

---

[1] Vitamin-A-Acetat in Baumwollsamenöl als Standardbezugssubstanz zur Erstellung einer Eichkurve ist erhältlich bei: USP Convention, Inc., 46 Park Avenue, New York, N. Y. Die Lösung enthält 3,44 mg = 10 000 I.E. Vitamin A in 1 g Öl; jede Kapsel hat 0,25 g Öl, also 0,86 mg Vitamin-A-Acetat bzw. 0,75 mg Vitamin-A-Alkohol bzw. 2500 I.E. Vitamin A.

des Gemisches bei, sondern dient nur zur Fixierung der einen Phase. Als Träger der stationären Phase fungieren Cellulosepulver, Kieselgel, Kieselgur und Stärke. Die Fixierung der polaren Phase am Träger geschieht bei Verwendung von Cellulose während des Chromatographierens. In allen anderen Fällen wird das Trägermaterial außerhalb der Säule mit der polaren Phase vermischt und mit der mobilen Phase in die Säule geschlämmt. Verteilungschromatographien, bei denen die organische Phase stationär ist, spielen eine untergeordnete Rolle.

Angewandt wurde beispielsweise die Verteilungschromatographie zur Darstellung kristallinen Senfölglucosids aus Lepidium sativum [SCHULTZ, O. E., u. R. GMELIN: Arzneimittel-Forsch. *2*, 532 (1952)] und zur Anreicherung von Aldosteron aus Nebennierenextrakten [SIMPSON, S. A., A. WETTSTEIN, T. REICHSTEIN u.a.: Helv. chim. Acta *37*, 1163 (1954)].

c. Ionenaustausch-Chromatographie

Die Ionenaustauschchromatographie ist der „echten" Adsorptionschromatographie sehr ähnlich. Wie bei dieser nimmt ein Festkörper einen gelösten Stoff auf. Der charakteristische Unterschied zwischen beiden Vorgängen besteht aber darin, daß bei der Ionenchromatographie für jedes Äquivalent eines Ions, das der Austauscher aus der Lösung entfernt, ein Äquivalent eines anderen, gleichgeladenen Ions an die Lösung abgegeben wird. Dieser Vorgang gehorcht stöchiometrischen Gesetzen und die elektrische Neutralität bleibt gewahrt. Es können nur so viele Ionen gebunden werden, wie Ionen gleicher Ladung aus dem Adsorbens verdrängt werden. Ebenso wie die Adsorption ist auch der Ionenaustausch, von wenigen Ausnahmen abgesehen, ein reversibler Vorgang. Die Anwendung der Ionenaustauschchromatographie ist angezeigt, wo in Wasser lösliche und geladene Moleküle getrennt werden sollen. Ionenaustauscher eignen sich daher gut zur Entfernung polarer Moleküle aus nicht geladenen (z. B. zur Entsalzung organischer Verbindungen). Andererseits können an Ionenaustauschern auch hochmolekulare Verbindungen, wie Proteine und andere Polyelektrolyte, getrennt werden. Bei der Trennung dieser Stoffgruppe ist für den Trenneffekt besonders der Vernetzungsgrad des Grundgerüstes entscheidend. Der Ionenaustauscher selbst ist ein fester Körper, der freie, saure oder basische Gruppen enthält und in polaren Lösungsmitteln zu dissoziieren vermag. Man unterscheidet demnach zwischen Anionen- und Kationenaustauschern. Der Austauschvorgang ist an einem Beispiel für beide Typen formelmäßig dargestellt:

I) $\quad\quad\quad\quad$ J—O—H + Na$^+$ $\quad\rightarrow\quad$ J—O—Na + H$^+$

II) $\quad\quad\quad\quad$ J—OH + Cl $\quad\rightarrow\quad$ J—Cl + OH$^-$

Mit Ausnahme des anionotropen Aluminiumoxids, das sowohl als Kationen- als auch als Anionenaustauscher fungieren kann, werden heute fast nur noch synthetische, organische Austauscher verwendet. Der Natur nach handelt es sich um Polykondensate (Phenol-Formol-Typ) oder Polymerisate (z. B. des Styrols).

1. Kationenaustauscher. Ein Kationenaustauscher wird beispielsweise durch Polymerisation von Phenolsulfonsäuren mit Formaldehyd hergestellt:

Darin sind die H$^+$-Ionen durch andere Kationen ersetzbar. Durch Perkolieren mit z. B. 20%iger Salzsäure ist der Austauscher wieder regenerierbar.

Folgende Kationenaustauscher sind handelsüblich:

Lewatit PN und KSN $\Big\}$ $\quad$ Phenolharz – SO$_3$H,
Wofatit F, P und D $\quad\quad$ stark sauer.

Amberlite IR 112 und 120 } Styrolharz – SO_3H,
Dowex 50 und RS Permutit Q } stark sauer.

Lewatit CNO } Phenolharz – COOH,
Wofatit CN } schwach sauer.

2. Anionenaustauscher. Zur Darstellung eines Anionenaustauschers geht man beispielsweise von m-Phenylendiamin aus und kondensiert mit Formaldehyd, wobei ein Teil der ursprünglich

$$\underset{NH_2}{\underset{|}{C_6H_4}}-NH_2 \xrightarrow{H_2CO} \cdots$$

primären Aminogruppen durch die Kondensation in sekundäre und auch tertiäre verwandelt wird. Man erhält einen schwach basischen polyfunktionellen Austauscher. Die basischen Gruppen binden hindurchlaufende Säuren unter Salzbildung:

$$\underset{H}{\overset{H}{\diagdown}}N-R + HCl \longrightarrow \left[\underset{H}{\overset{H}{\underset{|}{\overset{|}{H-N-R}}}}\right]^+ Cl^-$$

Zur Regenerierung verwendet man Laugen, die den Austauscher wieder in die freie Base zurückverwandeln.

Handelsübliche Anionenaustauscher:

Dowex 1
Amberlite IRA – 400 u. IRA 401 } Styrolharz – $\overset{+}{N}R_3$
Permutite S 1 } stark basisch.

Amberlite IR – 4 B
Lewatit MIH } Phenolharze u.a. Kondensate
Wofatit N und MD } $X-NH_2$ u. $=NH$
schwach bis mittel basisch.

Hersteller:

Lewatit – Bayer Leverkusen,

Wofatit – Agfa Wolfen,

Amberlite – Röhm & Haas Co., Philadelphia.
  Lieferant für Deutschland: Serva-Entwicklungslabor, Heidelberg.

Dowex – Röhm & Haas Co., Philadelphia.
  Lieferant für Deutschland: Serva-Entwicklungslabor, Heidelberg.

Permutite – Permutit Co. (USA).

Die Austauschkapazität eines Ionenaustauschers wird angegeben in Milliäquivalenten pro g bzw. ml Austauscher. Sie liegt etwa zwischen 0,5 und 10 mval/ml. Die Austauschleistung eines Kationenaustauschers wird z.B. bestimmt, indem man ihn mit Calciumchlorid sättigt, mit kohlendioxidfreiem Wasser chloridfrei wäscht, mit Natriumchlorid bzw. Salzsäure regeneriert und im Filtrat die Calciummenge bestimmt.

Entscheidenden Einfluß auf die Austauschkapazität haben die Korngröße (angegeben in Maschenzahlen), der Polymerisationsgrad des Austauschers und das pH des Elutionsmittels.

3. Anwendungsbeispiele. α. *Auftrennung eines Aminosäuregemisches und quantitative Bestimmung der einzelnen Komponenten* [nach S. MOORE u. W. H. STEIN: J. biol. Chem. *192*, 663 (1951)]. Etwa 150 g Dowex 50 in der H$^+$-Form werden in einer Natriumcitratpufferlösung (500 ml Natriumcitrat + 110 ml 1,0 n HCl + 390 ml Wasser + 0,5 ml Thiodiglykol auf 100 ml, pH = 3,42) aufgeschlämmt und in 3 Portionen in ein mit einem Heizmantel 108 × 2 cm versehenes Adsorptionsrohr der Abmessung 0,9 × 110 cm eingefüllt. Die Säulenhöhe beträgt etwa 100 cm. Etwa 1 Std. vor Gebrauch der Säule wird sie über dem Fraktionensammler angebracht und der Wassermantel auf 37,5 ± 0,5° gehalten. 0,1 ml des Aminosäuregemisches (5 mg entsprechend 0,1 bis 0,5 mg jeder Aminosäure) wird zu 1 ml des Puffers pH 3,42 gegeben. 0,5 ml der so erhaltenen Lösung auf die Säule gebracht, 3mal mit je 0.3 ml Puffer gewaschen und die Abflußgeschwindigkeit auf 4 ml/Std. eingestellt. Das Eluat wird in 1-ml-Portionen aufgefangen. Der Wechsel der Puffer ergibt sich aus der Abb. 133. Der Puffer vom pH 4.25 wird am Beginn des Valingipfels eingesetzt und zur

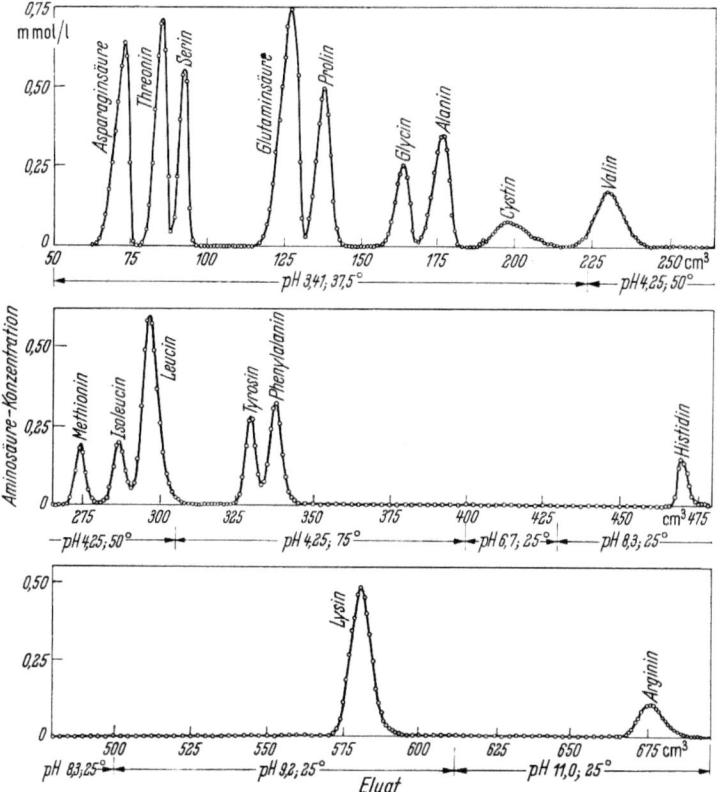

Abb. 133. Auftrennung eines Aminosäuregemisches.

gleichen Zeit die Temperatur auf 50° gesteigert. Nach weiteren 75 ml wird zur besseren Trennung von Tyrosin und Phenylalanin die Temperatur auf 75° erhöht. Zur Darstellung des Trennvorgangs werden die aufgefangenen 1-ml-Fraktionen mit 1 bis 2 0,05-ml-Tropfen 1n Natronlauge auf pH 5 gebracht und nach der photometrischen Ninhydrinmethode analysiert (s. Abb. 134). Durch Integration der Kurven erhält man die Konzentration der einzelnen Aminosäuren. Die Regeneration der Säule erfolgt mit 100 ml Polyäthylenglykoläther enthaltender 2 n Natronlauge und Wiedereinstellen auf pH = 3,42.

Es gibt heute Apparaturen zur automatischen quantitativen Bestimmung von Aminosäuregemischen. In den Vereinigten Staaten hat sich das Gerät nach STEIN und MOORE eingeführt. Diesem entspricht in Deutschland das von HANNIG entwickelte und von der Firma Bender & Hobein GmbH, München, Lindwurmstr. 71, vertriebene Gerät mit automatischer Registrierung der Ergebnisse durch den Elphor-Integraph (s. Abb. 134).

β. *Bestimmung von Kieselsäure in Wässern* [nach E. MÖHLAU: Pharm. Zentralh. *92*, 318 (1953)]. H-Wofatitmasse wird 24 Std. in destilliertem Wasser zur Quellung stehengelassen und darauf in ein Allihnrohr von 27 cm Länge und 3,5 cm lichter Weite gebracht, so daß eine 10 cm hohe Wofatitschicht entsteht, die unten und oben mit je einem Glaswollebausch begrenzt wird. Zunächst behandelt man mit 200 ml 7,5%iger Salzsäure zur Aktivierung vor und läßt 24 Std. mit Salzsäure gefüllt stehen. Dann wird die Salzsäure abgelassen und mit destilliertem Wasser bis zum Verschwinden der sauren Reaktion (Lackmuspapier) und der Chloridreaktion ausgewaschen. Man benötigt dafür etwa 500 ml dest. Wasser. Das zu *untersuchende Wasser* wird langsam durch die H-Wofatitmasse mit einer Geschwindigkeit von etwa 2 Tr. pro Sek. filtriert. Die Filtermasse soll stets vom Wasser bedeckt bleiben. Das Filtrat wird in Einzelportionen von 100 ml mittels Meßkölbchen aufgefangen. Um festzustellen, wann sich das Filter vollständig eingespielt hat, titriert man

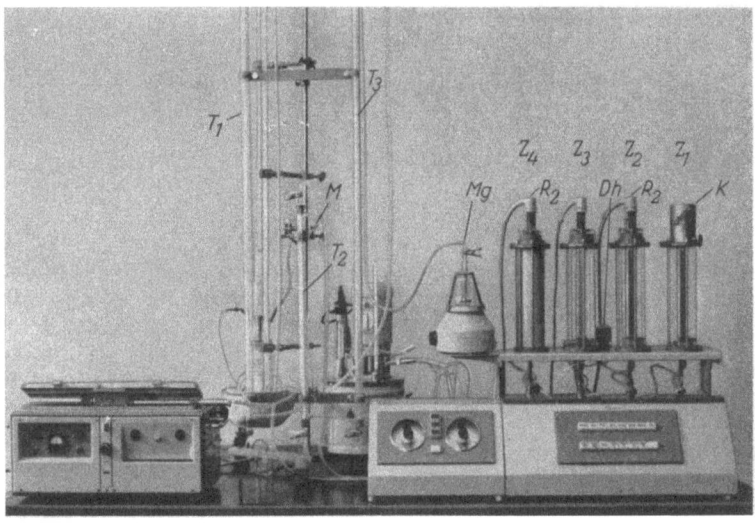

Abb. 134. Apparatur nach HANNIG (Bender & Hobein, München).
Dh Dreiweghahn; *K* Handkurbel zum Füllen der Zylinder; *M* Mischkapillare; *Mg* Mischgefäß; R_2 Rändelschrauben; 4 Druckzylinder (Z_1, Z_2, Z_3, Z_4); T_1, T_2, T_3 Trennsäulen.

die einzelnen 100-ml-Filtratmengen nacheinander mit 0,1 n NaOH (Methylorange), bis der Laugenverbrauch für zwei aufeinanderfolgende Filtratmengen von je 100 ml konstant bleibt (sog. Gesamtmineralsäurewert GMW in mval/l). Die Erschöpfung des Wofatitfilters ist daran zu erkennen, daß der GMW-Wert weiterer 100-ml-Portionen wieder absinkt. Nach Erreichung des unverändert bleibenden GMW-Wertes fängt man weitere 100 ml Filtrat auf (bei niedrigem Kieselsäuregehalt des Wassers entsprechend größere Mengen), verdampft dasselbe in einer gewogenen Platin- oder Quarzschale, verglüht vorsichtig über freier Flamme und wägt nach Erkalten im Exsikkator das zurückbleibende SiO_2, wobei die gesamte Kieselsäure (echt und kolloid gelöste) ermittelt wird.

γ. *Trennung von Zuckern* [nach J. X. KHYM u. L. P. ZILL: J. Amer. chem. Soc. *74*, 2090 (1952)]. Zucker sind schwache Elektrolyte. Viele von ihnen bilden mit Borsäure Komplexe, die stark negativ geladen sind. Man verwendet zur Trennung den stark basischen Ionenaustauscher Dowex 1 (200 bis 400 mesh), der mit 1 n HCl gewaschen und hierauf durch Behandlung mit 0,1 m Tetraboratlösung in die Boratform übergeführt wurde. Der überschüssige Puffer wird mit Wasser entfernt. Die Säulenhöhe beträgt 13 cm, der Durchmesser 85 mm. Die Zucker (10 bis 20 mg je Komponente) werden in 10 ml einer 0,005 m Boratlösung gelöst und chromatographiert. Die Auftrennung wird kolorimetrisch verfolgt. Auf diese Weise gelingt die Trennung folgender Zucker: Ribose, Arabinose und Xylose, Mannose und Fructose, Fructose und Galactose und Glucose, Saccharose und Maltose, Saccharose, Fructose und Glucose. Zur Gewinnung der reinen Zucker werden die entsprechenden Fraktionen eingedampft und durch Chromatographie über Dowex 50 (H^+-Form) vom Borat befreit.

4. Spezielle Anwendungsgebiete. Wasserenthärtung, Entsäuerung von Weinen, Überführung von Penicillin-Natrium in das Kaliumsalz, Reinigung von Rohrzucker, Gelatine, Vitaminen, Enzymen, Bestimmung von Cholin- und Prostigminpräparaten (s. DAB 6 – 3. Nachtr. BRD), Isolierung von γ-Globulin aus Blut, Isolierung von Alkaloiden. Neuerdings werden Ionenaustauscher auch in der Therapie bei Herz-, Nieren- und Leberschäden zur Bindung von unerwünschten Mengen Natriumionen eingesetzt.

Allgemeine Literatur

a) Adsorptions-Chromatographie: STRAIN, H. H.: Chromatographic Adsorption Analysis, New York: Intersc. Publ. 1945. – BROCKMANN, H.: Neuere Ergebnisse auf dem Gebiete der Chromatographischen Adsorptionsanalyse. Angew. Chem. *59*, 199 (1947). – VALENTIN, H.: Neue Anwendungsgebiete der chromatographischen Adsorptionsanalyse in der Pharmazie. Südd. Apoth.-Ztg *90*, 500 (1950). – BROCKMANN, H., u. E. BEYER: Die chromatographische Trennung farbloser Verbindungen an fluoreszierenden Adsorbentien. Angew. Chem. *63*, 133 (1951). – VALENTIN, J., u. G. KIRCHÜBEL: Die chromatographische Adsorptionsanalyse in der Pharmazie. Arch. Pharm. (Weinheim) *284/56*, 144 (1951). – HESSE, G., J. DANIEL,, u. G. WOHLLEBEN: Aluminiumoxide für die chromatographische Analyse und Versuche zu ihrer Standardisierung. Angew. Chem. *64*, 103 (1952). – BÖHME, H.: Chromatographische Verfahren bei Wertbestimmung alkaloidhaltiger Drogen. Dtsch. Apoth.-Ztg *94*, 365 (1954). – TURBA, F.: Chromatographische Methoden in der Protein-Chemie. Berlin, Göttingen/Heidelberg: Springer 1954. – HESSE, G.: Grundlagen und neuere Erkenntnisse der Säulen-Chromatographie. Angew. Chem. *67*, 9 (1955).

Monographien und Referate: LEDERER, E. u. M.: Chromatography, 2. Aufl., Amsterdam: Elsevier Publ. 1958. – ZECHMEISTER, L., u. L. v. CHOLNOCKY: Die chromatographische Adsorptionsmethode, 2. Aufl., Wien: Springer 1938; übersetzt ins Englische von A. L. BACHAVACH u. F. A. ROBINSON, London: Chapman & Hall 1951. – H. b. Cassidy Adsorption and Chromatography, in der Reihe Technique of Organic Chemistry, Vol. V, New York: Intersc. Publ. 1951. – Woelm-Mitteilungen AL 7 und 9, Max Woelm, Eschwege. – WOHLLEBEN, G.: Anwendung säulenchromatographischer Methoden in der Pharmazie. Pharm. Ztg (Frankfurt) *102*, 562 (1957).

b) Ionenaustausch-Chromatographie: NACHOD, F. C.: Ion Exchanges, New York: Academic Press 1949. – HELFFERICH, F.: Ionenaustauscher, Bd. I: Grundlagen, Weinheim/Bergstraße: Verlag Chemie 1959. – SAMMUELSON, O.: Ion Exchanges in Analytical Chemistry, ed. by ALMQUIST and WIKSELL, New York: J. Wiley & Sons 1952. – CALMON, C., u. T. R. KRESSMAN: Ion Exchangers in Organic and Biochemistry, New York: Intersc. Publ. 1957. – STACH, H.: Bewertung von Ionenaustauschern unter besonderer Berücksichtigung ihrer Austauschgeschwindigkeit. Angew. Chem. *63*, 263 (1951). – BÜCHI, J.: Ionenaustauscher in Pharmazie und Medizin. Arzneimittel-Forsch. *1*, 247 (1951). – GAU, E.: Über synthetische Kationenaustauscher und ihre Anwendung in der Therapie. Dtsch. Apoth.-Ztg *5*, 31 (1953). – GRIESSBACH, R.: Selektive Wirkungen durch Ionenaustauscher. Angew. Chem. *66*, 17 (1954). – HELFFERICH, F.: Katalyse durch Ionenaustauscher. Angew. Chem. *66*, 241 (1954). – Referat über ein Symposium zur Frage des Ionenaustauschs in London, April 1954. Angew. Chem. *66*, 274 (1954). – BÜCHI, J., u. F. FURRER: Die Verwendung neuer Austausch-Adsorbentien auf Harzbasis zur Bestimmung und Gewinnung von Alkaloiden. Arzneimittel-Forsch. *4*, 307 (1954). – HELFFERICH, F.: Aktuelle Fragen beim Ionenaustausch. Angew. Chem. *67*, 13 (1955). – FISCHER, A.: Entmineralisierung von Rohwasser durch Ionenaustauscher. Pharm. Ind. (Aulendorf) *17*, 129 (1955). – GRIESSBACH, R.: Ionenaustauscher und ihre chem. techn. Weiterentwicklung. Chem. Ing. Techn. *27*, 569 (1955). – HERRMANN, E.: Erfahrungen mit Hochleistungs-Ionenaustauschern. Chem. Ing. Techn. *27*, 573 (1955). – BECKER-BOOST, E. H.: Verfahrenstechnik des Ionenaustausches. Chem. Ing. Techn. *27*, 579 (1955). – FISCHER, A.: Quantit. Alkaloidbestimmung mittels Ionenaustauscher. Pharm. Ind. (Aulendorf) *17*, 418 (1955). – O. E.: Ionenaustausch u. Ionenaustauscher. Dtsch. Apoth.-Ztg *96*, 433 (1956). – DORFNER, K.: Ionenaustauscher, Eigenschaften und Anwendungen, Berlin: de Gruyter 1963. – DORFNER, K.: Ionenaustausch-Chromatographie, Berlin: Akademie-Verlag 1963. – ENDRES, H., u. H. HÖRMANN: Präparative und analytische Trennung organischer Verbindungen durch Chromatographie an Polyamid. Angew. Chem. *75*, 288 (1963). – HÖRHAMMER, L., u. H. WAGNER: Polyamidchromatographie. Pharm. Ztg (Frankfurt) *104*, 785 (1959). – WOHLLEBEN, G.: Chromatographische Verfahren. B. Säulen-Chromatographie. In Handbuch d. Lebensmittelchemie, Bd. II/1, Berlin/Heidelberg/New York: Springer 1965, S. 567–596.

c) Periodica: Journal of Chromatography. Amsterdam: Elsevier. – Chromatographic Reviews. Amsterdam: Elsevier.

d. Gelfiltration

1. Grundlagen. Unter Gelfiltration versteht man die chromatographische Trennung eines Stoffgemisches nach der unterschiedlichen Molekülgröße der Komponenten an einem inerten, gequollenen und vernetzten Trägermaterial. Das einzige für diese Zwecke z. Z. im Handel befindliche Material ist Sephadex[1], ein durch Quervernetzung der linearen Makromoleküle von Dextran hergestelltes dreidimensionales Netzwerk von Polysaccharidketten.

Sephadex verhält sich indifferent gegenüber Kationen und Anionen. Es enthält viele Hydroxylgruppen und ist daher stark hydrophil. In Wasser oder Elektrolytlösungen quillt Sephadex beträchtlich und bildet ein Gel mit einer Vielzahl von Poren, deren Größe vom Vernetzungsgrad abhängt. Gegenwärtig sind 7 verschiedene Sephadextypen im Handel (s. Tabelle).

Im Handel befindliche Sephadextypen

Typ	Ausschluß-grenze[1] M.G.	Fraktionierungs-bereich[2]	Wasseraufnahme-vermögen ml W/g trockenes Sephatex	Naßvolumen in Wasser ml/g trockenes Sephatex	Korngröße (Mikron)
G-10	700	bis 700	1,0 ± 0,1	2–3	40–120
G-15	1500	bis 1500	1,5 ± 0,2	2,5–3,5	40–120
G-25	5000	100–5000	2,5 ± 0,2	5	
fine					20–80
coarse					100–300
G-50	10000	500–10000	5,0 ± 0,3	10	
fine					20–80
coarse					100–300
G-75	50000	1000–50000	7,5 ± 0,5	12–15	40–120
G-100	100000	1000–100000	10,0 ± 1,0	15–20	40–120
G-200	200000	1000–200000	20,0 ± 2,0	30–40	40–120

[1] Molgewichtsgrenze, oberhalb derer Moleküle nicht mehr in die Gelkörner eindringen können.
[2] Ungefährer Molgewichtsbereich, in dem Stoffgemische nach Molekülgröße getrennt werden.

Die Wahl des zu verwendenden Typs hängt von der Größe der zu trennenden Moleküle und der Art des Trennproblems ab. Chromatographiert man ein Substanzgemisch an einer Sephadexsäule, wobei Wasser, eine Elektrolytlösung, Formamid, Dimethylformamid, Dimethylsulfoxid, Aethylenglykol o. ä. als Elutionsmittel dienen, so können Moleküle, die größer sind als die größten Poren des gequollenen Sephadex, nicht in die Gelkörner eindringen und wandern an diesen vorbei. Sie verlassen die Säule zuerst. Kleinere Moleküle dagegen durchdringen einen mehr oder weniger großen Teil der Gelkörner. Je kleiner die Moleküle sind, um so mehr Poren sind für sie im Gel zugänglich. Sie erscheinen daher im Eluat in der Reihenfolge abnehmender Molekülgröße (Molekülsiebeffekt).

Adsorptionsvorgänge an der Oberfläche der Gelkörner spielen nur eine unbedeutende Rolle, können jedoch z. B. bei aromatischen Verbindungen eine gewisse verzögernde Wirkung auf die Elutionsgeschwindigkeit haben.

Wenn die kleinsten Moleküle eines Gemisches die Säule verlassen haben, ist das Gel regeneriert und bereit für die nächste Trennung.

2. Anwendung. α. *Trennung von hoch- und niedrigmolekularen Substanzen (z. B. Entsalzung).* Anstelle der Dialyse kann ohne besonderen apparativen Aufwand die Gelfiltration zur Trennung niedrigmolekularer Stoffe (z. B. Salze) von Kolloiden herangezogen werden. Da

---

[1] Hersteller: Pharmacia, Uppsala, Schweden; Vertrieb: Deutsche Pharmacia GmbH, Frankfurt a. M., Inckusstraße 11.

hier der Unterschied im M.G. sehr groß ist, genügen kleine Gelpackungen für relativ große Substanzmengen.

β. Fraktionierung von Substanzgemischen. Gemische homologer Polymerer, wie Polyäthylenglykole, Polysaccharide u. a., lassen sich auf Grund ihrer unterschiedlichen Molekülgröße fraktionieren. Die Arbeitsweise entspricht der der Säulenchromatographie. Das gleiche Trennverfahren ist bei nicht homologen Gemischen von Substanzen unterschiedlicher Molekülgröße angezeigt. Je verschiedener die Molekulargewichte sind, desto einfacher gelingt die Trennung.

γ. Zonenelektrophorese. Sephadex kann als Trägermedium für die Elektrophorese (s. S. 205 ff.) entweder in vertikalen Säulen oder als horizontale Schicht verwendet werden. Nach der Schichtelektrophorese können die Zonen mit dem Spatel leicht herausgenommen und eluiert werden.

δ. Konzentrieren mit Sephadex. Eine Lösung, die hochmolekulare Stoffe enthält, kann durch Beimischen von trockenem Sephadex (G-25 coarse) konzentriert werden. Wasser und niedrigmolekulare Stoffe werden durch die quellenden Sephadexperlen aufgenommen, während die hochmolekularen Stoffe im äußeren Medium verbleiben. Nach 10 Min. werden die Sephadexperlen durch Zentrifugieren oder Filtrieren entfernt. Auf diese Weise ergibt sich eine annähernd dreifache Konzentration der hochmolekularen Stoffe, ohne daß die Ionenstärke oder der pH-Wert verändert werden. Durch mehrfaches Wiederholen dieses Vorganges läßt sich die Konzentration weiter erhöhen. Die Methode ist einfach, schnell und auch für empfindliche Proteine geeignet.

ε. Dünnschichtchromatographie (s. S. 195)[1] *mit Sephadex.* Sephadex eignet sich auch vorzüglich als Trägermedium für die Dünnschichtchromatographie. Eine 0,2 mm dicke Schicht von gequollenem Sephadex haftet an der Platte ohne Klebemittel. Für diesen Zweck empfiehlt sich Sephadex G-25 fine.

Weitere Anwendungsmöglichkeiten sind der einschlägigen Literatur zu entnehmen.

Literatur. Die inzwischen sehr umfangreiche Literatur über die Gelfiltration mit Sephadex wird in Form einer Kartei von Pharmacia GmbH, Frankfurt a. M., Inckusstr. 11, zur Verfügung gestellt.

e. Papierchromatographie

1. Grundlagen. Die Papierchromatographie entspricht der Flüssig-Flüssig-Extraktion mit einer stationären und einer bewegten Phase. Sie unterscheidet sich von der einfachen Scheidetrichterverteilung nur dadurch, daß hier die Unterphase (meistens Wasser bzw. polare Lösungsmittel) an die Cellulose des Papiers stationär gebunden ist. Die Verteilung einer Substanz findet zwischen dem Cellulose-Wasser-Komplex und dem daran vorbeiwandernden Lösungsmittel statt. Zwei Substanzen *A* und *B* werden entsprechend ihrer Löslichkeit, genauer, entsprechend ihrer Verteilungskoeffizienten zwischen dem Lösungsmittel und der hydratisierten Celluloseoberfläche mit unterschiedlicher Geschwindigkeit fortbewegt und so getrennt.

Die zurückgelegte Wegstrecke auf dem Papierchromatogramm ist unter konstanten Versuchsbedingungen für eine Substanz charakteristisch. Zur Kennzeichnung hat man den Ausdruck R_f-Wert (Retentionsfaktor) eingeführt:

$$R_f = \frac{\text{Wanderungsstrecke der Substanz}}{\text{Wanderungsstrecke des Lösungsmittels}}.$$

Eine Substanz, die mit der Lösungsmittelfront wandert, hat den R_f-Wert 1,0; bleibt die Verbindung am Startfleck liegen, so ist der R_f-Wert 0,0. Am besten verwertbar sind mittlere R_f-Werte. Die Reproduzierbarkeit der R_f-Werte ist von der gleichbleibenden Beschaffenheit des Lösungsmittels, des Papiers und außerdem von der Temperatur, dem Sättigungsgrad der Trennkammer und der aufgetragenen Substanzmenge abhängig.

---

[1] ANDREWS, P.: Biochem. J. **91**, 222 (1964).

Als Papiere haben sich unter anderem bewährt:

Whatman Nr. 1 (Reeve and Angel Ltd., London), Standardpapier, langsam laufend.

Whatman Nr. 4. Läuft wesentlich schneller, für aufsteigende Chromatogramme geeignet.

Schleicher und Schüll Nr. 2043 b (Dassel, Krs. Einbeck). Gleicht in seinen Eigenschaften etwa dem Whatman Nr. 1. Ein Wasserzeichenpfeil zeigt die Maschinenrichtung des Papiers an; in dieser ist die Laufgeschwindigkeit größer als senkrecht dazu (neue Bezeichnung M = matte Oberfläche, Gl = geglättet, Mgl = maschinenglatt).

Schleicher und Schüll Nr. 2043a. Dieses Papier ist dünner als 2043b.

Schleicher und Schüll Nr. 2045a u. b, läuft wesentlich langsamer als 2043.

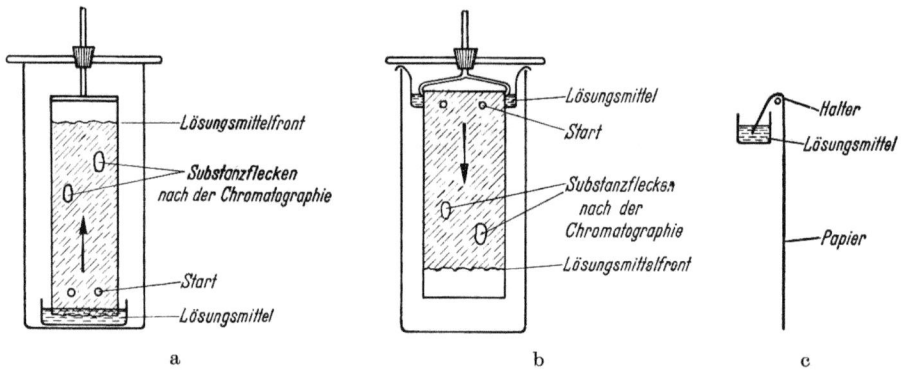

Abb. 135 a–c. Einfache Geräte für die Papierchromatographie.
a) Aufsteigende Methode; b) absteigende Methode; c) Seitenansicht zur absteigenden Methode.

Für Spezialtrennungen steht noch eine Reihe von chemisch veränderten Papieren (acetylierte, phosphorylierte oder formylierte Papiere) zur Verfügung. Für die sogenannte Umkehrphasenchromatographie können die Handelspapiere mit lipophilen Lösungsmitteln (z. B. Silicon, Paraffin, Kautschuk, Vaseline oder Undecan) imprägniert werden. Zur Durchführung einer Ionenaustauschchromatographie benutzt man Papiere, deren Austauschkapazität durch Zusätze von Austauschharzen oder Salzen erhöht wurde.

Zur technischen Durchführung der Chromatographie sind zahlreiche einfache und komplizierte „Chromatographierkästen" bzw. Gefäße beschrieben worden. Das Prinzip ist stets das gleiche und geht aus Abb. 135 a–c hervor.

Für die aufsteigende Chromatographie kann das Chromatogrammpapier auch zum Zylinder eingerollt, durch Chromaclipklammern (Desaga, Heidelberg; H. Hasenzahl, Pfungstadt) zusammengehalten und direkt auf den mit Lösungsmittel bedeckten Boden des Gefäßes gestellt werden, so daß komplizierte Haltevorrichtungen entfallen (s. Abb. 136).

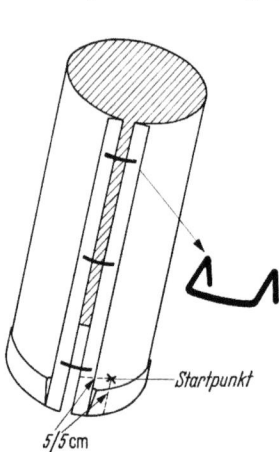

Abb. 136. Chromatogrammpapier-Viertelbogen zum Zylinder geschlossen.

Man kann die Papierchromatographie auch auf Rundfiltern (s. Abb. 137) ausführen. Dazu verwendet man solche mit einem Durchmesser von etwa 15 bis 30 cm. Die Substanz wird im Zentrum aufgetragen. Hier wird auch das Lösungsmittel durch eine Kapillare, eine Papierzunge oder einen Papierdocht zugeführt. Sehr vorteilhaft ist die Verwendung von Rundfiltern, die durch 1/2 cm breite Ausstanzungen in 5 Sektoren unterteilt sind (Rundfilterpapier Marke Ederol der Fa. Binzer, Hatzfeld a. d. Eder, Durchmesser 14,5 cm). Es ist hiermit die Möglichkeit gegeben, fünf verschiedene Substanzgemische gleichzeitig zu chromatographieren. Zum anderen können, wenn es sich um ein und dasselbe Substanzgemisch handelt, die einzelnen, ausgeschnittenen Sektoren mit fünf verschiedenen Sprühreagentien behandelt werden.

Zur Rundfilterchromatographie benutzt man Petrischalen. Das Lösungsmittel wird in Uhrgläser von etwa 6 cm Durchmesser gebracht, das Rundfilter in der Mitte mit einem aus einfachem Filtrierpapier oder Watte angefertigten Docht versehen, vorsichtig das Filter aufgelegt und der Glasdeckel leicht nach unten gedrückt, so daß der äußere etwas überstehende Papierrand zwischen die beiden Glaswände eingeklemmt und das Rundfilter glattgezogen wird. Die Rundfilterchromatographie zeichnet sich durch kurze Laufzeiten aus und gestattet größere Mengen aufzutragen, weil sich die Substanz im Lauf des Chromatographierens auf einen größeren Ring verteilt. Die hiermit erzielten Trennungen sind vielfach schärfer als bei den anderen Methoden.

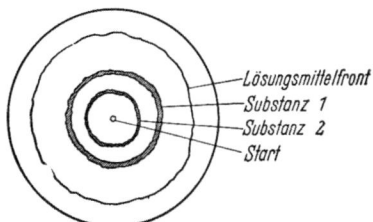

Abb. 137. Rundfiltermethodik in der Papierchromatographie.

Die aufzutragende Menge bei der Chromatographie richtet sich nach Art der Trennaufgabe und der in einer Lösung zu erwartenden Substanzkonzentration. Die geeignetste Konzentration liegt im Bereich von 50 bis 100 γ. Man trägt die Lösung als Punkt oder in einem 1 cm breiten Strich auf und achtet darauf, daß der aufgetropfte Fleck nach dem Eintrocknen einen Radius von 0,75 cm nicht überschreitet.

Anstelle der früher üblichen empirischen Verwendung von *Lösungsmittelsystemen* für die Substanztrennung gibt es heute die Möglichkeit, Systeme nach allgemeinen Gesetzmäßigkeiten zusammenzustellen. Die Grundlage hierfür ist die Kenntnis der eluotropen Lösungsmittelreihe nach W. TRAPPE [Biochem. Z. *305*, 150 (1940)]. In ihr sind die am häufigsten verwendeten Lösungsmittel nach ihren Elektronenakzeptor- bzw. -donatoreigenschaften angeordnet (s. auch ,,Dünnschichtchromatographie''). Mehr als bei der Dünnschichtchromatographie spielt hier die Kombination von 3 und mehr Lösungsmitteln eine Rolle.

Man kann die Möglichkeiten der Phasenbildung in drei Gruppen unterteilen:

1. hydrophile Systeme;
2. mittelhydrophile Systeme und
3. hydrophobe Systeme.

Bei den Systemen der 1. Gruppe bildet das Wasser mit dem Papier die stationäre Phase und das mit Wasser nicht mischbare Lösungsmittel fließt darüber hinweg. Die Systeme eignen sich zur Auftrennung stark hydrophiler Verbindungen (Zucker, Glykoside, org. Säuren usw.).

Beispiele: Butanol/Eisessig/Wasser (4 : 1 : 5) Oberphase.

Essigester/Ameisensäure/Wasser (10 : 2 : 3) Oberphase.

Bei den Systemen der 2. Gruppe wird anstelle von Wasser ein anderes polares Lösungsmittel mit niedrigem oder hohem Siedepunkt im Papier verankert. Mittelhydrophile Systeme eignen sich zur Auftrennung von Estern, Ketonen, Äthern, aromatischen Verbindungen mit wenig hydrophilen Gruppen usw.

Beispiele: Petroläther/Methanol/Wasser (10 : 8 : 2).

Formamid-gesättigtes Chloroform.

Die Systeme der 3. Gruppe sind für das Arbeiten mit ,,Phasenumkehr'' gedacht. Ein wenig flüchtiges, hydrophobes Lösungsmittel bildet mit dem Papier die stationäre Phase und die hydrophile Phase läuft darüber hinweg. Diese Systeme eignen sich zur Auftrennung von lipophilen Verbindungen (Fettsäuren, Carotinoide, Sterine usw.).

Beispiel: Paraffin-imprägniertes Papier.

Mobile Phase = 80%iges wäßriges Methanol.

Geben die ausgewählten Systeme keine befriedigende Auftrennung, so kann zweidimensional chromatographiert werden, indem man das Papier nach dem ersten Chromatographieren um 90° dreht und ein zweites Lösungsmittel wandern läßt. Bei schlecht wandernden Substanzen kann ein sog. *Durchlaufchromatogramm* angefertigt werden; dabei unterbricht man die Chromatographie nicht, wenn die Lösungsmittelfront am unteren Ende des Streifens angelangt ist, sondern läßt das Lösungsmittel mehrere Tage durchlaufen und abtropfen. Der R_f-Wert ist in diesem Fall natürlich nicht mehr zu ermitteln; zur Identifizierung muß eine bekannte Vergleichssubstanz mitgelaufen sein. Nach erfolgter Chromatographie wird das Papier getrocknet. Wenn es sich um farbige Substanzen handelt, kann das Chromatogramm sofort ausgewertet werden. Einige Verbindungen lassen sich auch unter dem UV-Licht (Quecksilberdampflampen mit Maximum bei 280 oder 360 mµ) anhand charakteristischer Fluoreszenzen nachweisen. In den meisten Fällen wird man das Chromatogramm aber erst mit spezifischen Farbreagentien behandeln müssen. Dies geschieht entweder durch Besprühen mit einem Reagens, durch Eintauchen in eine Farbstofflösung oder durch Einwirkung von Dämpfen (Ammoniak, Osmiumtetroxid, Jod, usw.). Eine Zusammenstellung über die Herstellungs- und Anwendungsvorschriften der wichtigsten Anfärbereagentien hat die Firma E. Merck AG, Darmstadt, herausgebracht.

Die Papierchromatographie läßt sich auch *präparativ* auswerten. Verwendet man z. B. anstelle des gewöhnlichen Papiers ein extrem dickes (Schleicher und Schüll Nr. 2071 und Nr. 2727, ferner Macherey, Nagel & Co. Nr. 827 und Nr. 866), so kann eine vielfache Substanzmenge chromatographiert werden. Dieses Verfahren wird aber heute nur noch wenig angewandt, seitdem man verteilungschromatographisch auf Cellulosesäulen mit wesentlich größerer Kapazität arbeiten kann. Selbstverständlich kann die Papierchromatographie auch zur *quantitativen Bestimmung* von Substanzen in einem Gemisch herangezogen werden. Die Flecke werden nach erfolgter Auftrennung ausgeschnitten, die Substanz mit einem entsprechenden Lösungsmittel eluiert und die Konzentration direkt spektrophotometrisch oder nach Zugabe eines Farbreagenses kolorimetrisch bestimmt. Wenn die Anfärbung einer Substanz annähernd stöchiometrisch verläuft und ein stabiler Farbkomplex entsteht, kann die quantitative Bestimmung auch densitometrisch erfolgen. Halbquantitative Bestimmungen sind auch durch Anwendung der Verdünnungsreihe möglich. Hierzu werden verschiedene Konzentrationen der Vergleichssubstanz mitchromatographiert und die ausgebildeten Flecken nach Intensität und Fleckengröße ausgewertet. Ein derartiges Verfahren ist für sogenannte Grenzwertbestimmungen von Arzneibüchern brauchbar.

Es gibt kaum eine Stoffklasse, für die man die P.Chr. nicht mit Erfolg anwenden kann.

2. *Anwendungsbeispiele*. α. *Aminosäuren*. An der Trennung von Aminosäuren ist das papierchromatographische Verfahren zuerst ausgearbeitet worden. Die Wahl des geeigneten *Lösungsmittels* hängt von der jeweiligen Aminosäurenkombination ab. Geeignet sind zum Beispiel wassergesättigtes Phenol oder Butanol/88%ige-Ameisensäure/Wasser im Verhältnis 75 : 15 : 10. Man entwickelt durch Besprühen mit *Ninhydrin*-Reagens (0,2% Ninhydrin, 95% Butanol, 5% 2n Essigsäure) und anschließendes kurzes Erhitzen auf 150°. Die Flecken sind nur einige Tage beständig. Haltbarmachen kann man sie durch nachträgliches Besprühen mit einer Lösung von 1 ml gesättigter Kupfernitratlösung, 0,2 ml 10%iger Salpetersäure in 100 ml 95%igem Methanol.

β. *Zucker*. Als Lösungsmittel eignen sich Phenol/Wasser und Butanol/Wasser. Zu letzterem gibt man, um die R_f-Werte zu erhöhen, Essigsäure oder Äthanol hinzu, z.B. n-Butanol-Äthanol-Wasser im Verhältnis 50 : 10 : 40. Zur *Entwicklung reduzierender Zucker* kann man mit verschiedenen Reagenslösungen besprühen:

1. Ammoniakalische Silbernitratlsg. Man mischt gleiche Teile 0,1 n Silbernitrat und 5n NH$_3$-Lösung, besprüht und erhitzt 5 bis 10 Min. auf 105°. Die Zucker werden als braune Flecken sichtbar. Doch muß man zur Chromatographie reine Lösungsmittel verwendet haben, sonst färbt sich das ganze Papier.

2. Anilinphthalat. Man löst 1,66 g Phthalsäure und 0,93 g Anilin in 100 ml wassergesättigtem Butanol, besprüht und erhitzt 10 Min. auf 105°. Es entstehen bräunliche Flecken, die unter der UV-Lampe charakteristisch fluoreszieren.

3. Triphenyltetrazoliumchlorid. Man besprüht mit einem frisch bereiteten Gemisch gleicher Teile 2%iger TTC-Lösung und 1n Natronlauge und hält kurze Zeit in einer mit

Wasserdampf gesättigten Atmosphäre bei 75°. Anschließend wird das überschüssige TTC vorsichtig mit Wasser herausgewaschen und das Papier bei 40° getrocknet. Die Zuckerflecken sind durch das gebildete Formazanderivat rot.

Die Rk. ist auch quantitativ auswertbar [WALLENFELS, K.: Naturwissenschaften *37*, 491 (1950); FISCHER, F. G., u. H. DÖRFEL: Hoppe-Seylers Z. physiol. Chem. *297*, 164 (1945)].

Zur Erkennung *nichtreduzierender Zucker* bedient man sich der Naphthoresorcinprobe. Man besprüht mit einer Mischung gleicher Teile 0,2%iger alkoholischer Naphthoresorcinlösung und 2%iger wäßriger Trichloressigsäurelösung und erhitzt auf 100°. Ketosen geben leuchtend rote Flecken. Die Rk. beruht auf der Wirkung der Trichloressigsäure, die Zucker dehydratisiert, Papier aber noch nicht angreift; die entstehenden Furfurolderivate geben mit Naphthoresorcin farbige Verbindungen.

γ. *Mehrwertige Alkohole.* Zum Nachweis der pharmazeutisch und toxikologisch wichtigen Glykole haben K. G. BERGNER und H. SPERLICH folgende Methode ausgearbeitet [Z. Lebensmitt.-Untersuch. *97*, 253 (1953)]: Als Lösungsmittel dient ein Gemisch aus 20 Teilen 96%-igem Äthanol und 80 Teilen Chloroform. Die Laufstrecke soll 15 cm nicht überschreiten. Zum Sichtbarmachen wird mit einer Lösung aus 9 Vol. 5%iger Silbernitratlösung und 1 Vol. 25%iger Ammoniaklösung besprüht und 15 Min. bei 100° getrocknet. Die Glykole geben sich als braune Flecken zu erkennen. Äther (wie Diäthylenglykolmonoäthyläther) reagieren erst nach Spaltung mit HCl im Einschlußrohr.

δ. *Phenole und Phenolcarbonsäuren.* Als Lösungsmittel eignet sich z.B. Butanol/Essigsäure/Wasser im Verhältnis 40 : 10 : 50 Vol.; man trennt die organische Phase ab und gibt zu 50 ml dieser Phase 5 ml Glykol hinzu. Zur Erkennung eignen sich:

1. Diazotierte Sulfanilsäure: 50 g Sulfanilsäure werden in 250 ml 10%iger Kalilauge gelöst, abgekühlt und nach dem Erkalten mit 200 ml 10%iger Natriumnitritlösung versetzt. Dann läßt man aus einem Scheidetrichter in eisgekühlte Salzsäure (80 ml konz. HCl und 40 ml Wasser) eintropfen. Das ausgefallene Diazoniumsalz wird abgesaugt, mit Eiswasser, Alkohol und Äther gewaschen und vorsichtig an der Luft getrocknet[1]. Unmittelbar vor dem Besprühen stellt man sich eine Lösung von 0,1 g Diazoniumsalz in 20 ml 10%iger Sodalösung her, nach Bedarf evtl. auch mit 50% Äthanol (F. CRAMER).

2. Eisenchloridreaktion: Mit 2%iger Lösung entstehen grüne, blaue oder braune Flecken.

ε. *Aliphatische organische Säuren.* Die niedermolekularen Säuren kann man ihrer Wasserlöslichkeit wegen als solche oder als Ammoniumsalze chromatographieren; die höheren Fettsäuren können nur als Salze getrennt werden. Als Lösungsmittel eignen sich Butanol/Essigsäure, Äthanol/Ammoniaklösung/Wasser, Butanol/Ammoniaklösung u.a. Man entwickelt mit Säure-Basen-Indikatoren, z.B. Bromkresolgrün oder Bromthymolblau. Fettsäuren mit mehr als 10 C-Atomen führt man vorteilhaft in Kaliumhydroxamate über, läßt diese wandern und entwickelt mit Eisenchloridlösung.

ζ. *Alkaloide.* Es sind vielerlei Lösungsmittel vorgeschlagen worden: die organische Phase von 200 Teilen Essigester, 200 Teilen Wasser und 90 Teilen Pyridin für Curarealkaloide, Butanol für Solanaceen- und Chinaalkaloide, wassergesättigter Äther für Mutterkornalkaloide, Butanol-Essigsäure für Tabakalkaloide usw.

Einen Teil der Alkaloide erkennt man im gefilterten UV-Licht; bewährt hat sich als Sprühreagens ein verdünntes Dragendorff-Reagens; es entstehen nach einiger Wartezeit orangefarbene Flecken:

Lösung A: 850 mg $BiONO_3$ in 10 ml Eisessig + 40 ml H_2O.
Lösung B: 8 g KJ in 20 ml Wasser.
A + B = Stammlösung [MUNIER, R., u. M. MACHEBOEUF: Bull. Soc. chim. biol. (Paris) *31*, 1144 (1949); *32*, 192 (1950)].
1 ml Stammlösung + 2 ml Essigsäure + 10 ml Wasser = Gebrauchslösung.

Eine Modifikation beschreiben H. THIES und F. W. REUTHER [Naturwissenschaften *41*, 230 (1954)]. Alkaloidchromatographie auf Phosphatpapieren: Chem. Zbl. *1953*, 9256.

η. *Sulfonamide.* Als Lösungsmittel eignet sich ein Gemisch aus 40 Teilen Butanol, 10 Teilen konz. Ammoniak und 50 Teilen Wasser oder aus 32 Teilen Methanol, 8 Teilen Wasser, 15 Teilen Amylalkohol und 45 Teilen Benzol [Naturwissenschaften *39*, 133 (1952)]. Zur Entwicklung diazotiert und kuppelt man oder besprüht mit einer 1%igen p-Dimethylaminobenzaldehydlösung.

ϑ. *Barbitursäuren.* Als Lösungsmittel eignet sich mit NH_3 gesättigter Isoamylalkohol; die Flecken sind im UV-Licht sichtbar [Chem. Zbl. *1953*, S. 9257; vgl. auch Nature (Lond.) *170*, 845, 4333 (1952)].

ι. *Steroidglykoside* [vgl. R. NEHER: Die Chromatographie von Sterinen, Steroiden und verwandten Verbindungen, Amsterdam: Elsevier 1958; R. NEHER: Chromatogr. Rev. *1*,

---

[1] Vorsicht! Trockene Diazoniumsalze explodieren durch Druck oder Reibung. Es empfiehlt sich, die Salze feucht zu belassen.

99 (1959)]. Entsprechend ihrer meist geringen Wasserlöslichkeit kann diese Verbindungsklasse nicht in der normalen Weise auf Papier chromatographiert werden. Man arbeitet deshalb zweckmäßig mit „Phasenumkehr" und verwendet beispielsweise eine Formamid-organische Phase oder Propylenglykol-organische Phase zur Verankerung am Papier. Als bewegliche Phasen kommen Chloroform, Benzol, Xylol, Toluol, Tetrahydrofuran oder entsprechende Gemische in Betracht.

Das Papier wird z.B. mit Formamid (Kp. 104 bis 108°) getränkt und zwischen Filtrierpapier mit einer Gummirolle ausgepreßt. Die bewegliche Phase muß mit Formamid bzw. Propylenglykol gesättigt sein.

Geeignete Systeme für Digitalisglykoside: Formamid-gesättigtes Xylol/Methyläthylketon (1 + 1) oder Formamid-gesättigtes Chloroform/Tetrahydrofuran/Formamid (50 + 50 + 6.5).

Anfärbemethoden:

1. Kedde-Reaktion auf digitaloide Fünfringlactone (Lösung von 1 g 3,5-Dinitrobenzoesäure in einer Mischung von 50 ml Methanol und 50 ml wäßriger 2n Kalilauge).

2. Modifizierte Kägi-Miescher-Reaktion [frisch bereitete Lösung von 0,5 ml Anisaldehyd in 50 ml Eisessig unter Zusatz von 1 ml Schwefelsäure (d = 1,84) zur Nachbehandlung 2 bis 3 Min. auf 90° erwärmen].

Weitere Reagentien s. Chromatographie-Monographie E. Merck AG, Darmstadt 1955, S. 148 bis 150.

ϰ. Sterine. Da die Sterine meist sehr wenig wasserlöslich sind, ist eine normale P.Chr. selten möglich. Als zweckmäßig hat sich erwiesen, nicht mit einer Verteilung Wasser/organische Phase, sondern Formamid/organische Phase zu arbeiten. Als bewegliche Phasen kommen Toluol, Benzol, Chloroform u.a. in Betracht. Zuweilen sind der kleinen R_f-Werte wegen Durchlaufchromatogramme erforderlich. Bewährt hat sich in der Sterin-P.Chr. auch das Arbeiten mit „umgekehrten Phasen", z.B. kann man das Papier mit Siliconen lipophil machen. Als bewegliche Phase verwendet man polare Lösungsmittel wie niedrige Alkohole.

Als vielseitig anwendbar wird folgende *Anfärbemethode* beschrieben: Das Toluol/Formamid-Chromatogramm wird getrocknet und durch 15%ige Phosphorsäure gezogen. Erwärmt man anschließend 20 Min. auf 90°, so lassen sich fluoreszierende Flecken, die unter der UV-Lampe mit charakteristischen Farben hervortreten.

λ. Höhere Fettsäuren. 1. Als Hydroxamate auf Acetatpapier: 100 mg wasserfreies Fett werden mit einer Mischung von 1 ml Hydroxylamin-HCl und 2 ml 1n Kalilauge 2 Min. lang auf dem Wasserbad gekocht, bis die Lösung homogen ist. Das Kaliumchlorid wird abgesaugt und die Lösung mit Tetrahydrofuran-Eisessig (4:1) neutralisiert. Von dieser Lösung wird so viel aufgetragen, daß von jeder Fettsäure etwa 20 bis 50 γ vorhanden sind. Für Vergleichszwecke kann man sich die Hydroxamsäuren aus den durch Veresterung erhaltenen Methylestern darstellen. Man entwickelt aufsteigend im System Essigester/Tetrahydrofuran/Wasser (0,6 : 3,5 : 4,7). Man trocknet 5 Min. lang bei 90° und besprüht mit einer 2%igen Eisenchloridlösung in Äthanol-Butanol (1:4): purpurrote bis rotbraune Flecken.

2. Als freie Fettsäuren auf Paraffin imprägniertem Papier: Zum Imprägnieren der Papiere stellt man das zum Zylinder gerollte Papier in eine Lösung der Zusammensetzung Paraffinum perliqu. (DAB 6 – 3. Nachtr. BRD) 10 Teile, Benzin (Kp. 50 bis 75°) 90 Teile und läßt die Lösung bis zum oberen Rand laufen. Nach dem Verdunsten des Benzins an der Luft chromatographiert man aufsteigend in paraffingesättigtem Eisessig. Laufzeit bei 20° 24 Std. Das Anfärben der ungesättigten Fettsäuren geschieht durch Einstellen des getrockneten Papiers in Osmiumtetroxiddampf. Die gesättigten Fettsäuren werden wie folgt sichtbar gemacht: Das getrocknete Chromatogrammpapier wird 45 Min. in eine Mischung von 10 ml gesättigter wäßriger Kupferacetatlösung in 240 ml Wasser gegeben. Nach dieser Zeit wäscht man das überschüssige Kupferacetat 15 Min. mit fließendem Wasser heraus und legt das Papier zur Ausbildung der roten Farbe in 250 ml einer 7,5%igen wäßrigen Kaliumhexacyanoferrat(II)-Lösung. R_f-Werte: Stearinsäure = 0,40, Ölsäure = 0,50, Linolsäure 0,58, Linolensäure = 0,64.

μ. Anorganische Stoffe. Zur Trennung einzelner Kationengruppen sind verschiedene Methoden ausgearbeitet worden. Es werden Chloride, Acetate oder Nitrate verwendet; als Lösungsmittel dienen Butanol, Pyridin, Aceton und verschiedene andere.

Als universell brauchbar zur Trennung der als Nitrate aufgebrachten Kationen eignen sich die folgenden Lösungsmittel:

1. 50 T. 0,1n Salpetersäure, 0,5 T. Benzoylaceton, 50 T. Butanol.

Die R_f-Werte sind die folgenden:

Ag^+	0,10	Cu^{2+}	0,22	Sn^{2+}	0,58
Hg^+	0,24	Cd^{2+}	0,05	Sn^{4+}	0,55
Hg^{2+}	0,31	As^{3+}	0,43	Fe^{3+}	0,95

2. 50 T. Collidin, 50 T. 0,4n Salpetersäure.

Ag^+	0,78	Zn^{2+}	0,75	Sr^{2+}	0,40
Cu^{2+}	0,76	Mn^{2+}	0,71	Mg^{2+}	0,65
Cd^{2+}	0,76	Co^{2+}	0,74	K^+	0,32
As^{3+}	0,65	Ni^{2+}	0,76	Na^+	0,42
Sb^{3+}	0,38	Ca^{2+}	0,52		

Als *Entwicklungsreagens* ist die Lösung von 0,1 g Kojisäure und 0,5 g 8-Oxychinolin in 100 ml 60%igem Äthanol geeignet. Nach dem Besprühen hält man über Ammoniak und sieht dann im UV-Licht fluoreszierende Flecken.

3. Angaben der Pharmakopöen. Die USP XVII gibt allgemeine Richtlinien zur Durchführung der *Papierchromatographie*. Neben dem R_f-Wert wird der R-Wert eingeführt, das ist der Unterschied in der Laufstrecke einer gegebenen Substanz und einer Bezugssubstanz. Da absolute R_f-Werte schwer zu erreichen sind, empfiehlt die USP XVII auf einem Papierstreifen die zu identifizierende Substanz, eine authentische Vergleichssubstanz und eine Mischung beider Substanzen gleichzeitig zu chromatographieren. Alle 3 Chromatogramme müssen in Farbe und R_f-Werten gleich sein, insbesondere darf das Mischchromatogramm keine Aufspaltung zeigen, d.h. R ist 1,0.

USP XVII schreibt für die Papierchromatographie keine bestimmten Apparate vor, sondern erlaubt verschiedene geeignete Ausführungen. Papierstreifen müssen mindestens 2,5 cm breit sein. Im aufgetragenen Lösungsvolumen sollen etwa 1 bis 20 mcg Substanz enthalten sein; Fleckendurchmesser etwa 6 bis 10 mm; Abstand der aufgetragenen Flecken mindestens 3 cm. Wenn das gesamte aufzutragende Volumen einen Flecken ergibt, der größer ist als 6 bis 10 mm im Durchmesser, so ist die Lsg. in mehreren Portionen aufzutragen, wobei jeweils die vorhergehende Portion eingetrocknet wird.

In großen Chromatographierkammern ist eine Sättigungszeit über Nacht erforderlich.

Allgemeine Literatur

CRAMER, F.: Papierchromatographie, 5. Aufl., Weinheim/Bergstr.: Verlag Chemie 1961. – CASSIDY, H.: Chromatography, Technique of organic chemistry, Bd. V, New York: Intersc. Publ. 1950. – HAIS, I. M., u. K. MACEK: Handbuch der Papierchromatographie, Jena: Gustav-Fischer-Verlag 1958. – GORDON, A. H.: Angew. Chem. A *61*, 367 (1949). – MÖHLER, K.: Z. Lebensmittel-Untersuch. *92*, 338 (1951). – BRÄUNIGER, H.: Grundlagen und allgemeine Fragen der Papierchromatographie, Berlin: VEB Verlag Volk und Gesundheit 1955. – LANG, W.: Dtsch. Apoth.-Ztg *91*, 125 (1951). – WIELAND, TH.: Retentionsanalyse. Angew. Chem. A *60*, 313 (1948). – HELLMANN, H.: Einfaches Gerät. Hoppe-Seylers Z. physiol. Chem. *288*, 95 (1951). – DECKER, P.: Pharmazie *8*, 371 (1953). – BLOCK, R. J., R. LE STRANGE u. G. ZWEIG: Paper Chromatography, A Laboratory Manual, New York: Academic Press. 1952. – LINSKENS, H. F. (Hrsg.): Papierchromatographie in der Botanik, 2. Aufl., Berlin/Göttingen/Heidelberg: Springer 1959. – BÜCHI, J., u. M. SOLIVA: Die Anwendung der Papierchromatographie in der qualitativen Arzneimittel-Analyse. Pharm. Acta Helv. *30*, 154 (1955). – „Chromatographie unter besonderer Berücksichtigung der Papierchromatographie", E. Merck AG, Darmstadt 1955. – PÖHM, M., u. M. WICHTL: Sci. pharm. (Wien) *22*, 183–200 (1954); 70 Lit.Zit. – DAECKE, H.: Papierchromatographie, Frankfurt/Hamburg: Otto Salle-Verlag 1962. – HAIS, J. M., u. K. MACEK: Handbuch der Papierchromatographie, Bd. I: Grundlagen und Technik, Bd. II: Bibliographie und Anwendungen. Jena 1958/1960. – LINSKENS, H. F., u. L. STANGE: Praktikum der Papierchromatographie, Berlin/Göttingen/Heidelberg: Springer 1961. – WINTER, E.: Papierchromatographie in kleinem Maßstab. Mikrochim. Acta *1961*, S. 816. – BECKER, E.: Die Identifizierung von Emulgatoren mit Hilfe der Papierchromatographie. Brot u. Gebäck *14*, 10 (1960). – MACEK, K.: Papierchromatographie von Barbitursäurederivaten. Arch. Pharm. (Weinheim) *30*, 545 (1960). – GRÜNE, A.: Chromatographische Verfahren. A. Papierchromatographie. In Handbuch d. Lebensmittelchemie, Bd. II/1, Berlin/Heidelberg/ New York: Springer 1965, S. 519–566.

f. Dünnschichtchromatographie

Die Dünnschichtchromatographie ist eine einfache Schnellmethode zur Auftrennung kleinster Substanzgemische. Sie wurde im Prinzip schon 1938 von IZMAILOV und SHRAÏBER beschrieben. Ihre Einführung als Verfahren der analytischen Adsorptionschromatographie erfuhr sie aber erst durch E. STAHL, nachdem es gelungen war, einfach handzuhabende Streichgeräte zur Anfertigung gleichmäßiger Trennschichten mit einstellbarer Aktivität zu entwickeln und die Adsorptionsmittel zu standardisieren. Als Chromatographie der „offenen Säule" zeichnet sie sich durch folgende Vorteile aus: 1. Kurze Laufzeiten. 2. Scharfe Trennungen, 3. Verwendbarkeit aggressiver Sprühreagentien und 4. Anwendbarkeit einfacher Lösungsmittelsysteme.

1. Adsorbentien. Als Adsorbentien sind spezielle Trägermaterialien bestimmter Korngröße und Aktivität im Handel. Auswahl der wichtigsten Handelsprodukte s. folgende Tabelle.

Tabelle

Kieselgel G und H (mit und ohne Gipszusatz) E. Merck AG, Darmstadt.
Kieselgel M – Woelm – Eschwege (ohne Gipszusatz).
Kieselgel „TLC" Serva-Heidelberg (mit Gipszusatz).
Kieselgel D0, D5 und D5F – Fluka AG, Buchs (Schweiz) (ohne Zusatz von Gips, mit 5% Gipszusatz und 5% Gips + Fluoreszenzindikator).
Aluminiumoxid G – Merck – basisch.
Aluminiumoxid – Woelm (basisch, neutral und sauer).
Aluminiumoxid „TLC" – Serva – schwach basisch.
Aluminiumoxid D0, D5 und D5F – Fluka AG (basisch).
Kieselgur G – Merck.
Magnesiumsilicat – Woelm.
Calciumhydroxid, Calciumcarbonat, Florisil.
Talkum, Stärke usw.
Cellulosepulver – Macherey & Nagel, MN 300 (gipsfrei), MN 300 G (gipshaltig), MN 300 Ac (acetylierte Cellulose).
Cellulosepulver „TLC" – Serva (ohne Gips).
Cellulosepulver Nr. 140 – Schleicher & Schüll, Dassel, Kr. Einbeck.
Ecteola-Cellulose „TLC" – Serva (schwach bas. Anionenaustauscher).
DEAE-Cellulose „TLC" – Serva (Diäthylaminoäthylcellulose).
Polyamide – E. Merck und M. Woelm.
Polyäthylen.
Sephadex.

Neben den am häufigsten verwendeten Materialien Kieselgel und Aluminiumoxid für die Adsorptionschromatographie finden auch verschiedene Cellulosesorten für die Verteilungs- oder Ionenaustauschchromatographie Anwendung. Zur besseren Haftfestigkeit auf den Glasplatten besitzen einige Trägerstoffe Calciumsulfat- (13% $CaSO_4$ bei Kieselgel G – Merck) oder Stärkezusätze. Zusätze von Säuren (Schwefelsäure, Oxalsäure) oder Basen (Kalilauge, Calciumhydroxid, Natriumacetat) zum Adsorbens sind für die Trennung bestimmter saurer oder basischer Verbindungen von Vorteil.

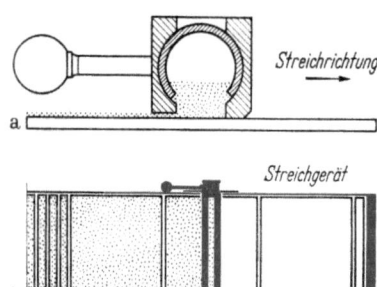

Abb. 138a u. b. Arbeitsweise des Dünnschichtstreichgeräts.
a) Seitenansicht; b) Arbeitsschablone in Aufsicht mit aufgelegten Glasscheiben, zum Teil beschichtet. (Punktierung = Sorptionsmasse).

2. Herstellung der Trennschichten, Streichgeräte. Um möglichst gleichmäßige Schichten bestimmter Dicke herzustellen, benutzt man Streichgeräte, wie sie z. B. von der Firma Desaga, Heidelberg, konstruiert wurden. Das Gerät (s. Abb. 138 u. 139) besteht aus 2 Teilen, der Arbeitsschablone, auf die man die Glasplatten auslegt und dem eigentlichen Dünnschichtstreicher. Er dient zur Aufnahme der mit Wasser oder Alkohol hergestellten Streichmasse (25 g Kieselgel G ÷ 45 ml W. oder A.) zum gleichmäßigen Auftragen in dünner Schicht. Stellschrauben an der Stirnseite erlauben das Einstellen jeder gewünschten Schichtdicke. Das Fassungsvolumen des Gerätes beträgt 150 ml Streichmasse, womit mindestens 10 Trägerscheiben (20 × 20 cm, Schichtdicke 250 μ) beschichtet werden können. Die Bereitung der Dünnschichtplatten kann auch ohne komplizierte Geräte a) durch Auftragen der Suspensionen auf die Platte und Verteilung mittels eines Glasstabes oder b) durch Aufgießen einer mit Alkohol/Wasser oder Äthylacetat angeschüttelten Suspen-

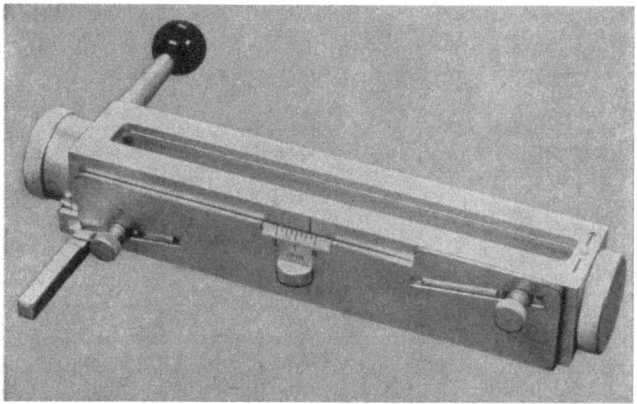

Abb. 139. Dünnschichtstreicher mit Schichtdickenverstellung von 0 bis 2 mm (Werkfoto Desaga, Heidelberg).

sion und gleichmäßigen Verteilung durch einfaches Hin- und Herbewegen der Platte erfolgen (s. HÖRHAMMER).

Nach dem Auftragen der Schicht werden die Platten je nach gewünschtem Aktivitätsgrad an der Luft getrocknet oder ca. 30 Min. bei 105° im Trockenschrank erhitzt. Da aktive Platten an feuchter Luft inaktiviert werden, bewahrt man sie in einem Exsikkator über Blaugel, Al_2O_3 oder Calciumchlorid auf.

3. Trennkammersysteme und Sättigungsgrad. Für die in den meisten Fällen anzuwendende aufsteigende Chromatographie eignen sich rechteckige oder runde Glaströge mit plangeschliffenem oberen Rand. Da von Dünnschichtplatten die Verdunstung besonders groß ist, ist die gleichmäßige Sättigung der Kammer mit den Fließmitteldämpfen vor der Chromatographie besonders wichtig. Sie wird dadurch erreicht, daß ein glattes Filtrierpapier von etwa 15 × 40 cm Ausmaß U-förmig in den Glastrog gelegt und mit dem bereits eingefüllten Fließmittel getränkt wird. Anschließend drückt man das so befeuchtete Papier an die Kammerwand an.

Für Reihenversuche, insbesondere zum quantitativen Vergleich, zum mikropräparativen Arbeiten und zum Festlegen der R_f-Werte von 20 bis 35 Substanzen benutzt man das S-Kammersystem. Eine 40 cm breite Trägerscheibe von 20 cm Höhe bildet die Kammerrückwand. Eine gleich große Deckscheibe (Rahmenplatte) mit seitlich aufgeschmolzenem Glasstreifen (0,5 cm breit und 6,3 mm dick) dient als Vorderwand. Beide Scheiben werden durch 2 seitlich aufgesetzte Klammern zusammengehalten. Diese S-Trennkammer (s. Abb. 140) wird dann

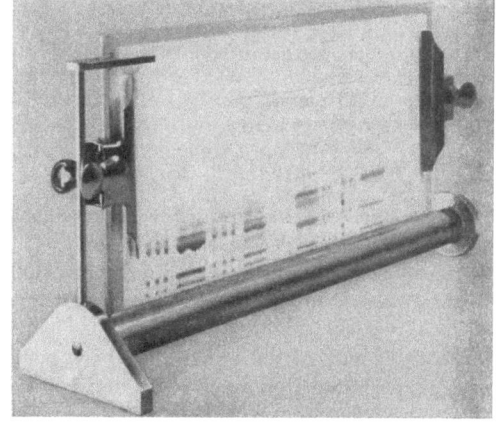

Abb. 140. S-Trennkammer mit einem 40 cm breiten Dünnschichtchromatogramm.

in einen mit Fließmittel beschickten Rinnentrog gestellt. Eine Kammersättigung ist hier nicht mehr nötig. Die Einsparung an Fließmittel ist erheblich.

4. Auswahl von Lösungsmittelsystemen. Für die Auswahl geeigneter Lösungsmittelsysteme ist wie bei der Papierchromatographie die eluotrope Reihe richtungsweisend (s. Tabelle).

Eluotrope Reihe von Laufmitteln

Petroläther (Kp. 30–50°)	Toluol
Petroläther (Kp. 50–70°)	Ester organischer Säuren
Petroläther (Kp. 70–100°)	1.2-Dichloräthan, Chloroform und Dichlormethan
Tetrachlorkohlenstoff	Alkohole
Cyclohexan	Wasser
Schwefelkohlenstoff	Pyridin
Abs. Diäthyläther	Organische Säuren
Abs. Aceton	Gemische von Säuren mit Basen, Wasser,
Benzol	Alkoholen oder Pyridin

Bessere Trennungen erhält man mit Mehrkomponentenlaufmitteln. Auch hier läßt sich eine eluotrope Reihe aufstellen. So steigt z.B. die eluierende Wirkung ziemlich regelmäßig in der Reihe: Petroläther, Gemische von Petroläther mit steigenden Mengen (20, 50%) Benzol; Benzol, Gemische von Benzol mit steigenden Mengen (2, 5, 10 und 20%) Äthanol usw. In der folgenden Tabelle ist eine zweite differenziertere eluotrope Reihe wiedergegeben.

Eluotrope Reihe aus Ein- und Zweikomponentenlaufmitteln
(Die Zahlen bedeuten Volumina. Die rechte Spalte schließt sich an die linke an.)

Zunahme der eluierenden Wirkung	Zunahme der eluierenden Wirkung
Benzol	Cyclohexan/Essigester (2 : 8)
Benzol/Chloroform (1 : 1)	Butylacetat
Chloroform	Chloroform/Methanol (95 : 5)
Cyclohexan/Essigester (8 : 2)	Chloroform/Aceton (7 : 3)
Chloroform/Aceton (95 : 5)	Benzol/Essigester (3 : 7)
Benzol/Aceton (9 : 1)	Butylacetat/Methanol (99 : 1)
Benzol/Essigester (8 : 2)	Benzol/Äther (1 : 9)
Chloroform/Äther (9 : 1)	Äther/Methanol (99 : 1)
Benzol/Methanol (95 : 5)	Äther
Benzol/Äther (6 : 4)	Äther/Dimethylformamid (99 : 1)
Cyclohexan/Essigester (1 : 1)	Essigester
Chloroform/Äther (8 : 2)	Essigester/Methanol (99 : 1)
Benzol/Aceton (8 : 2)	Benzol/Aceton (1 : 1)
Chloroform/Methanol (99 : 1)	Chloroform/Methanol (9 : 1)
Benzol/Methanol (9 : 1)	Dioxan
Chloroform/Aceton (85 : 15)	Aceton
Benzol/Äther (4 : 6)	Methanol
Benzol/Essigester (1 : 1)	Dioxan/Wasser (9 : 1)
Chloroform/Äther (6 : 4)	

Zur schnellen Orientierung über das geeignete Laufmittel geht man am zweckmäßigsten so vor, daß man auf der Adsorptionsschicht nach Art der papierchromatographischen Rundfiltertechnik ein Ringchromatogramm (s. Abb. 141) anfertigt. Hierzu trägt man auf die Adsorptionsschicht die Lösung der zu trennenden Substanzen mehrmals punktförmig im Abstand von einigen Zentimetern nebeneinander auf. Nach dem Abdunsten des Lösungsmittels gibt man auf die Auftragstellen aus einer Kapillare das jeweilige Elutionsmittel. Die austretende Flüssigkeit breitet sich kreisförmig aus und trennt die aufgetragenen Substanzen mehr oder weniger gut auf. Aus dem Ausmaß der erzielten Auftrennungen läßt sich leicht ermitteln, welches Lösungsmittel am besten geeignet ist.

5. Nachweismethoden und Dokumentation. Prinzipiell sind alle in der Papierchromatographie üblichen Reagentien auch bei der Dünnschichtchromatographie brauchbar. Von großem Vorteil ist, daß die anorganischen Schichten mit sehr aggressiven Reagentien wie Schwefelsäure, Salpetersäure, Chromschwefelsäure und Antimon(III)- bzw. -(V)-chlorid besprüht werden können. In den meisten Fällen werden die besprühten Platten zur Ausbildung der Farbe kurzzeitig im Trockenschrank (100 bis 300°) erhitzt.

Wenn keine geeigneten Reagentien zum Nachweis gefunden werden können, bewährt sich nicht selten die Verwendung von Adsorptionsschichten mit Fluoreszenzindikator. Die Substanzen geben sich unter dem UV-Licht als dunkle Adsorptionsflecken auf fluoreszierendem Untergrund zu erkennen.

Die Dokumentation der Dünnschichtchromatogramme kann außer durch Photographie, Photokopie oder Lichtpausen auch durch Herstellung von haltbaren Dünnschichtfilmen erfolgen. Man sprüht eine Kunststoffdispersion (Neatan der Firma E. Merck, Darmstadt) auf die entwickelte Platte, zieht die Schicht von der Glasplatte ab und führt sie so in einen papierähnlichen, haltbaren Film über. Dasselbe gelingt auch durch Einbetten in Kollodium.

Wie bei der Papierchromatographie kann man bei der Dünnschichtchromatographie auch absteigend, horizontal nach der Rundfiltermethode und zweidimensional arbeiten. Bei Verwendung eines mittelporigen Kieselgels ohne Zusatz eines Bindemittels (z.B. Kieselgel H E. Merck) lassen sich auch 1,5 bis 2,0 mm dicke Schichten herstellen, so daß die Isolierung von Verbindungen im präparativen Maßstab möglich ist. Zur quantitativen Bestimmung von getrennten Substanzen werden die entsprechenden Chromatogrammflecke aus der Platte mit einem Spatel oder einer Absaugvorrichtung abgelöst, die Substanzen aus dem Kieselgel mit einem Lösungsmittel eluiert und dann zur photometrischen oder kolorimetrischen Bestimmung gebracht.

6. *Anwendungsgebiete*. Die Dünnschichtchromatographie ist heute auf fast alle Stoffgruppen anwendbar. Infolge ihrer Schnelligkeit und der extrem kleinen Substanzmengen, die erforderlich sind, eignet sie sich zur qualitativen Analyse von synthetischen Arzneimittelgemischen, zur Reinheits- und Identitätsprüfung von Drogenpulvern, zur Kontrolle von chemischen Reaktionsabläufen während einer Synthese, zur medizinischen und toxikologischen Analyse von Körperflüssigkeiten (Schwangerschaftsfrühnachweis), ferner zur Analytik in der Lebensmittelindustrie, Kosmetik und Galenik.

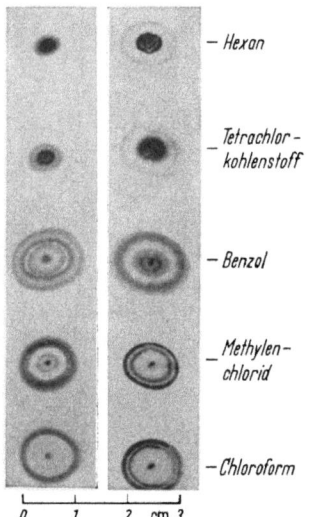

Abb. 141. Schnellmethode zur Ermittlung von Laufmitteln und zur Einordnung neuer Lösungsmittel in die eluotrope Reihe. Es wurde das aus den Farbstoffen Indophenol, Sudanrot G und Buttergelb bestehende Testgemisch aufgetragen. Man erkennt, daß Benzol zu seiner Auftrennung am besten geeignet ist.

Literatur

Monographien: STAHL, E.: Dünnschicht-Chromatographie; Ein Laboratoriumshandbuch, Berlin/Göttingen/Heidelberg: Springer 1962. – RANDERATH, K.: Dünnschicht-Chromatographie, Weinheim/Bergstr.: Verlag Chemie 1965.

Einige Stoffgruppen: Ätherische Öle: STAHL, E.: Chemiker-Ztg *82*, 323 (1958) und Arch. Pharm. (Weinheim) *279*, 273, 385 (1964). – Alkaloide: TEICHERT, K., E. MUTSCHLER u. H. ROCHELMEYER: Dtsch. Apoth.-Ztg *100*, 283 (1960); WALDI, D., K. SCHNACKERZ u. F. MUNTER: J. Chromatog. *6*, 61 (1961). – Aminosäuren und Peptide: MUTSCHLER, E., u. H. ROCHELMEYER: Arch. Pharm. (Weinheim) *292*, 449 (1959); NÜRNBERG, E.: Arch. Pharm. (Weinheim) *292*, 610 (1959); BRENNER, M., u. G. PATAKI: Helv. chim. Acta *44*, 1420 (1961). – Steroide (Sterine): BARBIER, M. u. Mitarb.: Helv. chim. Acta *42*, 2440 (1959); KAUFMANN, H.P., Z. MAKUS u. F. DEICKE: Fette – Seifen – Anstrichmittel *62*, 235 (1961); GÄNSHIRT, H., F. W. KOSS u. K. MORIANZ: Arzneimittel-Forsch. *10*, 943 (1960); TSCHESCHE, R., F. LAMPERT u. G. SNATZKE: J. Chromatog. *5*, 217 (1961). – Lipoide (Fettsäuren): MANGOLD, H. K., u. D. C. MALINS: J. Amer. Oil Chemist. Soc. *37*, 383 (1960); WEICKER, H.: Klin. Wschr. *37*, 763 (1959); WAGNER, H., L. HÖRHAMMER u. P. WOLFF: Biochem. Z. *334*, 175 (1961); KAUFMANN, H. P., u. Z. MAKUS: Fette – Seifen – Anstrichmittel *62*, 1014 (1960). – Zucker:

STAHL, E., u. U. KALTENBACH: J. Chromatog. 5, 351 (1961). – Synthetische Arzneimittel: s. E. STAHL: Dünnschicht-Chromatographie, 1962. – Drogeninhaltsstoffe: s. L. HÖRHAMMER u. W. WAGNER: Neue Methoden im Pharmakognost. Unterricht. Dtsch. Apoth.-Ztg *101*, 779 (1961); *102*, 733, 1278 (1962); *103*, 1, 429, 502, 1302, 1737 (1963); *104*, 1398 (1964); *105*, 827, 1371 (1965); *106*, 267 (1966); Pharm. Ztg (Frankfurt) *108*, 259 (1963); Arzneimittel-Forsch. *13* 537 (1963). – SEHER, A.: Chromatographische Verfahren. C. Dünnschicht-Chromatographie. In Handbuch d. Lebensmittelchemie, Bd. II/1, Berlin/Heidelberg/New York: Springer 1965, S. 597–621.

g. Gaschromatographie

Die Gaschromatographie, die sich in ihren Gesetzmäßigkeiten im Prinzip nicht von den chromatographischen Verfahren der Säulen-, Dünnschicht- oder Papierchromatographie unterscheidet, ist ein Verfahren zur Trennung von Stoffgemischen, die gasförmig vorliegen oder vollständig verdampft werden können. Vielseitige Verwendbarkeit, Schnelligkeit und äußerst geringer Substanzbedarf haben sie im Verlauf weniger Jahre zu einem wertvollen Hilfsmittel der analytischen Chemie gemacht. Die Methode ist darüber hinaus zur Reindarstellung flüchtiger Substanzen sowie zur Bestimmung von Löslichkeitsdaten und den damit verknüpften thermodynamischen Faktoren geeignet.

Man unterscheidet zwischen Festgaschromatographie (GSC, gas solid chromatography) oder Adsorptionsgaschromatographie und Flüssiggaschromatographie (GLC, gasliquid-chromatography) oder Verteilungsgaschromatographie.

Bei der GSC verwendet man zur Säulenfüllung Stoffe mit aktiver Oberfläche, wie Aktivkohle, Kieselgel, Aluminiumoxid, Tonerde, Molekularsiebe u.a. Dieses Prinzip der Gaschromatographie wird hauptsächlich zur Trennung von Inertgasen verwendet.

Bei der GLC ist die stationäre Phase eine Flüssigkeit, die sich auf einem indifferenten „Träger" befindet. Der „Träger" ist entweder ein saugfähiges Füllkörpermaterial oder die Wand einer Kapillare. Als mobile Phase dient ein Gas, das hier anstelle des flüssigen Elutionsmittels bei der „klassischen" Verteilungschromatographie steht.

Beide Trennprinzipien können bei konstanter oder sich ändernder Temperatur durchgeführt werden.

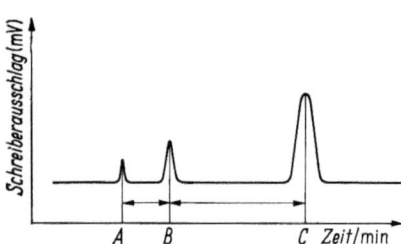

Abb. 142. Zur Nomenklatur.
A Start der Analyse; B Luftbande; C Substanzbande.

1. Trennvorgang. Bei der Gaschromatographie ist die Säulenfüllung die stationäre, das Trägergas die mobile Phase. Die zu trennenden Stoffe werden durch den Gasstrom durch die Säule bewegt und werden auf Grund ihrer chemischen und physikalischen Eigenschaften verschieden stark an der Trennsäule durch Adsorption oder Verteilung zwischen mobiler und stationärer Phase zurückgehalten.

Die qualitativen analytischen Trennergebnisse werden in Zeitwerten erhalten. Die Zeit des Aufenthaltes in der *Gasphase* ist für alle Substanzen gleich groß und somit nicht charakteristisch für die Substanzen. Die Zeit des Aufenthaltes in der *stationären Phase* hingegen ist für die Substanzen charakteristisch und wird der analytischen Auswertung zugrunde gelegt. In der Abb. 142 wird die Nomenklatur der gaschromatographischen Begriffe abgeleitet.

Die Strecke AB wird als Durchbruchzeit $t_{d\,(\text{Min.})}$ bezeichnet und entspricht der reinen Aufenthaltszeit aller Substanzen in der Gasphase.

Die Strecke AC bezeichnet man als Gesamtretentionszeit $t_{g\,r\,(\text{Min.})}$. Sie entspricht der gesamten Verweilzeit einer Substanz in der stationären Phase und Gasphase.

Die Strecke BC wird als Retentionszeit $t_{r\,(\text{Min.})}$ bezeichnet. Sie stellt als reine Aufenthaltszeit der Substanz in der Trennflüssigkeit bzw. im Adsorptionsmittel einen charakteristischen Zeitwert für die Substanz dar.

Es ergibt sich:

$$t_r = t_{dr} - t_d.$$

Um Änderungen der Strömungsgeschwindigkeit zu korrigieren, ist es richtiger, als Maßeinheit für eine Substanz anstelle der Retentionszeiten die Gasvolumenmenge, die während der gleichen Zeit strömt, als Maßeinheit zu verwenden. Es gilt dabei: Zeit mal Durchfluß gleich Volumen.

$$t \cdot F = V.$$

Analog gilt dann für das Durchbruchsvolumen V_d (ml):

$$V_d = t_d \cdot F$$

F = Gasmengenstrom in ml/Min. gemessen.

Das Retentionsvolumen setzt sich folglich aus der Differenz des Gesamtretentionsvolumens V_{dr} und des Durchbruchsvolumens V_d zusammen.

$$V_r = V_{dr} - V_d.$$

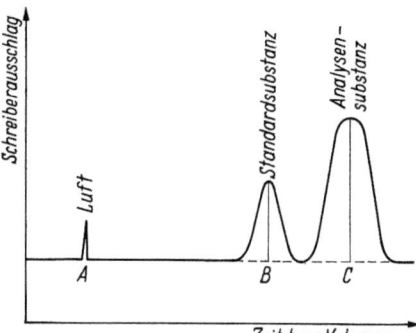

Abb. 143. Schematische Darstellung eines Chromatogrammes von Luft, Standardbezugssubstanz und Analysensubstanz zur Errechnung des relativen Retentionsvolumens.

Die geltenden Gasgesetze verlangen die Berücksichtigung von Druck und Temperatur, um vergleichbare und definierte Volumenwerte zu erhalten. Das spezifische Retentionsvolumen V_g als substanzcharakterisierende Größe erhält man nach folgender Gleichung:

$$V_g = \frac{V_r^{pT} \cdot 273}{W_l \cdot T_s} \text{ (ml/g)}.$$

V_r^{pT} = druckkorrigiertes und auf Trenntemperatur bezogenes Retentionsvolumen;
T_s = Trenntemperatur in °K;
W_l = Gramm Trennflüssigkeit.

Für den Analytiker genügt es allerdings, die relativen Retentionsvolumina (V_R^{rel}) zu kennen, da eine Umrechnung auf die korrigierten Retentionsvolumina zeitraubend ist.

Nach der schematischen Darstellung eines Chromatogrammes (Abb. 143) errechnet sich das relative Retentionsvolumen der Analysensubstanz aus dem Verhältnis der Strecken $AC : AB$.

$$V_R^{rel} = \frac{AC}{AB}.$$

2. Aufbau eines Gaschromatographen.

In Abb. 144 ist der prinzipielle Aufbau eines Gaschromatographen aufgezeichnet (nach E. BAYER):

Von einer Gasflasche 1 mit einem normalen Reduzierventil strömt das Trägergas durch die Trennsäule 4. Vorher wird bei 3 die flüssige oder gasförmige Analysensubstanz dem Trägergas beigegeben.

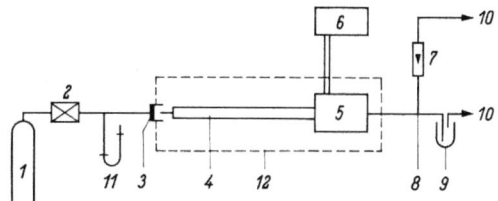

Abb. 144. Schematische Darstellung der Arbeitsweise eines Gaschromatographen (nach BAYER).

1 Gasflasche; 2 Feinregulierventil; 3 Injektionsstelle; 4 Trennsäule; 5 Detektor; 6 Schreiber; 7 Strömungsmesser; 8 Dreiweghahn; 9 Auffangvorrichtung; 10 Gasaustritt; 11 Manometer; 12 Thermostat.

Nach der Auftrennung an der Chromatographiersäule 4 treten die Fraktionen in den Detektor 5, wo die Substanz gemessen wird. Dieses Meßergebnis wird bei der Registriervorrichtung abgelesen. Strömung und Druck des Trägergases werden durch das Feinregulierventil 2 eingestellt. Der Druckabfall längs der Säule wird durch ein vorgeschaltetes Manometer 11 gemessen und die Strömungsgeschwindigkeit (ml/Min.) vor der Säule und nach dem Passieren des Detektors bestimmt. Durch den Dreiwegehahn *8* läßt sich der Gasstrom durch die Auffangvorrichtung *9* leiten, wo die Fraktionen gesammelt werden können. Trennsäule und Detektor befinden sich in einem Thermostaten *12*. Um Kondensationen zu vermeiden, sollte die Temperatur des Detektors nicht wesentlich unter der der Trennsäule liegen. Die Injektionsstelle *3* muß mindestens die Temperatur der Trennsäule besitzen.

Folgende Firmen haben Gaschromatographen entwickelt:

In Deutschland: Perkin-Elmer & Co., Überlingen. Beckman-Instruments, München. Siemens & Halske, Rubarth & Co., Hannover. Dr. Virus KG, Bonn. Dr. Hermann Stage, Köln-Niehl.

In Amerika: Podbielnak, Fisher Scientific, Consolidated Electrodynamics, Wilkens Instruments, Packard Instrument Company, Illinois.

In England: Gaschromatography Ltd., Pye, Cambridge, Shandon, London. Griffin & George.

3. *Trägergase und Trägermaterial*. Für die Gaschromatographie werden als *Trägergase* Wasserstoff, Helium, Argon, Stickstoff und Kohlendioxid benutzt. Als *Trägermaterial* ist grundsätzlich jedes feste, inerte, körnbare Material verwendbar. Geeignet sind: Kieselgur, Tone, Metall, Glas, Sand, Salze und Kunststoffpulver. Die aufgeführten Mineralien unterscheiden sich erheblich in ihrer Trennleistung. Bei der GLC muß verlangt werden, daß das Trägermaterial bei einer großen Oberfläche eine möglichst geringe adsorptive Aktivität besitzt. Als gut geeignet ist körnige, besonders ausgewählte Kieselgur, im Handel als Chromosorb, anzusehen. Auch ungebrannte Tone sind sehr leistungsfähig, zeigen aber im Gegensatz zur Kieselgur eine höhere adsorptive Aktivität. Zur Anwendung kommen Sterchamol Nr. 22 (ein Kieselgur-Ton-Gemenge) und Johns-Manville-Firebrick C 22 (ein Produkt, das aus zerkleinerten Isolierziegeln besteht).

Folgende Aufstellung bringt einige Hersteller von Trägermaterialien:

1. Kieselgurpräparate:
   Celite 545 (Johns-Manville, Vertretung in der Bundesrepublik: Lehmann & Voss, Hamburg).
   Embacel [May & Baker, Dagenham (England), vertreten durch K. O. Helm, Hamburg].
   Chromosorb (Johns-Manville, erhältlich auch bei Dr. Th. Schuchardt, München, Beckman-Instruments, München, C. Roth, Karlsruhe u. a.).
   Kieselgur zur Gaschromatographie:
   (E. Merck AG, Darmstadt).
2. Tonerdepräparate:
   Sterchamol (Sterchamol-Werke Düsseldorf, erhältlich bei E. Merck AG, Darmstadt, Dr. Virus KG, Bonn und C. Roth, Karlsruhe).
   Sil—O—CelC22—firebrick (Johns-Manville, erhältlich bei Beckman-Instruments, München).

Die Auswahl der geeigneten Trennflüssigkeit ist das entscheidende Problem in der Gaschromatographie. Spezielle Regeln lassen sich dafür nicht geben. Allgemein werden zur Trennung unpolarer Substanzen unpolare Phasen wie Siliconöle, Apiezonfette, Paraffin, Squalen usw. und zur Trennung polarer Stoffe polare Phasen wie Polyglykole u.a. verwendet. Vielfach geht man auch von diesem Prinzip ab. Als allgemeine Anhaltspunkte haben sich ergeben, daß bei der Trennung von Kohlenwasserstoffen stark polare Flüssigkeiten die größte Selektivität aufweisen, während wenig polare Phasen geringe selektive Auswahl treffen. Die Selektivität einer Trennflüssigkeit kann durch Zusätze verändert werden. Ein bekanntes Beispiel hierfür ist die Selektivität von Silbernitrat enthaltenden stationären Phasen für ungesättigte Kohlenwasserstoffe.

Die gebräuchlichsten stationären Phasen sind: Squalen, Siliconöl, Silicon-Hochvakuumfett, Apiezonfette, Paraffinöl, Polyäthylenglykole, Dinonylphthalat bzw. andere Phthalsäureester, Adipat- und Succinat-Polyester, z. B. Reoplex und LAC.

Flüssige Phasen zur Gaschromatographie sind bei deutschen und ausländischen Firmen erhältlich:

E. Merck AG, Darmstadt, Dr. Th. Schuchardt, München, Dr. Virus KG, Bonn, Wacker Chemie, München, Perkin-Elmer, Überlingen, Beckman-Instruments, München, C. Roth, Karlsruhe u. a.

Als gebräuchlichste Detektoren kommen die Wärmeleitfähigkeitsdetektoren, β-Strahlenionisations- und Flammenionisationsdetektoren zur Anwendung. In neuerer Zeit finden der ,,Electron-capture"-Detektor zur stoffspezifischen Anzeige von halogenhaltigen Herbiziden und der ,,Cross-section"-Detektor steigende Anwendung.

4. Anwendung der Gaschromatographie. Das idealste Anwendungsgebiet für die Gaschromatographie sind die Analyse und Reinheitsprüfung ätherischer Öle und ihrer mannigfaltigen Bestandteile (Terpen-Alkohole, Aldehyde, Ketone usw.) in pharmazeutischen Präparaten (Tinkturen, Extrakten, Linimenten, Spezialitäten). In neuerer Zeit ist es auch gelungen, relativ schwer flüchtige Substanzen gaschromatographisch zu trennen (Papaveraceen-, Strychnos- und China-Alkaloide, Steroide, Barbiturate, Sympathicomimetica). Einen großen Anwendungsbereich hat die Gaschromatographie in der Lebensmittelindustrie, in der Parfümindustrie und Toxikologie gefunden. Die analytische Bearbeitung von Lipoidgemischen ist ohne Einsatz der Gaschromatographie nicht mehr denkbar.

Literatur

JAMES, A. T., u. A. J. P. MARTIN: Biochem. J. *50*, 679 (1952).

Monographien: BAYER, E.: Gaschromatographie, Berlin/Göttingen/Heidelberg: Springer 1959. – KEULEMANS, A. I. M.: Gaschromatography, New York: Reinhold 1957 u. 1960. – KEULEMANS, A. I. M.: Gaschromatographie, übersetzt und bearbeitet von E. C. KREMER, Weinheim/Bergstraße: Verlag Chemie 1959. – KAISER, R.: Gas-Chromatographie, Leipzig: Akademische Verlagsgesellschaft Geest & Portig 1960. – KAISER, R.: Chromatographie in der Gasphase, Mannheim: Bibliographisches Institut 1960. – SCHAY, G.: Theoretische Grundlagen der Gas-Chromatographie, Berlin: Deutscher Verlag der Wissenschaften 1960. – KNAPMAN, C. E. H., u. C. G. SCOTT: Gas chromatography abstracts 1958–1963, London: Butterworths. – PECSOK, R. L.: Principles and practice of Gas chromatography, New York: J. Wiley & Sons 1959.

Ätherische Öle: STAHL, E., u. L. TRENNHEUSER: Arch. Pharm. (Weinheim) *293*, 826 (1960). – CLARK, J. R., u. R. A. BERNHARD: J. Ass. off. agric. Chem. *40*, 915 (1957). – RUNTI, C., u. G. BRUNI: Boll. chim.-farm. *99*, 435 (1960). – BRIESKORN, C. H., u. E. WENGER: Arch. Pharm. (Weinheim) *293*, 21 (1960). – DOMANGE, L., u. S. LONGUEVALLE: Ann. pharm. franç. *16*, 557 (1958). – DOMANGE, L., u. S. LONGUEVALLE: Ann. pharm. franç. *15*, 448 (1957). – BAINES, C. B. u. K. A. PROCTOR: J. Pharm. (Lond.) *11*, 230 T (1959).

Arzneistoffe: ICONOMOU, N., J. BÜCHI u. H. SCHUMACHER: Pharm. Acta Helv. *37*, 622, 683, 748 (1962). – ICONOMOU, N., J. BÜCHI u. H. SCHUMACHER: Pharm. Acta Helv. *38*, 102, 175, 275 (1963). – ICONOMOU, N., G. VALKANAS u. J. BÜCHI: Pharm. Acta Helv. *38*, 875 (1963). – LLOYD, H. A., H. M. FALES, P. F. HIGHET, W. J. A. VAN DEN HEUVEL u. W. C. WILDMAN: J. Amer. chem. Soc. *82*, 3368, 3791 (1960) – VAN DEN HEUVEL, W. J. A., C. C. SWEELY u. E. C. HORNING: J. Amer. chem. Soc. *82*, 3481 (1960). – LIPSKY, S. R., u. R. A. LANDOWNE: Analyt. Chem. *33*, 818 (1961). – BROCHMANN-HANSEN, E., u. A. BAERHEIM-SVENDSEN: J. Pharm. Sci. *50*, 804 (1961). – DRAWERT, F.: Chromatographische Verfahren. D. Gas-Chromatographie. In Handbuch d. Lebensmittelchemie, Bd. II/1, Berlin/Heidelberg/New York: Springer 1965, S. 622–691.

h. Kapillaranalyse

Die Kapillaranalyse wurde von C. F. SCHOENBEIN und F. GOPPELSRÖDER 1861 entwickelt und zur Prüfung einer Reihe von Substanzgemischen angewandt (Farbstoffe, Alkaloide, Öle, Trinkwasser, Wein, Harn u.a.). Während auf dem Gebiet der chemischen Analyse diese Methode keine Bedeutung errang, fand sie in der pharmazeutischen Praxis große Verbreitung. H. PLATZ verwendete dieses Untersuchungsverfahren zur Charakterisierung homöopathischer Zubereitungen. Das HAB 34 und in geringerem Umfang auch das niederländische HAB benutzen die Kapillaranalyse zur Prüfung von Essenzen, Tinkturen und homöopathischen Potenzen. Über Einzelheiten informieren die Monographien von H. PLATZ ,,Über die Kapillaranalyse und ihre Anwendung im pharmazeutischen Laboratorium" und von H. NEUGEBAUER ,,Die Kapillarlumineszenzanalyse im pharmazeutischen Laboratorium" (Leipzig: Dr. W. Schwabe 1922 bzw. 1933).

Die Kapillaranalyse kann als chromatographisches Verfahren aufgefaßt werden, bei dem die Komponenten eines Substanzgemisches mittels „Frontanalyse", seltener durch Elutionsentwicklung, adsorptiv durch die Cellulose des Papiers aufgetrennt werden. Als mobile Phasen dienen meistens wäßrige oder äthanolische Lösungen in aufsteigender oder radialer Laufrichtung. Im Gegensatz dazu beruht in der heutigen Papierchromatographie die Trennung meist auf den Unterschieden in der Verteilung gelöster Stoffe zwischen zwei Flüssigkeitsphasen mittels Elutionsentwicklung. Da das freie Einhängen eines Papierstreifens in eine dampfgesättigte Atmosphäre auch für die Kapillaranalyse typisch ist, wird ebenso wie bei der Papierchromatographie das Kapillarogramm von Temperatur und Luftfeuchtigkeit beeinflußt. Zur Identifizierung der Substanzen in der Kapillaranalyse dienen Farbe, Fluoreszenz, chemische Reaktionen und Steighöhe, Techniken, die später für die Papierchromatographie wiederentdeckt und vervollkommnet wurden.

Im Vergleich zur Papierchromatographie liefert die Kapillaranalyse wesentlich schlechtere Trennungen von Substanzgemischen, so daß heute, wie den Vorschlägen zum neuen homöopathischen Arzneibuch zu entnehmen ist, zur Charakterisierung von homöopathischen Zubereitungen fast ausschließlich die Methoden der papier- und dünnschichtchromatographischen Analyse benutzt werden sollen.

Über die Ausführung der Kapillaranalyse macht das HAB 34 folgende Angaben:

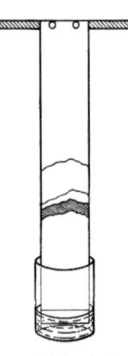

Abb. 145.
Kapillaranalyse.

Die Kapillaranalyse der Essenzen, Tinkturen und flüssigen Potenzen wird nach der „Methode Platz" ausgeführt (Abb. 145). Streifen aus Filtrierpapier von stets der gleichen Sorte (Schleicher u. Schüll Nr. 604, Nr. 597, Nr. 602h, Nr. 595), werden quer zu der feinen wasserzeichenartigen Rippelung in 2 cm Breite sowie etwa 25 cm Länge geschnitten und so aufgehängt, daß ihr unteres Ende den Boden eines zylindrischen Glasgefäßes von etwa 5 cm Höhe und etwa 3 cm Durchmesser berührt. In das Gefäß gibt man, falls nicht anders vorgeschrieben, 5 ml der zu untersuchenden Lösung. Nach 24 Std. Stehenlassen in einem zugfreien und nicht zu warmen Raum oder früher, falls schon vorher alle Flüssigkeit aufgesogen ist, nimmt man den Streifen ab, trocknet, falls nötig, und prüft im Tageslicht und unter der Analysenquarzlampe im filtrierten, von sichtbaren Strahlen befreiten ultravioletten Licht.

Zur Untersuchung höherer Verdünnungen benutzt man an Stelle der breiten Kapillarstreifen solche von nur etwa 2,5 mm Breite.

Die Verreibungen (oder zerstoßenen Tabletten) — soweit nicht anders angegeben: 5 g — werden mit etwa der doppelten Gewichtsmenge absoluten Alkohols angeschüttelt und der erhaltene Brei wie eine Dilution kapillarisiert.

Zur möglichst verständlichen Beschreibung wird das Kapillarbild eingeteilt in 1. das Oberteil, bestehend aus der wäßrigen Zone und häufig einer Wölbung (elliptischer Einschnitt), 2. das Unterteil, meist aus mehreren verschiedenfarbigen Zonen und dem Fußende zusammengesetzt.

Zur Beobachtung der Kapillarbildlumineszenz erwies sich am zweckmäßigsten eine Einteilung in

1. das Oberteil mit der schmalen obersten Zone, dem eigentlichen Oberteil und der bei den Kapillarbildern einer ganzen Reihe von Präparaten wahrnehmbaren Oberteilbasis sowie

2. das Unterteil mit Wölbung (von oben nach unten), Band (oft aus mehreren Zonen bestehend) und Fuß. Das Band kann mitunter das ganze Unterteil oder wenigstens die Wölbung mitbedecken.

Die Kapillarbilder werden im allgemeinen im getrockneten Zustande unter der Analysenlampe beobachtet, wobei normalerweise die charakteristische Lumineszenz auftritt. Bei der Prüfung des Verhaltens der Kapillarbilder im ultravioletten Licht achte man zwecks Vermeidung von Irrtümern auf folgendes:

Wie im Tageslicht, so hat auch unter der Lampe die Beobachtung in Aufsicht stets gegen die gleiche, am besten eine weiße, möglichst nicht lumineszierende Unterlage zu erfolgen.

Man beachte ferner, daß auf Filtrierpapier in der Regel eine schwachblaue bis blauviolette Lumineszenz auftritt, und daß auch die verschiedenen Arzneiträger, wie etwa

Milchzucker oder Rohrzucker, eine meist blaue Eigenlumineszenz besitzen, die beim Kapillarisieren eines alkoholischen oder anderen Auszuges aus solchen Präparaten auf dem Kapillarbild sehr stark in Erscheinung treten kann. Auch Alkohol lumisziert leicht blau.

Außerdem tritt bei Blindproben mit destilliertem Wasser am oberen Ende des Kapillarbildes eine schmale bräunlich gefärbte Zone auf. Im Ultraviolettlicht leuchtet sie kräftig blau.

Man kann zur genauen Prüfung das Kapillarbild eines Präparates mit geeigneten Reagentien behandeln, worauf mitunter charakteristische Farbumschläge im Tages- und besonders im Ultraviolettlicht zu beobachten sind. Kräftiges Auftragen der Lösung über alle Zonen des Streifens mittels eines Glasstabes oder besser einer Tropfpipette und Wiedertrocknenlassen bei höchstens schwach erhöhter Temperatur ist zu empfehlen. In manchen zweifelhaften Fällen empfiehlt sich auch die Anstellung einer Blindprobe auf dem Streifen oberhalb des Kapillarbildes.

Genügt die Anwendung von Reagentien noch nicht zur Führung eines Identitätsnachweises, so kann man folgende Methode mit Vorteil anwenden (2. Kapillarisation): Das zu untersuchende Kapillarbild wird in der Längsachse gefalzt und in ein Reagensglas gestellt. Hierauf wird das jeweilige Lösungsmittel, meist Chloroform, bis zur oberen Grenze des Kapillarbildes eingefüllt (um zu verhindern, daß das Oberteil des Bildes evtl. als Schranke für das Lösungsmittel und die mit ihm aufsteigenden Stoffe wirkt). Das Lösungsmittel löst aus dem Kapillarbild etwa in ihm vorhandene lösliche Stoffe, nimmt sie beim Emporsteigen im Papierstreifen mit hoch und lagert sie beim Verdunsten am oberen Rande des Reagensglases in einer neuen Zone wieder ab. Eine zu schwache „neue Zone" kann durch Wiederholung des Versuches mit weiterem Lösungsmittel evtl. verstärkt, eine zu dunkel gefärbte durch Betupfen mit etwas Lösungsmittel auf eine größere Fläche verteilt und so aufgehellt werden.

Die neue, mehr oder weniger breite Zone besitzt oft eine charakteristische Farbe im Tages- und Ultraviolettlicht und kann wie das Kapillarbild mit verschiedenen Methoden weiter untersucht werden.

Dilutionen werden direkt auf ihre Lumineszenz geprüft, indem man 1 bis 2 ml in ein Reagensglas von etwa 1,5 cm Weite gibt und im ultravioletten Licht beobachtet. Man gibt einige Tropfen Salzsäure zur Dilution, um den besonders in höheren Verdünnungen oft störenden Einfluß etwa vorhandenen Alkalis auszuschalten.

i. Papierelektrophorese

1. Grundlagen. Alle Stoffe, die eine elektrische Ladung besitzen, wandern bei genügender Beweglichkeit im elektrischen Feld zum entgegengesetzt geladenen Pol. In erster Linie gilt dies für Ionen, doch genügt bei Kolloiden auch diejenige Ladung, die diese durch adsorptiv festgehaltene, fremde Ionen tragen. Bei der üblichen Elektrolyse wäßriger Lösungen ist die Wanderungsgeschwindigkeit der Ionen relativ groß; die Ionen gelangen zur Elektrode, werden hier entladen und ändern damit ihre Natur. Wird die Wanderungsgeschwindigkeit aber gebremst, indem man beispielsweise ein stark viskoses Lösungsmittel verwendet, und verhindert man weiterhin, daß die wandernden Teilchen die Elektroden erreichen, so kann bei Gemischen verschieden geladener Partikel eine Trennung erzielt werden.

Diese Erscheinung nützt die von A. TISELIUS [Biochem. J. *31*, 1464 (1937)] geschaffene Elektrophorese aus, bei der kolloid gelöste Stoffe in einem Gelmedium gemäß ihrer Ladung anoden- oder kathodenwärts transportiert werden. TH. WIELAND und E. FISCHER [Naturwissenschaften *35*, 29 (1948)] haben die für die Elektrophorese nach TISELIUS notwendige, komplizierte Apparatur sehr vereinfacht, indem sie als Träger des zu trennenden Gemisches nicht eine Flüssigkeit, sondern mit Puffer befeuchtetes Filtrierpapier einsetzten.

Bei der so entstandenen „Papierelektrophorese" ist die Wanderungsgeschwindigkeit eines Teilchens abhängig von der angelegten Spannung, von der Größe und Art seiner Ladung und von seiner Größe [REBLING, R.: Arzneimittel-Forsch. 3, 10 (1953)]. Schließlich spielt auch die Adsorptionswirkung des Papiers für die Laufgeschwindigkeit eine Rolle. Da weiterhin Art und Größe der Ladung eines Teilchens vom pH-Wert der Elektrolytflüssigkeit abhängig sind, ist die Wasserstoffionenkonzentration für die papierelektrophoretische Trennung von Substanzgemischen ausschlaggebend.

2. Apparatur. Es sind mittlerweile zahlreiche Apparaturen im Handel, die alle im Prinzip der von TH. WIELAND und E. FISCHER entwickelten und durch W. GRASSMANN und K. HANNIG verbesserten „feuchten Kammer" entsprechen. Zwei Kunststoff- oder Glasplatten, die auf Rahmen aus gleichem Material aufgeklebt sind, dienen als feuchte Kammer, in die pufferbefeuchtete Papierstreifen geeigneter Größe eingelegt werden. Die herausragenden Enden der Streifen tauchen in die Elektrolytgefäße ein und stellen so den elektrischen Kontakt zu den in die gleichen Gefäße eintauchenden Elektroden her. Um eine Durchmischung der an den Elektroden sich laufend verändernden Pufferlösung weitgehend zu verhindern, sind die Elektroden meist mit Labyrinthsystemen umgeben. So kann wenigstens für die Dauer eines Versuches die Wasserstoffionenkonzentration am Papier konstant gehalten werden (Abb. 146).

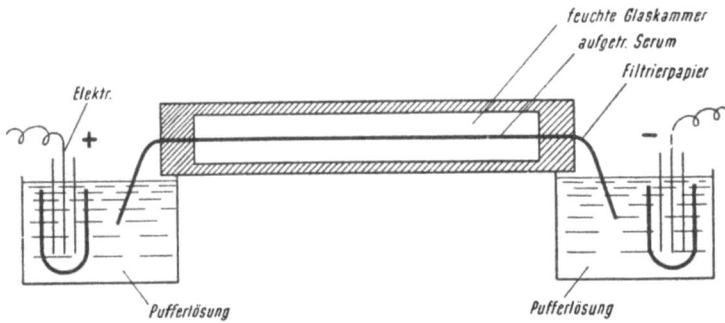

Abb. 146. Apparatur zur Papierelektrophorese.

Es hat sich als zweckmäßig erwiesen, die Länge der Papierstreifen der Kammer genau anzupassen und die Verbindung mit der Elektrolytflüssigkeit durch Leinenlappen herzustellen, die mit Dialysiermembran umhüllt sind. Auf diese Weise kann zwar elektrischer Strom fließen, doch wird durch die Membran kaum Wasser in die Streifen nachgesaugt. Die Pherogramme sind auch am Ende des Versuches nur mäßig feucht, so daß die Diffusion der Zonen nur geringfügig ist.

An die Elektroden wird Gleichspannung von 110 oder 220 Volt angelegt. Es gibt zahlreiche Geräte, die mit höheren Spannungen und damit kürzeren Laufzeiten zu arbeiten erlauben. Doch muß dann für die Abführung der Jouleschen Wärme Sorge getragen werden. Ein sehr vielseitig anwendbares Gerät dieser Art ist der „*Pherograph Original Frankfurt*", das von TH. WIELAND und G. PFLEIDERER entwickelt wurde (Hersteller: Ludwig Hormuth, Inh. W. E. Vetter, Heidelberg). Es besteht aus zwei unabhängig voneinander arbeitenden, großen feuchten Kammern mit gekühlter Unterlage, einer Gleichrichteranlage, die von 0 bis 3000 Volt für jede Kammer regelbar ist und einem Kälteaggregat für Temperaturen bis —15°. Die pufferfeuchten Papierbogen werden direkt auf die gekühlte Unterlage gelegt und der Kontakt mit der Elektrolytflüssigkeit durch Leinenlappen in Dialysiermembranen hergestellt.

Für die Verwendung von noch höheren Spannungen (bis 10 000 V) wird der pufferfeuchte Papierstreifen, dessen Enden in die Elektrolytlösungen eintauchen, samt diesen Puffergefäßen am besten unter gekühltes Toluol oder ein anderes organisches, hydrophobes Lösungsmittel gebracht, um eine Erwärmung und Wasserverdunstung völlig zu verhindern. Nach G. WERNER und O. WESTPHAL lassen sich gleich hohe Spannungen auch dann verwenden, wenn der Bogen direkt auf einer stark gekühlten Unterlage liegt [Angew. Chem. 67, 251 (1955)]. Ein entsprechendes Gerät wird von Dr. Virus KG, Bonn, in den Handel gebracht.

3. Auftragen der Sustanzlösung. Die Papierstreifen werden durch Elektrolytflüssigkeit gezogen und anschließend auf einer Glasplatte liegend mit Filterpapier und einer Rolle so lange abgepreßt, bis sie an frisches Filterpapier keine sichtbaren Mengen Flüssigkeit mehr abgeben. Manche Bedienungsanleitungen schreiben auch einfach das Besprühen der Papierstreifen mit Pufferlösung vor, doch ist es schwierig, dabei den richtigen Feuchtigkeitsgrad zu erzielen.

Nun wird auf den quer zur Wanderungsrichtung liegenden Startstrich mittels einer Mikropipette Substanzlösung aufgetragen, ohne dabei das Papier aufzurauhen. Als Lösungsmittel verwendet man am besten den Puffer, mit dem gearbeitet wird. Es eignen sich jedoch auch Alkohol bis etwa 70% oder Wasser. Jeweils 0,5 bis 1 cm vom Rand des Streifens soll frei bleiben, da sich sonst verzerrende Randeffekte ergeben. Natürlich lassen sich auf einen Bogen mehrere schmale Substanzstriche von etwa 2 cm Breite im jeweiligen Abstand von 1 cm zu vergleichenden Untersuchungen auftragen.

Die Lage des Startstriches hängt einmal von der Wanderungsrichtung der zu untersuchenden Substanz, zum andern aber auch von der verwendeten Apparatur ab. Tauchen die Papierstreifen direkt in die Elektrolytlösung ein, so wird während des Versuches Wasser in die Streifen nachgesaugt, so daß eine Flüssigkeitsströmung, sog. Konvektionsströmung, entsteht, die die Substanzen auch ohne elektrisches Feld bewegt. Die Konvektionsströmung nimmt von außen nach innen ab und ist in der Mitte gleich Null. Man trägt also am besten genau in der Mitte auf. Alle Substanzen müssen dann gegen die Konvektionsströmung wandern, die Zonen werden schärfer. Nichtgeladene Teilchen bleiben am Start liegen.

Befinden sich zwischen Papier und Elektrolytflüssigkeiten Diaphragmen, so spielt die Konvektionsströmung kaum eine Rolle, so daß nahe dem Ende der Kammer aufgetragen und die Gesamtlänge zur Trennung ausgenutzt werden kann.

4. Quantitative Auswertung der entwickelten Papierstreifen (Pherogramme).
Nach Trennung eines Gemisches in seine Komponenten werden die einzelnen Zonen mit geeigneten Reagentien sichtbar gemacht und können dann entweder eluiert und kolorimetrisch bestimmt oder aber direkt auf dem Papier durch Messen der Farbintensität erfaßt werden. Dazu werden die mit Reagentien entwickelten und trockenen Streifen in einer Mischung von α-Bromnaphthalin und Paraffinöl (1 : 1), die den gleichen Brechungsindex besitzt wie die Papierfaser, transparent gemacht. Der Vorgang kann wesentlich dadurch beschleunigt werden, daß man das Gefäß mit der Mischung und den Streifen so lange evakuiert, bis aus dem Papier keine Luftbläschen mehr entweichen. Die durchscheinenden Streifen werden zwischen 2 Glasplatten blasenfrei eingespannt und zwischen einer Lichtquelle (Spalt) und einer Photozelle millimeterweise fortbewegt. Die jeweiligen Ausschläge des Galvanometers ergeben eine Kurve, deren beschriebene Fläche ein Maß für die Substanzmenge darstellt. Geeignete Geräte sind

Elphor-Handauswertegerät, Bender & Hobein, München,
Elphor-Integraph, Bender & Hobein, München,
Extinktionsschreiber II, Carl Zeiss, Oberkochen,

und andere mehr.

5. Präparative Papierelektrophorese. Die Papierelektrophorese läßt sich nicht nur für qualitative und quantitative Untersuchungen anwenden, sondern kann auch präparativer Substanzgewinnung dienen. Es sind hierfür viele Möglichkeiten beschrieben worden, von denen die kontinuierlich arbeitende Methode von W. GRASSMANN und K. HANNIG [Hoppe-Seylers Z. physiol. Chem. *292*, 36 (1953)] die eleganteste ist. Sie hat inzwischen eine Reihe von Modifizierungen erfahren, die jedoch nichts am Prinzip änderten.

In einem großen Rezipienten hängt ein Filtrierpapierbogen, dessen unterer Rand regelmäßig ausgezackt ist. Der obere Rand ist umgebogen und taucht in eine Wanne mit Pufferlösung, so daß ähnlich der Papierchromatographie die Flüssigkeit den Bogen von oben nach unten durchströmt. Das zu trennende Substanzgemisch wird unterhalb des Troges durch eine horizontal auftreffende Kapillare aus einem kleinen Vorratsgefäß angesaugt und bewegt sich mit dem Flüssigkeitsstrom abwärts. An beiden Seiten des Bogens sind bereits Elektroden angebracht, die im Bogen ein elektrisches Feld quer zur Strömungsrichtung der Pufferlösung erzeugen. Damit werden die Substanzen gemäß ihren Ladungen von der senkrechten Wanderungsrichtung mehr oder weniger abgelenkt und so getrennt. Die einzelnen Komponenten tropfen mit dem Puffer aus verschiedenen Zacken des Bogens in kleine Auffanggefäße. Zur Konstanthaltung der Wasserstoffionenkonzentration werden die Elektroden von oben aus Vorratsgefäßen stets mit frischer Pufferlösung umspült (Abb. 147).

Die Apparatur kann unter geeigneten Bedingungen mehrere Tage in Betrieb gehalten werden, so daß ein relativ hoher Durchsatz möglich ist.

6. Anwendung der Papierelektrophorese. Die weiteste Anwendung findet die Papierelektrophorese wohl in der klinischen Analyse von Blutseren als diagnostisches Hilfsmittel. Andererseits ist sie auf dem Gebiet der Eiweißforschung, zur Untersuchung von Antigenen und Antikörpern, Fermenten, Hormonen, tierischen Giften und vielen anderen mehr unentbehrlich geworden.

In Chemie und Pharmazie dient die Papierelektrophorese der Analytik von Naturstoffen und zahlreichen organischen Verbindungen.

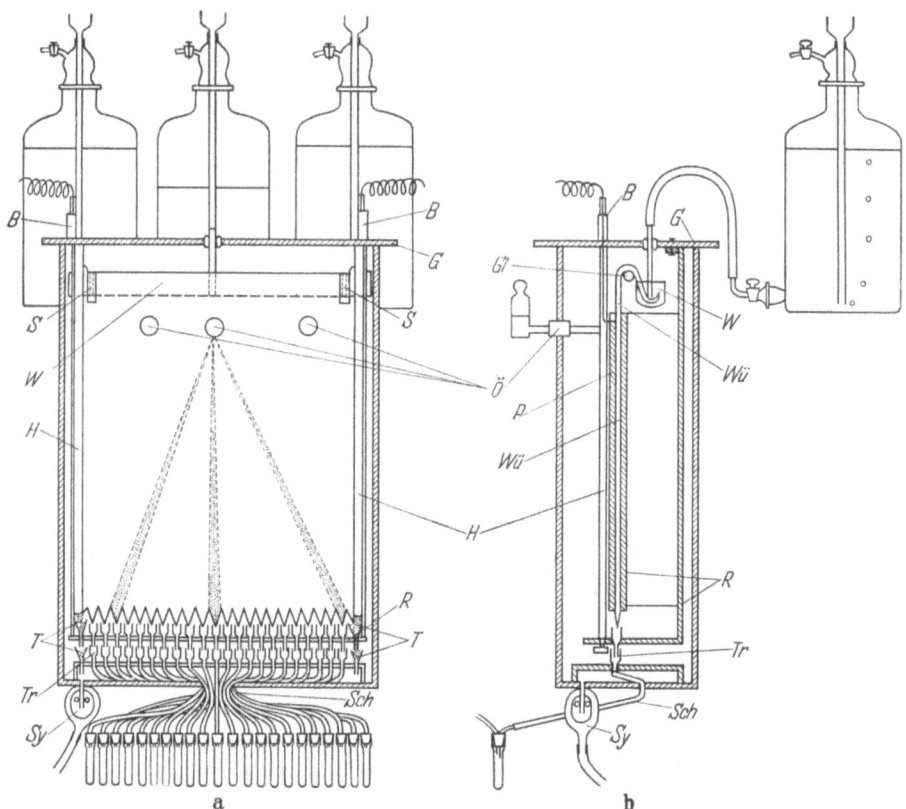

Abb. 147 a. u. b. Apparatur zur Papierelektrophorese nach W. GRASSMANN und K. HANNIG, schematisiert. a) Frontansicht; b) Schnitt, Seite.

R Kunststoffrahmen; W Pufferwanne; S Stege; H Haltevorrichtung; Ö Öffnungen für die Auftragevorrichtung; P Platinelektroden; Wü Wattewülste; Sch Gummischläuche; B Stromzuführbuchsen; Gl Glasstab; T Auffangtrichter der Elektrodenspülung; Tr Auffangtrichter für die getrennten Komponenten; Sy Abflußsiphon; G dicht schließender Glasdeckel.

α. *Papierelektrophorese von Serumproteinen.* Als Elektrolytflüssigkeit dienen im allgemeinen Pufferlösungen mit einem pH zwischen 8,5 und 9,0 (z. B. Veronal-Na-Puffer nach MICHAELIS oder Aronsson-Grönwall-Puffer, pH 8,9, bestehend aus 0,5 m Trishydroxymethylaminomethan, 0,021 m Äthylendiamintetraessigsäure und 0,75 m Borsäure). Das Auftragen des Serums erfolgt auf die pufferfeuchten Streifen in der Mitte. Spannung 110 bis 300 V (evtl. mehr, vgl. oben). Zeit 6 bis 3 Std. Nach dem Trocknen der Streifen werden die Zonen durch Einlegen in Sublimatlösung fixiert und mit Bromphenolblau, Azocarmin oder Amidoschwarz B gefärbt:

Vorschrift zum Färben von Eiweißpherogrammen:

Die entwickelten Pherogramme werden rasch in der Hitze getrocknet und für 5 Min. in eine 1%ige methanolische Bromphenolblaulösung gelegt, die zur gleichzeitigen Fixierung des Eiweißes mit Sublimat gesättigt ist. Durch Baden der tiefblauroten Papierstreifen in M. und A., die noch 1% Sublimat enthalten sollen, und schließlich in M. und Ae. werden die proteinfreien Teile des Papiers so weit entfärbt, daß die Eiweißzonen deutlich tiefblau auf hellem Grund erscheinen.

Zur quantitativen Bestimmung werden die Streifen transparent gemacht (s. oben) und in einem der genannten Auswertegeräte gemessen. Steht ein Auswertegerät nicht zur Verfügung, so schneidet man den gefärbten und getrockneten Streifen in je 5 mm breite

Querstreifen und eluiert den Farbstoff mit einer Lösung von 5% Natriumcarbonat in 50%igem M. und mißt mit einem Photometer bei 5950 Å die Extinktion. Als Nullwert dient das Eluat aus einem proteinfreien Stück des Streifens.

β. Papierelektrophorese von Alkaloiden und basischen Arzneistoffen. Als Elektrolytflüssigkeit für niedrigmolekulare, basische, organische Verbindungen haben sich zwei Puffersysteme von TH. WIELAND ausgezeichnet bewährt:

Pyridin/Essigsäure/Wasser = 10 : 90 : 900; pH 3,5 und
Pyridin/Essigsäure/Wasser = 90 : 10 : 900; pH 6,5.

Die flüchtigen Puffer hinterlassen im getrockneten Papier keinen Rückstand, so daß die Substanzzonen eluiert und zu weiteren Messungen ohne Störung herangezogen werden können.

Die zu verwendende Spannung und Laufzeit richten sich nach der Apparatur. Die Zeit ist wegen der kleineren Moleküle kürzer als bei der Eiweißelektrophorese.

Als Farbreagentien eignen sich alle in der Papierchromatographie gebräuchlichen Lösungen.

γ. Papierelektrophorese von sauren Arzneistoffen. Als Puffer dienen die üblichen basischen Puffer nach MICHAELIS (Veronal-Na) oder SÖRENSEN. Die Substanzen wandern zur Anode. Als Farbreagentien sind die in der Papierchromatographie gebräuchlichen zu verwenden.

δ. Papierelektrophorese von Zuckern. Zucker bilden mit Borsäure zusammen komplexe Säuren, die anodisch wandern und somit elektrophoretisch getrennt werden können. Man verwendet basische Boratpuffer der üblichen Zusammensetzung. Im entwickelten Pherogramm werden die Zucker wie in Papierchromatogrammen sichtbar gemacht.

F. Allgemeine chemische Nachweise

In immer steigendem Maße gehen die modernen Arzneibücher dazu über, Reaktionen, die in den Monographien wiederkehren, im Allgemeinen Teil zu beschreiben, wobei zwischen qualitativen und quantitativen Prüfungen unterschieden wird[1].

I. Identifizierungsreaktionen

1. Acetate Pl.Ed. I, USP XVII, CF 65. Werden Acetate mit Schwefelsäure erwärmt, so wird die durch ihren Geruch charakterisierte Essigsäure frei; mit Schwefelsäure und wenig Äthanol (95%) erwärmt, bilden die Acetate Äthylacetat, das einen charakteristischen Geruch aufweist.

Eisen(III)-chlorid gibt mit neutralen oder schwach sauren Lösungen der Acetate eine tiefrote Färbung. Beim Kochen dieser Lösung bildet sich ein rötlichbrauner Niederschlag. Nach Zugabe von Salzsäure ändert sich die Farbe der Lösung von Rot nach Gelb.

Pl.Ed. I. Neutrale Acetate werden durch Hitze zerlegt, wobei sie den charakteristischen Essiggeruch zeigen.

Pl.Ed. I, BP 63. Werden Acetate mit Calciumoxid erhitzt, so bildet sich Aceton. Letzteres wird an der indigoblauen Farbe erkannt, die auftritt, wenn die Dämpfe über Filtrierpapier geleitet werden, das vorher mit einer 2,0%igen Lösung von o-Nitrobenzaldehyd in Äthanol (95%) getränkt, getrocknet und mit Natriumhydroxid angefeuchtet wurde.

CF 65. Alkalisalze der Acetate, die bis zum Glühen mit der gleichen Menge Arsenigsäureanhydrid erhitzt werden, entwickeln Kakodyloxiddämpfe, die einen lauchartigen, widerwärtigen charakteristischen Geruch haben. Es ist gefährlich, diese Dämpfe einzuatmen.

BP 63. Werden Acetate mit Oxalsäure erhitzt, so wird Essigsäure frei, die an ihrem Geruch zu erkennen ist.

2. Aluminium USP XVII, CF 65. Aluminiumsalzlösungen geben mit Alkalihydroxiden einen weißen Niederschlag von Aluminiumhydroxid, der im Überschuß des Reagenses löslich, aber in Ammoniak unlöslich ist. In USP XVII wird die gleiche Reaktion noch mit Natriumsulfidlösung angegeben.

BP 63. Aluminiumsalzlösungen geben nach Zusatz von Ammoniumchloridlösung und verd. Ammoniak eine weiße gallertige Fällung, die in Salzsäure, Essigsäure und in Natronlauge löslich ist, fast unlöslich ist in verd. Ammoniak und in Ammonsalzlösung, und die in diesen Lösungen völlig unlöslich ist, wenn die Mischung gekocht wird.

BP 63. Werden Aluminiumsalzlösungen mit verd. Ammoniaklösung bis zur schwachen Fällung und dann mit 5 Tropfen einer frisch hergestellten 0,05%igen Chinalizarinlösung (1,2,5,8-Tetrahydroxyanthrachinon) in einer 1 g/v-prozentigen Lösung von Natronlauge in Wasser versetzt und bis zum Kochen erhitzt, abgekühlt und mit Essigsäure im Überschuß angesäuert, so zeigen sie eine rotviolette Farbe.

3. Primäre aromatische Amine BP 63. Werden primäre, aromatische Amine in Mengen von etwa 0,1 g in 2 ml verd. Salzsäure, falls erforderlich unter Wärmeanwendung, gelöst,

---

[1] Wenn es sich auch um sehr bekannte Reaktionen handelt, so scheint es doch erforderlich, die Gegenüberstellung der Reaktionen aus den einzelnen Arzneibüchern zu bringen. Nach Möglichkeit wurde hierbei so verfahren, daß zunächst die Reaktionen beschrieben wurden, die in mehreren Arzneibüchern gemeinsam sind, dann wurden die ergänzenden Bestimmungen dieser Arzneibücher oder auch Sonderreaktionen von Pharmakopöen angeführt.

danach in Eis abgekühlt, mit 4 ml einer 1%igen Lösung von Natriumnitrit in Wasser versetzt und wird die Mischung dann in 2 ml einer β-Naphthollösung, die 1 g Natriumacetat enthält, gegossen, so entsteht ein dicker Niederschlag, dessen Farbe von tiefem Gelborange bis Scharlachrot reichen kann, je nach der Art der verwendeten Substanz.

4. Ammoniumsalze PI.Ed. I, Helv. V, USP XVII, BP 63, CF 65. Beim Erhitzen mit Natriumhydroxid entwickelt sich Ammoniak, kenntlich an dem Geruch und an der Farbreaktion mit feuchtem rotem Lackmuspapier. Helv. V gibt ferner an, daß Ammoniak mit Salzsäuredämpfen Salmiaknebel bildet.

PI.Ed. I, BP 63. Viele Ammoniumsalze verflüchtigen sich bei starkem Erhitzen ohne Rückstand. Mit Salzsäure angesäuerte Ammoniumsalzlösungen bilden mit Platinchloridchlorwasserstoffsäure einen gelben, kristallinen Niederschlag, besonders in Gegenwart von Äthanol. Beim Glühen dieses Niederschlags verbleibt ein Rückstand aus metallischem Platin.

PI.Ed. I. Ammoniakdämpfe erzeugen auf einem mit Quecksilber(I)-nitrat getränkten Filtrierpapier einen schwarzen Fleck.

CF 65. Mit Neßlers-Reagens geben Ammoniumsalze eine gelbe Färbung oder einen braunen Niederschlag, je nach Menge der vorhandenen Salze.

5. Antimon PI.Ed. I, BP 63, USP XVII, CF 65. Schwach saure Lösungen von Antimonverbindungen bilden mit Schwefelwasserstoff einen orangefarbigen Niederschlag, der in Ammoniumsulfid löslich ist. PI. und BP geben ferner an, daß Antimonsulfid in warmer Salzsäure unter Entwicklung von Schwefelwasserstoff und in Natronlauge löslich, aber praktisch unlöslich in Ammoncarbonat ist.

PI.Ed. I, BP 63. Lösungen von Antimonverbindungen reagieren mit nascierendem Wasserstoff, der aus granuliertem Zink und verd. Schwefelsäure hergestellt wurde, unter Bildung von Antimonwasserstoff. Wird ein kaltes Stück Porzellan in die Flamme dieses Gases gehalten, so bildet sich ein dunkler metallischer Niederschlag, der von Natriumhypochlorit nicht merklich gelöst wird. Nach BP geben mit verd. Salpetersäure angesäuerte Lösungen von Antimonverbindungen, die, wenn notwendig, vorher filtriert wurden, mit einer 5,0%-igen wäßrigen Lösung von Pyrogallol einen weißen, mikrokristallinen Niederschlag.

CF 65. Antimonsalze geben in angesäuerten Lösungen auf Zusatz von Wasser einen Niederschlag von basischen Salzen, der sich in Weinsäurelösung auflöst.

6. Arsen PI.Ed. I, CF 65. Mit Salzsäure angesäuerte Lösungen von Arsenverbindungen bilden mit Schwefelwasserstoff einen gelben Niederschlag. Dieser Niederschlag ist löslich in Ammoniumsulfid und Ammoniumcarbonat und fällt auf erneuten Zusatz von Salzsäure wieder aus.

Neutrale Lösungen von Arseniten geben mit Silbernitrat einen gelben Niederschlag.

Arsenatlösungen geben mit Silbernitrat einen rötlichbraunen Niederschlag und mit Magnesiamixtur einen weißen Niederschlag.

PI.Ed. I. Der Niederschlag von Arsensulfid ist in Natronlauge löslich. Arsenitlösungen, denen Natriumbicarbonat zugesetzt wurde, entfärben Jod.

Bei Gegenwart von Salzsäure machen die Lösungen der Arsenate Jod aus Jodkali frei.

Lösungen von Arsenverbindungen reagieren mit nascierendem Wasserstoff, der aus granuliertem Zink und verd. Schwefelsäure hergestellt wurde, unter Bildung von Arsenwasserstoff. Wird ein kaltes Stück Porzellan in die Flamme dieses Gases gehalten, so bildet sich ein dunkler, metallischer Niederschlag, der in Natriumhypochlorit leicht löslich ist. Ebenso schwärzt dieses Gas Filtrierpapier, das vorher mit Silbernitrat angefeuchtet und auf einer Unterlage über die Öffnung des Reagensglases, in dem der Versuch durchgeführt wird, gehalten wird.

Lösungen von Arsenverbindungen bilden mit Zinn(II)-chlorid einen braunen Niederschlag.

CF 65. Lösungen von Arsensalzen, Arseniten und Arsenaten geben beim Versetzen mit unterphosphoriger Säure auf dem siedenden Wasserbad einen braunen Niederschlag von Arsen.

7. Barium PI.Ed. I, USP XVII, CF 65. Lösungen der Bariumsalze bilden mit verd. Schwefelsäure einen weißen Niederschlag. Dieser Niederschlag ist in Salzsäure oder Salpetersäure unlöslich.

Bariumsalze färben die nichtleuchtende Flamme gelblichgrün. Durch grünes Glas betrachtet erscheint diese Färbung blau.

8. Benzoate BP 63, USP XVII, CF 65. In neutralen Lösungen geben Benzoate mit Eisenchlorid einen lachsroten Niederschlag. Werden mäßig konzentrierte Lösungen mit verd. Schwefelsäure oder Salzsäure angesäuert, fällt Benzoesäure aus. Dieser Niederschlag ist in Äther oder Chloroform leicht löslich (nach CF 65 Fp. = 121°; nach BP Fp. = 122°).

BP 63. Benzoate verkohlen beim Erhitzen mit Schwefelsäure nicht, sondern bilden ein weißes Sublimat an der Wandung des Reagensglases.

CF 65. Erwärmt man Benzoate mit einer Mischung aus Schwefelsäure und Alkohol, so entwickelt sich ein angenehmer, charakteristischer Geruch von Äthylbenzoat.

9. Blei Helv. V, BP 58, USP XVII, CF 65. Bleisalzlösungen, die frei oder annähernd frei von Mineralsäuren sind, geben mit Kaliumchromat einen gelben Niederschlag.

BP 63, USP XVII, CF 65. Bleisalzlösungen geben mit verd. Schwefelsäure einen weißen Niederschlag, der unlöslich in Wasser und verd. Schwefelsäure sowie verd. Salzsäure und verd. Salpetersäure ist. Er ist jedoch löslich in Ammoniumacetat.

BP 58, CF 65. Konz. Bleisalzlösungen geben mit Salzsäure einen weißen Niederschlag, der in kochendem Wasser löslich ist.

In Abwesenheit starker Säuren geben Bleisalzlösungen mit Schwefelwasserstoff einen schwarzen Niederschlag, der in verd. Salzsäure und neutraler Ammoniumsulfidlösung unlöslich, jedoch in verd. Salpetersäure löslich ist.

Bleisalzlösungen geben mit Kaliumjodid einen gelben Niederschlag, der beim Kochen löslich ist.

USP XVII, BP 63. Der Niederschlag von Bleichromat ist löslich in Alkalihydroxiden, jedoch unlöslich in Essigsäure.

USP XVII. Der Niederschlag von Bleisulfat ist löslich in warmen Alkalihydroxiden.

BP 63. Der Niederschlag von Bleichromat ist löslich in heißer Salpetersäure und wenig löslich in verd. Salpetersäure.

Werden Bleisalzlösungen mit Kaliumcyanid versetzt und mit verd. Ammoniaklösung alkalisch gemacht, so entsteht eine ziegelrote untere Schicht, wenn man die Mischung mit einer Diphenylthiocarbazonlösung [0,1 %ige Lösung (g/ml) in Chloroform] schüttelt.

10. Borate USP XVII. Salzsaure Lösungen von Boraten färben Curcumapapier braunrot; die Farbe wird beim Trocknen stärker und schlägt beim Befeuchten mit Ammoniaklösung nach Grünlichschwarz um. Eine entzündete Mischung eines Borates mit Schwefelsäure und Methanol brennt mit grüngesäumter Flamme.

11. Bromate USP XV. Wird Schwefelsäure tropfenweise einer Bromatlösung zugefügt, so entsteht eine gelbe Färbung, die bei der Zugabe eines Überschusses an Schwefelsäure wieder verschwindet.

Werden Bromate vorsichtig mit Holzkohle erhitzt, so entstehen Bromide, die durch entsprechende Reaktionen erkannt werden.

12. Bromide PI.Ed. I, BP 63, Helv. V, USP XVII, CF 65. Lösungen von Bromiden geben mit Silbernitrat einen gelblichen, käsigen Niederschlag, der in Salpetersäure und verd. Ammoniak unlöslich und in konz. Ammoniaklösung etwas löslich ist.

PI.Ed. I, BP 63, USP XVII, CF 65. Aus Lösungen von Bromiden wird Brom durch Chlor (CF 65 auch durch Hypochlorit) in Freiheit gesetzt. Das Brom ist in 2 oder 3 Tropfen Schwefelkohlenstoff oder Chloroform mit bräunlicher Farbe löslich.

PI.Ed. I, BP 63. Wird eine gesättigte Lösung von Phenol zu der wäßrigen, freigesetztes Brom enthaltenden Lösung gegeben, so bildet sich ein weißer Niederschlag.

Beim Erhitzen von Bromiden mit Schwefelsäure und Mangandioxid oder Kaliumdichromat wird Brom frei; die Dämpfe färben Filtrierpapier, das mit einer 0,2%igen Lösung von Fluorescein-Natrium in A. angefeuchtet ist, rosa.

Soll Bromid in Gegenwart von Jodiden nachgewiesen werden, so muß zunächst alles Jod durch Kochen der wäßrigen Lösung mit einem Überschuß von Bleidioxid entfernt werden.

13. Cadmium USP XV. Neutrale, alkalische oder mäßig saure Cadmiumsalzlösungen geben mit Schwefelwasserstoff einen gelben Niederschlag, der in Alkalihydroxiden und in kalten verd. Säuren unlöslich ist. Er ist löslich in kalter, mäßig verd. Salpetersäure, in heißer verd. Salzsäure und in heißer, mäßig verd. Schwefelsäure.

14. Calcium Pl.Ed. I, BP 63, Helv. V, USP XVII, CF 65. Lösungen von Calciumsalzen geben mit Ammoniumoxalat einen weißen Niederschlag. Pl.Ed. I, BP 63, USP XVII, CF 65 geben an, daß der Niederschlag von Calciumoxalat in Essigsäure unlöslich (CF 65 auch Ammoniak) und in Salzsäure löslich ist.

Helv. V. Zur Fällung von Calciumsalzen mit Ammoniumoxalat sollen die Calciumsalze in verd. Essigsäure gelöst werden und die Konzentration der Lösung ca. 1% Calcium entsprechen.

Diese Lösung soll auf Zugabe von verd. Schwefelsäure klar bleiben.

USP XVII. Zur Fällung mit Ammoniumoxalat werden einer Calciumsalzlösung (1:20) 2 Tropfen Methylrot zugefügt, und die Mischung wird mit Ammoniak neutralisiert. Dann wird tropfenweise so viel verd. Salzsäure zugegeben, bis die Lösung gegen den Indikator sauer reagiert. (Dann Fällung mit Ammoniumoxalat.)

USP XVII, BP 63. Calciumsalze färben nach Befeuchten mit Salzsäure die nichtleuchtende Flamme durchsichtig gelbrot.

Pl.Ed. I, BP 63, CF 65. Lösungen von Calciumsalzen geben mit Alkalicarbonaten oder Ammoniumcarbonat einen weißen Niederschlag von Calciumcarbonat.

Pl.Ed. I, BP 63. Der Niederschlag von Calciumcarbonat ist nach Kochen und Wiedererkalten unlöslich in Ammoniumchlorid.

Pl.Ed. I. Konz. Calciumsalzlösungen geben beim Schütteln mit Kaliumchromat einen gelben, kristallinen Niederschlag, der nach Zugabe von reichlich Wasser oder Essigsäure löslich ist. Lösungen von Calciumsalzen geben mit Kalium-Eisen(II)-cyanid nicht sofort einen Niederschlag. Wird aber ein Überschuß an Reagens in Gegenwart von überschüssigem Ammoniumchlorid zugegeben, so bildet sich ein weißer Niederschlag.

CF 65. Wäßrige Calciumsalzlösungen geben mit Schwefelsäure und löslichen Sulfaten einen weißen Niederschlag von Calciumsulfat.

15. Carbonate und Bicarbonate Pl.Ed. I, BP 63, Helv.V, USP XVII, CF 65. Mit verdünnten Säuren brausen Carbonate und Bicarbonate unter Kohlendioxidentwicklung auf. Das Gas ist farblos und bildet mit Erdalkalihydroxidlösungen einen weißen Niederschlag, der sich nach CF 65 im Überschuß von CO_2 löst.

Pl.Ed. I, CF 65. Mit Quecksilber(II)-chlorid geben Carbonatlösungen einen braunroten Niederschlag, Bicarbonatlösungen geben einen weißen Niederschlag.

Pl.Ed. I. Lösungen von Carbonaten geben mit Silbernitrat einen weißen Niederschlag, der sich nach Zugabe von überschüssigem Reagens gelb und beim Kochen des Gemisches braun färbt. Der Niederschlag ist in verd. Ammoniak und verd. Salpetersäure löslich.

Pl.Ed. I, BP 63. Die Lösungen der Carbonate geben bei Zimmertemperatur mit Magnesiumsulfat einen weißen Niederschlag. Die Lösungen der Bicarbonate geben mit diesem Reagens bei Zimmertemperatur keinen Niederschlag. Wird dieses Gemisch aber gekocht, so bildet sich ein weißer Niederschlag.

USP XVII, CF 65. Eine kalte Lösung von Carbonaten wird durch Phenolphthalein rot gefärbt, während die gleiche Lösung von Bicarbonaten unverändert bleibt oder nur schwach rosa gefärbt wird.

16. Cer USP XV. Wird ein Cersalz in verd. Schwefelsäure gelöst und das Gemisch mit Wasserstoffperoxidlösung versetzt, so entsteht eine Gelbfärbung.

17. Chlorate USP XVII, CF 65. Chloratlösungen geben mit Silbernitrat keinen Niederschlag. Beim Erhitzen mit konz. Schwefelsäure zerfallen die Chlorate heftig unter Explosionserscheinungen und machen ein gelbgrünes Gas frei.

USP XVII. Nach Zugabe von schwefliger Säure zu Chloratlösungen, die mit Silbernitrat versetzt wurden, wird ein weißer Niederschlag, der in Salpetersäure unlöslich, aber in Ammoniak löslich ist, gebildet. – Beim Erhitzen der Chlorate werden Chloride frei, die durch geeignete Reaktionen erkennbar gemacht werden.

CF 65. Werden Chloratlösungen mit einigen Zinkkörnern und Alkalihydroxid erhitzt, so werden sie reduziert und geben Chloridreaktionen.

Chlorate zersetzen sich heftig durch Hitzeeinwirkung und machen Sauerstoff frei.

18. Chloride Pl.Ed. I, BP 63, Helv. V, USP XVII, CF 65. Chloridlösungen geben mit Silbernitrat einen weißen, käsigen Niederschlag, der in verd. Ammoniak löslich, aber in Salpetersäure unlöslich ist.

Pl.Ed. I, BP 63, USP XVII, CF 65. Werden Chloride mit Mangandioxid oder Kaliumpermanganat und Schwefelsäure erhitzt, so entwickelt sich das an seinem Geruch erkenntliche Chlor.

Pl.Ed. I. Werden Chloride mit Kaliumdichromat und Schwefelsäure erhitzt, so bildet sich Chromylchlorid, das in Natriumhydroxidlösung destilliert ein Chromat bildet. Zum Nachweis wird das Destillat mit verd. Schwefelsäure, Wasserstoffperoxid und Äther geschüttelt, wobei sich die obere Schicht blau färbt. Das mit Mangandioxid und Schwefelsäure aus Chloriden entwickelte Chlor erzeugt eine blaue Färbung mit Kaliumjodid-Stärkelösung.

CF 65. Wird das aus Chloriden entwickelte Chlor in Orthotoluidin und Anilin aufgefangen, so entsteht eine intensive Blaufärbung. Der Niederschlag von Silberchlorid ist leicht löslich in alkalischen Cyanid- und Natriumthiosulfatlösungen. Der Niederschlag von Silberchlorid färbt sich grau, die Färbung vertieft sich durch Lichteinwirkung.

USP XVII. Sollen Alkaloidhydrochloride geprüft werden, so wird zuvor Ammoniak zugegeben, filtriert und das Filtrat mit Salpetersäure angesäuert.

19. Chromate CF 65. Wird ein Chromat oder Dichromat mit verd. Schwefelsäure angesäuert und Wasserstoffperoxid zugegeben, so entsteht eine durchsichtig blaue Farbe (Peroxidchromat), die in Äther löslich ist.

CF 65. Neutrale Lösungen von Chromaten oder Dichromaten geben mit Silbernitrat einen roten Niederschlag, der sich in Salpetersäure und Ammoniak dunkelfarbig löst.

Mit Schwefelsäure angesäuerte Chromatlösungen färben sich beim Versetzen mit Alkohol oder Schwefelwasserstoff grünlichblau. Zerkleinerte Chromate geben mit etwas Schwefelsäure und Strychnin versetzt eine dunkelblaue Färbung.

20. Citrate Pl.Ed. I, BP 63, USP XVII, CF 65. Werden Lösungen von Citraten mit einem Überschuß von Quecksilber(II)-sulfat gekocht und wenn nötig filtriert, so bildet sich eine Lösung, die nach dem Kochen und nach Zugabe von einigen Tropfen Kaliumpermanganat das Reagens entfärbt und dann einen weißen Niederschlag gibt.

Pl.Ed. I, BP 58, CF 65. Werden neutrale Lösungen von Citraten in einem Überschuß von Calciumchlorid gekocht, so bildet sich ein weißer, körniger Niederschlag, der in Essigsäure löslich ist. Nach CF löst sich der Niederschlag mit Calciumchlorid beim Abkühlen wieder. Der Niederschlag ist in Ammoniumchlorid löslich, aber er ist unlöslich in Alkalien.

Pl.Ed. I, BP 63. Beim Erwärmen von Citraten in einem Reagensglas in siedendem Wasserbad mit Schwefelsäure bildet sich nur eine schwach gelbe Färbung, und es entwickeln sich Kohlendioxid und Kohlenmonoxid.

Pl.Ed. I. Neutrale Lösungen von Citraten geben mit Silbernitrat im Überschuß einen weißen, in Salpetersäure und in verd. Ammoniak löslichen Niederschlag. Wird diese ammoniakalische Lösung erwärmt, so bildet sich an der Reagensglaswand kein Spiegel.

BP 63. Man gibt zu etwa 5 mg Substanz 0,5 mg Anthrachinon und 5 ml Schwefelsäure (80% v/v) und erhitzt vorsichtig. Nach 30 Sek. langem Sieden entsteht eine leuchtend rote Farbe.

Wird eine schwefelsaure Lösung von Citraten mit einigen Tropfen Permanganatlösung erwärmt, bis die Färbung verschwunden ist, und dann mit Bromwasser im Überschuß versetzt, so entsteht sofort oder nach Kühlen ein weißer Niederschlag.

USP XVII. Zu einer Lösung von 5 ml eines Citrates (1 : 10) werden 1 ml Calciumchloridlösung und 3 Tropfen Bromthymolblaulösung gegeben und mit verd. Salzsäure angesäuert. Dann wird so viel 1,0 n Natronlauge zugefügt, bis eine klarblaue Farbe auftritt. Die Lösung wird 3 Min. lang gekocht, wobei ab und zu vorsichtig umgerührt wird. Es soll ein weißer, kristalliner Niederschlag entstehen, der unlöslich in Natronlauge, aber löslich in verd. Salzsäure ist.

21. Cyanide PI.Ed. I, CF 65. Zu 10 ml einer verd. Cyanidlösung werden 3 Tropfen einer frisch hergestellten Ferrosulfatlösung, 1 ml Natronlauge und einige Tropfen Eisen(III)-chloridlösung gegeben. Es wird erwärmt und schließlich mit verd. Schwefel- oder Salzsäure angesäuert: es soll eine blaue Farbe oder ein blauer Niederschlag entstehen.

PI.Ed. I, CF 65. Cyanidlösungen geben mit Silbernitrat einen weißen, käsigen Niederschlag, der in Kaliumcyanid- und verd. Ammoniaklösung löslich und nur schwer löslich in kochender Salpetersäure ist (nach CF 65 löslich in kochender Salpetersäure in Gegenwart eines Cyanidüberschusses).

PI.Ed. I. Werden Cyanidlösungen bis zur Trockne mit Ammoniumpolysulfidlösungen eingedampft, so bleibt ein Rückstand, der nach Ansäuern mit einigen Tropfen Salzsäure mit Eisenchloridlösung eine blutrote Färbung gibt.

Cyanidlösungen erzeugen in einer Quecksilber(I)-nitratlösung einen grauen Niederschlag von metallischem Quecksilber.

22. Eisen PI.Ed. I, CF 65, USP XVII. Natronlauge bildet mit Eisen(II)-salzen einen schmutziggrünen Niederschlag, der sich beim Schütteln oder Abfiltrieren an der Luft bräunlich färbt.

PI.Ed. I, BP 63, Helv. V, USP XVII. Kalium-Eisen(III)-cyanid bildet mit Eisen(II)-salzen einen dunkelblauen, in verd. Salzsäure unlöslichen und durch Natriumhydroxid zerstörbaren Niederschlag.

PI.Ed. I, BP 63, CF 65. Kalium-Eisen(II)-cyanid bildet mit Eisen(II)-Salzen einen weißen, sich schnell blau färbenden Niederschlag, der in verd. Salzsäure unlöslich ist.

PI.Ed. I, BP 63, USP XVII, CF 65. Nach Zugabe von Ammoniumrhodanid zu einer mit verd. Salzsäure angesäuerten Lösung von Eisen(III)-Salzen bildet sich eine blutrote Färbung.

Nach PI.Ed. I und BP 63 ist diese Farbe in Äther oder Isopentanol löslich und verschwindet nach Zugabe von Quecksilber(II)-chlorid oder Phosphorsäure.

Helv. V, USP XVII, CF 65. Saure Eisen(III)-Salzlösungen geben mit Kaliumferrocyanid einen dunkelblauen Niederschlag.

PI.Ed. I, BP 63. Lösungen von Eisensalzen in verd. Salzsäure, denen Kaliumpermanganat bis zum Auftreten einer schwachen Rosafärbung zugesetzt wurde, geben beim Versetzen mit Ammonrhodanidlösung eine blutrote Färbung, die mit Äther oder Isopentanol ausgezogen werden kann und die auf Zusatz von Quecksilber(II)-chlorid oder Phosphorsäure verschwindet.

USP XVII, CF 65. Eisen(II)- und Eisen(III)-salze in Lösungen geben mit Ammoniumsulfid schwarze Niederschläge, die sich in kalter Salzsäure unter Schwefelwasserstoffentwicklung lösen.

PI.Ed. I. Der Niederschlag von Eisen(III)-salzen mit Natronlauge bildet sich bei Abwesenheit von Citraten und Tartraten und ist in einer wäßrigen Lösung von Citronensäure oder Weinsäure löslich.

PI.Ed. I, BP 63. Bei Gegenwart von Salzsäure geben Eisen(III)-salze mit Ammoniumnitrosophenylhydroxylamin einen rötlichbraunen, in Äther löslichen Niederschlag. Kalium-Eisen(III)-cyanid bildet eine rötlichbraune Färbung, jedoch keinen Niederschlag.

Lösungen von Eisen(II)-salzen, die stark mit Essigsäure angesäuert sind, geben mit einer 0,2%igen wäßrigen Lösung (g/ml) von 7-Jod-8-oxychinolin-5-sulfonsäure eine bleibende grüne Färbung.

CF 65. Eisen(III)-salze geben mit Ammoniak einen ockerroten Niederschlag.

23. Kaliumferrocyanid USP XV. Kaliumferrocyanidlösungen geben mit Eisen(III)-chloridlösungen einen blauen Niederschlag und mit Kupfersulfat einen roten Niederschlag, der in verd. Säuren unlöslich ist.

24. Kaliumferricyanid USP XV. Kaliumferricyanidlösungen geben mit Eisen(II)-sulfat einen blauen Niederschlag, der in verd. Salzsäure unlöslich ist, aber durch Natronlauge zerstört wird.

25. Formiate CF 65. Beim Erhitzen von Formiaten mit verd. Schwefelsäure entsteht ein scharfer, stechender Geruch nach Ameisensäure.

Werden Formiate mit einem Gemisch aus Schwefelsäure und Äthylalkohol erhitzt, entsteht ein angenehmer, rumartiger Geruch nach Äthylformiat.

Werden wäßrige Lösungen von Formiaten mit Silbernitrat erhitzt, so entsteht ein Niederschlag von schwarzem, metallischem Silber in Form eines Silberspiegels.

26. Gold BP 58, USP XV. Neutrale oder schwach saure Goldsalzlösungen geben mit Zinn(II)-chloridlösung eine rote Färbung (nach USP XV: beim Stehenlassen auch einen roten Niederschlag).

Mit Natronlauge (nach BP 58 auch mit Wasserstoffperoxid) entsteht ein braunschwarzer Niederschlag, der nach USP XV im Überschuß löslich ist.

BP 58. Der Niederschlag mit Natronlauge oder Wasserstoffperoxid erscheint braunschwarz im reflektierten und blaugrün im durchscheinenden Licht.

Metallisches Gold ist in einem Gemisch aus 3 Volumen Salzsäure und 1 Volumen Salpetersäure löslich unter Bildung von Goldchloridchlorwasserstoffsäure. Es ist unlöslich in konz. Mineralsäuren. Goldsalzlösungen geben mit Schwefelwasserstoff einen schwarzen Niederschlag, der in verd. Salzsäure unlöslich, aber in Ammoniumpolysulfidlösung löslich ist. Aus der Polysulfidlösung entsteht durch verdünnte Salzsäure eine Ausfällung.

27. Hypophosphite USP XV, CF 65. Beim Erhitzen entwickeln Hypophosphite unter heftigem Zersetzen Phosphorwasserstoff, der leicht brennbar ist (nach CF 65 entsteht auch etwas fester Phosphorwasserstoff, der das Salz rot färbt).

Hypophosphitlösungen geben mit Quecksilberchloridlösung einen weißen Niederschlag, der sich im Überschuß von Hypophosphitlösung durch das durch Reduktion entstandene Quecksilber grauschwarz färbt.

Mit Schwefelsäure angesäuerte Hypophosphitlösungen geben beim Erwärmen mit Kupfersulfat einen rotbraunen Niederschlag. (Nach CF entsteht auch metallisches Kupfer.)

28. Jodide PI.Ed. I, BP 63, USP XVII, CF 65. Lösungen von Jodiden geben mit Silbernitrat einen gelben, käsigen Niederschlag, der in verd. Ammoniak und Salpetersäure unlöslich ist.

PI.Ed. I, BP 63, USP XVII. Auf Zugabe von etwas Chlor zu Lösungen von Jodiden wird Jod frei, das die Lösung gelb bis rot färbt. Wird sie mit Schwefelkohlenstoff oder Chloroform ausgeschüttelt, so färben sich diese violett. Mit Stärkelösung entsteht eine dunkelblaue Färbung.

PI.Ed. I, BP 63. Beim Erhitzen von Jodiden mit Schwefelsäure und Mangandioxid oder Kaliumdichromat entwickeln sich violette Joddämpfe.

Kaliumjodatlösung macht aus Lösungen von Jodiden in Anwesenheit von verd. Essigsäure Jod frei, das Chloroform rötlichviolett und Stärkelösung blau färbt.

Lösungen von Jodiden bilden mit Quecksilber(II)-chloridlösung einen scharlachroten Niederschlag, der in überschüssigem Reagens schwer und in überschüssigem Kaliumjodid sehr leicht löslich ist.

Helv V. Eine verdünnte Lösung oder eine Aufschwemmung (z. B. bei Plumbum jodatum) der Substanz in verd. Salzsäure geben mit Natriumnitrit eine Braunfärbung von Jod, das sich beim Ausschütteln mit Chloroform in diesem mit violetter Farbe löst.

CF 65. Lösungen von Jodiden geben mit einer neutralen Bleiacetatlösung einen intensiv gelben Niederschlag von Bleijodid, der in kochendem Wasser leicht löslich ist und nach Abkühlung wieder auskristallisiert.

29. Kalium PI.Ed. I, BP 63, Helv. V, USP XVII, CF 65. Werden Kaliumverbindungen mit Salzsäure befeuchtet und an einem Platindraht in die nichtleuchtende Flamme eines Bunsenbrenners gebracht, so wird die Flamme violett gefärbt (nach CF und Helv. rosa durch Kobaltglas; nach USP: Färbung wird maskiert durch die Anwesenheit schon geringer Mengen Natriumsalze).

PI.Ed. I, BP 63, CF 65. Bei Gegenwart von Salzsäure geben mäßig konzentrierte Lösungen von Kaliumchlorid oder von anderen Kaliumsalzen mit Platinchloridchlorwasserstoffsäurelösung einen gelben, kristallinen Niederschlag, der in verd. Säure und Alkohol unlöslich ist. Beim Erhitzen des Niederschlages erfolgt Zersetzung, und es bleibt ein Rückstand aus Kaliumchlorid und Platin.

Helv. V, USP XVI, CF 65. Wäßrige, mehr oder weniger konzentrierte Lösungen von Kaliumsalzen geben beim Schütteln mit Weinsäure oder Natriumbitartrat einen weißen, kristallinen Niederschlag.

Helv. V, USP XVII. Der Niederschlag mit Weinsäure ist in viel Wasser oder Alkalihydroxiden löslich.

USP XVII. Der Niederschlag von Kaliumsalzen mit Weinsäure ist in Ammoniak und Carbonaten löslich. Er bildet sich nur langsam, und seine Entstehung kann beschleunigt werden durch Reiben mit einem Glasstab an der Innenwand des Reagensglases oder durch Versetzen mit einer kleinen Menge Eisessig oder Alkohol.

PI.Ed. I, BP 63. Mäßig konzentrierte Lösungen von Kaliumsalzen geben mit Perchlorsäure, wenn sie zuvor zur Entfernung der Ammoniumsalze schwach geglüht wurden, einen weißen, kristallinen Niederschlag. Lösungen von Kaliumsalzen, die vorher zur Vertreibung von Ammoniumsalzen und Jod geglüht wurden, geben mit Natriumkobaltnitrit und Essigsäure einen gelben Niederschlag.

CF 65. Wäßrige Lösungen von Kaliumsalzen geben mit einer gesättigten Pikrinsäurelösung einen gelben, kristallinen Niederschlag.

30. Kobalt USP XVII. Kobalthaltige Lösungen geben mit Natronlauge einen blauen Niederschlag, der schnell seine Farbe wechselt und olivgrün wird. Kocht man gleich nach seiner Entstehung, so wird er rosarot. Mit Kaliumchlorid und Kaliumnitrit gesättigte Kobaltsalzlösungen geben mit Essigsäure einen gelben Niederschlag.

31. Kupfer USP XVI, CF 65. Kupfersalzlösungen geben mit verd. Ammoniak einen grünblauen Niederschlag, der sich im Überschuß des Reagenses mit tiefblauer Farbe löst.

Kupfer(II)-Salzlösungen geben mit Kaliumferrocyanid einen rotbraunen Niederschlag, in sehr verdünnten Lösungen eine rotbraune Färbung. Der Niederschlag ist in verd. Säuren unlöslich.

CF 65. Lösungen von Kupfersalzen geben mit Schwefelwasserstoff einen schwarzen Niederschlag, der in verd. Säuren unlöslich ist.

BP 53. Der Niederschlag von Kupfersulfid ist unlöslich in Natronlauge, fast unlöslich in Ammoniumsulfid, aber er wird durch kochende Salpetersäure zersetzt und aufgelöst.

Kupfersalzlösungen geben mit Natronlauge einen hellblauen Niederschlag, der beim Kochen schwarzbraun wird.

Kupfersalzlösungen geben mit Kaliumjodidlösung einen braunen Niederschlag sowie eine braune, wäßrige Lösung, die mit Stärkelösung tiefblau wird.

Konzentrierte Kupfersalzlösungen geben mit Ammoniumrhodanidlösung einen schwarzen Niederschlag, der auf Zugabe von Schwefelsäure weiß wird. Mit Essigsäure stark angesäuerte Kupfersalzlösungen geben mit Salicylaldoximlösung [$C_6H_4(OH) \cdot CH:N \cdot OH$] einen gelben Niederschlag.

USP XVII. Mit Salzsäure angesäuerte, kupferhaltige Lösungen bilden auf der Oberfläche von glänzendem metallischem Eisen einen roten Überzug von metallischem Kupfer.

32. Lactate USP XVII, CF 65. Wäßrige Lactatlösungen geben beim Versetzen mit verd. Schwefelsäure und Kaliumpermanganat in der Wärme den charakteristischen Geruch nach Acetaldehyd.

CF 65. Lactatlösungen geben mit einer Jod-Jodkalilösung in Gegenwart eines geringen Alkaliüberschusses einen gelben Niederschlag von Jodoform, der sich in Äther löst und der durch seine kristalline Struktur und seinen Schmelzpunkt (120°) erkennbar ist.

33. Lignin BP 63. Ligninhaltige Zellwände werden durch eine Lösung von Phloroglucin unter Zugabe von 1 bis 2 Tropfen Salzsäure leuchtend rot gefärbt. Ligninhaltige Gewebe werden durch Anilinhydrochloridlösungen gelb gefärbt.

34. Lithium USP XV, CF 65. Mit Salzsäure angefeuchtete Lithiumsalze verleihen der nichtleuchtenden Flamme eine intensiv karminrote Färbung.

USP XV. Mäßig konzentrierte Lithiumsalzlösungen, die mit Natronlauge alkalisch gemacht wurden, geben mit Natriumcarbonat beim Kochen einen weißen Niederschlag, der in Ammoniumchlorid löslich ist. Lithiumsalzlösungen geben mit verd. Schwefelsäure oder mit löslichen Sulfaten keinen Niederschlag (Gegensatz zu Strontium).

CF 65. Lithiumsalze sind als Chloride in einem Äther-Alkohol-Gemisch löslich. Lithiumsalzlösungen, die mit Natronlauge alkalisch gemacht und zum Kochen gebracht werden, geben mit einer Dinatriumphosphatlösung einen kristallinen Niederschlag.

35. Magnesium Helv. V, BP 63, USP XVII, CF 65. Magnesiumsalzlösungen geben mit Natriumphosphatlösung in Gegenwart von Ammoniumsalzen und mit verd. Ammoniak einen weißen, kristallinen Niederschlag.

USP XVII, BP 63, CF 65. Magnesiumsalzlösungen geben in Gegenwart von Ammoniumchlorid keinen Niederschlag mit Ammoniumcarbonat.

BP 63. Magnesiumsalzlösungen geben mit Ammoniumcarbonat, besonders beim Kochen, einen weißen Niederschlag.

Magnesiumsalzlösungen geben mit Natronlauge einen weißen Niederschlag, der im Überschuß des Reagens unlöslich, aber in Ammoniumchloridlösung löslich ist.

Magnesiumsalzlösungen geben beim Versetzen mit Natronlauge und Diphenylcarbazidlösung einen rosa gefärbten Niederschlag.

36. Mangan USP XVII, CF 65. Mangansalze geben mit neutraler Ammoniumsulfidlösung einen lachsroten Niederschlag, der in Essigsäure löslich ist.

37. Molybdate USP XV. Wird eine trockene Molybdänverbindung mit Schwefelsäure erhitzt, bis die Säure fast vollständig abgeraucht ist, so bleibt ein blauer Rückstand.

Mit Salpetersäure angesäuerte Molybdänverbindungen geben beim Erwärmen mit wenig Natriumphosphat einen gelben Niederschlag, der in Natronlauge und Ammoniak löslich ist.

38. Natrium Pl.Ed. I, BP 63, Helv. V, USP XVII, CF 65. Werden Natriumverbindungen mit Salzsäure befeuchtet und an einem Platindraht in die nichtleuchtende Flamme eines Bunsenbrenners gebracht, so wird die Flamme intensiv gelb gefärbt.

Pl.Ed. I, BP 63, USP XVII, CF 65. Lösungen von Natriumsalzen (nach USP als Nitrate oder Chloride) geben mit Uranylzinkacetat (USP: Uranylkobaltacetat, CF: Uranylmagnesiumacetat) einen gelben, kristallinen Niederschlag. BP 63 läßt mit Essigsäure ansäuern.

BP 63. Werden Natriumsalzlösung mit Kaliumantimonatlösungen versetzt, so entsteht allmählich ein weißer, kristalliner Niederschlag.

39. Nitrate Pl.Ed. I, BP 63, Helv. V, USP XVII, CF 65. Mischt man eine Nitratlösung mit der Eisen(II)-sulfatlösung und unterschichtet vorsichtig mit Schwefelsäure, so entsteht an der Grenzfläche der beiden Lösungen ein brauner Ring.

Pl.Ed. I, BP 63, USP XVII, CF 65. Nitrate entwickeln beim Erhitzen mit Schwefelsäure und Kupfer rote Dämpfe.

Pl.Ed. I, BP 63. Nitratlösungen dürfen mit Eisen(II)-sulfat keine braune Färbung zeigen.

Pl.Ed. I, BP 63. Werden Nitratlösungen vorsichtig mit Schwefelsäure gemischt und ein Kristall Brucin zugefügt, so entsteht eine rote Färbung. Nitratlösungen, die zur Vertreibung von vorhandenen Spuren von Ammoniumverbindungen zunächst mit Natronlauge gekocht worden sind, bilden beim Kochen mit Zinkpulver (BP 63 Devardas Legierung) Ammoniak. Dieses wird an seinem Geruch, an seiner Wirkung auf angefeuchtetes rotes Lackmuspapier und an der Dunkelfärbung eines vorher mit Quecksilber(I)-nitratlösung getränkten Filtrierpapiers erkannt.

USP XVII, CF 65. Nitrate entfärben eine mit Schwefelsäure angesäuerte Kaliumpermanganatlösung nicht (Unterschied zu Nitrit).

40. Nitrite BP 53, CF 65. Nitrite entwickeln mit verd. Mineralsäuren oder mit Essigsäure braunrote Dämpfe.

Versetzt man eine Nitritlösung mit einigen Tropfen Kaliumjodidlösung und einigen Tropfen verd. Schwefelsäure, so wird Jod frei, das Stärkelösung blau färbt und nach CF 65 mit Schwefelkohlenstoff und Chloroform ausgeschüttelt werden kann.

BP 53. Nitritlösungen geben mit Eisen(II)-sulfat eine tiefbraune Farbe. Aus Nitritlösungen wird beim Versetzen mit Harnstoff und verd. Schwefelsäure Kohlendioxid frei. das mit Kalkwaseer einen weißen Niederschlag gibt.

USP XV. Verdünnte Nitritlösungen geben mit Sulfanilsäure und α-Naphthylamin eine tiefrote Farbe.

CF 65. Nitrite entfärben in Gegenwart von verd. Schwefelsäure Kaliumpermanganatlösung.

41. Nitroprusside USP XV. Bei Zufügen einer verdünnten Lösung eines löslichen Sulfids zu einer Nitroprussidlösung entsteht eine durchsichtige purpurrote bis tiefviolette Farbe, deren Intensität und Farbe von der Konzentration der Lösung abhängen.

42. Oxalate USP XVII, CF 65. Neutrale und alkalische Oxalatlösungen geben mit Calciumchlorid einen weißen Niederschlag, der in Essigsäure unlöslich, jedoch in Mineralsäuren löslich ist. Heiße, angesäuerte Oxalatlösungen entfärben Kaliumpermanganatlösung.

43. Palladium USP XV. Palladiumsalze geben mit Ammoniak einen lachsfarbenen Niederschlag, der im Überschuß des Reagenses löslich ist. Wird dieser Lösung Salzsäure zugesetzt, so entsteht ein gelber Niederschlag. Palladiumsalzlösungen geben mit Kaliumjodid einen schwarzen Niederschlag.

44. Permanganate USP XVII. Mit Schwefelsäure angesäuerte Permanganatlösungen werden durch Wasserstoffperoxid und Natriumbisulfit in der Kälte und durch Oxalsäure in der Hitze entfärbt.

45. Peroxide USP XVII, CF 65. Mit Schwefelsäure leicht angesäuerte Peroxidlösungen zeigen auf Zugabe von Kaliumdichromat eine tiefblaue Farbe. Schüttelt man dann mit dem gleichen Volumen Äther und läßt die Flüssigkeit sich absetzen, so befindet sich die blaue Farbe in der Ätherschicht.

46. Phosphate Pl.Ed. I, BP 63, USP XVII. Helv. V, CF 65. Lösungen von Orthophosphaten bilden mit Ammonmolybdat nach Zugabe von reichlich Salpetersäure beim Erwärmen einen gelben Niederschlag. der nach USP XVII in Ammoniak löslich ist.

Pl.Ed. I, BP 63, USP XVII, CF 65. Neutrale Lösungen von Orthophosphaten geben mit Silbernitrat einen gelben Niederschlag. der in verd. Salpetersäure und in Ammoniak löslich ist.

Pl.Ed. I, BP 63. Orthophosphatlösungen geben mit Magnesiumammoniumsulfat einen weißen, kristallinen Niederschlag.

Werden zu einer verdünnten Lösung der Orthophosphate ein Fünftel ihres Volumens an Ammoniummolybdat mit Schwefelsäure und ein weiteres Fünftel Methylaminophenol mit Sulfit[1] zugegeben, so bildet sich nach 30 Min. langem Erhitzen im Wasserbad eine blaue Färbung.

47. Proteine BP 53. Proteinlösungen geben beim Erhitzen mit Quecksilberchlorid einen

---

[1] 0,1 g Methylaminophenol. 20 g Natriummetabisulfit und 1 g Natriumsulfit werden in Wasser zu 100 ml gelöst.

ziegelroten Niederschlag. Beim Erhitzen mit Salpetersäure zeigen Proteinlösungen eine gelbe Farbe, die auf Zugabe von Natronlauge stärker gelb oder bräunlich wird.

Proteinlösungen geben beim Versetzen mit Natronlauge und einigen Tropfen Kupfersulfatlösung eine rotviolette Färbung.

48. Quecksilber Pl.Ed. I, BP 58, USP XVII. Schwefelwasserstoff bildet mit Quecksilbersalzen einen schwarzen Niederschlag, der in Ammoniumsulfidlösung und in kochender verd. Salpetersäure unlöslich ist.

Helv. V. Übergießt man eine geringe Menge einer Mercuroverbindung mit etwa 3 ml Natriumsulfidlösung, so wird die Verbindung schwarz (Mercurisulfid + Quecksilber). Beim Erhitzen geht das schwarze Mercurisulfid in Lösung, und graues, evtl. zu glänzenden Tröpfchen zusammenfließendes Quecksilber bleibt ungelöst zurück. Eine sehr verdünnte, wenn nötig heiße Lösung einer Mercuriverbindung in verd. Salzsäure gibt, tropfenweise mit Natriumsulfidlösung versetzt, einen gelben bis braunen, rasch schwarz werdenden Niederschlag, der sich im Überschuß von Natriumsulfidlösung löst.

Pl.Ed. I, BP 58, USP XVII, CF 65. Wird blankes Kupferblech in eine von überschüssiger Salpetersäure freie Lösung einer Quecksilberverbindung getaucht, so bildet sich auf dem Blech ein Niederschlag von Quecksilber, der beim Reiben glänzend wird.

Pl.Ed. I, BP 58. Das Quecksilber kann von dem Kupferblech durch Erhitzen verdampft und in Kügelchen gesammelt werden.

Pl.Ed. I, BP 58, USP XVII, CF 65. Quecksilber(II)-salze bilden mit Kaliumjodid in neutralen Lösungen einen scharlachroten Niederschlag, der im Überschuß des Reagenses und nach Pl. und BP 53 im beträchtlichen Überschuß der Quecksilber(II)-salzlösung löslich ist.

Pl.Ed. I, BP 58, CF 65. Quecksilberverbindungen geben auf Zusatz von Zinn(II)-chlorid im Überschuß einen weißen Niederschlag, der sich im überschüssigen Reagens schnell grau färbt.

Quecksilber(II)-verbindungen bilden mit Natronlauge einen gelben Niederschlag.

Pl.Ed. I, USP XVII. Quecksilber(I)-Verbindungen werden durch Natronlauge zersetzt, und es entsteht eine schwarze Färbung. Salzsäure bildet mit Quecksilber(I)-Verbindungen einen weißen, in Wasser unlöslichen Niederschlag, der durch verd. Ammoniak schwarz gefärbt wird.

Quecksilber(I)-Verbindungen geben mit Kaliumjodid einen grünlichgelben Niederschlag. (Nach Pl. scheidet sich nach Zugabe von überschüssigem Reagens dunkelgraues, feinverteiltes Quecksilber ab.)

CF 65. Quecksilberverbindungen in wäßriger Lösung geben mit Ammoniak einen weißen Niederschlag.

49. Rhodanide USP XVII. Rhodanidlösungen zeigen mit Eisen(III)-chlorid eine rote Farbe, die durch mäßig konzentrierte Mineralsäuren nicht zerstört wird.

50. Salicylate Pl.Ed. I, BP 63, CF 65. USP XVII. In mäßig verdünnten Lösungen von Salicylaten entsteht durch Zugabe von Eisen(III)-chloridlösung eine rotviolette Färbung. Nach Pl. und BP bleibt die Farbe nach Zugabe von etwas Essigsäure bestehen, verschwindet jedoch beim Versetzen mit verd. Salzsäure unter Abscheidung weißer, kristalliner Salicylsäure.

Lösungen von Salicylaten geben beim Versetzen mit einer Säure einen weißen Niederschlag von Salicylsäure, der in Ammoniumacetat, Äther und Chloroform löslich ist. (CF: Nach Abdampfen des Äthers beträgt der Schmelzpunkt des Rückstandes 157°, nach USP XVII Fp. = 158 bis 161°; nach BP 63 Fp. = 159°.)

Pl.Ed. I, BP 63. Salicylate verkohlen langsam beim Erwärmen mit Schwefelsäure, wobei Kohlenmonoxid und schweflige Säure frei werden. Werden Salicylate mit Natronkalk im Überschuß erhitzt, so wird Phenol frei, das an seinem charakteristischen Geruch und an seiner Nichtbrennbarkeit erkennbar ist.

51. Selenate USP XV. Lösungen von Selenaten geben beim Versetzen mit Zinn(II)-chloridlösung einen roten Niederschlag, den man durch Kochen wieder auflösen kann.

52. Selenite USP XV. Lösungen von Seleniten geben mit Natriumbisulfit einen roten Niederschlag.

53. Silicate CF 65. Lösliche Silicate geben mit Säuren einen gelatinösen Niederschlag von Kieselsäure.

Versetzt man Silicate mit einem Gemisch aus Calciumfluorid und Schwefelsäure, so wird Siliciumfluorid frei, ein Gas, das sich unter Wassereinwirkung zersetzt und einen Niederschlag von Kieselsäure gibt.

54. Silber Pl.Ed., BP 63, CF 65. Lösungen von Silbersalzen geben mit Lösungen von Chloriden oder mit Salzsäure einen weißen, käsigen Niederschlag, der in verd. Ammoniak löslich und in Salpetersäure unlöslich ist.

CF 65. Der Niederschlag von Silberchlorid färbt sich unter der Einwirkung des Lichtes grau.

Pl.Ed. I, BP 63. Lösungen von Silbersalzen geben mit Kaliumchromat einen roten, in Salpetersäure löslichen Niederschlag.

Lösungen von Silbersalzen, die mit verd. Ammoniak schwach alkalisch und dann mit Essigsäure stark sauer gemacht und mit einer 0,025 prozentigen Lösung (g/ml) von 4'-Dimethylaminobenzylidenrhodanin in Isopentanol versetzt worden sind, geben einen roten Niederschlag, der sich an der Grenzfläche der beiden Schichten sammelt. Lösungen von Silbersalzen geben mit Kaliumjodid einen cremefarbenen, in verd. Ammoniak und in Salpetersäure unlöslichen Niederschlag.

USP XVII. Wird einer Silbersalzlösung Ammoniak und etwas Formaldehyd zugefügt, so entsteht beim Erwärmen ein Spiegel von metallischem Silber an der Wandung des Reagensglases.

55. Strontium USP XV, CF 65. Strontiumsalzlösungen geben mit gesättigter Calciumsulfatlösung einen weißen Niederschlag.

CF 65. Strontiumsulfatlösungen geben mit Alkalicarbonaten einen weißen Niederschlag.

USP XV. Werden Strontiumverbindungen mit Salzsäure befeuchtet, so zeigen sie in der nichtleuchtenden Flamme eine scharlachrote Färbung.

56. Sulfate Pl.Ed. I, BP 63, Helv. V, USP XVII, CF 65. Lösungen von Sulfaten geben mit Bariumchloridlösung (Helv.: Bariumnitratlösung) einen weißen Niederschlag, der in Salzsäure unlöslich ist.

Pl.Ed. BP 63, USP XVII. Lösungen von Sulfaten geben mit Bleiacetat einen weißen Niederschlag, der in Ammoniumacetatlösung, nach Pl.Ed. I und BP 63 auch in Natronlauge löslich ist, aber nach USP XVII und Helv. V in Salpetersäure unlöslich ist.

USP XVII. Versetzt man Sulfatlösungen mit Salzsäure, so entsteht kein Niederschlag (Unterschied zu Thiosulfat).

57. Sulfide USP XV, CF 65. Aus vielen Sulfiden wird auf Zugabe von Säure Schwefelwasserstoff frei gemacht, der durch seinen charakteristischen Geruch erkennbar ist und nach CF 65 Bleiacetat schwarz färbt.

58. Sulfite USP XVII, CF 65. Werden Sulfite mit Salzsäure erhitzt, so wird Schwefeldioxid frei, ein farbloses Gas von stechendem Geruch.

USP XVII. Durch das entstandene Schwefeldioxid wird mit Quecksilber(I)-nitratlösung befeuchtetes Filtrierpapier geschwärzt.

BP 53. Sulfitlösungen entfärben Jodlösung, die entstandene Lösung zeigt die Reaktion für Sulfate.

In Gegenwart von verd. Schwefelsäure entfärben Sulfitlösungen Kaliumpermanganat.

Sulfitlösungen geben mit Bleiacetat einen weißen Niederschlag, der in kalter verd. Salpetersäure löslich ist und beim Kochen einen weißen Niederschlag abscheidet.

CF 65. Sulfitlösungen geben mit Bariumchlorid einen weißen Niederschlag, der in verd. Salzsäure löslich ist.

59. Tartrate Pl.Ed. I, BP 63, USP XVII, CF 65. Werden zu einer wäßrigen Lösung von Tartraten oder zu einer mit Essigsäure angesäuerten Lösung von Tartraten 1 Tropfen

Eisen(II)-sulfatlösung, einige Tropfen Wasserstoffperoxid und ein Überschuß Natronlauge zugegeben, so entsteht eine purpurrote oder violette Färbung.

PI.Ed. I, BP 63, USP XVII. Neutrale Lösungen von Tartraten geben mit überschüssiger Silbernitratlösung einen weißen Niederschlag, der in Salpetersäure und in verd. Ammoniak löslich ist. Die ammoniakalische Lösung bildet beim Erwärmen einen Silberspiegel an den Wänden des Reagensglases.

PI.Ed. I, CF 65. Neutrale Lösungen von Tartraten bilden mit überschüssiger Calciumchloridlösung in der Kälte einen weißen, körnigen, in Essigsäure löslichen Niederschlag.

PI.Ed. I, BP 63. Werden Tartrate mit Schwefelsäure im siedenden Wasserbad erwärmt, so verkohlen sie rasch unter Bildung von Kohlendioxid und Kohlenmonoxid. Werden einige Tropfen einer Tartratlösung zu einer Mischung von Schwefelsäure und wenigen Tropfen 2%iger Resorcinlösung gegeben, einige Tropfen 10%ige Kaliumbromidlösung zugefügt und das Ganze 5 bis 10 Min. im Wasserbad erwärmt, so entsteht eine intensiv blaue Färbung. Wird die abgekühlte Mischung in Wasser gegossen, schlägt die Farbe nach Rot um.

60. Thallium CF 65. Eine wäßrige Lösung von Thalliumsalzen gibt mit Salzsäure einen weißen Niederschlag, der in Ammoniak unlöslich ist. Mit Kaliumjodid oder Kaliumchromat entsteht ein gelber Niederschlag. Thalliumsalze geben der Flamme eine smaragdgrüne Färbung.

61. Thiosulfate USP XVII, CF 65. Thiosulfatlösungen geben beim Versetzen mit Salzsäure einen weißen Niederschlag von Schwefel, der schnell gelblich wird, wobei Schwefeldioxid, ein farbloses, an seinem charakteristischen Geruch erkennbares Gas, frei wird.

USP XVII. Versetzt man Thiosulfatlösungen mit Eisenchloridlösung, so entsteht eine schwarzviolette Färbung, die schnell wieder verschwindet.

62. Titan CF 65. Lösungen von Titansalzen geben mit Ammoniakflüssigkeit einen weißen Niederschlag, der in Salzsäure löslich ist. Leicht angesäuerte Lösungen von Titansalzen färben sich auf Zugabe von Wasserstoffperoxidlösung gelb.

63. Vanadate USP XV. Lösungen von Vanadaten geben mit Ammoniumsulfidlösung einen braunen Niederschlag, der im Überschuß des Reagenses mit rotbrauner Farbe allmählich in Lösung geht.

64. Wismut PI.Ed. I, USP XVII, CF 65. Lösungen von Wismutsalzen, die nicht zu stark sauer sind, geben mit Wasser einen weißen Niederschlag, der in Weinsäure unlöslich ist.

PI.Ed. I, BP 63, Helv. V. Lösungen von Wismutsalzen, die mit möglichst kleiner Menge einer Mischung von 1 Teil Salpetersäure und 3 Teilen Wasser hergestellt sind (BP 63), geben mit Kaliumjodid einen dunkelbraunen Niederschlag, der im überschüssigen Reagens löslich ist. Es bildet sich eine gelblichbräunliche Lösung, die nach Zugabe von reichlich Wasser einen orangefarbigen Niederschlag gibt.

PI.Ed. I, BP 63, CF 65. Schwefelwasserstoff gibt mit Lösungen von Wismutsalzen einen bräunlichschwarzen Niederschlag, der in Ammoniumsulfidlösung unlöslich ist, nach PI.Ed. I und BP 63 ferner unlöslich in Natronlauge und Salzsäure, aber löslich in warmer Salpetersäure.

PI.Ed. I, BP 63. Mit verd. Salpetersäure angesäuerte Lösungen von Wismutsalzen geben mit einer 1%igen wäßrigen Lösung (g/ml) von Thioharnstoff eine tiefgelbe Färbung.

USP XVII. Der mit Wasser entstandene Niederschlag färbt sich beim Versetzen mit Schwefelwasserstoff braun und löst sich danach in einem Gemisch aus warmer Salpetersäure und Wasser zu gleichen Teilen.

65. Wolframate USP XV. Lösungen von Wolframaten oder Phosphorwolframaten geben mit Zinn(II)-chloridlösung einen gelben Niederschlag, der beim Erwärmen mit Salzsäure blau wird.

Lösungen von Wolframaten hinterlassen, nachdem sie mit Salzsäure bis zur Trockne eingedampft wurden, einen gelben Rückstand, der in Ammoniak löslich ist.

66. Zink Helv. V, BP 63, USP XVII, CF 65. In neutralen und alkalischen Zinksalzlösungen entsteht mit Ammoniumsulfidlösung und in Gegenwart von Ammonsalzen mit Schwefelwasserstoff und Natriumsulfidlösung ein weißer Niederschlag, der löslich in verd. Salzsäure, aber unlöslich in Essigsäure ist.

BP 63. Phosphorsaure Zinksalzlösungen geben mit 1 Tropfen 0,1%iger Kupfersulfatlösung und 2 ml Quecksilberammonrhodanidlösung eine violette Fällung.

CF 49. Eine neutrale oder salzsaure Zinksalzlösung gibt mit Natronlauge einen weißen Niederschlag, der nach Helv. V im Überschuß des Reagenses löslich ist.

USP XVII, BP 63. Zinksalzlösungen geben mit Kaliumferrozyanidlösung einen weißen Niederschlag, der in verd. Salzsäure unlöslich ist.

67. Zinn USP XV, CF 65. Gibt man metallisches Zink in eine mit Salzsäure angesäuerte Zinnsalzlösung, so wird grauschwarzes, metallisches Zinn abgeschieden.

Zinn(IV)-Verbindungen geben mit Schwefelwasserstoff einen gelben Niederschlag, der unlöslich in verd. Salzsäure, aber löslich in farblosen Alkalisulfiden ist.

Zinn(II)-Verbindungen geben mit Schwefelwasserstoff einen braunen Niederschlag.

USP XV. Zinn(II)-Verbindungen in salzsaurer Lösung geben mit Quecksilberchloridlösung einen weißen oder grauen Niederschlag.

II. Methode zur quantitativen Bestimmung von organisch gebundenem Schwefel und Halogen nach W. Schöniger[1]

Oxygen Flask Method BP 63

Apparatur[2]. In den Schliffstopfen eines 500-ml-Jodzahlkolbens ist mit einem Ende ein Platindraht von 1 mm Dicke und 13 cm Länge eingeschmolzen. Am andern Ende des Drahtes ist zur Halterung der Probe ein 2 × 1,5 cm großes Platindrahtnetz so befestigt, daß die Probe während der Verbrennung nicht mit der Absorptionsflüssigkeit in Berührung kommt.

Ausführung. Die zu bestimmende Substanz wird in ein 5 × 3 cm großes Filterpapierstück gerollt, eine Filterzunge mit eingerollt und das Ganze am Platinnetz befestigt. Nun durchströmt man den Kolben mit Sauerstoff, befeuchtet den Kolbenhals mit Wasser und füllt die jeweils angegebene Absorptionsflüssigkeit (meist Natronlauge) ein. Dann füllt man mit Sauerstoff, entzündet das freie Ende der Filterzunge, setzt den Stopfen sofort ein und hält ihn fest. Wenn die lebhafte Verbrennung einsetzt, neigt man den Kolben so, daß kein unverbranntes Material in die Absorptionsflüssigkeit fallen kann. Sobald alles verbrannt ist, schüttelt man den Kolben 5 Min. lang kräftig, füllt einige Milliliter W. in den Kragen, zieht vorsichtig den Stopfen heraus und spült diesen, den Platindraht, das Netz und Wandung mit W.

Feste Substanzen sollten feinst verrieben und gut gemischt werden, bevor die Probe abgewogen wird.

Flüssigkeiten werden in vorgeschriebener Menge in etwa 15 mg aschefreier Filterflocken getropft, die sich in der unteren Hälfte einer Methylcellulosekapsel befinden. Beim Schließen der Kapsel klemmt man eine Filterzunge mit ein und befestigt das Ganze im Drahtnetz.

Salben werden vor dem Einrollen in Filterpapier in Pergamentpapier gewickelt.

Bestimmung von Jod. Man verwendet die in der jeweiligen Monographie angegebene Menge an Substanz nach obiger Methode. Als Absorptionsflüssigkeit dient eine Mischung von 10 ml W. und 2 ml 1 n Natronlauge. Nach Öffnen des Kolbens fügt man einen Überschuß (5 bis 10 ml) Bromeisessig-Lsg. zu und läßt 2 Min. stehen. Den Überschuß an Brom entfernt man durch Zugabe von 0,5 bis 1 ml Ameisensäure, spült die Kolbenwandung mit W. und bläst den Bromdampf mit einem Luftstrom aus. Dann gibt man 1 g Kaliumjodid zu und titriert mit 0,02 n Natriumthiosulfat-Lsg. gegen Stärke als Indikator.

1 ml 0,02 n Natriumthiosulfat entspr. 0,4230 mg J (BP 63).

Reagens. Bromeisessig-Lösung. 100 g Kaliumacetat werden in Eisessig gelöst und mit 4 ml Brom versetzt. Dann füllt man mit Eisessig auf 1000 ml auf.

---

[1] SCHÖNIGER, W.: Microchim. Acta *1955*, S. 123.
[2] „Apparatur zur Kolbenverbrennung nach SCHÖNIGER", Hersteller Heraeus, Hanau.

III. Organische Reagentien vorwiegend für die anorganische Analyse

Allgemeine Literatur: MERCK, E., Darmstadt: Organische Reagentien für die anorganische Analyse, 2. Aufl., Weinheim/Bergstr.: Verlag Chemie 1961. – The Merck Index 1960, Rahway, N. J., USA. – Index Merck, 9. Aufl., Darmstadt 1961. – LANGE, B.: Kolorimetrische Analyse, 4. Aufl., Weinheim/Bergstr.: Verlag Chemie 1952. – PRODINGER, W.: Organische Fällungsmittel in der quantitativen Analyse, 3. Aufl., Stuttgart: Enke 1954. – FEIGL, F.: Spot Tests in Inorganic Analysis, New York/London: Elsevier Publ. 1958.

Alizarin. 1,2-Dihydroxyanthrachinon.

M.G. 240,20

Liefert mit Salzen des Al, Zr, Ga und In in ammoniakal. Lsg. einen roten Farblack.
Herst. Aus 2-Anthrachinonsulfonsäure durch Alkalischmelze.
Rg. 0,04% Alizarin in 1 n Natronlauge.
Die Reaktion erfolgt unter gleichzeitiger Zugabe von 1 n Essigsäure, bis die violette Farbe verschwindet.

Alizarin S. Natriumsalz der Alizarin-3-sulfonsäure.
Rg. 0,1% Alizarin S in W.
Reaktion wie bei Alizarin.

$+ H_2O$

M.G. 360,27

Alizarinblau. 7,8-Dihydroxy-1′,4′-dioxo-1′,4′-dihydro-(naphtho-2′,3′ : 5,6-chinolin).

M.G. 291,25

Weitgehend selektives und hochempfindliches Kupferreagens [FEIGL, F., u. A. CALDAS: Analyt. chim. Acta 8, 117 (1953)].

o-Aminobenzal-phenylhydrazon. „Nitrin" (E. Merck, Darmstadt).

M.G. 211,26

Von H. PFEIFFER [Z. Lebensmitt.-Untersuch. 88, 287 (1948)] als spezifisches Reagens auf salpetrige Säure und deren Salze eingeführt. Empfindlichkeitsgrenze: 0,03 mg $NaNO_2$ in 50 ml W. Nachweis im Harn (indirekter Nachweis von Colibakterien) s. Münch. med. Wschr. 92, 1315 (1950).
Rg. 2,0 g werden mit 2 ml 10%iger Salzsäure angerieben, mit 100 ml A. versetzt und auf dem Wasserbad unter Erwärmen gelöst. In M. tritt Lsg. bereits in der Kälte ein.
Durchf. 50 ml der zu untersuchenden Flüssigkeit werden mit 30 ml 25%iger Schwefelsäure und 20 ml A. gemischt und mit 1 ml Rg. überschichtet. Bei Gegenwart von Nitrit entsteht ein violetter Ring. Beim Durchmischen des Reaktionsgemisches wird die ganze

Lsg. für kurze Zeit rot; die Rotfärbung geht über Braun in Gelb über (HANTZSCHS „Antidiazoniumhydroxidbildung"). Die beständige Gelbfärbung eignet sich zur quantitativen kolorimetrischen Bestimmung.

Ammoniumsalz der Aurintricarbonsäure. „Aluminon".

$$M.G.\ 473{,}43$$

Herst. Durch Umsetzung von Salicylsäure mit Natriumnitrit und Formaldehyd [Org. Syn. *9*, 8 (1929)].
Eig. Gelbbraunes Pulver; sehr gut lösl. in W.
Anw. In acetatgepufferter Lsg. entstehen insbesondere mit Aluminium- und Berylliumsalzen Rotfärbung oder rote Niederschläge. Auch Eisen und Chrom geben rote Lacke.

Anthranilsäure. 2-Aminobenzoesäure.
Anthranilsäure gibt besonders mit Blei einen gut kristallisierenden und leicht filtrierbaren Niederschlag, der sich auswägen oder auch maßanalytisch bestimmen läßt. Weiterhin fällbar sind Cadmium, Kobalt, Kupfer, Nickel, Quecksilber, Zink.
Rg. 1 g wird in 7 ml 1 n Natronlauge gelöst. Nach dem Verdünnen mit wenig W. wird mit verd. Essigsäure auf pH 5,5–5,6 eingestellt und auf 100 ml mit W. aufgefüllt.

α-Benzildioxim. α-Diphenylglyoxim.

$$M.G.\ 240{,}25$$

Herst. Aus Benzil und Hydroxylamin.
Eig. Fp. = 238° (Zers.). Prakt. unlösl. in W., Ae.; wenig lösl. in A.; leicht lösl. in Natronlauge.
Anw. Zum Nachw. von Nickel; Empfindlichkeit 1 : 5 000 000.

α-Benzoinoxim. „Cupron".

$$M.G.\ 227{,}25$$

Herst. Aus Benzoin und Hydroxylamin.
Eig. Kristalle, die im Licht dunkeln. Fp. = 153–155°. Schwer lösl. in W., lösl. in A. und Ammoniakflüssigkeit.
Anw. In ammoniakalischer, tartrathaltiger Lsg. entsteht mit Kupferionen ein weitgehend spezifischer Niederschlag. Zum Nachw. von Molybdaten verwendet man das Rg. in mineralsaurer, z.B. schwefelsaurer Lsg. Der Niederschlag kann zu MoO_3 verglüht werden.

Benzopurpurin 4 B.

$$M.G.\ 724{,}72$$

Herst. Aus diazotiertem o-Tolidin und Naphthionsäure.
Eig. Braunes, wasserlösl. Pulver.
Anw. Nach EEGRIWE [Z. anal. Chem. *76*, 354 (1929)] zum Nachw. von Magnesiumsalzen geeignet; es entsteht Rosafärbung, mit Aluminium Rotbraunfärbung.

1,2,3-Benzotriazol. Azimidobenzol.

M.G. 119,12

Herst. Aus o-Phenylendiamin und salpetriger Säure.
Eig. Fp. = 100°. Die Verbindung ist sehr schwach basisch; das am Stickstoff haftende Wasserstoffatom läßt sich gegen Metalle ersetzen.
Anw. Aus acetat- und tartratgepufferter Lsg. (pH 7 bis 8,5) fallen Cu, Cd, Co, Fe(II), Ni, Ag und Zn [Chem. Zbl. *I*, 2305 (1942)].

N-Benzoyl-N-phenyl-hydroxylamin.

M.G. 213,23

Eig. Weiße Kristalle, sehr schwer lösl. in kaltem W., schwer lösl. in heißem W., lösl. in A., Bzl., Ae., Essigsäure und wäßriger Ammoniaklösg. Beständig gegen Wärme, Licht und Sauerstoff.
Anw. Anstelle von Kupferron, da es bestandiger ist. Man fällt Kupfer bei pH 3,9 bis 4,0 mit einer alkoholischen Lösung von Benzoylphenylhydroxylamin.

Chinaldinsäure. Chinolin-2-carbonsäure.

M.G. 209,20

Eig. Fp. = 155–156°. Wenig lösl. in kaltem W., leicht lösl. in heißem W. und heißem Bzl.
Anw. Chinaldinsäure gibt Fällungen mit Cu, Cd, Zn, Fe(II) und U.
Rg. 3,3%ige wäßrige Lsg.

1,1'-Dianthrimid. 1,1'-Dianthrachinoylamin.

M.G. 429,40

Eig. Braunrotes Pulver, prakt. unlösl. in W., A., Aceton, Ae. und Bzl.; lösl. in Chlf.
Anw. Äußerst empfindliches Nachweisreagens für Bor. Beim Erwärmen in konz. Schwefelsäure entsteht mit geringen Bormengen eine photometrisch auswertbare Blaufärbung.
Rg. 0,01% in Schwefelsäure ($d = 1,84$).

Diazingrün S. Diäthylsafranin-azo-dimethylanilinchlorid.

R = C_6H_5 oder $C_6H_4CH_3$

Herst. Durch Kupplung von diazotiertem Safranin mit Dimethylanilin.
Eig. Braunes bis dunkelgrünes, krist. Pulver; lösl. in W. mit blauer Farbe, wenig lösl. in A.
Anw. Reagens auf Zinn. Die salzsaure Lösung wird durch Zinn(II)-salze reduziert, wobei die Blaufärbung nach Violett bis Rot umschlägt [EEGRIWE: Z. anal. Chem. *74*, 225 (1928)].

2,6-Dibromchinon-chlorimid. (Reagens der USP XVII.)

$$\text{Structure: 2,6-dibromo-quinone chlorimide}$$

M.G. 299,38

Eig. Gelbes, krist. Pulver; unlösl. in W., lösl. in A. und verd. Alkalihydroxidlsg. Fp. = 82–84°.

Anw. Gibt mit alkalischer Phenollsg. eine Blaufärbung.

5,7-Dibrom-8-oxychinolin. „Bromoxin".

$$\text{Structure: 5,7-dibromo-8-hydroxyquinoline}$$

M.G. 302,96

Eig. Fp. = 196°. Prakt. unlösl. in W., lösl. in konz. Mineralsäuren, Bzl., Ae., CS_2; schwer lösl. in A.

Anw. Zur Bestimmung von Fe, Cu, Tl, Ti, V.

2,6-Dichlorchinon-chlorimid. (Reagens der USP XVII.)

$$\text{Structure: 2,6-dichloro-quinone chlorimide}$$

M.G. 210,46

Eig. Gelbes, krist. Pulver; unlösl. in W., lösl. in A. und verd. Alkalihydroxidlösungen Fp. = 65–67°.

Anw. Wie 2,6-Dibromchinon-chlorimid.

Dicyandiamidin-sulfat.

$$(H_2N-\underset{\underset{NH}{\|}}{C}-NH-CO-NH_2)_2 \cdot H_2SO_4 \cdot 2\,H_2O$$

M.G. 338,31

Herst. Durch Erhitzen von Dicyandiamid mit Schwefelsäure und W.

Eig. 1 T. löst sich in 20 T. kaltem W., in 3 T. sied. W., schwer lösl. in A.

Anw. Gibt mit Nickelsalzen gelbe Fällungen; Rk. auch in Gegenwart von Kobaltsalzen anwendbar.

Dilitursäure. 5-Nitrobarbitursäure.

$$\text{Structure: 5-nitrobarbituric acid} + 3\,H_2O$$

M.G. 227,14

Eig. Farbl. Prismen oder weißes Pulver, lösl. in heißem W., 40%igem A. und Alkalilaugen, schwer lösl. in abs. A., sehr schwer lösl. in kaltem W., prakt. unlösl. in Ae. Fp. = 176° (Zers.).

Anw. Fällungsmittel für Kalium und Alkaloide [FREDHOLM, H.: Z. anal. Chem. *104*, 400 (1936)].

Dimercaptothiodiazol. „Wismutiol".

$$\text{HS}-\underset{\diagdown}{\overset{\text{N}=\text{N}}{\text{C}}}\underset{\text{S}}{\overset{}{\diagup}}\text{C}-\text{SH}$$

M.G. 118,15

Eig. Gelbes Pulver, lösl. in Alkalien. Fp. = 167° (Zers.).
Anw. Reagens auf Bi, Cu und Pd.

Dimethylaminobenzylidenrhodanin.

$$\text{S}=\underset{\diagdown}{\overset{\text{HN}-\text{C}=\text{O}}{\text{C}}}\underset{\text{S}}{\overset{}{\diagup}}\text{C}=\text{CH}-\langle=\rangle-\text{N}(\text{CH}_3)_2$$

M.G. 264,36

Eig. Rote Nadeln. Fp. über 200° (Zers.). Unlösl. in W., wenig lösl. in Chlf., A., Bzl., lösl. in starken Säuren mit gelber Farbe.
Anw. Fällungsreagens auf Au, Cu(I), Pd, Hg(II), Ag.
Rg. 0,03%ige Lsg. in Aceton.

Dimethylglyoxim.

$$\underset{\text{NOH}}{\overset{\text{CH}_3-\text{C}}{\|}}\underset{\text{NOH}}{\overset{\text{C}-\text{CH}_3}{\|}}$$

M.G. 116,12

Eig. Farbl. Kristalle. Prakt. unlösl. in kaltem W., sehr schwer lösl. in sied. W., lösl. in A., Ae., Fp. = 240–242° (Braunfärbung).
Anw. Fällungsreagens für Ni, aber auch für Ag, Bi, Co, Fe, Pd, Sn, V und Cyanide.

N,N-Dimethyl-p-phenylendiamin-hydrochlorid.

$$\left[\text{H}_3\overset{\oplus}{\text{N}}-\langle=\rangle-\overset{\oplus}{\text{N}}\underset{\diagdown \text{CH}_3}{\overset{\diagup \text{CH}_3}{-}}\text{H}\right]2\,\text{Cl}^{\ominus}$$

M.G. 209,12

Eig. Weißes, hygroskopisches Pulver. Leicht lösl. in W., lösl. in A.
Anw. Reagens auf freies Brom und freies Chlor in W. [Z. anal. Chem. *139*, 188 (1953)], Tl(III), H$_2$O$_2$, Ozon, V.

Diphenylcarbazid.

$$\langle=\rangle-\text{NH}-\text{NH}-\text{CO}-\text{NH}-\text{NH}-\langle=\rangle$$

M.G. 242,27

Eig. Weißes, kristallines Pulver. Fp. = 168–171°. Sehr wenig lösl. in W., lösl. in heißem A., Aceton, Essigsäure.
Anw. Zum Nachw. von Cd, Mg, Hg und Chromaten, wobei violette Fällungen entstehen.

Diphenylcarbazon.

$$\langle=\rangle-\text{N}=\text{N}-\text{CO}-\text{NH}-\text{NH}-\langle=\rangle$$

M.G. 240,26

Eig. Orangerote Nadeln. Fp. = 157° (Zers.). Unlösl. in W., lösl., in A., Chlf. und Bzl.
Anw. Mit Hg-Salzen entstehen violette bis blaue Niederschläge.

Diphenylthiocarbazon. „Dithizon".

$$\langle=\rangle-\text{N}=\text{N}-\underset{\underset{\text{S}}{\|}}{\text{C}}-\text{NH}-\text{NH}-\langle=\rangle$$

M.G. 256,32

Eig. Schwarzes bis schwarzbraunes Pulver; unlösl. in W. und verd. Säuren, wenig lösl. in A., leicht lösl. in CCl$_4$ und Chlf. Die Lsg. sind nur haltbar, wenn sie durch eine Schicht wäßriger SO$_2$-Lsg. bedeckt sind.

Anw. Zum Nachw. und zur Best. kleiner Mengen verschiedener Metalle: Pb, Cd, Cu, Zn, Hg, Co, Ag, Au, Bi, Tl, Pd. Durch Zusatz von Kaliumcyanid, pH-Verschiebungen, Oxydation usw. können die Rk. relativ spezifisch gestaltet werden. Schüttelt man die grüne Dithizonlsg. in CCl_4 mit einer wäßrigen Lsg. eines Schwermetallsalzes, so schlägt die Farbe nach Rot um. Zur quant. Best. läßt man Dithizon im Überschuß einwirken und bestimmt die nicht in Rk. getretenen Mengen.

Ausf. s. B. LANGE: Kolorimetrische Analyse, 4. Aufl., Weinheim/Bergstr.: Verlag Chemie 1952.

Dipikrylamin. 2,4,6,2′,4′.6′-Hexanitro-diphenylamin.

M.G. 439,22

Eig. Gelbes Kristallpulver, prakt. unlösl. in W. und Chlf., lösl. in Aceton, Ae., Alkalilaugen und Alkalicarbonatlsg. Trockenes Dipikrylamin ist explosiv! (ebenso seine Salze). Fp. = 243–244° (Zers.).

Anw. Reagens auf K, Rb, Tl und Alkaloide.

α.α′-*Dipyridyl.*

M.G. 156,18

Eig. Weiße Kristalle; Fp. = 69,7°. Kp. = 272–273°. Lösl. in etwa 200 T. W., sehr gut lösl. in A., Ae., Bzl., Chlf.

Anw. Dipyridyl gibt mit Eisen(II)-Ionen Rotfärbung. Das Absorptionsmaximum liegt bei 522 mμ. Farbton und Intensität verändern sich durch pH-Verschiebung zwischen etwa 3 und 9 nicht. Eisen(III)-Salze müssen zur Bestimmung erst reduziert werden; Hydroxylaminhydrochlorid hat sich als zweckmäßig erwiesen. Über die Stabilität der Dipyridyl-Metallkomplexe s. Helv. chim. Acta *38*, 92 (1955).

Auch α,α′,α″-Tripyridyl gibt mit Eisen(II)-Ionen einen roten Komplex. Das Absorptionsmaximum liegt bei 552 mμ.

Reduziert man Molybdatlsg. mit $SnCl_2$, so färbt sich anwesendes Dipyridyl violett.

Eriochromcyanin R. Dimethylhydroxysulfo-fuchson-dicarbonsaures Natrium.

M.G. 513,41

Eig. Rötlichbraunes Pulver, leicht lösl. in W. mit roter und in A. mit orangegelber Farbe.

Anw. Mit Al entsteht in natronalkalischer Lösung Rotfärbung. Es lassen sich noch Bruchteile eines γ erfassen. Da der entstehende Farblack durch Fluor-Ionen entfärbt wird, kann auf diesem Wege auch Fluor bestimmt werden.

Isonitrosoacetophenon.

—CO—CH=N—OH   M.G. 149,14

Eig. Fp. = 126–128°. Wenig lösl. in kaltem W., besser lösl. in heißem W., lösl. in Alkalihydroxid- und Alkalicarbonatlösungen.

Anw. Mit Eisen(II)-Ionen entsteht Blaufärbung. Der Komplex ist lösl. in Chlf. Es stören Cu, Zn, Pb, Ni.

7-Jod-8-hydroxy-chinolin-sulfonsäure-(5). Ferron. Yatren.

$$\text{Structure with } SO_3H, J, OH, N$$

M.G. 351,13

Anw. Reagens auf Eisen(III)-Ionen und Ca-Ionen.
Rg. 0,1%ige wäßrige Lsg.

Kojisäure. 5-Hydroxy-2-(hydroxymethyl)-4-pyron.

$$\text{Structure: HO-pyron-CH}_2\text{OH}$$

M.G. 142,11

Eig. Farbl., prismatische Nadeln. Fp. = 152–154°. Leicht lösl. in W., A., Aceton und Äthylacetat, wenig lösl. in Ae. Chlf. und Pyridin.
Anw. Als Farbreagens auf verschiedene Kationen in der Papierchromatographie [Fe(III), Cu(II), UO_2^{2+}-Salze].
Rg. 0,2%ige Lösung in 1 n Natriumacetatlsg.

Kupferron. Ammoniumsalz des Phenylnitroso-hydroxylamins.

$$\text{C}_6\text{H}_5\text{-N(NO)-ONH}_4$$

M.G. 141,14

Eig. Farblose Nadeln. Leicht lösl. in W. und heißem A. Fp. = 163–164°.
Anw. Reagens auf Al, Bi, Cu, Ga, Fe, Hf, Selt. Erden, Sn, Th, Ti, U, V, Zr.

2-Mercaptobenzthiazol.

$$\text{Benzthiazol-SH}$$

M.G. 167,25

Eig. Fp. = 179–180°. Unlösl. in W., lösl. in Alkalihydroxid- und Alkalicarbonatlösungen.
Anw. Als Reagens auf Pb, Cd, Au, Cu, Tl, Bi. Durch pH-Veränderungen wird gewisse Spezifität erreicht.
Die Fällungen sind wenig gefärbt und können direkt oder nach dem Verglühen gewogen werden.

Morin. 3,5,7,2′,4′-Pentahydroxyflavon.

$$\text{Pentahydroxyflavon-Struktur}$$

M.G. 302,23

Herst. Durch Kondensation von Chloracetophenondimethyläther mit 2,4-Dimethoxybenzaldehyd.
Eig. Kristallisiert mit 1 oder 2 Kristallwasser. Wasserfreie Nadeln aus abs. A. schmelzen unter Zers. bei 285–290°. 1 T. löst sich in 4000 T. W. von 20°, in etwa 1000 T. siedendem W. Gut lösl. in A., wenig lösl. in Ae. und Essigsäure. Lösl. in Alkalilaugen mit gelber Farbe.
Anw. Zum Nachw. von Al, Be, Ga, In, Zr. Mit Al entsteht eine stark grüne Fluoreszenz, mit der noch 0,005 γ erkannt werden können. Auch Ga und In erzeugen Fluoreszenzen, die bei Zusatz von NaF, im Gegensatz zu Al, nicht verschwinden. Für Zr ist charakteristisch, daß die Fluoreszenz in etwa 10 n Salzsäure auftritt.

Naphthazon I und *II*.

I. $H_2N-\langle\rangle-N=N-\langle\rangle-N=N-\langle\rangle-NH_2$
   $\quad\quad SO_3Na \quad\quad NaO_3S \quad\quad OH$

II. $H_2N-\langle\rangle-N=N-\langle\rangle-N=N-\langle\rangle-N=N-\underset{C_6H_5}{\underset{|}{C}}\overset{CH_3}{\underset{HO\ N}{\diagdown}}$
    $\quad\quad SO_3Na \quad\quad SO_3Na$

Beide Farbstoffe werden von Magnesiumhydroxid adsorbiert, wobei Farbumschlag von Violett nach Blau erfolgt. Die Rk. wird von Ni gestört.

β-Naphthochinolin. „Naphthin".

β-Form   α-Form   M.G. 179,21

Eig. Fp. = 93—94° (β-Form); 52° (α-Form); Kp_{721} der β-Form 349—350°. Unlösl. in W., lösl. in verdünnten Säuren; sehr gut lösl. in A., Ae. und Bzl.

Anw. In stark mineralsaurer Lsg. entstehen mit den Halogeniden folgender Ionen Niederschläge: Hg, Bi, Cu, Cd, Zn, U, Fe(III). Die Zusammensetzung der Niederschläge entspricht der Formel: $(Naphthin \cdot H)_x MeHal_y$; die Beständigkeit der Fällung nimmt zu in der Reihenfolge Cl, Br, J, SCN.

Am häufigsten wird das Rg. zum Nachweis von Cd verwendet, wobei in schwefel- oder salpetersaurer Lösg. die Verbindung $(C_{13}H_9N)_2H_2CdJ_4$ ausfällt.

α-Naphthoflavon.

M.G. 272,29

Es dient zum Nachweis von freiem Chlor, das aus Kaliumjodid Jod frei macht; dieses gibt mit dem Rg. eine blauviolette Adsorptionsverbindung.

Natriumdiäthyldithiocarbamat.

$(C_2H_5)_2N-\underset{\underset{S}{|}}{C}-S-Na + 3 H_2O$

M.G. 225,27

Eig. Farbl. Kristalle. Sehr gut lösl. in W., lösl. in A. Die wäßrige Lsg. reagiert alkalisch.

Anw. Zur kolorimetrischen Bestimmung von Kupfer. Die entstehende goldgelbe Färbung ist mit Amylalkohol ausschüttelbar, doch kann die Färbung auch ohne Ausschütteln gemessen werden.

Natriumtetraphenylborat. „Kalignost".

$Na[B(C_6H_5)_4]$ M.G. 342,24

Darst. Durch Einwirkung von Bortrifluorid auf Phenylmagnesiumbromid in Ae.

Eig. Weiße bis gelblichweiße, verfilzte Nädelchen. Leicht lösl. in W. und Aceton. Wenig lösl. in Ae. und Chlf., prakt. unlösl. in PAe.

Anw. Zur Kaliumbestimmung wird unlösl. Kaliumtetraphenylborat gefällt und gewichtsanalytisch, maßanalytisch oder konduktometrisch bestimmt.

Auch als Alkaloidfällungsmittel geeignet.

p-Nitrobenzol-azo-α-naphthol. „Magneson II".

$$O_2N-C_6H_4-N=N-C_{10}H_6-OH$$

M.G. 293,27

In alkalischer Lsg. entsteht mit Mg ein blauer Niederschlag oder ein entsprechender Farbumschlag.

Als Magneson bezeichnet man auch o,p-Dihydroxy-azo-p-nitrobenzol: $O_2N-C_6H_4-N=N-C_6H_3(OH)_2$. Es dient ebenfalls zum Nachweis von Mg.

Nitron.

$$\begin{array}{cc} C_6H_5-N-N^{\ominus} \\ | \\ HC_{\oplus}\ C=N-C_6H_5 \\ \diagdown N \diagup \\ | \\ C_6H_5 \end{array} \rightleftarrows \begin{array}{cc} C_6H_5-\overset{\oplus}{N}-\overset{\ominus}{N} \\ \| \\ HC\ \ C=N-C_6H_5 \\ \diagdown N \diagup \\ | \\ C_6H_5 \end{array}$$

M.G. 312,16

Formulierung als Zwitterion vorgeschlagen von R. KUHN und H. KAISER [Angew. Chem. *65*, 442 (1953)].

Herst. Durch Einwirkung von Phenylhydrazin auf Diphenylharnstoff wird Triphenylaminoguanidin erhalten. Durch zweistünd. Erhitzen auf 175° im geschlossenen Rohr mit etwa der doppelten Gewichtsmenge konz. Ameisensäure entsteht Nitron, das aus wäßriger Lösg. mit Ammoniak ausgefällt wird. Umkristallisieren aus A.

Eig. Glänzende, gelbe Kriställchen; Fp. = 189°, schwer lösl. in A. und Ae., leicht lösl. in Chlf. und Aceton.

Anw. Nitron gibt mit Nitraten, Chloraten, Perchloraten schwerlösl. Niederschläge.

Nitrophenolarsinsäure. 2-Nitro-1-hydroxybenzol-4-arsonsäure.

$$HO-C_6H_3(NO_2)-AsO(OH)_2$$

M.G. 263,03

Eig. Weiße bis gelbliche Kristalle; schwer lösl. in kaltem W., besser lösl. in heißem W., sehr gut lösl. in A., Essigsäure und Alkalien.

Anw. Zum Nachweis von Cd.

α-Nitroso-β-naphthol.

$$C_{10}H_6(N=O)(OH)$$

M.G. 173,16

Eig. Gelbbraune Nadeln. Fp. = 109–110°. Lösl. in 1000 T. W. oder 35 T. A.; lösl. in Bzl., Ae.; schwer lösl. in kaltem PAe.

Anw. Als Fällungsrg. für Co, Cu, Mo, Pd, Ag und V. Es gehört zu den ersten organischen Rg., die in der Fällungsanalyse Verwendung fanden, und wird am häufigsten zur Co-Bestimmung eingesetzt. Dabei entsteht mit Kobalt(III)-Ionen ein Innerkomplex der Formel: $(C_{10}H_6ONO)_3Co \cdot 2 H_2O$. Kobalt(II)-salze geben keine formelreinen Fällungen.

Man führt die Fällung in schwach saurer, neutraler oder ammoniakalischer Lsg. durch. Rg.-Lsg.: 2% α-Nitroso-β-naphthol in etwa 50%iger Essigsäure.

2-Nitroso-1-naphthol-4-sulfonsaures Natrium. „Nitroso-R-Salz" (I).

I. $C_{10}H_5(OH)(NO)(SO_3Na)$

M.G. 275,21

Mit Eisen entsteht, am besten bei pH 5, Grünfärbung.

II. [Struktur: 1-Nitroso-2-naphthol-3,6-disulfonat, NaO₃S, SO₃Na, NO, OH] M.G. 377,27

Zum Kobaltnachweis benutzt man ein „Nitroso-R-Salz", das Natrium-1-nitroso-2-naphthol-3,6-disulfonat (II) ist; es entsteht Rotfärbung.
USP XVII: Gelbe Kristalle oder gelbes krist. Pulver. 1 g löst sich in etwa 40 ml W., unlösl. in A. — Empfindlichkeitsprüfung: Man löst 500 mg Natriumacetat in einer Lösung von 0,4 mg Kobaltchlorid (0,1 mg Co) in 5 ml W. Nach Zugabe von 1 ml verd. Essigsäure und 1 ml 0,2%iger Nitroso-R-Salzlsg. soll sofort Rotfärbung entstehen. Die Rotfärbung bleibt auch bestehen, wenn man mit 1 ml Salzsäure 1 Min. lang kocht.

Oxalendiuramdioxim.

$$H_2N-CO-NH-C=NOH$$
$$H_2N-CO-NH-C=NOH$$
M.G. 204,15

Eig. Aus verd. A. kristallisieren Nadeln, die bei 191–192° schmelzen. Unlösl. in kaltem W., in Ae., Chlf., Bzl. und PAe; sehr gut lösl. in A. und Alkalien.
Anw. Als Fällungsrg. für Ni. Es entsteht eine orange gefärbte Fällung, die als solche gewogen werden kann.

8-Oxychinolin. „Oxin".

M.G. 145,15

Eig. Gelblich weiße Nädelchen, die sich in wasserfreien organischen Lösungsmitteln farblos lösen. Die Lsg. färben sich auf Zusatz geringer Mengen W. gelb. Fp. = 75–76°.
Anw. Zur quantitativen Bestimmung von Al, Cd, Fe, Ga, Mg, Th, Ti, Bi, Tl, Zn, Zr geeignet.
Über die pH-Bereiche der Fällung einiger Metall-Oxychinolin-Verbindungen s. R. BOCK u. F. UMLAND: Angew. Chem. 67, 420 (1955).

o-Phenanthrolin.

$+ H_2O$ M.G. 198,22

Eig. Weißes, kristallines Pulver, wenig lösl. in kaltem W., Bzl. und Ae., leicht lösl. in A. und Aceton. Fp. = ca. 102°; Fp.$_{\text{w.-frei}}$ = 117°.
Anw. Als Rg. auf Ce, Fe, Pd, Ru, V und Cyanide.

Phenylarsonsäure. Früher Phenylarsinsäure genannt.

$\text{C}_6\text{H}_5-\text{AsO(OH)}_2$ M.G. 202,03

Eig. Fp. = 158–162° (Zers.). Lösl. in etwa 30 T. W. von 28°, besser lösl. in heißem W.; lösl. in etwa 6 T A.
Anw. Zur quantitativen Fällung von Sn, Th und Zr.

9-Phenyl-2,3,7-trihydroxy-6-fluoron. „Phenylfluoron Merck" (E. Merck, Darmstadt).

M.G. 320,29

Eig. Orangerot gefärbtes, mikrokristallines Pulver. Schwer lösl. in A. Durch Zugabe von Säure erhöht sich die Löslichkeit, wobei die Farbe der Lsg. nach Gelb umschlägt.

Anw. Zum Nachw. von Ge. Man tropft eine verdünnte (etwa 0,5%ige) alkoholische Phenylfluoronlsg. auf Filtrierpapier, läßt eintrocknen und betüpfelt mit der zu prüfenden Lsg., die 3 bis 6 n salzsauer sein soll, und anschließend mit Salpetersäure: bei Gegenwart von Germanium(IV)-Ionen entsteht eine intensive Rotfärbung. Die Salpetersäure maskiert evtl. anwesendes Molybdän. Die Empfindlichkeitsgrenze soll bei 1:500000 liegen.

n-Propylarsonsäure.

$$CH_3-CH_2-CH_2-AsO(OH)_2 \qquad M.G.\ 168,01$$

Eig. Weißes, krist. Pulver. Lösl. in W. und A., unlösl. in Ae.

Anw. Zur quantitativen Bestimmung von Zr, auch in Gegenwart anderer Metalle. Man verwendet eine 5%ige wäßrige Lösung.

1,2-Propylendiamin.

$$CH_3-CH(NH_2)-CH_2(NH)_2 \qquad M.G.\ 74,13$$

Eig. Klare, fast farblose Flüssigkeit von aminähnlichem Geruch, an der Luft schwach rauchend. Rk. stark alkalisch. Sehr hygroskopisch. Mit W. in jedem Verhältnis mischbar. Kp. = 119–120°.

Anw. Zur quant. Bestimmung von Ag und Hg.

Rhodamin B. Tetraäthylrhodamin.

$$(C_2H_5)_2N-\text{[xanthen ring system with O]}=\overset{\oplus}{N}(C_2H_5)_2,\ Cl^{\ominus}$$

$$\text{phenyl}-COOH$$

$$M.G.\ 479,00$$

Herst. Durch Kondensation von Phthalsäureanhydrid mit m-Diäthylaminophenol.

Eig. Grüne Kristalle oder rotviolettes Pulver. Sehr gut lösl. in W. und A.

Anw. Als Rg. zum Nachweis von Sb und Wolframaten. Antimon(V)-Salze färben die hellrote Rg.-Lsg. violett. Antimon(III)-Salze müssen erst oxydiert werden, am besten durch NaNO$_2$ [EEGRIWE: Z. anal. Chem. **70**, 400 (1927)].

Rhodizonsäure (I).

I. Rhodizonsäure-Struktur II. Tetrahydroxychinon-Struktur

Barium und Strontium geben mit Rhodizonsäure oder deren Natriumsalz rötliche Fällungen. Die Rk. kann bei der Titration von Sulfat mit Bariumchlorid zur Bestimmung des Endpunktes ausgenutzt werden.

Gleiche Verwendung wie Rhodizonsäure findet Tetrahydroxychinon (II); es hat den Vorzug größerer Beständigkeit. Man verwendet als Rg.-Lsg. eine 1%ige alkoholische Lsg.

Rubeanwasserstoff. Dithio-oxamid (Rubeanic Acid).

$$\begin{array}{c} S=C-NH_2 \\ | \\ S=C-NH_2 \end{array}$$

Herst. Durch Anlagerung von Schwefelwasserstoff an Dicyan.

Eig. Rote Kristalle. Zers. bei etwa 200°. Schwer lösl. in W., lösl. in A.; unlösl. in Ae.

Anw. Zum Nachw. von Co, Cu, Ni, Pt, Ru.

In Tüpfelreaktionen entstehen gefärbte Niederschläge: Co gelbbraun, Cu schwarz, Ni blau, Pt rot, Ru rot.

Salicylaldoxim.

$$\text{C}_6\text{H}_4\begin{array}{l}-\text{CH}=\text{NOH}\\-\text{OH}\end{array}$$

M.G. 137,13

Eig. Fp. = 55—57°. Schlecht lösl. in kaltem W., besser in heißem W., sehr gut lösl. in A., Ae., Bzl.
Anw. Als Fällungsmittel für folgende Metallionen:

Ion	Farbe des Niederschlags	pH	Ion	Farbe des Niederschlags	pH
Ag	hellgelb	6,3	Fe (II)	braun	7
Pb	gelb	5	Co	braun	5,5
Hg (II)	hellgelb	5,3	Ni	grün	3,3
Cu	grüngelb	6	Zn	hellgelb	6,5
Cd	lichtgelb	7	Pd (II)	gelb	„sauer"
Bi	glänzendgelb	7	Mg	hellgelb	10 u. mehr
Mn (II)	braun	8,9			

Rg.-Lösung: 1 g Salicylaldoxim wird in 5 ml A. ohne Erwärmen gelöst und langsam in 95 ml W. von 80° gegossen. Man kann sich die Rg.-Lsg. auch aus Salicylaldehyd und Hydroxylamin direkt herstellen (J. chem. Soc. London *1933*. S. 34).

5-Sulfosalicylsäure.

$$\text{C}_6\text{H}_3(\text{COOH})(\text{OH})(\text{SO}_3\text{H})—1,2,5 \cdot (\text{H}_2\text{O})_2 \qquad \text{M.G. } 254{,}22$$

Eig. Weiße oder leicht rosa gefärbte, nadelförmige Kristalle oder kristallines Pulver. Lösl. in W. und A. Fp. etwa 110°; trocknet man die Säure 6 Std. lang über konz. Schwefelsäure, so erhält man Präparate, die bei über 200° unter Zers. schmelzen (Erg. B. 6 — Komm.).
Anw. Zur kolorimetrischen Bestimmung von Eisen(III)-Salzen und zur Trennung verschiedener Metalle voneinander, wie z. B. des Ti von Fe, des Ti von Al, des Fe von Al und Mn u. a. (W. PRODINGER).
Eisen gibt mit Sulfosalicylsäure in alkalischer Lsg. gelbe, in saurer Lsg. rote Komplexverbindungen. In ammoniakalischer Lsg. entsteht mit Eisen(III)- und Eisen(II)-Salzen die gleiche Gelbfärbung (max. 424 mμ); in saurer Lsg. geben nur Eisen(III)-Salze eine Rotfärbung (max. 505 mμ). Die Meßlösungen sollen etwa 0,4% Sulfosalicylsäure enthalten. Empfindlichkeit photometrischer Eisenbestimmungen s. E. EBERIUS: Angew. Chem. *63*, 513 (1951).

1,2,5,8-Tetrahydroxyanthrachinon. „Chinalizarin".

M.G. 272,20

Chinalizarin gibt in essigsaurer Lsg. einen beständigen roten Farblack mit Al. In schwach alkalischer Lsg. entsteht eine kornblumenblaue Färbung mit Be, Mg, Ga, In.
Chinalizarin gibt, in konz. Schwefelsäure gelöst, mit in konz. Schwefelsäure gelöster Borsäure einen Farbumschlag von Violett nach Blau.

Thioglykolsäure-β-aminonaphthalid. „Thionalid".

$$\text{C}_{10}\text{H}_7-\text{NH}-\overset{\text{O}}{\underset{\|}{\text{C}}}-\text{CH}_2-\text{SH} \qquad \text{M.G. } 217{,}28$$

Eig. Farblose bis zart elfenbeinfarbige Nadeln. Fp. = 111—112°. Gut lösl. in den meisten organischen Lösungsmitteln. Unlösl. in W.
Anw. Als Fällungsrg. für zahlreiche Elemente. Die entstehenden Komplexe sind verschieden stabil und man hat durch pH-Veränderung und Fremdionenzusatz die Möglichkeit, Trennungen durchzuführen. Nach W. PRODINGER (Org. Fällungsmittel in der quan-

tit. Analyse, 3. Aufl., Stuttgart: Enke 1954) lassen sich folgende Gruppen unterscheiden:
1. Aus mineralsaurer Lsg. fallen quantitativ: Cu, Ag, Au, Hg, Sn, As, Sb, Bi, Pt, Pd und Ru.
2. In natronalkalischer, tartrathaltiger Lsg. sind die Thionalidverbindungen folgender Metalle schwer lösl.: Cu, Au, Hg, Cd und Tl.
3. In tartrathaltiger, KCN-haltiger Lsg. entstehen stabile Komplexe mit Au, Tl, Sn, Pb, Sb und Bi. Die letzten drei Elemente fallen in sodaalkalischer Lsg. quantitativ.

Die Fällungen können nach Trocknen bei 105° direkt gewogen werden. Der hohen Molekulargewichte wegen ist der Umrechnungsfaktor günstig. Man kann aber auch eine jodometrische Bestimmung durchführen: Durch Jodeinwirkung entsteht das schwerlösliche Dithionalid:

$$2 C_{12}H_{10}ONSH + J_2 \rightarrow C_{12}H_{10}ONS-SNOC_{12}H_{10} + 2 HJ.$$

Die Rg.-Lsg. müssen jeweils frisch zubereitet werden: man wendet 1%ige Lsg. in A. oder Eisessig an Nach beendeter Fällung soll die Lsg. nicht mehr als 10–15 Vol.% A. oder Essigsäure enthalten.

Thioharnstoff. Thiocarbamid.

$$H_2N-CS-NH_2 \qquad M.G. \ 76,12$$

Herst. Durch Schmelzen von Ammoniumrhodanid; durch Behandeln von Cyanamid mit Schwefelwasserstoff bei Gegenwart von Ammoniumsulfid.
Eig. Farbl. Kristalle, Fp. = 180°; lösl. in etwa 11 T. W., fast unlösl. in A.
Anw. Thioharnstoff ist ein vielseitig verwendbares Fällungsmittel. Insbesondere entstehen in saurer Lsg. mit Blei und Thallium schwerlösl. Niederschläge: $2 Pb(NO_3)_2 \cdot 11 CS(NH_2)_2$ bzw. $TlNO_3 \cdot 4 CS(NH_2)_2$. Nebeneinander lassen sich beide Metalle auf Grund der verschiedenen Löslichkeit der entsprechenden Perchloratkomplexe bestimmen. Schwer lösl. ist die Thalliumverbindung: $TlClO_4 \cdot 4 CS(NH_2)_2$, gut lösl. die Bleiverbindung: $Pb(ClO_4)_2 \cdot 6 CS(NH_2)_2$. Zur Cadmiumbestimmung eignet sich ein schwer lösl. Komplex mit Thioharnstoff und Reinecke-Salz: $[Cd(H_2N\ CS\ NH_2)_2][Cr(CNS)_4(NH_3)_2]_2$. Arbeitsvorschriften s. W. PRODINGER.
Nach TSCHUGAEFF eignet sich Thioharnstoff zum Nachweis von Osmiumverbindungen; es entsteht Rotfärbung. Mit Ruthenium entsteht in saurer Lsg. beim Erwärmen Blaufärbung. – Selen gibt in salzsaurer Lsg. mit Thioharnstoff eine rote Fällung, Tellur eine gelbe. In salpetersaurer Lsg. gibt Bi eine charakt. Gelbfärbung.

Titangelb ist das Natriumsalz eines Diazoamino-anhydrothio-p-toluidin-sulfonsäure Derivates der folgenden Formel:

$$M.G. \ 695,73$$

Synonyma: Thiazolgelb. Claytons Gelb.
Eig. Gelbbraunes, wasserlösl. Pulver.
Anw. Titangelb gibt in alkalischer Lsg. mit Magnesiumhydroxid eine rote Adsorptionsverbindung. Mit Hilfe eines Schutzkolloids, z. B. Stärke, kann die Fllg. in Lsg. gehalten und kolorimetrisch bestimmt werden. Die photometrische Bestimmung wird bei 546 mµ durchgeführt. Es stören Sn, Al, As, Bi und Mn. Nach geeigneter Maskierung ist die Bestimmung auch in Gegenwart von Be, Zn, Cd, Ni und Co möglich. Störende Metalle wie Fe, Al, Mn, Ti und Cu können nach dem Verfahren von ABRAHAMCZIK mit Acetylaceton und Tetrachlorkohlenstoff als Acetylacetonate ausgeschüttelt werden [Mikrochemie 33, 209 (1947)]. Best. von Mg in Fe s. Angew. Chem. 67, 123 (1955).

o-Tolidin. 3,3'-Dimethylbenzidin.

$$M.G. \ 212,28$$

Herst. Durch Reduktion von o-Nitrotoluol mit Zink und Lauge und anschließende Umlagerung mit siedender Salzsäure.
Eig. Farblose oder schwach rötliche Kristalle. Fp. = 129–131°. Schwer lösl. in W., lösl. in A., Ae. und verd. Säuren.

Anw. Cer(IV)-Salze geben mit o-Tolidin wie mit Benzidin einen blauen Farbstoff. In ähnlicher Weise reagieren Gold- und Permanganationen. Freies Chlor gibt in angesäuerter wäßriger Lsg. Gelb- bis Orangefärbung. Die Rk. ist zur Bestimmung von Chlor im Leitungswasser geeignet (Durchführung s. B. LANGE: Kolor. Analyse, 4. Aufl., Weinheim/Bergstr.: Verlag Chemie 1952, S. 208).

Toluol-3,4-dithiol. „Dithiol".

M.G. 156,27

Das Rg. gibt mit Molybdänverbindungen farbige Niederschläge, die in Essigsäurebutylester lösl. sind. – Mit Wolframverbindungen entsteht in heißer konz. Salzsäure Blaugrünfärbung. – Mit Zinn(II)-Salzen entsteht in stark saurer Lsg. ein roter Niederschlag bzw. eine rötliche Färbung.

1.2.4-Trihydroxyanthrachinon. Purpurin.

M.G. 256,20

Purpurin ist ein Bestandteil der Krappwurzel. Synthetisch darstellbar durch Oxydation von Alizarin.

Eig. Kristallisiert aus verd. A. mit 1 Mol Kristallw., kristallisiert aus abs. A. wasserfrei. Gut lösl. in A. mit roter Farbe, in Ae. mit gelber Farbe und Fluoreszenz. Lösl. in Bzl., Toluol, Xylol.

Anw. Als Rg. auf Borsäure. Gibt man zu einer Lsg. von Purpurin in konz. Schwefelsäure die ebenfalls in Schwefelsäure gelöste borsäurehaltige Substanz, so schlägt die Farbe von Gelbrot in Rot um. Da die Farbe bei Zusatz von Fluoriden verschwindet, ist auch die Möglichkeit zur Erkennung von Fluoriden gegeben.

Tropaeolin 00 (Formel S. 317) gibt mit Magnesiumsalzen sehr schwer lösl. Verbindungen, die in konz. Schwefelsäure Rotviolettfärbung ergeben.

„Tropaeolin D" (USP XVII) ist Methylorange!

Tropaeolin 0, Natrium azoresorzinolsulfanilat, wird als Indikator verwendet.

Violursäure. 5-Isonitrosobarbitursäure.

M.G. 157,09

Eig. Farbl. Kristalle. Lösl. in heißem W. mit violetter Farbe, lösl. in A. Färbt sich über 220° rot und zersetzt sich bei 240–241°.

Anw. Zum Nachw. vieler papierchromatographisch getrennter Metallionen. Gibt mit Cu, Co, Alkali- und Erdalkalimetallionen charakteristische, intensive Färbungen. Auch zum Nachweis der gen. Metalle in Harn, Serum usw.

IV. Quantitative Bestimmungen

Die Arzneibücher lassen für Verunreinigungen von Arzneimitteln bestimmte Grenzwerte festlegen, deren Ermittlung meistens mit Hilfe von Vergleichslösungen durchgeführt wird.

a. Farbvergleichsprüfungen

Nach DAB 7 – DDR wird eine Lösung als farblos bezeichnet, wenn bei der Betrachtung ohne apparative Hilfsmittel im Vergleich mit dem Lösungsmittel kein Farbunterschied festgestellt werden kann.

Die Farbe einer Lösung wird durch Vergleich gegen das Lösungsmittel bzw. gegen eine der nachstehend aufgeführten Farbvergleichslösungen (FL) geprüft.

Farb-VL	Eisen-FL ml	Kobalt-FL ml	Kupfer-FL ml	0,5 n Salzsäure ml
A	0,050	0,100	0,050	9,80
B	0,100	0,100	0,100	9,70
C	0,100	0,150	0,100	9,65
D	0,100	0,150	0,150	9,60
E	0,080	0,200	0,300	9,42
F	0,100	0,250	0,300	9,35
G	0,050	0,300	0,300	9,35
H	0,400	0,200	0,200	9,20
I	0,500	0,500	0,600	8,40

Kupferfarblösung (Kupfer-FL)
65,00 g Kupfer(II)-sulfat werden in 0,5 n Salzsäure zu 1000,0 ml gelöst.

Kobaltfarblösung (Kobalt-FL)
65,00 g Kobalt(II)-chlorid werden in 0,5 n Salzsäure zu 1000,0 ml gelöst.

Eisenfarblösung (Eisen-FL)
50,00 g Eisen(III)-chlorid werden in 0,5 n Salzsäure zu 1000,0 ml gelöst.

DAB 7 – BRD. Wird eine klare oder eine farblose Lösung gefordert, so darf die entsprechende Lösung nicht stärker getrübt beziehungsweise nicht stärker gefärbt sein als das jeweils verwendete Lösungsmittel. Geringe Verunreinigungen durch kleine Papierfasern und Staubpartikel sind nicht zu beanstanden.

Werden an eine Lösung hinsichtlich der Zulässigkeit von Trübungen oder Farbgrenzen besondere Anforderungen gestellt, so sind Vergleichslösungen angegeben.

Trübungs- und Farbvergleiche müssen mit gleichen Flüssigkeitsmengen bei Tageslicht oder unter Verwendung einer Tageslichtlampe in der Durchsicht von oben nach unten erfolgen, Trübungsvergleiche gegen einen dunklen, Farbvergleiche gegen einen weißen Untergrund.

Fluoreszenzbeobachtungen müssen gegen einen dunklen Untergrund erfolgen.

b. Prüfung auf leicht verkohlende Substanzen

USP XVII. Bei Prüfungen auf leicht verkohlende Substanzen wird, falls nicht anders angegeben, die jeweilige Menge Substanz, die fein gepulvert werden muß, falls sie in fester Form vorliegt, in kleinen Anteilen in den Vergleichsbehälter gegeben, der aus farblosem Glas besteht und widerstandsfähig gegen Schwefelsäure ist. Er soll das entsprechende Volumen Schwefelsäure enthalten, die nicht schwächer als 94,5% und nicht stärker als 95,5% sein darf, was durch Titration zu bestimmen ist. Das Gemisch wird so lange mit einem Glasstab umgerührt, bis vollständige Lösung erfolgt ist; dann wird die Lösung 15 Min. lang stehengelassen und danach, falls nicht anders angegeben, die Farbe der Lösung mit der einer entsprechenden Vergleichsflüssigkeit (S. 239) in einem Vergleichsbehälter, der ebenfalls aus farblosem Glas besteht und die gleichen inneren Maße und den gleichen Durchmesser besitzt, verglichen. Die Flüssigkeiten werden in Quersicht gegen einen Hintergrund aus weißem Porzellan oder weißem Glas betrachtet.

Ist Erwärmen zum besseren Auflösen der Substanz in der Säure vorgeschrieben, so wird die Probe mit der Schwefelsäure in einem Prüfrohr wie vorgeschrieben erwärmt, dann wird die Lösung zur Messung in den Vergleichsbehälter überführt.

Herstellung der Vergleichsflüssigkeiten. – Mit Hilfe einer Bürette oder Pipette, die eine Graduierung von 0,1 ml oder weniger haben, wird das vorgeschriebene Volumen der Farbvergleichslösung und Wasser in einem der Vergleichsbehälter abgemessen. Dann werden die Lösungen in dem Behälter gut gemischt. In der nachfolgenden Tabelle werden 20 Vergleichsflüssigkeiten angegeben, die jeweils mit einem Buchstaben des Alphabets bezeichnet sind.

Vergleichsflüssigkeiten

Vergleichs-flüssigkeit	Teile Kobalt-chloridlösung	Teile Eisen-chloridlösung	Teile Kupfer-sulfatlösung	Teile Wasser
A	0,1	0,4	0,1	4,4
B	0,3	0,9	0,3	8,5
C	0,1	0,6	0,1	4,2
D	0,3	0,6	0,4	3,7
E	0,4	1,2	0,3	3,1
F	0,3	1,2	0,0	3,5
G	0,5	1,2	0,2	3,1
H	0,2	1,5	0,0	3,3
I	0,4	2,2	0,1	2,3
J	0,4	3,5	0,1	1,0
K	0,5	4,5	0,0	0,0
L	0,8	3,8	0,1	0,3
M	0,1	2,0	0,1	2,8
N	0,0	4,9	0,1	0,0
O	0,1	4,8	0,1	0,0
P	0,2	0,4	0,1	4,3
Q	0,2	0,3	0,1	4,4
R	0,3	0,4	0,2	4,1
S	0,2	0,1	0,0	4,7
T	0,5	0,5	0,4	3,6

Die drei Farbvergleichslösungen (Colorimetric Solutions) werden wie folgt bereitet.

Kobaltchlorid-Lösung. 65 g Kobaltchlorid ($CoCl_2 \cdot 6H_2O$) werden mit einer Mischung aus 25 ml Salzsäure und 975 ml W. zu 1000 ml gelöst. 5 ml dieser Lsg. pipettiert man in einen Jodzahlkolben, gibt 5 ml Wasserstoffperoxid-Lsg. und 15 ml Natronlauge (1 in 5) zu, kocht 10 Min., kühlt ab und versetzt mit 2 g Kaliumjodid und 20 ml verd. Schwefelsäure (1 in 4). Sobald sich der Nd. aufgelöst hat, titriert man das freigesetzte Jod mit 0,1 n Natriumthiosulfat-Lsg. gegen Stärke. Unter gleichen Bedingungen führt man einen Blindversuch aus.
1 ml 0,1 n Natriumthiosulfat-Lsg. entspr. 23,79 mg $CoCl_2 \cdot 6H_2O$.

Man stellt die Farbvergleichslösung mit der Salzsäure-Wasser-Mischung so ein, daß 1 ml 59,5 mg $CoCl_2 \cdot 6H_2O$ enthält.

Kupfersulfat-Lösung. Etwa 65 g Kupfersulfat ($CuSO_4 \cdot 5H_2O$) werden mit einer Mischung aus 25 ml Salzsäure und 975 ml W. zu 1000 ml gelöst. 10 ml dieser Lösung versetzt man in einem 250-ml-Jodzahlkolben mit 40 ml W., 4 ml Essigsäure, 3 g Kaliumjodid und 5 ml Salzsäure und titriert das freigesetzte Jod mit 0,1 n Natriumthiosulfat-Lsg. gegen Stärke. Unter den gleichen Bedingungen führt man einen Blindversuch aus. 1 ml 0,1 n Natriumthiosulfat-Lsg. entspr. 24,97 mg $CuSO_4 \cdot 5H_2O$. Man stellt die Farbvergleichslösung mit der Salzsäure-Wasser-Mischung so ein, daß 1 ml 62,4 mg $CuSO_4 \cdot 5H_2O$ enthält.

Eisenchlorid-Lösung. Etwa 55 g Eisen(III)-chlorid ($FeCl_3 \cdot 6H_2O$) werden mit einer Mischung aus 25 ml Salzsäure und 975 ml W. zu 1000 ml gelöst. 10 ml dieser Lösung versetzt man in einem 250-ml-Jodzahlkolben mit 15 ml W., 3 g Kaliumjodid und 5 ml Salzsäure und läßt die Mischung 15 Min. lang stehen. Dann verdünnt man mit 100 ml W. und titriert das freigesetzte Jod mit 0,1 n Natriumthiosulfat-Lsg. gegen Stärke. 1 ml 0,1 n Natriumthiosulfat-Lsg. entspr. 27,03 mg $FeCl_3 \cdot 6H_2O$. Man stellt die Farbvergleichslösung mit der Salzsäure-Wasser-Mischung so ein, daß 1 ml 45,0 mg $FeCl_3 \cdot 6H_2O$ enthält.

DAB 7 – BRD. Verhalten gegen Schwefelsäure. Die vorgeschriebene Menge Substanz wird, falls nichts anderes angegeben ist, in 5,0 ml konz. Schwefelsäure unter Schütteln gelöst. Nach 5 Min. muß die Lsg. farblos sein oder darf nicht stärker gefärbt sein als die jeweils angegebene Vergleichslösung.

Helv. V. Die Prüfung ist stets mit einem unmittelbar vorher mit konz. Schwefelsäure ausgespülten Glase und, wenn nicht anders angegeben, bei gewöhnlicher Temperatur vorzunehmen.

c. Bestimmung der Alkalisalze organischer Säuren

USP XVII. Genau 2 g des organischen Salzes werden in einem tarierten Porzellantiegel eingewogen und anfänglich vorsichtig erhitzt, bis das Salz vollständig verkohlt ist, wobei es nicht in direkte Berührung mit der Flamme kommen darf. Dann wird der Tiegel abgekühlt, in ein Becherglas gegeben und die verkohlte Masse mit einem Glasstab zerkleinert. Ohne den Glasstab zu entfernen, werden dann 50 ml Wasser und 50 ml 0,5 n Schwefelsäure zugefügt, das Becherglas wird zugedeckt und die Lösung 30 Min. lang gekocht. Dann wird filtriert und mit heißem Wasser ausgewaschen, bis das letzte Waschwasser gegen Lackmus neutral ist. Danach wird vereinigtes Filtrat und Waschwasser abgekühlt, Methylorangelösung zugefügt und die überschüssige Säure mit 0,5 n Natronlauge titriert. Das verbrauchte Volumen Säure, multipliziert mit dem Äquivalenzfaktor des zu prüfenden Salzes, ergibt das Gewicht des Salzes in der Probe.

Falls erwünscht, dürfen auch 400 mg für die Probe angewendet werden, wobei 0,1 n Schwefelsäure und 0,1 n Natronlauge benutzt werden.

Die Bestimmung kann nicht für Alkalisalze organischer Säuren, die schwefel- oder halogenhaltig sind, angewendet werden.

d. Grenzwertbestimmung für Aluminium

Helv. V. 1 ml der Lösung + 1 ml Ammoniumchloridlösung werden zum Sieden erhitzt und tropfenweise mit verdünnter Ammoniakflüssigkeit bis zur alkalischen Reaktion versetzt. Es darf weder ein weißer, gallertiger Niederschlag noch innerhalb 1 Min. beim Stehenlassen eine flockige Abscheidung auftreten.

e. Grenzwertbestimmung für Ammonium

Helv. V. Lackmusreaktion. 1 g der Substanz oder die vorgeschriebene Menge der Lösung + 3 ml verd. Natronlauge werden in einem Reagensglas, welches im oberen Teil auf einem Bäuschchen Watte befeuchtetes, rotes Lackmuspapier enthält, während 2 Min. im Wasserbad erhitzt. Dabei darf das Lackmuspapier nicht gebläut werden.

Neßlers-Reaktion. 1 ml einer Lösung, die frei von Erdalkalien und Schwermetallen ist, + 1 ml Neßlers-Reagens. Ammonium ist nicht anwesend, wenn in der Mischung keine stärkere Gelbfärbung auftritt als in einer Mischung von 1 ml Ammoniumvergleichslösung (die pro ml 0,0053 mg NH_4Cl entsprechend 0,0017 mg NH_3 enthält) + 1 ml Neßlers-Reagens.

4 ml einer erdalkali- oder schwermetallhaltigen Lösung + 2 ml verd. Natronlauge + 2 ml Natriumcarbonat. Der Niederschlag wird abfiltriert. 2 ml des Filtrates werden mit 1 ml Neßlers-Reagens versetzt. Ammonium ist abwesend, wenn in der Mischung keine stärkere Gelbfärbung entsteht als in einer Mischung von 1 ml Ammoniumvergleichslösung + 1 ml Wasser + 1 ml Neßlers-Reagens.

DAB 6 – Nachtr. BRD. a) Die vorgeschriebene Menge Substanz oder Lösung wird in einem Reagensglas mit einem gut passenden, durchbohrten Kork verschlossen, durch den ein etwa 8 cm langes Glasrohr führt, in dessen unteren Teil ein Wattepfropfen und in dessen oberen Teil angefeuchtetes, rotes Lackmuspapier eingeführt ist. Nach Zugabe von 10,0 ml Natronlauge wird das mit dem Aufsatz verschlossene Reagensglas in Wasserbad 15 Min. lang erhitzt. Das Lackmuspapier darf nicht blau gefärbt werden.

b) Die vorgeschriebene Menge Substanz oder Lösung wird, falls nichts anderes angegeben ist, mit Wasser zu 10,0 ml gelöst oder auf 10,0 ml verdünnt, mit 1,0 ml Natronlauge und mit 1,0 ml Neßlers-Reagens versetzt. Nach 5 Min. darf die Probe nicht stärker gefärbt sein als die folgende Vergleichslösung:

1,00 ml verd. Ammoniumchloridlösung wird in gleicher Weise behandelt, wie es bei der Prüfung der Substanz angegeben ist. Diese Vergleichslösung ist frisch herzustellen.

Ph.Dan. IX. 5 ml der vorgeschriebenen Lösung oder die vorgeschriebene Menge des Stoffes werden mit 5 ml Natronlauge (2n) vermischt, worin eine eventuell vorgeschriebene Menge Natriumsulfid gelöst ist. Unmittelbar danach bringt man die Mischung mit Hilfe eines Trichters in ein Reagensglas (18× 180 mm), so daß eine Verunreinigung des oberen Teiles des Reagensglases vermieden wird. In die Reagensglasöffnung bringt man einen kleinen Trichter, dessen Rohr zugeschmolzen und umgebogen ist. Hier wird ein Stück rotes Lackmuspapier von 2× 1 cm (Abb. 148) aufgehängt, das schwach mit Wasser befeuchtet ist. Das Reagensglas wird 5 Min. lang in ein schwach kochendes Wasserbad gebracht, man sorgt dafür, daß es lotrecht steht und daß die Flüssigkeitsoberfläche im Reagensglas und im Wasserbad auf der gleichen Höhe steht und daß das Lackmuspapier das Reagensglas nicht berührt. Danach wird der Vergleich vorgenommen.

Grenze A. 5 ml Ammoniumlösung (1 ml entspricht 0,005 mg NH_3) werden mit 5 ml Natronlauge (2n) vermischt, die Mischung wird mit Hilfe eines Trichters in ein Reagensglas (18× 180 mm) gebracht und auf die gleiche Weise behandelt wie oben. Das Lackmuspapier darf bei der untersuchten Flüssigkeit nicht stärker bläulich gefärbt sein als bei der Vergleichsprobe.

Grenze B. 5 ml Wasser werden mit 5 ml Natronlauge (2 n) vermischt und danach die Mischung mit Hilfe eines Trichters in ein Reagensglas (18× 180 mm) gebracht und auf die gleiche Weise behandelt wie oben. Das Lackmuspapier darf keine stärkere Blaufärbung zeigen als bei der Vergleichsprobe A.

Der Vergleich der Lackmuspapierfärbung wird sofort nach Erwärmen im Wasserbad vorgenommen.

Nord. 63 verfährt praktisch gleich.

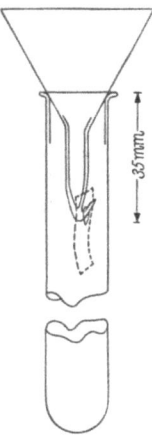

Abb. 148. Apparat zur Grenzwertbestimmung von Ammoniak und Kohlendioxid nach Ph.Dan.IX.

DAB 7 – DDR. a) Ausführung: 5,0 ml der vorgeschriebenen Lösung werden in einem 25-ml-Erlenmeyerkolben mit 5,0 ml 3 n Natronlauge versetzt. Der Erlenmeyerkolben wird mit zwei durchbohrten Uhrgläsern bedeckt, zwischen denen im Bereich der 8 bis 10 mm weiten Bohrungen ein angefeuchteter, 10 mm breiter Streifen rotes Lackmuspapier liegt. Der Erlenmeyerkolben wird in das Wasserbad gestellt, dessen Flüssigkeitsoberfläche sich mit der im Gefäß auf gleicher Höhe befinden muß. Der Vergleich mit der Blindprobe wird nach 5 Min. vorgenommen. – b) Blindprobe: 5,0 ml Wasser werden, wie unter a) angegeben, behandelt. Unter diesen Bedingungen wurden als geringste nachweisbare Menge 3 µg NH_4^+ ermittelt.

DAB 7 – BRD. a) Die vorgeschriebene Menge Substanz oder Lösung wird in ein Reagensglas gegeben, das mit einem durchbohrten Stopfen verschlossen wird. Durch den Stopfen führt ein 80 mm langes Glasrohr, in dessen unteren Teil ein Wattepfropfen und in dessen oberen Teil angefeuchtetes rotes Lackmuspapier eingeführt ist. Nach Zugabe von 10,0 ml 6 n Natronlauge wird das mit dem Aufsatz verschlossene Reagensglas im Wasserbad 15 Min. lang erhitzt. Das Lackmuspapier darf sich nicht blau färben. – b) Die vorgeschriebene Menge Substanz oder Lösung wird, falls nicht anders angegeben ist, mit Wasser zu 10,0 ml gelöst oder zu 10,0 ml verdünnt, mit 1,0 ml 3 n Natronlauge und mit 1,0 ml Neßlers-Reagens versetzt. Nach 5 Min. darf die Probe nicht stärker gefärbt sein als die gleichzeitig angesetzte Vergleichslösung. 1,00 ml Ammoniumchloridlösung wird in gleicher Weise behandelt, wie es bei der Prüfung der Substanz angegeben ist.

f. Grenzwertbestimmung für Arsen

Die für die Grenzwertbestimmung von Arsen verwendeten Apparaturen der verschiedenen Arzneibücher unterschieden sich nur geringfügig voneinander, so daß als Apparatur für die Quecksilberhalogenidmethode (s. auch Abschnitt Arsen im speziellen Teil des Werkes) nur die der PI und BP abgebildet ist (Abb. 149). Die Silberdiäthyldithiocarbamatmethode des DAB 7 – BRD verlangt eine andere Apparatur (Abb. 150, S. 244).

USP XVII. Die Bestimmung beruht auf der Entwicklung von Arsenwasserstoff, den man auf *Quecksilberbromid*papier einwirken läßt. Die entstehende Färbung wird mit einer solchen verglichen, die sich unter den gleichen Bedingungen aus einer bestimmten Menge Arsentrioxid entwickelt.

Die *Bestimmungsapparatur* besteht aus einer 50-ml-Weithalsflasche, die mit einem Gummistopfen verschlossen wird, durch den man das verjüngte Ende eines 12 cm langen Rohres führt. Der obere Durchmesser des Rohres soll 1 cm betragen. In das Rohr gibt man einen Wattebausch, den man vorher mit einer etwa 0,25 n Bleiacetatlösung getränkt hat. Auf das Rohr wird mit einem Gummistopfen ein 12 cm langes Glasröhrchen mit einem inneren Durchmesser von 2,5 bis 3 mm gesetzt. In das Glasröhrchen kommt kurz vor dem Versuch der Quecksilberbromid-Papierstreifen. 5 ml einer Lösung (1 in 25) der auf Arsen zu *prüfenden Substanz* werden mit 1 ml Schwefelsäure versetzt und mit 10 ml schwefliger Säure (nicht unter 6% SO_2 enthaltend) gemischt. Man dampft auf dem Wasserbade auf etwa 2 ml ein und verdünnt wiederum auf 5 ml. Zur Prüfung auf Arsen mischt man diese Lösung in der Apparatur mit 5 ml KJ-Lösung und 5 ml Zinnchloridlösung und gibt nach 10 Min. 25 ml Wasser und 1,5 g granuliertes Zink hinzu. Das Gefäß stellt man in Wasser von 25°. Nach 1 Std. wird das Quecksilberbromidpapier mit einem vorher hergestellten Standardstreifen verglichen. (Diese allgemeine Arbeitsweise muß nur geändert werden, wenn dies bei einzelnen Präparaten ausdrücklich gefordert wird.)

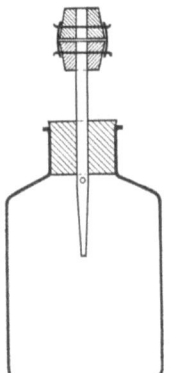

Abb. 149. Apparatur zur Bestimmung des Grenzwertes für Arsen (PI.Ed. I, BP 63).

Zur Herstellung des *Standards* wird unter den gleichen Bedingungen Arsenwasserstoff aus einer bestimmten Menge einer Lösung entwickelt, die in 1 ml 0,001 mg (= 1 γ) As_2O_3 enthält. Der Standardstreifen soll mit dem Analysenstreifen möglichst bald verglichen werden. Unter Umständen können die Streifen durch Eintauchen in geschmolzenes Paraffin oder durch Aufbewahren über Phosphorpentoxid und vor Licht geschützt konserviert werden. – Der Fleck der Prüflösung darf in Ausdehnung und Intensität nicht größer sein als der Standardfleck. Das besagt, daß nicht mehr als 10 Teile Arsentrioxid auf 1 Million Teile Prüfsubstanz entfallen.

DAB 7 – DDR verfährt praktisch gleich, jedoch mit einer der BP 63 ähnlichen Apparatur (s. Abb. 150, S. 244).

PI.Ed. I und BP 63. Beide Pharmakopöen verwenden die gleiche Methode, die sich von der USP-XVII-Methode im wesentlichen nur dadurch unterscheidet, daß man den entwickelten Arsenwasserstoff auf ein Quecksilber*chlorid*papier von 6,5 mm Durchmesser einwirken läßt.

Quecksilberchloridpapier wird durch Tränken von Filtrierpapier mit gesättigter wäßriger Quecksilberchloridlösung und anschließendes Trocknen bei 60° im Dunkeln hergestellt. (1 m² des Papiers soll zwischen 65 und 120 g wiegen.)

Die Bestimmungsapparatur (Abb. 149) besteht aus einer etwa 120-ml-Weithalsflasche, die mit einem Gummistopfen verschlossen wird, durch den man ein 200 mm langes Rohr mit einem inneren Durchmesser von 6,5 mm führt. Das Rohr wird am unteren Ende auf etwa 1 mm verjüngt und eine seitliche Öffnung von mindestens 2 mm Durchmesser angebracht. In das Rohr gibt man einen 100 mm langen Bleiacetatpapierstreifen (gemäß BP 63 mit Bleiacetat getränkte Watte). Auf das obere Ende wird mit Hilfe von zwei Gummistopfen ein Quecksilberchloridpapier-Diaphragma angebracht (Durchmesser 6,5 mm).

Für jede der auf Arsen zu *prüfenden Substanzen* wird eine spezielle Zubereitungsvorschrift gegeben, die im wesentlichen darin besteht, daß man nach einer vorbereitenden Behandlung mit einer Lösung von 1% Brom in Salzsäure Zinnchloridlösung hinzugibt. Gemäß PI.Ed. I werden in der Bestimmungsapparatur zu der so zubereiteten Lösung 10 g Zink hinzugefügt. Nach 40 Min. vergleicht man bei Tageslicht die eventuell entstandene Gelbfärbung des Quecksilberchloridpapiers mit einem Standardflecken mit bekanntem Arsengehalt. Die Vorschrift der BP 63 unterscheidet sich von der PI.Ed.I-Vorschrift nur dadurch, daß man vor der Zugabe von Zink 1 g Kaliumjodid in die zu prüfende Lösung gibt. Die Reaktion kann durch Einstellen der Apparatur in warmes Wasser (40°) beschleunigt werden.

Die PI.Ed. I gestattet die Prüfung auf Arsen auch mit der THIELEschen Hypophosphitreaktion (Methode B).

Reagens: „Verd. hypophosphorige Säure AsT": 10 g Natriumhypophosphit werden durch Erhitzen in 10 ml Wasser gelöst und mit 35%iger Salzsäure auf 200 ml aufgefüllt.

Die auf As zu *prüfende Substanz* wird mit geringen, im Einzelfall angegebenen Abweichungen wie für die Durchführung der ersten Methode in Lösung gebracht und mit 10 ml Hypophosphitreagens 30 Min. auf dem Wasserbade erhitzt. Die entstehende Färbung vergleicht man mit einer solchen, die durch eine bekannte Arsenmenge nach der gleichen Methode hervorgerufen wird. Wenn keine anderen Angaben gemacht werden, behandelt man zur Herstellung des Standards 1 ml Arseniklösung (= 0,00001 g As_2O_3) in der gleichen Weise wie die zu prüfende Substanz.

Für die Durchführung der Arsenbestimmung werden gemäß BP 63 und PI.Ed. I meistens 5 g Substanz verwendet, in Einzelfällen 1 bis 10 g (z. B. 1 g Antimonyl-Kalium-Tartrat, 10 g Bariumsulfat).

Helv. V. 1 ml der Lösung oder die vorgeschriebene Menge der Substanz + 2 ml Natriumhypophosphitlösung werden während 15 Min. im Wasserbad erhitzt. Es darf weder ein dunkler Niederschlag noch eine Braunfärbung der Lösung eintreten. Im Zweifelsfalle ist nach dem Erkalten mit ca. 3 ml Wasser zu verdünnen und mit einigen ml Äther durchzuschütteln. In der Grenzschicht darf keine braune Abscheidung auftreten.

Nord. 63. Die vorgeschriebene Menge Substanz oder Lösung und Hypophosphitreagens sowie Wasser werden vermischt und, wenn nicht anders angegeben, 15 Min. lang im Wasserbad erwärmt. Ungelöste Bestandteile bringt man möglichst durch Erwärmen unter Umrühren mit einem Glasstab in Lösung. Der Vergleich wird sofort nach dem Erwärmen im Wasserbad vorgenommen. Enthält die Mischung einen Bodensatz wie z. B. Natriumchlorid, läßt man abkühlen und den Niederschlag absitzen. Danach wird die überstehende Flüssigkeit abgenommen und der Vergleich vorgenommen.

Grenze A: 1,00 ml Arsenvergleichslösung (0,01 mg As enthaltend, hergestellt durch Auflösen von Kaliumarsenit) und 9 ml Hypophosphitreagens werden vermischt und in gleicher Weise wie oben angegeben erwärmt.

Grenze B: Die angegebene Menge Hypophosphitreagens und die evtl. vorgeschriebene Menge Kaliumjodidlösung (10%) werden mit Wasser auf 10 ml aufgefüllt und in gleicher Weise wie oben angegeben erwärmt. Der Vergleich der Farbstärke der Untersuchungsprobe und der Vergleichsproben wird in einer ca. 5 cm hohen Schicht in Reagensgläsern vorgenommen, die auf einer weißen Unterlage stehen.

ÖAB 9. Man versetzt die vorgeschriebene Menge der zu untersuchenden Substanz oder die vorschriftsmäßig hergestellte Lösung derselben mit so viel Hypophosphitlösung, daß die Gesamtmenge der Flüssigkeit 10 ml beträgt. Hierauf wird die Lösung 15 Min. lang im Wasserbad erhitzt (Probelösung).

Die Vergleichslösung bereitet man – wenn Arsen nicht nachweisbar sein darf – in der Weise, daß man die gleiche Menge Hypophosphitlösung, die man zur Herstellung der Probelösung verwendet hat, gegebenenfalls mit Wasser auf 10 ml verdünnt und nach Zusatz von etwa 0,1 g Kaliumjodid 15 Min. lang im Wasserbad erhitzt.

Wenn Arsen in unzulässiger Menge nicht nachweisbar sein darf, bereitet man die Vergleichslösung in der Weise daß man 1,00 ml Arsen-Standardlösung mit 9 ml Hypophosphitlösung und etwa 0,1 g Kaliumjodid in gleicher Weise behandelt.

Nach dem Erhitzen werden beide Lösungen wieder mit Wasser auf das ursprüngliche Volumen ergänzt, wobei eventuell vorhandene Niederschläge, wenn möglich, in Lösung gebracht werden sollen. Gelingt dies nicht, so läßt man absetzen und gießt gleiche Mengen der klaren Lösungen in andere Reagensgläser oder in weiße Porzellantiegel ab.

Die Probelösung darf nicht stärker gefärbt sein als die Vergleichslösung.

DAB 7 – BRD nennt 2 Methoden (a und b) zur Grenzwertbestimmung für Arsen.

a) Die vorgeschriebene Menge Substanz wird in 3,0 ml W. gelöst oder suspendiert. Nach Zugabe von 0,10 g Kaliumjodid und 7,0 ml Hypophosphit-Lsg. wird 15 Min. lang im Wasserbad erhitzt. Falls es erforderlich ist, wird nach dem Abkühlen dekantiert. Diese Lsg. darf nicht stärker gefärbt sein als das gleiche Volumen folgender, frisch bereiteter Vergleichslösung:

Das Gemisch von 1,00 ml Arsenigsäure-Lsg. II mit 2,0 ml Wasser, 0,10 g Kaliumjodid und 7,0 ml Hypophosphit-Lsg. wird in gleicher Weise behandelt, wie es bei der Prüfung der Substanz angegeben ist.

b) Ein weithalsiger 100-ml-Erlenmeyerkolben wird mit einem antimonfreien, durchbohrten Gummistopfen verschlossen, durch dessen Öffnung ein gerades, 200 mm langes Glasrohr mit einem inneren Durchmesser von 6,5 mm eingeführt wird. Das eine Ende dieses Rohres ist bis auf einen inneren Durchmesser von 1,0 mm ausgezogen; 30 mm oberhalb der Spitze befindet sich eine seitliche Öffnung von 2 bis 3 mm Durchmesser. Das Rohr wird durch den Gummistopfen in den Erlenmeyerkolben so eingeführt, daß die seitliche Öffnung 10 mm unterhalb des unteren Stopfenrandes liegt. Das obere Ende des Glasrohres ist mit einem gleich weiten, 2mal rechtwinklig gebogenen Glasrohr verbunden, dessen anderes Ende auf einen inneren Durchmesser von 1,0 mm ausgezogen ist. Dieses ausgezogene Ende taucht in ein Reagenzglas (12 × 100 mm) mit 3,0 ml Silberdiäthyldithiocarbamat-Lsg. ein (Abb. 150).

Vor Beginn des Versuchs wird das obere Ende des Glasrohres mit Blei(II)-acetat-Watte in einer Länge von etwa 3 cm so beschickt, daß das obere Ende der Watte etwa 2,5 cm tief in das Glasrohr eingeschoben ist.

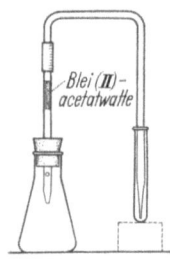

Abb. 150. Gerät zur Grenzwertbestimmung für Arsen nach DAB 7 – BRD.

Die vorgeschriebene Menge Substanz oder Lösung wird, falls nichts anderes angegeben ist, mit Wasser zu 40 ml gelöst oder auf 40 ml verdünnt. In einem Vergleichsversuch wird 1,00 ml Arsenigsäure-Lsg. III zu 40 ml verdünnt. Die beiden Proben mit der Prüflösung und der Arsen-Vergleichslösung werden mit 10,0 ml Zinn(II)-chlorid-Lsg. II, 0,10 ml Kupfer(II)-sulfat-Lsg. III und nach 15 Min. mit 8,0 g Zinkgranalien versetzt. Die Kolben werden sofort gut verschlossen; beide Proben werden unter öfterem Umschwenken 60 Min. lang stehengelassen. Nach dieser Zeit darf die Silberdiäthyldithiocarbamat-Lsg. des Hauptversuchs nicht stärker gefärbt sein als die des Vergleichsversuches.

Vgl. dazu E. JACKWERTH: Beitrag zur Frage der Arsenbestimmungen in Arzneibuchpräparaten und Feinchemikalien. Arch. Pharm. (Weinheim) *295/67*, 779 (1962); Abschnitt Arsen im speziellen Teil.

g. Grenzwertbestimmung für Barium

Helv. V. 1 ml der Lösung + 1 ml verdünnte Schwefelsäure. Innerhalb von 5 Min. darf in der Mischung weder ein weißer Niederschlag noch eine Trübung entstehen.

DAB 7 – DDR. a) Ausführung: 5,0 ml der vorgeschriebenen Lösung werden mit 1,0 ml 6 n Schwefelsäure versetzt. Der Vergleich mit der Blindprobe wird nach 5 Min. vorgenommen. – b) Blindprobe: 5,0 ml Wasser werden, wie unter a) angegeben, behandelt. Unter diesen Bedingungen wurden als geringste nachweisbare Menge 10 µg Ba^{2+} ermittelt.

h. Grenzwertbestimmung für Blei und Schwermetalle

Pl.Ed. I gibt 2 Methoden an, so daß für die nationalen Arzneibücher, den nationalen Wünschen entsprechend, eine von beiden ausgewählt werden kann.

1. Grenzwertbestimmung für Blei. Pl.Ed. I und BP 63. *Apparatur:* Alle Glasgeräte müssen frei von löslichem Blei sein.

Nessler-Gläser, Zylinder aus dünnem, farblosem Glas mit einem ungefähren Durchmesser von 25 mm, einer ungefähren Höhe von 150 mm und einer Marke bei 50 mm. Der Höhenunterschied zwischen den Marken und den Gefäßböden, gemessen an den Zylinderinnenkanten, darf bei den für einen Versuch verwendeten Zylindern höchstens 2 mm betragen.

Reagentien und Reagenslösungen: Die besonderen Reagentien und Reagenslösungen werden mit den Buchstaben „PbT" bezeichnet.

Ammoniaklösung PbT. Verdünntes Ammoniak, das folgende zusätzliche Forderung erfüllt: Zu 20 ml wird 1 ml Kaliumcyanidlösung PbT gegeben, mit Wasser auf 50 ml aufgefüllt und 2 Tropfen Natriumsulfidlösung PbT zugegeben; die Lösung darf sich nicht dunkler färben.

Ammoniumacetat PbT. Ammoniumacetat, welches die folgende zusätzliche Prüfung erfüllt: 2 g werden in 25 ml Wasser gelöst, mit Ammoniaklösung PbT alkalisch gemacht, 1 ml Kaliumcyanidlösung PbT zugefügt, mit Wasser auf 50 ml aufgefüllt und 2 Tropfen Natriumsulfidlösung PbT zugesetzt: die Lösung darf sich nicht dunkler färben.

Bleinitratlösung, konzentriert, PbT. 0,16 g Bleinitrat werden in 5 ml Salpetersäure gelöst und mit Wasser auf 100 ml aufgefüllt. Diese Lösung enthält in 1 ml 0,001 g Blei.

Bleinitratlösung, verdünnt, PbT. 1 ml der konzentrierten Bleinitratlösung PbT wird mit Wasser auf 100 ml aufgefüllt. Diese Lösung enthält in 1 ml 0,00001 g Blei. Sie muß frisch bereitet werden.

Essigsäure PbT. Essigsäure, die folgende zusätzliche Forderung erfüllt: 25 ml werden mit Ammoniaklösung PbT alkalisch gemacht, 1 ml Kaliumcyanidlösung PbT zugegeben, mit Wasser auf 50 ml aufgefüllt und 2 Tropfen Natriumsulfidlösung PbT zugegeben; die Lösung darf sich nicht dunkler färben.

Kaliumcyanidlösung PbT. 10 g Kaliumcyanid werden in 90 ml Wasser gelöst, 2 ml Wasserstoffperoxid zugegeben, und nach 24 Std. wird mit Wasser auf 100 ml aufgefüllt. Diese Lösung muß folgende Forderung erfüllen. 2 ml werden mit 5 ml Ammoniaklösung PbT und 40 ml Wasser gemischt und 5 ml verdünnte Bleinitratlösung PbT zugegeben; die Lösung darf sich nicht dunkler färben.

Natriumhydroxidlösung PbT. 20 g Natriumhydroxid werden in einer ausreichenden Menge Wasser zu 100 ml gelöst. Die Lösung muß der Grenzwertbestimmung für Blei entsprechen; für die Grundlösung werden 25 ml verwendet, und für die Hilfslösung werden 5 ml und 0,5 ml verdünnte Bleinitratlösung PbT verwendet; Essigsäure PbT und Ammoniaklösung PbT werden nicht zugegeben.

Natriumsulfidlösung PbT. 10 g Natriumsulfid werden in einer Mischung aus 10 ml Wasser und 35 ml Glycerin gelöst, mit derselben Mischung auf 100 ml aufgefüllt und durch Watte filtriert.

Salpetersäure PbT. Salpetersäure, die folgende zusätzliche Forderung erfüllt: 10 ml werden mit 10 ml Wasser verdünnt, mit Ammoniaklösung PbT alkalisch gemacht, 1 ml Kaliumcyanidlösung zugegeben, mit Wasser auf 50 ml aufgefüllt und dann 2 Tropfen Natriumsulfidlösung PbT zugegeben; die Lösung darf sich nicht dunkler färben.

Salzsäure PbT. Salzsäure, die folgende zusätzliche Forderung erfüllt: 20 ml werden mehrere Minuten in einem Glaskolben gekocht, abgekühlt, mit 10 ml Wasser verdünnt, mit Ammoniaklösung PbT alkalisch gemacht, 1 ml Kaliumcyanidlösung PbT zugegeben, mit Wasser auf 50 ml aufgefüllt, und dann werden 2 Tropfen Natriumsulfidlösung PbT zugegeben; die Lösung darf sich nicht dunkler färben.

Salzsäure, verdünnt, PbT. Verdünnte Salzsäure, die folgende zusätzliche Forderung erfüllt: 10 ml werden mit Ammoniaklösung PbT alkalisch gemacht, 1 ml Kaliumcyanidlösung zugegeben, mit Wasser auf 50 ml aufgefüllt, und dann werden 2 Tropfen Natriumsulfidlösung PbT zugegeben; die Lösung darf sich nicht dunkler färben.

Schwefelsäure PbT. Schwefelsäure, die folgende zusätzliche Forderungen erfüllt: 5 g werden mit 20 ml Wasser verdünnt, mit Ammoniaklösung alkalisch gemacht, 1 ml Kalium-

(Fortsetzung s. S. 251)

Tabelle aus BP 63[1]

Substanz	Grundlösung		Hilfslösung		ml verdünnte Bleilösung PbT	Grenzwert für Blei ppm
	g Substanz	ml Essigsäure PbT	g Substanz	ml Essigsäure PbT		
Acetic Acid	12	—	2	—	1	1
Acetic Acid, Dilute	30	—	10	—	1	0,5
Acetylsalicylic Acid	7^a	5	2^a	5	5	10
Aluminium Hydroxide Gel	2,5^b	—	—^{b}	—	2,5	10
Aluminium Hydroxide Gel, Dried	0,5^b	—	—^{b}	—	2,5	50
Aminophylline	4	10	2	7	2	10
Ammonium Acetate	12	—	2	—	5	5
Ammonium Chloride	12	5	2	5	5	5
Ammonium Phosphate	7	5	2	5	10	20
Ammonium Sulphate	7	5	2	5	5	10
Amylobarbitone Sodium	1,5^d	—	0,5^d	—	1	10
Antimony Potassium Tartrate	2^c	—	1^c	—	0,5	5
Antimony Sodium Tartrate	2^c	—	1^c	—	0,5	5
Barbitone Sodium	1,5^d	—	0,5^d	—	1	10
Bendrofluazide	2^c	—	1^c	—	1	10
Benzoic Acid	7^a	5	2^a	5	2,5	5
Borax	7^a	12	2^a	7	2,5	5
Boric Acid	4^a	5	2^a	5	4	20
Brilliant Green	2,5^e	—	—^{f}	—	2,5	10
Calcium Aminosalicylate	7^a	12	2^a	7	2,5	5
Calcium Carbonate	4^g	—	2^g	—	2	10
Calcium Chloride	12	5	2	5	10	10
Calcium Gluconate	7	5	2	5	2,5	5
Calcium Hydroxide	3^g	—	1^g	—	2	10
Calcium Hydroxide Solution	200 ml^h	—	100 ml^h	—	5	0,5
Calcium Lactate	5	5	1	5	4	10
Chalk	4^i	—	2^i	—	4	20
Chloramphenicol	1^j	—	—^{j}	—	1	10
Chloroquine Phosphate	2^k	—	—^{f}	—	2	10
Chloroquine Sulphate	2^k	—	—^{f}	—	4	20
Chlorothiazide	2^c	—	1^c	—	1	10
Citric Acid	7	—	2	—	5	10
Citric Acid, Anhydrous	7	—	2	—	5	10
Crystal Violet	2,5^l	—	—^{f}	—	2,5	10
Cyclobarbitone Calcium	3^{kk}	5	1^{kk}	5	2	10
Dextran Injection	12	5	2	5	5	5
Dextrose	12	5	2	5	2	2
Dichlorphenamide	2^c	—	1^c	—	1	10
Diethazine Hydrochloride	3^m	1	1^m	1	2	10
Diethylcarbamazine Citrate	12	5	2	5	10	10
Ditophal	2^{dd}	—	—^{f}	—	2	10
Ethopropazine Hydrochloride	3^m	1	1^m	1	2	10
Ethylenediamine Hydrate	7^n	5	2^n	5	2,5	5
Ferric Ammonium Citrate	2°	—	—^{p}	—	6	30
Ferrous Gluconate	2^q	—	—^{q}	—	4	20
Ferrous Sulphate	2^r	—	—^{p}	—	6	30
Ferrous Sulphate, Dried	2^s	—	—^{p}	—	10	50
Gelatin	5^j	—	—^{j}	—	2,5	5
Glycerin	12	5	2	5	1	1

[1] Um eine gute Übereinstimmung mit der BP 63 zu gewährleisten, wurde von einer Übersetzung obenstehender Tabelle abgesehen. Das Einsetzen von deutschen Namen ist mitunter nicht gut möglich, z. B. bei Phanquone BP 63. Falls Unklarheiten bestehen, muß im Register der nicht verständliche Name der Tabelle aufgeschlagen und die Monographie des betreffenden Stoffes nachgelesen werden.

Quantitative Bestimmungen

Tabelle aus BP 63 (*Fortsetzung*)

Substanz	Grundlösung		Hilfslösung		ml verdünnte Bleilösung PbT	Grenzwert für Blei
	g Substanz	ml Essigsäure PbT	g Substanz	ml Essigsäure PbT		ppm
Hexamethonium Tartrate	3	—	1	—	2	10
Hydrochloric Acid	7	—	2	—	2,5	5
Hydrochlorothiazide	2^c	—	1^c	—	1	10
Hydroflumethiazide	2^c	—	1^c	—	1	10
Hydroxychloroquine Sulphate	2^k	—	$—^l$	—	4	20
Indigo Carmine	2^l	—	$—^l$	—	4	20
Isoniazid	3	5	1	5	2	10
Kaolin, Heavy	10^u	—	$—^u$	—	5	10
Lactic Acid	7	—	2	—	2,5	5
Lactose	7	5	2	5	1	2
Lithium Sulphate	7	5	2	5	10	20
Magnesium Carbonate, Heavy	3^v	—	1^v	—	2	10
Magnesium Carbonate, Light	3^v	—	1^v	—	2	10
Magnesium Hydroxide Mixture	20^v	—	10^v	—	2	2
Magnesium Nitrate	2,5	—	0,5	—	2	10
Magnesium Oxide, Light	3^w	—	1^w	—	4	20
Magnesium Stearate	1^{bb}	—	$—^{bb}$	—	1	20
Magnesium Sulphate	12^x	5	2^x	5	5	5
Magnesium Sulphate, Dried	7^x	5	2^x	5	5	10
Magnesium Trisilicate	$2,5^y$	—	$—^y$	—	7,5	30
Meprobamate	1^{ee}	2	—	2	1	10
Methylcellulose 450	4^{ii}	—	$—^l$	—	2	5
Methylene Blue	2^z	—	$—^l$	—	4	20
Methylthiouracil	4^a	—	2^a	—	2	10
Nicotinamide	7	5	2	5	5	10
Nicotinic Acid	7^a	5	2^a	5	5	10
Nitric Acid	7	—	2	—	1	2
Paracetamol	$2,5^k$	—	$—^l$	—	2,5	10
Pempidine Tartrate	3	—	1	—	2	10
Pentobarbitone Sodium	$1,5^d$	—	$0,5^d$	—	1	10
Pentolinium Tartrate	3	—	1	—	2	10
Phanquone	2^j	—	$—^j$	—	1	5
Phenobarbitone Sodium	$1,5^d$	—	$0,5^d$	—	1	10
Phenolphthalein	$2,5^{aa}$	—	$—^l$	—	2,5	10
Phentolamine Hydrochloride	$1,5^{ff}$	—	$0,5^{ff}$	—	1	10
Phentolamine Methanesulphonate	$1,5^{ff}$	—	$0,5^{ff}$	—	1	10
Phenytoin Sodium	$1,5^d$	—	$0,5^d$	—	1	10
Phosphoric Acid	4	5	2	—	2	10
Phthalylsulphathiazole	2^c	—	1^c	—	1	10
Piperazine Adipate	3^{cc}	1	1^{cc}	1	2	10
Piperazine Citrate	3	10	1	10	2	10
Piperazine Phosphate	3	10	1	10	2	10
Potassium Bromide	12	5	2	5	10	10
Potassium Chlorate	2	5	1	5	1	10
Potassium Chloride	7	5	2	5	2,5	5
Potassium Citrate	12	5	2	5	10	10
Potassium Hydroxide	7	25	2	7	2,5	5
Potassium Iodide	12	5	2	5	10	10
Potassium Nitrate	7	5	2	5	5	10
Potassium Perchlorate	2^{gg}	5	1^{gg}	5	1	10
Primidone	2^{dd}	—	$—^l$	—	2	10
Probenecid	2^c	—	1^c	—	1	10

Tabelle aus BP 63 (*Fortsetzung*)

Substanz	Grundlösung		Hilfslösung		ml verdünnte Bleilösung PbT	Grenzwert für Blei ppm
	g Substanz	ml Essigsäure PbT	g Substanz	ml Essigsäure PbT		
Procainamide Hydrochloride	3^m	1	1^m	1	1	5
Proguanil Hydrochloride	2^{dd}	—	$-^f$	—	2	10
Propylthiouracil	4^a	—	2^a	—	2	10
Quinalbarbitone Sodium	$1,5^d$	—	$0,5^d$	—	1	10
Saccharin	3^a	8	1^a	6	2	10
Saccharin Sodium	3^a	8	1^a	6	2	10
Sodium Acid Citrate	12	5	2	5	10	10
Sodium Acid Phosphate	7	—	2	—	2,5	5
Sodium Aminosalicylate	7^a	12	2^a	7	2,5	5
Sodium Benzoate	7^a	15	2^a	7	5	10
Sodium Bicarbonate	7	20	2	10	2,5	5
Sodium Bromide	12	5	2	5	10	10
Sodium Calciumedetate	1^{jj}	6	$-^{jj}$	—	0,5	10
Sodium Chloride	7	5	2	5	2,5	5
Sodium Citrate	12	5	2	5	10	10
Sodium Fluoride	2^{hh}	—	1^{hh}	—	2	20
Sodium Hydroxide	4	20	2	12	1	5
Sodium Iodide	12	5	2	5	10	10
Sodium Metabisulphite	7	15	2	5	10	20
Sodium Phosphate	7	5	2	5	2,5	5
Sodium Salicylate	7^a	12	2^a	7	5	10
Sodium Sulphate	12	5	2	5	5	5
Succinylsulphathiazole	2^c	—	1^c	—	1	10
Sucrose	7	5	2	5	1	2
Sulphacetamide Sodium	2^c	—	1^c	—	1	10
Sulphadiazine	2^c	—	1^c	—	1	10
Sulphadimidine	2^c	—	1^c	—	1	10
Sulphadimidine Sodium	2^c	—	1^c	—	1	10
Sulphafurazole	2^c	—	1^c	—	1	10
Sulphamethizole	2^c	—	1^c	—	1	10
Sulphamethoxypyridazine	2^c	—	1^c	—	1	10
Sulphasomidine	2^c	—	1^c	—	1	10
Sulphuric Acid	4	—	2	—	4	20
Suramin	2^{dd}	—	$-^f$	—	2	10
Tartaric Acid	7	—	2	—	5	10
Theophylline	4	10	2	7	2	10
Thiambutosine	2^j	—	$-^j$	—	1	5
Thiopentone Sodium	$1,5^d$	—	$0,5^d$	—	1	10

Bemerkungen zur vorstehenden Tabelle:

a) Lösung, durch Zugabe von Ammoniaklösung PbT bereitet.

b) Lösung, die wie folgt hergestellt wird: Die angegebene Menge wird in 20 ml verdünnter Salzsäure PbT und 10 ml Wasser unter Zusatz von 0,5 ml Salpetersäure PbT etwa 30 Sek. lang erhitzt. Man kühlt die Lösung und verfährt weiter wie unter „v", beginnend mit „man fügt 2 g Ammoniumchlorid PbT zu ..."

Die Hilfslösung wird in gleicher Weise, aber ohne Zusatz von Prüfsubstanz bereitet.

c) Die Probe wird ausgeführt durch Zusatz von 7 ml Natriumhydroxidlösung PbT, 1 ml Kaliumcyanidlösung PbT und 2 Tr. Natriumsulfidlösung PbT zu jeder der Lösungen.

d) Die Substanzen werden in Wasser gelöst, unter ständigem Rühren langsam 4,5 ml verdünnter Salzsäure PbT zugegeben, einige Minuten stehengelassen und filtriert.

e) Die Grundlösung wird wie folgt hergestellt: Man kühlt 20 ml der wie zur quantitativen Arsenbestimmung bereiteten Brillantgrünlösung, fügt 10 ml Wasser zu und löst darin 2 g Citronensäure PbT. Dann alkalisiert man mit Ammoniaklösung PbT und gibt 1 ml Kaliumcyanidlösung PbT zu. Man überführt in einen Scheidetrichter und schüttelt kräftig mit 10 ml Diphenylthiocarbazonlösung PbT. Nach Absetzen der Flüssigkeitsschichten läßt man die untere Phase ablaufen und wiederholt die Ausschüttelung zweimal mit je 5 ml der Dithizonlösung. Falls nach der dritten Extraktion die Chloroformlösung immer noch hellrot ist, wird die Ausschüttelung mit 5-ml-Portionen der Dithizonlösung so lange wiederholt, bis sich das Reagens nicht mehr hellrot färbt. Die vereinigten Chloroformlösungen werden mit 10 ml Wasser und anschließend zweimal mit je 10 ml verdünnter Salzsäure PbT gewaschen. Die vereinigten sauren Lösungen sind mit 10 ml Chloroform zu waschen und das Chloroform zu verwerfen. Nun alkalisiert man mit Ammoniaklösung PbT und fügt 1 ml Kaliumcyanidlösung PbT zu.

f) Die Hilfslösung wird wie folgt bereitet: 2 ml Essigsäure PbT werden mit 20 ml verdünnter Salzsäure PbP gemischt.

g) Grund- und Hilfslösung werden wie folgt bereitet: Man löst die angegebene Menge in 30 ml verdünnter Salzsäure PbT, fügt 0,5 ml Salpetersäure PbT hinzu und kocht auf, um evtl. sich bildendes Kohlendioxid zu entfernen. Nach Abkühlen fügt man 20 ml einer 0,01%igen (g/v) Eisenchloridlösung zu, macht mit Ammoniaklösung PbT alkalisch, filtriert und wäscht den Niederschlag mit Wasser. Nun gießt man 20 ml heißer verdünnter Salzsäure PbT durch das Filter, kühlt das Filtrat, gibt 2 g Ammoniumrhodanid hinzu und extrahiert zweimal mit je 10 ml einer Mischung gleicher Volumen Amylalkohol und Äther. Zur wäßrigen Lösung gibt man 2 g Citronensäure PbT.

h) Zur Bereitung der Lösungen werden 300 ml mit 15 ml Essigsäure PbT vermischt und auf 60 ml eingeengt. Davon nimmt man für die Grundlösung 40 ml und 20 ml für die Hilfslösung.

i) Grund- und Hilfslösung werden wie unter „*g*" bereitet, ohne jedoch Eisenchlorid zuzusetzen.

j) Die Grundlösung wird wie folgt bereitet: Die angegebene Menge wird in einer Quarzschale vollständig bei einer Temperatur von höchstens 450° verascht. Den Rückstand nimmt man in einer Mischung von 0,5 ml Salpetersäure PbT und 5 ml Wasser auf, verdünnt mit Wasser auf 40 ml, gibt 5 ml Ammoniumrhodanidlösung zu und extrahiert wiederholt mit einer Mischung gleicher Volumen Amylalkohol und Äther bis keine Farbe mehr gelöst wird.

Für die Hilfslösung verdünnt man 0,5 ml Salpetersäure PbT auf 40 ml und fährt fort wie oben, beginnend mit den Worten „gibt 5 ml Ammoniumrhodanidlösung ..."

k) Die Grundlösung wird wie folgt bereitet: Die angegebene Menge wird vorsichtig in einem langhalsigen Rundkolben mit einer Mischung von 8 ml Wasser und 6 ml Salpetersäure PbT 10 Min. lang erhitzt. Nach dem Abkühlen gibt man 4 ml Schwefelsäure PbT hinzu und erhitzt, bis sich die Mischung dunkel färbt. Unter tropfenweiser Zugabe von Salpetersäure PbT wird weiter erhitzt, bis die Lösung farblos ist und weiße Dämpfe von SO_3 entweichen. Man fügt 3 ml Wasser zu, engt auf ein kleines Volumen ein, verdünnt auf 8 ml mit Wasser, kühlt ab und fährt fort wie unter „*e*", beginnend bei „fügt 10 ml Wasser zu..."

l) Grundlösung: 20 ml der wie zur quantitativen Arsenbestimmung bereiteten Lösung von Kristallviolett werden wie unter „*e*" behandelt, beginnend mit den Worten: „man fügt 10 ml Wasser..."

m) Grund- und Hilfslösung werden durch Auflösen in etwa 45 ml warmem Wasser unter Zusatz von 1 g Ammoniumacetat PbT erhalten.

n) Beide Lösungen erhält man wie folgt: 20 g werden auf dem Wasserbad zur Trockne gebracht, mit 1 ml Salzsäure PbT und 0,5 ml Salpetersäure PbT versetzt und erneut verdampft. Den Rückstand löst man in 20 ml warmem Wasser und füllt mit Wasser auf 100 ml auf. 35 ml dieser Lösung dienen als Grundlösung, 10 ml davon als Hilfslösung.

o) Grundlösung: Man löst die angegebene Menge in 20 ml Salzsäure PbT und 8 ml Wasser, gibt 0,5 ml Salpetersäure PbT zu, läßt eben aufkochen, kühlt ab und überführt die Mischung in einen Scheidetrichter und fährt nach Methode „*q*" fort, beginnend mit den Worten: „Anschließend extrahiert..."

p) Die Hilfslösung wird durch Mischen von 10 ml Salzsäure PbT und 0,5 ml Salpetersäure PbT bereitet.

q) Grundlösung: Die vorgeschriebene Menge wird mit 10 ml Salpetersäure PbT vorsichtig erwärmt, bis Reaktion einsetzt, und so lange stehengelassen, bis die Entwicklung nitroser Gase aufgehört hat. Dann kocht man vorsichtig, um die Oxydation zu vervollständigen, fügt notfalls weitere 5 ml Salpetersäure PbT zu und engt auf 5 ml ein. Man gibt 20 ml Salzsäure PbT zu, kocht 1 Min. lang, kühlt ab und überführt in einen Scheidetrichter. Anschließend extrahiert man dreimal mit je 20 ml Äther und, falls die Lösung noch schwach gelb gefärbt ist, ein viertes Mal; die Ätherauszüge werden verworfen. Die saure Lösung bringt man in einen Enghalskolben, spült den Scheidetrichter mit 5 ml Wasser nach und erwärmt die vereinigten wäßrigen Flüssigkeiten, um den Äther und einen Teil der Salzsäure zu entfernen.

Hilfslösung: Man dampft so viel Salpetersäure PbT, wie zur Bereitung der Grundlösung notwendig war, auf 5 ml ein, fügt 10 ml Salzsäure PbT hinzu, kocht 1 bis 2 Min. und kühlt.

r) Grundlösung: Man löst die angegebene Menge in 16 ml Salzsäure PbT, fügt 2,5 ml Salpetersäure PbT und 7 ml Wasser zu, kocht sehr gelinde 5 Min. lang und fährt wie unter „*q*" fort, beginnend bei „kühlt ab und überführt die Mischung..."

s) Die Grundlösung wird wie unter „*r*" bereitet, wobei 15 ml Salzsäure PbT, 4 ml Salpetersäure PbT und 6 ml Wasser zu verwenden sind.

t) Grundlösung: 8 ml der Lösung zur Bestimmung des Arsengehalts von Indigocarmin werden gekühlt und wie unter „*e*" behandelt, beginnend mit den Worten: „fügt 10 ml Wasser..."

u) Grundlösung: Die vorgeschriebene Menge wird am Rückflußkühler auf dem Wasserbad mit einer Mischung von 70 ml Wasser und 10 ml Salzsäure PbT 15 Min. lang erhitzt und filtriert. Zu 40 ml des Filtrats gibt man 0,5 ml Salpetersäure PbT und dampft auf ein kleines Volumen ein. Dann fügt man 20 ml Wasser zu und fährt fort wie unter „*v*", beginnend mit „gibt man 2 g Ammoniumchlorid..."

Hilfslösung: 5 ml Salzsäure PbT werden mit 30 ml Wasser gemischt und weiter wie unter „*v*" behandelt, beginnend mit „gibt man 2 g Ammoniumchlorid PbT..."

v) Beide Lösungen werden wie folgt bereitet: Die angegebene Menge wird in 10 ml Salzsäure PbT und 20 ml Wasser gelöst, mit 0,5 ml Salpetersäure PbT versetzt, zum Sieden erhitzt, um evtl. sich bildendes Kohlendioxid zu entfernen, und filtriert. Zum gekühlten Filtrat gibt man 2 g Ammoniumchlorid PbT und 2 g Ammoniumrhodanid und extrahiert zweimal mit je 10 ml einer Mischung gleicher Volumen Amylalkohol und Äther. Der wäßrigen Schicht fügt man 2 g Citronensäure PbT zu.

w) Beide Lösungen werden wie unter „*v*" bereitet, wobei 20 ml Salzsäure PbT und 15 ml Wasser zu verwenden sind.

x) Zur Grund- und Hilfslösung werden je 2 g Ammoniumchlorid PbT vor dem Alkalisieren zugefügt.

y) Grundlösung: 2,5 g der Substanz werden mit 20 ml Wasser und 30 ml verdünnter Salzsäure PbT 30 Min. lang gelinde gekocht unter Ersatz des verdampfenden Wassers. Dann dampft man zur Trockne ein und trocknet den Rückstand bei $100°$ 1 Std. lang. Nun wird der Rückstand mit 25 ml verdünnter Salzsäure PbT 5 Min. lang gelinde gekocht und die Lösung durch ein Filter dekantiert; dies wird mit 10 ml verdünnter Salzsäure PbT wiederholt und durch das gleiche Filter gegossen. Man kühlt das Filtrat und fährt fort wie unter „*v*", beginnend mit „gibt 2 g Ammoniumchlorid PbT..."

Hilfslösung: 65 ml verdünnter Salzsäure PbT werden auf etwa 30 ml eingeengt und weiter wie unter „*v*" behandelt, beginnend mit „gibt 2 g Ammoniumchlorid PbT..."

z) Grundlösung: 16 ml der zur quantitativen Arsenbestimmung bereiteten Kristallviolettlösung werden wie unter „*e*", beginnend mit den Worten: „fügt 10 ml Wasser..." behandelt.

aa) Grundlösung: 20 ml der wie zur quantitativen Arsenbestimmung von Brillantgrün bereiteten Lösung werden wie unter „*e*", beginnend mit den Worten: „fügt 10 ml Wasser..." behandelt.

bb) Die Grundlösung wird wie folgt bereitet: Die angegebene Menge wird mit einer Mischung von 5 ml Salpetersäure PbT und 40 ml Wasser unter Ersatz des verdampfenden Wassers so lange gekocht, bis die ölige Schicht klar ist. Die Mischung wird noch heiß filtriert und das Filter mit heißem Wasser gewaschen. Nach Abkühlen füllt man auf 80 ml auf und verwendet 40 ml der Lösung für den Test.

Die Hilfslösung wird wie folgt bereitet: Zu 40 ml Wasser gibt man 2 ml Salpetersäure PbT.

cc) 10 ml konz. Ammoniaklösung werden der Grund- und Hilfslösung zugefügt.

dd) 2 g werden mit 10 ml rauchender Salpetersäure PbT in einem großen langhalsigen Rundkolben versetzt. Sobald die Anfangsreaktion vorüber ist, engt man vorsichtig auf das halbe Volumen ein, wobei das Stoßen durch Wegziehen der Flamme zu verhüten ist. Nach Abkühlen versetzt man tropfenweise und in Abständen mit 5 ml Schwefelsäure PbT, während man zwischen den Zugaben immer abkühlt. Dann gibt man tropfenweise 5 ml rauchender Salpetersäure PbT zu. Sobald die Verkohlung vollständig ist und das Stoßen aufgehört hat, steigert man die Hitze, bis weiße Dämpfe auftreten und die Mischung farblos geworden ist. Man kühlt ab, versetzt mit 10 ml Wasser und erhitzt erneut bis zur Nebelbildung. Schließlich kühlt man, verdünnt auf 20 ml mit Wasser und behandelt wie unter „*e*" beschrieben, beginnend mit den Worten: „fügt 10 ml Wasser..."

ee) Die Grundlösung wird wie folgt hergestellt: Man glüht gelinde bis zur vollständigen Verkohlung, läßt abkühlen, fügt 2 ml Salpetersäure PbT und 5 Tropfen Schwefelsäure PbT zu, erhitzt vorsichtig, bis weiße Dämpfe entweichen, und glüht, bis der Rückstand frei von Kohle ist. Nach dem Abkühlen gibt man 2 ml Salzsäure PbT zu, verdampft auf dem Wasserbad zur Trockne und löst den Rückstand in einer Mischung des Eisessigs PbT und 10 ml heißen Wassers.

ff) 2,5 g werden in einem langhalsigen Kolben mit 8 ml Salpetersäure PbT erhitzt, bis die anfängliche Reaktion nachgelassen hat. Dann gibt man 3 ml Schwefelsäure PbT zu und erhitzt weiter so lange, bis die Lösung farblos ist, wobei nötigenfalls noch tropfenweise Salpetersäure PbT zugesetzt wird. Dann gibt man 5 ml Wasser zu, verdampft auf ein kleines Volumen, läßt abkühlen und verdünnt mit Wasser auf 25 ml.

Grundlösung und Hilfslösung werden wie folgt bereitet: Zu je 5 ml der Lösung gibt man je 1 g Citronensäure PbT.

gg) Grund- und Hilfslösung werden durch Auflösen der angegebenen Mengen in 25 ml Wasser in der Hitze bereitet. Die Temperatur ist stets zwischen 40 und 50° zu halten.

hh) Grund- und Hilfslösung werden durch Auflösen der angegebenen Mengen in 43 ml Wasser und 5 ml Ammoniaklösung PbT in der Hitze bereitet. Die Temperatur ist stets zwischen 40 und 60° zu halten.

ii) Die Grundlösung wird wie folgt bereitet: 10 g werden mit 10 ml einer 10%igen (w/w) Lösung von Magnesiumnitrat gemischt und zur Trockne gebracht. Dann erhitzt man bis zum Verkohlen der organischen Substanz und steigert die Temperatur auf 450 bis 500°, bis aller Kohlenstoff verbrannt ist und eine weiße Asche zurückbleibt. Den Rückstand befeuchtet man mit 10 ml Wasser, gibt 10 ml 5 n Salzsäure zu, bedeckt das Gefäß und erhitzt 20 Min. lang unter Ersatz des verdampfenden Wassers. Die Lösung wird filtriert, das Filter mit heißem Wasser nachgewaschen, das Filtrat gekühlt und mit Wasser auf 50 ml gebracht. 20 ml dieser Lösung werden nach „*e*" behandelt, beginnend mit „fügt 10 ml Wasser..."

jj) Die Grundlösung wird wie folgt bereitet: Die angegebene Menge wird mit einer Mischung von 20 ml Salpetersäure PbT und 10 ml Wasser in einem langhalsigen 100-ml-Kolben 2 Std. am Rückflußkühler erhitzt. Dann entfernt man den Kühler und dampft auf etwa 5 ml ein. Nach dem Abkühlen gibt man 5 ml Perchlorsäure PbT zu, dampft auf etwa 5 ml ein, gibt nochmals 5 ml Perchlorsäure PbT zu und engt auf 2,5 ml ein. Dann kühlt man ab und gibt 20 ml Wasser und den Eisessig PbT zu. Falls auf Zusatz der Kaliumcyanidlösung PbT ein Niederschlag entsteht, wird er durch Erwärmen gelöst.

Die Hilfslösung wird wie folgt bereitet: 20 ml Wasser werden mit 10 ml Perchlorsäure PbT gemischt. Falls auf Zusatz der Kaliumcyanidlösung PbT ein Niederschlag entsteht, wird er durch Erwärmen gelöst.

kk) Grund- und Hilfslösung werden durch Kochen der angegebenen Mengen in 5 ml Eisessig PbT und 20 ml Wasser, Kühlen und Filtrieren hergestellt.

(Fortsetzung v. S. 245)

cyanidlösung PbT zugegeben, mit Wasser auf 50 ml aufgefüllt, und dann werden 2 Tropfen Natriumsulfidlösung PbT zugegeben; die Lösung darf sich nicht dunkler färben.

Weinsäure PbT. Weinsäure, die folgende zusätzliche Forderungen erfüllt: 10 g werden in 25 ml Wasser gelöst, mit Ammoniaklösung PbT alkalisch gemacht, 1 ml Kaliumcyanidlösung PbT zugegeben, mit Wasser auf 50 ml aufgefüllt, und dann werden 2 Tropfen Natirumsulfidlösung PbT zugegeben, die Lösung darf sich nicht dunkler färben.

Allgemeine Vorschrift für die Prüfung. Nach den Angaben der vorstehenden Tabelle werden 2 Lösungen der zu untersuchenden Substanz mit kochendem Wasser, das die benötigte Menge Essigsäure enthält, hergestellt: die Grundlösung und die Hilfslösung. Entwickelt sich Kohlendioxid, so ist es durch Kochen zu entfernen.

Die in der gleichen Tabelle angegebene Menge der verdünnten Bleinitratlösung PbT wird mit der Hilfslösung vereinigt. Jede Lösung wird mit Ammoniaklösung PbT alkalisch gemacht und je 1 ml Kaliumcyanidlösung PbT zugegeben. Trüben sich die Lösungen nach diesem Zusatz, so werden sie filtriert. Unterscheiden sich die Lösungen in ihrer Farbe, so werden sie einander durch Zugabe von einigen Tropfen einer stark verdünnten Karamellösung oder durch Zugabe einer anderen, nicht reagierenden Substanz angeglichen. Beide Lösungen werden auf 50 ml aufgefüllt, je 2 Tropfen Natriumsulfidlösung zugegeben und gut durchgemischt. Die Farben werden nach einer geeigneten Methode miteinander verglichen, so z. B. mit Licht, das von einer weißen Unterlage durch die Meßgläser reflektiert wird. Ist die Grundlösung stärker als die Hilfslösung gefärbt, so enthält die Substanz mehr Blei als zulässig ist.

In der vorstehenden Tabelle werden die Mengen der verschiedenen, in der Grundlösung und in der Hilfslösung verwendeten Substanzen neben den erforderlichen Mengen an Essigsäure PbT und den Raummengen verdünnter Bleinitratlösung PbT, entsprechend den zulässigen Grenzwerten für Blei, angegeben.

2. Grenzwertbestimmung für Schwermetalle.

PI.Ed. I. Anmerkung. Bei den Zahlenangaben der Grenzwerte für Schwermetalle ist der für Schwermetalle zulässige Wert als Pb berechnet.

Apparatur. Die Apparatur ist bei „Grenzwertbestimmung für Blei" beschrieben.

Reagentien und Reagenslösungen. Die besonderen Reagentien und Reagenslösungen sind bei „Grenzwertbestimmung für Blei" beschrieben. Hierzu kommen folgende Ergänzungen:

Essigsäure, verdünnt, PbT. 182 g Essigsäure PbT werden mit 818 g Wasser gemischt.

1 n Salzsäure PbT. Salzsäure PbT wird mit Wasser verdünnt, so daß 1000 ml 36,47 g HCl enthalten.

0,1 n Salzsäure PbT. Salzsäure PbT wird mit Wasser verdünnt, so daß 1000 ml 3,647 g HCl enthalten.

Allgemeine Vorschrift für die Prüfung. Standardlösung. In ein Nessler-Glas werden 2 ml verdünnte Essigsäure PbT und die in einer besonderen Tabelle für die verschiedenen zu prüfenden Stoffe angegebenen Mengen der verdünnten Bleinitratlösung PbT gegeben; dann wird mit Wasser auf 25 ml aufgefüllt.

Prüflösung. 25 ml einer in einer Tabelle angegebenen, nach verschiedenen Vorschriften hergestellten Lösung werden in ein Nessler-Glas gegeben.

Zu jeder Lösung werden 10 ml Schwefelwasserstofflösung gegeben; nach gutem Durchmischen läßt man 10 Min. stehen. Die Farben beider Lösungen werden nach einem geeigneten Verfahren miteinander verglichen, so z. B. mit Licht, das von einer weißen Unterlage durch die Nessler-Gläser reflektiert wird. Ist die Farbe der Prüflösung intensiver als die der Standardlösung, so enthält die Substanz mehr Schwermetalle als zulässig ist.

In einer besonderen Tabelle führt dann die P.I. an, wie die Lösungen der Arzneimittel für die Grenzwertbestimmung für Schwermetalle herzustellen sind und in welcher Konzentration, wie ferner die Standardbleivergleichslösung PbT im einzelnen Fall herzustellen ist und wie hoch der zulässige Schwermetallgehalt in den Arzneimitteln sein darf.

USP XVII. Es werden zwei Methoden für Chemikalien und eine für ätherische Öle angegeben. Methode I ist für einfachere und farblose Substanzen, Methode II für farbige und solche Verbindungen, die auf Grund ihrer Komplexstruktur die Reaktion auf Schwermetalle stören.

Besondere Reagentien.

Bleinitrat-Stammlösung: 159,8 mg Bleinitrat werden in 100 ml Wasser, das 1 ml Salpetersäure enthält, gelöst und auf 1000 ml mit Wasser verdünnt. Diese Lösung ist in Glasgeräten und Behältern herzustellen und aufzubewahren, die keine Bleisalze an die Lösung abgeben.

Standard-Bleilösung. 10 ml der Bleinitrat-Stammlösung, genau gemessen, sind mit Wasser auf 100 ml zu verdünnen. Diese Lösung muß stets frisch bereitet werden. 1 ml enthält 0,01 mg Bleiionen. Wird 0,1 ml der Standard-Bleilösung zum Vergleich mit 1 g der zu prüfenden Substanz eingesetzt, so enthält die Vergleichslösung 1 Teil Bleiionen auf 1 Million Teile der zu untersuchenden Substanz.

Methode I. Lösung A: In ein 50-ml-Nessler-Glas pipettiert man 2 ml verdünnte Essigsäure und so viel der Standard-Bleilösung, wie dem für die zu untersuchende Substanz angegebenen Grenzwert für Schwermetalle entspricht. Man füllt mit Wasser auf 25 ml auf.

Lösung B: In ein gleiches 50-ml-Nessler-Glas bringt man 25 ml der nach der einzelnen Monographie zu bereitenden Substanzlösung.

Zu Lösung A und B gibt man je 10 ml Schwefelwasserstoffwasser, mischt und läßt 10 Min. stehen. Dann vergleicht man von oben gegen einen weißen Untergrund. Die Färbung der Lösung B darf nicht stärker sein als die der Lösung A.

Methode II. Liegt der Grenzwert der Substanz unterhalb 30 ppm, so nimmt man 1,0 g Substanz, liegt er darüber, nur 0,5 g und verfährt, wie unter Methode I angegeben ist. Anstelle von Lösung B jedoch wird wie folgt verfahren. Die abgewogene Substanzmenge wird in einen Porzellantiegel gebracht und vorsichtig bei möglichst niedriger Temperatur vollständig verkohlt. Dabei kann der Tiegel lose mit einem Porzellandeckel bedeckt werden. Man fügt zum Tiegelinhalt 2 ml Salpetersäure und 5 Tropfen Schwefelsäure und erhitzt vorsichtig, bis sich weiße Nebel bilden. Dann glüht man in einem Muffelofen bei 500 bis 600°, bis alle Kohle verbrannt ist. Nach dem Abkühlen fügt man 2 ml Salzsäure zu und bringt auf dem Dampfbad zur Trockne. Man befeuchtet den Rückstand mit 1 Tropfen Salzsäure und digeriert 2 Min. lang mit 10 ml heißem Wasser. Dann alkalisiert man eben mit Ammoniak-Lsg. und säuert durch tropfenweise Zugabe von verd. Essigsäure an und gibt noch einen Überschuß von 2 ml verd. Essigsäure zu. Man filtriert, falls nötig, und wäscht Tiegel und Filter mit etwa 10 ml Wasser und bringt schließlich mit Wasser auf 25 ml.

Methode für ätherische Öle. 10 ml ätherisches Öl werden mit 10 ml Wasser, dem 1 Tropfen Salzsäure zugesetzt wurde, geschüttelt und in die Mischung Schwefelwasserstoff bis zur Sättigung eingeleitet. Es darf weder im Öl noch im Wasser eine Dunkelfärbung auftreten.

Helv.V. 3 ml einer höchstens schwach sauren oder mit 3 Tropfen verd. Essigsäure angesäuerten neutralen bzw. neutralisierten Lösung versetzt man mit 3 Tropfen Natriumsulfidlösung. Die Reaktion der Lösung muß dabei sauer bleiben. Innerhalb 2 Min. darf in der Mischung höchstens eine schwach bläuliche oder gelblichgraue Opaleszenz entstehen (durch kolloiden Schwefel), aber weder eine stärkere Färbung oder Trübung der Lösung noch ein Niederschlag.

Auch bei nachfolgendem Versetzen mit verd. Ammoniak bis zur alkalischen Reaktion darf binnen 2 Min. höchstens eine Farbänderung, aber weder eine stärkere Trübung noch ein Niederschlag auftreten.

Nord 63. 10 ml der in den einzelnen Monographien vorgeschriebenen Lösung werden in ein Reagensglas gegeben und, wenn nicht anders vorgeschrieben, 1 Tropfen Natriumsulfidlösung zugefügt. Nach dem Mischen wird 1 Min. ruhig stehengelassen und dann der Vergleich vorgenommen.

Grenze A. 10 ml Bleisalzlösung (hergestellt durch Auflösen von Bleiacetat, so daß 1 ml der Lösung 0,001 mg Blei enthält) werden in gleicher Weise behandelt wie für die oben vorgeschriebene Lösung angegeben ist.

Grenze B. Als Vergleichslösung wird eine Mischung aus 1 Tropfen Natriumsulfidlösung und 10 ml Wasser verwendet.

Der Vergleich der Farbstärke von Untersuchungslösung und Vergleichsprobe wird in einer ca. 5 cm hohen Schicht im Reagensglas vorgenommen.

DAB 6 – 3. Nachtr. BRD. Die vorgeschriebene Menge Substanz oder Lösung wird, falls nichts anderes angegeben ist, mit Wasser zu 10,0 ml gelöst oder auf 10,0 ml verdünnt, mit 5 bis 6 Tropfen verd. Essigsäure und mit 2 bis 3 Tropfen Natriumsulfidlösung oder 2,0 ml Schwefelwasserstoffwasser versetzt. Nach 1 Min. darf die Probe nicht stärker gefärbt sein als die folgende Vergleichslösung:

1,00 ml verdünnte Blei(II)-nitratlösung wird in gleicher Weise behandelt, wie es bei der Prüfung der Substanz angegeben ist. Diese Vergleichslösung ist frisch herzustellen.

ÖAB 9. Man versetzt 2 Tropfen Natriumsulfidlösung mit 10 ml der vorschriftsmäßig bereiteten Lösung der zu untersuchenden Substanz (Probelösung).

Wenn Schwermetalle nicht nachweisbar sein dürfen, muß die Probelösung 5 Min. lang unverändert bleiben.

Wenn Schwermetalle in unzulässiger Menge nicht nachweisbar sein dürfen, bereitet man eine Vergleichslösung in der Weise, daß man 1,00 ml Blei-Standardlösung mit 9 ml Wasser verdünnt und mit 2 Tropfen Natriumsulfidlösung vermischt. Nach 5 Min. darf die Probelösung nicht dunkler gefärbt erscheinen als die Vergleichslösung.

Wenn bei der Prüfung auf unzulässige Mengen von Schwermetallen die Probelösung dunkler gefärbt erscheint als die Vergleichslösung, so löst man in 10 ml der vorschriftsmäßig bereiteten Lösung der zu untersuchenden Substanz etwa 20 mg Ascorbinsäure und versetzt sofort mit etwa 50 mg Kaliumcyanid. Hierauf vermischt man die Lösung mit 2 Tropfen Natriumsulfidlösung.

Als Vergleichslösung dient in diesem Fall eine Mischung von 1,00 ml Blei-Standardlösung und 9,00 ml Eisen-Standardlösung, in der man ebenfalls 20 mg Ascorbinsäure und 50 mg Kaliumcyanid aufgelöst hat. Hierauf vermischt man die Lösung mit 2 Tropfen Natriumsulfidlösung. Nach 5 Min. darf die Probelösung nicht dunkler gefärbt sein als die Vergleichslösung.

DAB 7 – DDR. Methode I. a) Ausführung: In 10,0 ml der vorgeschriebenen Lösung werden 0,50 g Ammoniumchlorid gelöst. Nach Zusatz von 1 Tropfen 6 n Ammoniaklösung wird diese Lösung zu 3 Tropfen Natriumsulfidlösung gegeben und geschüttelt. Der Vergleich mit der vorgeschriebenen Vergleichs- oder Blindprobe wird nach 60 Sek. vorgenommen. – b) Vergleichsprobe: 10,0 ml Blei-Vergleichs-Lsg. (10 µg Pb^{2+}) werden, wie unter a) angegeben, behandelt. – c) Blindprobe: 10,0 ml Wasser werden, wie unter a) angegeben, behandelt. Unter dieser Bedingung wurde als geringste nachweisbare Menge 1 µg Pb^{2+} ermittelt.

Methode II. a) Ausführung: 10,0 ml der vorgeschriebenen Lösung werden nach Zusatz von 1,00 ml 5 n Essigsäure zu 2,0 ml Schwefelwasserstofflösung gegeben und geschüttelt. Der Vergleich mit der vorgeschriebenen Vergleichs- oder Blindprobe wird nach 10 Min. vorgenommen. – b) Vergleichsprobe: 10,0 ml Blei-Vergleichs-Lsg. (10 µg Pb^{2+}) werden, wie unter a) angegeben, behandelt. – c) Blindprobe: 10,0 ml Wasser werden, wie unter a) angegeben, behandelt. Unter diesen Bedingungen wurde als geringste nachweisbare Menge 1 µg Pb^{2+} ermittelt. – d) Konzentrierte Blei-Vergleichs-Lsg.: 0,1831 g Blei(II)-acetat werden nach Zusatz von 10,0 ml n Essigsäure in kohlendioxidfreiem Wasser zu 1000,0 ml gelöst. – e) Blei-Vergleichs-Lsg.: 1,00 ml konzentrierte Blei-Vergleichs-Lsg. wird mit kohlendioxidfreiem Wasser zu 100,0 ml aufgefüllt. Gehalt an Pb^{2+}: 1 µg je Milliliter.

DAB 7 – BRD. a) 12,0 ml der jeweils angegebenen Untersuchungslösung werden, falls nichts anderes angegeben ist, mit 2,00 ml Acetat-Pufferlösung III versetzt. Diese Mischung wird in 1,20 ml Thioacetamid-Reagens eingegossen und das Gemisch sofort umgeschüttelt. Nach 2 Min. darf die Probe nicht stärker gefärbt sein als die gleichzeitig angesetzte Vergleichslösung.

Die Mischung von 2,00 ml der oben angegebenen Untersuchungslösung mit 8,0 ml Wasser, 2,0 ml Blei(II)-nitrat-Lösung II und 2,00 ml Acetat-Pufferlösung III wird in gleicher Weise behandelt, wie es bei der Substanz angegeben ist.

b) Zum Nachweis in *ätherischen Ölen* werden 7,50 ml ätherisches Öl in einer Mischung von 0,10 ml 3 n Salzsäure und 7,50 ml Wasser kräftig geschüttelt. Die abgetrennte, durch ein mit Wasser befeuchtetes Filter filtrierte wäßrige Lösung wird zu 15,0 ml aufgefüllt. 12,0 ml dieser Lösung werden nach der unter a) angegebenen Vorschrift geprüft.

c) Zum Nachweis in *Trockenextrakten* wird 1,00 g Extrakt verascht, der Rückstand mit 0,30 ml konzentrierter Salpetersäure befeuchtet und so lange vorsichtig geglüht, bis ein fast weißer Rückstand erhalten wird. Die Asche wird in 0,25 ml 6 n Essigsäure und 4,0 ml Wasser gelöst, die Lösung zu 30,0 ml verdünnt und filtriert. 12,0 ml des Filtrats werden nach der unter a) angegebenen Vorschrift geprüft.

d) Zum Nachweis in *Tinkturen* und *Fluidextrakten* wird 1,00 g der Substanz auf dem Wasserbad zur Trockne eingedampft. Der Rückstand wird nach der unter c) angegebenen Vorschrift weiterbehandelt und geprüft.

i. Grenzwertbestimmung für Bromide

Helv. V. 1 ml der Lösung + 1 ml verdünnte Salpetersäure + 4 Tropfen Silbernitratlösung. Kein Bromid ist anwesend, wenn die Mischung weder einen gelblichen flockigen Niederschlag noch eine Trübung zeigt.

j. Grenzwertbestimmung für Calcium

Helv. V. 1 ml Lösung + 1 ml verdünnte Ammoniakflüssigkeit + 1 ml Ammoniumoxalatlösung. Innerhalb 1 Min. darf in der Mischung weder ein weißer, kristalliner Niederschlag noch eine Trübung entstehen.

Ph.Dan. IX. 2 Tropfen Calciumlösung (1 ml 0,1 mg Ca enthaltend) werden mit einem Normaltropfenzähler so in ein Reagensglas gebracht, daß die Tropfen nicht an der Glaswand herabfließen. Danach wird unter Umrühren 1 ml Ammoniumoxalatlösung (0,5 n) zugesetzt, und nach 1 Min. gibt man 10 ml der vorgeschriebenen Lösung hinzu, die vorher 5 Min. im Wasserbad erwärmt wurde. Danach wird einige Sekunden lang kräftig geschüttelt, dann im Wasserbad 5 Min. ruhig stehengelassen und der Vergleich vorgenommen.

Grenze A. 6 Tropfen Calciumlösung (1 ml 0,1 mg Ca enthaltend) werden mit einem Normaltropfenzähler so in ein Reagensglas gebracht, daß die Tropfen nicht an der Glaswand herabfließen. Danach wird unter Umschütteln eine Mischung aus 1,00 ml Ammoniumoxalatlösung (0,5 n) und 0,25 ml Ammoniakflüssigkeit (2 n) zugesetzt, und nach 1 Min. werden 10 ml Wasser zugegeben.

Grenze B. 2 Tropfen Calciumlösung (1 ml 0,1 mg Ca enthaltend) werden mit einem Normaltropfenzähler abgezählt und 1,00 ml Ammoniumoxalatlösung (0,5 n) wird wie oben zugesetzt. 1 Min. danach werden 10 ml Wasser zugegeben, das vorher in einem Reagensglas im Wasserbad 5 Min. lang erwärmt wurde. Dann mischt man durch und läßt 5 Min. lang im Wasserbad ruhig stehen.

Der Vergleich der Trübung der Flüssigkeiten wird in 5 cm hoher Schicht vorgenommen.

DAB 6 – 3. Nachtr. BRD. Die vorgeschriebene Menge Substanz oder Lösung wird, falls nichts anderes angegeben ist, mit Wasser zu 10,0 ml gelöst oder auf 10,0 ml verdünnt, mit 1,0 ml verdünnter Essigsäure und mit 2,0 ml Ammoniumoxalatlösung versetzt. Nach kurzem Aufkochen wird schnell auf etwa 10° abgekühlt und bei dieser Temperatur 5 Min. lang stehengelassen. Die nach dieser Zeit umgeschüttelte Probe darf nicht stärker getrübt sein als die folgende Vergleichslösung:

1,00 ml verdünnte Calciumacetatlösung wird in gleicher Weise behandelt, wie es bei der Prüfung der Substanz angegeben ist. Diese Vergleichslösung ist frisch herzustellen.

DAB 7 – DDR. a) Ausführung: 10,0 ml der vorgeschriebenen Lösung werden mit 1,00 ml 6 n Ammoniaklösung und 2,00 ml Ammoniumoxalatlösung (4,00 g/100,0 ml) versetzt. Nach jedem Zusatz wird geschüttelt. Der Vergleich mit der vorgeschriebenen Vergleichs- oder Blindprobe wird nach 10 Min. vorgenommen. – b) Vergleichsprobe: 10,0 ml Calcium-Vergleichs-Lsg. (50 µg Ca^{2+}) werden, wie unter a) angegeben, behandelt. – c) Blindprobe: 10,0 ml Wasser werden, wie unter a) angegeben, behandelt. Unter diesen Bedingungen wurden als geringste nachweisbare Menge 30 µg Ca^{2-} ermittelt. – d) Konzentrierte Calcium-Vergleichs-Lsg.: 0,2497 g Calciumcarbonat werden in der Mischung aus 10,0 ml 5 n Essigsäure und 20,0 ml Wasser unter Erhitzen gelöst. Die Lösung wird nach dem Erkalten mit Wasser zu 100,0 ml aufgefüllt. – e) Calcium-Vergleichs-Lsg.: 1,00 ml konzentrierte Calcium-Vergleichs-Lsg. wird mit Wasser zu 200,0 ml aufgefüllt. Gehalt an Ca^{2-}: 5 µg je Milliliter.

DAB 7 – BRD. 0,250 ml Calciumchloridlösung IV werden auf den Boden eines Reagensglases gebracht und mit 1,0 ml Ammoniumoxalatlösung versetzt. 1 Min. nach dem Umschütteln wird, falls nichts anderes angegeben ist, eine Mischung von 10,0 ml der Substanzlösung oder der zu 10,0 ml verdünnten Prüflösung mit 1,0 ml 6 n Essigsäure und 5,0 ml Äthanol 96 % hinzugefügt und erneut umgeschüttelt. Nach 15 Min. darf die Probe nicht stärker getrübt sein als die gleichzeitig angesetzte Vergleichslösung:

0,250 ml Calciumchloridlösung IV werden, wie oben angegeben ist, mit 1,0 ml Ammoniumoxalatlösung versetzt. 1 Min. nach dem Umschütteln wird eine Mischung von 1,0 ml Calciumchloridlösung III, 9,0 ml Wasser, 1,0 ml 6 n Essigsäure und 5,0 ml Äthanol 96 % hinzugefügt und erneut umgeschüttelt.

k. Grenzwertbestimmung für Calcium und Magnesium

Ph.Dan. IX. 10 ml der vorgeschriebenen Lösung werden in einem Reagensglas mit 1 ml Ammoniumchloridlösung (2 n) vermischt, darauf mit 1 ml Ammoniakflüssigkeit und zum Schluß mit 1 ml Natriumphosphatlösung (0,5 n), wonach einige Sekunden kräftig umgeschüttelt wird. Nach dem Mischen läßt man 5 Min. ruhig stehen und nimmt dann den Vergleich vor.

Grenze B. Als Vergleichsprobe werden 10 ml Wasser angewendet.

Der Vergleich der Flüssigkeiten auf Trübung wird in 5 cm hoher Schicht vorgenommen.

l. Grenzwertbestimmung für Carbonate bzw. Kohlendioxid

Helv. V. 1 ml der Lösung + 3 ml Kalkwasser. Es darf in der Mischung nicht sofort ein weißer Niederschlag oder eine Trübung entstehen.

Ph.Dan. IX. 5 ml der vorgeschriebenen Lösung, die mit frisch ausgekochtem und abgekühltem Wasser hergestellt ist, oder die vorgeschriebene Menge Stoff werden mit Hilfe eines Trichters in ein Reagensglas (18 × 180 mm) gebracht, so daß eine Verunreinigung des oberen Teiles des Reagensglases vermieden wird. Wird die Probe an der festen Substanz vorgenommen, so setzt man durch den Trichter weitere 5 ml frisch ausgekochtes und abgekühltes Wasser hinzu. Auf ähnliche Weise fügt man mit Hilfe des Trichters 5 ml Schwefelsäure (2 n) hinzu. Sofort danach bringt man in die Reagensglasöffnung einen kleinen Trichter, dessen Rohr zugeschmolzen und umgebogen ist. An diesem ist ein Stück Filtrierpapier (2 × 1 cm) (s. Abb. 148) aufgehängt, das mit einem Tropfen einer frisch hergestellten Mischung aus 1,00 ml 0,1 n Natronlauge, 1,00 ml frisch ausgekochtem und abgekühltem Wasser und 4 Tropfen Phenolphthaleinlösung, die mit einem Normaltropfenzähler abgezählt werden, befeuchtet ist. Das angewendete Filtrierpapier von der angegebenen Größe kann 1 Tropfen der angegebenen Mischung vollständig aufsaugen. Das Reagensglas wird 5 Min. lang in ein schwach kochendes Wasserbad gebracht, man sorgt dafür, daß es lotrecht steht und die Flüssigkeitsoberflächen im Reagensglas und im Wasserbad die gleiche Höhe haben und daß das Filtrierpapier das Reagensglas nicht berührt. Dann wird der Vergleich vorgenommen.

Grenze A. 5 ml Carbonatlösung (1 ml 0,2 ml CO_2 enthaltend) werden mit Hilfe eines Trichters in ein Reagensglas (18 × 180 mm) gebracht und auf die gleiche Weise behandelt wie oben. Beim Vergleich darf die rote Farbe des Filtrierpapiers bei der zu prüfenden Substanz nicht schwächer sein als bei der Vergleichsprobe.

Grenze B. 5 ml frisch ausgekochtes und abgekühltes Wasser bringt man mit Hilfe eines Trichters in ein Reagensglas (18 × 180 mm) und behandelt wie oben. Beim Vergleich darf die rote Farbe des Filtrierpapiers nicht schwächer sein als bei der Vergleichsprobe A.

Der Vergleich der Filtrierpapierfärbungen wird sofort nach Erwärmen auf dem Wasserbad vorgenommen. Bei der Beurteilung werden die Stellen des Filtrierpapiers, an denen der Indikator eventuell ausgewaschen wurde, nicht in Betracht gezogen.

Nord. 63 verfährt praktisch gleich.

m. Grenzwertbestimmung für Chloride

Pl.Ed. I und BP 63. Das vorgeschriebene Gewicht der Substanz wird in Wasser oder gemäß besonderer Vorschrift gelöst und in ein Nessler-Glas gebracht. Dann werden 10 ml verd. Salpetersäure zugegeben, ausgenommen, wenn Salpetersäure zur Herstellung der Lösung verwendet wurde, mit Wasser auf 50 ml aufgefüllt und 1 ml Silbernitratlösung zugegeben. Man rührt sofort mit einem Glasstab und läßt 5 Min. stehen. Die entstandene Trübung darf nicht stärker als die Standardopaleszenz sein.

Standardopaleszenz. 1 ml oder die in dem Einzelkapitel vorgeschriebene Menge 0,01 n Salzsäure wird mit 10 ml verd. Salpetersäure in ein Nessler-Glas gebracht. Mit Wasser wird auf 50 ml aufgefüllt und 1 ml Silbernitratlösung zugegeben. Man rührt sofort mit einem Glasstab um und läßt 5 Min. stehen.

USP XVII. Man löst die angegebene Menge der zu prüfenden Substanz in 30 bis 40 ml Wasser und neutralisiert die Lösung, wenn nötig, mit Salpetersäure gegen Lackmus, fügt je 1 ml Salpetersäure und Silbernitratlösung hinzu und füllt mit Wasser auf 50 ml auf. Nach gutem Mischen wird 10 Min. lang, vor direktem Sonnenlicht geschützt, stehengelassen und die Trübung mit der Lösung verglichen, die das in den Einzelkapiteln angegebene Volumen 0,02 n Salzsäure enthält.

Nord. 63. 10 ml der vorgeschriebenen Lösung werden, wenn nicht anders vorgeschrieben, 1 ml 2 n Salpetersäure und 3 Tropfen Silbernitratlösung zugefügt. Nach dem Vermischen wird 1 Min. stehengelassen und dann der Vergleich vorgenommen.

Grenze A. 10 ml Chloridlösung (0,0001 n) werden auf die gleiche Weise 1 ml 2 n Salpetersäure und 3 Tropfen 0,1 n Silbernitratlösung zugesetzt.

Grenze B. 1 ml Chloridlösung (0,0001 n), dem 9 ml Wasser und 1 ml 2 n Salpetersäure zugesetzt wurden, wird auf die gleiche Weise, wie unter Grenze A angegeben ist, behandelt.

Der Vergleich der Trübungen der Untersuchungsprobe und der Vergleichsproben wird in 5 cm hoher Schicht vorgenommen.

DAB 6 – 3. Nachtr. BRD. Die vorgeschriebene Menge Substanz oder Lösung wird mit Wasser zu 10,0 ml gelöst oder auf 10,0 ml verdünnt, mit 1,0 ml Salpetersäure und mit 1,0 ml 0,1 n Silbernitratlösung versetzt. Nach 5 Min. darf die umgeschüttelte Probe nicht stärker getrübt sein als die folgende Vergleichslösung:

1,00 ml verdünnte Natriumchloridlösung wird in gleicher Weise behandelt, wie es bei der Prüfung der Substanz angegeben ist. Diese Vergleichslösung ist frisch herzustellen.

ÖAB 9. Wenn nichts anderes angegeben ist, versetzt man 10 ml der vorschriftsmäßig bereiteten Lösung der zu untersuchenden Substanz mit 1 ml verd. Salpetersäure (Probelösung).

Die Vergleichslösung bereitet man – wenn Chlorid nicht nachweisbar sein darf – in der Weise, daß man 1,00 ml Chlorid-Standardlösung mit 9 ml Wasser verdünnt und 1 ml verd. Salpetersäure hizufügt.

Wenn Chlorid in unzulässiger Menge nicht nachweisbar sein darf, bereitet man die Vergleichslösung in der Weise, daß man zu 10,00 ml Chlorid-Standardlösung 1 ml verd. Salpetersäure hinzufügt.

Die Probelösung und die jeweils erforderliche Vergleichslösung gießt man in zwei Reagensgläser, von denen jedes 3 Tropfen Silbernitratlösung enthält, und läßt unter Ausschluß direkter Lichteinwirkung stehen. Nach 5 Min. darf die Probelösung nicht stärker getrübt erscheinen als die Vergleichslösung.

DAB 7 – DDR. a) Ausführung: 10,0 ml der vorgeschriebenen Lösung werden nach Zusatz von 1,00 ml 2 n Salpetersäure zu 3 Tropfen 0,1 n Silbernitratlösung gegeben. Der Vergleich mit der vorgeschriebenen Vergleichs- oder Blindprobe wird nach 5 Min. vorgenommen. – b) Vergleichsprobe: 1,00 ml Chlorid-Vergleichs-Lsg. (10 µg Cl$^-$) wird nach Zusatz von 9,0 ml Wasser, wie unter a) angegeben, behandelt. – c) Blindprobe: 10,0 ml Wasser werden, wie unter a) angegeben, behandelt. Unter diesen Bedingungen wurde als geringste nachweisbare Menge 1 µg Cl$^-$ ermittelt. – d) Konzentrierte Chlorid-Vergleichs-Lsg.: 0,1649 g geglühtes Natriumchlorid werden in Wasser zu 100,0 ml gelöst. – e) Chlorid-Vergleichs-Lsg.: 1,00 ml konzentrierte Chlorid-Vergleichs-Lsg. wird mit Wasser zu 100,0 ml aufgefüllt. Gehalt an Cl$^-$: 10 µg je ml.

DAB 7 – BRD. Die vorgeschriebene Menge Substanz oder Lösung wird, falls nichts anderes angegeben ist, mit Wasser zu 10,0 ml gelöst oder zu 10,0 ml verdünnt und mit 1,0 ml 6 n Salpetersäure und 1,0 ml 0,1 n Silbernitratlösung versetzt. Nach 5 Min. darf die umgeschüttelte Probe nicht stärker getrübt sein als die gleichzeitig angesetzte Vergleichslösung:

1,00 ml Natriumchloridlösung IV wird in gleicher Weise behandelt, wie es bei der Prüfung der Substanz angegeben ist.

n. Grenzwertbestimmung für Cyanide

Ph.Dan. 48. 5 ml der vorgeschriebenen Lösung werden mit 5 Tropfen Ferrosulfatlösung (1 + 9) und 5 Tropfen Natriumhydroxidlösung (2 n) vermischt. Nach dem Mischen wird 5 Min. stehengelassen, 5 ml Salzsäure (2 n) und 1 Tropfen Ferrichloridlösung werden zugefügt, wonach erwärmt wird, bis das Eisenhydroxid gelöst ist. Nach Vermischen wird nach 5 Min. langem Stehen der Vergleich vorgenommen.

Grenze B. 5 ml Wasser werden auf die gleiche Weise wie oben behandelt. Der Vergleich der Farben wird in einer ca. 5 cm hohen Schicht vorgenommen.

Zur Beurteilung wird festgestellt, ob eine grünliche oder bläuliche Färbung aufgetreten ist.

Nord. 63 verfährt praktisch gleich.

DAB 7 – DDR. a) Ausführung: 5,0 ml der vorgeschriebenen Lösung werden mit 0,010 g Eisen(II)-sulfat und 1 Tropfen 3 n Natronlauge versetzt und erwärmt. Danach werden 1 Tropfen Eisen(III)-chloridlösung (5,0 g/100,0 ml) und 1,0 ml 6 n Salzsäure hinzugefügt. Der Vergleich mit der Blindprobe wird nach 5 Min. vorgenommen. – b) Blindprobe: 5,0 ml Wasser werden, wie unter a) angegeben, behandelt. Unter diesen Bedingungen wurden als geringste nachweisbare Menge 40 µg CN^- ermittelt.

o. Grenzwertbestimmung für Eisen

Pl.Ed. I/2 und BP 63. Die Substanz wird in 35 ml Wasser gelöst, oder es wird eine Lösung wie in der Monographie angegeben hergestellt und in ein Nessler-Glas gegeben. Es werden 2 ml 20%iger (g/ml) Citronensäurelösung in Wasser und 2 Tropfen Thioglykolsäure zugefügt, gemischt, mit Ammoniak alkalisch gemacht, auf 50 ml mit Wasser verdünnt und 5 Min. stehengelassen. Die entstehende Farbe darf nicht intensiver sein als die Standardfarbe.

Standardfarbe. 2 ml Standardeisenlösung FeT werden in einem Nessler-Glas mit 40 ml Wasser verdünnt, 2 ml einer 20%igen g/ml Citronensäurelösung in Wasser zugefügt sowie 2 Tropfen Thioglykolsäure zugegeben, durchgemischt, mit Ammoniak alkalisch gemacht, auf 50 ml mit Wasser verdünnt und 5 Min. stehengelassen.

Standardeisenlösung FeT. 0,173 g Eisen(III)-ammoniumsulfat werden in 100 ml Wasser gelöst, 5 ml verd. Salzsäure und so viel Wasser zugefügt, um 1000 ml herzustellen. Standardeisenlösung enthält 0,02 mg Eisen in 1 ml.

DAB 6 – 3. Nachtr. BRD. Die vorgeschriebene Menge Substanz oder Lösung wird, falls nichts anderes angegeben ist, mit Wasser zu 10,0 ml gelöst oder auf 10,0 ml verdünnt und, falls erforderlich, schwach angesäuert. Diese Lösung wird mit 2,0 ml Citronensäurelösung, 2 Tropfen Thioglykolsäure, mit Ammoniakflüssigkeit bis zur alkalischen Reaktion versetzt und mit Wasser auf 20,0 ml verdünnt. Nach 5 Min. darf die Probe nicht stärker gefärbt sein als die folgende Vergleichslösung:

1,00 ml verd. Eisen(II)-ammoniumsulfatlösung wird in gleicher Weise behandelt, wie es bei der Prüfung der Substanz angegeben ist. Diese Vergleichslösung ist frisch herzustellen.

Helv. V. 1 ml der zu untersuchenden Lösung + 1 ml verdünnte Salzsäure + 1 ml Ferrocyankaliumlösung.

a) Kein Eisen ist anwesend, wenn in der Mischung binnen 2 Min. weder ein blauer Niederschlag noch eine Blau- oder Blaugrünfärbung auftritt.

b) Höchstens geringe Mengen Eisen sind anwesend, wenn in der Mischung nicht sofort ein blauer Niederschlag oder eine Blaufärbung auftritt.

Ph.Dan. IX. 10 ml der vorgeschriebenen Lösung werden mit 1,00 ml Salzsäure (2 n) und der vorgeschriebenen Menge Ammoniumthiocyanatlösung (0,1 n) vermischt, worauf der Vergleich vorgenommen wird.

Grenze A. Die Vergleichslösung wird mit folgender Farbstandardlösung hergestellt. 1,00 ml Kobaltchlorürlösung + 0,80 ml Eisenchloridlösung + 98,20 ml 1%ige Salzsäure.

Grenze B. Die Vergleichsprobe wird auf die gleiche Weise, wie oben angegeben ist, hergestellt, indem anstelle von Ammoniumthiocyanatlösung (0,1 n) die gleiche Menge Wasser zugesetzt wird.

Der Vergleich der Lösungen auf Farbstärke wird in einer ca. 5 cm hohen Schicht vorgenommen.

Nord. 63 verfährt mit nur geringfügigen Änderungen praktisch gleich.

ÖAB 9. Man versetzt die vorschriftsmäßig bereitete Lösung der zu untersuchenden Substanz, wenn nicht anders angegeben, mit 1 ml verd. Salzsäure, 1 Tropfen Bromwasser und nach 1 Min. mit 2 ml Ammoniumrhodanidlösung und verdünnt hierauf mit Wasser auf 10 ml (Probelösung).

Die Vergleichslösung bereitet man – wenn Eisen nicht nachweisbar sein darf – in der Weise, daß man 2 ml Ammoniumrhodanidlösung mit 1 ml verd. Salzsäure versetzt und mit Wasser auf 10 ml verdünnt.

Wenn Eisen in unzulässiger Menge nicht nachweisbar sein darf, bereitet man die Vergleichslösung in der Weise, daß man 1,00 ml Eisen-Standardlösung mit 1 ml verd. Salzsäure und 2 ml Ammoniumrhodanidlösung versetzt und mit Wasser auf 10 ml verdünnt.

Die Probelösung darf nicht stärker gefärbt erscheinen als die jeweils verwendete Vergleichslösung.

DAB 7 – DDR. a) Ausführung: 10,0 ml der vorgeschriebenen Lösung werden mit 2,0 ml Citronensäurelösung (20,0 g/100,0 ml) und 2 Tropfen Thioglykolsäure versetzt. Nach Zusatz von 6 n Ammoniaklösung bis zur alkalischen Reaktion wird mit Wasser zu 20,0 ml aufgefüllt und geschüttelt. Der Vergleich mit der vorgeschriebenen Vergleichs- oder Blindprobe wird nach 5 Min. vorgenommen. – b) Vergleichsprobe: 1,00 ml Eisen-Vergleichs-Lsg. (10 µg Fe^{2+}) wird nach Zusatz von 9,0 ml Wasser, wie unter a) angegeben, behandelt. – c) Blindprobe: 10,0 ml Wasser werden, wie unter a) angegeben, behandelt. Unter diesen Bedingungen wurde als geringste nachweisbare Menge 1 µg Fe^{2+} bzw. Fe^{3+} ermittelt. – d) Konzentrierte Eisen-Vergleichs-Lsg.: 0,7021 g Eisen(II)-ammoniumsulfat werden in der Mischung aus 1,5 ml 6 n Salzsäure und 50,0 ml Wasser gelöst. Die Lösung wird mit Wasser zu 100,0 ml aufgefüllt. – e) Eisen-Vergleichs-Lsg.: 1,00 ml konzentrierte Eisen-Vergleichs-Lsg. wird mit Wasser zu 100,0 ml aufgefüllt. Gehalt an Fe^{2+}: 10 µg je ml.

DAB 7 – BRD. Die vorgeschriebene Menge Substanz oder Lösung wird, falls nicht anders angegeben ist, mit Wasser zu 10,0 ml gelöst oder zu 10,0 ml verdünnt und, falls erforderlich ist, schwach angesäuert. Diese Lösung wird mit 2,0 ml Citronensäurelösung, 0,10 ml Thioglykolsäure und 6 n Ammoniaklösung bis zur alkalischen Reaktion versetzt und mit Wasser zu 20,0 ml verdünnt. Nach 5 Min. darf die Probe nicht stärker gefärbt sein als die gleichzeitig angesetzte Vergleichslösung:

1,00 ml Ammoniumeisen(II)-sulfat-Lösung II wird in gleicher Weise behandelt, wie es bei der Prüfung der Substanz angegeben ist.

p. Grenzwertbestimmung für Jodide

Helv. V. Ferrichloridreaktion. 1 ml der Lösung + 3 Tropfen Ferrichloridlösung + 0,5 ml Chloroform. Innerhalb 10 Min. darf beim Schütteln keine Rotviolettfärbung des Chloroforms eintreten.

Natriumnitritreaktion. 1 ml der Lösung + 1 ml verdünnte Schwefelsäure + 1 ml Natriumnitrit + 2 Tropfen Stärkelösung. Innerhalb 2 Min. darf in der Mischung keine Blaufärbung auftreten.

q. Grenzwertbestimmung für Kalium

Helv. V. 1 ml der Lösung + 1 ml der Natriumkobaltnitritlösung. Es darf in der Mischung nicht sofort ein gelber Niederschlag oder eine Trübung entstehen.

Ph.Dan. IX. 5 ml der vorgeschriebenen Lösung werden mit 5 ml Weingeist und 1 ml frisch hergestellter Natriumkobaltnitritlösung (1 + 19) vermischt. Nach dem Mischen wird 5 Min. lang ruhig stehengelassen und dann der Vergleich vorgenommen.

Grenze A. 5 ml Kaliumlösung (1 ml 0,02 mg K enthaltend) werden wie oben behandelt.
Grenze B. 5 ml Wasser werden wie oben behandelt.

Der Vergleich der Trübungen der Lösungen wird im Reagensglas vorgenommen, wobei quer gegen das Licht beobachtet wird.

Nord. 63 verfährt mit nur unwesentlichen Änderungen gleich.

DAB 7 – DDR. a) Ausführung: 5,0 ml der vorgeschriebenen Lösung werden mit 5,0 ml Äthanol (90 Vol.-%) versetzt und auf 18 bis 20° abgekühlt. Die Mischung wird mit 1,00 ml frisch bereiteter Natriumhexanitrokobaltat(III)-Lsg. (10,0 g/100,0 ml) versetzt, 60 Sek. geschüttelt und bei 18 bis 20° stehengelassen. Der Vergleich mit der vorgeschriebenen Vergleichs- oder Blindprobe wird nach 5 Min. vorgenommen. – b) Vergleichsprobe: 5,0 ml Kalium-Vergleichs-Lsg. (150 µg K^+) werden, wie unter a) angegeben, behandelt. – c) Llindprobe: 5,0 ml Wasser werden, wie unter a) angegeben, behandelt. Unter diesen Bedingungen wurden als geringste nachweisbare Menge 15 µg K^+ ermittelt. – d) Konzentrierte Kalium-Vergleichs-Lsg.: 0,6690 g Kaliumsulfat werden in Wasser zu 100,0 ml gelöst. – e) Kalium-Vergleichs-Lsg.: 1,00 ml konzentrierte Kalium-Vergleichs-Lsg. wird mit Wasser zu 100,0 ml aufgefüllt. Gehalt an K^+: 30 µg je ml.

r. Grenzwertbestimmung für Kupfer

DAB 7 – DDR. a) Ausführung: 5,0 ml der vorgeschriebenen Lösung werden mit 1,0 ml 6 n Ammoniaklösung versetzt. Der Vergleich mit der Blindprobe wird nach 5 Min. vorgenommen. – b) Blindprobe: 5,0 ml Wasser werden, wie unter a) angegeben, behandelt. Unter diesen Bedingungen wurden als geringste nachweisbare Menge 50 µg Cu^{2+} ermittelt.

s. Grenzwertbestimmung für Magnesium

Helv. V. 1 ml einer Lösung, die frei ist von Erdalkalien, Aluminium und Schwermetallen, + 1 ml Ammoniumchloridlösung + 1 ml verdünnte Ammoniakflüssigkeit + 1 ml Natriumphosphatlösung. Innerhalb 5 Min. darf in der Mischung weder ein weißer Niederschlag noch eine Trübung entstehen.

2 ml einer erdalkali- oder aluminium- oder schwermetallhaltigen Lösung + 1 ml Ammoniumchloridlösung + 1 ml verdünnter Ammoniakflüssigkeit + 2 ml Ammoniumcarbonatlösung werden gemischt. Man filtriert und versetzt 3 ml des Flitrats mit 1 ml Natriumphosphatlösung. Beurteilung wie oben.

DAB 7 – DDR. a) Ausführung: 5,0 ml der vorgeschriebenen Lösung werden mit 10 Tropfen 3 n Schwefelsäure, 1 Tropfen Titangelblösung (0,050 g/100,0 ml) und 2,0 ml 3 n Natronlauge versetzt. Der Vergleich mit der vorgeschriebenen Vergleichsprobe wird nach 5 Min. vorgenommen. – b) Vergleichsprobe I: 4,00 ml Magnesium-Vergleichs-Lsg. (10 µg Mg^{2+}) werden nach Zusatz von 1,0 ml Wasser, wie unter a) angegeben, behandelt. – c) Vergleichsprobe II: 1,00 ml Magnesium-Vergleichs-Lsg. (2,5 µg Mg^{2+}) wird nach Zusatz von 4,0 ml Wasser, wie unter a) angegeben, behandelt. – d) Konzentrierte Magnesium-Vergleichs-Lsg.: 0,2533 g Magnesiumsulfat werden in Wasser zu 100,0 ml gelöst. – e) Magnesium-Vergleichs-Lsg.: 1,00 ml konzentrierte Magnesium-Vergleichs-Lsg. wird mit Wasser zu 100,0 ml aufgefüllt. Gehalt an Mg^{2+}: 2,5 µg je ml.

DAB 7 – BRD. Die vorgeschriebene Menge Substanz oder Lösung wird, falls nicht anders angegeben ist, mit Wasser zu 5,0 ml gelöst oder zu 5,0 ml verdünnt und mit 5,0 ml 3 n Natronlauge und 0,20 ml Titangelblösung versetzt. Die umgeschüttelte Probe darf nicht stärker rot gefärbt sein als die gleichzeitig angesetzte Vergleichslösung. 1,00 ml Magnesiumsulfatlösung III wird in gleicher Weise behandelt, wie es bei der Prüfung der Substanz angegeben ist.

t. Grenzwertbestimmung für Nitrate

Helv. V. Ferrosulfatreaktion. 1 ml der Lösung + 1 ml Ferrosulfatlösung werden gemischt und mit 1 ml konz. Schwefelsäure unterschichtet. Innerhalb 2 Min. darf an der Berührungszone keine Braunfärbung auftreten.

Diphenylaminreaktion. 1 ml der Lösung wird mit 1 ml Diphenylaminlösung sorgfältig unterschichtet. Innerhalb 5 Min. darf an der Berührungszone keine Blaufärbung auftreten.

Ph.Dan. IX. 3 ml Diphenylaminschwefelsäure werden mit einer Mischung von 3 ml der vorgeschriebenen Lösung und 1 Tropfen Salzsäure (2n) übergossen. Man setzt die Mischung vorsichtig so zu, daß sich nur ein kleiner Teil der beiden Flüssigkeiten vermischt. Nachdem die Probe 1 Min. lang stehengelassen wurde, wird der Vergleich vorgenommen.

Grenze A. 3 ml Diphenylaminschwefelsäure werden auf die gleiche Weise mit einer Mischung von 3 ml Nitratlösung[1] und 1 Tropfen Salzsäure (2n) übergossen.

Grenze B. 3 ml Diphenylaminschwefelsäure werden auf die gleiche Weise mit einer Mischung aus 3 ml Wasser und 1 Tropfen Salzsäure (2n) übergossen.

Der Vergleich der Farbstärke der Proben wird vorgenommen, indem man sie in Augenhöhe gegen eine weiße Unterlage beobachtet. Maßgebend ist das Auftreten einer blauen Verfärbung. Eine eventuell gelbliche oder rötliche Farbe oder eine Trübung wird außer acht gelassen.

Nord. 63 verfährt praktisch gleich.

DAB 7 – DDR. a) Ausführung: 3,00 ml der vorgeschriebenen Lösung werden nach Zusatz von 10 Tropfen n Salzsäure mit 3,0 ml Diphenylamin-Schwefelsäure-Lsg. unterschichtet. Der Vergleich mit der Blindprobe wird nach 5 Min. durch Betrachten gegen einen weißen Hintergrund vorgenommen. – b) Blindprobe: 3,00 ml Wasser werden, wie unter a) angegeben, behandelt. Unter diesen Bedingungen wurden als geringste nachweisbare Menge 100 µg NO_3^- ermittelt.

u. Grenzwertbestimmung für Nitrite

Helv. V. Jodzinkstärkereaktion. 1 ml Lösung + 1 ml verdünnte Schwefelsäure + 2 bis 3 Tropfen Jodzinkstärkelösung. Innerhalb 1 Min. darf in der Mischung keine Blaufärbung auftreten.

Diphenylaminreaktion. 1 ml der Lösung wird mit 1 ml Diphenylaminlösung sorgfältig unterschichtet. Innerhalb 5 Min. darf an der Berührungszone keine Blaufärbung auftreten.

v. Grenzwertbestimmung für Oxalate

DAB 7 – DDR. a) Ausführung: 5,0 ml der vorgeschriebenen Lösung werden mit 1,00 ml 6 n Ammoniaklösung und 1,00 ml Calciumchloridlösung (10,0 g/100,0 ml) versetzt. Der Vergleich mit der Blindprobe wird nach 5 Min. vorgenommen. – b) Blindprobe: 5,0 ml Wasser werden, wie unter a) angegeben, behandelt. Unter diesen Bedingungen wurden als geringste nachweisbare Menge 350 µg $(COO)_2^{2-}$ ermittelt.

w. Grenzwertbestimmung für Phosphate und Silicate

Ph.Dan. 48. 5 ml der vorgeschriebenen Lösung werden in einem Reagensglas mit 1 ml einer frisch hergestellten Lösung von 1 Teil Ammoniummolybdat in 10 Teilen Schwefelsäure (2 n) und 10 Teilen Wasser vermischt. Nach dem Mischen läßt man 2 Min. ruhig stehen, gibt unter kräftigem Umrühren in ein Reagensglas, das eine Mischung von 2 Tropfen Zinn(II)-chloridlösung und 5 ml Natronlauge (2 n) enthält, worauf der Reagensglasinhalt sofort in das erste Reagensglas und dann wieder zurückgegossen wird. Nach dem Mischen läßt man 5 Min. ruhig stehen und nimmt den Vergleich vor.

Grenze A. 5 ml Phosphatlösung (1 ml 0,001 mg PO_4 enthaltend) werden wie oben behandelt.

Grenze B. 5 ml Wasser werden wie oben behandelt.

Der Vergleich der Farbstärke wird in ca. 5 cm hoher Schicht vorgenommen.

Nord. 63 läßt mit Ammoniummolybdat-Salpetersäure prüfen.

Helv. V. Magnesiamixturreaktion. 1 ml der Lösung + 1 ml Ammoniumchloridlösung + 1 ml verdünnte Ammoniakflüssigkeit + 1 ml Magnesiumsulfatlösung. Innerhalb 5 Min. darf in der Mischung weder ein Niederschlag noch eine Trübung entstehen.

---

[1] Hergestellt durch Auflösen von 0,0326 g Kaliumnitrat in Wasser und Auffüllen auf 1000 ml. 1 ml dieser Lösung enthält 0,02 mg NO_3^-.

Ammoniummolybdatreaktion. 1 ml der Lösung + 1 ml konzentrierte Salpetersäure + 2 ml Ammoniummolybdatlösung. Beim Erhitzen im Wasserbad darf innerhalb 5 Min. weder ein gelber, kristalliner Niederschlag noch eine Trübung entstehen.

x. Grenzwertbestimmung für Sulfate

Pl.Ed. I und BP 63[1]. Eine vorgeschriebene Menge der Substanz wird in Wasser oder gemäß besonderer Vorschrift gelöst und in ein Nessler-Glas gebracht. Dann wird 1 ml Salzsäure (2 ml verd. Salzsäure) zugegeben, ausgenommen, wenn Salzsäure zur Herstellung der Lösung verwendet wurde, mit Wasser auf 50 ml (45 ml) aufgefüllt, 1 ml (5 ml) Bariumchloridlösung (Bariumsulfat-Rg.) zugegeben, sofort mit einem Glasstab umgerührt und 5 Min. stehengelassen. Die so erhaltene Trübung darf nicht stärker sein als die Standardtrübung.

Standardtrübung. 2,5 ml (1,25 ml) oder die im Einzelartikel vorgeschriebene Menge 0,01 n Schwefelsäure werden mit 1 ml Salzsäure (2 ml verd. Salzsäure) in ein Nessler-Glas gebracht. Mit Wasser wird auf 50 ml (45 ml) aufgefüllt und 1 ml (5 ml) Bariumchloridlösung (Bariumsulfat-Rg.) zugegeben. Man rührt sofort mit einem Glasstab um und läßt 5 Min. stehen.

Bariumsulfat-Rg. BP 63: Man mischt 15 ml 0,5 m Bariumchloridlösung mit 55 ml Wasser und 20 ml sulfatfreiem Ammoniak und fügt 5 ml 0,0181%iger (w/v) Kaliumsulfatlösung zu, füllt mit Wasser auf 100 ml auf und mischt.

0,5 m Bariumchloridlösung: 122,1 g $BaCl_2 \cdot 2 H_2O$ werden zu 1000 ml in Wasser gelöst.

USP XVII. Die angegebene Menge der zu prüfenden Substanz wird in 30 bis 40 ml Wasser gelöst und, wenn nötig, mit Salzsäure gegen Lackmus neutralisiert. 1 ml verd. Salzsäure und 2 ml Bariumchloridlösung werden zugefügt und mit Wasser auf 50 ml aufgefüllt. Nach dem Mischen wird 10 Min. stehengelassen und die eventuelle Trübung mit einer Lösung verglichen, die die in dem Einzelkapitel angegebene Menge 0,02 n Schwefelsäure enthält.

Ph.Dan. 48. 1 Tropfen Sulfatlösung (0,1 mg SO_4^{2-} in 1 ml enthaltend), abgemessen mit einem Normaltropfenzähler, wird so in ein Reagensglas (18 × 180 mm) gegeben, daß der Tropfen nicht an der Gefäßwand herunterfließt. Dann wird unter Umschütteln 1,00 ml Bariumchloridlösung (0,5 n) zugesetzt. Nach 1 Min. gießt man 10 ml der vorgeschriebenen zu untersuchenden Lösung hinzu, der, wenn nicht anders vorgeschrieben, vorher 1 ml 2 n Salzsäure zugesetzt wurde, worauf 10 Sek. lang kräftig umgeschüttelt wird. Nachdem das Gemisch 5 Min. gestanden hat, wird der Vergleich vorgenommen.

Grenze A. 3 Tropfen Sulfatlösung (0,1 mg SO_4^{2-} in 1 ml enthaltend), abgemessen mit einem Normaltropfenzähler, werden 1,00 ml Bariumchloridlösung (0,5 n) zugesetzt, wie oben. 1 Min. danach werden 11 ml Wasser zugemischt.

Grenze B. Die Vergleichsprobe wird auf die gleiche Weise hergestellt, wie unter Grenze A angegeben ist, nur unter Anwendung von 1 Tropfen Sulfatlösung (0,1 mg SO_4^{2-} in 1 ml enthaltend), der mit einem Normaltropfenzähler zugegeben wird.

Der Vergleich der Lösungen wird in 5 cm hoher Schicht vorgenommen.

Helv. V. 1 ml der Lösung + 1 ml verd. Salpetersäure + 1 ml Bariumnitratlösung. Es darf in der Mischung nicht sofort ein weißer Niederschlag oder eine Trübung entstehen.

DAB 6 – Nachtr. BRD. Die vorgeschriebene Menge Substanz oder Lösung wird mit Wasser zu 10,0 ml gelöst oder auf 10,0 ml verdünnt, mit 0,50 ml verdünnter Salzsäure und 1,0 ml Bariumchloridlösung versetzt. Nach 5 Min. darf die umgeschüttelte Probe nicht stärker getrübt sein als die folgende Vergleichslösung:

1,00 ml verd. Kaliumsulfatlösung wird in gleicher Weise behandelt, wie es bei der Prüfung der Substanz angegeben ist. Diese Vergleichslösung ist frisch herzustellen.

ÖAB 9. Man versetzt 1 Tropfen Sulfat-Standardlösung mit 1,00 ml Bariumchloridlösung und gibt nach 1 Min., wenn nichts anderes angegeben, eine Mischung von 10 ml

---

[1] Die in Klammern angegebenen Mengen und Bezeichnungen an Reagentien entsprechen der BP 63.

der vorschriftsmäßig bereiteten Lösung der zu untersuchenden Substanz und 1 ml verd. Salzsäure hinzu (Probelösung).

Die Vergleichslösung bereitet man — wenn Sulfat nicht nachweisbar sein darf — in der Weise, daß man 1 Tropfen Sulfat-Standardlösung mit 1,00 ml Bariumchloridlösung versetzt und nach 1 Min. 11 ml Wasser hinzufügt.

Wenn Sulfat in unzulässiger Menge nicht nachweisbar sein darf, bereitet man die Vergleichslösung in der Weise, daß man 6 Tropfen Sulfat-Standardlösung mit 1,00 ml Bariumchloridlösung versetzt und nach 1 Min. 11 ml Wasser hinzufügt.

Nach 5 Min. darf die Probelösung nicht stärker getrübt erscheinen als die Vergleichslösung.

DAB 7 — DDR. a) Ausführung: 10,0 ml der vorgeschriebenen Lösung werden zu der Mischung aus 1,00 ml Bariumchloridlösung (5,0 g/100,0 ml) und 10 Tropfen 3 n Salzsäure gegeben und geschüttelt. Der Vergleich mit der vorgeschriebenen Vergleichs- oder Blindprobe wird nach 15 Min. vorgenommen. — b) Vergleichsprobe: 10,0 ml Sulfat-Vergleichs-Lsg. (50 µg SO_4^{2-}) werden, wie unter a) angegeben, behandelt. — c) Blindprobe: 10,0 ml Wasser werden, wie unter a) angegeben, behandelt. Unter diesen Bedingungen wurden als geringste nachweisbare Menge 10 µg SO_4^{2-} ermittelt. — d) Konzentrierte Sulfat-Vergleichs-Lsg.: 0,1810 g Kaliumsulfat werden in Wasser zu 100,0 ml gelöst. — e) Sulfat-Vergleichs-Lsg.: 1,00 ml konzentrierte Sulfat-Vergleichs-Lsg. wird mit Wasser zu 200,0 ml aufgefüllt. Gehalt an SO_4^{2-}: 5 µg je ml.

DAB 7 — BRD. 0,250 ml Kaliumsulfatlösung IV werden auf den Boden eines Reagensglases gebracht und mit 1,0 ml Bariumchlorid-Lsg. I versetzt. 1 Min. nach dem Umschütteln wird, falls nicht anders angegeben ist, eine Mischung von 10,0 ml Substanzlösung oder der zu 10,0 ml verdünnten Prüflösung mit 0,50 ml 3 n Salzsäure hinzugefügt und erneut umgeschüttelt. Nach 10 Min. darf die Probe nicht stärker getrübt sein als die gleichzeitig angesetzte Vergleichslösung:

0,250 ml Kaliumsulfat-Lösung IV werden, wie oben angegeben ist, mit 1,0 ml Bariumchlorid-Lösung I versetzt. 1 Min. nach dem Umschütteln wird eine Mischung von 1,00 ml Kaliumsulfat-Lösung III, 9,0 ml Wasser und 0,50 ml 3 n Salzsäure hinzugefügt und erneut umgeschüttelt.

V. Absorptionsanalyse medizinischer Gase

Ph.Dan. 48 — Add., und ÖAB 9[1]. Zur Analyse werden eine Gasbürette (Abb. 151a) und eine Gaspipette (Abb. 151b oder Abb. 151c) verwendet. Das obere Ende der Gasbürette ist durch einen Hahn A mit zwei Kapillarrohren a und b, das untere Ende der Gasbürette durch einen Gummischlauch mit einem Niveaubehälter verbunden. Das Kapillarrohr der Gaspipette wird mit einem kleinen Stück Gummischlauch an das Kapillarrohr b der Gasbürette angeschlossen. Die offene Gaspipette wird verwendet, wenn die Pipette feste Stoffe aufnehmen soll.

Bestimmung: Der Behälter mit dem medizinischen Gas soll mindestens 6 Std. vor Ausführung der Analyse bei gewöhnlicher Temperatur gelagert werden. Gase, die in flüssigem Zustand aufbewahrt werden, sollen aus aufrechtstehenden Behältern entnommen werden. Die verwendete Apparatur soll die gleiche Temperatur haben wie die umgebende Luft.

Die Gaspipette wird so mit der vorgeschriebenen Absorptionsflüssigkeit gefüllt, daß diese bis zum unteren Ende des oberen Behälters reicht. Die Gasbürette und der Niveaubehälter werden mit der vorgeschriebenen Verdrängungsflüssigkeit gefüllt, die, wenn sie aus Wasser oder wäßriger Lösung besteht, mit dem Untersuchungsgas gesättigt sein soll. Durch Heben und Senken des Niveaubehälters und Öffnen und Schließen des Hahnes A ist dafür zu sorgen, daß das Kapillarrohr b mit der Absorptionsflüssigkeit und die Gasbürette und das Kapillarrohr a mit der Verdrängungsflüssigkeit gefüllt werden. 100 ml

---
[1] Die Vorschrift der ÖAB 9 ist nur unwesentlich von der der Ph.Dan. IX — Add. verschieden. Auch Nord. 63 gibt die gleiche Vorschrift an.

des entsprechenden Gases werden durch das Kapillarrohr a in die Gasbürette eingeführt. Beim Ablesen soll die Verdrängungsflüssigkeit in der Gasbürette und in dem Niveaubehälter in gleicher Höhe stehen (Genauigkeit 0,2 ml). Das Gas wird in die Gaspipette übergetrieben und die Absorptionsflüssigkeit vorsichtig geschüttelt. Nach 5 Min. langem Stehen wird das nichtabsorbierte Gas in die Gasbürette zurückgesogen und gemessen. Das nichtabsorbierte Gas wird erneut in die Gaspipette übergetrieben und wieder in der Gasbürette gemessen. Das wird so lange wiederholt, bis das Volumen des nichtabsorbierten Gases konstant ist.

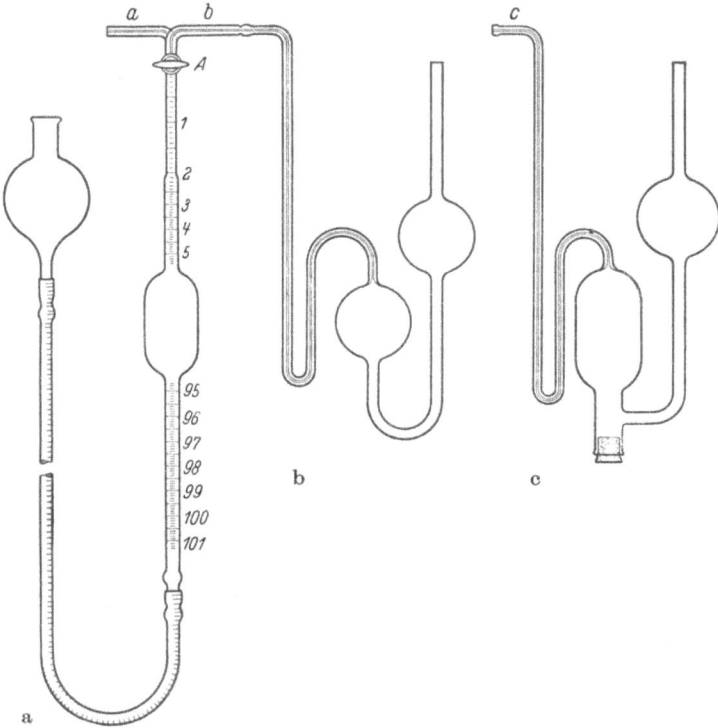

Abb. 151 a–c. Gasbüretten und -pipetten zur Absorptionsanalyse medizinischer Gase (Erklärung s. Text).

Überprüfung der zur Gasanalyse zu verwendenden Gasbürette Ph.Dan. IX – Add. Der Inhalt soll ca. 101 ml betragen. An dem oberen Stück, das von 0 (beim Glashahn) bis ca. 5 ml in 0,1 ml eingeteilt sein soll, soll der Abstand zwischen den Einteilungen von 0 bis ca. 2 ml mindestens 4 mm und von ca. 2 bis ca. 5 ml mindestens 2 mm betragen. An dem unteren Stück, das in 0,1 ml von ca. 95 bis ca. 101 ml (bei der Gasbürette, die zur Bestimmung von Stickoxydul verwendet wird, von ca. 99 bis ca. 101 ml) eingeteilt ist, soll der Abstand zwischen den Einteilungen mindestens 2 mm betragen.

Zulässige Abweichungen: 0,1 ml für das Volumen zwischen den Einteilungen von 0 und 100 ml. 0,02 ml für ein willkürliches Volumen zwischen den Graduierungen der Bürette.

Untersuchung medizinischer Gase auf Verunreinigungen Ph.Dan. IX – Add. Die Behälter mit den medizinischen Gasen sollen mindestens 6 Std. vor der Prüfung bei gewöhnlicher Temperatur aufbewahrt werden. Gase, die flüssig aufbewahrt werden, sollen aus den aufrechtstehenden Behältern entnommen werden. Die angegebenen Gasvolumina beziehen sich auf eine Temperatur von 20° und 760 Torr. Werden die Gase bei 20° ± 5° und 760 ± 20 Torr abgemessen, dann kann ohne Korrektur gearbeitet werden. Für 100 ml

Gas, die bei 20° und 760 Torr abgemessen werden, beträgt das Volumen bei der Temperatur t und beim Druck p

$$v = \frac{760 \cdot 1000 \cdot (273,2 + t)}{p \cdot 293,2}.$$

Wenn vorgeschrieben ist, daß das Gas durch eine Reagenslösung geleitet werden soll, deren Aussehen dann beobachtet wird, so ist die Prüfung, wenn nichts anderes angegeben ist, nach folgender Methode auszuführen:

Die angegebene Reagenslösung wird in ein 100-ml-Meßglas gegeben, bei dem der Abstand zwischen der Graduierung von 0 bis 100 17 bis 18 cm beträgt. Das Gas wird durch ein so ausgezogenes Rohr, daß der innere Durchmesser der Öffnung 0,4 bis 0,6 mm beträgt, in die Lösung eingeleitet. Das Ende des Rohres soll auf dem Boden des Glases ruhen. Die Durchlaufgeschwindigkeit wird so reguliert, daß innerhalb 30 $\pm$ 3 Min. 2000 ml Gas in gleichmäßigem Strom durch die Flüssigkeit geleitet werden.

Nach Beendigung des Durchleitens wird die Flüssigkeit mit einer auf gleiche Weise hergestellten Reagenslösung, durch die aber kein Gas hindurchgeleitet wurde, oder mit der vorgeschriebenen Vergleichsflüssigkeit verglichen. Die Vergleichsflüssigkeit wird gleichzeitig mit der Flüssigkeit, die zum Durchleiten des Gases verwendet wird, hergestellt und bis zum Vergleich in einem verschlossenen Meßglas aufbewahrt.

Prüfung auf Kohlenmonoxid in medizinischen Gasen Ph.Dan. IX – Add. Die Prüfung auf Kohlenmonoxid in Gasen, die in flüssigem Zustand aufbewahrt werden, ist vor den anderen Prüfungen durchzuführen.

Ein trockener Jodzahlkolben wird so mit dem entsprechenden Gas gefüllt, daß ca. 4 l des Gases in ca. 1 Min. in gleichmäßigem Strom am Boden des Kolbens eingeleitet werden. Unmittelbar vor Beendigung der Gaseinleitung werden 10,00 ml Palladiumchloridlösung (0,002 n)[1] in den Kolben gegeben, der mit einem Glasstopfen verschlossen und 1 Tag stehengelassen wird, indem er anfangs gleichmäßig geschwenkt wird, wobei darauf zu achten ist, daß keine Flüssigkeit an den Schliff kommt. Dann werden 5,00 ml Kaliumjodid-Aluminiumsulfatlösung[2] zugesetzt und die Mischung nach 1 Min. langem Schütteln filtriert. 10,00 ml des Filtrats werden in einem 100-ml-Erlenmeyerkolben mit Glasstopfen mit 5 ml Bromwasser versetzt und 2 Min. danach mit 2,0 ml Phenol-Schwefelsäure[3]. Nach kräftigem, 1 Min. langem Schütteln wird die Mischung nach Zusatz von 1,0 ml Kaliumjodidlösung (1 + 9) und 5 Tropfen Stärkelösung mit 0,01 n Thiosulfatlösung bis zum Farbumschlag titriert. Ein Blindversuch wird auf die gleiche Weise durchgeführt, wobei aber kein Gas eingeleitet und nicht 1 Tag lang stehengelassen wird. Es wird der Verbrauch an 0,01 n Thiosulfatlösung für 300 ml Gas berechnet. Das zur Prüfung verwendete Gasvolumen entspricht dem Volumen des Jodzahlkolbens bis zum Schliff, das durch Abmessen mit Wasser und Abzug von 10 ml bestimmt wird.

ÖAB 9. Man leitet im Lauf von 15 Min. 1000 ml des zu prüfenden Gases zunächst durch zwei gewöhnliche Waschflaschen, deren Gaseinleitungsrohr durch eine Glasfritte abgeschlossen ist und von denen die erste Chromschwefelsäure, die zweite konz. Schwefelsäure enthält, sodann durch ein mit Phosphorpentoxid gefülltes U-Rohr, weiter durch ein mittels eines Heizbades auf 130 bis 140° erhitztes, mit Jodpentoxid gefülltes U-Rohr und schließlich durch eine mit einer Lösung von 1 g Kaliumjodid in 20 ml Wasser und 10 Tr. Stärkelösung beschickte Gaswaschflasche.

Enthält das zu untersuchende Gas Kohlenoxid, so färbt sich die Kaliumjodid-Stärkelösung blau. Bei der Ausführung der Prüfung dürfen Schlauchverbindungen und Glas-

---

[1] 0,178 g Palladiumchlorid sind unter Erwärmen in 5 ml Salzsäure (2 n) zu lösen und mit Wasser auf 1000 ml aufzufüllen.
[2] 0,83 g Kaliumjodid und 10 g Aluminiumsulfat sind in etwas Wasser zu lösen und mit Wasser auf 1000 ml aufzufüllen.
[3] 2,5 g Phenol sind in 25 ml Schwefelsäure (2 n) zu lösen und mit Wasser auf 100 ml aufzufüllen.

VI. Methoxylbestimmung

Die Bestimmung der Methoxylgruppen in Chemikalien und vor allem in Naturstoffen ist für die Beurteilung der Qualität von besonderer Wichtigkeit. Es sei hier im nachfolgenden die Methode der USP XVII beschrieben:

Apparatur: Die Einzelheiten des Apparates zur Methoxylbestimmung sind aus der Abb. 152 zu ersehen. Der Zersetzungskolben A ist seitlich mit einer Kapillare versehen zur Einleitung von CO_2 und an einen Kühler B angeschlossen, der die wäßrige Jodwasserstoffsäure von dem flüchtigeren Methyljodid zu trennen vermag. Das Methyljodid gelangt durch eine wäßrige Suspension von rotem Phosphor in einen Wäscher C und wird schließlich von der Bromessigsäurelösung im Absorptionsrohr D absorbiert. Das CO_2 wird durch einen Apparat zugeleitet, der Druckschwankungen möglichst klein hält, und wird mit dem Gerät durch eine kurze Kapillare verbunden, die einen kleinen Wattepfropf enthält.

Reagentien: 1. Kaliumacetat in Essigsäure: 100 g Kaliumacetat werden in 1000 ml einer Mischung von 900 ml Eisessig und 100 ml Essigsäureanhydrid gelöst.

2. Bromessigsäurelösung: 5 ml Brom werden in 145 ml der Lösung von Kaliumacetat in Essigsäure gelöst. Dieses Reagens ist frisch zu bereiten.

3. Natriumacetatlösung: 250 g Natriumacetat werden in 1000 ml Wasser gelöst.

4. Jodwasserstoffsäure: Jodwasserstoffsäure p.a. wird über roten Phosphor destilliert, während Kohlendioxid durch den Destillationsapparat geleitet wird. Die konstant siedende Mischung, die bei 126 bis 127° überdestilliert und farblos oder fast farblos ist, wird verwendet. Sie wird in kleinen, braunen Glasstopfenflaschen aufbewahrt, die vorher mit Kohlendioxid gefüllt wurden und mit Paraffin verschlossen werden. Die Jodwasserstoffsäure ist kühl und dunkel aufzubewahren.

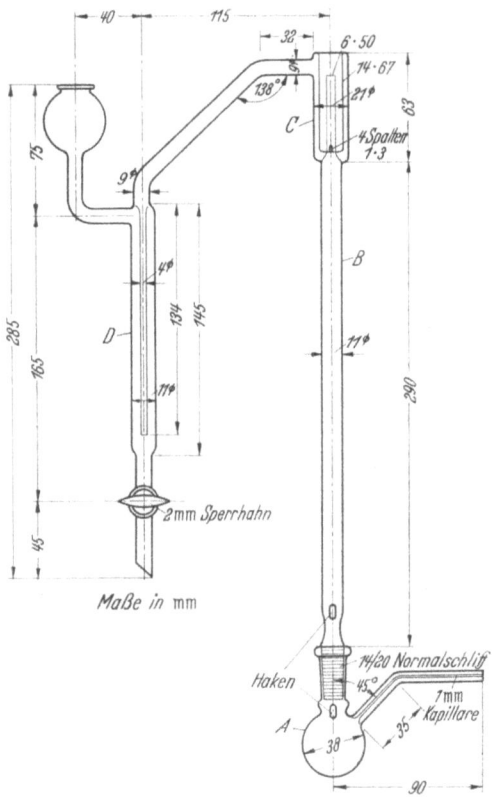

Abb. 152. Apparatur zur Methoxylbestimmung nach USP XVII.

Durchführung der Bestimmung: Der Wäscher C des Apparates wird halb mit einer wäßrigen Suspension von rotem Phosphor gefüllt, die etwa 0,06 g roten Phosphor in 100 ml Wasser enthält. Der Wäscher wird gefüllt, indem die Suspension in die Einfüllöffnung des Absorptionsrohres D gegossen wird. Anschließend wird das Absorptionsrohr mit Wasser gespült und nun 7 ml Bromessigsäurelösung in das Absorptionsrohr gefüllt. Die zu prüfende Substanz, die in eine tarierte Gelatinekapsel eingewogen wurde, wird in den Zersetzungskolben A gebracht und einige Siedesteinchen hinzugefügt. Schließlich werden in den Kolben A 6 ml der Jodwasserstoffsäure gegeben, der Zersetzungskolben an den Kühler angeschlossen und einige Tropfen der Säure zur Abdichtung an den Schliff gebracht. Nunmehr wird CO_2 so durch die Apparatur geleitet, daß 2 CO_2-Blasen in der Sekunde durch den Apparat gelangen, der Zersetzungskolben in ein Ölbad gesetzt, das auf 150° erhitzt ist, und die Reaktion 40 Min. bei dieser Temperatur durchgeführt. Nach Beendigung der Reaktion wird der Inhalt des Absorptionsrohres in einen 500-ml-Erlenmeyer-Kolben ablaufen gelassen, der 10 ml der Natriumacetatlösung enthält. Das Absorptionsrohr wird mit Wasser gespült und die Waschflüssigkeit ebenfalls in den Erlenmeyer-Kolben überführt. Schließlich wird der Inhalt des Kolbens mit Wasser auf etwa 125 ml ergänzt. Jetzt wird tropfenweise Ameisensäure unter Umschütteln zugesetzt, bis die rotbraune Bromfarbe verschwunden ist, und dann noch weitere 3 Tropfen hinzugefügt. Insgesamt werden im allgemeinen 12 bis 15 Tropfen dazu benötigt. Nach dreiminütigem Stehen werden 3 g Kaliumjodid und 15 ml verdünnte Schwefelsäure zugesetzt und sofort mit 0,1 n Natriumthiosulfatlösung unter Verwendung von Stärkelösung als Indikator titriert. Es ist ein Blindversuch mit den gleichen Reagentien einschließlich einer leeren Gelatinekapsel durchzuführen und der Thiosulfatverbrauch entsprechend dem Blindversuch zu korrigieren. 1 ml 0,1 n Natriumthiosulfatlösung ist 0,517 mg ($-OCH_3$) äquivalent.

Ähnlich wie die USP XVII lassen BP 63 die Methoxylbestimmung und CF 65 die Methoxyl- und Äthoxylbestimmung durchführen.

In der Pl.Ed. I/2 ist ebenfalls die Methoxylbestimmung beschrieben, wobei die Methodik etwas von der vorher beschriebenen abweicht.

Es wird ein Apparat benutzt, der aus einem 50-ml-Rundkolben besteht, an dem eine Kapillare von 1 mm Durchmesser seitlich angeschmolzen ist, die zur Einleitung von Kohlendioxid dient. Der Kolben ist mit einem Luftkühler versehen, der ungefähr 25 cm hoch ist und einen Durchmesser von ca. 9 mm hat, an der Spitze um 180° abgebogen ist und in einer Glaskapillare von 2 mm Durchmesser endet. Sie taucht in eine kleine Waschflasche ein, die ungefähr 2 ml Wasser enthält. Das Ableitungsrohr der Waschflasche besteht aus einem Röhrchen von 7 mm Durchmesser, das in einem abnehmbaren Röhrchen von 4 mm Durchmesser endet, das bis unter die Oberfläche der Flüssigkeit in dem ersten von zwei Auffanggefäßen reicht, die hintereinandergeschaltet sind.

Eine ungefähr 50 mg Methyljodid entsprechende Menge der zu untersuchenden Substanz wird genau gewogen und in den Rundkolben gegeben. Eine Siedekapillare, 2,5 ml geschmolzenes Phenol und 5 ml Jodwasserstoffsäure werden zugegeben, und der Kolben wird mit den übrigen Zubehörteilen der Apparatur verbunden. Das erste Auffanggefäß enthält ungefähr 6 ml und das zweite ungefähr 4 ml einer 10%igen (g/ml)Lösung von Kaliumacetat in Eisessig, der 6 Tropfen Brom zugesetzt werden. Ein langsamer gleichmäßiger Kohlendioxidstrom wird durch die seitliche Kapillare des Siedekolbens geleitet und die Flüssigkeit mit Hilfe eines abgeschirmten Mikrobrenners so schwach erwärmt, daß die verdampfende Flüssigkeit bis zu halber Höhe in den Kühler aufsteigt. Bei den meisten Substanzen genügen 30 Min., um die Reaktion zu beenden. Der Inhalt der beiden Auffanggefäße wird dann in einen 250-ml-Erlenmeyer-Kolben gespült, der 5 ml einer 25%igen (g/ml)Lösung von Natriumacetat in Wasser enthält.

Es wird dann auf ungefähr 125 ml aufgefüllt und 6 Tropfen Ameisensäure zugesetzt. Der Kolben wird geschwenkt, bis die durch das Brom entstandene Färbung verschwunden ist, und dann werden wieder 12 Tropfen Ameisensäure zugesetzt, der Kolben wird verschlossen und der Inhalt kräftig geschüttelt, um das überschüssige Brom aus dem über der Flüssigkeit liegenden Raum zu entfernen. Dann wird die Lösung eine oder zwei Minuten lang stehengelassen. Es werden 1 g Kaliumjodid und einige ml verdünnte Schwefelsäure zugefügt und das frei gewordene Jod mit 0,1 n Natriumthiosulfatlösung titriert. In der gleichen Weise ist ein Blindversuch durchzuführen und die verbrauchte Menge 0,1 n Natriumthiosulfatlösung ist von der bei der Methoxylbestimmung verbrauchten Menge 0,1 n Natriumthiosulfatlösung ist von der bei der Methoxylbestimmung verbrauchten Menge abzuziehen. Ein ml 0,1 n Natriumthiosulfatlösung entspricht 0,0005172 g Methoxyl (CH_3O).

ÖAB 9. Die Bestimmung wird in dem in Abb. 153 (S. 268) dargestellten Apparat ausgeführt. Man gibt zunächst etwa 0,1 g roten Phosphor in die Waschvorrichtung b und füllt diese dann etwa bis zur Hälfte mit Wasser. In das Kölbchen a bringt man ebenfalls etwa 0,1 g roten Phosphor oder etwa 10 mg Natriumhypophosphit und hierauf etwa 5 ml Jodwasserstoffsäure. Sodann erhitzt man mit einem Mikrobrenner die Jodwasserstoffsäure unter Durchleiten von Kohlendioxid so lange zum gelinden Sieden, bis sie farblos geworden ist. Dabei wird an den Apparat keine Vorlage angeschlossen, und der Kühler bleibt leer.

Nun läßt man im Kohlendioxidstrom erkalten und füllt den Kühler mit Wasser. Hierauf mischt man in der Vorlage c_1 10 bis 20 Tropfen Brom mit 10 ml Natriumacetat-Eisessiglösung und läßt etwa die Hälfte dieser Mischung durch Neigen des Gefäßes in den zweiten und dritten Teil der Vorlage c_2, c_3 überfließen. Die Vorlage wird nun am Apparat befestigt und der Kohlendioxidstrom mittels eines Schraubenquetschhahns so einreguliert, daß jeweils nur *eine* Gasblase durch die Vorlagen streicht.

Hierauf nimmt man das Kölbchen a von der Apparatur ab, läßt die zu untersuchende Substanz, die man in ein Näpfchen e eingewogen hat, mit diesem in das Kölbchen fallen und schließt dasselbe sofort wieder an die Apparatur an. Nun erhitzt man zum gelinden Sieden, wobei man die während des Anheizens vorübergehend auftretende Beschleunigung des Gasstromes nicht berücksichtigt. Der Kühler bleibt mit stehendem Wasser gefüllt; dieses soll jedoch nicht zum Sieden kommen.

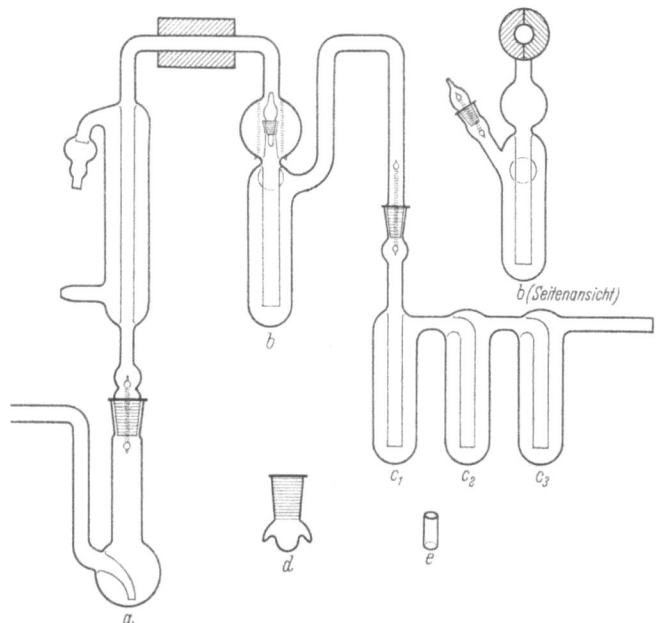

Abb. 153. Apparatur zur Methoxylbestimmung nach ÖAB 9.

Nach einer Stunde nimmt man die Vorlage ab und stellt das Erhitzen ein. Die im Kölbchen befindliche Jodwasserstoffsäure kann noch für weitere 3 Bestimmungen verwendet werden. Sie wird am besten in der mit einer eingeschliffenen Kappe d verschlossenen und mit Kohlendioxid gefüllten Apparatur aufbewahrt. Den Inhalt der Vorlage gießt man in einen 250 ml fassenden Erlenmeyer-Kolben, in welchem man sich vorher eine Lösung von etwa 1,5 g Natriumacetat in 10 ml Wasser bereitet hat, spült mehrmals sorgfältig mit Wasser nach und versetzt sodann tropfenweise mit konzentrierter Ameisensäure oder mit Natriumformiat, bis die Bromfarbe verschwunden ist. Durch Zufügen von etwa 10 mg Natriumsalicylat und kräftiges Umschütteln werden die letzten Spuren von freiem Brom auch aus dem Gasraum gebunden. Nun gibt man etwa 1 g Kaliumjodid hinzu, schüttelt um und titriert nach Zusatz von 10 ml verdünnter Schwefelsäure das ausgeschiedene Jod mit 0,1 n Natriumthiosulfatlösung unter Verwendung von Stärkelösung als Indikator.

Der Methoxylgehalt ergibt sich nach der Formel:

$$\% \, OCH_3 = \frac{a \cdot 0{,}051725}{g}.$$

a = Anzahl ml verbrauchter 0,1 n Natriumthiosulfatlösung;
g = Einwaage der Substanz in g.

V. A. KLIMOVA und K. S. ZABRODINA verbesserten die ZEISELsche Methode, indem sie die zur Reaktion erforderliche Jodwasserstoffsäure bei der Analyse aus Kaliumjodid und Phosphorsäure erzeugen. Damit entfällt die sonst umständliche Darstellung und Reinigung der konzentrierten Säure. [Ref. in Z. analyt. Chem. **191**, 460 (1962).]

DAB 7 – DDR. *Apparatur.* Es wird der in der Abb. 154 schematisch dargestellte Halbmikro-Apparat nach VIEBÖCK-SCHWAPPACH verwendet.

Ausführung. Der Wäscher C wird mit einer Suspension von rotem Phosphor in Wasser etwa zur Hälfte gefüllt und das Absorptionsgefäß D_1 mit Natriumacetat-Brom-Lsg. vollgefüllt. Etwa ein Drittel des Inhaltes des Absorptionsgefäßes D_1 wird durch Neigen in das Absorptionsgefäß D_2 überführt. Die Vorlage E wird mit Watte verschlossen, die mit Ameisensäure befeuchtet ist. Der Kühler B wird nur dann mit Wasser beschickt, wenn in der Monographie Erhitzen unter Rückflußkühlung vorgeschrieben ist.

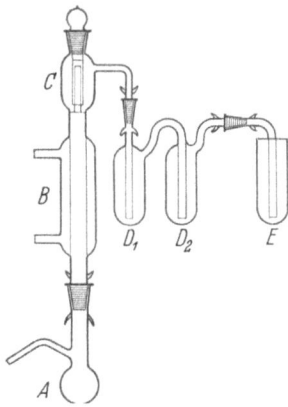

Abb. 154. Halbmikroapparat zur Methoxylbestimmung nach DAB 7 – DDR.

Die vorgeschriebene Substanzmenge wird im Kolben A mit 0,50 ml Essigsäureanhydrid, 0,05 bis 0,10 g Phenol, 0,20 g rotem Phosphor und 5,0 ml Jodwasserstoffsäure versetzt und der Kolben an die Apparatur angeschlossen. Durch den seitlichen Ansatz des Kolbens wird Kohlendioxid oder Stickstoff in die Apparatur geleitet. Die Strömungsgeschwindigkeit des Gases ist so einzustellen, daß in den Absorptionsgefäßen je Sekunde etwa 2 Gasblasen aufsteigen. Der Kolben wird in einem Glycerinbad von $140 \pm 2°$ unter fortwährendem Durchleiten von Kohlendioxid oder Stickstoff 60 Min. erhitzt. Gegen Wärmestrahlung werden die Absorptionsgefäße durch eine Asbestplatte geschützt. Anschließend wird der Inhalt der Absorptionsgefäße in einen mit Glasstopfen verschließbaren 200-ml-Erlenmeyer-Kolben überführt, der 10,0 ml Natriumacetatlösung (20,0 g/100,0 ml) enthält. Die Absorptionsgefäße werden mit 100 ml Wasser gewaschen. Die vereinten Flüssigkeiten werden nach Zusatz von 10 Tropfen Ameisensäure 60 Sek. kräftig geschüttelt und anschließend mit 5 Tropfen Methylrot-Lsg. versetzt. Wenn die rote Färbung nicht bestehen bleibt, wird nach Zusatz von 2 Tropfen Ameisensäure das Schütteln wiederholt. Nach erneutem Zusatz von 5 Tropfen Methylrot-Lsg. muß die rote Färbung der Lösung mindestens 30 Sek. bestehen bleiben. Andernfalls müssen der Zusatz von Ameisensäure und nach dem Schütteln der Zusatz von Methylrot-Lsg., wie vorstehend angegeben, wiederholt werden. Nach Zusatz von 10,0 ml frisch bereiteter Kaliumjodidlösung (10,0 g/100,0 ml) und 5,0 ml 3 n Schwefelsäure wird das ausgeschiedene Jod mit 0,1 n Natriumthiosulfatlösung titriert. Sobald die Lösung nur noch orangegelb gefärbt ist, werden 2,0 ml Stärke-Lsg. hinzugefügt.

1 ml 0,1 n Natriumthiosulfatlösung ist 0,5172 mg Methoxyl äquivalent.

G. Maßanalyse

Die Maßanalyse beruht auf der Messung des Volumens einer Reagenslösung bekannter Konzentration, das zur vollständigen Umsetzung des zu bestimmenden Stoffes benötigt wird. Mit Hilfe der Reaktionsgleichung läßt sich die Menge der zu bestimmenden Substanz aus dem in ml gemessenen Verbrauch an volumetrischer Lösung errechnen.

Zur Durchführung maßanalytischer Bestimmungen sind geeignete Meßgeräte und Lösungen mit bekanntem Gehalt an wirksamer Substanz (volumetrische Lösungen) erforderlich.

I. Meßgeräte

Meßgeräte oder Meßgefäße sind die zur Maßanalyse benötigten Glasgefäße, die das genaue Abmessen bestimmter Flüssigkeitsmengen ermöglichen. Dazu gehören Meßkolben, Pipetten und Büretten. Für grobe Messungen können Meßzylinder verwendet werden. Die Volumenbezeichnungen auf den Meßgeräten werden heute nur noch exakt in Liter (l) oder Milliliter (ml) angegeben[1].

---

[1] Vgl. dazu „Gewichte u. Maße", S. 16.

1 Liter (l) ist das Volumen einer Menge Wasser mit der Masse 1 kg bei der Temperatur seiner größten Dichte (3,98°) unter normalem Atmosphärendruck. 1 Milliliter (ml) ist der 1000ste Teil eines Liters. Die anerkannte Beziehung zwischen dem Liter (l) und dem Kubikzentimeter (cm³ oder ccm) ist:

1 Liter (l) = 1000,027 Kubikzentimeter (cm³);
1 Kubikzentimeter (cm³) = 0,999 973 Milliliter (ml).

Die Meßgeräte werden jetzt bei 20° geeicht; ein Meßkolben von 1 Liter soll bei 20° bis zur Marke eine Menge Wasser mit der Masse von 1 kg bei 3,98° fassen. Praktisch können aber die auf cm³ geeichten Meßgeräte unbedenklich weiter benutzt werden.

In den Handel kommen geeichte und ungeeichte Meßgeräte. Die geeichten Geräte sind mit einem Eichstempel versehen, der dicht neben oder unter der Marke, bei Pipetten auch an der Auslaufspitze angebracht wird. Die geeichten Meßgeräte sind erheblich teurer als die nichtgeeichten. Die nichtgeeichten Geräte des Handels sind in ihrer „Richtigkeit" sehr verschieden. Die besten nichtgeeichten Meßgeräte sind die als eichungsfähig bezeichneten, die in ihrer Genauigkeit den geeichten praktisch entsprechen. Diese eichungsfähigen Meßgeräte sollten in der Arzneimittelanalyse neben den geeichten alleine zulässig sein.

Die meisten Pharmakopöen, so z.B. das DAB 6, schreiben für maßanalytische Bestimmungen amtlich geprüfte und beglaubigte Meßgeräte vor.

Nach der *Eichordnung*[1] sind die folgenden Abweichungen zulässig:

Meßgeräte ohne Einteilung

Enghals-Meßkolben auf Einguß:

Inhalt	10	25	50	100	250	500	1000 ml
maximaler Fehler	±0,008	0,015	0,03	0,05	0,11	0,14	0,19 ml

Vollpipetten auf Ablauf:

Inhalt	1	2	5	10	20	25	30	50 ml
maximaler Fehler	±0,006	0,006	0,01	0,015	0,02	0,025	0,025	0,035 ml

Meßgeräte mit Einteilung

Meßpipetten auf Ablauf:

Gesamtrauminhalt	1	1	5	5	10	10	25	50 ml
Einteilung in	0,005	0,01	0,02	0,05	0,05	0,1	0,1	0,2 ml
maximaler Fehler	±0,005	0,005	0,02	0,02	0,03	0,03	0,05	0,07 ml

Büretten:

Gesamtrauminhalt	5	5	10	10	20	50 ml
Einteilung in	0,01	0,02	0,02	0,05	0,05	0,1 ml
maximaler Fehler	±0,01	0,01	0,02	0,02	0,03	0,04 ml

Meßzylinder auf Ausguß:

Gesamtrauminhalt	100	100	250	250	500	500 ml
Einteilung in	0,5	1	1	2	2	5 ml
maximaler Fehler	±0,3	0,5	0,5	1	1	2,5 ml

Meßzylinder auf Einguß:

Gesamtrauminhalt	10	10	25	25	50	50	100	100	250	250 ml
Einteilung in	0,05	0,1	0,1	0,2	0,2	0,5	0,5	1	1	2 ml
maximaler Fehler	±0,02	0,03	0,03	0,07	0,07	0,17	0,17	0,25	0,25	0,5 ml

Bei allen Meßgeräten mit Einteilung darf der Fehler des von zwei Marken eingeschlossenen Rauminhaltes nicht größer sein, als die Hälfte des für den Gesamtrauminhalt zulässigen Fehlers, falls dieser Teilrauminhalt die Hälfte des Gesamtrauminhaltes nicht erreicht. Er darf nicht größer sein als der für den Gesamtrauminhalt zulässige Fehler, wenn der Teilrauminhalt mindestens gleich der Hälfte des Gesamtrauminhaltes ist.

1. Meßkolben. Meßkolben sind enghalsige, im allgemeinen auf Einguß geeichte Glaskolben, d.h., sie enthalten bei der Füllung bis zu einer am Halse des Kolbens angebrachten Marke die angegebene Menge Flüssigkeit. Sie werden zur Herstellung von Normallösungen oder zum Verdünnen einer Lösung auf ein bestimmtes Volumen gebraucht. Die weniger benutz-

---

[1] Eichordnung vom 24. 1. 1942 (RGBl. I, S. 63) und 8 Ergänzungsverordnungen.

ten, auf Ausguß geeichten Meßkolben fassen über die angegebene Menge so viel an Flüssigkeit mehr, als beim Ausgießen durch Adhäsion an der Glaswand zurückgehalten wird.

Für die *Genauigkeit* eines Meßkolbens ist die Halsweite von Bedeutung. Sie soll dort, wo die Marke angebracht ist, in der Regel nicht mehr betragen als bei Kolben

von	25–50	50–200	200–500	500–1000	1000–1500	1500–2000 ml (Inhalt)
	10	13	15	18	20	25 mm ⌀

Die Marke eines Meßkolbens muß am Halse mindestens 2 cm über der Ausbauchung sitzen. Sie soll auch vom oberen Ende des Halses mindestens 2 cm entfernt sein.

Zur Herstellung genauer Normallösungen sind die *Kropfkolben* (*Wislicenus-Kolben*) besonders brauchbar (Abb. 155), deren Hals oberhalb der Marke zu einer Kugel erweitert ist, über der eine zweite Marke angebracht ist. Der Kolben faßt beispielsweise 1000 ml, die Kugel 100 ml. Man bereitet eine etwas zu starke Lösung, bestimmt an mehreren Proben, die insgesamt weniger als 100 ml betragen den genauen Gehalt, entleert den Kolben genau bis zur unteren Marke und gibt dann aus einer Bürette die berechnete Menge Wasser zu, die zur genauen Einstellung erforderlich ist.

Die handelsüblichen Meßkolben sind heute durchwegs mit eingeschliffenen Glasstopfen versehen; man kann jedoch ebensogut stopfenlose Kolben verwenden, die beim Gebrauch mit einem guten Korkstopfen verschlossen werden.

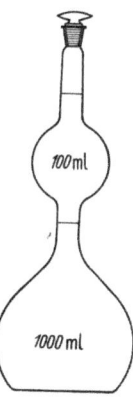

Abb. 155. Wislicenus-Kolben

Prüfung der Meßkolben. Meßgeräte mit einem Inhalt bis 100 ml lassen sich mit der in den Apotheken gebräuchlichen analytischen Waage nachprüfen.

Als Beispiel sei die Nachprüfung eines Meßkolbens von 100 ml gewählt. Die Aufgabe besteht darin, festzustellen, ob der Kolben bis zur Marke bei der Lufttemperatur von 20° 100 g Wasser von 4°, in der Luftleere gewogen, faßt. Diese Feststellung ist nur indirekt möglich auf Grund der für jede Temperatur bekannten Dichte des Wassers. Man wägt zunächst den leeren, trockenen Kolben genau, füllt ihn dann bis zur Marke mit luftfreiem, d. h. ausgekochtem und wieder auf Raumtemperatur abgekühltem Wasser und wägt wieder, nachdem der Kolben mit dem Wasser etwa eine halbe Stunde im Waagengehäuse gestanden hat. Nach der Wägung wird auch die Temperatur des Wassers gemessen. In der folgenden Tabelle ist das Gewicht des Wassers angegeben, das ein geeichter 100-ml-Kolben bei verschiedenen Temperaturen enthält (Barometerstand annähernd 760 mm):

10°	99,8529 g	15°	99,8063 g	20°	99,7301 g	25°	99,6276 g
11°	99,8461 g	16°	99,7934 g	21°	99,7117 g	26°	99,6042 g
12°	99,8381 g	17°	99,7792 g	22°	99,6922 g	27°	99,5798 g
13°	99,8287 g	18°	99,7640 g	23°	99,6717 g	28°	99,5545 g
14°	99,8181 g	19°	99,7475 g	24°	99,6502 g	29°	99,5284 g
						30°	99,5013 g

Da ein geeichter 100-ml-Kolben nach der Eichordnung nicht mehr als 0,05 ml nach unten oder oben abweichen darf, so darf das gefundene Wassergewicht von den angegebenen Zahlen nicht mehr als 0,05 g abweichen, also um 5 in der zweiten Stelle nach dem Komma. Bei 18° muß z. B. das gefundene Wassergewicht zwischen 99,7140 und 99,8140 g liegen.

Nach der Vorschrift des Normaleichungsamtes soll die Feststellung des Wassergewichtes durch Differenzwägung erfolgen. Man setzt den leeren Kolben und ein 100-g-Gewicht auf die eine Schale der Waage und tariert auf der anderen Seite genau. Dann wird der Kolben mit Wasser bis zur Marke gefüllt, das 100-g-Gewicht weggenommen und nun das zur Erzielung des Gleichgewichts nötige Gewicht zu dem Kolben gelegt; diese „Zulage" entspricht bei den verschiedenen Temperaturen dem Unterschied zwischen 100 g und den in der Tabelle angegebenen Wassergewichten. In den Apotheken ist die Ausführung der Differenzwägung nicht immer möglich, weil die Schalen der gebräuchlichen Analysenwaagen nicht immer so groß sind, daß man neben den 100-ml-Kolben noch ein 100-g-Gewicht stellen kann. Die bei Analysen übliche Art der Wägung ist aber auch für die Prüfung der Meßgeräte praktisch von ausreichender Genauigkeit. Die für die Wassergewichte angegebene Tabelle ist nur bei einem Barometerstand von 760 mm und bei Übereinstimmung der Lufttemperatur mit der Wassertemperatur genau richtig; sie kann jedoch unbedenklich angewandt werden, wenn der Barometerstand von 760 mm nur wenig abweicht und wenn die Lufttemperatur mit der Temperatur des Wassers annähernd übereinstimmt. Liegen zu große Abweichungen vor, so muß je eine Korrektur angebracht werden, die den Barometerstand und die Lufttemperatur berücksichtigt.

Will man einen 1000-ml-Kolben durch Ausmessen nachprüfen, so läßt man in den trokkenen Kolben 10mal den Inhalt einer geprüften 100-ml-Pipette laufen, deren Abweichung bekannt ist. Das Auslaufenlassen der Pipette muß jedesmal genau in der bei der Prüfung der Pipetten beschriebenen Weise geschehen. Nach der letzten Pipette stellt man mit Hilfe eines Meßstabes fest, um wieviel mm der Stand des Wassers von der Marke abweicht. Dann bringt man in den Hals des Kolbens mit einer 10-ml-Pipette noch 10 ml Wasser und mißt die Höhe dieser Wassersäule von 10 ml nach mm. Angenommen, 10 ml Wasser nähmen im Kolbenhals die Höhe von 50 mm ein, dann bedeutet eine Abweichung von 1 mm Höhe über oder unter der Marke eine Abweichung von 0,2 ml. Zeigte die zur Prüfung benutzte 100-ml-Pipette keine Abweichung, dann darf bei der Füllung des 1000-ml-Kolbens die Abweichung von der Marke 0,9 mm = 0,18 ml nach oben oder nach unten betragen. Man sieht daraus, daß die Feststellung der zulässigen Abweichung eines 1000-ml-Kolbens durch Ausmessen ziemlich ungenau sein muß. Zeigt die zur Prüfung benutzte Pipette selbst schon Abweichungen, so müssen diese bei der Berechnung berücksichtigt werden. Hat die Pipette beispielsweise eine Abweichung von + 0,04 ml, dann ist der 1000-ml-Kolben richtig, wenn der Stand der Füllung von 10 Pipetten 2 mm = 0,4 ml über der Marke steht.

2. Vollpipetten. Vollpipetten sind stets auf *Auslauf* geeicht. Aus der bis zur Marke gefüllten Pipette läuft die angegebene Flüssigkeitsmenge aus. Vollpipetten werden in Größen bis zu 300 ml gebraucht. Häufige Verwendung finden Pipetten von 5, 10, 15, 20, 25, 50 und 100 ml, in bestimmten Fällen auch kleinere Vollpipetten von 1, 2, 3 und 4 ml. Die Marke soll mindestens 10 mm über der Ausbauchung der Pipette sitzen, darf aber auch nicht zu hoch sitzen, so daß die richtige Füllung der Pipette unbequem wird. Die Marke soll mindestens 11 cm vom oberen Ende entfernt sein. Es gibt auch Pipetten mit zwei Marken, eine auf dem oberen und eine auf dem unteren Rohr. Aus diesen fließt die angegebene Flüssigkeitsmenge von der oberen bis zur unteren Marke aus. Diese Pipetten sind nicht genauer, als die mit einer Marke und völligem Auslauf; ihr Gebrauch ist unbequemer, als der der gewöhnlichen Pipetten. Für das Abmessen von ätzenden und schlecht schmeckenden Flüssigkeiten sind Pipetten mit kugeliger Erweiterung über der Marke zweckmäßig, die ein Aufsaugen der Flüssigkeit in den Mund verhütet.

Bei der Benutzung der Pipetten spielen die Art des Auslaufs und die Auslaufzeit eine große Rolle. Zur Füllung der Pipette saugt man die Flüssigkeit mit dem Munde bis über die Marke an, verschließt die Öffnung rasch mit dem schwach angefeuchteten Zeigefinger und läßt die Flüssigkeit durch sanftes Lüften des Fingers soweit abfließen, daß der untere Meniskus mit der in Augenhöhe gehaltenen Marke abschneidet. Das Ansaugen der Flüssigkeit darf nicht zu stark geschehen, weil sich sonst auf der Oberfläche leicht Schaumblasen bilden, die das genaue Einstellen auf die Marke verhindern. Die Spitze der Pipette muß in die Flüssigkeit so tief eintauchen, daß keine Luft mit angesogen werden kann.

Bei der Prüfung, wie auch bei jeder Benutzung, läßt man die Pipette so ablaufen, daß die Ausflußöffnung mit der Wandung des Aufnahmegefäßes in Berührung bleibt. Eine Viertelminute nach dem Auslaufen streicht man die Spitze an der feuchten Wandung des Aufnahmegefäßes ab.

Prüfung der Pipetten. Zur Prüfung füllt man die Pipette mit luftfreiem, destilliertem Wasser von Raumtemperatur bis zur Marke und läßt sie in der eben geschilderten Weise in ein Becherglas auslaufen, das man vorher trocken, mit einem Uhrglas bedeckt, genau gewogen hatte. Man läßt dann das bedeckte Becherglas eine halbe Stunde in dem Waagengehäuse stehen und wägt es dann. Das *Wassergewicht* einer richtigen 100-ml-Pipette ist für die verschiedenen Temperaturen das in der Tabelle S. 271 angegebene. Für kleinere Pipetten ist das Wassergewicht nach der Tabelle leicht zu berechnen. Die Abweichungen von den in der Tabelle angegebenen oder danach berechneten Zahlen dürfen nicht größer sein, als die in der Tabelle S. 270 angegebenen.

Das Wassergewicht einer 100-ml-Pipette muß z. B. bei 20° zwischen 99,8140 und 99,7140 liegen. Größere Abweichungen des Barometerstandes und der Lufttemperatur sind in der gleichen Weise zu berücksichtigen wie bei der Prüfung der Meßkolben. Pipetten müssen, wie alle Meßgeräte, besonders aber die auf Ausguß geeichten, innen so vollkommen sauber sein, daß die nach dem Ablaufen zurückgebliebene Flüssigkeit die Wandung vollkommen gleichmäßig benetzt; es darf keine Tropfenbildung an der Wandung stattfinden.

Zur *Reinigung* spült man neue Pipetten zuerst mit etwas Salzsäure und Wasser aus, darauf mit stark verdünnter Natronlauge und Wasser. Zeigt sich dann noch eine ungleichmäßige Benetzung beim Auslaufenlassen, so wird die Pipette mit Chromsäurelösung gereinigt. Ebenso reinigt man schon gebrauchte Pipetten, wenn sie ungleichmäßige Benetzung zeigen. Man versetzt Kaliumdichromatlösung, etwa 1:10, mit etwa der doppelten Menge konz. Schwefelsäure und saugt diese Mischung noch heiß mit Hilfe einer Wasserstrahlpumpe in die Pipette hinein, die man am oberen Ende mit einem Gummischlauch und einem Quetschhahn versehen hat. Man beläßt die Lösung einige Zeit in der Pipette, läßt sie dann ablaufen und wiederholt das Ausspülen mit Chromsäurelösung noch einige Male. Die dann mit Wasser gespülte Pipette wird in der Regel gleichmäßige Benetzung zeigen. Oft genügt aber auch sorgfältiges Spülen mit einem der modernen Reinigungsmittel.

3. Meßpipetten. Meßpipetten oder Teilpipetten sind Meßröhren, die oben ein verjüngtes Ansaugerohr und unten eine enge Ausflußöffnung besitzen und durch eine Graduierung in ml sowie 0,1 ml oder 0,01 ml usw. eingeteilt sind. Man benutzt die Meßpipetten zum Abmessen, wenn es nicht auf große Genauigkeit ankommt. Für genaue Messungen sind *Vollpipetten* besser geeignet. Die Prüfung der Meßpipetten kann wie bei den Büretten ausgeführt werden, indem man die Pipette mit einem Quetschhahn versieht.

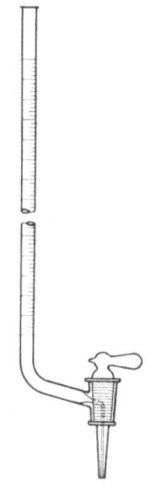

Abb. 156.
Knieförmige
Glashahn-
bürette.

4. Büretten. Als Büretten bezeichnet man in ganze ml und Teile davon eingeteilte Meßröhren, aus denen die Flüssigkeiten in beliebigen Teilmengen der Füllung abgelassen werden können. Am besten eignen sich *Glashahnbüretten* von 50 ml Inhalt in der durch Abb. 156 wiedergegebenen Form. Die Glashähne müssen sorgfältig eingefettet werden, nachdem man sie vorher mit einem Tuch völlig trocken gewischt hat. Zum Einfetten sind nur Paraffine (Vaseline) zu verwenden, kein Schweineschmalz oder Pflanzenfett. Beim Einfetten ist darauf zu achten, daß die Öffnung des Kükens nicht verschmiert wird. Die Fettschicht soll möglichst dünn sein, muß aber doch so stark sein, daß das Küken des Hahns sich ohne jede Reibung drehen läßt.

Quetschhahnbüretten werden heute kaum noch verwendet und sind praktisch außer Handel.

Büretten müssen wie andere Meßgeräte immer so sauber sein, daß die Flüssigkeit nach dem Auslauf die Wandung ganz gleichmäßig benetzt. Bei neuen Büretten genügt meist ein Ausspülen mit Salzsäure und Wasser und darauf mit Natronlauge und Wasser. Zeigt die Bürette ungleichmäßige Benetzung, so reinigt man sie mit Chrom-Schwefelsäure. Zu diesem Zwecke füllt man die Bürette zu etwa einem Drittel mit Kaliumdichromatlösung (1:10) und gibt dann konz. Schwefelsäure hinzu, bis die Bürette bis an den Rand gefüllt ist. Man läßt bis zum Erkalten stehen, entleert und spült die Bürette mit Wasser nach. Das Einfetten des Hahnes geschieht am besten erst nach der Reinigung.

Bei der Benutzung müssen die Büretten senkrecht an einem Stativ befestigt sein. Das Stativ kann mit einer Platte aus weißem Milchglas versehen sein, die das Erkennen von Farbumschlägen erleichtert. Der gleiche Zweck wird aber auch durch Unterlegen von weißem Papier erreicht.

Für die Befestigung von Büretten haben sich Bürettenhalter mit Rollhalterung besonders bewährt. Diese Bürettenhalter garantieren einen absolut festen Sitz der Bürette. Durch die Spezialgummirollen lassen sich die Büretten leicht in der Höhe verstellen, so daß ein bequemes Ablesen der Niveaufläche auf der Bürettenskala möglich ist. Das Stativ mit den Büretten soll möglichst fest stehen. Die Standfestigkeit ist um so größer, je tiefer der Schwerpunkt des Ganzen liegt. Man befestigt deshalb den Halter so tief wie möglich an der Stange. Wird dagegen der Halter oben an der Stange befestigt, so wackelt das Stativ bei der kleinsten Erschütterung.

Ablesen der Büretten. Bei der Benutzung einer Bürette ist die Genauigkeit des Ablesens des jeweiligen Flüssigkeitsstandes von größter Bedeutung. Bei durchsichtigen Lösungen wird der Stand des unteren Meniskus der Flüssigkeit, bei undurchsichtigen Lösungen der Stand des oberen Meniskus an der Teilung der Bürette abgelesen. Ein genaues Ablesen ist nur möglich, wenn die Teilungsstriche, wenigstens für die ganzen ml, mindestens den halben Umfang des Rohres umfassen. Am besten ist die ganz um das Rohr herumgehende Ringteilung. Bei der Ablesung ist es unbedingt nötig, daß sich das Auge in gleicher Höhe wie der Flüssigkeitsstand befindet. Diese Einstellung der Augenhöhe ist nur dann erreicht, wenn der Teilstrich auf der vorderen Seite der Bürette sich mit seiner Verlängerung auf der hinteren Seite deckt. Die Genauigkeit der Ablesung kann man durch Anwendung einer Blende noch erhöhen. Als solche dient ein weißes Kartenblatt, das man zur Hälfte mit schwarzem Papier beklebt hat. Hält man dieses Kartenblatt mit der schwarzen Hälfte nach unten hinter die Bürette, so daß die Trennungslinie zwischen Weiß und Schwarz sich in der Höhe der Oberfläche der Flüssigkeit befindet, so hebt sich der untere Rand des Meniskus sehr deutlich gegen den weißen Untergrund ab.

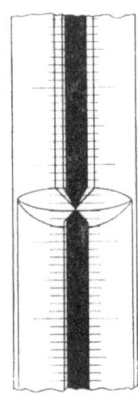

Abb. 157. Teilstück einer Schellbach-Bürette.

Die heute meist verwandten und allgemein bekannten *Büretten nach Schellbach* sind auf der Rückseite mit einem breiten, weißen Milchglasstreifen versehen, auf dem sich ein schmalerer farbiger Streifen befindet. Dieser zeigt beim Stand der Flüssigkeitsoberfläche das durch Abb. 157 wiedergegebene Bild. Man liest den Stand am Schnittpunkt des Streifens mit dem Meniskus der Flüssigkeit ab. Die Ablesung wird aber auch bei diesen Büretten nur dann genau wenn das Auge sich genau in der Höhe des Meniskus befindet.

Zum scharfen Ablesen kann man auch eine Lupe benutzen. Bei der Benutzung der Bürette erreicht man die größte Genauigkeit, wenn man diese zu jeder Messung wieder auf 0 auffüllt. Dadurch werden auch Irrtümer beim Ablesen leichter vermieden. Hat man mehrere Titrationen mit kleinen Mengen von Normallösungen auszuführen, so wird die Bürette nicht jedesmal wieder aufgefüllt. Die Titrationen werden um so genauer, je größer die Menge der benötigten Normallösung ist. Wenn die zur Untersuchung zur Verfügung stehende Substanzmenge es gestattet, wendet man eine solche Menge an, daß dafür etwa 20 bis 30 ml Normallösung gebraucht werden. Vor dem Ablesen wartet man eine halbe Minute, damit die an der Glaswand haftende Flüssigkeit zusammenläuft.

Feinbüretten. In den Fällen, in denen Flüssigkeiten mit einer über 0,1 ml hinausgehenden Genauigkeit abgemessen werden sollen, ist die Verwendung von Feinbüretten angebracht. Unter einer Feinbürette ist eine Bürette von etwa 60 cm Länge zu verstehen, die 10 ml Flüssigkeit faßt und deren Skala in 1/50 ml eingeteilt ist. Die Abflußvorrichtung der Feinbürette muß so beschaffen sein, daß etwa 40 Tropfen Wasser 1 ml entsprechen. Die Feinbürette wird hauptsächlich zur Bestimmung von Alkaloiden in Drogen und Zubereitungen verwendet.

Automatische Bürette. Die automatischen Vakuumtitrierbüretten nach SCHOEPS-ALBIEN DBP (s. Abb. 158) haben gegenüber den bisher üblichen automatischen Büretten den Vorteil, daß die Titrierflüssigkeit nicht mehr hochgedrückt, sondern durch eine neue Konstruktion angesaugt wird. Durch den Druck auf den Spezialhandball erfolgt schnelles Ansaugen der Lösung und schnelles Einstellen auf den Nullpunkt. Durch das entstehende Vakuum in der Flasche braucht der Schliff nicht geschützt zu werden. Es wird keine Luft in die Vorratsflasche gepumpt und es kann keine Absorption von Kohlendioxid und Sauerstoff erfolgen. Für Titrationen unter völligem Luftabschluß kann durch die Betätigung eines Wechselhahnes Schutzgas zugeleitet werden.

Prüfung der Büretten. Die Bürette wird mit luftfreiem Wasser bis über den Nullpunkt gefüllt. Dann läßt man etwas Wasser in vollem Strahl ausfließen, um die Luft aus dem Hahn zu entfernen und stellt dann genau auf 0 ein, wobei man einen etwa an der Ablaufspitze hängenden Tropfen entfernt. In ein trockenes, mit aufgelegtem Uhrglas gewogenes Becherglas läßt man dann 10 ml Wasser ablaufen, zunächst etwa 9,5 ml und nach einer halben Minute den Rest bis zur Marke, wobei ein an der Ablaufspitze hängender Tropfen an der Wandung des Becherglases abgestrichen wird. Das Wasser wird dann genau wie bei der Prüfung eines Kolbens oder einer Pipette gewogen und seine Temperatur festgestellt. Das Wassergewicht beträgt, wenn der geprüfte Abschnitt der Bürette richtig ist, den 10. Teil des in der Tabelle S. 271 angegebenen Gewichts. In gleicher Weise prüft man die Abschnitte 0–20 ml, 0–30 ml, 0–40 ml und 0–50 ml.

Das genaue Ablassen bis zu einer bestimmten Marke gelingt am besten, wenn man nach Einstellung auf 0 die Bürette so hoch stellt, daß die neu einzustellende Marke sich in Augenhöhe befindet. Außerdem soll man die Hahnspitze so an die Wandung des Becherglases halten, daß keine Tropfenbildung stattfindet. Ist etwas mehr Wasser abgelaufen, als man beabsichtigt hat, so kann man die Wägung trotzdem zu Ende führen. Man liest dann den Stand der Bürette genau ab und rechnet mit der tatsächlich abgelassenen Menge. Angenommen,

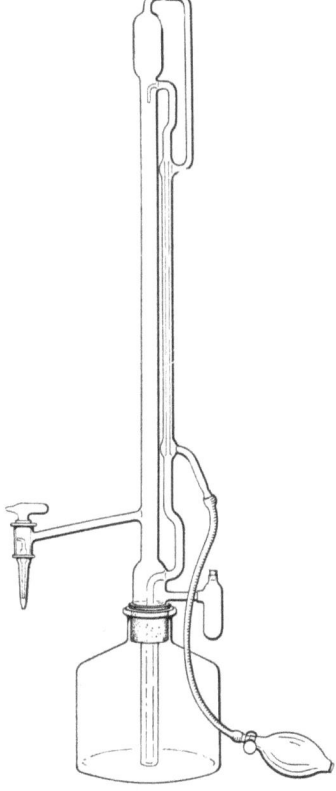

Abb. 158.
Automatische Vakuumbürette
(Fa. Schoeps. Duisburg-Beeck).

es seien 20,05 ml Wasser abgelassen, dann findet man das richtige Wassergewicht für den Raum bis zur Marke 20 ml, wenn man das Zwanzigfache des gefundenen Wassergewichts durch 20,05 dividiert oder praktisch genau genug, wenn man von dem gefundenen Wassergewicht einfach 0,05 g abzieht. Auch wenn man statt 20 ml 20,1 ml Wasser abgelassen hat, genügt es, einfach 0,1 g von dem gefundenen Wassergewicht abzuziehen.

Die *Abweichung* der ganzen Füllung einer 50-ml-Bürette darf nicht mehr als 0,04 ml betragen. Teilmengen bis 25 ml dürfen um 0,02 ml abweichen. Teilmengen von über 25 ml um 0,04 ml. Sind die festgestellten Abweichungen nicht größer als die für eine geeichte Bürette zugelassenen, so kann man die Büretten in allen praktisch vorkommenden Fällen ohne weiteres benutzen. Büretten mit größeren Abweichungen lassen sich nur dann verwenden, wenn für jede Bürette eine Korrekturtafel angefertigt wird.

II. Volumetrische Lösungen

Volumetrische Lösungen enthalten pro Liter eine bestimmte Konzentration eines Stoffes. In der Maßanalyse arbeitet man zweckmäßig mit *Normallösungen*; das sind Lösungen, die im Liter ein *Gramm-Äquivalent* einer Substanz (Verbindung oder Element) enthalten. Unter Grammäquivalent versteht man das Äquivalentgewicht einer Substanz ausgedrückt in Gramm.

Die Herstellung der Normallösungen kann nur in wenigen Fällen durch genaues Wägen der Grammäquivalente oder Teile davon und Auflösen zu einem bestimmten Volumen vorgenommen werden. In den meisten Fällen steht der betreffende Stoff nicht in solcher Reinheit oder in einer solchen Form zur Verfügung, daß man ein Äquivalentgewicht genau abwägen könnte. Man muß in solchen Fällen entweder eine etwas zu starke Lösung herstellen und diese nach der Feststellung des genauen Gehaltes entsprechend verdünnen, oder man stellt annähernd richtige Lösungen her und ermittelt den Faktor, um welchen sie von einer genauen Normallösung abweichen. Mit dem gefundenen Faktor ist bei jeder Titration die Zahl der verbrauchten ml Normallösung zu multiplizieren.

Zur Feststellung des *Wirkungswertes* (Bestimmung des Faktors) oder zur Einstellung der volumetrischen Lösungen auf den Wirkungswert 1 benötigt man *Urtitersubstanzen*.

Als solche kommen Substanzen in Frage, die ausreichend rein hergestellt werden können, eine genau definierte Zusammensetzung besitzen und bequem abwägbar sind, ohne dabei ihren Wirkungswert zu verändern. Von einer Urtitersubstanz ist zu erwarten, daß sie leicht zu reinigen, leicht auf ihre Reinheit zu prüfen und nicht hygroskopisch ist.

Im folgenden sind die wichtigsten, heute in der Arzneimittelanalyse gebrauchten volumetrischen Lösungen in alphabetischer Reihenfolge zusammengestellt. Die zur Herstellung der Maßlösungen (Bereitung) und zur Ermittlung des Wirkungswertes (Titerstellung) gegebenen Vorschriften entsprechen im Interesse einer knappen und einheitlichen Darstellung nicht wörtlich, sondern sinngemäß den Angaben der aufgeführten Pharmakopöe.

0,1 m Äthylendiamin-tetraessigsäure-dinatriumsalzlösung BP 58, CF 65, DAB 6 - 3. Nachtr. BRD, DAB 7 - DDR, ÖAB 9

1 ml enthält 33,622 mg $Na_2C_{10}H_{14}O_8N_2$ (M.G. 336,22).

Bereitung (nach DAB 6 - 3. Nachtr. BRD). 37,5 g Natrium-ÄDTA · $2 H_2O$ (M.G. 372,25) werden zu 1000 ml gelöst.

Titerstellung. 0,20 bis 0,25 g Zinkfeile werden genau gewogen, in einer ausreichenden Menge Salzsäure unter Zugabe einiger Tropfen Bromwasser gelöst und zur Entfernung des Broms zum Sieden erhitzt. Die Lösung wird bis zur schwach sauren oder neutralen Reaktion mit Natronlauge versetzt, auf etwa 250 ml verdünnt und mit Ammoniak-Pufferlösung bis zum Lösen des Hydroxidniederschlages versetzt. Nach Zugabe von 50 mg Eriochromschwarzindikator wird bis zur Blaufärbung mit 0,1 n Natrium-ÄDTA-Lösung titriert. 1 ml 0,1 n Natrium-ÄDTA-Lösung entspricht 6,538 mg Zink.

Der *Faktor* ist

$$F = \frac{1000\,e}{6{,}538\,a}.$$

e = Einwaage an Zinkfeile in g;
a = Verbrauch an 0,1 n Natrium-ÄDTA-Lösung in ml.

0,05 m Äthylendiamin-tetraessigsäure-dinatriumsalzlösung BP 63, DAB 7 - DDR, USP XVII

1 ml enthält 16,81 mg $Na_2C_{10}H_{14}O_8N_2 \cdot 2 H_2O$ (M.G. 372,25).

Bereitung (nach USP XVII). 18,6 g Natrium-ÄDTA · $2 H_2O$ werden zu 1000 ml gelöst.

Titerstellung. Etwa 200 mg Calciumcarbonat werden genau gewogen, mit 50 ml Wasser und dann mit der zum Auflösen des Carbonats notwendigen Menge verdünnter Salzsäure versetzt. Nach dem Verdünnen mit Wasser auf 150 ml werden 15 ml Natronlauge, 40 mg Murexid-Indikator-Verreibung und 3 ml Naphtholgrünlösung zugefügt und mit der Natrium-ÄDTA-Lösung bis zum Farbumschlag nach Tiefblau titriert.

Der *Faktor* ist

$$F = \frac{e}{100{,}1\,a}.$$

e = Einwaage an Calciumcarbonat in mg;
a = Verbrauch an 0,05 n Natrium-ÄDTA-Lösung in ml.

0,02 m Äthylendiamin-tetraessigsäure-dinatriumsalzlösung BP 58
1 ml enthält 6,724 mg $Na_2C_{10}H_{14}O_8N_2$ (M.G. 336,22).
Bereitung. 20,00 ml 0,1 n Natrium-ÄDTA-Lösung werden auf 100,0 ml verdünnt.

0,01 m Äthylendiamin-tetraessigsäure-dinatriumsalzlösung BP 63, DAB 7 – DDR
1 ml enthält 3,3622 mg $Na_2C_{10}H_{14}O_8N_2$ (M.G. 336,22).
Der *Faktor* dieser Lösung ist gleich dem Faktor der 0,1 n Natrium-ÄDTA-Lösung.

m 600 Äthylendiamin-tetraessigsäure-dinatriumsalzlösung BP 58 – Add.
1 ml enthält 0,6205 mg $Na_2C_{10}H_{14}O_8N_2 \cdot 2\,H_2O$ (M.G. 372,25).
Bereitung. 0,6205 g Natrium-ÄDTA · 2 H_2O werden zu 1000 ml gelöst.

0,001 m Äthylendiamin-tetraessigsäure-dinatriumsalzlösung ÖAB 9
1 ml enthält 0,3362 mg $Na_2C_{10}H_{14}O_8N_2$ (M.G. 336,22).
Bereitung. 10 ml 0,1 n Natrium-ÄDTA-Lösung werden bei Bedarf auf 1000 ml verdünnt.

1 n Ammoniumhydroxidlösung USP XVII
1 ml enthält 17,03 mg NH_3 (M.G. 17,03).

0,01 n Ammoniumhydroxidlösung BP 63, PI.Ed. II
1 ml enthält 0,170 mg NH_3 (M.G. 17,03).
Bereitung (nach PI.Ed. II). 1,8 ml verdünnten Ammoniaks (etwa 10%) werden mit kohlensäurefreiem Wasser auf 1000 ml verdünnt.
Titerstellung. 25 ml dieser Lösung werden mit 25 ml kohlensäurefreiem Wasser verdünnt und unter Verwendung einer Glaselektrode auf pH 6,00 titriert.
Oder: 20 ml dieser Lösung werden mit 30 ml kohlendioxidfreiem Wasser verdünnt und unter Verwendung von Methylrot als Indikator mit 0,01 n Schwefelsäure titriert.
Der *Faktor* ist

$$F = F_{H_2SO_4} \frac{a}{20}.$$

a = Verbrauch an 0,01 n Schwefelsäure in ml.

0,1 n Ammoniumrhodanidlösung BP 63, CF 49, CsL 2, DAB 6, DAB 7 – DDR, Dan. IX, Helv. V, ÖAB 9, PI.Ed. II, USP XVII
1 ml enthält 7,613 mg NH_4SCN (M.G. 76,13).
Bereitung (nach DAB 6). Etwa 8 g Ammoniumrhodanid werden zu 1000 ml gelöst.
Titerstellung. 20 ml 0,1 n Silbernitratlösung werden nach Zusatz von 10 ml Salpetersäure, 120 ml Wasser und 10 ml Eisen(III)-ammoniumsulfatlösung mit der bereiteten Lösung titriert. Die umgekehrte Titration ist nicht möglich!
Der *Faktor* ist

$$F = F_{AgNO_3} \frac{20}{a}.$$

a = Verbrauch an 0,1 n Ammoniumrhodanidlösung in ml.

0,05 n Ammoniumrhodanidlösung BP 63, PI.Ed. II
1 ml enthält 3,806 mg NH_4SCN (M.G. 76,13).
Bereitung (nach BP 63). 50 ml 0,1 n NH_4SCN-Lösung werden auf 100 ml verdünnt. Der *Faktor* dieser Lösung ist gleich dem Faktor der 0,1 n NH_4SCN-Lösung.

0,02 n Ammoniumrhodanidlösung BP 63, PI.Ed. II
1 ml enthält 1,523 mg NH_4SCN (M.G. 76,13).
Bereitung. 20 ml 0,1 n NH_4SCN-Lösung werden auf 100 ml verdünnt. Der *Faktor* dieser Lösung ist gleich dem Faktor der 0,1 n NH_4SCN-Lösung.

0,1 n Bariumhydroxidlösung CF 65, PI.Ed. II
1 ml enthält 15,78 mg $Ba(OH)_2 \cdot 8\,H_2O$ (M.G. 315,50).
Bereitung (nach CF 65). Etwa 20 g Bariumhydroxid (· 8 H_2O!) werden in frisch aufgekochtem und wieder erkaltetem Wasser zu 1000 ml gelöst, wenn notwendig, von ungelösten Anteilen rasch abgegossen und mit 0,1 n Schwefelsäure bestimmt. Anschließend wird auf einen Gehalt von 15,78 g in 1000 ml verdünnt und eine zweite Einstellung durchgeführt.

0,1 n Bleinitratlösung DAB 7 – DDR
1 ml enthält 33,12 mg Pb (NO$_3$)$_2$.

Bereitung. 33,12 g getrocknete Substanz werden in kohlendioxidfreiem Wasser zu 1000 ml gelöst.

0,05 n Bleinitratlösung BP 63, PI.Ed. II
1 ml enthält 16,562 mg Pb(NO$_3$)$_2$ (M.G. 331,23).

Bereitung. 16,562 g Pb(NO$_3$)$_2$ werden zu 1000 ml gelöst.

0,4 n Borsäurelösung PI.Ed. II
1 ml enthält 24,74 mg H$_3$BO$_3$ (M.G. 61,84).

Bereitung. 24,74 g H$_3$BO$_3$ werden zu 1000 ml gelöst.

0,5 n Bromlösung BP 63, PI.Ed. II
1 ml enthält 39,96 mg Brom (M.G. 159,83).

Bereitung (nach PI.Ed. II). 15 g KBrO$_3$ und 75 g KBr werden in der jeweils ausreichenden Menge Wasser gelöst, gemischt und zu 1000 ml aufgefüllt. Die Lösung soll in einer dunkelbraunen Glasstöpselflasche aufbewahrt werden.

Titerstellung. Durch Zugabe von KJ, Ansäuern mit Salzsäure und Titration mit 0,5 n Na$_2$S$_2$O$_3$-Lösung.

0,1 n Bromlösung BP 63, Helv. V, PI.Ed. II, USP XVII
1 ml enthält 7,992 mg Brom (M.G. 159,83).

Bereitung (nach Helv. V). 2,785 g bei 103 bis 105° getrocknetes KBrO$_3$ und 11 g KBr werden zu 1000 ml gelöst.

Titerstellung. 20 ml der Bromid-Bromatlösung werden in einem Jodzahlkolben von 200 ml Inhalt mit 1 g KJ und 30 ml verd. Salzsäure versetzt. Der Kolben wird sofort verschlossen, gut umgeschüttelt und das ausgeschiedene Jod mit 0,1 n Na$_2$S$_2$O$_3$-Lösung bis zur Entfärbung titriert (Mikrobürette). Gegen Ende der Titration werden 10 bis 15 Tropfen Stärkelösung zugesetzt.

Der *Faktor* ist

$$F = F_{Na_2S_2O_3} \frac{a}{20}.$$

a = Verbrauch an 0,1 n Natriumthiosulfatlösung in ml.

0,1 n Cer(IV)-ammonium-sulfatlösung BP 63
1 ml enthält 63,26 mg Ce(SO$_4$)$_2$ · 2 H$_2$O (M.G. 632,59).

Bereitung. 74 g Cer(IV)-ammoniumsulfat werden in 750 ml einer erkalteten Verdünnung von 136 ml Schwefelsäure auf 1000 ml bis zur vollständigen Lösung geschüttelt und mit verd. Schwefelsäure auf 1000 ml aufgefüllt.

Titerstellung. 20 ml 0,1 n FeSO$_4$-Lösung werden mit 30 ml ausgekochtem Wasser verdünnt, mit einigen Tropfen Ferroinlösung versetzt und mit der bereiteten Cer(IV)-ammoniumsulfatlösung bis zum Farbumschlag von Rot nach Grün titriert.

Der *Faktor* ist

$$F = F_{FeSO_4} \frac{20}{a}.$$

a = Verbrauch an 0,1 n Cer(IV)-ammoniumsulfatlösung in ml.

0,05 n Cer(IV)-ammonium-sulfatlösung BP 63
1 ml enthält 31,63 mg Ce(SO$_4$)$_2$ · 2(NH$_4$)$_2$SO$_4$ · 2 H$_2$O (M.G. 632,59).

Bereitung. 50 ml 0,1 n Cer(IV)-ammoniumsulfatlösung werden mit einer erkalteten Verdünnung von 136 ml Schwefelsäure auf 1000 ml auf 100 ml verdünnt. Der *Faktor* dieser Lösung ist gleich dem Faktor der 0,1 n Cer(IV)-ammoniumsulfatlösung.

0,1 n Cer(IV)-sulfatlösung CsL 2, DAB 6 – 3. Nachtr. BRD, DAB 6 – Nachtrag 59 (DDR), Dan. IX, PI.Ed. II, USP XVI
1 ml enthält 33,23 mg Ce(SO$_4$)$_2$ (M.G. 332,31).

Bereitung (nach DAB 6 – 3. Nachtr. BRD). 42,0 g Cer(IV)-sulfat [Ce(SO$_4$)$_2$ · 4 H$_2$O, M.G. 404,3] werden in einer Mischung von 500 ml Wasser und 50,0 g Schwefelsäure gelöst und auf 1000 ml aufgefüllt.

Titerstellung. 20 ml dieser Lösung werden in einem Jodzahlkolben mit 80 ml Wasser und 10,0 ml Phosphorsäure verdünnt, mit 2,5 g Kaliumjodid versetzt und 15 Min. lang stehengelassen. Nach Zugabe von 1,0 g Natriumcarbonat wird mit 0,1 n Na$_2$S$_2$O$_3$ (Stärkelösung als Indikator) titriert.

Der *Faktor* ist

$$F = F_{Na_2S_2O_3} \cdot \frac{a}{20}.$$

$a =$ Verbrauch an 0,1 n Natriumthiosulfatlösung in ml.

0,1 n Cer(IV)-sulfatlösung DAB 7 – DDR, USP XVII
1 ml enthält 40,43 g $Ce(SO_4)_2 \cdot 4 H_2O$.

Bereitung. 42,0 g Cer(IV)-sulfat werden in der Mischung aus 30,0 ml konz. Schwefelsäure und 500 ml Wasser gelöst. Nach dem Erkalten wird die Lösung mit Wasser zu 1000,0 ml aufgefüllt. Wenn sich das Cer(IV)-sulfat nicht völlig löst, wird die Mischung einige Tage stehengelassen. Danach wird sie vom unlöslichen Rückstand vorsichtig abgegossen und filtriert.

Titerstellung. 25,00 ml der Cer(IV)-sulfatlösung werden in einem mit Glasstopfen verschließbaren 200-ml-Erlenmeyerkolben mit 75 ml Wasser, 5,0 ml konz. Schwefelsäure, 10,0 ml 3 m Phosphorsäure sowie 2,50 g Kaliumjodid versetzt und 15 Min. stehengelassen. Das ausgeschiedene Jod wird nach Zusatz von 1,00 g Natriumhydrogencarbonat mit 0,1 n Natriumthiosulfatlösung titriert. Sobald die Lösung nur noch schwach gelb gefärbt ist, werden 2,0 ml Stärkelösung hinzugefügt.

Berechnung:

$$F_{Ce(SO_4)_2} = \frac{a \cdot F_{Na_2S_2O_3}}{25}.$$

$a =$ Anzahl Milliliter verbrauchter 0,1 n Natriumthiosulfatlösung.

Aufbewahrung. Vor Licht geschützt.

0,02 n Cer(IV)-sulfatlösung Pl.Ed. II
1 ml enthält 6,646 mg $Ce(SO_4)_2$ (M.G. 332,31).

Bereitung. 6,646 g $Ce(SO_4)_2$ werden in einer Mischung von 28 ml Schwefelsäure und 500 ml Wasser, falls erforderlich, unter Erwärmen gelöst, abgekühlt und auf 1000 ml aufgefüllt.

Titerstellung. Wie bei der 0,1 n $Ce(SO_4)_2$-Lösung.

0,01 n Cer(IV)-sulfatlösung CsL 2, DAB 6 – 3. Nachtr. BRD
1 ml enthält 3,323 mg $Ce(SO_4)_2$ (M.G. 332,31).

Bereitung (nach DAB 6 – 3. Nachtr. BRD). 10,00 ml 0,1 n Cer(IV)-sulfatlösung werden mit 5,0 g Schwefelsäure gemischt und nach dem Erkalten auf 1000 ml aufgefüllt. Der *Faktor* dieser Lösung ist gleich dem Faktor der 0,1 n $Ce(SO_4)_2$-Lösung. Die 0,01 n $Ce(SO_4)_2$-Lösung ist bei Bedarf herzustellen.

0,1 n Chloraminlösung (= 0,05 m) CsL 2
1 ml enthält 14,082 mg $C_7H_7O_2NClSNa \cdot 3 H_2O$ (M.G. 281,170).

Bereitung. 14,5 g Chloramin T werden zu 1000 ml gelöst.

Titerstellung. Durch Titration des durch 20 ml der bereiteten Lösung aus angesäuerter Kaliumjodidlösung frei gemachten Jods mit 0,1 n Natriumthiosulfatlösung.

2,6-Dichlorphenolindophenollösung BP 63, Pl.Ed. II, USP XVII
1 ml entspricht 0,1 mg Ascorbinsäure.

Bereitung. 0,05 g Natrium-2,6-dichlorphenolindophenolat werden in 100 ml Wasser gelöst und die Lösung filtriert.

Einstellung. Etwa 0,02 g reine Ascorbinsäure werden genau gewogen, in 10 ml 20%iger Metaphosphorsäure gelöst und mit Wasser auf 250 ml verdünnt. 5 ml dieser Lösung werden unter Verwendung einer Mikrobürette rasch mit der bereiteten 2,6-Dichlorphenolindophenollösung bis zur 10 Sek. anhaltenden Rosafärbung titriert. Die Titration darf nicht länger als 2 Min. dauern. Dann wird die 2,6-Dichlorphenolindophenollösung mit Wasser in der Weise verdünnt, daß 1 ml 0,1 mg Ascorbinsäure äquivalent ist.

Die bereitete Lösung ist höchstens 3 Tage brauchbar und muß unmittelbar vor Gebrauch neu eingestellt werden.

0,1 n Eisen(III)-ammonium-sulfatlösung BP 63, USP XVII
1 ml enthält 48,22 mg $FeNH_4(SO_4)_2 \cdot 12 H_2O$ (M.G. 482,21).

Bereitung (nach USP XVI). 50 g Eisen(III)-ammoniumsulfat werden in einer Mischung von 300 ml Wasser und 6 ml Schwefelsäure gelöst und auf 1000 ml verdünnt.

Titerstellung. 40 ml dieser Lösung werden in einem Jodzahlkolben mit 5 ml Salzsäure und einer Lösung von 3 g KJ in 10 ml Wasser versetzt und 10 Min. verschlossen stehengelassen. Dann wird das ausgeschiedene Jod mit 0,1 n $Na_2S_2O_3$-Lösung unter Zusatz von Stärkelösung gegen Ende der Titration bestimmt.

Ein Blindversuch wird mit 40 ml 2%iger Schwefelsäure durchgeführt.
Der *Faktor* ist

$$F = F_{Na_2S_2O_3} \frac{a-b}{40}.$$

a = Verbrauch an 0,1 n Natriumthiosulfatlösung in ml im Hauptversuch;
b = Verbrauch an 0,1 n Natriumthiosulfatlösung in ml im Blindversuch.

0,1 n Eisen(II)-ammonium-sulfatlösung USP XVII
1 ml enthält 39,22 mg $Fe(NH_4)_2 \cdot 6H_2O$ (M.G. 392,16).

Bereitung. 40 g Eisen(II)-ammoniumsulfat werden in einer erkalteten Mischung von 40 ml Schwefelsäure und 200 ml Wasser gelöst und auf 1000 ml verdünnt.

Titerstellung. 25 ml dieser Lösung werden mit 3 Tropfen Ferroinlösung versetzt und mit 0,1 n Cer(IV)-sulfatlösung bis zum Farbumschlag von Rot nach Blaßblau titriert.
Der *Faktor* ist

$$F = F_{Ce(SO_4)_2} \frac{a}{25}.$$

a = Verbrauch an 0,1 n Cer(IV)-sulfatlösung in ml.

0,02 n Eisen(II)-ammonium-sulfatlösung PI.Ed. II
1 ml enthält 7,844 mg $Fe(NH_4)_2 \cdot 6H_2O$ (M.G. 392,16).

Bereitung. 8 g $Fe(NH_4)_2 \cdot 6H_2O$ werden in einer erkalteten Mischung von 100 ml Wasser und 20 ml Schwefelsäure gelöst und auf 1000 ml verdünnt.

Titerstellung. Wie bei der 0,1 n Lösung, jedoch mit 0,02 n Cer(IV)-sulfatlösung.

1,0 n Eisen(II)-sulfatlösung BP 63
1 ml enthält 15,192 mg $FeSO_4$ (M.G. 151,92).

Bereitung. 27,8 g Eisen(II)-sulfat ($FeSO_4 \cdot 7H_2O$, M.G. 278,0) werden zu 1000 ml gelöst.

Titerstellung. Siehe 0,1 n Eisen(II)-ammonium-sulfatlösung.

2 n Essigsäure USP XVII
1 ml enthält 120,108 mg CH_3COOH (M.G. 60,054).

Bereitung. 116 ml Eisessig werden auf 1000 ml verdünnt.

n Essigsäure PI.Ed. II
1 ml enthält 60,05 mg CH_3COOH (M.G. 60,054).

Bereitung. 60 g Eisessig werden auf 1000 ml verdünnt.

0,02 n Essigsäure PI.Ed. II
1 ml enthält 1,201 mg CH_3COOH (M.G. 60,054).

Bereitung. 1,2 g Eisessig werden auf 1000 ml verdünnt.

0,1 n Jodlösung BP 63, CF 65, CsL 2, DAB 6, DAB 7 – DDR, Dan. IX, Helv. V, ÖAB 9, PI.Ed. II, USP XVII
1 ml enthält 12,69 mg Jod (M.G. 253,82).

Bereitung (nach DAB 6). In einem Kolben von 1000 ml Inhalt werden 13 g Jod und 20 g Kaliumjodid in etwa 30 ml Wasser gelöst. Die Lösung wird auf 1000 ml aufgefüllt.

Titerstellung. 20 ml dieser Lösung werden nach Zusatz von etwa 30 ml Wasser mit 0,1 n $Na_2S_2O_3$-Lösung titriert. Gegen Ende der Titration, wenn die Flüssigkeit nur noch schwach gelb gefärbt ist, werden 2 ml Stärkelösung als Indikator zugesetzt.
Der *Faktor* ist

$$F = F_{Na_2S_2O_3} \frac{a}{20}.$$

a = Verbrauch an 0,1 n Natriumthiosulfatlösung in ml.

0,05 n Jodlösung BP 63, PI.Ed. II
1 ml enthält 6,345 mg Jod (M.G. 253,82).

Bereitung (nach BP 58). 6,35 g Jod und 9 g Kaliumjodid werden in etwa 10 ml Wasser gelöst und auf 1000 ml verdünnt.

Titerstellung. Analog der 0,1 n Jodlösung.

0,02 n Jodlösung BP 63, PI.Ed. II
1 ml enthält 2,538 mg Jod (M.G. 253,82).

Bereitung (nach BP 58). 2,54 g Jod und 3,6 g Kaliumjodid werden in etwa 10 ml Wasser gelöst und auf 1000 ml verdünnt.

0,01 n Jodlösung BP 63, CsL 2, DAB 6 – 3. Nachtr. BRD, DAB 7 – DDR, Dan. IX, Helv. V, ÖAB 9, Pl.Ed. II
1 ml enthält 1,269 mg Jod (M.G. 253,82).

Bereitung (nach DAB 6 – 3. Nachtr. BRD). 10 ml 0,1 n Jodlösung werden mit 0,6 g Kaliumjodid versetzt und auf 100 ml aufgefüllt. Der *Faktor* ist gleich dem Faktor der 0,1 n Jodlösung. Die 0,01 n Jodlösung ist bei Bedarf frisch herzustellen.

0,001 n Jodlösung BP 63, Pl.Ed. II
1 ml enthält 0,1269 mg Jod (M.G. 253,82).

Bereitung. 10 ml 0,1 n Jodlösung werden mit 3,4 g Kaliumjodid versetzt und zu 1000 ml verdünnt. Die Lösung ist bei Bedarf frisch zuzubereiten!

0,2 n Jodbromlösung CsL 2, Helv. V, ÖAB 9
1 ml enthält 20,683 mg JBr (M.G. 206,826).

Bereitung (nach ÖAB 9). 12,7 g fein zerriebenes Jod werden in einem 1000 ml fassenden Kolben mit 60 ml Eisessig übergossen und mit 8 g Brom versetzt. Beim Umschütteln löst sich das Jod in kurzer Zeit auf. Die Lösung wird mit Eisessig auf 1000 ml verdünnt.

Titerstellung. 20 ml dieser Lösung werden mit 50 ml Wasser und 1 g Kaliumjodid versetzt und das ausgeschiedene Jod mit 0,1 n Natriumthiosulfatlösung unter Verwendung von Stärkelösung als Indikator titriert.

Der *Faktor* ist

$$F = F_{Na_2S_2O_3} \frac{a}{40}.$$

a = Verbrauch an 0,1 n Natriumthiosulfatlösung.

20 ml frisch bereitete 0,2 n Jodbromlösung verbrauchen etwa 40 ml 0,1 n Natriumthiosulfatlösung. Der Wirkungswert der 0,2 n Jodbromlösung nimmt allmählich ab. Der Verbrauch an 0,1 n Natriumthiosulfatlösung soll nicht weniger als 36 ml für 20 ml 0,2 n Jodbromlösung betragen, sonst müssen entsprechende Mengen von Jod und Brom hinzugefügt werden.

0,2 n Jodmonochlorid-Jodlösung DAB 7 – DDR

Bereitung und Titerstellung. 6,70 g Jodtrichlorid werden in der Mischung aus 700 ml Essigsäure und 300 ml Tetrachlorkohlenstoff gelöst. Von dieser Lösung werden mit einer Bürette 20,00 ml abgemessen und nach Zusatz von 100 ml Wasser sowie 7,5 ml frisch bereiteter Kaliumjodidlösung (20,0 g/100,0 ml) mit 0,1 n Natriumthiosulfatlösung titriert. Sobald die Lösung nur noch schwach gelb gefärbt ist, werden 2,0 ml Stärkelösung hinzugefügt.

Die der Jodtrichloridlösung zuzusetzende Jodmenge wird wie folgt berechnet:

$$\text{Gramm Jod} = \frac{a \cdot b \cdot F_{Na_2S_2O_3} \cdot 0,01269}{20}.$$

a = Anzahl Milliliter Jodtrichloridlösung;
b = Anzahl Milliliter verbrauchter 0,1 n Natriumthiosulfatlösung.

Die berechnete Jodmenge wird in gepulverter Form der Jodtrichloridlösung zugesetzt und durch Schütteln in Lösung gebracht. Die Lösung wird filtriert.

20,00 ml dieser Lösung müssen nach Zusatz von 100 ml Wasser und 7,5 ml frisch bereiteter Kaliumjodidlösung (20,0 g/100,0 ml) sowie 2,0 ml Stärkelösung bei der Titration mindestens 36,0 ml 0,1 n Natriumthiosulfatlösung verbrauchen.

Aufbewahrung. Vor Licht geschützt und kühl.

n Kalilauge BP 63, CF 65, CsL 2, DAB 6, DAB 7 – DDR, Pl.Ed. II, USP XVII
1 ml enthält 56,11 mg KOH (M.G. 56,108).

Bereitung (nach DAB 6). Etwa 70 g Kaliumhydroxid werden zur Entfernung der äußeren Schicht von Kaliumcarbonat mit Wasser abgespült und dann zu 1000 ml gelöst.

Titerstellung. 20 ml 1 n Salzsäure werden unter Zusatz von 2 Tropfen Methylorange- oder Methylrot- oder Phenolphthaleinlösung mit dieser Lösung titriert. Wegen des unvermeidlichen Carbonatgehaltes der Kalilauge sind hierzu bei den einzelnen Indikatoren verschiedene Mengen Kalilauge erforderlich.

Der *Faktor* ist

$$F = F_{HCl} \frac{20}{a}.$$

a = Verbrauch an 1 n Kalilauge in ml.

0,5 n Kalilauge BP 63, PI.Ed. II, DAB 7 − DDR
1 ml enthält 28,05 mg KOH (M.G. 56,108).

Bereitung. Analog der n Kalilauge.

0,1 n Kalilauge BP 63, CsL 2, DAB 6, DAB 7 − DDR, PI.Ed. II
1 ml enthält 5,610 mg KOH (M.G. 56,108).

Bereitung. 100 ml n Kalilauge werden auf 1000 ml verdünnt.
Titerstellung. Der Faktor wird auf die gleiche Weise wie bei der n Kalilauge, jedoch durch Titration von 20 ml 0,1 n Salzsäure ermittelt.

0,02 n Kalilauge DAB 6 − 3. Nachtr. BRD, DAB 7 − DDR
1 ml enthält 1,122 mg KOH (M.G. 56,108).

Bereitung. 20 ml n Kalilauge werden mit frisch ausgekochtem und wieder abgekühltem Wasser auf 100 ml aufgefüllt. Der *Faktor* dieser Lösung ist gleich dem Faktor der 0,1 n Kalilauge. Bei Bedarf frisch herzustellen.

0,01 n Kalilauge DAB 6 − 3. Nachtr. BRD, DAB 7 − DDR
1 ml enthält 0,561 mg KOH (M.G. 56,108).

Bereitung [nach DAB 6 − Nachtrag (DBR)]. 10 ml 0,1 n Kalilauge werden mit frisch aufgekochtem und wieder abgekühltem Wasser auf 100 ml aufgefüllt. Der *Faktor* dieser Lösung ist gleich dem Faktor der 0,1 n Kalilauge. Bei Bedarf frisch herzustellen!

1,5 n äthanolische Kalilauge BP 63
1 ml enthält 84,15 mg KOH (M.G. 56,108).

Bereitung. Etwa 90 g Kaliumhydroxid werden in der erforderlichen Menge Wasser gelöst und mit 96%igem Äthanol auf 1000 ml verdünnt. Nach kräftigem Umschütteln läßt man zwei Tage verschlossen stehen und gießt dann die klare Flüssigkeit rasch ab.

Titerstellung. Analog der 0,5 n äthanolischen Kalilauge.

n äthanolische Kalilauge BP 63, CF 65, DAB 7 − DDR, PI.Ed. II
1 ml enthält 56,11 mg KOH (M.G. 56,108).

Bereitung. Etwa 65 g Kaliumhydroxid werden wie unter „1,5 n Kalilauge" behandelt und in analoger Weise eingestellt.

0,5 n äthanolische Kalilauge BP 63, CsL 2, DAB 6, DAB 7 − DDR, Dan. IX, Helv. V, ÖAB 9, PI.Ed. II, USP XVII
1 ml enthält 28,05 mg KOH (M.G. 56,108).

Bereitung (nach DAB 6). Etwa 32 g Kaliumhydroxid werden in 30 ml Wasser gelöst, nach dem Erkalten in 1000 ml 96%iges Äthanol eingegossen und die Mischung nach kräftigem Durchschütteln einen Tag lang stehengelassen. Dann wird die von den ausgeschiedenen Kristallen klar abgegossene Flüssigkeit weitere 3 Tage lang stehengelassen.

Titerstellung. Der Faktor der Lauge wird durch Titration gegen 20 ml 0,5 n Salzsäure nach Zusatz von 1 ml Phenolphthaleinlösung als Indikator in gleicher Weise, wie bei n Kalilauge angegeben ist, ermittelt.

0,1 n äthanolische Kalilauge BP 63, CF 65, DAB 6 − 3. Nachtr. BRD, DAB 7 − DDR, PI.Ed. II
1 ml enthält 5,611 mg KOH (M.G. 56,108).

Bereitung (nach DAB 6 − 3. Nachtr. BRD). 20 ml 0,5 n äthanolische Kalilauge werden mit 96%igem Äthanol auf 100 ml verdünnt. Die Lösung muß klar sein. Der *Faktor* dieser Lösung ist durch Titration gegen 20 ml 0,1 n Salzsäure mit 1 ml Phenolphthaleinlösung als Indikator festzustellen und wird, wie bei n Kalilauge angegeben, berechnet. Bei Bedarf frisch herzustellen.

0,5 n äthanolische Kalilauge (60%ig) BP 63
1 ml enthält 28,05 mg KOH (M.G. 56,108).

0,1 n propanol-benzolische Kalilauge DAB 7 − DDR
Bereitung. 6,50 g Kaliumhydroxid werden mit 50 ml n-Propanol gewaschen und in 250 ml n-Propanol unter Schütteln gelöst. Die Lösung wird mit wasserfreiem Benzol zu 1000,0 ml aufgefüllt.

Titerstellung. 0,2500 bis 0,2700 g Benzoesäure-Urtiter werden in 20,0 ml Dimethylformamid gelöst. Die Lösung wird nach Zusatz von 2 Tropfen Metanilgelblösung mit der propanol-benzolischen Kalilauge bis zum Farbumschlag nach Rot titriert.

Berechnung:

$$F_{KOH} = \frac{a}{b \cdot 0{,}01222}.$$

a = Einwaage des Benzoesäure-Urtiters in Gramm;
b = Anzahl Milliliter verbrauchter propanol-benzolischer Kalilauge.

Aufbewahrung. In mit Korkstopfen verschlossenen Gefäßen.

1 n Kaliumarsenitlösung CF 49
1 ml enthält 4,945 mg As_2O_3 (M.G. 197,82).

Bereitung. 4,945 g bei 100° getrocknetes Arsentrioxid werden genau gewogen, in einem Erlenmeyer-Kolben mit 10 ml Wasser und 10 ml Sodalösung versetzt und bis zur vollständigen Lösung leicht geschüttelt. Mit Hilfe von etwa 200 ml Wasser wird diese Lösung dann verlustlos in einen 1000-ml-Meßkolben gespült, mit einer ausreichenden Menge Salzsäure gegen Lackmus angesäuert, mit 20 ml einer 10%igen Kaliumhydrogencarbonatlösung versetzt und mit Wasser auf 1000 ml aufgefüllt.

0,1 n Kaliumarsenitlösung USP XVII, CF 65
1 ml enthält 0,4945 mg As_2O_3 (M.G. 197,82).

Bereitung. 4,9455 g pulverisiertes und bei 100° bis zur Gewichtskonstanz getrocknetes Arsentrioxid werden in 75 ml n Kalilauge gelöst, mit einer Lösung von 40 g Kaliumhydrogencarbonat in 200 ml Wasser versetzt und auf 1000 ml aufgefüllt.

0,1 n Kaliumbromatlösung BP 63, CsL 2, DAB 6, DAB 7 – DDR, Dan. IX, PI.Ed. II, ÖAB 9, USP XVII
1 ml enthält 2,784 mg $KBrO_3$ (M.G. 167,02).

Bereitung (nach DAB 6). 2,7837 g Kaliumbromat sind mit Wasser zu 1000 ml zu lösen. Die Lösung wird bei der Bestimmung der Jodzahl bei Fetten und Ölen verwendet. Da es schwierig ist, genau 2,7837 g Kaliumbromat abzuwägen, wägt man in der Handwaage 2,8 g ab, wägt dann genau und berechnet, wie groß die Menge der herzustellenden Lösung sein muß. Angenommen, es seien 2,802 g Kaliumbromat abgewogen, dann ergibt sich die Menge der 0,1 n Lösung nach der Gleichung:

$$2{,}7837 : 10000 \text{ ml} = 2{,}802 : x \text{ ml}.$$

$$x = \frac{2802}{2{,}7837} = 1006{,}6 \text{ ml}.$$

Das Kaliumbromat ist vor der Verwendung über Schwefelsäure oder bei 100° zu trocknen.

Bereitung (nach ÖAB 9). Kaliumbromat wird 2 Std. bei 105° getrocknet. 2,7837 g der getrockneten Substanz werden zu 1000 ml geö.st. Die Lösung ist unbegrenzt haltbar.

0,1 m Kaliumbromatlösung CF 49
1 ml enthält 16,70 mg $KBrO_3$ (M.G. 167,02).

Bereitung. 16,70 g Kaliumbromat werden genau gewogen, in einem 1000-ml-Meßkolben mit 500 ml Wasser bis zur vollständigen Lösung geschüttelt und auf 1000 ml aufgefüllt.

m/60 Kaliumbromatlösung CF 65
1 ml enthält 2,783 mg $KBrO_3$ (M.G. 167,02).

Bereitung. 2,783 g Kaliumbromat werden genau gewogen und, wie bei 0,1 m Kaliumbromatlösung angegeben, zu 1000 ml gelöst.

0,05 n Kaliumbromatlösung BP 63
1 ml enthält 1,392 mg $KBrO_3$ (M.G. 167,02).

Bereitung. 50 ml 0,1 n Kaliumbromatlösung werden auf 100 ml verdünnt.

0,001 n Kaliumbromidlösung BP 63, PI.Ed. II
1 ml enthält 0,119 mg KBr (M.G. 119,02).

Bereitung (nach BP 63). 119 mg reinstes Kaliumbromid werden zu 1000 ml gelöst.

0,4 m Kaliumchloridlösung PI.Ed. II
1 ml enthält 29,82 mg KCl (M.G. 74,557).

Bereitung. 29,82 g reinstes Kaliumchlorid werden zu 1000 ml gelöst.

0,1 m Kaliumchloridlösung PI.Ed. II
1 ml enthält 7,455 mg KCl (M.G. 74,557).

Bereitung. 7,455 reinstes Kaliumchlorid werden zu 1000 ml gelöst.

0,01 m Kaliumchloridlösung PI.Ed. II
1 ml enthält 0,7455 mg KCl (M.G. 74,557).

Bereitung. 10 ml 0,1 m Kaliumchloridlösung werden auf 100 ml verdünnt.

n Kaliumdichromatlösung BP 63, CF 49
1 ml enthält 49,04 mg $K_2Cr_2O_7$ (M.G. 294,22).

Bereitung (nach BP 63). 49,036 g besonders gereinigtes Kaliumdichromat werden zu 1000 ml gelöst.

0,1 n Kaliumdichromatlösung BP 63, CF 65, CsL 2, DAB 6 – 3. Nachtr. BRD. DAB 7 – DDR, Dan. IX, Helv. V – Suppl. I, PI.Ed. II, USP XVII
1 ml enthält 4,904 mg $K_2Cr_2O_7$ (M.G. 294,22).

Bereitung (nach DAB 6 – 3. Nachtr. BRD). 4,90 g besonders gereinigtes Kaliumdichromat, genau gewogen, werden zu 1000 ml gelöst.
Der *Faktor* ist

$$F = \frac{e}{4,9036}.$$

e = Einwaage an Kaliumdichromat in g.

0,1 m Kalium-hexacyanoferrat(III)-Lösung BP 63, PI.Ed. II
1 ml enthält 32,926 mg $K_3[Fe(CN)_6]$ (M.G. 329,26).

Bereitung (nach BP 58). 32,93 g $K_3[Fe(CN)_6]$ werden zu 1000 ml gelöst.

Titerstellung. Siehe „alkalische 0,1 m $K_3[Fe(CN)_6]$-Lösung".

0,1 m alkalische Kalium-hexacyanoferrat(III)-Lösung BP 63, PI.Ed. II
1 ml enthält 32,926 mg $K_3[Fe(CN)_6]$ (M.G. 329,26).

Bereitung. 33 g Kalium-hexacyano-ferrat(III) und 10,6 g wasserfreies Natriumcarbonat werden zu 1000 ml gelöst und notfalls filtriert. Der Titer ist jeweils unmittelbar vor Gebrauch zu bestimmen.

Titerstellung. 25 ml dieser Lösung werden mit 3 ml verdünnter Salzsäure versetzt. Nach Beendigung der CO_2-Entwicklung werden 1 g Kaliumjodid und 1,5 g Zinksulfat zugefügt und das ausgeschiedene Jod unter Verwendung von Stärke als Indikator mit 0,1 n Natriumthiosulfatlösung titriert.
Der *Faktor* ist

$$F = F_{Na_2S_2O_3} \frac{a}{25}.$$

a = Verbrauch an 0,1 n Natriumthiosulfatlösung in ml.

0,05 m Kalium-hexacyanoferrat(III)-Lösung CsL 2, USP XVII
1 ml enthält 16,46 mg $K_3[Fe(CN)_6]$ (M.G. 329,26).

Bereitung (nach USP XVI). Etwa 17 g Kalium-hexacyanoferrat(III) werden zu 1000 ml gelöst.

Titerstellung. 50 ml dieser Lösung werden im 500-ml-Jodzahlkolben mit 50 ml Wasser verdünnt, mit 10 ml 10%iger Kaliumjodidlösung und 10 ml verdünnter Salzsäure versetzt, 1 Min. verschlossen stehengelassen, dann mit 15 ml 10%iger Zinksulfatlösung versetzt und das ausgeschiedene Jod mit 0,1 n Natriumthiosulfatlösung und Stärke als Indikator titriert.
Der *Faktor* ist

$$F = F_{Na_2S_2O_3} \frac{a}{25}.$$

a = Verbrauch an 0,1 n Natriumthiosulfatlösung.

0,005 n Kalium-hexacyanoferrat(III)-Lösung DAB 7 – DDR
1 ml enthält 1,646 mg $K_3[Fe(CN)_6]$ (M.G. 329,26).

Bereitung. 1,65 g $K_3[Fe(CN)_6]$ und 28,6 g Natriumcarbonat werden zur 1000 ml gelöst.

0,025 m Kalium-hexacyanoferrat(II)-Lösung CsL 2
1 ml enthält 10,560 mg $K_4[Fe(CN)_6] \cdot 3H_2O$ (M.G. 422,41).

Bereitung. 10,56 g Kaliumhexacyanoferrat(II) · $3H_2O$ werden zusammen mit 1 g Kaliumhexacyanoferrat(III) zu 1000 ml gelöst.

Titerstellung. In schwefelsaurer Lösung mit 0,1 n Kaliumpermanganatlösung.

0,1 m Kaliumdihydrogenphosphatlösung PI.Ed. II
1 ml enthält 13,61 g KH_2PO_4 (M.G. 136,091).

Bereitung. 13,61 g Kaliumdihydrogenphosphat werden zu 1000 ml gelöst.

0,1 m Kaliumhydrogenphthalatlösung PI.Ed. II
1 ml enthält 20,42 mg $KHC_6H_4(COO)_2$ (M.G. 204,228).

Bereitung. 20,423 g Kaliumhydrogenphthalat p.a. werden zu 1000 ml gelöst.

0,2 m Kaliumjodatlösung BP 63, PI.Ed. II
1 ml enthält 42,80 mg KJO_3 (M.G. 214,01).

Bereitung. 42,8 g reinstes KJO_3 werden zu 1000 ml gelöst.

0,1 n Kaliumjodatlösung CF 49, DAB 7 – DDR, Helv. V, ÖAB 9
1 ml enthält 3,567 mg KJO_3 (M.G. 214,01).

Bereitung (nach DAB 6 – 3. Nachtr. 59 DDR). 3,567 g reinstes, bei 150° getrocknetes Kaliumjodat sind zu 1000 ml zu lösen.

0,05 m Kaliumjodatlösung BP 58, PI.Ed. II, USP XVII
1 ml enthält 10,70 mg KJO_3 (M.G. 214,01).
Bereitung (nach USP XVI). 10,71 g reinstes, bei 110° getrocknetes Kaliumjodat werden zu 1000 ml gelöst.

0,01 m Kaliumjodatlösung BP 63, PI.Ed. II
1 ml enthält 2,140 mg KJO_3 (M.G. 214,01).
Bereitung. 2,14 g reinstes, trockenes Kaliumjodat werden zu 1000 ml gelöst.

0,005 n Kaliumjodatlösung CsL 2, DAB 7 – DDR
1 ml enthält 0,1783 mg KJO_3 (M.G. 214,01).
Bereitung. 5 ml 0,1 n KJO_3-Lösung werden auf 100 ml verdünnt.

0,1 n Kaliummethylatlösung CF 65
1 ml enthält 7,013 mg CH_3OK (M.G. 70,13).
Bereitung und Titerstellung analog 0,1 n Natriummethylatlösung.

0,1 n Kaliumpermanganatlösung BP 63, CF 65, CsL2, DAB 6, DAB 7 – DDR, Helv. V, ÖAB 9, PI.Ed. II, USP XVII
1 ml enthält 3,1608 mg $KMnO_4$ (M.G. 158,04).
Bereitung (nach ÖAB 9). 3,6 g Kaliumpermanganat werden mit 1100 ml Wasser übergossen, kurze Zeit zum Sieden erhitzt und 24 Std. stehengelassen. Dann filtriert man durch eine geeignete Glassinternutsche ab.
Titerstellung. 20 ml der bereiteten Lösung werden zu einer Lösung von 1 g Kaliumjodid in 10 ml Wasser und 3 ml verd. Salzsäure zugesetzt und das ausgeschiedene Jod unter Verwendung von Stärke als Indikator mit 0,1 n Natriumthiosulfatlösung titriert.
Der *Faktor* ist

$$F = F_{Na_2S_2O_3} \frac{a}{20}.$$

a = Verbrauch an 0,1 n Natriumthiosulfatlösung in ml.

0,02 n Kaliumpermanganatlösung BP 63, PI.Ed. II
1 ml enthält 0,6321 mg $KMnO_4$ (M.G. 158,04).
Bereitung. 20 ml 0,1 n Kaliumpermanganatlösung werden auf 100 ml verdünnt.

0,01 n Kaliumpermanganatlösung BP 63, DAB 6 – 3. Nachtr. BRD, DAB 7 – DDR, PI.Ed. II
1 ml enthält 0,3161 mg $KMnO_4$ (M.G. 158,04).
Bereitung. 10 ml 0,1 n Kaliumpermanganatlösung werden auf 100 ml verdünnt. Bei Bedarf frisch herzustellen.

Alkalische Kupfertartratlösung CF 65
1 ml enthält 4,445 mg Cu (M.G. 63,54).
Bereitung. Durch Mischen gleicher Volumina der Lösungen C und T.
Kupfersalzlösung (Lösung C): 35 g $CuSO_4 \cdot 5H_2O$ werden genau gewogen, in einen 1000-ml-Meßkolben gegeben, der 500 ml Wasser und 5 ml konz. Schwefelsäure enthält, durch Schütteln gelöst und bei 20° mit Wasser auf 1000 ml aufgefüllt.
Alkalische Tartratlösung (Lösung T). 150 g Kaliumnatriumtartrat werden in einen 1000-ml-Meßkolben gegeben, der 500 ml Wasser enthält, und durch Schütteln gelöst. Dann wird mit 300 ml 30%ige Natronlauge versetzt und bei 20° mit Wasser auf 1000 ml aufgefüllt.
10 ml Lösung C + 10 ml Lösung T entsprechen in der Siedehitze:

      0,05 g Invertzucker
      0,048 g Glucose
      0,073 g Lactose · H_2O
      0,0698 g Lactose, wasserfrei.

0,1 n Lithiummethylatlösung BP 63
1 ml enthält 3,7975 mg CH_3OLi (M.G. 37,975).
Bereitung. 0,694 g Lithium werden in 150 ml Methanol gelöst und die Lösung mit Benzol auf 1000 ml aufgefüllt.
Titerstellung. Etwa 50 mg reinste Benzoesäure werden genau gewogen, in 25 ml Dimethylformamid gelöst und mit der bereiteten 0,1 n Lithiummethylatlösung unter Ver-

wendung von Chinaldinrotlösung als Indikator titriert. Ein Blindversuch wird ohne Benzoesäure durchgeführt und die Differenz ermittelt.

Der *Faktor* ist

$$F = \frac{e}{12{,}21\,(a - b)}.$$

e = Einwaage an Benzoesäure in mg;
a = Verbrauch an 0,1 n Lithiummethylatlösung im Hauptversuch (ml);
b = Verbrauch an 0,1 n Lithiummethylatlösung im Blindversuch (ml).

0,1 m Magnesiumacetatlösung USP XVII
1 ml enthält 21,45 mg $Mg(CH_3COO)_2 \cdot 4\,H_2O$ (M.G. 214,46).
Bereitung. 21,45 g $Mg(CH_3COO)_2 \cdot 4\,H_2O$ werden zu 1000 ml gelöst.

0,1 m Magnesiumchloridlösung BP 63, PI.Ed. II
1 ml enthält 9,523 mg $MgCl_2$ (M.G. 95,23).
Bereitung. 20,333 g $MgCl_2 \cdot 6\,H_2O$ werden zu 1000 ml gelöst.

0,05 m Magnesiumsulfatlösung BP 63, PI.Ed. II
1 ml enthält 12,325 mg $MgSO_4 \cdot 7\,H_2O$ (M.G. 246,50).
Bereitung. 12,325 g $MgSO_4 \cdot 7\,H_2O$ werden zu 1000 ml gelöst.

0,01 m Magnesiumsulfatlösung BP 63
1 ml enthält 2,465 mg $MgSO_4 \cdot 7\,H_2O$ (M.G. 246,50).
Bereitung. 20 ml 0,05 m Magnesiumsulfatlösung werden auf 100 ml verdünnt.

0,001 m Magnesiumsulfatlösung PI.Ed. II
1 ml enthält 0,2465 mg $MgSO_4 \cdot 7\,H_2O$ (M.G. 246,50).
Bereitung. 20 ml 0,05 m Magnesiumsulfatlösung werden auf 1000 ml verdünnt.

0,1 n Natriumarsenitlösung BP 63, DAB 6, DAB 7 – DDR, PI.Ed. II
1 ml enthält 4,945 mg As_2O_3 (M.G. 197,82).
Bereitung (nach BP 63). 5 g Arsentrioxid werden in einer Mischung von 20 ml Wasser und 20 ml Sodalösung gelöst, auf 400 ml mit Wasser verdünnt und mit verdünnter Salzsäure gegen Lackmus neutralisiert. Dann werden 4 g Natriumhydrogencarbonat zugesetzt und mit Wasser auf 1000 ml aufgefüllt.
Titerstellung. 25 ml dieser Lösung werden mit 50 ml Wasser verdünnt, mit 5 g Natriumhydrogencarbonat versetzt und mit 0,1 n Jodlösung titriert (Stärke als Indikator).

Der *Faktor* ist

$$F = F_J \frac{a}{25}.$$

a = Verbrauch an 0,1 n Jodlösung in ml.

0,1 n Natriumacetatlösung BP 63, PI.Ed. II
1 ml enthält 13,61 mg $CH_3COONa \cdot 3\,H_2O$ (M.G. 136,085).
Bereitung (nach BP 63). 13,61 g reines $CH_3COONa \cdot 3\,H_2O$ werden zu 1000 ml gelöst.

0,1 n Natriumacetat-Eisessig-Lösung BP 63, PI.Ed. II
1 ml enthält 8,2033 mg CH_3COONa (M.G. 82,033).
Bereitung (nach BP 63). Natriumcarbonat wird 5 Std. bei 300° getrocknet. Genau 5,30 g werden in Eisessig zu 1000 ml gelöst.

0,05 n Natriumacetat-Eisessig-Lösung BP 63
1 ml enthält 4,10165 mg CH_3COONa (M.G. 82,033).
Bereitung (nach BP 63). Natriumcarbonat wird 5 Std. bei 300° getrocknet. Genau 2,65 g werden in Eisessig zu 1000 ml gelöst.

0,1 n Natriumchloridlösung BP 63, Dan. IX, DAB 7 – DDR, PI.Ed. II
1 ml enthält 5,845 mg $NaCl$ (M.G. 58,448).
Bereitung (nach BP 63). 5,845 g besonders gereinigtes Natriumchlorid werden zu 1000 ml gelöst.

0,02 n Natriumchloridlösung BP 63, PI.Ed. II
1 ml enthält 1,169 mg $NaCl$ (M.G. 58,448).
Bereitung. 20 ml 0,1 n Natriumchloridlösung werden auf 100 ml verdünnt.

n Natriumcarbonatlösung BP 63, PI.Ed. II
1 ml enthält 53,00 mg Na_2CO_3 (M.G. 105,993).
Bereitung. 53,00 g reines Natriumcarbonat werden zu 1000 ml gelöst.

0,5 n Natriummethylatlösung USP XVII
1 ml enthält 27,015 mg CH$_3$ONa (M.G. 54,026).

Bereitung. 11,5 g frisch geschnittenes metallisches Natrium wird in kleine Würfel zerteilt. Etwa 0,5 ml wasserfreies Methanol werden in einen 250-ml-Rundkolben gegeben und mit einem Würfelchen Natrium versetzt. Nachdem die Reaktion beendet ist, fügt man das verbliebene Natriummetall hinzu. Dann wird ein Rückflußkühler aufgesetzt und allmählich 250 ml wasserfreies Methanol durch den Kühler zugetropft. Der Methanolzusatz ist so zu regeln, daß die Rückflußgrenze des siedenden Lösungsmittels nicht das obere Ende des Kühlers erreicht. Nach Beendigung des Methanolzusatzes wird der Kühler mit einem Chlorcalciumrohr verschlossen. Die Lösung bleibt in dieser Weise bis zur Abkühlung auf Raumtemperatur stehen, wird dann in einen 1-l-Meßkolben gefüllt und unter Schütteln mit wasserfreiem Methanol auf 1000,0 ml ergänzt.

Titerstellung. Etwa 20 ml frisch eingestellter 1 n HCl werden genau abgemessen, in einen 250-ml-Erlenmeyerkolben gegeben, mit 0,25 ml Phenolphthaleinlösung versetzt und mit der zu prüfenden Natriummethylatlösung titriert.

0,1 n Natriummethylatlösung BP 63, CF 65, USP XVII
1 ml enthält 5,403 mg CH$_3$ONa (M.G. 54,026).

Bereitung. 150 ml Methanol werden in einem 1000-ml-Meßkolben gefüllt und dieser durch Einstellen in Eiswasser gekühlt. 2,5 g frisch geschnittenes metallisches Natrium werden in kleinen Portionen dem Methanol zugesetzt. Nach vollständiger Lösung wird mit Benzol auf 1000 ml aufgefüllt. Die Lösung wird zweckmäßig im Vorratsgefäß einer automatischen Bürette unter Feuchtigkeits- und CO$_2$-Ausschluß aufbewahrt.

Titerstellung. Etwa 400 mg reinste Benzoesäure werden genau gewogen, in 80 ml Dimethylformamid gelöst, mit 3 Tropfen einer 1%igen Lösung von Thymolblau in Dimethylformamid versetzt und mit der bereiteten Lösung titriert. Ein Blindversuch wird ohne Benzoesäure durchgeführt.

Der *Faktor* ist

$$F = \frac{e}{12{,}21\,(a-b)}.$$

e = Einwaage an Benzoesäure in mg;
a = Verbrauch an 0,1 n Natriummethylatlösung im Hauptversuch (ml);
b = Verbrauch an 0,1 n Natriummethylatlösung im Blindversuch (ml).

0,5 m Natriumnitritlösung BP 63, PI.Ed. II
1 ml enthält 34,50 mg NaNO$_2$ (M.G. 69,00).

Bereitung. 34,5 g Natriumnitrit werden zu 1000 ml gelöst.

0,1 m Natriumnitritlösung BP 63, CsL 2, ÖAB 9, PI.Ed. II, USP XVII
1 ml enthält 6,900 mg NaNO$_2$ (M.G. 69,00).

Bereitung (nach ÖAB 9). 7,2 g Natriumnitrit werden zu 1000 ml gelöst.

Titerstellung. Sulfanilsäure wird 2 Std. lang bei 105° getrocknet. Etwa 0,345 g der getrockneten Substanz werden genau gewogen und in 10 ml verdünnter Salzsäure und 50 ml Wasser unter Erwärmen gelöst. Nach dem Abkühlen auf 15° titriert man langsam unter kräftigem Umrühren mit der bereiteten Natriumnitritlösung. Der Endpunkt der Titration ist erreicht, wenn 1 Tropfen der Lösung 2 Min. nach der letzten Zugabe von Nitritlösung beim Tüpfeln auf einem Kaliumjodid-Stärkepapier sofort Blaufärbung hervorruft. Eine zweite Titration führt man in gleicher Weise, jedoch ohne Sulfanilsäure, als Blindprobe aus. Die von der Sulfanilsäure verbrauchte Menge Natriumnitritlösung ergibt sich aus der Differenz der bei den beiden Titrationen verbrauchten ml Natriumnitritlösung.

Der *Faktor* ist

$$F = \frac{e}{17{,}32\,a}.$$

e = Einwaage an Sulfanilsäure;
a = Verbrauch an 0,1 m Natriumnitritlösung in ml.

0,05 m Natriumnitritlösung BP 63, PI.Ed. II
1 ml enthält 3,450 mg NaNO$_2$ (M.G. 69,00).

Bereitung. 50 ml 0,1 m Natriumnitritlösung werden zu 100 ml verdünnt.

~0,1 n Natriumperjodatlösung DAB 6 – 3. Nachtr. BRD
1 ml enthält etwa 10,7 mg NaJO$_4$ (M.G. 213,90).

Bereitung. 10,70 g Natriumperjodat werden zu 1000 ml gelöst.

0,1 n Natriumsulfitlösung BP 63, Pl.Ed. II
1 ml enthält 25,22 mg $Na_2SO_3 \cdot 7H_2O$ (M.G. 252,16).

Bereitung. 25,22 g Natriumsulfit-Hydrat werden zu 1000 ml gelöst.

0,02 m Natrium-tetraphenyl-borat-Lösung USP XVII
1 ml enthält 6,845 mg $NaB(C_6H_5)_4$ (M.G. 342,24).

Bereitung. 6,845 g Natriumtetraphenylborat bzw. eine dieser Menge äquivalente Probe eines Handelspräparates[1] werden zu 1000 ml gelöst. Eine leichte Trübung ist ohne Bedeutung.

0,5 n Natriumthiosulfatlösung BP 63, Pl.Ed. II
1 ml enthält 79,055 mg $Na_2S_2O_3$ (M.G. 158,11).

Bereitung. 124,1 g $Na_2S_2O_3 \cdot 5H_2O$ werden zu 1000 ml gelöst.

0,1 n Natriumthiosulfatlösung BP 63, CF 65, CsL 2, DAB 6, DAB 7 – DDR, Dan. IX, ÖAB 9, Pl.Ed. II, USP XVII
1 ml enthält 15,811 mg $Na_2S_2O_3$ (M.G. 158,11).

Bereitung (nach DAB 6). Etwa 25 g Natriumthiosulfat ($\cdot 5H_2O$) werden zu 1000 ml gelöst.

Titerstellung. Etwa 2,45 g besonders gereinigtes Kaliumdichromat werden genau gewogen und zu 500 ml gelöst. Von dieser Lösung gibt man 20 ml in einen Jodzahlkolben, fügt 1,2 g Kaliumjodid, 80 ml Wasser und 10 ml Salzsäure hinzu. Man schüttelt um, läßt 2 Min. verschlossen stehen und titriert dann das ausgeschiedene Jod mit der einzustellenden Natriumthiosulfatlösung unter Verwendung von Stärke als Indikator.
Der *Faktor* ist

$$F = 8,16 \frac{a}{b}.$$

a = Einwaage an Kaliumdichromat in g;
b = Verbrauch an 0,1 n Natriumthiosulfatlösung in ml.

Der Faktor kann auch mit Hilfe von 0,1 n Kaliumdichromatlösung ermittelt werden.

0,05 n Natriumthiosulfatlösung BP 63, Pl.Ed. II
1 ml enthält 7,9055 mg $Na_2S_2O_3$ (M.G. 158,11).

Bereitung. 50 ml 0,1 n Natriumthiosulfatlösung werden auf 100 ml verdünnt.

0,02 n Natriumthiosulfatlösung BP 63, Pl.Ed. II
1 ml enthält 3,1622 mg $Na_2S_2O_3$ (M.G. 158,11).

Bereitung. 20 ml 0,1 n Natriumthiosulfatlösung werden auf 100 ml verdünnt.

0,01 n Natriumthiosulfatlösung BP 63, CsL 2, DAB 6 – 3. Nachtr. BRD, DAB 7 – DDR, Dan. IX, Helv. V – Suppl. II, ÖAB 9, Pl.Ed. II
1 ml enthält 1,5811 mg $Na_2S_2O_3$ (M.G. 158,11).

Bereitung. 10 ml 0,1 n Natriumthiosulfatlösung werden mit frisch aufgekochtem und wieder erkaltetem Wasser auf 100 ml verdünnt. Bei Bedarf frisch herzustellen.

0,005 n Natriumthiosulfatlösung BP 63, CsL 2, DAB 7 – DDR, Helv. V, Pl. Ed. II
1 ml enthält 0,7906 mg $Na_2S_2O_3$ (M.G. 158,11).

Bereitung. 5 ml 0,1 n Natriumthiosulfatlösung werden, wie unter 0,01 n beschrieben, auf 100 ml verdünnt.

0,002 n Natriumthiosulfatlösung BP 63, Pl.Ed. II
1 ml enthält 0,3162 mg $Na_2S_2O_3$ (M.G. 158,11).

Bereitung. 20 ml 0,1 n Natriumthiosulfatlösung werden mit frisch aufgekochtem und wieder erkaltetem Wasser auf 1000 ml verdünnt. Bei Bedarf frisch zu bereiten.

0,001 n Natriumthiosulfatlösung CsL 2
1 ml enthält 0,1581 mg $Na_2S_2O_3$ (M.G. 158,11).

Bereitung. 10 ml 0,1 n Natriumthiosulfatlösung werden, wie unter 0,002 n beschrieben, auf 1000 ml aufgefüllt.

Natronlauge NaOH (M.G. 40,00)
Die *Bereitung* und *Einstellung* der Lösungen verschiedener Normalität geschieht in gleicher Weise, wie unter „Kalilauge" beschrieben.

---

[1] Natriumtetraphenylborat wird u. a. als Kalignost gehandelt.

Volumetrische Lösungen

		g NaOH/1000 ml mg NaOH/1ml	Pharmakopöen
6 n	Natronlauge	240,0	BP 63, PI.Ed. II
5 n	Natronlauge	200,0	BP 58(!), PI.Ed. II
2 n	Natronlauge	80,00	BP 63, PI.Ed. II
n	Natronlauge	40,00	BP 63, CF 65, CsL 2, Dan. IX, DAB 7 – DDR, Helv. V, ÖAB 9, PI.Ed. II, USP XVII
0,5 n	Natronlauge	20,00	BP 63, CsL 2, PI.Ed. II
0,2 n	Natronlauge	8,000	BP 63, CsL 2, PI.Ed. II
0,1 n	Natronlauge	4,000	BP 63, CF 49, CsL 2, Dan. IX, DAB 7 – DDR, Helv. V, ÖAB 9, PI.Ed. II
0,05 n	Natronlauge	2,000	BP 63, CsL 2, PI.Ed. II
0,02 n	Natronlauge	0,8000	BP 63, CsL 2, PI.Ed. II
0,01 n	Natronlauge	0,4000	BP 63, CsL 2, Dan. IX, DAB 7 – DDR, Helv. V – Suppl. I, ÖAB 9, PI.Ed. II

1 n äthanolische Natronlauge CF 65
1 ml enthält 40,00 mg NaOH (M.G. 40,00).
Bereitung und Titerstellung analog 1 n äthanolische Kalilauge.

0,1 n äthanolische Natronlauge BP 63, PI.Ed. II
1 ml enthält 4,000 mg NaOH (M.G. 40,00).
Bereitung. Analog der 0,1 n äthanolischen Kalilauge.

n Oxalsäurelösung CF 65
1 ml enthält 63,04 mg $H_2C_2O_4 \cdot 2H_2O$ (M.G. 126,07).
Bereitung. 31,50 Oxalsäure werden genau gewogen und zu 500 (!) ml gelöst.

0,1 n Oxalsäurelösung BP 63, PI.Ed. II, USP XVII
1 ml enthält 6,304 mg $H_2C_2O_4 \cdot 2H_2O$ (M.G. 126,07).
Bereitung (nach USP XVI). 6,45 g Oxalsäure werden zu 1000 ml gelöst.
Titerstellung. 20 ml dieser Lösung werden mit Wasser auf 200 ml verdünnt, mit 7 ml Schwefelsäure versetzt, auf 70° erhitzt und dann langsam mit einer frisch eingestellten 0,1 n Kaliumpermanganatlösung bis zur 15 Sek. anhaltenden Rosafärbung titriert.
Der *Faktor* ist

$$F = F_{KMnO_4} \frac{a}{20}.$$

a = Verbrauch an 0,1 n Kaliumpermanganatlösung in ml.

0,01 n Oxalsäurelösung PI.Ed. II
1 ml enthält 0,6304 mg $H_2C_2O_4 \cdot 2H_2O$ (M.G. 126,07).
Bereitung. 10 ml 0,1 n Oxalsäurelösung werden bei Bedarf auf 100 ml verdünnt.

0,1 n Perchlorsäure-Eisessig-Lösung BP 63, CF 65, Dan. IX, DAB 7 – DDR, ÖAB 9, PI.Ed. II, USP XVII
1 ml enthält 10,047 mg $HClO_4$ (M.G. 100,47).
Bereitung (nach ÖAB 9). 14,5 g Perchlorsäure (70%ig) werden mit 200 ml Eisessig und 60 ml Acetanhydrid versetzt. Nach dem Abkühlen auf Zimmertemperatur verdünnt man mit Eisessig auf 1000 ml.
Titerstellung. Kaliumhydrogenphthalat wird 2 Std. lang bei 120° getrocknet. 0,20 bis 0,21 g der getrockneten Substanz werden genau gewogen und unter Erwärmen in 10 ml Eisessig gelöst. Nach dem Abkühlen fügt man 10 ml Dioxan und 2 ml Gentianaviolettlösung hinzu und titriert mit der bereiteten Perchlorsäure-Eisessig-Lösung auf rein Blau.
Der *Faktor* ist

$$F = \frac{e}{20,42\,a}.$$

e = Einwaage an Kaliumhydrogenphthalat in mg;
a = Verbrauch an 0,1 n Perchlorsäure-Eisessig-Lösung in ml.

0,05 n Perchlorsäure-Eisessig-Lösung BP 63
1 ml enthält 5,0235 mg $HClO_4$ (M.G. 100,47).
Bereitung. 50 ml 0,1 n Perchlorsäure-Eisessig-Lösung werden mit Eisessig auf 100 ml verdünnt.

0,02 n Perchlorsäure-Eisessig-Lösung BP 63
1 ml enthält 2,0094 mg $HClO_4$ (M.G. 100,47).
Bereitung. 20 ml 0,1 n Perchlorsäure-Eisessig-Lösung werden mit Eisessig auf 100 ml verdünnt.

0,01 n Perchlorsäure-Eisessig-Lösung BP 63, ÖAB 9
1 ml enthält 1,0047 mg $HClO_4$ (M.G. 100,47).

Bereitung. 10 ml 0,1 n Perchlorsäure-Eisessig-Lösung werden mit Eisessig auf 100 ml verdünnt. Die Lösung ist bei Bedarf frisch herzustellen.

0,1 n Perchlorsäure-Dioxan-Lösung BP 63, PI.Ed. II, USP XVII
1 ml enthält 10,047 mg $HClO_4$ (M.G. 100,47).
Bereitung (nach USP XVII). 8,5 ml Perchlorsäure werden mit besonders (adsorptiv mit Asbest) gereinigtem Dioxan auf 1000 ml aufgefüllt.
Titerstellung. Etwa 700 mg 2 Std. bei 105° getrocknetes Kaliumhydrogenphthalat werden genau gewogen und in 50 ml Eisessig gelöst. Nach Zusatz von 2 Tropfen Methylrosanilinchloridlösung wird mit der bereiteten Perchlorsäurelösung bis zum Farbumschlag von Violett nach Blaugrün titriert.
Der *Faktor* ist

$$F = \frac{e}{20{,}42\ a}.$$

e = Einwaage an Kaliumhydrogenphthalat in mg;
a = Verbrauch an 0,1 n Perchlorsäure-Dioxan-Lösung in ml.

0,05 m Quecksilber(II)-acetat-Lösung BP 63, PI.Ed. II
1 ml enthält 15,94 mg $(CH_3COO)_2Hg$ (M.G. 318,70).
Bereitung. 15,94 g reines Quecksilber(II)-acetat werden zu 1000 ml gelöst.

0,1 m Quecksilber(II)-nitratlösung USP XVII
1 ml enthält 32,46 mg $Hg(NO_3)_2 \cdot$ (M.G. 324.60).
Bereitung. Etwa 35 g Substanz werden in einer Mischung aus 5 ml Salpetersäure und 5 ml Wasser gelöst und zu 1000,0 ml Wasser aufgefüllt.
Titerstellung. Etwa 20 ml volumetrische Lösung werden genau abgemessen, in einen Kolben gegeben und mit 2,0 ml Salpetersäure und 2,0 ml Eisen(III)-ammoniumsulfatlösung versetzt. Nach dem Kühlen auf etwa 20° wird mit 0,1 n Ammoniumrhodanidlösung titriert, bis gerade eben eine bleibende bräunliche Farbe entsteht.
1 ml 0,1 n Ammoniumrhodanidlösung entspricht 16,23 mg $Hg(NO_3)_2$.

n Salzsäure BP 63, CF 65, CsL 2, DAB 6, Dan. IX, DAB 7 – DDR, Helv. V, ÖAB 9, PI.Ed. II, USP XVII
1 ml enthält 36,47 g HCl (M.G. 36,47).
Bereitung (nach DAB 6). Etwa 150 g Salzsäure (25%ig) werden zu 1000 ml aufgefüllt.
Titerstellung. Etwa 2 g besonders gereinigtes Kaliumhydrogencarbonat werden genau gewogen, in 20 ml Wasser gelöst und nach Zusatz von 2 Tropfen Methylorangelösung als Indikator mit der bereiteten Salzsäure titriert.
Der *Faktor* ist

$$F = 9{,}99\ \frac{a}{b}.$$

a = Einwaage an Kaliumhydrogencarbonat in g;
b = Verbrauch an n Salzsäure in ml.

Die Bereitung und Einstellung der Salzsäurelösungen verschiedener Normalität geschieht in analoger Weise, falls diese stärker als 1 n sind. Die übrigen Lösungen werden durch entsprechende Verdünnung hergestellt. Bei der Herstellung der 0,01 n, 0,005 n und der 0,001 n Salzsäure kann der übliche Alkaligehalt des in Glasgefäßen aufbewahrten destillierten Wassers einen Fehler bedingen. Man muß deshalb auf die Abwesenheit jeder Spur Alkali achten.

		g HCl/1000 ml mg HCl/1ml	Pharmakopöen
5 n	Salzsäure	182,3	BP 63
4 n	Salzsäure	145,9	BP 63, PI.Ed. II
2 n	Salzsäure	72,93	BP 63, PI.Ed. II
0,5 n	Salzsäure	18,23	BP 63, CsL 2, DAB 6, Dan. IX, Helv. V, ÖAB 9, PI.Ed. II
0,2 n	Salzsäure	7,293	BP 63, CsL 2, PI.Ed. II
0,1 n	Salzsäure	3,647	BP 63, CsL 2, DAB 6, Dan. IX, Helv. V, ÖAB 9, PI.Ed. II
0,05 n	Salzsäure	1,823	BP 63, CsL 2, PI.Ed. II
0,04 n	Salzsäure	1,459	PI.Ed. II
0,02 n	Salzsäure	0,7293	BP 63, CsL 2, DAB 6 – 3. Nachtr. BRD, PI.Ed. II
0,01 n	Salzsäure	0,3647	BP 63, CsL 2, DAB 6, Dan. IX, Helv. V, ÖAB 9, PI.Ed. II
0,005	Salzsäure	0,1823	BP 63, PI.Ed. II
0,001	Salzsäure	0,03647	BP 63, Helv. V, ÖAB 9, PI.Ed. II
n/70	Salzsäure	0,5209	BP 63

n Schwefelsäure BP 63, CF 49, CsL 2, ÖAB 9, PI.Ed. II, USP XVII
1 ml enthält 49,04 mg H_2SO_4 (M.G. 98,08).

Bereitung (nach ÖAB 9). 30 ml konzentrierte Schwefelsäure werden in etwa 1050 ml Wasser eingegossen.

Titerstellung. Wasserfreies Natriumcarbonat wird 1 Std. lang auf 270° erhitzt. 1,0 bis 1,1 g der so behandelten Substanz werden genau gewogen, in 50 ml Wasser gelöst und mit der bereiteten Schwefelsäure gegen Methylorange titriert.

Der *Faktor* ist

$$F = \frac{e}{53\,a}.$$

e = Einwaage an Natriumcarbonat in mg;
a = Verbrauch an n Schwefelsäure in ml.

Bereitung und Einstellung der Schwefelsäurelösungen verschiedener Normalität vgl. „Salzsäure".

		g H_2SO_4/1000 ml mg H_2SO_4/1ml	Pharmakopöen
7 n	Schwefelsäure	343,3	BP 63, PI.Ed. II
5 n	Schwefelsäure	245,2	BP 63, PI.Ed. II
2 n	Schwefelsäure	98,08	BP 58, PI.Ed. II
0,5 n	Schwefelsäure	24,52	BP 63, PI.Ed. II
0,4 n	Schwefelsäure	19,61	PI.Ed. II
0,2 n	Schwefelsäure	9,808	BP 63, PI.Ed. II
0,1 n	Schwefelsäure	4,904	BP 63, CsL 2, DAB 7 – DDR, Helv. V – Suppl. I, ÖAB 9, PI.Ed. II
0,05 n	Schwefelsäure	2,452	BP 63, PI.Ed. II
0,02 n	Schwefelsäure	0,9808	BP 63, PI.Ed. II, CsL 2, DAB 7 – DDR
0,01 n	Schwefelsäure	0,4904	BP 63, DAB 7 – DDR, ÖAB 9, PI.Ed. II
0,001 n	Schwefelsäure	0,04904	BP 58, PI.Ed. II

0,1 n Silbernitratlösung BP 63, CF 49, CsL 2, DAB 6, DAB 7 – DDR, Dan. IX, Helv. V, ÖAB 9, PI.Ed. II, USP XVII
1 ml enthält 16,989 mg $AgNO_3$ (M.G. 169,89).

Bereitung (nach DAB 6). Etwa 17 g Silbernitrat werden zu 1000 ml gelöst.

Titerstellung. 20 ml 0,1 n Natriumchloridlösung werden nach Zusatz von 3 Tropfen Kaliumchromatlösung als Indikator mit der bereiteten Silbernitratlösung titriert.

Der *Faktor* ist

$$F = \frac{20}{a}.$$

a = Verbrauch an 0,1 n Silbernitratlösung in ml.

0,05 n Silbernitratlösung BP 63, PI.Ed. II
1 ml enthält 8,494 mg $AgNO_3$ (M.G. 169,89).

Bereitung. 50 ml 0,1 n Silbernitratlösung werden auf 100 ml verdünnt.

0,02 n Silbernitratlösung BP 63, PI.Ed. II
1 ml enthält 3,398 mg $AgNO_3$ (M.G. 169,89).

Bereitung. 20 ml 0,1 n Silbernitratlösung werden auf 100 ml verdünnt.

0,01 n Silbernitratlösung DAB 7 – DDR
1 ml enthält 1,699 mg $AgNO_3$ (M.G. 169,89).

0,1 n Tetrabutylammonium-hydroxid-Lösung BP 63, PI.Ed. II
1 ml enthält 25,95 mg $[(C_4H_9)_4N]OH$ (M.G. 259,46).

Bereitung. 40 g Tetra-n-butylammonium-jodid werden in 90 ml absolutem Methanol gelöst, mit 20 g fein pulverisiertem Silberoxid versetzt und 1 Std. lang kräftig geschüttelt. Zeigt eine abzentrifugierte Probe noch eine positive Jodidreaktion, so werden weitere 2 g Silberoxid zugesetzt und 30 Min. weitergeschüttelt. Diese Behandlung wird so lange wiederholt, bis die Lösung jodidfrei ist. Dann wird durch eine geeignete Glassinternutsche filtriert, das Reaktionsgefäß 3mal mit 50 ml trockenen Benzols ausgespült und das Benzol durch die gleiche Nutsche dem methanolischen Filtrat zugesetzt. Durch diese Lösung wird noch 5 Min. lang trockener, kohlendioxidfreier Stickstoff geleitet.

Titerstellung. 10 ml Dimethylformamid werden mit 3 Tropfen methanolischer Thymolblaulösung und anschließend tropfenweise mit soviel der bereiteten 0,1 n Tetrabutylammoniumhydroxidlösung versetzt, bis die Lösung eine rein blaue Färbung zeigt. Dann werden sofort etwa 60 mg genau gewogene, reinste Benzoesäure zugefügt, bis zur vollständigen Lösung umgeschwenkt und mit der bereiteten 0,1 n Tetrabutylammoniumhydroxidlösung bis zur Wiederkehr der vollen Blaufärbung titriert. Während der Titration (und auch bei der Aufbewahrung) muß die Lösung vor der Berührung mit dem Kohlendioxid der Luft geschützt werden.

Der *Faktor* ist

$$F = \frac{e}{12{,}21\ a}.$$

e = Einwaage an Benzoesäure;
a = ml der bereiteten Lösung, die nach Zusatz der Benzoesäure zur Wiederkehr der Blaufärbung erforderlich sind.

0,1 m Tetramethylammoniumbromidlösung USP XVII
1 ml enthält 15,406 mg $(CH_3)_4NBr$ (M.G. 154,06).
Bereitung. 15,41 g Tetramethylammoniumbromid werden zu 1000,0 ml gelöst.
Titerstellung. Etwa 40 ml dieser Lösung werden genau abgemessen und in ein Becherglas pipettiert. Nach Zusatz von 10 ml verd. Salpetersäure und 50,0 ml 0,1 n Silbernitratlösung wird umgeschüttelt. Nach weiterem Zusatz von Eisen(III)-ammoniumsulfatlösung wird der Überschuß des Silbernitrats mit 0,1 n Ammoniumrhodanidlösung zurücktitriert.

0,1 m Tetramethylammoniumchloridlösung USP XVII
1 ml enthält 10,96 mg $(CH_3)_4NCl$ (M.G. 109,60).
Bereitung und Titerstellung analog Tetramethylammoniumbromid.

0,1 n Thor(IV)-nitrat-Lösung BP 58
1 ml enthält 14,70 mg $Th(NO_3)_4 \cdot 6H_2O$ (M.G. 588,178).
Bereitung. 14,70 g Thor(IV)-nitrat ($\cdot$ 6 H$_2$O) werden zu 1000 ml gelöst.

0,1 n Titan(III)-chlorid-Lösung BP 63, PI.Ed. II, USP XVII
1 ml enthält 15,43 mg $TiCl_3$ (M.G. 154,27).
Bereitung (nach BP 63). 103 ml Titan(III)-chlorid-Lösung (1 + 5) werden mit 100 ml Salzsäure versetzt und mit frisch aufgekochtem und wieder erkaltetem Wasser auf 1000 ml aufgefüllt.
Titerstellung. Durch Titration einer Probe 0,1 n Eisen(III)-ammoniumsulfatlösung in einer Kohlendioxid-Atmosphäre (Wasserstoffatmosphäre), mit Amoniumrhodanid als Indikator, in schwefelsaurer Lösung.
Aufbewahrung. Die Lösung muß in vollständig gefüllten Gefäßen oder unter CO_2 bzw. H_2 aufbewahrt werden.

0,05 n Titan(III)-chlorid-Lösung BP 63, PI.Ed. II
1 ml enthält 7,715 mg $TiCl_3$ (M.G. 154,27).
Bereitung (nach BP 63). 52 ml Titan(III)-chlorid-Lösung (1 + 5) werden mit 50 ml Salzsäure versetzt und auf 1000 ml aufgefüllt (s. oben!).
Titerstellung. Analog der „0,1 n Lösung".

0,1 n Triäthylamin-Eisessig-Lösung PI.Ed. II
1 ml enthält 10,12 mg $C_6H_{15}N$ (M.G. 101,194).
Bereitung. Zu 500 ml Eisessig werden 10,12 g Triäthylamin gegeben und mit Eisessig auf 1000 ml verdünnt.
Titerstellung. 20 ml dieser Lösung werden mit 0,1 n Perchlorsäure-Eisessig-Lösung gegen Kristallviolett als Indikator bis zum Farbumschlag nach Rot titriert.

Der *Faktor* ist

$$F = F_{HClO_4} \frac{a}{20}.$$

a = Verbrauch an 0,1 n Perchlorsäure-Eisessig-Lösung in ml.

0,05 m Zinkchloridlösung PI.Ed. II
1 ml enthält 6,815 mg $ZnCl_2$ (M.G. 136,29).
Bereitung. 3,269 g Zinkfeile werden in einer Mischung von 13 ml Salzsäure und 17 ml Wasser gelöst und auf 1000 ml verdünnt.

0,1 n Zinksulfatlösung DAB 6 – 3. Nachtr. BRD, ÖAB 9
1 ml enthält 16,145 mg $ZnSO_4$ (M.G. 161,45).
Bereitung (nach DAB 6 – 3. Nachtr. BRD). 28,8 g Zinksulfat ($ZnSO_4 \cdot 7H_2O$, M.G. 287,55) werden zu 1000 ml gelöst.
Titerstellung. 25 ml dieser Lösung werden auf etwa 200 ml verdünnt und mit Ammoniak-Pufferlösung bis zum Lösen des Hydroxidniederschlages versetzt. Nach Zugabe von 50 mg

Eriochromschwarzindikator wird bis zur Blaufärbung mit 0,1 n Natrium-ÄDTA-Lösung titriert.
Der *Faktor* ist

$$F = F_{Na_2C_{10}H_{14}O_8N_2} \frac{a}{25}.$$

a = Verbrauch an 0,1 n Natrium-ÄDTA-Lösung in ml.

0,05 m Zinksulfatlösung USP XVII
1 ml enthält 8,072 mg $ZnSO_4$ (M.G. 161,45).

Urtitersubstanzen (Zur Titerstellung bereiteter Maßlösungen)

Verbindung	M.G.	Reinheit nach Pharmakopöe	zur Titerstellung von
Benzoesäure	122,12	USP XVII	0,1 n $LiOCH_3$
			0,1 n $NaOCH_3$
Calciumcarbonat	100,09	USP XVII	0,05 n ÄDTA
Kaliumdichromat	294,22	DAB 6	0,1 n $Na_2S_2O_3$
Kaliumhydrogencarbonat	100,11	DAB 6	n HCl
Kaliumhydrogenphthalat	204,23	USP XVII, ÖAB 9	0,1 n $HClO_4$
Kaliumjodat	134,01	ÖAB 9	0,1 n $KMnO_4$
Natriumchlorid	58,45	DAB 6	0,1 n $AgNO_3$
Natriumcarbonat	106,00	Helv. V, ÖAB 9	n HCl,
			n H_2SO_4
Natriumoxalat	134,01	ÖAB 9	0,1 n $KMnO_4$
Quecksilberoxid (gelbes)	216,61	ÖAB 9	0,1 n HCl
			0,1 n H_2SO_4
Sulfanilsäure	173,19	USP XVI, ÖAB 9	0,1 n $NaNO_2$
Zink	65,38	DAB 6 – 3. Nachtr. BRD, ÖAB 9	0,1 n ÄDTA

Urtitersubstanzen (Zur direkten Bereitung genauer Maßlösungen)

Verbindung	M.G.	Pharmakopöe	Normalität	1 ml enthält
Arsentrioxid (zur Bereitung von 0,1 n Kaliumarsenitlösung)	197,82	CF 49	0,1 n	0,4945 mg
Kaliumbromat	167,02	DAB 6, ÖAB 9	0,1 n	2,7846 mg
Kaliumbromid	119,02	BP 63	0,001 n	0,119 mg
Kaliumdichromat	294,22	DAB 6 – 3. Nachtr. BRD, CF 49	0,1 n	4,9047 mg
Kaliumjodat	214,01	BP 63, USP XVII, Helv. V, ÖAB 9	0,1 n	3,5668 mg
Kaliumhydrogenphthalat	204,23	Pl.Ed. II	0,1 n	20,42 mg
Natriumcarbonat (zur Bereitung von Natriumacetat-Eisessiglösung)	106,00	BP 63	0,1 n	8,2033 mg (Natriumacetat)
Natriumchlorid	58,45	DAB 6, Dan. IX	0,1 n	5,846 mg
Silbernitrat	169,89	Helv. V, ÖAB 9	0,1 n	16,989 mg
Zink (zur Bereitung von Zinkchloridlösung)	65,38	Pl.Ed. II	0,05 n	6,815 mg (Zinkchlorid)

III. Maßanalytische Methoden

Nach den chemischen Reaktionen, die bei maßanalytischen Bestimmungen ablaufen, unterscheidet man fünf große Gruppen:

a) Oxydations- und Reduktionsanalysen (Oxydimetrie),
b) Neutralisationsanalysen (Acidimetrie),
c) Komplexbildungsanalysen (Komplexometrie),
d) Fällungsanalysen,
e) Spezielle Titrationsverfahren.

Die Durchführung der maßanalytischen Bestimmungen kann durch direkte Titration oder Rücktitration (Resttitration) erfolgen. Prägnante Ausführungen über die beiden Titrationsarten findet man in der USP XVII:

Direkte Titrationen. Direkte Titrationen beziehen sich auf das Titrieren einer löslichen Substanz, die sich als Lösung in einem geeigneten Gefäß befindet, mit einer bestimmten standardisierten Lösung (Titrierflüssigkeit, volumetrische Lösung, Normallösung), wobei der Endpunkt gegebenfalls nach Zusatz eines geeigneten Indikators visuell oder elektrometrisch bestimmt wird. Die Titrierflüssigkeit wird durch eine Bürette zugegeben und im Hinblick auf ihre Konzentration so gewählt, daß die hinzugegebene Menge nicht weniger als 20% der Gesamtmenge der Bürette ausmacht. Dem Endpunkt nähert man sich direkt, aber sehr vorsichtig. Zuletzt wird die Titrierflüssigkeit nur tropfenweise zugegeben, um nicht den Endpunkt zu überschreiten. Die Menge der zu bestimmenden Substanz wird aus dem Verbrauch und dem Faktor der Flüssigkeit errechnet.

Resttitrationen (Rücktitrationen). Für einige Arzneibuchartikel ist die Zugabe einer überschüssigen Menge Titrierflüssigkeit neben der eigentlichen zur Reaktion der Substanz gebrauchten Menge erforderlich. Dieser Überschuß wird dann mit einer zweiten volumetrischen Lösung titriert. Dies stellt eine Resttitration dar, die als „Rücktitration" bezeichnet wird. Die Menge der zu titrierenden Substanz wird aus der Differenz zwischen der Menge der ursprünglich zugefügten volumetrischen Lösung und der bei der Rücktitration verbrauchten Menge errechnet, wobei die jeweiligen Faktoren der Lösungen berücksichtigt werden müssen.

Bei manchen Prüfungsvorschriften ist angegeben, daß eine Blindrücktitration ausgeführt werden soll, wobei der übliche Vorgang genau in allen Einzelheiten zu wiederholen ist, nur daß die zu prüfende Substanz weggelassen wird. In solchen Fällen entspricht die tatsächliche Menge an Titrierflüssigkeit, die der zu prüfenden Substanz äquivalent ist, der Differenz zwischen der verbrauchten Menge der Blindtitration und der zur Titration der Substanz verbrauchten Menge. Die so erhaltene, korrigierte Menge verbrauchter Flüssigkeit wird – entsprechend dem vorhergehenden Abschnitt – zur Berechnung der Menge der zu titrierenden Substanz benutzt.

a. Oxydations- und Reduktionsanalysen

Oxydations- und Reduktionsprozesse, die schnell und quantitativ verlaufen, können zu maßanalytischen Bestimmungen verwandt werden.

Es muß vorausgeschickt werden, daß als Wertigkeit eines Elementes heute die Zahl der Elektronen definiert wird, die die äußersten Elektronenschalen seines Atoms abgeben oder aufnehmen können.

Der Oxydationsprozeß besteht in einer Abgabe, der Reduktionsprozeß in einer Aufnahme von Elektronen. Wenn ε ein Elektron bedeutet, so stellen die folgenden drei Gleichungen Oxydationsvorgänge dar:

$$Na - \varepsilon = Na^+, \quad Fe^{2+} - \varepsilon = Fe^{3+}, \quad 2J^- - 2\varepsilon = J_2. \tag{1}$$

Die folgenden Gleichungen beschreiben dagegen Reduktionsvorgänge:

$$Cl + \varepsilon = Cl^-, \quad Fe^{3+} + \varepsilon = Fe^{2+}, \quad Sn^{4+} + 2\varepsilon = Sn^{2+}. \tag{2}$$

Wenn ein Stoff unter Abgabe von Elektronen oxydiert wird, so wird ein anderer Stoff unter Aufnahme dieser Elektronen reduziert. Jede Oxydation eines Stoffes bedeutet gleichzeitig die Reduktion eines anderen. Die Gleichung

$$Na + Cl = Na^+ + Cl^- \tag{3}$$

bedeutet, daß das Natriumatom ein Elektron an das Chloratom abgegeben hat, also oxydiert worden ist, während das Chloratom das Elektron aufgenommen hat und somit reduziert wurde. Das Chlor ist gegenüber dem Natrium ein „Oxydationsmittel", das Natrium gegenüber dem Chlor ein „Reduktionsmittel".

Die Wirkung eines chemischen Stoffes als *Oxydations- oder Reduktionsmittel* hängt also im wesentlichen von seiner Affinität zur elektrischen Ladung ab. Metallisches Zink überzieht sich beim Eintauchen in eine Kupfersulfatlösung mit metallischem Kupfer:

$$Zn + Cu^{2+} \rightleftharpoons Cu + Zn^{2+}.$$

Das Zink wird oxydiert und das Kupfer reduziert. Es lassen sich zwei Einzelprozesse unterscheiden:

1. $Zn \rightleftharpoons Zn^{2+}$.   2. $Cu^{2+} \rightleftharpoons Cu$.

Ein Zinkstab, der in einer Zinksalzlösung steht, reagiert nach Gl. (1); der Vorgang kommt aber sehr bald ins Gleichgewicht. Das metallische Zink geht zu einem geringen Bruchteil als Zn^{2+} in Lösung, wobei sich der Zinkstab schwach negativ auflädt. An einem Kupferstab aber, der in einer Kupfersalzlösung steht, scheidet sich nach Gl. (2) eine geringe Menge metallischen Kupfers ab; dadurch erhält der Kupferstab gegenüber seiner Lösung eine schwach positive Ladung.

Die Systeme met. Zn/Zn^{2+} und met. Cu/Cu^{2+} bezeichnet man als „Halbelemente", ihre Potentiale als „Einzelpotentiale". Durch Kombination zweier Halbelemente entstehen galvanische Elemente, z.B. das Daniell-Element, die Verbindung eines Kupferhalbelementes mit einem Zinkhalbelement. Der elementare Wasserstoff nimmt gegenüber der Lösung seiner Ionen ebenfalls ein bestimmtes Einzelpotential an. Man taucht zu diesem Zweck ein mit Wasserstoffgas umspültes Platinblech in eine Säure (Lösung von H-Ionen). Der Wasserstoff wird von der Oberfläche des Platins aufgenommen und wirkt wie ein Wasserstoffstab. Die relative Größe der Einzelpotentiale hängt hauptsächlich von der Konzentration der Elektrolytlösung ab, in die das betreffende Metall eintaucht; sie läßt sich dadurch ermitteln, daß man die verschiedenen Halbelemente nacheinander mit ein und demselben Halbelement als „Bezugselektrode" verbindet und nun die verschiedenen Spannungen am Voltmeter abliest. Die folgende Tabelle zeigt eine Reihe von Einzelpotentialen, gemessen bei Zimmertemperatur gegenüber der „normalen Wasserstoffelektrode" als Bezugselektrode, deren Potential man willkürlich gleich 0 setzt, wobei molare Lösungen benutzt werden. Die Anordnung der metallischen Elemente nach steigenden Einzelpotentialen ist die elektrochemische Spannungsreihe.

Einzelpotentiale verschiedener Metalle gegenüber der Normalwasserstoffelektrode

Vorgang	Potential Volt	Vorgang	Potential Volt
$Cs \rightleftharpoons Cs^+ + \varepsilon$	$-2,9$	$Co \rightleftharpoons Co^{2+} + 2\varepsilon$	$-0,26$
$Ca \rightleftharpoons Ca^{2+} + 2\varepsilon$	$-2,8$	$Pb \rightleftharpoons Pb^{2+} + 2\varepsilon$	$-0,13$
$Mg \rightleftharpoons Mg^{2+} + 2\varepsilon$	$-1,5$	$H \rightleftharpoons H^+ + \varepsilon$	± 0
$Al \rightleftharpoons Al^{3+} + 3\varepsilon$	$-1,3$	$Cu \rightleftharpoons Cu^{2+} + 2\varepsilon$	$+0,34$
$Mn \rightleftharpoons Mn^{2+} + 2\varepsilon$	$-1,1$	$Hg \rightleftharpoons Hg^+ + \varepsilon$	$+0,79$
$Zn \rightleftharpoons Zn^{2+} + 2\varepsilon$	$-0,76$	$Ag \rightleftharpoons Ag^+ + \varepsilon$	$+0,81$
$Fe \rightleftharpoons Fe^{2+} + 2\varepsilon$	$-0,44$	$Au \rightleftharpoons Au^{3+} + 3\varepsilon$	$+1,38$

Ebenso wie man die Oxydations- und Reduktionskraft der Elemente durch Aufstellen einer Spannungsreihe messen und miteinander vergleichen kann, lassen sich auch alle anderen Oxydations- und Reduktionsmittel durch Ermittlung ihrer Einzelpotentiale miteinander vergleichen. Ein Platinstab, der in die Lösung eines Oxydations- oder Reduktionsmittels eintaucht, nimmt ein bestimmtes Potential an, das man mit dem einer normalen Wasserstoffelektrode vergleichen kann, indem man die jeweiligen Spannungen am Voltmeter abliest. Die in der folgenden Tabelle aufgeführten Potentiale beziehen sich auf Lösungen molarer Konzentration.

Die in der Tabelle aufgeführten Reaktionsgleichungen beschreiben, im Sinne der oberen Pfeile gelesen, Oxydationsvorgänge, umgekehrt dagegen Reduktionsprozesse. Hieraus ist eindeutig zu entnehmen, daß das Chrom(II)-Ion stärker reduzierend wirkt als das Jodid-

Potentiale von Lösungen verschiedener Oxydations- und Reduktionsmittel molarer Konzentration gegenüber der Normalwasserstoffelektrode

Vorgang	Potential Volt
$HS^- + OH^- \rightleftharpoons S_{fest} + H_2O + 2\,\varepsilon$	$-0,51$
$Cr^{2+} \rightleftharpoons Cr^{3+} + \varepsilon$	$-0,41$
$Ti^{3+} \rightleftharpoons Ti^{4+} + \varepsilon$	$-0,04$
$Sn^{2+} \rightleftharpoons Sn^{4+} + 2\,\varepsilon$	$+0,20$
$Fe(CN)_6^{4+} \rightleftharpoons Fe(CN)_6^{3+} + \varepsilon$	$+0,44$
$2\,J^- \rightleftharpoons J_2 \text{ (gelöst)} + 2\,\varepsilon$	$+0,62$
$Fe^{2+} \rightleftharpoons Fe^{3+} + \varepsilon$	$+0,75$
$Cl^- + 2\,OH^- \rightleftharpoons ClO^- + H_2O + 2\,\varepsilon$	$+0,95$
$J + 3\,H_2O \rightleftharpoons JO_3^- + 6\,H^+ + 5\,\varepsilon$	$+1,08$
$2\,Br^- \rightleftharpoons Br_2 \text{ (gelöst)} + 2\,\varepsilon$	$+1,09$
$Cr^+ + 4\,H_2O \rightleftharpoons HCrO_4^- + 7\,H^+ - 3\,\varepsilon$	$+1,30$
$2\,Cl^- \rightleftharpoons Cl_2 \text{ (gelöst)} + 2\,\varepsilon$	$+1,40$
$Br^- + 3\,H_2O \rightleftharpoons BrO_3^- + 6\,H^+ + 6\,\varepsilon$	$+1,42$
$Mn^{2+} + 4\,H_2O \rightleftharpoons MnO_4^- + 8\,H^+ + 5\,\varepsilon$	$+1,52$
$Ce^{3+} \rightleftharpoons Ce^{4+} + \varepsilon$	$+1.60$

Ion und dieses wieder stärker reduziert als das Fe(II)-Ion. Ebenso zeigt die Tabelle die hohe Oxydationskraft des Ce(IV)-Ions, das alle anderen angeführten Ionen übertrifft. Weiterhin tritt die abnehmende Oxydationswirkung der Halogene Chlor, Brom und Jod in den angegebenen Potentialen deutlich hervor. Oxydations- oder Reduktionsstärke der verschiedenen Oxydations- und Reduktionsmittel kommen also zahlenmäßig in der Höhe des elektrischen Potentials zum Ausdruck, das eine unangreifbare Edelmetallelektrode, in die Lösung des Reduktions-Oxydationsmittels getaucht, gegenüber der Normalwasserstoffelektrode zeigt.

Als Oxydationsmittel werden in der Maßanalyse hauptsächlich folgende Reagentien verwandt:

Kaliumpermanganat (Manganometrie)
Kaliumdichromat
Kaliumbromat
Kaliumjodat
Jod (Jodometrie)
Brom (Bromometrie)
Jodbrom
Cer(IV)-Salze (Cerimetrie).

Für bestimmte oxydimetrische Analysen kommen ferner in Frage[1]:

	Geeignet zur maßanalytischen Bestimmung von:
Kaliumhexacyanoferrat(III)	Ce^{3+}, Cr^{3+}, As^{3+}, Sb^{3+}, Sn^{2+}, Ti^+, HSO_3^-, H_2O_2,
Eisen(III)-ammoniumsulfat	Isonicotinsäurehydrazid
Kupfertartrat	Mono- und Disaccharide
Natriumperjodat	Glykole, Glycerin, Mono- und Disaccharide
Chloramin T	As^{3+}, Sb^{3+}, Sn^{2+}, Fe^{2+}, $[Fe(CN)_6]^{4-}$, SCN^-, SO_3^{2-}
2,6-Dichlorphenolindophenol	Ascorbinsäure
N-Bromsuccinimid	Allylverbindungen, z. B. Diallyl-, Allylisopropyl- und Allylisobutylbarbitursäure

Als Reduktionsmittel werden in der Maßanalyse häufig verwandt:

Natriumthiosulfat (Jodometrie)
Kaliumjodid (bzw. Jodwasserstoff) (Jodometrie)
Oxalsäure (Manganometrie)
Kaliumarsenit, Natriumarsenit
Eisen(II)-sulfat, Eisen(II)-ammoniumsulfat
Kalium-hexacyanoferrat(II)
Natriumsulfit
Titan(III)-chlorid (Titanometrie).

---

[1] BERKA, A., u. J. ZYKA: Neue oxydimetrische Bestimmungen in der pharmazeutischen Analyse. Pharmazie *13*, 81 (1958).

1. Manganometrie. Wegen seines hohen Oxydationsvermögens wird das Kaliumpermanganat schon lange in der Oxydimetrie verwandt. In stark saurer Lösung ist die Oxydationskraft bedeutend größer als in neutraler oder alkalischer Lösung. In saurer Lösung wird das Permanganat-Ion bis zum Mn(II)-Ion reduziert, wobei sich die folgende Reaktion abspielt:

$$MnO_4^- + 8\,H^+ + 5\,\varepsilon \rightleftarrows Mn^{2+} + 4\,H_2O\,.$$

In schwach sauren, neutralen oder alkalischen Medien geht die Reduktion des Permanganat-Ions nach folgender Gleichung nur bis zum MnO_2:

$$MnO_4^- + 4\,H^+ + 3\,\varepsilon \rightleftarrows MnO_2 + 2\,H_2O\,.$$

Zur Herstellung einer n Kaliumpermanganatlösung, die im sauren Milieu wirken soll, ist also 1/5 Mol $KMnO_4$ abzuwiegen; spielt sich die Reaktion in alkalischer Lösung ab, so ist 1/3 Mol zu verwenden oder umzurechnen. Am häufigsten wird eine 0,1 n $KMnO_4$-Lösung in saurem Milieu benutzt.

2. Titration mit Kaliumdichromat. Kaliumdichromat wird in saurer Lösung bis zum Chrom(III)-Ion reduziert:

$$Cr_2O_7^{2-} + 14\,H^+ + 6\,\varepsilon \rightleftarrows 2\,Cr^{3-} + 7\,H_2O\,.$$

Für die Herstellung einer n Kaliumdichromatlösung sind also 1/6 Mol $K_2Cr_2O_7$ erforderlich.

Kaliumdichromat wird in der Maßanalyse verhältnismäßig wenig gebraucht, in der Hauptsache nur zur Bestimmung von Ferrosalzen und zur Einstellung von Natriumthiosulfatlösung. Als Urtitersubstanz ist es aber hervorragend geeignet, da das Abwägen und Auflösen von chemisch reinem Kaliumdichromat keine Schwierigkeiten bietet und sogar Titrationen in salzsaurer Lösung möglich sind, die bei der Verwendung von Kaliumpermanganat als Oxydationsmittel nicht durchgeführt werden können, da hierbei ein Teil der Chlorid-Ionen zu Chlor oxydiert werden und einen zu großen Permanganat-Verbrauch vortäuschen. Die Bestimmung des Titrationsendpunktes ist jedoch ohne Indikator nicht einfach. Man verwendet vorteilhaft Diphenylamin. Sind Dichromat-Ionen in geringem Überschuß, so entsteht über eine grüne Zwischenstufe eine tiefviolette Färbung. Es genügen schon zwei Tropfen 0,01 n Kaliumdichromatlösung, um 100 ml Wasser durch 4 Tropfen der Indikatorlösung violett zu färben. Eine geeignete Indikatorlösung erhält man durch Auflösen von 0,2 g Diphenylamin in 10 ml stickoxidfreier konzentrierter Schwefelsäure, wobei 4 Tropfen jeweils der zu titrierenden Flüssigkeit zugesetzt werden.

3. Titration mit Kaliumbromat. Kaliumbromat wirkt stark oxydierend, wobei Reduktionsmittel, wie Verbindungen des dreiwertigen Arsens, des dreiwertigen Antimons, des zweiwertigen Zinns, des einwertigen Kupfers und Thalliums oder auch Hydrazin in saurer Lösung oxydiert werden. Das Bromat-Ion geht dabei in Bromid-Ion über:

$$BrO_3^- + 6\,H^+ + 6\,\varepsilon = Br^- + 3\,H_2O\,.$$

Bei dem geringsten Überschuß an Bromat-Ionen machen diese aus dem bei der Titration entstandenen Bromid elementares Brom frei, so daß der Äquivalenzpunkt durch das ausgeschiedene Brom (Gelbfärbung) zu erkennen ist:

$$BrO_3^- + 5\,Br^- + 6\,H^+ = + H_2O + 3\,Br_2\,.$$

In geringerer Konzentration, besonders bei Lampenlicht, ist aber das Brom an seiner eigenen Farbe nur schlecht zu erkennen. Aus diesem Grunde verwendet man als Indikatoren Farbstoffe, wie Indigocarmin, Methylrot, Methylorange oder Chinolingelb, die schon durch geringe Spuren von Brom zerstört werden, so daß Entfärbung der Lösung eintritt. Wegen des Abbaus der Farbstoffe ist die Reaktion nicht reversibel und eine Rücktitration nicht möglich. Der Abbau der Indikatoren ist eine Zeitreaktion. Die Bromatlösung soll deshalb gegen Ende der Titration nur langsam und tropfenweise zugegeben werden. Es ist vorteilhaft, kurz vor Beendigung der Titration nochmals einige Tropfen Indikatorlösung zuzufügen, weil ein Überschuß an Kaliumbromatlösung an der Eintropfstelle die Indikatorfarbe schon vorzeitig verblassen läßt.

4. Titration mit Kaliumjodat. Die starke Oxydationswirkung von Kaliumjodat in saurer Lösung führt nicht zu eindeutigen Reaktionen. Es ist jedoch möglich, die Jodatreduktion eindeutig zu gestalten, wenn man bestimmte Versuchsbedingungen einhält.

α. *Methoden, die auf Reduktion von Jodat zu Jodid und freiem Jod beruhen.* Eine vollkommene Reduktion des Jodats zum Jodid gelingt nur in wenigen Fällen, so z. B. bei der Titration von Sn(II)-Chlorid, wobei sich folgende Reaktion abspielt:

$$JO_3^- + 6H^+ + 6\varepsilon = J^- + 3H_2O.$$

Wird die Oxydation mit überschüssigem Jodat in schwefelsaurer, chlorid- und nitratfreier Lösung durchgeführt und das freie Jod durch Erhitzen verflüchtigt, dann setzt sich das Jodat gemäß der Gleichung

$$2JO_3^- + 12H^+ + 10\varepsilon = J_2 + 6H_2O$$

um, sofern nicht störende Begleitreaktionen stattfinden. Die Rücktitration des Jodatüberschusses kann unter Zusatz von Jodid mit Natriumthiosulfatlösung durchgeführt werden. Die Anwendbarkeit solcher Restverfahren ist beschränkt, da die Bedingung erfüllt sein muß, daß das Oxydationsprodukt nicht wieder durch Jodid reduziert wird.

β. *Methoden, die auf Reduktion von Jodat zu positiv einwertigem Jod beruhen.* Kann das Jodat mit seinen Reaktionsprodukten, nämlich Jod oder Jodid, qualitativ unter Bildung von positiv einwertigem Jod weiterreagieren, so kommt man zu einem allgemein anwendbaren Verfahren. Die diesem Verfahren gemeinsam zugrunde liegenden Vorgänge lassen sich durch folgende Gleichungen veranschaulichen:

$$2J^- + JO_3^- + 6H^+ = 2J^+ + 3H_2O$$
$$2J_2 + JO_3^- + 6H^+ = 5J^+ + 3H_2O.$$

Zu den gleichen Ergebnissen gelangt man, wenn das Jodat erst ganz oder zum Teil nach der Gleichung

$$JO_3^- + 6H^+ + 6\varepsilon = J^- + 3H_2O$$

reduziert wird. Im Endergebnis führt aber die Reduktion des Jodats stets zum positiv einwertigen Jod, was durch die folgende Gleichung zum Ausdruck kommt:

$$JO_3^- + 6H^+ + 4\varepsilon = J^+ + 3H_2O.$$

Die oben angeführten Gleichungen geben jedoch nur die stöchiometrischen Verhältnisse wieder, wobei über das Verhalten des positiven Jod-Ions, welches nur in sehr geringer Konzentration beständig ist, nichts ausgesagt wird. Bei allen Titrationen geht das zunächst gebildete J^+ bei Gegenwart von Chlorid, Bromid, Cyanid oder auch Aceton in stabile Verbindungen des positiven Jod-Ions über, wobei Jodmonochlorid, Jodbromid, Jodcyanid oder Jodaceton als Endprodukte entstehen. Von der Lage des Gleichgewichts

$$J_2 = J^+ + J^-$$

gegen Ende der Titration hängt die Wahl des Indikators ab. Ist das Gleichgewicht weitgehend nach rechts oder links verschoben, dann eignet sich nur Chloroform oder Tetrachlorkohlenstoff als Indikator, um das freie Jod genügend sichtbar zu machen, wohingegen bei mittlerer Lage des Gleichgewichts Stärke gut brauchbar ist.

Von den verschiedenen Verfahren hat das Jodcyanverfahren besondere Bedeutung erlangt. Praktische Anwendung findet dieses Verfahren zur Gehaltsbestimmung von Jod-Jodid-Lösungen gemäß den Vorschriften der BP und Pl.Ed. I.

Die Kaliumjodatmethode kann u. a. verwandt werden zur Titration von Jodid und Jod nebeneinander.

5. Jodometrie. Eine der vielseitigsten oxydimetrischen Methoden ist die Jodometrie. Ihre Vielseitigkeit beruht einerseits auf der oxydierenden Wirkung des elementaren Jods, andererseits auf der reduzierenden Wirkung des Jodid-Ions, denn der zugrunde liegende Vorgang ist vollkommen umkehrbar:

$$J_2 + 2\varepsilon \rightleftharpoons 2J^-.$$

Es besteht also die Möglichkeit, Reduktionsmittel mit Jodlösung direkt zu titrieren, wobei das Jod zum Jodid-Ion reduziert und das Reduktionsmittel oxydiert wird; z. B.

$$S^{2-} + J_2 \rightleftharpoons 2J^- + S.$$

Man kann aber auch in saurer Lösung Oxydationsmittel durch Zugabe von Kaliumjodidlösung reduzieren, wobei das Jodid-Ion zu freiem Jod oxydiert wird z. B.

$$2MnO_4^- + 10J^- + 8H^+ = 2Mn^{2+} + 5J_2 + 4H_2O.$$

Das freigemachte Jod kann dann mit einem geeigneten Reduktionsmittel (Natriumthiosulfat) titriert werden.

In neutraler und schwach saurer Lösung verwendet man hierzu Natriumthiosulfat, in stärker alkalischer Lösung arsenige Säure.

Der Titration des Jods mit Natriumthiosulfat liegt die folgende Umsetzung zugrunde:

$$2S_2O_3^{2-} + J_2 = S_4O_6^{2-} + 2J^-.$$

Die Reduktion des Jods durch Thiosulfat, wobei das letztere zum Tetrathionat oxydiert wird, verläuft nach der angegebenen Gleichung nur in neutraler oder schwach saurer Lösung stöchiometrisch. Durch vorgelegte, mehr oder weniger alkalische Jodlösungen wird das Thiosulfat teilweise bis zur Schwefelsäure weiter oxydiert:

$$S_2O_3^{2-} + 4J_2 + 10OH^- = 2SO_4^{2-} + 8J^- + 5H_2O.$$

Demnach erfordert in alkalischer Lösung die Reduktion der gleichen Jodmenge sehr viel weniger Thiosulfat als in neutralen oder schwach sauren Lösungen. Titriert man vorgelegte Jodlösungen mit Natriumthiosulfat, so ist darauf zu achten, daß die Wasserstoffionenkonzentration der titrierten Lösungen niemals einen gewissen Minimalwert unterschreitet. Die untere Grenze liegt nach Angaben von KOLTHOFF für 0,1 n Jodlösung bei pH = 7,6, für 0,01 n Jodlösungen bei pH = 6,5 und für 0,001 n Jodlösungen bei pH = 5, steigt also stark mit der Verdünnung. Ferner dürfen natürlich auch Salze, wie Natriumcarbonat, Ammoniumcarbonat, sekundäres Natriumphosphat, Borax usw. nicht zugegen sein, weil ihre wäßrigen Lösungen infolge Hydrolyse alkalisch reagieren. Alle diese Einschränkungen gelten, wenn Jod mit Natriumthiosulfatlösung titriert wird. Läßt man aber umgekehrt die Jodlösung in die Natriumthiosulfatlösung einfließen, so fällt die störende Nebenwirkung der Hydroxyl-Ionen fast vollständig fort, weil das eintropfende Jod von den in großem Überschuß vorhandenen Thiosulfat-Ionen unter Tetrathionatbildung abgefangen wird, bevor es Gelegenheit hat, mit den Hydroxyl-Ionen unterjodige Säure zu bilden. Bei der Titration von Natriumthiosulfat mit Jodlösung stören also geringe Hydroxyl-Ionen-Konzentrationen nicht wesentlich.

Ob die umkehrbare Reaktion $J_2 + 2\varepsilon \rightleftharpoons 2J^-$ nach der linken oder der rechten Seite der Gleichung hin quantitativ verläuft, hängt von der Größe des Oxydations- bzw. Reduktionspotentials des zu bestimmenden Stoffes ab. Ein Reduktionsmittel wird von der Jodlösung oxydiert, wenn sein Oxydationspotential niedriger ist als dasjenige des Jods, ein Oxydationsmittel wird von Jodwasserstoff reduziert, wenn sein Reduktionspotential unter dem des Jodwasserstoffs liegt. Da aber die Größe des Oxydations- bzw. Reduktionspotentials eines beliebigen Redoxvorganges stark von der Wasserstoffionenkonzentration, der Temperatur und anderen Faktoren abhängt, ist es möglich, ein und dieselbe Reaktion durch geeignete Wahl der Versuchsbedingungen entweder in Richtung des Oxydations- oder des Reduktionsvorganges quantitativ verlaufen zu lassen. So läßt sich z. B. die Arsensäure in stark saurer Lösung durch Jodid-Ionen quantitativ zu arseniger Säure reduzieren, während arsenige Säure in neutraler oder schwach alkalischer Lösung durch Jod quantitativ zu Arsensäure oxydiert wird. Beide Vorgänge werden durch die folgende Gleichung zum Ausdruck gebracht:

$$AsO_3^{3-} + J_2 + H_2O \rightleftharpoons AsO_4^{3-} + 2\,H^+ + 2\,J^-.$$

Die Verwendung der arsenigen Säure zur Titration von Jod in schwach alkalischer Lösung beruht auf der gleichen Reaktion.

6. Bromometrie. α. *Bromometrische Titrationen in saurer Lösung.* Die Methoden der Jodometrie zeichnen sich durch eine elegante Arbeitsweise und große Zuverlässigkeit aus, zumal der Endpunkt mit der Jodstärkereaktion ausgezeichnet zu erkennen ist. Ihrer häufigen Anwendung, namentlich bei Serienbestimmungen in Industrielaboratorien steht jedoch der verhältnismäßig hohe Preis des Jods und des Kaliumjodids im Wege. Deshalb hat man sich vielfach bemüht, die Jodometrie durch eine Bromometrie zu ersetzen. Hierbei ergeben sich allerdings gewisse Schwierigkeiten. Bromlösungen haben einen erheblich höheren Dampfdruck als Jodlösungen und sind deshalb weniger titerbeständig. Ein Zusatz von Kaliumbromid und Chlorwasserstoffsäure setzt jedoch den Dampfdruck einer Bromlösung soweit herab, daß sie für bromometrische Bestimmungen gut verwendbar wird. Die Endpunktserkennung bei bromometrischen Bestimmungen ist nicht so leicht wie bei den jodometrischen. Man ist auf organische Farbstoffe angewiesen, die nach Beendigung der Oxydation des zu bestimmenden Stoffes durch Brom ebenfalls glatt oxydiert und dadurch entfärbt werden. Die meisten hierfür vorgeschlagenen Farbstoffe reagieren aber nur langsam mit dem überschüssigen Brom. Man darf also bei ihrer Verwendung als Indikatoren nicht zu schnell titrieren, weil sonst infolge des nachhinkenden Farbumschlags ein fehlerhafter Mehrverbrauch beobachtet wird. Sehr gut geeignet ist das Chinolingelb, ein Farbstoff, der seine intensive gelbe Farbe während der Titration nicht merklich ändert, nach beendeter Reaktion aber sofort scharf von Gelb nach Farblos umschlägt. Dieser Farbumschlag ist besonders bei Tageslicht sehr gut zu erkennen. Man verwendet pro Titration 0.5 bis 1 ml einer 0,1 %igen Lösung von Chinolingelb.

Die bromometrischen Analysen werden in saurer Lösung allgemein so vorgenommen, daß man die zu bestimmende reduzierende Substanz mit überschüssiger 0,1 n Bromlösung versetzt, den Bromüberschuß mit 0,1 n arseniger Säure im Überschuß zurücknimmt und die überschüssige arsenige Säure mit der Bromlösung titriert. Ist ein Oxydationsmittel zu bestimmen, so wird es mit überschüssiger 0,1 n arseniger Säure behandelt. Der Überschuß des Arsentrioxids wird durch Titration mit 0,1 n Bromlösung ermittelt:

$$As_2O_3 + 2\,Br_2 + 2\,H_2O = As_2O_5 + 4\,HBr.$$

Die bromometrischen Bestimmungen haben vor den jodometrischen einen nicht zu unterschätzenden Vorzug: Wegen des höheren Oxydationspotentials des Broms einer Brom-Bromkaliumlösung gehen auch in stärker sauren Lösungen zahlreiche Oxydationen glatt vonstatten, die durch das Jod einer Jod-Jodkaliumlösung nicht durchgeführt werden können. So lassen sich z. B. arsenige und antimonige Säure in stark salzsaurer Lösung mit Brom-Bromkaliumlösung ohne Schwierigkeiten titrieren. Bromometrische Titration in saurer Lösung kann man auch ohne Bromlösung so vornehmen, daß man ein abgemessenes Volumen eingestellter 0,1 n Kaliumbromatlösung mit Kaliumbromid und Säure versetzt. In der Flüssigkeit entsteht dann das benötigte Brom in quantitativer Reaktion nach der Gleichung:

$$BrO_3^- + 5\,Br^- + 6\,H^+ = 3\,Br_2 + 3\,H_2O.$$

Das überschüssige Brom läßt sich nach Zugabe von Kaliumjodid mit Natriumthiosulfat oder arseniger Säure titrieren.

β. *Bromometrische Titrationen in alkalischer Lösung.* Einige bromometrische Titrationen führt man mit Hilfe alkalischer „Bromlaugen" durch, deren wirksames Prinzip die Hypobromit-Ionen darstellen:

$$\mathrm{Br_2 + 2\,OH^- \rightleftharpoons BrO^- + Br^- + H_2O}.$$

Auch die alkalischen Bromlösungen sind nicht sehr titerbeständig; ihr chemischer Wirkungswert muß daher von Zeit zu Zeit kontrolliert werden.

Als Beispiel einer Titration mit Bromlauge soll die Bestimmung der Ammoniumsalze beschrieben werden. Ammonium-Ionen werden durch Hypobromit-Ionen zu elementarem Stickstoff oxydiert:

$$\mathrm{2\,NH_4^+ + 3\,BrO^- + 2\,OH^- = N_2 + 3\,Br^- + 5\,H_2O}.$$

50 ml einer etwa 0,1 n Natriumhypobromitlösung werden in einen Jodzahlkolben pipettiert und unter Umschwenken mit 25 ml der zu analysierenden Ammoniumsalzlösung versetzt. Diese soll etwa 1/30 Mol Ammoniak im Liter enthalten. Nach 15minütigem Stehen im verschlossenen Kolben wird die Lösung auf etwa 150 ml mit Wasser verdünnt, mit 2 g Kaliumjodid und nach einer Minute mit 10 ml verdünnter Salzsäure versetzt und mit 0,1 n Natriumthiosulfatlösung titriert. Bei der Berechnung muß beachtet werden, daß nur die halbe Menge des zur Herstellung der Bromlauge verwendeten Broms als Hypobromit wirksam ist und somit eine n Bromlösung nicht 2/3, sondern nur 1/3 Mol Ammoniak äquivalent ist. 1 ml 0,1 n Bromlösung entspricht 1/10 Milligrammäquivalent, also 0,5677 mg $\mathrm{NH_3}$ oder 0,6013 mg $\mathrm{NH_4^+}$.

7. Cerimetrie. Die Möglichkeit, mit Cer(IV)-Salzen oxydimetrische Bestimmungen durchführen zu können, ist schon ziemlich lange bekannt. Praktische Bedeutung hat diese maßanalytische Methode aber erst erlangt, nachdem geeignete Redoxindikatoren gefunden waren, die eine scharfe und einfache Endpunktsbestimmung ermöglichen. Cer(IV)-Verbindungen sind in angesäuerten Lösungen sehr starke, dem Kaliumpermanganat vergleichbare Oxydationsmittel. Für maßanalytische Bestimmungen kommen hauptsächlich Cer(IV)-sulfat, Cer(IV)-nitrat und Cer(IV)-perchlorat in Frage. Die Oxydationspotentiale in verschiedenen Lösungen betragen:

für Cer(IV)-Cer(III)-sulfat in Schwefelsäure	+ 1,461 V
für Cer(IV)-Cer(III)-nitrat in Salpetersäure	+ 1,61 V
für Cer(IV)-Cer(III)-perchlorat in Perchlorsäure	+ 1,70 V
und für Cer(IV)-Cer(III)-chlorid in Chlorwasserstoffsäure	+ 1,28 V

Cer(IV)-Lösungen sind wegen der Bildung schwer löslicher basischer Cer(IV)-Salze in schwach angesäuerter oder neutraler Lösung nicht brauchbar. Cer(III)-Salze werden in konzentrierter Alkalicarbonatlösung von milden Oxydationsmitteln, z. B. Kaliumhexacyanoferrat(III) vollständig oxydiert. Bei der Einwirkung von Luftsauerstoff auf Cer(III)-Salze in alkalischen Medien entstehen Per-Cersalze. Daher sind Cer(IV)-Salze, im Gegensatz zu Kaliumpermanganat, als maßanalytische Reagentien nur in sauren Lösungen, die man am besten 0,5 n oder stärker wählt, brauchbar.

Eingestellte Cer(IV)-sulfatlösungen besitzen gegenüber anderen oxydimetrischen Lösungen folgende Vorteile:

1. Trotz ihres hohen Oxydationsvermögens zeichnen sie sich durch große Beständigkeit aus. Die Titeränderung beträgt in einem Jahr nur 1 bis 2°/₀₀.
2. In genügend stark saurer Lösung kann ohne Veränderung des Titers mehrere Stunden bis zum Siedepunkt erhitzt werden.
3. Lösungen, die mit Salzsäure angesäuert sind, können mit Cer(IV)-sulfat fehlerfrei titriert werden.
4. Während beispielsweise in der Manganometrie mehrere Oxydationsstufen durchschritten werden, sind die den cerimetrischen Titrationen zugrunde liegenden Reaktionen denk-

bar einfach, da nur ein Wertigkeitswechsel möglich ist und somit nur ein Reaktionsprodukt in Frage kommt, nämlich das Cer(III)-Salz:

$$Ce^{4+} + \varepsilon \;\rightleftharpoons\; Ce^{3+}.$$

Deshalb ist Cer(IV)-sulfat dem Kaliumpermanganat in vielen Fällen überlegen.

Cer(IV)-nitrat- und Cer(IV)-perchloratlösungen sind weniger haltbar als die Sulfatlösungen, aber gut brauchbar, wenn häufiger eine Einstellung vorgenommen wird. Cer(IV)-perchloratlösungen verwendet man hauptsächlich zur Oxydation organischer Substanzen, z. B. von Glycerin.

Cer(IV)-Salzlösungen sind nur schwach gelb gefärbt. Der Umschlagspunkt bei Titrationsende ist direkt nur schwer zu erkennen. Entstehen farblose Oxydationsprodukte, wie das bei Oxalsäure oder Wasserstoffperoxid der Fall ist, dann kann die Cer(IV)-Farbe als Indikator dienen, wobei eine Korrektur angewandt wird.

Wenn man Jodmonochlorid als Indikator verwendet, gibt das Verschwinden der Jodfarbe in einer Schicht von Tetrachlorkohlenstoff oder Chloroform eine scharfe Endpunktsindikation. Ein Tropfen sehr verdünnter Jodatlösung veranlaßt beim Äquivalenzpunkt eine scharf ausgeprägte Entfärbung, mit einem Tropfen ebenso verdünnter Jodidlösung tritt die Färbung wieder auf. Diese Methode bewährt sich gut bei der Arsen- oder der Jodidbestimmung.

Zur Herstellung einer brauchbaren Jodmonochloridlösung löst man 0,279 g Kaliumjodid und 0,178 g Kaliumjodat in 250 ml Wasser und säuert sofort mit konzentrierter Salzsäure an. Für Titrationen mit Cer(IV)-Salzlösungen steht heute eine Reihe von Oxydations-Reduktions-Indikatoren zur Verfügung (s. den nächsten Abschnitt).

8. Oxydations-Reduktions-Indikatoren. Die vielseitige Verwendbarkeit des starkfarbigen Kaliumpermanganats und die leichte Nachweisbarkeit geringer Jodmengen mit Stärke machten die Verwendung von *Redoxindikatoren* zunächst überflüssig. Bei der Verwendung anderer Maßlösungen wurden brauchbare Redoxindikatoren erforderlich.

Als Oxydations-Reduktions-Indikatoren kommt eine Reihe von Farbstoffen in Frage, welche beim Auftreten bestimmter Oxydationspotentiale momentan eintretende, möglichst deutliche und reversible Farbänderungen zeigen, wobei man dann einfach auf Grund der Kenntnis des Potentials, das die Lösung im Endpunkt einer gegebenen Reaktion zeigt, den geeigneten Indikator auszuwählen hat.

Unter einem Redoxindikator versteht man einen Stoff, welcher selbst ein Reduktions- oder Oxydationsmittel ist. Er zeigt den Endpunkt der Titration dadurch an, daß er durch einen kleinen Überschuß an Titrierlösung oxydiert oder reduziert wird und dabei eine Konstitutionsänderung erfährt, welche als auffallende Farbänderung sichtbar wird. Ein Redoxindikator ist also dann für eine bestimmte Reaktion geeignet, wenn sein Umschlagspotential innerhalb gewisser Grenzen mit dem Potential im Äquivalenzpunkt der Lösung zusammenfällt. Das Umschlagspotential ist das Potential, welches eine Lösung zeigt, in der die beiden Oxydationsstufen des Indikators in gleichen molaren Mengen vorhanden sind. In vielen Fällen ergibt sich ein reversibles Verhalten dieser Redoxsysteme und eine starke Abhängigkeit der Oxydationspotentiale der Indikatoren von der Wasserstoff-Ionenkonzentration der Lösung. Man muß aber hier häufiger damit rechnen, daß die Prozesse nicht vollständig reversibel sind und daß Reaktionsverzögerungen sowie Nebenreaktionen eintreten können. Die beste Gleichgewichtseinstellung und damit weitgehendste Reversibilität des Redoxvorganges ist zu erwarten, wenn die zwei Oxydationsstufen eines Stoffes nur durch Abgabe oder Aufnahme eines oder mehrerer Elektronen entstehen (z. B. Fe^{3+}/Fe^{2+} oder Chinon/Hydrochinon).

Bei den Redoxindikatoren ist damit zu rechnen, daß sie während der Titration zersetzt werden, d. h. sie können nicht mehr vollständig in die Ausgangsstufe zurückverwandelt werden. In diesem Falle wird mehr Titrierlösung verbraucht, als für den Umschlag an sich erforderlich ist. Daher darf im allgemeinen nicht beliebig oft hin- und zurücktitriert werden. Eine mangelnde Widerstandsfähigkeit der Redox-Indikatoren macht sich oft bei erhöhter

Temperatur bemerkbar und auch dann, wenn bei der Titration ein Überschuß an Oxydationsmittel vorhanden ist. Farbstoffe, welche völlig irreversibel verändert werden, haben nur in besonderen Fällen Bedeutung. Beim Gebrauch der Redoxindikatoren ist weiterhin zu beachten, daß man Potentiale, die negativer als das Wasserstoffnormalpotential oder positiver als das Sauerstoffnormalpotential sind, schwer genau messen kann, da sie sich nicht vollständig im Gleichgewicht befinden [z. B. Cr(II)/Cr(III)-Potential]. Diese Reaktionsträgheit der Redoxindikatoren äußert sich besonders in einem verschieden schnellen Ansprechen auf das Oxydations-Reduktionspotential der Lösung. Es ist daher gegebenenfalls erforderlich, am Ende der Titration nach jedem Zusatz von Reagens die Gleichgewichtseinstellung abzuwarten. Im Endpunkt darf deshalb nicht zu rasch und im allgemeinen nicht beliebig oft hin- und zurücktitriert werden. Es ist, vor allem bei nichterprobten Indikatoren, auf die möglicherweise während der Titration eintretende Zerstörung des Indikators durch das Oxydationsmittel zu achten. Wenn nötig, ist der Indikator erst kurz vor dem Endpunkt einzusetzen.

Die wichtigsten und am besten erprobten Redoxindikatoren sind folgende:

1. Diphenylamin, Diphenylbenzidin, Diphenylaminsulfonat;
2. Erioglaucin, Eriogrün, Setoglaucin u. a. Triphenylmethan-Derivate;
3. o-Phenanthrolin-Eisen(II)-sulfat (Ferroin), 2,2′-Dipyridil-Eisen(II)-Salze.

Diphenylamin. Von der intensiven Blaufärbung des Diphenylamins durch Oxydationsmittel, vor allem durch Salpetersäure, wurde schon in der qualitativen Analyse Gebrauch gemacht. Das sehr schwach basische, farblose Diphenylamin wird durch Oxydation in saurer Lösung wahrscheinlich zunächst in das farblose Diphenylbenzidin überführt:

Dieses kann reversibel weiter oxydiert werden zum chinoiden Diphenylbenzidin-Violett:

Als Zwischenprodukt entsteht dabei u. U. eine sehr schwer lösliche, grüne Verbindung, die im allgemeinen als Molekülverbindung zwischen Diphenylbenzidin und Diphenylbenzidin-Violett aufgefaßt wird.

Das Umschlagspotential des Diphenylamins ist in Verbindung mit der Eisen-Dichromat-Titration ermittelt worden: Hier erfolgt das erste Auftreten bzw. Verschwinden eines neben der Chrom(III)-Farbe erkennbaren violetten Farbtons bei $0{,}51 \pm 0{,}01$ V, gemessen gegen eine gesättigte Kalomelelektrode.

Zur Titration dient meist eine Lösung von 1 g Diphenylamin in 100 ml konz. Schwefelsäure, gelegentlich auch eine auf das 5- oder 10fache verdünnte Lösung. Empfohlen wird außerdem eine Lösung von 1,69 g zu einem Liter sirupöser Phosphorsäure. Diese Indikatorlösungen sind sehr gut haltbar. Eine braune oder bläuliche Verfärbung der Lösung hat keinen Einfluß auf ihre Brauchbarkeit.

Diphenylbenzidin. Die obige Auffassung über den Oxydationsvorgang beim Diphenylamin legt es nahe, zur Erzielung einer kleineren Indikatorkorrektur Diphenylbenzidin unmittelbar als Indikator zu benutzen. Die sehr geringe Löslichkeit erschwert jedoch seine Anwendbarkeit. Es reagiert außerdem oft viel träger als Diphenylamin. Bei der Titration von Oxydationsmitteln ist es dem letzteren jedoch gleichwertig in bezug auf den Umschlag. Hier hat sich auch gezeigt, daß die Indikatorkorrektur tatsächlich kleiner ist. Das in Verbindung mit der Dichromat-Eisentitration ermittelte Umschlagspotential von $0{,}51 \pm 0{,}01$ V, gemessen gegen eine gesättigte Kalomelelektrode, spricht ebenfalls dafür, daß Diphenylbenzidin bei der Titration aus dem Diphenylamin entsteht. Die gebräuchlichsten Lösungen sind: 1 g (0,1 g) Indikator in 100 ml konz. Schwefelsäure und 0,1 g Indikator in 10 ml konz. Schwefelsäure verdünnt mit 90 ml Eisessig. Auch eine Diphenylbenzidinlösung verfärbt sich beim Stehen allmählich, selbst wenn von einem sehr reinen Präparat ausgegangen wird.

Diphenylamin-p-sulfonsäure. Die Einführung einer stark polaren Gruppe in die Molekel des Diphenylamins hat, bei gleichem Oxydationsmechanismus, eine Verbesserung der Indikatoreigenschaften ergeben, vor allem bezüglich der Löslichkeit in Wasser, der Schärfe des Farbumschlages und der Verwendbarkeit in Gegenwart von Wolframsäure. Die Farbänderung der Diphenylamin-p-sulfonsäure bei der Eisen-Dichromat-Titration von Grün über Grau nach Violett tritt bei etwas höherem Potential ein als bei den beiden verwandten Indikatoren, nämlich bei 0,59 bis 0,60 V, bezogen auf die gesättigte Kalomelelektrode. Man kann direkt eine wäßrige Lösung des Barium-diphenylaminsulfonates verwenden, etwa eine 0,2%ige oder 0,005 m (3,17 g Ba-Sulfonat/Liter). In Fällen, in denen das Bariumion stört, wird das Sulfonat zuvor mit Natriumsulfat umgesetzt.

Erioglaucin, Eriogrün, Setoglaucin. Eine zweite für die Maßanalyse wichtige Gruppe von weitgehend reversiblen Redoxindikatoren bilden die Triphenylmethanderivate. Die Farbänderung der genannten Indikatoren ist sehr auffällig. Sie erfolgt in saurer Lösung, bei einer Säurekonzentration von 0,4 bis 1,2 n, von Gelb bzw. Grün nach Orange, Rosa oder Bläulichrot. Dabei ist das Umschlagsintervall klein, d.h. die Änderung ist scharf und zugleich gut, teilweise sogar sehr gut reversibel. Wie bei anderen Redoxindikatoren kann man allerdings auch hier u. U. ein etwas verzögertes Ansprechen beobachten.

Bei der Eisen-Permanganat-Titration in einer an H_2SO_4 1,3 n und an $FeSO_4$ 0,015 n Lösung haben sich folgende Umschlagspotentiale ergeben, die auf die Normalkalomelelektrode bezogen sind:

　　　　Eriogrün B　　　+ 0,72 V
　　　　Setoglaucin O　 + 0,72 V
　　　　Erioglaucin A　 + 0,71 V

In engem Zusammenhang mit der Höhe des Umschlagspotentials steht die Beobachtung, daß die Indikatoren im Gegensatz zum Diphenylamin nur auf Oxydationsmittel von der Stärke des Permanganats ansprechen, während sie gegen Hexacyano-ferrat(III), Eisen(III)-Salz und Dichromat unempfindlich sind. Jedoch tritt bei ihnen die Zerstörbarkeit durch Oxydationsmittel stärker in den Vordergrund, die noch durch Zwischenreaktionen während der Titration begünstigt sein können. Soll ein Oxydationsmittel, z.B. Cer(IV)-sulfat, mit Eisen(II)-sulfat titriert werden, so ist es daher unbedingt nötig, den Indikator erst kurz vor dem Umschlag zuzufügen. Ein großer Vorzug der Triarylmethanindikatoren ist ihre leichte Löslichkeit in Wasser. Man verwendet 0,1%ige wäßrige Lösungen. Sie zeigen beim Stehen keinerlei Veränderung. Zur Anfärbung einer Titrationslösung genügen im allgemeinen 0,5 bis 1 ml Indikatorlösung.

Das *Erioglaucin A* besitzt die folgende Struktur:

Der Indikator löst sich in Wasser mit blauer Farbe. In Gegenwart einer größeren Menge Mineralsäure bilden sich gelbe, mehrsäurige Salze. In nicht zu stark sauren Lösungen entsteht eine grüne Mischfarbe. Letztere schlägt schon auf Zusatz von 0,3 ml 0,01 n $KMnO_4$ zu einem Gemisch von 400 ml 0,4 n H_2SO_4 und 1 ml Indikatorlösung nach Rot um. Mit 0,1 ml 0,01 n $KMnO_4$ entsteht eine schwachgraue Übergangsfarbe. Durch Zusatz einer kleinen Menge Eisen(II)-Salzlösung tritt sofort wieder die ursprüngliche grüne Farbe auf.

Eriogrün B hat die folgende Strukturformel:

Es löst sich in Wasser mit blaugrüner Farbe. Schon in Gegenwart von wenig Säure tritt eine intensiv gelbe Farbe auf. Bei 400 ml 0,4 n H_2SO_4, welche 2 ml Eriogrünlösung enthält, bewirkt 0,1 ml 0,01 n Permanganat bereits einen scharfen Umschlag nach Orangegelb, der mit wenig Eisen(II)-Sulfatlösung in Gelb übergeht. Der Umschlag tritt hier merklich verzögert auf, so daß im Endpunkt einer Titration nach jedem Zusatz von Lösung mehrere Sekunden gewartet werden muß. Dafür ist jedoch Eriogrün widerstandsfähiger gegen die zerstörende Wirkung des Permanganats als Erioglaucin und Setoglaucin, was wiederum darin zum Ausdruck kommt, daß der Umschlag länger beständig ist.

Setoglaucin O besitzt die folgende Formel:

$$\left[(CH_3)_2N \diagdown \diagup C \diagdown \diagup \overset{\oplus}{N}(CH_3)_2 \right] Cl^-$$
(mit Cl-Substituent)

Die wäßrige Lösung sieht in der Aufsicht tiefblau aus. Der Farbumschlag in schwefelsaurer Lösung erfolgt ähnlich dem des Erioglaucins von Grün über Gelb nach Gelbrot; in salzsaurer Lösung geht die Farbe von Gelb nach Gelbrot über. Setoglaucin O wird für Titrationen in salzsauren Lösungen empfohlen, besonders für die Eisentitration nach Reduktion mit Zinn(II)-chlorid, da es sich hier dem Eriogrün an Beständigkeit überlegen zeigt.

Tri-o-phenanthrolin-eisen(II)-sulfat (Ferroin). Das Ferroin ist wegen seines hohen Umschlagpotentials und seiner großen Beständigkeit ein besonders wertvoller, vielseitig brauchbarer, weitgehend reversibler Redoxindikator. Es stellt zugleich einen neuen Typus dieser Indikatoren dar. Während die bisher besprochenen rein organische Verbindungen waren, handelt es sich hier um einen Metallkomplex, der folgenden Struktur:

Ferro-Ion (tiefrot) $\rightleftarrows$ Ferri-Ion (schwachblau)

Das o-Phenanthrolin bildet mit Eisen(II)-Ionen stabile, rot gefärbte Komplexe. Das Anion des eingesetzten Eisensalzes ist ionogen gebunden. Die so entstandenen Komplexe sind zur Gruppe der komplexen Hexamine zu rechnen. Starke Oxydationsmittel rufen einen Farbumschlag von einem kräftigen Rot zu einem schwächeren Blau hervor, wobei das Zentralatom von Fe(II) nach Fe(III) übergeht. Durch sehr schwache Reduktionsmittel, z.B. Hg oder Ag, wird die Reaktion wieder umgekehrt.

Dieser einfache Oxydationsvorgang im Zusammenhang mit der großen Stabilität des Komplexes erklärt die ausgezeichnete Reversibilität des Farbumschlags und die außerordentliche Beständigkeit des Indikators gegen oxydativen Abbau. Verdünnte Mineralsäuren greifen den Eisen(II)-Phenanthrolin-Komplex in der Kälte erst nach sehr langem Stehen an, während 5%ige Schwefelsäure beim Kochen in wenigen Minuten zerstörend wirkt. Das Oxydationspotential des Indikators in 1 m H_2SO_4 wurde mit Hilfe der Eisen-Cer(IV)-sulfat-Titration zu 1,06 V ermittelt, bezogen auf die Normalwasserstoffelektrode. Da der Eisen(II)-Komplex bedeutend intensiver farbig ist als die Eisen(III)-Form, tritt der Farbumschlag bei 90%iger Oxydation ein, d.h. bei 1,12 Volt. Das Potential sinkt mit steigender Säurekonzentration. Mit der Höhe des Umschlagspotentials steht die Tatsache in Zusammenhang, daß Ferroinlösungen gegen Luftsauerstoff vollständig widerstandsfähig sind. Der Umschlag kann nur mit starken Oxydationsmitteln eintreten.

Zur Herstellung der Indikatorlösung verwendet man meist eine 0,025m $FeSO_4$-Lösung, die die stöchiometrische Menge Phenanthrolin-Monohydrat (198,10) enthält. Die neutrale Lösung ändert sich innerhalb eines Jahres nicht merklich. Ein Tropfen davon genügt für eine Titration. Zu seiner vollständigen Oxydation ist weniger als 0,01 ml 0,1 n Oxydationsmittel erforderlich. Die beste Farbstärke erhält man bei Zusatz von einem Tropfen zu 200 ml Lösung.

20 Hagers Handbuch, Bd. I

Ähnlich wie *Phenanthrolin* kann auch das *2,2'-Dipyridil* verwendet werden. Es besitzt die folgende Konstitution und bildet einen entsprechenden Eisenkomplex:

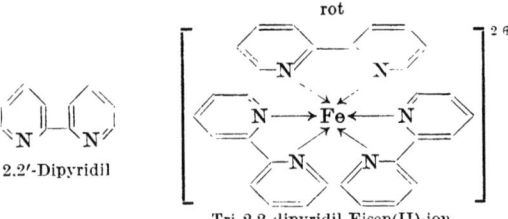

2.2'-Dipyridil

Tri-2,2-dipyridil-Eisen(II)-ion

b. Neutralisationsanalysen

1. Grundlagen. Die Neutralisation, die als Ionenreaktion unmeßbar schnell verläuft und in der Vereinigung dissoziierter Wasserstoff-Ionen mit dissoziierten Hydroxyl Ionen zu undissoziiertem Wasser besteht, ist die Grundlage der *acidimetrischen* und *alkalimetrischen Titrationen*, die man zusammengefaßt als *Neutralisationsanalysen* bezeichnet.

Die Konzentration einer Säure läßt sich durch Reaktion mit dem zu ihrer Neutralisation notwendigen Volumen einer Base bekannten Gehaltes ermitteln (Acidimetrie). Eine unbekannte Menge Lauge erfaßt man umgekehrt durch Titration mit einer eingestellten Säure (Alkalimetrie).

Da der *Neutralisationsvorgang*:

$$H^+ + OH^- \rightleftharpoons H_2O$$

eine *Gleichgewichtsreaktion* ist, tritt eine vollständig von links nach rechts verlaufende Reaktion praktisch nur dann ein, wenn es sich um starke Säuren und starke Basen handelt.

Am Beispiel der Neutralisation einer Lösung von Chlorwasserstoffsäure mit Natronlauge soll nun gezeigt werden, wie sich im Verlauf einer Titration, also nach jedem Reagenszusatz, die Wasserstoffionenkonzentration der Lösung ändert. Dabei soll die vereinfachende Annahme gemacht werden, daß sich das Volumen der Ausgangslösung während der Titration nicht ändert. In der Praxis kommt man dieser Forderung sehr nahe, wenn man zur Titration der vorgelegten 0,01 n Salzsäure eine n Natronlauge verwendet, die man einer Mikrobürette entnimmt. Nachfolgende Tabelle gibt an, wieviel von der n Natronlauge zu 100 ml 0,01 n Salzsäure jeweils hinzugegeben wurde, welchen Anteilen der Salzsäure, angegeben in Prozenten der anfangs vorhandenen Säuremenge, die Natronlaugemengen äquivalent sind und wie groß die *Wasserstoffionenkonzentration* ($= [H^+]$) und damit das pH der Lösung nach jedem Reagenszusatz ist.

Änderung der Wasserstoffionenkonzentration bzw. der pH-Werte nach Zusatz von steigenden Mengen n Natronlauge zu 100 ml 0,01 n Salzsäure

Zugesetzte ml n Natronlauge	Äquivalente Lauge auf je 100 Äquivalente der anfangs vorhandenen Säure	$[H^+]$	pH
0,000	0,0	10^{-2}	2
0,900	90,0	10^{-3}	3
0,990	99,0	10^{-4}	4
0,999	99,9	10^{-5}	5
1,000	100,0	10^{-7}	7
1,001	100,1	10^{-9}	9
1,010	101,0	10^{-10}	10
1,100	110,0	10^{-11}	11

Trägt man die in der Tabelle aufgeführten pH-Werte als Ordinaten, die zugehörigen Anteile der Salzsäure als Abszissen in ein Koordinatensystem ein, so ergibt sich die in Abb. 159 dargestellte charakteristische Titrations-, hier Neutralisationskurve. Der pH-Wert der Säure nimmt bei steigendem Hydroxylionenzusatz zunächst langsam, dann immer schneller zu und ändert sich schließlich sprunghaft, um zuletzt nur noch langsam und immer langsamer abzunehmen. Die Kurve geht also durch einen Wendepunkt. Dieser Wendepunkt der Kurve, an dem die Zunahme der pH-Zahl den größten Wert erreicht, an dem also ein bestimmter kleiner Hydroxylionenzusatz die größte Änderung in der Wasserstoffionenkonzentration der Lösung hervorruft, ist der *Äquivalenzpunkt* des Systems.

Ziel jeder Neutralisationsanalyse ist, möglichst genau den Äquivalenzpunkt des vorliegenden Titrationssystems zu erfassen. Wird eine starke Säure mit einer starken Base titriert oder umgekehrt, so fallen der Äquivalenzpunkt und der wahre Neutralpunkt, der durch die $[H^+] = 10^{-7}$ charakterisiert ist, praktisch zusammen. Es lassen sich zu solchen Titrationen sämtliche Indikatoren benutzen, die in einem Bereich von pH 4 bis pH 10 ihre Farbe wechseln, also Indikatoren vom Umschlagsbereich des Methylorange bis einschließlich Phenolphthalein.

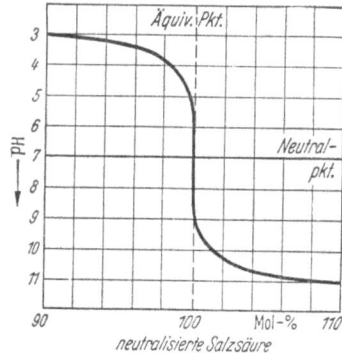

Abb. 159. Neutralisationskurve zur Titration einer starken Säure mit einer starken Base (aus JANDER/JAHR: Maßanalyse, 6. Aufl., Berlin: de Gruyter 1952).

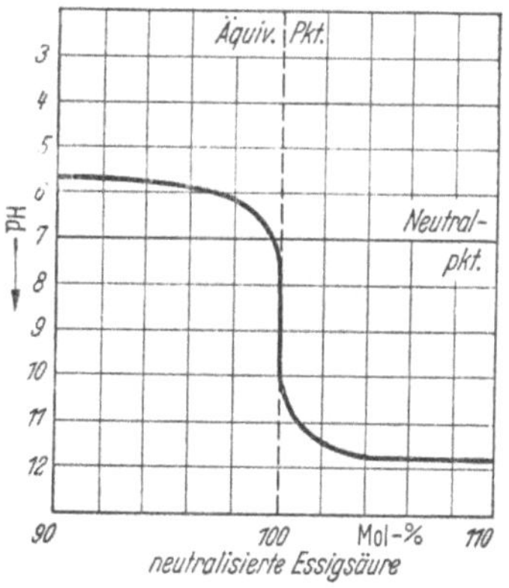

Abb. 160. Neutralisationskurve zur Titration einer schwachen Säure mit einer starken Base (aus JANDER/JAHR).

Bei der Titration von schwachen Säuren oder Basen mit starken Laugen oder Säuren liegt der Äquivalenzpunkt bei einer Wasserstoffionenkonzentration oberhalb oder unterhalb 10^{-7}.

Wenn eine schwache Säure mit einer starken Base oder umgekehrt versetzt wird, liegt der Äquivalenzpunkt im alkalischen Gebiet. Die folgende Tabelle gibt z. B. die Werte für die Neutralisation einer 0,1 n Essigsäure mit n Natronlauge wieder, während Abb. 160 die zugehörige graphische Darstellung veranschaulicht.

Änderung der Wasserstoffionenkonzentration bzw. der pH-Werte nach Zusatz von steigenden Mengen n Natronlauge zu 100 ml 0,1 n Essigsäure

ml n NaOH	Äquivalente Lauge auf je 100 Äquivalente der anfangs vorhandenen Säure	$[H^+]$	pH
0,000	0,0	$1,35 \cdot 10^{-3}$	2,87
0,100	10,0	$1,60 \cdot 10^{-4}$	3,80
0,500	50,0	$1,80 \cdot 10^{-5}$	4,75
0,900	90,0	$2,00 \cdot 10^{-6}$	5,70
0,990	99,0	$1,80 \cdot 10^{-7}$	6,75
0,998	99,8	$3,60 \cdot 10^{-8}$	7,45
0,999	99,9	$1,80 \cdot 10^{-8}$	7,75
1,000	100,0	$1,35 \cdot 10^{-9}$	8,87
1,001	100,1	$1,01 \cdot 10^{-10}$	10,0
1,002	100,2	$5,01 \cdot 10^{-11}$	10,3
1,010	101,0	$1,01 \cdot 10^{-11}$	11,0

Der Äquivalenzpunkt liegt hier nicht beim wahren Neutralpunkt mit der $[H^+] 10^{-7}$, sondern bei der $[H^+] 10^{-8,87}$, also schon deutlich im alkalischen Gebiet. Trotz der Tatsache, daß am Äquivalenzpunkt die Essigsäure und die Natronlauge in genau äquivalenten Mengen nebeneinander vorliegen, ist hier die Anzahl der Hydroxylionen größer als die der Wasserstoffionen. Der Grund für diese Erscheinung ist in der Hydrolyse des im Verlauf der Titration entstehenden Natriumacetats zu suchen. Ist nämlich die Essigsäure quantitativ durch die entsprechende Menge Natronlauge zu Natriumacetat umgesetzt, dann liegt im Natriumacetat ein Salz vor, das in wäßriger Lösung nicht neutral, sondern alkalisch reagiert, so daß der Äquivalenzpunkt hier nicht mit dem Neutralpunkt zusammenfallen kann.

Es lassen sich für diese Titrationen nur Indikatoren verwenden, die im Bereich von pH 8 bis pH 10 umschlagen, also praktisch nur Phenolphthalein.

Eine Verschiebung des Äquivalenzpunktes ins saure bzw. alkalische Gebiet ist immer festzustellen, wenn es sich um Titrationen von schwachen Säuren oder Basen mit starken Laugen oder Säuren handelt.

Abb. 161 zeigt, welchen Einfluß verschieden starke Säuren auf den Verlauf ihrer Neutralisation durch ein und dieselbe starke Base ausüben. Es handelt sich um die Titration verschiedener 0,1 n Säuren mit Natronlauge.

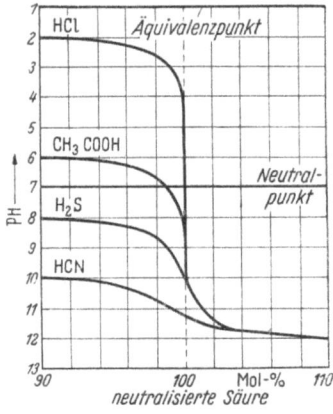

Abb. 161. Neutralisationskurve zur Titration verschieden starker Säuren mit derselben starken Base (aus JANDER/JAHR).

Daraus ist ersichtlich:

1. daß die sprunghafte Abnahme der Wasserstoffionenkonzentration in der Nähe des Äquivalenzpunktes um so größer ist, je stärker die titrierte Säure dissoziiert,

2. daß die Lage des Äquivalenzpunktes (Wendepunkt der Kurve) um so mehr vom Neutralpunkt mit dem pH 7 abweicht und sich ins alkalische Gebiet hinein verschiebt, je schwächer die titrierte Säure ist, und

3. daß in der Kurve das Übergangsgebiet zwischen der eindeutig sauren und der eindeutig alkalischen Reaktion der Lösung einen um so breiteren Raum einnimmt, je schwächer die titrierte Säure ist.

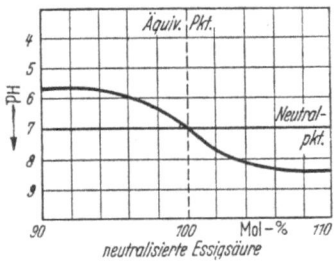

Abb. 162. Neutralisationskurve zur Titration einer schwachen Säure mit einer schwachen Base (aus JANDER/JAHR).

Ein noch breiteres und verschwommeneres Übergangsgebiet zwischen dem sauren und alkalischen Bereich, eine noch geringere Änderung der Wasserstoffionenkonzentration in der Nähe des Äquivalenzpunktes zeigt das Titrationsbild einer schwachen Säure (0,1 n Essigsäure) mit einer schwachen Base (Ammoniak) (Abb. 162). Hier liegt jedoch der Äquivalenzpunkt in der Nähe des Neutralpunktes.

Die Lage des Äquivalenzpunktes bei den verschiedenen Neutralisationsanalysen macht also die Verwendung verschiedener Indikatoren erforderlich, die im neutralen, sauren oder alkalischen Gebiet umschlagen müssen, je nachdem, in welchem pH-Bereich sich der Äquivalenzpunkt befindet.

2. Farbindikatoren der Neutralisationsanalyse. Ziel jeder acidimetrischen oder alkalimetrischen Titration ist die Ermittlung des Äquivalenzpunktes. Zur Erkennung des Äquivalenzpunktes werden in den meisten Fällen *Indikatoren* herangezogen, wenn nicht der Äquivalenzpunkt, wie z.B. in der Manganometrie ohne weiteres aus der plötzlichen Entfärbung der Lösung oder ähnlichen sinnfälligen Erscheinungen erkannt werden kann. Als Indikatoren dienen verschiedene organische Farbstoffe, deren stark verdünnte Lösungen eine deutliche Abhängigkeit ihrer Farbe von der Wasserstoffionenkonzentration zeigen.

Um zu untersuchen, ob die Wasserstoffionenkonzentration für die Farbänderung verschiedener Indikatoren den gleichen Wert hat, ob die Indikatoren etwa immer beim Neutralpunkt, bei pH = 7, ihre Farbe ändern, gibt man zu 10 ml einer 0,01 n Salzsäure unter Verwendung verschiedener Indikatoren die Menge einer 0,01 n Natronlauge, die zum Farbumschlag benötigt wird.

Verbrauch an 0,01 n Natronlauge bei der Titration von 10 ml 0,01 n Salzsäure unter Verwendung verschiedener Indikatoren

Die Titration ergibt, wenn als Indikator verwendet wird	folgenden Verbrauch an Natronlauge
Methylorange	9,2 ml
Methylrot	9,9 ml
Neutralrot	10,0 ml
Phenolphthalein	10,2 ml
Thymolphthalein	11,0 ml

Daraus folgt, daß die *Umschlagspunkte* der Indikatoren bei verschiedenen Wasserstoffionenkonzentrationen liegen, die sich zwar alle in der Nähe des *Neutralpunktes* befinden, aber nicht genau mit ihm zusammenfallen.

Der Farbwechsel beim Umschlagspunkt eines Indikators muß darauf beruhen, daß der Indikator unter dem Einfluß der sich kontinuierlich ändernden Wasserstoffionenkonzentration aus einer Basen-Form (Lewis-Base)[1] in eine Säure-Form (Lewis-Säure)[1] übergeht. Diese Umwandlung geschieht nicht plötzlich, sondern kontinuierlich im Sinne der Gleichung:

$$\text{Indikatorbase} + \text{H}^+ \rightleftharpoons \text{Indikator}$$
$$\text{(Lewis-Base)} \qquad\qquad \text{(Lewis-Säure)}$$

Der Indikator liegt also bei jeder [H$^+$] in den beiden Formen vor; lediglich das Verhältnis der Konzentration der sauren und alkalischen Form zueinander wird bei einer Änderung der [H$^+$] verschoben. In der Nähe des Umschlagspunktes werden die Konzentrationen der sauren und der alkalischen Form gleich, so daß beide Farben nebeneinander sichtbar werden und sich zu einer Mischfarbe überlagern. Man spricht daher von einem *Umschlagsbereich*, einem Gebiet der Wasserstoffionenkonzentration, das beiderseits begrenzt ist durch die pH-Werte, bei denen gerade noch die saure Indikatorform neben der alkalischen, oder umgekehrt, an einer Farbänderung der Lösung mit Sicherheit erkannt werden kann. Die Größe des Umschlagsbereiches der einzelnen Indikatoren ist auch deshalb verschieden, weil bei manchen die Konzentration der sauren, bei anderen die der alkalischen Form höher sein muß, um durch das menschliche Auge neben der zweiten Form deutlich erkannt zu werden.

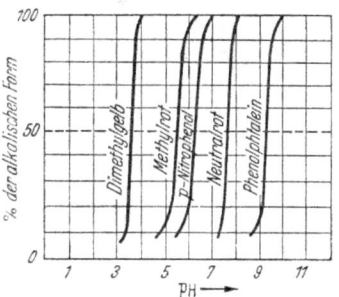

Abb. 163. Wendepunkte verschiedener Indikatoren bei gleicher Konzentration der sauren und alkalischen Form des Indikators (aus JANDER/JAHR).

Wenn die Konzentrationen der verschiedenen Indikatorbasen in Prozenten ihrer Gesamtkonzentration und in Abhängigkeit vom pH ihrer Lösung in ein rechtwinkliges Koordinatensystem eingezeichnet werden, so entstehen die in Abb. 163 wiedergegebenen charakteristischen Kurven. Die Kurven haben alle einen typischen, bei 50% der alkalischen bzw. sauren Form liegenden Wendepunkt und verlaufen asymptotisch zur X-Achse, da ja auch in stark sauren bzw. alkalischen Lösungen immer noch eine kleine, aber endliche Menge der Basen- bzw. Säure-Form vorhanden ist.

---
[1] Vgl. die auf S. 323 gegebene Definition!

Als Umschlagspunkte der Indikatoren definiert man nunmehr die Wendepunkte der in Abb. 163 wiedergegebenen Kurven, d. h. im Einzelfall diejenige Wasserstoffionenkonzentration, bei der die Konzentration der sauren und der alkalischen Form des Indikators einander gleich sind und somit der halben Gesamtkonzentration des Indikators in der Lösung entsprechen.

Für die praktische Durchführung alkalimetrischer und acidimetrischer Bestimmungen steht eine große Reihe von Indikatoren verschiedener Umschlagsbereiche zur Verfügung. Da bei der maßanalytischen Bestimmung der Äquivalenzpunkt nicht immer mit dem Neutralpunkt zusammenfällt, sondern infolge hydrolytischer Prozesse, die ihrerseits wieder eine Folgeerscheinung des unterschiedlichen Dissoziationsgrades der Säuren und Basen sind, entweder mehr im sauren oder mehr im alkalischen Gebiet liegt, nimmt man möglichst den Indikator, dessen Umschlagspunkt den gleichen oder doch nahezu gleichen Wasserstoffexponenten besitzt, wie der Äquivalenzpunkt des zu titrierenden Systems.

Aus den *Neutralisationskurven* (Abb. 159 bis 162) lassen sich die für verschiedene Neutralisationsanalysen geforderten Umschlagsbereiche und damit die geeigneten Indikatoren entnehmen.

Die Neutralisationskurve einer starken Säure mit einer starken Base zeichnet sich 1. durch einen großen und steilen pH-Sprung in der Nähe des Äquivalenzpunktes und durch ein relativ schmales Übergangsgebiet aus; 2. dadurch, daß der Äquivalenzpunkt praktisch mit dem Neutralpunkt zusammenfällt. Brauchbar sind daher alle Indikatoren, die in der Nähe von pH 7 umschlagen. Wenn die Genauigkeit der Bestimmungen ± 1 % nicht zu überschreiten braucht, sind auch noch alle Indikatoren verwendbar, deren Umschlagspunkte erreicht werden, wenn bis zu 0,1 % Lauge mehr oder weniger zugesetzt wird. Diese eben noch zulässigen Grenzen sind pH 4 und pH 10. Man kann hier also vom Methylorange bis zum Phenolphthalein alle Indikatoren brauchen (s. Tabelle S. 312). Bei der Titration von 0,01 n Säuren und Laugen dürfen die Umschlagspunkte die pH-Grenzen 5 und 9 nicht überschreiten. Das bedeutet z. B., daß Methylorange nicht mehr verwendet werden darf und Methylrot gerade noch zulässig ist. Aus der Neutralisationskurve einer schwachen Säure mit einer starken Lauge, beispielsweise von 0,1 n Essigsäure mit Natronlauge, ergibt sich, daß der Äquivalenzpunkt hier im alkalischen Gebiet, bei pH 8,87 liegt, so daß die eben noch zulässigen Indikatorumschlagspunkte bei pH 7,75 und 10 liegen. Hier ist keiner der im sauren Gebiet umschlagenden Indikatoren mehr verwendbar. Schwache Säuren dürfen also mit starken Basen weder unter Verwendung von Methylorange noch von Methylrot als Indikatoren titriert werden. Phenolphthalein ist hier der richtige Indikator. Umgekehrt liegt der Äquivalenzpunkt bei der Titration einer schwachen Base mit einer starken Säure im sauren Gebiet. Die noch zulässigen Umschlagspunkte liegen z. B. für die Titration von 0,1 n Ammoniak mit Salzsäure bei pH 4,0 und 6,25, während im Äquivalenzpunkt das pH 5,13 beträgt. Es können also alle Indikatoren verwandt werden, deren Umschlagspunkte zwischen denen des Methylorange und des Alizarins liegen. Der gegebene Indikator ist hier Methylrot. Völlig unbrauchbar ist hier Phenolphthalein, auch Neutralrot ist nicht angebracht!

Die Neutralisationskurven schwacher Säuren mit schwachen Basen lassen erstens nur eine minimale Änderung der Wasserstoffionenkonzentration und zweitens ein breites Übergangsgebiet erkennen. Wollte man hier auf 0,1 % genau titrieren, so dürfte der benutzte Indikator nur zwischen pH 6,96 und 7,04 umschlagen. Selbst mit Neutralrot ist infolge der geringen Änderung der Wasserstoffionenkonzentration am Äquivalenzpunkt kein scharfer Umschlag zu erkennen. Man müßte mit neutralen Vergleichslösungen arbeiten, die das Neutralrot in der gleichen Konzentration enthalten wie die zu titrierende Lösung. Trotzdem wäre nur ein annähernd richtiges Resultat zu erwarten.

Wie wichtig die Wahl des richtigen Indikators ist, ergibt sich aus der Betrachtung des Titrationsverlaufs einer mehrbasischen Säure. Titriert man z. B. Phosphorsäure mit Natronlauge, so herrscht in der Lösung beim ersten Äquivalenzpunkt, wenn also gerade das primäre Natriumphosphat entstanden ist, das pH 4,4. Titriert man aber weiter bis zur Bildung des sekundären Phosphats, so beträgt das pH der Lösung 9,6. Will man also eine dieser Stufen titrimetrisch genau erfassen, so muß man den jeweils geeigneten Indikator wählen.

Aus dem Gesagten ergeben sich vier Grundregeln für die Praxis:

1. Starke Säuren und starke Basen können miteinander unter Zuhilfenahme aller Indikatoren titriert werden, die in der Tabelle S. 312 zwischen Methylorange und Phenolphthalein stehen.

2. Schwache Säuren lassen sich mit starken Basen nur unter Verwendung solcher Indikatoren titrieren, die im schwach alkalischen Gebiet umschlagen. Geeignet ist Phenolphthalein, nicht aber Methylorange.

3. Schwache Basen lassen sich mit starken Säuren nur in Gegenwart solcher Indikatoren titrieren, die im schwach sauren Gebiet umschlagen, z. B. mit Methylorange oder Methylrot, jedoch nicht mit Phenolphthalein.

4. Titrationen schwacher Säuren mit schwachen Basen und umgekehrt ergeben nur ungenaue Resultate. Es kommen nur wenige, für jeden Fall besonders zu ermittelnde Indikatoren in Frage. Außerdem kann mit dem gewählten Indikator nur unter Zuhilfenahme einer Vergleichslösung titriert werden, die vorher auf das pH des erstrebten Äquivalenzpunktes gebracht wurde und die gleiche Ionenkonzentration hat, wie die zu titrierende Lösung.

In den Tabellen S. 312/313 sind die gebräuchlichsten, in den heutigen Pharmakopöen aufgeführten oder allgemein in der quantitativen Arzneimittelanalyse verwendeten acidobasischen Farbindikatoren zusammengestellt. Eine graphische Darstellung dient der schnellen Auffindung des für einen bestimmten pH-Bereich geeigneten Indikators. Einer zweiten Tabelle kann man die beim Umschlag eintretenden Farbänderungen, die prozentuale Zusammensetzung der Indikatorlösungen und die zur Titration benötigten Indikatormengen entnehmen. Da in einigen Fällen der Farbumschlag infolge der geringen spektralen Unterschiede zwischen Indikatorbase und korrespondierender Indikatorsäure nicht leicht zu erkennen ist (z.B. bei Methylorange), greift man zu Indikatorgemischen, die durch stärkere Kontrastwirkung ein schärferes Erkennen der Farbänderung und damit eine genauere Festlegung des Titrationsendpunktes ermöglichen. Eine weitere Tabelle enthält deshalb einige bewährte Indikatorgemische. Nachstehend folgt eine alphabetische Liste, die über Synonyma, physikalische Eigenschaften, Konstitution usw. Aufschluß gibt.

Farbindikatoren der Neutralisationsanalyse in alphabetischer Reihenfolge

Alizarinsulfonsaures Natrium BP 58
Alizarin S CF 65
Natriumsalz der Alizarinsulfonsäure-(3)

$C_{14}H_7O_7SNa \cdot H_2O$ M.G. 360,13

Orangegelbe Nadeln, lösl. in W.

Benzylorange ÖAB 9
4-Benzylaminoazobenzol-4'-sulfonsaures Kalium

$C_{19}H_{16}O_3N_3SK$ M.G. 405,33

Orangerotes Pulver, schwer lösl. in kaltem, leicht lösl. in heißem W.

Bromkresolgrün BP 63, CF 65, CsL 2, DAB 6 – 3. Nachtr. BRD, DAB 7 – DDR, Pl.Ed. II, USP XVII
Tetrabrom-m-kresolsulfophthalein

$C_{21}H_{14}O_5Br_4S$ M.G. 698,05

Umschlagsbereiche acidobasischer Indikatoren in graphischer Darstellung

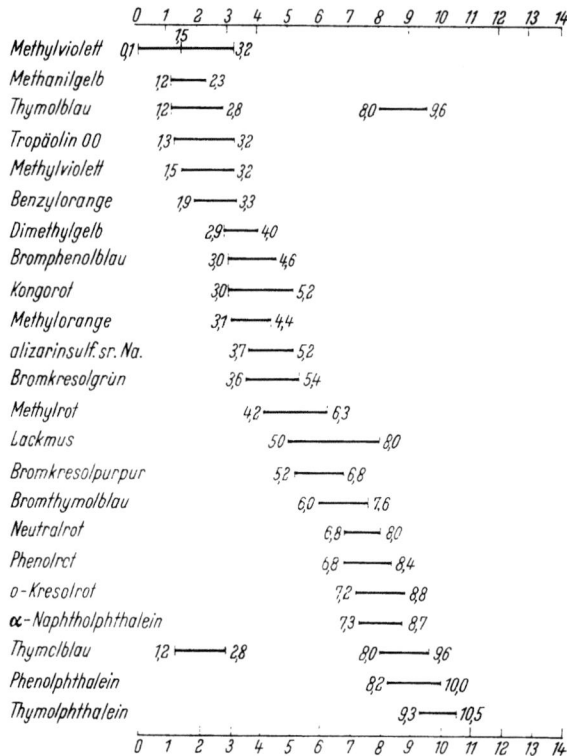

Farbindikatoren der Neutralisationsanalyse

Indikator	pH-Bereich	Farbumschlag	Gebrauchs-lösung	Tropfen/200 ml Indikatorzusatz
Methylviolett	0,1–1,5	Gelb/Blau	0,05% (W)	5
Methanilgelb	1,2–2,3	Rot/Gelb	0,1% (W)	2
Thymolblau	1,2–2,8	Rot/Gelb	0,04% (A)	2–3
Tropäolin 00	1,3–3,2	Rot/Gelb	1% (W)	1
Methylviolett	1,5–3,2	Blau/Violett	0,01% (W)	5
Benzylorange	1,9–3,3	Rot/Gelb	0,01% (W)	5
Dimethylgelb	2,9–4,0	Rot/Gelb	0,1% (A)	1
Bromphenolblau	3,0–4,6	Gelb/Blau	0,1% (20% A)	1
Kongorot	3,0–5,2	Blau/Rot	1% (W)	1
Methylorange	3,1–4,4	Rot/Orangegelb	0,1% (W)	2–3
Alizarinsulfonsaur. Natrium	3,7–5,2	Gelb/Violett	0,1% (W)	1
Bromkresolgrün	3,6–5,4	Gelb/Blau	0,04% (A)	1
Methylrot	4,2–6,3	Rot/Gelb	0,2% (60% A)	3–5
Lackmus	5,0–8,0	Rot/Blau	1% (W)	2
Bromkresolpurpur	5,2–6,8	Gelb-Purpur	0,1% (20% A)	1
Bromthymolblau	6,0–7,6	Gelb/Blau	0,1% (20% A)	1
Neutralrot	6,8–8,0	Rot/Gelb	0,1% (70% A)	1
Phenolrot	6,8–8,4	Gelb/Rot	0,1% (20% A)	1
o-Kresolrot	7,2–8,8	Gelb/Purpur	0,1% (20% A)	1
α-Naphtholphthalein	7,3–8,7	Rosa/Grün	0,1% (33% A)	3–5
Thymolblau	8,0–9,6	Gelb/Blau	0,1% (20% A)	3–5
Phenolphthalein	8,2–10,0	Farblos/Rot	0,1% (70% A)	3–5
Thymolphthalein	9,3–10,5	Farblos/Blau	0,1% (A)	3–5

(W) = wäßrige Lösung;
(A) = äthanolische Lösung
(20% A) = Lösung in 20%igem Äthanol usw.

Mischindikatoren

Indikatorgemisch	pH-Bereich	pH des Umschlagspunktes	Farbe			Gebrauchslösung
			stärker sauer	beim Umschlag	schwächer sauer (alkalisch)	
Dimethylgelb/Methylenblau	3—4		Violett	Grau	Grün	1 Tr. Dimethylgelblsg. (0,1%) + 1 Tr. Methylenblaulsg. (0,1%)
Methylorange/Indigo	3,0—4,4	4,1	Violett	Grau	Grüngelb	1 Tr. Methylorangelsg. (1%) + 5 Tr. indigosulfonsaure Na-Lsg. (1%)
Bromkresolgrün/Methylrot	4—6		Orangerot	Grau	Grün	1 Tr. Methylrotlsg. (0,2%) + 2 Tr. Bromkresolgrünlsg. (0,04%)
Methylrot/Methylenblau [1]	4,2—6,3		Rotviolett	—	Grün	3 Tr. Methylrotlsg. (0,02%) + 2 Tr. Methylenblaulsg. (0,15%)
Neutralrot/Methylenblau		7,0	Violettblau	—	Grün	1 Tr. Neutralrotlsg. (0,1%) + 1 Tr. Methylenblaulsg. (0,1%)
Phenolphthalein/Naphtholphthalein	8,2—10,0	9,6	schwach Rosa	Grün	Violett	2 Tr. Phenolphthaleinlsg. (0,1%) + 1 Tr. Naphtholphthaleinlsg. (0,1%)

[1] Tashiro-Indikator.

Fp. 218–219°, blaßgelbes, mikrokristallines Pulver, leicht löslich in Äthanol, wenig löslich in Wasser.

Bromkresolpurpur BP 63, CF 65, CsL 2, DAB 6 – 3. Nachtr. BRD, Pl.Ed. II, USP XVII
Dibrom-o-kresolsulfophthalein

$C_{21}H_{16}O_5Br_2S$ M.G. 540,24

Fp. 241–242°, ziegelrotes Pulver, wenig lösl. in W., leicht lösl. in A.

Bromphenolblau BP 63, CF 65, DAB 6 – 3. Nachtr. BRD, DAB 7 – DDR, Helv. V, ÖAB 9, Pl. Ed. II, USP XVII
Tetrabromphenolsulfophthalein

$C_{19}H_{10}O_5Br_4S$ M.G. 670,02

Fp. 279° (Zers.), schwer lösl. in W., leicht lösl. in A.

Bromthymolblau BP 63, CF 65, DAB 6 – 3. Nachtr. BRD, DAB 7 – DDR, Helv. V, ÖAB 9, Pl.Ed. II, USP XVII
Dibromthymolsulfophthalein

$C_{27}H_{28}O_5Br_2S$ M.G. 624,39

Cremefarbenes Pulver, unlösl. in W., leicht lösl. in A.

Dimethylgelb BP 63, USP XVII
Buttergelb, Methylgelb
p-Dimethylaminoazobenzol

$C_{14}H_{15}N_3$ M.G. 225,30

Fp. 114–117°, gelbe Kristalle, unlösl. in W., lösl. in A. und den gebräuchlichen lipophilen Lsgm.

Kongorot BP 63, CF 49, ÖAB 9, Pl.Ed. II, USP XVII
Diphenyl-p,p'-diazo-bis-[2-(1-aminonaphthalin-4-sulfonsaures Natrium)]

$$C_{32}H_{22}O_6N_6S_2Na_2 \qquad M.G.\ 708{,}67$$

Rotes Pulver, lösl. in heißem W.

Kresolrot BP 63, CF 65, USP XVII
o-Kresolrot
o-Kresolsulfophthalein

$$C_{21}H_{28}O_5S \qquad M.G.\ 392{,}50$$

Rotbraunes Pulver, schwer lösl. in W., leicht lösl. in A. und verd. Laugen.

Lackmus BP 63, Pl.Ed. II, USP XVII
Farbstoffgemisch verschiedener Phenoxazinderivate, die alle das folgende Chromophor enthalten:

Blaues Pulver, teilweise lösl. in W., lösl. in A.

Methanilgelb DAB 6 – 3. Nachtr. BRD, DAB 7 – DDR
4-(Benzolazo-3'-sulfonsäure)-diphenylamin-natrium-salz

$$C_{18}H_{14}O_3N_3SNa \qquad M.G.\ 375{,}40$$

Orangerotes Pulver, lösl. in W. und A.

Methylorange BP 63, CF 49, CsL 2, DAB 6 – 3. Nachtr. BRD, DAB 7 – DDR, Helv. V. ÖAB 9, Pl.Ed. II, USP XVII
Helianthin, Orange III, Goldorange, Tropäolin D
4'-Dimethylaminoazobenzol-4-sulfonsaures Natrium

$$C_{14}H_{14}O_3N_3SNa \qquad M.G.\ 327{,}19$$

Orangerotes Kristallpulver, leicht lösl. in kaltem W., schwer lösl. in A.

Methylrot BP 63, CF 65, CsL 2, DAB 6 – 3. Nachtr. BRD, DAB 7 – DDR, Helv. V. ÖAB 9, Pl.Ed. II, USP XVII

4'-Dimethylaminoazobenzol-2-carbonsaures Natrium

$C_{15}H_{14}O_2N_3Na$ M.G. 291,28

Rotes Pulver, lösl. in W., schwer lösl. in A.

Methylviolett CF 49
Pentamethyl-benzyl-pararosanilin-hydrochlorid
N,N,N',N',N''-Pentamethyl-N''-benzyl-pararosanilin-hydrochlorid

$C_{31}H_{34}N_3Cl$ M.G. 484,06

Grünes Kristallpulver mit metallischem Schimmer, lösl. in W.

Naphtholphthalein BP 58, ÖAB 9
α-Naphtholphthalein
3,3-Bis-[-4-hydroxy-naphthyl-(1)]-phthalid

$C_{28}H_{18}O_4$ M.G. 418,42

Fp. 253–255°, fast farblose Kristalle, lösl. in A.

Neutralrot BP 58, USP XVII
2-Methyl-3-amino-6-dimethylamino-phenazin-hydrochlorid

$C_{15}H_{16}N_4 \cdot HCl$ M.G. 288,62

Grauschwarzes Pulver, lösl. in A. und W.

Phenolphthalein BP 63, CF 65. CsL 2. DAB 6, DAB 7 – DDR, Helv. V, ÖAB 9, Pl.Ed. II, USP XVII

$C_{20}H_{14}O_4$ M.G. 318,33

Weißes, geruch- und geschmackloses, kristallines Pulver, praktisch unlösl. in W., lösl. in A.

Phenolrot BP 63, CF 65, CsL 2. DAB 6 – 3. Nachtr. BRD. DAB 7 – DDR, Helv. V – Suppl. I, ÖAB 9, PI.Ed. II, USP XVII
Phenolsulfophthalein

$C_{19}H_{14}O_5S$ M.G. 354,37

Rotes bis dunkelrotes Pulver, schwer lösl. in W., lösl. in A.

Thymolblau BP 63, CF 65. DAB 7 – DDR, Helv. V, ÖAB 9. PI.Ed. II, USP XVII
Thymolsulfophthalein

$C_{27}H_{30}O_5S$ M.G. 466,58

Dunkelviolettes Pulver von charakteristischem Geruch, lösl. in A., schwer lösl. in W.

Thymolphthalein BP 58, CF 49. CsL 2. DAB 6 – 3. Nachtr. BRD. DAB 7 – DDR, Helv. V, ÖAB 9, USP XVII

$C_{28}H_{30}O_4$ M.G. 430,52

Farbloses Pulver oder Nadeln, Fp. 252–253°, lösl. in A., unlösl. in W.

Tropäolin 00 Helv. V, DAB 7 – DDR
Orange GS, Orange N, Orange IV
p-Diphenylaminoazobenzolsulfonsaures Natrium
4'-Phenylaminophenyl-azobenzol-4-sulfonsaures Natrium

$C_{18}H_{14}O_3N_3SNa$ M.G. 375,38

Orangegelbe Schuppen oder gelbes Pulver, lösl. in W.

3. Fluoreszenzindikatoren bei Neutralisationsanalysen. Neben den einfachen *Farbindikatoren* besitzen heute in der Alkalimetrie und Acidimetrie *Fluoreszenzindikatoren* Bedeutung. Die für Neutralisationsanalysen geeigneten Fluoreszenzindikatoren sind den gewöhnlichen Farbindikatoren verwandt. Es sind ebenfalls schwache und mittelstarke Säuren und Basen, bei denen anstelle eines einfachen Farbumschlages das Auftreten oder Verschwinden der Fähigkeit, *Fluoreszenzlicht* auszusenden, oder auch eine Farbänderung des ausgesandten Fluoreszenzlichtes tritt. Sie ermöglichen die Titration von Säuren und Basen in trüben und auch in farbigen Lösungen, wofür die gewöhnlichen Farbindikatoren unbrauchbar sind. Das Titrieren mit Fluoreszenzindikatoren geschieht am besten bei ultraviolettem Licht, das etwa die Wellenlängen zwischen 400 und 300 mµ umfaßt. Die Wahl des Indikators ist wie bei den einfachen Indikatoren in erster Linie nach der Stärke der zu titrierenden Säure oder Base zu treffen und damit nach dem für den Äquivalenzpunkt in Frage kommenden pH-Bereich. Es muß beachtet werden, daß in bestimmten Fällen Lösungsbestandteile, und zwar sowohl anorganische Kationen und Anionen als auch organische Stoffe, die ohne Einfluß auf den pH-Wert der zu titrierenden Lösung sind, schon in geringen Konzentrationen die Intensität der Fluoreszenz herabsetzen können. Die anorganischen Salze lassen sich nach ihrer auslöschenden Wirkung in eine Reihe ordnen, an deren Spitze als stärkste *Fluoreszenzlöscher* die Halogenide einschließlich Rhodanid stehen. Die stärkste Wirkung besitzen die Jodide.

Von den gebräuchlichen Fluoreszenzindikatoren ist beispielsweise Chinin empfindlich gegen Chlorid, Bromid und Jodid, wogegen Umbelliferon sehr wenig empfindlich ist. Auch anwesende Oxydationsmittel können einen starken Einfluß auf die Intensität der Fluoreszenz ausüben. Bei der Titration gefärbter Lösungen ist zu prüfen, ob der vorhandene Farbstoff den Umschlag des Fluoreszenzindikators nicht stört. Die am besten geeignete Konzentration des gewählten Indikators ist von der Zusammensetzung der Lösung und von der Eigentümlichkeit dieser Indikatoren abhängig, bei zu hoher Konzentration nur ein Fluoreszieren der Oberfläche der Lösung zu bewirken, jedoch bei günstiger Konzentration die ganze Lösung zum Leuchten zu bringen. Bei weiterer Konzentrationsabnahme wird dann die Intensität des Leuchtens zunehmend schwächer. Das Ausbleiben der Fluoreszenz des ganzen Lösungsvolumens im ersten Fall ist auf die Absorption des erregten Lichtes durch die Lösung zurückzuführen. In einigen Fällen kann man durch Verkleinern der Indikatorkonzentration auch ein schärferes Auftreten und Verschwinden der Fluoreszenz im Umschlagsgebiet erreichen, wobei auf das Umbelliferon hingewiesen sei, das besonders intensiv leuchtet, so daß bereits 5 ml einer 0,0001%igen Lösung in 100 ml Titrationsflüssigkeit genügen.

Fluoreszenzindikatoren

Indikator	pH-Bereich des Umschlags	Farbumschlag im ultravioletten Licht sauer/basisch
Eosin	3–4	Farblos/Grün
Salicylsäure	2,5–4,0	Farblos/Blauviolett
Erythrosin	4,0–4,5	Farblos/Grün
Fluorescein	3,5–5,5	Farblos/Grün
Phloxin	2,5–4,0	Farblos/Grün
Chromotropsäure	etwa wie Methylorange	Farblos/Hellblau
Morin, 1. Umschlag		Farblos/Smaragdgrün
5-Aminosalicylsäure		Farblos/Grünlichweiß
Chininsäure	4,5–5,0	Gelb/Blau
Acridin	5,2–6,6	Grün/Violett
Chinin, 1. Umschlag	3,0–5,0	Blau/Farblos (Hellblau/Violett)
Umbelliferon	6,5–8,0	Farblos/Blau
β-Methylumbelliferon	5,8–7,5	Farblos/Blau
Orcinaurin	6,5–8,0	Farblos/Grün
β-Naphthol	8,5–9,5	Farblos/Blauviolett
Morin, 2. Umschlag	etwa wie Phenolphthalein	Smaragdgrün/Hellgrün
Umbelliferonessigsaures Na		Farblos/Hellblau
2-Naphthol-3,6-disulfonsaures Na	8,6–10,6	Farblos/Grünblau
Chinin, 2. Umschlag	9,5–10,0	Violett/Farblos
Cumarin	9,5–10,5	Farblos/Gelblichgrün (schwach Grün/Hellgrün)
6,7-Dimethyloxyisochinolin-1-carbonsäure	9,5–11	Gelb/Blau

Eine große Zahl von Verbindungen ist bisher auf ihr Verhalten als Fluoreszenzindikatoren untersucht worden. Es stehen Indikatoren für den ganzen pH-Bereich wäßriger Lösungen von 0 bis 14 zur Verfügung. Ihr Wert, der mit der Schärfe des Umschlags, weitgehender Anwendbarkeit und leichter Zugänglichkeit steigt, ist jedoch sehr verschieden. In der vorhergehenden Tabelle sind die geeignetsten Fluoreszenzindikatoren angegeben.

Da die Fluoreszenzindikatoren Titrationen in stark farbigen und trüben Lösungen ermöglichen, sind sie geeignet für folgende Bestimmungen: Titrationen von Rotweinen, Fruchtsäften, Lösungen, die Aschen, Tone, Kohle enthalten, Bodenproben, Extrakte, Celluloseablaugen, sulfurierte Öle, gefärbte Essige, saure $FeSO_4$-Lösungen usw. — Biere und Zuckersäfte können nicht mit Hilfe von Fluoreszenzindikatoren titriert werden, da in solchen Lösungen weitgehende Fluoreszenzlöschung eintritt.

4. Titrationen im wasserfreien Medium. α. *Titrationen schwacher Basen in wasserfreien Lösungsmitteln.* Das Verhalten von Säuren und Basen in wasserfreien Lösungsmitteln hat gezeigt, daß die sauren und basischen Eigenschaften anorganischer und organischer Verbindungen von der Natur des Lösungsmittels unabhängig sind. Nach BRÖNSTED versteht man unter einer Säure eine Verbindung, die Protonen abgeben kann, während eine Base ein Stoff ist, der Protonen anlagert. Die Stärke der Säuren und Basen hängt vom Unterschied zwischen ihrer Protonenaffinität und der des Lösungsmittels ab. Starke Säuren und Basen zeigen einen großen Unterschied zwischen der eigenen Protonenaffinität und der des Lösungsmittels. Ist der Unterschied klein, so tritt nur eine geringe Umwandlung in Ionen ein, was einer geringen Säure- und Basenstärke entspricht.

Die Betätigung der Säurefunktion setzt aber nicht das Vorhandensein freier Wasserstoffionen und die Betätigung der Basenfunktion nicht die Anwesenheit freier Hydroxylionen voraus. Der Neutralisationsvorgang braucht nicht ausschließlich auf der Vereinigung von H^+ und OH^- zu undissoziiertem H_2O zu beruhen. Eine Salzbildung kann auch in wasserfreien Lösungsmitteln eintreten. Die Abgabe des ionogen gebundenen Wasserstoffs einer Säure erfolgt jedoch nur dann, wenn Moleküle oder Ionen zugegen sind, die Protonen binden, also sich als Basen im erweiterten Sinne betätigen können. Je größer das Bestreben ist, den ionogen gebundenen Wasserstoff an eine Base abzugeben, desto stärker ist die Säure. Die Stärke einer Base nimmt mit steigendem Bindungsvermögen der Protonen zu.

In der wäßrigen Lösung einer Säure kommt es zur Bildung von Hydroxoniumionen, H_3O^+, indem das Wasser Protonen aufnimmt. Die Bildung von Hydroxoniumionen ist mit einem Verlust der Protonen an freier chemischer Energie verbunden. Damit kommt es zur Schwächung der Säurenatur der Lösung. Die Tendenz zur Salzbildung wird geringer, da eine zu der wäßrigen Säurelösung zugesetzte Base nicht unmittelbar mit dem ionogen gebundenen Wasserstoff der Säure zur Reaktion kommt, sondern in allen Fällen mit den weniger reaktionsfähigen Hydroxoniumionen. Schwache Basen können diesen nicht oder nur unvollständig die Protonen entziehen.

Bei den interessierenden schwachen Basen handelt es sich in den meisten Fällen um organische Stickstoffverbindungen, deren Protonenaffinität so gering ist, daß die Umsetzung mit Säuren in wäßriger Lösung, also mit Hydroxoniumionen nur in einem für genaue Titrationen nicht ausreichendem Maße eintritt. Dagegen können diese Basen in nichtwäßriger Lösung noch quantitativ mit solchem ionogen gebundenen Wasserstoff reagieren, dessen Reaktionsfähigkeit größer ist, als die der H_3O^+-Ionen.

Die Basizität kann also gesteigert werden, wenn das Wasser durch ein Lösungsmittel ersetzt wird, das nicht oder nur in geringem Maße dissoziieren kann, dann aber eine kleinere Protonenaffinität besitzt, als Wasser. Wie jeder andere Dissoziationsvorgang wird auch die Protonenabspaltung und -aufnahme durch die Dielektrizitätskonstante des Lösungsmittels beeinflußt.

In den meisten Fällen eignet sich für Titrationen in wasserfreiem Milieu Eisessig, der in Lösungsmittelkationen („Acet-acidium-Ionen") und Lösungsmittelanionen (Acetationen)

dissoziieren kann:
$$2\,CH_3COOH \rightleftharpoons (CH_3COOH_2)^+ + CH_3COO^-$$
entsprechend der Dissoziation des Wassers:
$$2\,HOH \rightleftharpoons H_3O^+ + OH^-.$$
Der Zusatz einer Säure (z. B. Perchlorsäure) erhöht in beiden Systemen die Konzentration an Lösungsmittelkationen:
$$HClO_4 + CH_3COOH \rightleftharpoons (CH_3COOH_2)^+ + ClO_4^-$$
$$HClO_4 + HOH \rightleftharpoons H_3O^+ + ClO_4^-.$$
Wird eine Base zugefügt, so nimmt die Konzentration an Lösungsmittelanionen zu:
$$NR_3 + CH_3COOH \rightleftharpoons CH_3COO^- + HNR_3^+$$
$$NR_3 + HOH \rightleftharpoons OH^- + HNR^+.$$
Sauren und Basen können in beiden Systemen unter Bildung von Lösungsmittelmolekülen zu Salzen zusammentreten:
$$HNR_3^+ + CH_3COO^- + (CH_3COOH_2)^+ + ClO_4^- \rightleftharpoons HNR_3^+ClO_4^- + 2\,CH_3COOH$$
$$HNR_3^+ + OH^- + H_3O^+ + ClO_4^- \rightleftharpoons HNR_3^+ClO_4^- + 2\,H_2O.$$
Daraus ergeben sich die analogen Neutralisationsgleichungen:
$$(CH_3COOH_2)^+ + CH_3COO^- \rightleftharpoons 2\,CH_3COOH$$
$$H_3O^+ + OH^- \rightleftharpoons 2\,H_2O.$$
Ordnet man eine schwache Base (NR_3, als Symbol vieler stickstoffhaltiger Arzneimittel), Wasser, Essigsäure und eine starke Säure (z. B. $HClO_4$) nach ihrer Protonenaffinität:

steigende Protonenaffinität ↑	NR_3 H_2O CH_3COOH $HClO_4$ ↓	fallende Protonenaffinität

so erweist sich jede höher stehende Verbindung gegenüber einer tiefer stehenden als Base (Protonenakzeptor) und jede tiefer stehende gegenüber einer höher stehenden als Säure (Protonendonator):

1. $NR_3 + H_2O \rightleftharpoons HNR_3^+ + OH^-$
2. $NR_3 + CH_3COOH \rightleftharpoons HNR_3^+ + CH_3COO^-$
3. $NR_3 + HClO_4 \rightleftharpoons HNR_3^+ + ClO_4^-$
4. $H_2O + CH_3COOH \rightleftharpoons H_3O^+ + CH_3COO^-$
5. $H_2O + HClO_4 \rightleftharpoons H_3O^+ + ClO_4^-$
6. $CH_3COOH + HClO_4 \rightleftharpoons (CH_3COOH_2)^+ + ClO_4^-$

Die in wäßriger Lösung schwache Base ist in Eisessig stärker, während die in wäßriger Lösung sehr starke Perchlorsäure in Eisessig nur noch als starke Säure wirksam ist.

Titriert man in wäßriger Lösung eine Base mit einer starken Säure, so wird die Bestimmung der Base um so ungenauer, je schwächer sie ist. Mit abnehmender Basenstärke nimmt die Hydrolyse des bei der Titration entstehenden Salzes zu, wodurch eine genaue Titration schließlich unmöglich wird. Schwache Basen, die in wäßriger Lösung nicht mehr maßanalytisch zu bestimmen sind, lassen sich aber aus den oben dargelegten Gründen in wasserfreiem Eisessig genau titrieren, wenn man als Meßlösung Perchlorsäure verwendet. Besonders vorteilhaft ist dabei das gute Lösungsvermögen des Eisessigs für die verschiedensten organischen Basen. Beim Lösen der Basen in Eisessig tritt nach Gl. (2) Salzbindung ein, so daß die entsprechenden Acetatlösungen vorliegen. Als Base reagiert dann in solchen Lösungen das Acetation, welches das Proton der zugesetzten Perchlorsäure bindet und in undissoziierte Essigsäure übergeht:

$$CH_3COO^- + HClO_4 \rightleftharpoons CH_3COOH + ClO_4^-.$$

Zur Erkennung des Äquivalenzpunktes kommen hier, wie bei den Neutralisationstitrationen in wäßriger Lösung Farbindikatoren in Betracht, die selbst schwache Säuren oder schwache Basen sind. Für sie gelten ebenfalls die vorangehend dargelegten Gesichtspunkte. Für ihre Brauchbarkeit ist also die Anwesenheit freier Wasserstoffionen nicht unbedingt erforderlich.

Die folgende Tabelle enthält die wichtigsten, für Titrationen in Eisessig geeigneten Farbindikatoren.

Farbindikatoren zur Titration schwacher Basen in Eisessig

Indikator	Verwendete Lösung	Farbumschlag alkalisch/sauer
Brillantgrün	0,5%ige Lsg. in Eisessig	Grün/Gelb
Brillantkresy blau	0,25%ige Lsg. in Chloroform	Blau/Grün
Benzoylauramin	0,1%ige Lsg. in Eisessig	Blaugrün/Gelb
Fettblau-B (Ciba)	0,5%ige Lsg. in Benzol	Blau/Violett
Gentianaviolett	0,1%ige Lsg. in Eisessig	Gelb/Blauviolett
Kristallviolett	0,5%ige Lsg. in Eisessig	Violett/(Blaugrün)/Gelb
Malachitgrün	0,5%ige Lsg. in Eisessig	Grün/Gelb
Methanilgelb	1%ige Lsg. in Methanol	Gelb/Violett
Naphtholbenzein	0,2%ige Lsg. in Eisessig	Gelb/Grün
Neutralrot	0,5%ige Lsg. in Eisessig	Rot/Violett
Nilblau A	0,5%ige Lsg. in Eisessig	Blau/Grün
Sudan III	0,5%ige Lsg. in Chloroform	Rot/Violett
Sudan IV	0,5%ige Lsg. in Chloroform	Rot/Violett

Für die Ausführung der Titrationen ist es wichtig, daß das Lösungsmittel hinreichend wasserfrei ist. Der *Wassergehalt* soll unter 0,5% liegen. Ein wiederholtes Destillieren und Ausfrieren des Eisessigs kann unterbleiben, wenn p.a. Eisessig mit einem Mindestgehalt von 96% mit der notwendigen Menge Acetanhydrid versetzt und 48 Std. verschlossen stehengelassen wird.

1 g Wasser sind 5,7 g Acetanhydrid äquivalent. Bei der Zugabe von 228 g Acetanhydrid zu 1000 g 96%iger Essigsäure wird ein Eisessig von 100% erhalten. Der Gehalt an unverbrauchtem Anhydrid darf 3% erreichen, ohne die Titrationen zu beeinflussen.

Zur *Bereitung einer 0,1 n Perchlorsäurelösung* gibt man 60 bis 70%ige wäßrige, handelsübliche Perchlorsäure zwecks Bindung des Wassers zur theoretischen Menge gekühlten Acetanhydrids und füllt mit dem oben beschriebenen reinen Eisessig auf das gewünschte Volumen auf.

Die *Einstellung der Perchlorsäurelösung* geschieht mit Kaliumhydrogenphthalat. Etwa 0,4 g Kaliumhydrogenphthalat, genau gewogen, werden unter leichtem Erwärmen in 20 ml wasserfreiem Eisessig gelöst, mit 2 Tr. eines geeigneten Indikators versetzt und bis zum Farbumschlag mit 0,1 n Perchlorsäurelösung titriert. 1 ml 0,1 n Perchlorsäurelösung entsprechen 20,42 mg Kaliumhydrogenphthalat.

Es ist zu beachten, daß Eisessiglösungen eine große thermische Ausdehnung zeigen und daß deshalb immer mit gleich temperierten Lösungen gearbeitet werden muß.

Die Titration von Basen in Eisessiglösung ist vielseitig verwendbar und hat sich im praktischen Gebrauch vor allem in solchen Fällen bewährt, bei denen die Basizität der zu bestimmenden Substanzen nicht ausreicht, um dem H_3O^+-Ion ein Proton zu entziehen. Der Endpunkt der Titrationen kann bei geeigneter Verdünnung und Verwendung von 0,1 n Perchlorsäurelösung als Meßflüssigkeit meist auf einen Tropfen genau bestimmt werden.

Außer den freien Basen lassen sich auch ihre halogenwasserstoffsauren Salze bestimmen, wenn man die Halogenionen zuvor durch Zusatz von Quecksilberacetat gegen Acetationen austauscht.

Durch Titrationen in wasserfreiem Milieu können die Wirkstoffe vieler pharmazeutischer Zubereitungen, wie Tabletten, Kapseln, Pulver, Zäpfchen usw. direkt bestimmt werden, da nichtdissoziierende Arzneistoffträger wie Zucker, Stärke, Talcum nicht stören. Die Titration mit Perchlorsäure in Eisessig und anderen wasserfreien Lösungsmitteln ist in verschiedene Pharmakopöen aufgenommen:

BP 63. Adrenalin, Adrenalin Bitartrat, Apomorphin Hydrochlorid, Atropin Methonitrat, Benzalkonium Chloride Solution, Benzathine Penicillin, Benztropine Methylsulphonate,

Caramiphene Hydrochloride, Caramiphene Tablets, Carbachol, Cetimide, Cetylpyridinium Chlorid, Chlorcyclizine, Chlorhexidine Gluconate Solution, Chlorhexidine Hydrochloride, Chlorpheniramine Maleate, Chlorpromazine Hydrochloride, Cinchocain Hydrochlorid, Codeine Phosphate, Cyclizine Hydrochloride, Cyclizine Tablets, Dequalinium Acetate, Dequalinium Chloride, Dextromorphan Hydrobromide, Dextromorphan Tablets, Diamorphine Hydrochloride, Diethazine Hydrochloride, Diphenhydramine Hydrochloride, Dipipanone Hydrochloride, Domiphen Bromide, Edrophonium Chloride, Ephedrine Hydrochloride Tabletten, Ethopropazine Hydrochloride, Gallamine Triethiodide, Hexamethonium Tartrate, Homatropine Hydrobromide, Levallorphan Tartrate, Levorphanol Tartrate, Lignocaine Hydrochloride, Meclozine Tablets, Mepacrine Hydrochloride, Mepacrine Tablets, Mepyramine Maleate, Methadone Hydrochloride, Noradrenaline Acid Tartrate, Noscapine, Papaverine Hydrochloride, Pempidine Tartrate, Pentolinium Tartrate, Perphenazine, Pethidine Hydrochloride, Pethidine Injection, Pethidine Tablets, Phenindamine Tartrate, Phenindamine Tablets, Phenylephrine Hydrochloride, Pholcodrine, Piperocaine Hydrochloride, Prochlorperazine Maleate, Propantheline Bromide, Pyridostigmine Bromide, Pyridoxine Hydrochloride, Pyrimethamine, Pyrimethamine Tablets, Suxamethonium Bromide, Suxamethonium Choride, Thiambutosine, Trifluoperazine Hydrochloride, Trimethaphan Camphorsulphonate, Trimethaphan Injection, Tripelennamine Hydrochloride.

USP XVII. Carbachol, Chlorcyclizine Hydrochloride, Chlorpromazine Hydrochloride, Codeine Phosphate, Cyclizine Hydrochloride, Dibucaine, Dibucaine Hydrochloride, Diäthylcarbamazine Citrate, Diphenhydramine Hydrochloride, Edrophonium Chloride, Homatropine Hydrobromide, Hydroxyamphetamine Hydrobromide, Isoproterenol Hydrochloride, Levarterenol Bitartrate, Meclizine Hydrochloride, Meclizine Tablets, Methoxamine Hydrochloride, Niacinamide, Pilocarpine Hydrochloride, Pilocarpine Nitrate, Piperazine Citrate, Piperazine Citrate Tablets, Piperazine Citrate Syrup, Prochlorperazine Maleate, Promethazine Hydrochloride, Propantheline Bromide, Pyridostigmine Bromide, Pyridoxine Hydrochloride, Pyrimethamine, Pyrimethamine Tablets, Scopolamine Hydrobromide, Succinylcholine Chloride, Tripelennamine Hydrochloride, Tripelennamine Citrate.

Dan. IX – Add. Benadryl, Neo-Antergan, Metacholinium Bromid, Natriumfluorid, Noradrenalin, Privin, Tetraäthylammonium Bromid.

Hung. V – Add. I. Alkaloide und Verbindungen mit Alkaloidcharakter.

ÖAB 9. Aconitin, Apomorphin Hydrochlorid, Dihydrocodeinon Bitartrat, Dihydrocodein Bitartrat, Ergometrin Maleat, Ergotamin Tartrat, Nikotinsäureamid, Reserpin, Saccharin-Natrium, Veratrin.

DAB 7 – DDR. Adrenalinbitartrat, Adrenalin, Äthylmorphinhydrochlorid, Aminophenazon, Atropinsulfat, Benzylnicotinat, Carbachol, Chinidinsulfat, Chininhydrochlorid, Chlorphenäthazinbimalonat, Chlorphenäthazinhydrochlorid, Chlorprocainhydrochlorid, Chlorpromazinhydrochlorid, Cocainhydrochlorid, Codeinphosphat, Coffein, Coffeincitrat, Diäthazinhydrochlorid, Diäthylaminoäthoxydiphenylmethanhydrochlorid, Dihydrocodeinbitartrat, Diphenhydraminhydrochlorid, DL-Ephedrinhydrochlorid, L-Ephedrinhydrochlorid, Gallaminjodid, Homatropinhydrobromid, Hydrocodonbitartrat, Hydromorphonhydrochlorid, Isoniazid, Isoprenalinsulfat, Methadonhydrochlorid, Methamphetaminhydrochlorid, Morphinhydrochlorid, Natriumbenzoat, Natriumdehydrocholat, Natriumnicotinat, Natriumsalicylat, Neostigminbromid, Nicethamid, Nicotinamid, Noradrenalinbitartrat, Oxycodonhydrochlorid, Papaverinhydrochlorid, Pethidinhydrochlorid, Procainhydrochlorid, Promazinphosphat, Promethazinhydrochlorid, Propylnicotinat, Saccharin-Natrium, Scopolaminhydrobromid, Succinylcholinchlorid, Tetracainhydrochlorid, Theobromin.

Ross. 9. Alkaloide.

Für Titrationen schwacher Basen im wasserfreien Milieu sind außer Eisessig folgende *Lösungsmittel* geeignet: Acetanhydrid, Acetonitril, Alkohole, Chloroform, Chlorbenzol, Dioxan, Essigsäureäthylester, Tetrahydrofuran.

β. *Titrationen schwacher Säuren in wasserfreien Lösungsmitteln.* Auch *schwache Säuren* und sauer reagierende Verbindungen, wie Phenole, Sulfonamide, Barbitursäurederivate, Hydantoine usw. lassen sich im wasserfreien Milieu titrieren. Dazu wird im allgemeinen eine 0,1 n Natriummethylatlösung als *Meßflüssigkeit* verwandt. Geeignet ist auch eine 0,1 n CH$_3$OLi-Lösung oder eine 0,1 n Tetrabutylammoniumhydroxidlösung. Als *Lösungsmittel* werden verwandt: Äthylendiamin, n-Butylamin, Dimethylformamid, Pyridin u. a. Gebräuchliche *Indikatoren* sind: Thymolblau, Naphtholbenzein, o-Nitranilin. Die *Einstellung* der Meßflüssigkeit kann gegen reine Benzoesäure erfolgen.

Titrationen schwacher Säuren im wasserfreien Milieu sind ebenfalls schon in einige moderne Pharmakopöen aufgenommen.

BP 63. Titrationen mit Tetrabutylammoniumhydroxidlösungen in Pyridin: Bendrofluazide, Diloxanide Furoate, Hydrochlorothiazide, Hydroflumethiazide.

Titration mit NaOCH₃-Lösung in Dimethylformamid: Erythromycin Estolate.
Titrationen mit LiOCH₃ in Dimethylformamid: Chlorothiazide, Sulphafurazole, Sulphafurazole Tablets.
USP XVII. Mercaptopurin, Methylthiouracil, Sulfamethoxypyridazin, Sulfisoxazol, Sulfisoxazol Tabletten.

In der Literatur sind neben Bestimmungsmethoden für organische Basen und deren halogenwasserstoffsauren Salze auch Titrationen von Sulfaten organischer Basen wie Chininsulfat, Codeinsulfat, Atropinsulfat, Papaverinsulfat usw. und von Alkalisalzen organischer Säuren wie Veronal-Natrium, Luminal-Natrium, PAS-Natrium, Natriumsalicylat, Natriumbenzoat, Saccharinum solubile usw. sowie der dazugehörigen freien Säuren beschrieben.

Allgemeine Ausführungen über Titrationen in nichtwäßrigen Lösungsmitteln macht die USP XVII. Der folgende sinngemäße Wortlaut dieses Arzneibuchartikels kann zur raschen Information empfohlen werden: „Säuren und Basen wurden lange Zeit als Substanzen bezeichnet, die beim Lösen in Wasser Wasserstoff- und Hydroxylionen abspalten. Diese von ARRHENIUS aufgestellte Definition übersieht, daß Säuren und Basen auch in anderen Lösungsmitteln charakteristische Eigenschaften zeigen können. BRÖNSTED fuhrte eine allgemeinere Definition ein, indem er sagte, daß Säuren Protonen abspaltende Substanzen und Basen Protonen aufnehmende Substanzen sind. Nach der noch umfassenderen Definition von LEWIS ist eine Säure eine Substanz, der ein Elektronenpaar zur Bildung einer kovalenten Bindung fehlt und deshalb befähigt ist, mit einer anderen Substanz ein gemeinsames Elektronenpaar zu haben. Mit dieser, als Base bezeichneten Substanz kann sich dann eine koordinierte kovalente Bindung bilden. Diese, wie auch BRÖNSTEDs Definition, drückt die grundlegende Tatsache aus, daß die Entwicklung des mehr sauren oder mehr basischen Charakters nicht auf ein bestimmtes Lösungsmittel beschränkt ist, d.h., daß eine Reihe von Lösungsmitteln dafür zuständig sein kann. Eine der experimentellen Grundtatsachen der beiden Theorien ist, daß Säuren mit Basen und umgekehrt in verschiedenen Lösungsmitteln titriert werden können. Ein System der gebräuchlichsten Lösungsmittel mit den anzuwendenden Indikatoren und Elektroden ist in der folgenden Tabelle aufgeführt.

Lösungsmittel für Titrationen in nichtwäßrigen Flüssigkeiten

Art der Lösungsmittel	Saure (zur Titration von Basen und deren Salzen)	Rel. Neutrale (zur Titration von Basen)[1]	Basische (zur Titration von Säuren)
Lösungsmittel	Eisessig Acetanhydrid Ameisensäure Propionsäure Sulfonylchlorid	Acetonitril Alkohole Chloroform Benzol Chlorbenzol Äthylacetat Dioxan	Dimethylformamid n-Butylamin Pyridin Äthylendiamin Morpholin
Indikator	Kristallviolett Methylrot Chinaldinrot Thymolblau Malachitgrün p-Naphtholbenzein	Methylrot Methylorange p-Naphtholbenzein	Thymolblau Azo-Violett Thymolphthalein Chinaldinrot o-Nitroanilin p-Hydroxyazobenzol
Elektroden	Glas-Kalomel Kalomel-Silber-Silberchlorid Quecksilber-Quecksilberacetat	Glas-Kalomel Kalomel-Silber-Silberchlorid	Antimon-Kalomel Antimon-Glas Antimon-Antimon Platin-Kalomel

[1] Relativ neutrale Lösungsmittel mit niedriger Dielektrizitätskonstante wie Benzol, Chloroform oder Dioxan können in Verbindung mit sauren oder basischen Lösungsmitteln verwendet werden, um die Empfindlichkeit der Endpunktsbestimmung zu erhöhen.

Viele wasserunlösliche Verbindungen zeigen nach Lösen in einem organischen Lösungsmittel verstärkte saure oder basische Eigenschaften. Infolgedessen können nichtwäßrige Titrationen zur Bestimmung einer Anzahl von Stoffen, wie Aminen, Carbonsäuren, Enolen, Phenolen, quartären Ammoniumverbindungen und anderen Salzen organischer Basen in Anwendung kommen.

Je nachdem welcher Teil einer Verbindung der aktivere ist, läßt sich häufig dieser Bestandteil durch geeignete Wahl des Lösungsmittels und der Titrierflüssigkeit titrieren. Bei der Titration einer basischen Verbindung oder des basischen Bestandteils eines Salzes wird meist eine volumetrische Lösung von Perchlorsäure in Dioxan benutzt. Bei der Titration eines halogensauren Salzes muß jedoch eine Lösung von Quecksilberacetat in Eisessig vor der Titration zugefügt werden. Bei der Titration einer sauren Verbindung wird als Titrierflüssigkeit eine Lösung von Lithium- oder Natriummethylat in Methanol und Benzol bevorzugt. Der Endpunkt kann visuell (durch Farbumschlag eines Indikators) oder potentiometrisch bestimmt werden."

Reine Stoffe können direkt titriert werden, jedoch muß oft bei pharmazeutischen Zubereitungen der wirksame Bestandteil von den störenden Begleit- und Trägerstoffen getrennt werden. Dies kann man durch Extraktion im Scheidetrichter, in Dauerextraktoren oder Zentrifugen erreichen, worauf dann die direkte Titration in einem mit Wasser nicht mischbaren Lösungsmittel folgt.

Literatur über die Titration von Arzneistoffen in wasserfreien Lösungsmitteln

BECKETT, A. H., R. M. CAMP u. H. W. MARTIN: J. Pharm. Pharmacol. *4*, 399 (1952). – EKEBLAD, P.: J. Pharm. Pharmacol. *4*, 626 (1952). – PERNAROWSKI, M.: Drug Stand. *21*, 189 (1953). – CHATTEN, L. G., u. M. PERNAROWSKI: Drug Stand. *22*, 1 (1954). – PERNAROWSKI, M. u. a.: J. Amer. pharm. Ass., sci. Ed. *43*, 746 (1954). – POETHKE, W., u. D. HORN: Pharm. Zentralh. *94*, 41 (1955). – BRÄUNIGER, H., u. L. HONERJÄGER: Pharmazie *12*, 381 (1957). – BAYER, J., u. E. POSGAY: Pharm. Zentralh. *96*, 561 (1957). – SARAFIK, H., u. V. BUMBA: Pharm. Zentralh. *96*, 3 (1957). – RINK, M., R. LUX u. E. FRANKEN: Dtsch. Apoth.-Ztg *98*, 660 (1958). – RINK, M., R. LUX u. E. FRANKEN: Dtsch. Apoth.-Ztg *99*, 157 (1959). – RINK, M., u. R. LUX: Dtsch. Apoth.-Ztg *99*, 1051 (1959). – RINK, M., R. LUX u. M. RIEMHOFER: Pharm. Ztg (Frankfurt) *104*, 1380 (1959). – RINK, M., R. LUX u. M. RIEMHOFER: Dtsch. Apoth.-Ztg *100*, 1231 (1960). – RINK, M. u. Mitarb.: Mitt. dtsch. pharm. Ges. *66*, 117, 197 (1960). – RINK, M., u. R. LUX: Dtsch. Apoth.-Ztg *101*, 911 (1961). – RINK, M., M. RIEMHOFER u. H. ROMER: Dtsch. Apoth.-Ztg *103*, 719 (1963). – HUBER, FR.: Titrationen in nichtwäßrigen Lösungsmitteln, Frankfurt/M.: Akad. Verl.-Ges. 1964.

c. Komplexometrie (Chelatometrie)

Unter Komplexometrie (Chelatometrie) versteht man die erstmalig von G. SCHWARZENBACH 1945 eingeführte maßanalytische Bestimmung von mehrwertigen Metallionen mit Hilfe komplexbildender Anionen. Enthalten die mit dem Metallion reagierenden Anionen zwei oder mehrere Gruppen, die als *Elektronendonatoren* wirken, so werden pro Anion ein oder mehrere Ringe gebildet. Die mit zwei- und mehrwertigen Metallionen entstehenden Komplexe bezeichnet man dann als *Chelate* (von gr. χηλή, die Krebsschere):

$$Me^{2\oplus} + {}^{\ominus}|\overline{a}-b| \rightleftharpoons \begin{array}{c} |\overline{a}-b \\ \diagdown \diagup \\ Me \\ \diagup \diagdown \\ b - \overline{a}| \end{array}$$

2wertiges Metallion   Komplexbildendes Anion   Metallchelat

Besonders stabile Metallchelate werden erhalten, wenn in den komplexbildenden Anionen die funktionellen Gruppen so verteilt sind, daß durch die Bindung des Metallions 5- oder 6gliedrige Ringe entstehen. Chelatbildner, die für Metalltitrationen verwendet werden sollen, müssen diese Eigenschaft besitzen und außerdem schnell und quantitativ mit dem zu bestimmenden Metallion reagieren. Als geeignet erweisen sich besonders Aminodiessigsäurederivate der allgemeinen Formel:

$$R-N\begin{array}{c} CH_2-COOH \\ CH_2-COOH \end{array}$$

Beispiele: Nitrilotriessigsäure:

$$HOOC-CH_2-N\begin{array}{c} CH_2-COOH \\ CH_2-COOH \end{array}$$

Äthylendiamin-tetraessigsäure:

$$\begin{array}{c} HOOC-CH_2 \\ HOOC-CH_2 \end{array}\!\!N-CH_2-CH_2-N\!\!\begin{array}{c} CH_2-COOH \\ CH_2-COOH \end{array}$$

Uramildiessigsäure:

[Strukturformel Uramildiessigsäure]

Anilindiessigsäure:

[Strukturformel Anilindiessigsäure]

Das wichtigste und heute allgemein verwendete Reagens dieser Reihe ist das wasserlösliche Dinatriumsalz der Äthylendiaminotetraessigsäure, das als Dihydrat unter den Bezeichnungen Titriplex III, Komplexon III, Idranal III und Chelaplex III gehandelt wird. Das Dinatrium-äthylendiamintetraacetat (ÄDTA) setzt sich mit 2- und mehrwertigen Metallionen zu wasserlöslichen oder in Wasser schwer löslichen, undissoziierten, sehr stabilen Chelaten um, die man, wie in den Formeln a und b am Beispiel des Ca^{2+} gezeigt, 4zähnig oder 6zähnig formulieren kann:

a
4zähniges Chelat

b
6zähniges Chelat

ÄDTA ($Na_2H_2Y \cdot 2H_2O$, worin Y das Äthylendiamintetraacetat-IV-Ion bedeutet) reagiert z.B. mit Ca^{2+} folgendermaßen:

$$(H_2Y)^{2-} + Ca^{2+} \rightleftharpoons (CaY)^{2-} + 2H^+.$$

Bei den auf dieser oder analogen Gleichungen beruhenden Titrationen kann der Endpunkt nach zwei verschiedenen Prinzipien ermittelt werden:

1. Die bei der Umsetzung der Metallionen mit ÄDTA frei werdende äquivalente Menge Wasserstoffionen wird a) in üblicher Weise alkalimetrisch titriert oder b) jodometrisch bestimmt. Die alkalimetrische Methode besitzt nur geringes Interesse, da auf pH 5,3 titriert werden muß, wobei die Kohlensäure der Luft bereits stört. Die jodometrische Methode wird so durchgeführt, daß man auf die neutralisierte und mit ÄDTA-Lösung versetzte Untersuchungsflüssigkeit ein Gemisch von Jodid und Jodat einwirken läßt und das nach der folgenden Gleichung erhaltene Jod mit Thiosulfat titriert:

$$6H^+ + JO_3^- + 5J^- \rightarrow 3J_2 + 3H_2O.$$

Aus dem Thiosulfatverbrauch wird der Metallgehalt der untersuchten Probe berechnet.

2. Zur Erkennung des Titrationsendpunktes werden *Metallindikatoren* verwandt. Metallindikatoren sind zugleich Farbindikatoren und Komplexbildner. Brauchbar sind solche Farbstoffe, die mit den zu bestimmenden Metallionen andersfarbige Komplexe bilden. Die Metall-Indikator-Komplexe müssen eine geringere Stabilität aufweisen, als die bei der Titration mit ÄDTA entstehenden farblosen Chelate.

Die bekanntesten Metallindikatoren sind Eriochromschwarz T (Erio T) und Murexid (Ammoniumsalz der Purpursäure):

Erio T:

[Strukturformel Eriochromschwarz T]

Murexid:

$$\left[\begin{array}{c} \text{Structure of murexide anion} \end{array} \right] NH_4^{\oplus}$$

Über die Verwendbarkeit dieser beiden und weiterer Metallindikatoren gibt die folgende Tabelle Auskunft.

Metallindikatoren zur komplexometrischen Bestimmung von mehrwertigen Metallionen mit ÄDTA

Metallindikator	geeignet zur Bestimmung von
Eriochromschwarz T	Cd, Mg, Zn, (Hg^{II}, Mn^{II}, Pb^{II})
Erio-T-Mischindikator (mit Methylorange oder Dimethylgelb)	Ag, Ca, Cd, Co, Hg^{II}, K, Mg, Na, Pb^{II}, Zn
Murexid	Ca, Co, Cu^{II}, Ni
Phthaleinpurpur	Ba, Sr
Brenzkatechinviolett	Bi, Th (Co, Ni)
Chromazurol S	Al, Cu^{II}
Sulfosalicylsäure	Fe^{III}, Zr
Tiron	Fe^{III}
1-(2-Pyridyl-azo)-2-naphthol (PAN)	Ce, Tl^{III}

Die Titration mit Hilfe von Metallindikatoren kann nach verschiedenen Verfahren durchgeführt werden:

α. *Direkte Titration.* Bei der direkten Titration werden die zu bestimmenden Kationen in gepufferter Lösung in Anwesenheit von Metallindikatoren direkt mit dem Chelatbildner titriert. Zur Titration von Magnesium verwendet man beispielsweise Erio T. Erio T bildet mit dem Mg einen roten Komplex. Die Probelösung nimmt eine rote Färbung an. Wenn man nun mit ÄDTA-Lösung titriert, so werden zunächst die freien Metallionen verbraucht und danach wird dem Metallindikator-Komplex das Metall entzogen. Im Endpunkt der Titration erscheint bei pH 8 bis 10 anstelle der roten Farbe des Erio-T-Mg-Komplexes die blaue Farbe des freien Erio T, das in wäßriger Lösung unterhalb pH 6 weinrot, oberhalb pH 13 orange und zwischen pH 8 und 12 blau ist:

$$\boxed{\text{Mg-Erio T}} + \text{ÄDTA} \rightarrow \boxed{\text{Mg-ÄDTA}} + \text{Erio T}$$
$$\text{rot} \qquad\qquad\qquad\qquad\qquad\qquad \text{blau}$$

Für den stöchiometrischen Verlauf der Titration ist die Einhaltung des für das betreffende Metall geeigneten pH-Wertes wichtig!

β. *Rücktitration.* Wenn das zu bestimmende Metall bei dem für die Titration erforderlichen pH bereits als Hydroxid gefällt wird, oder wenn kein geeigneter Indikator zur Verfügung steht, wendet man die Rücktitration an. Dazu wird die zu titrierende Lösung mit einem Überschuß an ÄDTA-Lösung versetzt, auf den gewünschten pH-Wert eingestellt und der Überschuß an ÄDTA mit einer Magnesium- oder Zinksulfatlösung gleicher Molarität zurücktitriert. Beispiel: Hg:

$$\boxed{\text{Hg-ÄDTA}} + \text{überschüss. ÄDTA} + \text{Erio T} + Zn^{2+}$$
$$\qquad\qquad\qquad\qquad\qquad\qquad \text{blau}$$
$$\rightarrow \boxed{\text{Hg-ÄDTA}} + \boxed{\text{Zn-ÄDTA}} + \boxed{\text{Erio T-Zn}}$$
$$\qquad\qquad\qquad\qquad\qquad\qquad\qquad\qquad \text{rot}$$

γ. *Substitutionstitration.* Anstelle der Rücktitration läßt sich auch die Substitutionstitration durchführen, wenn ein geeigneter Indikator fehlt oder Fällungen auftreten. Man nutzt hierzu die unterschiedliche Stabilität der Metallchelate aus. Die meisten mehrwertigen Kationen gehen mit ÄDTA eine festere Bindung ein, als Mg^{2+} oder Zn^{2+}. Setzt man solchen Metallsalzlösungen Mg-ÄDTA- oder Zn-ÄDTA-Lösungen zu, so wird das Mg^{2+} oder Zn^{2+} durch das entsprechende Kation verdrängt, d. h. in Freiheit gesetzt und läßt sich dann nach a) direkt mit ÄDTA und einem geeigneten Indikator titrieren. Die Substitutionstitration mit Zink-ÄDTA beruht beispielsweise auf der Gleichung:

$$\boxed{\text{Zn-ÄDTA}} + Me^{2+} \rightarrow \boxed{\text{Me-ÄDTA}} + Zn^{2+}$$

δ. Indirekte Titration. 1. Durch Titration der Kationkomponente eines Fällungsproduktes lassen sich andere, im Fällungsprodukt vorhandene Kationen oder Anionen indirekt bestimmen.

Beispiel zur Bestimmung eines Kations: Natriumbestimmung durch komplexometrische Titration des Zinks in Natriumzink-uranylacetat. Beispiel zur Bestimmung eines Anions: Phosphatbestimmung durch komplexometrische Titration des Magnesiums in Ammonium-Magnesiumphosphat.

2. Durch Titration des Kations eines Fällungsmittels können Anionen indirekt bestimmt werden.

Beispiel: Das in einer Probelösung enthaltene Sulfat wird durch Zusatz einer überschüssigen, eingestellten Bariumchloridlösung gefällt und der Überschuß an Ba^{2+} komplexometrisch erfaßt.

3. Anionen, die mit bestimmten Metallionen stabilere Komplexe geben, als es das ÄDTA vermag, können dadurch indirekt bestimmt werden, daß man eine bekannte, überschüssige Menge eines Kations hinzugibt und den Kationenüberschuß komplexometrisch titriert. Auf diese Weise lassen sich Cyanide, Rhodanide, Chloride, Bromide, Jodide und Hexacyanoferrate(II) indirekt bestimmen. Beispiel: Eine cyanidhaltige Lösung wird mit einer Ni(II)-Salzlösung bekannten Gehaltes versetzt. Das Cyanid wird nach der Gleichung: $4 CN^- + Ni^{2+} \rightarrow [Ni(CN)_4]^{2-}$ quantitativ gebunden. Der Überschuß an Nickelionen läßt sich komplexometrisch zurücktitrieren.

Maßlösungen. Zur Herstellung einer *0,1 n ÄDTA-Lösung* löst man 37,22 g des Dinatriumdihydrogen-äthylendiamintetraacetat-dihydrats in Wasser zu 1000 ml. Zur Herstellung schwächerer Lösungen kann im Verhältnis 1 + 4 oder 1 + 9 mit destilliertem Wasser auf eine 0,02 oder 0,01 n Lösung verdünnt werden. Zur Aufbewahrung solcher Lösungen ist das Glas vorher mit einer alkalischen ÄDTA-Lösung auszukochen, um oberflächlich gebundene Metallionen zu entfernen. In einem so vorbereiteten Jenaer Glas hält eine 0,001 n Lösung ihren Titer mindestens 6 Monate.

Zur Aufbewahrung der 0,02 und 0,01 n Lösungen werden Polyäthylenflaschen empfohlen.

Zinksulfatlösung 0,1 n. 28,756 g Zinksulfat p. a. werden zu 1000 ml in destilliertem Wasser gelöst. Zinksulfatlösungen geringerer Molarität können durch entsprechende Verdünnung daraus erhalten werden.

Magnesiumsulfatlösung 0,1 n. 24,65 g Magnesiumsulfat p. a. werden mit destilliertem Wasser zu 1000 ml gelöst.

Indikatorlösungen bzw. -verreibungen. Erio T ist in wäßriger Lösung nicht haltbar. Bei Bedarf ist eine 0,2%ige alkoholische Lösung zu bereiten oder der Indikator in fester Form als Verreibung mit Natriumchlorid 1 : 99 der zu titrierenden Lösung zuzusetzen.

Murexid wird in Form einer jeweils frisch bereiteten, gesättigten, wäßrigen Lösung verwandt. Hierzu schüttelt man 0,1 g Murexid mit 5 ml Wasser gut durch, läßt absitzen und verwendet die überstehende Lösung für eine Titration. Der Rückstand kann mehrmals benutzt werden. Murexid kann auch als 0,5%ige Verreibung mit Natriumchlorid der Titrationsflüssigkeit zugesetzt werden.

Phthaleinpurpur. 0,1%ige, mit 2 ml konz. Ammoniaklösung pro 100 ml versetzte, wäßrige Lösung. Nur einige Tage haltbar!

Brenzkatechinviolett: 0,1%ige, wäßrige Lösung.
Chromazurol S: 0,3%ige, wäßrige Lösung.
Sulfosalicylsäure: 5%ige, wäßrige Lösung.
Tiron: 2%ige, wäßrige Lösung.
PAN: gesättigte, alkoholische Lösung.

Vorzüge der Komplexometrie. Der Hauptvorzug der Komplexometrie ist ihre Vielseitigkeit. Man kann praktisch alle mehrwertigen, besonders die zweiwertigen Metalle titrieren.

Dabei entspricht immer 1 Mol ÄDTA 1 Grammatom Metall! Die benötigten Normallösungen sind titerkonstant. Die Umschlagspunkte der Metallindikatoren sind meist sehr scharf. In Metallsalzgemischen kann häufig durch geeignete Versuchsanordnung, z.B. Einhalten eines bestimmten pH-Wertes eine Einzelkomponente selektiv titriert werden. Muß eine Fällung vorgenommen werden, so läßt sich mit Hilfe der komplexometrischen Titration ein Glühen und Wägen des Fällungsproduktes umgehen. Dabei sind die komplexometrisch ermittelten Werte in der Regel genauer, weil das sonst miterfaßte, oft nur schwer auswaschbare Fällungsmittel hier nicht stört. Schwer lösliche Niederschläge gehen meist mit alkalischer, überschüssiger ÄDTA-Lösung in Lösung. Schließlich kann man ein störendes Metall oft durch Bildung nicht dissoziierender, stabiler Komplexe (z.B. Cyanid- oder Tartrat-Komplexe) maskieren und ein anderes Metall, das keine derartigen Komplexe bildet, selektiv titrieren. Die indirekte Titration von Anionen wurde bereits erwähnt. Die Ausführung der komplexometrischen Titrationen wird sehr erleichtert durch die von einigen Firmen fertig in den Handel gebrachten ÄDTA-Lösungen, die eine Spur Zink zur Verschärfung des Farbumschlages enthalten, sowie die erforderlichen Indikator-Puffergemische in Form haltbarer Tabletten.

Anwendungsbeispiele. Härtebestimmung von harten oder mittelharten Wässern: In 100 ml des zu prüfenden W. wird eine Indikator-Puffertablette „Merck" gelöst. Nach Zugabe von 1 ml Ammoniakflüssigkeit (d = 0,910) wird sogleich mit Titriplexlösung I „Merck" (Nitrilotriessigsäure) titriert, bis die rote Farbe über einen grauen Farbton in reines Grün umschlägt. Die verbrauchten ml Titriplexlösung mit 5,6 multipliziert geben die Härte des W. in deutschen Härtegraden an [HAMANN, G., u. W. NEUMANN: Chemiker-Ztg 77, 438 (1953)]. Andere Ausführung der gleichen Bestimmung: Chem. Zbl. 1954, S. 6082, 11021.

Calciumbestimmung in Blutserum. 1 ml Blutserum wird mit 3 ml W. und 3 Tr. 4 n NaOH sowie einigen Tr. gesättigter Murexidlösung versetzt. Dann wird sofort mit 0,004 m Komplexon II-Lösung (Äthylendiamintetraessigsäure) bis zum Farbumschlag nach Blauviolett titriert (Feinbürette). Eine ebensolche, unmittelbar vorher austitrierte Lösung dient zum Farbvergleich [HOLTZ, A. H., u. L. SEEKLES: Nature (Lond.) 169, 870 (1952), ref. in Pharm. Zentralh. 93, 110 (1954); FLASCHKA, H., u. A. HOLASEK: Hoppe-Seylers Z. physiol. Chem. 288, 244 (1951)].

Bestimmung des Quecksilbers in Quecksilbersalben (z.B. Ungt. Hydrarg. flav., Ungt. Hydrarg. alb., Ungt. Hydrarg. rubrum): Die Salbeneinwaage, deren Menge so zu bemessen ist, daß sie etwa 50–100 mg Hg entspricht, wird 2–3 Min. mit 5–10 ml verdünnter Salzsäure gekocht und dann rasch unter der Wasserleitung abgekühlt, wobei gut geschüttelt werden soll. Hierbei ballt sich die erstarrende Salbengrundlage wieder zusammen und stört die anschließende Titration nicht. Nach dem Abkühlen wird die Lösung durch tropfenweises Zugeben 15%iger Natronlauge bis zum Auftreten der ersten weißen Trübung neutralisiert. Sodann gibt man genau 10 ml einer 0,1 molaren Komplexon-III-Lösung und etwa 10 ml Pufferlösung (13,5 g Ammoniumchlorid p.a. und 88 ml konz. Ammoniak [d = 0,910] werden mit W. zu 250 ml gelöst) hinzu. Nach dem Versetzen mit der notwendigen Menge Erio T muß die Lösung blau gefärbt sein, sonst ist eine größere Menge Komplexon-Maßlösung zu verwenden. Danach wird mit 0,1 molarer Zinksulfatlösung (28,775 g Zinksulfat [$ZnSO_4 \cdot 7H_2O$] werden in W. zu 1 Liter gelöst) bis zum Auftreten einer weinroten Färbung titriert.

Berechnung: 1 ml der 0,1 m Komplexon-III-Lösung entspr.:

0,020061 g Hg
0,021661 g HgO
0,025209 g $HgNH_2Cl$
0,033660 g Anhydrohydroxymercurisalicylsäure.

Die Tropfgeschwindigkeit muß gegen Ende der Titration verringert werden [SCHMITZ, B.: Dtsch. Apoth.-Ztg 94, 532 (1954)].

Komplexometrische Bestimmungen sind u.a. in folgende Arzneibücher aufgenommen: DAB 6 – 3. Nachtr. BRD, DAB 7 – DDR, ÖAB 9, USP XVII, BP 63, Helv. V – Suppl. III.

Literatur zur Komplexometrie

(s. auch Anwendungsbeispiele)

SCHWARZENBACH, G. u. Mitarb.: Helv. chim. Acta 28, 828 (1945). – BIEDERMANN, W., u. G. SCHWARZENBACH: Chimia Vol. 2/3, 1 (1948). – BIEDERMANN, W., u. G. SCHWARZENBACH: Die Titration von Metallen mit Äthyl.-diam.-tetraacetat. Helv. chim. Acta 31, 459 (1948). –

BLANK, A.: Die Anwendung der Komplexone in der Pharmazie. Schweiz. Apoth.-Ztg 87, 843 (1949). — SOLIVA, M.: Theorie und Anwendung der Komplexbildner. Schweiz. Apoth.-Ztg 93, 109, 127, 144 (1955). — SCHWARZENBACH, G.: Die analytische Anwendung der Trilone. Angew. Chem. 63, 28 (1951). — FLASCHKA, H.: Neue Titrationsmethoden bei der Analyse pharmazeutischer Präparate (Komplexonverf.). Scientia pharm. (Wien) 21, 126 (1953). — Pharm. Zentralh. 93, 233 (1954). — PRIBIL, R.: Komplexometr. Titrationen i. d. pharmaz. Analyse. Pharmazie 7, 561 (1953). — ZIMMER, P., u. K. HERZOG: Komplexometrische Kationenbestimmung unter Berücksichtigung das DAB 6. Pharmazie 9, 628 (1954). — SCHWARZENBACH, G.: Die komplexometrische Titration, Stuttgart: F. Enke 1955. — „Preisaufgabe der HAGEN-BUCHHOLZ-Stiftung für 1956." Dtsch. Apoth.-Ztg 96, 210 (1956). — SARSUNOVA, M.: Komplexometrische Titrationen zur Kontrolle galenischer Präparate. Pharmazie 12, 33 (1957). — SCHMITZ, B.: Die komplexometrische Titration des Zinks, Bleis und Quecksilbers in den offizinellen Salben. Dtsch. Apoth.-Ztg 97, 399 (1957). — BUSS, H., W. KOHLSCHÜTTER u. M. PREIS: Komplexometrische Phosphatbestimmung. Z. anal. Chem. 193, 264 (1963). — SCHWARZENBACH, G., u. H. FLASCHKA: Die Komplexometrische Titration, Stuttgart: F. Enke 1965; aus der Reihe „Die chemische Analyse".

d. Fällungsanalysen

Fällungsanalysen sind maßanalytische Bestimmungen, denen ein Fällungsvorgang zugrunde liegt. Die Maßlösung setzt sich mit der zu titrierenden Lösung um, wobei ein schwer löslicher Niederschlag von konstanter Zusammensetzung ausgeschieden wird. Sobald die mit der Maßlösung reagierenden Bestandteile der zu analysierenden Lösung ausgefällt sind, ist der Endpunkt der Titration erreicht. Ein weiterer Zusatz der Maßlösung erzeugt keine weitere Fällung mehr.

Versetzt man z. B. eine Silbernitratlösung mit einer Lösung von Natriumchlorid, so scheidet sich Silberchlorid aus:

$$Ag^+ + Cl^- \rightleftharpoons AgCl_{(fest)}.$$

Der Vorgang ist umkehrbar, denn festes Silberchlorid geht, wenn auch nur in sehr geringer Menge mit Wasser in Lösung. Dabei dissoziiert ein Teil des Silberchlorids in gleiche Mengen Silber- und Chloridionen. Ist das Lösungsgleichgewicht erreicht, also das feste Silberchlorid mit der gesättigten Lösung der Ag^+- und Cl^--Ionen im Gleichgewicht, dann ist

$$[Ag^+] \cdot [Cl^-] = \text{konst.} = L.\,^1$$

Wird durch eine Erhöhung der Silber- oder der Chloridionenkonzentration das *Ionenprodukt* vergrößert, dann ist die Lösung übersättigt und es fällt so lange festes Silberchlorid aus, bis das Ionenprodukt seinen ursprünglichen Wert wieder erreicht hat. Das Ionenprodukt ist somit ein Maß für die Löslichkeit eines Salzes und wird daher auch *Löslichkeitsprodukt* (L) genannt. Das Löslichkeitsprodukt des Silberchlorids hat den Wert 10^{-10}. Somit ist

$$[Ag^+] \cdot [Cl^-] = L = 10^{-10}.$$

d. h. eine gesättigte Silberchloridlösung hat eine Silberionenkonzentration und eine Chloridionenkonzentration von je 10^{-5}. Gießt man also in eine Lösung, die Chloridionen enthält, eine Silbersalzlösung, so wird das Ionenprodukt $[Ag^+] \cdot [Cl^-]$ den Wert 10^{-10} des Löslichkeitsproduktes L weitgehend überschreiten und es wird der weitaus größte Teil der Chloridionen als AgCl ausfallen. Beabsichtigt man, die Chloridionen aus einer Lösung quantitativ auszufällen, so wird man einen großen Überschuß an Silberionen verwenden. Je höher die Konzentration der Silberionen beim Fällen des AgCl-Niederschlages ist, um so kleiner ist die Konzentration der nicht ausfällbaren, gelöst bleibenden restlichen Chloridionen. Ist z. B. die Silberionenkonzentration nach dem Fällen 10^{-1}, entspricht sie dann also einer 0,1 n Lösung, so hat die Chloridionenkonzentration noch den Wert:

$$[Cl^-] = L : [Ag^+] = 10^{-10} : 10^{-1} = 10^{-9}.$$

Ein Überschuß des Fällungsmittels erhöht also die Menge des ausgefällten Stoffes und erniedrigt die Konzentration des nicht fällbaren Anteils.

---

[1] [ ] = Symbol für die Konzentration.

Gleichartige Betrachtungen lassen sich auf alle anderen Fällungsvorgänge übertragen, auch auf solche Reaktionen, an denen nicht nur einwertige, sondern auch mehrwertige Ionen teilnehmen. Insgesamt lassen sich folgende Gesetzmäßigkeiten ableiten:

1. Die Ausscheidung eines schwer löslichen Niederschlages erfolgt immer dann, wenn das Löslichkeitsprodukt der beteiligten Ionenarten überschritten ist.
2. Die Löslichkeit eines schwer löslichen Niederschlages läßt sich durch einen Überschuß des Fällungsmittels im allgemeinen noch herabdrücken. Das Maximum der Löslichkeit liegt beim Äquivalenzpunkt.

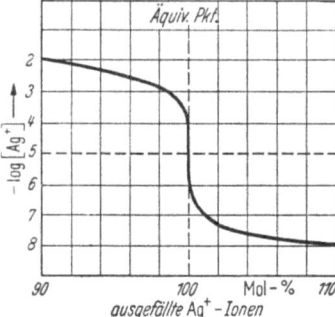

Abb. 164. Titrationskurve bei Titration einer 0,1 n Silbernitratlösung mit einer konz. Natriumchloridlösung (aus JANDER/JAHR).

Ausnahmen von dieser Regel sind immer nur dann zu beachten, wenn das überschüssige Reagens mit dem schwer löslichen Niederschlag eine lösliche Komplexverbindung eingeht. So ist beispielsweise Silberchlorid in überschüssiger Salzsäure beträchtlich löslich. Es bilden sich komplexe Säuren vom Typus H[AgCl$_2$].

Schon aus diesen Feststellungen geht eine allen direkten Fällungsanalysen gemeinsame Fehlerquelle hervor, die darin besteht, daß es absolut unlösliche Niederschläge nicht gibt, und daß gerade am Äquivalenzpunkt, dessen möglichst genaue Ermittlung doch das Ziel der maßanalytischen Methode ist, die Ausfällung relativ am unvollständigsten ist.

Zum tieferen Verständnis für den Verlauf der Fällungsvorgänge soll die Titration einer 0,1 n Silbernitratlösung mit einer konzentrierten Natriumchloridlösung untersucht werden und dabei zur Vereinfachung die Voraussetzung gemacht werden, daß während der Titration weder die Temperatur noch das Volumen der titrierten Lösung eine Änderung erfahren.

Die molare Konzentration an Silberionen betrage 10^{-1}. Der Zusatz von Natriumchlorid führt zur Ausfällung von Silberchlorid. Dadurch sinkt die Silberionenkonzentration. Sind die Silberionen zu 90% ausgefällt, so ist [Ag$^+$] = 10^{-2}. Nach Ausfällung von 99% des Silbers beträgt [Ag$^+$] = 10^{-3} und wenn 100% der dem Silbergehalt der Lösung äquivalenten Natriumchloridmenge hinzugegeben sind, herrscht in der Lösung die [Ag$^+$] = 10^{-5}. Wenn der molare Überschuß an Natriumchloridlösung nur 0,1% beträgt, sinkt [Ag$^+$] bereits auf 10^{-6}. Ein Überschuß von Natriumchlorid von 1% ergibt [Ag$^+$] = 10^{-7} und ein 10%iger Überschuß des Fällungsmittels läßt [Ag$^+$] = 10^{-8} erreichen. Zeichnet man die negativen Logarithmen (Exponenten) der angegebenen Silberionenkonzentrationen als Ordinaten, die zugehörigen Anteile der Natriumchloridlösung, angegeben in Molprozenten der ausgefällten Silberionen, als Abszissen in ein rechtwinkliges Koordinatensystem ein, so ergibt sich (zwischen 90 und 100%) die durch Abb. 164 wiedergegebene charakteristische Titrationskurve.

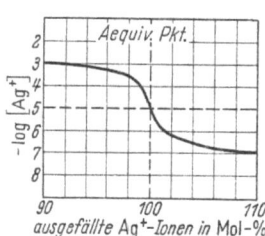

Abb. 165. Titrationskurve bei Titration einer 0,01 n Silbernitratlösung mit einer konz. Natriumchloridlösung (aus JANDER/JAHR).

Abb. 164 läßt deutlich erkennen, daß der Äquivalenzpunkt, also der gesuchte Endpunkt der Titration, identisch ist mit dem Wendepunkt der Titrationskurve, dem Punkt also, an dem die relative Änderung der [Ag$^+$] im Verlauf der Titration ihren größten Wert erreicht.

Abb. 165 gibt die Titrationskurve wieder, die für die Titration einer um eine Zehnerpotenz verdünnten, also 0,01 n Silbernitratlösung, mit der gleichen Natriumchloridlösung gilt.

Der Sprung in der Kurve ist wesentlich kleiner als in Abb. 164.

Abb. 166 schließlich stellt die Titrationskurve dar, die erhalten wird, wenn dieselbe 0,01 n Silbernitratlösung mit einer konzentrierten Natriumjodidlösung titriert wird. Das

Löslichkeitsprodukt des Silberjodids ist etwa 10^{-16}, also erheblich kleiner als das des Silberchlorids. Der Sprung in der Kurve ist infolgedessen sehr groß.

Die besprochenen Titrationskurven lassen deutlich erkennen, daß das Ergebnis einer Fällungsanalyse um so genauer wird, je besser folgende Bedingungen erfüllt sind:

1. Das Löslichkeitsprodukt des Niederschlages muß möglichst klein sein.
2. Die Anfangskonzentration der zu titrierenden Lösung muß groß genug sein.
3. Der praktisch erkennbare Endpunkt der Titration muß möglichst nahe am Wendepunkt der jeweiligen Titrationskurve liegen.

Gerade die Erfüllung der letztgenannten Forderung ist in den meisten Fällen besonders schwierig.

Die älteste und einfachste Methode der Endpunktserkennung arbeitet ohne jeden Indikatorzusatz. Die Titration wird so lange fortgesetzt, bis ein weiterer Reagenszusatz in der jedesmal durch kräftiges Umschütteln und Sedimentieren des Niederschlags geklärten Lösung keine Trübung mehr hervorruft. Der Endpunkt läßt sich dabei einigermaßen genau ermitteln, weil das während der Titration zunächst in kolloider Verteilung ausgeschiedene Silberchlorid im Äquivalenzpunkt, wo alle Ionen verbraucht sind, die das Silberchloridhydrosol stabilisieren können, vollkommen ausflockt. Man titriert hier also bis zur Erreichung des sog. „Klarpunktes".

Im allgemeinen verwendet man für die Endpunktsbestimmung einen Indikator, der am Titrationsendpunkt die Farbe der Lösung verändert. Der Indikator vermag entweder mit den bei der Titration verschwindenden oder mit den durch die Maßlösung neu hinzukommenden Ionen eine deutlich gefärbte Verbindung zu bilden, die in dem Augenblick verschwindet bzw. entsteht, wo der Äquivalenzpunkt erreicht wird. Die Konzentration des neu hinzukommenden Ions muß möglichst im Äquivalenzpunkt schon so groß werden, daß sie ausreicht, um mit dem Indikator unter Bildung der

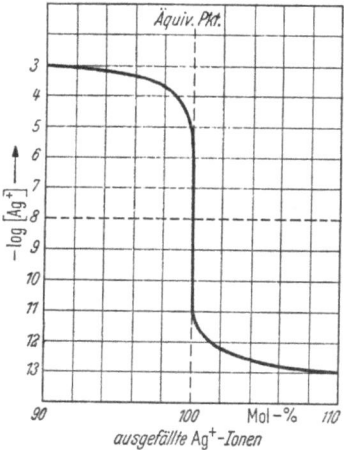

Abb. 166. Titrationskurve bei Titration einer 0,01 n Silbernitratlösung mit einer konz. Natriumjodidlösung (aus JANDER/JAHR).

farbigen Verbindung reagieren zu können, oder es muß umgekehrt die Konzentration des verschwindenden Ions gerade im Äquivalenzpunkt schon so gering geworden sein, daß sie nicht mehr genügt, um weiterhin mit dem Indikator die gefärbte Substanz zu bilden. In beiden Fällen wird der Endpunkt an einer Farbänderung der Lösung erkannt.

Ein praktisches Beispiel für diese Art der Endpunktsermittlung bietet die Verwendung von Eisen(III)-Ionen als Endanzeiger bei der Titration von Silberionen mit einer Alkalirhodanidlösung.

Die [SCN$^-$] einer gesättigten Lösung des schwer löslichen AgSCN genügt nicht, um mit den Fe(III)-Ionen zusammen die Entstehung des dunkelroten, undissoziierten Eisenrhodanids zu ermöglichen; erst ein geringer Überschuß an Rhodanidionen färbt die Lösung schwach rosa.

Bei einer weiteren Methode der Endpunktserkennung benutzt man Indikatoren, die mit der zugesetzten Reagenslösung einen deutlich gefärbten, schwer löslichen Niederschlag bilden, sobald mit der Erreichung des Äquivalenzpunktes sämtliche reaktionsfähigen Ionen in der titrierten Lösung als schwer löslicher Niederschlag ausgefällt sind, d.h., sobald die Möglichkeit für das Auftreten eines geringen Überschusses an Fällungsmittel gegeben ist.

Als Beispiel sei die Verwendung von Chromationen als Endanzeiger bei der Titration der Halogenidionen genannt. Sobald z.B. im Verlauf der Titration einer Natriumchloridlösung die gesamten Chloridionen als schwer lösliches Silberchlorid ausgefällt sind, vermag schon ein geringer Überschuß an Silberionen zusammen mit den Chromationen das Löslichkeitsprodukt des roten, schwer löslichen Silberchromats zu überschreiten. Die wichtigste Voraussetzung für die Verwendbarkeit eines solchen Indikators besteht darin, daß in der gesättigten Lösung des während der Titration ausfallenden Niederschlags (AgCl) die Konzentration derjenigen Ionen (Ag$^+$), die mit den Indikatorionen (CrO$_4^{2-}$) den zur Erkennung des Endpunktes dienenden, ebenfalls schwer löslichen Niederschlag (Ag$_2$CrO$_4$) bilden können, nicht ausreicht, um dessen Löslichkeitsprodukt zu überschreiten. Anderenfalls würde der praktisch erkennbare Titrationsendpunkt noch vor dem wirklichen Äquivalenzpunkt liegen, d. h. der Umschlag würde zu früh eintreten.

In solchen Fällen kann die Tüpfelmethode zur Endpunktsbestimmung dienen. Hier wird der titrierten Lösung nach jedem neuen Zusatz der Reagenslösung ein klarer Tropfen entnommen und auf einer geeigneten Unterlage, z. B. auf einer Porzellanplatte oder auf einem Filterpapier, mit einem Tropfen der Indikatorlösung zusammengebracht. Die Endpunktsermittlung geschieht also außerhalb der titrierten Lösung. Als Beispiel sei die Zinkbestimmung angeführt (vgl. Komplexometrie!): Die Zinklösung wird mit einer Natriumsulfidlösung bekannten Gehaltes titriert. Als Tüpfelindikator dient eine Kobaltsalzlösung, die mit dem der titrierten Lösung entnommenen Tropfen unter Abscheidung von schwarzem Kobaltsulfid reagiert, sobald ein geringer Überschuß an Sulfidionen vorhanden ist. Der Probetropfen darf aber keine Spur des Niederschlages (ZnS) enthalten, denn sonst reagiert schon dieser mit dem Tüpfelindikator, wodurch der Endpunkt zu früh angezeigt wird. Alle Tüpfelmethoden sind umständlich und meist auch nicht sehr genau. Man zieht daher möglichst die Titrationsmethoden mit direkter Endpunktsermittlung vor.

Eine weitere Methode der Endpunktsbestimmung stellt die Benutzung der „Adsorptionsindikatoren" in der Argentometrie dar. Diese Methode macht sich die Adsorptionserscheinungen zunutze, die bei den Fällungsvorgängen sonst häufig dadurch als Fehlerquelle bemerkbar machen, daß sie das sog. „Mitreißen" fremder Bestandteile, vor allem noch unverbrauchter Titersubstanz, durch Einschließen oder Adsorption an der Oberfläche des Niederschlages verursachen.

Die Anwendung der Adsorptionsindikatoren setzt voraus, daß im Verlaufe der Titration von Silbersalzen und Halogeniden mit Farbstoffen eine schwer lösliche Verbindung gebildet wird. Mit den bisher bei solchen Analysen benutzten Indikatoren haben diese gemeinsam, daß sie bei Erreichung des Äquivalenzpunktes unter dem Einfluß des Fällungsmittels eine mit einer Farbänderung verbundene Änderung ihres Zustandes erfahren. Während aber bei den bis jetzt verwendeten Indikatoren diese Änderung in einer Umsetzung zwischen Indikator und Fällungsmittel, sei es unter Bildung einer undissoziierten Verbindung [z. B. Fe(SCN)$_3$ bei der Silberbestimmung nach VOLHARD] in der Lösung, sei es unter Ausfällung einer schwer löslichen Verbindung (z. B. Ag$_2$CrO$_4$ bei der Bestimmung von Chlorid nach MOHR) infolge der Überschreitung des betr. Löslichkeitsproduktes besteht, findet die Änderung der Adsorptionsindikatoren an der Oberfläche der entstandenen schwer löslichen Verbindung statt. Dabei ist in den meisten Fällen die Änderung des Zustandes des Adsorptionsindikators mit seinem Übertritt aus der Lösung an die Oberfläche des gefällten Stoffes verbunden. Die Wirkung des Fällungsmittels am Äquivalenzpunkt besteht hier in einer wesentlichen Erhöhung der Stärke der Adsorption, d. h. in einer Entfernung des Indikators aus der Lösung. Bei der Titration eines gut dissoziierten Bromids (Br$^-$) mit Silbersalz (Ag$^+$) und Eosin als Indikator adsorbiert ein Sol oder Niederschlag von AgBr in Gegenwart eines Überschusses von Br$^-$ bzw. Ag$^+$ in der Lösung diese Ionen und liegt als negativ geladener „Bromkörper" [AgBr]Br$^-$ bzw. als positiv geladener „Silberkörper" [AgBr]Ag$^+$ vor.

Die am häufigsten gebrauchten Adsorptionsindikatoren sind Eosin und Fluorescein.

Das negativ geladene Eosin-Anion wird vom Bromkörper nicht merklich, vom Silberkörper stark adsorbiert. Das Eosin-Anion weist in dem am AgBr adsorbierten Zustand eine andere Farbe als in der Lösung auf.

Alle Titrationen haben gemeinsam, daß bei dem Farbumschlag die Trennungsfläche zwischen dem gefällten Stoff und der Lösung eine Rolle spielt, und zwar wird, mit Ausnahme des Phenosafranins, die Farbänderung am Endpunkt der Titration bedingt durch den Übergang des Farbions, in den meisten Fällen aus dem gelösten in den adsorbierten Zustand, in einigen Fällen durch die umgekehrte Zustandsänderung.

Es lassen sich folgende fünf Fälle und die ihnen entsprechenden Titrationsverfahren unterscheiden:

1. Ein wesentlicher Teil des festen Stoffes befindet sich am Äquivalenzpunkt noch in Solform, so daß man den Umschlag in einer scheinbar einheitlichen Phase wahrnimmt.

2. Genau am Äquivalenzpunkt tritt Koagulation des Sols unter gleichzeitiger Adsorption oder Desorption des Farbstoffs ein. Die Rolle des Farbstoffs kann hier z. T. in der Regulierung des Eintritts der Koagulation bestehen.

3. Das Sol koaguliert weitgehend kurz vor dem Äquivalenzpunkt, und dann erst findet der Übergang des Indikators mit veränderter Farbe aus der Lösung auf den Niederschlag oder in umgekehrter Richtung statt.

4. Vor dem Endpunkt der Titration ist der Niederschlag bereits gut abgesetzt, der Umschlag wird in der überstehenden möglichst klaren Lösung beobachtet und beruht auf der Änderung der Konzentration, d. h. nur der Farbintensität des Indikators in der Lösung.

5. Der Farbumschlag wird am koagulierten Niederschlag selbst beobachtet. Dieses Verhalten ist bis jetzt nur beim Phenosafranin festgestellt worden, welches die beiden Umschlagsfarben im adsorbierten Zustand aufweist.

Im Falle 1 ist der Umschlag leicht festzustellen und durch Über- und Zurücktitrieren mehrmals herbeizuführen.

Adsorptionsindikatoren zur Titration von Silber- und Halogenidionen

Titration von	mit	Indikator	Umschlag	Bemerkungen
Cl^-	Ag^+	Fluorescein 0,2%ige Lösung in Wasser als Na-Salz	Gelbgrün ⇌ Rosa	Lsg. neutr. od. schw. alk.
		Dichlor(R)-fluorescein 0,1%ige Lsg. i. Wasser als Na-Salz	Gelbgrün → Rot	Bei 0,025 n Cl^- bis pH~4. In neutr. Lsg. bis 0,0005 n hinab auf 1–2% genau.
		Phenosafranin 0,2%ige Lsg.	Rot → Blau Fällg. Fällg.	Vgl. Br^- Umschl. weniger scharf als dort.
		Bromphenolblau 0,2%ige Lsg.	Gelbgrün → Grünblau	Umschl. bes. scharf bei Alkaloidchloriden in essigs. Lsg.
Br^-	Ag^+	Fluorescein 0,2%ige Lsg. i. Wasser als Na-Salz	Wie bei Cl^-, adsorbierter Farbstoff gelbrosa	
		Eosin 0,5%ige Lsg.	Gelbrot → Rot v. Konz. abhäng.	Bis 0,0005 n Br^- hinab, auch in saurer Lsg. bei pH ~1, am besten in essigs. Lsg.
		Phenosafranin 0,2%ige Lsg.	Rot → Blau Fällg. Fällg.	Nur in Gegenwart von HNO_3
J^-	Ag^+	Fluorescein u. Derivate 0,2%ige Lsg. i. Wasser als Na-Salz	Wie bei Br^-	
		Erythrosin 0,2%ige Lsg.	Rot → Rotviolett	Genau nur in Gegenwart e. vielf. äquival. Menge an Fremdsalz
NCS^-	Ag^+	Fluorescein 0,2%ige Lsg. i. Wasser als Na-Salz	Wie bei Cl^-	
		Eosin 0,5%ige Lsg.	Wie bei Br^-	
Ag^+	Br^-	Rhodamin 6 G 0,2%ige Lsg. als salzsaures Salz	Gelbrot → Rotviolett	Bis 0,01 n Ag^+ hinab, besond. scharf in Gegenwart von HNO_3 bis zu 0,3 n
	Br^-	Phenosafranin 0,2%ige Lsg.	Blau → Rot Fällg. Fällg.	Vgl. Br^-
	Br^-	Tartrazin 0,5%ige Lsg.	Gelb → (Farbl.) Fällg. Lsg.	Bei 0,1 n scharf auch bei Gegenwart v. HNO_3 bis 0,5 n
	Cl^-	Tartrazin 0,5%ige Lsg.	→ Grün Lsg.	
	NCS^-	Tartrazin, 0,5%ige Lsg.	Farbl. ⇌ Grün Lsg. Lsg.	0,1 n
	J^-	Tartrazin, 0,5%ige Lsg.	wie mit NCS^-	

Im Falle 2 kann der Endpunkt auch ohne eine erhebliche Farbänderung festgestellt werden, wenn die Koagulation reproduzierbar und genau am Äquivalenzpunkt stattfindet.

Im Falle 3 müssen für die Beobachtung des Umschlags die Lösung und der Niederschlag ins Auge gefaßt werden, damit der Umschlag auffällig ist.

Das Verfahren 4 kann besonders dann mit Vorteil benutzt werden, wenn in der Nähe des Äquivalenzpunktes beim Überschuß des einen Ions der Farbstoff am koagulierten Niederschlag weitgehend adsorbiert, durch das andere Ion leicht von der Oberfläche verdrängt wird, so daß ein Umschlag von farblos zu farbig oder in umgekehrter Richtung auftritt. Das ist beispielsweise bei Tartrazin oder Methylrot der Fall. Die wünschenswerte Klärung der überstehenden Lösung wird durch genügend große Konzentration der Ausgangslösungen, durch Zusatz von Koagulationsmitteln sowie durch kräftiges Schütteln gefördert.

Das Verfahren 5, der Umschlag bei Phenosafranin, der an dem am Boden sitzenden Niederschlag stattfindet und auf einer starken Farbänderung von Rot nach Blau oder umgekehrt beruht, ist sehr deutlich und daher mit Vorteil anzuwenden.

In der vorstehende Tabelle ist eine Anzahl praktisch erprobter Fälle nach den zu bestimmenden Ionen angeordnet. Sind in der Tabelle für eine bestimmte Titration mehrere Indikatoren angegeben, so sind diese in der Regel nach steigender zulässiger Acidität angeordnet. Bei der Angabe der Umschlagsfarben bedeutet die Richtung von links nach rechts den Umschlag beim Äquivalenzpunkt, unter der Voraussetzung, daß dem zu titrierenden Ion das fällende hinzugefügt wird. Dabei findet meist der Übergang des Indikators aus der Losung zum Adsorbens statt, d. h., das Farbstoffion wird beim Überschuß des fällenden Ions adsorbiert.

Wird die Farbänderung in der Lösung oder an der Fällung sichtbar, dann ist dies in der Tabelle besonders kenntlich gemacht.

Die wichtigsten Methoden der Fällungsanalyse beruhen auf der Schwerlöslichkeit der Silberhalogenide sowie des Silberrhodanids und ermöglichen somit die Bestimmung des Silbers mit Hilfe eingestellter Halogenid- und Rhodanidlösungen und die Gehaltsbestimmung löslicher Halogenide und Rhodanide mit einer Silbernitratlösung bekannten Gehalts (Argentometrie).

Zur Durchführung argentometrischer Bestimmungen sind 0,1 n Maßlösungen von Silbernitrat, Natriumchlorid und Ammonium- oder Kaliumrhodanid erforderlich.

e. Spezielle Titrationsverfahren

Von den bisher beschriebenen vier großen Gruppen: *Oxidimetrie*, *Acidimetrie*, wozu auch die Titration im wasserfreien Milieu gezählt wurde, *Komplexometrie* und *Fällungsanalyse* kann man einige spezielle Titrationsverfahren abtrennen, die nur zur quantitativen Erfassung bestimmter chemischer Verbindungen dienen. Praktische Bedeutung für die Arzneimittelanalyse besitzen heute die folgenden Verfahren:

a) Diazotitration
b) Chelatometrische Titration der Borsäure
c) Titration mit glykolspaltenden Reagentien
d) Formoltitration.

1. Diazotitration. Primäre aromatische Amine (Anilinderivate) lassen sich in mineralsaurer Lösung bei Temperaturen um oder unter 15° mit einer 0,1 m Natriumnitritlösung titrieren. Die Umsetzung führt zum Diazoniumsalz und verläuft nach der folgenden Gleichung:

$$R\text{-}C_6H_4\text{-}NH_2 + 2\,HX + NaNO_2 \rightarrow [R\text{-}C_6H_4\text{-}\overset{\oplus}{N}\equiv N]\overset{\ominus}{X} + 2\,H_2O + NaX.$$

Der Endpunkt der Titration wird durch Tüpfeln des überschüssigen Nitrits mit Kaliumjodid-Stärkepapier oder -paste festgestellt. Die Diazotitration wird in erster Linie zur Bestimmung von Sulfonamiden verwandt. Vorschriften zur Ausführung der Titration findet man in Pl.Ed. I, USP XVII, BP 63 oder ÖAB 9. Auch solche Sulfonamide, die an der aromatischen Aminogruppe acyliert sind, können nach dieser Methode bestimmt werden, wenn man sie vorher mit Mineralsäure verseift. Bei der Titration wird entweder unter dem Wasserhahn gekühlt oder durch Zugabe von Eisstückchen in die Reaktionslösung. Ob dabei das entstandene Diazoniumsalz erhalten bleibt oder teilweise verkocht, spielt für den Nitritverbrauch keine Rolle. Als Beispiel sei die Arbeitsvorschrift zur Titration von Sulfanilamid nach dem ÖAB 9 angeführt:

0,3444 g Sulfanilamid werden in 10 ml konz. Salzsäure und 50 ml W. gelöst. Die Lösung kühlt man auf 15° ab und titriert hierauf langsam unter kräftigem Umrühren mit 0,1 m Natriumnitritlösung. Der Endpunkt der Titration ist erreicht, wenn 1 Tr. der Lösung 2 Min. nach der letzten Zugabe von 0,1 m Natriumnitritlösung beim Tüpfeln auf einem Kaliumjodidstärkepapier sofort Blaufärbung hervorruft. Eine zweite Bestimmung führt man in gleicher Weise ohne die zu untersuchende Substanz als Blindprobe aus. Die Differenz der bei den beiden Titrationen verbrauchten ml 0,1 m Natriumnitritlösung muß für die angegebene Einwaage 19,80 bis 20,10 ml betragen, entsprechend 99,0 bis 100,5% d. Th. 1 ml 0,1 m $NaNO_2$ entspr. 17,22 mg Sulfanilamid.

Anilinderivate lassen sich auch indirekt durch die Diazotitration erfassen, indem man mit einem Überschuß einer eingestellten Nitritlösung versetzt und mit p-Nitranilinlösung zurücktitriert. Ferner ist die potentiometrische Endpunktbestimmung möglich.

2. Chelatometrische Titration der Borsäure. Will man den Borsäuregehalt einer Zubereitung feststellen, so kann infolge der extrem schwachen Dissoziation der Borsäure eine direkte acidimetrische Titration nicht durchgeführt werden. Die praktisch neutral reagierende Borsäure geht aber bei Zusatz von Polyalkoholen nach der folgenden Gleichung in eine einbasige, komplexe Säure (Bor-Chelat) über, die etwa die Stärke der Essigsäure besitzt und mit 0,1 n Lauge gegen Phenolphthalein titriert werden kann:

[Reaktionsschema: Teilformel eines Polyalkoholes + $B(OH)_3$ → Borsäureester → → Bor-Chelat (komplexe Säure)]

Zur Bestimmung des Borsäuregehaltes einer Salbe versetzt man beispielsweise eine genau eingewogene Probe mit einem geeigneten organischen Lösungsmittel, schüttelt bis zur Auflösung der Salbengrundlage durch, gibt dann im Überschuß eine wäßrige Lösung eines Polyalkohols (Mannit, Sorbit oder Glycerin) hinzu und titriert in gewohnter Weise mit 0,1 n Alkalilauge gegen Phenolphthalein.

In der Salbe u. U. vorhandene sauer oder alkalisch reagierende Bestandteile stören die chelatometrische Borsäuretitration nicht, da sie vor Zugabe des Polyalkohols gegen Phenolphthalein neutralisiert werden können.

In entsprechender Weise kann auch der Borsäuregehalt von anderen Zubereitungen, z. B. Pudern, Pasten, Lösungen, Schüttelmixturen bestimmt werden.

Die acidimetrische Bestimmung der Borsäure mit Hilfe von Polyalkoholen ist ein Spezialfall der *Chelatometrie,* zu der auch die *Komplexometrie* gehört. Durch die Komplexometrie werden mehrwertige Metallionen mit Hilfe von komplexbildenden Anionen erfaßt. Bei der chelatometrischen Titration der Borsäure entsteht dagegen durch Umsetzung mit neutralen Polyalkoholen ein negativ geladener Komplex mit Bor als Zentralatom.

3. Titrationen mit glykolspaltenden Reagentien. Polyhydroxyverbindungen mit benachbarten Hydroxylgruppen können durch Titration mit bestimmten spezifischen Oxydationsmitteln quantitativ erfaßt werden. Dabei tritt Spaltung der C–C-Bindungen zwischen den benachbarten Carbinolgruppen ein. Es handelt sich also um Verfahren, die auch bei der Oxidimetrie eingeordnet werden könnten. Als Reagentien kommen in erster Linie Bleitetraacetat und Perjodsäure zur Anwendung. Titrationen mit Bleitetraacetat können nicht in wäßriger Lösung durchgeführt werden. Man arbeitet in Eisessig, Benzol oder Chloroform, indem man die zu bestimmende Substanz mit einem Überschuß an Bleitetraacetat behandelt, dann mit einer wäßrigen KJ-Lösung versetzt und das ausgeschiedene Jod zurücktitriert. In der pharmazeutisch-analytischen Praxis wird häufiger die Perjodsäure als glykolspaltendes Reagens verwendet, weil in diesem Falle in wäßriger Lösung gearbeitet werden kann.

Titration mit Perjodsäure. Als Titrierflüssigkeit wird meist eine durch Wägen frisch bereitete $NaJO_4$-Lösung verwandt, deren Titer durch einen Blindversuch ermittelt wird. Bei der Einwirkung auf mehrwertige Alkohole mit benachbarten Hydroxylgruppen wird pro Glykolbindung ein JO_4^--Ion zum JO_3^--Ion reduziert. Die Umsetzung verläuft nach der folgenden Gleichung:

$$CH_2-\left(-CH-\right)_n-CH_2 + (n+1)\,HJO_4 \;\to\; n\,HCOOH + 2\,HCHO + (n+1)\,HJO_3 + H_2O\,.$$
$$\quad|\qquad\;\;|\qquad\quad|$$
$$OH\quad OH\quad OH$$

Sekundäre Carbinolgruppen werden zu Ameisensäure, primäre zu Formaldehyd oxydiert. Die Konzentration des bestimmten Polyalkohols kann aus der Menge des eingesetzten Reagens oder aus den entstandenen Reaktionsprodukten ermittelt werden. Im allgemeinen wird sie aus dem Perjodatverbrauch errechnet. In saurer Lösung führt bei Zusatz von KJ sowohl das unverbrauchte JO_4^- als auch das bei der Titration entstandene JO_3^- zur Freisetzung von äquivalenten Mengen Jod, die dann mit Thiosulfat zurücktitriert werden. Die Durchführung der Titration ist in diesem Falle zwar einfacher als in hydrogencarbonathaltiger Lösung, die Berechnung aber wesentlich schwieriger. Gebräuchlich ist daher die Erfassung des im Überschuß zugesetzten und noch nicht verbrauchten Perjodats in hydrogencarbonathaltiger Lösung, in der nur das Perjodat mit Jodid nach der folgenden Gleichung unter Bildung von Jod reagiert, nicht aber das vorhandene Jodat.

$$JO_4^- + 2\,J^- + H_2O \;\to\; JO_3^- + J_2 + 2\,OH^-\,.$$

Man muß das ausgeschiedene Jod dann durch Zusatz von überschüssigem Arsenit reduzieren und das verbliebene Arsenit mit 0,1 n Jodlösung zurücktitrieren:

$$J_2 + AsO_3^- + 2\,OH^- \;\to\; 2\,J^- + AsO_4^- + H_2O\,.$$

Man arbeitet auch hier mit einem Blindversuch. Die Differenz an ml 0,1 n Jodlösung zwischen Haupt- und Blindversuch bei der Rücktitration des überschüssigen Arsenits ist dem bei der Glykoltitration verbrauchten Perjodat äquivalent.

Als praktisches Beispiel sei die Titrationsvorschrift für Sorbit nach DAB 6 – 3. Nachtr. BRD angeführt:

Etwa 0,050 g Substanz (Sorbit), genau gewogen, werden in einem Jodzahlkolben in 15 ml Wasser gelöst und mit 40,00 ml 0,1 n Natriumperjodatlösung im Wasserbad 10 Min. lang erhitzt. Die Lösung wird abgekühlt, mit 1,0 g Kaliumhydrogencarbonat, 50,00 ml 0,1 n Natriumarsenitlösung und 0,50 g Kaliumjodid versetzt und nach 15 Min. mit 0,1 n Jodlösung titriert (Stärkelösung als Indikator). Unter gleichen Bedingungen wird ein Blindversuch angesetzt. Aus der Differenz zwischen dem Verbrauch an 0,1 n Jodlösung im Haupt- und im Blindversuch wird der Gehalt berechnet. 1 ml 0,1 n Jodlösung entspr. 0,001822 g Sorbit.

4. Formoltitration. Salze des Ammoniaks, primärer oder sekundärer Amine lassen sich in einer Art Verdrängungstitration erfassen, wenn das bei Zugabe von Lauge freigesetzte Amin (bzw. Ammoniak) durch eine chemische Reaktion in seiner Basizität so weit abgeschwächt wird, daß es nicht mehr infolge Hydrolyse alkalisch reagiert. Das ist der Fall, wenn man in wäßriger Lösung bei Anwesenheit überschüssigen Formaldehyds titriert. Ammoniak, primäre und sekundäre Amine reagieren dann mit dem Formaldehyd unter Bildung von sehr viel schwächer basischen N-Hydroxymethylverbindungen. Dabei können pro NH_2-Gruppe ein bis zwei HCHO in Reaktion treten. Eine Umsetzung erfolgt nur mit den freien Aminen bzw. Ammoniak, nicht mit den Salzen. Die zur Reaktion benötigten freien Aminogruppen liegen in den Salzen zunächst nicht vor. Bei Zusatz von Lauge (Titration) wird aber aus dem Ammoniumion die Aminogruppe in Freiheit gesetzt, die dann momentan mit dem anwesenden Formaldehyd nach dem folgenden Reaktionsschema reagiert:

$$R-\overset{\oplus}{\underset{H}{N}}-H + OH^{\ominus} \rightarrow \overset{R}{\underset{R}{\diagdown}}N-H + H_2O$$

$$\overset{R}{\underset{R}{\diagdown}}N-H + HCHO \rightarrow \overset{R}{\underset{R}{\diagdown}}N-CH_2-OH$$

$$R-\overset{\oplus}{\underset{H}{N}}-H + OH^{\ominus} + HCHO \rightarrow \overset{R}{\underset{R}{\diagdown}}N-CH_2-OH + H_2O$$

R = Alkylrest oder H

Pro Ammoniumion wird, wie aus der Gleichung hervorgeht, ein Hydroxidion verbraucht. Die Aminogruppe ist im Sinne von LEWIS eine Säure, die ein Proton abspalten und dabei in die korrespondierende Base, das freie Amin übergehen kann.

Nach dieser Methode werden schon lange Zeit Aminosäuren (innere Ammoniumsalze!) maßanalytisch bestimmt (Formoltitration nach SÖRENSEN). Man verwendet die Methode mit gutem Erfolg zur Titration von Sympathicomometica und Weckaminen, die als Salze im Handel sind und sich oft nur unvollkommen und schwer aus alkalischer Lösung ausschütteln lassen.

Besonders vorteilhaft ist auch die Bestimmung von Carbonsäureamiden, Harnstoffderivaten, Urethanen und ähnlichen Verbindungen, die durch Verseifung mit Mineralsäuren in Ammoniumsalze übergehen. Nach Neutralisation mit Natronlauge kann dann der Zusatz von Formaldehyd erfolgen und die Formoltitration durchgeführt werden. Als Beispiel sei die Bestimmung von Meprobamat angeführt, das bei der Verseifung mit Salzsäure 2 Mol Ammoniumchlorid liefert:

$$HCH_3 \cdot CH_2 \cdot CH_2 \diagdown \overset{H_3C \diagup CH_2OCONH_2}{\underset{CH_2OCONH_2}{C}} \xrightarrow[HCl]{H_2O} HCH_3 \cdot CH_2 \cdot CH_2 \diagdown \overset{H_3C \diagup CH_2OH}{\underset{CH_2OH}{C}} + 2\,CO_2 + 2\,NH_4Cl.$$

Arbeitsvorschrift der USP XVI. Etwa 400 mg Meprobamat werden genau gewogen, in einem geeigneten Erlenmeyerkolben mit 40 ml Salzsäure und einigen Siedesteinchen versetzt und 90 Min. zum Rückfluß erhitzt. Dann wird der Rückflußkühler abgenommen und so lange weitererhitzt, bis das Volumen der Lösung noch 5 bis 10 ml beträgt. Nach dem Abkühlen auf Raumtemp. setzt man 50 ml Wasser und 1 Tr. Methylrotlösung zu und neutralisiert unter Kühlung vorsichtig mit Natronlauge (4 in 10) bis zum Farbumschlag. Falls erforderlich wird nochmals mit einigen Tropfen n HCl versetzt und mit 0,1 n NaOH genau neutralisiert. Dann wird eine mit 0,1 n NaOH gegen Phenolphthalein neutralisierte Mischung von 15 ml Formaldehydlösung und 15 ml Wasser zugegeben und mit 0,1 n NaOH bis zum Farbumschlag nach Gelb titriert. Anschließend setzt man 0,2 ml Phenolphthaleinlösung zu und titriert mit 0,1 n NaOH weiter bis zum Farbumschlag nach Rosa. Der Verbrauch wird anhand eines Blindversuches korrigiert. 1 ml 0,1 n NaOH (des Gesamtverbrauches) entspricht nach dem Zusatz von Formaldehyd 10,91 mg $C_9H_{18}N_2O_4$.

IV. Elektrochemische Methoden der Maßanalyse

Bei vielen Oxydations-, Reduktions- oder Fällungsreaktionen, die an sich zu maßanalytischen Bestimmungen verwendbar wären und bei den meisten Titrationen in stark getrübten oder gefärbten Lösungen ist es mit den bisher bekannten Indikatoren nicht möglich, den Endpunkt eindeutig festzustellen.

Dies ist aber mit Hilfe der elektrochemischen Methoden der Maßanalyse möglich, wobei der Endpunkt einer Titration durch Leitfähigkeits- oder Spannungsmessungen zu erkennen ist.

Man unterscheidet daher zwischen *Konduktometrie* oder *Leitfähigkeitstitration* und *Potentiometrie* oder *Elektrometrie*.

Die *Potentiometrie* beruht auf der Spannungsänderung, die eine eingetauchte Elektrode während der Titration gegen die Lösung zeigt, in welcher sich die Elektrode befindet. Die Elektrode muß so gewählt werden, daß sie nur auf die Konzentration des Ions anspricht, das bestimmt werden soll. Um beispielsweise eine Silbersalzlösung zu titrieren, wird man eine Silberelektrode wählen; zur Bestimmung der Wasserstoffionenkonzentration einen von Wasserstoff umspülten Platindraht, der sich wie eine Wasserstoffelektrode verhält. Man mißt also die Änderung, die das Potential einer in der zu titrierenden Lösung eintauchenden Elektrode im Verlauf der Titration erfährt und trägt die so erhaltenen, verschiedenen Spannungswerte in Abhängigkeit von der Reagensmenge graphisch auf (Abb. 167). Die Abszisse des Wendepunkts der erhaltenen Kurve zeigt den gesuchten Reagensverbrauch bis zum Äquivalenzpunkt an.

Bei der *Leitfähigkeitstitration oder Konduktometrie* beobachtet man dagegen die Änderung der Leitfähigkeit einer Lösung, die durch eine in kleinen Mengen hinzugesetzte Reagenslösung hervorgerufen wird. Die erhaltenen Werte der Leitfähigkeit werden in Abhängigkeit von der jeweils hinzugesetzten Menge der Reagenslösung in ein rechtwinkliges Koordinatensystem eingetragen. Hierbei entstehen Kurvenzüge, wie sie durch Abb. 168 wiedergegeben sind. Die Projektion z.B. des Schnittpunktes B der Reaktionsgeraden AB mit der Geraden des Reagensüberschusses BC auf der Abszissenachse zeigt den Reagensverbrauch bis zum Äquivalenzpunkt an. Zu beobachten ist hierbei, daß die Leitfähigkeit sich additiv zusammensetzt aus den Einzelleitvermögen der in der Lösung vorhandenen Ionen, gleichgültig, ob diese an der Reaktion beteiligt sind oder nicht, während bei der Potentiometrie lediglich die Konzentration des Ions (bzw. der Ionen) eine Rolle spielt, auf das die Indikatorelektrode anspricht. Günstige Bedingungen für die Konduktometrie sind also dann vorhanden, wenn wenig fremde, an der Titrationsreaktion unbeteiligte Ionen zugegen sind. Bei zu großem Fremdelektrolytgehalt sind die Leitfähigkeitsänderungen während der Titration im Verhältnis zur Gesamtleitfähigkeit oft so gering, daß die Erkennung des Endpunktes der Reaktion schwierig wird. Während bei Anwendung von Farbindikatoren nur ein einzelner Punkt, der Äquivalenzpunkt, im Gang der Titration angezeigt wird, geben bei den elektrochemischen Methoden die graphischen Darstellungen ein getreues Bild des gesamten Titrationsverlaufes mit allen Besonderheiten und weiteren Reaktionen wieder, soweit sie eine Änderung der Leitfähigkeit oder der Spannung verursachen. So ist es häufig auch möglich, durch eine einzige Titration mehrere Stoffe nebeneinander bzw. nacheinander zu bestimmen, wie z.B. mehrere Halogene oder mehrere verschieden starke Säuren. Ferner ist es möglich, mit kleineren Mengen und verdünnteren Lösungen zu arbeiten, so daß sich in besonderen Fällen eine Steigerung der Meßgenauigkeit, z.B. bei mikroanalytischen Untersuchungen, ergibt.

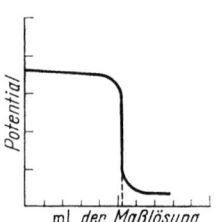

Abb. 167. Kurve zur potentiometrischen Titration (aus JANDER/JAHR).

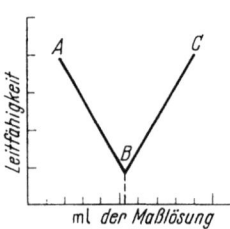

Abb. 168. Kurve zur Leitfähigkeitstitration (aus JANDER/JAHR).

1. Konduktometrie. Die Leitfähigkeitstitration benutzt die Eigenschaft wäßriger Elektrolytlösungen, den elektrischen Strom zu leiten. Die Leitfähigkeit selbst beruht auf der elektrolytischen Dissoziation der gelösten Säuren, Basen und Salze, also darauf, daß diese Stoffe in wäßriger Lösung in elektrisch geladene Teilchen, die Ionen, zerfallen sind. Im elektrisch geladenen Feld wandern die positiv geladenen Kationen zur negativ geladenen Kathode, die negativen Anionen zur positiv geladenen Anode und transportieren pro Grammäquivalent stets die gleiche Elektrizitätsmenge, nämlich 96500 Coulomb zu den entsprechenden Elektroden (FARADAYsches Gesetz). Die Leitfähigkeit einer verdünnten Elektrolytlösung wird bestimmt: 1. durch die Anzahl der Elektrizitätsträger (Ionen) in der Lösung, also durch deren Konzentration, 2. durch die Anzahl der Elementarladungen, die jedes Ion zu transportieren vermag, d. h. durch die Wertigkeit und 3. durch die Wanderungsgeschwindigkeit oder Beweglichkeit der Ionen, d. h. durch die Geschwindigkeit, gemessen in cm pro Sekunde, mit der sie sich in Richtung der Kraftlinien des elektrischen Feldes bewegen. Die Beweglichkeit hängt von der Natur der Ionen, von der herrschenden Feldstärke und von der Viskosität des Lösungsmittels ab und wird in Wasser von 18° bei einem Spannungsgefälle von 1 Volt je cm gemessen. Die Leitfähigkeit eines Elektrolyten ist, da die Wertigkeit und in verdünnter wäßriger Lösung auch die Beweglichkeit seiner Ionen die gleichen bleiben, eine lineare Funktion seiner Konzentration.

Leitfähigkeitsmessungen sind gleichbedeutend mit Widerstandsmessungen, denn als Leitfähigkeit einer Substanz für den elektrischen Strom bezeichnet man den reziproken Wert seines Widerstandes. Die Einheit der elektrischen Leitfähigkeit ist $\frac{1}{1 \text{ Ohm}}$, das reziproke Ohm oder = 1 Siemens (S). Der Widerstand hängt außer von einer Materialkonstanten von der Länge und dem Querschnitt der Flüssigkeitssäule ab; er ist ihrer Länge und ihrem Querschnitt proportional. Ist der Querschnitt 1 cm², die Länge 1 cm und beträgt der Widerstand 1 Ohm, so hat die spezifische Leitfähigkeit den Wert 1. Ist l die Länge der leitenden Flüssigkeitssäule in cm, q ihr Querschnitt in cm², so ist ihre spezifische Leitfähigkeit

$$K = \frac{l}{q} \cdot \frac{1}{W}.$$

Wie sich die Leitfähigkeit im Verlauf einer Titration ändert, soll am Beispiel der Neutralisation von Pikrinsäure mit Natronlauge gezeigt werden. Die Pikrinsäure als stark gefärbte Verbindung macht die Verwendung von Farbindikatoren unmöglich. Beim Neutralisationsvorgang

$$(NO_2)_3C_6H_2O^- + H^+ + Na^+ + OH^- \rightleftharpoons Na^+ + (NO_2)_3C_6H_2O^- + H_2O$$

treten die Hydroxylionen der Lauge mit den Wasserstoffionen der titrierten Säure zu praktisch undissoziiertem Wasser zusammen, während die Natriumionen mehr und mehr anstelle der Wasserstoffionen treten, so daß sich die Gesamtionenkonzentration bei der Neutralisation wenig ändert. Am Äquivalenzpunkt sind alle in der vorgelegten Lösung ursprünglich vorhandenen Wasserstoffionen durch Natriumionen ersetzt worden. Da aber die Natriumionen wesentlich langsamer wandern als die Wasserstoffionen, muß die Gesamtleitfähigkeit der titrierten Lösung proportional dem Fortschritt der Neutralisation mehr und mehr abnehmen. Setzt man nun über den Äquivalenzpunkt hinaus Lauge hinzu, so steigt die Leitfähigkeit wieder an, denn zu der am Äquivalenzpunkt nur durch das vorhandene Natriumpikrat bedingten Leitfähigkeit treten additiv die einzelnen Leitfähigkeiten der jeweils überschüssig hinzugesetzten Natrium- und Hydroxylionen. Der Neutralpunkt entspricht also dem Punkt des größten Widerstandes. Noch günstiger wäre die Erkennung des Neutralpunktes, wenn anstelle der Natronlauge Lithiumlauge verwendet würde, da die Beweglichkeit der Lithiumionen noch geringer ist, als die der Natriumionen. Graphisch dargestellt ergibt sich ein Leitfähigkeitsverlauf, wie ihn Abb. 168 erkennen läßt.

Die Titrationskurven verlaufen geradlinig, solange die vorhandenen Ionenarten im einzelnen entweder gar nicht oder quantitativ reagieren. Aus der Kurve ist ferner zu ersehen, daß man bei der Titration den Äquivalenzpunkt selbst gar nicht zu fassen braucht, sondern ihn durch Zeichnung ermitteln kann.

Da die Leitfähigkeit bei Temperaturerhöhung ansteigt, ist bei den Leitfähigkeitstitrationen möglichst für Temperaturkonstanz zu sorgen.

Zur Durchführung einer konduktometrischen Bestimmung benötigt man geeignete Leitfähigkeitsgefäße, die zur Aufnahme der zu titrierenden Flüssigkeit dienen. Es sind normalerweise Glasgefäße mit platinierten Platinelektroden. Abb. 169 zeigt ein zu vielen Titrationszwecken geeignetes Leitfähigkeitsgefäß, das mit Rührer, Mikrobürette und unten mit einem durch Schliffhahn verschließbaren Auslauf versehen ist.

Die Größe und der Abstand der Elektroden des Leitfähigkeitsgefässes richten sich nach dem bei der zu titrierenden Flüssigkeit zu erwartenden Widerstand. Im allgemeinen sollen die Elektroden um so größer und ihr Abstand um so kleiner sein, je schlechter die Lösung leitet. Es muß darauf geachtet werden, daß der Gefäßwiderstand gut meßbar bleibt, d.h. daß er nicht unter 30 und nicht über einigen Tausend Ohm liegt. Die Platinierung der Elektroden bezweckt eine außerordentliche Vergrößerung ihrer Oberfläche. Dadurch wird einer Polarisation der Elektroden, die bei der Leitfähigkeitsmessung stören würde, wirksam entgegengetreten.

Zur Platinierung wird das peinlich gesäuberte Gefäß mit einer Lösung von 3 g Platinchlorwasserstoffsäure und 25 mg Bleiacetat in 100 ml destilliertem Wasser gefüllt. Die beiden Elektroden werden leitend verbunden und möglichst genau in die Mitte des sie trennenden Zwischenraumes eine Platinhilfselektrode eingeführt. An diese als Anode und an die miteinander verbundenen Gefäßelektroden als Kathode wird eine Spannung von 4 Volt gelegt, worauf die Lösung mit einer Stromdichte von höchstens 30 Milliampere pro cm^2 Elektrodenfläche (einseitig gemessen) etwa 10 Min. lang elektrolysiert wird. Dann wird die Platinierungslösung entfernt, das Gefäß mit verdünnter Schwefelsäure gefüllt und durch nochmaliges kurzes Elektrolysieren der noch an den Elektroden anhaftende Rest von Platinchlorwasserstoffsäure entfernt. Zum Schluß wird das Leitfähigkeitsgefäß mit destilliertem Wasser gründlich gereinigt. Leitfähigkeitsgefäße sollen niemals trocken stehenbleiben, sondern, um die Wirksamkeit der Platinierung zu erhalten, bei Nichtgebrauch stets mit destilliertem Wasser gefüllt sein.

Jedes Leitfähigkeitsgefäß hat eine vom Abstand und vom Querschnitt seiner Elektroden sowie von seiner Füllhöhe und von anderen Umständen abhängige Widerstandskapazität C. Dabei ist

$$K = \frac{1}{W} \frac{l}{Q}$$

oder, da hier l/Q nicht ausmeßbar ist:

$$K = \frac{1}{W} C \quad \text{oder} \quad C = K W.$$

C ist der Widerstand, den ein Leitfähigkeitsgefäß haben würde, wenn es mit einer Flüssigkeit der spezifischen Leitfähigkeit l gefüllt wäre. Mit geeigneten Eichlösungen bekannter spezifischer Leitfähigkeit (z. B. n KCl: $K_{18°} = 0{,}09827\ \Omega^{-1}\ \text{cm}^{-1}$) läßt sich die Widerstandskapazität eines Gefäßes ermitteln.

Um die Widerstandskapazität der Leitfähigkeitsgefäße nicht zu verändern, dürfen die Elektroden nicht zu dicht unterhalb der Flüssigkeitsoberfläche angebracht sein. Außerdem ist das Volumen der zuzusetzenden Reagenslösung gering zu halten. Zu 50 ml Lösung sollen insgesamt höchstens 5 ml einer relativ konzentrierten Reagensflüssigkeit hinzugegeben werden. Man bedient sich dabei vorteilhaft kleinerer Büretten, die in 0,01 ml unterteilt sind, so daß die Ablesegenauigkeit die gleiche bleibt, wie bei den gewöhnlichen Titrationen mit den in 0,1 ml unterteilten Büretten von 50 ml Fassungsvermögen.

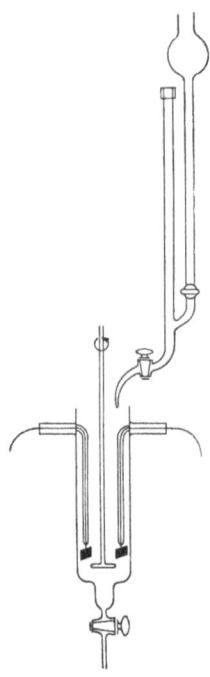

Abb. 169. Titrationsvorrichtung zur Durchführung von konduktometrischen Bestimmungen (aus JANDER/JAHR).

Die Leitfähigkeit einer Lösung ist der reziproke Wert ihres Widerstandes. Solche Widerstandsmessungen werden heute allgemein mit Hilfe einer WHEATSTONEschen Brückenschaltung durchgeführt. Ihre einfachste Form ist die Telefonmethode, deren Schaltschema Abb. 170 zeigt.

Da Gleichstrom die zu untersuchende Lösung elektrolytisch zersetzen würde, kann zur Messung nur Wechselstrom dienen. Er wird durch den Induktionsapparat Q geliefert, der klein sein muß und nicht zu viele Windungen haben darf; sein Hammerunterbrecher muß möglichst leise arbeiten. AB ist ein Widerstandsdraht (Meßbrücke) von etwa 50 Ohm, der an seinen Enden mit der Stromquelle verbunden ist. Dem Strom steht außerdem noch ein zweiter Weg von A nach B zur Verfügung, nämlich durch das Leitfähigkeitsgefäß L (mit der zu untersuchenden Lösung) und dem bekannten Vergleichswiderstand W. Als Vergleichswiderstände dienen Stöpselrheostaten von 50 bis zu einigen Hundert Ohm. Der Vergleichswiderstand bleibt während ein und derselben Messung bzw. Titration konstant. Beide Stromwege verbinden die Brückenleitung PS, in der das Telefon T liegt. Sein Widerstand soll zwischen 20 und 100 Ohm liegen. S ist ein Gleitkontakt, der auf dem Brückendraht beliebig verschoben werden kann. Wird der Induktionsapparat eingeschaltet, so fließt der Strom z. T. direkt, z. T. aber auch über L und W von A nach B. Auch durch die Brückenleitung PTS fließt im allgemeinen ein Strom, der im Telefon ein summendes Geräusch hervorruft. Man schiebt nun den Gleitkontakt so lange hin und her, bis man einen Punkt findet, bei welchem das Telefon schweigt oder doch ein Tonminimum erkennen läßt. Durch die Brückenleitung fließt dann praktisch kein Strom, ein Beweis dafür, daß zwischen P und S keine Spannung herrscht bzw., daß diese Punkte gegenüber A (oder B) die gleiche Spannung haben. Dann ist der Widerstand des Brückendrahtes durch den Gleitkontakt im gleichen Verhältnis unterteilt, wie der Widerstand des Stromweges über das Leitfähigkeitsgefäß und den Vergleichswiderstand durch den Punkt P und es gilt:

$$\frac{L}{W} = \frac{a}{b},$$

und der Widerstand im Leitfähigkeitsgefäß ist

$$L = \frac{a}{b} W.$$

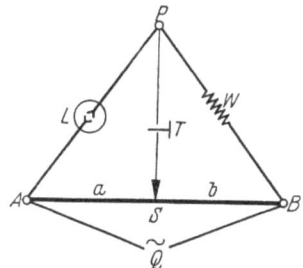

Abb. 170. Schaltschema zur Leitfähigkeitstitration nach der Telefonmethode (aus JANDER/JAHR).

Sein reziproker Wert ist $1/L$, ist also dem Verhältnis der Brückenwiderstände oder, bei gleichmäßig kalibriertem Meßdraht, dem Längenverhältnis der Brückenabschnitte b/a direkt proportional.

Bei der Leitfähigkeitstitration wird nach jedem Reagenszusatz erneut die Leitfähigkeit der titrierten Lösung gemessen. Da man jedoch hier nur Relativwerte benötigt, kann man statt der Leitfähigkeit selbst die jeweils gemessenen Werte von b/a direkt ins Analysendiagramm eintragen.

Das akustische Meßverfahren mittels Telefon hat sich in der Praxis kaum einbürgern können, da Beobachtungen mit dem Ohr recht anstrengend und unangenehm sind und das dauernde Aufsuchen des Tonminimums außerdem einen absolut ruhigen Arbeitsraum voraussetzt. Dieser Nachteil der Telefonmethode läßt sich durch Umstellung der Versuchsanordnung auf eine solche mit visueller Beobachtung, d. h. Ablesung eines Zeigerinstrumentes, beheben. Für Titrationen eignen sich besonders solche Einrichtungen, bei denen auf der Skala eines Meßinstrumentes die durch die Titration hervorgerufenen Leitfähigkeitsänderungen der vorgelegten Lösung, oder von proportionalen Teilen der Lösung, direkt abgelesen werden können, ohne daß nach jedem Reagenszusatz der Brückenkontakt verschoben werden muß. Dieser wird vielmehr vor Beginn der Titration einmalig in geeigneter Weise eingestellt. Die Ausschläge werden direkt zum Zeichnen des Analysendiagramms benutzt. Die Anforderungen, welche an eine Einrichtung für Ausschlagmethoden gestellt werden müssen, sind höher als die bei Apparaturen für Minimummessungen. Bei diesen stören Spannungsschwankungen nicht. Bei der Ausschlagmethode ist eine konstante Meßspannung für die Zuverlässigkeit der Resultate unerläßlich, denn die Grundlage ist hier die Messung der Änderung des Stromes, welcher das Leitfähigkeitsgefäß während der Titration durchfließt. Nur bei konstanter Meßspannung sind die Stromänderungen ein direktes Maß für die Leitfähigkeitsänderungen. Notwendig ist also die Erzeugung einer konstanten Meßspannung bzw. der Ausgleich etwaiger Spannungsschwankungen. Die Regelung der Empfindlichkeit der Galvanometer darf nicht durch vorgeschaltete Widerstände, sondern muß durch parallelgeschaltete erfolgen.

In Abb. 171 ist eine Apparatur schematisch skizziert, die sich eines genügend empfindlichen

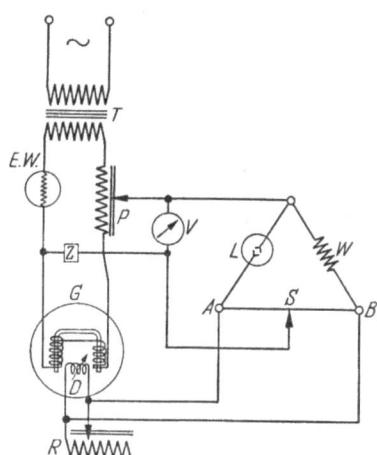

Abb. 171. Schaltschema zur Leitfähigkeitstitration mit Hilfe eines Wechselstromgalvanometers (aus JANDER/JAHR).

$\sim$ Wechselstromanschuß (Netz); T Eingangstransformator; $E.W.$ Eisen-Wasserstoffwiderstand; Z Zusatzbelastung; G Wechselstromgalvanometer; D Drehspule; R Empfindlichkeitsregler; P Potentiometer zum Regeln der Meßspannung; V Voltmeter; L Leitfähigkeitsgefäß; W Vergleichswiderstand; AB Meßdraht; S Gleitkontakt.

Wechselstromgalvanometers anstelle des Telefons bedient. Die Einrichtung ist zum Anschluß an Wechselstromnetze gedacht. Der Anschluß geschieht über einen eingebauten Transformator. Die Einrichtung muß erdschlußfrei sein, Spannungsschwankungen des Netzstromes werden indirekt durch einen eingebauten Eisen-Wasserstoff-Widerstand ausgeglichen. Sie ist mit einer Präzisionswalzenbrücke ausgestattet und deswegen nicht nur für Titrationen, sondern auch zu direkten Leitfähigkeitsmessungen nach der Minimummethode geeignet.

Die Titration starker Säuren mit starken Basen ist bereits durch Abb. 168 graphisch dargestellt. Starke Säuren und starke Basen lassen sich auch bis zu sehr großen Verdünnungen herunter gegenseitig exakt konduktometrisch bestimmen. Allerdings muß man dann kohlensäurefreie Laugen und zum Verdünnen kohlensäurefreies Wasser verwenden.

Bei der graphischen Darstellung der Neutralisation von Lösungen schwacher Säuren, beispielsweise Blausäure, Borsäure, nicht zu stark verdünnte Essigsäure, mit einer starken Base, z.B. n Alkalilauge erhält man einen Kurvenverlauf, wie ihn schematisch die Kurve *I* der Abb. 172 zeigt. Anfänglich hat die Lösung wegen der geringen Dissoziation der schwachen Säure eine verhältnismäßig geringe Leitfähigkeit. Im Laufe der Titration bildet sich allmählich immer mehr stark dissoziiertes Salz. Die Leitfähigkeit steigt an (AB). Nach dem Überschreiten des Äquivalenzpunktes findet nunmehr ein stärkeres Ansteigen der Leitfähigkeit statt (BC), weil die Hydroxylionen der Base nicht weiter verbraucht werden. Die Reaktionsgerade und die Gerade des Laugenüberschusses schneiden sich unter einem stumpfen Winkel, welcher um so stumpfer ausfällt, je schwächer die zu titrierende Säure ist. In der Nähe des Äquivalenzpunktes ist ein gebogenes, in der Abb. 172 gestrichelt gezeichnetes Übergangsstück vorhanden, das seinen Grund in der Hydrolyse des jeweils gebildeten Salzes hat, welche hier weder durch einen Säure- noch durch einen Laugenüberschuß hinreichend zurückgedrängt wird. Ganz analog liegen die Verhältnisse bei der Neutralisation schwacher Basen, z.B. Ammoniak durch eine starke, z.B. n Mineralsäure.

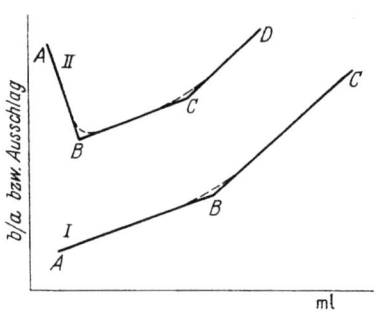

Abb. 172. Leitfähigkeitstitrationen (aus JANDER/JAHR).
Kurve I: Titration von schwachen Säuren mit einer starken Base.
Kurve II: Titration einer starken neben einer schwachen Säure mit einer starken Base.

Die Kurvenform, welche man bei der Neutralisation mittelstarker Säuren oder Basen mit starken Basen oder Säuren erhält, kann zwischen den beiden bisher besprochenen, extremen Typen liegen. Das hängt jeweils ganz von den Dissoziations- und Konzentrationsverhältnissen in der vorgelegten Lösung ab. Je schwächer und konzentrierter die vorgelegte mittelstarke Säure ist, um so mehr wird bei der Neutralisation mit starker Lauge die Kurvenform der Kurve *I* der Abb. 172 ähneln; je stärker und verdünnter sie aber ist, um so mehr wird die Kurvenform der Kurve in Abb. 168 gleichen. Dazwischen sind mancherlei Übergangsformen mit mehr oder weniger langen, gebogenen Teilstücken möglich, so daß mitunter die exakte Festlegung des Äquivalenzpunktes Schwierigkeiten bereiten kann.

Es besteht die Möglichkeit, in einer Lösung, welche eine starke und schwache Säure (z.B. Schwefelsäure und Essigsäure) oder eine starke und schwache Base (z.B. Natronlauge und Ammoniaklösung) nebeneinander enthält, diese beiden in einem einzigen Titrationsgang mittels starker Base oder starker Säure quantitativ zu bestimmen. Man erhält dann Kurvenformen von der Art der Kurve *II* aus Abb. 172. AB zeigt die Leitfähigkeitsabnahme der Lösung an, welche durch die Neutralisation der starken Säure bedingt ist, BC die Leitfähigkeitszunahme durch den Laugenüberschuß. Die Projektion von AB und BC auf die Abszissenachse gibt die Anzahl ml Lauge für die Neutralisation der starken bzw. schwachen Säure an. Die Lage der Schnittpunkte B und C ist praktisch identisch mit der für die Äquivalenzpunkte zu erwartenden. Voraussetzung ist, daß die Dissoziationskonstanten der beiden Säuren hinreichend verschieden sind. Andernfalls können die gestrichelt gezeichneten, gebogenen Übergangsstücke so groß werden, daß eine geradlinige Extrapolation fehlerhaft wird.

In den Lösungen von Salzen schwacher Basen mit starken Säuren (z.B. Ammoniumchlorid) läßt sich konduktometrisch die gebundene Base durch verdrängende Titration mit starken Laugen bestimmen, in den Lösungen von Salzen schwacher Säuren mit starken Basen (z.B. Natriumacetat oder Kaliumcyanid) die gebundene schwache Säure durch Verdrängungstitration mit starker Säure. Voraussetzung für diese Möglichkeit der quantitativen Bestimmung ist, daß die Dissoziationskonstanten der schwachen Basen oder Säuren, deren Salzlösungen jeweils titriert werden sollen, genügend abweichen von denen der starken Basen und starken Säuren, mit denen titriert wird.

Bei der Verdrängungstitration von Salzen schwacher Basen richtet sich die Kurvenform nach dem Verhältnis der Wanderungsgeschwindigkeiten der anwesenden Kationen, bei der Verdrängungstitration von Salzen schwacher Säuren nach dem Verhältnis der Wanderungsgeschwindigkeiten der Anionen. Kurve *I* der Abb. 173 gibt die Titration einer Ammonsalzlösung mit Natronlauge, Kurve *II* mit Kalilauge wieder:

1. $NH_4^+ + Cl^- + Na^+ + OH^- \rightleftharpoons NH_4OH + Na^+ + Cl^-$
2. $NH_4^+ + Cl^- + K^+ + OH^- \rightleftharpoons NH_4OH + K^+ + Cl^-$.

Im ersten Falle tritt an die Stelle des schneller wandernden Ammoniumions das langsamer wandernde Natriumion, im zweiten Falle das etwa gleich schnell wandernde Kaliumion. Man sieht hieraus sehr schön, wie man durch Wahl einer geeigneten Reagenslösung die Kurvenform beeinflussen und so einen für die Festlegung des Äquivalenzpunktes möglichst geeigneten Schnittwinkel erzielen kann.

Besonders wichtig ist die konduktometrische Endpunktsbestimmung bei den Fällungsanalysen, weil es zahlreiche analytisch verwertbare Fällungsreaktionen gibt, für deren Endpunktserkennung ein geeigneter Indikator fehlt. Als Beispiel sei hier die Fällung der Bromidionen einer vorgelegten verdünnten Natriumbromidlösung durch die Silberionen einer relativ konzentrierten Maßlösung von Silberacetat angeführt:

$$Na^+ + Br^- + Ag^+ + (CH_3COO)^- \rightleftharpoons AgBr + Na^+ + (CH_3COO)^-.$$

Das entstehende Silberbromid ist praktisch unlöslich und beteiligt sich nicht an der Leitfähigkeit der Lösung. Die Konzentration der Natriumionen bleibt während der Titration praktisch konstant. Das Wesentliche ist, daß zunächst die schneller wandernden Bromidionen mehr und mehr verschwinden und durch langsamer wandernde Acetationen ersetzt werden. Die Leitfähigkeit nimmt also bis zur beendeten Fällungsreaktion ab. Dann steigt sie durch den Überschuß der Reagenslösung an. Für die Genauigkeit der konduktometrischen Fällungsanalyse ist die mehr oder weniger große Löslichkeit des betreffenden Niederschlages von Bedeutung. Bei der Bildung extrem schwer löslicher Niederschläge hat der experimentell ermittelte Kurvenzug am Äquivalenzpunkt praktisch kein gebogenes Übergangsstück. Je leichter löslich der Niederschlag jedoch ist, um so länger wird auch das gebogene Übergangsstück des Kurvenzuges am Äquivalenzpunkt.

2. Potentiometrie. Das an einer Elektrode auftretende Potential wird bestimmt: 1. durch den chemischen Vorgang, der sich an der Elektrode ins Gleichgewicht setzt, 2. durch die Temperatur, 3. durch die im Verlauf des Oxydations-Reduktionsprozesses ausgetauschten und in der Reaktionsgleichung erscheinenden Ladungen (ε) und 4. durch die Konzentrationen der am Umsatz beteiligten Stoffe. Ihren quantitativen Ausdruck finden diese Zusammenhänge in der Formel von NERNST:

$$e = \frac{RT}{nF} \ln \frac{P}{p} \text{ Volt}.$$

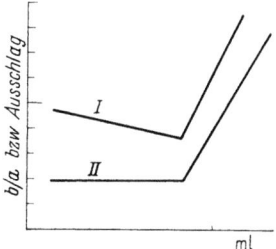

Abb. 173. Leitfähigkeitstitrationen von Salzen schwacher Basen mit starken Basen (aus JANDER/JAHR).

Kurve I: Titration von Ammoniumchlorid mit Natronlauge.

Kurve II: Die gleiche Titration mit Kalilauge.

e ist das Potential der Elektrode gegenüber der Lösung.

Es soll in den folgenden Ableitungen als negativ angenommen und mit einem Minuszeichen gekennzeichnet werden. T ist die absolute Temperatur, R die allgemeine Gaskonstante, n die Anzahl der pro Mol ausgetauschten Elektronen (hier die Wertigkeit des Metalls) und F die beim Austausch einer elektrischen Elementarladung durch ein Grammäquivalent überführte Elektrizitätsmenge: 1 F = 1 Faraday = 96500 Coulomb. P bedeutet die elektrolytische Lösungstension des Metalls, d.h. sein Bestreben, aus dem ungeladenen, metallischen Zustand unter Abgabe eines Elektrons in sein positiv geladenes Ion überzugehen. Diesem Bestreben der Druckgröße P wirkt der osmotische Druck der Metallkationen in der Lösung p entgegen, wodurch umgekehrt positiv geladene Metallionen als ungeladene Metallatome abgeschieden werden. Ist $P > p$, so gehen aus dem Metall positiv geladene Ionen in Lösung und das Metall bleibt negativ geladen zurück; ist aber umgekehrt $p > P$, so überträgt ein Teil der positiv geladenen Ionen in der Lösung seine Ladung auf das Metall. Dieses wird dann positiv, die Lösung dagegen negativ aufgeladen. Es handelt sich hier um Gleichgewichtsvorgänge, die bald zum Stillstand kommen.

Der elektrolytische Lösungsdruck P ist der Konzentration der Lösung an ungeladenem Metall, C, der osmotische Druck p ihrer Metallionenkonzentration, c, direkt proportional. Daher gilt:
$$P = k_1 C \quad \text{und} \quad p = k_2 c;$$
man kann also schreiben:
$$e = -\frac{RT}{nF} \ln \frac{k_1 C}{k_2 c} \text{ Volt}$$
oder
$$e = -\left(\frac{RT}{nF} \ln \frac{k_1}{k_2}\right) - \left(\frac{RT}{nF} \ln \frac{C}{c}\right) \text{ Volt.}$$

Die Neuformung dieser Gleichung ergibt bei konstanter Versuchstemperatur konstante Größen für R, T, n und F sowie auch für k_1 und k_2 folgende Gleichung:
$$e = -\left(\frac{RT}{nF} \ln \frac{k_1}{k_2} C\right) + \left(\frac{RT}{nF} \ln c\right) \text{ Volt.}$$

Bei Ersatz der natürlichen durch die dekadischen Logarithmen:
$$e = -\left(\frac{RT}{nF} \frac{1}{0{,}4343} \log \frac{k_1}{k_2} C\right) + \left(\frac{RT}{nF} \frac{1}{0{,}4343} \log c\right) \text{ Volt.}$$

In dieser letzten Gleichung erscheinen alle Größen des ersten Gliedes als Konstanten. Man kann daher setzen:
$$-\left(\frac{RT}{nF} \frac{1}{0{,}4343} \log \frac{k_1}{k_2} C\right) = \text{konst.} = e_0 \, .$$

Durch Einsetzen in die Gleichung ergibt sich
$$e = e_0 + \left(\frac{RT}{nF} \frac{1}{0{,}4343} \log c\right) \text{ Volt}$$
und, wenn man für die Temperatur 18° die Größen R, T und F durch die entsprechenden Zahlenwerte ersetzt:
$$e = e_0 + \left(\frac{0{,}058}{n} \log c\right) \text{ Volt.}$$

Diese Gleichung ist für die gesamte Potentiometrie von grundlegender Bedeutung und zeigt, daß die Größe des Elektrodenpotentials bei konstanter Temperatur nur abhängt vom Logarithmus der Ionenkonzentration der Lösung.

In der angeführten Potentialgleichung erscheint als additives Glied stets die Größe e_0. Sie ist eine für jede Reaktion charakteristische Konstante, die sich leicht experimentell bestimmen läßt. Wenn man nämlich das Elektrodenpotential gegen eine Lösung mißt, in der sämtliche an der Reaktion beteiligten Stoffe die Konzentration 1 Mol/Liter besitzen, so wird in jedem Falle, da $\log 1 = 0$, das zweite Glied der Gleichung zum Verschwinden gebracht. Es gilt dann:
$$e = e_0 \text{ Volt.}$$

Man nennt daher die Größe e_0 auch das Normalpotential des Oxydations-Reduktions-Vorganges.

Im Verlauf jeder Titration ändert sich nun die Konzentration der Ionenart, deren Menge ermittelt werden soll. Wenn eine starke Säure mit einer starken Base titriert wird, so nimmt die [H$^+$] der Lösung während der Titration immer mehr ab und erreicht im Äquivalenzpunkt den Wert 10^{-7} m, d. h. die [H$^+$] des reinen Wassers. Wird eine Silbernitratlösung mit einer Natriumchloridlösung titriert, so verringert sich dauernd die [Ag$^+$], um im Äquivalenzpunkt auf den Wert 10^{-5} m, die [Ag$^+$] einer gesättigten Silberchloridlösung, herabzusinken. Wie sich im einzelnen die Ionenkonzentration im Verlauf der Titration ändert, ist beispielsweise aus den Titrationskurven der Neutralisations- und der Fällungsanalyse zu ersehen.

Nach der NERNSTschen Formel ist das Potential einer in eine Lösung tauchenden Elektrode, an der sich ein Oxydations-Reduktions Vorgang ins Gleichgewicht setzt, direkt proportional dem Logarithmus der Konzentration aller an dem Gleichgewicht beteiligten Ionen. Wenn man in die zu titrierende Lösung eine Elektrode einführt, die auf eine im Verlauf der Titration verschwindende oder neu hinzukommende Ionenart „konzentrationsrichtig", also der NERNSTschen Formel entsprechend anspricht, so gibt die Messung des Elektrodenpotentials nach jedem Zusatz der Reagenslösung die jeweilige Änderung des Logarithmus der Konzentration dieser Ionenart bekannt. Man erhält ein getreues Bild des gesamten Titrationsverlaufs, das den berechneten Titrationskurven gleicht, wenn die gemessenen Potentialwerte in Abhängigkeit von den zugesetzten Millilitern der Maßlösung graphisch aufgetragen werden.

Über potentiometrische Titrationen macht CsL 2 folgende ausführliche Angaben:

Wird eine geeignete Elektrode (Indikatorelektrode) in eine Ionen enthaltende, zu titrierende Lösung getaucht, so lädt sie sich auf ein bestimmtes Potential auf. Bei den potentiometrischen Bestimmungen werden die Veränderungen dieses Potentials im Verlaufe der Titration beim Zufügen der Maßlösung verfolgt. Hierbei gibt die maximale und gewöhnlich plötzliche Veränderung des Potentials den Äquivalenzpunkt an. Das Potential der Indikatorelektrode wird so bestimmt, daß sie mit einer Vergleichselektrode verbunden und die elektromotorische Kraft des entstandenen Elements gemessen wird.

Als Indikatorelektrode kann man bei Neutralisationsanalysen verwenden:

Wasserstoffelektrode:	Platinblech mit Platinschwarz bedeckt und mit Wasserstoff gesättigt;
Chinhydronelektrode:	ein Platinblech, eingetaucht in die zu titrierende Lösung, welcher ein wenig Chinhydron zugefügt wurde;
Glaselektrode:	ein dünnwandiges, kleines Glasgefäß, welches mit einer geeigneten Elektrolytlösung gefüllt ist;
Antimonelektrode oder andere Elektroden.	

Für Fällungstitrationen wird meistens die

Silberelektrode:	ein Silberblech oder die
Quecksilberelektrode:	eine elektrolytisch mit Quecksilber überzogene Platinelektrode,
für Oxydations-Reduktions-Titrationen die	
Platinelektrode:	ein Platinblech verwendet.

Als Vergleichselektrode dient gewöhnlich die gesättigte Kalomelelektrode.

Die eigentliche Messung wird meistens nach der Kompensationsmethode durchgeführt, wobei die elektromotorische Kraft, welche gemessen werden soll, durch eine bekannte, entgegengesetzt gerichtete elektromotorische Kraft ausgeglichen wird. Die vollkommene Kompensation wird durch ein sog. Nullinstrument, ein Galvanometer mit gedämpftem Ausschlag, welches noch auf Ströme einer Stärke von 10^{-6} bis 10^{-7} Ampère reagiert, festgestellt. Die vollkommene Kompensation ist erreicht, sobald das Galvanometer anzeigt, daß kein elektrischer Strom mehr durchgeht.

Das Durchrühren der zu titrierenden Flüssigkeit wird mit einem Mischer erreicht, der durch einen kleinen Elektromotor angetrieben wird, oder auch durch elektromagnetisch in Bewegung gesetzte Körperchen, welche lose in der Titrierflüssigkeit rotieren. Man kann auch mit Hilfe eines Gasstromes mischen, z.B. mit Stickstoff oder Kohlensäure, besonders bei Bestimmungen, welche in inertem Medium durchgeführt werden müssen.

Bei der Titration wird am besten und am genauesten so verfahren, daß nach jedem Hinzufügen der Maßlösung (a ml) die elektromotorische Kraft des Elementes (b mV) gemessen wird und die Spannungsänderung $\frac{\Delta b}{\Delta a}$ berechnet wird, die der Zugabe eines ml entspricht. Der Wert b selbst muß nicht in mV bekannt sein; es genügt, wenn auf der Widerstandstrommel die Anzahl der Teilstriche abgelesen wird. Diese entsprechen direkt der elektromotorischen Kraft. Die größte Veränderung der Spannung gibt das Ende der Titration an.

Wie die Abb. 174 veranschaulicht, setzt sich das Element, dessen elektromotorische Kraft zu bestimmen ist, zusammen aus der in einem Becherglas in die zu titrierende Flüssigkeit tauchenden Indikatorelektrode und der gesättigten Kalomelelektrode. Die gesättigte Kalomelelektrode ist mit dem Inhalt des Becherglases verbunden durch einen Stromschlüssel (gebogenes Glasröhrchen, gefüllt mit der Lösung eines geeigneten Elektrolyten, an beiden Enden abgedichtet durch Asbest oder Watte). In das Becherglas mündet die Bürette mit der Maßlösung ein. Das Titriergefäß kann durch einen Gummistopfen, welcher mit den notwendigen Öffnungen versehen ist, verschlossen werden. Die Indikator- und die Vergleichselektrode sind über den Umschalter mit der Kompensationseinrichtung verbunden.

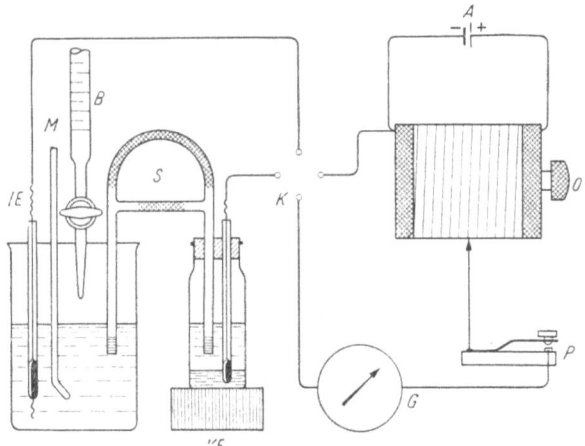

Abb. 174. Potentiometrische Titrationseinrichtung.

A Akkumulator; *O* Widerstandstrommel; *P* Unterbrecher; *G* Galvanometer; *K* Umschalter (Komutator); *KE* Kalomel-Vergleichselektrode; *S* Stromschlüssel; *B* Bürette; *M* Mischer; *IE* Indikatorelektrode.

Nach jedesmaligem Zusatz der Maßlösung ist gründlich durchzurühren und durch Niederdrücken des Unterbrechers das Galvanometer einzuschalten. Nach Kompensation und weiterem Durchrühren wird die Messung wiederholt, und erst nach Erreichen eines konstanten Wertes wird das Hinzufügen der Maßlösung fortgesetzt. Bei Verwendung von Geräten, welche ein direktes Ablesen des Wertes (ohne Kompensation) ermöglichen, wird sofort nach dem Stillstand des Zeigers abgelesen. In der Nähe des Äquivalenzpunktes ist es notwendig, die Maßlösung in kleinen Mengen hinzuzufügen. Als Stromquelle wird ein 2-Volt-Akkumulator verwendet. Dieser ist mit einer mit einem beweglichen Kontakt versehenen Widerstandsbrücke verbunden oder mit einer kleinen Widerstandstrommel, deren Draht eine Teilung in 1000 Teile aufweist, so daß ein Teil 2 mV entspricht. Durch den beweglichen Kontakt kann jede beliebige elektromotorische Kraft abgezweigt und gegen das zu messende Element geschaltet werden, welches aus der schon erwähnten Indikator- und Vergleichselektrode besteht (Abb. 175).

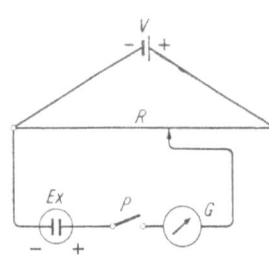

Abb. 175. Schema der Schaltung zur Durchführung einer potentiometrischen Bestimmung.

V Akkumulator; *R* Widerstandsdraht; *Ex* Indikator- und Vergleichselektrode; *P* Unterbrecher; *G* Galvanometer.

Die Benutzung von Elektrodenpotentiometern (Röhrenvoltmetern) erlaubt eine stromlose Dauermessung. Diese Geräte sind deshalb besonders vorteilhaft, weil mit ihnen, ohne eine Polarisation der Elektroden befürchten zu müssen, die elektromotorische Kraft des Elements ohne Unterbrechung gemessen werden kann. Weiter ist von Vorteil, daß unter Verwendung eines kleinen Transformators zu ihrer Speisung Wechselstrom aus dem Netz verwendet werden kann und, daß diese Geräte schließlich das Messen schwächerer Ströme ermöglichen als ein gewöhnliches Potentiometer, z.B. bei Titrationen in nicht leitendem Milieu oder bei der Verwendung einer Glaselektrode.

Den Verbrauch der Maßlösung und auch den Äquivalenzpunkt kann man entweder aus dem graphisch veranschaulichten Verlauf der Titration feststellen, wobei auf der Abszisse die zugesetzte Menge der Maßlösung vermerkt wird und auf der Ordinate die zugehörige Spannung (Abb. 176) oder auch durch Berechnung, wie dies z.B. aus der auf S. 347 stehenden Tabelle ersichtlich ist.

Berechnung des Maximums von $\frac{\varDelta b}{\varDelta a}$

20,00 ml annähernd 0,1 n Kaliumjodidlösung titriert mit einer Lösung von 0,1 n Silbernitrat

a ml 0,1 n AgNO$_3$	b mV	$\frac{\varDelta b}{\varDelta a}$
10	— 284	
18	— 260	
19	— 196	
19,60	— 160	
≥ 0,20	≥ 40	200
19,80	— 120	
≥ 0,10	≥ 162	1620
19,90	— 42	
≥ 0,05	≥ 138	2760
19,95	— 180	
≥ 0,05	≥ 50	10000
20,00	— 230	
≥ 0,05	≥ 30	600
20,05	— 260	
≥ 0,05	≥ 14	280
20,10	— 274	
≥ 0,40	≥ 54	135
20,50	— 328	
≥ 0,50	≥ 16	32
21,00	— 344	

Das Maximum $\frac{\varDelta b}{\varDelta a}$ entspricht hier einem Verbrauch von 19,95 ml 0,1 n Silbernitratlösung.

Ein besonderer Vorteil der potentiometrischen Bestimmung ist es, durch eine einzige Titration mehrere Stoffe nebeneinander zu erfassen, z.B. ein Gemisch mehrerer Halogenide. Liegt eine Lösung eines Chlorids und eines Jodids vor, so kann man beide in einer Titration nebeneinander bestimmen, da die Löslichkeitsprodukte um 6 Zehnerpotenzen auseinander-

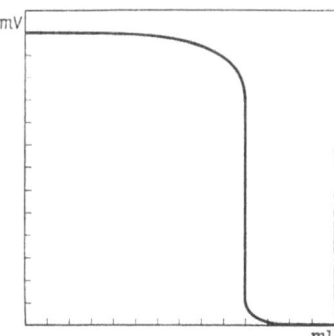

Abb. 176. Titration von Kaliumjodidlösung mit Silbernitratlösung.

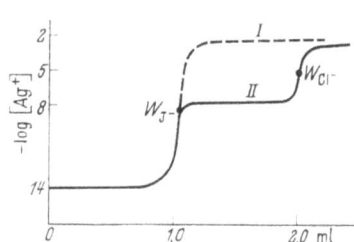

Abb. 177. Potentiometrische Titration von Chlorid neben Jodid (aus JANDER/JAHR).

liegen. Man erhält dann eine Kurve mit zwei Wendepunkten, wie aus Abb. 177 zu ersehen ist, wobei die [Ag$^+$] gegen die zugesetzten ml 0,1 n Silbernitratlösung aufgetragen ist. Der erste Wendepunkt, der der Ausfällung des Jodids entspricht, ist schärfer als der zweite, wo alles Chlorid gefällt ist. Bromid und ein anderes Halogenidion lassen sich schlechter nebeneinander titrieren, weil die Löslichkeitsprodukte der betreffenden Silbersalze nicht genügend weit auseinanderliegen.

Auch alkalimetrische und acidimetrische Titrationen können ohne Schwierigkeiten potentiometrisch durchgeführt werden. Man wird jedoch im allgemeinen die meist vollkommen ausreichende und einfacher durchführbaren Indikatormethoden vorziehen. Nur in bestimmten Fällen ist die elektrometrische Bestimmung vorteilhafter, etwa bei der Bestimmung gefärbter oder getrübter technischer „Laugen", oder bei physiologischen Flüssigkeiten, in denen der Indikatorumschlag nur schwer zu erkennen ist. In sehr verdünnten Lösungen, wo die Verwendung von Indikatoren nur sehr ungenaue Ergebnisse liefert, wendet man ebenfalls die potentiometrische Methode an.

Die Potentialtitrationskurven, die bei der Titration starker Säuren und Basen miteinander, starker Säuren mit schwachen Basen und schwacher Säuren mit starken Basen auftreten, sind identisch mit den bereits früher besprochenen Titrationskurven (Abb. 159 und 160, S. 307). Ihr Wendepunkt ist in jedem Falle mit dem Äquivalenzpunkt identisch. Es ist daher möglich, durch eine potentiometrische Titration zu ermitteln, bei welcher [H⁺] der Lösung der Äquivalenzpunkt erreicht wird und in welchem pH-Intervall der für die Titration am besten geeignete Indikator umschlagen muß.

Je stärker die zu titrierende Säure oder Base ist, um so größer ist die Änderung ihrer [H⁺] am Äquivalenzpunkt und damit auch der beobachtete Potentialsprung. Umgekehrt wird der Potentialsprung um so kleiner, undeutlicher und verwaschener, je schwächer die titrierte Säure oder Base ist. In solchen Fällen ist also auch die potentiometrische Bestimmung des Titrationsendpunktes nur ungenau, obwohl sie vielfach noch annähernd richtige Ergebnisse liefert, wo die Indikatoren schon völlig versagen. Schwache Basen und Säuren sollten daher konduktometrisch, nicht aber potentiometrisch oder mit Hilfe von Indikatoren titriert werden.

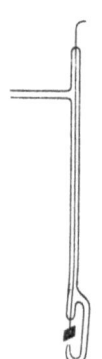

Abb. 178. Wasserstoffelektrode (aus JANDER/JAHR).

Die Bestimmung mehrerer Säuren oder Basen in einer Titration ist nur bei genügend großer Verschiedenheit der Dissoziationskonstanten möglich. Dabei wird zunächst die stärkere Säure neutralisiert, was sich in einem ersten Potentialsprung ausdrückt, während ein zweiter Sprung die Neutralisation der schwächeren Säure anzeigt. Bei der Titration mehrwertiger Säuren und Basen spielt sich grundsätzlich der gleiche Vorgang ab. Nur wenn die Dissoziationskonstanten der einzelnen Dissoziationsstufen deutlich verschieden sind, weist die Potentialtitrationskurve mehrere gesonderte Sprünge auf. Bei der Titration der Phosphorsäure mit Natronlauge an einer Wasserstoffelektrode sind beispielsweise nur zwei deutliche Potentialsprünge zu beobachten, die der ersten und zweiten Dissoziationsstufe entsprechen; die Bildung des tertiären Phosphates wird nicht mehr angezeigt. Bei der Titration der Schwefelsäure ist dagegen nur ein einziger Potentialsprung zu beobachten, der nach vollständiger Neutralisation auftritt.

Von einer Indikatorelektrode, die zur Durchführung von Neutralisationsanalysen verwendet werden soll, muß verlangt werden, daß sie die Änderung der [H⁺] der titrierten Lösung konzentrationsrichtig anzeigt. An einer solchen Elektrode muß sich also ein Vorgang ins Gleichgewicht setzen, an dem Wasserstoffionen beteiligt sind. Der einfachste Vorgang dieser Art bildet die Grundlage für die Verwendung der bereits genannten Wasserstoffelektrode: Sie ist ein Blech oder ein Draht aus Platin, Palladium oder Gold, zur Vergrößerung der Oberfläche mit Platin-, Palladium- oder Iridiumschwarz überzogen, und taucht teilweise in die zu titrierende Lösung ein, durch die ein Strom von reinstem, unter Atmosphärendruck stehendem Wasserstoff derart hindurchgeleitet wird, daß die Elektrode dauernd mit dem Gas in Berührung kommt.

Das Elektrodenpotential wird durch den Vorgang: $H \rightleftharpoons H^+ + \varepsilon$ bestimmt und ist gegeben durch die Beziehung:

$$e = e_0 + 0{,}058 \log H^+ = e_0 - 0{,}058 \, pH \text{ Volt.}$$

Bezogen auf die normale Wasserstoffelektrode ist e_0 definitionsgemäß gleich Null. Mißt man aber gegen eine Kalomelelektrode, so gilt: $e_0 = -0{,}284$ Volt.

Abb. 178 zeigt eine sehr brauchbare Form der Wasserstoffelektrode. Der durch das seitlich angesetzte Rohr zugeleitete Wasserstoff tritt aus einer unter der Elektrode endigenden Kapillare aus. Er muß zuvor sorgfältig gereinigt und auch von den letzten Sauerstoffspuren befreit sein. Das geschieht durch Waschen mit Silbernitrat-, alkalischer Permanganat- und alkalischer Pyrogallollösung sowie durch Überleiten über Platinasbest, der sich in einem auf schwache Rotglut erhitzten Quarzrohr befindet. Das Titriergefäß muß durch einen Stopfen oder eine Flaschenkappe aus Gummi nach außen hin abgeschlossen sein.

Vor Ausführung der Titration muß die Lösung durch längeres Einleiten von Wasserstoff entlüftet und die Einstellung eines konstanten Elektrodenpotentials abgewartet werden. Die Wasserstoffelektrode ist nur beschränkt verwendbar, da ihre Handhabung schwierig ist und weder Oxydations- noch Reduktionsmittel in der zu titrierenden Lösung zugegen sein dürfen.

Deshalb ist die Verwendung einer Chinhydronelektrode oft zweckmäßiger. Diese besteht aus einem Platindraht, der in eine gesättigte, wäßrige Lösung von Chinhydron, der äquimolekularen Verbindung von Chinon, $C_6H_4O_2$, und Hydrochinon, $C_6H_6O_2$. eintaucht. An der Elektrode stellt sich folgendes Gleichgewicht ein:

$$C_6H_4(OH)_2 \rightleftharpoons C_6H_4O_2 + 2\,H^+ + 2\,\varepsilon\,.$$

Da das Verhältnis der Konzentrationen des Chinons und Hydrochinons in der Chinhydronlösung konstant bleibt, hängt das Elektrodenpotential entsprechend der Beziehung:

$$e = e_0 - 0{,}058\,\text{pH} = 0{,}420 - 0{,}058\,\text{pH Volt}.$$

bezogen auf die Normalkalomelelektrode, nur noch von der [H^+] der Losung ab.

Die zu bestimmende Lösung wird mit einigen Tropfen einer frisch bereiteten, gesättigten alkoholischen Lösung von Chinhydron versetzt und nach Einführen der Platinelektrode unter kräftigem Rühren titriert. Die Potentiale stellen sich dabei rasch ein. Die Chinhydronelektrode ist nur zur Titration von Säuren mit Basen geeignet, da sie in allen Losungen, deren pH über 8 liegt, nicht mehr funktioniert. Gegen Oxydations- und Reduktionsmittel ist die Chinhydronelektrode nicht ganz so empfindlich wie die Wasserstoffelektrode.

Eine Antimonelektrode läßt sich dagegen im sauren wie im alkalischen Bereich als Indikatorelektrode verwenden; im alkalischen aber nur bis zu einem pH von 12. Sie versagt in chlor- und schwefelwasserstoffhaltigen Lösungen. Die Abhängigkeit der Potentiale von der Wasserstoffionenkonzentration ist nicht streng proportional und weicht von der NERNSTschen Gleichung ab. Deshalb muß die Antimonelektrode bei pH-Messungen mit Pufferlösungen geeicht werden, während dieses für Neutralisationsanalysen nicht erforderlich ist, da hier nur die relativen Veränderungen des Potentials gemessen werden. Taucht man eine Antimonelektrode in eine wasserstoffionenhaltige Lösung, so zeigt sich ein von der [H^+] abhängiges Potential, in dem an der Oberfläche der Elektrode sich befindliches Antimontrioxid mit den Wasserstoffionen reagiert.

Nach der Gleichung

$$Sb_2O_3 + 2\,H^+ \rightleftharpoons 2\,SbO^+ + H_2O$$

besteht zwischen Wasserstoffionen und Antimonylionen ein Gleichgewicht, dessen Lage durch die Konzentration der Wasserstoffionen bedingt wird. Die Antimonylionen bilden mit dem Antimonmetall ein Potential, dessen Größe demnach indirekt durch die Wasserstoffionenkonzentration bestimmt wird. Zur Ausführung der Titration genügt es, den Antimonstab in die Untersuchungslösung einzutauchen, die elektrolytische Verbindung zur Bezugselektrode herzustellen und die Potentiale zu bestimmen.

Neuerdings macht man viel Gebrauch von der Glaselektrode, deren Anwendungsbereich von pH 0 bis 10 der EMK der NERNSTschen Formel entspricht, während in höheren pH-Bereichen Eichung mit Pufferlösungen notwendig ist. Sie ist aber in allen Lösungen universal anwendbar. Eine solche Elektrode stellt eine sehr dünne Glasmembrane dar, die aus geeignetem Spezialglas hergestellt wird. Befinden sich zu beiden Seiten der Membrane Flüssigkeiten verschiedenen pH-Wertes, so lädt sich die Membrane beiderseitig elektrisch auf. Diese Aufladung ist dem Unterschied der [H^+] direkt proportional.

Bildet man die Membrane als Gefäß, z.B. als Kölbchen aus (Abb. 179), so kann man eine Lösung mit genau definierter Wasserstoffionenkonzentration vorlegen, die zu untersuchende

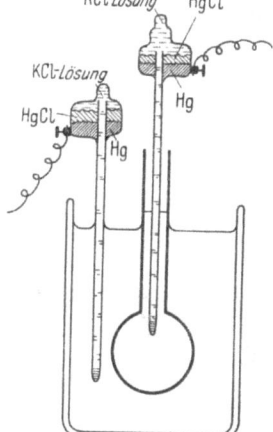

Abb. 179. Glaselektrode mit zwei Kalomelbezugselektroden (aus MEDICUS: Technisch-chemische Analyse, Dresden u. Leipzig: Steinkopff 1951).

Lösung mit der Außenseite in Berührung bringen und die dabei entstehenden Potentiale als Maß für die Aufladung abgreifen. Zur Ausführung der Messung bringt man die Untersuchungslösung mit der äußeren Seite der Glasmembrane in Berührung, z.B. durch Eintauchen und mißt die mit Hilfe der Bezugselektrode abgegriffene EMK. Der große Vorteil, den die Verwendung einer Glaselektrode bietet, ist durch die Anwendbarkeit in beliebigen Medien, auch trüben, öligen, stark oxydierend oder reduzierend wirkenden Lösungen gegeben. Ein Nachteil ist allerdings der hohe innere Widerstand (mindestens 500000 Ohm), der die Verwendung sehr empfindlicher Meßinstrumente erforderlich macht.

Es sind aber auch niederohmige Glaselektroden im Handel, die sich in Verbindung mit Kompensationsgeräten verwenden lassen, während die hochohmigen Glaselektroden, die in der Handhabung nicht so empfindlich sind, nur in Verbindung mit Röhrenvoltmetern zu gebrauchen sind.

Die Ph.Dan. IX macht im Addendum über die Glaselektrode folgende Ausführungen:

„Wenn nicht anders angegeben, wird die Messung mit Hilfe eines Apparates ausgeführt, der Ablesungen mit einer Unsicherheit von höchstens 0,05 pH-Einheiten zuläßt unter Verwendung einer Elektrode aus 015 Corning Glas oder Glas entsprechender Zusammensetzung. Für die in der Pharmakopöe vorgeschriebene elektrometrische Bestimmung einer pH-Differenz, die kleiner als 0,05 ist, müssen Bestimmungen mit einer Apparatur ausgeführt werden, die die Ablesung einer solchen Differenz erlaubt. Es werden Standardlösungen, wie sie folgende Tabelle anführt, angewendet. Die Temperaturen für Standard- und Untersuchungslösungen dürfen höchstens um 1° voneinander abweichen und sollen zwischen 18 und 22° liegen. Man verwendet eine Glaselektrode, die in die Standard- oder Untersuchungslösung eintaucht. Hiermit verbunden ist eine Bezugselektrode mit 3,5 molarer oder gesättigter Kaliumchloridlösung als Stromschlüsselflüssigkeit.

Unmittelbar vor der Messung wird der Apparat so eingestellt, daß man durch Messen der Standardlösung, deren pH dem der Untersuchungslösung am nächsten liegt, den in der Tabelle für die geltende Standardlösung angegebenen Wert mißt. Danach wird die Messung in den Untersuchungslösungen vorgenommen. Schließlich wird, ohne die Einstellung des Apparates zu ändern, eine Kontrollmessung in einer der drei anderen, in der Tabelle angeführten Standardlösungen ausgeführt. Hierfür benutzt man eine Standardlösung, deren pH zwischen 2 und 4 Einheiten vom pH der zur Einstellung des Apparates angewendeten Lösung abweicht und wobei der pH-Wert der Untersuchungslösung möglichst zwischen den pH-Werten der verwendeten Standardlösungen liegt. Das durch Kontrollmessungen gefundene Ergebnis darf höchstens um 0,04 Einheiten von dem in der Tabelle angeführten Wert abweichen. Falls der Apparat nur die Ablesung eines pH-Wertes mit einer Unsicherheit von 0,05 zuläßt, dürfen die Abweichungen diesen Wert nicht übersteigen. Falls der Apparat keine Ablesungen für pH, sondern nur für mV zuläßt, wird die gleiche Technik angewandt, indem man den pH-Wert nach folgender Formel berechnet:

$$\mathrm{pH}(x) - \mathrm{pH}(s) = \frac{E_x - E_s}{58{,}2},$$

wobei
pH(x) = pH der Untersuchungslösung,
pH(s) = pH der zur Einstellung des Apparates benutzten Standardlösung,
E_x = Ablesung in mV für die Untersuchungslösung,
E_s = Ablesung in mV für die Standardlösung ist.

Diese Formel gilt bei 20°, bei anderen Temperaturen gelten folgende Werte:

14°	16°	18°	22°	24°	26°
57,0	57,4	57,8	58,6	59,0	59,4

Standardwerte für pH	14°	16°	18°	20°	22°	24°	26°
Kaliumbitartrat-S	(3,60)	(3,59)	3,59	3,58	3,58	3,58	3,58
Kaliumbiphthalat-S	4,00	4,00	4,00	4,00	4,00	4,00	4,01
Piperazinphosphat-S	6,38	6,36	6,34	6,31	6,29	6,27	6,25
Natriumborat-S	9,28	9,26	9,25	9,23	9,21	9,19	9,17

Die Werte in Klammern gelten für eine bei der betreffenden Temperatur gesättigte Lösung.
Kaliumbiphthalat-S: 0,05 molar (10,21 g Kaliumbiphthalat p.a. zu 1000 ml).
Kaliumbitartrat-S: 0,025 molar (4,70 g Kaliumbitartrat p.a. zu 1000 ml). Eine bei ungefähr 18 bis 20° gesättigte Kaliumbitartrat p.a.-Lösung gibt die gleichen Werte, wie sie in der oben angeführten Tabelle angegeben sind. Eine solche Lösung wird hergestellt durch 2 Min. langes Schütteln von etwa 2 g frisch gepulvertem Kaliumbitartrat p.a. mit 100 ml Wasser. Kaliumbitartrat-S kann durch Zusatz eines Kristalles Thymol konserviert werden.
Natriumborat-S: 0,05 molar (19,07 g Natriumborat p.a. zu 1000 ml). Diese Lösungen werden mit kohlendioxidfreiem Wasser hergestellt.
Piperazinphosphat-S: 0,05 molar (10,11 g Piperazinphosphat p.a. zu 1000 ml). Eine bei gewöhnlicher Temperatur gesättigte Piperazinphosphat p.a.-Lösung gibt die gleichen Werte, wie sie in der obigen Tabelle angeführt sind. Eine solche Lösung wird hergestellt durch eine Minute langes Schütteln von 2 g frisch pulverisiertem Piperazinphosphat p.a. mit 100 ml Wasser.
Für verdünnte wäßrige Lösungen wird ein nach obiger Methode bestimmter pH-Wert im Bereich 2 bis 9 innerhalb der gegebenen Meßgenauigkeit in Übereinstimmung mit der Idealformel

$$\mathrm{pH} = -\log a_\mathrm{H}$$

liegen.

Für stärker konzentrierte Lösungen, für Lösungen in anderen Medien, sowie für Lösungen außerhalb des genannten pH-Bereiches ist der gefundene pH-Wert als ein mit der angewandten Methode bestimmter Ausdruck für die Acidität zu betrachten."

Zur potentiometrischen Titration gehört auch die sog. „Titration bis zum toten Punkt (dead stop-Methode)", die überall dort verwendet werden kann, wo beim Erreichen der Äquivalenz plötzlich Polarisation oder Depolarisation einer von zwei Platinelektroden eintritt. Diese Methode ist begrenzt, findet aber mit Erfolg Verwendung bei der Bestimmung des Wassers mit K. Fischer-Reagens (s. S. 58).

USP XVII läßt potentiometrische Messungen der Wasserstoffionenkonzentration durchführen.

DAB 6 – 3. Nachtr. BRD schreibt vor, daß der in einer Monographie angegebene pH-Wert einer Lösung nach einer potentiometrischen Methode zu bestimmen ist. Maßgebend ist der mit der Glaselektrode gemessene Wert.

Im DAB 7 – DDR findet man kurze, prägnante Ausführungen über die *potentiometrische Bestimmung*, die hier im Wortlaut wiedergegeben werden sollen:

„Als Potentiometrie wird ein Titrationsverfahren bezeichnet, das die Konzentrationsänderung eines Reaktionspartners auf Grund der von einer geeigneten Indikatorelektrode angezeigten Potentialänderung verfolgt.

Das Potential der Indikatorelektrode wird gegen das Potential der Kalomelelektrode als Bezugselektrode gemessen. Die Messung der Spannung zwischen Indikator- und Bezugselektrode wird mit einem Röhrenvoltmeter vorgenommen. Die vom Röhrenvoltmeter angezeigten Potentiale und die diesen entsprechenden Mengen der zugesetzten Maßlösung werden notiert. In der Nähe des zu erwartenden Äquivalenzpunktes wird die Maßlösung in Mengen von 0,1 ml zugegeben.

Die Ermittlung der verbrauchten Menge Maßlösung wird rechnerisch, wie im folgenden Beispiel gezeigt, oder graphisch vorgenommen.

Maßlösung in ml	Volumenschritt (ΔV)	Ausschlag des Röhrenvoltmeters in mV	Potentialschritt (ΔE)	Differenzenquotient $\left(\dfrac{\Delta E}{\Delta V}\right)$	Differenz der Potentialschritte
2,3		− 190			
	0,1		12	120	
2,4		− 178			
	0,1		21	210	
2,5		− 157			
	0,1		56	560	
2,6		− 101			72
	0,1		128	1280	
2,7		+ 27			88
	0,1		40	400	
2,8		+ 67			
	0,1		16	160	
2,9		+ 83			

Das Maximum des Differenzquotienten gibt die Lage des Äquivalenzpunktes an, im Beispiel zwischen dem Verbrauch von 2,6 und 2,7 ml Maßlösung. Zur genauen Bestimmung des Äquivalenzpunktes werden die Differenzen der Potentialschritte unmittelbar vor und nach dem Maximum gebildet. Die am Äquivalenzpunkt verbrauchte Menge Maßlösung (X) wird wie folgt berechnet:

$$X = 2,6 + 0,1 \cdot \frac{72}{72 + 88} = 2,65 \text{ ml}.$$

Zur graphischen Ermittlung werden die vom Röhrenvoltmeter angezeigten Potentiale über dem Verbrauch an Milliliter Maßlösung aufgetragen. Aus der erhaltenen Titrationskurve wird der Verbrauch an Maßlösung am Äquivalenzpunkt, der dem Wendepunkt der Kurve entspricht, abgelesen."

Allgemeine Literaturangaben zur Maßanalyse

JANDER, G., u. JAHR, K. F.: Maßanalyse, 6. Aufl., Berlin: de Gruyter 1952. – BECKURTS, H.: Die Methoden der Maßanalyse, 2. Aufl., Braunschweig: Vieweg 1951. – MEDICUS, L.: Einleitung in die chemische Analyse, Bd. II „Kurze Anleitung zur Maßanalyse", Dresden u. Leipzig: Th. Steinkopff 1951. – JANDER, G.: Die chemische Analyse. Neuere maßanalytische Methoden, Stuttgart: Enke 1956.

H. Bestimmung der Wasserstoffionenkonzentration

Grundlagen. In reinem Wasser besteht das Ionengleichgewicht:

$$H_2O \rightleftarrows H^+ + OH^-. \tag{1}$$

Daraus ergibt sich durch Anwendung des *Massenwirkungsgesetzes*:

$$\frac{c_{H^+} \cdot c_{OH^-}}{c_{H_2O}} = k. \tag{2}$$

Da die Konzentrationen von H^+ (c_{H^+}) und von OH^- (c_{OH^-}) in reinem Wasser gegenüber der Konzentration von undissoziiertem H_2O (c_{H_2O}) verschwindend klein sind, operiert man zweckmäßig mit dem *Ionenprodukt*:

$$c_{H^+} \cdot c_{OH^-} = k_w. \tag{3}$$

Der experimentell, durch elektrolytische Leitfähigkeitsmessungen von Wasser größter Reinheit bei 25° bestimmte Wert der *Dissoziationskonstante* k_w ist 10^{-14}.

In Gl. (3) eingesetzt ergibt sich daraus:

$$c_{H^+} \cdot c_{OH^-} = 10^{-14} \tag{4}$$

oder:

$$c_{H^+} = c_{OH^-} = 10^{-7}. \tag{5}$$

In reinem Wasser ist also die Konzentration der H-Ionen stets gleich der Konzentration der OH-Ionen, und zwar 10^{-7} Mol pro Liter, d.h., in 10000000 Liter reinem Wasser sind bei 25° 1,008 g Wasserstoffionen und 17,008 g Hydroxylionen enthalten.

Eine Lösung, in der die Konzentration an Wasserstoffionen gleich der Konzentration an Hydroxylionen ist, so wie es für reines Wasser zutrifft, nennt man neutral.

Die Gln. (3) und (4) müssen aber auch für jede beliebige wäßrige Lösung erfüllt sein. Wird die *Wasserstoffionenkonzentration* geändert, so muß sich nach (3) oder (4) auch die Hydroxylionenkonzentration ändern. Daraus ist ersichtlich, daß eine Erhöhung der Wasserstoffionenkonzentration, die sich in der sauren Reaktion der Lösung zu erkennen gibt, zur Verringerung der Hydroxylionenkonzentration führt und umgekehrt eine Erhöhung der Hydroxylionenkonzentration, die sich in der alkalischen Reaktion der Lösung äußert, eine Erniedrigung der Wasserstoffionenkonzentration nach sich zieht.

Zur Kennzeichnung der Reaktion einer wäßrigen Lösung genügt demnach die Angabe der Konzentration *einer* Ionenart.

Man gibt die Konzentration der Wasserstoffionen an und hat damit für sauer und alkalisch reagierende Lösungen die gleiche Maßeinheit.

Die Messung der Wasserstoffionenkonzentration erlaubt die Reaktion einer Lösung zahlenmäßig auszudrücken. Da das Rechnen mit Zehnerpotenzen nach Gl. (5) unbequem ist, wurde von SÖRENSEN der *Begriff des pH* (potentia hydrogenii) eingeführt[1] und als der negative dekadische Logarithmus der Wasserstoffionenkonzentration definiert:

$$pH = -\log c_{H^+}. \tag{6}$$

Es muß hier darauf hingewiesen werden, daß sich in Lösungen starker Elektrolyte die Ionen untereinander beeinflussen, so daß sie nicht mit ihrer ganzen analytischen Konzen-

---

[1] Der von A. THIEL vorgeschlagene Begriff „Stufe" und die Bezeichnung Stufenmessung oder Bathmometrie für pH-Messung, werden in der neueren Literatur kaum noch benutzt.

Grundlagen

tration wirksam werden. Die Ionenkonzentration erscheint also in bestimmten Fällen geringer, als sie tatsächlich ist.

Die wirksame Konzentration der Ionen nennt man ihre Aktivität a.

Die *Aktivität der Wasserstoffionen* ergibt sich aus der Wasserstoffionenkonzentration und dem Aktivitätskoeffizienten f_a nach der Gleichung:

$$a_{H^+} = f_a c_{H^+}. \tag{7}$$

Der ermittelte pH-Wert ist demnach der mit (-1) multiplizierte dekadische Logarithmus der Wasserstoffionenaktivität a_{H^+}.

Bei den weiteren Ausführungen wird dieser Unterschied nicht berücksichtigt, da bei pharmazeutisch-chemischen Untersuchungen pH-Messungen vorwiegend bei Lösungen schwacher Elektrolyte in Frage kommen, wobei die Definition nach Gl. (6) gilt. Soweit aber starke Elektrolyte behandelt werden, spielt die Abweichung der Aktivität a von der analytischen Konzentration c praktisch keine Rolle.

Den Zusammenhang zwischen den pH-Werten, den Konzentrationen der Wasserstoff- und Hydroxylionen in Mol pro Liter sowie der Normalität starker Säuren und Basen zeigt die nachfolgende Tabelle.

Zusammenhang zwischen pH-Werten, Ionenkonzentrationen und Normalität

pH	c_{H^+}	c_{OH^-}	entspricht
0	1	10^{-14}	n Säure
1	10^{-1}	10^{-13}	0,1 n Säure
2	10^{-2}	10^{-12}	0,01 n Säure
3	10^{-3}	10^{-11}	0,001 n Säure
4	10^{-4}	10^{-10}	0,0001 n Säure
5	10^{-5}	10^{-9}	0,00001 n Säure
6	10^{-6}	10^{-8}	0,000001 n Säure
7	10^{-7}	10^{-7}	Neutralpunkt
8	10^{-8}	10^{-6}	0,000001 n Lauge
9	10^{-9}	10^{-5}	0,00001 n Lauge
10	10^{-10}	10^{-4}	0,0001 n Lauge
11	10^{-11}	10^{-3}	0,001 n Lauge
12	10^{-12}	10^{-2}	0,01 n Lauge
13	10^{-13}	10^{-1}	0,1 n Lauge
14	10^{-14}	1	n Lauge

Wegen der logarithmischen Definition des pH-Wertes ist zu beachten, daß einer Änderung des pH um eine Einheit eine Änderung der Wasserstoffionenkonzentration um eine ganze Zehnerpotenz entspricht. Der Zahlenwert des pH ist immer gleich dem Absolutwert des Exponenten der in Zehnerpotenzen ausgedrückten Wasserstoffionenkonzentration. Für die Umrechnung der Wasserstoffionenkonzentrationen auf pH-Werte sind die Regeln der logarithmischen Rechnung zu beachten.

Die folgende, den Logarithmischen Rechentafeln von KÜSTER/THIEL/FISCHBECK (Berlin: de Gruyter 1962) entnommene Tabelle erleichtert die Umrechnung.

Umrechnung von c_{H^+} bzw. a_{H^+} auf pH und umgekehrt

pH	0	1	2	3	4	5	6	7	8	9
0	1,000	0,977	0,955	0,933	0,912	0,891	0,871	0,851	0,832	0,813
1	0,794	0,776	0,759	0,741	0,725	0,708	0,692	0,676	0,661	0,646
2	0,631	0,617	0,603	0,589	0,575	0,562	0,550	0,537	0,525	0,513
3	0,501	0,490	0,479	0,468	0,457	0,447	0,437	0,427	0,417	0,407
4	0,398	0,389	0,380	0,372	0,363	0,355	0,347	0,339	0,331	0,324
5	0,316	0,309	0,302	0,295	0,288	0,282	0,275	0,269	0,263	0,257
6	0,251	0,245	0,240	0,234	0,229	0,224	0,219	0,214	0,209	0,204
7	0,200	0,195	0,191	0,186	0,182	0,178	0,174	0,170	0,166	0,162
8	0,158	0,155	0,151	0,148	0,145	0,141	0,138	0,135	0,132	0,129
9	0,126	0,123	0,120	0,117	0,115	0,112	0,110	0,107	0,105	0,102

Die linke, äußere Kolumne gibt die erste, die obere Zeile die zweite Dezimale des pH-Wertes an. Die dreistelligen Ziffern der Tabelle entsprechen den Dezimalen der c_{H^+}-Werte, die noch mit der Zehnerpotenz, die dem pH-Wert entspricht (Ziffer vor dem Komma!) zu multiplizieren sind.

Beispiele: pH $= 5{,}74$ entspricht $c_{H^+} = 0{,}182 \cdot 10^{-5}$

$c_{H^+} = 3{,}75 \cdot 10^{-3} = 0{,}375 \cdot 10^{-2}$ entspricht pH $= 2{,}43$.

Bestimmung des pH-Wertes

Die praktische Bestimmung des pH-Wertes einer Lösung kann nach zwei grundsätzlich verschiedenen Methoden durchgeführt werden:

1. potentiometrisch
2. mit Hilfe von Indikatoren (kolorimetrisch)
   a) mit Pufferlösungen
   b) ohne Pufferlösungen.

1. Potentiometrische Bestimmung des pH-Wertes. Die exakte Bestimmung von pH-Werten besteht in der Bestimmung der elektromotorischen Kraft (EMK) eines Elementes, das aus der zu untersuchenden Lösung, in die eine *Wasserstoffelektrode* taucht, und einer *Normalwasserstoffelektrode* aufgebaut ist (vgl. Potentiometrie, S. 343). Die Wasserstoffelektrode besteht aus einer mit Platinmohr überzogenen Platinelektrode, die in eine Lösung bestimmter Wasserstoffionenkonzentration eintaucht. Diese Platinelektrode wird während des Versuchs mit reinem Wasserstoff von bestimmtem Druck umspült. Bringt man zwei solcher Halbelemente, z. B. durch einen mit gesättigter Kaliumchloridlösung gefüllten Heber (KCl-Heber), in leitende Verbindung, so wird eine, in Abb. 180 schematisch wiedergegebene Kette erhalten, für die eine durch die NERNSTsche Gleichung gegebene Potentialdifferenz zwischen den beiden Elektroden besteht (NERNSTsche Gleichung s. Potentiometrie, S. 343).

Die Bezugsnormale ist das Wasserstoffhalbelement, in dem die Wasserstoffionenkonzentration gleich 1 ist und der Druck des Wasserstoffs an der Elektrode 1 Atmosphäre beträgt. Wird diese Normalwasserstoffelektrode mit einem anderen Wasserstoffhalbelement geringerer Wasserstoffionenkonzentration, aber mit dem gleichen Wasserstoffdruck an der Elektrode, durch einen KCl-Heber verbunden, so beträgt die EMK dieser Kette bei 20°

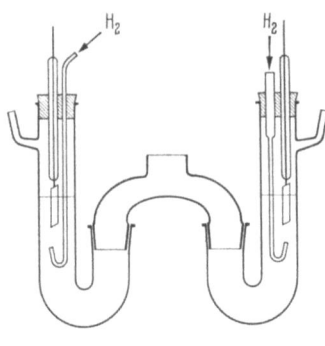

Abb. 180. Kette aus zwei Wasserstoffelektroden.

$$E = 0{,}0581 \log \frac{1}{c_{H^+}}.$$

Für die in den modernen Pharmakopöen vorgeschriebenen pH-Messungen werden jedoch meist die Messungen mit der *Glaselektrode* zugrunde gelegt. Gebräuchlich sind außerdem die *Kalomel-* und die *Chinhydronelektrode*.

Die Verwendbarkeit der *Glaselektrode* beruht auf der Ausbildung eines Phasengrenzpotentials zwischen Glas und Elektrolytlösung, dessen Größe überwiegend vom pH der Elektrolytlösung abhängig ist. Die Glaselektrode besteht aus einem alkalibeständigen, stoßfesten Glasröhrchen, das an einem Ende zu einer kugelförmigen Glasmembran aufgeblasen ist. Diese Membran ist bei der Verwendung der Elektrode beiderseits von verschiedenen Lösungen umgeben (Abb. 181). In die innerhalb des Membrangefäßes befindliche Lösung taucht eine drahtförmige Platin- oder Silberelektrode ein. Wird die Glaselektrode in die zu untersuchende Lösung getaucht, so nimmt die Elektrode ein dem pH der äußeren Lösung direkt proportionales Potential an.

Vorteile der Glaselektrode bestehen in der chemischen Widerstandsfähigkeit, der genügenden Festigkeit, der Temperaturbeständigkeit und der einfachen Handhabung. Bei Verwendung einer Glaselektrode kann auch in Gegenwart oxydierender und reduzierender Substanzen gemessen werden, also in solchen Lösungen, wo andere Elektroden unbrauchbar sind. Sie liefert bei geringem experimentellem Aufwand gut reproduzierbare Werte. Nachteilig ist die relativ große Empfindlichkeit der Glaselektrode gegen Stoß und Temperaturänderung im Vergleich mit Metallelektroden. Die sog. Säure- und Alkalifehler, das sind Abweichungen des Potentials einer Glaselektrode, die im alkalischen Gebiet von der Art des Kations, im sauren Gebiet von der Natur des Anions abhängig sind, können durch Eichung beseitigt werden.

Die praktischen Bestimmungen werden im allgemeinen mit einem geeigneten Elektro-pH-Meter ausgeführt.

Abb. 182 zeigt als Beispiel das Präzisions-pH-Meter 350 der Fa. U. Knick, Berlin, das zur Durchführung potentiometrischer Titrationen und Dead-Stop-Analysen eingerichtet ist.

Vor jeder Messung ist das verwendete Gerät zu eichen, indem damit die Werte von zwei Lösungen mit bekanntem pH bestimmt werden, z. B. einer 0,05 m Kaliumhydrogenphthalatlösung und einer 0,05 m Natriumtetraboratlösung, die bei verschiedenen Temperaturen die folgenden pH-Werte besitzen:

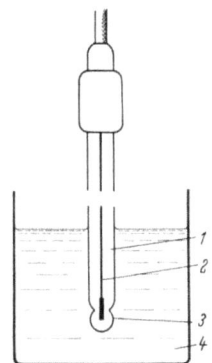

Abb. 181. Glaselektrode, die in eine zu messende Lösung taucht.
1 KCl-Lösung; *2* chlorierter Silberdraht; *3* Membran; *4* zu untersuchende Lösung.

	10°	15°	20°	25°	40°
0,05 m HOOC–C_6H_4–COOK	4,00	4,00	4,00	4,005	4,026
0,05 m $Na_2B_4O_7$	9,33	9,26	9,22	9,18	9,07

Es ist zweckmäßig, auch nach jeder Messung oder nach einer Reihe von Bestimmungen eine Kontrollmessung mit der 0,05 m Kaliumhydrogenphthalatlösung auszuführen, wobei der abgelesene pH-Wert höchstens um 0,05 Einheiten abweichen soll.

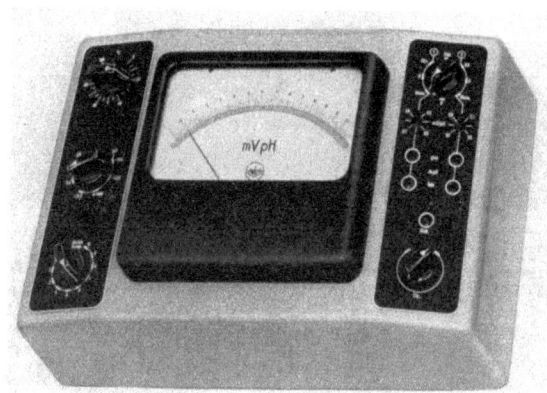

Abb. 182. Präzisions-pH-Meter 350 der Fa. U. Knick, Berlin 37, Katharinenstr. 2 bis 4.

2. pH-Bestimmungen mit Hilfe von Indikatoren. Bestimmungen der pH-Werte von farblosen oder nahezu farblosen, klaren Lösungen lassen sich kolorimetrisch oder auch photometrisch mit Hilfe von Indikatoren durchführen. Die Indikatormethoden sind wesentlich einfacher durchzuführen als die potentiometrische pH-Bestimmung, dafür aber weniger zuverlässig. Für die Praxis reichen sie jedoch in vielen Fällen vollkommen aus, besonders dann, wenn der pH-Wert einer Lösung lediglich zwischen zwei Stufen einzugrenzen ist.

Die hierfür in Frage kommenden Indikatoren sind Farbstoffe, die bei bestimmten pH-Werten ihre Farbe wechseln. Der Farbumschlag erstreckt sich dabei meist über ein Gebiet von etwa 2 pH-Einheiten. Außerhalb des Umschlagintervalls zeigen die Indikatoren Grenzfarben, die sich bei weiterer Erhöhung oder Erniedrigung der pH-Werte durch Zugabe von Lauge oder Säure nicht mehr ändern. Da die Farbabstufungen zwischen den Grenzfarben von der jeweils herrschenden Wasserstoffionenkonzentration abhängen, kann man aus der Färbung, die ein bestimmter Indikator einer zu prüfenden Lösung verleiht unbekannte pH-Werte ermitteln. Dazu muß die beobachtete Farbe mit Standardlösungen verglichen werden, die der gleiche Indikator bei bekannten pH-Werten zeigt.

Um eine möglichst hohe Genauigkeit zu erzielen, werden zur Herstellung der Standardfärbungen Pufferlösungen verwandt.

α. *Kolorimetrische pH-Bestimmung mit Pufferlösungen.* Pufferlösungen sind Mischungen einer schwachen Säure mit einem Salz dieser Säure oder einer schwachen Base mit einem ihrer Salze in genau definierten Mischungsverhältnissen. Der pH-Wert solcher Lösungen ändert sich nicht, wenn sie mit Wasser verdünnt oder mit einer geringen Menge Säure bzw. Base versetzt werden. Gebräuchlich und in den heutigen Arzneibüchern aufgeführt sind besonders die von SÖRENSEN, MCILVAINE, CLARK und LUBS angegebenen Puffermischungen. Die folgenden Tabellen geben die Mischungsverhältnisse an, nach denen geeignete Standardlösungen zu mischen sind, um Pufferlösungen mit bekanntem pH zu erhalten.

Puffermischungen nach SÖRENSEN

Glykokoll-Salzsäure, verwendbar für pH 1,1 bis 3,7.

Stammlösungen. *Glykokoll:* 7,507 g Glykokoll nach SÖRENSEN werden zusammen mit 5,85 g Natriumchlorid in destilliertem Wasser gelöst und auf 1000 ml verdünnt. *Salzsäure:* 0,1 n HCl.

pH	Glykokoll	Salzsäure	pH	Glykokoll	Salzsäure
1,1	0	100	2,2	58	42
1,2	15	85	2,4	64	36
1,4	29	71	2,6	70	30
1,6	38	62	2,8	76	24
1,8	46	54	3,0	82	18
2,0	52	48	3,2	87	13
			3,4	91,5	8,5

Die Tabelle gibt die ml Stammlösung an, die jeweils zu mischen sind.

Glykokoll-Natronlauge, verwendbar für pH 8,6 bis 13,0.

Stammlösungen. *Glykokoll:* wie oben! *Natronlauge:* 0,1 n NaOH.

pH	Glykokoll	Natronlauge	pH	Glykokoll	Natronlauge
9,0	89	11	11,2	50,2	49,8
9,2	85	15	11,4	49,8	50,2
9,4	79,5	20,5	11,6	49	51
9,6	73,5	16,5	11,8	47,9	52,1
9,8	68	32	12	46	65
10,0	62,5	37,5	12,2	44	56
10,2	59	41	12,4	39,7	30,3
10,4	56	44	12,6	32,5	67,5
10,6	54	46	12,8	22,5	77,5
10,8	52,5	47,5	13,0	7,5	92,5
11,0	51,2	48,8			

Citrat-Salzsäure, verwendbar für pH 1,1 bis 4,8.

Stammlösungen. *Citrat:* 21,014 g Citronensäure nach SÖRENSEN werden in einer ausreichenden Menge destilliertem Wasser gelöst, mit 200 ml n NaOH versetzt und auf 1000 ml aufgefüllt. *Salzsäure:* 0,1 n HCl.

Bestimmung des pH-Wertes

pH	Citrat	Salzsäure	pH	Citrat	Salzsäure
1,1	0	100	3,0	40,4	59,6
1,2	11	89	3,2	42,8	57,2
1,4	19,8	80,2	3,4	45,8	54,2
1,6	24,5	75,5	3,6	48,4	51,6
1,8	28,2	71,8	3,8	52	48
2,0	30,9	69,1	4,0	56	44
2,2	32,8	67,2	4,2	60,8	39,2
2,4	34,8	65,2	4,4	68	32
2,6	36,5	63,5	4,6	76	24
2,8	38,3	61,7	4,8	88	12

Citrat-Natronlauge, verwendbar für pH 5,0 bis 6,4.
Stammlösungen. *Citrat:* wie oben! *Natronlauge:* 0,1 n NaOH.

pH	Citrat	Natronlauge	pH	Citrat	Natronlauge
5,0	96	4	5,8	64	46
5,2	85	15	6,0	59,5	40,5
5,4	76,5	23,5	6,2	56,5	43,5
5,6	69	31	6,4	54,4	45,6

Borat-Salzsäure, verwendbar für pH 7,6 bis 9,2.
Stammlösungen. *Borat:* 12,368 g Borsäure nach SÖRENSEN werden in einer ausreichenden Menge destilliertem Wasser gelöst, mit 100 ml n NaOH versetzt und auf 1000 ml aufgefüllt. *Salzsäure:* 0,1 n HCl.

pH	Borat	Salzsäure	pH	Borat	Salzsäure
7,6	52,2	47,8	8,6	67,5	32,5
7,8	53,8	46,3	8,8	75	25
8,0	55,9	44,1	9,0	85	15
8,2	58,5	41,5	9,2	96,3	3,7
8,4	62	38			

Borat-Natronlauge, verwendbar für pH 9,4 bis 11,0.
Stammlösungen. *Borat:* wie oben! *Natronlauge:* 0,1 n NaOH.

pH	Borat	Natronlauge	pH	Borat	Natronlauge
9,4	87	13	10,4	53,9	46,1
9,6	74	26	10,6	52,1	47,9
9,8	65	35	10,8	51	49
10,0	59,5	40,5	11,0	50,2	49,8
10,2	56	44			

Phosphatgemisch, verwendbar für pH 5,4 bis 8,0.
Stammlösungen. *Sek. Natriumphosphat:* 11,867 g Dinatriumhydrogenphosphat nach SÖRENSEN ($Na_2HPO_4 \cdot 2H_2O$) werden mit destilliertem Wasser zu 1000 ml gelöst. *Prim. Kaliumphosphat:* 9,073 g Kaliumdihydrogenphosphat nach SÖRENSEN (KH_2PO_4) werden mit destilliertem Wasser zu 1000 ml gelöst.

pH	Phosphat sek.	Phosphat prim.	pH	Phosphat sek.	Phosphat prim.
5,4	3,1	96,9	6,8	50	50
5,6	5	95	7,0	61	39
5,8	8	92	7,2	72	28
6,0	12	88	7,4	80,8	19,2
6,2	18,5	81,5	7,6	87	13
6,4	26,2	73,8	7,8	91,5	8,5
6,6	36	64	8,0	94,5	5,5

Puffermischungen nach McIlvaine und Sörensen
Die den Tabellen zu entnehmenden ml Normallösungen werden gemischt.

pH	0,1 n Natriumborat	0,1 n Salzsäure	pH	0,1 n Natriumborat	0,1 n Salzsäure
8,0	5,58	4,42	8,7	7,08	2,92
8,1	5,70	4,30	8,8	7,48	2,52
8,2	5,84	4,16	8,9	7,97	2,03
8,3	6,00	4,00	9,0	8,50	1,50
8,4	6,22	3,78	9,1	9,08	0,92
8,5	6,45	3,55	9,2	9,70	0,30
8,6	6,73	3,27			

pH	0,1 n Natriumborat	0,1 n Natronlauge	pH	0,1 n Natriumborat	0,1 n Natronlauge
9,3	9,50	0,50	10,2	5,62	4,38
9,4	8,72	1,28	10,3	5,24	4,50
9,5	8,00	2,00	10,4	5,40	4,60
9,6	7,32	2,68	10,5	5,31	4,69
9,7	6,84	3,16	10,6	5,23	4,77
9,8	6,48	3,52	10,7	5,17	4,83
9,9	6,18	3,82	10,8	5,12	4,88
10,0	5,96	4,04	10,9	5,06	4,94
10,1	6,76	4,24	11,0	5,02	4,98

pH	0,2 m Na_2HPO_4	0,1 m Citronensäure	pH	0,2 m Na_2HPO_4	0,1 m Citronensäure
2,2	0,20	9,80	5,2	5,36	4,64
2,3	0,41	9,59	5,3	5,47	4,53
2,4	0,62	9,38	5,4	5,58	4,42
2,5	0,85	9,15	5,5	5,69	4,31
2,6	1,09	8,91	5,6	5,80	4,20
2,7	1,34	8,66	5,7	5,92	4,08
2,8	1,59	8,41	5,8	6,05	3,95
2,9	1,83	8,17	5,9	6,18	3,82
3,0	2,06	7,94	6,0	6,32	3,68
3,1	2,27	7,73	6,1	6,46	3,54
3,2	2,47	7,53	6,2	6,61	3,39
3,3	2,66	7,34	6,3	6,77	3,23
3,4	2,85	7,15	6,4	6,93	3,07
3,5	3,04	6,96	6,5	7,10	2,90
3,6	3,22	6,78	6,6	7,27	2,73
3,7	3,39	6,61	6,7	7,50	2,50
3,8	3,55	6,45	6,8	7,73	2,27
3,9	3,71	6,29	6,9	7,99	2,01
4,0	3,86	6,14	7,0	8,24	1,76
4,1	4,00	6,00	7,1	8,47	1,53
4,2	4,14	5,86	7,2	8,70	1,30
4,3	4,28	5,72	7,3	8,90	1,10
4,4	4,41	5,59	7,4	9,09	0,91
4,5	4,55	5,45	7,5	9,23	0,77
4,6	4,68	5,32	7,6	9,37	0,63
4,7	4,81	5,19	7,7	9,48	0,52
4,8	4,93	5,07	7,8	9,58	0,42
4,9	5,04	4,96	7,9	9,66	9,34
5,0	5,15	4,85	8,0	9,73	0,27
5,1	5,25	4,75			

Puffermischungen nach Clark und Lubs

Stammlösungen:
0,2 n Salzsäure
0,2 n Natronlauge, carbonatfrei
0,2 m Kaliumhydrogenphthalatlösung: 40,843 g Kaliumhydrogenphthalat werden mit destilliertem Wasser zu 1000 ml gelöst.

0,2 m Kaliumdihydrogenphosphatlösung: 27,218 g Kaliumdihydrogenphosphat werden mit destilliertem Wasser zu 1000 ml gelöst.

0,2 m Borsäure/0,2 m Kaliumchloridlösung: 12,369 g Borsäure und 14,911 g Kaliumchlorid werden zusammen in Wasser zu 1000 ml gelöst.

0,2 m Kaliumchloridlösung: 14,911 g Kaliumchlorid werden mit destilliertem Wasser zu 1000 ml gelöst.

HCl-KCl-Mischungen:

pH
1,1	94,56 ml 0,2 n HCl +	5,44 ml 0,2 KCl werden zu 200 ml verdünnt
1,2	75,10 ml 0,2 n HCl +	24,90 ml 0,2 KCl werden zu 200 ml verdünnt
1,3	59,68 ml 0,2 n HCl +	40,32 ml 0,2 KCl werden zu 200 ml verdünnt
1,4	47,40 ml 0,2 n HCl +	52,60 ml 0,2 KCl werden zu 200 ml verdünnt
1,5	37,64 ml 0,2 n HCl +	62,36 ml 0,2 KCl werden zu 200 ml verdünnt
1,6	29,90 ml 0,2 n HCl +	70,06 ml 0,2 KCl werden zu 200 ml verdünnt
1,7	23,76 ml 0,2 n HCl +	76,24 ml 0,2 KCl werden zu 200 ml verdünnt
1,8	18,86 ml 0,2 n HCl +	81,24 ml 0,2 KCl werden zu 200 ml verdünnt
1,9	14,98 ml 0,2 n HCl +	85,02 ml 0,2 KCl werden zu 200 ml verdünnt
2,0	11,90 ml 0,2 n HCl +	88,10 ml 0,2 KCl werden zu 200 ml verdünnt
2,1	9,46 ml 0,2 n HCl +	90,54 ml 0,2 KCl werden zu 200 ml verdünnt
2,2	7,52 ml 0,2 n HCl +	92,48 ml 0,2 KCl werden zu 200 ml verdünnt

Phthalat-HCl-Mischungen:

pH
2,2	50 ml 0,2 m KH-Phthalat +	46,60 ml 0,2 n HCl werden zu 200 ml verdünnt
2,4	50 ml 0,2 m KH-Phthalat +	39,60 ml 0,2 n HCl werden zu 200 ml verdünnt
2,6	50 ml 0,2 m KH-Phthalat +	33,00 ml 0,2 n HCl werden zu 200 ml verdünnt
2,8	50 ml 0,2 m KH-Phthalat +	26,50 ml 0,2 n HCl werden zu 200 ml verdünnt
3,0	50 ml 0,2 m KH-Phthalat +	20,40 ml 0,2 n HCl werden zu 200 ml verdünnt
3,2	50 ml 0,2 m KH-Phthalat +	14,80 ml 0,2 n HCl werden zu 200 ml verdünnt
3,4	50 ml 0,2 m KH-Phthalat +	9,95 ml 0,2 n HCl werden zu 200 ml verdünnt
3,6	50 ml 0,2 m KH-Phthalat +	6,00 ml 0,2 n HCl werden zu 200 ml verdünnt
3,8	50 ml 0,2 m KH-Phthalat +	2,65 ml 0,2 n HCl werden zu 200 ml verdünnt

Diese Mischungen sind bei Bedarf frisch zu bereiten!

Phthalat-NaOH-Mischungen:

pH
4,0	50 ml 0,2 m KH-Phthalat +	0,40 ml 0,2 n NaOH werden zu 200 ml verdünnt
4,2	50 ml 0,2 m KH-Phthalat +	3,65 ml 0,2 n NaOH werden zu 200 ml verdünnt
4,4	50 ml 0,2 m KH-Phthalat +	7,35 ml 0,2 n NaOH werden zu 200 ml verdünnt
4,6	50 ml 0,2 m KH-Phthalat +	12,00 ml 0,2 n NaOH werden zu 200 ml verdünnt
4,8	50 ml 0,2 m KH-Phthalat +	17,50 ml 0,2 n NaOH werden zu 200 ml verdünnt
5,0	50 ml 0,2 m KH-Phthalat +	23,65 ml 0,2 n NaOH werden zu 200 ml verdünnt
5,2	50 ml 0,2 m KH-Phthalat +	29,75 ml 0,2 n NaOH werden zu 200 ml verdünnt
5,4	50 ml 0,2 m KH-Phthalat +	35,25 ml 0,2 n NaOH werden zu 200 ml verdünnt
5,6	50 ml 0,2 m KH-Phthalat +	39,70 ml 0,2 n NaOH werden zu 200 ml verdünnt
5,8	50 ml 0,2 m KH-Phthalat +	43,10 ml 0,2 n NaOH werden zu 200 ml verdünnt
6,0	50 ml 0,2 m KH-Phthalat +	45,40 ml 0,2 n NaOH werden zu 200 ml verdünnt
6,2	50 ml 0,2 m KH-Phthalat +	47,00 ml 0,2 n NaOH werden zu 200 ml verdünnt

KH_2PO_4-NaOH-Mischungen:

pH
5,8	50 ml 0,2 m KH_2PO_4 +	3,66 ml 0,2 n NaOH werden zu 200 ml verdünnt
6,0	50 ml 0,2 m KH_2PO_4 +	5,64 ml 0,2 n NaOH werden zu 200 ml verdünnt
6,2	50 ml 0,2 m KH_2PO_4 +	8,55 ml 0,2 n NaOH werden zu 200 ml verdünnt
6,4	50 ml 0,2 m KH_2PO_4 +	12,60 ml 0,2 n NaOH werden zu 200 ml verdünnt
6,6	50 ml 0,2 m KH_2PO_4 +	17,74 ml 0,2 n NaOH werden zu 200 ml verdünnt
6,8	50 ml 0,2 m KH_2PO_4 +	23,60 ml 0,2 n NaOH werden zu 200 ml verdünnt
7,0	50 ml 0,2 m KH_2PO_4 +	29,54 ml 0,2 n NaOH werden zu 200 ml verdünnt
7,2	50 ml 0,2 m KH_2PO_4 +	34,90 ml 0,2 n NaOH werden zu 200 ml verdünnt
7,4	50 ml 0,2 m KH_2PO_4 +	39,34 ml 0,2 n NaOH werden zu 200 ml verdünnt
7,6	50 ml 0,2 m KH_2PO_4 +	42,74 ml 0,2 n NaOH werden zu 200 ml verdünnt
7,8	50 ml 0,2 m KH_2PO_4 +	45,17 ml 0,2 n NaOH werden zu 200 ml verdünnt
8,0	50 ml 0,2 m KH_2PO_4 +	46,85 ml 0,2 n NaOH werden zu 200 ml verdünnt

Borsäure-KCl-NaOH-Mischungen:

pH		
7,8	50 ml 0,2 m H_3BO_3/0,2 m KCl +	2,65 ml 2 n NaOH werden zu 200 ml verdünnt
8,0	50 ml 0,2 m H_3BO_3/0,2 m KCl +	4,00 ml 2 n NaOH werden zu 200 ml verdünnt
8,2	50 ml 0,2 m H_3BO_3/0,2 m KCl +	5,90 ml 2 n NaOH werden zu 200 ml verdünnt
8,4	50 ml 0,2 m H_3BO_3/0,2 m KCl +	8,55 ml 2 n NaOH werden zu 200 ml verdünnt
8,6	50 ml 0,2 m H_3BO_3/0,2 m KCl +	12,00 ml 2 n NaOH werden zu 200 ml verdünnt
8,8	50 ml 0,2 m H_3BO_3/0,2 m KCl +	16,40 ml 2 n NaOH werden zu 200 ml verdünnt
9,0	50 ml 0,2 m H_3BO_3/0,2 m KCl +	21,40 ml 2 n NaOH werden zu 200 ml verdünnt
9,2	50 ml 0,2 m H_3BO_3/0,2 m KCl +	26,70 ml 2 n NaOH werden zu 200 ml verdünnt
9,4	50 ml 0,2 m H_3BO_3/0,2 m KCl +	32,00 ml 2 n NaOH werden zu 200 ml verdünnt
9,6	50 ml 0,2 m H_3BO_3/0,2 m KCl +	36,85 ml 2 n NaOH werden zu 200 ml verdünnt
9,8	50 ml 0,2 m H_3BO_3/0,2 m KCl +	40,80 ml 2 n NaOH werden zu 200 ml verdünnt
10,0	50 ml 0,2 m H_3BO_3/0,2 m KCl +	43,90 ml 2 n NaOH werden zu 200 ml verdünnt

Für die Auswahl eines geeigneten Indikators zur pH-Bestimmung muß zunächst der ungefähre pH-Wert festgestellt werden. Hierzu fügt man zu einer kleinen Probe der zu untersuchenden Lösung 1 bis 2 Tropfen Phenolphthaleinlösung. Bleibt die Lösung farblos, so ist ihr pH kleiner als 8,4. Eine zweite Probe wird in gleicher Weise mit Methylorangelösung versetzt. Nimmt die Lösung eine gelbe Farbe an, so ist der pH-Wert größer als 4,4 und liegt zwischen 4,4 und 8,4. Weitere, mit Methylrot (pH 4,2 bis 6,3) Bromthymolblau (pH 6,0 bis 7,6) und Phenolrot (pH 6,8 bis 8,4) durchgeführte Proben geben ausreichende Anhaltspunkte. Die Vorproben können zweckmäßig auch durch Tüpfeln mit Universalindikatorpapieren durchgeführt werden. Danach wählt man einen geeignet erscheinenden Indikator (s. Tabellen S. 312 u. 361). Zur Feststellung der Grenzfarben des Indikators gibt man je 3 bis 5 Tropfen Indikatorlösung zu 10 ml 0,1 n HCl und zu 10 ml 0,1 n NaOH, die sich in gleichartigen Reagensgläsern befinden. Anschließend werden 10 ml der zu untersuchenden Lösung ebenfalls mit 3 bis 5 Tropfen Indikatorlösung versetzt. Dabei soll eine Zwischenfarbe auftreten. Tritt jedoch eine der beiden Grenzfarben auf, so ist der ausgewählte Indikator für die zu messenden Lösungen ungeeignet. Es muß dann mit einem oder weiteren in Frage kommenden Indikatoren in analoger Weise verfahren werden, bis schließlich eine eindeutige Zwischenfärbung auftritt. Dann wählt man nach dem Umschlagsgebiet des als geeignet erwiesenen Indikators eine Puffermischung aus, versetzt 4 bis 6 abgestufte Lösungen in denselben Mengenverhältnissen und in gleichen Reagensgläsern (Durchmesser und Glassorte!) mit der Indikatorlösung. Durch Farbvergleich der denselben Indikator enthaltenden Probelösung mit den Pufferlösungen abgestufter pH-Werte ergibt sich der pH-Wert der untersuchten Lösung.

Beim Farbvergleich läßt man das Licht in Längsrichtung durch das ganze Reagensglas fallen und beobachtet gegen einen weißen Hintergrund, oder man benutzt ein geeignetes Kolorimeter. Man muß die Pufferlösungen so auswählen, daß die Färbung der Untersuchungsprobe zwischen zwei Werte der Standardreihe fällt, die sich nur um 0,2 Einheiten im pH unterscheiden. Der pH-Wert der unbekannten Lösung kann dann leicht auf 0,1 pH geschätzt werden. Mit Pufferlösungen, die nur um 0,10 pH differieren, kann der Meßfehler auf 0,02 Einheiten gesenkt werden.

Eine größere Genauigkeit läßt sich in bestimmten Fällen noch durch photometrische Methoden erzielen.

Die kolorimetrische pH-Bestimmung mit Hilfe von Indikatoren und Pufferlösungen kann natürlich auch mit kleineren Volumina an Prüf- und Standardlösungen durchgeführt werden, wobei aber immer auf einheitliche Versuchsbedingungen zu achten ist.

Die in der folgenden Tabelle angegebenen Umschlagsintervalle der einzelnen Indikatoren gelten nur für wäßrige Lösungen. Im allgemeinen kommt man mit einer geringen Anzahl geeigneter Indikatoren aus. Die Tabelle enthält die vom DAB 6 – 3. Nachtr. BRD und von der Pl.Ed. II für kolorimetrische pH-Bestimmungen angegebenen Indikatoren. Außer diesen sind praktisch alle bei der Neutralisationsanalyse verwendeten Indikatoren (s. Tabelle S. 312) zur pH-Bestimmung geeignet.

Indikatoren zur pH-Bestimmung

Indikator	pH-Bereich	Farbumschlag	Lösungsmittel oder Lösungsvermittler
Methanilgelb	1,2–2,3	Rot/Gelb	Wasser
Methylgelb	2,9–4,6	Rot/Gelb	Äthanol (95%)
Bromphenolblau	3,0–4,6	Gelb/Blauviolett	3 ml 0,05 n NaOH
Methylorange	3,1–4,4	Rot/Gelb	Wasser
Bromkresolgrün	3,6–5,2	Gelb/Blau	2,8 ml 0,05 n NaOH
Methylrot	4,2–6,3	Rot/Gelb	7,4 ml 0,05 n NaOH
Bromkresolpurpur	5,2–6,8	Gelb/Violett	3,7 ml 0,05 n NaOH
Bromthymolblau	6,0–7,6	Gelb/Blau	3,2 ml 0,05 n NaOH
Phenolrot	6,8–8,4	Gelb/Rot	5,7 ml 0,05 n NaOH
Thymolblau	8,0–9,6	Gelb/Blau	4,3 ml 0,05 n NaOH
Phenolphthalein	8,2–10,0	Farblos/Rot	Äthanol (95%)
Thymolphthalein	9,3–10,5	Farblos/Blau	Äthanol (95%)

Bei der Herstellung von Lösungen der Indikatoren, die eine saure Gruppe enthalten, muß diese durch Natronlauge neutralisiert werden. Dazu werden 0,1 g Indikator in einem Mörser mit dem in der Tabelle angegebenen Volumen 0,05 n NaOH verrieben. Nach dem Auflösen des Indikators wird mit frisch destilliertem oder frisch aufgekochtem und wieder erkaltetem Wasser auf 200 ml verdünnt. Die Lösungen müssen in geschlossenen Glasstöpselflaschen vor Licht geschützt aufbewahrt werden. Methanilgelb und Methylorange werden in destilliertem Wasser, Methylgelb, Phenolphthalein und Thymolphthalein in Äthanol jeweils im Verhältnis 0,1 g/200 ml gelöst.

β. Kolorimetrische pH-Bestimmung ohne Pufferlösungen. Die zur pH-Bestimmung benutzten Indikatoren sind entweder schwache Säuren oder schwache Basen, die in undissoziierter Form anders gefärbt sind, als ihre Anionen bzw. Kationen. Wie bei allen schwachen Elektrolyten ist ihr Dissoziationsgrad pH-abhängig. Die Dissoziation einer schwachen, einsäurigen Base beträgt bekanntlich 50%, wenn die Konzentration der Hydroxylionen in der Lösung gleich der Dissoziationskonstanten ist. Für schwache einbasige Säuren gilt Analoges. Da der Dissoziationsgrad eines Indikators photometrisch meßbar ist, kann der Indikator innerhalb seines Umschlagbereiches zur exakten pH-Bestimmung verwendet werden. Das Absorptionsspektrum des Indikators (vgl. Absorptionsspektralanalyse, S. 108) hängt vom Gehalt an freien Indikatorionen und undissoziierten Indikatormolekeln ab. In Abb. 183 ist das Absorptionsspektrum von Bromthymolblau in Abhängigkeit vom pH-Wert dargestellt. Die einzelnen Kurven schneiden

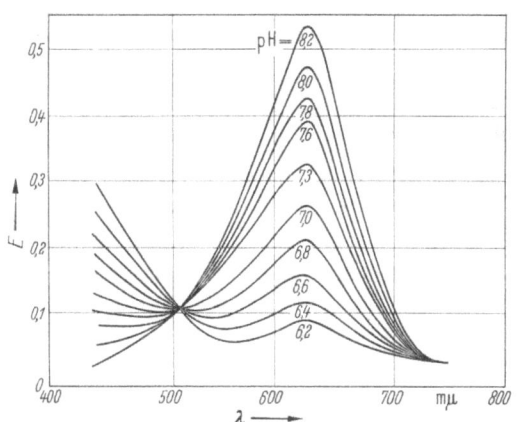

Abb. 183. Absorptionsspektrum von Bromthymolblau bei verschiedenem pH.

sich im *isosbestischen Punkt.* An dieser Stelle ist die Extinktion bei allen pH-Werten die gleiche, außerhalb des Schnittpunktes wird die eine Bande des Spektrums mit der Abnahme der Konzentration an undissoziierten Molekeln kleiner, die andere Bande mit der Zunahme der Ionenkonzentration größer. Aus Abb. 183 ergibt sich ohne weiteres, daß die Messung der Absorption bei 620 mµ die Größe des pH-Wertes zu bestimmen gestattet. Bei Messungen mit Photometern muß an Hand von Pufferlösungen bekannter pH-Werte eine Eichkurve aufgestellt werden. Wird mit monochromatischem Licht gearbeitet, so gilt das

LAMBERT-BEERsche Gesetz und man kann auf die resultierende geradlinige Eichkurve zugunsten der Berechnung verzichten (vgl. Photometrie und Spektrophotometrie, S. 116 u. 109).

3. Universalindikatoren und -Papiere. Besonders einfach gestaltet sich die ungefähre Ermittlung des pH-Wertes einer Lösung durch die Benutzung von Universalindikatoren. Sie werden durch Mischen verschiedener Indikatoren hergestellt und sind handelsüblich. Zu angenäherten Bestimmungen der pH-Werte – man spricht besser von der Feststellung der „Reaktion" – wird die Probelösung auf einer weißen Tüpfelplatte mit 1 bis 2 Tropfen des Universalindikators versetzt. Die Farbe der Mischung wird dann mit einer Farbtafel, die den Universalindikatoren beigegeben ist, verglichen. Einen solchen Universalindikator kann man sich auch selbst herstellen, etwa nach der Vorschrift von KOLTHOFF: Man stellt sich 0,1 %ige, äthanolische Stammlösungen der folgenden Indikatoren her und mischt sie in den angegebenen Mengenverhältnissen: Dimethylgelb 15 ml, Methylrot 5 ml, Bromthymolblau 20 ml, Phenolphthalein 20 ml und Thymolphthalein 20 ml. Von dieser Universalindikatorlösung verwendet man 2 Tropfen auf 10 ml Untersuchungslösung. Die Färbungen für die einzelnen pH-Stufen gehen aus der folgenden Tabelle hervor.

pH	Farbe	pH	Farbe
2	Rosa	7	Gelbgrün
3	Orangerot	8	Grün
4	Orange	9	Blaugrün
5	Gelborange	10	Violett
6	Zitronengelb	11	Rotviolett

Eine weitere Vereinfachung besteht in der Verwendung von Universalindikator- und Spezialindikatorpapieren, die mit der zu untersuchenden Lösung betupft oder in diese eingetaucht werden. Bei gefärbten, trüben oder viskosen Flüssigkeiten läßt man einen Tropfen auf den Papierstreifen fallen und beobachtet dann die feuchte Rückseite, deren Farbe mit einer beigegebenen Farbskala verglichen wird.

Das *Folienkolorimeter* nach WULFF (F. u. M. Lautenschläger, München) besteht aus einem Satz von 7 Indikatoren, die in Zellophanfolien eingelagert sind und den pH-Bereich von 1,6 bis 12,2 umfassen. Diese Indikatorfolien werden 1 bis 2 Min. lang in die Untersuchungsprobe eingelegt. Dann wird der Farbton mit Standardfärbungen verglichen, die zwischen Glasplatten aufbewahrt sind. Der pH-Wert einer Lösung läßt sich hiermit auf etwa 0,2 Einheiten ermitteln.

4. Fehlerquellen. Bei der kolorimetrischen pH-Bestimmung mit und ohne Pufferlösungen können, da nicht nur Wasserstoffionen, sondern auch andere Ionenarten einen gewissen Einfluß auf die Färbungen der Indikatoren ausüben, fehlerhafte Ergebnisse erhalten werden. Der „Salzfehler" hängt von der Art und der Konzentration der anwesenden Salze ab. Da die verwendeten Indikatoren selbst, wenn auch meist schwache Säuren oder Basen sind, verursachen sie in ungepufferten Lösungen bereits eine kleine pH-Änderung. Dieser „Säure- oder Basenfehler", der auch als „Indikatorfehler" bezeichnet wird, läßt sich vermeiden oder vernachlässigen, wenn man die Indikatoren in sehr starker Verdünnung anwendet. Der „Eiweißfehler" beruht auf dem amphoteren Charakter der Eiweißstoffe, die sowohl saure als auch basische Indikatoren zu binden und dadurch in ihrem Farbton zu beeinflussen vermögen. Der „Kolloidfehler" ist durch die Erscheinung bedingt, daß Kolloide eine der Indikatorformen stärker adsorbieren können, als die andere. Der „Alkaloidfehler" wird dadurch erklärt, daß Alkaloide mit bestimmten Indikatoren Verbindungen eingehen können, so daß bestimmte Alkaloidlösungen, die mit einem Indikator versetzt sind, anomale Farbtöne zeigen. Schließlich spricht man auch von einem „Alkoholfehler". Wird eine wäßrige Lösung mit einem Alkohol versetzt, so ändert sich die Dissoziationskonstante und damit der Farbton des Indikators.

5. Bedeutung der pH-Messung für die Untersuchung von Arzneimitteln. Viele Arzneistoffe sind Säuren, Basen oder Salze, die in wäßriger Lösung mehr oder weniger in Ionen dissoziiert sind. Die Konzentration bzw. Aktivität der Wasserstoffionen beeinflußt dabei wesentlich die Konzentration der daneben vorhandenen Anionen, Kationen und undissoziierten Molekeln. Diese Verhältnisse sind häufig wesentlich für die Beständigkeit und den therapeutischen Wert von Arzneimitteln. Eine Reihe bekannter und unbekannter Arzneiinkompatibilitäten ist pH-abhängig. Es sei in diesem Zusammenhang hingewiesen auf das Wirkungsoptimum der Enzyme (z. B. Pepsin und Trypsin), das meist vom pH-Wert abhängig ist. Die Umwandlung von Morphin in Apomorphin und die des Chinins in Chinotoxin wird beispielsweise durch Säuren, die schnelle Zersetzung herzwirksamer Digitalis-, Scilla- oder Strophanthusglykoside durch Basen katalysiert. Lösungen, die in die Blutbahn injiziert werden sollen, dürfen kaum vom pH-Wert des Blutes (7,4) abweichen. Die Beständigkeit kolloider Zubereitungen (z.B. Emulsionen) hängt vom pH-Wert der wäßrigen Phase ab. Für den therapeutischen Erfolg der Salbenanwendung ist der pH-Wert der Salben oft von großer Bedeutung.

6. Angaben der Pharmakopöen. DAB 6 – 3. Nachtr. BRD schreibt vor, daß der in einer Monographie angegebene pH-Wert einer Lösung potentiometrisch bestimmt wird, wobei der mit der Glaselektrode gemessene Wert maßgebend ist. In allen anderen Fällen genügt die eingrenzende Bestimmung der Reaktion einer Prüflösung mit geeigneten Indikatorlösungen. USP XVII definiert den pH-Begriff, macht auf die Unterschiede der pH-Werte in wäßriger und nichtwäßriger Lösung aufmerksam und bringt Vorschriften zur Herstellung von Pufferlösungen. Sowohl die kolorimetrische als auch die potentiometrische pH-Bestimmung werden genau beschrieben. Zur kolorimetrischen Methode werden verschiedene Pufferlösungen verwandt, zur Eichung der pH-Meter dienen ein Standard-Phosphat-Puffer und ein Standard-Borat-Puffer. Pl.Ed. II beschreibt einen Standard für die pH-Reihe, die potentiometrische Methode und die kolorimetrische Methode mit Hilfe von Pufferlösungen nach CLARK und LUBS.

BP 63 und CF 65 lassen ebenfalls nach beiden Methoden arbeiten.

Dan. IX, Helv. V und einige andere Arzneibücher bestimmen die pH-Werte kolorimetrisch mit Vergleichspufferlösungen.

Die älteren Pharmakopöen verwenden lediglich Indikatoren ohne Pufferlösungen zur ungefähren Ermittlung der Reaktion einer Prüflösung.

Aufschlußreich sind die Definitionen des ÖAB 9: Der pH-Wert ist der negative dekadische Logarithmus der in Mol je Liter ausgedrückten Wasserstoffionenkonzentration einer wäßrigen Lösung.

Im Arzneibuch ist die einer direkten Bestimmung nicht zugängliche Wasserstoffionenkonzentration (c_H) der durch Messung ermittelbaren Wasserstoffionenaktivität (a_H) gleichgesetzt. Die Größen stehen miteinander in folgender Beziehung:

$$c_H = \frac{a_H}{y_H},$$

$$\mathrm{pH} = -\log c_H = \log y_H - \log a_H.$$

y_H = Aktivitätskoeffizient der Wasserstoffionen (in verdünnten Lösungen bei Zimmertemperatur etwa 0,91).

Die Bestimmung der pH-Werte kann mit einem geeigneten Elektro-pH-Meter (mit Glaselektrode) ausgeführt werden. Bei klaren und farblosen oder fast farblosen Lösungen kann der pH-Wert kolorimetrisch mit Hilfe von Pufferlösungen bestimmt werden.

DAB 7 – DDR macht die folgenden Angaben:

Als pH-Wert wird im folgenden der negative dekadische Logarithmus der Wasserstoffionenaktivität einer wäßrigen Lösung bezeichnet.

Die folgenden Bezeichnungen bedeuten:

Bezeichnung	pH-Wert
stark sauer	unter 2
sauer	2–4
schwach sauer	4–6,5
neutral	6,5–7,5
schwach alkalisch	7,5–10
alkalisch	10–12
stark alkalisch	über 12

In Grenzfällen ist bei der Beurteilung der Reaktion die der Bezeichnung „neutral" jeweils ferner liegende zu verwenden.

Zur Bestimmung wird Indikatorpapier verwendet, das in Stufen von 0,3 Einheiten unterteilt ist und mit dem auf Grund von Farbvergleichen der pH-Wert erkannt werden kann.

Wird vorgeschrieben, die Bestimmung des pH-Wertes potentiometrisch durchzuführen, so ist ein pH-Meßgerät zu verwenden, das die Ermittlung des pH-Wertes auf mindestens 0,05 Einheiten gestattet. Die potentiometrische Bestimmung des pH-Wertes ist nach der für das pH-Meßgerät gültigen Arbeitsanleitung durchzuführen. Als Meßelektrode ist eine geeignete Glaselektrode zu verwenden. Zur Eichung des pH-Meßgerätes sind, wenn in der Arbeitsanleitung nicht anders angegeben, eine 0,05 m Kaliumhydrogenphthalatlösung und eine 0,05 m Natriumtetraboratlösung zu verwenden.

Diese Lösungen zeigen in Abhängigkeit von der Temperatur folgende pH-Werte:

	Temperatur °C	pH-Wert
0,05 m Kaliumhydrogenphthalatlösung	15–25	4,00
0,05 m Natriumtetraboratlösung	15	9,26
	20	9,22
	25	9,18

Literatur

MICHAELIS, L.: Wasserstoffionenkonzentration, 2. Aufl., Berlin 1922. – CLARK, W. M.: Determination of hydrogen ions, 2. Aufl., Baltimore 1923. – KOLTHOFF, I. M.: Die kolorimetrische und potentiometrische pH-Bestimmung, Berlin: Springer 1932. – KORDATZKI, W.: Taschenburch der praktischen pH-Messung, 4. Aufl., München 1949. – CRUSE, K., u. U. FRITZE in HOUBEN-WEYL: Methoden der Organischen Chemie, Band III/2, 4. Aufl., Methoden der pH-Messung, Stuttgart: G. Thieme 1955. – HILBCK, H., u. A. HILBCK: pH-Bestimmungen in Arzneibüchern. Pharm. Ztg (Frankfurt) *107*, 954 (1962). – Druckschrift E. Merck: Die Bestimmung der Wasserstoffionenkonzentration, 6. Aufl., Darmstadt.

I. Redoxometrie

Reduktionen und Oxydationen sind Reaktionen, die auf Elektronenübergängen beruhen. Tritt ein gelöster Stoff in zwei oder mehreren Oxydationsstufen auf, so nennt man die vorliegende Kombination mit ihren reversiblen Übergängen in die verschiedenen oxydierten und reduzierten Formen ein *Redoxsystem*, wobei in der Benennung zum Ausdruck kommen soll, daß ein solches System Oxydations- und Reduktionsprodukte eines definierten Körpers umfaßt. Bezeichnet man im folgenden mit „Red" die Reduktions-, mit „Ox" die Oxydationsform eines beliebigen Stoffes, so läßt sich dessen Redoxsystem in der folgenden, allgemeinen Formulierung darstellen:

$$(\text{Red} \rightleftharpoons \text{Ox}).$$

Da eine Reduktion immer einen Elektronengewinn, eine Oxydation stets einen Elektronenverlust bedeutet, kann die folgende Formel als allgemeingültiger Ausdruck für ein Redoxsystem verwandt werden:

$$\left(\text{Red} \underset{+n\varepsilon}{\overset{-n\varepsilon}{\rightleftarrows}} \text{Ox}\right).$$

Die Redoxprozesse lassen sich demnach immer auf einen Elektronentransport zurückführen. Im Sonderfall kann sich der Elektronenaustausch natürlich auch durch eine Sauerstoffabgabe bzw. Wasserstoffaufnahme oder umgekehrt äußern:

$$\left(\text{Red} \underset{-nO}{\overset{+nO}{\rightleftarrows}} \text{Ox}\right),$$

$$\left(\text{Red} \underset{+nH}{\overset{-nH}{\rightleftarrows}} \text{Ox}\right).$$

Bei biologischen Prozessen sind vor allem diese beiden Vorgänge von großer Bedeutung.

Die allgemeine Redoxgleichung muß nun noch so weit präzisiert werden, daß die elektrochemischen Eigenschaften der Redoxkomponenten, d.h. deren Ladungssinn und Ladungsgröße zum Ausdruck kommen. Es sind beispielsweise folgende Kombinationen möglich:

allgemeines Beispiel: praktisches Beispiel:

Red$^-$ ⇌ Ox + ε J$^-$ ⇌ J + ε

Red ⇌ Ox$^+$ + ε H ⇌ H$^+$ + ε

Red$^-$ ⇌ Ox$^+$ + 2ε J$^-$ ⇌ J$^+$ + 2ε

Red^{2-} ⇌ Ox + 2ε SO^{2-} ⇌ SO$_2$ + 2ε

Allgemeine Formulierung:

$$\left(\text{Red} \underset{+n\varepsilon}{\overset{-n\varepsilon}{\rightleftarrows}} \text{Ox}^{n+}\right),$$

$$\left(\text{Red}^{n-} \underset{+n\varepsilon}{\overset{-n\varepsilon}{\rightleftarrows}} \text{Ox}\right).$$

Man muß sich hierbei immer bewußt sein, daß die Symbole „Ox" und „Red" relativ aufzufassen sind und nur in gegenseitiger Beziehung Geltung besitzen. Die Reduktionsform „Red" eines Systems kann u. U. auf ein anderes System als Oxydans, als Oxydationsstufe „Ox" einwirken und dabei selbst noch weiter reduziert werden. Ebenso kann der umgekehrte Fall mit „Ox" eintreten. Gerade solche Probleme, die sich aus der gegenseitigen Beeinflussung mehrerer nebeneinander vorliegender Redoxsysteme ergeben, sind in Biologie und Galenik von besonderem Interesse.

Damit ein Redoxsystem überhaupt als solches erkannt werden kann – es stellt ja nicht nur irgendein Gemisch zweier Stoffe dar –, bedarf man einer spezifischen Größe, die sich analytisch auswerten läßt. Eine solche Äußerung des Redoxcharakters eines Systems ist das Redoxpotential. Darunter versteht man die elektrische Spannung, die sich zwischen einer höheren („Ox") und einer niedrigeren („Red") Oxydationsstufe desselben chemischen Elementes oder derselben Verbindung in Lösung einstellt. Man kann dieses Potential als Spannungsdifferenz einer elektrischen Doppelschicht auffassen, die aus je einem Atom oder Molekül der reduzierten und der oxydierten Form gebildet wird. Diese Spannung ist das Maß für die Oxydoreduktionskraft eines Systems.

Die Redoxpotentiale sind absolute Werte und für sich allein nicht erfaßbar. Um sie messen und gegeneinander bewerten zu können, muß man ein bekanntes, reproduzierbares Potential willkürlich als Bezugsgröße oder als Nullwert annehmen. Die so gemessenen Potentialwerte stellen dann erst die praktischen Redoxpotentiale dar. Im allgemeinen werden heute die Redoxpotentiale auf die Normalwasserstoffelektrode bezogen. Die Normalwasserstoffelektrode besteht in einem in n Schwefelsäure tauchenden Platindraht, der von

Wasserstoff unter dem Druck von 1 Atm umspült wird. Das gegen die Normalwasserstoffelektrode gemessene Potential eines Systems bezeichnet man als E_h. Aus praktischen Gründen wird zur Messung aber meist eine gesättigte Kalomelelektrode (Hg/HgCl$_2$) als Bezugselektrode verwendet, deren Eigenpotential gegenüber dem theoretischen Nullwert der Wasserstoffelektrode dann bei der Berechnung berücksichtigt werden muß. Da die gesättigte Kalomelelektrode gegen die Normalwasserstoffelektrode eine Spannung von + 250,3 mV bei 18° hat, kann man aus E_{kal} den Wert E_h erhalten nach der Formel

$$E_h = E_{kal} - 250{,}3 \ (18°).$$

Das Potential einer in ein Redoxsystem eintauchenden Edelmetallelektrode muß um so negativer werden, je mehr die reduzierte Stufe mit dem Druck ihrer negativen Elektronen in den Vordergrund tritt.

Es sollen nun zwei Redoxsysteme, RE und Re vorliegen. Das System RE soll einen stärker reduktiven Charakter aufweisen als das System Re. Von beiden Systemen werden verschiedene Lösungen hergestellt, die sich durch das Mengenverhältnis an reduzierten zu oxydierten Stoffen unterscheiden. Von jeder dieser Lösungen wird ein Anteil auf den pH-Wert 5 und der andere auf den pH-Wert 6 eingestellt. Mißt man nun die Potentiale E_h dieser Lösungen, so gelangt man zu den Ergebnissen, die aus Abb. 184 ersichtlich sind. Die Kurven zeigen folgendes:

1. Das Redoxpotential E_h ist abhängig von der Natur des Systems. Das Redoxpotential ist für das System Re mit schwächerer Reduktionsintensität positiver als für das System RE mit stärkerer Reduktionsintensität.

2. Das Redoxpotential E_h ist abhängig vom Konzentrationsverhältnis der oxydierten Stufe zur reduzierten Stufe. Es ist um so negativer, je höher der Anteil an reduzierter Stufe ist.

3. Das Redoxpotential hängt vom pH-Wert ab; je höher der pH-Wert, um so negativer wird das Potential. Im allgemeinen wird beim Anstieg des pH-Wertes um 1 Einheit das Potential um 57,7 mV negativer.

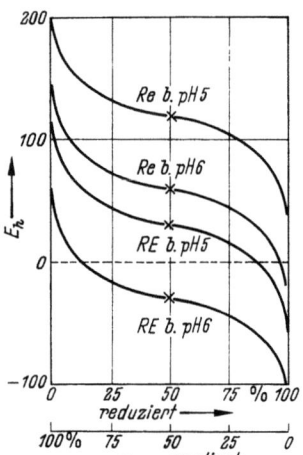

Abb. 184. Abhängigkeit der Redoxpotentiale verschiedener Redoxsysteme von den Mengenverhältnissen an reduzierten und oxydierten Stoffen und vom pH-Wert [nach KORDATZKI: Arch. Pharm. (Weinheim) 286, 43 (1953)].

Um die einzelnen Redoxsysteme durch zugehörige Potentiale charakterisieren zu können, hat man den Begriff des Normalpotentials geschaffen, das ist dasjenige Potential, bei welchem das Konzentrationsverhältnis von oxydierter zu reduzierter Stufe 50:50 ist. Die Normalpotentiale beziehen sich entweder auf Lösungen mit dem pH-Wert Null (E_0), oder auf Lösungen mit dem pH-Wert 7 (E_0'). Redoxsysteme weisen verschiedene Widerstandsfähigkeit gegenüber Veränderungen der Konzentrationsverhältnisse der reduzierten Stufe zur oxydierten Stufe und damit verschiedene Widerstandsfähigkeit gegenüber Veränderungen des Potentials auf. Das Maß dieser Widerstandsfähigkeit bezeichnet man als Beschwerung. Sie entspricht der Menge eines starken Oxydations- oder Reduktionsmittels, die beim Zusatz zum Redoxsystem eine Potentialänderung hervorruft. Durch Zusatz von bestimmten Stoffen zu einem Redoxsystem läßt sich die Beschwerung erhöhen und damit das ganze System stabilisieren. Die Beschwerung eines Redoxsystemes ist mit der Pufferung einer Säure oder einer Lauge zu vergleichen. Substanzen, die die Stabilität eines Redoxsystems gewährleisten, sind u.a. Cystin, Cystein, Glutathion, Thiomilchsäure, Thioharnstoff, Ascorbinsäure. Adrenalinlösungen lassen sich beispielsweise vorzüglich stabilisieren mit Ascorbinsäure oder Thioharnstoff, während sich für Vitamin-C-Lösungen Thioharnstoff gut eignet.

Da das Redoxpotential vom pH abhängig ist, hat der Meßwert einen relativen Charakter. Um die Abhängigkeit vom pH-Wert auszuschalten und dadurch absolute Werte zu erhalten, wählt man eine Bezugselektrode, die in eine Lösung vom gleichen pH wie die Meßelektrode eintaucht. Das Potential einer Wasserstoffelektrode wird um 28,9 mV positiver, wenn man den Wasserstoffdruck von 1 auf 10^{-1} Atm erniedrigt; eine Erniedrigung des Wasserstoffdruckes auf 10^{-3} Atm bedeutet eine Erhöhung des Potentials um $3 \cdot 28,9$ mV. Man kann somit das Potential einer Elektrode auch als Wasserstoffdruck angeben. Den negativen dekadischen Logarithmus des Wasserstoffdruckes nennt man auch den rH- oder PrH-Wert.

Da mit abnehmendem Wasserstoffdruck auch die Reduktionskraft eines Systems abnimmt, bedeutet das Ansteigen des rH-Wertes eine Abnahme des Reduktionsvermögens bzw. eine Zunahme des Oxydationsvermögens.

Die rH-Skala reicht vom Wert 0, welcher der Wasserstoffelektrode von 1 Atm Druck zugehört, bis rH 42, dem Wert, der theoretisch der Sauerstoffelektrode von 1 Atm Druck entspricht. Innerhalb des Bereiches von 0 bis 42 liegen im unteren Teil die vorwiegend reduzierend wirkenden, im oberen Teil die vorwiegend oxydierenden Systeme; diese Angabe ist jedoch relativ. Ob ein bestimmtes System oxydierend oder reduzierend wirkt, hängt nämlich vom Reaktionspartner ab; gegenüber einem System mit niedrigerem rH-Wert wirkt es oxydierend, gegenüber einem System mit höherem rH-Wert reduzierend. Systeme mit einem rH-Wert über 25 werden im allgemeinen als deutlich oxydierend, solche mit einem rH-Wert unter 25 als deutlich reduzierend bezeichnet.

Die nachfolgende Tabelle zeigt die Normalpotentiale und die dazugehörigen rH-Werte einiger Redoxsysteme.

Normalpotentiale und rH-Werte

Redoxsystem	Normalpotential E_0 in mV bei pH 7	rH bei (Ox):(Red) = 50:50
Sauerstoffelektrode	+ 810	42
Hexacyano-ferrat(II)-ferrat(III)	+ 406	28
Adrenalinsystem	+ 390	27
Hydrochinon-Chinon	+ 300	24
Hämoglobin-Methämoglobin	+ 90	17
Methylenblau-Leukostufe	+ 11	14
Bernsteinsäure-Fumarsäure	0	14
Milchsäure-Brenztraubensäure	− 180	11
Isopropanol-Aceton	− 244	6
Cozymase I	− 310	3
Hypoxanthin-Xanthin	− 370	1
Wasserstoffelektrode	− 420	0

Redoxpotentiale kann man auf potentiometrischem und kolorimetrischem Wege messen.

Potentiometrische Bestimmung des Redoxpotentials:

Zur potentiometrischen Ermittlung eines Redoxpotentials mißt man häufig die Spannungsdifferenz in folgender Kette:

Meßelektrode unbekanntes Redoxsystem	Stromschlüssel KCl-Lösung	Bezugselektrode Kalomelelektrode

Als Bezugselektrode ist die gesättigte Kalomelelektrode am gebräuchlichsten, da mit ihr Potentialschwankungen infolge einer Konzentrationsänderung des Kontaktelektrolyten am wenigsten zu beobachten sind. Für objektive Potentialwerte muß noch die Differenz zwischen den Kalomelelektroden und der Normalwasserstoffelektrode berücksichtigt werden. Die gesättigte Kalomelelektrode weist bei 20° ein Eigenpotential von + 249,6 mV auf. Als Meßelektrode im Redoxsystem verwendet man ein Metall, welches von atomarem

Redoxindikatoren (nach KÜSTER/THIEL/FISCHBECK)

Nr.		Gebrauchsfertige Lösung	Farbe red./ox.	$E_0^{1/2}$ (Volt) bei 20°		$rH^{1/2}$
1	Neutralrot	0,05% in Alkohol 60%	farblos/rot	−0,32	in einer Lösung von pH = 7	3
2	Safranin T	0,05% in Wasser	farblos/rot	−0,29		4
3	Indigodisulfonat	0,05% in Wasser	gelblich/blau	−0,11		10
4	Indigotrisulfonat	0,05% in Wasser	gelblich/blau	−0,07		$11^{1/2}$
5	Indigotetrasulfonat	0,05% in Wasser	gelblich/blau	−0,03		13
6	Methylenblau	0,05% in Wasser	farblos/blau	+0,01		$14^{1/2}$
7	Thionin	0,05% in Alkohol 60%	farblos/violett	+0,06		16
8	Toluylenblau	0,05% in Alkohol 60%	farblos/blauviolett	+0,11		18
9	Thymol-indophenol	0,02% in Alkohol 60%	farblos/blau[1]	+0,18		20
10	m-Kresol-indophenol	0,02% in Alkohol 60%	farblos/blau[2]	+0,21		$21^{1/2}$
11	2,6-Dichlorphenol-indophenol	0,02% in Wasser	farblos/blau	+0,23		22
12	Porphyrindin	—	blau/farblos	+0,81		42
13	Porphyrexid	—	rot/farblos	+0,97		$47^{1/2}$
14	2,4-Diamino-diphenylamin	—	farblos/rot	+0,70	in 1 n H_2SO_4	25
15	p-Nitro-diphenylamin	—	farblos/violett	+1,06		37
16	Ferroin (o-Phenanthrolin-Eisen(II)-salz)	1/40 molar in Wasser	rot/bläulich	+1,14		40
17	Nitro-ferroin (Nitrophenanthrolin-Eisen(II)-salz)	—	rot/bläulich	+1,25		44
18	Acetylamino-diphenylamin	—	farblos/blaugrün	+0,69	in 2n H_2SO_4	24
19	Diphenylbenzidin	—	farblos/violett	+0,76 ± 0,1		26 ± 3
20	Diphenylamin-sulfosäure	0,05% in Wasser	farblos/violett	+0,83		$28^{1/2}$
21	Diphenylbenzidin-sulfosäure	—	farblos/violett	+0,87 ± 0,1		30 ± 3
22	Porphyridin	—	blau/farblos	+1,2		$41^{1/2}$
23	Porphyrexid	—	rot/farblos	+1,34		46

[1] In Lösung mit pH 9 rötlich.   [2] In Lösung mit pH 8 rötlich.

Sauerstoff und atomarem Wasserstoff nicht angegriffen wird, also Platin oder Gold in Form eines Drahtes oder eines Bleches.

Die Wahl der Meßtechnik richtet sich nach dem Ziel der Untersuchung:

Fall 1: Soll lediglich das Redoxpotential als solches ermittelt werden, so genügt es, die oben angegebene Meßkette herzustellen und die Elektroden mit einem Galvanometer zu verbinden. Ein brauchbares, sehr einfaches Aggregat zeigt Abb. 185.

Fall 2: Soll das Normalpotential bestimmt werden, so erfolgt die Messung wie bei Fall 1, jedoch unter Normierung von Temperatur und pH. Dabei hat man darauf zu achten, daß die molare Konzentration an reduzierter und oxydierter Stufe gleich 1 ist.

Fall 3: Die Potentialmessung bei variierten Mengenverhältnissen der Komponenten und konstantem pH entspricht einer potentiometrischen Titration des Redoxsystems in einer Pufferlösung, vom vollständig reduzierten oder vollständig oxydierten Zustand aus. Es ist nur in den seltensten Fällen möglich (z.B. Eisen(II)-Eisen(III) salze), das System direkt aus seinen Komponenten in abgestuften Proportionen aufzubauen. Als sehr geeignet für solche Messungen erweist sich die in Abb. 186 wiedergegebene Apparatur (der Firma Metrohm AG, Herisau).

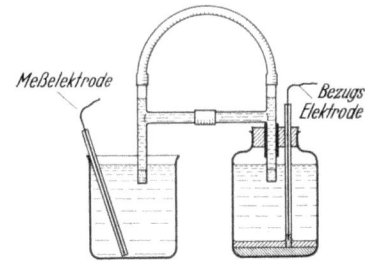

Abb. 185. Elektrodenanordnung zur Messung von Redoxpotentialen (nach E. MÜLLER).

Das Titriergefäß T aus massivem Pyrexglas enthält oben 5 Normalschliffstutzen S, in welche die Meßelektrode M, die Bezugselektrode K – in der Skizze eine Kapillarkalomelelektrode –, die automatische, eventuell mit einem Chlorcalciumrohr versehene Bürette B und ein Gasableitungsrohr eingesetzt und beliebig ausgetauscht werden können. Unten angeschmolzen ist der Hahn I, der der Entleerung, der Fremdbegasung und der Rührung dient. Das ganze Titriergefäß kann vor der Titration evakuiert werden, so daß es möglich ist, unter vollständiger Ausschaltung von Sauerstoff zu arbeiten.

Fall 4: Die Potentialänderung bei alleiniger Variierung des pH läßt sich in der Praxis nur durch serienmäßige Einzelbestimmungen der z.B. jedem ganzzahligen pH-Wert zukommenden Potentiale eines gegebenen Redoxsystems durchführen. Die Durchführung wird entweder in demselben Aggregat wie bei Fall 1, oder noch rascher in der Apparatur von Fall 3 vorgenommen.

Kolorimetrische Bestimmung des Redoxpotentials:

Eine prinzipiell andere Möglichkeit zur Messung von Redoxpotentialen besteht – in Analogie zur pH-Messung – in der kolorimetrischen Bestimmung. Diese im Vergleich zur potentiometrischen Messung sehr einfache Methode kann natürlich nur angenäherte Werte liefern. Zur kolorimetrischen Bestimmung von Redoxpotentialen benötigt man Redoxindikatoren. Das sind Stoffe, die selbst Redoxsysteme darstellen und beim Übergang in eine andere Oxydationsstufe charakteristische Farbänderungen zeigen. Die gebräuchlichsten Redoxindikatoren sind in der Tabelle S. 368 zusammengestellt. Die Umschlagspunkte dieser Indikatoren, d.h. deren Umschlagspotentiale sind bekannt. Man muß nun denjenigen Indikator herausfinden, der, mit dem zu prüfenden Redoxsystem zusammengebracht, sich gerade oder möglichst nahe auf seinen Umschlagspunkt einstellt, woraus sich dann das Potential des Redoxsystems ableiten läßt. Bei gefärbten Lösungen, oder bei Stoffen, die selbst mit dem Indikator reagieren, ist die kolorimetrische Methode natürlich nicht anwendbar.

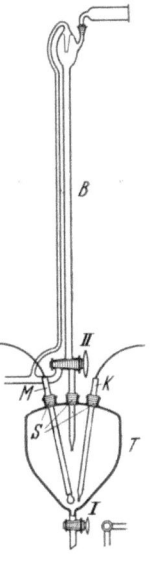

Abb. 186. Gerät zur Messung von Redoxpotentialen der Metrohm AG, Herisau (aus Dissertation DOLDER).

Literatur

DOLDER: Dissertation Zürich 1950. — KORDATZKI, W.: Grundlagen der potentiometrischen rH-Messung. Arch. Pharm. (Weinheim) *286*, 43 (1953). — Handbuch der Lebensmittelchemie, Bd. II., Berlin/Heidelberg/New York: Springer 1965. — KÜSTER/THIEL/FISCHBECK: Logarithmische Rechentafeln, 93. Aufl., Berlin: de Gruyter 1962.

J. Polarographie

Das von J. HEYROVSKÝ begründete, für qualitative und quantitative Bestimmungen geeignete Verfahren der Polarographie beruht auf dem Prinzip, daß elektrochemisch reduzierbare Stoffe aus der zu untersuchenden Lösung an einer Kathode abgeschieden werden, wobei die Strom-Spannungs-Kurve aufgenommen wird.

Als Kathode wird im allgemeinen die sog. Quecksilbertropfelektrode benützt, da ihre ständig sich erneuernde Oberfläche eine gute Reproduzierbarkeit der Messungen gewährleistet. Das Quecksilber tropft aus einer Glaskapillare in Abständen von 2 bis 3 Sek. in die analytisch zu untersuchende Lösung. Als Anode dient entweder eine Quecksilberschicht am Boden des Elektrolysengefäßes oder eine Kalomelelektrode. Der Vorteil der tropfenden Elektrode liegt in der relativ kleinen Oberfläche, die weitgehend polarisierbar ist, während die Bezugselektrode mit ihrer großen Quecksilberoberfläche praktisch keine Polarisation erfährt und daher ein konstantes Potential aufweist. Da man den Spannungsabfall im Elektrolyten durch einen Leitsalzzusatz vernachlässigbar klein macht, ist eine Änderung der angelegten Spannung der Potentialänderung an der Tropfelektrode praktisch gleich zu setzen. Die Verwendung von Quecksilber hat den zusätzlichen Vorzug, daß die Überspannung des Wasserstoffs an Quecksilber sehr groß ist, so daß selbst die Alkaliionen abgeschieden werden können. Die Schaltung eines einfachen „Polarographen" zeigt Abb. 187. An die Elektroden kann mit Hilfe eines Widerstanddrahtes $A-B$ und des Schleifkontaktes C eine variable Gleichspannung angelegt werden. Zwischen A und die Quecksilberbezugselektrode An ist ein Galvanometer zur Messung der Stromstärke geschaltet.

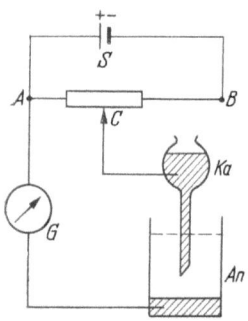

Abb. 187. Prinzip-Schaltbild eines Polarographen.
$A-B$ Widerstandsdraht; C Schleifkontakt; G Galvanometer; Ka Hg-Tropfelektrode (Kathode); An Bodenquecksilber (Anode); S 2- oder 4-V-Akkumulator.

Steigert man langsam die an die Quecksilberelektroden angelegte Spannung etwa um 0,4 V/Min., so erhält man bei Anwesenheit eines an der Kathode reduzierbaren Ions die in Abb. 188 gezeigte Strom-Spannungs-Kurve.

Bei Verwendung geeigneter Leitsalze (Tetraalkylammoniumsalze) läßt sich der zur Aufnahme von Reduktionsstufen verwertbare Potentialbereich bis $-2,6$ Volt (bezogen auf die Normalkalomelelektrode) ausdehnen.

Unterhalb der Reduktionsspannung der zu analysierenden Substanz ist die aus der angelegten Spannung resultierende Stromstärke sehr gering („Ladungs- oder Grundstrom"). Bei Erreichen des für die Substanz erforderlichen Reduktionspotentials erfolgt ein schneller Anstieg der Stromstärke. Wenn die Hauptmenge des zu reduzierenden Stoffes, des sogenannten „Depolarisators" reduziert ist, bleibt die Stromstärke trotz Erhöhung der Spannung konstant. Dieser „Grenz- oder Diffusionsstrom" beruht auf der Nachlieferung der reduzierbaren Substanz durch Diffusion aus der Lösung. Bei weiterer Erhöhung der Spannung erfolgt wieder Anstieg der Stromstärke. Jeder Reduktionsvorgang an der Kathode ist durch die sog. Stufe oder Welle gekennzeichnet.

D. ILKOVIČ leitete 1933 die Gleichung für den Diffusionsstrom (i_d) ab:

$$i_d = 60{,}7 \cdot n \cdot F \cdot C \cdot D^{1/2} \cdot m^{2/3} \cdot t^{1/6}.$$

Hierin bedeuten $n \cdot F$ die Anzahl der Faraday pro g-Mol oder g-Ion des Depolarisators, C seine Konzentration in Mol/l, D seine Diffusionskonstante, m die pro Sekunde aus der Kapillare fließende Quecksilbermenge und t die Tropfzeit in Sekunden.

Auf Grund dieser Beziehung wurden die Gleichungen der den Reduktionen und Oxydationen der Depolarisatoren entsprechenden Strom-Spannungs-Kurven abgeleitet. Aus ihnen folgt die Regel von der Konstanz des Halbstufenpotentials ($E_{1/2}$). Dieses Halbstufenpotential ist für den untersuchten Stoff charakteristisch. Da jedes chemische Element und jede organische Verbindung ein definiertes Halbstufenpotential besitzen, lassen sich sehr häufig mehrere Elemente oder organische Verbindungen nacheinander in der gleichen Probelösung ohne vorherige Trennung bestimmen. Die Höhe des Stromstärkesprunges, die sog. Stufenhöhe, ist ein Maß für die vorliegende Konzentration der zu untersuchenden Substanz. Eine polarographische Kurve hat in Wirklichkeit keinen glatten Linienverlauf, sondern eine Vielzahl von „Zacken", die durch den Tropfenfall des Quecksilbers und die damit verbundenen Stromschwankungen hervorgerufen werden. Die Größe dieser Oszil-

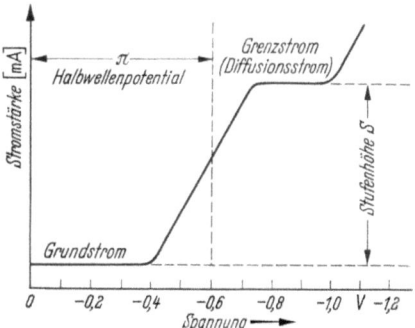

Abb. 188. Schema des Verlaufs eines polarographischen Versuches.

lationen hängt direkt von der Schwingungszeit des Galvanometers ab. Um den Mittelwert genau ablesen zu können, muß das Galvanometer eine halbe Schwingungszeit von 4 bis 5 Sek. besitzen.

Zum Aufzeichnen von Strom-Spannungs-Kurven werden in der Polarographie fast ausnahmslos kontinuierlich arbeitende automatische Geräte, sog. Polarographen (Abb. 189)

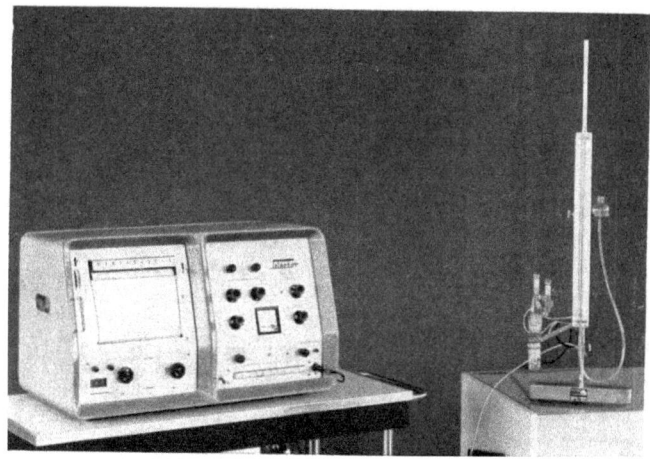

Abb. 189. Polarograph (Werkphoto der Fa. Atlas Meß- und Analysentechnik GmbH, Bremen).
Rechts: Elektrolysierzelle mit Zubehör, Mitte: Spannungserzeuger, links: Schreiber.

verwendet. Sie lassen sich im Prinzip in 3 Bauelemente aufgliedern: eine Elektrolysierzelle mit Zubehör, den elektrischen Teil, der die notwendigen Vorrichtungen zur Erzeugung der variablen Spannung enthält, und eine Vorrichtung zur Aufnahme von Strom-Spannungs-Kurven. Eine moderne und verbesserte Abwandlung des herkömmlichen Polarographen stellt der Kathodenstrahloszillograph und Kathodenstrahlpolarograph dar. Beide benutzen anstelle eines Spiegelgalvanometers oder Kompensationsschreibers eine Kathodenstrahlröhre, die sowohl als hochempfindliches Voltmeter als auch als trägheitsloses Galvanometer verwendbar ist.

Die Untersuchungen mit dem Kathodenstrahloszillograph haben den besonderen Vorteil, daß sie in Anwesenheit von Luftsauerstoff in kleinen, offenen Bechergläsern als Elektrolysengefäß durchführbar sind.

Neben der klassischen Gleichstrom-Polarographie ist eine Reihe neuartiger polarographischer Methoden entstanden, die im wesentlichen darauf abzielen, die Selektivität und die Empfindlichkeit des Nachweises zu erhöhen oder das klassische Verfahren zu ergänzen und neue Anwendungsgebiete zu erschließen.

Die von L. AIREY und SMALES bzw. E. WOHLIN und BRESLE eingeführte und von S. WOLF vervollkommnete Rapid-Gleichstrom-Polarographie beruht darauf, daß mit Hilfe einer elektromechanischen Abklopfvorrichtung die Quecksilbertropfen in schneller Folge von der Kapillare abgeschert werden. Daraus ergibt sich der Vorteil, daß die Oszillationen ohne apparative Dämpfung nahezu völlig unterdrückt werden.

Bei der von G. SEMERANO und L. RICCOBONI angegebenen Differential-Polarographie wird eine zweite elektrolytische Zelle als „Vergleichszelle" eingeführt, die die nicht interessierenden Analysenbestandteile kompensiert. Bei dieser Arbeitsweise werden das Auflöse- und Trennvermögen sowie die Empfindlichkeit und Genauigkeit verbessert.

Bei der Derivativ-Polarographie wird nicht die übliche Strom-Spannungs-Kurve, sondern ihre „erste" Ableitung, d.h. ihre Steigung in Abhängigkeit vom Elektronenpotential registriert. Die dadurch anstelle der polarographischen Stufe entstehende Stromspitze, die unabhängig von der Lage der Stufe an der Galvanometer-Nullinie entspringt, bedingt ein erhöhtes Trenn- und Auflösevermögen.

Die Tast-Polarographie ist dadurch gekennzeichnet, daß der Diffusionsstrom i_d nur über einen begrenzten Zeitraum, der „Tastperiode", am Ende eines Tropfenlebens gemessen wird. Auf diese Weise wird der Kapazitätsstrom i_c weitgehend ausgeschaltet und die Tropfenoszillation natürlich gedämpft. Die nach diesem Verfahren erhaltenen ungedämpften Polarogramme mit dennoch geringer Oszillation gestatten eine höhere Auswertegenauigkeit sowie die Bestimmung von Substanzen mit eng benachbarten Halbstufenpotentialen. In Verbindung mit der Derivativ-Polarographie ist dieses Verfahren bedeutungsvoll.

Weitere Varianten der Gleichspannungs-Polarographie sind die potentiostatische, oszillographische und die Pulse-Polarographie.

Zu erwähnen ist ferner die Wechselspannungs-Polarographie mit den Varianten der Square-Wave-, Wechselstrom-Brücken- und Hochfrequenz-Polarographie.

Die oszillographische Polarographie nach J. HEYROVSKÝ und J. FOREJT eröffnet neue Möglichkeiten in der qualitativen Analyse von Verbindungen.

An kombinierten polarographischen Verfahren sind die Inkrement- und inverse Polarographie sowie die Grenzstromtitration zu nennen.

Die Erfaßbarkeitsgrenzen liegen bei 10^{-5} Mol Substanz/l. Durch die Impulspolarographie kommt man auch unter 10^{-6} Mol Substanz und in einigen besonderen Fällen können unter Ausnutzung katalytischer Prozesse sogar noch 10^{-8} Mol Substanz/l in einer Analyse bestimmt werden. Die Genauigkeit, die im allgemeinen $\pm 5\%$ beträgt, läßt sich bei Serienanalysen bis auf $\pm 0{,}5\%$ steigern. Die zur Analyse benutzten Substanzmengen können nach der Polarographie noch zu anderen Operationen verwendet werden, weil, von Ausnahmen abgesehen (Reaktion mit dem Elektrodenquecksilber), bei der Polarographie nur ein verschwindender Bruchteil verändert wird. Aus dem gleichen Grunde kann die Polarographie zum kontinuierlichen Studium des Ablaufes chemischer Reaktionen, vor allem von schnellen und sehr schnellen Reaktionen mit Geschwindigkeitskonstanten zwischen 10^3 und $10^{11} \cdot t^{-1}$ dienen, ohne daß die Registriermethode das Reaktionsgeschehen beeinflußt. Weitere Vorteile der Polarographie sind Selektivität, Schnelligkeit und einfache experimentelle Handhabung der Geräte. Nicht nur für analytische Zwecke, sondern auch zur Bearbeitung chemischer und physiko-chemischer Fragen ist die Polarographie sehr geeignet. Außerdem sind hochempfindliche Reinheitsprüfungen möglich. Im Wasser lassen sich z. B. Spuren von organischen Verunreinigungen nachweisen. Darüber hinaus lassen sich Natur- und synthetische Produkte unterscheiden, z. B. Bienenhonig und Kunsthonig, natürlich gewonnene oder synthetisch dargestellte Citronen- und Essigsäure u. a.

Anwendungen. Die Polarographie eignet sich gut zur Bestimmung anorganischer Kationen, von denen die Kationen der Elemente Barium, Blei, Zink, Thallium und Arsen toxikologisch bedeutungsvoll sind. In der folgenden Tabelle sind die Halbstufenpotentiale der wichtigsten anorganischen Kationen zusammengestellt.

Halbstufenpotentiale anorganischer Stoffe (CsL 2)

Stoff (Ion)	Halbwellenpotential	Milieu
As^{3+}	$-0,44$ V	1 n HCl
	$-0,94$ V	
Tl^{1+}/Tl	$-0,52$ V	1 n HCl
Ba^{2+}	$-1,98$ V	0,1 m $N(CH_3)_4J$
Bi^{3+}	$-0,13$ V	1 n HCl
	$-0,08$ V	1 n H_2SO_4
Ca^{2+}	$-2,15$ V	0,1 m $N(CH_3)_4J$
Cu^{2+}	$-0,28$ V	1 n NH_3 + 1 n NH_4Cl
	$-0,54$ V	
Fe^{2+}	$-1,33$ V	1 n HCl
	$-1,50$ V	1 n NaOH
Fe^{2+}/Fe^{3+}	$-1,52$ V	1 n NH_3 + 1 n NH_4Cl
(Reduktion)	$-0,30$ V	1 n $(COONa)_2$
	$-0,90$ V	1 n KOH
K^+	$-2,17$ V	0,1 m $N(CH_3)_4OH$
Li^+	$-2,39$ V	0,1 m $N(CH_3)_4OH$
Na^+	$-2,14$ V	0,1 m $N(CH_3)_4OH$
Pb^{2+}	$-0,72$ V	0,1 n NaOH
	$-0,42$ V	0,1 m $NaNO_3$
Sb^{3+}	$-0,19$ V	1 n HCl
	$-0,36$ V	1 n H_2SO_4
	$-1,30$ V	1 n NaOH
Zn^{2+}	$-1,38$ V	1 n NH_3 + 1 n NH_4Cl
	$-1,04$ V	0,1 m KNO_3
	$-1,41$ V	1 n NaOH
NO_2^-, NO_3^-	$-1,0$ V	0,0002 m UO_2Cl_2 0,01 n HCl 0,1 n KCl

Polarographisch bestimmbare *organische Verbindungen* sind

Sauerstoffverbindungen: Aldehyde, Ketone, Säuren und O-Heterocyclen.

Stickstoffverbindungen: Nitro-, Nitroso-, Hydroxylamin- und Azoverbindungen, Amine sowie N-Heterocyclen.

Schwefel- und Halogenverbindungen: mehrfach ungesättigte Kohlenwasserstoffe mit konjugierten Doppelbindungen, Peroxide. Zur polarographischen Bestimmung eignen sich Monosaccharide. Auch komplizierte Substanzen, wie Streptomycin, sind polarographisch bestimmt worden. Ebenso sind Duftaldehyde, wie Piperonal, Salicylaldehyd, Protokatechu- und Cyclamenaldehyd sowie Terpenaldehyde (Citronellal, Citral), der polarographischen Bestimmung zugänglich.

Auf der Bestimmung der Meconsäure beruhen die Analysenverfahren für die Opiumalkaloide. Herzglykoside mit Pyron- oder γ-Lacton-Struktur sind infolge des unterschiedlichen Halbstufenpotentials getrennt voneinander bestimmbar. Ebenso lassen sich Hesperidin, Rutin, Quercetin, Khelline und die Flavanone auf diese Weise bestimmen. Auch die Reihe der Anthocyane ist polarographisch erschlossen. Unter den Vitaminen mit Chinonstruktur gelang die polarographische Konstitutionsaufklärung und Bestimmung der Tocopherole.

Von pharmazeutischer Bedeutung ist die polarographische Mikrobestimmung vieler Alkaloide.

Pharmazeutisch bedeutungsvoll ist ferner die Bestimmung der Senföle in Form ihrer Thioharnstoffderivate. Unter den Halogenverbindungen interessiert die Bestimmung der Insektizide. In der Lebensmittelchemie spielt die polarographische Untersuchung von Wasser, Milch, alkoholischen Getränken, Antioxydantien, Süßwaren usw. eine wichtige Rolle. In der anschließenden Tabelle sind die Halbstufenpotentiale der wichtigsten pharmazeutisch verwendeten organischen Verbindungen zusammengestellt.

Auch in Medizin und Biochemie gewinnt die Polarographie immer mehr an Bedeutung. Probleme der Diagnose einer Reihe von Krankheiten lassen sich mit Hilfe der katalytischen Stufen der zur γ_2-Globulinfraktion gehörenden Mucoproteine bearbeiten. Der Stoffwechsel und die Atmung von Mikroorganismen und Gewebeschichten lassen sich polarographisch verfolgen.

Die polarometrische[1] *Titration.* Die polarometrische Titration wird gemäß CsL 2 nach dem in der Abb. 190 dargestellten Schema durchgeführt.

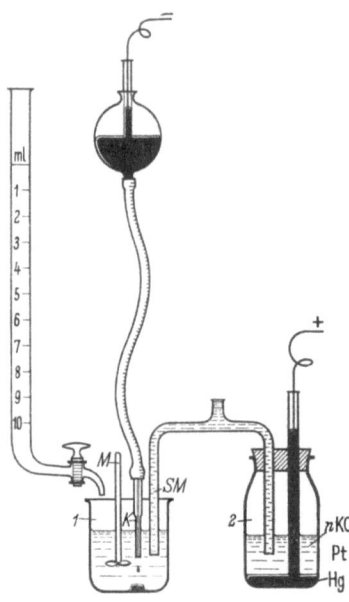

Abb. 190. Schema der polarometrischen Titration (CsL 2).

Die Lösung des zu untersuchenden Stoffes, in die eine Tropfenelektrode K mündet, befindet sich im Behälter *1*. Das Mischen der Lösung wird durch ein elektrisches Rührwerk M besorgt. Durch eine Brücke SM ist die Lösung mit einer Kalomel- oder Quecksilberelektrode *2* verbunden.

Als Gegenelektrode kann auch auf dem Boden des Titriergefäßes sich befindendes Quecksilber verwendet werden. Sofern vorhandene Luft störend wirkt, entferne man sie durch Einblasen eines inerten Gases, womit man auch gleichzeitig das Mischen besorgt. Anstelle der Quecksilbertropfelektrode können rotierende Platinmikroelektroden verwendet werden.

Zum Unterschied von der Polarographie ist bei der polarometrischen Titration eine gleichbleibende Spannung erforderlich, die sich während der Titration nicht verändert. Man mißt die Abweichungen des Galvanometers (Diffusionsstrom) nach Zugabe der Titrationslösung.

Die einzelnen Abweichungen des Galvanometers korrigiert man unter Berücksichtigung des Volumens der beigefügten Titrationslösung.

Das Ende der Titration (Äquivalenzpunkt) findet man als Schnittpunkt zweier Geraden, die durch graphische Darstellung des Diffusionsstromes auf der Koordinate und des Volumens der Titrationslösung auf der Abszisse gewonnen werden. Zur Anfertigung der Titrationsskizze genügen zwei Messungen vor und zwei Messungen nach dem Erreichen des Äquivalenzpunktes (CsL 2).

Durch polarometrische Titration kann man Substanzen bis zu einer Konzentration von

---

[1] Nicht zu verwechseln mit Polarimetrie, Bestimmung des Drehungsvermögens im polarisierten Licht.

Halbstufenpotentiale organischer Stoffe (CsL 2)

Stoff	Halbstufenpotential gegen die Normal-Kalomelelektrode	Milieu
Acidum ascorbicum	0,0 V	pH = 5,2 Pufferlösung BRITTON-ROBINSON
Acidum nicotinicum	− 1,13 V	pH = 1,81 Pufferlösung BRITTON-ROBINSON
Acriflavinum	− 0,89 V, − 1.10 V	pH = 4,8 Acetatpufferlösung
Acrinolinum lacticum	− 1,09 V	pH = 4,8 Acetatpufferlösung
Adrenalinum	− 0,07 V − 0,13 V anodisch oxydiert	pH = 5,9 Phosphatpufferlösung pH = 7,0 Phosphatpufferlösung
Allobarbitalum	0,00 V anodisch oxydiert	pH = 9,2 Boratpufferlösung
Barbitalum	− 0,01 V anodisch oxydiert	pH = 9,2 Boratpufferlösung
Carboneum tetrachloratum	− 0,82 V − 1,75 V	0,05 m N(CH$_3$)$_4$Br, 75% Dioxan
Chinidinum sulfuricum	− 1,60 V	pH = 11,98 Pufferlösung BRITTON-ROBINSON
Chininum sulfuricum	− 1,60 V	pH = 11,98 Pufferlösung BRITTON-ROBINSON
Chininum hydrochloricum	− 1,59 V	0,2 n LiOH
Chloramphenicolum	etwa − 0,34 V	pH = 4,2−4,7 0,1 n Acetatpufferlsg.
Chloroformum	− 1,71 V	0,05 m N(CH$_3$)$_4$Br, 75% Dioxan
Chlorotetracyclinum	− 0,92 V, − 1,20 V	pH = 6,2 Phosphatpufferlösung
Colchicinum	− 0,99 V − 1,15 V, − 1,48 V − 1,33 V, − 1,47 V	pH = 2,2 pH = 5,0 Pufferlösung McILVAIN pH = 8,0
Cotarninium chloratum	− 1,13 V − 1,17 V, − 1,34 V − 1,02 V, − 1,37 V	pH = 3 Acetatpufferlösung pH = 7 Phosphatpufferlösung pH = 10 Boratpufferlösung
Desoxycorticosteronum aceticum	− 1,83 V	0,1 n LiOH, 50% A.
Formaldehydum solutum	− 1,63 V	0,2 n KOH
Hydrocodeinonum tartaricum	− 1,50 V	0,1 n LiOH
Jodoformum	− 0,53 V − 1,13 V − 1,54 V	0,05 m N(CH$_3$)$_4$Br, 75% Dioxan
Lobelinum hydrochloricum	− 1,13 V, − 1,15 V − 1,35 V, − 1,44 V	pH = 1,81 Pufferlösung pH = 7,96 BRITTON-ROBINSON
Methylenum caeruleum	− 0,02 V − 0,26 V − 0,34 V	pH = 2,9 pH = 6,7 Pufferlösung pH = 9,2 BRITTON-ROBINSON
Methyltestosteronum	− 1,81 V	0,1 n LiOH, 50% A.
Niacinamidum	− 1,75 V	0,1 n NaOH
Oxycodeinonum hydrochloricum	− 1,54 V	pH = 12,4 Pufferlösung SÖRENSEN
Phenobarbitalum	− 0,05 V anodisch oxydiert	pH = 9,2 Boratpufferlösung
Phenolphthaleinum	− 0,64 V − 0,75 V	pH = 1 Pufferlösung pH = 2,5 CLARK-LUBS, 25% A.
Pyrogallolum	+ 0,31 V + 0,10 V − 0,09 V anodisch oxydiert	pH = 3,1 pH = 6,5 Pufferlösung pH = 9,5 BRITTON-ROBINSON

Halbstufenpotentiale organischer Stoffe (CsL 2) (*Fortsetzung*)

Stoff	Halbstufenpotential gegen die Normal-Kalomelelektrode	Milieu	
Riboflavinum	− 0,20 V	pH = 1,81	Pufferlösung BRITTON-ROBINSON
	− 0,34 V	pH = 4,10	
	− 0,51 V	pH = 7,96	
	− 0,68 V	pH = 11,98	
Saccharinum solubile	− 1,0 V	0,05 n HCl 0,05 n KCl	
Santoninum	− 1,08 V	pH = 1,8	Pufferlösung BRITTON-ROBINSON
	− 1,30 V, − 1,65 V	pH = 5,2	
	− 1,64 V	pH = 7,9	
	− 1,72 V	pH = 12,7	
Streptomycinum	− 1,45 V	3% $N(CH_3)_4OH$	
g-Strophanthinum	− 1,99 V	0,01 m $N(CH_3)_4J$, 10% A.	
Testosteronum propionicum	− 1,83 V	0,1 n LiOH, 50% A.	
Thiaminum hydrochloricum	− 0,44 V anodisch oxydiert	0,1 n NaOH	
Thiopentobarbitalum solubile	− 0,36 V	0,1 n NaOH	
Tocoferylium aceticum	+ 0,37 V	pH = 1,7	Anilin + $HClO_4$, 75% A.
	+ 0,25 V	pH = 4	
Trichloroaethylenum	− 2,28 V	0,05 m $N(CH_3)_4Br$, 75% Dioxan	
Vanillinum	− 1,05 V	pH = 2,2	Pufferlösung McILVAIN
	− 1,20 V, − 1,36 V	pH = 5,0	
	− 1,51 V	pH = 8,0	

$1 \cdot 10^{-5}$ Mol mit einer Genauigkeit bis zu 0,10% bestimmen. Im allgemeinen kann die polarometrische Titration in folgenden Fällen angewandt werden:

a) Die Substanz ist bei der Zweigspannung polarographisch inaktiv. Die Titrationslösung ist der Depolarisator (Titration von Emetin mit p-Diazobenzolsulfonsäure).

b) Die Substanz ist bei der Zweigspannung der Depolarisator, nicht die Titrationslösung (Titration von Blei mit Sulfationen).

c) Sowohl die Substanz als auch die Titrationslösung sind Depolarisatoren und liefern beim Zweigstrom einen Diffusionsstrom (Titration von Blei mit Chromationen).

d) Die Substanz liefert anodischen, die Titrationslösung kathodischen Strom (Titration von Quecksilberionen mit Jodionen).

Im letzten Fall ist der Äquivalenzpunkt durch den Schnittpunkt der Titrationsgeraden mit der Nullinie des Galvanometers gegeben (CsL 2).

Eine Tabelle von Redox-Indikatoren findet sich auf S. 368.

Literatur

HEYROVSKÝ, J.: Polarographie, Wien: Springer 1941. − v. STACKELBERG, M.: Polarographische Arbeitsmethoden, Berlin: de Gruyter 1950. − KOLTHOFF, I. M., u. J. J. LINGANE: Polarography, New York: Interscience Publ. 1952. − ARDELT, H. W.: Die Polarographie in der Lebensmittelchemie. Pharmazie *9*, 190 (1954). − VOLKE, J.: Die Anwendung der Polarographie in der Pharmazie. Leybold Polarographie, Ber. *2*, 175 (1954). − BREZINA, M., u. P. ZUMAN: Die Polarographie in der Medizin, Biochemie und Pharmazie, Leipzig: Akad. Verl.-Ges. Geest & Portig 1956. − HEYROVSKÝ, J.: Entwicklungslinie der Polarographie, Nobel-Vortrag 1959. Angew. Chem. *72*, 427 (1960). − NÜRNBERG, H. W.: Die Anwendung der Polarographie in der organischen Chemie. Angew. Chem. *7a*, 433 (1960). − DIEMAIR, W., u. K. PFEILSTICKER: Polarographie. In Handbuch d. Lebensmittelchemie, Bd. II/1, Berlin Heidelberg/New York: Springer 1965, S. 491−518.

K. Untersuchung von Fetten und Wachsen

I. Qualitative Prüfungen und Vorproben bei Fetten und fetten Ölen[1]

1. Beschaffenheit. Die *Konsistenz* eines Fettproduktes ist bei Zimmertemperatur festzustellen und durch nachstehende Bezeichnungen anzugeben: dünnflüssig, dickflüssig, salben-, schmalz-, talg-, wachsartig.

Der *Geruch*, der oft beachtenswerte Hinweise bezüglich Herkunft, Zusammensetzung und Verunreinigungen liefert, wird am zweckmäßigsten entweder durch Verreiben einer Probe auf der Handfläche oder durch leichtes Erwärmen in einem Becherglas geprüft.

Zu achten ist auf solche Geruchsmerkmale, die auf eine mehr oder weniger weit fortgeschrittene Verdorbenheit hinweisen.

Der *Geschmack* raffinierter, nicht verdorbener Fette ist weniger charakteristisch. Dagegen zeigen unbehandelte Fette oftmals typische Merkmale. Dies trifft insbesondere bei Pflanzenfetten zu. Auffallende Unterschiede in der *Farbe* vor und nach dem Aufschmelzen deuten unter Umständen auf künstliche Aufhellung durch Wasser oder eingeblasene Luft hin.

Die *Transparenz* ist an der flüssigen Probe festzustellen und durch folgende Bezeichnungen zu charakterisieren: klar, trüb, trüb mit Bodensatz.

Hinsichtlich ihrer *Löslichkeit* in org. Lösungsmitteln verhalten sich reine Fette gleich. Alle Fette sind in Äther, Aceton, Schwefelkohlenstoff, Chlorkohlenwasserstoffen, Benzol und seinen Homologen, Anilin usw. leicht löslich und mit ihnen, gegebenenfalls bei höherer Temperatur, in jedem Verhältnis mischbar.

Die meisten Fette sind in Petroläther löslich. Schwer löslich in diesem Lösungsmittel sind:

Ricinusöl, Boleköl sowie einige hochschmelzende und oxydierte Fette.

In wasserfreiem Alkohol lösen sich bei gewöhnlicher Temperatur Ricinusöl und ähnliche Fette vollständig, die übrigen Fette nur wenig. Durch Gehalt an freien Fettsäuren oder Glyceriden niedrigmolekularer Fettsäuren sowie an Mono- und Diglyceriden erhöht sich die Löslichkeit aller Fette in Alkohol. Über das Löslichkeitsverhalten der Fette und fetten Öle geben die speziellen Kapitel Auskunft.

2. Verseifungsprobe. Diese dient dem Nachweis von evtl. vorhandenen Mineralölen, Paraffinen, Harzen, Wachs, Wollfett oder größeren Mengen natürlicher unverseifbarer Stoffe. Nach DGF-Einheitsmethoden [C-II 4 (53)] wird diese wie folgt ausgeführt:

6 bis 8 Tropfen des flüssigen klaren Fettes werden mit etwa 5 ml 0,5 n alkoholischer Kalilauge kurzzeitig im Reagensglas gekocht. Zu einem Viertel der Lösung gibt man nach und nach heißes destilliertes Wasser, zu einem weiteren Viertel nach dem Abkühlen kaltes destilliertes Wasser hinzu. Falls eine Trübung auftritt, ist die Prüfung nach nochmaligem Kochen der Seifenlösung zu wiederholen. Die Gegenwart unverseifbarer Stoffe wird durch eine Trübung der mit Wasser verdünnten Seifenlösung angezeigt.

3. Prüfung auf Seifen. Alkaliseifen geben sich beim Schütteln der Proben mit Wasser, außer durch Emulsionsbildung, auch durch blauviolette Färbung von zugesetztem Brom-

---

[1] Entnommen den Richtlinien und Vorschriften der DGF-Einheitsmethoden (Deutsche Einheitsmethoden zur Untersuchung von Fetten, Fettprodukten und verwandten Stoffen, Stuttgart: Wissenschaftl. Verl.-Ges. 1950 bis 1961).

phenolblau zu erkennen. Auf Zusatz von Mineralsäure verschwindet die Emulsion und die Farbe schlägt nach Gelb um. Ammoniumseifen verraten sich auch durch den Geruch nach Ammoniak, wenn man die Probe nach Zusatz von Alkalilauge erwärmt. In Zweifelsfällen wird eine Probe des Fettes mit Benzol-Alkohol (9:1) behandelt. Wenn in der filtrierten Lösung Metalloxide nachweisbar sind oder die Lösung Asche hinterläßt, so enthält die Probe Seifen.

4. Allgemeine Prüfung auf Verunreinigungen. Vor der eigentlichen Hauptuntersuchung der Fette kann auf Verunreinigungen geprüft werden, indem man die bei Behandlung mit verschiedenen Lösungsmitteln verbleibenden Rückstände bestimmt.

Der Anteil an mineralischen Verunreinigungen wird durch Veraschen des filtrierten Fettes ermittelt.

Unter „Verunreinigungen", die mit Hilfe eines flüchtigen Lösungsmittels festgestellt werden, versteht man im allgemeinen die Gesamtheit der Stoffe, die von diesem Lösungsmittel unter den Versuchsbedingungen nicht gelöst werden und die nicht bei der Bestimmung „Wasser und flüchtige Stoffe" erfaßt werden.

Es kann notwendig sein, von dem Gesamtgewicht dieser Substanzen das Gewicht einiger Stoffe abzuziehen, die gemäß allgemeiner Übereinkunft nicht als Verunreinigungen angesehen werden.

Als Lösungsmittel sind nur folgende drei zugelassen:
1. Neutraler, frisch destillierter Äthyläther.
2. Petroläther (Siedepunkt zwischen 40 und 60° und Bromzahl < 1).
3. Frisch destillierter Schwefelkohlenstoff.

Die Wahl des Lösungsmittels ist durch die Art des zu untersuchenden Fettes und der als Verunreinigungen anzusprechenden Substanzen bedingt.

Die Verunreinigungen in Speise- und den Rohfetten, die nach einer weiteren Behandlung zur Herstellung von Speisefetten dienen, werden mit Hilfe von Petroläther bestimmt.

Unter den weiter unten angeführten Bedingungen läßt Äthyläther ungelöst: mechanische Verunreinigungen (Erde, Sand, Zellreste usw.), mineralische Substanzen, Kohlenhydrate, stickstoffhaltige Stoffe, gewisse Harze, Kalk und Alkaliseifen.

Petroläther läßt ungelöst: mechanische Verunreinigungen (Erde, Sand, Zellreste, Mineralien), Kohlenhydrate, stickstoffhaltige Substanzen, gewisse Harze, oxydierte Säuren, Lactone und Kalkseifen.

Schwefelkohlenstoff läßt ungelöst: mechanische Verunreinigungen (Erde, Sand, Zellreste, Mineralien), Kohlenhydrate, stickstoffhaltige Substanzen, gewisse Harze, Kalkseifen; Alkaliseifen werden nur zum Teil gelöst.

Die Kalkseifen werden als Verunreinigungen angesehen, sofern keine andere Übereinkunft getroffen wurde. Im letzteren Fall werden sie zu den Verunreinigungen nur hinsichtlich ihres Kalkgehaltes (als CaO berechnet) gezählt. Wenn nicht anders angegeben, sollen auch die Alkaliseifen nur hinsichtlich ihres Basengehaltes, ausgedrückt als Oxid, zu den Verunreinigungen gerechnet werden.

Der Analysenbericht muß das verwendete Lösungsmittel angeben und unter Umständen müssen auch die Bestandteile, die nicht als Verunreinigungen zu betrachten sind, angegeben werden.

Methode. 20 g des geschmolzenen, aber nicht getrockneten Fettes (wenn die Probe vorher getrocknet war, gibt man unter Umschwenken einige Tropfen Wasser hinzu) werden in einem Erlenmeyerkolben mit 200 ml des gewählten Lösungsmittels versetzt[1]. Dann verschließt man den Kolben. Das Ganze bleibt nach einigem Umschwenken bei Zimmertemperatur von 20° ungefähr 30 Min. stehen, wenn es sich um Petroläther oder Äther handelt, und 12 Std., wenn Schwefelkohlenstoff benutzt wurde. Darauf wird durch ein gewogenes Doppelfilter oder ein trockenes, tariertes Filter gegossen und sorgfältig mit Lösungsmittel nachgewaschen, bis das Filtrat frei von Fett ist. Die zum Nachwaschen verwendete Menge

---

[1] In besonderen Fällen kann es nötig sein, das Lösungsvolumen zu vergrößern.

Lösungsmittel soll auf das Mindestmaß beschränkt bleiben. Man trocknet im Trockenschrank bei 105° bis zur Gewichtskonstanz. Die Gewichtszunahme des Filters ergibt die Verunreinigungen.

Bemerkungen. 1. Enthält ein Fett Seife, die nur hinsichtlich ihres Basengehaltes zu den Verunreinigungen gerechnet werden kann, so wird das Unlösliche vom Filter entfernt und unter Rückflußkühlung mit Salzsäure (1 : 5) so lange gekocht, bis die Seifen vollkommen zersetzt sind. Das so frei gewordene Fett wird im Scheidetrichter in dem für die Bestimmung der Verunreinigungen angewandten Lösungsmittel aufgenommen. Man wäscht mit kleinen Mengen Wasser nach, um die Mineralsäure zu entfernen, filtriert, verdampft das Lösungsmittel und wiegt die aus den Seifen freigewordenen Fettsäuren. Das Gewicht der Fettsäuren wird in das der Fettsäureanhydride umgerechnet und der so errechenbare Prozentsatz von dem Prozentsatz der Verunreinigungen abgezogen.

2. Wenn der in dem Lösungsmittel unlösliche Rückstand sowohl Kalk- als auch Alkaliseifen enthält, und wenn nur die Kalkseifen in ihrer Gesamtheit zu den Verunreinigungen zu rechnen sind, wird das Filter bei niedriger Temperatur verascht und das wasserlösliche Alkali der Asche unter Verwendung von Methylorange als Indikator titriert. Die so bestimmte Alkalimenge ist die der Alkaliseifen. Die Menge der gebundenen Fettsäuren wird errechnet, indem man als Äquivalentgewicht der Fettsäureanhydride annimmt:

für Kokos-, Palmkern- und ähnliche Öle 191,
für Palmfett 247,
und für alle übrigen Fette 273.

Die so gefundene Menge wird von dem Prozentsatz an Verunreinigungen abgezogen.

3. In gewissen Fällen können die Lösungen des Fettes selbst nach der Filtration noch mineralische Substanzen enthalten, die zu den Verunreinigungen auf dem Filter gerechnet werden müssen. Es genügt, das Lösungsmittel abzudampfen und die Asche zu bestimmen.

5. Asche. Vorbemerkung. Die Asche ist der mineralische Rückstand des filtrierten Fettes. Ihr prozentualer Anteil darf nicht zu den in einem Lösungsmittel unlöslichen Verunreinigungen addiert werden. Dadurch wird verhindert, daß gewisse Elemente zweimal gezählt werden. Andererseits kann es (als Folge der Bestimmung der Verunreinigungen) notwendig werden, die Asche in dem gereinigten Fett nach der Entfernung des Lösungsmittels zu bestimmen. In einem solchen Falle wird der Prozentsatz an Asche dem der Verunreinigungen zugefügt.

Methode. Man wiegt 10 bis 15 g Fett in eine geeignete Abdampfschale ein, erhitzt vorsichtig bis zum Entflammungspunkt und läßt die Substanz spontan verbrennen. Um einen Verlust an flüchtigen Alkalisalzen zu verhindern, wäscht man den verkohlten Rückstand mit heißem Wasser und filtriert die Lösung durch ein aschefreies Filter. Filter und verkohlter Rückstand werden dann bis zur völligen Veraschung verbrannt. Man kann das Verfahren durch Hinzufügen einiger Tropfen Wasserstoffperoxidlösung und durch Veraschen in einem schwachen Sauerstoffstrom erleichtern. Nach dem Erkalten wird der filtrierte Teil wieder in die Abdampfschale gegeben und auf dem Wasserbad abgedampft. Schließlich verascht man das Ganze. Die Asche wird gegebenenfalls wieder durch Zusatz von Ammoniumcarbonat oder mit Kohlensäure gesättigtem Wasser in die Carbonate übergeführt.

II. Kennzahlen

a. Bestimmung der Säurezahl und des Säuregrades

Als Säuregrad bezeichnet man die Anzahl Milliliter 1 n Kaliumhydroxidlösung, die notwendig ist, um die in 100 g Fett oder Öl vorhandene freie Säure zu neutralisieren.

Die Säurezahl (SZ) gibt an, wieviel Milligramm Kaliumhydroxid zur Neutralisation der in 1 g Substanz vorhandenen freien organischen Säuren notwendig sind.

Bei bekanntem Säuregrad ergibt sich die Säurezahl durch Multiplikation mit 0,56. Der Prozentgehalt an freier Säure ist rund halb so groß wie die Säurezahl. Die Bestimmung des Säuregrades ist zugleich eine Reinheitskonstante und bietet einen guten Anhaltspunkt für die Qualität eines Öles, da der Säuregrad bei unsachgemäßer Lagerung schnell ansteigt. Die Säurezahl dagegen macht bei Wachsen, Walrat, Harzen oder Balsamen Aussagen über die in diesen Substanzen von Natur aus vorkommenden freien Säuren. Die Säurezahl ist damit eine charakterisierende Kennzahl für diese Naturprodukte. In Übereinstimmung mit den Gepflogenheiten der Fettchemie wird heute diese Unterscheidung auch den Arzneibuchmonographien zugrunde gelegt.

1. Säurezahl. Nach DAB 7 – BRD wird die Säurezahlbestimmung wie folgt durchgeführt:

10,0 g Substanz, bis zur 2. Dezimale des Grammgewichtes gewogen, werden in einem 250-ml-Erlenmeyerkolben mit 50 ml einer zuvor gegen Phenolphthalein neutralisierten Mischung gleicher Teile Äther und Äthanol 96% versetzt. Falls erforderlich, wird am Rückflußkühler auf dem Wasserbad unter Umschwenken erwärmt und das oben angegebene Lösungsmittelgemisch bis zur vollständigen Lösung zugesetzt. Nach dem Erkalten und Zugabe von 1,0 ml Phenolphthaleinlösung wird mit 0,1 n Natronlauge titriert.

Scheidet sich während der Titration ein Teil der Substanz aus, so muß diese durch Zusatz von weiterem Äther-Äthanol-Gemisch wieder in Lösung gebracht werden.

$$\text{Säurezahl} = \frac{a \cdot 5{,}61}{e},$$

a = Verbrauch Milliliter 0,1 n Natronlauge,
e = Einwaage in Gramm.

In ähnlicher Weise gehen die meisten anderen Pharmakopöen vor. Nach USP XVII und NF XII wird, wenn das Öl zum Zwecke der Konservierung mit Kohlendioxid gesättigt wurde, die Alkohol-Äther-Lösung vor der Titration 10 Min. vorsichtig am Rückflußkühler erwärmt. Das Öl kann auch vom Kohlendioxid befreit werden, indem es 24 Std. vor dem Wiegen des Musters in einer flachen Schale in einen Vakuumexsikkator gesetzt wird.

Jap. 61 gibt in der nachfolgenden Tabelle die abzuwiegende Menge und das Vol. des Lösungsmittels nach der Höhe der Säurezahl der zu analysierenden Substanz an:

Säurezahl	Menge des Musters g	Volumen des Lösungsmittels ml
0–0,4	50	50
0,4–2,0	30	50
2,0–60	10	25
60–100	2	25
100–200	0,5	20

CF 65 schreibt bei Essenzen, die leicht verseifbare Ester enthalten, eine 0,05 n Kaliumhydroxidlösung zur Titration vor.

Die IUPAC-Standard-Methode verwendet eine 0,1 n äthanolische Kalilauge und gibt eine eigene Vorschrift zur Herstellung einer stabilen Normallösung.

2. Säuregrad. DAB 6: Zur Bestimmung der freien Säure werden 5 bis 10 g Fett oder Öl in 30 bis 40 ml einer säurefreien Mischung gleicher Raumteile Äther und absoluten Alkohols gelöst und mit 0,1 n Kalilauge unter Zusatz von 1 ml Phenolphthaleinlösung als Indikator titriert. Scheidet sich während der Titration ein Teil des Fettes oder Öles aus, so muß ein weiterer Zusatz von Äther-Alkohol-Mischung erfolgen.

Auch hier decken sich im Prinzip die Vorschriften der meisten Arzneibücher.

b. Bestimmung der Verseifungszahl (VZ)

DAB 6: Die Verseifungszahl gibt an, wieviel Milligramm Kaliumhydroxid zur Bindung der in 1 g Fett, Öl, Wachs oder Balsam enthaltenen freien Säure und zur Verseifung der Ester verbraucht sind. Die Mengen sind genau zu wägen.

Die Bestimmung der Verseifungszahl wird, sofern bei einzelnen Artikeln nicht besondere Vorschriften gegeben sind, in folgender Weise ausgeführt:

Man wägt 1 bis 2 g des zu untersuchenden Stoffes in einem Kölbchen aus Jenaer Glas von 150 ml Inhalt ab, setzt 25 ml weingeistige 0,5 n Kalilauge hinzu, verschließt das Kölbchen mit einem durchbohrten Kork, durch dessen Öffnung ein 75 cm langes Kühlrohr aus Kaliglas führt, erhitzt die Mischung unter häufigem Umschwenken auf dem Wasserbad und erhält sie etwa eine halbe Std. lang im schwachen Sieden, bis die Flüssigkeit klar geworden ist. Um die Verseifung zu vervollständigen, mischt man den Kolbeninhalt durch wiederholtes, vorsichtiges Umschwenken, wobei darauf zu achten ist, daß die Flüssigkeit nicht an den Kork oder das Kühlrohr spritzt. Man titriert sodann in der noch heißen Lösung nach Zusatz von 1 ml Phenolphthaleinlösung sofort mit 0,5 n Salzsäure den Überschuß an Kalilauge zurück (1 ml 0,5 n Salzsäure = 28,055 mg Kaliumhydroxid, Phenolphthalein als Indikator).

Bei jeder Versuchsreihe sind mehrere Blindversuche in gleicher Weise, aber ohne Anwendung des betreffenden Stoffes auszuführen, um den Wirkungswert der weingeistigen Kalilauge gegenüber der 0,5 n Salzsäure festzustellen.

DAB 7 – BRD gibt unter Fortlassung von Einzelangaben bei der Definition der Verseifungszahl lediglich an, wieviel Milligramm Kaliumhydroxid zur Bindung der freien Säure und zur Verseifung der Ester von 1 g Substanz notwendig sind.

Die Bestimmung erfolgt, falls nichts anderes angegeben ist, nach folgender Vorschrift:

2,0 g Substanz, genau gewogen, werden in einem 250-ml-Kolben mit 25,00 ml 0,5 n äthanolischer Kalilauge unter häufigem Umschwenken auf dem Wasserbad 30 Min. lang unter Rückfluß erhitzt. Die heiße Lösung wird nach Zusatz von 1,0 ml Phenolphthaleinlösung mit 0,5 n Salzsäure titriert. Bei jeder Versuchsreihe ist ein Blindversuch auszuführen.

$$\text{Verseifungszahl} = \frac{(b-a) \cdot 28{,}05}{e},$$

a = Verbrauch Milliliter 0,5 n Salzsäure im Hauptversuch,
b = Verbrauch Milliliter 0,5 n Salzsäure im Blindversuch,
e = Einwaage in Gramm.

Im Prinzip gleichartige Vorschriften mit nachfolgenden Einschränkungen geben PI.Ed. I/1, USP XVII, NF XII, BP 63, Jap. 61, Ph.Dan. IX, Ross. 9, ÖAB 9, Ph.Helv. V.

ÖAB 9 läßt widerstandsfähiges Glas verwenden und den Rückflußkühler mit einem Natronkalkrohr versehen. Ph.Helv.V schreibt als Indikator Thymolblau vor und läßt 5 g mit 50 ml 0,5 n weingeistiger Kalilauge vorlegen.

Ross. 9 macht darauf aufmerksam, daß sich das Ende der Verseifung durch vollständige Klarheit und Homogenität der gebildeten Lösung anzeigt. Selbst nach Verdünnen mit Wasser darf sich dieses Kriterium nicht ändern. Wenn die zu analysierende Substanz schwierig zu verseifen ist, werden 5 bis 10 ml Xylol hinzugegeben und die Erhitzung den einzelnen Artikeln entsprechend lang durchgeführt. Ein Blindversuch ist vorgeschrieben.

Nach den IUPAC-Standard-Methoden wird die Verseifung unter sonst gleichen Bedingungen über einen Zeitraum von 60 Min. durchgeführt.

c. Bestimmung der Esterzahl (EZ)

DAB 7 – DDR: Die Esterzahl gibt an, wieviel Milligramm Kaliumhydroxid zur vollständigen Verseifung der in 1 g Fett, fettem Öl oder einer anderen in Betracht kommenden Substanz vorhandenen Ester notwendig sind. Die Esterzahl ergibt sich somit als Differenz zwischen Verseifungs- und Säurezahl. Die Bestimmung der Esterzahl erfolgt nach der im Einzelfall gegebenen Vorschrift. Ähnlich Jap. 61, ÖAB 9, CF 65, Ph.Helv. V, Ross. 9.

USP XVII und NF XII geben neben der gleichartigen Definition nachfolgende Vorschrift:

1,5 bis 2 g der Substanz werden in einem tarierten 250-ml-Kolben genau gewogen, 20 bis 30 ml neutralisierter Alkohol hinzugegeben und geschüttelt. Unter Zusatz von 1 ml Phenolphthaleinlösung wird mit 0,5 n alkoholischer Kaliumhydroxidlösung titriert, bis die freie Säure neutralisiert ist. Dann setzt man 25,0 ml 0,5 n alkoholische Kaliumhydroxidlösung zu. Mit aufgesetztem Rückflußkühler wird unter häufigem Schwenken 30 Min. auf dem Dampfbad erhitzt. Der Überschuß an Kaliumhydroxid wird mit 0,5 n Salzsäure zurücktitriert. Blindversuch ist erforderlich.

Nach BP 63 ist die Esterzahl einer Substanz die Anzahl Milligramm Kaliumhydroxid, die benötigt wird, um die bei der vollständigen Hydrolyse von 1 g resultierende Säure zu neutralisieren. Die Esterzahl wird bestimmt nach der unten bei „Bestimmung von Estern" beschriebenen Methode und nach der folgenden Formel berechnet:

$$\text{Esterzahl} = \frac{m \cdot 28{,}05}{w},$$

m = Vol. in Milliliter der 0,5 n alkoholischen Kaliumhydroxidlösung, die zur Verseifung der Ester benötigt wurde,
w = Gewicht in Gramm der verwendeten Substanz.

Bestimmung von Estern BP 63. Der zu verwendende Alkohol (95%) wird gründlich gekocht, um das Kohlendioxid zu entfernen, dann wird er gegen Phenolphthaleinlösung neutralisiert. Wenn in der Monographie nichts anderes angegeben ist, werden etwa 2 g der Substanz oder eine geeignete Menge abgewogen, so daß das Vol. 0,5 n alkoholischer Kaliumhydroxidlösung, das hinzuzugeben ist, mindestens doppelt so groß ist wie das theoretisch benötigte. Man löst in 5 ml neutralisiertem Alkohol in einem Hartglaskolben auf und titriert die freie Säure in der Lösung mit 0,1 n alkoholischer Kaliumhydroxidlösung (0,2 ml Phenolphthaleinlösung als Indikator). 20 ml 0,5 n alkoholische Kaliumhydroxidlösung werden hinzugegeben, das Ganze unter Rückflußkühlung 1 Std. auf dem Wasserbad gekocht, 20 ml Wasser hinzugefügt und der Alkaliüberschuß mit 0,5 n Salzsäure titriert (nochmals 0,2 ml Phenolphthaleinlösung als Indikator). Ein Blindversuch ist erforderlich.

Die Differenz zwischen den Titrationen entspricht der zur Verseifung der Ester benötigten Alkalimenge.

d. Auswertung der Säurezahl, Verseifungszahl und Esterzahl

DGF-Einheitsmethoden.

Die nachstehend angegebene Auswertung der Säurezahl, Verseifungszahl und Esterzahl ist nur anwendbar bei Fetten, die ihre Fettsäuren in freier Form oder verestert als Triglyceride, nicht aber als innere Ester oder als Anhydride enthalten. Ferner dürfen Fettbegleitstoffe, wie Unverseifbares, Phosphatide u.ä. nur in ganz geringen Mengen vorhanden sein. Zur Ermittlung des mittleren M.G. der Gesamtfettsäuren ist deren Verseifungszahl zu benutzen, da bei Verwendung der Säurezahl etwa vorhandene Anhydride, Lactone u.ä. nicht berücksichtigt würden.

Gegeben:
SZ, VZ, EZ des Fettes,
VZ der Gesamtfettsäuren (VZs).
Berechnet:

$$\text{Mittleres M.G. der Gesamtfettsäuren} = \frac{56\,104}{\text{VZs}}$$

$$\% \text{ freie Fettsäuren} = \frac{100 \cdot \text{SZ}}{\text{VZs}} = \frac{100 \cdot \text{SZ} \cdot \text{mittl. M.G.}}{56\,104}$$

$$\% \text{ Gesamtfettsäuren} = \frac{100 \cdot \text{VZ}}{\text{VZs}}$$

$$\% \text{ Triglyceride} = 100 - \frac{100 \cdot \text{SZ}}{\text{VZs}}$$

$$\% \text{ Glycerin} = 0{,}0547 \cdot \text{EZ}.$$

Bei hohen Säurezahlen kann die Anwendung obenstehender Formel zur Berechnung der freien Fettsäuren infolge eines Unterschieds von SZ der freien Fettsäuren von VZ der Gesamtfettsäuren zu Fehlschlüssen führen. In diesem Falle empfiehlt es sich, die freien Fettsäuren nach der unter D-IV 5 der DGF-Einheitsmethoden angegebenen Methode direkt zu bestimmen.

Sofern die Art des Fettes genau bekannt ist, kann das für die Errechnung des Säuregehaltes benötigte mittlere M.G. der freien Gesamtfettsäuren auch aus folgender Tabelle entnommen werden:

Fett	Mittleres M.G. der Gesamtfettsäuren	Fett	Mittleres M.G. der Gesamtfettsäuren
Baumwollsaatöl	282	Palmkernöl	217
Butterfett	262	Perillaöl	287
Dorschleberol	291	Ricinusöl	295
Erdnußöl	281	Rindertalg	278
Heringsöl	306	Rüböl	314
Holzöl	284	Safloröl	295
Kokosöl	203	Schweineschmalz	278
Leinöl	274	Sesamöl	283
Mandelöl	279	Sojaöl	291
Mohnöl	279	Sonnenblumenöl	283
Olivenöl	283	Walöl	281
Palmöl	269		

Der ungefähre Gehalt an freien Fettsäuren kann auch aus der Säurezahl allein errechnet werden, wenn die Art des untersuchten Fettes bekannt ist. In derartigen Fällen sind die in nachstehender Tabelle enthaltenen Umrechnungsfaktoren zu benutzen:

Art des Fettes	1 SZ-Einheit entspr. freien Fettsäuren %	berechnet als	M.G.
Kokos-, Palmkern-, Tukuman-, Babassufett u.dgl.	0,346	Laurinsäure	200
Palmfett	0,456	Palmitinsäure	256
Ölsäurereiche Fette	0,503	Ölsäure	282
Ricinusöl	0,53	Ricinolsäure	298
Rüböl	0,602	Erucasäure	338

Aus der Höhe der Verseifungszahl kann auf das Vorliegen bestimmter Fettsäuren geschlossen werden. VZ um 190 sind charakteristisch für Fette, die hauptsächlich unsubstituierte Säuren der C_{18}-Reihe enthalten. Bei Gegenwart höher molekularer Fettsäuren, wie Erucasäure, werden entsprechend niedrigere VZ, meist um 175, gefunden. VZ um 200 bis 210 deuten auf das Vorhandensein von Palmitinsäure neben Säuren der C_{18}-Reihe hin, während höhere VZ – um 240 bis 250 – den Fetten eigen sind, die Laurin- und Myristinsäure und andere niedrigmolekulare Säuren enthalten.

e. Bestimmung der Buchner-Zahl (Bu-Z)

Diese dient zur Ermittlung der in verdünntem Alkohol kalt löslichen Fett- und Harzsäuren, die möglicherweise im Wachs enthalten sind.

5 g der Wachssubstanz werden in einem Erlenmeyerkolben mit 100 ml 80% (Vol.) Äthylalkohol versetzt und nach dem Wägen des Kolbens samt Inhalt unter Umschütteln 5 Min. zum schwachen Sieden gebracht, wobei das Wachs natürlich völlig gelöst sein muß. Nach 24std. Stehenlassen des verschlossenen Kolbens in der Kälte zur restlosen Ausfällung der unlöslichen, freien Wachssäuren wird nochmals gewogen und das ursprüngliche Gewicht erforderlichenfalls durch Nachfüllen von 80%igem Alkohol wiederhergestellt. Hierauf wird nach Umschütteln filtriert und in 50 ml des Filtrates mit Phenolphthalein als Indikator die zur Neutralisation erforderliche Anzahl mg KOH mit 0,5 n Lauge ermittelt. Die Bu-Z wird hieraus unter Berücksichtigung der für die verwendete Filtratmenge sich ergebenden Wachssubstanz analog der SZ berechnet. Aus der Differenz der SZ und Bu-Z läßt sich dann der Gehalt an freier Fett- und Harzsäure in 1 g des untersuchten Wachses errechnen, denn die reinen Wachssäuren sind in 80%igem Alkohol nicht löslich, sondern fallen aus diesem in der Kälte aus.

f. Bestimmung der Reichert-Meißl-Zahl (R-M-Z) und der Polenske-Zahl (Po-Z)

Beide Kennzahlen sind ein Maß für die mit Wasserdampf flüchtigen Fettsäuren. Die Bestimmung beider Kennzahlen findet bei der Untersuchung von Speisefetten, insbesondere bei Butter-, Kokos- und Palmkernfett u. a., Verwendung. Der Gehalt an wasserlöslichen und wasserunlöslichen flüchtigen Fettsäuren läßt Rückschlüsse auf die Art des untersuchten Fettes zu und erlaubt vielfach den Nachweis der Vermischung verschiedener Fettarten.

Die Reichert-Meißl-Zahl gibt die Anzahl Milliliter 0,1 n Alkalilauge an, die zum Neutralisieren der aus 5 g Fett bei bestimmter Versuchsanordnung mit Wasserdampf flüchtigen, wasserlöslichen Fettsäuren erforderlich ist.

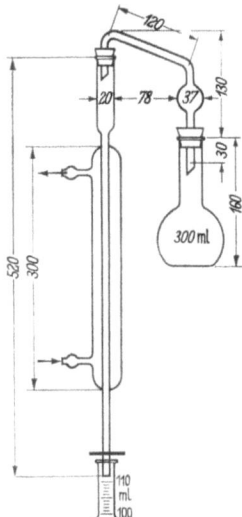

Abb. 191.

Die Polenske-Zahl gibt die Anzahl Milliliter 0,1 n Alkalilauge an, die zum Neutralisieren der aus 5 g Fett bei bestimmter Versuchsanordnung mit Wasserdampf flüchtigen, wasserunlöslichen Fettsäuren erforderlich ist. Für beide Verfahren verwende man die nebenstehend abgebildete Destilliervorrichtung.

Vorschrift für R-M-Z nach DGF C-V 7a (57). 5 g Fett werden in einem Stehkolben aus Jenaer Glas von 300 ml Inhalt auf ± 0,01 g genau eingewogen und mit 5 ml kohlensäurefreier 35%iger Kalilauge sowie mit 4 ml Glycerin unter ständigem Umschwenken über kleiner Flamme verseift, bis die Flüssigkeit klar geworden ist. Die Verseifung soll in längstens 15 Min. beendet sein. Nach Abkühlung auf etwa 80° setzt man 90 ml frisch ausgekochtes Wasser von etwa gleicher Temperatur zu. Die klare wäßrige Seifenlösung muß farblos oder darf nur schwach gelblich gefärbt sein. Die Lösung wird hierauf mit 0,6 bis 0,7 g Bimssteinpulver und mit 50 ml verdünnter Schwefelsäure (25 ml konz. Schwefelsäure in 1 Ltr.) versetzt und der Kolben sofort in die vorgeschriebene Apparatur eingesetzt. Der Kolben steht auf einem flachen Asbestteller mit 6,5 cm breitem Ausschnitt und wird mit der wenig abgestumpften Spitze der voll brennenden, freien Flamme erhitzt, so daß in 19 bis 20 Min. 110 ml Destillat übergehen. Sobald genau 110 ml überdestilliert sind, wird die Flamme entfernt und die Vorlage durch ein anderes Gefäß ersetzt. Die Vorlage wird 10 Min. so tief wie möglich in Wasser von 15° eingetaucht. Unter Vermeidung starken Schüttelns wird durch 4- bis 5maliges Umkehren des verschlossenen Kolbens das Destillat gemischt und hierauf durch ein trockenes, gehärtetes Filter (7 cm Durchmesser) filtriert. Eine Trübung des Filtrats durch emulgierte feste Säure läßt sich durch Schütteln mit wenig Kieselgur entfernen. 100 ml des Filtrats werden nach Zusatz von 3 bis 4 Tropfen neutraler alkoholischer Phenolphthaleinlösung (1%ig) mit 0,1 n Alkalilauge titriert. In gleicher Weise wird ein Blindversuch ausgeführt.

Berechnung:
$$\text{R-M-Z} = (a - b) \cdot 1{,}1,$$

a = verbrauchte Milliliter 0,1 n Alkalilauge im Hauptversuch,
b = verbrauchte Milliliter 0,1 n Alkalilauge im Blindversuch.

Vorschrift für Po-Z. Die bei der Bestimmung der Reichert-Meißl-Zahl abgetrennten, wasserunlöslichen, flüchtigen Säuren, die sich auf dem Filter befinden, werden dreimal mit je 15 ml Wasser ausgewaschen, mit dem man jeweils auch Kühlrohr und Vorlage nachspült. Die letzten 10 ml des Waschwassers dürfen nicht mehr als 1 Tr. 0,1 n Alkalilauge (Phenolphthalein) verbrauchen. Die wasserunlöslichen Säuren bringt man mit dreimal 15 ml neutralem Alkohol (90%ig) in Lösung, indem man in gleicher Weise wie beim Auswaschen mit Wasser verfährt, und titriert die vereinigten alkoholischen Filtrate nach Zusatz von Phenolphthaleinlösung mit 0,1 n Alkalilauge.

Berechnung:
Po-Z = verbrauchte Milliliter 0,1 n Alkalilauge.

Anmerkung. Die Abweichungen zwischen 2 Parallelbestimmungen sollen für Po-Z bis 2 nicht mehr als 10%, für Po-Z 2 bis 5 höchstens 8% und für Po-Z über 10 höchstens 4% betragen. Eine Kontrollanalyse mit reinem Schweinefett muß Po-Z 0,2 bis höchstens 0,5 ergeben.

g. Bestimmung der Jodzahl (JZ)

Grundlage aller Verfahren ist die Einwirkung eines Überschusses von Halogenlösung auf das Fett und die maßanalytische Bestimmung des nicht angelagerten Halogens. Art und Zusammensetzung der Halogenlösung, der Halogenüberschuß und die Dauer der Einwirkung variieren bei den verschiedenen Methoden. Die Ergebnisse aller Verfahren werden durch die genannten Versuchsbedingungen sowie durch Belichtung mehr oder weniger beeinflußt. Daher ist es zur Erzielung reproduzierbarer Werte notwendig, die Durchführungsvorschriften der einzelnen Verfahren genau einzuhalten.

DAB 7 – BRD enthält folgende Bestimmung:

Die anzuwendende Substanzmenge richtet sich nach der zu erwartenden Jodzahl und ist der nachstehenden Tabelle zu entnehmen:

Erwartete Jodzahl	Einwaage g
0–20	0,5–1,0
20–60	0,3–0,5
60–120	0,2–0,3
120–200	0,10

Die angegebene Substanzmenge, genau gewogen, wird in einem 200-ml-Jodzahlkolben in 10,0 ml Chloroform gelöst und mit 25,00 ml 0,2 n Brom versetzt. (1000 ml wasserfreies Methanol werden mit 150 g getrocknetem Natriumbromid zur Sättigung geschüttelt. Nach dem Absetzenlassen werden 1000 ml der Lösung abgegossen und aus einer Bürette mit Glasstopfen mit 5,20 ml Brom versetzt.) Unbeschadet etwa ausgefallenen Natriumbromids läßt man den verschlossenen Kolben nach kurzem Umschwenken 30 Min. lang, bei Jodzahl über 120 2 Std. lang stehen. Nach Zusatz von 15,0 ml Kaliumjodidlösung (10%) wird mit 0,1 n Natriumthiosulfat unter Zusatz von Stärkelösung titriert. Bei jeder Versuchsreihe ist ein Blindversuch auszuführen.

$$\text{Jodzahl} = \frac{(b-a) \cdot 1{,}269}{e},$$

a = Verbrauch Milliliter 0,1 n Natriumthiosulfat im Hauptversuch,
b = Verbrauch Milliliter 0,1 n Natriumthiosulfat im Blindversuch,
e = Einwaage in Gramm.

Nord. 63 macht über die Jodzahlbestimmung ähnliche Angaben.

DAB 7 – DDR führt zur Bestimmung der Jodzahl folgendes aus:

Die Jodzahl gibt an, wieviel Gramm Halogen, berechnet als Jod, von 100 g Fett, fettem Öl oder einer anderen ungesättigten Substanz angelagert werden können.

Die für die Bestimmung der Jodzahl einzuwägende Substanzmenge, die von der Größe der zu erwartenden Jodzahl abhängt, ist der folgenden Tabelle zu entnehmen:

Jodzahl	Substanzmenge g
0–30	1,1000–0,7000
31–50	0,7000–0,5000
51–100	0,5000–0,2500
101–150	0,2500–0,1500
über 150	weniger als 0,1500

Die Substanz wird in einem 1-ml-Mikrobecherglas gewogen, mit diesem in einen mit Glasstopfen verschließbaren 300-ml-Erlenmeyerkolben gegeben und in 15,0 ml Tetrachlorkohlenstoff gelöst. Der Lösung werden aus einer Bürette 20,00 ml 0,2 n Jodmonochlorid-Jodlösung zugesetzt. Danach wird die Mischung vorsichtig geschüttelt und vor Licht geschützt 30 Min. stehengelassen. Anschließend werden 100 ml Wasser und 7,5 ml frisch bereitete Kaliumjodidlösung (20,0/100,0 ml) hinzugefügt. Der Jodüberschuß wird unverzüg-

lich mit 0,1 n Natriumthiosulfatlösung unter Schütteln titriert. Sobald die Lösung nur noch schwach gelb gefärbt ist, werden 2,0 ml Stärkelösung hinzugefügt.
Unter den gleichen Bedingungen ist ein Blindversuch durchzuführen.

Berechnung:

$$\text{Jodzahl} = \frac{1{,}269 \cdot (b - a)}{e},$$

a = Anzahl Milliliter verbrauchter 0,1 n Natriumthiosulfatlösung,
b = Anzahl Milliliter verbrauchter 0,1 n Natriumthiosulfatlösung im Blindversuch,
e = Einwaage der Substanz in Gramm.

Pl.Ed. I/1 läßt die Jodzahl wie folgt bestimmen:

Das genau gewogene Öl oder Fett wird in einen 300- bis 500-ml-Schliffkolben gebracht und 15 ml Tetrachlorkohlenstoff zugegeben. Nach dem Lösen werden 25 ml Jodmonochlorid zugegeben. Der Kolben wird mit einem mit Kaliumjodidlösung angefeuchteten Stopfen verschlossen. Nach vorsichtigem Schütteln bleibt die Lösung 1 bis 2 Std. im Dunkeln stehen. Nach dieser Zeit werden 20 ml Kaliumjodidlösung und 150 ml Wasser zugegeben; man schüttelt und titriert mit 0,1 n Natriumthiosulfat-Lsg. unter Verwendung von Stärkelösung als Indikator. Die Anzahl ml der verbrauchten Normallösung wird festgestellt (a). Gleichzeitig wird eine zweite Bestimmung, aber ohne die zu prüfende Substanz, nach derselben Vorschrift durchgeführt und die Anzahl ml der verbrauchten 0,1 n Natriumthiosulfat-Lsg. festgestellt (b). Die Jodzahl wird nach folgender Formel errechnet:

$$\text{Jodzahl} = \frac{(b - a) \cdot 0{,}01269 \cdot 100}{\text{Gewicht der Substanz (in g)}}.$$

Die Substanzmenge wird so gewählt, daß mindestens 70% des zugegebenen Jods nicht verbraucht werden.

BP 63 und Jap. 61 wie Pl.Ed. I/1 mit kleinen Abänderungen.

Ph.Helv. V. Unter Jodzahl versteht die Pharmakopöe die Prozente Halogen, berechnet als Jod, welche ein Fett oder fettes Öl zu addieren vermögen.

Zur Bestimmung werden
  bei Stoffen mit einer Jodzahl zwischen 20 und 50: 0,8–0,5 g,
  bei Stoffen mit einer Jodzahl zwischen 50 und 100: 0,5–0,2 g,
  bei Stoffen mit einer Jodzahl über 100:   0,2–0,1 g

Fett oder fettes Öl in einen trockenen oder mit konz. Essigsäure gespülten Erlenmeyerkolben von 200 bis 300 ml Inhalt mit Glasstopfen genau eingewogen und in 15 ml Chloroform gelöst. Hierauf läßt man aus einer Bürette langsam 25 ml 0,2 n Jodmonobromid zufließen. Der verschlossene Kolben wird unter öfterem Umschütteln 15 Min. lang im Dunkeln stehengelassen. Nun gibt man 15 ml einer frisch bereiteten 10%igen Kaliumjodidlösung hinzu, verdünnt mit etwa 100 ml Wasser und titriert sofort unter häufigem, kräftigem Umschütteln mit 0,1 n Natriumthiosulfat-Lsg. bis zur Entfärbung der wäßrigen Schicht. Gegen Ende der Titration werden 15 bis 20 Tropfen Stärkelösung zugefügt.

Der Titer des Jodmonobromids ist in einem Blindversuch zu ermitteln.
Die Berechnung erfolgt in folgender Weise:

25 ml Jodmonobromid verbrauchen T ml 0,1 n Natriumthiosulfatlösung, 25 ml Jodmonobromid + p g Fett verbrauchen t ml 0,1 n Natriumthiosulfatlösung, p g Fett verbrauchen also $(T - t)$ ml 0,1 n Natriumthiosulfatlösung.

$$1 \text{ ml } 0{,}1 \text{ n } Na_2S_2O_3 = 0{,}012693 \text{ g } J$$

$$\text{Jodzahl} = \frac{100 \cdot (T - t) \cdot 0{,}012693}{p}.$$

Zur Herstellung der Jodmonobromidlösung werden nach HANUS 10 g Jodmonobromid in 500 ml reiner alkoholfreier Essigsäure gelöst. Die Lösung ist möglichst in einer braunen Flasche mit Schliffstopfen aufzubewahren.

ÖAB 9, USP XVII, NF XII sowie Ross. 9 und CF 65 wie Ph.Helv. V mit kleinen Abänderungen. Nach USP XVII und NF XII sollen etwa 800 mg Fett oder 200 mg Öl angewandt werden.

Bei der Bestimmung der Jodzahl wird auch sehr oft die bequeme Methode nach KAUFMANN angewandt, die wie folgt durchgeführt wird:

Die Größe der Fetteinwaage ist folgender Tabelle zu entnehmen:

Erwartete Jodzahl	Einwaage g
0–20	0,5–1,0
20–60	0,3–0,5
60–120	0,2
120 und mehr	0,10–0,12

Das Fett wird in einem Miniaturbecherglas eingewogen, mit diesem in den Jodzahlkolben gebracht und in 10 ml Chloroform gelöst. Dann läßt man 25 ml Bromlösung zufließen, wobei ein Teil des Natriumbromids ausfällt. Hierauf läßt man 30 Min., bei Fetten mit hoher Jodzahl 2 Std. im Dunkeln stehen. Nach Hinzufügen von 15 ml 10%iger Kaliumjodidlösung titriert man mit 0,1 n Natriumthiosulfatlösung und Stärkelösung als Indikator. Gleichzeitig wird in derselben Weise ein Blindversuch angesetzt.

Unter Zugrundelegung der verbrauchten ml 0,1 n Natriumthiosulfatlösung in Blind- und Hauptversuch sowie der Einwaage wird die Jodzahl errechnet.

$$\text{Jodzahl} = \frac{(b-a) \cdot 1{,}269}{e},$$

a = verbrauchte Milliliter 0,1 n Natriumthiosulfatlösung im Hauptversuch,
b = verbrauchte Milliliter 0,1 n Natriumthiosulfatlösung im Blindversuch,
e = Einwaage in Gramm.

Herstellung der Bromlösung. In 100 Teilen Methanol (über gebranntem Kalk destilliert oder Markenware) werden 12 bis 15 Teile Natriumbromid, das bei 130° getrocknet wurde, gelöst. Zweckmäßig hält man eine größere Menge Methanol, über festem Natriumbromid stehend, vorrätig. Zur Herstellung der Bromlösung gießt man 1 l der Natriumbromidlösung ab und läßt dazu aus einer kleinen Bürette mit Glasstopfen 5,2 ml Brom, analysenrein, zufließen.

Eine Laboratoriumsmethode, die zwar bei stark ungesättigten Substanzen zu niedrige Werte liefert, aber bei Jodzahlen bis 100 sehr verläßliche Ergebnisse erzielen läßt und relativ geringe Substanzeinsätze erfordert, ist (a) die Methode nach K. W. ROSENMUND und W. KUHNHENN [Z. Untersuch. Nahr.- u. Genußmitt. *46*, 154 (1923)]. Mit äußerst wenig Material kommt die Methode (b) nach W. TRAPPE [Biochem. Z. *296*, 180 (1938)] aus.

Die genauen Vorschriften finden sich für (a) auch in H. P. KAUFMANN (Analyse der Fette und Fettprodukte I. Algemeiner Teil, Berlin/Göttingen/Heidelberg: Springer 1958, S. 577) und für (b) in N. ZÖLLNER und D. EBERHAGEN (Untersuchung und Bestimmung der Lipoide im Blut, Berlin/Heidelberg/New York: Springer 1965, S. 177).

h. Bestimmung der Rhodanzahl (RhZ)

Zur Kennzeichnung des ungesättigten Charakters eines fetten Öles kann mit größerer Exaktheit und Anwendungsbreite als bei den Halogenen auch die Rhodanzahl herangezogen werden. Von Polyenfettsäuren z. B. wird Rhodan selektiv angelagert. In Verbindung mit der Jodzahl gestattet die Rhodanzahl mit großer Genauigkeit die quantitative Analyse ungesättigter Fettsäuren. Rhodan ist infolge seiner chemischen Eigenschaften schwerer zu handhaben als die Halogene, so daß die Versuchsbedingungen des nachstehenden Verfahrens [DGF C-V 13 (57)] genauestens einzuhalten sind.

Die Rhodanzahl gibt die Teile Rhodan, berechnet auf die äquivalente Menge Jod, an, die von 100 Teilen Fett unter bestimmten Bedingungen gebunden werden.

Herstellung der Reagentien. Eisessig (99 bis 100%), analysenrein, wird über 1% Chromsäureanhydrid 2 Std. am Rückflußkühler zum Sieden erhitzt und darauf mit Hilfe einer Widmer-Kolonne destilliert. Die Fraktion mit Kp. 118 bis 120° wird gesondert aufgefangen und für die Herstellung der Rhodanlösung benutzt.

Essigsäureanhydrid ist durch Destillation so oft zu reinigen, bis der Rückstand nicht mehr braun gefärbt ist. Meistens genügt 2- bis 3maliges Destillieren.

Tetrachlorkohlenstoff wird mehrere Male mit verdünnter Schwefelsäure und darauf einmal mit 30%iger wäßriger Kalilauge ausgeschüttelt. Nach dem Trocknen über festem Ätzkali fraktioniert man unter Zusatz von 10% Phosphorpentoxid mit Hilfe einer Widmer-

Kolonne. Die von 76 bis 78° übergehende Fraktion wird gesondert aufgefangen und zur Herstellung der Rhodanlösung benutzt.

Bleirhodanid muß von größter Reinheit sein, da Verunreinigungen die Haltbarkeit der Rhodanlösungen stark beeinflussen[1]. Zur Herstellung eines brauchbaren Präparates werden 190 g Bleiacetat, analysenrein, in 1 l 30%iger Essigsäure (hergestellt aus reinstem über Chromsäureanhydrid destilliertem Eisessig) gelöst und filtriert. Unter dauerndem Rühren fügt man eine Lösung von 76 g Ammoniumrhodanid in 300 ml Wasser hinzu und filtriert nach 5 Min. den ausgefallenen Niederschlag ab. Man wäscht mit verdünnter Essigsäure erschöpfend aus und trocknet im Vakuumexsikkator aus braunem Glas über Phosphorpentoxid mindestens 14 Tage, bevor das Präparat benutzt wird.

Brom, analysenrein, wird zweckmäßig in einer kleinen Bürette mit eingeschliffenem Stopfen vorrätig gehalten.

Herstellung der Rhodanlösung. 6 Volumenteile gereinigter Eisessig werden mit 1 Volumenteil frisch destilliertem Essigsäureanhydrid und 3 Volumenteilen gereinigtem Tetrachlorkohlenstoff versetzt. Vor der erstmaligen Benutzung bleibt dieses Gemisch mindestens 14 Tage stehen. In eine bei 100° getrocknete Flasche aus Jenaer Glas von 250 ml Inhalt mit eingeschliffenem Stopfen gibt man 200 ml dieses Gemisches und fügt 6 g Bleirhodanid (Handwaage) hinzu. Dazu läßt man 0,6 ml Brom aus der Bürette zufließen und schüttelt bis zur Entfärbung. Nach dem Filtrieren durch einen Trichter mit Doppelfiltern, die vorher bei 100° getrocknet wurden, ist die Lösung, welche farblos sein muß, gebrauchsfertig.

Ausführung der Bestimmung. Die Einwaage richtet sich nach der erwarteten Rhodanzahl und ist samt den hinzuzufügenden Millilitern Rhodanlösung aus folgender Aufstellung zu entnehmen:

Erwartete RhZ	Einwaage g	Rhodanlösung ml
0–30	0,50	25
30–50	0,30	25
50–100	0,15	25
100–150	0,20	50
über 150	0,15	50

Das Fett wird in einem Miniaturbecherglas auf ± 0,5% der Einwaage genau eingewogen und mit diesem in einen Jodzahlkolben gebracht. Dazu läßt man genau 25 bzw. 50 ml Rhodanlösung zufließen, schwenkt nach Verschließen des Kolbens um und läßt 24 Std. im Dunkeln stehen. Darauf gießt man in einem Guß 10%ige Kaliumjodidlösung hinzu, deren Menge ungefähr gleich der angewandten Menge Rhodanlösung sein soll. Nach kräftigem Umschütteln wird mit der gleichen Menge Wasser verdünnt und mit 0,1 n Natriumthiosulfatlösung und Stärke als Indikator titriert.

In gleicher Weise wird ein Blindversuch angesetzt. Sämtliche bei der Bestimmung der Rhodanzahl benutzten Geräte müssen vollständig trocken sein. Sie werden vor Gebrauch mehrere Stunden lang bei 100° im Trockenschrank getrocknet. Die Haltbarkeit der Rhodanlösung ist auf das Ergebnis der Bestimmung von wesentlichem Einfluß. Daher ist außerdem eine Titration der frisch bereiteten Rhodanlösung erforderlich. Lösungen, bei denen ein Titerrückgang von mehr als 0,3% der verbrauchten Milliliter 0,1 n Thiosulfatlösung in 24 Std. festgestellt wird, sind nicht brauchbar.

Berechnung. Unter Zugrundelegung der verbrauchten Milliliter 0,1 n Natriumthiosulfatlösung errechnet man die Rhodanzahl, indem man diesen Verbrauch unter Berücksichtigung der Einwaage auf Jod bezieht.

$$\text{RhZ} = \frac{(b-a) \cdot 1{,}269}{e},$$

a = verbrauchte Milliliter 0,1 n Thiosulfatlösung im Hauptversuch,
b = verbrauchte Milliliter 0,1 n Thiosulfatlösung im Blindversuch,
e = Einwaage in Gramm.

i. Bestimmung der Hydroxylzahl (OHZ)

Fette können hydroxylhaltige Verbindungen in Form von Hydroxyfettsäuren, oxydierten Fettsäuren, höher molekularen Alkoholen sowie Mono- und Diglyceriden u. a. enthalten. Aber auch bei anderen Stoffen ist die Bestimmung der Hydroxylzahl für die Identität,

---

[1] „Bleirhodanid zur Rhodanzahl-Bestimmung" wird von E. Merck, Darmstadt, geliefert.

Reinheit und Zusammensetzung von großer Wichtigkeit. DAB 6 – 3. Nachtr. BRD hat im Prinzip die nachfolgende Methode (z. B. bei Wollwachsalkohol, Cetylstearylalkohol, Adeps solidus, Polyäthylenglykolen u. a.) aufgenommen. Mit Rücksicht auf die große Reaktionsfähigkeit dieser Stoffe ist eine quantitative Erfassung der freien Hydroxylgruppen nur unter Einhaltung der nachstehend beschriebenen Versuchsbedingungen möglich.

Der Bestimmung liegen 3 Reaktionen zugrunde:

1. die Acetylierung der zu erfassenden Hydroxylgruppen in dem vorgeschriebenen Gemisch,
2. die Hydrolyse des überschüssigen Essigsäureanhydrids durch Wasserzusatz und
3. die Neutralisation der bei den Reaktionen 1 und 2 entstandenen Essigsäure bzw. die Verdrängungstitration des gebildeten Pyridinacetats mit weingeistiger 0,5 n Kalilauge.

Die Hydroxylzahl gibt die Anzahl Milligramm KOH an, die notwendig ist, um die von 1 g Fett bei der Acetylierung verbrauchte Essigsäure zu neutralisieren.

Die Hydroxylzahl wird auch als Acetylzahl bezeichnet[1].

Um genaue und reproduzierbare Ergebnisse zu erhalten, sind die Menge und die Einwaage des Acetylierungsgemisches so zu wählen, daß auf 1 Mol OH 4 Mol Essigsäureanhydrid kommen. In einem Rundkolben von 150 ml Inhalt, 55 mm Halslänge und 20 mm Halsweite wird die der vermuteten OHZ entsprechende Fettmenge genau eingewogen. Die Größe der Einwaage und das erforderliche Volumen des Acetylierungsgemisches, das genau abgemessen zuzufügen ist, ist aus der folgenden Tabelle zu ersehen:

Erwartete Hydroxylzahl	Acetylierungs- gemisch ml	Einwaage g
10–100	5,00	2,00
100–150	5,00	1,50
150–200	5,00	1,00
200–250	5,00	0,75
250–300	5,00	0,60
	oder 10,00	1,20
300–350	10,00	1,00
bis 700	15,00	0,75
bis 950	15,00	0,50
bis 1500	15,00	0,30
bis 2000	15,00	0,20

In den Kolbenhals wird ein kleiner Trichter gesetzt, der als Rückflußkühler dient. Der Kolben wird hierauf so in ein Glycerinbad von 95 bis 100° gestellt, daß er 1 cm tief eintaucht. Zur Abschirmung des Kolbenhalses gegen aufsteigende Wärme wird der Kolbenhals mit einer durchbohrten Pappscheibe versehen, die am Halsansatz auf der Rundung des Kolbens liegt. Nach 1 Std. nimmt man den Kolben vom Bad, läßt abkühlen und gibt durch den Trichter 1 ml dest. Wasser zu. Entsteht dabei eine Trübung, so kann sie durch Zugabe von wenig Pyridin wieder behoben werden. Dann schüttelt man das Gemisch, das sich durch die Umwandlung des Anhydrids in Säure erhitzt. Um diese Reaktion mit Sicherheit zu Ende zu führen und um gegebenenfalls gebildete Anhydride zu zerstören, stellt man den Kolben nochmals 10 Min. in das Glycerinbad. Dann läßt man wieder auf Zimmertemperatur abkühlen und spült die am Trichter und am Kolbenhals kondensierte Flüssigkeit mit 5 ml neutralisiertem Alkohol (95%ig) in den Kolben. Hierauf titriert man im Kolben mit 0,5 n alkoholischer Kalilauge in Gegenwart von Phenolphthalein oder, wenn das Gemisch stark braun gefärbt ist, unter Verwendung von Alkaliblau 6 B als Indikator. Gleichzeitig setzt man unter denselben Bedingungen einen Blindversuch an. Die Säurezahl des untersuchten Fettes ist gesondert zu bestimmen.

Unter Berücksichtigung der verbrauchten Milliliter 0,5 n Kalilauge im Haupt- und Blindversuch, sowie der Säurezahl der Probe und der Einwaage wird die Hydroxylzahl errechnet:

$$\text{OHZ} = \frac{(b - a) \cdot 28{,}05}{e} + \text{SZ},$$

a = verbrauchte Milliliter 0,5 n Kalilauge im Hauptversuch,
b = verbrauchte Milliliter 0,5 n Kalilauge im Blindversuch,
e = Einwaage in Gramm.

[1] Im DAB 6 wird eine Acetylierung bei ätherischen Ölen angegeben.

Herstellung des Acetylierungsgemisches. 25 g Essigsäureanhydrid werden in einem 100-ml-Meßkolben mit Pyridin bis zur Marke aufgefüllt, wobei sorgfältig durchgemischt wird. Die so bereitete Lösung muß vor Feuchtigkeit, Kohlensäure und Säuredämpfen geschützt werden. Eine leichte Verfärbung, die durch die Wirkung des Lichtes verursacht wird, ist ohne Bedeutung. Es empfiehlt sich jedoch, das Acetylierungsgemisch in einer braunen Flasche aufzubewahren. Es sind nur absolut reine und trockene Reagentien zu verwenden.

Die im DAB 7 – DDR beschriebene Bestimmung der Hydroxylzahl stimmt im Prinzip mit der vorstehenden überein.

Ph.Helv. V – Suppl. III beschreibt folgendes Verfahren:

Zur Bestimmung der Hydroxylzahl bringt man die jeweils vorgeschriebene Menge Substanz in einen getrockneten Stehkolben von 100 bis 150 ml Inhalt mit eingeschliffenem, etwa 1 m langem Steigrohr und löst sie in 5 ml wasserfreiem Pyridin. Mit Hilfe der bei der Bestimmung des Wassergehaltes nach KARL FISCHER benützten Bürette, jedoch mit einer etwa 15 cm langen Auslaufspitze (s. Abb. 192), gibt man 5 ml Acetylierlösung (genau gemessen) hinzu, wobei die Auslaufspitze der Bürette gerade in die Lösung eintauchen muß. Dabei ist darauf zu achten, daß von dem sich bildenden Addukt aus Pyridin und Acetylchlorid nichts an der Auslaufspitze zurückbleibt. Man verschließt den Kolben mit einem Gummistopfen von glatter Oberfläche und taucht den Kolben unter ständigem Schütteln während 5 Min. in ein Wasserbad von 65 bis 70°. Hierauf wird im fließenden Wasser abgekühlt, mit 10 ml Wasser versetzt und kräftig durchgeschüttelt. Sodann erhitzt man 5 Min. mit aufgesetztem Steigrohr zum Sieden. Nach dem Abkühlen spült man das Steigrohr mit insgesamt 50 ml Wasser durch und titriert die Lösung nach Zusatz von 3 bis 4 Tropfen Phenolphthalein-Lsg. mit weingeistiger 0,5 n Kalilauge bis zur Rosafärbung. In der gleichen Weise wird ein Blindversuch durchgeführt. Die Säurezahl der zu untersuchenden Substanz ist gesondert zu bestimmen. Für die Ausrechnung gilt die gleiche Formel, wie sie im DAB 7 – BRD angegeben ist.

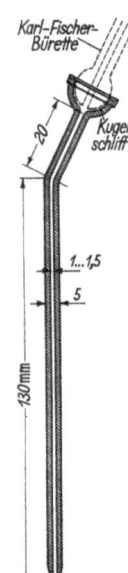

Abb. 192. (aus Ph. Helv. V – Suppl. III).

Im CF 65 wird die Hydroxylzahl wie folgt definiert:

Die Hydroxylzahl gibt die Menge in Milligramm Kaliumhydroxid an, die der zur Veresterung der Hydroxylgruppen in 1 g Substanz notwendigen Säuremenge entspricht.

Mit Propionsäureanhydrid, katalysiert durch p-Toluolsulfonsäure, gelingt es, primäre, sekundäre und tertiäre Alkohole sowie Phenole zu verestern und quantitativ zu bestimmen.

Unter den angegebenen Versuchsbedingungen muß die Menge an zugesetztem Anhydrid mindestens doppelt so hoch sein wie die tatsächlich benötigte Menge. Die Einwaage der Untersuchungsprobe in Gramm soll bei einem einwertigen Alkohol zwischen 1 und $1,5 \cdot 10^{-3}$ Mol betragen; bei mehrwertigen Alkoholen soll die Einwaage umgekehrt proportional der Anzahl der Hydroxylgruppen verringert werden.

Die Bestimmung wird folgendermaßen ausgeführt: Man bringt die Probe in ein 5-ml-Erlenmeyerkölbchen, setzt 2 ml Acylierungsreagens[1] zu, verschließt mit einem Plastikstopfen und schüttelt leicht bis zur vollständigen Lösung. Nach 2stündigem Stehenlassen bei Zimmertemperatur (oder 30 Min. bei 50°) überführt man den Inhalt in einen 500-ml-Erlenmeyerkolben, der 25 ml (genau abgemessen) einer 0,1 n Anilinlösung in Benzol und 30 ml Eisessig enthält. Man schüttelt kräftig und fügt nach 5minütigem Stehenlassen bei Zimmertemperatur 5 Tr. einer 0,1%igen Kristallviolettlösung zu und titriert mit 0,1 n Perchlorsäurelösung in Eisessig bis zum Umschlag nach Smaragdgrün. In gleicher Weise ist ein Blindversuch durchzuführen.

Sollten die Temperaturen der Perchlorsäurelösung bei der Titration des Hauptversuchs und des Blindversuchs verschieden sein, so ist der Titer nach folgender Beziehung zu korrigieren:

$$T' = T (1 \pm 0{,}00105\ \Delta t).$$

T gibt den Titer der Perchlorsäurelösung des Hauptversuchs an. Δt gibt den Temperaturunterschied der Perchlorsäurelösung des Haupt- und Blindversuchs an.

Die Vorzeichen + und — entsprechen bei der Titration des Blindversuchs einer Temperatur unter oder über der des Hauptversuchs.

---

[1] Das Acylierungsreagens wird wie folgt hergestellt: Man löst 1 g einer mindestens 90%-igen p-Toluolsulfonsäure in 30 ml Eisessig, fügt 5 ml Propionsäureanhydrid zu und läßt vor Verwendung mindestens 15 Min. stehen. Das Reagens muß jeden Tag erneuert werden.

Die Hydroxylzahl errechnet sich aus folgender Formel:

$$\frac{(n - n') \cdot T \cdot 5{,}6}{p},$$

n = die Anzahl Milliliter Perchlorsäurelösung, die im Hauptversuch verbraucht werden,
n' = die Anzahl Milliliter Perchlorsäurelösung, die im Blindversuch verbraucht werden,
T = Titer der Perchlorsäurelösung,
p = Einwaage in Gramm.

Enthält das Untersuchungsmaterial Wasser, so bestimmt man den Wassergehalt nach der Mikromethode des CF 65.

Ist der Wassergehalt y Prozent, so errechnet sich die Hydroxylzahl nach folgender Formel:

Gefundene Zahl: $31{,}11 \cdot y$.

Nach Jap. 61 wird die Hydroxylzahl definiert als die Anzahl Milligramm Kaliumhydroxid, die benötigt wird, um Essigsäure, die an die Hydroxylgruppe gebunden ist, zu neutralisieren, wenn 1 g der Probe unter den folgenden Bedingungen acetyliert wird:

Man wiegt etwa 1 g der Probe genau ein, gibt sie in einen langhalsigen Kolben mit rundem Boden und setzt genau 5 ml Essigsäureanhydrid-Pyridin hinzu. Es wird ein kleiner Trichter auf den Kolbenhals aufgesetzt und der Kolben 1 Std. in einem Ölbad von 95 bis 100° erhitzt, um die Acetylierung zu vervollständigen. Nach dem Abkühlen wird durch den Trichter 1 ml Wasser hinzugegeben, das Ganze gründlich gemischt und in einem Ölbad weitere 10 Min. erwärmt. Nach dem Abkühlen werden Trichter und Kolbenhals mit 5 ml neutralem Äthanol gewaschen und mit 0,1 n oder 0,5 n alkoholischer Kaliumhydroxidlösung titriert (Indikator: 1 ml Phenolphthalein-Lsg.).

Man führt in derselben Weise einen Blindversuch aus.

$$\text{Hydroxylzahl} = \frac{(a - b) N \cdot 56{,}1}{\text{Menge des Musters (Gramm)}} + \text{Säurezahl},$$

a = die Anzahl Milliliter äthanolische Kaliumhydroxidlösung, die in dem Blindversuch verbraucht wurden,
b = die Anzahl Milliliter äthanolische Kaliumhydroxidlösung, die für das Muster verbraucht wurden,
N = Normalität von äthanolischer Kaliumhydroxidlösung.

j. Bestimmung der Acetylzahl (AZ)

Nach BP 63 ist die Acetylzahl einer Substanz die Anzahl Milligramm Kaliumhydroxid, die verbraucht wird, um die durch Hydrolyse von 1 g der acetylierten Substanz frei gewordene Essigsäure zu neutralisieren.

a) Bestimmung der Verseifungszahl (S. 380),
b) Acetylierung von 10 g Substanz.

10 g Substanz werden zusammen mit 20 ml Essigsäureanhydrid in einen langhalsigen 200-ml-Kolben mit rundem Boden, der an einen Rückflußkühler angeschlossen ist, gegeben. Man stellt den Kolben auf eine Asbestplatte, in die ein Loch von etwa 4 cm Durchmesser geschnitten wurde und erhitzt mit einer kleinen freien Flamme, die nicht höher als 25 mm ist und nicht bis zum Boden des Kolbens reicht. Man läßt 2 Std. lang schwach sieden, kühlt dann ab und gießt in 600 ml Wasser, das in einem großen Becherglas enthalten ist. Man gibt 0,2 g Vulkanitpulver hinzu, kocht 30 Min., kühlt ab und überführt in einen Scheidetrichter. Man verwirft die untere Schicht, wäscht das acetylierte Produkt drei- oder mehrmals mit je 50 ml einer warmen gesättigten Lösung von Natriumchlorid, bis die Auslaugungen gegen Lackmuspapier nicht mehr sauer reagieren. Es wird schließlich mit 20 ml warmem Wasser ausgeschüttelt und die wäßrige Schicht so vollständig wie möglich abgetrennt. Die acetylierte Substanz wird in eine kleine Schale gegeben, 1 g gepulvertes wasserfreies Natriumsulfat hinzugefügt, gründlich gerührt und durch ein trockenes Faltenfilter filtriert.

Die Verseifungszahl der acetylierten Substanz wird in bekannter Weise durchgeführt.

c) Berechnung der Acetylzahl nach der Formel:

$$\text{Acetylzahl} = \frac{(b - a) \cdot 1335}{1335 - a},$$

a = Verseifungszahl der Substanz,
b = Verseifungszahl der acetylierten Substanz.

NF XII. Die Acetylzahl von Fettsäuren ist die Anzahl Milligramm Kaliumhydroxid, die benötigt wird, um die Essigsäure, die durch Verseifung von 1 g acetylierter Fettsäuren erzielt wurde, zu neutralisieren. Sie wird wie folgt bestimmt:

Man erhitzt 30 g der Fettsäuren, erhalten nach der in der Monographie beschriebenen Weise, mit 30 ml Essigsäureanhydrid 2 Std. am Rückflußkühler, gießt die Mischung in 500 ml Wasser, das in einem 800-ml-Becherglas enthalten ist und hält 15 Min. lang schwach im Sieden, während Kohlendioxid durch die Mischung sprudelt. Man dampft den größeren Teil des Wassers ab und wiederholt den Kochvorgang noch 2mal mit je 500-ml-Portionen Wasser. Das acetylierte Öl wird in einen birnenförmigen 500-ml-Scheidetrichter überführt und mit zwei 200-ml-Portionen Wasser, das auf etwa 50° erwärmt wurde, gewaschen. Man trennt so viel Wasser wie möglich ab, gibt 5 g wasserfreies Natriumsulfat hinzu, schüttelt gut durch, läßt 30 Min. stehen und filtriert durch ein Faltenfilter. Wenn notwendig, wird die Filtration in einem Trockenofen bei 105° ausgeführt.

Man bestimmt 1. die Verseifungszahl von etwa 2 g der acetylierten Säuren, 2. die Säurezahl, ausgedrückt in Milligramm Kaliumhydroxid je Gramm Säuren und berechnet die Acetylzahl A nach der folgenden Formel:

$$A = (S - F)/(1 - 0{,}00075\,S).$$

Hierin bedeuten A die Acetylzahl der freien Fettsäuren, S die Verseifungszahl der acetylierten Fettsäuren und F die Säurezahl der Originalfettsäuren, ausgedrückt als Milligramm Kaliumhydroxid, die benötigt wurden, um 1 g der Fettsäuren zu neutralisieren.

k. Bestimmung der Peroxidzahl

Nach Ph.Dan. IX werden 3 g Fett in 50 ml einer Mischung von 2 T. Chloroform und 3 T. Eisessig aufgelöst, danach mit 1 ml einer gesättigten Kaliumjodidlösung vermischt und nach 60 Sek. 100 ml Wasser zugesetzt. Die Mischung wird unter kräftigem Umschütteln mit 0,1 n Natriumthiosulfatlösung bis zum Farbumschlag titriert (Stärke als Indikator). Der Höchstverbrauch an 0,1 n Thiosulfatlösung darf betragen bei

Adeps suillus	0,30 ml	Ol. Lini	1,00 ml
Ol. Arachidis	0,50 ml	Ol. Olivarum	0,40 ml
Ol. Cacao	0,30 ml	Ol. Rapae	0,50 ml
Ol. Cocos	0,50 ml	Ol. Ricini	0,25 ml.
Ol. Jecoris Aselli	0,40 ml		

Ph.Helv. V – Suppl. II führt zur Bestimmung der Peroxidzahl folgendes aus:

Unter Peroxidzahl versteht die Pharmakopöe die Anzahl Milliliter 0,002 n Natriumthiosulfatlösung, die verbraucht werden, um das von 1 g Fett oder fettem Öl aus Jodwasserstoff freigesetzte Jod zu reduzieren.

Zur Bestimmung der Peroxidzahl wird 1 g geschmolzenes Fett oder fettes Öl (auf 2 Dezimalen genau gewogen) in einem Reagensglas von 18 cm Höhe und 18 mm Durchmesser in 20 ml eines Gemisches von 2 Volumina konzentrierter Essigsäure + 1 Volumen Chloroform gelöst und hierauf mit 1 g pulverisiertem Kaliumjodid versetzt. Dann leitet man Kohlendioxid ein, verschließt das Reagensglas lose mit einem Gummistopfen und erhitzt im Wasserbad. Sobald das Chloroform zu sieden beginnt, entfernt man den Stopfen und erhitzt weiter, bis das Reaktionsgemisch nahe an den Reagensglasrand steigt. Dann kühlt man im fließenden Wasser rasch ab, gießt das Reaktionsgemisch in einen Erlenmeyerkolben von 100 ml Inhalt, in dem sich 25 ml frisch bereitete 1%ige Kaliumjodidlösung befinden und spült das Reagensglas mit weiteren 25 ml dieser Kaliumjodidlösung nach. Das ausgeschiedene Jod wird bei diffusem Licht nach Zusatz von 1 bis 2 ml frisch bereiteter Stärkelösung mit 0,01 n Natriumthiosulfatlösung bis zum Verschwinden der Blaufärbung titriert (Mikrobürette). In genau der gleichen Weise wird ein Blindversuch ausgeführt. Die Berechnung erfolgt nach folgender Formel:

$$\text{Peroxidzahl} = \frac{5 \cdot \alpha}{p},$$

α = Differenz der im Haupt- und Blindversuch verbrauchten Anzahl Milliliter 0,01 n Natriumthiosulfatlösung,
p = Substanzmenge in Gramm.

Da die Resultate dieser Bestimmung außerordentlich stark von Einzelheiten abhängig sind, seien auch die Angaben des DAB 7 – BRD aufgeführt.

Die Peroxidzahl gibt an, wieviel Milliäquivalente Sauerstoff in 1000 g Substanz unter den Bedingungen des nachstehenden Verfahrens erfaßbar sind.

Die Bestimmung erfolgt in einem 100-ml-Kolben, der durch Schliff mit einem etwa 25 cm langen Glasrohr von etwa 22 mm lichter Weite verbunden ist. Das Rohr wird oben durch einen Einhängekühler verschlossen. Der Kolben wird auf einer durchlochten Asbestplatte mit einer kleinen, den Kolben nicht berührenden Flamme (Mikrobrenner) erhitzt.

In dem sorgfältig entfetteten und getrockneten Kolben werden 10,0 ml Essigsäure (99%) und 10,0 ml Chloroform bei aufgesetztem Glasrohr mit Kühler 2 Min. lang mit kleiner Flamme zum Sieden erhitzt. Darauf wird unter Anheben des Kühlers eine frisch bereitete Lösung von 1,0 g Kaliumjodid in 1,3 ml Wasser durch das Rohr langsam zugegeben, ohne das Sieden zu unterbrechen. Färbt sich der Kolbeninhalt schon ohne Fettzusatz gelb, ist der Ansatz zu verwerfen.

Nach weiterem 2 Min. langem Sieden wird 1,0 g Substanz bis zur 3. Dezimale des Grammgewichts gewogen, in einem Mikrobecherglässchen mit Hilfe eines Glasstabes, dessen Ende zu einem senkrecht abgewinkelten Ring geformt ist, ohne Unterbrechung des Siedens langsam durch das Rohr in den Kolben eingeführt. Nach 3 bis 4 Min. langem Sieden stellt man die Heizung ab, nimmt den Kühler heraus, gibt durch das Rohr auf einmal 50 ml eisgekühltes Wasser, das vorher durch Auskochen entlüftet wurde, hinzu und kühlt unter fließendem Wasser unter schwachem Umschwenken schnell auf Raumtemperatur ab. Nach Zugabe von 1,0 ml Stärkelösung wird mit 0,01 n Natriumthiosulfat-Lsg. titriert.

$$\text{Peroxidzahl} = \frac{a \cdot 10}{e},$$

a = Verbrauch Milliliter 0,01 n Natriumthiosulfat-Lsg.,
e = Einwaage in Gramm.

Als Peroxidzahl wird im ÖAB 9 die Anzahl Milliäquivalente aktiver Sauerstoff bezeichnet, die in 1000 g Fett, fettem Öl oder einer anderen in Betracht kommenden Substanz in Form peroxidischer Verbindungen enthalten und nach dem im folgenden beschriebenen Verfahren bestimmbar ist. Die Peroxidzahl ist zahlenmäßig gleich der Anzahl Milliliter 0,01 n Natriumthiosulfatlösung, die notwendig ist, um das von 1 g der zu untersuchenden Substanz aus Jodid freigesetzte Jod zu reduzieren.

Zur Bestimmung werden etwa 5,00 g Fett oder fettes Öl in einen 250 ml fassenden Schliffkolben eingewogen und in 50 ml eines Gemisches von 3 Teilen konz. Essigsäure und 2 Teilen Chloroform gelöst. Hierauf fügt man eine Lösung von 1 g Kaliumjodid in 1 ml Wasser hinzu und schüttelt sofort kräftig durch. Genau 1 Min. nach Einbringen des Kaliumjodids werden 100 ml Wasser zugegeben. Hierauf titriert man das ausgeschiedene Jod unter kräftigem Umschütteln mit 0,01 n Natriumthiosulfatlösung unter Verwendung von Stärkelösung als Indikator (Mikrobürette). Eine zweite Bestimmung führt man in gleicher Weise, ohne die zu untersuchende Substanz, als Blindprobe aus.

Die Peroxidzahl ergibt sich nach der Formel:

$$\text{Peroxidzahl} = \frac{10\,(a - b)}{g},$$

a = Anzahl Milliliter verbrauchter 0,01 n Natriumthiosulfatlösung für die Probe,
b = Anzahl Milliliter verbrauchter 0,01 n Natriumthiosulfatlösung für die Blindprobe,
g = Einwaage der Substanz in Gramm.

BP 63 gibt unter Bestimmung von Peroxiden an:

10 ml Chloroform und 10 ml Eisessig werden in einen 100-ml-Rundkolben gegeben, der mit einem geraden Rückflußkühler (Länge 75 cm, Innendurchmesser 9 mm) durch Glasschliff verbunden ist. Die oberen 15 cm des Rohres werden mit einem Wassermantel gekühlt. Mit einem Mikrogasbrenner, direkt unter dem Kolben, wird die Mischung bis zum oberen Ende des Rohres gekocht. Wenn die Mischung beständig kocht, wird eine Lösung von 1 g Kaliumjodid in Wasser langsam durch das Kühlrohr in den Kolben gegeben, ohne die Kühlung zu unterbrechen. Ein evtl. Niederschlag von Kaliumjodid wird durch Hinzufügen von nicht mehr als 0,3 ml Wasser wieder in Lösung gebracht. Dann fügt man ebenfalls ohne Unterbrechung der Kühlung die zu prüfende Substanz hinzu, indem man die in der Monographie angegebene Menge verwendet. Nun wird das Kühlwasser abgestellt. Man läßt weitere 3 bis 5 Min. kochen, kühlt schnell, gibt 50 ml Wasser hinzu und titriert das frei gewordene Jod mit 0,01 n Natriumthiosulfat-Lsg. und Stärkeschleim als Indikator.

Die Standard-Methoden der IUPAC bezeichnen die Peroxidzahl als ein Maß für den Gehalt an aktivem Sauerstoff im Öl oder Fett.

Reagentien;
1. Sauerstofffreies Chloroform,
2. Sauerstofffreier Eisessig (Sauerstoffentfernung durch Durchleiten von inertem Gas),
3. Gesättigte, wäßrige Lösung von KJ (frei von Jod und Jodat),
4. 0,01 n oder 0,002 n Natriumthiosulfatlösung.

Methode. Die zu untersuchende Probe wird gemäß der folgenden Tabelle bis auf 0,001 g genau in ein Gläschen eingewogen:

Erwartete Peroxidzahl	Probe g
0–150	2,0–1,2
150–250	1,2–0,8
250–400	0,8–0,5
400–700	0,5–0,3

Das Gläschen wird in einen Kolben eingeführt, 10 ml Chloroform zugegeben und das Fett rasch durch Schütteln gelöst. Man versetzt mit 15 ml Eisessig und dann mit 1 ml Kaliumjodidlösung, verschließt sofort den Kolben, schüttelt 1 Min., läßt 5 Min. im Dunkeln stehen und gibt dann 75 ml Wasser hinzu.

Das freigesetzte Jod wird mit Natriumthiosulfatlösung und Stärke als Indikator titriert.

Verbrauch von 0,002 n $Na_2S_2O_3$ für Peroxidzahl unter 100,
Verbrauch von 0,01 n $Na_2S_2O_3$ für Peroxidzahl über 100.

Berechnung:

$$\text{Peroxidzahl} = 8000 \cdot \frac{a \cdot N}{P},$$

a = Zahl der verbrauchten Milliliter $Na_2S_2O_3$-Lösung,
N = genaue Normalität der $Na_2S_2O_3$-Lösung,
P = Gewicht der Probe (Gramm).

Bemerkungen. Falls das Resultat in Millimol Sauerstoff je Kilogramm Fett ausgedrückt werden soll, ist die Peroxidzahl durch 16 zu dividieren.

Für die Angabe in Milliäquivalenten Sauerstoff je Kilogramm Fett ist die Peroxidzahl durch 8 zu dividieren.

III. Physikalische Prüfungsmethoden von Fetten und Fettsäuren und Bestimmung von Einzelbestandteilen in Fetten

Die verschiedenen Arzneibücher geben hierzu nur allgemeine Beschreibungen unter Angabe der jeweils verwendeten Apparaturen.

Die im folgenden angegebenen Vorschriften sind vorwiegend den DGF-Einheitsmethoden entnommen.

a. Bestimmung der Dichte

Die Bestimmung der Dichte (def. bei $t°$) dient zur Identifizierung und Reinheitsprüfung von Fetten. Die Kenntnis der Dichte ist oftmals Voraussetzung zur Ermittlung anderer physikalischer Kennzahlen.

Dichte bei $t°$ bedeutet die Masse einer Volumeneinheit, gemessen in g/ml (g durch Wägung in Luft ermittelt) bei der angegebenen Temperatur $t°$ (Zeichen: Dt[1]). Bis auf 0,000027, d.h. mit einer Annäherung, die bei gewöhnlichen Messungen nicht erreicht wird,

---

[1] Im Abschnitt „Bestimmung der Dichte von Flüssigkeiten" (S. 35) ist das Zeichen d_t gebraucht. Doch sei hier in Anlehnung an die DGF-Einheitsmethoden das Zeichen Dt beibehalten.

ist diese Größe identisch mit der Dichte, bezogen auf 1 ml. Die Dichte Dt stimmt zahlenmäßig mit st_4, d. h. dem Verhältnis der Gewichtsmengen Öl zum Gewicht der volumengleichen Wassermenge (dem sogenannten spezifischen Gewicht) überein, wenn das Gewicht des Wassers auf das Vakuum reduziert wird; andernfalls ist der Zahlenwert für das spezifische Gewicht st_4 um den Faktor 1,00106 größer als die Dichte Dt.

Die Dichte wird an getrockneten und filtrierten Proben bei 20° bestimmt. Befinden sich die Proben bei dieser Temperatur in einem schlecht definierbaren Zustande, so wird die Bestimmung bei 40°, 60° oder noch höheren Temperaturen vorgenommen. Die genaue Ermittlung der Temperatur ist von Wichtigkeit, da die Dichte der Fette um etwa 0,00068 je Grad variiert. Die Messung kann daher gegebenenfalls auch bei einer Temperatur $t°_1$, die in der Nähe der Bezugstemperatur $t°$ liegt, ausgeführt werden. Dt berechnet sich dann aus Dt_1 nach den Formeln:

$$Dt = Dt_1 + (t_1 - t) \cdot 0{,}00068 \quad (\text{für } t_1 > t),$$
$$Dt = Dt_1 - (t - t_1) \cdot 0{,}00068 \quad (\text{für } t_1 < t).$$

Verfahren. Das sorgfältig gereinigte und getrocknete Pyknometer wird nacheinander im leeren Zustande mit dest. Wasser gefüllt und mit dem zu untersuchenden Öl gefüllt gewogen. Nach den bei der Bezugstemperatur vorgenommenen Füllungen muß das Pyknometer stets zum Temperaturausgleich in ein auf dieser Temperatur gehaltenes Bad gebracht werden und 10 Min. lang eine bis auf 0,2° gleiche Temperatur zeigen wie das Bad. Nach dem Herausnehmen aus dem Temperierbad wird das Gerät durch Abtupfen der äußeren Wandung sorgfältig getrocknet.

Die Dichte Dt, d. h. die durch Messung in Luft bestimmte Dichte der Probe bei t Grad, errechnet sich nach folgender Formel:

$$Dt = \frac{(c-a)}{(b-a)} \cdot Dt(\mathrm{H_2O}),$$

a = Gewicht des leeren Pyknometers,
b = Gewicht des mit Wasser gefüllten Pyknometers bei $t°$,
c = Gewicht des mit Öl gefüllten Pyknometers bei $t°$,
$Dt(\mathrm{H_2O})$ = Dichte des Wassers bei $t°$ (aus Tabelle zu entnehmen).

Der so gefundene Näherungswert kann unter Berücksichtigung der Luftdichte korrigiert werden. Wenn (Dt) der korrigierte Wert, 0,0012 die Dichte der Luft und 8,4 die Dichte der benutzten Messinggewichte ist, so gilt:

$$(Dt) = Dt + 0{,}0012 \left(1 - \frac{Dt}{8{,}4}\right).$$

Bei festen Fetten muß man wie folgt vorgehen:

Das Pyknometer wird mit Hilfe einer kleinen Pipette zu 3/4 seiner Höhe mit Fett gefüllt und im Wärmeschrank 1 Std. bei etwa der Schmelztemperatur des betreffenden Fettes stehengelassen. Nach dem Erkalten wägt man und füllt mit dest. Wasser von $t°$ auf. Damit die Fettoberfläche gründlich benetzt wird und sich keine Luftbläschen festsetzen, ist das Wasser langsam einzugießen. Das Pyknometer wird dann zum Temperaturausgleich 1 Std. in ein Bad von $t°$ eingebracht, die äußere Wandung sorgfältig abgetupft und gewogen. Die Dichte des Fettes bei $t°$ errechnet sich aus der Formel:

$$Dt = \frac{(c-a)}{(b-a)-(d-c)} \cdot Dt(\mathrm{H_2O}),$$

a = Gewicht des leeren Pyknometers,
b = Gewicht des mit Wasser gefüllten Pyknometers,
c = Gewicht des mit Fett unvollständig gefüllten Pyknometers,
d = Gewicht des mit Wasser und Fett gefüllten Pyknometers,
$Dt(\mathrm{H_2O})$ = Dichte des Wassers bei $t°$ (aus Tabelle zu entnehmen).

b. Bestimmung des Brechungsindexes[1]

Die Bestimmung der Lichtbrechung hat sich vor allem bei der Untersuchung von Speisefetten als brauchbar erwiesen. In einigen Sonderfällen kann die Lichtbrechung von Fettsäure-Gemischen zur Ermittlung der einzelnen Säuren herangezogen werden. Größere Be-

---
[1] Vgl. auch Refraktometrie, S. 150.

deutung hat die refraktometrische Fettbestimmung in Ölsaaten und anderen Fettrohstoffen sowie zur Kontrolle des Verlaufs der Fetthärtung erlangt.

Der Brechungsindex eines Stoffes ist der Quotient aus dem Sinus des Einfallswinkels des Lichtes und dem Sinus des Ausfallswinkels. Er ist abhängig von der Wellenlänge des Lichtes sowie von der Temperatur. Es ist üblich, der Messung die D-Linie des Spektrums (Natriumlicht) zugrunde zu legen und den bei der Temperatur $t°$ erhaltenen Wert durch $n_D^{t°}$ auszudrücken. Bei Verwendung von Licht anderer Wellenlänge ist diese anzugeben.

Zur Ermittlung des Brechungsindexes wird das Untersuchungsmaterial filtriert und vollkommen entwässert.

Als Bezugstemperaturen sind zugelassen:

20° für Öle,
40°, 60°, 80° oder darüber für feste Fette und Gemische von Fettsäuren.

Die beobachteten Werte bei der Temperatur t_1, welche verschieden von denjenigen bei der gewählten Bezugstemperatur t sind, werden auf letztere bezogen, indem folgende Korrekturfaktoren F Anwendung finden:

$F = 0{,}00035$ für Öle,
$F = 0{,}00036$ für feste Fette und Fettsäuren.

Unter Benutzung dieser Faktoren errechnet sich der Brechungsindex für die Bezugstemperatur t aus dem Brechungsindex bei der Temperatur t_1 unterhalb der Bezugstemperatur nach der Formel:

$$n_D^t = n_D^{t_1} - (t - t_1) \cdot F.$$

Für Temperaturen t_1 oberhalb der Bezugstemperatur gilt:

$$n_D^t = n_D^{t_1} + (t_1 - t) \cdot F.$$

Beispiel:

$$n_D^{17{,}5°} = 1{,}46991,$$
$$n_D^{20°} = 1{,}46991 - (20 - 17{,}5) \cdot 0{,}00035 = 1{,}46904.$$

Messungen mit weißem Licht haben nur orientierende Bedeutung, sofern nicht das benutzte Gerät eine Kompensiereinrichtung besitzt.

Prüfgeräte. Für die Fettanalyse kommen hauptsächlich folgende Geräte in Betracht:
Abbe-Refraktometer mit heizbaren Prismen für einen Meßbereich von $n = 1{,}30$ bis $1{,}70$ und unmittelbarer Ablesung des Brechungsindexes;

Butter-Refraktometer mit einem Meßbereich von $n_D = 1{,}4220$ bis $1{,}4895$, der für Speisefette ausreichend und in 100 „Refraktometergrade" eingeteilt ist;

Eintauch-Refraktometer mit auswechselbaren Prismen, die als nicht heizbare Eintauchprismen oder als heizbare Doppelprismen ausgebildet sind, Meßbereich $n_D = 1{,}3254$ bis $1{,}6470$;

Pulfrich-Refraktometer mit einem Meßbereich von $n = 1{,}0$ bis $3{,}0$ für Präzisionsmessungen.

Die drei erstgenannten Geräte sind mit Kompensationseinrichtungen versehen, die die Messung unter Verwendung von weißem Licht gestatten. Die verstellbare Dispersion des Kompensators an Abbe- und Eintauch-Refraktometern erlaubt eine schnelle Bestimmung der mittleren Dispersion. Während der Messung ist eine genaue Ermittlung der Temperatur und Konstanthalten derselben erforderlich. Zu diesem Zwecke ist ein Umlauf-Thermostat geeignet.

c. Bestimmung des Erstarrungspunktes von Fetten und Fettsäuren

Als Erstarrungspunkt der Fette und Fettsäuren gilt die nach folgenden Verfahren festgestellte Temperatur, die beim Abkühlen der Fettschmelze als Maximum eines vorübergehenden Temperaturanstiegs bestimmt wird. Falls die freiwerdende Schmelzwärme nicht ausreicht, um die Abkühlungskurve umzubiegen, ist der vorübergehende Stillstand des Abkühlungsverlaufes als Erstarrungspunkt anzusehen.

Er kann nach der Methode SHUKOFF, DALICAN oder BÖHME bestimmt werden.

1. Methode nach Shukoff. Das Fett wird durch ein doppeltes, trockenes Filter heiß in ein sog. Shukoff-Kölbchen filtriert, bis dieses fast gefüllt ist.

Das Kölbchen ist ein Gefäß mit Vakuummantel, das in handlichen Größen von 10 bis 50 ml hergestellt wird (Abb.193). Die Größe des Kölbchens und die entsprechende Menge an Fett oder Fettsäure ist ohne Einfluß auf das Ergebnis. Das ist ein besonderer Vorteil der Shukoff-Kölbchen gegenüber den sonst üblichen behelfsmäßigen Apparaturen. Zur Messung des meist in einem Temperaturbereich von 10 bis 60° liegenden Erstarrungspunktes benutzt man Anschütz-Thermometer, deren Skaleneinteilung 1/5 oder 1/10° beträgt. Das Thermometer ist so befestigt, daß die Quecksilberkugel in die Mitte des Gefäßes ragt. Man läßt das geschmolzene Fett auf etwa 5° über den erwarteten Erstarrungspunkt abkühlen und schüttelt es bis zur deutlichen Trübung, wobei man den Korken fest andrückt. Der Kolben wird erschütterungsfrei abgestellt und das meist sofort beginnende Ansteigen der Temperatur beobachtet. Das gewöhnlich einige Minuten anhaltende Maximum des Temperaturanstiegs ist der Erstarrungspunkt.

2. Methode nach Dalican. Die Apparatur (Abb. 194) besteht aus einem niedrigen 2-l-Becherglas, einer Weithalsflasche von 450 ml Inhalt und 190 mm Höhe, deren innerer Halsdurchmesser 38 mm beträgt, und aus einem weiten Reagensglas (Länge 100 mm, Durchmesser 25 mm, 57 mm über dem Boden Marke für die Füllhöhe). Ferner gehört zur Apparatur

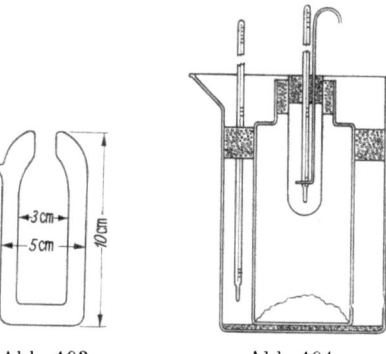

Abb. 193. Abb. 194.

ein mit Handgriff versehener Rührer aus 2 bis 3 mm dickem Glas oder säurefestem Metall, welcher am Ende eine Schleife von 19 mm äußerem Durchmesser besitzt. Das Becherglas dient als Wasserbad, und die Temperatur wird durch ein gewöhnliches Laboratoriumsthermometer kontrolliert.

Für die Bestimmung des Erstarrungspunktes verwendet man ein genaues Thermometer, dessen Ende 1 cm vom Boden des Reagensglases entfernt ist. Sein Skalenbereich geht bis 70° und ist in 1/10° eingeteilt. Der Quecksilberbehälter hat einen Durchmesser von rund 6 mm und eine Höhe von 25 mm.

Zur Ausführung der Bestimmung wird das Becherglas so weit mit Wasser gefüllt, daß das Niveau 1 cm über der Oberfläche der Probe liegt.

Die Temperatur wird für alle Proben, welche bei 35° oder höher erstarren, auf $20 \pm 1°$ eingestellt. Für Proben, deren Erstarrungspunkt unter 35° liegt, wird die Temperatur auf 15 bis 20° unter den Erstarrungspunkt eingestellt. Das Reagensglas mit der Probe wird in die weithalsige Glasflasche mittels eines doppelt durchbohrten Korkens eingesetzt. Das genaue Thermometer wird so in das Reagensglas eingepaßt, daß es von den Wänden gleichmäßigen Abstand hat. Der Rührer vollführt je Minute 100 auf- und abwärtsgehende Bewegungen. Dabei legt er mit der Schleife jedesmal einen Weg von etwa 38 mm zurück. Man beginnt mit dem Rühren, wenn die Temperatur mindestens 10° über dem Erstarrungspunkt liegt. Es wird unverändert gerührt, bis die Temperatur 30 Sek. lang konstant bleibt oder zu steigen beginnt. Dann wird das Rühren sofort unterbrochen, der Rührer hochgezogen und das Steigen der Temperatur beobachtet. Der Erstarrungspunkt ist die höchste Temperatur, welche das Thermometer während des Wiederanstiegs anzeigt. Die Bestimmung wird wiederholt, bis auf 0.2° übereinstimmende Werte erzielt werden.

3. Methode nach Böhme. [BÖHME, H.: Arch. Pharm. (Weinheim) *299*, 568 (1966).] Das Gerät besteht aus zwei koaxial miteinander verschmolzenen Glasrohren, die beide am unteren Ende halbrund abgeschmolzen sind. Die Verschmelzungsstelle am oberen Ende ist verstärkt und plangeschliffen. Der der Wärmeisolierung dienende Raum zwischen den beiden Rohren kann evakuiert oder mit einem von Wasserdampf befreiten Gas, vorzugsweise Luft, gefüllt sein. Zum Verschluß dient eine plangeschliffene Glasplatte oder eine Teflonscheibe, die mittels einer Klammer fixiert wird und drei Bohrungen aufweist:
1. In der Mitte befindet sich eine leicht konische Öffnung zur Einführung des Thermometers; zu dessen Fixierung in der Bohrung dient ein Stück überzogenen Gummischlauches.

2. Durch die zweite, mittels Schliffstopfen verschlossene Bohrung können Impfkristalle eingebracht werden.

3. Die dritte Bohrung dient der Durchführung des vorzugsweise aus Edelstahl bestehenden Rührers; ihr innerer Durchmesser ist so gewählt, daß der Draht gerade passieren kann.

In Abb. 195 ist das für das DAB 7 vorgeschlagene Gerät wiedergegeben[1], das für Mengen von 5 bis 8 g Untersuchungssubstanz bestimmt ist. Um Erstarrungspunkte mit einer Genauigkeit von einigen Zehntel-Graden ermitteln zu können, sind in Fünftel-Grade geteilte Thermometer eines Anschütz-Satzes vorgesehen, bei welchen sich die gesamte Temperaturskala innerhalb des Gerätes befindet. Eine Korrektur für den heraushängenden Faden entfällt damit. Der Rührer besteht aus einem Material, das von der zu untersuchenden Substanz nicht angegriffen wird; abgesehen von Edelmetallen hat sich Edelstahl besonders bewährt.

Man füllt 5 bis 8 g Substanz in die aus Abb. 195 ersichtliche Apparatur ein, erhitzt gegebenenfalls im Wasserbad zur Schmelze und taucht das Gerät in ein Bad, dessen Temperatur etwa um 5° tiefer liegt als die zu erwartende Erstarrungstemperatur. Nun läßt man unter ständigem Rühren erstarren. Die höchste beobachtete Temperatur ist der Erstarrungspunkt. Sinkt die Temperatur um mehr als 2° unter die zu erwartende Erstarrungstemperatur, ohne daß die Substanz erstarrt, so wird durch die hierfür vorgesehene Öffnung des Apparates ein Impfkristall eingebracht.

Anmerkung. Eine für analytische Zwecke oftmals aufschlußreichere Kennzahl als der Erstarrungspunkt eines Fettes ist der seiner Gesamtfettsäuren bzw. wasserunlöslichen Fettsäuren, die nach folgender Vorschrift gewonnen werden:

50 bis 100 g Fett werden durch 1stündiges Kochen mit 40 bis 80 ml 50%iger Kalilauge unter Zusatz von 25 ml Alkohol in einer Porzellanschale verseift. Nach Verjagen des Alkohols wird die Seife in Wasser aufgenommen, allmählich unter Rühren mit verdünnter Salzsäure versetzt und das Gemisch so lange erhitzt, bis die Fettsäuren klar oben schwimmen. Von den klaren Fettsäuren zieht man die wäßrige Schicht mit einem Heber ab, wäscht die Fettsäuren mit heißem Wasser säurefrei (gegen Methylorange) und filtriert sie durch ein doppeltes, trockenes Filter am besten sogleich in den Shukoff-Kolben, den man in einen erwärmten Trockenschrank stellt. Wichtig ist, daß die Fettsäuren völlig frei von Neutralfett und Wasser sind.

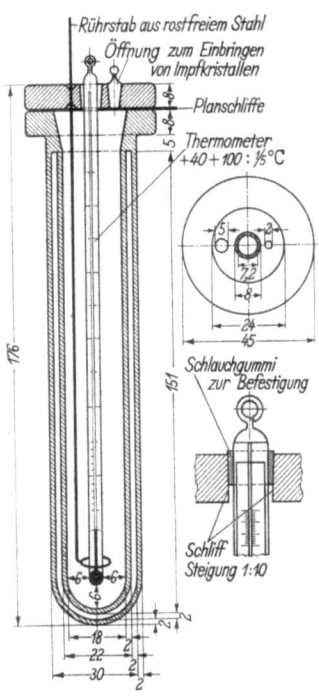

Abb. 195.

Der Erstarrungspunkt der wasserunlöslichen Gesamtsäuren wurde früher in nicht eindeutiger Weise als „Titer" bezeichnet.

4. Methode der USP XVII. *Vorbereitung der Fettsäuren.* 75 ml einer Glycerin-Kaliumhydroxidlösung (hergestellt durch Auflösen von 25 g KOH in 100 ml Glycerin) werden in einem 800-ml-Becherglas auf 150° erhitzt. Dann werden 50 ml des geklärten Fettes, falls erforderlich geschmolzen, zugefügt. Die Mischung wird unter häufigem Umrühren 15 Min. lang erhitzt, jedoch darf die Temperatur 150° nicht übersteigen. Wenn das Gemisch homogen ist und keine Partikel mehr an dem Glas haften, ist die Verseifung erfolgt. Der Inhalt des Becherglases wird dann in ein 800 ml fassendes Becherglas mit 500 ml fast kochendem Wasser eingegossen, langsam 50 ml verd. Schwefelsäure (hergestellt durch Zufügen von 1 Vol.-T. Schwefelsäure zu 3 Vol.-T. Wasser) zugegeben und die Lösung unter häufigem Umrühren so lange erhitzt, bis sich die Fettsäuren in Form einer durchsichtigen Schicht klar abtrennen. Sie werden danach mit kochendem Wasser bis zur Schwefelsäurefreiheit gewaschen, in einem kleinen Becherglas gesammelt und auf ein kochendes Wasser- oder Dampfbad gesetzt, bis das Wasser sich abgesetzt hat und die Fettsäuren klar erscheinen. Dann wird noch heiß in ein trockenes Becherglas abfiltriert und 20 Min. lang bei 100° getrocknet.

Prüfung auf Vollständigkeit der Verseifung. 3 ml der trockenen Säuren werden in ein Reagensglas gegeben und 15 ml Alkohol zugefügt. Dann wird die Lösung bis zum Sieden

---

[1] Hersteller: Wepa Paulus & Thewalt GmbH & Co., 541 Höhr-Grenzhausen.

erhitzt und eine entsprechende Menge Ammoniak zugefügt. Es muß eine klare Lösung entstehen.

Methodik. Die getrockneten, filtrierten Säuren werden auf 15 bis 20° oberhalb der zu erwartenden Erstarrungstemperatur abgekühlt und in ein Reagensglas von 25 mm Querschnitt, 100 mm Länge und 1 mm Wandstärke gebracht. Mit Hilfe eines durchlochten Korkens wird das Reagensglas in einem Kolben aus klarem Glas von etwa 70 mm Durchmesser und 150 mm Höhe mit weiter Öffnung befestigt. Dann wird ein Typ V-Thermometer (s. S. 28) in die geschmolzenen Säuren eingetaucht, so daß es als Rührer dienen kann; falls notwendig, wird abgekühlt und die Masse so lange langsam umgerührt, bis 30 Sek. lang der gleiche Quecksilberstand abgelesen werden kann. Dann läßt man das Thermometer ruhig hängen, mit der Kugel in der Mitte der Säure, und beobachtet den Anstieg der Quecksilbersäule. Der höchste Punkt, bis zu dem die Säule ansteigt, wird als Erstarrungstemperatur der Fettsäuren bezeichnet.

d. Bestimmung des Unverseifbaren

Unter Unverseifbarem verstehen die Pharmakopöen die bei 100 bzw. 105° nichtflüchtigen prozentualen Anteile eines Fettes oder Öles, die nach Verseifung der Substanz mit organischen Lösungsmitteln (Diäthyläther oder Petroläther) extrahierbar sind.

Die quantitative Ausschüttelung des Unverseifbaren wird unabhängig von der Art des Fettes am zweckmäßigsten mit Äther durchgeführt. Die Verwendung von Petroläther, die leichter zum Ziele führt, ist nur bei Fetten mit geringen unverseifbaren Anteilen zulässig und somit bei Seetierölen, Wollfett u. dgl. nicht brauchbar.

Das Unverseifbare umfaßt Sterine, Alkohole, Kohlenwasserstoffe und die fettfremden Mineralöle.

Zur Prüfung auf Säurefreiheit des unverseifbaren Anteils wird der getrocknete Rückstand in 200 ml Äthanol, die nach Zusatz von 1,0 ml Phenolphthalein-Lösung mit 0,1 n Kalilauge bis zur Rosafärbung versetzt wurden, gelöst und mit 0,1 n Kalilauge unter den gleichen Bedingungen, wie unter „Bestimmung der Säurezahl" beschrieben, bis zur Rosafärbung titriert.

Werden bei der Titration mehr als 0,20 ml 0,1 n Kalilauge verbraucht, so kann nach DAB 7 – DDR der getrocknete Rückstand nicht als der unverseifbare Anteil betrachtet werden und die Bestimmung muß wiederholt werden. Pl.Ed. I/1 und BP 63 verlangen, daß nicht mehr als 0,1 ml 0,1 n Natronlauge verbraucht werden dürfen.

Für die Ausschüttelung des unverseifbaren Anteils ist frisch destillierter Petroläther zu verwenden, da Verunreinigungen durch höhersiedende Anteile Unverseifbares vortäuschen können.

Nach DAB 7 – BRD sind die unverseifbaren Anteile die in Prozent (g/g) angegebenen, bis 105° nichtflüchtigen Anteile, die bei der Verseifung der Substanz nach dem unten angegebenen Verfahren aus der Verseifungslösung mit organischen Lösungsmitteln extrahierbar sind.

Falls nichts anderes angegeben ist, werden 5,0 g Substanz bis zur 2. Dezimale des Grammgewichts gewogen, in einem 250-ml-Kolben mit 7,0 g Kaliumhydroxid und 50 ml Äthanol 96% versetzt und auf dem Wasserbad unter gelegentlichem Umschütteln 1 Std. lang unter Rückfluß erhitzt. Die noch warme Lösung wird mit 50 ml Wasser in einen 250-ml-Scheidetrichter gespült und nach dem Abkühlen mit 50 ml Petroläther 1 Min. lang geschüttelt. Nach vollständiger Trennung der Flüssigkeit wird die Seifenlösung in einem zweiten 250-ml-Scheidetrichter erneut mit 50 ml Petroläther ausgeschüttelt. Die Ausschüttelung der Seifenlösung wird mit 50 ml Petroläther wiederholt. Beim Ausschütteln auftretende Emulsionen werden durch Zugabe von wenig Äthanol 96%, den man unter Drehen des Scheidetrichters längs der Wandung zulaufen läßt, zerstört.

Die vereinigten Petrolätherauszüge werden in einem Scheidetrichter mehrmals mit einem Gemisch aus je 25 ml Äthanol 96% und Wasser gewaschen, bis die Waschflüssigkeit durch Phenolphthaleinlösung nicht mehr rot gefärbt wird. Die Petrolätherlösung wird in einem Kolben auf dem Wasserbad möglichst weitgehend eingedampft und der Rückstand bei 105° getrocknet.

Nach USP XVII und NF XII wird der unverseifbare Anteil wie folgt bestimmt:

5,0 g Öl oder Fett werden in einen 250-ml-Erlenmeyerkolben gewogen, eine Lösung von 2 g Kaliumhydroxid in 40 ml Alkohol hinzugegeben und 2 Std. am Rückflußkühler erhitzt, wobei der Alkohol in schwachem Sieden gehalten wird. Der Alkohol wird auf einem Dampfbad verdunstet, der Rückstand in 50 ml heißem Wasser gelöst und die Lösung in einen Scheidetrichter überführt. Der Kolben wird mit zwei 25-ml-Portionen heißen Wassers ausgespült und das Wasser in den Scheidetrichter gegeben. Man läßt auf Zimmertemperatur abkühlen und fügt einige Tropfen Alkohol hinzu, um die Trennung der zwei Flüssigkeiten zu erleichtern. Man extrahiert nacheinander mit je zwei 50-ml-Portionen Äther und vereinigt die Ätherauszüge in einem anderen Scheidetrichter. Die vereinigten Auszüge werden zuerst mit 20 ml Natriumhydroxidlösung (4 in 1000), dann mit 20 ml Natriumhydroxidlösung (8 in 1000) und schließlich mit 15-ml-Portionen Wasser gewaschen, bis das letzte Waschwasser durch Hinzufügen von 2 Tr. Phenolphthaleinlösung nicht mehr gerötet wird. Der Ätherauszug wird in ein tariertes Becherglas überführt und der Scheidetrichter mit 10 ml Äther gespült. Die Spülflüssigkeit wird in das Becherglas gebracht. Der Äther wird auf dem Dampfbad eben bis zur Trockne verdunstet und der Rückstand 30 Min. bei 100° getrocknet. Das Becherglas wird in einem Exsikkator 30 Min. gekühlt und der Rückstand an Unverseifbarem gewogen.

In den DGF-Einheitsmethoden und den IUPAC-Standardmethoden werden zur Bestimmung des unverseifbaren Anteils jeweils 2 verschiedene Verfahren angegeben:

1. Verfahren mit Äthyläther. 5 g Fett werden in einem 250 ml fassenden Kolben auf $\pm$ 0,005 g genau eingewogen, mit 50 ml einer 1 n alkoholischen Kalilauge versetzt und in der Siedehitze unter Rückflußkühlung 1 Std. verseift, wobei gelegentlich umzuschütteln ist. Die noch warme Lösung spült man mit 100 ml dest. Wasser in einen Scheidetrichter mit 100 ml peroxidfreiem Äther. Nach kräftigem Durchschütteln läßt man bis zur klaren Trennung der Flüssigkeitsschichten stehen und darauf die untere wäßrige Schicht vollständig in den Verseifungskolben zurücklaufen. Die ätherische Lösung überführt man in einen zweiten Scheidetrichter gleicher Größe, in dem sich 40 ml dest. Wasser befinden. Nun wird die Seifenlösung in den ersten Scheidetrichter zurückgebracht und erneut mit 100 ml Äther ausgeschüttelt. Die ätherische Lösung wird nach Trennung der Schichten mit derjenigen im zweiten Scheidetrichter vereinigt. In gleicher Weise schließt man eine dritte Ausschüttelung mit 100 ml Äther an.

Die vereinigten Ätherauszüge werden mit dem im Scheidetrichter befindlichen Wasser kräftig geschüttelt, worauf dieses abgetrennt wird. Falls die ätherische Lösung noch feste Bestandteile suspendiert enthält, filtriert man sie sorgfältig und wäscht das Filter mit etwas Äthyläther nach. Sodann wäscht man abwechselnd je zweimal mit 40 ml 0,5 n wäßriger Kalilauge und 40 ml dest. Wasser. Nach einer weiteren Ausschüttelung mit 40 ml Wasser prüft man dieses mit Phenolphthaleinlösung auf seine Reaktion und wiederholt gegebenenfalls das Waschen, bis die Waschwässer neutral reagieren. Die mit den Waschwässern vereinigte Seifenlösung kann für weitere Untersuchungen dienen.

Die ätherische Lösung bringt man quantitativ in einen gewogenen Kolben und entfernt das Lösungsmittel durch Abdestillieren auf dem Wasserbad möglichst weitgehend. Man fügt 6 ml Aceton hinzu und entfernt das Lösungsmittel vollständig aus dem Kolben mit Hilfe eines schwachen Luftstromes, wobei sich das Kölbchen in schräger Lage auf einem siedenden Wasserbad befindet. Das Trocknen wird im Trockenschrank bei 100° vorgenommen und so oft wiederholt, bis der Gewichtsverlust zwischen zwei aufeinanderfolgenden Trocknungen und Wägungen unter 0,1% des Kolbeninhaltes liegt.

Zur Prüfung auf Abwesenheit von verseifbaren Bestandteilen löst man den Inhalt des Kolbens in 20 ml Äthanol (neutral) und titriert mit 0,1 n alkoholischer Lauge in Gegenwart von Phenolphthalein. Werden dabei mehr als 0,1 ml Lauge gebraucht, so ist die Bestimmung zu wiederholen.

2. Verfahren mit Petroläther. 5 g Fett werden in einem 250 ml fassenden Kolben auf $\pm$ 0,005 g genau eingewogen, mit 50 ml einer 2 n alkoholischen Kalilauge[1] versetzt und in der Siedehitze unter Rückflußkühlung 1 Std. verseift, wobei gelegentlich umzuschütteln ist. Darauf gibt man durch den Kühler 50 ml dest. Wasser hinzu, schüttelt um und gießt den Inhalt des Kolbens nach dem Abkühlen in einen Scheidetrichter von 250 ml Inhalt. Zum Ausschütteln des Unverseifbaren benutzt man Petroläther, der bei 40 bis 55° ohne Hinterlassung eines Rückstandes siedet und eine JZ unter 1 hat. Der Inhalt des Scheidetrichters wird zunächst mit 50 ml Petroläther 1 Min. lang kräftig geschüttelt. Man läßt stehen und überführt nach vollständiger Trennung der Phasen die Seifenlösung in einen zweiten Scheidetrichter gleicher Größe, in dem man sie mit weiteren 50 ml Petroläther ausschüttelt. Nach Abziehen der Seifenlösung vereinigt man die beiden Petrolätherauszüge und zieht die Seifenlösung nochmals mit 50 ml Petroläther aus. Falls sich bei dem Ausschütteln Emulsionen bilden, zerstört man sie durch Zugabe geringer Mengen Alkohol, die man vorsichtig an der Innenwand des Scheidetrichters unter Drehen des letzteren zulaufen läßt.

---

[1] Zur Vermeidung der Emulsionsbildung kommt eine stärkere Lauge als bei der Äthermethode zur Anwendung.

Die in einem Scheidetrichter vereinigten Petrolätherauszüge werden dreimal mit je 50 ml eines Alkohol-Wasser-Gemisches (1 : 1) gewaschen. Das letzte Waschwasser muß neutral sein (Phenolphthalein), andernfalls werden weitere Auswaschungen angeschlossen. Die petrolätherische Lösung überführt man in ein kleines Kölbchen, aus dem man die Lösungsmittel weitgehend abdestilliert. Danach trocknet man in einem Trockenschrank bei 100° 15 Min. Nach dem Abkühlen und Wägen wird erneut 15 Min. lang getrocknet und dies so oft wiederholt, bis der Gewichtsverlust zwischen zwei aufeinanderfolgenden Trocknungen und Wägungen unter 0,1% des Kolbeninhaltes liegt.

Nach ÖAB 9 wird abweichend von den Verfahren anderer Pharmakopöen der Petrolätherrückstand ein zweites Mal 1 Std. mit einer Lösung von 2 g Kaliumhydroxid in 15 ml Alkohol verseift. Eventuell auftretende Emulsionen werden durch Zusatz von Kaliumchlorid oder einer konzentrierten Lösung dieses Salzes beseitigt. Die mit Wasser mehrmals gewaschene Petrolätherlösung wird mit wasserfreiem Natriumsulfat getrocknet.

Nach Nord. 63 wird für die Auswaage des Ätherrückstandes folgende Vorschrift gegeben:

Der Kolben mit dem Ätherrückstand wird 15 Min. bei 100° in liegender Stellung getrocknet. Man wiederholt den Vorgang noch 3mal je 15 Min., bis der Gewichtsunterschied zwischen zwei aufeinanderfolgenden Wägungen weniger als 0,1% des Rückstandsgewichtes beträgt, jedoch höchstens 0,0005 g.

Anmerkung. Da sehr häufig beim Ausschütteln geringe Mengen Seife in den Petroläther übergehen, die auch durch Waschen mit Wasser nicht völlig entfernt werden, kann eine letzte Reinigung des unverseifbaren Anteils auch durch Schütteln mit Calciumsulfat erreicht werden, da Kalkseife in Petroläther völlig unlöslich ist.

e. Bestimmung des Wassergehalts in Fetten

Unter Wassergehalt wird nach den DGF-Einheitsmethoden das in Fetten und Fettprodukten enthaltene Wasser verstanden, das als Fremdkörper in Form von Verunreinigungen, Füllmittel od. dgl. enthalten sein kann. Hierunter fällt auch das in Fetten gelöste Wasser. Für die Wasserbestimmung werden von den DGF-Einheitsmethoden [C-III, 13a (1953)] 3 Verfahren vorgeschlagen. Davon sind nur die Verfahren 2 und 3 für geringe Wassermengen anwendbar.

1. Die Destillationsmethode (Xylol-Methode) (vgl. auch S. 56), die in den DGF-Einheitsmethoden und den IC-Methoden [vgl. AOCS-Methode Ca 2a-45; British Standard Methods of Analysis of Oils and Fats B.S. *684*, 11 (1950)] vereinheitlicht ist.

2. Die Methode nach K. FISCHER [Angew. Chem. *48*, 394 (1935)] (vgl. auch S. 58), die auf der quantitativen Umsetzung von Wasser mit Jod und Schwefeldioxid bei Gegenwart von Pyridin beruht, wobei der durch Wasser hervorgerufene Jodverbrauch durch Titration direkt bestimmt wird. Die gebrauchsfertigen Lösungen für die Bestimmung sind von der Firma E. Merck, Darmstadt, zu beziehen.

3. Die Methode nach H. P. KAUFMANN und S. FUNKE [Fette u. Seifen *44*, 386 (1937)]. Diese basiert auf der quantitativen Umsetzung von Wasser mit Acetylchlorid zu 2 Äquivalenten Säuren, während andere hydroxylhaltige Verbindungen nur 1 Äquivalent Säure (HCl) liefern.

USP XVII läßt das Wasser in fetten Ölen zusammen mit Sedimenten in folgender Weise bestimmen.

Apparat. Die bevorzugt verwendete Zentrifuge hat einen Schwingdurchmesser ($d =$ Abstand der sich drehenden Röhrchen von Spitze zu Spitze) von 38 bis 43 cm und eine Geschwindigkeit von etwa 1500 Umdrehungen pro Minute. Wird eine Zentrifuge mit anderen Ausmaßen benutzt, so kann die erforderliche Zahl der Umdrehungen nach folgender Formel berechnet werden:

$$\text{Umdrehungen pro Minute} = 1500 \cdot \sqrt{40,6/d}.$$

Die Zentrifugenröhrchen sind birnenförmig gestaltet, von etwa 125 ml Inhalt, und die sich zur Öffnung verjüngende Röhre ist verschließbar.

Die Graduierung muß klar und deutlich sein, und die Ablesungen erfolgen von unten nach oben nach folgender Tabelle:

Methodik der Wasser- und Sedimentsbestimmung in fetten Ölen (USP XVII)

Inhalt ml	Skalenablesung ml
0–3	0,1
3–5	0,5
5–10	1,0
10–25	5,0
25–50	25,0
50–100	50,0

Methodik. Genau 50 ml Benzol werden in jedes der beiden Zentrifugenröhrchen gebracht, und jedem Röhrchen werden 50 ml Öl zugefügt, das gegebenenfalls erwärmt worden ist, um ausgeschiedenes Stearin wieder zu lösen, wobei bei 25° kräftig durchgemischt wurde. Dann werden die Röhrchen gut verschlossen und durchgeschüttelt, so daß der Inhalt gründlich gemischt ist. Man läßt 10 Min. lang in ein Wasserbad bei 50° eintauchen und zentrifugiert dann 10 Min. lang. Die vereinigte Menge Wasser und Sediment am Boden des Röhrchens ist abzulesen. Es soll wiederholt je 10 Min. lang zentrifugiert werden, bis die vereinigte Wasser- und Sedimentmenge bei 3 Ablesungen konstant ist. Die Summe der vereinigten Wasser- und Sedimentmengen in beiden Röhrchen stellt den Wasser- und Sedimentgehalt des Öles in Volumenanteilen dar.

f. Bestimmung der Monoglyceride DGF-Einheitsmethoden

Monoglyceride dienen allein oder in Verbindung mit anderen hydrophilen Emulgatoren und Fetten zur Herstellung von Emulsionen. Da neben verestertem Glycerin noch freies Glycerin vorkommt, ist die Bestimmung von Monoglyceriden und Glycerin in Fetten von großer Wichtigkeit.

Neben anderen Bestimmungsmethoden eignet sich besonders das Verfahren mit Perjodsäure zur Ermittlung des Monoglyceridgehaltes.

Die Monoglyceride der Fettsäuren setzen sich mit Perjodsäure gemäß folgendem Schema quantitativ um:

$$R \cdot COOCH_2-CHOH-CH_2OH + H_5JO_6$$
$$= R \cdot COOCH_2-CHO + HCHO + HJO_3 + 3 H_2O.$$

In ähnlicher Weise reagieren auch andere Stoffe mit Glykolgruppen, so daß ihre Abwesenheit Voraussetzung für die Bestimmung der Monoglyceride auf diesem Wege ist. In Fetten und Fettstoffen, die Monoglyceride enthalten, kann freies Glycerin vorhanden sein, das also zuvor entfernt werden muß, oder in Reaktion geht.

Verfahren.

Erforderliche Reagentien.

a) Perjodsäure, H_5JO_6, p.a.:

α) Methanolische Perjodsäurelösung:
Stammlösung: 12,0 g Perjodsäure in Wasser lösen und auf 100 ml verdünnen. Diese Stammlösung ist stabil. Reagens: 5 ml der Stammlösung mit wasserfreiem Methanol auf 100 ml verdünnen. Das Reagens soll nicht länger als 4 bis 5 Tage in braunen Glasstopfenflaschen aufbewahrt werden;

β) Wäßrige Perjodsäurelösung:
3,0 g Perjodsäure in 500 ml dest. Wasser lösen. In brauner Glasstopfenflasche aufbewahren.

b) Natriumhydrogencarbonat-Kaliumjodidlösung:
75 g Kaliumjodid und 50 g Natriumhydrogencarbonat in dest. Wasser lösen und auf 1 l verdünnen. In brauner Glasstopfenflasche aufbewahren.

c) 0,05 n Natriumarsenitlösung:
2,4728 g As_2O_3 (Urtitersubstanz) werden in ein 250-ml-Becherglas eingewogen, mit etwa 20 ml Wasser übergossen und unter Bedeckung mit einem Uhrglas nach Zugabe von 2,1 g chemisch reiner Soda durch kurzes Aufsiedenlassen über einer kleinen Flamme gelöst. (So

läßt sich arsenige Säure ohne Titerrückgang in wenigen Minuten leicht und bequem lösen.) Nach dem Erkalten wird die Lösung in einen 1000-ml-Meßkolben gespült. Becherglas und Uhrglas werden gut nachgespült. Man füllt auf etwa 500 bis 600 ml auf, setzt 20 ml 2 n Salzsäure zu, schüttelt gut um und löst schließlich noch 16 g Natriumhydrogencarbonat p.a. in der Lösung unter gelindem Schütteln. Dann füllt man auf und mischt gut durch.

d) 1%ige Stärkelösung.
e) Chloroform.
f) Methanol, wasserfrei.
g) 5%ige Lösung von Dimethylformamid in Chloroform:

Mischen von 1 Vol.-T. Dimethylformamid mit 19 Vol.-T. Chloroform. Dimethylformamid ist giftig und hautreizend. Man verwende daher zum Abfüllen Sicherheitspipetten od. ä., um die Einwirkung auf Mund und Atmungsorgane zu verhindern.

Ausführung der Bestimmung. Die einzuwiegende Substanzmenge richtet sich nicht nur nach dem erwarteten Monoglyceridgehalt der Probe, sondern auch nach ihrem Gehalt an freiem Glycerin, weil dieses ebenfalls große Mengen Perjodat verbraucht. Es entsprechen 1% Glycerin etwa 6,7% Monoglycerid. Zur Ermittlung der Einwaage wird deshalb zum erwarteten Monoglyceridgehalt das 6,7fache des Glyceringehaltes addiert. Aus der erhaltenen Summe ergibt sich die Einwaage, die der nachstehenden Tabelle zu entnehmen ist:

Summe % Monoglycerid + 6,7 · % Glycerin	Einwaage g
0–5	11,0
5–7	8,0
7–10	6,0
10–15	4,0
15–20	3,0
20–30	2,0
30–40	1,5
40–50	1,2
50–75	0,8
75–100	0,6
100–125	0,45
125–160	0,35

Die vorstehenden Einwaagen sind auf den erforderlichen Perjodsäureüberschuß von 20 bis 100% abgestimmt und müssen unbedingt eingehalten werden.

1. Einwägen von 2 Parallelversuchen von jeder Probe in je einen 100-ml-Meßkolben mit Glasstöpsel.

2. Zugabe von ungefähr 40 ml der 5%igen Dimethylformamidlösung in Chloroform. Es wird umgeschwenkt, bis sich die Proben gelöst haben.

3. Mit der Dimethylformamidlösung auf 100 ml auffüllen und gut durchmischen.

4. Von jedem der Parallelversuche werden 2 Versuche angesetzt. Man pipettiert deshalb zweimal je 25 ml jeder Probe in je einen 500-ml-Erlenmeyerkolben. (Der Glyceringehalt wird aus dem einen aliquoten Anteil und der Glyceringehalt plus Monoglyceridgehalt aus dem anderen bestimmt.)

Außerdem bereitet man 4 Blindversuche vor, die je 25 ml der 5%igen Dimethylformamidlösung enthalten.

Analyse des Monoglycerid- plus Glyceringehaltes.

5. Man pipettiert 25 ml Perjodsäure-Methanol-Reagens in jede Probe der Glycerin- plus Monoglyceridanalyse und in 2 der Blindversuche.

6. Nach Zugabe eines Siedesteins zu jeder Probe wird auf einer Heizplatte unter zeitweiligem Umschwenken erwärmt, bis die Lösung zu sieden beginnt (50 bis 55°). Die Blindversuche werden nicht erwärmt.

7. Zum Abkühlen setzt man die Erlenmeyerkolben 30 Min. beiseite.

8. Darauf fügt man 200 ml dest. Wasser zu jedem Blindversuch und jeder Probe und schwenkt mehrere Male um.

9. Nun läßt man die Proben nochmals 5 Min. stehen. Die Blindversuche brauchen nach der Wasserzugabe nicht stehen zu bleiben, sondern können inzwischen analysiert werden.

10. Unter möglichst intensivem Rühren (Magnetrührer) fügt man 40 ml Natriumhydrogencarbonat-Kaliumjodid-Reagens zur Reaktionsmischung, läßt 1 Min. stehen, beginnt wieder kräftig zu rühren und titriert mit 0,05 n Natriumarsenitlösung. Wenn sich der Endpunkt nähert und die rote Jodfarbe nach Gelb wechselt, fügt man 2 bis 3 ml der Stärkelösung hinzu und setzt das Titrieren fort bis zum Verschwinden jeglicher Jodstärkefärbung.

Glycerinanalyse.

11. Zu jeder Probe der Glycerinanalyse fügt man 100 ml dest. Wasser, desgleichen zu 2 Blindversuchen. Um das Glycerin zu extrahieren, schwenkt man 4- bis 5mal um.

12. Dann pipettiert man 25 ml der wäßrigen Perjodsäurelösung in jede Probe und jeden Blindversuch.

13. Man läßt die Erlenmeyerkolben 30 Min. stehen und schwenkt 4- bis 5mal während der Reaktionsperiode um.

14. Das überschüssige Perjodat wird bei allen Proben und Blindversuchen nach der gleichen Vorschrift (Nr. 10 oben) bestimmt.

Berechnung:

$$\% \text{ Glycerin} = \frac{(Bl_1 - H_1) \cdot N \cdot 2{,}30}{E},$$

$$\% \text{ Monoglycerid} = \frac{(Bl_2 - H_2) - (Bl_1 - H_1) \cdot N \cdot M/20}{E}.$$

Bl_1 = verbrauchte Milliliter Natriumarsenitlösung bei der Titration der Perjodsäure im Blindversuch der Glycerinanalyse,
H_1 = verbrauchte Milliliter Natriumarsenitlösung bei der Titration der Probe für die Glycerinanalyse,
Bl_2 = verbrauchte Milliliter Natriumarsenitlösung bei der Titration der Perjodsäure im Blindversuch der Monoglycerid- plus Glycerinanalyse,
H_2 = verbrauchte Milliliter Natriumarsenitlösung bei der Titration der Probe für die Monoglycerid- plus Glycerinanalyse,
N = Normalität der Natriumarsenitlösung,
2,30 = M.G. von Glycerin, dividiert durch 40,
E = Gew. der Probe in Gramm im verwendeten aliquoten Teil,
M = M.G. des Monoglycerids.

Anmerkung. Man erhält das mittlere Molekulargewicht der Monoglyceride, indem man zu dem mittleren M.G. der Gesamtfettsäuren der Probe (s. u. Auswertung der Säurezahl, Verseifungszahl und Esterzahl) 74,07 addiert. Das Verfahren beschränkt sich auf die Best. von α-Monoglyceriden. β-Monoglyceride werden nicht erfaßt. Allerdings läßt sich ein isomeres Monoglyceridgemisch durch Behandlung mit Perchlorsäure zu 88% in die α-Form überführen [MARTIN, J. B.: J. Amer. chem. Soc. *75*, 5483 (1953)]. Durch Perjodatspaltung einer Probe vor und nach dieser Isomerisierung kann der Gehalt an beiden Monoglyceridformen ermittelt werden [HARTMANN, L.: J. Amer. Oil Chemists' Soc. *39*, 126 (1962)]. Zur Best. der Diglyceride aus der Hydroxylzahl ist es zweckmäßig, das durch Auswaschen von Glycerin befreite Produkt zu verwenden.

Die auf Diglyceride entfallende OH-Zahl und damit der Diglyceridgehalt ergeben sich aus der bestimmbaren Gesamt-OH-Zahl nach folgendem Schema:

OHZ Diglyceride = Gesamt OHZ − OHZ Monoglyceride.

Infolge der hohen OH-Zahlen von Monoglyceriden (300 bis 400) im Vergleich mit den verhältnismäßig niedrigen Werten für Diglyceride (80 bis 100) verschieben geringe Fehler in der Monoglycerid-Best. das OH-Zahl-Verhältnis in starkem Maße. Der daraus errechnete Diglyceridgehalt ergibt daher nur Annäherungswerte. Außerdem ist zu berücksichtigen, daß in den so ermittelten Diglyceridgehalt der Gehalt an evtl. vorhandenem β-Monoglycerid eingeht, da die in der obigen Formel angegebene OHZ für Monoglyceride nur für die α-Monoglyceride berechnet werden kann.

g. Bestimmung des Glyceringehalts DGF-Einheitsmethoden

Muß das Glycerin erst aus einer Fettsubstanz isoliert werden, dann kann wie bei der Best. der Monoglyceride verfahren werden (s. o.).

Für die Ermittlung des Glyceringehaltes in Fetten steht eine Reihe von Methoden zur Verfügung, von denen die Perjodatmethode angeführt werden soll.

Verbindungen mit benachbarten Hydroxylgruppen werden durch Perjodat aufgespalten, während einwertige Alkohole und Glykole, deren Hydroxylgruppen durch eine Methylgruppe voneinander getrennt sind, nicht angegriffen werden. Die Umsetzung mit Glykolen führt zu Aldehyden, während aus Verbindungen, in denen drei oder mehr Hydroxylgruppen an benachbarten Kohlenstoffatomen stehen, zusätzlich Ameisensäure gebildet wird. Glycerin setzt sich mit Perjodsäure oder ihren Salzen wie folgt um:

$$CH_2OH \cdot CHOH \cdot CH_2OH + 2HJO_4 \rightarrow 2HCHO + HCOOH + 2HJO_3 + H_2O.$$

Das nachstehende Verfahren beruht auf der acidimetrischen Best. der Ameisensäure, die bei der Umsetzung von Glycerin mit Perjodat als eines der Reaktionsprodukte gebildet wird. Das Verfahren ist außer auf reines Glycerin auch auf Glycerinwässer und Rohglycerine, die oxydierbare organische Verunreinigungen oder andere Hydroxy-Verbindungen enthalten, anwendbar.

Zur Ausführung der Best. sollen alle Wägungen genau und rasch durchgeführt werden. Bei einem Glyceringehalt über 20% wird die Probe mit Hilfe einer Wägepipette in ein Becherglas von 600 ml Inhalt eingewogen. Enthält die Probe weniger als 20% Glycerin, so kann in einer tarierten Schale eingewogen und mit dest. Wasser in ein Becherglas gleicher Größe gespült werden. Beträgt das Volumen der Probe weniger als 50 ml, so wird mit dest. Wasser auf 50 ml verdünnt.

Die Einwaagen richten sich nach dem Glyceringehalt und sind aus nachstehender Tabelle zu entnehmen.

Methodik der Bestimmung des Glyceringehalts

Glyceringehalt der Probe %	Einwaage g	Glyceringehalt der Probe %	Einwaage g
90—100	0,45	20—30	1,50
80—90	0,50	10—20	2,20
70—80	0,55	5—10	4,50
60—70	0,65	2,5—5	9,00
50—60	0,75	1,0—2,5	18,00
40—50	0,90	0,5—1,0	40,00
30—40	1,10	0,5 oder weniger	80,00

Die angegebenen Einwaagen sind einzuhalten, da Abweichungen zu ungenauen Ergebnissen führen. Bei unbekanntem Glyceringehalt ist ein Vorversuch anzustellen, in dem die Einwaage auf reines Glycerin abgestellt wird. Aus dem hierbei erhaltenen Ergebnis errechnet sich die anzuwendende Einwaage.

Zu der in dem Becherglas befindlichen Lösung der Probe werden 5 bis 7 Tr. Bromthymolblaulösung zugesetzt, worauf man mit 0,2 n Schwefelsäure bis zum Auftreten einer grünen bzw. grüngelben Farbe ansäuert. Nun neutralisiert man mit 0,05 n Natronlauge bis zum Auftreten einer rein blauen Farbe. Der Farbumschlag des Indikators von Grün nach Blau soll scharf erfolgen. Falls die Eigenfarbe der Lösung die Erkennung des Farbumschlags stört, ist ein pH-Meßgerät mit Glaselektrodenkette zu verwenden. Hiermit wird die Lösung auf pH 8,1 ($\pm$ 0,1) eingestellt. Zu dieser Lösung gibt man 50 ml Natriumperjodatlösung, rührt um, bedeckt mit einem Uhrglas und läßt 30 Min. bei Raumtemperatur stehen.

Gleichzeitig wird ein Blindversuch angesetzt, bei dem man 50 ml dest. Wasser, jedoch ohne Glycerinzusatz, verwendet und wie beim Hauptversuch verfährt.

Nach Ablauf von 30 Min. gibt man je 10 ml 50%iges wäßriges Äthylenglykol zu den beiden Lösungen und läßt 20 Min. stehen. Darauf titriert man mit 0,1 n Natronlauge bis zum Farbumschlag des Indikators bzw. bis pH 8,1 ($\pm$ 0,1). Die Titration ist mit einer Feinbürette auszuführen, welche die Ablesung von 0,01 ml gestattet.

Berechnung:

$$\% \text{ Glycerin} = \frac{(a - b) \cdot N \cdot 9{,}209}{e}.$$

a = verbrauchte Milliliter Natronlauge für den Hauptversuch,
b = verbrauchte Milliliter Natronlauge für den Blindversuch,
N = Normalität der Natronlauge,
e = Einwaage in Gramm.

Der Verbrauch an Natronlauge für den Blindversuch soll nicht kleiner als 5 ml sein.

Reagentien. 1. Natriumperjodatlösung: 60 g Natriumperjodat ($NaJO_4$), analysenrein, werden in dest. Wasser, das 120 ml 0,1 n Schwefelsäure enthält, ohne Erwärmen zu 1 l gelöst. Falls die Lösung nicht klar ist, wird sie durch eine Glasfritte filtriert. Sie ist in einer dunklen, mit Glasstopfen versehenen Flasche aufzubewahren. Da sich die Acidität der Lösung bei längerer Aufbewahrung allmählich verändert, ist bei ihrer Benutzung stets ein Blindversuch auszuführen.

Prüfung der Natriumperjodatlösung. 10 ml der Lösung werden in einen Meßkolben von 250 ml Inhalt gegeben und mit dest. Wasser bis zur Marke aufgefüllt. 0,5 bis 0,6 g reines Glycerin löst man in 50 ml dest. Wasser und gibt dazu genau 50 ml der Natriumperjodatlösung (Pipette). In derselben Weise wird ein Blindversuch mit 50 ml dest. Wasser angesetzt. Beide Lösungen bleiben 30 Min. stehen, worauf man sie mit je 5 ml konz. Salzsäure und 10 ml 15%iger Kaliumjodidlösung versetzt und gut mischt. Nach 5 Min. wird mit je 100 ml dest. Wasser verdünnt und darauf mit 0,1 n Natriumthiosulfatlösung unter Verwendung von Stärkelösung als Indikator titriert. Die Natriumperjodatlösung ist brauchbar, wenn der Quotient aus den bei der glycerinhaltigen Lösung und den beim Blindversuch verbrauchten Millilitern 0,1 n Thiosulfatlösung 0,750 bis 0,765 beträgt.

2. 0,1 n Natronlauge, mit saurem Kaliumphthalat und Phenolphthalein als Indikator genau eingestellt.
3. Natronlauge, etwa 0,05 n.
4. Schwefelsäure, 0,2 n.
5. Saures Kaliumphthalat, analysenrein.
6. 1%ige Lösung von Phenolphthalein in 95%igem Äthanol.
7. Bromthymolblaulösung: 0,1 g des Trockenfarbstoffes wird mit 16 ml 0,01 n Natronlauge in einer Schale verrieben und mit dest. Wasser in einen Meßkolben von 100 ml Inhalt überführt. Die Lösung wird bis zur Marke mit dest. Wasser aufgefüllt.
8. Natriumthiosulfatlösung, 0,1 n.
9. Wäßrige Äthylenglykollösung, 50%ig.
10. Konz. Salzsäure, $D = 1,19$.
11. Stärkelösung: 10 g lösliche Stärke werden mit wenig kaltem dest. Wasser zu einer Paste verrührt, zu der man 1 l siedendes dest. Wasser hinzufügt. Nach gründlichem Mischen und Abkühlen gibt man zur Konservierung 1,25 g Salicylsäure hinzu. Um die Haltbarkeit zu verlängern, wird die Lösung im Eisschrank bei 5 bis 10° aufbewahrt.
12. Wäßrige Kaliumjodidlösung, 50%ig.

Viele Glycerinbestimmungen, die heute in den Laboratorien üblich sind, erfassen den bei der Perjodatspaltung gebildeten *Formaldehyd.* Seine Bestimmung wird kolorimetrisch mit Chromotropsäure [HANAHAN, D. J., u. J. N. OLLEY: J. biol. Chem. *231*, 813 (1958); LAMBERT, M., u. A. C. NEISH: Canad. J. Res. *28B*, 83 (1950)] oder jodometrisch [HARTMANN, L.: Chem. and Ind. (London) *1407* (1955)] durchgeführt. Eine davon abweichende Bestimmung beruht auf der Umsetzung des Glycerins mit Jodwasserstoff zu Isopropyljodid. Das abdestillierte Isopropyljodid reagiert mit Brom zu Isopropylbromid und Jodat, das dann mit Jodid und Thiosulfat bestimmt wird (BLIX, G.: Mikrochim. Acta *1*, 75 (1937); BRADBURY, R. G.: Mikrochemie *38*, 114 (1951)].

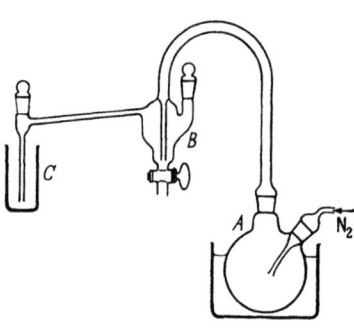

Abb. 196.

Glycerinbestimmungen nach Blix: *Reagentien.* Benzol puriss.; Jodwasserstoff $D = 1,70$ p.a.; roter Phosphor p.a.; Natriumacetat p.a.; 10% Natriumacetat in Eisessig p.a.; Brom p.a.; Ameisensäure p.a.; Kaliumjodid p.a.; Schwefelsäure p.a., 10%ig; Natriumthiosulfat p.a., 0,03 n; Stärkelösung. 1%ig.

Durchführung. Eine abgewogene Menge von etwa 10 mg Substanz wird entweder trocken oder in Benzol gelöst in das Zersetzungskölbchen *A* der Abb. 196 gegeben, das Benzol bei 70° durch vorsichtiges Aufblasen von Stickstoff oder CO_2 vollständig verdampft und einige Körnchen roten Phosphors (etwa 0,1 bis 0,2 g) sowie 2 ml Jodwasserstoffsäure hinzu. In die Waschvorrichtung *B* füllt man eine geringe Menge einer Aufschlämmung von rotem Phosphor in Wasser, in die Vorlage *C* 3 ml 10% Natriumacetat in Eisessig und 2 bis 5 Tr. Brom. (Die Apparatur wird deshalb am besten in einem Abzug installiert.) Das Zersetzungskölbchen wird nun $3^{1}/_{2}$ Std. lang im Paraffinbad auf 120 bis 125° erhitzt, während ein geringer Stickstoff- oder Kohlendioxidstrom (zwei Blasen pro Sekunde in der Waschvorrichtung *B*) durch die Apparatur getrieben wird.

Den Inhalt der **Vorlage** spült man anschließend mit dest. Wasser in einen 50-ml-Erlenmeyerkolben, in den man vorher 0,7 g Natriumacetat eingewogen und in möglichst geringer Wassermenge vollständig gelöst hat. Durch Zusatz von 4 bis 5 Tr. Ameisensäure (1 Min. Kolben umschwenken, dann 3 Min. stehenlassen) wird das überschüssige Brom zerstört. Von der völligen Beseitigung des Broms kann man sich durch Zusatz einer Spur Methylrotlösung überzeugen, die schon durch geringste Brommengen entfärbt wird.

Die Lösung versetzt man mit 0,2 g Kaliumjodid, etwa 0,5 ml 10%iger Schwefelsäure und einigen Tropfen 1%iger Stärkelösung und titriert mit 0,03 n Thiosulfatlösung bis zum Verschwinden der Blaufärbung.

h. Bestimmung der Isolen-Fettsäuren

Die meisten ungesättigten Fettsäuren von fetten Ölen liegen als Isolen-, weniger als Konjuen-Fettsäuren vor. Während in den Ölen aus dem Pflanzenreich mit Ausnahme der Algen nur Dien-, Trien- und selten Tetraen-Fettsäuren der C_{16}- und C_{18}-Reihe vorkommen, sind die meisten tierischen Öle durch einen mehr oder minder starken Gehalt von Pentaen-, seltener Hexaen-Fettsäuren ausgezeichnet. Im Gegensatz zu pflanzlichen Ölen liegen in tierischen Ölen (z.B. Fischölen) auch ungesättigte Fettsäuren der C_{20}-Reihe (C_{20}-Tetraensäure = Arachidonsäure) und der C_{22}-Reihe vor.

Mit der im folgenden beschriebenen Methode kann nicht nur eine rasche und eindeutige Unterscheidung zwischen pflanzlichen und tierischen Ölen geführt, sondern auch der prozentuale Anteil an Dien-, Trien-, Tetraen- und Pentaen-Fettsäuren angegeben werden. Die Methode beruht auf der Umwandlung der Isolenfettsäuren in Konjuensäuren unter dem Einfluß von alkalischer Glykollösung und der anschließenden spektrophotometrischen Messung des gebildeten Isomerengemisches. Die auftretenden Absorptionsbanden sind charakteristisch für die verschiedenen konjugierten Systeme und dienen der Prozentberechnung nach vorgegebenen Gleichungen.

Da die quantitative Isomerisierung stark konjugierter Systeme weitgehend von der Alkalikonzentration abhängig ist, werden von den DGF-Einheitsmethoden [C-IV 6b (57)] zwei Verfahren angegeben, die sich durch die verwendete Alkalikonzentration unterscheiden.

Methode 1 mit 6,5% KOH, Methode 2 mit 21% KOH.

Es werden bestimmt:

Linol- und Linolensäure nach Methode 1,

Linol-, Linolen- und Arachidonsäure nach Methode 1 oder 2,

Proben mit Pentaensäure nach Methode 2.

Die $E_{1\,cm}^{1\%}$-Werte und die Umrechnungsfaktoren beziehen sich auf die C_{18}-Säuren, nur bei der Pentaensäure auf ein äquimolekulares Gemisch von C_{20}- und C_{22}-Säuren.

Reagentien.

1. Methanol: Synthetisches Methanol p.a. ist im allgemeinen ohne weitere Reinigung verwendbar. Die Extinktion soll, bei 1 cm Schichtdicke gegen Wasser gemessen, bei 220 mµ nicht über 0,4 liegen, die Absorptionskurve soll im Gebiet von 260 bis 225 mµ flach verlaufen.

Reinigung: Zu 1 l Methanol werden 5 g KOH p.a. und 12 g Zinkstaub gegeben. Das Gemisch wird 3 Std. am Rückflußkühler erhitzt und destilliert. Das Destillat kann nach Prüfung auf optische Reinheit benutzt werden.

2. Äthylenglykol-KOH:

a) 6,5%ige KOH-Lösung: 750 g Äthylenglykol werden unter Durchleiten von sauerstofffreiem Stickstoff im Ölbad 10 Min. auf 190° erhitzt. Nach dem Abkühlen auf 150° werden 60 g KOH (85%ig) p.a. zugesetzt, die Temperatur auf 190° gebracht und 10 Min. bei dieser Temperatur gehalten.

b) 21%ige KOH-Lösung: Herstellung wie unter 2a) mit 210 g KOH. In beiden Fällen wird die Konzentration durch Titrieren kontrolliert.

Sie soll bei 2a zwischen 6,5 und 6,6%, bei 2b bei 21 ± 0,1% liegen. Bei größeren Abweichungen nach oben kann mit reinem Glykol entsprechend verdünnt werden.

Vorbereitung der Proben. Die Proben sollen homogen sein. Feste Proben werden auf dem Wasserbad umgeschmolzen und homogenisiert. Falls sie nicht klar schmelzen, sind sie zu filtrieren.

Isomerisierung. Die Isomerisierung wird in einem Ölbad von ausreichender Wärmekapazität mit Rührer und automatischer Temperaturregelung (180,0 ± 0,5°) durchgeführt. Als Badflüssigkeit eignet sich dünnflüssiges Mineralöl mit ausreichend hohem Flammpunkt, z. B. Shell CY 6.

Die Proben, etwa 100 mg, werden auf 0,2 mg genau in Mikrobechergläschen eingewogen. Zur Isomerisierung dienen Reagensgläser aus Pyrexglas mit rundem Boden von 15 cm Länge und etwa 2,5 cm Durchmesser. Um beim Erhitzen Autoxydationen auszuschließen, ist über die Lösung sauerstofffreier Stickstoff zu leiten.

Verfahren.

Methode 1. 6,5%ige Äthylenglykol-KOH-Lösung: Isomerisierungsdauer 25 Min.

Man bringt 11 g der KOH-Glykollösung in die Pyrexgläser und setzt diese in das auf 180° erhitzte Ölbad. Nach 20 Min. werden die eingewogenen Proben in den Mikrobechergläschen zugegeben und dabei die Gläser kurz aus dem Bad genommen und einige Sekunden kräftig geschüttelt. Das Schütteln wird, falls die Lösung nicht klar ist, in Abständen von je 1 Min. wiederholt. Nach jedem Schütteln sind die Gläser wieder in das Ölbad einzutauchen.

Genau 25 Min. nach der Zugabe der Proben werden die Gläser aus dem Bad entfernt und unter der Wasserleitung schnell gekühlt. Die alkalische Lösung wird mit Methanol verdünnt und unter wiederholtem Nachspülen mit Methanol quantitativ in ein geeichtes 100-ml-Kölbchen gebracht und bis zur Marke aufgefüllt. Gegebenenfalls muß bei der Messung entsprechend der optischen Dichte weiter verdünnt werden.

Die Messung erfolgt, wie in der Vorschrift C-IV 6 angegeben. Es wird gegen einen Blindversuch mit Glykol-KOH gemessen, der, wie bei der Isomerisierung beschrieben, behandelt wurde.

Berechnung. Man berechnet aus den abgelesenen Extinktionen bei den Wellenlängen 232, 262, 268, 274, 308, 315 und 322 mµ die k'-Werte [C-IV 6 b (57) S. 3]. Aus den k'-Werten berechnet man die Prozentgehalte an Polyensäuren nach folgenden Formeln:

% Arachidonsäure $= 0{,}469 \cdot k'_{315}$
% Linolensäure $\;\; = 0{,}198 \cdot k'_{268} - 0{,}492 \cdot k'_{315}$
% Linolsäure $\;\;\;\; = 0{,}1086 \cdot k'_{232} - 0{,}1324 \cdot k'_{268} + 0{,}040 \cdot k'_{315}$.

Enthält die Probe bereits größere Mengen natürlicher Konjuensäuren, dann müssen diese von den bei der Isomerisierung gefundenen Prozentgehalten abgezogen werden.

Methode 2. 21%ige Äthylenglykollösung: Isomerisierungsdauer 15 Min.

Die Durchführung des Verfahrens erfolgt wie unter 1. beschrieben, jedoch werden die Gläser genau 15 Min. nach der Substanzzugabe herausgenommen und gekühlt.

In die der Berechnung zugrunde liegenden $E^{1\%}_{1\,cm}$-Werte geht die Kettenlänge ein. Die angegebenen Konstanten beziehen sich wie bei der Methode 1 auf C_{18}-Säuren, nur bei der Pentaensäure auf ein äquimolekulares Gemisch von C_{20}- und C_{22}-Säuren.

Berechnung.

% Pentaensäure $= 0{,}145 \cdot k'_{346}$
% Tetraensäure $= 0{,}165 \cdot k'_{315} - 0{,}167 \cdot k'_{346}$
% Triensäure $\;\;\, = 0{,}110 \cdot k'_{268} - 0{,}088 \cdot k'_{315} + 0{,}019 \cdot k'_{346}$
% Diensäure $\;\;\;\; = 0{,}109 \cdot k'_{232} - 0{,}057 \cdot k'_{268} - 0{,}026 \cdot k'_{315} - 0{,}003 \cdot k'_{346}$.

Anmerkung. Spuren von konjugierten Trien- bzw. Tetraensäuren können bei der Alkaliisomerisierung aus oxydierter Linol- bzw. Linolensäure entstehen. Zur Sicherstellung, ob es sich dabei um diese Sekundärprodukte oder um ursprünglich vorhandene Linolen- bzw. Arachidonsäure handelt, werden die Proben in Äthylenglykol ohne KOH unter den Isomerisierungsbedingungen erhitzt. Treten in diesem Falle im wesentlichen gleiche Mengen konjugierter Systeme auf, dann handelt es sich um aus Oxydationsprodukten entstandene Konjuene. Eine Verschiebung der Doppelbindungen von Polyisolensäuren tritt beim Erhitzen ohne Zusatz von KOH nicht auf.

IV. Prüfung auf An- oder Abwesenheit bestimmter Öle

a. Prüfung auf Abwesenheit von Mineralölen und Harzen

DAB 7 – DDR:

5,0 ml Substanz werden in einem 100-ml-Rundkolben mit Normalschliff nach Zusatz von 3,0 ml 3 n Kalilauge und 22,0 ml Äthylalkohol im Wasserbad unter Rückflußkühlung 30 Min. erhitzt. Nach Zusatz von 25,0 ml Wasser und vorsichtigem Schütteln muß die Lösung klar sein.

Hisp. IX gibt eine ähnliche Vorschrift.

Abweichend davon läßt Ph.Ned. 6 die Anwesenheit von Harz wie folgt bestimmen:

1 Tr. Öl wird mit 2 ml einer Mischung von 2 T. Tetrachlorkohlenstoff und 1 T. Phenol in einen Porzellantiegel gegeben und die Flüssigkeit mit Hilfe eines Glasstabes über die Tiegelwand verteilt. Man setzt anschließend noch 1 Tr. einer Lösung von Brom in Tetrachlorkohlenstoff (1 : 5) hinzu und verdampft das Brom längs der Tiegelwand. Innerhalb von 10 Sek. darf keine Purpurfärbung auftreten.

b. Prüfung auf trocknende Öle

ÖAB 9, Ph.Helv. V, DAB 7 – DDR:

5 g fettes Öl werden mit einer Mischung von 1,5 ml konzentrierter Salpetersäure und 3,5 ml Wasser unterschichtet. Setzt man hierauf ein Stück Kupferdraht hinzu, so daß es in beide Flüssigkeiten hineinragt, und läßt 24 Std. stehen, so bleibt das Öl bei Anwesenheit von trocknenden fetten Ölen flüssig, während es bei fetten Ölen, die von trocknenden fetten Ölen frei sind, zu einer körnig-festen Masse erstarrt.

Hisp. IX schreibt anstelle von Kupferdraht Quecksilber vor.

c. Prüfung auf verdorbenes und gebleichtes Öl

Ph.Helv. V:

Zur Prüfung auf Abwesenheit von gebleichtem oder verdorbenem Öl oder Fett werden 5 ml Öl oder geschmolzenes Fett mit 15 ml konz. Salzsäure 1 Min. lang geschüttelt, hierauf mit 5 ml Resorcin-Benzol 5 Sek. lang durchgeschüttelt. Nach 5 Min. darf die Säureschicht keine stärkere Rotviolettfärbung zeigen als eine Verdünnung von 3,8 ml 0,01 n Kaliumpermanganat mit Wasser zu 100 ml bei gleicher Schichtdicke.

ÖAB 9 und DAB 7 – DDR geben eine sehr ähnliche Vorschrift.

In USP XVII findet sich speziell für das Erdnußöl folgende Vorschrift:

Man schüttelt 1 ml einer 10%igen ätherischen Öllösung mit 1 ml Salzsäure und fügt anschließend 1 ml einer 0,1%igen Lösung von Phloroglucin in Äther hinzu. Es darf keine rote oder rosarote Färbung auftreten.

d. Prüfung auf Sesamöl

ÖAB 9:

Werden 5 g fettes Öl oder geschmolzenes Fett mit 5 ml konz. Salzsäure und 3 Tr. einer 2%igen äthanolischen Furfurollösung 30 Sek. lang geschüttelt, so färbt sich die Säureschicht bei Anwesenheit von Sesamöl innerhalb von 5 Min. rot.

Im wesentlichen gleiche Vorschriften geben folgende Arzneibücher: Ph.Helv. V, USP XVII, Ph.Ned. 6, DAB 7 – DDR.

Ph.Ned. 6 gibt für die Stärke der Rotfärbung einen Standard an.

Anstelle von Furfurol verwenden BP 63 und Hisp. IX Saccharose als Prüfungsreagens.

BP 63:

Man schüttelt 2 ml Öl mit 1 ml Salzsäure, die 1% Saccharose enthält, und läßt 5 Min. stehen. Die säurehaltige Phase darf nicht oder zumindest nicht stärker als eine Vergleichslösung ohne Saccharose gefärbt sein.

Die auftretende Rotfärbung darf nicht stärker sein als eine Mischung von 40 ml Wasser, 1 ml 0,1 n Salzsäure und 2 Tr. Dimethylgelblösung.

Die DGF-Einheitsmethoden geben folgende Vorschrift:

10 g des flüssigen Fettes werden mit je 10 ml Petroläther und Salzsäure ($D = 1,19$) in einem Schüttelzylinder gemischt. Hierzu gibt man 0,2 ml einer 2%igen alkoholischen Furfurollösung, schüttelt 15 Sek. kräftig durch und läßt stehen, bis sich die Emulsion trennt.

0,5% und mehr Sesamöl geben sich durch eine rötliche Färbung der Säureschicht zu erkennen. Bei Abwesenheit von Sesamöl zeigt sich eine gelbe bis braungelbe Färbung. In Zweifelsfällen kann die Empfindlichkeit der Probe durch Verwendung von 1 ml Reagens gesteigert werden. In diesem Fall ist ein Blindversuch mit einem der Untersuchungsprobe ähnlichen Fett, das frei von Sesamöl ist, anzustellen.

e. Prüfung auf Baumwoll- und Kapoköl

ÖAB 9:

Werden 2 g fettes Öl oder geschmolzenes Fett mit 2 ml HALPHENs Reagens 30 Min. lang im Wasserbad unter Rückflußkühlung erhitzt, so tritt bei Anwesenheit von Baumwollsamenöl oder Kapoköl eine Rotfärbung auf.

HALPHENs Reagens: Gleiche Teile von iso-Amylalkohol und einer 1%igen Lösung von gefälltem Schwefel in Schwefelkohlenstoff. Bei Bedarf frisch zu bereiten.

Die Vorschriften folgender Arzneibücher sind im wesentlichen gleich: DAB 6, BP 63, USP XVII, Ph.Helv. V, Hisp. IX, DAB 7 – DDR u. Ph.Ned. 6. Sie vergleichen die Rotfärbung mit einem Standard: Die auftretende Rotfärbung darf nicht stärker sein als eine Mischung von 100 ml Methylorangelösung (1 : 100000) und 4 ml 0,1 n Säure.

Die DGF-Einheitsmethoden geben folgende Vorschrift:

Als Reagens dient eine 1%ige Lösung von Schwefel in Schwefelkohlenstoff, die mit dem gleichen Volumen Amylalkohol versetzt ist. 10 ml des flüssigen Fettes werden in einem Kolben mit dem gleichen Volumen an Reagens vermischt und unter Rückflußkühlung in heißem Wasser (70 bis 80°) 5 Min. unter gelegentlichem Schütteln erwärmt, bis der Schwefelkohlenstoff unter Schäumen des Gemisches zu sieden beginnt. Darauf wird in einem Bad von 110 bis 115° 1 bis 2 Std. lang weiter erwärmt. Eine während dieser Zeit auftretende Rotfärbung zeigt die Gegenwart von Baumwollsaatöl an. Bei Anwesenheit größerer Mengen Baumwollsaatöl kann die Färbung schon zu Beginn des Erhitzens auftreten.

Anmerkung. Die Reaktion fällt auch bei Fetten von Tieren positiv aus, die mit Baumwollsaatmehl gefüttert wurden.

f. Prüfung auf Abwesenheit von Oleum Arachidis

BP 63:

1 ml Öl wird 10 Min. lang in einem kleinen Kolben unter Rückfluß mit 5 ml 1,5 n alkoholischer Kalilauge erhitzt. Anschließend fügt man 50 ml 70%igen Alkohol und 0,8 ml Salzsäure hinzu. Unter ständigem Rühren wird mit eingetauchtem Thermometer so abgekühlt, daß die Temperatur ungefähr 1° pro Minute fällt. Bei Abwesenheit von Erdnußöl darf für die verschiedenen Öle bei den im folgenden angegebenen Temperaturgrenzen kein Niederschlag gebildet werden.

Oleum Amygdalarum	4°
Oleum Maydis	11°
Oleum Olivarum	9°.

Entsteht oberhalb der angegebenen Temperatur ein Niederschlag, so wird folgende Prüfung durchgeführt:

5 g des Öles werden 10 Min. lang in einem 150-ml-Acetylierungskolben unter Rückfluß mit 25 ml 1,5 n alkoholischer Kalilauge erhitzt. Die heiße Lösung versetzt man mit 7,5 ml Eisessig und 100 ml 70%igem Alkohol, der 1 ml Salzsäure enthält. Die Temperatur wird 1 Std. lang auf 12 bis 14° gehalten, dann wird filtriert und mit der gleichen Mischung aus 70%igem Alkohol und Salzsäure bei 17 bis 19° nachgewaschen, wobei der Niederschlag ab und zu mit einem Platindraht, der zu einer Schlaufe gebogen ist, aufgelockert wird. Es wird so lange weiter gewaschen, bis das Filtrat mit Wasser keine Trübung mehr gibt. Dann wird der Niederschlag in einer möglichst kleinen Menge heißen 90%igen Alkohols (25 bis 70 ml) gelöst, die Lösung abgekühlt und 3 Std. lang bei 15° stehengelassen. Wenn keine Kristalle auftreten, ist Oleum Arachidis nicht vorhanden. Wenn einige Kristalle auftreten, filtriert man ab und wäscht bei 15° mit der Hälfte des zur Kristallisation benutzten Alkohols (90%ig) und dann mit 50 ml 70%igem Alkohol. Man löst die Kristalle in warmem Äther, entfernt das Lösungsmittel und trocknet bei 105°. Ist der Schmelzpunkt niedriger als 71°, kristallisiert man erneut aus einer kleinen Menge 90%igem Alkohol um.

Ph.Ned. 6 gibt eine der BP 63 sehr ähnliche Prüfungsvorschrift, gibt aber für die einzelnen Öle andere Temperaturgrenzen an:

Oleum Amygdalarum expressum	10°
Oleum Cocos	13°
Oleum Jecoris Aselli	12°
Oleum Lini	16°
Oleum Olivarum	15,5°
Oleum Sesami	20°.

ÖAB 9 läßt auf Abwesenheit von Oleum Arachidis und Oleum Sojae wie folgt prüfen:

1 g fettes Öl oder geschmolzenes Fett wird in einem 100 ml fassenden Kolben mit 15 ml alkoholischer Kalilauge 30 Min. lang auf dem Wasserbad unter Rückflußkühlung verseift. Nach Zusatz von 10 Tr. Phenolphthaleinlösung wird bis zum Verschwinden der roten Farbe tropfenweise verdünnte Essigsäure zugesetzt und auf 17 bis 19° abgekühlt. Nach kurzer Zeit entsteht bei Anwesenheit von Erdnußöl oder Sojaöl ein deutlicher Niederschlag.

Die Vorschrift der Hisp. IX entspricht im wesentlichen der Vorschrift des ÖAB 9.

V. Chromatographische Laboratoriums-Methoden zur Identitäts- und Reinheitsprüfung von Fetten und fetten Ölen

Obwohl diese Methoden noch kaum Eingang in die Pharmakopöen gefunden haben, wird man sich ihrer in Zukunft in steigendem Maße bedienen. Die chromatographischen Verfahren sind zum Teil nicht nur schneller und mit weniger Aufwand durchführbar, sondern sie erlauben auch wegen ihrer großen Nachweisempfindlichkeit wesentlich exaktere Aussagen über die Zusammensetzung eines Fettproduktes. Geringste Verunreinigungen und Verfälschungen können noch mit Leichtigkeit nachgewiesen werden. Für die immer mehr aufkommenden synthetischen Produkte und die mit verfeinerten Raffinationsmethoden gewonnenen Fettprodukte stellen die chromatographischen Verfahren die Methode der Wahl dar.

1. Papierchromatographie. α. *Glyceride.* Die Auftrennung von Mono-, Di- und Triglyceriden gelingt nach H. K. Mangold und Mitarb.[1] am besten auf Papieren, die mit einer Lösung von 5% Silicon in Äther imprägniert werden, mit Tetrahydrofuran-Wasser (3:2) für Monoglyceride und Chloroform-Methanol (1:3) für die übrigen Glyceride. Zum Nachweis der Verbindungen bedient man sich folgender Methodik: Die Chromatogramme werden getrocknet, mit einer 1%igen wäßrigen Lösung von Pankreatin besprüht und 22 Std. bei 37° in einer feuchten Kammer zur Spaltung der Glyceride belassen. Anschließend werden die Spaltfettsäuren bzw. Monoglyceride mit einer 1%igen Lösung von α-Dextrin in 30%igem Alkohol besprüht und nach Lufttrocknung in eine mit Wasserdampf gesättigte Atmosphäre gebracht (1 Std.). Nun wird das Chromatogramm mit Joddampf behandelt, wobei die gesättigten Verbindungen weiße und die ungesättigten Verbindungen langsam gelb bis braun werdende Flecke bilden, während der Untergrund die blaue Färbung des α-Dextrin-Jod-Komplexes zeigt.

β. *Fettsäuren.* Die Chromatographie der niedrigkettigen Fettsäuren (1 bis 7) kann auf unbehandeltem, die der längerkettigen auf mit Paraffinöl oder Undecan imprägniertem Papier durchgeführt werden[2, 3].

Geeignete Systeme für die Chromatographie der niederen Fettsäuren sind: Äthanol-Wasser-konz. Ammoniak (80:16:14) oder n Butanol gesättigt mit 1,5 n Ammoniak.

Wurden die Fettsäuren als Ammoniumsalze chromatographiert, können die Fettsäuren nach 2 Std. Trocknen bei Zimmertemperatur mit einer Lösung von 0,2 g Ninhydrin und 0,05 g Ascorbinsäure in 100 ml abs. Äthanol und anschließendem 3 Min. langem Erhitzen auf 120° sichtbar gemacht werden. In Form ihrer Hydroxamate gelingt die Auftrennung der Säuren mit 1 bis 6 Kohlenstoffatomen nach A. R. Thompson[4] auf unbehandeltem Papier im System Benzol-Ameisensäure-Wasser (1:1:1). Die höheren Fettsäuren können ebenfalls als Hydroxamate auf acetylierten Papieren im System Äthylacetat-Aceton-Wasser (1:2:2,75) getrennt werden[5].

Geeignete Imprägnier- und Lösungsmittelsysteme für die Chromatographie der höheren Fettsäuren sind:

1. Undecan stand. – 90% oder 95%ige Essigsäure mit Undecan gesättigt nach H. P. Kaufmann und W. H. Nitsch[6].

---

[1] Mangold, H. K., B. G. Lamp u. H. Schlenk: J. Amer. chem. Soc. 77, 6070 (1955).
[2] Macek, K., u. C. Michalec in I. M. Hais u. K. Macek: Handbuch der Papierchromatographie, Jena: G. Fischer 1958.
[3] Kaufmann, H. P.: Analyse der Fette und Fettprodukte, Bd. I, Berlin/Göttingen/Heidelberg: Springer 1958, S. 856.
[4] Thompson, A. R.: Aust. J. Sci. Res. 4 B, 180 (1951).
[5] Micheel, F., u. H. Schweppe: Angew. Chem. 66, 136 (1954).
[6] Kaufmann, H. P., u. W. H. Nitsch: Fette, Seifen, Anstrichmittel 57, 473 (1955).

2. Paraffinöl – 90%ige Essigsäure nach J. Spiteri[1]. Anfärbereagens: Kupferacetat-Kaliumferrocyanid-Methode[2].

3. Kupferacetat – Rubeanwasserstoffsäure-Methode.

2. Dünnschichtchromatographie[3,4] α. *Fette, Öle, Wachse und andere neutrale Lipoide*. Zur Trennung der Gesamtlipoide in die Lipoidhauptgruppen eignen sich am besten Kieselgel G – (Merck) als Adsorbens und Mischungen von Petroläther Kp. 60 bis 70° und Diäthyläther bzw. Petroläther mit Zusätzen von Eisessig oder Methyläthylketon.

Pflanzliche und tierische Wachse lassen sich gut mit dem Fließmittel Petroläther-Diäthyläther 95:5 chromatographieren. Besonders geeignet für tierische Fette ist das System Petroläther-Diäthyläther-Eisessig (90:10:1)[5].

Pflanzenöle, die Epoxy- und Hydroxyverbindungen enthalten und dadurch polarer sind als die meisten tierischen Fette, ergeben mit den Gemischen Petroläther-Diäthyläther-Eisessig (80:20:1 oder 70:30:2) gute Auftrennungen.

Die meisten Trennprobleme lassen sich auch durch Verteilungschromatographie an hydrophobierten Trägermaterialien lösen.

Nach H. P. Kaufmann und Z. Makus[6] gelingt die Trennung von Tri- und Diglyceriden an mit Undecan imprägniertem Kieselgel G mit Chloroform-Methanol-Wasser (5:15:1) (Diglyceride) und Aceton-Acetonitril (7:3) (Triglyceride). Nach diesem Prinzip wurden die Triglyceride des Leinöls, des Sojaöls, von Kakaobutterersatz, von Maisöl, Sonnenblumenöl, Sesamöl, Olivenöl, Schweineschmalz und Rindertalg fraktioniert[7,8].

Nach L. Anker und D. Sonanini[9] haben sich für Identitäts- und Reinheitsprüfung von pflanzlichen Fetten folgende Versuchsbedingungen bewährt: Paraffin-imprägnierte Kieselgur-G-Merck-Platten und 99 bis 100%ige Essigsäure als Laufmittel.

β. *Gesättigte und ungesättigte Fettsäuren.* Der Untersuchung hat eine saure oder alkalische Verseifung der Fette oder Öle vorauszugehen. Zur direkten Umesterung wird das Fett 3 Std. mit 6 n methanolischer Salzsäure am Rückfluß gekocht, nach dem Abkühlen die 4fache Menge Wasser zugegeben und das Ganze mehrmals mit 20 ml Petroläther ausgeschüttelt. Die Petrolätherphase wird 2mal mit 20 ml gesättigter Natriumcarbonatlösung und anschließend mit Wasser neutralgewaschen. Die Fettsäuremethylester werden im Vakuum zur Trockne gebracht, in Chloroform p.a. aufgenommen und direkt chromatographiert.

Wurde die Verseifung mit Kalilauge durchgeführt, was vor allem bei Vorliegen größerer Mengen an Unverseifbarem zu empfehlen ist, werden die Methylester durch Behandeln mit Diazomethan oder Bortrifluorid in Methanol hergestellt.

Die meisten Verfahren arbeiten mit Phasenumkehr. Nach D. C. Malins und H. K. Mangold[10] eignen sich zur Trennung von Methylestern höherer gesättigter Fettsäuren und solcher mit einem mittleren Grad an Ungesättigtheit (bis 3 Doppelbindungen) siliconiertes Kieselgel G und folgende Laufmittel: Eisessig-Wasser (17:3), Eisessig-Acetonitril-Wasser (2:14:5), Eisessig-Ameisensäure-Wasser (2:2:1).

Von H. Wagner und P. Pohl[11] werden zur Trennung Paraffin-imprägniertes Kieselgur und das System Ameisensäure-Acetonitril-Aceton (2:2:1) vorgeschlagen.

Zur befriedigenden Auftrennung hoch ungesättigter Fettsäuren jeder Kettenlänge müssen die Fettsäuremethylester zuvor in ihre Quecksilber(II)-acetat-Addukte übergeführt werden. Von H. K. Mangold und R. Kammereck[12] werden die Systeme Petroläther (60 bis 70°) – Diäthyläther (4:1) oder n-Propanol-Eisessig (100:1) vorgeschlagen. Polyenfettsäuren mit einer Kettenlänge von C_{16} bis C_{22} und mehr als 3 Doppelbindungen lassen sich noch gut über die Quecksilber(II)-acetat-Addukte auf unbehandelten Kieselgel-Kieselgur-(3:7)-Dünnschichtplatten im System Isobutanol-Ameisensäure-Wasser (100:0,5:15,7) auftrennen[11]. Dieses Verfahren, das sich auch zur präparativen Darstellung von Polyen-

---

[1] Spiteri, J.: Bull. Soc. Chim. biol. (Paris) 36, 1355 (1954).
[2] Siehe Fußnote 3 auf S. 411.
[3] Mangold, H. K. in E. Stahl (Hrsg.): Dünnschichtchromatographie. Berlin/Göttingen/Heidelberg: Springer 1962, S. 141.
[4] Mangold, H. K.: J. Amer. Oil Chemists' Soc. 38, 708 (1961); 41, 762 (1964).
[5] Mangold, H. K., u. D. C. Malins: J. Amer. Oil Chemists' Soc. 37, 383 (1960).
[6] Kaufmann, H. P., u. Z. Makus: Fette, Seifen, Anstrichmittel 62, 1014 (1960).
[7] Kaufmann, H. P., u. T. H. Khoe: Fette, Seifen, Anstrichmittel 63, 689 (1961).
[8] Kaufmann, H. P., Z. Makus u. B. Das: Fette, Seifen, Anstrichmittel 63, 807 (1961).
[9] Anker, L., u. D. Sonanini: Pharm. Acta Helv. 37, 360 (1962).
[10] Malins, D. C., u. H. K. Mangold: J. Amer. Oil Chemists' Soc. 37, 576 (1960).
[11] Wagner, H., u. P. Pohl: Biochem. Z. 340, 337 (1964).
[12] Mangold, H. K., u. R. Kammereck: Chem. and Ind. (London) 1032 (1961).

fettsäuren eignet, wurde von H. WAGNER und P. POHL[1] mit Erfolg zur Fettsäureanalyse von Grün-, Braun- und Rotalgen verwendet.

γ. *Hydroxy- und Epoxy-Fettsäuren.* Ihre Auftrennung als Methylester gelingt auf Kieselgel-G-Platten mit Gemischen von Hexan und Diäthyläther.
Bei einem Diäthylätheranteil von 10% werden besonders die Epoxyfettsäuren, bei 40 bis 50% Diäthylätherzusatz die Hydroxyfettsäuren aufgetrennt[2]. Ein anderes geeignetes System vor allem für α-Hydroxyfettsäuren unter Verwendung des gleichen Adsorbens ist Chloroform-Essigsäure (24 : 1) nach Y. KISHIMOTO und N. S. RADIN[3]. Isomere Hydroxyfettsäuren bis zu einer Kettenlänge von C_{18} werden nach L. J. MORRIS und D. M. WHARRY[4] gut auf Silbernitrat-imprägnierten Kieselgel-G-Platten im System Diäthyläther-Hexan (1 : 1) getrennt. Liegen die freien Hydroxyfettsäuren vor, kann Kieselgel G und das System Chloroform-Äthylacetat-Essigsäure (90 : 10 : 1) zur Anwendung kommen.

3. *Gaschromatographie der Fettsäuremethylester.* Die gaschromatographische Trennung von Fettsäuren wurde erstmals von T. A. JAMES u. A. J. P. MARTIN[5] durchgeführt. Die außerordentliche Trennfähigkeit der Gas-Verteilungschromatographie, ihr geringer Substanzbedarf und die Möglichkeit der quantitativen Auswertung der Gaschromatogramme machen dieses Verfahren in der modernen Analytik der Fette und Fettsäuren unentbehrlich (siehe A. T. JAMES[6] und H. P. BUSHFIELD u. E. E. STORSS[7]).

Zur Analyse von Fettsäuren verwendet man „gepackte" Säulen von 1 bis 2 m Länge und 3 bis 6 mm innerem Durchmesser. Infolge ihres überaus großen Trennvermögens finden in neuerer Zeit auch ungefüllte Säulen (Golay- oder Capillarsäulen) mit Längen von 50 bis 100 m und Durchmessern von 0,1 bis 0,5 mm Verwendung. Mittels Golaysäulen gelingt u.a. die Auftrennung doppelbindungsisomerer Fettsäuren, was z.B. bei der Analyse partiell gehärteter Pflanzenöle von Bedeutung ist.

Als Säulenmaterial wird am zweckmäßigsten Glas verwendet. Als Trägermaterial für die stationären Phasen eignet sich auf DIN 0,15 bis 0,20 (entsprechend 80 bis 100 mesh) ausgesiebte, alkali- und säuregewaschene, neuerdings auch silanisierte Kieselgur. Im allgemeinen zieht man zur Trennung der Fettsäuren polare Phasen (Carbowax, Polyäthylenglykole, Polyester) gegenüber den unpolaren Phasen (Apiezonfette, Siliconöle) vor, da letztere die ungesättigten Fettsäuren gleicher Kettenlänge nur unvollständig auftrennen.

Die am häufigsten zur Trennung verwendeten, von C. H. ORR u. J. E. CALLEN[8] eingeführten, polaren Phasen sind synthetische Polyester aus kurzkettigen Dicarbonsäuren (Bernsteinsäure bis Pimelinsäure) und niedermolekularen Diolen (Äthylenglykol, Diäthylenglykol, 1,4-Butandiol).

Ihr Polaritätsgrad und damit die mit ihnen erzielbare Trennleistung hängt von der Kettenlänge der Alkohol- und Säuregruppen ab. Folgende Polyester werden am meisten verwendet:

LAC 1 R 296[9]   (Diäthylenglykoladipatpolyester)
LAC 2 R 446   (Diäthylenglykoladipatpolyester, partiell verestert mit Pentaerythrit)
LAC 3 R 728   (Diäthylenglykolsuccinatpolyester)
Reoplex 400   (Polypropylenglykoladipatpolyester)

Zur Routineanalyse von Fettsäuren hat sich eine 10 bis 20%ige Imprägnierung des Trägers mit stationärer Phase bewährt.

Niedrigkettige Fettsäuren bis C_8 trennt man an den genannten Polyestern bei Temperaturen von 125 bis 150°[10].

---

[1] WAGNER, H., u. P. POHL: Biochem. Z. *341*, 476 (1965).
[2] VIOGNE, E., u. R. T. HOHMANN: J. Amer. Oil Chemists' Soc. *39*, 63 (1962).
[3] KISHIMOTO, Y., u. N. S. RADIN: J. Lipid Res. *5*, 94 (1964).
[4] MORRIS, L. J., u. D. M. WHARRY: J. Chromatogr. *20*, 27 (1965).
[5] JAMES, A. T., u. A. J. P. MARTIN: Biochem. J. *50*, 679 (1952).
[6] JAMES, A. T.: Qualitative and Quantitative Determination of the Fatty Acids by Gas-liquid Chromatography, in D. GLICK: Methods of Biochemical Analysis, Vol. 8, New York/London: Interscience Publ. 1960, S. 1–59.
[7] BUSHFIELD, H. P., u. E. E. STORSS: Biochemical Application of Gas Chromatography, New York/London: Academic Press 1962.
[8] ORR, C. H., u. J. E. CALLEN: J. Amer. chem. Soc. *80*, 246 (1958).
[9] Zu beziehen durch: Applied Science Laboratories, INC., P.O. Box 440, State College, Pennsylvania 16801; Vertretung in Deutschland Serva-Entwicklungslabor Heidelberg v. Grothe & Co., 69 Heidelberg, Römerstr. 118 u. Wilkens Instrument & Research Deutschland GmbH, 61 Darmstadt, Bismarckstr. 39.
[10] STUVE, W.: Fette, Seifen, Anstrichmittel *63*, 325 (1961).

Höhere Fettsäuren analysiert man am zweckmäßigsten in Form ihrer Methylester an Polyestern bei Temperaturen von 175 bis 200°. Die Analyse der höheren Fettsäuren in freier Form nach L. D. METCALFE[1] bringt infolge der Anwendung höherer Arbeitstemperaturen und des Zusatzes nichtflüchtiger anorganischer (85%ige Phosphorsäure) oder organischer Säuren (Stearin-, Behensäure) zur Unterdrückung der Dimerisierung der Fettsäuren keine Vorteile.

Eine geeignete Analysenmethode der *Hydroxyfettsäuren* in Form ihrer Trimethylsilylderivate an Apiezon L- und Polyester-Säulen wurde von R. D. WOOD u. Mitarb.[2] entwickelt.

Ebenso konnte die gaschromatographische Untersuchung der *Epoxy-Fettsäuren*, der *Acetylen-Fettsäuren*[3] und der *Cyclopentenyl-Fettsäuren*[4] ermöglicht werden.

Die gaschromatographische Analyse der *Cyclopropenylfettsäuren*[5] ist bisher über das Versuchsstadium nicht hinausgekommen.

---

[1] METCALFE, L. D.: Nature (Lond.) *188*, 142 (1962).
[2] WOOD, R. D. u. Mitarb.: J. Amer. Oil Chemists' Soc. *42*, 81 (1965).
[3] WOLFF, A.: Symposium: Analysis of Unusual and Minor Constituents, Part I, April 19 bis 22 (1964).
[4] ZEMAN, I., u. J. POKORNÝ: J. Chromatogr. *10*, 15 (1963).
[5] MAGNE, F. C.: J. Amer. Oil Chemists' Soc. *42*, 332 (1965).

L. Untersuchung von ätherischen Ölen[1]

I. Allgemeine Untersuchungen der ätherischen Öle

1. Prüfung auf Reinheit bzw. auf fette Öle und andere nichtflüchtige Bestandteile ÖAB 9.

a) Verreibt man 1 Tr. ätherisches Öl mit 2 g Rohrzucker und löst dann die Anreibung in 10 ml W. auf, so muß das Wasser den charakteristischen Geschmack des Öles annehmen.

b) Gibt man einige Tr. ätherisches Öl auf Filterpapier, so darf nur der für das Öl charakteristische, aber kein fremdartiger Geruch wahrzunehmen sein.

Ph.Helv. V und Ph.Ned. 6 geben zur Prüfung auf Reinheit ebenfalls die Methode a) an.

2. Prüfung auf fette Öle und auf nichtflüchtige Bestandteile DAB 7 – BRD.

0,05 ml Öl dürfen nach dem Auftropfen auf Filterpapier beim Verdunsten keinen länger als 24 Std. lang bestehenbleibenden Fleck hinterlassen.

Ph.Ned. 6 und Hisp. IX machen die Angabe, daß ein Tr. ätherisches Öl, auf Filtrierpapier getropft, keinen dauernden Fettfleck hinterlassen darf.

3. Prüfung auf Phthalsäureester und fremde Ester ÖAB 9 und DAB 6.

Erhitzt man in einem Reagensglas 1 ml ätherisches Öl mit 3 ml einer frisch hergestellten und filtrierten Lsg. von 1 g Kaliumhydroxid in 9 ml abs. A. 2 Min. lang im Wasserbad, so darf nach dem Abkühlen innerhalb von 30 Min. nur bei ätherischem Nelkenöl (nach Ph.Helv. V auch Rosenöl) eine kristalline Ausscheidung auftreten. Diese muß sich wieder klar lösen, wenn man das Gemisch zum Sieden erhitzt.

Ph.Helv. V gibt die gleiche Vorschrift. Unter fremden Estern führt Ph.Helv. V die Ester der Benzoesäure, Bernsteinsäure, Oxalsäure, Weinsäure, Zimtsäure und Citronensäure auf.

CF 65 gibt einen spezifischen Nachweis für Phthalsäureäthylester an:

Zu 1,5 ml Öl in einem Reagensglas fügt man tropfenweise 1,5 ml Schwefelsäure (94%) zu, schüttelt kräftig und erhitzt 10 Min. lang auf dem kochenden Wasserbad. Danach fügt man 0,02 g Resorcin hinzu und erhitzt erneut 10 Min. lang auf dem Wasserbad. Nach dem Erkalten gießt man ein Teil der Mischung in 60 ml einer 5%igen wss. Ammoniak-Lsg. und filtriert. Bei Anwesenheit von Phthalsäureäthylester erscheint die filtrierte Lsg. im durchfallenden Licht rotbraun und im auffallenden Licht grün. Beim Verdünnen der Lösung mit Wasser treten die Färbung und die Fluoreszenz noch charakteristischer hervor.

In zweifelhaften Fällen bringt man 1 g ätherisches Öl mit 15 ml 2 n Kaliumhydroxidlsg. in abs. A. zum Sieden. Nach dem Erkalten sammelt man den in A. unlösl. Anteil und behandelt diesen in der oben beschriebenen Weise mit Schwefelsäure und Resorcin.

4. Prüfung auf Glycerinacetat und Alkohole.

ÖAB 9 läßt auf Alkohole, Glykole, Glykoläther und Glycerinacetat nach folgender Vorschrift prüfen:

Schüttelt man in einem 10 ml fassenden Mischzylinder 3 ml ätherisches Öl mit 6 ml gesättigter Natriumchlorid-Lsg., so darf sich das Volumen des ätherischen Öles durch Abgabe lösl. Bestandteile nicht verändern.

Ph.Helv. V läßt auf Glycerinacetat (a) und Terpinylacetat (b) prüfen:

a) 10 ml ätherisches Öl werden in einem Scheidetrichter mit 20 ml 5 vol.-%igem A. kräftig geschüttelt. Nach Trennung der Schichten werden 10 ml des möglichst klaren, wss. Filtrates nach Zugabe einiger Tr. Phenolphthalein mit alkoholischer 0,5 n Kalilauge genau neutralisiert und dann mit 1,5 ml alkoholischer 0,5 n Kalilauge während 1 Std. auf dem Wasserbad verseift. Dann wird der Laugenüberschuß mit 0,5 n Salzsäure zurücktitriert. Es dürfen höchstens 0,2 ml 0,5 n Lauge zur Verseifung verbraucht werden (Glycerinacetat).

b) Es werden in der bei Oleum Bergamottae und Oleum Lavandulae beschriebenen Weise 2 Esterzahlen bestimmt. Beträgt die Differenz der Esterzahl des 2stdg. und des 1.2stdg. Versuches mehr als 2, so ist eine Verfälschung mit Terpinylacetat anzunehmen.

[1] Weitere spezielle Methoden sind bei den einzelnen ätherischen Ölen im Text angegeben.

5. Prüfung auf Äthylalkohol ÖAB 9.

Läßt man einige Tr. ätherisches Öl auf Wasser gleiten, so darf an der Berührungsstelle keine milchige Trübung auftreten.

Ph Helv. V. führt ebenfalls die Wasserprobe an. Außerdem werden drei weitere Verfahren genannt:

a) Bringt man ein Bäuschchen Watte, in das ein Körnchen Fuchsin eingeschlossen wurde, in den oberen Teil eines trockenen Reagensglases, in das zuvor 1 ml des ätherischen Öles eingefüllt wurde, und erhitzt vorsichtig durch Eintauchen ins Wasserbad, so darf sich die Watte nicht rot färben.

Dieser Nachweis ist speziell für das Vorliegen kleiner Äthylalkoholmengen geeignet.

Hisp. IX, Ital. VII und DAB 6 beschreiben die gleiche Methode.

b) Werden 3 ml des ätherischen Öles vorsichtig destilliert, die zuerst übergehenden Tropfen nach dem Filtrieren durch ein mit W. benetztes Filter mit einigen Tr. verd. Natronlauge und Jod-Lsg. bis zur bleibenden Gelbfärbung versetzt und gelinde erwärmt, so darf sich kein Jodoform abscheiden.

Hisp. IX und CF 65 führen ebenfalls die Jodoformprobe auf.

c) Größere Mengen Äthylalkohol geben sich durch die Volumenzunahme zu erkennen, die Wasser, Glycerin oder gesättigte Natriumchlorid-Lsg. erleiden, wenn sie im graduierten Rohr mit dem gleichen Volumen ätherischen Öles geschüttelt und dann einige Zeit der Ruhe überlassen werden.

Hisp. IX macht hierzu folgende Angabe:

Man schüttelt in einem Meßzylinder gleiche Volumenteile ätherischen Öles und Glycerin und läßt die Mischung einige Stunden lang stehen. Das Volumen des ätherischen Öles darf sich nicht augenscheinlich verringern.

6. Prüfung auf Terpentinöl.
Ph.Helv. V macht hierzu folgende Angaben:

Terpentinöl ist in der Siedefraktion 155 bis 165° aufzusuchen. Es entsteht Pinennitrosochlorid, Schmelzpunkt etwa 103°, wenn man zu einer im Eiskochsalzgemisch abgekühlten Mischung von 10 ml obiger Siedefraktion und 10 ml Amylnitrit und 10 ml Eisessig nach und nach 3 ml konzentrierte Salzsäure hinzufügt und noch 1 Std. lang im Eiskochsalzgemisch stehen läßt.

Nach Hisp. IX werden in einem Reagensglas gleiche Teile ätherischen Öles und Mohnöl geschüttelt. Die Mischung soll nicht klar und durchsichtig sein, sondern trübe. Die Prüfung ist nicht anwendbar auf die ätherischen Öle von Thymian und Rosmarin.

7. Prüfung auf Zedernholzöl, Copaivabalsamöl und Gurjunbalsamöl.

Nach Ph.Helv. V sind Zedernholzöl, Gurjunbalsamöl und Copaivabalsamöl durch ihre Schwerlöslichkeit in Äthylalkohol von 70 bis 90 Vol.-%, durch das über 0,900 liegende spezifische Gewicht, durch die oberhalb 250° liegende Siedetemperatur und durch die Linksdrehung gekennzeichnet.

CF 65 prüft auf Gurjunbalsamöl nach folgender Methode:

Zu einer Mischung von 10 ml Eisessig und 5 Tr. konz. Salpetersäure fügt man 5 Tr. des ätherischen Öles. Es darf dabei innerhalb von 2 Min. keine purpurviolette Färbung auftreten.

8. Prüfung auf Chloroform Ph.Helv. V.

Chloroform findet sich in der Siedefraktion 59 bis 70° und ist durch die Bildung von am Geruch kenntlichen Phenylisonitril beim Erhitzen mit verdünnter Natronlauge und Anilin nachzuweisen.

9. Prüfung auf organische Halogen-Verbindungen Ph.Helv. V.

Man bringt einen mit 2 Tr. ätherischem Öl getränkten Filtrierpapierstreifen von etwa 2 cm^2 Größe in eine kleine Porzellanschale, die in einer größeren Porzellanschale steht. Das Papier wird angezündet und rasch ein bereitgehaltenes, etwa 1 l fassendes, innen mit destilliertem Wasser befeuchtetes Becherglas darüber gestülpt. Der Rand der größeren Porzellanschale muß den des Becherglases etwas überragen. Nach dem Erlöschen der Flamme läßt man das Becherglas noch 5 Min. lang darüber und spült sodann die Verbrennungsprodukte, die sich in den feuchten Wandungen des Becherglases niedergeschlagen haben, mit 10 ml W. auf ein kleines Filter. Im Filtrat darf Chlorid nicht nachweisbar sein.

ÖAB 9, Hisp'. IX und DAB 6 geben sehr ähnliche Vorschriften.

10. Prüfung auf Benzol Ph.Helv. V.

Benzol findet sich in der Siedefraktion 75 bis 100° und ist durch die Bildung von am Geruch kenntlichem Nitrobenzol beim Erhitzen mit konzentrierter Salpetersäure nachzuweisen.

11. Prüfung auf Schwermetalle.

Ph.Helv. V macht folgende Angaben:

Schüttelt man 5 Tr. eines ätherischen Öles mit 5 ml W. und 5 Tr. verd. Äthylalkohol, so dürfen in der wss. Flüssigkeit Schwermetalle nicht nachweisbar sein.

Die Prüfung auf Schwermetalle erfolgt mit Natriumsulfid.

DAB 6 und ÖAB 9 geben ein sehr ähnliches Verfahren an. Nach USP XVII wird folgendermaßen verfahren:

Man schüttelt 10 ml äth. Öl mit dem gleichen Volumen W., dem 1 Tr. Salzsäure zugesetzt wurde. Anschließend leitet man durch die Mischung Schwefelwasserstoff bis zur Sättigung. Dabei darf keine Farbvertiefung im Öl oder im Wasser auftreten.

12. Prüfung auf Mineralöle Ph.Helv. V.

Mineralöle sind durch ihre Unlöslichkeit in Äthylalkohol gekennzeichnet. Sie scheiden sich aus einer Mischung des ätherischen Öles mit Äthylalkohol aus.

II. Physikalische Prüfverfahren für ätherische Öle

1. Dichte (spezifisches Gewicht). Die Dichte ist eine charakteristische Konstante von großer Wichtigkeit für die Bewertung von Herkunft, Qualität, Reinheit und Handelswert eines ätherischen Öles.

Die Dichte eines Öles hängt außer von dem Alter und der Destillationsart auch von der Herkunft und dem Reifezustand des verarbeiteten Pflanzenmaterials ab. Die Größe der Schwankungen ist bei den einzelnen Ölen sehr verschieden.

Aus der Dichte ergeben sich Anhaltspunkte für die Zusammensetzung des Öles.

Sehr geringe Dichte deutet auf kettenförmige, gesättigte Kohlenwasserstoffe und deren Derivate als hauptsächliche Inhaltsstoffe hin, etwas höhere auf alicyclische Terpene und deren Abkömmlinge (z. B. Oleum Pinis sabinianae 0,6962). Das spezifische Gewicht wird durch zunehmende Cyclisierung erhöht. Bicyclische Terpene und ihre Derivate besitzen ein höheres spezifisches Gewicht als monocyclische. Sauerstoffhaltige Verbindungen (Alkohole, Aldehyde, Ketone, Säuren, Ester) zeigen höhere Dichten als die zugrunde liegenden Kohlenwasserstoffe. Hohe Dichten machen die Anwesenheit von Aromaten oder von Sulfiden, Senfölen, Nitrilen wahrscheinlich (Wintergrünöl 1,188).

Die Bestimmung der Dichte von ätherischen Ölen wird im Pyknometer nach den in den einzelnen Arzneibüchern angegebenen allgemeinen Vorschriften durchgeführt (s. a. S. 35).

Dichte verschiedener ätherischer Öle

Rautenöl	0,834	gesättigte aliphatische Ketone
Lemongrasöl	0,899–0,905	ungesättigter aliphatischer Aldehyd (Citral)
Perillaöl	0,923	monocyclischer Terpenaldehyd (Perillaaldehyd)
Poleiöl	0,936–0,944	monocyclisches Terpenketon (Pulegon)
Orangenschalenöl	0,848–0,899	monocyclischer Terpenkohlenwasserstoff (Limonen)
Terpentinöl	0,865–0,872	bicyclischer Terpenkohlenwasserstoff (α-Pinen)
Sternanisöl	0,986–0,990	aromatischer Äther (Anethol)
Zimtöl	1,023–1,040	aromatischer Aldehyd (Zimtaldehyd)
Wintergrünöl	1,180–1,189	aromatischer Ester (Methylsalicylat)

2. Optisches Drehvermögen. Das optische Drehvermögen ist eine charakteristische Eigenschaft der meisten ätherischen Öle. Drehungssinn und Drehungsgrad können zur Feststellung ihrer Identität, Herkunft, Reinheit, Qualität und ihres Handelswertes mit herangezogen werden.

Die Bestimmung des optischen Drehvermögens erfolgt im Prinzip nach dem im Kapitel Polarimetrie, S. 158, angegebenen Verfahren.

Die Ablesung des Drehungswinkels bei einer bestimmten Temperatur erübrigt sich im allgemeinen, da die natürlichen Schwankungen im Drehvermögen verschiedener Muster eines Öles zumeist wesentlich größer sind als die geringen Unterschiede, die durch Temperaturschwankungen innerhalb weniger Grade hervorgerufen werden. Ausnahmen machen Citronen- und Orangenöle, bei denen schon geringe Temperaturänderungen die Drehungen verhältnismäßig stark beeinflussen. Um vergleichbare Zahlen zu erhalten, ist es hier notwendig, den Drehungswinkel bei $+20°$ zu bestimmen oder auf diese Temperatur umzurechnen.

Die Tatsache, daß der Drehungsgrad mancher ätherischer Öle vom verwendeten Lösungsmittel abhängt, kann z. B. ausgenutzt werden, um Verfälschungen des Lavendelöles mit Lavandin- und Spiköl anhand des d-Camphergehaltes der beiden letzteren Öle festzustellen. d-Campher zeigt in 20%iger Lösung folgende Drehung: in Alkohol $+41,32°$; in Benzol $+33,45°$; in Cyclohexan $+58,15°$.

Auch die Tatsache, daß iso-Menthon im Gegensatz zu Menthon in 20 bis 25%iger Chloroformlösung eine Exaltation von 12% zeigt, kann nach Y. R. NAVES und B. ANGLA [C. R. Acad. Sci. (Paris) *213*, 570 (1941)] zur Unterscheidung beider Ketone sowie zur Charakterisierung von algerischem Geraniumöl, das iso-Menthon enthält, verwandt werden.

3. Bestimmung des Brechungsindexes. Der Brechungsindex eines ätherischen Öles ist das Verhältnis des Sinus des Einfallwinkels zum Sinus des Brechungswinkels eines Lichtstrahls bestimmter Wellenlänge aus der Luft in das auf einer konstanten Temperatur (meist $20°$) gehaltene Öl. Als Wellenlänge dient meist die D-Linie des Natriumlichtes.

Ist das ätherische Öl bei $20°$ nicht flüssig, dann wird der Brechungsindex je nach dem Schmelzpunkt des betreffenden Öles bestimmt (z. B. bei Anethol-haltigen Ölen bei $25°$ und für Rosenöl bei $30°$). Der Fehler der Bestimmung darf $\pm 0,0002$ betragen. Der Brechungsindex wird mit einer Genauigkeit in der dritten, bei manchen Ölen auch in der vierten Dezimale angegeben.

Da die Brechungsindices der Bestandteile eines ätherischen Öles sich oftmals nur wenig voneinander unterscheiden, ist die Bestimmung des Brechungsvermögens zur Charakterisierung eines Öles und zum Nachweis von Verfälschungen viel weniger geeignet als die anderen physikalischen Konstanten. Beispielsweise beeinflußt der Zusatz von Terpentinöl zu Citronenöl den Brechungsindex des letzteren nur wenig, dagegen wird dessen Drehung erheblich verändert.

In den meisten Arzneibüchern wird der Brechungsindex zur Charakterisierung eines ätherischen Öles angegeben.

4. Ultraviolett-Absorption von Citrusölen USP XVII. Die Methode, alkoholische Lösungen von Citrusölen durch Aufnahme der UV-Absorption im Bereich von 260 bis 400 mμ näher zu charakterisieren, beruht auf dem Gehalt an Citral, Citropten und anderen Verbindungen, die für natürliche, gepreßte Citrusöle typisch sind. Auf diese Weise lassen sich auch Verfälschungen mit synthetischen Ölen feststellen.

Von allen Arzneibüchern hat nur die USP XVII diese Prüfungsmethode aufgenommen.

Man bringt etwa 250 mg Öl (genau gewogen) in einen 100-ml-Meßkolben, füllt mit Alkohol bis zur Marke auf und mischt gut durch. Anschließend bestimmt man das UV-Spektrum in einer 1-cm-Küvette in einem Bereich von 260 bis 400 mμ. Als Vergleichslösung wird Alkohol verwendet. Bei Verwendung eines nicht selbst registrierenden Photometers wird nach folgendem Schema die Absorptionskurve bestimmt:
Von 260 mμ bis zu einem Punkt etwa 12 mμ vor dem zu erwartenden Maximum liest man in Abständen von 5 mμ ab, dann in 3-mμ-Abständen mit 3 Ablesungen, dann in 1-mμ-

Abständen bis zu einem Punkt, der etwa 5 mµ nach dem Maximum liegt und schließlich in 10-mµ-Abständen bis 400 mµ. Man trägt die erhaltenen Werte auf der Ordinate gegen die Wellenlänge auf der Abszisse auf und zeichnet die Absorptionskurve. Anschließend legt man eine Tangente an die Wendepunkte A und B der Kurve an (s. Abb. 197) und zieht eine Gerade vom Punkt C des Absorptionsmaximums bis zum Schnittpunkt D der Tangente $A\,B$. Anschließend bestimmt man die den Punkten C und D entsprechende Absorption und bildet die Differenz aus der Absorption C und D. Schließlich korrigiert man auf das tatsächlich eingewogene Gewicht des Öles unter Zugrundelegung einer Probe von 250 mg.

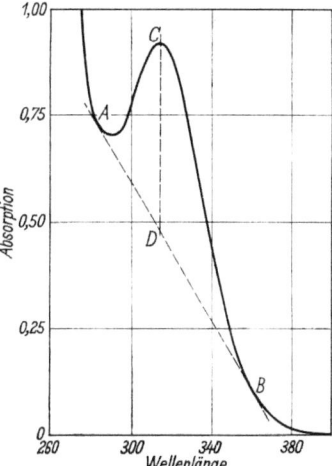

Abb. 197.
UV-Spektrum eines Citrusöles.

5. Bestimmung des Erstarrungspunktes. Der Erstarrungspunkt eines ätherischen Öles ist die konstante Temperatur oder das Maximum, das beobachtet wird, wenn die latente Schmelzwärme des gut getrockneten, unterkühlten Öles frei wird.

Bei einzelnen Ölen, vor allem bei Anis-, Sternanis-, Fenchel-, Sassafras- und Rautenöl, gibt der Erstarrungspunkt einen guten Anhalt für die Beurteilung der Qualität. Bei den ersten 3 Ölen zeigt ein hoher Erstarrungspunkt einen hohen Gehalt an Anethol, bei Sassafrasöl an Safrol und bei Rautenöl an Methylnonylketon an.

Aus dem Erstarrungspunkt des gut getrockneten Öles kann auch auf den angenäherten Gehalt an einer kristallisierten Verbindung geschlossen werden. So wird z. B. nach C. KLEBER und W. v. RECHENBERG[1] der Erstarrungspunkt zur quantitativen Bestimmung des Cineolgehaltes in Eucalyptusölen herangezogen.

Die meisten Arzneibücher lassen den Erstarrungspunkt bei Anis- und Fenchelölen bestimmen.

Die Ausführung der Bestimmung ist im Prinzip überall gleich.

Vorschrift nach ÖAB 9:

Etwa 10 g des zu prüfenden Stoffes werden, sofern dieser nicht schon bei Zimmertemperatur flüssig ist, in einem Reagensglas unter Vermeidung von Überhitzung vollständig geschmolzen. Nun taucht man das Reagensglas mit der Schmelze in ein Bad, dessen Temperatur etwa 5° unter dem zu erwartenden Erstarrungspunkt liegt. Darin unterkühlt man die Schmelze, in die man ein Thermometer eingesenkt hat, um etwa 2°, nimmt sie aus dem Bad heraus und bringt sie durch kräftiges Rühren mit dem Thermometer, nötigenfalls auch durch Animpfen mit einem Kriställchen der zu prüfenden Substanz, rasch zum Erstarren. Durch Abgabe der Kristallisationswärme steigt die Temperatur. Der beobachtete Höchstwert gilt als Erstarrungspunkt.

Vorschrift nach DAB 7 – BRD siehe S. 397.

6. Bestimmung des Siedeintervalles. Da die ätherischen Öle Gemische von verschiedenen Verbindungen darstellen, besitzen sie keinen bestimmten Siedepunkt, wie eine reine, chemisch einheitliche Verbindung, sondern sieden innerhalb gewisser Temperaturgrenzen.

Für bestimmte Öle ist die Bestimmung des Siedeintervalles ein zusätzliches Reinheitskriterium und eine Nachweismöglichkeit von Verfälschungen.

Folgende Arzneibücher geben eine Siedeintervall-Bestimmung bei Terpentin- bzw. rektifiziertem Terpentinöl an: ÖAB 9, Ph.Helv. V, Ph.Ned. 6, CF 65, Hisp. IX und Ross. 9.

Nach ÖAB 9 ist der Siedepunkt eines Stoffes der Punkt der Temperaturskala, bei dem der Dampfdruck der Flüssigkeit dem jeweiligen Atmosphärendruck gleich ist. Die im Arzneibuch angegebenen Siedepunkte beziehen sich auf einen Barometerstand von 760 mm.

Zur Ausführung der Bestimmung ist die in Abb. 198 dargestellte Apparatur zu verwenden. Sie besteht aus einem 100 ml fassenden Destillationskolben (a), einem Fraktionier-

---

[1] KLEBER, C., u. W. v. RECHENBERG: J. prakt. Chem. *101*, 171 (1921).

aufsatz (b) und einem Liebig-Kühler (c). Der Kolben wird mit 50 ml der zu prüfenden Flüssigkeit und einigen Siedesteinchen beschickt und in eine etwa 16 × 16 cm große, 3 bis 5 mm dicke Asbestplatte, die in der Mitte mit einer Öffnung von etwa 3,5 cm Durchmesser versehen ist, eingesetzt.

Sodann erhitzt man die Flüssigkeit langsam mit freier Flamme bis zur beginnenden Destillation. Die am Thermometer abgelesene Temperatur, bei welcher der erste Tropfen in die Vorlage fällt, gilt als untere Grenze des Siedeintervalles. Der weitere Verlauf der Destillation wird so geleitet, daß man nur in dem Maße höher erhitzt, als es notwendig ist, um die Destillation gerade in Gang zu halten. Dabei sollen je Minute etwa 4 ml übergehen. Bei Flüssigkeiten, deren Siedepunkt unter 160° liegt, ist zur Kühlung fließendes Wasser zu verwenden, sonst genügt Luftkühlung.

Bei Flüssigkeiten, welche unter 100° sieden, ist das Erhitzen so lange fortzusetzen, bis auf dem Boden des Kölbchens keine Flüssigkeit mehr sichtbar ist. Bei höher siedenden Flüssigkeiten wird das Erhitzen beendet, wenn sich im Kölbchen noch ein Rückstand von etwa 0,5 ml befindet. Die während des Destillierens erreichte Höchsttemperatur gilt als obere Siedegrenze.

Wenn bei der Beschreibung einer Reinsubstanz nur ein Siedepunkt angegeben ist, so bedeutet dies, daß bei der Bestimmung die gesamte Flüssigkeitsmenge innerhalb eines Siedeintervalles von 0,5° überdestillieren muß, wobei der angegebene Siedepunkt die untere oder obere Siedegrenze bilden kann.

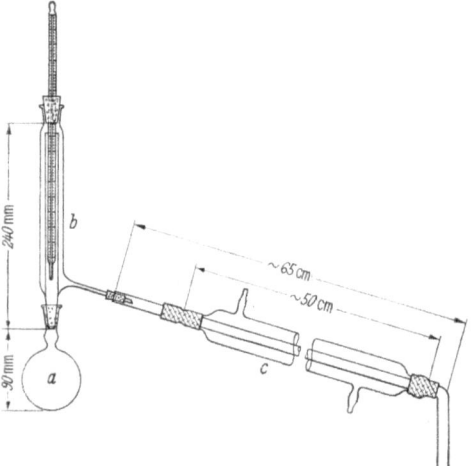

Abb. 198.

7. Löslichkeit in Alkohol. Während sich die ätherischen Öle in absolutem Alkohol leicht lösen oder damit in jedem Verhältnis mischbar sind, ist ihre Löslichkeit in wasserhaltigem Alkohol sehr verschieden. In verdünntem Alkohol nimmt die Löslichkeit mit steigendem Wassergehalt des Alkohols ab.

Man kennzeichnet die einzelnen Öle durch die Volumenteile an Alkohol bestimmten Wassergehaltes, die einen Volumenteil ätherischen Öles klar lösen. Das Zahlenverhältnis wächst mit zunehmender Menge sauerstoffarmer und -freier Bestandteile, also besonders von Terpen- und Sesquiterpen-Kohlenwasserstoffen. Die Löslichkeit in Alkohol wird dadurch zu einem schnell durchführbaren Prüfungsmittel auf Verfälschungen durch fette Öle, Mineralöle, Petroleum oder fremde ätherische Öle.

Diese Prüfungsmethode hat in vielen Arzneibüchern Niederschlag gefunden.

Für die Prüfung verwendet man 1 ml des ätherischen Öles und fügt dann unter Schütteln die angegebene Zahl ml Äthanol des vorgeschriebenen Prozentgehaltes zu. Tritt keine klare Lösung ein, so läßt man die Probe einige Zeit stehen. Da die Löslichkeit der Öle von der Temperatur abhängig ist, sind die Versuche nach Möglichkeit bei 15° auszuführen. Die Arzneibücher verwenden Äthanol von 70, 80, 90 und 95 Vol.-%.

8. Bestimmung des Verdampfungsrückstandes. In vielen Fällen kann die Bestimmung des Verdampfungsrückstandes wichtige Auskünfte über ein Öl geben. Alle durch Pressung gewonnenen Öle, also in erster Linie Citrusöle, enthalten charakteristische nichtflüchtige Anteile. Die Alterung von Ölen bei schlechter Lagerung hat die Entstehung nichtflüchtiger Autoxydations- und Polymerisationsprodukte zur Folge. Öfter werden ätherische Öle auch durch Zusätze von Harzen und fetten Ölen verfälscht.

Als Verdampfungsrückstand eines ätherischen Öles bezeichnet man den Prozentgehalt an nichtflüchtigem Anteil, der nach Verdampfung bei 100° unter standardisierten Bedingungen verbleibt, da ein konstantes Gewicht meistens nicht erreichbar ist. Hierbei kann der Geruch des verdampfenden Öles wie des Rückstandes Auskunft über Inhaltsstoffe und Verfälschungen geben.

DAB 7 – DDR, ÖAB 9, Ph.Ned. 6, BPC 63 und Ross. 9 lassen den Verdampfungsrückstand bei Oleum Citri bestimmen. Die Bestimmung des Verdampfungsrückstandes ist im Prinzip bei den aufgeführten Arzneibüchern gleich.

DAB 7 – DDR führt hierzu aus:

Die Substanz wird in einem bei 105° bis zur Massekonstanz getrockneten Gefäß auf dem Wasserbad verdampft oder gegebenenfalls abdestilliert. Anschließend wird der Rückstand bei 105° bis zur Massekonstanz getrocknet. Nach dem Erkalten im Exsikkator über Silicagel wird der Rückstand gewogen.

Zur Ermittlung der Massekonstanz ist zwischen den einzelnen Wägungen eine Trocknungszeit von mindestens 60 Min. einzuhalten.

III. Spezielle chemische Untersuchungen der ätherischen Öle

1. Bestimmung der Säurezahl. In den meisten ätherischen Ölen sind nur geringe Säuremengen enthalten. Iris-, Geranium- und Vetiveröl enthalten große Säuremengen.

Die Vorschriften zur Bestimmung der Säurezahl sind in den Arzneibüchern im Prinzip gleich. Zur Titration wird überwiegend Kaliumhydroxid-Lsg. verwendet (DAB 7 – DDR, Ph.Helv. V, Hisp. IX, CF 65 und Ital. VII). Einige Arzneibücher verwenden auch Natriumhydroxid-Lsg. zur Titration (DAB 7 – BRD, ÖAB 9 und USP XVII).

Die verwendete Laugenstärke schwankt zwischen 0,05 und 0,5 n. CF 65 schreibt für die Öle mit geringem Säuregehalt 0,1 n, für Öle mit großer Säuremenge 0,5 n und für Öle, die leicht verseifbare Ester enthalten, 0,05 n Lauge vor.

DAB 7 – BRD macht hierzu folgende Angaben:

Die Säurezahl gibt an, wieviel Milligramm Kaliumhydroxid zur Neutralisation der in 1 g Substanz enthaltenen freien Säure notwendig sind.

10,0 g Substanz, bis zur 2. Dezimale des Grammgewichtes gewogen, werden in einem 250-ml-Erlenmeyerkolben mit 50 ml einer zuvor gegen Phenolphthalein neutralisierten Mischung gleicher Teile Äther und Äthanol (96%) versetzt. Falls erforderlich, wird am Rückflußkühler auf dem Wasserbad unter Umschwenken erwärmt und das oben angegebene Lösungsmittelgemisch bis zur vollständigen Lösung zugesetzt. Nach dem Erkalten und Zugabe von 1,0 ml Phenolphthaleinlösung wird mit 0,1 n Natronlauge titriert. Scheidet sich während der Titration ein Teil der Substanz aus, so muß diese durch Zusatz von weiterem Äther-Äthanol-Gemisch wieder in Lösung gebracht werden.

$$\text{Säurezahl} = \frac{a \cdot 5{,}61}{e},$$

a = Verbrauch Milliliter 0,1 n Natronlauge,
e = Einwaage in Gramm.

Ph.Helv. V bestimmt die Säurezahl nach der direkten oder indirekten Methode, titriert mit 0,5 n äthanolischer Kalilauge und benützt Thymolblau als Indikator.

Zur Bestimmung der Säurezahl werden, wenn nichts anderes bemerkt ist, etwa 5 g Substanz (genau gewogen) mit 25 bis 50 ml abs. A. und 10 bis 15 Tr. Thymolblau-Lsg. versetzt. Dann wird entweder

a) sofort mit alkoholischer 0,5 n Kalilauge bis zur Grünblaufärbung titriert (direkte Titration), oder

b) nach Zugabe von 50 ml weingeistiger 0,5 n Kalilauge genau 5 Min. lang stehengelassen und dann mit 0,5 n Salzsäure bis zur Gelbfärbung titriert (indirekte Titration).

Bei den einzelnen Stoffen wird angegeben, ob die direkte oder indirekte Titration anzuwenden ist.

Die Berechnung erfolgt nach folgender Formel:

$$\text{Säurezahl} = \frac{a \cdot 28{,}05}{p},$$

a = Anzahl Milliliter verbrauchte weingeistige 0,5 n Kalilauge,
p = Substanzmenge in Gramm.

2. Bestimmung des Estergehalts. Zur Ermittlung des Estergehalts lassen die meisten Arzneibücher die Esterzahl bestimmen. Sie ergibt sich aus der Differenz zwischen Verseifungszahl und Säurezahl und wird in allen Arzneibüchern sinngemäß gleich definiert.

ÖAB 9 führt hierzu folgendes aus:

Als Esterzahl wird die Anzahl Milligramm Kaliumhydroxid bezeichnet, die zur Neutralisation der Säuremenge erforderlich ist, welche bei der vollständigen Verseifung der in 1 g Fett, fettem Öl oder einer anderen in Betracht kommenden Substanz enthaltenen Ester abgespalten wird.

Die Verseifung wird im allgemeinen mit 1 bis 3 g Substanz und mit 10 bis 30 ml 0,5 n alkoholischer Kaliumhydroxidlösung unter Erhitzen auf dem Wasserbad durchgeführt. Die Verseifungszeit wird mit 30 oder 60 Min. angegeben. Zur Bestimmung von Terpinylacetat verlangen Ph.Helv. V und Hisp. IX eine Verseifungszeit von 2 Std. Zur Rücktitration des überschüssigen Kaliumhydroxids wird meistens 0,5 n Salzsäure verwendet. CF 65 verwendet 0,5 n Schwefelsäure. Als Indikator dienen Phenolphthalein oder Thymolblau. Ph.Helv. V und Hisp. IX verwenden Thymolblau als Indikator.

DAB 7 – DDR gibt, z.B. bei Oleum Menthae piperitae, folgende Vorschrift:

3,0000 g Substanz werden in einem 100-ml-Erlenmeyerkolben in 5,0 ml Äthanol gelöst. Die Lsg. wird nach Zusatz von 5 Tr. Phenolphthalein-Lsg. (0,2 g in 10 ml 95%igem Äthanol) mit äthanolischer 0,5 n Kalilauge bis zur Rosafärbung versetzt. Nach darauffolgendem Zusatz von 20,00 ml äthanolischer 0,5 n Kalilauge und einigen Siedesteinchen wird die Mischung im Wasserbad unter Rückflußkühlung 60 Min. im Sieden gehalten. Nach dem Erkalten und Zusatz von 20,0 ml W. sowie 1,00 ml Phenolphthalein-Lsg. wird die Mischung mit 0,5 n Salzsäure titriert. Unter den gleichen Bedingungen ist ein Blindversuch durchzuführen.

Die zur Ermittlung des Gesamtgehaltes an Alkoholen erforderliche Esterzahl A wird wie folgt berechnet:

$$A = \frac{28,05\,(b-a)}{e},$$

a = Anzahl Milliliter verbrauchter 0,5 n Salzsäure,
b = Anzahl Milliliter verbrauchter 0,5 n Salzsäure im Blindversuch,
e = Einwaage der Substanz in Gramm.

3. Bestimmung von freien Alkoholen. Die meisten Arzneibücher bestimmen die freien Alkohole nach dem klassischen Verfahren der Acetylierung des Öles mit Essigsäureanhydrid, Verseifung des acetylierten Öles und Rücktitration der unverbrauchten Kalilauge.

Die Vorschriften der einzelnen Arzneibücher variieren im wesentlichen in der Probemenge (3 bis 10 g bzw. ml), in der Menge des zugesetzten Essigsäureanhydrides (3 bis 5 ml) sowie in der Acetylierungszeit: 30 Min. Hisp. IX, Ph.Helv. V; 60 Min. USP XVII; 120 Min. DAB 6, DAB 7 – DDR, ÖAB 9 und BP 63.

DAB 7 – DDR gibt folgende Vorschrift:

10,00 ml Substanz werden in einem mit eingeschliffenem Kühlrohr versehenen Acetylierungskolben mit 15,0 ml Essigsäureanhydrid sowie 2,00 g wasserfreiem Natriumacetat versetzt und nach Zusatz einiger Siedesteine 120 Min. im Sieden gehalten, wobei eine örtliche Überhitzung zu vermeiden ist. Nach dem Erkalten werden 50,0 ml W. hinzugefügt. Die Mischung wird im Wasserbad unter wiederholtem Schütteln 15 Min. erhitzt. Nach dem Erkalten wird in einem Scheidetrichter die wss. Schicht von acetylierten Öl abgetrennt. Das acetylierte Öl wird 3mal mit je 50,0 ml Natriumchlorid-Lsg. ausgeschüttelt und anschließend so oft mit W. gewaschen, bis die Waschflüssigkeit blaues Lackmuspapier nicht mehr rot färbt. Das acetylierte Öl wird in einem Erlenmeyerkolben nach Zusatz von 3 bis 5 g wasserfreiem Natriumsulfat unter wiederholtem Schütteln 15 Min. stehengelassen und anschließend filtriert.

2,0000 g des Filtrates werden in einem 100-ml-Erlenmeyerkolben in 2,00 ml Äthanol gelöst. Die Lsg. wird nach Zusatz von 2 Tr. Phenolphthalein-Lsg.[1] mit äthanolischer 0,5 n Kalilauge bis zur Rosafärbung versetzt. Nach darauffolgendem Zusatz von 40,00 ml äthanolischer 0,5 n Kalilauge und einigen Siedesteinen wird die Mischung im Wasserbad unter Rückflußkühlung 60 Min. im Sieden gehalten. Nach dem Erkalten und Zusatz von 20,0 ml W. sowie 1,0 ml Phenolphthalein wird die Mischung mit 0,5 n Salzsäure titriert.

Unter den gleichen Bedingungen ist ein Blindversuch durchzuführen.

---

[1] 1,00 g Phenolphthalein wird in 75,0 ml Äthanol gelöst. Die Lösung wird mit Wasser zu 100,0 ml aufgefüllt.

Die zur Ermittlung des Gesamtgehaltes an Alkoholen erforderliche Esterzahl B wird wie folgt berechnet:

$$B = \frac{28{,}05 \cdot (b - a)}{e},$$

a = Anzahl Milliliter verbrauchter 0,5 n Salzsäure,
b = Anzahl Milliliter verbrauchter 0,5 n Salzsäure im Blindversuch,
e = Einwaage des acetylierten Öles in Gramm.

CF 65 führt zur Ermittlung des Gehaltes an hydroxylhaltigen Substanzen (primäre und sekundäre Alkohole, ausgenommen tertiäre Alkohole) eine Acetylierungszahl in Pyridin auf.

Definitionsgemäß ist die Acetylierungszahl in Pyridin die Anzahl Milligramm Essigsäure, die notwendig ist, um die hydroxylhaltigen Substanzen, die in 1 g Untersuchungsmaterial enthalten sind, zu verestern.

Vorschrift. 0,5 bis 3 g Substanz werden in einem trockenen, mit einem trockenen Rückflußkühler versehenen Acetylierungskolben von 125 bis 130 ml Fassungsvermögen genau eingewogen. Dazu fügt man 5 oder 2 ml genau abgemessene Lsg. von Essigsäureanhydrid in Pyridin. Die Menge an Essigsäureanhydrid muß dabei mindestens das Doppelte der theoretisch errechneten Menge betragen.
Unter den gleichen Bedingungen ist ein Blindversuch durchzuführen.
Man taucht beide Kolben 1 Std. lang in ein siedendes Wasserbad, und zwar so, daß die Kolben 2 oder 3 cm unter den Flüssigkeitsspiegel der Reaktionslösung eintauchen.
Nach beendigter Reaktion fügt man durch den Kühler 50 ml W. hinzu. Nach Entfernen des Kühlers wäscht man die Kolbenwände noch mit 10 ml W. nach.
Man läßt 15 Min. unter zeitweiligem Umschütteln stehen und titriert in Anwesenheit von Phenolphthalein-Lsg. je nach Menge des zur Reaktion verwendeten Reagenses mit 0,5 n ($t = 0{,}5$) oder 0,1 n ($t = 0{,}1$) wäßriger Natriumhydroxid-Lsg.
Sind n' die Anzahl Milliliter der von der Blindprobe verbrauchten Natriumhydroxid-Lsg. vom Titer t, n die Anzahl Milliliter der von der Untersuchungsprobe verbrauchten Natriumhydroxid-Lsg., dann errechnet sich die Acetylierungszahl, ausgedrückt in Milligramm Essigsäure pro 1 g Substanz, zu:

$$\frac{(n' - n)\, t \cdot 60{,}1}{p}.$$

Besitzt die zu untersuchende Substanz freie Säuren, ausgedrückt durch die Säurezahl in Milligramm Natriumhydroxid pro Gramm Substanz, dann ergibt sich für die Acetylierungszahl folgende Formel:

$$\frac{(n' - n)\, t \cdot 60{,}1}{p} + \frac{\text{Säurezahl} \cdot 60{,}1}{56{,}11}.$$

Bei ätherischen Ölen drückt man häufig die Acetylierungszahl durch das Molekulargewicht M des Alkohols in 100 g Öl aus.

$$n' - n + \frac{p \cdot \text{Säurezahl}}{56{,}11 \cdot t} \cdot \frac{M t}{10\, p}.$$

Die Säurezahl des ätherischen Öls wird dabei in Milligramm Kaliumhydroxid pro 1 g Öl ausgedrückt.

4. Bestimmung von Aldehyden und Ketonen. Für die Bestimmung von Aldehyden und Ketonen in ätherischen Ölen finden sich in den Arzneibüchern 3 Methoden:

a) *Natriumsulfit-Methode* DAB 6, USP XVII, Ph.Helv. V,
b) *Natriumbisulfit-Methode* Hisp. IX,
c) *Hydroxylamin-Methode* DAB 7 – BRD, DAB 7 – DDR, ÖAB 9, CF 65.

Zu a) Vorschrift der USP XVII:

Man pipettiert 10 ml ätherisches Öl in ein 150 ml fassendes Cassia-Kölbchen, dessen Hals eine 0,1-ml-Graduierung von 0 bis 6 ml besitzt.
Man fügt 75 ml einer gesättigten Natriumsulfit-Lsg. hinzu, die 2 Tr. Phenolphthalein-Lsg. enthält, und gerade so viel Natriumbisulfit-Lsg. (3 g in 10 ml), daß die Rosafärbung verschwindet. Die Mischung wird in einem kochenden Wasserbad erhitzt, der Kolben wiederholt umgeschüttelt und die Mischung von Zeit zu Zeit durch Zugabe einiger Tropfen Natriumbisulfit-Lsg. neutralisiert. Wenn auf Zusatz einiger Tropfen Phenolphthalein-Lsg. und 15minütigem Erhitzen keine Färbung mehr auftritt, läßt man die Mischung bei Raum-

temperatur abkühlen und fügt, wenn sich die Flüssigkeiten vollständig getrennt haben, genügend Natriumsulfitlösung hinzu, um den unteren Meniskus der Ölschicht in den graduierten Teil des Glashalses zu heben. Wenn das Volumen der Ölschicht 2 ml nicht überschreitet, bedeutet das, daß in dem Öl nicht weniger als 80 Vol.-% an Gesamtaldehyd enthalten sind.

Die Vorschriften von DAB 6 und Ph.Helv. V sind sehr ähnlich.

Zu b) Vorschrift der Hisp. IX:

Man bringt 10 ml ätherisches Öl in einen Kolben von 150 ml Fassungsvermögen mit einem Hals von 8 mm Durchmesser und 15 cm Länge, der in 0,1 ml eingeteilt ist, wobei der Nullstrich etwas oberhalb der Verengung des Kolbenhalses liegt.

Man fügt 10 ml 30%ige Natriumbisulfit-Lsg. zu, schüttelt kräftig und erwärmt die Mischung im siedenden Wasserbad, bis sich eine etwaige Kristallabscheidung im Kolben gelöst hat. Danach fügt man jedesmal 10 ml Natriumbisulfit-Lsg. zu, schüttelt und erhitzt so lange, bis Dreiviertel des Kolbens gefüllt sind. Man erhitzt erneut im siedenden Wasserbad, bis der Aldehyd- oder Ketongeruch des ätherischen Öles verschwunden ist. Man kühlt auf 15° ab und fügt so viel Natriumbisulfit-Lsg. zu, daß die Trennschicht der beiden Flüssigkeitsphasen gerade auf dem Nullstrich zu stehen kommt.

Zu c) Vorschrift des ÖAB 9:

1,0000 g ätherisches Kümmelöl wird in einem 100 ml fassenden Kolben in 5 ml aldehydfreiem A. gelöst und nach Zusatz von 5 Tr. Bromphenolblau-Lsg. mit alkoholischer 0,5 n Kaliumhydroxid-Lsg. bis zum Farbumschlag nach Olivgrün neutralisiert. Hierauf fügt man 20 ml Hydroxylaminhydrochlorid-Lsg. hinzu und erhitzt 15 Min. lang auf dem Wasserbad unter Rückflußkühlung. Nach dem Abkühlen titriert man langsam mit alkoholischer 0,5 n Kaliumhydroxid-Lsg. bis zum Farbumschlag nach Olivgrün (Mikrobürette). Hierauf erwärmt man nochmals 10 Min. lang auf dem Wasserbad unter Rückflußkühlung und titriert erneuert nach dem Abkühlen bis zum Farbumschlag nach Olivgrün.

Die im ÖAB 9, DAB 7 – BRD und DAB 7 – DDR aufgeführte Hydroxylaminmethode bestimmt die bei der Umsetzung frei werdende Salzsäure (direkte Methode).

CF 65 gibt eine indirekte Methode an, indem der Überschuß an freiem Hydroxylamin bestimmt wird.

Die Methode gibt bei sich schwerer umsetzenden Ketonen (Menthon, Pulegon, Piperiton, Thujon und Campher) bessere Resultate als die direkte Methode. Die Hauptnachteile der indirekten Methode sind die geringe Haltbarkeit der Lösung des freien Hydroxylamins und die längere Versuchsdauer.

5. Bestimmung von Phenolen. Die Arzneibücher geben 3 Methoden zur Bestimmung der Phenole in ätherischen Ölen an:

a) *Die Ausschüttelungsmethode mit verdünnter Natronlauge* DAB 7 – BRD, DAB 7 – DDR, CF 65, ÖAB 9 und USP XVII.

b) *Die gravimetrische Methode* Ph.Helv. V und Hisp. IX.

c) *Die bromatometrische Titrationsmethode für Thymol in Thymianöl* Ph.Helv. V und CF 65.

Zu a) Die Vorschriften sind in den einzelnen Arzneibüchern im wesentlichen die gleichen.

Vorschrift des ÖAB 9 bei Aetheroleum Thymi:

5,00 ml ätherisches Öl werden in einem Cassia-Kolben mit 60 ml einer Mischung gleicher Teile verdünnter Natriumhydroxid-Lsg. und W. versetzt und kräftig geschüttelt. Dann treibt man den nichtgebundenen Anteil des ätherischen Öles mit der bereiteten Natriumhydroxid-Lsg. in den Kolbenhals und läßt so lange stehen, bis sich das Öl von der wss. Flüssigkeit vollkommen getrennt hat.

Abweichend davon wird bei der Bestimmung des Gesamteugenols in Nelkenöl verfahren. Nach ÖAB 9 wird das Acetyleugenol mit Natronlauge 15 Min. auf dem Wasserbad verseift.

Zu b) Vorschrift der Ph.Helv. V:

Etwa 1 g Nelkenöl (genau gewogen) wird in einem Erlenmeyerkölbchen mit 10 ml verdünnter Natronlauge versetzt und während 10 Min. auf dem Wasserbad am Rückflußkühler erhitzt. Nach dem Erkalten gießt man die Flüssigkeit in einen Scheidetrichter, spült das Erlenmeyerkölbchen 2mal mit je 5 ml W. und zuletzt mit 20 ml PAe. nach und schüttelt gut durch. Nach vollständiger Trennung der Schichten läßt man die wss. Lsg. in einen zweiten Scheidetrichter ab und schüttelt die PAe.-Lsg. noch 2mal mit je 5 ml einer Mischung von 5 ml verdünnter Natronlauge und 5 ml W. aus. Die wss. Lsg. läßt man ebenfalls in den zweiten Scheidetrichter ab. Die vereinigten wss. Lsg. versetzt man mit 20 ml verd. Schwefelsäure und schüttelt sie 2mal mit je 20 ml, dann noch einmal mit 10 ml Ae. aus. Die ätherischen Auszüge werden in einer Arzneiflasche von 100 ml Inhalt gesammelt, mit 2 g entwässertem Natriumsulfat versetzt und unter häufigem Umschwenken 1 Std. lang stehengelassen. Dann filtriert man durch ein trockenes Filter von 7 cm Durchmesser in einen mit einigen Siedesteinchen versehenen und mit diesen genau gewogenen Erlenmeyerkolben von 100 ml Inhalt mit Glasstopfen, wäscht mit Ae. nach und destilliert den Ae. auf dem Wasserbad bei 50° ab. Man trocknet bei 50° bis zur Gewichtskonstanz und wägt. Das Gewicht des Rückstandes muß mindestens 85% des zur Bestimmung verwendeten Nelkenöles betragen, entsprechend einem Gehalt von mindestens 85% freiem und verestertem Eugenol.

Die Vorschrift der Hisp. IX stimmt mit dieser Vorschrift weitgehend überein.

Zu c) Vorschrift des Ph.Helv. V:

Etwa 2 g Thymianöl (genau gewogen) werden in einem Scheidetrichter in 20 ml PAe. gelöst und 5mal mit einer Mischung von je 5 ml verd. Natronlauge und 5 ml W. ausgeschüttelt. Die wss. Auszüge werden nacheinander durch ein angefeuchtetes Filter in ein Meßkölbchen von 100 ml Inhalt filtriert und mit W. bis zur Marke ergänzt. 10 ml dieser Lsg. (= etwa 0,2 g Thymianöl) versetzt man in einem Erlenmeyerkolben von 200 ml Inhalt mit Glasstopfen nacheinander mit 30 ml W. und 50 ml 0,1 n Bromid-Bromat-Lsg. und 10 ml Tetrachlorkohlenstoff und 30 ml verd. Salzsäure. Der Kolben wird sofort verschlossen und unter häufigem Umschütteln 30 Min. lang im Dunkeln stehengelassen. Hierauf fügt man rasch 2,5 g festes Kaliumjodid hinzu, verschließt sogleich wieder, schüttelt gut um und titriert sogleich das ausgeschiedene Jod, welches dem überschüssigen Bromat entspricht, mit 0,1 n Natriumthiosulfat-Lsg. Von Zeit zu Zeit, besonders gegen Ende der Titration, ist der Kolben zu verschließen und sehr energisch durchzuschütteln. Der Endpunkt ist erreicht, wenn die wss. Lsg. farblos geworden und die Tetrachlorkohlenstoffschicht nicht mehr rot gefärbt ist.

Der Gehalt an Phenolen wird berechnet als Thymol nach der Formel:

$$\text{Thymol} = \frac{b \cdot 3{,}752}{a} \%,$$

wobei a = abgewogene Menge Thymianöl in Gramm, b = Anzahl verbrauchte Milliliter 0,1 n Bromid-Bromat-Lsg. bedeuten.

Die Vorschrift im CF 65 stimmt damit praktisch überein.

6. Bestimmung von Senfölen. Zur Bestimmung der freien Senföle führen die meisten Arzneibücher zwei Arten von Methoden auf:

a) *Die argentometrische Titration des mit Ammoniak zum Thioharnstoff umgesetzten Senföles* DAB 6, Belg. IV, Hisp. IX und

b) *Das jodometrische Verfahren* DAB 7 – BRD, ÖAB 9 und Ph.Helv. V.

Zu a) Gehaltsbestimmung nach DAB 6:

Etwa 1 g Senföl wird in einem Meßkölbchen von 50 ml Inhalt genau gewogen und das Kölbchen mit Weingeist bis zur Marke aufgefüllt. Sodann werden 5 ml dieser weingeistigen Lsg. in einem Meßkölbchen von 100 ml Inhalt mit 10 ml Ammoniakflüssigkeit und 50 ml 0,1 n Silbernitrat-Lsg. gemischt. Dem Kölbchen wird ein kleiner Trichter aufgesetzt und die Mischung 1 Std. lang auf dem Wasserbad erhitzt. Nach dem Abkühlen und Auffüllen mit W. auf 100 ml werden 50 ml des klaren Filtrats nach Zusatz von 6 ml Salpetersäure und 5 ml Ferriammoniumsulfat-Lsg. mit 0,1 n Ammoniumrhodanid-Lsg. bis zum Farbumschlag titriert. Für je 0,05 g Senföl müssen hierbei mindestens 9,8 ml 0,1 n Silbernitrat-Lsg. verbraucht werden, so daß zum Zurücktitrieren höchstens 15,2 ml 0,1 n Ammoniumrhodanid-Lsg. erforderlich sind, was einem Mindestgehalt von 97% Allylsenföl entspricht (1 ml 0,1 n Silbernitrat-Lsg. = 0,004956 g Allylsenföl, Ferriammoniumsulfat als Indikator).

Zu b) Gehaltsbestimmung nach DAB 7 – BRD:

0,50 g Substanz, genau gewogen, werden in einem 100-ml-Meßkolben in 30,0 ml Äthanol 90% gelöst und nach Zusatz von 5,0 ml konz. Ammoniak-Lsg. (25%) 10 Min. lang bei aufgesetztem Trichter auf 50 bis 60°, dann 30 Min. lang im Wasserbad erhitzt. Nach dem Abkühlen wird aufgefüllt. 20,00 ml dieser Lsg. werden in einem Jodzahlkolben nach Zusatz von 0,05 ml Methylrot-Lsg. mit n Salzsäure neutralisiert. Hierauf werden weitere 5,0 ml n

Salzsäure, 5,0 ml Essigsäure (99%) und langsam unter Schütteln 25,00 ml 0,1 n Jod zugesetzt; der verschlossene Kolben wird 30 Min. lang unter Lichtausschluß aufbewahrt. Der Jodüberschuß wird mit 0,1 n Natriumthiosulfat-Lsg. unter Zusatz von Stärke-Lsg. zurücktitriert.

1 ml 0,1 n Jod-Lsg. entspricht 4,958 mg C_4H_5NS.

IV. Chromatographische Untersuchungsmethoden für ätherische Öle

1. Papierchromatographie. Infolge des stark lipophilen Charakters der ätherischen Öl-Bestandteile eignet sich mit wenigen Ausnahmen nur die „reversed-phase"-Chromatographie mit Paraffinöl, Cetaceum und Siliconölen als Imprägnierungsmittel. T. Haroda und Y. Saiki[1] trennen Monoterpenalkohole an mit Paraffin- und Cetaceum imprägnierten Papieren mit verschiedenen Fließmitteln. K. Hayashi und Y. Hashimoto[2] benützen siliconölimprägnierte Papiere zur Analyse von Fettaldehyden von C_6 bis C_{12}, Citral, Citronellol und einigen Monoterpenalkoholen. K. E. Schulte und C. B. Storp[3] beschreiben ein Verfahren zur Trennung von Terpenaldehyden (Citral, Citronellal, Hydroxycitronellol) und Terpenketonen (Jonon, Irone) an Papieren mit 4 bis 5% Wassergehalt unter Verwendung von Methanol-Eisessig (9,25 : 0,75) und Methanol-Aceton (6 : 4) als Fließmittel.

Silicagelpapier zur Trennung von Terpenverbindungen hat sich nach Untersuchungen von W. Treibs und W. Behrmann (Diplomarbeit, Universität Leipzig 1958) besser bewährt.

Über die Analyse von ätherischen Ölen an mit Paraformaldehyd imprägnierten Papieren berichten L. Hörhammer und Mitarb.[4]. Mit Laufmittelsystemen wie n Hexan- n-Heptan-Eisessig (15 : 15 : 2) und Cyclohexan-Äthylacetat (97 : 3) erhielten die Autoren bei kurzen Laufzeiten gute Trennergebnisse. Außerdem gestattet die durch die Imprägnierung hervorgerufene erhöhte Stabilität des Papieres eine Anfärbung mit aggressiven Reagentien wie Antimon(III)-chlorid, Antimon(V)-chlorid und Anisaldehyd-Schwefelsäure.

Größere Anwendungsmöglichkeiten bietet die Papierchromatographie zur Trennung von Terpenverbindungen, vorzugsweise von Alkoholen, Aldehyden und Ketonen in Form nichtflüchtiger und zum Teil auch gefärbter Derivate.

Aus der Vielzahl der Publikationen sei hier nur eine kleine Übersicht gegeben:

Terpenalkohole in Form ihrer Nitrobenzoate, Nitrophthalate und Xanthogenate trennen T. Kariyone und Mitarb.[5]. Zur Trennung von Anthranilaten eignet sich gut mit Essigsäure gesättigtes Butanol[6]. R. Pohloudek-Fabini und Th. Beyrich[7] erarbeiteten eine Mikroanalyse der rotgefärbten Azobenzolcarbonsäureester-Derivate von Terpenalkoholen an mit Paraffinöl imprägnierten Papieren im System Methanol-Wasser-n-Heptan (100:27,2:25).

Über die 3,5-Dinitrobenzoate lassen sich Terpenalkohole an mit Paraffinöl[8] oder Dimethylformamid[9] imprägnierten Papieren auftrennen.

Von den mannigfachen Verfahren zur papierchromatographischen Untersuchung von Terpenaldehyden und Ketonen in Form der leicht darstellbaren und gefärbten 2,4-Dinitrophenylhydrazone können die von E. Sundt und M. Winter[10] und L. Peyron[11] hervor-

---

[1] Haroda, T., u. Y. Saiki: Pharm. Bull. (Tokyo) 4, 223 (1956).
[2] Hayashi, K., u. Y. Hashimoto: Pharm. Bull. (Tokyo) 4, 496 (1956).
[3] Schulte, K. E., u. C. B. Storp: Fette, Seifen, Anstrichmittel 57, 36, 600 (1955); 58, 35 (1956).
[4] Hörhammer, L., H. Wagner u. G. Richter: J. Chromatogr. 10, 108 (1963).
[5] Kariyone, T., G. Hashimoto u. M. Kimure: Nature (Lond.) 168, 511 (1951).
[6] Kariyone, T., u. K. Hayashi: Pharm. Bull. (Tokyo) 4, 494 (1956).
[7] Pohloudek-Fabini, R., u. Th. Beyrich: Pharmazie 15, 475 (1960).
[8] Borecký, J.: Collection Czechoslov. Chem. Communs 24, 1822 (1959).
[9] Sundt, E., u. M. Winter: Analytic. Chem. 29, 85 (1957).
[10] Sundt, E., u. M. Winter: Analytic. Chem. 30, 1620 (1958).
[11] Peyron, L.: La France et ses Parfums 1, (6), 17 (1958).

gehoben werden. Die Autoren verwenden zur Trennung mit Dimethylformamid imprägnierte Papiere und Cyclohexan-Cyclohexen (5:3) als Fließmittel.

Die gleichen chromatographischen Bedingungen benützten M. WINTER und Mitarb.[1] zur Trennung von Aldehyden und Ketonen in Form ihrer 4-(p-Phenylazophenylsemicarbazon)-Derivate.

Für die Chromatographie der Azulene bewährten sich Systeme mit umgekehrten Phasen: Paraffinöl als stationäre Phase und Salzsäure in verschiedenen Konzentrationen als mobile Phase[2].

2. Dünnschichtchromatographie. Zur dünnschichtchromatographischen Identifizierung[3] von Terpenverbindungen ist es zweckmäßig, die Substanzen nach funktionellen Gruppen zu fraktionieren, und zwar in der Reihenfolge zunehmender Polarität (Kohlenwasserstoffe, Ester, Ketone, Aldehyde, Alkohole, Säuren) und die Verbindungsgruppen in Form nichtflüchtiger Derivate verteilungschromatographisch auf imprägnierten Platten weiter aufzutrennen.

Für die Auftrennung der einzelnen Inhaltsstoffgruppen der ätherischen Öle seien folgende Beispiele angeführt:

α. *Mono- und Sesquiterpen-Kohlenwasserstoffe.* J. M. MILLER und J. G. KIRCHNER[4] chromatographierten die Monoterpen-Kohlenwasserstoffe an Kieselgelschichten mit unpolaren Fließmitteln wie n Hexan, 2,2-Dimethylbutan, Cyclohexan und Methylcyclohexan. Das Sichtbarmachen kann mit konzentrierter Schwefelsäure allein oder mit Aldehydzusatz, wie Vanillin und Anisaldehyd, ferner mit dem Fluorescein-Brom-Test und auch mit Antimon(V)-chlorid erfolgen.

β. *Oxide und Peroxide.* Für die Abtrennung und den Nachweis von Menthofuran in Pfefferminzölen chromatographiert man auf Kieselgelschichten mit n-Hexan. Zum Sichtbarmachen kann unter anderem das EP-Reagens verwendet werden[5]. Ascaridol und 1,8-Cineol lassen sich mit Chloroform als Fließmittel auftrennen. Für den Nachweis der Peroxide auf der Platte hat sich der Kaliumjodid-Eisessig-Stärke-Test bewährt[6].

γ. *Ester der Terpenalkohole.* Zur Auftrennung der Ester eignen sich die Fließmittel Benzol und Chloroform. Die Acetate wandern langsamer als die entsprechenden Formiate, Propionate und Butyrate und lassen sich somit gut von diesen abtrennen. Zum Sichtbarmachen der Terpenester beschreibt E. DEMOLE[7] einen modifizierten Hydroxylamintest. Darüber hinaus können die bei den Terpenalkoholen beschriebenen Reagentien verwendet werden.

δ. *Aldehyde und Ketone.* Als Laufmittel dienen meistens Benzol oder Chloroform. Zum Nachweis von Aldehyden und Ketonen wird am häufigsten eine salzsaure 2,4-Dinitrophenylhydrazin-Lsg. in Methanol verwendet. Weiter eignet sich die von R. WASICKY und O. FREHDEN[8] beschriebene gesättigte o-Dianisidin-Lsg. in Eisessig.

Die Carbonyl-Verbindungen der ätherischen Öle werden auch vielfach in Form ihrer 2,4-Dinitrophenylhydrazone (DNPH) auf Adsorptionsschichten wie Kieselgel oder Aluminiumoxid getrennt[9]. Die Entscheidung über das Vorliegen homologer Aldehyd- oder Keton-DNPH gelingt mit paraffinimprägnierten Platten im System Dimethylformamid-Methanol-Wasser (4:1:1).

---

[1] WINTER, M., E. DEMOLE u. E. SUNDT: Helv. chim. Acta *56*, 467 (1957).
[2] SYKORA, V., u. K. VOKÁČ: Collection Czechoslov. Chem. Communs *25*, 1702 (1960).
[3] STAHL, E.: Dünnschicht-Chromatographie, Berlin/Göttingen/Heidelberg: Springer 1962, S. 192.
[4] MILLER, J. M., u. J. G. KIRCHNER: Analytic. Chem. *25*, 1107 (1953).
[5] STAHL, E.: Parfümerie u. Kosmetik *39*, 564 (1958).
[6] STAHL, E.: Chem. Ztg *82*, 323 (1958).
[7] DEMOLE, E.: Thèses de Doctorat, Paris, Ser. A n° 844, N° d'Ordre 870 (1958).
[8] WASICKY, R., u. O. FREHDEN: Mikrochim. Acta *1*, 55 (1937).
[9] DHONT, J. H., u. C. DE ROOY: Analyst. *86*, 74 (1961).

e) *Mono- und Sesquiterpenalkohole.* Für die Trennung der Alkohole geeignete Laufmittel sind: Chloroform-n-Hexan-Äthylacetat (9:1), Benzol-Methanol (95:5), Benzol-Äthylacetat (95:5) oder n-Hexan-Äther (1:1). Als Beispiel sei die Trennung der stereoisomeren Menthole genannt[1].

Ein sehr empfindlicher aber unspezifischer Nachweis der Alkohole ist mit dem Phosphormolybdänsäure-Reagens möglich. Weniger empfindlich sind Antimon(III)- und Antimon(V)-Chlorid-Reagens. Eine höhere Nachweisempfindlichkeit und eine gewisse Farbdifferenzierung erreicht man durch Anwendung von Anisaldehyd-Schwefelsäure-Reagens oder Vanillin-Schwefelsäure-Reagens.

Eine weitere Möglichkeit zur Kennzeichnung von Alkoholen und Phenolen bietet die Chromatographie der entsprechenden 3,5-Dinitrobenzoate (DNB). J. H. Dhont und C. de Rooy[2] verwenden zur Trennung Benzol-Petroläther 1:1. E. Graf und W. Hoppe[1] gelang die Trennung von Menthol- und Isomenthol-DNB auf Kieselschichten mit Petrol-Benzin (Kp. 105 bis 120°) – Isopropyläther (95:5).

Die im Mikromaßstab oft schwierige Entscheidung, ob ein Hemi-, Mono- oder Sesquiterpen-Alkohol vorliegt, ist durch Chromatogaphie der DNB-Derivate auf paraffinimprägnierten Platten mit Dimethylformamid-Methanol-Wasser (4:1:1) sehr gut möglich.

f) *Phenylpropan- und Phenol-Derivate.* Zur dünnschichtchromatographischen Trennung dieser Substanzen eignet sich am besten Benzol. Zum Nachweis dienen Phosphormolybdänsäure-Anisaldehyd-Schwefelsäure-Reagens und eine Mischung von Antimon(III)- und -(V)-chloridlösung (1:1).

Soll eine Qualitätsbeurteilung und Unterscheidung verschiedener ätherischer Öle durchgeführt werden, reichen in den meisten Fällen die adsorptionschromatographische Methode an Kieselgel- oder Aluminiumoxid-Schichten und einfache Laufmittelsysteme aus.

So beschreiben L. Hörhammer und Mitarb.[3] eine dünnschichtchromatographische Qualitätsbeurteilung verschiedener Lavendelöle des Handels an Kieselgelschichten im System Benzol-Äthylacetat (95:5). An Hand der Hauptbestandteile wie Linalylacetat, Linalool, α-Terpineol, 1,8-Cineol und d-Campher lassen sich Barrême-, Mt.Blanc-, Lavandin- und Spik-Öl charakterisieren. Dieselben Autoren[4] untersuchten in ähnlicher Weise die pharmazeutisch wichtigsten ätherischen Öle von Umbelliferenfrüchten. Als Fließmittel wurden für Oleum Anisi, Anisi stellati und Foeniculi reines Benzol, für Oleum Carvi, Coriandri, Petroselini und Anethi Benzol mit 5% Äthylacetat verwendet.

Die dünnschichtchromatographische Auftrennung von Senfölen in Form ihrer Thioharnstoffe ist nach H. Wagner und Mitarb.[5] auf nichtaktivierten Kieselgel-G-Schichten im System Äthylacetat-Chloroform p.a.-Wasser (3:3:4) möglich.

Anfärbereagens: 5%ige wäßrige Eisen(III)-chlorid-Lsg. und 1%ige wäßrige Kaliumferricyanidlösung, vor dem Besprühen im Verhältnis (1:1) gemischt.

3. Gaschromatographie. Für die exakte Analyse von ätherischen Ölen oder Aromastoffen im Mikromaßstab ist die Gaschromatographie zur Methode der Wahl geworden. In Verbindung mit chemischen Methoden („Ausscheidungsanalyse" nach E. Bayer[6] und A. Liberti und G. P. Cartoni[7]) oder physikalischen Methoden (UV-, IR-Spektroskopie und Massenspektrometrie) übertrifft sie alle anderen auf diesem Gebiet bisher angewendeten Verfahren[8].

---

[1] Graf, E., u, W. Hoppe: Dtsch. Apoth.-Ztg *102*, 393 (1962).
[2] Dhont, J. H., u. C. de Rooy: Analyst. *86*, 527 (1961).
[3] Hörhammer, L., H. Wagner u. G. Richter: Dtsch. Apoth.-Ztg *103*, 1737 (1963).
[4] Hörhammer, L., H. Wagner, G. Richter, H. W. König u. I. Heng: Dtsch. Apoth.-Ztg *104*, 1398 (1964).
[5] Wagner, H., L. Hörhammer u. H. Nufer: Arzneimittel-Forsch. *15*, 453 (1965).
[6] Bayer, E.: Gaschromatographie, Berlin/Göttingen/Heidelberg: Springer 1959.
[7] Liberti, A., u. G. P. Cartoni in D. H. Desty (Edit.): Gas Chromatography, London: Butterworth Scient. Publ. 1958, S. 321.
[8] Farnow, H.: Gas-Chromatographie, Holzminden: Dragoco 1966.

Die ersten gaschromatographischen Analysen ätherischer Öle stammen von K. P. DIMICK und Mitarb.[1,2] über das Erdbeeraroma, von E. J. LEVY und Mitarb.[3] über die Aromastoffe von Nahrungsmitteln und von G. A. HOWARD und A. R. TATCHELL[4] über das Hopfenöl. P. PEYROT[5] und später P. CHOVIN[6] machten auf die Anwendungsmöglichkeiten der Gaschromatographie auf dem Gebiet der Parfümerie aufmerksam. Besondere Verbreitung erfuhr die Gaschromatographie durch die richtungsweisenden Arbeiten von Y. R. NAVES. R. A. BERNHARD und A. LIBERTI[7]. Weitere grundlegende Arbeiten in dieser Richtung wurden von E. BAYER[8] sowie E. STAHL und L. TRENNHEUSER[9] durchgeführt.

Zur Analyse von ätherischen Ölen verwendet man „gepackte" Säulen von 1 bis 6 m Länge und 3 bis 6 mm innerem Durchmesser. Die Trennmöglichkeiten werden durch die Anwendung der Kapillargaschromatographie noch erhöht. So ließ sich z. B. das Kaffeeöl in annähernd 200 Banden auftrennen.

Als Säulenmaterial bewährt sich am besten Glas, da Kupfer und Stahl aktive Zentren besitzen, auf die vermutlich die vielen Angaben der Literatur über Umlagerungen und Zersetzung von Terpenen zurückzuführen sind.

Als Trägermaterial kommt nur alkali- und säuregewaschene Kieselgur in Betracht, da die anderen Materialien bei sauerstoffhaltigen Verbindungen Schwanzbildung und bei empfindlichen Terpenen Isomerisierungen verursachen. Neuerdings werden zur Trennung sehr instabiler Terpene Glasperlen als Trägermaterial verwendet[10], die, niedrig imprägniert, gute Trennungen bei schonenden Temperaturen liefern.

Neben den früher verwendeten apolaren Phasen, wie Siliconöl, Apiezonfett, Squalen u. a., finden Polyester wie Reoplex, LAC oder Butandiolester die breiteste Anwendung. Eine etwas ausgeprägtere Selektivität als Polyester weisen Polyäthylen- oder Polypropylenglykole auf. Für spezielle Trennprobleme stehen Phasen höchster Selektivität, wie Äthylenglykol-bis-(Propionitriläther), Trikresylphosphat, β,β-Oxydipropionitril, Äthylenglykol-Silbernitrat u. a., zur Verfügung.

Zur Routineanalyse der ätherischen Öle hat sich eine 10- bis 20%ige Imprägnierung bewährt.

Aus der Vielzahl der Veröffentlichungen über gaschromatographisch untersuchte ätherische Öle seien hier 2 Beispiele genannt:

J. KOLŠEK und M. MATIČIČ[11] beschreiben eine gaschromatographische Untersuchung von Lavendelölen. Mit einer 15%ig imprägnierten Castorwax-Säule (hydriertes Ricinusöl) gelingt es, die für die Qualitätsbeurteilung wichtigen Komponenten wie Linalylacetat, Linalool, α-Terpineol, 1,8-Cineol und Campher bei schonender Temperatur (120°) ohne Zersetzung des empfindlichen Linalylacetats einwandfrei zu trennen.

F. PORSCH und H. FARNOW[12] berichten ausführlich über eine gaschromatographische Analyse von Pfefferminzölen an einer Polypropylenglykol-Säule bei einer Temperatur von 170°. Abb. 199 (S. 430) zeigt ein Gaschromatogramm eines französischen Pfefferminzöles.

Die gaschromatographische Identifizierung einzelner Komponenten eines komplex zusammengesetzten ätherischen Öles ist in den meisten Fällen nur dann möglich, wenn durch Destillation, Säulen- oder Dünnschichtchromatographie oder auf chemischem Wege (Trennung nach funktionellen Gruppen) vorfraktioniert wurde.

---

[1] DIMICK, K. P., u. B. B. MAKOWER: Food Technol. *10*, 73 (1956).
[2] DIMICK, K. P., u. J. CORSE: Food Technol. *10*, 360 (1956).
[3] LEVY, E. J., D. M. G. LEWREY, L. P. HERK u. W. H. STAHL: Presented at 4th annual meeting ASTM Committee E-14 on Mass Spektrometry, Cincinnati, Ohio (1956).
[4] HOWARD, G. A., u. A. R. TATCHELL: J. Inst. Brewing *62*, 158 (1956).
[5] PEYROT, P.: Ind. Parfum *11*, 424 (1956).
[6] CHOVIN, P.: Parf. Cosmêt. Savons *7*, 261 (1958); Ann. Fals. et fraudes *51*, 253 (1958).
[7] NAVES, Y. R., R. A. BERNHARD u. A. LIBERTI in Recherches 1962, S. 54.
[8] BAYER, E.: Gaschromatographie, Berlin/Göttingen/Heidelberg: Springer 1959.
[9] STAHL, E., u. L. TRENNHEUSER: Arch. Pharm. (Weinheim) *293*, 826 (1960).
[10] LITTLEWOOD, A. B. in D. H. DESTY (Edit.): Gas Chromatography, London 1958.
[11] KOLŠEK, J., u. M. MATIČIČ: J. Chromatogr. *14*, 331 (1964).
[12] PORSCH, F., u. H. FARNOW: Dragoco Report *2*, 23 (1962).

Nachfolgend sind einige Beispiele für spezielle gaschromatographische Trennverfahren der verschiedenen Inhaltsstoffgruppen der ätherischen Öle gegeben:

a) *Terpenkohlenwasserstoffe.* Zur Trennung der Mono-Terpen-Kohlenwasserstoffe werden neben den nichtselektiven Phasen, wie Siliconöl, Apiezonfett, Squalen und Didecylphthalat, bei Temperaturen von 120 bis 150° die selektiven Phasen, wie Carbowax und Polyester, bei Temperaturen von 85 bis 130° benutzt. Hohe Selektivität gegenüber Terpen-Kohlenwasserstoffen weisen die Phasen Trikresylphosphat, β,β-Oxydipropionitril oder Fraktonitril-II (Merck) auf, die bei Temperaturen von 50 bis 100° verwendet werden.

b) *Ester von Terpenalkoholen.* Ester analysiert man sowohl an apolaren Phasen bei Temperaturen von 160 bis 190° als auch an polaren Polyestern bei Temperaturen von 120 bis 150°.

c) *Alkohole.* Die Trennung der Terpenalkohole erfolgt vornehmlich an Polyester- sowie an Polyäthylen- und Polypropylenglykol-Phasen bei Temperaturen von 130 bis 150°. Ausgezeichnete Trennungen erreicht man mit folgenden hochselektiven stationären Flüssigkeiten: Hyprose SP 80 [Oktakis(2-hydroxypropyl)-rohrzucker], Fraktonitril-VI [1,2,3,4,5,6-Hexakis(2'-cyanoäthoxy)-hexan] und Fraktonitril-II[Äthylenglykol-bis-(propionitriläther)]. Beispielsweise gelang W. Hückel u. Mitarb.[1] mit Fraktonitril-II die vollständige Auftrennung der 4 stereo-isomeren Menthole.

d) *Aldehyde und Ketone.* Für die Analyse dieser Verbindungen werden im allgemeinen die gleichen Phasen wie bei den Alkoholen verwendet. Auch hier lassen sich mit selektiven stationären Flüssigkeiten hervorragende Auftrennungen erreichen. Mit Fraktonitril-II gelingt z.B. die vollständige Trennung von cis- und trans-Citral.

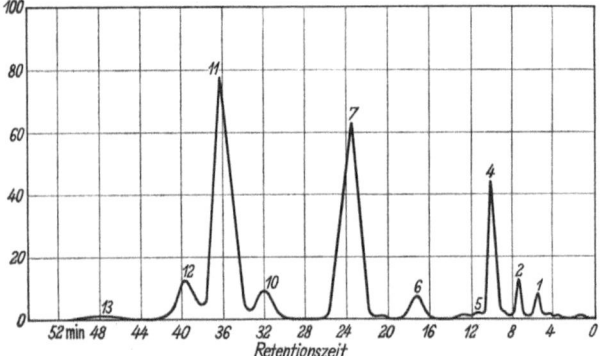

Abb. 199. Gaschromatogramm eines französischen Pfefferminzöles (nach F. Porch u. H. Farnow).

1 α-Pinen; *2* β-Pinen; *4* 1,8-Cineol; *5* Äthylamylcarbinol; *6* Sabinenhydrat; *7* Menthofuran + Menthon; *10* Neomenthol + Neoiso-Isopulegol; *11* Menthol + Neoisomenthol; *12* Menthylacetat + Isomenthol; *13* Piperiton.

Über die gaschromatographische Trennung der Sesquiterpen-Kohlenwasserstoffe und ihrer sauerstoffhaltigen Derivate liegen noch verhältnismäßig wenig Publikationen vor. Im allgemeinen wendet man zu ihrer Analyse 1- bis 2-m-Säulen mit apolaren (z.B. Apiezonfett) und polaren Polyesterphasen und Temperaturen von 180 bis 210° an.

Für die gaschromatographische Analyse von Senfölen wird von A. Kjaer und Mitarb.[2] ein Verfahren angegeben.

---

[1] Hückel, W. u. Mitarb.: Justus Liebigs Ann. Chem. *637*, 1 (1960).
[2] Kjaer, A., u. Aa. Jart: Acta chem. scand. *11*, 1423 (1957).

M. Allgemeine Wertbestimmungen für Drogen und Drogenzubereitungen

Für viele Drogen existieren entsprechend ihrer spezifischen Wirkstoffzusammensetzung besondere, bei den einzelnen Monographien angegebene *chemische Verfahren* der Wertbestimmung. Hierunter fallen die meisten offizinellen *Alkaloid-, Herzglykosid- oder Anthrachinon-Drogen*. Daneben gibt es Drogen wie die Bitterstoffdrogen, deren Wirkstoffe sich aus den verschiedensten chemischen Stoffklassen zusammensetzen, so daß es bisher mit Ausnahme einiger Fälle noch nicht gelungen ist, für sie spezifische chemische Bestimmungsmethoden zu finden. Den praktischen Anforderungen genügen in solchen Fällen *biologische oder physiologische Wertbestimmungen*, sofern sie sich gut reproduzieren lassen. Solche Drogen, deren Wirkstoffe noch nicht oder nur teilweise bekannt sind, können bis heute nur nach ganz allgemeinen Wertmaßstäben, wie z. B. nach Extrakt- oder Aschegehalt, beurteilt werden. Die Aussagekraft solcher Bewertungsmethoden ist allerdings nur begrenzt. Neuerdings können bei diesen Drogen auch einfache *chromatographische Verfahren* mit Erfolg herangezogen werden (s. Monographien).

Da verschiedene Arzneibücher eine Reihe von allgemeinen Methoden der Wertbestimmung aufgenommen haben, sollen sie hier wegen ihrer Bedeutung angeführt werden.

Für die Probeentnahme von Drogen schreibt USP XVII folgendes vor:

a) Es wird empfohlen, bei gepulverten oder zerkleinerten Drogen, die in größerer Menge vorliegen und deren Bestandteile keinen größeren Durchmesser als 1 cm haben, die Proben mit Hilfe eines Probeentnehmers zu entnehmen. Der Probeentnehmer wird von oben bis auf den Boden des Behälters geführt. Beträgt das Gesamtgewicht der zu untersuchenden Drogenmenge weniger als 100 kg, so sind nicht weniger als 2 Proben an entgegengesetzt liegenden Stellen zu entnehmen. Wenigstens 250 g müssen auf diese Weise entnommen werden. Beträgt das Gesamtgewicht der zu prüfenden Drogen mehr als 100 kg, so sollen mehrere Proben nach oben angegebener Methode entnommen werden. Sie werden gemischt und geviertelt, wobei zwei diagonale Viertel verworfen und die beiden verbliebenen vereinigt und wieder sorgfältig gemischt werden. Dann wird in gleicher Weise geviertelt, bis zwei dieser Viertel insgesamt wenigstens 125 g wiegen, welche dann die eigentliche Untersuchungsprobe darstellen.

b) Es wird empfohlen, bei gröberen Drogenmengen, deren Bestandteile größer als 1 cm sind, mit der Hand die Proben zu entnehmen. Beträgt das Gesamtgewicht der zu prüfenden Droge weniger als 100 kg, so sollen mindestens 500 g die eigentliche Untersuchungsprobe ausmachen, die aus den verschiedensten Stellen des Behälters oder der Behälter entnommen werden soll. Beträgt das Gesamtgewicht der zu prüfenden Droge mehr als 100 kg, so sollen mehrere Proben nach obiger Methode entnommen werden. Sie werden gemischt und geviertelt, wobei zwei diagonale Viertel verworfen und die beiden restlichen vereinigt und wieder sorgfältig gemischt werden. Dann wird in gleicher Weise geviertelt, bis zwei dieser Viertel nicht weniger als 250 g wiegen, welche dann die eigentliche Untersuchungsprobe darstellen.

c) Beträgt das Gesamtgewicht der zu prüfenden Droge weniger als 10 kg, so empfiehlt es sich, obigen Methoden zu folgen, jedoch etwas kleinere Mengen zu entnehmen. In keinem Fall soll die endgültige Untersuchungsprobe weniger als 125 g wiegen.

d) Eine Probeentnahme entsprechend den Methoden a), b) und c) erübrigt sich, wenn die eigentliche Untersuchungsprobe aus der gesamten Menge eines direkten Kaufes von einer offiziellen Stelle, die mit der Durchführung eines bundesstaatlichen, staatlichen oder gemeindlichen Nahrungs- und Arzneimittelgesetzes beauftragt ist, entnommen wurde.

Untersuchungsmuster. Wenn nicht anders angegeben, wird das Untersuchungsmuster folgendermaßen erstellt: Von der eigentlichen Untersuchungsprobe wird durch Vierteln so viel, wie für die Untersuchung erforderlich ist, entnommen, wobei darauf zu achten ist, daß der Anteil ein guter Durchschnitt der größeren Probe ist. Unzerkleinerte oder nichtgepulverte Stoffe werden zermahlen, so daß sie ein Standardmaschensieb Nr. 20 passieren können. Läßt sich die Probe nicht zermahlen, so wird sie so weit als möglich zerkleinert. Es wird gemischt, indem man sie auf einem Papier oder Tuch mengt und sie zu einer dünnen Schicht ausbreitet. Dann wird die Probe für die Analyse entnommen.

I. Bestimmung des Trocknungsverlustes und Wassergehaltes in Drogen

Die Bestimmung des Trocknungsverlustes wird von den einzelnen Arzneibüchern unter Angabe ziemlich gleichlautender Versuchsbedingungen gravimetrisch nach Trocknung bei einer Temperatur von 100 bis 105° durchgeführt. Durch diese Behandlung werden Wassergehalt und Anteil an flüchtigen Stoffen (ätherische Öle) erfaßt. ÖAB 9 z. B. führt hierzu folgendes aus:

Als Trocknungsverlust wird der Gewichtsverlust bezeichnet, den eine Substanz oder eine Droge beim Trocknen unter den vorgeschriebenen Bedingungen erleidet.

Die für die Bestimmung verwendeten Wägegläschen müssen vor der Benützung bei der gleichen Temperatur, bei der die Bestimmung ausgeführt wird, bis zur Gewichtskonstanz getrocknet werden.

Zur Bestimmung werden 0,2000 bis 0,5000 g, bei Drogen 2,0000 bis 3,0000 g oder die jeweils angegebene Menge in einem weithalsigen Wägegläschen abgewogen und, wenn nicht anders angegeben, bei 103 bis 105° im Trockenschrank bis zur Gewichtskonstanz getrocknet. Man läßt das Wägegläschen im Exsikkator erkalten und wägt.

Bei thermolabilen Stoffen oder Drogen, die flüchtige Bestandteile enthalten, ist das Trocknen nur im Exsikkator bis zur Gewichtskonstanz vorzunehmen.

Trocknen im Vakuum bedeutet Trocknen bei einem Manometerstand von höchstens 15 Torr.

Bei Stoffen von salbenartiger Konsistenz wird die Bestimmung in der Weise ausgeführt, daß man zunächst das Wägegläschen mit etwa 2 bis 3 g Seesand und einem kleinen Glasstab bis zur Gewichtskonstanz trocknet. Hierauf wägt man 2,0000 bis 3,0000 g der zu untersuchenden Substanz ein, vermischt sie sorgfältig mit dem Seesand und verfährt weiter in der oben angegebenen Weise.

NF XII unterscheidet bei der Feuchtigkeitsbestimmung zwischen Drogen a) ohne flüchtigen und b) mit flüchtigen Inhaltsstoffen (bei 105°).

a) 10 g Droge werden in einem tarierten Abdampfschälchen genau gewogen. Man trocknet 5 Std. bei einer Temperatur von 105° und wiegt. Das Trocknen und Wiegen wird in 1-Std.-Intervallen so lange fortgesetzt, bis die Differenz zwischen zwei Wägungen nicht mehr als 0,25% beträgt.

b) Man verfährt wie unter a) und bestimmt außerdem den flüchtigen ätherlöslichen Anteil in folgender Weise: 2 g mindestens 12 Std. über Phosphorpentoxid getrocknete Droge werden 20 Std. mit absolutem Äther im Soxhlet extrahiert. Man überführt die Ätherlösung in eine tarierte Porzellanschale und läßt sie von selbst verdunsten. Dann trocknet man über Phosphorpentoxid 18 Std. lang und wiegt den Gesamtätherextrakt. Nun wird der Extrakt stufenweise auf 105° erhitzt, bis das Gewicht konstant bleibt. Subtraktion des flüchtigen ätherlöslichen Extraktanteils vom Gesamttrocknungsverlust ergibt den Feuchtigkeitsgehalt.

Nach USP XVII wird die gravimetrische Wassergehaltsbestimmung nur bei pflanzlichen Drogen durchgeführt. Daneben wird speziell für Arzneisubstanzen die Destillationsmethode vorgeschrieben.

Die Destillationsmethode zur Wasserbestimmung in Drogen haben auch CF 65 und DAB 7 – DDR aufgenommen (vgl. dazu Wasserbestimmung durch Destillation, S. 38f.).

II. Bestimmung der Asche in Drogen

Als Asche (Glührückstand bzw. Verbrennungsrückstand) wird die Menge des nicht flüchtigen Rückstandes bezeichnet, der beim Glühen eines anorganischen Stoffes bzw. beim Verbrennen eines organischen Stoffes oder einer Droge verbleibt.

Die Arzneibücher lassen in den meisten Fällen neben der Gesamtasche auch die in Salzsäure und die in Wasser lösliche Asche bestimmen. Darüber hinaus ermitteln einige Arzneibücher auch die nach Zusatz von konzentrierter Schwefelsäure beim Glühen verbleibende „Sulfatasche".

Über die zu verwendende Energiequelle für die Veraschung machen die Arzneibücher mit wenigen Ausnahmen keine genauen Angaben. Während man im allgemeinen Gasbrenner benützt, schreibt Nord. 63 eine Argands-Lampe oder eine elektrisch regulierbare Heizquelle vor. DAB 7 – DDR läßt einen Muffelofen verwenden, der in erheblich kürzerer Zeit (1 Std.) zuverlässige Werte liefert (Abb. 200).

Die Veraschung wird entweder im Quarz- oder Hartporzellantiegel mit flachem Boden durchgeführt.

α. *Bestimmung der Gesamtasche von Drogen und Extrakten* ÖAB 9:

1,0000 bis 2,0000 g der gepulverten Droge oder des Extraktes werden in einem Porzellantiegel eingewogen und auf dem Tiegelboden gleichmäßig verteilt. Man verascht unter allmählicher Steigerung der Temperatur, wobei man das Pulver zuerst verglimmen läßt und dann weiter erhitzt, bis in der Asche keine Kohle mehr sichtbar ist. Dabei darf nicht stärker als bis zur dunklen Rotglut erhitzt werden. Nach dem Erkalten im Exsikkator wird gewogen. Wenn auf diese Weise eine grauweiße Asche nicht zu erhalten ist, erwärmt man die verkohlte Masse mit 10 ml Wasser und filtriert durch ein aschefreies Filter. Filter samt Rückstand werden sodann im gleichen Tiegel neuerlich verascht; nun gibt man das Filtrat dazu, dampft zur Trockne ein und glüht bei schwacher Rotglut. Man kann der erkalteten

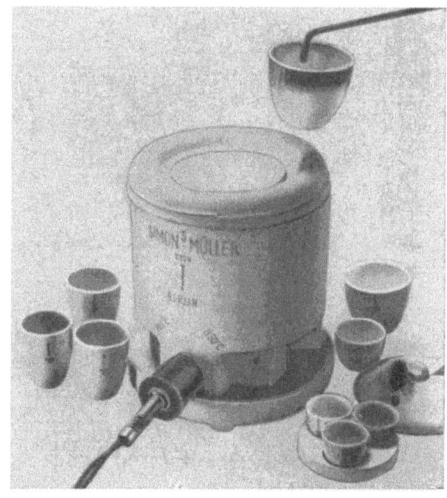

Abb. 200. Simon-Müller-Muffelofen zu Veraschungszwecken (Staatl. Porzellanmanufaktur Berlin).

Asche auch eine Lösung von etwa 0,2 g Ammoniumnitrat in 2 ml Wasser zusetzen und nach dem Verdampfen der Flüssigkeit auf dem Wasserbad den Rückstand nochmals glühen. Den Tiegel läßt man im Exsikkator erkalten und wägt.

Bemerkung. Aus der gefundenen Menge Verbrennungsrückstand wird, wenn nicht anders angegeben, der Aschegehalt der Droge berechnet, die zuvor folgendermaßen getrocknet wurde:

1,0 g der pulverisierten Droge wird in einem Wägeglas (Durchmesser etwa 4 cm, Höhe 5 cm) 48 Std. lang in einem Exsikkator über konz. Schwefelsäure getrocknet. Die verwendete Schwefelsäure soll mindestens 90% H_2SO_4 enthalten (Mindestdichte 1,814).

Soll der Aschegehalt für wasserfreie Droge angegeben werden, wird das Trocknen im Exsikkator weggelassen und die durch Veraschen gefundene Aschemenge unter Berücksichtigung des Wassergehaltes der Droge auf den prozentualen Gehalt an Asche in wasserfreier Droge umgerechnet.

Ist vorgeschrieben, daß eine Droge nur einen bestimmten Glührückstand hinterlassen darf, so wird unter Luftzufuhr vollständig durchgeglüht und nach dem Abkühlen im Exsikkator gewogen.

β. *Bestimmung der in Salzsäure unlöslichen Asche* Nord. 63:

Die Gesamtasche wird 2mal mit 15 ml 2 n Salzsäure gekocht und die Lösungen nach dem Abkühlen durch ein kleines Filter gegossen. Der ungelöste Rückstand wird mit warmem Wasser bis zur neutralen Reaktion (Lackmuspapier) gewaschen, getrocknet und, wie bei der Bestimmung der Gesamtasche angegeben, verascht. Der Veraschungstiegel wird im Exsikkator 1 Std. abgekühlt und dann gewogen.

γ. *Bestimmung der wasserlöslichen Asche* BP 63:

Die Drogenasche wird 5 Min. mit 25 ml Wasser gekocht. Man sammelt den unlöslichen Anteil in einem Gooch-Tiegel oder auf einem aschefreien Filter, wäscht mit heißem Wasser aus und verascht bei einer 450° nicht übersteigenden Temperatur, bis das Gewicht kon-

Droge	Gesamt-aschegehalt %	Säureunlösliche Asche %
Agar	4,0	—
Amylum Maydis	0,5	—
Amylum Oryzae	0,5	—
Amylum Solani	0,5	—
Amylum Tritici	0,5	—
Benzoe	1,0	—
Carrageen	20,0	0,5
Colophonium	0,2	—
Cortex Chinae	5,0	—
Cortex Cinnamoni ceylanici	5,0	—
Cortex Condurango	12,0	1,0
Cortex Frangulae	5,0	—
Cortex Quercus	6,0	—
Cortex Quillajae	10,0	—
Dammar	0,2	—
Flos Arnicae	8,0	—
Flos Aurantii	7,0	—
Flos Caryophylli	6,0	—
Flos Chamomillae romanae	6,0	—
Flos Chamomillae vulgaris	10,0	—
Flos Cinae	8,0	—
Flos Croci	6,0	—
Flos Malvae	14,0	2,0
Flos Pyrethri	8,0	—
Flos Sambuci	9,0	—
Flos Tiliae	7,0	—
Flos Verbasci	6,0	—
Folium Althaeae	15,0	2,0
Folium Belladonnae	15,0	1,0
Folium Betulae	5,0	—
Folium Digitalis lanatae titratum	12,0	1,5
Folium Digitalis purpureae	12,0	1,5
Folium Digitalis purpureae titratum	12,0	1,5
Folium Malvae	15,0	2,0
Folium Melissae	12,0	1,0
Folium Menthae piperitae	12,0	1,0
Folium Menyanthis	10,0	—
Folium Plantaginis	12,0	1,5
Folium Salviae	8,0	—
Folium Sennae	10,0	—
Folium Stramonii	20,0	1,5
Folium Thymi	10,0	—
Folium Tussilaginis	20,0	2,0
Folium Uvae-ursi	4,0	—
Folium Vitis-idaeae	4,0	—
Fructus Anisi	8,0	—
Fructus Anisi stellati	5,0	—
Fructus Capsici	7,0	—
Fructus Cardamomi	7,0	—
Fructus Carvi	7,0	—
Fructus Foeniculi	8,0	—
Fructus Juniperi	5,0	—
Fructus Myrtilli	2,0	—
Fructus Piperis nigri	5,0	—
Fructus Sennae	8,0	—
Gallae	1,5	—
Glandulae Lupuli	10,0	—
Gummi arabicum	3,0	—
Herba Absinthii	10,0	—
Herba Adonidis	10,0	—
Herba Agrimoniae	10,0	—

Droge	Gesamt-aschegehalt %	Säureunlösliche Asche %
Herba Cardui benedicti	15,0	2,0
Herba Centaurii	4,0	—
Herba Convallariae	10,0	—
Herba Droserae	8,0	—
Herba Equiseti	15–20,0	6–8,0
Herba Galeopsidis	8,0	—
Herba Herniariae	10,0	—
Herba Lobeliae	8,0	—
Herba Marrubii	12,0	1,5
Herba Millefolii	8,0	—
Herba Polygoni	8,0	—
Herba Teucrii	6,0	—
Herba Violae tricoloris	12,0	1,0
Jalapa	0,5	—
Kamala	6,0	—
Lichen islandicus	3,0	—
Lycopodium	3,0	—
Manna	2,0	—
Mastix	0,5	—
Opium titratum	6,0	—
Pericarp. Aurantii amari	6,0	—
Radix Althaeae	6,0	—
Radix Angelicae	10,0	—
Radix Arnicae	8,0	—
Radix Belladonnae	6,0	—
Radix Calami	6,0	—
Radix Derridis	6,0	—
Radix Filicis maris	4,0	—
Radix Gentianae	5,0	—
Radix Ipecacuanhae	5,0	—
Radix Jalapae	5,0	—
Radix Levistici	8,0	—
Radix Liquiritiae	5,0	—
Radix Ononidis	6,0	—
Radix Primulae	8,0	—
Radix Ratanhiae	4,0	—
Radix Rhei	12,0	—
Radix Salep	3,0	—
Radix Senegae	5,0	—
Radix Tormentillae	5,0	—
Radix Valerianae	10,0	—
Radix Zingiberis	6,0	—
Secale cornutum	4,0	—
Semen Arecae	2,0	—
Semen Colae	3,0	—
Semen Foenugraeci	5,0	—
Semen Lini	5,0	—
Semen Sinapis	5,0	—
Semen Strychni	3,0	—

stant bleibt. Man subtrahiert das Gewicht des unlöslichen Anteils vom Gewicht der Gesamtasche. Die Gewichtsdifferenz gibt den wasserlöslichen Ascheanteil an. Der Prozentanteil an wasserlöslicher Asche wird auf luftgetrocknete Droge berechnet. Diese wird nur bei Rhiz. Zingiberis bestimmt und darf nicht weniger als 1,7% betragen. BP 63 und DAB 7 – BRD lassen außerdem noch die Sulfatasche bestimmen.

δ. *Bestimmung der Sulfatasche* BP 63:

Man befeuchtet eine geeignete Menge der in einem Platintiegel genau gewogenen Asche mit Schwefelsäure, verascht vorsichtig, befeuchtet erneut mit Schwefelsäure und verascht bis zu einem konstanten Gewicht. Der Sulfataschegehalt wird in Prozenten angegeben.

Die vorstehende Tabelle gibt eine Übersicht über die im ÖAB 9 zulässigen Höchstgehalte an Gesamtasche.

In der folgenden Tabelle sind die zulässigen Höchstgehalte an Gesamtasche und in Salzsäure unlöslicher Asche der BP 63 aufgeführt:

Droge	Asche %	Asche in Salzsäure unlöslich %
Aloe	5,0	–
Coccus Cacti	7,0	–
Cortex Cinnamomi	–	2,0
Cortex Quillajae	–	1,0
Cortex Cascarae Sagradae	6,0	–
Flor. Caryophylli	7,0	1,0
Folium Belladonnae	–	3,0
Folium Digitalis	–	5,0
Folium Hyoscyami	–	12,0
Folium Sennae	–	2,0
Folium Stramonii	–	5,0
Fructus Carvi	–	1,5
Fructus Cardamomi	6,0	3,5
Fructus Coriandri	–	1,5
Fructus Foeniculi	–	1,5
Gummi arabicum	5,0	0,5
Lignum Quassiae	5,0	–
Radix Belladonnae	–	2,0
Radix Gentianae	6,0	3,0
Radix Ipecacuanhae	5,0	2,0
Radix Liquiritiae	6,0	1,0
Radix Liquiritiae, ungeschält	10,0	2,5
Rhiz. Filicis	–	2,0
Rhiz. Rhei	–	1,0
Rhiz. Zingiberis	6,0	–
Semen Colchici	–	0,5
Semen Myristicae	3,0	–
Semen Strychni	3,0	–

III. Bestimmung des Extraktgehalts in Drogen

Die meisten Arzneibücher unterscheiden zwischen dem Gehalt an wasserlöslichen und alkohollöslichen Extrakten. Daneben lassen einige Arzneibücher auch nichtflüchtige und flüchtige ätherlösliche Extraktgehalte oder solche, die mit verdünntem Alkohol, Hexan oder Chloroformwasser hergestellt wurden, bestimmen.

CsL 2 hat auch die Bestimmung des in Alkohol unlöslichen Anteils von Drogen aufgenommen.

Die einzelnen Vorschriften unterscheiden sich wesentlich nur in der Extraktionsdauer und der hierbei angewendeten Extraktionstemperatur.

Allgemeine Vorschriften für die Extraktgehaltsbestimmungen geben folgende Arzneibücher: ÖAB 9, Ross. 9, Ph.Helv. V und CsL 2.

ÖAB 9 führt hierzu folgendes aus:

Zur Bestimmung werden 5,00 g oder die jeweils vorgeschriebene Menge der mittelfein gepulverten (V) Droge in einer 100 ml fassenden Arzneiflasche oder einem Erlenmeyerkolben mit 50,0 ml des betreffenden Extraktionsmittels (Wasser, Alkohol, Äther) übergossen und gut verschlossen unter häufigem Umschütteln 24 Std. lang stehengelassen. Hierauf filtriert man und verwirft die ersten Anteile des Filtrates. 10,0 ml des klaren Filtrates werden in einem tarierten Wägegläschen von etwa 50 mm Durchmesser zunächst auf dem Wasserbad zur Trockne eingedampft und dann bei 103 bis 105° im Trockenschrank bis zur Gewichtskonstanz getrocknet. Man läßt das Wägegläschen im Exsikkator erkalten und wägt. Die Extraktion der Droge kann auch in der Wärme vorgenommen werden. Zu diesem Zweck wird der Kolben mit der Droge und dem Extraktionsmittel tariert und 1 Std. lang unter Rückflußkühlung auf dem Wasserbad erhitzt. Nach dem Abkühlen ersetzt man die etwa verdunstete Flüssigkeit, filtriert und verfährt weiter in der oben angegebenen Weise.

Nach Ross.9 wird der Extraktgehalt wie folgt bestimmt:

1 g genau gewogene Droge wird in einer konischen Flasche mit 50 ml des angegebenen Lösungsmittels übergossen. Man verschließt die Flasche mit einem Stöpsel, wiegt auf 0,01 g genau und stellt 1 Std. beiseite. Anschließend wird am Rückflußkühler zum Sieden erhitzt und 2 Std. gelinde im Sieden gehalten. Nach dem Abkühlen wird die Flasche wieder verschlossen, gewogen und das Lösungsmittel ergänzt. Nun wird die Lösung kräftig geschüttelt und durch ein trockenes Filter in ein trockenes Gefäß filtriert.

25 ml des Filtrates werden in ein genau gewogenes und getrocknetes Porzellan- oder Glasgefäß überführt, die Lösung wird auf dem Wasserbad bis zur Trockne eingeengt und 3 Std. bei 100 bis 105° getrocknet. Man läßt im Exsikkator abkühlen und wiegt sofort. Der Gehalt an Extraktstoffen in Prozent wird wie folgt berechnet:

$$\frac{a \cdot 200}{b},$$

a = Gewicht der Probe[1],
b = Gewicht des Gefäßes.

CsL 2 macht für die Bestimmung des Extraktgehalts in Drogen folgende Angaben:

Zur Bestimmung des Stoffgehalts in Drogen sollen an der Luft getrocknete Drogen verwendet werden. Wenn nichts anderes vorgeschrieben ist, gilt der in den Monographien geforderte Gehalt für nicht zerkleinerte sowie für geschnittene und pulverisierte Drogen.

Man wiegt genau 5 g fein pulverisierte Droge in einen tarierten Erlenmeyerkolben von 100 ml (mit Glasstöpsel) ein und gießt 50 g Alkohol (in der bei der jeweiligen Droge angegebenen Konzentration, s. nachstehende Tabelle), Äther oder kochendes Wasser hinzu. Das Zugießen erfolgt in kleinen Mengen. Nun wiegt man den Kolben und schüttelt seinen Inhalt während 24 Std. öfters durch. Nach Ablauf dieser Zeit wiegt man von dem vorgeschriebenen Lösungsmittel so viel hinzu, wie verdunstet ist, schüttelt den Inhalt durch und filtriert den Auszug so schnell als möglich durch ein trockenes Filter in einen trockenen Kolben. Man wiegt 25,0 g des klaren Filtrats ab, verdampft das Lösungsmittel auf dem kochenden Wasserbad und trocknet den Rückstand 1 Std. lang bei 100 bis 105°. Dann wird der Rückstand mit dem tarierten Gefäß in den Exsikkator gestellt und nach dem Abkühlen gewogen, wobei der Kolben mit einem Glasstöpsel verschlossen wird.

Die Menge des Extraktes in Prozent (p) rechnet man nach folgender Formel aus:

$$p = \frac{100}{b} \cdot \frac{50\,a}{25-a} \%.$$

Dabei bedeuten:

a = die Menge des Extraktes, die aus 25 g der Lösung gewonnen wurde,
b = die abgewogene Menge der Droge.

Abweichend von dieser Vorschrift wird die Extraktgehaltsbestimmung bei Rhizoma Filicis und Succus Liquiritiae crudus durchgeführt.

Extraktgehalte von Drogen (CsL 2)

Droge	Lösungsmittel %	Extraktgehalt mindestens %
Bulbus Scillae	Alkohol 50	65
Fructus Capsici	Alkohol 65	25
Herba Centaurii	Wasser	25
Radix Liquiritiae mundata	Wasser	28
Rhizoma Filicis maris	Äther (s. o.)	8
Succus Liquiritiae crudus	Wasser (s. o.)	75

Nach NF XII werden folgende Extraktgehalte bestimmt:

a) Alkohollöslicher Extrakt. In eine getrocknete und tarierte Papphülse gibt man 2 g genau gewogene Droge, in den Extraktionskolben 200 mg Natriumhydroxid. Die Einwaage

---

[1] Diese in der englischen Ausgabe von Ross.9 gemachte Angabe ist offensichtlich ein Übersetzungsfehler. Es muß heißen:
a = Trockenrückstand,
b = Drogeneinwaage.

der Droge wird in einem Wägegläschen, das mit Glasstöpsel versehen ist, vorgenommen. Die Droge wird 5 Std. im Soxhlet mit Alkohol extrahiert, anschließend der unlösliche Rückstand bei 105° 30 Min. lang getrocknet und dann gewogen. Der Feuchtigkeitsgehalt der Droge wird nach der Toluoldestillationsmethode bestimmt. Man berechnet das Gewicht an Feuchtigkeit auf die Menge der Testdroge und zieht diese vom Ausgangsgewicht der Droge ab.

Die Differenz zwischen diesem Ergebnis und dem Gewicht des Rückstandes ergibt den alkohollöslichen Extraktgehalt.

b) In verdünntem Alkohol löslicher Extrakt. 2 g der vorbereiteten, genau gewogenen Droge werden mit etwa 70 ml verdünntem Alkohol in einem passenden Kolben mazeriert. Man schüttelt die Mischung 8 Std. lang in Intervallen von 30 Min. und läßt dann 16 Std. stehen. Anschließend wird filtriert, Kolben und Rückstand mit kleinen Mengen verd. Alkohol gewaschen und die Waschwässer durch ein Filter gegeben, bis das Filtrat 100 ml ergibt. 50 ml dieses Filtrats werden in einer passenden tarierten Schale auf dem Wasserbad zur Trockne eingeengt und der Rückstand bei 105° bis zur Gewichtskonstanz getrocknet. Der Prozentgehalt dieses Extraktes wird aus dem Gewicht der Droge berechnet.

c) Hexanlöslicher Extrakt. Etwa 2 g vorbereitete, genau gewogene Droge werden mit Hexan erschöpfend 20 Std. im Soxhlet extrahiert. Die Hexanlösung gibt man in eine tarierte Porzellanschale und läßt sie von selbst abdunsten. Man trocknet 18 Std. über P_2O_5 und wiegt.

d) Flüchtiger, ätherlöslicher Extrakt. 2 g vorbereitete, mindestens 12 Std. lang über P_2O_5 getrocknete und genau gewogene Droge werden 20 Std. mit absolutem Äther in einem Soxhlet extrahiert. Die Ätherlösung wird in eine tarierte Porzellanschale gegeben und verdunsten gelassen. Anschließend wird über P_2O_5 18 Std. lang getrocknet und der Gesamt-Ätherextrakt gewogen. Nun wird der Extrakt stufenweise auf 105° bis zur Gewichtskonstanz erhitzt. Der Gewichtsverlust ergibt den flüchtigen Extraktanteil.

e) Nichtflüchtiger, ätherlöslicher Extrakt. Die Bestimmung erfolgt zunächst wie unter d) angegeben. Das Gewicht des Extraktes nach dem Trocknen in einem Exsikkator und anschließend bei 105° bis zur Gewichtskonstanz ergibt den nichtflüchtigen Anteil des Extraktes.

f) Wasserlöslicher Extrakt. Die Gehaltsbestimmung wird, wie bei b) beschrieben, mit Wasser anstelle von verd. Alkohol durchgeführt.

Jap. 61 läßt den alkohollöslichen und ätherlöslichen Extraktgehalt in ähnlicher Weise bestimmen.

BP 63 führt die Bestimmung des alkohollöslichen (a) und wasserlöslichen (b) Extraktes an, wobei für (b) anstelle von Wasser Chloroformwasser Verwendung findet. Ebenfalls mit Chloroformwasser wird nach Ital. VII der wasserlösliche Extraktgehalt in folgender Weise bestimmt:

5 g getrocknete, grobgepulverte Droge werden 24 Std. mit 100 ml Chloroformwasser mazeriert, das Gemisch die letzten 6 Std. in einem verschlossenen Gefäß häufig geschüttelt und die übrige Zeit stehengelassen.

Unter Vermeidung größerer Verdunstung wird rasch filtriert, 25 ml des Filtrates in einer flachen Schale zur Trockne gebracht und der Rückstand bei 100° bis zur Gewichtskonstanz getrocknet.

Mindestgehalt an wasserlöslichem und alkohollöslichem Extrakt bei den in BP 63 aufgeführten Drogen:

Droge	Wasserlöslicher Extrakt %	Alkohollöslicher Extrakt %
Aloe	75	—
Coccus Cacti	—	35 (45 Alk.)
Cortex Cascarae Sagradae	23	—
Cortex Quillajae	—	28 (45 Alk.).
Folia Sennae	30	—
Folliculi Sennae	28	—
Radix Gentianae	33	—
Rhizoma Rhei	—	35 (45 Alk.)
Rhizoma Zingiberis	10	45 (90 Alk.)

Bestimmung des alkoholunlöslichen Anteils von Drogen CsL 2:

Man wiegt genau 5 g fein pulverisierte Droge in einen tarierten 100-ml-Kolben ein und fügt 50 g Alkohol der vorgeschriebenen Konzentration (in den Monographien angegeben) hinzu. Auf den Kolben wird ein Rückflußkühler gesetzt und, wenn nichts anderes vorgeschrieben, die Droge 1 Std. lang auf dem siedenden Wasserbad extrahiert. Der alkoholische Auszug wird durch ein tariertes Filter mit einem Durchmesser von 10 cm filtriert. Dabei beachte man, daß der nichtgelöste Teil im Kolben verbleibt. Der Rest wird mit weiteren Alkoholmengen so lange ausgezogen, bis einige Tropfen des letzten Filtrats nach dem Eindampfen keinen Rückstand mehr hinterlassen. Das Filter mit dem Rückstand wird in den Kolben mit dem ungelösten Rest gegeben, 1 Std. lang bei 100 bis 105° getrocknet und nach dem Abkühlen im Exsikkator gewogen.

Anmerkung. Da der Extraktgehalt nicht immer als Wertmaßstab für die Qualität einer Droge gelten kann, wird seine Bestimmung von neueren Arzneibüchern nur noch vereinzelt verlangt. So ist z.B. die Bestimmung des Extraktgehalts für Radix Gentianae vom DAB 7 – DDR nicht mehr aufgenommen, da hier der Extraktgehalt kein Merkmal ist, das mit der Qualität der Droge ursächlich zusammenhängt.

IV. Bestimmung des ätherischen Öles in Drogen

Die ätherischen Öle werden fast ausschließlich durch Wasserdampfdestillation aus den Drogen abgetrennt. Von den bisher in der Praxis angewandten Methoden zur quantitativen Bestimmung des abgetrennten ätherischen Öls (gravimetrische, maßanalytische, volumetrische und Extraktions-Methode) hat nur die volumetrische Methode Eingang in die Arzneibücher gefunden.

Der Gehalt an ätherischem Öl wird in Milliliter je 100 g Droge angegeben. Eine Umrechnung der Werte in Gew.-% durch Multiplikation mit der Dichte erübrigt sich.

Bei den zur Bestimmung vorgeschriebenen Destillationsanordnungen handelt es sich durchweg um Geräte mit Rücklaufdestillation. Die am meisten angewandte Apparatur stellt die Clevenger-Apparatur mit ihren verschiedenen Modifikationen dar. Damit ätherische Öle, die eine größere Dichte als Wasser besitzen oder hochviskos sind, besser abgeschieden werden können, fügt man entweder der Droge im Destillationskolben eine kleine Menge eines hochsiedenden Lösungsmittels (Decalin, Pinen oder Xylol) hinzu oder gibt dieses vor der Destillation in das graduierte Meßrohr. Um die Temperatur des Wasserdampfes zu erhöhen, wird zuweilen als Destillationsflüssigkeit ein Gemisch von Glycerin und Wasser vorgeschrieben.

Da die benötigte Zeit für die Destillation von Drogen und die Ölausbeute sehr stark vom Zerkleinerungsgrad der Drogen abhängen, werden von den meisten Arzneibüchern bei den einzelnen Drogen diesbezügliche Vorschriften gegeben. Drogen, die das ätherische Öl in Drüsenhaaren enthalten, sind so wenig wie möglich zu zerkleinern. Dagegen werden bei Drogen, deren Exkretbehälter im Inneren der Organe liegen, im zerkleinerten Zustand in kürzerer Zeit höhere Ausbeuten an ätherischem Öl erhalten.

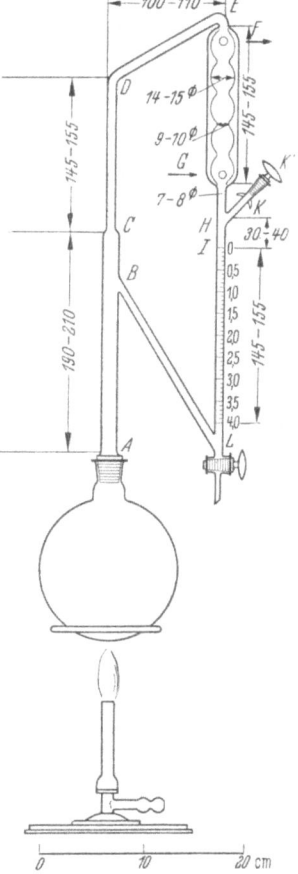

Abb. 201. Gerät zur Bestimmung des Gehalts an ätherischem Öl in Drogen nach BP 63.

Die nachfolgenden Vorschriften sind den Monographien des ÖAB 9 entnommen. Für alle angegebenen Drogen beträgt die Wassermenge 400 ml und die Destillationsdauer 3 bis 4 Std.

Droge	Drogenform	Einwaage
Cortex Cinnamomi ceylanici	grob gepulvert	10,0
Flos Aurantii	grob gepulvert	25,0
Flos Caryophylli	grob gepulvert	1,0
Flos Chamomillae romanae	Ganzdroge	20,0
Flos Chamomillae vulgaris	Ganzdroge	20,0
Folium Melissae	grob zerschnitten	50,0
Folium Menthae piperitae	grob zerschnitten	20,0
Folium Salviae	grob zerschnitten	10,0
Folium Thymi	grob zerschnitten	10,0
Fructus Anisi	grob gepulvert	10,0
Fructus Anisi stellati	grob gepulvert	5,0
Fructus Cardamomi	grob gepulvert	5,0
Fructus Carvi	grob gepulvert	10,0
Fructus Foeniculi	grob gepulvert	5,0
Herba Absinthii	fein zerschnitten	20,0
Herba Millefolii	fein zerschnitten	20,0
Pericarpium Aurantii amari	grob gepulvert	20,0
Radix Angelicae	grob gepulvert	30,0
Radix Calami	grob gepulvert	10,0
Radix Levistici	grob gepulvert	30,0
Radix Valerianae	grob gepulvert	20,0
Radix Zingiberis	grob gepulvert	20,0

BP 63 läßt das ätherische Öl von Drogen mit dem in Abb. 201 gezeigten Gerät nach 2 Methoden bestimmen.

Methode I (bei Drogen mit ätherischem Öl von geringerer Dichte als Wasser). Die Droge wird zusammen mit der Destillationsflüssigkeit (in den meisten Fällen Wasser) und einigen Stücken porösen Porzellans in den Kolben gebracht und dann der Destillationsaufsatz aufgesetzt. Der Stopfen K' wird herausgenommen und Wasser in das Rohr K gegossen, bis es bei B überläuft. Der Inhalt des Kolbens wird unter dauernder Bewegung der Flamme bis zum Sieden erwärmt und dann die Destillation fortgeführt, wobei der Kühler so zu beschicken ist, daß bei G das kalte Wasser zufließt. Ab und zu wird der Kolben umgeschwenkt, um an den Wänden haftendes Material abzuspülen. Am Ende der angegebenen Zeit wird die Kühlung kurze Zeit abgestellt, bis der Wasserdampf beim Absatz des Rohres K erscheint, die Destillation unterbrochen und nach frühestens 5 Min. in dem graduierten Teil des Rohres das Volumen des ätherischen Öles abgelesen.

Darauf wird 1 Std. lang weiterdestilliert und nochmals in gleicher Weise abgelesen. Falls notwendig, wird weiterdestilliert, bis das Volumen konstant ist. Die gemessene Menge wird als Gehalt an ätherischem Öl in der Droge angesehen.

Methode II (bei Drogen mit ätherischem Öl von höherer Dichte als Wasser). Die Destillationsflüssigkeit (in den meisten Fällen Wasser) wird zusammen mit einigen Stücken porösen Porzellans in den Kolben gebracht und der Kolben mit dem Destillationsaufsatz verbunden. Der Stopfen K' wird herausgenommen und Wasser in das Rohr K eingefüllt, bis es bei B überläuft. Dann wird 1 ml Xylol mit Hilfe einer Pipette, deren Spitze tief in das Rohr K hineinragen soll, bei K' eingefüllt. Danach wird zum Sieden erhitzt und in der bei Methode I beschriebenen Weise 1/2 Std. lang destilliert. Nach 5 Min. wird das Volumen des Xylols abgelesen. Darauf wird die Droge in den Kolben gebracht und wie bei der Methode I verfahren. Das vorher abgelesene Volumen des Xylols wird abgezogen vom Volumen der öligen Schicht und der Rest als Gehalt an ätherischem Öl in der Droge angesehen.

In ähnlicher Weise und mit der gleichen Apparatur lassen CF 65, ÖAB 9 und Nord. 63 den ätherischen Ölgehalt bestimmen.

DAB 7 – DDR bestimmt den ätherischen Ölgehalt mit der in Abb. 202 dargestellten Apparatur nach BRÜCKNER in folgender Weise:

Die Droge und die vorgeschriebene Flüssigkeit werden in den Kurzhalsrundkolben A gegeben. Der Kurzhalsrundkolben ist mit dem Steigrohr B verbunden. Vor Beginn der Bestimmung wird der Schliff des Steigrohres mit einer in organischen Lösungsmitteln unlöslichen Schliffschmiere eingerieben. Danach wird bei geöffnetem Ablaßhahn C durch den Trichter D und den Gummischlauch E Wasser in die senkrecht aufgestellte Apparatur eingefüllt, bis das Wasser im trichterförmigen unteren Teil des Abscheidungsraumes F 8 bis 12 mm hoch steht. Während der Destillation muß dieser Wasserstand beibehalten werden. Nach Schließen des Ablaßhahnes und Ansetzen des die Droge und die Destillationsflüssigkeit enthaltenden Kurzhalsrundkolbens an das Steigrohr wird mit dem Kolbenerhitzer G zum Sieden erhitzt. Das im Kühler H kondensierte Destillat fließt in den trichterförmigen unteren Teil des Abscheidungsraumes ab. In den Abscheidungsraum ist ein Thermometer I eingesetzt, dessen Quecksilbergefäß sich vor der Mündung des Kühlers befindet.

Das Thermometer darf während der Destillation nicht mehr als 25° anzeigen. Während das im Destillat enthaltene Wasser durch das Meßrohr J und das Rückflußrohr K in den Kurzhalsrundkolben zurückfließt, sammelt sich das auf dem Wasser schwimmende ätherische Öl im Abscheidungsraum an. Durch Öffnen des Ablaßhahnes und Senken des Trichters, der durch den Gummischlauch mit der Mündung des Ablaßhahnes verbunden ist, wird das ätherische Öl nach beendeter Destillation in das Meßrohr abgelassen. Das Meßrohr besteht, wie auch das Rückflußrohr, aus einer dickwandigen Kapillare und trägt eine Skala, die in Abschnitte, die 0,001 ml entsprechen, unterteilt ist. Nachdem das ätherische Öl 5 Min. im Meßrohr verblieben ist, wird sein Volumen abgelesen.

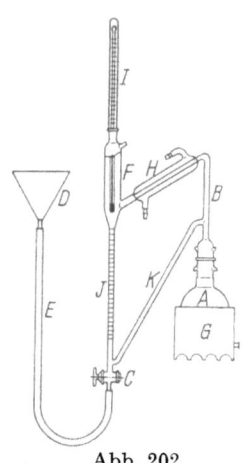

Abb. 202.

Mit einer von den beschriebenen Modellen abweichenden Destillationsanordnung läßt Ross. 9 den ätherischen Ölgehalt bestimmen.

NF XII gibt für Stärke und Schleim führende Drogen modifizierte Bestimmungsmethoden an.

Sie werden ergänzt durch eine eigene Bestimmung für ätherische Öle in flüssigen Zubereitungen.

a) Für Drogen, die geringe Mengen Stärke oder Schleim enthalten. Eine genügende Menge Droge, die 1 bis 3 ml ätherisches Öl enthalten soll, wird grob zerkleinert. Kleine Samen, Früchte, zerbrochenes Blätter- oder Krautmaterial brauchen nicht zerkleinert zu werden. Ganz feine Pulver sollen vermieden werden. Wenn dies nicht möglich ist, werden diese, soweit notwendig, mit gereinigtem Sägemehl oder gereinigtem Sand gemischt.

Eine entsprechende Menge der Droge, genau gewogen, wird in den Kolben gegeben und dieser halb mit Wasser gefüllt. Der Kühler mit der Abscheidevorrichtung wird aufgesetzt. Glaskügelchen oder Glasstäbchen können, um ein Stoßen zu vermeiden, zugefügt werden. Der Inhalt des Kolbens wird 2 Std. gelinde gekocht oder so lange, bis sich das ätherische Öl vollständig aus der Droge in dem graduierten Abscheiderohr angesammelt hat. Wenn eine geeignete Menge ätherisches Öl in dem graduierten Abscheiderohr erhalten wurde, kann diese in 0,1 ml abgelesen werden. Das Volumen des ätherischen Öles wird aus dem Gewicht der eingesetzten Drogenmenge auf 100,0 g Droge berechnet. Die Graduierungen auf dem Abscheiderohr für „Öle schwerer als Wasser" sind so angebracht, daß das Öl unterhalb des wäßrigen in den Kolben zurückfließenden Kondensates bleibt.

b) Für Drogen, die größere Mengen Stärke oder Schleim enthalten. Eine genau gewogene Menge Droge wird mit Alkohol oder Äther in einem automatischen Extraktionsapparat erschöpfend extrahiert, der Extrakt in ein geeignetes Gefäß gegeben und das Lösungsmittel bei möglichst geringer Wärme und einem gelinden Luftzug verdampft. Wenn der Geruch des Lösungsmittels nicht mehr bemerkbar ist, wird der Extrakt mit trockenem, gereinigtem Sägemehl gemischt, die Mischung in den Kolben zur äther. Ölbestimmung gegeben, eine entsprechende Menge Wasser zugegeben und wie unter a) verfahren.

c) Für flüssige Zubereitungen, die ätherisches Öl enthalten. Eine entsprechende Menge der flüssigen Zubereitung wird in den Kolben des Apparates gegeben und das Lösungsmittel verdampft, indem man so wenig Wärme wie möglich und einen gelinden Luftzug anwendet, bis der Geruch des Lösungsmittels verschwunden ist. Man fügt Wasser zu und verfährt wie unter a) angegeben.

Angaben des ÖAB 9 über Mindestforderungen bei ätherischen Öldrogen:

Droge	Äth. Ölgehalt %
Cortex Cinnamomi	1,5
Flos Aurantii	0,2
Flos Caryophylli	16,0
Flos Chamomillae romanae	0,7
Flos Chamomillae vulgaris	0,4
Folium Melissae	0,1
Folium Menthae piperitae	1,0
Folium Salviae	1,5
Folium Thymi	1,5
Fructus Anisi	2,0
Fructus Anisi stellati	5,0
Fructus Cardamomi	4,0
Fructus Carvi	3,0
Fructus Coriandri	0,5
Fructus Foeniculi	4,0
Fructus Juniperi	1,0
Radix Angelicae	0,5
Radix Calami	2,0
Radix Levistici	0,5
Radix Valerianae	0,8
Radix Zingiberis	1,5

Bestimmung ätherischer Öle in alkoholhaltigen Flüssigkeiten. Für diese Bestimmung geben KAISER und LANG[1] folgendes Verfahren an:

20 g der Zubereitung werden in einem 500-ml-Kolben mit Wasser auf 100 ml verdünnt und destilliert. 50 ml Destillat werden in einem Scheidetrichter mit 100 ml gesättigter Ammoniumsulfatlösung versetzt und 3mal mit je 20 ml Pentan ausgeschüttelt. Die vereinigten Pentanausschüttelungen überführt man nach 2- bis 3stündigem Stehen in ein tariertes Kölbchen, verdampft das Pentan vorsichtig und bringt den Rückstand zur Wägung. Zur Destillation verwendeten die Autoren eine Apparatur ähnlich der, die das DAB 6 für die Bestimmung von ätherischen Ölen vorschreibt.

Andere ätherische Ölbestimmungsverfahren. Abweichend von der volumetrischen Methode empfiehlt STAHL[2] vor allem bei kleinsten Drogenmengen und für wissenschaftliche Zwecke die gravimetrische Bestimmung unter Beibehaltung des Rücklaufprinzipes und des absteigenden Kühlers, wobei das ätherische Öl durch einen Dreiwegehahn in einer Lösung von Pentan wasserfrei der Apparatur entnommen und nach dem Verdunsten der Pentanmenge gewogen wird. STAHL bezeichnet diese Apparatur als „Karlsruher Apparatur"[3].

Eine andere Variante der „Karlsruher Apparatur" stellt der „Tübinger Apparat" nach HÖLTZEL[4] dar. In ihm sind Konstruktionsmerkmale anderer Geräte in zweckmäßiger Weise vereinigt. Das Gerät enthält ebenfalls einen Dreiwegehahn zur Ölentnahme und ein Doppelkühlersystem. Empfohlen wird der Apparat zur Gewinnung und Bestimmung kleiner Mengen von ätherischen Ölen in der Größenordnung um 0,02 ml.

V. Bestimmung der Rohfaser in Drogen USP XVII

Eine genau gewogene Menge der Untersuchungsprobe, die etwa 2 g betragen soll, wird mit Äther ausgezogen. Dann werden 200 ml kochende, 1,25%ige Schwefelsäure zu der mit Äther extrahierten Droge in einem 500-ml-Kolben zugefügt und der Kolben durch einen Gummistopfen mit einem Rückflußkühler verbunden, dessen Rohr kurz unterhalb des Stopfens hervortritt. Es wird zum Sieden erhitzt und genau 30 Min. lang gekocht. Dann wird durch ein Leinen- oder Hartpapierfilter filtriert und der Filterrückstand bis zur Säure-

---

[1] KAISER, H., u. W. LANG: Öst. Apoth.-Ztg *6*, 536 (1952).
[2] STAHL, E.: Pharm. Ind. (Aulendorf) *14*, 262, 305 (1952).
[3] Hersteller: Fa. Wagner u. Munz, 8 München 2, Luisenstr. 25.
[4] HÖLTZEL, C.: Dtsch. Apoth.-Ztg *103*, 1207 (1963).

freiheit mit kochendem Wasser ausgewaschen. Der Rückstand wird danach zusammen mit 200 ml kochender, 1,25%iger Natronlauge, die frei von Natriumcarbonat sein soll, in den Kolben zurückgegeben. Danach wird die Mischung erneut bis zum Sieden erhitzt und 30 Min. lang gekocht, und zwar am Rückflußkühler wie oben beschrieben. Dann wird schnell durch ein Porzellanfilter filtriert, der Rückstand mit kochendem Wasser gewaschen, bis das Waschwasser neutral reagiert, und bei 110° bis zur Gewichtskonstanz getrocknet. Der getrocknete Rückstand wird verbrannt, in einem Exsikkator abgekühlt und die Asche gewogen: Die Differenz zwischen dem beim Trocknen bei 110° erhaltenen Gewicht und dem Gewicht der Asche entspricht dem Gewicht der Rohfaser.

Anmerkung. – Das Kochen mit Säure und Alkali soll genau 30 Min. lang dauern von dem Zeitpunkt an gerechnet, an dem die Flüssigkeit – die kurz vor dem Kochen durch das Eingießen in den kalten Kolben abgekühlt wurde – wieder kocht. Nachdem man die Lösung bis zum Kochen gebracht hat, soll die Wärmezufuhr so geregelt werden, daß sie eben noch weiter kocht. Während des Kochens soll der Kolben von Zeit zu Zeit vorsichtig umgeschwenkt werden, um alle Partikel, die evtl. den Kolbenwänden anhaften können, in der Flüssigkeit zu halten. Ein gelinder Luftstrom, der während des Kochens durch den Kolben geleitet wird, trägt zur Verhütung übermäßigen Schäumens bei.

Ähnlich läßt Ph.Dan. IX die Rohfaser in Drogen bestimmen, wobei aber zuerst die Droge mit einer Mischung von 25 ml 2 n Schwefelsäure und 175 ml Wasser und danach mit 30 ml 2 n Natronlauge und 170 ml Wasser gekocht wird.

VI. Bestimmung des Bitterwertes von Bitterstoffdrogen

Da in den Bitterstoffdrogen meist auf chemischem Wege schwer zu erfassende Gemische bitter schmeckender Stoffe vorliegen und die physiologische Wahrnehmung der Bitterstoffe sehr empfindlich ist, wird die Wertbestimmung von Bitterstoffdrogen mittels Geschmacksprüfung vorgeschlagen.

Als geeignet hat sich bei dieser Prüfung die Bestimmung der Reizschwelle für die Geschmacksempfindung „bitter" erwiesen. Erforderlich ist, daß vor Beginn einer Bitterstoffbestimmung bei der jeweiligen Versuchsperson der Schwellenwert ermittelt wird, da die Empfindlichkeit für den Geschmack „bitter" bei verschiedenen Menschen unterschiedlich ist und auch bei einer einzelnen Person variieren kann. Als Testsubstanzen werden von den Arzneibüchern entweder Brucin oder Chininhydrochlorid verwendet.

Nach den Angaben des ÖAB 9 wird als Bitterwert der reziproke Wert jener Verdünnung bezeichnet, in der 1 g Droge (in Form eines wäßrigen Auszuges) oder 1 g oder 1 ml eines galenischen Präparates gerade schon als deutlich bitter empfunden wird.

Zur Bestimmung muß zunächst die Geschmacksempfindlichkeit des Untersuchers für „bitter" geprüft werden.

Zu diesem Zweck löst man 0,0100 g Brucin in 1 bis 2 ml Alkohol und verdünnt mit Trinkwasser in einem Meßkolben auf 500 ml (Lösung A). Von dieser Lösung stellt man sich eine weitere Verdünnung her, indem man 25 ml derselben mit Trinkwasser in einem Meßkolben auf 1000 ml auffüllt (Lösung B). Mit dieser Verdünnung (1 : 2 Millionen, auf Brucin bezogen) bereitet man die Lösungen, die zur eigentlichen Geschmacksprüfung bestimmt sind, in folgender Weise:

Reagensglas	1	2	3	4	5	6	7	8	9	10	11	12	13
Brucinlösung (1:2 Mill.) ml	4,0	4,5	5,0	5,5	6,0	6,5	7,0	7,5	8,0	8,5	9,0	9,5	10,0
Trinkwasser ml	6,0	5,5	5,0	4,5	4,0	3,5	3,0	2,5	2,0	1,5	1,0	0,5	–
Bitterwert in Millionen	5,0	4,4	4,0	3,6	3,3	3,0	2,8	2,6	2,5	2,4	2,2	2,1	2,0

Die Prüfung auf den bitteren Geschmack nimmt man in der Weise vor, daß man den Mund zunächst mit Trinkwasser von Zimmertemperatur ausspült. Sodann kostet man jeweils 10 ml der einzelnen Lösungen, die ebenfalls Zimmertemperatur haben sollen, beginnend mit der niedrigsten Konzentration an Brucin, indem man sie langsam im Mund – vor allem in der Gegend des Zungengrundes – hin und her bewegt und nach längstens 30 Sek. wieder ausspuckt. Hierauf wird der Mund mehrmals mit Trinkwasser von Zimmertemperatur ausgespült. Nach einer Pause von 15 bis 20 Min. kann die nächste Lösung gekostet werden. Aus jener Verdünnung, die gerade schon einen deutlich bitteren Geschmack erkennen läßt, ergibt sich der von dem Untersucher festgestellte Bitterwert des Brucins.

Der normale Bitterwert des Brucins wird mit 3 Millionen angenommen.

Sollte ein Untersucher auch die Verdünnung 1 : 2 Millionen noch nicht als bitter empfinden, so müssen von der Lösung A 50 ml mit Trinkwasser auf 1000 ml aufgefüllt werden (Lösung B_1, Bitterwert bezogen auf Brucin = 1 Million). Von dieser Lösung ist dann die oben angegebene Verdünnungsreihe herzustellen.

Die Bereitung der Auszüge und der Verdünnungen ist in der bei den einzelnen Drogen und galenischen Präparaten beschriebenen Weise durchzuführen. Die bei den einzelnen Artikeln angegebenen Bitterwerte sind als Mindestwerte anzusehen, die von einem Untersucher dann erreicht werden müssen, wenn sein individueller Bitterwert des Brucins bei 3 Millionen ± 15% liegt. Andernfalls ist die bei den Drogen oder galenischen Präparaten angegebene Grenzverdünnung entsprechend der Empfindlichkeitsgrenze des Untersuchers umzurechnen. Aus dem normalen Bitterwert des Brucins von 3 Millionen und dem individuell festgestellten Bitterwert ergibt sich eine Verhältniszahl, mit der die angegebene Grenzverdünnung multipliziert werden muß. Diese neu errechnete Grenzverdünnung ist dann anstelle der angegebenen zu bereiten und muß gerade schon als deutlich bitter empfunden werden.

DAB 7 – DDR, das anstelle von Brucin Chininhydrochlorid verwendet, führt die Geschmacksprüfung ähnlich wie das ÖAB 9 durch. Abweichend hiervon wird die Bestimmung eines eigenen Empfindlichkeitsfaktors vorgeschrieben.

Hierzu werden folgende Lösungen bereitet:

Lösung A: 0,0100 g Chininhydrochlorid wird in Trinkwasser zu 500,0 ml gelöst.
Lösung B: 100,0 ml der Lösung A werden mit Trinkwasser zu 200,0 ml aufgefüllt.

Empfindet der Prüfende den Geschmack der Lösung B als deutlich bitter, so sind durch Mischen der Lösung B mit Trinkwasser in den in der folgenden Tabelle angegebenen Volumenverhältnissen die Lösungen zur Geschmacksprüfung zu bereiten.

Empfindet der Prüfende erst den Geschmack der Lösung A als deutlich bitter, so werden die in der Tabelle angegebenen Lösungen aus der Lösung A bereitet.

Empfindet der Prüfende auch den Geschmack der Lösung A nicht als deutlich bitter, so ist er zur Wertbestimmung der Bitterstoffdrogen ungeeignet.

Die Prüfung wird mit Lösung Nr. 1 der Tabelle begonnen und mit der jeweils nächst konzentrierten Lösung fortgesetzt. Es ist diejenige Lösung zu ermitteln, die als erste deutlich bitter schmeckt. Der dieser Lösung zugehörige Empfindlichkeitsfaktor E ist der Tabelle zu entnehmen.

Werden jedoch erst Lösungen der Tabelle als bitter empfunden, für die E nicht angegeben ist, so ist der Prüfende zur Wertbestimmung der Bitterstoffdrogen ungeeignet.

Der Empfindlichkeitsfaktor E des Prüfenden ist unmittelbar vor der Prüfung der Bitterstoffdrogen zu bestimmen.

Nummer	1	2	3	4	5	6	7	8	9	10	11	12	13
Milliliter Lösung B bzw. Milliliter Lösung A	4,0	4,5	5,0	5,5	6,0	6,5	7,0	7,5	8,0	8,5	9,0	9,6	10,0
Milliliter Trinkwasser	6,0	5,5	5,0	4,5	4,0	3,5	3,0	2,5	2,0	1,5	1,0	0,5	—
E bei Verwendung von Lösung B	1,25	1,11	1,00	0,91	0,83	0,77	0,71	0,67	0,63	0,59	0,56	0,53	0,50
E bei Verwendung von Lösung A	0,63	0,56	0,50	0,46	0,42	0,39	0,36	0,34	0,32	0,30	—	—	—

Bestimmung des Bitterwertes:

[a] $\dfrac{2,00}{E}$ ml des Drogenauszuges werden mit Trinkwasser zu 20,0 ml aufgefüllt. Die erhaltene Lösung darf nicht deutlich bitter schmecken.

[b] $\dfrac{6,00}{E}$ ml des Dogenauszuges werden mit Trinkwasser zu 20,0 ml aufgefüllt. Die erhaltene Lösung muß deutlich bitter schmecken.

Für Chininhydrochlorid wurde ein mittlerer Bitterwert von 200000 gefunden, d.h., 1 g Substanz in 200000 g Wasser wird vom „durchschnittlichen Untersucher" gerade noch als bitter empfunden.

Die „Angabe des Bitterwertes" wird in der Literatur nicht einheitlich gehandhabt. Neben dem reziproken Wert für die Verdünnung, bezogen auf 1 g Droge oder Drogenzubereitung, die noch als deutlich bitter empfunden wird (ÖAB 9), findet man zuweilen auch die Angabe der einfachen Verdünnungen und die „Bitterstoffzahl".

Wird z. B. die Bitterzahl des Brucins willkürlich mit 100000 festgesetzt, und ergibt z. B. eine Brucinlösung in der Verdünnung 1 : 4500000 bei der Prüfung noch einen bitteren Geschmack, dann errechnet sich für einen Auszug aus einer Enziandroge mit dem Wert 1 : 50000 die Bitterzahl wie folgt:

$$\frac{50\,000 \cdot 100\,000}{4\,500\,000} = 1111.$$

Die folgende Tabelle gibt eine Übersicht über die Bitterwerte der gebräuchlichsten Drogen und einiger Chemikalien.

Bitterwerte von Drogen und Chemikalien

Droge	Bitterwert[1]	ÖAB 9 Bitterwert
Radix Gentianae	1 : 50000 bis 1 : 80000	10000
Herba Centaurii	1 : 2000 bis 1 : 3500	2000
Fol. Trifolii fibrini	1 : 1500 bis 1 : 9000	—
Herba Cardui benedicti	1 : 1800	800
Cortex Condurango	1 : 150	—
Lign. Quassiae	1 : 40000 bis 1 : 50000	—
Quassiinum puriss. Merck	1 : 12000000	—
Chininum hydrochloricum	1 : 150000	—
Brucinum	1 : 4500000	—
Pericarpium Aurantii	1 : 1000 bis 1 : 2000	600
Fructus Aurantii immaturi	1 : 100 bis 1 : 2000	—

[1] Bezogen auf Verdünnungen, die unter der Voraussetzung der normalen Empfindlichkeit deutlich bitter empfunden werden.

Über die Bestimmung des Bitterstoffes machen CsL 2 und Jug. II folgende Angaben:

Man bereitet einen 1%igen Aufguß und verdünnt diesen nach Bedarf (weitere Angaben über die Art der Verdünnung machen die Monographien). Die Prüfperson spült den Mund mit Wasser und schmeckt 10 ml des verdünnten Aufgusses so ab, daß die Flüssigkeit 1 Min. im Mund bewegt wird, damit alle Teile des Mundes und besonders die Zungenwurzel mit der Flüssigkeit in Berührung kommen. Dann spuckt man die Flüssigkeit aus und spült den Mund gründlich mit Wasser. Die Lösung soll bei wenigstens 5 von 10 Versuchspersonen eindeutig bitter schmecken.

Die in den Monographien angegebenen Verdünnungen, welche noch deutlich bitter schmecken sollen, sind für die dort angeführten Bitterstoffdrogen folgende:

Flores Arnicae	1 : 250
Folia Trifolii fibrini	1 : 3000
Herba Centaurii	1 : 2000
Pericarpium Aurantii amarum	1 : 1000
Radix Arnicae	1 : 100
Radix Gentianae	1 : 15000

VII. Bestimmung des Gerbstoffgehalts in Drogen

Die Vielzahl der bekannten, z. T. noch nicht restlos aufgeklärten Gerbstofftypen macht die Bestimmung spezieller Gerbstoffe z. Z. noch unmöglich. Man ist deshalb auf allgemeine Gerbstoffbestimmungsmethoden angewiesen. Nach HERRMANN[1] kann man die bisher ausgearbeiteten und vorgeschlagenen Bestimmungsmethoden in folgende Klassen einteilen:

[1] HERRMANN, K.: Pharmazie 7, 320 (1952).

1. Fällung mit Metallsalzen. – 2. Fällung mit organischen Stoffen. – 3. Oxydimetrische Methoden. – 4. Fällung mit Eiweiß oder Adsorption an Hautpulver. – 5. Kolorimetrische Verfahren. – 6. Adsorption durch andere Stoffe. – 7. Verfahren auf Grund von Löslichkeitsunterschieden.

Eine vergleichende Übersicht über die Methoden, die bisher in der pharmazeutischen Praxis Verwendung gefunden haben, findet sich bei Gstirner[1].

Die Pharmakopöen, die allgemeine Gerbstoffbestimmungen aufgenommen haben, bedienen sich sehr unterschiedlicher Verfahren.

DAB 7 – DDR läßt mit Phosphorwolframsäure zunächst die Gesamtphenole und anschließend die mit Hautpulver nicht reagierenden Polyphenole bestimmen und ermittelt den Gehalt an Gerbstoffen aus der Differenz beider Gehalte.

Die vorgeschriebene Menge der fein gepulverten Droge wird in einem 250-ml-Meßkolben mit 150 ml Wasser versetzt. Die Mischung wird zum Sieden erhitzt und im Wasserbad 30 Min. stehengelassen. Danach wird die Mischung unter fließendem Wasser auf 20° abgekühlt und mit Wasser zu 250,0 ml aufgefüllt. Nach dem Absetzen der Drogenteile wird die überstehende Flüssigkeit durch ein Papierfilter von 12 cm Durchmesser filtriert. Die ersten 50 ml Filtrat werden verworfen und die folgenden zur Bestimmung verwendet.

Gesamtpolyphenole. 5,00 ml des Filtrates werden mit Wasser zu 25,00 ml aufgefüllt. 2,00 ml der Lösung werden mit 1,00 ml Phosphorwolframsäurelösung und vorsichtig mit 17,00 ml Natriumcarbonatlösung (50,0 g/100,0 ml) versetzt. 120 Sek. nach Zusatz der Natriumcarbonatlösung wird die Extinktion (E_1) der Lösung in einer Schichtdicke von 1 cm bei der Wellenlänge von 750 mμ gegen Wasser gemessen.

Mit Hautpulver nicht reagierende Polyphenole. 10,00 ml des Filtrates werden mit 0,100 g Hautpulverstandard versetzt und 60 Min. geschüttelt. Die Mischung wird filtriert. 5,00 ml des Filtrates werden mit Wasser zu 25,00 ml aufgefüllt. 2,00 ml der Lösung werden mit 1,00 ml Phosphorwolframsäurelösung und vorsichtig mit 17,00 ml Natriumcarbonatlösung (50,0 g/100,0 ml) versetzt. 120 Sek. nach Zusatz der Natriumcarbonatlösung wird die Extinktion (E_2) der Lösung in einer Schichtdicke von 1 cm bei der Wellenlänge von 750 mμ gegen Wasser gemessen.

Vergleichslösung. 0,0500 g Pyrogallol werden in Wasser zu 100,00 ml gelöst. 5,00 ml Lösung werden mit Wasser zu 100,00 ml aufgefüllt. 2,00 ml der Lösung werden mit 1,00 ml Phosphorwolframsäurelösung und vorsichtig mit 17,00 ml Natriumcarbonatlösung (50,0 g/100,0 ml) versetzt. 120 Sek. nach Zusatz der Natriumcarbonatlösung wird die Extinktion (E_3) dieser Lösung in einer Schichtdicke von 1 cm bei der Wellenlänge von 750 mμ gegen Wasser gemessen.

Berechnung. Prozent Gerbstoff, berechnet als Pyrogallol und auf die bei 105° getrocknete Droge $= \dfrac{312,5\,(E_1 - E_2)}{e \cdot (100 - a) \cdot E_3}$.

E_1 = Extinktion der Gesamtpolyphenole,
E_2 = Extinktion der mit Hautpulver nicht reagierenden Polyphenole,
E_3 = Extinktion der Vergleichslösung,
a = Trocknungsverlust in Masseprozent,
e = Einwaage der Droge in Gramm.

In Nord. 63 wird unter Tannin und bei Cortex Quercus ein einfaches, nicht quantitativ ausgewertetes kolorimetrisches Verfahren angegeben, dem die Agglutination roter Blutkörperchen durch Gerbstoffe zugrunde liegt.

Ross. 9 verwendet eine oxydimetrische Methode (Kaliumpermanganat – Indigosulfonsäure).

Von den anderen bekannteren Laboratoriumsmethoden hat die *Hautpulvermethode* die meiste Anwendung gefunden:

Man stellt sich zunächst einen Drogenauszug 1 : 100 her. 5 g feingepulverte Droge werden wiederholt 1/2 Std. lang mit etwa 150 ml Wasser ausgekocht und filtriert. Der Rückstand wird auf dem Filter so lange mit heißem Wasser nachgewaschen, bis das Filtrat auf Zusatz von Eisenchloridlösung keine Gerbstoffreaktion mehr gibt.

---

[1] Gstirner, F.: Prüfung und Verarbeitung von Arzneidrogen, Bd. I, Berlin/Göttingen/Heidelberg: Springer 1955, S. 30.

Nun werden 100 ml dieser Lösung bis zur Trockne eingedampft und nach dem Trocknen bei 100° bis zum konstanten Gewicht der Rückstand bestimmt. Dieser Rückstand wird verbrannt und daraus die Aschemenge ermittelt. Die Differenz aus Trockenrückstand und Asche ergibt den Gehalt an organischer Substanz in 100 ml Lösung. Nun werden 200 ml der Gerbstofflösung mit Hautpulver (Hautpulver, schwach chromiert, Merck) 1 Std. lang digeriert und durch einen Glasfiltertiegel gesaugt. Das Filtrat wird nochmals 24 Std. mit 4 g Hautpulver stehengelassen und abermals abgesaugt. Von dem Filtrat werden 100 ml eingedampft und wie oben Trockenrückstand und Asche bestimmt. Man erhält aus der Differenz die Menge an Nichtgerbstoffen in 100 ml der Lösung. Dieser Wert, mit 100 multipliziert und von dem für die organische Substanz erhaltenen Wert abgezogen, ergibt den Gerbstoffgehalt in 100 g Droge.

In den verschiedenen Drogen wurden nach der Hautpulver- und Kupferacetatmethode folgende mittleren Gerbstoffgehalte ermittelt:

Drogen	Kupferacetatmethode	Hautpulvermethode
Catechu	51,95	54,0
Cortex Chinae	3,26	3,48
Cortex Granati	22,78	23,8
Cortex Hamamelidis	11,48	12,25
Cortex Quercus	11,36	12,93
Cortex Salicis	9,89	11,15
Folia Uvae ursi	16,16	18,34
Gallae	65,87	69,08
Gallae chinensis	73,84	75,20
Gallae haleppensis	52,11	58,25
Gambir	42,13	43,05
Radix Bistortae	14,07	17,96
Radix Ratanhiae	18,27	18,3
Radix Tormentillae, dunkel	22,71	23,25
Radix Tormentillae, hell	27,03	27,79
Rhizoma Tormentillae	17,05	18,97
Semen Arecae	16,75	17,73

VIII. Bestimmung der Saponine in Drogen

Für die Bestimmung des Saponingehaltes in Drogen existieren biologische, physikalische und chemische Verfahren.

Die biologischen Verfahren, die sich auf die Hämolyse der roten Blutkörperchen gründen, ermitteln durch Vergleich mit einem Standardsaponin den hämolytischen Index.

Die physikalischen Verfahren beruhen auf der großen Oberflächenaktivität der Saponine, die sich z.B. durch starke Schaumbildung ausdrückt. Als Maß für den Saponingehalt gilt die „Schaumzahl" oder der „Schaumindex", der sich aus der beim Schütteln erzielten Schaumhöhe eines Drogenauszuges ergibt.

Die chemische Bestimmung von Saponinen kann durch Umsetzung mit Cholesterin zu einem beständigen Komplex erfolgen. Systematische Untersuchungen von TSCHESCHE und WULFF[1] haben gezeigt, daß zwischen der Cholesterinkomplexbildung und Hämolyse verschiedener Saponinarten keine strenge Parallelität besteht. Manche Arzneibücher begnügen sich mit der Durchführung von „Schüttelschaumproben", wobei im allgemeinen gefordert wird, daß der beim Schütteln unter bestimmten Bedingungen erzeugte Schaum mindestens 1 Std. bestehen bleibt. Was die Reproduzierbarkeit der Saponinbestimmung durch die Hämolyse betrifft, so hängt diese von vielen äußeren Faktoren, nicht zuletzt aber von dem Eiweißgehalt des Blutserums ab. Für alle Saponine, die nach dem gleichen Mechanismus hämolysieren, wird man bei der Ausrechnung reproduzierbare Werte er-

---

[1] TSCHESCHE, R., u. G. WULFF: Planta med. (Stuttg.) *12*, 272 (1964).

halten. Dagegen liefern neutrale Saponine bei der Umrechnung auf Standardsaponin überhöhte Werte.

Zur Erfassung der Saponine läßt Ph.Helv. V – Suppl. II die Bestimmung der hämolytischen Wirksamkeit durchführen.

Die hämolytische Wirksamkeit saponinhaltiger Drogen und Präparate wird in Ph.Helv.-Einheiten ausgedrückt. Dabei bedeutet eine Ph.Helv.-Einheit die hämolytische Wirksamkeit von 0,01 g des Saponinstandards Ph.Helv. V.

a) Herstellung der Drogenauszüge. Die Konzentration und die Herstellung der Stammlösung sind in den einzelnen Artikeln beschrieben. So schreibt Ph.Helv. V – Suppl. II für die Herstellung bei Extractum Primulae folgendes vor:

0,035 g Primeltrockenextrakt werden im Meßkolben in Phosphatpufferlösung vom pH etwa 7,4 zu 100 ml gelöst.

Diese Lösung dient als Stammlösung zur Bestimmung der hämolytischen Wirksamkeit. Primeltrockenextrakt muß eine hämolytische Wirksamkeit von 26 bis 34 Ph.Helv.-Einheiten im Gramm aufweisen.

Für die Herstellung der Stammlösung zur Prüfung von Rhizoma Primulae auf hämolytische Wirksamkeit gibt Ph.Helv. V – Suppl. II folgendes an:

0,20 g Schlüsselblumenwurzel (Sieb VI mit 15 Maschen auf 1 cm Länge) werden in einem Erlenmeyerkolben von 100 ml Inhalt mit genau 50 ml eines Gemisches von 50 T. Weingeist und 50 T. Wasser während einer halben Stunde unter gelegentlichem Umschwenken am Rückflußkühler auf dem Wasserbad erhitzt; dann wird erkalten gelassen. 10 ml der durch wenig Watte filtrierten Flüssigkeit (genau gemessen) werden in einer weiten, flachen Schale bei höchstens 80° zur Trockne eingedampft. Der Rückstand wird mit Phosphatpufferlösung vom pH etwa 7,4 aufgenommen und im Meßkolben mit dieser Pufferlösung auf 50 ml verdünnt. Die erhaltene Lösung dient als Stammlösung zur Bestimmung der hämolytischen Wirksamkeit.

(Schlüsselblumenwurzel muß eine hämolytische Wirksamkeit von mindestens 10 Ph.-Helv.-Einheiten in Gramm aufweisen.)

b) Reagentien und Durchführung der Bestimmung. Erythrozytensuspension. Eine Weithalsflasche mit Glasstopfen wird zu 1/10 ihres Volumens mit einer Lösung von 3,65 g Natrium citricum tribasicum in 100 ml Wasser versetzt und entweder 30 Min. lang im freiströmenden Wasserdampf von etwa 100° oder 15 bis 20 Min. lang bei 100 bis 120° (Autoklav) im gesättigten Wasserdampf sterilisiert.

Die Flasche wird innen durch Umschütteln völlig benetzt und langsam unter ständigem Umschwenken mit Blut direkt vom frisch geschlachteten, gesunden Rind aufgefüllt und sofort wieder umgeschüttelt. 1 ml des gründlich durchgemischten Blut-Citrat-Gemisches (genau gemessen) wird im Meßkolben mit Phosphatpufferlösung vom pH etwa 7,4 (s. u.) auf 50 ml verdünnt. Die Erythrozytensuspension ist bei höchstens 24 Std. aufbewahrt werden; das Blut-Citrat-Gemisch ist bei 5° 8 Tage haltbar.

Phosphatpufferlösung vom pH etwa 7,4. Darstellung. 16,0 g bei 103 bis 105° bis zur Gewichtskonstanz getrocknetes Natrium phosphoricum bibasicum siccum und 4,4 g Natrium phosphoricum monobasicum werden im Meßkolben in Wasser zu 1 l gelöst. Die Lösung wird filtriert. – Prüfung. Die Lösung muß klar und farblos sein. 1 ml der Lösung muß durch 1 Tr. Bromthymolblau blau gefärbt werden; auf Zusatz von 2 Tr. 0,1 n Salzsäure muß die Farbe in Grün übergehen.

Saponin-Standardlösung. Etwa 0,01 g Saponin-Standard Ph.Helv. V (s. u.), genau gewogen, wird im Meßkolben in Phosphatpufferlösung vom pH etwa 7,4 zu 100 ml gelöst. Als Gehaltsfaktor gilt das Gewicht des zu 100 ml gelösten Saponinstandards in Gramm. Die Lösung ist bei Bedarf frisch zu bereiten oder darf an einem kühlen Ort höchstens 1 Woche aufbewahrt werden.

Saponin-Standard Ph.Helv. V. Aus dem Rhizom von Gypsophila paniculata L. (Caryophyllaceae) gewonnenes, im Eidgenössischen Gesundheitsamt in Bern aufbewahrtes Reinsaponin. Es kann dort in Ampullen zu 0,5 g bezogen werden.

Im Vor- und im Hauptversuch ist die gleiche Erythrozytensuspension zu verwenden. Alle Volumina sind genau zu messen.

Vorversuch. In 3 Reagensgläsern werden folgende Mischungen hergestellt:

Konzentration		I	II	III
Stammlösung	ml	0,25	0,50	1,00
Erythrozytensuspension	ml	1,00	1,00	1,00
Phosphatpufferlösung vom pH etwa 7,4	ml	0,75	0,50	–

Die Mischungen werden sofort nach der Herstellung unter Vermeiden von Schaumbildung leicht umgeschwenkt. Nach 1/4 Std. wird erneut umgeschwenkt und dann 6 Std. lang stehengelassen. Nach dieser Zeit wird festgestellt, bei welchen Konzentrationen Totalhämolyse eingetreten ist, d.h. eine klare rote Lösung ohne Erythrozytensediment entstanden ist. Wenn die Mischungen nicht völlig klar oder nicht rein rot werden, so ist für die Beurteilung allein das Verschwinden des Erythrozytensedimentes maßgebend.

Die Stammlösung kann direkt für den Hauptversuch verwendet werden, wenn einzig die Konzentration III Totalhämolyse zeigt. Sie muß mit Phosphatpufferlösung vom pH etwa 7,4 (s. u.) auf das doppelte Volumen verdünnt werden, wenn in den Gläsern I und II Totalhämolyse eingetreten ist, und muß doppelt so konzentriert hergestellt werden, falls keine der 3 Konzentrationen Totalhämolyse aufweist.

Hauptversuch. Mit der auf Grund des Vorversuches als geeignet befundenen Lösung, im folgenden Prüflösung genannt, wird die nachstehend aufgeführte Verdünnungsreihe angesetzt.

Konzentration Nr.	40	45	50	55	60	65	70	75	80	85	90	95	100
Prüflösung ml	0,40	0,45	0,50	0,55	0,60	0,65	0,70	0,75	0,80	0,85	0,90	0,95	1,00
Phosphatpufferlösung vom pH etwa 7,4 ml	0,60	0,55	0,50	0,45	0,40	0,35	0,30	0,25	0,20	0,15	0,10	0,05	–
Erythrozytensuspension ml	1,00	1,00	1,00	1,00	1,00	1,00	1,00	1,00	1,00	1,00	1,00	1,00	1,00

Das Mischen und die Beurteilung erfolgen wie im Vorversuch, die Beurteilung jedoch erst nach 24 Std.

In genau gleicher Weise wird eine Verdünnungsreihe geprüft, in der anstelle der Prüflösung Saponin-Standardlösung verwendet wird; dabei sind jedoch nur die Konzentrationen Nr. 60 bis 100 anzusetzen.

Hämolytische Wirksamkeit $= \dfrac{a \cdot c}{b \cdot d}$ Ph.Helv.-Einheiten im Gramm.

a = Nummer der geringsten totalhämolysierenden Konzentration der Standardlösung.
b = Nummer der geringsten totalhämolysierenden Konzentration der Prüflösung,
c = Gehaltsfaktor der Saponin-Standardlösung,
d = Menge Droge bzw. Präparat in Gramm, die 100 ml der Prüflösung entspricht.

Nach CsL 2 wird die hämolytische Wirkung in Hämolytischen Einheiten (H.E.) ausgedrückt. Standard ist das Schlüsselblumensaponin, bei welchem 1 g die Wirkung von etwa 1000 hämolytischen Einheiten hat.

a) Herstellung der Drogenauszüge. 0,4 g gepulverte Droge (bei Flores Primulae, Flores Verbasci und Herba Herniariae), 0,25 g Droge (bei Radix Primulae) werden auf dem siedenden Wasserbad in einem Kolben mit Rückflußkühler mit 50 ml Weingeist 40% (bei Flores Primulae und Radix Primulae), mit 20 ml Weingeist 95% und 0,04 g getrocknetem Natriumcarbonat (bei Flores Verbasci) und 20 ml Weingeist 40% (bei Herba Herniariae) 1/2 Std. lang (bei Flores Primulae, Herba Herniariae und Radix Primulae) und 1 Std. lang (bei Flores Verbasci) erhitzt. Man läßt mit aufgesetztem Rückflußkühler erkalten und filtriert durch Watte. 10 ml des Filtrates werden bei 80° (bei Flores Verbasci, Herba Herniariae und Radix Primulae) und 25 ml des Filtrates auf dem siedenden Wasserbad (bei Flores Primulae) bis zur Trockne eingedampft. Der Rückstand wird mit Phosphatpufferlösung vom pH 7,4 in einen 50-ml-Meßkolben (bei Flores Primulae, Herba Herniariae und Radix Primulae), in einen 25-ml-Meßkolben (bei Flores Verbasci) überführt, mit Phosphatpufferlösung aufgefüllt und gemischt. Mit diesen Auszügen werden die hämolytischen Einheiten der Drogen bestimmt.

b) Reagentien und Durchführung der Bestimmung. Man verwendet mit Natriumcitrat versetztes Rinderblut, das mit einer isotonischen Natriumchloridlösung gewaschen wird. Das Blut frisch geschlachteter Tiere wird unmittelbar im Schlachthaus in Glasgefäße gefüllt, in die vorher die Anticoagulationslösung aus Natriumcitrat gegeben wurde. (Zusammensetzung: Natrium citricum 25,0 g, Natrium chloratum 9,0 g ad 100 ml Wasser, und zwar auf 10 Teile Blut 1 Teil.)

Das Blut wird durchgemischt, in ein Zentrifugenglas gegeben und bei 2500 U/min 10 Min. lang zentrifugiert. Die obere Schicht (das Plasma) wird abgehoben (am besten mittels einer Pipette mit engem Rohr), beseitigt und durch ungefähr die gleiche Menge Natriumchloridlösung ersetzt. Das Zentrifugenglas wird verschlossen, das Blut durch behutsames mehrmaliges Umdrehen gemischt und 6 Min. lang bei 2500 U/min zentrifugiert. Abermals wird die obere Schicht beseitigt und durch eine weitere Menge isotonischer Natriumchloridlösung ersetzt. Man mischt und zentrifugiert erneut. Das wird so lange wiederholt, bis durch das Zentrifugieren die Plasmaschicht nicht mehr gefärbt ist (etwa 3mal). Nach der letzten Zentrifugierung saugt man die farblose Lösung ab und füllt die untere Suspension an roten Blutkörperchen in dem Zentrifugenglas mit der isotonischen Natriumchloridlösung auf die ursprüngliche Menge des Blutes auf. Das durchgewaschene Blut wird im Kühlschrank aufbewahrt. Das Blut ist innerhalb 1 Woche nach seiner Entnahme zu verwenden.

Vorversuch. Man bereitet eine Reihe von Konzentrationen des Drogenauszuges und des Standards vor, die jeweils um 50% sinken. In zwei Reihen von je 5 Reagensgläsern werden mittels einer Pipette vom zweiten bis zum fünften Reagensglas je 1 ml Phosphatpufferlösung (pH 7,4) gegeben. In der ersten Reihe mißt man mit der Pipette je 1 ml Drogenauszug ins erste und zweite Reagensglas ein. Der Inhalt des zweiten Reagensglases wird mit der Pipette so gemischt, daß man die Flüssigkeit mehrere Male ansaugt und dann wieder ins Reagensglas zurücklaufen läßt (etwa 2mal). Dann saugt man 1 ml an und gibt sie ins dritte Reagensglas. Dort mischt man wie vorher und füllt 1 ml ins vierte Reagensglas. Dann wird wieder gemischt und 1 ml ins fünfte Glas gefüllt. Nach dem Mischen entnehme man dem fünften Reagensglas 1 ml.

In der zweiten Reihe gibt man ins erste und zweite Reagensglas mit der Pipette je 1 ml der Standardlösung und fährt fort wie in der ersten Reihe.

Nun füllt man mit der Pipette in jedes Reagensglas der beiden Reihen je 1 ml frisch zubereiteter Suspension von roten Blutkörperchen (8 ml ausgewaschenes Blut, in isotonischer Natriumchloridlösung auf 250 ml verdünnt). Dabei wird der die Suspension enthaltende Kolben ab und zu geschüttelt. Der Inhalt eines jeden Reagensglases wird durch behutsames Schütteln gemischt. Man mischt erneut nach 2 und nach 4 Std. Nach 4 Std. ermittelt man das Reagensglas mit der geringsten Konzentration an Drogenauszug und an Standardlösung, bei dem eine vollkommene Hämolyse nicht eingetreten war.

Bei der vollkommenen Hämolyse ist der Inhalt des Reagensglases klar und durchsichtig (wenn nicht der Drogenextrakt wie bei Flores Verbasci sich selbst trübt), am Boden des umgedrehten Reagensglases darf kein Satz nichthämolysierter roter Blutkörperchen sichtbar sein. Bei der unvollkommenen Hämolyse kann die Lösung klar sein, auf dem Boden ist aber ein Satz von roten Blutkörperchen festzustellen, der nach dem Mischen eine Trübung verursacht.

Hauptversuch. Man bereitet eine Reihe von Konzentrationen des Drogenauszuges und der Standards vor, angefangen von den Konzentrationen, die bei der vorhergehenden Probe eine vollkommene Hämolyse hervorrufen, wobei die Konzentrationen jeweils um 16,7% sinken (s. nachfolgende Tabelle).

In je 7 in zwei Reihen aufgestellte Reagensgläser füllt man mit der Pipette je 1 ml der Pufferlösung, und zwar vom zweiten bis zum siebenten Reagensglas. In das erste Reagensglas der ersten Reihe mißt man mit der Pipette 1 ml der verdünnten Drogenauszugslösung (oder der unverdünnten entsprechend dem Vorversuch) ein, in das zweite Reagensglas der ersten Reihe 5 ml. Man mischt durch mehrfaches Ansaugen mit der Pipette und füllt 5 ml in das dritte Reagensglas ein, mischt in der gleichen Art und verfährt so bis zum siebenten Reagensglas. Aus dem siebenten Glas verwirft man nach dem Mischen 5 ml.

In der zweiten Reihe füllt man mit der Pipette in der gleichen Art die verdünnte Standardlösung ein.

Man gibt in alle Reagensgläser je 1 ml frisch zubereitete Suspension von roten Blutkörperchen und mischt durch behutsames Schütteln. Nach 3, 8, 18 und 24 Std. wird jeweils noch einmal gemischt. Nach 24 Std. liest man in jeder Reihe das Ergebnis ab und achtet auf das Glas mit der geringsten Konzentration, bei dem noch die vollkommene Hämolyse eintrat.

In der Tabelle kann man die Konzentration in den Reagensgläsern feststellen (Milligramm Droge oder Standard je 1 ml). Die hämolytischen Einheiten (H.E.) rechnet man dann nach folgender Formel aus:

$$\text{H.E.} = S \frac{s}{d}.$$

Dabei bedeuten:

S = Zahl der hämolytischen Einheiten in 1 g des Standardsaponins,
s = Konzentration des Standardsaponins (mg/ml), die noch eine vollkommene Hämolyse bewirkt,
d = Konzentration der Droge in der Extraktionslösung (mg/ml), die noch eine vollkommene Hämolyse bewirkt.

Prüfung des Saponingehaltes von Drogen (CsL 2)

Vorversuch						Hauptversuch						
Anordnung der Reagensgläser					Konzentration im Reagensglas mg/ml	Beim Vorversuch entstand eine vollkommene Hämolyse	Konzentration in mg/ml in den Reagensgläsern					
Standard	Flores Primulae	Flores Verbasci	Herba Herniariae	Radix Primulae		I	II	III	IV	V	VI	VII
			I		8,00	8,00	6,67	5,56	4,63	3,86	3,22	2,68
	I	II	II		4,00	4,00	3,33	2,78	2,31	1,93	1,61	1,34
	II	III	III		2,00	2,00	1,67	1,39	1,16	0,96	0,80	0,67
I	III	IV	IV	I	1,00	1,00	0,83	0,69	0,58	0,48	0,40	0,33
II	IV	V	V	II	0,50	0,50	0,42	0,35	0,29	0,24	0,20	0,17
III	V			III	0,25	0,25	0,21	0,17	0,14	0,12	0,10	0,08
IV				IV	0,125	0,125	0,104	0,087	0,072	0,060	0,050	0,042
V				V	0,062	0,062	0,052	0,043	0,036	0,030	0,025	0,021
					0,031	0,031	0,026	0,022	0,018	0,015	0,013	0,010

Beim Vorversuch entstand eine vollständige Hämolyse noch im Reagensglas	Beim Hauptversuch werden x ml des ursprünglichen Auszuges oder der Standardlösung mit einer Pufferlösung auf 100 ml verdünnt, $x =$
I	100
II	50
III	25
IV	12,5
V	6,25

Für die Saponindrogen der CsL 2 werden mindestens folgende hämolytische Einheiten für 1 g Droge gefordert:

Flores Verbasci	30 H.E.
Flores Primulae	35 H.E.
Herba Herniariae	100 H.E.
Radix Primulae	250 H.E.

ÖAB 9 läßt bei Radix Primulae, Radix Senegae und Cortex Quillajae den hämolytischen Index bestimmen. Es versteht darunter den reziproken Wert jener Verdünnung, in der 1 g Droge oder 1 g oder 1 ml eines galenischen Präparates unter den angegebenen Bedingungen gerade noch totale Hämolyse hervorrufen.

Zur Bestimmung werden in der bei den einzelnen Drogen oder galenischen Präparaten angeführten Weise ein Auszug oder eine Verdünnung mit Phosphatpufferlösung vom pH 7,4 hergestellt. Hiervon bereitet man folgende Mischungen mit der Phosphatpufferlösung und einer 2%igen Blutaufschwemmung (Vorversuch):

Reagensglas		I	II	III	IV
Drogenauszug	ml	0,10	0,20	0,50	1,00
Phosphatpufferlsg. (pH 7,4)	ml	0,90	0,80	0,50	–
Blutaufschwemmung (2%ig)	ml	1,00	1,00	1,00	1,00

Die Mischung schüttelt man sofort nach der Herstellung unter Vermeidung von Schaumbildung leicht durch, wiederholt dies nach 30 Min. nochmals und läßt dann 6 Std. lang bei Zimmertemperatur stehen. Nach dieser Zeit wird festgestellt, in welchem Reagensglas totale Hämolyse eingetreten ist, d.h. eine klare, rote Lösung ohne einen Bodensatz roter Blutkörperchen vorliegt.

Der ursprüngliche Drogenauszug kann direkt für den Hauptversuch verwendet werden, wenn nur Reagensglas IV totale Hämolyse zeigt. Er muß jedoch mit Phosphatpufferlösung auf das doppelte Volumen (1 + 1) verdünnt werden, wenn in den Reagensgläsern III und IV totale Hämolyse eingetreten ist, und auf das fünffache Volumen (1 + 4), wenn die Reagensgläser II, III und IV totale Hämolyse gezeigt haben. Sollten alle 4 Reagensgläser nach 6 Std. eine klare, rote Lösung aufweisen, so ist der Drogenauszug auf das zehnfache Volumen (1 + 9) zu verdünnen und der Vorversuch in der angegebenen Weise zu wiederholen. Wenn keines der Reagensgläser totale Hämolyse erkennen läßt, so muß der Vorversuch mit einem konzentrierten Drogenauszug wiederholt werden.

Mit der auf Grund des Vorversuches als geeignet befundenen Verdünnung oder dem unverdünnten Drogenauszug wird der Hauptversuch in folgender Weise angestellt:

Reagensglas	1	2	3	4	5	6	7	8	9	10	11	12	13
Drogenauszug (evtl. verdünnt) ml	0,40	0,45	0,50	0,55	0,60	0,65	0,70	0,75	0,80	0,85	0,90	0,95	1,00
Phosphatpufferlsg. (pH 7,4) ml	0,60	0,55	0,50	0,45	0,40	0,35	0,30	0,25	0,20	0,15	0,10	0,05	–
Blutaufschwemmung (2%ig) ml	1,00	1,00	1,00	1,00	1,00	1,00	1,00	1,00	1,00	1,00	1,00	1,00	1,00

Das Mischen und die Beurteilung erfolgen wie im Vorversuch, doch wird das Ergebnis erst nach 24 Std. ermittelt. Sodann berechnet man aus der Konzentration des Drogenauszuges und der allenfalls durchgeführten Verdünnung die Menge an Droge in Gramm oder des galenischen Präparates in Gramm oder Milliliter, durch die gerade noch totale Hämolyse hervorgerufen wurde.

Um die individuellen Schwankungen der Resistenz der Blutaufschwemmung gegenüber Saponinlösungen auszuschalten, wird in genau gleicher Weise auch eine Verdünnungsreihe der Saponin-Standardlösung untersucht. Man berechnet wieder die Menge an Saponin-Standard in Gramm, durch die gerade noch totale Hämolyse hervorgerufen wird.

Der hämolytische Index der Droge ergibt sich somit nach folgender Formel:

$$\text{Hämolytischer Index} = S\,\frac{a}{b}.$$

S = hämolytischer Index des Saponin-Standards gegenüber Rinderblut = 30000,
a = Menge des Saponin-Standards in Gramm, die totale Hämolyse bewirkt,
b = Menge der Droge in Gramm oder des galenischen Präparates in Gramm oder Milliliter, die totale Hämolyse bewirkt.

Blutaufschwemmung. Eine Weithalsflasche mit Glasstopfen wird zu 1/10 ihres Volumens mit einer Lösung von 3,65 g tertiärem Natriumcitrat in 100 ml Wasser versetzt und durch Umschwenken innen völlig benetzt. Hierauf füllt man die Flasche mit frisch entnommenem Blut eines gesunden Rindes und schüttelt sofort wieder um (konzentrierte Blutaufschwemmung). Diese Flüssigkeit ist bei 2 bis 4° ungefähr 8 Tage haltbar.

Die für den Versuch erforderliche Blutaufschwemmung wird in der Weise bereitet, daß man 1,00 ml der sorgfältig durchgemischten konzentrierten Blutaufschwemmung in einem Meßkolben mit Phosphatpufferlösung vom pH 7,4 auf 50,00 ml verdünnt. Diese Blutaufschwemmung ist so lange verwendbar, als die überstehende Flüssigkeit klar und farblos ist. Sie ist kühl aufzubewahren.

Als Mindestwerte für den hämolytischen Index werden für die drei Drogen vorgeschrieben:

Cortex Quillaiae	3000
Radix Primulae	3000
Radix Senegae	2500

DAB 7 – BRD sieht bei Radix Primulae eine Grenzwertbestimmung des hämolytischen Indexes vor. Hier wird unter dem hämolytischen Index der reziproke Wert jener Verdünnung verstanden, in der 1 Teil Droge unter den angegebenen Bedingungen gerade noch totale Hämolyse hervorruft.

Zur Bestimmung werden 0,200 g mittelfein gepulverte Droge (Sieb 5) in einem Erlenmeyerkolben mit 50,0 ml einer Mischung aus gleichen Teilen Äthanol 96% und Wasser 30 Min. lang unter Rückfluß auf dem Wasserbad erhitzt. Nach dem Erkalten wird filtriert. Die ersten 20 ml des Filtrates werden verworfen. 20,00 ml des Filtrats werden auf dem Wasserbad zur Trockne eingedampft. Der Rückstand wird mit Phosphatpufferlösung[1] unter Erwärmen aufgenommen und in einem 25-ml-Meßkolben mit der Phosphatpufferlösung aufgefüllt. Diese Lösung dient zur Bestimmung des hämolytischen Indexes.

---

[1] 8,0 ml 0,5 m Natriummonohydrogenphosphatlösung (89,0 g $Na_2HPO_4 \cdot 2\,H_2O$/1000,0 ml) und 2,0 ml 0,5 m Kaliumdihydrogenphosphatlösung (68,05 g KH_2PO_4/1000,0 ml) werden gemischt und mit Wasser zu 100,0 ml verdünnt. Die Lösung hat einen pH-Wert von etwa 7,4.

Frisch entnommenes Blut eines gesunden Rindes wird in ein mit einigen kleinen Glasperlen gefülltes, trockenes Glasstopfenglas gefüllt und 5 bis 8 Min. lang kräftig geschüttelt. Das defibrinierte Blut wird durch Mull in ein Glasstopfenglas gefüllt und kann zwischen 0° und +10° bis zu 2 Tagen aufbewahrt werden. Das verwendete Blut muß geruchlos sein und darf weder Fleisch- noch Fäulnisgeruch aufweisen.

Vor der Entnahme des Blutes ist das Gefäß unter Vermeiden einer Schaumbildung vorsichtig umzuschwenken. 2,0 ml defibriniertes Blut werden im 100-ml-Meßkolben mit physiologischer Natriumchloridlösung verdünnt; vor jeder Entnahme wird unter Vermeiden einer Schaumbildung gut umgeschwenkt. Die Blutaufschwemmung darf bei Versuchsbeginn nicht älter als 3 Std. sein.

Für den Vorversuch werden folgende Mischungen mit Phosphatpufferlösung und Blutaufschwemmung bereitet:

Reagensglas		I	II	III	IV
Drogenauszug	ml	0,10	0,20	0,50	1,00
Phosphatpufferlösung	ml	0,90	0,80	0,50	–
Blutaufschwemmung	ml	1,00	1,00	1,00	1,00

Die Mischung wird sofort nach der Herstellung unter Vermeiden einer Schaumbildung durchgeschüttelt, dies nach 30 Min. wiederholt und 6 Std. lang bei Raumtemperatur stehengelassen. Nach dieser Zeit wird festgestellt, in welchem Reagensglas totale Hämolyse eingetreten ist, d.h. eine klare, rote Lösung ohne Bodensatz roter Blutkörperchen vorliegt.

Der ursprüngliche Drogenauszug kann direkt für den Hauptversuch verwendet werden, wenn nur Reagensglas IV totale Hämolyse zeigt (A). Er muß jedoch mit Phosphatpufferlösung auf das doppelte Volumen (1 + 1) verdünnt werden, wenn in den Reagensgläsern III und IV totale Hämolyse eingetreten ist (B), und auf das fünffache Volumen (1 + 4), wenn die Reagensgläser II, III und IV totale Hämolyse gezeigt haben (C). Wenn alle 4 Reagensgläser nach 6 Std. eine klare, rote Lösung aufweisen, so entspricht die Droge der Vorschrift und der Hauptversuch kann entfallen. Wenn keines der Reagensgläser totale Hämolyse erkennen läßt, entspricht die Droge nicht der Vorschrift und der Hauptversuch kann entfallen.

Mit der auf Grund des Vorversuches als geeignet befundenen Verdünnung oder dem unverdünnten Drogenauszug wird der Hauptversuch in folgender Weise angestellt:

Reagensglas	1	2	3	4	5	6	7	8	9	10	11	12	13
Drogenauszug (evtl. verdünnt) ml	0,40	0,45	0,50	0,55	0,60	0,65	0,70	0,75	0,80	0,85	0,90	0,95	1,00
Phosphatpufferlsg. ml	0,60	0,55	0,50	0,45	0,40	0,35	0,30	0,25	0,20	0,15	0,10	0,05	–
Blutaufschwemmung ml	1,00	1,00	1,00	1,00	1,00	1,00	1,00	1,00	1,00	1,00	1,00	1,00	1,00

Das Mischen und die Beurteilung erfolgen wie im Vorversuch, doch wird das Ergebnis erst nach 24 Std. ermittelt. Für das Reagensglas, in dem totale Hämolyse eingetreten ist, ergibt sich aus nachstehender Tabelle der hämolytische Index. Der Grenzwert des hämoly-

Reagensglas	Ausgangsverdünnung		
	A 1 : 310	B 1 : 630	C 1 : 1560
13	310	630	1560
12	330	660	1650
11	350	690	1740
10	370	730	1840
9	390	780	1950
8	420	830	2080
7	450	890	2230
6	480	960	2400
5	520	1040	2600
4	570	1140	2840
3	630	1250	3130
2	700	1390	3470
1	780	1560	3900

tischen Indexes ist der Mittelwert aus 3 Parallelversuchen. Für Radix Primulae soll der H.I. mindestens 1200 betragen.

Nach CF 65 wird der Schaumindex wie folgt bestimmt:

Zu 1 g grob gepulverter Droge wird in einem 500-ml-Glaskolben 100 ml kochendes Wasser gegeben. Man läßt 30 Min. kochen, filtriert und ergänzt nach dem Abkühlen den Auszug auf 100 ml.

In 10 Reagenzgläser von 16 cm Länge und 1,6 cm Durchmesser werden nacheinander 1, 2, 3 ... 10 ml des Dekoktes eingefüllt und das Lösungsmittelvolumen auf 10 ml ergänzt. Man schüttelt jedes mit einem Korken verschlossene Glas 15 Sek. lang (in jeder Sekunde 2mal), läßt 15 Min. stehen und mißt die Schaumhöhe. Ist die Schaumhöhe niedriger als 1 cm, liegt der Index unter 100. Beträgt dieser 1 cm, so ist die Verdünnung der Droge in diesem Gläschen der gesuchte Schaumwert. Enthält z.B. das vierte Gläschen 4 ml Dekokt (0,04% Droge), so ist der Index $10 \cdot 1/0,04 = 250$. Ist die Schaumhöhe in jedem Gläschen größer als 1 cm, so ist der Index höher als 1000 und das Dekokt muß verdünnt werden, um die Bestimmung durchführen zu können.

Schüttelproben werden bei Radix Senegae, Radix Primulae und Cortex Quillaiae von folgenden Pharmakopöen durchgeführt: ÖAB 9, BP 63, Brasil. 2, und Ph.Helv. V.

IX. Wertbestimmung von Schleimdrogen

Zur Beurteilung von Schleimdrogen können folgende 2 Bestimmungsmethoden herangezogen werden:

1. Bestimmung der Viskosität wäßriger Auszüge
2. Bestimmung des Quellungsfaktors bzw. der Quellfähigkeit von Drogen. Als Maß für die Quellfähigkeit dienen die prozentuale Volumenzunahme und Wasseraufnahme, die bestimmte Drogenmengen unter vorgeschriebenen Bedingungen ergeben.

Die Bestimmung der Viskosität ist zwar apparativ aufwendiger, grundsätzlich aber genauer als die beiden anderen Methoden.

1. Viskositätsbestimmungen. Zur Herstellung der Drogenauszüge wird die Droge kalt, in den meisten Fällen jedoch heiß ausgezogen, die viskose Lösung abgekühlt, bei bestimmter Umdrehungszahl zentrifugiert und nach dem Abkühlen die Viskosität in einem Viskosimeter bestimmt.

Außer der Temperatur beeinflußt bei strukturviskosen Flüssigkeiten u.a. auch der Durchmesser der Kapillare des Viskosimeters die gemessene Viskosität. Zur Bestimmung werden in den verschiedenen Arzneibüchern folgende Apparaturen verwendet: Kapillarviskosimeter nach OSTWALD oder UBBELOHDE, Hößplersches Kugelfallviskosimeter oder Viskowaagen (s. S. 96).

Während Ph.Helv. V noch ausschließlich die Viskosität in Poise (Ps) – Einheiten (dynamische Viskosität) angibt, beziehen sich modernere Arzneibücher (USP XVII, BP 63, DAB 7 – DDR und ÖAB 9) auf die kinematische Viskosität. Diese wird ausgedrückt in Stokes (St) oder Centistokes (cSt). Eine ausführliche Beschreibung der Viskositätsbestimmung findet sich in USP XVII und CF 65 unter „Allgemeine Bestimmungen". Die Durchführung der Messung kann auch der Arbeit von MANNS und WEISS[1] entnommen werden. Als Viskosität ist der Mittelwert aus mindestens 5 Messungen zu nehmen.

DAB 7 – DDR läßt die Viskosität bei einem Auszug von Lichen islandicus folgendermaßen bestimmen:

1,500 g gepulverte Substanz werden in einem 200-ml-Erlenmeyerkolben mit Normschliff mit 100,0 ml Wasser versetzt. Die Mischung wird unter Rückflußkühlung 60 Min. im Sieden gehalten, anschließend schnell auf 20° abgekühlt und bei 1800 bis 2300 U/min 10 Min. zentrifugiert. Die überstehende Flüssigkeit wird durch einen Glasfiltertiegel G 3 gesaugt.

Die Viskosität dieses Auszugs wird unter Verwendung eines Ubbelohde-Viskosimeters Größe I bestimmt.

---

[1] MANNS, O., u. F. WEISS: Pharmazie *13*, 449 (1958).

Berechnung. Viskosität des Auszuges, berechnet auf

$$\text{die bei } 105° \text{ getrocknete Substanz} = \frac{a \cdot 150}{e(100-b)}.$$

a = Viskosität des Auszugs in Centistokes,
b = Trocknungsverlust in Masseprozent,
e = Einwaage der Substanz in Gramm.

Die Viskosität muß im Bereich von 3,30 bis 4,50 cSt. liegen.

Vom CsL 2 wird die Viskosität des Drogenauszugs zur Menge der Ausgangsdroge in Beziehung gesetzt und eine Zähigkeitszahl (Z.Z.) zur Kennzeichnung von Schleimdrogen angegeben. Man versteht darunter das Verhältnis der Viskosität des Drogenauszugs zur Ausgangsmenge der Droge. Diese Zahl läßt sich nach folgender Formel errechnen:

$$\text{Z.Z.} = \frac{100 \left(\frac{t_k}{t_{H_2O}} - 1 \right)}{p}.$$

Hierbei bedeuten:

t_k = Zeit des Durchflusses des Drogenauszugs in Sek.,
t_{H_2O} = Zeit des Durchflusses des Wassers in Sek.,
p = Menge der verwendeten Drogen in 100 g Auszug.

Die Zeit des Durchflusses des Drogenauszugs und des Wassers wird im Ostwaldschen Viskosimeter gemessen. Die Zubereitung des Drogenauszugs wird in den Kapiteln über die einzelnen Drogen beschrieben.

So ist bei Radix Althaeae und Semen Foenugraeci folgendes vorgeschrieben:

0,5 g der gepulverten Droge werden mit 100 ml Wasser 30 Min. lang in einem 250-ml-Kolben mit eingeschliffenem Glasstöpsel durchgeschüttelt. Der Auszug wird durch einen Glasfiltertiegel G 2 filtriert, die für die Viskositätsmessung erforderliche Menge mit einer Pipette in ein Ostwald-Viskosimeter gegeben, bei 20° eintemperiert (hierzu sind etwa 20 Min. erforderlich) und dann die Durchlaufzeit festgestellt. Die Zähigkeitszahl soll bei Radix Althaeae mindestens 15 und bei Semen Foenugraeci mindestens 100 betragen.

2. *Bestimmung des Quellungsfaktors.* DAB 7 – BRD führt hierzu folgendes aus:

Der Quellungsfaktor gibt das Volumen in Millilitern an, das 1 g Droge von einem bestimmten Zerkleinerungsgrad nach dem Quellen in einer wasserhaltigen Flüssigkeit nach 4 Std. einnimmt.

Falls nicht anders angegeben ist, wird 1,00 g der gepulverten Droge (Sieb 4 oder 5) in einem verschließbaren, in 0,5 ml unterteilten 25-ml-Meßzylinder (Länge der Graduierung von 0 bis 25 ml etwa 12 cm) mit 1,0 ml Äthanol 96% befeuchtet und mit 25 ml Wasser versetzt. Die Probe wird innerhalb 1 Std. in Abständen von jeweils 10 Min. kräftig durchgeschüttelt. Nach weiteren 3 Std. wird das Volumen der abgesetzten Droge abgelesen. Größere Flüssigkeitsvolumen im Drogendocht oder auf der Flüssigkeitsoberfläche schwimmende Drogenpartikel sind etwa $1\frac{1}{2}$ Std. nach dem Ansetzen der einzelnen Proben durch Drehen des Meßzylinders um die Längsachse zu beseitigen.

Der Quellungsfaktor ist der Mittelwert aus 3 Parallelversuchen.

Ähnliche Vorschriften geben ÖAB 9 und CF 65 nur mit dem Unterschied, daß ÖAB 9 die Droge insgesamt 5 Std., CF 65 dagegen insgesamt 7 Std. mit Wasser quellen läßt.

FLÜCK und AELLIG[1] haben die Methode der Ph.Helv. V, die in ähnlicher Form auch von Jug. II. angegeben wird, eingehend untersucht, indem sie die verschiedenen Einflüsse auf Quellung und Viskosität des Schleimes prüften, und schlagen folgende Bestimmung des Quellungsfaktors vor:

Die Bestimmung erfolgt in einem Meßzylinder, der eine vom Boden an zählende, 25 ml umfassende, mindestens in 0,25 ml unterteilte und 100 bis 125 mm hohe Graduierung aufweist. Die vorgeschriebene Drogenmenge wird in diesem Zylinder mit 25 ml Wasser von 15 bis 20° gemischt. Für Semen Cydoniae muß eine 0,1 m NaCl-Lösung verwendet werden und für **Tragant** eine Mischung von 4 Gewichtsteilen Spiritus (92,5%) und 6 Gewichts-

---

[1] FLÜCK, H., u. R. AELLIG: Bull. Galenica *16*, 61 (1953).

teilen Wasser, da die beiden Drogen ohne die angegebenen Zusätze kein abgetrenntes Gel geben. Bei Folia Althaeae und Folia Malvae wird die eingebrachte Droge zuerst mit 1 ml Aceton befeuchtet und sofort mit 25 ml Wasser übergossen. Die Mischung wird während 1 Std. mindestens alle 10 Min. einmal kräftig geschüttelt und dann während 6 Std. bei 15 bis 20° ruhig stehengelassen. Hierauf wird das Volumen der Droge samt dem anhaftenden Schleim abgelesen. Falls die Bestimmung nicht mit 1 g ausgeführt wurde, muß das abgelesene Volumen auf 1 g umgerechnet werden. Es sind mindestens 3 Parallelbestimmungen auszuführen.

Die Autoren schlagen folgende Normen vor (s. nachfolgende Tabelle). Die Prüfung verschiedener Einflüsse führte zu folgenden Ergebnissen:

Der Einfluß der Temperatur von 20 bis 90° auf die Quellung ist verschieden von Droge zu Droge. Bei Agar, Semen Foenugraeci und Radix Althaeae steigt der Quellungsfaktor parallel mit der Temperatursteigerung. Carrageen und Semen Psyllii zeigen maximale Quellung bei 37 bis 50°. Semen Lini und Tubera Salep zeigen sinkenden Quellungsfaktor mit steigender Temperatur. Bei Fol. Althaeae und Fol. Malvae ist der Quellungsfaktor im untersuchten Temperaturbereich konstant.

Quellungsfaktoren von Drogen

Droge	Drogenmenge	Sieb	Quellungsmittel	Anfeuchtungsmittel	Faktor (mindestens)
Agar-Agar	0,5	IVa	Wasser	–	20
Carrageen	0,5	IVa	Wasser	–	11
Folium Althaeae	1,0	IVa	Wasser	1 ml Aceton	7
Radix Althaeae	0,5	IVa	Wasser	–	10
Folium Malvae	1,0	IVa	Wasser	1 ml Aceton	6
Semen Cydoniae	0,5	IVa	0,1 m NaCl	–	15
Semen Foenugraeci	0,5	IVa	Wasser	–	7
Semen Lini tot.	1,0	–	Wasser	–	4
Semen Lini pulv.	1,0	IVa	Wasser	–	6
Semen Psyllii	1,0	–	Wasser	–	11
Tragacantha	0,5	IVa	Äthanol 37 Gew.-%	–	8

Der pH-Wert des Quellmittels wirkt zwischen pH 2 und pH 11 ebenfalls von Droge zu Droge verschieden auf die Quellung. Semen Lini in unzerkleinerter Form quillt im ganzen Bereich gleich stark. Agar-Agar, Fol. Althaeae und Semen Psyllii haben ein Quellungsoptimum zwischen pH 5 und pH 8. Bei Semen Lini pulvis, Semen Foenugraci, Semen Cydoniae, Rad. Althaeae und Fol. Malvae steigt die Quellung mehr oder weniger parallel mit dem pH-Wert. Tubera Salep quillt sehr stark in stark saurem und im alkalischen Gebiet und hat ein Quellungsminimum bei pH 4 bis 7. Die Quellung von Carrageen nimmt vom sauren zum alkalischen Bereich stetig ab.

Alkali- und Erdkaliionen wirken gemäß der HOFMEISTERschen Reihe Li—Na—K—Mg—Ca—Ba in steigendem Maße quellungshindernd auf alle untersuchten Schleimdrogen mit Ausnahme von Semen Foenugraeci, das mit Alkalien und Erdkalien stärker quillt als mit Wasser. Die Anionen SO_4^{2-}, NO_3^-, Cl^-, Br^-, J^- wirken wenig entquellend und alle in ungefähr gleichem Ausmaß.

Äthanol wirkt entquellend, wobei für jede Droge eine kritische Äthanolkonzentration besteht, von der an ein scharfer Abfall der Quellung einsetzt.

Die Quellung im künstlichen Magensaft und im künstlichen Darmsaft weicht für die meisten Drogen nicht sehr stark von der Quellung im Wasser ab. Die Abweichungen werden im wesentlichen durch den pH-Wert und den Gehalt an Kationen verursacht. Pepsin, Pankreatin und Natriumglykocholat beeinflussen die Quellung nicht merklich.

Zur Bestimmung der Quellfähigkeit von Drogen gibt NOLL[1] ein Verfahren und einen Apparat (Abb. 203) an, mit dem die Volumenzunahme und die Wasseraufnahme der gequollenen Droge ermittelt wird. Die Droge wird am zweckmäßigsten in grob zerkleinertem

---

[1] NOLL, A.: Südd. Apoth.-Ztg 86, 206 (1946).

Zustand, z. B. in Form ausgesiebter Stücke von 5 mm, verwendet. Eine einheitliche Vorschrift läßt sich aber nicht geben, vielmehr ist die Form der Droge von Fall zu Fall entsprechend anzupassen. Feine Pulver sind für die Bestimmung des Quellverhaltens nicht geeignet.

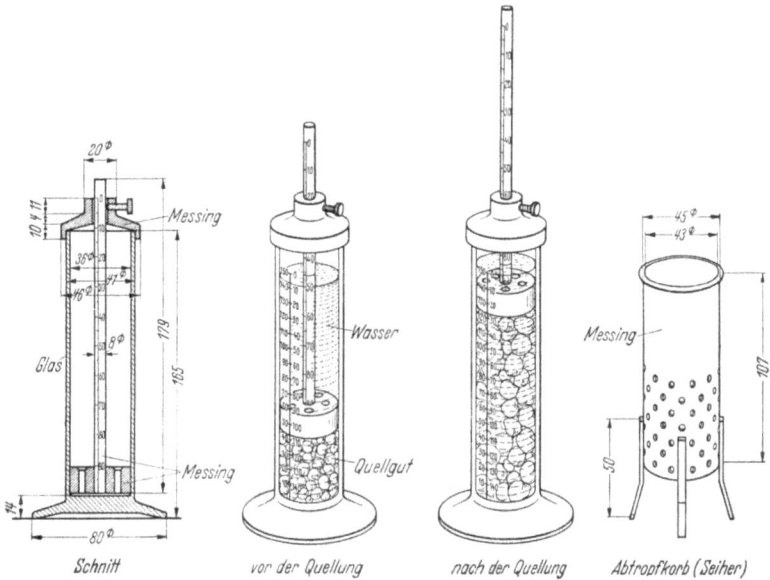

Abb. 203. Apparat zur Bestimmung der Quellfähigkeit von Drogen nach A. NOLL (aus F. GSTIRNER: Prüfung und Verarbeitung von Arzneidrogen, Bd. I, Berlin/Göttingen/Heidelberg: Springer 1955).

α. *Bestimmung der Volumenzunahme.* Zur Ausführung eines Versuches wägt man in den Abtropfkorb (Seiher) regulär 20 g, bei sehr voluminösen Materialien 15 oder 10 g, Substanz auf 0,1 g genau ein und bringt diese in den Glaszylinder des Apparates. Sodann füllt man den Glaszylinder unbeschadet des von der Substanz eingenommenen Volumens bis zur Strichmarke 100 ml mit destilliertem Wasser von 20° auf. Darauf wird der Deckel mit dem 100 g schweren Belastungsstempel aufgesetzt und der Stempel auf das Untersuchungsmaterial herabgelassen, wobei zwecks gleichmäßiger Schichtung des Materials die Apparatur einmal kurz, jedoch vorsichtig auf eine weiche Unterlage (Filzplatte) aufgestoßen wird. Die hierauf verbleibenden natürlichen Hohlräume werden nicht berücksichtigt.

Nach dem Aufsetzen des Belastungsgewichtes auf die Substanz wird die Stoppuhr ausgelöst und die Standhöhe des Stempels (Höhe des Quellgutes vor der Quellung) an der Millimeterteilung des Stabes abgelesen. Diese Ablesung erfolgt am einfachsten an der Stelle, wo der Metallstab des Belastungsgewichtes aus dem Deckelkopf (oberhalb der Arretierungsschraube) herausragt. Selbstverständlich kann die Ablesung auch an der Graduierung des Glaszylinders bei der Unterkante des Belastungsgewichtes vorgenommen werden. Auf welche der beiden Arten die Ablesung vorgenommen wird, ist prinzipiell gleich, jedoch muß zwecks einheitlichen Vergleichs stets in der gleichen Weise abgelesen werden.

Nach Ablauf gewisser Zeitabschnitte, die je nach der Art des Untersuchungsmaterials verschieden sein können, liest man dann an der Millimetereinteilung des Stabes oder an der Teilung des Glaszylinders die Volumenzunahme (lineare Ausdehnung) des Quellgutes in Millimetern ab und berechnet dieselbe in Prozenten des Anfangswertes.

Beispiel:
Höhe des Quellgutes vor der Quellung (a) 30 mm,
Höhe des Quellgutes nach der Quellung (b) 70 mm,
Höhenzunahme (c) durch die Quellung $= b - a$ 40 mm.
Prozentual auf die ursprüngliche Höhe (a) bezogen, ist diese Höhenzunahme die Volumenzunahme (d), und es ist, da sich $a : c = 100 : d$ verhält, die

$$\text{Volumenzunahme } d = \frac{100 \cdot c}{a} = \frac{4000}{30} = 133\%.$$

β. *Die Bestimmung der Wasseraufnahme (Gewichtszunahme)*. Nach Beendigung des Quellversuches, der sich je nach Art des Untersuchungsmaterials verschieden lange ausdehnen kann, werden Deckel und Belastungsvorrichtung vom Glaszylinder abgehoben. Darauf wird der zur Apparatur gehörige, aus perforiertem Messingblech gefertigte und mit drei Füßen versehene Abtropfkorb, auf welchem man zweckmäßig die Tara eingraviert hat, über den Glaszylinder gestülpt, sodann die ganze Vorrichtung umgedreht, in eine flache Schale gestellt und der Glaszylinder aus dem Abtropfkorb, welcher jetzt auf seinen Füßen steht, herausgezogen. Das Wasser tropft nunmehr von dem jetzt im Abtropfkorb befindlichen Quellgut ab. Sollte sich das Quellgut etwa im Glaszylinder festgeklemmt haben, so ist in einfacher Weise, etwa mit einem Glasstab oder Drahtstück nachzuhelfen. Nach einer Abtropfzeit von 15 Min. wird der Abtropfkorb außen mit Filtrierpapier abgetrocknet und darauf mit Inhalt gewogen. Es ergibt sich dann die vom Quellgut aufgenommene Wassermenge aus der Differenz zwischen dem nunmehr festgestellten Bruttogewicht, abzüglich der Tara des Abtropfkorbes und der ursprünglichen Einwaage der Substanz.

Beispiel:

Taragewicht des Abtropfkorbes (a)	50 g
Einwaage der Substanz (b)	20 g
Bruttogewicht des Abtropfkorbes mit Quellgut vor der Quellung (c)	70 g
Bruttogewicht des Abtropfkorbes mit Quellgut nach der Quellung (d)	96 g
Also von der Einwaage aufgenommene Wassermenge $e = d - c$	26 g

Auf das angewandte Gewicht an Drogeneinwaage (b) bezogen, ist diese Gewichtszunahme (e) die gesuchte prozentuale Wasseraufnahme (f) der Substanz. Es ist, da sich $b : e = 100 : f$ verhält, die

$$\text{Wasseraufnahme } f = \frac{100 \cdot e}{b} = \frac{2600}{20} = 130\%.$$

Quellverhalten von Kalmuswurzel in Wasser als Beispiel.
Einwaage 20 g; Temp. 20°.

Zeit	Standhöhe mm	Volumenzunahme mm	%
Bei Beginn	35	0	0
nach 2 Std.	45	10	28,6
nach 4 Std.	50	15	42,8
nach 6 Std.	60	25	70,4
nach 8 Std.	65	30	85,7
nach 12 Std.	70	35	100,0
nach 24 Std.	80	45	128,6
nach 36 Std.	80	45	128,6

Gewicht vor der Quellung 20 g   Gewichtszunahme 28 g
Gewicht nach 36 Std. 48 g   Wasseraufnahme 140%

X. Bestimmung der Chloraminzahl CsL 2

Die Chloraminzahl ist die Anzahl Milliliter 0,1 n Chloraminlösung, die von 10 ml konz. aromatischem Wasser, aromatischem Wasser oder einer spirituosen Zubereitung zur Oxydation verbraucht werden.

10 ml konz. aromatisches Wasser, aromatisches Wasser oder arzneilicher Spiritus werden in einem Kolben mit 10 ml Eisessig versetzt. Es wird gemischt, mit 10 ml 0,1 n Chloraminlösung versetzt und an einem dunklen Ort 1 Std. lang stehengelassen. Nach Zusatz und Lösung von 1 g Kaliumjodid wird mit 0,1 n Natriumthiosulfatlösung bis zur schwach gelben Färbung titriert. Nachdem mit Stärkelösung versetzt wurde, wird weiter titriert, bis die Lösung entfärbt ist. Die Chloraminzahl ist die Differenz zwischen dem Verbrauch an 0,1 n Natriumthiosulfatlösung und 10 ml 0,1 n Chloraminlösung.

XI. Bestimmung der Verdünnungszahl CsL 2

Die Verdünnungszahl ist die Anzahl Milliliter Wasser, die in 10 ml konz. aromatischem Wasser oder Spiritus medicatus eine Trübung hervorruft.

In 2 Probierrohre mit lichtundurchlässiger Umhüllung, die den Boden der Reagensgläser aber unbedeckt läßt, werden je 10 ml konz. aromat. Wasser oder Spiritus medicatus eingefüllt. Der Inhalt eines Probierrohres wird aus einer Mikrobürette tropfenweise mit Wasser versetzt, bis die Flüssigkeit sich gerade zu trüben beginnt. Die Trübung wird durch Beobachtung der beiden Probierrohre von oben gegen eine matte weiße Unterlage bei Seitenbelichtung von einer 15 cm entfernten 100-Watt-Glühbirne ermittelt. Der Boden der beiden Probierrohre soll bei der Beobachtung 10 cm von der Unterlage entfernt sein, und die Bestimmung ist bei einer Temperatur von 20° ($\pm 1°$) durchzuführen.

XII. Bestimmung der Citratzahl CsL 2

Die Citratzahl ist die Anzahl Milliliter gesättigter wäßriger Natriumcitratlösung, die mit 10 ml aromatischem Wasser eben eine merkliche Trübung ergibt.

Zur Untersuchung werden 10 ml aromatisches Wasser in 2 Reagensgläser gegeben, die so in ein Gestell eingesetzt werden, daß das Licht nur von unten einfallen kann. Der Inhalt eines der beiden Reagensgläser wird mit gesättigter wäßriger Natriumcitratlösung unter Verwendung einer Mikrobürette titriert, bis eine eben sichtbare Trübung auftritt. Das Entstehen der Trübung wird auf folgende Weise erkannt: Die beiden Reagensgläser werden von oben bei Seitenbeleuchtung mit einer 100-Watt-Glühbirne in einem Abstand von 15 cm gegen eine weiße Unterlage beobachtet. Die Böden der Reagensgläser sollen 10 cm von der Unterlage entfernt sein. Die Bestimmung wird bei einer Temperatur von 20° ($\pm 1°$) ausgeführt.

N. Das Mikroskop und seine Anwendung zur Untersuchung von Drogen

I. Lichtmikroskopie

a. Das einfache Mikroskop

Das einfache Mikroskop, mit dem ANTONIUS A. LEEUWENHOEK um 1670 Lebewesen im Zahnschleim entdeckte und seine Untersuchungen über die Fortpflanzung ausführte, bestand aus einer geschliffenen oder auch nur geschmolzenen kleinen Glaslinse, der gegenüber in geeigneter Entfernung das Objekt befestigt wurde. Später setzte man mehrere Linsen zu einem Vergrößerungsglas zusammen und nannte die Zusammenstellung, wenn sie die Gegenstände vergrößert in der natürlichen Lage zeigte, einfaches Mikroskop. Die gebräuchliche Lupe ist ein solches Gerät; sie wird jedoch in der Regel nur dann „einfaches Mikroskop" genannt, wenn sie verstellbar eingerichtet ist und eine geeignete Blende besitzt.

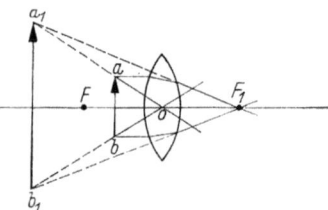

Abb. 204. Entstehung eines virtuellen Bildes.

Wie die Vergrößerung eines Gegenstandes durch eine bikonvexe Linse zustande kommt, zeigt Abb. 204. Von dem Objekt, dem Pfeil ab, gehen die Strahlen durch die bikonvexe Glaslinse o und werden, weil Glas optisch dichter ist als Luft, mit Ausnahme des zentralen Strahles gebrochen. Das in F_1 befindliche Auge sieht den Pfeil nicht mehr unter dem der Entfernung des Pfeiles ab von F_1 entsprechenden Sehwinkel, sondern unter einem erheblich größeren Winkel, nämlich $a_1 F_1 b_1$, und der Pfeil erscheint daher entsprechend vergrößert, wie er in $a_1 b_1$ bezeichnet ist. Dieses Bild des Pfeiles ist dem Objekt ab gleichgerichtet. Es ist zwar dem Auge sichtbar, kann aber nicht auf einem Schirm aufgefangen werden; solche Bilder nennt man virtuelle Bilder.

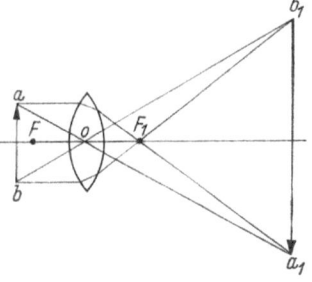

Abb. 205. Entstehung eines reellen Bildes.

Voraussetzung ist dabei, daß sich das Objekt innerhalb der Brennweite der Linse o befindet. Ist das nicht der Fall, und befindet sich das Objekt, der Pfeil, etwas außerhalb der Brennweite der Linse o, so erhält man das in Abb. 205 gezeichnete Bild, das vergrößert und umgekehrt erscheint; es kann auf einem Schirm aufgefangen werden und heißt daher ein reelles Bild. Wie den Endpunkten, so entspricht jedem Punkt der Objektebene ab ein Punkt der Bildebene $a_1 b_1$.

Bei einfachen, aus Kugelsegmenten bestehenden Glaslinsen geht der senkrecht auf die Mitte treffende Zentralstrahl ungebrochen hindurch, am meisten werden die den Rand der Linse treffenden Strahlen gebrochen. Die genaue Fokussierung ist nur für die Strahlen in der Umgebung des Zentralstrahles möglich. Für die Randstrahlen ergibt sich durch die mehr oder weniger starke Krümmung der Linse eine leicht abweichende Lage der Abbildung, die das Gesamtbild stört. Durch Abblendung der Randstrahlen kann man sie scharf erhalten, verliert jedoch entsprechend an Licht. Das ist der durch die Kugelgestalt der Linse bedingte Fehler der Abbildung. Man nennt diese Abweichung in der Vergrößerung die sphärische Aberration. Jede solche Linse muß aber auch als eine Kombination unendlich vieler im gleichen Sinne gerichteter Prismen betrachtet werden. Die Prismen zerstreuen das Licht in seine farbigen Bestandteile; die langwelligen roten Strahlen werden weniger stark gebrochen als die kurzwelligen blauen. Die Abweichung der verschieden gefärbten Strahlen bedingt das Entstehen von Bildern mit farbigen Säumen. Man nennt dies die chromatische Aberration. Um sie zu vermeiden, konstruierte man Linsen aus zwei verschiedenen Glassorten, die nahezu gleiches Brechungs-, aber erheblich abweichendes Zerstreuungsvermögen besitzen. Abb. 206 zeigt eine solche achromatische Doppellinse. Die Farbenzerstreuung der Sammellinse s aus Kronglas wird durch die entgegengesetzt wirkende Zerstreuungslinse z aus Flintglas, dessen Zerstreuungsvermögen mehr als doppelt so groß ist wie das des Kronglases, aufgehoben, wenigstens so weit, daß nur noch geringe Farbenreste, das sog. sekundäre Spektrum, übrigbleiben.

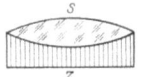

Abb. 206. Achromatische Doppellinse.

Dieser Ausgleich erfolgt für Licht, das in der optischen Achse eintritt. Bei schief eintretendem Licht zeigen sich wieder Farbensäume. Die sphärische Aberration kann man durch Abstimmung der Krümmungsradien der beiden Flächen einer Linse gegeneinander, so daß „Linsen der besten Form" erhalten werden, durch richtige Stellung der Linse gegen das Objekt und durch Zusammenstellung mehrerer Linsen, deren Fehler sich gegenseitig ausgleichen, weitgehend aufheben. Eine solche chromatisch und sphärisch möglichst korrigierte Linse wird aplanatisch genannt. Optische Systeme, bei denen sphärische Fehler, chromatische Fehler für mehr als zwei Spektralbereiche und Verzeichnungsfehler nach Möglichkeit behoben sind, bezeichnet man als Apochromate. Sie stellen die Gruppe der am besten korrigierten Objektive dar.

b. Das zusammengesetzte Mikroskop

Die wesentlichen Bestandteile eines Mikroskops sind trotz verschiedener äußerer Formen immer die gleichen:

a) Das Stativ mit Tisch zum Auflegen des Präparates;

b) der Mikroskoptubus als Träger der Beobachtungsoptik und

c) der Beleuchtungsapparat.

Das Stativ besteht aus einem schweren Fuß zur Erzielung hoher Standfestigkeit und dem gegen diesen Fuß meistens kippbaren Oberteil (Säule), das gleichzeitig als Handgriff zum Tragen des Mikroskops dient.

Bei neueren Mikroskopen ist das Kippstativ durch ein Stativ mit monokularem oder binokularem Schrägeinblick ersetzt. Der Objekttisch ist bei größeren Instrumenten oft drehbar und mit Stellschrauben zur Zentrierung versehen. Die Drehbarkeit ist notwendig bei kristallographischen Arbeiten und zweckmäßig bei der Mikrophotographie. Bei botanisch-pharmakognostischen Untersuchungen bieten die Zentrierschrauben ein bequemes Hilfsmittel zur Ausführung kleiner Verschiebungen ohne Berührung des Objektträgers. Zur systematischen Durchmusterung größerer Flächen eines Präparates benutzt man einen sog. Kreuztisch (Abb. 208), der die Verschiebung des Präparates in zwei senkrechten Achsen zuläßt und die Verschiebung mit einem Nonius messen läßt.

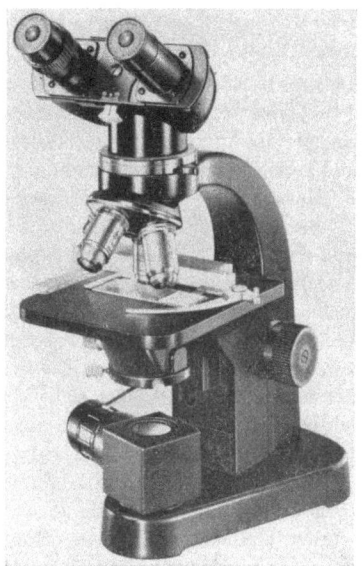

Abb. 207. Mikroskop mit binokularem Schrägeinblick (E. Leitz, Wetzlar).

Er kann auf dem Objekttisch des Mikroskops mit einer Klemmschraube befestigt und abgenommen werden. An seiner unteren Seite trägt der Objekttisch die Beleuchtungsvorrichtung und den Kondensor, die zusammen das Linsen-, Blenden- und Spiegelsystem darstellen, durch die die Präparate beleuchtet werden. Im allgemeinen versteht man unter Kondensor das reine Linsensystem, während der Beleuchtungsapparat Spiegel und Blenden einschließt.

Der Kondensor besteht aus einem zwei- oder dreiteiligen Linsensystem, das die Konzentrierung der Lichtstrahlen übernimmt. Kondensoren sind optische Systeme kurzer Brennweite und hoher numerischer Beleuchtungsapertur (bis max. 1,4). (Trockenkondensoren liegen immer unter 1,0!) Die obere Brennebene des Kondensors soll in der Objektebene liegen, was durch Fokussieren der Leuchtfeldblende, d. h. der Blende in der Nähe des Lampenkollektors, erreicht wird. Die Höhenverstellung geschieht durch Zahn und Trieb oder durch einfaches Verschieben in einer Schiebhülse. Die Frontlinse moderner Kondensoren läßt sich abschrauben oder herausklappen. Der untere Teil kann dann für sich allein verwendet werden und bildet wieder einen Kondensor, der aber eine geringere Apertur und eine größere Brennweite hat. In dieser Form findet er Verwendung für Objektive mit kleiner Apertur. Soll die Apertur den Wert 1 übersteigen, z. B. bei der Mikrophotographie, so muß die Frontlinse des Kondensors durch Immersionsöl optisch homogen mit dem Objektträger verbunden, d. h., auf die Frontlinse des Kondensors muß so viel Immersionsöl gebracht werden, daß sich zwischen dieser und dem Objektträger keine Luft mehr befindet. Geschieht dies nicht, so werden alle Strahlen, die die Apertur 1 überschreiten, durch totale Reflexion an der Luftschicht abgeblendet und gelangen nicht zur Wirkung.

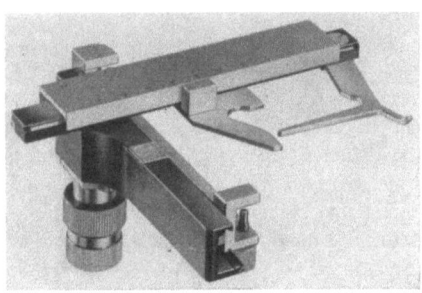

Abb. 208. Aufsetzbarer Kreuztisch (E. Leitz, Wetzlar).

Nach ihrem Verwendungszweck unterscheidet man Hellfeld- und Dunkelfeldkondensoren.

Bei Hellfeldbeleuchtung durchsetzt das Licht vom Kondensor kommend das Präparat und tritt dann in das Objektiv ein. Auf diese Weise sieht man von den weniger oder nicht lichtdurchlässigen Stellen des Objektes sozusagen ein Schattenbild (Absorptionsbild) im hellen Gesichtsfeld. Im Gegensatz hierzu wird bei Dunkelfeldbeleuchtung das beleuchtende Licht so geführt, daß es die Präparate ganz schräg trifft und am Objektiv vorbeigeht. Hier vermittelt allein das Licht, das vom Objekt abgebeugt wird, die Abbildung. Die Umrisse der beobachteten Objekte sieht man hier auf dunklem Grunde hell aufleuchten. Dunkelfeldbeleuchtung ist überall da zu empfehlen, wo es sich um die Beobachtung dünner, ungefärbter, isolierter Objekte, wie z. B. Bakterien, Kristalle, Sporen usw., handelt.

Zum Linsensystem des Kondensors gehört außerdem noch die Irisblende, deren sichelförmige, geschwärzte Plättchen durch Bewegung eines Knopfes geöffnet und geschlossen werden können, so daß jede erforderliche Abblendung möglich ist. Durch die Betätigung der Blende wird ein Lichtüberschuß vermieden und insbesondere der Kontrast erhöht. Einzelheiten sind in gedämpftem Licht oftmals besser wahrnehmbar. Die Blende benützt man zur Herstellung der zweckmäßigsten Bildqualität durch Regulierung von Kontrast und Helligkeit.

Die Beleuchtung wird durch einen senkrecht und seitlich verstellbaren, drehbaren Doppelspiegel bewirkt, dessen eine Seite eben (plan) ist, während die andere Seite aus einem Hohlspiegel mit schwacher Krümmung (konkav) besteht. Dieser wird meist zur unmittelbaren Beleuchtung des Objektes angewendet. Bei modernen Stativen (Abb. 207) ist die Lichtquelle im Mikroskop eingebaut und dadurch zu Blenden, Kondensor und Objektfläche optimal zentriert.

Der Mikroskoptubus (Mikroskopröhre) trägt die optischen Teile des eigentlichen Mikroskops, nämlich Objektiv und Okular. Mit Hilfe zweier Stellschrauben (für Grob- und Feineinstellung) kann der Tubus in die optisch erforderliche Entfernung von der Objektebene gebracht und in dieser Stellung gehalten werden. Der Knopf der Mikrometerschraube ist meist mit einer Teilung versehen, die mit Hilfe des zugehörigen Index ersehen läßt, um wieviel der Mikroskoptubus bei einer bestimmten Bewegung gehoben oder gesenkt worden ist. Dadurch werden Dickenmessungen solcher Gegenstände ermöglicht, bei denen man das Mikroskop auf die untere und auf die obere Fläche einstellen kann[1].

Der Tubus der größeren Mikroskope besitzt einen Auszugstubus, durch dessen Emporziehen er verlängert werden kann. Eine Teilung auf dem Auszugstubus läßt den Betrag der Verlängerung ersehen. In der Regel sind die optischen Teile der auf dem europäischen Festland gebauten Mikroskope für eine Tubuslänge von 16 oder 17 cm berechnet. Diese muß eingehalten werden, wenn die höchste Leistung erzielt werden soll. Die Länge des Mikroskoptubus rechnet man von der Ansatzstelle des Objektivs bis zur Aufsatzfläche des Okulars. Der in fester Fassung gleitende Auszugstubus gestattet, die erforderliche Tubuslänge auch nach Einschaltung von Hilfsapparaten, z. B. Revolvern, Meßapparaten usw., herzustellen und einzuhalten.

Am unteren Ende des Mikroskoptubus befindet sich zur Aufnahme der Objektive ein Schrauben-(Mutter-)Gewinde. Die großen Mikroskopwerkstätten haben jetzt allgemein das weite sog. englische Gewinde (society screw) von etwa 20 mm äußerem Durchmesser angenommen, so daß die Systeme der einen auf die Gewinde der anderen Werkstatt zu passen pflegen. An dieses Gewinde wird das Objektiv geschraubt, und zwar entweder unmittelbar oder mit einem Zwischenstück, das bestimmt ist, ein rasches Wechseln der Objektive zu ermöglichen. Solche Zwischenstücke sind: der Revolver, der Schlitten-Objektivwechsler und die Objektivzange. Das in Abb. 207 gezeigte Mikroskop besitzt einen Revolver für 4 Objektive. Eine einfache Drehbewegung führt jedes einzelne Objektiv schnell unter den Tubus. Die richtige Stellung wird durch das Einschnappen einer Feder angezeigt. Der Schlittenobjektivwechsler besteht aus dem Tubusschlitten und dem in diesem gleitenden, mit den Objektiven zu versehenden Objektivschlitten. Ein mit Uhrschlüssel regulierbarer Anschlag dient zur Zentrierung in der Richtung der Schlittenführung.

Die Objektivzange wird an das Gewinde des Mikroskoptubus geschraubt. Sie hält das an einen einfachen Zentrierring geschraubte Objektiv durch Federdruck. Beim Entfernen des Objektivs drückt man mit einer Hand den federnden Hebel zusammen und zieht mit der anderen Hand das Objektiv nach kurzer Drehung seitlich weg.

Das Objektiv ist der wichtigste Teil des Mikroskops. Von seiner Güte hängt die Beschaffenheit des vergrößerten Bildes hauptsächlich ab. Die ausschließlich für photographische Aufnahmen bestimmten und z. B. zur Verwendung bei der Ermittelung von Schriftfälschungen sehr geeigneten Objektive für Makrophotographie (z. B. Mikroplanare, Mikrosummare, Milare usw.) werden ohne Okular benutzt. Die stärkeren (bis etwa 35 mm Äquivalentbrennweite) können an den gegen 50 mm weiten Mikroskoptubus mit besonderen Anpassungsstücken geschraubt und dann benutzt werden. Makroobjektive von größerer Brennweite werden am besten mit einer Einstellvorrichtung ohne jeden Tubus an einer photographischen Kamera angebracht.

Alle übrigen Mikroskopobjektive sind zu Beobachtungen mit Okular bestimmt. Bei den hierzu verwendeten Objektiven unterscheidet man je nach Korrektionszustand Achromate, Apochromate und Fluoritsysteme.

Achromate bestehen aus verschiedenen Glassorten und sind bis auf den Rest des sekun-

---

[1] Benutzt man ein Trockensystem, so entspricht die Differenz der beiden Ablesungen, die scheinbare Dicke, der Luftschicht, um die der Mikroskoptubus gehoben ist, jedoch nicht der wirklichen Dicke des gemessenen Gegenstandes. Diese ergibt sich erst bei Berücksichtigung von dessen Brechungsvermögen. Ist D die wirkliche Dicke des Gegenstandes und n sein Brechungsexponent gegen Luft, so gilt annähernd die Gleichung $D = n \cdot d$. Bei Messung der Dicke eines gewöhnlichen Deckgläschens z. B. kann man ohne großen Fehler $n = 1,5$ annehmen. Für Wasser ist $n = 1,333$.

dären Spektrums vorwiegend für zwei Spektralbereiche (grün, orange) korrigierbar. Trokkensysteme können eine numerische Apertur bis 0,90 erreichen, Wasserimmersionen bis 1,20 und Ölimmersionen bis 1,30. Achromate sind die üblicherweise für allgemeine wissenschaftliche und praktische Untersuchungen verwendeten Objektive. Wegen des sekundären Spektrums zeigen sie an scharfen Konturen, mit der Vergrößerung und Randnähe im Gesichtsfeld steigend, farbige Säume. Die Bezeichnung der Achromate geschah früher durch Nummern oder Buchstaben. Heute werden sie durch ihren Abbildungsmaßstab und ihre Apertur gekennzeichnet. Ein Objektiv mit dem Zahlenindex 45/0,65 ist z. B. ein achromatisches Trockensystem mit einem Abbildungsmaßstab 45 : 1 und einer Apertur A = 0,65 (früher als 6 α bezeichnet).

Fluoritsysteme (Semi-Apochromate) stellen eine Kombination von Fluorit- (Flußspat-) und Glaslinsen dar. Flußspat ist ein Mineral mit sehr niedrigem Brechungsvermögen und sehr geringer Farbzerstreuung, so daß hier die Farbkorrektion und sphärische Korrektion gegenüber den Achromaten um ein Vielfaches gesteigert ist. Fluoritlinsensysteme tragen die Bezeichnung „Fl". Heute werden Fluoritsysteme aus künstlich gezüchtetem Fluorit hergestellt, Trockensysteme von A = 0,20 bis zu Ölimmersionssystemen mit A = 1,30. Hinsichtlich Bildschärfe, Auflösungsvermögen und Ebenheit des Gesichtsfeldes ist das Fluoritsystem den Apochromaten völlig gleichwertig.

Für pharmakognostische Untersuchungen erfüllen sie vollständig ihren Zweck.

Apochromate bestehen aus speziellen Glas- und Flußspatlinsen. Sie sind sphärisch und chromatisch fast vollkommen korrigiert und liefern im Bereich des gesamten sichtbaren Spektrums erheblich lichtstärkere und schärfer gezeichnete Bilder als die Achromate. Dagegen zeigen sie eine geringe Krümmung der Bildfläche, so daß Rand und Mitte der Bildfläche nicht gleichzeitig scharf erscheinen, sondern nacheinander eingestellt werden müssen. Dieser Nachteil wirkt sich besonders beim Photographieren aus. Dieser bei den Apochromaten noch vorhandene Restfehler ist neuerdings durch Planobjektive mit achromatischer und apochromatischer Korrektur behoben. Trockensysteme erreichen eine numerische Apertur von 0,95, Ölimmersionen von 1,40. Die bei den Mikroobjektiven noch vorhandenen Fehler lassen sich teilweise durch besonders gebaute Okulare (sog. Kompensationsokulare) beseitigen.

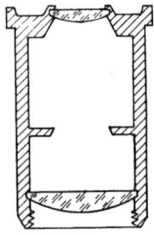

Abb. 209. Huygens-Okular.

Das Okular ist dazu bestimmt, das vom Objektiv im oberen Teil des Mikroskoptubus entworfene Bild zusammenzufassen und vergrößert dem Auge sichtbar zu machen. Dabei sollen die in der Objektivabbildung noch vorhandenen Fehler und Abweichungen nach Möglichkeit ausgeglichen werden. Deshalb erfordern die verschiedenen Arten der Objektive auch verschiedene Okulare. Für die achromatischen Objektive ist das Okular nach HUYGENS am gebräuchlichsten (s. Abb. 209). Es besteht aus einer plankonvexen oder bikonvexen unteren Linse, deren Krümmung bzw. stärkere Krümmung nach dem Objektiv gerichtet ist, der sogenannten Kollektivlinse und einer kleineren, plankonvexen, mit der Krümmung gleichfalls nach dem Objektiv gerichteten, der Augenlinse. Die Kollektivlinse soll das Sehfeld in die Okularblendenebene abbilden und dabei ebnen; die Augenlinse macht das Bild dem Auge vergrößert sichtbar. Die Vergrößerung ist um so stärker, je kürzer die Brennweite, also auch je kürzer das ganze Okular ist. Die Lupenvergrößerung der Huygens-Okulare sind 6-, 8-, 10-, 12-, 16fach.

Minder gebräuchlich, jedoch zur Ausführung von Messungen sehr geeignet ist das Okular nach RAMSDEN. Es besteht aus zwei plankonvexen, aber mit den gekrümmten Seiten einander zugekehrten Linsen. Der objektivseitige Brennpunkt des Systems liegt vor der Kollektivlinse, so daß an dieser Stelle gegebenenfalls ein Maßstab oder ähnliches angebracht werden kann. Der hintere Brennpunkt und damit die Austrittspupille des Mikroskopes befindet sich etwas höher über der Augenlinse als beim HUYGENSschen Okular. Okulare, die mit einem größeren Aufwand an optischen Mitteln sowohl die Ebnung des Bildes wie die Korrektion von Restfehlern des Objektivs anstreben, sind die unter den Namen Kompensokulare (Zeiss) oder Periplanokulare (Leitz) hergestellten Objektive. In Abb. 210 ist das Querschnittsbild eines periplanatischen Okulars wiedergegeben. Diese Okulare sind unter Verwendung von verkitteten Gliedern konstruiert und dem Korrektionszustand der starken Achromate, Fluoritsysteme und Apochromate so angepaßt, daß die guten Eigenschaften dieser Systeme voll ausgenutzt werden, wobei sie gleichzeitig noch die Farbkorrektion verbessern. Die Periplanokulare besitzen folgende Vergrößerungen: 6-, 8-, 10-, 12-, 15-, 20- und 25fach.

Die Projektionsokulare dienen zur Projektion der von den apochromatischen Objektiven oder von Achromaten mit größerer, mindestens etwa 0,9 betragender numerischer Apertur erzeugten Bilder auf einen Schirm. Sie besitzen eine Kollektivlinse sowie als Augenlinse ein zusammengesetztes Linsensystem nach Art der Kompensokulare und werden wie diese bezeichnet. Der Bildabstand kann bei Projektionsokularen den Räumlichkeiten entsprechend nach Entfernung und Bildgröße angepaßt werden. Das Projektionsokular besitzt häufig über der Augenlinse noch eine Deckelblende, die Reflexe im Tubus abblendet.

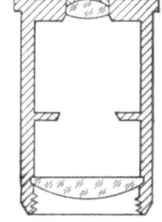

Abb. 210. Kompensokular.

Zur bequemeren Beobachtung läßt sich auf jedes Mikroskop ein Schrägtubus aufsetzen. Die Lichtstrahlen, die vom Objektiv herkommen, werden durch ein Prisma um etwa 45° geknickt zum Okular geleitet.

Moderne Forschungsmikroskope sind gewöhnlich mit einem ,,Binokular" ausgestattet. Durch die bessere physiologische Nutzung des Sehvermögens bei der binokularen Beobachtung wirkt das Bild stereoskopisch. Das stereoskopische Sehen läßt sich erreichen, wenn man Halbblenden auf beide Okulare aufsetzt, deren abgeblendete Hälften einander zugekehrt sind. Dadurch vermindert sich die Helligkeit der Bilder um etwa die Hälfte.

Die Beleuchtung undurchsichtiger Gegenstände wie Metall, Schliffe, Ätzfiguren u. dgl. muß von oben bewirkt werden. Man benutzte früher dazu einfache Sammellinsen, deren starkes Licht man schräg von oben her auf die Objektfläche leitete. Das genügt bei hinreichend großem Objektabstand, also schwacher Vergrößerung, auch meist vollständig. Bei geringem Abstand, also starker Vergrößerung, benutzt man gegenwärtig ein Zwischenstück, das entweder über dem Objektiv oder unter dem Okular eingefügt wird. Das Zwischenstück ist mit einer seitlichen Öffnung versehen, die das nötigenfalls mit einer Glaslinse gesammelte Licht einer geeigneten Lichtquelle auf eine im Inneren des Zwischenstückes befindliche, um 45° geneigte Glasplatte oder auf ein reflektierendes Prisma gelangen läßt, von wo es nach dem Objektiv hin gebrochen und durch dieses auf das Objekt konzentriert wird. Solche Vorrichtungen zur Beleuchtung von oben nennt man auch Vertikalilluminatoren.

Ein besonders leistungsfähiges Forschungsmikroskop mit Auflichtbeleuchtung (Ultrapak) stellt das Mikroskop ,,Ortholux" oder ,,Metallux" der Firma Leitz, Wetzlar, dar.

c. Die Leistungsfähigkeit des Mikroskops

1. Die Vergrößerung. Betrachten wir einen Gegenstand, z.B. den Pfeil ab in Abb. 204 (S. 460), so entsteht von diesem ein Bild im Blickpunkt auf der Netzhaut unseres Auges, und dieses Bild kommt uns zum Bewußtsein. Zwei Lichteindrücke, die wir gleichzeitig räumlich getrennt wahrnehmen sollen, müssen mindestens auf zwei verschiedene, wenn auch benachbarte, Netzhautzapfen fallen. Die Schärfe des Sehens ist daher abhängig von der Dichtigkeit der Anordnung der Netzhautelemente.

Befindet sich wie bei Abb. 204 das Auge in F_1, so ist aF_1b der Sehwinkel für den Pfeil ab. Wird der Pfeil dem Auge genähert, so wächst der Sehwinkel und mit ihm die scheinbare Größe von ab; wird der Pfeil vom Auge entfernt, so nimmt seine scheinbare Größe ab, bis sein Bild verschwindet. Der Sehschärfe verschiedener Beobachter entsprechend, findet das Verschwinden des Pfeilbildes in verschiedenen Entfernungen statt; im allgemeinen können wir annehmen, daß zwei Eindrücke, die unter einem Sehwinkel von 1 bis 1,5 Bogenminuten auf die Mitte des Sehfeldes im Auge einwirken, noch eben unterschieden werden können. Ist die Größe oder die Entfernung des Gegenstandes so, daß der angegebene Sehwinkel nicht erreicht wird, so müssen wir bei entfernten Gegenständen durch das Fernrohr, bei nahen durch das Mikroskop den Sehwinkel vergrößern, um den Gegenstand sichtbar oder deutlicher bzw. größer zu machen. Beim einfachen Mikroskop kommt die Vergrößerung des Sehwinkels in der in Abb. 204 entworfenen Weise zustande. Den Strahlengang im zusammengesetzten Mikroskop zeigt das Schnittbild Abb. 211.

Die beiden Punkte P und Q, durch die ein mikroskopisches Präparat dargestellt sei, werden zunächst, entsprechend $b \to a$ in Abb. 204 (S. 460), durch das Objektiv nach P_1 und Q_1 in die Ebene B_1 abgebildet, die sich 18 mm unter dem oberen Tubusrand befindet.

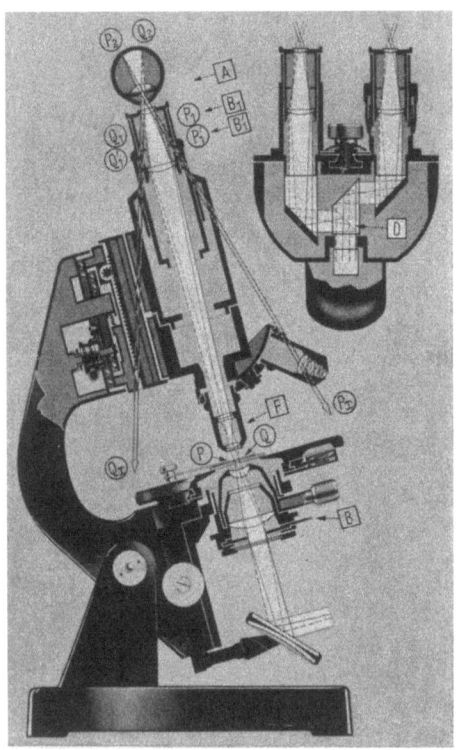

Abb. 211. Strahlengang im Mikroskop (E. Leitz, Wetzlar).

Bei den meisten an Mikroskopen verwendeten Okularen liegt aber die sog. Kollektivlinse bei eingeschobenem Okular so tief im Tubus, daß sie den Strahlengang beeinflußt, bevor das Bild $P_1 Q_1$ zustande kommt. Dadurch wird dieses Bild nach $P_1' Q_1'$ in die Ebene B_1', die gleichzeitig die Blendenebene des Okulars ist, verlagert. Sowohl $P_1' Q_1'$ als auch $P_1 Q_1$, letzteres bei herausgenommenem Okular, sind reelle vergrößerte Bilder des Objektes PQ. Maßgebend für die Einzelvergrößerung des Objektives ist aber nur die Größe des Bildes $P_1 Q_1$, die noch nicht durch die Kollektivlinse des Okulars verändert ist. Die Augenlinse des Okulars bildet nun das Zwischenbild $P_1' Q_1'$ praktisch nach Unendlich ab, so daß schließlich beim Einblick in das Mikroskop auf der Netzhaut die Bildpunkte P_2 und Q_2 entstehen. Für das Auge scheinen die abbildenden Strahlen aus den Richtungen P_x und Q_x, entsprechend $b_1 \to a_1$ in Abb. 204 (S. 460), zu kommen. Man bezeichnet als Vergrößerung des Mikroskops das Verhältnis des Abstandes zwischen P_x und Q_x, gemessen in 25 cm Entfernung vom Auge (deutliche Sehweite), zur bekannten Länge PQ im Objekt.

Die Gesamtvergrößerung eines Mikroskops setzt sich aus den Einzelvergrößerungen von Objektiv und Okular zusammen. Das vom Objektiv mit einem bestimmten Abbildungsmaßstab[1] entworfene Bild $P_1 Q_1$ wird mit dem Okular wie mit einer Lupe betrachtet und nachvergrößert. Demnach ist:

Vergrößerung des Mikroskops = Abbildungsmaßstab des Objektivs × Lupenvergrößerung des Okulars.

Diese Werte sind den Objektiven und Okularen aufgraviert und somit ist die Gesamtvergrößerung des Mikroskops als ihr Produkt leicht zu errechnen. Bei Mikrophotographie und Mikroprojektion interessiert der Abbildungsmaßstab des mit dem Okular statt auf der Netzhaut auf einer photographischen Platte oder einer Bildwand entworfenen Bildes. Hierfür muß zusätzlich die Bildweite als Entfernung von der Austrittspupille A des

---

[1] Das Wort „Abbildungsmaßstab" wird gebraucht, wenn reelle Bilder entstehen, das Wort „Lupenvergrößerung" oder einfach „Vergrößerung", wenn, wie bei einer Lupe, ein virtuelles Bild entsteht.

Mikroskops bis zur Auffangebene gemessen werden. Für gröbere Messungen genügt es, die Entfernung vom Tubusrand aus zu bestimmen.

Man findet, daß der Abbildungsmaßstab bei einer Bildweite von 25 cm (deutliche Sehweite) zahlenmäßig der Vergrößerung des Mikroskops gleich ist, und berechnet ihn wie folgt:

$$\text{Abbildungsmaßstab des Mikroskops} = \text{Vergrößerung des Mikroskops} \times \frac{\text{Bildweite in cm}}{25 \text{ cm}}.$$

Die Abbildung eines Objekts durch das Mikroskop soll objektähnlich sein. Eine solche Ähnlichkeit kann man nur mit Hilfe von Objekten bekannter Beschaffenheit, also Liniengruppen und anderen Zeichnungen feststellen. Dabei hat sich gezeigt, daß die Bildähnlichkeit mit der Aufnahmefähigkeit des Objektivs für die vom Objekt kommenden Strahlen wächst; sie ist abhängig von der sog. Öffnung oder dem Öffnungswinkel des Objektivs. Darunter versteht man bei einer Linse oder einem Linsensystem den Winkel, der mit dem Objektpunkt (das Objekt liegt nicht im Brennpunkt!) als Scheitel von den äußersten, die Linse oder das System durchdringenden Randstrahlen gebildet wird. Das wird klarer bei Betrachtung von Abb. 212.

Ist Punkt o in der Achse op des optischen Systems mit der Frontlinse ll' scharf eingestellt und sind die Strahlen ol und ol' die in dieses System gelangenden Randstrahlen,

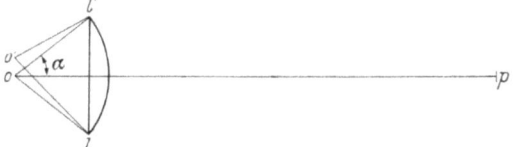

Abb. 212. Getrennte Wahrnehmbarkeit der benachbarten Punkte o und o'; α halber Öffnungswinkel des mit der Frontlinse ll' verbundenen optischen Systems; p Austrittspupille desselben.

p seine Austrittspupille, so werden um so feinere Einzelheiten des mikroskopischen Bildes wahrnehmbar sein, je kleiner die Entfernung des nächsten von o noch getrennt wahrnehmbaren Punktes o' ist. Die von o und o' nach p gelangenden Strahlen müssen einen bemerkbaren Gangunterschied, mindestens also von einer Wellenlänge (λ) besitzen, wenn sie in p getrennt wahrgenommen werden sollen. Es läßt sich nun geometrisch zeigen, daß annähernd die Entfernung $o - o' = \dfrac{\lambda}{2 \cdot \sin \alpha}$ sein muß, wenn die beiden Punkte o und o' getrennt wahrgenommen werden sollen, λ ist dabei die Wellenlänge des benutzten Lichtes, und α, wie ersichtlich, der halbe Öffnungswinkel. Das gilt nicht allein für Mikroskope, sondern auch für Fernrohre. Die Abbildung wird also um so feinere Einzelheiten wahrnehmen lassen, je größer der Öffnungswinkel des Objektivs (denn α ist der halbe Öffnungswinkel) und je kleiner die Wellenlänge des benutzten Lichtes sind. Im blauen Licht werden daher feinere Einzelheiten wahrgenommen werden können als im gelbroten. Die Optiker sind bemüht gewesen, den Öffnungswinkel ihrer Objektive möglichst zu vergrößern. Dieses Bestreben findet jedoch seine Grenze durch die Brechungsverhältnisse der zwischen Objekt und Objektiv befindlichen Medien und vor allem der Linsen selbst. Jeder Lichtstrahl, der aus einem dünneren in ein dichteres Medium eintritt, wird nach dem Einfallslot hin abgelenkt, und umgekehrt. Trifft ein im optisch dichteren Mittel verlaufender Lichtstrahl die Grenze gegen ein optisch dünneres Mittel unter einem Winkel, der größer ist als ein bestimmter Betrag, so tritt kein Licht in das optisch dünnere Mittel; der Strahl wird total reflektiert. Dadurch können Objektive in Luft nur einen Öffnungswinkel unter 90° erreichen. Man hat daher zwischen Deckglas und Objektiv ein optisch dichteres Medium, nämlich Wasser, eingeschaltet und in dieses die Frontlinse des betreffenden Objektivs eingetaucht. So entstanden die Objektive für „Wasserimmersion". Später ging man dazu über, zwischen Deckglas und Objektiv eine Flüssigkeit zu bringen, die in ihren Brechungsverhältnissen wie Glas wirkte, also eine optisch homogene Verbindung zwischen Deckglas und Frontlinse herstellte, und nannte diese Versuchsanordnung „homogene Immersion". Bei ihr ist jede Brechung an der Vorderfläche der Frontlinse vermieden; es ist jedoch sorgfältig darauf zu achten, daß für diese Systeme stets das für sie bestimmte Immersionsöl vom richtigen

Brechungsverhältnis als Tauchflüssigkeit verwendet wird, da nur ein solches ihre Vorzüge voll gewährleistet. Abb. 213, linke Seite, zeigt die erhebliche Vergrößerung des Öffnungswinkels gegenüber der für die Verhältnisse in Luft gezeichneten rechten Seite. Will man die Leistungsfähigkeit der Immersionssysteme im Vergleich zu der der Trockensysteme durch den Öffnungswinkel ausdrücken, so muß man das Brechungsvermögen des zwischen Objektiv und Objekt befindlichen Mediums, Luft ($n = 1$), Wasser ($n = 1,3$) und homogene Flüssigkeit ($n = 1,5$), berücksichtigen. Das hat ABBE getan, indem er den Wert $n \cdot \sin \alpha$, die numerische Apertur, als Maß einführte.

Dabei ist α der Winkel, den der äußerste vom Objekt gerade noch aufgenommene Strahl (oder dessen gedachte Verlängerung) mit der optischen Achse bildet, und n der Brechungsindex des optischen Mediums (z. B. Luft, Wasser oder Zedernöl), in dem dieser Strahl zwischen Deckglas und Frontlinse verläuft. Das Auflösungsvermögen eines Objektivs steht im geraden Verhältnis zu seiner numerischen Apertur. Damit ist ein Maßstab zur Beurteilung des Abbildungsvermögens aller Objektive geschaffen.

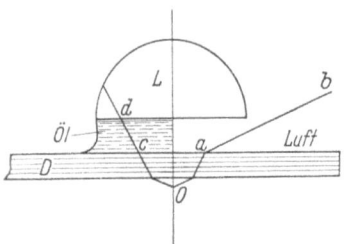

Abb. 213. Vergrößerung des Öffnungswinkels der von O kommenden Strahlen durch homogene Immersion. D Deckglas; L Frontlinse.

2. *Deckglasdicke und Tubuslänge.* Jeder optisch abweichende, wenn auch durchsichtige Körper, zwischen Objekt und Mikroskop beeinflußt das Bild. Das gilt in erster Linie für das Deckglas, mit dem das Objekt bedeckt wird. Das Deckglas wirkt überkorrigierend auf die sphärische Abweichung. Deshalb sind die Objektive aller besseren Werkstätten für eine bestimmte Deckglasdicke, in der Regel 0,15 bis 0,18 mm, sphärisch unterkorrigiert. Zur Feststellung der Dicke von Deckgläsern benutzt man bei deren Ankauf oder Verwendung ein kleines, Deckglastaster genanntes Gerät, das die Dicke bis auf 0,01 mm festzustellen gestattet. Für Objektive bis etwa 40fache Eigenvergrößerung ist der Einfluß einer abweichenden Dicke des Deckglases nicht erheblich. Bei den Trockensystemen von 4 mm ist er schon sehr merklich. Von etwa 2 mm Brennweite an werden seitens der Optiker achromatische Trockensysteme und Wasserimmersionen mit Korrektionsfassungen geliefert, deren Teilung eine Einstellung auf bestimmte Deckglasdicken gestattet. Die apochromatischen Systeme sind für Deckglasdicke (und Tubuslänge usw.) erheblich empfindlicher als die Achromate. Bei ihnen muß die Korrektion für die richtige Deckglasdicke schon bei den Trockenobjektiven 4 und 3 mm sowie bei der Wasserimmersion 2,5 mm sorgfältig bewirkt werden, wenn die Abbildung nicht erheblich verschlechtert werden soll. Weniger gut als durch eine Korrektionsfassung läßt sich der Fehler der sphärischen Abweichung bei einem Bild durch den Mikroskoptubus ausgleichen. Bei zu dünnem Deckglas genügt dazu eine geringe Verlängerung, bei zu dickem eine Verkürzung des Tubus. Die Objektive für homogene Immersion sind natürlich in weiten Grenzen unempfindlich gegen die Deckglasdicke. Sie werden daher stets ohne Korrektionsfassung geliefert. Sollten sie eine geringe sphärische Abweichung zeigen, so genügt die Regelung der Tubuslänge zu deren Beseitigung. Über Erkennung der sphärischen Über- und Unterkorrektion s. S. 470 (Prüfung des Mikroskops).

d. Beschaffenheit, Behandlung und optische Prüfung des Mikroskops

1. *Beschaffenheit und Behandlung des Mikroskops.* Das Apothekenmikroskop wird zu pharmakognostischen, mikrochemischen und medizinischen Untersuchungen, wie Prüfung der Harnsedimente und auch zur Feststellung von Bakterien, gebraucht. Die Einrichtung mit Polarisationsapparat ist speziell für mikrochemische Untersuchungen erforderlich. Zur Prüfung der Mikroskopobjektive und für bakterioskopische Zwecke ist eine Beleuchtungsvorrichtung nach ABBE neben der einfachen Spiegelbeleuchtung (am besten mit

Zylinderblenden und Schlitten) notwendig. Das Stativ des Mikroskops sei fest. Die Grob- und Feineinstellung muß ohne jede Unregelmäßigkeit sanft, aber sicher vonstatten gehen, so daß sie nicht durch geringe Zufälligkeiten aus ihrem Gang gebracht wird. Jede Bewegung am Mikroskop muß den für die sichere Bewegung bis zur beabsichtigten Stellung erforderlichen festen Gang besitzen, dabei aber leicht auszuführen sein und sich in jeder beabsichtigten Stellung ohne den kleinsten Rückgang festhalten lassen. Die Verschiebung des Mikroskoptubus, besonders wenn sie aus freier Hand in der Schiebehülse geschieht, leidet häufig durch Staub und andere Unreinigkeiten. Man entfernt diese am besten durch Abreiben mit einer Spur säurefreiem amerikanischem Vaselin. Zahnstange und Trieb werden nach Entfernung von etwa vorhandenem Schmutz durch ein Tröpfchen reinen Knochenöls leicht gangbar gemacht. Alle Metallteile müssen von Zeit zu Zeit mit einem reinen weichen Leinenlappen abgerieben werden. Niemals darf man sie mit Spiritus behandeln. Benzin ist dagegen sehr gut zum Reinigen lackierter Teile geeignet.

Das Arbeiten mit Säuren oder ätzenden Mitteln gebietet besondere Vorsicht, da sie das Aussehen des Instrumentes leicht verderben und die Metallteile angreifen.

Staub auf den optischen Teilen des Mikroskops beseitigt man mit einem feinen, trockenen Haarpinsel, indem man beim Streichen zugleich leicht über die Glasfläche bläst. Sitzt der Schmutz fest, so verwende man feingewaschene Leinwand oder einen weichen Lederlappen und feuchte das Glas etwas mit Wasser an. Lassen sich Schmutzflecken auch dann noch nicht entfernen, verwende man Benzin oder Xylol. Objektive dürfen beim Reinigen nicht auseinandergeschraubt werden. Dagegen können die Augenlinse und die Kollektivlinse eines Okulars zum Reinigen abgeschraubt werden. Die Ölimmersionen sind nach Gebrauch sofort zu reinigen, damit das Öl nicht eintrocknet. Man tupfe es mit Fließpapier oder einem Leinenläppchen ab und wische die Frontlinse mit einem weichen Lederlappen sauber. Notfalls verwende man etwas Xylol, keinesfalls jedoch Alkohol. Man fasse das Mikroskop stets am Stativ an und bewahre es außer Gebrauch am zweckmäßigsten in einem Schränkchen oder unter einer Glasglocke mit staubdichtem Abschluß auf. Das Mikroskop darf niemals im direkten Sonnenlicht stehenbleiben, da sonst durch die ungleiche Erhitzung von Metall- und Glasteilen Schäden entstehen.

An Objektiven wählt man zweckmäßig drei achromatische Trockensysteme von etwa 36, 8,5 und 4,2 mm Äquivalentbrennweite und zwei HUYGENSsche Okulare von etwa 34 mm (5fache Vergr.) und 17 mm (10fache Vergr.) Brennweite, letzteres zum Gebrauch mit Mikrometer. Diese Ausrüstung genügt für alle pharmakognostischen und mikrochemischen Untersuchungen. Für Untersuchungen auf Tuberkelbazillen ist die Beschaffung eines Apochromatsystems für homogene Immersion von 2 mm Brennweite, 1,3 numerischer Apertur und Kompensationsokular 8 zu empfehlen. Bei der Benutzung wird die hohe Apertur nur dann ausgenutzt, wenn sowohl die Frontlinse des ABBESCHEN Beleuchtungsapparates durch Immersionsöl mit der Unterseite des Objektträgers als auch die Oberseite des Deckgläschens mit der Frontlinse des Objektivs optisch homogen verbunden sind und das trockene Bazillenpräparat gleichfalls in Immersionsöl liegt. Man beobachtet dann bei etwa 1000facher Linearvergrößerung.

Die Längenvergrößerung der Trockenobjektive wird in der auf S. 466 beschriebenen Weise bestimmt. Man erhält damit folgende Werte:

	Objektiv 36 mm	Objektiv 8,5 mm	Objektiv 4,2 mm
Okular 34 mm	26	107	300
Okular 17 mm	52	214	600

Stellt man die Trockenobjektive mit dem schwachen Okular (34 mm) auf ein geeignetes Objekt, sei es nun ein pflanzliches Produkt wie Stärkemehl oder seien es die Streifen der ABBESCHEN Testplatte, scharf ein, so kann man den freien Objektabstand, d. h. den Abstand der unteren Fläche der Objektivfassung vom Objekt, mit Hilfe eines feinen Zirkels oder eines ebenen, in Millimeter eingeteilten Metallkeiles von 5 cm Länge und 5 mm Höhe bei Teilstrich 50 mm, die Ausdehnung des Sehfeldes mit Hilfe eines geeigneten Maßstabes nachmessen. Beide Maße dürfen nicht zu klein sein. Einem geringeren Objektabstand entspricht meist ein größeres und daher etwas dunkleres Sehfeld. Keinesfalls darf der freie Objektabstand so gering sein, daß die Verwendung mittelstarker Deckgläser beeinträchtigt wird. Gute Instrumente erster Firmen zeigen mit Okular 34 mm etwa folgende Maße:

Brennweiten der Objektive	36 mm	8,5 mm	4,2 mm
Freier Objektabstand	4,0	4,0	0,7
Durchmesser des Sehfeldes	5,2	1,5	0,5

Diese Maße geben nur einen annähernden Anhaltspunkt, ob die Leistungen der Mikroskope guter Firmen erreicht sind. Das Wesentlichste bleibt immer die optische Prüfung.

2. Die optische Prüfung des Mikroskops. Sie geschieht durch Feststellung der für die Leistungsfähigkeit wichtigsten Konstanten und Bestätigung dieser Werte durch Testobjekte, die bekannte Strukturen zeigen müssen.

α. Im allgemeinen ist dabei noch folgendes vorauszuschicken: Die Zentrierung der Linsen ist wichtig. Alle Linsenscheitel und ihre Kugelzentren müssen in einer Geraden, der optischen Achse des Mikroskops liegen. Bei schlecht zentrierten Systemen kommen die Bilder der einzelnen Linsen nicht vollständig zur Deckung und das Gesamtbild erscheint daher verwaschen. Das Bild muß klar und rein bis zum Rande des Sehfeldes, dabei zart und scharf gezeichnet in allen Einzelheiten erscheinen. Bei möglichst vollkommener Vereinigung der Teilbilder aus allen Zonen der Linsen ist das für ein und dieselbe Einstellung auch in schiefer Beleuchtung der Fall. Sind die Linsen nicht richtig zentriert, unregelmäßig in ihrer Form, fehlerhaft in ihrer Masse oder ihrer Politur, so bemerkt man eine ungleichseitige optische Wirkung. Auch Trübungen der Kittflächen können solche hervorrufen. Material- und Politurfehler bemerkt man am besten bei Betrachtung der Linsen in einem auf diese gerichteten Strahl intensiven Lichtes, der so begrenzt wird, daß das Licht nur den zu prüfenden Gegenstand trifft.

In der Regel ist das Sehfeld eines Mikroskops ganz schwach gewölbt, d.h. man sieht bei scharfer Einstellung der Mitte die Gegenstände am Rande nicht ganz scharf und umgekehrt. Diese Wölbung des Sehfeldes muß bei Einstellung auf die zwischen Mitte und Rand eines Sehfeldes befindlichen Gegenstände nahezu verschwinden oder nur einem sehr geübten Auge bemerkbar sein. Eine Verzerrung des Bildes durch ungleiche Vergrößerung der Rand- und Mittelpartien darf nicht stattfinden. Man prüft darauf, indem man auf eine gerade Linie, z.B. der ABBEschen Testplatte, einstellt und diese durch das Sehfeld führt. Die Linie muß überall gerade gesehen werden. Erscheint die Linie am Rande nach der Mitte hin gekrümmt, so ist die Vergrößerung am Rande stärker; erscheint sie am Rand nach außen hin gekrümmt, so ist die Vergrößerung am Rande schwächer als in der Mitte.

β. Prüfung mit der ABBEschen Testplatte (Apertometer). Die Testplatte ist ein Objektträger mit sechs an der unteren Seite versilberten Deckgläsern, in deren Silberschicht Gruppen zarter paralleler Linien eingeritzt sind, die schon mit den schwächsten Vergrößerungen unterschieden werden können, deren Ränder aber wegen der kaum meßbaren Dicke des Silberniederschlages auch noch für die stärksten Objektive ein empfindliches Testobjekt sind. Die Dicke der Deckgläser ist genau bestimmt und angegeben. Sie ist von 0,09 bis 0,24 mm abgestuft. Die Deckgläser sind nebeneinander auf den Objektträger gekittet. Man benutzt die Testplatte am besten mit dem ABBEschen Beleuchtungsapparat, weil dieser einen raschen Wechsel zwischen schiefer und gerader Beleuchtung dadurch gestattet, daß man die entsprechend zugezogene Irisblende mittels ihres Triebes senkrecht zur Richtung der Linien auf der Testplatte aus der Achse heraus und wieder zurückführt. Immersionssysteme müssen dabei durch die für sie bestimmte Tauchflüssigkeit mit dem Deckglas verbunden werden. Die Ausführung der Prüfung geschieht bei heller Beleuchtung mit starkem Okular. Durch die Prüfung mit der Testplatte sollen die Objektive auf ihre sphärischen und chromatischen Abweichungen untersucht und die Deckglasdicke bestimmt werden, für die die sphärische Abweichung eines Objektivs am besten korrigiert ist.

Um ein Objektiv von größerer Apertur zu untersuchen, stellt man nacheinander auf die Liniengruppen der verschiedenen Deckglasdicken ein und beobachtet jedesmal zunächst in der Mitte des Sehfeldes die Beschaffenheit der Bilder und deren Veränderungen, wenn man abwechselnd zentrales und möglichst schiefes Licht gibt. Sobald für die Deckglasdicke der eingestellten Linien vollkommene Verbesserung der sphärischen Abweichung besteht, müssen bei schiefem Licht die Umrisse des Silbers in der Mitte des Sehfeldes völlig scharf sichtbar bleiben, ohne daß neblige Säume auftreten oder die Ränder ein verschwommenes Aussehen erhalten. Auch wenn man nach genauer Einstellung der Linien mit schiefem Licht zur zentralen Beleuchtung übergeht, darf keine Veränderung der Einstellung nötig werden, um die Umrisse wieder in voller Schärfe zu erhalten. Benutzt man ein zu dickes Deckglas und geht von zentraler Beleuchtung zu schiefer über, so sieht man den oberen Rand der Silberstreifen undeutlich werden. Es kommt ein Schleier von oben herab. Bei zu dünnem Deckglas kommt der Schleier von unten herauf. Bei richtiger Deckglasdicke (und Tubuslänge) bleiben die Ränder der Silberstreifen scharf. Bei richtiger Deckglasdicke deuten neblige Säume nach dem Übergang zu schiefer Beleuchtung auf sphärische Überverbesserung der Randzone, mangelhafte Schärfe der Umrisse ohne auffällige neblige Säume auf Unterverbesserung der Randzone. Ist verschiedene Einstellung für schiefe und für gerade Beleuchtung erforderlich, so besteht ein Höhenunterschied zwischen dem Bild der Rand- und der Mittelteile des Linsensystems. Die Bilder dieser Zonen fallen ungenügend zusammen. Dies kann sowohl von Über- oder Unterverbesserung oder auch von unregelmäßigen Fehlern der Strahlenvereinigung herrühren. Objektive mit kleinerer Apertur sind weniger empfindlich gegen die Dicke des angewandten Deckglases als solche mit größerer.

Die Prüfung der chromatischen Abweichung gründet sich auf die Beschaffenheit der Farbensäume, die bei schiefer Beleuchtung sichtbar werden. Gut verbesserte Achromate zeigen an den Rändern der Silberstreifen in der Mitte des Sehfeldes nur schmale Farbensäume in den komplementären Farben des sekundären Spektrums, und zwar auf der einen Seite Gelblichgrün bis Apfelgrün, auf der anderen Seite Violett bis Rosa. Je vollkommener die sphärische Abweichung verbessert ist, um so reiner treten diese Farbensäume auf. Ist die chromatische Abweichung nicht genügend verbessert, so treten andere Farben, z. B. Blau und Rot, auf.

Da die Achromate nicht gleichmäßig farbenfrei gebaut werden können, so verlegt man bei ihrer Berechnung die Zone der besten Achromasie weder in die Achse noch in die Randzone, sondern in eine mittlere Zone der Öffnung, so daß das betreffende System für die Mittelstrahlen unter- und für die äußersten Randstrahlen überverbessert erscheint. Dabei tritt, auch wenn das Glas jeder einzelnen Linse völlig farblos ist, oft eine schwache allgemeine Färbung des Sehfeldes auf, die stören kann, wenn sie deutlich gelb ist. Man verbessert daher lieber nach Blau, jedenfalls aber so schwach, daß die Beurteilung von Färbungen eines Objekts nicht beeinträchtigt wird.

Bei den Apochromaten müssen auch die Farben des sekundären Spektrums in der Mitte des Sehfeldes verschwinden. Das Sehfeld der Apochromate mit Kompensationsokular zeigt einen schmalen gelben Rand, der nicht zu beanstanden ist.

γ. Die Bestimmung der numerischen Apertur geschieht am besten mit Hilfe des in Abb. 214a und b von oben und von der Seite abgebildeten Apertometers nach ABBE. Man legt die halbkreisförmige Apertometerplatte mit der Teilung nach oben auf den Objekttisch des Mikroskops, ohne den Mikroskopspiegel zu benutzen, und stellt mit dem zu untersuchenden Objektiv und beliebigem Okular auf das kleine Loch in dem Silberscheibchen ein. Immersionssysteme werden in der für sie bestimmten Tauchflüssigkeit untersucht. Auf den Rand der Platte legt man nahe der Mitte des Halbkreises die beiden aus geschwärzten Blechplättchen bestehenden Zeiger so auf, daß die Spitzen der Rundung anliegen. Bei geringen Öffnungen kehrt man die Spitzen einander zu, bei solchen über 0,7 voneinander ab, so daß man deutlich sehen kann, ob ihr Bild den Rand des Sehfeldes berührt. Die nach vorn gerichtete Rundung der Apertometerscheibe muß mit möglichst waagrecht auffallendem Licht hell erleuchtet sein, so daß man das an der schräg abgeschliffenen Seite der Platte durch das Loch in dem Silberscheibchen nach dem Objektiv hin gespiegelte Bild beider Spitzen gut sehen kann. Nun schraubt man in das Gewinde am unteren Ende der Auszugsröhre des Mikroskops das dem Apertometer beigegebene Hilfsobjektiv mit der Blendenscheibe nach oben, setzt das Okular auf und stellt durch vorsichtiges

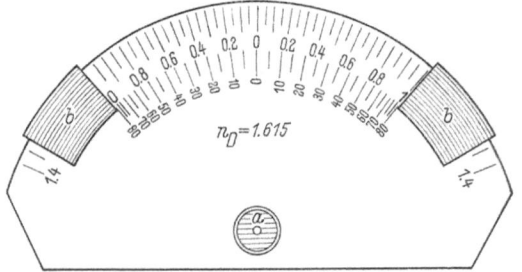
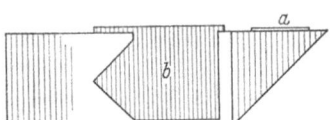

Abb. 214a. Apertometer nach ABBE, Ansicht von oben.   Abb. 214b. Seitenansicht.

Einschieben des Auszugsrohres bei unveränderter Stellung des bereits eingestellten Objektivs das Bild der Zeigerspitzen ein. Man verschiebt jetzt die Zeiger, die der Platte stets anliegen sollen, bis ihre Spitzen eben den Rand des Sehkreises berühren und liest bei beiden Zeigern die Stellung des Randes der oberen Zeigerplatten an den beiden Teilungen ab. Die halbe Summe der beiden Ablesungen an der äußeren, dem Rande näher liegenden Teilung ist gleich der numerischen Apertur des untersuchten Objektivs. Die Summe der beiden Ablesungen an der inneren Winkelteilung ist gleich seinem Öffnungswinkel in Luft oder auf Luft bezogen. Es ist jedoch darauf zu achten, daß nicht die Blende im Okular das mit dem Hilfsmikroskop sichtbare Bild des hellen Kreises einenge. Deshalb prüft man zweckmäßig mit verschiedenen Okularen, die man im allgemeinen um so stärker wählen kann, eine je kürzere Brennweite das zu untersuchende Objektivsystem hat.

Die Bestimmung niedriger Aperturen erfolgt ohne Hilfsmikroskop und ohne Okular. Man stellt mit Okular auf das Loch in der Silberschicht ein und betrachtet ohne Okular die Zeigerspitzen durch das zentrale Loch einer auf den Tubus gelegten Blende aus geschwärztem Blech oder Pappe, die man sich selbst anfertigen kann.

Die numerische Apertur liefert das Maß für das Auflösungsvermögen eines Mikroskops in bezug auf Einzelheiten, die nebeneinander in einer Ebene liegen (laterales Auflösungsvermögen). Kommt es jedoch darauf an, in die Tiefe zu dringen, also die übereinanderliegenden Schichten eines dickeren Gegenstandes gleichzeitig zu sehen, diesen Gegenstand perspektivisch zu mustern, so ist das nur durch Objektive mit geringeren Aperturen möglich. Beide Eigenschaften weitgehend zu vereinigen, ist nicht möglich. Schwache Systeme wählt man in der Regel mit geringerer Apertur, starke mit großer, denn bei diesen wird ohnehin die Tiefenwirkung oder Fokustiefe (axiales Auflösungsvermögen) weniger zur Geltung kommen. Jedenfalls muß die vom Hersteller gewährleistete Apertur bei der Prüfung vorliegen.

δ. Prüfung mit Testobjekten (Probeobjekten). Als verbreitetste Probeobjekte, die auch gewöhnlich in richtiger Beschaffenheit von den besseren Optikern ihren Mikroskopen beigegeben werden, dienen Schmetterlingsflügelschuppen und Kieselpanzer von Diatomeen:

1. Flügelschuppen von Weibchen der Epinephele janira [Hipparchia janira (Abb. 215)] zeigen bei etwa 36facher Vergrößerung feine Längsstreifen, die etwa $2\,\mu$ ($1\,\mu = 0{,}001$ mm) voneinander entfernt sind. Bei 290facher Vergrößerung und gerader Beleuchtung sieht man feine, weniger als $1\,\mu$ voneinander entfernte Querstreifen. 900fache Vergrößerung zeigt die

Längsstreifen als Bänder, in denen kleine Rundungen enthalten sind. Auch die Querlinien werden in Streifen aufgelöst, zwischen denen rundliche Körperchen nebeneinander liegen.

2. Die Kieselpanzer von Pleurosigma angulatum (Abb. 216) zeigen bei etwa 290facher Vergrößerung mit Objektiven von mehr als 0,80 numerischer Apertur und gerader Beleuchtung Streifungen nach drei Richtungen, nämlich zwei Streifungen, die sich unter einem Winkel von etwa 58° schneiden und symmetrisch gegen die Mittelrippe verlaufen, sowie senkrecht zur Mittelrippe stehende Streifen, alle mit etwa 0,5 µ Entfernung voneinander. Dadurch wird der Eindruck hervorgerufen, als ob die Schale sechseckig gefeldert sei. Gute Apochromate zeigen die Felder als runde Perlen.

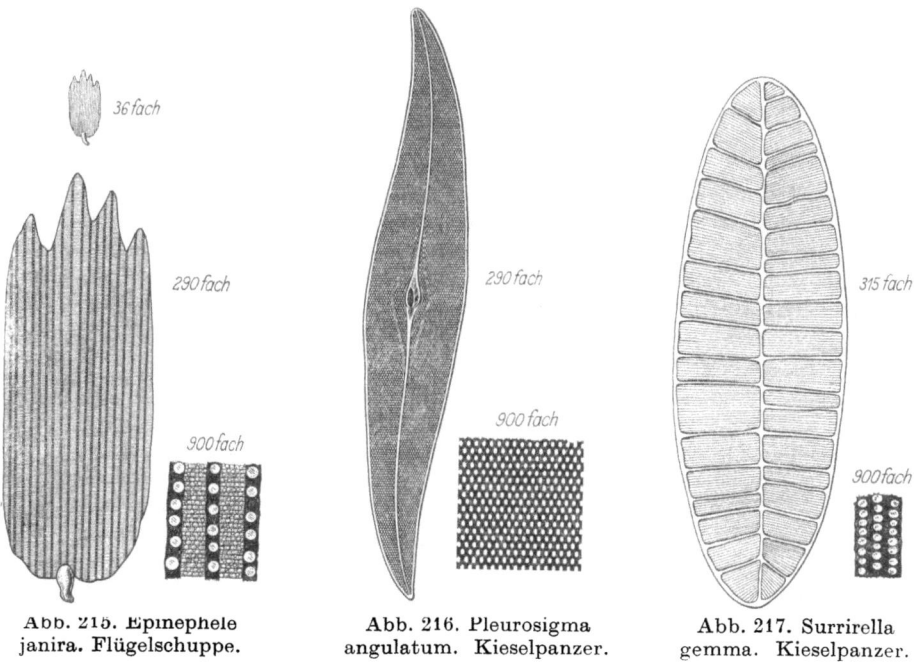

Abb. 215. Epinephele janira. Flügelschuppe.

Abb. 216. Pleurosigma angulatum. Kieselpanzer.

Abb. 217. Surrirella gemma. Kieselpanzer.

3. Die Kieselpanzer von Surrirella gemma dienen besonders zur Prüfung der Systeme für homogene Immersion. Sie zeigen (Abb. 217) bei etwa 315facher Vergrößerung und guten Trockensystemen unregelmäßige Querleisten, denen sehr feine Linien parallel gehen. Objektive für homogene Immersion lösen bei gerader Beleuchtung die Querstreifen in Reihen von ovalen Punkten auf. Schiefes Licht bringt hier, wie bei Pleurosigma, den Eindruck weiterer Streifungen hervor, die stets mehr oder minder senkrecht zu den beleuchteten Strahlen erscheinen.

e. Vorbereitung von Drogen zur mikroskopischen Untersuchung

1. Aufweichungsmittel. Da die zu prüfenden Drogen beim Trocknen gewöhnlich stark zusammenschrumpfen und in ihrer Form verändert sind, müssen sie vorher aufgeweicht werden. Für die meisten Zwecke ist eine Mischung aus gleichen Teilen Glycerin, Alkohol und Wasser, in die man die Stücke, je nach Größe und Härte, ein oder mehrere Tage einlegt, sehr geeignet. Für manche Zwecke verdient Wasser den Vorzug.

Bei jeder Behandlung der Präparate mit Flüssigkeiten hat man zu berücksichtigen, daß dadurch Inhaltsstoffe gelöst werden können, die dann nicht mehr oder nicht mehr am ursprünglichen Ort gefunden werden.

2. Einbettungsmittel. Um leicht zerbrechliche Objekte (manche Rinden) zum Schneiden geeignet zu machen, legt man sie trocken in die unter Gossypium angeführte Gelatine-Gummilösung. Um die Luft auszutreiben, wird erwärmt, oder man bringt auf die Querschnittfläche eines passend zugeschnittenen Stückes (Wurzel, Stengel oder Rinde) einige Tropfen der gleichen Lösung und wiederholt dies öfters. – Die Objekte werden dann getrocknet und geschnitten. Objekte von lückigem Gefüge (manche Früchte, Gallen) bettet man zum Schneiden in Paraffin ein.

3. Beobachtungsflüssigkeiten. Bei der Wahl geeigneter Flüssigkeiten ist zu berücksichtigen, daß sie nicht lösend auf Substanzen wirken dürfen, an deren Nachweis man besonders interessiert ist (Wasser auf Schleim oder Zucker). Am meisten eignet sich Wasser, dann verdünntes Glycerin (1 T. Glycerin, 3 T. Wasser) für Schleimnachweis, z.B. konz. Glycerin und hochprozentiger Alkohol, dem man dann unter dem Mikroskop allmählich Wasser zusetzt, um die Schleime nach und nach zum Quellen zu bringen.

Um die oft sehr störenden Luftblasen aus den Objekten zu entfernen, legt man die Objekte einige Minuten in frisch ausgekochtes Wasser oder in Alkohol und bewegt sie mit der Nadel hin und her.

4. Aufhellungsmittel. Trotz des Aufweichens und der lösenden Wirkung der Beobachtungsflüssigkeit bleiben manche Objekte so dunkel oder so sehr mit störenden Bestandteilen erfüllt, daß man sie aufhellen muß. Durch das Aufhellen werden manche das Bild trübende Zellinhaltsstoffe gelöst und dadurch wird das Gewebe klarer und durchsichtiger gemacht. Für die meisten Zwecke ist starke Chloralhydratlösung (Chloralh. 3 : Wasser 2) geeignet, in die man die Objekte, je nach ihrer Beschaffenheit, einige Minuten bis Stunden einlegt, indem man sie von Zeit zu Zeit auf ihre Entfärbung und Durchsichtigkeit kontrolliert. Schwaches, vorsichtiges Erwärmen beschleunigt die Aufhellung. Die Lösung entfernt fast alle Farbstoffe, Stärke, Aleuron u.a.m. Es ist aber daran zu erinnern, daß sie, wenn sie älter und stark sauer ist, auch Calciumoxalat lösen kann. In diesem Fall macht man die Lösung fast neutral. Für den gleichen Zweck wird eine Lösung von Natriumsalicylat in der gleichen Menge Wasser empfohlen. Diese Lösungen wirken stark lösend, stellen aber die ursprüngliche Form der zusammengefallenen Zellen nicht wieder her. Hierzu verwendet man Kali- oder Natronlauge (15%ige Lösung). Da diese aber auf Zellwände stark quellend wirken, ist für die meisten Zwecke alkoholische Kali- oder Natronlauge vorzuziehen. Zu Präparaten in Chloralhydratlösung lassen sich zur weiteren Untersuchung Salzsäure, Eisen-(III)-chloridlösung, Essigsäure, Jodjodkaliumlösung, Chlorzinkjodlösung, Phloroglucin-Salzsäure ohne auszuwaschen sogleich zusetzen, was bei der Kali- wie Natronlauge nicht immer möglich ist. Zur Entfernung von Fetten (z.B. in Samen) zieht man die Schnitte mit Äther, Benzol usw. aus. Das gilt auch für die Untersuchung von Pulvern. Zur raschen Entfernung störender Stärke in einem Schnitt legt man diesen in einen Tropfen konzentrierte Salzsäure, die allerdings auch anderweitig stark lösend wirkt (z.B. Kalksalze).

f. Das Messen mikroskopischer Objekte

Das Messen mikroskopischer Objekte stellt in vielen Fällen ein wichtiges diagnostisches Hilfsmittel dar, da sich ähnlich aussehende Objekte (z.B. Stärkekörner) häufig nur durch ihre unterschiedliche Größe voneinander unterscheiden lassen. Für die eingehende mikroskopische Bearbeitung unbekannter Drogen ist die Größenangabe von Zellen, Zellwänden, Haaren, Spaltöffnungen usw. erforderlich. Die Kenntnis der Größenverhältnisse ist ferner eine unbedingte Voraussetzung, um auch in Pulvergemischen die einzelnen Bestandteile auseinanderhalten zu können.

Die Größe mikroskopischer Objekte wird in Mikron (1 Mikron = 1 μ = 1/1000 mm) ausgedrückt.

Das Messen selbst erfolgt mit dem sog. Okularmikrometer, in das ein feines Glasplättchen mit einem eingeritzten oder aufphotographierten Maßstab eingelegt ist. Aus der Anzahl der Teilstriche, die das Objekt bei der Betrachtung mißt, kann man durch einfaches Multiplizieren mit dem für jedes Objektiv und eine bestimmte Tubuslänge charakteristischen

„Mikrometerwert" die Größe des mikroskopischen Objekts berechnen. Dieser Mikrometerwert kann selbst mit Hilfe eines sog. Objektmikrometers bestimmt werden. Es handelt sich hierbei um einen Objektträger, der eine feine Skala (meist 1 mm in 100 Teile geteilt) aufweist. Man legt das Objektmikrometer unter das Mikroskop und stellt den Tubus mit der Mikrometerschraube so ein, daß die Skalenteilungen von Okular- und Objektmikrometer in der Mitte des Sehfeldes nebeneinander zu liegen kommen (s. Abb. 218). Man vergleicht beide Teilungen miteinander und ermittelt, wieviele Teile x des Objektmikrometers auf Teile y des Okularmikrometers treffen.

In dem in Abb. 218 wiedergegebenen Falle entsprechen 100 Teilstriche des Mikrometerokulars (links) 122 Teilstrichen des Objektmikrometers (rechts). 1 Teilstrich des Mikrometerokulars entspricht somit 122/100 Teilstrichen des Objektmikrometers. Da jeder Teilstrich des Objektmikrometers 1/100 mm darstellt, so bedeutet ein Teilstrich des Mikrometerokulars $122/100 \times 1/100$ mm $= 12{,}2\,\mu$. Der Mikrometerwert beträgt $12{,}2\,\mu$.

Für feinste Messungen unter dem Mikroskop verwendet man das Schraubenmikrometerokular, mit dem eine weit höhere Meß- und Ablesegenauigkeit erreicht wird.

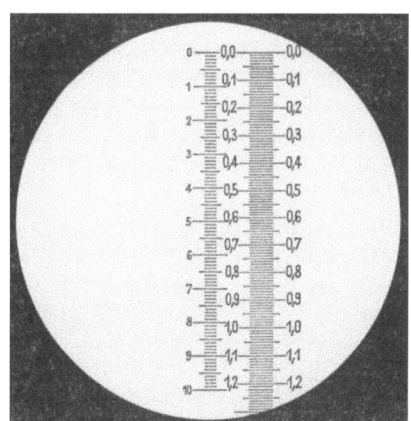

Abb. 218. Feststellen des Mikrometerwertes.
Die Teilung in der Mitte des Sehfeldes (Gravierung 0 bis 10) ist die feststehende Teilung des Okulars, die Teilung rechts daneben der sichtbare Teil des Objektmikrometers. 1,22 mm des Objektmikrometers entsprechen 100 Teilstrichen des Okularmikrometers: Mikrometerwert = $12{,}2\,\mu$.

g. Untersuchung der Zellwände

Bestehen diese nur aus Cellulose, so werden sie mit Jod und Schwefelsäure blau angefärbt. Man legt den Schnitt einige Minuten in Jodjodkaliumlösung (s. S. 476), saugt dann die Flüssigkeit mit Filtrierpapier möglichst vollständig ab und läßt, nachdem das Deckgläschen aufgelegt und das Präparat unter das Mikroskop gelegt ist, vom Rande einen Tropfen konzentrierter Schwefelsäure zufließen. Cellulose wird schön blau, löst sich aber meist schnell. Nicht stark lösend wirkt die nach v. HÖHNEL verdünnte Schwefelsäure (1 Vol. Wasser, 2 Vol. Glycerin, 3 Vol. konz. Schwefelsäure). Um mit einer Flüssigkeit auszukommen, legt man die Schnitte in Chlorzinkjodlösung (25 T. Zinkchlorid und 8 T. Kaliumjodid werden in 8,5 T. Wasser gelöst und Jod bis zur Sättigung zugegeben). Die Färbung ist nicht rein blau, sondern violett und tritt oft langsam ein.

α) *Cellulosemembranen* werden von Kupferoxidammoniak (s. u. Gossypium) gelöst.

β) *Verholzte Zellwände* werden von den genannten Jodreagentien gelb bis braun gefärbt. Phloroglucin und konzentrierte Salzsäure färben sie schön rot. (Man befeuchtet das Präparat mit 1 bis 2 Tr. einer 1- bis 5%igen alkoholischen Phloroglucinlösung, läßt den Alkohol etwas abdunsten und setzt 1 bis 2 Tr. Salzsäure zu.) Anilinsulfat gibt eine Gelbfärbung – Kupferoxidammoniak löst nicht.

γ) *Verkorkte Membranen und die Cuticula* ergeben mit Chlorzinkjodlösung eine Gelbbraunfärbung. In Sudanglycerin entsteht nach schwachem Erwärmen eine orangerote Färbung. In konzentrierter Schwefelsäure oder Chromsäure sind verkorkte Membranen unlöslich.

h. Untersuchung der Zellinhaltsstoffe

1. Protoplasma. Die zahlreichen Methoden zum Studium des Protoplasmas sind meist für den Pharmakognosten wenig wertvoll, da er es immer mit dem toten und durch Eintrocknung stark veränderten Protoplasten zu tun hat. Es wird durch Jodreagentien gelb bis braun gefärbt und nimmt auch sonst reichlich Farbstoffe auf. Dasselbe gilt auch für den Zellkern, der Farbstoffe noch reichlicher speichert als das Plasma, so Jod, Borax-Carmin [4 T. Borax und 2 bis 3 T. Carmin werden in 93 T. Wasser gelöst, dann 100 T. Alkohol (70 Vol.-%) zugegeben und filtriert], DELAFIELDS Hämatoxylin (4 T. Hämatoxylin werden in 26 T. Alkohol gelöst, 400 T. einer konzentrierten Lösung von Ammoniumalaun zugegeben, 3 bis 4 Tage am Licht stehengelassen, dann filtriert, 100 T. Glycerin und 100 T. Methylalkohol zugegeben, wieder einige Tage stehengelassen und filtriert).

2. Pflanzenschleim, in Wasser löslich oder doch stark darin aufquellend (vgl. Beobachtungsflüssigkeiten). Der so behandelte Schleim zeigt häufig Schichtung. Mit Chlorzinkjodlösung farblos oder gelblich, orange oder violett, im ersteren Fall echter Schleim, im letzteren Celluloseschleim. Mit stark verdünnter wäßriger Tuschelösung färben sich Zellwände und Protoplasma dunkelschwarz an, so daß sich die Schleimkügelchen deutlich abheben.

3. Stärke wird mit Jodreagentien blau oder violett, in seltenen Fällen mehr rötlich (Amylodextrin). Man verwendet Jodjodkaliumlösung (1% Jod, 1 bis 2% Kaliumjodid) oder am besten Jodwasser, da Lösungen, die viel Jod enthalten, meist so stark färben, daß die dann schwarzen Körnchen mit anderen dunkelgefärbten Inhaltsstoffen verwechselt werden können. Zum noch schärferen Nachweis kleinster Mengen Stärke ist Chloraljodlösung (Chloralhydratlösung mit Zusatz von fein verriebenem Jod) vorzuziehen. Die Jodstärke ist in Chloralhydratlösung unlöslich. LAGERHEIM schlägt Jodmilchsäure vor (erhalten durch Auflösung eines Jodsalzes in heißer Milchsäure).

4. Inulin, z.B. in Kompositen und Violaceen, bildet in trockenen Drogen strukturlose Klumpen. Legt man frische Pflanzenteile (Dahliaknollen) in Alkohol, so erhält man es in Form schöner Sphärokristalle. Es ist in Wasser löslich. Wenn man einen Schnitt, der Inulin enthält, mit 10%iger alkoholischer α-Naphthollösung betupft, dann einen Tropfen konzentrierter Schwefelsäure zugibt und nach Bedecken mit dem Deckglas gelinde erwärmt, so entsteht Violettfärbung (Zuckerreaktion).

5. Zucker. Man verwendet die soeben genannte Reaktion, die Rohrzucker, Milchzucker, Glucose, Lävulose und Maltose anzeigt, aber auch aus Glykosiden abgespaltene Zucker sowie manche Proteinstoffe, Kreatin und Vanillin.

Zum Nachweis von Glucose (aber auch Lävulose und Lactose) bringt man nicht zu dünne Schnitte zuerst in eine konzentrierte Lösung von Kupfersulfat, spült dann mit Wasser ab und bringt in eine siedende Lösung von 10 T. Seignettesalz und 10 T. Ätzkali in 10 T. Wasser. In den zuckerhaltigen Zellen scheidet sich Kupfer(I)-oxid aus.

Rohrzucker reduziert die Kupferlösung selbst bei gelindem Kochen nicht. Erst bei längerem Kochen tritt infolge der Bildung von Invertzucker Reduktion ein. – Zum direkten Nachweis von Rohrzucker bringt man die Schnitte kurze Zeit in eine konzentrierte Lösung von gleichen Teilen Ätzkali und Wasser. Innerhalb der zuckerhaltigen Zellen tritt eine himmelblaue Färbung ein. (Junge Zellmembranen werden häufig ebenfalls blau.)

6. Aleuronkörner. Es ist in den meisten Fällen notwendig, das Fett aus den Samen durch Extraktion der Schnitte mit Äther oder Benzol zu entfernen. – Da die Körner vielfach in Wasser teilweise löslich sind, beobachtet man sie zunächst in Glycerin-Alkohol oder fettem Öl (in welchem die Globoide dann wie Vakuolen im Korn erscheinen). – Um sie gegen Lösungsmittel (Wasser) zu fixieren, legt man die Schnitte einige Zeit in alkoholische Sublimat- oder Pikrinsäurelösung.

Für das Sichtbarmachen der einzelnen Teile der Körner (Membran, Grundmasse, Globoide aus dem Calcium- und Magnesiumsalz einer gepaarten Phosphorsäure mit organischem Paarling, Eiweißkristalle, Kristalle von Calciumoxalat) ist folgendes zu beachten: Die Grundmasse löst sich in Wasser oder 10%iger Kochsalzlösung oder 10%iger Natriumcarbonatlösung, stets in verdünnter Kalilauge, verdünnter Ammoniakflüssigkeit und phosphorsaurem Natrium (besonders zu empfehlen). Die Hüllmembran bleibt für län gere Zei ungelöst. Um sie sichtbar zu machen, ist Behandeln mit Kalkwasser zu empfehlen. Die Eiweißkristalle sind in Wasser unlöslich, ebenso in phosphorsaurem Natrium, dagegen löslich in verdünnter Kalilauge. Sie färben sich, wie das ganze Korn, mit Jod gelb bis braun, mit Eosin rot (nach Fixierung mit Sublimat), mit Osmiumsäure (1 : 100) gewöhnlich schön braun. Die *Globoide* treten bei der Beobachtung in Öl als Vakuolen hervor. Sie sind unlöslich in verdünnter Kalilauge, löslich in 1%iger Essigsäure, in konzentrierter Lösung von Natriumphosphat, in Pikrinsäure [damit gehärtete Schnitte (vgl. 6) lassen daher anstelle der Globoide Löcher erkennen].

Wenn man Schnitte, die entfettet und anschließend mit 1%iger Kalilauge und Wasser behandelt sind, glüht, hinterlassen die Globoide schöne weiße Aschenskelette. Die *Oxalatkristalle* sind in den bisher angewandten Flüssigkeiten, einschließlich konzentrierter Essigsäure, unlöslich, dagegen löslich in Salzsäure ohne Gasentwicklung.

7. Gerbstoffe. Eisensalze [Eisen(III)-chlorid in wäßriger, alkoholischer, besser in ätherischer Lösung (10 Tr. Liquor Ferri sesquichlorati auf 10 ml Wasser, Alkohol oder Äther). Eisenacetat], geben eine blau- oder grünschwarze Färbung. Osmiumsäure (1 : 100) färbt braun bis schwarz. Lebende gerbstoffhaltige Zellen speichern Methylenblau (1 : 500000). Kaliumdichromat (in schwacher wäßriger Lösung) und Chromsäure (1%ige Lösung) erzeugen in den Zellen, die Gerbstoffe führen, eine hellbraune bis schwarzbraune Fällung, die in Wasser unlöslich ist.

8. Fette Öle. Unlöslich in kaltem und heißem Wasser, fast immer unlöslich in Alkohol, löslich in Äther, Chloroform, Petroläther und Schwefelkohlenstoff. Osmiumsäure (1 : 100) färbt braun bis schwarz. Alkannin färbt rot. (Man versetzt eine Lösung von Alkannin in absolutem Alkohol mit dem gleichen Volumen Wasser und filtriert. Ätherische Öle und Harze werden auch rot, sind aber in Alkohol löslich.)

9. Ätherische Öle. Unlöslich in Wasser, löslich in Alkohol, Äther, Chloroform usw.; Osmiumsäure und Alkannin färben wie bei den fetten Ölen.

10. Harze. Unlöslich in Wasser, löslich in Alkohol. Mit Alkannin Rotfärbung, mit Kupferacetat Grünfärbung. (Man legt Stücke des Untersuchungsmaterials mindestens 6 Tage in eine konzentrierte wäßrige Lösung von Kupferacetat, wäscht dann aus und schneidet.)

11. Wachs. In kaltem Wasser unlöslich, in heißem Wasser zu Tropfen zusammenfließend, unlöslich oder schwer löslich in kaltem Alkohol, in heißem Alkohol löslich, in Äther teilweise löslich. Beim Erhitzen in Alkanninlösung (vgl. 8) zu roten Tropfen zusammenfließend.

12. Kalksalze. α. *Calciumoxalat.* Unlöslich in Wasser, Alkohol usw., auch in Essigsäure, löslich ohne Gasentwicklung in Salzsäure. Gibt mit konzentrierter Schwefelsäure Kristallnadeln von Gips.

β. *Calciumcarbonat.* Unlöslich in Wasser, Alkohol usw., löslich in Essigsäure und Salzsäure unter Gasentwicklung. Mit konzentrierter Schwefelsäure Gipskristalle wie bei α).

γ. *Calciumsulfat.* In konzentrierter Schwefelsäure in der Kälte unverändert, Bariumchlorid reagiert zu Bariumsulfat. In Salz-, Salpeter- und Essigsäure unlöslich, löslich in kalter Kalilauge.

δ. *Calciumtartrat.* In Wasser sehr wenig löslich, leicht löslich in 10%iger Kalilauge und 2%iger Essigsäure, in starker Essigsäure (50%ig und darüber) unlöslich.

ε. *Calciumphosphat.* In kaltem Wasser, Ammoniak, Essigsäure schwer löslich, leicht löslich in Salpeter- und Salzsäure ohne Gasentwicklung. Mit Schwefelsäure Gipsnadeln (vgl. α). Mit Magnesiumsulfat und Salmiak Kristalle von Ammonium-Magnesiumphosphat (25 Vol. konzentrierter wäßriger Magnesiumsulfatlösung, 2 Vol. konzentrierter wäßriger Salmiaklösung, 15 Vol. Wasser. In dieser Lösung entstehen nach einiger Zeit die Kristalle).

13. Nitrate. Man bringt den Schnitt in einige Tropfen einer Lösung von 1 T. Diphenylamin in 100 T. konzentrierter Schwefelsäure. Es tritt eine tiefblaue Farbe auf, die nach einiger Zeit in Braungelb überzugehen pflegt.

14. Alkaloide kann man nachweisen durch Anwendung von Fällungsreagentien, wie Jod-Jodkalium, Kaliumquecksilberjodid, Rhodankalium, Goldchlorid. Diese geben aber meist unsichere Resultate, da auch andere Stoffe in der Zelle Fällungen geben können oder die Niederschläge, besonders die ungefärbten, schwer zu sehen sind. In solchen Fällen kann man zuweilen das überschüssige Reagens auswaschen und den an das Alkaloid gebundenen Teil sichtbar machen. Mit Kaliumquecksilberjodid behandelte und ausgewaschene Schnitte ergeben, in frisch bereitetes Schwefelwasserstoffwasser gelegt, in den betr. Zellen einen dunklen Niederschlag von Quecksilbersulfid. Mit Rhodankalium behandelte Schnitte werden ausgewaschen und dann während der Beobachtung mit sehr verdünnter Eisen(III)-chloridlösung versetzt. Die alkaloidführenden Zellen werden blutrot. Mit Goldchlorid behandelte Schnitte werden ausgewaschen und in Schwefelwasserstoffwasser oder eine frisch bereitete Eisensulfatlösung gelegt. Im ersten Fall entsteht Goldsulfid, im letzteren metallisches Gold.

Ferner kann man Alkaloide, von denen ein schwer lösliches oder unlösliches Salz bekannt ist, sichtbar machen, indem man den Schnitt in die betreffenden Säuren einlegt, worauf das Alkaloidsalz herauskristallisiert.

Da trotzdem die Resultate unsicher sein können, empfiehlt es sich, immer zur Kontrolle nebenher Schnitte zu untersuchen, denen das Alkaloid durch Wasser oder Alkohol entzogen wurde.

Viele der bekannten Farbreaktionen sind ebenfalls mikrochemisch verwendbar, so z. B. Cersulfat-Schwefelsäure für Strychnin, Salpetersäure für Brucin, konzentrierte Schwefelsäure oder Salzsäure für Colchicin usw.

i. Mikrosublimation

Die Sublimation von Pflanzeninhaltsstoffen aus kleinen Drogenmengen auf dem KOFLERschen Mikroschmelzpunktapparat (s. Abb. 36, S. 66) bringt den Vorteil, daß die Sublimationsvorgänge unter dem Mikroskop verfolgt und die Sublimationspunkte mit Hilfe des am Mikroschmelzpunktapparat angebrachten Thermometers genau bestimmt werden können.

Zur Mikrosublimation wird ein Objektträger, auf dem sich das zu untersuchende Drogenpulver befindet, auf die Heizplatte gebracht. Zum Auffangen des Sublimats benutzt man am zweckmäßigsten ein Deckglas, das durch beiderseits am Sublimationsgut aufgelegte Glasstreifen unterstützt ist. Die Höhe des Sublimationsabstandes wird durch Auswahl verschieden dicker Glasstückchen geregelt. Wenn gekühlt werden soll, legt man ein feuchtes Filtrierpapierstückchen auf, das in der Mitte durchlocht ist, um die mikroskopische Beobachtung nicht zu stören. Für die *Sublimation im Vakuum unter dem Mikroskop* dient eine Mikrovakuumglocke, die aus einer quadratischen Glasplatte von 3 bis 4 cm Seitenlänge und einer aufgeschliffenen Glasglocke besteht. Die Anordnung gestattet unter fortlaufender mikroskopischer Beobachtung die Vakuumsublimation bei beliebigem Abstand und bei bestimmter Temperatur. Die auf diese Weise erhaltenen Sublimatmengen sind für die anschließende Schmelzpunktbestimmung ausreichend.

k. Untersuchung von Drogenpulvern

Bei der Untersuchung von Drogenpulvern ist es oft zweckmäßig, aus der großen Zahl der Elemente einzelne durch Färbung herauszuheben, um sie leicht erkennen zu können, so z. B. Stärke durch Jodwasser oder verholzte Elemente mit Phloroglucin und Salzsäure. Ferner ist es oft empfehlenswert, die in sehr großer Menge vorhandene Stärke zu entfernen, und zwar nach dem unter Amylum, Prüfung von Mehl, angegebenen Verfahren. Für die Untersuchung ist es notwendig, nur soviel Pulver auf den Objektträger in einen Tropfen Beobachtungsflüssigkeit zu bringen, daß sich bei der Beobachtung die einzelnen Teilchen nicht decken. In den meisten Fällen genügt die Menge, die an einer befeuchteten Nadel haften bleibt bzw. eine Probe, die etwa der Größe eines Stecknadelkopfes entspricht. Diese kleine Menge verreibt man mit Hilfe einer Nadel auf dem Objektträger mit 1 bis 2 Tropfen der Beobachtungsflüssigkeit und bedeckt mit einem Deckglas, am besten derart, daß man das Deckglas im spitzen Winkel auf den Objektträger aufsetzt und dann vorsichtig über die Flüssigkeit gleiten läßt, um das Auftreten von Luftblasen zu verhüten. Eine zu große Menge verwendeten Materials beeinträchtigt die Untersuchung. Bei einer zu kleinen Menge ist zu befürchten, daß die charakteristischen Merkmale nicht voll zur Geltung kommen. Ferner sollen gröbere Stücke, die aus der auf dem Objektträger befindlichen Flüssigkeit herausragen, entfernt werden, da sie ein gleichmäßiges Aufliegen des Deckgläschens verhindern. Pulver von ungleichmäßigem Korn muß man durch Siebe mit verschiedener Maschenweite trennen und von gröberen Stücken Querschnitte anfertigen oder sie im Mörser zerreiben. Die Dauer der Einwirkung des Reagenses auf das Pulver richtet sich nach der zu untersuchenden Droge und nach dem Untersuchungsmedium, meistens genügen wenige Minuten. Für jedes Reagens muß ein besonderes Präparat angefertigt werden. Man tut gut, schon der Kontrolle wegen, jeweils 2 bis 3 Präparate zu machen. Was an charakteristischen anatomischen Merkmalen das eine Präparat nur ungenügend zeigt, läßt oft das andere besser erkennen.

Nur eine bestimmte Reihenfolge in der Untersuchung gibt Gewähr, daß alle charakteristischen Merkmale des Drogenpulvers aufgefunden werden. Die Reihenfolge ist so zu wählen, daß man zuerst die allgemeineren Bestandteile des Drogenpulvers feststellt. Dann erst werden die weniger häufigen Bestandteile bestimmt, bzw. wird nach charakteristischen Merkmalen der in Betracht kommenden Drogen gefahndet.

l. Isolierung der einzelnen Gewebselemente

Hierzu dient das SCHULZEsche Mazerationsgemisch, indem man Stücke des Untersuchungsmaterials im Reagensglas mit konzentrierter Salpetersäure unter Zusatz einer Messerspitze Kaliumchlorat bis zum Aufkochen erwärmt. Dann stellt man beiseite, bis die Gasentwicklung aufgehört hat, wäscht wiederholt mit Wasser ab und kann dann die einzelnen Zellen mit Nadeln oder durch sehr vorsichtiges Reiben mit dem Deckgläschen isolieren.

m. Einschließen der Präparate

Um die fertigen Präparate für die Sammlung einzuschließen, kann man sich in den allermeisten Fällen der Glyceringelatine bedienen. [1 T. farblose Gelatine wird in 6 T. Wasser aufgeweicht, 7 T. Glycerin und auf 100 T. der Mischung 1 T. Phenol zugegeben. Dann erwärmt man unter beständigem Umrühren, bis die Flüssigkeit klar geworden ist, und filtriert durch Glaswolle am besten im Heißwassertrichter. Die fertige Flüssigkeit läßt man in kleinen (5 g) Fläschchen mit weiter Öffnung erstarren.] Zur Verwendung macht man die Masse durch Einstellen in warmes Wasser flüssig, bringt mit dem Glasstäbchen einen Tropfen auf den sauberen, erwärmten Objektträger, bringt das Präparat mit Nadel oder Schnittfänger hinein, faßt das saubere und auf der Unterseite angehauchte Deckgläschen mit der Pinzette, setzt es neben den Tropfen auf den Objektträger und legt es dann langsam über den Tropfen. Die Größe des Tropfens der Gelatine muß genau bemessen werden. Für dünne, kleine Objekte genügt ein kleiner Tropfen, da bei einem zu großen Tropfen das Objekt leicht mit der überschüssigen Gelatine unter dem Deckgläschen hervortritt. Ist dabei der Raum zwischen Deckgläschen und Objektträger nicht ganz ausgefüllt, so erwärmt man das Präparat vorsichtig (ohne daß Blasen entstehen) und läßt vom Rande des Deckgläschens einen Tropfen flüssiger Gelatine zutreten. Um mikroskopische Präparate in Kanadabalsam einzuschließen, verdünnt man diesen mit Chloroform oder Xylol bis zur dünneren Sirupkonsistenz. Um Objekte, die Wasser enthalten (Pflanzenteile), in dieser Weise einzuschließen, entwässert man diese, indem man sie, wenn sie sehr zart sind, nacheinander in 30-, 50-, 70-, 90%igen und schließlich in absoluten Alkohol überträgt. Anschließend bringt man sie in Alkohol-Xylol (3 T. Xylol : 1 T. Alkohol), entfernt in einem Xylol-haltigen Exsikkator größtenteils den Alkohol durch Diffusion und bringt sie endlich in eine Lösung von Kanadabalsam in Xylol auf den Objektträger, worauf das Xylol allmählich verdunstet.

Gröbere Präparate (Rinden, Samen) kann man unmittelbar aus Wasser in absoluten Alkohol übertragen.

II. Fluoreszenzmikroskopie[1]

Als Objekte sind alle Substanzen geeignet, die zur Fluoreszenz angeregt werden können. Die Nachweisempfindlichkeit ist außerordentlich hoch und geht bis in den Bereich von 10^{-18} g. Häufig kommt Fluoreszenz durch kaum nachweisbare Spuren von Verunreinigungen zustande.

In den meisten Fällen genügt für Fluoreszenzuntersuchungen die Erregung mit langwelligem UV oberhalb 360 mμ, für das Glas durchlässig ist. In diesem Fall können Lampenkolben, Küvette, Kondensor und Objektträger aus normalem optischem Glas bestehen. Das gleiche gilt für Anregung mit Blaulicht. Für UV-Anregung unter 360 mμ dagegen ist die Verwendung von Quarz für alle zwischen Lichtquelle und Objekt befindlichen Teile erforderlich. Ein Fluoreszenzmikroskop ist mit Lichtquellen hoher Emission im UV-Bereich und im kurzwelligen Bereich des sichtbaren Spektrums ausgerüstet. Vorzugsweise werden verwendet Hg-Höchstdrucklampen, z. B. Philips CS 150 oder Osram HBO 200. Durch Einschaltung von Transmissionsfiltern (für UV mit Maximum bei 370 mμ sowie für den sichtbaren Bereich mit Maximum bei 410 mμ) zwischen Lichtquelle und Objekt wird selektive Einstrahlung gesichert. Die im Objekt entstehende Fluoreszenzstrahlung durchsetzt das Mikroskop gemeinsam mit dem nicht absorbierten Teil des Erregerlichtes. Vor Eintritt in das Auge ist Einschaltung eines Sperrfilters erforderlich, das nur für das Fluoreszenzlicht durchlässig ist und das Auge vor UV-Strahlung und Entstehung von Eigenfluoreszenz schützt. Das Sperrfilter muß auf das Transmissionsfilter abgestimmt sein. Wärmeschutzfilter, Zusatzfilter aus $CuSO_4$-Lösung (3 bis 10%) zur Restabsorption der Rot- und Infrarotstrahlen und evtl. Schutzfilter vor dem Objekt zur Vermeidung von Eigenfluoreszenz im Mikroskop sind zweckmäßig.

Die Fluoreszenzmikroskopie wird insbesondere zum Nachweis kleinster Mengen fluoreszierender Stoffe angewandt, wie sie z. B. bei der Verholzung von Zellwänden oder spezifischen Einlagerungen in lebenden Zellen vorkommen. Sie kann zur Unterscheidung und Prüfung von Faserherkünften und Faserzuständen benützt werden.

III. Elektronenmikroskopie

Das ausschließlich für Forschungszwecke verwendete Elektronenmikroskop arbeitet nicht mehr mit Lichtstrahlen, sondern mit den viel kurzwelligeren Elektronenstrahlen. Mit ihm können noch Strukturen sichtbar gemacht werden, die etwa 100mal kleiner sind als die mit dem Lichtmikroskop aufgelösten kleinsten Präparatteilchen. Mit dem Elektronenmikroskop sind lineare Vergrößerungen bis 500000mal möglich.

Anwendung hat das Elektronenmikroskop gefunden bei der Erforschung der Protoplasma- und Chromosomenstrukturen, auf dem Gebiet der Viren-, Bakterien- und Kolloidanalyse sowie in der Hämatologie und Kristallographie. Das Prinzip der Elektronenmikroskopie besteht darin, daß Lichtstrahlen durch Elektronenstrahlen (s. Abb. 219), Linsensysteme durch elektrische oder magnetische Felder und die Mattscheibe des auf ein Lichtmikroskop aufgesetzten Photoapparates durch einen Fluoreszenzschirm, auf dem die Elektronenstrahlung sichtbar wird, ersetzt sind. Gemeinsam ist den Lichtstrahlen und Elektronenstrahlen, daß sie sich geradlinig fortpflanzen und gesetzmäßig ablenken lassen. Elektronenstrahlen verlaufen nur im Hochvakuum.

---

[1] Vgl. dazu Lumineszenzanalyse, S. 168.

Elektronenmikroskopie 481

Die Gewinnung der Elektronenstrahlen kann entweder durch Erhitzung oder durch Ionenbombardement von Metallen erzeugt werden. Im ersten Falle produzieren Glühkathoden mit einer auswechselbaren Wolframdrahtkathode die Elektronenstrahlen. Die Glühkathode ist von der negativ aufgeladenen Wehnelt-Elektrode umgeben, wodurch die

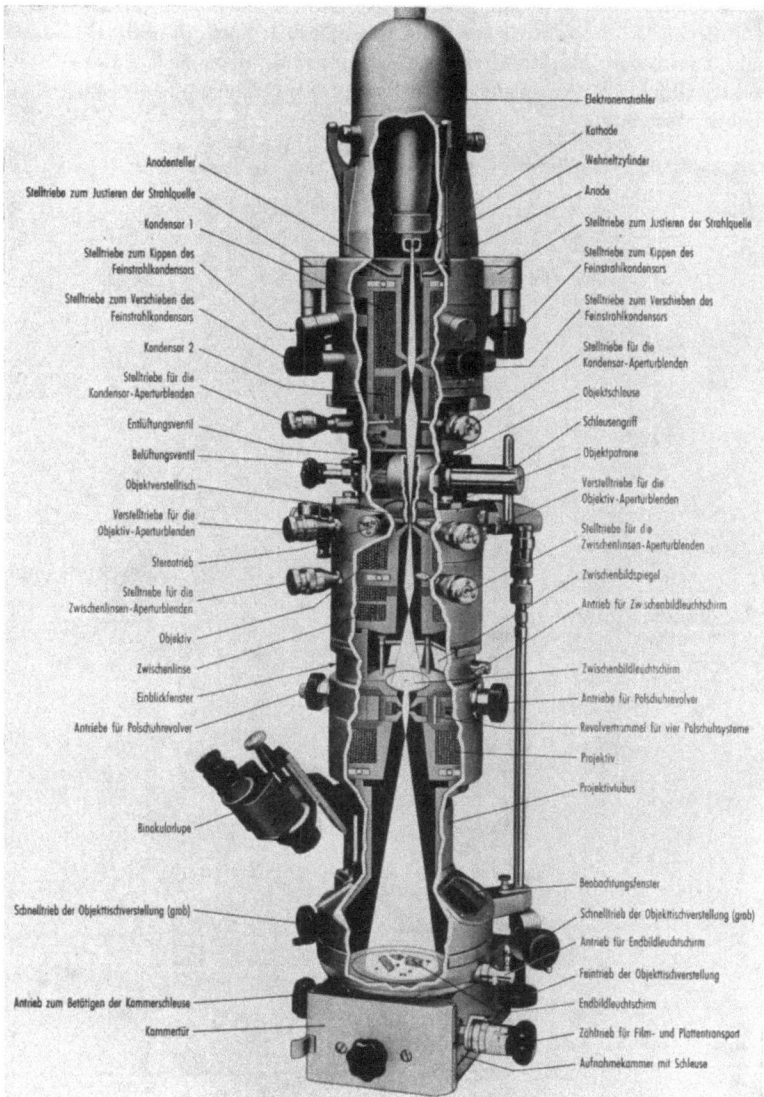

Abb. 219. Schnitt durch die Mikroskopröhre des Elektronenmikroskopes (Elmiskop IA Siemens).

aus der Kathode austretenden Elektronen nach Art einer Leuchtfeldblende in eine bestimmte Richtung gedrängt werden. Diese bewegen sich auf die Anode zu und werden bei der zwischen Anode und Kathode bestehenden hohen Spannung von ca. 80 000 bis 300 000 Volt stark beschleunigt. Dadurch gewinnen sie die Fähigkeit, nach Durchtritt durch die magnetische Linse die zu untersuchende Materie zu durchdringen. Das Bild kommt dadurch zustande, daß die Elektronenstrahlen verschieden stark durch das Objekt gestreut, reflektiert und gebremst werden, und zwar um so mehr, je dicker die Strukturen sind. Durch Erhöhung der Strahlenbeschleunigung kann ein Objekt besser durchstrahlt werden.

Abweichend von der Lichtmikroskopie müssen bei der Elektronenmikroskopie die Objekte zwischen dünnen Kollodiumfolien eingeschlossen werden, da gläserne Objektträger nicht angewendet werden können. Manche Präparate lassen sich auch auf die Objektivblende auflegen. Die Schnittdicken von zu untersuchenden Präparaten sollen zwischen 0,2 μ und 0,5 μ liegen. Nachteilig bei der Elektronenmikroskopie ist, daß es nicht möglich ist, lebende Objekte zu untersuchen, da der luftleere Raum und die Elektronenstrahlen jedes Leben vernichten.

O. Radioaktive Isotope (Radio-Nuclide)

I. Kernphysikalische Grundlagen für das Arbeiten mit radioaktiven Isotopen

a. Der Aufbau der Atome und die Atombausteine

1. Kernladung und Kernmasse. Jedes Atom enthält einen elektrisch positiv geladenen Kern, welcher aus zwei Arten von Elementarteilchen besteht, den Protonen[1] und den Neutronen. Ähnlich einem Planeten-System besitzt dieser Atomkern eine Hülle negativ geladener Teilchen auf verschiedenen, definierten Bahnen, die Elektronen[2], deren Anzahl der Zahl der Protonen entspricht, die einfach positiv[3] geladen sind. Die Neutronen besitzen keine elektrische Ladung. Das nach außen neutral erscheinende Atom wird, unterschiedlich zu den Verhältnissen in einem Planeten-System, durch elektrische Kräfte zusammengehalten. Die einfach positiv geladenen Protonen sind identisch mit den Kernen des leichten Wasserstoffs. Dieser besitzt als einzige Atomart kein Neutron im Kern. Da die Neutronen keine elektrische Ladung haben, tragen sie nur zur Masse des Kernes bei. Protonen und Neutronen sind nahezu von gleicher Masse (Masse des Protons $1{,}67 \cdot 10^{-24}$ g), während die Masse der negativ geladenen Elektronen nur ca. 1/1837 derjenigen des Protons ausmacht (Masse des Elektrons $9{,}1 \cdot 10^{-28}$ g). Daher ist im Atomkern trotz seiner geringen Ausdehnung (Radius ca. 10^{-13} cm) nahezu die gesamte Masse des Atoms konzentriert (Radius der Atomhülle ca. 10^{-8} cm). Um den Zusammenhalt der positiv geladenen Protonen und der Neutronen im Atomkern zu erklären, nimmt man sogenannte Kernkräfte an, welche nicht elektrischer Art sind, über deren Natur man aber bis heute keine exakten Aussagen machen kann.

Aus dem Verhältnis der Radien von Atomkern und Atomhülle (1 : 100000) ergibt sich, daß der Kern nur einen geringen Teil des Atomvolumens einnimmt. Das ist wichtig für die Beurteilung der Durchführbarkeit und Ausbeute von Kernreaktionen (s. u.).

Die einzelnen Atomarten werden nach steigender Zahl der Protonen im Kern, welche man als Kernladungs- oder Ordnungszahl bezeichnet und die der Anzahl der Hüllenelektronen entspricht, angeordnet. Die Kernladungs- oder Ordnungszahl ist ein Kriterium für jedes chemische Element und seinen Platz im Periodensystem.

Der leichte Wasserstoff ist das am einfachsten gebaute Element des Periodensystems. Sein Atomkern besteht aus einem einzigen Proton. Das darauf folgende Element Helium besitzt die Ordnungszahl 2 und zwei Protonen, das nächstfolgende, Lithium, mit der Ordnungszahl 3 enthält drei Protonen. Mit Ausnahme des leichten Wasserstoffes haben die ersten 20 Elemente des Periodensystems (bis zum Calcium) eine der Protonenzahl entsprechende oder höchstens um 1 verschiedene Neutronenzahl. Dann treten allmählich größere Abweichungen auf, und die schwersten Elemente besitzen erheblich mehr Neutronen als Protonen.

Die Summe aus Protonen und Neutronen stellt die Massenzahl bzw. das Atomgewicht

---

[1] Proton, griech.: ὁ πρότος = der Erste.
[2] Die negativ geladenen Elektronen (oder e⁻) tragen die sog. negative Elementarladung, die kleinste überhaupt bekannte elektrische Ladung; diese entspricht $1{,}6 \cdot 10^{-19}$ Coulomb oder $4{,}8 \cdot 10^{-10}$ elektrostatischen Einheiten.
[3] Das Proton ist Träger der positiven elektrischen Elementarladung (e⁺), welche durch die negative Ladung des Elektrons (e⁻) kompensiert wird. Im neutralen Atom ist daher die Protonenzahl gleich der Elektronenzahl.

des Elementes dar. Die Massenzahl ist nach ihrer Definition eine ganze Zahl, das Atomgewicht ist dies aus unten zu erläuternden Gründen in den meisten Fällen nicht.

2. Symbolische Darstellung und Schreibweise von Atomen. Symbol für das Proton sei ein ●, für das Neutron ein ○ und für das Elektron ein •; dann ist der Aufbau der Anfangsglieder des Periodensystems auf einfache Weise zu veranschaulichen (s. Abb. 220)[1].

$Z = 1 \qquad Z = 2 \qquad Z = 3$
$A = 1 \qquad A = 4 \qquad A = 7$
Z = Ordnungszahl; A = Massenzahl.

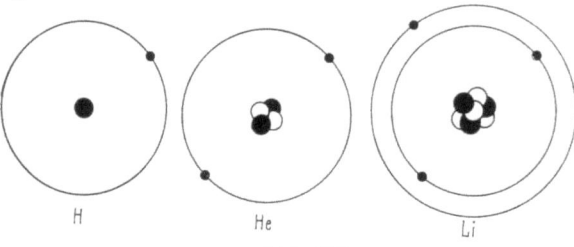

Abb. 220.

Bei der formelmäßigen Darstellung werden im allgemeinen Ordnungszahl und Massenzahl als Indizes neben das chemische Symbol gesetzt, und zwar die Ordnungszahl links unten und die Massenzahl links oben, in den gewählten Beispielen also:

$$^1_1H, \quad ^4_2He, \quad ^7_3Li.$$

Die Anzahl der Protonen ist aus dem unteren Index unmittelbar ablesbar; die Anzahl der Neutronen ergibt sich aus der Differenz von oberem und unterem Index. Das $^{238}_{92}U$ enthält somit 92 Protonen und 146 Neutronen.

Die Schreibweise wird aber in der Literatur nicht einheitlich angetroffen; häufig wird die Massenzahl auch als rechter oberer Index geschrieben:

$$_1H^1, \quad _2He^4, \quad _3Li^7.$$

Da die Ordnungszahl des Elementes durch das chemische Symbol eindeutig bestimmt ist, läßt man sie in vielen Fällen fort und schreibt z. B.: ^7Li oder Li^7 oder noch einfacher Li-7.

b. Der Begriff der Isotopie

Stabile Isotope und Isotopenhäufigkeit. Ein chemisches Element besteht nur aus Atomen mit gleicher Protonenzahl (Ordnungs-, Kernladungs- oder auch Elektronenzahl). Die Anzahl der Neutronen im Kern und somit die Massenzahl kann verschieden sein und ist für die chemische Natur des Elementes nicht maßgebend, da sämtliche chemischen Reaktionen nur an der äußeren Elektronenhülle angreifen. Isotope[2] eines Elementes sind solche Atomarten, die gleiche Ordnungszahl und verschiedene Massenzahl besitzen. Diese können sich jedoch in ihren physikalischen Eigenschaften[3] unterscheiden; ferner können

---

[1] Es muß betont werden, daß es sich bei dieser Art der Darstellung nur um eine grobe Schematisierung der tatsächlichen Verhältnisse handeln kann. Die Elektronen bewegen sich nicht auf Kreisbahnen; sie sind außerdem als räumlich und zeitlich definierte Einzelteilchen im Atom nicht erfaßbar.

[2] (Isotop, griech.: ἴσος = gleich, ὁ τόπος = der Ort, die Stelle). Es wäre sprachlich inkorrekt, z. B. in einem Satz von Na-24 und P-32 als von Isotopen zu reden. Die Bezeichnung sollte nur Atomarten gleicher Ordnungszahl vorbehalten sein. Anderenfalls verwendet man besser den Ausdruck Nuclide oder Atomarten. Allerdings hat sich diese sprachliche Inkorrektheit weitgehend eingebürgert.

[3] Dadurch werden Isotopen-Trennungen ermöglicht; z. B. mit Hilfe von Diffusions-, Gaszentrifugen- oder Trenndüsen-Verfahren. Auch Elektrolyse, Destillation und Isotopen-Austausch finden Verwendung. Das erstverwendete Verfahren war die Massenspektroskopie [7].

sie stabil oder auch radioaktiv sein. Radioaktive Elemente zerfallen spontan unter Aussendung von Strahlung in andere chemische Elemente.

Die meisten in der Natur aufgefundenen Elemente sind Gemische verschiedener Isotope. Mit Hilfe der Ablenkung durch elektrische und magnetische Felder konnte ASTON bei einer Anzahl chemischer Elemente die Atomarten verschiedener Masse voneinander trennen und nachweisen und ihre relative Häufigkeit im Isotopengemisch bestimmen (Massenspektroskopie). Diese Isotopenhäufigkeit bleibt bei den auf der Erde gefundenen Elementen ohne eine äußere Einflußnahme konstant. Ist z. B. eines der Isotope im Gemisch radioaktiv, dann kann das unveränderliche Isotopenverhältnis zur Altersbestimmung einer Substanz herangezogen werden (z. B. Kohlenstoff-14-Datierung organischer Materialien nach LIBBY) (s. Artikel Kohlenstoff-14).

Aus der relativen Isotopenhäufigkeit erklärt sich weiter, weshalb die meisten der Atomgewichte keine ganzen Zahlen sind. Die beiden natürlich vorkommenden Isotope des Chlors (s. folgende Tabelle), das Chlor-35 und das Chlor-37, sind z. B. in ihrem Gemisch mit den Häufigkeiten von 75,4% bzw. 24,6% vertreten; daraus resultiert ein Atomgewicht von 35,453.

Natürlich vorkommende Isotope einiger Elemente

$^{35}_{17}Cl$ $^{37}_{17}Cl$ (Atomgewicht 35,453)

$^{112}_{50}Sn$ $^{114}_{50}Sn$ $^{115}_{50}Sn$ $^{116}_{50}Sn$ $^{117}_{50}Sn$

$^{118}_{50}Sn$ $^{119}_{50}Sn$ $^{120}_{50}Sn$ $^{122}_{50}Sn$ $^{124}_{50}Sn$ (Atomgewicht 118,69)

$^{204}_{82}Pb$ $^{206}_{82}Pb$ $^{207}_{82}Pb$ $^{208}_{82}Pb$ (Atomgewicht 207,19)

$^{16}_{8}O$ $^{17}_{8}O$ $^{18}_{8}O$ (Atomgewicht 15,9994)

$^{1}_{1}H$ $^{2}_{1}H$ $^{3}_{1}H$ (Atomgewicht 1,00797)

Das Zinn ist das Element mit den meisten (10) Isotopen, mit Kernmassen von 112–124. Interessant sind vor allem auch die drei Isotope des leichtesten aller Elemente, des Wasserstoffes. An ihnen läßt sich das Wesen der Isotopie besonders deutlich aufzeigen. Der gewöhnliche Wasserstoff $^{1}_{1}H$ enthält als Kern 1 Proton. Der 1932 in Amerika im gewöhnlichen Wasser entdeckte sog. „schwere Wasserstoff" $^{2}_{1}H$ mit dem Atomgewicht 2, also der doppelten Masse des gewöhnlichen Wasserstoffes, enthält 1 Proton und 1 Neutron. Das dritte noch nicht allzu lange bekannte „überschwere" Wasserstoffisotop $^{3}_{1}H$ mit der dreifachen Masse enthält 1 Proton und 2 Neutronen. Während bei allen übrigen Elementen, insbesondere bei den schwereren Elementen am Ende des Periodensystems, die Unterschiede in der Masse oder im Atomgewicht relativ klein sind, unterscheiden sich die Wasserstoffisotope in ihren Massen, die sich wie 1 : 2 : 3 verhalten, ganz beträchtlich voneinander. Ihre physikalischen Unterschiede sind daher – bei völliger chemischer Gleichheit – sehr erheblich (Isotopie-Effekte). Man hat den beiden schweren H-Isotopen denn auch eigene Namen und eigene chemische Symbole gegeben:

Deuterium (D) für $^{2}_{1}H$ und Tritium (T) für $^{3}_{1}H$. Das Tritium weist, abgesehen von seiner relativ großen Masse, noch eine Besonderheit auf: es ist radioaktiv. Tritium kommt ebenso wie Deuterium in der Natur vor; es entsteht wahrscheinlich durch kosmische Strahlung. Der Gehalt des Wassers an T_2O ist jedoch außerordentlich gering, so daß man T heute rationeller künstlich herstellt (s. S. 492).

Man unterscheidet also stabile und instabile (radioaktive) Elemente (s. S. 486). Bei den stabilen Elementen kennt man einige (etwa 25), die nur aus einem einzigen Isotop bestehen, die sog. Reinelemente, z. B.:

$^{9}_{4}Be$ $^{19}_{10}F$ $^{23}_{11}Na$ $^{27}_{13}Al$ $^{31}_{15}P$ $^{59}_{27}Co$ $^{75}_{33}As$ $^{127}_{53}J$ $^{133}_{55}Cs$ $^{197}_{79}Au$ $^{209}_{83}Bi$.

Die Atomgewichte dieser Elemente sind deshalb auch ganze Zahlen, genauer gesagt: annähernd ganze Zahlen. Daß die Atomgewichte auch bei diesen Elementen um einen geringen

Betrag von der Ganzzahligkeit abweichen, sei an dieser Stelle nur angedeutet[1]. Auf künstlichem Wege hat man auch von den Reinelementen instabile radioaktive Isotope herstellen können. Bemerkenswerterweise haben gerade einige davon auf medizinischem Gebiet besondere Bedeutung erlangt; erwähnt seien:

$$^{24}_{11}\text{Na} \quad ^{32}_{15}\text{P} \quad ^{60}_{27}\text{Co} \quad ^{131}_{53}\text{J} \quad ^{198}_{79}\text{Au} \, .$$

c. Radioaktive Isotope

Radioaktive Kerne zerfallen spontan unter Aussendung von Strahlung in andere Kerne mit anderen chemischen Eigenschaften, die ihrerseits entweder stabil oder auch radioaktiv sein können und sich im letzteren Falle weiter umwandeln bis zu einem stabilen Endprodukt (oft über mehrere Zwischenstufen: radioaktive Zerfallsreihen, Familien, s. unten).

Die drei wichtigsten emittierten Strahlungsarten sind die Alpha-, Beta- und Gamma-Strahlung. Außer der Strahlungsart spielt die Energie[2] der Strahlung eine Rolle. Weiterhin ist zur Charakterisierung eines Strahlers seine Abklingzeit, die sog. Halbwertszeit (s. S. 488) von Bedeutung. Man unterscheidet natürliche und künstlich hergestellte radioaktive Elemente. Letztere sind Isotope der bekannten Elemente des Periodensystems. Die Transurane[3] nehmen eine Sonderstellung ein.

1. Alpha-Zerfall. Unter α-Strahlen versteht man sehr schnell bewegte Heliumkerne. Sie sind zweifach positiv geladen und besitzen die Massenzahl 4, bestehen also aus 2 Protonen und 2 Neutronen ($^4_2$He). Sie haben, wenn sie vom gleichen Energieniveau einer Atomart stammen, alle die gleiche Energie (ca. 4 bis 8 MeV) und daher die gleiche Reichweite. Nur die schwersten Atomkerne senden α-Teilchen aus, da es wegen des Protonenreichtums dieser Kerne und den daraus resultierenden starken Abstoßungskräften mitunter zur spontanen Austreibung von Ladungen kommt. Daß diese Ladungen nicht in Form von Protonen abstrahlen, liegt daran, daß die Heliumkerne besonders stabil sind und ihre Bildung daher energetisch begünstigt ist.

Das Ausgangselement verliert beim α-Zerfall zwei positive Ladungseinheiten und vier Masseneinheiten. Das neu entstehende Element rückt im Periodensystem um zwei Stellen nach links und besitzt eine um vier verminderte Massenzahl:

$$\binom{A}{Z} \rightarrow \binom{A-4}{Z-2} + {}^4_2\text{He}$$

oder z. B.:

$$^{226}_{88}\text{Ra} \rightarrow {}^{222}_{86}\text{RaEm (bzw. Rn)} + {}^4_2\text{He} \, .$$

Die Summe der oberen und unteren Kennzahlen zu beiden Seiten des Gleichheitszeichens muß identisch sein.

Ein kurzlebiger Alpha-Strahler sendet α-Teilchen höherer Energie, größerer Geschwindigkeit und größerer Reichweite aus als ein langlebiger (Geiger-Nuttall-Beziehung, Gamow-Theorie). Nach seiner Verlangsamung durch den Zusammenstoß mit Materie ruft das α-Teilchen mehr Ionisationen pro cm Wegstrecke hervor als am Anfang seines Weges. Es verliert seine gesamte kinetische Energie in Luft bereits nach einer Wegstrecke von nur wenigen Zentimetern und kann u. U. schon durch ein Stück Papier abgeschirmt werden.

---

[1] Näheres hierüber möge in der einschlägigen Literatur nachgelesen werden. Hingewiesen sei auf Begriffe wie „Massendefekt", Einstein-Beziehung für die Bindungsenergie E = mc^2 und „Packungsanteil".

[2] Die Einheit der Energie ist das Elektronenvolt (eV); es ist diejenige Energie, die ein Elektron beim Durchlaufen einer Spannungsdifferenz von 1 Volt gewinnt. Vielfache dieser Einheit sind: 1 Kiloelektronvolt (KeV) = 10^3 eV; 1 Megaelektronvolt (MeV) = 10^6 eV (= 1,602 · 10^{-6} erg); 1 Gigaelektronvolt (GeV, angels.: billion electron volt BeV) = 10^9 eV.

[3] Transurane sind die neuen, künstlich erzeugten Elemente am Ende des Periodensystems mit den Ordnungszahlen 93 bis 103; Neptunium Np, Plutonium Pu, Americium Am, Curium Cm, Berkelium Bk, Californium Cf, Einsteinium E, Fermium Fm, Mendelevium Mv, Nobelium No und Lawrencium Lw.

2. Beta-Zerfall. α. *β⁻-Elektronen- oder Negatronen-Strahlung.* Diese Strahlung besteht aus schnellen, einfach negativ geladenen Elektronen. Sie stammt nicht aus der Elektronenhülle, sondern aus dem Kern. Man kann sie sich nur entstanden denken durch die Umwandlung eines Neutrons in ein Proton. Beim β^--Zerfall ändert sich die Massenzahl wegen der verschwindend geringen Elektronenmasse nur sehr geringfügig; die Ordnungszahl steigt um eine Einheit. Folglich steht das neu entstandene Element im Periodensystem eine Stelle weiter rechts:

$$\binom{A}{Z} \rightarrow \binom{A}{Z+1} + {}_{-1}^{0}e.$$

Die Elektronen werden von ein und derselben Atomart mit unterschiedlicher Energie (einige MeV) und Reichweite emittiert (E_0 bis E_{max}; kontinuierliches Spektrum; die Differenzbeträge der Energie werden auf ein kürzlich entdecktes Teilchen[1], das sog. Neutrino, übertragen). Die zur Abschirmung von β-Strahlen erforderlichen Schichtdicken der verschiedenen Materialien müssen experimentell ermittelt werden. Im allgemeinen bieten schon Plexiglas-Scheiben ausreichenden Strahlenschutz. Bei hohen β-Energien von mehreren MeV tritt zusätzlich im durchstrahlten Material eine durchdringende Quantenstrahlung (Bremsstrahlung) auf. Isotope mit einem Neutronenüberschuß emittieren in der Regel β^--Teilchen oder Elektronen.

β. *β⁺- oder Positronen-Strahlung.* Die Positronen-Strahlung wurde bisher noch nicht bei natürlich vorkommenden, sondern nur bei künstlich erzeugten radioaktiven Elementen beobachtet. Positronen sind einfach positiv geladene Elektronen, also die „Anti-Teilchen" der negativen Elektronen. Sie können im Kern nur durch Umwandlung eines Protons in ein Neutron entstehen. Sie besitzen eine kurze Lebensdauer und vereinigen sich kurz nach ihrer Bildung mit negativen Elektronen unter sog. „Zerstrahlung" und Erzeugung von Gamma-Strahlung (Vernichtungsstrahlung, Gegenteil der „Paarbildung", s. S. 488). Atomkerne, die weniger Neutronen enthalten als ihre normalen Isotope, erleiden in der Regel einen β^+- oder Positronen-Zerfall.

γ. *K-Einfang (bzw. Elektronen-Einfang).* Als β-Zerfall betrachtet man auch noch einen anderen Prozeß, der ebenso wie der Positronen-Zerfall zu einer Verminderung der Kernladung durch Umwandlung eines Protons in ein Neutron führt, obwohl kein β-Teilchen emittiert wird. Der Kern fängt aus seiner Hülle, meistens aus der K-Schale (innerste Schale) ein negatives Elektron ein. Das neu entstehende Element ist das gleiche, das auch bei einem β^+-Zerfall entstehen würde, allerdings mit einem Massenunterschied von zwei Elektronen-Massen. Das in der innersten Schale fehlende Elektron wird durch ein aus den äußeren Schalen aufrückendes Elektron ersetzt, wobei eine charakteristische Röntgenstrahlung auftritt, die meist die einzige Nachweismöglichkeit für einen K-Einfang-Prozeß bietet.

3. Gamma-Strahlung. Im Gegensatz zu der korpuskularen α- und β-Strahlung ist die γ-Strahlung eine elektromagnetische Wellenstrahlung, die der Röntgenstrahlung verwandt ist. Sie besitzt weder eine Masse noch elektrische Ladung. Man teilt sie, genau wie die Lichtstrahlung, in sog. „Quanten" oder „Photonen" (Energiepakete) auf, nur daß die Energie eines Gamma-Quants viel größer als die eines Lichtquants und meistens wesentlich größer als die eines Röntgen-Quants ist. Jedoch ist die Unterscheidung weniger nach der Energie der Strahlung, als nach ihrer Herkunft zu treffen. Die Röntgenstrahlung stammt aus der Atomhülle, die γ-Strahlung aus dem Atomkern.

Beim α- und β-Zerfall kann nach der Emission des Korpuskularteilchens der Folgekern in einem angeregten Zustand vorliegen und in sehr kurzer Zeit (10^{-18} sec) unter Aussendung von einem oder mehreren γ-Quanten in den Grundzustand übergehen. Die Energiedifferenz von dem angeregten zum Grundzustand übernimmt das γ-Quant in Form von kine-

---

[1] Andere Elementarteilchen, wie z.B. Antineutrino, Antiproton, Mesonen und Hyperonen, können hier nicht diskutiert werden (s. S. 499, [7]).

tischer Energie (ca. 3 bis 17 MeV). Erfolgt dieser Übergang in den Grundzustand nicht momentan, sondern nach einem Zeitintervall von Minuten, Stunden oder Tagen, dann spricht man bei dem Folgekern von einem „Kernisomeren". Kernisomere unterscheiden sich also weder durch ihre Kernladung noch durch ihre Masse, sondern nur durch ihren Energieinhalt.

Die γ-Strahlung einer Atomart ist nicht monoenergetisch, sondern besitzt ein Energiespektrum. Bei der Absorption zeigt sie gegenüber der α- und β-Strahlung unterschiedliches Verhalten: Ein γ-Strahlen-Bündel wird bei seinem Durchtritt durch Materie nur in seiner Intensität geschwächt (Intensität = die pro Zeiteinheit durch die Flächeneinheit tretende Anzahl von Teilchen oder Quanten). Die nicht absorbierten Quanten haben nach dem Durchgang nahezu die gleiche Energie wie vorher. Die Absorptionsverluste in Luft sind zu vernachlässigen. Eine vollständige Abschirmung ist nicht möglich.

Die Absorption von γ-Quanten erfolgt, je nach ihrer Energie, über drei verschiedene Prozesse, die jedoch nebeneinander ablaufen können: 1. Bei niedriger Energie löst das γ-Quant beim Auftreffen auf eine Atomhülle aus dieser ein Elektron heraus, dem es seine gesamte Energie mitteilt (Photoeffekt). 2. Bei mittlerer γ-Energie überträgt das Quant einem getroffenen Elektron nur einen Teil seiner Energie (Comptoneffekt). 3. Ein γ-Quant hoher Energie kann ein Elektron und ein Positron erzeugen. Seine Energie wird dazu aufgebraucht, die Ruhemasse dieser beiden Teilchen zu liefern und ihnen kinetische Energie zu erteilen (Paarbildungseffekt).

Ein aus dem Kern stammendes γ-Quant ist mitunter in der Lage, ein eigenes Hüllenelektron aus seiner Position herauszuschlagen; seine Energie wird anteilig dazu verbraucht, das Elektron herauszulösen und diesem kinetische Energie mitzuteilen. Diesen Prozeß bezeichnet man als „innere Konversion" oder „innere Umwandlung". Bei dem Auffüllen der Elektronenlücke wird die Energie des Elektronensprunges als Röntgenstrahlung emittiert.

4. Zerfallsgesetz und Halbwertszeit. Der Verlauf eines radioaktiven Zerfallsvorganges läßt sich weder mit chemischen noch physikalischen Hilfsmitteln in irgendeiner Weise beeinflussen. Er ist praktisch eine Konstante der betreffenden Atomart und deshalb auch unabhängig von der chemischen Bindung, die das Element eingegangen ist. Da es sich um den Zerfall von Atomkernen handelt, ist die Energie solcher radioaktiven Prozesse außerordentlich groß. Sie beträgt etwa das Millionenfache der bei den üblichen chemischen Prozessen auftretenden Wärmetönungen[1]. Diese riesigen Energiemengen bleiben allerdings weitgehend latent, weil der Zerfall eines radioaktiven Elementes nur relativ langsam vor sich geht, da in der Zeiteinheit nur ein kleiner Bruchteil der Atome des betreffenden Elementes zerfällt. Ein Maß für die Zerfallsgeschwindigkeit einer bestimmten radioaktiven Atomart stellt die sog. Halbwertszeit dar. Sie gibt an, in welcher Zeit die Hälfte aller in einer radioaktiven Substanz ursprünglich vorhandenen Atomkerne zerfallen und in andersgeartete Kerne übergegangen ist. Die Halbwertszeiten radioaktiver Substanzen sind sehr unterschiedlich. Sie können sowohl Bruchteile von Sekunden als auch Tausende oder Millionen von Jahren betragen und bilden eine konstante unveränderliche Eigenschaft des Kernes. Von der nach einer Halbwertszeit verbleibenden Anzahl radioaktiver Atomkerne sind nach Ablauf einer weiteren Halbwertszeit wiederum 50% zerfallen, so daß dann noch 25% der ursprünglich vorhandenen Kerne unzerfallen sind. Nach 3 Halbwertszeiten sind folglich noch 12,5%, nach 5 Halbwertszeiten noch rund 3% und nach 10 Halbwertszeiten noch 0,1% der Kerne unzerfallen. Die Zahl der in jedem Zeitpunkt zerfallenden Kerne ist daher stets der Zahl der jeweils noch vorhandenen Kerne proportional. Man erkennt in dieser Beziehung unschwer das Gesetz für die Geschwindigkeit aller monomolekularen Reaktionen wieder, wie es auch im Hinblick auf die Natur eines radioaktiven Zerfallsvorganges zu erwarten ist. Dieser läßt sich relativ einfach mathematisch erfassen. Wenn zum Zeitpunkt Null die An-

---

[1] 1 mg zerfallendes Uran (U-235) liefert 1 kW, 1 g Uran die gleiche Energiemenge, die bei der Verbrennung von 2,5 t Kohle frei wird. Noch größer sind die freigesetzten Energien bei Umwandlungen der leichten Elemente (Wasserstoffbombe)!

zahl der vorhandenen radioaktiven Kerne gleich a gesetzt wird, dann gelten für die Anzahl der nach einer Zeit t zerfallenen (x) und noch vorhandenen $(a - x)$ Kerne die Gleichungen

$$x = a(1 - e^{-kt}) \quad \text{und} \quad a - x = a \cdot e^{-kt},$$

worin k (häufig auch mit λ bezeichnet) eine Zerfallskonstante bedeutet, die man meist in Form der Halbwertszeit T (oder τ) angibt. Es gilt die Beziehung:

$$T = \frac{\ln 2}{k} = \frac{0{,}693}{k} \quad \text{oder} \quad k = \frac{0{,}693}{T}.$$

Beispiel: Radium hat eine Halbwertszeit von 1622 Jahren. Die Zerfallskonstante (Zerfallsrate, der in einer Zeiteinheit umgewandelte Bruchteil von Kernen) ist somit $\frac{0{,}693}{1622}$ = 0,0004 pro Jahr; d.h. in einem Jahr zerfallen 0,04% der vorhandenen Menge.

Formt man die Zerfallsgleichung um und setzt für $a = A_0 =$ die Radioaktivität zum Zeitpunkt Null und für $a - x = A_t =$ die Radioaktivität zum Zeitpunkt t, dann gilt

$$A_t = A_0 e^{-\frac{\ln 2 \, t}{T}} \quad \text{oder} \quad \log A_t = \log A_0 - 0{,}30103\,\frac{t}{T}.$$

Mit dieser letzten Gleichung läßt sich die in einer radioaktiven Substanz zu jedem Zeitpunkt noch vorhandene Aktivität in einfacher Weise berechnen. Dies ist besonders beim Verarbeiten von kurzlebigen Strahlern von Bedeutung. Andererseits kann die verbleibende Radioaktivität auch auf graphischem Wege ermittelt werden.

Dafür zeichnet man sich für das betreffende Isotop an Hand der bekannten Halbwertszeit die Zerfallskurve auf (s. Abb. 221). Aus ihr läßt sich für jeden beliebigen Zeitpunkt der

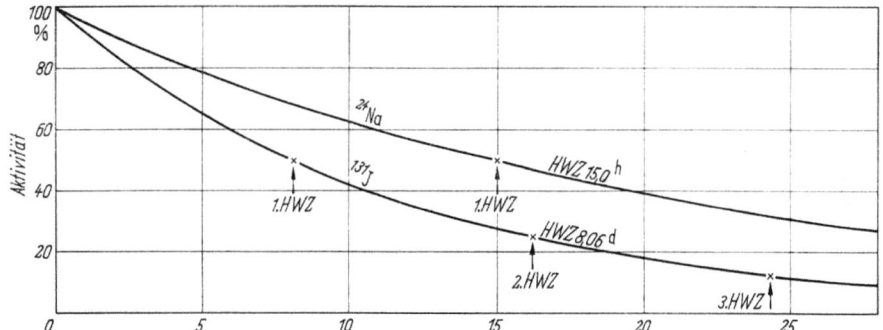

Abb. 221. Zerfallskurven für ^{24}Na und ^{131}J.

bereits zerfallene und der noch unzerfallene Anteil entnehmen. Dem gleichen Zweck kann auch ein Nomogramm zur Bestimmung der Radioaktivität (s. Abb. 222) dienen. In Abb. 221 sind die Zerfallskurven von ^{24}Na (Halbwertszeit $\approx$ 15,0 Stunden) und ^{131}J (Halbwertszeit 8,06 Tage) wiedergegeben. Auf der Abszisse sind die Zeiteinheiten (für Na-24 Stunden, für J-131 Tage) aufgetragen; auf der Ordinate wird der zum betreffenden Zeitpunkt noch vorhandene Anteil an unzerfallener Substanz (Aktivität) in Prozenten des Ausgangswertes abgelesen. Die einzelnen Kurvenwerte sind im vorliegenden Fall auf Grund der obigen Gleichungen ermittelt worden. Es genügt für überschlagsmäßige Aktivitätsbestimmungen aber vollauf, daß man die ohne große Rechnung bestimmbaren Werte über einige Halbwertszeiten (z.B. 100, 50, 25 und 12,5% der Anfangsaktivität) aufträgt und dann die gegen die Abszisse asymptotisch verlaufende Kurve zeichnet. Die Kurve für J-131 in Abb. 221 geht über drei volle Halbwertszeiten, die für Na-24 über knapp zwei Halbwertszeiten. Zur Beurteilung des Aktivitätsabfalles (Abklingens) einer radioaktiven Substanz von einem festgelegten Zeitpunkt an, zu welchem die Aktivität gemessen und gleich 100% gesetzt worden ist, genügt es, wenn man die Kurve für eine einzige Halbwertszeit kennt; der Kurvenverlauf ist für alle Halbwertszeiten der gleiche. Die Kurve für Na-24 kann größenordnungsmäßig auch für P-32 (Halbwertszeit 14,22 Tage) verwendet werden, da die Halbwertszeiten der beiden Strahler zahlenmäßig annähernd gleich sind, nur muß selbstverständlich der Unterschied der Zeiteinheit (Tage statt Stunden) berücksichtigt werden.

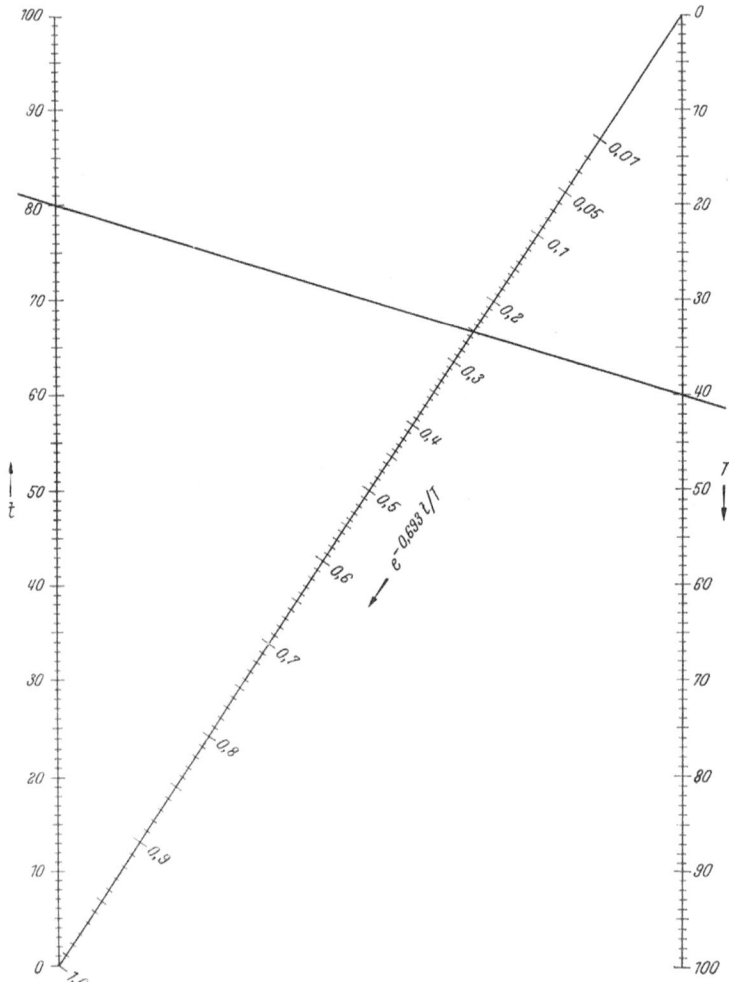

Abb. 222. Nomogramm zur Bestimmung der Aktivität radioaktiver Präparate (s. S. 499, [7]).

Abb. 222 zeigt ein Nomogramm, mit dessen Hilfe man das Abklingen jedes radioaktiven Präparates bestimmen kann. Auf der linken Skala ist die Zerfallszeit t, auf der rechten die Halbwertszeit T aufgetragen; auf der Diagonale liest man, wenn man die Werte für t und T durch eine Gerade verbindet, am Schnittpunkt der beiden den Wert für die noch verbleibende Aktivität als Dezimalbruch ab.

Beispiel (s. Abb. 222): Gesucht ist der unzerfallene Anteil eines radioaktiven Präparates mit der Halbwertszeit von 40 Tagen nach einer Zeit von 80 Tagen. Man verbindet die Werte für $t = 80$ und $T = 40$ und liest am Schnittpunkt dieser Geraden mit der Diagonale 0,25 ab. Das bedeutet, daß noch ein Viertel der Ausgangsaktivität vorhanden ist. Das Nomogramm ist für jede Zeiteinheit brauchbar, nur muß jeweils für t und T die gleiche Einheit gewählt werden.

5. Natürliche Radioaktivität, radioaktive Zerfallsreihen (Familien). Die in der Natur vorkommenden schwereren Elemente, die Kernladungszahlen über 83 (Wismut) besitzen, sind ausnahmslos radioaktiv. Sie gehören drei radioaktiven, sogenannten Zerfallsreihen oder Familien an. Die Muttersubstanzen dieser drei natürlich radioaktiven Familien sind das Uran, das Thorium und das Actinium. Diese Elemente wandeln sich über eine Reihe von instabilen, radioaktiven Zwischenstufen oder Tochtersubstanzen in stabile Endprodukte um. Jede dieser drei Zerfallsreihen endet bei einem der bekannten, nichtaktiven Bleiisotope.

Die Muttersubstanz der Uranreihe, das Uran-Isotop mit der Masse 238 (das sog. U_I) wandelt sich in 14 Teilschritten (8 Alpha-Zerfälle, 6 Beta-Zerfälle) in Radium G, ein Blei-Isotop mit der Masse 206, um. Dieser Familie gehören das Radium und seine Zerfallsprodukte an, die mitunter auch als Radiumreihe bezeichnet werden.

Da sich die Atommassen bei einem α-Zerfall um vier Masseneinheiten, bei einem β-Zerfall aber nur ganz geringfügig ändern, müssen die Massendifferenzen zwischen den verschiedenen Mitgliedern einer radioaktiven Familie das ein- bis vielfache von 4 betragen.

Der Uranreihe ist für die angenäherten Massen ihrer Angehörigen die allgemeine Formel $4n + 2$ zuzuordnen, wobei n eine ganze Zahl darstellt ($59 \geq n \geq 51$). So errechnet sich z. B. die Masse des schwersten Vertreters dieser Familie, der Muttersubstanz U-238, nach: $(4 \cdot 59) + 2 = 238$, die des leichtesten Mitgliedes, des stabilen Endproduktes Pb-206, nach: $(4 \cdot 51) + 2 = 206$. Die Massen der übrigen Angehörigen der Uran-Radium-Reihe liegen zwischen 238 und 206, und unterscheiden sich jeweils um 4 Masseneinheiten (234, 230, 226, 222, 218, 214, 210; s. Tabelle S. 492).

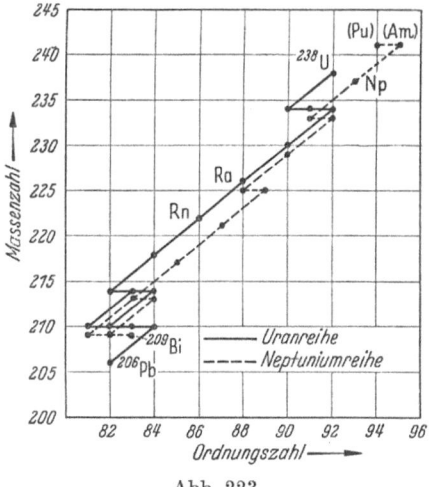

Abb. 223.
Uran- und Neptuniumzerfallsreihe.

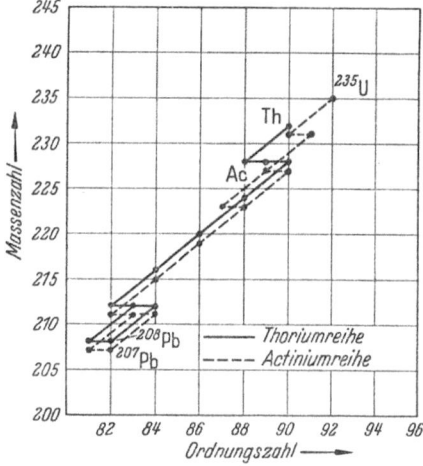

Abb. 224.
Thorium- und Actiniumzerfallsreihe.

Der Thoriumreihe mit der Muttersubstanz Th-232 und dem Endprodukt Th D oder Pb-208 kommt die allgemeine Formel $4n$ zu ($58 \geq n \geq 52$). Die Muttersubstanz der Actiniumreihe (Formel $4n + 3$; $58 \geq n \geq 51$) ist das Actinouran, AcU oder auch U-235, ihr Endprodukt das Pb-207. [Die später aufgefundene $(4n + 1)$-Reihe ($59 \geq n \geq 52$) geht von einem künstlich erzeugten Nuclid, dem Neptunium-237, einem der Transurane aus. Stabiles Endprodukt ist das Wismut-209.] (Alle vier Zerfallsreihen s. die Abb. 223 und 224.)

Bemerkenswert ist die Existenz von Verzweigungen, die auch aus der folgenden Uran-Radium-Zerfallsreihe ersichtlich sind:

$$^{238}_{92}\text{UI} \xrightarrow{\alpha} {}^{234}_{90}\text{UX}_1 \xrightarrow{\beta} {}^{234}_{91}\text{UX}_2 \xrightarrow{\beta} {}^{234}_{92}\text{UII} \xrightarrow{\alpha} {}^{230}_{90}\text{Io} \xrightarrow{\alpha} {}^{226}_{88}\text{Ra}$$

$$^{226}_{88}\text{Ra} \xrightarrow{\alpha} {}^{222}_{86}\text{Rn} \xrightarrow{\alpha} {}^{218}_{84}\text{RaA} \begin{array}{c} \alpha \nearrow {}^{214}_{82}\text{RaB} \searrow \beta \\ \beta \searrow {}^{218}_{84}\text{At} \nearrow \alpha \end{array} \begin{array}{c} \beta \nearrow {}^{214}_{84}\text{RaC}' \searrow \alpha \\ \alpha \searrow {}^{210}_{81}\text{RaC}'' \nearrow \beta \end{array} {}^{210}_{82}\text{RaD}$$

$$\xrightarrow{\beta} {}^{210}_{83}\text{RaE} \xrightarrow{\beta} {}^{210}_{84}\text{RaF} \xrightarrow{\alpha} {}^{206}_{82}\text{RaG}.$$

Weitere Angaben über die Einzelmitglieder dieser Reihe enthält die nachstehende Tabelle.

Uran-(Radium)-Zerfallsreihe

Element (Historische Bezeichnung)	Isotop von	Massenzahl	Ordn.-zahl	Gruppe im Period.-system	Strahlungsart	(HWZ) Halbwertszeit
Uran I	Uran	238	92	6	α	$4{,}49 \cdot 10^9$ a
Uran X_1	Thorium	234	90	4	β	24,1 d
Uran X_2	Protactinium	234	91	5	β	1,18 m
Uran II	Uran	234	92	6	α	$2{,}48 \cdot 10^5$ a
Ionium	Thorium	230	90	4	α	$8 \cdot 10^4$ a
Radium	—	226	88	2	α	1622 a
Radon	—	222	86	0	α	3,8 d
Radium A	Polonium	218	84	6	$\alpha \, (\beta)$	3,05 m
Astatin	Astatin	218	85	7	α	~ 2 s
Radium B	Blei	214	82	4	β	26,8 m
Radium C	Wismut	214	83	5	α, β	19,7 m
Radium C'	Polonium	214	84	6	α	$1{,}64 \cdot 10^{-4}$ s
Radium C''	Thallium	210	81	3	β	1,32 m
Radium D	Blei	210	82	4	β	19,4 a
Radium E	Wismut	210	83	5	β	5 d
Radium F	Polonium	210	84	6	α	138,4 d
Radium G	Blei	206	82	4	—	—

a = Jahre; d = Tage; m = Minuten; s = Sekunden.

Außerhalb der drei angeführten, natürlich radioaktiven Zerfallsreihen sind im Laufe der Zeit noch andere radioaktive Elemente in der Natur aufgefunden worden, nachdem die 1906 entdeckte schwache β-Radioaktivität von Kalium und Rubidium jahrzehntelang die einzig bekannte blieb. Inzwischen ist, abgesehen von den schweren Elementen, eine Reihe von natürlich radioaktiven Isotopen bekannt. Da diese zum Teil in ihrem Isotopengemisch nur mit ganz geringer Häufigkeit vertreten sind (z. B. radioaktives K-40 im natürlichen Gemisch ca. 0,01%) und meist sehr lange Halbwertszeiten besitzen, ist es erklärlich, daß ihre Entdeckung ziemlich erschwert war; jedoch ist damit zu rechnen, daß noch weitere radioaktive Isotope in der Natur gefunden werden, besonders dann, wenn die Empfindlichkeit der Nachweismethoden noch gesteigert werden kann. Zu dem jetzigen Zeitpunkt kennen wir: K-40, V-50, Rb-87, In-115, La-138, Ce-142, Nd-144, Sm-147, Gd-152, Hf-174, Lu-176, Ta-180, W-180, Re-187, Pt-190 und Pt-192.

d. Künstliche radioaktive Isotope

Neben den wenigen (ca. 60) natürlich radioaktiven Isotopen gibt es heute eine große Anzahl künstlich erzeugter radioaktiver Isotope (über 1000). Man kann z. Z. von jedem Element im Periodensystem mindestens ein radioaktives Isotop herstellen, von manchen sogar 20 und mehr. Die historische Arbeit auf dem Gebiet der Elementumwandlungen ist eine Reaktion, die RUTHERFORD im Jahre 1919 beschrieben hat. Er bestrahlte Stickstoff mit Alpha-Teilchen (aus Radium) und erhielt dabei eines der Sauerstoff-Isotope (s. Abb. 225). Ein α-Teilchen lagert sich an den Stickstoffkern an, ein Proton entweicht und ein Sauerstoffkern der Masse 17 (schweres O-Isotop) bleibt zurück. Nach O. HAHN kann man diesen Prozeß in Analogie zu den Gleichungen für chemische Reaktionen formelmäßig folgendermaßen darstellen:

$$^{14}_{7}N + {}^{4}_{2}He^{++} \longrightarrow {}^{17}_{8}O + {}^{1}_{1}H^{+}.$$

Die Summe der Ordnungs- und Massenzahlen ist auf beiden Seiten der Gleichung konstant. Nach einem Vorschlag von BOTHE und FLEISCHMANN kann man die Gleichung auch in kürzerer Form schreiben:

$$^{14}_{7}N\,(\alpha, p)\,{}^{17}_{8}O\,.$$

Diese Schreibweise ist die heute gebräuchlichere. Der erste Buchstabe in der Klammer (hier α-Teilchen) bedeutet das eingestrahlte, der zweite (hier p = Proton) das emittierte Teilchen.

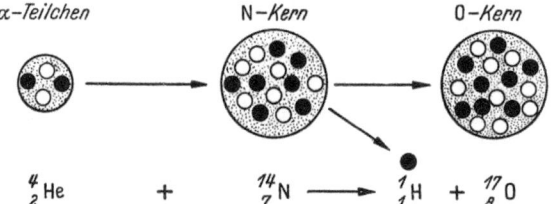

Abb. 225. Schema der Umwandlung von Stickstoff in Sauerstoff nach RUTHERFORD.

Der Prozeß verläuft vermutlich über eine Zwischenstufe:

$$^{14}_{7}N + {}^{4}_{2}He^{++} \longrightarrow {}^{18}_{9}F \longrightarrow {}^{17}_{8}O + {}^{1}_{1}H^{+},$$

d. h., es bildet sich zunächst ein instabiles Isotop des Fluors, welches dann spontan ein Proton abgibt und sich dabei in den stabilen Sauerstoff mit der Masse 17 umwandelt. Die ursprüngliche Bezeichnung „Atomzertrümmerung" für diesen Vorgang wird den Verhältnissen offenbar nicht gerecht. Es handelt sich nur um die Umwandlung eines Atomkernes in einen benachbarten.

Zu den mononuclearen Kernreaktionen, wie sie beim Kernzerfall einer radioaktiven Atomart vorliegen, treten seit RUTHERFORDS Entdeckung die binuclearen hinzu. Eine solche binucleare Reaktion ist dadurch gekennzeichnet, daß das eingestrahlte Teilchen x (Geschoßteilchen) beim Auftreffen auf einen Atomkern A (angels.: target, daher auch Targetkern genannt) unter Emission eines neuen Teilchens oder Gamma-Quants y einen neuen Kern B (Produktkern) bildet.

$$A + x \longrightarrow B + y \quad \text{oder} \quad A\,(x, y)\,B.$$

Das nähere Studium solcher Kernreaktionen hat gezeigt, daß sie stets in zwei Stufen ablaufen und daß sich immer ein Zwischenkern C von sehr kurzer Lebensdauer (10^{-21} bis 10^{-13} sec) bildet:

$$A + x \longrightarrow (C) \longrightarrow B + y.$$

Je nach dem Anregungs- bzw. Energiezustand dieses Zwischenkernes können u. U. auf der rechten Seite der Gleichung verschiedene Produkte auftreten. Beim Zerfall des instabilen Fluor-Isotops der Rutherford-Reaktion wäre, wenn die Energie des eingestrahlten α-Teilchens nicht zur Abspaltung eines Protons ausreicht, auch folgender Vorgang denkbar:

$$^{18}_{9}F \longrightarrow {}^{18}_{8}O + \beta^{+}.$$

RUTHERFORD hat das instabile Zwischenprodukt seiner Reaktion, das $^{18}_{9}F$, nicht fassen können; wäre ihm das gelungen, dann wäre er nicht nur der Entdecker der ersten Elementumwandlung, sondern zugleich auch der der künstlichen Radioaktivität geworden. $^{18}_{9}$F ist nämlich eines der heute bekannten radioaktiven Fluor-Isotope.

Es blieb dem französischen Forscherehepaar FRÉDÉRIC und IRÈNE JOLIOT-CURIE vorbehalten, im Jahre 1934 die künstliche Radioaktivität aufzufinden. Vorausgegangen war eine Entdeckung des Engländers CHADWICK im Jahre 1932. Er hatte Beryllium mit α-Teilchen bestrahlt und dabei außer gewöhnlichem, stabilem Kohlenstoff mit der Massenzahl 12 ein bis dahin unbekanntes, ungeladenes Teilchen der Masse 1 erhalten, das sog. Neutron, in dem HEISENBERG dann bald darauf den zweiten Baustein der Atomkerne – neben dem Proton – erkannte.

Das gleiche Neutralteilchen wurde freigesetzt, als JOLIOT und CURIE Bor und Aluminium mit α-Teilchen beschossen:

$$^{10}_{5}B\,(\alpha, n)\,^{13}_{7}N \xrightarrow[10']{\beta^+} {}^{13}_{6}C,$$

$$^{27}_{13}Al\,(\alpha, n)\,^{30}_{15}P \xrightarrow[2,5']{\beta^-} {}^{30}_{14}Si.$$

Hier trat aber in beiden Fällen nach der Bestrahlung mit α-Teilchen eine neue Strahlung auf, die nach den Gesetzen des radioaktiven Zerfalls mit Halbwertszeiten von 10 bzw. 2,5 Min. abklang und die sich als Positronenstrahlung erwies. $^{13}_{7}N$ und $^{30}_{15}P$ sind somit die ersten künstlich hergestellten radioaktiven Nuklide. Daß sie β^+-Strahler sind, ergibt sich aus ihrem Neutronenunterschuß. Andere (neutronenreichere) Isotope, wie z. B. $^{32}_{15}P$, strahlen β^--Teilchen oder Elektronen ab; zu ihrer Herstellung kann man natürlich keinen (α, n)-Prozeß anwenden, der ja immer neutronenarme Atomarten liefert.

Ein durch Elementumwandlung entstandener neuer Kern ist immer dann radioaktiv, wenn er sich infolge einer vom normalen Zustand (stabiles Isotop) abweichenden Neutronenzahl in einem stärkeren Spannungszustand befindet oder wenn er durch Photonenaufnahme in einen höheren Anregungszustand geraten ist.

Außer mit α-Teilchen können künstliche Elementumwandlungen oder Kernreaktionen auch durch Beschuß mit anderen Teilchen oder Quanten ausgelöst werden. Wir unterscheiden bei diesen Reaktionen im wesentlichen drei verschiedene Typen. Zum ersten gehören die Kernumwandlungen, die durch geladene Teilchen [z. B. Protonen, Deuteronen (Kerne des schweren Wasserstoffes) und α-Teilchen] hervorgerufen werden. Zweitens können Kernreaktionen durch energiereiche Photonen oder Gamma-Quanten erreicht werden. Zum dritten Typ gehört der Beschuß mit ungeladenen Teilchen, nämlich mit Neutronen.

1. Kernumwandlungen mit geladenen Teilchen. Betrachtet man die Kernumwandlungen mit geladenen Teilchen unter dem Blickpunkt der möglichst rationellen Herstellung von radioaktiven Substanzen, so besitzen sie einen ganz entscheidenden Nachteil. Die elektrisch positiv geladenen Geschoßteilchen werden von dem ebenfalls elektrisch positiv geladenen Atomkern abgestoßen, und zwar um so stärker, je größer dessen Kernladungszahl ist. Die bereits erwähnten speziellen Anziehungskräfte zwischen den Kernbausteinen (die sog. Kernkräfte, die nicht elektrischer Natur sind) sind nämlich nur über eine sehr kurze Distanz (10^{-13} cm) wirksam. Bis zu Entfernungen von 10^{-12} cm vom Kernmittelpunkt aus gerechnet überwiegen die abstoßenden Coulombschen Kräfte zwischen Kernprotonen und positiv geladenen Geschoßteilchen. Erst in größerer Kernnähe werden die Kernkräfte, die Kohäsionskräfte, welche die gleichsinnig geladenen Nucleonen des Atomkerns zusammenhalten, wirksam. Kernreaktionen können also erst dann stattfinden, wenn die Geschoßteilchen bis in unmittelbare Nähe des Kerns vorgedrungen sind[1]. Dazu benötigen sie naturgemäß sehr hohe kinetische Energien, die man ihnen in den sog. Teilchenbeschleunigern erteilen kann. Diese arbeiten nach dem Prinzip, daß die geladenen Teilchen durch starke elektrische Felder beschleunigt werden. Ihre Endenergie hängt ab von der maximal erreichbaren Spannung zwischen den Elektroden der Beschleunigungsstrecke. Beim van-de-Graaff-Generator werden

---

[1] Über Begriffe wie Wirkungs-, Absorptions- oder Einfangquerschnitt s. Fachliteratur.

die auf ein schnell umlaufendes isoliertes Band aufgebrachten Ladungen von einem Kondensator gesammelt. Mit den einfacheren Typen können Spannungen von etwa 1,5 Millionen Volt erreicht werden, sonst ein Mehrfaches davon. Bei einer anderen Beschleunigerart, dem Kaskadengenerator von COCKROFT und WALTON, werden Spannungen bis zu ca. 3 Millionen Volt erzeugt. Das sog. Cyclotron von LAWRENCE zwingt die Teilchen mit Hilfe von elektrischen Wechselfeldern und Magnetfeldern zum wiederholten Durchlaufen von Kreisbahnen unter ständigem Energiezuwachs, so daß sie auf etwa 1/10 der Lichtgeschwindigkeit gebracht werden können. (Einzelheiten der Arbeitsweise dieser und anderer[1] Beschleuniger s. Fachliteratur.) Ganz allgemein gesehen, läßt jedoch die Ausbeute bei der Erzeugung von Radioelementen mit geladenen Teilchen noch zu wünschen übrig, da auch ursprünglich sehr energiereiche Teilchen bei ihrem Durchtritt durch Materie sehr rasch den größten Teil ihrer kinetischen Energie verlieren und somit unwirksam werden für Kernumwandlungen.

2. Kernumwandlungen mit Gamma-Strahlen (Photonen). Sehr energiereiche Gamma-Quanten sind ebenfalls in der Lage, Kernumwandlungen auszulösen. Allerdings ist dieser Kernreaktionstyp nicht allzu häufig vertreten. Da die meisten Nucleonen in den Atomkernen mit Energien von 6 bis 8 MeV gebunden sind, ist eine mindestens ebenso hohe Energie der Gamma-Quanten erforderlich, die jedoch nur bei einigen der sehr leichten Elemente angetroffen wird. Prozesse, bei denen z.B. eine für diese Zwecke ausreichend harte Gamma-Strahlung erzeugt wird, sind u.a.: ^{7}Li (p, γ) ^{8}Be; ^{11}B (p, γ) ^{12}C; ^{3}H (p, γ) ^{4}He. Auch die γ-Strahlung des Radiums kann dazu herangezogen werden, um beispielsweise beim Beryllium einen (γ, n)-Prozeß zu bewirken: $^9_4$Be (γ, n) $^8_4$Be.

3. Kernumwandlungen mit Neutronen. Die sich bei Kernumwandlungen mit geladenen Teilchen ergebenden Schwierigkeiten entfallen bei der Bestrahlung mit Neutronen, die als ungeladene Elementarteilchen leicht bis zum Atomkern vordringen können. FERMI und Mitarbeiter führten im Jahre 1934 erstmalig derartige Reaktionen durch und konnten eine ganze Reihe neuer radioaktiver Elemente darstellen. Als Neutronenquelle diente Beryllium, das mit den α-Teilchen der Radium-Emanation bestrahlt nach der folgenden Gleichung Neutronen liefert:

$$^9_4\text{Be} (\alpha, n) \, ^{12}_6\text{C}.$$

Selbst Neutronen, die beim Durchgang durch Materie fast ihre gesamte Bewegungsenergie verloren haben (langsame oder thermische Neutronen), sind in der Lage, Kernreaktionen auszulösen. Solange man jedoch für Neutronenquellen auf (α, n)-Prozesse angewiesen war, waren die Ausbeuten der Umwandlungen verhältnismäßig bescheiden und erlangten keine große praktische Bedeutung. Höhere Neutronenausbeuten als mit dieser ersten historischen Neutronenquelle erreicht man mit anderen Prozessen, z.B. durch Beschuß der Kerne des schweren Wasserstoffes (Deuterium) mit ihresgleichen (Deuteronen). Letztere müssen allerdings durch künstliche Beschleunigung (Cyclotron) auf sehr hohe Energien gebracht werden. Neutronen liefernde Prozesse sind u.a.:

^{7}Li (p, n) ^{7}Be

^{3}H (p, n) ^{3}He

^{12}C (d, n) ^{13}N

^{2}H (d, n) ^{3}He

^{3}H (d, n) ^{4}He.

Die heute fast ausschließlich verwendeten Quellen für Neutronen sind die sog. Kernspaltungen (s. dort), die diese für die Erzeugung von Radionukliden wichtigsten Projektile in Ausbeuten liefern, welche die des ursprünglichen (α, n)-Prozesses um das 10^{12}fache übertreffen.

---

[1] Zum Beispiel Linearbeschleuniger, Betatron, Synchroton, Synchro-Cyclotron.

Man benötigt für die verschiedenen Kernreaktionstypen mitunter Neutronen von unterschiedlicher kinetischer Energie und unterscheidet:

langsame Neutronen { thermische Neutronen .... $< 0,1$ eV
Resonanzneutronen .... $0,1$ eV $- 1$ KeV
mittelschnelle Neutronen .... 1 KeV $- 1$ MeV
schnelle Neutronen .... > 1 MeV

Aus den zunächst entstehenden schnellen Neutronen erhält man langsame, wenn man sie durch geeignete Bremssubstanzen (Graphit, Paraffin, schweres Wasser) schickt. Gewöhnliches Wasser ist dazu nicht geeignet, da seine Kerne (Protonen) nach der Gleichung

$$_1^1H + {}_0^1n \longrightarrow {}_1^2H$$

Neutronen wegfangen.

Heute werden die meisten aller künstlich erzeugten Radioelemente mit Hilfe von langsamen Neutronen hergestellt; in der Mehrzahl der Fälle sind diese künstlichen Strahler β^--radioaktiv.

e. Kernspaltungen

Im Jahre 1938 gelang HAHN und STRASSMANN die bekannte Kernspaltung des Urans, bei der zum ersten Mal ein schwerer Atomkern in zwei etwa gleichgroße Bruchstücke gespalten wurde, die zur Entwicklung von Kernreaktoren für die verschiedensten Zwecke und in ihrer militärischen Konsequenz zur Atombombe führte (s. Abb. 226). Beim Beschießen von Uran-

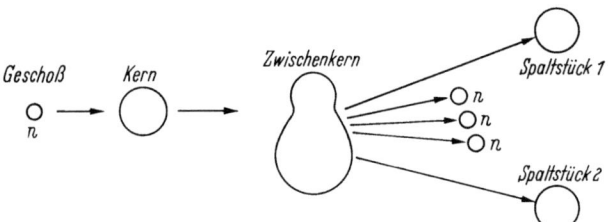

Abb. 226. Schema einer Kernspaltung.

235 (Actino-Uran), welches in seinem natürlich vorkommenden Isotopengemisch etwa mit 0,7% vertreten ist, mit langsamen Neutronen, geht dieses in einen äußerst instabilen Zwischenkern über, der nach kurzer Zeit in zwei mittelschwere Bruchstücke zerfällt, z. B.:

$$_{92}^{235}U \quad (n, 3n) \quad _{56}^{143}Ba + _{36}^{90}Kr$$
$$U \longrightarrow Sr + Xe$$
$$U \longrightarrow Br + La$$
$$U \longrightarrow J + Y \quad \text{usw.}$$

Die Ordnungszahlen der beiden neu entstehenden Elemente ergeben zusammen immer 92, die Ordnungszahl des Urans.

Man kennt eine ganze Anzahl von solchen Paaren, die wegen ihres Neutronenüberschusses radioaktiv sind (β^--Strahler). Es ist ein entscheidender Umstand bei dieser Reaktion, daß durch Einstrahlung von einem Neutron bei der Spaltung etwa 2 bis 3 Neutronen neu gebildet werden, so daß eine Kettenreaktion entsteht, die u. U. in Sekundenbruchteilen lawinenartig anwachsen und zur Explosion der gesamten Masse führen kann, wenn der Prozeß nicht entsprechend gesteuert wird (s. Kernreaktoren und Militärische Anwendungen der Kernspaltung).

Das Uran-235 ist nicht die einzige Atomart, die der Kernspaltung mit Neutronen unterliegt. Mit langsamen Neutronen ebenfalls spaltbar sind U-233, Pu-239 und Pu-241. Das

Pu-239 ist das wichtigste Plutonium-Isotop und gleichzeitig der wichtigste Kernbrennstoff. Es kann durch Bestrahlung von Uran-238 mit thermischen Neutronen gewonnen werden:

$$^{238}U + n \longrightarrow {}^{239}U \xrightarrow{\beta^-} {}^{239}Np \xrightarrow{\beta^-} {}^{239}Pu.$$

Da das Uran-238 in seinem natürlich vorkommenden Isotopengemisch weitaus häufiger vertreten ist als das Uran-235, entfällt somit dessen aufwendige Anreicherung.

Mit schnellen Neutronen ist dagegen noch eine Anzahl anderer schwerer Kerne spaltbar, z. B. der des Thoriums, Wismuts und Bleis, bis herunter zum Platin ($Z = 78$).

Bei den Kernspaltungen werden außerordentlich große Energiebeträge in Form von Wärme und Strahlung frei. Die entstehenden radioaktiven Spaltprodukte zerfallen häufig nicht in einem Schritt in stabile Endprodukte, sondern vielfach über eine Reihe von β-Prozessen.

In den Kernreaktoren (Uranmeiler, Uranbrenner, Piles) werden die bei der Spaltung entstehenden Neutronen meistens durch spezielle Vorrichtungen verlangsamt bzw. absorbiert.

1. Kernreaktoren (Uranmeiler, Piles).
Unter Reaktoren versteht man Anlagen, in denen kontrollierte Kernspaltungen als sich selbst unterhaltende Kettenreaktionen ablaufen. Sie bestehen mit wenigen Ausnahmen aus der spaltbaren Substanz und dem sog. Moderator. Als Moderator wird eine Bremssubstanz bezeichnet, welche die beim Spaltprozeß entstandenen schnellen Neutronen möglichst rasch so weit abbremst, daß diese als thermische Neutronen wieder neue Kernspaltungen auslösen können. Allerdings sollte der Moderator selbst nur geringfügig Neutronen absorbieren. Heute gebräuchliche Moderatoren sind z. B. schweres Wasser (D_2O), Beryllium, Graphit und organische Substanzen, wie Diphenyl und Terphenyl. Die gebräuchlichsten Kernbrennstoffe sind natürliches Uran, mit Uran-235 angereichertes Uran und Plutonium-239. Geht man z. B. von mit U-235 angereichertem Uran aus, dann muß man dafür Sorge tragen, daß die bei der Spaltung entstehenden schnellen Neutronen rasch verlangsamt werden, ehe sie durch Diffusion entweichen oder von den Spaltprodukten eingefangen werden und so dem eigentlichen Spaltprozeß verlorengehen. Bei Verwendung von natürlichem Uran kann bei ungenügender Abbremsung ein großer Teil der schnellen Neutronen vom U-238 absorbiert werden, welches im Isotopengemisch mit über 99% vertreten ist. Allerdings werden diese Verluste dadurch wieder ausgeglichen, daß aus U-238 und schnellen Neutronen neues spaltbares Material (Plutonium) entsteht. Wird das Verhältnis zugunsten des frischen Spaltmaterials verschoben, dann spricht man von einem Brutreaktor.

Reaktoren werden in unterschiedlicher Weise klassifiziert: 1. nach dem Verwendungszweck, z. B.: Forschungs-, Leistung-, Versuchs- oder Materialprüf-Reaktor; 2. nach dem verwendeten Kernbrennstoff, z. B.: Uran- (natürlich oder angereichert), Plutonium-Reaktor, in fester oder flüssiger Form; 3. nach dem Kühlsystem, z. B.: wassergekühlter, Druckwasser-, Siedewasser-Reaktor; 4. nach der Anordnung, z. B.: homogener oder heterogener Reaktor; 5. nach der Neutronenenergie, z. B.: thermischer, mittelschneller, schneller Reaktor; 6. nach dem Anteil des erzeugten frischen Spaltstoffes, z. B.: Konverter, Brutreaktor.

Es ist entscheidend für den Betrieb eines Reaktors, daß eine Mindestmenge an spaltbarem Material vorhanden ist, damit die Kettenreaktion nicht zum Stillstand kommt. Andererseits darf eine gewisse „kritische Masse" nicht überschritten werden, sonst läuft die Kettenreaktion in unkontrollierbarer Weise ab (Bombe). Durch verschiebbare Regelstäbe, die Materialien mit hoher Neutronenabsorption (z. B. Cadmium, Hafnium, Bor) enthalten, kann man das Verhältnis der erzeugten zu den eingestrahlten Neutronen so steuern (wenig über 1,0), daß die Kettenreaktion gerade noch aufrechterhalten bleibt.

2. Erzeugung von radioaktiven Isotopen im Kernreaktor.
Abgesehen von den Spaltproduktgemischen, die eine große Zahl von radioaktiven Atomarten liefern, wenn auch die Reinisolierung mitunter problematisch ist, werden die meisten der heutzutage künstlich erzeugten Radioisotope im Kernreaktor hergestellt, indem man inaktives Material durch ge-

eignete Öffnungen in den Reaktor einbringt und so einem Neutronenfluß aussetzt. Man unterscheidet hauptsächlich zwei verschiedene Umwandlungstypen:

1. (n, γ)-Prozeß; hier wird das Material mit langsamen Neutronen bestrahlt und emittiert γ-Quanten, z. B.:

$$^{31}P \quad (n, \gamma) \quad ^{32}P$$
$$^{13}C \quad (n, \gamma) \quad ^{14}C.$$

Bei diesem Prozeß entstehen keine neuen Elemente, sondern lediglich um eine Einheit schwerere Isotope der gleichen Atomart. Auf diese Weise kann man natürlich nie Isotope erhalten, die frei vom Ausgangsmaterial sind (trägerfreie Isotope).

2. (n, p)-Prozeß; hier werden schnelle Neutronen eingestrahlt und Protonen emittiert, z. B.:

$$^{32}_{16}S \quad (n, p) \quad ^{32}_{15}P$$
$$^{14}_{7}N \quad (n, p) \quad ^{14}_{6}C.$$

Bei dieser Umwandlung entsteht ein neues Element, welches die gleiche Masse und eine um 1 niedrigere Ordnungszahl besitzt. Man kann die Ausgangssubstanz und das erhaltene Nuklid voneinander trennen und somit trägerfreie Isotope erhalten.

Andere bekannte Kernreaktionsprozesse sind nur von untergeordneter Bedeutung, z. B. (n, α).

Die meisten der Radioisotope entstehen allerdings durch einen (n, γ)-Prozeß. Steht für die Erzeugung einer neuen Atomart im Reaktor jedoch kein geeignetes Ausgangsisotop zur Verfügung, dann muß man auf eine Umwandlung mit Hilfe von Teilchenbeschleunigern (z. B. Cyclotron) zurückgreifen.

3. Militärische Anwendungen der Kernspaltung. Obwohl heutzutage die den Atomkernen innewohnende Energie in der Hauptsache für friedliche Zwecke ausgenützt wird (Medizin, Naturwissenschaften, Kernkraftwerke usw.), wurde die Entwicklung der Kernenergietechnik in ihrem Anfangsstadium vorwiegend durch militärische Überlegungen vorangetrieben. Im Grunde ist eine sog. Atombombe nichts anderes als ein schneller, unkontrollierter und in bezug auf die Masse des spaltbaren Materials „überkritischer" Reaktor. Der Kernbrennstoff besteht aus verhältnismäßig reinem U-235 oder Pu-239. Das Problem der Zündung liegt darin, im geeigneten Moment zwei gerade noch unterkritische Massen des Spaltstoffes zu einer überkritischen zusammenzufügen, ehe die gesamte Ladung (vor dem Erreichen einer riesigen Energiemenge) in einer kleinen Explosion auseinanderfliegt. Durch welche Mittel das erreicht wird, kann hier im einzelnen nicht näher erläutert werden. Erwähnenswert ist vielleicht nur, daß man die erste Atombombe (Hiroshima) auf ca. 1 kg spaltbares Material eingeschätzt hat. Die Massenänderung bei der Kernspaltung ist minimal (ca. 1 g), ihr Energieäquivalent entspricht jedoch demjenigen, welches bei einer Explosion von 20 000 t Trinitrotoluol (TNT) frei wird. Zur Zeit wird mit Bombentypen von etlichen Megatonnen experimentiert.

Obwohl über die sogenannte „Wasserstoffbombe" nur wenig bekannt ist, läßt sich doch sagen, daß sie auf dem entgegengesetzten Prinzip einer Kernspaltung beruhen muß. Da hier aus leichteren Ausgangskernen ein schwererer Kern gebildet wird, würde man sie exakter als „Fusions-Bombe" bezeichnen. Solche oder ähnliche Prozesse spielen zweifellos eine Rolle als Energiequelle der Sonne und anderer Fixsterne.

Vermutlich stammen die freigesetzten Energien aus den Reaktionen:

$$^2H + {}^2H = {}^3H + {}^1H + 4{,}0 \text{ MeV}$$

und

$$^2H + {}^2H = {}^3He + n + 3{,}3 \text{ MeV}.$$

Statt einer Wasserstoffbombe würde es sich dann, genauer gesagt, um eine Deuteriumbombe handeln. Wahrscheinlich erfolgt lediglich die Zündung mit Hilfe einer Kernspaltung. Bei Anwesenheit von Deuterium und Tritium wäre folgende Reaktion denkbar:

$$^2H + {}^3H = {}^4He + n + 17{,}6 \text{ MeV}.$$

Diese Reaktionsmechanismen sind jedoch unbestätigt.

Im wesentlichen wirken Atombomben durch ihre Druckwelle, ihre Wärmestrahlung, ihre radioaktive Strahlung, sei es auf Grund der momentan erzeugten Spaltprodukte (konventionelle Atombombe) oder der durch Neutronen induzierten Aktivität (Wasserstoffbombe) und auf längere Sicht durch ihre Restradioaktivität.

Literatur zu Abschnitt I

[1] RIEZLER, W.: Einführung in die Kernphysik, München: Oldenbourg 1959.
[2] SCHMEISER, K.: Radioaktive Isotope, ihre Herstellung und Anwendung, Berlin/Göttingen/Heidelberg: Springer 1957.
[3] ZIMEN, K. E.: Angewandte Radioaktivität, Berlin/Göttingen Heidelberg: Springer 1952.
[4] HANLE, W.: Künstliche Radioaktivität, Stuttgart: Piscator-Verlag 1952.
[5] BRODA, E., u. T. SCHÖNFELD: Die technischen Anwendungen der Radioaktivität, Berlin: VEB Verlag Technik: München: Porta-Verlag 1957.
[6] FRIEDLANDER, G., u. J. W. KENNEDY: Lehrbuch der Kern- und Radiochemie, München: Thiemig 1962.
[7] HÖCKER, K. H., u. K. WEIMER: Lexikon der Kern- und Reaktortechnik, Stuttgart: Franckh'sche Verlagshandlung 1959.
[8] BRAUNBECK, W.: Grundbegriffe der Kernphysik, München: Thiemig 1964.
[9] SCHINDEWOLF, U.: Physikalische Kernchemie, Braunschweig: Vieweg & Sohn 1959.
[10] KOLLATH, R.: Teilchenbeschleuniger, Braunschweig: Vieweg & Sohn 1962.
[11] THIRRING, H., u. H. GRÜMM: Kernenergie gestern, heute und morgen, München: Oldenbourg 1963.
[12] SCHOLZ, O.: Atomphysik kurz und bündig, Würzburg: Vogel-Verlag 1964.
[13] RATNER, B. S.: Accelerators of charged Particles (aus dem Russischen), Oxford/London/New York/Paris: Pergamon Press 1964.
[14] CHARLESBY, A.: Radiation Sources, Oxford/London/Edinburgh/New York/Paris/Frankfurt (M.): Pergamon Press 1964.
[15] HAISSINSKY, M.: Nuclear Chemistry and its Applications, Reading/Palo Alto/London: Addison-Wesley 1964.
[16] ERWALL, L. G., H. G. FORSBERG u. K. LJUNGGREN: Radioaktive Isotope in der Technik, Braunschweig: Vieweg & Sohn 1965.
[17] Zeitschrift: Atomwirtschaft – Atomtechnik, ab 1956, Verlag Handelsblatt, Düsseldorf.

II. Nachweis und Messung radioaktiver Strahlung

Radioaktive Strahlung ist ohne Hilfsmittel mit den menschlichen Sinnen nicht wahrnehmbar. Sie gestattet den qualitativen Nachweis und die quantitative Messung allein auf Grund ihrer Wechselwirkung mit der Materie. Diese Wechselwirkung äußert sich in einer Ionisierung von Molekülen oder durch die Bildung angeregter Atome.

a. Nachweis- und Meßmethoden (Nachweisgeräte oder Detektoren)

1. Die optische Methode. Sie gehört zu den ältesten Nachweismöglichkeiten. Ionisierende Strahlung erzeugt bei ihrem Auftreffen auf sogenannte Leuchtphosphore kleine Lichtblitze oder Scintillationen, welche im Dunkeln mit dem adaptierten Auge mit Hilfe von Lupen oder Mikroskopen als Einzelereignisse gezählt werden können. Diese Phosphore haben mit dem Element Phosphor nur den Namen gemeinsam; meist bestehen sie aus mit Metallspuren aktivierten nichtleitenden Kristallen [$ZnS(Ag)$, $ZnS(Cu)$, $NaJ(Tl)$]. Als erste wurden α-Teilchen mit ZnS-Schirmen beobachtet (die von β-Teilchen und γ-Quanten hervorgerufenen Szintillationen sind so lichtschwach, daß sie mit dem Auge nicht erkannt werden können). Das mühsame und zeitraubende Verfahren wurde bei den modernen Scintillationszählern (s. dort) durch die Registrierung auf elektrischem Wege ersetzt.

2. Die Autoradiographie. Ionisierende Strahlen rufen in photographischen Emulsionen Schwärzungen hervor, die sich unter gewissen Voraussetzungen quantitativ auswerten lassen. Als besonders vorteilhaft kann es angesehen werden, daß das entwickelte Autoradiogramm ein genaues Bild von der lokalisierten Verteilung des radioaktiven Stoffes liefert.

Je nach der Art und Größe des Untersuchungsobjektes sind verschiedene Arbeitsweisen gebräuchlich (z. B. Kontakt-Methode, Coated-Methode, Stripping-Film-Methode, FINKsche Methode, wet-process-Methode), die sich zumeist nur darin unterscheiden, wie das Objekt mit dem Filmmaterial in Berührung gebracht wird.

3. Die Wilsonsche Nebelkammer. Sie beruht auf der Beobachtung, daß Teilchen oder Quanten längs ihres Weges Moleküle ionisieren und so Kondensationskeime für Wasserdampf darstellen. Man gestattet der wasserdampfgesättigten Luft in der Kammer eine gerade so große Expansion, daß eine Ausbildung von Nebeltröpfchen auf den ionisierten Bahnen stattfindet. Diese Bahnspuren bleiben für kurze Zeit sichtbar und können photographiert werden.

Größere Bedeutung für den Nachweis und die Messung radioaktiver Strahlung besitzen heute die elektrischen Methoden.

4. Die Ionisationskammer. Bei der Ionisationskammer befindet sich in einem Gehäuse (Kathode) eine isoliert angebrachte Sammelelektrode (Anode). Zwischen beiden Elektroden liegt eine ausreichende Spannung, um die in der Kammer durch die ionisierende Strahlung gebildeten Elektronen und positiven Ionen getrennt zu sammeln (abzusaugen). Der gemessene Ionisationsstrom entspricht der Anzahl der erzeugten Ionenpaare (wenn keine Rekombinationen eintreten).

5. Das Elektroskop. Ein Sonderfall einer Ionisationskammer ist das Elektroskop. Durch elektrische Aufladung wird ein dünnes Metallplättchen oder -fädchen von seiner gleichsinnig geladenen Unterlage abgespreizt. Gelangen ionisierende Teilchen in die Kammer, dann verringert sich durch Entladung die Größe des Ausschlags. Dieses Prinzip liegt den Individual-Taschendosimetern (Füllhalterdosimetern) zugrunde. Hier wird meist das Wandern eines metallbedampften Quarzfadens auf einer Skala durch ein kleines Mikroskop beobachtet.

6. Zählrohre. α. *Proportionalzählrohre.* Bei der Ionisationskammer entspricht die gelieferte Strommenge der Anzahl der erzeugten Ionenpaare. Steigert man die zwischen den Elektroden liegende Spannung, dann erfolgen auch Sekundärionisationsprozesse. Die erhaltene Strommenge ist aber immer noch proportional der Anzahl der primär gebildeten Ionenpaare (Faktor 10^2 bis 10^6). In diesem Spannungsbereich arbeiten die sog. Proportionalzählrohre.

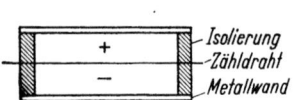

Abb. 227. Aufbau eines Zählrohres (schematisch).

Sie sind häufig als Gasdurchflußzähler (Flow counter) ausgebildet und verwenden als Zählgas Methan. Mit ihnen ist die Unterscheidung verschieden stark ionisierender Teilchen (α- und β-Strahlung) möglich.

Legt man noch höhere Spannungen an die Elektroden, dann gelangt man in den sog. Geiger- oder Auslösebereich. In diesem werden die Geiger-Müller-Zählrohre betrieben.

β. *Geiger-Müller-Zählrohre.* Dieser Zählrohrtyp besteht aus einer zylindrischen Metallwand (die als Kathode dient), in welcher axial (und isoliert) ein dünner Draht als Anode ausgespannt ist (s. Abb. 227).

Der Zählrohrraum enthält ein Gasgemisch, meist ein Edelgas mit Zusatz von organischen Dämpfen (Löschgas, s. u.), welches im allgemeinen einen Druck von etwa 100 Torr aufweist. Die zwischen Metallwand und Zähldraht angelegte Spannung ist gerade so hoch, daß noch keine selbsttätige Dauerentladung auftreten kann. Fällt ein ionisierendes Teilchen in das empfindliche Zählvolumen ein, dann wird eines der Gasmoleküle ionisiert. Das gebildete Elektron sowie das positive Ion sind bestrebt, den Zähldraht bzw. den Zählrohrmantel zu erreichen. Durch die herrschende große Feldstärke wird das Elektron in der Nähe des Zähldrahtes stark beschleunigt und kann Sekundärionisationen (Stoßionisationen) auslösen, die zu Elektronenlawinen führen. Es findet ein ausgedehnter Entladungsvorgang statt, dessen Stärke nicht mehr proportional zu den ursprünglich vorhandenen Ionenpaaren ist (Gasverstärkung, Faktor 10^8 bis 10^{10}). Um die Entladung im Zählrohr nicht zur

Dauerentladung werden zu lassen, muß sie unterbrochen oder gelöscht werden. Dies kann entweder durch einen äußeren Schaltkreis oder durch Zusatz von Löschgasen zum Zählgas erreicht werden (sog. selbstlöschende Zählrohre, die z. B. Alkohol, organische Dämpfe, Halogene usw. enthalten). Da sich die Moleküle der Löschzusätze mit der Zeit verbrauchen, hat ein Geiger-Müller-Zählrohr nur eine begrenzte Lebensdauer von ca. 10^8 Impulsen.

Unter Impulsen versteht man die kurzen Spannungs- oder Stromstöße, mit denen die durch Entladung gebildete Strommenge am Ausgang des Zählrohres abgenommen wird. Sie werden über elektronische Verstärkerstufen so vergrößert, daß sie von einem Zählwerk registriert werden können (Strahlungsmeßgerät, angels.: scaler). Das Meßergebnis wird angegeben in Impulsen pro Zeiteinheit (Impulsrate). Diese ist ein Maß für die „relative" Aktivität und erfaßt naturgemäß immer nur einen Bruchteil der tatsächlich stattfindenden Kernzerfälle (absolute Aktivität).

Trägt man bei konstanter Einstrahlung die Impulsrate in Abhängigkeit von der angelegten Hochspannung auf, dann erhält man die sog. Zählrohrcharakteristik (s. Abb. 228). Von einem bestimmten Spannungswert an verläuft die Kurve verhältnismäßig flach (Plateau) und steigt erst bei großen Spannungen zum Ende zu steil an (Bereich der Dauerentladung, Zerstörung des Zählrohres).

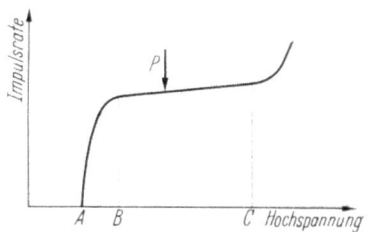

Abb. 228. Zählrohrcharakteristik: Impulsrate in Abhängigkeit von der an ein Geiger-Müller-Zählrohr angelegten Hochspannung.
A Einsatzspannung (praktische), bei der das Zählrohr zu arbeiten beginnt. B Plateaubeginn; exakt definierte Einsatzspannung des Geiger-Müller-Bereiches; oberhalb dieser besitzen die Impulse etwa gleiche Größe. B bis C Plateaulänge. P günstige Arbeitsspannung. Oberhalb C Bereich der selbsttätigen Dauerentladung (Zerstörung des Zählrohres).

Zum praktischen Betrieb wählt man eine solche Hochspannung, daß der Arbeitspunkt etwa im ersten Drittel des Plateaus liegt, da hier die Impulsrate von Spannungsschwankungen weitgehend unabhängig ist.

Geiger-Müller-Zählrohre liefern eine Zählausbeute von über 90% für Beta-Teilchen, die den Zählraum tatsächlich erreichen. Für Gamma-Strahlung sind sie weniger wirksam; ihre γ-Empfindlichkeit beträgt nur ca. 1% der β-Empfindlichkeit. γ-Quanten können das Zählrohr im wesentlichen nämlich nur über die Sekundärelektronen zum Ansprechen bringen, die sie im Zählrohrmantel in Freiheit setzen. Das Messen von Alpha-Strahlung hingegen ist nur mit solchen Zählrohren möglich, die ein sehr dünnes Glimmerfenster aufweisen (Endfenster- oder Glockenzählrohre, s. Abb. 229), da sonst die leicht absorbierbaren α-Teilchen überhaupt nicht bis in das Zählvolumen vordringen können. Es sind unterschiedliche Zählrohrtypen im Handel (s. Abb. 230a–d). Neben Konstruktionen zum Messen von Festpräparaten (fensterlose und Endfensterzählrohre) werden auch solche zur Untersuchung von Flüssigkeiten oder Gasen gebaut (Tauch-, Becher- und Durchflußzählrohre).

Der Wirkungsgrad bei einer Aktivitätsmessung (gemessene oder relative Aktivität dividiert durch die absolute Aktivität) ist von vielerlei Faktoren abhängig. Die Art und Energie eines Strahlers sowie seine geometrische Lage zum Zählrohr sind dafür verantwortlich, welcher Bruchteil der von einem radioaktiven Präparat insgesamt nach allen Richtungen ausgestrahlten Teilchen überhaupt das Zählrohr erreicht. Diese Teilchenanzahl wird weiterhin beeinflußt durch ihre Absorption und Streuung in der Luft und im Zählrohrmantel, durch ihre Selbstabsorption im Präparat und durch ihre Rückstreuung an der Präparate-Unterlage. Ferner spielen noch die Ansprechwahrscheinlichkeit des Detektors für die betreffende Strahlenart und seine „Totzeit"

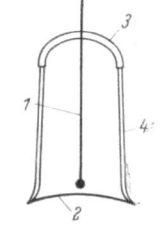

Abb. 229. Schema eines Endfenster- oder Glocken-Zählrohres.
1 Zähldraht (+); 2 Glimmerfenster; 3 Isolierung (Glas); 4 Metallwand oder metallbelegte Glaswand (−).

(Sperrzeit, angels.: dead time) eine Rolle. Diese Totzeit, in welcher das Zählrohr kein neu einfallendes Teilchen registrieren kann, tritt allerdings erst bei höheren Zählraten in Erscheinung (s. Koinzidenz, USP XVII, Artikel J-131). Schließlich ist, besonders bei niedrigen Impulsraten, zu berücksichtigen, daß die Emission von Teilchen oder Quanten beim radioaktiven Zerfall ein statistisch verteilter Vorgang ist und daß zum Erzielen einer geforderten Meßgenauigkeit eine bestimmte Mindestanzahl von Impulsen gezählt werden muß.

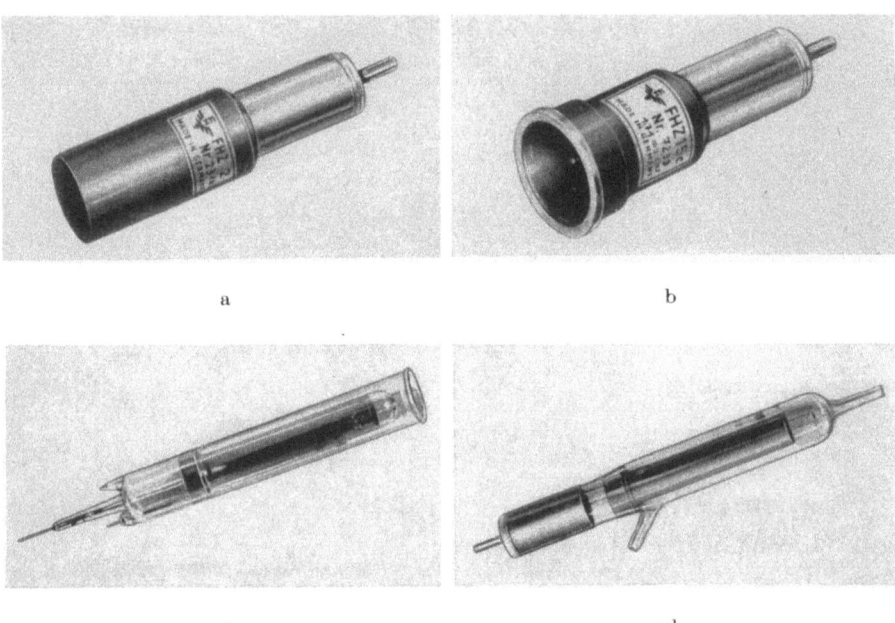

Abb. 230 a–d. Verschiedene Geiger-Müller-Zählrohrtypen (Bauart Frieseke & Hoepfner GmbH, Erlangen-Bruck).
a) Gamma-Zählrohr; b) Endfenster-Zählrohr; c) Flüssigkeits-Zählrohr; d) Durchfluß-Zählrohr für Gase und Flüssigkeiten.

7. Scintillationszähler (s. Abb. 231). Ein geeigneter Detektor für γ-Strahlung ist der Scintillationszähler. Über die Entstehung von Lichtblitzen in einem Leuchtstoff ist schon (s. S. 499) gesprochen worden. Hier werden die Lichtquanten so geleitet, daß sie auf eine Photo-Kathode auftreffen und aus dieser Elektronen herausschleudern. Diese Sekundärelektronen lassen sich durch ein System von hintereinander angeordneten sog. Prall-Elektroden (Dynoden) stufenweise vervielfachen [Photo-Sekundärelektronen-Vervielfacher (PSEV), angels.: photomultiplier]. Durch die hohe Verstärkung (bis zu 10^8 Elektronen pro Lichtquant) liefert der Scintillationszähler bei der γ-Zählung gute Ausbeuten. Je nach der Größe des Kristalls liegt allerdings der Nulleffekt (Hintergrund, angels.: background) verhältnismäßig viel höher als bei Geiger-Müller-Zählrohren. Er wird im wesentlichen durch die aus der Photo-Kathode austretenden thermischen Elektronen hervorgerufen (thermisches Rauschen, Dunkelstrom, Verringerung durch Kühlung), da der größte Teil der natürlichen Strahlung (s. S. 507) mit Hilfe dicker Bleikammern abgeschirmt werden kann.

Für die Messung von β-Strahlung mit dem Scintillationszähler verwendet man als Meßkopf einen organischen Leuchtstoff (Plastikphosphor), für α-Strahlung einen ZnS-Schirm.

Zunehmend an Bedeutung gewinnen heute die flüssigen Scintillatoren. Hier wird die radioaktive Substanz zusammen mit organischen scintillierenden Stoffen (z. B. Anthracen, Diphenyl-oxazol u. a.) in organischen Lösungsmitteln aufgelöst oder suspendiert. Da die Geometrie- und Absorptionsverhältnisse in solchen flüssigen Scintillatoren günstig liegen, können auch sehr energiearme β-Strahler, wie C-14 oder Tritium, mit guten Ausbeuten gemessen werden. Die modernen Meßgeräte sind allerdings durch Kühlsysteme und elektronische Einrichtungen (Koinzidenzschaltungen) relativ aufwendig.

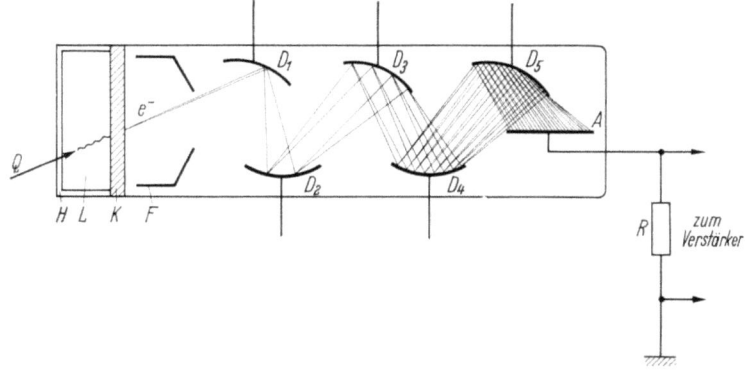

Abb. 231. Schema eines Scintillationszählers (PSEV).
Q Strahlungsquant; H lichtdichte Hülle; L Leuchtstoff; K Photo-Kathode; e^- Photoelektron; D_1 bis D_5 Prall-Elektroden (Dynoden); A Anode; R Widerstand; F Fokussier-Elektrode.

Auf Grund ihrer unterschiedlichen Energien können radioaktive Stoffe mit Scintillationszählern, in Verbindung mit den sog. Impulshöhen-Analysatoren (Amplituden-Analysatoren), identifiziert werden. Die neben- oder nacheinander auf den Scintillator auftreffenden Teilchen oder Quanten verschiedener Energie liefern am Ausgang des Photomultipliers elektrische Impulse unterschiedlicher Größe (Amplitude). Die Impulsraten in den verschiedenen Energiebereichen (Kanälen) werden gesondert bestimmt. Man unterscheidet sog. Einkanal- und Mehrkanal-Analysatoren, je nachdem, ob die unterschiedlichen Energiebereiche nacheinander eingestellt werden müssen oder gleichzeitig nebeneinander erfaßt werden können (geringerer Zeitaufwand). So läßt sich das gesamte Energiespektrum eines radioaktiven Nuclids automatisch aufnehmen. Außer zur Identifizierung eines Strahlers kann das Spektrum zur Prüfung der radioaktiven Reinheit dienen (Cr-51, Au-198, Co-60 USP XVII). Das Verfahren ist besonders zur Gamma-Spektroskopie geeignet, da γ-Strahler schmale Energiemaxima aufweisen (β-Strahler ein breites Kontinuum). Zur quantitativen Bestimmung (vorzugsweise von γ-Strahlern in Nuclidgemischen) mißt man die Aktivität an der Stelle der größten Intensität (Peak).

8. Meß- und Zählgeräte (Registriergeräte). Die von Zählrohren oder Scintillationszählern gelieferten Impulse werden über Impulsverstärker einem Registriergerät zugeleitet, das sie mechanisch oder elektronisch zählt. Man kann diese Geräte mit Zeit- oder Impulsvorwahl betreiben und erhält als Endergebnis die Impulsrate. Neben dieser indirekten Impulsratenbestimmung über Zählwerk und Zeitgeber ist noch die direkte Bestimmung der Impulsrate mit Hilfe von integrierenden Geräten möglich (Ratemeter oder Integrator). Ratemeter besitzen ein Zeigerinstrument, welches direkt in Imp./min geeicht ist. Sie sind jedoch nur für die Bestimmung hoher Impulsraten geeignet, da die bei niedrigen Impulsraten erforderliche Dämpfung das Gerät sehr träge machen würde. Sie gestatten aber den Anschluß eines Schreibers zur automatischen Aufzeichnung der Meßergebnisse, was bei Zählgeräten mit Impulsvorwahl nur über den Umweg eines Zeitdruckers möglich ist.

Strahlungsüberwachungsgeräte oder Monitoren arbeiten meist nach dem gleichen Prinzip und zeigen die zeitliche Folge der mittleren Impulsrate direkt in Impulsen pro Minute an. Dagegen kann man mit den sog. Dosisleistungsmessern die am Arbeitsort herrschende Dosis pro Zeiteinheit (s. S. 504), die Dosisleistung, direkt ablesen. Bei der Konstruktion solcher Dosisleistungsmesser wird heute gern die Eigenschaft mancher Kristalle, durch ionisierende Strahlen ihre Leitfähigkeit zu ändern, herangezogen (Kristallzähler).

b. Radioaktive Maßeinheiten

1. Einheiten der Aktivität. Die Maßeinheit für die Radioaktivität (Anzahl der Kernumwandlungen, Transmutationen oder Zerfallsakte in der Zeiteinheit) ist das Curie (C). Diese Einheit wurde mehrfach neu festgelegt und gründet sich historisch auf die Anzahl von Kernzerfällen in 1 g Radium, welches als erstes Element zur Untersuchung und Messung der Radioaktivität diente. Nach der heutigen Definition besitzt eine radioaktive Substanz eine Aktivität von 1 Curie, wenn in ihr $3{,}7 \cdot 10^{10}$ Zerfälle pro Sekunde bzw. $2{,}22 \cdot 10^{12}$ Zerf./min stattfinden.

Untereinheiten des Curie sind:

1 Millicurie (mC) = $3{,}7 \cdot 10^{7}$ Zerf./sec = $2{,}22 \cdot 10^{9}$ Zerf./min
1 Mikrocurie (µC) = $3{,}7 \cdot 10^{4}$ Zerf./sec = $2{,}22 \cdot 10^{6}$ Zerf./min
1 Nanocurie (nC) = 37 Zerf./sec = $2{,}22 \cdot 10^{3}$ Zerf./min
1 Picocurie (pC, µµC) = 0,037 Zerf./sec = 2,22 Zerf./min.

Für sehr starke, künstlich erzeugbare Aktivitäten sind größere Einheiten in Gebrauch:

1 Kilocurie (kC) = 1000 C
1 Megacurie (MC) = 10^{6} C.

Die Anzahl der Zerfälle pro Zeiteinheit ist ein Maß für die absolute Aktivität eines radioaktiven Präparates. Unter der spezifischen Aktivität verstehen wir die Aktivität pro Gewichts- oder Volumeneinheit.

Eine weitere Maßeinheit der Radioaktivität ist das Rutherford (rd).

1 Rutherford (rd) = 10^{6} Zerf./sec = $0{,}27 \cdot 10^{-4}$ C.

Das rd hat gegenüber dem C den Vorzug der Ganzzahligkeit; als wesentlich kleinere Einheit ist es für schwächere Aktivitäten geeignet.

Zur Angabe der Konzentration von radioaktiven Stoffen in Flüssigkeiten oder Gasen, also z. B. des Gehaltes an Radiumemanation in radioaktiven Heilquellen, finden heute veraltete, aber teilweise noch gebräuchliche Einheiten Verwendung:

1 Mache-Einheit (ME) = $3{,}64 \cdot 10^{-10}$ Curie Emanation pro Liter = 800 Zerf./min · l
1 Eman = 10^{-10} C Emanation/l = 220 Zerf./min · l.

2. Einheiten der Dosis und Dosisleistung. Da die biologische Wirkung der Strahlung von der Anzahl der gebildeten Ionenpaare im durchstrahlten Material abhängig ist, wurde der Begriff der Strahlendosis geschaffen (d. h. die Zahl der gebildeten Ionenpaare pro Gramm durchstrahlten Materials bzw. die zur Bildung dieser Ionenpaare erforderliche Energie pro Gramm durchstrahlten Materials).

Die Dosiseinheit für Röntgen- oder Gammastrahlung ist das Röntgen (r). 1 Röntgen erzeugt in 1 g trockener Normalluft $1{,}61 \cdot 10^{12}$ Ionenpaare (bzw. $2{,}083 \cdot 10^{9}$ in 1 cm³, die insgesamt 1 elektrostatischen Ladungseinheit entsprechen).

Da zur Bildung von $1{,}61 \cdot 10^{12}$ Ionenpaaren eine Energie von 83,8 erg erforderlich ist, erleidet eine Röntgen- oder γ-Strahlung, die eine Ionisation von 1 r bewirkt, in 1 g Luft einen Energieverlust von 83,8 erg. In 1 g Wasser oder Gewebe beträgt der Energieverlust 93 erg. Das Röntgen ist eine sog. „Ionendosis".

Da die Einheit Röntgen nur für Röntgen- oder Gamma-Strahlung gilt, wurden neuere Dosiseinheiten entwickelt, die unabhängig von der Strahlungsart und -energie sind:

Das rep (roentgen equivalent physical) ist eine „Energiedosis". 1 rep gibt die Energieabsorption in erg/g des durchstrahlten Materials an. Erschwerenderweise hatten sich mehrere verschiedene Definitionen eingebürgert, die zwar nur geringfügig (aber auch in den Zahlenangaben) voneinander differieren (83,8 erg/g bzw. 93 erg/g). Das rep soll nach internationalem Übereinkommen künftig durch die Einheit rad ersetzt werden.

Das rad (roentgen absorbed dose; Energiedosis) entspricht einer Energieabsorption von 100 erg/g eines beliebigen durchstrahlten Mediums. (Bei Gamma-Energien bis zu etwa 3 MeV gilt für Luft angenähert die Beziehung 1 r = 0,88 rad, für Gewebe 1 r = 1 rad.)

Das rem (roentgen equivalent man) ist die biologische Wirkungsdosis (RBW-Dosis). 1 rem ist die vom menschlichen Körper absorbierte Dosis, welche die gleiche biologische Wirkung hat wie 1 rad einer Röntgen- oder Gamma-Strahlung. Die Dosis in rem errechnet sich durch Multiplikation der Dosis in rad mit dem sog. RBW-Faktor. (RBW = relative biologische Wirksamkeit, angels.: RBE = relative biological effectiveness, der betreffenden Strahlenart; der RBW-Faktor gibt an, wieviel mal so groß eine Röntgen- oder Gamma-Strahlendosis sein muß, um die gleiche biologische Wirkung zu erzielen, wie die betreffende Strahlenart.)

$$\text{RBW}_{d.\,Strahlg.\,X} = \frac{\text{Röntgenstrahlendosis zur Erzielung der Wirkung Y}}{\text{Dosis der Strahlenart X zur Erzielung der Wirkung Y}}.$$

Für die in der Zeiteinheit (t) aufgenommene Dosis (D) hat man den Begriff der Dosisleistung (L) geschaffen:

$$L = \frac{D}{t}.$$

Sie wird z. B. bei Gamma-Strahlung in Röntgen pro Stunde (r/h) ausgedrückt.

1 r/h = 1000 mr/h = 10^6 µr/h = 1/60 r/min = 1/3600 r/sec.

(Über Begriffe wie ,,Toleranzdosis`` und ,,maximal zulässige Dosis`` s. S. 508.)

Die Dosiskonstante (K) liefert den Zusammenhang zwischen der Aktivität (A) und der Dosisleistung (L). Sie gibt pro Curie radioaktiver Substanz deren Dosisleistung in r/h im Abstand von 1 m an. Ihre Dimension ist folglich:

$$\left[\frac{\text{r}\,\text{m}^2}{\text{h}\,\text{C}}\right].$$

Unter Berücksichtigung des Abstandes d (in m) ergibt sich die weitere Beziehung:

$$L = \frac{K\,A}{d^2} \quad \text{oder} \quad A = \frac{L\,d^2}{K}.$$

Bei Kenntnis der Dosiskonstanten (K) und des Abstandes (d) ist also durch Messung der Dosisleistung die Aktivität eines radioaktiven Präparates bestimmbar.

Literatur zu Abschnitt II

[1] FASSBENDER, H.: Einführung in die Meßtechnik der Kernstrahlung und die Anwendung der Radioisotope, Stuttgart: Thieme 1958.
[2] HERFORTH, L., u. H. KOCH: Radiophysikalisches und radiochemisches Grundpraktikum, Berlin: VEB Deutscher Verlag der Wissenschaften 1959.
[3] OVERMANN, R. T., u. H. M. CLARK: Radioisotope Techniques, New York/Toronto/London: MacGraw-Hill 1960.
[4] FAIRES, R. A., u. B. H. PARKS: Arbeitsmethoden im Radioisotopen-Laboratorium, Braunschweig: Vieweg & Sohn 1961.
[5] TAYLOR, D.: The Measurement of Radio Isotopes, London: Methuen 1951.
[6] GETOFF, N.: Kurzes radiochemisches Praktikum, Wien: Deuticke 1961.
[7] SCHWIEGK, H., u. F. TURBA (Hrsg.): Künstliche radioaktive Isotope in Physiologie, Diagnostik und Therapie, 2. Aufl., 2 Bde., Berlin/Göttingen/Heidelberg: Springer 1961.
[8] FÜNFER, E., u. H. NEUERT: Zählrohre und Scintillationszähler, Karlsruhe: Braun 1959.
[9] WEISS, C. F.: Radioaktive Standardpräparate, Berlin: VEB Deutscher Verlag der Wissenschaften 1958.
[10] BRAUNBECK, W.: Kernphysikalische Meßmethoden, München: Thiemig 1960.
[11] BELL jr., C. G., u. F. N. HAYES: Liquid Szintillation Counting, London/New York/Paris/Los Angeles: Pergamon Press 1961.
[12] SNELL, A. H.: Nuclear Instruments and their uses, New York/London: Wiley & Sons 1962.
[13] HANLE, W., und M. POLLERMANN: Isotopentechnik, Thiemig-Taschenbücher Bd. 11, München: Thiemig 1964.
[14] AKIMOV, YU. K.: Scintillation Counters in High Energy Physics (aus dem Russischen), New York 1965.

III. Der Umgang mit radioaktiven Isotopen (Strahlenschutz)

Beim Umgang mit radioaktiven Isotopen sind einige Grundregeln zu beachten, die den Arbeitenden soweit wie möglich vor dem Einfluß der emittierten Strahlung schützen sollen. Voraussetzung für einen wirksamen Strahlenschutz sind gewisse Kenntnisse über die biologische Wirkung der Strahlung sowie über die durch sie hervorgerufenen Strahlenschäden des Organismus.

a. Biologische Strahlenwirkung

Ebenso wie eine ionisierende Strahlung mit der unbelebten Materie in Wechselwirkung tritt, ist dies auch beim belebten Organismus der Fall. Da die Strahlung im allgemeinen nicht so energiereich ist, daß sie Kernreaktionen auslöst, spielen sich die Umsetzungen nur in der äußeren Elektronenhülle ab. Es kommt zu Ionisierungs- und Anregungsvorgängen sowie zur Bildung von Radikalen. Die entstandenen Produkte können ihrerseits sekundär die verschiedensten chemischen Reaktionen hervorrufen. In den wasserreichen Geweben und Organen entstehen zunächst vorwiegend H$^+$- und OH$^-$-Ionen und H- und OH-Radikale sowie in Folgereaktionen H$_2$O$_2$, atomarer Wasserstoff und Sauerstoff und andere positiv und negativ geladene reaktionsfähige Moleküle. Die biologische Wirksamkeit dieser Substanzen kann sehr groß sein, besonders auf bestimmte Zellbestandteile, Eiweißstoffe, Enzymsysteme usw. Obwohl bei einer entsprechend hohen Strahlendosis alle Zellen und Gewebe zum Absterben gebracht werden können, ist der Grad der Strahlenempfindlichkeit sehr unterschiedlich. Besonders leicht angreifbar sind rasch wachsende Gewebe (z.B. Embryo). Das Maß der Strahlenwirkung nimmt mit wachsender Strahlendosis zwar zu, dennoch besteht keine eindeutige, exakt formulierbare Beziehung zwischen der eingestrahlten Dosis und ihrer biologischen Wirkung. Letztere wird zusätzlich durch eine Reihe von Faktoren beeinflußt.

Betrachtet man die Strahlenwirkung unter dem Gesichtspunkt der Strahlungsart, dann läßt sich für den praktischen Strahlenschutz mit ausreichender Genauigkeit voraussetzen, daß physikalisch gleichgroße Dosen von Beta-, Röntgen- oder Gamma-Strahlung unter gleichen Bedingungen die gleiche Wirksamkeit besitzen. Alpha-Strahlung und Neutronen erreichen eine größere Ionisierungsdichte; sie haben eine erhöhte relative biologische Wirksamkeit (RBW).

RBW-Faktoren verschiedener Strahlenarten

Röntgen-Strahlung	1
Gamma-Strahlung....................	1
Beta-Strahlung	1
Thermische Neutronen	≈ 5
Schnelle Neutronen	≈ 10
Protonen	≈ 10
Alpha-Strahlung	≈ 10
Schwere Rückstoßkerne (Kernspaltung)	≈ 20

Es muß jedoch berücksichtigt werden, daß die angegebenen Werte nur Mittelwerte aus verschiedenen Untersuchungen darstellen.

Neben der Strahlenart und ihrer RBW ist es weiterhin von gewissem Einfluß, ob die Strahlendosis in kurzer Zeit oder auf einen längeren Zeitraum verteilt aufgenommen wurde (Dosisleistung), bzw. ob mehrere kleine Einzeldosen oder eine einmalige größere Dosis verabreicht worden sind. Ferner spielt es eine große Rolle, ob eine bestimmte Dosis als Ganzkörperbestrahlung oder lokalisiert zur Wirkung gelangte. Eine bei einer Ganzkörperbestrahlung tödliche Dosis kann nämlich bei einer Teilbestrahlung (Hände, Extremitäten) noch vertragen werden.

Schließlich muß man eine Unterscheidung treffen zwischen äußerer und innerer Bestrahlung. Die Strahlung, welche von außen auf den Körper einwirkt (z.B. Tiefentherapie mit außerhalb des Organismus aufgestellten Strahlenquellen, Therapie durch oberflächliche

Bestrahlung, Hantieren mit Strahlern größerer Reichweite) kann im Normalfall zeitlich beliebig begrenzt werden. Das trifft in gewissem Umfang auch noch für die innerlich applizierten umschlossenen Strahler zu, die durch Implantation (z. B. Spickmethode) im Körper lokalisiert zur Anwendung gelangen. Anders ist es bei der gewollten oder ungewollten Inkorporierung von offenen radioaktiven Präparaten, sei es auf dem oralen oder auf dem Injektionswege, über eine Resorption durch die intakte oder geschädigte Haut oder durch Inhalation. Wird das Radio-Nuclid relativ homogen im Körper verteilt, dann ist die Wirkung durchaus einer Ganzkörperbestrahlung gleichzusetzen, deren Dauer von den Eigenschaften der radioaktiven Substanz abhängt und durch äußere Hilfsmittel kaum beeinflußt werden kann. Komplizierter liegen die Verhältnisse, wenn die strahlende Substanz selektiv in bestimmten Organen oder Geweben abgelagert bzw. gespeichert wird (z. B. Jod in der Schilddrüse, Radium und Strontium im Knochen). Auf diese Weise kann es mitunter zu unerwünscht hohen Strahlenbelastungen einzelner Körperbezirke kommen. Neben dem Verteilungs-Verhalten im Organismus ist die Ausscheidungsgeschwindigkeit der aufgenommenen radioaktiven Substanz von Bedeutung – die Menge vermindert sich in der sog. biologischen Halbwertszeit um die Hälfte – sowie ihre physikalische Halbwertszeit; aus beiden Faktoren resultiert die sog. effektive Halbwertszeit. Ist die letztere klein, dann können größere Mengen des Strahlers ohne wesentliche Schädigung inkorporiert werden. Von Einfluß sind natürlich auch die Art und Energie der Strahlung, da sie über den zu erwartenden Ionisierungsgrad und über die Reichweite in den umliegenden Geweben Aussagen gestatten, vorausgesetzt, daß das Radio-Nuclid und seine im Körper vorhandene Menge bekannt sind.

b. Strahlenbelastung des Menschen

Schon immer war der Mensch einer natürlichen Strahlenbelastung ausgesetzt. Deren Anteil an äußerer Strahlung wird im wesentlichen durch zwei Komponenten hervorgerufen: einmal durch die kosmische oder Höhenstrahlung, zum anderen durch die Erd- oder Umgebungsstrahlung. Die kosmische Strahlung ist eine Strahlung aus dem Weltraum, die in der Lufthülle der Erde eine Reihe von Elementarteilchen erzeugt (und u.a. auch C-14 liefert). Auf die Erdoberfläche trifft sie in Form sehr harter (energiereicher) Photonen oder Quanten auf, wenn auch mit geringerer Intensität.

Die Erd- oder Umgebungsstrahlung rührt von den natürlichen radioaktiven Elementen der Erdrinde her, etwa dem Uran, Thorium, Kalium-40 und den gasförmigen Emanationen (Radon, Thoron). Auch unsere Baumaterialien tragen zur Strahlenbelastung bei.

Hinzu kommt die innere Strahlung im Organismus auf Grund von natürlichem K-40, C-14 und Ra-226, die ständig mit der Nahrung und dem Trinkwasser aufgenommen werden. Insgesamt rechnet man mit einer Dosis von einigen Hundert mrem/Jahr aus der natürlichen Strahlenbelastung. Hier wäre in neuerer Zeit auch die Strahlenbelastung durch Kernwaffenversuche zu berücksichtigen. Radioaktive Niederschläge (fall out) werden auf der Erdoberfläche abgelagert, gelangen in Boden, Pflanzen und Tiere und so mit der Nahrung und dem Trinkwasser auch in den Menschen. Falls sich die Bedingungen nicht grundlegend verändern, muß man zur Zeit mit einer mittleren Strahlenbelastung von ca. 30 mrad/Jahr aus diesen Ursachen rechnen. Dieses heutzutage viel diskutierte Thema kann hier jedoch nur angedeutet werden; es existiert darüber bereits ein umfangreiches Schrifttum, das noch ständig im Anwachsen begriffen ist.

Zu diesen angedeuteten Strahlenbelastungen kommen noch die zivilisatorisch bedingten hinzu, etwa durch Röntgenuntersuchungen, Strahlentherapie und -diagnostik, Leuchtzifferblätter von Uhren sowie die beruflich bedingte Strahlenexposition bestimmter Personenkreise in Medizin, Forschung und Industrie und beim Betrieb von Kernreaktoren.

c. Strahlenschäden

Man unterteilt die Strahlenwirkungen bzw. Strahlenschäden in somatische und genetische. Unter den somatischen Schäden sind solche der Körperzellen selbst und deren Folgeerscheinungen, die bis zum Absterben dieser Zellen reichen können, zu verstehen. Der Organismus ist jedoch in der Lage, sich von derartigen Schäden zu erholen und die angegriffenen oder vernichteten Zellen zu ersetzen. Je nach der aufgenommenen Strahlendosis kommt es von leichten, mitunter kaum feststellbaren Veränderungen, z. B. des Blutbildes oder der blutbildenden Organe, über schwere Schäden der Haut und der inneren Organe bis zum Strahlentod. Zu den Spätfolgen rechnet man eine erhöhte Bereitschaft des Körpers zu Leukämie und bösartigen Geschwülsten sowie eine allgemeine Verkürzung der Lebensdauer.

Man hat die bisher übliche sog. Toleranzdosis (d.h. diejenige Dosis, von der man annahm, daß sie, ohne nachweisbare Schäden zu verursachen, beliebig oft vom Körper vertragen wird) im Laufe der Zeit mehrmals herabgesetzt. Es erscheint aber heute zweifelhaft, ob es für die somatischen Spätschäden überhaupt einen unteren Schwellenwert gibt. Der Begriff der Toleranzdosis konnte schon im Hinblick auf die genetische Strahlenwirkung nicht aufrechterhalten werden. Bei der genetischen Strahlenwirkung tritt eine Veränderung der Erbmasse durch sog. Gen- oder Chromosomenmutationen ein, die meist erst bei späteren Generationen des Lebewesens in Erscheinung tritt, da die Vererbung rezessiv erfolgt. Im Tierversuch konnte man zweifelsfrei nachweisen, daß ionisierende Strahlen die Mutationsrate der Gene wesentlich erhöhen. Diese strahleninduzierte Mutationsrate ist der absorbierten Strahlendosis direkt proportional; sie ist unabhängig von der Intensität der Strahlung und irreversibel. Schon ein einzelnes Treffer-Ereignis kann eine Genmutation auslösen. Energiereiche Strahlung kann zu Chromosomenbrüchen und zu deren Umlagerungen, den sog. Chromosomenmutationen führen. Die Irreversibilität dieser Vorgänge erklärt sich dadurch, daß die Gene als Erbträger einmalig und nicht ersetzbar oder vertretbar sind. Beim Menschen sollen 30 bis 50 r ausreichend sein, um die spontane Mutationsrate zu verdoppeln.

Mit Rücksicht auf die genetischen Strahlenwirkungen, für die also mit Sicherheit kein unterer Schwellenwert existiert, ist man bei der Ausarbeitung der gesetzlichen Strahlenschutzvorschriften dazu übergegangen, statt der Toleranzdosis eine sog. ,,maximal zulässige Dosis" (höchstzulässige Dosis) festzulegen, die unter Einbezug des Lebensalters, der Fortpflanzungsperiode und der gesamten zu erwartenden Dauer des Umgangs mit ionisierender Strahlung die nach heutiger Kenntnis noch vertretbare Strahlenbelastung angibt.

d. Gesetzliche Bestimmungen zum Strahlenschutz

Die bis vor wenigen Jahren in Deutschland gültigen Bestimmungen und Empfehlungen für den Strahlenschutz umfaßten die Röntgenverordnung aus dem Jahre 1941, die vom Fachnormenausschuß für Radiologie im Deutschen Normenausschuß in verschiedenen DIN-Normblättern niedergelegten Richtlinien, die Unfallverhütungsvorschriften der gewerblichen Berufsgenossenschaften sowie, späteren Datums, die landesrechtlichen Verordnungen einiger Bundesländer. Soweit es sich um Verordnungen handelte, wurden diese durch die am 1. 9. 1960 in Kraft tretende ,,Erste Strahlenschutzverordnung" aufgehoben (Erste Verordnung über den Schutz vor Schäden durch Strahlung radioaktiver Stoffe, verkündet im Bundesgesetzblatt, Teil I, Nr. 31 vom 30. 6. 1960). Diese hält sich eng an die aus dem Jahre 1959 stammenden geforderten Grundnormen der Euratom-Richtlinien (Euratom = Europäische Atomgemeinschaft). Sie regelt u.a. die Genehmigungsvorschriften und die Schutzvorschriften für den Umgang mit radioaktiven Stoffen, einschließlich der höchstzulässigen Strahlendosen, deren Kontrolle und die ärztliche Überwachung.

Für eine beruflich strahlenexponierte Person wurde festgelegt, daß sie pro Woche nicht mehr als 0,1 rem aufnehmen soll. Das sind etwa 5 rem pro Jahr als höchstzulässige Dosis, wobei die im Verlaufe eines Vierteljahres absorbierte Dosis den Wert von 3 rem jedoch nicht überschreiten darf. Im Einzelfall kann allerdings, je nach dem Lebensalter, die höchstzulässige Dosis größer sein. Sie errechnet sich nach der Formel:

$$D = 5\,(N - 18)\text{ rem}.$$

Hierbei bedeuten N das Alter der Person in Jahren und D die Dosis in rem (die sog. Lebensalterdosis). Die Zahl 18 ergibt sich aus der Überlegung, daß Jugendliche unter 18 Jahren überhaupt nicht mit ionisierender Strahlung umgehen sollen. Diese Strahlendosen beziehen sich auf eine Ganzkörperbestrahlung und dürfen bei Teilbestrahlungen höher liegen. Personen, die sich gelegentlich in oder in der Nähe von Kontrollbereichen aufhalten, ohne mit radioaktiven Stoffen umzugehen, sollen pro Jahr höchstens 1,5 rem aufnehmen.

Die Euratom-Richtlinien erheben zusätzlich die Forderung, daß die übrige Gesamtbevölkerung bis zum Alter von 30 Jahren eine Strahlendosis von insgesamt 5 rem pro Person nicht überschreiten sollte.

In der Anlage I der Ersten Strahlenschutzverordnung sind die ohne Genehmigung zulässigen allgemeinen Freigrenzen für alle radioaktiven Stoffe aufgeführt. Sie liegen, je nach Gefährlichkeit der Strahler, zwischen 0,1 und 100 µC. Anlage II enthält die maximal zulässigen Konzentrationen (sog. MZK-Werte) radioaktiver Stoffe in Wasser und Luft. Diese betragen z. B. für unbekannte Strahler oder deren Gemische $1 \cdot 10^{-7}$ µC/ml Wasser bzw. $4 \cdot 10^{-13}$ µC/ml Luft. Für den Fall, daß die radioaktiven Substanzen analysiert oder wenigstens teilweise bekannt sind, wurden bei einer geringeren Radio-Toxizität der Stoffe um Größenordnungen höhere MZK-Werte festgelegt. Zu den Elementen mit besonders starker Radio-Toxizität rechnet man u. a.: Sr-90, Po-210, Ra-226, U-233 und Pu-239. In der nächstniederen Gefahrenklasse (mit immer noch hoher Toxizität) werden neben anderen Elementen auch Ca-45, Fe-59, Sr-89 und J-131 aufgeführt. Mittlere Gefährlichkeit haben z. B. H-3, C-14, P-32, Na-22, S-35, Cl-36, Co-60 und Au-198, während Elemente wie Be-7, F-18, Na-24, K-42 und Cr-51 eine relativ geringe Radio-Toxizität aufweisen.

Eine hohe Gefährdung ergibt sich immer dann, wenn ein Element gleichzeitig eine lange physikalische Halbwertszeit und eine verhältnismäßig energiereiche Strahlung besitzt, darüber hinaus vom Körper in bestimmten Organen oder Geweben (sog. kritisches Organ) gespeichert wird und nur sehr langsam wieder eliminiert wird (lange biologische Halbwertszeit). Dies trifft z. B. alles beim Strontium-90 zu (Knochensucher, angels.: bone seeker). Die MZK-Werte sind so berechnet, daß die Ablagerung in den kritischen Organen, auch bei einer Dauerzufuhr, berücksichtigt ist.

e. Praktische Verhaltensmaßregeln für das Arbeiten mit radioaktiven Isotopen

Das erforderliche Maß an Strahlenschutz[1] richtet sich weitgehend nach der Art und Energie der Strahlung sowie nach der Aktivitätsmenge, mit der man zu hantieren hat. Drei Grundprinzipien sind wesentlich:

1. Es sollte ein möglichst großer Abstand zu dem Strahler gewahrt bleiben! Eine ausreichende Distanz von dem strahlenden Objekt bietet den einfachsten Strahlenschutz, da die Intensität (I) einer Strahlung mit dem Quadrat der Entfernung (d) abnimmt. $I = I_0/d^2$ (I_0 = Intensität eines Strahlers im Abstand Null bzw. im Einheitsabstand). Bei einer gegebenen Aktivität A und bekannter Dosiskonstante K läßt sich der zu wahrende Mindestabstand d, bei dem eine einzuhaltende physikalische Dosisleistung L (z. B. 0,1 rad/Woche) nicht überschritten wird, nach folgender Gleichung berechnen:

$$d = \sqrt{\frac{KA}{L}}.$$

Häufig wird eine Entfernung von 30 bis 50 cm ausreichend sein. Eine Reihe von Fern-

---

[1] In den letzten Jahren sind auf dem Gebiet des prophylaktischen, chemischen Strahlenschutzes zahlreiche Versuche unternommen worden. Die geprüften Substanzen sind im wesentlichen sog. „Radikalfänger", z. B. Thiolkörper wie Cystein, Cysteamin und viele andere mehr, die jedoch mitunter, neben einer Strahlenschutzwirkung, unerwünschte Nebenwirkungen zeigen. Die gesamte Literatur ist z. Z. nur über die zahlreichen Einzelveröffentlichungen zugänglich.

bedienungsgeräten für diese Zwecke ist im Handel, so u. a. Ferngreifer, -zangen, -pinzetten, -pipetten und Transportbehälter und -wagen mit langen Griffen.

2. Die Strahleneinwirkungszeit ist so kurz wie möglich zu halten! Eine Verkürzung der Aufenthaltsdauer am Ort der Strahlenexposition macht daher, neben aller gebotenen Vorsicht, ein rasches Arbeiten erforderlich. Voraussetzung dafür ist, daß alle notwendigen Handgriffe und alle vorkommenden chemischen Reaktionen so vollkommen wie möglich beherrscht werden. Synthesen von markierten Verbindungen wird man vor dem Einsatz des aktiven Materials einige Male übungshalber mit inaktiven Ausgangsstoffen durchführen.

3. Die Abschirmung gegen die Strahlung sollte so wirksam wie möglich sein! Mit hohen Aktivitäten und durchdringender Strahlung sollte nur hinter ausreichenden Schutzschirmen oder -wänden manipuliert werden. Am geeignetsten für γ-Strahlung sind Abschirmmaterialien hoher Kernladungszahl; am gebräuchlichsten sind Wände aus Bleiziegeln mit Bleiglasfenstern oder Spiegeln. Im technischen Maßstab finden auch Eisen und Beton (meist Barytbeton) Verwendung. Die jeweils erforderliche Dicke der Schutzschicht kann berechnet, aus Tafeln entnommen oder auch experimentell ermittelt werden. Für β-Strahlen, die bereits durch verhältnismäßig dünne Metallschichten abschirmbar sind, genügen Schirme aus Aluminium und Plexiglas. Dünne Schichten aus Materialien hoher Kernladungszahl (Schwermetalle) sind zumindest bei energiereicher β-Strahlung wenig von Nutzen, da in ihnen sekundär eine durchdringende Bremsstrahlung (Photonen) erzeugt wird, welche ungehindert passieren kann. Allseitig geschlossene Wandkonstruktionen sind geeigneter als freistehende Wände, weil unter Umständen mit einer diffusen Streustrahlung gerechnet werden muß.

Folgende praktische Winke sind weiterhin zu beachten: Während der Zeit des Umgangs mit radioaktiven Stoffen sind die Strahlungsbedingungen am Arbeitsplatz mit Hilfe von Strahlenwarngeräten (Monitoren) oder Dosisleistungsmessern laufend zu überwachen. Die Arbeitenden sind außerdem verpflichtet, zwei unabhängig voneinander anzeigende Personendosimeter am Körper zu tragen. Eines von diesen hat ein unlöschbares, nicht offen ablesbares zu sein (Filmplakette), das andere ein selbstabzulesendes Taschendosimeter (Füllhalterdosimeter), welches die empfangene Dosis in r oder mr angibt.

Starke Präparate dürfen nur in Strahlenschutzwagen oder Bleibehältern transportiert werden; evtl. ist das Personal an den Meßgeräten zu verständigen, damit die durchdringende Strahlung keine Meßergebnisse verfälschen kann. Radioaktive Substanzen, die nicht benötigt werden, sollen in strahlensicheren Tresoren lagern.

Auf gar keinen Fall sind die Strahler mit den bloßen Händen zu berühren, man verwendet Pinzetten oder Ferngreifer. Alles Manipulieren mit offenen radioaktiven Präparaten erfordert das Tragen von Gummihandschuhen. Die als Schutzbekleidung getragenen Labormäntel müssen am Halse und an den Handgelenken eng geschlossen sein. Um eine Verseuchung des Schuhwerkes zu verhindern, empfiehlt sich die Benutzung von Schutzüberzügen oder Gummischuhen. Da die Augen besonders strahlenempfindlich sind, schützt man sie am besten mit Plexiglas- oder Bleiglasbrillen.

Alle Arbeitsgänge, bei denen sich die aktive Substanz zu irgendeinem Zeitpunkt in der Gasphase befindet, sowie die Handhabung von leichtflüchtigen Stoffen sollten generell nur unter gut belüfteten und mit Filtern versehenen Abzügen erfolgen. Ein Pipettieren radioaktiver Lösungen mit dem Munde ist streng untersagt; zu diesem Zweck gibt es eine Reihe von Hilfsmitteln: Saugbälle (Peleus-Ball), Injektionsspritzen, Fortunapipetten, Fernpipetten und Spritzen im Mikro-Maßstab.

Essen, Trinken, Rauchen und die Verwendung von Kosmetika sind am Arbeitsplatz zu unterlassen. Peinlichste Sauberkeit ist oberstes Gebot in einem Isotopenlaboratorium!

Beim Verlassen der Laborräume ist es erforderlich, mit Meßgeräten Hände und Kleidung auf möglicherweise erfolgte Kontaminationen zu prüfen.

In den Isotopenstationen von Krankenhäusern sind besondere Vorsichtsmaßnahmen angezeigt, weil der Personenkreis, der mit der Strahlung in Berührung kommt, verhältnismäßig groß ist. Nicht nur das ärztliche Personal, sondern auch das Pflege- und Stationshilfspersonal und nicht zuletzt der Patient selbst sollten genau unterrichtet sein. Die Räume, in denen Therapiepatienten liegen, bedürfen einer Kennzeichnung; ein Vermerken von Art und Menge des applizierten Strahlers auf dem Kurvenblatt kann die Schutzmaßnahmen erleichtern. Die Aufenthaltszeit beim Patienten ist für Pflegepersonal und Angehörige möglichst zu beschränken, der Abstand möglichst groß zu halten. Nach der Applikation offener radioaktiver Präparate erfordern die Ausscheidungen des Patienten (Urin, Kot, Erbrochenes, Blut), die Wäsche oder gegebenenfalls das Verbandmaterial eine gesonderte Behandlung, damit keine Radioaktivität verschleppt wird.

f. Dekontaminierung

Bei erfolgter Kontaminierung von Personen ist der für den Strahlenschutz Verantwortliche unverzüglich zu verständigen. Liegt eine Verseuchung der Hände vor, verwendet man am günstigsten ein mildes Waschmittel (am besten Seife), eine Bürste und sehr viel lauwarmes Wasser. Erweist sich eine längere Waschung mit Wasser nach der anschließenden Aktivitätsmessung als nicht ausreichend, dann hat man evtl. mit einer Titanoxidpaste (z. B. Decontam, Fa. Buchler & Co.) Erfolg.

Kontaminierte Kleidung ist zu wechseln. Am ehesten lassen sich Kunstfasergewebe reinigen. Bei wasserlöslichen Substanzen erreicht man eine Entseuchung mit viel Wasser und Netzmitteln; bei einer Kontamination mit öligen oder schwer löslichen Materialien verläuft ein Reinigungsversuch meist ergebnislos. Handelt es sich dazu um langlebige Substanzen, dann ist ein Abklingenlassen sinnlos, und die Kleidung muß beseitigt werden.

Sind am Arbeitsplatz aktive Lösungen verschüttet worden, dann werden diese mit Zellstoff aufgesaugt und die Stelle am besten mit viel Wasser gereinigt. Sehr zu empfehlen sind für die Arbeitsflächen Auflagen aus Ölpapier, Kunststoff oder Fließpapier; auch abziehbare Lackfilme haben sich bewährt. Die kontaminierten Stellen werden einfach herausgeschnitten. Als noch vorteilhafter hat es sich herausgestellt, alle Arbeiten mit offenen Strahlern auf Arbeitstischen oder flachen Wannen aus Kunststoff oder rostfreiem Stahl (V2A, V4A) vorzunehmen. Nach Untersuchungen von TOMPKINS [Nucleonics 7, 42 (1950)] steigt die Adsorptionskraft verschiedener Materialien gegenüber P-32, J-131 und Ba-146 in folgender Reihenfolge an: polierter rostfreier Stahl, Pyrexglas, Stahl, Blei, Hartholz, Zement.

Benutzte Arbeitsgeräte werden getrennt nach Isotopen und Halbwertszeiten aufbewahrt bzw. dekontaminiert. Für Glasgeräte verwendet man zur Reinigung viel Wasser und gelegentlich Zusätze von Natriumtriphosphat oder Ammonium-hydrogenfluorid (Metallgeräte: viel Wasser, evtl. Ammoniumcitratzusätze oder auch TiO_2-Paste). Das normalerweise in Laboratorien übliche Reinigungsmittel, Chromschwefelsäure, ist nur bei kurzlebigen radioaktiven Verunreinigungen geeignet, da die Säure sonst rasch verseucht ist. Sehr anzuraten ist, daß alle verwendeten Glasgeräte siliconisiert werden, da durch diese Maßnahme die Restaktivität durch Adsorptionsvorgänge an der Glaswand stark herabgesetzt wird. Zu beachten ist jedoch, daß Siliconüberzüge nicht alkalibeständig sind und nach der Beschickung mit alkalischem Material erneuert werden müssen.

Nach der Spülung sind die Geräte auf Radioaktivität zu überprüfen. Für diesen Zweck sind die empfindlichsten Monitoren gerade gut genug. War eine Dekontaminierung nicht zu erreichen, dann überläßt man die Geräte an einem sicheren Platz dem Abklingen. Im allgemeinen sind etwa 10 Halbwertszeiten ausreichend. Langlebig verseuchte Gerätschaften sind aus dem Verkehr zu ziehen. Einmal benutzte Gegenstände dürfen aus dem Isotopenlaborbereich nicht mehr herausgelangen.

g. Die Behandlung radioaktiver Abfälle

Die Beseitigung der radioaktiven Abfälle bietet verschiedene Probleme. Alle festen Materialien wie Zellstoff, Papierfilter, menschliche Exkremente, nicht mehr verwendbare Kleidung oder Geräte müssen getrennt, am besten nach Isotop, Halbwertszeit und Ablagedatum, in gekennzeichneten Behältern gesammelt werden. Mit kurzlebigen Strahlern behaftete Gegenstände können nach der Abklingzeit wie normale Abfälle behandelt werden. Beim Vorliegen langlebiger Substanzen müssen die Abfälle unter Verschluß gebracht werden. Geeignet dazu sind fest verschließbare Metallbehälter (Fässer mit abnehmbarem, luftdichtem Deckel) oder auch Betongruben. Handelt es sich um unterschiedliche Isotope, dann bringt man sie gesondert in zugebundenen oder verschweißten Plastikbeuteln unter, auf denen Art, Menge und Verschlußdatum des Strahlers angegeben sind. Es ist dafür Sorge zu tragen, daß die Behälter nicht mit dem Grundwasser in Berührung kommen und für unbefugte Personen, Haustiere und Ungeziefer unzugänglich sind.

Im Laufe der Zeit kann sich so u. U. für diese Aufbewahrung ein verhältnismäßig großer Platzbedarf ergeben, wenn es nicht gelingt, die Abfälle zu konzentrieren. Eine Verbrennung wird nur selten möglich sein; auch müßte dabei, je nach der Natur des Verbrennungsproduktes, entweder die Asche oder das gasförmige Endprodukt (z. B. $^{14}CO_2$ oder $^{35}SO_2$) gesammelt werden. Der geplante zentrale Verschluß langlebiger radioaktiver Abfälle auf Bundes- oder Länderebene ist zur Zeit noch problematisch.

Aktive Abwässer dürfen nicht in die Kanalisation gelangen. Die Wässer aus Isotopenlaboratorien oder -kliniken müssen daher in großen Tanks gesammelt werden. Je nach dem Wasseranfall können solche Abklingbehälter recht aufwendig werden, besonders dann, wenn die Anlagen noch zusätzlich mit automatisch arbeitenden Einrichtungen zum Rühren, Umpumpen, Messen der Füllstandshöhe und der Radioaktivität sowie mit Kontroll- und Warnsystemen versehen sind. Bei kurzlebigen Nucliden können die Abwässer nach dem völligen Abklingen in die Kanalisation gepumpt werden.

Ein Konzentrieren oder Aufbereiten der langlebig-aktiven Wässer durch Ionenaustausch, Destillation, Fällung oder Filterung ist meist nur bedingt möglich. Geeigneter erscheint, wenn es die räumlichen Verhältnisse zulassen, ein Verdünnen auf die maximal zulässige Konzentration des Isotops. Für die Zukunft ist es vorgesehen, die Abwässer in Tankwagen zu zentralen Verschlußstellen zu fahren, die jedoch erst noch geschaffen werden müssen.

h. Bauliche Besonderheiten der Isotopenarbeitsräume

Für die Ausgestaltung von Isotopenlaboratorien oder Isotopenabteilungen in Krankenhäusern können nur einige allgemeine Richtlinien gegeben werden. Eine eingehende Schilderung der gesamten Einrichtung würde über den Rahmen des vorliegenden Artikels hinausgehen. Es muß hierzu auf die spezielle Literatur verwiesen werden. Ferner ist die Planung solcher Abteilungen weitgehend abhängig von der Art und dem Umfang der gesetzten Aufgaben.

Grundsätzlich ist jedoch eine Aufteilung des Komplexes in mehrere Räume mit verschiedenem Aktivitätsbereich kaum zu umgehen.

1. Heißes Lager oder Tresor. Die Aufbewahrung der hochaktiven Ausgangssubstanzen von oftmals mehr als 100 mC erfolgt in einem besonderen Raum (heißes Lager, franz.: niveau brûlant). Das aktive Material befindet sich in safeartigen Fächern innerhalb starker Betonwände (z.T. Barytbeton) hinter zusätzlichen Bleiabschirmungen. Die Tresore sollen so konstruiert sein, daß man beim Öffnen der Türen nicht der Gesamtstrahlung aller Präparate ausgesetzt ist (z. B. Trennwände, Einzelfächer, Karuselltresore). In diesem Raum wird auch das Abfüllen, Dosieren und evtl. Verdünnen des Ausgangsmaterials durchgeführt.

2. Raum für hohe Aktivitäten (heißes Labor, angels.: hot room, franz.: niveau demi-brûlant). Für Arbeiten im Millicurie-Bereich ist ein Laboratorium mit strahlensicheren Wänden und Decken, einem gut belüftbaren Abzug und einem mindestens zweiteiligen Spülbecken notwendig. Steht kein Abzug zur Verfügung, dann sollten offene Präparate energiereicher β-Strahler, deren Aktivität mehr als 100 µC beträgt, zumindest in abgeschlossenen Strahlenschutzkästen (Handschuhkästen, angels.: glove box) verarbeitet werden.

3. Räume für mittlere und schwache Aktivitäten. Je nach ihrem Aktivitätsbereich lassen sich die Arbeitsräume noch weiter unterteilen (10 µC bis 1 mC: Raum für mittlere Aktivitäten, warmes Labor, franz.: niveau chaud; unter 10 µC: Raum für schwache Aktivitäten,

Indikatorlabor, franz.: niveau traceur). Hier sind nicht mehr so strenge Strahlenschutzmaßnahmen erforderlich. Die klinischen Therapie- und Diagnostikräume entsprechen etwa den angeführten Aktivitätsbereichen.

In den sog. kalten Laboratorien dürfen nur vorbereitende Versuche mit inaktivem Material vorgenommen werden.

4. Raum für Aktivitätsmessungen. In den Meßraum dürfen an aktiven Substanzen nur die zu messenden Präparate gebracht werden und keine chemischen Arbeiten mehr ausgeführt werden, weil einerseits die empfindlichen Nachweisgeräte durch Korrosion leiden, andererseits höhere Aktivitäten laufende Messungen stören können.

In der Praxis werden sich die hier so streng unterteilten Arbeitsbereiche häufig überdecken. Dennoch dürfte es schwierig sein, wie es mitunter beschrieben wird, einen einzigen Raum für alle anfallenden Arbeiten behelfsmäßig herzurichten, es sei denn, daß nur in geringem Umfange mit energiearmen β-Strahlern gearbeitet wird.

Bei der Planung von größeren Isotopenabteilungen macht man es heute baulicherseits zur Auflage, daß der ganze Komplex in sich abgeschlossen und nur über eine „Schleuse" betretbar ist, die gleichzeitig Umkleide-, Wasch- und Duschmöglichkeiten enthält. Um einen störungsfreien Ablauf zu gewährleisten, ist man bestrebt, die einzelnen Arbeitsbereiche nach einem „Aktivitätsgefälle" anzuordnen. Es werden sich also, um nur ein Beispiel zu nennen, der Meßraum oder ein Photolabor oder auch ein Raum für den längeren Aufenthalt von Personen so weit wie nach den baulichen Gegebenheiten möglich vom heißen Lager und Labor entfernt befinden.

Abb. 232 zeigt den Grundriß einer Isotopenabteilung in einem Krankenhaus.

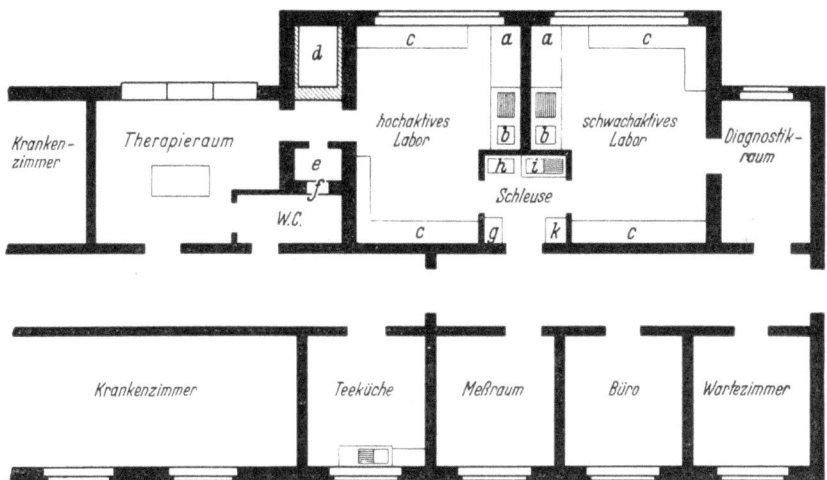

Abb. 232. Grundriß einer Isotopenabteilung für experimentelle, diagnostische und therapeutische Zwecke (Entwurf mit Architekt R. VOLHARD, Frankfurt a. M.).

a Isotopenabzugschränke; b Spültische; c Arbeitstische; d Isotopentresor; e Abfallraum; f Vorrichtung zum Durchreichen radioaktiver Exkrete; g Aufbewahrungsschrank für Laborkleidung; h Meßeinrichtung zur Kontrolle von Händen und Kleidung auf Verseuchung; i Waschgelegenheit; k Aufbewahrungsschrank für nichtaktive Kleidung.

Zur weiteren baulichen Ausstattung kann noch folgendes angeführt werden:

Die Fußböden sollen möglichst glatt, fugenlos, wasserdicht und leicht zu reinigen sein. Es ist wünschenswert, wenn sie an den Rändern hochgezogen sind und fugenlos in die Wände übergehen. Es gibt heutzutage schweißbare Kunststoffe, die die erforderlichen Eigenschaften mitbringen. Kontaminierte Stellen können herausgeschnitten und durch neue Stücke ersetzt werden.

Eine ausreichende Tragfestigkeit der Böden und Decken darf nicht außer acht gelassen werden, da evtl. aufzustellende Bleiwände erhebliche Gewichtsbelastungen verursachen. Bei der Konstruktion der Wände hat man einmal ihre Strahlensicherheit zu berücksichtigen, zum anderen das Prinzip, daß sie weitgehend glatt, nicht porös und ohne scharfe Vorsprünge und Kanten sein sollen, um die Gelegenheit einer Staubablagerung zu vermindern. Ebenso wie bei den Böden muß die Möglichkeit zum Austausch verseuchter Stellen bestehen. Das erreicht man durch Plastikfolien oder durch lacküberspritzte Bespannungen.

Die Oberflächen der Arbeitstische und Abzüge sollten am besten aus Kunststoff oder V4A-Stahl bestehen, am günstigsten in der Form fugenloser Wannen. Für die Scheiben der Abzüge wählt man mindestens 0,5 cm dickes Plexiglas. Die Abluft streicht durch leistungsfähige Filteranlagen. Als Material für die mehrteiligen Spülbecken hat sich rostfreier Stahl ebenfalls gut bewährt.

Auf die Einrichtung von Spezialräumen (etwa Pflanzentreibhäusern, Tierställen, Autoradiographieräumen usw.) und auf Spezialvorkehrungen (wie Fußbedienungshebel, Klinken, Sprechanlagen usw.) kann hier nicht näher eingegangen werden. Die Entwicklung (auch auf dem Gebiet der Strahlungsmeßtechnik) ist noch ständig im Fluß und nähert sich einer weitgehenden Automatisierung, welcher nur durch finanzielle Erwägungen Grenzen gesetzt sind.

Literatur zu Abschnitt III

[1] RAJEWSKY, B.: Wissenschaftliche Grundlagen des Strahlenschutzes, Karlsruhe: Braun 1957.
[2] RAJEWSKY, B.: Strahlendosis und Strahlenwirkung, Stuttgart: Thieme 1956.
[3] FROST, D.: Praktischer Strahlenschutz, Berlin: de Gruyter 1960.
[4] GUSSEW, N. G.: Leitfaden für Radioaktivität und Strahlenschutz, Berlin: VEB Verlag Technik 1957.
[5] Strahlenschutz, Schriftenreihe des Bundesministers für Atomkernenergie (und Wasserwirtschaft); jetzt: Bundesminister f. wissenschaftliche Forschung. Lose Folge von Einzelheften (1 bis 29) ab 1957, München: Gersbach & Sohn.
[6] SCHWIEGK, H., u. F. TURBA (Hrsg.): Künstliche radioaktive Isotope in Physiologie, Diagnostik und Therapie, 2. Aufl., 2 Bde., Berlin/Göttingen/Heidelberg: Springer 1961.
[7] JAEGER, TH.: Technischer Strahlenschutz, München: Thiemig 1959.
[8] BECK, H. R.: Die Strahlenschutzverordnungen (Kommentar), Berlin/Frankfurt/Main: Vahlen 1961.
[9] Strahlenschutz in Forschung und Praxis, Jahrbuch der Vereinigung Deutscher Strahlenschutzärzte e.V., Bd. 1, Freiburg/Br.: Rombach 1962.
[10] Taschenbuch für Atomfragen 1960/61, hrsg. v. W. CARTELLIERI, A. HOCKER, A. WEBER, W. SCHNURR, im Bundesministerium für Atomkernenergie (und Wasserwirtschaft); jetzt Bundesminister f. wissenschaftliche Forschung. Bonn: Festland Verlag.
[11] Protection against Ionizing Radiations (A Survey of existing Legislations), Hrsg.: WHO (World Health Organisation), Sonderdruck des International Digest of Health Legislation, Bd. 15, Nr. 2, Genf 1964 (Selbstverlag).
[12] Strahlenschutz in Forschung und Praxis, Jahrbuch der Vereinigung Deutscher Strahlenschutzärzte e.V., Bd. 4 und 5, Freiburg/Br.: Rombach 1964, 1965.
[13] KIMELDORF, D. J., und E. L. HUNT: Strahlenschutz und Strahlenschäden, in: Ionizing Radiation. Neural Function and Behavior, New York 1965.
[14] Radiological Monitoring of the Environment. The Proceedings of a Conference organized by the Joint Health Physics Committee and the Central Electricity Generating Board, ed. by B. C. GODBOLD and J. K. JONES, Oxford 1965.
[15] JACCHIA, E.: Atom, Sicherheit und Rechtsordnung, Freudenstadt: Lutzeyer 1965.
[16] FISCHERHOF, H.: Atomgesetz mit Verordnungen. Textausgabe mit Einführung, 3. Aufl., Baden-Baden 1966.

IV. Radioaktive Isotope in Medizin und Pharmazie

a. Medizinische Anwendung der Radio-Isotope

Die Therapie mit radioaktiven Isotopen hat fast immer das Ziel, Krankheitsherde (meist bösartige Tumoren) lokalisiert so zu bestrahlen, daß das umliegende, gesunde Gewebe möglichst wenig in Mitleidenschaft gezogen wird. (Eine Ausnahme bildet die einer Ganzkörperbestrahlung gleichzusetzende, diffuse, interne Bestrahlung durch oral oder intravenös verabreichte Strahler, welche homogen im Körper verteilt werden, z. B. Na-24 bei Blutkrankheiten.)

Die Lokalisation der Strahlenwirkung läßt sich auf zwei verschiedenen Wegen erreichen: einmal auf mechanischem Wege durch die Art der Applikation, zum anderen durch die selektive Anreicherung einer strahlenden Substanz in bestimmten Organen oder Geweben, z. B. J-131 in der Schilddrüse, Sr-89 im Knochen (Selektivtherapie).

Bei der durch die Art der Applikation lokalisierten Bestrahlungsweise unterscheidet man verschiedene Methoden:

1. Die Fernbestrahlung mit starken γ-Strahlenquellen (Teletherapie, Telecurie-Bestrahlung). – 2. Die Oberflächenbestrahlung durch den lokalen Kontakt mit Strahlenquellen (meist β-Strahler). – 3. Die sog. interstitielle Bestrahlung des zu behandelnden Bezirkes (Tumor), entweder durch Implantation oder Spickung mit festen Applikatoren (Hohlnadeln, die das Radio-Isotop enthalten) oder durch Infiltration radioaktiver Lösungen oder Suspensionen in das Tumorgewebe (Injektion). – 4. Die sog. intrakavitäre Bestrahlung, bei der Körperhöhlen, die mit malignem Gewebe durchsetzt sind, von innen heraus bestrahlt werden, einmal mit offenen kolloiden Lösungen oder Suspensionen unlöslicher Verbindungen, zum anderen mit radioaktiven Substanzen in geschlossenen Applikatoren (z. B. Lösungen in Gummiballonen bzw. nach der Packmethode, mit auf Schnüren aufgereihten Perlen, welche das Radio-Isotop eingeschlossen enthalten).

In der Diagnostik werden Radio-Nuclide zu vielerlei Zwecken verwendet. Genannt seien hier nur: Tumor-Diagnostik, Kreislauf-Diagnostik, Schilddrüsen-Diagnostik, Diagnostik von Stoffwechselstörungen.

Die am häufigsten verwendeten Radio-Nuclide und Arzneibuchpräparate (s. Tabelle S. 516 ff.) werden anschließend im einzelnen aufgeführt und eingehend beschrieben (S. 526 ff.).

b. Therapeutisch und diagnostisch wichtige Isotope und Arzneibuchpräparate

1. Pharmakopöe-Angaben zur Prüfung radioaktiver Substanzen

DAB 7 – DDR:

Korrekturen bei der Messung der Aktivität

Der radioaktive Zerfall ist ein Vorgang, der nach statistischen Gesetzen abläuft.

Es ist bei den Messungen notwendig, eine möglichst große Anzahl von Impulsen (n) zu messen, um den statistischen Fehler, der sich hierbei aus $\pm \sqrt{n}$ errechnet, klein zu halten. Für alle Meßwerte sind mindestens 1000 Impulse zu registrieren.

Darüber hinaus werden Messungen der Aktivität noch von folgenden Faktoren beeinflußt, die bei der Auswertung der Ergebnisse berücksichtigt werden müssen:

Nulleffekt. Das Zählgerät registriert auch ohne Gegenwart der radioaktiven Substanz eine Impulsrate, die als Nulleffekt bezeichnet wird, vor der Messung bestimmt und von den Meßwerten abgezogen werden muß. Der Nulleffekt ist für jedes Zählrohr zu bestimmen.

Totzeit. Unter Totzeit wird die Zeit verstanden, in der mehrere Impulse als nur ein Impuls gezählt werden. Sie ist eine charakteristische Zählrohrkonstante, die besonders im Bereich höherer Impulsraten Bedeutung hat. Zu ihrer Bestimmung wird die Methode der „gepaarten Quellen" angewandt.

Dazu werden zwei radioaktive Präparate mit etwa der gleichen Aktivität in Höhe von 10 000 Impulsen je Min. bereitet. Die Impulsrate wird unter gleichen geometrischen Bedingungen von jedem Präparat einzeln und von beiden gemeinsam bestimmt.

Berechnung:

$$\tau = \frac{N_1 + N_2 - N_3}{2 \cdot N_1 \cdot N_2}.$$

τ = Totzeit;
N_1 = Impulsrate von Präparat 1;
N_2 = Impulsrate von Präparat 2;
N_3 = Impulsrate von Präparat 1 + 2.

(Fortsetzung s. S. 523)

Eigenschaften medizinisch verwendbarer Radio-Nuclide (in alphabetischer Reihenfolge)

Element	Massen-zahl	Halbwertszeit (HWZ)	Strahlungsart	Strahlungs-Energie (häufigste) in MeV β	γ	Wichtigste Herstellungsprozesse	Bestimmung (günstigste)	Anwendung
1	2	3	4	5		6	7	8
Arsen	74	17,5 d	β^-, K, β^+, γ	β^-1,36 β^+0,91 1,51	0,596 0,635 u. a.	^{73}Ge (d, n) ^{74}As ^{74}Ge $(d, 2n)$ ^{74}As	γ-Messung	Therapie v. Tumoren d. blutbildenden Organe, Leukosen, Lokalisation u. Diagnostik intrakranieller Läsionen
Arsen	76	26,4 h	β^-, γ	2,97 u. a.	0,559 u. a.	^{75}As (n, γ) ^{76}As ^{75}As (d, p) ^{76}As	γ-Messung β-Messung	Therapie maligner Hauterkrankungen, Leukosen
Brom	82	35,9 h	β^-, γ	0,444	0,55 bis 1,47	^{81}Br (n, γ) ^{82}Br ^{81}Br (d, p) ^{82}Br	γ-Messung (β-Messung weniger günstig)	Intrakavitäre Bestrahlg. v. Blasencarcinomen, Stoffwechseluntersuchg., z. B. austauschbares Chlorid
Cäsium, (Tochter ^{137m}Ba)	137	30,0 a	β^-, zum ^{137m}Ba, Ba $\to \gamma$	0,52 1,2	0,662	U (n, f)	γ-Messung über das ^{137m}Ba	Teletherapie, Bestrahlung tieffliegender Geschwülste
Calcium	45	164 d	β^-	0,254	—	^{44}Ca (n, γ) ^{45}Ca	β-Messung in fensterlosen Z. oder mit flüssigen Scintillatoren (weiche β-Strahlung)	Prostata-Carcinom-Therapie, Metastasen, Osteosarkom, Diag. d. Magenazidität, Knochen-Stoffwechsel
Calcium	47	4,8 d	β^-, γ	1,94 0,66	1,30 u. a.	^{46}Ca (n, γ) ^{47}Ca	γ- β-} Messung	Knochentumoren-Diagnose (u. Therapie), Knochen-Stoffwechsel
Chlor	36	$3,08 \cdot 10^5$ a	β^-, K	0,714	—	^{35}Cl (n, γ) ^{36}Cl	β-Messung (falls Veraschung erforderlich, nur alkalischen Aufschluß)	Stoffwechsel-Untersuchungen, Bestimmng. d. extrazellulären Flüss. (Chlorid-Raum), Cl-Austauschrate

Element	A	$T_{1/2}$	Strahlung	β-Energie	γ-Energie	Herstellung	Messung	Anwendung
Chlor	38	37,3 m	β^-, γ	4,81 1,11 2,77	2,15 1,60	$^{37}Cl\,(d,p)\,^{38}Cl$ $^{37}Cl\,(n,\gamma)\,^{38}Cl$	β- oder γ-Messung	Stoffwechsel-Unters., Bestimmg. d. Kreislaufzeit u. d. extrazellulären Flüss. (Chlorid-Raum)
Chrom	51	27,8 d	K, γ	K 0,75	0,325	$^{50}Cr\,(n,\gamma)\,^{51}Cr$	γ-Messung	Diagnostisches Hilfsmittel z. Bestimmg. d. Blutvolumens (Plasma-Vol., Vol. d. roten Blutkörperchen), Überlebenszeit d. roten Blutkörperchen
Eisen	55	2,70 a	EE (K)	K 0,21	—	$^{54}Fe\,(n,\gamma)\,^{55}Fe$	Messung d. Röntgenstrahlung m. d. gebräuchlichen Detektoren schwierig; mit Spezial-Z. (Be-Fenster, Ar-Füllung) ca. 1,5% Ausbeute. Dünne Schichten günstiger in fensterlosen Z.	Volumen u. Eisenumsatz d. roten Blutkörperchen, Eisenstoffwechsel
Eisen	59	45,1 d	β^-, γ	0,46 0,27	1,10 1,29 u. a.	$^{58}Fe\,(n,\gamma)\,^{59}Fe$ $^{59}Co\,(n,p)\,^{59}Fe$	γ-Messung	Volumen u. Eisenumsatz d. roten Blutkörperchen, Eisenstoffwechsel
Gallium	72	14,2 h	β^-, γ	0,64 0,96 0,56	0,835 2,20 u. a.	$^{71}Ga\,(n,\gamma)\,^{72}Ga$	$\left.\begin{array}{l}\gamma\text{-}\\ \beta\text{-}\end{array}\right\}$ Messung	Diagnostik u. Therapie v. Knochentumoren
Gold	198	2,69 d	β^-, γ	0,960 u. a.	0,412 u. a.	$^{197}Au\,(n,\gamma)\,^{198}Au$	$\left.\begin{array}{l}\gamma\text{-}\\ \beta\text{-}\end{array}\right\}$ Messung	Tumorinfiltration (in kolloider Lsg.) u. -spickung (Körner); intrakavitäre Therapie maligner Ergüsse, auch Blasencarcinome, Chr. Leukämie
Iridium	192	74,4 d	β^-, γ (EE) (K)	0,67 0,53 u. a.	0,316 0,468 0,296 u. a.	$^{191}Ir\,(n,\gamma)\,^{192}Ir$	γ-Messung	Tiefentherapie maligner Geschwülste

Eigenschaften medizinisch verwendbarer Radio-Nuclide *(Fortsetzung)*

Element	Massen-zahl	Halbwertszeit (HWZ)	Strahlungsart	Strahlungs-Energie (häufigste) in MeV β	γ	Wichtigste Herstellungsprozesse	Bestimmung (günstigste)	Anwendung
1	2	3	4	5		6	7	8
Jod	131	8,06 d	β^-, γ	0,608 u. a.	0,364 u. a.	$U(n,f)$ $^{131}Te \xrightarrow{\beta^-} {}^{131}J$ $^{130}Te(n,\gamma)$ $^{131}Te \xrightarrow{\beta^-} {}^{131}J$	γ-Messung mit günstigeren Ausbeuten als β-Messung. Beim Veraschen Leichtflüchtigkeit des Jods berücksichtigen	Therapie v. Thyreotoxikosen (Carcinome, Struma, Basedowsche K.); Lokalisation d. Schilddrüse u. d. Schilddrüsencarcinome; Schilddrüsenfunktion; Jodstoffwechsel, Speichrg., Leberfunktion u. -metastasen (m. J-131-Albumin oder -Bengalrosa), Nierenfunktion (m. J-131-Diodrast); u. a. m.
Jod	132	2,26 h	β^-, γ	0,73 2,13 u. a.	0,67 0,78 u. a.	$U(n,f)$ $^{132}Te \xrightarrow{\beta^-} {}^{132}J$		
Jod	133	20,8 h	β^-, γ	1,3 u. a.	0,53 u. a.	$U(n,f)$ $^{133}Te \xrightarrow{\beta^-} {}^{133}J$		
Kalium	42	12,51 h	β^-, γ	3,55 1,99	1,53	$^{41}K(n,\gamma){}^{42}K$	γ-\ β-/ Messung	Bestimmg. d. austauschbaren K, Volumen d. roten Blutkörperchen, Lokalisation maligner Geschwülste
Kobalt	57	267 d	K, γ	K 0,43	0,12 0,014 0,14–0,70	$^{56}Fe(d,n){}^{57}Co$ $^{60}Ni(p,\alpha){}^{57}Co$	γ-Messung	Diagnostisches Hilfsmittel (perniziöse Anämie)
Kobalt	58	72 d	$\beta^+, \gamma,$ EE (K)	β^+ 0,47	0,81 u. a.	$^{58}Ni(n,p){}^{58}Co$	γ-Messung	Als Vitamin B_{12} zur Diagnostik u. Therapie d. perniziösen Anämie
Kobalt	60	5,24 a	β^-, γ	0,312	1,173 1,332	$^{59}Co(n,\gamma){}^{60}Co$	γ-Messung	Teletherapie, Bestrahlg. tieffliegender Geschwülste; Tumorspickung (in Form v. Nadeln o. Perlen), intrakavitäre Bestrahlung v. Blasencarcinomen (in Lsg.), als Cyanocobalamin zur Diagnose d. perniziösen Anämie

Element		Halbwertszeit	Strahlung	Energie (MeV)	Vernichtungs-Strahlung	Herstellung	Messung	Anwendung
Kohlenstoff	11	20,4 m	β^+	β^+ 0,99		$^{10}B(d,n)^{11}C$	β-Messung oder γ-Messung der Vernichtungsquanten	wie C-14, jedoch begrenzt wegen kurzer HWZ
Kohlenstoff	14	5570 a	β^-	0,155	—	$^{14}N(n,p)^{14}C$	mit externem Detektor ungünstig; fest in fensterlosen Z.; (Flow counter), gasförmig in Gas-Z., Ionisationskammern, gelöst in flüssigen Scintillatoren	Therapie v. Blutkrankheiten (Myelom) als C-14-Stilbamidin i.v., Plasmaprotein-Unsatzstudien (kaum beim Menschen). Biologische u. pharmakologische Unters.
Krypton	85	10,3 a	β^-, γ	0,672	0,52	$U(n,f)$	Gaszählung in Z. o. Ionisationskammern	Untersuchung der zerebralen sowie der Koronar-Durchblutung
Kupfer	64	12,8 h	$\beta^-, \beta^+,$ EE (K) (γ) 0,5%	β^- 0,573 β^+ 0,656	(1,34)	$^{63}Cu(n,\gamma)^{64}Cu$ $^{63}Cu(d,p)^{64}Cu$ $^{65}Zn(d,\alpha)^{64}Cu$ $^{64}Zn(n,p)^{64}Cu$	γ-Messung der Vernichtungsquanten	Lokalisierung v. Hirntumoren
Magnesium	28	21,2 h	β^-, γ	0,46	0,032 1,35 0,40 u. a.	$^{26}Mg(^3H,p)^{28}Mg$ $^{26}Mg(\alpha,2p)^{28}Mg$	γ- Messung β-	Mg-Stoffwechsel
Mangan	52	5,70 d	EE (K) β^+, γ	β^+ 0,58	0,73 0,94 1,46	$^{56}Fe(p,\alpha,n)^{52}Mn$	γ-Messung	Therapie v. Lymphosarkomen, Leukämie
Mangan	54	290 d	EE (K) γ	K 0,53	0,840	$^{56}Fe(d,\alpha)^{54}Mn$ $^{54}Fe(n,p)^{54}Mn$	γ-Messung	Verteilungsstudien
Natrium	22	2,60 a	β^+, γ (K)	β^+ 0,542	1,277	$^{24}Mg(d,\alpha)^{22}Na$	γ-Messung mit günstigeren Ausbeuten als β-Messung	Stoffwechsel-Untersuchungen, Bestimmg. d. extrazellulären Na-Raumes

Eigenschaften medizinisch verwendbarer Radio-Nuclide *(Fortsetzung)*

Element	Massen-zahl	Halbwertszeit (HWZ)	Strahlungsart	Strahlungs-Energie (häufigste) in MeV β	γ	Wichtigste Herstellungsprozesse	Bestimmung (günstigste)	Anwendung
1	2	3	4	5		6	7	8
Natrium	24	15,0 h	β^-, γ	1,390	1,368 2,754	^{23}Na (n,γ) ^{24}Na	γ-Messung mit günstigeren Ausbeuten als β-Messung	Gewebs-Clearance, Therapie v. Blasencarcinomen u. Blutkrankheiten (Leukämie), Bestimmng. d. austauschbaren Na, Verteilungsraum (Na-Raum); extrazelluläres Wasser, Herzminuten-Vol, Kreislaufuntersuchungen
Phosphor	32	14,22 d	β^-	1,707	—	^{32}S (n,p) ^{32}P ^{31}P (n,γ) ^{32}P	β-Messung	Oberflächen-Bestrahlungen, Tumorinfiltration u. -spickung, Behandlg. v. chronischer Leukämie u. Polycythaemia vera; Volumen u. Überlebenszeit d. roten Blutkörperchen, Herzminuten-Vol.
Quecksilber	197	66 h	EE (K), γ	—	0,077 u. a.	^{196}Hg (n,γ) ^{197}Hg	γ-Messung, nasse Veraschung unter Rückfluß, beim Eindampfen starke Verluste	Pharmakologische Untersuchungen (z.B. pharmakodynamische Eig. von Hg-Diuretica)
Quecksilber	203	47 d	β^-, γ	0,208	0,279	^{202}Hg (n,γ) ^{203}Hg		
Radium	226	1622 a	α, γ	α 4,777	0,19	Natürl. radioaktives Nuclid	α-Messung m. Endfenster-Z., fensterlosen Z., Scintillations-Z. mit ZnS-Leuchtstoff; Bestimmung auch über Folgeprod., z. B. Rn	Tumorspickung (z.B. in Form v. Nadeln), Tiefentherapie

Element					Natürl. radioaktives Nuclid		
Radon	222	3,825 d	α (γ)	α 5,484	(0,51)		α-Messung in Ionisationskammern oder mit Scintillations-Z. m. ZnS-Leuchtstoff	Tumorspickung in Form v. Radon-Körnern (seeds), d. s. kurze, beidseitig verschweißte Goldröhrchen
Rubidium	86	18,7 d	β⁻, γ	1,78 / 0,72	1,08	⁸⁵Rb (n, γ) ⁸⁶Rb / ⁸⁸Sr (d, α) ⁸⁶Rb	γ- / β-} Messung	Volumen der roten Blutkörperchen
Schwefel	35	87,1 d	β⁻	0,167	—	³⁴S (n, γ) ³⁵S / ³⁵Cl (n, p) ³⁵S	fest in fensterlosen Z. oder mit flüss. Scintillatoren (Nachweis d. weichen β-Strahlung bietet ähnliche Probleme wie bei C-14)	Plasmaprotein-Umsatzstudien (kaum beim Menschen)
Silber	111	7,6 d	β⁻, γ	1,04	0,34	¹¹⁰Pd (d, n) ¹¹¹Ag / ¹¹¹Pd —β⁻→ ¹¹¹Ag	γ-Messung / β-Messung	Diagnostik v. Abszessen u. Infektionsherden, Tumortherapie (Lungen)
Strontium	89	50,5 d	β⁻	1,463	—	U (n, f) / ⁸⁸Sr (n, γ) ⁸⁹Sr	β-Messung	Therapie v. Knochensarkomen u. -metastasen, Blutkrankheiten (Myelom, Polycythämie), Ca-Stoffwechsel-Untersuchungen, Prostatacarcinom-Metastasen
Strontium (Tochter Yttrium-90)	90	27,7 a	β⁻	0,545	—	U (n, f)	β-Messung	Oberflächenbestrahlungen, z. B. Cornea (u. a. maligne Melanome) (mit Sr-90-belegten Plastik-Augenschalen)
Tantal	182	115 d	β⁻, γ	0,18 / 0,44 / 0,36 / 0,51	0,033 bis 1,608	¹⁸¹Ta (n, γ) ¹⁸²Ta	γ-Messung	Tumorspickung (in Form von Drähten), Oberflächenbestrahlung, Fernbestrahlung
Thallium	204	3,9 a	β⁻ (EE, K)	0,766	—	²⁰³Tl (n, γ) ²⁰⁴Tl	β-Messung	Oberflächenbestrahlung

Eigenschaften medizinisch verwendbarer Radio-Nuklide *(Fortsetzung)*

Element	Massen-zahl	Halbwertszeit (HWZ)	Strahlungsart	Strahlungs-Energie (häufigste) in MeV β	γ	Wichtigste Herstellungsprozesse	Bestimmung (günstigste)	Anwendung
1	2	3	4	5	5	6	7	8
Thorium B (Blei 212)	212	10,6 h	β^-, γ	0,338 0,589	0,2386 u. a.	Natürl. radio- aktives Nuclid	$\left.\begin{array}{l}\gamma\text{-}\\ \beta\text{-}\end{array}\right\}$ Messung	Volumen der roten Blut- körperchen
Thorium X (Radium 224)	224	3,64 d	α, γ	α 5,681 5,45 5,19	0,25	Natürl. radio- aktives Nuclid	α-Messung (s. Ra-226)	Pleuracarcinosen, Blut- krankheiten (Leukämie u. a.)
Tritium (Wasser- stoff)	3	12,26 a	β^-	0,0186	—	^{6}Li (n, α) ^{3}H	Gaszählung in Z. oder Ionisations- Kammern, gelöst o. als Suspension mit flüssigen Scin- tillat. (weniger günstig in fenster- losen Z., mit End- fenster-Z. nicht möglich)	Bestimmung des Gesamt- Körperwassers
Xenon	133	5,27 d	β^-, γ	0,347	0,081	U (n, f) ^{132}Xe (n, γ) ^{133}Xe ^{133m}Xe $\longrightarrow$ ^{133}Xe	Gaszählung in Z. o. Ionisationskam- mern, externe Zählg. möglich	Untersuchung der Ge- hirn- u. Leberdurchblu- tung
Yttrium (Tochter v. Sr-90)	90	64 h	β^-, wenig (γ)	2,26	(1,73)	^{90}Sr $\xrightarrow{\beta^-}$ ^{90}Y ^{89}Y (n, γ) ^{90}Y	β-Messung	Tumorspickung (in Form v. Körnern); Tumorinfil- tration (in kolloider Lsg.): Therapie v. Blutkrank- heiten (Leukämie u. a.)
Zink	65	245 d	EE (K) β^+, γ	β^+ 0,32	1,11	^{64}Zn (n, γ) ^{65}Zn	γ-Messung	Lokale Bestrahlung (an der Injektionsstelle) bei Applikation in einer Pek- tin-Lsg.

Erläuterungen zur vorstehenden Tabelle:

Spalte 3: Halbwertszeit (HWZ); es bedeutet: s = Sekunden, m = Minuten, h = Stunden, d = Tage, a = Jahre; (Zahlenwerte s. Anm. [1]).

Spalte 4: Strahlungsart; es bedeutet: β^- = negatives Elektron oder Negatron, β^+ = Positron, α = Alphateilchen, EE = Hüllenelektroneneinfang bzw. K = EE von der K-Schale (gleichbedeutend mit Röntgenstrahlung), γ = Gamma-Strahlung. Auf Konversionselektronen (innere Konversion, siehe S. 488) wird in dieser Tabelle nicht hingewiesen.

Spalte 5: Es sind nur die häufigsten Energien angegeben (in MeV); (Zahlenwerte s. Anm. [1]). Der Ausdruck: u.a. (und andere) kennzeichnet das Auftreten einer Reihe von Energien mit geringerer Häufigkeit.

Spalte 6: Von den Herstellungsarten im Reaktor oder Cyclotron werden nur die wichtigsten angeführt, z. B. (n, γ); (n, p); (d, n) usw.; die Bezeichnung U (n, f) deutet auf ein Produkt der Urankernspaltung hin (n = Neutron, p = Proton, d = Deuteron).

Spalte 7: Wenn nichts anderes vermerkt ist, bedeutet γ-Messung: die Zählung mit einem γ-empfindlichen Zählrohr, meist Scintillationszähler; β-Messung: die Zählung mit einem β-empfindlichen Zählrohr, meist Geiger-Müller-Zählrohr (G-M-Z); Z = Zähler bzw. Zählrohr. (An erster Stelle steht die Zählmethode mit dem günstigeren Wirkungsgrad.)

(Fortsetzung v. S. 515)

Mit Hilfe der Totzeit wird aus der gemessenen Impulsrate N_{gem} die tatsächliche Impulsrate N_{tats} ermittelt.

Berechnung:

$$N_{tats} = \frac{N_{gem}}{1 - N_{gem} \cdot \tau}.$$

Tagesfaktor. Als Tagesfaktor wird das Verhältnis der unter gleichen Bedingungen in einem Abstand von mehr als 24 Std. gemessenen Impulsraten eines Uranoxid-Standards bezeichnet.

Zur Herstellung dieses Präparates wird 0,100 g Uranoxid (U_3O_8) möglichst gleichmäßig über einen Präparateteller verteilt und mit Zaponlack fixiert.

Berechnung:

$$F = \frac{N_0}{N_t}.$$

F = Tagesfaktor;
N_0 = Impulsrate zur Zeit der ersten Messung;
N_t = Impulsrate zur Zeit der zweiten Messung.

Bestimmung der Halbwertszeit

Als Halbwertszeit wird die Zeit bezeichnet, in der die Aktivität eines Nuclids auf den halben Wert gesunken ist.

Bei kurzlebigen Nucliden kann die Bestimmung der Halbwertszeit als Reinheitskriterium gelten.

Auf einen gereinigten Präparateteller wird 1 Tr. der Lsg. einer geeigneten oberflächenaktiven Substanz gebracht und so über die Fläche verteilt, daß die Ränder nicht benetzt werden. Nach dem Trocknen unter dem Infrarotstrahler wird eine solche Menge der radioaktiven Probe auf den Präparateteller aufgetragen, daß eine Impulsrate zwischen 5000 und 10000 gemessen wird. Unter gleichen geometrischen Bedingungen wird die Messung so oft wiederholt, wie für das betreffende Nuclid vorgeschrieben ist. Die gefundenen und korrigierten Werte werden in ein Koordinatensystem eingetragen, dessen Abszisse eine geeignete Zeiteinheit und dessen Ordinate in logarithmischer Teilung die Impulsraten enthält.

Die Zeitdifferenz zwischen zwei Punkten der Kurve, deren Impulsraten sich wie 2 : 1 verhalten, ergibt die gesuchte Halbwertszeit.

---

[1] Die Zahlenangaben für die Halbwertszeit und für die Energien differieren in der Literatur häufig relativ stark. Dieser Tabelle, sowie den einzelnen Artikeln des nachfolgenden Abschnittes, wurden die Werte aus G. FRIEDLANDER und J. W. KENNEDY, Lehrbuch der Kern- und Radiochemie, Verlag Karl Thiemig, München 1962, zugrunde gelegt. (Eine Ausnahme bilden die Werte in den Auszügen der verschiedenen angeführten Arzneibücher.)

Prüfung auf radioaktive Verunreinigungen

Als radioaktive Verunreinigungen wird der Anteil der Aktivität bezeichnet, der durch den Gehalt an fremden Nucliden verursacht wird.

Zur Bestimmung der radioaktiven Verunreinigungen werden folgende Methoden angewendet:

a) Prüfung mit dem γ-Spektrometer. Die Aktivität der Substanz wird mit Hilfe eines Scintillationszählers aufgenommen, dessen Ausgangsimpulse einem Spektrometer zugeführt werden. Dieses registriert die Verteilung der Aktivität in Abhängigkeit von der Energie der Strahlung.

Die Auswertung des aufgenommenen γ-Spektrums ergibt den Gehalt an radioaktiven Verunreinigungen.

b) Aufnahme der Abklingkurve über einen längeren Zeitraum. Die zu prüfende Substanz wird auf einem Präparateteller fixiert und unter gleichen geometrischen Bedingungen das Abklingen der Aktivität im Verlauf von 20 Halbwertszeiten gemessen.

Der Gehalt an radioaktiven Verunreinigungen wird durch Vergleich der Abklingkurve der geprüften Substanz mit der Abklingkurve des reinen Nuclids ermittelt.

Bestimmung der Aktivität

Bei radioaktiven Substanzen erfolgt die Gehaltsbestimmung durch Messung der Aktivität. Dazu wird das Geiger-Müller-Zählrohr oder der Scintillationszähler verwendet, sofern in der Monographie nicht die Verwendung der Ionisationskammer vorgeschrieben ist.

Messung mit dem Geiger-Müller-Zählrohr oder dem Scintillationszähler

Herstellung und Messung der Standardprobe. Auf einen gereinigten Präparateteller wird 1 Tr. der Lsg. einer geeigneten oberflächenaktiven Substanz gebracht und so über die Fläche verteilt, daß die Ränder nicht benetzt werden. Nach dem Trocknen unter dem Infrarotstrahler werden auf den Präparateteller 0,009 bis 0,011 ml der Standardlsg. aufgetragen, die so verdünnt ist, daß eine Impulsrate von 5000 bis 10000 gemessen wird. Die Lsg. wird unter dem Infrarotstrahler eingedampft. Die Meßpipette wird 2mal mit W. gewaschen und das Waschwasser nach dem Auftragen auf den Präparateteller ebenfalls eingedampft. Anschließend wird der Präparateteller in die Zählkammer gebracht und die Impulsrate der Standardprobe gemessen.

Die gemessene Impulsrate wird korrigiert und erhält die Bezeichnung N_{St}.

Die Aktivität der Standardprobe zur Zeit der Messung wird aus der deklarierten Aktivität berechnet.

Herstellung und Messung der Similestandardprobe. Das Auftragen erfolgt bei Flüssigkeiten wie unter „Herstellung und Messung der Standardprobe" angegeben. Feste Präparate werden möglichst gleichmäßig über einen Präparateteller verteilt und mit Zaponlack fixiert.

Die gemessene Impulsrate wird korrigiert und erhält die Bezeichnung N_{Si}.

Die Impulsrate N_{Si} und die Impulsrate N_{St} müssen unter gleichen geometrischen Bedingungen und unmittelbar nacheinander gemessen werden.

Herstellung und Messung der Substanzprobe. Herstellung und Messung der Substanzprobe erfolgen, wie unter „Herstellung und Messung der Standardprobe" angegeben. Bei der Messung sind die gleichen geometrischen Bedingungen einzuhalten. Auf dem Präparateteller wird so viel von der erforderlichenfalls verdünnten Substanz aufgetragen, daß eine Impulsrate von 5000 bis 10000 gemessen wird.

Die gemessene Impulsrate wird korrigiert und erhält die Bezeichnung N_X.

Unmittelbar nach der Messung der Substanzprobe wird die Similestandardprobe gemessen, die gemessene Impulsrate korrigiert und mit N'_{Si} bezeichnet.

Bei der Bestimmung der Aktivität mit Hilfe eines Similestandards entfällt die Bestimmung des Tagesfaktors.

Auswertung der Ergebnisse. Aus den gemessenen Werten wird die Aktivität der Substanzprobe nach folgender Formel berechnet:

$$A_X = \frac{N_X \cdot A_{St} \cdot N_{Si}}{N_{St} \cdot N'_{Si}}.$$

A_X = Aktivität der Substanzprobe in Millicurie;
A_{St} = Aktivität der Standardprobe in Millicurie.

Messung mit der Ionisationskammer

Eichung der Ionisationskammer: Zur Eichung werden aus der Standardlösung des betreffenden Nuclids Standardproben abgestufter Aktivität hergestellt. Hierzu werden in Reagensgläser von gleichem innerem Durchmesser und gleicher Glasstärke abgestufte

Volumen der Standardlsg. gegeben, die mit W. zu gleicher Schichthöhe aufgefüllt werden. Die Schichthöhe ist so einzustellen, daß sich der mit Lsg. gefüllte Raum des Reagensglases innerhalb des Vollmantels des in die Ionisationskammer einzubringenden Hohlzylinders befindet.

Die registrierten Meßwerte werden über der Aktivität in ein Koordinatensystem eingetragen.

Messung der Similestandardprobe. Die Similestandardprobe wird unter reproduzierbaren geometrischen Bedingungen nach der Eichung der Ionisationskammer gemessen.

Der Meßwert erhält die Bezeichnung I_S.

Messung der Substanzprobe. Der zu prüfenden Substanz wird ein bestimmtes Volumen entnommen. Dieses wird in einem Reagensglas, wie unter „Eichung der Ionisationskammer" angegeben, behandelt und gemessen.

Anschließend wird die Similestandardprobe gemessen. Dieser Meßwert erhält die Bezeichnung I'_S.

Der für die Substanzprobe erhaltene Meßwert wird mit $I_S \cdot I'_S$ multipliziert und anhand der Eichkurve für dieses Ergebnis die Aktivität ermittelt.

Die Ergebnisse der Aktivitätsbestimmungen können für eine andere Zeit als die der Messung nach der für den Zerfall gültigen Formel berechnet oder graphisch ermittelt werden.

Berechnung:

$$A = A_0 \cdot e^{-\lambda \cdot t}; \quad \lambda = \frac{0{,}693}{T}.$$

A = Aktivität der Substanz zur Zeit t;
A_0 = Aktivität der Substanz zur Zeit der Messung;
λ = Zerfallskonstante;
t = seit der Messung vergangene Zeit;
T = Halbwertszeit;
Für T und t sind gleiche Zeiteinheiten zu verwenden.

Graphische Ermittlung:

Zur Ermittlung der Aktivität werden die Werte von T und t durch eine Gerade verbunden. Der Schnittpunkt der Geraden mit der Diagonalen Abb. 222 (S. 490) gibt an, wieviel Prozent der Aktivität noch vorhanden sind.

Für T und t sind gleiche Zeiteinheiten zu verwenden.

USP XVII:

Absorption: Ionisierende Strahlung wird in der sie umgebenden Materie absorbiert, und zwar in der Luft, in der Abdeckung der Probe, im Fenster des Detektors und in jedem speziellen Absorber, der zwischen die Probe und das Zählrohr gebracht wird. Alpha-Teilchen besitzen eine geringe Reichweite in Materie, Beta-Teilchen eine etwas größere und Gamma-Strahlen sind sehr durchdringend. Daher können Art und Energie einer emittierten Strahlung durch die Verwendung von Absorbern verschiedener Dicke bestimmt werden. Zur Charakterisierung von Beta-Strahlung wird der Absorptionskoeffizient (μ) herangezogen. Als Absorber dienen Aluminiumfolien graduierter Dicke, die in mg/cm² angegeben wird (Massenflächendichte).

Die Messung geschieht auf folgende Weise:

Die in geeigneter Art präparierte radioaktive Substanz wird unter ein Geiger-Müller-Zählrohr gebracht. Zwischen Probe und Zählrohr schiebt man einzeln und nacheinander mindestens sechs verschiedene Aluminiumabsorber von unterschiedlicher Dicke (im Bereich von 10 bis 60 mg/cm²) und einen Absorber, der dicker ist als 250 mg/cm², und mißt jeweils die Impulsrate. Man erhält die Netto-β-Aktivität bei jeder verwendeten Absorberdicke, indem man von der gemessenen Impulsrate den Wert abzieht, der mit dem Absorber von 250 mg/cm² (oder dicker) erhalten wurde. Der Logarithmus der Netto-β-Aktivität wird in Abhängigkeit von der Gesamtabsorberdicke graphisch aufgetragen. Die Gesamtabsorberdicke ergibt sich aus der Dicke der Aluminiumfolie, der Fensterdicke des Geiger-Müller-Zählrohres (vom Hersteller angegeben) und der Dicke der Luftschicht (errechnet aus der Entfernung der Probe vom Zählrohrfenster in cm · 1,205). Alle Werte werden in mg/cm² angegeben. Man erhält eine Gerade.

Man wählt zwei der Absorberdicken, die um 20 oder mehr mg/cm² differieren und berechnet den Absorptionskoeffizienten nach der Gleichung:

$$\mu = \frac{1}{t_2 - t_1} \ln \frac{N_{t_1}}{N_{t_2}}.$$

Darin bedeuten: t_1 und t_2 die Gesamtabsorberdicken, die größer sind als 10 mg/cm² und sich mindestens um 20 mg/cm² unterscheiden; t_2 ist der dickere Absorber, N_{t_1} und N_{t_2} sind die Netto-β-Aktivitäten mit den Absorbern t_1 und t_2.

Zur Charakterisierung des Isotops sollte der Absorptionskoeffizient nicht mehr als ± 5% von dem einer Probe des gleichen Isotops bekannter Reinheit abweichen, wenn beide unter identischen Bedingungen bestimmt wurden. (Die Aktivität bei der Gesamtabsorberdicke Null kann durch Extrapolation ermittelt werden.)

Koinzidenz-(Totzeit)-Korrektur: Bei der Messung von Proben höherer Aktivität mit Geiger-Müller-Zählrohren muß eine Korrektur für Koinzidenzen angebracht werden (Koinzidenzen = Auftreten mehrerer ionisierender Teilchen in der gleichen, sehr kurzen Zeitspanne, die dem Auflösungsvermögen des Zählrohres entspricht, 10^{-4} bis 10^{-6} s). Die Koinzidenzkorrektur kann folgendermaßen durchgeführt werden:

Auf gleichartigen Probeschälchen präpariert man zwei etwa gleich starke Strahlenquellen, die jeweils eine Aktivität von ca. 10000 Impulsen pro Minute besitzen. Die Impulsraten jeder einzelnen Quelle und beider Quellen gemeinsam werden unter identischen geometrischen Bedingungen und bei gleicher Rückstreuung (gleiche Unterlage) gemessen. Es sollen mindestens 10^6 Impulse bei jedem Präparat gezählt werden. Die Auflösungszeit T (die Zeitspanne, während der alle ionisierenden Strahlen, die in das Zählrohr einfallen, als ein einziger Impuls gezählt werden) kann ermittelt werden aus der Gleichung:

$$T = \frac{(n_1 + n_2 - n_3)}{2 n_1 n_2} .$$

Darin bedeuten n_1 und n_2 die Aktivitäten der Proben 1 und 2 und n_3 die Aktivität von 1 + 2.

Die (bezüglich der Koinzidenz) korrigierte Aktivität errechnet sich aus der Gleichung:

$$N = \frac{n}{1 - nT} .$$

Hier sind: N die korrigierte Aktivität, n die unkorrigierte Aktivität und T die Totzeit.

Die Koinzidenzkorrektur muß immer vor der Nulleffektskorrektur erfolgen.

2. Radioaktive Elemente, Verbindungen und Präparate

Brom-82

Herstellung. Radiobrom-82 wird u. a. durch Bestrahlung von Bromsalzen (z. B. NH_4Br) oder organischen Bromverbindungen (z. B. C_2H_5Br) mit Neutronen im Kernreaktor nach einem (n, γ)-Prozeß hergestellt:

$$^{81}_{35}Br\ (n, \gamma)\ ^{82}_{35}Br .$$

Eigenschaften. Brom-82 emittiert Negatronen, $^{82}_{35}Br \xrightarrow{\beta^-} {}^{82}_{36}Kr$, und geht dabei in Krypton über. Die Halbwertszeit beträgt 35,9 Std. Die β-Strahlung ist von einer energiereichen γ-Strahlung begleitet. Die Energie der beiden Strahlungen beträgt:

für β 0,444 MeV,
für γ 0,55 bis 1,47 MeV u. a.

Anwendung. Brom-82 wird als Calciumbromidlösung zur intrakavitären Bestrahlung oberflächiger Blasencarcinome benutzt. Es findet ferner Verwendung zur Untersuchung von Stoffwechselprozessen. Anstelle der beiden Chlorisotope mit den Massen 36 und 38, die ungünstige Halbwertszeiten besitzen, wird es zur Bestimmung des austauschbaren Chlorids im Körper herangezogen. Mit Br-82-markiertem 7,8-Dibromöstron konnten einige Aufschlüsse über den Wirkungsmechanismus der östrogenen Steroide gewonnen werden.

Cäsium-137

Herstellung. Radiocäsium-137 ist eines der zahlreichen Endprodukte der Urankernspaltung im Kernreaktor:

$$^{235}_{92}U \longrightarrow {}_{55}Cs + {}_{37}Rb .$$

Eigenschaften. Cs-137 emittiert Negatronen, $^{137}_{55}Cs \xrightarrow{\beta^-} {}^{137}_{56}Ba$. Es geht dabei mit einer Halbwertszeit von 30 Jahren in Barium über. Etwa 8% des Ba erreichen unmittelbar den Grundzustand, die restlichen 92% befinden sich in einem angeregten Zustand (metastabiles Kernisomer ^{137m}Ba) und gehen unter Aussendung von γ-Strahlung mit einer Halbwertszeit von 2,57 Min. in den stabilen Grundzustand über. Die Energie der beiden Strahlungen beträgt:

für Cs-137 β 0,52 und 1,2 MeV,
für Ba-137m γ 0,662 MeV.

Anwendung. Cs-137 ist ebenso wie Co-60 (s. u.) ein geeigneter Ersatz für das Radium bei der Fernbestrahlung tiefliegender Geschwülste mit sehr starken Strahlungsquellen (Teletherapie, Telecurie-Bestrahlung). Seine lange Halbwertszeit von 30 Jahren bietet gegenüber den Strahlern Iridium-192 und Tantal-182 (s. dort) gewisse Vorteile, weil die Strahlenquellen nicht so häufig erneuert werden müssen. Nachteilig ist zur Zeit noch, daß das in größeren Mengen zur Verfügung stehende Spaltprodukt zur Erzielung der erforderlichen hohen spezifischen Aktivitäten einer umständlichen Aufarbeitung bedarf. Die technischen Probleme, die der Erstellung einer größeren Zahl ausreichend starker Bestrahlungsquellen entgegenstehen, sind noch nicht befriedigend gelöst.

Calcium-45

Herstellung. Zur Darstellung von Ca-45 ist eine Reihe von Kernreaktionen brauchbar. Im Kernreaktor läßt es sich nach einem (n, γ)-Prozeß aus Ca-44 gewinnen:

$$^{44}_{20}Ca\ (n, \gamma)\ ^{45}_{20}Ca\ .$$

Da im Isotopengemisch des natürlichen Calciums das Nuclid mit der Masse 44 nur mit geringer Häufigkeit vertreten ist, läuft vorwiegend die Reaktion

$$^{40}_{20}Ca\ (n, \gamma)\ ^{41}_{20}Ca$$

ab, wenn man nicht ein mit Ca-44 angereichertes Calcium bestrahlt. Da jedoch eine derartige Anreicherung schwierig ist, stellt man Ca-45 zweckmäßiger nach einem anderen Prozeß her, z. B. im Kernreaktor nach einem (n, p)-Prozeß aus Scandium:

$$^{45}_{21}Sc\ (n, p)\ ^{45}_{20}Ca\ .$$

Dieses Verfahren liefert trägerfreie Präparate hoher spezifischer Aktivität.

Weiterhin läßt sich Ca-45 auch im Cyclotron durch deuteroneninduzierte Reaktionen gewinnen:

$$^{44}_{20}Ca\ (d, p)\ ^{45}_{20}Ca\ .$$

Eigenschaften. Ca-45 emittiert Negatronen, $^{45}_{20}Ca \xrightarrow{\beta^-} {}^{45}_{21}Sc$, und geht dabei in stabiles Scandium über. Die Halbwertszeit beträgt 164 Tage. Ca-45 ist ein weicher β-Strahler mit einer Strahlungsenergie von 0,254 MeV, der die Verwendung von Spezialzählrohren (s. Tabelle S. 516) oder eine spezielle Präpariertechnik erforderlich macht. Diese meßtechnischen Probleme entfallen bei Verwendung von Calcium-47, einem energiereichen β-, γ-Strahler (s. Tabelle S. 516), der im Kernreaktor nach einem (n, γ)-Prozeß aus angereichertem Ca-46 hergestellt werden kann und eine Halbwertszeit von 4,8 Tagen besitzt.

Anwendung. Therapeutisch wird Ca-45 nur begrenzt angewendet, z. B. bei der Behandlung von Prostatacarcinom-Metastasen (Dosis 8 mC) [PECHER: Univ. Californ. Publ. Pharm. 2, 117 (1942)]. Die Therapie von Osteosarkomen mit Ca-45 erbrachte nur einen mäßigen Erfolg. Zur sondenlosen diagnostischen Bestimmung der Magenacidität [MAURER, W. u. Mitarbeiter: Klin. Wschr. 29, 89 (1951)] wurde Ca-45 (ca. 12 µC) in Form von $CaCO_3$ oral verabreicht. Ein der Magensäure äquivalenter Teil wird zu $CaCl_2$ umgesetzt und mit dem Harn ausgeschieden, dessen Aktivität nach 6 Std. gemessen wird. Verglichen mit bekannten Werten bei normaciden Personen kann bei niedrigeren Werten auf Subacidität, bei höheren Werten auf Hyperacidität geschlossen werden.

Größere Bedeutung besitzt Radiocalcium für biologische Untersuchungen, z. B. für den Mineralstoffwechsel und besonders den Knochenstoffwechsel und für die Beziehungen zwischen Calciumstoffwechsel und der Wirkungsweise von Vitamin D oder auch dem Epithelkörperchenhormon.

Man hat vielfach erfolgreich versucht, das dem Calcium chemisch und biologisch sehr ähnliche Strontium (in Form von Sr-89) für derartige Untersuchungen heranzuziehen. Dabei dürfen jedoch gewisse Unterschiede im biologischen Verhalten von Calcium und Strontium nicht außer acht gelassen werden.

Chrom-51

Herstellung. Chrom-51 wird in Kernreaktor nach einem (n, γ)-Prozeß aus natürlichem Chrom hergestellt:

$$^{50}_{24}Cr\ (n, \gamma)\ ^{51}_{24}Cr\ .$$

Das geeignete Ausgangsisotop Cr-50 ist allerdings im natürlichen Gemisch nur mit einer relativen Häufigkeit von 4,31% vertreten. Höhere spezifische Aktivitäten lassen sich durch Bestrahlung von angereichertem Cr-50 erzielen [bzw. durch einen sog. Szilard-Chalmers-Prozeß: Bei (n, γ)-Reaktionen mit thermischen Neutronen wird z. B. die Anregungsenergie des Zwischenkernes durch Photonenemission abgegeben, wobei der Kern einen Rückstoß erleidet, der mit einer Veränderung der chemischen Bindung oder der Wertigkeit verbunden sein kann und eine Reinisolierung des radioaktiven Produktes gestattet].

Trägerfrei kann Cr-51 im Cyclotron durch die Reaktionen:

$$^{51}_{23}V\ (p, n)\ ^{51}_{24}Cr \quad \text{oder} \quad ^{51}_{23}V\ (d, 2n)\ ^{51}_{24}Cr$$

dargestellt werden.

Eigenschaften. Chrom-51 zerfällt durch Elektroneneinfang (K-Einfang),

$$^{51}_{24}Cr \xrightarrow{-K\text{-Elektron}} {}^{51}_{23}V.$$ und geht dabei in stabiles Vanadium über. Seine Halbwertszeit beträgt 27,8 Tage. Der K-Einfang ist von einer γ-Strahlung begleitet. Die Energie der beiden Strahlungen beträgt

für K 0,75 MeV,
für γ 0,325 MeV.

Anwendung. Chrom-51 ist in Form von Natriumchromat-Injektionslösung ein diagnostisches Hilfsmittel zur Bestimmung des Blutvolumens (Plasmavolumen und Volumen der roten Blutkörperchen) und der Überlebenszeit der roten Blutkörperchen.

Natriumchromat-Cr-51-Injektionslösung. Sodium Chromate Cr 51 Injection USP XVII.

Natriumchromat-Cr-51-Injektionslsg. ist eine wäßrige, sterile Lösung von radioaktivem Cr-51 in Form von Natriumchromat in Wasser zur Injektion. Sie enthält mindestens 95% und höchstens 105% der angegebenen Menge Cr-51 (als Na-chromat), ausgedrückt in mC zu der auf dem Etikett angegebenen Zeit. Die spezifische Aktivität beträgt mindestens 40 mC/mg Na-chromat zum Zeitpunkt der Verwendung. Andere chemische Formen der Radioaktivität liegen unter 10% der Gesamtaktivität. Andere Radio-Isotope sind abwesend.

Achtung: Bei der Dosisberechnung sind der radioaktive Zerfall und die Chrommenge zu berücksichtigen.

Eigenschaften. Klare, schwach gelbe Lösung.

Erkennung. Das γ-Spektrum der Lösung soll mit dem einer Cr-51-Probe bekannter Reinheit identisch sein.

pH: Der pH-Wert soll zwischen 7,5 und 8,0 liegen.

Prüfung. Natriumchromat-Cr-51-Injektionslsg. soll den Anforderungen unter „Injektionen" entsprechen, mit der Ausnahme, daß die Lösung verteilt oder dispensiert werden darf, bevor die Prüfung auf Sterilität beendet ist. Die Empfehlung über das Volumen im Behälter ist nicht verbindlich.

Radiochemische Reinheit. Man bringt ein Vol., das schätzungsweise eine Radioaktivität von 20000 Impulsen pro Min. besitzt, in ein Reagensglas, versetzt mit 1,0 ml Natriumchromat-Lsg. (1 in 60) und verdünnt auf 5 ml. Dann bestimmt man mit einem geeigneten Scintillationszähler die Aktivität in Impulsen pro Min.

Nun fügt man 1,0 ml Bleiacetat-Lsg. zu und zentrifugiert. Die klare überstehende Fl. wird möglichst vollständig in ein gleiches Reagensglas gegossen und ihre Radioaktivität bestimmt. Nach Anbringen der Nulleffektkorrektur bei beiden Messungen darf die Aktivität der überstehenden Fl. nicht mehr als 10% der Injektionslsg. betragen.

Radioaktivitätsbestimmung. Man mißt mit einer geeigneten Zähleinrichtung die Aktivität eines eingestellten Chrom-51-Standards, dessen Konzentration so gewählt ist, daß eine optimale Zählgenauigkeit in der betreffenden Zählanordnung erreicht wird. Ein genau abgemessener Anteil Natriumchromat-Cr-51-Injektionslösung wird in ein Gefäß überführt, das dem für den Standard verwendeten genau entspricht. Die Aktivitätsbestimmung erfolgt etwa zur gleichen Zeit und unter den gleichen geometrischen Bedingungen wie für den Standard. Bei beiden Aktivitätsmessungen wird die Nulleffektkorrektur berücksichtigt. Die Aktivität in Millicurie pro Milliliter wird nach der Formel $S \cdot D \cdot (A/B)$ berechnet. Darin bedeutet: S = Aktivitätsmenge des Standards in Millicurie, D = Verdünnungsfaktor, A bzw. B = gemessene relative Aktivität in Impulsen pro Minute für die Probe bzw. für den Standard.

Gehalt an Natriumchromat. Mit einem geeigneten Spektrometer wird die Absorption der Lösung bei 370 mμ in einer 1-cm-Küvette, gegen Wasser als Bezugslösung, bestimmt. Die Menge an Na_2CrO_4 in μg in jedem Milliliter der Lösung wird nach der Formel $1,4 \cdot D \cdot (A_u/A_s)$ berechnet; hier bedeutet: A_u = Absorption der untersuchten Lösung, A_s = Absorption einer Vergleichslösung, die 1,4 μg Na_2CrO_4 pro ml enthält und durch Zusatz von Natrium-hydrogencarbonat auf einen pH-Wert von 8,0 eingestellt ist. Die spezifische Aktivität wird in Millicurie pro Milligramm Natriumchromat angegeben.

Verpackung und Aufbewahrung. Die Aufbewahrung erfolgt in Behältern für Einzeldosen oder für mehrere Dosen. Die Abschirmung der Behälter soll den behördlichen Vorschriften genügen.

Signatur. Die Beschriftung entspricht den Anforderungen unter „Injektionen" und enthält zusätzlich die Angabe der spezifischen Aktivität in mC Cr-51 pro mg Na-chromat zu einem gegebenen Zeitpunkt und trägt die Warnung „Radioaktiv", zusammen mit anderen geeigneten Warnzeichen sowie die Anmerkung „nicht später als 3 Monate nach Standardisierung zu verwenden".

Anwendung. Diagnostisches Hilfsmittel (Bestimmung des Blutvolumens).

Üblicher Dosierungsbereich. Intravenös als Tracer 10 bis 200 Mikrocurie.

Injectio Natrii chromici(^{51}Cr) DAB 7 − DDR. Natriumchromat(^{51}Cr)-Injektionslösung.

Gehalt an ^{51}Cr 90,0 bis 110,0% der deklarierten radiochemischen Konzentration, die 0,1 bis 0,2 mC/ml beträgt.

Gehalt an Natriumchromat, berechnet als wasserfreies Natriumchromat, höchstens 62,2 µg/ml.

Gehalt an Natriumchlorid (NaCl, M.G. 58,44) 0,008 bis 0,010 g/ml.

Eigenschaften. Klare, farblose oder schwach gelbe Flüssigkeit. Geruch nicht wahrnehmbar.

Erkennung. γ-Spektrum. Es wird, wie unter „Prüfung von radioaktiven Arzneizubereitungen" angegeben, das γ-Spektrum aufgenommen. Das erhaltene Spektrum muß mit dem Spektrum des Chrom(^{51}Cr)-Standards übereinstimmen.

Prüfung. 1. Reaktion der Lösung. Die Substanz zeigt einen pH-Wert im Bereich von 5,0 bis 8,0. Die Messung ist potentiometrisch durchzuführen. − 2. Radioaktive Verunreinigungen. Nach dem unter „Prüfung von radioaktiven Arzneizubereitungen" angegebenen Verfahren a) darf höchstens 0,10% nachgewiesen werden. − 3. Die Substanz muß den unter „Injektions- und Infusionslösungen sowie zur Injektion bestimmte Suspensionen" angegebenen Forderungen entsprechen.

Gehaltsbestimmung. 1. Aktivität. Zur Bestimmung der Aktivität wird eine Ionisationskammer verwendet, wobei, wie unter „Prüfung von radioaktiven Arzneizubereitungen" angegeben, verfahren wird. Zur Eichung der Ionisationskammer wird der Kobalt(^{60}Co)-Standard verwendet. Der Berechnung des Gehaltes wird eine Halbwertszeit von 27,8 Tagen zugrunde gelegt. − 2. Natriumchromat. 1,00 ml Substanz wird mit W., das durch Zusatz von Natriumhydrogencarbonat auf den pH-Wert von 8,0 ± 0,1 eingestellt worden ist, zu 5,00 ml aufgefüllt. Die Extinktion dieser Lsg. wird in einer Schichtdicke von 1 cm bei der Wellenlänge von 370 nm gemessen. Die Extinktion darf nicht höher sein als die der nachstehend beschriebenen Vergleichsprobe. − Vergleichsprobe: 0,0900 g Natriumchromat werden in W. zu 1000,0 ml gelöst. 1,00 ml Lsg. wird, wie vorstehend angegeben, behandelt. − 3. Natriumchlorid. 0,100 ml Substanz wird mit 30,0 ml W. versetzt. Nach Zusatz von 1,00 ml 3 n Schwefelsäure wird die Mischung mit 0,01 n Silbernitrat-Lsg. unter Verwendung der Silberelektrode als Indikatorelektrode potentiometrisch titriert (Feinbürette). − 1 ml 0,01 n Silbernitrat-Lsg. ist 0,5844 mg Natriumchlorid äquivalent.

Aufbewahrung. Vorsichtig! Nach den gesetzlichen Bestimmungen über den Verkehr mit radioaktiven Präparaten. In Durchstichflaschen oder Ampullen, die zu einem angegebenen Meßdatum Mengen von 0,2, 1 oder 2 mC enthalten.

Eisen-55 und Eisen-59

Herstellung. Die beiden Radioeisen-Isotope entstehen nebeneinander im Kernreaktor nach einem (n, γ)-Prozeß, wenn natürlich vorkommendes Eisen bestrahlt wird. Das Isotopengemisch des Eisens enthält 4 stabile Isotope mit den Massen 54, 56, 57 und 58. Am häufigsten vertreten ist Fe-56 mit 91,6%; dann folgen Fe-54 mit 6%, Fe-57 mit 2,1% und Fe-58 mit nur 0,28%. Es können daher gleichzeitig vier verschiedene (n, γ)-Prozesse ablaufen:

1) $^{54}_{26}\text{Fe}\ (n, \gamma)\ ^{55}_{26}\text{Fe}$,
2) $^{56}_{26}\text{Fe}\ (n, \gamma)\ ^{57}_{26}\text{Fe}$,
3) $^{57}_{26}\text{Fe}\ (n, \gamma)\ ^{58}_{26}\text{Fe}$,
4) $^{58}_{26}\text{Fe}\ (n, \gamma)\ ^{59}_{26}\text{Fe}$.

Die Reaktionen 1 und 4 liefern die gewünschten, 2 und 3 nur stabile Isotope. Eine Trennung von Fe-55 und Fe-59 ist nicht möglich. Rein und zugleich trägerfrei läßt sich Fe-59 im Kernreaktor nach einem (n, p)-Prozeß aus Co-59 darstellen:

$$^{59}_{27}\text{Co}\ (n, p)\ ^{59}_{26}\text{Fe}\ .$$

Fe-55 kann trägerfrei im Cyclotron durch Deuteronenbeschuß von Mn-55 gewonnen werden:

$$^{55}_{25}\text{Mn}\ (d, 2n)\ ^{55}_{26}\text{Fe}\ .$$

Eigenschaften. Als Isotop mit einem Neutronenunterschuß geht Fe-55 in das um eine Kernladung verminderte Element Mn über, jedoch nicht durch Positronenstrahlung, sondern durch K-Einfang (s. S. 487): $^{55}_{26}\text{Fe} \xrightarrow{-K\text{-Elektron}} {}^{55}_{25}\text{Mn}$. Fe-55 emittiert keinerlei β-Strahlung; es tritt allein eine energiearme Röntgenstrahlung von 0,21 MeV auf, deren Nachweis mit den gebräuchlichen Detektoren schwierig ist (s. Tabelle S. 517). Die Halbwertszeit des Fe-55 beträgt 2,70 Jahre. Fe-59 emittiert Negatronen, $^{59}_{26}\text{Fe} \xrightarrow{\beta^-} {}^{59}_{27}\text{Co}$, und geht dabei in stabiles Co über. Seine Halbwertszeit beträgt 45,1 Tage. Die energiearme β-Strahlung ist von einer mehrkomponentigen γ-Strahlung begleitet. Die Energie der beiden Strahlungen beträgt

für β 0,27 und 0,46 MeV,
für γ 1,10 und 1,29 MeV u. a.

Anwendung. Die beiden Radioeisen-Isotope werden zum Studium des Eisenstoffwechsels und für hämatologische Untersuchungen verwendet. Gebräuchlich war bisher die Bestimmung des Eisenumsatzes und des Volumens der roten Blutkörperchen; das kurzlebigere Fe-59 wurde bevorzugt benutzt. In letzter Zeit kommt man vom Einsatz der Eisenisotope am Menschen ab, da z. B. die erforderliche In-vivo-Markierung der roten Blutkörperchen eine hohe Strahlenbelastung für den Spender mit sich bringt.

Gold-198

Herstellung. Radiogold-198 wird im Kernreaktor nach einem (n, γ)-Prozeß aus natürlichem Gold hergestellt:

$$^{197}_{79}\text{Au} \; (n, \gamma) \; {}^{198}_{79}\text{Au}.$$

Eigenschaften. Au-198 emittiert Negatronen, $^{198}_{79}\text{Au} \xrightarrow{\beta^-} {}^{198}_{80}\text{Hg}$, und geht dabei in Quecksilber über. Seine Halbwertszeit beträgt 2,69 Tage. Die β-Strahlung ist von einer γ-Strahlung begleitet. Die Energie der beiden Strahlungen beträgt

für β 0,960 MeV u. a.,
für γ 0,412 MeV u. a.

Anwendung. Gold-198 wird als kolloide Lösung und in Form von Drähten, Folien oder Körnern angewandt. Als kolloide Lösung dient es zur Tumorinfiltration (z. B. Prostatacarcinom) und zur intrakavitären Therapie maligner Ergüsse, vor allem bei der intrapleuralen und intraperitonealen Injektion zur Unterdrückung von Metastasen. Tracheal applizierte Goldsole verlieren in den Lungenalveolen rasch ihr wäßriges Vehikel und lagern das aktive Metall dort in feinster Verteilung ab. Bei der Bestrahlung von Blasencarcinomen ist die Wirkungsweise ähnlich. Auch chronische Leukämien sind mit Au-198 erfolgreich behandelt worden. Hier wird das Goldsol direkt in die Blutbahn injiziert und reichert sich bevorzugt in Leber und Milz an.

In Form von Drähten, Stiften oder Körnern findet Au-198 zur Implantation (und Spikkung) in Tumorgewebe, als Folie für Oberflächenbestrahlungen Verwendung.

Die Dosis für intrapleurale Injektionen beträgt ca. 70 bis 90 mC, für intraperitoneale Injektionen ca. 90 bis 150 mC.

Ein wesentlicher Vorteil des Radiogoldes-198 für die Therapie ist seine kurze Halbwertszeit. So braucht es nach einer Implantation u. U. nicht mehr aus dem Gewebe entfernt zu werden, da eine unerwünschte Nachbestrahlung entfällt. Es ist daher auch ein geeigneter Ersatz für die früher allgemein üblichen Radonkörner (Radon seeds) und somit für die Behandlung solcher Tumoren von Bedeutung; die nur kurzfristig im Verlaufe einer Operation zugänglich sind.

Radiogoldlösung. Radiogold Solution USP XVI. Soluté injectable d'or colloidal radioactif CF 65[1].

Radiogoldlösung ist eine sterile, pyrogenfreie, kolloide Lösung von radioaktivem Gold (Au-198), stabilisiert durch Zusatz von Gelatine und einem geeigneten Reduktionsmittel. Radiogoldlösung enthält mindestens 95% und höchstens 105% der deklarierten Menge an Au-198 als kolloides Gold, ausgedrückt in Millicurie pro Milliliter, zu der auf dem Etikett angegebenen Zeit. Andere chemische Formen der Radioaktivtiät und andere radioaktive Isotope sind abwesend.

Achtung: Bei der Dosisberechnung ist der radioaktive Zerfall zu berücksichtigen. Die Halbwertszeit von Au-198 beträgt 2,70 Tage. Jede Veränderung der natürlichen, tief kirsch-

---

[1] Die Zusammensetzung der Injektionslsg. nach CF 65 ist: Kolloides Gold 3,5 mg, Glucose 1 mg, Natriumchlorid 5 mg, Ascorbinsäure 7 mg, Gelatine 30 mg, Wasser zur Injektion ad 1 ml.

roten Farbe der Lösung zeigt an, daß das Gold nicht mehr in stabiler, kolloider Form vorliegt (USP XVI).

Eigenschaften (USP XVI). Radiogoldlösung ist eine tief kirschrote, kolloide Lösung, geruchlos oder mit dem Geruch des Bacteriostaticums. Die Größe der kolloiden Teilchen liegt zwischen 0,002 und 0,2 µ. Beim Stehenlassen können sich sowohl die Lösung als auch das Glasgefäß als Folge der Strahlenwirkung dunkel färben.

Erkennung. Sinngemäß wie Chrom-51 (s. dort).

Prüfung (USP XVI). pH-Wert: Zwischen 5,5 und 7,5.

Radioaktivitätsbestimmung. Sinngemäß wie Chrom-51, ausgenommen die Gewichtsermittlung (die spezifische Aktivität wird in Millicurie pro Milliliter Lösung angegeben).

Verpackung und Aufbewahrung (USP XVI). Wie Chrom-51.

Signatur: Man signiert Radiogoldlösung unter Einschluß folgender Angaben: Name des Produktes, Name und Adresse des Herstellers, Chargen- oder Serien-Nr. des Herstellers. Volumen der Lösung im Behälter, Menge an Au-198 als kolloides Gold, ausgedrückt in Millicurie zu bestimmter Stunde und gegebenem Datum, Name und Menge aller Konservierungsmittel und Stabilisatoren, die zugesetzt sind; der empfohlenen Dosierung und der Warnung „Radioaktiv", zusammen mit anderen geeigneten Warnzeichen.

Anwendung. Mittel zur Unterdrückung bösartiger Neubildungen.

Übliche Dosis. Bei intrakavitärer Injektion 30 bis 150 Millicurie.

Injectio Auri(^{198}Au) colloidalis DAB 7 — DDR. Gold(^{198}Au)kolloid-Injektionslösung.

Gehalt an ^{198}Au 90,0 bis 110,0% der deklarierten radiochemischen Konzentration, die mindestens 5,0 mC/ml beträgt.

Gehalt an Natriumchlorid (NaCl, M.G. 58,44) 0,008 bis 0,010 g/ml.

Die Substanz kann bei entsprechender Deklaration einen geeigneten Stabilisator enthalten.

Eigenschaften. Dunkelrote bis violettrote Flüssigkeit. Geruch nicht wahrnehmbar oder dem Stabilisator entsprechend.

Erkennung. Das γ-Spektrum muß mit dem Spektrum des Gold(^{198}Au)-Standards übereinstimmen.

Prüfung. 1. Reaktion der Lösung. Die Substanz zeigt einen pH-Wert im Bereich von 6,0 bis 8,0. Die Messung ist potentiometrisch durchzuführen. — 2. Teilchengröße. Die Kolloidteilchen haben eine Größe im Bereich von 20,0 bis 40,0 nm. Die Bestimmung der Teilchengröße wird mit dem Elektronenmikroskop durchgeführt. — 3. Radioaktive Verunreinigungen. Nach dem unter „Prüfung von radioaktiven Arzneizubereitungen" angegebenen Verfahren a) dürfen höchstens 10,0% ^{199}Au nachgewiesen werden. Der Gehalt an anderen Nucliden darf höchstens 0,10% betragen. — 4. Die Substanz muß den unter „Injektions- und Infusionslösungen sowie zur Injektion bestimmte Suspensionen" angegebenen Forderungen entsprechen.

Gehaltsbestimmung. 1. Aktivität. Zur Bestimmung der Aktivität wird eine Ionisationskammer verwendet, wobei, wie unter „Prüfung von radioaktiven Arzneizubereitungen" angegeben, verfahren wird. Zur Eichung der Ionisationskammer wird der Kobalt(^{60}Co)-Standard verwendet. Der Berechnung des Gehaltes wird eine Halbwertszeit von 2,7 Tagen zugrunde gelegt. — 2. Natriumchlorid. 0,100 ml Substanz wird mit 30,0 ml W. versetzt. Nach Zusatz von 1,00 ml 3 n Schwefelsäure wird die Mischung mit 0,01 n Silbernitrat-Lsg. unter Verwendung der Silberelektrode als Indikatorelektrode potentiometrisch titriert (Feinbürette). — 1 ml 0,01 n Silbernitrat-Lsg. ist 0,5844 mg Natriumchlorid äquivalent.

Aufbewahrung. Vorsichtig! Nach den gesetzlichen Bestimmungen über den Verkehr mit radioaktiven Präparaten. In Durchstichflaschen oder Ampullen, die zu einem angegebenen Meßdatum Mengen von 10, 20, 50 oder 100 mC enthalten. Die Substanz ist nach 7 Tagen von der Verwendung als Arzneimittel auszuschließen.

Iridium-192

Herstellung. Iridium-192 wird im Kernreaktor nach einem (n, γ)-Prozeß aus natürlichem Iridium hergestellt:

$$^{191}_{77}Ir\ (n, \gamma)\ ^{192}_{77}Ir.$$

Eigenschaften. Ir-192 emittiert Negatronen, $^{192}_{77}Ir \xrightarrow{\beta^-} {}^{192}_{78}Pt$, und geht dabei in das Platinisotop Pt-192 über. Seine Halbwertszeit beträgt 74,7 Tage. Die β-Strahlung ist von K-Einfang und von einer vielkomponentigen γ-Strahlung begleitet. Die Energie der Strahlungen beträgt

für β 0,67 und 0,53 MeV u.a.,
für γ 0,316; 0,468; 0,296 MeV u.a.

Anwendung. Wegen des sehr großen Wirkungsquerschnittes des Iridiums gegenüber Neutronen lassen sich Präparate mit außerordentlich hohen Aktivitäten erzielen, welche die beim Kobalt-60 erreichbaren um das Hundertfache übertreffen. Iridium-192 wird daher bei der Bestrahlung tiefliegender Geschwülste (Telecurie-Therapie) angewendet. Seine kurze Halbwertszeit stellt jedoch einen erheblichen, wirtschaftlichen Nachteil gegenüber dem Kobalt-60 dar.

Jod-131

Herstellung. Jod-131 wird im Kernreaktor auf zwei Wegen erhalten. Durch Beschuß von stabilem Tellur $^{130}_{52}$Te mit langsamen Neutronen bildet sich zunächst nach einem (n, γ)-Prozeß das radioaktive Zwischenprodukt Te-131, welches mit einer Halbwertszeit von 24,8 Min. unter Negatronenemission in Jod-131 übergeht:

$$^{130}_{52}\text{Te} \ (n, \gamma) \ ^{131}_{52}\text{Te} \xrightarrow[24,8\,\text{m}]{\beta^-} \ ^{131}_{53}\text{J}.$$

Als Folgeprodukt der Urankernspaltung entsteht J-131 aus Te-131m (HWZ = 1,2 d) oder Te-131 (HWZ = 24,8 m). Es kann trägerfrei mit spezifischen Aktivitäten von mehr als 10^4 C/g Jod und einer Reinheit von mehr als 99,9% gewonnen werden. Zahlreiche markierte Jodverbindungen sind im Handel.

Eigenschaften. Jod-131 emittiert Negatronen, $^{131}_{53}\text{J} \xrightarrow{\beta^-} \ ^{131}_{54}\text{Xe}$, und geht dabei in stabiles Xenon über. Seine Halbwertszeit beträgt 8,06 Tage. Neben der β-Strahlung tritt eine mehrkomponentige γ-Strahlung auf. Die Energie der beiden Strahlungen beträgt:

für β 0,608 MeV u.a.,
für γ 0,364 MeV u.a.

Anwendung. Jod-131 ist das für medizinische Zwecke am häufigsten gebrauchte Nuclid und wird sowohl in der Therapie als auch in der Diagnostik angewendet. Neben dem inaktiven Jodisotop mit der Masse 127 sind zur Zeit mindestens 20 radioaktive Jodisotope mit Massen von 118 bis 139 bekannt. Medizinisch interessant sind im wesentlichen nur das Jod-132 und das Jod-133, die energiereichere β- und γ-Strahler als J-131 sind, jedoch kürzere Halbwertszeiten besitzen (s. Tabelle S. 518). Sie können nur durch Urankernspaltung gewonnen werden.

Jod-131 wird in großem Umfang zur Behandlung von Thyreotoxikosen (Carcinom, Struma, Basedow) verwendet. Bei der Jodtherapie von Schilddrüsencarcinomen und deren Metastasen ist jedoch Voraussetzung, daß das erkrankte Schilddrüsengewebe noch genügend differenziert ist, um seine normale Funktion als jodspeicherndes Drüsenepithel ausüben zu können. Dies trifft nur bei etwa einem Viertel aller Fälle zu. Bei der Metastasenbehandlung muß berücksichtigt werden, daß die Schilddrüse u. U. alles Jod an sich reißt, so daß für die Metastasen selbst keines verfügbar ist. In solchen Fällen muß die Schilddrüse vorher durch chirurgische oder strahlentherapeutische Eingriffe soweit entfernt bzw. zerstört werden, daß das Radiojod an die Metastasen gelangen kann. Als therapeutische Dosis werden bis zu 100 mC verabreicht.

Die medizinische Verwendung bei der Basedowschen Krankheit z. B. beruht auf der Beobachtung, daß sich bei der Jodaufnahme der Schilddrüse bei diesem Zustand etwa verzehnfacht. Da die Drüse selektiv alles Jod speichert, findet eine gezielte Bestrahlung von innen her statt, die viel spezifischer und sicherer ist, als z. B. eine Röntgenbestrahlung. Die Heilerfolge bei typischen Basedowfällen sind recht überzeugend. Als Dosis werden bis zu 10 mC appliziert.

Diagnostisch wird J-131 zur Lokalisation der Schilddrüse und etwa vorhandener Carcinome eingesetzt. Weiterhin kann man durch J-131-Zufuhr den Funktionszustand der Schilddrüse prüfen, evtl. in Kombination mit thyreotropem Hormon. Die Menge des aufgenommenen und durch Strahlungsmessung über der Drüse leicht bestimmbaren Jods läßt exakte Schlüsse auf die Schilddrüsenfunktion zu, besonders dann, wenn kein Jod gespeichert wird. Mit dieser Methodik erhält man weitaus sicherere Ergebnisse, als mit der bisher üblichen Grundumsatzbestimmung.

Jod-131 wird meist als wäßrige NaJ-Lösung oral oder intravenös gegeben und erscheint bereits nach kurzer Zeit in der Schilddrüse. Bei der Strahlungsmessung über der Drüse muß die starke Streustrahlung mit Blei abgeschirmt werden (Kollimator). Seit einiger Zeit verwendet man zur Aktivitätsmessung auch automatisch arbeitende sog. „Scintiscanner", bei denen ein Scintillationszähler mit Kollimator die Fläche über der Schilddrüse Punkt für Punkt zeilenförmig abtastet und die Ergebnisse über einen Magnetschreiber ebenfalls zeilenförmig auf Registrierpapier überträgt. Das nach dieser Methode erhaltene „Gammagramm" oder „Scintigramm" erlaubt einen recht guten Überblick über die J-131-Verteilung.

Auch andere J-131-markierte Verbindungen finden Anwendung: So z. B. J-131-Human-Serum-Albumin zur Bestimmung des Blut- und Plasmavolumens, des Herzminutenvolumens, des peripheren Kreislaufes sowie zur Prüfung der Leberfunktion und Erkennung von Lebermetastasen. Für die beiden letztgenannten Zwecke wird auch J-131-markiertes Bengalrosa eingesetzt. In Form von J-131-Diodrast dient Jod-131 zur Untersuchung von Nierenkreislauf und Nierenfunktion. Mit J-131-Triolein kann man Einblick in die Darmabsorption von Fetten gewinnen; J-131-markiertes 4-Jodo-Antipyrin wurde zum Studium des Körperwassers herangezogen.

Natriumjodid-J-131-Lösung. Sodium Jodide J 131 Solution USP XVII.

Natriumjodid-J-131-Lösung ist eine Lösung, die J-131 enthält und zur oralen oder intravenösen Applikation geeignet ist. J-131 ist ein radioaktives Isotop des Jods und wird in Form von Natriumjodid aus Uranspaltprodukten oder durch Neutronenbeschuß von Tellur so gewonnen, daß es praktisch „trägerfrei" vorliegt und nur geringe Mengen des natürlich vorkommenden J-127 enthält.

Natriumjodid-J-131-Lösung soll mindestens 95% und höchstens 105% der deklarierten Menge an J-131 als Jodid, ausgedrückt in Mikrocurie oder Millicurie zu dem auf der Signatur vermerkten Zeitpunkt enthalten. Die J-131-Aktivität als Jodat darf höchstens 5% der Jodidaktivität betragen. Andere chemische Formen der Radioaktivität sind abwesend.

Achtung: Bei der Dosisberechnung ist der radioaktive Zerfall zu berücksichtigen. Die Halbwertszeit von J-131 beträgt 8,08 Tage. Damit Verluste an J-131 durch Adsorption vermieden werden, sind alle Gefäße, die für die Natriumjodid-J-131-Lösung verwendet werden sollen, vorher mit einer Lösung zu spülen, die etwa 0,8% Natriumhydroxid, 0,04% Natriumbisulfit und 0,25% Natriumjodid enthält. Anschließend sind sie so lange mit destilliertem Wasser zu spülen, bis das letzte Waschwasser gegen Lackmus neutral reagiert.

Eigenschaften. Klare Lösung. Beim Stehenlassen können sowohl die Lösung als auch das Glasgefäß infolge der Strahleneinwirkung nachdunkeln.

Erkennung. Sein γ-Strahlen-Scintillationsspektrum ist identisch dem einer reinen Probe von J-131 mit einer Hauptstrahlungsenergie von 0,346 MeV.

pH-Wert: Der pH-Wert liegt zwischen 7,5 und 9,0.

Prüfung. Natriumjodid-J-131-Lösung zur intravenösen Anwendung soll den Anforderungen an Injektionen entsprechen, mit der Ausnahme, daß die Lösung abgegeben werden darf, bevor die Sterilitätsprüfung beendet ist.

Radiochemische Reinheit. Ein gemessenes Vol. einer Lösung, die 0,1 g Kaliumjodid, 0,2 g Kaliumjodat und 1 g Natriumbicarbonat enthält, wird auf einen Chromatogrammstreifen (25×300 mm) 25 mm vom Streifenende entfernt aufgetragen. Nach dem Antrocknen trägt man an der gleichen Stelle ein gleiches Vol. Natriumjodid-J-131-Lösung auf, die eine Aktivität von ca. 20 000 Impulsen pro Minute in 0,01 ml aufweist, und läßt abermals antrocknen. Man entwickelt über eine Zeit von 4 Std. ein aufsteigendes Chromatogramm mit 75%igem M., läßt dieses an der Luft trocknen und bestimmt von Zentimeter zu Zentimeter die Radioaktivität. Die Aktivität der Jodid-Bande muß mind. 95% der Gesamtaktivität betragen. Der R_f-Wert für die Jodid-Bande soll im Bereich von $\pm 5\%$ des für eine J-131-Lösung bekannter Reinheit ermittelten Wertes liegen, wenn die Bestimmung in beiden Fällen unter den gleichen Versuchsbedingungen erfolgt.

Radioaktivitätsbestimmung. Man bestimmt die Radioaktivität in Impulsen pro Min. mit einer geeigneten Zählanordnung gegen einen J-131-Standard geeigneter Konzentration. Einen genau gemessenen aliquoten Teil der Jod-131-Lsg. gibt man in ein gleiches Gefäß wie das Standards und bestimmt die Radioaktivität in der gleichen Zeit und unter gleichen geometrischen Bedingungen wie die des Standards. In beiden Messungen bringt man die Korrektur für den Nulleffekt an und errechnet die Radioaktivität in mC oder µC nach der Formel $S \cdot D \cdot (A/B)$, worin S die mC- oder µC-Stärke des Standards, D den Verdünnungsfaktor, und A und B die Impulse pro Min. der Probe und des Standards darstellen.

Verpackung und Aufbewahrung. Natriumjodid-J-131-Lösung wird in Behältern für Einzeldosen oder für mehrere Dosen, die zur Vermeidung von Adsorptionsverlusten vorbehandelt wurden, aufbewahrt. Die Abschirmung der Gefäße soll den behördlichen Vorschriften entsprechen.

Signatur. Man signiert unter Einschluß folgender Angaben: Name des Produktes, Name und Adresse des Herstellers, Chargen- oder Serien-Nr. des Herstellers, Volumen der Lösung im Behälter, Gehalt an J-131 als Jodid, ausgedrückt in Microcurie oder Millicurie zu gegebener Stunde und Datum, Name und Menge jedes zugesetzten Konservierungs- oder Stabilisierungsmittels, vorgesehener Verwendungszweck (ob oral oder intravenös, für diagnostische oder therapeutische Zwecke), empfohlene Dosis und die Warnung „Radioaktiv" zusammen mit anderen geeigneten Warnzeichen, sowie die Angabe „Nicht später als 1 Monat nach der Standardisierung zu verwenden".

Anwendung. Diagnostisches Hilfsmittel (Schilddrüsenfunktion); Mittel zur Unterdrückung bösartiger Neubildungen.

Üblicher Dosierungsbereich. – Oral und intravenös – Diagnostisch: 1 bis 100 Mikrocurie, therapeutisch: 1 bis 100 Millicurie.

Handelsform: Natriumjodid-J-131-Kapseln (USP XVII).

Natriumjodid-J-131-Kapseln enthalten J-131 in Form von Jodid, das an der inneren Oberfläche harter Gelatinekapseln adsorbiert ist.

Eigenschaften. Natriumjodid-J-131-Kapseln erscheinen leer.

Eine wäßrige Lösung von 1 oder mehreren Kapseln muß den Anforderungen der Abschnitte Erkennung, Gesamtjodidgehalt, radiochemische Reinheit und Radioaktivitätsbestimmung bei der Natriumjodid-J-131-Lösung entsprechen.

Die anderen Erfordernisse entsprechen ebenfalls sinngemäß denen bei Natriumjodid-J-131-Lösung.

Solutio Natrii jodati(^{131}J) DAB 7 – DDR. Natriumjodid(^{131}J)-Lösung.

Gehalt an ^{131}J 90,0 bis 110,0% der deklarierten radiochemischen Konzentration, die 3,0 bis 10,0 mC/ml beträgt.

Gehalt an Natriumsulfit, berechnet als wasserfreies Natriumsulfit, höchstens 0,0001 g/ml.

Eigenschaften. Klare, farblose Flüssigkeit. Geruch nicht wahrnehmbar.

Erkennung. Halbwertszeit. Zur Bestimmung der Halbwertszeit wird, wie unter „Prüfung von radioaktiven Arzneizubereitungen" angegeben, verfahren und an mindestens 5 Tagen die Impulsrate gemessen. Die ermittelte Halbwertszeit beträgt 7,5 bis 8,5 Tage.

Prüfung. 1. Reaktion der Lösung. Die Substanz zeigt einen pH-Wert im Bereich von 7,0 bis 9,0. Die Messung ist potentiometrisch durchzuführen. – 2. Radioaktive Verunreinigungen. Nach dem unter „Prüfung von radioaktiven Arzneizubereitungen" angegebenen Verfahren a) darf höchstens 0,10% nachgewiesen werden. – 3. Sulfat. 0,050 ml Substanz dürfen nach Zusatz von 10,0 ml W. bei der „Prüfung auf Sulfat" keine Trübung zeigen. – 4. Oxydationsprodukte des Jodides(^{131}J). Die Prüfung wird papierchromatographisch nach dem aufsteigenden Verfahren durchgeführt und ist nur erforderlich, wenn nach der Gehaltsbestimmung kein Natriumsulfit erfaßbar ist. Chromatographierpapier: Sorte D, Abmessung 30 × 3 cm, auf dem Papierstreifen wird in der Mitte der Startlinie ein Startpunkt markiert. Aufzutragende Lösung: Die Lösung ist so herzustellen, daß je ml eine Aktivität von $1 \cdot 10^6$ Impulsen je Min. erreicht wird. 20 µl dieser Lsg. werden auf den Startpunkt aufgetragen. Lösungsmittelgemisch: 50,0 ml n Butanol und 50,0 ml 2 n Essigsäure werden gemischt. Die Mischung wird als Laufmittel verwendet. Laufstrecke: 25 cm. Trocknung: Der Papierstreifen wird an der Luft getrocknet. Auswertung: Der Papierstreifen wird schrittweise an einem Strahlendetektor vorbeigeführt und die Aktivität gemessen. Aktivität darf nur an einem oberhalb der Startzone gelegenen Fleck mit einem R_f-Wert im Bereich von 0,20 bis 0,30 meßbar sein.

Gehaltsbestimmung. 1. Aktivität. Zur Bestimmung der Aktivität wird, wie unter „Prüfung von radioaktiven Arzneizubereitungen" angegeben, verfahren und als Similestandard der Cäsium(^{137}Cs)-Standard verwendet. Der Berechnung des Gehaltes wird eine Halbwertszeit von 8,05 Tagen zugrunde gelegt. – 2. Natriumsulfit. 0,100 ml Substanz wird mit 0,90 ml W. und 4,00 ml Fuchsin-Schwefelsäure-Lsg. versetzt. Die Extinktion dieser Lsg. wird in einer Schichtdicke von 1 cm bei der Wellenlänge von 600 nm gemessen. Die Extinktion darf nicht höher sein als die der nachstehend beschriebenen Vergleichsprobe. – Vergleichsprobe: 0,0400 g Natriumsulfit werden in 200,0 ml kohlendioxidfreiem W. gelöst. 1,00 ml Lsg. wird, wie vorstehend angegeben, behandelt.

Aufbewahrung. Vorsichtig! Nach den gesetzlichen Bestimmungen über den Verkehr mit radioaktiven Präparaten. In Durchstichflaschen oder Ampullen, die zu einem angegebenen Meßdatum Mengen von 5, 10, 25, 50 oder 100 mC enthalten.

Natriumradiojodid-Lösung. Soluté d'iodure des sodium radio-actif CF 65.

Zusammensetzung. Jod 131 durch Messung der Radioaktivität bestimmte, unwägbare Menge, Natriumthiosulfat 1,50 mg, Natriumcarbonat, wasserfrei 0,26 mg, Natriumbicarbonat 1,68 mg, Wasser zu 1 ml.

Injectio Bengalrosae(^{131}J) DAB 7 — DDR. Bengalrosa(^{131}J)-Injektionslösung.

Gehalt an ^{131}J 90,0 bis 110,0% der deklarierten radiochemischen Konzentration, die 0,5 bis 5,0 mC/ml beträgt.

Gehalt an Bengalrosa ($C_{20}H_5O_4Cl_4J_2Na$, M.G. 743,9) 0,0005 bis 0,0015 g/ml.

Eigenschaften. Klare, kräftig rote Flüssigkeit. Geruch nicht wahrnehmbar.

Erkennung. Halbwertszeit. Zur Bestimmung der Halbwertszeit wird, wie unter „Prüfung von radioaktiven Arzneizubereitungen" angegeben, verfahren und an mindestens 5 Tagen die Impulsrate gemessen. — Die ermittelte Halbwertszeit beträgt 7,5 bis 8,5 Tage.

Prüfung. 1. Reaktion der Lösung. Die Substanz zeigt einen pH-Wert im Bereich von 7,0 bis 9,0. Die Messung ist potentiometrisch durchzuführen. — 2. Radioaktive Verunreinigungen. Nach dem unter „Prüfung von radioaktiven Arzneizubereitungen" angegebenen Verfahren a) darf hochstens 0,10% nachgewiesen werden. — 3. Jodid (^{131}J). 1,00 ml Substanz wird mit 1,00 ml 3 n Salzsäure versetzt. Der entstandene Nd. wird abzentrifugiert und die überstehende, klare Lsg. unter Verwendung einer Fortunapipette in einen 20-ml-Meßkolben überführt. Dann wird der Nd. in 2,00 ml 3 n Natronlauge gelöst. Nach Zusatz von 2,50 ml 3 n Salzsäure wird zentrifugiert und die überstehende, klare Lsg. ebenfalls in den 20-ml-Meßkolben gegeben. Dieses Verfahren wird 2mal wiederholt. Anschließend wird mit W. zu 20,00 ml aufgefüllt. 0,200 ml der Lsg. werden auf einen Präparateteller gegeben. Das Lösungsmittel wird unter dem Infrarotstrahler verdampft und die Aktivität des Rückstandes gemessen. Die korrigierte Impulsrate darf höchstens 10,0% des Wertes betragen, der unter gleichen geometrischen Bedingungen für 0,0100 ml Substanz gemessen wird. — 4. Die Substanz muß den unter „Injektions- und Infusionslösungen" sowie zur Injektion bestimmten Suspensionen" angegebenen Forderungen entsprechen.

Gehaltsbestimmung. 1. Aktivität. Zur Bestimmung der Aktivität wird, wie unter „Prüfung von radioaktiven Arzneizubereitungen" angegeben, verfahren und als Similestandard der Cäsium(^{137}Cs)-Standard verwendet. Der Berechnung des Gehaltes wird eine Halbwertszeit von 8,05 Tagen zugrunde gelegt. — 2. Bengalrosa. 0,100 ml Substanz wird mit W. zu 10,00 ml aufgefüllt. Die Extinktion dieser Lsg. wird in einer Schichtdicke von 1 cm bei der Wellenlänge von 550 nm gemessen. Extinktion: 0,080 bis 0,300.

Aufbewahrung. Vorsichtig! Nach den gesetzlichen Bestimmungen über den Verkehr mit radioaktiven Präparaten. Vor Licht geschützt. Sehr kühl. In Durchstichflaschen oder Ampullen, die zu einem angegebenen Meßdatum Mengen von 0,5, 1, 2, 5 oder 10 mC enthalten. Nicht länger als einen Monat.

Radiojodiertes Serumalbumin. Iodated I 131 Serum Albumin USP XVII.

Radiojodiertes Serumalbumin ist eine sterile, gepufferte, isotonische Lösung, die mindestens 10 mg mit J-131 substituiertes (radiojodiertes) normales Human-Serumalbumin pro ml enthält. Es wird durch milde Jodierung von normalem, menschlichem Serumalbumin mit J-131-markiertem Jod [höchstens 1 Grammatom Jod auf 1 Mol (60 000 g) Albumin] gewonnen. Es enthält 95 bis 105% der deklarierten Menge an J-131, ausgedrückt in Mikrocurie oder Millicurie. Die Jod-131-Aktivität in Form von Jodat und Jodid soll nicht mehr als 3% der Gesamtaktivität betragen.

Die anderen Anforderungen entsprechen sinngemäß denen bei Natriumradiojodid-Lösung, mit folgenden Abweichungen:

Das Präparat muß zusätzlich den Anforderungen unter „Biologics" (USP XVII) genügen. Bei der Radioaktivitätsbestimmung wird als Verdünnungsmittel nicht Wasser, sondern eine wäßrige Lösung von 7,0 g NaCl und 0,5 g KJ pro Liter verwendet. Die Aufbewahrung geschieht bei Temperaturen zwischen 2° und 8°. Die Abgabe hat in den ungeöffneten, abgeschirmten Originalbehältern der Lieferstelle zu erfolgen. Das Verfallsdatum des radiojodierten Serumalbumins ist spätestens 4 Wochen nach der Standardisierung.

Anwendung. Diagnostisches Hilfsmittel (zur Bestimmung des Blutvolumens und des Herzminutenvolumens).

Übliche Dosis: — intravenös — Blutvolumenbestimmung: 3 bis 60 Mikrocurie, Herzminutenvolumen: 5 bis 60 Mikrocurie.

Injectio Humanserumalbumini(^{131}J) DAB 7 — DDR. Humanserumalbumin(^{131}J)-Injektionslösung.

Gehalt an ^{131}J 90,0 bis 110,0% der deklarierten radiochemischen Konzentration, die mindestens 0,050 mC/ml beträgt.

Gehalt an Humanserumalbumin 0,0030 bis 0,0100 g/ml.

Die Substanz kann bei entsprechender Deklaration 0,009 g/ml Benzylalkohol oder ein anderes geeignetes Bacteriostaticum enthalten.

Eigenschaften. Klare, farblose Flüssigkeit. Geruch nicht wahrnehmbar oder dem Bacteriostaticum entsprechend.

Erkennung. Halbwertszeit. Zur Bestimmung der Halbwertszeit wird, wie unter „Prüfung von radioaktiven Arzneizubereitungen" angegeben, verfahren und an mindestens 5 Tagen die Impulsrate gemessen. Die ermittelte Halbwertszeit beträgt 7,5 bis 8,5 Tage.

Prüfung. 1. Reaktion der Lösung. Die Substanz zeigt einen pH-Wert im Bereich von 8,0 bis 9,0. Die Messung ist potentiometrisch durchzuführen. – 2. Radioaktive Verunreinigungen. Nach dem unter „Prüfung von radioaktiven Arzneizubereitungen" angegebenen Verfahren a) darf höchstens 0,01 % nachgewiesen werden. – 3. Jodid (^{131}J). Die Bestimmung wird papierchromatographisch nach dem aufsteigenden Verfahren durchgeführt. Es sind 3 Chromatogramme anzufertigen. Chromatographiepapier: Sorte D, Abmessung 30 × 3 cm, auf dem Papierstreifen wird in der Mitte der Startlinie ein Startpunkt markiert. Aufzutragende Lösung: Die Lsg. ist zu herzustellen, daß je ml eine Aktivität von 2,5 · 10^6 Impulsen je Min. erreicht wird. 20 µl dieser Lsg. werden auf den Startpunkt aufgetragen. Lösungsmittelgemisch: 70,0 ml Methanol und 30,0 ml W. werden gemischt. Die Mischung wird als Laufmittel verwendet. Laufstrecke: 25 cm. Trocknung: Der Papierstreifen wird an der Luft getrocknet. Auswertung: Der Papierstreifen wird schrittweise an einem Strahlendetektor vorbeigeführt und die Aktivität gemessen. Die Summe der oberhalb der Startzone gemessenen Impulse darf höchstens 2,0 % der Summe aller an dem Papierstreifen gemessenen Impulse betragen. Der Beurteilung ist der Mittelwert der Ergebnisse der 3 Chromatogramme zugrunde zu legen. – 4. Die Substanz muß den unter „Injektions- und Infusionslösungen sowie zur Injektion bestimmte Suspensionen" angegebenen Forderungen entsprechen.

Gehaltsbestimmung. 1. Aktivität. Zur Bestimmung der Aktivität wird, wie unter „Prüfung von radioaktiven Arzneizubereitungen" angegeben, verfahren und als Similestandard der Cäsium (^{137}Cs)-Standard verwendet. Der Berechnung des Gehaltes wird eine Halbwertszeit von 8,05 Tagen zugrunde gelegt. – 2. Humanserumalbumin. 0,300 ml Substanz werden mit Natriumchlorid-Lsg. (0,90 g/100,0 ml) zu 5,00 ml aufgefüllt. 1,00 ml Lsg. wird nach Zusatz von 2,00 ml Amidoschwarz-Lsg. geschüttelt, 10 Min. stehengelassen und anschließend zentrifugiert. 1,00 ml der überstehenden Lsg. wird mit W. zu 25,00 ml aufgefüllt. Die Extinktion dieser Lsg. wird in einer Schichtdicke von 1 cm bei der Wellenlänge von 600 nm gemessen. Extinktion: 0,350 bis 0,550.

Aufbewahrung. Vorsichtig! Nach den gesetzlichen Bestimmungen über den Verkehr mit radioaktiven Präparaten. Vor Licht geschützt. Sehr kühl. In Durchstichflaschen oder Ampullen, die zu einem angegebenen Meßdatum Mengen von 0,05, 0,2 oder 1 mC enthalten. Nicht länger als einen Monat.

Injectio Natrii jod(^{131}J)-hippurici DAB 7 – DDR. Natrium-2-jod(^{131}J)-hippurat-Injektionslösung.

Gehalt an ^{131}J 90,0 bis 110,0 % der deklarierten radiochemischen Konzentration, die 0,5 bis 1,5 mC/ml beträgt.

Gehalt an Natrium-2-jodhippurat 5,0 bis 20,0 mg/ml.

Die Substanz kann bei entsprechender Deklaration 0,009 g/ml Benzylalkohol als Bacteriostaticum enthalten.

Eigenschaften. Klare, farblose Flüssigkeit. Geruch nicht wahrnehmbar oder dem Bacteriostaticum entsprechend.

Erkennung. Halbwertszeit. Zur Bestimmung der Halbwertszeit wird, wie unter „Prüfung von radioaktiven Arzneizubereitungen" angegeben, verfahren und an mindestens 5 Tagen die Impulsrate gemessen. Die ermittelte Halbwertszeit beträgt 7,5 bis 8,5 Tage.

Prüfung. 1. Reaktion der Lösung. Die Substanz zeigt einen pH-Wert im Bereich von 6,0 bis 8,0. Die Messung ist potentiometrisch durchzuführen. – 2. Radioaktive Verunreinigungen. Nach dem unter „Prüfung von radioaktiven Arzneizubereitungen" angegebenen Verfahren a) darf höchstens 0,10 % nachgewiesen werden. – 3. Jodid (^{131}J). Die Prüfung wird papierchromatographisch nach dem aufsteigenden Verfahren durchgeführt. Es sind 3 Chromatogramme anzufertigen. Chromatographiepapier: Sorte D, Abmessung 30 × 3 cm, auf dem Papierstreifen wird in der Mitte der Startlinie ein Startpunkt markiert. Aufzutragende Lösung: Die Lsg. ist so herzustellen, daß je ml eine Aktivität von 1 · 10^6 Impulsen je Min. erreicht wird. 20 µl dieser Lsg. werden auf den Startpunkt aufgetragen. Lösungsmittelgemisch: 50,0 ml n-Butanol und 50,0 ml 2 n Essigsäure werden gemischt. Die Mischung wird als Laufmittel verwendet. Laufstrecke: 25 cm. Trocknung: Der Papierstreifen wird an der Luft getrocknet. Auswertung: Der Papierstreifen wird schrittweise an einem Strahlendetektor vorbeigeführt und die Aktivität gemessen. Die Summe der bei einem R_f-Wert im Bereich von 0,20 bis 0,25 gemessenen Impulse darf höchstens 3,0 % der

Summe aller an dem Papierstreifen gemessenen Impulse betragen. Der Beurteilung ist der Mittelwert der Ergebnisse der 3 Chromatogramme zugrunde zu legen. – 4. Die Substanz muß den unter „Injektions- und Infusionslösungen sowie zur Injektion bestimmte Suspensionen" angegebenen Forderungen entsprechen.

Gehaltsbestimmung. 1. Aktivität. Zur Bestimmung der Aktivität wird, wie unter „Prüfung von radioaktiven Arzneizubereitungen" angegeben, verfahren und als Similestandard der Cäsium(^{137}Cs)-Standard verwendet. Der Berechnung des Gehaltes wird eine Halbwertszeit von 8,05 Tagen zugrunde gelegt. – 2. Natrium-2-jodhippurat. 0,100 ml Substanz wird mit W. zu 100,0 ml aufgefüllt. Die Extinktion dieser Lsg. wird in einer Schichtdicke von 1 cm bei der Wellenlänge von 230 nm gemessen.

Berechnung:
Natrium-2-jodhippurat in mg/ml = 32,2 · (E 0,015).
E = Extinktion der Lsg.

Aufbewahrung. Vorsichtig! Nach den gesetzlichen Bestimmungen über den Verkehr mit radioaktiven Präparaten. Vor Licht geschützt. Sehr kühl. In Durchstichflaschen oder Ampullen, die zu einem angegebenen Meßdatum Mengen von 0,2, 1, 2, 5 oder 10 mC enthalten. Nicht länger als einen Monat.

Andere medizinisch wichtige, nicht offizinelle Handelsf. sind:
J-131-markiertes „Diodone" oder „Diodrast" (3,5-Dijod-4-pyridon-N-essigsaures Natrium),
J-131-markiertes Triolein,
J-131-markiertes 4-Jodo-Antipyrin.

Kalium-42

Herstellung. Kalium-42 wird im Kernreaktor nach einem (n, γ)-Prozeß aus natürlichem Kalium oder dessen stabilem Isotop K-41:

$$^{41}_{19}K\ (n, \gamma)\ ^{42}_{19}K$$

oder im Cyclotron nach einem (d, p)-Prozeß:

$$^{41}_{19}K\ (d, p)\ ^{42}_{19}K$$

erzeugt. Trägerfrei läßt es sich im Kernreaktor nach einem (n, p)-Prozeß aus Ca-42 gewinnen:

$$^{42}_{20}Ca\ (n, p)\ ^{42}_{19}K.$$

Eigenschaften. K-42 ist ein sehr energiereicher Negatronenstrahler: $^{42}_{19}K \xrightarrow{\beta^-} {^{42}_{20}Ca}$ und geht mit einer Halbwertszeit von 12,51 Std. in stabiles Calcium über. Neben der β-Strahlung tritt eine γ-Strahlung auf. Die Energie der beiden Strahlungen beträgt
für β 3,55 und 1,99 MeV,
für γ 1,53 MeV.

Anwendung. K-42 wird zur Lokalisation und Differentialdiagnose maligner Geschwülste, zur Bestimmung des austauschbaren Kaliums und des Volumens der roten Blutkörperchen angewendet. Ähnlich wie Radionatrium dient es bei Stoffwechseluntersuchungen zum Studium von Aufnahme, Verteilung und Ausscheidung des Kaliumions.

Kobalt-57

Herstellung. Die Darstellung von Kobalt-57 erfolgt im Cyclotron, entweder nach einem (d,n)-Prozeß aus Eisen-56,

$$^{56}_{26}Fe\ (d, n)\ ^{57}_{27}Co,$$

oder nach einem (p, α)-Prozeß aus Nickel-60

$$^{60}_{28}Ni\ (p, \alpha)\ ^{57}_{27}Co.$$

Eigenschaften. Kobalt-57 zerfällt durch Elektroneneinfang (K-Einfang),

$$^{57}_{27}Co \xrightarrow{-K\text{-Elektron}} {^{57}_{26}Fe},$$

und geht dabei in Eisen-57, eines der stabilen Eisen-Isotope über. Seine Halbwertszeit beträgt 267 Tage. Der K-Einfang ist von einer Gamma-Strahlung begleitet. Die Energie der beiden Strahlungen beträgt:
für K 0,43 MeV
für γ 0,12, 0,014 und 0,14 bis 0,70 MeV.

Anwendung. Kobalt-57 wird, besonders in Form von Cyanocobalamin, als diagnostisches Hilfsmittel bei perniziöser Anämie angewendet.

Cyanocobalamin-Co-57-Kapseln. Cyanocobalamin Co 57 Capsules USP XVII.

Cyanocobalamin-Co-57-Kapseln enthalten Cyanocobalamin, in dem ein Teil der Moleküle radioaktives Kobalt-57 in der Molekularstruktur enthält. Jede Kapsel enthält nicht weniger als 95% und nicht mehr als 105% der angegebenen Menge an Co-57 als Cyanocobalamin, ausgedrückt in Mikrocurie, zu dem auf dem Etikett angegebenen Zeitpunkt. Der Cyanocobalamin-Gehalt beträgt nicht weniger als 90% und nicht mehr als 110% der angegebenen Menge. Die spezifische Aktivität beträgt nicht weniger als 0,5 Mikrocurie pro Mikrogramm Cyanocobalamin. Andere Radionuclide sind abwesend.

Vorsicht. Bei der Dosis-Berechnung ist die Korrektur für den radioaktiven Zerfall zu berücksichtigen. Die radioaktive Halbwertszeit von Co-57 beträgt 270 Tage.

Eigenschaften. Kann einen kleinen, rechteckigen Festkörper enthalten oder kann leer erscheinen.

Erkennung. Radionuclid-Identifizierung. Eine wss. Lsg. einer oder mehrerer Kapseln entspricht der Untersuchung zur Radionuclid-Identifizierung unter Cyanocobalamin-Co-57-Lösung.

Gehaltsbestimmung. 1. Cyanocobalamin-Gehalt. Bestimme den Gehalt an Cyanocobalamin, in Mikrogramm pro Kapsel, wie unter Vitamin-B_{12}-Aktivitäts-Bestimmung angegeben. — 2. Radioaktivitäts-Bestimmung. Man bestimmt die Radioaktivität eines kalibrierten Kobalt-57-Standards — in Impulsen pro Min. — durch Messung in einer geeigneten Zählanordnung. Dazu stellt man die Konzentration des Standards so ein, daß eine optimale Meßgenauigkeit mit der gewählten Meßeinrichtung gegeben ist, löst eine oder mehrere Cyanocobalamin-Co-57-Kapseln in Wasser und stellt die Konzentration dem Standard entsprechend ein. Man überführt einen genau abgemessenen, aliquoten Teil in einen Behälter, wie er für den Standard verwendet wurde, und bestimmt die Radioaktivität zur ungefähr gleichen Zeit und unter den gleichen geometrischen Bedingungen, wie für den Standard. Beide Messungen korrigiert man anhand des Nulleffektes und berechnet die Radioaktivität — in Mikrocurie pro Kapsel — nach der Formel $S D (A/B)$. Hierbei ist S die Aktivität des Standards in Mikrocurie, D der Verdünnungsfaktor und A und B die entsprechenden Radioaktivitäten der Probe und des Standards, ausgedrückt in Impulsen pro Minute.

Verpackung und Aufbewahrung. Aufbewahrung in gut verschlossenen Behältern.

Ablauf-Datum. Das Ablauf-Datum (für die Verwendung) liegt nicht später als 6 Monate nach dem Datum der Standardisierung.

Beschriftung. Die Beschriftung enthält die folgenden Angaben: Bezeichnung der Kapseln; Name, Adresse, und Serien- oder Chargen-Nummer des Herstellers; Zeit und Datum der Standardisierung; die Menge an Cyanocobalamin ausgedrückt in Mikrogramm pro Kapsel; die Menge an Co-57 als Cyanocobalamin ausgedrückt in Mikrocurie pro Kapsel zur Zeit und zum Datum der Standardisierung; die Warnung: „Vorsicht — Radioaktives Material"; und die Feststellung, „Nicht zu verwenden nach Ablauf von 6 Monaten nach dem Datum der Standardisierung".

Verfügbare Kapseln. Die Kapseln sind gewöhnlich in solchen Größen verfügbar, wie sie von den Ärzten angefordert werden.

Anwendung. Diagnostisches Hilfsmittel bei perniziöser Anämie.

Übliche Dosierung. 0,5 bis 2 Mikrogramm, enthaltend nicht mehr als 1 Mikrocurie.

Üblicher Dosierungsbereich. Das Äquivalent von 0,5 bis 1 Mikrocurie.

Cyanocobalamin-Co-57-Lösung. Cyanocobalamin Co 57 Solution USP XVII.

Cyanocobalamin-Co-57-Lösung ist eine für die orale Verabreichung geeignete Lösung, enthaltend Cyanocobalamin, in dem ein Teil der Moleküle radioaktives Kobalt (Co-57) in der Molekularstruktur enthält.

Cyanocobalamin-Co-57-Lösung enthält nicht weniger als 95% und nicht mehr als 105% der angegebenen Menge an Co-57 als Cyanocobalamin, ausgedrückt in Mikrocurie, zu dem auf dem Etikett angegebenen Zeitpunkt. Der Cyanocobalamin-Gehalt beträgt nicht weniger als 90 und nicht mehr als 110% der angegebenen Menge. Die spezifische Aktivität beträgt nicht weniger als 0,5 Mikrocurie pro Mikrogramm Cyanocobalamin. Andere Radionuclide sind abwesend. Cyanocobalamin-Co-57-Lösung enthält ein geeignetes Bacteriostaticum.

Vorsicht. Bei der Dosis-Berechnung ist die Korrektur für den radioaktiven Zerfall zu berücksichtigen. Die radioaktive Halbwertszeit von Co-57 beträgt 270 Tage.

Eigenschaften. Klare, farblose bis rosafarbene Lösung.

Erkennung. Radionuclid-Identifizierung. Ihr Gamma-Scintillations-Spektrum ist identisch mit dem einer Kobalt-57-Probe bekannter Reinheit, welche einen Haupt-Photopeak mit einer Energie von 0,123 MeV zeigt.

Prüfung. 1. pH-Wert zwischen 4,0 und 5,5. – 2. Radiochemische Reinheit. Man trägt 0,01 ml einer Lsg., enthaltend 1 mg Cyanocobalamin pro ml, etwa 45 mm entfernt vom Ende eines 25 × 300 mm messenden Streifens Chromatographiepapier auf und läßt trocknen. Auf den gleichen Bereich trägt man ein abgemessenes Volumen einer angemessenen verdünnten Cyanocobalamin-Co-57-Lsg. auf, das einer Aktivität von etwa 20 000 Impulsen pro Min. entspricht, und läßt trocknen. Das Chromatogramm wird in etwa 24 Std. durch absteigende Chromatographie entwickelt. Dazu verwendet man eine homogene Lsg., hergestellt durch Vermischen von 1 Liter sekundärem Butylalkohol, 1 ml starker Ammoniak-Lsg., 20 ml Natriumcyanid-Lsg. (3,5 in 1000) und 300 ml W. (wenn sich die Phasen trennen, füge 10-ml-Anteile an sekundärem Butylalkohol hinzu und schüttle, bis die Mischung homogen wird). Man entfernt den Papierstreifen aus dem Rezipienten, wenn sich der Cyanocobalamin-Fleck mindestens 75 mm vom Auftragpunkt bewegt hat, trocknet das Chromatogramm an der Luft und bestimmt die Radioaktivitätsverteilung durch Durchmessen (des Streifens) mit einem geeigneten Strahlungsdetektor mit Kollimator (Blende). Die Radioaktivität erscheint nur in einer Bande, die in ihrem R_f-Wert dem Cyanocobalamin entspricht.

Gehaltsbestimmung. 1. Cyanocobalamin-Gehalt. Man bestimmt den Gehalt an Cyanocobalamin in Mikrogramm pro ml wie unter Vitamin-B_{12}-Aktivitäts-Bestimmung angegeben. – 2. Radioaktivitätsbestimmung. Man bestimmt die Radioaktivität eines kalibrierten Kobalt-57-Standards – in Impulsen pro Minute – unter Messung in einer geeigneten Zählanordnung. Dazu stellt man die Konzentration des Standards so ein, daß eine optimale Meßgenauigkeit mit der gewählten Meßeinrichtung gegeben ist. Man überführt einen genau abgemessenen, aliquoten Teil an Cyanocobalamin-Co-57-Lsg., angemessen verdünnt, in einen Behälter, wie er für den Standard verwendet wurde, und bestimmt die Radioaktivität zur ungefähr gleichen Zeit und unter den gleichen geometrischen Bedingungen, wie für den Standard. Beide Messungen korrigiert man anhand des Nulleffektes und berechnet die Radioaktivität in Mikrocurie pro ml nach der Formel $S D (A/B)$. Hierbei ist S die Aktivität des Standards in Mikrocurie, D der Verdünnungsfaktor und A und B die entsprechenden Radioaktivitäten der Probe und des Standards, ausgedrückt in Impulsen pro Min.

Verpackung und Aufbewahrung. Aufbewahrung in Behältern für Einzeldosen oder mehrere Dosen.

Ablauf-Datum. Das Ablauf-Datum (für die Verwendung) liegt nicht später als 6 Monate nach dem Datum der Standardisierung.

Beschriftung. Die Beschriftung enthält die folgenden Angaben: Bezeichnung der Lösung; Name, Adresse und Serien- oder Chargennummer des Herstellers; Zeit und Datum der Standardisierung; die Menge an Co-57 als Cyanocobalamin, ausgedrückt in Geamtmikrocurie und als Mikrocurie pro ml zum Zeitpunkt und Datum der Standardisierung; die Menge an Cyanocobalamin, ausgedrückt in Mikrogramm pro ml; Bezeichnung und Menge der zugefügten Konservierungsmittel; die Warnung: „Vorsicht – Radioaktives Material"; und die Feststellung, „Nicht zu verwenden nach Ablauf von 6 Monaten nach dem Datum der Standardisierung".

Verfügbare Lösungen. Die Lösung ist gewöhnlich in solchen Konzentrationen verfügbar, wie sie von den Ärzten angefordert wird.

Anwendung und Dosierung. Siehe Cyanocobalamin-Co-57-Kapseln.

Kobalt-60

Herstellung. Die Darstellung von Kobalt-60 erfolgt fast ausschließlich im Kernreaktor nach einem (n, γ)-Prozeß

$$^{59}_{27}\text{Co} \ (n, \gamma) \ ^{60}_{27}\text{Co}$$

durch Bestrahlung von natürlichem Kobalt, Co-59. Es läßt sich aus dem gleichen Ausgangsmaterial auch im Cyclotron nach einer deuteroneninduzierten Reaktion

$$^{59}_{27}\text{Co} \ (d, p) \ ^{60}_{27}\text{Co}$$

gewinnen. Wegen des günstigen Wirkungsquerschnittes des Co-59 für den Neutroneneinfang entsteht im Kernreaktor Kobalt-60 von hoher spezifischer Aktivität.

Eigenschaften. Co-60 emittiert Negatronen, $^{60}_{27}Co \xrightarrow{\beta^-} {}^{60}_{28}Ni$, und geht dabei in stabiles Nickel über. Seine Halbwertszeit beträgt 5,24 Jahre. Neben der β-Strahlung tritt eine sehr harte γ-Strahlung auf. Die Energie der beiden Strahlungen beträgt
für β 0,312 MeV,
für γ 1,173 und 1,332 MeV.

Die Halbwertsschicht für die γ-Strahlung liegt bei ca. 1,1 cm Blei (Halbwertsschicht = Schichtdicke des Absorbermaterials, die die Intensität der Strahlung auf die Hälfte vermindert).

Anwendung. Kobalt-60 wird wegen seiner energiereichen γ-Strahlung vorzugsweise zur Tiefenbestrahlung maligner Geschwülste (Telecurie-Therapie) verwendet. In Form von Nadeln oder Perlen setzt man es für die Spickung von Tumoren, als Lösung zur intrakavitären Bestrahlung ein. Seine Verbindung Cyanocobalamin (Vitamin B_{12}) gewinnt zunehmend an Bedeutung bei der Diagnose der perniziösen Anämie.

Bei der lokalen Strahlenapplikation hat das Kobalt-60 vielfach das teurere und nur begrenzt vorhandene Radium verdrängt. Die bei Telecurie-Bestrahlungen mit Kobalt-60 verfügbaren Aktivitäten von mehreren Tausend Curie würden zur Erzielung der gleichen Aktivitäten einige Kilogramm Radium erfordern (1000 C entsprechen etwa 1,5 kg Ra). Abgesehen davon, daß Radiummengen dieser Größenordnung auf der Erde nicht vorhanden sind, wären sie finanziell kaum tragbar. Die Verwendung derartig hoher Aktivitäten von Kobalt-60 bietet gegenüber den bisher gebräuchlichen „Radiumkanonen" den Vorteil, daß die erforderliche Bestrahlungszeit nur noch einen Bruchteil der mit Radium üblichen beträgt; weiterhin kann ein viel größerer Abstand der Strahlenquelle von der Körperoberfläche gewahrt bleiben, so daß die als Nebenwirkung obligaten Hautschäden weitgehend reduziert werden. Eines der größten, z. Z. bekannten Bestrahlungsgeräte, das Co-60 verwendet, ist eine sog. „Kobaltkanone" mit einer Aktivität von 3600 C (entsprechend etwa 5400 g Radium), die von der Atomic Energy of Canada Ltd. in Ottawa (Kanada) entwickelt und serienmäßig hergestellt wurde (s. Abb. 233). Das Radiokobalt-60 befindet sich in einem zylinderförmigen Bleigehäuse von 61 cm Durchmesser und 110 cm Länge mit regulierbarer Bleiblende für den Strahlenaustritt. Die gesamte Apparatur, die etwa 3,5 t wiegt, wird durch eine Fernbedienungsanlage gesteuert.

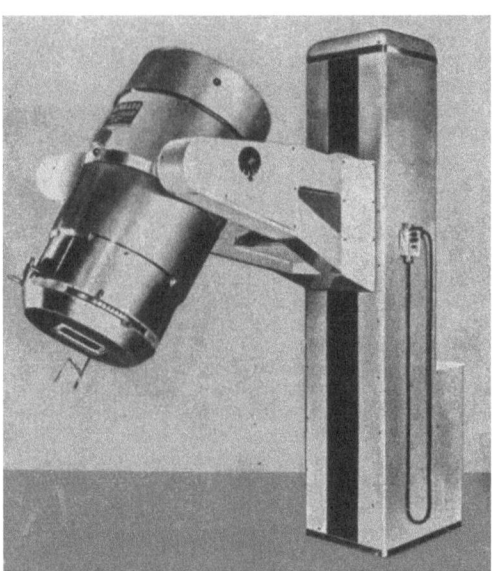

Abb. 233. Telekobaltkanone der Atomic Energy of Canada Ltd. (Ottawa/Canada) mit 3600 C ^{60}Co (nach BECKER u. SCHEER).

Noch höhere Aktivitäten als mit Co-60 lassen sich mit Ir-192 und Ta-182 erzielen, deren kurze Halbwertszeiten jedoch eine geringere Wirtschaftlichkeit der Strahlenquellen gewährleisten. Kobalt-60 weist ferner den Vorzug auf, daß seine γ-Strahlung praktisch monochromatisch ist und somit keine (energievermindernde) Filterung erforderlich macht.

Kobalt läßt sich als Legierung mit Nickel (sog. Cobanic) besonders leicht verarbeiten, z. B. zu Drähten ausziehen und zu Kugeln formen und ist verhältnismäßig korrosionsbeständig. Die weiche β-Strahlung läßt sich leicht, z. B. durch dünne Nickel- oder Eisenüberzüge oder auch durch Gummi abfiltern (während beim Radium Platinhüllen erforderlich sind). Dadurch wird es möglich, bei Blasencarcinomen durch einen Katheter einen Gummiballon in die Blase einzuführen, diesen mit einer Co-60-Lösung zu füllen und so eine Bestrahlung vom Cavum her vorzunehmen.

Weitere Anwendungsmöglichkeiten für Co-60 sind Oberflächenbestrahlungen mit „Plastobalt" (in thermoplastische Kunststoffe inkorporiertes Co) und intrakavitäre Bestrahlung mit Radiokobalt-Perlenschnüren.

Cyanocobalamin-Co-60-Kapseln. Cyanocobalamin Co 60 Capsules USP XVII.

Cyanocobalamin-Co-60-Kapseln enthalten Cyanocobalamin, in dem ein Teil der Moleküle radioaktives Kobalt (Co-60) in der Molekularstruktur enthält. Jede Kapsel enthält nicht weniger als 95% und nicht mehr als 105% der angegebenen Menge an Co-60 als Cyanocobalamin, ausgedrückt in Mikrocurie, zu dem auf dem Etikett angegebenen Zeitpunkt. Der Cyanocobalamingehalt beträgt nicht weniger als 90% und nicht mehr als 110% der angegebenen Menge. Die spezifische Aktivität beträgt nicht weniger als 0,5 Mikrocurie pro Mikrogramm Cyanocobalamin. Andere Radionuclide sind abwesend.

Vorsicht. Bei der Dosisberechnung ist die Korrektur für den radioaktiven Zerfall zu berücksichtigen. Die radioaktive Halbwertszeit von Co-60 beträgt 5,27 Jahre.

Eigenschaften. Kann einen kleinen, rechteckigen Festkörper enthalten oder kann leer erscheinen.

Erkennung. Radionuclid-Identifizierung. Eine wss. Lsg. einer oder mehrerer Kapseln entspricht der Untersuchung zur Radionuclid-Identifizierung unter Cyanocobalamin-Co-60-Lösung.

Gehaltsbestimmung. 1. Cyanocobalamingehalt. Man bestimmt den Gehalt an Cyanocobalamin, in Mikrogramm pro Kapsel, wie unter Vitamin-B_{12}-Aktivitäts-Bestimmung angegeben. — 2. Radioaktivitätsbestimmung. Man bestimmt die Radioaktivität eines kalibrierten Kobalt-60-Standards — in Impulsen pro Min. — durch Messung in einer geeigneten Zählanordnung. Dazu stellt man die Konzentration des Standards so ein, daß eine optimale Meßgenauigkeit mit der gewählten Meßeinrichtung gegeben ist. Man löst eine oder mehrere Cyanocobalamin-Co-60-Kapseln in W. und stellt die Konzentration dem Standrad entsprechend ein. Nun überführt man einen genau abgemessenen aliquoten Teil in einen Behälter, wie er für den Standard verwendet wurde, und bestimmt die Radioaktivität zur ungefähr gleichen Zeit und unter den gleichen geometrischen Bedingungen, wie für den Standard. Beide Messungen korrigiert man anhand des Nulleffektes und berechnet die Radioaktivität — in Mikrocurie pro Kapsel — nach der Formel $SD(A/B)$. Hierbei ist S die Aktivität des Standards in Mikrocurie, D der Verdünnungsfaktor und A und B die entsprechenden Radioaktivitäten der Probe und des Standards, ausgedrückt in Impulsen pro Min.

Verpackung und Aufbewahrung. Aufbewahrung in gut verschlossenen Behältern.

Ablauf-Datum. Das Ablauf-Datum (für die Verwendung) liegt nicht später als 6 Monate nach dem Datum der Standardisierung.

Beschriftung. Die Beschriftung enthält die folgenden Angaben: Bezeichnung der Kapseln; Name, Adresse und Serien- oder Chargennummer des Herstellers; Zeit und Datum der Standardisierung; die Menge an Cyanocobalamin — ausgedrückt in Mikrogramm pro Kapsel —; die Menge an Co-60 als Cyanocobalamin — ausgedrückt in Mikrocurie pro Kapsel — zur Zeit und zum Datum der Standardisierung; die Warnung: „Vorsicht — Radioaktives Material"; und die Feststellung, „Nicht zu verwenden nach Ablauf von 6 Monaten nach dem Datum der Standardisierung".

Verfügbare Kapseln. Die Kapseln sind gewöhnlich in solchen Größen verfügbar, wie sie von den Ärzten angefordert werden.

Anwendung. Diagnostisches Hilfsmittel bei perniziöser Anämie.

Übliche Dosierung. 0,5 bis 2 Mikrogramm, enthaltend nicht mehr als 1 Mikrocurie.

Üblicher Dosierungsbereich. Das Äquivalent von 0,5 bis 1 Mikrocurie.

Cyanocobalamin-Co-60-Lösung. Cyanocobalamin Co 60 Solution USP XVII.

Cyanocobalamin-Co-60-Lösung ist eine für die orale Verabreichung geeignete Lösung, enthaltend Cyanocobalamin, in dem ein Teil der Moleküle radioaktives Kobalt (Co-60) in der Molekularstruktur enthält.

Cyanocobalamin-Co-60-Lösung enthält nicht weniger als 95% und nicht mehr als 105% der angegebenen Menge an Co-60 als Cyanocobalamin, ausgedrückt in Mikrocurie, zu dem auf dem Etikett angegebenen Zeitpunkt. Der Cyanocobalamingehalt beträgt nicht weniger als 90% und nicht mehr als 110% der angegebenen Menge. Die Menge an Co-60 als Cyanocobalamin beträgt nicht mehr als 1 Mikrocurie pro ml. Die spezifische Aktivität beträgt nicht weniger als 0,5 Mikrocurie pro Mikrogramm Cyanocobalamin. Andere Radionuclide sind abwesend. Cyanocobalamin-Co-60-Lösung enthält ein geeignetes Bacteriostaticum.

Vorsicht. Bei der Dosisberechnung ist die Korrektur für den radioaktiven Zerfall zu berücksichtigen. Die radioaktive Halbwertszeit von Co-60 beträgt 5,27 Jahre.

Eigenschaften. Klare, farblose bis rosafarbene Lösung.

Erkennung. Radionuclid-Identifizierung. Ihr Gamma-Scintillations-Spektrum ist identisch mit dem einer Kobalt-60-Probe bekannter Reinheit, welche Hauptphotopeaks bei den Energien von 1,172 MeV und 1,332 MeV zeigt.

Prüfung. 1. pH-Wert zwischen 4,0 und 5,5. – 2. Radiochemische Reinheit. Man trägt 0,01 ml einer Lsg., enthaltend 1 mg Cyanocobalamin pro ml, etwa 45 mm entfernt vom Ende eines 25 × 300 mm messenden Streifens Chromatographiepapier auf und läßt trocknen. Auf den gleichen Bereich trägt man ein abgemessenes Volumen an angemessen verdünnten Cyanocobalamin-Co-60-Lösung auf, das einer Aktivität von etwa 20000 Impulsen pro Min. entspricht, und läßt trocknen. Das Chromatogramm entwickelt man in etwa 24 Std. durch absteigende Chromatographie und verwendet dazu eine homogene Lsg., hergestellt durch Vermischen von 1 Liter sekundärem Butylalkohol, 1 ml starker Ammoniak-Lsg., 20 ml Natriumcyanid-Lsg. (3,5 in 1000) und 300 ml W. (wenn sich die Phasen trennen, füge 10-ml-Anteile an sekundärem Butylalkohol hinzu und schüttle, bis die Mischung homogen wird). Man entfernt den Papierstreifen aus dem Rezipienten, wenn sich der Cyanocobalaminfleck mindestens 75 mm vom Auftragspunkt bewegt hat, trocknet das Chromatogramm an der Luft und bestimmt die Radioaktivitätsverteilung durch Durchmessen (des Streifens) mit einem geeigneten Strahlungsdetektor mit Kollimator (Blende). Die Radioaktivität erscheint nur in einer Bande, die in ihrem R_f-Wert dem Cyanocobalamin entspricht.

Gehaltsbestimmung. 1. Cyanocobalamin-Gehalt. Bestimme den Gehalt an Cyanocobalamin, in Mikrogramm pro ml, wie unter Vitamin-B_{12}-Aktivitäts-Bestimmung angegeben. – 2. Radioaktivitätsbestimmung. Man bestimmt die Radioaktivität eines kalibrierten Kobalt-60-Standards – in Impulsen pro Min. – durch Messung in einer geeigneten Zählanordnung. Dazu stellt man die Konzentration des Standards so ein, daß eine optimale Meßgenauigkeit mit der gewählten Meßeinrichtung gegeben ist. Man überführt einen genau abgemessenen, aliquoten Teil an Cyanocobalamin-Co-60-Lsg., angemessen verdünnt, in einen Behälter, wie er für den Standard verwendet wurde, und bestimmt die Radioaktivität zur ungefähr gleichen Zeit und unter den gleichen geometrischen Bedingungen, wie für den Standard. Beide Messungen korrigiert man anhand des Nulleffektes und berechnet die Radioaktivität – in Mikrocurie pro ml – nach der Formel $S D (A/B)$. Hierbei ist S die Aktivität des Standards in Mikrocurie, D der Verdünnungsfaktor und A und B die entsprechenden Radioaktivitäten der Probe und des Standards, ausgedrückt in Impulsen pro Min.

Verpackung und Aufbewahrung. Aufbewahrung in Behältern für Einzeldosen oder mehrere Dosen.

Ablauf-Datum. Das Ablauf-Datum (für die Verwendung) liegt nicht später als 6 Monate nach dem Datum der Standardisierung.

Beschriftung. Die Beschriftung enthält die folgenden Angaben: Bezeichnung der Lösung; Name, Adresse und Serien- und Chargennummer des Herstellers; Zeit und Datum der Standardisierung; die Menge an Co-60 als Cyanocobalamin, ausgedrückt in Gesamt-Mikrocurie und als Mikrocurie pro ml zum Zeitpunkt und Datum der Standardisierung; die Menge an Cyanocobalamin, ausgedrückt in Mikrogramm pro ml; Bezeichnung und Menge der zugefügten Konservierungsmittel; die Warnung: „Vorsicht – Radioaktives Material"; und die Feststellung, „Nicht zu verwenden nach Ablauf von 6 Monaten nach dem Datum der Standardisierung".

Verfügbare Lösungen. Die Lösung ist gewöhnlich in solchen Konzentrationen verfügbar, wie von den Ärzten angefordert wird.

Anwendung und Dosierung. Siehe Cyanocobalamin-Co-60-Kapseln.

Kohlenstoff-14

Herstellung. Kohlenstoff-14 wird im Kernreaktor nach einem (n, p)-Prozeß aus Stickstoff hergestellt:

$$^{14}_{7}N \ (n, p) \ ^{14}_{6}C.$$

Eigenschaften. C-14 emittiert Negatronen, $^{14}_{6}C \xrightarrow{\beta^-} {}^{14}_{7}N$, und geht dabei in stabilen Stickstoff über. C-14 besitzt eine lange Halbwertszeit von 5570 Jahren und ist ein reiner β-Strahler von sehr geringer Energie; sie beträgt nur 0,155 MeV. Die Aktivitätsmessung dieser extrem weichen β-Strahlung bietet gewisse Probleme und erfordert meist eine besondere Zählanordnung (s. Tabelle S. 519).

Anwendung. Wegen seiner Langlebigkeit wird C-14 für medizinische Zwecke nur selten verwendet. LAWRENCE und Mitarbeiter (s. S. 549, [2, Bd. II, S. 875]) haben C-14 in das Stilbamidinmolekül eingebaut. Bei der Therapie des Myeloms konnten sie in orientierenden Versuchen, nach intravenöser Injektion, eine Anreicherung der Substanz in den Myelomherden nachweisen. Die Bemühungen, durch die Kombination der Strahlenwirkung mit der Wirkung des Chemotherapeuticums, bessere Heilerfolge zu erzielen, erwiesen sich bei der klinischen Prüfung jedoch als wenig erfolgreich. Weiterhin hat man C-14 gelegentlich für Plasmaprotein-Umsatzstudien herangezogen, die jedoch kaum am Menschen durchgeführt werden.

Abgesehen von der Bedeutung des C-14 für die chemische Forschung (z. B. Studium von Reaktionsmechanismen) wird es in großem Umfang bei biologischen und pharmakologischen Tracer-Untersuchungen eingesetzt. Es ist heute eine große Zahl von C-14-markierten organischen und anorganischen Verbindungen für die verschiedensten Zwecke im Handel. Theoretisch besteht die Möglichkeit, jede gewünschte Verbindung durch Synthese oder Biosynthese darzustellen.

Ein Sonderfall der Ausnutzung von C-14 ist die Kohlenstoffdatierung organischer Materialien, die sich des natürlich vorkommenden Radiokohlenstoffes bedient [LIBBY, W. F.: Nobel-Vortrag vom 12. 12. 1960, in Angew. Chemie 73, 225 (1961)]. Durch kosmische Strahlung (über Sekundärneutronen) wird aus dem Luftstickstoff ständig C-14 gebildet (nach der gleichen Reaktion, die auch im Kernreaktor abläuft). Unter der Annahme, daß die Höhenstrahlung seit vielen tausend Jahren konstant geblieben ist, kann man auch voraussetzen, daß sich ein Gleichgewichtszustand zwischen Bildung und Zerfall von C-14 eingestellt hat, so daß aller Kohlenstoff der Erde seit langer Zeit gleichmäßig radioaktiv bleibt. Dieses Gleichgewicht herrscht bei einer organischen Substanz jedoch nur, so lange diese „lebt". Nach dem Tode verringert sich das C-14 im Isotopengemisch laufend durch den radioaktiven Zerfall, ohne daß neues C-14 aufgenommen wird. Auf diese Weise ist das Alter organischer Materialien bestimmbar, vorausgesetzt, daß man sehr empfindliche Meßgeräte zur Verfügung hat; denn die spezifische Aktivität des Radiokohlenstoffes beträgt nur ca. 14 Zerfälle pro Minute pro Gramm (berechnet auf Grund des Gesamtkohlenstoffgehaltes der Erde und der Vermischung von Biosphäre und Hydrosphäre). LIBBY und später andere Autoren haben eine große Anzahl von organischen Materialien untersucht und so zur Klärung archäologischer und kulturgeschichtlicher Fragen beigetragen. Die Methode ist für Proben mit einem Alter bis zu 30000 bis 35000 Jahren brauchbar. (Auch in der Geologie, Ozeanographie und Meteorologie kann sie Verwendung finden.)

Interessant ist, daß das Holz heute wachsender Bäume eine um einige Prozent geringere spezifische C-14-Aktivität aufzuweisen scheint als etwa vor 100 Jahren. Das ist wahrscheinlich eine Folge der Verbrennung von Kohle und Öl im technischen Maßstab. Das normale Kohlendioxid im biologischen Gleichgewicht wird durch inaktives CO_2 verdünnt, denn Kohle und Öl sind, verglichen mit der Halbwertszeit des Kohlenstoffes, so alt, daß sie inaktiv sind.

[LIBBY hat auch andere, durch kosmische Strahlung gebildete Radionuclide zu Altersbestimmungen herangezogen, z. B. Tritium zur Ermittlung des Alters von Qualitätsweinen (bis zu 25 Jahren).]

Ein anderes radioaktives Isotop des Kohlenstoffes ist das C-11, ein Positronenstrahler mit einer Energie von 0,99 MeV. Obwohl es wie C-14 angewendet werden kann, ist es durch seine kurze Halbwertszeit (20,4 Min.) nur in unmittelbarer Nähe des Herstellungsortes von Nutzen.

Das C-Isotop mit der Masse 13 ist nicht radioaktiv. Es wird wie C-14 gebraucht; zu seinem Nachweis ist ein Massenspektrograph erforderlich.

Natrium-22 und Natrium-24

Herstellung. Na-22 wird im Cyclotron nach einem (d, α)-Prozeß aus Mg-24

$$^{24}_{12}Mg\ (d, \alpha)\ ^{22}_{11}Na$$

trägerfrei dargestellt.

Na-24 wird im Kernreaktor nach einem (n, γ)-Prozeß aus natürlichem Natrium hergestellt:

$$^{23}_{11}Na\ (n, \gamma)\ ^{24}_{11}Na.$$

Man erzielt dabei hohe Aktivitäten, aber keine trägerfreien Präparate. Trägerfrei läßt sich Na-24 im Kernreaktor nach einem (n, p)-Prozeß aus Mg-24 oder nach einem (n, α)-Prozeß aus Al-27 gewinnen:

$$^{24}_{12}Mg\ (n, p)\ ^{24}_{11}Na,$$
$$^{27}_{13}Al\ (n, \alpha)\ ^{24}_{11}Na.$$

Eine Reaktion mit sehr hohem Wirkungsquerschnitt ist auch der Beschuß von Na-23 im Cyclotron mit Deuteronen:

$$^{23}_{11}Na\ (d, p)\ ^{24}_{11}Na.$$

Eigenschaften. Na-22 emittiert Positronen, $^{22}_{11}Na \xrightarrow{\beta^+} {}^{22}_{10}Ne$, und geht dabei in Neon über. Die Halbwertszeit beträgt 2,60 Jahre. Die Positronenstrahlung ist von K-Einfang und von einer energiereichen γ-Strahlung begleitet [neben der bei jeder Positronenemission auftretenden Vernichtungsstrahlung (s. S. 487)]. Die Energie der Strahlungen beträgt

für β^+ 0,542 MeV,
für γ 1,277 MeV.

Na-24 ist im Gegensatz zu Na-22 sehr kurzlebig, seine Halbwertszeit beträgt 15,0 Stunden, es emittiert als neutronenreicheres Isotop Negatronen, $^{24}_{11}\text{Na} \xrightarrow{\beta^-} {}^{24}_{12}\text{Mg}$, und geht dabei in Magnesium über. Na-24 ist ein sehr energiereicher β^--Strahler. Neben der β-Strahlung tritt eine gleichfalls sehr harte γ-Strahlung auf. Die Energie der beiden Strahlungen beträgt

für β 1,390 MeV,
für γ 1,368 und 2,754 MeV.

Anwendung. Na-22 findet wegen seiner Langlebigkeit vorwiegend für biologische Stoffwechseluntersuchungen Anwendung.

Das kurzlebige Na-24 wird in der Therapie von Blasencarcinomen und Blutkrankheiten (Leukämie) eingesetzt. Gelegentlich wurde es auch mit dem Ziel einer Ganzkörperbestrahlung appliziert. Diese bietet jedoch nach den bisherigen Erfahrungen keine Vorteile gegenüber der Röntgentherapie. Weiterhin bestimmt man mit Na-24 das austauschbare Natrium im Körper, den Verteilungsraum (Na-Raum) sowie das extrazelluläre Wasser und auch das Herzminutenvolumen. Andere Anwendungsmöglichkeiten sind bei Untersuchungen von Kreislauf und Gewebs-Clearance gegeben.

Phosphor-32

Herstellung. Radiophosphor-32 wird im Kernreaktor nach einem (n, γ)-Prozeß aus natürlichem Phosphor

$$^{31}_{15}\text{P} \; (n, \gamma) \; {}^{32}_{15}\text{P}$$

oder trägerfrei nach einem (n, p)-Prozeß aus Schwefel

$$^{32}_{16}\text{S} \; (n, p) \; {}^{32}_{15}\text{P}$$

hergestellt.

Eigenschaften. P-32 emittiert Negatronen, $^{32}_{15}\text{P} \xrightarrow{\beta^-} {}^{32}_{16}\text{S}$, und geht dabei in stabilen Schwefel über. Seine Halbwertszeit beträgt 14,22 Tage. P-32 ist ein reiner β-Strahler. Die Energie der Strahlung ist

für β 1,707 MeV.

Anwendung. Radiophosphor-32 reichert sich selektiv in bestimmten Organen und Geweben an, z. B. im lymphatischen Gewebe, in der Milz und im Knochenmark. Darauf beruht seine verbreitete Verwendung in der Therapie der Blutkrankheiten, vor allem bei der chronischen Leukämie, beim Lymphosarkom und ganz besonders bei der Polyzythämie. Letztere gehört zu den ersten Erkrankungen, die mit künstlichen radioaktiven Isotopen behandelt worden sind. Die P-32-Therapie ist z. Z. die Therapie der Wahl bei der Polycythaemia rubra vera. Die Dosis liegt bei 5 bis 10 mC. P-32 wird dabei meist als Dinatriumhydrogenphosphatlösung injiziert oder peroral verabreicht.

Bei der Therapie von Tumoren des lymphatischen Systems und des Gehirns werden auch schwer lösliche P-32-Verbindungen wie tert. Calciumphosphat und Chrom(III)-phosphat in kolloider Form, bei Knochentumoren und -sarkomen auch Orthobleiphosphat verwendet.

Als reiner β-Strahler wird P-32 auch vielfach zur Oberflächenbestrahlung in der Dermatologie zur Behandlung von Hämangiomen, Hautmetastasen und Warzen benutzt. Die Hautapplikation kann dabei nach Low-Beer [Amer. J. Roentgenol. *58*, No. 1, 17 (1947)] erfolgen:
„Gewöhnliches Filterpapier von 0,4 mm Stärke und mit einem Gewicht von 21 mg/cm^2 wird so ausgeschnitten, daß es den Herd vollständig bedeckt und noch einen Sicherheitsrand von 0,3 bis 1 cm Breite, je nach der Art des Herdes, überstehen läßt. Das Papier wird dann auf ein Stück Heftpflaster geklebt und auf eine warme Unterlage, wie Heizkörper oder Heizplatte, gelegt. Dann läßt man das Papier eine abgemessene Menge P-32-Lösung aufsaugen und trocknet anschließend. Das so erhaltene Präparat wird anschließend, evtl. nach Überprüfung der Aktivität pro Flächeneinheit, auf die betreffende Hautstelle aufgeklebt und verbleibt dort so lange, bis die gewünschte Dosis erreicht ist."

Praktischer sind die heute verfügbaren P-32-Strahlenquellen, die in thermoplastische Kunststoffe eingebettet sind (Plastikfolien). Sie lassen sich durch Erwärmen jeder Oberfläche anpassen und vermeiden die Gefahr einer Kontamination.

Diagnostisch wird P-32 zur Lokalisation von Brustcarcinomen und malignen Geschwülsten der Hoden und des Gehirns benutzt. Weiterhin wird er zur Bestimmung des Volumens und der Überlebenszeit der roten Blutkörperchen sowie zur Ermittlung des Herzminutenvolumens eingesetzt.

Natriumphosphat-P-32-Lösung. Sodium Phosphate P 32 Solution USP XVII.

Natriumphosphat-P-32-Lösung ist eine zur oralen oder intravenösen Applikation geeignete Lösung, die Phosphor-32 enthält. Natriumphosphat-P-32-Lösung enthält 95 bis 105% der deklarierten Menge an P-32 als Phosphat, ausgedrückt in Mikrocurie oder Millicurie, zu dem auf dem Etikett angegebenen Zeitpunkt.

Achtung. Bei Dosisberechnungen ist der radioaktive Zerfall zu berücksichtigen. Die Halbwertszeit für P-32 beträgt 14,3 Tage. Um die Adsorption des P-32 zu verhindern, sollen alle für Natriumphosphat-P-32 zu verwendenden Behälter vorher mit Natriumhydroxid-Lösung (1 auf 1000) versetzt und dann so lange mit destilliertem Wasser gespült werden, bis das letzte Waschwasser gegenüber Lackmus neutral reagiert.

Eigenschaften. Wie bei Jod-131 (s. dort).

Erkennung. Sinngemäß wie bei Jod-131 (s. dort), nur daß zur Bestimmung des Massenabsorptionskoeffizienten Aluminiumabsorber im Bereich von 50 bis 140 mg/cm² verwendet werden.

pH-Wert: Der pH-Wert der Natriumphosphat-P-32-Lösung liegt zwischen 5 und 6.

Die Abschnitte: Andere Anforderungen, Bestimmung der Radioaktivität, Verpackung und Aufbewahrung, Signatur und verfügbare Lösungen entsprechen sinngemäß denen bei Jod-131.

Anwendung. Mittel zur Unterdrückung bösartiger Neubildungen und von Polyzythämie.

Übliche Grenzdosen: – Oral und intravenös – diagnostisch: 250 µC bis 1 mC, therapeutisch: 1 bis 5 mC.

Injectio Natrii phosphorici(^{32}P) DAB 7 – DDR. Natriumphosphat(^{32}P)-Injektionslösung.

Gehalt an ^{32}P 90,0 bis 110,0% der deklarierten radiochemischen Konzentration, die 5,0 mC/ml beträgt. Mindestens 95,0% des Gehaltes an ^{32}P müssen als Natriumphosphat(^{32}P) vorliegen.

Gehalt an Natriumchlorid (NaCl, M.G. 58,44) 0,008 bis 0,010 g/ml. Anstelle von Natriumchlorid kann Phosphat in einer Menge von 0,0150 bis 0,0175 g/ml, berechnet als wasserfreies Dinatriumhydrogenphosphat, enthalten sein.

Eigenschaften. Klare, farblose Flüssigkeit. Geruch nicht wahrnehmbar.

Erkennung. Halbwertszeit. Zur Bestimmung der Halbwertszeit wird, wie unter ,,Prüfung von radioaktiven Arzneizubereitungen'' angegeben, verfahren und an mindestens 8 Tagen die Impulsrate gemessen. Die ermittelte Halbwertszeit beträgt 13,3 bis 15,3 Tage.

Prüfung. 1. Reaktion der Lösung. Die Substanz zeigt einen pH-Wert im Bereich von 5,0 bis 7,0. Die Messung ist potentiometrisch durchzuführen. – 2. Radioaktive Verunreinigungen. Nach dem unter ,,Prüfung von radioaktiven Arzneizubereitungen'' angegebenen Verfahren b) darf höchstens 0,10% nachgewiesen werden. – 3. Arsen-Ionen. 0,200 ml Substanz werden nach Zusatz von 30,0 ml W., wie bei der ,,Prüfung auf Arsen-Ionen'' angegeben, behandelt. Das Quecksilberbromidpapier darf keine Färbung zeigen. – 4. Schwermetall-Ionen. 1,00 ml Substanz darf nach Zusatz von 9,0 ml W. bei der ,,Prüfung auf Schwermetall-Ionen'' nach Methode I weder eine Trübung noch eine stärkere Färbung als die Vergleichsprobe zeigen (höchstens 10 µg/ml, berechnet als Pb^{2+}). – 5. Die Substanz muß den unter ,,Injektions- und Infusionslösungen sowie zur Injektion bestimmte Suspensionen'' angegebenen Forderungen entsprechen.

Gehaltsbestimmung. 1. Aktivität. Zur Bestimmung der Aktivität wird, wie unter ,,Prüfung von radioaktiven Arzneizubereitungen'' angegeben, verfahren und als Similestandard Uranoxid (U_3O_8) verwendet. Der Berechnung des Gehaltes wird eine Halbwertszeit von 14,3 Tagen zugrunde gelegt. – 2. Natriumphosphat(^{32}P). Die Bestimmung wird papierchromatographisch nach dem aufsteigenden Verfahren durchgeführt. Es sind 3 Chromatogramme anzufertigen. Chromatographiepapier: Sorte A, Abmessung 50 × 3 cm, auf dem Papierstreifen wird in der Mitte der Startlinie ein Startpunkt markiert. Aufzutragende Lösung: Die Lsg. ist so herzustellen, daß je ml eine Aktivität von 1,5 · 10⁶ Impulsen je Min. erreicht wird. 20 µl dieser Lsg. werden auf den Startpunkt aufgetragen. Lösungsmittelgemisch: 75,0 ml iso-Propanol, 25,0 ml W., 5,0 g Trichloressigsäure und 0,60 ml 6 n Ammoniak-Lsg. werden gemischt. Die Mischung wird als Laufmittel verwendet. Laufstrecke: 40 cm. Trocknung: Der Papierstreifen wird an der Luft getrocknet. Auswertung: Der Papierstreifen wird schrittweise an einem Strahlendetektor vorbeigeführt und die Aktivität gemessen. Die Summe der bei einem R_f-Wert im Bereich von 0,70 bis 0,85 gemessenen Impulse muß mindestens 95,0% der Summe aller an dem Papierstreifen gemessenen Impulse betragen. Der Beurteilung ist der Mittelwert der Ergebnisse der 3 Chromatogramme zugrunde zu legen. – 3. Natriumchlorid. 0,100 ml Substanz wird mit 30,0 ml W. versetzt. Nach Zusatz von 1,00 ml 3 n Schwefelsäure wird die Mischung mit 0,01 n Silbernitrat-Lsg. unter

Verwendung der Silberelektrode als Indikatorelektrode potentiometrisch titriert (Feinbürette). 1 ml 0,01 n Silbernitrat-Lsg. ist 0,5844 mg Natriumchlorid äquivalent. – 4. Phosphat. 0,150 ml Substanz werden mit W. zu 25,00 ml aufgefüllt. 1,00 ml Lsg. wird nach Zusatz von 1,00 ml Natriumhydrogensulfit-Lsg., 1,00 ml Molybdänsäure-Lsg. und 1,00 ml Hydrochinon-Lsg. geschüttelt, 5 Min. stehengelassen und anschließend mit Carbonat-Sulfit-Lsg. zu 20,00 ml aufgefüllt. Die Extinktion dieser Lösung wird innerhalb 30 Sek. in einer Schichtdicke von 2 cm bei der Wellenlänge von 600 nm gemessen. Die Extinktion darf höchstens um + 0,04 von der Extinktion der nachstehend beschriebenen Vergleichsprobe abweichen. – Vergleichsprobe: 0,0454 g Dinatriumhydrogenphosphat werden in 200,0 ml W. gelöst. 1,00 ml Lsg. wird, wie vorstehend angegeben, mit den Reagentien behandelt.

Aufbewahrung. Vorsichtig! Nach den gesetzlichen Bestimmungen über den Verkehr mit radioaktiven Präparaten. In Durchstichflaschen oder Ampullen, die zu einem angegebenen Meßdatum Mengen von 0,5, 1, 5 oder 10 mC enthalten.

Natriumphosphat-P-32-Injektionslösung. Soluté injectable de phosphate de sodium radio-actif CF 65.

Zusammensetzung. Dinatriumphosphat, wasserfrei 440 bis 460 µg, Natriumchlorid 9 mg, W. zur Injektion zu 1 ml.

Der Gehalt an P-32, ausgedrückt in mC/ml, beträgt am Tage der Einstellung 1,8 bis 2,2 mC.

Quecksilber-203

Herstellung. Die Darstellung von Quecksilber-203 erfolgt im Kernreaktor nach einem (n, γ)-Prozeß

$$^{202}_{80}Hg\ (n, \gamma)\ ^{203}_{80}Hg.$$

Eigenschaften. Hg-203 emittiert Negatronen, $^{203}_{80}Hg \xrightarrow{\beta^-} {}^{203}_{81}Tl$, und geht dabei in stabiles Thallium über. Seine Halbwertszeit beträgt 47 Tage. Neben der β-Strahlung tritt eine γ-Strahlung auf. Die Energie der beiden Strahlungen beträgt

für β 0,208 MeV,
für γ 0,279 MeV.

Anwendung. Quecksilber-203 wird für pharmakologische Untersuchungen, speziell zur Untersuchung der pharmakodynamischen Eigenschaften von Quecksilber-Diuretica angewendet.

Injectio Mersalyli(^{203}Hg) DAB 7 – DDR. Mersalyl(^{203}Hg)-Injektionslösung.

Gehalt an ^{203}Hg 90,0 bis 110,0% der deklarierten radiochemischen Konzentration, die 0,1 bis 1,0 mC/ml beträgt.

Die Substanz kann bei entsprechender Deklaration 0,009 g/ml Benzylalkohol oder ein anderes geeignetes Bacteriostaticum enthalten.

Eigenschaften. Klare, farblose Flüssigkeit. Geruch nicht wahrnehmbar oder dem Bacteriostaticum entsprechend.

Erkennung. γ-Spektrum. Es wird, wie unter ,,Prüfung von radioaktiven Arzneizubereitungen'' angegeben, das γ-Spektrum aufgenommen. Das erhaltene Spektrum muß mit dem Spektrum des Quecksilber(^{203}Hg)-Standards übereinstimmen.

Prüfung. 1. Lichtabsorption. Die Substanz zeigt bei den Wellenlängen von 240 nm und 275 nm je ein Absorptionsmaximum. – 2. Reaktion der Lösung. Die Substanz zeigt einen pH-Wert im Bereich von 7,5 bis 9,0. Die Messung ist potentiometrisch durchzuführen. – 3. Radioaktive Verunreinigungen. Nach dem unter ,,Prüfung von radioaktiven Arzneizubereitungen'' angegebenen Verfahren a) darf höchstens 1,0% nachgewiesen werden. – 4. Quecksilber(^{203}Hg)-Ionen. Die Prüfung wird papierchromatographisch nach dem aufsteigenden Verfahren durchgeführt. Es sind 3 Chromatogramme anzufertigen. Chromatographiepapier: Sorte D/I, Abmessung 30 × 3 cm, auf dem Papierstreifen wird in der Mitte der Startlinie ein Startpunkt markiert. Aufzutragende Lösung: Die Lsg. ist so herzustellen, daß je ml eine Aktivität von $1 \cdot 10^6$ Impulsen je Min. erreicht wird. 20 µl dieser Lsg. werden auf den Startpunkt aufgetragen. Lösungsmittel: Es wird n Natronlauge als Laufmittel verwendet. Laufstrecke: 25 cm. Trocknung: Der Papierstreifen wird an der Luft getrocknet. Auswertung: Der Papierstreifen wird schrittweise an einem Strahlendetektor vorbeigeführt und die Aktivität gemessen. Die Summe der an der Startlinie gemessenen Impulse darf höchstens 4,0% der Summe aller an dem Papierstreifen gemessenen Impulse betragen. Der Beurteilung ist der Mittelwert der Ergebnisse der 3 Chromatogramme zugrunde zu legen. – 5. Die Substanz muß den unter „Injektions- und Infusionslösungen sowie zur Injektion bestimmte Suspensionen" angegebenen Forderungen entsprechen.

Gehaltsbestimmung. Zur Bestimmung der Aktivität wird eine Ionisationskammer verwendet, wobei, wie unter „Prüfung von radioaktiven Arzneizubereitungen" angegeben, verfahren wird. Zur Eichung der Ionisationskammer wird der Kobalt(^{60}Co)-Standard verwendet. Der Berechnung des Gehaltes wird eine Halbwertszeit von 46,9 Tagen zugrunde gelegt.

Aufbewahrung. Vorsichtig! Nach den gesetzlichen Bestimmungen über den Verkehr mit radioaktiven Präparaten. Vor Licht geschützt. Sehr kühl. In Durchstichflaschen oder Ampullen, die zu einem angegebenen Meßdatum Mengen von 1, 2 oder 5 mC enthalten. Nicht länger als 50 Tage.

Strontium-89

Herstellung. Sr-89 ist ein Produkt der Urankernspaltung. Außerdem wird es im Kernreaktor nach einem (n, γ)-Prozeß aus natürlichem Strontium hergestellt:

$$^{88}_{38}\text{Sr}\ (n, \gamma)\ ^{89}_{38}\text{Sr}.$$

Trägerfreie Präparate mit höherer spezifischer Aktivität erhält man nach einem (n, p)-Prozeß aus Yttrium:

$$^{89}_{39}\text{Y}\ (n, p)\ ^{89}_{38}\text{Sr}.$$

Allerdings hat dieser Prozeß nur einen geringen Wirkungsquerschnitt, so daß man sehr lange im Kernreaktor bestrahlen muß.

Eigenschaften. Sr-89 ist ein reiner Negatronenstrahler, $^{89}_{38}\text{Sr} \xrightarrow{\beta^-} {}^{89}_{39}\text{Y}$, der mit einer Halbwertszeit von 50,5 Tagen und einer β-Energie von 1,463 MeV in stabiles Yttrium übergeht.

Anwendung. Sr-89 findet therapeutisch Verwendung zur Behandlung von Knochensarkomen und -metastasen sowie bei Blutkrankheiten, wie Myelom und Polyzythämie.

Strontium wird vom Organismus ähnlich wie Calcium verwertet. Sr-89 kann daher an Stelle von Ca-45 (s. dort) für Calciumstoffwechseluntersuchungen eingesetzt werden. Seine gegenüber dem Ca-45 energiereichere Strahlung bietet dabei gewisse Vorteile.

Strontium-90

Herstellung. Strontium-90 ist wie Caesium-137 (s. dort) eines der zahlreichen Endprodukte der Urankernspaltung (s. dort):

$$^{235}_{92}\text{U}\ (n, 3n)\ ^{90}_{38}\text{Sr} + ^{143}_{54}\text{Xe}.$$

Das dabei als zweites Spaltprodukt entstehende Xenon-143 geht über 5 Zwischenstufen (durch Negatronenemission) in stabiles Neodym-143 über:

$$^{143}\text{Xe} \rightarrow {}^{143}\text{Cs} \rightarrow {}^{143}\text{Ba} \rightarrow {}^{143}\text{La} \rightarrow {}^{143}\text{Ce} \rightarrow {}^{143}\text{Pr} \rightarrow {}^{143}\text{Nd}.$$

Eigenschaften. Sr-90 ist ein reiner Negatronenstrahler, $^{90}_{38}\text{Sr} \xrightarrow{\beta^-} {}^{90}_{39}\text{Y} \xrightarrow{\beta^-} {}^{90}_{40}\text{Zr}$, und geht dabei in das gleichfalls Negatronen emittierende Y-90 über. Die stabile Endstufe ist das Zr-90. Die Halbwertszeit des Sr-90 beträgt 27,7 Jahre, seine β-Energie 0,545 MeV.

Anwendung. Das langlebige und relativ energiearme Sr-90 wird hauptsächlich über seine kurzlebige Tochtersubstanz, das Y-90, wirksam, dessen harte β-Strahlung eine Energie von 2,26 MeV besitzt. Sr-90 wird therapeutisch vorwiegend für Oberflächenbestrahlungen eingesetzt, besonders zu Bestrahlungen der Cornea, z. B. bei malignen Melanomen. Im Handel ist eine Reihe von Augenapplikatoren, im wesentlichen mit Sr-90 belegte Plastikaugenschalen.

Tantal-182

Herstellung. Tantal-182 wird im Kernreaktor nach einem (n, γ)-Prozeß aus natürlichem Tantal hergestellt:

$$^{181}_{73}\text{Ta}\ (n, \gamma)\ ^{182}_{73}\text{Ta}.$$

Eigenschaften. Ta-182 emittiert Negatronen, $^{182}_{73}\text{Ta} \xrightarrow{\beta^-} {}^{182}_{74}\text{W}$, und geht dabei in stabiles Wolfram über. Seine Halbwertszeit beträgt 115 Tage. Neben der β-Strahlung tritt eine vielkomponentige γ-Strahlung auf. Die Energie der Strahlungen beträgt:

für β 0,18; 0,44; 0,36; 0,51 MeV,
für γ 0,033 bis 1,608 MeV.

Anwendung. Radiotantal-182 wird in Drahtform zur Implantation oder Spickung und zur Bestrahlung von Blasencarcinomen benutzt. Im letzten Fall wird der Tantaldraht mit Hilfe eines Katheters eingeführt und so lange am Applikationsort belassen, bis die gewünschte Bestrahlungsdosis erreicht ist. Der Wirkungsquerschnitt des Tantals gegenüber Neutronen ist etwas größer als der des Kobalts, so daß man höhere Aktivitäten erreicht. Die Differenz ist jedoch nicht so erheblich, daß der Nachteil der Tantalbehandlung ausgeglichen wird. Ta-182 besitzt eine energiereichere β-Strahlung als Co-60. Wenn Überdosierungen in der unmittelbaren Nähe des Drahtes vermieden werden sollen, muß diese Strahlung durch Platin, ähnlich wie beim Radium, abgefiltert werden. Beim Kobalt-60 reicht dafür Nickel oder Eisen (Stahlhohlnadeln) aus. Bei der intrakavitären Applikation wird z. B. die schwache β-Strahlung des Co-60 bereits durch den Gummiballon zurückgehalten.

Ta-182 ist auch für Fern- und Oberflächenbestrahlungen geeignet.

Weit höhere Aktivitäten als mit Ta-182 und Co-60 erreicht man mit Ir-192 (s. dort).

Thallium-204

Herstellung. Radiothallium-204 wird im Kernreaktor nach einem (n, γ)-Prozeß aus natürlichem Thallium, bzw. dessen Isotop mit der Masse 203 hergestellt:

$$^{203}_{81}\text{Tl} \ (n, \gamma) \ ^{204}_{81}\text{Tl} \ .$$

Eigenschaften. Tl 204 ist ein reiner Negatronenstrahler, $^{204}_{81}\text{Tl} \xrightarrow{\beta} \ ^{204}_{82}\text{Pb}$. Seine Halbwertszeit beträgt 3,9 Jahre, seine β-Energie 0,776 MeV. Es wandelt sich in das stabile Bleiisotop mit der Masse 204 um.

Anwendung. Als reiner β-Strahler findet Tl-204 ähnliche Verwendung wie P-32, insbesondere in der Oberflächenbestrahlung.

c. Anwendung der Radio-Isotope in der pharmazeutischen Forschung

Neben ihrer medizinischen Verwendung kommt den Radio-Isotopen als Hilfsmittel in der pharmazeutischen Forschung Bedeutung zu. Die Radio-Nuclide besitzen (abgesehen von gewissen Isotopie-Effekten) die gleichen chemischen Eigenschaften wie die mit ihnen isotopen Elemente. Die von ihnen emittierte Strahlung gestattet, auf Grund der empfindlichen Nachweismethoden die Bestimmung unwägbar kleiner Substanzmengen (unter günstigen Meßbedingungen bis zu 10^{-24} g, gegenüber 10^{-6} g bei der chemischen Mikroanalyse).

Die Verbindungen der Radio-Nuclide, die sog. „markierten", „etikettierten" oder „signierten" Verbindungen können als sog. „Radio-Indikatoren", „Leitisotope" oder „Tracer" (Aufspürer) dienen. Diese nehmen an allen Stoffumsetzungen in vitro und in vivo in derselben Weise teil wie die chemisch gleichen inaktiven Verbindungen. Durch Strahlenmessung läßt sich ihr Reaktionsweg verfolgen und ihre Menge quantitativ erfassen. Auf diese Weise kann man Verteilungs- und Resorptionsvorgänge im Organismus, z. B. die Arzneistoffabgabe in Abhängigkeit von den Eigenschaften des Pharmakons, der Arzneiform (Tabletten, Pillen, Dragées, Suppositorien, Salben, Heilbäder usw.) und der verwendeten Hilfsstoffe prüfen. Die angedeuteten pharmazeutisch-technologischen Zusammenhänge sind für die Arzneimittelindustrie bei der Herstellung neuer Arzneiformen von Bedeutung und bisher nur wenig untersucht, da geeignete Methoden fehlten. Hier wird man mit Hilfe der Radio-Isotope manche Schwierigkeiten umgehen können. Eine Reihe von Einzelveröffentlichungen aus den letzte Jahren beschäftigt sich mit diesem Thema.

Darüber hinaus eröffnen sich für die Radio-Nuclide weitere Anwendungsmöglichkeiten in der pharmazeutischen Analytik, bei der häufig das Problem gestellt ist, einen Arzneistoff in einem komplexen Gemisch zu bestimmen, auch wenn keine ausreichend spezifischen Fällungs- oder Farbreaktionen oder charakteristischen Absorptionsmaxima zur Verfügung stehen. Hier können die radioaktiven Isotope einerseits zur Ausarbeitung und Kontrolle von Bestimmungs- und Trennverfahren, andererseits auch zur Durchführung von Routineanalysen dienen. Die gebräuchlichsten Methoden neben der Tracer-Technik sind: Die „Isotopen-Verdünnungsanalyse" in ihren verschiedenen Ausführungsformen, die Analyse mit radioaktiven Reagentien und die „Aktivierungsanalyse", deren Prinzip hier nicht näher erläutert werden kann [12, 13, 14, 15, 16].

Eine Reihe von Arbeiten befaßt sich mit der Anwendung dieser Methoden auf spezielle pharmazeutische Bestimmungen (z. B. Antibiotica, Vitamine, Alkaloide u.a.m.).

Eine weitere analytische Methode, die qualitative und (mit Einschränkung) quantitative Aussagen gestattet, ist die Radio-Papierchromatographie. Der Papierstreifen mit den aufgetrennten radioaktiven Verbindungen (auch nichtaktive Substanzen, die mit radioaktiven Reagentien umgesetzt wurden) wird in einer geeigneten Vorrichtung zwischen Zählrohren, die mit Schlitzblenden versehen sind, hindurchtransportiert. Die gemessene Aktivität kann entweder über ein Ratemeter und einen angeschlossenen Schreiber (kontinuierliches Abtasten) oder mit Hilfe eines Zeitdruckers bei Impulsvorwahl (schrittweises Abtasten) registriert werden. Eine Reihe von automatisch arbeitenden Radio-Papierchromatographen ist im Handel (Geräte zum Auswerten von Dünnschichtchromatogrammen sind in der Entwicklung). – Auch die autoradiographische Auswertung der Streifen ist möglich.

Radio-papierchromatographische Methoden können bei mancherlei Problemstellungen in der pharmazeutischen Analytik herangezogen werden. So wurde z. B. eine Harnanalyse ausgearbeitet, die es erlaubt, vom Körper aufgenommene und mit dem Harn ausgeschiedene Strahler qualitativ und quantitativ nachzuweisen (HENKE, G.: Dissertation Universität Münster/Westf. 1962).

Die Eigenschaft ionisierender Strahlen, mit der Materie in Wechselwirkung zu treten (s. S. 492ff.) und in ihr chemische Reaktionen auszulösen, macht sich nicht nur die „Strahlenchemie" zunutze. Die Einwirkung ionisierender Strahlung auf Arzneimittel mit dem Ziel der Strahlenkonservierung und Strahlensterilisation, besonders im Hinblick auf thermolabile Arzneistoffe, gewinnt zunehmend an Bedeutung. Zum Teil ist, mit Hilfe von energiereichen γ-Strahlern wie Co-60 oder Cs-137, eine Sterilisation der fertig verpackten Arzneimittel möglich. Es herrschen zur Zeit bereits recht übereinstimmende Vorstellungen über die zur Abtötung der verschiedensten Mikroorganismen erforderlichen Strahlendosen. Die Beobachtungen über mögliche Nebenwirkungen der Strahlungen auf einzelne Arzneistoffe (z.B. Wirkungseinbuße, Verfärbung, Geruchsbildung, Bildung toxischer oder pyrogener Stoffe u.a.) sind noch nicht in der erforderlichen Breite angeschlossen. Vorzüge, Nachteile und Wirtschaftlichkeit der Strahlensterilisation müßten für jeden Arzneistoff einzeln geprüft und gegeneinander abgewogen werden. (Lit.-Zusammenfassung über Abschnitt IV, b s. [17].)

Literatur zu Abschnitt IV

[1] Nuclid-Tabelle aus G. FRIEDLANDER und J. W. KENNEDY: Lehrbuch der Kern- und Radiochemie, München: Thiemig 1962.
[2] SCHWIEGK, H., u. F. TURBA (Hrsg.): Künstliche radioaktive Isotope in Physiologie, Diagnostik und Therapie, 2 Bde., 2. Aufl., Berlin/Göttingen/Heidelberg: Springer 1961.
[3] GRAUL, E. H.: Fortschritte der angewandten Radioisotopie und Grenzgebiete, 2 Bde., Heidelberg: Hüthig-Verlag 1957.
[4] QUIMBY, E. H., S. FEITELBERG u. S. SILVER: Radioactive Isotopes in Clinical Practice, Philadelphia: Lea & Febiger 1959.
[5] FIEBELKORN, H.-J., u. W. MINDER: Therapie mit Röntgenstrahlen und radioaktiven Stoffen, Bern/Stuttgart: Huber 1959.
[6] VETTER, H., u. N. VEALL: Radioisotopen-Technik in der klinischen Forschung und Diagnostik, München/Berlin: Urban & Schwarzenberg 1960.
[7] Radioaktive Isotope in Klinik und Forschung, Vorträge am Gasteiner internationalen Symposion. München/Berlin: Urban & Schwarzenberg. Bd. 1 (Symposion 1954) 1955 (K. FELLINGER u. H. VETTER); Bd. 2 (Symposion 1956) 1956 (K. FELLINGER u. H. VETTER); Bd. 3 (Symposion 1958) 1958 (K. FELLINGER u. H. VETTER); Bd. 4 (Symposion 1959) 1960 (K. FELLINGER u. R. HÖFER).
[8] USP XVI und G. SIEWERT: Radioaktivität im Amerikanischen Arzneibuch. Pharmazie *17*, 121 (1962).
[9] HEYNDRICKX, A.: Étude comparée des méthodes de contrôle des médicaments radioactifs. J. Pharm. Belg. *1962*, S. 267 bis 292.
[10] BRODA, E.: Radioaktive Isotope in der Biochemie, Wien: Deuticke 1958.

[11] HECHT, F., u. M. K. ZACHERL: Handbuch der mikrochemischen Methoden, Bd. II, Verwendung der Radioaktivität in der Mikrochemie, Wien: Springer 1955.
[12] EDELMANN, A.: Radioactivity for Pharmaceutical and Allied Research Laboratories, New York/London: Academic Press 1960.
[13] CHRISTIAN, J. E., u. J. J. PINAJIAN: The Isotope Dilution Procedure of Analysis, I und II. J. Amer. pharm. Ass. *42*, 301, 304 (1953).
[14] GÖTTE, H.: Bestimmung und Anwendung der radioaktiven Atomarten in der organischen Chemie, in HOUBEN-WEYL: Methoden der organischen Chemie, 4. Aufl., 1955, Bd. III/1, S. 757.
[15] Ullmanns Encyklopädie der technischen Chemie, 3. Aufl., 1961, Bd. 2/1. TESKE, W.: Analyse mit radioaktiven Isotopen, S. 934, SCHINDEWOLF, U.: Analyse durch Neutronenaktivierung, S. 966.
[16] ROSENBLUM, C.: Principles of Isotope Dilution Assays. Analyt. Chem. *29*, 1740 (1957).
[17] SCHULTE, K. E.: Anwendungen radioaktiver Isotope in der Pharmazie. Arzneimittel-Forsch. *9*, 379 (1959); erweiterte Fassung s. K. E. SCHULTE u. I. MLEINEK: Fortschritte der Arzneimittelforschung Bd. 7 (Hrsg. E. JUCKER), Basel/Stuttgart: Birkhäuser 1964, S. 61.
[18] Atomstrahlung in Medizin und Technik. Berichtsband des Deutschen Atomforums e.V., München: Thiemig 1964.
[19] Radiochemical Methods of Analysis. Proceedings of the Symposium on Radiochemical Methods of Analysis, held by the International Atomic Energy Agency at Salzburg, 19–23 Oct. 1964. In 2 Vols, Vol. 2, Vienna 1965.

P. Physiologisch-chemische Untersuchungen

I. Untersuchung des Harns

1. Harnbildung. Der Harn ist ein Exkret der Nieren und entsteht durch Zusammenwirken von filtrierenden, resorbierenden und sezernierenden Vorgängen. Die Harnbildung vollzieht sich in den Nephronen. Sie ist abhängig von der Blutdurchströmung und dem Blutdruck. Die Niere enthält etwa 1 Million Nephronen, von denen bei normaler Tätigkeit nicht alle gleichzeitig durchströmt werden. Das Nephron besteht aus dem Glomerulum und dem aus ihm entspringenden Tubulussystem. Von den Glomerula wird ein Ultrafiltrat des Blutes, der sog. Primärharn, gebildet, der eiweißfrei ist, sonst aber etwa der Zusammensetzung des Blutplasmas entspricht. Der in einer Menge von 180 l pro Tag gebildete Primärharn erhält durch die anschließende Tätigkeit der Tubuli die Zusammensetzung der endgültigen Harnflüssigkeit. Die Tubulusfunktionen bestehen in der Rückresorption von Wasser, Glucose, Aminosäuren, einem Ionenaustausch und in einer aktiven Sekretion auszuscheidender Substanzen. Außerdem werden einige harnfähige Stoffe erst gebildet, wie Ammoniak aus Glutamin und anderen Aminosäuren sowie aus den Adenosinphosphorsäuren. Ebenso geschieht die Kupplung von Benzoesäure und Glykokoll zu Hippursäure vorzugsweise in der Niere[1].

Die Tagesausscheidung eines erwachsenen Menschen beträgt durchschnittlich $1^1/_2$ Liter, bei Männern etwas mehr als bei Frauen; die physiologischen Grenzwerte liegen zwischen 500 und 3000 ml. Durch Einschränkung der Nahrungs- und Flüssigkeitsaufnahme oder bei starker Transpiration wird weniger Urin ausgeschieden (Oligurie). Entzündliche Erkrankungen der Niere und pathologische Kreislaufsituationen, akute degenerative Epithelschädigung der Niere, manche Vergiftungen können völliges Aufhören der Harnproduktion zur Folge haben (Anurie). Andererseits ist bei vermehrter Flüssigkeitsaufnahme, beim Diabetes mellitus und in besonders krasser Form beim Diabetes insipidus die Urinmenge gesteigert (Polyurie).

2. Harnentnahme zur Untersuchung. Der Aufgabe der Niere entsprechend, das Blut von den im Stoffwechsel anfallenden Abfallprodukten und von Fremdstoffen zu reinigen und die richtige Zusammensetzung der Blutflüssigkeit konstant zu halten, wechselt die Zusammensetzung des Harns und ist z. T. erheblichen Schwankungen unterworfen. Will man ein genaues Bild über die Ausscheidungsverhältnisse gewinnen, so genügt daher die Prüfung einer beliebigen Harnprobe nicht; man hat in diesen Fällen den Urin über einen längeren Zeitabschnitt (mind. 24 Std.) zu sammeln und entweder eine Mischprobe oder die Einzelportionen zu untersuchen. Zur Gewinnung eines 24-Stunden-Sammelurins geht man so vor, daß man vor Beginn der Blase entleeren läßt und dann den später spontan gelassenen Harn in einem sauberen Gefäß unter Zufügung des nach Beendigung des Zeitraums durch vollständige Blasenentleerung gewonnenen Harns sammelt. Die Gesamtmenge wird gemessen und notiert. Von der Sorgfalt des Sammelns hängt weitgehend die Berechnung der genauen Analysenergebnisse ab. Das Konservierungsmittel (s. unten) ist von Anfang an zuzusetzen.

Obwohl sich ein im Kühlschrank aufbewahrter Harn mindestens einen Tag unverändert hält, wird man in vielen Fällen gezwungen sein, ein Konservierungsmittel anzuwenden, besonders wenn es sich um leicht zersetzliche Substanzen handelt, die bestimmt werden sollen. Man muß jedoch darauf achten, daß das zugesetzte Konservierungsmittel die später durchzuführende Untersuchung nicht stören kann; deshalb werden die Zusätze bei den einzelnen Verfahren soweit erforderlich angegeben. Folgende Konservierungsmittel werden allgemein empfohlen: *Toluol* fügt man soviel zu, daß ein feiner Film die Harnoberfläche bedeckt. *Thymol* stört zwar die Hellersche Eiweißprobe, ist aber sonst gut geeignet und wird am besten

---

[1] Im folgenden sind bei den Harnbestandteilen Beispiele von Erkrankungen oder Zuständen des Organismus angeführt, unter denen der betreffende Harnbestandteil vermehrt, vermindert oder völlig neu auftreten kann. Es ist in diesem Rahmen nicht möglich, alle Ursachen aufzuführen.

in Form einer 10%igen Lösung in Isopropanol verwendet. Dem 24-Stunden-Urin setzt man 5 ml dieser Lösung zu. *Chloroform* (0,5%) stört die Fettbestimmung und die Reduktionsproben auf Zucker. *Nipagin* (0,15%) ist gut geeignet für die chemische und mikroskopische Untersuchung, stört jedoch manchmal den Nachweis von Zucker durch Gärung und bei der Prüfung auf Arzneimittel. *Quecksilberverbindungen* (0,01%) dürfen nur für mikroskopische Untersuchungen verwendet werden.

a. Zusammensetzung des Harns

Normaler Harn besteht zu ca. 96% aus Wasser. Es werden etwa 60 g feste Bestandteile pro Tag ausgeschieden, davon 25 g anorganische und 35 g organische Stoffe. Über die wichtigsten normalen und pathologischen Harnbestandteile gibt nachstehende Tabelle Auskunft.

1. Äußere Beschaffenheit. α. Klarheit. Der normale, frisch entleerte Harn ist klar. Trübungen ohne pathologische Bedeutung finden sich bei vermehrter Ausscheidung von Phosphaten. Sonst deutet ein frischer trüber Urin auf entzündliche Vorgänge in Blase oder Nierenbecken. Ein milchiggetrübter Harn wird bei Chylurie entleert, wobei die milchige Beschaffenheit von fein verteilten Fetttröpfchen herrührt.

Nach mehrstündigem Stehenlassen scheiden sich aus normalem klaren Harn kleine Wölkchen (Nebecula), die aus Schleim und Plattenepithelien der Harnwege bestehen, ab. Bei längerer Zeit (24 Std.) fällt in der Kälte, falls der Harn nicht allzusehr verdünnt ist, ein Niederschlag aus, der vorwiegend aus harnsauren Salzen und Farbstoff besteht und sich bei gelindem Erwärmen wieder löst.

Trübungen und Sedimente sind stets mikroskopisch und durch chemische Vorproben zu untersuchen. Nähere Angaben siehe S. 592.

β. Farbe. Normaler Harn ist stroh- bis bernsteingelb und zeigt schwache Fluoreszenz. Die Farbtiefe ist von der Konzentration des Harns und von den normalen Harnfarbstoffen, vor allem vom Urochrom, abhängig.

Die Farbe eines pathologischen Harns schwankt zwischen farblos bis braunschwarz. Nach VOGEL bestimmt man die Farbe des filtrierten Harns in 5 cm dicker Schicht nach einer neunstufigen Farbskala: Blasse Harne (blaßgelb, hellgelb), normaler Harn (gelb), hochgestellte Harne (rotgelb, gelbrot, rot), dunkle Harne (braunrot, rotbraun, braunschwarz). Über die Bestimmung des „Harnfarbwertes" nach L. HEILMEYER siehe Z. ges. exp. Med. 58, 532 (1927); 67, 111 (1927).

Anomale Färbungen des Harns können durch aus dem Körper stammende Stoffe oder durch Arzneimittel hervorgerufen werden. Krankhaft bedingt sind folgende Färbungen:

Andauernd blaßgelb bei Diabetes, chronischer Nephritis, Schrumpfniere und bestimmten Anämien.

Gelbrot (ziegelrot) mit gleichfarbigem Sediment bei akut fieberhaften Erkrankungen.

Gelbrot bis braunrot bei starker Vermehrung von Urobilin und Stercobilin, bei Anwesenheit von Blut und Blutfarbstoff, bei starker Porphyrinausscheidung.

Grüngelb bis braungelb mit gefärbtem Schaum beim Schütteln bei Anwesenheit von Gallenfarbstoffen (Bilirubin und Biliverdin).

Dunkelbraun bei Anwesenheit von Blut, Melanin. Homogentisinsäure färbt den Harn dunkelbraun beim Stehenlassen an der Luft.

Blau bei Bildung von Indigo aus Indican.

Durch Arzneimittel können folgende Färbungen bedingt sein:

Rot bei Antipyrin, Pyramidon, Anilinfarbstoffen.

Gelbrot (nach Zusatz von Alkalien rot) bei Anthrachinonpräparaten.

Dunkelbraun bei Phenolen, Gerbsäure, Methämoglobin.

Blau bei Methylenblau.

Gelb bei Santonin, Lactoflavin.

Über den Nachweis der Arzneimittel im Harn siehe dort.

Tabelle der diagnostisch wichtigen normalen und pathologischen Harnbestandteile

Die angegebenen Normalwerte beziehen sich auf den 24-Stunden-Harn eines Erwachsenen bei gemischter Kost. Angaben über pathologische Abweichungen finden sich bei den einzelnen Methoden

A. Anorganische Bestandteile

Natrium	3—6 g
Kalium	1,7—3,4 g
Calcium	100—360 mg
Magnesium	30—300 mg
Eisen	45—65 µg
Kupfer	3,5—32,5 µg
Blei	0—75 µg
Chlorid	6—9 g
Phosphat (als P berechnet)	0,5—3 g
Sulfat (Gesamtschwefel als SO_4^{--} ber.)	2—3,4 g
davon Sulfatschwefel	1,7—2,7 g
Esterschwefelsäure	0,15—0,3 g
Neutralschwefel	0,2—0,4 g

B. Stickstoffhaltige Substanzen

Gesamt-Stickstoff	10—20 g
Nitrit	0
Ammoniak-Stickstoff	0,4—1 g
Aminosäuren-Stickstoff	0,5—3% des Gesamt-N
Harnstoff	20—35 g
Kreatin	0—0,06 g
Kreatinin	1—3 g
Harnsäure	0,1—1 g
Purinbasen	10—26 mg
Hippursäure	0,1—1 g
Indoxylschwefelsäure (Indican)	0—10 mg
Proteine	20—100 mg
Mucoproteine	65—200 mg

C. Kohlenhydrate

Glucose (enzymatisch bestimmt)	15—150 mg
Fructose	0
Galaktose	0
Lactose	0
Pentosen	0—5 mg
Glucuronsäure	0,04—0,4 g

D. Farbstoffe und deren Vorstufen

Hämoglobin	0
Koproporphyrin	15—115 µg
Uroporphyrin	0
Porphobilinogen	0—2 mg
δ-Aminolävulinsäure	0—5 mg
Stercobilin	3—5 mg
Stercobilinogen (Urobilinogen)	0—4 mg
Bilirubin	0—8 mg
Melanin und Melanogen	0
Gallensäuren	0
Diazo-Reaktion gebende Körper	0

E. Sonstige organische Bestandteile

Freie organische Säuren	8—50 mg
Milchsäure	0,1—0,6 g
Citronensäure	0,2—1 g
Oxalsäure	15—50 mg
Homogentisinsäure	0
Phenylbrenztraubensäure	0
Gesamtaceton	15—45 mg
Aceton + Acetessigsäure	3—15 mg
β-Hydroxy-buttersäure	20—30 mg

Tabelle der diagnostisch wichtigen normalen und pathologischen Harnbestandteile (*Forts.*)

F. Enzyme

α-Amylase (Diastase)	16—128 E. nach WOHLGEMUTH
	100—1200 mU [1]
Trypsin	1 Baumann-E.

G. Vitamine

Vitamin B_1	100—360 µg
Vitamin C	6—35 mg

H. Hormone

Katecholamine (ber. als Adrenalin)		bis 100 µg
Vanillylmandelsäure		1,8—7,1 mg
17-Ketosteroide		s. S. 589
17-Hydroxy-steroide	Männer	7,6—36 mg
	Frauen	4,0—28 mg
Östrogene	Männer	10—25 µg
	Frauen	18—130 µg
Pregnandiol		s. S. 591
Serotonin als 5-Hydroxy-indolessigsäure		1—6 mg

γ. *Geruch.* Der Geruch des normalen Harns ist aromatisch, fleischbrühähnlich, kann jedoch nach Aufnahme gewisser Stoffe verändert werden. Der Geruch wird *veilchenartig* nach dem Einnehmen oder Einatmen von Terpentinöl, *widerlich* (merkaptanartig) nach Genuß von Spargel, Knoblauch, Rettich, *ammoniakartig* bei Harnstoffgärung innerhalb der Blase, *jauchig* bei eitrigen Prozessen, *obstartig* bei Anwesenheit von Aceton. Bisweilen findet sich auch Schwefelwasserstoff im Harn.

b. Methoden zum Nachweis von Harn

Wenn man im Zweifel ist, ob eine Flüssigkeit überhaupt Harn ist, wird man die typischen Harnbestandteile nachzuweisen versuchen, wie Chloride, Harnstoff, Harnsäure, Kreatinin.

α. *Chloridnachweis.* 5 ml Flüssigkeit werden mit verdünnter Salpetersäure angesäuert und mit Silbernitratlösung versetzt. Nur eine starke weiße Trübung oder ein Niederschlag ist als Hinweis anzusehen.

β. *Harnstoffnachweis.* Auf einen Objektträger bringt man einen Tropfen Flüssigkeit und erwärmt vorsichtig über einer Sparflamme bis zur Sirupkonsistenz. Dann gibt man einen kleinen Tropfen 25%ige Salpetersäure hinzu und stellt zur Kristallisation beiseite. Unter dem Mikroskop erkennt man die Harnstoffnitratkristalle in Form rhombischer Tafeln, die sich teilweise dachziegelartig überdecken.

γ. *Harnsäurenachweis.* Aus 50 ml Flüssigkeit wird durch Sättigen mit Ammoniumchlorid und Alkalisieren mit Ammoniak nach zwölfstündigem Stehenlassen die Harnsäure als Ammoniumurat abgeschieden. Das Sediment wird abzentrifugiert und damit die Murexidprobe (S. 595) angestellt.

δ. *Kreatininnachweis.* Zu 5 ml Flüssigkeit gibt man 15 Tropfen einer frisch bereiteten, gesättigten Lösung von Nitroprussidnatrium und 2 ml Natronlauge (15%). Bei Anwesenheit von Harn entsteht eine rote Färbung, die bei normalem Harn auf Zusatz von Essigsäure wieder verschwindet.

c. Allgemeine Untersuchungsmethoden

1. Reaktion. Frisch entleerter Harn reagiert meist schwach sauer, bei vegetabilischer Kost neutral bis schwach alkalisch. Der normale pH-Bereich liegt zwischen 4,8 und 7,5. Stärker sauren Harn findet man bei fieberhaften Erkrankungen und sonstigen Zuständen, die mit starkem Eiweißzerfall einhergehen, ferner bei Hunger, körperlicher Arbeit und Herzinsuffizienz. Bei Infektionen der Nieren und der Harnwege kommt es zu einer ammoniakalischen Gärung innerhalb des Körpers und damit zu einer alkalischen Reaktion des Harns.

Die Bestimmung der Reaktion des Harns geschieht zur groben Orientierung mit Lackmuspapier, besser mit Universalindikatorpapier bzw. Spezialindikatorpapier durch Eintauchen

---

[1] Siehe S. 584.

eines Streifens und Vergleich mit der zugehörigen Farbskala. Stark gefärbte und trübe Harne werden auf das Papier aufgetropft und die feuchte Rückseite verglichen. Am besten und genauesten wird der pH-Wert elektrometrisch mit einer Glaselektrode gemessen.

2. Titrationsacidität. Man versteht unter Titrationsacidität des Harns die Säureausscheidung, angegeben in mval/24 Std., welche durch Titration mit Natronlauge bis zum pH-Wert des Primärharns erfaßt wird. Dieser pH-Wert des Primärharns und des Blutes beträgt 7,4 bei 37°, entsprechend pH 7,66 bei Zimmertemperatur. Die Titration erfolgt entweder mit Indikator oder besser mit Hilfe eines pH-Meßgerätes. Der 24-Stunden-Harn muß luftdicht unter Toluol gesammelt werden.

α. Der Harn wird mit Natronlauge und Neutralrot als Indikator titriert. Zum Farbvergleich benutzt man eine Phosphatpufferlösung pH 7,66, die man mit Tropaeolin und Bismarckbraun der Harnfarbe anpaßt und ebenfalls mit Neutralrot versetzt.

5 ml Harn, bei stark gefärbtem und trübem Harn weniger, werden in einem Erlenmeyerkolben mit 10 ml CO_2-freiem Aqu. bidest. verdünnt. Gleichzeitig werden 5 ml m/15 Phosphatpufferlösung pH 7,66 nach Sörensen mit 10 ml Aqu. bidest. verdünnt und zur Angleichung der Harnfarbe tropfenweise mit Tropaeolin 00-Lösung (0,1%) und Bismarckbraun-Lösung (0,1%) gefärbt. Anschließend werden jeder Probe 7 Tr. Neutralrot-Lösung (0,1% in Alkohol) zugesetzt. Die Urinprobe wird nun mit 0,1 n Natronlauge unter Schütteln bis zur Farbgleichheit mit der Phosphatpuffermischung titriert. Der Verbrauch von 1 ml 0,1 n NaOH entspricht 0,10 mval in 5 ml Harn. Das Ergebnis wird auf die 24-Stunden-Ausscheidung umgerechnet.

β. Falls ein pH-Meßgerät zur Verfügung steht, titriert man unter Verwendung einer kombinierten Glas-Kalomel-Elektrode.

5 ml Harn werden in einem kleinen Becherglas mit Aqu. bidest. verdünnt, so daß die Elektrode(n) gut eintaucht. Unter Rühren mit einem Glasstab oder Magnetrührer titriert man mit 0,1 n NaOH bis der Zeiger des Meßgerätes auf pH 7,66 steht. Die Berechnung erfolgt wie oben.

Wenn der Harn alkalischer ist als pH 7,66, spricht man von einer Titrationsalkalität. Hier titriert man mit 0,1 n Salzsäure.

Die Normalwerte sind 20 bis 40 mval/24 Std. bei Normalkost und 5 bis 25 mval bei eiweißarmer Kost.

Literatur: Brock, J.: Klin. Wschr. *1941.* S. 964.

3. Dichte. Bei normaler Kost und Flüssigkeitszufuhr liegt die Dichte bei 20° zwischen 1,015 und 1,030. Die gesunde Niere produziert jedoch nach Einnahme größerer Flüssigkeitsmengen einen verdünnten Harn mit der Dichte 1,001 bis 1,002 und scheidet das Übermaß an Wasser innerhalb weniger Stunden aus. Umgekehrt stellt sie beim Dursten einen hochkonzentrierten Harn her mit der Dichte zwischen 1,030 und 1,040.

Die Dichtebestimmung geschieht am genauesten mit Hilfe des Pyknometers (S. 35) oder mit der Mohr-Westphalschen Waage (S. 36). Im allgemeinen genügt aber beim Harn die Bestimmung mit Senkspindeln oder Urometern. Das gebräuchliche Urometer mit einer Einteilung vn 1,000 bis 1,060 ist aber wieder zu ungenau, wenn es nicht einen langen Skalenteil aufweist. Besser benützt man einen Satz von drei Senkspindeln mit einer Skaleneinteilung 1,000 bis 1,020, 1,020 bis 1,040 und 1,040 bis 1,060. Alle Urometer sind vor Gebrauch sorgfältig zu überprüfen. Sie werden meistens bei 15 oder 20° geeicht, was auf der Skala angegeben sein muß. Die Messung erfolgt in der üblichen Weise in einem Zylinder, wobei Schaumblasen mit Filtrierpapier entfernt werden und die Innenseite des Zylinders nicht berührt werden darf. Eiweißreicher Harn wird vorher durch Aufkochen unter Zusatz von einigen Tropfen Essigsäure und Filtrieren vom Eiweiß befreit. Eine Enteiweißung des Harns ist jedoch erst bei einem Gehalt von über 7‰ praktisch notwendig. Man kann auch rechnerisch für jedes Promille Eiweiß 0,00026 abziehen. Stimmt die Temperatur des Harns mit der Eichtemperatur des Urometers überein, so ist folgende Korrektur anzubringen: Für 3° über der Eichtemperatur ist eine Einheit der dritten Dezimale zuzuzählen und für 3° unter der Eichtemperatur ist eine Einheit abzuziehen. Die Dichte sollte einheitlich für 20° angegeben werden. Im medizinischen Sprachgebrauch ist es üblich die tausendfachen Werte anzugeben, also z. B. 1028 statt 1,028.

4. Gefrierpunktsbestimmung. Allgemeines über Gefrierpunktserniedrigung siehe S. 31. Der Normalwert für Harn gegenüber Wasser beträgt $\Delta t = 1,3$ bis 2,3°, die Schwankungsbreite liegt zwischen 0,075 und 2,6°. Die Bestimmung ist vor allem für getrennte Harnuntersuchungen aus der rechten und linken Niere wichtig, wobei der Harn durch Einführen von Ureterkathetern getrennt aufgefangen wird. Die Bestimmung erfolgt mit Hilfe des Beckmannschen

Apparates, wobei man an Stelle des Beckmannschen Thermometers hier ein Thermometer mit fixem Nullpunkt, entsprechend dem Gefrierpunkt des dest. Wassers, und einer Einteilung in 1/100° abwärts verwenden kann. Die Gefrierpunktserniedrigung ist ein Maß für die Arbeitsleistung der Nieren; die molekulare Konzentration und damit Δt sinkt mit der Schwere der Parenchymerkrankung.

5. Optische Aktivität. Über die Bestimmung der optischen Aktivität mit Hilfe der Polarisationsapparate siehe S. 570. Fast jeder normale Harn ist schwach linksdrehend durch den Gehalt an Glucuronsäureverbindungen. Diese Drehung ist jedoch für die polarimetrische Bestimmung des Traubenzuckers zu vernachlässigen.

6. Bestimmung des Trockenrückstandes und der Asche. Es werden 10 bis 20 ml Harn in einer gewogenen Platinschale in der üblichen Weise bei 100° bis zur Gewichtskonstanz getrocknet und anschließend verascht. Normaler Harn enthält etwa 4 bis 5% feste Bestandteile und 1,5 bis 2,0% Mineralbestandteile.

d. Spezielle Untersuchungsmethoden — Anorganische Bestandteile

1. Natrium wird als Natriumion durch die Niere ausgeschieden in einer Menge, die von der Natriumzufuhr abhängig ist. Beim Übergang zu einer kochsalzarmen Diät kommt es zunächst zu einer verstärkten Natriumchlorid-Ausscheidung, dann stellt sich ein neues Gleichgewicht ein. Bei der Entstehung von Ödemen geht die Natriumausscheidung zurück, umgekehrt steigt sie bei der Ausschwemmung wieder an.

Die *Bestimmung* erfolgt am einfachsten mit Hilfe eines Flamenphotommeters (S. 107), wobei das für Blutserum (S. 605) angegebene Verfahren übernommen wird. Der Harn wird vorher ebenfalls 1:200 verdünnt. Vielfach wird an Stelle einer Natriumbestimmung die einfache Chloridbestimmung durchgeführt und auf Natriumchlorid bzw. Natrium umgerechnet, was natürlich nicht ganz korrekt, aber für viele Zwecke ausreichend ist.

Durch die flammenphotometrische Natriumbestimmung sind andere Methoden verdrängt worden. Eine photometrische Methode mit Natriumzinkuranylacetat findet man im HINSBERG/LANG, Medizinische Chemie, München 1957, S. 12. Über eine komplexometrische Natriumbestimmung siehe H. FLASCHKA und A. HOLASEK [Clin. chim. Acta *4*, 819 (1959)].

2. Kalium wird als Ion ausgeschieden und stammt aus der Nahrung, aber auch zu einem erheblichen Teil aus den Körperzellen. Erhöhte Werte im Harn sind entweder Zeichen einer krankhaften oder medikamentös erzeugten Hyperkaliämie oder Folge einer vermehrten Ausscheidung, z. B. nach Diuretica. Auch bei rein pflanzlicher Ernährung steigt die Kaliumausscheidung stark an. Im urämischen Stadium einer Niereninsuffizienz ist sie stark herabgesetzt.

Auch beim Kalium kommt praktisch nur die *flammenphotometrische Bestimmung* in Frage. Da der normale Kaliumgehalt des Harns wesentlich höher ist als im Serum (S. 605) muß der Harn 1:200 verdünnt werden und nicht 1:20, wie das Serum. Die Einstellung des Nullpunktes mit der K-Blindlösung und des Eichpunktes mit der Hauptlösung wird jedoch, wie beim Serum, in der Verdünnung 1:20 vorgenommen. Das bedeutet, daß man beim Harn die an der Skala des Flammenphotometers abgelesenen Werte mit 10 multiplizieren muß.

Da man beim Kalium nicht auf eine Chloridbestimmung wie beim Natrium ausweichen kann, falls kein Flammenphotometer zur Verfügung steht, wird nachstehend noch eine *komplexometrische Kaliumbestimmung* angegeben. Nach Maskierung des Ammoniums mit Formaldehyd wird das Kalium aus dem verdünnten Harn als Hexanitritokobaltat(III) gefällt und im abfiltrierten Niederschlag das Kobalt bestimmt.

Reagentien. 1. Natriumhexanitritokobaltat(III)-Lösung durch Lösen von 3 g Natriumhexanitritokobaltat(III) und 0,1 g Natriumnitrit in 10 ml Wasser. — 2. PAN-Lösung 0,05% in Äthanol (s. S. 326). — 3. Kupfer-Komplexon-Lösung 0,1 m.

Ausführung. 5 ml Harn mischt man in einem 100-ml-Meßkolben mit 5 ml Trichloressigsäure (20%), füllt mit Wasser zur Marke auf und mischt wieder. Ein Teil der Lösung wird zentrifugiert, 1 ml der klaren Lösung bringt man in ein Becherglas, setzt 0,5 ml Natriumacetatlösung (33%) und 1 ml Formaldehydlösung (30 bis 40%) und 1 ml Hexanitritokobaltat-(III)-lösung hinzu. Man schwenkt vorsichtig um und läßt am besten über Nacht im Kühlschrank, mindestens jedoch 3 Std. stehen. Dann saugt man mit einem Filterstäbchen B 2 die Flüssigkeit ab, wiederholt Waschen und Absaugen zweimal mit je 2 bis 3 ml kaltem Wasser. Dann nimmt man das Stäbchen vom Saugschlauch ab, ohne es aus dem Becherglas zu entfernen, versetzt mit 10 ml dest. Wasser. 1 ml n Salzsäure und einer Spatelspitze Harnstoff, erhitzt, bis sich der Niederschlag gelöst hat, und entfernt das Stäbchen, nachdem man es mit 3 bis 4 ml Wasser abgespült hat. Nun versetzt man die noch heiße Lösung mit 0,5 ml Natriumacetatlösung, einigen Kriställchen Ascorbinsäure, 2 Tr. Kupfer-Komplexon-Lösung und 2 bis 3 Tr. PAN-Lösung und titriert noch heiß mit 0,001 m Komplexon-III-Lösung bis zum Umschlag von Rotviolett nach Gelb.

Berechnung. (ml Komplexon-Lösung − Blindwert) × 1,3 × Tagesharnmenge in Litern = g Kalium pro Tag.

Literatur: HOLASEK, A., u. M. PECAR: Clin. chim. Acta *6*, 125 (1961). Über eine Modifikation dieser Methode siehe M. RINK: Die Harnanalyse, Stuttgart: Wissenschaftl. Verlags-Ges. 1964.

3. Calcium. wird ebenfalls in Ionenform ausgeschieden, und zwar parallel zum Serumcalciumspiegel. Die Ausscheidung wird durch das Hormon der Nebenschilddrüsen beeinflußt, wobei gleichzeitig auch die Phosphatausscheidung vermehrt ist (Hyperparathyreoidimus). Bei sehr niedrigem Calciumgehalt des Blutes, wird auch nur sehr wenig Calcium durch die Niere ausgeschieden.

Zur schnellen Orientierung über den Calciumgehalt des Harnes dient die *Sulkowitsch-Probe*. Sie beruht auf der Ausfällung von Calciumoxalat mit dem Reagens: 2,5 g Oxalsäure und 2,5 g Ammoniumoxalat, sowie 5 ml Eisessig auf 150 ml in dest. Wasser gelöst.

Ausführung. In 5 ml Reagens werden 5 ml filtrierter Harn eingegossen. Bei sofortiger feinweißer Trübung ist der Calciumgehalt des Harns normal. Beim Ausbleiben ist der Calciumspiegel unternormal, bei sofortiger milchiger Trübung ist er übernormal.

Zur genauen *quantitativen Bestimmung* bedient man sich des Flammenphotometers, wie beim Serum S. 606 beschrieben. Der Harn wird 1:20 verdünnt, wobei man zum Verdünnen eine Natriumchloridlösung mit 1 g Na, entsprechend 2541,8 mg NaCl/1000 ml, verwendet, um Störungen durch den im Gegensatz zum Serum ungleichmäßigen Natriumgehalt des Harnes auszuschalten. Die Nullstellung des Flammenphotometers wird ebenfalls mit dieser Verdünnungslösung vorgenommen, die Eichlösung wird mit dieser Natriumchloridlösung statt mit Wasser verdünnt.

Steht kein Flammenphotometer zur Verfügung, wendet man eine *komplexometrische Titration*, ähnlich wie beim Serum, an.

Ausführung. Man pipettiert 1 ml Harn in ein Zentrifugenglas (15 ml), gibt 1 Tr. Essigsäure (3%) und 2 ml Ammoniumoxalatlösung (1%) hinzu, rührt mit dem Glasstab um und läßt 1 Std. stehen. Dann füllt man das Glas mit bidest. Wasser weitgehend auf, rührt um, spült den Glasstab ab und zentrifugiert. Die überstehende Flüssigkeit wird dekantiert und der Glasstab wieder in das Röhrchen gegeben. Dann gibt man 1 ml n Salzsäure in das Zentrifugenglas, rührt gut um und stellt einige Minuten in ein kochendes Wasserbad. Man versetzt mit 2 Tr. Magnesium-Komplexon-Lösung (5%), 2 ml 3 n Ammoniak, einer Spatelspitze Erio-T-Natriumchloridgemisch und titriert mit 0,001 m Komplexon-III-Lösung auf rein Blau.

Berechnung: (ml Komplexon-Lösung − Blindwert) × 40 × Tagesharn in Liter = mg Calcium pro Tag.

Literatur: FLASCHKA, H., u. A. HOLASEK: Hoppe-Seylers Z. physiol. Chem. *288*, 244 (1951).

4. Magnesium. Eine *Bestimmung* des Magnesiumgehalts im Harn kann komplexometrisch durchgeführt werden nach A. HOLASEK und H. FLASCHKA [Hoppe-Seylers Z. physiol. Chem. *290*, 57 (1952)]. Vorher muß das Calcium als Oxalat gefällt werden. Man pipettiert 1 ml Harn (eiweißhaltiger Harn muß vorher mit Trichloressigsäure entweißt werden) in ein Zentrifugenglas, gibt einen Tr. Methylrotlösung dazu und neutralisiert mit Ammoniak (3 n) oder Essigsäure (3%) bis eine oranger Farbton erreicht ist. Dann gibt man 1 ml Ammoniumoxalatlösung (1%) zu und läßt 1 Std. stehen. Man füllt mit Wasser weitgehend auf, rührt gut um, spült den Glasstab ab und zentrifugiert 10 Min. Die überstehende Lösung dekantiert man in ein Titrierkölbchen, setzt 1 ml Salzsäure, 5 ml einer 0,001 m Komplexon-III-Lösung, 2 ml 3 n Ammoniak und etwas Eriochromschwarz-Indikatorpulver zu. Dann titriert man mit einer 0,001 m Zinkacetatlösung bis zur ersten bleibenden Änderung der Grünfärbung.

Berechnung: (5,0 − ml Zinkacetatlösung) × 24 × Tagesharn in Liter = mg Mg pro Tag.

Auch die photometrische Methode mit Titangelb, beschrieben beim Serum (S. 607), läßt sich auf Harn übertragen, indem man 0,1 ml Harn anstelle des enteiweißten Serumfiltrates einsetzt. Eiweißhaltiger Harn muß allerdings vorher ebenfalls mit Trichloressigsäure behandelt werden.

5. Eisen und Kupfer sind normalerweise nur in sehr geringen Mengen im Harn enthalten. Die Bestimmung erfolgt nach den für Serum üblichen Verfahren (S. 608 f.). Der Harn muß erst verascht werden, wobei man keine Porzellantiegel verwenden darf, da durch die Harnphosphate Eisen aus der Glasur gelöst wird. Man verwendet besser Quarztiegel, oder nimmt die Veraschung auf feuchtem Wege nach K. PLÖTTNER und H. PETZEL (Klin. Wschr. *1954*, S. 821) so vor, daß man 1 ml Harn mit 4 Tr. Schwefelsäure und 2 Tr. Perchlorsäure im Reagensglas aus Jenaer Fiolaxglas über offener Flamme erhitzt.

6. Blei. Die geringen Mengen Blei, die normalerweise im Harn ausgeschieden werden, sind u. a. durch die ständige Aufnahme von Blei durch die Atmungsluft (Auspuffgase der Kraftwagen) bedingt. Bei einer Bleivergiftung kommt es zu einer erhöhten Ausscheidung und Ablagerung im Organismus. Diese Bleidepots können durch Injektion von Calcium-äthylendiamintetraacetat mobilisiert werden, um als Bleikomplex im Harn ausgeschieden zu werden.

Zur *Bestimmung* verwendet man meist die Dithizonmethode. Über Dithizon und die Herstellung gereinigter Lösungen siehe S. 244 sowie die Monographie von G. IWANSCHEFF, Weinheim/Bergstr., Verlag Chemie 1958. Es sind unbedingt bleifreie Reagentien und Glasgeräte sowie bleifreies Wasser zu verwenden. Die nachstehend beschriebene Methode von D. T. FORMAN und J. E. GARVIN [Clin. Chem. *11*, 1 (1965] vermeidet die Veraschung des Urins und entfernt das Blei mit einem Austauscherharz.

Reagentien. 1. Austauscherharz Dowex A 1 Chelating Resin, 50 bis 100 mesh (in der Bundesrepublik erhältlich beim Serva Entwicklungslabor, Heidelberg). 200 g des feuchten Präparates werden mit 3 l einer 2 n HCl behandelt und mit dest. Wasser gewaschen bis das Waschwasser eine negative Reaktion mit Silbernitrat gibt. Dann wird mit 3 l einer 2 n NaOH behandelt und wieder mit Wasser gewaschen bis der pH-Wert 7 bis 8 beträgt. Das Harz wird in der Natriumform und im feuchten Zustand in einem luftdichten Behälter aufbewahrt. – 2. Dithiozonlösung in Tetrachlorkohlenstoff (100 mg/1 l). Kühl aufzubewahren. – 3. Pufferlösung. 40 g Citronensäure löst man in 400 ml Wasser, gibt 150 ml konz. Ammoniaklösung, 20 g Natriumsulfit und 20 g Kaliumcyanid hinzu und schüttelt bis zur Lösung. Man bewahrt sie in einer Polyäthylenflasche im Kühlschrank auf. Am Tage der Untersuchung bringt man 100 ml der Pufferlösung in einen Scheidetrichter, fügt 15 ml Dithizon-Lösung hinzu und schüttelt kräftig. Nach dem Absetzen verwirft man die untere Schicht und schüttelt wiederholt mit 25 ml Tetrachlorkohlenstoff aus, bis die untere Schicht schwach grün ist. Dann verwirft man auch diese Schicht und verwendet die wässerige Phase als Pufferlösung für die Untersuchung. – 4. Hydroxylaminhydrochlorid-Lösung 40 g/100 ml Wasser. Aufbewahrung in einer Polyäthylenflasche im Kühlschrank. Gegebenenfalls ist auch diese Lösung wie die Pufferlösung mit Dithizon auszuschütteln, um Fremdmetalle zu entfernen. – 5. Standard-Bleilösung: Zu 160 mg Bleinitrat p.a. gibt man 1 ml konz. Salpetersäure und füllt mit Wasser auf 100 ml auf. Diese Lösung verdünnt man weiter, indem man 1 ml konz. Salpetersäure versetzt und auf 200 ml mit Wasser auffüllt. 1 ml dieser verdünnten Standardlösung enthält 5 µg Blei. – 6. Austauschersäule. Man verwendet ein normales Glasrohr mit 1,2 cm innerem Durchmesser und 30 cm Höhe. Die Säule wird etwa 7 cm hoch mit dem Harz gefüllt.

Ausführung. Die Urinprobe wird mit Salpetersäure auf pH 3,5 eingestellt und zentrifugiert oder filtriert. 50 ml Urin gibt man auf die Austauschersäule und läßt ihn mit einer Geschwindigkeit von etwa 5 ml/Min. durchlaufen; wobei der Durchlauf verworfen wird. Dann gibt man 18 ml 2 n HCl auf die Säule und läßt 4 ml/Min. durchlaufen, anschließend noch 10 ml Wasser mit der gleichen Geschwindigkeit. Das Eluat wird quantitativ in einen 250-ml-Scheidetrichter übertragen, wobei das Sammelgefäß noch mehrmals mit insgesamt 60 ml Wasser nachgewaschen wird. Dann gibt man 6 ml einer 6 n NaOH, 1 ml der 40%igen Hydroxylaminhydrochlorid-Lösung, 20 ml konz. Ammoniaklösung und schließlich 25 ml Dithizon-Puffer hinzu und mischt durch leichtes Schütteln. Der pH-Wert soll nun bei 10,5 bis 11,5 liegen. Man extrahiert diese Mischung mit 5-ml-Portionen Tetrachlorkohlenstoff, bis die untere Schicht farblos ist. Die Extrakte werden gesammelt und ihr Gesamtvolumen gemessen. Schließlich zentrifugiert man sie bei 3000 U/Min. und mißt im Spektralphotometer bei 510 nm gegen Tetrachlorkohlenstoff (beim Filterphotometer nimmt man ein entsprechendes Filter zwischen 490 und 530 nm).

Aufstellung der Eichkurve. Standardlösungen mit 5, 10 und 20 µg Pb in 50 ml Wasser sowie einen Leerwert läßt man den Analysengang durchlaufen und trägt die gefundenen Extinktionen gegen die Konzentrationen auf Millimeterpapier auf. Aus der Eichkurve kann man dann die Konzentration von Pb in 50 ml der untersuchten Urinproben direkt ablesen. Man rechnet noch auf die 24-Stunden-Ausscheidung um.

7. Chlorid. Chlorid wird hauptsächlich als Natriumchlorid und weniger als Kaliumchlorid ausgeschieden. Vermehrt ist die Ausscheidung bei reichlicher Kochsalzaufnahme, bei Anwendung wirksamer Diuretica, nach Infektionskrankheiten. Vermindert sind die Werte bei kochsalzfreier Diät, bei hochfieberhaften Erkrankungen, ferner bei renaler Retention und großen Wasserverlusten.

Einfache Chloridbestimmung nach K. F. Mohr. 20 ml Harn werden mit 1 g Aktivkohle geschüttelt und nach etwa 5 Min. filtriert. 5 bzw. 10 ml des entfärbten und klaren Harnes werden mit 3 Tr. 7%iger Kaliumchromatlösung versetzt und mit 0,1 n Silbernitratlösung bis zur braunroten Färbung titriert. 1 ml 0,1 n Silbernitratlösung entspricht 3,545 mg Cl oder 5,846 mg NaCl.

Mercurimetrische Bestimmung nach K. Lang in der Vorschrift von G. Kuschinsky und H. Langecker [Biochem. Z. *318*, 164 (1947)]: 1 ml Harn wird mit 1 ml Natronlauge (0,75 n) und mit 8 ml Zinksulfatlösung (12,5 g krist. Zinksulfat in 500 ml Wasser gelöst, mit 31 ml n Schwefelsäure versetzt und mit Wasser auf 1000 ml aufgefüllt) versetzt, umgeschüttelt und filtriert. Zu 5 ml Filtrat gibt man 1 Tr. Diphenylcarbazonlösung (0,5% in abs. Alkohol) und tropfenweise 0,1 n Schwefelsäure bis zum Verschwinden der Rotfärbung. Dann setzt man noch 2 Tr. n Schwefelsäure zu und titriert mit 0,02 n Quecksilber(II)-nitratlösung aus einer Feinbürette bis zur Blaufärbung. 1 ml 0,02 n Quecksilbernitratlösung entspricht 0,709 mg Cl bzw. 1,189 mg NaCl. Es wird die Tagesausscheidung berechnet.

8. Phosphat. Die im Harn vorkommenden Phosphate sind zum größten Teil an Alkalien, weniger an Erdalkalien gebunden; außerdem findet man noch Phosphor in organischer Bindung. Die Phosphate stammen meist aus der Nahrung, aber auch aus phosphorhaltigen Körperbausteinen. Eine gesteigerte Ausscheidung, sog. Phosphaturie, tritt bei Neuropathien auf.

Zur *Bestimmung des anorganischen Phosphors* im Harn kann die für Serum auf S. 610 angegebene photometrische Methode verwendet werden, indem man den Harn vorher je nach Phosphatgehalt (meist 1:100) verdünnt. Stark gefärbte Harne werden mit phosphatfreier Kohle entfärbt. Die Enteiweißung mit Trichloressigsäure ist natürlich nur bei eiweißhaltigem Harn nötig. Will man den *Gesamtphosphor* (anorganisch und organisch) bestimmen, so muß man zunächst folgendermaßen verfahren: 1 ml Harn wird in einem Reagensglas mit 6 bis 8 Tr. konz. Schwefelsäure und 1 ml konz. Salpetersäure vorsichtig erhitzt solange noch braune Dämpfe entweichen. Es darf auf keinen Fall zur Trockne eingedampft werden. Die erhaltene klare Lösung wird in einen 100-ml-Meßkolben überspült und bis zur Marke aufgefüllt.

9. Schwefelverbindungen. Sie stammen aus den schwefelhaltigen Aminosäuren Cystein und Methionin. Die Sulfate kommen teils in Ionenform als sog. ,,Sulfatschwefelsäure", teils mit Phenol, Indoxyl und anderen Stoffen verestert als sog. ,,Esterschwefelsäure" vor. Außerdem enthält der Harn noch Schwefel in organischer Bindung, den sog. ,,Neutralschwefel". Da dieser in einer niedrigeren Oxydationsstufe vorliegt, werden die Angaben vielfach nicht als Sulfat (SO_4^{--}), sondern als Schwefel (S) gemacht. Die tägliche Ausscheidung beträgt normalerweise 2 bis 3,4 g, berechnet als SO_4^{--}, davon beträgt der Anteil der Esterschwefelsäure und des Neutralschwefels je etwa 10%. Erhöhte Werte findet man im Hunger, bei Fieber und entzündlichen Erkrankungen. Bei Phenolvergiftungen liegt die Schwefelsäure fast nur verestert vor.

Die *Bestimmung* erfolgt mit Benzidin, das mit Sulfaten einen schwerlöslichen Niederschlag von Benzidinsulfat bildet. Dieses reagiert infolge Hydrolyse sauer und kann mit Lauge titriert werden. Phosphate werden vorher entfernt. Die Benzidinfällung der anorganischen Sulfate erfolgt in der Kälte. Die Schwefelsäureester werden mit Salzsäure in der Hitze gespalten. Der Neutralschwefel in organischer Bindung wird durch Salpetersäure zu Sulfat oxydiert und als solches bestimmt.

Herstellung der Benzidinlösung: 4 g Benzidin werden in 150 ml Wasser in einem 250-ml-Meßkolben aufgeschwemmt. Man setzt 50 ml n Salzsäure zu, schüttelt bis sich alles gelöst hat, und füllt mit Wasser zur Marke auf. Wenn nötig, ist die Lösung zu filtrieren.

α. *Sulfatschwefelsäure.* 20 ml Harn werden in einem 50-ml-Meßkolben mit etwa 10 ml Wasser verdünnt und nach Zusatz von 1 bis 2 Tr. Phenolphthaleinlösung mit Ammoniak bis zur schwachen Rosafärbung alkalisiert. Dann gibt man 5 ml Ammoniumchloridlösung (5%) zu, füllt bis zur Marke auf, und gießt die Mischung in einen mit etwa 1 g feingepulvertem Magnesiumcarbonat beschickten Kolben. Man schüttelt etwa 1 Min. lang und filtriert durch ein hartes Faltenfilter. 5 ml des Filtrates versetzt man in einem Becherglas mit 5 ml Wasser und säuert nach Zugabe von 1 bis 2 Tr. Bromphenolblaulösung (0,04% in Alkohol) mit n HCl bis zum Umschlag nach Gelb an, gibt 2 ml Benzidinlösung zu und läßt 2 Min. stehen. Dann setzt man 4 ml 95%iges Aceton zu und filtriert nach 10 Min. durch ein kleines quantitatives Filter. Man wäscht Becherglas und Filter dreimal mit 1 ml und zum Schluß mit 5 ml 95%igem Aceton nach. Filter samt Niederschlag bringt man in das zur Fällung verwendete Becherglas und versetzt mit 2 bis 3 ml Wasser, 2 Tr. Phenolrotlösung (0,05%) und etwa 1 ml 0,02 n Natronlauge aus einer Feinbürette. Man erhitzt zum Sieden und rührt den Niederschlag auf, verdünnt mit Wasser auf etwa 10 ml, erhitzt erneut zum Sieden und titriert in der Hitze mit 0,02 n NaOH weiter bis zur bleibenden Rotfärbung. Der Gesamtverbrauch an 0,02 n NaOH in ml, mit 48 multipliziert, ergibt die Schwefelsäure im Harn in mg $SO_4^{--}/100$ ml. Will man auf Schwefel ausrechnen, so muß der Verbrauch mit 16 multipliziert werden. (1 ml 0,02 n NaOH = 0,96 mg SO_4^{--} = 0,32 mg S.)

β. Esterschwefelsäure. Zunächst entfernt man wieder die Phosphate, wie oben beschrieben. 5 ml des Filtrates werden in einem Becherglas mit 1 ml 3n Salzsäure versetzt und auf dem Wasserbad zur Trockne eingedampft. Den Rückstand löst man in 10 ml Wasser, gibt 2 ml Benzidinlösung hinzu usw. Das Ergebnis entspricht der Gesamtschwefelsäure, nach Abzug der Sulfatschwefelsäure erhält man die gesuchte Esterschwefelsäure.

γ. Neutralschwefel. Zunächst entfernt man wieder die Phosphate. 5 ml des Filtrates werden in einem kleinen Kjeldahlkolben mit 2 ml rauchender Salpetersäure erhitzt unter tropfenweiser Zugabe von Perhydrol, bis die Lösung farblos bleibt. Dann wird zur Trockne verdampft, Wasser zugegeben, wieder zur Trockne verdampft und der Rückstand in etwa 10 ml Wasser gelöst. Die Fällung mit 2 ml Benzidinlösung nimmt man gleich in dem Kjeldahlkolben vor und arbeitet weiter, wie oben beschrieben. Der Verbrauch an 0,02 n NaOH ergibt hier den Gesamtschwefel, nach Abzug der Gesamtschwefelsäue erhält man den Neutralschwefel.

e. Stickstoffhaltige Bestandteile des Harns

Bei den stickstoffhaltigen Bestandteilen des Harns steht der Harnstoff an erster Stelle. Außerdem findet man Harnsäure, Kreatinin, Hippursäure, Ammonaik, Aminosäuren u. a. Die Ausscheidung dieser Stoffwechselprodukte ist eine wichtige Aufgabe der Niere. Die Menge hängt weitgehend von der Zusammensetzung der Nahrung, besonders deren Eiweißgehalt ab.

1. *Gesamtstickstoff*. Zur Bestimmung des Gesamtstickstoffs im Harn kann das Kjeldahl-Verfahren angewandt werden, wie es auf S. 616 für die Rest-N-Bestimmung im Blut beschrieben ist. Bei eiweißfreiem Harn setzt man 0,1 ml direkt zur Veraschung an. Enthält der Harn Eiweiß, so bestimmt man auch hier den Reststickstoff nach der Enteiweißung, indem man 1 ml Harn mit 1 ml Trichloressigsäure (20%) versetzt, mit Wasser auf 10 ml verdünnt und 1 ml des klaren Filtrats zur Stickstoffbestimmung verwendet. Die bei der Titration verbrauchten ml 0,01 n Schwefelsäure ergeben, mit 0,14 multipliziert, den Stickstoffgehalt in g/100 ml.

2. *Nitrit*. Nitrit entsteht aus den immer im Harn vorkommenden Nitraten durch Colibakterien u. a., so daß man diese durch die Nitritreaktion nachweisen kann.

Nachweis mit dem Reagens nach Griess/Ilosvay. Das Reagens wird so hergestellt, daß man einerseits 0,5 g Sulfanilsäure in 150 ml 30%iger Essigsäure löst und anderseits 0,1 g α-Naphthylamin mit 20 ml Wasser kocht, die farblose Lösung vom blauvioletten Rückstand abgießt und sie mit 30%iger Essigsäure auf 150 ml auffüllt. Beide Lösungen können getrennt oder gemischt aufbewahrt werden. In ein Reagensglas gibt man 5 ml Nitritreagens und fügt tropfenweise Harn zu. Im positiven Falle entsteht eine Rotfärbung.

3. *Ammoniak-Stickstoff*. Es handelt sich nicht um freies Ammoniak, sondern um Ammoniumsalze von Säuren. Normalerweise beträgt der Anteil an der Stickstoffausscheidung nur 3 bis 6%. Der Ammoniumgehalt ist vermehrt, wenn der Körper gezwungen ist Säuren auszuscheiden. Bei einer Acidosis dienen die Ammoniumionen zur Neutralisation unter Einsparung von Natrium und Kalium. Beim Diabetes deutet eine Ammoniakvermehrung auf ein drohendes Koma. Durch Zufuhr von Alkalien mit der Nahrung erhält man eine Verminderung der Ammoniakwerte im Harn.

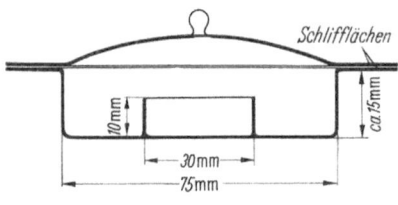

Abb. 234. Conway-Schale.

Bei der *Bestimmung von Ammoniak* ist unbedingt frischer Harn zu verwenden. Die naheliegende Destillation ist bei Siedetemperatur nicht durchführbar, weil bei alkalischer Reaktion aus dem Harnstoff ebenfalls Ammoniak entstehen würde. Man muß also entweder im Vakuum destillieren oder besser eine Diffusion bei Zimmertemperatur in der sog. Conway-Kammer durchführen. Außerdem wird noch die Permutitmethode beschrieben.

α. Conway-Methode. Die Conway-Schale ist eine Glas- oder Porzellanschale mit aufgeschliffenem Deckel, mit der konzentrisch eine kleinere Schale verbunden ist, so daß man einen inneren und einen äußeren ringförmigen Raum hat (Abb. 234). Bringt man in den inneren

Raum eine Borsäurelösung und in den äußeren Raum den Harn mit Zusatz von Kaliumcarbonat, so diffundiert das freigesetzte Ammoniak und wird von der Borsäurelösung absorbiert. Es kann dann titriert werden.

Reagentien: Gesättigte Kaliumcarbonatlösung: Etwa 60 g K_2CO_3 werden in 50 ml dest. Wasser gelöst. — 2. Borsäurelösung 2% in kohlensäurefreiem dest. Wasser. — 3. Tashiro-Indikator (Methylrot/Methylenblau, S. 313). — 4. 0,01 n Salzsäure.

Ausführung: In den inneren Raum der Conway-Kammer pipettiert man 2 ml Borsäurelösung und in den äußeren Raum 0,2 ml Harn und 1 ml Kaliumcarbonatlösung, so daß sich die Lösungen nicht berühren. Dann verschließt man die Kammer und mischt jetzt den Harn mit der Carbonatlösung. So bleibt die verschlossene Kammer, der Deckel mit einem Gewichtstück beschwert, 1 Std. stehen. Zum Schluß titriert man die Lösung im inneren Raum mit 0,01 n Salzsäure nach Zusatz von 2 Tr. Tashiro-Indikator von Grün auf Violett.

Berechnung: Die verbrauchten ml 0,01 n Salzsäure ergeben, multipliziert mit 70, den Ammoniak-Stickstoff (berechnet als N) in mg/100 ml. Verwendet man den Faktor 85, so erhält man das Ergebnis als NH_3.

Literatur: CONWAY, E. J., u. E. O'MALLEY: Biochem. J. *36*, 655 (1942).

β. *Permutit-Methode.* Ammoniak wird aus dem Harn mit Permutit (p.a. Merck) absorbiert, mit Natronlauge eluiert und mit Nessler-Rg. photometrisch bestimmt. Das Rg. muß hierfür folgendermaßen hergestellt werden: Von 100 ml dest. Wasser verwendet man einen kleinen Teil, um 10 g Quecksilber(II)-jodid in einem Porzellanmörser zu einem dünnen Brei zu verreiben und in eine dunkle Flasche zu spülen. Im Rest des Wassers löst man 5 g Kaliumjodid und 20 g Natriumhydroxid und gibt die Lösung zu der Aufschlämmung in die Flasche. Nachdem das Quecksilberjodid in Lösung gegangen ist, läßt man einen Tag stehen und gießt vom Bodensatz klar ab.

Ausführung: Man gibt 2 g Permutit in einen 200-ml-Meßkolben, wäscht zweimal mit ammoniakfreiem Wasser, einmal mit 2%iger Essigsäure und noch zweimal mit Wasser. Dann werden genau 0,5 ml Harn und 10 bis 15 ml Wasser zugegeben und 5 Min. geschüttelt. Die Lösung wird vorsichtig abgegossen, so daß von dem Permutit nichts verlorengeht. Dann wäscht man ihn noch zweimal mit Wasser, füllt den Kolben zu 3/4 mit Wasser und gibt 10 ml Natronlauge (10%) hinzu. Man kühlt unter der Wasserleitung, füllt zur Marke auf und gibt noch 4 ml Nesslers Reagens hinzu. Nach 10 Min. mißt man bis 420 mµ in einer 1-cm-Küvette gegen einen Leerwert aus 100 ml Wasser und 2 ml Nesslers Rg.

Berechnung: Für das Elko II u. Filter S 42 gilt mg NH_3 in 100 ml Harn = E × 282. Ist E größer als 0,84, so muß die Bestimmung mit 0,25 ml Harn wiederholt und das Ergebnis verdoppelt werden.

Literatur: URBACH, C.: Biochem. Z. *259*, 351 (1933).

4. Amino-Stickstoff und Aminosäuren. Zu einer vermehrten Ausscheidung von Aminosäuren kommt es bei manchen chronischen Nierenerkrankungen und beim sog. Fanconi-Syndrom der Kinder.

α. *Titrimetrische Amino-N-Bestimmung nach C. G. Pope und M. F. Stewens* [Biochem. J. *33*, 1070 (1939)]. Diese beruht auf der Bildung löslicher Kupfersalze der Aminosäuren, deren Kupfergehalt dann jodometrisch bestimmt werden kann.

Reagentien: 1. Kupfer(II)chlorid-Lösung: 27,3 g $CuCl_2 \cdot 2H_2O$, dest. Wasser auf 1000 ml. — 2. Trinatriumphosphat-Lösung: 124,1 g $Na_2PO_4 \cdot 12H_2O$, kohlensäurefreies dest. Wasser auf 2000 ml. — 3. Boratpuffer, hergestellt durch Lösen von 57,21 g Natriumtetraborat ($Na_2B_4O_7 \cdot 10H_2O$) in 1500 ml dest. Wasser, Zugabe von 100 ml n HCl und Auffüllen auf 2000 ml. — 4. Kupferphosphatsuspension, täglich frisch hergestellt aus 1 T. Kupferchloridlösung, 2 T. Trinatriumphosphatlösung und 2 T. Boratpuffer.

Ausführung: 10 ml Harn werden mit 10 ml Trichloressigsäurelösung (10%) versetzt und filtriert. 5 ml des Filtrats werden nach Zusatz einiger Tropfen Thymolphthaleinlösung (0,25% in Äthanol) in einem 25-ml-Meßkölbchen mit n NaOH bis zum Umschlag nach Blau alkalisiert, mit 15 ml Kupferphosphatsuspension versetzt und mit Wasser auf 25 ml aufgefüllt. Man mischt gründlich und filtriert erneut. 10 ml des Filtrats werden in einem Kölbchen mit Glasstopfen mit 0,5 ml Eisessig angesäuert, mit etwa 1 g Kaliumjodid versetzt und nach 20 Min. mit 0,01 n Natriumthiosulfatlösung titriert (Stärkelösung als Indikator). Da 1 ml 0,01 n Thiosulfat = 0,28 mg Amino-N entspricht, erhält man aus den verbrauchten ml × 28 den Gehalt des Harns an Amino-N in mg/100 ml.

Zur Erzielung einer größeren Spezifität bei der Bestimmung des Amino-N ist es ratsam, die Aminosäuren erst aus dem Harn mit Hilfe eines Ionenaustauschers (Dowex 50 W × 8, 200—400 mesh, H-Form) abzutrennen. Eine Analysenvorschrift haben H. SOBEL und Mitarb. [Proc. Soc. exp. Biol. (N.Y.) *95*, 808 (1957)] angegeben; siehe auch R. J. HENRY, Clinical Chemistry, Hoeber Medical Division, New York 1964.

β. Papierchromatographische Trennung der Aminosäuren im Harn. Allgemeines über die PC der Aminosäuren siehe S. 192. Speziell über die Trennung und Bestimmung im Harn siehe H. BICKEL und F. SOUCHON, Papierchromatographie in der Kinderheilkunde, Stuttgart 1955. Die nachstehende Arbeitsweise lehnt sich an die Vorschrift von T. E. PARRY an [Clin. chim. Acta *2*, 115 (1957)] und hat sich in der Praxis bewährt. Es wird zweidimensional absteigend gearbeitet, für den ersten Lauf wird wassergesättigtes Phenol, für den zweiten Lauf das Patridge-Gemisch (Butanol-Essigsäure-Wasser 4 + 1 + 5) benutzt. Als Papier wird Schleicher & Schüll Nr. 2043b verwendet; der erste Lauf geht quer und der zweite Lauf in der Faserrichtung. Auf den Boden der Kammern kommen die wässerigen Phasen der Laufmittel; beim Phenollauf wird zusätzlich noch 0,5 ml konz. Ammoniaklösung und 0,1 g Natriumcyanid in die Kammer gegeben. Der Harn wird in der üblichen Weise auf das Papier aufgetragen und konzentriert. Die Menge richtet sich nach dem vorher bestimmten Amino-N-Gehalt. Bis 50 mg/100 ml nimmt man 0,1 ml Harn, bei höherem Gehalt entsprechend weniger. Nach dem erstem Lauf läßt man den Bogen zunächst lufttrocken werden und trocknet ihn dann im Trockenschrank bei 80° für 15 Min. bei Frischluftzufuhr. Für den zweiten Lauf mit Butanol-Essigsäure-Wasser wird der Bogen am unteren Ende ausgezackt, da durchlaufend gearbeitet wird. Die R_f-Werte werden auf Alanin = 1 bezogen, das man zweckmäßigerweise zusammen mit Valin am Rande in einer Menge von 10 μg mitlaufen läßt. Außerdem hat das Durchlaufen des Chromatogramms den Vorteil, daß man den Harn nicht zu entsalzen braucht, was meistens mit Aminosäure-Verlusten verbunden ist.

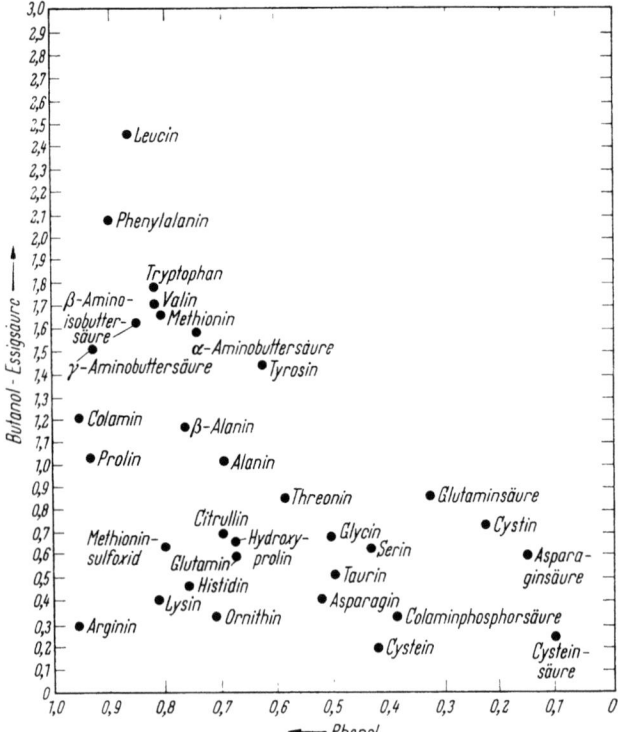

Abb. 235. Fleckenkarte der im Harn gewöhnlich vorkommenden Aminosäuren nach T. E. PARRY, jedoch für Papier Schleicher & Schüll Nr. 2043b überprüft und korrigiert.

Der Lauf wird abgebrochen, wenn etwa 100 ml Patridge-Gemisch pro Bogen abgelaufen sind. Nach nochmaligem Trocknen bei 80° wird mit Ninhydrinlösung besprüht um die Aminosäuren sichtbar zu machen. Die Auswertung erfolgt nach Abb. 235, wobei nach einiger Erfahrung auch die etwas unterschiedliche Anfärbung der einzelnen Aminosäuren hilfreich ist.

Eine halbquantitative Abschätzung ist möglich nach dem Vorschlag von BICKEL, wenn man auf halber Höhe den Bogen über dem Harn in etwa 3-cm-Abständen Taurin in Mengen zu

5, 10, 20 und 40 µg aufträgt und mitlaufen läßt. Die Größe und Intensität der gefundenen Aminosäurenflecken wird mit diesen Taurinflecken verglichen und die Mengen in „T", also z. B. Glycin 20 T, angegeben, wenn der gefundene Fleck dem von 20 µg Taurin entspricht.

5. Nachweis einzelner Aminosäuren. α. *Cystin* wird bei der Cystinurie ausgeschieden. Infolge seiner Schwerlöslichkeit kristallisiert es leicht aus und findet sich dann im Sediment in Form von farblosen, sechsseitigen Tafeln, die sich teilweise überlagern können. Im Papierchromatogramm kann man Cystin spezifisch durch das Jod-Azid-Reagens (s. E. MERCK: Anfärbereagenzien für die Dünnschicht- und Papierchromatographie, Darmstadt) nachweisen, womit auch die anderen schwefelhaltigen Aminosäuren reagieren, wie Methionin, Taurin usw. Zum Nachweis im Harn werden 3 bis 5 ml mit 2 ml 5%iger Natriumcyanidlösung gemischt und 5 bis 10 Min. stehengelassen. Dann werden einige Tr. 5%iger Nitroprussidnatriumlösung zugefügt. Normale Harne zeigen nur schwache Rotfärbung, cystinhaltige werden dagegen purpurrot gefärbt. Über die Entdeckung der Hypercystinurie mittels eines Schnelltests siehe D. KUTTER [Pharm. Acta Helv. *40*, 683 (1965)].

β. *Tyrosin* findet man gegebenenfalls auch im Harnsediment zusammen mit Leucin in Form charakteristischer Kristalle (s. S. 594) bei schweren Leberschäden. Zum Nachweis im Harn werden 2 T. enteiweißter Harn mit 1 T. Millon-Rg. aufgekocht. Bei Gegenwart von Tyrosin entsteht eine dunkelrote Farbe, die für die Hydroxyphenylgruppe spezifisch ist.

γ. *Phenylalanin* tritt in erhöhtem Maße beim Phenylbrenztraubensäureschwachsinn auf. Der Gehalt des Harns muß bei Anwendung einer phenylalaninarmen Ernährung (Cymogran) beobachtet werden. Dazu dient der papierchromatographische Nachweis mit einem speziellen Laufmittel: Äthanol, n-Butanol, Wasser, Dicyclohexylamin (10 + 10 + 5 + 2). Es werden 0,1 ml Harn und vergleichsweise 2, 5 und 10 µg Phenylalanin auf Papier Schleicher & Schüll Nr. 2043b aufgetragen und absteigend chromatographiert. Beim Besprühen mit Ninhydrin-Reagens färbt sich Phenylalanin im Gegensatz zu den anderen Aminosäuren graubraun an und hat einen R_f-Wert von 0,75. (Nur Tyrosin wird ebenfalls graubraun, jedoch mit R_f 0,60.)

6. Harnstoff. Als Endprodukt des Eiweißstoffwechsels ist der Harnstoff der mengenmäßig größte Bestandteil des Harns. Die Ausscheidung ist bei eiweißreicher Kost daher besonders hoch und bei eiweißarmer Ernährung erniedrigt. Erhöhte Werte findet man im Fieber und bei Infektionen. Vermindert ist die Ausscheidung bei Leberschädigungen, bei Niereninsuffizienz.

Für die *Bestimmung* können dieselben Methoden verwendet werden, wie für die Blutuntersuchung (s. S. 647). Der Harn wird erst 1:10 verdünnt und dann wie Serum bei der *Urease*methode eingesetzt. Das Ergebnis ist mit 10 zu multiplizieren. Eine *gravimetrische Xanthydrolmethode*, die sehr exakte Ergebnisse liefert, beruht darauf, daß Harnstoff mit Xanthydrol in essigsaurer Lösung schwer löslichen Dixanthylharnstoff bildet.

Es wird zehnfach verdünnter Harn benutzt, von dem 10 ml in einem Becherglas mit 35 ml Eisessig versetzt werden. Zu dem Gemisch fügt man dann 5 mal je 1 ml einer 10%igen Lösung von Xanthydrol in Methanol, in Abständen von 10 Min. Nach jedem Zusatz wird umgeschwenkt. Eine Stunde später wird der gebildete Niederschlag auf einem Glasfiltertiegel G 3 gesammelt, mehrfach mit absolutem Methanol nachgewaschen, einige Minuten im Trockenschrank bei 100° getrocknet und dann gewogen. Die Menge des gefundenen Dixanthylharnstoffs ergibt, mit 14,286 multipliziert, den Harnstoffgehalt in g/100 ml.

Literatur: SPAETH, E., u. H. KAISER: Untersuchung des Harns, Leipzig 1936, S. 84.

7. Kreatinin und Kreatin. Beim Erwachsenen findet man im Harn nur Kreatinin und fast kein Kreatin, ausgenommen bei Frauen an bestimmten Tagen des Cyclus und in der Schwangerschaft. Bei Säuglingen ist eine Kreatinausscheidung normal. Außerdem findet man Kreatin bei Muskelerkrankungen. Das Harnkreatinin stammt aus der Muskulatur und wird aus Kreatin gebildet. Eine Störung des Kreatinstoffwechsels kann man durch Belastung des Patienten mit 1 g Kreatin klären; wird dabei mehr als 50% des gegebenen Kreatins innerhalb von 24 Std. wieder ausgeschieden, so spricht das z. B. für eine Muskeldystrophie. Die Kreatininausscheidung ist ziemlich konstant und wird durch die Eiweißzufuhr nicht beeinflußt.

Kreatinin bildet mit Pikrinsäure in alkalischer Lösung ein rotes Kondensationsprodukt, das photometrisch gemessen werden kann. Kreatin wird durch Erhitzen mit Salzsäure in Kreatinin übergeführt. Obwohl die Reaktion mit Pikrinsäure nicht ganz streng spezifisch ist und die Umwandlung des Kreatins nicht ganz quantitativ erfolgt, genügt diese Bestimmungsmethode für Harn. Für genauere Analysen verwendet man 3,5-Dinitrobenzoesäure an Stelle von Pikrinsäure und bestimmt das Kreatin direkt mit Diacetyl und α-Naphthol in alkalischer Lösung.

α. Pikrinsäure-Methode. Ausführung für Kreatinin: Der zu untersuchende Harn muß klar sein und nötigenfalls zentrifugiert werden, auch etwa vorhandenes Aceton, Acetessigsäure oder größere Eiweißmengen müssen entfernt werden. 1 ml Harn wird in einen 100-ml-Meßkolben pipettiert und mit 20 ml kaltgesättigter Pikrinsäurelösung versetzt. Nach Zugabe von 1,5 ml Natronlauge (10%) schüttelt man gut durch, läßt 10 Min. stehen und füllt dann mit Wasser bis zur Marke auf. Nach dem Mischen mißt man im Photometer bei 530 mμ in einer 1-cm-Küvette gegen den Reagentienleerwert, der ohne Harn angesetzt wurde.

Berechnung: Entweder stellt man eine Eichkurve mit reinstem Kreatinin auf oder man verwendet eine Standardlösung mit 100 mg Kreatinin, gelöst in 100 ml 0,1 n Salzsäure, genau wie Harn. Der Ansatz lautet dann

$$\text{mg Kreatinin in 100 ml Harn} = \frac{E_{Probe}}{E_{Standard}} \cdot 100.$$

Für das Elko gilt beim Filter S 53: E × 256 Kreatinin in mg/100 ml.

Ausführung für Kreatin: Man bestimmt das sog. Gesamtkreatinin, indem man 10 ml Harn mit 5 ml n Salzsäure 3 Std. auf dem Wasserbad erhitzt; dann wird in ein 20-ml-Meßkölbchen filtriert und mit Wasser bis zur Marke unter Nachwaschen des Filters aufgefüllt. Von dieser Lösung werden 2 ml (= 1 ml Harn) in einen 100-ml-Meßkolben pipettiert und in derselben Weise wie oben beim Kreatinin verfahren und gemessen. Man erhält das Gesamtkreatinin in mg/100 ml Harn. Kreatin berechnet man als Differenz zwischen Gesamtkreatinin und dem ursprünglich vorhandenen Kreatinin, multipliziert mit dem Faktor 1,17.

β. Dinitrobenzoesäuremethode. Für die Bestimmung des Kreatinins nach dieser spezifischen Methode bedient man sich der auf S. 619 für Blut angegebenen Vorschrift, nur mit der Änderung, daß man statt des „Überstandes" 5 ml einer Harnverdünnung 1:250 einsetzt. Die Berechnung lautet:

$$\text{mg Kreatinin in 100 ml Harn} = \frac{E_{Probe}}{E_{Standard}} \cdot 50.$$

γ. Direkte Kreatinbestimmung. Kreatin gibt mit Diacetyl und α-Naphthol einen roten Farbstoff. Da aber in der stark alkalischen Lösung das gleichzeitig vorhandene Kreatinin teilweise in Kreatin umgewandelt wird, muß man zwei Ablesungen vornehmen. Nach 30 Min. reagieren sowohl ursprüngliches, als auch aus Kreatinin entstandenes Kreatin; nach weiteren 30 Min. kann nur noch Kreatin aus Kreatinin entstanden sein. Dieser Zuwachswert muß daher vom ersten Wert abgezogen werden.

Ausführung: Der Urin wird vorher mit Wasser 1:20 verdünnt. (In der Originalvorschrift heißt es 1:10; in dieser Verdünnung ist jedoch eine Hemmung der Farbreaktion durch andere Harnbestandteile noch möglich.) Dann mischt man in einem 10-ml-Meßzylinder der Reihe nach 1 ml Diacetyllösung (0,05%, frisch bereitet), 2 ml α-Naphthollösung (1% in 6%iger Natronlauge, frisch bereitet) und 1 ml Harn und füllt mit Wasser zur Marke auf. Nach dem Mischen bleibt der Zylinder offen, da der Luftsauerstoff bei der Reaktion mitwirkt, genau 30 Min. stehen. Man mißt sofort in einer 2-cm-Küvette bei 530 mμ gegen den Reagentienleerwert, der Wasser an Stelle von Harn enthält. Nach weiteren 30 Min. wiederholt man die Messung.

Berechnung: Man stellt eine Eichkurve mit reinstem wasserfreiem Kreatin auf. Für das Elko und Filter S 53 gilt $E = E_{30} - (E_{60} - E_{30}) = 2 \times E_{30} - E_{60}$. Den Kreatingehalt des Harns in mg/100 ml bekommt man aus E × 93. Bei sehr kreatinreichen Harnen (E über 1) muß der Harn 1:100 verdünnt werden. In diesem Fall kommt man mit einer einzigen Ablesung bei 30 Min. aus. mg Kreatin/100 ml Harn = $E_{30} \times 465$.

Literatur: RAAFLAUB, J., u. I. ABELIN: Biochem. Z. *321*, 158 (1950).

8. Harnsäure. Der Harnsäuregehalt des Urins hängt weitgehend von der Zusammensetzung der Nahrung ab. Bei Gicht ist die Ausscheidung während des Anfalls und einige Tage danach gesteigert, zwischendurch oft erniedrigt. Vermehrt ist die Harnsäure auch bei Leukämie, Pneumonie und nach Röntgenbestrahlungen. Zur quantitativen Bestimmung können die bei der Untersuchung von Blut (S. 618) angegebenen Methoden mit Phosphorwolframsäure und mit Uricase angewendet werden, doch ist der Harn vorher 1:10 zu verdünnen und das Ergebnis dann mit 10 zu multiplizieren. Ist der Harn durch Abscheidung von Uraten getrübt, so klärt man ihn durch tropfenweisen Zusatz von Natronlauge.

9. Purinbasen sind als Abbauprodukte der Nucleotide im Harn enthalten. Die Trennung läßt sich mit Papierchromatographie oder durch Ionenaustauscher durchführen. Näheres muß in Spezialwerken (HOPPE-SEYLER/THIERFELDER; HINSBERG/LANG) nachgelesen werden.

10. Hippursäure tritt in gesteigertem Maß im Harn auf nach Zufuhr von Benzoesäure und allen Substanzen, die im Organismus in diese übergehen. Kocht man den Harn mit konz. Salpetersäure und dampft ihn ein, so riecht der Rückstand nach Nitrobenzol. Benzol reagiert allerdings ebenfalls positiv.

Zur quantitativen Bestimmung nach I. Kanzaki werden 20 ml Harn, der gegebenenfalls mit Wolframsäure zu enteiweißen ist, mit 1 ml 25%iger Schwefelsäure angesäuert und dann 3 Std. im Extraktionsapparat mit Äther extrahiert. Man verjagt den Äther, wäscht die Hippursäurekristalle mit wenig Petroläther, wobei der Kolben 3 Min. in ein Wasserbad von 85° eingetaucht wird. Nach dem Erkalten wird auf einer Glasfilternutsche abgesaugt, der Rückstand in 10 ml heißem Wasser gelöst und mit 0,1 n Natronlauge unter Verwendung von Phenolphthalein als Indikator titriert. 1 ml 0,1 n NaOH entspr. 0,0179 g Hippursäure.

Diese Bestimmung spielt eine Rolle beim sog. Hippursäuretest nach A. J. Quick zur Leberfunktionsprüfung. Der Patient erhält morgens nüchtern nach Entleerung der Harnblase 5,9 g Natriumbenzoat in 100 ml Wasser. Der Urin der folgenden 4 Std. wird gesammelt und darin die Hippursäure bestimmt. Normalerweise sollen mindestens 3 g ausgeschieden werden; darunter liegende Werte sprechen für einen Leberschaden.

11. Indican. Unter Harn-Indican versteht man das Kaliumsalz der Indoxylschwefelsäure; es bildet sich aus dem Tryptophan der Eiweißkörper bei der Fäulnis im Darm durch bakterielle Zersetzung. Normalerweise enthält der Harn nur bis 10 mg Indican in 24 Std.

Der Nachweis nach F. Obermayer beruht auf der Spaltung in Indoxyl und Schwefelsäure mit anschließender Oxydation zu blauem Indigo. Gleiche Teile Harn und Obermayer-Rg. [100 g konz. Salzsäure werden mit 0,8 g Eisen(III)-chloridlösung DAB 6 gemischt] werden mit 2 bis 3 ml Chloroform in einem Reagensglas vorsichtig geschüttelt, damit sich keine Emulsion bildet. Je nach Indicangehalt nimmt das Chloroform eine mehr oder weniger starke Blaufärbung an. Das Reagens soll nicht zu alt sein (chlorhaltig). Ein Jodgehalt des Harns kann stören, die violette Farbe durch Natriumthiosulfat aber beseitigt werden.

Die *quantitative Bestimmung* arbeitet nach dem gleichen Prinzip jedoch unter Zusatz von Thymol, wodurch ein violetter Farbstoff entsteht, der photometrisch gemessen wird.

Ausführung. 4 ml einer zehnfachen Harnverdünnung werden in einem Schütteltrichter mit 5 ml Trichloressigsäurelösung (20%), 0,5 ml Thymollösung (5% in Alkohol) und 8 ml Obermayer-Rg. (0,5 g krist. Eisen(III)-chlorid in 100 ml rauchender Salzsäure) versetzt und frühestens nach halbstündigem Stehenlassen so oft mit Chloroform ausgeschüttelt, bis dieses nicht mehr violett gefärbt ist. Meist genügt ein zweimaliges Ausschütteln. Die vereinigten Chloroformauszüge werden im Wasserbad eingeengt und nach dem Abkühlen mit Chloroform wieder auf 4 ml aufgefüllt. Man mißt in 1 cm Schichtdicke (bei hohem Indicangehalt in 0,5 cm) bei 570 nm gegen Chloroform. Für das Elko II mit Filter S 57 E gilt: $c = E_{1\,cm} \times 16{,}5$ mg Indican/100 ml Harn.

12. Proteine. Proteine kommen im normalen Harn höchstens in Spuren vor, können jedoch pathologisch stark vermehrt sein, wobei es sich entweder um Plasmaproteine (Serumalbumine und Serumglobuline) handelt, die von der Niere durchgelassen wurden, oder um Eiweiß, das von entzündlichen Vorgängen der ableitenden Harnwege stammt. Es können auch Albumosen und Peptone im Harn vorkommen.

Der auf Eiweiß zu untersuchende Harn soll schwach sauer und muß vor allen Dingen klar sein und nötigenfalls filtriert werden, am besten durch ein Kieselgurfilter. Bei einer positiven Reaktion soll man sich nicht auf *eine* Probe verlassen, sondern soll zur Bestätigung weitere Proben ausführen und außerdem das Sediment untersuchen (S. 592).

Qualitativer Nachweis.

α. *Kochprobe.* Statt verdünnter Essigsäure verwendet man besser die Acetat-Essigsäure-Pufferlösung vom pH = 5,8 nach Sörensen (56,5 ml Eisessig und 118 g krist. Natriumacetat werden in dest. Wasser zu 1 Liter gelöst), wodurch eine quantitative Fällung des Eiweißes erzielt wird und außerdem Phosphate und Carbonate nicht ausfallen können.

Ausführung: 10 ml Harn werden mit 1 ml Pufferlösung zum Sieden erhitzt und 1/2 Min. gekocht. Eiweißmengen unter 0,1‰ geben eine opalisierende Trübung, darüber hinaus eine feinflockige Fällung. Allerdings können auch einige Sulfonamide und Ausscheidungsformen von Röntgenkontrastmitteln Fällungen ergeben. Im Zweifelsfall sollte man daher den Niederschlag mit der Xanthoprotein- und Biuretreaktion prüfen, nachdem man ihn abfiltriert und mit heißem Wasser ausgewaschen hat. Ein Teil wird in einigen Tropfen Natronlauge und Wasser gelöst, die Lösung mit konz. Salpetersäure übersättigt und gekocht. Bei Gegenwart von Eiweiß färbt sich die Lösung gelb und nach Übersättigung mit Ammoniak orangegelb. Einen anderen

Teil des Niederschlages übergießt man auf dem Filter mit wenigen Tropfen Natronlauge, dann mit wenigen Tropfen Kupfersulfatlösung (10%); bei Gegenwart von Eiweiß tritt eine rötliche oder violette Färbung ein.

β. *Hellersche Schichtprobe.* In einem Reagensglas überschichtet man 5 ml Salpetersäure (65%) vorsichtig mit 10 ml Harn. Bei Gegenwart von Eiweiß entsteht an der Berührungsstelle eine weiße, trübe, undurchsichtige Scheibe, die sich bei Spuren von Eiweiß erst nach einigen Minuten bildet. Farbige Ringe rühren von Harnfarbstoffen oder Gallenfarbstoffen her. Bei stark konz. Harnen kann auch durch Harnsäure oder Natriumchlorid ein ähnlicher weißer Ring entstehen; in diesem Fall ist die Probe mit verdünntem Harn zu wiederholen.

γ. *Sulfosalicylsäureprobe.* Zu 5 ml Harn gibt man tropfenweise eine 20%ige Lösung von Sulfosalicylsäure bis keine Trübung mehr entsteht. Die sehr empfindliche Reaktion zeigt noch 0,015‰ Eiweiß an und damit auch die natürlich vorkommenden Mengen. Auch Albumosen und Peptone werden gefällt, dieser Niederschlag löst sich aber beim nachträglichen Erhitzen der Probe wieder auf, während das eigentliche Eiweiß ungelöst bleibt. Störungen der Reaktion sind möglich durch viele Arzneistoffe.

δ. *Essigsäure-Kaliumhexacyanoferrat(II)-Probe.* Diese Reaktion ist ebenfalls sehr empfindlich, sie fällt noch bei 0,01‰ positiv aus. 10 ml Harn versetzt man mit 10 bis 20 Tr. Essigsäure (10%), so daß die Mischung sauer reagiert. Entsteht dadurch schon ein Niederschlag (Mucin, Albumosen usw.), so filtriert man. Zu der klaren Lösung fügt man 1 Tr. Kaliumhexacyanoferrat-(II)-Lösung (5%) und, falls ein Niederschlag oder eine Trübung entsteht, gibt man noch 1 bis 2 Tr. hinzu (Überschuß vermeiden). Bei Gegenwart von Eiweiß entsteht ein weißer flockiger Niederschlag oder eine Trübung.

ε. *Albustix-Teststäbchen* der Firma Ames (Vertrieb E. Merck AG, Darmstadt) dienen als Schnelldiagnosticum für Eiweiß im Harn. Sie enthalten Bromphenolblau und sind mit Natriumcitrat auf pH 3 gepuffert. In eiweißhaltigen Harn getaucht, färben sie sich mehr oder weniger stark grün, was mit einer beigegebenen Farbskala verglichen werden kann und eine ungefähre Ablesung der Menge ermöglicht. Die Reaktion beruht auf einer Anlagerung von Eiweiß an den Farbstoff, der wie ein Indikator seine Farbe verändert. Der Harn darf nicht stark alkalisch reagieren, gegebenenfalls muß er mit Essigsäure schwach angesäuert werden. Pyridiumhaltige Harne (Uro-Gantrisin) können stören. Auch Harne mit Ziegelmehlsediment, was auf einen starken Eiweißzerfall im Organismus hindeutet, geben manchmal eine positive Reaktion mit Albustix.

Quantitative Eiweiß-Bestimmung.

Es ist üblich die Eiweißmengen im Harn in Promille anzugeben.

α. *Bestimmung mit Sörensen-Puffer.* Die vielfach empfohlenen Methoden nach ESBACH oder AUFRECHT sind zu ungenau, da die Fällung einerseits unvollständig ist und andererseits auch andere Stoffe mit Pikrinsäure gefällt werden. Wenn man sich nicht mit der Albustix-Ablesung begnügen will, kann man die nachstehende Methode anwenden. Als Fällungsreagens benutzt man die Acetat-Essigsäure-Pufferlösung wie bei der qualitativen Kochprobe (S. 565).

20 ml Harn werden mit 2 ml Sörensen-Puffer 3 Min. lang in einem graduierten Reagensglas im siedenden Wasserbad erhitzt. Dann kühlt man ab und läßt 12 Std. bei Zimmertemperatur stehen. Bei mehr als 20‰ Eiweiß erstarrt die ganze Flüssigkeitssäule, bei 10‰ die Hälfte, bei 5‰ ein Drittel, bei 2‰ ein Viertel, bei 1‰ ein Zehntel. Ist nur noch eben die Kuppe des Reagensglases ausgefüllt, so enthält der Harn etwa 0,5‰ Eiweiß, bei Mengen unter 0,1‰ sind nur noch feine Trübungen vorhanden.

Genauer, aber auch zeitraubender, läßt sich die Bestimmung folgendermaßen durchführen: 50 ml Harn (bei starkem Eiweißgehalt weniger, mit Wasser auf 50 ml ergänzt) werden mit 10 ml Sörensen-Puffer versetzt und im siedenden Wasserbad 3 Min. erhitzt. Den entstandenen Niederschlag sammelt man auf einem gewogenen Porzellanfiltertiegel, wäscht mit Wasser, Alkohol und Äther nach, trocknet bei 105° und wiegt nach dem Erkalten. Dann verascht man das so erhaltene Roheiweiß, wägt den Rückstand und erhält als Differenz zwischen den beiden Wägungen das Reineiweiß.

β. *Komplexometrische Eiweißbestimmung.* Die Methode beruht darauf, daß Eiweiß mit Kupfer reagiert und der entstandene Komplex mit Äthylendiamin-tetraessigsäuredinatriumsalz titriert wird. (Über komplexometrische Bestimmungen vgl. S. 324.)

Reagentien: Natronlauge 4%. Kupferacetatlösung 1,8%. Komplexon-III-Lösung 0,001 m. Acetatpufferlösung aus 5 g Natriumacetat und 12 ml Eisessig zu 100 ml dest. Wasser. PAN-Lösung von 0,1 g α-Pyridyl-azo-β-naphthol in 100 ml Äthanol. Zinkacetatlösung 0,001 m. Trichloressigsäurelösung 20%.

In ein Zentrifugenglas, das bei 10 ml eine Marke trägt, gibt man 2 ml Harn, 2 ml Trichloressigsäure und einige ml dest. Wasser, rührt um und zentrifugiert 10 Min. bei 3000 U/Min. Die überstehende Lösung wird möglichst vollständig abgegossen und verworfen. Auf den Niederschlag pipettiert man 1 ml Natronlauge, rührt um, bis der Niederschlag sich wieder gelöst hat, gibt dazu etwa 7 ml dest. Wasser und 1 ml Kupferacetatlösung, rührt um und füllt mit Wasser bis zur Marke auf. Die trübe Lösung gießt man in ein 100-ml-Erlenmeyerkölbchen, verschließt es und läßt es 1 bis 2 Std. stehen. Nach dem Umschwenken der Lösung gießt man sie wieder in das gleiche Zentrifugenglas zurück und zentrifugiert 15 Min. bei mindestens 3000 U/Min. Von der überstehenden klaren Lösung werden 2 ml in ein Titrierkölbchen gebracht, mit 10 ml Komplexonlösung und etwa 20 ml Wasser versetzt und zum Sieden erhitzt. Dann setzt man 1 ml Pufferlösung und etwa 5 Tr. PAN-Lösung zu und titriert mit der Zinkacetatlösung bis zum ersten Rotstich.

Berechnung: (10 − ml Zinkacetatlösung) × 13 = g Eiweiß/1000 ml Harn.

Literatur: HOLASEK, A., u. M. DUGANDZIC: Ärztl. Lab. *6*, 1 (1960).

γ. *Photometrische Bestimmung nach der Biruetmethode.* Es ist hierbei notwendig, das Eiweiß vorher auszufällen, da der Harn noch andere Stoffe enthält, die eine positive Biuretreaktion geben können.

Reagentien: Biureagens siehe Gesamteiweißbestimmung im Serum S. 612.

Ausführung: 5 ml Harn, dessen Eiweißgehalt 2‰ nicht übersteigen darf (nötigenfalls ist er zu verdünnen), werden mit 5 ml Trichloressigsäurelösung (10%) versetzt, umgeschüttelt und nach kurzer Zeit zentrifugiert. Die überstehende Flüssigkeit wird abgegossen. Das Präzipitat löst man in 5 ml n Natronlauge und gibt 5 ml Biureagens hinzu. Nach 30 Min. mißt man im Photometer bei 530 mμ bis 570 mμ in 2 cm Schichtdicke gegen eine Mischung von 5 ml n Natronlauge und 5 ml Biureagens. Die Eichkurve stellt man am einfachsten mit verdünntem Lab-Trol[1] auf. Für das Elko gilt mit Filter S 53: ‰ Eiweiß im Harn = E × 3,40.

Auftrennung der Harnproteine. Diese geschieht durch Papierelektrophorese genau wie beim Serum (S. 613). Wegen des hohen Salzgehaltes empfiehlt sich eine Dialyse gegen Wasser und wegen des meist geringen Eiweißgehaltes eine Druckfiltration durch Membranfilter oder durch Kollodiumhülsen, wie beim Liquor (S. 667) beschrieben wird. Normaler Harn muß dabei 1000:1 konzentriert werden, solcher mit schwacher Eiweißreaktion etwa 100:1.

Nachweis spezieller Eiweißkörper.

α. *Albumosen (Proteosen).* Es handelt sich um Eiweißbruchstücke, die im Harn bei fieberhaften Infektionskrankheiten und Vergiftungen erscheinen können. Zum Nachweis muß etwa vorhandenes Eiweiß zuerst entfernt werden. Man erhitzt 10 ml Harn mit 8 g gepulvertem Ammoniumsulfat zum Sieden. Der Niederschlag wird nach dem Abkühlen zentrifugiert, mehrmals mit etwas Alkohol gewaschen, mit Wasser aufgenommen, nochmals zum Sieden erhitzt und filtriert. Das Filtrat enthält jetzt die Albumosen, die durch die Biuretreaktion (Zugabe von 1 bis 2 ml 30%iger Natronlauge und Überschichten mit 0,5%iger Kupfersulfatlösung) nachgewiesen werden können.

Zweckmäßigerweise wird man aber die Albumosen im Harn zusammen mit den BENCE-JONESschen Eiweißkörpern, wie unten beschrieben, nachweisen.

β. *Essigsäure-Kältekörper oder Essigeiweiß.* Dieses Paraprotein besteht aus Nucleoproteiden und im wesentlichen aus chondriotinschwefelsaurem Protein, das durch Essigsäure in der Kälte gespalten wird und dann ausfällt. Man findet es besonders bei orthostatischer Proteinurie, sowie auch bei Icterus und leichter Nephritis.

Ausführung: Zu 5 ml filtriertem Harn werden 5 bis 10 Tr. 30%ige Essigsäure gegeben, geschüttelt und auf etwa 10 bis 15 ml verdünnt. Sind mit Essigsäure in der Kälte fällbare Eiweißkörper vorhanden, so entsteht eine Trübung.

γ. *Bence-Jonesscher Eiweißkörper.* Auch hier handelt es sich um Paraproteine, die man vor allem beim multiplen Myelom, aber auch bei anderen Erkrankungen des Knochenmarks findet. Die bisher üblichen Nachweismethoden beruhen auf dem klassischen Phänomen der Hitzelöslichkeit und dem Wiederausfall in der Kälte. Schwierigkeiten entstehen, wenn gleichzeitig normales Eiweiß vorhanden ist; man verfährt dann nach A. ALDER folgendermaßen: Der Urin wird bis pH 5,5 angesäuert und langsam zum Sieden erhitzt; dadurch koaguliert das Serumeiweiß in dicken Flocken. Der kochende Harn wird in eine im siedenden Wasser stehende Flasche filtriert, wobei Filter und Trichter vorher angewärmt werden. Beim Abkühlen trübt sich das klare Filtrat bei etwa 70°. Bei erneutem Aufkochen verschwindet die Trübung wieder.

Sind die allgemeinen Eiweißproben mit Sulfosalicylsäure und die HELLERsche Probe negativ ausgefallen, so kann auch kein Bence-Jones-Eiweiß vorliegen. Albustix-Teststäbchen erfassen auch das Bence-Jones-Eiweiß durch positive Reaktion.

Da nach R. PHLIPPEN [Dtsch. med. Wschr. *86*, 260 (1961)] die Wiederauflösung des Bence-Jones-Eiweiß in der Hitze sich in der Mehrzahl der Fälle nicht eindeutig nachweisen läßt,

---

[1] Lab-Trol ist ebenso wie Patho-Trol [Hersteller Date in Miami (USA), Vertrieb Asid in München] ein Kontrollserum mit bekannten Werten. Gleichwertig sind Versatrol [Warner-Chilcott in Morris-Plains (USA), Vertrieb Goedecke in Memmingen] und Hyland-Kontrollseren (Vertrieb Travenol in München).

wird von ihm folgender Vorschlag für den Routinenachweis gemacht (s. Schema): Der filtrierte Harn wird mit 20%iger Sulfosalicylsäure versetzt und bei positiver Reaktion 1 bis 2 Min. auf Siedetemperatur gebracht. Löst sich der Niederschlag auf, so handelt es sich entweder um Albumosen oder um Bence-Jones-Eiweiß. Die Entscheidung bringt eine Kochprobe mit 5 ml Harn nach Ansäuern mit 5%iger Essigsäure und Zusatz von 0,5 ml gesättigter Kochsalzlösung. Fällt diese Probe positiv aus, so ist Bence-Jones-Eiweiß nachgewiesen, ein negativer Ausfall deutet auf Albumosen. Bei Unlöslichkeit der positiven Sulfosalicylsäureprobe in der Hitze ist die Durchführung einer Harnelektrophorese (S. 567) erforderlich. Falls diese Möglichkeit nicht besteht, muß man sich mit der oben beschriebenen Hitzefiltration behelfen.

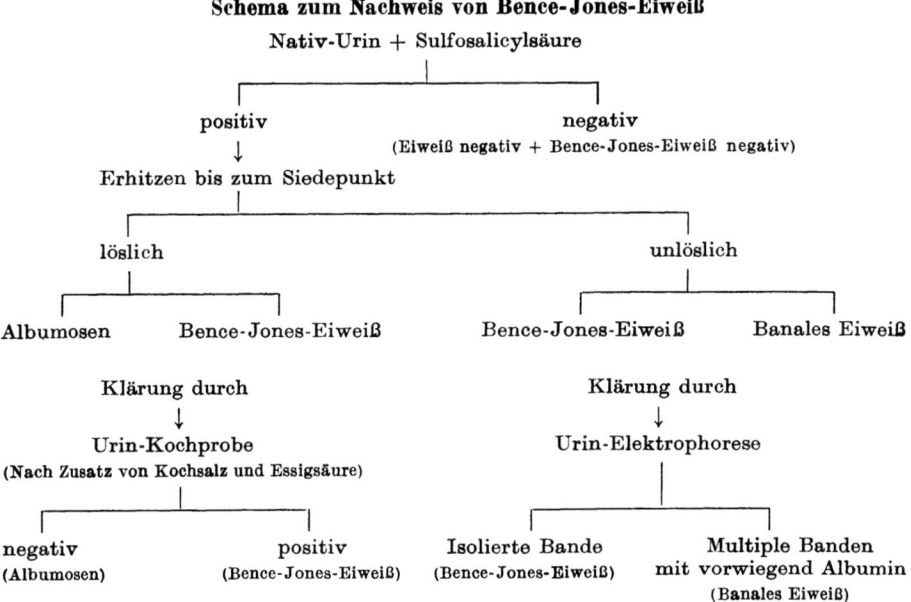

δ. *Mucoproteine* oder Mucine gehören zu den Glucoproteinen, kommen im normalen Harn vor und bilden beim Stehen die sog. Nebecula. Vermehrt sind die Mucine bei Blasen- und Nierenerkrankungen und bei akuten Infektionskrankheiten. Zum *Nachweis* versetzt man 10 ml Harn mit verd. Essigsäure. Es tritt schon in der Kälte eine weiße Trübung ein, die sich auf weiteren Zusatz von Essigsäure oder Mineralsäure wieder löst.

f. Kohlenhydrate

Im Harn kann der Nachweis und die Bestimmung folgender Kohlenhydrate eine Rolle spielen:

Pentosen: Arabinose, Ribose, Xylose, Xylulose.
Monosaccharide: Glucose, Fructose, Galaktose.
Disaccharide: Lactose, Maltose, Saccharose.
Glucuronsäure.
Ascorbinsäure (siehe Vitamin C, S. 586).

Die eigentlichen Zucker kommen normalerweise überhaupt nicht oder nur in sehr geringen Mengen vor. Die Ausscheidung im Harn kann primär bedingt sein durch eine Stoffwechselstörung (Hormon- oder Enzymmangel) oder sekundär bei Leber- und Nierenschäden, bzw. auch durch überreichliches Angebot in der Nahrung und durch eine Anzahl von Medikamenten.

Zum Nachweis stehen Reduktionsproben (S. 569), die Gärfähigkeit (S. 570), die optische Aktivität (S. 570), die Osazonbildung (S. 570), die Papier- und Dünnschichtchromatografie (S. 574) und schließlich spezielle Farbreaktionen zur Verfügung. Eine Zusammenstellung bringt die nachstehende Tabelle.

Tabelle der im Harn vorkommenden Kohlenhydrate

Substanz	$[\alpha]_D^{20°}$	Reduktion	gärfähig	Osazon Fp.	Spezieller Nachweis	S.
L-Arabinose	$+104,5°$	$(+)$	—	$166°$	Orcin-Probe n. BIAL Papierchromatographie	573
D-Ribose	$-23,7°$	$(+)$	—	$164°$		573
D-Xylose	$+18,8°$	$(+)$	—	$163°$		573
L-Xylulose	$+34,8°$	$(+)$	—	$163°$		573
D-Glucose	$+52,8°$	$+$	$+$	$208°$	Glucoseoxydase-Reaktion	569
D-Fructose	$-92,4°$	$+$	$+$	$208°$	BANGsche Probe	572
D-Galaktose	$+80,2°$	$+$	$(+)$	183 bis $188°$	Papierchromatographie	572
β-Lactose	$+55,4°$	$+$	—	210 bis $212°$	Papierchromatographie Wöhlk-Probe	573
β-Maltose	$+130,4°$	$+$	$+$	$206°$	Papierchromatographie Wöhlk-Probe	573
Saccharose	$+66,5°$	—	$+$	—	Reduktion nach Inversion	573
D-Glucuronsäure freie	$+36,3°$	$+$	—	$132°$	Tollens-Probe	574
L-Ascorbinsäure	$+21°$	—	—	—	Tilmanns-R. Papierchromatographie	586

Die *Reduktionsproben* fallen mit allen Zuckerarten, ausgenommen Saccharose, positiv aus. Bei den Pentosen sind diese allerdings nur schwach (sog. Nachreduktion). Aber auch viele andere Stoffe können reduzieren, wie Harnsäure, Indican, Homogentisinsäure, Gallenfarbstoff und gewisse Harnfarbstoffe. Ebenfalls können Arzneimittel Zucker vortäuschen, z. B. nach der Einnahme von Bärentraubenblättertee, Benzoesäure, Salol, Salicylsäure, Phenacetin, Chloralhydrat, Pyramidon, Anthrachinonderivaten und -drogen, Campher, Menthol, p-Aminosalicylsäure, Tetracyclin, Streptomycin, Vitamin C.

1. Glucose. Zur Ausscheidung von Glucose oder Traubenzucker kommt es beim Pankreasdiabetes, sobald die Blutzuckerwerte 150 mg/100 ml überschreiten. Daneben kennt man den sog. renalen Diabetes, bei dem nicht der Blutzucker entsprechend erhöht ist, sondern nur die Durchlässigkeit der Nieren größer geworden ist. Außerdem kann Glucose im Harn bei zentralen Störungen und gelegentlich während der Schwangerschaft sowie nach einigen Arzneimitteln auftreten. Zum Nachweis im Harn dienen die Reduktionsproben, die Gärprobe, die Phenylhydrazinprobe und der enzymatische Test.

α. *Reduktionsproben* sind nicht spezifisch für Glucose, deshalb kann man sich auf sie *alle in* nicht verlassen. Der Harn darf nicht mit Chloroform konserviert sein; es ist gegebenenfalls durch leichtes Erwärmen und Durchblasen von Luft zu entfernen.

Fehlingsche Reaktion. Je 3 ml FEHLINGsche Lösung I und II (DAB 6) werden gemischt und 1 Min. zum Sieden erhitzt; dabei darf sich die Mischung nicht verändern. Gleichzeitig erhitzt man 6 ml Harn zum Sieden und gießt langsam das Reagens zu dem Harn, ohne weiter zu kochen. Eine Ausscheidung von gelbrotem Kupfer(I)-oxid deutet auf Zucker. In Zweifelsfällen verdünnt man das Reagens mit der gleichen Menge Wasser und wiederholt den Versuch. Dadurch wird die Empfindlichkeit der Probe auf 0,1% Glucose gesteigert.

Hainesche Reaktion. 5 ml HAINEsche Lösung (DAB 6) werden zum Sieden erhitzt und tropfenweise bis 20 Tr. Harn hinzugegeben. Falls nicht sofort eine rotgelbe Färbung oder eine Fällung von Kupfer(I)-oxid auftritt, kocht man nochmals auf. Die Empfindlichkeit beträgt etwa 0,1% Glucose. Reichlich vorhandene Phosphate im Harn können stören; man beseitigt sie durch Zusatz von 3 Tr. Natronlauge (15%).

Benedictsche Reaktion. Das gut haltbare Reagens wird hergestellt, indem zunächst 17,3 g krist. Kupfer(II)-sulfat in 150 ml Wasser gelöst werden; die Lösung mischt man mit einer Lösung von 100 g getrocknetem Natriumcarbonat und 173 g Trinatriumcitrat in 700 ml Wasser und füllt auf 1000 ml mit Wasser auf. 5 ml Reagens werden mit 8 Tr. Harn (aus einer Tropfpipette) 5 Min. im siedenden Wasserbad erhitzt. Falls Glucose vorhanden ist, bildet sich ein

grüner Niederschlag	bei etwa 0,1%,
hellgrüner Niederschlag	bei etwa 0,1–0,5%,
gelber Niederschlag	bei etwa 0,5–2%,
roter Niederschlag	bei mehr als 2%.

Die Probe spricht deutlich auf Vitamin C an (ab 50 mg/100 ml). Andere reduzierende Substanzen reagieren meist erst beim Stehenlassen und Abkühlen.

Nylandersche Reaktion. 5 ml Harn und 1 ml NYLANDERS Reagens (DAB 6) werden zum Sieden erhitzt und 5 Min. in kochendes Wasser gestellt. Ein schwarzer bis grauschwarzer Niederschlag zeigt Traubenzucker an. Ein weißer oder gelblichweißer Niederschlag rührt von Phosphaten her; man fällt sie, wie bei der HAINEschen Reaktion angegeben, mit Natronlauge, filtriert und säuert den Harn wieder mit Essigsäure an. Braune Niederschläge können durch andere reduzierende Stoffe, besonders auch Arzneimittel und Eiweiß bedingt sein.

β. Gärprobe. Bei positivem Ausfall der Reduktionsproben gestattet die Gärprobe einen ziemlich sicheren Nachweis, ob wirklich Glucose vorhanden ist (gärfähig sind außerdem noch Fructose, Maltose und Saccharose).

Man verwendet Gärröhrchen nach EINHORN (Abb. 236) oder auch Reagensgläser, die durch einen Gummistopfen mit einem U-förmigen Glasrohr verschlossen sind. Der Harn wird mit etwas Weinsäure versetzt, so daß er sauer reagiert, und mit einem erbsengroßen Stück Bäckerhefe angerieben. Man füllt die Mischung so ein, daß das Gärröhrchen oder das Reagensglas vollständig gefüllt ist. Man läßt 12 Std. bei 30° im Brutschrank stehen oder 3 Std. bei 36°. Bei Gegenwart von Traubenzucker bildet sich Kohlensäure, die sich im oberen Teil des Röhrchens ansammelt. Gleichzeitig setzt man noch einen Blindversuch mit Leitungswasser an Stelle von Harn an, um die Reinheit der Hefe zu kontrollieren. Um zu sehen, ob die Hefe auch wirksam ist, macht man noch einen dritten Versuch mit 1%iger Traubenzuckerlösung. Bei der Durchführung der Probe muß folgendes beachtet werden: Der Harn muß sauer reagieren, auch nach Beendigung der Gärung; bei alkalischer Reaktion ist das Ergebnis nicht zu verwerten, weil die Kohlensäure dann auch aus dem Harnstoff stammen kann. Der Harn darf keine Konservierungsmittel und auch keine Arzneimittel wie Salicylsäure oder Hexamethylentetramin enthalten, die die Gärung stören. Den ausgegorenen Harn kann man noch durch Reduktionsproben und durch Polarisation auf Pentosen, Lactose, Glucuronsäure, $β$-Hydroxybuttersäure prüfen.

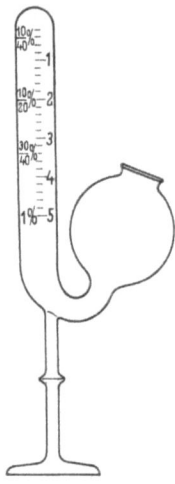

Abb. 236. Gärungssaccharimeter nach EINHORN.

γ. Phenylhydrazinprobe. Reduzierende Zucker, nicht nur die Glucose, bilden mit Phenylhydrazin Osazone, die meist schwer löslich sind und gut kristallisieren.

Zu 50 ml Harn, der nötigenfalls mit Essigsäure angesäuert wird, gibt man 2 g Phenylhydrazinhydrochlorid und 5 g Natriumacetat, erhitzt kurz zum Sieden und filtriert die siedendheiße Lösung schnell durch ein Faltenfilter. Das Filtrat hält man etwa eine halbe Stunde auf 100°. Besonders beim Abkühlen kristallisiert das gelbgefärbte Osazon aus, wenn Glucose oder ein anderer Zucker vorhanden war. Zur weiteren Charakterisierung wird der Niederschlag aus heißem Alkohol mit Zusatz von wenig Wasser umkristallisiert und der Schmelzpunkt bestimmt (evtl. Mischschmelzpunkt) (s. Tabelle, S. 569).

δ. Enzymatischer Nachweis. Die Glucoseoxydase-Reaktion stellt einen spezifischen Nachweis dar. Durch dieses Enzym wird Glucose durch Sauerstoff zu Gluconsäure und Wasserstoffperoxid oxydiert, das bei Gegenwart von Peroxydase einen Indikator z. B. o-Tolidin, in einen blauen Farbstoff verwandelt.

Das Reagens ist in Form von präparierten Streifen als Glukotest der Fa. Boehringer, Mannheim oder als Clinistix der Firma Ames (Vertrieb E. Merck AG, Darmstadt) im Handel. Die Streifen werden kurz in den Harn eingetaucht. Bei einem Glucosegehalt ab 0,02% tritt an der Luft eine Grün- bis Blaufärbung ein. Bei „Glukotest" kann der Gehalt an Hand einer Farbskala abgeschätzt werden. Störungen sind möglich durch Ascorbinsäure und Gentisinsäure, die beide die Fermentreaktion hemmen.

ε. Quantitative Glucosebestimmung. Sie wird meistens durch Polarisation durchgeführt. Außerdem soll nachstehend noch eine maßanalytische Methode mit FEHLINGscher Lösung und die enzymatische Hexokinase-Methode beschrieben werden.

Bestimmung durch Polarimetrie. Allgemeine Angaben über Polarimetrie und Polarisationsapparate sind auf S. 158ff. nachzulesen. Für die Harnzuckerbestimmung verwendet man zweckmäßigerweise Apparate, die mit Polarisationsröhren von 18,94 cm bzw. 9,47 cm Länge ausgerüstet sind, wie sie von den Firmen Hartnack-Berlin, Leitz-Wetzlar, Zeiss-Oberkochen sowie Schmidt & Haensch-Berlin geliefert werden. Der zu untersuchende Harn muß schwach sauer und frei von Eiweiß (dreht links) sein. Letzteres muß nötigenfalls durch Aufkochen und Filtration entfernt werden. Der Harn muß ferner blank und möglichst hell sein, weshalb man ihn durch Aktivkohlefilter geben kann. Die Klärung und Entfärbung wird auch durch Zusatz von 1% gepulvertem Bleiacetat erzielt; nach dem Absetzen filtriert man durch ein trockenes Filter und füllt das Filtrat in das Polarisationsrohr. Man bestimmt den Drehwinkel und kann dann den Zuckergehalt in Prozent nach der Formel

$$c = \frac{\alpha \cdot 100}{[\alpha]_D^{20°} \cdot l}.$$

berechnen, wobei α = der abgelesene Drehwinkel, l = die Länge des Rohres in Dezimetern und $[\alpha]_D^{20°}$ = die spezifische Drehung (bei Glucose = $+52,8°$) ist. Dies gilt auch für andere Zuckerarten, wobei man jedesmal die entsprechende spezifische Drehung (s. S. 569) einsetzen muß. Im allgemeinen verwendet man Polarisationsrohre von 1 oder 2 dm Länge. Für Glucosebestimmung im Harn kann man aber vorteilhaft Rohre mit einer Länge von 0,947 dm oder 1,894 dm verwenden. Im ersten Fall braucht man den abgelesenen Winkel nur zu verdoppeln, um den Glucosegehalt des Harns zu erhalten, im zweiten Fall stimmen Drehwinkel und Glucosegehalt zahlenmäßig überein. Dies gilt jedoch nur für Glucose; bei allen anderen Zuckerarten muß man immer die obige allgemeine Formel benutzen.

Störungen der polarimetrischen Zuckerbestimmung können verursacht werden durch optisch aktive Arzneimittel, besonders Antibiotica, wie Penicillin und Tetracycline.

Maßanalytische Bestimmung nach *P. A. Shaffer* und *M. Somogyi* [J. biol. Chem. **100**, 695 (1933)]. Diese Methode verwendet eine modifizierte FEHLINGsche Lösung mit Zusatz von Kaliumjodid und Kaliumjodat. Das bei alkalischer Reaktion entstehende Kupfer(I)-oxid wird nach dem Abkühlen und Ansäuern durch das frei werdende Jod wieder oxydiert und der Jodüberschuß mit Natriumthiosulfat zurücktitriert. Die Glucosekonzentration in der zu untersuchenden Probe darf 50 mg/100 ml nicht übersteigen, deshalb ist der Harn (Vorprobe mit Glukotest oder Polarisation) entsprechend mit Wasser zu verdünnen.

Reagentien: 1. Kupferreagens: 25 g wasserfreies Natriumcarbonat und 25 g Kaliumnatriumtartrat werden in etwa 800 ml Wasser gelöst. Durch einen Trichter, dessen Hals in die Flüssigkeit eintaucht, gibt man dann vorsichtig unter Schütteln 100 ml einer 10%igen Kupfersulfatlösung zu. Dann setzt man nacheinander 20 g Natriumhydrogencarbonat, 20 g Natriumsulfat und 1,5 g Kaliumjodid zum Sieden. Die abgekühlte Mischung versetzt man mit 6 ml n Kaliumjodatlösung (35,67 g KJO$_3$/Liter), füllt mit Wasser zum Liter auf und filtriert. Vor direktem Licht geschützt, ist die Lösung gut haltbar. — 2. Kaliumjodidlösung: 2,5 g KJ und 2,5 g Kaliumoxalat, gelöst in Wasser zu 100 ml. — 3. n Schwefelsäure. — 4. Stärkelösung.

Ausführung: 5 ml eiweißfreier, verdünnter Harn (weniger als 2,5 mg Glucose enthaltend) und 5 ml Kupferreagens werden in einem 100-ml-Erlenmeyerkolben mit Glasstopfen, der durch Spiralfedern oder auf andere Weise festgehalten wird, 20 Min. im siedenden Wasserbad erhitzt und anschließend in kaltes Wasser gestellt. Wenn das Reaktionsgemisch auf etwa 30° abgekühlt ist, fügt man 2 ml Kaliumjodidlösung und 5 ml n Schwefelsäure zu. Das Gefäß wird wieder geschlossen und 5 bis 10 Min. bis zur Auflösung der Kupfer(I)-salze geschüttelt. Dann titriert mit 0,005 n Natriumthiosulfatlösung, wobei man gegen Ende 1 ml Stärkelösung zufügt. Der Verbrauch soll nicht weniger als 1 ml nicht mehr als 25 ml betragen, in diesen Fällen ist der Versuch mit einer stärkeren bzw. schwächeren Harnverdünnung zu wiederholen. Gleichzeitig wird eine Leerbestimmung mit Wasser ausgeführt. Die Differenz des Verbrauchs an 0,005 n Thiosulfatlösung zwischen Leerversuch und Hauptversuch, ergibt mit 0,109 multipliziert, den Glucosegehalt in der untersuchten Probe. Es ist die Verdünnung des Harns zu berücksichtigen und auf die Tagesausscheidung umzurechnen.

Eine *halbquantitative Schnellbestimmung* nach einer modifizierten Kupferreduktionsmethode ist mit dem Clinitest-Besteck der Firma Ames (Vertrieb E. Merck AG, Darmstadt) möglich. Die zur Reaktion notwendige Wärme entsteht beim Auflösen der Testtablette durch deren Gehalt an Natriumhydroxid und Citronensäure. 5 Tr. Harn werden in ein Reagensglas gegeben, 10 Tr. Wasser zugefügt, 1 Clinitest-Tablette eingebracht, 15 Sek. nach der einsetzenden Wärmereaktion wird leicht geschüttelt und die erzielte Färbung mit einer Farbskala verglichen. Eine blaue Färbung bedeutet eine negative Reaktion; dagegen zeigen grüne, braune und orange Farbtöne den ungefähren Glucosegehalt an.

Enzymatische Bestimmung. Die sog. Hexokinase-Methode gilt als streng spezifisches und genauestes Verfahren zur Glucosebestimmung im Harn. Sie wird für wissenschaftliche Untersuchungen und zur Bestimmung der geringen natürlicherweise vorkommenden Mengen angewendet.

Die Reagentien werden von der Fa. Boehringer, Mannheim, als Testkombination TC-X geliefert. Für Blut ist die Ausführung auf S. 626 beschrieben. Der gegebenenfalls 1:10 bis 1:1000 verdünnte Harn wird an Stelle des ,,Überstandes" eingesetzt. Auf Enteiweißung kann verzichtet werden.

Auch die Glucoseoxydase-Methode kann für Harn angewendet werden. Der Harn wird genau wie Blut (S.625) angesetzt, bei hoher Zuckerkonzentration muß er verdünnt werden.

2. *Fructose oder Laevulose.*

Dieser Zucker kommt im Harn ziemlich selten vor; bei neugeborenen Kindern findet man ihn häufiger, außerdem bei Leberkrankheiten und neben Glucose beim Diabetes. Auch eine alimentäre Fructosurie ist möglich.

Charakteristisch ist die Linksdrehung bei gleichzeitiger Gärfähigkeit (β-Hydroxybuttersäure, gepaarte Glucuronsäure und Ribose gären nicht). Man wird also den ausgegorenen Harn zweckmäßigerweise nochmals polarisieren. Fructose bildet das gleiche Osazon wie Glucose. Eine Unterscheidung ist möglich durch Herstellung des Methylphenylosazons. Bei der Anwendung von Methylphenylhydrazin entsteht es aus Fructose nach 15 Min. und ist nach 2 Std. vollständig ausgefällt, während bei Glucose die Kristallisation erst nach 5 Std. Stehenlassen einsetzt.

Seliwanoff-Probe. Diese Resorcin-Salzsäure-Probe ist auch in der modifizierten Form nach Rosin nicht eindeutig. Glucose und Galaktose können stören, wenn auch die Rotfärbung später und weniger intensiv auftritt. Nach G. Zinner [Dtsch. Apoth.-Ztg **99**, 372 (1959)] erhält man eindeutige Ergebnisse, selbst bei nur 0,1% Fructose, bei folgendem Vorgehen: 3 ml Harn werden in einem Reagensglas mit der gleichen Menge Resorcin-Salzsäure (0,2 g Resorcin, 10 ml Wasser und 25 ml konz. Salzsäure) vermischt und in ein Wasserbad von 65° eingebracht. Bei Anwesenheit von Fructose zeigt sich nach 20 bis 30 Min. eine deutliche Rotfärbung. Durch Zugabe von 1 ml Methanol tritt die Farbe meist noch besser in Erscheinung. Wenn der Harn von vornherein stark getrübt oder gefärbt war, kann er durch Schütteln mit etwas Bleiacetat und anschließend mit etwa der gleichen Menge Natriumsulfat geklärt werden.

Noch schneller führt die ebenfalls von Zinner (l. c.) angegebene ,,Papierfleckreaktion" mit Resorcin-Phosphorsäure zum Ziel: Man bringt 1 Tr. Harn auf ein Stück Filtrierpapier und trägt nach dem Eintrocknen an der Luft mit einer Pipette 1 bis 2 Tr. Resorcin-Phosphorsäure (0,2 g Resorcin, 85 ml Äthanol und 15 ml 85%ige Phosphorsäure) auf die gleiche Stelle auf. Nun trocknet man 3 bis 5 Min. (nicht länger) im Trockenschrank bei 100 bis 105°. Ketosen geben einen sichtbaren braunen Fleck, der sich selbst bei einem Gehalt von 0,05% Fructose leicht von dem fructosefreiem Harn erhaltenen ,,Blindfleck" unterscheiden läßt. Will man eine noch größere Empfindlichkeit erreichen, so trägt man nach jedesmaligem Eintrocknen auf die gleiche Stelle des Papiers erneut einen Tropfen Harn auf. Die Seliwanoff-Probe wird in diesen beiden Formen nur noch durch Saccharose gestört, weil dieser Zucker durch Inversion ebenfalls Fructose liefert.

Bangsche Probe. Zu einem stecknadelkopfgroßen Körnchen Rindergalle (Fel tauri dep. sicc.) gibt man 1 bis 2 Tr. Harn und etwa 3 ml konz. Salzsäure und kocht 1/2 bis 1 Min. Eine dunkelviolette Färbung zeigt Fructose an. Die Probe ist sehr empfindlich. Glucose und Galaktose ergeben erst bei längerem Erhitzen eine schwache Violettfärbung. Saccharose stört naturgemäß hier ebenfalls, weil sie beim Kochen mit Salzsäure Fructose abspaltet.

Papierchromatographisch erhält man einen sicheren Nachweis der Fructose auch neben Glucose, wenn man Naphthoresorcin als Sprühreagens verwendet (s. S. 575).

Quantitative Bestimmung. Falls keine Störsubstanzen im Harn vorhanden sind, wird man das polarimetrische Verfahren anwenden und die spezifische Drehung der Fructose $[\alpha]_D^{20°} = -92,4°$ in die Rechnung einsetzen. Eine photometrische Methode wird von J. H. Roe und Mitarbeiter beschrieben [J. biol. Chem. **178**, 839 (1949)]: Zu 2 ml Urin gibt man 1 ml einer Lösung von 0,1% Resorcin und 0,25% Thioharnstoff in Eisessig, sowie 7 ml Salzsäure (30%) und erhitzt die Mischung 10 Min. im Wasserbad auf 80°. Die entstehende rote Farbe wird bei 520 nm gegen einen Blindversuch gemessen und das Resultat aus einer Eichkurve abgelesen.

3. *Galaktose.*

Der Nachweis der Galaktose im Urin ist wichtig geworden, seit man eine schwere angeborene Stoffwechselerkrankung des Kindes kennt, die Galaktosämie. Es handelt sich um einen Enzymdefekt, bei dem die aus der milchzuckerhaltigen Säuglingsnahrung freigesetzte Galaktose nicht verwertet werden kann. Es kommt zu Wachstumsstörungen, Leber- und Gehirnschädigungen. Die Galaktosurie ist mit einer Aminoacidurie verbunden. Durch milchfreie Ernährung lassen sich die Störungen meist beheben.

Nachweis. Neben den nicht spezifischen Reduktionsmethoden kann man die Osazonbildung mit Bestimmung des Schmelzpunktes (S. 570) heranziehen. Am sichersten ist der Nachweis mittels Papier- und Dünnschichtchromatographie, besonders bei gleichzeitiger Anwesenheit von Glucose. Galaktose ist außerdem wenig gärfähig. Die bekannte *Schleimsäureprobe* führt man nach G. ZINNER [Dtsch. Apoth.-Ztg *99*, 371 (1959)] am besten folgendermaßen durch: 100 ml eiweißfreier Harn werden im Abzug in einer Porzellanschale mit 20 ml Salpetersäure ($d = 1,4$) auf etwa 8 ml eingedampft. Die hellgelbe Lösung wird mit Wasser auf 10 ml verdünnt, in einen Kühlschrank gestellt und gelegentlich mit einem Glasstab gerieben. Nach 24stündigem Stehenlassen werden die Schleimsäurekristalle abfiltriert und mit Wasser, Äthanol und Äther ausgewaschen. Der Fp. beträgt 213° unter Zersetzung. Gegebenenfalls muß man die Schleimsäurekristalle noch einmal umfällen; darüber ist in der Originalarbeit nachzulesen. Zu beachten ist, daß Lactose ebenfalls Schleimsäure bildet. Die Probe ist nicht sehr empfindlich.

Quantitative Bestimmung. Ist Galaktose als einziger Zucker im Harn vorhanden, wird man die polarimetrische Bestimmung wie bei Glucose anwenden (S. 570), z. B. nach Belastung mit Galaktose als Leberfunktionsprobe. Bei gleichzeitiger Anwesenheit von Glucose kann man nach D. WATSON zuerst diese durch Glucoseoxydase entfernen [Analyt. Biochem. *5*, 260 (1963)]. Es gibt auch eine enzymatische Bestimmung mit Galaktosedehydrogenase nach K. WALLENFELS und G. KURZ [Biochem. Z. *335*, 559 (1962)].

4. Lactose oder Milchzucker findet sich in der letzten Zeit der Schwangerschaft und in der Stillperiode gelegentlich im Urin. Auch kindliche Stoffwechselstörungen mit einer Lactosurie sind bekannt.

Lactose gibt die gleichen Reduktionsproben wie Glucose und dreht ebenfalls rechts, gärt aber nicht und bildet ein Osazon.

Wöhlksche Probe. 5 ml Harn werden mit der gleichen Menge konz. Ammoniaklösung und 1 bis 2 Tr. Kalilauge (15%) versetzt, filtriert und die Mischung in ein Wasserbad von 60 bis 70° gebracht. Bei Gegenwart von Lactose tritt nach wenigen Minuten eine Rotfärbung auf. Maltose gibt ebenfalls eine positive Reaktion. Glucose verursacht eine Braunfärbung. Die störenden Zucker können durch Gärung entfernt werden.

Quantitativ kann Lactose nach saurer Hydrolyse bei 100° für 20 Min. durch die Bestimmung der Zunahme an Glucose mittels der enzymatischen Methode erfaßt werden.

5. Maltose kommt manchmal bei Diabetikern neben Glucose im Harn vor. Neben dem papierchromatographischen Nachweis steht die WÖHLKsche Probe zur Verfügung. Falls Lactose ausgeschlossen werden kann, muß sie im ausgegorenen Harn negativ werden. Eine besondere praktische Bedeutung kommt dem Maltosenachweis nicht zu.

6. Saccharose. Der mit der Nahrung aufgenommene Rübenzucker wird normalerweise im Verdauungstrakt hydrolysiert. Bei Störungen kann er im Harn erscheinen. Manchmal handelt es sich auch um eine absichtliche Verfälschung des Harns zur Vortäuschung einer „Zucker"krankheit.

Saccharose wirkt nicht reduzierend und bildet kein Osazon. Sie kann nach saurer Hydrolyse durch Bestimmung von Glucose und/oder Fructose erfaßt werden. Es gibt auch eine enzymatische Methode mit Saccharase (s. H. U. BERGMEYER, Methoden der enzymatischen Analyse, Weinheim, Verlag Chemie 1962).

7. Pentosen finden sich im Harn nach reichlichem Genuß von Heidelbeeren, Kirschen und Pflaumen. Sie können aber auch der Ausdruck einer Stoffwechselkrankheit sein, die meist gutartig ist. So kommen im Harn gelegentlich L-Arabinose, D-Ribose, D-Xylose und L-Xylulose vor. Die früher beschriebene Ausscheidung von inaktiver Arabinose beruht wahrscheinlich auf einem Irrtum.

Pentosen drehen rechts, sie gären nicht und reduzieren FEHLINGsche Lösung erst nach einiger Zeit mit Ausnahme von Xylulose, die Benedikt-Rg. (S. 569) schon bei 60° schlagartig reduziert. Diese Reduktionskraft geht verloren, wenn man 5 ml xylulosehaltigen Harn mit 1 ml 3%igem Wasserstoffperoxid 2 Min. schüttelt.

Bialsche Probe. Das modifizierte BIALsche Rg. wird frisch hergestellt, indem man 20 mg Orcin in 1 ml Wasser und 10 ml konz. Salzsäure löst und mit einem Glasstab umrührt, der in eine 5%ige Eisen(III)-chloridlösung eingetaucht war. 3 bis 4 ml Reagens werden zum Kochen erhitzt und nach Entfernung der Flamme, ohne nochmals zu erwärmen, mit 3 bis 4 Tr. Urin versetzt. Beim Vorliegen von Pentosen entsteht ein prachtvoller tiefgrüner Ring von der

Schichtgrenze ausgehend, der sich rasch nach unten zieht. Es kann sogar ein dunkelgrüner Niederschlag auftreten. Den Farbstoff kann man mit Amylalkohol ausschütteln und im Spektralapparat prüfen. Es zeigt sich eine Absorptionsbande im Orange zwischen den Linien C und D. Milchzucker, der eine ähnliche Färbung gibt, ergibt keine Absorptionsbande. Gepaarte Glucuronsäuren stören bei dieser Ausführung nicht.

Tollenssche Probe II. Zu 3 ml Harn gibt man das gleiche Volumen konz. Salzsäure und eine kleine Messerspitze Phloroglucin. Die Probe erwärmt man in einem Wasserbad allmählich zum Sieden, wobei bei Anwesenheit von Pentosen ein Rotfärbung eintritt und sich schließlich ein Niederschlag bildet. Diesen filtriert man nach dem Erkalten ab, wäscht ihn mit Wasser und löst ihn in 95%igem Alkohol. Die violettrote Lösung zeigt eine Absorptionsbande zwischen den Linien D und E. Galaktose gibt auch eine Rotfärbung, zeigt aber keine Absorptionsbande. Das gleiche gilt für Glucuronsäuren.

Eine *quantitative Bestimmung* wird zur Erfassung von Pentosurien und nach Belastung mit Xylose zur Diagnose verschiedener gastrointestinaler Erkrankungen [s. G. BERG u. Mitarb.: Z. Gastroenterologie *4*, 203 (1965)] benötigt. Man arbeitet nach J. H. ROE und E. W. RICE [J. biol. Chem. *173*, 507 (1948)] mit p-Bromanilin-Eisessig, wobei Furfurol entsteht, das mit p-Bromanilin einen Farbstoff bildet. Thioharnstoff dient als Stabilisator. Zur Bereitung des *Reagens* hält man eine kalt gesättigte Lösung von Thioharnstoff in Eisessig (etwa 4 g/100 ml) vorrätig, die unbeschränkt haltbar ist. Bei Bedarf löst man 0,4 g p-Bromanilin in 20 ml der obigen Lösung; in dieser Form ist das Reagens im Dunkeln und gefroren etwa 2 Wochen haltbar. Außerdem benötigt man noch eine Standardlösung mit 0,500 g der betreffenden Pentose in 100 ml einer kalt gesättigten Benzoesäurelösung. *Ausführung:* Falls der Urin nicht sofort untersucht werden kann, ist er mit Thymol zu konservieren. Ein trüber Urin muß filtriert werden. Man macht in Reagensgläsern drei Ansätze, nämlich Analyse, Standard und Leerwert, indem man jeweils 5 ml Reagens mit 0,02 ml Urin, 0,02 ml Standardlösung und 0,02 ml aq. dest. mischt und 10 Min. in ein Wasserbad von 70° stellt. Danach läßt man noch 60 Min. im Dunkeln bei Zimmertemperatur stehen und mißt innerhalb von weiteren 30 Min. in 1-cm-Küvetten Analyse und Standard gegen den Leerwert bei 520 nm (oder mit einem anderen Filter zwischen 510 und 560 nm). Den Pentosegehalt in g/100 ml Urin erhält man nach der Formel

$$\frac{E_{\text{Analyse}}}{E_{\text{Standard}}} \cdot 0{,}5.$$

Liegt die Extinktion E_A über 0,8, so ist die Bestimmung mit 1:10 verdünntem Harn zu wiederholen und das Ergebnis mit 10 zu multiplizieren.

Die *Unterscheidung* der einzelnen Pentosen ist auf papierchromatographischem Wege möglich sowie durch Darstellung der Osazone.

8. *Glucuronsäure.* Freie Glucuronsäure findet sich verhältnismäßig selten im Harn, dagegen sind sog. gepaarte Glucuronsäuren stets vorhanden, die eine entgiftende Funktion ausüben. Phenole, Arzneimittel und auch Hormone werden ester- und ätherartig gebunden ausgeschieden.

Während die freie Glucuronsäure rechts dreht und FEHLINGsche Lösung reduziert, weisen gepaarte Glucuronsäuren eine Linksdrehung auf und reduzieren nicht.

Tollenssche Probe I. Zu 5 ml Harn werden 1 ml alkoholische Naphthoresorcinlösung (1%) und 5 ml konz. Salzsäure gegeben. Das Gemisch wird 10 Min. im siedenden Wasserbad bis zur Schwarzfärbung gehalten und nach dem Abkühlen mit Äther oder Benzol ausgeschüttelt. Bei Gegenwart von Glucuronsäure tritt im Äther eine blaurote bis violette Farbe auf. Durch Pentosen wird das Reaktionsgemisch ebenfalls schwarz gefärbt, jedoch nicht der Ätherextrakt.

9. *Papierchromatographischer Nachweis von Zucker.* Nach H. BICKEL und F. SOUCHON (Papierchromatographie in der Kinderheilkunde, Stuttgart 1953) wendet man wegen der kleinen R_f-Werte der Zucker zweckmäßigerweise das „Durchlaufchromatogramm" an. Das Papier Schleicher & Schüll 2040 b wird dabei quer zur Faserrichtung verwendet und am unteren Rande durch sägezahnartige Einschnitte gezackt, so daß das Laufmittel gut abtropfen kann. Der Harn wird vorher durch Schütteln mit einem Ionenaustauscher entsalzt, z. B. mit Amberlite MB 3 in der Carbonatform, die man sich bereitet, indem man in eine wässerige Aufschwemmung des Harzes Kohlendioxid einleitet; nach dem Abfiltrieren wird der Austauscher feucht in einem Kunststoffgefäß aufbewahrt.

Je nach dem zu erwartenden Zuckergehalt trägt man 10 bis 100 µl Harn auf. Vergleichssubstanzen sind Lactose, Galaktose, Glucose, Fructose und Xylose, von denen man sich eine Testlösung aus je 10 mg Galaktose, Glucose und Xylose sowie je 30 mg Lactose und Fructose auf 10 ml Wasser herstellt. Von dieser Testlösung trägt man 10, 20 und 30 µl auf, außerdem gibt man noch zu jedem Lauf, auch zum Harn, 5 µl einer Lösung, die darin 20 µg Ribose enthält, da auf diesen Zucker die R_f-Werte bezogen werden. Allerdings wird man zusätzlich noch eine Harnprobe ohne Ribosezusatz laufen lassen, um ein evtl. Vorkommen dieses Zuckers nicht zu übersehen.

Der Streifen kommt nun in das Chromatographiergefäß für absteigende Arbeitsweise, das mit Lösungsmitteldämpfen gesättigt ist, und bleibt darin einige Stunden, bevor man das Laufmittel zugibt. Dieses bereitet man durch Schütteln von 60 T. n-Butanol, 16,5 T. Äthanol, 40 T. Wasser und 1 T. einer 1%igen Ammoniaklösung (4 ml konz. NH_3-Lsg. + 96 ml aq. dest.). Nach 3 Std. haben sich die Schichten getrennt, die Oberphase wird verwendet. Das Laufmittel muß jedesmal frisch bereitet werden; das alte kann zur Kammersättigung noch verwendet werden. Der Lauf dauert 24 bis 36 Std. Dann wird das Papier getrocknet und mit Anilinphthalatlösung besprüht (S. 192). Nach dem Trocknen zunächst an der Luft und dann im Trockenschrank, 10 Min. bei 105°, erscheinen braune Flecken (Pentosen rosa), die unter der UV-Lampe fluoreszieren. Zur besseren Erkennung von Fructose und Saccharose kann man auch mit einer Naphthoresorcinlösung besprühen (S. 193), wodurch diese beiden Zucker rot angefärbt werden. Die R_f-Werte, bezogen auf Ribose = 1,0, ergeben sich aus der nachstehenden Tabelle nach H. BICKEL:

Zucker	R_f-Wert im Mittel (Ribose = 1,0)	Farbe mit Anilinphthalat	Farbe mit Naphthorsorcin
Xylose	0,89	rosa	—
Mannose	0,81	braun	—
Arabinose	0,77	rosa	—
Fructose	0,75	braun	rot
Glucose	0,64	braun	—
Galaktose	0,59	braun	—
Saccharose	0,42	blaßbraun	rot
Maltose	0,32	braun	—
Lactose	0,29	braun	—

Eine gewisse Schwierigkeit besteht bei der Trennung von Glucose und Galaktose, evtl. muß man in einer Probe die Glucose durch Glucoseoxydase entfernen. G. ZINNER verwendet zum Nachweis der Galaktose im Harn die „Dochtmethode" [Dtsch. Apoth.-Ztg **99**, 481 (1959)].

10. Dünnschichtchromatographische Trennung von Zuckern. Das Verfahren von M. RINK und E. HERRMANN [J. Chromatogr. **12**, 416 (1963)] beruht auf einer Überführung in die Phenylosazone und deren Auftrennung als Boratkomplexe. Die Dünnschichtplatten werden mit Kieselgur G hergestellt, indem 30 g davon mit 60 ml einer 0,05 m Boraxlösung angerieben und ausgestrichen werden. Die Platten werden dann 30 Min. bei 80° getrocknet.

10 ml Harn werden mit 0,2 g Phenylhydrazinhydrochlorid und 0,3 g Natriumacetat 30 Min. im siedenden Wasser erhitzt. Nach dem Abkühlen unter fließendem Wasser werden die ausgefallenen Kristalle abfiltriert, mit Wasser gewaschen und anschließend in einem Gemisch von gleichen Teilen Dioxan und Methanol gelöst. Die aufzutragende Zuckermenge beträgt 5 bis 10 µg in 2 µl. Als Laufmittel dient eine Mischung von 40 ml Chloroform, 40 ml Dioxan, 20 ml Tetrahydrofuran und 1,5 ml einer 0,1 m Boraxlösung. Es wird mit Kammersättigung gearbeitet. Temperatur ca. 23°, Trennstrecke 10 cm, Zeit 20 bis 25 Min.

Die gelbe Farbe der Osazone verblaßt schnell, daher müssen die Flecken sofort markiert werden. Die R_f-Werte betragen:

Zucker	R_f-Wert
Lactose	0,02
Maltose	0,12
Sorbose	0,21
Glucose und Fructose	0,39
Galaktose	0,52
Xylose	0,72
Arabinose und Ribose	0,91

Da Glucose und Fructose, sowie Arabinose und Ribose jeweils das gleiche Osazon bilden, muß in diesen Fällen die Trennung nach den genannten Autoren folgendermaßen durchgeführt werden.

Man verwendet Kieselgel-G-Schichten, die in der üblichen Weise aus Kieselgel G durch Anreiben mit einer 0,1 m Borsäurelösung bereitet und bei 80° 30 Min. lang getrocknet werden. Es wird so viel Harn aufgetragen, wie 5 bis 10 μg Zucker entspricht (bei unbekanntem Gehalt nimmt man mehrere Harnportionen in verschiedener Menge). Gleichzeitig trägt man zum Vergleich eine Lösung mit je 5 μg Fructose und Glucose bzw. Arabinose und Ribose auf. Als Laufmittel dient eine Mischung von n-Butanol, Aceton und 0,1 m Borsäurelösung (4 + 5 + 1), die Laufstrecke beträgt 12 cm und die Zeit etwa 80 Min. Nach dem Trocknen an der Luft werden die Platten mit Naphthoresorcin-Schwefelsäure (0,2%ige Naphthoresorcinlösung in Äthanol wird mit der gleichen Menge einer 20%igen Schwefelsäure vor Gebrauch gemischt). Man erhitzt so lange im Trockenschrank auf 100°, bis die Zucker als farbige Flecken hervortreten:

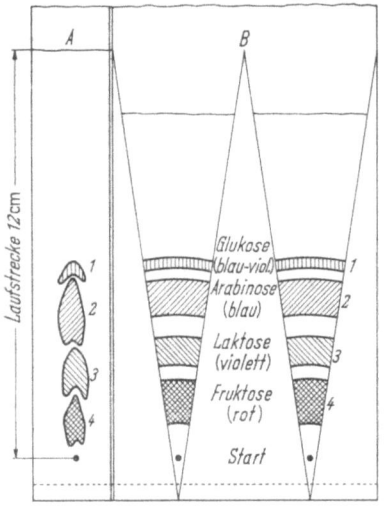

Abb. 237. Dünnschicht-Chromatogramm von den bei der Harnanalyse anzutreffenden Zuckern (nach M. RINK u. S. HERMANN). A = Normale Technik; B = Keilstreifentechnik.

Zucker	R_f-Wert	Farbe
Fructose	0,04	rot
Ribose	0,07	blauviolett
Arabinose	0,23	blau
Glucose	0,37	blauviolett

Mit Vorteil kann man bei der Trennung die sog. „Keilstreifentechnik" anwenden (s. Abb. 237).

g. Farbstoffe

1. Blut und Blutfarbstoff. Man unterscheidet Hämoglobinurie und Hämaturie. Bei der ersteren ist nur Blutfarbstoff im Harn enthalten, bei der letzteren auch noch Blutkörperchen, was man durch mikroskopische Untersuchung des Sediments (S. 593) entscheiden kann. Bei Gegenwart von Hämoglobin ist der Harn hellrot, ins Grünliche schillernd; bei Gegenwart von Hämiglobin (Methämoglobin) ist er dunkelbraunrot bis nahezu schwarz. Jeder bluthaltige Harn enthält auch zugleich Eiweiß und gibt positive Eiweißreaktion z. B. mit Albustix.

Hellersche Probe. Kocht man bluthaltigen Harn mit 1/3 seines Volumens 15%iger Kali- oder Natronlauge, so fällt ein brauner Niederschlag aus (bei normalem Harn weißlich), der sich beim Stehenlassen absetzt. Die Probe ist nicht sehr empfindlich und wird durch Arzneimittel (Anthrachinonderivate, Santonin) gestört, da hierdurch ebenfalls eine Rotbraunfärbung auftreten kann.

Benzidinprobe. Eine Messerspitze Benzidin (zum Blutnachweis MERCK) löst man in 2 ml Eisessig durch Schütteln, so daß einige Kristalle ungelöst bleiben. Von der gesättigten Lösung bringt man etwa 0,5 ml in ein sauberes Reagensglas, fügt 2 ml 3%iges Wasserstoffperoxid zu. Dann gibt man tropfenweise Urin zu und schüttelt jedesmal um. Positiv ist eine deutliche Blaugrünfärbung. Eiter sowie Eisen-, Kupfer- und Chromsalze verursachen eine falsche positive, Sulfate und Ascorbinsäure eine falsche negative Reaktion. In diesen Fällen versetzt man 10 ml Harn mit 2 ml Eisessig und schüttelt mit 5 ml Äther aus. Den Ätherextrakt schichtet man über die Benzidinlösung. Nur deutliche Blaufärbung ist positiv zu bewerten. Die Probe ist sehr empfindlich. Man kann auch die Harnprobe kurz aufkochen und durch ein Filter geben. Das feuchte Filter übergießt man mit etwa 1 ml Benzidin-Eisessig-Lösung. Bei Anwesenheit von Blutfarbstoff bildet sich eine Blaufärbung auf dem Papier.

Teststreifenmethode. Unter dem Namen „Heglostix" bringt die Firma Ames (Vertrieb in Deutschland Fa. E. Merck AG, Darmstadt) Teststäbchen in den Handel, die am unteren Ende mit einer citratgepufferten Mischung aus o-Tolidin und einem organischen Peroxid imprägniert sind. Hämoglobin, das im Harn bereits in freier Form vorliegt oder durch die hämolysierende Wirkung der Testreagentien auf intakte Erythrozyten freigesetzt wird, katalysiert die Oxydation des o-Tolidins durch das Peroxid zu einem blauen Farbstoff.

Ausführung: Das Teststäbchen wird kurz in die frische, gut gemischte und nicht zentrifugierte Harnprobe eingetaucht. Das feuchte Stäbchen wird am Gefäßrand leicht abgestreift und nach 30 Sek. die aufgetretene Farbe mit einer Farbskala verglichen.
Auch mit dem für Stuhl (S. 660) beschriebenen Ames-Blut-Test läßt sich der Blutnachweis im Urin durchführen, indem man 1 Tr. des Urins auf das Papierquadrat aufbringt, eine Tablette auf den Harnfleck auflegt und dann weiter verfährt wie bei der Stuhluntersuchung.

Pyramidonprobe. 3 ml Harn werden mit 5 Tr. Eisessig und 3 ml Pyramidonlösung (6% in Alkohol) gemischt. Dann gibt man 6 bis 8 Tr. einer 3%igen Wasserstoffperoxidlösung hinzu. Je nach Blutgehalt tritt entweder sofort oder nach einigen Minuten eine blauviolette Färbung auf, die nach einiger Zeit wieder verblaßt. Die Probe ist sehr empfindlich.

Spektroskopischer Nachweis. Man untersucht den filtrierten, wenn nötig verdünnten Harn vor dem Spektroskop (meist genügt ein Taschenspektroskop) oder nimmt in Spektralphotometer die Absorptionskurve auf. Auf diese Weise ist eine Unterscheidung von Hämoglobin, Oxyhämoglobin, Hämiglobin, Myoglobin usw. möglich. Siehe die Absorptionsspektren auf S. 648 (Abb. 247).

Hämosiderin-Nachweis. Hämosiderin ist eine lockere Eiweißverbindung mit dreiwertigem Eisen und tritt bei gewissen Formen der hämolytischen Anämie im Urin auf. Etwa 2 ml Kaliumhexacyanoferrat(II)-Lösung (2%) werden mit einigen Tropfen einer 1%igen Salzsäure gemischt. Von dieser Mischung gibt man 1 bis 2 Tr. zum Urinsediment auf einem Objektträger. Bei Anwesenheit von Hämosiderin bildet sich Berliner Blau.

2. Porphyrine. Im Harn können Koproporphyrin I und III sowie Uroporphyrin I und III vorkommen. Normalerweise findet man Koproporphyrin III und seine Vorstufen in einer Menge von 15 bis 115 µg/24 Std.; eine Vermehrung bezeichnet man als Porphyrinurie. Damit darf nicht verwechselt werden die Porphyrie, bei der Koproporphyrin I und die Uroporphyrine sowie die Vorstufen Porphobilinogen und δ-Amino-laevulinsäure ausgeschieden werden. Porphyrinhaltige Harne sind meist gelbbraun bis braunrot gefärbt, können aber auch normale Farbe haben. Größere Mengen Porphyrine machen sich durch Rotfluoreszenz unter der UV-Lampe bemerkbar.

Qualitative Probe. 100 ml Harn werden mit 20 ml Natronlauge (10%) gemischt und der entstehende Niederschlag abfiltriert oder abzentrifugiert. Er wird gründlich mit Wasser gewaschen und dann in Eisessig gelöst. Porphyrine erkennt man an der Rotfärbung bzw. Rotfluoreszenz.

Papierchromatographische Unterscheidung nach L. M. Corwin und J. M. Orten [Analyt. Chem. **26**, 608 (1954)]. Zu 10 ml Urin in einem Zentrifugenglas gibt man 2 ml Bleiacetatlösung (10%) und zentrifugiert. Der Niederschlag wird mit 5 ml Wasser gewaschen, wieder zentrifugiert und die überstehende Flüssigkeit verworfen. Dann löst man durch Zugabe von 1 ml Salzsäure (12 bis 15%) die Porphyrine heraus, verdampft 0,2 ml des Eluates unter vermindertem Druck zur Trockne, löst erneut in 0,2 ml Ammoniaklösung (17%). Davon verwendet man einen kleinen Tropfen zur aufsteigenden Papierchromatographie im Reagensglas mit dem Lösungsmittel Lutidin-Wasser (1 + 1). Nach dem Trocknen prüft man den Streifen unter der UV-Lampe und markiert die rot fluoreszierenden Flecken. Auf Papier Schleicher & Schüll Nr. 2043b findet man für Uroporphyrin einen R_f-Wert von 0,2 und für Koproporphyrin einen R_f-Wert von 0,5.

Koproporphyrin-Bestimmung nach H. A. Zondag und E. J. van Kempen [Clin. chim. Acta **1**, 127 (1956)]. 20 ml Harn schüttelt man in einem Scheidetrichter zweimal mit der gleichen Menge Äther, der 5% Eisessig enthält, aus. Die vereinigten Ätherauszüge werden nacheinander mit 10 ml Natriumacetatlösung (1%) und 10 ml Wasser gewaschen. Die Waschflüssigkeiten werden noch einmal mit 20 ml Äther-Eisessig reextrahiert. Aus dem gesamten Ätherextrakt schüttelt man das Koproporphyrin dreimal mit je 2 ml 0,1 n Salzsäure aus (Prüfung unter der UV-Lampe). Das Gesamtvolumen des salzsauren Extraktes wird in einem graduierten Reagensglas gesammelt und gemessen. Man mißt dann im Spektralphotometer bei den Wellenlängen 380 nm, 400,5 nm und 421 nm in einer 1-cm-Küvette gegen Wasser. Die korrigierte Extinktion erhält man nach der Formel von REMINGTON:

$$E_{korr.} = \frac{2\,E_{100,5} - (E_{380} + E_{421})}{1,84}.$$

Die Konzentration der Meßlösung ist $E_{korr.} \approx 2{,}0$ µg/ml. Daraus berechnet man die Tagesausscheidung an Koproporphyrinen.

Uroporphyrin-Bestimmung nach H. Hoffmann [Klin. Wschr. **41**, 668 (1963)]. Nach Abtrennung der Koproporphyrine wird der ausgeschüttelte Harn zusammen mit den Waschflüssigkeiten weiterverarbeitet. Man bringt die Mischung in ein tariertes Zentrifugenglas von 50 ml Inhalt und gibt 1 g Cellulosepulver (Schleicher & Schüll Nr. 123 a) hinzu, rührt gut um und läßt eine halbe Stunde unter gelegentlichem Umschütteln stehen. Dann wird zentrifugiert, der Überstand abgegossen und verworfen. Der Rückstand wird im Zentrifugenglas mit 1/2%iger Essigsäure aufgewirbelt, erneut zentrifugiert und der Überstand abgegossen. Dasselbe wiederholt man mit Wasser. Dann gibt man 5 ml Salzsäure (25%) zu dem Rückstand und so viel Wasser, daß das Gesamtgewicht 11,6 g beträgt. Nach 10 Min. rührt man noch einmal durch und zentrifugiert. Die salzsaure Lösung enthält jetzt das Uroporphyrin. Sie wird nötigenfalls noch filtriert und im Spektralphotometer bei 380 nm, 405 nm und 430 nm gemessen. Die korrigierte Extinktion ergibt sich nach der Remington-Formel:

$$E_{korr.} = \frac{2\,E_{405} - (E_{380} + E_{430})}{1,84}.$$

Die Konzentration der Meßlösung ergibt sich hier durch Multiplikation von $E_{korr.} \times 1,6\ \mu g/ml$, ihr Volumen ist 10 ml. Daraus berechnet man die Tagesausscheidung an Uroporphyrinen.

Porphyrin-Vorstufen. Diese werden bei der oben beschriebenen Bestimmung der Koproporphyrine mit dem Äther extrahiert, aber anschließend von der Salzsäure nicht wieder aufgenommen. Durch 48stündiges Stehenlassen der ausgeschüttelten ätherischen Lösung wandeln sich die Vorstufen in Porphyrine um, können dann mit Salzsäure ausgeschüttelt und bestimmt werden. Gegebenenfalls kann man durch Papierchromatographie entscheiden, ob sich Koprooder/und Uroporphyrine gebildet haben.

Porphobilinogen reagiert ähnlich wie Urolilinogen mit Ehrlich-Rg. Eine vermehrte Ausscheidung kann qualitativ so nachgewiesen werden, daß man 1 ml Urin mit 1 ml Ehrlich-Rg. und 2 ml gesättigter Natriumacetatlösung versetzt und dann zwei Min. mit Chloroform schüttelt. Die entstehende Rotfärbung läßt sich bei Anwesenheit von Prophobilinogen *nicht* ausschütteln (im Gegensatz zum Urobilinogen). Eine quantitative Bestimmung auch des natürlich vorkommenden Porphobilinogens und der δ-Aminolaevulinsäure kann nach D. MAUZERALL und S. GRANICK [J. biol. Chem. **219**, 435–446 (1956)] durchgeführt werden.

3. *Gallenfarbstoffe.* Zu den Gallenfarbstoffen, die im Harn vorkommen können, gehören Bilirubin, Urobilin und Urobilinogen bzw. Stercobilin und Stercobilinogen; sie entstehen durch den Hämoglobinabbau im reticuloendothelialen System. Normalerweise findet man nur Bilirubin und Stercobilinogen in ganz geringen Mengen im Urin. Der Nachweis der Gallenfarbstoffe ist diagnostisch wichtig, weil sie bei Störung der Leberfunktion stark vermehrt auftreten. Bilirubin findet man besonders bei Behinderung des Gallenabflusses in den Darm. Die anderen Gallenfarbstoffe, die man auch als Urobilinkörper zusammenfaßt, gehen dann in den Urin, wenn die Leber nicht in der Lage ist, diese Stoffe weiter zu verarbeiten. Sie können aber auch bei anderen Krankheiten auftreten.

α. *Bilirubin.* Ein bilirubinhaltiger Harn zeigt eine dunkelgelbe bis braune, bierähnliche Farbe und gibt beim Schütteln einen gelben Schaum. Nach Einnahme von Rheum, Senna oder Santonin kann allerdings ebenfalls ein gelber Schüttelschaum entstehen. Die Nachweismethoden beruhen auf einer Oxydation zu grünem Biliverdin und violettem Bilicyanin. Zur Untersuchung muß stets frischer Harn verwendet werden.

Probe nach L. Gmelin. Man verwendet eine konz. Salpetersäure (65%), der man einige Tropfen rauchende Salpetersäure oder etwas Natriumnitrit zugesetzt hat. In einem Reagensglas wird sie mit der gleichen Menge Harn überschichtet. An den Berührungsstellen entstehen grüne, blaue und violette Ringe. Nur ein *grüner* Ring ist beweisend. Empfindlicher wird die Probe, wenn man den Harn wiederholt durch ein glattes Filter gibt, dieses dann auf eine Glasplatte ausbreitet und mit der Säure betupft. Es treten ebenfalls gefärbte Ringe auf, von denen der äußerste grün gefärbt ist. Eine Störung der GMELINschen Reaktion ist durch Einnahme von Antipyrin möglich (Bildung von Nitrosoantipyrin).

Probe nach J. Rosin. 5 ml Harn werden mit verd. Essigsäure angesäuert und vorsichtig mit einer 1%igen alkoholischen Jodlösung überschichtet. Bei positiver Reaktion entsteht an der Berührungsstelle ein grüner Ring, der sich längere Zeit hält. Die Probe ist sehr empfindlich.

Probe nach A. F. Fouchet. Das Fouchet-Rg. wird hergestellt, indem man 25 g Trichloressigsäure in 100 ml Aq. dest. löst und dann 10 ml Eisen(III)-chloridlösung (10%) zufügt. Zum Bilirubinnachweis versetzt man 10 ml Harn, der nötigenfalls mit verd. Essigsäure schwach angesäuert wird, mit 5 ml Bariumchloridlösung (10%). Entsteht kein oder nur ein geringer Niederschlag, so setzt man noch 1 bis 2 Tr. einer gesättigten Ammoniumsulfatlösung zu und filtriert anschließend. Das Papierfilter wird auseinandergefaltet und auf trockenes Filtrierpapier gelegt. Auf Zusatz von 1 Tr. Fouchet-Rg. färbt sich der Niederschlag blaugrün, falls der Harn mindestens 0,2 mg Bilirubin/100 ml enthielt.

Probe nach H. Huppert und O. Hammarsten. Diesen Nachweis wird man besonders bei dunkelgefärbten, indican- oder bluthaltigen Harnen anwenden. Die dazu benötigte Säuremischung stellt man sich her, indem man 1 T. Salpetersäure (25%) mit 19 T. Salzsäure (25%) mischt und bis zur Gelbfärbung stehen läßt. Vor dem Gebrauch wird 1 ml mit 5 ml Alkohol (96%) verdünnt. 10 ml Harn werden in einem Zentrifugenglas mit einigen Tropfen gesättigter Calciumchloridlösung und einigen Tropfen Natronlauge (15%) versetzt. Der entstehende Niederschlag wird abzentrifugiert, und die überstehende Lösung abgegossen. Der Rückstand wird mit Wasser gewaschen und mit 1 bis 2 ml Säure-Alkohol-Mischung versetzt. Noch bei etwa 1 mg Bilirubin pro 100 ml Harn beobachtet man eine Grünfärbung.

Nachweis mit Ictotest. Ictotest ist ein Präparat der Firma Ames (USA) bzw. der Fa. E. Merck AG in Darmstadt. Die Packung enthält Tabletten und Prüfblättchen. Der Nachweis beruht auf einer Diazoreaktion, indem der bei der Reaktion freiwerdende Diazokörper mit dem Bilirubin zu einem blauroten Farbstoff kuppelt. Die Blättchen bestehen aus Asbest-Cellulose. Ein Prüfblättchen wird mit 5 Tr. Harn beschickt und dann eine Tablette in die Mitte gelegt. Gibt man jetzt 2 Tr. Wasser auf die Tablette, so zeigt sich nach 30 Sek. ein bläulich gefärbter Farbhof um die Tablette, falls Bilirubin vorhanden war.

Quantitative Bestimmung. Man benötigt hierzu das gleiche Diazoreagens, wie beim Serum (S. 622) angegeben. Außerdem stellt man sich eine 11%ige Lösung von $Na_2HPO_4 \cdot 12 H_2O$ und eine 20%ige sowie 0,2%ige Lösung von $CaCl_2 \cdot 6 H_2O$ her. 1 bis 5 ml Harn, je nach Bilirubingehalt, werden in einem Zentrifugenglas mit 1,5 ml Phosphatlösung und 0,5 ml der 20%igen Calciumchloridlösung gemischt und nach 30 Min. zentrifugiert. Die überstehende Flüssigkeit wird abgegossen. Der Niederschlag wird im Zentrifugenglas dreimal mit je 2 bis 5 ml 0,2%iger Calciumchloridlösung gewaschen, durch Umrühren in 5 ml 96%igen Alkohol aufgeschwemmt und mit 1 ml Diazoreagens verrührt. Ist Bilirubin vorhanden, so entsteht eine rote Farbe. Nach 10 Min. werden 2 ml konz. Salzsäure zugegeben, wobei sich der Niederschlag auflöst und die Flüssigkeit eine blaue Farbe annimmt. Man füllt mit Alkohol auf 10 ml auf und mißt im Photometer mit Filter S 57 bei 0,5 bis 2 cm Schichtdicke. Geht man von 2 ml Harn aus, so ergibt sich der Bilirubingehalt aus $E_{1 \text{ cm}} \times 3{,}46$ in mg/100 ml.

Literatur: WITH, T. K.: Hoppe-Seylers Z. physiol. Chem. **275,** 166 (1942).

β. Urobilin und Stercobilin geben beide eine positive Fluoreszenzprobe nach SCHLESINGER. Das Reagens wird so hergestellt, daß man 10 g fein gepulvertes Zinkacetat mit 96%igem Alkohol aufschwemmt und mit 1 bis 2 ml Ammoniaklösung (10%) versetzt. Es ist vor Gebrauch gut durchzuschütteln. Man versetzt den Harn mit dem gleichen Volumen Schlesinger-Rg. und filtriert. Das Filtrat zeigt bei Anwesenheit von Urobilin und Stercobilin eine deutliche, grüne Fluoreszenz, wenn man gegen einen dunklen Hintergrund beobachtet. Läßt man 3 Std. stehen, so nimmt im allgemeinen die Fluoreszenz noch zu, weil sich auch das Urobilinogen an der Luft zu Urobilin oxydiert. Starker Eiweißgehalt stört die Reaktion. Lactoflavin (durch Einnahme von Vitaminpräparaten) und andere Arzneimittel können durch Eigenfluoreszenz Urobilin vortäuschen. Im Zweifelsfall schüttelt man mit etwas Chloroform aus und prüft die Chloroformlösung unter der Analysen-Quarzlampe vor und nach Zusatz von einigen Tr. einer alkoholischen Trichloressigsäurelösung (50%). Bei Urobilin verschwindet die Fluoreszenz nach dem Zusatz, bei Störsubstanzen bleibt sie bestehen. Wenn gleichzeitig Bilirubin vorhanden ist, empfielt sich dessen vorherige Ausfällung, indem man 20 ml Harn mit 2 ml Calciumchloridlösung (10%) versetzt und filtriert. Das Filtrat wird mit etwas Essigsäure angesäuert und die Schlesinger-Reaktion angestellt.

γ. Urobilinogen und Stercobilinogen werden mit der EHRLICHschen Probe nachgewiesen. Das Reagens ist eine 2%ige Lösung von p-Dimethylaminobenzaldehyd in reiner 20%iger Salzsäure. Davon gibt man 10 Tr. zu 5 ml frischem und kaltem Harn. Eine positive Reaktion zeigt sich durch eine Rotfärbung der Flüssigkeit mit rot gefärbtem Schüttelschaum. Der rote Farbstoff läßt sich mit Chloroform oder reinem Amylalkohol ausschütteln, was allein beweisend ist. Beim Erwärmen erhält man immer eine positive Reaktion, die aber nicht durch Urobilinogen bzw. Stercobilinogen bedingt sein muß. Störend wirkt das Vorhandensein von Sulfonamiden im Harn, denn diese geben orange Färbungen, die die Urobilinogenfärbung mit Ehrlich-Rg. überdecken. In diesen Fällen schüttelt man den Harn mit Petroläther aus, den Petroläther dann wieder mit schwach ammoniakalischem Wasser. Diese Schicht prüft man dann mit Ehrlich-Rg. Die EHRLICHsche Reaktion kann auch durch andere Aldehyde und Hexamethylentetramin gestört werden.

Unterscheidung von Urobilin-Urobilinogen und Stercobilin-Stercobilinogen ist möglich durch die *Pentdyopentreaktion* nach STOKVISBINGOLD. Die erste Gruppe gibt eine positive, die zweite eine negative Reaktion. Zu etwa 10 ml Harn wird 1 ml Ammoniak gegeben, gekocht und filtriert. Zum Filtrat gibt man 0,5 ml einer 0,3%igen Wasserstoffperoxidlösung und erwärmt. Dann gibt man 1 ml Kalilauge (10%), eine Messerspitze Natriumdithionit zu und kocht kurz. Es entsteht sofort eine rote bis pupurrote Farbe mit einem Absorptionsmaximum bei 525 bis 530 nm. Nach LIPP kann man Urobilin-Urobilinogen sehr schön nachweisen, wenn man 20 ml Harn mit 20 Tr. einer 10%igen Kupfersulfatlösung mischt und mit Chloroform schüttelt. Bei Anwesenheit von Urobilin oder Urobilinogen färbt sich das Chloroform gelb bis orange, bei alkalischem Harn rot. Zur *quantitativen Bestimmung* der Urobilinkörper sei auf eine Methode von T. K. WITH [Hoppe-Seylers Z. physiol. Chem. 275, 176 (1942)] verwiesen.

4. Gallensäuren. Obwohl die Gallensäuren chemisch mit den Gallenfarbstoffen nichts gemeinsam haben, soll ihr Nachweis doch an dieser Stelle gebracht werden. Sie werden beim Verschluß der Gallenwege im Harn ausgeschieden.

Schwefelblumenprobe nach Haycroft. Man bestreut den Urin in einem weiten Glas mit wenig Schwefelblumen. Sinken diese innerhalb von 5 Min. unter, so beruht das auf der Oberflächenaktivität der Gallensäuren.

Probe nach J. Bang. Es handelt sich um die sog. PETTENKOFERsche Reaktion. Einige Tropfen Harn werden in einem Reagensglas mit 1 Tr. Saccharose-Lösung und 2 ml konz. Salzsäure versetzt und eine halbe Minute gekocht. Bei Anwesenheit von Gallensäuren tritt eine rotviolette Färbung auf, die auch nach dem Abkühlen einige Zeit bestehen bleibt. Die Probe ist sehr empfindlich, wird aber durch zahlreiche Arzneimittel gestört.

5. Melanin und Melanogene. Das Melanin und seine Vorstufen, die Melanogene, stehen in Zusammenhang mit dem Tyrosinstoffwechsel. Ihr Auftreten im Harn ist bei melanotischen Tumoren und anderen Krankheiten festgestellt worden. Während melaninhaltiger Harn beim Entleeren dunkel gefärbt ist, haben melanogenhaltige Harne anfangs eine normale Farbe, dunkeln aber beim Stehen an der Luft oder nach Zusatz von Oxydationsmitteln nach. Papierchromatographisch haben G. LEONHARDI [Naturwissenschaften 41, 141 u. 305 (1954)] und H. WACHSMUTH [Clin. chim. Acta 1, 93 (1956)] festgestellt, daß es sich um drei Melanogene handelt.

Probe nach J. Thormälen. 5 ml Harn werden mit einigen Tr. einer frisch bereiteten, konz. Nitroprussidnatriumlösung und etwa 1 ml Natronlauge versetzt und geschüttelt. Wird dann mit verd. Essigsäure übersättigt, so schlägt die rotviolette Farbe in Blau bis Blaugrün um. Homogentisinsäure, die ebenfalls aus dem Tyrosinstoffwechsel stammt, gibt eine negative Reaktion.

Probe nach B. Brahn. Man bereitet sich eine heißgesättigte und wieder erkaltete Lösung von Kaliumpersulfat. Kocht man diese Lösung mit etwa der gleichen Menge Harn, so tritt eine Schwarzfärbung auf, wenn Melanogen vorhanden war.

6. Diazoreaktion. Die Diazoreaktion nach EHRLICH verwendet diazotierte Sulfanilsäure, die mit wahrscheinlich aromatischen Harnbestandteilen zu einem roten Farbstoff kuppelt. Eine positive Reaktion findet man z. B. bei Typhus, Fleckfieber, Masern, Trichinose.

Das Reagens besteht aus zwei Teilen, einer Sulfanilsäurelösung [0,5 g Sulfanilsäure löst man in 5 g Salzsäure (25%) und 95 g Wasser] und einer Nitritlösung (0,5 g Natriumnitrit auf 100 g Wasser). In einem Reagensglas mischt man 2 bis 3 Tr. Nitritlösung mit 10 ml Sulfanilsäurelösung und 10 ml Harn, schüttelt rasch um und setzt 5 ml Ammoniakflüssigkeit (10%) auf einmal zu. Es entstehen rote Färbungen, die besonders deutlich an dem Schaum zu erkennen sind. Bequem ist die Verwendung von sog. Diazoröhrchen mit Marken für die einzelnen Reagentien. Störend wirken verschiedene Arzneimittel. Gerbsäurehaltige Mittel verhindern die Reaktion. Diese störenden Stoffe können aus dem Harn durch Aussalzen entfernt werden, indem man ihn mit etwa gleichen Teilen Ammoniumsulfat mischt und filtriert.

7. Urochromogen. Urochrom ist einer der normalen Harnfarbstoffe. Bei Schrumpfniere ist der Harn fast farblos, weil Urochromogen nicht mehr oxydiert werden kann und als solches ausgeschieden wird.

Nachweis. Der Harn wird zunächst mit der gleichen Menge Ammonsulfat ausgesalzen und filtriert. Dann verdünnt man das Filtrat, bis es fast farblos erscheint, und setzt dann 3 bis 6 Tr. einer 0,1%igen Kaliumpermanganatlösung zu. Bei Anwesenheit von Urochromogen tritt eine goldgelbe Färbung durch Oxydation zu Urochrom ein.

h. Organische Säuren und Stoffwechselprodukte

Die im Harn vorhandenen organischen Säuren sind besonders Ameisensäure, Essigsäure, Buttersäure, Bernsteinsäure, Oxalsäure, Citronensäure, Valeriansäure und eine Reihe von höheren Fettsäuren.

1. Milchsäure. Zu einer vermehrten Ausscheidung von L(+)-Milchsäure im Harn kommt es bei manchen Leberkrankheiten bei gleichzeitiger Verminderung des Harnstoffes.

Die Methoden zur quantitativen Bestimmung sind die gleichen wie beim Blut, so daß auf S. 631 verwiesen werden kann. Eine Enteiweißung ist nur notwendig, wenn der Harn eiweißhaltig ist.

2. Citronensäure. Zur Bestimmung der Citronensäure, von der im Harn täglich bis 1.5 g ausgeschieden werden, dient wie beim Blut (S. 631) die Pentabromacetonmethode.

Man verdunnt den Harn mit dest. Wasser im Verhaltnis 1:10 und versetzt 2 ml mit 3 ml konz. Schwefelsäure, kocht 10 Min. im Wasserbad und setzt nach Abkühlung 2 ml Bromwasser zu. Der Bromüberschuß soll bestehen bleiben. Anschließend setzt man 1 ml Kaliumbromid- und 8 ml Kaliumpermanganat-Lösung zu, so daß der violette Farbton bestehen bleibt. Alles weitere verläuft wie beim Blut. Da man bei einer Bestimmung von 0,2 ml Harn ausgeht, muß das erhaltene Ergebnis mit 5 und mit der Anzahl Milliliter der Tagesurinmenge multipliziert werden.

3. Oxalsäure. Man findet Oxalsäure im Harn als Calciumoxalat im Sediment in Form von Briefkuvertkristallen. Vermehrt ausgeschieden wird sie bei oxalatreicher Nahrung, z. B. Rhabarber, Spinat und bei Kleesalzvergiftungen.

Für die *quantitative Bestimmung* versetzt man 100 ml Harn mit Salzsäure und erwärmt, wobei einerseits Calciumoxalat gelöst und andererseits Eiweiß ausgefällt wird. Nach Auswaschen des Filterrückstandes wird mit 1 ml gesättigter Calciumchloridlösung versetzt und mit Ammoniak gegen Methylrot (pH 5) neutralisiert. Nach 12stündigem Stehenlassen wird durch einen Porzellanfiltertiegel filtriert, mit heißem Wasser nachgewaschen, getrocknet und geglüht. Der gewogene Rückstand ergibt, mit 1,605 multipliziert, die Oxalsäure (wasserfrei) in der Harnprobe.

4. Homogentisinsäure (Alkapton) kommt im Harn infolge einer Stoffwechselstörung, der Alkaptonurie, vor, indem die aus dem Tyrosin gebildete Homogentisinsäure infolge eines Fermentmangels nicht weiter abgebaut werden kann.

Der alkalisierte Harn wird durch Luftsauerstoff dunkel gefärbt. FEHLINGsche Lösung wird meist schon in der Kälte reduziert, während die Gärprobe negativ ist und der Harn optisch inaktiv ist. Zugabe von 1 Tr. einer 5%igen Eisen(III)-chloridlösung färbt den Harn vorübergehend grünblau. Mit Millon-Rg. entsteht ein zitronengelber Niederschlag, der beim Erwärmen ziegelrot wird. Alle diese Reaktionen besitzen keine große Spezifität.

Der exakte Nachweis wird papierchromatographisch erbracht. Auch die quantitative Bestimmung ist aus dem Papierchromatogramm möglich. Homogentisinsäure hat in n-Butanol-Eisessig-Wasser 4:1:5 aufsteigend einen R_f-Wert von 0,80. Die Identifizierung erfolgt durch Ammoniakdämpfe, wobei sich dunkle Flecke bilden, die sich durch Besprühen mit Kaliumjodid-Stärke-Lösung blau färben. (Das Reagens wird frisch bereitet, indem man 1 g Kaliumjodid in 100 ml einer 1%igen Stärkelösung auflöst und mit einigen Tropfen konz. Salzsäure versetzt.) Zur quantitativen Bestimmung trägt man eine genau abgemessene Harnmenge, die 25 bis 50 µg Homogentisinsäure entspricht, und gleichzeitig 50 µg reine Homogentisinsäure auf. Nach dem Lauf schneidet man die Papierbezirke aus und eluiert mit 5 ml Wasser. Je 0,1 ml des Eluats vermischt man mit 0,4 ml Kaliumdihydrogenphosphatlösung (1%) und 0,5 ml Ammoniummolybdatlösung (5% in 5 n H_2SO_4) und füllt mit Wasser auf 5 ml auf. Nach 1 Std. mißt man im Spektralphotometer bei 355 nm gegen einen ebenso behandelten Leerwert.

Berechnung:

$$\mu g \text{ Homogentisinsäure in der aufgetragenen Harnprobe} = \frac{E_{Standard}}{E_{Probe}} \cdot 50.$$

5. Phenylbrenztraubensäure wird bei einer Stoffwechselstörung im Harn gefunden, bei der der normale Abbau des Phenylalanins gestört ist, so daß diese Aminosäure zu Phenylbrenztraubensäure desaminiert wird. Die frühzeitige Erkennung bei Kindern ist sehr wichtig, weil sich sonst der sog. Phenylbrenztraubensäure-Schwachsinn entwickelt.

Der *Nachweis* erfolgt durch Zugabe von Eisen(III)-chloridlösung zum Harn. Im positiven Fall tritt eine Grünfärbung auf. Die Reaktion kann auch direkt auf der feuchten Windel angestellt werden. Den gleichen Dienst leisten die Phenistix-Teststreifen der Firma Ames (Vertrieb in Deutschland: E. Merck AG, Darmstadt). Die Streifen sind imprägniert mit Eisen(II)-Ammoniumsulfat, Magnesiumsulfat und Cyclohexylsulfaminsäure. Positiv ist die Reaktion, wenn eine Verfärbung nach Grau bis Graugrün auftritt. Durch Vergleich mit einer Farbskala nach 30 Sek, kann man den Gehalt in mg/100 ml abschätzen.

Zur genauen *quantitativen Bestimmung* wird die Eisenchlorid-Reaktion photometrisch ausgewertet. Nach T. P. THE, P. FLEURY und C. L. J. VINK [Clin. chim. Acta *2*, 424 (1957)] verfährt man folgendermaßen: Der frische Harn wird mit dest. Wasser 1:10 verdünnt, und 1 ml der Verdünnung mit 5 ml einer Pufferlösung von pH 2,2 gemischt, die sich zusammensetzt aus Glycin 4,35 g, Natriumchlorid 3,40 g, 0,1 n HCl 420 ml, dest. Wasser ad 1000 ml. Dann wird 0,2 ml Eisen(III)-chloridlösung (10%) zugefügt. Man mißt in einer 1-cm-Küvette die maximale Extinktion, die sich bei Zimmertemperatur nach 2 bis 3 Min. einstellt, bei 630 nm gegen den Reagentienleerwert.

Berechnung: $c = E \times 683$ mg Phenylbrenztraubensäure in 100 ml Harn.

6. Acetonkörper. *Acetonkörper* oder auch *Ketonkörper* werden genannt Aceton, Acetessigsäure und β-Hydroxybuttersäure. Eine vermehrte Ausscheidung findet man bei Hungerzuständen, schweren fieberhaften Erkrankungen, andauerndem Erbrechen und vor allem in schweren Fällen von Diabetes mellitus. Zunächst bildet sich Acetessigsäure, die teils zu Aceton decarboxyliert, teils zu β-Hydroxybuttersäure hydriert wird.

Bei den Nachweismethoden muß man unterscheiden zwischen solchen Proben, die Aceton und Acetessigsäure gemeinsam erfassen, und solchen, die den getrennten Nachweis gestatten.

α. *Aceton + Acetessigsäure.* Etwa 4 ml Harn werden mit 12 Tr. Eisessig und 6 Tr. frisch bereiteter 10%iger Nitroprussidnatriumlösung versetzt und dann mit Ammoniak überschichtet. Die Probe ist positiv, wenn an der Berührungsstelle ein violetter Ring auftritt. Diese sog. *Legalsche Probe* spricht in erster Linie auf Acetessigsäure an. Färbungen können auch durch Medikamente hervorgerufen werden (z. B. Anthrachinondrogen, Phenolphthalein).

Auf der Nitroprusidnatriumreaktion beruht auch der Nachweis mit *Acetest* der Firma Ames (in Deutschland E. Merck AG, Darmstadt). Die Tabletten enthalten Nitroprussidnatrium, Glykokoll, Dinatriumhydrogenphosphat und Lactose. Nach Auftropfen des Harns verfärbt sich die Tablette bei positiver Reaktion violett. Die Ablesung erfolgt nach genau 30 Sek. anhand einer Vergleichstafel. Es gibt auch unter dem Namen Ketostix Teststäbchen der gleichen Zusammensetzung und von den gleichen Herstellern. Man taucht das imprägnierte Ende des Teststäbchens kurz in die frische Harnprobe ein, streift den Flüssigkeitsüberschuß am Gefäßrand ab und vergleicht nach 15 Sek. mit der Farbskala.

Empfindlich ist auch die *Jodoformprobe*. 4 ml Harn werden mit 2 ml Natronlauge (15%) alkalisiert und filtriert. Zum Filtrat gibt man die gleiche Menge 0,1 n Jodlösung unter Kühlen. Noch bei 0,05% Ketonkörpern entsteht eine Trübung und Geruch nach Jodoform. Alkohol stört die Reaktion.

Ein sehr empfindlicher Nachweis für Aceton besteht nach A. CASTIGLIONI [Z. analyt. Chem. *120*, 166 (1940)] darin, daß ein mit Furfurollösung und Natronlauge angefeuchteter Wattebausch in ein Reagensglas gesteckt wird, das 2 ml Harn enthält. Erhitzt man bis zum Sieden, so daß die Dämpfe den Wattebausch bestreichen, dann tritt nach dem Ansäuern mit Salzsäure eine rote Farbe auf dem Wattebausch auf. Die Empfindlichkeit beträgt 0,0001%.

β. *Aceton allein.* Dieses wird am besten durch die *Mikrobechermethode* nach H. KAISER und E. WETZEL [Südd. Apoth.-Ztg *70*, 108 (1930)] nachgewiesen. Sie beruht darauf, daß Aceton mit p-Nitrophenylhydrazin reagiert, wobei das Aceton aus einer besonderen Apparatur, die aus Mikrobechern in einer Einhängebrücke aus Blech besteht, bei 40° abdestilliert wird (Lieferfirma: Wepa, G. Wenderoth, Paulus & Thewalt, Höhr-Grenzhausen). Das Reagens muß frisch bereitet werden, in dem man 50 mg p-Nitrophenylhydrazin in 2 ml verd. Essigsäure (15%) unter Erwärmen löst und die Lösung nach dem Erkalten filtriert. Man verwendet 3 Mikrobecher, in den ersten bringt man normalen Harn, in den zweiten Harn mit geringem Acetonzusatz und in den dritten Harn zu untersuchenden Harn. Man bedeckt die Gläschen mit halbierten Objektträgern, auf deren Unterseite sich kleine Tropfen der Reagenslösung inmitten eines mit Vaseline gezogenen Ringes befinden. Die Einhängebrücke mit den Mikrobechern wird dann in ein Becherglas mit 40° warmem Wasser eingehängt, so daß die Mikrobecher mindestens bis zur halben Höhe eintauchen. Ist Aceton vorhanden, so erscheinen je nach der Konzentration nach 1 bis 30 Min. feine gelbe Nadeln auf dem Objektträger. Das erste Gläschen darf also keine Reaktion zeigen, im zweiten Gläschen muß die Reaktion positiv sein, im dritten bilden sich Kristalle, falls der Harn Aceton enthält. Es darf nur frischer Harn verwendet werden, da bei längerem Stehenlassen auch Acetessigsäure in Aceton übergeht. Die Temperatur von 40° darf aus den gleichen Gründen nicht überschritten werden. Die Empfindlichkeit der Methode beträgt 0,005%.

γ. Acetessigsäure allein. Die *Probe nach V. Arnold und L. Lipliawski* verwendet p-Aminoacetophenon, das diazotiert und dann mit Acetessigsäure gekuppelt wird. Mit Eisen(III)-chlorid gibt es dann eine violettblaue Farbe, die in Chloroform löslich ist. Das Reagens wird hergestellt durch Auflösen von 1 g p-Aminoacetophenon in 80 ml Wasser und 2 ml konz. Salzsäure, und Verdünnen auf 100 ml. 3 ml dieser Lösung versetzt man mit 1 ml Kaliumnitritlösung (1%, frisch bereitet) und 9 ml Harn, und schüttelt nach Zugabe eines Tropfens konz. Ammoniaks kräftig durch. Von der ziegelrot gefärbten Mischung nimmt man 2 ml und setzt 15 ml konz. Salzsäure, 3 ml Chloroform und 3 Tr. Eisenchloridlösung (DAB 6) hinzu, verschließt das Reagensglas und bewegt es eine halbe Minute lang vorsichtig zur Vermeidung der Bildung einer Emulsion. Ist Acetessigsäure vorhanden, so nimmt das Chloroform einen violettblauen Farbton an, im negativen Fall wird es nur gelblich oder schwach rötlich gefärbt. Stark gefärbte Harne muß man vorher in der Kälte durch Aktivkohle entfärben. Die Reaktion ist empfindlich und wird durch Salicylsäure und andere Medikamente nicht beeinflußt. Mit β-Hydroxybuttersäure tritt sie nicht ein.

Die *Probe nach V. Arréguine und N. F. Garcia* verwendet die Kondensation von Acetessigsäure mit Resorcin zu β-Methylumbelliferon bei Gegenwart von wasserabspaltenden Mitteln. Dieses zeigt in schwach alkalischer Lösung eine intensiv blaue Fluoreszenz, die noch in sehr starker Verdünnung wahrnehmbar ist. Nach H. Kaiser, E. Wetzel und L. Föll [Südd. Apoth.-Ztg **69**, 779 (1929)] wird die Probe folgendermaßen ausgeführt: 50 ml Harn werden mit einigen Tropfen verdünnter Schwefelsäure angesäuert und mehrmals mit 10 ml Chloroform ausgeschüttelt. Die vereinigten Auszüge werden sofort mit einer Spur Resorcin und 2 ml rauchender Salzsäure versetzt. Das Gemisch wird hierauf auf dem Wasserbad erwärmt, bis das Chloroform vertrieben ist. Nach dem Erkalten wird die Lösung mit Wasser etwas verdünnt und mit Ammoniak schwach alkalisch gemacht, worauf bei Anwesenheit von Acetessigsäure die Fluoreszenz auftritt. Bei Tageslicht liegt die Empfindlichkeit bei 0,1 mg Acetessigsäure/100 ml Harn, unter der Analysenquarzlampe ist die leuchtend blaue Fluoreszenz noch bei 0,0001 mg/100 ml deutlich wahrnehmbar.

Für praktische Zwecke kann die Reaktion nach F. Fischler in einer vereinfachten Form durchgeführt werden. In 5 ml Harn löst man ungefähr 0,2 g Resorcin und unterschichtet vorsichtig mit 2 ml konz. Schwefelsäure. Unter guter Wasserkühlung und dauerndem Drehen des Reagensglases wird nun langsam gemischt. Die Mischung wird dann in ein Becherglas gegossen, das 200 ml Wasser enthält. Den stark sauren Inhalt des Becherglases versetzt man schließlich unter Rühren mit einem geringen Überschuß an Ammoniak. Bei Anwesenheit von Acetessigsäure tritt dann die blaue Fluoreszenz auf.

δ. β-Hydroxybuttersäure. Sie kann bei der diabetischen Acidose in größeren Mengen im Harn vorkommen. Sie ist nicht vorhanden, wenn keine Acetessigsäure nachgewiesen werden kann. Charakteristisch ist die polarimetrische Linksdrehung ($[\alpha]_D^{20°} = -24,12°$) nach vollständiger Vergärung des Zuckers (siehe Gärprobe, S. 570), was durch Reduktionsmethoden zu überprüfen ist.

ε. Quantitative Bestimmung der Acetonkörper. Man hat früher viel Mühe auf die getrennte quantitative Bestimmung der drei Acetonkörper verwendet zur Beurteilung der diabetischen Stoffwechsellage. Heute begnügt man sich meist mit einer Bestimmung des Gesamtacetons (Aceton + Acetessigsäure). Gut geeignet dafür ist die *Salicylaldehyd-Methode*, die auf J. A. Behre und S. R. Benedict [J. biol. Chem. **70**, 487 (1926)] zurückgeht und auf der Bildung von Di-o-hydroxybenzalaceton beruht, dessen rote Farbe gemessen wird. Nachstehend wird das Verfahren in der Ausführung nach M. Büchner (Moderne chemische Methoden in der Klinik, Leipzig, Verlag VEB Georg Thieme 1961) beschrieben. Benötigt werden Widmarkkolben, wie sie für die Blutalkoholbestimmung (S. 650) gebraucht werden, nur soll das Näpfchen so groß sein, daß es bequem 1 ml Urin faßt.

Reagentien. 1. Salicylaldehyd p.a. (von E. Merck AG, Darmstadt, in zugeschmolzenen Amp. lieferbar, sonst im Vakuum frisch zu destillieren). – 2. Natronlauge (16 g NaOH p.a. zu 100 ml in Aq. dest. lösen). – 3. Schwefelsäure 20%.

Ausführung: 1 ml Urin wird in das Näpfchen des Widmarkkolbens gegeben und 1 Tr. Schwefelsäure zugesetzt. In den Kolben gibt man 10 ml Natronlauge und tropfenweise unter leichtem Schwenken 0,5 ml Salicylaldehyd. Es entsteht eine gelbgrüne Lösung, leichte Trübungen schaden nicht. Dann wird der Stopfen eingesetzt, der Kolben dicht verschlossen und 1 Std. bei 70 bis 80° in den Trockenschrank gestellt. Gleichzeitig setzt man noch einen Leerversuch mit 1 ml Wasser anstelle von Urin an. Nach Beendigung der Reaktion füllt man den Inhalt der Kolben in trockene Reagensgläser um und kühlt 5 Min. am besten im Eisbad. Dann wird sofort durch ein weiches Filter filtriert und im Photometer mit Filter S 53 in einer Schichtdicke von 1 cm gegen den Leerversuch gemessen. Das Gesamtaceton in mg/1 ml Urin ist E × 0,20; es wird noch auf die Tagesausscheidung umgerechnet.

Eine andere photometrische Methode ist beim Blut (S. 630) angegeben. Sie kann auch für Urin verwendet werden und gestattet neben dem Gesamtaceton auch die Bestimmung der β-Hydroxy-buttersäure.

Eine titrimetrische Methode ohne Destillation beschreibt S. H. NANAVUTTY [Biochem. J. **26**, 1391 (1932)]; siehe auch N. HENNING, Klinische Laboratoriumsdiagnostik, München, Verlag Urban & Schwarzenberg 1966].

7. Alkohol. Bestimmung im Harn s. S. 654.

8. Fett. Im normalen Harn ist kein Fett vorhanden. Ein fetthaltiger Harn ist milchig getrübt und klärt sich beim Schütteln mit Äther. Der Ätherrückstand ergibt beim Erhitzen mit etwas Kaliumhydrogensulfat den stechenden Geruch nach Acrolein.

Zur *quantitativen Bestimmung* schüttelt man 100 bis 200 ml Harn zweimal mit je 100 ml Äther aus, vereinigt die ätherischen Schichten und wäscht den Ätherauszug im Schütteltrichter mit sehr verdünnter Kalilauge und mit Wasser. Danach wird er mit wasserfreiem Natriumsulfat getrocknet und filtriert unter Nachwaschen des Filters mit Äther. Nachdem man den größten Teil des Äthers auf dem Wasserbad abdestilliert hat, überträgt man den Rest quantitativ in ein gewogenes Schälchen, vertreibt den Äther ganz, trocknet den Rückstand bei 105° und wägt.

i. Enzyme

Der Harn führt eine Anzahl von Enzymen mit sich, von denen α-Amylase und Trypsin die wichtigsten sind. Die Aderhaldenschen Abwehrfermente, welche den Körper gegen artfremde parenteral zugeführte Substanzen bildet, werden ebenfalls im Harn ausgeschieden, ferner die Hyaluronidase.

1. α-Amylase (Diastase). Das Enzym α-Amylase baut Stärke ab. Nicht abgebaute Stärke wird durch Blaufärbung bei Zusatz von Jodlösung erkannt. Erniedrigte Werte findet man bei Nierenerkrankungen, erhöhte Werte bei Pankreaserkrankungen.

Bestimmung nach J. Wohlgemuth. Diese alte Methode ist für Harn immer noch brauchbar, wenn man dafür sorgt, daß die Lösungen gepuffert werden und eine geeignete Stärke verwendet, die nicht schon weitgehend abgebaut ist. Die Stärkelösung kann man mit Sorbinsäure haltbar machen, ohne daß dadurch die Enzymwirkung gehemmt wird.

Reagentien: 1. Gepufferte Kochsalzlösung pH 7,5, hergestellt durch Lösen von 10,0 g NaCl, 10,09 g $Na_2HPO_4 \cdot 2 H_2O$ und 1,36 g KH_2PO_4 in dest. Wasser zu 1000 ml. – 2. Substratlösung, hergestellt durch Lösen von 1 g Kartoffelstärke zur Diastasebestimmung in 1000 ml einer kaltgesättigten Sorbinsäurelösung. – 3. 0,02 n Jodlösung.

Ausführung: 10 Reagensgläser werden bereitgestellt. In das erste werden 2 ml Urin einpipettiert, die übrigen mit 1 ml gepufferter Kochsalzlösung beschickt. Nun wird vom ersten Glas 1 ml Urin in das zweite überführt, von da nach gutem Durchmischen wieder 1 ml in das nächste übertragen usw. bis zum letzten Gläschen, von dem dann 1 ml verworfen wird. Darauf werden sämtliche Gläser dieser Verdünnungsreihe mit 2 ml Substratlösung versetzt, gut durchgemischt und für 30 Min. in ein Wasserbad von 38° gebracht. Nach Ablauf dieser Zeit wird der Fermentprozeß durch Einstellen der Gläser in Eiswasser unterbrochen und in jedes Röhrchen 2 Tr. 0,02 n Jodlösung gegeben. Die noch nicht gespaltene Stärke wird durch eine leicht blaue bis blauviolette Färbung, die neben den roten Farbton auftritt, angezeigt. Die untere Grenze der Wirksamkeit wird als Limes bezeichnet. Für die Auswertung und Berechnung wird die dem Limes vorangehende Probe genommen, z. B. Röhrchen 6. Dies bedeutet, daß 1 ml der Urinverdünnung 1:32 die Stärkemenge abgebaut hat, die 2 ml einer 1%igen Lösung entspricht. 1 ml kann die in 64 ml enthaltene Stärkemenge abbauen. Diese Zahl entspricht den Wohlgemuth-Einheiten (WE.).

Bestimmung nach H. V. Street und J. R. Close. Dieses exakte Verfahren ist auch für Urin gut geeignet; es wird für Serum (S. 634) genau beschrieben. Bei Verwendung von Harn muß dieser 10fach verdünnt werden. Eine Umrechnung der Einheiten in Wohlgemuth-Einheiten ist jedoch nicht möglich.

2. Trypsin wird ebenfalls bei Pankreaserkrankungen vermehrt ausgeschieden.

Bestimmung nach M. Fuld, O. Groß und O. Baumann. Es wird die kleinste Harnmenge ermittelt, die den tryptischen Abbau einer bekannten Caseinmenge bis zu mit Eisessig-Alkohol bzw. Sulfosalicylsäure nicht mehr fällbaren Spaltprodukten bewirkt.

Reagentien: 1. Caseinlösung: 0,2 g Casein werden in 20 bis 30 ml Aqua dest. mit 10 bis 15 ml 0,1 n NaOH durch Aufkochen gelöst. Darauf wird mit 0,1 n HCl neutralisiert und auf 200 ml mit Wasser aufgefüllt. Diese 0,1%ige Lösung soll völlig klar sein. Aus ihr wird die 10fach verdünnte gepufferte Substratlösung hergestellt: 20 ml 0,1%ige Caseinlösung + 0,1 ml 1/15 mol primäres und 9,9 ml 1/15 mol. sek. Phosphat nach SÖRENSEN, Wasser ad 200 ml: pH 6,8. — 2. Eisessig-Alkohol-Gemisch: 10 ml Eisessig + 90 ml 90%iger Alkohol. — 3. 20%ige Sulfosalicylsäurelösung.

Ausführung: In 12 Reagensgläsern wird eine fortlaufende Harnverdünnung hergestellt. Jedes Gläschen außer dem ersten erhält 1 ml Aqua dest., das erste und zweite je 1 ml Urin. Nach guter Durchmischung wird vom zweiten ins dritte übertragen und so bis zum letzten fortgefahren, von dem dann 1 ml verworfen wird. Zu jeder Probe werden nun 2 ml der 0,01%igen gepufferten Caseinlösung gegeben, gut durchgemischt und der Ansatz für die Dauer von 30 Min. in ein Wasserbad von 38° gestellt. Danach wird die Reaktion durch Abkühlen mit Eiswasser abgebrochen und in jedes Glas 7 Tr. des Eisessig-Alkohol-Gemisches gegeben. Man stellt nun fest, wo keine Ausflockung mehr erfolgt. Diese Grenze kann durch Zufügen von 4 bis 6 Tr. Sulfosalicylsäurelösung noch schärfer erfaßt werden.

Berechnung: Als Einheit bezeichnet O. BAUMANN die Fähigkeit von 1 ml Harn, 0,2 mg Casein abzubauen. Dies bedeutet, daß der Nenner der Urinverdünnung in der letzten klaren Probe die Anzahl Trypsineinheiten des untersuchten Urins angibt.

Bestimmung nach M. Kunitz. Diese exakte Methode ist genau beim Duodenalsaft, S. 657 beschrieben. Sie kann auch für Urin verwendet werden.

k. Vitamine

Die im Harn vorkommenden Vitamine gehören zur B-Gruppe, nämlich B_1, B_2, B_6, B_{12}, Nicotinsäure und Nicotinsäureamid, p-Aminobenzoesäure, Panthothensäure, Folsäure, Biotin. Außerdem findet sich Vitamin C. Vitamin A und Carotin sowie Vitamin D und E erscheinen nicht im Urin.

Nachstehend werden die Bestimmungsverfahren von Vitamin B_1 und Vitamin C gebracht.

1. Vitamin B_1 (Thiamin, Aneurin). Die Bestimmung beruht auf einer Oxydation mittels Kaliumhexacyanoferrat(III) zu Thiochrom, das man fluorometrisch messen kann. Zur Ausschaltung störender Nebenfluoreszenzen werden diese nach H. N. HAUGEN [Scand. J. clin. Lab. Invest. *12*, 384 (1960)] in einem zweiten Versuch bestimmt, indem man die Thiochrombildung durch Benzolsulfochlorid hemmt und das Ergebnis vom Hauptversuch bezieht.

In einem 40-ml-Zentrifugenglas mit Glasstopfen mischt man 5 ml einer 40%igen Natronlauge mit 0,6 bis 1,0 ml einer 2%igen Kaliumhexacyanoferrat(III)-Lösung und läßt innerhalb von 40 Sek. 10 ml des 10- bis 20fach verdünnten Harns unter Umschwenken zulaufen. Man setzt das Schütteln noch weitere 50 Sek. fort und stoppt dann die Oxydation durch Zugabe von 2 Tr. Wasserstoffperoxid (3%). Man schüttelt mit 10 ml Isobutanol (zur Vitamin-B_1-Bestimmung Merck) 90 Sek., zentrifugiert und trennt die Isobutanol-Phase mit einer Pipette ab. Darin bestimmt man die Fluoreszenz (I_H) mit Primärfilter Hg 365 und Sekundärfilter 420 bis 3000 nm.

Zur Ermittlung der störenden Nebenfluoreszenzen behandelt man 10 ml des verdünnten Harns mit 4 Tr. 40%iger Natronlauge und 1 Tr. Benzolsulfochlorid, indem man 45 Sek. die Mischung kräftig schüttelt. Anschließend verfährt man wie beim Hauptversuch und ermittelt die Fluoreszenz I_N.

Drittens wird der Versuch noch mit einer Standardlösung durchgeführt, die 0,1 µg Aneurin in 10 ml Wasser enthält. Auf diese Weise findet man I_{St}.

Zur Berechnung setzt man die gefundenen Werte in die Formel

$$\frac{I_H - I_N}{I_{St}} \cdot 0,1 \text{ µg}$$

ein und erhält die Aneurin-Konzentration in 10 ml des verdünnten Harns. Man berücksichtigt noch die Harnverdünnung und rechnet gegebenenfalls auf die 24-Stunden-Menge des Sammelurins um.

Bei der Durchführung des Versuches soll ein Überschuß des Oxydationsmittels vermieden werden. Man bestimmt die notwendige Menge Kaliumhexacyanoferrat(III)-Lösung dadurch, daß man sie aus einer Bürette zu einer Mischung von 10 ml des verdünnten Harns und 5 ml 40%iger Natronlauge zutropfen läßt, bis die gelbe Farbe wenigstens 50 bis 60 Sek. bestehen bleibt.

2. Vitamin C. Vitamin C wird als Ascorbinsäure und Dehydroascorbinsäure im Harn ausgeschieden, sobald die Zufuhr den Bedarf des Körpers übersteigt. Einen Vitamin-C-Mangel kann man durch Bestimmung im Harn nach entsprechender Belastung ermitteln. Bei den einfachen Methoden wird jedoch nicht nur Ascorbinsäure erfaßt. Zur Konservierung des 24-Stunden-Harns gibt man in das Sammelgefäß 5 g Metaphosphorsäure und bewahrt den Harn im Kühlschrank unter Luftabschluß auf.

Bestimmung mit Dichlorphenol-indophenol. Man verwendet hierzu praktischerweise die im Handel befindlichen Tabletten von Merck, Darmstadt, oder Roche, Grenzach/Baden, (jede entspricht 1 mg Ascorbinsäure) und stellt jedesmal eine frische Lösung einer Tablette in 50 ml dest. Wasser her und gibt 5 ml davon in einen Erlenmeyerkolben. Der Harn wird mit wenig Eisessig angesäuert und aus einer Bürette zur Farblösung zugetropft bis zur Entfärbung. Die verbrauchte Menge Harn enthält dann 0,1 mg Ascorbinsäure. Diese Methode ist nur für Belastungsversuche brauchbar, da auch andere reduzierende Bestandteile des Harns mit erfaßt werden. Eine Ausscheidung von Vitamin C ist nur dann mit Sicherheit anzunehmen, wenn ein Wert von über 5 mg/100 ml gefunden wird.

Zur genauen Bestimmung mit Dichlorphenolindophenol muß Vitamin C erst papierchromatographisch abgetrennt werden. Eine Vorschrift dafür geben M. RINK und E. FRANKEN [Dtsch. Apoth.-Ztg **99**, 257 (1959)].

Photometrische Bestimmung. Dehydroascorbinsäure gibt mit Dinitrophenylhydrazin ein Osazon. Ascorbinsäure muß vorher mit Dichlorphenolindophenol oxydiert werden. Auf diese Weise wird das gesamte Vitamin C erfaßt. Die nachstehende Vorschrift stammt von W. FELDHEIM und R. SCHMIDT [Vitam. u. Horm. **7**, 331 (1956)].

In einem Scheidetrichter gibt man 12 ml Trichloressigsäure (2%) und 5 ml Urin, mischt, fügt 3 ml Dichlorphenolindophenollösung (0,02%) zu, mischt wieder und überschichtet mit 10 ml Amylacetat. Man wartet 15 Sek. und schüttelt dann den überschüssigen Farbstoff aus, trennt das Amylacetat ab und wiederholt das Ausschütteln noch einmal. Die wässerige Phase wird durch Zentrifugieren geklärt; 4 ml = 1 ml Urin kommen in ein Reagensglas, dazu 1 Tr. Thioharnstofflösung (10% in 50%igem Alkohol) und 1 ml 2,4-Dinitrophenylhydrazinlösung (2% in 44%iger Schwefelsäure). Man stellt 75 Min. in ein Wasserbad bei 50°, dann kühlt man ab und versetzt im Eisbad tropfenweise unter Umschwenken mit 5 ml Schwefelsäure (85%). Die Messung erfolgt nach 30 Min. im Elko mit Filter S 53 E in 1 cm Schichtdicke gegen eine Blindlösung, die aus 4 ml wässeriger Phase, 1 Tr. Thioharnstofflösung, 5 ml Schwefelsäure und 1 ml Dinitrophenylhydrazinlösung in dieser Reihenfolge unmittelbar vor der Messung bereitet werden.

Berechnung: $c = E \times 10{,}4$ mg Vitamin C/100 ml Harn.

I. Hormone

Der Harn enthält fast alle Hormone, die im menschlichen Organismus vorkommen, allerdings in anderen Konzentrationsverhältnissen als im Blut und ferner neben den eigentlichen Hormonen noch Abbauprodukte derselben. Zur Bestimmung wird man nach Möglichkeit chemische Methoden verwenden; nur wenn keine spezifische chemische Reaktion bekannt oder möglich ist, kommen biologische Methoden in Frage, wie z. B. bei den Hypophysenhormonen. Von praktischer Bedeutung sind die nachstehenden Bestimmungen.

1. Catecholamine. Darunter versteht man die Nebennierenmarkhormone Adrenalin und Noradrenalin. Vermehrt ist die Ausscheidung beim Phaeochromozytom, so daß die Bestimmung der Catecholamine beim klinischen Verdacht diagnostisch unentbehrlich ist. Catecholamine und ihre Abbauprodukte finden sich in geringem Umfang frei; zum größten Teil jedoch gepaart im Harn.

Bei der *chemischen Analyse* der Catecholamine begnügt man sich im allgemeinen mit einer summarischen Erfassung von Adrenalin und Noradrenalin, obwohl auch eine getrennte Bestimmung möglich ist. Das Prinzip beruht auf der Oxydation des Adrenalins zum Adrenochrom mit anschließender Umlagerung zum Adrenolutin (3,5,6-Trihydroxy-1-methyl-indol), das durch Ascorbinsäure stabilisiert wird und sich durch starke Grünfluoreszenz auszeichnet und gemessen wird. Beim Noradrenalin bilden sich die entsprechenden Nor-Verbindungen. Von dieser auf von U. S. von EULER und Mitarbeiter zurückgehenden Methode existieren zahlreiche Modifikationen; die nachstehende Vorschrift lehnt sich an die Angaben von B. JOHNSON [J. Lab. clin. Med. **51** 956 (1958)] an und verwertet eigene Erfahrungen.

Man benötigt die *Reagentien:* 1. Acetatpuffer pH 8,5, 0,2 m, erhalten durch Auflösen von 27,2 g krist. Natriumacetat auf 1000 ml in bidest. Wasser und Einstellen der Lösung durch einige Tropfen einer gesättigten Sodalösung auf pH 8,5. — 2. 0,25 n Schwefelsäure. — 3. Acetatpuffer 0,1 m, pH 6, erhalten durch Mischen von 20 T. einer 0,1 n Natriumacetatlösung mit 1 T. 0,1 n Essigsäure. — 4. Natriumhydrogencarbonatlösung, gesättigt. — 5. Ascorbinsäurelösung 4%, täglich frisch bereitet. — 6. Natriumascorbinatlösung wird kurz vor Gebrauch aus 1 T. Ascorbinsäurelösung und 9 T. einer 20%igen Natronlauge gemischt. — 7. Kaliumhexacyanoferrat(III)-Lösung, 0.25%.

Sammeln des Urins. Der 24-Stunden-Urin wird in einer braunen Flasche, die 2 g Oxalsäure und 5 ml konz. Salzsäure enthält, gesammelt und im Kühlschrank gehalten.

Ausführung der Bestimmung. 100 ml filtrierter Urin werden mit Salzsäure auf pH 1,5 bis 1,8 (Spezialindikatorpapier) gebracht und 15 Min. in ein kochendes Wasserbad gestellt. Nach dem Abkühlen unter der Wasserleitung wird die Probe 15 Min. im Kühlschrank aufbewahrt. In der Zwischenzeit bereitet man eine Chromatographiesäule vor. Diese soll etwa 30 cm lang sein, einen Durchmesser von 1,5 cm haben, mit Glashahn und Glasfilterplatte G 1 versehen sein, auf die man ein kleines Papierfilterchen legt. In einem Becherglas schwemmt man 2,5 g Aluminiumoxid (Woelm, alkalifrei, Aktivitätsstufe I) mit 5 ml Acetatpuffer an, gibt es auf die Säule, wäscht mit weiteren 5 ml Puffer nach, bis dieser etwa 1 cm über dem Aluminiumoxid steht. Dann wird der Hahn zunächst geschlossen und die Säule auf eine Saugflasche montiert. Die eisgekühlte Harnprobe wird mit 30 ml Acetatpuffer versetzt und mit gesättigter Sodalösung auf pH 8,5 eingestellt, zunächst unter Verwendung von Universalindikatorpapier und dann unter Kontrolle mit einer Glaselektrode, dabei darf der pH-Wert auf keinen Fall über 8,7 steigen. Der so behandelte Harn wird sofort auf die Säule gegeben und so rasch wie möglich durchgesaugt, dann mit 10 ml Acetatpuffer pH 8,5 und anschließend mit 50 ml bidest. Wasser nachgewaschen. Während dieser Operation darf die Säule nicht trocken und Luft durchgesaugt werden. Zur Elution nimmt man die Säule wieder von der Saugflasche ab, gibt 20 ml 0,25 n Schwefelsäure darauf und sammelt das abtropfende Eluat in einem 20-ml-Meßzylinder. Falls nötig füllt man mit bidest. Wasser bis zur Marke auf und mischt gut durch.

Zur *Messung* wird ein Hauptversuch und ein Leerversuch angesetzt, und zwar in Zentrifugengläsern, die bei 10 ml eine Marke haben und mit Glasstopfen versehen sind. Es werden gemischt:

	Analyse	Leer
Eluat	2,0 ml	2,0 ml
Natriumhydrogencarbonatlösung	etwa 0,2 ml	0,2 ml
pH-Wert mit Indicatorpapier kontrollieren (pH 5,5 — 6,5).		
Acetatpufferlösung pH 6	2,0 ml	2,0 ml
Kaliumhexacyanoferrat(III)-lösung	0,2 ml	0,2 ml
2 Min. stehenlassen, dann zusetzen		
Natriumascorbinatlösung	1,0 ml	—
Natronlauge 20%	—	0,9 ml
Bidest. Wasser	ad 10,0 ml	
Hauptversuchsansatz 5 Min. bei 2000 U/Min. zentrifugieren und sofort messen. Inzwischen bleibt der Leeransatz 10 Min. stehen und wird dann versetzt mit		
Ascorbinsäurelösung		0,1 ml
Bidest. Wasser		ad 10,0 ml

Leeransatz ebenfalls 5 Min. zentrifugieren und messen.

Die Messung der Fluoreszenz wird in einem geeigneten Fluorometer, z. B. Eppendorf-Photometer mit Fluoreszenzzusatzeinrichtung, vorgenommen. Als Primärfilter dient Filter Hg 405 + 436, als Sekundärfilter 500 bis 3000 nm, als Fluoreszenzstandard 6 (rot).

Verwendet man die Zusatzeinrichtung zum visuellen Pulfrich-Photometer, so kommt auf das rechte Vorsatzobjektiv ein Steckfilter E 2, als Primärfilter wird Filter 5, als Sekundärfilter im Meßgerät L 2 h und als Fluoreszenzstandard D eingesetzt. Die Ablesung erfolgt in beiden Apparaten an der Transmissionsskala.

Zur *Justierung* stellt man sich eine Standard-Stammlösung 0,1% durch Auflösen von 50 mg Suprarenin-Base Hoechst in 50 ml 0,1 n Schwefelsäure her. Zum Gebrauch verdünnt man die Stammlösung 1 : 1000 mit 0,1 n Schwefelsäure und macht Ansätze und Messungen mit 5, 10, 15, 20 und 25 µg Adrenalin, berechnet auf die eingesetzte Urinprobe (da in Wirklichkeit nur der zehnte Teil analysiert wird, betragen die eingesetzten Mengen bei der Eichung natürlich auch nur ein Zehntel).

Die *Berechnung* erfolgt in der Weise, daß man die aus der Eichkurve entnommenen Werte für Leer- und Hauptversuch voneinander abzieht und auf die Tagesmenge umrechnet. Eine erhöhte Genauigkeit erzielt man durch Mitlaufenlassen eines sog. inneren Standards, d. h. man setzt vorher einer zweiten Urinprobe 20 μg Adrenalin zu, die dann entsprechend wiedergefunden werden müssen. Die Normalwerte betragen 50 bis 100 μg/24 Std., bestimmt als Adrenalin.

Will man Adrenalin und Noradrenalin getrennt bestimmen, so muß die Oxydation auch noch bei pH 3,5 unter Zusatz von Zinksulfat vorgenommen werden, wobei nur Adrenalin erfaßt wird, während bei pH 6 beide Catecholamine bestimmt werden. Es ist dann auch nötig, getrennte Eichkurven für Adrenalin und für Noradrenalin aufzustellen.

2. *Vanillylmandelsäure*. Statt der eigentlichen Catecholamine kann man auch das Abbauprodukt des Adrenalins und Noradrenalins, die Vanillylmandelsäure (sog. VMA) = 3-Methoxy-4-hydroxymandelsäure bestimmen. Sie kann photometrisch erfaßt werden, indem man sie zu Vanillin oxydiert und dieses bei 360 nm mißt. Auch hier sprechen erhöhte Werte für das Vorliegen eines Phaeochromozytoms. Der Harn muß unter den gleichen Bedingungen, wie bei der Bestimmung der Catecholamine gesammelt werden.

Reagentien: 1. Natriummetaperjodatlösung 2% in Wasser, mindestens eine Woche haltbar. — 2. Natriumpyrosulfit ($Na_2S_2O_3$)-Lösung 10%, im Kühlschrank eine Woche haltbar. — 3. 1 m Kaliumcarbonatlösung. — 4. 3 n Kaliumphosphatlösung (K_2HPO_4), pH 7,5. — 5. Kresolrotlösung, 0,04%. Nach J. J. Pisano und Mitarbeitern [Clin. chim. Acta 7, 285 (1962)] verfährt man folgendermaßen: Ein aliquoter Teil des 24-Std.-Harns von etwa 0,4% wird in einem 110-ml-Squibb-Scheidetrichter auf 11 ml mit Wasser verdünnt und dann mit 1,0 ml Salzsäure (25%) angesäuert. Etwa 5 g festes Natriumchlorid werden zur Sättigung zugegeben und die Mischung mit 60 ml Essigsäureäthylester 5 Min. geschüttelt. Nach Trennung der Schichten wird die Essigesterschicht in einem trockenen Kölbchen mit wasserfreiem Natriumsulfat getrocknet, 50 ml in einen zweiten Scheidetrichter abgegossen und mit 3 ml Kaliumcarbonatlösung 3 Min. geschüttelt. Nach der Klärung wird die Kaliumcarbonatschicht abgelassen und 2 ml in ein 25-ml-Zentrifugenglas mit Stopfen übertragen. Nach Zugabe von 0,2 ml Natriummetaperjodatlösung wird das Glas 30 Min. in ein Wasserbad von 50° eingestellt, darauf fügt man unter jedesmaligem Umschütteln zu 0,2 ml Natriumpyrosulfitlösung, 0,6 ml Essigsäure (30%) und 1,2 ml Kaliumphosphatlösung zu. Zur Prüfung des pH-Wertes gibt man noch einen Tr. Kresolrotlösung zu, die Farbe des Indikators muß gelb und darf nicht rot sein. (Nötigenfalls wird noch tropfenweise Essigsäure zugegeben.)

Aus der Lösung wird das Vanillin durch 3 Min. Schütteln mit 40 ml Toluol extrahiert. Nach dem Zentrifugieren werden 30 ml der Toluolschicht in ein weiteres Zentrifugenglas gebracht und wieder mit 4,0 ml Kaliumcarbonatlösung 3 Min. geschüttelt. Die Mischung wird dann wieder zentrifugiert und die Kaliumcarbonatschicht, die jetzt das Vanillin enthält, mit Hilfe einer Pipette entnommen und durch ein kleines trockenes Faltenfilter direkt in eine 1-cm-Küvette filtriert. Die Extinktion wird im Spektralphotometer bei 360 nm (genau eingestellt) gegen einen Reagentienleerwert (mit Wasser anstelle von Harn angesetzt) gemessen.

Berechnung: E × 120 ergibt μg Vanillylmandelsäure in der untersuchten Harnprobe. Es wird die 24-Std.-Ausscheidung berechnet. Normalwerte: 1,8 bis 7,1 mg/24 Std.

3. *17-Ketosteroide*. Unter den neutralen 17-Ketosteroiden versteht man eine Reihe von Steroidhormonen und deren Abbauprodukte, die sich durch eine Ketogruppe am C-17-Atom auszeichnen, jedoch keinen sauren (phenolischen) Charakter haben. Sie stammen beim Manne zu 1/3 aus den Testes und zu 2/3 aus der Nebenniere. Daher sind die Normalwerte nach Geschlecht und Alter sehr verschieden. Die Bestimmung beruht auf der von W. Zimmermann angegebenen Reaktion mit m-Dinitrobenzol, einer Violettfärbung, welche photometrisch ausgewertet werden kann.

Reagentien: 1. Absoluter Alkohol, aldehydfrei durch Stehenlassen mit 4 g m-Phenylendiamin auf 1000 ml acht Tage lang im Dunkeln und Destillation unter Verwerfen von je 100 ml Vorlauf und Rückstand. — 2. m-Dinitrobenzol-Lösung, 2% in abs. Alkohol, frisch bereitet aus besonders gereinigtem m-Dinitrobenzol. — 3. Peroxidfreier Äther (pro narcosi). — 4. Natronlauge 10%. — 5. 3 n Kalilauge, genau eingestellt. — 6. Standardlösung mit 10 mg Androsteron auf 100 ml Alkohol.

Ausführung. Der 24-Std.-Harn wird mit Zusatz von 5 ml konz. Salzsäure vollständig gesammelt. Davon werden 25 ml mit 2,5 ml konz. Salzsäure 20 Min. unter Rückfluß im Wasserbad erhitzt und abgekühlt. Dann extrahiert man den hydrolysierten Urin dreimal mit je 50 ml Äther in einem Scheidetrichter. Die gesammelten Ätherextrakte werden zunächst mit 50 ml Natronlauge und dann zweimal mit je 50 ml Wasser geschüttelt. Die Natronlauge wird verworfen, die Waschwässer mit 50 ml Äther reextrahiert. Alle Ätherextrakte werden zusammen mit etwas wasserfreiem Natriumsulfat getrocknet, filtriert unter Nachwaschen mit Äther und im Vakuum zur Trockne eingedampft. Den Rückstand nimmt man in 5 ml absolutem Alkohol auf. Es werden dann die Farbreaktion als Doppelbestimmung (A) und außerdem ein Harnleerwert (HL), ein Reagentienleerwert (RL) und ein Standardwert (ST) angesetzt:

	A	HL	RL	ST
Harnextrakt	1 ml	1 ml	—	—
Standardlösung	—	—	—	1 ml
Alkohol	1 ml	3 ml	2 ml	1 ml
Dinitrobenzollösung	2 ml	—	2 ml	2 ml
3 n Kalilauge	2 ml	2 ml	2 ml	2 ml

Die verschlossenen Gläser werden in ein Wasserbad von genau 25° gebracht und vor direktem Licht geschützt. Nach 90 Min. fügt man zu jedem Ansatz 5 ml Äther, schüttelt und filtriert die Ätherschicht durch ein Faltenfilter mit 9 cm Durchmesser (Schleicher & Schüll Nr. 593 1/2). Man mißt sofort bei 500 nm oder mit passendem Filter alle Lösungen gegen Äther. Man berechnet E_A, indem man von der gefundenen Extinktion die Extinktionen für HL und RL abzieht; außerdem erhält man E_{ST}, indem man von der gefundenen Extinktion die Extinktion des RL abzieht. Nun ergibt sich aus den so korrigierten Werten

$$\frac{E_A}{E_{ST}} \cdot 100 = \mu g \text{ 17-Ketosteroide in 5 ml Harn.}$$

Man rechnet nun noch auf die Harntagesmenge um.

Die normale Ausscheidung entnimmt man aus dem nachstehenden Diagramm (Abb. 238).

Wenn der Harn sehr wenig 17-Ketosteroide enthält, geht man statt von 25 ml von einer größeren Menge aus. Aceton stört die Reaktion.

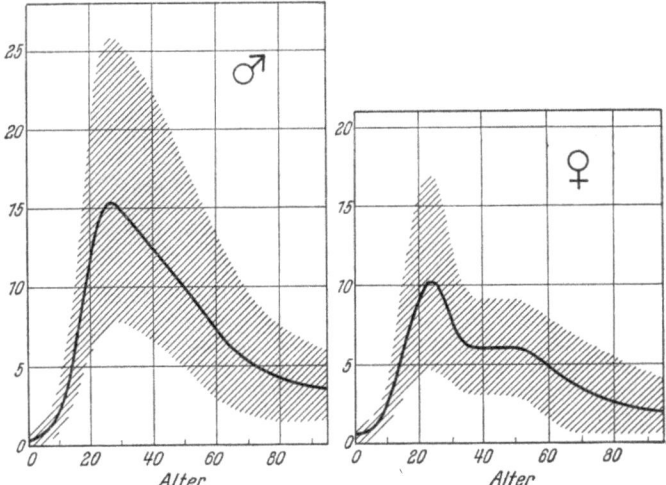

Abb. 238. Physiologische Streubreite der 17-Ketosteroide im Harn in Abhängigkeit von Alter und Geschlecht [nach C. HAMBURGER: Acta endocr. (Kbh.) *1*, 19 (1948)].

4. 17-Hydroxy-Steroide. Hierbei handelt es sich hauptsächlich um Corticosteroide, die am C-17 eine OH-Gruppe tragen. Sie können durch Oxydation mit Natriumwismutat nach J. K. NORYMBERSKY in 17-Ketosteroide übergeführt und bestimmt werden. Daher kommt auch die Bezeichnung 17-ketogene Steroide. Das wichtigste Hormon dieser Gruppe ist das Cortisol (Hydrocortison).

Reagentien (außer den für die Bestimmung der 17-Ketosteroide notwendigen): 7. Natriumwismutat p.a. 8. Natriumpyrosulfitlösung 10% in Wasser.

Ausführung. Man geht von 10 ml des 24-Std.-Harns aus, versetzt mit 10 ml Eisessig und 2 g Natriumwismutat und schüttelt 30 Min. unter Lichtschutz. Dann fügt man 20 ml Wasser, 20 ml Natriumpyrosulfitlösung zur Reduktion des überschüssigen Natriumwismutats sowie 15 ml konz. Salzsäure hinzu. Man kocht nun 20 Min., schüttelt mit Äther aus und verarbeitet alles, wie vorstehend beschrieben.

Unter der Berücksichtigung, daß man die Bestimmung in 2 ml Harn statt in 5 ml durchgeführt hat, zieht man von dem gefundenen Wert die neutralen 17-Ketosteroide ab und erhält die Tagesausscheidung der 17-ketogenen Steroide. Die Normalwerte betragen bei Männern 7,6 bis 36 mg und bei Frauen 4,0 bis 28 mg in 24 Std.

Anmerkung. Die 17-Hydroxy-corticoide kann man auch nach R. H. SILBER und C. C. PORTER in der Modifikation von W. J. REDDY dadurch bestimmen, daß diese 17-Hydroxy-20, 21-ketole mit Phenylhydrazin-Schwefelsäure gelbe Produkte liefern, die photometrisch gemessen werden. Die reduzierenden Corticoide, das sind 20, 21-Ketole mit und ohne 17-OH-Gruppe, erfaßt man entweder nach H. J. STAUDINGER mit Molybdänsäure oder nach C. CHEN mit Tetrazoliumsalz. Vorschriften findet man z. B. in der Sammlung „Photometrische Analysen-Medizin" der Fa. Carl Zeiss.

5. Oestrogene. Die Oestrogene oder Follikelhormone sind chemisch Steroide mit einer Phenolgruppe am aromatischen Ring A. Die Ausscheidung im Harn in Form von Oestron, β-Oestradiol und Oestriol ist zyklusabhängig und in der Schwangerschaft stark erhöht. Die Bestimmung erfolgt fluorometrisch nach G. ITTRICH [Hoppe-Seylers Z. physiol. Chem. **312**, 1 (1958)] auf Grund der Kober-Reaktion mit Schwefelsäure im 24-Stunden-Sammelurin. Da die Hormone an Schwefelsäure oder Glucuronsäure gebunden sind, muß zunächst mit Salzsäure hydrolysiert werden.

Ausführung. Falls der Sammelurin weniger als 1500 ml ausmacht, wird er auf dieses Volumen aufgefüllt. Zweimal je 5 ml des Urins werden mit 0,75 ml konz. Salzsäure in einem mit Schliffstopfen versehenen Röhrchen zu 20 ml 1 Std. im siedenden Wasserbad erhitzt und nach dem Abkühlen in kaltem Wasser mit 2 ml 10 n Natronlauge versetzt. Dann schüttelt man in einem kleinen Scheidetrichter mit 5 ml einer Mischung von Benzol mit Petroläther Kp. 30 bis 50° (1 + 1) zur Entfernung der neutralen Steroide aus, läßt die wässerige Phase in das ursprüngliche Hydrolysierröhrchen zurück, wäscht die organische Phase im Scheidetrichter zweimal mit je 3 ml n Natronlauge und vereinigt die alkalischen Auszüge. Diese werden nun mit 1,1 bis 1,3 ml konz. Salzsäure annähernd neutralisiert und mit 0,5 g Natriumhydrogencarbonat auf pH 7,5 bis 8,5 (Indikatorpapier) gebracht. Man schüttelt einmal mit 10 ml und zweimal mit je 5 ml Äther 3 Min. aus, vereinigt die ätherischen Auszüge und wäscht sie nacheinander mit 4 ml Natriumcarbonatpuffer (aus 88 ml gesättigter Natriumhydrogencarbonatlösung und 12 ml gesättigter Natriumcarbonatlösung bereitet und auf pH 10 eingestellt), 3 ml Ammoniumsulfatlösung (8%) und zweimal mit je 2 ml Wasser. Dann dampft man den Ätherextrakt in einem mit 20 mg Hydrochinon beschickten 10-ml-Zentrifugenröhrchen mit Schliffstopfen vorsichtig zur Trockne ein, indem man das Röhrchen in ein siedendes Wasserbad taucht und den Ätherextrakt durch einen Trichter mit Kapillarauslauf zufließen läßt. Zum Nachspülen werden 5 ml Äther verwendet.

Der Rückstand des Harnextraktes, wie auch zwei Proben mit einer entsprechenden Menge Oestriol (0,3 bis 1 μg) werden in 0,4 ml Wasser gelöst und aus einer graduierten Pipette mit 0,77 ml konz. Schwefelsäure p.a. versetzt, nach dem Verschließen 40 Min. im siedenden Wasserbad erhitzt, wobei man in den ersten Minuten einige Male vorsichtig schüttelt. Es folgt eine mindestens 3 Min. lange Abkühlung im Eisbad, Überschichtung der Säurelösung mit 1,5 ml Wasser, wieder 3 Min. Abkühlen im Eisbad, vorsichtiges Mischen durch Umschwenken, nochmaliges Abkühlen im Eisbad. Schließlich unterschichtet man mit 2 ml einer eiskalten Lösung von 2% p-Nitrophenol p.a. in Tetrabromäthan, kühlt wieder 3 Min., schüttelt 20 Sek., zentrifugiert 4 Min. bei 3000 bis 4000 U/Min. und saugt die obere Phase sowie Flocken der Trennschicht mit einer Pipette weitgehend ab.

Zur *Messung* verwendet man z. B. das Eppendorf-Photometer mit Fluoreszenzzusatzeinrichtung, wobei man das Primärfilter Hg 546 und das Sekundärfilter 560 bis 3000 einsetzt und gegen den Feststandard mißt. Nötigenfalls muß man die Empfindlichkeit des Photometers auf 1/10 reduzieren, um hohe Fluoreszenzen ablesen zu können.

Berechnung. Ist I_A der gefundene Wert für die Analyse und I_{ST} der gefundene Wert für den Standard, dann gilt

$$\mu g \text{ Gesamtöstrogene} = \frac{I_A}{I_{ST}} \times \text{Standardwert}.$$

Es muß dann noch auf die 24-Std.-Menge, durch Multiplikation mit 300 umgerechnet werden.

Die Normalwerte betragen bei Frauen während des Zyklus 18 bis 130 µg/24 Std. In der Schwangerschaft findet man Werte bis 30 mg/24 Std. Männer scheiden 10 bis 25 µg/24 Std. aus. Bei sehr hohen Östrogenkonzentrationen wird man den Urin entsprechend verdünnen. Es kann auch eine direkte photometrische Bestimmung durchgeführt werden; darüber ist in der Originalarbeit nachzulesen.

6. Pregnandiol. Das Gelbkörperhormon Progesteron wird als Pregnandiol im Frauenharn ausgeschieden, besonders in der Schwangerschaft. Eine einfache quantitative Schnellbestimmung von Pregnandiol auf Dünnschichtplatten zum Frühschwangerschaftsnachweis und zur Überwachung des Zyklus der Frau wird von D. WALDI beschrieben [Klin. Wschr. **40**, 827 (1962)]. Eine spezielle Grundausrüstung mit den Reagentien ist bei der Fa. Desaga in Heidelberg erhältlich. Das Verfahren kann die biologischen Bestimmungsmethoden zum Nachweis der Schwangerschaft nach ASCHHEIM-ZONDECK und den Krötentest nach GALLI-MAININI ersetzen, die im chemischen Laboratorium, das nicht darauf eingestellt ist, schwieriger durchzuführen sind. Die neuen immunologischen Methoden sind jedoch noch einfacher und schneller.

Ausführung. 20 ml filtrierter Urin werden in einem 50-ml-Kölbchen mit 2 ml konz. Salzsäure versetzt und auf dem Wasserbad erhitzt. Sobald das eingestellte Thermometer in etwa 2 bis 3 Min. auf 90° gestiegen ist, wird genau 10 Min. weitererhitzt und dann sofort mit fließendem Wasser auf Zimmertemperatur abgekühlt. Das Hydrolysat wird in einem 100-ml-Scheidetrichter dreimal mit je 25 ml Cyclohexan ausgeschüttelt, wobei besonders auf gute Durchmischung und exakte Phasentrennung zu achten ist. Die vereinigten Cyclohexanextrakte werden dann zweimal mit je 20 ml n Natronlauge und anschließend noch zweimal mit je 30 ml Wasser gewaschen. Lauge und Waschwässer werden verworfen. Der so gereinigte Cyclohexanextrakt wird 10 bis 15 Min. mit 5 bis 7 g Natriumsulfat wasserfrei getrocknet, filtriert, mit wenig Cyclohexan nachgewaschen und auf dem Wasserbad zur Trockne eingeengt. Der verbliebene Rückstand wird nun viermal mit wenigen ml Chloroform in ein 20-ml-Tablettenröhrchen überspült und das Chloroform restlos auf dem Wasserbad verdampft. Der Extrakt wird mit genau 0,50 ml Chloroform aufgenommen und 25 µl auf eine Kieselgeldünnschichtplatte aufgetragen. Parallel läßt man eine 0,1%ige Pregnandiol-Vergleichslösung laufen, von der man 1, 3, 5, 7, 10 µl aufträgt. Die Entwicklung erfolgt mit Chloroform-Aceton (85 + 15) bei Kammersättigung, die Laufzeit beträgt für 10 cm etwa 30 Min. Zum Nachweis wird das Chromatogramm mit Phosphorsäure (30%) besprüht und dann 10 bis 15 Min. im Trockenschrank bei 110° erhitzt. Nach dieser Zeit ist Pregnandiol unter der UV-Lampe als charakteristischer gelblichgraugrüner Fluoreszenzfleck zu sehen. Die noch heiße Platte wird mit frisch bereiteter Phosphormolybdänsäure (0,5%) leicht besprüht, wobei Pregnandiol und auch Allopregnandiol, Pregnantriol als dunkelblaue Flecke deutlich erscheinen. Normalerweise findet man in der Sekretionsphase meist 3 bis 5 mg Pregnandiol/Liter Urin, es können aber auch noch Werte von 1 bis 7 mg normal sein. Etwa 10 Tage nach der Konzeption liegt der Pregnandiolspiegel etwa 2 mg höher. Da Urine zur Schwangerschaftsuntersuchung üblicherweise nach dem Ausbleiben der Mensis abgeliefert werden, also in der Proliferationsphase, muß ein Gehalt von 3 mg Pregnandiol pro Liter als positiv gewertet werden, normal sind im Falle einer Schwangerschaft meist 5 bis 10 mg. Bei Behandlung der Patientin mit Gestagenen und Corticosteroiden kann Pregnandiol ebenso ansteigen, dann ist aber auch Pregnantriol stark vermehrt.

7. Hydroxy-indolessigsäure. Zu den sog. Gewebshormonen rechnet das Serotonin (5-Hydroxytryptamin), das im Harn als 5-Hydroxy-indolessigsäure erscheint. Beim Vorliegen eines Darmcarcinoids ist die Ausscheidung stark erhöht. Zu beachten ist, daß die Patienten vorher keine Bananen oder Walnüsse gegessen haben dürfen, weil man wegen deren hohem Serotoningehalt erhöhte Werte von Hydroxyindolessigsäure findet.

Zur *quantitativen Bestimmung* nützt man nach S. UDENFRIEND die Tatsache aus, daß Hydroxyindole mit α-Nitroso-β-naphthol einen violetten Farbstoff geben, der photometrisch gemessen werden kann. Die nachstehende Arbeitsvorschrift entspricht mit kleinen Abänderungen den Angaben von H. SCHÖN und Mitarbeitern [Klin. Wschr. **38**, 405 (1960)].

Reagentien. 1. 0,3%ige Lösung von 2,4-Dinitrophenylhydrazin in 2n HCl. – 2. Essigsäureäthylester p.a., über basischem Aluminiumoxid aufbewahrt. – 3. Phosphatpuffer pH 8 auf 6 g $Na_2HPO_4 \cdot 2H_2O$/100 ml Aq. dest., durch einige Tr. Chloroform konserviert. – 4. 0,1%ige Lösung von α-Nitroso-β-naphthol in Äthanol. – 5. Nitrit-Reagens, täglich frisch zu bereiten aus 25 ml 2n Schwefelsäure und 1 ml einer 2,5%igen Lösung von $NaNO_2$.

Ausführung. Man sammelt einen 24-Std.-Harn unter Zusatz von 5 ml konz. HCl und bewahrt ihn kühl und vor Licht geschützt auf. In einem Schütteltrichter mischt man 20 ml

Harn mit 5 ml der Dinitrophenylhydrazinlösung, läßt 15 Min. stehen und schüttelt dann mit 20 ml Essigester 10 Min. lang. Nach dem Abtrennen der Esterphase wiederholt man das Ausschütteln mit weiteren 20 ml Essigester. Beide Esterphasen werden in einem Kölbchen gesammelt und mit etwas wasserfreiem Natriumsulfat getrocknet. In ein ALLIHNsches Rohr (etwa 2,5 cm Durchmesser) bringt man dann 5 g saures Aluminiumoxid Woelm, Aktivitätsstufe V, und läßt die getrockneten Extrakte durch diese Säule in einen 100-ml-Schütteltrichter laufen, wobei man das Kölbchen und die Säule 3mal mit je 10 ml Essigester nachspült. Das Eluat schüttelt man dann im Scheidetrichter nacheinander mit 5 ml, 4 ml und 3 ml Pufferlösung je 10 Min. aus, sammelt sie in einem graduierten Reagensglas und füllt gegebenenfalls mit Pufferlösung auf 12 ml auf. 4 ml davon werden zur Farbreaktion angesetzt, indem man mit 1 ml α-Nitroso-β-naphthol-Lösung und 1 ml Nitritreagens versetzt, 5 Min. bei 37° inkubiert, mit 5 ml Essigester schüttelt und nach dem Zentrifugieren mittels einer Pipette die untere violettgefärbte Phase entnimmt. Man filtriert sie durch ein kleines Faltenfilter direkt in die 1-cm-Küvette des Photometers. Die Messung erfolgt bei 540 nm oder mit einem entsprechenden Filter gegen Pufferlösung. Den aus einer Eichkurve entnommenen Wert multipliziert man mit 3 und erhält den Hydroxyindolessigsäuregehalt in 20 ml Harn, den man dann auf die 24-Stunden-Menge umrechnet. Zur Aufstellung der Eichkurve benutzt man reine 5-Hydroxyindolessigsäure (F. Hoffmann-La Roche oder Fluka), die man in verschiedenen Konzentrationen von 0 bis 0,5 mg/4 ml zur Farbreaktion ansetzt.

m. Mikroskopische Untersuchung der Harnsedimente

Die Untersuchung der Harnsedimente durch das Mikroskop ist diagnostisch von großer Bedeutung. Da der normale Harn klar ist und beim Stehenlassen nur ein kleines Wölkchen (Nebecula) absetzt, ist es wichtig, ob er schon trübe die Blase verläßt. Zur Gewinnung des Sediments soll frischer Harn verwendet werden, bevor eine Zersetzung durch Bakterien eintritt. Notfalls werden zur Konservierung 0,15% Nipagin empfohlen. Man läßt den Harn in einem Spitzglas absetzen und gießt die überstehende klare Flüssigkeit ab; schneller kommt man durch Zentrifugieren zum Ziel, wobei man aber nur eine Tourenzahl von höchstens 1500 U/Min. anwenden darf, eine Handzentrifuge genügt also. Man bringt mit der Pipette einen Teil des Bodensatzes auf einen Objektträger, legt ein Deckglas auf und untersucht bei etwa 300facher Vergrößerung, am besten bei teilweise geschlossener Blende, nachdem man sich bei kleinerer Vergrößerung zunächst einen Überblick verschafft hat. Besonders strukturreiche Bilder erzielt man unter Umständen im Dunkelfeld oder noch besser mittels des Phasenkontrastverfahrens. Im polarisierten Licht kann man besonders Fett und Lipoidsubstanzen deutlich erkennen; Kristalle im Harnsediment geben Farbeffekte beim Drehen des Polarisators.

Manchmal kann es notwendig sein, das Sediment anzufärben; es kommen in Frage:

Simultanfärbung nach W. Quensel. Man filtriert 1 bis 2 Tr. der Farbstofflösung durch ein trockenes Filter zum Sediment im Zentrifugenglas. Dadurch werden morphologische Bestandteile blau und Fettbestandteile rot gefärbt. Herstellung der Farblösung nach QUENSEL: 50 ml einer 10%igen Lösung von Cadmiumchlorid in Wasser werden mit einer Mischung von 30 ml konz. wässeriger Lösung von Methylenblau med. pur. und 20 ml einer konz. Lösung von Sudan III in 70%- oder 80%igem Alkohol versetzt. Der hierbei sofort gebildete Niederschlag wird abfiltriert und die Flüssigkeit so vollständig wie möglich ablaufen lassen. Dann wird das Filter mit dem Niederschlag vom Trichter abgehoben und auf frisches Filtrierpapier gelegt. Der Niederschlag wird mittels eines Spatels auf ein frisches Filter gebracht, mit 15 ml dest. Wasser gewaschen und darauf sofort auf dem Filter gelöst, indem man allmählich 250 ml dest. Wasser zusetzt. Die so gewonnene Farblösung ist sofort gebrauchsfertig. Sie färbt anfangs auch Fett. Um jedoch auch später eine gute Fettfärbung zu erreichen, setzt man vor dem Gebrauch zu 10 ml der obigen Lösung 0,5 bis 1 ml einer Lösung von Sudancadmium zu, die in folgender Weise hergestellt wird. Einer 10%igen Lösung von Cadmiumchlorid werden gleiche Teile einer gesättigten Lösung von Sudan III in 70%- oder 80%igem Alkohol zugesetzt. Nach 24 Std. hat sich ein Niederschlag gebildet, der abfiltriert und nach gründlichem Waschen mit Wasser auf dem Filter in 70%- oder 80%igem Alkohol gelöst wird. Hierbei wird der Lösung des Sudancadmiums etwa so viel Alkohol zugesetzt, wie die Menge der verwendeten Lösung von Sudan vorher betrug.

Färbungen mit Seyderhelmscher Lösung. Diese färbt besonders Epithelien, Leukozyten, Schleimzylinder, sowie die Auf- und Einlagerungen der Zylinder sehr schön. Sie ist eine Lösung von 0,5 g Trypanblau und 0,5 g Kongorot in 100 ml Aqua dest.

Färbungen mit Neutralrot-Methylviolett-Lösung nach P. Schugt. Mit dieser Farblösung können Quensel-Präparate nachgefärbt werden. Alkalische Harne müssen allerdings vorher mit Essigsäure schwach angesäuert werden. Neutralrot färbt besonders Zylindergebilde, während Methylviolett Wachszylinder tiefblau färbt. Die Farblösung wird so hergestellt, daß man 1 g Neutralrot in 100 ml dest. Wasser löst unter Zusatz von 0,5 g Phenol. liquef. und 5 ml einer konz. alkoholischen Lösung von Methylviolett.

Färbung mit Lugolscher Lösung. Damit kann man Schleimzylinder gut färben, Wachszylinder werden gelb, Leukozyten braun, Epithelien hellgelb.

Bei der Routine-Untersuchung einer täglich großen Zahl von Sedimenten wird man auf die Färbungen meist verzichten. Sie können aber bei besonderen Fragestellungen und für den Ungeübten eine wertvolle Hilfe sein.

Gewöhnlich unterscheidet man organisierte und nicht organisierte Bestandteile (s. Abb. 239, S. 594).

Organisierte Sedimente

1. Erythrozyten treten im Harn nur bei Blutungen auf; sie liegen meist einzeln als blasse graurote Scheibchen ohne Kern, sind kleiner als die weißen Blutkörperchen und nehmen zuweilen durch Wasserentzug Stechapfelform an (Verwechslung mit harnsaurem Ammonium). Bei stärkeren Blutungen verkleben die einzelnen Erythrozyten zu Häufchen, die eine charakteristische Geldrollenform zeigen oder bei Blutungen im Bereich der Nierenkanälchen zu sog. Erythrozytenzylindern.

2. Leukozyten finden sich vereinzelt in jedem Harn; ist ihre Menge vermehrt, so liegen akute Entzündungen vor, der Harn wird eiweißhaltig (Eiterharn). Sie sind verhältnismäßig große Zellen, meist kreisrund mit einem Kern, der mehrere Segmente hat. Färbt man das Sediment mit einer verd. Methylenblaulösung, so erscheinen die gelappten und mehrfach geteilten Kerne tief dunkelblau im hellblauen Protoplasma. Kleinere runde Zellen mit einem fast den ganzen Protoplasmaleib ausfüllenden runden Kern sind Lymphozyten. Sie sind im Harn selten. Zuweilen erscheinen Ansammlungen von Leukozyten, zusammengehalten durch Schleimbeimengung, schon makroskopisch sichtbar im Harn als graue Fäden; bei Gonorrhoe sind sie (als sog. Tripperfäden) bisweilen mit Gonokokken besetzt.

3. Epithelien findet man vereinzelt fast in jedem Harn; vermehrt sind sie ein Zeichen für einen Entzündungsprozeß in den Harnwegen. Sie können aus den Nieren, dem Nierenbecken, dem Harnleiter, der Blase oder den Genitalien stammen. Aus der äußerlichen Form, die man als plattenförmig, rund, zylindrisch oder geschwänzt bezeichnet, kann allerdings nicht mit Sicherheit auf die Herkunft geschlossen werden. Höchstens bei den *Nieren*epithelien ist dies möglich, sie sind klein, rund oder eckig, mit einem charakteristischen bläschenförmigen Kern, oft mit Fetttröpfchen angefüllt und zylindrisch aneinandergelagert.

4. Zylinder sprechen immer für pathologische Prozesse in der Niere. Sie sind walzenförmige Gebilde, Ausgüsse der Harnkanälchen aus zusammengebackenem organischem Material. Im Gegensatz zu den Pseudozylindern haben die echten Zylinder scharfe Konturen. Man unterscheidet folgende Arten:

α. *Hyaline Zylinder.* Sie bestehen aus einer gelatineartigen, durchscheinenden Masse. Um sie gut zu erkennen, muß man das Licht stärker abblenden. Häufig liegen auf den hyalinen Zylindern andere Bestandteile, wie Leukozyten, Nierenepithelien usw.

β. *Granulierte Zylinder.* Diese zeigen ein grob oder fein gekörntes Aussehen, das von zerstörten Epithelien oder Blutkörperchen stammt; manchmal finden sich auch hier Auflagerungen.

γ. *Wachszylinder.* Diese erkennt man an der leicht gelblichen Farbe und dem matten Glanz. Sie haben ferner Einkerbungen und sind oft unregelmäßig geknickt oder gewellt.

δ. *Komazylinder.* Wie der Name sagt, treten diese vor und im diabetischen Koma auf. Sie sind kurz und stark lichtbrechend.

ε. *Erythrozytenzylinder, Leukozytenzylinder, Epithelzylinder* und *Fettkörperchenzylinder* sind an den Bestandteilen zu erkennen. Es gibt auch gemischte Zylinder.

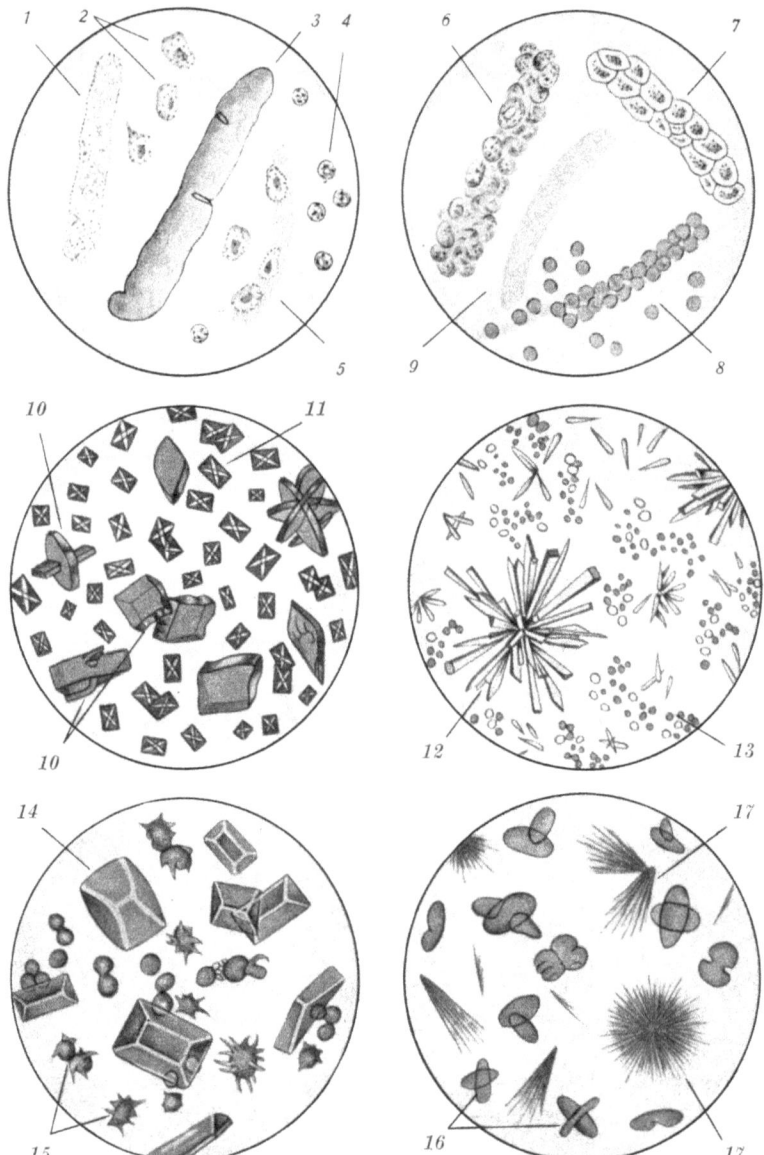

Abb. 239. Harnsedimente (aus MÜLLER-SEIFERT: Taschenbuch der medizinisch-klinischen Diagnostik, 69. Aufl., hrsg. von H. Frh. v. KRESS, München: J. F. Bergmann 1966).

1 Granulierter Zylinder; 2 Nierenepithelien; 3 Wachszylinder; 4 Leukozyten; 5 Hyaliner Zylinder mit aufgelagerten Nierenepithelien; 6 Leukozytenzylinder; 7 Epithelzylinder; 8 Erythrozytenzylinder (daneben einzelne Erythrozyten); 9 Hyaliner Zylinder; 10 Harnsäurekristalle; 11 Calciumoxalatkristalle; 12 Calciumphosphatkristalle; 13 Amorphe Phosphate; 14 Harnsäurekristalle; 15 Harnsaures Ammonium; 16 Leucin; 17 Tyrosin.

5. Pseudozylinder oder Zylindroide sind bandartig, länger als die echten Zylinder und haben keine scharfen Konturen. Sie können auch im normalen Harn vorkommen.

6. Bakterien sind oft bereits im ungefärbten Präparat zu erkennen. Bei stärkerer Vergrößerung (500fach) sieht man kleine Pünktchen oder Stäbchen. Man streicht einen Tropfen des Sediments auf dem Objektträger aus und färbt nach kurzem Fixieren in der Flamme mit Methylenblau, nach ZIEHL/NEELSEN oder nach GRAM.

7. Weitere organische Sedimentbestandteile sind Gewebselemente (Tumorzellen), Fett in Form von Fettkügelchen oder Fettkörnchenzellen, Spermatozoen, Prostatakörper (Corpora amylaceae), Hefezellen und tierische Parasiten (Oxyuren- und andere Wurmeier, Echinokokkenbestandteile, Trichomonaden). Hier muß auf die Spezialliteratur verwiesen werden.

Nichtorganisierte Sedimente

Es handelt sich um kristalline oder amorphe chemische Stoffe, die von der Niere ausgeschieden werden und dann auskristallisieren. Die Kristallisation tritt nur unter bestimmten Bedingungen ein, vor allem spielt die Reaktion des Harns eine Rolle, so daß die Bestimmung des pH-Wertes wichtig ist. In seltenen Fällen bilden sich bestimmte chemische Körper auch erst in der Blase durch die Tätigkeit von Bakterien.

Zur orientierenden Vorprobe kann man einige Löslichkeitsversuche mit einer Probe des Sediments auf dem Objektträger anstellen. Auf Zusatz eines Tropfens Wasser und Erwarmen auf etwa 60° sind löslich: Urate. Auf Zusatz eines Tropfens Essigsäure sind löslich: Urate, Phosphate, Carbonate. Auf Zusatz eines Tropfens Salzsäure sind löslich: Urate, Calciumoxalat, Calciumphosphat, Calciumcarbonat, Tyrosin, Leucin, Cystin. Auf Zusatz eines Tropfens Ammoniakflüssigkeit sind löslich: Tyrosin, Leucin, Cystin, Xanthin.

Im sauren Harn (pH 4 bis 6) können vorkommen): Harnsäure, Urate, Calziumoxalat, Calciumsulfat, Cystin, Leucin, Tyrosin, Xanthin, Hippursäure, Cholesterin. Im schwach sauren Harn (pH 6 bis 7) können vorkommen: Calciumurat, Calciumhydrogenphosphat, Calciumoxalat und Calciumsulfat. Im alkalischen Harn (pH 7 bis 8) können vorkommen: Calcium- und Magnesiumphosphat, Tripelphosphat, Ammoniumurat, Calciumcarbonat, Calciumoxalat, Calciumsulfat.

8. Harnsäure und Urate. Die freie Harnsäure fällt vorwiegend in stark saurem Harn aus und bildet dann die verschiedensten Kristallformen (Wetzstein, Drusen, Bündel, Pakete, Sterne), die durch Harnfarbstoff braun gefärbt sind. Häufig erscheinen beim Abkühlen des körperwarmen Harns die hellgelb gefärbten Urate als amorphe Körnchen, die als Niederschlag rötlich aussehen und deshalb Ziegelmehlsediment (Sedimentum lateritium) genannt werden. Beim Erwärmen gehen die Urate wieder in Lösung, auch auf Säurezusatz sind sie löslich, scheiden sich aber nach einiger Zeit als freie Harnsäure wieder ab, die dann unlöslich bleibt. Entsteht in der Blase durch Bakterientätigkeit Ammoniak, so bildet sich Ammoniumurat in goldgelb gefärbten Kugeln oder Stechapfelform. Auch hier kommt es auf Zusatz von Salzsäure zur Bildung von Harnsäurekristallen. Zum chemischen Nachweis dient die Murexidprobe: In einem Porzellanschälchen dampft man eine kleine Menge Sediment mit wenig Salpetersäure zur Trockne ein. Der gelbbraun gefärbte Rückstand gibt nach dem Erkalten beim Befeuchten mit Ammoniaklösung eine purpurrote Färbung.

9. Calciumoxalat ist gut an den oktaedrischen Kristallen (Briefkuvertform) zu erkennen.

10. Tripelphosphat ist Magnesium-Ammoniumphosphat. Es bildet sehr charakteristische Kristalle (Sargdeckelform), die stets ungefärbt sind.

11. Calciumsulfat bildet feine, an der Spitze abgeschrägte Kristallnadeln (Gipsnadeln). Es kommt verhältnismäßig selten vor.

12. Calciumphosphat als sek. Salz bildet keilförmige Spieße, die zu Rosetten zusammenliegen. Das tertiäre Calcium- und Magnesiumphosphat ist amorph und besteht aus weißen Körnchen, nur wenn gleichzeitig Blutfarbstoff anwesend ist, sind die Phosphate rötlich gefärbt.

13. Calciumcarbonat bildet ebenfalls meist amorphe Körnchen, aneinandergereiht, auch in Hantel-, Biskuit- oder Trommelschlägelform. In Säure lösen sie sich unter Entwicklung von Kohlendioxid-Gasblasen.

14. Cystin zeigt sich im Sediment bei der Cystinurie in kristalliner Form von farblosen, sechsseitigen Tafeln, löslich in Ammoniak.

15. Leucin und Tyrosin findet man beim Leberkoma. Während Leucin fettartig aussehende gelbe Kugeln mit konzentrischen Ringen (Pfannkuchenform) bildet, erscheint Tyrosin in sehr feinen, büschelförmigen Nadeln. Oft gelingt der Nachweis erst, wenn man den

Urin eindampft und mit Alkohol ausfällt. Sehr sicher ist der papierchromatographische Nachweis dieser Aminosäuren (s. S. 562).

16. Weitere nichtorganisierte Bestandteile des Sediments, die seltener vorkommen sind Xanthin, Cholesterin, Hippursäure, Fettsäuren, sowie eine Reihe von Farbstoffen, wie Bilirubin, Hämoglobin, Melanin, Indigo. Hierüber muß auf die Spezialliteratur verwiesen werden.

n. Untersuchung von Harnkonkrementen und Harnsteinen

Die Harnkonkremente können aus der Niere oder der Blase stammen. Nach der Zusammensetzung unterscheidet man folgende Steine. (Häufig kommen auch gemischte Steine vor.)

1. Calciumoxalatsteine sind sehr hart und gewöhnlich höckrig und stachlig, von Blutfarbstoff braunrot gefärbt. (Maulbeersteine). Die kleineren Steine sind auch glatt und von heller Farbe (Hanfsamensteine).

2. Uratsteine bestehen aus Harnsäure und harnsauren Salzen. Sie sind meist oval, gelb bis dunkelbraun und sehr hart, wenn auch nicht so hart, wie die Oxalatsteine.

3. Phosphatsteine bestehen meistens aus Calciumphosphat und Ammonium-Magnesiumphosphat. Sie sind grauweiß und leicht zu pulvern. Oft sind es Mischungen mit Carbonaten, aber auch Oxalaten und Uraten.

4. Calciumcarbonatsteine sind rein selten, meist mit Phosphat kombiniert. Die Farbe und Beschaffenheit ist wie Kreide.

5. Cystinsteine haben eine glatte Oberfläche, blaßgelbe Farbe und wachsartige, weiche Konsistenz.

6. Xanthinsteine sind harte Steine von brauner Farbe.

7. Cholesterinsteine sind den Cystinsteinen sehr ähnlich.

8. Fettsteine sind auffallend leicht und weich, werden aber beim Trocknen hart und spröde. Sie bestehen aus Fett und Calcium- und Magnesiumseifen. Man nennt sie auch Urostealithe.

9. Indigosteine sind sehr selten.

Analysengang zur chemischen Untersuchung. Der Stein oder ein Teil des Steines wird im Mörser gepulvert. Bei größeren Steinen mit mehreren Schichten versucht man jede Schicht einzeln zu untersuchen. Eine Probe des Steinpulvers wird auf dem Platinblech mit der Sparflamme des Bunsenbrenners erhitzt und dann geglüht.

I. *Die Probe verbrennt unter Schwarzfärbung und hinterläßt beim Glühen keinen oder einen nur sehr geringen Rückstand. Es handelt sich um organische Substanz.*

a) Man setzt die Murexidprobe an, indem man etwas Steinpulver in Salpetersäure löst, die Lösung in zwei Teile teilt und getrennt in zwei Porzellantiegeln auf dem Wasserbad zur Trockne eindampft. Nach dem Erkalten untersucht man den Rückstand weiter.

1. Beim Betupfen mit Ammoniaklösung entsteht eine purpurrote Färbung. Es handelt sich um *Harnsäure oder Ammoniumurat.* (Zur Unterscheidung erwärmt man eine Probe der ursprünglichen Substanz mit Kalilauge. Tritt dabei ein Geruch nach Ammoniak auf, liegt Ammoniumurat vor.)

2. Falls mit Ammoniaklösung keine Färbung aufgetreten ist, setzt man Kalilauge zu. Eine gelbrote Färbung, die beim Erhitzen in Purpurrot übergeht, zeigt *Xanthin* an.

b) Ist die Murexidprobe in beiden Fällen negativ ausgefallen, und löst sich die ursprüngliche Substanz in Ammoniak, dann läßt man die Lösung verdunsten. Bei Anwesenheit von *Cystin* entstehen charakteristische sechsseitige Kristalle.

c) Entsteht beim Erhitzen des Steinpulvers der Geruch nach verbranntem Horn, so handelt es sich um *Eiweißsubstanzen*. Die Probe ist dann in Kalilauge löslich und wird durch Salpetersäure wieder ausgefällt.

d) Erweicht die Probe beim Erhitzen und schmilzt unter Entwicklung eines aromatischen Geruchs, so kann es sich um vorwiegend aus Fett bestehende *Urostealithe* handeln. Das Pulver ist dann in Äther löslich.

e) Entwickelt das Steinpulver beim Erhitzen purpurrote Dämpfe und ein dunkelblaues kristallines Sublimat, das in konz. Schwefelsäure mit blauer Farbe löslich ist, so ist damit *Indigo* nachgewiesen.

II. *Die Probe wird beim Erhitzen auf dem Platinblech gar nicht oder teilweise geschwärzt und hinterläßt einen Glührückstand. Es handelt sich um anorganische Substanz oder um eine Mischung von anorganischer und organischer Substanz.*

Man behandelt eine Probe des gepulverten Steins mit verd. Salzsäure und erwärmt leicht. Tritt Aufbrausen ein, so sind *Carbonate* vorhanden. Nach dem Erkalten wird filtriert. Der Rückstand besteht aus organischer Substanz und wird nach I. untersucht. Das Filtrat enthält die anorganischen Bestandteile sowie gegebenenfalls Cystin.

Das Filtrat wird mit Ammoniaklösung (25%) im Überschuß versetzt:

a) Es entsteht ein Niederschlag, der sich auf Zusatz von Essigsäure nicht wieder löst. Damit ist *Calciumoxalat* nachgewiesen.

b) Ist dagegen der Niederschlag in Essigsäure löslich, so handelt es sich um *Calcium- oder/und Magnesiumphosphat*. Zur weiteren Bestimmung untersucht man die essigsaure Lösung, bzw. das Filtrat von Calciumoxalatniederschlag.

1. Die essigsaure Lösung wird mit salpetersaurer Ammoniummolybdatlösung leicht erwärmt. Entsteht ein gelber Niederschlag, so sind *Phosphate* vorhanden.
2. Die essigsaure Lösung wird mit Ammoniumoxalatlösung und Ammoniak versetzt. Ein feiner weißer Niederschlag, der in Salzsäure löslich ist, zeigt an, daß der Stein *Calciumphosphat* enthielt.
3. Man läßt die essigsaure Lösung mit einem Überschuß von Ammoniumoxalatlösung mehrere Stunden stehen, bis alles vorhandene Calcium als Oxalat abgeschieden ist. Dann versetzt man das Filtrat mit Ammoniak im Überschuß. Ein weißer kristalliner Niederschlag zeigt *Ammonium-Magnesiumphosphat* an.

c) Entsteht auf Zusatz von Ammoniak kein Niederschlag, dann versetzt man die ammoniakalische Lösung mit

1. Ammoniumoxalatlösung. Tritt hierbei ein weißer Niederschlag auf, so ist *Calciumcarbonat* vorhanden.
2. Natriumphosphatlösung. Durch einen Niederschlag wird hier *Magnesiumcarbonat* angezeigt.

o. Nachweis von Arzneimitteln und Giften im Harn

Der Nachweis von Arzneimitteln und Giften im Harn ist bei absichtlichen und unabsichtlichen Intoxikationen erwünscht, um entsprechende therapeutische Maßnahmen einleiten zu können. Es sind deshalb solche Verfahren besonders wertvoll, die, wie z.B. die Dünnschichtchromatographie, möglichst schnell ein Ergebnis liefern. Daneben behalten auch einfache qualitative Nachweise ihren Wert, auch wenn sie nur die Bedeutung von Vorproben haben. Steht mehr Zeit zur Verfügung, um etwa einen Süchtigen, der eine Arzneimittelanwendung abstreitet, zu überführen, kommen auch aufwendigere Methoden in Betracht.

Da der Harn meist ohne Vorarbeiten direkt mit organischen Lösungsmitteln ausgeschüttelt werden kann, ist er zur toxokologischen Untersuchung besonders gut geeignet. Es ist stets die zuerst gewonnene Harnportion zu untersuchen. Die verdächtigen Mittel oder die Vergiftungssymptome sind anzugeben, um eine gezielte Untersuchung vorzunehmen.

Eine gute Zusammenstellung über ,,Zufällige Harnbestandteile" enthält das Buch von F. FISCHLER und F. SCHLEMMER, Anleitung zur Harnanalyse, München, Verlag J. F. Bergmann 1966. Der Analysengang nach STAS-OTTO liegt dem ,,Nachweis wichtiger Arzneimittel und Gifte" in HOPPE-SEYLER/THIERFELDER, Handbuch der physiologisch- und pathologisch-chemischen Analyse, Bd. V, Berlin/Göttingen/Heidelberg, Springer-Verlag 1953, zugrunde. Dort sind aber auch Einzelnachweise im Harn angegeben. Sehr wertvoll ist auch das Buch: C. P. STEWART und A. STOLMAN, Toxicology, 2 Vols., New York und London, Academic Press 1960/61, mit den Nachträgen: Progress in Chemical Toxicology, die alle zwei Jahre erscheinen. Das bekannte Lehrbuch der chemischen Toxikologie von E. GADAMER ist 1966 in neuer Auflage, herausgegeben von E. GRAF und R. PREUSS, im Verlag Vandenhoeck & Ruprecht in Göttingen und Zürich, erschienen.

Im einzelnen ist über den Nachweis von Arzneimitteln und Giften bei deren Beschreibung in diesem Handbuch nachzulesen, wo gegebenenfalls auch quantitative Bestimmungsmethoden angegeben sind. Sie lassen sich gegebenenfalls auf die Untersuchung im Harn anwenden. Hier werden nur Gruppennachweise für Schlafmittel (Barbiturate und Nichtbarbiturate) und basische Suchtmittel (Alkaloide) gebracht.

1. Schlafmittelnachweis. Handelt es sich nur um *Barbiturate*, so führt die Schnellbestimmung nach H. OETTEL [Arch. Pharm. (Weinheim) *247*, 1 (1936)] unter Ausnutzung der Zwikker-Reaktion in wenigen Minuten zu einem Ergebnis. 10 ml Harn werden mit n Salzsäure tropfenweise bis pH 4 bis 5 angesäuert und in einem kleinen Scheidetrichter 15 Sek. mit 20 ml Chloroform geschüttelt. Die abgetrennte Chloroformschicht wird mit etwas wasserfreiem Natriumsulfat getrocknet und filtriert (falls die Chloroformlösung gefärbt ist, fügt man vor dem Filtrieren eine Messerspitze Aktivkohle zu). Je 2 ml der klaren Chloroformlösung bringt man in drei Reagensgläser A, B, C. Von einer 0,2%igen Kobaltacetatlösung in abs. Methanol setzt man zu A 0,05 ml, zu B 0,10 ml und zu C 0,15 ml und nach dem Umschütteln die gleichen Mengen einer 0,2%igen Lithiumhydroxidlösung in abs. Methanol. Entsteht in allen drei Proben oder nur in den Proben B und C eine intensive Blaufärbung, so enthält der Harn mehr als 20 mg Barbiturat/100 ml. Sind die Proben A und B positiv, C dagegen negativ oder in etwa 1 Min. schwindend, so enthält der Harn etwa 10 mg/100 ml. Ist A deutlich positiv, die Blaufärbung in B aber schon sehr vergänglich, so enthält der Harn etwa 5 mg Barbiturat je 100 ml. Bei genügender Übung kann man Zwischenwerte schätzen. Um auch Werte über 20 mg/100 ml genauer zu erfassen, wird die Chloroformausschüttlung mit reinem Chloroform verdünnt und die Reaktion wiederholt.

Zur genauen quantitativen Bestimmung der Barbiturate im Urin verwendet man eine spektralphotometrische Methode durch Messung im UV, wie sie von K. H. BEYER angegeben wird [Dtsch. Apoth.-Ztg *101*, 385 (1961)].

Kommen auch sog. *barbituratfreie* Schlafmittel in Frage oder liegen Gemische vor, dann kommt man mit einer dünnschichtchromatographischen Trennung am schnellsten zum Ziel. Es liegt darüber eine Reihe von Vorschlägen und Arbeitsvorschriften vor, über die in den obengenannten Hand- und Lehrbüchern nachgelesen werden kann. Nachstehende Arbeitsweise hat sich in der Praxis bewährt. Wenn man nicht sicher ist, daß nur Barbiturate oder nur Nichtbarbiturate im Urin vorhanden sind, sollte man versuchen, sie zu trennen. Auch die oft sehr störenden Metaboliten sollte man entfernen.

Ausschüttelung und Reinigung. 100 ml Harn (bei starken Vergiftungen kommt man auch mit weniger aus) werden durch Säurezusatz auf pH 4 bis 5 gebracht und mit Äther mehrfach ausgeschüttelt. Der erhaltene Ätherextrakt wird zunächst mit 1/5 Vol. Bleiacetatlösung (10%) geschüttelt, dann mit wasserfreiem Natriumsulfat getrocknet und nach Zusatz einer Messerspitze Aktivkohlepulver filtriert. Er enthält jetzt die Barbiturate, Nichtbarbiturate und Metaboliten. Ist mit Nichtbarbituraten zu rechnen, so wird der Trennungsgang nach E. VIDIC und K. GOEBEL [Arch. Toxikol. *19*, 85 (1961)] angewandt, indem der Ätherauszug zweimal mit 1/4 Vol. einer 2%igen Sodalösung ausgeschüttelt wird. Auf diese Weise gehen die Barbiturate und sämtliche Metaboliten mit Ausnahme von Methylpersedon (einem Abbauprodukt des Noludars) in die wässerige Phase, während die Nichtbarbiturate, einschließlich Methylpersedon, im Äther bleiben. Dieser wird nach dem Trocknen mit Natriumsulfat und erneutem Filtrieren verdampft, der Rückstand NB[1] zur Chromatographie aufgehoben. Die Sodalösung wird mit verd. Schwefelsäure angesäuert und ausgeäthert, so daß Barbiturate und Metaboliten wieder in den Äther gehen. Zur Entfernung der Metaboliten wird der neue Ätherextrakt mit 1/4 Vol. einer Phosphatpufferlösung nach SÖRENSEN vom pH 8 zweimal ausgeschüttelt. Der Ätherextrakt enthält jetzt nur noch die Barbiturate, er wird wieder mit Natriumsulfat getrocknet und eingedampft; der Rückstand B wird für die Chromatographie verwendet. Wenn man will, kann man auch die Pufferlösung wieder ansäuern, mit Äther ausschütteln, den Äther verdampfen und erhält den Rückstand M mit den Metaboliten. Braucht man von vornherein mit Nichtbarbituraten zu rechnen, kann man die Sodaausschüttelung sparen und den zuerst erhaltenen gereinigten Ätherextrakt zur Entfernung der Metaboliten sofort mit Phosphatpuffer ausschütteln.

Der *Dünnschichtchromatographie* der Schlafmittel liegen mit einigen kleinen Abänderungen, die sich aus der Praxis ergeben haben, die Vorschläge von H. J. UHLMANN [Pharm. Ztg (Frankfurt) *109*, 1998 (1964)] zugrunde. Man verwendet in üblicher Weise hergestellte und 30 Min. bei 110° aktivierte Kieselgel-G-Dünnschichtplatten. Die Rückstände NB und B (gegebenenfalls auch M) werden in wenig Methanol gelöst und in aliquoten Teilen mit Mikropipetten aufgetragen. Als Fließmittel benutzt man entweder I. Isopropanol-Chloroform-Ammoniak (25%) 45 + 45 + 10 oder II. Chloroform-Aceton 90 + 10; die Verwendung beider Fließmittel nebeneinander erhöht die Sicherheit der Identifizierung. Die Laufstrecke beträgt 10 cm. Man stellt die Platten in eine Chromatographierkammer mit Kammersättigung. Da die R_f-Werte häufig schwanken, empfiehlt es sich, Testsubstanzen in Mengen von etwa 20 μg mitlaufen zu lassen. Nach Beendigung des Laufes werden die Platten herausgenommen und getrocknet. (Der Ammoniakgeruch beim Laufmittel I darf nicht mehr wahrzunehmen sein.) Die Sichtbarmachung der Substanzflecken erfolgt: 1. Durch Betrachten unter UV-Licht der Wellenlänge 366 nm. Man erkennt Persedon und Methylpersedon an einer hellblauen Fluoreszenz, besonders nach Besprühen mit alkoholischer

---

[1] NB = Nichtbarbiturate, B = Barbiturate, M = Metaboliten.

0,5 n KOH. – 2. Betrachten unter UV-Licht der Wellenlänge 254 nm. Man erkennt Valamin an einer hellblauen Fluoreszenz. – 3. Besprühen mit einer 0,2%igen alkoholischen Dichlorfluoreszeinlösung. Nach dem Trocknen erscheinen auf dem rötlichen Untergrund gelbe Substanzflecken der meisten Schlafmittel. Beim Betrachten im UV-Licht leuchten fast alle Stoffe in hellgrünen oder dunklen, violetten Flecken auf. – 4. Besprühen mit einer wässerigen, 1%igen Quecksilber(I)-nitratlösung (man kann direkt auf das Dichlorfluoreszein sprühen). Es bilden sich schwarze, schwarzgraue oder schwarzbraune Flecken, die sich mehr oder weniger schnell nach Gelb verfärben und sich gut auf dem roten Untergrund abzeichnen. Auch im UV-Licht sind diese Flecken gut sichtbar; teilweise leuchten sie. Nachstehende Tabelle gibt einen Überblick über die R_f-Werte und die Anfärbungen:

Tabelle der Schlafmittel
(nach H. J. Uhlmann, durch Aufnahme weiterer Mittel ergänzt)

Schlafmittel	Fließmittel I $R_f \cdot 100$	Fließmittel II $R_f \cdot 100$	Anfärbung mit Dichlorfluoreszein unter UV	Nachfärbung mit Quecksilber(I)-nitrat
A. Barbiturate				
Inactin	5	0	hellgrün	schwarzgrau, später gelb
Axeen	27	3	hellgrün	schwarz, später gelb
Luminal	37	28	hellgrün	schwarzgrau, schnell gelb
Veronal	49	30	hellgrün	schwarz, später gelb
Dial	50	36	hellgrün	schwarzgrau, später gelb
Phanodorm	52	35	hellgrün	schwarzgrau, später gelb
Noctal	53	34	hellgrün	schwarzgrau, später gelb
Medomin	55	37	hellgrün	schwarzgrau, später gelb
Speda	56	38	hellgrün	grau, später gelb
Cyclopal	57	35	hellgrün	grau, später graugelb
Allional*	57	38	hellgrün	graubraun, später gelb
Dormovit	57	35	hellgrün	schwarzgrau, später gelb
Soneryl	60	39	hellgrün	grau
Pernocton	60	42	hellgrün	graubraun, später hellgrau
Melidorm*	61	41	hellgrün	schwarzgrau, später gelb
Prominal	62	55	hellgrün	grau, später gelb
Optalidon*	62	41	hellgrün	grau, später gelb
Profundol*	64	44	hellgrün	schwarzgrau, später gelb
Neravan	64	34	hellgrün	schwarzgrau, später gelb
Baytinal	65	63	dunkel	blaugrau, später gelb
Repocal	66	41	hellgrün	grau, später gelb
Stadadorm	66	41	hellgrün	schwarzgrau, später gelb
Rectidon*	66	44	hellgrün	schwarzgrau, später gelb
Imesonal	67	44	hellgrün	schwarzgrau, später gelb
Pentothal	70	58	dunkel	blaugrau, später hellbraun
Thiogenal	75	66	dunkel	blaugrau
Evipan	76	50	hellgrün	schwarzgrau, später gelb
Eunarcon	82	62	hellgrün	grau, später ocker
B. Nichtbarbiturate				
Calmonal	5	23	hellgrün	weiß bis hellgelb
Zentropil	68	20	hellgrün	graubraun, später gelb
Miltaun	75	10	hellgrün	graubraun, später ocker
Centalun	77	37	hellgrün	schwarzbraun, später gelbbraun
Valamin	82	44	hellgrün	schwarzblau, später hellgelb
Persedon	82	40	dunkel	graubraun, später ocker
Noludar	84	23	hellgrün	hellgrau, später ocker
Methylpersedon	85	45	dunkel	schwarzgrau, später gelb
Bromural	85	28	hellgrün	graubraun, später ocker
Adalin	88	43	hellgrün	graubraun, später ocker
Doriden	88	57	hellgrün	graublau, später orange
Revonal	90	59	dunkel	gelbweiß, später gelbbraun

Anmerkung zur Tabelle:
Die mit * versehenen Präparate enthalten außer den Barbitursäuren noch andere Bestandteile. Alle Schlafmittel sind mit den in der Bundesrepublik Deutschland gebrauchten

Markennamen aufgeführt; über Synonyma, internationale Kurzbezeichnungen und chemische Konstitution orientiere man sich in diesem Handbuch an anderer Stelle mit Hilfe des Registers. Die R_f-Angaben sind nicht als absolute Werte anzusehen, sondern als Anhaltspunkte.

2. Nachweis basischer Suchtmittel und anderer Alkaloide. Nach Einführung der Papierchromatographie zum Nachweis basischer Substanzen durch H. JATZKEWITZ [Hoppe-Seylers Z. physiol. Chem. *292*, 94 (1953)] ist dieses Verfahren von E. VIDIC [Arzneimittel-Forsch. *5*, 291 (1955)] noch verbessert worden und hat sich trotz neuerer dünnschichtchromatographischer Methoden gehalten, da ein einfacher und sicherer Arbeitsgang zugrunde liegt.

Reagentien. 1. Carbonatpuffer, pH 9,1; eine 10%ige Lösung eines Gemisches von 1,64 g wasserfreiem Natriumcarbonat und 5,40 Natriumhydrogencarbonat. – 2. Ameisensäure 15%. – 3. Lösungsmittel aus n-Butanol-Ameisensäure-Wasser (12 + 1 + 7). Es kann etwa eine Woche lang verwendet werden. – 4. Sprühreagens I (nach DRAGENDORFF): Einerseits werden 850 mg Wismutsubnitrat in 40 ml Wasser und 10 ml Eisessig gelöst; andererseits 8 g Kaliumjodid in 20 ml Wasser. Beide Lösungen werden vereinigt und bilden die Stammlösung. Zum Gebrauch als Sprühreagens mischt man vorher 1 ml Stammlösung mit 2 ml Eisessig und 10 ml Wasser. – 5. Sprühreagens II: 0,9 g Sulfanilsäure werden in etwa 60 ml Wasser bei 50 bis 70° gelöst und mit 9 ml konz. Salzsäure versetzt. Nach dem Abkühlen auf 20° wird mit Wasser auf 100 ml aufgefüllt. 10 ml dieser Lösung werden im Eisbad gekühlt und 10 ml einer kalten Natriumnitritlösung (4,5%) zugefügt. Man hält die Mischung noch mindestens 15 Min. bei 0° und setzt kurz vor dem Gebrauch das gleiche Volumen einer 10%igen Natriumcarbonatlösung zu. – 6. Sprühreagens III: Man mischt 1 T. Bromkresolgrünlösung (0,1%) mit 1 T. Phosphatpufferlösung (48,0 g $NaH_2PO_4 \cdot 2H_2O$ + 12,0 g $Na_2HPO_4 \cdot 12H_2O$ in 500 ml W.) und 2 T. Äthanol. – 7. Testlösung: Eine alkoholische Lösung von Nicotin, Morphin, Dicodid, Cliradon, Dolantin und Polamidon in Form der Basen, so daß wenige µl etwa 20 µg von jeder Substanz entsprechen.

Ausführung: 20 ml Harn werden mit 5 ml Carbonatpuffer alkalisch gemacht und mit 10 ml Isoamylacetat ausgeschüttelt. Nach dem Abtrennen der organischen Phase wird sie durch Zentrifugieren geklärt und in ein spitz zulaufendes Zentrifugenglas mit Schliffstopfen übertragen. Man gibt 4 Tr. verd. Ameisensäure hinzu und schüttelt 3 Min. lang kräftig durch. Dann wird wieder zentrifugiert und jetzt die wässerige Phase mit einer Mikropipette aus der Spitze des Glases entnommen, auf Papier Schleicher und Schüll 2043b aufgetragen, und zwar auf einen Punkt 1/8 auf einen zweiten Punkt 7/8 der Lösung. Zum Vergleich trägt man die Testlösung auf sowie gegebenenfalls noch eine weitere Testlösung mit dem ver-

Tabelle der R_f-Werte und Färbungen
[nach H. JATZKEWITZ und U. LENZ: Hoppe-Seylers Z. physiol. Chem. *305*, 55 (1956) mit Hinzunahme von Farbreagens III]

Substanz	$R_f \cdot 100$	Reagens I	Reagens II	Reagens III
Nicotin	23	ziegelrot	farblos	–
Morphin	31	ziegelrot	karminrot	–
Dilaudid	32	ziegelrot	karminrot	–
Eukokal	34	ziegelrot	schwach bräunlich	–
Acedicon	37	ziegelrot	schwach bräunlich, dann farblos	–
Dicodid	39	ziegelrot	schwach gelbbraun	–
Codein	40	ziegelrot	farblos, dann rosa	–
Pyramidon	51	ziegelrot	farblos, dann gelbbraun	–
Atropin	54	ziegelrot	farblos	–
Chinin	57	ziegelrot	hellbraun	–
Cliradon	61	ziegelrot	orange, leuchtend	violettblau
Preludin	61	rot bis rosa	farblos	blau
Metrotonin	61	ziegelrot	farblos, dann ockergelb	blau
Pervitin	65	violett, dann gelbbraun	farblos	blau
Dolantin	69	ziegelrot	farblos	violettblau
Ritalin	69	ziegelrot	rosa, dann farblos	blau
Dromoran	71	ziegelrot	braun	violettblau
Ticarda	74	ziegelrot	karminrot bis gelb	blau
Polamidon	80	ziegelrot	karminrot bis gelb	blau
Katovit	84	ziegelrot	farblos	blau

muteten Alkaloid. Man kann aufsteigend oder absteigend arbeiten; die Laufdauer beträgt in beiden Fällen etwa 10 bis 14 Std. Der an der Luft getrocknete Bogen wird mit Sprühreagens I und, nachdem die Flecken getrocknet und markiert sind, zur weiteren Identifizierung mit Sprühreagens II behandelt. Einige Substanzen, wie Pervitin, Preludin und Metrotonin kommen auch sehr gut mit Sprühreagens III heraus, und zwar nach dem Trocknen als blaue Flecken auf hellgelbem Grund; dieses Reagens kann allerdings nicht gleichzeitig mit einem anderen verwendet werden.

Zur Beurteilung der Ergebnisse dieser papierchromatographischen Untersuchung ist zu sagen, daß man zwar bei einiger Erfahrung aus den R_f-Werten und den Farbreaktionen wichtige Hinweise gewinnen und in vielen Fällen sogar schon eine sichere Aussage machen kann. Es bleiben aber noch genug Fälle, wo Zweifel bestehen und es erforderlich ist, den Befund durch weitere Untersuchungen zu ergänzen. Darauf weist auch E. VIDIC (l.c.) hin und gibt ein zweites Laufmittel als Dichloräthan-Eisessig-Wasser (20 + 8 + 2), das eine andere Reihenfolge der R_f-Werte liefert, sowie Unterscheidungsmöglichkeiten zwischen Morphin und Dilaudid, Eukodal und Codein, Preludin und Metrotonin u.a. Auch an eine Störmoglichkeit durch Antihistaminica und neu entwickelte Medikamente von basischem Charakter muß man denken.

II. Untersuchung des Blutes

Das Blut des Menschen ist eine rote, undurchsichtige Flüssigkeit, die aus *geformten* und aus in Wasser echt und kolloid *gelösten Bestandteilen* besteht, von denen die Eiweißstoffe mengenmäßig überwiegen. Das Volumen beträgt 5 bis 6 Liter. Außerhalb des Körpers gerinnt das Blut nach kurzer Zeit, indem sich Fibrin abscheidet, das die Formbestandteile umschließt und damit den *Blutkuchen* bildet. Der flüssige Anteil ist das *Serum*. Wird die Gerinnung des Blutes durch Zusatz von Natriumcitrat, Heparin oder anderen Stoffen verhindert, so gewinnt man das *Plasma*. Die Abtrennung von Serum und Plasma wird durch Zentrifugieren erleichtert.

Blutentnahme. Die Blutproben werden meistens beim nüchternen Patienten nach der Nachtruhe, entweder als Kapillarblut oder durch Venenpunktion, entnommen. Arterielles Blut wird selten benötigt.

α. *Kapillarblut.* Dieses wird aus der Fingerbeere oder dem Ohrläppchen (bei Säuglingen aus der Ferse oder der großen Zehe) gewonnen, indem man nach Reinigung der betreffenden Stelle mit Äther mit einer sterilisierten Nadel 2 bis 3 mm tief einsticht. Sehr beliebt und auch sehr praktisch sind die sog. FRANKEschen Schnepper mit auswechselbarer Spitze. Wegen der Gefahr einer Hepatitisübertragung sollte man jedoch besondere Lancetten verwenden, die nach einmaligem Gebrauch weggeworfen werden, z.B. Haemostiletten (Asid, München). Der erste Tropfen des austretenden Blutes wird verworfen und mit dem Tupfer weggewischt, die nächsten werden mit der Kapillarpipette aufgesaugt. Man muß rasch arbeiten, damit das Blut nicht gerinnt. Drücken oder Pressen der Einstichstelle sind zu vermeiden.

β. *Venenpunktion.* Zur Gewinnung größerer Blutmengen wird vom Arzt aus einer Vene meist am Arm, mit einer Injektionsspritze Blut entnommen. Sehr praktisch, besonders zum

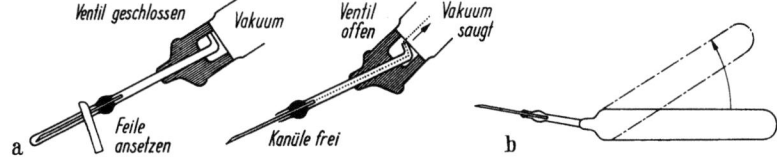

Abb. 240a u. b. Venüle zur sterilen Entnahme von Blut und Körperflüssigkeit.
a) Mechanismus der Venüle; b) Technik der Entnahme: Wenn die Nadel gut in der Vene liegt Venülenröhrchen durch Ringfinger und kleinen Finger mit sanftem Druck so weit nach oben führen, bis das Blut voll einstromt. Venüle dann so lange in der gleichen Lage halten, bis sie ganz gefüllt ist.

Einsenden der Blutproben an die Untersuchungsstellen, sind die „Venülen" der Behringwerke. Diese bestehen aus evakuierten Glasrohrchen mit besonderem Verschluß und Injektionsnadeln. Nach Einstich in die Vene und Öffnen des Ventils wird das Blut angesaugt (Abb. 240). Es sind auch Venülen mit gerinnungshemmenden Zusätzen zur Gewinnung von

Plasma im Handel. Als solche Zusätze kommen in Frage: Oxalat, Fluorid oder Citrat in Substanz oder Lösung, ferner auch Heparin. Neuerdings wird auch AeDTA (Titriplex III) in einer Konzentration von 1 mg/1 ml Blut empfohlen. Für die meisten chemischen Blutanalysen wird Serum benötigt; man entnimmt etwa dreimal soviel Blut wie Serum gebraucht wird.

a. Zusammensetzung des Blutes

Normalerweise enthält das Blut etwa 44% geformte Bestandteile und 56% Plasma. Die geformten Bestandteile erkennt man unter dem Mikroskop; es sind die roten Blutkörperchen (Erythrozyten), die weißen Blutkörperchen (Leukozyten) und die Blutplättchen (Thrombozyten). Die wichtigsten gelösten Bestandteile sind in nachstehender Tabelle aufgeführt.

Die Untersuchungsmethoden für Blut werden hier unterteilt in allgemeine physikalische Untersuchungen, chemische Untersuchungen, hämatologische Untersuchungen, Gerinnungsuntersuchungen und forensische Blutuntersuchungen. Die Trennung ist allerdings nicht immer ganz streng durchgeführt.

Tabelle zur chemischen Zusammensetzung des Blutes eines Erwachsenen

Die angegebenen Normalwerte beziehen sich auf 100 ml[1]. Fehlt eine Angabe bei Vollblut oder Serum, so heißt das nicht, daß der Bestandteil dort nicht vorhanden ist, sondern nur, daß üblicherweise die Bestimmung im Serum bzw. Blut durchgeführt wird. Die Abweichungen von der Norm werden im Text bei den einzelnen Methoden erörtert.

	Vollblut	Serum
A. *Anorganische Bestandteile*		
Wasser	77–81 g	90–92 g
Natrium		310–355 mg
Kalium		14–20 mg
Magnesium		1,6–2,2 mg
Calcium, gesamt		8,4–11,6 mg
ionisiert		4,2–5,3 mg
Eisen		
bei Männern	44–56 mg	90–140 µg
bei Frauen	42–48 mg	80–120 µg
Kupfer		70–130 µg
Chlorid		345–380 mg
Phosphor, gesamt (als P)	28–48 mg	10–15 mg
anorganisch (als P)		2,4–4,2 mg
Schwefel, gesamt	3,8–5,1 mg	3–7,8 mg
Bromid		0,7–1,5 mg
Jod, gesamt		4–9 µg
proteingebunden (PBI)		3–8 µg
Kohlensäure (als HCO_3^-)		150–170 mg
(als CO_2)		50–65 Vol.-%
B. *Stickstoffhaltige Bestandteile*		
Gesamt-N	2,6–4,3 g	1,1–1,4 g
Gesamt-Eiweiß	4–6 g	6,5–8 g
Albumine		3,5–4,5 g
Globuline		2–2,5 g
Fibrinogen		im Plasma: 0,3–0,5 g
Rest-N		20–40 mg
Harnstoff		18–50 mg
Harnsäure		2–6 mg
Kreatin		0,2–1 mg

[1] Die Konzentrationsangaben erfolgen in Gewicht/Volumen, und zwar in µg, mg oder g/100 ml. In der Medizin ist es üblich, Prozentangaben zu machen, also z.B. mg-%; das wird sich wohl kaum mehr ändern lassen. Eine Bezugnahme auf 1000 ml, was richtiger wäre, wird sich deshalb wahrscheinlich nicht einbürgern.

Tabelle zur chemischen Zusammensetzung des Blutes eines Erwachsenen (*Forts.*)

	Vollblut	Serum
Kreatinin		0,6–1,3 mg
Ammoniak (als N)		70–90 µg
Indican (Indoxylschwefelsäure)		30–90 µg
Aminosäuren (als N)		4–7 mg
Xanthoprotein		15–25 E. n. BECHER
Bilirubin, gesamt		0–1,2 mg
direkt		0–0,4 mg
Gallensäuren		bis 0,1 mg
Hämoglobin	12–18 g	0
Hamiglobin (Methämoglobin)	0–2% des Gesamthämoglobins	
C. Kohlenhydrate		
Glucose (enzymatisch bestimmt)	46–94 mg	
Galaktose	0–17 mg	
D. Lipide		
Gesamtlipide		400–800 mg
Fettsäuren, frei (als Palmitinsäure)		16–18 mg
verestert (als Triolein)		bis 380 mg
Cholesterin, gesamt		120–250 mg
frei		25–35% des Gesamtcholesterins
Phosphatide		160–250 mg
Neutralfette		30–150 mg
β-Lipoproteide		bis 550 mg
E. Stoffwechselprodukte		
Aceton + Acetessigsäure	0,5–1,5 mg	
β-Hydroxybuttersäure	0,5–2,5 mg	
Alkohol	2–4 mg	
Brenztraubensäure	0,4–0,8 mg	
Citronensäure	1,3–2,3 mg	1,6–3,2 mg
Milchsäure		9–16 mg
F. Enzyme		
α-Amylase (Diastase)		34–188 mU (s. S. 633)
Lipase, gesamt		10–20 Lip.E.
atoxylresistent		0–1,5 Lip.E.
Aldolase		bis 3 mU
CPK (Kreatinphosphokinase)		bis 1 mU
GLDH (Glutamatdehydrogenase)		bis 0,9 mU
GOT (Glutamat-Oxalacetat-Transaminase)		bis 12 mU
GPT (Glutamat-Pyruvat-Transaminase)		bis 12 mU
LDH (Lactatdehydrogenase)		bis 200 mU
Phosphatase, alkalisch		20–48 U
sauer		bis 11 U
Cholinesterase		2,2–5,2 mU

b. Allgemeine und physikalische Blutuntersuchungen

1. Reaktion. Das Blut reagiert schwach alkalisch, es hat einen pH-Wert von 7,30 bis 7,44, im Mittel bei Gesunden 7,37 ± 0,01. Die Bestimmung erfolgt am besten elektrometrisch mit der Glaselektrode oder durch Ermittlung des Hydrogencarbonatgehaltes und des Kohlensäuredruckes.

Für die elektrometrische Messung kann man die üblichen pH-Meßgeräte verwenden, falls sie genügend genau anzeigen. Es ist streng darauf zu achten, daß keine Kohlendioxidverluste eintreten, da sonst die Reaktion des Blutes nach der alkalischen Seite hin verschoben wird. Das Blut muß daher unter Luftabschluß gewonnen und verarbeitet werden, was man z.B. durch Überschichten mit Paraffinöl erreichen kann. Auch während der eigentlichen Messung darf kein CO_2 entweichen. Man hat deshalb besondere Meßeinrichtungen konstruiert, bei denen das Blut anaerobisch gewonnen und bei 37° gemessen wird. Solche Apparate sind von verschiedenen Firmen im Handel, wie von Radiometer Kopenhagen (Deutsche Vertretung Kurt Hillerkus, Krefeld) oder Metrohm AG in Herisau/Schweiz (Deutsche Vertretung in Bernhausen/Württ.).

Die pH-Verhältnisse des Blutes spiegeln sich am besten im Hydrogencarbonat- und Kohlendioxidgehalt des Blutes wider. Die Beziehung wird durch die HENDERSON-HASSELBALCHsche Gleichung ausgedrückt. Mit Hilfe des Mikro-Astrup-Gerätes (Radiometer Kopenhagen) lassen sich auf elegante Weise im Kapillarblut der pH-Wert, pCO_2, Standardbicarbonat und Basenüberschuß bestimmen. Auf nähere Einzelheiten kann hier nicht eingegangen werden. Eine Einführung in die elektrometrischen Methoden zur Blutuntersuchung findet man in dem Buch von M. BÜCHNER, Moderne chemische Methoden in der Klinik, Leipzig, VEB Verlag Thieme 1961.

2. Alkalireserve. Falls nicht die Möglichkeit besteht mittels der Astrup-Methode das Standard-Bicarbonat zu bestimmen, kommt eine Messung der sog. Alkalireserve in Frage. Man versteht darunter im medizinischen Sprachgebrauch die Kohlendioxidmenge, ausgedrückt in Vol.-% CO_2, die das Plasma mit Hilfe aller seiner Puffersubstanzen, nicht nur des Bicarbonats, zu binden vermag. Zur Bestimmung steht die gasvolumetrische Methode nach D. D. VAN SLYKE zur Verfügung, für die ein besonderer Apparat erforderlich ist. Einfacher ist eine maßanalytische Bestimmung, die auf einem Zusatz von überschüssiger Säure und Rücktitration nach Vertreiben des Kohlendioxids beruht.

Ausführung. Man entnimmt aus der Vene 5 ml Blut mit einer Spritze, die innen mit wenig konzentrierter Heparinlösung befeuchtet ist, und gibt es in ein Zentrifugenglas, das etwa 0,5 ml Paraffinöl enthält. Man zentrifugiert 10 Min. bei 1500 U/Min. Sofort anschließend macht man folgende Ansätze in weiten Reagensgläsern:

	Probe	Vergleich	Leer
Plasma	1 ml	1 ml	–
Aqu. dest. (CO_2-frei!)	–	2,5 ml	1 ml
Salzsäure, 0,05 n	1 ml	–	1 ml
Phenolrotlösung (0,1%)	1 Tr.	1 Tr.	1 Tr.

Man schüttelt das Glas mit der Probe 3 Min. lang lebhaft, um das Kohlendioxid zu vertreiben; dann titriert man mit 0,02 n Natronlauge (carbonatfrei) bis zum Umschlag von Gelb auf den rosaroten Farbton der Vergleichslösung. Ebenso titriert man den Leerversuch. Die verbrauchten Milliliter NaOH für den Leerversuch, abzüglich Verbrauch für die Probe, ergeben durch Multiplikation mit 2240 die Vol.-% CO_2. Bei einer Verminderung der Alkalireserve spricht man von einer Acidose.

3. Dichte. Die Normalwerte, bestimmt bei 20/20°, sind für Vollblut 1,050 bis 1,064, für Plasma 1,025 bis 1,029 und für Serum 1,024 bis 1,028. Die Dichte ist vor allem durch das Hämoglobin und die Eiweißkörper bedingt. Man hat deshalb auch diese Bestimmung zur Berechnung des Hämoglobingehaltes und des Eiweißgehaltes herangezogen. Da es hierfür jedoch andere direkte Methoden gibt, hat die Bestimmung der Dichte an Interesse verloren. Sie erfolgt am genauesten mit Hilfe eines Pyknometers.

4. Gefrierpunktserniedrigung. Blut hat als Lösung anorganischer und organischer Stoffe einen tieferen Gefrierpunkt als Wasser. Man bestimmt die Gefrierpunktserniedrigung mit dem Beckmannschen Apparat, wie bereits beim Harn (S. 555) beschrieben. Der Normalwert beträgt im Mittel 0,56°.

5. Blutkörperchensenkung (BKS). Im ungerinnbar gemachten Blut sedimentieren die roten Blutkörperchen mit einer bestimmten Geschwindigkeit, die weitgehend von den Eiweißkörpern des Plasmas abhängig ist. Nach WESTERGREN bestimmt man die Wegstrecke, um die sich die Erythrozyten in einer bestimmten Zeit gesenkt haben. Meist wird heute die Mikromethode nach MÜMMER/SCHEVEN ausgeführt, die nachstehend beschrieben wird. Die Normalwerte sind bei Männern bis 7 mm und bei Frauen bis 11 mm nach 1 Std. Eine Erhöhung zeigt eine Veränderung der Plasmaproteine an, wie sie bei fieberhaften Erkrankungen, Tumoren, Nephrosen usw. zu finden sind.

Ausführung. In eine spezielle, graduierte Kapillare von 15 cm Länge und 1 mm Durchmesser wird zunächst bis zum Teilstrich 3 cm eine 3,8%ige Natriumcitratlösung aufgezogen und in ein kleines Mischgläschen ausgeblasen. Nach einem Einstich in die Fingerbeere wird mit derselben Kapillare Blut bis zum Teilstrich 12 cm aufgezogen und wieder in das Mischgläschen mit der Citratlösung ausgeblasen. Nach gründlichem Mischen saugt man das so erhaltene Citratblut bis zur Marke 10 cm in die Kapillare auf und bringt sie dann in das Gestell zum Sedimentieren.

c. Chemische Blutuntersuchungen – Anorganische Bestandteile

1. Wasser. Der Wassergehalt des Blutes kann sehr genau mit Hilfe einer Karl-Fischer-Titration (S. 58) bestimmt werden. Einfacher ist bei Einzelbestimmungen das Trocknen, am besten mit dem Planwägegläschen, wie es W. KERN und TH. CORDES [Pharm. Ind. (Aulendorf) *13*, 252 (1951)] für galenische und nahrungsmittelchemische Präparate empfehlen.

Ausführung. Auf die untere Platte des auf der analytischen Waage gewogenen Planwägegläschens (s. Abb. 29, S. 55) bringt man mit einer Pipette 0,1 bis 0,2 ml Blut oder Serum, legt die bewegliche Platte fest auf und stellt das genaue Gewicht fest. Dann werden die Platten wieder getrennt, die obere an das Häkchen gehängt, das Ganze 10 Min. bei 50° getrocknet und nach dem Erkalten im Exsikkator gewogen. Durch Wiederholung des Trocknungsvorganges überzeugt man sich, ob Gewichtskonstanz eingetreten ist. Die Gewichtsdifferenz gegenüber der Einwaage ergibt den Wassergehalt.

2. Ionogramm. In einem „Ionogramm" werden die wichtigsten Elektrolyte des Blutserums zusammengefaßt. Dabei erfolgt im allgemeinen die Mengenangabe in Milliäquivalenten pro Liter (mval/l). Um mg/100ml[1] in mval/l umzurechnen, bedient man sich der Formel:

$$\mathrm{mval/l} = \frac{\mathrm{mg/100\,ml} \cdot 10}{\text{Äquivalentgewicht}},$$

wobei das Äquivalentgewicht bekanntlich gleich Atomgewicht bzw. Ionengewicht durch Wertigkeit ist. Ein normales Ionogramm kann so aussehen:

Natrium	141 mval/l	Cl	102 mval/l
Kalium	5 mval/l	HCO_3	27 mval/l
Calcium	5 mval/l	PO_4	2 mval/l
Magnesium	2 mval/l	SO_4	1 mval/l
	153 mval/l		132 mval/l

Die auf der rechten Seite fehlenden 21 mval/l sind organische Säuren und Protein.

3. Natrium und Kalium werden heute routinemäßig fast nur noch flammenphotometrisch bestimmt, da die anderen Methoden sehr viel zeitraubender sind. Es gibt Flammenphotometer mit Vorkammerzerstäubern (z.B. Eppendorf) oder mit Direktzerstäubern (z.B. Zeiss PMQ II mit Zusatzeinrichtung), die verschiedene Vorbehandlung des Serums erfordern, so daß auf die den Apparaten beigegebenen ausführlichen Gebrauchsanweisungen sowie auf die Monographie von R. HERRMANN und C. TH. ALKEMADE, Flammenphotometrie 2. Aufl., Berlin/Göttingen/Heidelberg, Springer 1960 verwiesen werden muß. Für Natriumbestimmungen wird das Serum 1:200, für Kaliumbestimmungen 1:20 verdünnt. Zur Eichung des Flammenphotometers benötigt man eine Hauptteichlösung, die Na, K und Ca in einem ähnlichen Verhältnis wie Serum enthält (330 mg Na, 15 mg K, 10 mg Ca/100 ml) und eine Kaliumblindlösung mit denselben Bestandteilen ohne Kalium. Das zum Verdünnen des Serums verwendete bidest. Wasser muß aus einer Quarzapparatur zum zweiten Mal destilliert werden. Das Ergebnis liest man direkt im mg/100 ml ab und kann es nach der obigen Formel in mval/l umrechnen. Es ist darauf zu achten, daß das Blut sofort zentrifugiert und das Serum abgetrennt wird, weil sonst durch Diffusion aus den Erythrozyten erhöhte Kaliumwerte vorgetäuscht werden.

---

[1] Vgl. dazu S. 602.

Falls kein Flammenphotometer zur Verfügung steht, kann man beim *Natrium* zur Not auch mit einer Chloridbestimmung (S. 610) auskommen, wenn man sich auch darüber im klaren sein muß, daß nicht alles Natrium als Natriumchlorid vorliegt (s. obiges Ionogramm). Natrium und Kalium lassen sich auch auf komplexometrischem Wege bestimmen. Vorschriften dazu werden von A. HOLASEK und H. FLASCHKA (Komplexometrische und andere titrimetrische Methoden des klinischen Laboratoriums, Wien, Springer 1961), angegeben.

Photometrische Bestimmung des Kaliums nach S. N. Rosanow und W. A. Kasarinowa [Z. anal. Chem. *96*, 26 (1934)]. Das Kalium wird mit dem Reagens nach B. KRAMER und F. F. TISDALL als Komplexsalz ausgefällt. Danach erfolgt unter Benützung der Farbreaktion von Nitrit mit Sulfanilsäure und Phenol die photometrische Bestimmung.

Reagentien. 1. Fällungsreagens nach KRAMER/TISDALL: a) 25 g krist. Kobaltnitrat und 12,5 ml Eisessig werden zu 75 ml in Wasser gelöst. b) In 180 ml Wasser werden 120 g Natriumnitrit gelöst; Gesamtvolumen etwa 220 ml. Man mischt nun die Lösung a) mit 210 ml der Lösung b). Die sich dabei entwickelnden Stickoxide werden durch Durchsaugen von Luft (1 bis 2 Std.) beseitigt. Vor Gebrauch ist das Reagens zu filtrieren. Haltbarkeit 1 Monat im Eisschrank. – 2. Sulfanilsäurereagens: 1 g Sulfanilsäure wird unter Erwärmen in 100 ml gesättigter NH_4Cl-Lsg. aufgelöst, mit 1,5 g Phenol und 100 ml Aqua bidest. versetzt, abfiltriert und die Lsg. in dunkler Flasche gut verschlossen aufbewahrt. Haltbarkeit 2 bis 3 Wochen.

Ausführung. 0,2 ml Serum werden in einen kleinen Porzellantiegel pipettiert, im Trockenschrank oder Exsikkator zur Trockne gebracht, danach durch 10 Min. langes Erhitzen des Tiegels bis zum Glühen verascht. Das Veraschungsprodukt wird in 2 ml Wasser aufgelöst, davon 1,5 ml in ein Spitzzentrifugenglas mit 1 ml Kramer/Tisdall-Reagens übergeführt und zur Ausfällung für 4 Std. in den Eisschrank gestellt. Anschließend wird 20 Min. bei 3000 U/Min. zentrifugiert. Die Flüssigkeit wird abgegossen und der Niederschlag bis zur völligen Farblosigkeit der überstehenden Lösung mit Aqua bidest. gewaschen, gewöhnlich 3- bis 4mal, um alles nicht für die Komplexsalzbildung verbrauchte Reagens zu entfernen. Danach löst man den Niederschlag in 5 ml 0,1 n NaOH unter Erwärmen im kochenden Wasserbad für 15 bis 20 Min. und rührt mit einem Glasstab. Nun wird mit 1 ml 10%iger HCl angesäuert, 1 ml Sulfanilsäurereagens zugefügt und mindestens 15 Min. stehengelassen. Dabei bildet sich Tropäolin, welches nach Alkalisieren mit 2 ml 10%iger Ammoniaklsg. eine leuchtend orangegelbe Farbe gibt. Der Inhalt des Gläschens wird nun quantitativ in ein Meßgefäß übergeführt und mit Wasser auf 100 ml verdünnt. Diese Lösung wird bei 430 nm gegen einen gleich behandelten Leerversuch photometriert.

Berechnung. Bei Messung in 1 cm Schichtdicke gilt: $E \times 50 = mg\ K/100\ ml$.

Die *Testpackung* der Fa. Dr. Heinz Haury in München zur Kaliumbestimmung verwendet das gleiche Fällungsprinzip, nur daß die getrennt besser haltbaren Lösungen von Kobaltnitrat und Natriumnitrit nacheinander zugegeben werden. Der Niederschlag wird als blaues Kobaltrhodanid in Lösung gebracht und photometriert.

4. Calcium kann ebenfalls flammenphotometrisch bestimmt werden, doch ist das Verfahren, falls nicht reine Spektrallinienphotometer benutzt werden, mit methodischen Fehlern behaftet und nicht besser als die komplexometrische Titration. Als genaueste Methode gilt zur Zeit die photometrische Bestimmung mit Chloranilsäure. Calcium ist im Serum teils an Eiweiß gebunden und liegt nur etwa zur Hälfte in Ionenform vor. Will man das ionisierte Calcium allein bestimmen, dann muß man es erst durch Ultrafiltration abtrennen [siehe z.B. J. BUCHS, P. BOYMOND u. E. SANZ: Pharm. Acta Helv. *39*, 370 (1964)].

Komplexometrische Titration. 2 ml Serum werden in einem Zentrifugenglas mit 5 bis 6 ml bidest. Wasser und 1 ml einer 2%igen Ammoniumoxalatlsg. versetzt, mit einem Glasstab umgerührt, etwa 1 Std. stehengelassen und dann 10 Min. scharf zentrifugiert. Der Überstand wird abgegossen und der Rückstand in 1 ml n Salzsäure gelöst. Kurz vor der Titration setzt man eine viertel Indikatorpuffertablette Merck (Eriochromschwarz + Zink-Titriplex + Natriumchlorid) und 2 ml Ammoniaklsg. (10%) zu und titriert nach Zugabe von 5 ml bidest. Wasser sofort mit einer 0,001 m Titriplex III (Komplexon III)-Lösung von Rot bis zum Umschlag in ein leicht graustichiges Grün. Die verbrauchten ml Titriplexlösung entsprechen mval Ca/l, multipliziert mit 2 ergeben sie den Calciumgehalt des Serums in mg/100 ml.

Literatur: FLASCHKA, H., u. A. HOLASEK: Hoppe-Seylers Z. physiol. Chem. *288*, 244 (1951).

Photometrische Methode nach P. V. Ferro und A. B. Ham. [Amer. J. Clin. Path. *28*, 208 u. 689 (1957)]. Calcium wird mit Chloranilsäure gefällt, der Niederschlag nach dem Auswaschen in Tetranatrium-aethylendiamintetraacetat gelöst und die wieder freigesetzte Chloranilsäure photometrisch bestimmt.

Reagentien. 1. Chloranilsäurelösung: In 600 bis 700 ml dest. Wasser werden 4 g NaOH p. a. gelöst und danach auf 1000 ml aufgefüllt. Hierauf werden 11 g Chloranilsäure zugesetzt. Die Mischung wird bis zur vollständigen Lösung geschüttelt. Der pH-Wert muß zwischen 3,5 und 11 liegen; ist er höher als 11, dann wird weitere Chloranilsäure in Mengen von je 1 g zugesetzt. Schließlich wird das Reagens durch ein Glasfilter filtriert. Die Haltbarkeit beträgt bei Zimmertemperatur 3 bis 4 Monate, im Kühlschrank 1 Jahr. Scheiden sich Kristalle aus, so wird die überstehende klare Lösung verwendet. – 2. Isopropanol 50% aus Isopropanol p. a. – 3. AeDTA-Lösung: 50 g Tetranatriumsalz der Äthylendiamintetraessigsäure werden in etwa 600 ml dest. Wasser gelöst und auf 1000 ml aufgefüllt. – 4. Calciumstandardlösung: 0,2497 g Calciumcarbonat p. a. werden genau abgewogen, in einem 1000-ml-Meßkolben in 9 ml n Salzsäure gelöst und mit dest. Wasser zur Marke aufgefüllt. Diese Standardlösung enthält 10 mg/100 ml Calcium[1].

Ausführung. In je ein 12-ml-Zentrifugenglas kommen 2 ml Serum bzw. 2 ml Standardlösung. Dann fügt man 1 ml Chloranilsäurelösung hinzu, wobei das Röhrchen mit dem Serum ständig geschüttelt wird, bis alles ausgefallene Protein sich wieder gelöst hat. Nach 30 bis 40 Min. werden die Röhrchen bei 3000 U/Min. während 10 Min. zentrifugiert. Hierauf wird die überstehende Flüssigkeit abgehebert oder vorsichtig abgegossen und die Röhrchen mit der Öffnung nach unten auf Filtrierpapier gestellt, um den Rest der Flüssigkeit auslaufen zu lassen. Nach 2 bis 3 Min. wird die Öffnung mit Filtrierpapier ausgewischt. In beiden Röhrchen wird dann der Niederschlag mit 6 bis 7 ml Isopropanol gewaschen, wobei man die Flüssigkeit in feinem Strahl auf den Bodensatz spritzt. Nötigenfalls muß mit einem feinen Glasstab noch aufgerührt werden. Die Röhrchen werden dann nochmals zentrifugiert und auslaufen gelassen. Die überstehende Flüssigkeit kann beim Serum manchmal etwas trübe sein, was auf kleine Eiweißmengen zurückzuführen ist. In jedes Röhrchen wird dann 0,1 ml dest. Wasser gegeben und der Niederschlag durch kräftiges Schlagen gegen den Handrücken im Wasser suspendiert. Darauf werden 6 ml Reagens Nr. 3 zugegeben, die Röhrchen mit Parafilm oder Stopfen verschlossen und mehrere Male umgeschüttelt, bis sich der Niederschlag vollständig gelöst hat. Zu starkes Schütteln ist zu vermeiden, damit keine Schaumbildung auftritt. Die Farbe der Lösung wird im Spektralphotometer bei 520 nm oder im Elko mit Filter S 53 gegen Wasser gemessen.

Berechnung:

$$\frac{\text{Extinktion des Serums}}{\text{Extinktion des Standards}} \cdot 10 = \text{mg Ca in 100 ml Serum}.$$

5. Magnesium läßt sich im Serum komplexometrisch nach dem Ausfällen des Calciums oder photometrisch mit Titangelb bestimmen.

Komplexometrische Bestimmung. In einem Zentrifugenglas werden 2 ml Serum mit 2 ml 10%iger Trichloressigsäure versetzt und 10 Min. stehengelassen. Dann zentrifugiert man 10 Min. bei 3000 U/Min. und gießt die überstehende klare Lösung in ein trockenes Reagensglas. 2 ml davon pipettiert man wieder in ein Zentrifugenglas, gibt 1 Tr. Methylrotlsg. hinzu und neutralisiert mit 5%iger Ammoniaklsg., fügt 1 ml 1%ige Ammoniumoxalatlsg. hinzu und läßt nach gutem Durchmischen mindestens 1 Std. stehen. Nach dem Auffüllen auf etwa 10 ml wird 10 Min. bei 3000 U/Min. zentrifugiert. Die überstehende klare Lösung dekantiert man in ein Kölbchen, ohne nachzuwaschen, setzt 1 ml n Salzsäure, 2 ml 10%ige Ammoniaklsg., 1/4 gepulverte Indikatorpuffertablette Merck zu und titriert mit 0,001 m Titriplex(III)-Lösung von Rot nach Graugrün. Die verbrauchten ml × 2,43 ergeben mg Mg in 100 ml Serum, multipliziert mit 2, mval Mg/l.
In dem Oxalatniederschlag kann man noch, wie oben angegeben, das Calcium komplexometrisch bestimmen. Bei der Berechnung ist zu berücksichtigen, daß hier nur die Hälfte des Serums eingesetzt wurde.

Photometrische Bestimmung mit Titangelb [nach Standard Methods of Clinical Chemistry 5, 137 (1965)]. *Reagentien:* 1. Trichloressigsäure 5%. – 2. 2,5n Natronlauge. – 3. Polyvinylalkohollsg. 0,1%. – 4. Titangelb-Stammlsg. 75 mg Titangelb werden in 100 ml Polyvinylalkohollsg. gelöst. In brauner Flasche 2 Monate haltbar. – Titangelb-Gebrauchslsg. Die Stammlsg. wird mit Polyvinylalkohollsg. 1:10 verdünnt. – 5. Magnesium-Standardlsg., 2 mg/100 ml. 203,0 mg $MgSO_4 \cdot 7 H_2O$ p.a. werden zu 1000 ml in Aq. dest. gelöst. Zur Haltbarmachung fügt man 1 ml Chloroform zu.

---

[1] Ein fertiger Reagentiensatz ist unter dem Namen „Spectro-Calcium-Kit" über die Firma Asid-Institut in München erhältlich. Auch die Firma Dr. Heinz Haury in München liefert einen fertigen Calcium-Test, dem eine Modifikation der Ferro-Ham-Methode nach W. WEBSTER [Amer. J. clin. Path. 37, 330 (1962)] zugrunde liegt.

Ausführung. In einem Reagensglas gibt man zu 5 ml Trichloressigsäure unter Schütteln 1 ml Serum (hämolysefrei!) und filtriert nach 5 Min. durch ein hartes Faltenfilter. Außer der Analyse setzt man noch einen Standard und einen Leerwert an nach folgendem Schema:

	Analyse	Standard	Leer
Filtrat	3,0 ml	–	–
Standardlsg.	–	0,5 ml	–
Dest. Wasser	–	–	0,5 ml
Trichloressigsäure	–	2,5 ml	2,5 ml
Titangelblsg.	2,0 ml	2,0 ml	2,0 ml
Natronlauge	1,0 ml	1,0 ml	1,0 ml

Nach jedem Zusatz wird gut gemischt; dann mißt man die rote Farbe des Mg-Titangelb-Komplexes in 2-cm-Küvetten bei 540 nm oder mit einem anderen passenden Filter (Hg 546) gegen den Leerwert.

Berechnung: Der Magnesiumgehalt des Serums ergibt sich in mg/100 ml aus

$$\frac{E_{Analyse}}{E_{Standard}} \cdot 2.$$

Anmerkung: Für eine prinzipiell ähnlich auszuführende Methode dient die Testpackung der Fa. Dr. Heinz Haury in München. Die Fa. Schweizerhall in Lörrach verwendet anstelle von Titangelb das Magon [1-Azo-2-hydroxy-3-(2,4-dimethyl-carboxanilido)-naphthalin-1-(2-hydroxybenzol-)4-natriumsulfonat] nach C. R. MANN und H. J. YOE.

6. Eisen findet man in den roten Blutkörperchen in einer tausendfach größeren Menge als im Serum. Während der Eisengehalt des Vollblutes dem Hämoglobingehalt parallel geht, ist die Bestimmung des Serumeisens von besonderer Bedeutung für die Diagnose einer Reihe von Krankheiten.

Serumeisenbestimmung mit Bathophenanthrolin. Reagentien. 1. Bathophenanthrolinlsg. (erhältlich bei Fa. Schweizerhall in Lörrach oder Fa. Dr. Haury in München). Zur Selbstherstellung werden 60 mg Bathophenanthrolin (= 4,7-Diphenylphenanthrolin) abgewogen, mit 0,3 ml Chlorsulfonsäure versetzt und über der Sparflamme 30 Sek. erhitzt. Man kühlt ab, gibt vorsichtig 3 ml bidest. Wasser hinzu und erwärmt im Wasserbad unter Schütteln bis zur Lösung. Dann verdünnt man das Reagens mit 45%iger Natriumacetatlsg. auf 100 ml. – 2. Trichloressigsäurelsg. 20% in bidest. Wasser. – 3. 0,3 n Salzsäure: 25 ml konz. Salzsäure p. a. werden mit bidest. Wasser auf 1000 ml aufgefüllt. – 4. Ascorbinsäurelsg. 5%, vor Gebrauch frisch bereiten, da nur etwa 4 Std. haltbar. – 5. Eisenstandardlsg.: Stammlösung mit 100 mg Fe/100 ml.

Vorbereitung der Analyse. Zur Blutabnahme werden innen polierte V2A-Kanülen verwendet. Sämtliche Glasgeräte müssen mit halbkonz. Salpetersäure gereinigt und mit bidest. Wasser gespült werden. Das Blut muß sofort nach der Entnahme zentrifugiert und das Serum abgetrennt werden. Hämolytisches Serum kann nicht verwendet werden.

Ausführung. 1 ml Serum wird mit 0,5 ml 0,3 n Salzsäure versetzt und 1 Std. stehengelassen. Danach gibt man 2 ml Trichloressigsäure hinzu und zentrifugiert. 2 ml des klaren Überstandes versetzt man mit 0,2 ml Ascorbinsäurelsg. und 0,5 ml Bathophenanthrolinlsg. Die rot gefärbte Lösung mißt man in 1 cm Schichtdicke gegen einen Leerwert mit bidest. Wasser anstelle von Serum, und zwar im Spektralphotometer bei 525 nm oder im Filterphotometer zwischen 510 und 550 nm.

Eichung und Berechnung. Man stellt sich aus der Eisenstandardlsg. durch Verdünnen mit bidest. Wasser Konzentrationen mit 50, 100, 200 und 300 µg/100 ml her und bestimmt die Extinktionen nach obigem Analysengang. Man zeichnet die Eichgerade auf Millimeterpapier oder berechnet den Eichfaktor. Bei gelegentlichen Bestimmungen genügt es auch, einen Standardwert mit 100 µg/100 ml mitlaufen zu lassen: dann gilt

$$\frac{E_{Analyse}}{E_{Standard}} \cdot 100 = \mu g \text{ Eisen in 100 ml Serum.}$$

Nach demselben Prinzip, aber ohne Eiweißfällung, arbeitet das Verfahren von A. L. SCHADE und Mitarb. [Proc. Soc. exp. Biol. (N.Y.) *87*, 443 (1954)], das dem Merckotest Eisen zugrunde liegt. Die gebrauchsfertigen Reagentien werden von der E. Merck AG in Darmstadt hergestellt.

Bestimmung der Eisenbindungskapazität im Serum. Man versetzt das Serum mit einer Eisenlösung, bindet den Eisenüberschuß an einen Harzionenaustauscher und bestimmt den Gesamteisengehalt. Auf diese Weise erhält man die totale Eisenbindungskapazität, nach Abzug des vorher bestimmten Serumeisens ergibt sich die ungesättigte Eisenbindungskapazität. Bei Eisenmangelanämien ist sie erhöht. Die Normalwerte sind 250 bis 410 µg/100 ml, bzw. 140 bis 280 µg/100 ml.

Reagentien. 1. Eisen(III)-ammoniumcitratlsg.: Man bringt 43 mg Eisen(III)-ammoniumsulfat in ein 50-ml-Zentrifugenglas, löst in 10 ml W., gibt 2 ml konz. Ammoniak hinzu, mischt und zentrifugiert. Den Überstand gießt man ab, wäscht mit W., zentrifugiert und gießt wieder den Überstand ab. Dann suspendiert man den Niederschlag in etwa 15 ml W., gibt einige Körnchen Citronensäure hinzu und erwärmt bis zur Lösung, wobei man weitere Citronensäure hinzugibt, falls es zur Lösung nötig ist. Mit Hilfe von verd. Ammoniak stellt man den pH-Wert auf 6,5 bis 7 ein und verdünnt schließlich in einem Meßkolben auf 100 ml. Das Reagens ist im Kühlschrank 1 bis 2 Monate haltbar. – 2. Barbitalpuffer: 6,4 g Diäthylbarbitursäure und 2,3 g Natr. diäthylbarbitur. in bidest. Wasser zu 1000 ml lösen. – 3. Amberlite IRA 401 p. a. suspendiert man über Nacht in 3 n Salzsäure, um es eisenfrei zu waschen. Man wäscht durch Dekantieren gut mit bidest. Wasser aus, suspendiert in Barbitalpuffer und bringt mit verd. Natronlauge auf pH 7,5. Nach gutem Durchmischen läßt man absetzen, gießt den Überstand ab und trocknet das Harz bei 95°.

Ausführung. Man gibt 1 ml Serum in ein 15-ml-Zentrifugenglas mit Glasstopfen, fügt 0,1 ml Ferriammoniumcitratlsg. zu und mischt. Es ist wichtig, daß das Serum und die Eisenlsg. direkt auf den Boden des Glases gegeben werden und nicht an der Wandung herunterlaufen. Man läßt nun 10 Min. bei Zimmertemperatur stehen, fügt dann 0,4 ml trockenes Harz (abgemessen in einem graduiertem Reagensglas) zu und mischt gelegentlich während 5 bis 10 Min. durch leichtes Schwenken, wobei man sich vergewissert, daß das Harz alle benetzten Teile des Glases erreicht. Man gibt weiter 0,9 ml Puffer hinzu und rührt mit einem Glasstab einige Minuten um. Dann wird zentrifugiert und 1 ml des klaren Überstandes zur Eisenbestimmung, wie oben beschrieben, anstelle von Serum verwendet.

Berechnung. Das Ergebnis der Eisenbestimmung muß mit 2 multipliziert werden und stellt die Gesamteisenbindungskapazität dar.

Literatur: HENRY, R. J., Ch. SOBEL u. N. CHIAMORI: Clin. chim. Acta *3*, 523 (1958).

Sehr einfach gestaltet sich die Bestimmung mit dem Merckotest Eisenbindungskapazität der Fa. E. Merck AG in Darmstadt. Es wird wie bei der Eisenbestimmung nach A. L. SCHADE und Mitarb. (l.c.) ohne Eiweißfällung gearbeitet. Nach der Sättigung des Serums mit Eisen wird das überschüssige Eisen reduziert und bestimmt.

7. Kupfer. Erhöhte Kupferwerte im Serum findet man bei Infektionskrankheiten unter gleichzeitiger Erniedrigung der Serumeisenwerte. Bei malignen Tumoren sind gleichzeitig die Serumeisenwerte erniedrigt.

Bestimmung des Kupfers im Serum mit Bathocuproin. Anstelle des bei der Eisenbestimmung erforderlichen Bathophenanthrolins, verwendet man hier Bathocuproin (= 2,9-Dimethyl-4,7-diphenyl-phenanthrolin), das mit Kupfer einen braungelben Komplex bildet. Mit Ausnahme dieses Reagenses werden die Reagentien für die Serum-Eisenbestimmung verwendet (s. S. 608). Die Bathocuproinlsg. kann ebenfalls von den Firmen Schweizerhall und Dr. Haury bezogen oder selbst bereitet werden, indem man 60 mg Bathocuproin sulfoniert und löst.

Ausführung. 2 ml Serum werden mit 1 ml 0,3 n Salzsäure gemischt und 1 Std. stehengelassen. Danach gibt man 2 ml Trichloressigsäure hinzu und zentrifugiert. 2 ml des klaren Überstandes versetzt man mit 0,2 ml Ascorbinsäurelsg. und 0,5 ml Bathocuproinlsg. Man mißt in 1 cm Schichtdicke gegen einen Leerwert im Spektralphotometer bei 470 nm oder im Filterphotometer zwischen 460 und 490 nm.

Eichung und Berechnung. Auch hier verfährt man analog der Eisenbestimmung, indem man von einer Kupferstammlsg. mit 100 mg/100 ml Cu ausgeht. Beim Mitlaufenlassen eines Standardwertes von 200 µg/100 ml gilt auch

$$\frac{E_{\text{Analyse}}}{E_{\text{Standard}}} \cdot 200 = \mu\text{g Cu in 100 ml Serum}.$$

Über eine gleichzeitige Bestimmung von Kupfer und Eisen in der gleichen Serumprobe siehe B. ZAK [Clin. chim. Acta *3*, 328 (1958)].

Testpackungen für prinzipiell gleiche Methoden liefern die Firmen: C. F. Boehringer in Mannheim, Dr. Heinz Haury in München, E. Merck AG in Darmstadt, Schweizerhall in Lörrach u.a.

8. Chlorid läßt sich im Serum gut nach O. SCHALES und S. SCHALES [J. biol. Chem. **140**, 879 (1941)] *mercurimetrisch* titrieren.

Reagentien. 1. n Salpetersäure. – 2. Natriumchloridstandardlsg.: 824 mg bei 120° getrocknetes Natriumchlorid p. a. werden in einem Meßkolben zu 1000 ml gelöst. 1 ml entspricht 0,5 mg Cl⁻. – 3. Quecksilber(II)-nitratlsg.: In einem 1000-ml-Meßkolben werden 40 ml n Salpetersäure und etwa 400 ml dest. Wasser gegeben und darin 2,3 g Hg(NO$_3$)$_2$ p. a. gelöst. Danach wird mit dest. Wasser bis zur Marke aufgefüllt. – 4. Indikatorlsg.: 0,1 g Diphenylcarbazon werden in 50 ml Äthanol (95%) gelöst und in einer braunen Flasche im Kühlschrank aufbewahrt. Haltbarkeit 4 Wochen.

Einstellung der Quecksilbernitratlösung. 5 ml Natriumchloridlsg. versetzt man mit 5 Tr. Indikator und titriert mit der einzustellenden Lösung bis zum Umschlag nach Schwachviolett. Auf Grund des Verbrauches berechnet man den Faktor, verdünnt mit der entsprechenden Menge W. und kontrolliert die eingestellte Lösung durch eine zweite Titration.

Ausführung. 0,5 ml Serum verdünnt man mit 4,5 ml dest. W., gibt 5 Tr. Indikator hinzu und titriert mit der Quecksilbernitratlsg. bis zum Umschlag. Ist das Serum knapp, kann man auch mit 0,2 ml arbeiten und 1,8 ml dest. W. und 2 Tr. Indikator zusetzen.

Berechnung. Da 1 ml Quecksilbernitratlsg. 0,5 mg Cl⁻ entspricht, braucht man beim Einsatz von 0,5 ml Serum nur den Verbrauch mit 100 zu multiplizieren und erhält mg Cl⁻ in 100 ml Serum. Bei Anwendung von nur 0,2 ml Serum muß man mit 250 multiplizieren.

Die Umrechnung von mg/100 ml in mval/l ist leicht möglich durch Multiplikation mit dem Faktor 0,28. Will man seine Ergebnisse grundsätzlich in mval/l angeben, dann empfiehlt sich die Verwendung einer 0,05n Hg(NO$_3$)$_2$-Lösung, die man gegen eine 0,05n NaCl einstellen kann. Bei Einsatz von 0,5 ml Serum sind die verbrauchten ml Quecksilber(II)-nitrat nur mit 100 malzunehmen, um mval Cl/l zu erhalten.

Anmerkung. Bei ikterischen Seren muß man enteiweißen. Dazu werden 0,5 ml Serum mit 0,25 ml Natriumwolframatlsg. (10%) und 0,5 ml 2/3 n Schwefelsäure sowie 3,5 ml dest. W. versetzt. Man filtriert durch ein hartes Faltenfilter und titriert 2 ml des Filtrates (= 0,2 ml Serum), wie oben angegeben.

Ein fertiger Reagentiensatz, der für das obige Verfahren dient, ist Merckotest Chlorid der Fa. E. Merck AG, Darmstadt, sowie der Serum-Chlorid-Test der Fa. Schweizerhall in Lörrach. Der Serum-Chlorid-Test der Fa. Dr. Heinz Haury in München arbeitet photometrisch, indem nach Zugabe von Quecksilberchloranilat durch die Chloridionen des Serums violett gefärbte Chloranilsäure in Freiheit gesetzt wird. Das Verfahren geht auf J. E. BARNEY und R. J. BERTOLACINI [Anal. Chem. **29**, 1187 (1957)] zurück und ist von B. ZAK und Mitarb. in das klinisch-chemische Labor eingeführt worden.

Das eleganteste Verfahren zur Chloridbestimmung im Serum ist ohne Zweifel die elektrometrische Messung. Es gibt dafür vollautomatische Geräte z.B. von EEL (Evans Electroselenium Ltd., Halstead/England) u.a.

9. Phosphor. Die im Serum vorkommenden Phosphorverbindungen sind anorganisches Phosphat, Phosphorsäureester von Hexosen und deren Metaboliten, z.B. Pentosen und Triosen (zusammen bilden sie den sog. säurelöslichen Phosphor), Lipoidphosphor und Proteidphosphor. Die Bestimmung des Lipoidphosphors oder der Phospholipoide ist auf S. 629 beschrieben.

α. *Anorganischer Phosphor; Bestimmung nach G. Kurzweg und W. Massmann* [Röntgen-u. Lab.-Prax. **15**, L 37 (1962)]. Die photometrischen Phosphatbestimmungen beruhen auf einer Überführung in Phosphormolybdänsäure und anschließender Reduktion zu Molybdänblau. Als Reduktionsmittel wird mit Vorteil p-Semidin (N-Phenyl-p-phenylendiamin) verwendet.

Reagentien. 1. Trichloressigsäure 10%. – 2. Ammoniummolybdatlsg.: 0,5 g Ammoniummolybdat werden in 100 ml 0,1 n Schwefelsäure gelöst. – 3. Reduktionslsg.: 0,1 g N-Phenyl-p-phenylendiamin in 100 ml 1%iger Natriumhydrogensulfitlsg.

Ausführung. 0,5 ml Serum werden mit 2 ml Trichloressigsäure enteiweißt. 1 ml des Filtrates wird mit 2 ml Ammoniummolybdatlsg. und 2 ml Reduktionslsg. vermischt und innerhalb von 30 Min. gegen den Reagentienleerwert (Wasser anstelle von Serum) bei 730 nm (im Elko Filter S 72) gemessen.

Berechnung. Entweder stellt man eine Eichkurve auf und berechnet den Faktor oder man läßt mit jeder Versuchsreihe einen Standardwert von 4 mg/100 ml P (175,2 mg KH$_2$PO$_4$ auf 1000 ml Wasser) mitlaufen. Dann gilt

$$\frac{E_{Serum}}{E_{Standard}} \cdot 4 = \text{mg P in 100 ml Serum.}$$

Testpackungen für das obige Verfahren stellt die Fa. Asal in Wiesbaden her, während die Fa. Dr. Heinz Haury in München als Reduktionsmittel Hydrochinon verwendet. Eine komplexometrische Titrationsmethode zur Bestimmung des anorganischen Phosphors siehe H. FLASCHKA und A. HOLASEK [Hoppe-Seylers Z. physiol. Chem. *289*, 279 (1952)].

Die Bestimmung des säurelöslichen Phosphors wird diagnostisch kaum ausgewertet.

β. Bestimmung des Gesamtphosphors. Blut oder Serum müssen zunächst mit Salpetersäure-Perchlorsäure mineralisiert werden, wobei alle phosphorhaltigen Verbindungen in Phosphorsäure überführt werden. Die photometrische Bestimmung erfolgt als Molybdänblau. Nachstehende Modifikation hat sich bewährt, sie stammt von H. SIERING [Röntgenu. Lab.-Prax. *10*, 128 (1957)].

Reagentien. 1. Ammoniummolybdatlsg. 0,4%. – 2. Aminonaphtholsulfosäurelsg.: 0,5 g 1-Amino-2-naphthol-4-sulfosäure p. a. werden mit 195 ml 15%iger Natriumhydrogensulfitlsg. und 5 ml 20%iger Natriumsulfitlsg. längere Zeit geschüttelt und nach 24 Std. filtriert.

Ausführung. In einen 50-ml-Kjeldahl-Kolben mit einer selbst angebrachten Marke bei 30 ml gibt man etwa 2 ml dest. W. und 0,1 ml Blut oder Serum. Die Veraschung erfolgt durch Zugabe von 0,5 ml konz. Salpetersäure ($d = 1,4$) und 1 ml 70%iger Perchlorsäure im Sandbad bei kleiner Flamme im Abzug. Nach 30 bis 60 Min. ist der Ansatz vollkommen farblos. Nach dem Abkühlen fügt man nun 14,1 ml Ammoniummolybdatlsg. und nach dem Umschütteln 0,6 ml Aminonaphtholsulfosäurelsg. hinzu. Man läßt die Mischung im Dunkeln bei Zimmertemperatur 30 Min. zur Farbentwicklung stehen, füllt mit Wasser zur Marke auf und mißt im Elko mit Filter S 72 in 1 cm Schichtdicke gegen einen Blindansatz, der in der gleichen Weise ohne Blut bzw. Serum angesetzt wurde.

Berechnung. E · 227 = mg Gesamtphosphor in 100 ml Serum.

10. Jod ist im Serum nur teilweise als Jodion enthalten. Besonders wichtig ist das *eiweißgebundene Jod oder PBI (protein bound iodine)*, denn es ist ein Maß für die Schilddrüsenfunktion. Die Bestimmung des PBI gehört zu den anspruchsvollsten Analysen in der klinischen Chemie, da es sich um sehr geringe Mengen handelt und Jodspuren auch bei sorgfältigster Reinigung der Geräte und des Wassers nicht ganz ausgeschlossen werden können. Die Durchführung von solchen Jodbestimmungen erfordert das jedesmalige Mitlaufenlassen einer Standardreihe zur Aufstellung einer neuen Eichkurve. Das Prinzip beruht auf der katalytischen Wirkung des nach der Mineralisierung des Serums und Reduktion mit arseniger Säure erhaltenen Jodidions auf die Reaktion zwischen Cer(IV)-sulfat und Arseniger Säure. Durch Zusatz von Brucin wird dann die Zeitreaktion gestoppt und die Farbe photometrisch gemessen.

Bestimmung des PBI nach L.P. Farrel und M.H. Richmond [Clin. chim. Acta *6*, 620 (1961)]. Zur Entfernung des anorganischen Jods wird das Serum zunächst mit einem Harzionenaustauscher behandelt. Statt es die vorgeschriebene Säule durchlaufen zu lassen, wurde jedoch das Harz einfach mit dem Blut in einem Zentrifugenglas geschüttelt. Da das Serum aber meist knapp ist, kann man auch das PBI zusammen mit den Eiweißstoffen ausfällen. Diese Möglichkeit nach G. M. WIDDOWSON und B. E. NORTHAM [Clin. chim. Acta *8*, 638 (1963)] wird im folgenden Analysengang verwendet. Das Wasser wird zum zweiten Mal aus einer Quarzapparatur destilliert und muß anschließend noch durch eine Säule mit Amberlite MB 3 laufen. Alle Glassachen werden mit Chrom-Schwefelsäure gereinigt und mit dem jodfreien Wasser gründlich gewaschen.

Reagentien. Sie müssen aus reinsten Substanzen selbst bereitet werden unter Verwendung des jodfreien Wassers. 1. Amberlite IRA 400 (Cl)-Anionenaustauscherharz: 200 g Harz werden gründlich mit 10 bis 15 l jodfreiem Wasser gewaschen und auf einem Büchner-Trichter abgesaugt. Das Saugen wird 1 Stunde fortgesetzt und dann das Harz in 50-g-Portionen auf Papier Schleicher & Schüll Nr. 2317 ausgebreitet und bei Zimmertemperatur 30 Min. getrocknet. Zur Aufbewahrung dient eine Polyäthylenflasche. – 2. Chlorsäure mit Chromat: 500 g $KClO_3$ und 240 mg K_2CrO_4 werden durch Erhitzen in 1000 ml Wasser gelöst und noch heiß mit 380 ml Perchlorsäure (70%) nach und nach versetzt. Nach dem Abkühlen kommt die Lösung über Nacht in den Kühlschrank und wird dann durch Papier Schleicher & Schüll 1505 filtriert. Aufbewahrung bei einer Temperatur unter 4°. – 3. Arsenige Säure-Stammlsg.: 12 g As_2O_3 und 8 g NaOH werden in 400 ml Wasser gelöst, 100 ml 50%ige Schwefelsäure und 30 g NaCl zugefügt, abgekühlt und mit Wasser auf 1000 ml aufgefüllt. Aufbewahrung bei einer Temperatur unter 4°. Zum Gebrauch wird diese Lösung jedesmal mit Wasser 1 : 10 verdünnt. – 4. Cer(IV)-sulfatlsg.: 5 g $Ce(SO_4)_2 \cdot H_2O$ werden in 100 ml 10%iger Schwefelsäure gelöst. – 5. Brucinsulfatlsg.: 0,49 g Brucinbase werden in 100 ml 5%iger Schwefelsäure gelöst. – 6. Kaliumjodat-Stammlsg.: 168,6 mg KJO_3 werden zu 1000 ml gelöst. Eine Verdünnung von 1 ml der Stammlsg. auf 2000 ml enthält 5 µg Jod in 100 ml.

Ausführung. In einem Reagensröhrchen mit Glasstopfen werden etwa 0,5 ml Serum mit 0,5 g Amberlite 5 Min. geschüttelt und dann zentrifugiert. Vom Überstand werden 0,5 ml in je ein 50-ml-Zentrifugenglas aus Jenaer Glas gebracht, wobei jede Serumprobe doppelt analysiert wird oder man fällt das Eiweiß mit 10 ml einer 5%igen Trichloressigsäure, läßt 30 Min. stehen und zentrifugiert 10 Min. bei 3000 U/Min. Der Überstand wird abgegossen und das Glas 5 Min. umgekehrt auf Filtrierpapier zum Auslaufen hingestellt. Außerdem setzt man eine Standardreihe an, indem man in 6 gleiche Zentrifugengläser 0,3, 0,6, 0,9, 1,2, 1,5, 1,8 ml der Standardlsg. bringt, was einem Gehalt von 3, 6, 9, 12, 15, 18 µg Jod je 100 ml entspricht. Ein weiteres Zentrifugenglas bleibt zunächst leer als Blindwert. Dann gibt man zu jedem Glas 5 ml Chlorsäure und setzt die Gläser etwa 2 Std. in ein Sandbad oder einen Aluminiumblock bei 160°. Es bleibt in den Gläsern etwa 0,5 ml einer bernsteinfarbenen Lösung zurück, die beim Erkalten farblos wird und rote Chromsäurekristalle absetzt. Der Prozeß muß gegen Ende sorgfältig überwacht werden; es darf keine Grünfärbung auftreten, weil das mit Jodverlusten verbunden wäre. Nach dem Abkühlen gibt man 15 ml Arsenige Säure-Gebrauchslsg. zu und stellt 10 bis 15 Min. in ein Wasserbad von 37°. Dann gibt man 1 ml Cersulfatlsg. zu jedem Glas in Abständen von 30 Sek. Nach 30 Min. setzt man wieder im gleichen Zeitabstand und in gleicher Reihenfolge je 1 ml Brucinlsg. zu, um die Reaktion zu unterbrechen. Die Gläser werden aus dem Wasserbad herausgenommen und frühestens nach 10 Min. bei 450 nm oder mit einem passenden Filter zwischen 420 und 450 nm gegen Wasser gemessen.

Berechnung. Aus den Extinktionen des Blindwertes und der Standardwerte wird eine Eichkurve aufgezeichnet, woraus dann der PBI-Gehalt der unbekannten Seren abgelesen werden kann. Die Kurve ist keine Gerade.

Anmerkung. Das Mitlaufenlassen von Kontrollseren Jodotrol (Asid, München) mit bekannten Jodwerten ist sehr zu empfehlen. Die Standardabweichung (2σ) beträgt $\pm 0,4$ µg je 100 ml. Brauchbare Ergebnisse können nur dann erhalten werden, wenn der Patient nicht mit jodhaltigen oder auf den Jodstoffwechsel einwirkenden Medikamenten behandelt worden ist. Jodhaltige Röntgenkontrastmittel können noch nach 4 Monaten die Ursache für erhöhte Jodwerte sein. Auf der anderen Seite verursachen quecksilberhaltige Arzneimittel eine Erniedrigung der Jodwerte durch Bindung des Jods als Quecksilberjodid.

Bei der Bestimmung des *Gesamtjods* im Serum unterbleibt die Behandlung mit dem Austauscherharz bzw. die Fällung. Das *anorganische Jod* ergibt sich aus der Differenz.

d. Stickstoffhaltige Bestandteile des Blutes

Von den im Blut enthaltenen stickstoffhaltigen Bestandteilen stehen die Eiweißkörper weit im Vordergrund, so daß eine Gesamtstickstoffbestimmung fast einer Eiweißbestimmung gleichkommt. Wenn man den Rest-N-Gehalt gesondert bestimmt und vom Gesamt-N-Gehalt abzieht, erhält man den Eiweißstickstoff. Eine *Gesamt-N-Bestimmung* wird in dem 1:10 mit dest. Wasser verdünnten Serum durchgeführt, indem man davon 1 ml im Kjeldahl-Kolben verascht, wie es bei der Bestimmung der Rest-N (S. 616) beschrieben wird, wobei hier natürlich die vorherige Enteiweißung entfällt.

1. *Gesamteiweiß*. Aus dem Eiweißstickstoff des Serums läßt sich das Gesamteiweiß durch Multiplikation mit 6,25 berechnen. Eine direkte Bestimmung ist mit Hilfe der *Biuretmethode* möglich.

Biuretreagens nach T. E. Weichselbaum. 45 g Kaliumnatriumtartrat und 5 g Kupfersulfat werden in etwa 400 ml 0,1 n carbonatfreier Natronlauge vollständig gelöst, mit 5 g Kaliumjodid versetzt und auf 1000 ml mit 0,1 n Natronlauge aufgefüllt.

Ausführung. 0,2 ml Serum werden mit 4,8 ml physiol. Kochsalzlsg. verdünnt und mit 5 ml Biuretreagens vermischt. Nach 30 Min. bei Raumtemperatur mißt man im Photometer bei 530 bis 550 nm gegen einen Reagentienleerwert aus 5 ml physiol. Kochsalzlsg. und 5 ml Biuretreagens. Die Eichwerte ermittelt man durch Herstellung und Messung einer Verdünnungsreihe mit einem Kontrollserum (z.B. Lab-Trol[1]). Für das Elko gilt in 2 cm Schichtdicke und Filter S 53 der Faktor 17,0 und für Filter S 55 der Faktor 16,7.

Am einfachsten und schnellsten läßt sich der Gesamteiweißgehalt des Serums *refraktometrisch* bestimmen, da der Brechungsindex des Serums in erster Linie auf den Eiweißgehalt

---

[1] Siehe Fußnote S. 567.

zurückzuführen ist. Zur Messung benötigt man ein Eintauchrefraktometer von Zeiss. Eine genaue Gebrauchsanweisung und eine Tabelle zum Ablesen des Eiweißgehaltes werden jedem Instrument beigefügt. Die Methode gilt allerdings nicht als sehr genau, besonders führen stark ikterische und stark fetthaltige Seren zu falschen Werten.

2. **Bestimmung der Eiweißfraktionen.** Die früher angewandten Fällungsreaktionen zur Bestimmung der Albumine und Globuline sind durch die Anwendung der *Papierelektrophorese* im klinischen Betrieb fast vollkommen verdrängt worden. Sie beruht auf einer unterschiedlichen Wanderungsgeschwindigkeit der einzelnen Eiweißfraktionen auf einem Papierstreifen, der mit einer Pufferlösung getränkt ist, in einer feuchten Kammer durch Anlegen einer Gleichstromspannung in Richtung auf die Anode. Die erforderliche Apparatur besteht aus dem Gleichrichter und Stromspeisegerät und den Elektrophoresekammern zum Einlegen der Papierstreifen (Abb. 241). Viel verwendet werden die „Elphor"-Geräte, es gibt aber auch andere gute Konstruktionen. Dazu gehört noch ein Färbetrog und ein Extinktionsschreiber, evtl. mit zusätzlichem Integralschreiber (s. Abb. 242—244), zum Auswerten der Streifen (vgl. dazu auch S. 205). Im normalen Serum findet man folgende Fraktionen in rel. Prozenten: Albumine 55 bis 65%, α_1-Globuline 3 bis 5%, α_2-Globuline 5 bis 9%, β-Globuline 9 bis 12%, γ-Globuline 13 bis 17%. Die Bestimmung hat eine große diagnostische Bedeutung z. B. für die Erkennung von Nieren- und Lebererkrankungen oder eines Plasmocytoms.

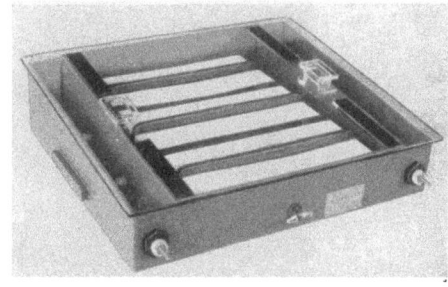

Abb. 241. Elphor-Standard-Kammer für 6 Streifen (Bender & Hobein, München).

Reagentien. 1. Pufferlösung pH 8,6: 89,8 g Natr. diaethylbarbit. werden in etwa 4 l dest. W. gelöst, 65 ml n Salzsäure zugefügt und mit W. bis zur Marke von 5 l aufgefüllt. — 2. Färbelösung: 25 g Amidoschwarz 10 B werden mit 500 ml Eisessig und 4500 ml Methanol (acetonfrei) angesetzt, nach gutem Schütteln über Nacht stehengelassen und dann filtriert. — 3. Entfärbungslösung: Eisessig-Wasser-Methanol im Verhältnis 1 + 4 + 5 Vol.

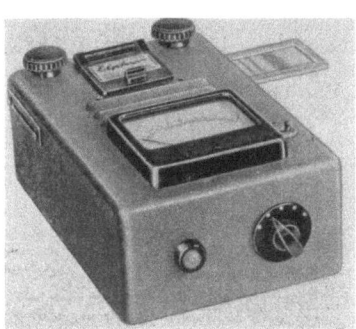 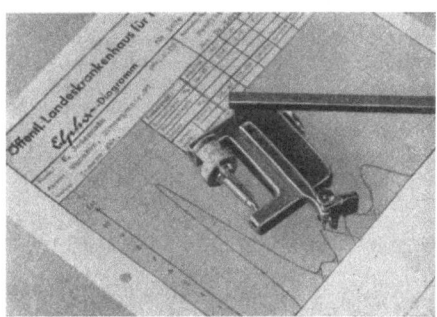

Abb. 242. Elphor-Hand-Auswertgerät (Bender & Hobein, München).

Abb. 243. Elphor-Planimeter (Bender & Hobein, München).

Auftragen des Serums. Es werden Papierstreifen Schleicher & Schüll Nr. 2043 a im Format 28 × 4 cm verwendet. Das Serum wird in etwa 8,5 cm Abstand vom rechten Rande in einer Menge von 0,008 bis 0,01 ml mit Hilfe einer Spezialmikropipette gleichmäßig aufgetragen, so daß der Serumstrich etwa 3 cm lang wird. Sofort danach wird der Streifen durch Besprühen mit der Pufferlsg. gleichmäßig durchfeuchtet, auf die Brücke der Elektrophoresekammer gespannt, wobei man die Auflagestellen zum besseren Haften noch extra mit Pufferlösung befeuchtet. Auf einer Brücke sind meist 2 bis 6 Streifen angebracht. Sie wird nun in die Kammer eingesetzt, in deren seitlichen Behältern Pufferlsg. in gleicher

Höhe eingefüllt wird. Schließlich wird die Kammer mit dem Deckel verschlossen und die Elektroden an die Stromquelle angeschlossen. Dabei muß der Minuspol an die Seite der Kammer kommen, wo das Serum aufgetragen wurde.

Laufzeit. Legt man eine Spannung von etwa 110 Volt an, so beträgt die Laufzeit 12 bis 16 Std. Man kann also gut über Nacht laufen lassen und am nächsten Morgen weiterarbeiten. Der Raum soll möglichst kühl und gleichmäßig temperiert sein.

Entwicklung der Streifen. Der Strom wird abgeschaltet und die Kammer geöffnet. Die in die Pufferlsg. eintauchenden Teile der Streifen werden abgeschnitten und die Streifen bei Zimmertemperatur getrocknet. Dann kommen sie 10 Min. in das Färbebad mit der Amidoschwarzlsg. und werden in mehreren Entfärbebädern wieder entfärbt, wobei die Eiweißfraktionen jetzt blau sichtbar werden. Die Streifen werden dann mit Klammern an einer Leine befestigt und an der Luft getrocknet.

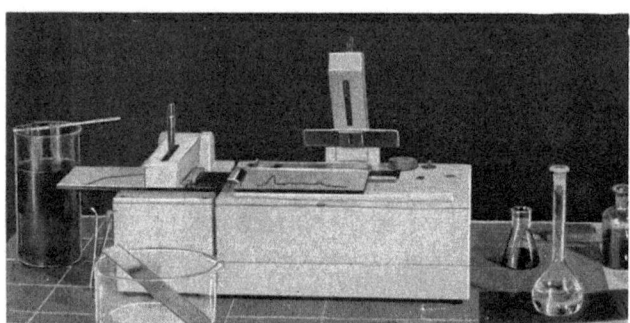

Abb. 244. Extinktionsschreiber kombiniert mit Integralschreiber (C. Zeiss, Oberkochen).

Auswertung. Steht ein Auswertegerät zur Verfügung, so macht man zunächst die Streifen durch Einlegen in eine Transparenzflüssigkeit (z.B. Anisol) durchsichtig. Sie werden dann zwischen zwei Glasplatten ohne Luftblasen eingebettet. Es gibt einfache Handauswertegeräte (Abb. 242), besser sind sog. Extinktionsschreiber, wie sie u.a. von den Firmen Dr. Bender & Hobein, Carl Zeiss (Abb. 244) und als Zusatzeinrichtung zum Eppendorf-Photometer geliefert werden. Die vom Schreiber aufgezeichnete Extinktionskurve besteht aus sich überlagernden GAUSSschen Kurven der einzelnen Fraktionen. Bei gleichzeitig vorhandenem Integralschreiber (s. Abb. 244) erfolgt auch eine Integrierung der Flächenwerte, so daß die Feststellung der rel. % in einem Arbeitsgang möglich ist. Ohne Integralschreiber muß man die einzelnen GAUSSschen Kurven einzeichnen, indem man die Bögen bis auf die Nullinie verlängert und dann planimetriert. Man benötigt dazu ein Planimeter (Abb. 243), mit dem man von einem markierten Punkt aus die Kurve umfährt, wobei die Fläche genau aufgezeichnet wird. Das macht man mit allen Fraktionen, setzt die Gesamtfläche gleich 100% und berechnet dann die einzelnen Teilfraktionen.

Ohne Gerät wird das Elutionsverfahren angewendet. Man schneidet den Streifen zwischen den einzelnen Fraktionen mit der Schere durch, eluiert mit 0,1 n Natronlauge. Die blaugefärbten Flüssigkeiten werden bei 590 bis 630 nm im Photometer gemessen. Die Summe der Extinktionen wird gleich 100% gesetzt und aus den Einzelextinktionen die rel. % berechnet.

Nähere Einzelheiten über die Papierelektrophorese bringen die Laborhandbücher (s. S. 674) und die Monographie von A. DITTMER, Papierelektrophorese, Jena, G. Fischer 1966.

Die Elektrophorese auf Papierstreifen hat den Nachteil, daß die Globulinfraktionen zu hoch gefunden werden, weil Proteine vom Papier teilweise so adsorbiert werden, daß sie nicht weit genug wandern. Man spricht von der „Albuminschleppe". Nimmt man statt Papier Celluloseacetatstreifen, so erhält man nicht nur richtigere Werte, sondern auch eine bessere Trennung der einzelnen Fraktionen. Darüber kann in der Arbeit von J. KOHN [Ärztl. Lab. *10*, 233 (1964)] nachgelesen werden. Den höheren Preis der Celluloseacetat-Streifen kann man durch eine Mikrozonen-Elektrophorese wettmachen, wobei auf einem Streifen bis 8 Elektrophoresen gleichzeitig in nur 20 Min. ablaufen. Eine derartige Apparatur, einschl. Auswertegerät, wird z.B. von der Firma Beckman Instruments (Deutsche Vertretung) in München) herausgebracht.

Auch mit Hilfe der Agargel-Elektrophorese lassen sich sehr schöne Trennungen der Eiweißfraktionen durchführen. Literatur: WIEME, R. J.: Agar Gel Electrophoresis, Amsterdam: Elsevier 1965.

3. Fibrinogen findet man nach dem Gerinnungsvorgang nicht mehr im Serum, sondern nur im Plasma. Bei der Elektrophorese des Plasmas liegt die Fibrinogenfraktion zwischen den β- und γ-Globulinen.

Zur *direkten Bestimmung* fügt man 1 ml Oxalatplasma zu einer Mischung von 28 ml physiologischer Kochsalzlsg. und 2 ml m/40 Calciumchloridlsg. und läßt 30 Min. in einem Wasserbad oder Brutschrank bei 37° stehen. Das geronnene Fibrin wird mit einem Glasstab aufgewickelt, mit dest. Wasser über einem Becherglas gewaschen und quantitativ in einen Kjeldahl-Kolben gebracht, wo es in der üblichen Weise mineralisiert wird. Die anschließende Ammoniakdestillation ergibt den Stickstoffgehalt, der dann, mit 5,85 multipliziert, auf Fibrinogen umgerechnet wird. Fibrinogen ist vermehrt bei chronischen Entzündungen, vermindert bei schweren Leberparenchym- und Knochenmarkschädigungen.

4. *Eiweißlabilitätsreaktionen im Serum.* Die Serumlabilitätsproben stellen unspezifische Eiweißreaktionen dar. Da zwischen den Plasmaproteinen und der Leberzellfunktion enge Beziehungen bestehen, werden die Proben besonders in der Leberdiagnostik angewandt, obwohl sie keinesfalls rein leberspezifisch sind. Sie ergänzen die elektrophoretischen Befunde.

Das Serum soll vom nüchternen Patienten stammen und darf nicht hämolytisch sein.

Abgestufte Takatareaktion nach R. Mancke und J. Sommer. Reagentien. 1. Physiol. Kochsalzlsg. – 2. Sodalsg. 10% aus wasserfreiem Natriumcarbonat. – 3. Sublimatlsg. 0,25%.

Ausführung. 8 kleine Reagensgläser werden mit je 0,1 ml Serum beschickt. In das erste Röhrchen gibt man 1,0 ml Kochsalzlsg., in die folgenden Röhrchen 1,1 und 1,2 ml usw. bis 1,7 ml. Dann werden in jedes Röhrchen 0,4 ml Sodalsg. pipettiert. Von der Sublimatlsg. gibt man in das erste Röhrchen 1,0 ml, in die folgenden 0,9 ml, 0,8 ml usw. bis 0,3 ml. Nach dem Umschütteln läßt man 24 Std. bei Zimmertemperatur stehen. Die einzelnen Röhrchen entsprechen einer Sublimatkonzentration von 100 mg/100 ml, 90 mg/100 ml usw. bis 30 mg je 100 ml. Man liest die Grenzkonzentration ab, die das Serum eben noch ausflockt. Eine Trübung ohne Flockung bleibt unberücksichtigt. Normale Seren geben Werte von 100 mg bis 70 mg/100 ml.

Auch als *Einglasmethode* läßt sich die Takata-Reaktion nach F. HEEPE, A. OPPERMANN und R. SCHRÖDER [Klin. Wschr. 29, 578 (1951)] ausführen, was für den Routinebetrieb eine Arbeits- und Zeitersparnis darstellt, da man bereits nach 15 Min. im Photometer messen kann. Die Firma E. Merck AG in Darmstadt bringt als Merckotest Takata die fertigen Reagentien zusammen mit einem Standard zur Eichung des Photometers in den Handel.

Reagentien. 1. Sodalösung: 20,0 g wasserfreies Natriumcarbonat und 7,2 g Natriumchlorid, mit Aq. dest. ad 1000 ml. 2. Sublimatlsg.: 0,25 g Quecksilber(II)-chlorid p.a., Aq. dest. ad 100 ml.

Ausführung. 0,1 ml Serum, 2,0 ml Sodalösung und 0,5 ml Sublimatlösung werden gemischt und 15 Min. bei 25° stehengelassen. Dann schüttelt man noch einmal auf und mißt die Transmission oder Absorption in Prozent mit Filter zwischen 540 und 560 nm gegen Wasser (bei ikterischen Seren gegen eine Blindprobe aus 0,1 ml Serum und 2,5 ml Sodalösung).

Auswertung. Die Ablesung geschieht aus einer Eichkurve. Für eine grobe Abschätzung gilt folgende Tabelle:

Transmission	Absorption	mg HgCl$_2$ je 100 ml	Beurteilung
88–45%	12–55%	125–75	normal
45–23%	55–77%	75–50	Grenzbereich
23– 1%	77–99%	50–25	pathologisch

Ist nach 15 Min. eine deutliche Ausflockung vorhanden, erübrigt sich die Messung, da dann immer eine stark pathologische Reaktion vorliegt.

Koagulationsband nach O. Weltmann. Reagens. 10 g krist. Calciumchlorid werden in dest. Wasser zu 100 ml gelöst und auf eine Dichte von 1,040 eingestellt. Diese Stammlsg. enthält 5% wasserfreies Calciumchlorid. Zum Gebrauch wird die Stammlsg. mit dest. Wasser 1:100 verdünnt, sie enthält dann 0,5‰ CaCl$_2$.

Ausführung. In 12 peinlich sauberen Reagensgläsern wird eine Calciumchlorid-Verdünnungsreihe hergestellt, indem in das erste Röhrchen 5,0 ml Gebrauchslsg. kommen, in die folgenden 4,5 ml, 4,0 ml usw. bis 0,5 ml; außerdem kommen noch 2,25 ml und 1,75 ml zum Ansatz. Die Numerierung der Gläschen geschieht entsprechend dem der fallenden Calciumchloridkonzentration von 1 bis 10; die Gläschen mit 2,25 und 1,75 ml werden mit $6^1/_2$ und $7^1/_2$ bezeichnet. Sämtliche werden dann mit Wasser auf 5,0 ml aufgefüllt. (Bei Reihenuntersuchungen wird man die verschiedenen Calciumchloridkonzentrationen in Flaschen mit Kippautomaten zu 5 ml vorrätig halten.) Man gibt nun in jedes Gläschen 0,1 ml Serum, stellt die Mischung 15 Min. in ein siedendes Wasserbad und liest anschließend ab. Dabei wird die höchste Röhrchennummer, d.h. die niedrigste Calciumchloridkonzentration festgestellt, bei der eine eindeutige Eiweißflockung eingetreten ist.

Normalerweise tritt die Flockung im Röhrchen 6 bis 7 ein. Pathologisch kann sie sich in zwei Richtungen verändern. Ein „verkürztes" Weltmann-Band (Linksverschiebung) ist typisch für akut entzündliche Erkrankungen. Ein „verlängertes" Weltmann-Band (Rechtsverschiebung) wird bei chronisch entzündlichen Erkrankungen beobachtet.

Serumreaktion mit Hayemscher Lösung nach W. Gros. Reagens. HAYEMsche Lösung nach Ph.Helv. V (Hydrarg. bichlorat. 0,5, Natr. sulfuric. crist. 5,0, Natr. chlorat. 2,0, Aqu. dest. ad 200,0).

Ausführung. Zu 1 ml Serum, das nicht älter als 5 Std. sein soll, gibt man aus einer Bürette tropfenweise das Reagens und beobachtet das Auftreten einer irreversiblen Flockung. Man gibt jeweils 2 Tr. zu und schüttelt vor jedem weiteren Zusatz kräftig um, bis es zu einer feinen weißlichen Flockung kommt. Die normale Grenze liegt bei 2,0 ml und darüber, erniedrigte Werte sind pathologisch.

Cadmiumreaktion nach Ch.Wunderly und F. Wuhrmann. Reagens. Cadmiumsulfatlösung 0,4% mit Normaltropfenzähler.

Ausführung. 4 Tr. Reagens werden zu 0,4 ml klarem Serum gegeben. Bei normaler Eiweißzusammensetzung des Serums tritt keine Trübung ein. Zur Beurteilung hält man das Gläschen am besten gegen das Fenster. Bei negativer Reaktion ist das Fensterkreuz scharf, bei schwach positiver verschwommen und bei stark positivem Ausfall nicht zu sehen.

Thymol-Trübungstest nach N. F. MacLagan. Reagentien. 1. Thymolpufferlsg. pH 7,55: 1000 ml dest. Wasser werden zum Sieden erhitzt und darin 3,04 g Diäthylbarbitursäure und 1,86 g diäthylbarbitursaures Natrium gelöst. Zu der noch heißen Lösung gibt man unter Umschütteln in kleinen Anteilen 10 ml einer 10%igen Thymollsg. in Isopropanol. Nach dem Erkalten wird filtriert und der pH-Wert mit der Glaselektrode kontrolliert. Das Reagens ist 8 bis 10 Tage haltbar. – 2. Natriumchloridlsg. gesättigt.

Ausführung. Es werden eine Probe- und eine Vergleichslsg. angesetzt:

	Probe	Vergleich
Thymolpuffer	6 ml	6 ml
Natriumchloridlsg.	–	2 Tr.
Serum	0,1 ml	0,1 ml

Sie werden gemischt und nach 30 bis 40 Min. noch einmal durchgeschüttelt. Man mißt im Photometer in 1 cm Schichtdicke bei einer Wellenlänge um 600 nm (z.B. im Elko mit Filter S 59) die Probelsg. gegen die Vergleichslsg.

Berechnung: $E \times 24 =$ MacLagan-Einheiten.

Eichung. Eine Eichlsg. für den Thymoltest wird von der Firma Asal in Wiesbaden in den Handel gebracht. Einen Eichstandard enthält auch der von E. Merck AG, Darmstadt, als Merckotest herausgebrachte Thymoltrübungstest in Form einer Formazalin-Lösung. Außerdem ist der Veronalpuffer durch den besser haltbaren Tris-Puffer nach J. G. REINHOLD [Clin. Chem. 8, 475 (1962)] ersetzt.

Normalwerte. Bis 2 E. sind normal, über 3 E. sicher pathologisch.

5. Bestimmung des Reststickstoffs. Unter Rest-N versteht man die Summe aller nach der Enteiweißung des Serums ins Filtrat übergehenden stickstoffhaltigen Verbindungen, ausgedrückt als N. Die wichtigsten Rest-N-Substanzen sind Harnstoff, Kreatin, Kreatinin, Harnsäure, Aminosäuren und Peptide. Bei gestörter Nierenfunktion nimmt der Rest-N-Gehalt des Blutes zu. Die Bestimmung erfolgt nach dem Prinzip von KJELDAHL im eiweißfreien Filtrat. Nach dem Alkalisieren wird das gebildete Ammoniak abdestilliert, in vorgelegter Borsäurelsg. aufgefangen und mit eingestellter Schwefelsäure titriert.

Reagentien. 1. Trichloressigsäurelsg. 20%. – 2. Veraschungssäure: 40 g Kupfersulfat werden in 200 ml W. gelöst und 2 kg (= 1100 ml) konz. Schwefelsäure p.a. vorsichtig zugefügt und gemischt. – 3. Natronlauge 33% nach KJELDAHL. – 4. Borsäurelsg. 2% in abgekochtem dest. Wasser. – 5. Mischindikator nach TASHIRO (S. 613). – 6. Schwefelsäure n/140.

Ausführung. 2,5 ml Serum werden mit 2,5 ml W. und 2,5 ml Trichloressigsäure unter Umschütteln gemischt. Nach 10 Min. wird durch ein stickstofffreies trockenes Faltenfilter filtriert. 3 ml Filtrat (= 1 ml Serum) werden in einem kleinen Kjeldahl-Kolben mit 2 ml Veraschungsschwefelsäure versetzt und erhitzt, bis die Lösung vollkommen klar geworden ist. Zur Destillation verwendet man am besten den Apparat nach PARNAS/WAGNER. Nach dem Abkühlen wird der Inhalt des Kjeldahl-Kolbens mit etwa 10 ml W. verdünnt und quantitativ in den Destillationskolben überführt. Darauf werden 10 ml Kjeldahl-Lauge zugegeben. Die Vorlage beschickt man mit 10 ml Borsäurelsg. und 10 Tr. Mischindikator. Man destilliert im Wasserdampfstrom etwa 5 Min. bis das Ammoniak übergegangen ist. Die Spitze des Kühlrohrs muß zunächst in die Borsäure eintauchen. Dann senkt man die Vorlage, läßt zum Ausspülen noch einige ml frei abtropfen und spritzt zuletzt das Kühlerende außen mit Wasser ab. Dann wird die Vorlage mit n/140 Schwefelsäure aus einer Mikrobürette bis zum Umschlag des Indikators von Grün nach Rotviolett titriert.

Berechnung. Da 1 ml n/140 Schwefelsäure 0,1 mg N entspricht und 1 ml Serum verascht wurden, müssen die gefundenen ml n/140 Säure nur mit 10 multipliziert werden, um den Rest-N-Gehalt in mg/100 ml Serum zu erhalten.

Wichtig ist auch die Durchführung von Leerbestimmungen, um einen eventuellen Blindwert der Reagentien zu ermitteln, der vom Ergebnis abgezogen werden muß.

Statt des Rest-N kann auch der Harnstoff bestimmt werden, was mit Hilfe der Ureasemethoden (s. u.) leicht durchführbar ist. Aus dem Harnstoff-N läßt sich der Rest-N mit großer Annäherung nach der Formel berechnen: Rest-N = Harnstoff-N × 1,07 + 10.

6. Harnstoff ist der Hauptbestandteil des Rest-N im Blut. Die früher viel verwendete volumetrische Bromlaugenmethode und die Xanthydrolmethode sind zu Gunsten der Ureasemethoden verlassen worden. Das Enzym Urease spaltet Harnstoff in Ammoniak und Kohlendioxid. Das in Freiheit gesetzte Ammoniak kann entweder titriert werden oder photometrisch mit Nesslers Reagens bestimmt werden. Sehr bewährt hat sich die BERTHELOTsche Reaktion mit Hypochlorit und Phenol bei Anwesenheit von Nitroprussidnatrium als Katalysator; es bildet sich ein tiefblauer Indophenolfarbstoff. Enteiweißung ist nicht notwendig. Die nachstehende Vorschrift folgt den Angaben von H. WELLER [Röntgen- u. Lab.-Prax. *15*, L147 (1962)].

Ureasemethode zur Harnstoffbestimmung. Reagentien. 1. Phenollsg. 5%, in der man bei Bedarf 7,5 mg Nitroprussidnatrium auf 100 ml löst. Haltbarkeit im Dunkeln nur 4 Tage. – 2. Hypochloritlsg.: Gleiche Teile einer 5%igen Natronlauge und eine Natriumhypochloritlösung mit 0,5% wirksamem Chlor (aus titriertem Liq. Natr. hypochloros. durch Verdünnen mit Wasser eingestellt) werden gemischt. – 3. Ureaselsg.: 20 mg Urease werden in 10 ml ÄDTA-Puffer (1 g Titriplex III auf 100 ml Wasser) gelöst. – 4. Harnstoffstandardlsg.: 100 mg Harnstoff p.a. werden zu 100 ml in Wasser gelöst.

Ausführung. In je einem Reagensglas werden angesetzt:

	Analyse	Standard	Leerwert
Ureaselsg.	0,2 ml	0,2 ml	0,2 ml
Serum	0,02 ml	–	–
dest. Wasser	–	–	0,02 ml
Standard	–	0,02 ml	–

Die Ansätze sind 15 Min. bei 37° im Wasserbad zu erwärmen und abzukühlen. Dann werden

Phenollösung	1 ml	1 ml	1 ml
Hypochloritlsg.	1 ml	1 ml	1 ml

zugefügt. Man erwärmt wieder 15 Min. bei 37° im Wasserbad, nimmt heraus und fügt zu

Aq. dest.	8 ml	8 ml	8 ml

Nun mischt man gründlich und mißt bei 570 bis 640 nm (im Elko-Filter I 62) Analyse und Standard gegen den Leerwert in 1 cm Schichtdicke.

Berechnung:

$$\frac{E_{\text{Analyse}}}{E_{\text{Standard}}} \cdot 100 = \text{mg Harnstoff in 100 ml Serum.}$$

Bei Extinktionen über 0,7 verdünnt man das Serum vorher mit physiol. Kochsalzlsg. 1 : 5 und multipliziert den gefundenen Wert mit 5. Bei Photometern mit exakter Teilkompensation ist die Verdünnung nicht nötig. Will man das Ergebnis als Harnstoff-N geben, wird mit 0,467 multipliziert.

Fertige Reagentiensätze für die Ureasemethode sind im Handel von den Firmen C. F. Boehringer in Mannheim, Schweizerhall in Lörrach u. a.

Urastrat-Teststreifen-Methode. Die von der amerikanischen Firma Warner-Chilcott hergestellten Urastratstreifen werden in Deutschland von der Fa. Goedecke in Freiburg/Br. vertrieben. Es sind etwa 7 mm breite und 83 mm lange Papierstreifen, die eine untere gelbe Zone mit phosphatgepufferter Urease unter einer Lackschicht, darüber eine Kaliumcarbonatzone, dann eine Plastikschranke und schließlich wieder eine gelbgefärbte Indikatorzone mit Bromkresolgrün und Weinsäure tragen. Ein solcher Teststreifen wird senkrecht in ein kleines Reagensglas (10 × 75 mm) gestellt, in das man vorher 0,2 ml Serum pipettiert hat, ohne die Wandung zu benetzen. Nach 30 Min. wird der Teststreifen wieder herausgenommen und die Höhe der blauen Farbsäule auf der Indikatorzone markiert; jeder Millimeter entspricht 5 mg Harnstoff-N/100 ml Serum, bzw. 10,7 mg Harnstoff/100 ml. (Zum Ablesen der Ergebnisse werden von der Herstellerfirma auch Schablonen geliefert.) Die Methode ist recht einfach und bequem.

Xanthydrolmethode zur Harnstoffbestimmung. Harnstoff wird mit Xanthydrol als schwer löslicher Dixanthylharnstoff gefällt und gewogen.

Ausführung. 0,5 ml Blut werden mit 4 ml n/12 Schwefelsäure und 0,5 ml 10%iger Natriumwolframatlsg. enteiweißt. 1 ml Filtrat (= 0,1 ml Blut) versetzt man in einem kleinen Reagensglas mit 1 ml Eisessig und 0,4 ml Xanthydrollsg. (5% in Methanol), mischt gut durch und läßt 1 Std. stehen. Der Niederschlag wird auf einem kleinen Glasfiltertiegel abgesaugt und zweimal mit 6 Tr. Methanol und einmal mit 4 Tr. Wasser gewaschen. Die beiden Waschflüssigkeiten müssen vorher mit Dixanthylharnstoff gesättigt worden sein. Man trocknet den Tiegel bei 105 bis 110° bis zur Gewichtskonstanz. 1 mg Dixanthylharnstoff entspr. 0,143 mg Harnstoff.

7. Harnsäure. Zur Bestimmung der Harnsäure steht einerseits die Methode nach O. FOLIN u. W. DENIS [J. biol. Chem. *101*, 111 (1934)] zur Verfügung, die auf der Reduktionskraft der Harnsäure gegenüber Phosphorwolframsäure beruht; es entsteht eine Blaufärbung, die photometrisch gemessen werden kann. Die Reaktion ist aber nicht streng spezifisch, so daß die gefundenen Werte meist zu hoch ausfallen. Besser ist die enzymatische Methode mit Uricase. Dieses Enzym baut Harnsäure zu Allantoin ab, dabei verschwindet die hohe Absorption der Harnsäure bei 293 nm. Durch Messung der Extinktionsabnahme läßt sich die Harnsäurekonzentration im Serum berechnen. Dieses Verfahren ist allerdings an das Vorhandensein eines UV-Spektralphotometers gebunden.

Erhöhte Harnsäurewerte findet man bei Niereninsuffizienz, Gicht, chronischen Leukämien u. a. 3 Tage vor der Untersuchung muß der Patient eine purinfreie und eiweißarme Kost erhalten.

Harnsäurebestimmung nach O. Folin. Reagentien. 1. Uranylacetatlsg. 1,55%. – 2. Phosphorwolframsäure: 50 g Natriumwolframat, 40 ml Phosphorsäure ($d = 1,70$) p. a. und 350 ml W. werden zusammen mindestens 2 und höchstens 24 Std. am Rückflußkühler gekocht und nach dem Erkalten mit W. auf 500 ml aufgefüllt. – 3. Sodalsg.: 22 g krist. Natriumcarbonat werden zu 100 ml in W. gelöst.

Ausführung. 4 ml Serum mischt man mit 12 ml W. und 4 ml Uranylacetatlsg. Vom ausgefällten Eiweiß wird durch ein kleines Faltenfilter abfiltriert. Vom klaren Überstand nimmt man 8 ml, setzt 0,4 ml Phosphorwolframsäure und 3,6 ml Sodalsg. zu, mischt und mißt am frühestens 8 Min., spätestens nach 20 Min. in 2 cm Schichtdicke gegen Wasser bei einer Wellenlänge zwischen 580 und 630 nm. (Für das Elko gilt bei Filter S 59: E × 9,1 und für Filter I 62: E × 7,5 mg-% Harnsäure.) Zur Eichung stellt man sich eine Harnsäurestammlsg. her, indem man 200 mg Harnsäure in 50 ml einer 0,5%igen Lithiumcarbonatlsg. löst und mit Wasser auf 1 l auffüllt. Im Kühlschrank aufbewahrt ist die Lösung etwa 2 Wochen haltbar. Aus dieser Stammlsg. bereitet man verschiedene Verdünnungen und behandelt sie wie das Serum. Die gefundenen Extinktionen dienen zum Aufstellen einer Eichkurve oder zum Berechnen des Faktors.

Einer modifizierten FOLINschen Reaktion dient die Testpackung der Fa. Dr. Heinz Haury in München.

Harnsäurebestimmung mit Uricase nach E. Praetorius u. H. Paulsen [J. Clin. Lab. Invest. 3, 273 (1953)]. *Reagentien.* 1. Glykokollpufferstammlsg.: 25 g Glykokoll p. a. werden in 200 ml bidest. Wasser gelöst, 100 ml n NaOH zugefügt und mit dem Wasser auf 500 ml aufgefüllt. Zur Konservierung werden einige Tr. Chlf. zugefügt. Die Gebrauchslsg. wird aus der Stammlsg. durch Verdünnen mit bidest. Wasser 1 + 9 hergestellt und der pH-Wert auf genau 9,3 eingestellt. – 2. Uricaselsg.: Der Inhalt einer Ampulle Uricase Leo (Vertrieb: Löwens-Pharma in Düsseldorf) wird in 0,5 ml Glykokollpuffer gelöst. Aufbewahrung im Kühlschrank.

Ausführung. Zunächst bestimmt man die Eigenextinktion (EE) des Enzyms, indem man 3,1 ml Puffer + 0,02 ml Uricaselsg. gegen den reinen Puffer bei 293 nm in 1-cm-Quarzküvetten mißt. Man mißt dann die Extinktion der Ausgangslsg. (VE = Vorextinktion), indem man 3 ml Puffer + 0,1 ml Serum gegen Puffer mißt. Schließlich gibt man zu dem Ansatz noch 0,02 ml Enzymlsg. und mißt in Abständen von 5 bis 10 Min. die Extinktion. Nach 15 Min. ist sie meistens konstant und man erhält so die Schlußextinktion (SE).

Berechnung: E = EE + VE − SE. c = E × 40 mg Harnsäure in 100 ml Serum. Es wird dringend empfohlen, den Eichfaktor durch Aufstellung einer Eichkurve mit bekannten Harnsäurekonzentrationen zu kontrollieren.

Auch für die Uricasemethode gibt es eine fertige Test-Kombination (TC–UR) der Firma C. F. Boehringer in Mannheim.

8. Kreatin und Kreatinin. Kreatinin wird auch heute noch oft mit Hilfe von Pikrinsäure bestimmt und die entstehende rote Farbe gemessen. Die gleiche Reaktion dient auch zur Bestimmung des Kreatins, nachdem dieses durch Säurebehandlung in Kreatinin umgewandelt worden ist. Leider ist die Pikrinsäurereaktion nicht streng spezifisch und läuft die Lactambildung nicht quantitativ ab. Man kann aber Kreatin auch direkt mit Diacetyl und α-Naphthol bestimmen, wobei ein roter Farbstoff entsteht. Anstelle von Pikrinsäure für Kreatinin nimmt man besser 3,5-Dinitrobenzoesäure, wobei man die weniger gute Beständigkeit des gebildeten Farbstoffes durch Mitlaufenlassen eines Standards kompensiert. Erhöhte Kreatin- und Kreatininwerte gehen meist parallel mit erhöhtem Harnstoffgehalt.

α. *Bestimmung des Kreatins nach I. Abelin. Reagentien.* 1. Metaphosphorsäurelsg. 5%, vor Gebrauch frisch bereitet. – 2. Diacetyllsg. 0,05%, aus einer 1%igen Stammlsg., die im Kühlschrank aufbewahrt werden muß, aus Gebrauch verdünnt werden muß. – 3. Natronlauge 6%. – 4. α-Naphthollösung, 1% in der 6%igen Natronlauge, zum Gebrauch frisch bereitet.

Ausführung. In einem Zentrifugenglas werden 1 ml Serum und 3 ml Metaphosphorsäurelsg. gemischt und 10 Min. bei 3000 U/Min. zentrifugiert. Der klare Überstand wird in ein trockenes Reagensglas abgegossen (nötigenfalls muß noch filtriert werden). Dann mischt man in einem 10-ml-Meßzylinder der Reihe nach 2 ml Naphthollösung, 2 ml Überstand, 1 ml Diacetyllsg. und füllt mit W. zur Marke auf. Der Zylinder bleibt nach dem Mischen 30 Min. offenstehen, da Zutritt von Luftsauerstoff notwendig ist. Dann mißt man im Elko in einer 2-cm-Küvette mit Filter S 53 gegen einen Leerwert, der Wasser anstelle von Serum enthält, sonst aber gleich behandelt wurde. Die Farbe ist etwa 40 Min. beständig.

Berechnung: c = E × 11,5 mg Kreatin in 100 ml Serum.

β. *Bestimmung des Kreatinins* (nach Standard Methods of Clinical Chemistry 1953, S. 55). *Reagentien.* 1. Dinitrobenzoesäurelsg.: 10 g 3,5-Dinitrobenzoesäure werden in 75 ml W. suspendiert, auf etwa 60° gebracht und vorsichtig mit 25 ml 10%iger Natriumcarbonatlsg. (aus wasserfreiem Na_2CO_3) versetzt. Nachdem alles in Lösung gegangen ist, wird filtriert. – 2. 1,33 n Schwefelsäure: 10 ml konz. Schwefelsäure gießt man langsam in 250 ml Wasser. Nach Titration mit 1 n Natronlauge stellt man die Lösung ein. – 3. Natriumwolframatlsg. 20%. – 4. Natronlauge 10%. – 5. Kreatininstandardlsg.: 100 mg Kreatinin p. a. werden genau gewogen und in 100 ml 0,1 n Salzsäure gelöst. Diese Stammlsg. wird zum Gebrauch mit Wasser 1 : 500 verdünnt.

Ausführung. In ein Zentrifugenglas mit Glasstopfen gibt man 6 ml W. und 2 ml Serum sowie unter Schütteln 1 ml Schwefelsäure. Anschließend gibt man ebenfalls unter Schütteln 1 ml Natriumwolframatlsg. zu, verschließt das Glas mit dem Stopfen, mischt noch einmal gut durch und filtriert. Dann macht man drei Ansätze in je einem Reagensglas oder direkt in einer Küvette:

Probe	Standard	Leerwert
5 ml Überstand	5 ml Standardlsg.	5 ml Wasser
	1 Tr. Natronlauge	
	1,5 ml Dinitrobenzoesäurelösung	
	0,25 ml Natronlauge	

Man mischt und läßt 10 Min. im Dunkeln stehen. Dann wird innerhalb 1 Min. in einer 2-cm-Küvette bei 500 nm gemessen, und zwar Probe und Standard gegen den Leerwert.

Berechnung:

$$\frac{E_{Probe}}{E_{Standard}} = \text{mg Kreatinin in 100 ml Serum.}$$

Neuerdings ist es H. HAURY [Ärztl. Lab. *11*, 175 (1965)] gelungen, die Pikrinsäuremethode zur Kreatininbestimmung im Serum wieder dadurch zu Ehren zu bringen, daß er das richtige Eiweißfällungsmittel verwendet und auch andere Bedingungen exakt eingehalten hat. Die Reagentien sind als Testpackung der Firma Dr. Heinz Haury in München im Handel.

9. Ammoniak in Form von Ammoniumsalzen findet sich nur in sehr geringer Menge im Blut. Bei schweren Leberparenchymschäden kommt es zu einer Erhöhung über 100 µg je 100 ml, berechnet als N. Da es nach der Blutentnahme zu einer Erhöhung der Ammoniakwerte kommt, muß das Blut sofort analysiert werden.

Bestimmung nach E. J. Conway. Reagentien. 1. Kaliumcarbonatlsg., gesättigt. – 2. 0,01 n Schwefelsäure, mit bidest.Wasser bereitet. – 3. Nesslers Reagens: In 20 ml bidest.Wasser löst man zunächst 5,1 g Kaliumjodid p.a. und darauf 1,63 Quecksilber(II)-oxid p.a. Nach vollständiger Lösung gibt man 16 ml einer 50%igen Natronlauge nach SÖRENSEN hinzu und füllt mit bidest. Wasser auf 100 ml auf. – 4. Ammoniakstandard: Ammoniumsulfat p.a. wird im Exsikkator getrocknet; davon werden 236 mg in einem 500-ml-Meßkolben mit bidest. Wasser gelöst und zur Marke aufgefüllt. Diese Stammlsg. enthält 10 mg N/100 ml. Sie wird zum Gebrauch mit bidest. Wasser 1:100 verdünnt und enthält dann 100 µg/100 ml.

Vorbereitung. Am Abend vorher werden die benötigten Glassachen mit bidest. Wasser gespült und im Trockenschrank getrocknet, wo sie zum Abkühlen bis zum nächsten Morgen verbleiben. Der Laborraum ist gut zu lüften, damit keine ammoniakhaltige Laborluft das Analysenergebnis verfälscht.

Ausführung. Es werden stets Doppelbestimmungen angesetzt. In die innere Kammer einer Conway-Diffusionsschale (s. Abb. 234, S. 560) gibt man 1 ml 0,01 n Schwefelsäure; in die äußere Kammer kommt an die eine Seite 1 ml frisches Serum (spätestens 20 Min. nach der Blutentnahme). An die dem Serum gegenüberliegende Stelle der äußeren Kammer gibt man 1 ml gesättigte Kaliumcarbonatlsg., verschließt die Schale und mischt den Inhalt der äußeren Kammer durch vorsichtiges Drehen. Der Deckel wird mit einem 200-g-Gewicht beschwert. Die Diffusionszeit beträgt 20 Min. Dann setzt man der inneren Kammer noch 0,5 ml Nesslers Reagens zu und mischt. Gleichzeitig läuft ein Versuch mit 1 ml Standardlösung und ein Leerversuch mit 1 ml bidest. Wasser anstelle von Serum. Die Messung geschieht nach 5 Min. im Photometer in 1-cm-Mikroküvetten, die man mit Hilfe einer Pipette füllt. Man mißt die Serumproben und den Standard gegen den Leerwert bei 420 nm.

Berechnung:

$$\frac{E_{Probe}}{E_{Standard}} \cdot 100 = \mu\text{g Ammoniak in 100 ml Serum (als N).}$$

Anmerkung: Statt Nesslers Rg. kann man auch vorteilhaft die Phenol-Hypochlorit-Lösungen nach M. P. E. BERTHELOT verwenden. In diesem Falle nimmt man 1,2 ml 0,01 n Schwefelsäure und überträgt nach der Diffusion davon 1 ml in ein Reagensglas, wobei man nicht vergessen darf, zunächst mit der Pipettenspitze die Flüssigkeit umzurühren. Der Zusatz der Farbreagentien erfolgt wie beim Harnstoff auf S. 617 beschrieben, die Messung in 2-cm-Küvetten bei 620 nm. Für die Berechnung gilt das obige Schema ebenfalls. Statt der Conway-Schalen wird von R. RICHTERICH [Ärztl. Lab. *8*, 259 (1962)] die Verwendung von Mikrodiffusionsfläschchen nach D. SELIGSON [J. Lab. clin. Med. *49*, 962 (1957)] empfohlen. Die Methode ist tatsächlich sehr rasch und genau; das Gerät wird von der Fa. Haska, Hans Schaerer, in Bern (Schweiz) geliefert.

10. Indican (Indoxylschwefelsäure) ist im Blut bei Darmfäulnis und Niereninsuffizienz erhöht vorhanden. Es bildet mit Thymol und Eisenchlorid in konz. Salzsäure einen blauvioletten Farbstoff, der mit Chloroform ausgeschüttelt werden kann.

Bestimmung nach A. Jolles. Zu 3 ml Serum gibt man tropfenweise unter dauerndem Schütteln 3 ml Trichloressigsäure (20%), filtriert den entstandenen Niederschlag ab und bringt vom Filtrat 3 ml in ein Zentrifugengläschen mit Schliffstopfen, das bei 2 ml eine Marke trägt. Hinzu kommen 0,15 ml alkoholische Thymollösung (5%) und nach dem Umschütteln 3 ml Obermayers-Reagens DAB 6. Man schüttelt die Lösung gut durch, läßt sie mindestens 2 Std. stehen, schüttelt nochmals um und zentrifugiert 20 Min. bei 2000 U/Min.

Zu dem abgeschiedenen violetten Öl gibt man mit Hilfe einer feinen Kapillare Chloroform bis zur Marke 2 ml, schüttelt wieder durch und zentrifugiert nochmals 10 Min. Die überstehende gelbe Flüssigkeit wird abgehebert und die Chloroformlsg. mit Hilfe einer trockenen Kapillare in eine 0,5-cm-Küvette überführt. Man mißt gegen reines Chloroform im Elko mit Filter S 57.

Berechnung: E $\times$ 6,0 mg Indican/100 ml.

11. Aminosäuren finden sich vermehrt im Blut bei Leukämie und Leberatrophie. Die verbreitete Bestimmung mit β-Naphthochinonsulfosäure ist nicht streng spezifisch. Die nachstehende Methode mit frisch gefälltem Kupferphosphat entspricht der Aminosäurebestimmung in Harn (S. 561).

Bestimmung des Amino-N nach C. G. Pope und M. Stevens. Reagentien s. S. 561. — *Ausführung.* Das Serum wird mit 20%iger Trichloressigsäure im Verhältnis 1:1 enteiweißt und durch ein gehärtetes Filter filtriert. Ein aliquoter Teil des Filtrates wird in einem 25-ml-Meßkolben mit n NaOH und Thymolphthalein als Indikator bis zur schwachblauen Farbe neutralisiert. Hierauf werden 15 ml Kupferphosphatsuspension zugesetzt und auf 25 ml mit Wasser aufgefüllt. Nach gutem Durchmischen wird filtriert und 10 ml des Filtrates mit 0,5 ml Eisessig und 1 g Kaliumjodid versetzt. Nach 20 Min. wird mit 0,01 n Natriumthiosulfatlsg. titriert. 1 ml 0,01 n Thiosulfatlsg. entspr. 0,28 mg Amino-N.

Die *Xanthoproteinbestimmung* erfaßt die phenolischen Aminosäuren Tyrosin und Tryptophan. Durch Erhitzen mit Salpetersäure werden sie im enteiweißten Blut nitriert, was mit einer Gelbfärbung verbunden ist, die in alkalischer Lösung verstärkt wird. Um das unangenehme Arbeiten mit der konz. Salpetersäure zu vermeiden, kann man nach J. FÜHR und I. SATTLER das Phenolreagens nach O. FOLIN und V. CIOCALTEU (S. 711) verwenden, wodurch gleichzeitig das Eiweiß gefällt wird und ein blauer Farbstoff entsteht.

Bestimmung nach J. Führ und I. Sattler (Röntgen- u. Lab.-Prax. *1956,* S. 2). *Reagentien.* 1. Phenolreagens: Das käufliche Reagens nach FOLIN und CIOCALTEU (z. B. Merck) wird mit dest. Wasser 1 + 5 verdünnt. — 2. Natriumcarbonatlsg. 20% aus wasserfreiem Natriumcarbonat. — 3. Standardlsg.: Eine titrierte Phenollsg. mit 100 mg-% wird bei Bedarf auf das Zehnfache verdünnt. Sie enthält dann 10 mg-% Phenol und entspricht 75 Xanthoprotein E. nach E. BECHER. (Die Standardlösung ist, genau eingestellt, erhältlich bei der Fa. Asal in Wiesbaden.)

Ausführung. 4,5 ml Phenolreagens werden mit 0,5 ml Serum gemischt und nach 10 Min. durch ein kleines Faltenfilter filtriert. 3,0 ml des Filtrates versetzt man mit 1 ml Natriumcarbonatlsg. Der Ansatz wird 45 bis 60 Min. danach in einer 1-cm-Küvette im Photometer bei 750 nm gemessen. Als Vergleichslsg. dient eine Mischung von 3 ml Phenolreagens und 1 ml Natriumcarbonatlsg.

Berechnung. Bei Messung im Elko mit Filter S 75 erhält man die Xanthoproteineinheiten aus E $\times$ 80. Zur Kontrolle und Aufstellung einer Eichkurve verwendet man die Standardlsg.

Die Normalwerte sind 15 bis 30 Einheiten. Ab 40 Einheiten muß mit einer Niereninsuffizienz gerechnet werden, bei einer Urämie findet man um 100 E.

Bestimmung nach E. Becher. 5 ml Blut oder Serum werden mit derselben Menge Trichloressigsäure (20%) enteiweißt und filtriert. Zu 2 ml Filtrat gibt man 0,5 ml konz. Salpetersäure ($d = 1,4$) und läßt etwa 1/2 Min. kochen. Nach dem Abkühlen werden 1,5 ml Natronlauge (33%) zugegeben. Die Lösung wird bei 1 cm Schichtdicke mit Filter S 42 oder Hg 436 im Photometer gemessen. Für das Elko gilt: Xanthoproteineinheiten = E $\times$ 151. Arzneimittel mit aromatischem Kern, wie Sulfonamide, Salicylsäurederivate können hierbei höhere Xanthoproteinwerte vortäuschen.

12. Bilirubin findet sich im erhöhten Maße im Serum bei Lebererkrankungen und bei einem Verschluß der Gallenwege. Man unterscheidet „direktes" und „indirektes" Bilirubin auf Grund der Bestimmung als Azofarbstoff mit diazotierter Sulfanilsäure. Das direkte Bilirubin ist Bilirubinglucuronid und kuppelt sofort, während das freie Bilirubin erst auf Alkohol- oder Coffeinzusatz einen Farbstoff liefert. Nach L. JENDRASSIK, R. A. CLEGHORN und P. GRÓF [Biochem. Z. *289,* 1 u. 438 (1937); *297,* 81 (1938)] verwendet man eine Coffein-Natriumbenzoat-Lösung für das indirekte Bilirubin. Schwierigkeiten bereitete die Eichung der Bilirubinbestimmungen, weil Bilirubinlsg. sich sehr leicht und schnell zersetzen. Nach G. SCHELLUNG und U. WENDE [Klin. Wschr. *38,* 703 (1960)] erhält man richtige Werte, wenn man die Eichlösungen mit Zusatz von Serum bereitet. Ein derartiger Bilirubin-Standard wird von der Fa. Schweizerhall in Lörrach i. B. geliefert.

Bilirubinbestimmung nach der Diazomethode. Reagentien. 1. Diazogemisch aus 10 ml Diazo I und 0,25 ml Diazo II, vor Gebrauch frisch bereitet. [Diazo I: Sulfanilsäure 0,5 g, Salzsäure ($d = 1,19$) 1,5 g, Aqu. dest. ad 100 ml. Diazo II: Natriumnitrit 0,25 g Aqu. dest. ad 50 ml.] — 2. Coffeingemisch: Coffein 20 g, Natriumbenzoat 30 g, Natriumacetat 50 g, Aqu. dest. ad 400 ml. — 3. Fehling-II-Lösung: Kaliumnatriumtartrat 35 g, Natriumhydroxid 10 g, Aqu. dest. ad 100 ml.

Ausführung. Man setzt eine Analysenlsg. und eine Vergleichslsg. an:

	Analyse	Vergleich
Serum	1,0 ml	1,0 ml
Coffeinlsg.	2,0 ml	2,0 ml
Diazogemisch	0,5 ml	—
Wasser	—	0,5 ml

Nach gutem Mischen läßt man genau 10 Min. stehen und fügt dann zu

Fehling-II-Lsg.	1,5 ml	1,5 ml

Es wird nochmals gut gemischt und nach 5 Min. im Elko mit Filter S 59 in 1 cm Schichtdicke die Analysenlsg. gegen die Vergleichslsg. gemessen. (Bei dieser Bestimmung hat jede Probe ihre eigene Vergleichslsg.)

Berechnung. Auf Grund der Eichung nach G. SCHELLUNG ist $c = E \times 4{,}27$ in mg Bilirubin/100 ml, und zwar Gesamtbilirubin. Soll nur das direkte Bilirubin bestimmt werden, dann ersetzt man die Coffeinlsg. durch die gleiche Menge physiol. Kochsalzlösung. Bei sehr hohem Bilirubingehalt muß das Serum 1:2 bis 1:10 verdünnt werden.

Gebrauchsfertige Reagentienpackungen zur Bilirubinbestimmung nach der Diazomethode liefern die Firmen: Asid-Institut in München, C. F. Boehringer in Mannheim, Dr. Heinz Haury in München, Schweizerhall in Lörrach u.a.

Ultramikrobestimmung von Bilirubin bei Neugeborenen. Bei Säuglingen läßt sich eine Bilirubinbestimmung im Serum unmittelbar durch Messung der Serumfarbe durchführen, da noch keine störenden Carotine vorhanden sind [s. R. RICHTERICH: Klin. Wschr. **41**, 778 (1963)]. Es werden nur 10 µl Serum benötigt, das aus Kapillarblut gewonnen wird.

13. Gallensäuren. Der Gallensäurengehalt des Serums steigt bei Gelbsucht (Icterus) stark an und läuft dem Bilirubingehalt ungefähr parallel, weshalb diese N-freien Verbindungen hier aufgeführt seien.

Bestimmung der Gallensäuren nach M. Jenke [Klin. Wschr. **18**, 317 (1939)]. Die Gallensäuren ergeben mit Phosphorsäure, Aceton und Furfurol eine weinrote Lösung. Erforderlich ist die Benützung reinster Reagentien.

Ausführung. In ein 30-ml-Kölbchen, das etwa 20 ml A. (96%) enthält, bringt man 1,5 ml Serum und läßt im siedenden Wasserbad unter Umschwenken einmal aufkochen. Nach dem Abkühlen füllt man mit A. bis zur Marke auf und filtriert. Je 10 ml Filtrat dampft man in zwei Hagedorn-Jensen-Gläsern, die man mit I und II bezeichnet, zur Trockne ein. Außerdem werden noch zwei leere Gläser III und IV nach folgendem Schema angesetzt:

	I	II	III	IV
Serumextrakt	+	+	—	—
Eisessig	1 ml	1 ml	1 ml	1 ml
Aceton	1 ml	1 ml	1 ml	1 ml
Phosphorsäure ($d = 1,7$)	5 ml	5 ml	5 ml	5 ml
Furfurollsg. 2%	0,2 ml	—	0,2 ml	—

Die Farbentwicklung geschieht im Wasserbad von genau 70°, wo die Gläser nochmals gut umgeschüttelt werden. Nach genau 30 Min. wird die Reaktion durch Einstellen in Eiswasser unterbrochen. Es empfiehlt sich, Glas I und II in einem Exsikkator kurz zu evakuieren, um Gasbläschen aus den Lösungen zu entfernen. Die Lösungen werden in 2-cm-Küvetten gefüllt, dann I und IV hintereinander und II und III hintereinander auf den Küvettenhalter gestellt. Die Ablesung geschieht bei 590 und 500 nm.

Berechnung: $(E_{590} - E_{500}) \times 10 =$ mg Gallensäuren in 100 ml Serum.

14. Hämoglobin. Die wichtige Bestimmung des Hämoglobins (Hb) im Blut ist auf S. 642 beschrieben. Im Plasma oder Serum soll normalerweise kein Hämoglobin vorkommen, es ist sonst ein Zeichen für eine Hämolyse.

Hämoglobinbestimmung im Plasma nach M. Harboe [Med. Lab. 15, 68 (1963)]. 1 ml Plasma wird mit 10 ml 0,01%iger Na_2CO_3-Lsg. gemischt. (Bei Werten unter 5 mg/100 ml nimmt man nur 6 ml.) Dann wird im Spektralphotometer in einer 1-cm-Küvette gegen reine Natriumcarbonatlsg. bei 415 nm, 380 nm und 450 nm gemessen. Zur Berechnung dient folgende Formel:

$$\frac{2E_{415} - (E_{380} + E_{450})}{1,655} \cdot \frac{\text{Verdünnung} \cdot 1000}{79,46} = \text{mg Hb in 100 ml Serum.}$$

Die Verdünnung ist 10 oder 6. Die Zahl 79,46 stellt $E_{1\,cm}^{1\%}$ des Oxyhämoglobins dar.

15. Methämoglobin. Bestimmung s. S. 639.

e. Kohlenhydrate

An Kohlenhydraten kommt in Blut praktisch nur Glucose vor. Daneben spielen gelegentlich vorkommende andere Zuckerarten eine geringe Rolle.

Glucose. Die große klinische Bedeutung der Glucosebestimmung, auch ,,Blutzuckerbestimmung'' genannt, liegt in der Erkennung eines Diabetes mellitus und in der Einstellung und Überwachung seiner Behandlung. Die Methoden beruhen teilweise auf der Reduktionswirkung der Glucose und sind deshalb nicht streng spezifisch, da im Blut auch noch andere reduzierende Bestandteile vorkommen. Die ,,wahre Glucose'' wird durch die enzymatischen Methoden erfaßt. Dennoch hat sich die enzymatische Bestimmung nicht restlos durchsetzen können, weil im Routinebetrieb gelegentlich ,,Ausreißer'' in den gefundenen Werten vorkommen können, wenn nicht sehr sorgfältig gearbeitet wird. Für diesen Zweck ist aber die neue Farbreaktion nach E. HULTMAN sehr brauchbar. Für wissenschaftliche Untersuchungen kommen natürlich nur die enzymatischen Bestimmungsmethoden, besonders die Hexokinasemethode, in Frage. Je nach dem angewandten Verfahren ist mit anderen ,,Normalwerten'' zu rechnen.

Das Blut muß stets unmittelbar nach der Entnahme untersucht werden, weil sonst der vorhandene Zucker zu Milchsäure abgebaut wird. Wenn das Blut zur Untersuchung eingeschickt werden muß, ist es mit Natriumfluorid zu stabilisieren; zur enzymatischen Bestimmung kann es dann allerdings nicht mehr verwendet werden.

Blutzuckerbestimmung nach H. C. Hagedorn und B. N. Jensen. Im enteiweißten Blut wird Kaliumhexacyanoferrat(III) durch Glucose zu Kaliumhexacyanoferrat(II) reduziert. Der Überschuß wird auf jodometrischem Wege zurücktitriert.

Reagentien. 1. Zinksulfatlsg. 0,45%, hergestellt durch 100fachesVerdünnen einer 45%igen Stammlsg. – 2. 0,1 n Natronlauge. – 3. Kaliumhexacyanoferrat(III)-Lsg.: 1,65 g Kaliumhexacyanoferrat(III) p.a. und 10,6 g Natriumcarbonat p.a. werden zu 1000 ml in Wasser gelöst und in einer dunklen Flasche aufbewahrt. – 4. Kaliumjodid-Zinksulfat-Natriumchlorid-Lsg.: 50 g Zinksulfat p.a. und 250 g Natriumchlorid p.a. werden zu 1000 ml in Wasser gelöst. Vor dem Gebrauch löst man in 100 ml der Lösung 2,5 g Kaliumjodid p.a. – 5. Essigsäure 3%. – 6. Stärkelsg.: 1 g lösl. Stärke wird in 100 ml gesättigter Natriumchloridlsg. unter Erhitzen gelöst. – 7. 0,005 n Natriumthiosulfatlsg., aus einer 0,1 n Lösung durch Verdünnen mit dest. Wasser frisch bereitet. – 8. 0,005 n Kaliumjodatlsg.: 0,1783 g trockenes KJO_3 p.a. werden in einem Meßkolben auf 1000 ml Wasser gelöst.

Ausführung. In ein 15 mm weites, 150 mm langes Probierrohr oder Präparatenglas bringt man 1 ml 0,1 n Natronlauge und 5 ml Zinksulfatlösung (0,45%). Dann wird 0,1 ml Blut, mit einer Kapillarpipette gemessen, in die Mischung hineingeblasen, die Pipette zweimal mit der Mischung durch Aufsaugen und Ausblasen nachgespült und die Mischung 3 Min. im siedenden Wasserbad erhitzt. Dadurch wird das Eiweiß in Flocken abgeschieden, und die Flüssigkeit wird klar. Sie wird dann durch einen Trichter von 3 bis 4 cm Durchmesser, in den ein aschefreies Filter eingelegt ist, das mit Wasser befeuchtet wird, filtriert. Das Filtrat wird in einem Präparatenglas von 30 mm Weite und 90 mm Länge aufgefangen. Trichter und Filter werden zweimal mit je 3 ml Wasser nachgewaschen, wobei man das Wasser an der Wandung des Glases unter Drehung des letzteren herunterlaufen läßt. Das Filtrat wird dann mit 2 ml der Kaliumhexacyanoferrat(III)-lsg. versetzt und 15 Min. im siedenden Wasserbad erhitzt. Nach der Abkühlung werden 3 ml Kaliumjodid-Zinksulfat-Natriumchloridlsg. und 2 ml Essigsäurelsg. zugesetzt, und das durch das überschüssige Kaliumhexacyanoferrat(III) freigemachte Jod nach Zusatz von 2 Tr. Stärkelsg. mit der

Natriumthiosulfatlsg. titriert unter Verwendung einer Bürette von 2 ml Inhalt, die in 0,02 ml eingeteilt ist. Die Natriumthiosulfatlsg. wird mit Hilfe der 0,005 n Kaliumjodatlsg. eingestellt, indem man 2 ml der letzteren mit 3 ml Kaliumjodid-Zinksulfat-Natriumchloridlsg., 3 ml Essigsäurelsg., 10 ml Wasser und 2 Tr. Stärkelsg. versetzt und mit der Natriumthiosulfatlsg. titriert. Neben der Zuckerbestimmung ist ein Blindversuch ohne Blut auszuführen, bei dem die gleichen Mengen der verschiedenen Lösungen verwendet werden.

Berechnung. Die Berechnung der Menge der Glucose geschieht am einfachsten auf Grund der Zahl der ml 0,005 n Natriumthiosulfatlsg., die beim Zurücktitrieren des überschüssigen Kaliumhexacyanoferrat (III) nötig ist. Man multipliziert die Zahl der ml Natriumthiosulfatlsg. mit dem bei der Einstellung mit 0,005 n Kaliumjodatlsg. ermittelten Faktor und entnimmt aus der Berechnungstafel die Menge der Glucose in Milligramm, z.B. 1,16 ml 0,005 n Natriumthiosulfatlsg. = 0,148 mg Glucose, von dieser Menge ist die aus dem Blindversuch rechnerisch sich ergebende Menge abzuziehen, z.B. 1,92 ml 0,005 n Natriumthiosulfatlsg. = 0,014 mg Glucose. Die angewandte Menge Blut, 0,1 ml, enthält also 0,148 − 0,014 = 0,134 mg Glucose, entspr. 134 mg/100 ml.

	ml 0,005 n Natriumthiosulfatlösung = mg Glucose									
	0	1	2	3	4	5	6	7	8	9
0,0	0,385	0,382	0,379	0,376	0,373	0,370	0,367	0,364	0,361	0,358
0,1	0,355	0,352	0,350	0,348	0,345	0,343	0,341	0,338	0,336	0,333
0,2	0,331	0,329	0,327	0,325	0,323	0,321	0,318	0,316	0,314	0,312
0,3	0,310	0,308	0,306	0,304	0,302	0,300	0,298	0,296	0,294	0,292
0,4	0,290	0,288	0,286	0,284	0,282	0,280	0,278	0,276	0,274	0,272
0,5	0,270	0,268	0,266	0,264	0,262	0,260	0,259	0,257	0,255	0,253
0,6	0,251	0,249	0,247	0,245	0,243	0,241	0,240	0,238	0,236	0,234
0,7	0,232	0,230	0,228	0,226	0,224	0,222	0,221	0,219	0,217	0,215
0,8	0,213	0,211	0,209	0,208	0,206	0,204	0,202	0,200	0,199	0,197
0,9	0,195	0,193	0,191	0,190	0,188	0,186	0,184	0,182	0,181	0,179
1,0	0,177	0,175	0,173	0,172	0,170	0,168	0,166	0,164	0,163	0,161
1,1	0,159	0,157	0,155	0,154	0,152	0,150	0,148	0,146	0,145	0,143
1,2	0,141	0,139	0,138	0,136	0,134	0,132	0,131	0,129	0,127	0,125
1,3	0,124	0,122	0,120	0,119	0,117	0,115	0,113	0,111	0,110	0,108
1,4	0,106	0,104	0,102	0,101	0,099	0,097	0,095	0,093	0,092	0,090
1,5	0,088	0,086	0,084	0,083	0,081	0,079	0,077	0,075	0,074	0,072
1,6	0,070	0,068	0,066	0,065	0,063	0,061	0,059	0,057	0,056	0,054
1,7	0,052	0,050	0,048	0,047	0,045	0,043	0,041	0,039	0,038	0,036
1,8	0,034	0,032	0,031	0,029	0,027	0,025	0,024	0,022	0,020	0,019
1,9	0,017	0,015	0,014	0,012	0,010	0,008	0,007	0,005	0,003	0,002

Normalwerte. 70 bis 120 mg/100 ml.

Blutzuckerbestimmung nach Crecelius und Seifert. Das Prinzip beruht auf der Reduktion von Pikrinsäure zur roten Pikraminsäure. Innerhalb 10 Min. läßt sich der Blutzuckerspiegel auf einfache Weise mit Hilfe des Blutzuckerkolorimeters von Zeiss bestimmen. Da jedoch auch andere Stoffe, wie Kreatinin und Aceton die gleiche Reaktion geben, ist die Methode nicht sehr genau und zur klinischen Kontrolle der Blutzuckerwerte nicht zu empfehlen. Für eine schnelle Orientierung ist sie jedoch geeignet.

Reagentien. 1. Pikrinsäurelösung 1,2% aus reinster Pikrinsäure p.a. − 2. Natronlauge 20%.

Ausführung. 0,2 ml Kapillarblut werden mit 1,8 ml Wasser im Reagensglas durch mehrmaliges Aufsaugen gemischt. Dann setzt man 1 ml Pikrinsäurelsg. zu und filtriert durch ein Spezialfilter (z.B. Schleicher & Schüll Nr. 587 E) in ein langes, graduiertes Reagensglas. Die Menge des Filtrats wird abgelesen und Natronlauge im Verhältnis 10 : 1 zugegeben. Man kocht genau 5 Min. im Wasserbad, kühlt ab, mischt mit dem Kondenswasser durch vorsichtiges Neigen und füllt dann in die Küvette des Kolorimeters ein. Nach Einstellen auf Farbgleichheit liest man den Blutzuckerwert an der Skala ab. Die Reinheit der Reagentien ist durch Bestimmung des Leerwertes zu kontrollieren und dieser abzuziehen. Bei Blutzuckerwerten über 400 mg/100 ml nimmt man nur 0,1 ml Blut und 1,9 ml Wasser, dann sind die an der Skala abgelesenen Werte zu verdoppeln.

Normalwerte. 80 bis 130 mg/100 ml.

Blutzuckerbestimmung nach E. Hultman [Nature (Lond.) *183,* 108 (1959)]. Diese neue photometrische Methode hat sich gut durchgesetzt, denn sie ist einfach und schnell auszuführen und liefert zuverlässige Werte, die zwar noch etwas über den enzymatischen Ergebnissen liegen, aber unter denen nach CRECELIUS/SEIFERT und HAGEDORN/JENSEN. Das Prinzip der Bestimmung beruht auf der Bildung eines blauen Farbstoffs aus Aldosen und o-Toluidin in Eisessig bei 100°. Da außer Glucose andere Aldosen im Blut normalerweise nicht oder nur in Spuren vorkommen, ist die Reaktion auch weitgehend spezifisch. Nachstehende Vorschrift lehnt sich an die Angaben von K. M. DUBOWSKI [Clin. Chem. 8, 215 (1962)] an.

Reagentien. 1. Trichloressigsäure 3%. – 2. Farbreagens: 2,7 g Thioharnstoff werden in etwa 900 ml Eisessig gelöst, 60 ml reinstes o-Toluidin (Fluka) zugefügt und mit Eisessig auf 1000 ml aufgefüllt. Die Lsg. soll fast farblos sein und in braunen Flaschen aufbewahrt werden. – 3. Standardlösung, stabilisiert: 200 mg reinste, wasserfreie Glucose wird mit 0,2 g Benzoesäure in 100 ml dest. Wasser gelöst. Die Reagentien sind auch als Merckotest Blutzucker bei der Fa. E. Merck AG in Darmstadt erhältlich.

Ausführung. Neben den Proben setzt man noch einen Standard- und einen Leerwert an. Proben: Zu 1,4 ml Trichloressigsäure gibt man 0,1 ml Blut, mischt gut durch und filtriert nach 5 bis 10 Min. durch ein 5,5-cm-Faltenfilter in ein graduiertes Reagensglas. Das Volumen des Filtrats wird genau abgelesen und aus einer Bürette die dreifache Menge Farbreagens zugegeben. – Standard: Zu 1,4 ml Trichloressigsäure gibt man 0,1 ml Standardlösung und mischt gut durch. 1 ml der Mischung versetzt man mit 3 ml Farbreagens. – Leerwert: 1 ml Trichloressigsäure versetzt man mit 3 ml Farbreagens. Nun werden alle Röhrchen, nachdem der Inhalt gut durchgemischt worden ist, mit einem Polyäthylenstopfen lose verschlossen und in ein Glycerinbad (man kann auch ein Wasserbad nehmen, muß dann aber besonders darauf achten, daß kein Kondenswasser in die Gläser kommt, da die Reaktion wasserempfindlich ist) gestellt, das auf eine konstante Temperatur von 100° eingestellt ist. Nach 10 Min. werden sie herausgenommen und durch Einstellen in kaltes Wasser abgekühlt. Die photometrische Messung erfolgt in Küvetten zu 1 cm gegen den Leerwert. Im Spektralphotometer benutzt man die Wellenlänge 630 nm; beim Filterphotometer nimmt man ein Filter zwischen 575 und 630 nm.

Berechnung:

$$\frac{\text{Extinktion der Probe}}{\text{Extinktion des Standards}} \cdot 200 = \text{mg Glucose}/100 \text{ ml.}$$

Normalwerte. 60 bis 100 mg/100 ml.

Enzymatische Blutzuckerbestimmung mit Glucoseoxydase. Glucoseoxydase (GOD) oxydiert spezifisch D-Glucose zu Gluconsäure. Das dabei entstehende Wasserstoffperoxid wird durch Peroxydase (POD) zersetzt, wodurch anwesendes o-Dianisidin zu einem braunen Farbstoff oxydiert wird, der dann photometrisch gemessen werden kann.

Reagentien hierfür sind als fertige Zusammenstellung von verschiedenen Firmen im Handel, z. B. als Testkombination TC-M von C. F. Boehringer, Mannheim. Zur Selbstherstellung dienen die folgenden Vorschriften: 1. Puffer-Enzymgemisch: 2,07 g $Na_2HPO_4 \cdot 2H_2O$ und 1,09 g $NaH_2PO_4 \cdot 2H_2O$ und 6 mg POD und 38 mg GOD werden mit bidest. Wasser zu 150 ml gelöst. Bei Aufbewahrung im Kühlschrank ist es mindestens 3 Wochen haltbar; durch Verwendung von 50%igem Glycerin zum Lösen kann die Haltbarkeit erhöht werden. – 2. Chromogen: 13,2 mg o-Dianisidinhydrochlorid werden in 2 ml bidest. Wasser unter leichtem Erwärmen gelöst. Bei Aufbewahrung im Dunkeln ist es unbegrenzt haltbar; Ausscheidungen können durch Erwärmen wieder in Lösung gebracht werden. – 3. Glucosereagens: Zu 100 Vol. Pufferenzymlösung setzt man unter Rühren 1 Vol. Chromogen. Man stellt nach Möglichkeit nur den Tagesbedarf her, kann die Lösung aber auch noch am nächsten Tag verwenden. – 4. Glucose-Standardlösung: 91 mg reinste, wasserfreie Glucose werden unter Zusatz von 25 ml Perchlorsäure (70%) mit bidest. Wasser zu 1000 ml gelöst. Im Kühlschrank aufzubewahren. – 5. Uranylacetat-Lösung: 160 mg Uranylacetat p.a. und 900 mg Natriumchlorid p.a. werden mit bidest. Wasser zu 100 ml gelöst.

Ausführung. In einem Zentrifugenglas mischt man 1,0 ml Uranylacetatlsg. mit 0,1 ml Blut in der üblichen Weise und zentrifugiert. Der klare Überstand wird abgegossen und weiterverarbeitet. Gleichzeitig mit den Proben setzt man einen Reagentienleerwert und einen Standardwert an:

	Probe	Standard	Leerwert
Überstand nach der Enteiweißung	0,2 ml	–	–
Glucosestandard	–	0,2 ml	–
Aq. bidest.	–	–	0,2 ml
Glucosereagens	5,0 ml	5,0 ml	5,0 ml

Nach gutem Mischen läßt man die Röhrchen 35 Min. bei Zimmertemperatur vor direktem Sonnenlicht geschützt stehen. Dann mißt man im Photometer in 1-cm-Küvetten die

Proben und den Standardwert gegen den Leerwert bei einer Wellenlänge zwischen 430 und 470 nm (z.B. Filter Hg 436).

Berechnung. Dadurch, daß das Blut durch die Enteiweißung bereits verdünnt worden ist, entspricht der Glucosestandard einer Konzentration von 100 mg Glucose/100 ml. Es gilt also

$$\frac{E_{Probe}}{E_{Standard}} \cdot 100 = \text{mg Glucose in 100 ml Blut.}$$

Bei Extinktionen über 0,6 müssen der enteiweißte Überstand mit Wasser verdünnt und die Probe wiederholt werden.

Anmerkung. Für eilige Fälle kann man bereits 10 Min. nach Zugabe des Glucosereagens in alle Röhrchen 5 ml Schwefelsäure 50% (v/v) geben, mischen und die Extinktion bei 510 bis 550 nm (z.B. Filter Hg 546) messen. Berechnung wie oben.

Normalwerte: 50 bis 95 mg/100 ml (Mittelwert 70 mg/100 ml).

Enzymatische Blutzuckerbestimmung mit Hexokinase. Diese Methode gilt als die genaueste Bestimmung. Sie eignet sich für wissenschaftliche Untersuchungen und Einzelbestimmungen, für die Routine ist sie zu teuer. Hexokinase (HK) katalysiert die Phosphorylierung von Glucose durch ATP. Das dabei entstehende Glucose-6-phosphat (G-6-P) wird in Gegenwart von TPN durch Glucose-6-phosphat-dehydrogenase (G-6-PDH) oxydiert. Meßgröße ist das sich bildende TPNH, das photometrisch bei 340 oder 366 nm bestimmt werden kann.

Die *Reagentien* werden von der Firma C. F. Boehringer, Mannheim, als Testkombination TC-X geliefert; eine Selbstherstellung lohnt sich nicht. Zusätzlich wird eine 0,33 m Perchlorsäure gebraucht, hergestellt durch Verdünnen von 2,85 ml 70%iger Perchlorsäure p.a. mit bidest. Wasser auf 100 ml.

Ausführung. Die Enteiweißung erfolgt auf die gleiche Weise, wie schon bei der vorigen Methode beschrieben, jedoch mit Perchlorsäure. Es wird auch hier der klare Überstand weiter verwendet und folgender Ansatz in einer 1-cm-Küvette direkt gemacht:

Pufferlösung	2,60 ml
Überstand von der Enteiweißung	0,20 ml
Reagens TPN	0,10 ml
Reagens ATP	0,10 ml

Nach dem Mischen mit einem Plastikspatel wird die Extinktion bei 340 oder 366 nm abgelesen (E_1). Dann werden 0,02 ml Reagens HK/G-6-PDH zugemischt.

Nach 10 Min. Stehenlassen bei Zimmertemperatur wird erneut die Extinktion (E_2) abgelesen.

Berechnung. Aus der Extinktionsdifferenz $\Delta E = E_2 - E_1$ berechnet man den Glucosegehalt des Blutes

bei 340 nm: $\Delta E \times 474{,}4$ mg Glucose/100 ml,
bei 366 nm: $\Delta E \times 893{,}5$ mg Glucose/100 ml.

Normalwerte: 46 bis 94 mg/100 ml.

f. Lipide

Unter den im Serum vorkommenden Lipiden versteht man alle alkohol-ätherlöslichen Stoffe, soweit sie nicht wasserlöslich sind. Es gehören hierzu die Neutralfette oder Triglyceride als eigentliche Fette, dann die Lipoide oder fettartigen Stoffe, wie Phosphatide oder Phospholipoide, Sphingomyeline, Cholesterin und andere Steroide, sowie Lipochrome (z.B. Vitamin A) und schließlich noch unveresterte Fettsäuren. Das Blut muß vom nüchternen Patienten genommen werden. Die Bestimmung dieser Serumlipide, spielt für die Aufstellung eines sog. „Fettstatus" eine Rolle. Ausführliche Angaben zur Analyse findet man in dem Buch: N. ZÖLLNER und D. EBERHAGEN, Untersuchung und Bestimmung der Lipoide im Blut, Berlin/Heidelberg/New York, Springer-Verlag 1965.

1. Gesamtlipide werden meistens gravimetrisch bestimmt. In ein Erlenmeyerkölbchen gibt man zu 20 ml Äther-Alkohol-Mischung (1 + 3 Vol.) tropfenweise 1 ml Serum, erwärmt das Ganze etwa 5 Min. im Wasserbad und filtriert durch ein 7-cm-Faltenfilter in eine Porzellanschale unter Nachwaschen des Kölbchens und Filters mit der Äther-Alkohol-Mischung. Dann verdampft man das Lösungsmittel in dem Schälchen, nimmt den Rückstand mit etwas Petroläther auf und filtriert nochmals durch ein 5,5-cm-Faltenfilter in ein gewogenes Schälchen, wobei man wieder mit Petroläther nachwäscht. Nun dampft man nochmals zur

Trockne ein, stellt das Schälchen 1 Std. in den Trockenschrank bei 70° und wiegt nach dem Erkalten im Exsikkator den Rückstand. Das Gewicht, mit 100 multipliziert, ergibt das Gesamtfett in 100 ml Serum.

2. Fettsäuren kommen im Serum teils frei, zum größten Teil aber in veresterter Form, hauptsächlich als Bestandteil der Neutralfette, Phosphatide und Cholesterinester vor. Die freien Fettsäuren sind z.B. bei Diabetes erhöht. Die veresterten Fettsäuren findet man vermehrt bei Lipämien.

α. *Bestimmung der freien Fettsäuren nach W. G. Duncombe* [Clin. chim. Acta 9, 122 (1964)]. Die Fettsäuren werden in Kupfersalze überführt, abgetrennt und photometrisch bestimmt.

Reagentien. 1. Kupferreagens: Man mischt 9 Vol. Triäthanolaminlsg. (1 m), 1 Vol. Essigsäure (1 n) und 10 Vol. einer Kupfernitratlsg. (6,45% $Cu(NO_3)_2 \cdot 3H_2O$ p.a.). – 2. Diäthylthiocarbamat-Reagens: 0,1% Natriumdiäthylthiocarbamat p.a. wird in redest. sek. Butanol gelöst. Beide Reagentien sind im Kühlschrank eine Woche haltbar.

Ausführung. 5 ml Chloroform p.a. werden in einem 10- bis 15-ml-Zentrifugenglas mit Stopfen mit 0,5 ml Serum und 2,5 ml Kupferreagens gemischt, wenigstens 2 Min. tüchtig geschüttelt und dann einige Minuten hochtourig zentrifugiert. Die wässerige und die Chloroformphase sind durch eine Scheibe von ausgefälltem Protein getrennt. Die wässerige Phase wird abgesaugt und dann die Proteinscheibe mit einem feinen Glasstab so an die Glaswand gedrückt, daß sie nicht zerbricht und an der Wand haften bleibt. 3 ml der klaren Chloroformlösung werden in ein sauberes Reagensglas übertragen, so daß keine Kupferspuren verschleppt werden. Dazu gibt man 0,5 ml Diäthylthiocarbamatlsg. und liest nach dem Mischen der Extinktion bei 440 nm in einer 1-cm-Küvette gegen einen Leerwert ab.

Eichung. Es werden die Extinktionen für 10, 20, 30 mg/100 ml reinster Palmitinsäure, in Chloroform gelöst und anstelle von Serum eingesetzt, ermittelt und als Eichkurve aufgetragen. Diese dient dann zur Berechnung der Ergebnisse.

β. *Bestimmung der veresterten Fettsäuren nach der Hydroxamsäuremethode.* Hierbei werden die Fettsäureester durch Hydroxylamin in die Hydroxamsäuren übergeführt und dann als rotgefärbte Eisensalze gemessen. Nachstehende Arbeitsvorschrift stammt von R. FRIED und J. HOEFLMAYER [Klin. Wschr. 41, 727 (1963)].

Reagentien. 1. Hydroxylaminhydrochloridlösung 11% in Methanol. – 2. Eisen(III)-chloridlösung 10% in 0,1 n Salzsäure. – 3. Trioleinstandard 50 mg/100 ml in Isopropanol (erhältlich bei Fa. Dr. H. Haury, München). – 4. Natronlauge 10% in Wasser oder besser in Methanol. – 5. Salzsäure 3,8 n (38 ml konz. HCl ad 100 ml mit Aq. dest. auffüllen).

Ausführung. In ein Reagensglas wird zu 1,9 ml Isopropanol 0,1 ml Serum gegeben, gut durchgemischt, 10 Min. stehengelassen und dann filtriert. 1,0 ml des Filtrats wird zur Analyse verwendet. In 3 Reagensgläser werden je 0,5 ml Natronlauge und 0,5 ml Hydroxylaminhydrochloridlsg. gegeben. In das erste Glas (Probe) wird 1,0 ml Filtrat, in das zweite Glas (Standard) 1,0 ml Standardlsg. und in das dritte Glas (Leerwert) 1,0 ml Isopropanol gegeben. Durch leichtes Umschütteln wird gut durchgemischt. Die Ansätze bleiben mindestens 30 Min. bei Zimmertemperatur stehen. Anschließend wird jedes Glas mit 0,5 ml Salzsäure angesäuert und mit 0,5 ml Eisenchloridlösung versetzt. Nach 20 Min. werden die Probe und der Standard bei 500 bis 540 nm gegen den Leerwert gemessen. Die Berechnung erfolgt nach der Formel:

$$\frac{E_{Probe}}{E_{Standard}} \cdot 1000 = mg$$

veresterte Fettsäuren in 100 ml Serum, bezogen auf Triolein.

3. Cholesterin liegt im Serum teils frei, teils als Fettsäureester vor. Bei Werten über 250 mg Gesamtcholesterin/100 ml spricht man von einer Hypercholesterinämie. Eine Verminderung der Estercholesterins (sog. Estersturz) findet man bei schweren Leberparenchymschäden. Zur Bestimmung des Cholesterins gibt es in der klinischen Chemie zahlreiche Methoden. Meist wird die Liebermann-Burchard-Reaktion photometrisch ausgewertet. Da diese Farbreaktion nicht streng spezifisch ist, erhält man leicht zu hohe Werte, wenn die Bestimmung im Serum direkt ohne Extraktion vorgenommen wird; ist das Serum bilirubinhaltig, darf diese direkte Methode nicht angewendet werden. Die Trennung von freiem und verestertem Cholesterin erfolgt durch Fällung mit Digitonin. Nach Verseifung kann man auf diese Weise auch das Gesamtcholestrien bestimmen, was man in Zweifelsfällen und bei bilirubinhaltigem Serum stets tun soll.

Cholesterinbestimmung nach B. V. Ferro und A. B. Ham [Amer. J. clin. Path. *33*, 545 (1960)].

α. *Direkte Methode für Gesamtcholesterin. Reagentien.* 1. Farbentwicklungsreagens: Eine Mischung von 300 ml Essigsäureanhydrid p.a. und 200 ml Eisessig (100%) p.a. wird als Stammlsg. vorrätig gehalten. Daraus stellt man die Gebrauchslsg. her, indem man 20 ml Stammlsg. mit 2 ml konz. Schwefelsäure p.a. vorsichtig mischt und abkühlen läßt. Die Haltbarkeit dieser Gebrauchslsg. beträgt etwa 24 Std. – 2. Cholesterinstandard: Man löst 100 mg Cholesterin reinst in einem 100-ml-Meßkolben in der Stammlsg. und füllt dann bis zur Marke auf.

Ausführung. Das Serum wird mit der gleichen Menge dest. Wasser verdünnt (z.B. 0,5 ml Serum + 0,5 ml Wasser). 0,2 ml des verdünnten Serums pipettiert man in ein Reagensglas (16 × 100 mm). Dann füllt man eine 10-ml-Stangenpipette mit 6 ml Farbentwicklungsreagens und hält die Spitze der Pipette so, daß sie etwa 2 cm in das Reagensglas hineinragt. Man läßt nun die Lsg. direkt und schnell zu dem Serum auf den Boden des Reagensglases fallen; ein zusätzliches Mischen ist nicht erforderlich. Man gießt in eine 2-cm-Küvette und beobachtet im Spektralphotometer bei 640 nm (im Eppendorf-Photometer mit Filter Hg 623 oder Hg 598) gegen Wasser die Höchstextinktion. Diese erscheint gewöhnlich nach 1 bis 2 Min. und hält etwa 1 Min. an.

Eichung. In je ein Reagensglas bringt man 0,1, 0,2, 0,3 ml Cholesterinstandard, entsprechend 100, 200 und 300 mg Cholesterin/100 ml. Dann gibt man 0,2 ml Wasser hinzu und läßt, wie oben beschrieben, 5,9 bzw. 5,8 bzw. 5,7 ml Farbentwicklungsreagens zulaufen. Aus den gefundenen Extinktionen zeichnet man eine Eichgerade oder berechnet den Faktor, der dann zur Berechnung dient.

Anmerkung. Das Farbentwicklungsreagens soll Zimmertemperatur haben. Falls die Höchstextinktion sich nicht innerhalb von 4 Min. einstellt, wiederholt man den Versuch. Bei neu angesetzten Reagentien empfiehlt es sich, den Standardwert oder „Cholestrol" von Dade (Asid) zur Kontrolle mitlaufen zu lassen.

β. *Bestimmung der Gesamt- und freien Cholesterins durch Digitoninfällung. Reagentien.* 1. Farbentwicklungsreagens siehe oben. – 2. Cholesterinstandard: 200 mg Cholesterin werden in einem 100-ml-Meßkolben in Isopropanol p.a. gelöst und damit bis zur Marke aufgefüllt. – 3. Digitoninlösung: Man löst 1 g Digitonin in 50 ml 95%igem A. und verdünnt mit W. auf 100 ml, nötigenfalls muß man erwärmen. – 4. Kaliumhydroxidlösung: Man löst 5 g KOH in 100 ml A. – 5. Essigsäure 10%. – 6. Aluminiumchloridlösung: 30%ige Lsg. von Aluminiumchlorid krist. in W.

Ausführung. 1. Herstellung des Extraktes. Man pipettiert 0,5 ml Serum in ein Reagensglas mit Glasstopfen und fügt 4,5 ml Isopropanol direkt zum Serum. Man schüttelt und läßt 10 Min. stehen. Dann schüttelt man wieder einige Sekunden und zentrifugiert.

2. Gesamtcholesterin. Man gibt 1 ml des überstehenden Extrakts in ein Zentrifugenglas (16 × 100 mm), fügt 0,5 ml alkoholische KOH zu, mischt und stellt für 30 Min. in ein Wasserbad von 37°. Anschließend wird ein kleiner Tropfen Phenolphthaleinlsg. (1% in A.) zugegeben und sorgfältig mit 10%iger Essigsäure titriert bis die rote Farbe verschwindet, und dann noch ein kleiner Tropfen im Überschuß zugesetzt. Jetzt gibt man 1 ml Digitoninlösung und einen Tropfen Aluminiumchloridlsg. hinzu, mischt durch Schütteln und läßt das Röhrchen 30 Min. stehen. Man zentrifugiert 10 Min. bei 3000 bis 3500 U/Min., gießt sorgfältig unter Vermeidung jeglichen Verlustes an Präcipitat die überstehende Flüssigkeit ab und stellt das Röhrchen umgekehrt für ein paar Minuten auf Filtrierpapier. Dann wäscht man den Niederschlag mit 2 bis 3 ml Aceton, indem man es direkt in den Niederschlag laufen läßt, um ihn aufzuwirbeln. Man schüttelt durch und wiederholt das Zentrifugieren und Abtropfenlassen auf dem Filtrierpapier. Zum Niederschlag gibt man 0,2 ml dest. Wasser und wirbelt ihn dadurch auf. Zum Schluß gibt man, wie bei der direkten Methode, 6 ml Farbentwicklungsreagens zu und mißt die Extinktion.

3. Freies Cholesterin. Man gibt 1 ml des Extraktes in das Zentrifugenröhrchen und fällt ohne Verseifung sofort mit Digitonin, wie oben beschrieben.

Eichung. Von der Standardlsg. setzt man 0,5, 1, 1,5 ml (entsprechend 100, 200, 300 mg Cholesterin/100 ml) in je einem Zentrifugenglas an und schließt die Digitoninfällung usw. an. Daraus ergibt sich die Eichkurve bzw. der Faktor. Es wird auch empfohlen, bei jeder Versuchsreihe die genannten Standardkonzentrationen mitlaufen zu lassen; der Gehalt der unbekannten Probe in mg/100 ml kann dann immer mit der nächstliegenden Ablesung eines Standards berechnet werden nach der Formel:

$$c = \frac{\text{Extinktion der Probe}}{\text{Extinktion des Standards}} \cdot 100 \text{ (bzw. 200 oder 300).}$$

4. Estercholesterin. Dieses ergibt sich als Differenz zwischen Gesamtcholesterin und freiem Cholesterin. Da die Eichung mit reinem Cholesterin erfolgte, erhält man auf diese

Weise Estercholesterin und nicht Cholesterinester. Vielfach wird das nicht genau auseinander gehalten. Will man wirklich Cholesterinester angeben, dann muß man den gefundenen Wert für Estercholesterin mit 1,68 multiplizieren.

Fertige Reagentiensätze zur Cholesterinbestimmung mittels Liebermann-Burchard-Farbreaktion werden von folgenden Firmen geliefert: C. F. Boehringer in Mannheim, E. Merck AG in Darmstadt, Dr. Heinz Haury in München, Schweizerhall in Lörrach u.a. Dagegen verwendet das Asid-Institut in München die Reaktion nach R. L. SEARCY und L. M. BERGQUIST [Clin. chim. Acta 5, 192 (1960)] mit Eisessig-Schwefelsäure-Eisen(III)-sulfat.

4. Phosphatide oder Phospholipoide sind Fettsubstanzen, die Phosphorsäure in organischer Bindung enthalten, so daß die quantitative Analyse auf eine Phosphorbestimmung herausläuft. Durch Multiplikation des gefundenen P-Gehaltes mit 25 erhält man dann die Menge der Phosphatide. Man kann entweder nach B. NORBERG und T. TEORELL [Biochem. Z. 264, 310 (1933) und 269, 1 (1934)] so vorgehen, daß man mit verd. Trichloressigsäure im Serum das Eiweiß fällt, wobei die Phosphatide mit eingeschlossen werden, oder den Fettextrakt des Serums verwenden, z.B. den Rückstand nach der Gesamtfettbestimmung. Anschließend folgt dann die Veraschung und Phosphorbestimmung. Nachstehende Vorschrift ist von H. FIEDLER (Med. Mschr. 1964, S. 40) ausgearbeitet worden.

Bestimmung der Phosphatide im Serum. Reagentien. 1. Zinn(II)-chloridlösung: 10 g Zinn(II)-chlorid p.a. werden in 25 ml konz. Salzsäure gelöst; zum Gebrauch verdünnt man unmittelbar vor dem Versuchsbeginn 0,5 ml Stammlsg. mit 19,5 ml n Schwefelsäure. – 2. Alkohol-Schwefelsäure: 490 ml abs. A. werden vorsichtig mit 10 ml konz. Schwefelsäure gemischt. – 3. Standardlösung: 25,4 mg Dinatriumphenylphosphat p.a. werden in bidest. Wasser zu 100 ml gelöst.

Ausführung. In ein Reagensglas mit eingeschliffenem Glasstopfen gibt man 0,5 ml Serum und unter ständigem Schütteln 9,5 ml Isopropanol p.a. Man setzt den Stopfen auf, schüttelt nochmals kräftig und läßt 10 Min. stehen, schüttelt erneut und filtriert. 4 ml des Filtrates bringt man in einen Kjeldahl-Kolben. Den Standard und den Leerwert setzt man direkt in einem Kjeldahl-Kolben an, indem man 1 ml Standardlsg. bzw. 1 ml bidest. W. mit 4 ml Isopropanol zusammengibt. In die Kolben gibt man außerdem jeweils eine Glasperle und vertreibt das Lösungsmittel durch Sieden bei kleiner Flamme bis zur Trockne. Nach dem Abkühlen wird der Rückstand mit 1 ml 60%iger Perchlorsäure aufgenommen und bis zur Klärung (etwa 5 bis 10 Min.) mit kleiner Flamme sieden lassen. Nach vorsichtiger Zugabe von nochmals 1 ml Perchlorsäure läßt man weitere 3 Min. auf kleiner Flamme sieden und nimmt die Kolben dann von der Flamme. Nach Abkühlung unter 100° gibt man 15 ml bidest. W. hinzu, mischt und läßt den Inhalt 5 Min. auf kleiner Flamme sieden. Damit ist die Veraschung beendet. Nach dem Abkühlen auf Zimmertemperatur gibt man in jeden Kolben 1 ml Ammoniummolybdatlsg. (5%), mischt gut, fügt 7 ml Isobutanol-Benzol-Mischung (1 + 1) hinzu, schüttelt 30 Sek. energisch und überführt den gesamten Kolbeninhalt ohne Nachspülen in ein weites Reagensglas (50 ml). Die wässerige Phase wird abgesaugt und verworfen; die zurückbleibende organische Phase wird mit etwas wasserfreiem Natriumsulfat getrocknet. 4 ml von der organischen Phase werden in ein sauberes Schliffreagensglas überführt. Dazu gibt man 4 ml Alkohol-Schwefelsäure, mischt durch Schütteln mit aufgesetztem Glasstopfen, gibt 0,2 ml Zinnchloridlsg. dazu und mischt sofort wieder. 15 Min. später werden die Ansätze bei 1 cm Schichtdicke und Filter Hg 578 (bzw. S 59) gegen den Leerwert photometriert.

Berechnung. Da 1 ml der Standardlsg. unter den Arbeitsbedingungen 15,5 mg P bzw. 388 mg Phosphatid/100 ml entspricht, erhält man

Lipoidphosphor im Serum: $\dfrac{E_{Probe}}{E_{Standard}} \cdot 15{,}5 \text{ mg}/100 \text{ ml}$,

Phosphatide im Serum: $\dfrac{E_{Probe}}{E_{Standard}} \cdot 388 \text{ mg}/100 \text{ ml}$.

5. Neutralfette. Unter den Neutralfetten des Serums versteht man die Triglyceride. Ihre direkte Bestimmung und Trennung ist zwar mit Hilfe der Säulenchromatographie oder Gaschromatographie möglich, für eine Routineuntersuchung aber zu umständlich. Deshalb werden sie meist rechnerisch ermittelt, indem man von den Gesamtlipiden die Summe des Cholesterins, der Cholesterinester (Estercholesterin × 1,68) und der Phosphatide abzieht. Dabei bleiben zwar die freien Fettsäuren und kleine Mengen anderer nicht erfaßter Lipoide unberücksichtigt, doch liegt diese Abweichung innerhalb der methodischen Fehlergrenzen.

M. EGGSTEIN [Klin. Wschr. *41*, 1031 (1965)] hat folgende, experimentell überprüfte Formel zur Berechnung der Neutralfette aus den veresterten Fettsäuren, dem Estercholesterin und dem Lipoidphosphor aufgestellt:

Neutralfette in mg/100 ml = mg veresterte Fettsäuren/100 ml − (mg Estercholesterin je 100 ml × 0,764 + mg Lipoidphosphor/100 ml × 14,2).

6. Lipoproteide. Obwohl die Lipide wasserunlöslich sind, ist das Serum normalerweise klar, weil sie als Eiweißverbindungen, als Lipoproteide, vorliegen. Diese lassen sich mit Hilfe der *Papierelektrophorese*, genau wie die anderen Eiweißkörper im Serum, auftrennen. Die Anfärbung erfolgt hier mit Sudanschwarz (Näheres siehe A. DITTMER: Papierelektrophorese, Jena: G. Fischer 1966). Man findet α-Lipoproteide und β-Lipoproteide, sowie eine Restfraktion, die vielfach auch als γ-Lipoproteide bezeichnet wird; wahrscheinlich handelt es sich aber um bereits denaturierte Lipoproteide in Form von Neutralfetten.

Der *Bestimmung der β-Lipoproteide* kommt eine Bedeutung für die Ätherogenese zu; sie ist möglich durch Fällung mit Heparin-Calciumchlorid und anschließende Cholesterinbestimmung im Niederschlag. Das Fällungsreagens ist eine 0,025 m $CaCl_2$-Lsg. mit Zusatz von 20 E. Heparin-Natr. pro ml. In einem Zentrifugenglas mischt man 2 ml Fällungsreagens mit 0,1 ml Serum und zentrifugiert scharf 10 Min. lang. Der klare Überstand wird abgegossen und darin, wie auf S. 628 beschrieben, durch Einlaufenlassen des Farbentwicklungsreagenses das Cholesterin bestimmt. Durch Multiplikation mit 2,63 läßt sich daraus der β-Lipoproteidgehalt in mg/100 ml berechnen. Kennt man auch den Gesamtcholesteringehalt des Serums, so ergeben sich die α-Lipoproteide nach folgender Formel: (Gesamtcholesterin − Cholesteringehalt der β-Lipoproteidfraktion) × 6,2.

g. Stoffwechselprodukte

1. Acetonkörper. Bei Störungen des Kohlenhydratstoffwechsels wird sekundär der Fettstoffwechsel oft zusätzlich beeinflußt; es entstehen vermehrt die sog. Acetonkörper (Aceton, Acetessigsäure und β-Hydroxy-buttersäure), die im normalen Blut nur in sehr geringen Mengen enthalten sind.

Bestimmung nach N.O. Engfeldt. Aus dem enteiweißten Blutfiltrat wird das Aceton abdestilliert, dabei zerfällt auch die Acetessigsäure in Aceton und CO_2, so daß also die Summe, *Gesamtaceton* genannt, erfaßt wird. Nach dieser ersten Destillation wird nochmals unter Zusatz von Dichromatschwefelsäure destilliert. Dadurch wird auch die β-Hydroxy-buttersäure zu Acetessigsäure oxydiert, die dann wieder Aceton liefert. Im Destillat wird das Aceton jodometrisch mit Hilfe der Jodoformreaktion bestimmt.

Ausführung. 1. Bestimmung des Acetons und der Acetessigsäure. 5 ml Oxalatblut werden in einem 50-ml-Meßkolben mit W. verdünnt und mit 5 ml Natriumwolframatlsg. (10%) sowie tropfenweise mit 5 ml 2/3 n Schwefelsäure versetzt; man füllt mit W. bis zur Marke auf, mischt gut durch und filtriert nach etwa 15 Min. durch ein trockenes Filter. 20 ml des Filtrates (= 2 ml Blut) werden im Destillierkolben einer Schliffapparatur mit 1 ml 20%iger Schwefelsäure und einigen Siedesteinchen versetzt. Dann schließt man den Kolben an den absteigenden Kühler an. Die Vorlage wird mit 5 ml 0,01 n Jodlsg. und 2 ml 10%iger Natronlauge beschickt und mit Eiswasser gekühlt. Man destilliert mit kleiner Flamme etwa 25 Min., wobei das Kühlrohr in die Flüssigkeit eintauchen soll. Gegen Ende der Destillation wird die Vorlage gesenkt und zuletzt das Kühlrohr auch von außen mit Wasser abgespritzt. Man läßt die Vorlage gut verschlossen 15 Min. bei Zimmertemperatur stehen, säuert dann mit verd. Schwefelsäure an und titriert das überschüssige Jod mit 0,01 n Natriumthiosulfatlsg. unter Verwendung von Stärkelsg. als Indikator zurück. Sollte beim Ansäuern mit verd. Schwefelsäure keine Jodfärbung auftreten, dann muß der Versuch unter Vorlage einer größeren Menge 0,01 n Jodlösung wiederholt werden. − 2. Bestimmung der β-Hydroxybuttersäure. Die im Destillierkolben zurückgebliebene Flüssigkeit wird mit Wasser wieder ungefähr auf das Ausgangsvolumen aufgefüllt. Dann gibt man 10 ml Dichromatschwefelsäure (2%ige Lsg. von $K_2Cr_2O_7$ in 20%iger Schwefelsäure) zu und destilliert in gleicher Weise wieder 25 Min. Die Rücktitration in der Vorlage erfolgt ebenfalls, wie oben beschrieben. − 3. Blindversuch. Zur Ermittlung des Wirkungswertes der 0,01 n Jodlsg. wird die Bestimmung mit Wasser anstelle von Blut durchgeführt. − 4. Berechnung. 1 ml 0,01 n Jodlsg. entspricht 0,10 mg Gesamtaceton bzw. 0,25 mg β-Hydroxybuttersäure. Diese Faktoren sind empirisch ermittelt worden, da bei der ersten Destillation nur 95% und bei der zweiten Destillation nur 70% als Aceton übergehen. Es wird also die Differenz des Verbrauchs an 0,01 n Natriumthiosulfatlsg. zwischen dem Blindversuch und dem eigentlichen Versuch mit 0,10 bzw. 0,25 und dann noch mit 50 multipliziert, um die gefundene Menge Gesamtaceton und β-Hydroxybuttersäure in mg/100 ml zu erhalten.

Bestimmung des Gesamtacetons (*Aceton + Acetessigsäure*). Die hierfür sehr geeignete Salicylaldehydmethode in der Ausführung nach M. BÜCHNER ist beim Harn (S. 583) beschrieben. Sie kann ohne weiteres auf Blut übertragen werden, wenn man 1 ml Blut, das durch Natriumfluorid ungerinnbar gemacht worden ist, anstelle von 1 ml Urin einsetzt.

2. *Alkohol*. Bestimmung im Blut s. S. 650.

3. *Brenztraubensäure und Milchsäure*. Diese beiden organischen Säuren spielen im Stoffwechselgeschehen eine wichtige Rolle. Ihre Bestimmung war bisher infolge Umständlichkeit und Unspezifität der Methoden nicht befriedigend. Die Einführung der enzymatischen Tests mit Lactatdehydrogenase brachte einen großen Fortschritt. Als Wasserstoffacceptor dient DPN.

$$\text{Lactat} + \text{DPN} \xrightleftharpoons{\text{LDH}} \text{Pyruvat} + \text{DPNH} + \text{H}^+.$$

Gemessen wird die Zunahme bzw. Abnahme von DPNH durch Bestimmung der Absorption im UV bei 340 nm. Das Gleichgewicht der Reaktion liegt auf der linken Seite der Gleichung. Zur Bestimmung der Milchsäure wird es durch alkalisches Milieu, DPN-Überschuß und Abfangen des Pyruvats mit Hydrazin nach rechts verschoben.

α. *Bestimmung der Brenztraubensäure nach Th. Bücher. Reagentien.* Als Biochemicatestkombination TC-C von der Firma C. F. Boehringer, Mannheim, erhältlich. Außerdem eine 0,6 m Perchlorsäure (5 ml 70%ige Perchlorsäure mit bidest. Wasser auf 100 ml verdünnt).

Ausführung. In einem Zentrifugenglas werden 4 ml Blut mit 4 ml eiskalter Perchlorsäure gemischt und nach 5 bis 10 Min. zentrifugiert. 3 ml des Überstandes werden zur Entfernung des Perchlorsäureüberschusses mit 1 ml Kaliumphosphatlsg. versetzt und 10 Min. in ein Eisbad gestellt. Danach wird durch ein kleines Faltenfilter filtriert. Zur Bestimmung muß die Lsg. auf 25° temperiert werden. Man pipettiert 2 ml Filtrat und 0,05 ml DPNH in eine 1-cm-Küvette und liest die Extinktion bei 340 oder 366 nm gegen Wasser ab. Dann mischt man 0,05 ml LDH zu und liest nach genau 2 Min. wieder die Extinktion ab.

Berechnung. Aus der Differenz zwischen beiden Ablesungen (ΔE) wird die Brenztraubensäure berechnet

bei 340 nm: $\Delta \text{E} \times 3{,}66 =$ mg Pyruvat in 100 ml Blut
bei 366 nm: $\Delta \text{E} \times 6{,}88 =$ mg Pyruvat in 100 ml Blut.

β. *Bestimmung der Milchsäure nach Th. Bücher. Reagentien.* Als Biochemica-Testkombination TC-B von der Firma C. F. Boehringer, Mannheim, erhältlich. Dazu die gleiche 0,6 m Perchlorsäure wie bei der Brenztraubensäurebestimmung.

Ausführung. In einem Zentrifugenglas mischt man 1 ml Perchlorsäure mit 1 ml Blut oder Serum und zentrifugiert 5 bis 10 Min. In ein Reagensglas pipettiert man nacheinander 2 ml Pufferhydrazinlsg., 0,1 ml Überstand der Enteiweißung, 0,03 ml LDH und 0,2 ml DPN. Gleichzeitig setzt man einen Reagentienleerwert mit 0,1 ml verd. Perchlorsäure (1 + 1) an. Nach gutem Umschwenken läßt man genau 1 Std. im Wasserbad bei 25° stehen und mißt dann bei 340 nm oder 366 nm in einer 1-cm-Küvette gegen Wasser. Die Extinktion des Reagentienleerwertes wird abgezogen. Man erhält ΔE und berechnet die Milchsäurekonzentration

bei 340 nm: $\Delta \text{E} \times 62{,}5$ mg Lactat in 100 ml Blut
$\Delta \text{E} \times 67{,}6$ mg Lactat in 100 ml Serum
bei 366 nm: $\Delta \text{E} \times 117{,}5$ mg Lactat in 100 ml Blut
$\Delta \text{E} \times 127$ mg Lactat in 100 ml Serum.

Nähere Angaben über die Brenztraubensäure- und Milchsäurebestimmung siehe die Prospekte der Fa. C. F. Boehringer und das Buch von H. U. BERGMEYER, Methoden der enzymatischen Analyse, Weinheim, Verlag Chemie 1962.

4. *Citronensäure*. Die Bestimmung der Citronensäure beruht auf der Bildung von Pentabromaceton durch Einwirkung von Kaliumpermanganat und Brom. Der Überschuß wird durch Wasserstoffperoxid wieder weggenommen. Das mit Petroläther ausgeschüttelte Pentabromaceton gibt mit Thioharnstoff einen in alkalischer Lösung gelben Farbstoff, der photometrisch gemessen werden kann. Nachstehende Arbeitsvorschrift stammt von K. F. GEY [Int. Z. Vitaminforsch. **25**, 21 (1953)].

Reagentien. 1. Trichloressigsäure 10%. – 2. Kaliumbromidlsg.: 11,9 g KBr p.a. in 100 ml W. lösen. – 3. Kaliumpermanganatlsg.: 47,4 g $KMnO_4$ werden in W. gelöst und auf 1000 ml gebracht. – 4. Wasserstoffperoxid 3%, hergestellt durch Verdünnen von Perhydrol p.a. – 5. Petroläther (Kp. 80 bis 105°) wird mehrfach mit 1/10 seines Volumens 50%iger H_2SO_4 und anschließend mit 1/10 seines Volumens an 4,5%iger $KMnO_4$-Lsg. in 10%iger H_2SO_4 ausgeschüttelt. Diese beiden Prozeduren werden so oft wiederholt, bis die 50%ige Schwefelsäure beim Ausschütteln farblos bleibt. Darauf wird der Petroläther über wasserfreiem $CaCl_2$ getrocknet und destilliert. – 6. Phosphatpuffer pH 7,0: 11,88 g $NaH_2PO_4 \cdot 2 H_2O$ werden in 1000 ml W. gelöst, desgleichen 9,09 KH_2PO_4 in 1000 ml. 78,0 ml der prim. Kaliumphosphatlsg. werden mit 122,0 ml der sek. Natriumphosphatlsg. gemischt und 600 ml W. hinzugefügt. – 7. Thioharnstoff-Borax-Lösung: 40 g $Na_2B_4O_7 \cdot 10 H_2O$ werden in 1000 ml W. gelöst. In 200 ml dieser 4%igen Boraxlsg. sind vor dem Gebrauch 8,0 g Thioharnstoff zu lösen. Haltbarkeit höchstens 1 Woche.

Ausführung. Zu 3,0 ml Heparinplasma oder Serum werden unter Schütteln 15 ml Trichloressigsäure gegeben und nach 10 Min. durch ein hartes Filter filtriert. Zu 15 ml des enteiweißten Filtrats in einem 100-ml-Rundkolben gibt man 2 ml konz. Schwefelsäure, stellt für 10 Min. in ein kochendes Wasserbad, kühlt auf Zimmertemperatur ab und versetzt mit 1 ml gesättigtem Bromwasser. Falls die gelbe Bromfarbe innerhalb von 5 Min. verschwindet, muß weiter Brom zugesetzt werden. 5 Min. später kommen 1 ml Kaliumbromidlsg. und 4 ml Kaliumpermanganatlsg. hinzu. Der violette Farbton muß 30 Min. bestehen bleiben, anderenfalls ist weiteres Kaliumpermanganat zuzusetzen. Nach den 30 Min. wird der Kolben in Eiswasser gestellt und vorsichtig unter ständiger Kühlung tropfenweise eine ebenfalls gekühlte 3%ige H_2O_2-Lsg. zugesetzt; die Temperatur darf dabei nicht über 2° steigen. Die farblose Lsg. wird dann in einen Schütteltrichter zu 50 ml gebracht, dabei der Kolben zweimal mit wenig W. nachgewaschen und anschließend mit 15 ml kaltem Petroläther ausgeschüttelt. Nach Ablassen der wässerigen Phase wird die Petrolätherschicht mit 10 ml W. und dann mit 10 ml Phosphatpuffer gewaschen. Nachdem die Abtrennung der letzten wässerigen Phase besonders sauber erfolgt ist, werden 10 ml Thioharnstoff-Borax-Lsg. in den Schütteltrichter gegeben und 5 Min. damit kräftig geschüttelt. Die gelbe wässerige Phase wird durch Zentrifugieren geklärt und gegen die reine Lsg. bei 450 nm photometriert, und zwar in 2-cm-Küvetten spätestens 25 Min. nach der Extraktion.

Berechnung. Den der Eichkurve entnommenen Wert multipliziert man mit 40 und erhält den Citronensäuregehalt in 100 ml Plasma bzw. Serum.

Aufstellung der Eichkurve. 100 mg wasserfreie Citronensäure oder 109,8 mg Citronensäure mit 1 Mol H_2O werden genau abgewogen und in 100 ml 0,1 n Schwefelsäure gelöst; davon werden wiederum 10 ml auf 1000 ml aufgefüllt. 1 ml dieser Lsg. enthält 10 µg Citronensäure. Je 2, 4, 6 usw. bis 20 ml dieser Lsg. werden mit W. auf 20 ml aufgefüllt, dann 2,4 ml konz. Schwefelsäure zugesetzt und entsprechend den obigen Angaben für enteiweißtes Filtrat weiterverarbeitet. Die Eichkurve verläuft nicht linear.

h. Enzyme

Die Bestimmung von Enzymaktivitäten im Blutserum hat eine ständig steigende Bedeutung für die medizinische Diagnostik gewonnen. Nach Zugabe eines geeigneten Substrates mißt man die Geschwindigkeit der Umsetzung in einer bestimmten Zeit bei optimalen Bedingungen (Konzentration, pH und Temperatur), indem man das Verschwinden des Substrates oder die bei der *Enzymreaktion* neu entstehenden Produkte bestimmt. Oft muß noch eine *Hilfsreaktion* und eine *Indikatorreaktion* damit gekoppelt werden. Vielfach verwendet wird der sog. *optische Test nach Warburg*, der auf der Messung der Coenzyme DPN und TPN beruht, die in der reduzierten Form ein charakteristisches Absorptionsmaximum bei 340 nm haben, das man auch bei 366 nm, allerdings nur mit etwa halbem ε-Wert, messen kann, falls kein UV-Spektralphotometer, sondern nur ein Hg-Linien-Photometer zur Verfügung steht.

Für zahlreiche gebräuchliche Enzymbestimmungen sind fertige Testkombinationen und Reagentiensätze im Handel (in Deutschland besonders von der Firma C. F. Boehringer & Soehne in Mannheim). Da die beigegebenen Gebrauchsanweisungen ausführlich gehalten sind, kann hier auf Einzelheiten verzichtet werden. Nähere Angaben, auch über die Selbstherstellung der Reagentien, findet man in der Monographie von H. U. BERGMEYER (s. S. 675); für Mikromethoden sei verwiesen auf H. MATTENHEIMER, Mikromethoden für das klinisch-chemische und biologische Laboratorium, Berlin, de Gruyter 1966. Eine genaue und ausführliche Beschreibung der Enzyme, ihrer Eigenschaften und Bestimmungsmethoden gibt der Band VI von Hoppe-Seyler/Thierfelder, Handbuch der physiologisch- und pathologisch-chemischen Analyse, Berlin/Heidelberg/New York, Springer 1964/66.

Die Angabe von Enzymaktivitäten erfolgt in *Einheiten*, wobei jedoch im Laufe der Entwicklung enzymatischer Methoden fast jeder Autor seine eigene Definition verwendet hat. Um dem dadurch entstandenen Durcheinander ein Ende zu bereiten, hat die IUB (International Union of Biochemistry) die „*Internationale Einheit*" (U.) eingeführt. Sie ist definiert als die Enzymmenge, die 1 µMol Substrat bei 25° pro Minute umsetzt, bezogen auf 1000 ml Serum. Falls auf diese Weise zu große Zahlen erhalten werden, bezieht man auf 1 ml Serum und rechnet in „Internationalen Millieinheiten" (mU.). Diese neuen Einheiten setzen sich immer mehr durch. Leider schleicht sich eine neue Ungenauigkeit ein, indem von „mU./ml" geschrieben wird. Das ist ein Pleonasmus und ist irreführend, denn nach der amtlichen Definition ist eine Millieinheit (mU.) gleich einer U., die auf 1 ml bezogen wird. [Siehe hierzu: Letters to the editor in Clin. chim. Acta *13*, 784 (1966) von D. N. Baron, R. J. Henry, A. L. Latner, R. Richterich, R. J. Wieme und J. H. Wilkinson.]

Zur Umrechnung von Einheiten verschiedener Definition dient folgende Tabelle, entnommen aus einem Prospekt der Fa. C. F. Boehringer, Mannheim:

Zur Umrechnung einer Einheit nach	in eine Einheit nach	multiplizieren mit
IUB[1] Millieinheiten (mU.)* 25°; 1 µMol/Min./1 ml	Bücher et al.[2] Wróblewski et al.[3] Amelung u. Horn[4] Bruns[5] Holzer et al.; Gerlach[5]	0,055 2,074 0,060 3,22 1,099
Bücher et al.[2] 25°, 1 ml, 100 Sek.; $\Delta E^{366} = 0,100$	IUB[1] Millieinheiten (mU.)* Wróblewski et al.[3]	18,2 37,7
Wróblewski et al.[3] 23°**, 3 ml, 1 Min.; $\Delta E^{340} = 0,001$	IUB[1] Millieinheiten (mU.)* Bücher et al.[2]	0,482 0,0265
Amelung u. Horn[4] 25°, 1 µMol/Std./ml	IUB[1] Millieinheiten (mU.)* Bücher et al.[2] Wróblewski et al.[3] Bruns[5]	16,7 0,92 34,6 54,6
Bruns[5] 37°***, 1 µl FDP/Std./ml	IUB[1] Millieinheiten (mU.)* Bücher et al.[2] Wróblewski et al.[3] Amelung u. Horn[4]	0,305 0,033 1,26 0,0183
Holzer et al.; Gerlach[6] 24°**, 3 ml, 1 Min.; $\Delta E^{366} = 0,001$	IUB[1] Millieinheiten (mU.)* Bücher et al.[2] Wróblewski et al.[3]	0,910 0,05 1,89

[1] Report of the Commission on Enzymes of the International Union of Biochemistry (IUB) 1961, Symposium Series Vol. 20, London: Pergamon Press 1961; Cooper, J., P. A. Srere, M. Tabachnick u. E. Racker: Arch. Biochem. *74*, 306 (1958); King, E. J., u. D. A. Campbell: Clin. chim. Acta *6*, 300 (1961). — [2] Z. Naturforsch. *8b*, 555 (1953). — [3] Science *120*, 311 7 (1954). — [4] Dtsch. med. Wschr. *81*, 1701 (1956). — [5] Biochem. Z. *325*, 156 (1954). — [6] Biochem. Z. *326*, 451 (1955); Klin. Wschr. *35*, 1145 (1957).

* Gemäß IUB wird die „Internationale Enzym-Einheit" definiert: 1 Einheit (U.) ist die Enzymmenge, die bei 25° in 1 Min. 1 µMol Substrat/1000 ml umsetzt. 1 Millieinheit (mU.) = 1 Einheit (U.)/1 ml. — ** Die Abweichung der Meßtemperatur von 25° wurde für die Umrechnung nicht berücksichtigt. — *** Die Abweichung der Meßtemperatur von 25° wurde für die Umrechnung berücksichtigt.

1. α-Amylase oder Diastase. Der Abbau der Stärke über Dextrine zur Maltose durch das Enzym α-Amylase bildet die Grundlage der α-Amylase-Bestimmungen im Serum bei Pankreaserkrankungen. Die auch heute noch vielfach angewendete Methode nach J. WOHL-GEMUTH liefert aber nur orientierende Werte, da sie in Form einer divergierenden Verdünnungsreihe angelegt ist. Zwischenwerte können nicht erfaßt werden, was besonders an den oberen Grenzen des Normalbereichs ungünstig ist, so daß nur grobe Abweichungen von der Norm erkannt werden. (Für Harn ist die WOHLGEMUTHsche Bestimmung auf S. 524 beschrieben.)

Bei den neuen Methoden unterscheidet man zwischen saccharogenen, amyloclastischen und jodometrischen Methoden. In allen Fällen wird Stärke als Substrat benutzt. Bei der saccharogenen Methode wird der reduzierende Zucker bestimmt, der sich in einer bestimmten Zeit gebildet hat [SOMOGYI, M.: Clin. Chem. *6*, 23 (1960)]; bei der amyloclastischen Methode bestimmt man die Zeit bis zum Verschwinden der blauen Farbe aus Stärke mit Jod (M. SOMOGYI, l.c.). Bei den jodometrischen Methoden wird die Abnahme der blauen Jodfarbe der Stärke in einem bestimmten Zeitabschnitt photometrisch gemessen [SMITH, B. W., u. J. H. ROE: J. biol. Chem. *179*, 53 (1949); CARAWAY, W. T.: Amer. clin. Path. *32*, 97 (1959); STREET, H. V., u. J. R. CLOSE: Clin. chim. Acta *1*, 256 (1950)]. In unserem Labor hat sich die zuletzt genannte Methode am besten bewährt, zumal hier Amylose als Substrat verwendet wird anstelle von gewöhnlicher Stärke. Nur die 1,4-glykosidischen Bindungen der Amylose werden durch α-Amylase gespalten, die 1,6-glykosidischen Bindungen des Amylopectins aber nicht.

α-Amylase-Bestimmung nach H. V. Street und J. R. Close. Reagentien. Die fertigen Reagentien werden als Merckotest α-Amylase von der Fa. E. Merck AG in Darmstadt geliefert. Die Selbstherstellung ist möglich, da aber reine Amylose von Merck nicht abgegeben wird, ist diese entweder aus Stärke selbst herzustellen oder von der Fa. British Drug Houses Ltd. in Poole, Dorset (England) zu beziehen. 1. Puffer-Substrat-Lösung: 0,2 Amylose und 0,85 g Natriumchlorid, gelöst in einem 0,04 m Phosphatpuffer pH 7,1 zu 1000 ml. Die Lsg. ist bei Vermeidung einer mikrobiellen Infektion bei Raumtemperatur 3 Monate haltbar. (Sie wird von Merck als haltbares Konzentrat geliefert). — 2. 0,008 n Jodlösung.

Ausführung. In einen 100-ml-Meßkolben gibt man 10 ml Puffersubstratlsg., stellt 5 Min. in ein Wasserbad von 37°, mischt 0,1 ml Serum dazu und inkubiert wieder genau 15 Min. bei 37°. Dann setzt man 70 ml dest. W., 5 ml Jodlösung zu und füllt mit W. auf 100 ml auf. Gleichzeitig setzt man noch eine Blindprobe auf gleiche Weise, jedoch ohne Serum an. Nach gründlichem Mischen wird die Extinktion bei 620 nm oder mit einem passenden Filter in 1 cm Schichtdicke gegen Wasser gemessen. Färbt sich die Analyse auf Zusatz der Jodlsg. nicht blaugrün, sondern violett, rötlich oder gelb, so wird die Bestimmung nach Verdünnen des Serums mit physiologischer Kochsalzlösung 1 + 4 oder 1 + 14 wiederholt, was bei der Berechnung nach der untenstehenden Formel natürlich berücksichtigt werden muß. Man kann die Bestimmung auch als Mikromethode durchführen, indem man die Mengen auf 1/10 reduziert und dann in Reagensgläsern arbeitet.

Berechnung. Die Enzymkonzentration in Millieinheiten (mU.) ergibt sich aus

$$\frac{E_{\text{Blindprobe}} - E_{\text{Analyse}}}{E_{\text{Blindprobe}}} \cdot 57 .$$

Die Normalwerte für Serum sind: 34 bis 188 mU. Eine Umrechnung in Wohlgemuth-Einheiten ist nicht möglich. Dagegen können die sonst noch in der Literatur vorkommenden Einheiten folgendermaßen umgerechnet werden:

    1 Somogyi-E./100 ml entspricht 1,75 mU.,
    1 Street-Close-E./100 ml entspricht 5,7 mU.,
    1 mU entspricht 0,54 Somogyi-E. oder 0,175 Street-Close-E.

Anmerkung: Die Reagentiensätze der Firmen Dr. Heinz Haury in München und Schweizerhall in Lörrach beruhen auf der Methode nach R. W. SMITH und J. H. ROE (l.c.) in der Modifikation nach R. RICHTERICH und J. P. COLOMBE [Ärztl. Lab. *8*, 33 (1962)]. Dagegen richtet sich die Firma DADE (USA) wahlweise nach der saccharogenen oder amyloclastischen Methode von M. SOMOGYI (l.c.); diese Testpackungen können in Deutschland durch das Asid-Institut in München bezogen werden.

2. Lipase. Neben der echten Pankreaslipase kommen im Serum noch unspezifische Esterasen vor. Verwendet man wasserlösliche Substrate wie Tributyrin, so werden diese Esterasen mit erfaßt, durch Zusatz von Atoxyl kann man sie aber hemmen. Man bestimmt deshalb die „atoxylresistente Lipase" neben der sog. „Gesamtlipase". Verwendet man Olivenöl als Substrat, so muß man mit einer Emulsion arbeiten, erfaßt aber dann nur die echte Lipase. Erhöhte Aktivität zeigt eine Pankreaserkrankung an.

Bestimmung mit Tributyrin nach G. Scoz (Klin. Wschr. *1940*, S. 1014). *Reagentien.* 1. Neutrale Natriumcitratlsg. 4%. – 2. Atoxyllsg. 2%. – 3. Tributyrin p.a. – 4. 0,02 n Natronlauge.

Ausführung. Es werden je eine Probe und ein Leerwert für die Gesamt- und die atoxylresistente Lipase in Reagensgläsern mit Glasstopfen angesetzt.

	Gesamtlipase		atoxylresistente L.	
	Probe	Leerwert	Probe	Leerwert
Natriumcitratlsg.	4 ml	4 ml	4 ml	4 ml
Serum	0,1 ml	–	0,1 ml	–
dest. Wasser	0,2 ml	0,3 ml	–	0,1 ml
Atoxyllsg.	–	–	0,2 ml	0,2 ml
Tributyrin	0,1 ml	0,1 ml	0,1 ml	0,1 ml

Reagensgläser verschließen und kräftig schütteln.
3 Std. in ein Wasserbad von 37° stellen.

Danach gibt man zu allen Ansätzen je 10 ml A. (96%), indem man damit den Inhalt in kleine Erlenmeyerkolben spült. Nach Zusatz von 2 Tr. einer 1%igen Phenolphthaleinlsg. titriert man mit 0,02 n Natronlauge bis zur bleibenden schwachen Rotfärbung.

Berechnung. Nach Abzug der jeweiligen Leerwerte werden die Zahlen für die verbrauchten ml Natronlauge mit 10 multipliziert. Man erhält dann die Lipase-Einheiten/ml Serum. Die Normalwerte für die Gesamtlipase betragen 10 bis 20 E., die Normalwerte für die atoxylresistente Lipase sind 0 bis 1,5 E.

Die Bestimmung der echten Pankrealipase mit Olivenöl geht auf I. S. CHERRY und L. A. CRANDALL [Amer. J. Physiol. *100*, 266 (1932)] zurück. Erheblich verbessert wurde dieses Verfahren durch W. C. VOGEL und L. ZIEVE [Clin. Chem. *9*, 168 (1963)] als Trübungsmessung mit stark verkürzter Inkubationszeit. Sie ist damit die Methode der Wahl geworden, zumal sie streng spezifisch auf echte Pankreaslipase anspricht. *Reagentien.* 1. Olivenöllsg. 1% in A. – 2. Pufferlösung, bestehend aus einem 0,05 m Tris-Puffer pH 9,1 mit Zusatz von 0,35% Natriumdesoxycholat. [Die Reagentien sind als kompletter Satz von der Fa. Harleco in Philadelphia (USA), bzw. über das Asid-Institut in München als Vertriebsfirma erhältlich. Die Selbstherstellung ist möglich und in der Originalarbeit nachzulesen. Das Olivenöl muß aber vorher säulenchromatographisch gereinigt werden]. Vor Gebrauch stellt man sich das Triglycerid-Substrat her, indem man 25 ml Pufferlösung unter Rühren mit 1 ml Olivenöllsg. tropfenweise versetzt. Das Substrat kann so lange gebraucht werden, wie die Extinktion nicht mehr als 10% unter den ursprünglichen Wert absinkt. *Ausführung.* 4 ml Substrat gibt man in ein Reagensglas mit Glasstopfen und setzt es 5 Min. in ein Wasserbad von 37°. Dann fügt man mit einer Mikropipette 0,02 ml Serum hinzu, mischt durch Umdrehen, ohne zu schütteln, und mißt die Extinktion sofort im Photometer bei 500 nm in einer 1-cm-Küvette gegen die Pufferlsg. (E_1). Dann stellt man das Reagensglas wieder für genau 20 Min. in das Wasserbad zurück und bestimmt die Extinktion im Photometer erneut (E_2). Falls sie über ein Drittel abgefallen ist, muß der Versuch mit einem 1 + 4 mit Pufferlösung verdünnten Serum wiederholt werden. *Berechnung.* Die Enzymaktivität des Serums in Lipase-Einheiten ist

$$\frac{E_1 - E_2}{E_1} \cdot 35.$$

Die Normalwerte sind 0 bis 1 Lip.E. (Die meisten Normalseren ergeben den Wert 0.)

3. Aldolase (ALD). Das Enzym Aldolase katalysiert die Spaltung von Fructose-1,6-diphosphat in Glycerinaldehydphosphat und Dihydroxyacetonphosphat. Die genaue Bezeichnung wäre FDP-Aldolase, da es noch eine Phosphofructaldolase gibt. Erhöhte Aldolasewerte findet man vor allem bei der akuten Hepatitis und bei der progressiven Muskeldystrophie.

Die bei der Enzymreaktion aus FDP entstehenden Triosephosphate GAP und DAP stehen miteinander im Gleichgewicht, das bei Zugabe von Triosephosphat-Isomerase (TIM) weit auf der Seite des DAP liegt. Mit dieser Hilfsreaktion ist die Indikatorreaktion gekuppelt, bei der enzymatisch durch Glycerinophosphat-Dehydrogenase (GDH) mittels DPNH das DAP zu α-Glycerophosphat hydriert wird. Der Verbrauch an DPNH ist die eigentliche Meßgröße.

Die fertige *Testkombination* ist unter der Bezeichnung TC-D bei C. F. Boehringer, Mannheim, im Handel. Es darf nur frisches und hämolysefreies Serum zur Analyse verwendet werden.

Ausführung. Für jede Bestimmung wird ein Leerwert mit 0,20 ml Serum und 2,80 ml physiol. Kochsalzlsg. angesetzt. Die Probe setzt man in folgender Reihenfolge an:

Reagens Puffer/FDP	2,75 ml
Reagens DPNH	0,05 ml
Reagens GDH/TIM	0,01 ml
Serum	0,20 ml.

Nach dem Umschwenken stellt man in ein Wasserbad von 37° und mißt nach 5 Min. in einer 1-cm-Küvette die Extinktion bei 340 oder 366 nm gegen den Leerwert. Dann läßt man weiter genau 20 Min. bei 37° stehen und wiederholt die Ablesung. Die Differenz ΔE der beiden Messungen dient zur Berechnung.

Berechnung bei 340 nm: $\Delta E \times 24{,}8$ Millieinheiten (mU.),
bei 366 nm: $\Delta E \times 46{,}8$ Millieinheiten (mU.).

Die Normalwerte sind bis 3 mU.

Anmerkung. Man kann die Aldolase auch mit Hilfe eines Farbtests bestimmen, indem man mit Dinitrophenylhydrazin die Hydrazone der Triosen bildet und sie in alkalischer Lösung mit Filter Hg 546 mißt. Die Reagentien sind ebenfalls unter der Bezeichnung TC-O bei C. F. Boehringer erhältlich.

4. Glutamat-Dehydrogenase (GLDH). GLDH ist ein leberspezifisches Enzym, das bei Lebererkrankungen im Serum erscheint, wo es normalerweise kaum vorhanden ist.

Die Bestimmung erfolgt nach E. Schmidt [Klin. Wschr. *40*, 962 (1962)] mit dem Substrat α-Ketoglutarat, das bei Gegenwart von DPNH und Ammoniumionen durch GLDH in Glutamat überführt wird. Man mißt die zeitliche Abnahme von DPNH bei 340 nm.

Die Reagentien sind als TC-Y von C. F. Boehringer, Mannheim, erhältlich. Es ist möglichst frisches und hämolysefreies Serum zu verwenden.

Ausführung. Man mischt nacheinander 2,00 ml Puffer, 1,00 ml Serum, 0,10 ml Reagens NH_4, 0,05 ml Reagens DPNH und läßt 20 Min. bei Zimmertemperatur stehen. Dann wird in einer 1-cm-Küvette bei 340 nm (oder 366 nm) gegen einen Leerwert aus 1 ml Serum und 2 ml physiol. Kochsalzlösung gemessen (E_1). Genau 10 Min. später wiederholt man die Messung (E_2). Dann startet man die Enzymreaktion durch Zugabe von 0,05 ml Reagens KG, mischt und mißt nach 1 Min. E_3 sowie nach weiteren genau 10 Min. E_4.

Berechnung. Man erhält $\Delta E = (E_3 - E_4) - (E_1 - E_2)$. Bei 340 nm gilt: $\Delta E \times 51{,}3$ mU., bei 366 nm: $\Delta E \times 97{,}0$ mU.

Im Normalserum findet man weniger als 1 mU.

5. Glutamat-Pyruvat-Transaminase (GPT). Während die Aktivität der GPT beim Herzinfarkt im normalen Bereich liegt, ist sie bei Lebererkrankungen erhöht, was zur Klärung der Diagnose sehr wertvoll sein kann. Bei einer akuten Hepatitis ist der Quotient GOT/GPT kleiner als 1, bei einem Herzinfarkt jedoch größer als 1.

Das Enzym katalysiert die Reaktion zwischen Alanin und α-Ketoglutarat unter Bildung von Glutamat und Pyruvat. Als Indikatorreaktion wird hier mit Hilfe von LDH der Verbrauch an DPNH zur Überführung von Pyruvat in Lactat gemessen.

Die *Reagentien* sind unter der Bezeichnung TC-H von C. F. Boehringer, Mannheim, erhältlich. Es ist möglichst frisches und hämolysefreies Serum zu verwenden.

Ausführung. Man mischt nacheinander 3,00 ml Phosphat-Alanin-Lsg., 0,05 Reagens DPNH, 0,05 ml Reagens LDH, 0,50 ml Serum und stellt 5 Min. in ein Wasserbad von 25°. Dann startet man die Reaktion durch Zugabe von 0,10 ml Reagens KG, gießt in eine 1-cm-Küvette und mißt nach 1, 2 und 3 Min. die Extinktionen bei 340 nm oder 366 nm gegen Wasser oder Luft. Man bildet den Mittelwert ΔE der Extinktionsdifferenzen pro Minute.

Berechnung für 340 nm: $\Delta E \times 1185$ mU,
für 366 nm: $\Delta E \times 2240$ mU.

Normalwerte bis 12 mU.

Anmerkung. Man kann auch hier einen Farbtest anstelle des UV-Tests durchführen, indem man das entstandene Pyruvat mit Dinitrophenylhydrazin abfängt und die Farbe in alkalischer Lösung mißt. Die Reagentien werden von den Firmen C. F. Boehringer, Mannheim, als TC-S und von E. Merck, Darmstadt, als Merckotest geliefert.

6. Glutamat-Oxalacetat-Transaminase (GOT). Die klinische Bedeutung der GOT-Bestimmung im Serum liegt in der Sicherung der Diagnose eines Herzinfarktes. Wertvoll ist eine Ergänzung durch die CPK- und LDH-Bestimmung. Zusammen mit dem GPT-Test dient die GOT-Bestimmung auch zur Erkennung von akuten Lebererkrankungen.

Das Enzym katalysiert die Reaktion zwischen Asparaginat und α-Ketoglutarat unter Bildung von Glutamat und Oxalacetat. Damit ist die durch Zugabe von Malatdehydrogenase (MDH) und DPNH hervorgerufene Indikatorreaktion gekoppelt. Meßgröße ist der Verbrauch an DPNH zur Malatbildung. Die Methode stammt von A. KARMEN, F. WROBLEWSKI und J. S. LA DUE [J. clin. Invest. *34*, 126 (1955)].

Die *Reagentien* sind als TC-A von C. F. Boehringer, Mannheim, erhältlich. Es ist möglichst frisches und hämolysefreies Serum zu verwenden.

Ausführung. Man mischt nacheinander 3,00 Phosphatpuffer-Asparaginatlsg., 0,05 ml Reagens DPNH, 0,05 Reagens MDH und 0,50 ml Serum und stellt 5 Min. in ein Wasserbad von 25°. Dann startet man die Enzymreaktion durch Zugabe von 0,10 ml Reagens KG, gießt in eine 1-cm-Küvette und mißt nach 1, 2 und 3 Min. die Extinktionen bei 340 nm oder 366 nm. Man bildet den Mittelwert ΔE der Extinktionsdifferenzen pro Minute.

Berechnung bei 340 nm: $\Delta E \times 1185$ mU,
bei 366 nm: $\Delta E \times 2240$ mU.

Im Normalserum findet man bis 12 mU.

Anmerkung. Auch hier gibt es den Monotest von C. F. Boehringer (s. GPT). Man kann GOT auch mit Hilfe eines Farbtests bestimmen, falls keine Möglichkeit besteht im UV-Bereich zu messen. Dabei wird das entstehende Oxalacetat mit 2,4-Dinitrophenylhydrazin abgefangen und in alkalischer Lösung mit Filter Hg 546 gemessen. Die Reagentien sind ebenfalls unter der Bezeichnung TC-R von C. F. Boehringer, Mannheim, im Handel.

Für Einzeluntersuchungen sehr bequem ist der Monotest GPT und GOT der Fa. C. F. Boehringer. Man braucht nur den Inhalt des Fläschchens in 3 ml Wasser zu lösen, das Serum zuzugeben und zu messen.

7. Lactatdehydrogenase (LDH). Durch das Enzym Lactatdehydrogenase wird die Reaktion

$$\text{Lactat} + \text{DPN}^+ \rightleftarrows \text{Pyruvat} + \text{DPNH} + \text{H}^+$$

katalysiert, wobei das Gleichgewicht weit auf der Seite von Lactat liegt. Bietet man also Pyruvat als Substrat an, so wird das zugegebene DPNH verbraucht und dient als Meßgröße. Die Methode stammt von F. WROBLEWSKI und J. S. LA DUE [Proc. Soc. exp. Biol. (N.Y.) *90*, 210 (1955)].

Stark erhöhte LDH-Aktivität findet man beim Herzinfarkt schon innerhalb der ersten 1 bis 2 Tage, bevor GOT ansteigt und unabhängig vom EKG-Befund. Auch bei Lebererkrankungen zeigen sich erhöhte LDH-Werte.

Die *Reagentien* sind als Testkombination TC-G von C. F. Boehringer, Mannheim, und E. Merck AG, Darmstadt, erhältlich. Die Pufferlsg. kann man sich auch leicht selbst herstellen. 700 mg K_2HPO_4, 90 mg KH_2PO_4 und 3 mg Natriumpyruvat werden mit bidest. Wasser zu 100 ml gelöst. Das DPNH-Reagens erhält man durch Auflösen von 10 mg DPNH-Na_2 (Boehringer) in 1,5 ml 1%iger Natriumhydrogencarbonatlsg.

Ausführung. Es soll möglichst frisches und hämolysefreies Serum verwendet werden. Pufferlsg. und Serum sollen vorher auf 25° gebracht werden. Man mischt nacheinander direkt in einer 1-cm-Küvette:

Pufferlösung	3,00 ml,
Reagens DPNH	0,05 ml,
Serum	0,10 ml

und mißt die Extinktion bei 340 oder 366 nm gegen Wasser oder Luft und wiederholt die Messung in Abständen von 1 Min. 3 bis 5 Min. lang. Aus den gemessenen Werten errechnet man ΔE/Min.

Berechnung bei 340 nm: ΔE $\times$ 5023 Millieinheiten (mU.),
bei 366 nm: ΔE $\times$ 9550 Millieinheiten (mU.).

Normalwerte für Serum bis 200 Millieinheiten (mU.).

LDH-Isoenzyme. Die Gesamtaktivität der LDH im Serum setzt sich aus verschiedenen Enzymaktivitäten zusammen, deren Verhältnis zueinander von Organ zu Organ verschieden ist. Durch Trennung der Isoenzyme ist es z. B. möglich zwischen einem Herzinfarkt und einem Lungeninfarkt zu unterscheiden. Durch Agargel-Elektrophorese kann man 5 Isoenzyme abtrennen; über eine vereinfachte Methode berichtet H. J. VAN DER HELM [Clin. chim. Acta 7, 124 (1962)]. Mit Hilfe von DEAE-Sephadex ist ebenfalls eine Differenzierung zwischen Herz- und Leber-LDH gegeben, indem das Herz-LDH-Protein (einschließlich Nieren-Blutzellen-LDH) gebunden wird, während die Leber-LDH (einschließlich Skelettmuskel-LDH) in Lösung bleibt. Die Bestimmung der Aktivität der LDH wird vor und nach der Behandlung mit Sephadex durchgeführt. (Eine Testpackung für diesen Zweck wird von der Fa. C. F. Boehringer in Mannheim unter der Bezeichnung TC-Z herausgebracht.) Drittens gibt es noch die Möglichkeit, die sog. α-Hydroxybutyrat-dehydrogenase (HBDH) zu bestimmen. Offensichtlich handelt es sich hier nicht um ein besonderes Enzym, sondern hauptsächlich um herzspezifische LDH, die außer auf Pyruvat mit DPNH auch auf Ketobutyrat einwirken kann. Die Methode der Bestimmung geht auf B. A. ELLIOT, E. M. JEPSON und I. H. WILKINSON [Clin. Sci. 23, 305 (1962) u. 24, 343 (1963)] zurück. (Eine Merckotestpackung mit den notwendigen Reagentien liefert die Fa. E. Merck AG in Darmstadt.)

8. Phosphatasen. Phosphatasen sind entweder im alkalischen oder im sauren Bereich wirksam. Die Aktivität der alkalischen Phosphatase im Serum ist erhöht bei Knochenerkrankungen und auch bei schweren Leberschäden; dagegen ist ein Ansteigen der sauren Phosphatase charakteristisch beim Prostatacarcinom. Als Substrat verwendet man nach O. A. BESSEY, H. O. LOWRY und M. I. BROCK [J. biol. Chem. 164, 321 (1947)] am besten p-Nitrophenylphosphat. Nach Abspaltung des Phosphats kann p-Nitrophenol in alkalischer Lösung auf Grund der Gelbfärbung photometriert werden.

Die *Reagentien* sind als Testkombination TC-P für die alkalische und als TC-Q für die saure Phosphatase von C. F. Boehringer, Mannheim, erhältlich. 1, Alkalische Pufferlösung: 375 mg Glycin p.a. und 10 mg $MgCl_2 \cdot 6H_2O$ p.a. werden in 42 ml 0,1 n NaOH gelöst und mit bidest. W. auf 100 ml aufgefüllt. - 2. Saure Pufferlösung 0,41 g Citronensäure p.a. und 1,125 g Natriumcitrat p.a. werden in 100 ml pidest. W. gelöst. - 3. Puffersubstratlösung: 1 Kapsel zu 40 mg p-Nitrophenylphosphat-Natrium (Schweizerhall, Lörrach) wird in 25 ml der jeweiligen Pufferlsg. gelöst; sie ist im Kühlschrank eine Woche haltbar. - 4. Natronlauge, etwa 0,02 n.

Ausführung: Für die saure Phosphatase darf nur frisches und hämolysefreies Serum verwendet werden. Die alkalische Phosphatase im Serum ist stabil.

Ansatz für *saure* Phosphatase:

	Probe	Leerwert
Saure Puffer-Substratlösung	1,0 ml	1,0 ml
Serum	0,2 ml	–

werden gemischt und in ein Wasserbad von 37° gestellt Nach 30 Min. wird zugesetzt

Natronlauge 0,02 n	10,0 ml	10,0 ml
Serum	–	0,2 ml

und gut gemischt. Man mißt bei 405 nm (Filter Hg 405) die Probe gegen den Leerwert.

Bei der *alkalischen* Phosphatase verfährt man in der gleichen Weise. Man nimmt hier natürlich die alkalische Puffersubstratlsg., setzt aber nur 0,1 ml Serum ein.

Berechnung bei der sauren Phosphatase: E × 101 Intern. Einheiten (U.),
bei der alkalischen Phosphatase: E × 200 Intern. Einheiten (U.).

Normalwerte für die saure Phosphatase im Serum bis 11 U. für die alkalische Phosphatase 20 bis 48 U, bei Kindern 38 bis 138 U.

9. Kreatin-Phosphokinase (CPK). Die CPK katalysiert die Phosphorylierung von Kreatin durch ATP. Erhöhte Werte findet man im Serum beim Herzinfarkt schon 2 bis 4 Std. nach dem Anfall und bei der progressiven Muskeldystrophie.

Man mißt die Aktivität durch Zugabe von Kreatin und ATP, wobei ADP entsteht, was mit einer Hilfsreaktion durch weitere Zugabe von Phosphoenolpyruvat (PEP) und Pyruvatkinase (PK) zur Bildung von Pyruvat führt. Pyruvat läßt sich mit der Indikatorreaktion durch DPNH erfassen, die durch LDH katalysiert wird. So ist der Verbrauch an DPNH und damit der Abfall der Extinktion bei 340 nm die Meßgröße. Die Methode stammt von M. L. TANZER und C. GILVARG [J. biol. Chem. 234, 3201 (1959)].

Die fertige Testkombination ist unter der Bezeichnung TC-V bei C. F. Boehringer, Mannheim, erhältlich. Es ist unbedingt frisches Serum zur Analyse zu verwenden, Hämolyse stört in diesem Fall nicht.

Ausführung. Für jede Probe wird auch ein Leerwert angesetzt und dann gegen diesen Leerwert gemessen.

	Probe	Leerwert
Serum	1,00 ml	1,00 ml
Reagens DPNH/ATP/PEP	0,70 ml	0,70 ml
Reagens LDH/PK	0,05 ml	0,05 ml

werden gemischt und 10 Min. bei 25° stehengelassen.

Puffer + Kreatin	1,75 ml	–
Puffer	–	1,75 ml

werden zugegeben, gemischt und in 1-cm-Küvetten die Probe gegen den Leerwert bei 340 nm (bzw. 366 nm) gemessen, wobei man den Leerwert auf die Extinktion 0,300 einstellt. Die Messung wird dann nach genau 10 Min. wiederholt. Die Extinktionsdifferenz ΔE dient zur Berechnung.

Berechnung für 340 nm: ΔE × 56 Millieinheiten (mU.),
für 366 nm (Hg-Filter): ΔE × 106 Millieinheiten (mU.).

Normalwerte im Serum: Bis 1 mU.

10. Cholinesterase. Das Enzym Cholinesterase wird durch organische Phosphate (z. B. E 605) gehemmt, so daß die Bestimmung praktische Bedeutung erlangt hat. Außerdem kommt es zu einer Aktivitätsminderung bei Leberparenchymschädigungen. Sie verbietet die Anwendung von Muskelrelaxantien bei Operationen.

Als Substrat verwendet man Acetylcholin und bestimmt den noch unverseiften Anteil mit Hydroxylamin als Hydroxamsäure mit Eisen(III)-chlorid. Die Vorschrift stammt von I. DE LA HUERGA u. Mitarbeitern [Amer. J. clin. Path. 22, 1126 (1952)].

Reagentien. 1. Veronalpuffer: 10,3 g Natr. diaethylbarbitur. in 300 ml dest. W. lösen, 60 ml 1 n HCl langsam zufügen, wobei Kristalle ausfallen. Dann 5,3 g wasserfreies Natriumcarbonat zugeben, unter Erwärmen rühren bis zum Verschwinden der Kristalle. Nach dem Abkühlen auf 500 ml mit W. auffüllen. – 2. Salzlösung: 9,0 g $MgCl_2 \cdot 6 H_2O$ und 0,2 g KCl in W. zu 100 ml. – 3. Acetylcholinlösung: 910 mg Acetylcholinchlorid (Roche) mit W. zu 10 ml lösen. Täglich frisch zu bereiten! – 4. Acetylcholin-Puffer-Salz-Mischung: Unmittelbar vor dem Gebrauch mischt man 8 Vol. Veronalpuffer, 1 Vol. Acetylcholinlsg. und 1 Vol. Salzlsg. – 5. Hydroxylaminlösung: 14 g Hydroxylaminhydrochlorid mit W. zu 100 ml lösen. – 6. Natronlauge: 14 g NaOH mit W. zu 100 ml lösen. – 7. Alkalische Hydroxylaminlösung: Die beiden Lsg. 5 und 6 werden vor Gebrauch im Volumverhältnis 1 + 1 gemischt. – 8. Eisenchloridlösung: 10 g $FeCl_3 \cdot 6 H_2O$ werden in 1000 ml 0,02 n HCl gelöst.

Ausführung. Es ist möglichst frisches und vor allem hämolysefreies Serum zu verwenden. Zu jeder Versuchsreihe ist ein Leerwert mit Wasser anstelle von Serum anzusetzen. 2,0 ml

Acetylcholin-Puffer-Salz-Lsg. werden auf 37° im Wasserbad vorgewärmt, dann 0,2 ml Serum zugegeben, gemischt und genau 60 Min. bei 37° inkubiert. Zu dem Ansatz gibt man dann 2,0 ml alkalische Hydroxylaminlsg. und nach 1 Min. 6,0 ml 0,5 n HCl zur Bildung der Hydroxamsäure. Die Farbreaktion wird in 15-ml-Zentrifugengläsern angesetzt, indem man zu 10,0 ml Eisenchloridlösung 0,5 ml der Hydroxamsäurelsg. gibt, mischt, 5 Min. bei 2000 U/Min. zentrifugiert und dann den klaren Überstand in einer 1-cm-Küvette bei 540 nm (oder mit einem geeigneten Filter) gegen Wasser mißt. Die entsprechenden µMol Acetylcholin werden einer Eichkurve entnommen.

Eichkurve. Es werden 2,0; 1,6; 1,2; 0,8 ml Acetylcholin-Puffer-Salzlsg. (= 100, 80, 60, 40 µMol Acetylcholin) mit W. auf 2,2 ml aufgefüllt und wie oben behandelt. Die gefundenen Extinktionen werden gegen die Acetylcholinwerte auf Millimeterpapier aufgetragen.

Berechnung. Die Differenz der Konzentrationen zwischen Leerwert und Probe multipliziert man mit dem Faktor 5 und erhält so die Cholinesteraseeinheiten nach HUERGA. Zur Umrechnung auf mU. muß man noch durch 60 dividieren.

Als Normalwerte gelten nach dieser Methode 130 bis 310 E. nach HUERGA oder umgerechnet 2,2 bis 5,2 mU. (Millieinheiten).

Anmerkung. Für praktische Orientierungszwecke eignet sich ein Schnelltest, bei dem die pH-Verschiebung, welche durch die aus dem Substrat freigemachte Essigsäure erfolgt, mittels Bromthymolblau erfaßt wird. Am entstehenden Farbton kann die Cholinesteraseaktivität abgeschätzt werden. Ein auf diesem Prinzip beruhendes Testpapier wird unter dem Namen ,,Acholest" von den Stickstoffwerken Linz (Österreich) und als Merckotest von der Fa. E. Merck AG in Darmstadt in den Handel gebracht.

i. Vitamine und Hormone

Es würde zu weit führen, in diesem Rahmen auch Vitamin- und Hormonbestimmungen im Blut abzuhandeln, zumal diese in der klinischen Chemie doch meistens im Harn durchgeführt werden (s. S. 586ff.), von dem im allgemeinen größere Mengen zur Verfügung stehen als vom Blut. Es muß also auf die Laborhandbücher verwiesen werden. Zur Steroidbestimmung wird besonders auf das Buch von G. W. OERTEL, Chemische Bestimmung von Steroiden im menschlichen Plasma, Berlin/Göttingen/Heidelberg, Springer 1962, hingewiesen.

Über die *Hormonjod*-Bestimmung = PBI siehe Jodbestimmung, S. 611.

k. Hämatologische Untersuchungen

1. Hämatokritwert. Dieser gibt an, welches Volumen die Zellbestandteile im Verhältnis zum Plasmavolumen einnehmen. Zur Bestimmung werden die Blutkörperchen durch Zentrifugieren zu einer festen Säule sedimentiert und die Höhe derselben abgelesen. Die Normalwerte betragen bei Männern um 40 bis 48%, bei Frauen um 36 bis 42%. Der Hämatokritwert geht meistens mit den Erythrozytenzahlen parallel; er ist verringert bei einer Anämie.

Ausführung nach van Allen. Man verwendet eine Spezialpipette, die mit einer 100-teiligen Skala und einer kugelförmigen Erweiterung versehen ist; sie kann durch eine Federverschlußkappe mit Gummieinlage unten fest verschlossen werden. Das Kapillarblut wird bis zum oberen Teilstrich der Skala eingesaugt. Nach rascher Reinigung der Außenseite zieht man eine 1,3%ige Natriumcitratlsg. nach, bis die kugelförmige Erweiterung zu 1/3 gefüllt ist. Dann setzt man die Verschlußkappe auf das untere Pipettenende und schließt damit die Öffnung dicht ab. Nun wird 30 Min. lang bei 2500 U/Min. zentrifugiert, bzw. bis die Blutkörperchensäule ihre Maximaldichte erreicht hat. Dann wird die Höhe der Säule an der Skala abgelesen.

2. Berechnung des Erythrozytenvolumens. Man kann das durchschnittliche Volumen eines einzelnen Erythrozyten berechnen, indem man den Hämatokritwert mit 10 multipliziert und durch die Erythrozytenzahl (S. 643) dividiert. Normalwerte 87 (80 bis 94) µm³. Die klinische Bedeutung entspricht den Werten der Erythrozytendurchmesserbestimmung (S. 642).

3. Bestimmung des Blut- und Plasmavolumens. Hierzu benutzt man Farbstoffe oder neuerdings auch radioaktive Substanzen. Am gebräuchlichsten ist die Anwendung von Evans Blau, von dem man eine bestimmte Menge in die Blutbahn injiziert und dann aus dem Verdünnungsgrad die Plasmamenge berechnet.

Injektionslösung. Evans Blau Merck 60 mg, Natriumchlorid 0,5 g, Aqu. dest. ad 60 ml. Die Lösung wird steril filtriert und in einer Durchstechflasche abgegeben.

Ausführung am Patienten. Man injiziert 10 ml Farblsg. intravenös. Nach 30 Min. entnimmt man 5 ml Blut und bringt es in ein Röhrchen, das mit L (= Leerwert) bezeichnet wird. Sofort werden dann durch die gleiche Kanüle genau 20 ml Farblsg. injiziert. Nach 5 bis 6 Min. werden zweimal je 3 ml Blut aus der Vene des anderen Arms entnommen und die Proben mit P_1 und P_2 bezeichnet. Die drei Röhrchen sowie die restliche Farblösung und die zur Injektion verwendete Spritze werden ins Labor geschickt.

Ausführung im Labor. Aus den drei Blutproben werden die Seren gewonnen. Man stellt außerdem eine Farbstoffverdünnung her aus der gleichen Menge Farbstofflsg., die zur Injektion verwendet wurde, im allgemeinen 20 ml auf 2500 ml. Um jeden Fehler zu vermeiden, wird die Menge mit der zur Injektion gebrauchten Spritze abgemessen und in einen 250-ml-Meßkolben gebracht. Nach Auffüllen bis zur Marke verdünnt man nochmals mit W. 1 : 10. Es werden nun folgende Ansätze fertiggemacht:

	Proben	Standard	Leerwert
Serum L	–	1 ml	1 ml
Serum P_1 bzw. P_2	1 ml	–	–
Farbstoffverdünnung	–	1 ml	–
Physiolog. Kochsalzlösung	ad 25 ml	ad 25 ml	ad 25 ml

Die Messung erfolgt in 1-cm-Küvetten im Spektralphotometer bei 610 nm oder im Elko mit Filter S 59 oder I 62, und zwar mißt man die beiden Proben und den Standard gegen den Leerwert. Aus den Extinktionen der beiden Proben nimmt man das Mittel (E_P). Die Extinktion des Standards ist E_S.

Berechnung.

$$\text{Plasmavolumen} = \frac{E_P}{E_S} \cdot 2500 \text{ (ml)}.$$

Zur Berechnung des Blutvolumens braucht man noch den Hämatokritwert. Dann ist

$$\text{Blutvolumen} = \text{Plasmavolumen} \cdot \frac{100}{100 - \text{Hämatokrit}}.$$

Der mittlere Fehler der Methode beträgt $\pm$ 3 bis 4%.

Über eine Methode zur Plasmavolumenbestimmung mit radioaktivem J^{131}-Albumin siehe W. A. HUNZINGER und Mitarbeiter (Klin. Wschr. 1954, S. 777).

4. Erythrozytenresistenz. Die roten Blutkörperchen werden in Kochsalzlösungen fallender Konzentration gebracht. Man stellt fest, bei welcher Konzentration Hämolyse, d.h. Auflösung der roten Blutkörperchen auftritt. Dabei kann man zwischen einer oberen und unteren Resistenzgrenze unterscheiden. Bei der oberen Resistenzgrenze werden erst einige wenige Erythrozyten aufgelöst, bei der unteren sind alle zerstört. Letztere ist leichter abzulesen. Bei normalen Blutkörperchen liegt die obere Resistenzgrenze bei 0,46 bis 0,42%, die untere bei 0,30 bis 0,32% NaCl.

Erforderliche Lösungen. Man benötigt 24 Kochsalzlösungverdünnungen. In 24 Reagensgläser gibt man zuerst je 1 ml 0,9%ige Kochsalzlsg. In das zweite Glas kommt dazu 0,1 ml Wasser, in das dritte Glas 0,2 ml W., in das vierte 0,3 ml Wasser usw. Man erhält auf diese Weise eine Verdünnungsreihe von 0,9- bis 0,27%iger Kochsalzlsg. Die Konzentration in jedem einzelnen Glase erhält man, wenn man 0,9 durch die gesamte Flüssigkeitsmenge in dem Glase teilt. Beispielsweise enthält das 6. Glas 1 ml 0,9%ige Kochsalzlsg. + 0,5 ml Wasser. Die in ihm vorhandene Kochsalzkonzentration beträgt daher 0,9 : 1,5 = 0,6%. Von dieser Verdünnungsreihe pipettiert man je 1 ml in weitere 24 Reagensgläser. Führt man des öfteren Resistenzbestimmungen aus, so ist es empfehlenswert, die einzelnen Kochsalzverdünnungen gleich in größerer Menge anzusetzen und vorrätig zu halten.

Durchführung der Bestimmung. Durch Zusatz eines gerinnungshemmenden Mittels ungerinnbar gemachtes oder defibriniertes Blut wird zentrifugiert. Das Serum wird entfernt. Die roten Blutkörperchen nimmt man in physiologischer Kochsalzlsg. auf und zentrifugiert sie wieder ab. Die Waschflüssigkeit wird verworfen. Von den ausgewaschenen roten Blutkörperchen stellt man dann mit physiologischer Kochsalzlsg. eine 20%ige Aufschwemmung her. In die 24 Reagensgläser, die je 1 ml der oben beschriebenen Kochsalzverdünnungen enthalten, gibt man je 0,5 ml der Erythrozytenaufschwemmung, schüttelt leicht um und läßt einige Stunden stehen. Dann wird abgelesen. Die Hämolyse erkennt man an dem in Lösung gegangenen Blutfarbstoff. Angegeben wird die Kochsalzkonzentration, bei der die erste Hämolyse sichtbar ist (obere Resistenzgrenze) und diejenige, bei der völlige Hämolyse aufgetreten ist (untere Resistenzgrenze).

5. Senkungsgeschwindigkeit der Erythrozyten s. S. 604.

6. Erythrozytendurchmesser. Die Messung des Durchmessers der roten Blutkörperchen benutzt man ein Okularmikrometer bei Ölimmersionsvergrößerung. In einem gefärbten Blutausstrich (S. 645) mißt man auf diese Weise 200 bis 300 Erythrozyten. Teilt man die gefundenen Werte in Gruppen mit 0,5 μ Unterschied ein und trägt man die gefundenen Zahlen in ein Koordinatensystem ein, und zwar auf der Ordinate die Anzahl der Zellen und auf der Abszisse die verschiedenen Durchmesser, so erhält man im Normalfall eine spitzwinkelige Kurve, die sog. Price-Jones-Kurve. Der normale Durchmesser eines Erythrozyten ist 7,5 μ (6,5 bis 8,5 μ).

Für praktische Zwecke sehr einfach, rasch und auch genau, läßt sich der Erythrozytendurchmesser mit Hilfe des *Bockschen Erythrozytometers* feststellen. Ein dünner, ungefärbter Blutausstrich wird auf das Gerät gelegt, das zwei Blendenöffnungen besitzt, durch die zwei Strahlenbündel auf das Präparat fallen. Durch Verstellen der Blendenöffnungen werden zwei Farbkreise verschoben, bis die inneren roten Farbringe sich gerade berühren. Auf einer Skala kann dann der mittlere Erythrozytendurchmesser abgelesen werden.

7. Hämoglobinbestimmung. Für diese wichtige Bestimmung kommt heute nur noch die *Cyanhämiglobinmethode* in Frage, während die früher viel verwendeten Methoden nach SAHLI und AUTHENRIETH/KÖNIGSBERGER durch Messung des salzsauren Hämatins und auch die Oxyhämoglobinmethode mit dem Zeiss-Ikon-Hämometer und dem Hellige-Spektro-Hämometer als überholt und teilweise sogar als fehlerhaft angesehen werden müssen.

Mittels einer *Transformationslösung*, die als wirksame Bestandteile Kaliumhexacyanoferrat(III) und Kaliumcyanid enthält wird Hämoglobin zunächst zu Hämiglobin oxydiert und dann in Cyanhämiglobin übergeführt, dessen Färbung sehr stabil ist und photometrisch bestimmt werden kann. Die Deutsche Gesellschaft für Innere Medizin hat zwecks internationaler Vergleichbarkeit eine Standardisierungsvorschrift erlassen. Solche Standardlösungen, die einem Gehalt von 20 g Hämoglobin/100 ml entsprechen, sind im Handel (Fa. Asid, München oder E. Merck, Darmstadt) und dienen zur Eichung und Überprüfung des Photometers. Die ursprüngliche Transformationslösung nach R. L. DRABKIN ist von E. J. VAN KAMPEN und W. C. ZIJLSTRA etwas abgeändert worden mit dem Vorteil einer besseren Haltbarkeit (in dunkler Flasche aufbewahrt 3 Monate haltbar) und hat folgende Zusammensetzung: Kaliumhexacyanoferrat(III) p.a. 200 mg, Kaliumcyanid p.a. 50 mg, Kaliumdihydrogenphosphat p.a. 140 mg, Sterox SE (ASID) 0,5 ml, Aqu. dest. ad 1000 ml. Es können Spektral- oder Filterphotometer zur Messung zwischen 520 und 560 nm (Maximum bei 540 nm) verwendet werden.

Ausführung. Zunächst wird mit Hilfe des Standards das Photometer geeicht, bzw. der Berechnungsfaktor bestimmt. Von Zeit zu Zeit wird die Richtigkeit der Anzeige erneut überprüft. 5,0 ml Transformationslsg. werden genau abgemessen (am besten mit einer automatischen Pipette) und genau 0,02 ml Kapillarblut hinzugefügt. Das Blut wird durch Ausblasen entleert und die Pipette mit der Lsg. nachgewaschen. Man schüttelt gut um und kann bereits nach 5 Min. gegen reine Transformationslsg. messen, aber auch die Lösungen bis zum Abend stehenlassen, da die Farbe außerordentlich stabil ist. Das Ergebnis der Bestimmung erhält man durch Multiplikation der gefundenen Extinktion mit dem vorher festgestellten Berechnungsfaktor oder man rechnet folgendermaßen:

$$\text{g Hb in 100 ml Blut} = \frac{E_{\text{Probe}}}{E_{\text{Standard}}} \cdot 20.$$

Es sind auch Spezialphotometer (z.B. Vitatron) im Handel, mit denen man den Hb-Gehalt direkt ablesen kann.

Als Normalwerte gelten für Männer 16 (12 bis 20) g/100 ml und für Frauen 14 (10 bis 18) g/100 ml.

Berechnung des Hämoglobingehaltes eines Erythrozyten. Hat man außer dem Hb-Gehalt des Blutes auch noch die Erythrozytenzahl (s. u.) bestimmt, so läßt sich der Hb_E-Wert, der mittlere Hb-Gehalt eines Erythrozyten nach folgender Formel berechnen:

$$\frac{g\text{-}\%\,Hb \cdot 10}{\text{Millionen Erythrozyten pro mm}^3} = Hb_E \text{ in pg (Picogramm)}.$$

(Statt pg findet man auch die Angabe $\gamma\gamma$, beides bedeutet 10^{-12} g.) Die Normalwerte betragen für Männer und Frauen 32 (28 bis 36) pg; unter 28 pg besteht eine hypochrome, über 36 pg eine hyperchrome Anämie.

8. Zählung der Blutkörperchen. α. *Erythrozytenzählung.* Zur Zählung der roten Blutkörperchen benötigt man eine *Zählkammer* (nach THOMA, TÜRK, BÜRKER, NEUBAUER u. a.). Die Zählkammern sind 3 mm dicke Glasplatten, die ungefähr die Länge von Objektträgern haben. Der mittlere Teil ist durch vier Rinnen in drei Spalten geteilt, wobei der mittlere Streifen 1/10 mm tiefer liegt als die beiden äußeren. Jede Zählkammer hat eine bestimmte Netzeinteilung auf ihrem mittleren Feld. Bisweilen sind auch zwei Zählnetze vorhanden, die durch eine Querleiste getrennt werden. Weiter benötigt man *Erythrozytenpipetten*, das sind etwa 10 cm lange Spezialpipetten, die im oberen Teil eine Erweiterung haben, in der sich eine rote Glasperle befindet (bei Leukozytenpipetten eine weiße!), und die auf der Kapillare die Markierungen 0,5 und 1,0 und über der Erweiterung 101 tragen. Zum Füllen der Pipetten benutzt man einen Gummischlauch mit Mundstück. Als Verdünnungsflüssigkeit braucht man die HAYEMsche Lösung DAB 6, bestehend aus Hydrargyr. bichlorat. 0,5, Natr. sulfuric. 5,0, Natr. chlorat. 1,0, Aqu. dest. ad 200,0, oder eine 2%ige Kochsalzlösung.

Ausführung. In die Erythrozytenpipette wird Kapillarblut bis zur Marke 0,5 oder bei bekannten Anämien bis 1,0 aufgezogen und dann die Verdünnungsflüssigkeit bis zur Marke 101 nachgesaugt, wobei eine 200- bzw. 100fache Blutverdünnung entsteht. Es ist darauf zu achten, daß keine Luftbläschen in die Mischpipette gelangen. Durch 2 Min. langes Schütteln wird gut gemischt (sehr praktisch sind die kleinen elektrischen Schüttelgeräte dafür). Der kapillare Teil der Pipette enthält nur Verdünnungsflüssigkeit, sie muß verworfen werden. Inzwischen hat man auf die Zählkammer ein geschliffenes Deckgläschen so aufgeschoben, daß an den Auflageflächen Interferenzerscheinungen erscheinen, oder bei manchen Modellen mit Klammern befestigt. Nachdem man die ersten 3 Tropfen aus der Pipette verworfen hat, bringt man einen Tropfen an den Rand des Deckglases, wodurch sich der Kammerraum durch Kapillarwirkung füllt. Bevor man mit dem Zählen beginnt, wird die Kammer 2 bis 3 Min. ruhig stehengelassen, damit die Blutkörperchen sedimentieren. Zunächst stellt man mit schwacher Vergrößerung das Zählnetz ein und dann zur Zählung auf mittlere Vergrößerung (240- bis 280fach) um. Es werden die Zellen innerhalb der kleinsten Quadrate ausgezählt in der Weise, daß die Zellen innerhalb der Quadrate und die auf der linken und unteren Kante befindlichen berücksichtigt werden. Insgesamt zählt man 80 kleinste (bzw. 5 mittlere Quadrate mit je 16 kleinsten Quadraten) aus.

Die *Berechnung* der ausgezählten Erythrozyten erfolgt grundsätzlich auf 1 mm³ (= 1 μl) nach folgender Formel:

$$\text{Erythrozyten/mm}^3 = \frac{\text{gezählte Zellen}}{A \cdot F \cdot K \cdot V}.$$

Dabei bedeuten A die Anzahl der gezählten Quadrate (meist 80), F die Fläche des Einzelquadrates (1/400 mm², da ein Kleinstquadrat die Seitenlänge von 1/20 mm hat), K die Kammertiefe (1/10 mm) und V die Verdünnung (1 : 100 oder 1 : 200). In vereinfachter Weise bedeutet dies: Bei Auszählung von 80 Quadraten muß die gefundene Zahl mit 5000 bzw. 10000 multipliziert werden, um den gesuchten Wert zu erhalten. Als Normalwerte gelten beim Mann 5 Millionen und bei der Frau 4,5 Millionen mit einer Schwankungsbreite von 10%. Eine Vermehrung der roten Blutkörperchen bezeichnet man als Polyzythämie, eine Verminderung ist das Zeichen einer Anämie. Anstelle der Kammerzählung gibt es auch eine *photometrische* Bestimmung der Erythrozytenzahl, indem man eine Verdünnung 1 : 2000 mit GOWERscher Lösung (Natr. sulfuric. 27,6, Acid. acetic. 166,5, Aqu. dest. ad 1000,0) herstellt, wodurch die Erythrozyten Kugelform annehmen. Die Methode liefert jedoch ungenaue Werte, wenn die Erythrozytenzahl von der Norm abweicht und ist nicht zu empfehlen. Wenn täglich mehr als 40 „Blutbilder" gemacht werden müssen, lohnt sich die Anschaffung eines *elektronischen* Blutkörperchenzählgerätes, mit dem man auch Leukozyten zählen und teilweise auch PRICE-JONESsche Kurven aufnehmen kann. Die Geräte arbeiten mit großer Präzision. Über Erfahrungen mit Blutkörperchenzählapparaten berichtet K. G. VON BOROVICZENY [Ärztl. Lab. **8**, 161 (1962)].

β. Leukozytenzählung. Die Zählung der weißen Blutkörperchen geht nach ähnlichem Prinzip vor sich.

Man verwendet eine Leukozytenpipette, die man bis zur Marke 1 mit Blut und dann bis zur Marke 11 mit TÜRKscher Lösung füllt, die folgende Zusammensetzung hat: Acid. acetic. 1,0, Gentianaviolett 0,01, Aqu. dest. ad 100,0. Dadurch werden die Erythrozyten zerstört und die Kerne der Leukozyten violett angefärbt. Man verfährt sonst genau wie bei der Erythrozytenzählung und füllt eine Zählkammer z.B. nach TÜRK oder NEUBAUER. Es werden unter dem Mikroskop bei etwa 60facher Vergrößerung die Leukozyten in 4 Großquadraten mit 1 mm Kantenlänge gezählt. Für die obenstehende Berechnungsformel ist dann $A = 4$, $F = 1\ mm^2$, $K = 1/10\ mm$, $V = 1:10$. Daraus ergibt sich: Bei Auszählung von 5 Großquadraten muß die gefundene Zahl mit 25 multipliziert werden, um die Leukozytenzahl pro mm^3 Blut zu bekommen. Die Normalwerte sind 5000 bis 8000. Eine Leukopenie besteht bei Werten unter 4000, während man bei Werten über 10000 von einer Leukozytose spricht.

Zur Zählung der eosinophilen Leukozyten verwendet man als Verdünnungsflüssigkeit eine Phloxinlösung (1,2-Propylenglykol 100,0, Phloxin 0,1, Aqu. dest. 100,0) und am besten eine Zählkammer nach FUCHS/ROSENTHAL mit einem quadratischen Zählnetz von 4 mm Seitenlänge, die Kammertiefe beträgt 0,2 mm. Mit der Leukozytenpipette zieht man bis zur Marke 1 das Blut und bis zur Marke 11 die Phloxinlösung auf. Man läßt 15 bis 30 Min. einwirken ohne zu schütteln und zählt 10 Min. nach dem Füllen der Kammer die Zellen, deren Granula sich kräftig rot angefärbt haben, die übrigen Leukozyten sind nur schwach rosa und die Erythrozyten sind zerstört. Da man bei der Fuchs-Rosenthal-Kammer den Rauminhalt der ganzen Kammer (3,2 mm^3) durchzählt, muß man die gefundene Zahl mit der Verdünnungszahl 10 multiplizieren und durch 3,2 teilen. Man erhält so die Eosinophilenzahl pro mm^3 Blut. Sie beträgt normalerweise 100 bis 300. Die Bestimmung wird besonders angewendet im Zusammenhang mit dem *Thorn-Test* zur Funktionsprüfung des Hypophysen-Nebennierenrinden-Systems. (Unter dem Einfluß von ACTH-Injektionen kommt es zu einer Cortisonausschüttung und als Folge zu einer Verminderung der Eosinophilen.)

γ. Thrombozytenzählung. Die Blutplättchen haben eine funktionelle Bedeutung für die Blutgerinnung. Sie sind sehr klein (1 bis 4 μ) und verändern sich leicht.

Indirekte Methode nach A. FONIO. Auf die mit Äther entfettete Haut der Fingerbeere bringt man mit einem Glasstab einen Tr. 14%ige Magnesiumsulfatlsg. und sticht durch den Tropfen in die Haut ein. Man läßt wenig Blut in die Lösung fließen, nimmt mit einem Objektträger ab, mischt darauf mit dem Glasstäbchen gut durch und fertigt 2 Blutausstriche an. Nach dem Trocknen der Präparate färbt man 1 bis $1^1/_2$ Min. nach MAY/GRÜNWALD, darauf behandelt man 5 Min. mit Wasser und 20 Min. mit verd. Giemsa-Lösung (1 Tr. Giemsa auf 1 ml Wasser, frisch bereitet). Zum Schluß spült man mit dest. W. ab, läßt trocknen und zählt unter der Ölimmersion aus. Man verwendet dazu ein Zählfenster oder eine Maske, das ist eine quadratische Papierblende die man in das Okular einlegt. Es werden 4 × 250 Erythrozyten gezählt und die dabei erscheinenden Thrombozyten vermerkt. Nach Bestimmung der Erythrozytenzahl durch Kammerzählung kann man die Thrombozytenzahl pro mm^3 Blut leicht berechnen. Normalwerte: 200000 bis 350000.

Direkte Methode nach FREISSLY/LÜDIN. Für diese Kammerzählung benötigt man ein Phasenkontrastmikroskop und eine Cocainlösung (Cocain. hydrochl. 3,0, Natr. chlorat. 0,3, Aqu. dest. ad 100,0). die eine stabilisierende Wirkung auf die Thrombozyten ausübt. Da die Herstellung der genannten Cocainlsg. in der Apotheke, auch auf ärztliches Rezept, nicht ohne weiteres möglich ist (es muß eine besondere Genehmigung der Bundesopiumstelle vorliegen!), kann man auch eine Novocainlösung folgender Zusammensetzung nehmen: Novocain. hydrochl. 3,05, Natr. chlorat. 0,25, Aqu. dest. ad 100,0. Zur Zählung wird Blut aus der Fingerbeere oder dem Ohrläppchen in eine trockene Erythrozytenpipette bis zur Marke 1 aufgezogen und die oben angegebene Lösung bis zur Marke 101 nachgesaugt. Nach dem Umschütteln füllt man eine Zählkammer (nach NEUBAUER oder THOMA) und läßt diese 20 bis 30 Min. in einer mit feuchtem Filtrierpapier ausgelegten Petrischale (feuchte Kammer) stehen. Unter dem Phasenkontrastmikroskop mit starker Vergrößerung (etwa 320fach) sieht man die Thrombozyten als ovale Scheibchen zwischen den Erythrozytenschatten. Es wird ein Großquadrat (Seitenlänge 1 mm) ausgezählt. Durch Multiplikation mit 1000 erhält man die Thrombozyten/mm^3. Die mit der direkten Methode gefundenen Zahlen liegen meist wenig höher als die nach dem indirekten Verfahren.

δ. Reticulozytenzählung. Unter Reticulozyten versteht man junge rote Blutkörperchen, auch Proerythrozyten genannt. Sie enthalten eine vitalfärbbare Substanz („Substantia granulofilimentosa"). Mit Brillantkresylblau erkennt man diese gefärbten Körnchen oder

Fäden, dunkelblau angefärbt, während die ausgereiften Erythrozyten als grünliche Scheiben erscheinen.

Der gereinigte Objektträger wird mit einer 1%igen alkoholischen Brillantkresylblaulösung in dünner Schicht bestrichen und gut getrocknet. Dann bringt man einen kleinen Tropfen Blut auf die farbstofftragende Seite des Objektträgers und stellt in der üblichen Weise einen Blutausstrich her. Nun wird er 5 bis 10 Min. (bis 30 Min.) in eine mit feuchtem Filtrierpapier ausgelegte Petrischale gebracht. Nach Lufttrocknung kann man noch nach GIEMSA gegenfärben (s. u.). Unter dem Mikroskop zählt man dann 1000 Erythrozyten aus und notiert dabei die Zahl der Reticulozyten. Zweckmäßigerweise verwendet man beim Zählen auch hier eine quadratische Okularblende.

Im normalen Blut beträgt die Zahl 8 bis $10^0/_{00}$, Streubreite 3 bis $15^0/_{00}$. Die Zählung dient zur Beurteilung der Funktion des Knochenmarks.

9. *Anfertigung, Färbung und Untersuchung von Blutausstrichen*. Die Beurteilung von Blutausstrichen ist ein besonderes Kapitel der Hämatologie. Sie erfordert Übung und Erfahrung und ist im allgemeinen eine ärztliche Aufgabe. Hier können nur Andeutungen gebracht werden. Zur näheren Information sei auf H. SCHULTEN, Lehrbuch der klinischen Hämatologie, Stuttgart, Thieme 1953 verwiesen.

Zur *Anfertigung* von Blutausstrichen müssen unbedingt fettfreie Objektträger und fettfreie, geschliffene Deckgläschen verwendet werden. Auf den Objektträger wird ungefähr 1 cm vom schmalen Rande entfernt, ein Blutstropfen gebracht. Mit der Kante des schräg gehaltenen Deckgläschens geht man an den Blutstropfen heran und streicht dann in der Gegenrichtung über den ganzen Objektträger gleichmäßig aus. Es werden stets zwei Ausstriche hergestellt, von denen zunächst nur einer gefärbt wird.

Vor dem *Färben* müssen die Ausstriche mindestens 10 Min., besser jedoch 1 Std. an der Luft getrocknet werden. Es wird hier die panoptische *Färbung nach Pappenheim* empfohlen, eine kombinierte Färbung mit der Eosin-Methylenblaulösung nach MAY/GRÜNWALD und der Azur-Eosin-Methylenblaulösung nach GIEMSA (E. Merck, Darmstadt). Die lufttrockenen Ausstriche werden auf eine Färbebank gelegt, zunächst mit konzentrierter May/Grünwald-Lösung übergossen und 3 Min. liegengelassen. Danach gibt man die gleiche Menge Wasser hinzu und gießt nach 1 Min. die verdünnte Farblösung ab, ohne nachzuspülen. Nunmehr wird 20 Min. mit verd. Giemsa-Lösung (10 Tr. der konz. Lösung auf 10 ml Wasser, frisch hergestellt) nachgefärbt. Dann wird gründlich abgespült und die Objektträger, schräg aufgestellt, an der Luft getrocknet.

Zur *Differenzierung* der Blutkörperchen wird der gefärbte Ausstrich unter Ölimmersion betrachtet. Erythrozyten sind rot, Kerne der Leukozyten und kernhaltigen Erythrozyten rotviolett, eosinophile Granula leuchtendrot, basophile Granula dunkelviolett, neutrophile Granula hellviolett, Protoplasma der Lymphozyten blau, Monozytenplasma grau angefärbt. Diese Färbung ist für die Differenzierung des weißen Blutbildes besonders geeignet. Man zählt 100 (besser 200) Leukozyten und notiert jeweils die Zugehörigkeit. Nach L. HEILMEYER findet man unter normalen Verhältnissen folgende Prozentzahlen: Jugendliche 0 bis 1%, Stabkernige 2 bis 3%, Segmentkernige 52%, Eosinophile 2,5%, Basophile 0 bis 1%, Lymphozyten 36%, Monozyten 4%. Abbildungen der einzelnen Typen finden sich in den Laboratoriumsbüchern sowie F. HECKNER, Leitfaden der Blutzellkunde, München, Urban & Schwarzenberg 1965.

Dort ist auch über die Färbung des „Dicken Tropfens" und andere Färbemethoden, Reticulozyten-Vitalfärbung, Färbung der HEINZschen Innenkörper, Nachweis der Siderozyten usw. nachzulesen. Auch auf die Untersuchung des Knochenmarks durch Sternalpunktion kann hier nicht eingegangen werden.

Abbildungen zur Hämatologie findet man in L. HEILMEYER und H. BEGEMANN, Atlas der klinischen Hämatologie und Cytologie, Berlin/Göttingen/Heidelberg, Springer 1955.

10. *Blutgerinnungsuntersuchungen*. Durch die Aufstellung eines modernen Gerinnungsschemas, auf das hier nicht näher eingegangen werden kann, ist auch eine Reihe neuerer Untersuchungsmethoden entwickelt worden, um einerseits hämorrhagische Diathesen zu differenzieren und andererseits die Wirkung gerinnungshemmender Mittel zu überwachen. Man kann die Gerinnungsanalysen einteilen in

1. *Methoden*, die *zur allgemeinen Orientierung* über die Gerinnungsfähigkeit des Blutes dienen (Blutungs- und Gerinnungszeit, Recalcifizierungszeit).

2. *Gruppentests*, bei denen mehrere Gerinnungsfaktoren erfaßt werden. Hierher gehört die Thromboplastinzeit (Quick-Wert).

3. *Bestimmung einzelner Gerinnungsfaktoren*, z.B. Faktor V.

Da die Gerinnungsfaktoren zum größten Teil in der Leber gebildet werden, findet man bei schweren Leberschäden ebenfalls eine Verminderung von Gerinnungsfaktoren.

α. *Blutungszeit nach F. H. Schulz.* Man benetzt das Ohrläppchen mit einer 1,34%igen, sterilen Lösung von Natriumoxalat und setzt einen etwa 3 mm tiefen Stich am unteren Rand des Ohrläppchens und taucht dieses sofort in ein etwa 5 cm hohes Becherglas, das mit Oxalatlösung von 20° gefüllt ist. Man mißt mit der Stoppuhr die Zeit vom Einstich bis zum Abreißen des Blutfadens. Die Normalwerte liegen zwischen 2 und 4 Sek.

β. *Gerinnungszeit nach K. Bürker.* Um Störungen durch Gewebselemente zu vermeiden, muß das Blut durch Venenpunktion gewonnen werden. Man gibt 2 Tr. Blut auf ein paraffiniertes Uhrgläschen und stellt es in eine feuchte Kammer (Petrischale, auf deren Boden feuchtes Filtrierpapier liegt). Alle 30 Sek. zieht man, jedesmal von einer anderen Seite, einen fein ausgezogenen Glasstab oder ein Pferdehaar durch das Blut, bis der erste Fibrinfaden hängen bleibt.

Bei der eigentlichen BÜRKERschen Methode wird ein besonderer Apparat verwendet, der aus einer kleinen Kammer mit einem Wasserbad besteht, das auf 25° gehalten wird. In der Kammer wird auf einem hohlgeschliffenen Objektträger 1 Tr. dest. Wasser und 1 Tr. frisches Blut gegeben und der Gerinnungsvorgang, wie oben beschrieben, geprüft. Die normale Gerinnungszeit beträgt 4 bis 7 Min. bei 25°.

γ. *Recalcifizierungszeit nach S. F. Howell.* Für diese Bestimmung verwendet man Citratblut (4,5 ml Venenblut + 0,5 ml 3,8%ige Natriumcitratlsg.). Das Prinzip der Methode beruht darauf, daß die durch Citrat entzogenen Calciumionen durch Zugabe von Calciumchlorid wieder ersetzt werden. In ein kleines Reagensglas (Gerinnungsröhrchen) gibt man 0,5 ml Citratblut und 0,5 ml m/40 Calciumchloridlsg., die auf 37° vorgewärmt worden ist. In einem Wasserbad von 37° mißt man nun die Zeit bis zur Ausbildung von Fibrinfäden entweder durch Kippen des Reagensglases oder durch Hindurchziehen einer ausgeglühten Platinöse. Der normale Wert der Recalcifizierungszeit beträgt 90 bis 120 Sek.

δ. *Thromboplastinzeit nach A. J. Quick.* Weitere Bezeichnungen für diese in der Praxis wichtige Bestimmung sind Thrombokinasezeit, Quick-Wert, früher auch Prothrombinzeit. Man verwendet Citratplasma 1 : 10, das man aus Citratblut (s. oben) durch Zentrifugieren (15 Min. bei 2000 U/Min.) gewinnt. Das im Plasma vorhandene Prothrombin wird bei einem Überschuß von Thromboplastin (Thrombokinase) und Calcium zu Thrombin aktiviert, das seinerseits Fibrinogen in Fibrin umwandelt. Die Zeit vom Zusatz des Calciums bis zum Eintritt der Gerinnung ist die Thromboplastinzeit nach QUICK. Eine Verlängerung tritt aber nicht nur bei Mangel an Prothrombin, sondern auch bei Mangel an Faktor V (Proaccelerin) und Faktor VII (Proconvertin) auf. Die Methode dient auch zur Kontrolle bei der Anwendung von gerinnungshemmenden Mitteln (Dicumarolpräparate).

Die erforderlichen Thromboplastinlösungen werden von den Firmen Behringwerke und Roche in den Handel gebracht. Es gibt auch Präparate, die gleichzeitig Calcium enthalten (Geigy, Goedecke). Sonst benötigt man noch eine m/40 Calciumchloridlsg. Die Reagentien müssen vor dem Gebrauch auf 37° vorgewärmt werden. Die Geräte müssen peinlich sauber sein.

Ausführung. 0,1 ml Citratplasma wird in einem Gerinnungsröhrchen bei 37° im thermokonstanten Wasserbad mit 0,1 ml Thromboplastinlsg. und mit 0,1 ml Calciumchloridlsg. gemischt und sofort die Stoppuhr in Gang gesetzt. Man mißt die Gerinnungszeit durch Bewegung einer Platindrahtöse, bis ein Gerinnsel hängenbleibt. Normales Blut gerinnt bei dieser Methode nach etwa 12 Sek. Man gibt jedoch nicht diese Zeit an, sondern den sog. Quick-Wert in Prozenten, indem man die normale Gerinnungszeit gleich 100% setzt. Es ist erforderlich eine Eichkurve anzulegen (wozu man Mischplasma von gesunden Personen verwendet oder auch z. B. das „Diagnostic Plasma" der Fa. Goedecke), die auf doppeltlogarithmischem Papier eine Gerade darstellt, während man beim Auftragen auf gewöhnliches Millimeterpapier eine Hyperbel erhält. Einer verlängerten Thromboplastinzeit entspricht immer ein niedriger Quick-Wert (Werte unter 70% sind pathologisch). Bei der Anwendung von Anticoagulantien stellt man den Patienten auf einen Quick-Wert von 12 bis 25% ein, was im Anfang täglich kontrolliert werden muß.

Über die Bestimmung der *Einzelfaktoren* sind die Laboratoriumshandbücher (S. 674) zu Rate zu ziehen.

I. Forensische Blutuntersuchungen

1. Nachweis von Blut. In gerichtlichen Fällen kommt es darauf an, nachzuweisen, ob frische oder alte Flecke am Tatort, auf Kleidungsstücken oder Geräten usw. von Blut herrühren oder nicht. Man unterscheidet Vorproben, die noch nicht endgültig beweisend sind, aber einen deutlichen Hinweis geben, und die eigentlichen Beweisproben.

α. *Lumineszenzprobe.* Das Reagens muß vor Gebrauch frisch hergestellt werden nach folgender Vorschrift: 0,1 T. Luminol (= o-Aminophthalsäurehydrazid), 5 T. Natriumcarbonat und 15 T. Wasserstoffperoxid (30%) werden mit dest. Wasser zu 100 T. gelöst. Beim Aufsprühen z.B. mit einem Zerstäuber, an dem über ein Reduzierventil eine Stickstoffflasche angeschlossen ist, geben Blutspuren in Räumen oder auf Kleidungsstücken eine intensive hellbläuliche Lumineszenz, die man natürlich nur im Dunkeln beobachten kann. Die Probe kann durch chemische Oxydationsmittel vorgetäuscht werden. Man wird sich deshalb nicht *allein* auf sie verlassen.

β. *Teichmannsche Häminprobe.* Von dem eingetrockneten Fleck macht man sich einen Auszug mit möglichst wenig physiologischer Kochsalzlsg., bringt 1 Tr. davon auf einen Objektträger und läßt ihn an der Luft völlig eintrocknen. Man kann auch eine kleine Menge des Fleckens mit einem Präpariermesser abschaben, auf den Objektträger bringen, mit einem Tr. physiol. Kochsalzlsg. vermischen und ebenfalls eintrocknen lassen. Dann gibt man 1 bis 2 Tr. Eisessig zu dem Trokkenrückstand, bedeckt sofort mit einem Deckgläschen und erhitzt über der Sparflamme eines Bunsenbrenners so lange, bis sich Dampfblasen zeigen, aber nicht länger. Dann legt man den Objektträger an einen warmen Ort und läßt den Eisessig langsam verdunsten. Unter dem Mikroskop sieht man die unverkennbaren, gut ausgebildeten Häminkristalle (Abb. 245), falls Blut vorhanden war. Es sind gelbbraune, rhombische Kristalltafeln, die auch paarweise oder kreuzweise übereinander liegen können. Zum Vergleich stellt man sich ein Präparat mit frisch eingetrocknetem Blut her.

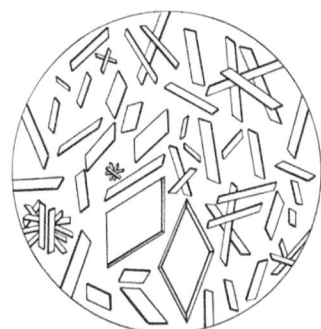

Abb. 245. TEICHMANNsche Häminkristalle. 350fache Vergrößerung.

Bei *alten* eingetrockneten Blutflecken kann die Darstellung der Häminkristalle manchmal schwierig sein. Das ist auch der Grund, weshalb diese bekannte Methode zugunsten der nachstehend beschriebenen Kristallisationsprobe vielfach verlassen worden ist.

γ. *Hämochromprobe.* Man benutzt hierfür das Takayama-Reagens, das durch Mischen von je 3 ml 10%iger Natronlauge, 10%iger Traubenzuckerlsg. und reinem Pyridin, sowie 7 ml W. bereitet wird. Manchmal genügt es auch, wenn man die Blutspur mit einem Tr. Pyridin verreibt und wenig Reduktionsmittel (frische Schwefelammoniumlsg. oder 10%iger Hydrazinsulfatlsg.) zufügt. Der Flecken wird rosarot; unter dem Mikroskop sieht man die stern- oder garbenförmig zusammenliegenden Hämochromkristalle, die leuchtend rubinrot gefärbt sind (Abb. 246). Die Methode gilt als sehr zuverlässig.

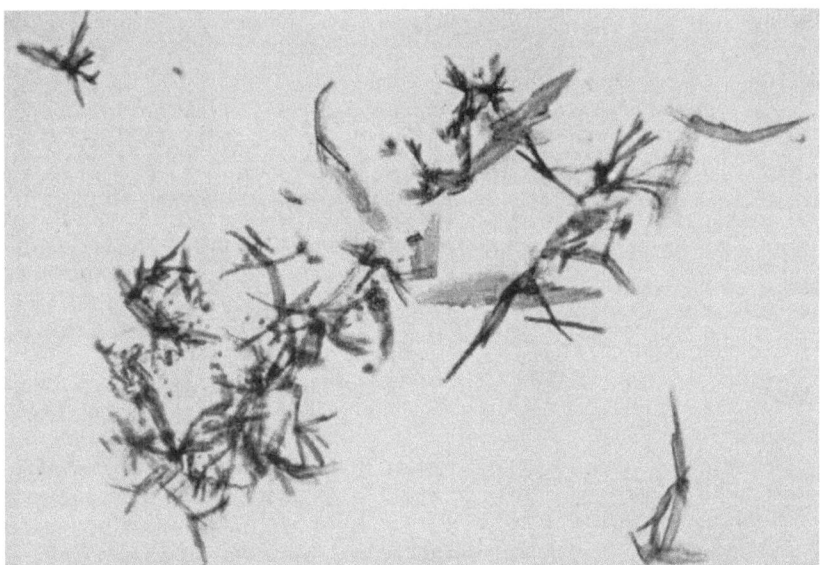

Abb. 246. Hämochromkristalle, dargestellt aus Blut (aus W. SCHWERD: Der rote Blutfarbstoff und seine wichtigsten Derivate, Lübeck: Schmidt-Römhild 1962).

648 Physiologisch-chemische Untersuchungen

Literatur: BRÜNING, A.: Blutnachweis in Blutflecken, in A. PENSOLD: Lehrbuch der gerichtlichen Medizin, Stuttgart: Thieme 1957.

δ. *Spektroskopischer Nachweis von Blut.* Lösungen von Hämoglobin und seinen Derivaten zeigen kennzeichnende Absorptionsstreifen im Spektrum. Man zieht die auf Blut zu untersuchenden Proben mit Wasser aus und bringt die filtrierte Lösung in einer Küvette oder einem Reagensglas zwischen Lichtquelle und Spalt des Spektralapparates. Meist genügt schon ein einfaches Handspektroskop. Man kann auch mit einem Spektralphotometer arbeiten und die einzelnen Wellenlängen der Reihe nach durchmessen, wobei man auch den nahen ultravioletten Bereich erfaßt. Trägt man wie in Abb. 247 auf halblogarithmischem

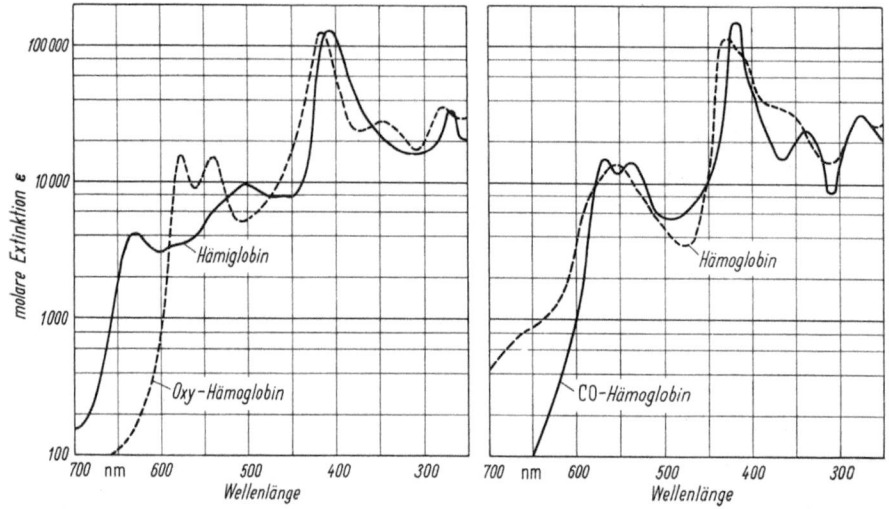

Abb. 247. Absorptionsspektren einiger Hämoglobinderivate.

Papier die Wellenlänge in nm gegen die molare Extinktion (ε) auf, so erhält man eine sog. typische Farbkurve. Allen Hämoglobinderivaten gemeinsam ist die hohe Extinktion zwischen 400 und 440 nm (Soretbande). Oxyhämoglobin hat zwei weitere Maxima bei 540 und 578 nm, während das reduzierte Hämoglobin nur einen einzigen Gipfel bei 555 nm hat. Die langwelligen Maxima des CO-Hämoglobins liegen bei 540 und 570 nm, letzteres ist also gegenüber dem Oxyhämoglobin leicht gegen den kurzwelligen Bereich verschoben. Hämiglobin hat zwei Gipfel bei 500 nm und bei 630 nm. Gewöhnlich erhält man bei der Untersuchung das Spektrum des Oxyhämoglobins mit zwei Absorptionsbanden. Setzt man einige Tr. Ammonsulfidlsg. als Reduktionsmittel zu, so zeigt sich das Spektrum des reduzierten Hämoglobins mit einem breiten Absorptionsstreifen. War das Blut schon zersetzt, so kann sich auch das Spektrum des Hämiglobins (Methämoglobins) zeigen; durch Zusatz von etwas Kaliumhexacyanoferrat(III) kann man es künstlich erhalten. Bei der Reduktion geht es wie Oxyhämoglobin in das Spektrum des Hämoglobins über. Leitet man in die ursprüngliche Blutprobe Kohlenoxid (Leuchtgas) ein, so erhält man das Spektrum des CO-Hämoglobins, das bei der Reduktion fast unverändert bleibt. Durch Einwirkung von Schwefelwasserstoff auf Hämoglobin entsteht das grüngefärbte Verdoglobin S (früher Sulfhämoglobin), das auch bei der Fäulnis des Blutes auftritt.

2. Nachweis des Hämiglobins (Methämoglobins). Hämiglobin (frühere, aber auch heute noch übliche Bezeichnung Methämoglobin) enthält dreiwertiges Eisen im Gegensatz zum normalen Hämoglobin, wo das zentrale Eisenatom des Moleküls zweiwertig ist. Es bildet sich aus Hämoglobin durch Oxydation, z.B. mit Kaliumhexacyanoferrat(III). Das Absorptionsspektrum zeigt eine charakteristische Bande im Rot bei 630 nm; im Gegensatz zum Verdoglobin verschwindet diese bei der Reduktion und in alkalischer Lösung.

Im gesunden Blut findet man einen Hämiglobingehalt von 0 bis 2% des Gesamtblutfarbstoffes. Es gibt eine Reihe von Stoffen, die als „Methämoglobinbildner" bekannt sind. Dazu gehören Nitrite, Chlorate, Anilin und seine Derivate. Der spektroskopische Nachweis des Hämiglobins gelingt nur bei Konzentrationen über 15%, wobei die Blutlösung so stark konzentriert sein muß, daß Grün und Blau ganz dunkel erscheinen.

Quantitative Hämiglobinbestimmung im Blut nach W. Schwerd. Da Hämiglobin kein Kohlenoxid aufnimmt, kann man es spektralphotometrisch in Gegenwart von CO-Hämoglobin messen. Nach Zusatz eines Reduktionsmittel geht es in Hämoglobin über, das dann bei Vorhandensein von CO sofort ebenfalls CO-Hämoglobin bildet.

Ausführung. In 20 ml W., das vorher mit CO gesättigt worden ist, bringt man etwa 0,1 ml Blut. Nach Zusatz von 5 ml Phosphatpuffer nach SÖRENSEN (0,2 m, pH 6,8) leitet man erneut CO durch und zentrifugiert. Man verteilt die Lsg. auf 3 Küvetten zu 1 cm Schichtdicke und prüft zunächst im Spektralphotometer bei 568 nm auf Extinktionsgleichheit. Eine Küvette dient zum Justieren, die beiden andern werden der Reihe nach mit etwa 10 mg Natriumdithionit beschickt, verschlossen, geschwenkt und nach 10 bis 15 Sek. gemessen. Danach wird die Justierküvette mit etwa 5 mg Kaliumcyanoferrat(III) versetzt und umgeschwenkt. Sie wird mit den anderen Küvetten $1^{1}/_{2}$ Std. dunkel aufbewahrt und dann bei der gleichen Wellenlänge die Messung noch einmal wiederholt.

Berechnung. Die erste Ablesung E_1 entspricht dem Hämiglobingehalt des Blutes, die zweite Ablesung E_2 einem 100%igen Hämiglobingehalt. Da eine lineare Beziehung besteht, ergibt sich der gesuchte Hämiglobingehalt des Blutes als

$$\frac{E_1}{E_2} \cdot 100$$

in Prozenten des Gesamtblutfarbstoffes.

Anmerkung. Kohlenoxid kann man einer Stahlflasche entnehmen oder aus konz. Ameisensäure und konz. Schwefelsäure bereiten. Verwendet man Leuchtgas, so muß man es erst durch eine Waschflasche schicken, die eine alkalische Pyrogallollsg. enthält.

3. Nachweis des Kohlenoxidhämoglobins. Bei Kohlenoxidvergiftungen (durch Leuchtgas, Ofengase oder Auspuffgase von Motoren) enthält das Blut eine Verbindung von Kohlenoxid mit Blut, die Kohlenoxidhämoglobin genannt wird. Dabei nimmt das Blut eine lebhaft rote (kirschrote) Färbung an. Schon normalerweise findet man etwas CO-Hämoglobin im Blut, besonders bei Großstadtbewohnern und Rauchern; Werte bis 4% werden noch als normal angesehen. Der Nachweis erfolgt spektroskopisch oder chemisch, die quantitative Bestimmung spektralphotometrisch.

α. Spektroskopischer Nachweis. Das Spektrum des Kohlenoxidhämoglobin ist dem des Oxyhämoglobins (s. Abb. 247) sehr ähnlich. Bei der Reduktion bleibt es praktisch unverändert, während sich aus Oxyhämoglobin das Spektrum des red. Hämoglobins entwickelt.

Ausführung. Das Blut wird mit Wasser etwa 1 : 100, bzw. so lange verdünnt, bis man im Spektroskop die beiden Streifen im Gelb und Grün erkennen kann. Nach Zugabe eines Reduktionsmittel (einige Tr. Schwefelammoniumlsg. oder besser eine Spatelspitze Natriumdithionit) muß bei Anwesenheit von CO der Doppelstreifen bestehen bleiben, während er bei normalem Blut in ein breites Band übergeht. Da in der Praxis immer ein Gemisch vorliegt, wird man ein Mischspektrum erhalten. Erst bei einem Gehalt unter 20%, kann man die Streifen des Kohlenoxidhämoglobins nicht mehr erkennen.

β. Chemischer Nachweis nach E. Wolff. Die chemischen Nachweise beruhen meist darauf, daß Kohlenoxidhämoglobin gegen chemische Einflüsse wesentlich widerstandsfähiger ist als normales Hämoglobin. Nach W. SCHWERD ist das nachstehende Verfahren besonders zu empfehlen, es ist empfindlich, spezifisch und auch in faulem Blut brauchbar ist. Wichtig ist es, das zum Verdünnen des Blutes erforderliche dest. Wasser und die Pufferlösung vorher kräftig zu schütteln, damit sie genügend Luftsauerstoff enthalten. Die Pufferlösung pH 5 besteht aus 1 T. 5 n Essigsäure (300 g CH_3COOH auf 1 Liter H_2O) und 3 T. 3 n Natriumacetatlsg. (408 g $CH_3COONa \cdot 3 H_2O$ auf 1 Liter H_2O).

Ausführung. 1 ml einer 20%igen Blutlsg. (ca. 3 g% Hb) wird mit 4 ml Pufferlsg. versetzt, gemischt und in einem Wasserbad *genau* 5 Min. bei *genau* 55° erwärmt, anschließend sofort mit kaltem Wasser abgekühlt und filtriert. Im negativen Falle ist das Filtrat strohgelb, im positiven rot gefärbt.

γ. Quantitative Bestimmung nach G. Hüfner und L. Heilmeyer. Diese spektralphotometrische Methode arbeitet mit zwei Wellenlängenpaaren. Das zu untersuchende Blut wird mit Ammoniaklsg. (0,1%), die durch kräftiges Umschütteln mit Luftsauerstoff gesättigt wurde, 1 : 100 verdünnt, und nach W. SCHWERD [Arch. Toxikol. *15*, 288 (1955)] werden die Extinktionen in einer 1-cm-Küvette bei 541, 560 und 576 nm im Spektralphotometer bestimmt. Man bildet die Quotienten E 541/E 560 und E 576/E 560 und entnimmt die zugehörigen CO-Hb-Prozentwerte der Eichkurven (Abb. 248). Die Genauigkeit liegt bei niedrigen Werten um $\pm 2\%$ und bei hohen Werten um $\pm 4\%$.

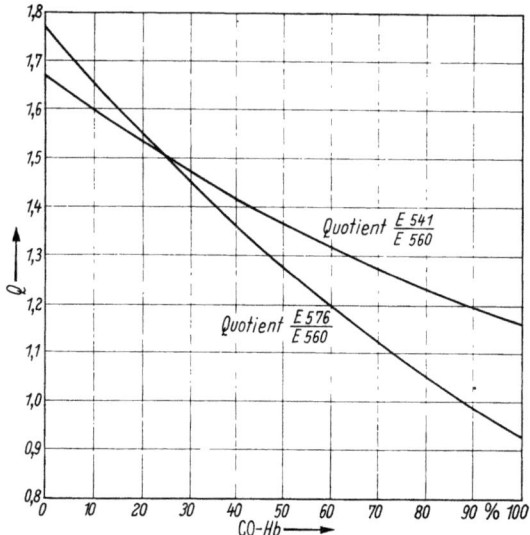

Abb. 248. Quantitative Bestimmung des Kohlenoxidhämoglobins im Blut. Quotienten nach W. SCHWERD. Aus den Kurven kann der prozentuale CO-Hb-Anteil ermittelt werden.

m. Bestimmung von Alkohol im Blut

Für die Bestimmung des Äthylalkohols im Blut zur Beurteilung von Alkoholrauschzuständen, z. B. im Straßenverkehr, stehen hauptsächlich zwei Methoden zur Verfügung, die Widmark-Methode und die enzymatische Methode. Werden sie beide gleichzeitig in mehrfachen Versuchen für die gleiche Blutprobe, wie das heute allgemein üblich ist, angewandt, so ergibt sich bei Übereinstimmung ein hohes Maß von Sicherheit.

Die Angabe der Alkoholkonzentration im Blut erfolgt üblicherweise in Promille, also g in 1000 g Blut. Daneben sind auch Angaben in mg/100 g üblich. Der physiologische Alkoholgehalt auch ohne Alkoholgenuß beträgt gewöhnlich 0,02 bis 0,04‰, gelegentlich bis 0,06‰ steigend. Die maximale Alkoholkonzentration nach dem Genuß wird etwa nach $1^{1}/_{2}$ Std. erreicht, bei gleichzeitiger Nahrungsaufnahme wenig später. Im Straßenverkehr wird zur Zeit bei einem Blutalkoholspiegel ab 1,3‰ die Fahrtüchtigkeit gerichtlich verneint.

1. Verfahren nach Widmark (modifiziert). Prinzip. Der im Blut enthaltene Alkohol wird in einer geschlossenen Apparatur in konzentrierte Schwefelsäure destilliert und mit Dichromat zu Essigsäure oxydiert. Der Dichromatüberschuß wird dann jodometrisch bestimmt.

Spezifität. Die Reaktion ist *unspezifisch*, da auch andere flüchtige Substanzen die gleiche Reaktion geben. Aceton und Acetessigsäure geben erhöhte Werte, so können beim Diabetiker die Reduktionswerte bis 0,35‰ ansteigen. Nach starkem Obstgenuß kann man Werte bis 0,48‰ finden. Auch Acetaldehyd und Paraldehyd sowie die Narcotica Chloroform, Äther, Amylenhydrat und Chloräthyl können zu Täuschungen Anlaß geben. In diesen Fällen darf die Methode nicht angewandt werden.

Geräte. 1. Widmarkkolben, das sind 50-ml-Erlenmeyerkolben aus Jenaer Glas mit eingeschliffenen Stopfen, der nach oben ausgezogen und zu einem Haken gekrümmt ist, an dem man den Stopfen an ein Stativ oder an die Waage hängen kann. Auf der unteren Seite ist der Stopfen mit einem Stiel versehen, der am Ende ein kleines, etwa 0,3 ml fassendes Näpfchen trägt (Abb. 249). Der Stiel muß so lang sein, daß sich der Behälter 1/2 bis 1 cm über dem Boden des Kolbens befindet. Die Kolben müssen vor und nach dem Gebrauch mit Chrom-

Schwefelsäure gründlich gereinigt, mit dest. Wasser ausgespült und im Trockenschrank getrocknet werden. Geringe Verunreinigungen organischer Art beeinflussen das Ergebnis.

2. Holzstativ mit Haken zum Aufhängen der Glasstopfen.

3. Gummikappen, die über den Kolbenhals der Widmarkkolben gezogen werden, oder Spiralfedern, die an Haken befestigt werden.

4. Kapillaren, S-förmig gebogen, zum Aufsaugen des Blutes nach LJUNGDAHL. Sie sollen nicht über 300 mg wiegen und müssen 100 bis 150 µl fassen. Dazu ein dünner Gummischlauch.

5. Eine Glasspritze zum absolut gleichmäßigen Abmessen der Dichromat-Schwefelsäure oder eine automatische Glaspipette.

Reagentien. 1. Dichromat-Schwefelsäure: 100 mg Kaliumdichromat p. a. werden in 1 ml dest. Wasser gelöst und mit konz. Schwefelsäure p. a. auf 100 ml aufgefüllt. (Bei Bestimmungen von über $2^0/_{00}$ Alkohol verwendet man eine Lösung von 250 mg Kaliumdichromat.)

2. Kaliumjodidlösung, jodatfrei, 5%, aus Kaliumjodid.

3. 0,01 n oder 0,005 n Natriumthiosulfatlösung: Aus einer 0,1 n Lösung durch Verdünnen mit ausgekochtem und unter Natronkalkrohr erkaltetem dest. Wasser frisch bereitet.

4. Stärkelösung, 1%, aus löslicher Stärke.

Sämtliche Lösungen werden in dunklen Flaschen aufbewahrt. Die Glasgefäße müssen unbedingt sauber und trocken sein.

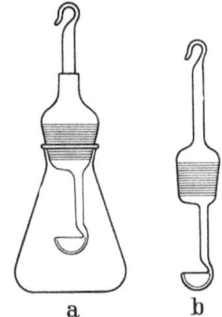

Abb. 249 a u. b. Kolben zur Alkoholbestimmung nach WIDMARK. a) Vollständiger Kolben; b) Stopfen mit Näpfchen.

Vorbereitung der Kolben. Da von jeder Probe mindestens zwei Bestimmungen als Vollversuch und zwei Bestimmungen als Blindversuch ausgeführt werden, sind die entsprechenden Widmarkkolben vorzubereiten, indem man die sauberen Kolben mit je 1 ml Dichromat-Schwefelsäure beschickt. Zum Abmessen benutzt man eine besondere Glasspritze. Die Genauigkeit, mit der das Abmessen erfolgt, ist von ausschlaggebender Bedeutung für die Präzision der ganzen Bestimmung. Vor allem ist wichtig, daß immer die genau gleiche Menge abgemessen wird. (Da sich wässerige Lösungen besser abmessen lassen als solche die konz. Schwefelsäure enthalten, kann man auch so vorgehen, daß eine Lösung von 100 mg bzw. 250 mg Kaliumdichromat in 100 ml dest. Wasser verwendet wird. Die Kolben bringt man dann in den Trockenschrank und dampft bei 100 bis 120° zur Trockne ein. So vorbereitete Kölbchen kann man sich auf Vorrat hinstellen. Nach Verschluß mit dem Stopfen können sie unbegrenzt aufgehoben werden. Zum Gebrauch benetzt man das Dichromat mit 2 Tr. Wasser und gibt 1 ml konz. Schwefelsäure hinzu.

Abnahme des Blutes. Meistens werden zur Blutabnahme und zum Einsenden der Proben an die Untersuchungsstelle Spezialvenülen mit Natriumfluorid verwendet, die einschließlich Desinfektionsmittel, Verpackung und Begleitschein von den Behringwerken, Marburg, geliefert werden. Zur Gewinnung von Kapillarblut aus der Fingerbeere oder dem Ohrläppchen nimmt man Blutzuckerpipetten zu 0,1 ml oder besondere S-förmig gebogene Kapillaren nach LJUNGDAHL. Zunächst muß betont werden, daß zur Hautdesinfektion auf keinen Fall Alkohol oder Äther genommen werden darf, sondern eine 1%ige Sublimatlösung. Nach Einstich senkt man den kurzen Schenkel der Kapillare in den Blutstopfen, wodurch sie sich automatisch füllt. Die Füllung kann auch durch Saugen mittels eines angebrachten Gummischlauches beschleunigt werden, was bei einer normalen Blutzuckerpipette auf jeden Fall notwendig ist. Die Kapillare bzw. die Pipette wird äußerlich sorgfältig mit Zellstoff abgewischt und auf der analytischen Waage oder einer Torsionswaage gewogen. Dann wird das Blut in den am Stiel des Stopfens angeschmolzenen kleinen Behälter ausgeblasen und die Kapillare sofort zurückgewogen. Die Differenz der beiden Wägungen entspricht dem Gewicht der Blutprobe. Bei eingesandten Blutproben stellt man das genaue Gewicht der Bluteinwaage dadurch fest, daß man zunächst den Stopfen des Widmarkkolbens mit dem Näpfchen auf der analytischen Waage wiegt, dann 0,1 bis 0,2 ml Blut in das Näpfchen einpipettiert und die Wägung wiederholt.

Durchführung der Bestimmung. Man setzt nun die Stopfen in die bereits mit Dichromat-Schwefelsäure beschickten Kolben ein, zieht die Gummikappe über die Kolben, oder bringt die Spiralfedern an. Gleichzeitig werden zwei Blindproben mit 0,1 ml dest. Wasser an Stelle von Blut angesetzt. Die Kolben setzt man nun 3 Std. in ein Wasserbad von 50 bis 60°. Zur Fixierung benutzt man ein besonderes Gestell oder beschwert die Kolben mit Bleiringen. Man kann sie auch einfach in einen Trockenschrank von 50 bis 60° stellen. Nach den 3 Std. entfernt man vorsichtig die Stopfen, ohne daß Blutrückstände in die Dichromat-Schwefelsäure fallen, und legt sie in ein Gefäß mit Wasser. Zum Kolbeninhalt gibt man 25 ml dest. Wasser und nach Mischen und Abkühlen 0,5 ml Kaliumjodidlösung. Nach 1 Min. titriert man unter Zusatz von Stärkelösung als Indikator mit 0,005 n Natriumthiosulfatlösung bis zum Verschwinden der Blaufärbung und Auftreten einer grünen Farbe von Chrom(III)-sulfat. (Bei Verwendung der starken 0,25%igen Dichromatlösung titriert man mit 0,01 n Natriumthiosulfat.) Die Titration darf nicht zu langsam erfolgen, eine Nachbläuung wird nicht berücksichtigt.

Berechnung. Aus den Titrationsergebnissen der Blutproben und Blindproben wird das Mittel genommen. Die Differenz wird bei Verwendung der 0,01 n Thiosulfatlösung mit 0,115 und bei der 0,005 n Thiosulfatlösung mit 0,0575 multipliziert. Die genannten Faktoren sind empirisch, da der Reaktionsverlauf bei der Oxydation des Alkohols nicht genau definiert ist. Aus der gefundenen Alkoholmenge und dem Gewicht der Blutprobe wird dann der Alkoholgehalt in Promille berechnet.

Kontrolle. Von der Firma Merck AG werden Alkohol-Standardlösungen zur Blutalkoholbestimmung in Ampullen mit 0,8 bis 1,9‰, abgestuft auf 0,1‰ Äthylalkohol, und 2,0 bis 3,0‰, abgestuft auf 0,2‰, in den Handel gebracht. Es empfiehlt sich an jedem Untersuchungstag die methodische Zuverlässigkeit an solchen standardisierten Alkohollösungen zu prüfen. Auch zur Sicherung von gefundenen Blutalkoholwerten besonders im juristischen Grenzbereich wird man Kontrollbestimmungen mit geringerem und mit höherem Alkoholgehalt anschließen. Dazu gibt es von Merck AG eine kleine Serie mit 6 Amp. von 1,3 bis 1,8‰.

Photometrische Bestimmung: Die Widmark-Methode läßt sich auch nach O. GRÜNER [Blutalkohol 2, 91 (1963)] photometrisch auswerten, was an Genauigkeit der titrimetrischen Methode gleichkommt, bei Reihenuntersuchungen jedoch einen Vorteil durch Zeitgewinn bedeutet. Als Reagentien benötigt man außer der oben beschriebenen 0,25%igen Dichromat-Schwefelsäure noch eine Alkohol-Standardlösung mit genau eingestelltem Gehalt zwischen 1 und 2‰. (Eine fertige Testpackung bringt die Firma Dr. Heinz Haury, München, in den Handel.) Der Ansatz erfolgt wie bei der titrimetrischen Methode im Doppelversuch mit 2 ml Dichromatschwefelsäure und 0,2 ml Blut (genau gewogen). Außerdem setzt man ebenfalls im Doppelversuch einen Standard (mit 0,2 ml Standardlösung) und einen Leerwert (mit 0,2 ml dest. Wasser) an. Nach der Destillation und der Zugabe von 25 ml Wasser läßt man abkühlen und kann dann in 1-cm-Küvetten bei einer Wellenlänge zwischen 340 und 380 nm (z. B. mit Filter Hg 366) gegen Wasser messen. Zur Berechnung verwendet man folgende Formel:

$$\frac{(E_{Leerwert} - E_{Analyse}) \cdot Einwaage_{Analyse} \text{ (mg)}}{(E_{Leerwert} - E_{Standard}) \cdot Einwaage_{Standard} \text{ (mg)}} \cdot \text{Standardwert (}^0/_{00}\text{)}.$$

Als Ergebnis erhält man den Alkoholgehalt des Blutes in Promille.

2. Enzymatische Bestimmung mit ADH. TH. BÜCHER und H. REDETZKI beschrieben 1951 ein enzymatisches Verfahren zur Bestimmung von Alkohol im Blut mit Hilfe der *Alkoholdehydrogenase* [Klin. Wschr. 29, 615 (1951)]. Gegenüber der Widmark-Methode hat es den Vorzug der absoluten *Spezifität*, da Alkoholdehydrogenase mit keinem der Stoffe reagiert, die in einer lege artis entnommenen Blutprobe enthalten sein können, außer mit Äthanol. Das enzymatische Verfahren beruht darauf, daß ADH die Dehydrierung des Äthanols zu Acetaldehyd katalysiert. Als Wasserstoffakzeptor dient Diphosphopyridinnucleotid (DPN).

$$CH_3 \cdot CH_2OH + DPN^+ \rightleftarrows CH_3 \cdot CHO + DPNH + H^+.$$

Durch Zusatz von Semicarbazid wird der Aldehyd abgefangen, so daß bei Gegenwart eines Überschusses an ADH die Reaktion praktisch quantitativ von links nach rechts verläuft. Da sich das entstehende DPNH vom DPN durch Absorption im ultravioletten Licht bei 340 nm unterscheidet, kann nach photometrischer Messung anhand einer Eichkurve die Alkoholkonzentration errechnet werden. Über Grundlagen und Ergebnisse der enzymatischen Äthylalkoholbestimmung vgl. H. REDETZKI und K. JOHANNESMEIER [Arch. Toxikol. 16, 73 (1956)].

Bereitung der Reagentien. Von den nachstehenden Reagentien sind ADH und DPN in der Originalpackung der Firma C. F. Boehringer & Söhne in Mannheim enthalten, diese enthält auch eine genaue Gebrauchsanweisung für die Bestimmung.

1. Alkoholdehydrogenase (ADH) wird als Suspension mit 30 mg Enzymprotein/ml gesättigter Ammoniumsulfatlösung geliefert. Die Kristallsuspension ist unverdünnt zu verwenden. Sie soll im Kühlschrank bei 2 bis 4° aufbewahrt werden und ist dann mehrere Monate haltbar. Die Enzymaktivität wird nach D. DOTZAUER und Mitarbeitern [Dtsch. Z. ges. gerichtl. Med. 41, 15 (1952)] gemessen. Das Boehringer-Präparat enthält 2000 bis 2500 Einheiten/mg.

2. Diphosphopyridinnucleotid (DPN) wird nach der neuen internationalen Nomenklatur als Nicotinamid-adenin-dinucleotid (NAD) bezeichnet, doch hat sich dieser Name noch nicht

recht durchgesetzt. Als Trockenpulver ist die Substanz stabil und über Monate im Exsikkator haltbar. Das Fläschchen aus der Originalpackung Boehringer enthält etwa 50 mg; man löst durch Schütteln in 2,85 ml bidest. Wasser. Die Lösung ist 0,24 molar und ist im Kühlschrank etwa 2 Wochen haltbar.

3. Perchlorsäure 0,23 m. 2,9 ml Pechlorsäure 70% p.a. oder 3,6 ml Perchlorsäure 60% p.a. werden mit bidest. Wasser auf 100 ml aufgefüllt.

4. Pufferlösung: 10 g Natriumpyrophosphat p.a. ($Na_4P_2O_7 \cdot 10 H_2O$), 2,5 g absolut alkoholfreies Semicarbazidhydrochlorid p.a. und 0,5 g Glykokoll nach SÖRENSEN p.a. werden in 250 bidest. Wasser gelöst, mit 10 ml 2n NaOH versetzt und mit bidest. Wasser auf 300 ml aufgefüllt. Das pH der Lösung beträgt etwa 8,7. Sie ist eine Woche bei Raumtemperatur haltbar, im Kühlschrank länger, und muß gegen CO_2 geschützt werden.

Von den vorstehenden Reagentien sind 1 und 2 in der Originalpackung der Fa. Boehringer, Mannheim, enthalten.

Vorbereitung der Analyse. Die Reinigung der Glasgeräte erfolgt zweckmäßig mit Chrom-Schwefelsäure. Doch müssen Chromspuren wieder sorgfältig durch Spülen mit dest. Wasser und bidest. Wasser entfernt werden. Das bidest. Wasser – auch für die Reagentien – ist aus einer Quarzapparatur zu destillieren. Die Laboratoriumsluft darf keinen Alkohol- oder Aldehydgehalt aufweisen. Pipettierfehler werden durch Verwendung von Stangenpipetten mit lang ausgezogener Spitze und durch den Gebrauch ein und derselben Pipette für je eine Lösung bei der Aufstellung der Eichkurve und bei den Bestimmungen vermieden.

Anlegen einer Eichkurve. Eine Lösung bekannten Alkoholgehaltes läßt sich einfach und exakt durch Einwaage von kristallisiertem Glykokolläthylesterhydrochlorid (M.G. = 139,5) herstellen, das in überschüssiger Natronlauge bei Zimmertemperatur quantitativ zu Äthanol und Glykokoll verseift wird. Zur Herstellung einer solchen Standardlösung werden 303 mg Glykokolläthylesterhydrochlorid p.a. in 10,0 ml 2n NaOH aufgelöst und ca. 35 Min. bei Raumtemperatur stehengelassen. Die Lösung enthält 1% Äthanol. Davon werden 0,1 bis 0,6 ml mit bidest. Wasser oder normalem alkoholfreiem Serum exakt auf 2,0 ml verdünnt: Von diesen Verdünnungen, die einen Alkoholgehalt von 0,5 bis 3,0‰ aufweisen, werden je 0,5 ml wie Blut untersucht (siehe Reaktionsansatz und Messung). Die gegen den Reagentienblindwert gemessenen Extinktionen werden auf Millimeterpapier als Ordinate, die dazugehörigen Alkoholpromille als Abszisse aufgetragen. Die Extinktionen liegen bei der angegebenen DPN-Konzentration auf einer Geraden. Dies entspricht einem Alkoholgehalt im Vollblut bis 2,4‰. Arbeitet man mit der doppelten DPN-Menge, so verläuft die Eichkurve bis 4‰ (= 3,2‰ im Vollblut) linear. In diesem Fall muß selbstverständlich eine neue Eichkurve aufgestellt werden, da diese infolge des höheren Blindwertes flacher verläuft.

Enteiweißung. In ein Zentrifugenglas werden nacheinander 4 ml Perchlorsäurelösung und 0,5 ml Blut oder Serum pipettiert, gut durchgemischt, Verklumpungen gegebenenfalls mit einem Glasstab zerdrückt, das Zentrifugenglas mit einem Gummistopfen verschlossen und 5 Min. bei etwa 3000 U/Min. zentrifugiert.

Reaktionsansatz. Zu jeder Versuchsreihe, die bis 40 Proben umfassen kann, setzt man mindestens einen Reagentienleerwert an. Außerdem ist zu empfehlen, mehrere Kontrollösungen mit Alkoholstandard und Blutproben ohne Alkohol (Null-Blut) mitlaufen zu lassen.

In ein graduiertes Reagensglas mit Glasstopfen pipettiert man nacheinander:

	Analyse	Leerwert
Pufferlösung	4,80 ml	4,80 ml
DPN-Lösung	0,10 ml	0,10 ml
Überstand nach der Enteiweißung	0,10 ml	—
Perchlorsäurelösung	—	0,10 ml
ADH-Suspension	0,02 ml	0,02 ml

Durch mehrfaches Umdrehen des Glases mischt man gut durch und läßt 70 Min. verschlossen bei 25° im Brutschrank oder Wasserbad stehen. Zur Messung wird in 1-cm-Küvetten umgegossen.

Extinktionsmessung. Man mißt den Analysenwert gegen den Reagentienleerwert bei 340 nm oder 366 nm. Die Extinktion des Reagentienleerwertes soll gegen Wasser gemessen nicht größer als 0,1 bei 366 nm, bzw. 0,2 bei 340 nm sein. Steht ein UV-Spektralphotometer (Zeiss oder Beckman) zur Verfügung, wird die Wellenlänge 340 nm bevorzugt. Bei Quecksilberlinien-Photometern (Elko von Zeiss, Eppendorf-Photometer von Netheler & Hinz) wird das Filter Hg 366 verwendet. Quarzküvetten sind nicht erforderlich.

Berechnung. Aus der gegen den Reagentienleerwert gemessenen Extinktion der Probe wird nach der Eichkurve der Alkohol-Promille-Gehalt ermittelt. Beim Elko gibt die Fa. Zeiss für das Filter Hg 366 an: ‰ Alkohol im Blut = E × 8,3. Doch ist es auch hier viel besser, eine eigene Eichkurve aufzustellen.

Modifikationen der Methode. Eine höhere Empfindlichkeit und damit Brauchbarkeit der enzymatischen Bestimmung für Mikroanalysen wird erreicht, wenn man nach H. THEORELL statt der Absorption bei 340 nm die Fluoreszenz des entstehenden DPNH mißt. [Acta pharmacol. (Kbh.) *10*, 223 (1954); Acta chem. scand. *9*, 1148 (1955); Scand. J. clin. Lab. Invest. 10, Suppl. 31 (1957)]. — Verwendet man statt DPN das 3-Acetylpyridin-Analoge des DPN (APDPN), so spart man den Fänger für den Acetaldehyd. (Nähere Angaben und Analysenvorschrift siehe H. U. BERGMEYER: Methoden der enzymatischen Analyse, Weinheim/Bergstr.: Verlag Chemie 1962, S. 287.)

3. Sonstige Bestimmungsmethoden. Es gibt noch eine große Zahl von weiteren Verfahren [vgl. Dtsch. Apoth. Ztg *94*, 546 (1954)] und Modifikationen. Sie haben sich gegenüber den beiden obigen Standardmethoden nicht durchsetzen können. Erwähnt sei die photometrische Bestimmung nach E. VIDIC [Arzneimittel-Forsch. *4*, 411 (1954)], die eine abgewandelte Widmark-Methode darstellt. E. WEINIG [Dtsch. Z. ges. gericht. Med. *40*, 318 (1951)] kombiniert die Destillation in Gegenwart von Quecksilber(II)-sulfat nach J. E. FRIEDEMANN und R. KLAAS [J. biol. Chem. *115*, 47 (1936)] mit dem Widmark-Verfahren und erzielt damit einwandfreie Ergebnisse. Zur gaschromatographischen Bestimmung s. F. DRAWERT et al.: Hoppe-Seylers Z. physiol. Chem. *329*, 90 (1962).

n. Anhang I. Bestimmung von Alkohol im Atem

Die Alkoholbestimmung in der Atemluft wird von der Polizei bei Verkehrsunfällen gern als „Vorprobe" benutzt um festzustellen, ob eine Blutalkoholbestimmung notwendig ist und eine Blutprobe abgenommen werden soll. Für sich allein angewandt ist die Bestimmung in der Atemluft juristisch nicht brauchbar. Verwendet werden Prüfröhrchen (Alcotest der Drägerwerke in Lübeck), die mit einem Atem-Meßbeutel verbunden sind, um die Luftmenge genau zu dosieren. Die Röhrchen sind beidseitig zugeschmolzen, ca. 60 mm lang, mit einer 15 mm langen Indikatorschicht. Diese besteht aus Kieselsäuregel, das mit Dichromatschwefelsäure imprägniert ist. Zur Prüfung werden die Spitzen des Röhrchens abgebrochen, auf der einen Seite ein Mundstück angesetzt und auf der anderen Seite der Meßbeutel angeschlossen. Wird der Meßbeutel in einem Atemzug aufgeblasen, so färbt sich die Indikatorschicht bei Anwesenheit von Alkohol grün. Die Länge der Farbzone ist proportional dem Alkoholgehalt der Atemluft. Der Proband muß beim Aufblasen des Meßbeutels einen ziemlichen Widerstand überwinden. Dadurch ist er gezwungen, den vollen Ausatmungsdruck anzuwenden, so daß die Prüfluft aus der Lunge herausgeholt wird. Eine positive Alcotest-Reaktion entspricht einem Blutalkoholgehalt von über 0,3‰; darunterliegende Werte interessieren die Polizei nicht, da sie „rechtsunerheblich" sind.

Literatur: SCHEIBE, G., u. H. FREY: Klin. Wschr. *31*, 817 (1953). — GROSSKOPF, K: Ang. Chem. *66*, 295 (1954). — BERKEBILE, J. M.: Ref. i. Chem. Zbl. *1955*, S. 8696.

o. Anhang II. Bestimmung von Alkohol im Urin

In Deutschland und anderen Ländern ist die Bestimmung von Alkohol im Urin forensisch ohne Bedeutung. In England jedoch werden bei Verkehrsdelikten Urinproben von der Polizei sichergestellt. Sie können nach den gleichen Methoden wie Blut analysiert werden; gegebenenfalls ist der Urin mit Wasser zu verdünnen, was bei der Berechnung zu berücksichtigen ist. Zur Konservierung eignet sich Natriumfluorid. Der Alkoholspiegel im Urin liegt etwa 25% höher als in gleichzeitig entnommenen Blutproben, so daß eine angenäherte Umrechnung möglich ist.

p. Bestimmung einiger Arzneimittel im Blut

Bei Arzneimittelvergiftungen wird meistens nicht das Blut, sondern der Harn geprüft (s. S. 597ff.). Bestimmungen im Blut dienen aber oft zur Überprüfung des zur Therapie notwendigen Blutspiegels.

1. Sulfonamidbestimmung. Die Sulfonamide sind im Blut teilweise frei und zum geringeren Teil acetyliert vorhanden. Durch Bestimmung vor und nach einer Säurehydrolyse kann man das freie und das Gesamtsulfonamid erfassen. Nach Diazotierung werden sie nach A. C. BRATTON und E. K. MARSHALL [J. biol. Chem. *128*, 537 (1939)] mit N-(α-Naphthyl)-äthylendiamin gekuppelt und der gebildete Farbstoff photometrisch gemessen.

Reagentien. 1. Trichloressigsäurelösung 20%. − 2. Salzsäure, ca. 4 n. − 3. Natriumnitritlösung 0,1%, täglich frisch zu bereiten. − 4. Sulfaminsäure (Amidosulfosäure)-Lösung 0,5%. − 5. Kupplungsreagens: Eine 0,1%ige Lsg. von N-(α-Naphthyl)-äthylendiamindihydrochlorid in W., täglich frisch zu bereiten. − 6. Standardlösung mit 20 mg-% Sulfonamid: Genau 20 mg Sulfonamid werden in 100 ml W. gelöst; bei manchen schwer lösl. Depot-Sulfonamiden muß man anstelle von Wasser eine m/15 Phosphatpufferlsg. vom pH 8 nehmen (95 ml Dinatriumhydrogenphosphatlsg. + 5 ml Kaliumdihydrogenphosphatlsg.).

Ausführung. In ein Erlenmeyerkölbchen mit Polyäthylenstopfen gibt man 1,0 ml Oxalatblut oder Plasma oder Serum und 20 ml W. Das Glas wird mit lose aufgesetztem Stopfen in ein kochendes Wasserbad gestellt und nach genau 4 Min. ohne vorheriges Abkühlen mit 4 ml Trichloressigsäurelsg. versetzt. Nach gründlichem Umschütteln wird die Mischung noch heiß durch ein Faltenfilter gegeben. Das klare Filtrat wird nach dem Abkühlen ohne wesentliche Verzögerung weiter verarbeitet. Zur Bestimmung des *freien Sulfonamids* werden 5 ml Filtrat in ein Reagensglas mit Stopfen gegeben, mit 0,5 ml Salzsäure versetzt, gemischt und spätestens nach 3 Min. mit 1 ml Natriumnitritlsg. vermischt. Nach einer Wartezeit von mindestens 3 Min. erfolgt im Zusatz von 1 ml Sulfaminsäurelsg., wieder wird gemischt und wiederholt kräftig durchgeschüttelt, bis keine Gasblasen mehr aufsteigen. Nach 2 Min. wird 1 ml Kupplungsreagens zugegeben und gemischt. Der sich entwickelnde Farbstoff kann frühestens nach 20 Min. gemessen werden.

Zur Bestimmung des Gesamtsulfonamids gibt man ebenfalls 5 ml Filtrat in ein graduiertes Reagensglas mit Polyäthylenstopfen, dazu 0,5 ml Salzsäure. Nach gründlichem Mischen kommt das Röhrchen mit lose aufgesetztem Stopfen 60 Min. in ein kochendes Wasserbad. Danach wird es in kaltes Wasser gestellt, bis die Lösung wieder Zimmertemperatur angenommen hat. Die Kondenstropfen an der Wandung des Röhrchens werden durch Neigen heruntergespült und evtl. verdampftes Wasser ergänzt. Anschließend wird, wie oben beschrieben, die Diazotierung und Kupplung zum Farbstoff durchgeführt. Gleichzeitig mit den Proben wird ein Leerversuch mit Wasser und ein Standardwert mit Standardlsg. anstelle von Serum angesetzt und genau wie die Serumprobe behandelt. Gemessen wird im Spektralphotometer bei 540 nm oder im Filterphotometer mit Filter Hg 546 in 1-cm-Küvetten gegen den Leerwert.

Berechnung. Die gesuchten mg Sulfonamid in 100 ml Blut oder Serum erhält man aus

$$\frac{E_{Probe}}{E_{Standard}} \cdot 20.$$

Anmerkung. Die Bestimmungen sollen im Doppelversuch angesetzt werden. Die Wartezeit bis zur Messung des Farbstoffs soll bei den Proben und dem Standard gleich sein. Störungen werden verursacht durch andere aromatische Amine (z.B. PAS oder p-Aminophenol bei Phenacetingebrauch).

2. Bestimmung der p-Aminosalicylsäure (PAS). Zur Überwachung des PAS-Blutspiegels kann das Verfahren nach H. V. STREET angewandt werden. Es handelt sich dabei um eine Kupplungsreaktion mit p-Nitranilin zu einem purpurroten Farbstoff.

Reagentien. 1. Trichloressigsäure 25%. − 2. Natriumnitritlösung 0,5%, täglich frisch zu bereiten. − 3. p-Nitranilinlösung 0,1% in 0,25 n Salzsäure. − 4. Natronlauge, etwa 2 n. − 5. Standardlösung mit 10 mg-% PAS, hergestellt durch Auflösen von 11,4 mg wasserfreiem Natrium-p-aminosalicylat in dest. Wasser.

Ausführung. 0,2 ml Vollblut werden mit 3,2 ml dest. W. in einem Zentrifugenröhrchen vermischt und zur Hämolyse 3 Min. stehengelassen. Dazu kommen 0,6 ml Trichloressigsäure. Nach guter Durchmischung wird 10 Min. gewartet und dann zentrifugiert. 1 ml klares Filtrat wird zunächst mit 0,3 ml Natriumnitritlsg., dann mit 2 ml p-Nitranilinlsg. gemischt und nach 3 Min. noch 2 ml Natronlauge zugegeben. Die entstehende Farbe wird nach 15 Min. im Photometer gegen einen Leerversuch mit Wasser anstelle von Serum gemessen. Gleichzeitig läßt man noch einen Standardwert mit der Standardlsg. mitlaufen.

Berechnung. Der PAS-Gehalt des Blutes in mg/100 ml ergibt sich aus

$$\frac{E_{Probe}}{E_{Standard}} \cdot 10.$$

Anmerkung. Auch hier sind Störungen durch andere aromatische Amine (siehe vorstehende Sulfonamidbestimmung) möglich.

III. Untersuchung des Duodenalsaftes

Die Duodenalflüssigkeit wird mit Hilfe der gleichen Verweilsonde, wie sie bei der fraktionierten Magenaushebung gebraucht wird (S. 671) oder Spezialsonden, durch weiteres Schlucken der Sonde, bis sie im Duodenum sitzt, gewonnen. Sie stellt ein Gemisch von Pankreassekret, Galle und Absonderung der Duodenalschleimhaut dar. In der Klinik macht man zwar von der Möglichkeit Gebrauch, durch selektive Reizung die Einzelsekrete (Pankreassaft, sog. Lebergalle und Blasengalle) zu gewinnen, doch ist dies problematisch.

Das Sekret ist an sich farblos, erhält aber durch Beimischung von Galle eine gelbe Farbe. Die Reaktion ist alkalisch. Die organischen Bestandteile betragen etwa 1%, die anorganischen etwa 0,4%; bemerkenswert ist der hohe Hydrogencarbonatgehalt.

Die praktisch wichtigsten Untersuchungen erstrecken sich auf die Verdauungsenzyme (α-Amylase, Trypsin und Lipase). Dazu kommen einige chemische Untersuchungen und die mikroskopische Prüfung.

a. Enzymbestimmungen

Wegen der leichten Zerstörbarkeit der Pankreasenzyme sind die Duodenalsaftproben sofort zu untersuchen und in der Zwischenzeit eisgekühlt aufzubewahren. Aus der Vielzahl der beschriebenen Bestimmungsmethoden sind nachstehend solche ausgewählt, die sich in der Praxis bewährt haben. Die Anwendung exakter wissenschaftlicher Methoden und Angabe der Enzymaktivität in Internationalen Einheiten (S. 633) hat wenig Sinn, da es fast nie gelingt, wirklich reines Pankreassekret zu gewinnen.

1. α-Amylase (Diastase) baut Stärke zu Dextrinen, Maltose und Glucose ab; man kann deshalb entweder die verbliebene Stärke durch die Jodreaktion oder die entstandenen Zucker durch die Reduktionsproben bestimmen. Als Aktivator für die Fermentreaktion dient Natriumchlorid.

Bestimmung nach J. Wohlgemuth. Diese Bestimmung wird wie im Harn (S. 584) vorgenommen. Man findet normalerweise Werte über 512 WE. Doch gilt die Methode als wenig zuverlässig.

Bestimmung nach H. V. Street und J. R. Close. Die für Serum zur α-Amylasebestimmung angegebene Methode (S. 634) kann auch für Duodenalsaft verwendet werden. Je nach der zu erwartenden Enzymaktivität muß er dazu 1:10 bis 1:1000 verdünnt werden.

2. Lipase. Als Substrat für die Lipasebestimmung im Duodenalsaft kann Olivenöl (Triolein) oder Tributyrin verwendet werden. Ein Unterschied zwischen atoxylresistenter und nicht resistenter Lipase wie im Serum (S. 635) braucht hier nicht gemacht zu werden, da Pankreaslipase stets resistent gegen Atoxyl ist. Das Ferment wird durch Taurocholsäure aktiviert.

Tributyrinmethode nach N. Henning. Man benötigt dazu einen 0,2 m Phosphatpuffer pH 7,2, hergestellt durch Auflösen von 7,62 g KH_2PO_4 nach Sörensen und 25,64 g $Na_2HPO_4 \cdot 2H_2O$ nach Sörensen auf 1000 ml bidest. Wasser. In ein Reagensglas gibt man 4 ml Puffer, 1 ml Gallesalzlösung (1% Natriumtaurocholatlösung) und 1 ml verd. Duodenalsaft (1:50). Nach dem Anwärmen im Wasserbad wird 1 ml Tributyrin (Merck oder Fluka) zugefügt und bis zur Emulsionsbildung kräftig geschüttelt. Man inkubiert 60 Min. bei 38° und stoppt danach die Reaktion durch Zugabe von 5 ml Alkohol, womit man das Gemisch in einen kleinen Erlenmeyerkolben spült, einige Tropfen Phenolphthaleinlösung zusetzt und mit alkoholischer 0,1 n Natronlauge bis zum Farbumschlag titriert. Durch einen gleichzeitig angesetzten Leerversuch ohne Duodenalsaft wird der Blindwert ermittelt und abgezogen. Der Normalverbrauch beträgt im Mittel 14 ml 0,1 n NaOH.

3. Trypsin ist ein proteolytisch wirkendes Enzym und wird als inaktives Trypsinogen von der Pankreasdrüse abgegeben. Die Aktivierung erfolgt durch das Enzym Enterokinase, das aus der Dünndarmschleimhaut stammt. Außerdem erfolgt eine Aktivierung durch geringe Trypsinmengen. Neben dem Trypsin befindet sich im Duodenalsaft noch Chymotrypsin, das ebenfalls in einer inaktiven Vorstufe abgeschieden wird, die durch Trypsin, dagegen nicht durch die Enterokinase aktiviert wird. Bei der Verwendung von Casein als Substrat wird die gesamte proteolytische Aktivität von Trypsin und Chymotrypsin erfaßt, womit man sich im allgemeinen begnügt. Über die getrennte Bestimmung der beiden Enzyme siehe H. U. Bergmeyer, Methoden der enzymatischen Analyse, Weinheim 1962.

Nach M. Kunitz [J. gen. Physiol. *30*, 291 (1947)] wird Casein als Substrat verwendet. Bei der Spaltung entstehen Bruchstücke, die in Trichloressigsäure löslich sind, und auf Grund ihres Tyrosin- und Tryptophangehaltes bei 280 nm gemessen werden können.

Reagentien: 1. Phosphatpuffer 0,1 m, pH 7,6 (1,57 g KH_2PO_4 und 15,75 g $Na_2HPO_4 \cdot 2H_2O$ in bidest. Wasser zu etwa 900 ml lösen, pH-Wert mit der Glaselektrode einstellen und mit bidest. Wasser auf 1000 ml auffüllen). — 2. Substratlösung (1 g Casein nach Hammarsten wird in 100 ml Phosphatpuffer aufgeschwemmt, 15 Min. im siedenden Wasserbad erhitzt, bis das Casein gelöst ist, und nach dem Abkühlen auf 100 ml mit bidest. Wasser aufgefüllt. Die Lösung ist im Kühlschrank mindestens 1 Woche haltbar.) — 3. Trichloressigsäurelösung 5%.

Ausführung. Der Duodenalsaft wird 1:100 mit Phosphatpuffer verdünnt. Von jeder Probe wird ein Hauptversuch und ein Leerversuch angesetzt. In je ein 12-ml-Zentrifugenglas, das in einem thermokonstanten Wasserbad von 35° steht, wird nacheinander pipettiert:

	Leerversuch	Hauptversuch
Substratlösung	1 ml	1 ml
mindestens 5 Min. warten zum Anwärmen		
Duodenalsaft, verdünnt	—	1 ml
mischen und Stoppuhr drücken, nach genau 20 Min.		
Trichloressigsäure	3 ml	3 ml
Duodenalsaft, verdünnt	1 ml	—

zufügen, gut mischen und mindestens 30 Min. bei Raumtemperatur stehenlassen.

Sind mehrere Bestimmungen auszuführen, so pipettiert man das vorgewärmte Substrat zum Duodenalsaft in die im Wasserbad stehenden Röhrchen nach der Stoppuhr in Abständen von 1/2 Min. Der Zusatz der Trichloressigsäure erfolgt dann in der gleichen Reihenfolge und in gleichen Abständen nach jeweils genau 20 Min. Die Ansätze werden schließlich filtriert oder 20 Min. bei 3000 g zentrifugiert.

Die Extinktion der Filtrate oder Überstände mißt man im UV-Spektralphotometer in einer 1-cm-Quarzküvette bei 280 nm, und zwar den Hauptwert gegen den Leerwert. Die gefundene Extinktion E dient zur Berechnung.

Berechnung. Nach Kunitz ist eine Einheit (TU = Trypsin Unit) die Trypsinmenge die unter den beschriebenen Bedingungen durch 1 ml Enzymlösung soviel trichloressigsäurelösliche Bruchstücke freimacht, daß die Extinktion in 1 Min. um 1,00 ansteigt. Demnach gilt:

$$\text{Zahl der TU} = \frac{E}{0{,}01 \cdot 20} = E \cdot 5.$$

Dabei sind E = gefundene Extinktion, 0,01 = eingesetzter Duodenalsaft in ml, 20 = Umrechnung von 20 Min. auf 1 Min.

Bei Extinktionen über 1 muß der Duodenalsaft stärker verdünnt werden, weil dann keine Proportionalität mehr herrscht.

Normalwerte: Über 1 TU/ml.

Methode nach Fuld-Gross-Baumann. Diese für Harn auf S. 584 beschriebene Methode kann für grob orientierende Bestimmungen auch im Duodenalsaft verwendet werden.

b. Chemische Untersuchungen

1. Hydrogencarbonat. Die Bestimmung erfolgt am einfachsten durch Titration mit Phenolphthalein als Indikator. Man gibt 0,1 n HCl im Überschuß hinzu und titriert ihn dann mit 0,1 n NaOH zurück. Die Normalwerte sind 88—137 mval/L.

2. Bilirubin. Da es beim Duodenalsaft meist nicht auf genaue Werte, sondern nur auf die Feststellung gröberer Schwankungen ankommt, genügen meist einfache colorimetrische Methoden.

Bestimmung nach E. Meulengracht. Der Duodenalsaft wird mit physiologischer Kochsalzlösung bis zur gleichen Farbstärke wie eine Kaliumchromat-Standardlösung verdünnt. Diese Standardlösung besteht aus 0,05 g $K_2Cr_2O_7$ + 2 Tr. 0,1 n H_2SO_4, aufgefüllt mit dest. Wasser zu 500 ml. Die Verdünnungszahl entspricht der Bilirubinkonzentration. Die Normalwerte bewegen sich um 45, können jedoch nach Reizmahlzeiten auf 100, 150 und mehr ansteigen.

Bestimmung nach L. Jendrassik und P. Grof. Diese Methode liefert genaue Werte und wird wie im Serum (S. 622) ausgeführt, nachdem der Duodenalsaft vor der Untersuchung mit physiologischer Kochsalzlösung auf einen schwach gelblichen Farbton verdünnt worden ist. Der Verdünnungsfaktor ist natürlich bei der Berechnung zu berücksichtigen.

3. Urobilinogen wird wie im Harn (S. 579) mit Ehrlichs Reagens nachgewiesen. Zweckmäßig ist die Ausschüttelung mit Chloroform.

4. Gallensäuren. Die Gallensäuren sind normale Bestandteile des gallehaltigen Duodenalsaftes. Ihr Nachweis geschieht mit Hilfe der PETTENKOFERschen Reaktion (siehe Probe nach J. BANG im Harn, S. 580). Zur quantitativen Bestimmung ist die Probe jedoch zu unspezifisch.

Nachweis nach L. Cuny. Hier liegt ebenfalls das Prinzip der PETTENKOFERschen Reaktion zugrunde. Es wird jedoch direkt Furfurol genommen. Duodenalsaft wird mit Bleiacetat und Alkohol behandelt, und das Filtrat mit Furfurol und Phosphorsäure erhitzt. Bei Anwesenheit gallensaurer Salze ergibt es eine Blaufärbung.

Zur *quantitativen Bestimmung der* Gallensäure kann auf die Reaktion nach Y. ABE verwiesen werden [J. Biochem. *25*, 181 (1937)], eine Rotfärbung mit Vanillin-Phosphorsäure. Dabei ist eine getrennte Bestimmung von Cholsäure und Desoxycholsäure möglich. Die Bestimmung ist von S. H. KAWAGUCHI [J. Biochem. *28*, 445 (1938)] etwas modifiziert worden.

c. Mikroskopische Untersuchung

Die mikroskopische Untersuchung muß sofort nach der Entnahme vorgenommen werden, da die Pankreasfermente rasch die morphologischen Elemente verdauen. Der normale Duodenalsaft ist äußerst arm an Bakterien und Zellen.

Beurteilung des Sedimentes. Sofort nach der Entnahme wird der Duodenalsaft hochtourig zentrifugiert und das Sediment untersucht. Aus dem Zellgehalt und den Formbestandteilen lassen sich wichtige Hinweise über den Zustand der Darmwand gewinnen. Aus den Leber- und Gallenwegen stammende Elemente sind ikterisch gefärbt. Bakterien und Leukozyten (vgl. Untersuchung des Harnsediments, S. 592) finden sich bei entzündlichen Erkrankungen. Lamblien können an ihrer ovalen Form, starken Beweglichkeit und der endständigen Geißel erkannt werden. Auch die Eier des Leberegels können vorkommen. Besonders anschauliche Bilder erhält man unter dem Mikroskop mit dem Phasenkontrastverfahren.

IV. Untersuchung der Faeces

a. Entstehung und Zusammensetzung

Die Nahrung wird in den Verdauungsorganen zerlegt und zum Teil in die Körpersäfte aufgenommen; aus dem nicht aufgenommenen Anteil entstehen die Faeces im Dickdarm durch Resorption des Wassers und die Tätigkeit der Bakterien, die in den oberen Dickdarmabschnitten Gärungserreger und in den unteren Darmabschnitten Fäulniserreger sind. Die Darmentleerungen bestehen beim gesunden Menschen nur zum Teil aus unverdauten und unbrauchbaren Nahrungsresten, der größte Teil besteht aus Sekreten und Exkreten des Verdauungstraktes und aus Bakterien. Das Durchschnittsgewicht der 24stündigen Stuhlmenge beträgt 100 bis 300 g (bei Fleischnahrung weniger, bei Pflanzennahrung mehr) mit einem Trockengewicht von 15 bis 35%. Davon sind 10 bis 14% anorganische Bestandteile, vor allem Calcium- und Magnesiumphosphat.

1. Beschaffenheit. Man unterscheidet geformte, breiige und flüssige Stühle. Der Geruch nach Skatol ist charakteristisch. Die braune Farbe ist durch Gallenfarbstoffe und deren Abbauprodukte bedingt und außerdem von der Nahrung abhängig. Auffallend ist die Schwarzfärbung nach dem Genuß von Heidelbeeren und die Grünfärbung nach Spinat. Medikamente, wie Eisen und Wismutverbindungen färben schwarz, Kalomel grünbraun, Rheum gelbbraun. Diagnostisch wichtig sind die schwarzen „Teerstühle" nach Blutungen aus dem Magen,

Duodenium oder Dünndarm; stammt das Blut aus dem Dickdarm oder Rektum so bleibt die Farbe rot.

2. Reaktion. Normalerweise reagieren die Faeces schwach alkalisch (pH 7 bis 8). Zur Prüfung befeuchtet man einen Streifen Universalindikatorpapier Merck mit dest. Wasser und bringt ihn mit dem Stuhl in Berührung, wobei man das Material an verschiedenen Stellen untersucht. Die nicht berührte Seite des Farbstreifens wird beurteilt. Bei Gärungsdyspepsie liegt der pH-Wert unter 6,5 und bei Fäulnisdyspepsie über 8.

b. Makroskopische und mikroskopische Untersuchung

1. Probekost. Zur sicheren Beurteilung gibt man 3, besser 4 bis 5 Tage lang die SCHMIDTsche Probekost, die folgende Zusammensetzung hat:

1. Frühstück: 1/2 l Milch, 1 Brötchen mit Butter, 1 weichgekochtes Ei;
2. Frühstück: 1 Teller Haferschleim oder Haferbrei, mit Milch gekocht;

Mittags: 1 deutsches Beefsteak aus 125 g gehacktem Rindfleisch, mit Butter oberflächlich angebraten, dazu 200 g Kartoffelbrei mit Milch;

Nachmittags: wie 1. Frühstück, aber ohne Ei;

Abends: 1/2 l Milch, 1 Brötchen mit Butter, 1 bis 2 weichgekochte Eier.

Zur Abgrenzung des Probestuhls gibt man am Beginn und am Ende der Probediät jedesmal 0,3 g fein gepulvertes Carmin in Oblaten. Nach dieser Probekost soll der Stuhl hellbraun und geformt sein, die Entleerung etwa 250 g/Tag betragen. Eine Vermehrung findet man z. B. bei Pankreasinsuffizienz, bei Sprue und Zöliakie.

2. Makroskopische Untersuchung. Es wird eine etwa walnußgroße Probe des gut durchmischten Kotes in einer Porzellan-Reibschale anfangs mit wenig, dann mit mehr Wasser angerieben, die erhaltene Flüssigkeit in eine flache Kristallisierschale gegossen und über schwarzem Papier unter Verwendung einer Lupe durchmustert. Dabei sieht man Reste von *Bindegewebe* in Gestalt weißgelber Fäden, Reste von *Muskelgewebe* als kleine braune Stäbchen, *Schleim* als fein verteilte Fäden aus den oberen Darmabschnitten oder als spinnwebartiger Belag aus den unteren Darmabschnitten. Bringt man den Schleim in eine 2% Essigsäure enthaltende Methylenblaulösung, so färbt er sich stark blau und nimmt ein geronnenes samtartiges Aussehen an; die Färbung läßt sich mit Wasser nicht auswaschen. *Parasiten*, die mit dem bloßen Auge erkannt werden können sind: Bandwurmglieder, Askariden, Oxyuren. *Darm- und Gallensteine* findet man leichter, wenn man die wässerige Stuhlanschwemmung durch ein Sieb gibt.

3. Mikroskopische Untersuchung. Diese dient hauptsächlich zum Nachweis von Wurmeiern und zur Beurteilung der Verdauungsleistung durch den Nachweis von Nahrungsbestandteilen. Meist ist es nötig mehrere Präparate durchzusehen. Ein Nativpräparat wird so angefertigt, daß man eine kleine Menge des Kotes mit einem Glas- oder Holzstäbchen auf einen Objektträger bringt, mit einem Tropfen Wasser verreibt und mit einem Deckgläschen bedeckt. Ist der Kot sehr fest, so muß man ihn vorher mit Wasser erweichen; wässerige Stuhlproben können direkt aufgetragen werden. In diesem Präparat kann man etwa vorhandene Parasiteneier und Nahrungsbestandteile, wie Bruchstücke von unverdauten Muskelfasern, Fett, Bindegewebe und Pflanzenreste wahrnehmen.

Zum *Nachweis von Stärke*, die im normalen Stuhl nicht enthalten ist, stellt man ein Präparat mit 1 bis 2 Tr. LUGOLscher Lösung her, wodurch sich die oft noch unveränderten Stärkekörner blau färben, auch solche die noch in Pflanzenzellen eingebettet sind (Kartoffelzellen).

Beim *Nachweis von Fettsubstanzen* in den sog. Fettstühlen ist zwischen Neutralfetten, Fettsäuren und Kalkseifen zu unterscheiden. Normalerweise kommen Kalkseifenkristalle in geringer Menge vor in Form von spitz zulaufenden Nadeln oder Büscheln oder auch als rundliche gelbliche Schollen. Neutralfett bildet stark lichtbrechende Tropfen; sie färben sich mit alkoholischer, gesättigter Sudan-III-Lösung rot. Fettsäurekristalle färben sich ebenfalls mit Sudan III rot, besonders wenn man das Präparat über der Sparflamme erwärmt; nach dem Erkalten erstarren die Tropfen wieder zu Kristallen. Kalkseifen kann man auf Zusatz von verd. Essigsäure unterscheiden, beim Erhitzen werden daraus die Fettsäuren in Freiheit gesetzt, die sich dann ebenfalls mit Sudan III rot färben.

Zum *Nachweis von Schleim* färbt man nach H. HECHT mit einer Farblösung, die vor Gebrauch durch Mischen einer 1%igen Neutralrotlösung mit einer 2%igen Brilliantgrünlösung zu gleichen Teilen bereitet. Der Schleim wird leuchtendrot gefärbt, während die übrige Masse graugrün aussieht. Sind außerdem Neutralfette und Fettsäuren vorhanden, so färben sich diese braunrot im Gegensatz zu den Kalkseifen, die grün bleiben.

Zum *Nachweis der Muskelfasern* ist eine Anfärbung nicht nötig. Man kann im Nativpräparat unverdaute Muskelfasern an den scharfen Rändern und der Querstreifung von den angedauten

Muskelfasern, die abgerundete Ecken haben, unterscheiden. Sie geben die Eiweißreaktionen, z. B. Gelbfärbung mit konz. Salpetersäure (Xanthoproteinreaktion) oder Rotfärbung beim Erwärmen mit Millons-Rg.

Zum *Nachweis der Parasiteneier* (Übersicht Abb. 250a—k) stellt man sich Präparate mit verd. Essigsäure (10%) her, die man dünn ausstreicht. Zur Anreicherung der Wurmeier schüttelt man Faecesproben mit verdünnter Salzsäure (16 bis 18%), gibt die gleiche Menge Äther hinzu, schüttelt nochmals, filtriert durch Mull, zentrifugiert und untersucht den Bodensatz.

Pflanzenbestandteile in verschiedenen Formen sind fast in jedem Stuhl enthalten. Pollenkörner können evtl. mit Wurmeiern verwechselt werden.

Zur *Simultanfärbung* der Nahrungsbestandteile nach Probekost erhält man sehr kontrastreiche Bilder mit dem Färbeverfahren nach A. FRIEDIGER. Eine Mischung von je 2 ml gesättigter alkoholischer Dimethylaminoazobenzollösung, 0,5%iger Eosinlösung in 70%igem Alkohol, Eisessig und Alkohol wird mit je 1 ml einer gesättigten Mucicarminlösung im Wasser und LUGOLscher Jodlösung versetzt. Von dieser Farblösung bringt man 3 Tr. auf einen Objektträger und verreibt darin eine reiskorngroße Menge des Kotes und untersucht nach Auflegen des Deckgläschens mit etwa 300facher Vergrößerung. Fette sind gelb, Kalkseifen ungefärbt, Muskelfasern rot, Bindegewebe rosa und Stärke dunkelblau gefärbt. Schleim, Leukozyten, Epithelien und Hefezellen heben sich gleichfalls mit gelbroter Farbe ab.

c. Chemische Untersuchung

Für manche chemische Untersuchung ist es oft zweckmäßig, *Trockenkot* zu verwenden. Diesen bereitet man in einer gewogenen Porzellanschale, indem man einen Teil des Kotes mit Alkohol verrührt, der mit Petroläther vergällt sein kann. Man dampft unter häufigem Umrühren und öfteren Zuatz von Alkohol auf dem Wasserbad ein. Zurück bleibt ein feines lockeres Pulver, dessen Gewicht festgestellt wird und das in einem verschlossenen Glas zur weiteren Analyse aufbewahrt wird.

1. Nachweis von Blut. Diese wichtige Untersuchung wird zur Feststellung einer Blutung im Magen-Darm-Trakt durchgeführt. Sie hat nur dann einen Wert, wenn die Nahrung frei von Hämoglobin und Chlorophyll war. Deshalb darf der Patient mindestens drei volle Tage, während welcher regelmäßig Entleerungen stattgefunden haben müssen, kein Fleisch oder Wurst, keinen Fisch und auch kein chlorophyllhaltiges Gemüse (Salat, Spinat, Kohl) zu sich genommen haben. Man untersucht Stuhlproben von den folgenden 2 bis 3 Tagen. An Hämorrhoidal- und Menstrualblut, sowie an solches aus dem Zahnfleisch oder der Lunge ist zu denken.

Benzidinprobe. Das Reagens stellt man sich her, indem man 0,05 g Benzidin zum Blutnachweis in 5 ml Eisessig löst und kurz vor dem Gebrauch mit 5 ml Wasserstoffperoxidlösung (3%) mischt, wobei noch keine Blaufärbung auftreten darf. Man kann auch eine „Benzidintablette zum Blutnachweis Merck" verwenden, die 0,05 g Benzidin und 0,2 g Bariumperoxid enthält, und in 10 ml 50%iger Essigsäure lösen. In einer kleinen Porzellanschale wird eine erbsengroße Menge Stuhl fein ausgestrichen und mit etwa 4 ml des frisch bereiteten Reagens übergossen. Ist Blut vorhanden, so erfolgt sofort oder spätestens nach 1 bis 2 Min. eine blaue oder grüne Verfärbung. Die Reaktion ist sehr empfindlich, so daß eigentlich nur ein negativer Ausfall beweisend ist. Störend wirken Kupfer- und Eisen-Salze in geringen Mengen, manche Arzneimittel, sowie Peroxidasen aus der Nahrung oder aus Leukozyten. Diese Peroxidasen kann man ausschalten, indem man die Stuhlprobe im Reagenzglas mit der vierfachen Menge Wasser kurz aufkocht und nach dem Abkühlen tropfenweise zur Benzidinlösung gibt. Bei Gegenwart von Blut erscheint dann die charakteristische Färbung. Auch folgendes Verfahren schaltet Störsubstanzen aus und erhöht die Empfindlichkeit der Reaktion; eine gut erbsengroße Menge Stuhl verteilt man im Zentrifugenglas mit Stopfen mit 3 bis 4 ml Eisessig, läßt einmal kurz aufkochen und kühlt schnell ab. Danach fügt man etwa 5 ml Wasser und 3 bis 4 ml Äther, schüttelt gut durch und zentrifugiert. Sollte sich die ätherische Schicht nicht gut abtrennen, so gibt man einige Tropfen Alkohol hinzu. Die abpipettierte Ätherschicht mischt man mit dem Benzidinreagens. Wenig Blut wird durch eine grünblaue, reichlich Blut durch eine tiefblaue Färbung angezeigt. Die für die Benzidinreaktion verwendeten Porzellanschalen und Reagensgläser müssen stets sehr sorgfältig gereinigt werden, wovon man sich durch eine Blindprobe überzeugen kann.

Ames-Blut-Test. Diese Untersuchung beruht auf einem ähnlichen Prinzip wie die Benzidinprobe. Die Reagentien kommen unter der Bezeichnung „Ames-Blut-Test" (in Deutschland vertrieben durch die Fa. E. Merck AG, Darmstadt) in Form von Tabletten in den Handel; die Packung enthält außerdem noch quadratische Papierblättchen. Die Tabletten enthalten o-Tolidin, Strontiumperoxid, Weinsäure, Calciumacetat und Natriumhydrogencarbonat. Aus Strontiumperoxid entsteht in wässeriger Lösung Wasserstoffperoxid, das in Gegenwart von Hämoglobin oder einigen seiner eisenhaltigen Abbauprodukte

Untersuchung der Faeces 661

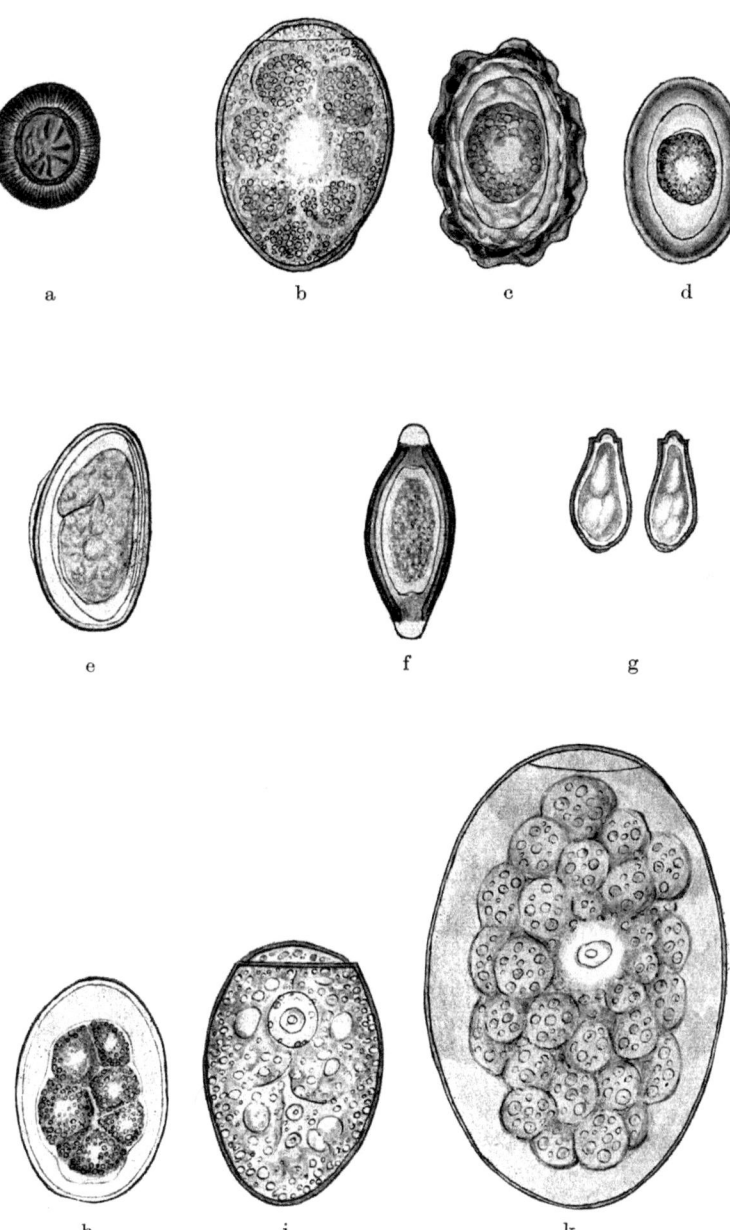

Abb. 250a–k. Übersicht der Parasiteneier im Stuhl.

a) = Taenia saginata; b) = Diphylobotrium latum; c) = Ascaris lumbricoides (optische Mitte); d) = Ascaris lumbricoides (hüllenloses Ei); e) = Oxyuris vermicularis; f) = Trichocephalus dispar; g) = Opistorchis felineus; h) = Ankylostoma duodenale; i) = Paragonimus westermani; k) = Fasciola hepatica.

Die Abbildungen a bis k wurden aus MÜLLER/SEIFERT: Taschenbuch der medizinischklinischen Diagnostik, 68. Aufl., hrsg. von H. FRH. v. KRESS, München: J. F. Bergmann 1962, entnommen. Dort sind auf S. 795 ff. auch nähere Angaben zu finden (69. Aufl. 1966).

42 E

o-Tolidin zu einem blauen Farbstoff oxydiert. Ein kleiner Teil der Weinsäure reagiert mit Natriumhydrogencarbonat unter Kohlendioxidentwicklung, wodurch die Lösung der Reagentien beschleunigt wird. *Ausführung:* Auf ein abgerissenes Quadrat der Prüfblättchen bringt man einen dünnen Stuhlausstrich (keine Aufschwemmung benutzen) und legt eine Tablette zur Hälfte auf den Stuhlausstrich. Auf die Tablettenoberfläche läßt man zunächst einen, nach 5 bis 10 Sek. einen weiteren Tropfen Wasser fallen. Wenn nach zwei Minuten das Prüfblättchen um die Tablette keine Färbung zeigt, ist das Ergebnis negativ. Im positiven Fall hat sich rund um die Tablette ein blauer Farbring gebildet. Wegen der Empfindlichkeit der Reaktion müssen Hände, Tropfpipette und Arbeitsplatz völlig sauber und insbesondere frei von Blutspuren sein.

Guajakprobe nach H. Weber. Dieser Nachweis dient zur Ergänzung bei einer positiven Benzidinprobe. Er ist nicht so empfindlich, aber auch weniger störanfällig. Es sind zahlreiche Ausführungen der Probe beschrieben, die nachstehende stammt von O. SCHUMM. Eine haselnußgroße Kotprobe wird in einer Reibschale mit einigen ml 7%iger Natriumchloridlösung und der gleichen Menge Eisessig sowie 7 bis 8 ml Äther verrieben. Die überstehende Ätherlösung wird vorsichtig in ein Reagensglas gefüllt. In einem zweiten Glas löst man eine kleine Messerspitze Guajakharz in 5 ml 96%igem Alkohol und gibt 1 bis 2 Tr. 30%iges Wasserstoffperoxid (Perhydrol) hinzu. Nun wird vorsichtig die Ätherlösung mit der Guajaklösung unterschichtet. Bei Anwesenheit von Blut bildet sich ein blauer Ring an der Berührungsstelle.

Pyramidonprobe (Amidopyrinprobe). Eine kleine Stuhlprobe wird mit wenig Wasser verrührt und filtriert. Zu dem Filtrat werden 3 bis 4 ml einer 6%igen alkoholischen Lösung von Pyramidon, einige Tropfen 50%ige Essigsäure und etwas Wasserstoffperoxid gegeben. Blut zeigt sich dabei durch eine blauviolette Farbe an.

Spektroskopischer Blutnachweis. Nach L. SNAPPER kann man die störenden Farbstoffe aus der Stuhlprobe entfernen, das Hämoglobin anreichern und in Pyridin-Hämochromogen umwandeln, das charakteristische Absorptionsbanden zwischen 560 und 554 nm und zwischen 539 und 525 nm aufweist. Diese Probe gilt als sicherster Blutnachweis, bleibt aber nur besonderen Fällen vorbehalten.

Ausführung. Einige g Stuhl werden im Mörser mit Aceton verrieben, filtriert und auf dem Filter mit Aceton nachgewaschen. Der Rückstand wird mit dem Pistill ausgepreßt und die trockene körnige Masse in einem neuen Mörser mit einem Gemisch von 1 T. Eisessig und 3 T. Essigester extrahiert, wobei man möglichst wenig Flüssigkeit verwendet. Zu dem Extrakt gibt man 1 Tr. Pyridin und 1 Tr. Ammoniumsulfidlösung und prüft sofort mit dem Spektroskop. Auch bei dieser Probe müssen chlorophyllhaltige Speisen vermieden werden, um Störungen durch das Chlorophyllspektrum zu vermeiden.

Vielfach wird aber der Blutfarbstoff im Darm völlig zu Proto-Porphyrin abgebaut, was besonders bei Magen- und Darmcarcinomen vorkommen kann. Ist damit zu rechnen, so setzt man den obigen Versuch in doppelter Menge an und teilt den Essigesterextrakt in zwei Teile. In der einen Hälfte wird die Hämochromogenreaktion mit Pyridin und Ammoniumsulfidlösung angestellt. Die andere Hälfte wird mit 5%iger Salzsäure ausgeschüttelt. Proto-Porphyrin zeigt sich durch seine Adsorptionsbanden bei 408, 560, 600 nm und außerdem durch die Rotfluoreszenz unter der Analysenquarzlampe.

2. Nachweis von Gallenfarbstoffen. Unverändertes Bilirubin kommt normalerweise im Stuhl nicht vor, denn es wird im Darm zu Stercobilinogen reduziert, das sich dann in braunrotes Stercobilin umwandelt. Nur im Säuglingsstuhl und bei krankhafter schneller Darmpassage findet man Bilirubin unverändert. Beim Verschluß der Gallenwege fehlen die Gallenfarbstoffe, deshalb ist der *negative* Ausfall der Proben besonders wichtig.

Sublimatprobe nach A. Schmidt. Ein haselnußgroßes Stück Faeces wird in einer Petrischale mit der gleichen Menge Sublimatlösung (5%) verrieben und bedeckt in den Brutschrank gestellt. Nach 1 bis 2 Std. werden stercobilinhaltige Teile intensiv rot, die bilirubinhaltigen grün gefärbt erscheinen.

Salpetersäureprobe nach L. Gmelin. Eine Verreibung des Stuhles mit Wasser etwa 1:10 wird auf nitrithaltige Salpetersäure geschichtet. Eine grüne Scheibe zeigt Gallenfarbstoff an. Man kann auch die Verreibung mit Wasser filtrieren (zweimal durch das gleiche Filter) und Filter mit der nitrithaltigen Salpetersäure betupfen. Es entstehen konzentrische Farbringe, von das denen der grüne Ring beweisend ist.

Stercobilinnachweis mit Schlesingers Reagens. Ein kleines Stückchen Stuhl wird mit 10 ml der alkoholischen Zinkacetatlösung verrieben und filtriert. Stercobilin und Urobilin erkennt man an der grünen Fluoreszenz, bzw. im Spektralapparat an den charakteristischen Absorptionsbanden bei 482 bis 508 nm.

Stercobilinogennachweis nach O. Neubauer. Vor der Durchführung dieser Probe mit Ehrlichs-Rg. müssen Indol, Skatol und Tryptophan entfernt werden, da sie ebenfalls eine positive Reaktion nach EHRLICH geben. Dazu wird ein erbsengroßes Stück Stuhl mit 10%iger Sodalösung verrieben und das Indol und Skatol mehrmals mit Petroläther extrahiert, in den die beiden mit gelber Farbe übergehen. Danach wird der wässerige Stuhlextrakt mit 20%iger Weinsäurelösung oder Essigsäure angesäuert und zweimal mit je 10 ml Äther extrahiert. Zum Ätherextrakt wird tropfenweise Ehrlichs-Rg. gegeben. Stercobilinogen und Urobilinogen geben sofort die typische Rotfärbung.

3. Nachweis der Gallensäuren. Da die Gallensäuren im Darm fast vollständig rückresorbiert werden, ist ihr Auftreten in den Faeces pathologisch. Die Probe nach PETTENKOFER ist allerdings nicht streng spezifisch. Zu einigen Tropfen eines wässerigen Stuhlextraktes werden 2 bis 3 Tr. verdünnte Schwefelsäure (16%, DAB 6) gegeben und mit einigen Körnchen Rohrzucker im Porzellantiegel langsam über der Flamme erwärmt. Bei Anwesenheit von Gallensäure tritt eine purpurrote Färbung ein.

4. Bestimmung des Gesamt-Stickstoffs. Man verwendet am besten Trockenkot. Um Ammoniakverluste zu vermeiden, setzt man bei der Bereitung (S. 660) vorher etwa 10 ml n Schwefelsäure zu. 0,5 bis 1 g Trockenkot werden mit etwa 15 ml Schwefelsäure (50 Vol.-%) und 1 g Selenreaktionsgemisch nach F. M. WIENINGER versetzt und vorsichtig erwärmt bis der Inhalt anfängt zu schäumen. Dann läßt man über Nacht stehen, verascht in üblicher Weise, verdünnt das Reaktionsgemisch mit Wasser und spült es in einen Meßkolben von 100 ml. Zur Ammoniakbestimmung verwendet man 3 bis 5 ml der Lösung im Apparat nach PARNAS/WAGNER (siehe Reststickstoffbestimmung im Blut, S. 616).

5. Nachweis gelöster Eiweißstoffe. Das Vorkommen gelöster Eiweißkörper im Stuhl ist immer pathologisch.

Tribouletsche Eiweißreaktion. Es handelt sich um eine unspezifische Eiweißflockungsreaktion mit Sublimat, die vor allem bei Darmtuberculose positiv ausfällt. Das Reagens besteht aus Quecksilber(II)-chlorid 3,5 g, Eisessig 1 g und Aq. dest. ad 100,0.

Ausführung. Ein walnußgroßes Stück Stuhl wird mit etwa 20 ml Wasser verrieben und filtriert. Je 3 ml des Filtrats werden in zwei Reagensgläser gegeben und mit Wasser auf 15 ml aufgefüllt. In die eine Probe werden nun 20 Tr. des Tribouletschen-Rg. gegeben, die andere dient als Kontrolle und erhält keinen Zusatz. Die Ablesung erfolgt nach 5 Std. und nach 15 Std.; bei positiver Reaktion bildet sich eine braune Ausflockung, während die Kontrollösung keine Änderung erfahren darf.

Nachweis von Nucleoproteiden und Serumalbumin. Eine Tagesmenge der Faeces wird unter langsamer Zugabe von Wasser gut verrieben und bis zu flüssiger Konsistenz verdünnt. Man läßt einige Stunden stehen, filtriert durch ein Faltenfilter und klärt durch nochmaliges Filtrieren durch ein Kieselgurfilter. Durch vorsichtigen Zusatz von 30%iger Essigsäure werden die Nucleoproteide ausgefällt. Sie werden abfiltriert und sind durch ihren Phosphorgehalt und ihre Löslichkeit in überschüssiger Essigsäure zu identifizieren. Serumalbumine lassen sich im Filtrat nach Ausfällen der Nucleoproteide durch die Kochprobe und andere Eiweißreaktionen nachweisen (siehe Eiweißreaktionen im Harn, S. 565).

6. Bestimmung des Fettes. Man verwendet zur quantitativen Fettbestimmung meistens Trockenkot. Eine abgewogene Menge Trockenkot wird mit Sand vollständig in die Hülse eines Soxhletapparates gebracht und 12 bis 24 Std. mit Äther extrahiert. Das beim Verdampfen des Äthers verbleibende Rohfett wird kurze Zeit bei 100° getrocknet und gewogen. Es besteht aus Neutralfett und Fettsäuren. Letztere können durch Titration in alkoholischer Lösung mit 0,5 n weingeistiger Kalilauge bestimmt werden. Zur Bestimmung des Gesamtfettes, zu dem auch die als Seifen gebundenen Fettsäuren gehören, werden diese in Freiheit gesetzt, indem man den Trockenkot in einer Porzellanschale mit etwa 20 ml Alkohol und etwa 1 ml Salzsäure verreibt und auf dem Wasserbad zur Trockne verdampft. Die Soxhletextraktion mit Äther ergibt dann das Gesamtfett.

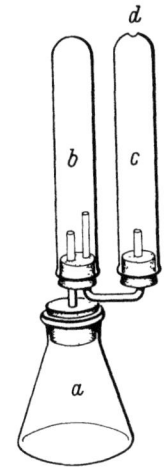

Abb. 251.

7. Nachweis der Kohlenhydrate. Im normalen Stuhl findet sich an Kohlenhydraten nur Cellulose. Bei unvollständiger Verdauung kommt aber auch Stärke vor, die durch die Jodreaktion auf dem Objektträger nachgewiesen werden kann. Zur halbquantitativen Bestimmung dient die Gärungsreaktion des Stuhls.

α. Gärungsprobe nach A. Schmidt. Eine breiige Stuhlaufschwemmung von 5 g frischen Faeces (evtl. unter Zusatz von etwas frischer Hefe) wird in das Gefäß a des Apparates (Abb. 251) eingefüllt. Unter Vermeidung von Luftblasen werden dann die Röhrchen aufgesetzt, wobei das Röhrchen b vollständig mit Wasser gefüllt wird. Der Apparat kommt dann für 24 Std. in einen Brutschrank mit 37°. Das entwickelte Kohlendioxid sammelt sich im Röhrchen b und treibt eine gleich große Menge Wasser in das Röhrchen c, wo die Luft durch das Loch d entweichen kann. Die Reaktion des Stuhles nach der Gärung ist stärker sauer als zuvor. Bei der Fäulnisdyspepsie zeigt sich eine geringe Gasentwicklung erst in der Zeit zwischen 24 und 48 Std., wobei die zahlreichen Schaumbläschen einer echten Gärung fehlen und die Reaktion stets alkalisch bleibt. Bei der Beurteilung ist zu berücksichtigen, daß auch der normale Stuhl geringe Gärungserscheinungen zeigt.

β. Cellulosebestimmung nach J. Strassburger. Cellulose wird durch Kochen mit Salzsäure hydrolysiert und als Glucose bestimmt. Dazu werden 2 g Trockenkot mit 100 ml 2%iger Salzsäure $1^1/_2$ Std. unter Rückfluß gekocht. Man neutralisiert mit 33%iger Natronlauge und bringt das Filtrat mit Waschwasser auf 200 ml. Die Glucosebestimmung kann z. B. nach HAGEDORN/JENSEN (s. S. 623) vorgenommen werden.

γ. Enzymbestimmungen im Stuhl werden nach den beim Duodenalsaft gegebenen Vorschriften (S. 656) durchgeführt. Wässerige Stühle werden zentrifugiert und die überstehende Flüssigkeit verarbeitet. Fester Stuhl wird im Verhältnis 1:5 oder 1:10 mit physiologischer Kochsalzlösung verrieben, 30 Min. im Kühlschrank unter zeitweiligem Umrühren stehengelassen, und dann zentrifugiert oder filtriert. Bei der Berechnung muß natürlich die Stuhlverdünnung berücksichtigt werden.

d. Untersuchung der Darmkonkremente

Man unterscheidet *Kotsteine* (Koprolithe), die aus eingedickten Kotmassen bestehen von den *echten Darmsteinen* (Enterolithe), die vor allem aus Calcium- und Magnesiumphosphaten bestehen und als Kern einen Fremdkörper (Obstkern, Blutgerinnsel usw.) enthalten. Sie sind rundlich, gelb bis graubraun und finden sich beim Menschen verhältnismäßig selten; hierher gehören auch die sog. Hafersteine (Avenolithe) aus unverdaulichen Pflanzenresten und Phosphaten, sowie Steine, die Medikamente enthalten, wie Magnesiumcarbonat, Salol oder Aluminiumhydroxid usw.

Meist handelt es sich bei den im Stuhl aufgefundenen Konkrementen um *Gallensteine* (Cholelithe). Als Bestandteile findet man hauptsächlich Cholesterin, Bilirubin und Calciumsalze, daneben alle in der Galle vorkommende Stoffe. Demnach unterscheidet man Gallensteine aus Pigmentkalk, solche aus Cholesterin und die beim Menschen sehr seltenen Steine aus Calciumcarbonat. Die Pigmentsteine sind meist klein und bestehen aus Bilirubinkalk mit mehr oder weniger Biliverdin; sie sind schwerer als Wasser und enthalten regelmäßig Eisen und Kupfer. Die Cholesterinsteine sind meist zu mehreren vorhanden und erscheinen dann durch gegenseitigen Druck vielfach mit ebenen Flächen; sie fühlen sich fettig an, sind oft leichter als Wasser und zeigen auf dem Querschnitt konzentrische Schichtung. Größe, Form und Beschaffenheit wechseln sehr. In der Farbe gibt es Übergänge von weiß über gelb, gelbbraun bis grünlich und dunkelbraun.

Qualitative Analyse der Gallensteine. Das Steinmaterial wird möglichst fein gepulvert, zur Entfernung von Gallenresten mit Wasser ausgekocht, wieder getrocknet, mit einer warmen Alkohol-Äther-Mischung extrahiert und filtriert. Das Filtrat A enthält Cholesterin. Der Filterrückstand B enthält die an Calcium gebundenen Gallenfarbstoffe und die unlöslichen anorganischen Salze.

A. Das Filtrat wird eingedampft und aus 96%igen Alkohol umkristallisiert, wobei sich das Cholesterin in rhombischen Tafeln ausscheidet. Der Schmelzpunkt ist 149°. Zum Nachweis kann man die Reaktion nach LIEBERMANN/BURCHARD oder eine andere Farbreaktion verwenden.

B. Der Rückstand B wird mit 10%iger Salzsäure behandelt, wobei die anorganischen Bestandteile in Lösung gehen (Calciumcarbonat unter Aufbrausen). Das Filtrat wird zur Trockne verdunstet, der Rückstand leicht geglüht, wieder in verdünnter Salzsäure gelöst und nach den Regeln der qualitativen Analyse auf anorganische Bestandteile untersucht. Calciumphosphat fällt beim Alkalisieren mit Ammoniak aus, löst sich wieder auf Zusatz von Essigsäure.

C. Der neue Filterrückstand wird zwischen Filtrierpapier getrocknet und in heißem Chloroform gelöst. Aus der heiß filtrierten Lösung scheidet sich Bilirubin in Krusten ab, die aus siedendem Dimethylamin umkristallisiert werden können. Zum Nachweis dient das Absorptionsspektrum mit der charakteristischen Absorptionsbande in Chloroform bei 450 nm. Nach Aufnahme in Sodalösung kann man die Diazoreaktion (S. 579) anstellen.

Mit den Gallensteinen dürfen nicht verwechselt werden die sog. *Ölsteine*, die nach einer „Ölkur" auftreten können und aus Calciumsalzen der Ölsäure bestehen. Es sind kugelige Gebilde mit glänzender Oberfläche.

MIX
Papier aus verantwortungsvollen Quellen
Paper from responsible sources
FSC® C105338

If you have any concerns about our products,
you can contact us on
ProductSafety@springernature.com

In case Publisher is established outside the EU,
the EU authorized representative is:
**Springer Nature Customer Service Center GmbH
Europaplatz 3, 69115 Heidelberg, Germany**

Printed by Libri Plureos GmbH
in Hamburg, Germany